ANATOMICA

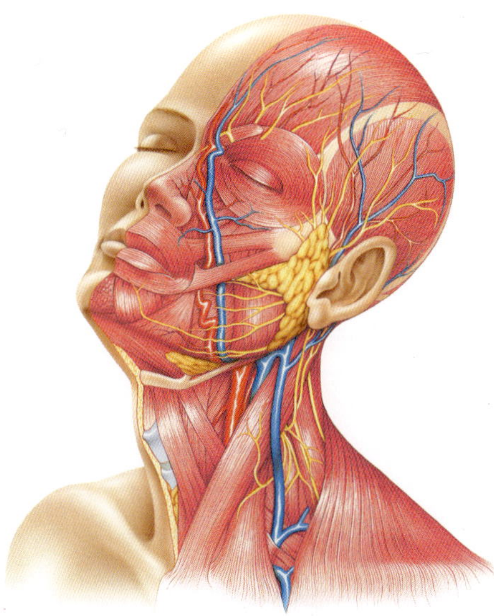

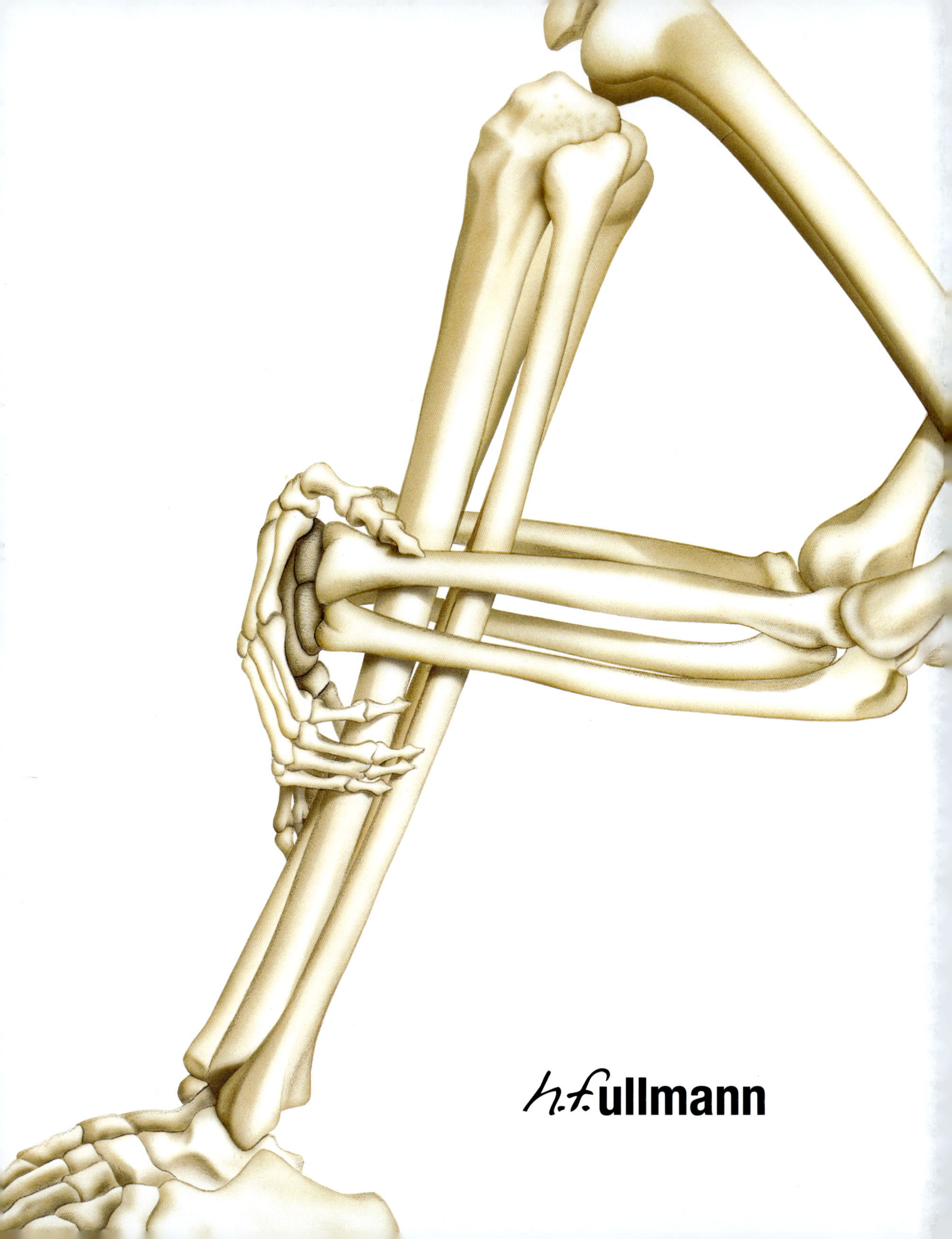

h.f.ullmann

ANATOMICA

Körper und Gesundheit
Das komplette Nachschlagewerk

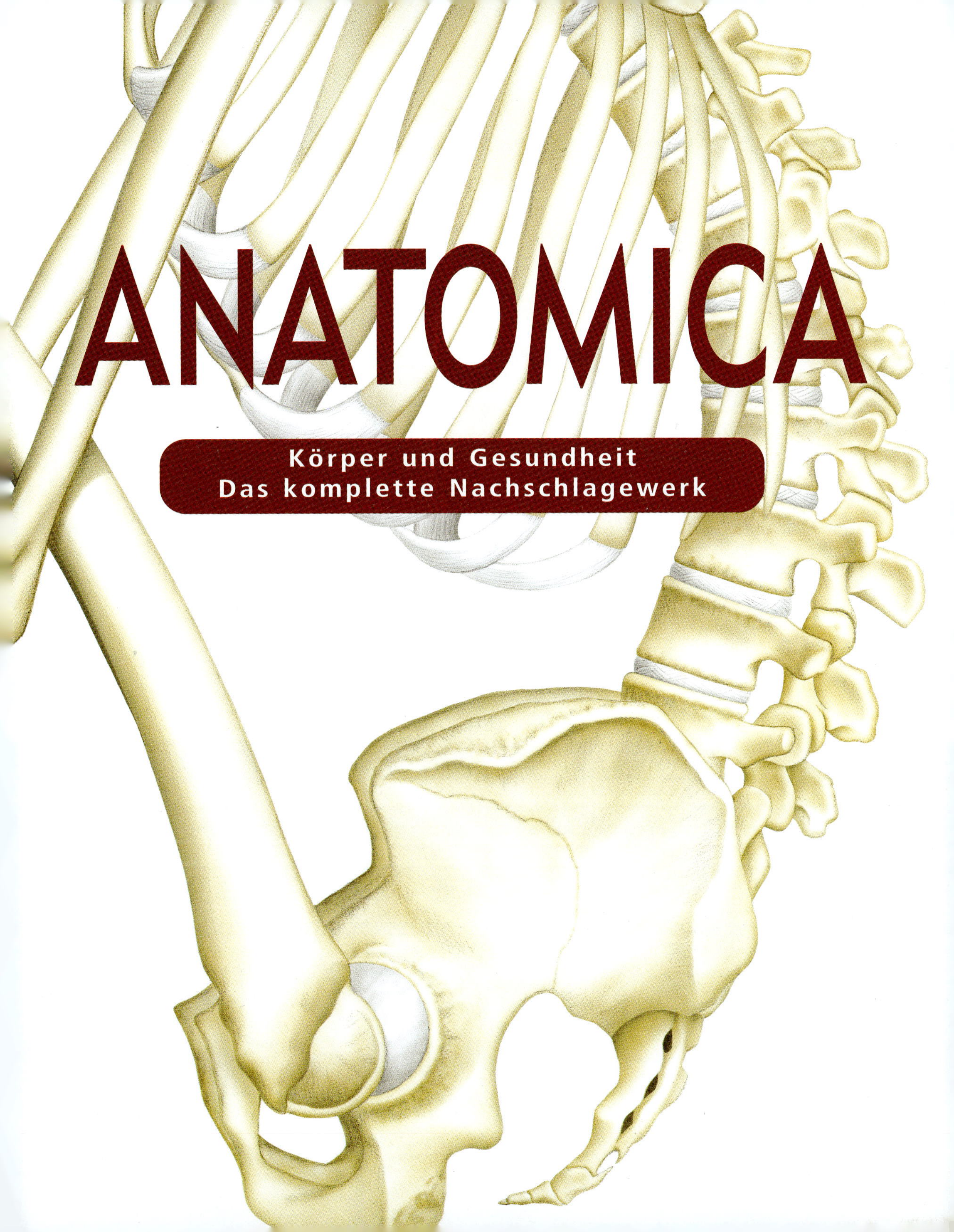

Herausgeber **Gordon Cheers**

Mitherausgeber **Margaret Olds**

Chefredaktion **Kate Etherington**

Leitung der Bildredaktion **Anna Cheifetz**

Chefberater der Illustratoren **Dr. med. Dzung Vu**

Beratung der Illustratoren **John Frith**, **David Jackson**

Inhalt Symptomverzeichnis **Jenni Harman**, **Melanie George**, **Annette Kifley**, **Robyn McCooey**, **Sue Markham**

Informationen zur Ersten Hilfe **St. John Ambulance, Australien**

Illustratoren **David Carroll**, **Peter Child**, **Deborah Clarke**, **Geoff Cook**, **Marcus Cremonese**, **Beth Croce**, **Wendy de Paauw**, **Levant Efe**, **Hans De Haas**, **Mike Golding**, **Jeff Lang**, **Alex Lavroff**, **Ulrich Lehmann**, **Ruth Lindsay**, **Richard McKenna**, **Annabel Milne**, **Tony Pyrzakowski**, **Oliver Rennert**, **Caroline Rodrigues**, **Otto Schmidinger**, **Bob Seal**, **Vicky Short**, **Graeme Tavendale**, **Jonathan Tidball**, **Paul Tresnan**, **Valentin Varetsa**, **Glen Vause**, **Spike Wademan**, **Trevor Weekes**, **Paul Williams**, **David Wood**

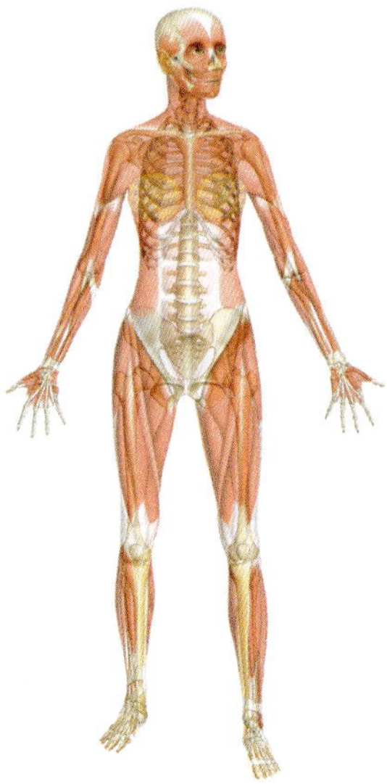

Redaktionsleitung **Denise Imwold**, **Janet Parker**

Redaktion **Michael Wall**, **Anne Savage**, **Heather Jackson**, **Margaret Malone**, **Diana Marks**, **Dannielle Doggett**, **Michael Roberts**

Bildredaktion **Heather McNamara**, **Alan Edwards**, **Jan Watson**, **Louise Buchanan**, **Kavita Enjeti**, **Barry Grossman**, **Bernard Roberts**

Bildbeschriftung **Thao Vu**, **Jin-Oh Rhee**

Artdirector **Stan Lamond**

Covergestaltung **Martin Wellner**

Layout **Paula Kelly**, **Joy Eckermann**, **Claire Edwards**, **Emma Seymour**

Satz **Dee Rogers**, **Deanne Lowe**

Register der Originalausgabe **Glenda Browne**

Verlagsassistenz **Erin King**

Herstellung **Rosemary Barry**, **Bernard Roberts**

Titel der Originalausgabe: Anatomica.
The Complete Home Medical Reference

Deutsche Ausgabe

Übersetzung aus dem Englischen:
Heike Brühl, Rudolf und Waltraud Horbas, Barbara Rusch, Manuela Schomann, Gudrun Wolfrath für Bookwise Medienproduktion GmbH, München

Satz und Redaktion:
Bookwise Medienproduktion GmbH, München
Fachlektorat der deutschen Ausgabe:
Dr. med. Anke Joas und Dr. med. Sibylle Tönjes
Register der deutschen Ausgabe: Christiane Gsänger

Sonderausgabe

Gesamtherstellung: h.f.ullmann publishing GmbH, Potsdam

Printed in China, 2013

ISBN: 978-3-8480-0483-6

10 9 8 7 6 5 4 3 2 1

X IX VIII VII VI V IV III II I

www.ullmann-publishing.com
newsletter@ullmann-publishing.com

Dieses Buch wurde mit größter Sorgfalt verfasst und zusammengestellt. Die enthaltenen medizinischen Informationen können jedoch keinesfalls professionellen medizinischen Rat ersetzen; dieses Buch ist nicht als Ratgeber zur Selbstdiagnose oder -behandlung geeignet. Weder die Autoren und Redakteure noch die Herausgeber können für jegliche Art von Schäden, die durch den Ge- oder Missbrauch der Inhalte dieses Buches entstehen, zur Verantwortung gezogen werden.

FSC www.fsc.org
MIX
Paper from responsible sources
FSC® C008047

FACHLICHE BERATUNG

VORSITZ

Dr. David Tracey Doktorabschluss in Neurologie an der Stanford University. Tätigkeit als Neurowissenschaftler an den Universitäten von München, Paris, Melbourne und Canberra. Ab 1982 Dozent für die Anatomie des Bewegungsapparates an der University of New South Wales, Institut für Anatomie.

Seit 1995 Professor der Anatomie, gegenwärtig Chef des Instituts für Anatomie. Forschungsarbeit auf dem Gebiet der Anatomie und Physiologie des Rückenmarkes. Derzeit Forschungstätigkeit zu den Mechanismen der Schmerzentstehung nach Nervenverletzungen. Dr. Tracey ist Vorstandsmitglied der Vereinigung der australischen Gesellschaften für Wissenschaft und Technik.

Dr. med. Peter Baume Emeritierter Honorarprofessor. Ab 1991 Professor an und bis Mai 2000 Leiter der School of Community Medicine, University of New South Wales. Derzeit Leiter des sozialpolitischen Forschungsinstituts der University of New South Wales. Rektor der australischen National University.

Promovierter Arzt, Mitglied verschiedener Gremien. Dr. Baume war Facharzt, Senator von New South Wales (1974–1991), Minister für Angelegenheiten der Aborigines, Gesundheitsminister, Erziehungsminister und Kabinettsminister.

Ehemaliger Präsident der Vereinigung für Öffentliches Gesundheitswesen von New South Wales, Vorsitzender des Drogenbekämpfungsrates und Mitglied des Beratungskomitees für den Gesundheitsminister von New South Wales. Zahlreiche Veröffentlichungen. 1992 Verdienstorden des australischen Staates. Dr. Baume ist verheiratet und hat zwei Kinder.

LEITUNG

John Frith Allgemeinarzt und Dozent für Allgemeinmedizin an der School of Community Medicine, University of New South Wales, Sydney. Verschiedene Abschlüsse an der University of New South Wales in den Jahren 1973, 1976 und 1994, 1988 Abschluss am Sydney College of Advanced Education. Praktische und wissenschaftliche Tätigkeit in Allgemeinmedizin und Volksgesundheit. Mitglied des Royal Australian College of General Practitioners, Sanitätsoffizier der Königlich Australischen Marinereserve. Des Weiteren Mitglied verschiedener Komitees zur Drogen- und Alkoholerziehung und -prävention, Gesundheit und Sicherheit in der Kinderpflege und Entschädigungsprogrammen für die Opfer von Verkehrsunfällen. John Frith hält Grundvorlesungen in Allgemeinmedizin, Medizinischer Ethik und Gesetzeskunde sowie Spezialvorlesungen zu Medizinischer Grundversorgung, Öffentlichem Gesundheitswesen und Umweltmedizin.

Mitarbeit an Veröffentlichungen zur Allgemeinmedizin und Öffentlichem Gesundheitswesen.

BERATUNG

Dr. Kurt H. Albertine Professor für Pädiatrie (Neonatologie) und APL-Professor für Medizin (Pulmologie), Neurobiologie und Anatomie, University of Utah, School of Medicine, Salt Lake City, Utah, USA.

Bakkalaureus der Biologie an der Lawrence University, Doktor der Humananatomie an der Stritch School of Medicine, University of Chicago. Nach der Promotion Tätigkeit am Institut für Herz-Kreislauf-Forschung, University of California, San Francisco. Seit 25 Jahren Vorlesungen in allgemeiner Anatomie. Derzeit Kursleiter für Allgemeine Anatomie, University of Utah. Eines seiner momentanen Studentenprojekte arbeitet an der Entwicklung radiologischer Hologramme zur dreidimensionalen Darstellung der menschlichen Anatomie.

Laurence Garey Bis vor kurzem Professor für Anatomie, University of London, Institut für Neurologie an der Imperial College School of Medicine, Charing Cross Hospital. Derzeit Professor für Anatomie an der Fakultät für Medizin und Gesundheitswissenschaften, Universität der Vereinigten Arabischen Emirate, Al Ain.

Hochschulausbildung am Worcester College, Oxford, sowie am St. Thomas Hospital, London. Promotion an der Universität Oxford zum visuellen System von Säugetieren. Tätigkeit in der neuroanatomischen Forschung in Oxford, Berkeley, Lausanne und Singapur. 1990 Rückkehr nach London.

Zentrum des Forschungsinteresses: die Struktur, Entwicklung und Pathologie des menschlichen Gehirnes, insbesondere der Hirnrinde. Prof. Garey forschte über einen Zeitraum von mehreren Jahren zu den pathophysiologischen Grundlagen der Schizophrenie.

Beiträge für den *Oxford Companion to the Body*, Übersetzung einiger biomedizinischer Fachbücher, z. B. *Neuronal Man* von Jean-Pierre Changeaux (1985), *The Population Alternative* von Jacques Ruffie (1986) und *The Paradox of Sleep* von Michel Jouvet (1999) aus dem Französischen. 1994 Übersetzung des berühmten Werkes *Vergleichende Lokalisationslehre der Großhirnrinde*, das Korbinian Brodmann im Jahr 1909 verfasste.

Dr. R. William Currie Professor für Anatomie und Neurobiologie an der Universität von Halifax, Nova Scotia, Canada. Unterrichtete alle Aspekte der Allgemeinmedizin für Studenten der Humanmedizin, der Zahnmedizin sowie für medizinische Pflegeberufe. Pionier und führende Kapazität in der Erforschung der Schutzfunktion von Hitzeschockproteinen in Herz und Gehirn. Redaktionelle Tätigkeit für die Zeitschrift *Cell Stress and Chaperones*.

Dr. Gareth Jones Professor am und Leiter des Instituts für Anatomie und Strukturelle Biologie an der University of Otago, Dunedin, Neuseeland. Wichtigste Spezialgebiete: Neurobiologie – die Organisation und Plastizität der Synapsen im Gehirn; Bioethische Streitfragen zum menschlichen Körper und Gewebe. Neuere Buchprojekte: *Medical Ethics* (Medizinische Ethik), *Speaking for the Dead, Universities as Critic and Conscience of Society* (Universitäten als Kritiker und Gewissen der Gesellschaft). Noch nicht erschienen: *Synapses in the Central Nervous System* (Synapsen im ZNS).

MITARBEIT

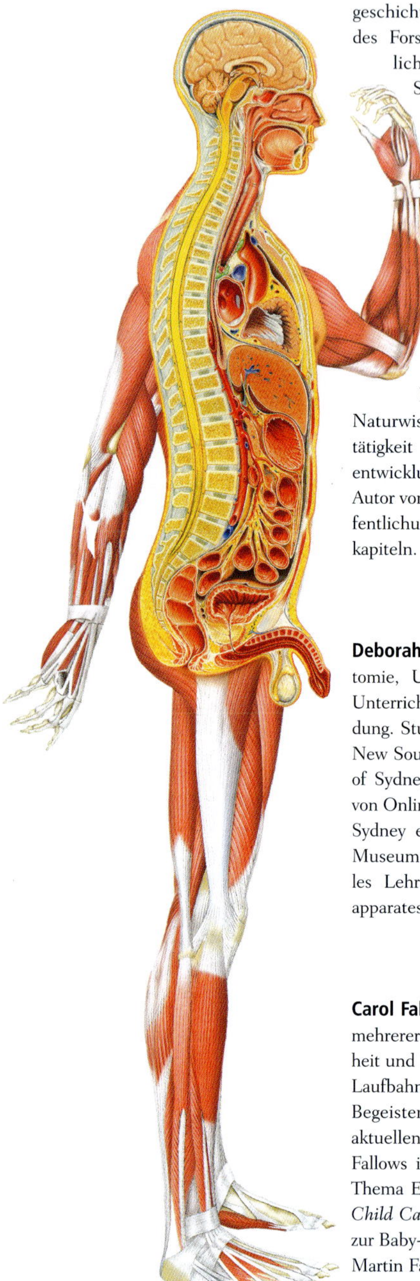

Robin Arnold Dozentin am Institut für Anatomie, University of Sydney. Berufliche Interessen: allgemeine Anatomie, Mikroskopie, Medizingeschichte und Zahnhistologie. Schwerpunkt des Forschunginteresses: Vergleich der weiblichen Fortpflanzungsmechanismen bei Säugetieren; Arteriosklerose.

Dr. Ken Ashwell 1983 Abschluss an der University of New South Wales. Kurze Tätigkeit in der medizinischen Praxis, anschließend Rückkehr in Forschung und Lehre. Promotion zu den Vorgängen bei gestörter Gehirnentwicklung (1988). Ab 1984 Dozent der Anatomie für angehende Mediziner, Chiropraktiker und Naturwissenschaftler. Weiterhin Forschungstätigkeit zu (normaler und gestörter) Gehirnentwicklung und zur Evolution des Gehirnes. Autor von mehr als 50 wissenschaftlichen Veröffentlichungen, zwei Büchern und zwei Buchkapiteln. Derzeit Privatdozent für Anatomie.

Deborah Bryce Dozentin am Institut für Anatomie, University of Sydney. Hauptinteresse: Unterrichten und Lernen in der Hochschulbildung. Studien zum Thema an der University of New South Wales und der Technical University of Sydney. Tragende Rolle in der Entwicklung von Online-Lehrmaterialien an der University of Sydney einschließlich eines Online-Anatomie-Museums und eines Anatomieglossars. Spezielles Lehrinteresse: Anatomie des Bewegungsapparates und der Wirbelsäule.

Carol Fallows und **Martin Fallows** Begründer mehrerer Verbraucherzeitschriften zu Gesundheit und Elternschaft. Begannen ihre berufliche Laufbahn in der Zeitschriftenbranche, teilen die Begeisterung, Verbraucher mit exakten und aktuellen Informationen zu versorgen. Carol Fallows ist Autorin verschiedener Bücher zum Thema Elternschaft wie *The Australian Baby & Child Care Handbook* (Australisches Handbuch zur Baby- und Kinderpflege) und *Having a Baby*. Martin Fallows ist freier Redakteur und Verlagsberater.

John Gallo Chef-Hämatologe am South Western Area Pathology Service and Liverpool Hospital in Sydney, Australien. 1976 Abschluss in Medizin in Sydney. Anschließend u. a. Tätigkeit am Krebszentrum der University of Maryland in Baltimore, USA (1982–1983). Forschungsinteressen: Chromosomenveränderungen bei Leukämie sowie der Zellzyklus. Nach seiner Fachausbildung arbeitete er 10 Jahre in einer privaten Praxis für klinische Hämatologie in Sydney. Hauptinteressen im klinischen Bereich: das Hodgkin-Lymphom und Knochenmarkveränderungen bei alten Menschen.

Brian Gaynor Kinderarzt im Ruhestand, gegenwärtig Teilzeit-Familienarzt und Teilzeit-Kolumnist im Internet. Umfangreiches Wissen in der Pädiatrie: konziliarische Tätigkeit im Krankenhaus, Spezialist für Sozialpädiatrie, Aufsichtsbeamter in einem großen Heim für geistig behinderte Kinder. Arbeitete u. a. auf den Fidschi-Inseln, im Irak und in Papua-Neuguinea. Einer Midlife-Crisis folgte die literarische Karriere als Kolumnist für die Tageszeitung von Sydney. Später Fachautor für zahlreiche Zeitungen, Zeitschriften und andere Veröffentlichungen.

Sally Gillespie Seit 1983 Naturtherapeutin sowie Traum- und Sandtherapeutin in einer Privatpraxis in Sydney. Autorin von *Living the Dream* (Den Traum leben) und *The Book of dreaming* (Das Buch des Traumes), Koautorin von *Zeitknoten*. Schrieb als freie Journalistin Artikel für die Zeitschriften *New Woman*, *Family Circle* und *Nature and Health*.

Jenni Harman Auf medizinische Fortbildung spezialisierte Medizinjournalistin. Tätigkeit als Tierärztin. Anschließend geisteswissenschaftliches Grundstudium und Tätigkeit als Forschungsassistentin in einer erziehungswissenschaftlichen Fakultät. Schreibt Artikel für Hausärzte und Fachärzte sowie Zeitungsartikel. Kürzliche Projekte: Entwicklung von auf Kleingruppen-Diskussionsrunden basierenden Fortbildungsprogrammen für Ärzte, die über Asthma, Herz-Kreislauf-Erkrankungen und Psychiatrie informieren sollen; Entwicklung fachärztlicher Fortbildungsmaterialien; Entwicklung von Informationsblättern für Patienten.

Dr. Rakesh Kumar Ausbildung am All-India Institute of Medical Sciences in Neu-Delhi. 1977 Berufung an die University of New South Wales. Anschließend Promotion. Derzeit Privatdozent für Pathologie. Hält Vorlesungen für Medizin- und Biologiestudenten. Langjähriges Interesse an chronischen Lungenkrankheiten. Schwerpunkt seiner wissenschaftlichen Arbeit: Erforschung der Entzündungsmechanismen in den Atemwegen bei Asthma.

Peter Lavelle 1983 Abschluss in Sydney. Einige Jahre als Hausarzt tätig. Dann hauptberuflicher Medizinjournalist. Schreibt regelmäßig für die Zeitungen *Age,* den *Sydney Morning Herald*, für *Australien Doctor* und den *Medical Observer*.

Lesley Lopes Journalistin und Redakteurin. Begann ihre Karriere vor 15 Jahren als Nachwuchs-Zeitungsreporterin. 6 Jahre Redaktion von Fotografie- und Unterhaltungszeitschriften in Sydney. Entwickelte anschließend eine ganze Reihe von Kinder- und Lifestyle-Magazinen für einen Londoner Verlag. Jüngst Feuilletonredakteurin für das australische Magazin *Better Homes and Gardens*.

Karen McGhee Freie Journalistin aus Sydney. Schwerpunkt ihrer Arbeit seit mehr als 10 Jahren: Wissenschaft und Umwelt. Schrieb für Zeitungen wie den *Sydney Morning Herald*, Zeitschriften von *Time* bis *Australian Geographic*, Bücher und Dokumentationssendungen inner- und außerhalb Australiens.

Dr. Frederick Rost Emeritierter Professor. 1934 in London geboren, seit 1937 in Australien. 1974–1995 Professor für Anatomie an der University of New South Wales in Sydney. Derzeit Tätigkeit als freier Autor, Fotograf und Künstler. Ehrenprofessuren an der University of New South Wales und der Macquire University. Schreibt gegenwärtig sein fünftes großes Buch. Zu seinen Interessen zählt auch die Kosmologie.

Dr. Elizabeth Tancred Chefdozentin in Anatomie an der University of New South Wales mit mehr als 20-jähriger Lehrerfahrung. Nach dem Abschluss des Anatomiestudiums Promotion in Neuroanatomie (Abschluss 1983). Anfängliches Forschungsgebiet: visuelle Neurologie. Konzentriert sich momentan auf die Rolle der Informationstechniken in der medizinischen Ausbildung. Autorin mehrerer Software-Pakete für die Ausbildung in Neuroanatomie und Querschnittsanatomie; *Brain-Storm: Interactive Neuroanatomy,* ihr bekanntestes Software-Paket, wird an zahlreichen Universitäten weltweit genutzt.

Dr. med. Dzung Vu Orthopädischer Chirurg und klinischer Anatom. Lehrt Klinische Anatomie für angehende Mediziner und Facharztanwärter. Autor zahlreicher Lehrvideos und computergestützter Lernprogramme in Anatomie. 1992 Verleihung des Preises für Herausragendes durch den Vizekanzler der University of New South Wales. Prüfer am Royal Australian College für Augenärzte. Begnadeter medizinischer Illustrator. Neben zahlreichen nationalen und internationalen Vereinigungen gehört er u.a. dem Australian Institute of Medical and Biological Illustration an.

Dr. Phil Waite Abschluss der Physiologie, anschließend Promotion in sensorischer Neurophysiologie am University College in London. Wanderte nach Australien aus. Lehr- und Forschungsaufgaben – zunächst an der Monash University in Melbourne, dann an der University of Otago, Neuseeland. Es folgte ein Medizinstudium an der University of Otago. Derzeit Professorin für Anatomie an der University of New South Wales. Forschungsschwerpunkt: Gehirnentwicklung und Verletzungsfolgen.

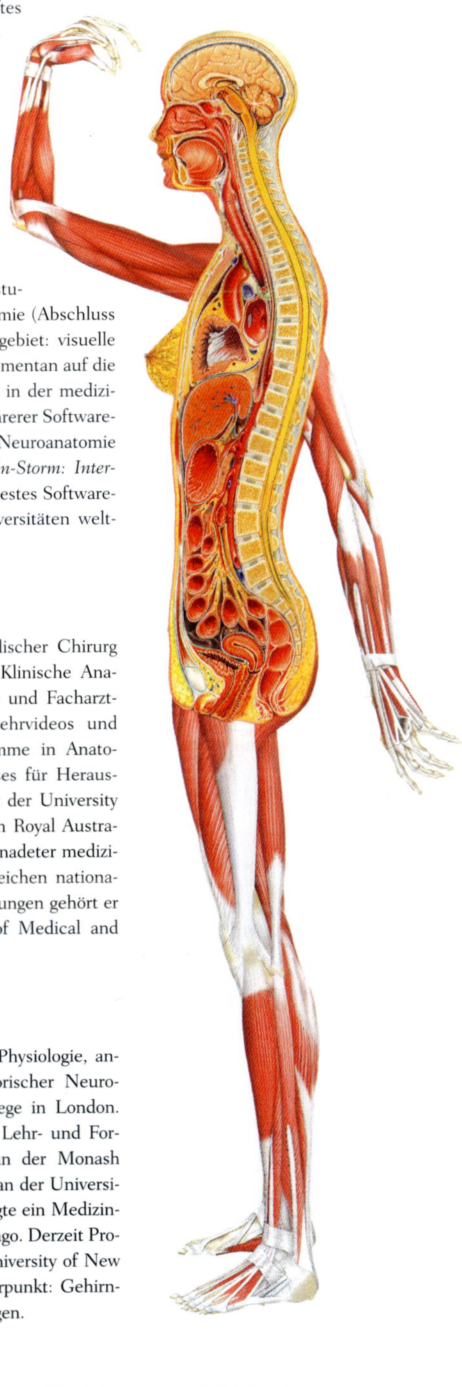

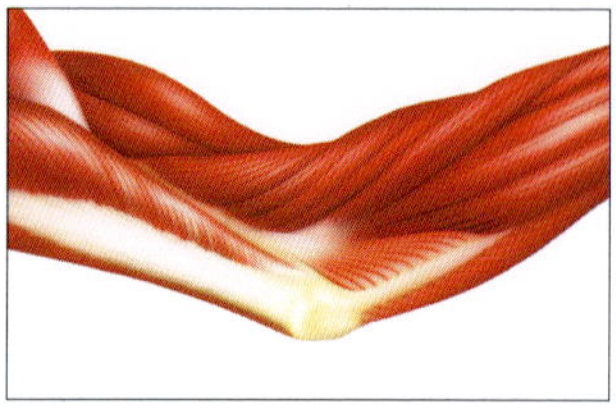

INHALTS

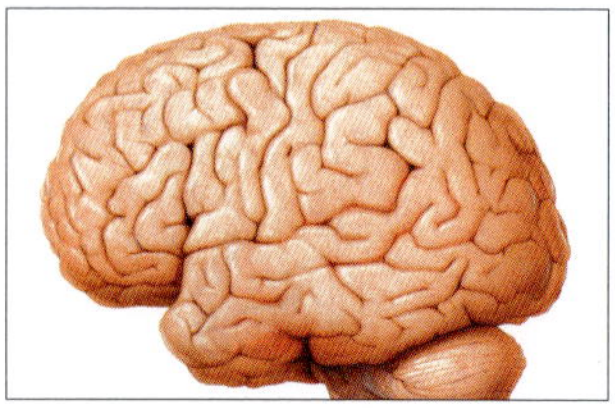

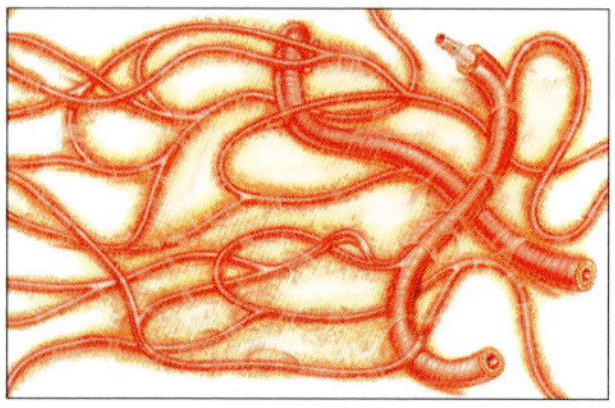

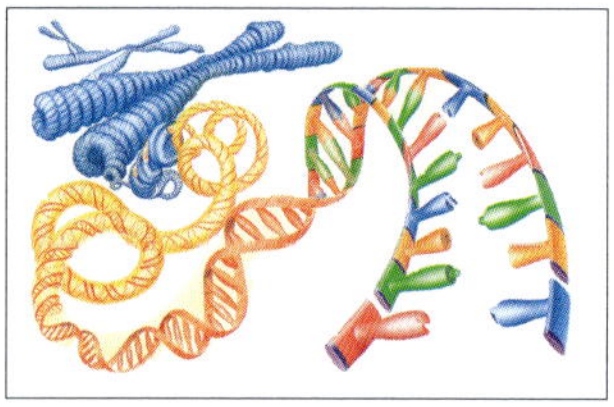

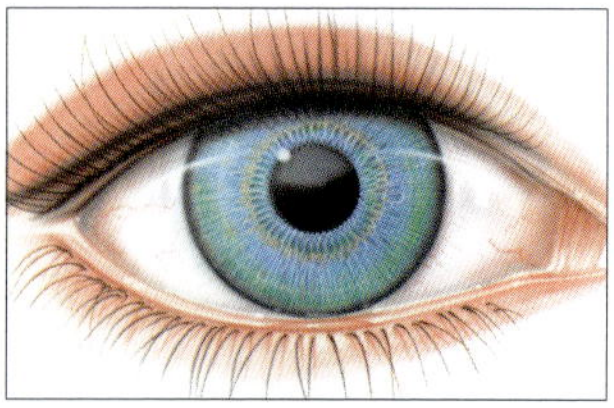

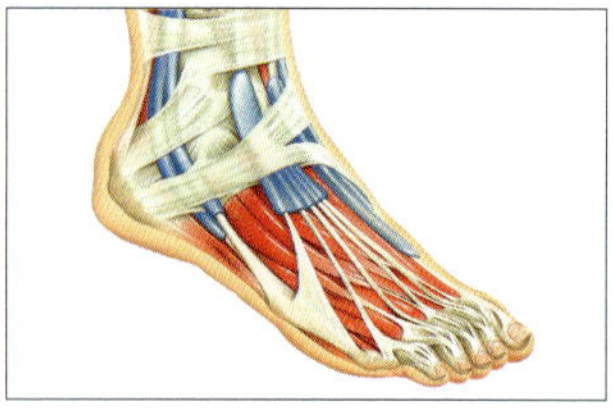

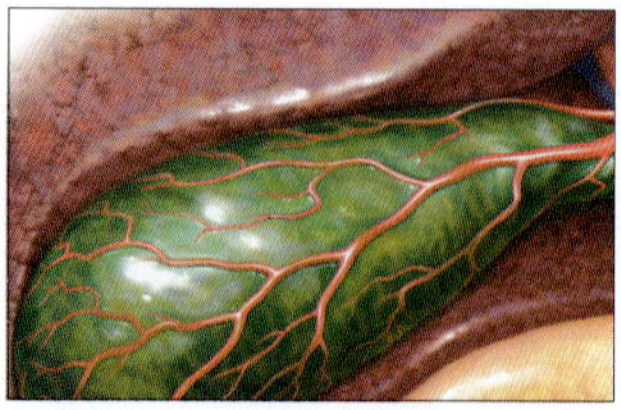

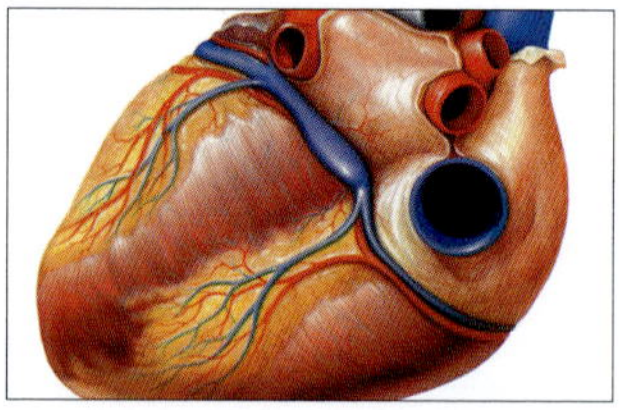

VERZEICHNIS

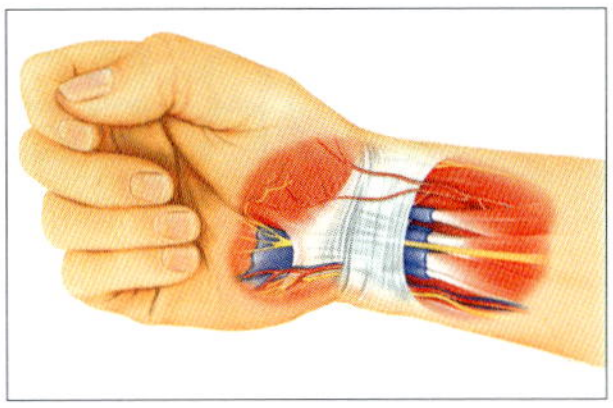

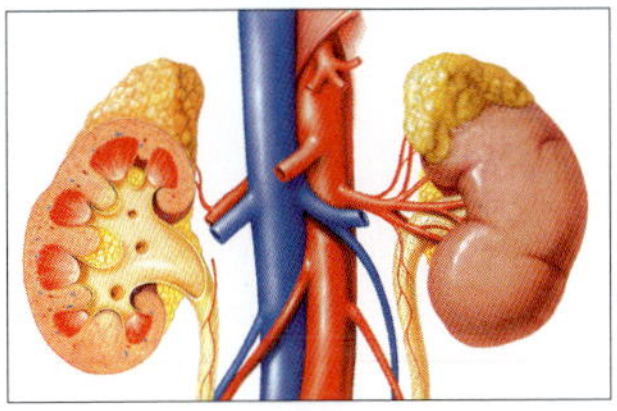

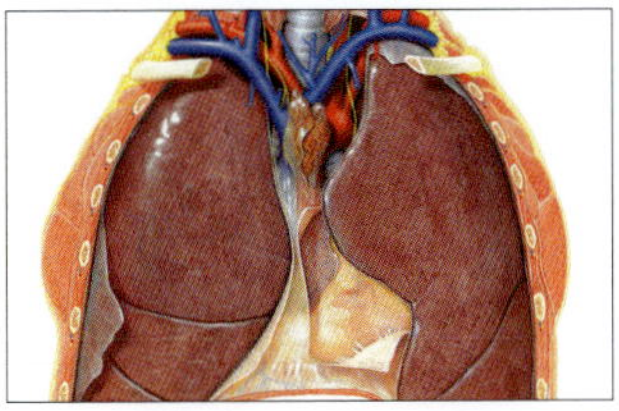

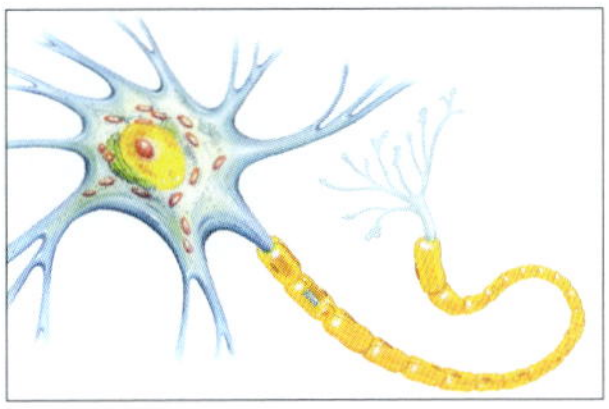

ZUR BENUTZUNG DES BUCHES

Anatomica ist nicht nur ein durchgehend illustriertes Nachschlagewerk zur Anatomie des menschlichen Körpers, sondern auch ein umfassendes, zuverlässiges Medizinlexikon für die ganze Familie in 16 Kapiteln.

Das erste Kapitel beschreibt die wichtigsten Organsysteme (Skelettsystem, Muskulatur, Lymphsystem, Nervensystem, Blutkreislauf, Atmungsorgane, Harnwege, Verdauungsapparat, Geschlechtsorgane, Sexualität und Hormonsystem) und bietet einen Überblick über die Körperfunktionen.

Die darauf folgenden Kapitel befassen sich mit den verschiedenen Körperteilen, angefangen vom Kopf über den Rumpf und den Bauchraum bis zu den Beinen und Füßen. In diesem Zusammenhang werden zahlreiche Erkrankungen, Beschwerden und Verletzungen, wie Masern, Knochenbrüche, Bluthochdruck und Grüner Star beschrieben. Medizinische Methoden, Techniken und Diagnoseverfahren (z. B. Biopsie, EKG und Computertomografie, um nur einige zu nennen) sowie Medikamente werden erläutert.

Anatomica enthält darüber hinaus Einträge, die sich mit Themen verschiedener Lebensabschnitte befassen: Schwangerschaft, Säuglingsalter, Kindheit, Jugend, Wechseljahre, Alter, Geriatrie und Sterbebegleitung. Eine Reihe von Beiträgen beschäftigen sich mit der Vorbeugung von Erkrankungen, sei es durch Ernährung, Sport oder Impfungen. Da der Mensch jedoch nicht nur eine physische Einheit, sondern ein komplexes geistiges, emotionales und soziales Wesen ist, dürfen auch Themen wie Alkoholismus, häusliche Gewalt, Trauer, Sexualität, Stress und Persönlichkeitsstörungen nicht fehlen. Zudem werden alternative Therapien von Akupunktur bis Yoga berücksichtigt.

Den letzten Teil des Buches leitet ein Erste-Hilfe-Kapitel ein, in dem die wichtigsten Erstmaßnahmen bei allen Arten von medizinischen Notfällen beschrieben werden. Der Sonderteil »Atlas der Anatomie des Menschen« ermöglicht das gezielte Nachschlagen der wichtigsten Illustrationen und Begriffe zu den beschriebenen Körperteilen und Organen. Anschließend informiert ein tabellarisches Verzeichnis kurz und übersichtlich zu den Symptomen häufiger Erkrankungen, einschließlich Hinweisen, wann ein Arzt hinzugezogen werden sollte. Der Abschnitt »Lebenszyklen« fasst die wichtigsten Entwicklungsstadien zusammen und erläutert vorbeugende Gesundheitsmaßnahmen zum jeweiligen Lebensabschnitt. Schließlich folgt ein umfangreiches Register, das die Handhabung dieses Nachschlagewerkes zusätzlich vereinfacht.

Detaillierte Farbillustrationen ergänzen den Text und erleichtern das Verständnis. Bildunterschriften und -beschriftungen verdeutlichen die wichtigsten Aspekte zum jeweiligen Thema. In manchen Illustrationen wurden bestimmte Körperteile nicht dargestellt, um andere dafür umso deutlicher zeigen zu können. Ein Beispiel: Auf einigen Abbildungen der Verdauungsorgane wurde die Leber angehoben, um die Gallenblase besser sehen zu können. Viele Abbildungen werden durch eine Übersicht ergänzt, welche die Lage des jeweiligen Organs im Verhältnis zum restlichen Körper zeigt. Da das Aussehen eines Organs vom Betrachtungswinkel abhängt, unterscheiden sich einige Übersichten etwas von der jeweiligen Hauptillustration.

Die einzelnen Stichpunkte sind durch Überschriften gegliedert. Übergeordnete Stichworte werden zudem durch Querverweise (SIEHE AUCH) ergänzt, die den Leser zu weiteren für das jeweilige Thema relevanten Abschnitten führen. Wird z. B. auf ein Organsystem wie die Atmungsorgane verwiesen, kann der Leser unter dem entsprechenden Abschnitt in Kapitel 1 weitere Informationen zu diesem Thema finden. Nennt ein Querverweis viele verschiedene Krankheiten und Störungen, wird der Leser gebeten, die Seitenzahlen zu den Begriffen im Register nachzuschlagen.

Aufgrund des komplexen Gegenstandes von *Anatomica* waren Fachtermini nicht gänzlich zu vermeiden. Es wurden jedoch alle Bemühungen unternommen, um Sprache und Stil so interessant und verständlich wie möglich zu gestalten, damit die ganze Familie Freude daran hat, mit diesem Buch mehr über den menschlichen Organismus und seine Funktionsweisen zu erfahren.

LEGENDE

Der einfacheren Lesbarkeit halber wurden vier sehr häufig verwendete lateinische Termini abgekürzt:

M./Mm.	= *Musculus/Musculi*	– Muskel/Muskeln
N./Nn.	= *Nervus/Nervi*	– Nerv/Nerven
A./Aa.	= *Arteria/Arteriae*	– Arterie/Arterien
V./Vv.	= *Vena/Venae*	– Vene/Venen

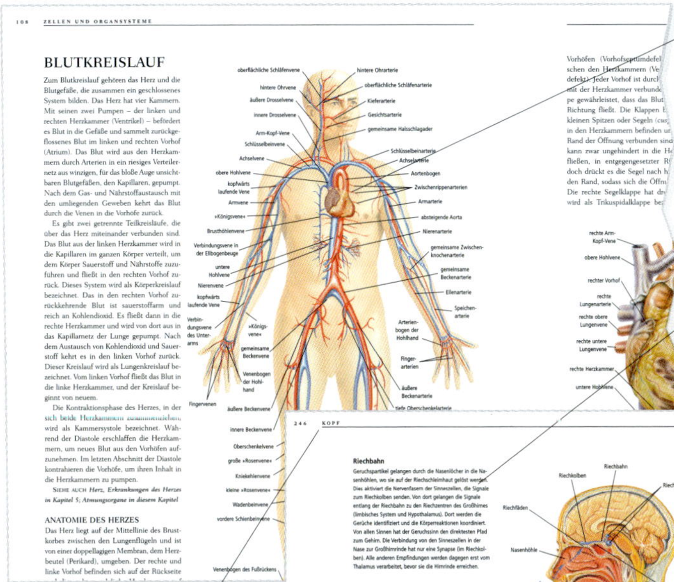

Abbildungen

Abbildungen illustrieren, was der Text beschreibt. Sie stellen ganze Organsysteme, einzelne Organe, Feinstrukturen oder die Auswirkungen einer Schädigung oder Erkrankung auf einen bestimmten Körperteil dar.

Bildunterschriften

Die Bildunterschriften tragen zu einem besseren Verständnis der Abbildungen bei.

Bildbeschriftungen

Jede Abbildung ist mit Beschriftungen versehen. Diese verdeutlichen die wichtigsten Begriffe zum Thema.

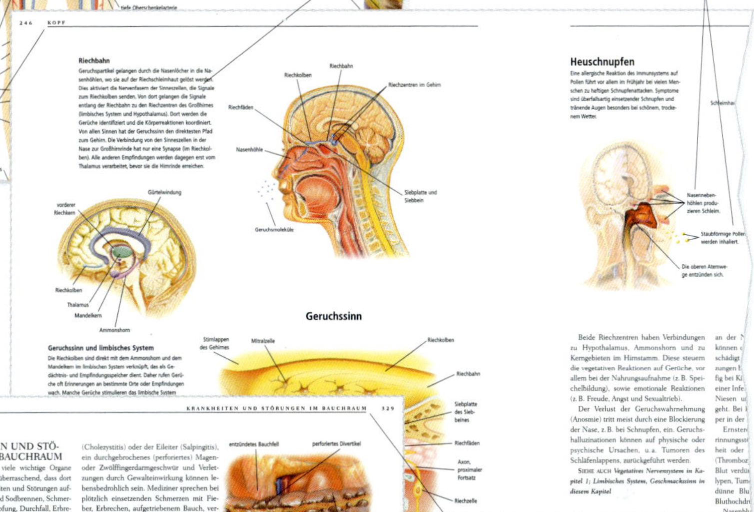

Linker Kolumnentitel

Der linke Kolumnentitel verweist auf das jeweilige Kapitel. Der menschliche Körper wird zunächst »von Kopf bis Fuß« besprochen. Dann folgen allgemeinere Kapitel zu Krankheiten, Diagnostik und Erhaltung der Gesundheit.

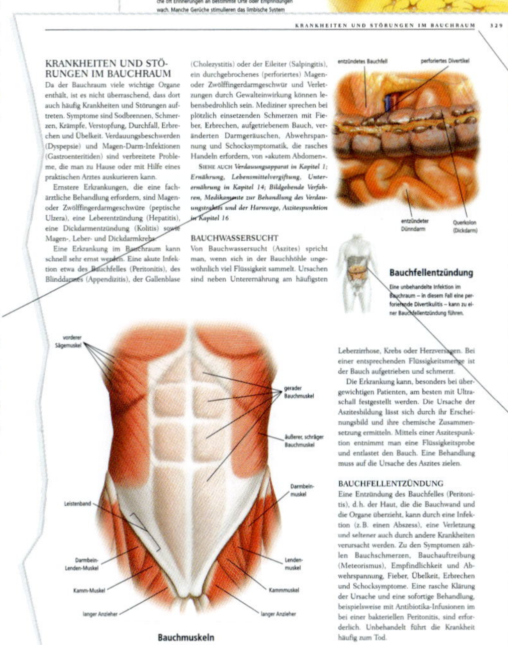

Rechter Kolumnentitel

Das Nachschlagen erleichtert auch der rechte Kolumnentitel: Hier findet der Leser den jeweils besprochenen Stichpunkt.

Querverweise

Übergeordnete Stichworte enthalten Querverweise, die den Leser auf weitere für das jeweilige Thema relevante Textabschnitte verweisen.

Übersicht

Die Übersicht stellt die Lage eines Körperteiles im Verhältnis zum restlichen Körper dar.

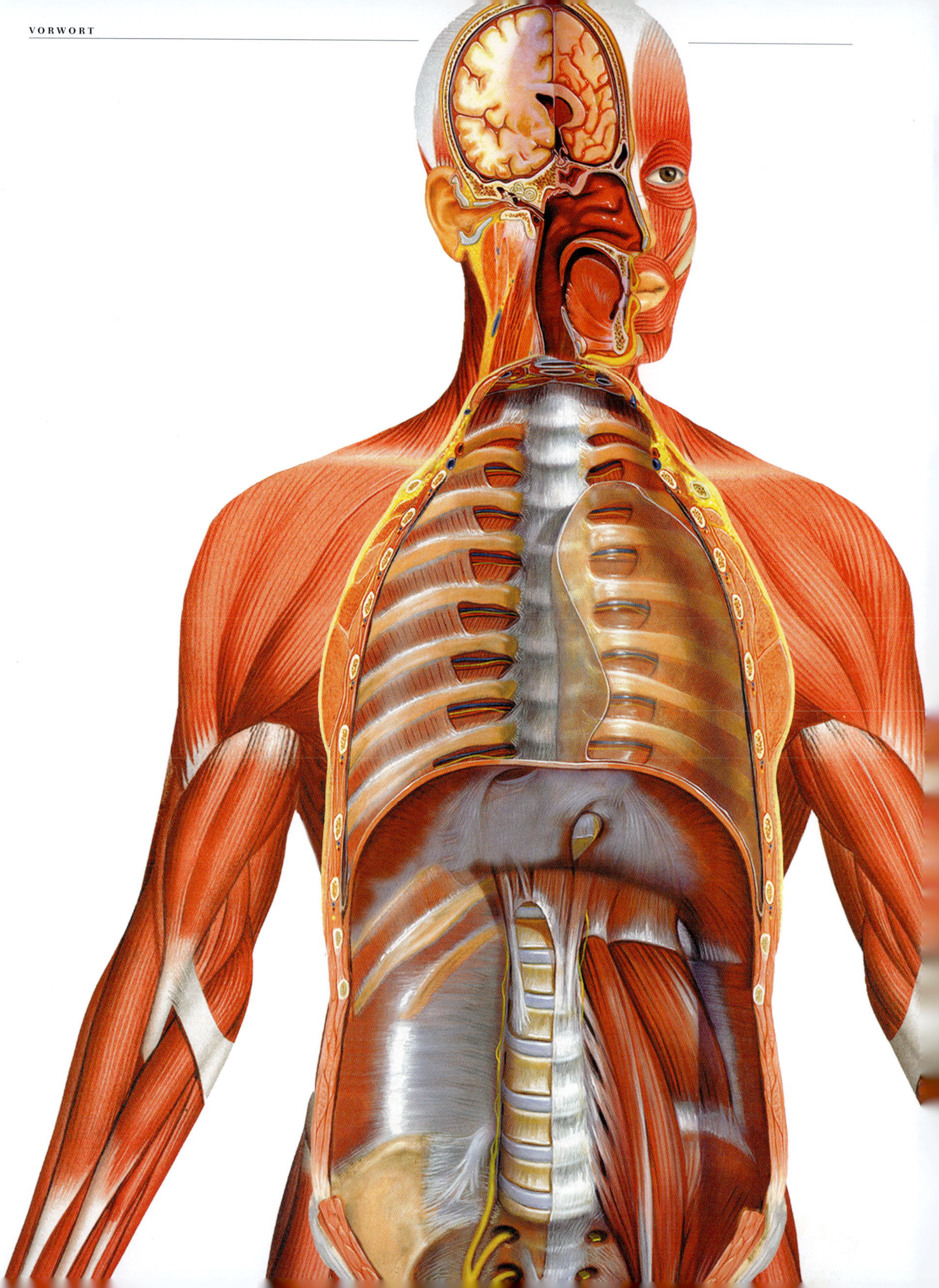

VORWORT

Anatomica – ein neues Buch mit einem neuen Konzept. Es richtet sich nicht in erster Linie an den Fachmann, sondern an alle interessierten Leser, die mehr über die Funktionsweise des menschlichen Körpers erfahren möchten. Das heißt jedoch nicht, dass nicht auch der Fachkundige von *Anatomica* profitieren könnte, nicht zuletzt, weil sich dieses Buch beinahe sämtlichen Aspekten des menschlichen Organismus widmet. In erster Linie versteht sich *Anatomica* jedoch als hilfreiches Nachschlagewerk für die ganze Familie.

Anatomie bedeutet wörtlich »Zergliederung«; mit dem Sezieren von Leichen begannen die Versuche, den menschlichen Körper zu verstehen. Nach wie vor spielt diese Methode eine wichtige Rolle für die Fortschritte, die auf diesem Gebiet erzielt werden.

Vor noch nicht allzu langer Zeit schien es mit der Anatomie bergab zu gehen. In der medizinischen Welt schien sie weniger bedeutsam als »dynamischere« Themen wie die Physiologie und die Biochemie – von der Molekulargenetik ganz zu schweigen. In den letzten Jahren hat die Anatomie jedoch einen erneuten Aufschwung erfahren. Denn wie sollte man ohne solide Kenntnisse über den Aufbau von Organismen, einschließlich des menschlichen Körpers, die zentralen Konzepte anderer medizinischer Disziplinen verstehen?

Als noch wichtiger erweisen sich Anatomiekenntnisse, wenn man nicht nur den gesunden, sondern vor allem den kranken Körper verstehen möchte. Dies gilt natürlich auch für alle Versuche, Heilungsstrategien zu entwickeln. Denn wie sollten z. B. Chirurgen wissen, wo eine Operation anzusetzen ist, ohne exakte Anatomiekenntnisse zu besitzen?

In *Anatomica* werden der gesunde Körper, Krankheiten sowie entsprechende Therapien unter einem gemeinsamen anatomischen Aspekt im weitesten Sinne betrachtet. Diese Darstellung geht über die in der »westlichen« Medizin umgesetzte Anatomie hinaus und bezieht auch Interpretationen anderer traditioneller medizinischer Ansätze, die zumeist fernöstlichen Ursprunges sind, mit ein. Die Thematik ist komplex, der Stil jedoch leicht verständlich. Fachausdrücke werden erklärt und definiert.

Das Buch befasst sich zwar mit zahlreichen wissenschaftlichen Details, spricht aber aufgrund seines populärwissenschaftlichen Ansatzes ein breites Publikum an. Es ist nicht an eine bestimmte Bevölkerungsgruppe oder Nation gerichtet. *Anatomica* gliedert sich in mehrere Kapitel unterschiedlicher Länge. Umfassende Querverweise führen den Leser zu verwandten Themen.

Das vorliegende Buch deckt eine ganze Reihe verschiedenster Themenkomplexe ab. So werden vielleicht einige Leser überrascht sein, ausführliche Beschreibungen von »Alternativtherapien« zu finden, die entweder nur vorgestellt oder als Möglichkeiten zur Förderung der Gesundheit aufgezeigt werden. Doch warum überrascht sein? Die Überzeugung, dass ein Zusammenhang zwischen einem gesunden Körper und der Gesundheit seiner einzelnen Bestandteile besteht, führt zu dem logischen Schluss, dass jede Möglichkeit in Betracht gezogen werden sollte, die dem Erhalt oder der Wiederherstellung der körperlichen Gesundheit und Harmonie dient – sei es das Messer des Chirurgen, die Nadel des Akupunkteurs oder die wohltuenden Methoden »sanfter« Therapien. Wichtig ist die Erkenntnis, dass keine Therapieform, ob schulmedizinisch oder »alternativ«, das einzig wahre Allheilmittel darstellt. Ratschläge müssen eingeholt und überdacht werden, und zum Schluss muss jeder selbst entscheiden, was für ihn das Beste ist.

Ich hoffe, dass *Anatomica* dazu beiträgt, den eigenen Körper zu verstehen und etwas über die zur Verfügung stehenden Behandlungsmöglichkeiten für bestimmte Beschwerden zu erfahren. Dieses Buch ist jedoch nicht als Anleitung zur Selbsthilfe gedacht – stets sollte der Rat eines Experten eingeholt werden.

Professor Laurence J. Garey

PROFESSOR FÜR ANATOMIE
INSTITUT FÜR MEDIZIN UND GESUNDHEITSWISSENSCHAFTEN
UNIVERSITÄT DER VEREINTEN ARABISCHEN EMIRATE, AL AIN

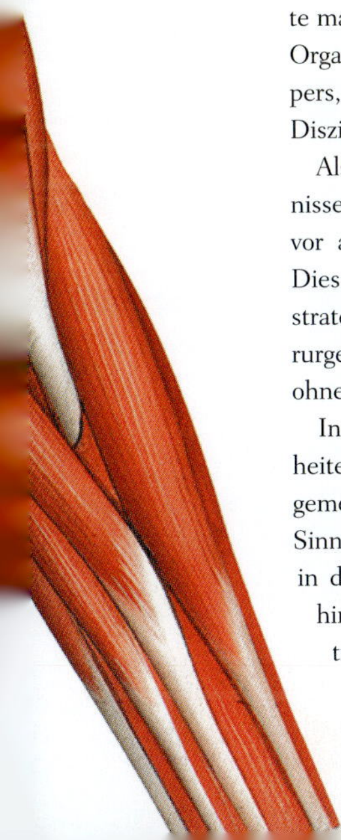

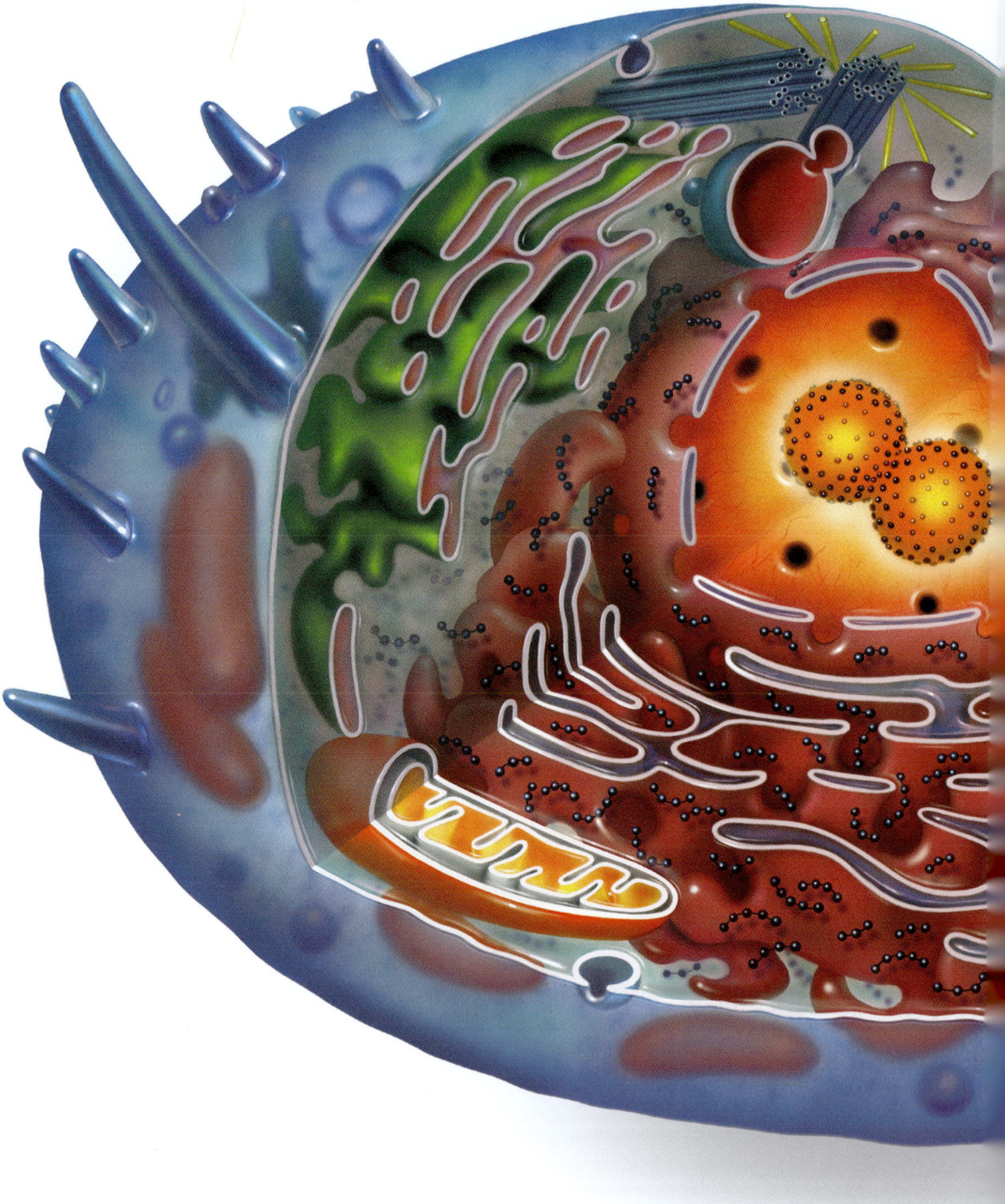

KAPITEL 1

Zellen und Organsysteme

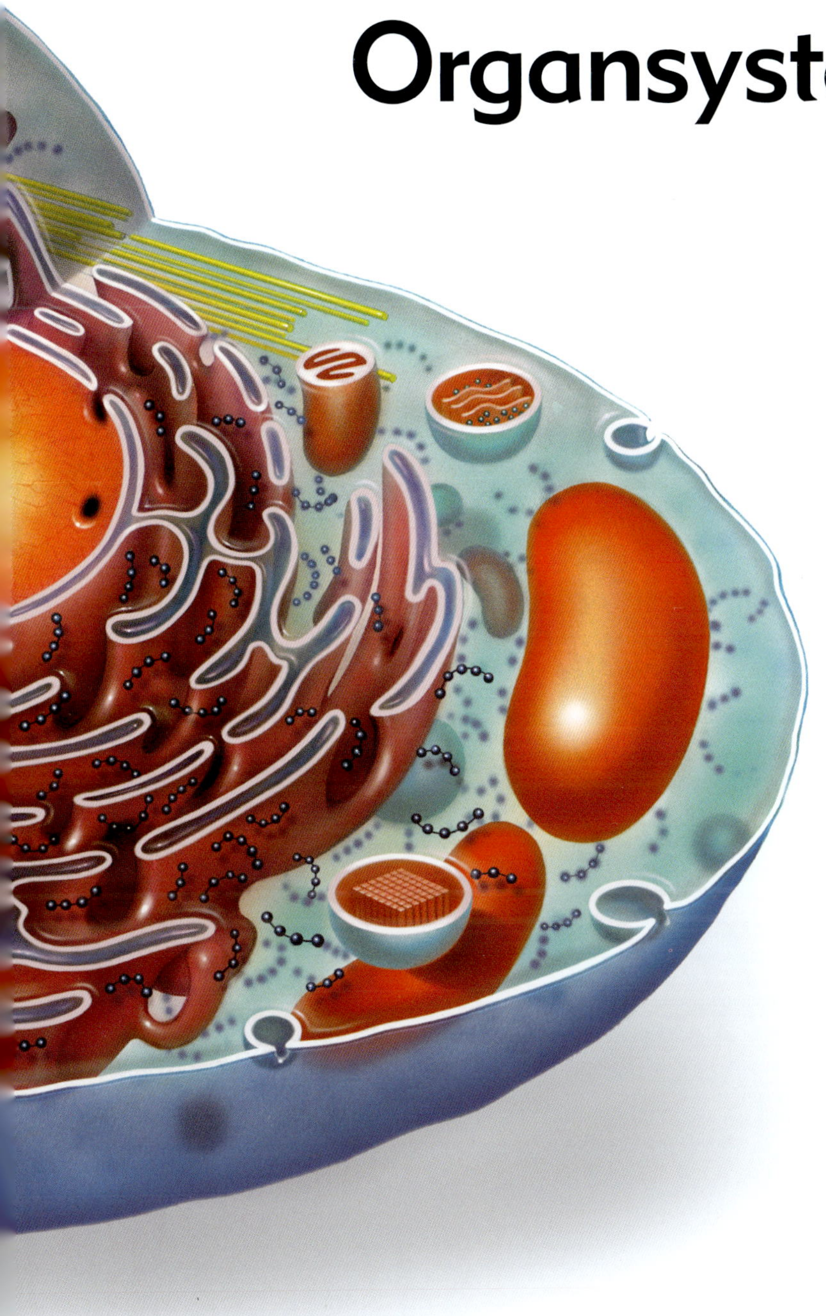

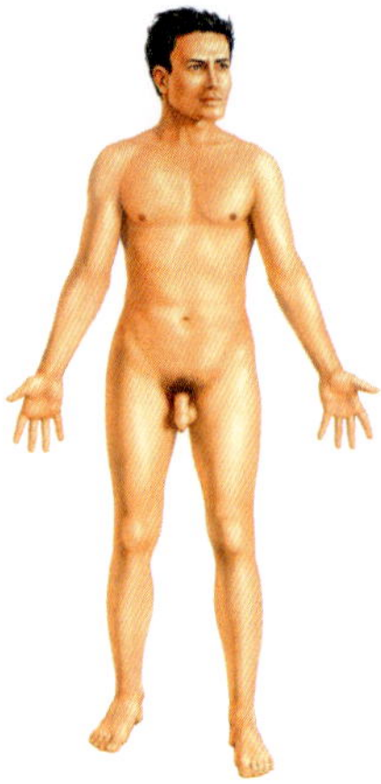

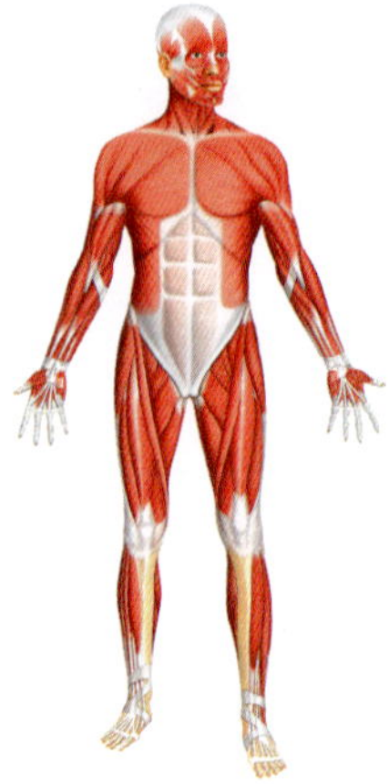

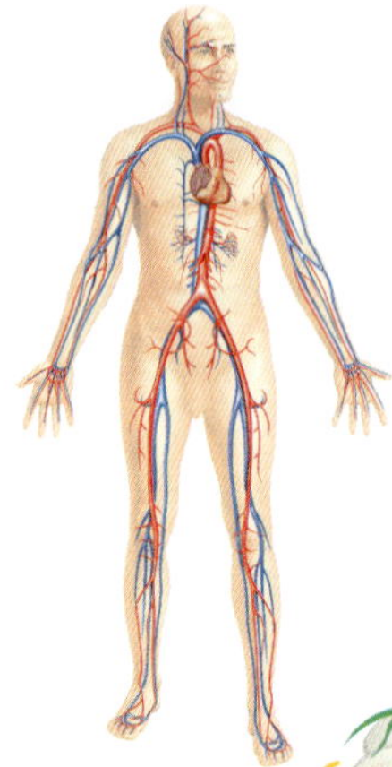

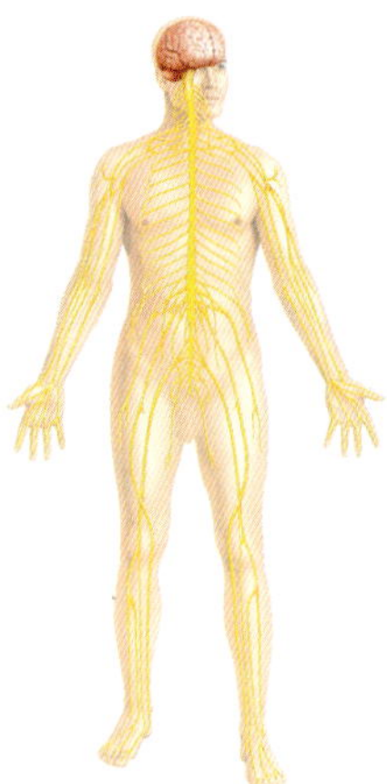

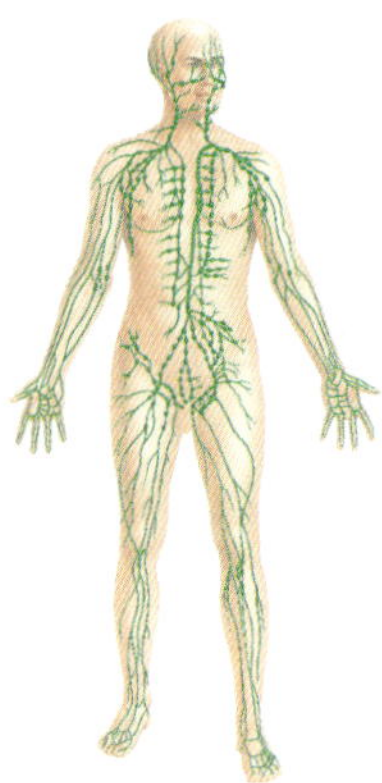

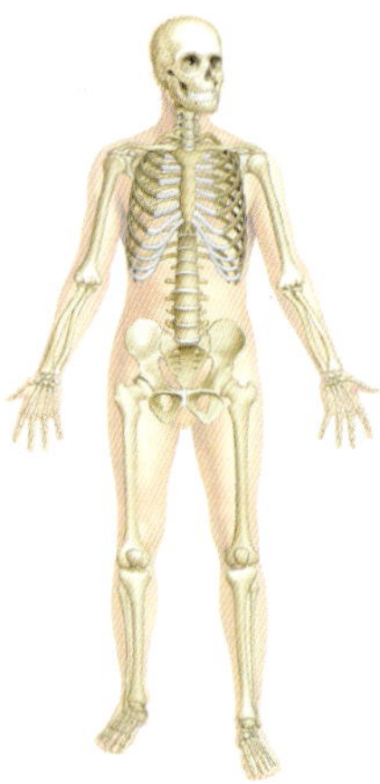

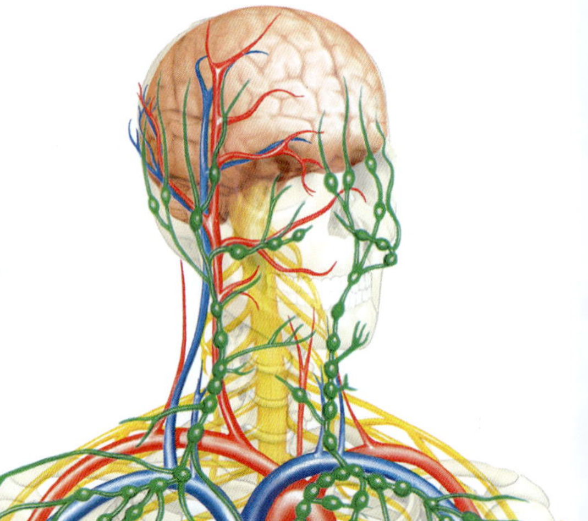
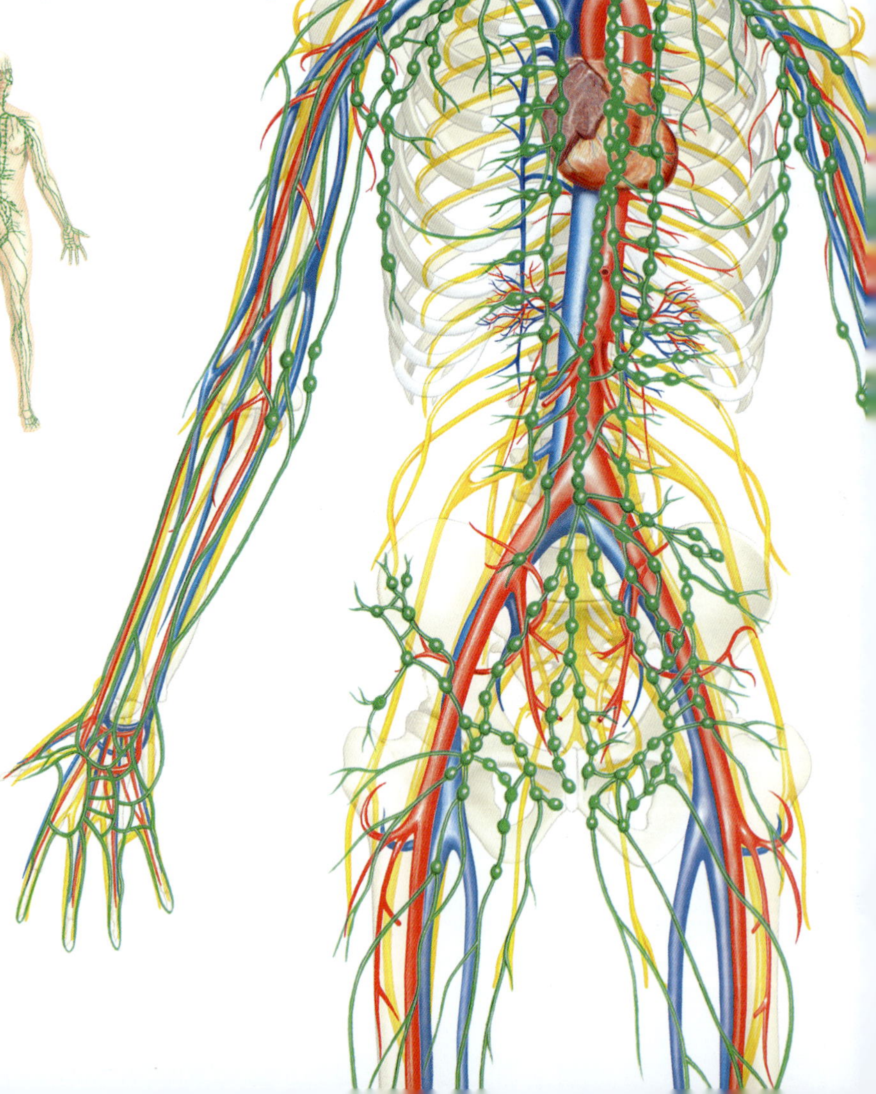

ZELLEN UND ORGANSYSTEME

Um die strukturelle und funktionelle Organisation des Körpers leichter betrachten und erklären zu können, ist es üblich, ihn in verschiedene Organsysteme zu gliedern. Die Organsysteme stellen jedoch nur einen Teil der strukturellen Organisation dar. Die kleinste strukturelle Einheit des Körpers ist die Zelle. Aus dem Zusammenschluss mehrerer Zellen entsteht Gewebe. Unterschiedliche Gewebe beteiligen sich wiederum am Aufbau von Organen und die Organe schließlich arbeiten in funktionellen Einheiten zusammen, die den menschlichen Organismus ausmachen.

Jedes der Organsysteme des Körpers erfüllt eine bestimmte oder ein Reihe sich ergänzender Funktionen. Um zu verstehen, wie die einzelnen Einheiten zusammenwirken, um den Menschen zu dem zu machen, was er ist, hier eine kurze Übersicht über die Funktionen der einzelnen Organsysteme: Das Skelettsystem besteht aus Knochen, Knorpel und Bändern. Es dient als Schutz und Stütze des Bindegewebes und bildet das Grundgerüst des Körpers, an dem die Muskulatur ansetzt. Die Muskulatur ermöglicht die Bewegungen des Körpers. Sie besteht aus Muskelgewebe, Sehnen, Sehnenscheiden und Schleimbeuteln. Das Nervensystem sammelt und analysiert Informationen, die es über die Außenwelt und Vorgänge im Körper erhält. Es steuert und koordiniert die Körperfunktionen. Das Nervensystem besteht aus dem Zentralnervensystem (Gehirn und Rückenmark), dem peripheren Nervensystem, das alle Nerven außerhalb des Gehirnes und Rückenmarkes umfasst, sowie dem vegetativen Nervensystem, das die Aufrechterhaltung der Homöostase kontrolliert und sich teilweise mit dem peripheren und dem Zentralnervensystem überschneidet. Eine weiteres Organsystem, das ebenfalls die inneren Körperfunktionen steuert, ist das Hormonsystem. Mit Hilfe chemischer Botenstoffe regelt es die verschiedensten Körperfunktionen. Zur funktionellen Einheit des Blutkreislaufes gehören das Herz und alle Blutgefäße (Arterien, Venen und Kapillaren). Dieses Organsystem ist für den Transport von Nähr- und Abfallstoffen sowie spezieller Proteine (z. B. Hormone) und Zellen im Körper zuständig. Auch das Lymphsystem übernimmt wichtige Transportfunktionen. Hierzu gehören der Rücktransport von Gewebeflüssigkeit in die Venen und der Transport der Nahrungsfette aus dem Darm in die Blutbahn. Noch bedeutender ist jedoch seine Funktion als Verteidigungssystem des Körpers. Daher wird das Lymphsystem auch als Immunsystem bezeichnet. Die Atmungsorgane dienen dem Gasaustausch und der Aufnahme von Sauerstoff, der von allen Körperzellen und Geweben benötigt wird. Der Verdauungsapparat sorgt für die Aufnahme, Verarbeitung und Verwertung von Nährstoffen sowie für die Ausscheidung von Abfallprodukten. Das Organsystem der Harnwege reguliert den Wasser- und Salzhaushalt des Körpers und scheidet stickstoffhaltige Abfallprodukte aus. Die Geschlechtsorgane dienen der Zeugung der nächsten Generation. Sie sind während der Fetalentwicklung mit den sich entwickelnden Harnwegen verbunden.

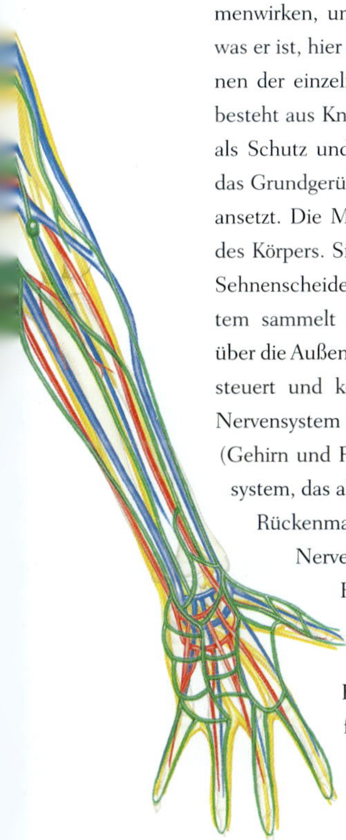

Der Körper muss durch Erzeugung von Aktivität auf Veränderungen der Außenwelt reagieren. Dies wird als menschliches Verhalten wahrgenommen. Daneben muss der menschliche Organismus aber auch für relativ konstante innere Gegebenheiten sorgen. Dieser Vorgang wird als Homöostase bezeichnet und beinhaltet Aspekte wie die Regulierung der Körpertemperatur, des Blutzuckerspiegels, des Blutdruckes und des Kalziumspiegels im Blut. Die Homöostase wird durch die koordinierte Wirkung von vegetativem Nervensystem und Hormonsystem auf die anderen Körpersysteme erreicht. Das Hormonsystem ist in Steuerdrüsen und nachgelagerte Drüsen gegliedert. Die von den endokrinen Drüsen freigesetzten Hormone stimulieren oft die Produktion anderer Hormone in den Zielorganen. Diese sekundären Hormone reduzieren dann über Regelkreise die Ausschüttung der Steuerhormone. Diese Art der Rückkopplung gewährleistet das konstante Gleichgewicht der inneren Körperfunktionen.

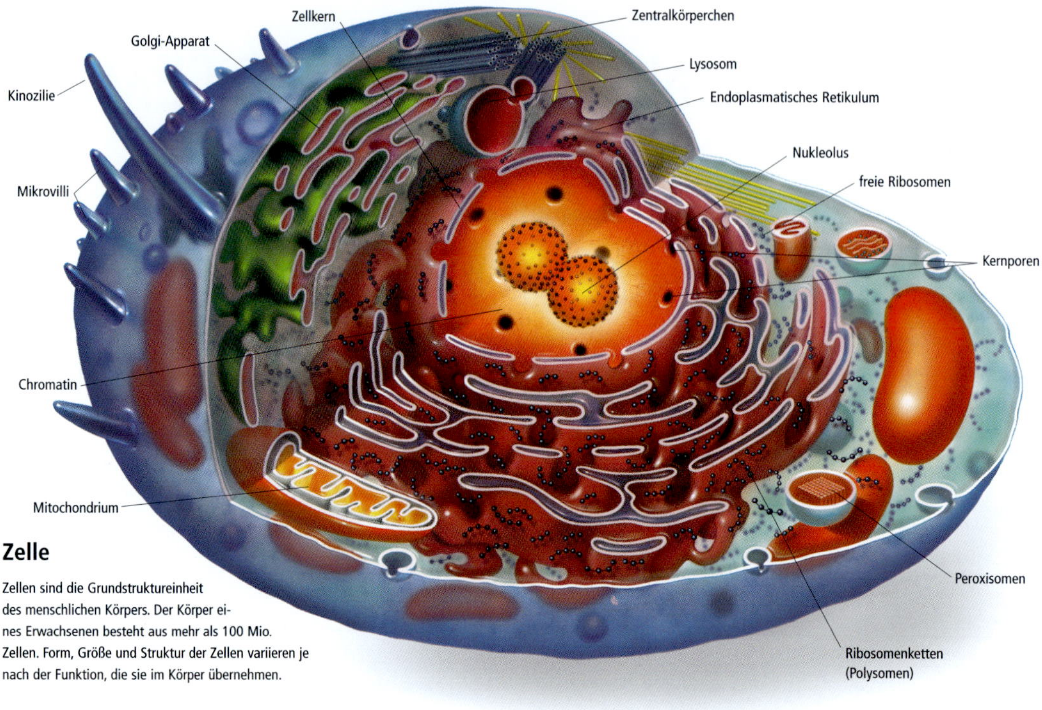

Zelle

Zellen sind die Grundstruktureinheit des menschlichen Körpers. Der Körper eines Erwachsenen besteht aus mehr als 100 Mio. Zellen. Form, Größe und Struktur der Zellen variieren je nach der Funktion, die sie im Körper übernehmen.

ZELLEN UND GEWEBE

Die Zelle stellt die funktionale Grundeinheit aller Gewebe dar. Sie besitzt im Prinzip die Fähigkeit, sämtliche Lebensfunktionen zu erfüllen. In den verschiedenen Körpergeweben haben sich die Zellen jedoch auf unterschiedliche Funktionen spezialisiert und auf diese Weise ihre Omnipotenz verloren.

SIEHE AUCH *Skelettsystem, Nervensystem, Lymphsystem, Blutkreislauf in diesem Kapitel; DNS, Chromosomen, Gene in Kapitel 12; Befruchtung, Altern in Kapitel 13; Nährstoffe, Unterernährung in Kapitel 14*

ZELLEN

Zellen (*Cellulae*) sind die Grundstruktureinheiten, aus denen sich alle lebenden Organismen zusammensetzen. Zellen bilden Gewebe und diese Organe. Die typische Zelle ist von einer Zellmembran (Plasmalemm) umgeben. Innerhalb der Zellmembran befindet sich das Zytoplasma, eine Flüssigkeit mit vielen wichtigen Struktureinheiten (Organellen). Einige Organellen sind für die Herstellung von Protein (raues Endoplasmatisches Retikulum), die Energieerzeugung (Mitochondrien), den Transport in der Zelle produzierter Substanzen (Golgi-Apparat) und die Zellteilung (Zentralkörperchen oder Zentriole) verantwortlich. Die Kontrolle der Zellfunktion wird vom Zellkern (Nukleus) gesteuert, der in Form der Desoxyribonukleinsäure (DNS) die genetischen Informationen enthält. In größeren und komplexeren Zellen sind Nukleus und Zytoplasma voneinander getrennt.

ZELLTEILUNG

Die meisten Zellarten unterliegen der Mitose, einem Prozess der Zellteilung, bei dem sich eine Mutterzelle in zwei Tochterzellen teilt. Dies lässt sich besonders gut bei Schleimhaut- und Hautzellen beobachten. Konstant werden dort Zellen abgestoßen und müssen demzufolge ersetzt werden. Wenn sich die Zellen teilen, durchlaufen sie eine Reihe von Stadien – den Zellzyklus. Dieser besteht aus einem Wachstumsstadium (G1), einem Synthesestadium (S), einem weiteren Wachstumsstadium (G2) und einem Zellteilungsstadium (M).

Wenn die Zellteilung außer Kontrolle gerät und die Tochterzellen anderes Gewebe infiltrieren, bezeichnet man dies als Krebs. Besonders häufig tritt Krebs an Stellen auf, an denen die Zellteilung bereits im Normalzustand sehr schnell abläuft, also beispielsweise auf der Haut, im Darm und in den Schleimhäuten der Atemwege. Wie schon erläutert, entstehen die meisten Zellarten durch die Mitose.

Bei der geschlechtlichen Fortpflanzung hingegen vollzieht sich die Produktion der Geschlechtszellen (Ei- und Samenzelle) durch einen anderen Zellteilungsprozess, die so genannte Meiose (Reduktions- oder Reifeteilung). Bei der Befruchtung vereinen sich Samenzelle und Eizelle zu einer Zygote (befruchtete Eizelle).

SPEZIALISIERTE ZELLEN

Viele Zellen sind auf bestimmte Funktionen spezialisiert. Blut z.B. besteht aus weißen und roten Blutkörperchen (Erythro- und Leukozyten) und aus spezialisierten Zellfragmenten, den Blutplättchen (Thrombozyten).

Die Erythrozyten entstehen im roten Knochenmark, im Brustbein sowie im Hüftbein. Im Laufe ihrer Entwicklung verlieren sie ihren Kern; ihr Zytoplasma wird mit Hämoglobin, einem Molekül, gefüllt, das Sauerstoff und Kohlendioxid transportiert.

Bei den Leukozyten werden mehrere Arten unterschieden. Granulozyten verdanken ihren Namen der körnchenartigen Struktur ihres Zytoplasmas. Andere Leukozytentypen sind die Lymphozyten und Monozyten, deren Zytoplasma keine Körnchenenthält. Lymphozyten lassen sich weiter in T- und B-Zellen unterteilen. Die im Thymus geprägten T-Lymphozyten (T-Zellen) sind Bestandteil der zellulären Immunreaktion, einer Abwehrreaktion des menschlichen Körpers gegen Viren und Krebszellen. Die B-Lymphozyten (B-Zellen) sind verantwortlich für die humorale Immunreaktion, die sich über die Bildung spezifischer Antikörper vor allem gegen Bakterien richtet.

Eine andere Art der Abwehrzellen, die durch das Blut transportiert wird, sich jedoch auch in und durch das Gewebe außerhalb des Blutstromes bewegen kann, sind die Makrophagen (Phagozyten oder Fresszellen), die aus den Monozyten hervorgehen. Diese Zellen besitzen die Fähigkeit, fremdes Material zu umschließen (Bakterien, Viren, anorganische Fremdkörper). Die Makrophagen zerstören die Fremdkörper oder verhindern, dass der Eindringling weiter in den Körper eindringt.

Zu den spezialisierten Zellen gehören außerdem die Nervenzellen (Neuronen). Sie sind elektrisch aktiv und leiten über spezielle Verbindungen, die so genannten Synapsen, Informationen zu anderen Nervenzellen weiter. Auch die Muskelzellen sind elektrisch aktiv: Sie ziehen sich als Reaktion auf eine Stimulierung durch Hormone oder Nerven zusammen.

Hoch spezialisiert sind auch die Hautzellen. Sie werden nach und nach abgestoßen, da sie konstant schädlichen Umwelteinflüssen, wie ultravioletter Strahlung, mechanischer Abnutzung und extremen Temperaturen, ausgesetzt sind. Um abgestoßene Zellen zu ersetzen, enthält die untere Schicht der Haut schnell teilungsfähige Zellen.

EIZELLE

Als Eizelle (Ovum) wird eine reife weibliche Keimzelle bezeichnet. Bei Frauen im fortpflanzungsfähigen Alter enthalten die Eierstöcke ungefähr 800.000 unreife Eizellen (Oozyten). Jede von ihnen befindet sich in einer Hülle aus spezialisierten Zellen, die weibliche Hormone absondern. Es reifen jedoch nur etwa 400 Eizellen vollständig heran. Die übrigen bilden sich im Laufe der fortpflanzungsfähigen Jahre oder kurz nach der Menopause zurück.

Normale Körperzellen sind diploid, d.h. sie enthalten 23 Chromosomenpaare und teilen sich durch Mitose, um Tochterzellen zu bilden, die ebenfalls 23 Chromosomenpaare besitzen. Die Keimzellen (Oozyten und Spermozyten) sind hingegen haploid, d.h. sie enthalten nur einen halben Chromosomensatz, also 23 Chromatiden, da die Oozyten beim Embryo durch eine spezielle Art der Zellteilung, die Meiose (Reduktions- oder Reifeteilung), entstehen, bei der die Chromosomenzahl und die jeweiligen Chromosomen halbiert werden. Die Spermien entstehen ebenfalls durch Meiose. Wenn Ei- und Samenzelle bei der Befruchtung aufeinander treffen, wird die Chromosomenzahl in der neuen Zelle wieder auf 23 Paare (46 Chromosomen) erhöht.

Die Entwicklung gesunder Eierstöcke und Eizellen ist von zwei Faktoren abhängig: Es darf kein Y-Chromosom vorhanden sein (das das männliche Gen trägt) und es müssen zwei X-Chromosomen vorhanden sein. Wenn ein X-Chromosom fehlt, wie beim Turner-Syndrom, degenerieren die Eizellen, und beim Embryo bilden sich keine Eierstöcke.

BEFRUCHTETE EIZELLE

Bei einer normalen Schwangerschaft wird die Eizelle (Ovum) im Eileiter befruchtet. (Spermien leben im Eileiter bis zu 48 Stunden und können in dieser Zeit ein Ei befruchten.) Die befruchtete Eizelle, die so genannte Zygote, teilt sich zunächst in zwei, dann in vier, dann in acht Zellen, während sie den Eileiter hinunterwandert und sich zu einer Zellkugel (Morula) und dann zum Keimbläschen (Blastozyste) entwickelt. Etwa sechs Tage nach der Befruchtung nistet sich die Blastozyste in der Gebärmutterwand ein, wo sie sich zum Embryo entwickelt.

Zygote

Eine Zygote entsteht, wenn eine Samenzelle in eine Eizelle eindringt und sie befruchtet. Durch mehrfache Zellteilung entwickelt sich aus der befruchteten Eizelle schließlich der Embryo.

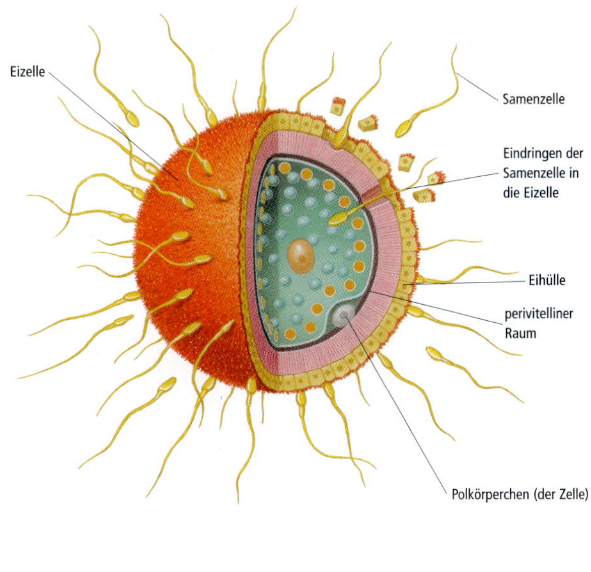

GEWEBE

Unter einem Gewebe versteht man einen Verband gleichartiger Zellen (einschließlich ihrer Interzellularsubstanz) mit einer speziellen Funktion. Im menschlichen Organismus sind vier Hauptgewebsarten zu unterscheiden: das Epithelgewebe, das Binde- und Stützgewebe, das Muskelgewebe und das Nervengewebe.

EPITHELGEWEBE

Das Epithelgewebe (oder Epithel) besteht aus beinahe lückenlos zusammengefügten Epithelzellen, sodass kaum Raum für die Interzellularsubstanz bleibt. Die Zellen sind in durchgehenden Platten in ein oder mehreren Schichten (Reihen) angeordnet.

Epithelgewebe erfüllt zahlreiche Funktionen, beispielsweise dem Schutz, der Ausscheidung, der Absorption, der sensorischen Aufnahme, der Sekretion und der Reproduktion. Verglichen mit anderen Gewebsarten ist das Epithel sehr starken Beanspruchungen ausgesetzt, kann sich jedoch auch relativ schnell und wirksam selbst regenerieren. Das Epithelgewebe wird zwar von Nerven durchzogen, aber nicht direkt mit Blut versorgt. Vielmehr sorgen Gefäße in den angrenzenden Geweben für die Versorgung des Epithels mit Nährstoffen und den Abtransport seiner Abfallstoffe.

Zwei Hauptarten des Epithelgewebes werden unterschieden: Das Drüsenepithel dient der Sekretion. Es bildet sowohl exokrine als auch endokrine Drüsen. Die weiter verbreiteten, Oberflächen bildenden Epithelien stellen die äußerste Schicht der Haut, die Auskleidung des Verdauungs-, Atmungs-, Fortpflanzungs- und Harnsystems sowie die Auskleidung von Gängen, Blutgefäßen und Körperhöhlen. Diese Oberflächenepithelien bestehen aus einer oder mehreren Schichten und unterschiedlichen Zelltypen, je nachdem, welche Funktion das Gewebe im Körper zu erfüllen hat.

So besteht das einschichtige Plattenepithel aus einer dünnen, einreihigen Schicht, die z. B. die Alveolen in der Lunge auskleidet und über seine Oberfläche die Diffusion der Atemgase (Sauerstoff und Kohlendioxid) ermöglicht. Dagegen erfüllt das mehrschichtige Plattenepithel vor allem eine Schutzfunktion. Es überzieht als unverhorntes Plattenepithel die Zunge und andere feuchte Oberflächen – beispielsweise die Auskleidung der Vagina, der Speiseröhre und des Mundes. Als verhorntes Epithel bedeckt es die äußere Haut.

BINDE- UND STÜTZGEWEBE

Das im Körper weit verbreitete Bindegewebe verbindet, stützt und verstärkt Organe oder andere Gewebe, außerdem unterteilt es Gewebe und Organstrukturen.

Das Bindegewebe besteht aus miteinander verbundenen und durch ein Muttergewebe, die Matrix, getragene Zellen. Die Matrix besteht aus Eiweißfasern; sie liegt in der so genannten Grundsubstanz. Diese Substanz tritt in flüssiger, gallertartiger oder fester Form auf und wird gewöhnlich von den Bindegewebszellen abgesondert. Die Größe der kollagenen, elastischen oder retikulären Eiweißfasern hängt von der jeweiligen Gewebefunktion ab. Allen Bindegeweben ist jedoch eine Verbindungs- und Stützfunktion gemeinsam. Die Moleküle, aus denen die Eiweißfasern und die Grundsubstanz bestehen, werden von spezialisierten Bindegewebszellen abgesondert. Im lockeren Bindegewebe finden sich des Weiteren die krankheitsabwehrenden Makrophagen, die Antikörper freisetzenden Plasmazellen und die Mastzellen, die Histamin zur Anregung der Blutgefäßerweiterung an Entzündungsherden produzieren.

Im menschlichen Organismus kommen fünf Hauptarten von Binde- und Stützgewebe vor: das lockere Bindegewebe, das straffe Bindegewebe, die elastischen Bänder, das Knorpelgewebe und das Knochengewebe. Lockeres Bindegewebe ist als Grundgerüst (Stroma) am Aufbau fast aller Organe, auch der Lymphknoten, beteiligt und umhüllt Nerven und Gefäße. Es überzieht außerdem die Körperhöhlen und bildet das große Netz (*Omentum majus*).

Das Fettgewebe besteht aus lockerem Bindegewebe. Aus straffem, faserreichem Bindegewebe bestehen Sehnen, Sehnenscheiden, Schleimbeutel, Organkapseln, die harte Hirnhaut, die Lederhaut des Auges sowie die Lederhaut der Haut. Elastische Bänder zeichnen sich durch ihre Dehnbarkeit aus. Elastisches Bindegewebe kommt in der Lunge, einigen Arterienwänden und den Stimmbändern vor.

Das Knorpelgewebe tritt als Stützgewebe in hyaliner, fibröser und elastischer Form auf. Der Großteil des Knorpelgewebes besteht aus hyalinem Gewebe, dem schwächsten Knorpelgewebe. Es überzieht die Knochen an den Gelenkflächen. Das fibröse Knorpelgewebe (Faserknorpel) bildet einen Bestandteil derjenigen Gelenke, die nur über einen begrenzten Bewegungsradius verfügen. Das elastische Knorpelgewebe ist die Sub-

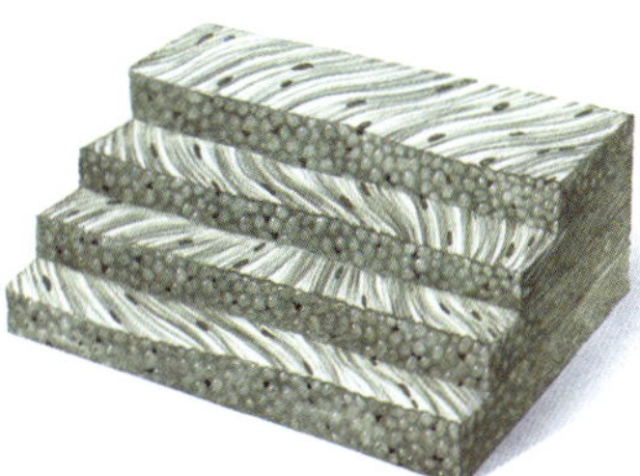

a

Kollagen

Kollagen ist das feste Stützprotein des Bindegewebes. Es kommt in Bändern (a), Sehnen (b) und Organkapseln (c) – abhängig von den Erfordernissen – in verschiedenen Anordnungen vor.

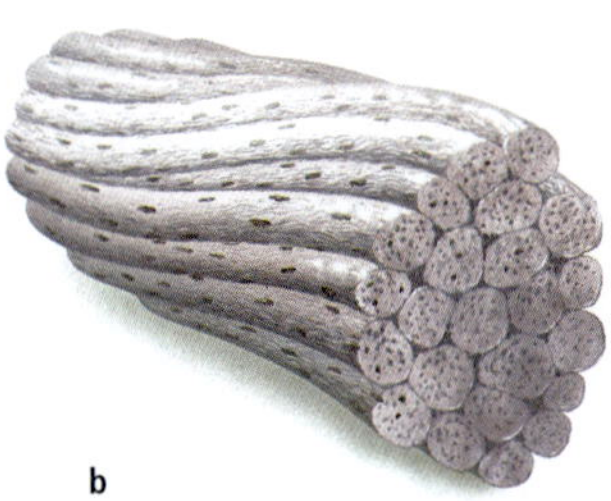

b

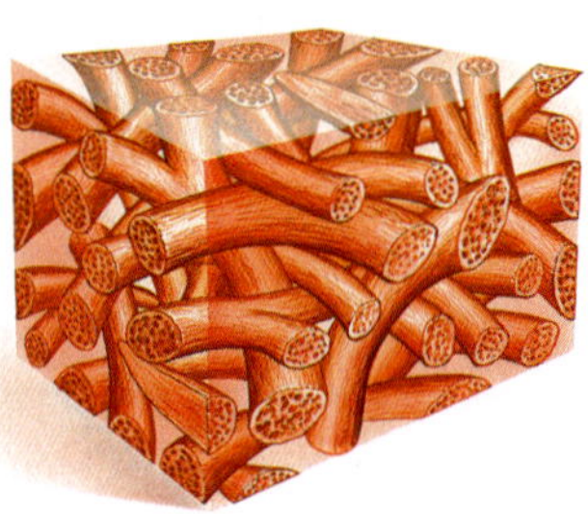

c

stanz, aus der beispielsweise die Ohrmuschel besteht. Das Knorpelgewebe ist nicht durchblutet.

Knochengewebe ist das wichtigste Stützgewebe. Es entsteht entweder aus embryonalem Bindegewebe oder durch Umbau von Knorpelgewebe. Wesentlich ist hier der starke Einbau von Kalk und anderen Mineralien. Knochengewebe wird ständig umgebaut und ist in der Lage, sich wechselnden Anforderungen anzupassen.

Kollagen

Kollagen ist ein Gerüsteiweiß des Körpers. Es besteht aus Ketten von Aminosäuren, vor allem aus Glyzin, Prolin und Hydroxyprolin. Kollagen ist häufig zu langen, parallelen Faserbündeln zusammengefasst und bildet ein Bindegewebe mit sehr hoher Zugfestigkeit (z. B. in Haut, Bänder und Sehnen). Kollagen kann aber auch feine Netze bilden, wie beim so genannten großen Netz (*Omentum majus*) der Bauchhöhle.

Als Kollagenkrankheiten (Kollagenosen) bezeichnet man eine Gruppe von Erkrankungen, bei denen das körpereigene Immunsystem das Gerüsteiweiß im Körper angreift. Ein Beispiel hierfür ist der systemische Lupus erythematodes (SLE).

MUSKELGEWEBE

Das Muskelgewebe macht bei einem gesunden Menschen ungefähr die Hälfte des gesamten Körpergewichtes aus. Es besteht aus kontraktionsfähigen Zellen und sorgt dafür, dass der Körper bewegungsfähig ist und der Stofftransport im gesamten Organismus erfolgen kann. Darüber hinaus produziert das Muskelgewebe 85 % der Körperwärme. Durch Kontraktionen ist es zudem an der Stabilisierung der Körperhaltung und der Volumensteuerung innerer Organe – beispielsweise der Harnblase – beteiligt.

Muskelgewebe lässt sich in das quer gestreifte Muskelgewebe (Skelettmuskelgewebe), das Herzmuskelgewebe und das glatte Muskelgewebe unterteilen. Die Muskelfasern der Skelettmuskulatur sind länglich, zylinderförmig und parallel zueinander angeordnet. Betrachtet man sie unter dem Mikroskop, erscheinen sie quer gestreift. Das Skelettmuskelgewebe ist für die Bewegungen des Körpers zuständig und setzt gewöhnlich an den Knochen an. Die Skelettmuskeln werden auch als »Willkürmuskeln« bezeichnet, da ihre Bewegungen normalerweise bewusst erfolgen.

Die Herzmuskelzellen erscheinen – ebenso wie die Skelettmuskelzellen – quer gestreift, sind jedoch netzartig verzweigt. Sie werden vom vegetativen Nervensystem (unwillkürliche Muskulatur) gesteuert. Diese Art von Muskelgewebe kommt nur im Herz vor und kann sich nicht regenerieren.

Das glatte Muskelgewebe weist keine Querstreifung auf. Es wird vom vegetativen Nervensystem (unwillkürlich) gesteuert. Glattes Muskelgewebe findet sich in den Blutgefäßwänden, den Luftwegen und im Auge. Im Vergleich zu den anderen Muskelgewebsarten ist das glatte Muskelgewebe in hohem Maß regenerationsfähig.

NERVENGEWEBE

Nervengewebe nimmt Veränderungen innerhalb und außerhalb des Organismus auf. Es analysiert und deutet diese sensorischen Reize, um anschließend entsprechend auf sie reagieren zu können. Das Nervensystem besteht aus Nervengewebe; es setzt sich aus dem Zentralnervensystem (ZNS) und dem peripheren Nervensystem (PNS) zusammen. Das Zentralnervensystem umfasst das Gehirn und das Rückenmark; es ist für die Bewertung der Reize und die nachfolgende Reaktion auf diese Reize, die Entwicklung von Gedanken und Emotionen sowie für die Gedächtnisbildung und -speicherung zuständig. Das periphere Nervensystem leitet sensorische Reize an das Zentralnervensystem weiter; darüber hinaus übermittelt es die Informationen, welche die körperliche Reaktion bestimmen, an die Muskeln, Drüsen und Sinnesorgane.

Nervengewebe setzt sich aus Stützzellen (Gliazellen) und Nervenzellen (Neuronen) zusammen. Über die Nervenzellen werden Impulse im Körper transportiert. Die vergleichsweise kleineren und häufiger vorkommenden Gliazellen stützen und schützen die Nervenzellen. Zu den Gliazellen zählen u. a. die Astrozyten, die Oligodendrozyten, die Schwann-Zellen, die Mikroglia, die Ependymzellen und die Satellitenzellen. Die Funktion der Gliazellen besteht in der Aufrechterhaltung der für die Nervenzellen erforderlichen biochemischen Umgebung, der Bekämpfung eindringender Mikroorganismen und der Produktion bestimmter Substanzen, welche die Nervenzellen physikalisch stützen und schützen.

Im Alter von sechs Monaten verliert der menschliche Organismus die Fähigkeit, vorhandene Nervenzellen zu erneuern. Daher kann eine vollkommen zerstörte Nervenzelle nicht ersetzt werden. Einige Arten von Schäden lassen sich jedoch beheben. Unter bestimmten Umständen können Nervenfasern im PNS nach einer Verletzung nachwachsen. Dagegen sind die Nervenfasern im ZNS nach bisheriger Meinung nicht in der Lage, sich zu regenerieren; eine Schädigung des Nervengewebes im Gehirn oder im Rückenmark hat meist dauerhafte Schäden zur Folge.

MEMBRANEN

Die inneren und äußeren Oberflächen des menschlichen Organismus werden von verschiedenartigen »Häuten« überzogen, die eine Beweglichkeit der Organe gegeneinander bzw. eine Abdeckung der darunter liegenden Schichten gewährleisten und wichtige Schutzfunktionen übernehmen. Man unterscheidet Schleimhäute, Haut, seröse Haut (Serosa) und Gelenkinnenhaut (Synovia).

Schleimhäute

Zahlreiche Körperhöhlen und Hohlorgane sind mit Schleimhaut (Mukosa) ausgekleidet, beispielsweise die Nase, der Mund, Teile der Atemwege und die Eingeweide. Die Schleimhaut besteht aus mehreren Zellschichten und wird durch die Absonderungen (vorwiegend von Schleim) der in oder unter der Schleimhaut befindlichen Drüsen feucht gehalten.

Die Oberflächenzellen sind den Funktionen des jeweiligen Organes angepasst. So besteht die Oberfläche der Mundschleimhaut aus vielen widerstandsfähigen Schichten flacher Zellen, während die Atemwegsschleimhaut mit haarähnlichen Zilien (Flimmerhärchen) zur Entfernung von Fremdkörpern ausgestattet ist.

Haut

Die gesamte äußere Oberfläche des Körpers ist von der Haut überzogen. Die Haut stellt damit ein sehr großes und wichtiges Organ dar. Sie erfüllt eine bedeutende Schutzfunktion, ist beteiligt an der Temperaturregulation und dem Wasserhaushalt und ist außerdem ein wichtiges Sinnesorgan.

Die Haut besteht aus einem mehrschichtigen, verhornenden Plattenepithel (Oberhaut oder Epidermis), das sehr widerstandsfähig ist und sich ständig erneuert, und einer darunter liegenden Bindegewebsschicht, der Lederhaut (Kutis), die Nerven, Drüsen, Haare und Gefäße enthält und als Verschiebe- und Polsterschicht dient.

Bindegewebe

lockeres Bindegewebe

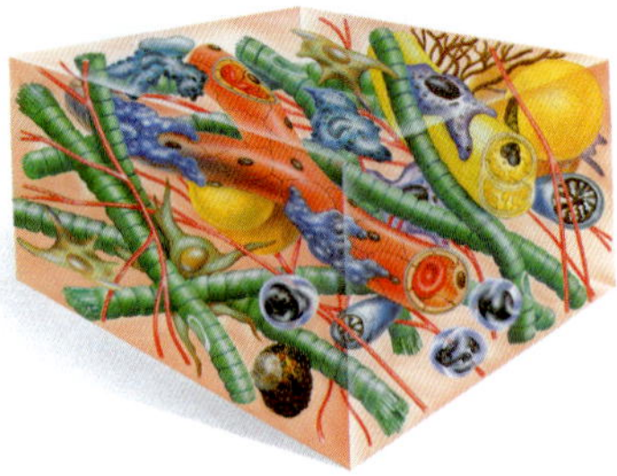

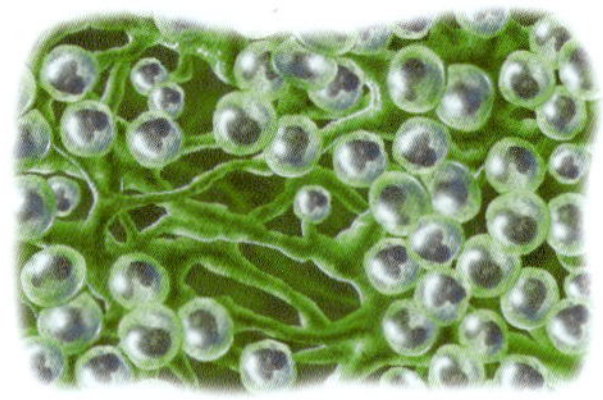

lockeres Bindegewebe in Lymphknoten

Fettgewebe

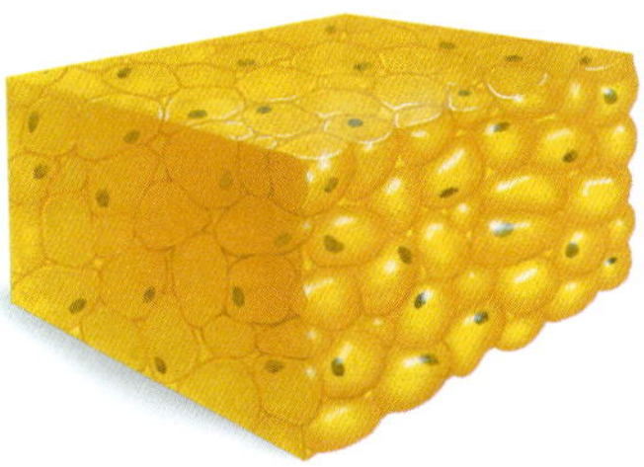

elastisches Band

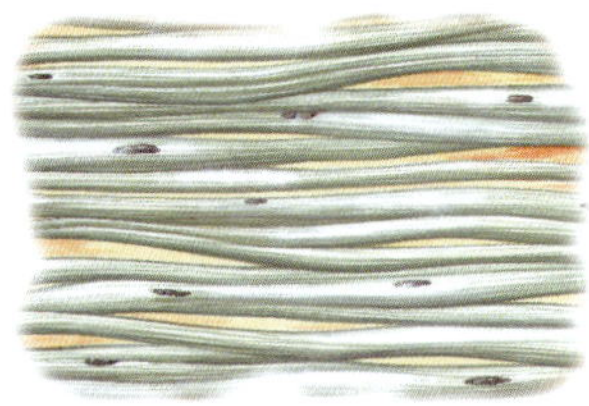

straffes Bindegewebe

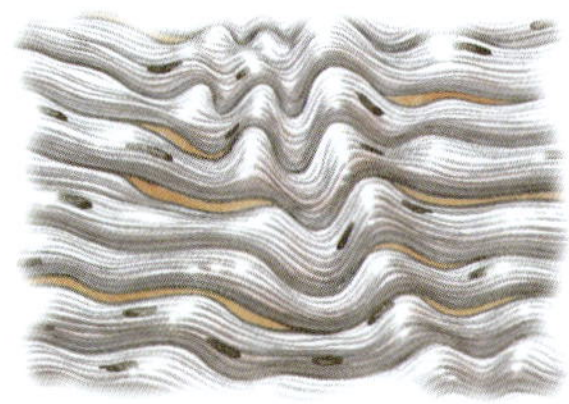

Sehne

Stützgewebe

Knochengewebe

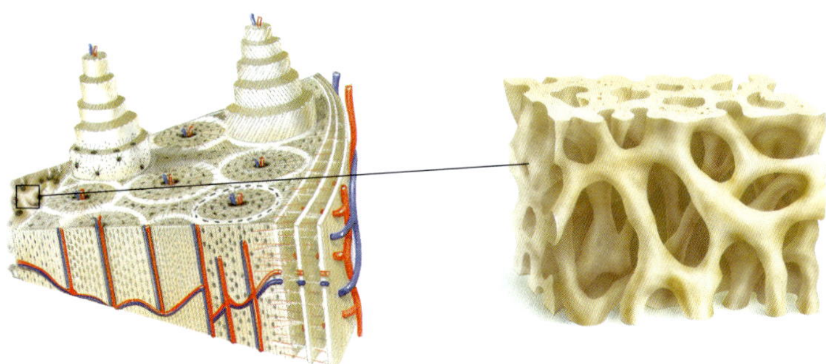

Knorpelgewebe

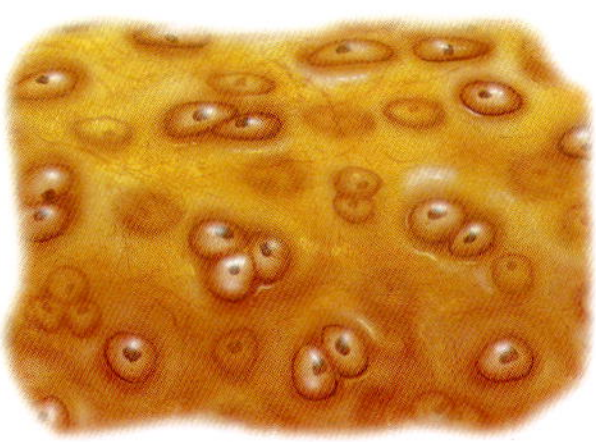

elastischer Knorpel

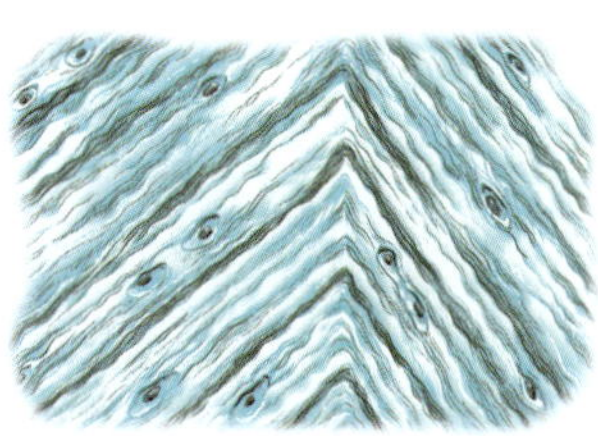

Faserknorpel

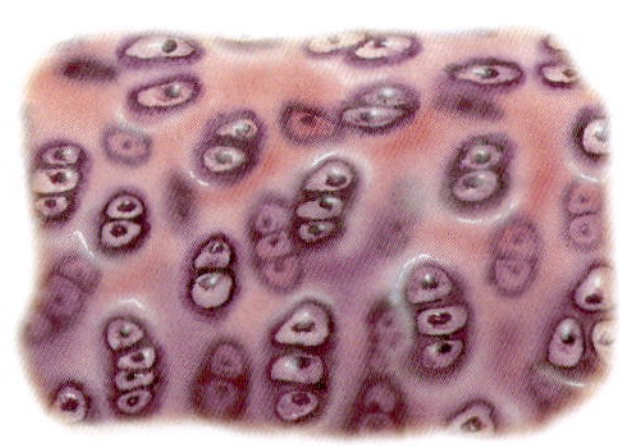

hyaliner Knorpel

Muskelgewebe

Skelettmuskelgewebe

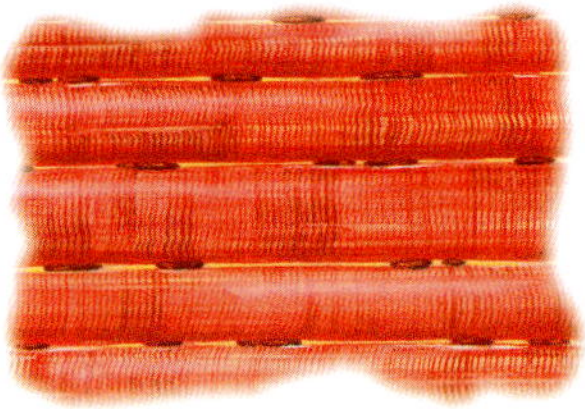

glattes Muskelgewebe

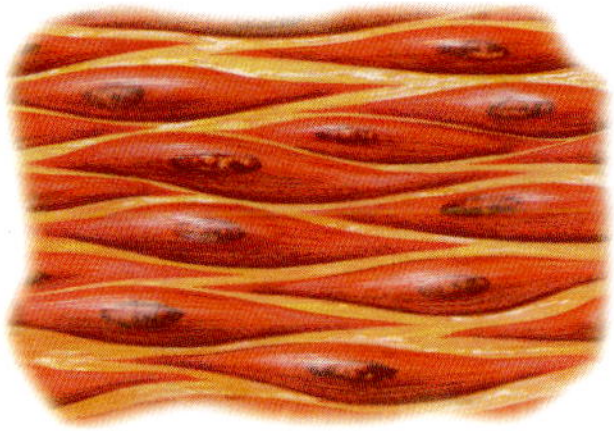

Herzmuskelgewebe

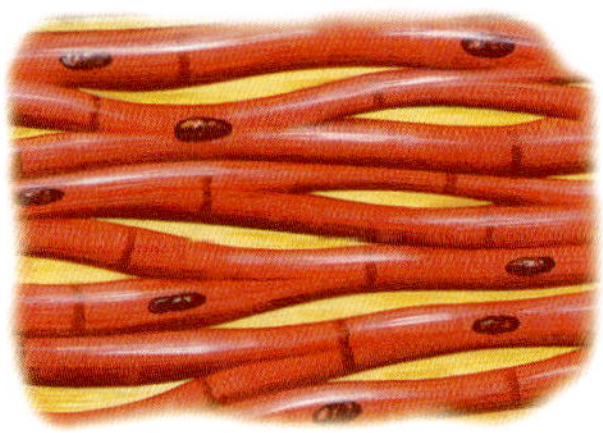

Nervengewebe

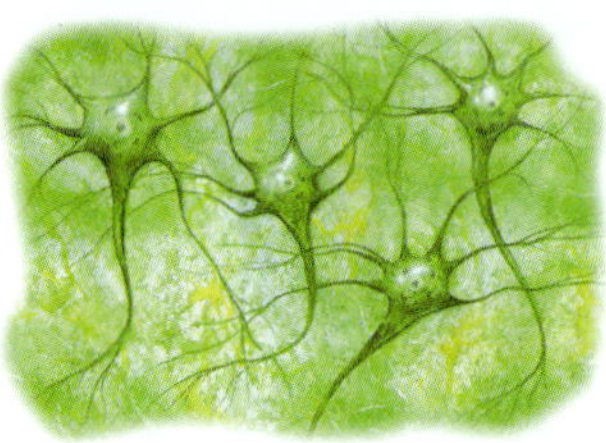

Epithelgewebe

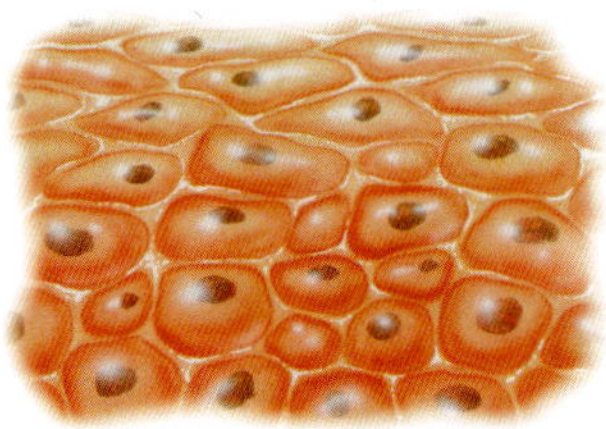

Seröse Haut

Seröse Haut (Serosa) bedeckt als spiegelnde, glatte, beutelartige Hüllschicht alle inneren Organe und ermöglicht deren Bewegung in den Körperhöhlen.

Wichtige Beispiele für seröse Häute sind das Lungen- und Rippenfell (Pleura), der Herzbeutel (Perikard) und das Bauchfell (Peritoneum).

Seröse Haut besteht aus einer Schicht von Epithelzellen, durch die Flüssigkeit und Abwehrzellen leicht hindurchtreten können, und aus einer darunter liegenden Schicht von Bindegewebe.

Gelenkinnenhaut

Die Gelenkinnenhaut (Synovialmembran, *Membrana synovialis*) ist eine bindegewebige Fortsetzung der Knochenhaut. Die abschließende Epithelschicht fehlt ihr, doch haben sich dafür Bindegewebszellen zu ähnlichen Zellverbänden zusammengeschlossen. Die Synovialmembran produziert die für Ernährung und Bewegung der Gelenkknorpel entscheidende Gelenkschmiere (Synovia).

SIEHE AUCH ***Muskulatur, Atmungsorgane, Nervensystem, Skelettsystem in diesem Kapitel; Aufbau der Haut in Kapitel 10***

DRÜSEN

Drüsen (Glandulae) bestehen aus Epithelzellen, die auf die Produktion von flüssigem Sekret spezialisiert sind. Diese Absonderungen können Mineralsalze, Proteine, Fett oder eine Mischung aus Kohlehydraten und Proteinen beinhalten.

Man unterscheidet zwei Drüsenarten: Die exokrinen Drüsen leiten ihre Absonderungen zur Körperoberfläche oder ins Innere des Darmes, der Lungen und der Fortpflanzungsorgane. Die Sekrete der endokrinen Drüsen gelangen hingegen direkt in den Blutkreislauf bzw. in Gewebespalten, um von dort in andere Körperbereiche weitertransportiert zu werden.

Exokrine Drüsen bestehen aus einem Drüsenkörper und einem röhrenförmigen Ausführungsgang, der die Absonderungen zur Körperoberfläche oder in den Darm transportiert. Der Ausführungsgang unterscheidet die exokrinen von den endokrinen Drüsen. Einige der exokrinen Drüsen sondern ihr Sekret ohne Zellverlust ab, in anderen wiederum füllt sich die gesamte Zelle mit Sekret und zerfällt während des Absonderungsvorganges.

EXOKRINE DRÜSEN

Zwei Beispiele für exokrine Drüsen sind die Schweiß- und die Talgdrüsen *(Glandulae sudoriferae* und *sebaceae)* der Haut. Die Schweißdrüsen helfen, die Körpertemperatur zu kontrollieren, während die Fette der Talgdrüsen (Sebum) die Haut vor Wasserverlust schützen sowie das Wachstum von Mikroorganismen, wie Bakterien und Pilzen, eindämmen. Die Brustdrüse *(Glandula mammaria)*, eine modifizierte Form der Schweißdrüse, produziert Milch, die reich an Proteinen, Fetten, Kohlehydraten, Antikörpern und Vitaminen ist.

Weitere exokrine Drüsenarten sind die Speicheldrüsen in der Mundhöhle, der exokrine Teil der Bauchspeicheldrüse, der Verdauungsenzyme produziert, die Schleim absondernden Zellen der Darmschleimhaut und der Atmungsorgane, Enzym absondernde Zellen des Magens und Dünndarmes und sekretorische Zellen der Gebärmutter. Die Bauchspeicheldrüse ist das einzige Organ, das über beide Drüsenarten, also exokrine und endokrine Drüsen, verfügt.

ENDOKRINE DRÜSEN

Endokrine Drüsen *(Glandulae endocrinae)* produzieren Hormone, die über die Blutbahn alle Körpergewebe erreichen. Als wichtigste endokrine Drüse gilt die Hirnanhangdrüse (Hypophyse), die sich unmittelbar unterhalb des Gehirnes befindet. Sie empfängt ihre Befehle durch spezielle Nervenbahnen und Blutkanäle vom Hypothalamus (einem Teil des Zwischenhirnes).

Die Hirnanhangdrüse produziert eine Reihe von wichtigen Hormonen mit unterschiedlichen Funktionen – beispielsweise Wachstumshormone, die das Knochenwachstum kontrollieren, sowie das die Schilddrüse (Thyroidea) stimulierende Hormon TSH, das die Produktion der Schilddrüsenhormone überwacht.

Über den Körper sind weitere endokrine Drüsen verteilt. Hierzu zählen die Nebenschilddrüse, die Eierstöcke und die Hoden. Die Nebenniere *(Glandula suprarenalis)* kann man in zwei Bereiche unterteilen: die äußere Rinde und das innere Mark. Die Nebennierenrinde *(Cortex glandulae suprarenalis)* produziert Glukokortikoide, die den Stoffwechsel von Kohlehydraten, Fetten und Proteinen kontrollieren, Mineralokortikoide, die für die Wiederaufnahme von Natrium in den Nieren zuständig sind, und Sexualhormone, die normalerweise eine untergeordnete Rolle spielen. Das Nebennierenmark *(Medulla glandulae suprarenalis)* produziert in Stress-Situationen Adrenalin und Noradrenalin.

In den Nebenschilddrüsen wird ein Hormon hergestellt, das den Kalziumspiegel im

Drüsen

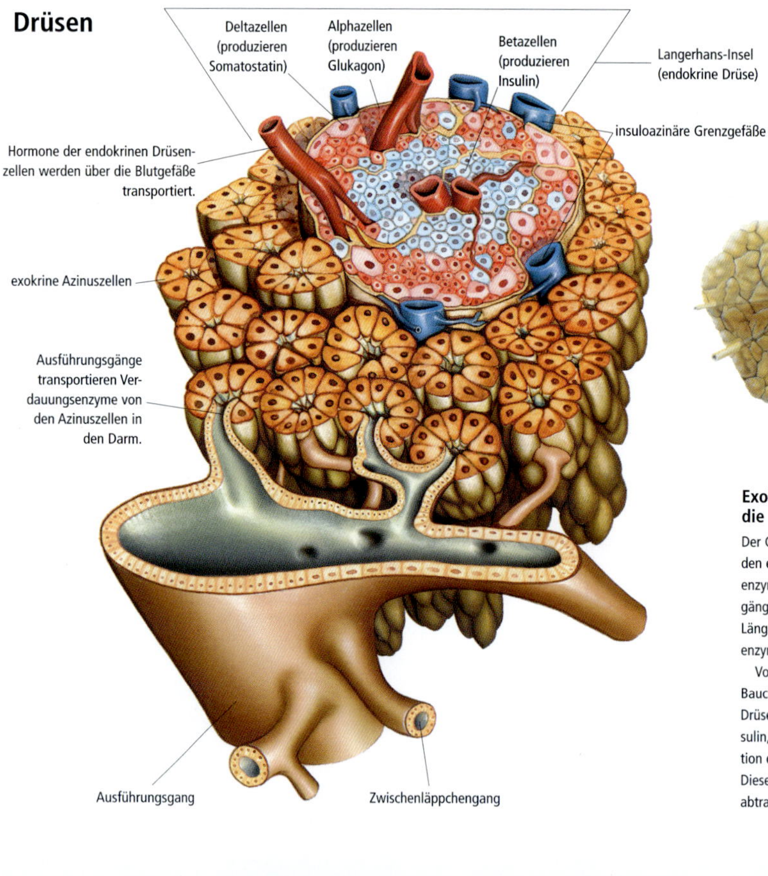

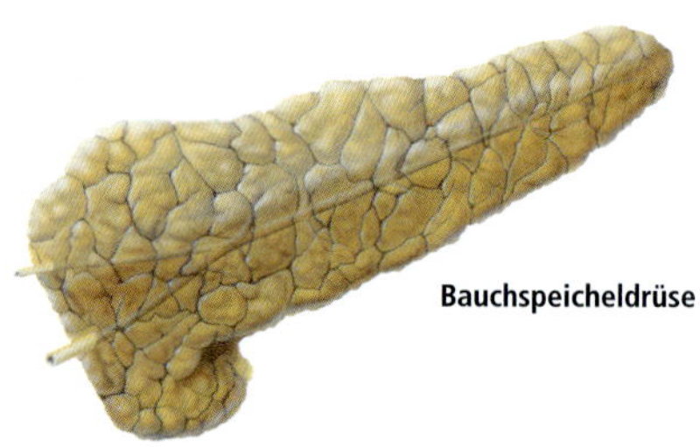

Exokrine und endokrine Funktion – die Bauchspeicheldrüse

Der Großteil der Bauchspeicheldrüse besteht aus den exokrinen Azinuszellen, in denen Verdauungsenzyme produziert werden. Große Ausführungsgänge durchziehen die Bauchspeicheldrüse der Länge nach. Über diese werden die Verdauungsenzyme in den Dünndarm abgegeben.

Vor allem im Körper und im Schwanzbereich der Bauchspeicheldrüse liegen Inseln von endokrinen Drüsenzellen, die Langerhans-Inseln, in denen Insulin, Glukagon und Somatostatin für die Regulation des Blutzuckerspiegels produziert werden. Diese Hormone werden über zahlreiche Kapillaren abtransportiert.

Drüsen

Exokrine Drüsen

Diese Drüsen geben Sekrete an die Körperoberfläche oder in Darm, Lungen oder Fortpflanzungsorgane ab. Sie bestehen aus sekretorischen Drüsenzellen und einem System von Ausführungsgängen, über die die Sekrete an die Körperoberfläche oder in den Verdauungstrakt gelangen. Zu den exokrinen Drüsen gehören Schweiß-, Talg- und Brustdrüsen sowie ein Teil der Bauchspeicheldrüse.

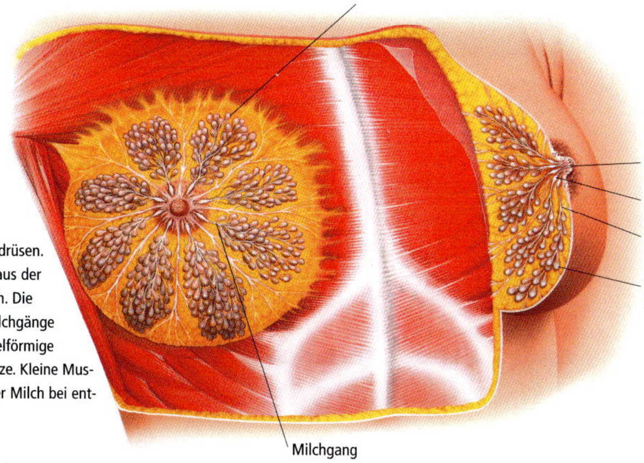

Brustdrüsen (exokrin)

Brustdrüsen sind modifizierte Schweißdrüsen. Unter Einfluss des Hormons Oxytozin aus der Hirnanhangdrüse produzieren sie Milch. Die Brustdrüsen geben die Milch in die Milchgänge ab; diese befördern die Milch in spindelförmige Milchsäckchen unterhalb der Brustwarze. Kleine Muskelzellen bewirken das Ausschießen der Milch bei entsprechender Stimulation.

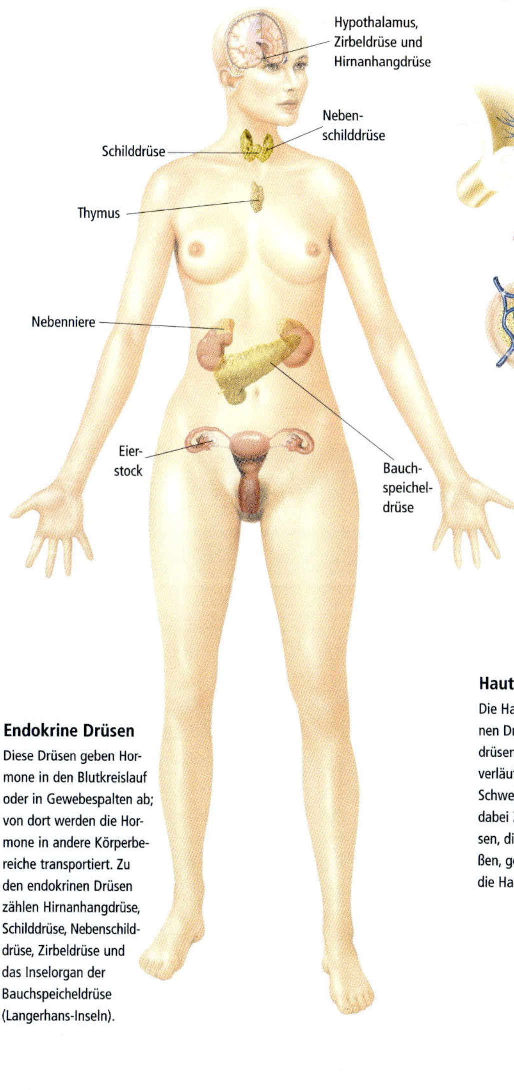

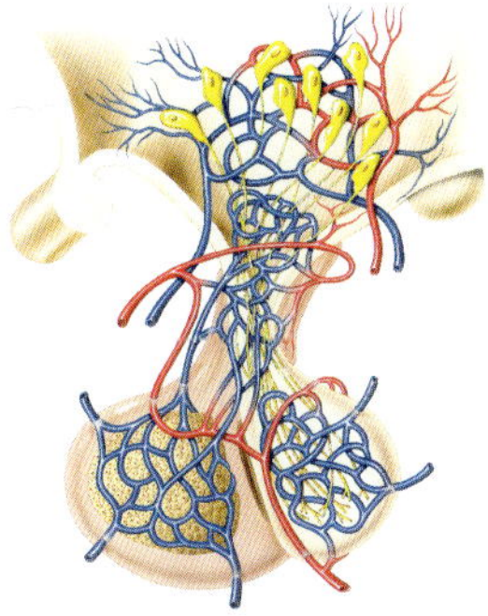

Hirnanhangdrüse (endokrin)

Die Hirnanhangdrüse ist die wichtigste endokrine Drüse.

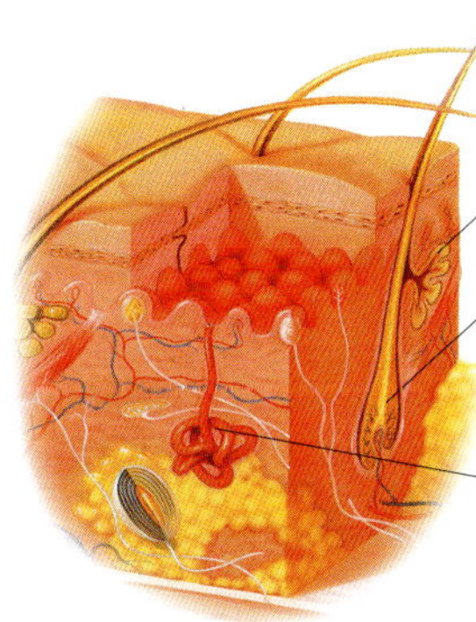

Schweiß- und Talgdrüsen (exokrin)

Schweiß- und Talgdrüsen der Haut sind zwei Beispiele für exokrine Drüsen.

Haut (exokrin)

Die Haut enthält zwei Arten von exokrinen Drüsen, Schweißdrüsen und Talgdrüsen, deren Sekretion unterschiedlich verläuft. Schweißdrüsen sondern den Schweiß an die Hautobertfläche ab, ohne dabei Zellmaterial zu verlieren. Talgdrüsen, die meist an Haarfollikel anschließen, geben ölige Flüssigkeit (Talg) ab, die Haut und Haare geschmeidig hält.

Endokrine Drüsen

Diese Drüsen geben Hormone in den Blutkreislauf oder in Gewebespalten ab; von dort werden die Hormone in andere Körperbereiche transportiert. Zu den endokrinen Drüsen zählen Hirnanhangdrüse, Schilddrüse, Nebenschilddrüse, Zirbeldrüse und das Inselorgan der Bauchspeicheldrüse (Langerhans-Inseln).

Blut reguliert. Die Eierstöcke und die Hoden sind für die Produktion von Sexualhormonen (Östrogen und Testosteron) zuständig, die u. a. die körperlichen Veränderungen während der Geschlechtsreife veranlassen (Wachsen von Schamhaaren, Entwicklung der Geschlechtsorgane).

Der Thymus wird häufig als Drüse bezeichnet, ist aber genau genommen ein lymphatisches Organ. In der frühen Kindheit produziert er einen bestimmten Leukozytentyp, den T-Lymphozyt (Thymus-Lymphozyt). Diese Zellen verteilen sich später über den gesamten Körper und wandern zu den Lymphknoten, zur Milz und zu den Darmwänden.

Die Lymphdrüsen (Lymphknoten) sind entlang der Lymphgefäße angeordnet – an beiden Seiten des Halses, in den Achselhöhlen, Leisten sowie in den Körperhöhlen. Sie arbeiten als Filter und verhindern die Ausbreitung von Infektionen im Organismus. Wenn der Körper auf eine Infektion reagiert, vervielfachen sich die Zellen in einem Lymphknoten. Er vergrößert sich und verursacht Schmerzen.

SIEHE AUCH *Hormonsystem, Lymphsystem in diesem Kapitel; Hypothalamus, Hirnanhangdrüse in Kapitel 2; Schilddrüse, Nebenschilddrüsen in Kapitel 3; Weibliche Brust in Kapitel 4; Thymus in Kapitel 5; Nebennieren, Bauchspeicheldrüse in Kapitel 6; Hoden, Eierstöcke in Kapitel 7; Schweißdrüsen, Talgdrüsen in Kapitel 10*

HEILUNG

Unter Heilung versteht man die Wiederherstellung der Gestalt und Funktion verletzter Gewebeteile. Der Heilungsprozess hängt von Art und Ausmaß der Verletzung sowie von der Art des Gewebes ab.

ENTZÜNDUNG

Eine Entzündung ist die Reaktion des Körpers auf Gewebeschädigungen. Entzündungen treten nach Infektionen, Verbrennungen, Erfrierungen oder zu starker Bestrahlung auf. Die Entzündung beginnt mit einer Erweiterung der Blutgefäße und vermehrtem Blutfluss zur verletzten Stelle. Die Gefäße werden durchlässiger, sodass Plasma aus dem Blut in die Extrazellulärflüssigkeit austreten kann. Dadurch kommt es zu einer Schwellung der betroffenen Stelle. Zudem treten weiße Blutkörperchen (Leukozyten) aus den Gefäßen aus und geben Schmerz auslösende chemische Stoffe ab. Es kommt zu den klassischen Entzündungszeichen: Wärme, Rötung, Schwellung, Schmerz und Empfindlichkeit.

Im weiteren Verlauf der Entzündung wandern immer mehr weiße Blutkörperchen aus dem Blut in die verletzte Region. Die Entzündungsreaktion dauert so lange fort, bis totes Gewebe und eindringende Organismen entfernt sind. Anschließend bildet sich die Entzündung zurück: Überschüssige Flüssigkeit wird über die Lymphbahnen abgeleitet, die Blutgefäße ziehen sich zusammen und werden wieder weniger durchlässig, Schwellung, Wärme und Rötung gehen zurück.

Wenn auch Gewebe geschädigt wurde, umfasst der Heilungsprozess eine Neubildung dieses Gewebes. Die wiederholte Teilung überlebender Gewebezellen ersetzt geschädigte Zellen. Nicht jedes Gewebe kann neu gebildet werden (z.B. Gehirn- und Nervenzellen). Auch bei schweren Schädigungen ist nicht immer eine Neubildung möglich.

In manchen Fällen muss der Heilungsprozess mit Hilfe eines chirurgischen Eingriffes unterstützt werden, da sich aus toten Bakterien und Zellen sowie totem Gewebe Eiter bilden kann. Sammelt sich Eiter an, droht die Entstehung eines Abszesses, der mittels einer Drainage entleert werden sollte. Große Bereiche aus totem Gewebe müssen unbedingt entfernt werden.

WUNDHEILUNG

Entsteht durch eine Verletzung eine offene Wunde, verläuft der Heilungsprozess anders. Wenn die Wundränder dicht beieinander liegen, setzt die primäre Wundheilung ein: In der Wunde bildet sich ein Blutgerinnsel, das die Wundränder durch Kontraktion noch enger zusammenzieht. Von den Rändern aus produzieren Bindegewebszellen (Fibroblasten) Granulationsgewebe, das allmählich durch Bindegewebe ersetzt wird. Inzwischen wächst Epithelgewebe über die Wundoberfläche. Liegen die Wundränder weiter auseinander, setzt die sekundäre Wundheilung ein. Dabei bildet sich im Inneren und an den Seiten der Wunde Granulationsgewebe, das die Wunde bis zur Haut »auffüllt«. Das Granulationsgewebe schrumpft und wird zu Narbengewebe.

KNOCHENHEILUNG

Die Knochenheilung ähnelt dem Heilungsprozess jedes anderen verletzten Gewebes, verläuft jedoch mit Hilfe spezialisierter Zellen und Materialien. Unmittelbar nach einem Knochenbruch (Fraktur) beginnen Knochen bildende Zellen, die Osteoblasten, mit der Produktion einer bindegewebigen Kittsubstanz, auch Kallus genannt. Diese Substanz fügt die Knochen wieder zusammen. Im Verlauf des Heilungsprozesses wird dann der Kallus durch Kalkeinlagerung verfestigt und durch echtes Knochengewebe ersetzt, das wieder in der ursprünglichen Form des Knochens angeordnet wird.

Die Frakturheilung wird begünstigt, wenn die Enden des Knochens durch den Bruch nur minimal verlagert sind. Zudem kann der Heilungsprozess durch einige generelle Faktoren beeinflusst werden: Je jünger ein Mensch ist, desto schneller verläuft die Heilung. Dasselbe gilt für Personen in einem guten Allgemeinzustand im Gegensatz zu kranken oder unterernährten Menschen. Auch bei Leber- oder Nierenkranken, Diabetikern, Personen mit geschwächtem Immunsystem oder Patienten, die zellschädigende Immunsuppressiva oder kortisonhaltige Medikamente einnehmen müssen, verläuft der Heilungsprozess langsamer. Eine schlechte Blutversorgung des verletzten Gewebes verzögert bzw. verhindert die Heilung ebenfalls.

NARBE

Eine Narbe (Zikatrix) besteht aus derbem, faserigem Bindegewebe, das bei der Abheilung von Verbrennungen, Wunden oder chirurgischen Schnitten entsteht. Das Narbengewebe zieht die Wundränder zusammen. Innerhalb des Körpers verursachen Narben nur selten Probleme. Durch Narben auf der Haut sind Betroffene hingegen häufig beun-

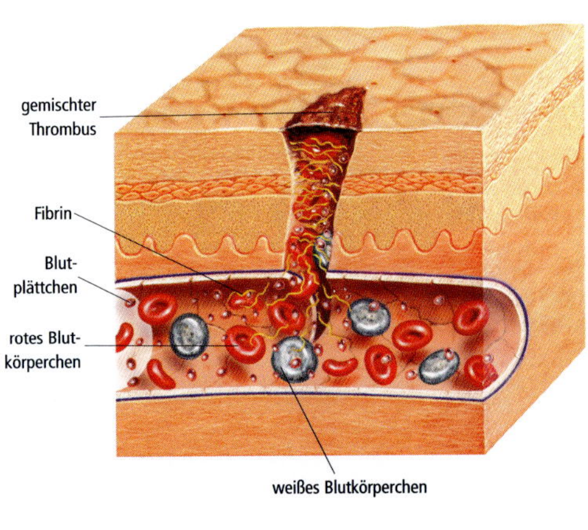

Wundheilung

Bei einer Verletzung wandern weiße Blutkörperchen (Leukozyten) in die Wunde, um Zelltrümmer und eingedrungene Krankheitserreger zu beseitigen. Ein Gerinnsel aus Blutplättchen und Fibrin (gemischter Thrombus) verschließt die Wunde dauerhaft. Von allen Seiten wandern Bindegewebszellen ein und produzieren Granulationsgewebe (Narbe).

ruhigt. Das Ausmaß der Narbenbildung nach einer Verletzung hängt vom betroffenen Körperteil sowie der Größe und Tiefe der Verletzung ab. Zudem verläuft der Prozess der Narbenbildung je nach Alter, erblicher Veranlagung und Hauttyp unterschiedlich.

Verschiedene Behandlungsmöglichkeiten stehen zur Verfügung, um die Narbenbildung zu minimieren: Hierzu gehört die Dermabrasion, bei der die Hautoberfläche zuerst mit einem Spray vereist und anschließend mechanisch abgeschabt wird.

Narbe

Narbengewebe besteht fast nur noch aus Kollagenfasern. Die normalen Gewebestrukturen sind zerstört. Bei einer sekundären Wundheilung entstehen häufig breite und hässliche Narben, evtl. sogar Wulstnarben (Keloid).

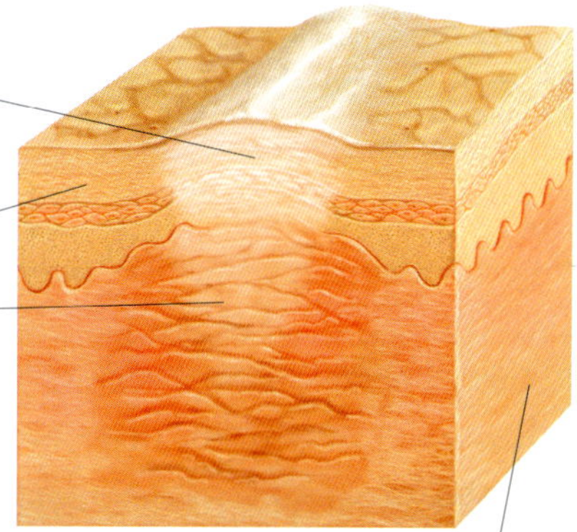

KRANKHAFTE VERÄNDERUNGEN VON ZELLEN UND GEWEBEN

Zu den krankhaften Veränderungen von Zellen und Geweben gehören Zell- und Gewebenekrosen durch Sauerstoffmangel oder Gas bildende Bakterien sowie ein unkontrolliertes Wachstum aufgrund von Zellmutationen. Generalisierte (im ganzen Körper auftretende) Zellschäden entstehen durch diverse Störungen, z. B. radioaktive Bestrahlung und die Dekompressionskrankheit.

SIEHE AUCH *Gene, Erbliche Stoffwechsel- und Funktionsstörungen, Chromosomenaberrationen in Kapitel 12; Ernährung, Unterernährung in Kapitel 14*

FIBROSE

Unter einer Fibrose versteht man die Bildung von narbigem Bindegewebe, die meist nach Infektionen, Verletzungen oder Entzündungen auftritt. Ist die Vernarbung zu stark, können Komplikationen auftreten. So sind Verklebungen des Bauchfelles nach einer Bauchfellentzündung oder Narbenwucherungen (Keloid) im Bereich einer Hautverletzung möglich. Eine Fibrose kann auch Folge chronisch entzündlicher Krankheiten sein. An der Lunge führt dies zu einer Lungenfibrose mit zunehmender Atemnot und Herzversagen, an der Leber zu einer Leberzirrhose und damit zum Leberversagen.

SKLEROSE

Wenn Körpergewebe verhärtet und verdickt, spricht man von einer Sklerose. Die Ursachen reichen von Entzündungen über Ablagerungen von Mineralien bis zur Vernarbung. Die Gewebeveränderung ist meist abnorm und wird normalerweise mit einer Krankheit in Verbindung gebracht. Bei der unheilbaren und chronischen, progressiven systemischen Sklerose (diffuse Sklerodermie) verdickt sich das Bindegewebe aufgrund eines anhaltenden Entzündungsreizes oder einer Störung der Kollagensynthese im ganzen Körper. Dies hat massiv beeinträchtigende Veränderungen von Haut, Blutgefäßen und inneren Organen zur Folge. Die Arteriosklerose ist eine Sklerose der Arterienwände. Sie werden dicker oder verkalken und verlieren ihre Elastizität.

HYPOPLASIE

Unter Hypoplasie versteht man die unvollständige oder fehlerhafte Entwicklung eines Organes oder Gewebes. Je nach Körperregion können verschiedene Ursachen vorliegen.

Verschiedene Formen der Chondrodystrophie sind erblich bedingte Hypoplasien, bei denen defektes Knorpelgewebe zu Knochenfehlbildungen und Minderwuchs führt. Eine Zahnschmelzhypoplasie, bei der minderwertiger Zahnschmelz gebildet wird, kann ebenfalls durch einen Gendefekt verursacht sein. Eine Lungenhypoplasie kann dadurch entstehen, dass die Lunge bei der Entwicklung im Mutterleib von anderen Organen zusammengepresst wird. Die Ursachen der Sehnervhypoplasie (Optikushypoplasie) sind nicht bekannt; es wird vermutet, dass während der Schwangerschaft eingenommene Substanzen verantwortlich sind. Bei der Optikushypoplasie fehlen 10–90 % der ca. 1,2 Millionen Nervenfasern im Sehnerv, was zu einer Sehschwäche des betroffenen Auges führt.

SAUERSTOFFMANGEL

Von Sauerstoffmangel (Hypoxie) spricht man, wenn Zellen und Gewebe nicht ausreichend mit Sauerstoff versorgt werden. Diese Störung hat viele mögliche Ursachen. Eine Hypoxie kann durch verschiedene Krankheiten oder Substanzen wie Kohlendioxid oder Kohlenmonoxid entstehen, welche die Fähigkeit des Blutes reduzieren, Sauerstoff durch den Körper zu transportieren. Auch Umweltfaktoren, vor allem große Höhen, spielen eine Rolle. Eine weitere Ursache kann eine Krankheit oder Verletzung sein, die die Sauerstoffaufnahme eines Gewebes hemmt.

Eine Hypoxie kann isoliert in einem Organ oder im ganzen Körper auftreten. Die gravierendsten Auswirkungen hat der Sauerstoffmangel auf Herz, Gehirn, Leber und die zur Lunge führenden Blutgefäße. Bei schwerer oder anhaltender Hypoxie können Zellen absterben und Gewebe dauerhaft geschädigt werden. Eine Hypoxie tritt häufig plötzlich auf. Erste Anzeichen sind eine erhöhte Herz- und Atemfrequenz als Reaktion auf den sinkenden Sauerstoffgehalt des Blutes. Ein weiteres Symptom ist ein Gefühl der Euphorie oder des Wohlbefindens (Höhenrausch) – ähnlich einem Alkoholrausch. Schwindelanfälle und geistige Verwirrung können folgen.

Die Behandlung richtet sich nach der Ursache der Hypoxie. Beatmung, Medikamente zur Atemstimulation oder eine Sauerstofftherapie können erforderlich sein.

LIPODYSTROPHIE

Der Begriff Lipodystrophie steht für eine Reihe seltener Krankheiten, die einen Schwund des Unterhautfettgewebes verursachen. Dies ist bedingt durch eine Störung des Fettstoffwechsels und evtl. durch weitere Stoffwechselerkrankungen wie die Zuckerkrankheit (*Diabetes mellitus*). Eine Lipodystrophie kann ererbt oder erworben sein, generalisiert (im ganzen Körper) oder lokalisiert (nur in bestimmten Körperbereichen) auftreten.

Eine besondere Form der Lipodystrophie tritt bei Menschen auf, die wegen aidsbedingter Beschwerden mit Proteasehemmern behandelt werden. Durch Fettschwund magern Gesicht, Arme und Beine ab, während sich an Nacken und Brust sowie im Magen Fettgewebe ansammelt. Des Weiteren verursacht die Einnahme dieses Medikamentes aufgesprungene Lippen, trockene Haut, Gewichtsverlust und hervortretende Venen. Die Ursache dieser Auswirkungen ist unbekannt.

Eine Lipodystrophie als Symptom einer Allgemeinerkrankung findet man bei Glomerulopathie und Zuckerkrankheit. Die erbliche progressive Lipodystrophie (Berardinelli-Seip-Syndrom) führt zu Muskelhypertrophie, Riesenwuchs und Akromegalie, die sich in groben Gesichtszügen, großen Füßen und Händen sowie einer Vergrößerung der inneren Organe äußert. Zudem kann eine schwer behandelbare Zuckerkrankheit auftreten. Oft kommt es auch zur geistigen Behinderung. Die Krankheit ist nicht heilbar und führt häufig bereits in jungen Jahren zum Tod.

Eine genetisch bedingte, lokalisierte Lipodystrophie trifft Mädchen bis zum zehnten Lebensjahr. Meist beschränkt sich der Fettschwund auf die obere Körperhälfte, teils auch auf eine Körperseite. Bei dieser milden Form bestehen bessere Heilungschancen.

REYE-SYNDROM

Das Reye-Syndrom tritt meist bei Kindern auf. Es betrifft durch eine allgemeine Schädigung der Mitochondrien vor allem Gehirn und Leber, aber auch alle anderen Organe. In schweren Fällen kann es zum Tod führen. Das Syndrom wurde erstmals 1963 von dem australischen Pathologen R. D. K. Reye beschrieben. Es verursacht einen akuten Druckanstieg im Gehirn sowie eine Fettanreicherung und Entzündung in der Leber und anderen Organen. Die Krankheit kann sich bei Kindern während oder nach Grippe-Infektionen, Windpocken oder anderen Viruserkrankungen entwickeln.

Das Reye-Syndrom wurde als Gehirnentzündung (Enzephalitis), Hirnhautentzündung (Meningitis), Zuckerkrankheit, Vergiftung, Medikamentenüberdosis, plötzlicher Kindstod oder psychiatrische Erkrankung fehldiagnostiziert. Die Ursache für solche Fehldiagnosen liegt in folgenden Symptomen: Übelkeit, schweres Erbrechen (obwohl dies bei Babys nicht immer auftritt), Lethargie, Schläfrigkeit, Desorientiertheit, Krampfanfälle, Atemstillstand und Koma.

Die genaue Ursache der Krankheit ist nach wie vor unbekannt; allgemein scheinen salizylsäurehaltige Medikamente das Erkrankungsrisiko jedoch zu erhöhen. Rückläufige Krankheitsfälle in den 1980er-Jahren wurden der Tatsache zugeschrieben, dass Kinder diese Medikamente seltener erhielten.

Das Reye-Syndrom ist nicht heilbar. Die frühe Diagnose ist wichtig für das Überleben und die völlige Gesundung. Die Behandlung zielt darauf ab, das Gehirn vor irreversiblen Schäden zu schützen. Nicht jeder Erkrankte wird wieder ganz gesund. Bei einigen bleiben Hirnschäden zurück, wenn die Hirnschwellung zu stark war.

TAUCHERKRANKHEIT

Die Taucherkrankheit, die auch als Druckabfallkrankheit (Dekompressionskrankheit) oder Caissonkrankheit bekannt ist, wird durch Stickstoffblasen verursacht, die sich durch einen plötzlichen Druckabfall der Umgebung aus den Körperflüssigkeiten und Körpergeweben lösen. Meist trifft die Krankheit Taucher, die zu schnell auftauchen, oder Insassen eines Flugzeuges, das ohne Druckausgleich zu schnell steigt.

Die Stickstoffblasen blockieren Arterien (Luftembolie); eine Ischämie und das Absterben von Gewebe (Infarkt) sind die Folge. Die Betroffenen leiden unter Gelenkschmerzen (vor allem in Ellbogen, Schulter, Hüfte und Knie), Erbrechen, Schwindel, Unterleibsschmerzen und Sehstörungen. In schweren Fällen folgen Krampfanfälle, Lähmungen und schließlich der Tod.

Zur Behandlung bringt man die Betroffenen in Druckkammern. Die Stickstoffblasen lösen sich wieder und der Stickstoff wird unter langsam fallendem Druck in der Kammer als Stickstoffgas über die Lunge ausgeatmet.

ABSZESS

Ein Abszess ist eine Eiteransammlung. Eiter besteht aus Abfallprodukten von Entzündungen und Infektionen: toten weißen Blutkörperchen (Leukozyten), zerstörten Gewebeteilen und Zellen sowie lebenden Mikroorganismen (meist Bakterien). Abszesse können sich in den inneren Organen bilden, z. B. im Dickdarm, in der Lunge, in der Leber oder im Gehirn; sie sind dann häufig Folge einer anderen schweren Krankheit (z. B. Aids). Die meisten Abszesse entstehen durch Bakterien oder Pilze, in manchen Fällen aber auch durch Amöben (vor allem in der Leber) oder durch Tuberkelbazillen. Diese werden über das Blut in die inneren Organe transportiert und verursachen dort Entzündungen und Infektionen.

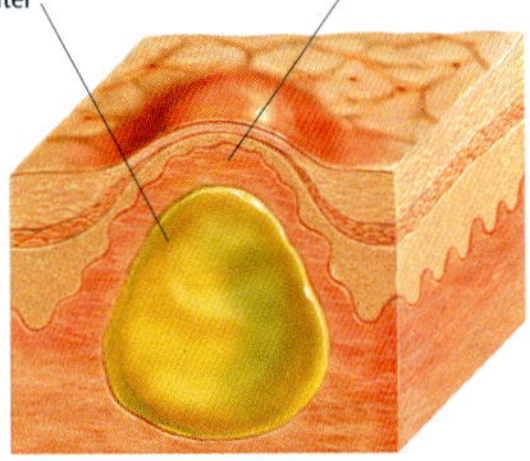

Hautabszess

Abszess

Ein Abszess ist eine Infektion, die Eiter enthält und eine Gewebeentzündung hervorruft. Abszesse treten häufig an Zähnen und Haut auf, können jedoch auch an inneren Organen, wie Leber, Lunge oder Gehirn, vorkommen. An den Zähnen kommt es zur Zerstörung der Zahnpulpa und der Zahnnerven im Wurzelkanal. Zur Therapie gehört neben einer Antibiotikatherapie eine Wurzelbehandlung.

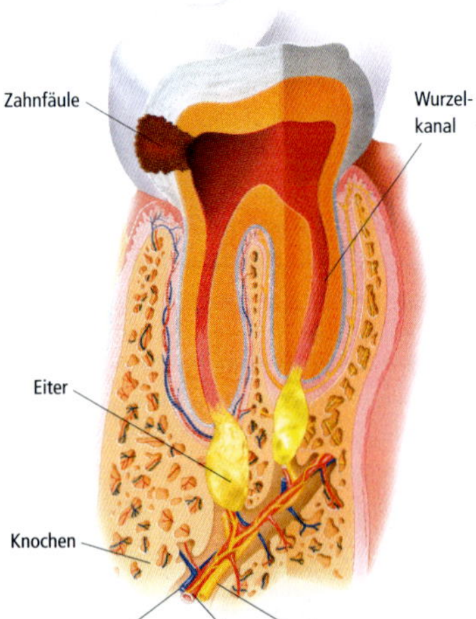

fortgeschrittener Zahnabszess

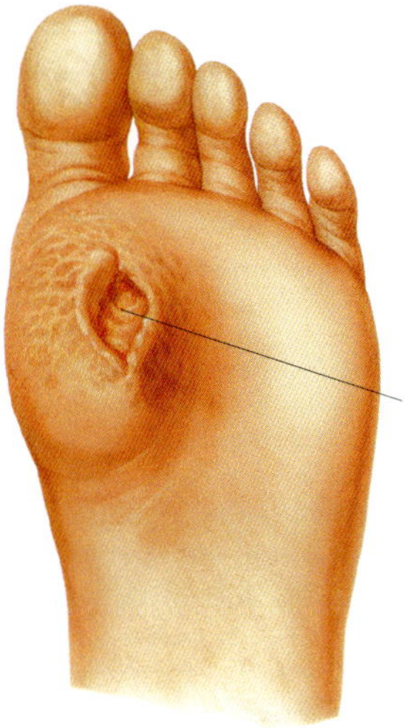

Fußgeschwür

Häufige Begleiterscheinung der Zuckerkrankheit ist eine unzureichende Durchblutung der Beine und Füße – die Folge können Geschwüre an diesen Körperteilen sein, deren Behandlung oft langwierig ist.

Geschwür

Ein Geschwür bildet sich, wenn kleine Gewebe- oder Organteile absterben. Kennzeichen sind schmerzhafte, entzündete und offene Hautstellen.

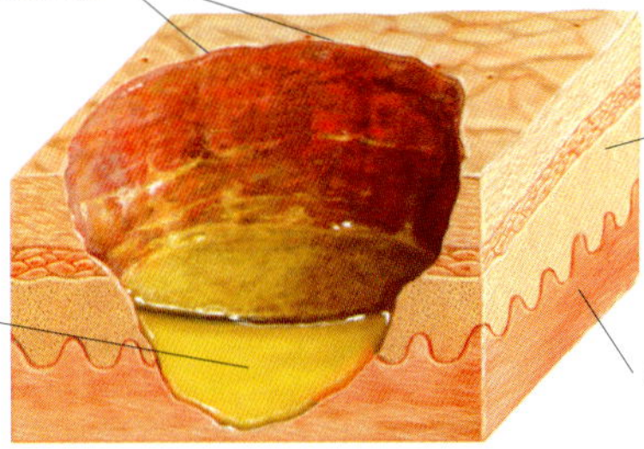

Bei gesunden Menschen treten Abszesse häufiger im Bindegewebe unter der Haut auf. Der eindringende Organismus gelangt über eine Wunde oder eine Stichverletzung in die Haut, oder der Abszess bildet sich in einem Haarfollikel. Im zweiten Fall spricht man von Furunkeln, die besonders häufig in Nasenlöchern, Achselhöhlen, im Nacken, im Schambereich und am Gesäß vorkommen. Abszesse unter der Haut sind meist schmerzhaft, geschwollen, gerötet und überwärmt. Sie können Fieber, Schweißausbrüche, einen beschleunigten Puls und ein allgemeines Krankheitsgefühl verursachen.

Häufig werden Antibiotika verabreicht, meist intravenös, auch wenn sie nur eingeschränkt von Nutzen sind, da sie nicht in das Abszessinnere vordringen können. Die wesentliche Behandlungsmethode besteht in einer chirurgischen Eröffnung und Drainage. Dabei wird der Abszess aufgeschnitten und ein Drainageschlauch als Abflusskanal gelegt oder einfach die Haut geöffnet. (Ein Abszess bricht allerdings oft von selbst durch die Haut.) Danach ist ein täglicher Verbandwechsel notwendig, bis Wunde und Infektion geheilt sind.

Pilonidalfistel

Eine Pilonidalfistel, auch unter der Bezeichnung Pilonidalsinus bekannt, kommt häufig bei stark behaarten jungen Männern vor. Die Betroffenen haben eine harmlose angeborene Fehlbildung, einen kleinen Hautsack (Sinus) in der Gesäßfalte am Ende der Wirbelsäule. Dieser bereitet normalerweise keine Beschwerden, kann sich jedoch entzünden und zu Schmerzen, Schwellung und Eiterabsonderung an der betroffenen Stelle führen. Die Behandlung erfolgt mittels Antibiotika, Drainage und der operativen Entfernung der Fistel nach Abklingen der Entzündung.

ZYSTE

Zysten sind abnorme, sackartige Schwellungen mit einer Außenhaut aus Zellen oder Fasergewebe, die mit flüssigem oder halbflüssigem Material gefüllt sind. Sie können unterschiedliche Substanzen enthalten, u. a. Blut, Fett, Eiter oder Parasiten. Zysten kommen sehr häufig vor, wobei sie überall im Körper auftreten können. Meist jedoch findet man sie in der Haut, an den Eierstöcken, den Brüsten oder den Nieren.

Obwohl Zysten meist gutartig sind, führen sie in manchen Fällen zu Komplikationen. Eierstockzysten verursachen Symptome wie Unterleibsschmerzen, ungewöhnlich starke, unregelmäßige Monatsblutungen und verstärkten Haarwuchs im Gesicht und am Körper. Wenn Eierstockzysten platzen, können sie heftige Schmerzen, Übelkeit und Erbrechen verursachen und einen Schockzustand hervorrufen. Bei Frauen im gebärfähigen Alter sind diese Zysten meist gutartig, bei jungen Mädchen oder bei Frauen nach der Menopause hingegen häufig bösartig.

Es mag ungewöhnlich klingen, aber 50 % aller Menschen über 50 Jahre leiden vermutlich an Nierenzysten, einer meist harmlosen, krankhaften Gewebeveränderung, die oft keine Symptome hervorruft. Nur selten beeinträchtigen Zysten die Nierenfunktion und müssen behandelt werden. Auch Brustzysten sind relativ häufig und meist gutartig; doch ist es unerlässlich, jeden Knoten in der Brust medizinisch zu untersuchen, bevor er als harmlos eingestuft wird. Brustzysten können stecknadelgroß sein oder den Umfang einer Walnuss haben. Sie sind hart, rund und leicht beweglich, wenn man sie berührt.

Leberzysten entstehen von alleine oder bilden sich durch Larven des Hundebandwurmes (Echinokokkose). Wer in engem Kontakt mit Hunden und Schafen lebt, hat ein leicht erhöhtes Infektionsrisiko. Die Larven überleben oft viele Jahre lang in langsam wachsenden Zysten, ohne dass dies größere Folgen hätte. Es können aber durchaus ernsthafte Beschwerden auftreten. Bei der Echinokokkose muss die Zyste operativ entfernt und die Larven gleichzeitig medikamentös behandelt werden.

GESCHWÜR

Als Geschwür (Ulkus) bezeichnet man eine umschriebene Zerstörung von Haut oder Schleimhaut, die bis in tiefe Schichten reicht und narbig abheilt. Da das abgestorbene Gewebe abgestoßen wird, sieht die betroffene Stelle zum Teil wie ausgestanzt aus.

Geschwüre treten an vielen Körperstellen auf. Druckgeschwüre der Haut (wund gelegene Stellen) entstehen durch lang anhaltenden, ununterbrochenen Druck auf die betroffene Stelle und werden zuweilen durch einen schwachen Kreislauf begünstigt. Bei einigen Hautkrebsformen – z. B. beim Basaliom – zerfällt der innere Bereich des Tumors geschwürig, sodass ein sich immer weiter ausbreitendes Geschwür entsteht. Das Unterschenkelgeschwür (*Ulcus cruris*), das vor allem im Bereich der Knöchel auftritt, ist meist auf eine Störung der venösen Blutzirkulation zurückzuführen. Geschwüre können auch auf der Hornhaut des Auges auftreten und das Sehvermögen stark beeinträchtigen. Aufgrund von Virusinfektionen, kariösen Zähnen, mangelhafter Mundhygiene sowie übermäßigem Alkohol- oder Tabakkonsum kann es zu kleinen Geschwüren im Mund (Aphthen) kommen. Nach einer Schädigung der Magen- und Zwölffingerdarmschleimhaut durch das Bakterium *Helicobacter pylori* bilden sich durch das Eindringen der Magensäfte oft Geschwüre in den oberen Abschnitten des Verdauungstraktes (peptisches Ulkus). Bei der *Colitis ulcerosa* sind Grimmdarm und Mastdarm von einer geschwürigen Entzündung betroffen.

GANGRÄN

Unter einer Gangrän versteht man das Absterben (Nekrose) von Gewebe mit Schrumpfung, Vertrocknung und Schwarzfärbung (trockene Gangrän) oder Zersetzung durch Fäulnisbakterien (feuchte Gangrän). Eine Gangrän tritt meist durch die Blockierung einer Arterie an den Gliedmaßen (z. B. Fuß oder Zehen) auf. Aber auch innere Organe können betroffen sein, z. B. bei einem Eingeweidebruch (Hernie). Fieber, Schmerzen, Schwarzfärbungen der Haut und unangenehmer Geruch sind häufige Symptome. Um eine Sepsis zu vermeiden, muss der abgestorbene Körperteil meist amputiert werden.

Gasbrand

Bei dieser Form eines Gangräns zersetzen Bakterien totes Gewebe, wobei sie Gasbläschen abgeben. Diese Bakterien gehören zur Gruppe der Clostridien, die fast überall im Erdreich vorkommt. Hierzu zählen auch einige Organismen, die sehr starke Giftstoffe freisetzen können. So gehören die Erreger von Wundstarrkrampf und der Lebensmittelvergiftung Botulismus zu dieser Bakteriengruppe. Es sind diese Gifte und die Gewebe zerstörenden Enzyme, die Gasbrand so gefährlich machen – nicht die Bläschenbildung, wie es der Name vielleicht vermuten ließe. Fortschreitender Gewebsuntergang, die Beschädigung von Blutzellen und andere Auswirkungen der Giftstoffe können zum Tod führen.

Clostridien bevorzugen ein sauerstoffarmes Milieu; daher wachsen sie bevorzugt in tiefen Wunden mit starker Gewebeschädigung, vor allem wenn sie durch Schmutz verunreinigt sind – Gasbrand (Gasödem) war eine gefürchtete Komplikation von Kriegsverletzungen. Auch nach Unfällen oder Operationen kann sich Gasbrand entwickeln, weshalb eine sorgfältige Wundreinigung und Wundversorgung entscheidend sind.

TUMOREN

Ein Tumor (Neoplasma) ist eine krankhafte Geschwulst durch Zellvergrößerung oder Zellvermehrung, die bösartig (maligne) oder gutartig (benigne) sein kann. Ein bösartiger Tumor entsteht durch die unkontrollierte Vermehrung unreifer Zellen, die andere Gewebe infiltrieren – d. h. Tumorzellen dringen in andere Körpergewebe ein. Der Tumor streut in den gesamten Körper.

Bösartige Tumoren breiten sich durch Befall angrenzender Gewebe oder entfernter Körperbereiche aus. Über die Lymphgefäße können sie in benachbarte Lymphknoten und über den Blutkreislauf in andere Körperteile streuen. Dieser Vorgang wird als Metastasierung bezeichnet. Unter einer Metastase versteht man die bösartige Tochtergeschwulst eines Tumors in einem anderen Bereich des Körpers.

Ein gutartiger Tumor entsteht durch die unkontrollierte Vermehrung normaler Zellen, die anderes Gewebe nur verdrängt und keine Metastasen bildet. Unter dem Mikroskop weisen gutartige Tumorzellen noch viele Merkmale des Gewebes auf, von dem sie abstammen. Dagegen unterscheiden sich bösartige Tumorzellen deutlich vom Ursprungsgewebe.

Bösartige Tumoren führen mit größerer Wahrscheinlichkeit zum Tod als gutartige. Doch auch benigne Tumoren können gefährlich werden, wenn sie, bei entsprechendem Wachstum, schädigenden Druck auf angrenzendes Gewebe ausüben (z. B. im Gehirn). Einige maligne Tumoren, z. B. verschiedene Hautkrebsformen, sind heilbar, wenn sie rechtzeitig erkannt werden; andere wachsen so langsam, dass der Betroffene oft aufgrund einer anderen Ursache stirbt, wie es bei vielen Männern mit Prostatakrebs der Fall ist. Entscheidend für die Prognose ist auch die Lage des Tumors. So führt etwa Dickdarmkrebs ungeachtet eines langsamen Wachstums häufig zum Tod, da die Symptome erst im Endstadium auftreten und die Krankheit zum Zeitpunkt der Diagnose bereits zu weit fortgeschritten ist. Gelegentlich entarten auch gutartige Tumoren und erfordern eine entsprechende Behandlung.

Bei der Tumorbehandlung soll das kranke Gewebe nach Möglichkeit zerstört werden, ohne dabei das gesunde Gewebe zu schädigen. Dieses Ziel wird durch eine Operation und/oder eine Strahlentherapie angestrebt.

Adenom

Ein Adenom ist ein gutartiger Tumor aus Drüsengewebe. Adenome können in spezialisierten Drüsengeweben vorkommen, z. B. in Schilddrüse, Bauchspeicheldrüse oder Hirnanhangdrüse, sowie in Organen und Geweben, die Drüsengewebe enthalten. Häufig kommen Adenome in Brust, Eierstöcken und Gebärmutter vor, wo das Drüsengewebe im Verlauf der fruchtbaren Lebensspanne einer Frau ständig durch Hormone stimuliert wird. Auch im Dickdarm kann dieser Tumor auftreten.

Solange es gutartig bleibt, ist eine Behandlung des Adenoms nicht erforderlich. Gelegentlich kann es aber auf benachbarte Organe drücken und Schmerzen oder andere Beschwerden hervorrufen. Ist dies der Fall oder stört das Adenom kosmetisch, sollte es von einem Chirurgen unter Lokalanästhesie oder Vollnarkose entfernt werden. Manchmal kann sich ein Adenom zu einer Krebsgeschwulst (Adenokarzinom) entwickeln – eine Operation ist dann unumgänglich.

Adenome der endokrinen Drüsen (Hormon produzierende Drüsen, wie Hirnanhangdrüse, Schilddrüse, Nebennieren und Bauchspeicheldrüse) können exzessiv Hormone produzieren und so Krankheiten auslösen. Z. B. können Adenome der Hirnanhangdrüse das Cushing-Syndrom oder eine Akromegalie verursachen. Sind zwei oder mehr unterschiedliche endokrine Drüsen betroffen, spricht man von einer Adenomatose.

Hämangiom

Hämangiome sind gutartige Wucherungen von Gefäßgewebe im Körperinneren bzw. als bläuliches oder rotes Mal unter der Haut zu erkennen. Storchenbiss, Feuermal, Spinnennävus und Blutschwamm sind bekannte Beispiele. Einige dieser Veränderungen bilden sich von selbst zurück. Ist eine Behandlung notwendig, können kleine Angiome gelasert oder durch eine Kauterisation (Gewebezerstörung mit Hilfe eines Elektrokauters oder eines Ätzmittels) behandelt werden, größere müssen durch eine plastische Operation beseitigt werden. Hämangiome im Schädel

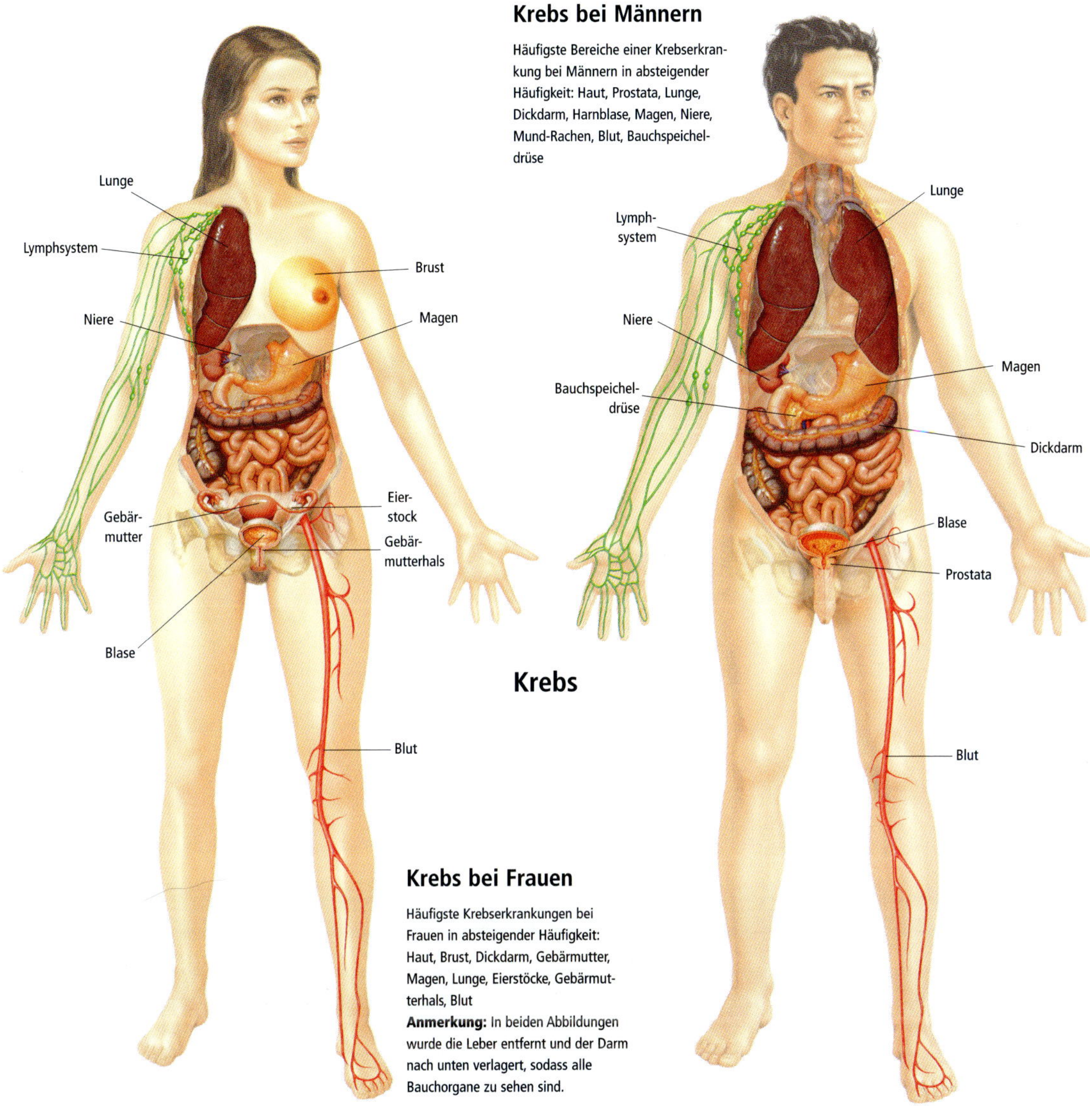

Krebs

Krebs bei Männern

Häufigste Bereiche einer Krebserkrankung bei Männern in absteigender Häufigkeit: Haut, Prostata, Lunge, Dickdarm, Harnblase, Magen, Niere, Mund-Rachen, Blut, Bauchspeicheldrüse

Krebs bei Frauen

Häufigste Krebserkrankungen bei Frauen in absteigender Häufigkeit: Haut, Brust, Dickdarm, Gebärmutter, Magen, Lunge, Eierstöcke, Gebärmutterhals, Blut

Anmerkung: In beiden Abbildungen wurde die Leber entfernt und der Darm nach unten verlagert, sodass alle Bauchorgane zu sehen sind.

können eine Subarachnoidalblutung oder einen Schlaganfall verursachen. Ein blutendes Angiom im Magen-Darm-Trakt kann je nach Lokalisation und Blutungsintensität zu Anämie, Teerstuhl oder Bluterbrechen führen.

Krebs

Krebs ist ein bösartiger Tumor (Malignom), bei dem normale Zellen entarten und sich unkontrolliert vermehren. Dabei bilden sich häufig Metastasen, Tochtergeschwülste in anderen Körperbereichen. In vielen Ländern gehört Krebs zu den häufigsten Todesursachen; nur Herz- und Kreislaufkrankheiten sind in den Industrieländern für mehr Sterbefälle verantwortlich. Obwohl Menschen jeden Alters an Krebs erkranken können, sind doch meist ältere Menschen betroffen. Es existieren mehr als 100 verschiedene Krebsarten. Die meisten davon werden nach dem befallenen Zelltyp oder Organ benannt. Obwohl beinahe jede Gewebsart bösartig wuchern kann, entwickelt sich Krebs besonders häufig aus Zellen der Haut, der Verdauungsorgane, der Lungen und der weiblichen Brust.

Es gibt drei Hauptkrebstypen: Ein Karzinom ist ein bösartiger Tumor aus dem Epithelgewebe von Haut und Schleimhäuten innerer Organe. Ein Sarkom besteht aus Bindegewebe, wie Knorpel, Muskeln oder Knochen. Die dritte Kategorie umfasst Blutkrebs (Leukämien) und Lymphkrebs (Lymphome).

Krebs ist immer maligne, d.h. er zerstört umliegendes Gewebe und streut im Körper. Gutartige (benigne) Tumoren dagegen streuen nicht und infiltrieren kein umliegendes Gewebe. Krebs breitet sich aus, indem er in das umliegende Gewebe hineinwächst oder über die Blut- und/oder Lymphgefäße in andere Körperteile geschwemmt wird. Oft befällt er zuerst die Lymphknoten, welche die Flüssigkeit aus dem Gewebe ableiten, in dem der Tumor zuerst aufgetreten ist: Brustkrebs etwa metastasiert zuerst in die Lymphknoten der Achselhöhlen. Wenn sich der Krebs über das ursprüngliche Gewebe hinaus ausbreitet und an anderer Stelle einen Tumor bildet, nennt man diesen neuen Tumor Metastase. Metastasen können in Leber, Lunge, Knochen und im Gehirn auftreten. Im Allgemeinen deuten sie auf eine fortgeschrittene Erkrankung und eine ungünstigere Prognose hin. Fast alle Krebsarten führen unbehandelt zum Tod. Man hat jedoch in den vergangenen Jahrzehnten große Fortschritte in der Diagnostik und Behandlung von Krebs erzielt. Etwa ein Drittel aller behandelten Krebspatienten wird wieder völlig gesund (d.h. überlebt die folgenden fünf Jahre) oder lebt wesentlich länger, als dies ohne Behandlung der Fall wäre.

In Industrieländern sind die verschiedenen Formen von Hautkrebs einschließlich der malignen Melanome wohl die häufigste Krebsart bei Männern und Frauen. Da die meisten Fälle von Hautkrebs jedoch ambulant leicht zu behandeln sind, finden sie keinen Eingang in die offizielle Statistik! Der nächsthäufigste Typ ist bei Frauen der Brustkrebs, bei Männern der Prostatakrebs. Lungenkrebs ist die tödlichste Krebsart. Kinder und junge Menschen werden vor allem von Gehirntumoren und Leukämien befallen.

Die Ursachen von Krebs sind noch nicht völlig geklärt. Einige Krebsarten (darunter das maligne Melanom sowie Brust-, Eierstock- und Dickdarmkrebs) sind oft erblich bedingt. Andere Arten werden mit gewissen Risikofaktoren in Verbindung gebracht. Rauchen verursacht Mundhöhlen-, Kehlkopf-, Lungen-, Speiseröhren-, Bauchspeicheldrüsen-, Blasen-, Nieren- und Gebärmutterhalskrebs. Auch Passivraucher tragen ein höheres Lungenkrebsrisiko. Ein weiterer Faktor ist Fehlernährung. Sehr fetthaltige Ernährung fördert möglicherweise Brust-, Dickdarm-, Gebärmutter- und Prostatakrebs. Es wird vermutet, dass Fettleibigkeit Ursache für erhöhte Krebsraten bei Prostata, Bauchspeicheldrüse, Gebärmutter, Dickdarm und Eierstöcken sowie für Brustkrebs bei älteren Frauen ist. Ultraviolette Strahlen (Sonne oder künstliche Quellen) können vor allem bei Menschen mit heller Haut Hautkrebs verursachen. Zudem scheint ein Zusammenhang zwischen übermäßigem Alkoholgenuss und Krebs im Mund-, Rachen- und Kehlkopfbereich, in der Speiseröhre und in der Leber zu bestehen. Chemikalien und andere Substanzen am Arbeitsplatz können Krebs auslösen. Asbest, Nickel, Kadmium, Uran, Radon, Vinylchlorid und Benzol gelten seit langem als berufsbedingte Karzinogene (Krebs erregende Substanzen). Die radioaktive Strahlung medizinischer Röntgengeräte kann das Krebsrisiko ebenfalls erhöhen.

Die Überlebenschancen sind umso höher, je eher der Krebs diagnostiziert und behandelt wird. Regelmäßige medizinische Untersuchungen sowie die Selbstbeobachtung von Haut und Hoden bzw. weiblicher Brust unterstützen die frühestmögliche Entdeckung. Je nach Alter und Geschlecht sind bestimmte Vorsorgeuntersuchungen empfehlenswert, z.B. ein Paptest (Gebärmutterhalsabstrich), eine Mammografie (Röntgenuntersuchung der Brust) und eine Sigmoidoskopie (Untersuchung des unteren Dickdarmabschnittes). Bestehen Anzeichen und Symptome, die auf Krebs hindeuten, kann der Arzt z.B. Röntgen, Ultraschall, eine Kernspin- oder Computertomografie, eine Endoskopie und Bluttests anordnen. Auch eine Biopsie kann zur pathologischen Untersuchung entnommen werden. Diese Tests lassen das Stadium (die Ausbreitung) der Krebserkrankung erkennen. Der Befall lokaler Lymphknoten oder eine Metastasenbildung weisen auf ein fortgeschrittenes Stadium mit ungünstiger Prognose hin.

Es gibt unterschiedliche Behandlungsmöglichkeiten für Krebs, die einzeln oder kombiniert angewandt werden können. Dies ist abhängig von Art, Lage und Stadium des Krebses sowie von Alter und allgemeinem Gesundheitszustand des Betroffenen. Der Primärtumor wird oft chirurgisch entfernt, ebenso wie Gewebe und Lymphknoten, die in der Nähe des Tumors liegen. Die Strahlentherapie setzt energiereiche Strahlen ein, die den Krebs direkt zerstören und das Wachstum der Krebszellen verlangsamen sollen. Bei einer Chemotherapie werden zelltötende (zytotoxische) Medikamente entweder direkt in den Tumor oder über den Blutkreislauf verabreicht. Bestimmte Krebsarten sprechen auch auf eine Hormon- und Immuntherapie an. Da die Krebsbehandlung die normalen Zellen ebenso beeinflusst wie die Krebszellen, kommt es oft zu Nebenwirkungen, z.B. Übelkeit, Hautausschlag, Haarausfall und Knochenmarkschädigung.

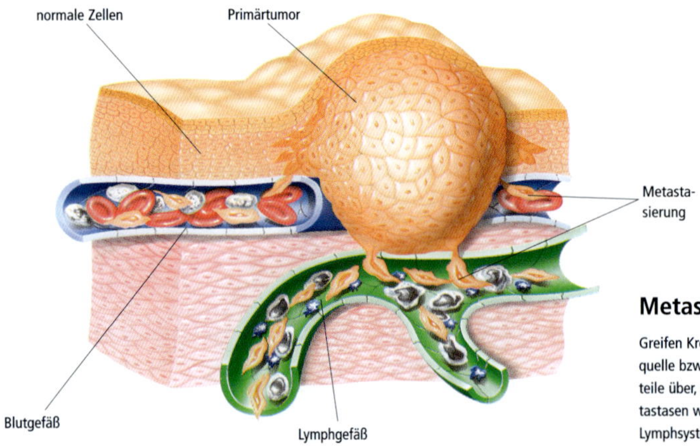

Metastasierung

Greifen Krebszellen von der primären Infektionsquelle bzw. dem Primärtumor auf andere Körperteile über, spricht man von Metastasierung. Metastasen werden über den Blutkreislauf oder das Lymphsystem verbreitet.

Vorsorge unterstützt die Krebsprävention. Kontakt zu Krebs fördernden Stoffen sollte man generell vermeiden. Hierzu zählt auch, auf das Rauchen zu verzichten. Wichtig ist zudem eine gesunde Ernährung: fettarme Nahrungsmittel, die reich an Vitamin A und C sind, sowie ballaststoffreiche Nahrung wie Vollkornprodukte, Obst und Gemüse. Der Alkoholkonsum sollte sich in Maßen halten. Hellhäutige Menschen verzichten besser auf übermäßige Sonnenbestrahlung.

SIEHE AUCH *Chemotherapie, Strahlentherapie, Krebstherapie in Kapitel 16; Informationen zu anderen Krebsarten finden sich unter den jeweiligen Organen*

Metastasierung

Die Metastasierung bezeichnet die Ausbreitung von Krebs von einem Körperteil auf einen anderen. Ein so entstandener Tumor heißt Metastase (Tochtergeschwulst). Metastasen entstehen aus Krebszellen, die, von einem Primärtumor ausgehend, über Venen oder Lymphgefäße (seltener über Arterien) in entfernte Körpergewebe gelangen, wo sie neue Tumoren bilden. Metastasen liegen meistens in Leber, Lunge, Knochen und im Gehirn. Die Metastasenzellen entsprechen den Primärtumorzellen.

Metastasen verbreiten sich auch über die Auskleidung von Körperhöhlen (Bauchfell, Rippen-Lungenfell). Gelegentlich entwickeln sich Metastasen nach einer Operation. Sie können auch an der Narbe einer Tumoroperation entstehen. Eine Metastase deutet meist auf Krebs in fortgeschrittenem Stadium und folglich schlechte Heilungschancen hin.

Behandlungen wie Strahlen- und Chemotherapie sowie Operationen lindern vor allem die Symptome, erzielen aber nur selten eine Heilung. Manchmal verursacht die Metastase die Symptome – nicht der Primärkrebs, der nicht in allen Fällen gefunden wird.

Strahlensyndrom

Diese Krankheit entsteht durch zu starke ionisierende Strahlung. Ursache können Röntgenstrahlen oder der Kontakt mit radioaktiven Substanzen sein. Die Symptome variieren je nach Art der Strahlung, Dauer der Exposition, Dosis der aufgenommenen Strahlung und bestrahlten Körperteilen.

Erste Symptome sind meist Müdigkeit, Übelkeit, Erbrechen, Durchfall und Verbrennungen. Der Verlust von Haaren und Zähnen, Bindehautentzündungen, eine Gangunsicherheit (Ataxie), Krampfanfälle und Geschwüre können folgen. In Extremfällen kann es durch eine Schädigung des Blut bildenden Gewebes zu Blutarmut (Anämie) und Blutungen kommen. Auch Entzündungen des Magens und der Darmschleimhäute (Gastroenteritis) sind möglich. Die Strahlung greift das Immunsystem an, was zu einer Infektanfälligkeit führt. Bei Schwangeren kann sie auch eine Fehlgeburt auslösen oder den Fetus schädigen.

Eine niedrige Strahlenbelastung über einen längeren Zeitraum hinweg kann die so genannte verzögerte Strahlenkrankheit verursachen. Diese ist durch die Entwicklung eines grauen Stares, reduzierte Fruchtbarkeit und vorzeitige Alterung gekennzeichnet. Sie birgt zudem ein erhöhtes Krebsrisiko.

HOMÖOSTASE UND METABOLISMUS

Unter Homöostase versteht man die Selbstregelung eines lebenden Organismus durch hormonelle Regelsysteme und Nervenimpulse zur Aufrechterhaltung seines dynamischen Gleichgewichtszustandes. Metabolismus bezeichnet alle ab- und aufbauenden Stoffwechselvorgänge, die für die Energiegewinnung, das Wachstum und die Fortbewegung nötig sind.

SIEHE AUCH *Organsysteme in diesem Kapitel*

HORMONE

Hormone sind Substanzen, die von endokrinen Drüsen, z. B. Hirnanhangdrüse, Schilddrüse, Nebenschilddrüse, Nebennieren, Bauchspeicheldrüse, Geschlechtsdrüsen (Eierstöcke bei der Frau, Hoden beim Mann), sowie – während der Schwangerschaft – vom Mutterkuchen (Plazenta) produziert werden. Die Hormone werden in das Blut abgegeben und zu den Zielorganen transportiert, wo sie die Zellaktivität beeinflussen.

Hormone steuern viele Körperfunktionen, z. B. Wachstum, Stoffwechsel und Sexualität. Nach ihrer chemischen Struktur lassen sie sich in drei Klassen unterteilen: Peptid- oder Eiweißhormone (z. B. das Wachstumshormon und Insulin), Hormone, die aus der Aminosäure Thyrosin gebildet werden (z. B. Adrenalin und Thyroxin) und Steroidhormone (z. B. Kortikoide und Geschlechtshormone).

Die Art der Hormonproduktion ist abhängig vom Hormontyp. Peptidhormone werden, wie Zellproteine, aus einer so genannten mRNS-Sequenz, einer Boten-Ribonukleinsäure, gebildet und in kleinen Bläschen, den Vesikeln, in der Zellwand gespeichert, bis sie gebraucht werden. Thyroxin und Adrenalin entstehen durch spezifische chemische Reaktionen in Schilddrüse und Nebenniere. Steroidhormone werden aus Cholesterin gebildet. Sie sind nicht in Vesikeln gespeichert, sondern kommen frei im Zellplasma vor.

Hormone wirken, indem sie sich mit spezifischen Rezeptoren in den Zielzellen verbinden. Diese Rezeptoren sind Eiweißkörper, die sich entweder in der Zellmembran (bei Peptiden) oder im Zellplasma bzw. Zellkern (bei Steroidhormonen) befinden. Nach Bindung des Hormons an den Rezeptor kann das Hormon spezifische Stoffwechselvorgänge in der Zelle stimulieren oder hemmen, z. B. die Aktivität eines Enzyms beeinflussen oder die Produktion eines neuen Proteins anregen. Es gibt Hormonrezeptoren (z. B. für Thyroxin), die sich in vielen verschiedenen Körperzellen befinden und daher eine breite Wirkung des Hormons ermöglichen. Andere Hormonrezeptoren (z. B. für das Schilddrüsen stimulierende Hormon TSH) sind nur in bestimmtem Gewebe (in der Schilddrüse) vorhanden, sodass ihre Wirkung lokal begrenzt ist.

Viele Hormone gelangen direkt ins Blut. Es gibt jedoch auch einige Zellen, die Sekrete nur an die Nachbarzelle abgeben. Dieser Vorgang wird als parakrine Sekretion bezeichnet. Andere Zellen beeinflussen sich selbst, d. h. die Drüsenzelle verfügt selbst über Rezeptoren. Diesen Vorgang nennt man auch autokrine Sekretion.

Hormone können unterschiedliche Langzeitwirkungen haben, wie das Wachstumshormon aus der Hirnanhangdrüse, das während der Kindheit das Körperwachstum anregt. Andere Hormone bewirken sehr rasche Veränderungen, wie das Adrenalin aus dem Nebennierenmark. Es versetzt den Körper bei Stress in »Kampf- und Fluchtbereitschaft« mit erhöhter Herzfrequenz, Erweiterung der Atemwege und Bereitstellung von Glukose.

Neben der permanenten Regulation vieler Körperfunktionen spielen einige Hormone nur zu bestimmten Zeiten eine wichtige Rolle, z. B. während der Schwangerschaft, bei der Entbindung und beim Stillen. Hierzu zählen Sexualhormone (z. B. Östrogen und Progesteron) sowie Plazentahormone (z. B.

Mikrostruktur der Schilddrüse

Die Schilddrüse ist die einzige endokrine Drüse, die ihre Hormone nicht direkt ins Blut abgibt. Sie speichert ihre den Stoffwechsel aktivierenden Hormone in Follikeln, die mit einer gelartigen Flüssigkeit (Kolloid) gefüllt sind, und gibt sie nur bei Bedarf in die Blutbahn ab.

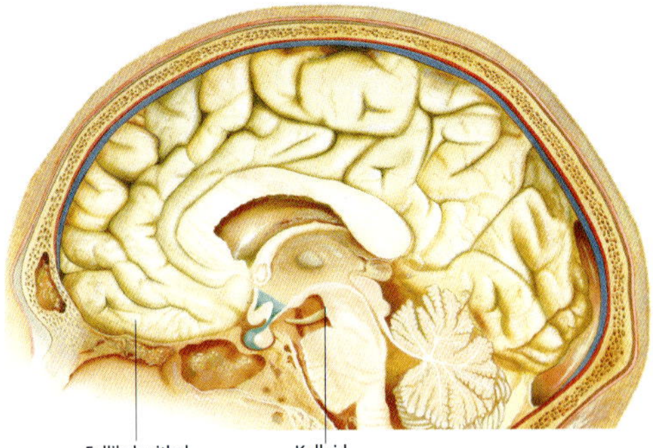

Hirnanhangdrüse

Die Hirnanhangdrüse (Hypophyse) ist zwar eine kleine, doch sehr wichtige Drüse am Unterrand des Gehirnes. Sie produziert Steuerhormone, über die die Aktivität der anderen Hormondrüsen geregelt wird. Die Hormonproduktion der Hypophyse wiederum wird von übergeordneten Zentren im Hypothalamus reguliert.

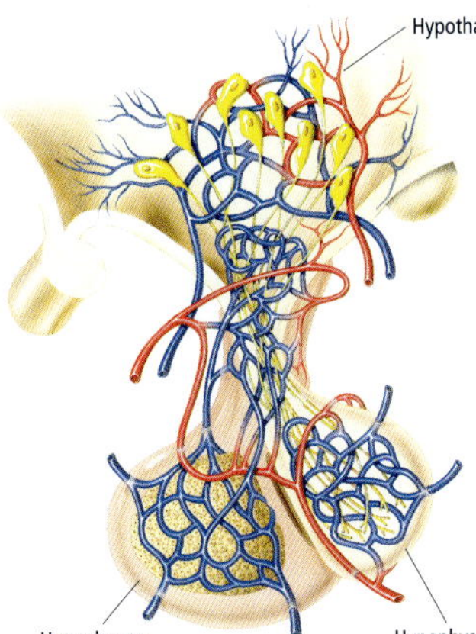

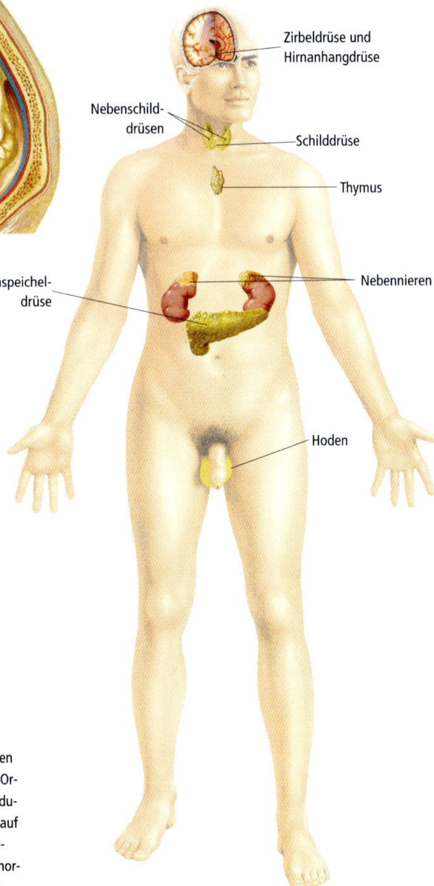

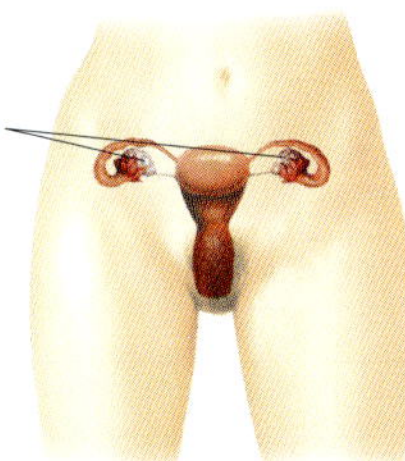

Hormone

Hormone werden in den endokrinen Drüsen produziert, spezialisierten Organen, deren Zellen Hormone produzieren und direkt in den Blutkreislauf abgeben. Die Schilddrüse etwa besteht aus Zellen, die Schilddrüsenhormone produzieren und absondern.

Choriongonadotropin) und Hypophysenhormone (z.B. Prolaktin).

Die Steuerung der Hormonmenge und ihrer Wirkungen auf den Körper variiert je nach Hormon. Ein häufiger Mechanismus ist die negative Rückkopplung: Ein Hormonüberschuss oder -mangel löst eine Reaktion aus, die zur Wiederherstellung der normalen Hormonmenge führt. Das Parathormon aus der Nebenschilddrüse steuert z.B. die Kalziummenge, indem es Knochen und Nieren zur Kalziumfreisetzung bzw. verstärkter Rückresorption anregt. Sinkt der Kalziumgehalt im Blut, wird die Nebenschilddrüse zur erhöhten Produktion von Parathormon angeregt, das wiederum die Knochen zur Kalziumausschüttung und so zu einer Erhöhung des Kalziumgehaltes im Blut anregt.

Umgekehrt wird die Sekretion von Parathormon bei erhöhtem Kalziumgehalt im Blut reduziert. Das Kalzium verbleibt in den Knochen, und die Kalziumausschüttung durch die Nieren wird erhöht. Bei vielen anderen Hormonen gibt es ähnliche negative Rückkopplungen (z.B. Einstellung des Blutzuckers durch Insulin), wobei jedoch in vielen Fällen mehrere Hormone an diesen Vorgängen beteiligt sind.

Der Überschuss oder Mangel eines Hormons kann zu einer Störung des Hormongleichgewichtes führen und die Funktion anderer Hormone beeinträchtigen. Ein Ungleichgewicht entsteht auch, wenn zwar eine ausreichende Menge eines Hormons produziert wird, das Zielgewebe jedoch infolge einer Veränderung in den Rezeptoren nicht darauf reagieren kann. Die Auswirkungen solcher Störungen im Hormongleichgewicht sind abhängig von dem betroffenen Hormon und seinen Zielorganen.

In den Wechseljahren stellt der weibliche Körper die Menstruationsblutung ein. Durch eine geringere Produktion von Eierstockhormonen und die nachlassende Reaktion der Eierstöcke treten starke Schwankungen bei

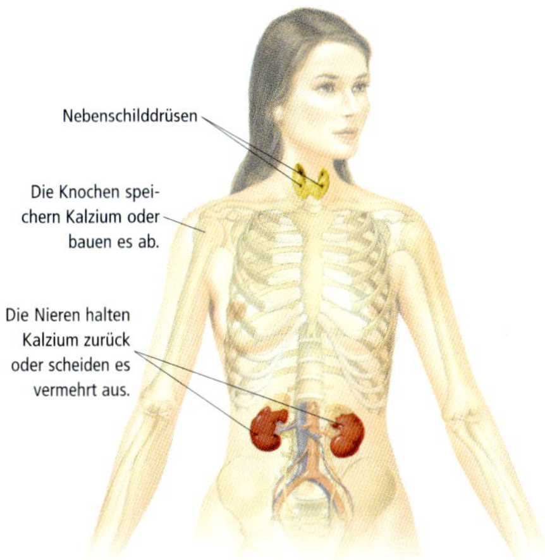

Regelkreis zur Kontrolle der Blutspiegel

Der Körper nutzt positive und negative Regelkreise, um die Spiegel der verschiedensten Substanzen im Blut stabil zu halten. So wird z. B. der Kalziumspiegel im Blut über das so genannte Parathormon aus der Nebenschilddrüse und Kalzitonin aus der Schilddrüse geregelt. Das Parathormon bewirkt bei niedrigen Kalziumspiegeln einen Abbau im Knochen und eine verringerte Ausscheidung durch die Nieren. Kalzitonin hat bei hohen Blutspiegeln den umgekehrten Effekt.

den Blutspiegeln der Hypophysenhormone FSH und LH auf, was zu Hitzewallungen führt.

STEROIDHORMONE

Steroide sind eine Gruppe chemischer Substanzen, denen zahlreiche Hormone zuzuordnen sind. Diese Steroidhormone werden als Kortikoide vor allem in der Nebennierenrinde und als Sexualhormone in den Geschlechtsdrüsen aus Cholesterin synthetisiert und regulieren wichtige Körperfunktionen.

Es gibt drei Hauptgruppen von Kortikoiden: Glukokortikoide, die vor allem in ihrer synthetischen Form als Medikamente in der Regel nur kurz »Kortikoide« genannt werden, Mineralokortikoide und Sexualhormone. Das wichtigste Glukokortikoid ist Kortisol, auch als »Stresshormon« bekannt. Es wird von den Nebennieren bei physiologischen Belastungen, wie Sport, Verletzungen oder Infektionen, oder psychologischen Belastungen, wie Angst oder Depression, freigesetzt und unterstützt die Adrenalinwirkung. Kortisol wirkt auf viele Körperzellen und reguliert deren Stoffwechsel und Aktivität. Es bereitet den Körper auf Aktivität vor, indem es den Blutzuckerspiegel durch Proteinabbau erhöht sowie Puls und Blutdruck steigert. Gleichzeitig wirkt es entzündungshemmend und antiallergisch. Diese entzündungshemmende Wirkung wird beim Einsatz von künstlichen Kortikoiden bei Autoimmunkrankheiten genutzt. Die synthetischen Kortikoidmedikamente haben eine ähnliche Zusammensetzung wie die natürlich im Körper vorkommenden. Im Wirkungsspektrum sind sie jedoch leicht verändert. Um 1940 setzte man erstmals Kortison, einen engen Verwandten des Kortisols, zur Behandlung der Rheumatoiden Arthritis ein. Heute gibt es vielerlei Arten von Kortikoiden, die zur Behandlung von Allergien, Asthma und Hautentzündungen verordnet werden.

Der breite Wirkungsbereich erklärt die zahlreichen potenziellen Nebenwirkungen einer Kortisonbehandlung. In großen Dosen kann Kortison den Blutzuckerspiegel und den Blutdruck erhöhen, die Stimmung beeinflussen, eine Osteoporose beschleunigen und die Wundheilung sowie Reaktionen auf Infektionen vermindern. Personen mit Cushing-Syndrom, bei denen die Kortisolproduktion aufgrund eines Nebennieren- oder Hypophysentumors erhöht ist, weisen ähnliche Symptome auf.

Die zweite Hauptgruppe der Nebennierensteroide sind die Mineralokortikoide. Sie unterstützen die Kontrolle des Salz- und Wasserhaushaltes im Körper.

Aldosteron, das wichtigste Mineralokortikoid, führt vor allem in der Niere zu einer Rückresorption von Natrium und einer verstärkten Ausscheidung von Kalium, wodurch sich das Blutvolumen und der Blutdruck erhöhen. Die Ausschüttung von Aldosteron wird deshalb auch vor allem von diesen Parametern gesteuert. Eine übermäßige Bildung von Aldosteron durch Tumoren führt zu einem Conn-Syndrom mit Bluthochdruck, Aldosteronmangel im Rahmen einer Nebenniereninsuffizienz (Addison-Krankheit) zu gefährlich erhöhten Kaliumspiegeln (Hyperkaliämie).

Auch Sexualhormone, vor allem männliche Androgene, werden in der Nebennierenrinde hergestellt. Die Produktion an Sexualhormonen in der Nebennierenrinde fällt aber erst ins Gewicht, wenn durch Tumoren oder Enzymdefekte krankhaft hohe Mengen an männlichen Hormonen produziert werden.

Kortikoide

Kortikoide sind Steroidhormone, die in der Rinde (Kortex) der Nebennieren produziert werden. Die wichtigsten Vertreter sind das Mineralokortikoid Aldosteron, das die Ausscheidung von Natrium und Kaliumsalzen durch die Niere reguliert, sowie das Glukokortikoid Kortisol, das die Synthese und Ausschüttung von Glukose fördert und antientzündlich wirkt. Die Hormonproduktion wird über das adenokortikotrope Hormon (ACTH) durch die Hirnanhangdrüse kontrolliert. Eine zu geringe Kortikoidproduktion durch die Nebennieren verursacht die Addison-Krankheit, eine zu hohe Produktion das Cushing- oder das Conn-Syndrom. Vor allem für die Glukokortikoide gibt es eine Reihe synthetischer Abkömmlinge, die ähnliche Eigenschaften wie die natürlich vorkommenden Hormone aufweisen und oft nur kurz als Kortikoide bezeichnet werden. Man setzt sie bei der Behandlung von Allergien, rheumatischen Erkrankungen und Entzündungen ein.

Weibliche und männliche Sexualhormone

Die Entwicklung der Geschlechtsdrüsen zu Eierstöcken (Ovarien) oder Hoden (Testis) findet bereits beim Fetus statt und ist abhängig von den Geschlechtschromosomen (XX bei der Frau und XY beim Mann). Während der Kindheit sind die Eierstöcke bzw. die Hoden inaktiv. In der Pubertät schüttet der Hypothalamus das so genannte GnRH (Gonadotropin-Releasing-Hormon) aus, das jene Veränderungen bewirkt, die zur Geschlechtsreife führen. Anschließend wird sowohl bei Männern als auch bei Frauen die Hirnanhangdrüse zur Ausschüttung der Gonadotropine, des luteinisierenden Hormons (LH) und des Follikel stimulierenden Hormons (FSH) angeregt. Diese Hormone regen bei Frauen die Eierstöcke zur Follikelreifung und zur Ausstoßung der reifen Eizelle (Eisprung oder Ovulation), bei Männern die Hoden zur

Samenproduktion und Testosteronsekretion an. Eierstöcke und Hoden sondern Sexualhormone ab: Östrogen und Progesteron bei Frauen, Testosteron bei Männern.

Während der Pubertät sind die Sexualhormone an der Entwicklung der primären und sekundären Geschlechtsmerkmale beteiligt. Bei Jungen bedeutet dies, dass der Penis und die Hoden größer werden, die Körper- und Gesichtshaare wachsen, die Muskeln kräftiger werden und der Kehlkopf wächst, sodass die Stimme tiefer wird. Bei Mädchen entwickeln sich die Brüste, die Körperbehaarung wächst und die Menstruation setzt ein (Menarche). Nach Einsetzen der Pubertät werden die männlichen Sexualhormone kontinuierlich produziert, während sie bei der Frau Zyklen (Monatszyklus) unterliegen, die bis zu den Wechseljahren andauern.

Östrogene und Gestagene

Die weiblichen Östrogene sind für das Brustwachstum und einen früheren Wachstumsstopp zuständig, beeinflussen aber ansonsten vor allem den weiblichen Fortpflanzungszyklus und die Psyche. Die Gestagene, von denen natürlich nur Progesteron vorkommt, wirken nur in der zweiten Zyklushälfte und während einer Schwangerschaft.

Androgene

Androgene sind Steroidhormone, die männliche Geschlechtsmerkmale erzeugen. Als die zwei wichtigsten Androgene gelten Testosteron und Dihydrotestosteron, die beim Mann nach Stimulation durch die Hirnanhangdrüse von den Hoden (in geringerem Ausmaß auch von den Nebennieren) ins Blut abgegeben werden. Bei Frauen liefern die Eierstöcke und Nebennieren kleinere Mengen.

Da Androgene unabhängig vom genetischen Geschlecht eine Wirkung auf Behaarung, äußere Geschlechtsorgane, Kehlkopf und Muskulatur haben, können auch Mädchen und Frauen männliche Merkmale entwickeln. Das Auftreten männlicher Geschlechtsmerkmale bei Frauen oder Kindern nennt man Virilisierung; Ursache ist eine Testosteronüberproduktion der Nebennieren durch einen Enzymdefekt (Adrenogenitales Syndrom). Bei Frauen entwickeln sich eine männliche Körperbehaarung, eine tiefere Stimme und, möglicherweise, eine Glatze und Akne; die Menstruation kann ausbleiben. Bei Jungen kommt es zu einer verfrühten Pubertät (*Pubertas praecox*).

Anabolika

Da Testosteron auch anabole, d.h. muskelaufbauende Wirkungen besitzt, hat es sich unter Sportlern in den letzten Jahren zunehmend durchgesetzt, synthetische anabole Steroide zum Muskelaufbau zu verwenden. Diese Medikamente erhöhen, wie das Testosteron, Kraft und Muskelmasse, wenn sie trainingsbegleitend eingenommen werden.

Diese Anabolika haben jedoch gefährliche Nebenwirkungen. Um einen Effekt zu erzielen, sind Dosierungen notwendig, die den normalen Spiegel im Körper um das 10- bis 40fache übersteigen. Sie wirken nicht nur muskelbildend, sondern auch androgen (die

Androgene

Die Hirnanhangdrüse produziert Hormone, welche die Bildung und Sekretion von Androgenen durch die Nebennieren und die Geschlechtsorgane anregen. Diese Hormone werden in geringen Mengen auch bei Frauen gebildet. Androgene erhöhen Muskelmasse und Kraft, wenn sie mit körperlichem Training kombiniert werden. Sie werden deshalb von Bodybuildern und gelegentlich auch von Athleten zur Erhöhung ihrer Leistungsfähigkeit eingenommen.

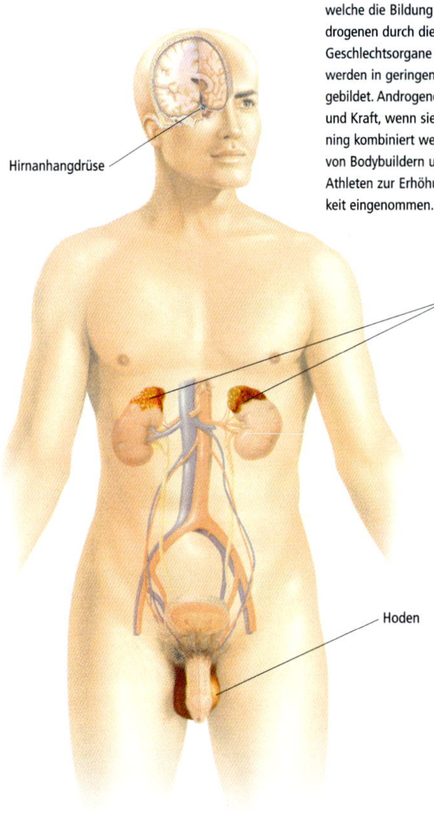

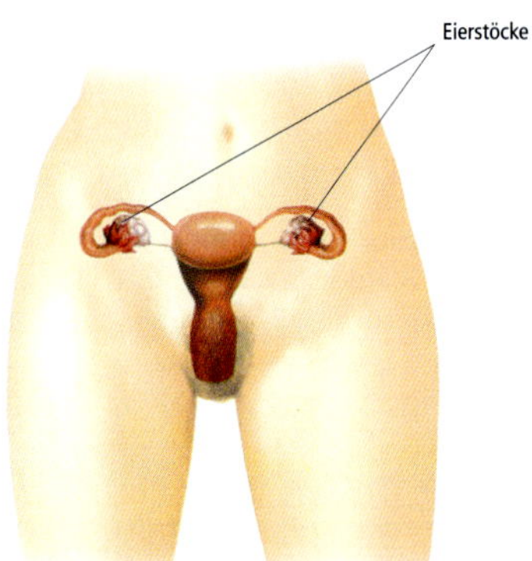

männlichen Geschlechtsmerkmale verstärkend), was bei Frauen zur Vermännlichung (Virilisierung) führt. Anabolika können ein Leberversagen, Arteriosklerose, Akne, Glatzenbildung, einen erhöhten Blutfettspiegel und eine gesteigerte Aggressivität verursachen. Im professionellen Sport unterliegen sie der Dopingverordnung.

Histamin

Wenn Allergene, z. B. Pollen, in den Körper gelangen, lösen Antikörper in der Wand von Mastzellen die Freisetzung von Histamin aus, das als Entzündungsmediator für Symptome wie Schwellung, Rötung, Juckreiz und Schnupfen verantwortlich ist.

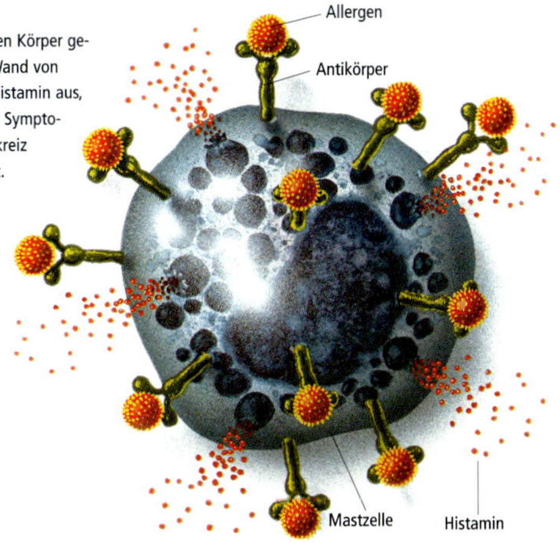

INSULIN

Insulin, ein in der Bauchspeicheldrüse produziertes Hormon, beeinflusst die Fähigkeit des Körpers zur Zuckeraufnahme. Wird deutlich zu viel oder zu wenig Insulin produziert, kann dies schwerwiegende Auswirkungen auf den Zuckerstoffwechsel haben. Zu viel Insulin verursacht einen niedrigen Blutzuckerspiegel (Hypoglykämie), zu wenig Insulin einen hohen Blutzuckerspiegel (Hyperglykämie).

Normalerweise werden Kohlehydrate bei der Verdauung von Nahrung in den Einfachzucker Glukose aufgespalten und dieser in das Blut abgegeben. Dies regt spezielle Zellgruppen in der Bauchspeicheldrüse (Langerhans-Inseln) dazu an, Insulin in das Blut abzugeben. Die Bauchspeicheldrüse ist Teil des endokrinen Systems, einem Netz von Drüsen, die verschiedene Hormone zur chemischen Regulation der Körperfunktionen produzieren. Insulin unterstützt die Aufnahme von Glukose in die Zellen. Dort wird die Glukose entweder sofort verwendet oder gespeichert.

Bei der insulinbedingten Zuckerkrankheit Typ 1 (*Diabetes mellitus*) sind die Insulin produzierenden Zellen zerstört, weshalb die Glukose im Blut verbleibt und über den Urin ausgeschieden wird. Dies führt zu Gewichtsverlust, Schwäche, Hunger und Durst. Der Betroffene benötigt Insulininjektionen, damit die Glukose genutzt werden kann. Dieses Insulin kann synthetisch hergestellt werden. Es wird täglich in regelmäßigen Abständen unter die Haut gespritzt.

MELATONIN

Das Hormon Melatonin wird von der tief im Gehirn eingebetteten Zirbeldrüse (Epiphyse) produziert, die an der Steuerung des Schlaf-Wach-Rhythmus beteiligt ist. Die Melatoninwerte sind nachts am höchsten und sinken in den Morgenstunden. Künstliche Melatoninpräparate können bei bestimmten Schlafstörungen und Jetlag schnell den gewohnten Schlaf-Wach-Rhythmus wiederherstellen. Für die Zukunft zeichnen sich Möglichkeiten ab, dieses Hormon in der Schwangerschaftsverhütung, bei der Stärkung des Immunsystems und der Behandlung von Krankheiten (z. B. Krebs und Depressionen) einzusetzen.

PROSTAGLANDINE

Prostaglandine sind wichtige Gewebshormone, die in zahlreichen Körpergeweben, u. a. in den Blutplättchen, den Blutgefäßen, in der Gebärmutter und im Magen, produziert werden. Sie spielen bei Entzündungen und Schmerzen eine wichtige Rolle.

Prostaglandine können Gebärmutterkontraktionen auslösen, die zu Wehen, Fehlgeburten oder schmerzhaften Regelblutungen (Dysmenorrhö) führen können. Letztere können daher oft erfolgreich mit Entzündungshemmern, wie Indometazin oder Azetylsalizylsäure, behandelt werden, die die Gebärmutterkontraktionen eindämmen. Prostaglandine in den Blutplättchen lassen diese verklumpen und führen so zur Bildung eines Blutgerinnsels, z. B. bei einem Herzinfarkt oder Schlaganfall. Azetylsalizylsäure hemmt die Prostaglandinproduktion in den Blutplättchen und verhindert die Verklumpung.

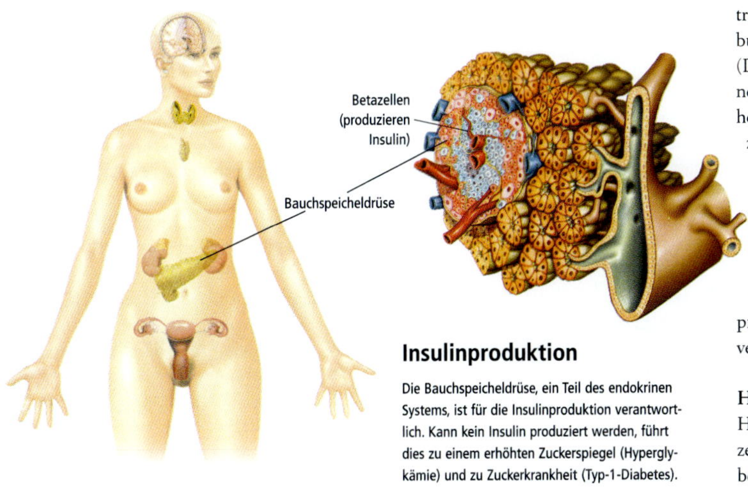

Insulinproduktion

Die Bauchspeicheldrüse, ein Teil des endokrinen Systems, ist für die Insulinproduktion verantwortlich. Kann kein Insulin produziert werden, führt dies zu einem erhöhten Zuckerspiegel (Hyperglykämie) und zu Zuckerkrankheit (Typ-1-Diabetes).

HISTAMIN

Histamin ist ein Gewebshormon, das mit Rezeptoren auf der Zelloberfläche reagiert und bestimmte Körperfunktionen beeinflusst. Es

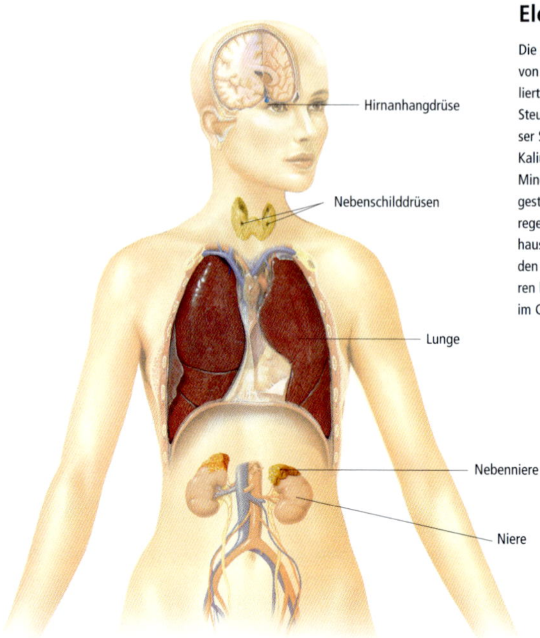

Elektrolyte

Die Elektrolytspiegel im Blut werden von verschiedenen Organen reguliert. So schüttet z. B. die Hypophyse Steuerhormone zur Regulation dieser Spiegel aus. Die Natrium- und Kaliumspiegel werden über die Mineralokortikoide der Nebennieren gesteuert. Die Nebenschilddrüsen regeln den Kalzium- und Phosphathaushalt, Nieren und Lungen regeln den Bikarbonatspiegel, und die Nieren haben eine wichtige Funktion im Chlorhaushalt.

ist vor allem in Granulozyten und Mastzellen vorhanden. Besonders hohe Konzentrationen findet man in der Lunge. Histamin bewirkt eine Kontraktion der glatten Muskulatur, z. B. im Darm, im Herz und in der Lunge, oder eine Erweiterung der kleinen Blutgefäße, was zu Blutdruckabfall und zur Abgabe von Lymphflüssigkeit in das umliegende Gewebe führt. Dort kommt es, beispielsweise nach einem Insektenstich, zu einer Rötung und Schwellung.

Der Kontakt mit einem Allergen kann bei sensibilisierten Personen, etwa bei einer Pollenallergie, eine übermäßige Ausschüttung von Histamin zur Folge haben. In Extremfällen kann dies zum Tod führen.

ELEKTROLYTE

Elektrolyte sind gelöste Salze, die als elektrisch geladene Teilchen (Ionen) im Blut und in anderen Körperflüssigkeiten enthalten sind. Sie sind für alle Körperfunktionen von Bedeutung. Die wichtigsten Elektrolyte sind Natrium, Kalium, Kalzium, Phosphat, Chlorid und Bikarbonat. Sie werden aus der Nahrung gewonnen. Ihre Konzentration im Blut wird vorwiegend durch die Nieren und die Lungen geregelt und kann durch Untersuchungen von Serum (klare Flüssigkeit im Plasma) gemessen werden.

Die verschiedenen Körperflüssigkeiten verfügen über unterschiedliche Elektrolytkonzentrationen. Die Natriumkonzentration im Serum beträgt z.B. 142mmol/l, die Kaliumkonzentration nur 4mmol/l. Innerhalb der Zelle hingegen beträgt die Natriumkonzentration 10mmol/l, die Kaliumkonzentration 160mmol/l. Dieses Konzentrationsgefälle halten spezielle Ionenpumpen in den Zellmembranen aufrecht. Sie transportieren Natriumionen aus der Zelle und Kaliumionen in die Zelle. Die unterschiedliche Elektrolytkonzentration in den verschiedenen Flüssigkeiten ist für einige Stoffwechselvorgänge, z.B. für die Weiterleitung von Nervenimpulsen oder die Arbeitsfähigkeit der Muskeln, unerlässlich.

Die Elektrolytkonzentration in den Körperflüssigkeiten ist das Resultat aus der Zufuhr von Elektrolyten durch die Nahrung, entsprechender Absorption der Elektrolyte durch den Darm sowie einer gesunden Nieren- und Lungentätigkeit. (Beide Organe regulieren auch die Elektrolytkonzentration in den Körperflüssigkeiten.) Erkrankungen, die in diese Abläufe eingreifen, können die Elektrolytkonzentrationen beeinträchtigen. So kann etwa eine Nierenerkrankung zu einem übermäßigem Natrium-, Chlorid-, Bikarbonat- und Kalziumgehalt im Körper führen. Die Elektrolytkonzentrationen werden darüber hinaus durch Hormone bestimmt. Wiederum beeinflussen Krankheiten, welche die Produktion dieser Hormone beeinträchtigen, auch die Elektrolytkonzentrationen, was sich auf den gesamten Stoffwechsel sehr nachteilig auswirken kann.

Die verschiedenen Elektrolyte übernehmen im Stoffwechsel des Körpers unterschiedliche Funktionen. Natrium trägt zur Regulation des Wasserhaushaltes bei. Es sorgt für einen normalen Herzrhythmus und Blutdruck sowie für ein normales Blutvolumen. Eine vermehrte Natriumzufuhr kann den Blutdruck erhöhen, daher sollten Personen mit hohem Blutdruck entsprechend weniger Natrium zu sich nehmen. Natrium ist auch an der Übertragung von Nervenimpulsen und der Muskelkontraktion beteiligt. Ein zu hoher oder zu niedriger Natriumgehalt im Blut und in den Körperflüssigkeiten kann zu Verwirrtheit, Unruhe, Angst, Schwäche, Muskelkrämpfen, Wasseransammlungen im Körper (Ödemen), zu schwerer Apathie oder sogar zum Koma führen.

Kalium trägt zur Regulation des Säure-Basen- und Wasserhaushaltes im Blut und in den Körpergeweben bei. Es ist an der Eiweißsynthese aus Aminosäuren und am Kohlehydratstoffwechsel beteiligt. Auch für den Muskelaufbau und ein gesundes Körperwachstum spielt es eine wichtige Rolle. Neben Natrium und Kalzium sorgt Kalium für einen normalen Herzrhythmus, reguliert den Wasserhaushalt im Körper und ist für Muskelkontraktionen und Nervenimpulse verantwortlich. Ein erhöhter oder verminderter Kaliumgehalt kann Schwäche, Lähmungen und einen gefährlich schnellen oder langsamen Puls zur Folge haben.

Der Natrium- und Kaliumgehalt im Blut und in den Körperflüssigkeiten wird durch Aldosteron, ein von der Nebennierenrinde ausgeschüttetes Hormon, geregelt. Es erhöht die Natriumresorption der Nieren und fördert den Kaliumverlust durch die Nieren. Ein Nebennierentumor kann eine überschüssige Aldosteronabgabe bewirken, die zu einem erhöhten Natrium- oder einen verminderten Kaliumgehalt und zu einem unausgewogenen Flüssigkeitshaushalt führen kann.

Kalzium ist neben Phosphat eine Hauptkomponente von Knochen und Zähnen. Es ist auch an der Regulation des Pulses, der Übertragung von Nervenimpulsen sowie an Muskelkontraktionen und der Blutgerinnung beteiligt. Der Kalzium- und Phosphatgehalt im Blut wird durch Parathormon aus der Nebenschilddrüse, Vitamin D und Kalzitonin, ein von der Schilddrüse produziertes Hormon, gesteuert. Ein erhöhter Kalziumspiegel (Hyperkalziämie) verursacht Appetitverlust, Übelkeit, Erbrechen, Schwindel, Muskelschwäche und Antriebslosigkeit. Ein verminderter Kalziumspiegel (Hypokalziämie) äußert sich in Muskelhartspan, Zuckungen, Krämpfen, Taubheit und Kribbeln in den Extremitäten, Tetanie und unregelmäßigem Puls.

Chlorid benötigt der Körper zur Aufrechterhaltung des Säure-Basen- und Flüssigkeitshaushaltes. Es ist ein wesentlicher Bestandteil der Magensekrete und trägt zur Verdauung bei. Bei Flüssigkeitsverlust durch Schwitzen, Erbrechen oder Durchfall kann ein Chloridmangel und damit eine Alkalose, also ein Basenüberschuss in den Körperflüssigkeiten, sowie eine Dehydratation und Kaliumverlust im Harn entstehen.

Bikarbonat dient im Blut und in den Körperflüssigkeiten als Puffer; es hält den Säuregehalt auf einem pH-Wert zwischen 7,35 und 7,45. Die Bikarbonatkonzentration wird durch Niere und Lunge geregelt.

STOFFWECHSEL

Alle Abläufe im menschlichen Körper sind von chemischen Reaktionen in den Zellen abhängig. Diese komplexen biochemischen Vorgänge zur Aktivierung der Körpersysteme werden als Stoffwechsel (Metabolismus) bezeichnet. Dieser unterteilt sich in zwei funktionelle Untereinheiten: den Energie verbrauchenden Aufbaustoffwechsel (Anabolismus) und den Energie freisetzenden Abbaustoffwechsel (Katabolismus).

Im anabolen Aufbaustoffwechsel entstehen aus einfachen Molekülen komplexere Moleküle und Stoffe. Aminosäuren werden zu Proteinen synthetisiert und Monosaccharide zu Polysacchariden verknüpft. Anabole Reaktionen verbrauchen Energie und finden vor allem während des Wachstums sowie zur Regeneration und Erhaltung von Körperzellen und Organen statt.

Im katabolen Stoffwechsel werden komplexe Stoffe zu einfacheren Stoffen abgebaut. Katabole Reaktionen produzieren Energie. Diese Energie wird in Form von Adenosintriphosphat (ATP) gespeichert, bis sie für anabole Reaktionen benötigt wird. Die chemische Verdauung, bei der Nahrungsmoleküle abgebaut und Energie freigesetzt wird, ist ein Beispiel für die katabolen Reaktionen.

Zu den Stoffen, die für die lebensnotwendigen chemischen Reaktionen im Körper unentbehrlich sind, zählen die vom Körper produzierten Enzyme und die Nährstoffe, die der menschliche Körper aus der ihm zugeführten Nahrung gewinnt. Zu den Nährstoffen gehören Kohlehydrate, Fette, Eiweiße, Mineralien und Vitamine. Viele Stoffwechselstörungen basieren auf Funktionsstörungen des Organismus, aufgrund derer bestimmte Enzyme nicht produziert oder bestimmte Nährstoffe aus der Nahrung nicht abgebaut werden können.

Schwere Stoffwechselkrankheiten kommen selten vor und sind meist genetisch bedingt. Dazu zählen die Fruktoseintoleranz, die Galaktosämie, die Ahornsirupkrankheit und die Phenylketonurie (PKU). Auch bei diesen Krankheiten ist die Früherkennung

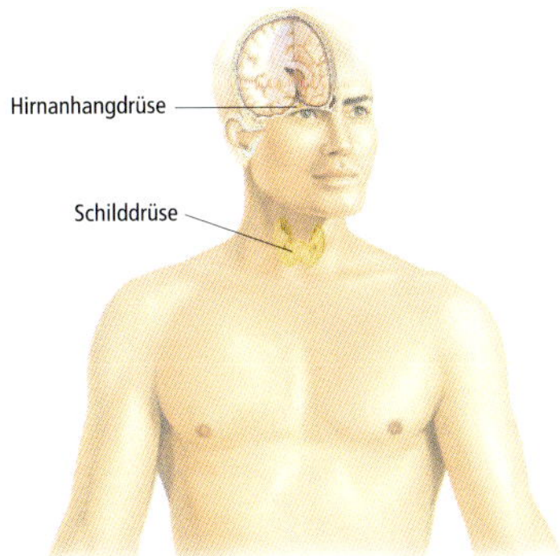

Stoffwechselsteuerung

Stoffwechsel ist der Sammelbegriff für alle im Körper ablaufenden chemischen Prozesse. Die Schilddrüsenhormone steuern die Umsatzrate, daher beeinträchtigt eine Unter- oder Überfunktion der Schilddrüse den Stoffwechsel des gesamten Körpers. Die Hirnanhangdrüse steuert die Freisetzung der Schilddrüsenhormone.

Chemischer Stoffwechsel

Einer der wichtigsten chemischen Prozesse im Körper ist die Aufspaltung von Kohlehydraten in Glukose und die anschließende Umwandlung von Glukose in Energie. Verdauungsenzyme in Bauchspeicheldrüse, Magen und Darm spalten Kohlehydrate auf und extrahieren Baustoffe, damit der Körper leistungsfähig bleibt. Zur Versorgung der Körperzellen und Muskeln wandelt die Leber Nährstoffe in Glukose um und speichert sie als Glykogen.

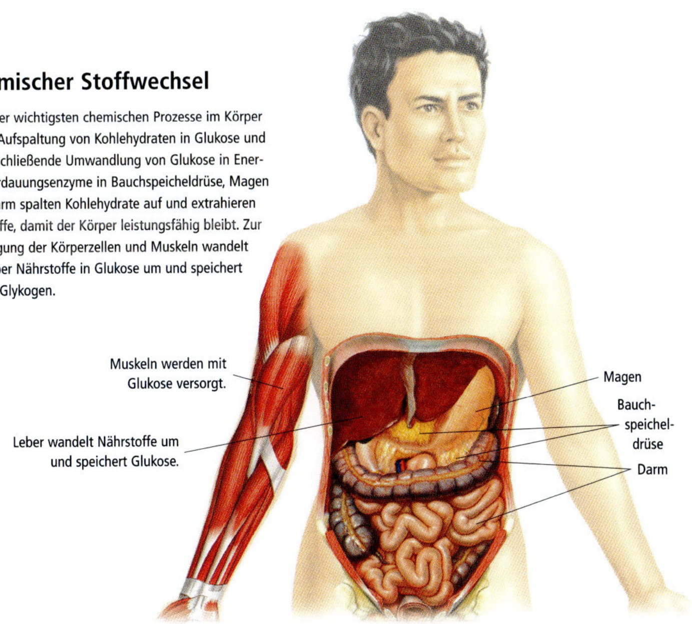

sehr wichtig, da das Ausmaß der schädlichen Folgen für den Organismus oft durch eine strenge Diät positiv beeinflusst werden kann.

Unter Grundumsatz (GU) versteht man die für die Aufrechterhaltung der lebenswichtigen Körperfunktionen (einschließlich Atmung, Blutkreislauf und Temperatur) erforderliche Energiemenge. Der GU wird zwischen 14 und 18 Stunden nach der letzten Mahlzeit gemessen, während sich der Betroffene im Wach- und Ruhezustand befindet. Der so ermittelte GU zeigt, wie schnell eine Person Nahrung verstoffwechselt. Im Durchschnitt benötigt ein gesunder Mensch täglich 1.500–2.000 kcal (6.000–8.000 kJ) zur Aufrechterhaltung der elementaren Körperfunktionen.

Der Gesamtmetabolismus wird im Körper von Hormonen (besonders von den Schilddrüsenhormonen) gesteuert. Ein zu hoher oder zu niedriger Hormonspiegel wirkt sich auf den Grundumsatz aus und beeinträchtigt die Gesundheit.

Weitere Faktoren, die den Grundumsatz beeinflussen, sind Alter (GU sinkt) und sportliche Betätigung (GU steigt). Der Grundumsatz der Frau liegt unter dem des Mannes, steigt jedoch während Schwangerschaft und Stillzeit an. Stresshormone erhöhen den GU. Auch andere Hormone, z. B. Testosteron, können dies bewirken, ebenso wie eine krankheitsbedingt erhöhte Körpertemperatur. Im Schlaf und bei Unterernährung sinkt der Grundumsatz.

KÖRPERTEMPERATUR

Die normale Körpertemperatur liegt bei 37 °C, kann jedoch zwischen 36,2 °C und 37,8 °C schwanken. Bei gesunden Menschen wurden auch schon Körpertemperaturen zwischen 35,5 °C und 38,4 °C gemessen. Zur genauen Messung ist ein Thermometer zu verwenden (die Stirn fühlen reicht nicht aus). Eine Person kann sich zuweilen trotz normaler Kerntemperatur heiß anfühlen.

Die Temperatur kann an mehreren Körperstellen gemessen werden: im Mund (das Thermometer wird unter die Zunge geschoben), rektal im Mastdarm (das Thermometer wird ein kurzes Stück in den Darm eingeführt) oder in der Achselhöhle (Axillartemperatur). Die rektale Temperatur liegt meist um 0,5 °C höher als die orale; die orale Temperatur wiederum ist gewöhnlich 0,5 °C höher als die Axillartemperatur. Es sollte immer an derselben Körperstelle gemessen werden, damit im Krankheitsfall ein Vergleichswert vorliegt.

Kinder fiebern rasch sehr hoch, ohne deshalb gesundheitlich stark beeinträchtigt zu

Temperaturregulation

Der Körper besitzt einen Mechanismus zur Aufrechterhaltung einer konstanten Körpertemperatur. Dieser wird durch den Hypothalamus im Gehirn geregelt. Die in der Hautoberfläche liegenden Nervenendigungen informieren den Hypothalamus über Veränderungen der Umgebungstemperatur. Bei Informationen über ein Absinken der Körpertemperatur löst der Hypothalamus eine Steigerung der Wärmeproduktion im Körper aus, indem er Blut an die inneren Organe leitet. Bei einem Anstieg der Körpertemperatur verursacht der Hypothalamus eine Blutströmung zur Haut. Dort wird durch Abstrahlung, Leitung, Konvektion und Verdunstung Wärmeabgabe ausgelöst.

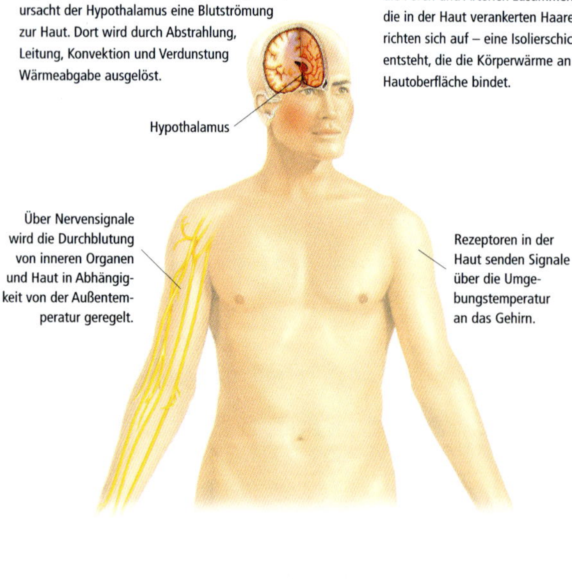

Haut- und Temperaturregulation

Zwei Hautschichten – die Oberhaut und die Lederhaut – sind an der Regulation der Körpertemperatur beteiligt. Bei einem Anstieg der Körpertemperatur erweitern sich die Arterien; die Blutströmung zur Haut erhöht die Wärmeabgabe deutlich. Die angeregten Schweißdrüsen sondern Flüssigkeit ab, die verdunstet und einen Rückgang der Körpertemperatur verursacht. Beim Absinken der Körpertemperatur ziehen sich die Poren und Arterien zusammen, die in der Haut verankerten Haare richten sich auf – eine Isolierschicht entsteht, die die Körperwärme an die Hautoberfläche bindet.

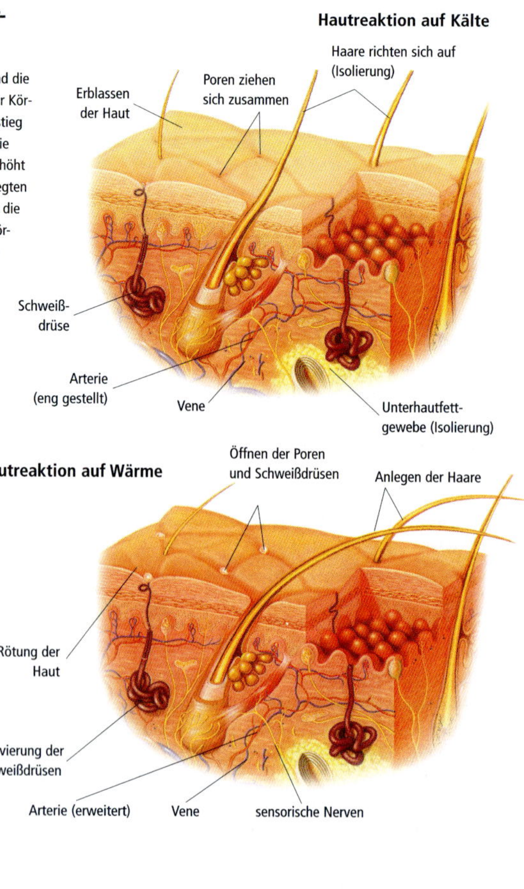

sein. Ab 39,5 °C sollte die Temperatur allerdings gesenkt werden, um mögliche Krampfanfälle (Fieberkrämpfe) zu vermeiden. Dazu eignen sich am besten lauwarme Wadenwickel, die so oft gewechselt werden können, bis die Temperatur deutlich gesunken ist. Der Körper sollte nicht frösteln, da sonst die Körpertemperatur ansteigt. Zur Senkung des Fiebers kann im Notfall auch Paracetamol oder Ibuprofen verabreicht werden, keinesfalls jedoch Azetylsalizylsäure, da sie das Reye-Syndrom auslösen könnte. Azetylsalizylsäure eignet sich nur für Erwachsene.

TEMPERATURREGULATION

Die meisten Organismen, so auch der Körper des Menschen, können auf Dauer keine Körpertemperatur beibehalten, die zu stark von der Umgebungstemperatur abweicht. Zur Aufrechterhaltung der Körpertemperatur entwickelten Warmblüter und Kaltblüter (bzw. Wechselwarmblüter) unterschiedliche physiologische Methoden: Während die Warmblüter, einschließlich der Vögel und der Säugetiere, Hitze in ihrem Körper erzeugen, regeln die Kaltblüter, einschließlich der Reptilien, ihre Körpertemperatur mit Hilfe der äußeren Wärme.

Die Kerntemperatur des menschlichen Körpers liegt gewöhnlich zwischen 36,2 °C und 37,8 °C. Sie ist Schwankungen unterworfen, die von der Tageszeit, der Umgebung, der körperlichen Aktivität, der Nahrungsaufnahme sowie von Emotionen abhängen. Aufgrund des normalen 24-Stunden-Rhythmus ist die Körpertemperatur am frühen Morgen am niedrigsten und am späten Nachmittag am höchsten.

Die Körpertemperatur ergibt sich aus der Differenz zwischen dem Wärmeverlust und der Wärmeerzeugung. Körperwärme geht durch Abstrahlung verloren. Die Abstrahlung wird über das Ausmaß der Hautdurchblutung beeinflusst, des Weiteren durch Verdunstung (die Schweißdrüsen leiten 1.700 kcal bzw. 7.000 kJ pro Stunde ab), Konvektion und Leitung. Das Körperfett sorgt für die notwendige Isolierung, welche die Körpertemperatur in einer warmen oder kalten Umgebung aufrechterhält.

Der Hypothalamus ist der für die Temperaturregelung zuständige Bereich des Gehirnes. Bei Erhitzung des Körpers wird durch die an den Hypothalamus gesendeten Informationen eine Wärmeabgabe ausgelöst, die Blutgefäße erweitern sich und der Körper schwitzt. Eine Überwärmung des Körpers (Hyperthermie) verursacht Hauttrockenheit, Atembeschleunigung, Kopfschmerzen, Übelkeit und Bewusstlosigkeit. Wird der Körper zu großer Kälte ausgesetzt, so kommt es zur Unterkühlung (Hypothermie), die sich zunächst in Schmerzen, dann in Steifigkeit, geistiger Verwirrung, Lethargie und Herzrhythmusstörungen äußert.

Ein sprunghafter Anstieg der Körpertemperatur kann hitzebedingte Erkrankungen auslösen, z. B. Hitzekrämpfe, einen Hitzekollaps oder einen Hitzschlag. Eine Unterkühlung des Körpers wird bei Werten unter 28–30 °C akut lebensgefährlich. Es gibt jedoch zumindest einen nachgewiesenen Fall, bei dem ein Mensch überleben konnte, obwohl seine Körpertemperatur auf 13,9 °C abgesunken war. Im ersten Stadium der Unterkühlung versucht der Körper durch Kältezittern und Engstellung der Hautgefäße gegenzusteuern. Dabei werden vor allem Finger und Zehen blass und gefühllos. Nach dem Erwärmen der betroffenen Körperteile verspürt der Patient meist ein Kribbeln an diesen Stellen. Unbehandelt kommt es zu Erfrierungen und im weiteren Verlauf zum allmählichen Zusammenbruch aller Körperfunktionen.

Säuglinge und Kinder reagieren sehr empfindlich auf extreme Temperaturen, vor allem auf Kälte, da sie im Verhältnis zu ihrem Gewicht eine größere Körperoberfläche besitzen als Erwachsene. Dennoch müssen Säuglinge und Kinder (in derselben Umgebung und bei gleicher körperlicher Aktivität) nicht anders gekleidet sein als Erwachsene. Dies bedeutet, dass es bei Säuglingen zu einer Überhitzung des Körpers kommt, wenn sie zu warm gekleidet sind bzw. dass sie sich erkälten, wenn sie (nachts) zu leichte Kleidung tragen. Der Umstand, dass Kinder zu leicht bekleidet und in zu kühlen Räumen schlafen gelegt werden, gründet häufig in der Angst der Eltern vor dem plötzlichen Kindstod. Die optimale Raumtemperatur im Kinderzimmer beträgt um die 20 °C, zum Schlafen 18 °C.

Ein Anstieg der Körpertemperatur zum Schutz gegen Infektionen oder Verletzungen wird als Fieber bezeichnet. Wenn die weißen Blutkörperchen (Leukozyten) zu den Körperstellen strömen, von denen die Infektion ausgeht, werden chemische Substanzen in den Blutkreislauf abgegeben, die die Körpertemperatur erhöhen. Das Fieber an sich ist meist ungefährlich und hilfreich. Mit dem Temperaturanstieg kommt es zu Kältezittern oder Schüttelfrost und einer leichten Dehydratation. In seltenen Fällen führt hohes Fieber zu Krampfanfällen (Fieberkrämpfe).

STÖRUNGEN DES STOFFWECHSELS, DES WASSER- UND ELEKTROLYTHAUSHALTES

Störungen der Homöostase und des Metabolismus zeigen sich in unterschiedlichen Krankheitsbildern, wie Zuckerkrankheit, Tetanie, Fieber, Hitzschlag, Unterkühlung und Ödembildung. Weitere Stoffwechselstörungen werden mit dem die Störung auslösenden Organ besprochen.

SIEHE AUCH ***Organsysteme in diesem Kapitel; So bleiben Sie gesund in Kapitel 14; Diagnosetechniken, Medikamentöse Therapie in Kapitel 16***

ZUCKERKRANKHEIT

Zuckerkrankheit *(Diabetes mellitus)*, umgangssprachlich oft auch nur »Diabetes« genannt, wird durch die verminderte Insulinproduktion der Bauchspeicheldrüse oder die verminderte Fähigkeit des Körpers, Insulin nutzbar zu machen, verursacht. Es handelt sich um eine schwere, gelegentlich tödlich verlaufende Krankheit, die in westlichen Industriegesellschaften zu den Haupttodesursachen zählt. Die Ursachen sind noch nicht völlig geklärt; sie scheinen jedoch teils genetisch, teils ernährungsbedingt zu sein.

Normalerweise wird bei der Verdauung Glukose, ein Einfachzucker, ins Blut freigesetzt. Dies regt die Betazellen in der Bauchspeicheldrüse an, Insulin ins Blut abzugeben. Insulin hilft bei Transport und Speicherung von Glukose in Leber und Muskelzellen, von wo sie später bei Bedarf wieder ins Blut und in den Stoffwechsel gelangen kann. Wenn die Bauchspeicheldrüse zu wenig Insulin produziert oder der Glukosetransport in die Zellen nicht funktioniert (Insulinresistenz), führt dies zur Zuckerkrankheit.

Formen der Zuckerkrankheit

Es gibt zwei Diabetesformen. Typ-1-Diabetes, auch insulinpflichtiger Diabetes genannt, wird durch eine unzureichende Insulinproduktion der Bauchspeicheldrüse verursacht. Meist tritt diese Form bei Menschen unter 25 Jahren auf. Typ-2-Diabetes, auch nicht insulinpflichtiger Diabetes oder Altersdiabetes genannt, kommt häufiger vor. Er tritt meist bei Menschen über 40 Jahren auf und wird durch eine Insulinresistenz verursacht.

Beide Diabetesformen werden durch einen Glukoseüberschuss im Blut (Hyperglykämie) verursacht, der durch die Nieren abgebaut werden muss. Übermäßig starker Durst, häufiges Wasserlassen und Heißhunger sind die Symptome. Kohlehydrat-, Fett- und Proteinstoffwechsel verändern sich. Fettsäuren aus dem Gewebe des ganzen Körpers werden in der Leber in chemische Verbindungen, die so genannten Ketone, umgewandelt, die ins Blut gelangen und dieses gefährlich übersäuern (Ketoazidose). Insbesondere bei Typ 1, dem insulinpflichtigen Diabetes, kann dies zu einem diabetischen Koma führen und unbehandelt zum Tod. Ein diabetisches Koma ist ein medizinischer Notfall, der eine sofortige Behandlung im Krankenhaus erfordert.

Die ärztliche Diagnose erfolgt über Zuckertests in Urin und Blut. Durch einen Test auf Glukosetoleranz, bei dem der Blutzuckerspiegel bis zu sechs Stunden nach Einnahme einer Glukoselösung gemessen wird, kann man feststellen, ob der Körper den aufgenommenen Zucker ausreichend verarbeiten und speichern kann.

Einstellung der Zuckerkrankheit

Typ-1-Diabetiker benötigen tägliche Insulininjektionen. Das Hormon kann nicht oral, also über den Mund, verabreicht werden. Daher verabreichen sich die meisten Diabetiker selbst ein- bis viermal täglich subkutane Injektionen (unter die Haut); manche benutzen auch eine tragbare Insulinpumpe, die das Insulin über eine implantierte Kanüle direkt in den Körper leitet.

Eine sorgfältige Planung des Tagesablaufes und eine hohe Ernährungsdisziplin sind Voraussetzungen, um den Insulin- und Blutzuckerspiegel in einem möglichst normalen Bereich zu halten. Der Blutzuckerspiegel sollte vom Arzt und vom Patienten zu Hause permanent überwacht werden, um die korrekte Insulindosis zu gewährleisten. Zu Zeiten hoher Belastungen, beispielsweise bei Operationen oder Infektionen, kann es mitunter notwendig sein, die Insulindosis vorübergehend zu erhöhen.

Diabetes vom Typ 2 ist meist einfacher einzustellen als Typ 1. Meist wird er nur über die Ernährung behandelt, gelegentlich zusätzlich mit oralen Antidiabetika. In manchen Fällen muss aber auch Insulin verabreicht werden. Eine Normalisierung des Körpergewichtes und regelmäßige körperliche Betätigung sind sehr wichtig.

Ungleichgewicht zwischen Insulin und Glukose

Zu viel Insulin oder zu wenig Glukose im Essen verursachen einen zu niedrigen Blutzuckerspiegel (Hypoglykämie) oder einen Insulinschock. Als Anzeichen für eine Hypoglykämie gelten Heißhunger, Schwindel, Schwitzen und Herzklopfen, gefolgt von Benommenheit und Koma. Ein Diabetiker kann die Hypoglykämie beenden, indem er Zucker bzw. Süßigkeiten isst oder Glukagon injiziert, ein Hormon, das den Blutzuckerspiegel hebt.

Diabetiker sollten mit den Symptomen eines zu niedrigen Blutzuckerspiegels (Hypoglykämie) sowie eines zu hohen Blutzuckerspiegels (Hyperglykämie) vertraut sein, um sich selbst behandeln oder schnell Hilfe holen zu können, bevor sie ins Koma fallen. Für Notfälle sollten sie außerdem eine Karte, ein Schild oder ein Armband mit ihrem Namen und ihrer Erkrankung tragen.

Zuckerkrankheit und Schwangerschaft

Die Zuckerkrankheit kann durch eine Schwangerschaft verschlimmert werden. Daher ist eine gute Einstellung des Diabetes während Schwangerschaft und Geburt besonders wichtig. Für die Kinder von Frauen, deren Zuckerkrankheit nicht richtig eingestellt ist, besteht ein hohes Risiko für Geburtsschäden. Wird die Krankheit hingegen gut eingestellt, ist das Risiko nicht höher als bei gesunden Müttern.

Schwangerschaftsdiabetes kann während der Schwangerschaft, meist zwischen der 24. und der 28. Schwangerschaftswoche, auftreten. In vielen Fällen fällt der Blutzuckerspiegel nach der Entbindung wieder auf seinen normalen Wert. Für die Mutter besteht jedoch ab diesem Zeitpunkt das Risiko, irgendwann eine dauerhafte Erkrankung zu entwickeln.

Langzeitkomplikationen

Es gibt zahlreiche Langzeitschäden bei *Diabetes mellitus*. Mit der Krankheitsdauer nehmen diese meist zu. Arterienverkalkung (Arteriosklerose) ist dabei die ernsteste. Sie schädigt kleine und große Blutgefäße vor allem in der Netzhaut (diabetische Retinopathie) und in den Nieren (diabetische Nephropathie); dies kann zu Blindheit und Nierenversagen führen. Eine weitere häufige Komplikation ist die Degeneration von Nerven, wodurch es im peripheren Nervensys-

Grüner Star (Glaukom)

Der Grüne Star tritt oft in Zusammenhang mit der Zuckerkrankheit auf. Durch den Anstieg des Augeninnendruckes kommt es zu einer Sehnervenschädigung und allmählichem Verlust des Sehvermögens.

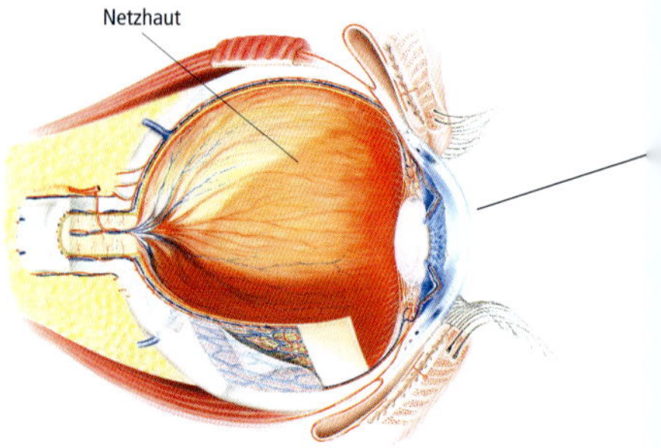

Diabetische Nephropathie

Durch hohe Blutzuckerspiegel werden die Glomeruli und die kleinen Nierengefäße geschädigt. Dies führt zu einer erhöhten Proteinausscheidung (Proteinurie), Ödemen und auf Dauer zum Nierenversagen.

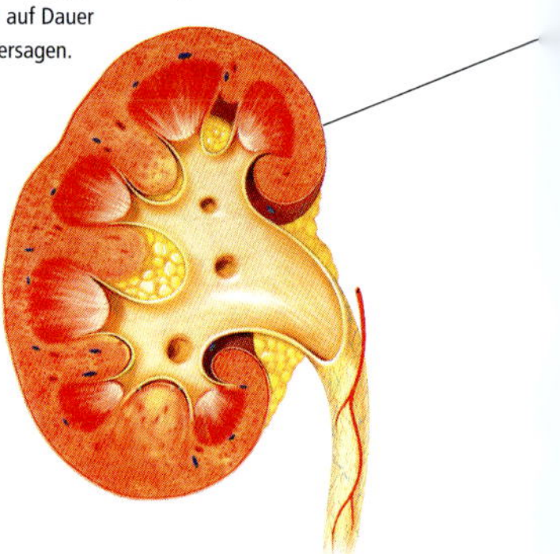

Diabetisches Geschwür

Hohe Blutzuckerspiegel verschlechtern die Wundheilung und führen zu einer Degeneration der peripheren Nerven (diabetische Neuropathie). Die Kombination dieser beiden Faktoren ist die Ursache für die Entstehung diabetischer Geschwüre.

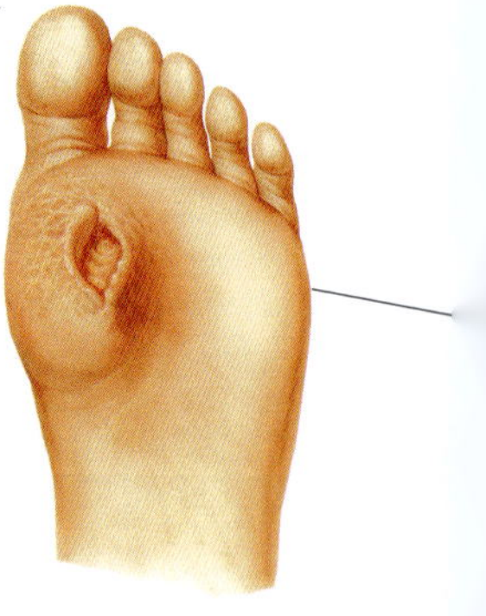

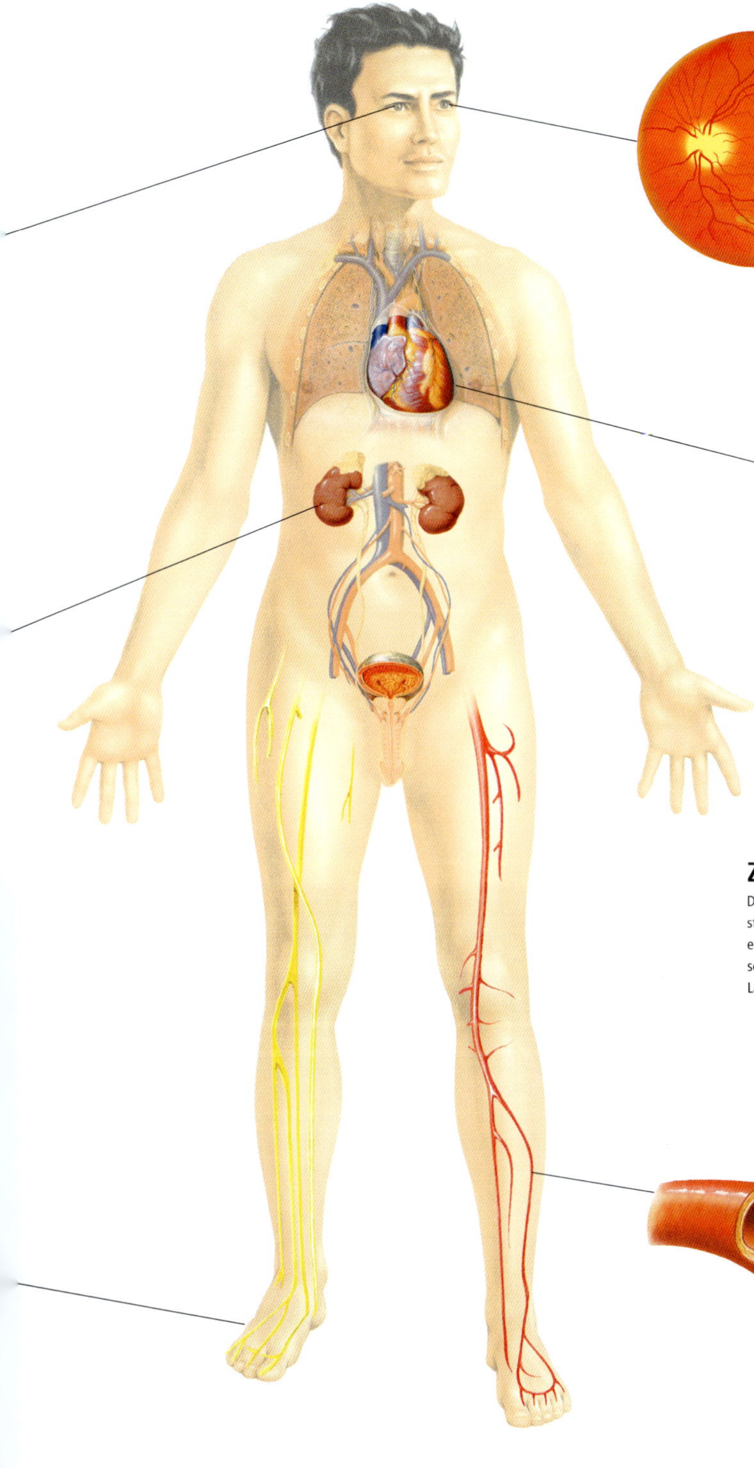

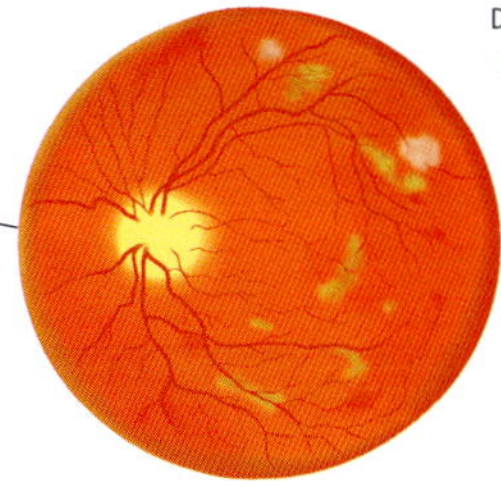

Diabetische Retinopathie

Die Zuckerkrankheit schädigt die kleinen Blutgefäße in der Netzhaut des Auges. Dies führt zu Blutungen und Netzhautinfarkten, wodurch die Sehkraft nach und nach abnimmt.

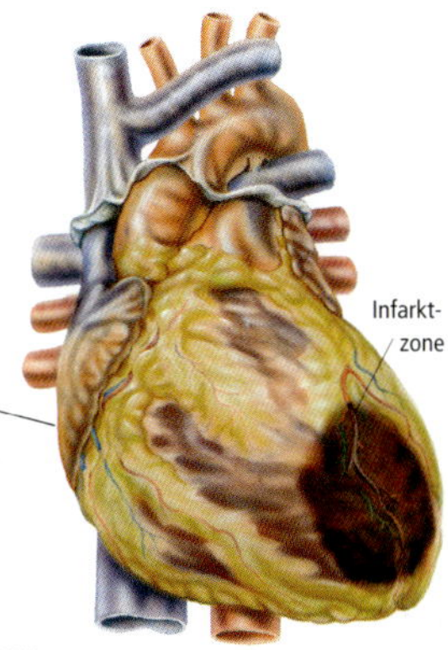

Koronare Herzkrankheit

Die Zuckerkrankheit fördert Arterienverkalkung (Arteriosklerose) und ist damit auch ein Risikofaktor für Herz-Kreislauf-Erkrankungen, wie Schlaganfall, Angina pectoris oder Herzinfarkt.

Zuckerkrankheit

Die Zuckerkrankheit wird durch eine Störung im Glukosestoffwechsel verursacht. Statt die Gewebe und Zellen zu erreichen, in denen sie benötigt wird, zirkuliert die Glukose im Blut, wo sie das chemische Gleichgewicht stört. Im Laufe der Zeit führt dies zu zahlreichen Schäden.

Arterienverkalkung

Die Zuckerkrankheit ist ein Risikofaktor für die Entstehung der Arteriosklerose, bei der fettige Ablagerungen und Verkalkungen den Blutfluss zunehmend behindern.

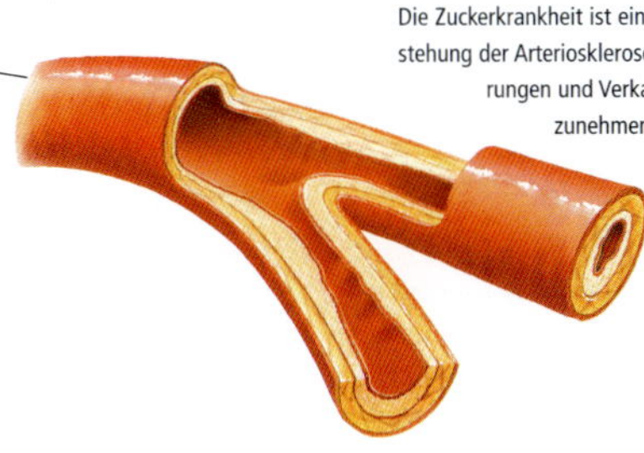

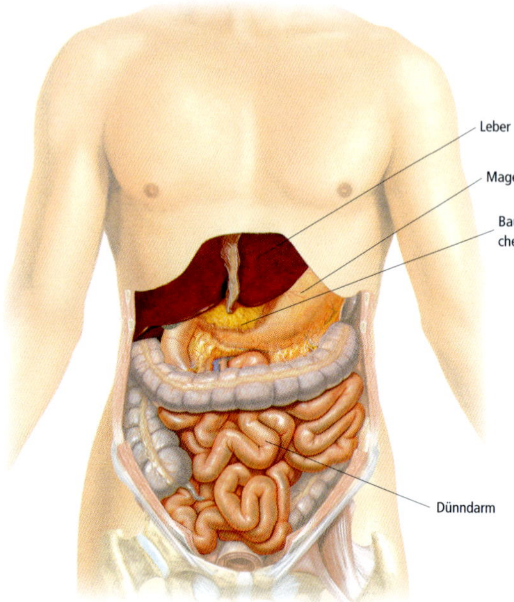

Zuckerkrankheit und Glukosestoffwechsel

Das Hormon Insulin ist wichtig für die Bereitstellung von Glukose, dem Zucker, den alle Zellen für ihren Stoffwechsel benötigen. Die normale Insulinproduktion, der Glukosestoffwechsel und die Ursachen der Störungen bei Zuckerkrankheit lassen sich wie folgt zusammenfassen:

(a) Kohlehydrate werden in Magen und Dünndarm gespalten und in Glukose umgewandelt.

(b) Glukose wird über die Pfortader zur Leber transportiert und dort als Glykogen gespeichert oder zu den Körpergeweben weitertransportiert.

(c) Die Bauchspeicheldrüse kontrolliert über ihre Hormone Insulin und Glukagon, wie viel Glukose gespeichert und wie viel an die Gewebe verteilt wird. Insulin senkt dabei hohe Zuckerspiegel, während Glukagon niedrige Blutzuckerspiegel erhöht. Bei Typ-1-Diabetes ist die Insulinproduktion durch eine Schädigung der Inselzellen reduziert, während bei Typ-2-Diabetes ein relativer Insulinmangel durch ein zu hohes Körpergewicht besteht oder die Insulinrezeptoren in den Geweben nicht mehr auf das Hormon reagieren. In beiden Fällen ist ein erhöhter Blutzuckerspiegel (Hyperglykämie) die Folge.

tem zu verminderter Empfindungsfähigkeit kommt (diabetische Polyneuropathie). Zudem sind häufig eine reduzierte Widerstandskraft gegen Infektionen und eine schlechtere Wundheilung zu beobachten.

Diabetiker neigen wegen der durch die Krankheit verursachten Schäden an den kleinen und großen Blutgefäßen, an den Nerven sowie wegen ihrer Infektanfälligkeit zu Fußproblemen; deshalb müssen sie eine gründliche Fußpflege erlernen.

Wenn eine gute Einstellung der Zuckerkrankheit gelingt, kann das Einsetzen der drohenden Spätschäden, wie Retinopathie und Nierenleiden, zumindest hinausgezögert werden. Man kann sie jedoch nicht vollständig verhindern; dies gilt besonders bei Diabetes vom Typ 1 und bei langjährigem Diabetes vom Typ 2.

Ketose

Bei einer Ketose liegen hohe Konzentrationen von sauren Ketonkörpern im Blut vor. Diese Ketonkörper (Azetessigsäure, Hydroxybuttersäure und Azeton) werden gebildet, wenn eine Person hungert. In der westlichen Welt tritt dieser Fall hingegen meist bei Diabetikern auf, wenn nicht genügend Insulin zur Kontrolle des Blutzuckerspiegels vorhanden ist. Eine gefährliche Übersäuerung des Blutes (Ketoazidose) ist die Folge.

Die üblichen Symptome sind Durst, häufiges Wasserlassen, Übelkeit und Schwächegefühle. Der Betroffene ist dehydriert, Puls und Atmung sind beschleunigt, er ist verwirrt oder komatös und hat einen fruchtigen Mundgeruch (ein Anzeichen für das Vorhandensein von Ketonkörpern). Eine Ketoazidose ist ein medizinischer Notfall, der dringend mit intravenösem Insulin sowie Flüssigkeits- und Elektrolytinfusionen in einem Krankenhaus behandelt werden muss. Die Sterblichkeitsrate beträgt 10 %.

HYPONATRÄMIE

Die Gesundheitsrisiken einer zu salzhaltigen Ernährung sind heute allgemein bekannt. Doch auch ein Natriummangel im Blut (Hyponaträmie) kann zu Störungen führen. Sie treten meist auf, wenn dem Körper zu viel Wasser und zu wenig Salz zugeführt wird, oder wenn der Körper überschüssiges Wasser nicht ausscheidet. Beides führt zu einem Ungleichgewicht.

Besonders anfällig für eine Hyponaträmie sind Personen, die ihren Durst nicht angemessen stillen können, also ältere oder sehr junge Menschen und psychisch Kranke sowie Menschen, die unter Nierenkrankheiten leiden. Natriummangel kann zudem für Sportler, vor allem Langstrecken- und Marathonläufer, zum Problem werden, wenn sie zu viel Wasser trinken, ohne gleichzeitig den durch Schwitzen entstandenen Salzverlust auszugleichen. Für Abhilfe sorgen Fitnessgetränke, die Elektrolyte enthalten. Sie sollten anstelle von Wasser getrunken werden.

Die Symptome der Hyponaträmie reichen von Kopfschmerzen, Übelkeit, Muskelkrämpfen, Schwäche und Müdigkeit bis hin zu Bewusstlosigkeit bei schweren Mangelerscheinungen. In Extremfällen kann die Störung tödlich sein.

TETANIE

Die Tetanie ist eine Muskelverkrampfung der Hände, der Füße und des Gesichtes als Folge eines Ungleichgewichtes im Stoffwechsel. Die u.U. lebensbedrohliche Krankheit wird durch einen abnorm niedrigen Kalzium-, Kalium- oder Magnesiumspiegel im Blut oder durch eine Störung des Säure- oder Basenhaushaltes im Körper verursacht.

Typisch für diesen schmerzhaften Krankheitszustand sind eine Verkrampfung der Hand- und Fußmuskeln mit typischer Pfötchenstellung, ein Kehlkopfkrampf, der Atemschwierigkeiten, Übelkeit und Erbrechen auslöst, sowie am ganzen Körper auftretende (generalisierte) Krampfanfälle. Die Tetanie geht in der Regel auch mit Kribbeln in Lippen, Zunge, Fingern und Füßen sowie Brustenge und Atemnot einher.

Eine Tetanie tritt zudem bei erregungsbedingter Hyperventilation und als Begleitsymptom der folgenden Erkrankungen auf: unzureichend behandelte Unterfunktion der Nebenschilddrüsen, Hypophosphatämie (verminderter Phosphatgehalt des Blutes), Knochenerweichung (Osteomalazie), Nierenleiden und Malabsorption (Verdauungsschwäche). Wird die Tetanie durch einen zu niedrigen Kalziumspiegel verursacht, so kann ein Vitamin-D-Mangel zugrunde liegen.

Die Behandlung zielt auf die Wiederherstellung des Stoffwechselgleichgewichtes ab. Sie besteht z. B. bei Kalziummangel (Hypokalzämie) in einer intravenösen Kalziumgabe.

Tetanie

Eine Tetanie ist charakterisiert durch unwillkürliche Muskelkrämpfe, die vor allem an Händen und Füßen auftreten. Auf diese Weise äußern sich ein zu niedriger Kalziumspiegel und Hypoparathyreoidismus, eine Unterfunktion der Nebenschilddrüsen.

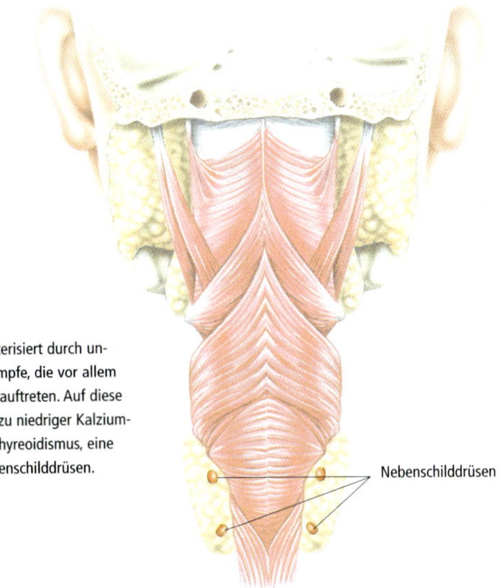

AZIDOSE

Bei einer Azidose enthalten die Körperflüssigkeiten zu viel Säure. Der Körperstoffwechsel arbeitet am besten bei pH-Werten zwischen 7,35 und 7,45 (in pH wird der Säuregehalt gemessen). Lunge, Nieren und chemische Pufferbasen im Blut (z. B. Bikarbonat) halten den pH-Wert in diesem Bereich. Bei Krankheit hingegen kann der pH-Wert fallen und eine Azidose verursachen, die unbehandelt zum Tod führen kann.

Es gibt zwei Arten der Azidose: Wird die überschüssige Säure durch einen Stoffwechselprozess gebildet, spricht man von einer metabolischen Azidose. Sie kann durch eine Zuckerkrankheit, ein Nierenversagen, einen Bikarbonatverlust, Durchfall, eine Überdosis Drogen bzw. Medikamente oder Stoffwechselstörungen entstehen. Sind eine Hyperventilation oder eine unzureichende Atemtätigkeit die Ursache, spricht man von einer respiratorischen Azidose. Herzstillstand, Asthma oder andere Lungenkrankheiten sowie eine Überdosis Drogen bzw. Medikamente können diese Form verursachen.

Eine leichte Azidose führt zu Erregung, Kopfschmerzen und Herzrasen. Eine schwere Azidose verursacht Lethargie, Verwirrtheit, Krampfanfälle, Stupor und Koma.

Der entscheidende Schritt in der Behandlung einer Azidose ist die Beseitigung der zugrunde liegenden Ursache. In schweren Fällen wird intravenös Bikarbonat verabreicht.

ALKALOSE

Bei einer Alkalose herrscht ein Überschuss an Basen im Blut und anderen Körperflüssigkeiten. Normalerweise halten die Regulationsmechanismen des Körpers den pH-Wert des Blutes leicht alkalisch, zwischen 7,35 und 7,45 (in pH wird der Säuregehalt gemessen). Wird dieser Wert jedoch überschritten, kann es zu einer Alkalose kommen.

Es gibt zwei Arten der Alkalose: Eine metabolische Alkalose entsteht durch Säureverlust, etwa bei Nierenversagen, Erbrechen oder Darmverschluss, sowie als Folge bestimmter Medikamente. Sie kann auch bei einer zu großen Aufnahme von basischen Substanzen, wie es manchmal nach einer Bluttransfusion vorkommt, oder durch die zu große Aufnahme von Bikarbonat über Medikamente auftreten. Die respiratorische Alkalose entsteht durch Hyperventilation (zu schnelles Atmen), wodurch zu viel Kohlendioxid verloren geht. Diese Form der Alkalose kann auch durch Kopfverletzungen, Lungenkrankheiten, Leberversagen und eine Azetylsalizylsäurevergiftungen entstehen.

Die Symptome einer Alkalose umfassen Kribbeln auf der Haut, Muskelschwäche und Muskelkrämpfe. Zur Diagnose dient ein Bluttest, der Veränderungen des Blut-pH-Wertes sowie der Bikarbonat-, Sauerstoff- und Kohlendioxidwerte zeigt.

Eine Alkalose stellt eine sehr ernste Erkrankung dar, die eine stationäre Behandlung zur Beseitigung der Ursache und zur Wiederherstellung des Säure-Basen-Gleichgewichtes erfordert. In manchen Fällen ist auch die intravenöse Gabe säurehaltiger Mittel notwendig, um den normalen pH-Wert wiederherzustellen.

FIEBER

Von Fieber spricht man bei einem abnormen Anstieg der Körpertemperatur. Die normale Temperatur beträgt 37 °C (oral gemessen). Ein Fiebernder hat eine Temperatur, die mindestens 0,5 °C über der Normaltemperatur liegt. Um sicherzugehen, sollten zwei Messungen in einem Abstand von mindestens zwei Stunden durchgeführt werden. Fieber kann bei ansonsten gesunden Menschen von Anstrengung oder Austrocknung herrühren oder beim Kind Folge einer Impfreaktion sein. Doch gewöhnlich ist Fieber Zeichen einer Krankheit, vor allem viraler oder bakterieller Infektionen. Es kann begleitet sein von Schüttelfrost, Schwitzen, Kopfschmerzen, Unruhe, Schwäche und Appetitlosigkeit. Eine Schilddrüsenüberfunktion, bestimmte Krebsarten und Bindegewebserkrankungen

Regulation des Wasserhaushaltes

Hirnanhangdrüse (Hypophyse) und Niere kontrollieren gemeinsam den Flüssigkeitshaushalt des Körpers. Bei Wassermangel und drohender Austrocknung (Dehydratation) schüttet die Hypophyse größere Mengen an ADH (antidiuretisches Hormon) aus. Durstgefühl entsteht und die Niere wird zur verstärkten Rückresorption von Flüssigkeit veranlasst. Der Hypothalamus misst den Flüssigkeitsspiegel über Sensoren in der Blutbahn. Wenn er entsprechende Signale erhält, stimuliert er die Hypophyse zur ADH-Sekretion. Ist der Flüssigkeitshaushalt wieder ausgeglichen, wird die ADH-Sekretion über diesen Regelkreis wieder gesenkt.

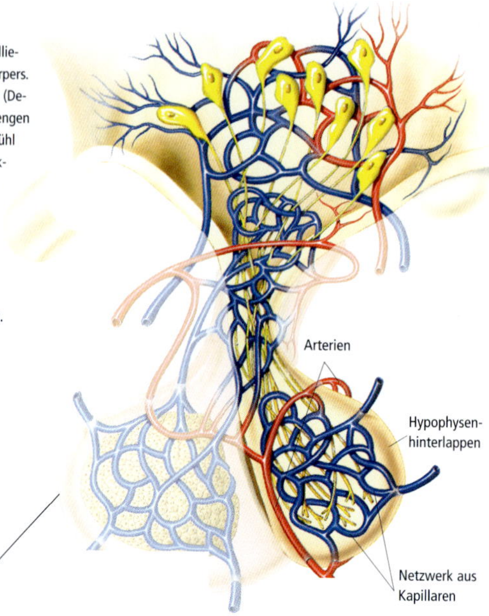

Ursachen einer Dehydratation

Störungen des Magen-Darm-Traktes (z. B. Erbrechen und Durchfall), Hautschäden (z. B. Sonnenbrand oder Brandwunden) und Nierenfunktionsstörungen können einen erhöhten Flüssigkeitsverlust verursachen. Säuglinge und Kleinkinder sind besonders empfindlich, da sie im Verhältnis zum Körpergewicht einen höheren Wasseranteil (80 %) haben als Erwachsene.

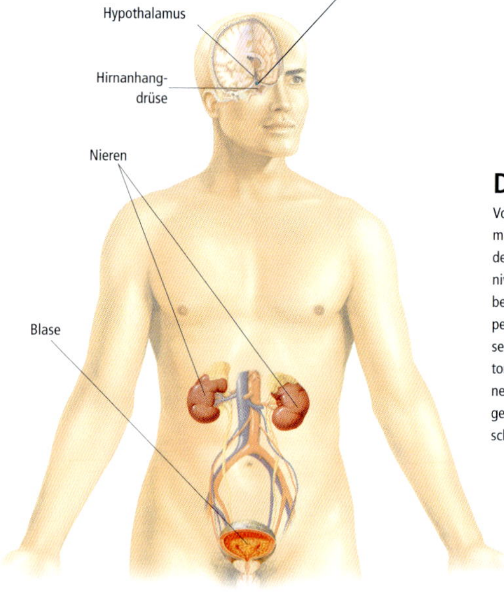

Dehydratation

Von Dehydratation spricht man, wenn der Wassergehalt des Körpers unter das Normalniveau sinkt. Normalerweise besteht der menschliche Körper zu 70 % aus Wasser. Wassermangel äußert sich in Symptomen wie Durst, eingesunkenen Augen, Mundtrockenheit, geringen Harnmengen und schlaffen Hautfalten.

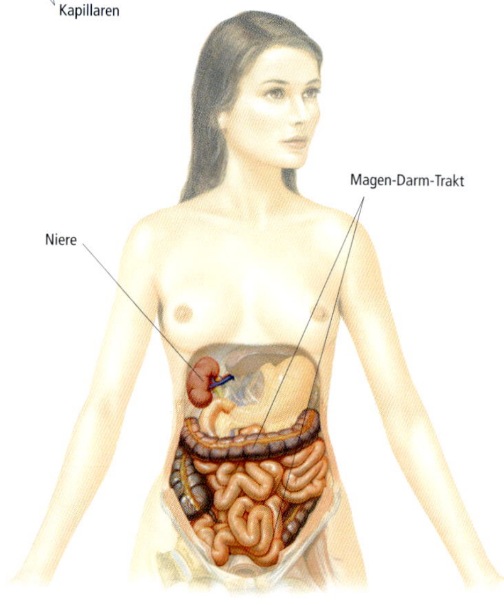

(Kollagenosen) können länger anhaltendes Fieber verursachen.

Bei Temperaturen unter 39 °C und einer Fieberdauer von weniger als 24 Stunden sind Bettruhe und eine reichliche Flüssigkeitszufuhr ausreichend. Bei Bedarf kann ein fiebersenkendes Medikament eingenommen werden. Bei anhaltendem Fieber, Temperaturen über 39 °C, geistiger Verwirrtheit oder Desorientierung, Erbrechen oder Durchfall sollte ein Arzt aufgesucht werden. Bei sehr kleinen Kindern kann Fieber über 39 °C einen Fieberkrampf auslösen. Sofortige ärztliche Hilfe ist angezeigt!

HITZSCHLAG

Ein Hitzschlag ist eine potenziell tödliche Reaktion auf Hitze durch das Unvermögen des Körpers, die eigene Temperatur zu regulieren. Ein Hitzschlag kann langsam oder plötzlich auftreten. Symptome sind ein hochroter Kopf, heiße trockene Haut, Apathie, Bewegungsstörungen und hohes Fieber (40–46 °C). Schock, Krampfanfälle, Hirnschädigungen, Koma und Tod können folgen.

Hauptziel der Behandlung ist die Senkung der Körpertemperatur durch Verlagerung des

Betroffenen an einen kühleren Ort, Ausziehen der Kleidung, Kühlung mit Fächern und Eispackungen auf dem Kopf, im Nacken, in den Achselhöhlen und der Leiste.

UNTERKÜHLUNG

Eine Unterkühlung (Hypothermie) entsteht, wenn der Körper extremer Kälte ausgesetzt wird. Sie betrifft häufig ältere Menschen und Kinder (denen das Kältezittern schwer fällt), Alkoholabhängige, aber auch gesunde Menschen, die extremer Kälte ausgesetzt sind (z.B. Bergsteiger). Bei Unterkühlung sinkt die Körperkerntemperatur allmählich unter den Normalwert von 37 °C und anschließend bis auf 27 °C ab.

Dabei werden Stoffwechsel, Atmung und Herzschlag verlangsamt und es kommt zu geistiger Verwirrtheit, Sprachstörungen und Muskelkrämpfen. Ohne Behandlung können Koma und Tod eintreten.

Alle feuchten und gefrorenen Kleidungsstücke sollten ausgezogen und der unterkühlte Körper nach und nach durch Einhüllen in warme Decken erwärmt werden. Eine stationäre Behandlung kann erforderlich sein.

DEHYDRATATION

Eine Dehydratation – der Abbau des Wasseranteils im Körper – ist lebensbedrohlich. Säuglinge und Kleinkinder, die im Verhältnis zum Körpergewicht vergleichsweise mehr Flüssigkeit benötigen als Erwachsene, können leichter austrocknen, aber auch leichter wieder rehydriert werden.

Die häufigsten Ursachen für eine solche Austrocknung sind eine ungenügende Flüssigkeitsaufnahme (Wassermangel ist sehr viel gefährlicher als Nahrungsmangel), Erbrechen, Durchfall (meist verursacht durch eine Magen-Darm-Infektion), harntreibende Mittel (Diuretika), Überhitzung und Fieber. Eine Austrocknung infolge von Durchfall ist in Entwicklungsländern eine häufige Todesursache bei Kindern. Manche Krankheiten wie die Zuckerkrankheit und die Addison-Krankheit können ebenfalls zu Austrocknung führen.

Auch Überhitzung kann zu großen Problemen führen, vor allem bei alten Menschen, Säuglingen und Neugeborenen, die nicht gegen Hitze geschützt werden. Ohne Wasserzufuhr geht die Austrocknung bei hohen Temperaturen schnell vonstatten. Leider sterben jeden Sommer wieder Säuglinge und Kleinkinder, die zu lange in geparkten Autos allein gelassen wurden.

Täglich verliert der menschliche Körper über Urin, Atemluft, Schweiß und den Magen-Darm-Trakt durchschnittlich etwa 2,5 % seines Wasseranteiles, was etwa 1,2 l entspricht. Die ausreichende Wasseraufnahme vor, während und nach sportlichen Aktivitäten beugt einer Austrocknung vor.

Das augenscheinlichste Symptom einer Austrocknung ist Durst. Hinzu kommen eingesunkene, dunkel unterlaufene Augen (bei Babys sinkt auch die Fontanelle ein), ein trockener Mund, spärliches Wasserlassen mit dunklem Urin (weniger eingenässte Windeln), Lethargie und Reizbarkeit. Die Spannkraft der Haut lässt nach, sodass eine angehobene Hautfalte stehen bleibt. Blut im Stuhl, hohes Fieber, extreme Schwäche oder ein Kollaps sind Anzeichen eines medizinischen Notfalls und müssen sofort behandelt werden.

Da eine Austrocknung fast immer mit einem gewissen Verlust von Salz (Natriumchlorid) einhergeht, muss man bei ihrer Behandlung auch die Konzentration der Salze im Blut wiederherstellen. In weniger schweren Fällen genügt die orale Zufuhr eines entsprechenden Getränkes; in ernsten Fällen muss jedoch ein Arzt hinzugezogen werden, um die richtigen Salzmengen zu verabreichen. Auf diese Weise wird das osmotische Gleichgewicht zwischen Zellen und Zwischenzellflüssigkeit normalisiert und die Nieren können wieder normal arbeiten.

FLÜSSIGKEITSRETENTION

Unter Flüssigkeitsretention versteht man die abnorme Ansammlung von Zwischenzellflüssigkeit. Dieser Zustand ist Symptom einer Gesundheitsstörung.

Der Flüssigkeitshaushalt im Körper wird vom Hypothalamus reguliert, der die Funktionen von Nieren und Blase durch Hormonausschüttung steuert. Der normale Flüssigkeitshaushalt kann durch starken Blutverlust beeinträchtigt werden; es können auch andere Störungen auftreten, z.B. eine Niereninsuffizienz, die zu einem erhöhten Natriumspiegel im Blut führen kann. Wenn der Natriumgehalt steigt, erhöht sich auch das Blutvolumen und die überschüssige Flüssigkeit verursacht Wasseransammlungen (Ödeme) in Beinen und Füßen. Nahrungssalze können die Flüssigkeitsretention verstärken, sodass z.B. Herzpatienten eine natriumarme Ernährung angeraten wird. Hormonschwankungen während des Menstruationszyklus können zur Retention von Natrium und Flüssigkeit führen sowie Völlegefühl verursachen. Auch Herz-, Leber- oder Niereninsuffizienzen können Flüssigkeitsretention auslösen.

Während der Schwangerschaft ist eine gewisse Flüssigkeitsretention normal und kann meist durch Hochlagern der Beine gelindert werden. Ausgeprägtere Ödeme können hingegen auf eine ernsthafte Störung hinweisen, sodass ein Arzt aufgesucht werden sollte.

Weitere Ursachen für eine Flüssigkeitsretention sind: bestimmte Herzmedikamente (vor allem Kalziumantagonisten), Kopfverletzungen, Schlaganfall und alle Störungen, die den Abfluss der Lymphe beeinträchtigen und ihren Rückfluss ins Blut behindern.

Therapeutisch verwendet man harntreibende Mittel (Diuretika). Dabei ist jedoch zu beachten, dass diese Medikamente eine Erweiterung der Blutgefäße und einen Kaliumverlust zur Folge haben.

Ödem

Ein Ödem ist eine Schwellung durch Flüssigkeitsansammlung in den Körpergeweben. Ödeme können lokal begrenzt oder generalisiert (am ganzen Körper) auftreten. Lokalisierte Ödeme sind möglicherweise die Folge von Verletzungen oder Infektionen, von Sonnenbrand oder Krampfadern. Besonders im Sommer und während der Schwangerschaft können leichte Beinödeme auftreten. Generalisierte Ödeme am ganzen Körper können durch Herzinsuffizienz oder Eiweißmangel im Blut aufgrund einer Leberzirrhose, einer chronischen Nierenentzündung oder durch Mangelernährung verursacht werden. Ödeme wurden auch als Folge einer Schwangerschaftsvergiftung (Präeklampsie) beobachtet.

Die Ödembehandlung setzt bei der Ursache an. Zur Linderung der Symptome eignen sich harntreibende Mittel (Diuretika), da sie die Nieren zur Ausscheidung von überschüssigem Salz und Wasser anregen. Stützstrümpfe können Ödemen verhindern, die durch eine Schwangerschaft, einen ungenügenden Lymphabfluss oder Krampfadern verursacht werden.

Das Lungenödem ist auf ein Herzversagen zurückzuführen: In den Lungen sammelt sich Flüssigkeit an, die schließlich in die Alveolen eindringt. Dadurch wird der Sauerstoff- und Kohlendioxidaustausch und somit die Atemfunktion beeinträchtigt. Lungenödeme gelten als medizinischer Notfall, der einen Krankenhausaufenthalt und eine Behandlung mit Sauerstoff, Diuretika, Morphin und Medikamenten für die zugrunde liegende Herzerkrankung erfordert.

SKELETTSYSTEM

Das Skelett ist das Grundgerüst des Körpers und lässt sich in das Achsenskelett und das Extremitätenskelett gliedern.

ACHSENSKELETT

Die zentrale Längsachse des Körpers wird von Schädel, Wirbelsäule und Brustkorb gebildet.

SIEHE AUCH *Schädel in Kapitel 2; Wirbelsäule, Brustwand in Kapitel 4*

SCHÄDEL

Der knöcherne Schädel bildet das Kopfskelett. Er besteht aus dem eigentlichen Schädel, dem Unterkiefer und dem Zungenbein an der Zungenwurzel. Das Gehirn und ein Teil des Hirnstammes liegen geschützt im oberen Teil des Schädels, dem Hirnschädel. Der untere Teil des Schädels ist der Gesichtsschädel. Hirn- und Gesichtsschädel sind aus zahlreichen Einzelknochen zusammengesetzt, die beim Erwachsenen fest miteinander verwachsen sind. Auch der Oberkiefer ist fester Bestandteil des Gesichtsschädels.

Am Übergang zwischen Hirnschädel und Gesichtsschädel liegen die beiden Augenhöhlen. Darunter befindet sich eine zentrale Öffnung, die den knöchernen Teil der Nasenhöhle bildet.

Die Schädelbasis bildet mit dem Atlas, dem ersten Wirbel der Wirbelsäule, ein Gelenk, das die Kopfbewegungen ermöglicht.

Die Knochen des Gesichtsschädels sind zum Teil hohl. Diese Hohlräume werden als Nasennebenhöhlen bezeichnet. Sie reduzieren das Gewicht des Knochens und verleihen der Stimme Resonanz.

WIRBELSÄULE

Die Wirbelsäule besteht aus zahlreichen, übereinander geschichteten, kleinen Knochen, den Wirbeln. Man unterscheidet sieben Halswirbel, zwölf Brustwirbel und fünf Lendenwirbel. Die beiden letzten Knochen der Wirbelsäule, das Kreuzbein und das Steißbein, entstehen aus Wirbeln, die bis zum Erwachsenenalter miteinander verschmelzen (fünf zum Kreuzbein und vier zum Steißbein).

Die Wirbel sind durch Bandscheiben und kleine Zwischenwirbelgelenke miteinander verbunden. Die Bandscheiben sind elastische Knorpelpolster, die einen Wirbel vom nächsten trennen. Jeder Wirbel kann sich zu

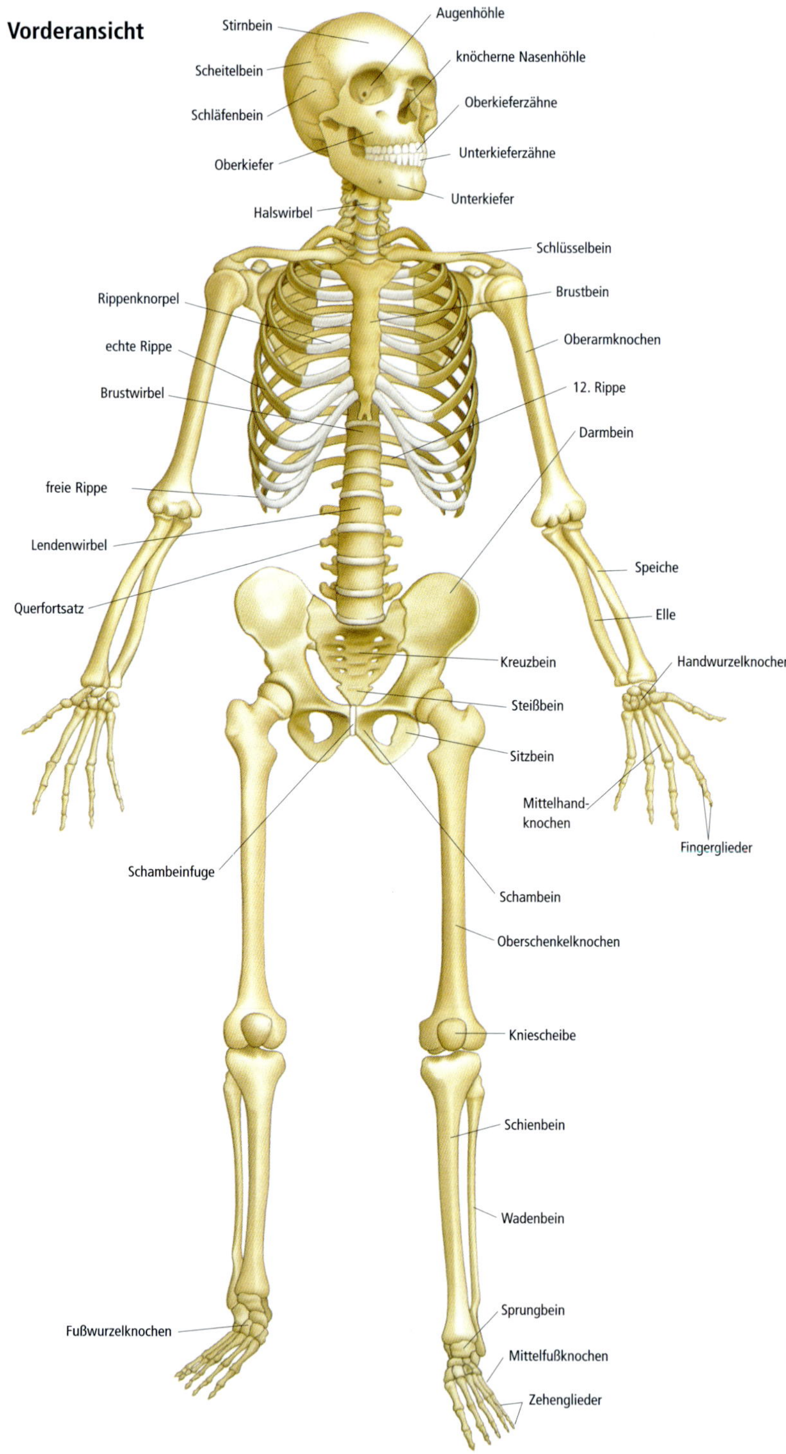

Rückansicht

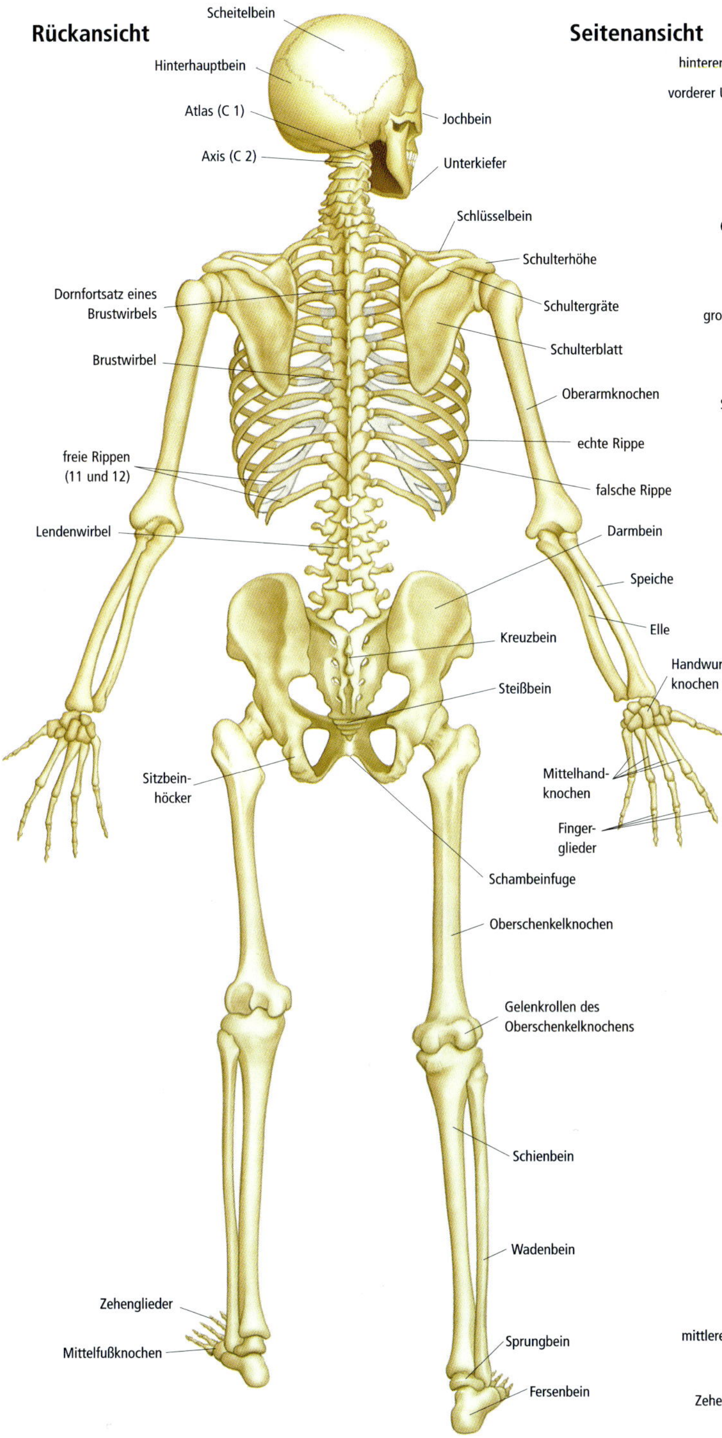

Seitenansicht

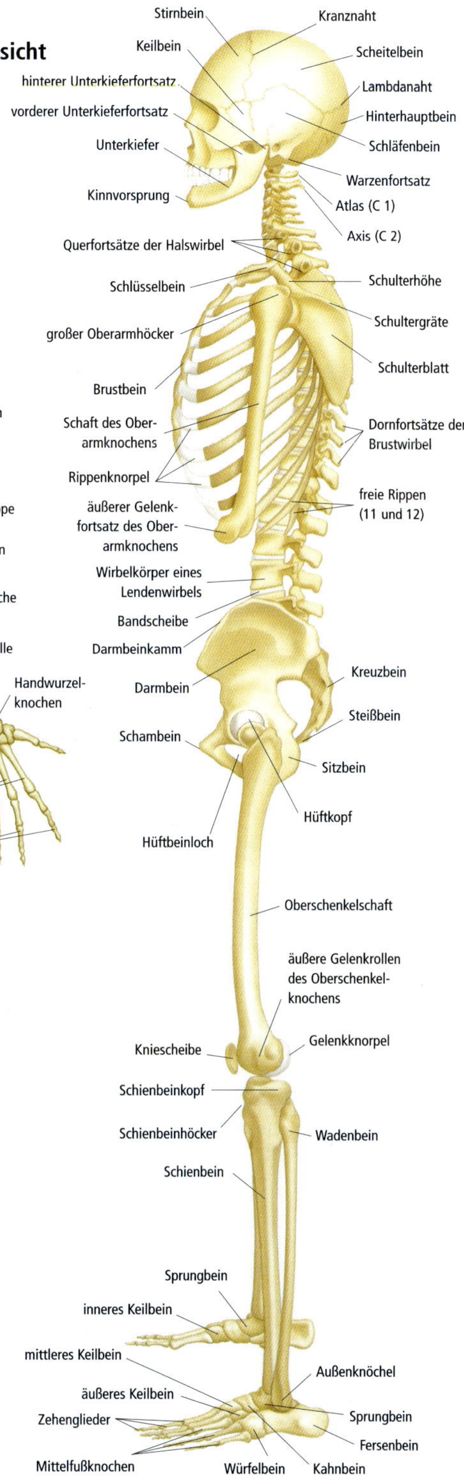

Knochen

Knochen besteht aus mehreren Schichten. Unter der äußersten Schicht, der Knochenhaut (Periost), liegt die massive Randschicht, die lamellenartige Kompakta, und darunter die schwammartige Spongiosa, zwischen deren Bälkchen sich das rote Knochenmark befindet. Fetthaltiges gelbes Knochenmark füllt die Markhöhle.

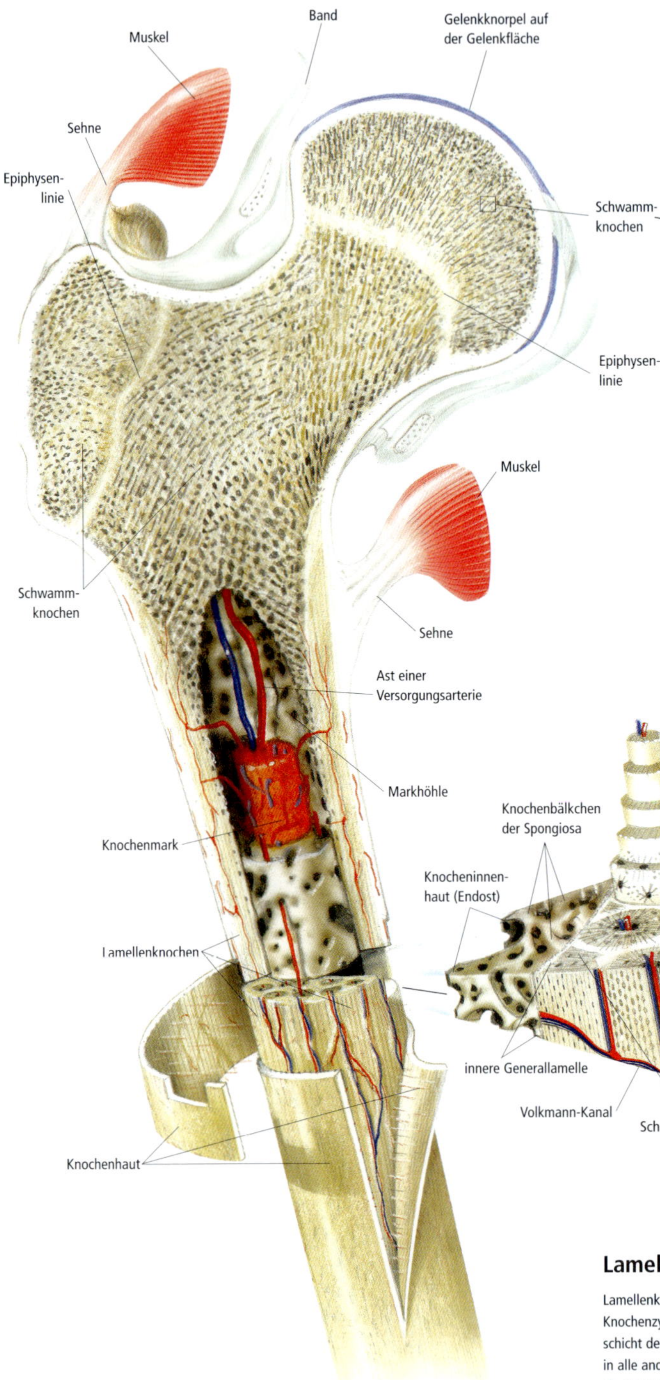

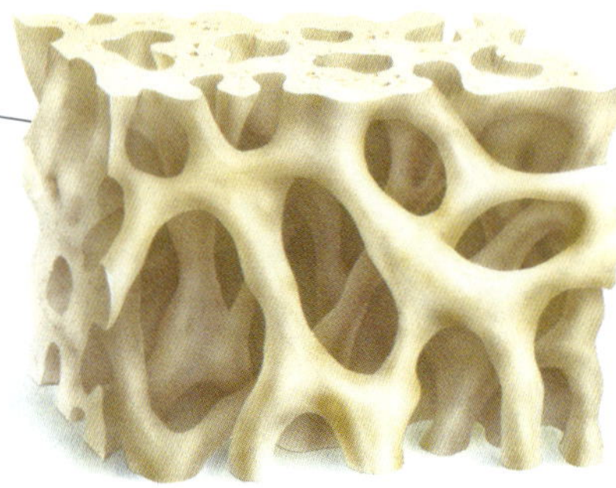

Schwammknochen

Der Schwammknochen (Spongiosa) besteht aus einem Netzwerk von Knochenbälkchen (Trabekeln), die miteinander verstrebt sind. Dieser Knochen ist sehr leicht und doch stark genug, Belastungen aus verschiedensten Richtungen auszuhalten. Ein Beispiel für einen solchen Knochenaufbau findet sich im Oberschenkelkopf.

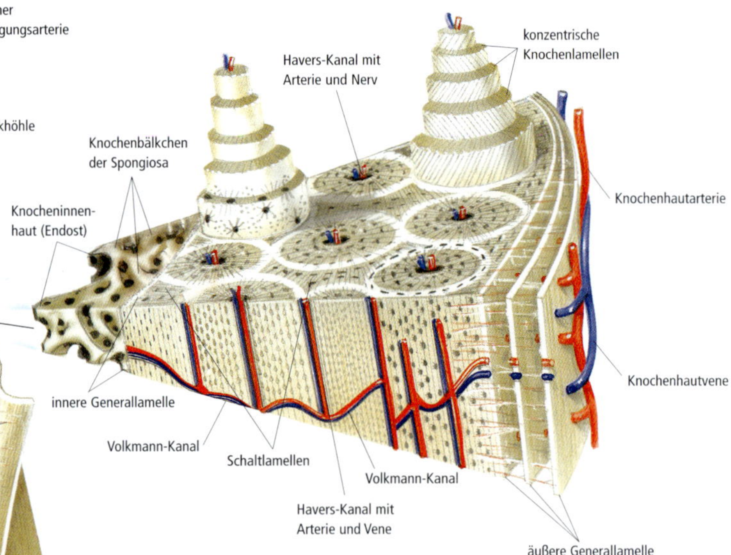

Lamellenknochen

Lamellenknochen bestehen aus dicht gepackten, parallelen Knochenzylindern (Osteone/Havers-Systeme). Diese Rindenschicht der Knochen ist in Richtung der Osteone sehr stabil, in alle anderen Richtungen jedoch schwach. Ein Beispiel ist die Kompakta des Oberschenkelschafts.

den Nachbarwirbeln nur um ein paar Grad bewegen, doch die Summe aller Einzelbewegungen macht die Wirbelsäule äußerst beweglich. Stabilisiert wird die Wirbelsäule von der tiefen Rückenmuskulatur, die vor allem die Krümmung nach vorne verhindert, wenn sie angespannt ist. Hebt man einen schweren Gegenstand mit rundem Rücken hoch, fällt diese Schutzfunktion weg; der Druck auf die Vorderkante der Bandscheibe kann so stark werden, dass sie geschädigt wird.

BRUSTKORB

Der Brustkorb (Thorax) besteht aus zwölf Brustwirbeln, den Rippen und dem Brustbein. Die sieben oberen so genannten echten Rippen wölben sich von den Wirbeln nach vorne zum Brustbein, mit dem sie zum Teil durch echte Gelenke, zum Teil durch Knorpelhaften verbunden sind. Die nächsten drei so genannten freien Rippen reichen nicht bis ans Brustbein – ihre Rippenknorpel sind über einen gemeinsamen Rippenbogen mit dem Knorpel der letzten echten Rippe verbunden. Die beiden letzten Rippen enden frei im Bauchraum. Der Brustkorb schützt das Herz und die Lunge. Die Rippen werden durch die Zwischenrippenmuskeln bewegt und sind an der Atmung beteiligt.

EXTREMITÄTENSKELETT

Das Extremitätenskelett besteht aus den Knochen der Gliedmaßen und denen des Schulter- und Beckengürtels, die die Verbindung mit dem Achsenskelett bilden. Arme und Beine sind ähnlich aufgebaut. Der Schultergürtel entspricht dem Beckengürtel. Der lange Röhrenknochen des Oberarms heißt Humerus, der lange Röhrenknochen des Oberschenkels Femur. In Unterarm und Unterschenkel befinden sich jeweils zwei Röhrenknochen; das Handgelenk hat acht Knochen, das Fußgelenk sieben. Der Mensch hat fünf Mittelhand- und Mittelfußknochen und die Finger bzw. Zehen bestehen bis auf Daumen und Großzehe aus jeweils drei Knochen.

Die Beine tragen das Körpergewicht und sind daher nicht so beweglich wie die Arme. Das Schulterblatt (Scapula) kann frei über die Rippen gleiten, da es durch Muskeln flexibel mit ihnen verbunden ist. Es wird nur an der Vorderseite durch eine Strebe, das Schlüsselbein (Clavicula), gestützt. Im Gegensatz dazu ist der Beckengürtel über ein nur minimal bewegliches Gelenk zwischen den zwei Hüftknochen und dem Kreuzbein am unteren Ende der Wirbelsäule fest mit dem Achsenskelett verankert. Auf der Vorderseite sind die beiden Hüftknochen durch die Schambeinfuge miteinander verbunden, sodass ein stabiler Beckenring entsteht. Jedes Hüftbein enthält eine Gelenkpfanne, in der sich der Oberschenkelkopf drehen kann.

SIEHE AUCH *Becken in Kapitel 4; Schultern, Arme und Hände in Kapitel 8; Hüfte, Beine und Füße in Kapitel 9*

KNOCHEN

Knochen sind das feste, verkalkte Gewebe, das das Skelett bildet. Sie geben dem Körper Halt und schützen die inneren Organe. Sie dienen als Kalziumspeicher und enthalten das Knochenmark, in dem Blutzellen produziert werden. An den Knochen setzen die Muskeln an, die sich zusammenziehen und den Körper beweglich machen. Insgesamt gibt es 206 Knochen im Körper.

SIEHE AUCH *Mineralstoffe in Kapitel 14; Rote Blutkörperchen, Gewebe in diesem Kapitel*

KNOCHENAUFBAU

Knochen bestehen aus einer besonderen Art von Bindegewebe, d.h. aus Zellen in einer Matrix. Die Hauptbestandteile der Matrix sind Mineralstoffe (hauptsächlich Kalziumphosphat) zur Härtung und Kollagenfasern zur Festigung des Gewebes.

Es kommen vier Zelltypen vor: Mesenchymzellen, Osteoblasten, Osteozyten und Osteoklasten. Die embryonalen Mesenchymzellen entwickeln sich zu Osteoblasten, den Knochenbildnern. Aus den Osteoblasten werden Osteozyten, die Knochenzellen. Auf der Knochenoberfläche befinden sich Osteoklasten, die an der Wiederaufnahme von Knochensubstanz beteiligt sind, die für die Entwicklung, das Wachstum und den Umbau der Knochen erforderlich ist.

Ein erwachsener Röhrenknochen besteht aus einem Mittelstück, der Diaphyse, und zwei Endstücken, den Epiphysen. In der Diaphyse befindet sich die Markhöhle mit dem gelben Knochenmark, die vom Endost umgeben ist, einer Gewebeschicht aus zahlreichen Mesenchymzellen und Osteoklasten. Der Abschnitt zwischen Diaphyse und Epiphyse wird als Metaphyse bezeichnet. Beim noch nicht ausgewachsenen Knochen bildet sie die für das Längenwachstum zuständige Knorpelschicht, die so genannte Wachstumsfuge. Der größte Teil des Knochens wird von der Knochenhaut geschützt und ernährt, einer Membran, in der Nerven und Blutgefäße zur Versorgung des Knochens verlaufen.

KNOCHENHAUT

Die Knochenhaut (Periost) ist eine dünne, faserreiche Haut, die den Knochen mit Ausnahme der Gelenkflächen (die von Knorpeln bedeckt sind) umhüllt.

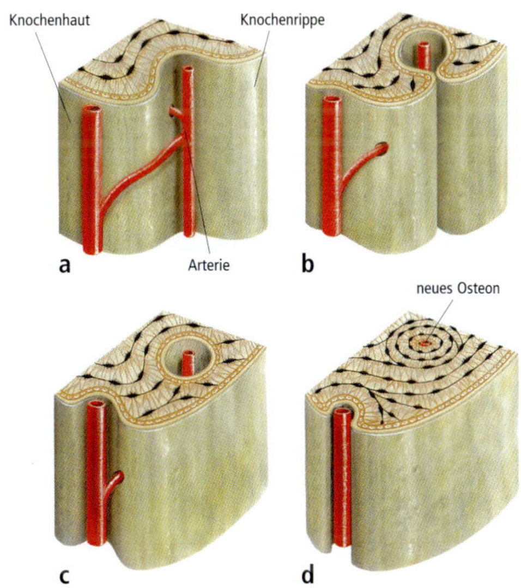

Knochenbildung

Knochen wächst in die Breite, indem auf allen Seiten um ein Blutgefäß Knochenlamellen (a) gebildet werden, bis sie dieses einschließen (b). Der Hohlraum um das Gefäß wird immer weiter mit Knochenlamellen gefüllt (c), bis ein neues Osteon entstanden ist. Der Prozess setzt sich an anderen Gefäßen fort (d) und macht den Knochen dicker.

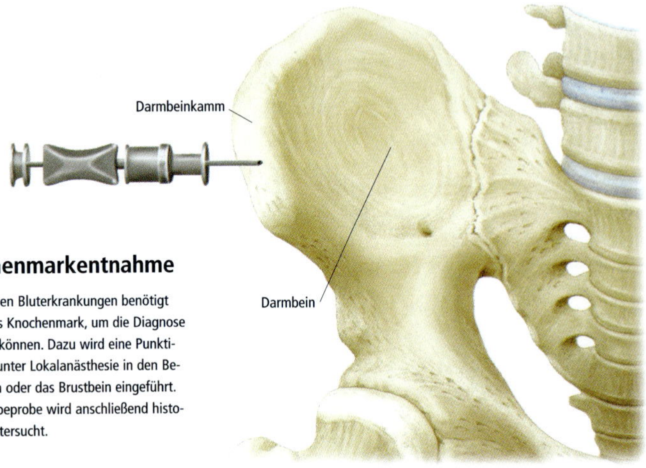

Knochenmarkentnahme

Bei manchen Bluterkrankungen benötigt man etwas Knochenmark, um die Diagnose stellen zu können. Dazu wird eine Punktionsnadel unter Lokalanästhesie in den Beckenkamm oder das Brustbein eingeführt. Die Gewebeprobe wird anschließend histologisch untersucht.

Sie besteht aus zwei Schichten. Die innere Schicht enthält Osteoblasten (Knochenbildner), die für die Knochenbildung beim Heranwachsen eines Fetus und Kindes zuständig sind. Nach einem Knochenbruch bilden sie neues Knochengewebe, das die beiden Enden des gebrochenen Knochens wieder zusammenfügt. Fasern aus dieser inneren Schicht dringen auch in den Knochen ein und helfen bei der Befestigung der Knochenhaut am Knochen. Die dichte Außenschicht enthält Nerven und Blutgefäße. Äste der Blutgefäße führen in den Knochen, um die Zellen mit Nährstoffen zu versorgen.

Eine Knochenhautentzündung tritt durch eine mechanische Reizung oder in Verbindung mit einer Knochenmarkentzündung (Osteomyelitis) auf. Ein Periosteom ist ein gutartiger, von der Knochenhaut ausgehender Tumor.

KNOCHENFUNKTION

Während Skelette in Museen den Eindruck vermitteln, Knochen seien brüchig, sind Knochen eines lebenden Organismus' sehr belastbar. Sie sind so aufgebaut, dass sie ihre mechanischen Funktionen bestmöglich erfüllen, und werden während des ganzen Lebens ständig umgebaut.

Die Bedeutung der Knochen für die Beweglichkeit des Körpers wird bei den Gliedmaßen am deutlichsten. Die Arm- und Beinknochen fungieren als Hebel: Sie werden von Muskeln bewegt, die mit den Knochen verbunden sind. Der Oberschenkelknochen muss einerseits stark sein, um das Körpergewicht zu tragen, und andererseits leicht, um die zur Bewegung benötigte Muskelkraft möglichst gering zu halten. Ein Metallrohr lässt sich nicht so leicht biegen wie eine massive Metallstange, die aus derselben Menge Metall besteht. Ähnlich verhält es sich auch mit dem Schaft eines Röhrenknochens, z. B. dem Femurschaft, der aus zylindrisch geformten, dicht gepackten Knochenschichten besteht (Kompakta). Im Inneren eines Röhrenknochens befindet sich ein schwammartiges Netzwerk (Spongiosa) aus Knochenbälkchen (Trabekel). Die Lücken zwischen den Trabekeln sind mit Knochenmark ausgefüllt. Die Kompakta besteht aus winzigen Zylindern, konzentrischen Schichten von Knochen und Zwischensubstanz um ein zentrales Blutgefäß, die als Osteone bezeichnet werden. Diese Osteone werden bei Änderungen der Belastung umgebaut und sind nach den Spannungslinien des Knochens ausgerichtet.

An den Enden der Röhrenknochen richten sich die Trabekel nach der Belastung aus, die auf den Knochen ausgeübt wird. Das Körpergewicht, das auf jedem Femurkopf lastet, wird über den Femurhals zum Schaft weitergeleitet. Dort passen sich die Trabekel mit Hilfe von Bögen, die Brückenbögen ähneln, der Belastung des Knochens an.

Die Knochenstruktur ändert sich je nach der Belastung des Knochens. Sport stärkt die Knochen, während die Knochenstruktur durch längere Inaktivität geschwächt wird. Wird nach einem Knochenbruch neues Knochengewebe über der Bruchstelle gebildet, passen sich die Trabekel erneut der Belastung des Knochens an. Daher ist eine zunehmende Gewichtsbelastung während des Heilungsprozesses notwendig, um eine optimale Entwicklung neuer Trabekel zu fördern.

KNOCHENKRANKHEITEN

Es gibt verschiedene Untersuchungsmethoden für Knochenkrankheiten. Eine Blutuntersuchung gibt Aufschluss über zu hohe oder zu niedrige Kalzium-, Phosphat- und Knochenenzymwerte. Anhand eines Röntgenbildes können Frakturen, Tumoren oder degenerative Knochenerkrankungen diagnostiziert werden. Mit einer Knochenszintigrafie kann ein erhöhter oder verminderter Knochenstoffwechsel festgestellt werden, indem die Ansammlung eines radioaktiven Isotops im Knochen beobachtet wird. Sie wird zur Diagnose von Tumoren oder Knochenentzündungen eingesetzt. Bei der Knochenmarkbiopsie wird mit einer Nadel Knochenmark zur Untersuchung entnommen. Dies dient der Diagnose von Leukämien, sekundären Knochentumoren, Anämien und Infektionen.

SIEHE AUCH *Krankheiten und Verletzungen des Gesichtes in Kapitel 2; Krankheiten und Störungen der Wirbelsäule in Kapitel 4; Störungen und Krankheiten der Beinknochen und Gelenke, Erkrankungen der Füße in Kapitel 9; Achondroplasie, Osteogenesis imperfecta in Kapitel 12; Ernährung, Mineralstoffe, Manuelle Therapien in Kapitel 14; Therapie des Bewegungsapparates, Biopsie in Kapitel 16*

KNOCHENBRÜCHE

Prinzipiell kann jeder Knochen im Körper brechen, doch neigen einige Knochen aufgrund ihrer ungeschützten Lage (z. B. die Röhrenknochen der Arme und Beine) eher zu Frakturen als andere. Ursache von Frakturen sind meist Verletzungen oder Unfälle. Manchmal bricht ein Knochen auch nach wiederholten kleineren Zerrungen. Knochen können leicht brechen, wenn sie durch eine Krankheit wie Osteoporose geschwächt sind.

Es gibt unterschiedliche Arten von Frakturen. Bei einer kompletten Fraktur sind die Knochenbruchstücke vollständig getrennt. Eine inkomplette Fraktur hingegen bezeichnet eine nur teilweise Durchtrennung des Knochens. Die inkomplette Fraktur langer Röhrenknochen ist bei Kindern häufig und wird Grünholzfraktur genannt. Finden sich mehr als zwei Knochenfragmente an der

Bruchstelle, spricht man von einem Trümmerbruch. Hat der gebrochene Knochen die Haut durchdrungen, handelt es sich um eine offene bzw. komplizierte Fraktur. Ist die Haut nicht verletzt, spricht man von einer geschlossenen, unkomplizierten Fraktur. Eine Impressionsfraktur entsteht durch extremen Druck auf den Knochen. Eine Stressfraktur tritt durch wiederholte und lang anhaltende Belastungen des Knochens auf und findet sich häufig bei der Ausübung einer sportlichen Tätigkeit. Eine pathologische Fraktur ist auf schwache oder durch Krankheit zerstörte Knochen zurückzuführen (wie Osteoporose oder einen Tumor); die Belastung selbst muss in diesem Fall nicht stark sein.

Die Symptome einer Fraktur sind Schmerzen, eine Schwellung und Deformierung an der Bruchstelle, Bewegungsschwäche und die Unfähigkeit, die betroffene Stelle zu belasten. Häufig kommt es zu ausgedehnten Blutergüssen. Vor allem Gliedmaßen sind oft kalt und weiß und der Puls ist nicht mehr fühlbar. Da durch die Fraktur Nerven verletzt werden können, sind Empfindungslosigkeit, Prickeln oder Lähmungen unterhalb der Bruchstelle eine mögliche Folge.

Die Diagnose einer Fraktur kann gewöhnlich durch ein Röntgenbild gestellt werden. Man behandelt sie durch eine Reposition des Knochens und eine Ruhigstellung der Knochenfragmente, damit sie zusammenwachsen können. Die Ruhigstellung kann durch einen Gipsverband, eine Extensionsbehandlung oder durch operatives Einsetzen von Nägeln, Platten oder Schrauben erreicht

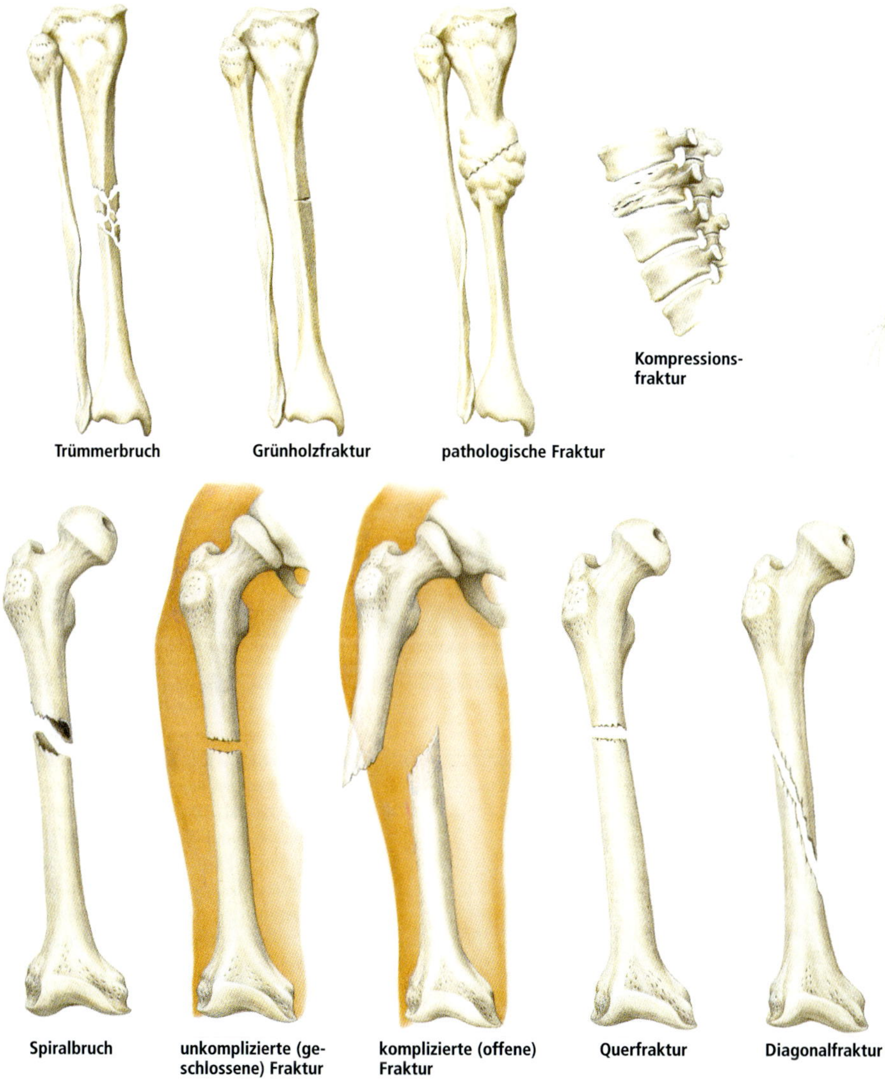

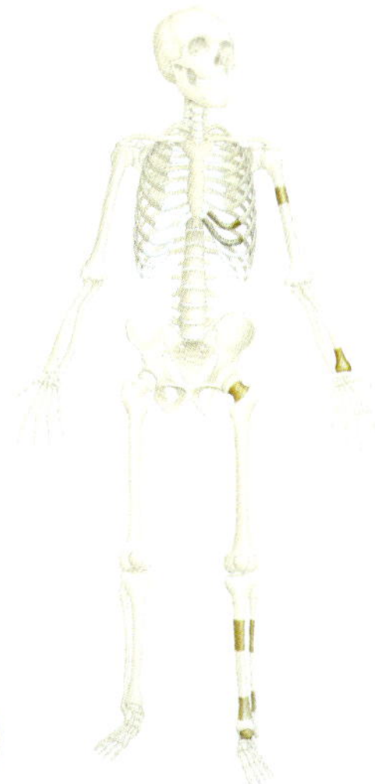

Bruchstellen

Häufige Bruchstellen sind Oberarm, Handgelenk, Hüfte, Unterschenkel und Fußknöchel.

Knochenfrakturen

Frakturen werden nach ihrem Auftreten und ihren Charakteristika benannt.

werden. Nach vollendeter Heilung der Fraktur (sechs Wochen bis sechs Monate) wird die normale Funktion durch Krankengymnastik und Rehabilitation wiederhergstellt.

Erste Hilfe kann bei einer Fraktur lebenswichtig sein. Innere oder äußere Blutungen müssen gestillt und offene Wunden abgedeckt werden. Der Betroffene sollte nicht bewegt werden – vor allem wenn er an Hüfte, Becken oder Oberschenkel verletzt ist. Man sollte einen gebrochenen Knochen nicht selbst reponieren oder die Stellung verändern, sondern den Notarzt rufen.

KNOCHENMARKENTZÜNDUNG

Eine Entzündung des Knochenmarks wird als Osteomyelitis bezeichnet. Eine akute (plötzliche) Osteomyelitis tritt am häufigsten bei Kindern auf und ist in der Regel die Folge einer Bakterien- oder Pilzinfektion einer anderen Körperregion – beispielsweise eines Furunkels oder einer Ohrenentzündung, die sich auf die Knochen ausdehnt. Bei Kindern sind meist die langen Röhrenknochen betroffen, bei Erwachsenen die Wirbel und das Becken. Die Osteomyelitis kann auch als Folge einer Verletzung, z. B. eines offenen Bruchs, auftreten.

Die Symptome sind Fieber und schlechtes Allgemeinbefinden, gefolgt von Schmerzen, Schwellung, Rötung, Überwärmung und Empfindlichkeit in der Region über dem entzündeten Knochen. Im Frühstadium ergibt eine Röntgenaufnahme keinen Befund, doch kann die Erkrankung anhand einer Skelettszintigrafie diagnostiziert werden. Nach einer Knochenbiopsie kann eine Kultur des Erregers angelegt werden, um ein wirksames Antibiotikum zu ermitteln. Die Behandlung erfolgt durch Antibiotikainfusionen in hohen Dosen über mindestens sechs Wochen. Hat sich ein Abszess gebildet, muss dieser operativ entfernt und der Eiter abgeleitet werden.

Eine chronische Osteomyelitis ist die Folge abgestorbenen (nekrotischen) Knochengewebes nach einer akuten Entzündung. Es kann zur Entstehung einer Fistel mit Eiterbildung kommen, die über Jahre hinweg immer wieder auftreten kann. Bei chronischer Osteomyelitis wird das abgestorbene Gewebe operativ entfernt und durch Knochentransplantat oder anderes Material ersetzt, das das Wachstum neuen Knochengewebes fördert. Manchmal ist eine Amputation erforderlich.

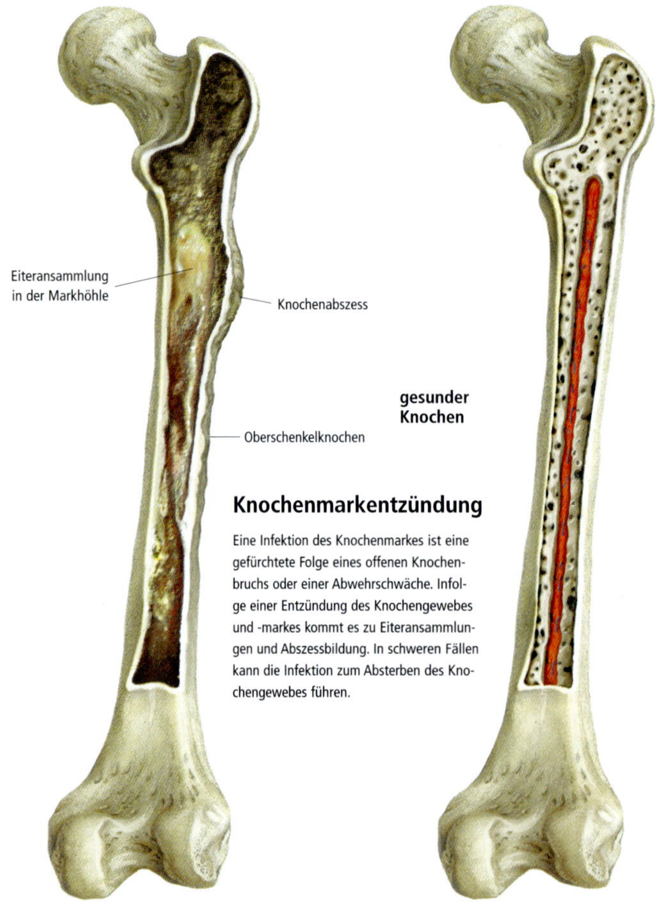

Knochenmarkentzündung

Eine Infektion des Knochenmarkes ist eine gefürchtete Folge eines offenen Knochenbruchs oder einer Abwehrschwäche. Infolge einer Entzündung des Knochengewebes und -markes kommt es zu Eiteransammlungen und Abszessbildung. In schweren Fällen kann die Infektion zum Absterben des Knochengewebes führen.

OSTEOPOROSE

Bei Osteoporose nimmt die Knochenmasse ab und die Knochen werden schwach und brüchig. Sie verschlimmert sich mit zunehmendem Alter und kommt am häufigsten bei Frauen nach den Wechseljahren vor. Der Verlust der Knochenmasse ist am stärksten bei Knochen, die über einen hohen Anteil an schwammartigem Knochengewebe (Spongiosa) verfügen, wie die der Wirbelsäule, Hüfte und den Handgelenken. Die Knochen verlieren Kalzium und Phosphat sowie Bindegewebe, das als Kittsubstanz fungiert. In der Folge werden die Knochen porös und anfällig für Frakturen. Osteoporose unterscheidet sich von der durch Vitamin-D-Mangel verursachten Osteomalazie, bei der es nur zu einem Verlust von Kalzium, nicht aber von Knochenkittsubstanz kommt.

Die Ursache der Osteoporose ist unbekannt. Einige Faktoren können die Erkrankung jedoch begünstigen, z. B. eine kalziumarme Ernährung, Bewegungsmangel, Rauchen, übermäßiger Alkoholkonsum sowie lange Bettlägerigkeit. Bei Frauen scheint Östrogen vor Osteoporose zu schützen. Durch den Östrogenabfall in den Wechseljahren sind Frauen ungefähr ab dem 50. Lebensjahr häufiger betroffen als Männer.

Einige Krankheiten können eine Osteoporose auslösen oder verstärken. Zu ihnen zählen das Cushing-Syndrom (Überfunktion der Nebennieren) sowie eine Nebenschilddrüsenüberfunktion (Hyperparathyroidismus). Leber-, Nieren- oder Herzerkrankungen können ebenfalls zu einer Verschlimmerung der Osteoporose führen. Andere mögliche Ursachen sind Ess-Störungen und Medikamente, z. B. Schilddrüsenhormone und über einen langen Zeitraum eingenommene Kortikoide.

Osteoporose

Osteoporose kommt bei älteren Männern und Frauen vor, doch sind Frauen häufiger betroffen. Ursache ist eine starke Verminderung der Knochenmasse, die zu äußerst brüchigen, porösen und schwachen Knochen mit erhöhtem Frakturrisiko führt.

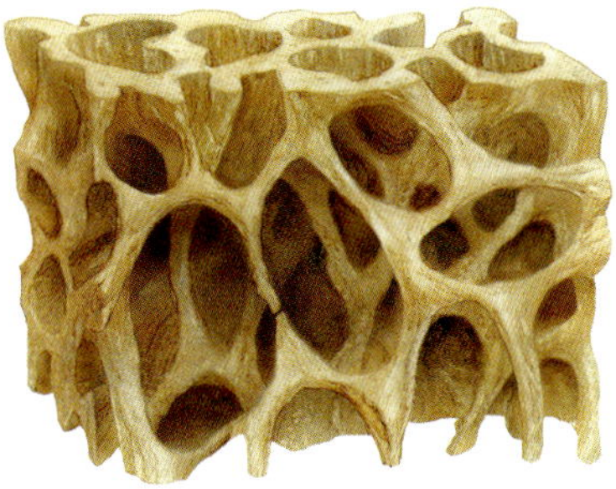

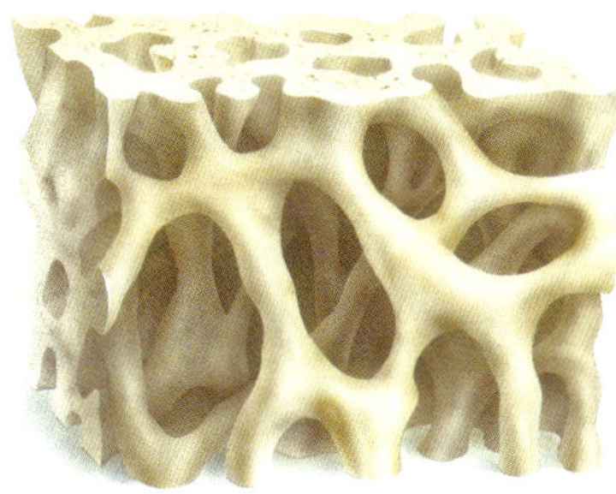

gesunder Knochen

Witwenbuckel

Bei älteren Frauen mit schwerer Osteoporose kann ein Witwenbuckel entstehen. Durch Kompressionsbrüche der Wirbel krümmt sich die Wirbelsäule immer mehr nach vorne.

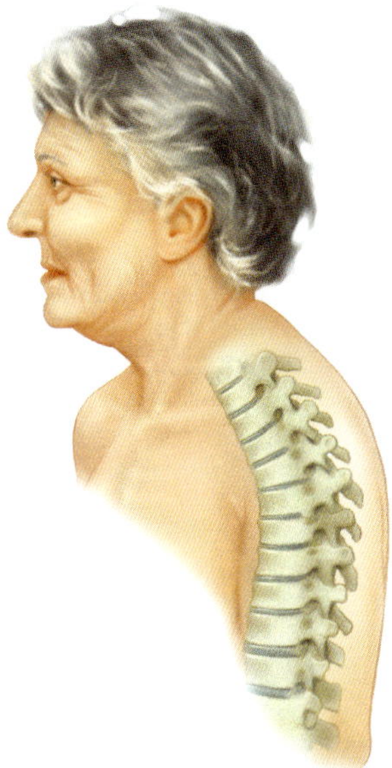

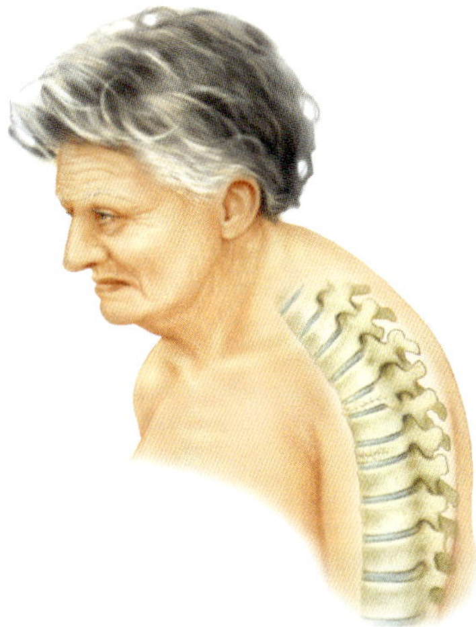

In den meisten Fällen verläuft die Krankheit zunächst symptomlos, doch nimmt die Körpergröße langsam ab, und es kommt allmählich zu einer gebeugten Haltung mit einer Krümmung der Brustwirbelsäule nach vorne (Witwenbuckel oder Kyphose). Die Rückenschmerzen können sehr heftig werden und in einigen Fällen ist das Tragen eines Stützkorsetts erforderlich. Vor allem bei älteren Patienten kann es zu Knochenbrüchen, vor allem von Hüfte und Handgelenken, kommen. Kompressionsbrüche der Wirbel können zu einer Kompression benachbarter Nerven und somit zu starken Schmerzen führen.

Zur Bestätigung der Diagnose können eine Röntgenaufnahme und eine Knochendichtemessung (Osteodensitometrie) durchgeführt werden. Mit Hilfe dieser Untersuchungen können Knochen mit verminderter Knochenmasse sichtbar gemacht und Prognosen für zukünftige Knochenbrüche abgegeben werden. Osteoporose ist nicht heilbar. Therapeutisch versucht man, den weiteren Verlust von Knochenmasse zu verhindern und behandelt Knochenbrüche und andere Komplikationen. Fluorid, Kalzium- und Vitamin-D-Präparate sowie Bisphosphonate können weitere Verluste von Knochenmasse vermeiden.

Frauen in den Wechseljahren werden oft mit einer Hormonersatztherapie behandelt. Östrogentabletten stoppen den Mineralverlust der Knochen, schützen vor Herzerkrankungen und Schlaganfällen und helfen gegen Hitzewallungen und Stimmungsschwankungen. Um das Risiko für Gebärmutterkrebs zu verringern, wird Östrogen häufig mit dem Hormon Progesteron kombiniert.

Es gibt verschiedene Medikamente, z. B. das Hormon Kalzitonin, das den Mineralverlust der Knochen verhindert und den Aufbau der Knochendichte fördert. Kalzitonin muss dem Körper täglich in Form einer Injektion oder als Nasenspray zugeführt werden.

Vorbeugung ist die beste Maßnahme gegen Osteoporose. Kalziumreiche Ernährung (drei bis vier Gläser Milch oder gleichwertige kalziumhaltige Produkte pro Tag), regelmäßi-

Rachitis

Rachitis ist die Folge eines Vitamin-D-Mangels, der entweder auf Ernährungsfehler oder auf eine schlechte Vitamin-D-Aufnahme im Körper zurückzuführen ist. Die Erkrankung ist bedingt durch eine gestörte Kalziumaufnahme im Körper, was zu Entkalkungen und Schmerzen in den Knochen und manchmal sogar zur Muskelschwäche führt.

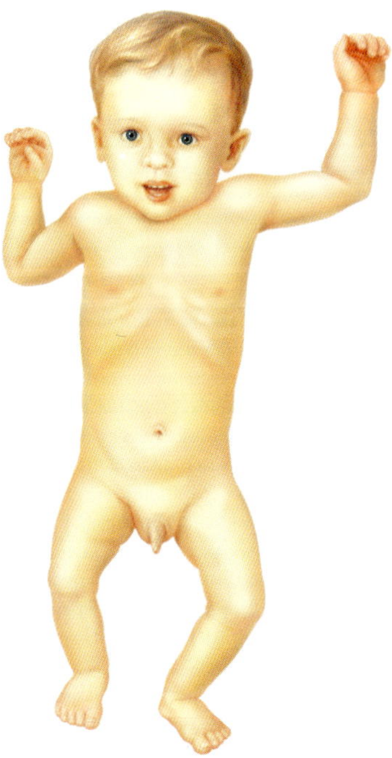

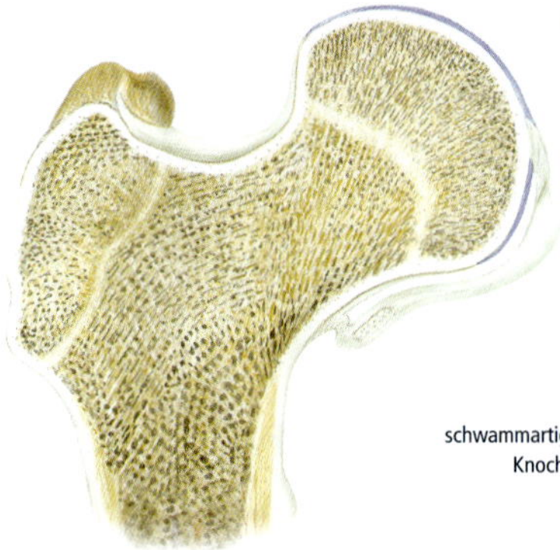

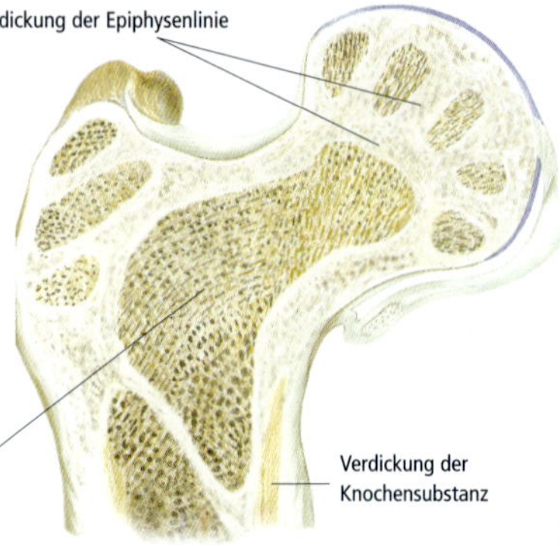

Paget-Syndrom

Das Wachstum neuen Knochengewebes ist gestört; die Knochen werden faserig und weich.

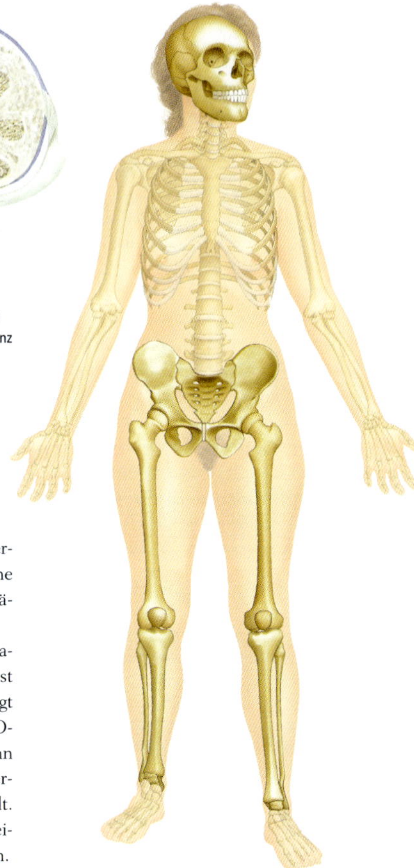

Vom Paget-Syndrom betroffene Knochen

Im fortgeschrittenen Stadium der Krankheit kann der Knochen so geschwächt sein, dass er schon bei einem leichten Schlag brechen kann. Das Paget-Syndrom betrifft hauptsächlich das Becken, die Beine und den Schädel.

ger Sport, gemäßigter Alkoholkonsum und Verzicht auf Tabak können das Fortschreiten der Krankheit verhindern oder verzögern. Wichtig sind eine kalziumreiche Ernährung und Sport in der Jugend, da es den Ausgangswert der Knochendichte bestimmt.

OSTEOMALAZIE

Osteomalazie ist eine durch Vitamin-D-Mangel ausgelöste Knochenerweichung. Ursachen sind ein zu niedriger Vitamin-D-Gehalt in der Nahrung, eine unzureichende Vitamin-D-Aufnahme aus dem Darm oder zu wenig Sonnenlicht, das für die Vitamin-D-Produktion im Körper notwendig ist. Andere Ursachen sind angeborene oder erworbene Vitamin-D-Stoffwechselstörungen und Nierenversagen. Bei Kindern wird die Erkrankung Rachitis genannt.

Die häufigsten Symptome sind schmerzende Knochen, Frakturen und Deformierungen sowie Muskelschwäche und -krämpfe. Die Diagnose erfolgt durch Röntgen der Knochen sowie eine Untersuchung der Kalzium-, Vitamin-D- und Phosphatwerte im Blut. Die Behandlung richtet sich nach der Ursache und kann die Gabe von Kalzium-, Vitamin-D- und Phosphatpräparaten beinhalten.

RACHITIS

Rachitis ist eine heutzutage selten gewordene Kinderkrankheit, die durch Vitamin-D-Mangel entweder aufgrund von zu wenig Sonnenlicht oder von unzureichender Ernährung verursacht wird. Manchmal kann sie auch durch Krankheiten der Niere, der Leber oder des Gallengangsystems ausgelöst werden. Der Vitamin-D-Mangel bewirkt eine fortschreitende Erweichung und Schwächung der Knochenstruktur.

Kleinkinder mit Rachitis wachsen langsamer als gesunde Kinder und beginnen erst später mit dem Krabbeln oder Gehen. Fängt das Kleinkind zu gehen an, kann es zu O- oder X-Beinen kommen. Auch die Brust kann verformt sein, sodass das Kind eine Hühnerbrust oder einen Glockenthorax entwickelt. An den Enden der Rippen können sich kleine Höcker (rachitischer Rosenkranz) bilden.

Rachitis wird mit konzentrierten Gaben von Vitamin D, Kalzium und Phosphat behandelt. Die richtige Ernährung spielt eine große Rolle. Die knöchernen Veränderungen verschwinden meistens, wenn die Krankheit in einem frühen Stadium behandelt wird.

PAGET-SYNDROM

Das Paget-Syndrom, auch *Osteodystrophia deformans* genannt, ist eine Erkrankung, bei der es allmählich zu einer Verdickung mehrerer Knochen, oft am Becken, an den Beinen oder am Schädel kommt. Die Krankheit ist durch einen raschen Zerfall und Umbau der Knochen gekennzeichnet, wobei die neue Knochenmasse verformt und brüchig ist. Das Paget-Syndrom ist eine chronische, langsam fortschreitende Krankheit, an der hauptsächlich ältere Menschen leiden. Sie kann sich auf eine oder zwei Körperstellen beschränken oder sich ausbreiten. Die Ursache ist nicht bekannt; neuere Forschungen weisen auf genetische Ursachen oder eine Virusinfektion hin. Das Paget-Syndrom tritt häufig in Europa, Australien und Neuseeland auf.

Die Krankheit (die nichts mit Paget-Krebs zu tun hat) verläuft oft symptomlos und wird im Allgemeinen bei einer Untersuchung oder beim Röntgen wegen anderer Beschwerden festgestellt. Im fortgeschrittenen Stadium kann es zu einer Verdickung des Schädels, einer Wirbelsäulenverkrümmung, einem gewölbten Brustkorb, einer Krümmung der Beine und Schmerzen in den Beinen kommen. Ist der Schädel betroffen, kann sich der Kopfumfang vergrößern. Sind die Hirnnerven durch das Knochenwachstum geschädigt, kann dies zur Schwerhörigkeit und Erblindung führen. Bei einer Verdickung der Knochen der Lendenwirbelsäule können Ischiasschmerzen auftreten, die bis ins Bein ausstrahlen. Die betroffenen Knochen brechen leichter als gesunde. In einigen Fällen entwickelt sich in den veränderten Knochen ein Osteosarkom, ein bösartiger Knochentumor.

Das Paget-Syndrom kann mit Hilfe von Röntgenaufnahmen und einer Skelettszintigrafie zur Darstellung erhöhter Knochendichte und verdickter Knochen diagnostiziert werden. Bluttests ergeben normale Kalziumwerte im Serum und erhöhte Werte des Knochenenzyms alkalische Phosphatase. Bei einer Behandlung können Entzündungshemmer wie Azetylsalizylsäure und Ibuprofen zur Schmerzlinderung eingesetzt werden. Tritt keine Besserung der Symptome ein, können Medikamente verschrieben werden, die den Verlust der Knochenmasse verhindern und Schmerzen lindern, z. B. Kalzitonin. Bei einer schweren Schädigung der Hüfte kann ein Hüftgelenkersatz erforderlich sein.

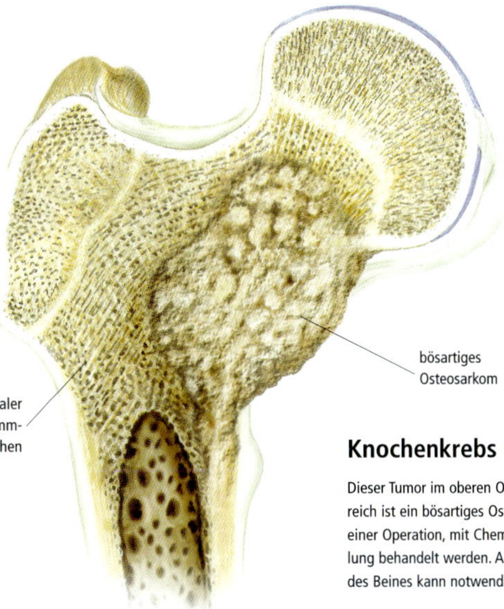

Knochenkrebs

Dieser Tumor im oberen Oberschenkelschaftbereich ist ein bösartiges Osteosarkom. Es muss mit einer Operation, mit Chemotherapie und Bestrahlung behandelt werden. Auch eine Amputation des Beines kann notwendig sein.

ASEPTISCHE KNOCHENNEKROSEN

Unter aseptischen Knochennekrosen versteht man degenerative Knochen- und Knorpelveränderungen bei Kindern mit Wachstumssstörungen an den Knochenendstücken. Sie kann an den Ansatzhöckern von Sehnen oder Bändern oder an besonders belasteten Stellen auftreten, z. B. an der Hüfte (Perthes-Krankheit), am Ansatzhöcker der Kniesehne (Osgood-Schlatter-Syndrom) oder am Fersenbein (Haglund-Ferse).

In allen Fällen kommt es zur Degeneration des Knochen- und Knorpelgewebes; Ursache ist vermutlich eine Unterbrechung der Blutversorgung der Knochen. Bei Entlastung folgt eine spontane Regeneration. An den Degenerationsstellen kommt es zu Schmerzen, manchmal auch zur Knotenbildung.

Die Behandlung zielt auf die Entlastung von Knochen und Gelenk während der Regenerationszeit. Bettruhe, ein Gipsverband oder eine Schiene sind sinnvoll. Meist heilt der Knochen ohne Deformierungen.

KNOCHENHAUTENTZÜNDUNG

Eine häufige Ursache der Knochenhautentzündung (Periostitis) ist sportliche Überlastung. Sie tritt bevorzugt an der medialen Seite des Schienbeines auf und wird mit Ruhigstellung und Entzündungshemmern behandelt. Eine Knochenhautentzündung kann auch infolge einer bakteriellen Infektion in Verbindung mit einer Knochenmarkentzündung (Osteomyelitis) auftreten. In diesen Fällen erfolgt die Behandlung mit Antibiotikainfusionen.

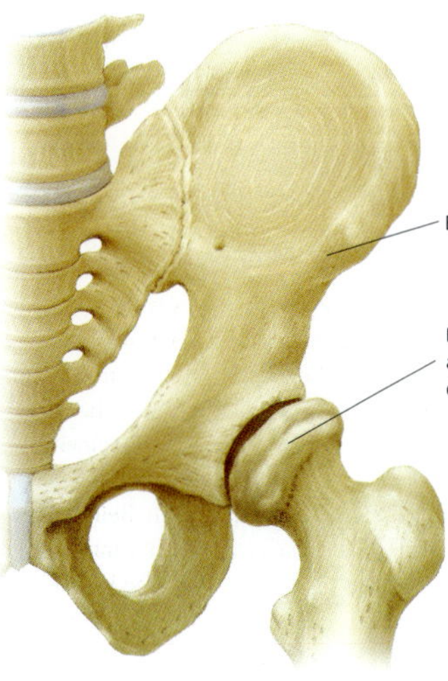

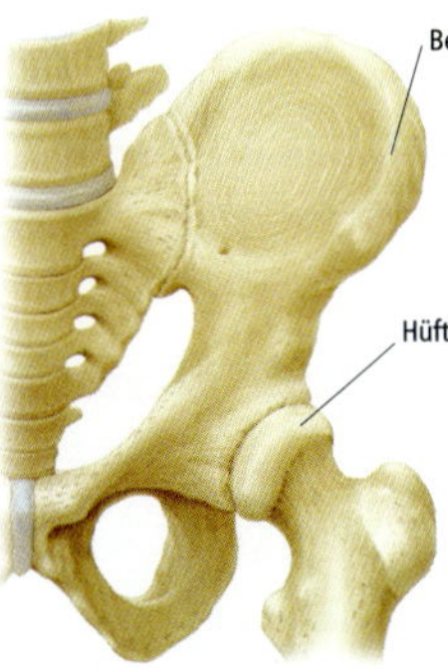

Aseptische Knochennekrose

Eine aseptische Knochennekrose kommt am häufigsten bei Kindern vor und führt zum Absterben von Knochengewebe. In der Folge kommt es bei fehlender Behandlung zu einer Deformierung des Knochens. Die am häufigsten betroffenen Knochen sind Wirbelsäule, Hüfte und Schienbein.

KNOCHENTUMOREN

Knochentumoren können gut- oder bösartig sein. Osteochondrome (die häufigsten Tumoren) und Osteome sind gutartige (benigne) Tumoren. Sie erfordern normalerweise keine Behandlung, können aber aus kosmetischen Gründen entfernt werden. Bösartige (maligne) Knochentumoren entstehen meist als Metastasen von Brust-, Lungen-, Prostata-, Nieren- oder Schilddrüsentumoren. Primär maligne Knochentumoren sind selten und kommen häufiger bei jungen Männern vor. Zu ihnen zählen Osteosarkome, Ewing-Sarkome, Fibrosarkome und Chondrosarkome. Sie werden chirurgisch entfernt und anschließend mit Strahlen- und Chemotherapie behandelt. Oft müssen die betroffenen Gliedmaßen amputiert werden.

Ewing-Sarkom

Beim Ewing-Sarkom handelt es sich um die zweithäufigste Art von Knochenkrebs. Es tritt bei Kindern und Jugendlichen (meist Kaukasiern) im Alter von 10–20 Jahren auf. Der betroffene Knochen – meist eine Rippe oder ein Becken-, Arm- oder Beinknochen (vor allem Oberschenkelknochen) – schmerzt und weist in manchen Fällen eine Schwellung auf. Der Krebs wuchert sehr schnell und streut in andere Knochen und die Lunge.

Die Behandlung ist eine Kombination aus intensiver Bestrahlungs- und Chemotherapie. Mitunter muss auch operiert werden. Wird der Krebs vor der Metastasierung behandelt, besteht eine 60 %ige Überlebenschance.

Plasmozytom

Das Plasmozytom (multiples Myelom), ein Tumor der Plasmazellen im Knochenmark (Non-Hodgkin-Lymphom), führt zu Schmerzen in den Knochen, zur Zerstörung des Knochengewebes, zu Blutarmut (Anämie) und zur Produktion abnormer Eiweißkörper. Im Gegensatz zu anderen Tumoren, die in die Knochen metastasieren, entsteht das Plasmozytom im Knochen, obwohl es ein Blutkrebs ist. Am häufigsten tritt es bei Männern ab dem 65. Lebensjahr auf. Hoch dosierte ionisierende Strahlungen oder Schädigungen durch Pestizide steigern das Krebsrisiko. Jüngsten Studien zufolge kommt als mögliche Ursache auch eine Virusinfektion infrage.

Das Plasmozytom wird aufgrund der auftretenden Blutarmut oder anderer Veränderungen im Blutbild oder starker, anhaltender Knochenschmerzen diagnostiziert. Häufig werden Schmerzen im Rückgrat oder in den Rippen verspürt, die entweder durch das Plasmozytom oder durch Frakturen verursacht werden, die auf die Zerstörung des Knochengewebes zurückzuführen sind. Auf den Röntgenbildern sind charakteristische Löcher im Knochengewebe zu erkennen. Bei Verdacht auf ein Plasmozytom werden Blut- und Urinuntersuchungen durchgeführt, anhand derer das abnorme, durch die bösartigen Plasmazellen produzierte Protein nachgewiesen werden kann. Die Diagnose wird durch eine Knochenmarkbiopsie bestätigt.

Am Anfang der Therapie stehen die Linderung der Schmerzen und die Behandlung auftretender Komplikationen – Infektionen,

Flaches Gelenk

Mit Hilfe der Gelenkschmiere gleiten die Gelenkknochen in einem begrenzten Bewegungsumfang gegeneinander.

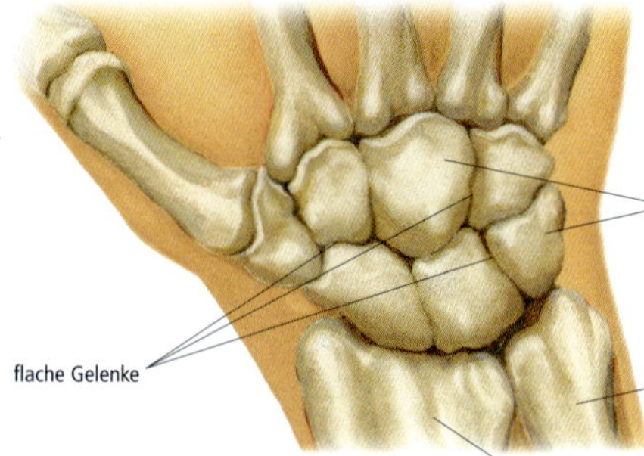

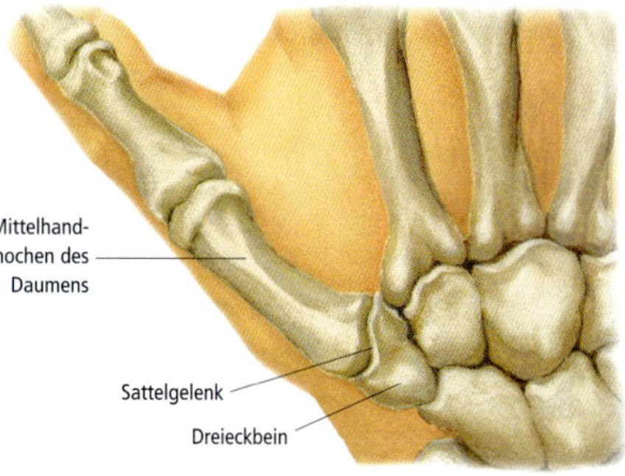

Sattelgelenk

Es ähnelt dem Scharniergelenk, wobei die Bewegung komplexer ist, da sich das Gelenk in zwei Richtungen bewegen kann.

Eigelenk

Dieses Gelenk ermöglicht eine Kreisbewegung z. B. zwischen den Knochen des Unterarmes und des Handgelenkes.

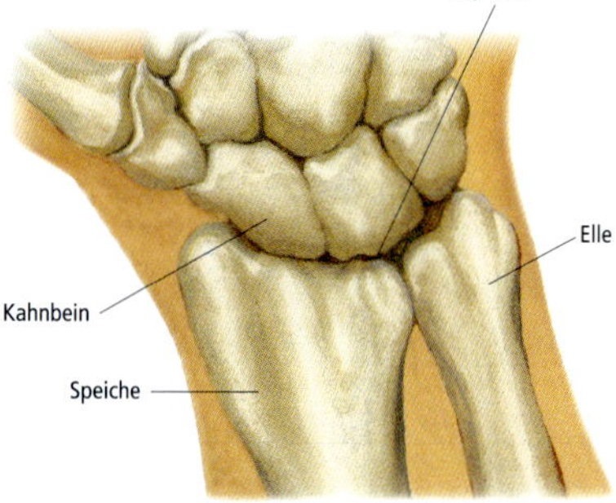

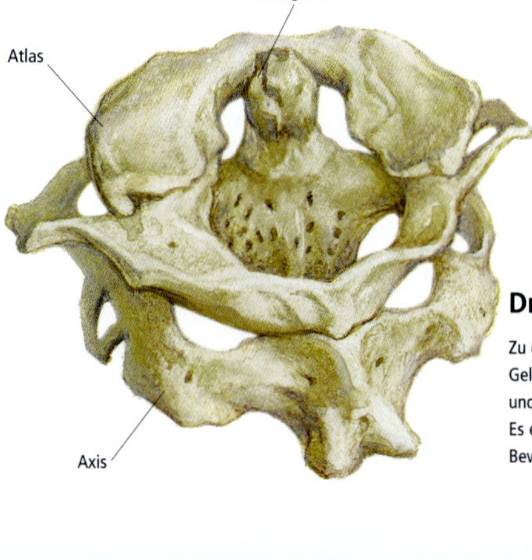

Drehgelenk

Zu diesem Typ gehört das Gelenk zwischen dem ersten und dem zweiten Halswirbel. Es erlaubt eine rotierende Bewegung.

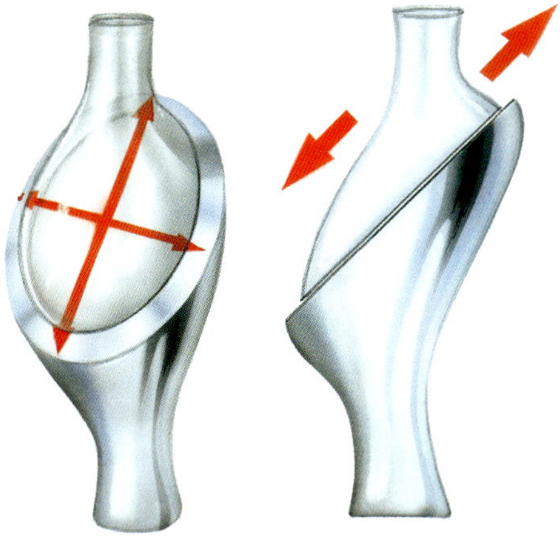

flaches Gelenk

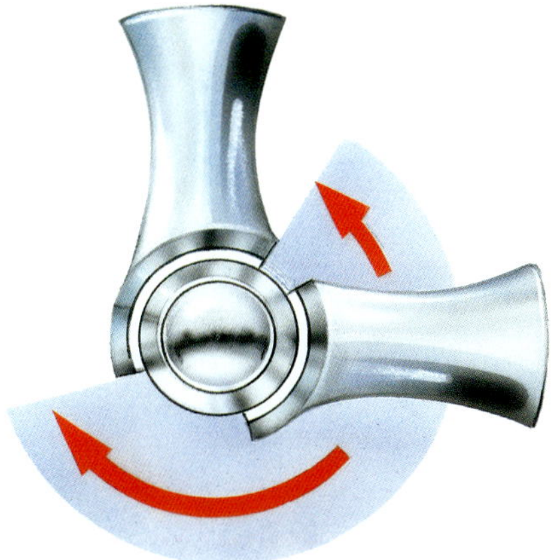

Scharniergelenk

Gelenke

Gelenke sind die beweglichsten Formen von Knochenverbindungen. Sie weisen einen Gelenkspalt auf und sind von einer Gelenkkapsel umgeben. Form und Anordnung der Gelenkflächen bestimmen die unterschiedlichen Bewegungsmöglichkeiten.

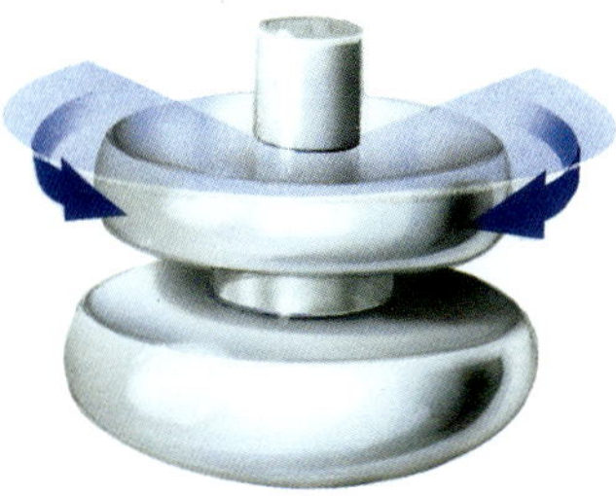

Drehgelenk

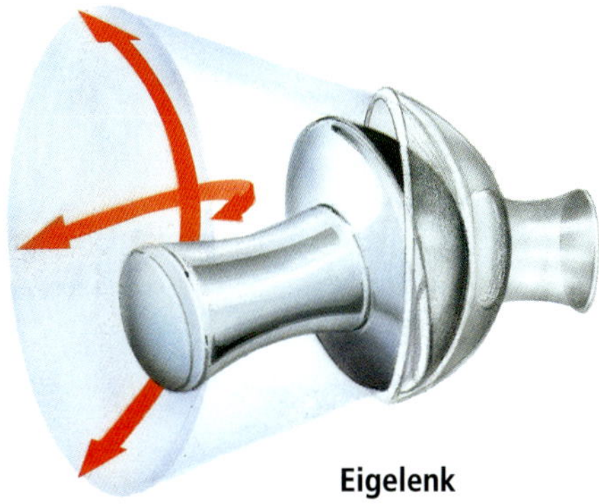

Eigelenk

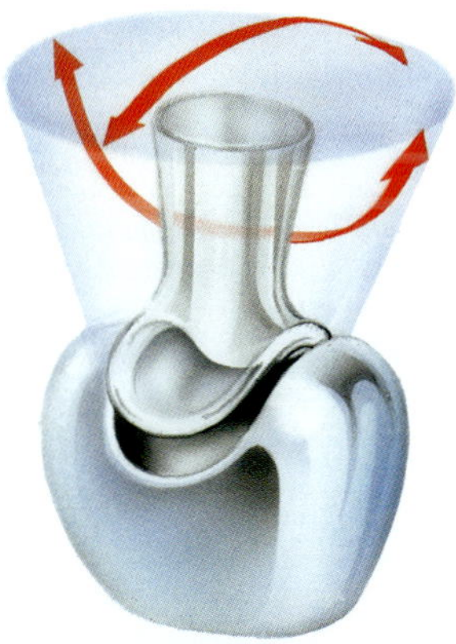

Sattelgelenk

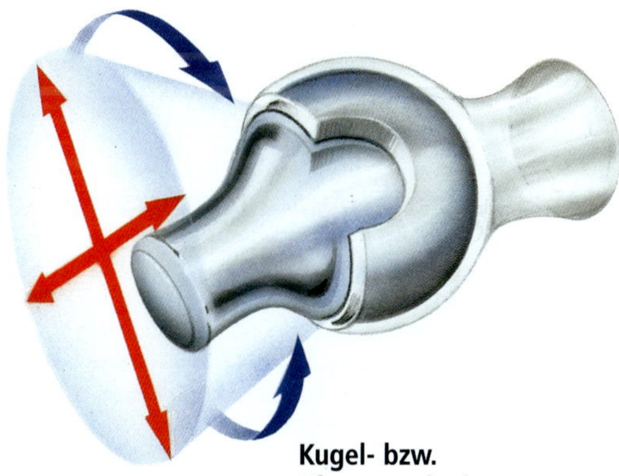

Kugel- bzw. Pfannengelenk

Kugelgelenk

Ein Knochen mit einer Gelenkpfanne ist mit einem kugelartigen Gelenkkopf am Ende des anderen Knochens verbunden. Dieser Gelenktyp bietet die größte Bewegungsfreiheit.

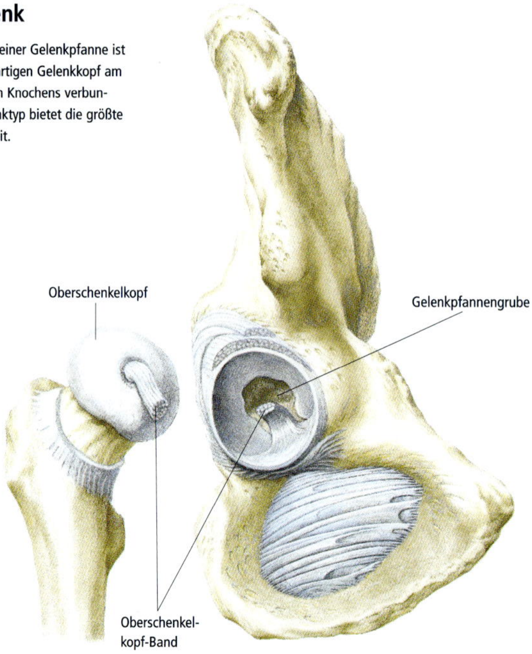

Scharniergelenk

Wie der Name schon sagt, kann sich dieses Gelenk nur auf einer Ebene bewegen, z. B. bei der Rückwärts- und Vorwärtsbewegung des Knies.

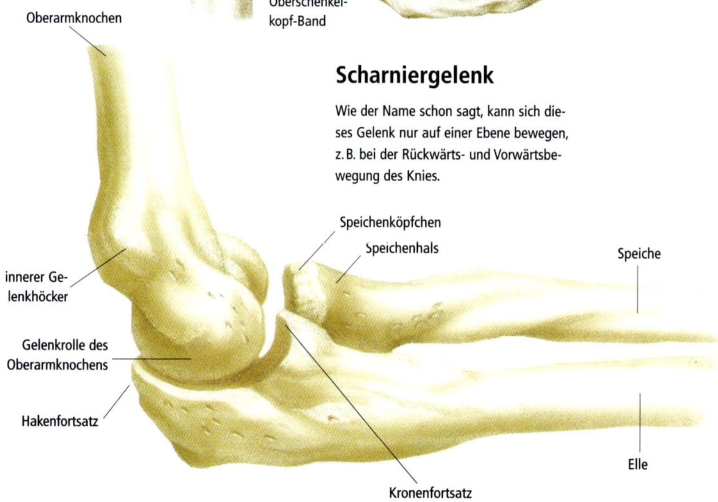

hoher Blutkalziumspiegel, Nierenschädigung – im Vordergrund. Danach wird mit Chemotherapie in Form von Tabletten oder Injektionen, die alle vier Wochen über einen Zeitraum von zwölf Monaten verabreicht werden, behandelt. Das Plasmozytom ist eine unheilbare Krankheit, deren Ausbruch im Durchschnitt nur um wenige Jahre überlebt wird. Zu den neueren Behandlungsmethoden zählen die Knochenmarktransplantation und die Anwendung von Thalidomid.

KNOCHENVERBINDUNGEN

Treffen im Körper zwei Knochen aufeinander, müssen sie miteinander verbunden werden. Diese Verbindung kann feststehend und unbeweglich sein wie bei den Schädelknochen. Diese so genannten Syndesmosen kommen dort vor, wo zwei Knochen vor oder kurz nach der Geburt zusammenwachsen oder verbunden werden. Manche Verbindungen haben eine geringe Bewegungsfähigkeit, wie die an der Beckenvorderseite liegende Symphyse. Diese Synchondrose besteht aus Faserknorpel und wird von starken Bändern zusammengehalten. Andere Verbindungen sind sehr beweglich und die Knochen durch einen Gelenkspalt voneinander getrennt. Man spricht dann von einer Diarthrosis. Die Knochenenden sind von einer Gelenkkapsel umgeben und werden von Muskeln, Bändern und Sehnen zusammengehalten und bewegt.

Die Oberfläche der Knochenenden im Gelenk ist von glattem Knorpelgewebe überzogen. Eine durchsichtige Flüssigkeit, die so genannte Gelenkschmiere oder Synovia, wird von der Gelenkinnenhaut (*Membrana synovialis*) produziert, die die Gelenkkapsel auskleidet und die Gelenkflächen befeuchtet.

Es gibt verschiedene Arten von Gelenken. Ein Kugelgelenk (Hüfte, Schulter) kann sich in alle Richtungen frei bewegen. Der Ellbogen und das Knie sind Scharniergelenke; die Bewegung erfolgt hauptsächlich auf einer Ebene. Ein Sattelgelenk (unteres Daumengelenk) ermöglicht gleitende Bewegungen in zwei Richtungen. Ein flaches Gelenk (Handgelenk) erlaubt nur leichte gleitende Bewegungen. Bei Drehgelenken (zwischen erstem und zweitem Wirbel) können nur rotierende Bewegungen durchgeführt werden.

Ein Gelenk kann aus mehreren Gelenktypen zusammengesetzt sein: Der Ellbogen z. B. ist sowohl ein Scharniergelenk als auch ein Drehgelenk. Arbeiten mehrere Gelenke zusammen, entsteht die Gesamtbeweglichkeit aus der Summe der Bewegungen der einzelnen Gelenke. Die Wirbelsäule ist ein Beispiel für eine solche Gelenkkette. Die acht Handwurzelknochen des Handgelenkes ermöglichen der Hand ein hohes Maß an Beweglichkeit. Die sieben Fußwurzelknochen des Fußgelenkes sorgen für eine optimale Anpassung des Fußes an Unebenheiten.

SIEHE AUCH ***Kiefergelenke in Kapitel 2; Wirbelsäule in Kapitel 4; Handgelenk, Ellbogen, Hand in Kapitel 8; Knochen und Gelenke, Hüfte, Kniegelenk, Fußknöchel in Kapitel 9; Gewebe in diesem Kapitel***

Gelenk

Die Knochenenden eines Gelenkes sind glatt und von Gelenkknorpel bedeckt, der nur sehr wenig Reibung verursacht. Die beiden Knochen sind durch eine bindegewebige Gelenkkapsel miteinander verbunden. Die Innenseite der Gelenkkapsel ist mit einer Schleimhaut ausgekleidet, die eine Gelenkflüssigkeit (Synovia) absondert, um das Gelenk zu »schmieren« und den Knorpel zu ernähren.

Das Gelenk wird durch Bänder gestützt. Einige Bänder sind nur verdichtete Bereiche der Gelenkkapsel, während andere mit den Knochen verbunden sind. So sind die Kreuzbänder des Kniegelenkes sehr starke Faserstränge, die nicht mit der Kniegelenkkapsel verbunden sind.

Gelenkkapseln und Bänder bestehen aus Bindegewebsfasern. Während die Fasern in den Gelenkkapseln keiner speziellen Anordnung folgen, sind die Fasern der Bänder sehr dicht gepackt und verlaufen parallel in eine Richtung. Diese Anordnung verleiht den Bändern Glanz sowie eine große Zugfestigkeit in der Richtung, in der die Fasern verlaufen. Bei einigen Verletzungen brechen eher die Knochen, als dass die Bänder reißen.

Bei einer Verletzung schwillt ein Gelenk entweder aufgrund von Einblutungen oder als Folge vermehrter Absonderung von Gelenkschmiere an. Eine Gelenkentzündung (Arthritis) kann entweder durch eine Infektion oder durch Erkrankungen der Gelenkinnenhaut oder des Knorpels entstehen.

Bei einer Verstauchung können die Bänder entweder überdehnt oder gerissen sein. Wird ein Gelenk lange Zeit nicht bewegt, z. B. in einem Gipsverband, kommt es zu einer Verkürzung und Versteifung von Gelenkkapsel und Bändern und dadurch zu einer Bewegungseinschränkung nach Entfernen des Gipses. Mit Hilfe von Physiotherapie und Dehnübungen kann die Beweglichkeit des Gelenkes meist wiederhergestellt werden.

KNORPEL

Knorpel ist ein festes, wenig durchsichtiges, elastisches und flexibles Stützgewebe, das aus Knorpelzellen (Chondrozyten und Chondroblasten) besteht, die in einer Grundsubstanz aus Glykoprotein verteilt und durch Kollagenfasern verstärkt werden. Der äußere Teil des Knorpels wird von einer dichten fibrösen Membran umhüllt, dem Perichondrium. Im Knorpel gibt es keine Nerven oder Blutgefäße, weshalb er nach einer Verletzung nur sehr schwer heilt.

Knorpelgewebe erfüllt mehrere Funktionen: Es überzieht die Oberfläche der Gelenke, verhindert so das Aneinanderreiben der Knochen und beugt Schäden vor. So fungiert es auch als Stoßdämpfer. Ein Teil der Skelettstruktur in den Rippen, am Übergang zum Brustbein (Sternum), besteht aus Knorpel. Knorpelgewebe findet sich in der Nasenspitze, am äußeren Ohr, in den Wänden der Luftröhre (Trachea) und des Kehlkopfes (La-

Elastischer Knorpel

Elastischer Knorpel ist ein widerstandsfähiger, biegsamer Knorpel, der in seiner Grundsubstanz zahlreiche Elastin- und einige Kollagenfasern enthält. Durch die Elastinnetze hat er eine charakteristische gelbe Färbung. Elastischer Knorpel findet sich vor allem in der Ohrmuschel und dem Kehldeckel.

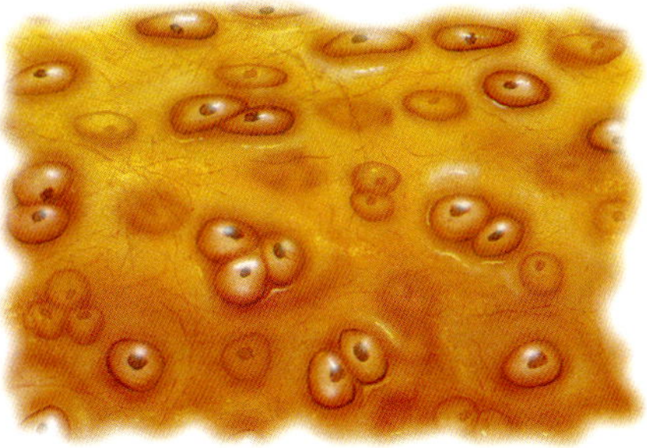

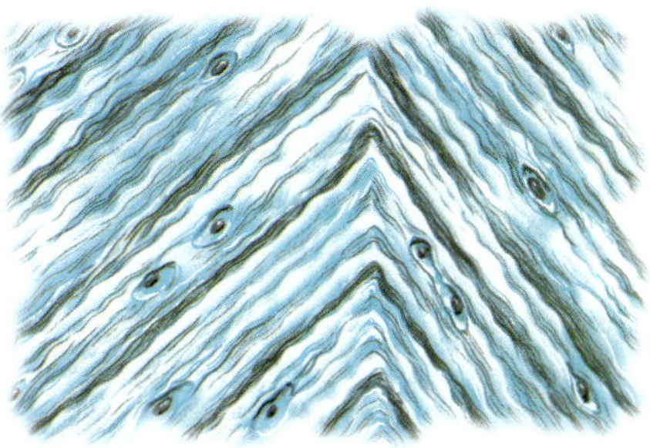

Faserknorpel

Faserknorpel enthält große Mengen an Kollagen, wodurch er gleichzeitig elastisch und widerstandsfähig gegenüber Druck ist. Faserknorpel findet sich vor allem in Bandscheiben, Menisken und der Schambeinsymphyse.

Gewebearten eines Gelenkes

In einem Synovialgelenk fungiert Knorpel als Puffer zwischen den Knochen. Das Gelenk wird von Bändern gestützt. Die Knochenenden bestehen aus Schwammknochen, der von einer Schicht Lamellenknochen überzogen ist.

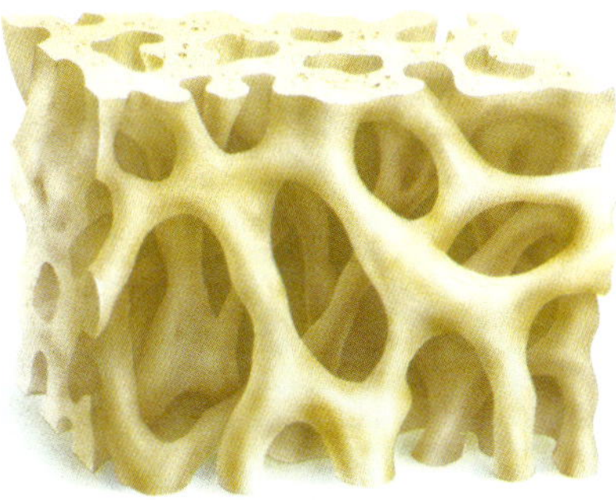

Schwammartiges Knochengewebe

Die netzartige Struktur macht den Schwammknochen leicht und belastbar.

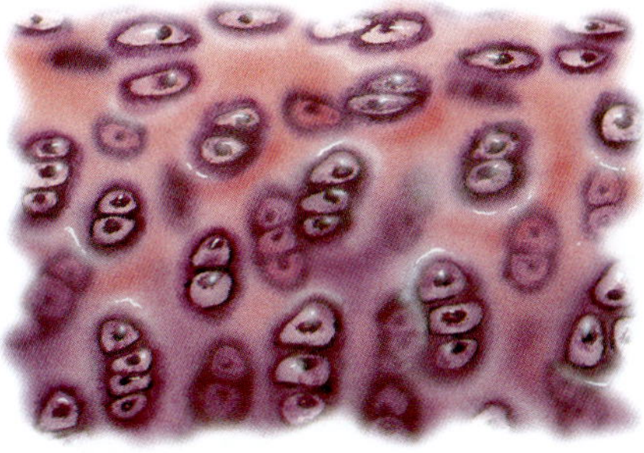

Hyaliner Knorpel

Der durchscheinende hyaline Knorpel bildet das Skelett des Embryos und bleibt im Erwachsenenalter als Gelenkknorpel erhalten. Er enthält deutlich weniger Kollagenfasern als der Faserknorpel und ist deshalb nicht so widerstandsfähig.

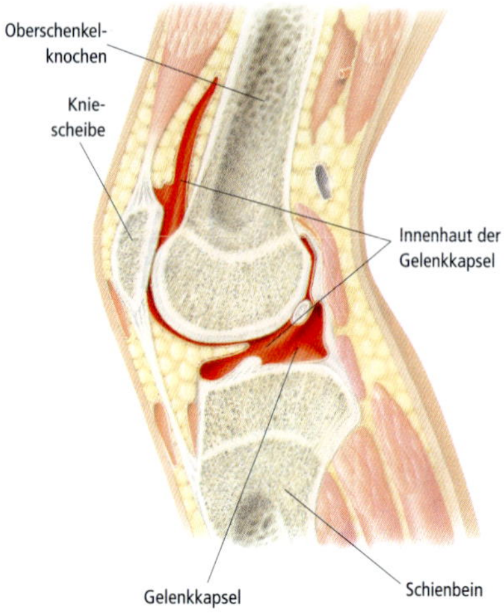

Gelenkinnenhaut

Diese Membran kleidet die knorpellosen Flächen in Gelenken aus. Spezialisierte Zellen in der Membran erzeugen die für die Schmierung der Gelenkflächen und die Ernährung der Knorpel erforderliche Gelenkschmiere.

rynx). Dort wirkt es stützend und formgebend. Bei einem Embryo besteht das Skelett aus Knorpelgewebe, das nach und nach durch Knochen ersetzt wird. Die drei Hauptarten werden als elastischer Knorpel, Faserknorpel und hyaliner Knorpel bezeichnet.

Der Begriff Knorpelriss bezeichnet meist eine Knieverletzung. Ein Teil des Knorpelpolsters im Kniegelenk (Meniskus) reißt und kann sich im Kniegelenk frei bewegen, was zu Schmerzen und Schwellungen führt – das Knie ist nicht mehr belastbar. Ein kleinerer Riss kann durch Ruhe und eine Kniebandage behandelt werden. Bei größeren Rissen muss man operativ alle gelösten Knorpelteile entfernen. Dies kann oft durch ein Arthroskop geschehen – ein spezielles Endoskop, das in das Kniegelenk eingeführt wird. Eine Arthrose ist eine häufig auftretende Komplikation und Spätfolge eines gerissenen Meniskus.

Als Tietze-Syndrom wird eine Entzündung des Knorpelgewebes der Rippen (meist der dritten oder vierten Rippen) bezeichnet. Die Folge sind Schmerzen in der Brustwand, die Herzschmerzen ähneln. Die Ursache ist oft unbekannt. Mögliche Ursachen sind jedoch ein Trauma (wie ein Schlag auf die Brust), ungewohnte körperliche Aktivitäten oder eine Infektion der oberen Luftwege. Meist verheilt es in kurzer Zeit unter Ruhe und einem entzündungshemmenden Medikament, wie Paracetamol oder Ibuprofen.

Ein Chondrosarkom ist eine seltene Krebsart, die sich aus Knochenknorpelgewebe und frei liegendem Knorpelgewebe entwickeln kann. Der Betroffene bemerkt eine schmerzhafte Geschwulst, meist an den langen Knochen der Gliedmaßen, am Becken oder an den Rippen. Die Diagnose erfolgt durch Röntgen, Computer- oder Kernspintomografie, Biopsie und Laboruntersuchungen. Die Behandlung besteht in der operativen Entfernung des Tumors. Wenn der Tumor langsam wächst, früh entdeckt und behandelt wird, sind die Überlebenschancen gut.

GELENKINNENHAUT

Die Gelenkinnenhaut (*Membrana synovialis*) ist eine besondere Schleimhaut, die die Innenseite der Gelenke, Schleimbeutel und Sehnenscheiden bis auf die Knorpelflächen auskleidet. Sie ist stark mit Blutgefäßen durchzogen, erscheint rötlich, glatt und glänzend und kann Falten und Fransen haben. In manchen Gelenken enthält sie fetthaltige Vorsprünge (z.B. Fettpolster in den Knie- und Ellbogengelenken).

Spezialisierte Bindegewebszellen erzeugen und absorbieren die zur Schmierung der Gelenkflächen und Ernährung der Gelenkknorpel erforderliche Gelenkschmiere. Abwehrzellen in der Gelenkinnenhaut entfernen auch Verschmutzungen aus der Gelenkhöhle und können eine Immunreaktion auf Fremdkörper im Gelenk auslösen.

GELENKSCHMIERE

Die in den Gelenken enthaltene Flüssigkeit schmiert und ernährt den Gelenkknorpel. Die normalerweise klare, hellgelbe, zähe Flüssigkeit ist nur in kleinen Mengen im Gelenk vorhanden. Ihre Zusammensetzung ähnelt der von Blutplasma, sie enthält jedoch auch Hyaluronsäure und Lubrizin, die wesentlich sind für Viskosität und Schmierfähigkeit. Monozyten, Lymphozyten und Makrophagen sind ebenfalls in geringer Zahl in der Gelenkflüssigkeit vorhanden. Die Gelenkschmiere kann aus einem Gelenk aspiriert und auf das Vorhandensein von roten Blutkörperchen, Entzündungszellen, Krankheitserregern und Kristallen hin untersucht werden.

BÄNDER

Bänder (Ligamenta) sind zugfeste, weiße, geringfügig elastische Bindegewebsstrukturen, die viele innere Organe stützen, z.B. die Gebärmutter, die Blase, die Leber, das Zwerchfell und die Brust, die sie zugleich formen. Die Hauptfunktion der Bänder besteht jedoch in der Stabilisierung und Kräftigung der Gelenke und damit in der Einschränkung ihrer Beweglichkeit, da sonsten Verrenkungen und Brüche der Gelenkknochen auftreten würden.

Wird ein Gelenk aufgrund einer Verletzung oder eines Unfalls in eine unnatürliche Lage verschoben, reißt das Band entweder vollständig oder teilweise. Bei einer Verstauchung (Distorsion) kommt es häufig zu einem Bänderriss. Fußknöchel und Knie neigen besonders zu Verstauchungen, doch auch Finger, Handgelenke, Schultern und Wirbelsäule sind anfällig.

Verstauchungen werden durch Auflegen kalter Kompressen, Ruhigstellung und Hochlagerung des Gelenks (zur Ableitung der Flüssigkeit um das Gelenk), Bandagen und Schienen behandelt. Nicht steroidale Antirheumatika lindern die Schmerzen und beschleunigen den Heilungsprozess.

Bei Bändern verläuft der Heilungsprozess aufgrund der geringen Blutzufuhr relativ langsam. Leichte Verstauchungen heilen in sieben bis zehn Tagen, schwere in drei bis fünf Wochen. Ein Bänderriss oder eine Abrissfraktur erfordert u.U. eine Operation.

Eine »Verstauchung« des Knöchels (Distorsion des Sprunggelenks oder Bänderriss am Sprunggelenk) ist eine häufige Verletzung, die durch eine Drehbewegung oder ein Umknicken ausgelöst wird. Knickt der Fuß nach innen, überdehnen sich die Bänder an der Außenseite des Knöchels und reißen eventuell. Der Knöchel schwillt an, schmerzt und entwickelt einen Bluterguss. Behandelt wird mit Eispackungen, Schmerzmitteln, Hochlagerung, Entlastung und Ruhigstellung des Knöchels. Nach etwa sechs Wochen sind die Bänder ausgeheilt.

Kreuzbandverletzungen im Kniegelenk entstehen häufig durch einen plötzlichen Richtungswechsel beim Laufen oder Springen. Betroffen ist meist das vordere Kreuzband. Mögliche Verletzungen sind Überdehnungen, ein Anriss oder ein kompletter Riss.

Die Verletzung wird mit Ruhigstellung, Analgetika und Physiotherapie behandelt. Bei jungen, aktiven Menschen wird oft operiert, um eine ausreichende Stabilität des Kniege-

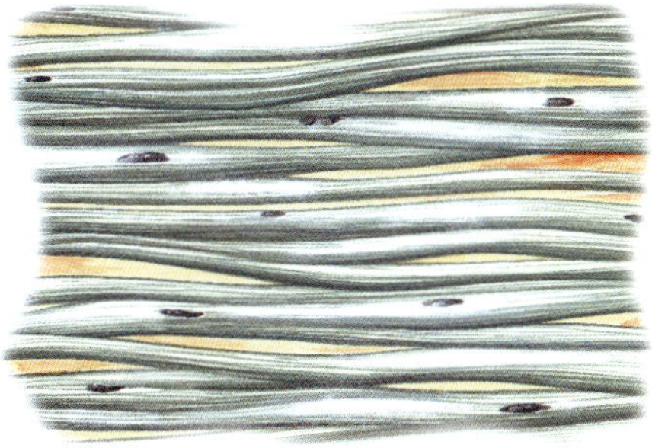

Mikrostruktur eines Bandes

Die Ausrichtung der Fasern hängt von der jeweiligen Belastung ab. Die Stabilität und Spannkraft eines Bandes wird durch seine komplexe, verflochtene Struktur unterstützt.

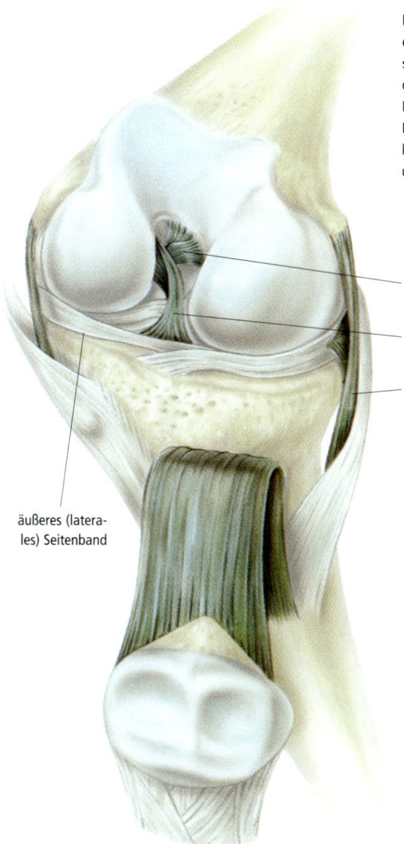

Bänder

Die Hauptfunktion der Bänder besteht in der Stabilisierung der Gelenke und in der Einschränkung ihrer Beweglichkeit. Durch die Bänder sind die Gelenkknochen vor Verrenkungen und Brüchen geschützt.

lenkes zu erreichen. Verletzungsgefährdet sind auch die Seitenbänder des Kniegelenkes.

GELENKKRANKHEITEN

Gelenke sind großen Belastungen ausgesetzt und werden deshalb leicht verletzt. Störungen seitens der Knochen, der Gelenkinnenhaut oder der Knorpel schränken immer auch die Beweglichkeit und Bewegungsfähigkeit ein.

Das Ausrenken der Knochen an einem Gelenk wird als Luxation bezeichnet. Sie tritt bei einigen Gelenken, wie der Schulter, gehäuft auf und kommt bei stabileren Gelenken wie dem Ellbogen selten vor. In manchen Fällen besteht seit der Geburt eine angeborene Luxation. Dies tritt vor allem am Hüftgelenk auf: Wenn die Fehlstellung nicht behandelt wird, kann sich das Gelenk nicht normal entwickeln.

Bei einer Arthritis handelt es sich um die Entzündung eines Gelenkes, bei der Arthrose um die langsame degenerative Zerstörung eines Gelenkes.

SIEHE AUCH ***Störungen und Erkrankungen im Schulterbereich und des Ellbogens, Handgelenkerkrankungen in Kapitel 8; Hüfterkrankungen, Weichteilerkrankungen am Knie, Verletzungen des Fußknöchels in Kapitel 9; Manuelle Therapien in Kapitel 14; Therapie des Bewegungsapparates in Kapitel 16***

ARTHRITIS

Unter einer Arthritis versteht man die Entzündung eines oder mehrerer Gelenke mit Rötung, Schwellung, Schmerzen und Bewegungseinschränkung. Mögliche Ursachen sind die mechanische Abnutzung der Gelenke (Arthrose), eine akute Erkrankung des Gelenkes wie Gicht oder Rheumatoide Arthritis, eine virale oder bakterielle Infektion, eine Gelenkblutung oder eine Kollagenose. Eine Arthritis äußert sich durch Gelenkschmerzen (Arthralgie), Gelenkschwellung, Morgensteifigkeit und eine verringerte Beweglichkeit der Gelenke. Die Haut über dem betroffenen Gelenk ist häufig überwärmt und gerötet. Mögliche Allgemeinsymptome sind Gewichtsverlust, Nachtschweiß und Fieber. Die Schwellungen werden häufig durch einen Gelenkerguss verursacht. Die Art der Behandlung ist abhängig von der Ursache der Erkrankung und kann variieren von einem Ruhigstellen der Gelenke und Krankengymnastik bis zu immunsuppressiver medikamentöser und operativer Therapie.

Arthrose

Die Arthrose stellt die häufigste Form der Gelenkerkrankungen dar. Sie ist durch eine fortschreitende Degeneration des Gelenkknorpels mit knöchernen Wucherungen an den Gelenkrändern gekennzeichnet. Anders als bei anderen entzündlichen Gelenkerkrankungen handelt es sich nicht um die Folge einer Infektion oder einer Unfallverletzung.

Bereits an Skeletten der Neandertaler wurden Anzeichen von Arthrose entdeckt. Die Krankheit tritt meist nach dem 70. Lebensjahr auf, kann jedoch auch wesentlich früher beginnen. Sie kommt bei allen Wirbeltieren einschließlich Vögeln und Fischen vor sowie bei allen Säugetieren außer Fledermäusen und Faultieren, deren Gelenke durch das Kopfüberhängen kaum belastet werden. Schätzungen zufolge sind die Symptome bei 40 % der Erwachsenen bereits so weit fortgeschritten, dass sie auf dem Röntgenbild zu sehen sind. Auch einige Kinder leiden schon an der Krankheit.

Gelenke bilden eine bewegliche Verbindung zwischen zwei Knochen. Bei einem Gelenk sind die Gelenkflächen der Knochen mit Knorpel überzogen, der als Stoßdämpfer fungiert und das Aufeinanderreiben der Knochen bei Bewegung verhindert. Ein echtes Gelenk wird mittels der Gelenkschmiere (Synovia) feucht gehalten und ist von einer faserigen Gelenkkapsel umhüllt. Ständige Belastungen über Jahre hinweg führen zu einem Verschleiß des Knorpels. Dabei kann es zur völligen Zerstörung des Knorpels und der darunter liegenden Gelenkfläche kommen.

Die Knorpelalterung beginnt normalerweise im frühen Erwachsenenalter und betrifft hauptsächlich die Gelenke von Hüfte, Knie, Wirbelsäule und Händen. Diese degenerative Schädigung bildet sich nicht mehr zurück. Mit der Zeit wird der Knorpel immer rauer und verliert seine Funktion als Stoßdämpfer und Gleitschicht, was zu vermehrter Reibung und Schmerzen bei Bewegung führt. Vor allem beim Aufstehen kann es zu Gelenksteifigkeit und -beschwerden kommen.

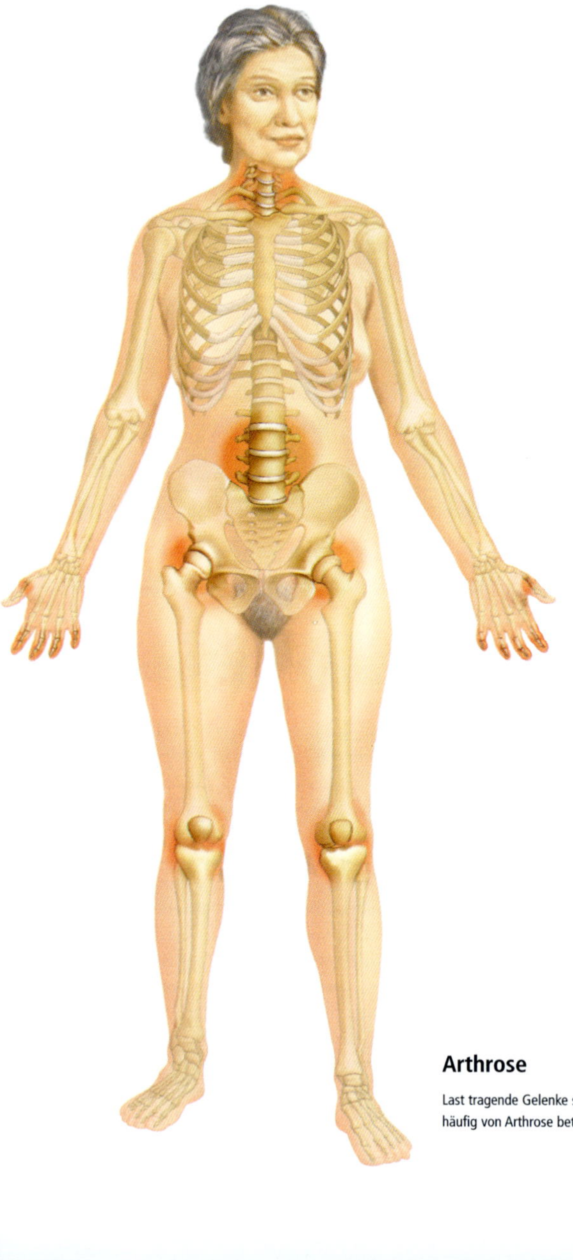

Arthrose

Last tragende Gelenke sind häufig von Arthrose betroffen.

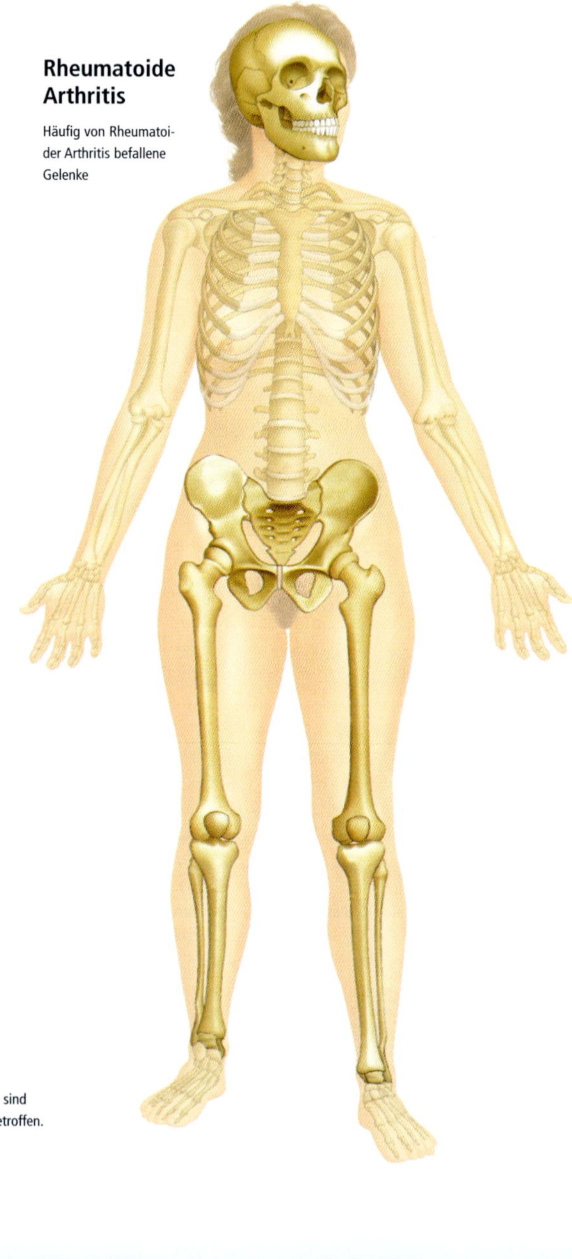

Rheumatoide Arthritis

Häufig von Rheumatoider Arthritis befallene Gelenke

Arthrose

Die Ursache für Arthrose ist die Zerstörung des Knorpels, der die Knochenenden bedeckt. Dies kann Teil des normalen Alterungsprozesses sein und betrifft hauptsächlich die Knie und Hüften sowie die Gelenke der großen Zehen und der Lendenwirbelsäule. In schweren Fällen kommt es zu einer starken Bewegungseinschränkung und zu einer teilweisen Zerstörung des betroffenen Knochens.

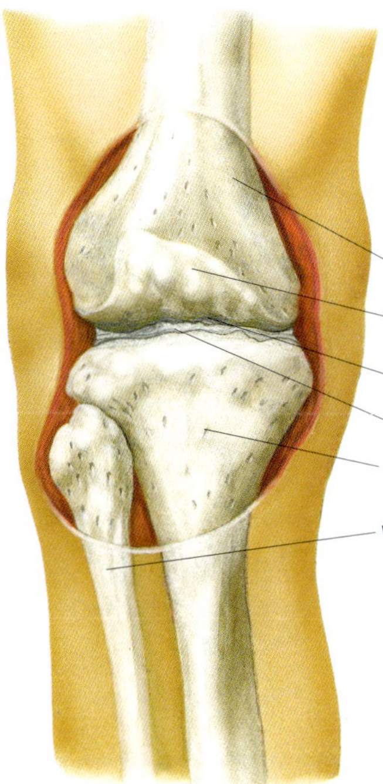

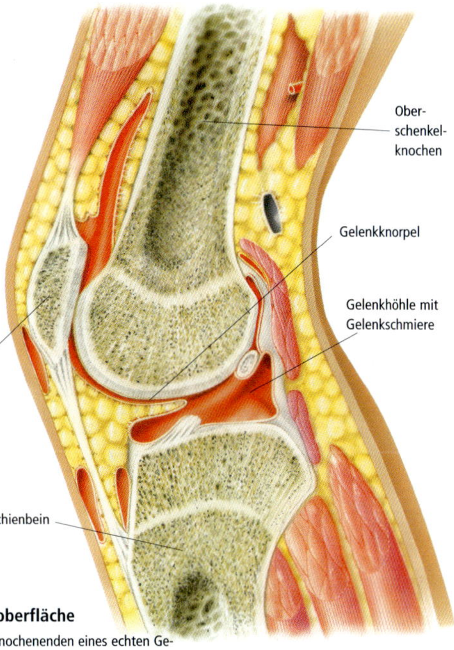

Verschleiß der Gelenkoberfläche

Die Knorpelkappen auf den Knochenenden eines echten Gelenks, z. B. des Knies, sind in Gelenkschmiere gelagert, um die Reibung zu verringern. Durch dauernde Belastung oder Störungen in der Produktion der Gelenkschmiere nutzen sich die Knorpelschichten ab, was zu Arthrosesymptomen wie Morgensteifigkeit und Schmerzen führt.

Bei älteren Menschen sind besonders die Hüft- und Kniegelenke betroffen, auf denen viel Gewicht lastet. Das Ausmaß der Schmerzen und Steifigkeit ist individuell verschieden.

Arthrosen sind im Alter sehr häufig, können jedoch auch schon früh auftreten, wenn ein Gelenk z. B. durch eine Sportverletzung geschädigt wurde. Auch ungünstige Belastungsverhältnisse durch Fehlstellungen der Knochen (z. B. X-Bein, O-Bein, Hüftdysplasie, Knickfuß, Plattfuß) oder ein erhöhtes Körpergewicht sind neben erblichen Qualitätsunterschieden des Knorpels Faktoren, die eine Arthrose beschleunigen. Die Abnutzung schreitet oft unbemerkt weit voran, bis die ersten Symptome auftreten.

Zu den Symptomen zählen eine Schwellung und Gelenkschmerzen bei Bewegung oder Positionswechsel. Die Beweglichkeit des Gelenkes ist eingeschränkt und es kann vor allem an den Fingerendgelenken zur Bildung knöcherner Knoten kommen. Diese Erkrankung, der Heberden-Knoten, ist vermutlich eine Erbkrankheit. Die Gelenke können empfindlich sein, und auf einer Röntgenaufnahme sind Verformungen und eine Abnahme des Knorpelgewebes im Gelenk zu erkennen.

Die Betroffenen klagen oft über dumpfe Schmerzen in der Mitte des Gelenkes, die bei Belastung zu- und bei Ruhe abnehmen. Sie können chronisch werden und so heftig sein, dass sie Schlafstörungen verursachen. Die Behandlung erfolgt durch Schmerzmittel, bei zusätzlicher Entzündung auch durch Kortikoide. Schmerzlindernd wirkt auch Wärme in Form von heißen Bädern oder Warmkompressen oder Kälte in Form von Eispackungen. Weitere Gelenkschädigungen lassen sich durch Übungen zur Stärkung der Stützmuskulatur und eine Verbesserung der Beweglichkeit verhindern. Übergewicht sollte reduziert werden. Eine übliche und zunehmend erfolgreiche Lösung sind Gelenkprothesen wie künstliche Hüft- oder Kniegelenke.

Rheumatoide Arthritis

Die Rheumatoide Arthritis (RA) oder primär chronische Polyarthritis (PCP) ist eine chronische und fortschreitende Krankheit, bei der sich Bindegewebe im ganzen Körper entzündet. Oft sind beide Körperhälften gleichzeitig betroffen. Dabei entzünden sich zunächst vor allem die kleinen Gelenke der Finger, des Handgelenkes, der Zehen, Fußknöchel und Ellbogen dort, wo die einander berührenden Knochen von einer Membran umschlossen sind, die eine die Bewegungen erleichternde Gleitflüssigkeit enthält.

Auch innere Organe, wie Herz, Lungen und Nieren, können in Mitleidenschaft gezogen werden. Die Milz kann sich vergrößern. Die Bindehaut der Augen oder die Arterien können sich entzünden. Weitere mögliche Auswirkungen sind Blutarmut (Anämie), trockene Augen und verminderter Speichelfluss. Die RA ist eine der vielen Formen von Arthritis, einer Gruppe von rund 100 Krankheiten, von denen in den Industrieländern bis zu 20 % der Menschen betroffen sind. Diese chronischen Krankheiten sind vielleicht die häufigste Ursache für eine zunehmende oder dauerhafte Behinderung.

Die Symptome des »Gelenkrheumas« treten bei Frauen meist zwischen 35 und 55 und bei Männern zwischen 40 und 60 Jahren auf. Aber auch Kinder und ältere Menschen können daran erkranken. Eine Minderheit wird nach nur einem Krankheitsschub wieder gesund. Für viele andere dagegen ist die Krankheit chronisch fortschreitend. Die Hauptsymptome sind schmerzende und steife Gelenke, Müdigkeit und Blutarmut, Gewichtsverlust und Muskelabbau. Die Krankheit beginnt mit Schwellung, Überhitzung und Rötung in den betroffenen Bereichen.

Wiederholte Entzündungsschübe können zum Karpaltunnelsyndrom führen, bei dem durch die Kompression eines Nervs Schmerzen und Taubheitsgefühle in der Hand und im Handgelenk auftreten. Weitere mögliche Folgen sind: dauerhafte Schwellungen der Fingergelenke und des Handgelenkes, entzündete Sehnen, eine Sehnenscheidenentzündung und Knötchen (Rheumaknoten) unter der Haut. Lässt ein Entzündungsschub nach, werden die Gelenke extrem locker und beweglich: In diesem Stadium sind sie bei Überbeanspruchung besonders verletzungsanfällig.

Die Diagnose erfolgt mit Hilfe eines Bluttests, durch den man die RA von ähnlichen Erkrankungen wie dem rheumatischen Fieber, der infektiösen Arthritis und der Gicht unterscheiden kann. Zudem lässt sich damit ein besonderer Antikörper, der Rheumafaktor, feststellen, den etwa 70 % aller Menschen aufweisen. Sein Vorhandensein ist aber nicht gleichbedeutend mit der Erkrankung.

Die genaue Ursache der Krankheit ist unbekannt. Aber da der Rheumafaktor bei den meisten Erkrankten nachweisbar ist, wird vermutet, dass die RA eine Autoimmunerkrankung ist, bei der das Abwehrsystem des Körpers das eigene Gewebe angreift. Es scheint genetische Ursachen für die Anfälligkeit für RA zu geben, während die Krankheit selbst vermutlich durch eine Infektion oder durch Umweltfaktoren ausgelöst wird.

Die Behandlung umfasst die Ruhigstellung, eine Diättherapie, Medikamente und operative Eingriffe. Die Ruhigstellung kann die Schmerzen lindern und wird während der Entzündungsschübe empfohlen, da Bewegung die entzündeten Gelenke reizt. Stützen und Schienen können für gewisse Zeit zur Ruhigstellung der Gelenke eingesetzt werden. Eine regelmäßige Bewegung der Gelenke ist jedoch wichtig, um Versteifungen zu verhindern und die Beweglichkeit zu bewahren. Auch bestimmte Nahrungsmittel können bei manchen Menschen Schübe auslösen.

Medikamente, die zur Linderung der Rheumatoiden Arthritis eingesetzt werden, sind meist nicht steroidale Antirheumatika wie Azetylsalizylsäure und Ibuprofen. Daneben gibt es spezifische Rheumamedikamente wie Kortikoide, Penicillamin, Goldsalze und Methotrexat, die allerdings zum Teil erhebliche Nebenwirkungen verursachen können.

Eine eingeschränkte Beweglichkeit und Muskelschwäche können das Gehen und Baden sowie die Verrichtung alltäglicher Dinge erschweren. Es sind verschiedene Hilfsmittel erhältlich: von orthopädischen Schuhen zu speziell entworfenen Haushaltsgeräten und Handwerkszeugen mit großen Griffen für kraftlose Finger. Die Versteifung von kleinen Gelenken (Arthrodese) oder der Gelenkersatz an Hüften oder Knie (Endoprothesen) stellen eine letzte Option dar, wenn die Gelenke massiv zerstört sind.

Gicht

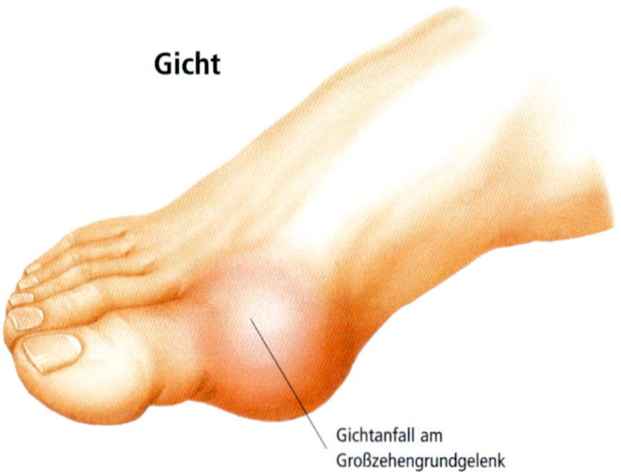

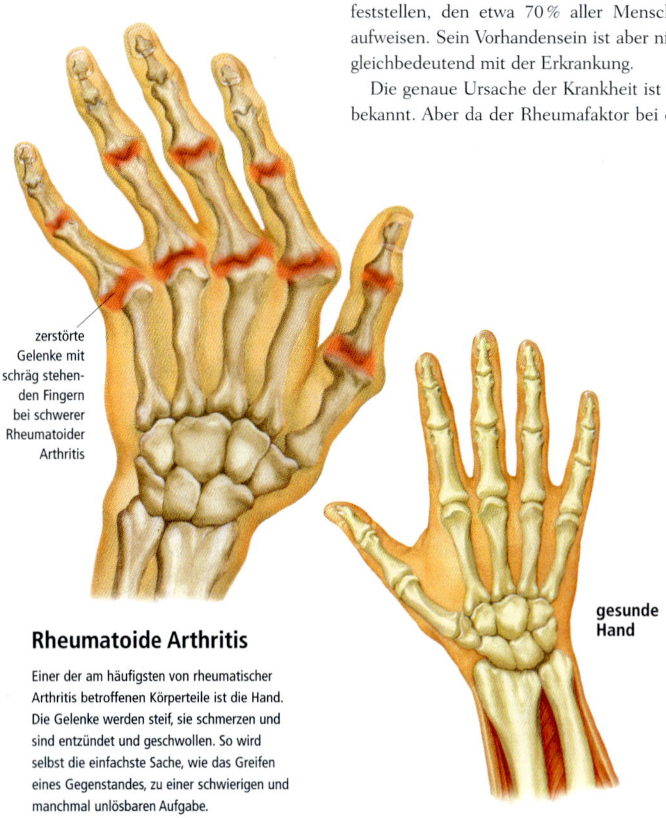

Rheumatoide Arthritis

Einer der am häufigsten von rheumatischer Arthritis betroffenen Körperteile ist die Hand. Die Gelenke werden steif, sie schmerzen und sind entzündet und geschwollen. So wird selbst die einfachste Sache, wie das Greifen eines Gegenstandes, zu einer schwierigen und manchmal unlösbaren Aufgabe.

BECHTEREW-KRANKHEIT

Die Bechterew-Krankheit *(Spondylarthritis ankylopoetica)* ist eine chronische rheumatische Erkrankung bei jungen Männern im Alter zwischen 15 und 40 Jahren. Sie befällt die Wirbelsäule, das Iliosakralgelenk, die Hüften und die Schultern. Im Lauf der Jahre entzünden sich diese Gelenke immer mehr, was schließlich zu einer knöchern fixierten Versteifung führt. Die Erkrankung hat eine erbliche Komponente. Bei 90 % der Betroffenen findet sich das Leukozytenantigen HLA-B27.

Erste Anzeichen sind oft Schmerzen und Steifheit im Lendenbereich. Die Symptome sind morgens stärker, tagsüber aufgrund von Bewegung häufig besser, nachts dann wiederkehrend, oft Schlaf raubend. Im späteren Stadium der Krankheit greifen Rückenschmerzen und Steifheit schließlich auf den oberen Rücken und manchmal das Genick über. Durch reaktive Verknöcherungserscheinungen bildet sich mit der Zeit ein typischer fixierter Rundrücken aus. In einem Drittel der Fälle sind Hüften und Schultern ebenfalls betroffen. Ein Viertel der Betroffenen entwickelt zusätzlich eine Uveitis, eine Entzündung von Hornhaut und Sklera.

Die Bechterew-Krankheit ist unheilbar, aber man kann die Auswirkungen der Krankheit durch einige Maßnahmen mindern. Atem- und Haltungsübungen helfen gegen die Buckelbildung. Häufig werden Schmerzmittel und entzündungshemmende Medikamente verschrieben. In schweren Fällen kann ein chirurgischer Eingriff wie z. B. eine Hüftgelenksoperation nötig sein.

GICHT

Die Gicht ist eine Entzündung der Gelenke infolge hoher Harnsäurewerte im Körpergewebe. Ein stark erhöhter Harnsäurespiegel führt zu einem Überschreiten der Lösungskapazität der Gewebe. In der Folge bilden sich in Gelenken und unter der Haut nadelförmige Kristalle, die zu einer Entzündungsreaktion führen. Klassischerweise tritt ein Gichtanfall im Großzehengrundgelenk auf, doch Kristalle bilden sich auch in anderen Gelenken wie Knöcheln, Knie und Ellbogen. Der klassische Anfall beginnt meist sehr plötzlich – oft nachts. Das Gelenk wird rot, schwillt an und ist sehr schmerzhaft.

Vor allem Männer mittleren Alters leiden unter Gicht, doch auch Frauen nach den Wechseljahren sind manchmal von der Krankheit betroffen. Der hohe Harnsäurespiegel lässt sich auf eine Überproduktion oder eine unzureichende Ausscheidung – manchmal auch auf eine Kombination aus beidem – zurückführen. Harnsäure entsteht beim Abbau von Proteinen. Diese finden sich vor allem in Innereien und Schalentieren. Deshalb kann sich die Erkrankung verschlechtern, wenn der Betroffene große Mengen dieser Speisen zu sich nimmt. Auch Alkohol schadet, da er den Proteinstoffwechsel anregt. Selten ist die Überproduktion von Harnsäure auf eine erbliche Störung der Proteinsynthese oder auf eine Krankheit, die die Zellteilung erhöht, zurückzuführen.

Der wichtigste Befund ist ein erhöhter Harnsäurespiegel im Urin. Oft ist die Ursache nicht feststellbar, er kann jedoch durch Medikamente wie Diuretika, die bei Bluthochdruck eingesetzt werden, und Azetylsalizylsäure erhöht werden.

Neben den Gelenken können die Harnsäurekristalle auch im Gewebe um die Gelenke oder unter der Haut abgelagert werden. Diese Ablagerungen heißen Tophi. Unter der Haut können sie als harte Knoten getastet werden. Tophi in den Gelenken – mittels Röntgen erkennbar – führen oft zur Arthritis und können die Gelenke zerstören. Kristalle können sich auch in den Nieren ablagern und Steine bilden. Dies führt u. U. zu einer Schädigung der Nieren, behindert den Urinfluss oder löst Koliken aus, wenn die Steine durch den Harnleiter wandern.

Die Diagnose der Gicht erfolgt durch eine Messung des Harnsäurespiegels oder durch den Nachweis von Kristallen in einem Gelenk. Antiphlogistika wie Indometazin oder das Zellgift Kolchizin helfen gegen den Schmerz und die Entzündung der Gelenke. Azetylsalizylsäure sollte nicht eingenommen werden, da sie die Ausscheidung von Harnsäure behindert. Lässt der Anfall nach, ist eine Langzeittherapie angezeigt, bei der Medikamente wie Allopurinol gegeben werden, um die Harnsäureproduktion zu reduzieren. Dies hilft, zukünftigen Anfällen vorzubeugen. Gelingt es, den Harnsäurespiegel nachhaltig zu senken, werden mit der Zeit auch einige der Knoten resorbiert und dadurch eine weitere Gelenkzerstörung verhindert. Eine erhöhte Flüssigkeitsaufnahme ist absolut not-

Bechterew-Krankheit

Nach langjährigem Verlauf der Erkrankung verknöchern die Wirbel miteinander. Die Abbildung zeigt die Verknöcherung der Lendenwirbel 3, 4 und 5 mit dem Kreuzbein.

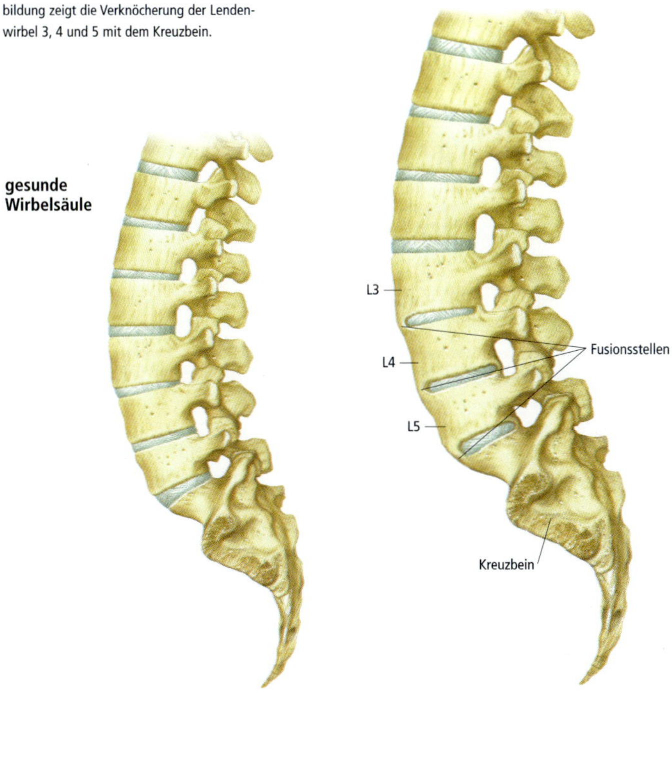

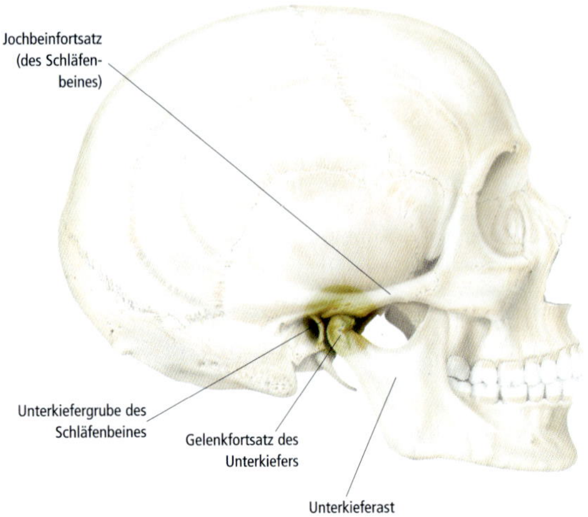

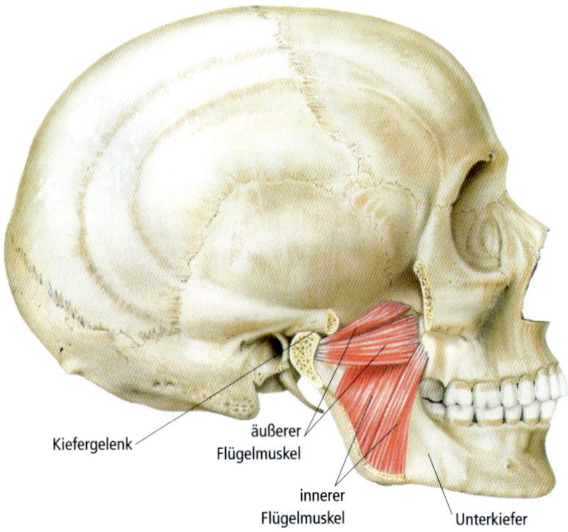

Kiefergelenksyndrom

Das Kiefergelenk lässt sich in drei Richtungen bewegen: Es lässt sich auf- und zuklappen sowie seitlich verschieben, des Weiteren können Gleitbewegungen nach hinten und vorne ausgeführt werden. Eine Beeinträchtigung des Gelenkknorpels oder der angrenzenden Muskeln kann das Kiefergelenksyndrom auslösen. Dieses Syndrom schränkt die Beweglichkeit des Gelenkes ein, verursacht Kiefermuskel-, Nacken- und Kopfschmerzen und knackende Geräusche.

wendig und verhindert die Bildung von Nierensteinen. Wird der abnorme Harnsäurespiegel nicht behandelt, treten die Anfälle immer häufiger auf, und bleibende Gelenkschäden sind die Folge.

KIEFERGELENKSYNDROM

Unter dem Kiefergelenksyndrom (temporomandibuläres Syndrom oder Costen-Syndrom) versteht man durch eine Arthrose des Kiefergelenkes oder muskuläre Verspannung auftretende Beschwerden, wie knackende Geräusche, Muskelschmerzen, Ohr- und Augenschmerzen, Schwierigkeiten beim Bewegen des Kiefergelenkes, Nacken-, Zahn- und Kopfschmerzen.

Das Kiefergelenk kann in drei Richtungen bewegt werden. Zum Öffnen und Schließen des Mundes wird es auf- und zugeklappt, es gestattet Gleitbewegungen nach hinten und vorne und lässt sich seitlich verschieben. Zwischen Kieferknochen und Schläfenbein des Schädels befindet sich eine Knorpelscheibe, die das Gelenk abfedert und aufgrund des hohen Drucks beim Kauen herausspringen kann. Durch Zähneknirschen im Schlaf nutzen sich die Kauflächen der Zähne ab und die normale Schlussbiss-Stellung wird beeinträchtigt (Malokklusion). Infolgedessen verkrampfen sich die Kiefermuskeln und es kommt zu (Kopf-)Schmerzen und mitunter zu einer Kieferverrenkung. Eine herausgesprungene Scheibe lässt sich in den meisten Fällen ohne Operation wieder einrenken. Gegen das Zähneknirschen hilft das Tragen einer individuell angefertigten Beißplatte (nachts).

Das Kiefergelenk kann auch von Rheumatoider Arthritis befallen werden. Bei drohender Gelenkarthrose ist der Erhalt der Beweglichkeit äußerst wichtig, um Verkalkungen und einer Gelenkversteifung vorzubeugen, die eine operative Korrektur erfordert.

Das Kiefergelenksyndrom ist – abgesehen von einer Verletzung oder einer anderen erkennbaren Ursache – meist auf eine Muskelverspannung zurückzuführen. Abhilfe wird durch Ruhigstellung und nur mäßiges Öffnen des Kiefers (auch beim Gähnen) und Stressminderung geschaffen.

SCHLEIMBEUTELENTZÜNDUNG

Ein Schleimbeutel ist ein kleines, mit Flüssigkeit gefülltes, sackartiges Gebilde, das die Knochen und Sehnen in den Gelenken vor Reibung schützt. Bursitis bezeichnet eine Entzündung des Schleimbeutels.

Eine Schleimbeutelentzündung (Bursitis) tritt meist in der Schulter auf, kann aber auch das Knie (*Bursitis praepatellaris*), den Ellbogen (*Bursitis olecrani*), die Ferse (*Achillobursitis*) oder andere Stellen betreffen. Meist ist die Ursache unbekannt, doch kann eine Bursitis durch Verletzungen, Infektionen und wiederholte Reibung entstehen. Bei wiederholtem Auftreten einer Bursitis oder bei einer Verletzung kann es zu einer chronischen Entzündung kommen. Die Symptome sind Schmerzen und eine Schwellung der betroffenen Stelle und Schmerzen bei Bewegungen benachbarter Gelenke.

Die Behandlung erfolgt durch Ruhigstellung, abwechselnde Kälte- und Wärmebehandlung und entzündungshemmende Medikamente. Manchmal muss Flüssigkeit aus dem Schleimbeutel entfernt und Kortison hineingespritzt werden. Eine Operation ist nur selten nötig. Wurde die Entzündung durch eine bakterielle Infektion ausgelöst, muss sie mit Antibiotika und einer Drainage des infizierten Schleimbeutels behandelt werden. Wenn die Schmerzen nachlassen, ist eine Bewegungstherapie zur Wiederherstellung von Kraft und Beweglichkeit erforderlich, vor allem wenn die Muskeln durch längere Ruhigstellung oder Bewegungsunfähigkeit geschwächt sind.

SCHMERZHAFTE SCHULTERSTEIFE

Die Kapsel des Schultergelenkes kann sich entzünden und schrumpfen, sodass der Bewegungsradius immer kleiner wird. Diese Erkrankung ist auch unter dem Namen schmerzhafte Schultersteife (*Periarthropathia humeroscapularis*) bekannt. Die Schmerzen können durch Medikamente gelindert und die Beweglichkeit durch Physiotherapie wiederhergestellt werden.

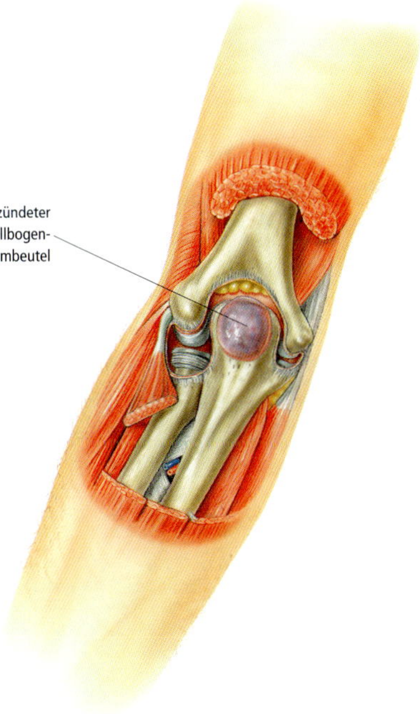

Schleimbeutelentzündung

Eine Entzündung des Ellbogenschleimbeutels führt zu einer schmerzhaften prall-elastischen Schwellung und einer Rötung und Überwärmung auf der Rückseite des Ellbogens. Die Flüssigkeit muss evtl. mit einer Nadel entfernt werden.

SYNOVITIS

Die Gelenkkapseln sind mit einer Gelenkinnenhaut (*Membrana synovialis*) ausgekleidet, die eine ernährende und schmierende Flüssigkeit (Gelenkschmiere) absondert.

Bei einer Entzündung dieser Membran spricht man von Synovialitis oder Synovitis. Dadurch dass die entzündete Membran sehr viel mehr Flüssigkeit produziert, bildet sich ein Gelenkerguss. Das Gelenk ist geschwollen, überwärmt und schmerzt. Mögliche Ursachen sind eine bakterielle Infektion, eine Reizung oder Verletzung des Gelenkes wie eine Zerrung oder ein Bruch, Kristalle (Gicht), Fremdkörper (*Osteochondrosis dissecans*), Autoimmunprozesse (Rheuma) oder eine Reizung durch arthrotische Degeneration. Die Behandlung erfolgt in Abhängigkeit von der Ursache.

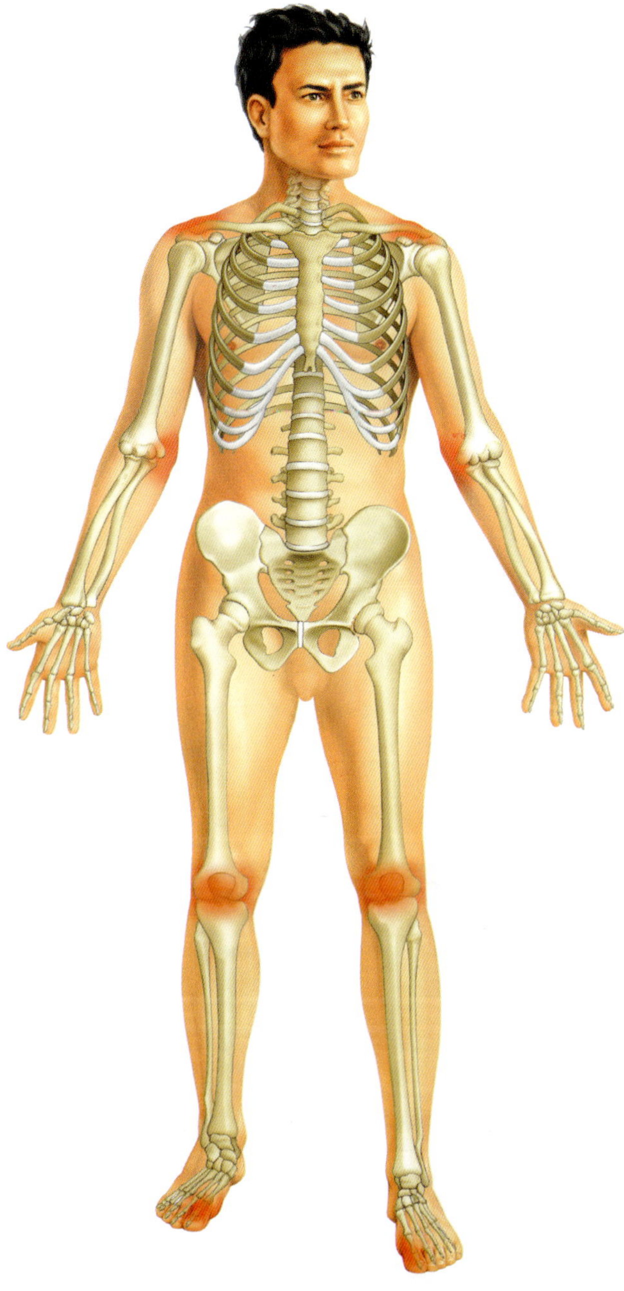

Schleimbeutelentzündung – betroffene Stellen

Eine Schleimbeutelentzündung tritt meist in der Schulter auf, kann aber auch das Knie, den Ellbogen oder Teile des Fußes betreffen.

MUSKULATUR

Die Muskulatur ist für die Bewegungen des Körpers zuständig und besteht aus der willkürlichen und der unwillkürlichen Muskulatur. Die Größe willkürlicher Muskeln variiert von den winzigen Muskeln zum Stirnrunzeln bis zu den großen Oberschenkelmuskeln. Muskeln wie der Herzmuskel oder die glatte Muskulatur in den Wänden innerer Organe, z.B. des Magens, gehören zur unwillkürlichen Muskulatur, da sie nicht dem Willen unterworfen sind.

Im menschlichen Körper gibt es ca. 700 Muskeln. Einige Muskeln haben etwas ausgefallene Namen. Der Trompetermuskel in der Wange heißt so, weil er das Ausblasen von Luft aus dem Mund bewirkt.

Die Größe der Muskeln variiert stark. Der Steigbügelmuskel, der die Bewegungen des Trommelfelles beschränkt, ähnelt einem ein paar Millimeter langem Stück Garn. Der Gesäßmuskel hingegen erstreckt sich über den größten Teil des Gesäßes.

Auch die Struktur der Muskelfasern ist unterschiedlich. Im üblichen spindelförmigen Muskel verlaufen sämtliche Muskelfasern längs durch den Muskel von einer Sehne zur nächsten. In einem fächerförmigen Muskel laufen sie hingegen schräg von verschiedenen Ursprüngen in einer Sehne zusammen.

Einige Muskeln haben an einem Ende mehrere Sehnen – der Bizeps zwei, der Trizeps drei und der Quadrizeps vier.

Muskelfasern sind entweder direkt oder über eine Sehne mit einem Knochen verbunden. Die durch die Kontraktion der Muskelfasern freigesetzte Energie wird von der Sehne auf den Knochen übertragen. Sehnen sind dichte Bündel aus parallel laufenden festen Kollagenfasern, die eine optimale Kraftübertragung ermöglichen.

SIEHE AUCH *Nacken in Kapitel 3; Kapuzenmuskel, Brustmuskeln in Kapitel 4; Herz in Kapitel 5; Schultermuskeln, Muskeln der Hand in Kapitel 8; Beinmuskeln in Kapitel 9*

MUSKELARTEN

Die Muskulatur des menschlichen Körpers wird in drei Arten mit jeweils eigener Funktion unterteilt: die Herzmuskulatur, die glatte Muskulatur und die quer gestreifte Skelettmuskulatur.

Die Herzmuskulatur kommt nur im Herzen vor und besteht aus einem Netz von quer gestreiften Muskelfasern, die sich unwillkür-

Vorderansicht

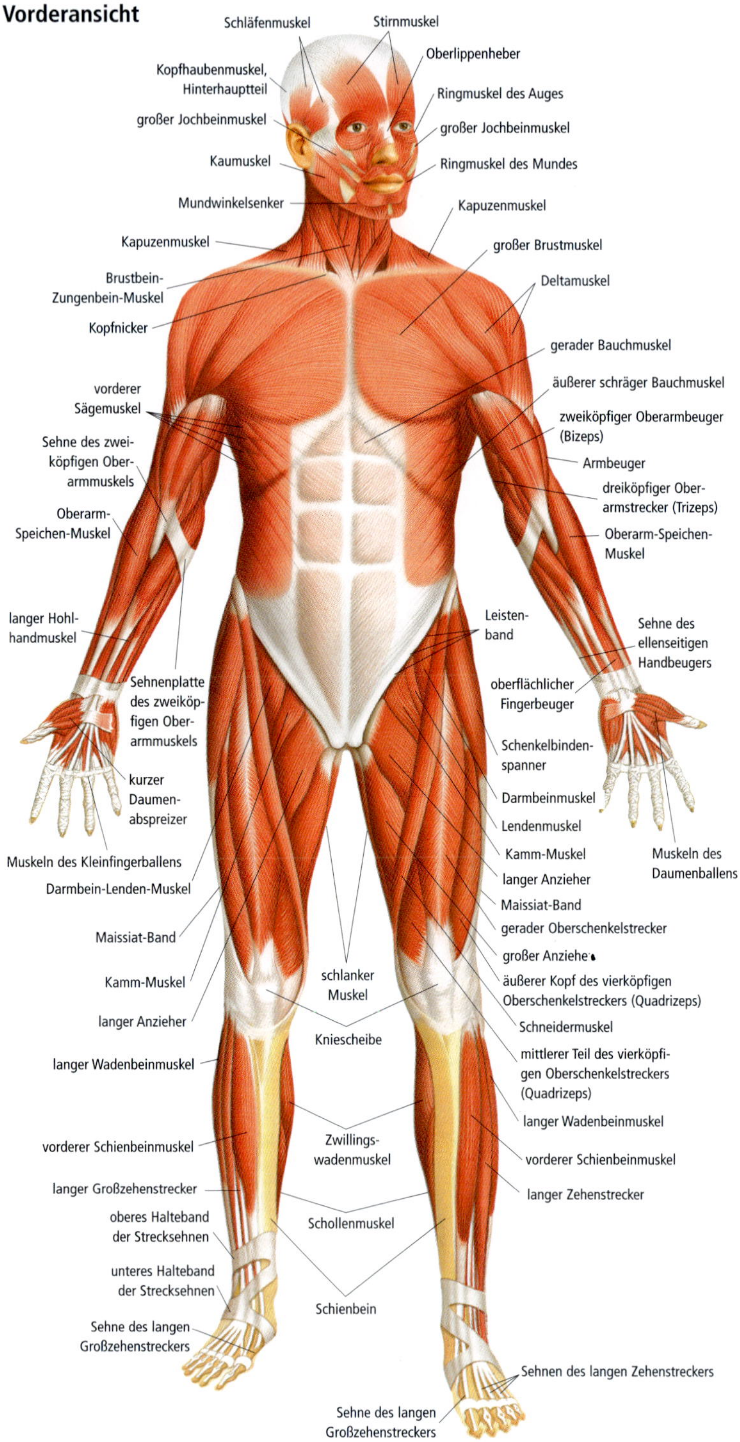

Rückansicht

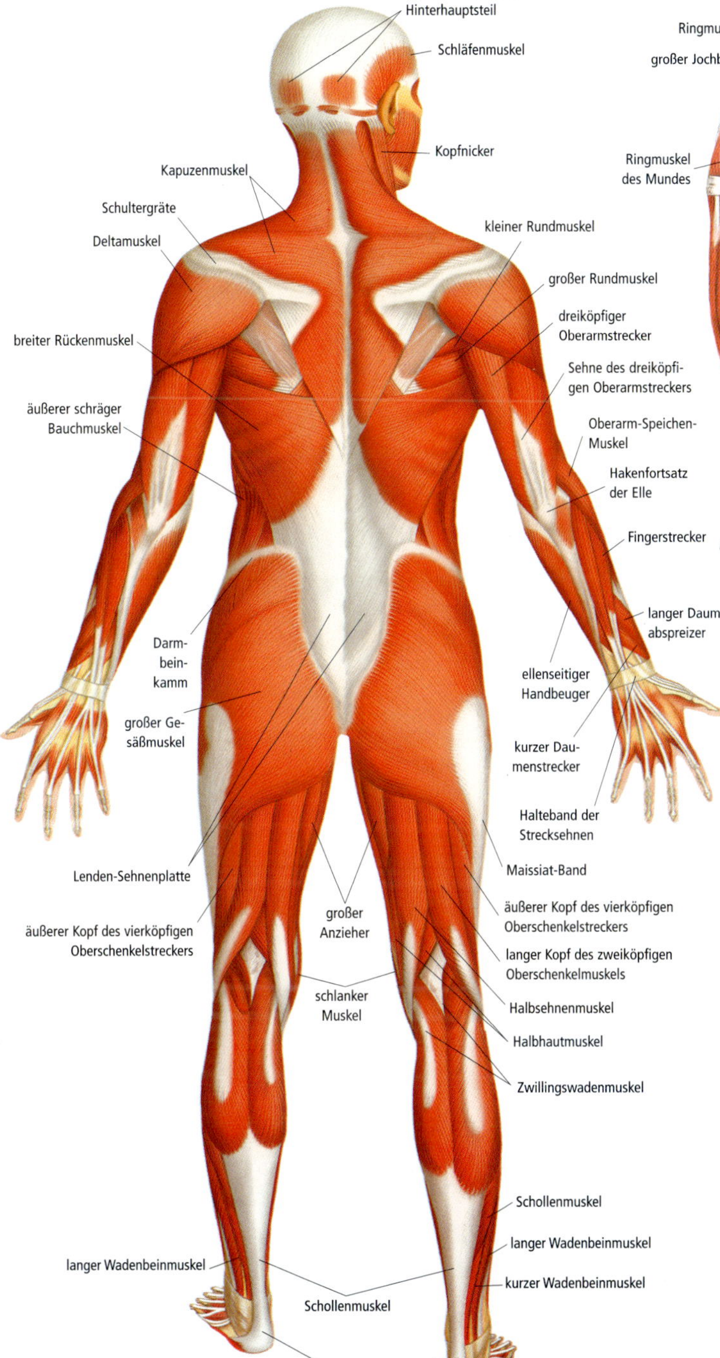

Seitenansicht

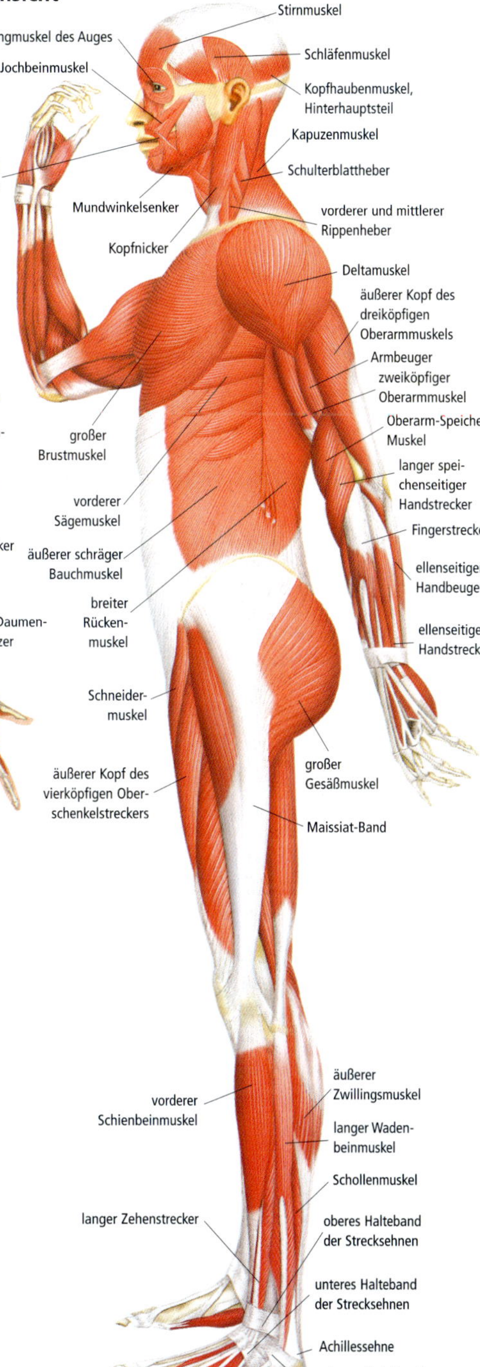

lich zusammenziehen und nicht der Steuerung des ZNS unterliegen. Die Herzmuskelkontraktion wird durch den elektrischen Impuls des natürlichen Herzschrittmachers, des Sinusknotens im Herzen, ausgelöst. Der Sinusknoten und ein den Herzmuskel durchziehendes Netz aus speziellen Zellen zur Weiterleitung der Nervenimpulse bestimmen die Herzfrequenz. Das Herz ist zwar mit den Nerven des vegetativen Nervensystems verbunden, die Funktion dieser Nerven besteht jedoch nur in der Beschleunigung bzw. Verlangsamung der Herzfrequenz und steuert nicht die Muskelkontraktion.

Die glatte Muskulatur findet sich in den Verdauungs- und Fortpflanzungsorganen, den größeren Blutgefäßen, der Haut und einigen inneren Organen. Die Kontraktion der glatten Muskulatur erfolgt unwillkürlich und wird vom vegetativen Nervensystem gesteuert. Ein Beispiel für die unwillkürliche Kontraktion der glatten Muskulatur ist die Peristaltik, die regelmäßige und rhythmische Kontraktion der glatten Magen- und Darmmuskulatur, die für den Transport der Nahrung durch den Verdauungsapparat sorgt.

Die Skelettmuskulatur, der sichtbarste Teil der Körpermuskulatur, kann bis zu 60 % der Körpermasse ausmachen. Die Sehnen der Skelettmuskeln setzen an den Skelettknochen an. Die Bewegung der Skelettmuskulatur wird willkürlich über das ZNS gesteuert, das elektrische Impulse an die Nervenendigungen in den Muskeln sendet. Die Nervenendigungen enden an der Zellmembran der Muskelfasern. Durch den Ausstrom von Kalzium aus dem Zellinneren als Reaktion auf elektrische Veränderungen an der Zelloberfläche wird die Kontraktion einer Muskelzelle ausgelöst. Form und Größe der – meist in Bündeln vorkommenden – Skelettmuskeln richten sich nach ihrer Lage und Funktion. Bei einer Kontraktion verkürzen und verdicken sich die Skelettmuskeln. Die direkt unter der Haut liegende Skelettmuskulatur zeichnet sich an den meisten Stellen deutlich ab und bildet zusammen mit dem Knochengerüst die individuelle Körperform.

Durch regelmäßiges Training wachsen und kräftigen sich die Skelettmuskeln (Hypertrophie), bei ungenügender Betätigung (z.B. aufgrund einer Lähmung oder Krankheit) dagegen verkümmern sie (Atrophie).

SIEHE AUCH *Herz in Kapitel 5; Verdauungsapparat, Geschlechtsorgane, Atmungsorgane, Nervensystem, Vegetatives Nervensystem in diesem Kapitel*

Muskelgewebe

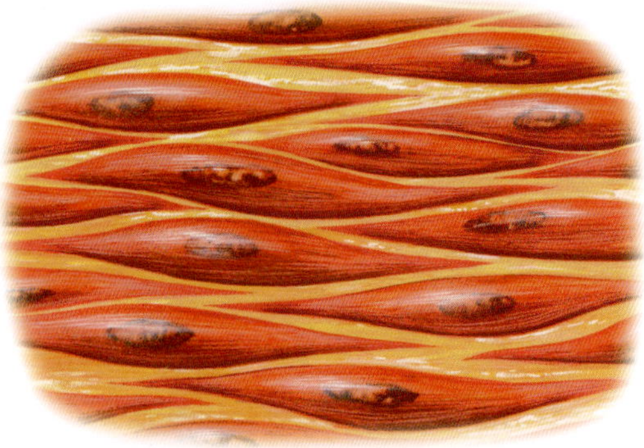

Glattes Muskelgewebe

Die glatten Muskeln werden vom vegetativen Nervensystem gesteuert und finden sich in der Haut, den größeren Blutgefäßen sowie im Fortpflanzungs- und Verdauungssystem.

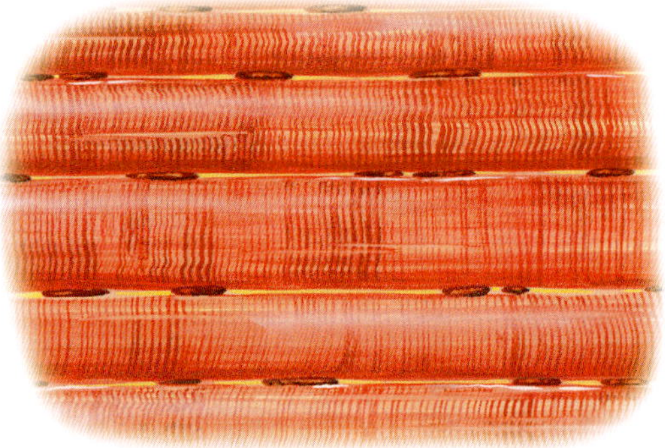

Skelettmuskelgewebe

Die Skelettmuskeln dienen der Bewegung des menschlichen Körpers und werden willkürlich durch das Gehirn gesteuert.

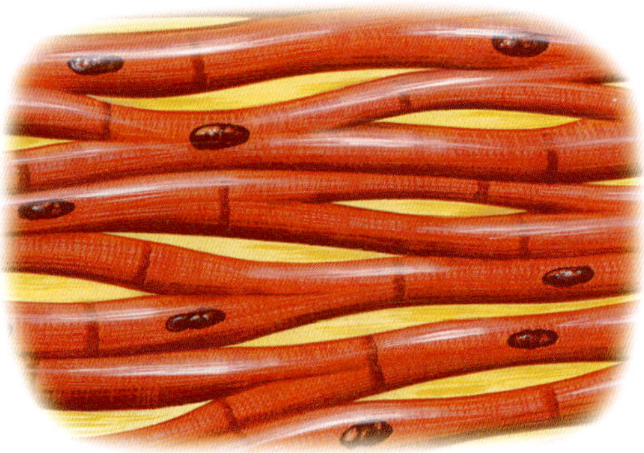

Herzmuskelgewebe

Die Kontraktion und Erschlaffung des Herzmuskels erfolgt in rhythmischen Abständen und unwillkürlich.

STRUKTUR DER MUSKELFASERN

Muskeln sind kontraktionsfähig. Sie setzen sich aus Muskelfasern zusammen, länglichen Zellen mit kleinen, fadenartigen Eiweißstrukturen, den Myofibrillen. Diese bestehen aus regelmäßig angeordneten Eiweißkörpern, den Myofilamenten. Die »dicken« Myofilamente (Myosinfilamente) beinhalten das Protein Myosin, die »dünnen« Myofilamente (Aktinfilamente) die Eiweißkörper Aktin, Troponin und Tropomyosin. Dicke und dünne Myofilamente sind parallel angeordnet und an den Enden durch chemische »Querbrücken« miteinander verbunden. Bei Stimulierung gleiten die Aktin- und Myosinfilamente übereinander und bewirken eine Kontraktion der Muskeln. Ist die Muskelkraft größer als der externe Widerstand spricht man von isotonischer Kontraktion. Ist der Widerstand genauso groß wie die Muskelkaft, kann sich der Muskel nicht verkürzen; man spricht dann von einer isometrischen Kontraktion.

Muskeln

Die Muskeln lassen sich nach ihrer Form einteilen: Einige bestehen vorwiegend aus parallelen, andere aus schrägen Muskelfasern. Die Anordnung der Muskelfasern kann sehr komplex sein. Form und Anordnung der Muskelfasern richtet sich nach der Funktion des jeweiligen Muskels. Bei der Skelettmuskulatur sind die Muskelfasern parallel ausgerichtet, bei der Organ- oder Gewebsmuskulatur kreuzen sich die Muskelfasern und bei den Schließmuskeln (Darm, Harnsystem) sind die Muskelfasern ringförmig angeordnet.

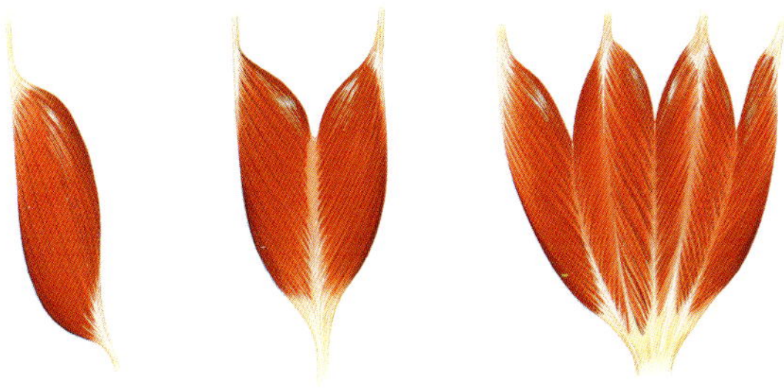

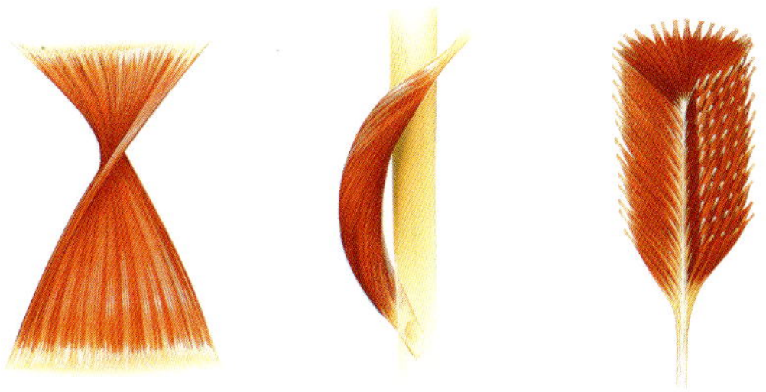

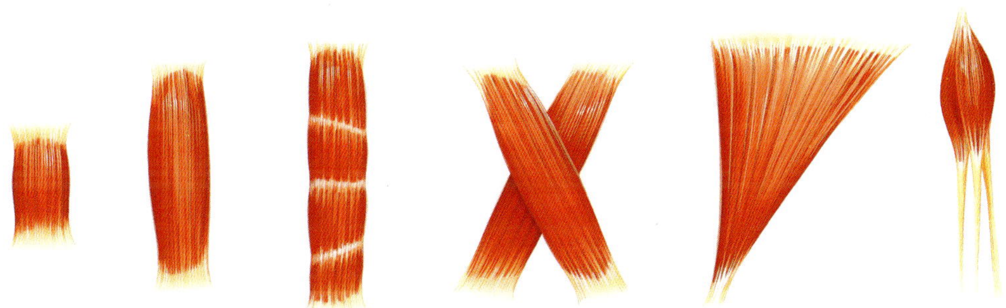

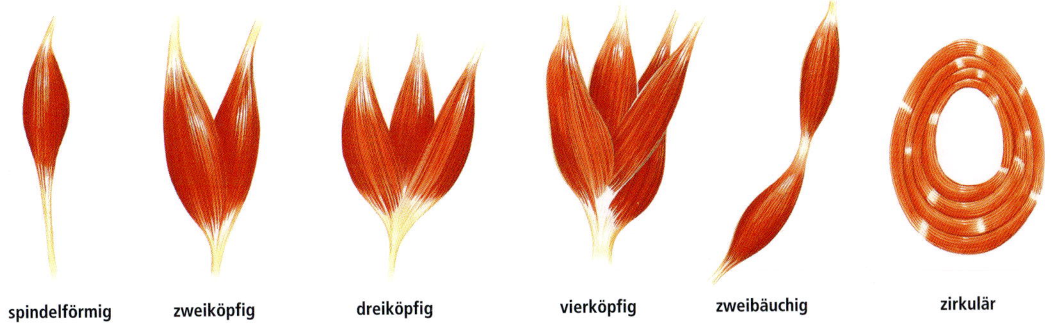

Mikrostruktur einer Muskelfaser

Muskelfasern sind längliche Zellen, die dünne Fäden aus Myofibrillen enthalten. Myofibrillen bestehen aus Eiweißkörpern, den Myofilamenten.

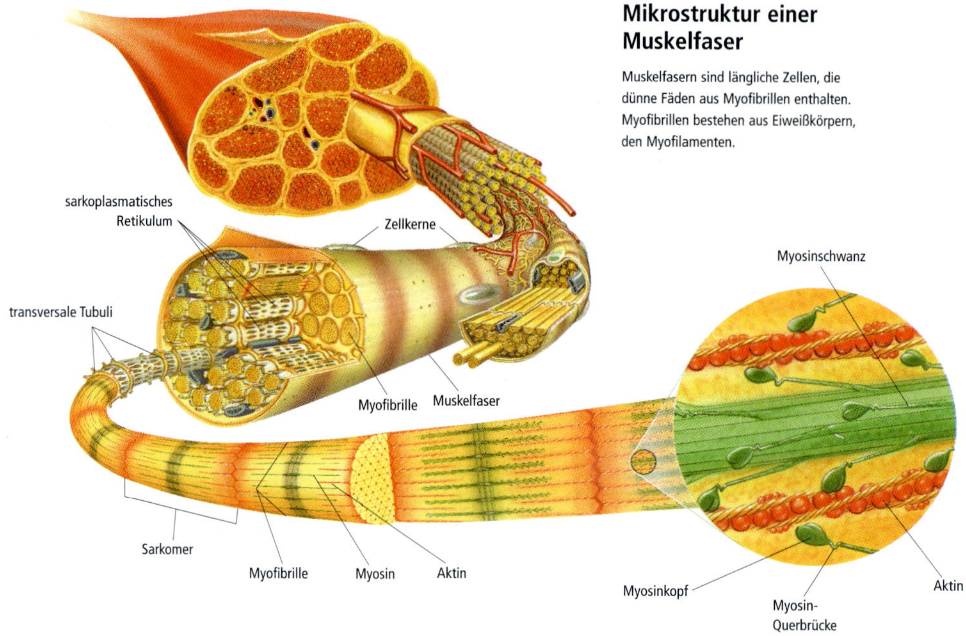

Man unterscheidet zwei Hauptarten von Muskelfasern: schnell kontrahierende phasische und langsam kontrahierende tonische Fasern. Die phasischen Fasern erzeugen mehr Kraft und kontrahieren schneller, ermüden jedoch auch rascher. Der Anteil der zwei Faserarten ist bei jedem Menschen und je nach Muskel unterschiedlich. Häufig werden in den Sportarten die höchsten Leistungen erzielt, die der vorherrschenden Faserart des Sportlers entsprechen. So sind z.B. bei Marathonläufern 95 % der Muskelfasern des Zwillingswadenmuskels tonische Fasern, während Kurzstreckenläufer im gleichen Muskel 75 % phasische Fasern haben.

MUSKELTÄTIGKEIT

Normalerweise verkürzt sich (oder »kontrahiert«) ein Muskel, wenn er aktiviert wird. Dies ist jedoch nicht immer der Fall. Hält man sich beispielsweise eine Kamera vor die Augen, wirken die Armmuskeln zwar der Schwerkraft entgegen, damit die Kamera nicht herunterfällt, verändern ihre Länge jedoch nicht. Diese Art der »Kontraktion« wird als isometrische (»von konstanter Länge«) Kontraktion bezeichnet. Beim Ablegen der Kamera auf einen Tisch ist die zur Beugung der Ellbogen erzeugte Muskelkraft geringer als der Zug der Schwerkraft an der Kamera. In diesem Fall werden die Armmuskeln durch die Schwerkraft verlängert, und ihre Aufgabe besteht darin, den Fall der Kamera abzubremsen. Daher ist der Begriff »Kontraktion« zur Beschreibung der Muskeltätigkeit manchmal etwas ungenau.

Die Bewegung, die aus der Kontraktion eines Muskels resultiert, ist abhängig von der Lage des Muskels zum Gelenk, das bewegt werden soll. So beugt der vor dem Gelenk verlaufende Bizeps den Ellbogen, während der auf der Rückseite des Gelenkes laufende Trizeps den Ellbogen streckt.

Der Deltamuskel, der wie eine Kappe über dem Schultergelenk sitzt, ist für das seitliche Wegführen der Arme vom Körper (Abduktion), eine Vorwärts- und eine Rückwärtsbewegung zuständig. Der große Brustmuskel, der vom Oberarm zum Brustbein verläuft, bewirkt u.a. das Heranführen der Arme an den Körper (Adduktion).

Die meisten Muskelaktionen sind jedoch nicht so einfach. Der obere Teil des großen Brustmuskels, der vom Schlüsselbein zum Arm verläuft, hebt den Arm aus einer Ruheposition an der Körperseite an. Der untere Teil, der zu den unteren Rippen verläuft, zieht den Arm nach unten, wenn er sich über dem Kopf befindet. Bei solchen, aus mehreren Teilen bestehenden Muskeln ist die resultierende Bewegung abhängig vom Aktivierungsgrad der unterschiedlichen Muskelbereiche.

SIEHE AUCH *Kapuzenmuskel, Brustmuskeln in Kapitel 4; Schultermuskeln in Kapitel 8; Beinmuskeln in Kapitel 9; Sport in Kapitel 14*

MUSKELKOORDINATION

Jede Bewegung einer Extremität, und sei sie noch so einfach, ist eine koordinierte Aktion verschiedener Muskeln. Beim Fußballspielen ist der Quadrizeps (vierköpfiger Oberschenkelmuskel) der Hauptakteur, auch Agonist genannt. Seine Wirkung auf das Knie wird durch die Aktivität der Hüftbeuger unterstützt. Die Kniegelenkbeuger auf der Rückseite des Oberschenkels, die dem Quadrizeps entgegenwirken, beginnen zu kontrahieren, wenn das Bein Schwung bekommt, um die Kraft des Schusses zu steuern. Die Kontraktion dieser Muskeln, die als Antagonisten bezeichnet werden, ist am Ende des Schusses am stärksten, um die Bewegung zu stoppen.

Das Zusammenwirken der Muskeln in diesem Beispiel muss ganz genau abgestimmt sein. Jeder Muskel muss zum richtigen Zeitpunkt das erforderliche Maß an Kraft liefern. Wenn die Antagonisten zu früh kontrahieren, also bevor das Bein genug Schwung hat, fällt der Schuss zu schwach aus. Wenn sie zu spät kontrahieren, wird das Bein zu stark gestreckt und das Kniegelenk geschädigt.

Das Kleinhirn ist für diese Feinsteuerung der Willkürmotorik zuständig. Beobachtet man ein Kleinkind bei dem Versuch, einen Ball zu werfen, stellt man fest, dass das Kleinhirn noch nicht gelernt hat, die Muskelaktivitäten zu koordinieren. Der Arm wird zu weit weggeschleudert und die Hand lässt den Ball nicht im richtigen Moment los. Sogar scheinbar selbstverständliche Bewegungen wie Gehen oder Laufen sind nur nach viel Übung in den ersten Lebensjahren möglich. Eine noch anspruchsvollere Muskelkoordination, z. B. beim Tanzen, erfordert Jahre intensiven Trainings. Bei Funktionsausfällen des Kleinhirnes (entweder vorübergehend bei Trunkenheit oder dauerhaft bei Kleinhirnschädigungen) fällt sogar das Gehen schwer.

Wird ein Muskel wiederholt beansprucht, wie beim Gewichtheben, entwickelt er mehr Kraft und wird größer, da der Durchmesser der Muskelfasern zunimmt. Den schnellsten Muskelaufbau erreicht man durch Übungen, bei denen der Muskel während der Kontraktion gedehnt wird, z. B. wenn er den Fall eines Gewichtes abbremsen muss.

Muskeln, die nicht gebraucht werden, büßen sowohl an Größe als auch an Kraft ein, außerdem werden die Sehnen schwächer. Der Muskelschwund (Atrophie) ist bei einer vollständigen Lähmung der Muskeln aufgrund einer Nervenverletzung am deutlichsten. Des Weiteren tritt er bei einigen angeborenen Stoffwechselkrankheiten, wie Muskeldystrophien, auf. Neuere physiologische und biomechanische Studien haben zu einer enormen Erweiterung der Kenntnisse über Muskeln und Muskelaktivitäten beigetragen, die in verschiedensten Bereichen – von der Sportmedizin bis zur Roboterkonstruktion – Anwendung finden.

SIEHE AUCH *Kleinhirn in Kapitel 2; Sport in Kapitel 14*

MUSKELVERLETZUNGEN UND -ERKRANKUNGEN

Eine Muskelzerrung entsteht durch einen plötzlichen Riss der Muskelfasern im Muskelgewebe und ist häufig auf Sport- und Arbeitsverletzungen zurückzuführen. Der gezerrte Muskel verursacht Schmerzen und Muskelsteifheit, die innerhalb weniger Tage abklingen. Die Muskelzerrung wird mit Ruhigstellung, Eispackungen und Schmerzmitteln (Analgetika) behandelt.

Muskelkrämpfe sind schmerzhafte, unwillkürliche Muskelkontraktionen. Sie werden durch die chemischen, durch Sauerstoffmangel bedingten Veränderungen in den Muskelzellen während einer übermäßigen Beanspruchung ausgelöst. Muskelkrämpfe werden mit Kälte- oder Hitzeanwendungen, Massage oder Physiotherapie behandelt.

Im Folgenden sind die wichtigsten Muskelerkrankungen aufgeführt. Die Myositis ist eine Entzündung des Muskelgewebes mit Überhitzung, Schwellung, Schmerzhaftigkeit der betroffenen Muskeln und in manchen Fällen Fieber. Die Dermatomyositis ist eine Muskelentzündung mit Hautausschlag, die Polymyositis eine Entzündung mehrerer Muskelgruppen.

Muskeln können sich mit Bakterien (z. B. Staphylokokken) infizieren. Unter einer Gangrän versteht man das Absterben von Muskelgewebe bei unzureichender Blutzufuhr. Eine Muskellähmung kann die Folge einer Verletzung oder Krankheit sein. Die Kinderlähmung und Polyneuritiden sind Viruserkrankungen, die Lähmungen und Muskelabbau (Atrophie) verursachen. Muskeldystrophien bezeichnen Erbkrankheiten, die sich in zunehmender Muskelschwäche und Muskelatrophie äußern.

Die *Myasthenia gravis* ist eine Autoimmunerkrankung, die durch eine Störung der Übertragung von Nervenimpulsen zu einer abnormen Ermüdbarkeit der Muskeln führt. Unfälle und Erkrankungen wirken sich in manchen Fällen nur auf einzelne Muskeln

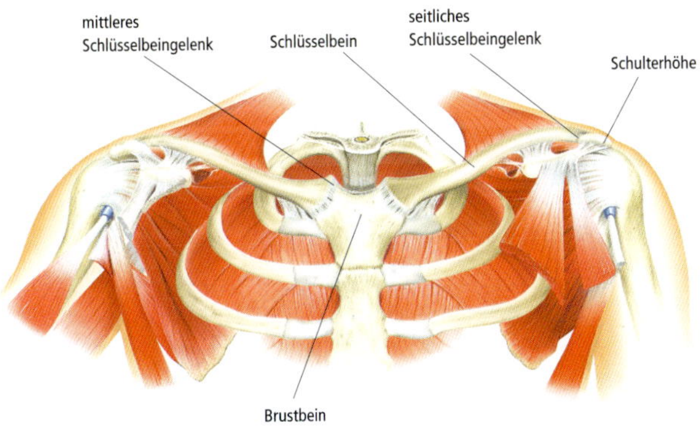

Bewegung und Stützfunktion

Die Muskeln des Schultergelenkes, die so genannte Rotatorenmanschette, dienen dem Gelenk einerseits als wichtige Stütze und ermöglichen andererseits zahlreiche Bewegungen.

Muskelkontraktion

Bei Innervation verkürzt sich der Muskel und zieht an der Sehne. Die resultierende Bewegung ist abhängig von der Lage des Muskels zum Gelenk, das bewegt werden soll. Der vordere Schienbeinmuskel (M. tibialis anterior) z. B. verläuft gerade über die Vorderseite des Knöchels und hebt daher den Fuß nach oben.

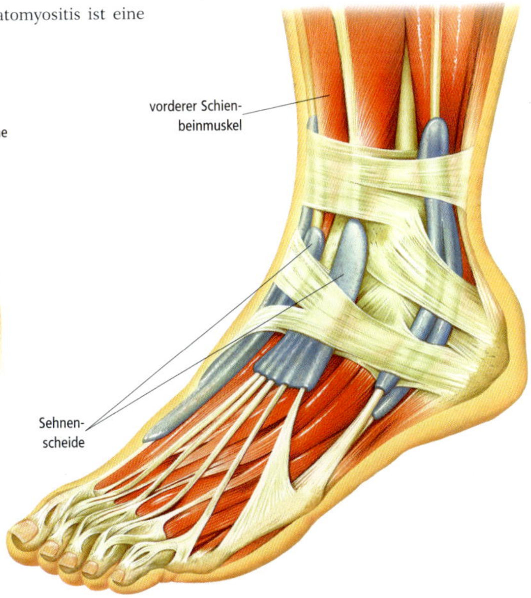

oder Muskelgruppen aus. Die Bell-Lähmung ist eine einseitige Gesichtslähmung. Sie wird durch eine Schädigung des Gesichtsnervs verursacht, der die Muskeln der betreffenden Gesichtshälfte versorgt.

SIEHE AUCH *Schiefhals in Kapitel 3; Erkrankungen des Herzmuskels in Kapitel 5; Kompartmentsyndrom, Shin-Splint-Syndrom, Zerrung in Kapitel 9; Duchenne-Muskeldystrophie, Muskeldystrophie in Kapitel 12; Manuelle Therapien, Ganzheitliche Therapien in Kapitel 14; Therapie des Bewegungsapparates in Kapitel 16; Gangrän, Kinderlähmung, Myasthenia gravis und andere spezielle Krankheiten im Register*

Generalisierte Tendomyopathie

Bei der Tendomyopathie handelt es sich um einen psychogenen Rheumatismus mit Muskel-, Glieder- und Gelenkschmerzen, Unwohlsein und Schlafstörungen. Die Ursache liegt vermutlich in psychischen Problemen, da sich keine organischen Gründe für die Beschwerden finden lassen. Normalerweise lässt sich der Zustand durch eine krankengymnastische Behandlung mit Dehnungsübungen, Wärme, vorsichtige Massage, Einnahme von Entzündungshemmern und – in manchen Fällen – Antidepressiva beheben.

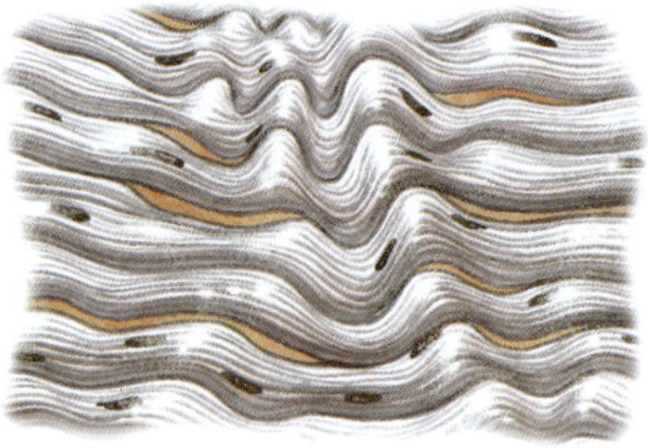

Feinstruktur einer Sehne

Sehnen bestehen vorwiegend aus regelmäßig angeordneten Kollagenfasern. Diese Struktur verleiht ihnen die Festigkeit, die sie als Bindeglied zwischen Muskeln und Knochen benötigen.

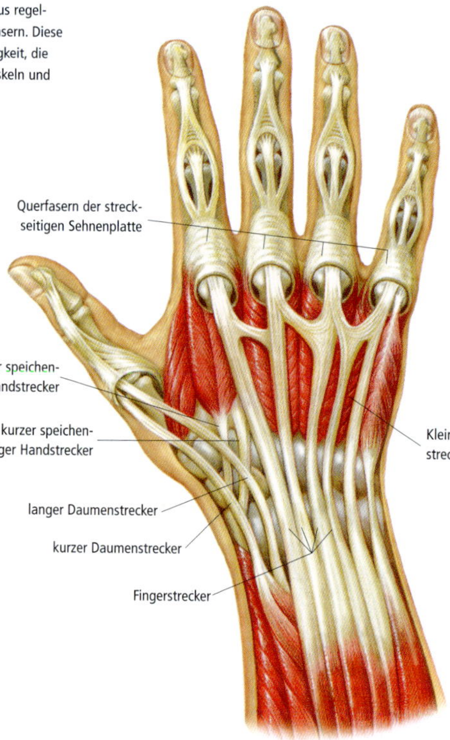

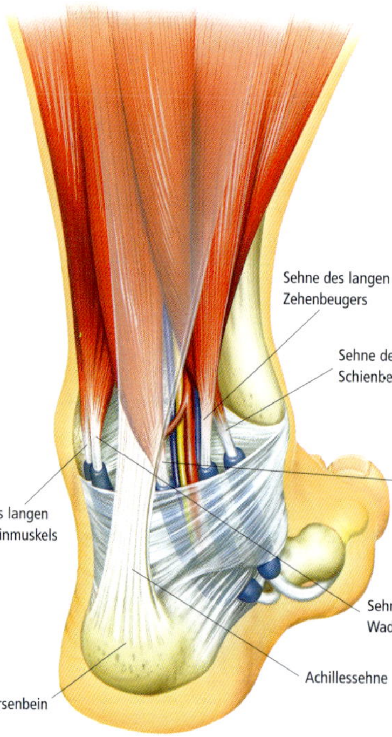

Sehne

Die widerstandsfähigen Sehnen bestehen aus faserigem Bindegewebe und befestigen Muskeln an Knochen. Die Finger sind über Sehnen mit den Unterarmmuskeln verbunden und dadurch sehr beweglich. Der Wadenmuskel ist über die Achillessehne mit dem Fersenbein verbunden.

MEDIKAMENTE

Muskelrelaxanzien führen zu einer Entspannung der Skelettmuskeln, da sie die Übertragung der die Muskelkontraktion auslösenden Nervenimpulse blockieren. Muskelrelaxanzien werden zur Linderung schmerzhafter Muskelspasmen eingesetzt, die bei einem Schlaganfall, einigen Muskel- und rheumatischen Erkrankungen und manchen Skelettmuskelstörungen auftreten. Muskelrelaxanzien haben außerdem eine wichtige Funktion bei einer modernen Vollnarkose.

Durch die Verwendung von Anabolika (beispielsweise Testosteron, Metenolon, Nandrolon) lassen sich die Muskeln stark vergrößern. Diese Medikamente werden bisweilen von Sportlern zur Leistungssteigerung eingesetzt. Werden diese Mittel jedoch über einen längeren Zeitraum eingenommen, muss mit einigen gefährlichen Nebenwirkungen gerechnet werden: Depressionen, Herz-Kreislauf-Erkrankungen, Leberkrebs, verringerte Spermienanzahl bei Männern und Virilisierung bei Frauen.

SEHNEN

Eine Sehne ist ein glänzendes, weißes Band aus Bindegewebe, das die Muskeln am Knochen verankert. Sie ist vergleichbar mit den Bändern, die die Verbindung zwischen den Knochen herstellen und die Gelenke stabilisieren. Die Sehnen sind für die Bewegung des menschlichen Körpers unentbehrlich, da sie die von den Muskeln erzeugte Kraft auf die Knochen übertragen und diese in Bewegung setzen. Über die Sehnen kann die Bewegungssteuerung durch die Muskeln auch über eine gewisse Distanz hinweg erfolgen. Ein Beispiel hierfür sind die Finger, die mit der von den Sehnen übertragenen Kraft der Unterarmmuskeln bewegt werden.

Die widerstandsfähigen Sehnen bestehen aus faserigem Bindegewebe, sind allerdings nicht sehr dehnbar. Die Funktion der Sehnen besteht in der Übertragung der Muskelkraft auf die Knochen, und eine zu große Elastizität der Sehnen würde die Muskelkraft derartig abschwächen, dass keine Kraftübertra-

Sehnenentzündung

Die Tendinitis ist eine Entzündung von Sehnen oder Muskelansätzen aufgrund einer übermäßigen Belastung. Die Darstellung zeigt die am häufigsten betroffenen Sehnen.

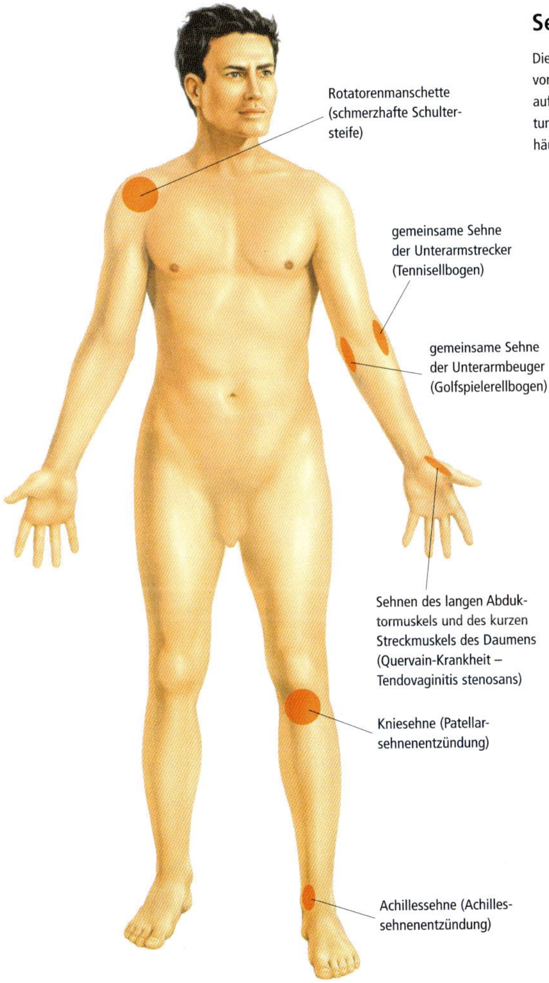

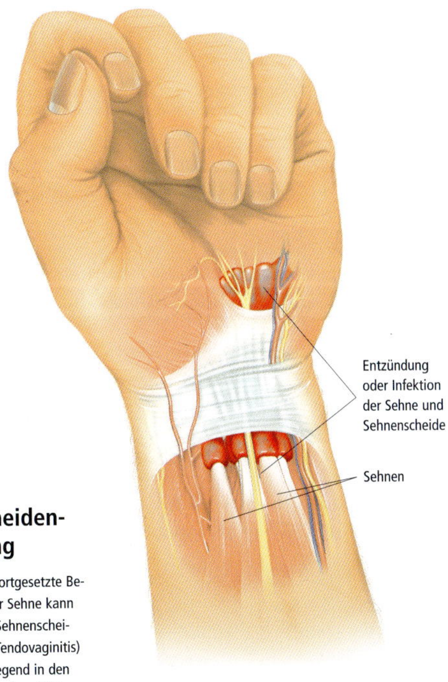

Sehnenscheidenentzündung

Die übermäßige, fortgesetzte Beanspruchung einer Sehne kann zur Sehnen- und Sehnenscheidenentzündung (Tendovaginitis) führen, die vorwiegend in den Händen, Handgelenken, Füßen und Knöcheln auftritt.

gung mehr – und damit auch keine Bewegung – erfolgen würde.

Sehnen bestehen aus denselben Bestandteilen aus denen Bindegewebsarten (wie Knorpel, Bänder und Knochen) gebildet sind. Zu den Bestandteilen zählen Kollagenfasern, Grundsubstanz und Zellen. Am Berührungspunkt zwischen Sehne und Knochen gehen die Sehnenfassern allmählich in die Knochensubstanz über und verschmelzen mit ihr.

Einige Sehnen sind von einer bindegewebigen Scheide (Sehnenscheide) umgeben, die einen dünnen Schmierfilm, die so genannte Gelenkschmiere, enthält. Durch diese Schmiere werden die Sehnen vor übermäßiger Reibung geschützt.

SIEHE AUCH *Achillessehne in Kapitel 9; Kollagen, Gewebe in diesem Kapitel*

SEHNENBESCHWERDEN UND -ERKRANKUNGEN

Die schmerzhafte Sehnenscheidenentzündung (Tendovaginitis) wird durch eine übermäßige Beanspruchung oder Läsion der Sehnenscheide, Kalziumablagerungen oder einen hohen Cholesterinspiegel im Blut verursacht. Als weitere Ursachen kommen die Rheumatoide Arthritis, die Gicht und die Gonorrhö infrage. Zuweilen ist bei Bewegungen ein Knistern im Bereich der entzündeten Sehnenscheide zu hören.

Eine Sehnenscheidenentzündung ist die eigentliche Ursache für zwei relativ häufige Erkrankungen, die Schmerzen in der Hand und im Handgelenk verursachen: den schnellenden Finger und die Quervain-Krankheit.

Beim schnellenden Finger schwillt die Scheide um die Fingerbeuger an. Dadurch ist die Bewegungsfähigkeit der Sehnen eingeschränkt und ein Finger (seltener der Daumen) durch eine Streckhemmung beeinträchtigt. Unter einem schnellenden Finger leiden vorwiegend Musiker, Fabrikarbeiter und Landwirte, die ihre Finger häufig bewegen müssen. Diese Erkrankung kann auch durch Gewebedegenerationen bedingt sein, die auf Krankheiten wie eine Rheumatoide Arthritis und Diabetes zurückzuführen sind.

Bei der Quervain-Krankheit *(Tendovaginitis stenosans)* kommt es zu einer Verdickung der Scheide, die die Sehne zum Daumen umhüllt, und infolgedessen zu Schmerzen im Handgelenk und entlang des Daumenrückens. Ein direkter Schlag auf den Daumen, wiederholte, mit dem Daumen ausgeführte Greifbewegungen (z. B. bei der Gartenarbeit oder beim Tennis) oder Entzündungen (wie die Rheumatoide Arthritis) sind mögliche Auslösefaktoren der Quervain-Krankheit.

Eine Sehnenentzündung (Tendinitis) wird oftmals durch die übermäßige Beanspruchung oder plötzliche Überdehnung einer Sehne verursacht. In beiden Fällen entstehen kleine Risse in der betreffenden Sehne. Die Sehnen bilden sich mit zunehmendem Alter zurück und sind daher bei älteren Menschen besonders anfällig für eine Entzündung. Aus diesem Grund sind vorwiegend ältere Menschen von einer Entzündung der Rotatorenmanschette betroffen, die sich als schmerzhafte Schultersteife *(Periarthropathia humeroscapularis)* äußern kann. Die Sehnen der Rotatorenmanschette bedingen die enorme Beweglichkeit der Schultern. Eine Entzündung der Rotatorenmanschette kann durch das Auffangen eines schweren Gegenstandes mit ausgestrecktem Arm oder durch mit den Armen über Schulterhöhe ausgeführte, gleichförmige Bewegungen ausgelöst werden.

Auch bei berufsbedingten Beschwerden von Schreibkräften – eine schmerzhafte Beeinträchtigung der Hände, Handgelenke oder Arme, die durch Überanstrengung oder vielfach wiederholte Bewegungsabläufe (z. B. beim Maschineschreiben) entsteht – handelt es sich meist um Sehnen- oder Sehnenscheidenentzündungen.

Der Ellbogen ist für zwei Arten der Tendinitis anfällig: für den »Golfspielerellbogen« bzw. die mediale Epikondylitis und für den »Tennisellbogen« bzw. die laterale Epikondylitis.

Der Golfspielerellbogen kann durch das Schlagen mit einem Golfschläger, durch Holzhacken, das Werfen eines Balles oder ähnliche Tätigkeiten entstehen, die wiederholte Greif- und Drehbewegungen der Hand und ein wiederholtes Beugen des Handgelenkes erfordern. Der Golfspielerellbogen verursacht Schmerzen an der Innenseite des Ellbogens.

Beim Tennisellbogen schmerzt der obere Teil des Unterarms an der Außenseite des Ellbogens. Die Schmerzen werden durch wiederholte Greif- und Drehbewegungen ausgelöst, die beispielsweise beim Schlagen mit einem Tennisschläger, beim Anstreichen von Häuserwänden oder bei der Handhabung von Werkzeugen (Zimmermannsarbeiten) ausgeführt werden. Inzwischen sind auch Kinder, die viel Zeit mit manuell zu bedienenden Computerspielen verbringen, zunehmend vom Tennisellbogen betroffen. Ein Tennisellbogen ist nicht nur sehr schmerzhaft, sondern verursacht auch Schwierigkeiten beim endgradigen Strecken des Unterarms.

Eine andere häufige Form der Tendinitis, als »Springerknie« bekannt, betrifft die Patellarsehne des Knies. Die Bezeichnung weist bereits darauf hin, dass diese Form der Tendinitis vorwiegend bei Sportlern vorkommt, die Sportarten wie Basketball und Volleyball betreiben. Die Entzündung entsteht durch die wiederholte Belastung der Kniesehne, die nach jedem Sprung beim Aufsetzen des Fußes auf dem Boden auftritt.

Auch andere Beinbereiche neigen zu Sehnenentzündungen, ein Umstand, den insbesondere Sportler berücksichtigen sollten. Die Achillessehnenentzündung, eine Entzündung der langen Achillessehne, die vom unteren Ende des Wadenmuskels bis zum Fersenbein verläuft, kommt vorwiegend bei Läufern, besonders Kurzstreckenläufern, vor. Langstreckenläufer hingegen sind für eine Entzündung des *Tractus iliotibialis* anfällig, die Schmerzen an der Knieaußenseite verursacht. Tänzer, Radfahrer und Fußballspieler neigen ebenfalls zu dieser Form der Tendinitis.

SIEHE AUCH *Quervain-Krankheit, Schnellender Finger in Kapitel 8; Achillessehnenruptur, Achillessehnenentzündung in Kapitel 9*

Behandlung

Ein vollständiger Sehnenriss kommt selten vor und erfordert eine sofortige ärztliche Behandlung und vielfach auch eine Operation. In den meisten Fällen sprechen Sehnen- und Sehnenscheidenerkrankungen jedoch gut auf Kältebehandlungen, Hochlagerung und Ruhigstellung des betroffenen Körperteiles durch Bandagen oder – in schweren Fällen – Gipsverände an. Zur Linderung der Schmerzen und der Schwellung werden nicht steroidale Antirheumatika verabreicht. Eine Physiotherapie unterstützt den Heilungsprozess. Bei starken Schmerzen und Versteifung werden bisweilen Kortikoide injiziert.

In manchen Fällen lässt sich die Sehnenentzündung nur durch eine Operation beheben. Die Schädigung des Sehnengewebes kann mit Hilfe einer Kernspintomografie festgestellt werden.

LYMPHSYSTEM

Das Lymphsystem ist ein Netzwerk aus Gefäßen, lymphatischen Gewebeansammlungen (Lymphknoten) und lymphatischen Organen. Es erfüllt zwei Hauptfunktionen: Es sorgt für den Rücktransport eines Großteils der Gewebeflüssigkeit aus den Körperzellen zum Herzen und es verfügt über zahlreiche spezialisierte weiße Blutkörperchen (Lymphozyten) und Makrophagen, die Fremdkörper oder Eindringlinge wie Bakterien, Viren und Tumorzellen unschädlich machen.

SIEHE AUCH *Infektionskrankheiten in Kapitel 11; So bleiben Sie gesund in Kapitel 14; Weiße Blutkörperchen in diesem Kapitel*

LYMPHE

Die Körperzellen liegen in einer nahezu klaren Flüssigkeit, der interstitiellen Flüssigkeit (Interzellularflüssigkeit), die aus den Blutgefäßen heraustritt. Sie wird – mit Gewebs- und Zellabfallstoffen – gesammelt, abgeleitet, in den Lymphknoten gereinigt und von den Lymphgefäßen erneut dem Blutstrom zugeführt. Die Lymphe, die durch die Lymphgefäße fließende Flüssigkeit, besteht vorwiegend aus Wasser, Eiweiß, Salzen, Glukose, Harnstoff und weißen Blutkörperchen (zur Infektionsabwehr). Die Lymphe transportiert zudem Fette und fettlösliche Vitamine aus dem Verdauungssystem.

Das lymphatische System besitzt keine Pumpe. Die Lymphe fließt aufgrund der Skelettmuskel- und Atmungsbewegungen durch den Körper, wobei sie langsamer zirkuliert als das Blut.

LYMPHGEFÄSSE

Im Gegensatz zum geschlossenen System des Blutkreislaufes ist das Lymphsystem ein Einbahnstraßensystem, das an einem Kapillarnetz aus nach einer Seite offenen Röhrchen beginnt. Diese Kapillaren nehmen große Moleküle und Partikel (Fremdkörper und Nährstoffe) aus den Gewebespalten auf und vereinigen sich zu immer größeren Lymphgefäßen, in denen die Lymphe zum Herzen transportiert wird. Lymphgefäße haben Klappen, damit die Lymphe nur in eine Richtung fließen kann. Im Verlauf der Lymphgefäße befinden sich Ansammlungen aus lymphatischem Gewebe, so genannte Lymphknoten.

LYMPHKNOTEN

Lymphknoten sind kleine, erbsengroße Organe, die dort, wo Lymphgefäße zusammenflie-

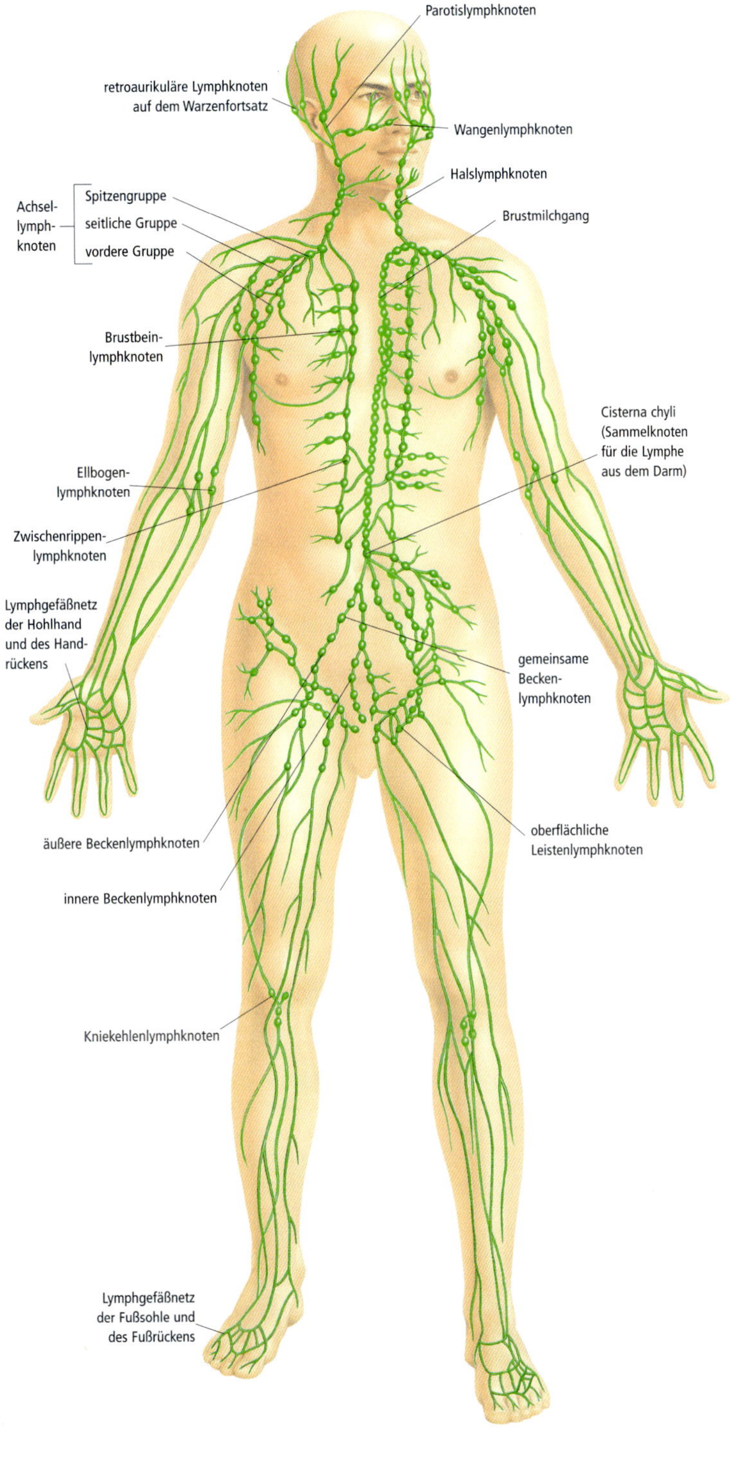

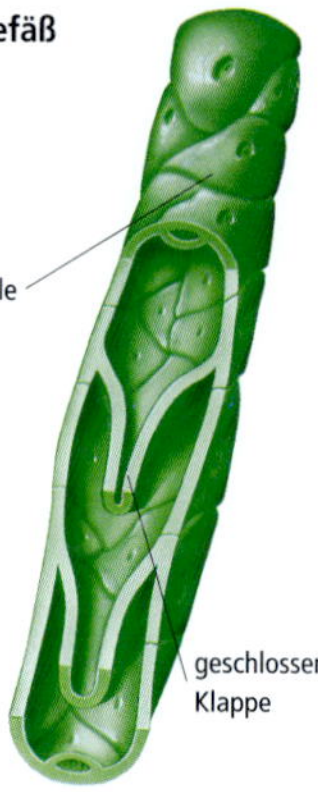

Lymphkreislauf

Die Lymphgefäße enthalten zahlreiche Klappen, die einen Rückfluss der Lymphe in die Gewebe verhindern. Die gesammelte Lymphe gelangt über zwei große Lymphstämme, die in die großen Venen am Halsansatz münden, in den Blutkreislauf.

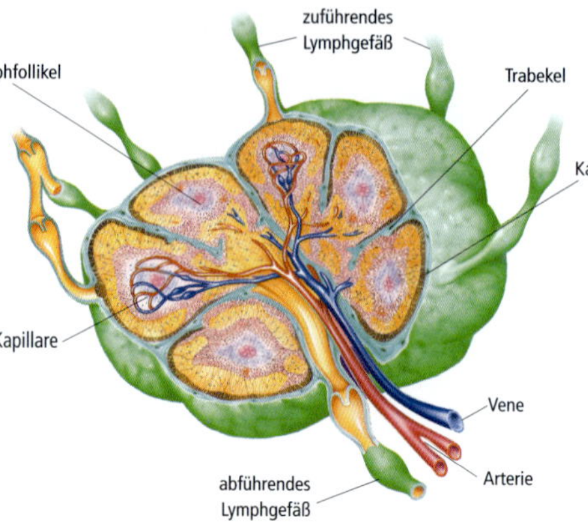

Lymphknoten

Ein Lymphknoten besteht aus lymphatischem Gewebe, das von einer bindegewebigen Kapsel umschlossen ist. Jeder Lymphknoten ist mit einem zuführenden und einem abführenden Lymphgefäß verbunden.

ßen, in Gruppen auftreten. Jeder Lymphknoten ist mit zuführenden und abführenden Lymphgefäßen verbunden. Die hineinfließende Lymphe verteilt sich im Lymphknoten und muss die Lymphozyten- und Makrophagenansammlungen passieren. Zelltrümmer, Fremdkörper und Tumorzellen werden von den Makrophagen und spezialisierten Lymphozyten, den Killerzellen, gefressen. Eindringlinge wie Bakterien werden ebenfalls von den Makrophagen verdaut, die Antigene aus den Bakterien extrahieren und den nahe gelegenen Lymphozyten präsentieren. Durch den Kontakt mit den Antigenen aktiviert, produzieren die Lymphozyten Antikörper (Gegenmittel für bestimmte Antigene). Dieser Lymphozytentyp vermehrt sich, um die Produktion der Antikörper zu steigern. Lymphknoten filtern und zerstören Fremdkörper also nicht nur, bevor sie in den Blutkreislauf gelangen, sondern regen auch das Klonen von Lymphozyten an, um als Teil der Immunreaktion spezifische Antikörper zu produzieren.

Eine Entzündung, die sich entlang wichtiger Lymphgefäße ausbreitet (Lymphangitis), ist als streifenförmige Rötung unter der Haut zu sehen, was fälschlicherweise als »Blutvergiftung« bezeichnet wird. Die Reaktion auf bakterielle Infektionen führt zu einer schmerzhaften Schwellung des Lymphknotens, der durch die Haut tastbar ist (Lymphadenopathie). Werden die Lymphknoten von Tumorzellen besiedelt, kommt es zwar auch zu einer Schwellung und Verhärtung, aber nicht zu Schmerzen, da keine entzündliche Reaktion vorhanden ist. Die Lage der vergrößerten Lymphknoten gibt Aufschluss über den Ort der Infektion bzw. die Ausbreitung der Tumorzellen.

SIEHE AUCH *Mandeln, Rachenmandel in Kapitel 2; Weiße Blutkörperchen in diesem Kapitel*

RÜCKTRANSPORT DER LYMPHE IN DEN BLUTKREISLAUF

Die peripheren Lymphgefäße fließen zu großen Lymphstämmen zusammen, die als rechter Lymphstamm (*Ductus lymphaticus dexter*) und Brustmilchgang (*Ductus thoracicus*) auf beiden Seiten des Körpers in die großen Halsvenen münden. Eine schwere Infektion kann sich daher über die Lymphgefäße auf den Blutkreislauf ausdehnen und eine Sepsis verursachen, die tödlich verlaufen kann.

Die Lymphgefäße in den Wänden des Dünndarmes und des Dünndarmgekröses werden als Chylusgefäße bezeichnet. Sie transportieren die von den Darmzellen aufgenommenen Nahrungsfette zur *Cisterna chyli*. Nach einer Mahlzeit schwellen die Chylusgefäße an und werden als feine, weißliche Streifen im Dünndarmgekröse sichtbar.

Die Lymphgefäße von Mittelgesicht und Mundhöhle verlaufen über eine Reihe von Lymphknoten unter dem Unterkieferrand und münden in die Lymphknotenkette entlang der inneren Drosselvenen. Ein Zungenspitzenkrebs breitet sich zuerst zu den Lymphknoten unter dem Kinn und anschließend zu den Halslymphknoten aus.

Die Lymphgefäße des Oberarmes verlaufen von der Hand zur Achselhöhle. In die Achsellymphknoten, die in der Achselhöhle am Oberarm und oberen Teil des Brustkorbes tastbar sein können, fließt Lymphe von der Brustwand, vom Rücken und von der Brust. Sie vergrößern sich bei Brustkrebs.

Die Lymphgefäße der Beine verlaufen vom Fuß zu den Leistenlymphknoten. Sie sorgen auch für den Abfluss der Lymphe aus dem Gesäß, dem unteren Rücken und Teilen der Genitalien und münden bei der *Cisterna chyli* in den Brustmilchgang.

Die Lymphe aus den Brust- und Bauchorganen fließt über Lymphknotenketten entlang der großen Arterien und der Aorta zum Brustmilchgang. Die Lymphknoten, die für den Abfluss der Lymphe aus der Lunge zuständig sind, befinden sich an den Bronchien und der Luftröhre. Eine Lymphknotenvergrößerung bei Lungenkrebs (Bronchialkarzinom) ist auf dem Röntgenbild sichtbar. Die Lymphe aus den Bauch- und Beckeneingeweiden fließt in die Lymphknoten entlang der Beckenarterien und der Bauchaorta und schließlich in die *Cisterna chyli*. Diese tiefen Lymphknoten sind, wenn sie vergrößert sind, auf einem Computer- oder Kernspintomogramm sichtbar. Nach Injektion eines radioaktiven Kontrastmittels in die Lymphgefäße können sie auch mittels eines speziellen Röntgenverfahrens (Lymphografie) dargestellt werden.

Die *Cisterna chyli* mündet in den Brustmilchgang (*Ductus thoracicus*), der durch den Brustkorb zum Hals verläuft und dort in den Venenwinkel am Zusammenfluss der linken inneren Drosselvene und der Schlüsselbeinvene mündet. Darüber hinaus sammelt der Brustmilchgang die Lymphe aus den Organen der Brusthöhle, dem linken Oberarm und der linken Kopf- und Halshälfte.

Die Lymphe aus der rechten Kopf- und Halshälfte, dem Brustkorb und dem rechten Oberarm fließt in den kurzen rechten Lymphstamm, der in den Zusammenfluss der rechten inneren Drosselvene und der Schlüsselbeinvene mündet.

LYMPHATISCHE ORGANE

Zu den lymphatischen Organen gehören der Thymus, die Milz sowie lymphatisches Gewebe in zahlreichen Schleimhäuten.

SIEHE AUCH *Thymus in Kapitel 5; Milz in Kapitel 6; Weiße Blutkörperchen in diesem Kapitel*

Thymus

Der Thymus befindet sich im Brustkorb zwischen Herz und Brustbein. Er ist das erste lymphatische Organ, das sich beim Embryo entwickelt, und erreicht in der Pubertät ein Gewicht von 30–40 g. Bis ins hohe Alter erfolgt allmählich eine vollständige Umwandlung des Thymus in Fett und Bindegewebe.

Die in den Lymphknoten und im Knochenmark gebildeten Lymphozyten reifen auf ihrem Weg von der Außenrinde des Thymus ins Thymusinnere (Mark) heran und gelangen von dort in den Blutkreislauf. Die meisten Lymphozyten im Thymus sind T-Lymphozyten, die körperfremde Antigene erkennen können. B-Lymphozyten können nur körpereigene Zellen und Antigene identifizieren. Der Thymus sondert auch Hormone zur Regulierung der T-Zellproduktion und -funktion ab. Bildet sich der Thymus nach der Pubertät zurück, vermehren sich die T-Zellen weiter, sodass normalerweise das ganze Leben lang immer genügend T-Zellen vorhanden sind.

Milz

Die Milz liegt auf der linken Seite des Oberbauches unter der zehnten und elften Rippe am Ende der Bauchspeicheldrüse. Sie wiegt in der Regel 150 g, kann jedoch bei Krankheiten wie Malaria und Leukämie sehr stark vergrößert sein. Sie verfügt über ein ausgedehntes Netz von Blutkapillaren und Sinusoiden (weite Blut- und Lymphkapillaren), die rote Milzpulpa, sowie über Lymphozytenansammlungen an den sich verzweigenden Arterien, die so genannte weiße Milzpulpa.

Die Milz filtert Partikel und überalterte rote Blutkörperchen aus dem Blutkreislauf. Alte rote Blutkörperchen haben eine starre Membran und zerreißen, wenn sie die engen Zwischenräume in der Wand der Sinus passieren müssen.

Außerdem erfüllt die Milz wichtige Funktionen im körpereigenen Abwehrsystem. Die Aufgaben ähneln denen der Lymphknoten.

Mandeln

Die obere Öffnung des Körpers ist durch Ansammlungen von lymphatischem Gewebe gut geschützt. Die Gesamtheit aus Rachenmandel, Tubenmandeln, Seitensträngen, Gaumenmandeln und Zungenmandel wird als lymphatischer Rachenring bezeichnet. Dieser ist oft die entscheidende Hürde für eindringende Erreger.

Lymphatisches Gewebe in den Schleimhäuten

In den Schleimhäuten der Atmungsorgane, Harnwege und Verdauungsorgane befinden sich große lymphatische Gewebeansammlungen (Lymphfollikel). Das lymphatische Gewebe in den Schleimhäuten enthält B- und T-Lymphozyten und erfüllt dieselbe Schutzfunktion wie die Lymphknoten in den Körperhöhlen.

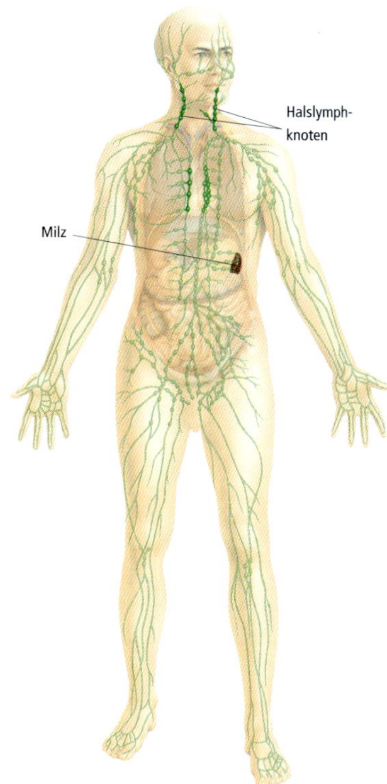

Hodgkin-Lymphom

Dieser Lymphom-Typ führt zur Vergrößerung der Halslymphknoten und streut von dort sukzessive in andere Lymphknotenregionen, die Milz und andere Gewebe. Die Symptome umfassen Nachtschweiß, Fieber und gehäufte Infektionen.

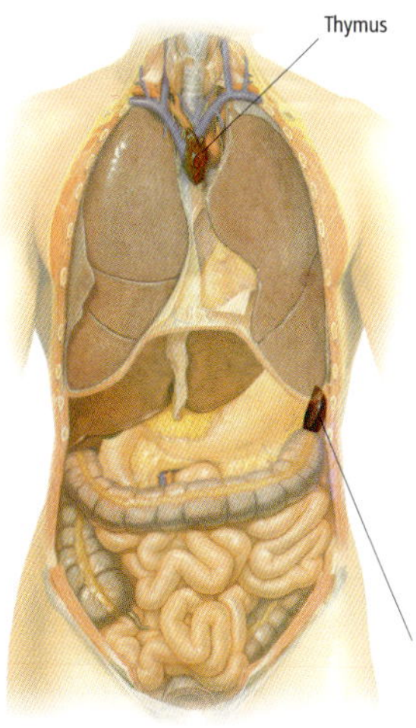

Organe des Lymphsystems

Der Thymus ist während der Kindheit ein wichtiges lymphatisches Organ, das sich nach der Pubertät jedoch zurückbildet. In der Milz befindet sich die größte Konzentration lymphatischen Gewebes im Körper; außerdem bestehen die Lymphfollikel des Darms und die Mandeln aus lymphatischem Gewebe.

Lymphatisches Gewebe

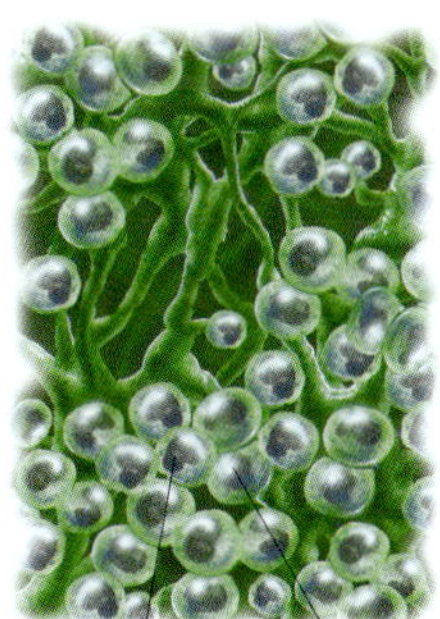

Tumoren der Lymphknoten

Lymphome (lymphatische Tumoren) führen zu einer schmerzlosen Lymphknotenvergrößerung und sind normalerweise bösartig. Im Spätstadium der Erkrankung streuen die Tumoren in andere Gewebe. Die Behandlung erfolgt mit Bestrahlung oder Chemotherapie.

SIEHE AUCH *Biopsie, Medikamente zur Behandlung von Krebserkrankungen in Kapitel 16; Weiße Blutkörperchen in diesem Kapitel*

Hodgkin-Lymphom

Das Hodgkin-Lymphom (Lymphogranulomatose) gehört zu den malignen Lymphomen (Lymphknotenkrebs). Es wurde erstmals 1832 von Thomas Hodgkin beschrieben.

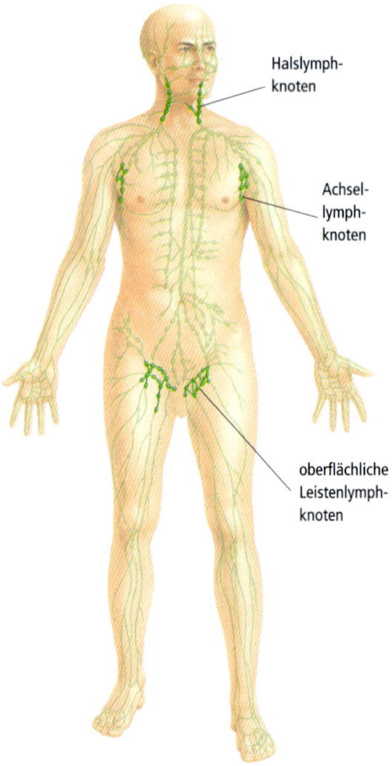

Non-Hodgkin-Lymphom

Non-Hodgkin-Lymphome gehören zu einer Gruppe maligner Erkrankungen, die die Bildung von Lymphknotentumoren verursachen. Die Lymphknoten des Halses, der Achselhöhlen und Leisten sind am häufigsten betroffen. Eine Vergrößerung dieser Lymphdrüsen kann das erste Anzeichen für die Krankheit sein.

Lymphome sind relativ häufig (die fünft- oder sechsthäufigste Krebsart), wobei die Häufigkeit des Hodgkin-Lymphoms variiert. (Sie macht etwa ein Fünftel der Lymphome in den Industrieländern aus.) Das Hodgkin-Lymphom unterscheidet sich von anderen Lymphomen dadurch, dass es meist bei Erwachsenen in jungen oder mittleren Jahren auftritt, wenn andere Krebsarten selten sind.

Das Hodgkin-Lymphom ist mysteriöser als viele andere Krebsarten. Die genaue Ursache ist unbekannt. Es besteht der Verdacht, dass in einigen Fällen bestimmte Virusinfektionen der Auslöser sind, doch ist die Reihenfolge der auslösenden Ereignisse nicht geklärt. Auch der das Hodgkin-Lymphom verursachende Zelltyp ist unbestimmt; wahrscheinlich ist mehr als ein Zelltyp an der Entstehung beteiligt.

Das Hodgkin-Lymphom führt im Frühstadium zu einer Lymphknotenvergrößerung. Oft wird zwar eine Schwellung bemerkt, z. B. am Hals, doch die Lymphknoten schmerzen normalerweise nicht. Sehr oft treten Symptome wie Fieber, Gewichtsabnahme und Nachtschweiß auf, ausgelöst durch chemische Signale aus den Krebszellen und die Reaktion des Kranken auf den Tumor. Als Komplikation können Infektionen hinzukommen, da das Hodgkin-Lymphom mit einer Schwächung des Immunsystems einhergeht.

Das mikroskopische Bild des Hodgkin-Lymphoms unterscheidet sich erheblich von anderen Lymphomen, die durch Untersuchung einer Gewebeprobe diagnostiziert werden können. Im Gegensatz zu anderen Lymphomen breitet es sich im Frühstadium nicht großflächig, sondern immer nur von einer Lymphknotengruppe zur nächsten aus und befällt später auch die Milz und andere Organe. Diese relativ langsame und geordnete Ausbreitung kann ein Grund dafür sein, weshalb das Hodgkin-Lymphom besser auf Zytostatika anspricht als andere Lymphome.

Das Ausmaß der Ausbreitung zum Zeitpunkt der Diagnose ist das wichtigste Kriterium für den Erfolg einer Chemotherapie. Ebenfalls wichtig ist die jeweilige Variante des Hodgkin-Lymphoms. Mit der heutigen Polychemotherapie kann die Krankheit bei Patienten im Frühstadium in den meisten Fällen eingedämmt werden und es bestehen gute Heilungsaussichten.

Non-Hodgkin-Lymphome

Ein Non-Hodgkin-Lymphom ist ein bösartiger Tumor des lymphatischen Gewebes, der sich aufgrund der Zellart von einem Hodgkin-Lymphom unterscheidet. Die Krankheit gehört zu einer Gruppe maligner Erkrankungen, die von den Lymphknoten ausgehen. Durch die mikroskopische Untersuchung eines Lymphknotens können die beiden Krankheiten klar voneinander abgegrenzt werden.

Non-Hodgkin-Lymphome sind häufiger als Hodgkin-Lymphome. Der Erkrankungsgipfel liegt zwischen 60 und 70 Jahren. Die genauen Ursachen sind unbekannt, doch können hohe Dosen ionisierender Strahlung sowie Substanzen wie Benzol und Pestizide das Risiko erhöhen. Auch Zytostatika können die Entstehung von Lymphomen begünstigen. Patienten mit einer Immunschwäche gehören zur Risikogruppe. Neben dem AIDS-Virus werden auch andere Viren mit Lymphomen in Verbindung gebracht, darunter das Epstein-Barr-Virus, der Erreger des Pfeiffer-Drüsenfiebers.

Die Hauptsypmtome der Lymphome sind anhaltendes Fieber, Nachtschweiß und eine unerklärliche Gewichtsabnahme. Die Lymphknoten am Hals, in der Achselhöhle oder in den Leisten können geschwollen und die Milz vergrößert sein. Die Diagnose erfolgt mittels einer Biopsie aus einem vergrößerten Lymphknoten. Manchmal bildet sich ein Lymphom auch im Magen oder Gehirn.

Je nach Art des Non-Hodgkin-Lymphoms gibt es verschiedene Behandlungsmöglichkeiten. Einige Lymphome wachsen sehr langsam und müssen, vor allem bei älteren Patienten, nicht behandelt werden. Verursacht ein solcher Tumor Beschwerden, kann er mit leichter Chemotherapie oder Bestrahlung der betroffenen Stelle behandelt werden. Obwohl die Überlebenschancen bei solchen Lymphomen gut sind, sind sie nicht heilbar.

Eine wichtige neue Entwicklung ist die Herstellung von Antikörpern, die sich gegen die Lymphomzellen richten. Diese Antikörper können die Lymphomzellen zerstören und haben im Gegensatz zu anderen Zytostatika keine Nebenwirkungen. Andere Lymphome wachsen schnell und erfordern eine starke Chemotherapie. Die Behandlung besteht aus einer Kombination von Tabletten und Injektionen über einen Zeitraum von drei bis vier Wochen. Insgesamt sind sechs bis neun Behandlungen erforderlich, die ambulant durchgeführt werden können. Die häufigsten Nebenwirkungen sind Übelkeit, Haarausfall und eine Verringerung der weißen Blutkörperchen mit erhöhtem Infektionsrisiko. Mittlerweile kann die Regeneration der weißen Blutkörperchen mit Hilfe von Injektionen angeregt werden. Ein Großteil der aggressiven Lymphome kann durch eine solche Behandlung geheilt werden.

Zurzeit wird eine hoch dosierte Chemotherapie in Verbindung mit eigenen (autologen) Knochenmark- oder Stammzelltransplantaten des Patienten getestet. Bei diesem Verfahren werden die gesunden Zellen des Patienten in flüssigem Stickstoff gelagert. Nach einer Chemotherapie, die sowohl Lymphom- als auch gesunde Knochenmarkzellen zerstört, werden sie dem Patienten dann wieder infundiert.

Burkitt-Lymphom

Das Burkitt-Lymphom ist ein äußerst bösartiger Lymphknotentumor, der zu den Non-Hodgkin-Lymphomen zählt. Er entsteht aus bestimmten Leukozyten, den B-Lymphozyten. Das Burkitt-Lymphom wird wahrscheinlich vom Epstein-Barr-Virus (EBV), dem Erreger der infektiösen Mononukleose (Pfeiffer-Drüsenfieber), ausgelöst. Man unterscheidet zwei Varianten. Eine findet man in Afrika bei Kindern. Die andere tritt bei Menschen auf, die an AIDS leiden.

Der Tumor wird zuerst als schmerzlose, aber rasch zunehmende Schwellung der Lymphknoten im Hals oder unter dem Kiefer wahrgenommen (andere Lymphknoten können ebenfalls betroffen sein). Zur Bestätigung der Diagnose kann eine Biopsie des Knotens durchgeführt werden. Die Behandlung besteht aus einer Kombination von Strahlen- und Chemotherapie. Bei frühzeitiger Behandlung ist die Krankheit oft heilbar.

IMMUNITÄT

Als Immunität bezeichnet man die Fähigkeit des Körpers, sich vor Krankheiten zu schützen. Diese Leistung ist dem Immunsystem zu verdanken, einem komplexen Netzwerk aus Organen, Zellen und Proteinen, die fremde Substanzen (wie Viren, Bakterien, Pilze und andere Krankheitskeime) im Körper erkennen und vernichten. Der dabei ablaufende Prozess wird Immunreaktion genannt.

Das Immunsystem ist in zwei Hauptgruppen gegliedert. Die so genannte humorale Immunität ist nach dem Ort der Immunreaktion benannt, also nach den Körperflüssigkeiten (Humor). Wenn ein Fremdkörper oder ein Antigen entdeckt werden, produzieren die B-Lymphozyten (weiße Blutkörperchen) im Blut und in den Körperflüssigkeiten Antikörper genannte Proteine, die dann die Antigene attackieren oder sie für andere weiße Blutkörperchen leichter angreifbar machen.

Die zweite Komponente ist die zellvermittelte Immunität, die die verschiedenen Arten von T-Lymphozyten umfasst. Einige fressen und zerstören eindringende Krankheitskeime, andere wiederum vernichten sie sofort.

Beim ersten Kontakt mit einem Krankheitskeim oder Antigen dauert es eine Weile, bis das Immunsystem reagiert und den Krankheitskeim vernichtet. Beim nächsten Mal verläuft die Reaktion wesentlich schneller und der Betroffene wird womöglich gar nicht krank. Dies geschieht mit Hilfe von »Gedächtnis«-B- und -T-Zellen, die nach der ersten Begegnung mit diesem speziellen Krankheitskeim entstanden sind. Man spricht dann von Immunität gegenüber einem bestimmten Erreger.

Immunität kann künstlich durch Impfung herbeigeführt werden. Ein Impfstoff ist eine abgeschwächte oder getötete Form des Krankheitskeimes. Er regt den Körper zur Produktion von Antikörpern gegen den Krankheitskeim an. Trifft die geimpfte Person auf diesen Erreger, kann der Körper eine sofortige und wirksame Immunreaktion durchführen.

Immunität kann aktiv oder passiv erworben werden. Von aktiver Immunität spricht man, wenn der Körper selbst die Immunität erzeugt hat, entweder nach einer Krankheit oder Impfung. Bei der passiven Immunität stammt der Schutz von außerhalb, z. B. von einer Antikörperinjektion oder bei einem Fetus von der Mutter. Im Gegensatz zur aktiven Immunität, die sich an vergangene Krankheiten »erinnern« kann und so in der Zukunft auf identische Krankheitskeime reagiert, besteht die passive Immunität nur für einen gewissen Zeitraum.

SIEHE AUCH *Mandeln, Rachenmandel in Kapitel 2; Thymus in Kapitel 5; Milz in Kapitel 6; Impfung in Kapitel 16; Weiße Blutkörperchen in diesem Kapitel*

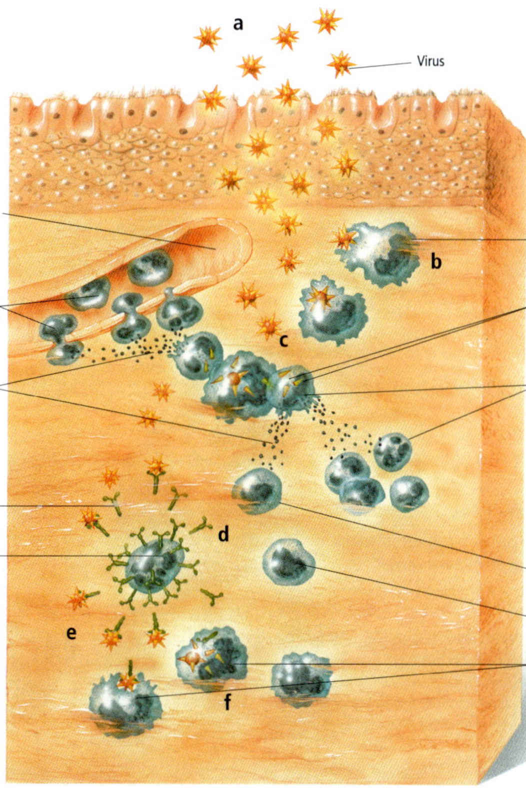

Humorale Immunität

B-Lymphozyten (weiße Blutkörperchen) bilden spezifische Antikörper gegen Antigene von eingedrungenen Krankheitserregern (Viren und Bakterien). Sie werden unterstützt von im Blut zirkulierenden T-Lymphozyten und Makrophagen (weißen Blutkörperchen, die in Gewebe gewandert sind).

(a) Viruspartikel sind ins Gewebe eingedrungen und vermehren sich.

(b) Viruspartikel werden von Makrophagen verdaut.

(c) Die Makrophagen lösen das Virus auf und präsentieren dessen Antigene zirkulierenden T-Lymphozyten, die über chemische Botensubstanzen weitere T- und B-Lymphozyten anlocken.

(d) B-Lymphozyten teilen sich zu Gedächtniszellen, die die Erregerstruktur für einen späteren Kontakt speichern, und Plasmazellen, die große Mengen an spezifischen Antikörpern bilden.

(e) Die Antikörper binden an die Virusantigene.

(f) Die Makrophagen erkennen die Antikörper und zerstören die damit verbundenen Viren, wodurch der Körper die Infektion besiegen kann.

Lymphozyten und Immunreaktion

Lymphozyten spielen im Immunsystem des Körpers eine zentrale Rolle. Es gibt drei Haupttypen: natürliche Killerzellen (NK-Zellen), B-Lymphozyten und T-Lymphozyten.

NK-Zellen reagieren nicht wie die T-Lymphozyten auf spezifische Antigene, sondern zerstören ohne vorherige Sensibilisierung verschiedenste Zellen, u. a. Tumorzellen.

T-Lymphozyten aus dem Thymus können entweder als Effektor- oder als Regulatorzellen auftreten. Jede Effektor-T-Zelle erkennt ein Antigen und wird von ihm aktiviert. Aktivierte T-Zellen präsentieren das Antigen Antikörper produzierenden Zellen, um die Bildung eines Antikörpers gegen dieses spezifische Antigen anzuregen. Unterstützt wird die Effektorzelle von je zwei Arten von Regulatorzellen (T-Helferzellen und T-Suppressorzellen), die die Immunreaktion beschleunigen bzw. hemmen und damit überschießende Reaktionen verhindern sollen.

B-Lymphozyten werden im Knochenmark gebildet und produzieren spezifische Antikörper. Jede B-Zelle ist auf die Produktion von Immunglobulinen (Antikörpern) gegen ein einzelnes Antigen spezialisiert. Man unterscheidet fünf Immunglobulinklassen: IgG, das wichtigste Serumglobulin, IgM, der erste Antikörper bei der Infektionsabwehr, IgA, das in Sekreten wie Tränen oder Speichel vorkommt, IgE, das Allergie- und Überempfindlichkeitsreaktionen auslöst, und IgD, das sich an der Oberfläche von B-Zellen befindet und die Bindung von Antigenen unterstützt.

Werden T- und B-Zellen in einen bestimmten Verhältnis von einem Antigen aktiviert, vermehren sie sich, um während der Infektion die Produktion des entsprechenden Antikörpers zu steigern. Einige T- und B-Zellen bleiben auch nach Abklingen der Infektion als Gedächtniszellen aktiv, um beim nächsten Kontakt des Körpers mit demselben Antigen eine schnelle Abwehrreaktion zu gewährleisten.

STÖRUNGEN DES IMMUNSYSTEMS

Von Allergien spricht man, wenn eine Substanz (Allergen), die für den Körper normaler-

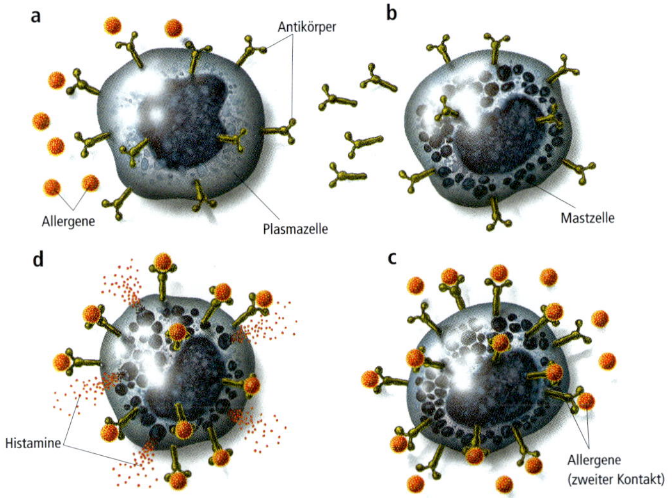

Allergische Reaktion

Kontakt mit Allergenen (Antigene, auf die der Körper sensibilisiert ist) führt zu einer Ausschüttung von Histamin, das eine Reizung der Gewebe und Symptome wie Schnupfen und Ausschlag hervorruft.

(a) Beim Erstkontakt mit einem Allergen produzieren Plasmazellen Antikörper.

(b) Die Antikörper binden an Mastzellen, die im Körper zirkulieren.

(c) Dringen erneut Allergene in den Körper ein, werden sie von den Antikörpern auf den Mastzellen abgefangen.

(d) Die Mastzellen reagieren mit der Ausschüttung von Histamin, das eine Entzündung und die Allergiesymptome auslöst.

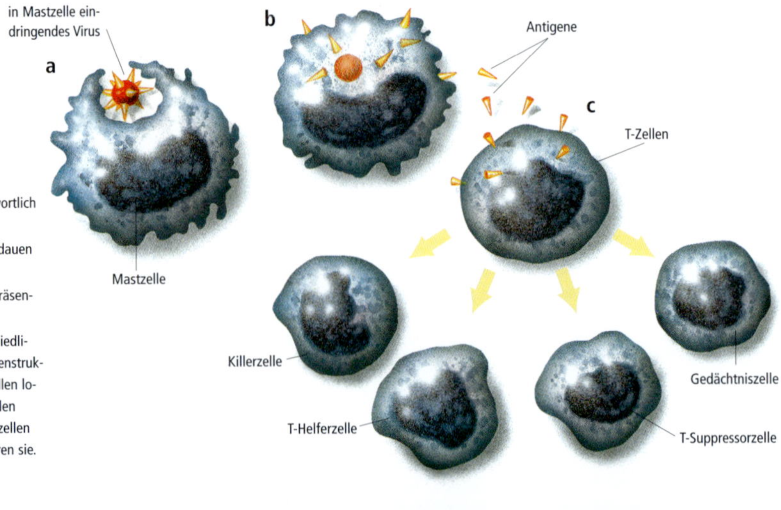

Zelluläre Immunität

T-Lymphozyten (weiße Blutkörperchen) sind verantwortlich für die verzögerte zellvermittelte Immunantwort.

(a) Zirkulierende Monozyten oder Makrophagen verdauen ein eingedrungenes Virus.

(b) Die Makrophagen spalten den Erreger auf und präsentieren dessen Antigene den T-Lymphozyten.

(c) Die T-Zellen bilden Klone von Zellen mit unterschiedlicher Funktion: Gedächtniszellen speichern die Antigenstruktur des Erregers für einen neuen Kontakt; T-Helferzellen locken weitere B- und T-Zellen herbei. T-Suppressorzellen bremsen die Aktivität von B- und T-Zellen und Killerzellen binden an die eingedrungenen Antigene und zerstören sie.

Lymphozyten

Ein Lymphozyt ist ein weißes Blutkörperchen, das bei der Immunreaktion eine wichtige Rolle spielt. Es gibt verschiedene Lymphozytenarten, z. B. B-Zellen, T-Zellen und natürliche Killerzellen.

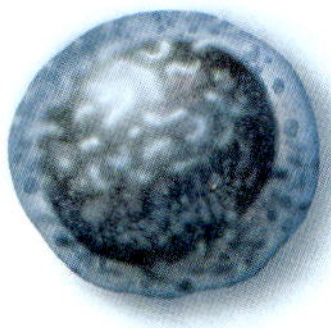

weise unschädlich ist, eine übertriebene Immunreaktion auslöst. Das dafür verantwortliche Immunglobulin ist das IgE. Die Bindung eines Allergens an das IgE der Mastzellen bewirkt eine Freisetzung von Histamin und anderen chemischen Mediatoren (Botenstoffen), die Reaktionen wie gerötete Augen, Nesselausschlag, Verengung der Bronchien aufgrund von Kontraktionen der glatten Muskulatur sowie eine vermehrte Sekretabsonderung der Nasendrüsen auslösen. Antihistaminika können diese Reaktionen hemmen. Häufige Allergien sind Asthma, Heuschnupfen, die allergische Konjunktivitis und die Neurodermitis.

Unter einer Anaphylaxie versteht man die extrem schnelle Überreaktion auf ein Antigen, die durch eine Aktivierung von Mastzellen im ganzen Körper ausgelöst wird. In Extremfällen kommt es bei plötzlichem Blutdruckabfall zu einem anaphylaktischen Schock, der tödlich sein kann. Penicillin z. B. löst oft eine anaphylaktische Reaktion aus.

Eine Autoimmunkrankheit entsteht, wenn das Immunsystem Autoantikörper gegen die normalen Zellen und Antigene des Körpers produziert, die gesundes Gewebe schädigen oder zerstören. Bekannte Beispiele sind die Schuppenflechte, die Rheumatoide Arthritis, die Hashimoto-Thyreoiditis und der systemischer Lupus erythematodes.

Immundefekte treten auf, wenn die Produktion von Immunglobulinen- und/oder T-Lymphozyten nicht mehr ausreicht, um den Körper vor Infektionen zu schützen. AIDS (acquired immunodeficiency syndrome) wird durch das HIV (human immunodeficiency virus) ausgelöst, das an CD4-Antigenen auf der Oberfläche von T-Helferzellen bindet. Sind genügend T-Helferzellen zerstört, bricht das Immunsystem zusammen. Für ein gesundes Immunsystem harmlose Mikroorganismen können bei HIV-Infizierten tödliche opportunistische Infektionen auslösen. Ein Anhaltspunkt für das Ausmaß der Abwehrschwäche ist die Anzahl der CD4-Helferzellen im Blut.

SIEHE AUCH *Blutuntersuchungen, Antikörpernachweis, Medikamente zur Behandlung von Infektionen; Medikamente zur Behandlung von Krebserkrankungen, Impfung in Kapitel 16; Histamin in diesem Kapitel; HIV-Infektionen, Aids, Schuppenflechte, Rheumatoide Arthritis und andere spezielle Krankheiten im Register*

ALLERGIEN

Eine Allergie ist eine übermäßige körperliche Reaktion auf bestimmte Stoffe. Das Immunsystem eines Allergikers identifiziert fälschlicherweise eine Substanz als gefährlich und ergreift Abwehrmaßnahmen. Diese unnötige Abwehrreaktion ist häufig sehr stark, und die zur Abwehr gebildeten Antikörper haben störende oder schädliche Auswirkungen, die dann die allergische Reaktion ausmachen.

Allergien haben oft eine erbliche Komponente, werden aber auch durch Umweltfaktoren beeinflusst. Sie entwickeln sich durch wiederholten Kontakt mit so genannten sensibilisierenden Substanzen durch einen Prozess, den man Sensibilisierung nennt. Der Prozess kann sich über unterschiedlich lange Zeitspannen erstrecken, in denen das Immunsystem lernt, auf eine normalerweise harmlose Substanz zu reagieren.

Allergien können in jedem Alter auftreten, zeigen sich aber meist bereits in der Kindheit, vor allem als Kontaktallergien, also Reaktionen auf den Kontakt mit allergenen Substanzen. Asthma, Heuschnupfen, allergische Nebenhöhlenentzündungen, Kuhmilchallergien und verschiedene andere Nahrungsmittelallergien sind weit verbreitet. Kontakt mit der jeweiligen Substanz löst bei den Betroffenen verschiedene Symptome aus wie Ausschlag, Jucken oder Anschwellen der Haut, rote und geschwollene Augen, eine laufende Nase, schwere Nebenhöhlenentzündungen, pfeifende Atmung oder Luftnot. Manchmal kann eine sehr starke Reaktion eine Notfallbehandlung erforderlich machen.

ANAPHYLAXIE

Die Anaphylaxie ist eine unmittelbare und äußerst heftige Allgemeinreaktion des Körpers, die durch eine Überempfindlichkeit gegen eine bestimmte Substanz hervorgerufen wird. Es handelt sich um eine Extremvariante einer allergischen Sofortreaktion.

Antigene rufen eine Abwehrreaktion des körpereigenen Immunsystems mit Hilfe von Antikörpern und der Freisetzung von Histamin hervor. Das Histamin verursacht dann einen anaphylaktischen Schock. Kapillaren weiten sich und lassen Flüssigkeit in umgebendes Gewebe austreten; der Blutdruck sinkt rapide; die Sauerstoffzufuhr des Gehirns wird verringert; die Atemwege verengen sich und die Atmung ist beeinträchtigt; die Haut ist blass und kaltschweißig; Übelkeit und Erbrechen können auftreten; Herzversagen und Tod können eintreten. Eine anaphylaktische Reaktion kommt häufig bei Insektenstichen oder bestimmten Medikamenten wie z. B. Penizillin vor.

Die Behandlung besteht oft in der Injektion von Adrenalin, um den Blutdruck wiederherzustellen, und in der Gabe anderer Medikamente wie Kortikoiden und Antihistaminika. Betroffene sollten einen Allergieausweis und Notfallmedikamente mit sich führen.

ANGIOÖDEM

Ein Angioödem ist eine schwere allergische Reaktion, die der Nesselsucht (Urtikaria) ähnelt. Der Hauptunterschied liegt in der Tatsache, dass Nesselsucht die oberen Hautschichten befällt, während ein Angioödem die tieferen Schichten betrifft. Es kann alleine oder in Verbindung mit einer Nesselsucht auftreten. Wie die Nesselsucht wird ein Angioödem allergisch ausgelöst. Mögliche Ursachen sind Insektenbisse oder -stiche, Nahrungsmittel (Schalentiere, Nüsse, Lebensmittelzusätze oder Erdbeeren), Kontakt mit Tieren oder Pollen oder eine Medikamentenreaktion z. B. auf Penizillin.

Der Ausschlag bei einer Nesselsucht ist lästig, aber nicht gefährlich. Bei einem Angioödem jedoch können Augen, Lippen und die Hautpartien um die Augen stark anschwellen. Breiten sich die Schwellungen auf den Hals aus, kann es zum Erstickungstod kommen. In leichteren Fällen kann ein Angioödem wie eine Nesselsucht mit Antihistaminika behandelt werden. In schwereren Fällen wird zur Reduktion der Schwellung intravenös Kortison oder Adrenalin injiziert. Bekannte Auslöser sollten gemieden werden.

SARKOIDOSE

Unter einer Sarkoidose versteht man eine akute oder chronische, generalisierte, entzündliche Krankheit unbekannten Ursprungs, die mehrere Organe befallen kann. Meist wird sie zufällig beim Röntgen des Brustkorbes entdeckt. Sie verursacht eine Vergrößerung der Lymphknoten im Brustkorb und kann evtl. Schatten in den Lungen bewirken. Später können sich Symptome wie ein anhaltender trockener Husten oder

Atemnot entwickeln. Weitere mögliche Symptome sind ein schmerzhafter roter Ausschlag auf den Schienbeinen sowie gerötete und schmerzende Augen und Sehstörungen. In seltenen Fällen kann die Sarkoidose auch in den Nieren, im Herz, in Knochen und Gelenken, in der Ohrspeicheldrüse oder im Gehirn auftreten. Die beteiligten entzündeten Zellen können zu einem erhöhten Kalziumspiegel in Blut und Urin führen. Von der akuten Form sind am häufigsten junge Frauen betroffen.

Die Sarkoidose wird durch Röntgenaufnahmen, Blutuntersuchungen und eine Gewebebiopsie diagnostiziert. Andere Krankheiten mit vergrößerten Lymphdrüsen, wie Lymphome und Tuberkulose, müssen ausgeschlossen werden. Durch weitere Untersuchungen, z. B. eine Lungenfunktionsprüfung und Augenuntersuchungen, lässt sich entscheiden, ob eine Therapie mit nicht steroidalen Antirheumatika ausreicht oder ob Kortikoide eingesetzt werden müssen. Die Krankheit verläuft häufig nur leicht und die akute Form klingt meist ohne Behandlung ab. Die chronischen Formen müssen jedoch unbedingt medikamentös behandelt werden.

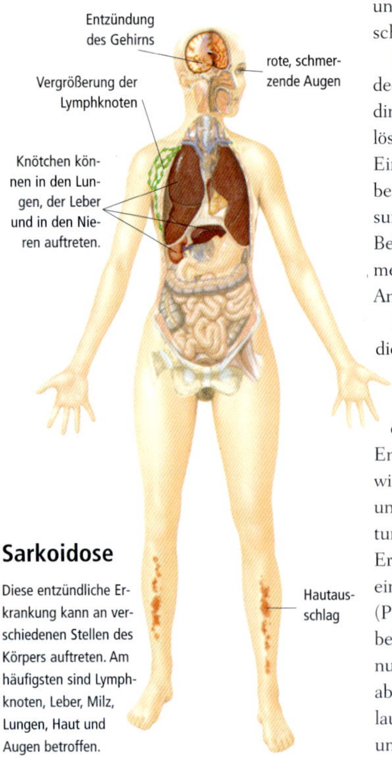

Sarkoidose

Diese entzündliche Erkrankung kann an verschiedenen Stellen des Körpers auftreten. Am häufigsten sind Lymphknoten, Leber, Milz, Lungen, Haut und Augen betroffen.

CHRONISCHES MÜDIGKEITSSYNDROM (CFS)

Das chronische Müdigkeitssyndrom (chronic fatigue syndrome, CFS) ist auch als Neuromyasthenie bekannt und noch nicht vollständig erforscht. Es ist umstritten, ob es sich um ein eigenständiges Krankheitsbild handelt. Einigkeit herrscht darüber, dass das Syndrom existiert und die Ursache unbekannt ist.

Ein CFS kann plötzlich, z. B. nach einer grippeähnlichen Erkrankung oder einer Operation, nach einem Unfall oder Trauerfall auftreten. Es wirkt sich auf das Immunsystem aus und trifft häufiger Frauen als Männer. Man spricht von einem CFS, wenn eine Person mindestens sechs Monate lang unter chronischer Müdigkeit leidet, die nicht durch Ruhe und Erholung zu lindern ist. Der Zustand muss so ernst sein, dass ein normales Alltagsleben nicht mehr möglich ist. Zu den Symptomen zählen Schmerzen in den Muskeln und im Bauch, schmerzende Lymphknoten und leichte geistige Verwirrtheit. Betroffene entwickeln evtl. Nahrungsmittel- und Arzneimittelunverträglichkeiten. Die Diagnose wird gestellt, wenn andere Krankheiten, wie eine psychische Erkrankung, Depressionen, Ess-Störungen, Drogen- und Medikamentenmissbrauch und organische Krankheiten, ausgeschlossen wurden.

Man hat bislang weder die Ursache entdeckt noch ein Heilmittel gefunden. Allerdings scheint Stress die Krankheit auszulösen und die Symptome zu verschlimmern. Ein CFS kann mehrere Jahre oder sogar lebenslang anhalten. Manche Betroffene gesunden innerhalb eines Jahres wieder. Die Behandlung besteht in Bettruhe, Stressvermeidung und in der Verschreibung von Angst lösenden Medikamenten (Anxiolytika).

Es gibt eine Reihe alternativer Therapien, die die Symptome eines CFS lindern können. Akupunktur kann, so glaubt man, die als Chi bekannte Lebensenergie wiederherstellen. Man behandelt damit das Energieungleichgewicht, das zu Symptomen wie Verdauungsschwäche, Muskelschmerzen und geistiger Verwirrtheit beiträgt. Akupunktur kann auch das Immunsystem ankurbeln. Ergänzend können chinesische Heilkräuter eingenommen werden. Oft rät man zu einer (Psycho-) Therapie, um die Depression zu behandeln, die eine häufige Begleiterscheinung ist. Die Kräuterheilkunde zielt darauf ab, das Immunsystem mit Echinacea, Knoblauch und Verdauungstonika wie Löwenzahn und Kamille zu stärken. Ginkgo biloba kann möglicherweise die Hirnfunktion verbessern und Johanniskraut die Depression lindern. Die Homöopathie verschreibt individuelle Rezepte, die auf dem körperlichen, geistigen und emotionalen Profil des Patienten aufbauen, um einen langfristigen Heilungsprozess zu ermöglichen. Die Naturheilkunde behandelt die Erkrankung mit einer entgiftenden Diät unter Ausschluss aller Nahrungsmittelzusätze und Pestizide. Auch eine Anticandidadiät kann empfehlenswert sein. Die Patienten werden auf Nahrungsmittelallergien getestet. Sie sollten Chemikalien und Parfums vermeiden. Zusätzlich verschreibt man verschiedene Vitamine und Mineralien sowie körperliche Bewegung.

IMMUNSCHWÄCHE

Wenn das Immunsystem eines Menschen geschädigt wurde und geschwächt ist, spricht man von einer Immunschwäche. Sie kann erblich bedingt oder erworben sein, z. B. bei Krebs, Leukämie oder einer HIV-Infektion. Eine vererbte Immunschwäche ist relativ selten und umfasst angeborene Defekte bei der Produktion der B- und T-Lymphozyten.

Ist das Immunsystem schwer geschädigt, kann der Kontakt mit Krankheitserregern Erkrankungen auslösen, die normalerweise bei gesunden Menschen keine ernsthafte Infektion verursachen. Man spricht dann von opportunistischen Infektionen. Beispiele dafür sind *Candida albicans*, die Herpes-simplex-Viren sowie *Pneumocystis carinii*, der eine tödliche Lungenentzündung auslösen kann. Menschen mit geschädigtem Immunsystem erkranken auch häufiger an Krebs.

Eine Immunschwäche wird durch eine Messung der Lymphozytenzahl im Blut festgestellt. Bei einer HIV-Infektion kommt es zu einer Verringerung der T4-Lymphozyten. An der Anzahl der T4-Zellen lässt sich erkennen, wie weit die HIV-Infektion fortgeschritten ist.

IMMUNSUPPRESSION

Als Immunsuppression bezeichnet man die Unterdrückung des Immunsystems. Sie kann eine Nebenwirkung von Zytostatika sein oder bei der Strahlentherapie auftreten, wenn das Knochenmark oder anderes Gewebe des Immunsystems geschädigt werden. In seltenen Fällen kann sie auch eine Nebenwirkung häufig verwendeter Medikamente sein.

Unter einer Immunsuppression versteht man auch die Einnahme von Medikamenten, die eine Zerstörung körpereigenen Gewebes durch das Immunsystem verhindern sollen.

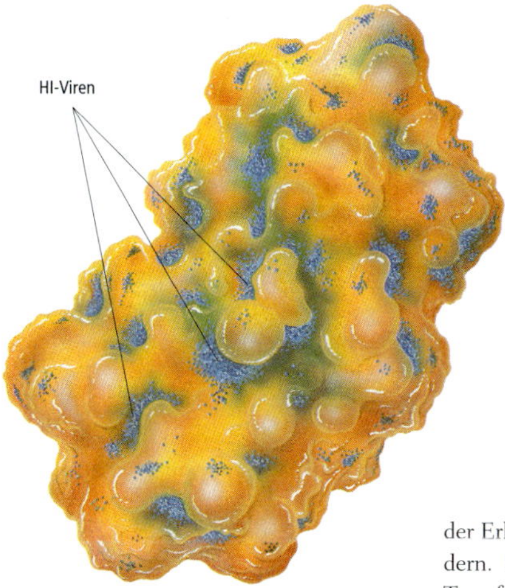

Immunschwäche

Das HI-Virus (human immunodeficiency virus) schwächt die Immunität, indem es die T4-Helferzellen (eine Art der weißen Blutkörperchen) zerstört.

Dies kann nach einer Organtransplantation oder bei Autoimmunkrankheiten nötig sein.

AUTOIMMUNKRANKHEIT

Autoimmunerkrankungen entstehen durch eine Fehlsteuerung des Immunsystems, das in der Folge eigenes Gewebe nicht erkennt, es wie einen Fremdkörper angreift und zerstört. Die Ursache ist noch nicht völlig erforscht. Manche Fälle scheinen besonders bei Menschen mit einer genetischen Anfälligkeit für die Störung durch den Kontakt mit Mikroorganismen und Medikamenten ausgelöst zu werden. Es können einzelne Organe oder verschiedene Gewebe betroffen sein.

Beispiele für Autoimmunkrankheiten und die Gewebe, die sie betreffen, sind die Hashimoto-Thyreoiditis (Schilddrüse), die perniziöse Anämie (Blut), die Addison-Krankheit (Nebennierenrinde), die Zuckerkrankheit (Bauchspeicheldrüse), die Rheumatoide Arthritis (Gelenke), der systemische *Lupus erythematodes* und die Dermatomyositis (Bindegewebe) sowie *Myasthenia gravis* (Muskeln).

Die Symptome einer Autoimmunkrankheit sind abhängig von der Funktion des betroffenen Organs oder Gewebes. Hinzu kommen Allgemeinsymptome, wie Müdigkeit, Erschöpfung, Schwindel, Unwohlsein und leichtes Fieber. Die Diagnose erfolgt vor allem durch den Nachweis von Antikörpern gegen bestimmte Gewebe (Autoantikörper).

Für Autoimmunerkrankungen gibt es keine Heilung. Hormonersatz, Insulinspritzen und andere Medikamente können je nach Art der Erkrankung helfen, die Symptome zu lindern. Bei Störungen des Blutbilds können Transfusionen gegeben werden. Manchmal muss bei Erkrankungen der Knochen, Gelenke oder Muskeln die Bewegungsfähigkeit durch physikalische Therapie unterstützt werden. Kortikoide vermindern entzündliche Reaktionen, haben aber langfristig starke Nebenwirkungen wie Osteoporose (Knochenschwund), Blutergüsse, Infektionsanfälligkeit, Diabetes und Bluthochdruck. Immunsuppressiva wie Cyclophosphamid oder Azathioprin werden ebenfalls eingesetzt.

Der *Lupus erythematodes* ist eine Autoimmunkrankheit, die das Bindegewebe befällt. Man unterscheidet den chronisch diskoiden Lupus erythematodes, der weitestgehend auf die Haut des Gesichtes begrenzt ist, und den systemischen Lupus erythematodes, bei dem zusätzlich Gelenke, Muskeln und innere Organe betroffen sind.

Die Rheumatoide Arthritis ist eine der häufigeren Autoimmunkrankheiten mit Befall mehrerer, bevorzugt kleiner Gelenke, typischerweise die von Fingern, Händen, Ellbogen, Schultern, Knien und Fußknöcheln. Auch Haut, Muskeln, Blutgefäße, Augen und Lungen können betroffen sein. Es gibt keine Heilung, doch kann eine Dauertherapie viele Symptome deutlich bessern. Die medikamentöse Behandlung besteht aus der Gabe von nicht steroidalen Antirheumatika und, falls nötig, von Basistherapeutika wie Goldsalzen, Kortikoiden oder Methotrexat, die jedoch erhebliche Nebenwirkungen haben. Bei schweren Gelenkveränderungen muss chirurgisch eingegriffen werden.

Vaskulitis ist die Sammelbezeichnung für eine Gruppe von selteneren Autoimmunerkrankungen, die Entzündungen der Blutgefäße hervorrufen. Entzündungshemmende und immunsuppressive Medikamente werden zur Behandlung eingesetzt.

SIEHE AUCH *Diagnosetechniken, Medikamente in Kapitel 16*

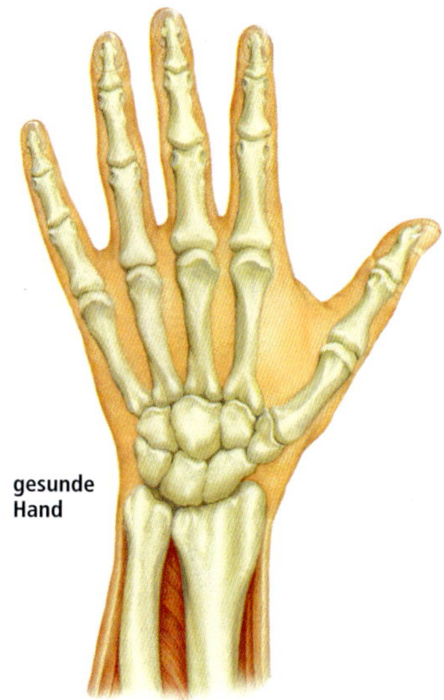

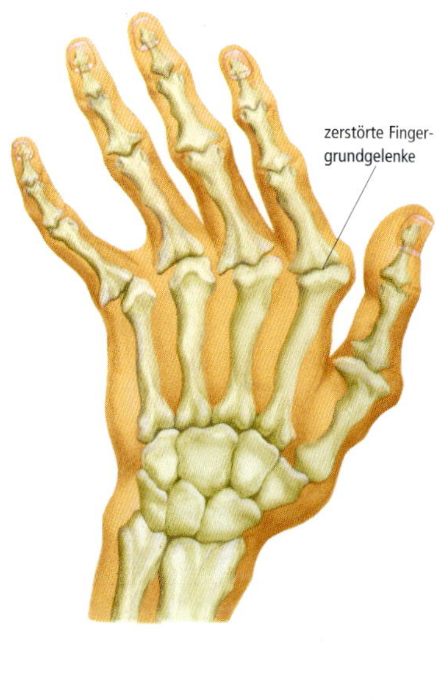

Autoimmunkrankheit – Rheumatoide Arthritis

Die Rheumatoide Arthritis ist eine Autoimmunkrankheit, bei der sich Bindegewebe im ganzen Körper entzündet. Vor allem die kleinen Gelenke der Finger, das Handgelenk, die Zehen, Knöchel und Ellbogen sind betroffen. Die Erkrankung äußert sich durch Schwellungen und Schmerzen.

VASKULITIS

Vaskulitis (Angiitis) ist ein Überbegriff für eine Reihe seltenerer Krankheiten, die eine Entzündung der Blutgefäße verursachen. Beispiele sind die Kawasaki-Krankheit, die Behçet-Krankheit, die *Panarteriitis nodosa*, die Wegener-Granulomatose, die Takayasu-Krankheit, die Churg-Strauss-Granulomatose, die Riesenzellarteriitis (*Arteriitis temporalis*) und das Schoenlein-Henoch-Syndrom. Diese Krankheiten sind nicht heilbar, die Symptome lassen sich jedoch mit Steroiden und Immunsuppressiva lindern.

Riesenzellarteriitis

Die Riesenzellarteriitis (*Arteriitis temporalis* oder Horton-Syndrom) ist eine schwere, fortschreitende Erkrankung, die sich in einer Schwellung der Kopfarterien (besonders der Schläfenarterien) äußert. Die Schwellung verursacht eine Arterienverengung und behindert den Blutfluss. Infolgedessen kann es zu starken Kopfschmerzen, plötzlichem, dauerhaftem Sehverlust (auf einem Auge) und einem Schlaganfall kommen. Die Riesenzellarteriitis tritt meist ab dem 50. Lebensjahr auf und betrifft vor allem Frauen über 70 Jahren. Die Ursache ist nicht bekannt, da jedoch vorwiegend ältere Menschen dazu neigen, wird sie mit dem Alterungsprozess in Verbindung gebracht. Behandelt wird mit Kortikoiden und Azetylsalizylsäure.

Panarteriitis nodosa

Die *Panarteriitis nodosa* befällt die Arterien in Muskeln, Gelenken, Darm, ZNS, Nieren und Haut. Sie tritt häufiger bei Männern auf und wird durch Gewebeproben diagnostiziert. Die Behandlung erfolgt durch Kortikoide und Immunsuppressiva.

Kawasaki-Krankheit

Die Ursache dieser erstmals in Japan aufgetretenen Krankheit ist unbekannt, genetische Faktoren scheinen aber einen Einfluss zu haben. Meist sind Kinder unter fünf Jahren betroffen. Typische Symptome sind Fieber, eine Hautentzündung mit Ausschlag vor allem an Handflächen und Fußsohlen sowie Gelenkschmerzen und eine Schleimhautentzündung, die zu Bindehautentzündungen, einem wunden Mund und einer roten Zunge führt. Die Lymphknoten, besonders am Hals, sind oft vergrößert, daher auch die Bezeichnung mukokutanes Lymphknoten-Syndrom. Besonders bei Säuglingen greift die Entzündung auch das Herz an, wo sie die Koronararterienwände schädigt oder eine Herzmuskelentzündung hervorruft. Die Behandlung besteht aus der Gabe eines hoch dosierten Immunglobulins und einer sechswöchigen Therapie mit Azetylsalizylsäure.

Endangiitis obliterans

Bei der *Endangiitis obliterans* (*Thrombangiitis obliterans* oder Winiwarter-Buerger-Krankheit) führt eine Entzündung der Blutgefäßinnenwand zur Verengung der Gefäße oder Blockade durch Thromben. Am häufigsten betroffen sind die kleinen und mittelgroßen Arterien der Füße, Beine, Hände und Arme. Die verminderte Blutzufuhr zu den befallenen Bereichen führt zu periodisch auftretenden Schmerzen, einer bläulichen Verfärbung und schließlich zur Schädigung und zum Absterben des Gewebes. Mitunter kommt es zu schmerzhaften Geschwüren, anderen Infektionen und einer Gangrän (abgestorbenes Gewebe), die eine Amputation erfordert.

Die u. U. starken Schmerzen in Händen und Füßen gehen vielfach mit einer großen Empfindlichkeit einher und sind zuweilen mit einem Kribbeln und Brennen verbunden, das vorwiegend in Ruhe auftritt. Die Schmerzen im Fuß sind vorwiegend im Bereich des Fußgewölbes zu spüren. Als weitere Symptome zeigen sich u. a. Hautveränderungen oder -geschwüre an den Händen und Füßen, an denen die Venen evtl. stark hervortreten. Hände und Füße werden kalt und nehmen eine aschfahle, rötliche oder bläuliche Farbe an. Bei niedrigen Temperaturen oder emotionalem Stress kann es zu einer Verstärkung der Symptome kommen.

Die genaue Ursache der *Endangiitis obliterans* ist unbekannt. Allerdings sind vorwiegend mannliche Raucher im Alter von 20 bis 40 Jahren betroffen, während Nichtraucher nur selten erkranken; daher gilt Rauchen als ein Auslösefaktor. Gewöhnlich erholt sich die betroffene Körperstelle zum Teil, wenn auf das Rauchen verzichtet wird.

Menschen mit Autoimmunkrankheiten entwickeln ebenfalls häufiger eine *Endangiitis obliterans*. Die Krankheit ist nicht heilbar; die Behandlung zielt auf die Linderung der Symptome ab. Neben Tabak sollten auch andere, den Blutkreislauf hemmende Faktoren gemieden werden. Der Kreislauf wird durch Warmhalten des Körpers und mäßigen Sport angeregt. Manchmal werden die Schmerzen durch operatives Durchtrennen der Nerven zu den am meisten betroffenen Bereichen gelindert (Symphathektomie).

LUPUS ERYTHEMATODES

Der *Lupus erythematodes* ist eine Autoimmunkrankheit, bei der das Immunsystem körpereigenes Bindegewebe angreift (Kollagenose). Der diskoide *Lupus erythematodes* (DLE) wirkt sich nur auf die Haut aus, während der systemische *Lupus erythematodes* (SLE) Gelenke, innere Organe und die Haut angreift.

Der DLE ist eine chronische Hauterkrankung und befällt meist Frauen mittleren Alters. An Wangen und Stirn treten verdickte, rötliche Flecken auf. Da sich der Zustand durch Sonnenbestrahlung verschlechtert, sollten Patienten mit DLE ihre Haut mit einem Sonnenschutz und einem Hut schützen. Zur Behandlung eignen sich kortikoidhaltige Hautcremes und – in schweren Fällen – Chloroquin, ein Malariamedikament.

Der SLE greift nicht nur die Haut (ähnlich wie DLE), sondern auch andere Organe an. Die Erkrankung äußert sich mit allgemeinem Krankheitsgefühl, Fieber, Müdigkeit, Gewichtsverlust, Übelkeit und einer Arthritis in den Fingern, Händen, Handgelenken und Knien. Auf den Wangen und dem Nasenrücken entwickelt sich ein schmetterlingsförmiger Hautausschlag, der sich bei Sonnenbestrahlung evtl. noch verstärkt. Auch eine Schädigung von Niere, Nervensystem, Blut, Herz und Lunge ist möglich.

Der SLE ist nicht heilbar, lediglich die Symptome können gelindert werden. Bei milden Formen der Erkrankung wird die Arthritis mit nicht steroidalen Antirheumatika behandelt. Gegen den Hautausschlag helfen kortikoidhaltige Hautcremes. In manchen Fällen werden Malariamedikamente (Chloroquin) zur Behandlung der Haut- und Gelenksymptome eingesetzt. Bei sehr schweren Formen oder in lebensbedrohlichen Fällen wird mit einer Kortikoidtherapie, Immunsuppressiva (Medikamente zur Unterdrückung des körpereigenen Immunsystems) oder Zytostatika, die das Zellwachstum hemmen, behandelt.

SJÖGREN-SYNDROM

Das Sjögren-Syndrom ist nach der Rheumatoiden Arthritis die zweithäufigste rheumatische Erkrankung. Sie ist charakterisiert durch Trockenheit der Augen und des Mundes aufgrund von Funktionsstörungen der Tränen- und Speicheldrüsen. Beim Sjögren-Syndrom werden diese Drüsen aus ungeklärter Ursache vom Immunsystem angegriffen. Das Syndrom kann isoliert oder in Kombination mit anderen Kollagenosen wie

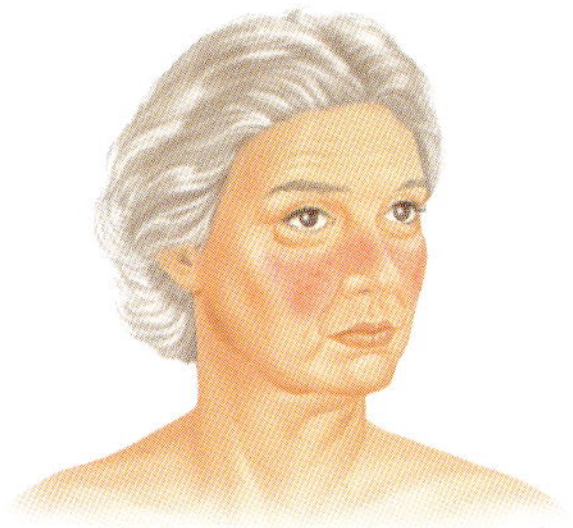

Lupus erythematodes

Das Immunsystem greift das körpereigene Bindegewebe an und ruft den typischen roten Hautausschlag im Gesicht hervor. Am häufigsten sind Frauen im mittleren Alter von dieser Krankheit betroffen.

Rheumatoider Arthritis, Sklerodermie oder systemischem *Lupus erythematodes* auftreten.

Die Symptome des Sjögren-Syndroms sind Lichtempfindlichkeit, Rötung, Trockenheit, Brennen und Sandgefühl in den Augen (Betroffene haben das Gefühl, »etwas im Auge zu haben«), Schwierigkeiten beim Schlucken und Sprechen, Störungen des Geschmackssinns oder Mundgeruch, Mundgeschwüre und Karies. Der Nachweis erfolgt durch den Schirmer-Test, bei dem die Tränensekretion über einen Zeitraum von fünf Minuten gemessen wird. Daneben können auch Speichelflusstests durchgeführt werden.

Eine Heilung der Erkrankung ist nicht möglich, die Symptome lassen sich jedoch durch künstliche Tränen und entsprechende Flüssigkeitszufuhr lindern. In schweren Fällen können Kortikoide und Immunsuppressiva die Symptome lindern.

REITER-SYNDROM

Das Reiter-Syndrom ist eine Krankheit, die chronisch werden kann. Kennzeichen sind eine Arthritis, eine Bindehaut- und eine Harnröhrenentzündung. Hinzu kommen Verletzungen von Haut und Schleimhäuten. Die Ursache ist unbekannt, es gibt allerdings Hinweise für eine erbliche Vorbelastung mancher Patienten. Das Syndrom tritt oft nach schwerem Durchfall oder Geschlechtskrankheiten (z.B. Chlamydieninfektionen) auf. Männer unter 40 Jahren sind am häufigsten betroffen. Die Gelenksymptome stehen im Vordergrund; sie können über Jahre immer wieder auftreten. Die Infektion wird mit Antibiotika, Entzündungshemmern und Schmerzmitteln behandelt.

DERMATOMYOSITIS

Die Dermatomyositis ist eine seltene Bindegewebserkrankung mit Entzündung und Degeneration von Haut und Muskeln. Sie verursacht Muskelschwäche und einen dunkelroten Ausschlag auf Gesicht, Hals, Schultern, oberem Brustkorb und Rücken. Gelenke, Herz und Lunge können erkranken. Die Behandlungsmöglichkeiten umfassen physikalische Therapien und die Gabe von Kortikoiden oder Immunsuppressiva wie Azathioprin und Methotrexat.

SKLERODERMIE

Die Sklerodermie ist eine Erkrankung, die durch eine erhöhte Ablagerung von Fasergewebe in der Haut und in anderen Organen charakterisiert ist. Hinzu kommen schmerzhafte Krämpfe der kleinen Gefäße in den Fingern (Raynaud-Syndrom) und Gelenkschmerzen. Nach und nach verdickt sich die Haut über den Fingern und im Gesicht und fängt an zu spannen. Dadurch dass die Haut anschließend narbig schrumpft, kommt es zu spitzen Fingerkuppen, ganz scharf gezeichneten harten Gesichtszügen und reduzierter Mimik. Bei schweren Formen werden schließlich auch der Verdauungstrakt, die Lungen, das Herz und die Nieren befallen.

Die Diagnose wird durch das Vorhandensein von Antikörpern im Blut gestellt. Die Behandlung der Sklerodermie ist schwierig. Die Krankheit verläuft meist fortschreitend.

POLYMYOSITIS

Die Polymyositis ist eine Autoimmunkrankheit mit Antikörpern gegen Muskelgewebe, bei der es zu Muskelschwäche, vor allem an den Schultern und Hüften, kommt. Die Muskeln schmerzen und sind berührungsempfindlich. Oft kommen Müdigkeit, Gewichtsverlust und leichtes Fieber hinzu. Die Ursache ist nicht bekannt. Die Krankheit wird mit Physiotherapie und Kortikoiden oder Immunsuppressiva behandelt.

MYASTHENIA GRAVIS

Die *Myasthenia gravis* ist meist eine Autoimmunkrankheit, kann jedoch auch durch einen Tumor der Thymusdrüse (Thymom) verursacht werden. Sie ist durch eine unregelmäßig zunehmende Schwächung der Willkürmuskulatur gekennzeichnet und äußert sich in Doppelsehen, hängenden Augenlidern nach längerem Lesen, schwächer werdender Stimme beim Reden, Schluckschwierigkeiten gegen Ende einer Mahlzeit und Ermüdung der Beine und Arme. Die Ermüdung lässt sich zwar durch Ruhigstellung der betroffenen Muskeln beheben, die Krankheit selbst schreitet jedoch fort.

Die Diagnose erfolgt, wenn sich die Muskelkraft nach der Gabe von Edrophonium rasch normalisiert. Die Behandlung umfasst Kortikoide und Immunsuppressiva bzw. die Bekämpfung des Thymustumors. Mitunter lässt sich durch die Entfernung der Thymusdrüse eine Verbesserung erzielen. Die *Myasthenia gravis* kann in Verbindung mit anderen Autoimmunerkrankungen wie der Basedow-Krankheit, der Rheumatoiden Arthritis und dem *Lupus erythematodes* auftreten. Lungenkrebs und Botulismus können zu einer ähnlichen Symptomatik führen.

STILL-SYNDROM

Das Still-Syndrom, auch die systemische juvenile Rheumatoide Arthritis, ist eine schwere Form der Rheumatoiden Arthritis, die vor allem bei Kleinkindern auftritt. Wie bei der Rheumatoiden Arthritis des Erwachsenen ist die Ursache unbekannt. Es wird jedoch angenommen, dass es sich um eine Autoimmunkrankheit des Bindegewebes, also eine Kollagenose, handelt, da sie nicht nur die Gelenke betrifft, sondern in hohem Maß auch andere Organe wie Herz und Herzbeutel (Perikard), Lunge und Lungen-/Rippenfell (Pleura), Augen und Haut.

Die Ausprägung der Symptome ist unterschiedlich. Auf jeden Fall kommt es zu hohem Fieber mit einem leichten Ausschlag, einer Vergrößerung von Leber, Milz oder Lymphknoten und Entzündungen einiger oben genannter Organe. Gelenkschmerzen und -schwellungen können von Anfang an vorhanden sein oder erst nach Monaten bis Jahren auftreten.

Das Still-Syndrom wird meist von einem spezialisierten Kinderarzt oder Rheumatologen diagnostiziert. Im Blut finden sich alle Zeichen einer starken Entzündung, aber keine speziellen Rheumaparameter.

Die Behandlung erfolgt mit Kortikoiden und nicht steroidalen Antirheumatika (NSAR). Manchmal müssen auch Gold und Chloroquin als Basismedikamente eingesetzt werden. Unterstützend sind Physiotherapien und spezielle Bewegungstherapien sehr wichtig. In schweren Fällen kann ein Gelenkersatz erforderlich werden. Die Krankheit verlagert sich im Lauf der Zeit mehr auf die Gelenke. Bei guter Behandlung muss die Prognose jedoch nicht schlecht sein.

NERVENSYSTEM

Mit dem Hormon- und Immunsystem gehört das Nervensystem zu den drei funktionellen Einheiten, die der Steuerung der Körperfunktionen dienen. Das Nervensystem erhält Informationen über die Außenwelt und die inneren Organe, legt die jeweilige Reaktion auf Veränderungen in beiden Bereichen fest und reagiert schnell. Informationen werden verarbeitet und mit Hilfe von Nervenzellen, die elektrische Signale, so genannte Aktionspotenziale, aussenden, mit einer Geschwindigkeit von bis zu 100 m pro Sekunde über die Nervenfasern weitergeleitet. Hormon- und Immunsystem reagieren langsamer, da sie zur Weiterleitung von Reaktionen auf Substanzen bzw. Zellen angewiesen sind, die in die Blutbahn abgegeben werden.

SIEHE AUCH *Gehirn, Sinne, Gedächtnis in Kapitel 2; Rückenmark, Rückenmarknerven in Kapitel 4; Tastsinn in Kapitel 10; Vegetatives Nervensystem, Nervengewebe in diesem Kapitel*

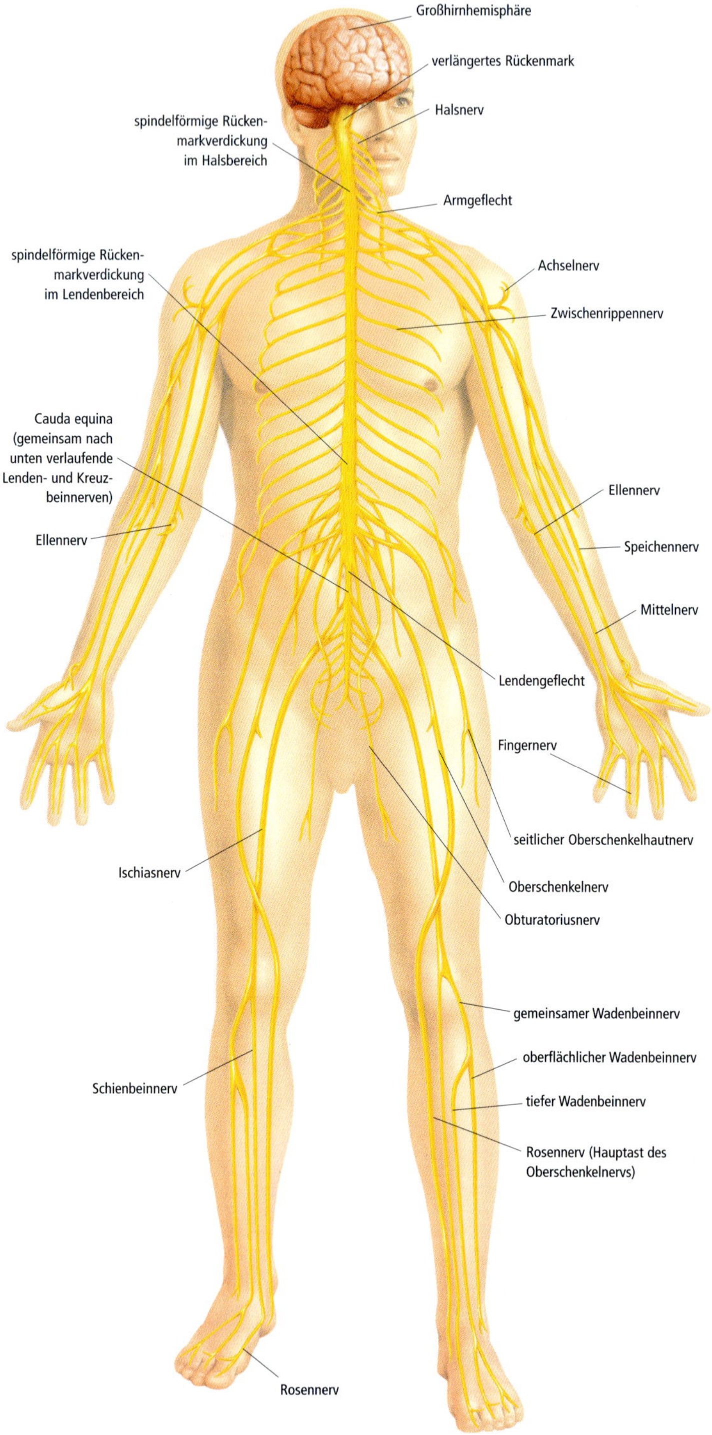

EINTEILUNG DES NERVENSYSTEMS

Das Nervensystem setzt sich aus dem Zentralnervensystem (ZNS) und dem peripheren Nervensystem zusammen. Das ZNS besteht aus Gehirn und Rückenmark, das periphere Nervensystem aus allen übrigen Nerven im Körper. Die Teile des peripheren Nervensystems, die für die Steuerung der unbewussten, d. h. vom Willen unabhängigen Körperfunktionen zuständig sind, werden als vegetatives (autonomes) Nervensystem bezeichnet. Zwar befinden sich die meisten Nervenzellen des vegetativen Nervensystems im peripheren Nervensystem, doch gibt es auch einige im ZNS. Das vegetative Nervensystem unterliegt außerdem der Kontrolle einiger Hirnbereiche, z. B. des Hyopthalamus.

Auch die Wände der Verdauungsorgane (Magen und Darm) enthalten viele Nervenzellen, die für die Steuerung der Darmbewegungen und die Drüsensekretion im Darm zuständig sind sowie sensorische Informationen über die Bedingungen im Darm weiterleiten. Die Nervenzellen im Darm können sogar zahlreicher sein als die im Rückenmark.

Gehirn und Rückenmark bestehen aus Nervenzellen und ihren Fortsätzen sowie Nervenfaserbündeln. Die graue Substanz ist der Teil des ZNS mit der höchsten Zellkörperkonzentration, die weiße Substanz enthält wenige Nervenzellen und viele Nervenfasern.

Eine Nervenzelle (Neuron) besteht aus einem Zellkörper mit Zellkern und mehreren, sich verzweigenden Fortsätzen (Dendriten), die eingehende Informationen aufnehmen, sowie einer Nervenfaser (Axon oder Neurit), die Informationen vom Zellkörper wegtransportiert. Die Dendriten sind recht kurz, in der Regel kürzer als 1–1,5 mm, während die Axone sehr lang – 1 mm bis 1 m – sein können. Viele Axone sind von einer Fettschicht (Mark- oder Myelinscheide) umgeben, die für die schnelle Übertragung von Nervenimpulsen (Aktionspotenzialen) sorgt. Ist die Markscheide durch Krankheiten (z. B. Multiple Sklerose) geschädigt, wird die Nervenimpulsübertragung stark beeinträchtigt. Neuronen kommunizieren durch Freisetzung von Überträgerstoffen (Neurotransmittern) an den Kontaktstellen (Synapsen) zwischen zwei oder mehreren Nervenzellen miteinander.

Das ZNS enthält zudem viele Gliazellen. Sie erfüllen als Stützzellen verschiedene Aufgaben, z. B. die Myelinproduktion, die Aufrechterhaltung der richtigen Konzentration von Salzen und anderen Substanzen in den Synapsen sowie eine Überwachungsfunktion gegen eindringende Mikroorganismen.

ZENTRALNERVENSYSTEM

Das ZNS kann in drei Funktionsbereiche eingeteilt werden: Der erste interpretiert Informationen über Empfindungen (sensorisches System), der zweite steuert Körperfunktionen (motorisches System) und der dritte höhere Hirnfunktionen wie Gedächtnis, Sprache und Sozialverhalten. Einige Gehirnregionen können alle drei Funktionen erfüllen.

Das sensorische System befasst sich nicht nur mit dem Sehvermögen, dem Tast-, Gehör-, Geschmacks- und Geruchssinn, sondern auch mit anderen Sinneswahrnehmungen, die in der Regel nicht bewusst ablaufen, z. B. dem Gefühl für oben und unten, Körperdrehung und -beschleunigung, einer vollen Blase, Blähungen, der Position der Gelenke und dem Blutdruck. Das motorische System steuert neben Muskeln und Bewegungen auch viele vegetative Funktionen, z. B. Schwitzen, Blutdruck und Darmbewegungen.

ANATOMIE DES GEHIRNES

Entwicklungsgeschichtlich gesehen besteht das Gehirn aus drei Hauptteilen: Endhirn (Telenzephalon), Mittelhirn (Mesenzephalon) und Rautenhirn (Rhombenzephalon). Das Endhirn enthält mit dem Großhirn (Zerebrum) und dem Zwischenhirn (Dienzephalon) den größten und jüngsten Teil der Gehirnsubstanz, der sich vom tierischen Gehirn am stärksten unterscheidet. Mittel- und Rautenhirn verfügen über Nervenfaserbündel, die Informationen zu den oberen Gehirnregionen hin und von ihnen wegleiten. Das Rautenhirn besteht aus Brücke (Pons), verlängertem Rückenmark *(Medulla oblongata)* und Kleinhirn (Zerebellum). Die funktionelle Einheit aus Mittelhirn, Brücke und verlängertem Rückenmark, der Hirnstamm *(Truncus cerebri)*, enthält viele Nervenzellengruppen, die für die Steuerung der Gesichts- und Kopfmuskulatur zuständig sind und Informationen über Berührungen des Gesichtes sowie Geschmacks- und Gehörinformationen weiterleiten. Weitere Funktionen des Hirnstammes sind die Steuerung von Atmung, Blutdruck und Herzfunktion.

Das Endhirn ist eine sehr komplexe, wichtige Region. An seiner Oberfläche befindet sich die in Stirnlappen, Hinterhauptslappen, Scheitellappen und Schläfenlappen unterteilte Großhirnrinde *(Cortex cerebri)*. Jeder Lappen besteht aus vielen verschiedenen Bereichen, die bestimmte Aufgaben erfüllen.

Am vordersten Rand des Stirnlappens befinden sich in der präfrontalen Rinde Assoziationsfelder, die Sozialverhalten, Motivation und Planung steuern. Dahinter liegen die prämotorischen Rindengebiete, wo motorische Abläufe geplant werden, und die primäre motorische Rinde, die motorische Befehle ausführt. Das motorische Sprachzentrum (Broca-Zentrum) im unteren Teil des linken Stirnlappens ist für den sprachlichen Ausdruck zuständig. Der Hinterhauptslappen enthält die Felder der Sehrinde. Im Scheitellappen verarbeitet die primär somatosensible Rinde Informationen über Berührungen, Schmerz und Lage der Gelenke im Körper und Gesicht. Weiter hinten im Scheitellappen liegt eine Region, die das räumliche Empfinden steuert. Der Schläfenlappen enthält die Rindengebiete für Gehör, Sehvermögen und Gedächtnis. Das Wernicke-Zentrum an der Verbindungsstelle zwischen Schläfen- und Scheitellappen ist für das Sprachverständnis zuständig. Tief im Inneren des Endhirnes befinden sich Nervenzellengruppen, die Basalganglien, die hauptsächlich motorische Kontrollfunktionen haben, aber auch an höheren Hirnfunktionen wie Sprache und Gedanken beteiligt sein können. Im Endhirn befindet sich zudem das Zwischenhirn mit dem Thalamus, der hauptsächlich Sinneswahrnehmungen an die Großhirnrinde weiterleitet und Bewegungsabläufe koordiniert. Unter dem Thalamus liegt der Hypothalamus. Er fungiert als Schnittstelle zwischen Gehirn und vegetativem Nervensystem und reguliert u. a. Nahrungs- und Wasseraufnahme, Sexualität und Körpertemperatur.

RÜCKENMARK

Das Rückenmark *(Medulla spinalis)* fungiert als Schaltstation zwischen peripherem Nervensystem und Gehirn. Es verläuft im Wirbelkanal von der Schädelbasis bis zum Beginn der Lendenwirbelsäule. Vom Rückenmark gehen paarig angeordnete Rückenmarksnerven (Spinalnerven) ab, deren Namen sich nach ihrer Position am Rückenmark

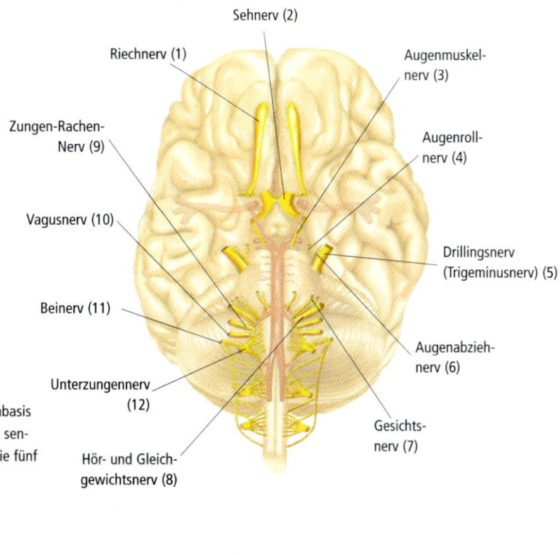

Hirnnerven

Es gibt zwölf Hirnnerven, die an der Hirnbasis austreten. Neben ihren motorischen und sensorischen Funktionen sind sie auch für die fünf Sinne zuständig.

PERIPHERES NERVENSYSTEM

Das periphere Nervensystem besteht aus Nervenfasern (Axonen), die die Muskelaktivität steuern oder sensorische Informationen zum Rückenmark oder Hirnstamm zurückleiten. Die motorischen Axone entspringen Zellkörpern, die im Vorderhorn des Rückenmarkes liegen, während die sensiblen Axone ihren Ursprung in Zellkörpern haben, die in Ganglienzellen entlang des Rückenmarkes liegen. Viele Axone des peripheren

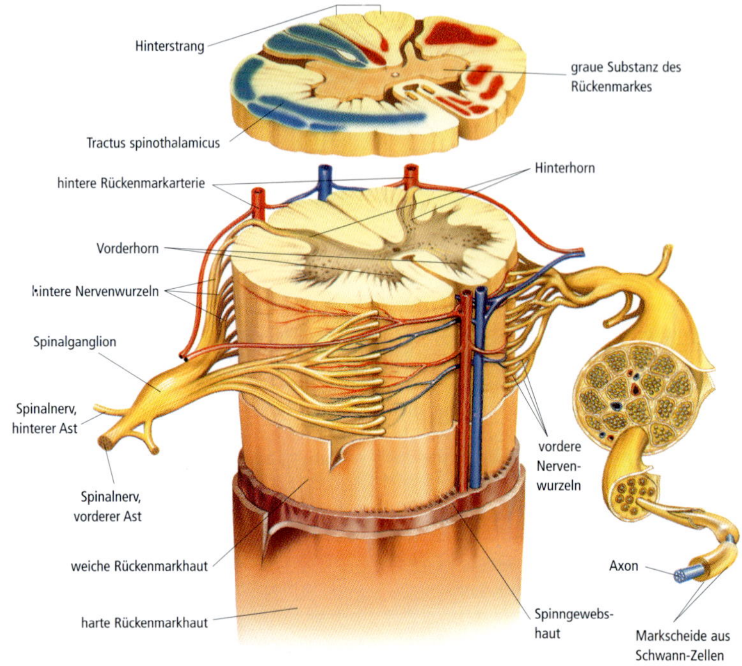

Rückenmark – Querschnitt

Das Rückenmark ist Teil des Zentralnervensystems und verläuft im Wirbelkanal. Die graue Substanz im Zentrum verarbeitet sensorische Informationen und sendet Impulse an die Muskeln. Die sie umgebende weiße Substanz enthält Nervenbahnen, die Informationen zwischen Gehirn und Rückenmark übermitteln.

richten. Das Rückenmark hat eine zentrale graue Substanz, die in ein Hinter- und ein Vorderhorn sowie ein zentrales Verbindungsstück unterteilt ist. Die graue Substanz ist von weißer Substanz umgeben, die auf- und abwärts verlaufende Nervenbahnen enthält.

In jedem Rückenmarkabschnitt enden sensible Nerven, die Informationen über Berührungen, Schmerz, Temperatur, Muskeltonus und Gelenkpositionen weiterleiten. Die Informationen werden entweder direkt an der Eintrittsstelle im Rückenmark verarbeitet, um den Spannungszustand der Muskeln zu steuern oder Reflexe auszulösen (z. B. das Zurückziehen der Hand von einem heißen Gegenstand), oder sie werden mit dem Ziel der bewussten Wahrnehmung über die weiße Rückenmarksubstanz an das Gehirn geleitet.

Zudem beginnen im Rückenmark motorische und vegetative Nervenfasern, die für die Steuerung der Muskeln bzw. der inneren Organe zuständig sind. Das Gehirn sendet Steuerungssignale durch die weiße Substanz des Rückenmarkes an die spinalen Motoneuronen, was die bewusste Steuerung der Muskeln ermöglicht.

Dermatome

Aus jedem der 31 Rückenmarksegmente entspringt ein Spinalnervenpaar, das Botschaften zum ZNS und Befehle des ZNS an die Muskeln weiterleitet. Diese Nerven verzweigen sich in bestimmte Körperregionen und versorgen diese. Schließlich endet jeder dieser Nerven in einem eigenen Hautbezirk (Dermatom), den er versorgt.

Die Anordnung der Dermatome über den Körper bildet ein Muster, das bei der Anästhesie von großer Bedeutung ist. Es weist auf bestimmte Nerven hin, die zur Narkose einer Region anästhesiert werden müssen. Außerdem ist es bei der Diagnostik von Rückenmarkverletzungen wichtig, denn durch die Anordnung der Dermatome mit abnormen oder fehlenden Empfindungen kann man den Ort der Schädigung an den Spinalnerven oder am Rückenmark lokalisieren.

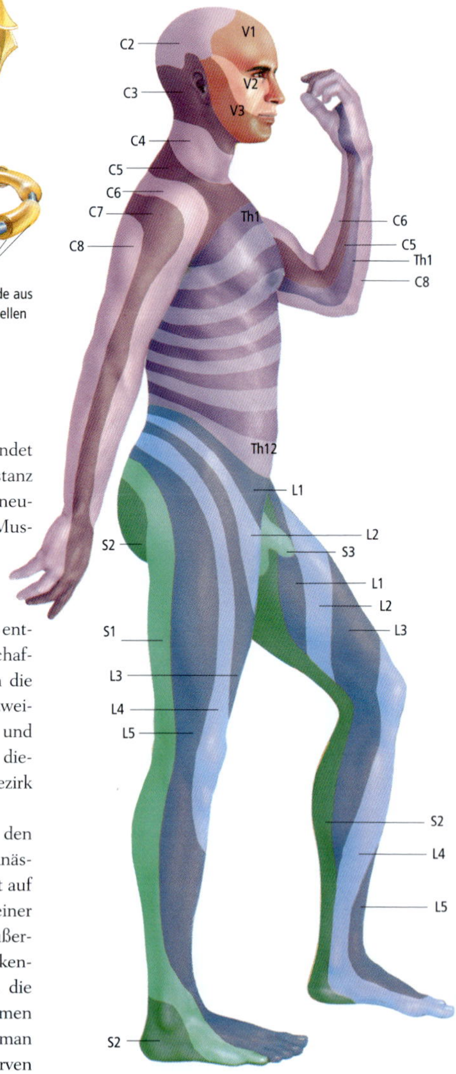

Nervensystems haben (wie die Axone des zentralen Nervensystems) eine Markscheide aus Schwann-Zellen.

Ein bedeutender Unterschied zwischen dem peripheren und zentralen Nervensystem besteht darin, dass periphere Nerven im Gegensatz zu den Axonen des ZNS die Fähigkeit zur Regeneration haben. Dieser Unterschied ist teilweise auf das Verhalten der Schwann-Zellen nach einer Nervenverletzung zurückzuführen.

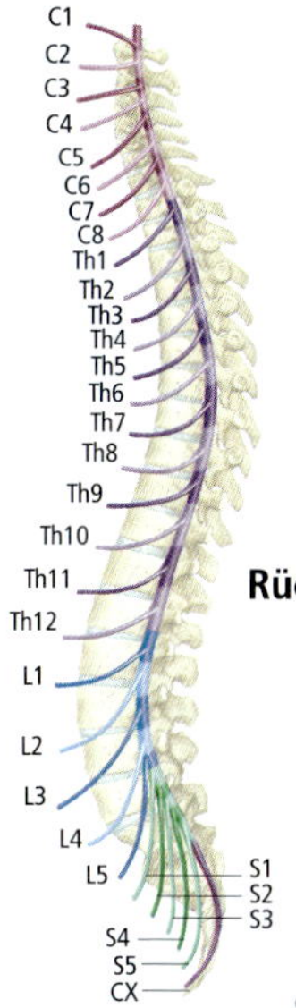

Rückenmark

Verbindung zwischen Haut und Rückenmark

Die Rückenmarknerven werden durchnummeriert und nach dem Wirbel benannt, bei dem sie aus dem Rückenmark entspringen. Jedes Nervenpaar versorgt ein ganz bestimmtes Hautareal (Dermatom) am Körper, sodass von Beschwerden an der Haut Rückschlüsse auf Nervenschädigungen gezogen werden können.

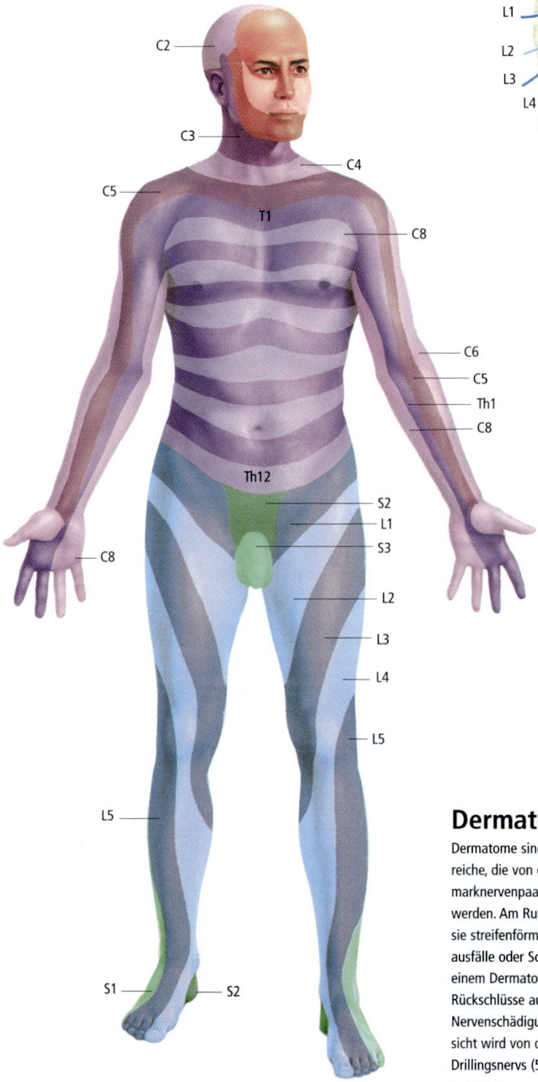

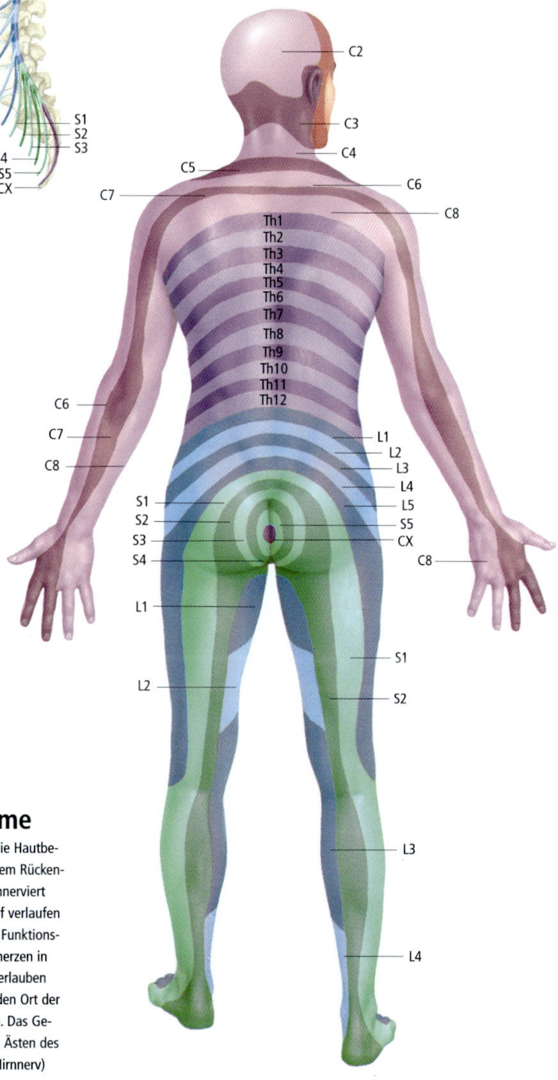

Dermatome

Dermatome sind die Hautbereiche, die von einem Rückenmarknervenpaar innerviert werden. Am Rumpf verlaufen sie streifenförmig. Funktionsausfälle oder Schmerzen in einem Dermatom erlauben Rückschlüsse auf den Ort der Nervenschädigung. Das Gesicht wird von den Ästen des Drillingsnervs (5. Hirnnerv) versorgt.

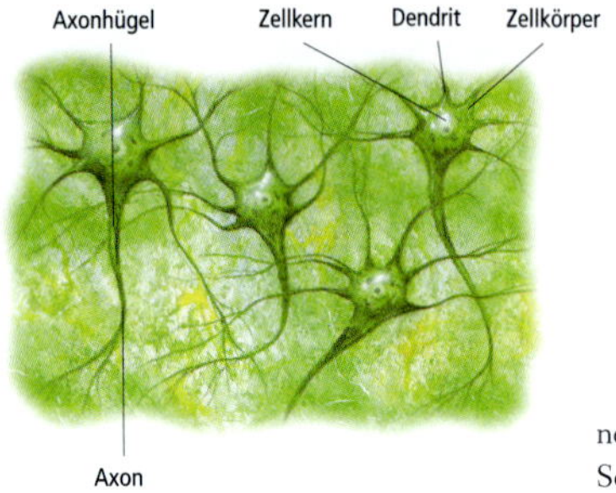

Nervengewebe

Nervengewebe leitet elektrische Impulse von einem Teil des Körpers zu einem anderen. 98 % des Nervengewebes befinden sich in Gehirn und Rückenmark.

NERVEN

Gehirn und Rückenmark sind durch Nervenbahnen miteinander verbunden und bilden das Zentralnervensystem (ZNS). Das periphere Nervensystem versorgt Muskeln, Haut und Organe. Die Aufgabe der Nerven besteht in der Weiterleitung von Signalen, die Empfindungen auslösen oder die Muskeln steuern. Das Gehirn ist Ursprungsort von zwölf Nervenpaaren, den so genannten Hirnnerven. Zu ihnen gehören der Drillingsnerv, der Gesichtsnerv und der Vagusnerv. Nerven, die zwischen den Wirbeln aus dem Rückenmark austreten, werden als Rückenmark- oder Spinalnerven bezeichnet. Sie enthalten Fasern aus der Vorder- und der Hinterwurzel des Rückenmarkes. 31 Spinalnervenpaare versorgen Rumpf und Gliedmaßen.

Das vegetative oder autonome Nervensystem bildet einen Teil des peripheren Nervensystems. Es steuert die Muskeln in den inneren Organen, z.B. Darm, Blase, Herz, und in den Blutgefäßen. Das vegetative Nervensystem besteht aus zwei Teilen, dem sympathischen und dem parasympathischen Nervensystem. Einige Nervenfasern (Axone) des sympathischen Nervensystems (z.B. Axone, die der Versorgung der Blutgefäße und Schweißdrüsen in den Extremitäten dienen) verlaufen mit den Spinalnerven. Andere autonome, sympathische oder parasympathische Axone erreichen ihre Zielregionen, z.B. Darm und Becken, über spezialisierte Eingeweidenerven (*Nervi splanchnici*).

SIEHE AUCH ***Gehirn, Hirnnerven in Kapitel 2; Rückenmark, Rückenmarknerven in Kapitel 4; Achselnerv, Ellennerv, Speichennerv in Kapitel 8; Ischiasnerv in Kapitel 9; Vegetatives Nervensystem, Nervengewebe in diesem Kapitel***

NERVENZELLEN

Nervenzellen (Neuronen) sind spezialisierte Zellen, die an der Sinneswahrnehmung und Informationsverarbeitung, an Denkprozessen und der Steuerung der Muskel- und Drüsenfunktion beteiligt sind. Sie kommen in Gehirn, Rückenmark und Nerven vor. Fast alle Körperregionen sind von Nerven durchzogen.

Ein Neuron besteht aus einem Zellkörper, einem Zellkern im Zellkörper und einem oder mehreren schmalen Verlängerungen, den Fortsätzen, von denen es zwei Arten gibt: Dendriten, die Impulse zum Zellkörper leiten, und Axone, die sie von ihm wegleiten. Neuronen haben je nach Zellfunktion stets ein Axon und unterschiedlich viele Dendriten.

Das ZNS besteht aus Nervenzellen, deren Zellkörper sich in Gehirn, Augen und Rückenmark befinden. Das periphere Nervensystem setzt sich aus Nervenzellen zusammen, deren Zellkörper außerhalb des ZNS liegen. Das Gehirn besteht aus vielen verschiedenen Nervenfasern, Stützzellen (Gliazellen) und Blutgefäßen. Nerven bauen sich aus Axonbündeln, Stützzellen (Schwann-Zellen) und Bindegewebe auf.

Die Impulse werden entlang der Dendriten und Axone transportiert, indem chemische und elektrische Veränderungen Reaktionen der Zellmembran des Dendrites oder Axons bewirken.

Es gibt zwei Axonenarten: Sensible Axone leiten Signale, z.B. Informationen über Berührung, Temperatur, Schmerz sowie Muskel- und Gelenksposition aus Körperregionen wie Haut, Muskeln, Gelenken und Organen an das ZNS weiter. Die Zellkörper dieser Axone (sensible Neuronen) liegen dicht am ZNS in den Spinalganglien der Hinterwurzeln. Motorische Axone leiten Signale vom ZNS zu den Muskeln in den Körperwänden, Gliedmaßen und Organen weiter, um die Körperbewegungen zu steuern. Ihre Zellkörper, genannt motorische Neuronen, befinden sich in den Vorderhörnern des Rückenmarkes.

Interneuronen (Zwischen- oder Schaltneuronen) sind am zahlreichsten im Gehirn vertreten. Sie verbinden sensible und motorische Neuronen entweder direkt oder über Netzwerke aus Schaltneuronen miteinander. Diese Vernetzungen sind für das Denken und das Gedächtnis zuständig.

Die Axone leiten Signale aus kurzen elektrischen Impulsen, die Aktionspotenziale, weiter, von denen jedes eine Stärke von ca. 0,1 V und eine Dauer von ca. einer Tausendstelsekunde hat. Aktionspotenziale sensibler Axone beginnen in der Peripherie (z.B.

Nervenzelle

Nervenzellen sind spezialisierte Zellen im Nervensystem. Sie leiten Impulse weiter. Ein Neuron besteht im Wesentlichen aus drei Teilen: einem Zellkörper, kleinen Fortsätzen, den Dendriten, die Impulse an den Zellkörper weiterleiten, und einem langen, dicken Fortsatz, genannt Axon, der die Impulse vom Zellkörper wegleitet.

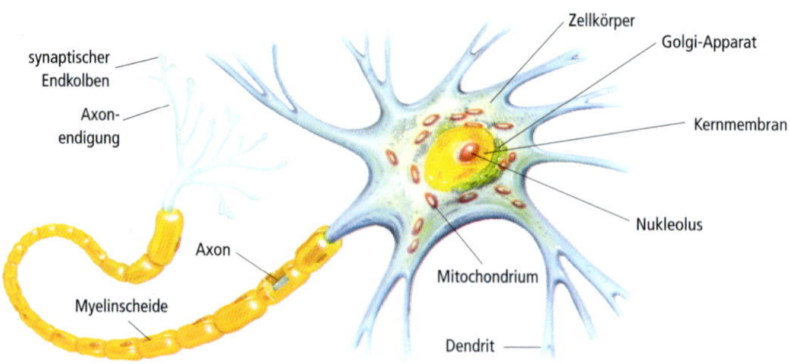

Haut) mit einem Reiz (z. B. Berührung), der bestimmte Rezeptoren (z. B. Haarrezeptoren) aktiviert. Diese Aktionspotenziale werden zum ZNS geleitet, wo sie im sensorischen Zentrum andere Nervenzellen zur Produktion von Empfindungen anregen. Für motorische Aktivitäten beginnt das Aktionspotenzial in den motorischen Zellen im ZNS und wandert über motorische Axone zu den Muskeln, wo das Axon in einer motorischen Endplatte endet. Hier wird ein neues Potenzial aufgebaut, das die Muskelkontraktion bewirkt.

Die meisten Nerven enthalten sowohl sensible als auch motorische Axone, die Signale zum ZNS leiten bzw. vom ZNS wegtransportieren. Einige Nerven haben ausschließlich motorische Funktionen, z. B. der Unterzungennerv (12. Hirnnerv), der die Zungenmuskeln steuert. Andere haben nur sensible Funktion, z. B. der *N. suralis*, der die Haut des seitlichen Fußrandes versorgt. Eine örtliche Betäubung blockiert die Nervenaktivität, indem sie das Aktionspotenzial am Durchfluss hindert. Dies kann zur Ausschaltung von Schmerzsignalen, z. B. bei einer Zahnbehandlung nützlich sein.

Die Axone sind von Stützzellen, den so genannten Schwann-Zellen, umgeben. Die Einheit aus Axon und Schwann-Zelle wird als Nervenfaser bezeichnet. Eine Schwann-Zelle erstreckt sich nur über einen kurzen Axonabschnitt. Der nächste Abschnitt wird von einer anderen Schwann-Zelle belegt. Größere Axone sind von Schwann-Zellen umgeben, die das Axon mit ihren Zellmembranen einhüllen und damit die so genannte Markscheide bilden. Diese Isolierschicht kann die Wanderungsgschwindigkeit des Aktionspotenzials (Nervenleitgeschwindigkeit) enorm erhöhen. Solche Axone werden als markhaltige Nervenfasern bezeichnet. Kleinere Axone besitzen keine Markscheide (marklose Nervenfasern). Auch sie sind von Schwann-Zellen umgeben, doch die Zelle hüllt sie nicht in Membranschichten ein, und ihre Signale werden langsamer weitergeleitet.

Bei sensiblen Nervenfasern besteht eine Beziehung zwischen ihrer Größe und der Art des Sinnesreizes, den sie transportiert. Große, markhaltige Nervenfasern leiten differenzierte Tastinformationen, Informationen über Schwingungen und die Position der Gliedmaßen weiter. Sie können Signale mit einer Geschwindigkeit von 5–70 m/sek weiterleiten. (Z. B. wird ein Aktionspotenzial vom Fuß in weniger als einer Zehntelsekunde zum Rückenmark geleitet.) Kleinere, marklose Nervenfasern leiten Signale über Kälte, Wärme und Schmerzen sowie grobe Tastinformationen weiter. Ihre Signale werden langsamer weitergeleitet, ca. 1 m/sek; ein Aktionspotenzial vom Fuß gelangt in etwa einer Sekunde zum Rückenmark.

Die Aktivität eines Nervs kann an bestimmten Stellen durch Elektroden auf der Haut gemessen werden. Eine solche Funktionsprüfung der Nerven (Elektroneurografie oder ENG) kann eine Verlangsamung der Leitungsgeschwindigkeit feststellen, wie sie z. B. bei Nervenverletzungen oder Schädigungen der Markscheide auftreten kann. Sie ähnelt der Messung evozierter Potenziale, die Aufschluss über eine Verlangsamung der Leitungsgeschwindigkeit zentraler Nervenbahnen, z. B. bei Multipler Sklerose, gibt.

Für Reflexe wie den Kniereflex sind nur zwei Neuronen nötig: ein sensibles Neuron (das hier die Streckung des vierköpfigen Oberschenkelstreckers, *M. quadriceps*, wahrnimmt) und ein motorisches Neuron, das durch das sensible Neuron stimuliert wird und die Muskelkontraktion (des *M. quadriceps*) in Gang setzt. In der Regel befindet sich mindestens ein Interneuron zwischen einem sensiblen und einem motorischen Neuron.

Die Neuronenzahl ist vor der Geburt am höchsten und nimmt im Laufe des Lebens ab. Abgestorbene Neuronen können sich nicht regenerieren, doch können durchtrennte Axone in geschädigten Nerven nachwachsen.

Eine Störung der Neuronen kann durch Verletzungen, angeborene Krankheiten, Krebs, Infektionen, Vitaminmangel und Degeneration entstehen. Die Ursache für Epilepsie ist eine fehlerhafte Impulsbildung der Neuronen in der Großhirnrinde.

NERVENBINDEGEWEBE

Nerven enthalten mehrere Bindegewebsschichten, die sie schützen und Blutgefäße führen. Das Bindegewebe umhüllt den ganzen Nerv sowie einzelne Axone, die es auch zu Bündeln (Faszikeln) zusammenfasst. Die Blutgefäße, die zu den Nerven führen, verfügen über eine Blut-Nerven-Schranke, ähnlich der Blut-Hirn-Schranke. Diese Schranke schützt vor dem Eindringen bestimmter Substanzen aus dem Blut in den Nerv. Unzureichende Blutversorgung eines Nervs oder Druck auf den Nerv führen in dem Körperareal, das der Nerv versorgt, zu Sensibilitätsstörungen (Parästhesien) wie Kribbeln, »Ameisenlaufen« und Taubheitsgefühl. Werden die Missempfindungen durch zu enge Kleidung oder eine bestimmte Körperhaltung (z. B. Hocken) hervorgerufen, bilden sie sich normalerweise zurück, wenn der Druck aufhört. Andere Parästhesien müssen behandelt werden. So kann eine Kompression des Mittelnervs (*N. medianus*) am Handgelenk (Karpaltunnelsyndrom) zu Missempfindungen im Bereich einzelner Finger führen; eine Operation kann dann erforderlich sein.

SYNAPSEN

Synapsen sind die Kontaktstellen zwischen Nervenzellen (Neuronen). Dort werden Sig-

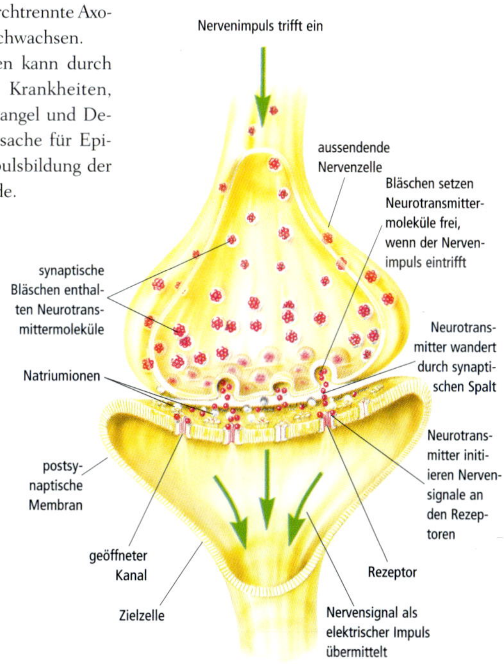

Synapse

Eine Synapse ist die Kontaktstelle zwischen zwei Nervenzellen (Neuronen). Die Nervensignale werden durch chemische Moleküle, die Neurotransmitter, über den synaptischen Spalt transportiert. Die Zielzelle hat chemische Rezeptoren für bestimmte Neurotransmitter. Wenn sich die richtigen Neurotransmitter anheften, öffnen sich die Kanäle in der Nervenmembran und setzen Natriumionen frei. Dadurch entsteht ein elektrisches Aktionspotenzial, das die Zielzelle durchläuft und das Nervensignal weitergibt.

Reflexe

Reflexe sind unbewusste Reaktionen auf sensorische Reize, bei denen die Information eine automatische Reaktion der entsprechenden Muskeln oder Drüsen auslöst. Reflexe erfolgen über direkte Verbindungen zwischen sensiblen Nervenzellen und Motoneuronen im Rückenmark.

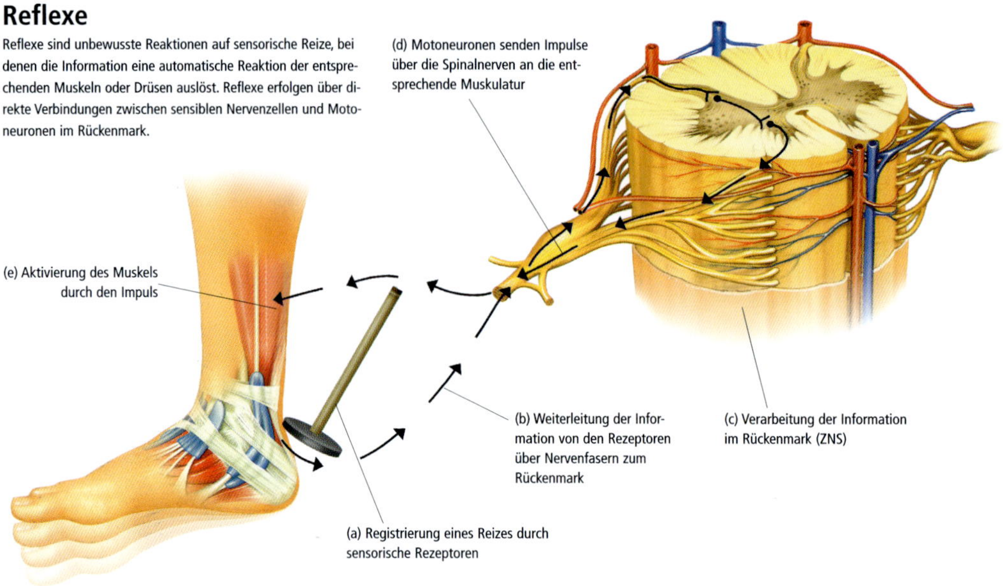

nale von einer Nervenzelle zur anderen oder von einer Nervenzelle zu anderen Körperzellen transportiert. Synapsen sitzen zwischen dem Axonende einer Zelle und dem Dendrit oder Zellkörper einer Empfängerzelle. Sie bestehen aus einer kolbenförmigen Auftreibung, der präsynaptischen Membran, einem synaptischen Spalt und der postsynaptischen Membran. Die Übertragung der Impulse erfolgt durch eine chemische Substanz (Neurotransmitter, der die Erregung nur in einer Richtung über den synaptischen Spalt hinweg transportiert). Bekannte Neurotransmitter sind Azetylcholin, Noradrenalin, Dopamin und Serotonin. Niedrige Transmitterspiegel oder eine Störung ihrer Funktion können neurologische Erkrankungen auslösen.

REFLEXE

Ein Reflex ist eine unwillkürliche sofortige Bewegung oder andere Reaktion auf einen entsprechenden Reiz. Wenn man eine scharfe, spitze oder heiße Oberfläche berührt, zieht man die Hand in einer Reflexreaktion zurück. Es gibt viele alltägliche Reflexe, die für uns selbstverständlich sind.

Fällt helles Licht auf die menschliche Pupille, zieht sich diese zusammen. Blinzeln ist eine Reflexhandlung, die das Auge schützt. Husten oder Niesen schützt Lungen und Atemwege. Daneben gibt es noch zahlreiche weitere Reflexe. Bei einer Reflexhandlung geschehen vier Dinge, an denen das Nervensystem beteiligt ist: Rezeption, Umschaltung, Übertragung und Antwort.

Der bekannte Kniereflex (Patellarsehnenreflex), ein plötzliches Hervorschnellen des Unterschenkels, wenn die Kniesehne direkt unterhalb des Knies hart getroffen wird, verwendet man zur Diagnose von Schädigungen des Zentralnervensystems und von Schilddrüsenkrankheiten. Auch viele andere Reflexe können untersucht werden, um das Nervensystem zu beurteilen.

Das Konzept des konditionierten Reflexes stammt von dem russischen Physiologen Iwan Pawlow, der 1904 für seine Arbeit den Nobelpreis erhielt. Nachdem er beobachtet hatte, dass ein hungriger Hund beim Anblick von Futter anfängt, Speichel zu produzieren, läutete er eine Glocke, sobald er das Futter hinstellte. Nach einiger Zeit produzierte der Hund bereits beim Ertönen der Glocke Speichel, auch wenn kein Futter vorhanden war – ein »konditionierter« Reflex.

Es gibt drei Gruppen von Reflexen bei Neugeborenen. Die Reflexe der ersten Gruppe sind lebensnotwendig: Beim Suchreflex dreht das Baby seinen Kopf und öffnet den Mund auf der entsprechenden Seite, wenn seine Wange leicht gestreichelt wird. Der Saugreflex wird durch Druck auf den oberen Gaumen des Babymundes ausgelöst. Darüber hinaus gibt es den Schluckreflex und den Würgereflex, die ausgelöst werden, wenn ein Baby zu viel Flüssigkeit schluckt, sowie den Labyrinthreflex, bei dem das Baby in Bauchlage den Kopf hebt. Neugeborene haben auch Schutzreflexe. Hält man z. B. ein Tuch über das Gesicht eines Babys, so schiebt es dieses Tuch zur Seite. Medikamente während der Wehen, ein Hirnschaden oder eine zu frühe Geburt können diese Überlebensreflexe beeinträchtigen. Deshalb werden sie getestet, falls der Gesundheitszustand des Neugeborenen zweifelhaft ist.

Die zweite Gruppe von Reflexen umfasst den Schreitreflex, den Krabbelreflex und den Babinski-Reflex. Der Schreitreflex wird aktiviert, wenn der Fuß eines Babys den Boden berührt. Er verschwindet meist, wenn es zwei Monate alt ist. Der Krabbelreflex tritt auf, wenn ein Neugeborenes in Bauchlage gelegt wird. Der Babinski-Reflex zeigt sich, wenn man die Fußsohle von der Ferse zur Zehe entlangstreicht: Das Baby zieht die Zehen an und dreht den Fuß nach innen. Dieser Reflex besteht, bis das Baby etwa zwei Jahre alt ist. In höheren Altersgruppen kann dieser Reflex auch zur Diagnose von Erkrankungen des Zentralnervensystems dienen.

Die dritte Gruppe von Reflexen sind Verhaltensmuster, die keine Funktion mehr zu haben scheinen: Der Greifreflex tritt auch an den Füßen des Babys auf. Der Moro- oder Schreckreflex wird von Ärzten zur Testung des Muskeltonus verwendet. Der Galantreflex wird überprüft, indem man mit dem Finger eine Seite des Rückens leicht entlangstreicht, während das Baby am Bauch gehalten wird. Der Körper des Babys biegt sich wie ein Bogen, wobei sich das Becken zu der berührten Seite hin wölbt. Dieser Reflex ist ein Anzeichen für die Entwicklung der Wirbelsäulennerven. Er verschwindet, wenn das Baby etwa neun Monate alt ist.

SIEHE AUCH ***Tastsinn in Kapitel 10, Neugeborenes in Kapitel 13***

PROPRIOZEPTION

Die Propriozeption, zu der auch die Tiefensensibilität gehört, ist die Wahrnehmung des eigenen Körpers im Raum. Sie ist für die Verrichtung alltäglicher Tätigkeiten entscheidend. Aktivitäten wie Stehen, Gehen und Aufnehmen eines Gegenstandes erfordern Informationen über die Position und Bewegung aller Körperteile sowie die Muskelaktivität. Spezifische Sensoren in Gelenken und Muskeln leiten diese Informationen weiter.

Auch der Gleichgewichtssinn in den Bogengängen des Innenohres gehört im weiteren Sinne zu den Organen der Propriozeption. Zu den Empfindungen, die von den inneren Organen ans Gehirn geleitet werden, gehören Hunger und Durst, das Schluckgefühl und die Notwendigkeit, Blase und Darm zu entleeren. Weitere propriozeptive Empfindungen sind die bewusste Wahrnehmung des eigenen Herzschlages und das Bedürfnis zu atmen.

SIEHE AUCH ***Sinne, Gleichgewicht in Kapitel 2***

SCHMERZ

Schmerz ist eine unangenehme Empfindung, die mit einer tatsächlichen oder potenziellen körperlichen Schädigung assoziiert wird. Er dient als Signal dafür, dass Körpergewebe verletzt wurde und schnellstmöglich eine Entfernung vom Schmerzauslöser erfolgen sollte. Zudem zwingen Schmerzen zur Ruhe, sodass sich der Körper erholen und der Heilungsprozess in Gang gesetzt werden kann. Es gibt zwei Arten von Schmerz. Wenn der Schmerz in seiner Dauer an die Verletzung gekoppelt ist, z.B. bei Verbrennungen oder einem Schnitt, wird er als akuter Schmerz bezeichnet. Dieser Schmerz ist ein nützliches Warnsignal. Es gibt Menschen, wenn auch wenige, die ohne Schmerzempfinden geboren werden. Dies mag zunächst positiv klingen; doch leiden die Betroffenen mangels Warnsignalen vor Verletzungsgefahren häufig an Verbrennungen, Knochenbrüchen und Gelenkschädigungen.

Schmerzverarbeitung

Die Schmerzwahrnehmung wird von verschiedenen Hirnregionen aus gesteuert. Schmerzsignale werden über den Thalamus zum Gehirn übertragen. Die somatosensible Hirnrinde registriert Empfindung und Ort des Schmerzes. Die emotionale Reaktion wird vom limbischen System gesteuert.

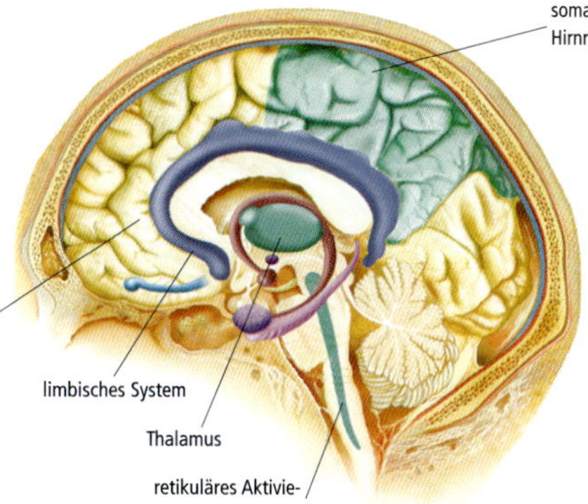

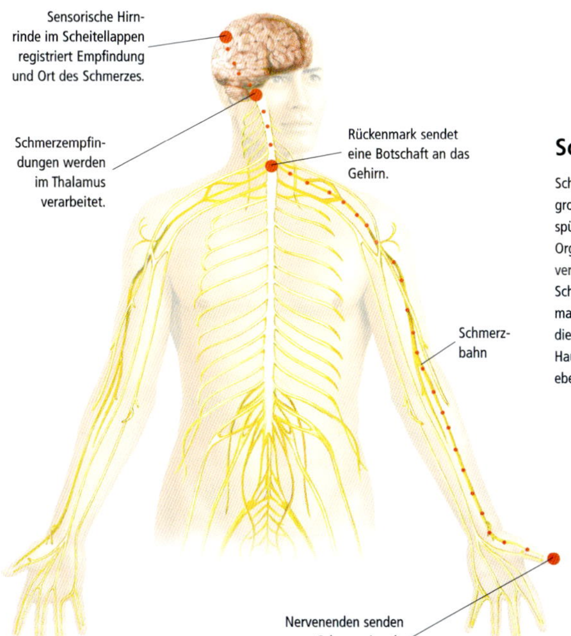

Schmerzweiterleitung

Schmerzen der inneren Organe sind häufig großflächig oder an der Hautoberfläche zu spüren. Der Grund dafür ist, dass Haut und Organe von denselben Rückenmarknerven versorgt werden. Wenn ein Organ Schmerzsignale an das Rückenmark aussendet, nimmt die von diesem Segment innervierte Hautregion den Schmerz ebenfalls wahr.

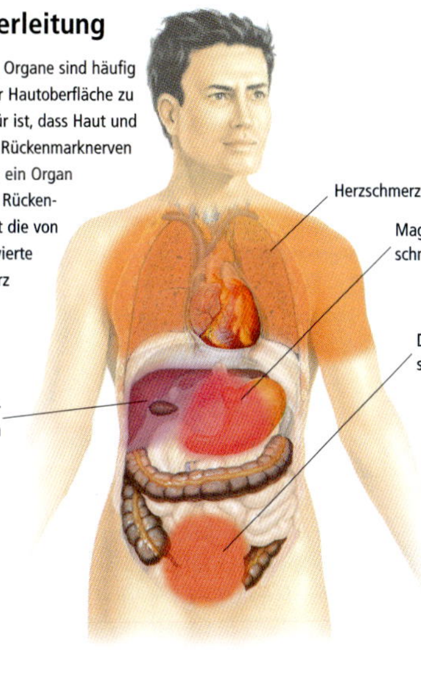

Jedoch erfüllen Schmerzen nicht immer einen nützlichen Zweck. Sie können über die Verletzung und den Heilungsprozess hinaus anhalten oder eine Ursache haben, die nicht behoben werden kann, z. B. Krebs oder eine Fehlfunktion von Nervenzellen. Man spricht dann von chronischen Schmerzen. Hierzu gehören gesteigerte Schmerzempfindlichkeit (Hyperalgesie), Schmerzempfindung bei leichter Berührung (Allodynie) und der Spontanschmerz, der keine erkennbare Ursache hat. Chronische Schmerzen sind oft zermürbend und schwer zu behandeln.

SIEHE AUCH *Gehirn in Kapitel 2; Rückenmark, Rückenmarknerven in Kapitel 4; Tastsinn in Kapitel 10; Therapie des Nervensystems in Kapitel 16*

Schmerzrezeptoren und -auslöser

Die sensiblen Neuronen, die Schmerzen auslösen, werden als Nozizeptoren bezeichnet. Ihre Nervenenden (Rezeptoren) befinden sich in der Haut, den Muskeln, Gelenken und inneren Organen und sind durch Nervenfasern mit Rückenmark oder Hirnstamm verbunden. Diese Nervenfasern haben im Gegensatz zu den meisten anderen sensiblen Nervenfasern keine isolierende Markscheide.

Nozizeptoren werden durch verschiedene potenziell schädliche Reize (Noxen) aktiviert, die mechanisch (z. B. Zwicken oder Schneiden), thermisch (z. B. Verbrennen) oder chemisch (z. B. Säure) sein können. Sind die Nozizeptoren aktiviert, werden Signale über ihre Nervenfasern zum Rückenmark oder Hirnstamm und von dort zu anderen Teilen des Gehirnes, z. B. zum Thalamus oder zur Großhirnrinde, weitergeleitet.

Die Eigenschaften der Nozizeptoren sind abhängig vom Gewebe, in dem sie sich befinden. In der Haut können sie, z. B. durch Zwicken, leicht aktiviert werden, während innere Organe, z. B. Leber oder Blinddarm, nicht einmal beim Zwicken mit einer Zange schmerzen. Das bedeutet jedoch nicht, dass die inneren Organe schmerzunempfindlich sind. Wahrscheinlicher ist, dass die Eingeweide viele »stille« Nozizeptoren haben, die nur durch mechanische Reize aktiviert werden, wenn sie bereits durch Substanzen stimuliert wurden, die z. B. bei Entzündungen entstehen. Derart aktivierte Nozizeptoren tragen zu einer erhöhten Schmerzempfindung nach einer Gewebeschädigung bei.

Die erhöhte Empfindlichkeit der Haut bei Sonnenbrand und die Schmerzen bei den leichtesten Bewegungen nach einer Gelenkverletzung sind bekannt. Viele Schmerzmittel, z. B. Azetylsalizylsäure oder Paracetamol, lindern diese Schmerzen, indem sie die Produktion von Substanzen verhindern, die stimulierend auf die Nozizeptoren wirken.

Schmerzleitung und -empfinden

Nozizeptoren sind nur Teil eines komplexen Systems aus Nervenzellen, die Schmerzempfindungen auslösen. Die Nozizeptoren senden Signale an Neuronen in Rückenmark oder Hirnstamm. Diese erhalten ihre Informationen nicht nur von Nozizeptoren, sondern auch von Mechanorezeptoren. Diese sensorischen Rezeptoren übertragen Informationen über Muskellänge, Gewebedruck in der Haut oder Gelenkwinkel – Informationen, die meist nichts mit Schmerz zu tun haben. Die für Schmerzen zuständigen Rückenmarknerven werden normalerweise nicht durch Signale von den Mechanorezeptoren aktiviert. Bei chronischen Schmerzen erhalten die Rückenmarknerven jedoch extrem viele Reize von den Nozizeptoren. Dadurch werden die Rückenmarknerven aktiviert und reagieren in der Folge zu heftig auf Reize von den Nozizeptoren und sogar von den Mechanorezeptoren. So kann es zu erhöhter Schmerzempfindlichkeit und zu einer Einstufung auch harmloser Reize als Schmerzen kommen. Die Veränderungen der Rückenmarknerven, die zu den chronischen Schmerzen beitragen, sind oft dauerhaft und nur schwer wieder rückgängig zu machen.

Für die Behandlung akuter Schmerzen eignen sich peripher wirkende Schmerzmittel wie Azetylsalizylsäure und Paracetamol, während für stärkere Schmerzen zentral wirksame Betäubungsmittel (Opiate) wie Morphin, Kodein oder Pethidin eingesetzt werden. Die Gefahr einer Abhängigkeitsentwicklung ist bei exakter Dosierung ausschließlich zur Schmerzhemmung vernachlässigbar. Chronische Schmerzen sind sehr viel schwerer zu behandeln als akute. Es gibt jedoch zunehmend spezialisierte Ärzte oder Schmerzzentren, die durch individuell abgestimmte Kombinationen von Antiepileptika, trizyklischen Antidepressiva, nicht steroidalen Antirheumatika und Opiaten auch solche Schmerzen unter Kontrolle bringen können.

Nach Verarbeitung der Schmerzsignale im Rückenmark werden sie zum Thalamus und zur Hirnrinde weitergeleitet. Über die Rolle der Hirnrinde bei der Schmerzwahrnehmung ist nur wenig bekannt. Neuere bildgebende Verfahren für das Gehirn haben jedoch gezeigt, dass mehrere Bereiche der Hirnrinde an der Schmerzwahrnehmung beteiligt sind. Wahrscheinlich sind sie jeweils für verschiedene Schmerzaspekte zuständig. So werden die objektiven Aspekte eines Schmerzreizes (Intensität und Ort) vermutlich im somatosensiblen Rindenfeld (Körperfühlsphäre) verarbeitet, während die emotionalen Aspekte (unangenehme Gefühle, Assoziationen mit anderen Ereignissen) in anderen Teilen der Hirnrinde, z. B. in den vorderen Teilen der Gürtelwindung, verarbeitet werden. Die Entscheidung, welche Reaktion zur Schmerzvermeidung erfolgen soll, wird vermutlich im motorischen Teil der Großhirnrinde getroffen.

Viele Menschen (darunter auch Ärzte) denken, der empfundene Schmerz hänge nur von der Intensität des Schmerzauslösers ab. Dies ist aber oft nicht der Fall. Die Nozizeptoren selbst sind zwar sehr einfach aufgebaut, doch ihre Verbindungen innerhalb des Rückenmarkes und Gehirnes sind komplex. Schaltkreise können die Schmerzempfindung unterdrücken oder verstärken. Manche Menschen sind wesentlich schmerzempfindlicher als andere. Auch wird oft angenommen, dass hinsichtlich der Schmerzempfindlichkeit kulturelle Unterschiede bestehen, doch basieren diese Unterschiede wohl eher auf der Mitteilung der Schmerzen als auf den Schmerzen selbst.

Das Schmerzempfinden kann auch von den Umständen abhängig sein. So ist es z. B. möglich, dass jemand, der bei einem Fußballspiel oder bei einem Kampf verletzt wird, auch eine schwere Verletzung kaum spürt. Andererseits kann Schmerz durch Angst oder Erwartung eines Schmerzes verstärkt werden: Eine Spritze kann schmerzhafter sein, wenn man vorher Zeit hatte, sich darüber Gedanken zu machen. Einige dieser Unterschiede in der Schmerzwahrnehmung sind auf die Steuerung des Schmerzempfindens im Gehirn zurückzuführen.

Schmerzbehandlung

Schmerzen werden meist mit Medikamenten behandelt, die aber, vor allem bei chronischen Schmerzen, nicht immer wirken. Viele Patienten wenden sich daher alternativen Therapien wie der Chiropraktik oder Akupunktur zu, wenn konventionelle Methoden zur Schmerzbehandlung versagen. Die alternativen Behandlungskonzepte können helfen, obgleich der wissenschaftliche Beweis für ihre Wirksamkeit größtenteils noch fehlt.

ERKRANKUNGEN VON NERVENSYSTEM UND NERVEN

Die Erkrankungen des Nervensystems werden in verschiedene Kategorien eingeteilt. Die zwei wohl bedeutendsten Erkrankungen des Zentralnervensystems in der westlichen Welt entstehen durch Unfälle und Gefäßkrankheiten. Bei Unfällen kann das Rückenmark verletzt werden, was zur vollständigen oder teilweisen Durchtrennung der Nervenbahnen führt, die das Gehirn mit dem Rückenmark verbinden. Je nach Schwere der Verletzung kann eine Querschnittslähmung der Beine (Paraplegie) oder eine Lähmung aller vier Gliedmaßen (Tetraplegie) auftreten. Bei Gefäßerkrankungen des Gehirnes kann es aus gerissenen Blutgefäßen zu Massenblutungen in das Hirngewebe oder aufgrund eines Hirnarterienverschlusses zum Absterben von Hirngewebe kommen. In beiden Fällen ist ein Schlaganfall die Folge. Hirntumoren entstehen als Metastasen von Tumoren anderer Körperregionen oder – meist aus Gliazellen – im Gehirn selbst. Degenerative Gehirnerkrankungen sind u. a. die Alzheimer-Krankheit und die Chorea Huntington.

Mechanische Verletzungen, z. B. Knochenbrüche oder Stichwunden, können Nerven schädigen. Einige Nerven sind besonders verletzlich. Der Speichennerv *(N. radialis)* kann dort, wo er dicht am Knochen verläuft, bei einem Oberarmbruch verletzt werden. Den Mittelnerv *(N. medianus)* kann ein Schnitt am Handgelenk beschädigen. Der Wadennerv *(N. peroneus)* ist dort, wo er am Wadenbeinkopf vorbeiläuft, verletzlich. Eine Durchtrennung unterbricht die Kontinuität der Nervenfaser und verhindert die Weiterleitung von Signalen zur oder von der Peripherie, was zu Bewegungsverlust und Empfindungsstörungen führt. Der Nervenfaserteil, der vom Zellkörper im ZNS getrennt wird, stirbt ab, während sich der mit dem Zellkörper verbundene regenerieren kann. Da eine Nervenfaser nur ca. 1 mm pro Tag wächst, kann die Heilung Wochen dauern.

Damit die Nervenfaser wieder zur richtigen Körperstelle wächst, müssen getrennte Nervenenden zusammengefügt werden. Die einzelnen Nervenfasern können jedoch nicht wieder verbunden werden, sodass sie sich nur unzureichend regenerieren und eine Heilung nur teilweise möglich ist. Bei sehr starken Schädigungen oder wenn ein Teil des Nervs fehlt, eignen sich andere Nerven wie der sensible Wadenhautnerv *(N. suralis)* für eine Nerventransplantation. Nervenquetschungen heilen meist besser als Verletzungen, bei denen der Nerv durchtrennt wurde, da der gequetschte Nerv noch vollständig ist.

Neuritis

Unter einer Neuritis versteht man die Entzündung eines oder mehrerer Nerven. Die resultierenden Schmerzen können leicht bis sehr stark sein und zu Lähmungen führen.

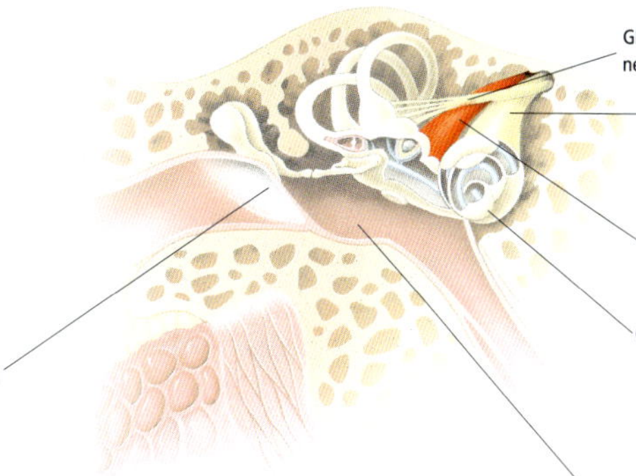

Kann die Kontinuität des Nervs nicht wiederhergestellt werden, verdicken sich die wachsenden Nervenfasern am durchtrennten Nervenende zu einem Knoten (Neurom). Ein Neurom kann z. B. nach Amputationen entstehen und zu Phantomschmerzen führen. Bei einer Wucherung von Schwann-Zellen spricht man von einem Neurinom.

Eine Erkrankung der peripheren Nerven nennt man Neuropathie. Geht sie mit einer Entzündung einher, wird sie auch Neuritis genannt. Die Neuralgie bezeichnet Schmerzen im Ausbreitungsgebiet eines Nervs. Erkrankungen können nur einen Nerv betreffen, z. B. beim Karpaltunnelsyndrom und bei der Bell-Lähmung. Häufiger sind jedoch viele Nerven von einer Neuropathie betroffen, oft symmetrisch auf beiden Körperseiten. Eine akute entzündliche Neuropathie ist z. B. das Guillain-Barré-Syndrom. Durch Zuckerkrankheit bedingte Nervenschädigungen betreffen vor allem sensible Nervenfasern (diabetische Polyneuropathie). Die alkoholische Neuropathie betrifft hingegen sowohl sensible als auch motorische Nervenfasern.

Der Sehnerv ist eine Erweiterung des Gehirnes und somit eigentlich Teil des ZNS und nicht des peripheren Nervensystems. Eine Entzündung des Nervs an der Austrittsstelle aus dem Auge (Optikusneuritis) führt zu Sehstörungen oder vollständigem Sehverlust des betroffenen Auges und kommt häufig in Verbindung mit Multipler Sklerose vor.

Die Amyotrophe Lateralsklerose, auch neurogene Muskelatrophie genannt, betrifft motorische Nervenbahnen sowohl des ZNS als auch des peripheren Nervensystems. Die Ursache ist nicht bekannt. Die Krankheit führt zum allmählichen Verlust der motorischen Neuronen und ihrer Nervenfasern. Zunehmende Muskelschwäche und Lähmungen sind die Folge.

SIEHE AUCH *Bell-Lähmung, Trigeminusneuralgie, Sehnerventzündung, Krankheiten und Störungen der Wirbelsäule in Kapitel 4; Karpaltunnelsyndrom, Nervenschädigung in Kapitel 8; Ischiassyndrom in Kapitel 9; Tay-Sachs-Syndrom, Neurofibromatose, Chorea Huntington in Kapitel 12; Elektroneurografie, Therapie des Nervensystems in Kapitel 16*

NERVENENTZÜNDUNG

Ist von einer Nervenentzündung (Neuritis) mehr als ein Nerv betroffen, spricht man von einer Polyneuritis, ist eine Spinalnervenwurzel betroffen, von einer Radikulitis.

Die Symptome variieren je nach betroffenem Nerv und Krankheitsschwere. Sie reichen von leichten Sensibilitätsstörungen wie »Ameisenlaufen« bis zu Lähmungen. An der von den betroffenen Nerven versorgten Stelle kann es zu – oft brennenden – Schmerzen, Reflexabschwächung und Sensibilitätsverlust bzw. Überempfindlichkeit kommen.

Die Symptome können auf eine Störung des Nervensystems hinweisen; dies ist jedoch nicht zwingend. In einigen Fällen kommt es durch die gestörte Innervation zu Muskelschwäche und schließlich zu Muskelschwund. Auch können Gelenkbeschwerden auftreten. Ist das vegetative Nervensystem betroffen, kann es zu niedrigem Blutdruck kommen. In diesem Fall verhindern falsche Nervenimpulse die Kontraktion der Venen, sodass sich Blut in den Beinen sammelt.

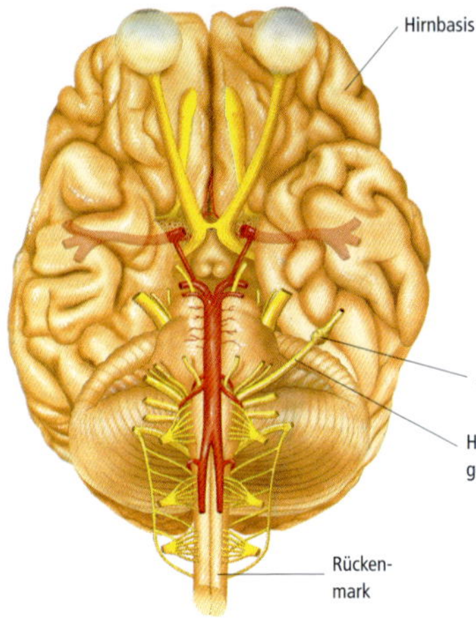

Neurinom

Ein Neurinom ist ein gutartiger Tumor aus Schwann-Zellen. Ein Akustikusneurinom am Hörnerv kann zu Hörverlust, Schwindelanfällen, Schmerzen und Benommenheit führen.

Es gibt viele verschiedene Ursachen für eine Neuritis, z. B. Verletzungen, Nährstoffmangel und Krankheiten. Weitere Ursachen sind Gifte, die von Diphtherie- und Leprabakterien produziert werden, sowie ein Vitamin-B-Mangel bei Krankheiten wie Beriberi und Alkoholismus. Andere begünstigende Faktoren sind u. a. Zuckerkrankheit, Lungenkrebs, Industriegifte und Autoimmunkrankheiten wie die Multiple Sklerose (MS).

Eine Sehnervenentzündung (Optikusneuritis) kann zu Störungen des Sehvermögens führen. Sie tritt häufiger bei Frauen als bei Männern auf und betrifft meist nur ein Auge (bei Kindern jedoch häufig beide Augen). Die Optikusneuritis wird auch Retrobulbärneuritis genannt. Ursachen sind eine Enzephalitis, eine Infektion, die sich von den Nasennebenhöhlen ausgebreitet hat, sowie Verletzungen im Augenbereich. Bei Erwachsenen ist die Krankheit oft erstes Anzeichen einer MS. Statistisch bekommen 40 % der Optikusneuritispatienten später MS.

Die Symptome entwickeln sich in der Regel über mehrere Tage und beginnen mit Sehstörungen des betroffenen Auges, gefolgt vom Verlust des Farbensehens und dem Auftreten blinder Flecken. Augenbewegungen können schmerzhaft sein. Trotz extremer Beeinträchtigung der Sehkraft – in einigen Fällen kann das betroffene Auge kaum noch Hell und Dunkel unterscheiden – bessert sich die Optikusneuritis normalerweise wieder, und die Sehkraft wird weitgehend wiederhergestellt. Die Behandlung erfolgt mit Kortikoiden, die beste Vorgehensweise ist allerdings noch umstritten.

Beim Vestibularisausfall ist der Gleichgewichtsnerv entzündet. Die Gleichgewichtsnerven leiten Informationen über die Stellung im Raum vom Innenohr an das Gehirn. Eine Entzündung eines dieser Nerven wird meist durch eine Virusinfektion, evtl. einen Virus aus der Herpesfamilie, verursacht. Das Hauptsymptom ist Schwindel. Das Hörvermögen wird nicht beeinträchtigt, doch kann leichter Schwindel bei Kopfbewegungen noch Monate, sogar Jahre, andauern.

NEUROM

Neurome sind gutartige Tumoren der Nervenzellen. Wenn sie als Neurofibrome gehäuft und von Pigmentflecken begleitet auftreten, spricht man von einer Neurofibromatose (Recklinghausen-Krankheit).

Eine besondere Form von Neurom oder einer neuromähnlichen Auftreibung bildet sich bei der Morton-Neuralgie zwischen den Mittelfußknochen. Ursache ist eine Kompression der Nerven zwischen den Knochen bei Senk-Spreiz-Füßen, die durch eine beeinträchtigte Blutversorgung zur Schwellung und Entzündung der Fußsohlennerven und in der Folge zu einseitigen Schmerzattacken führt, die bis in die Zehen ausstrahlen können. Besonders schmerzhafte Tumoren müssen operativ entfernt werden. Andere können durch Ruhigstellung, mit Eispackungen und Entzündungshemmern behandelt werden.

Schmerzhafte Neurome können sich auch an Amputationsstümpfen bilden, wenn durchtrennte Nerven nachwachsen.

Akustikusneurinome sind gutartige Tumoren von Schwann-Zellen (Schwannome), die am Hörnerv im Gehörgang wachsen und in Verbindung mit Typ 2 der Neurofibromatose auftreten können. Mögliche Folgen sind Hörverlust und Ohrgeräusche (Tinnitus), Gleichgewichtsstörungen, Schwindelanfälle, Schmerzen und Benommenheit. Große Akustikusneurinome können durch Druck auf den Schädel mit Komplikationen verbunden sein. Eine operative Entfernung kann zu völligem Hörverlust des betroffenen Ohres und einer Gesichtsmuskellähmung führen.

NEURALGIE

Schmerzen im Versorgungsgebiet eines sensiblen Nervs werden als Neuralgie bezeichnet. Sie beginnen plötzlich, sind sehr heftig und stechend. Zwar kann jeder Körperteil betroffen sein, doch treten die Schmerzen bevorzugt im Gesicht, an den Armen und in der Brust auf. Eine Neuralgie kann durch eine Infektion, z. B. einen vereiterten Zahn, ausgelöst werden. Eine weitere Ursache ist eine Nervenquetschung, z. B. bei einem Schlag auf den »Musikantenknochen« des Ellbogens. Das Karpaltunnelsyndrom, eine Sehnenplattenentzündung im Bereich des Handgelenkes, führt zu heftigen Nervenschmerzen. Ursachen für eine Neuralgie können eine Störung des Nervensystems oder andere Krankheiten wie Zuckerkrankheit, Vitaminmangel oder Arthritis sein. Häufig ist die Ursache jedoch nicht erkennbar.

Eine der häufigsten Formen der Neuralgie ist die Trigeminusneuralgie. Hierbei ist der Drillingsnerv (5. Hirnnerv) betroffen, der

Neuralgie

Eine Trigeminusneuralgie verursacht heftige, einseitige Schmerzen im Gesicht oder in der Stirn. Der Schmerz ist beim Kauen, Haarebürsten, Waschen des Gesichtes, Trinken von kalten Getränken und bei kaltem Wind am stärksten.

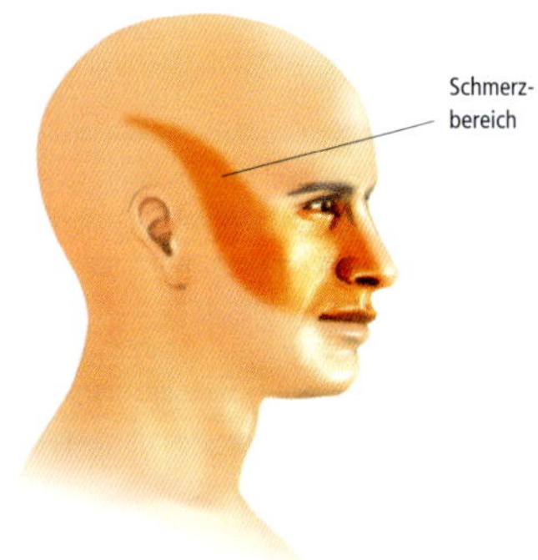

Empfindungen von der gesamten Gesichtshaut zum Gehirn weiterleitet.

Die Symptome sind kurze, sehr heftige Schmerzattacken im Versorgungsgebiet des betroffenen Trigeminusastes. Die Anfälle können von einigen Sekunden bis zu mehreren Minuten dauern. Die Trigeminusneuralgie verläuft oft in Schüben über mehrere Tage.

Da die Gesichtsmuskeln als Reaktion auf den Schmerz oft wie bei einem »Tic« zucken, ist diese Erkrankung auch unter der französischen Bezeichnung *Tic douloureux* bekannt. Sie tritt bevorzugt im mittleren und späten Lebensalter auf sowie bei Patienten, die an MS im fortgeschrittenen Stadium leiden. Die Schmerzattacken können durch Kauen oder Berühren bestimmter Reizpunkte im Gesicht (Triggerpunkte) ausgelöst werden.

Die Glossopharyngeusneuralgie, auch Sicard-Syndrom genannt, ist eine weitere Form der Neuralgie der Kopfregion. Die Schmerzen treten hierbei tief im Rachen auf. Sie beginnen an den Mandeln und breiten sich bis ins Ohr aus. Auslöser sind häufig Kauen und Schlucken. Oft ist dies durch ein Blutgefäß verursacht, das auf die am Schlucken beteiligten Nerven drückt.

Eine Genikulatumneuralgie tritt manchmal nach einer Gürtelrose auf, einer durch das Windpockenvirus ausgelösten Krankheit. Nach einer Windpockenerkrankung kann sich das Virus in den Spinalnervenwurzeln verstecken und bei körperlichem oder emotionalem Stress wieder aktiv werden. Bei dieser Gürtelrose vermehrt sich das Virus, verbreitet sich über den Nerv und verursacht Schmerzen und Brennen im von diesem Nerv versorgten Gewebe. An der betroffenen Stelle bilden sich Bläschen. Die Nervenschmerzen können noch Wochen oder Monate nach Abklingen des Hautausschlages anhalten.

Die Behandlung einer Neuralgie richtet sich nach der Ursache, sofern diese bekannt ist. In einigen Fällen heilt die Neuralgie spontan. Schmerzmittel wie Azetylsalizylsäure und Ibuprofen helfen gegen die Schmerzen. Druck auf einen Nerv kann durch Entzündungshemmer gemildert werden. In schweren und hartnäckigen Fällen, bei denen Medikamente nicht helfen, sind verschiedene Operationen möglich.

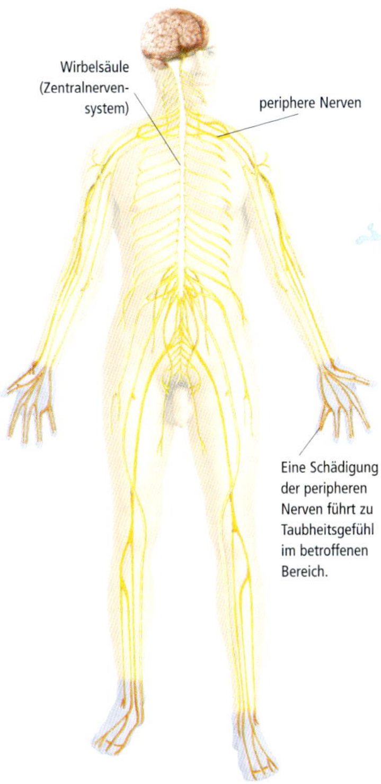

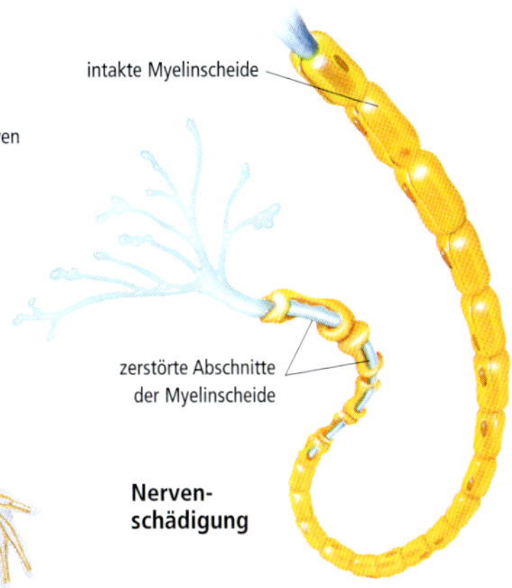

Guillain-Barré-Syndrom

Diese Entzündung der peripheren Nerven verursacht Muskelschwäche in Armen und Beinen. Wird die Krankheit nicht behandelt, kann sie sich bis in den Brustbereich ausbreiten und Probleme beim Atmen oder Essen verursachen.

GUILLAIN-BARRÉ-SYNDROM

Das Guillain-Barré-Syndrom – auch akute entzündliche Polyneuritis genannt – ist eine entzündliche Störung der peripheren Nerven. Die Erkrankung tritt plötzlich auf. Der Betroffene verspürt Muskelschwäche in Armen und Beinen sowie Taubheit in Füßen und Händen. Die Schwäche kann sich bis zu den Muskeln in Gesicht und Rumpf ausbreiten und zu Schluck- oder Atembeschwerden führen. Das Syndrom folgt normalerweise auf eine Infektion, sodass man als Ursache eine Autoimmunkrankheit vermutet, die die Nerven angreift. Die Nervenschädigung geht mit dem Verlust der Markscheide einher, die die Nervenfasern umgibt. So gehen Signale verloren, die durch die Nerven geleitet werden, um Muskeln zu kontrollieren oder Sinneswahrnehmungen zu übermitteln.

Das Syndrom äußert sich durch rasches Fortschreiten der Schwäche und den Verlust von Reflexen und Empfindungen auf beiden Körperseiten. Die Diagnose wird durch eine Lumbalpunktion erhärtet, bei der Liquor für eine Proteinanalyse entnommen wird. Eine erhöhte Proteinkonzentration ist ein Hinweis auf die Erkrankung. Schreitet die Krankheit rasch voran und treten ernste Komplikationen auf, sollte der Betroffene stationär behandelt werden und unter ständiger Beobachtung stehen. Die Atemwege müssen freigehalten werden, notfalls muss künstlich beatmet werden. Die Krankheit kann durch Austausch von Blutplasma des Patienten gegen normales Plasma oder das Ersetzen von Albumin (wichtiges Eiweiß des Blutplasmas) und Blutzellen behandelt werden. Die meisten Patienten erholen sich von der Erkrankung, doch manchmal kann auch eine dauerhafte Muskelschwäche zurückbleiben, die Krankengymnastik und Rehabilitationsmaßnahmen erfordert. Verschwinden die Symptome innerhalb von drei Wochen, sind die Heilungsaussichten meist gut.

ATHETOSE

Unter einer Athetose versteht man unwillkürliche langsame Drehbewegungen von Kopf, Gliedmaßen, Rumpf oder Hals, bei der bisweilen bizarre Körperhaltungen entstehen. Im Schlaf bessern sich die Symptome meist, bei körperlicher Betätigung (wie Gehen) und emotionalem Stress nehmen sie zu. Eine Athetose wird durch Geburtsschäden,

Entzündungen oder degenerative Prozesse verursacht und ist Zeichen einer Fehlfunktion bestimmter Nervenbahnen im Gehirn. Die Athetose ist Symptom von Erkrankungen wie der Zerebralparese, einer Enzephalitis und der Chorea Huntington. Sie kann auch als Nebenwirkung mancher Medikamente auftreten. Die Behandlung konzentriert sich auf die zugrunde liegende Ursache.

AKROZYANOSE

Bei der Akrozyanose handelt sich um eine harmlose, oft schmerzlose, aber störende Verfärbung der Gliedmaßen. Sie wird meist durch Kälte verursacht, manchmal aber auch durch seelische Erregung. Meist sind Frauen von dieser Krankheit betroffen, die vor dem 30. Lebensjahr einsetzt. In der Regel werden die Hände in Mitleidenschaft gezogen, gelegentlich aber auch die Füße. Sie verfärben sich bläulich, und sind kaltschweißig. Wenn man die Hände oder Füße erwärmt, nehmen sie ihre ursprüngliche Farbe wieder an.

Die Ursache wird in einer Überreaktion des sympathischen Nervensystems vermutet, das die Nerven zu den Arteriolen (kleine Arterien) der Hände und Füße steuert. Die Arteriolen verengen sich und behindern die Sauerstoffzufuhr zu Händen und Füßen. So gelangt zwar noch ausreichend Sauerstoff durch die verengten Arterien, um das Gewebe der Gliedmaßen am Leben zu erhalten, aber nicht genug, um ihnen die normale Farbe zu verleihen. Dennoch entsteht durch diesen Vorgang kein bleibender Schaden.

Betroffene sollten sich warm anziehen und sich nicht der Kälte aussetzen, um die beschriebenen Symptome zu vermeiden; Handschuhe sind oft nützlich. In sehr seltenen, schweren Fällen werden auch Medikamente verabreicht. Es besteht zudem die Möglichkeit eines chirurgischen Eingriffes, bei dem die sympathische Nervenversorgung der Arteriolen unterbrochen wird.

TOURETTE-SYNDROM

Das Tourette-Syndrom, eine Störung des Zentralnervensystems, äußert sich in unwillkürlichen, plötzlich auftretenden Bewegungen und Lautäußerungen aufgrund verschiedener motorischer und stimmlicher Tics. Die nicht zielgerichteten Bewegungen treten gewöhnlich mehrmals am Tag auf, klingen jedoch nachts im Schlaf ab. In manchen Fällen stößt der Betroffene wiederholt Flüche und Fäkalausdrücke aus. Die Symptome treten oft in abgewandelter Form und mit unterschiedlicher Intensität auf und verstärken sich evtl. bei Stress und Angst. Bei Kindern verschwinden die Symptome u. U. direkt vor einer ärztlichen Untersuchung völlig.

Das Tourette-Syndrom entwickelt sich meist im Kindes- oder Jugendalter und betrifft Männer dreimal so häufig wie Frauen. Teilweise ist es mit Lernschwierigkeiten oder Hyperaktivität verbunden. Manche Kinder leiden an vorübergehenden Tics, die ohne eine Behandlung verschwinden. Die Diagnose des Tourette-Syndroms stützt sich u. a. auf das Persistieren von Tics über einen Zeitraum von mehr als einem Jahr.

SYMPTOME KRANKHAFTER VERÄNDERUNGEN DES NERVENSYSTEMS

Eine vorübergehende oder dauerhafte Schädigung von Nervensystem oder Nervenbahnen, egal wo im Körper, führt zu neurologischen Symptomen wie Zittern, Lähmung, Sensibilitätsverlust oder Ameisenlaufen.

ZITTERN

Als Zittern (Tremor) werden unwillkürliche Bewegungen des Körpers oder eines Körperteiles bezeichnet, deren Ursache in vielen Fällen in einer neurologischen Erkrankung,

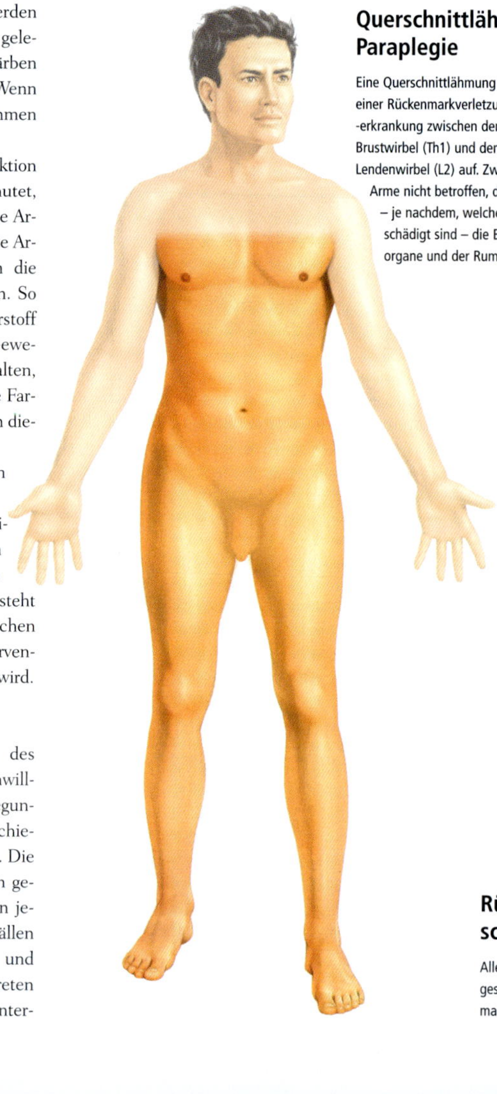

Querschnittlähmung – Paraplegie

Eine Querschnittlähmung tritt als Folge einer Rückenmarkverletzung oder -erkrankung zwischen dem ersten Brustwirbel (Th1) und dem zweiten Lendenwirbel (L2) auf. Zwar sind die Arme nicht betroffen, doch können – je nachdem, welche Nerven geschädigt sind – die Beine, Beckenorgane und der Rumpf gelähmt sein.

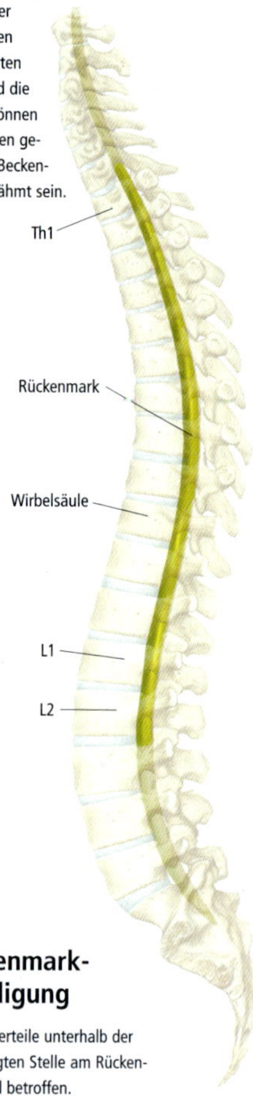

Rückenmarkschädigung

Alle Körperteile unterhalb der geschädigten Stelle am Rückenmark sind betroffen.

welche die Innervation bestimmter Muskeln beeinträchtigt, liegt.

Tremor ist ein Symptom zahlreicher neurologischer Erkrankungen, beispielsweise der Parkinson-Krankheit, eines alkoholbedingten Hirnschadens oder eine Nebenwirkung bestimmter Medikamente (z. B. Neuroleptika). Ein Tremor ohne erkennbare Ursache wird als essenzieller Tremor bezeichnet. Ein Tremor kann den gesamten Körper oder auch nur bestimmte Körperbereiche – wie Kopf, Hände, Arme oder Augenlider – betreffen und sporadisch oder regelmäßig auftreten. Oft verstärkt er sich bei willkürlicher Bewegung des betreffenden Körperteiles oder emotionalem Stress und klingt nachts ab. Nach geringem Alkoholkonsum verbessert sich der Zustand in manchen Fällen.

Die Behandlung setzt, sofern möglich, bei den Ursachen an. Wenn sich der Tremor auf wichtige Tätigkeiten wie Sprechen oder Schreiben nachteilig auswirkt, werden Medikamente wie Betablocker, Antikonvulsiva oder leichte Tranquilizer verschrieben.

LÄHMUNG

Unter einer Lähmung versteht man den Verlust der Fähigkeit, einen Körperteil zu bewegen. Ursache ist die Kontraktionsunfähigkeit eines oder mehrerer Muskeln, meist infolge einer Kopf-, Rückenmark-, Nerven- oder Muskelverletzung. Es kann zu einer vollständigen oder teilweisen Lähmung kommen, die oft von Sensibilitätsverlust begleitet ist.

Es gibt viele Ursachen für eine Lähmung. Allen gemeinsam ist eine Verletzung oder Unterbrechung der Nervenbahn, welche die Signale vom Gehirn an die Muskeln leitet, um dort Bewegungen auszulösen. Solche Störungen können im Gehirn auftreten, z. B. als Folge eines Schlaganfalles (häufigste Ursache), eines Hirntumors, einer Hirnblutung oder einer Gehirnentzündung (Enzephalitis). Sie kann auch im Rückenmark auftreten, z. B. als Folge einer Unfallverletzung (sehr häufig), durch Kompression des Rückenmarkes infolge eines Bandscheibenvorfalles oder als Folge einer Wirbelentzündung.

Rückenmarkerkrankungen wie Multiple Sklerose oder Kinderlähmung, Schädigungen der peripheren Nerven (Neuropathien) und Muskelerkrankungen wie Muskeldystrophien gehören zu den selteneren Ursachen. Art und Ausmaß der Lähmung hängen davon ab, ob ein Nerv des peripheren oder des Zentralnervensystems (Gehirn und Rückenmark) geschädigt ist. Die Schädigung eines peripheren Nervs kann zu einer schlaffen Lähmung und somit zu Muskelschwund führen. Eine Schädigung des ZNS hingegen führt zu einer spastischen Lähmung, bei der sich die Grundspannung der Muskeln sogar erhöht, was zu Kontraktionen führt.

Eine Lähmung der Hirnnerven in Kopf und Hals führt zu einer Lähmung der Gesichts-, Rachen- und Augenmuskulatur, was zu Schwierigkeiten beim Sprechen und Schlucken sowie zu unscharfem oder Doppelsehen führt. Eine vollständige oder teilweise Lähmung beider Beine (manchmal auch des Rumpfes) wird als Paraplegie bezeichnet. Wenn auch die Arme betroffen sind, spricht man von einer Tetraplegie. Diese Lähmungen, die allgemein als Querschnittlähmung bezeichnet werden, sind die Folge einer Rückenmarkschädigung, die am häufigsten durch einen Verkehrs- oder Sportunfall verursacht wird, jedoch auch durch Rückenmarktumoren oder angeborene Fehlbildungen entstehen können. Eine Nackenverletzung führt zur Tetraplegie, während eine Verletzung der unteren Teile der Wirbelsäule zu einer Paraplegie führen kann. Unter einer Halbseitenlähmung (Hemiplegie) versteht man die Lähmung der

Querschnittlähmung – Tetraplegie

Unter Tetraplegie versteht man die Lähmung aller vier Gliedmaßen. Ursache ist eine Schädigung der Halswirbelsäule. Alle Körperteile unterhalb der geschädigten Stelle am Rückenmark sind betroffen, was zur Beeinträchtigung oder zum Ausfall der motorischen und sensorischen Funktionen führt. Bei einer Schädigung eines der ersten drei Halswirbel ist die Verletzung meist tödlich, da das Zwerchfell, das die Atmung unterstützt, gelähmt ist.

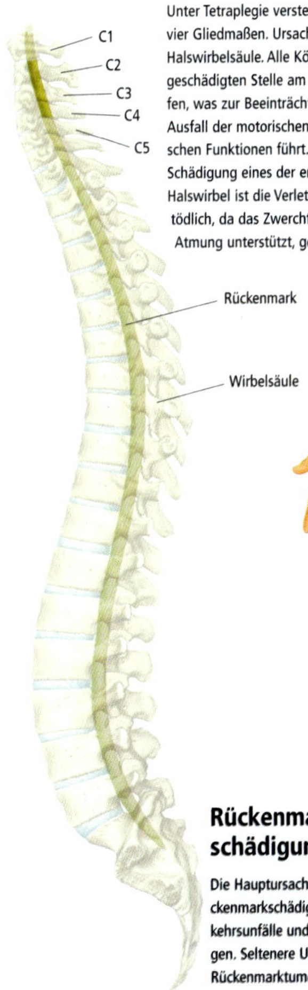

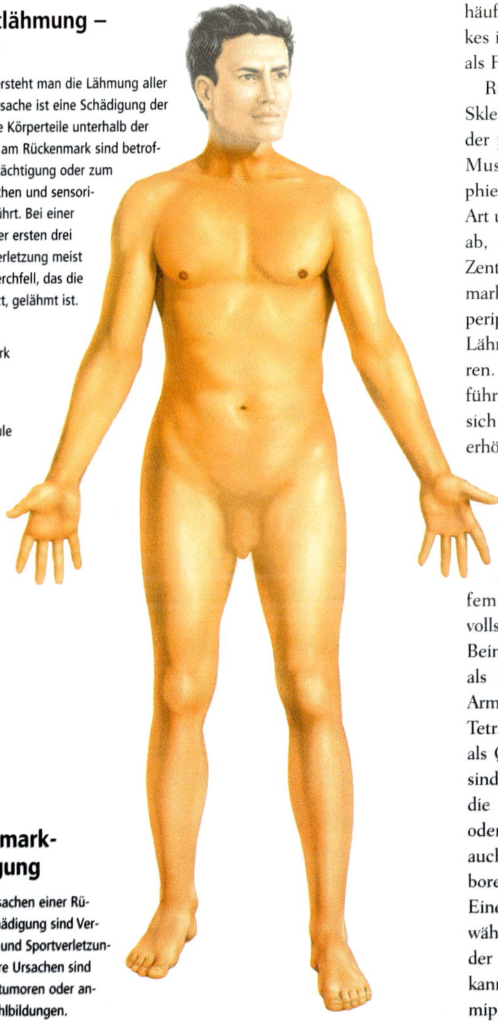

Rückenmarkschädigung

Die Hauptursachen einer Rückenmarkschädigung sind Verkehrsunfälle und Sportverletzungen. Seltenere Ursachen sind Rückenmarktumoren oder angeborene Fehlbildungen.

Lähmung

Eine Unterbrechung von Nervenbahnen in Gehirn oder Rückenmark durch Krankheiten oder Verletzungen führt zu Lähmungen in bestimmmten Körperregionen.

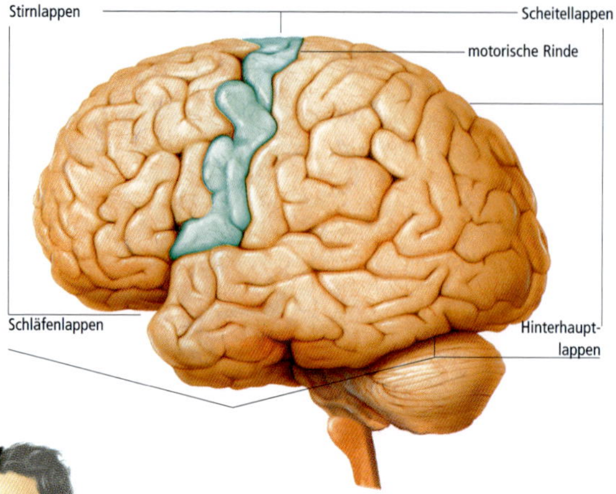

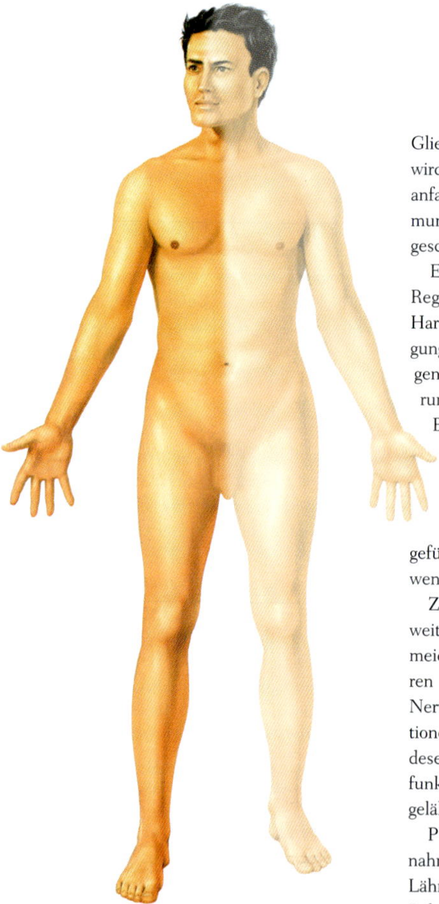

Lähmung – Hemiplegie

Ein Hirntumor oder ein Schlaganfall, der die motorische Hirnrinde schädigt, führt zur Halbseitenlähmung.

Gliedmaßen auf derselben Körperseite. Sie wird oft durch einen Hirntumor oder Schlaganfall verursacht. Die Schwäche oder Lähmung tritt auf der Körperseite auf, die der geschädigten Hirnseite gegenüberliegt.

Eine Rückenmarkschädigung führt in der Regel zu weiteren Behinderungen, z. B. Harn- und Stuhlinkontinenz, Beeinträchtigung der Sexualfunktion, Blutdruckstörungen, Ausfall der Körpertemperaturregulierung, Verstopfung und Atemproblemen. Zur Behandlung einer Lähmung ist, wenn möglich, eine Behandlung der zugrunde liegenden Ursache erforderlich. Sofortmaßnahmen können auf der Intensivstation eines Krankenhauses durchgeführt werden, z. B. künstliche Beatmung, wenn die Atemmuskulatur betroffen ist.

Zudem ist eine Operation möglich, um weitere Rückenmarksschädigungen zu vermeiden bzw. Knochenfragmente oder Tumoren zu entfernen. Verletzungen peripherer Nerven können mittels Nerventransplantationen, operativer Gelenkversteifung (Arthrodese) oder Transplantation der Sehne eines funktionsfähigen Muskels zur Unterstützung gelähmter Muskeln behandelt werden.

Physiotherapie und Rehabilitationsmaßnahmen spielen bei der Behandlung von Lähmungen eine große Rolle. Mit Hilfe von Rehabilitationsmaßnahmen können zahlreiche ausgefallene Funktionen kompensiert oder wiederhergestellt werden. Passive Übungen für gelähmte Muskeln verhindern Kontrakturen. Die Physiotherapie verhindert eine Gelenkversteifung.

Ein Unfallopfer mit Nackenschmerzen oder Verdacht auf eine Rückenmarkverletzung darf nicht bewegt werden, wenn es nicht unbedingt erforderlich ist. Der Hals sollte bis zum Eintreffen professioneller Hilfe geschient oder mit Kissen ruhig gestellt werden.

SENSIBILITÄTSVERLUST

Unter Sensibilitätsverlust, Anästhesie oder Taubheitsgefühl versteht man das Fehlen des Tastsinnes, der Tiefensensibilität und der Berührungsempfindlichkeit in einen Körperteil. Die Ursache ist meist die Schädigung oder Degeneration eines peripheren Nervs. Es kann aber auch eine Schädigung des Rückenmarkes oder des Gehirnes vorliegen.

Beim totalen Ausfall der Empfindungsfähigkeit sind alle Nervenfasern geschädigt, bei einem Teilausfall werden über einzelne noch aktive Nervenfasern ein Prickeln und Kribbeln, »Ameisenlaufen« oder andere Missempfindungen (Parästhesien) verspürt.

Ein vorübergehender Sensibilitätsausfall wird z. B. durch eine Unterbrechung der Blutzufuhr zum Nerv durch eine ungünstige Körperhaltung ausgelöst und führt zum so genannten »eingeschlafenen« Fuß, Bein oder Arm. Ein dauerhafter Ausfall der Nervenfunktion ist z. B. die Folge einer Zuckerkrankheit (diabetische Polyneuropathie), einer degenerativen Nervenkrankheit, einer Verletzung, eines Bandscheibenvorfalles oder einer toxischen Schädigung durch Alkohol, Blei, Tabak oder Medikamente.

Wo möglich, muss die auslösende Ursache beseitigt werden. Gefühllose Extremitäten sind besonders verletzungsanfällig, sodass hier besondere Aufmerksamkeit vonnöten ist.

AMEISENLAUFEN

Ameisenlaufen ist eine Sensibilitätsstörung, die durch Kribbeln und Prickeln der Haut gekennzeichnet ist und bevorzugt an Händen und Füßen auftritt. Ursache ist eine Störung des peripheren Nervs, der diese Hautregion versorgt. Oft wird es durch einen Druck auf den Nerv ausgelöst und bildet sich nach einem Positionswechsel und Wegnahme des Druckes zurück. Der Druck kann auch durch eine beengte Lage des Nervs entstehen, z. B. beim Karpaltunnelsyndrom, bei dem es zu Ameisenlaufen in Daumen, Zeige- und Mittelfinger kommt. Ameisenlaufen kann auch als Begleiterscheinung von Krankheiten auftreten, die die Nerven betreffen, wie der Zuckerkrankheit und dem Nierenversagen.

VEGETATIVES NERVENSYSTEM

Das vegetative Nervensystem steuert die automatischen Körperfunktionen. Das Streben des Körpers nach der Aufrechterhaltung eines inneren Gleichgewichtes, z.B. konstante Herzfrequenz und konstanter Blutdruck, wird als Homöostase bezeichnet. Zwar tragen viele funktionelle Einheiten des Körpers zur Homöostase bei, doch spielt das vegetative Nervensystem hierbei die wahrscheinlich wichtigste Rolle.

Die meisten Vorgänge des vegetativen Nervensystems laufen unbewusst ab und sind nicht steuerbar, sodass es auch als unwillkürliches oder autonomes Nervensystem bezeichnet wird. Trotzdem können einige Körperfunktionen durch bewusste Handlungen beeinflusst werden – die Wirkung einer Entspannungstherapie auf den Blutdruck ist ein Beispiel hierfür.

Zwar beziehen sich die meisten Aktivitäten des vegetativen Nervensystems auf eine motorische Aktivierung von Organen und Gewebe, doch gibt es auch viele sensible Nervenfasern, die die vegetativen motorischen Nervenfasern begleiten. Die sensiblen Nerven leiten Informationen über innere Organe (z.B. den Spannungszustand der Magenwand oder den Blutdruck als Teil des Herz-Kreislauf-Systems) zurück zum zentralen Nervensystem.

Diese Informationen halten das Gehirn und das Rückenmark über Veränderungen im Körper auf dem Laufenden. So ist der Einsatz von Kontrollmechanismen zur Aufrechterhaltung des körpereigenen Gleichgewichtes möglich.

SIEHE AUCH ***Gehirn in Kapitel 1, Rückenmark, Rückenmarknerven in Kapitel 4; Ganzheitliche Therapien in Kapitel 14; Homöostase und Metabolismus, Blutkreislauf, Nervensystem, Harnwege, Geschlechtsorgane in diesem Kapitel***

AUFBAU

Das vegetative Nervensystem besteht aus zentralen Nervenzellen (Neuronen) im Hirnstamm und im Rückenmark und deren Fasern, die vom Zentralnervensystem abgehen, sowie aus Ansammlungen von Nervenzellen in den verschiedenen Körperhöhlen und Nervenfasern in den inneren Organen. Ansammlungen von Nervenzellen in den Körperhöhlen werden als Ganglien bezeichnet. Sie sind von zahlreichen, zu einem Nervengeflecht (Plexus) zusammengeschlossenen Nervenfasern umgeben und liegen z.B. in der Nähe von Herz und Lunge, neben der Wirbelsäule, vor der Bauchaorta und vor dem Kreuzbein im Becken.

Das vegetative Nervensystem unterscheidet sich in vielerlei Hinsicht vom somatischen Nervensystem, das der willkürlichen Steuerung der Muskeln dient. Es verfügt über eine Reihe von Nervenzellen zwischen ZNS und Zielorgan, während das somatische Nervensystem nur über eine Nervenzelle zwischen ZNS und Zielorgan verfügt.

Die Zellkörper der Neuronen des somatischen Nervensystems liegen im Gehirn oder Rückenmark; seine Axone oder Nervenfasern laufen direkt zu dem Muskel, der bewegt werden soll. Die Neuronen des vegetativen Nervensystems, deren Zellkörper im Rückenmark oder Hirnstamm liegen, werden als präganglionäre Nervenzellen bezeichnet, die Neuronen, deren Zellkörper in den Ganglien liegen, als postganglionäre Nervenzellen.

Sowohl im somatischen als auch im vegetativen Nervensystem dient Azetylcholin als Neurotransmitter, wobei im sympathischen Teil des vegetativen Nervensystems außerdem Noradrenalin eingesetzt wird, das von den postganglionären Nervenzellen gebildet wird und in die glatte Muskulatur und andere Zielorgane gelangt.

Ein weiterer Unterschied zwischen dem somatischen und dem vegetativen Nervensystem besteht darin, dass alle Nervenfasern des somatischen Nervensystems, die der Steuerung der willkürlichen Muskulatur dienen, dicke Markscheiden haben, während im vegetativen Nervensystem nur die präganglionären Nervenzellen über Markscheiden verfügen. Da Markscheiden um die Nervenfasern die Weiterleitung von Nervenimpulsen beschleunigen, erfolgt die Einwirkung des somatischen oder willkürlichen Nervensystems auf die Muskeln wesentlich schneller als die Einwirkung des vegetativen Nervensystems auf die inneren Organe.

UNTERTEILUNG DES VEGETATIVEN NERVENSYSTEMS

Das vegetative Nervensystem besteht aus einem sympathischen und einem parasympathischen Teil (Sympathikus und Parasympathikus). Die beiden Teile sind anatomisch größtenteils getrennt und innervieren die meisten Organe doppelt, da sie in ihrer Wirkung als Gegenspieler auftreten. Es gibt jedoch auch Organe, wie die Harnblase oder die Gebärmutter, die nur von einem Teil innerviert wird.

Sympathisches Nervensystem

Das sympathische Nervensystem wird häufig als »Alarmsystem« bezeichnet. Es wird in Notsituationen oder bei erhöhter körperlicher Aktivität aktiviert, wenn der Körper zusätzliche Energie zur Vermeidung oder Bewältigung einer Gefahr benötigt. In solchen Situationen reagiert der Körper mit Herzklopfen, kaltem Schweiß, erhöhter Atemfrequenz und Pupillenerweiterung – all diese Reaktionen werden vom sympathischen Nervensystem gesteuert. Zudem kann das sympathische Nervensystem Veränderungen wie Blutdruckanstieg, Mundtrockenheit, erhöhte Blutzuckerwerte und eine Erweiterung der Bronchiolen (kleinere Verzweigungen der Bronchien) in der Lunge bewirken und den Blutfluss vom Verdauungstrakt zu den Muskeln umleiten. All diese Faktoren erhöhen die Fähigkeit, die Notsituation zu bewältigen.

Außerdem spielt das sympathische Nervensystem bei der Regulierung der Körpertemperatur eine wichtige Rolle. Einige Nervenzellen des sympathischen Nervensystems regen die Aktivität der Schweißdrüsen in der Haut an, um deren Produktion zu steigern und die Körpertemperatur durch Verdunsten des Schweißes zu senken. Andere Nervenzellen steuern winzige glatte Muskeln in der Haut, die bei entsprechenden Reizen an den Haaren der Haut ziehen, sodass sich diese aufstellen. Bei dieser Reaktion, landläufig »Gänsehaut« genannt, hält sich eine Schicht relativ unbewegter Luft dicht über der Haut, um den Wärmeverlust zu minimieren.

Im Auge bewirkt der Sympathikus über die Pupillenerweiterung, dass mehr Licht zur empfindlichen Netzhaut im hinteren Teil des Auges vordringt.

Anatomisch besteht das sympathische Nervensystem aus Nervenzellen im Brust- und Lendenabschnitt des Rückenmarkes sowie aus einer langen Kette aus Nervenganglien entlang der Wirbelsäule. Diese lange Kette wird als Grenzstrang bezeichnet. Von ihm gehen Nerven zu anderen Geflechten und inneren Organen ab. Einige Nervenfasern des sympathischen Nervensystems verlaufen zum Nebennierenmark, das Teil des endokrinen Systems ist.

Diese Nervenfasern regen spezielle Nervenzellen im Nebennierenmark zur Abgabe von Adrenalin und Noradrenalin in die Blutbahn an. Diese Hormone werden in Notsituationen ausgeschüttet, die eine schnelle Aktivierung der Energiereserven erfordern.

Sympathischer und parasympathischer Teil des vegetativen Nervensystems

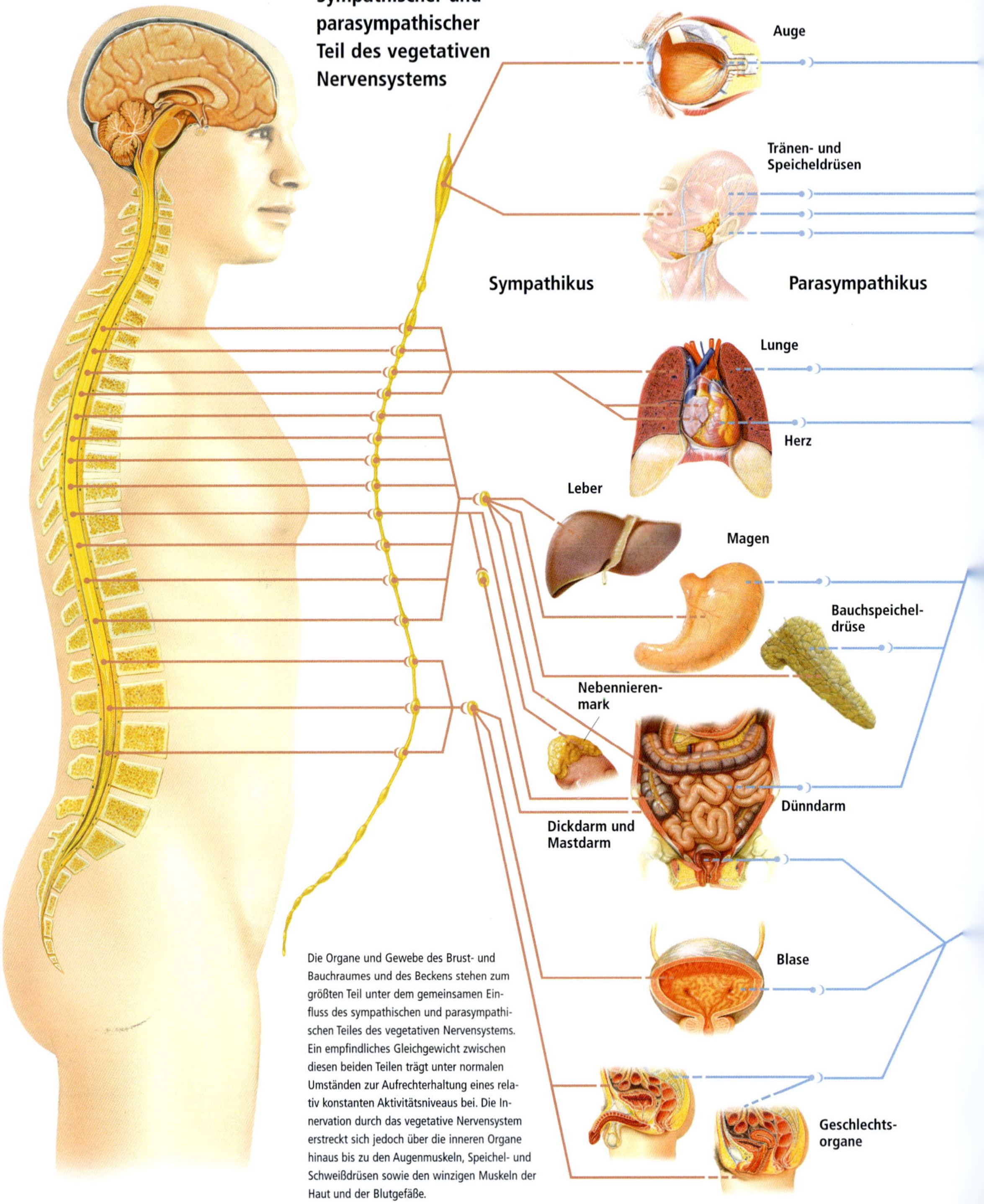

Die Organe und Gewebe des Brust- und Bauchraumes und des Beckens stehen zum größten Teil unter dem gemeinsamen Einfluss des sympathischen und parasympathischen Teiles des vegetativen Nervensystems. Ein empfindliches Gleichgewicht zwischen diesen beiden Teilen trägt unter normalen Umständen zur Aufrechterhaltung eines relativ konstanten Aktivitätsniveaus bei. Die Innervation durch das vegetative Nervensystem erstreckt sich jedoch über die inneren Organe hinaus bis zu den Augenmuskeln, Speichel- und Schweißdrüsen sowie den winzigen Muskeln der Haut und der Blutgefäße.

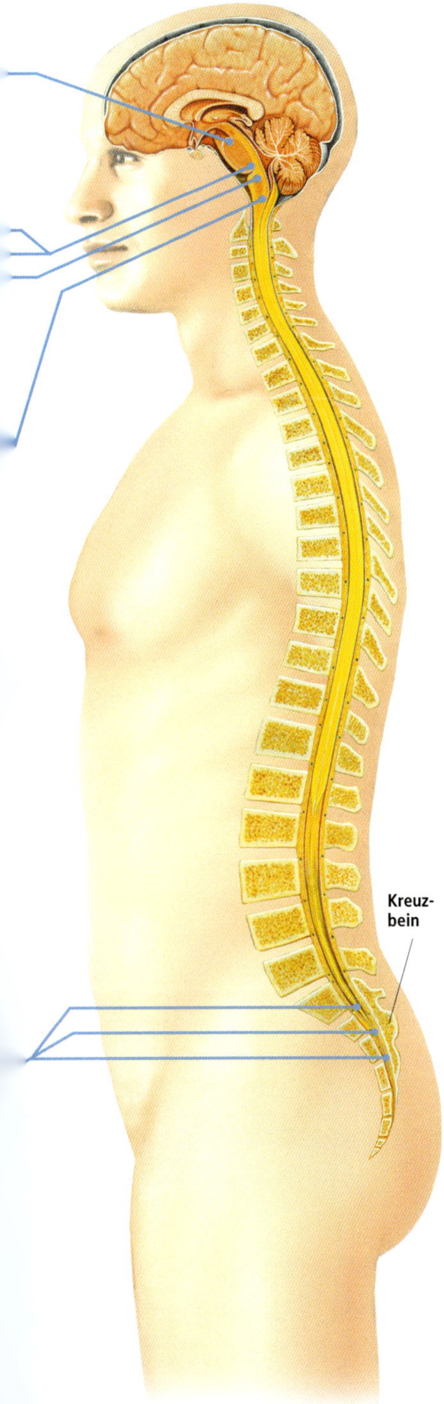

Parasympathisches Nervensystem

Das parasympathische Nervensystem ist in Ruhephasen am aktivsten, d.h. wenn der Körper keiner Bedrohung ausgesetzt ist. Seine Hauptaufgabe besteht in der Aktivierung der Verdauung, der Regeneration und dem Aufbau von Energiereserven, um den Normalzustand des Körpers wiederherzustellen. Es fördert auch die Ausscheidung von Urin und Stuhl.

Im Kopf steigert das parasympathische Nervensystem z.B. die Speichelproduktion, während es im Magen und Darm für eine Anregung der Aktivität der glatten Muskulatur und der Drüsen sorgt. Die erhöhte Aktivität der glatten Muskeln fördert die Darmbewegungen (Peristaltik), die den Transport von Nahrung durch den Darm beschleunigen und sie in einen leichter verdaulichen Speisebrei verwandeln. Die erhöhte Drüsenaktivität im Darm steigert die Produktion und Sekretion von Verdauungsenzymen zur Aufspaltung der Nahrung sowie die Produktion von Schleim und anderen Flüssigkeiten zur Förderung der Aufnahme von Nahrungsbestandteilen und des Weitertransportes der Nahrung im Darm.

Im Herz-Kreislauf-System senkt das parasympathische Nervensystem Herzfrequenz und Blutdruck und leitet zur Verdauungsförderung Blut aus den Muskeln in den Darm.

In der Lunge bewirkt das parasympathische Nervensystem eine Verengung der Bronchiolen und erhöht die Sekretproduktion der kleinen Drüsen in den Bronchiolen.

Im Auge bewirkt das parasympathische Nervensystem die Verengung der Pupille, was zur Folge hat, dass weniger Licht zur Netzhaut vordringt. Darüber hinaus regt es die Kontraktion der Ziliarmuskeln an, was zu einer verstärkten Wölbung der Linse für das Nahsehen führt.

EINFLUSS AUF HARNWEGE UND GESCHLECHTSORGANE

Sowohl das sympathische als auch das parasympathische Nervensystem erfüllen hinsichtlich der Harnwege und Geschlechtsorgane wichtige ergänzende Funktionen. Die Ausscheidung von Urin wird vom Parasympathikus angeregt, der die Entspannung des Schließmuskels am Blasenausgang und die Kontraktion der Blasenwandmuskeln bewirkt. Der Sympathikus stoppt die Harnentleerung, indem die Schließmuskeln am Blasenausgang zusammengezogen werden. Bei den männlichen Geschlechtsorganen bewirkt der Parasympathikus durch eine Vermehrung des Blutflusses in die Schwellkörper die Erektion des Penis.

Das parasympathische Nervensystem ist darüber hinaus an der Ejakulation, d.h. dem Ausstoß von Samen aus dem Penis, beteiligt. Bestehen sexuelle Versagensängste, ist das sympathische Nervensystem aktiver; dies kann zu Erektionsstörungen (Impotenz) und/oder vorzeitigem Samenerguss führen. Von dieser funktionellen Sexualstörung sind häufig junge Männer betroffen. Ältere Männer leiden hingegen häufiger unter Impotenz, die durch Gefäßerkrankungen und Schädigungen der Beckennerven durch Zuckerkrankheit bedingt ist.

KRANKHEITEN UND STÖRUNGEN

Das vegetative Nervensystem kann bei zahlreichen verschiedenen Krankheiten beteiligt sein. Bei der Raynaud-Krankheit kommt es anfallsweise zu Blässe und anschließender Blaufärbung der Finger oder Zehen. Die Erkrankung kann bei jungen Frauen ohne erkennbaren Grund als primäres Raynaud-Syndrom auftreten. Auch kommt sie im Zusammenhang mit Kollagenosen, Vergiftungen und Blutkrankheiten vor. Daneben können Personen betroffen sein, deren Beruf den Umgang mit vibrierenden Geräten erfordert. An den Fingerspitzen können sich Geschwüre bilden. In schweren Fällen treten auch Gewebenekrosen auf.

Die Behandlung des primären Raynaud-Syndroms besteht aus einer physikalischen Therapie zur Verbesserung der Durchblutung und dem Einsatz von gefäßerweiternden Medikamenten. Wenn diese Behandlung nicht wirkt und die Betroffenen unter starken Beschwerden leiden, kann eine Durchtrennung sympathischer Nerven, die zu den Fingern führen, helfen.

Die absichtliche Zerstörung eines Teiles des sympathischen Nervensystems (Sympathektomie) kann auch bei einer Reihe anderer Erkrankungen, z.B. bei durch Arteriosklerose bedingtem Arterienverschluss, übermäßigem Schwitzen sowie Erfrierungen hilfreich sein.

Bei der Zuckerkrankheit können durch eine Schädigung des vegetativen Nervensystems verschiedene Störungen auftreten. Bei männlichen Patienten ist Impotenz möglich. Von nächtlichem Durchfall, Blutdruckschwankungen im Stehen und einer gelegentlichen Harnsperre können beide Geschlechter betroffen sein.

BLUTKREISLAUF

Zum Blutkreislauf gehören das Herz und die Blutgefäße, die zusammen ein geschlossenes System bilden. Das Herz hat vier Kammern. Mit seinen zwei Pumpen – der linken und rechten Herzkammer (Ventrikel) – befördert es Blut in die Gefäße und sammelt zurückgeflossenes Blut im linken und rechten Vorhof (Atrium). Das Blut wird aus den Herzkammern durch Arterien in ein riesiges Verteilernetz aus winzigen, für das bloße Auge unsichtbaren Blutgefäßen, den Kapillaren, gepumpt. Nach dem Gas- und Nährstoffaustausch mit den umliegenden Geweben kehrt das Blut durch die Venen in die Vorhöfe zurück.

Es gibt zwei getrennte Teilkreisläufe, die über das Herz miteinander verbunden sind. Das Blut aus der linken Herzkammer wird in die Kapillaren im ganzen Körper verteilt, um dem Körper Sauerstoff und Nährstoffe zuzuführen und fließt in den rechten Vorhof zurück. Dieses System wird als Körperkreislauf bezeichnet. Das in den rechten Vorhof zurückkehrende Blut ist sauerstoffarm und reich an Kohlendioxid. Es fließt dann in die rechte Herzkammer und wird von dort aus in das Kapillarnetz der Lunge gepumpt. Nach dem Austausch von Kohlendioxid und Sauerstoff kehrt es in den linken Vorhof zurück. Dieser Kreislauf wird als Lungenkreislauf bezeichnet. Vom linken Vorhof fließt das Blut in die linke Herzkammer, und der Kreislauf beginnt von neuem.

Die Kontraktionsphase des Herzes, in der sich beide Herzkammern zusammenziehen, wird als Kammersystole bezeichnet. Während der Diastole erschlaffen die Herzkammern, um neues Blut aus den Vorhöfen aufzunehmen. Im letzten Abschnitt der Diastole kontrahieren die Vorhöfe, um ihren Inhalt in die Herzkammern zu pumpen.

SIEHE AUCH *Herz, Erkrankungen des Herzes in Kapitel 5; Atmungsorgane in diesem Kapitel*

ANATOMIE DES HERZES

Das Herz liegt auf der Mittellinie des Brustkorbes zwischen den Lungenflügeln und ist von einer doppellagigen Membran, dem Herzbeutel (Perikard), umgeben. Der rechte und linke Vorhof befinden sich auf der Rückseite und die rechte und linke Herzkammer auf der Vorderseite. Vorhöfe und Herzkammern sind durch eine Scheidewand (Septum) voneinander getrennt. Eine Fehlentwicklung der Scheidewand beim Embryo führt zu »Löchern im Herzen« – entweder zwischen den

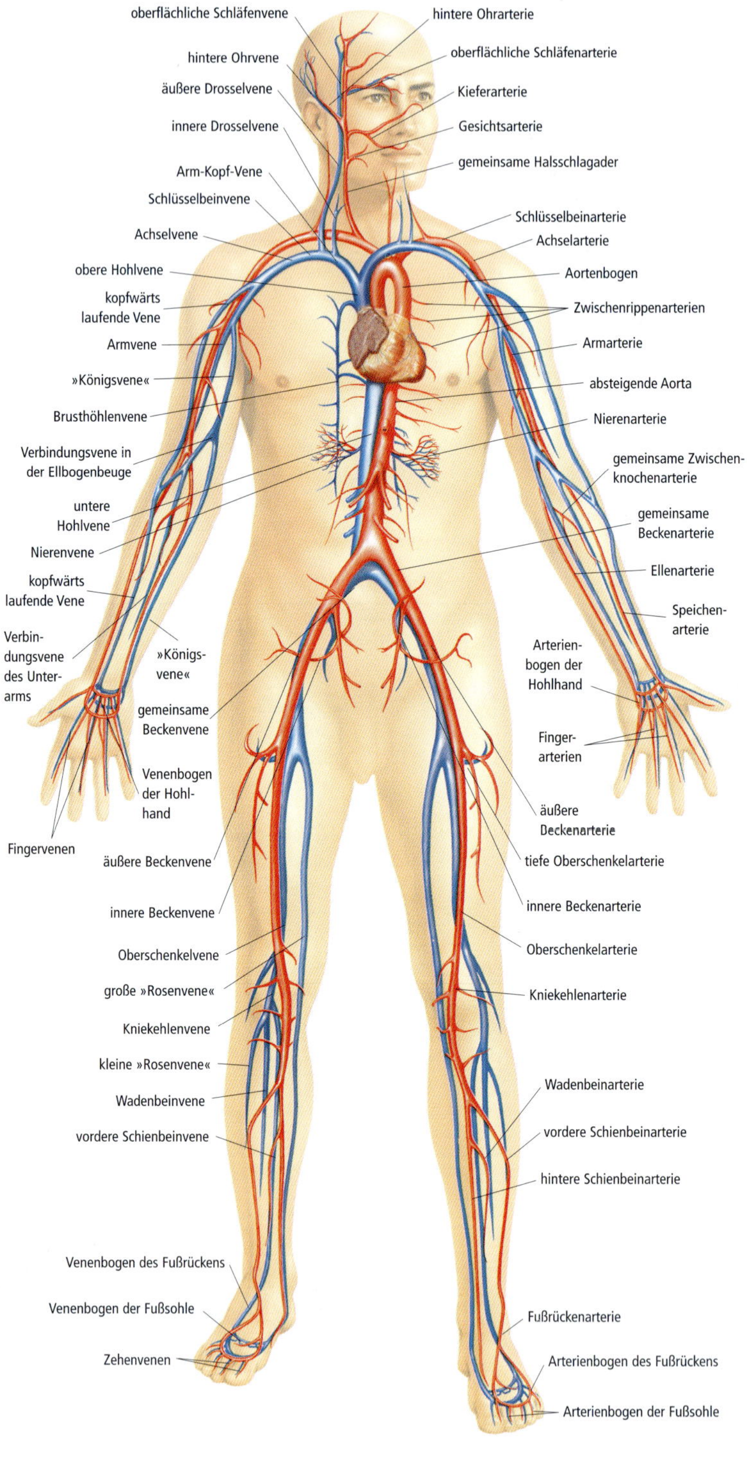

Vorhöfen (Vorhofseptumdefekt) oder zwischen den Herzkammern (Ventrikelseptumdefekt). Jeder Vorhof ist durch eine Öffnung mit der Herzkammer verbunden. Eine Klappe gewährleistet, dass das Blut nur in diese Richtung fließt. Die Klappen bestehen aus kleinen Spitzen oder Segeln (*cuspis*) die sich in den Herzkammern befinden und mit dem Rand der Öffnung verbunden sind. Das Blut kann zwar ungehindert in die Herzkammer fließen, in entgegengesetzter Richtung jedoch drückt es die Segel nach hinten gegen den Rand, sodass sich die Öffnung schließt. Die rechte Segelklappe hat drei Segel und wird als Trikuspidalklappe bezeichnet. Die linke Segelklappe wird Mitralklappe genannt, da sie wie eine Bischofsmütze (Mitra; *mitralis* = zweizipfelig) aussieht.

Die Aorten- und die Pulmonalklappe, die den Rückfluss des Blutes in die Herzkammern verhindern, bestehen aus drei »Taschen«, die mit der Innenwand der Aorta bzw. Lungenarterie verbunden sind. Sie werden vom herausfließenden Blut gegen die Arterienwand gepresst und leisten dem Blutfluss keinen Widerstand. Zum Herzen zurückfließendes Blut sammelt sich jedoch in den Taschen, und die Öffnung schließt sich. Schließt sich eine Klappe nicht mehr vollständig, fließt Blut zurück und schädigt die Herzkammer hinter der Klappe. Bei einer Mitralklappeninsuffizienz sind z. B. der linke Vorhof und der Lungenkreislauf überlastet. Wenn die Segel einer Klappe verkleben, kommt es zu einer Verengung (Stenose) der Öffnung. Bei einer Aortenklappenstenose ist die linke Herzkammer vergrößert (Hypertrophie), da sie das Blut gegen einen erhöhten Widerstand pumpen muss. Herzklappenfehler können durch eine Operation am offenen Herzen behandelt werden.

Das Endstadium der meisten Herzerkrankungen ist das Herzversagen, d. h. das Versagen der »Pumpe«. Die häufigsten Ursachen sind Schädigungen des Herzmuskels auf-

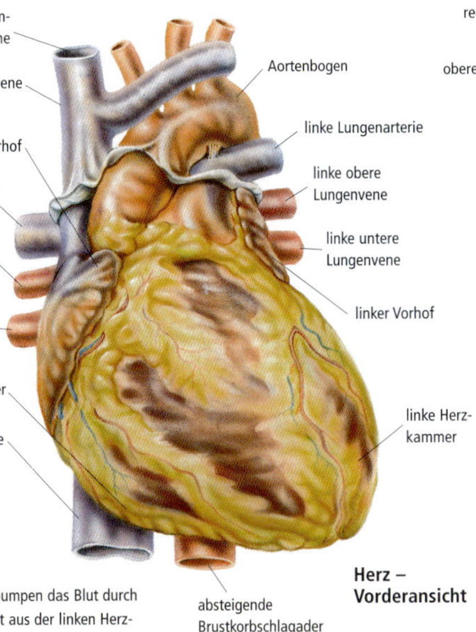

Herz – Vorderansicht

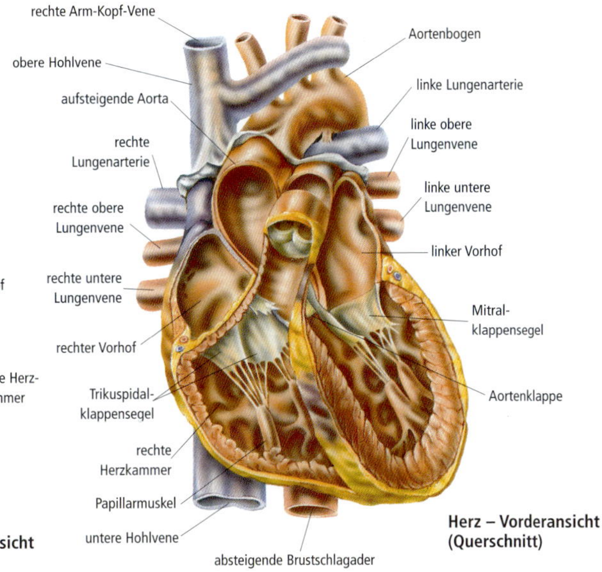

Herz – Vorderansicht (Querschnitt)

Herzfunktion

Die Herzkammern pumpen das Blut durch den Körper. Das Blut aus der linken Herzkammer versorgt über den Körperkreislauf den ganzen Körper mit Sauerstoff und Nährstoffen. Das Blut aus der rechten Herzkammer nimmt über den Lungenkreislauf Sauerstoff aus der Lunge auf.

Herzklappen

Während der Kammersystole (wenn sich die Herzkammern zusammenziehen) öffnen sich die Aorten- und Pulmonalklappe, damit Blut in den Lungen- und Körperkreislauf gepumpt werden kann, während die Mitral- und Trikuspidalklappe geschlossen bleiben. Während der Diastole (wenn die Herzkammern erschlaffen) schließen sich die Aorten- und Pulmonalklappe, während sich die Trikuspidal- und Mitralklappe öffnen, damit Blut von den Vorhöfen in die Herzkammern fließen kann.

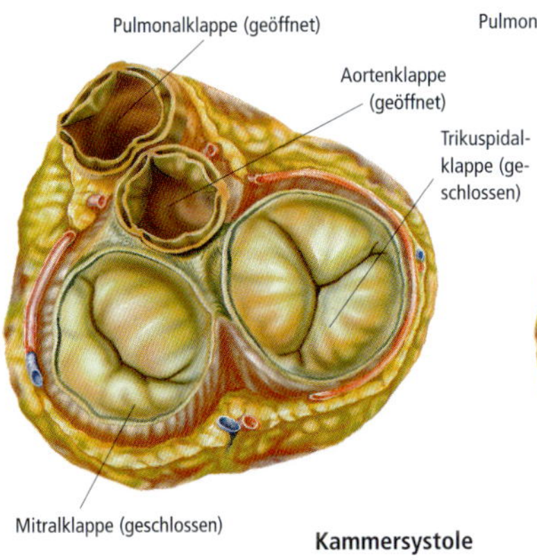

Kammersystole

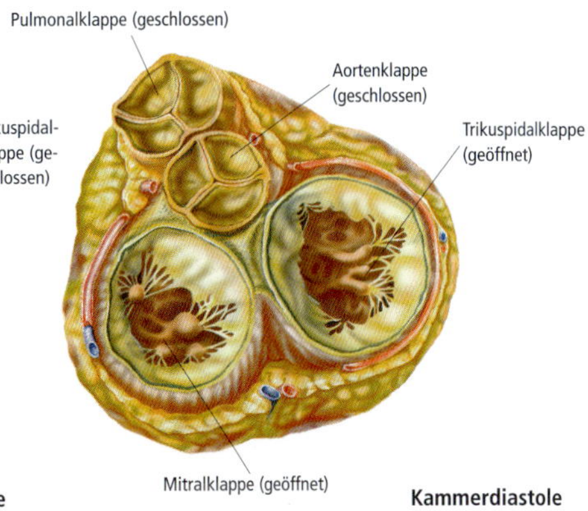

Kammerdiastole

grund von Herzinfarkt, Herzklappenfehler oder Erkrankungen des Herzmuskels (Kardiomyopathie).

DIE HERZKRANZARTERIEN

Das Herz ist zwar nur etwa faustgroß, verbraucht jedoch ca. 8 % des gesamten Sauerstoffs im Körper. Die Blutversorgung des Herzes erfolgt über die linke und rechte Herzkranzarterie (Koronararterie), die sich wie ein Kranz um das Herz legen.

Die rechte Herzkranzarterie verläuft in der Furche zwischen dem rechten Vorhof und der rechten Herzkammer zur Rückseite des Herzes. Dort macht sie eine Biegung um 90 ° und läuft dann in der Furche der Kammerscheidewand weiter. Die linke Herzkranzarterie teilt sich schon bald in einen vorderen absteigenden Ast, der in der Furche der Kammerscheidewand auf der Vorderseite des Herzes verläuft, und einen ringförmigen Ast, der in der Furche zwischen dem linken Vorhof und der linken Herzkammer verläuft.

Arteriosklerotische Ablagerungen (Plaques) in den Arterien können den Blutfluss hemmen. Ist dies bei einer Herzkranzarterie der Fall, bekommt das Herz nicht genügend Sauerstoff. Bei einer leichten Behinderung des Blutflusses kommt es zu einer ungenügenden Blutversorgung, wenn das Herz bei körperlicher Anstrengung oder psychischem Stress stärker pumpen muss. Eine solche Minderdurchblutung (Ischämie) verursacht Schmerzen und ein Druckgefühl in der Brust. Diese Symptome werden als Herzenge oder Angina pectoris bezeichnet. Bei einer vollständigen Blockade stirbt ein Teil des Herzmuskels ab, was zu einem Herzinfarkt führt.

NERVENVERSORGUNG

Das Herz kann auch außerhalb des Körpers weiter schlagen, da es eine eigene Nervenversorgung besitzt. Der Sinusknoten im rechten Vorhof ist der Herzschrittmacher, der die Kontraktion der rechten und linken Herzkammer auslöst. Das vegetative Nervensystem reguliert über das Herzgeflecht den Herzrhythmus und sorgt für die Anpassung der Herzfrequenz und Kontraktionsstärke an die Erfordernisse des Körpers. Bei Funktionsstörungen der Innervation des Herzes muss ein künstlicher Herzschrittmacher eingesetzt werden, um die Herztätigkeit anzuregen.

Bei Herzrhythmusstörungen (Arrhythmien) kann die Herzfrequenz entweder erhöht sein (Tachykardie) oder absinken (Bradykardie) oder es kann zum Auftreten zusätzlicher Herzschläge (Extrasystolen) bzw. zum Ausfall von Herzschlägen kommen.

Puls

Der durch den Herzschlag entstehende Druck ist an den Stellen, an denen die Arterien dicht unter der Hautoberfläche liegen, gut fühlbar.

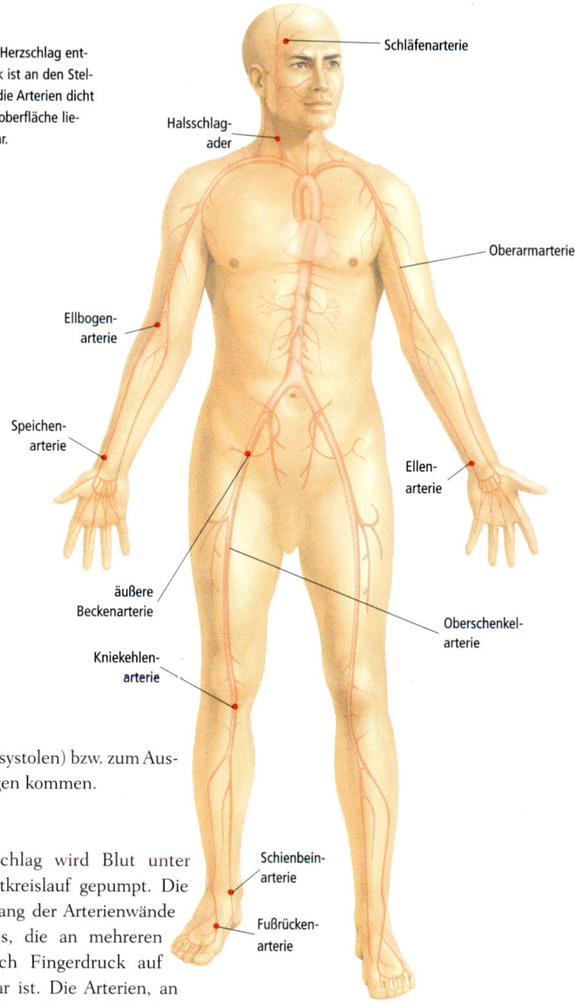

PULS

Bei jedem Herzschlag wird Blut unter Druck in den Blutkreislauf gepumpt. Die Schläge lösen entlang der Arterienwände eine Pulswelle aus, die an mehreren Körperstellen durch Fingerdruck auf eine Arterie fühlbar ist. Die Arterien, an denen man den Puls am besten fühlen kann, sind die Halsschlagader (*A. carotis*) und die Speichenarterie (*A. radialis*) am Handgelenk.

Die Pulsfrequenz wird in der Regel durch Fühlen des Radialispulses (Speichenarterie), d. h. auf der Innenseite des Handgelenks, gemessen. Manchmal misst man stattdessen auch den Karotispuls am Hals. Normalerweise wird die Anzahl der Pulsschläge zehn Sekunden lang gezählt und mit sechs multipliziert, um die Schläge pro Minute zu erhalten. Um Unregelmäßigkeiten festzustellen, sollte der Puls aber über einen längeren Zeitraum gemessen werden. Auch die Stärke oder Schwäche des Pulses wird aufgezeichnet.

Die Pulsfrequenz eines gesunden Erwachsenen beträgt in Ruhe 60 Schläge pro Minute. Der Puls von Sportlern und Personen, die Betablocker einnehmen, kann langsamer sein, während Kinder und Babys eine höhere Pulsfrequenz haben. Die Pulsfrequenz erhöht sich bei körperlicher Betätigung, um den Blutausstoß aus dem Herz zu erhöhen. Auch bei Aufregung wird der Puls schneller.

BLUTGEFÄSSE

Die Blutgefäße bilden ein kompliziertes System, durch das in einem ständigen Kreislauf Blut fließt. Das Herz pumpt Blut in die Hauptschlagader (Aorta), eine große, elastische Arterie, deren Verzweigungen den Kopf, die Arme, die inneren Organe und die Beine mit Blut versorgen. Die Arterien verzweigen sich immer weiter, bis dünnwandige Kapillaren entstehen, über die Sauerstoff und Nährstoffe zu den Körperzellen hin und Kohlendioxid von den Körperzellen weg transportiert wird. Über spezielle Kapillarknäuel in den Nieren, die Glomeruli, werden Abfallprodukte als Urin ausgeschieden.

Nach Verlassen der Gliedmaßen und Organe wird das Blut in immer größer werdende Venen geleitet und kehrt schließlich zum Herz zurück, wo es wieder in den Kreislauf gepumpt wird.

SIEHE AUCH *Hirnarterien in Kapitel 2; Halsschlagadern, Drosselvenen in Kapitel 3; Herz, Lungenarterie, Lungenkreislauf in Kapitel 5; Niere, Leberarterie, Pfortader in Kapitel 6; Nierenarterie in Kapitel 7; Nerven und Blutgefäße von Schulter und Arm in Kapitel 8; Nerven und Gefäße des Beines in Kapitel 9*

HAUPTSCHLAGADER

Die Hauptschlagader (Aorta) ist die größte Arterie im menschlichen Körper. Sie entspringt der linken Herzkammer, führt dann in einem Bogen nach oben, hinten und links, verläuft im Brustkorb vor der Wirbelsäule nach unten durch das Zwerchfell und in den Bauchraum. Äste der Brustaorta versorgen Herz, Kopf, Hals und Arme. Im Bauchraum entspringen aus ihr Arterien zur Versorgung der inneren Organe, des Beckens und der Beine.

Von einem Aortenaneurysma spricht man bei einer krankhaften Ausbuchtung der Arterienwand, die häufig durch Arterienverkalkung (Arteriosklerose) bei älteren Menschen hervorgerufen wird und diffuse Bauch- oder Kreuzschmerzen oder eine schlagartige, herzinfarktähnliche Symptomatik verursacht. Wegen der hohen Gefahr einer tödlichen inneren Massenblutung ist eine sofortige Krankenhauseinweisung und vielfach auch eine Operation notwendig.

Unter Aortenstenose versteht man eine Verengung der Aortenklappe, die meist durch Krankheiten wie Rheumatischem Fieber oder bakterieller Endokarditis verursacht wird. Die Verengung führt zu einem niedrigen Blutdruck im Körperkreislauf, einer Mehrbelastung des Herzes und einem Blutrückstau in die Lungengefäße, was Angina pectoris, Atemnot und Herzversagen oder einen plötzlichen Herztod verursachen kann. Bei Beschwerden ist der Herzklappenersatz die beste und gängige Behandlungsmethode.

ARTERIEN

Arterien sind elastische, dickwandige, röhrenförmige Blutgefäße, die das Blut vom Herzen weg in den Körper transportieren.

Die größte Arterie ist die Hauptschlagader (Aorta), die vom Herzen aus das Blut in an-

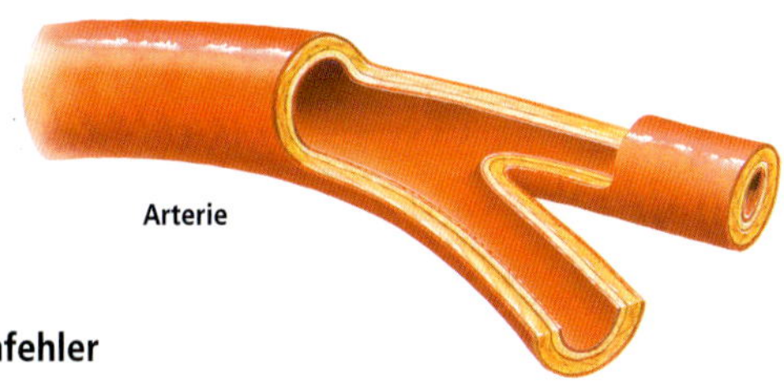

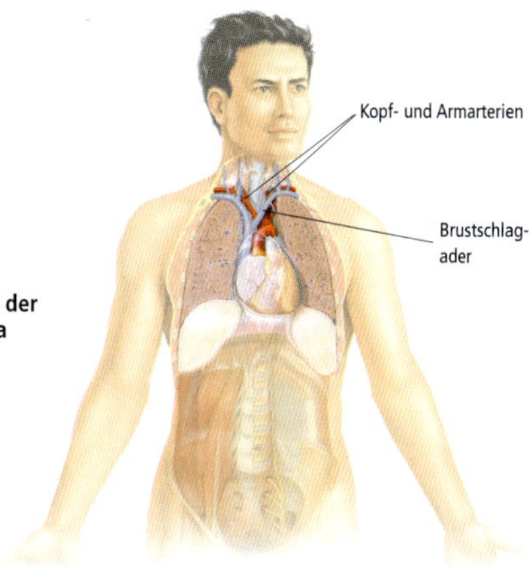

Lage der Aorta

Aortenklappenfehler

Normalerweise öffnen und schließen sich Aorten- und Pulmonalklappe gleichzeitig, sodass das Herz Blut in die großen Arterien pumpen kann. Bei einer Aortenklappeninsuffizienz fließt nach einer Pumpbewegung Blut aus der Aorta ins Herz zurück. Bei einer Aortenklappenstenose hat das Herz auch Probleme, Blut durch die Klappe in die Aorta zu pumpen.

Klappeninsuffizienz

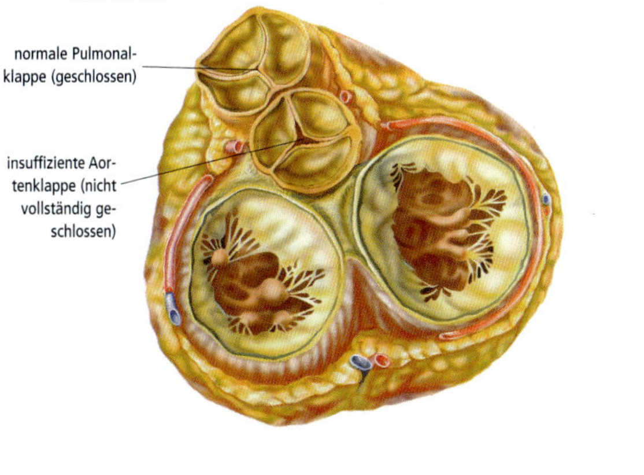

Klappenstenose

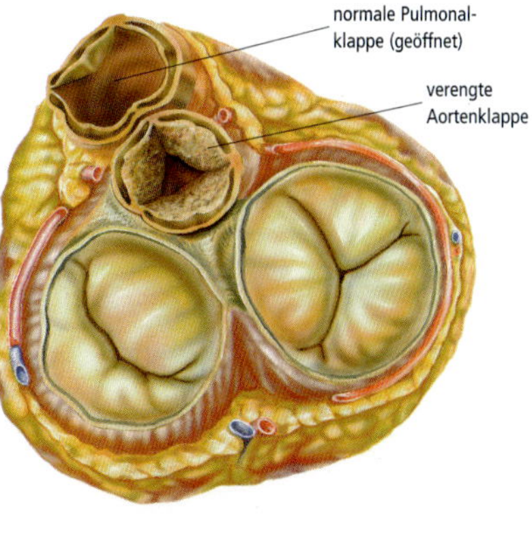

dere Arterien und in Organe und andere Systeme leitet. Zwei kleine Äste der Aorta, die Herzkranzgefäße (Koronararterien), leiten das Blut in den Herzmuskel. Linke und rechte Halsschlagader (*A. carotis*) versorgen Hals und Kopf. Schultern und Arme werden über die linke und rechte Schlüsselbeinarterie (*A. subclavia*) versorgt. Im Bauchraum teilt sich die Aorta in die rechte und linke Beckenarterie (*A. iliaca communis*), die die Beckenregion versorgen. Diese setzen sich als Oberschenkelarterien (*Aa. femorales*) in die Beine fort und zweigen sich bis zu den Füßen weiter auf.

Aus den Arterien gelangt das Blut in die sehr kleinen Kapillaren, von dort in die Venen und wieder zurück in das Herz. Das Herz pumpt das Blut durch die Lungenarterien (*Aa. pulmonales*) in die Lunge, wo es mit Sauerstoff angereichert wird. Dann gelangt das Blut wieder in das Herz zurück, von wo es wieder in die Aorta gepumpt wird.

VENEN

Venen sind dünnwandige Blutgefäße, die das Blut zum Herzen zurücktransportieren. Der Blutdruck in den Venen ist wesentlich niedriger als in den Arterien. Die Venolen, die kleinsten Venen, beginnen am venösen Ende der Kapillaren. Da den Venen durch andere Venen Blut zugeführt wird, nehmen sie im Verlauf zum Herzen an Größe zu. Viele – wenngleich nicht alle – Venen bilden Klappen aus, die als einseitige Ventile fungieren.

Die obere und die untere Hohlvene (*Vv. cava superior* und *inferior*) sind die zwei größten Venen im Körper und münden in den rechten Herzvorhof. Die Armvene (*V. brachialis*), die »Königsvene« (*V. basilica*) und die kopfwärts laufende Vene (*V. cephalica*) durchziehen den Arm und vereinigen sich zur Achselvene (*V. axillaris*), die sich in der Schlüsselbeinvene (*V. subclavia*) fortsetzt. Die Kopf und Nacken durchziehende innere Drosselvene (*V. jugularis interna*) verbindet sich mit der Schlüsselbeinvene zur Arm-Kopf-Vene (*V. brachiocephalica*). Die linke und rechte Arm-Kopf-Vene vereinigen sich zur oberen Hohlvene, die in das Herz mündet. Die Brusthöhlenvene (*V. azygos*) nimmt das Blut aus der Brusthöhle auf und mündet in die obere Hohlvene vor deren Eintritt ins Herz.

Die Oberschenkelvene (*V. femoralis*) führt das Blut der unteren Gliedmaßen. Beim Übergang in den Rumpf setzt sie sich in der äußeren Beckenvene (*V. iliaca externa*) fort und vereint sich mit der inneren Beckenvene (*V. iliaca interna*) zur gemeinsamen Beckenvene (*V. iliaca communis*). Die linke und die rechte Beckenvene wiederum vereinigen sich zur unteren Hohlvene, die an der hinteren Bauchwand entlangläuft. An dieser Stelle treten Venen von der Niere, den Geschlechtsorganen, dem Rücken und, unmittelbar unter dem Zwerchfell, große Venen von der Leber in die untere Hohlvene ein. Diese durchzieht das Zwerchfell und mündet ins Herz.

Nur ein kleiner Teil der Rumpfvenen hat Klappen, daher erfolgt der Blutfluss im Rumpf aufgrund des Druckgefälles. Aus diesem Grund ist die Tätigkeit der Atemmuskulatur am venösen Rückstrom beteiligt. Die Einatmung erzeugt einen negativen Druck im Brustraum, wodurch nicht nur Luft in die Lunge gesaugt, sondern auch der venöse Rückstrom zum Herzen unterstützt wird.

In den Venen der Gliedmaßen, besonders der unteren Gliedmaßen, finden sich dagegen zahlreiche Klappen, die den Blutstrom in Richtung Herz steuern und dabei der Schwerkraft entgegenwirken. Am unteren Ende der inneren Drosselvene befindet sich eine große Klappe, die z. B. bei einem Kopfstand den Blutrückfluss zum Kopf und in den Hals verhindert.

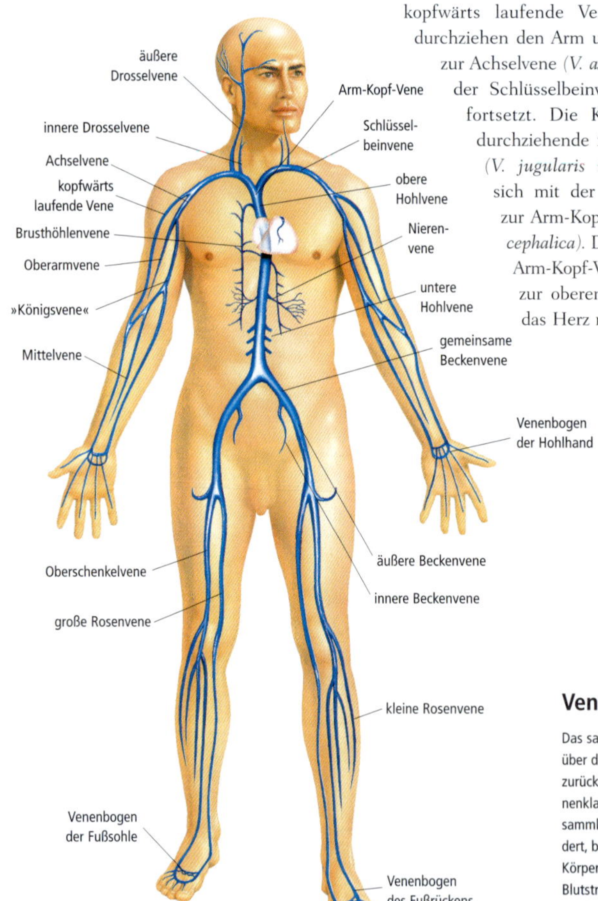

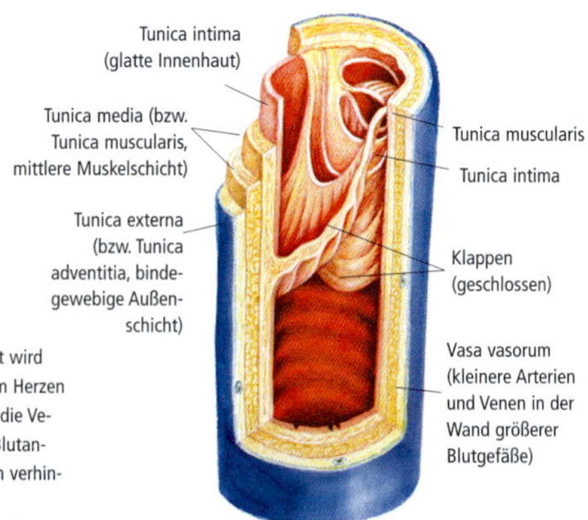

Venen

Das sauerstoffarme Blut wird über das Venennetz zum Herzen zurückbefördert. Durch die Venenklappen wird eine Blutansammlung in den Venen verhindert, besonders an den Körperstellen, an denen der Blutstrom die Schwerkraft überwinden muss (z. B. in den Armen und Beinen).

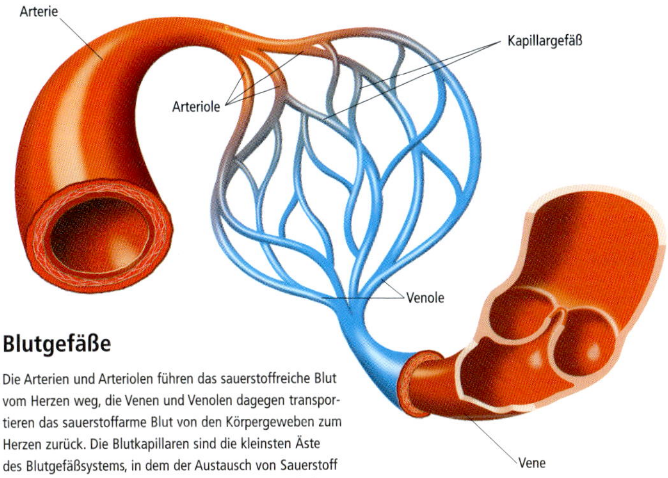

Blutgefäße

Die Arterien und Arteriolen führen das sauerstoffreiche Blut vom Herzen weg, die Venen und Venolen dagegen transportieren das sauerstoffarme Blut von den Körpergeweben zum Herzen zurück. Die Blutkapillaren sind die kleinsten Äste des Blutgefäßsystems, in dem der Austausch von Sauerstoff und Kohlendioxid zwischen Blut und Geweben stattfindet.

In den oberen Extremitäten erfolgt der venöse Blutrückfluss größtenteils über die oberflächlichen Venen, die im Gewebe direkt unter der Haut verlaufen. Dagegen fließt das venöse Blut in den unteren Gliedmaßen in den tief liegenden, in Muskelkompartimente eingebetteten Venen zurück.

Durch die Kontraktion angrenzender Muskeln werden die Venen zusammengedrückt, und das Blut wird durch die Klappen in Richtung Herz geleitet. Danach fließt das Blut aus den oberflächennahen Beinvenen in die nun leeren tiefen Venen, wodurch der Druck in den oberflächennahen Venen nachlässt.

Insuffiziente Klappen in den Verbindungsvenen zwischen den oberflächlichen und den tief liegenden Venen verursachen einen Blutrückfluss in die oberflächlichen Venen. In der Folge kommt es zur Bildung von Krampfadern (Varizen), erweiterten und geschlängelten Venen. Die große und kleine Rosenvene sind die bedeutendsten oberflächlichen Venen der unteren Gliedmaßen.

Eine verlangsamte Blutzirkulation in den Venen kann zur Bildung von Blutgerinnseln (Venenthrombose) führen. Die Waden sind, vor allem nach einem lang dauernden Bewegungsmangel (Bettruhe, lange Reisen), besonders thrombosegefährdet. Durch Betätigung der Wadenmuskeln wird eine Ansammlung von Blut und eine Verlangsamung des Blutstroms verhindert, da der venöse Rückfluss aus diesem Bereich unterstützt wird. Die Darstellung von Venen auf Röntgenbildern wird als Phlebografie bezeichnet.

KAPILLAREN

Eine Kapillare ist das kleinste Blutgefäß im Gefäßsystem. Kapillaren verbinden die kleinsten Arterien (Arteriolen) mit ebensolchen Venen (Venolen). Meist haben sie nur den Durchmesser einer Blutzelle. Kapillaren versorgen das Gewebe mit sauerstoffreichem Blut, liefern Nährstoffe an Gewebezellen und transportieren Abfallprodukte wie Kohlendioxid und Nitrate zur Lunge und zu den Nieren ab, wo sie aus dem Körper ausgeschieden werden.

Ist das Gewebe entzündet, werden die Kapillaren durchlässiger für weiße Blutkörperchen und Eiweiße, die im Gewebe Infektionen bekämpfen und eine Entzündung hervorrufen. Auch allergische Reaktionen führen zu einer erhöhten Durchlässigkeit der Kapillaren. Bei der Anaphylaxie kann sich dadurch das Blutvolumen so stark verringern, dass es zu einem Kreislaufschock kommt.

Bei einer Mikroangiopathie verdicken sich die Kapillarwände und werden so durchlässig, dass es zu Blutungen, Eiweißverlust und einer Verlangsamung des Blutkreislaufs kommt. Zuckerkranke entwickeln häufig eine Mikroangiopathie der Augen- und Nierenkapillaren.

BLUTDRUCK

Der Blutdruck ist der Druck, den das Blut auf die Wände der Arterien ausübt. Seine Höhe ist abhängig von der Stärke und Häufigkeit der Herzschläge, dem Blutvolumen im Blutkreislauf und der Elastizität der Arterien.

Der normale Blutdruck variiert von Mensch zu Mensch, beträgt jedoch im Ruhezustand etwa 120/80 mmHg. Bei Kindern ist er niedriger. Der systolische Blutdruck (oberer Wert) stellt den höchsten Druck in den Arterien dar, wenn sich das Herz zusammenzieht und Blut in den Kreislauf pumpt. Der diastolische Druck (unterer Wert) stellt den geringsten Blutdruck dar, wenn sich das Herz nach einer Kontraktion entspannt.

Die Blutdruckmessung erfolgt meist nach der Riva-Rocci-Methode mit einer Blutdruckmanschette, mit der man die Pulsationen des Herzschlags hörbar machen kann. Nur einmal ermittelte Blutdruckwerte sollten nicht als verändert gelten, wenn sie nicht übermäßig hoch oder niedrig sind. Normalerweise werden mehrere Messungen an verschiedenen Tagen vorgenommen und die Ergebnisse anschließend verglichen.

Der Bluthochdruck (Hypertonie) ist eine häufige Krankheit, die behandelt werden muss. Unbehandelt kann er Herz, Blutgefäße und Nieren schädigen. Niedriger Blutdruck (Hypotonie) ist meistens harmlos. Er kann aber auch auf gefährliche Krankheiten wie die vagovasale Synkope oder Hypoaldosteronismus hinweisen. Manchmal tritt niedriger Blutdruck als Nebenwirkung von Medikamenten, vor allem Antidepressiva, auf.

SIEHE AUCH *Herz in Kapitel 5; Herz-Kreislauf-Medikamente in Kapitel 16*

BLUT

Blut enthält rote und weiße Blutkörperchen, Blutplättchen und zahlreiche lösliche chemische Substanzen in einer klaren, gelblichen Flüssigkeit, dem Plasma. Im Blut werden Sauerstoff und wichtige Nährstoffe aus den Lungen und dem Verdauungstrakt in andere Körperteile transportiert.

Es dient außerdem dem Abtransport von Abfallprodukten zu Organen wie Nieren und Lunge, wo sie zersetzt werden, sowie dem Transport von Antikörpern und weißen Blutkörperchen zu einer Körperstelle, an der eine Infektion bekämpft werden muss. Zudem transportiert das Blut Wärme aus dem Körperinneren an die Haut, um die Körpertemperatur zu regulieren. Die normale Blutmenge eines Erwachsenen beträgt ca. 5 l. Im Ruhezustand pumpt das Herz das gesamte Blut in etwa einer Minute durch den Körper.

Die Aufgabe der scheibchenförmigen roten Blutkörperchen (Erythrozyten) ist die Versorgung des Körpergewebes mit Sauer-

Blut

Blut enthält rote Blutkörperchen, verschiedene Arten weißer Blutkörperchen (Leukozyten) und Blutplättchen in einer Lösung aus Wasser, Elektrolyten und Eiweißen, dem Plasma. Rote Blutkörperchen machen etwa 40 % des Blutvolumens aus.

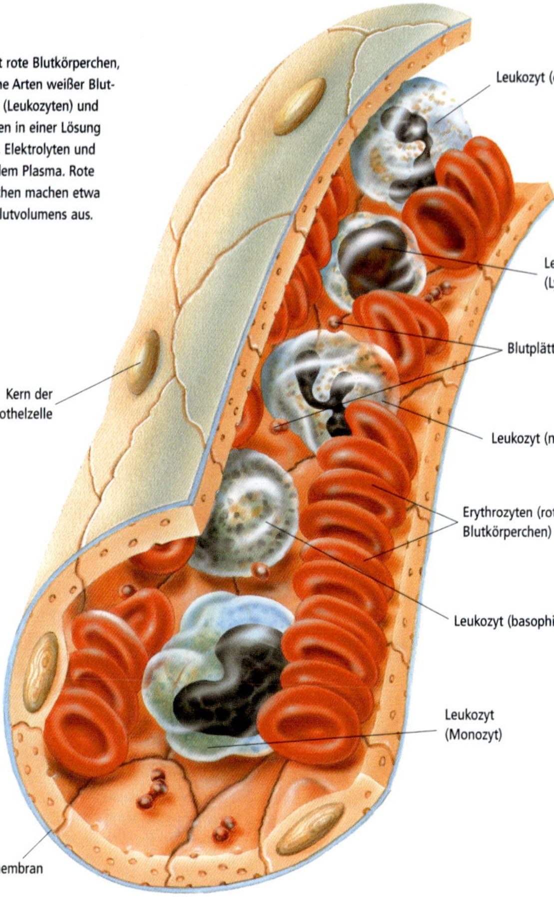

stoff. 1 mm³ Blut eines gesunden Menschen enthält vier bis sechs Millionen Erythrozyten. Der Sauerstoff wird von einer eisenhaltigen Substanz in den Erythrozyten, dem Hämoglobin, transportiert. Mit Sauerstoff angereichertes Hämoglobin ist rot – daher die rote Farbe des Blutes in den Arterien. Haben die Erythrozyten das Gewebe erreicht, wird der Sauerstoff gegen Kohlendioxid ausgetauscht, das vom Hämoglobin zurück in die Lungen transportiert und dort abgeatmet wird.

Weiße Blutkörperchen (Leukozyten) sind die Zellen des Immunsystems, die über das Blut zu verletzten oder infizierten Stellen des Körpers gelangen. Einige Leukozytenarten, die neutrophilen Granulozyten und die Monozyten oder Makrophagen, fressen eindringende Bakterien und andere Mikroorganismen. Andere, die Lymphozyten, produzieren Antikörper, die Fremdkörper zerstören und für die Erhaltung der Abwehrkräfte zuständig sind. Ein gesunder Mensch hat zwischen 4.000 und 10.000 Leukozyten/mm³.

Blutplättchen (Thrombozyten) sind kleine Zellfragmente, die für die Blutgerinnung sorgen. Die Blutgerinnung dient der Blutstillung und setzt den Heilungsprozess nach einer

Blutgerinnung

Die Blutgerinnung erfolgt in drei Stufen:

(a) Bei Verletzung eines Blutgefäßes dringen Blutplättchen und rote Blutkörperchen in den Wundspalt ein.

(b) Die Plättchen lagern sich an die verletzte Gefäßwand an und verkleben miteinander. Fibrinfäden werden gebildet.

(c) Rote Blutkörperchen, Blutplättchen und ein Netz aus unlöslichen Fibrinfäden bilden ein dauerhaftes Gerinnsel (gemischter Thrombus).

Gemischter Thrombus

Diese elektronenmikroskopische Darstellung eines gemischten Thrombus zeigt rote Blutkörperchen, die in einem Fibrinnetz gefangen sind.

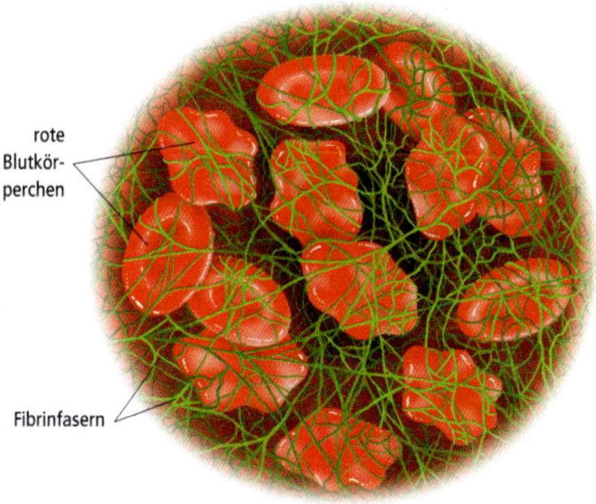

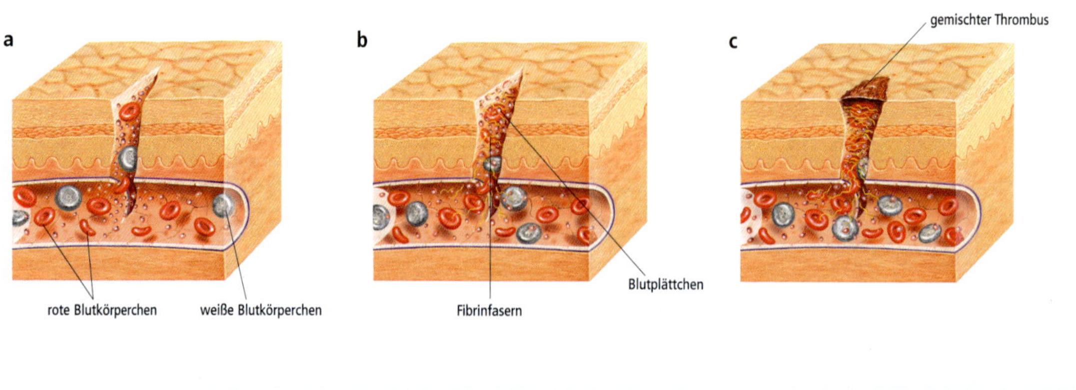

rote Blutkörperchen

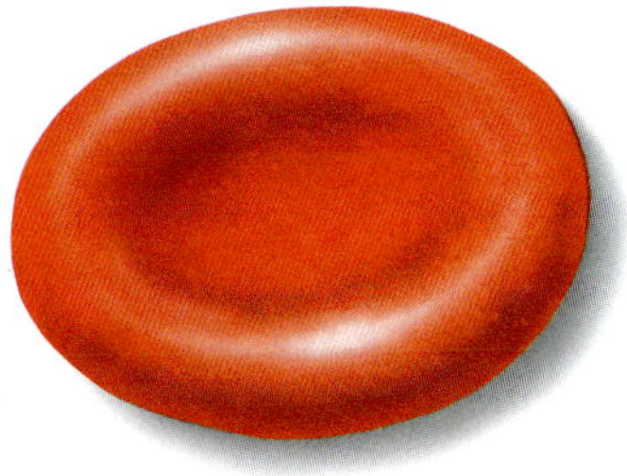

Rote Blutkörperchen (Erythrozyten)
Ihre flache, plättchenartige Form ermöglicht es den roten Blutkörperchen, sich zu verbiegen und durch kleine Kapillaren zu quetschen und sich auch zur Vereinfachung des Blutflusses zu stapeln.

Zellinhalt
Erythrozyten enthalten Hämoglobin, einen Stoff, der für den Sauerstofftransport zum Körpergewebe benötigt wird. Hämoglobin enthält das Protein Häm, ein Pigment, das dem Blut seine Farbe verleiht, sowie Eisenionen, die Sauerstoff binden.

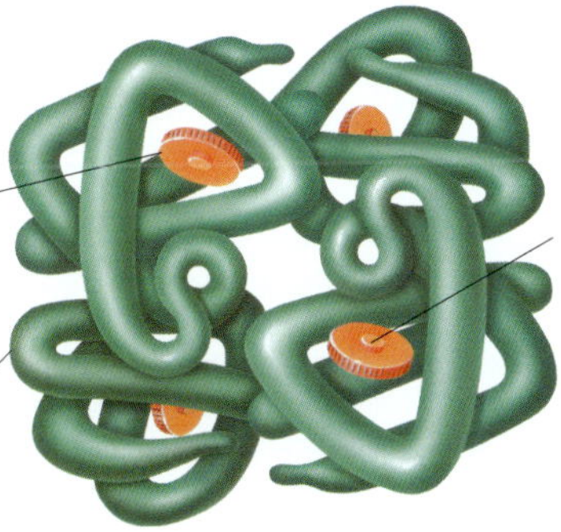

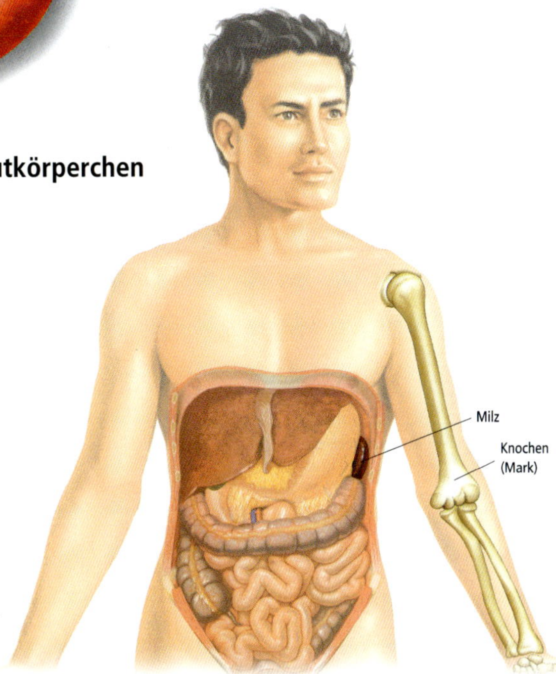

Produktion der Erythrozyten
Rote Blutkörperchen werden im Knochenmark produziert und in den Kreislauf des Körpers abgegeben. Die Milz filtert alte und beschädigte rote Blutkörperchen heraus und speichert gesunde Blutkörperchen, bis sie benötigt werden.

Verletzung in Gang. Sie besteht aus komplexen chemischen Reaktionen zahlreicher Substanzen im Blutplasma.

Im so genannten großen oder Körperkreislauf wird sauerstoffhaltiges Blut vom Herz durch die Arterien zu den Kapillaren des Gewebes gepumpt. Dort wird der Sauerstoff entzogen und das Blut durch die Venen ins Herz zurückgepumpt. Im kleinen oder Lungenkreislauf fließt das Blut ohne Sauerstoff vom Herz in die Lunge, wird dort mit Sauerstoff angereichert und fließt anschließend zurück in das Herz.

SIEHE AUCH *Milz in Kapitel 6; Lymphsystem, Atmungsorgane in diesem Kapitel*

Blutgerinnung

Die Blutgerinnung ist ein komplexer Vorgang, an dem mehr als 20 verschiedene Plasmaproteine, die Gerinnungsfaktoren, beteiligt sind. Im Laufe einer Reihe von Reaktionen werden feste Netze aus Fibrin, einem Reparaturprotein, gebildet. Bei Gerinnungsstörungen fehlen einzelne dieser Gerinnungsfaktoren oder ihre Funktion ist gestört. Eine solche Störung kann, wie die Bluterkrankheit, vererbt sein. Abnorme Blutungen können auch durch Vitamin-K-Mangel, schwere Lebererkrankungen oder eine lange Behandlung mit gerinnungshemmenden Mitteln bedingt sein.

Ein Gerinnsel in einem Blutgefäß wird als Thrombus bezeichnet. Thromben bilden sich an geschädigten Blutgefäßwänden und kommen daher häufig im Zusammenhang mit Arteriosklerose vor. Auch ein zu langsamer Blutfluss in den Venen, z. B. bei Krampfadern und längerer Bettlägerigkeit, kann die Bildung eines Blutgerinnsels verursachen. Rauchen und die Einnahme der »Pille« können ebenfalls zur Bildung von Thromben führen.

Wird eine Arterie durch einen Thrombus verstopft, stirbt das Gewebe unterhalb des Thrombus wegen Sauerstoffmangels ab. Ein Thrombus kann auch eine Vene verstopfen. Bildet sich ein Thrombus in einer Gehirnarterie, kommt es zum Schlaganfall. Löst sich ein Thrombus, wird er mit dem Blutstrom fortgeschwemmt und kann dann an einer ganz anderen Stelle des Körpers eine Unterbrechung der Durchblutung (Embolie) verursachen. In diesem Fall wird der Thrombus als Embolus bezeichnet. So kann sich ein Thrombus, der sich in einer Bein- oder Beckenvene gebildet hat, lösen und in der Lunge zu einer Lungenembolie führen.

ROTE BLUTKÖRPERCHEN

Die roten Blutkörperchen (Erythrozyten) sind die im Blut am zahlreichsten vertretenen Zellen. Ihre Produktionsrate im Knochenmark ist die höchste im ganzen Körper. Sie sind hoch spezialisierte Zellen und dienen dem Sauerstofftransport zum Gewebe und der Entfernung von Kohlendioxid. Dadurch kann das Gewebe die für die Funktion des Körpers nötigen Stoffwechselvorgänge durchführen.

Hämoglobin und Sauerstofftransport

Hämoglobin ist der wichtigste Bestandteil der roten Blutkörperchen. Es dient zum Transport von Sauerstoff von der Lunge zum Gewebe und zum Rücktransport von Kohlendioxid aus dem Gewebe in die Lunge.

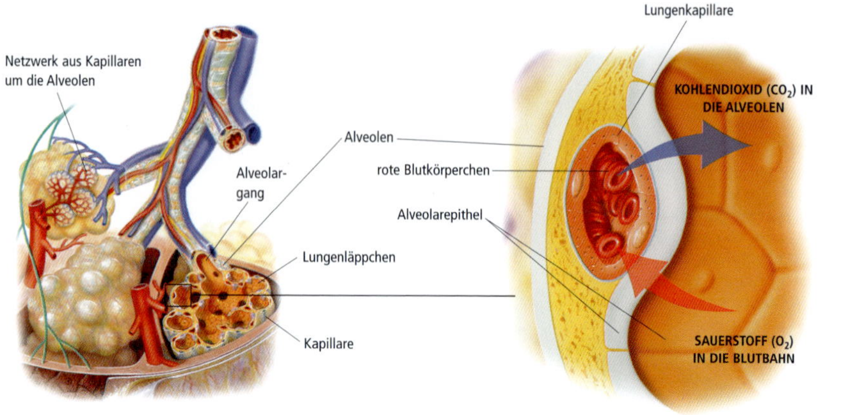

Erythrozyten werden aus Stammzellen im Knochenmark produziert, die sich sehr schnell vermehren. Die reiferen Erythrozyten enthalten ein rotes Pigment (Hämoglobin) zur Sauerstoffbindung und -abgabe. Das ausgereifte rote Blutkörperchen stößt seinen Kern aus und tritt voller Hämoglobin in den Blutkreislauf ein. Seine Form gleicht einer auf zwei Seiten eingedrückten Scheibe, wodurch es sich verformen und durch enge Durchgänge, z.B. in den kleinen Kapillaren, zwängen kann. Rote Blutkörperchen werden in der Milz gespeichert, die sie je nach Bedarf abgibt. In Notfällen, wie bei einer Blutung, werden einige der gespeicherten Zellen freigesetzt. Nach einer durchschnittlichen Lebenszeit von 120 Tagen verlieren die alternden Zellen ihre Fähigkeit, die Form zu verändern, und werden in der Milz abgebaut.

Die Anzahl der roten Blutkörperchen ändert sich trotz der ständigen Produktion und Zerstörung normalerweise kaum. Üblicherweise sind es zwischen 4.000.000 und 6.000.000 pro mm^3. Die Hämoglobinmenge im Blut liegt bei gesunden Erwachsenen zwischen 14 und 18 g pro 100 ml.

Ein Mangel an roten Blutkörperchen führt zur Blutarmut (Anämie). Dafür gibt es viele Ursachen: So beeinträchtigen Knochenmarkerkrankungen sowie Vitamin- oder Mineralstoffmangel die Produktion der roten Blutkörperchen. Krankheiten, die einen erhöhten Abbau von roten Zellen verursachen, können ebenso für eine Anämie verantwortlich sein wie eine einfache Blutung.

Der weltweit häufigste Grund der Anämie ist Eisenmangel. Eisen ist ein zentraler Bestandteil des Hämoglobinmoleküls und für die Sauerstoffbindung verantwortlich. Es wird mit der Nahrung aufgenommen, wobei rotes Fleisch besonders eisenhaltig ist. Eisenmangel in Entwicklungsländern ist vor allem auf mangelhafte Ernährung und chronischen Blutverlust durch Hakenwurminfektionen zurückzuführen. In den Industrieländern kann es u.a. infolge starker Menstruationsblutungen oder chronischer Magen-Darm-Blutungen zu Eisenmangel kommen.

Die fehlerhafte Produktion von Globinmolekülen, die das Hämoglobin bilden, ist unter dem Namen Thalassämie bekannt. Es gibt zwei Hauptformen, die nach der jeweils betroffenen Globinkette bezeichnet werden: Alpha- und Betathalassämie. Die Thalassämie ist eine Erbkrankheit aufgrund von Mutationen in den Globinkettengenen. Sie tritt meist im Mittelmeergebiet und in Südostasien auf. Die Minor-Formen verursachen nur geringe körperliche Symptome, wohingegen die Major-Formen schwere Anämien und sogar den Tod des Fetus bewirken können.

Die Sichelzellanämie ist eine weitere erbliche Störung der Globingene, die zu einer sichelförmigen Form der roten Blutkörperchen führt. Neben einer Anämie verursacht diese Krankheit auch eine Blockade der kleinen Blutgefäße, was zu zahlreichen schmerzhaften Gewebeinfarkten führt.

Eine erhöhte Abbaurate der roten Blutkörperchen ist eine Begleiterscheinung verschiedener Krankheiten und wird als hämolytische Anämie bezeichnet. Das freigesetzte Hämoglobin wird in der Leber in Bilirubin umgewandelt. Eine erhöhte Abbaurate der roten Blutkörperchen kann zu einer abnorm hohen Bilirubinkonzentration mit Gelbfärbung der Haut und der Augen (hämolytische Gelbsucht) führen. Eine erhöhte Abbaurate der roten Blutkörperchen in der Milz führt zur Milzvergrößerung.

Der weltweit häufigste Grund für eine hämolytische Anämie ist Malaria. Sie wird von Parasiten verursacht, die die roten Blutkörperchen angreifen und zerstören. Die Malariaerreger leben in manchen Moskitos und werden durch den Stich des Moskitos auf den Menschen übertragen. Das Auftreten von Malaria rund um den Äquator ist auf die dortige Verbreitung dieser Moskitos zurückzuführen. Man glaubt, dass Thalassämie und Sichelzellanämie sich als Anpassung an die Malaria in diesen Regionen entwickelt haben, da sie die roten Blutkörperchen relativ resistent gegen die Infektion machen.

WEISSE BLUTKÖRPERCHEN

Der Organismus wird während seiner gesamten Lebensdauer von unzähligen verschiedenen Viren, Bakterien, anderen Mikroben und wirbellosen Parasiten angegriffen. Diese Eindringlinge werden zum großen Teil durch die Haut und die Schleimhäute vom Körper fern gehalten. Die relativ wenigen Fremdorganismen, die sich ihren Weg in tiefer liegende Gewebe bahnen und Krankheiten verursachen können, werden von den weißen Blutkörperchen (Leukozyten) angegriffen. Leukozyten werden im roten Knochenmark und in lymphatischen Organen gebildet und in fünf Haupttypen unterteilt: neutrophile, eosinophile und basophile Granulozyten, Monozyten und Lymphozyten.

Die Mehrzahl der weißen Blutkörperchen kann die Blutgefäße verlassen und zu den Infektionsstellen im Körper gelangen, was als Migration oder Diapedese bezeichnet wird. Zuerst dringen die Neutrophilen zur Infektionsstelle im Körper vor, setzen dort Bakterien zerstörende Enzyme frei und nehmen sowohl Mikroorganismen als auch Fremdpartikel durch Phagozytose auf. Die anschließend eintreffenden, zahlreicheren Monozyten entwickeln sich nach ihrer Wanderung (Migration) vom Blut in die Gewebe zu Makrophagen. Sie zerstören angreifende Organismen und beseitigen die bei einer Infektion anfallenden Abfallprodukte. Auch die Eosinophilen absorbieren und vernichten Fremdsubstanzen. Darüber hinaus setzen sie, wie auch bei allergischen Reaktionen, bestimmte Enzyme frei, durch die parasitische Würmer und Protozoen abgetötet werden. Die Basophilen sind ebenfalls für Entzündungen und allergische Reaktionen zuständig. Beim Eintritt in infiziertes Gewebe werden sie zu Mastzellen und setzen Substanzen wie Histamin frei, die entzündliche Reaktionen des Körpers auf Fremdpartikel verstärken und damit Hypersensibilitätsreaktionen auslösen können.

Bei den Lymphozyten unterscheidet man drei Zelltypen: Killerzellen, T-Zellen (T-Lymphozyten) und B-Zellen (B-Lymphozyten). Killerzellen greifen eine Vielzahl von Mikroorganismen und bestimmte Tumorzellen an. T- und B-Zellen sind direkt an der spezifischen körpereigenen Immunabwehr beteiligt. T-Zellen bekämpfen Viren, Pilze und Krebszellen und greifen Fremdgewebe in Organtransplantaten an.

T-Zellen können erst nach vorangehender Sensibilisierung für einen eindringenden Fremdkörper reagieren. Unterschiedliche T-Zellen erkennen unterschiedliche krank machende oder schädliche Substanzen. In einem gesunden Körper zirkulieren Millionen verschiedene T-Zellen. Ähnlich sieht es bei den B-Zellen aus, die besonders auf Bakterien spezialisiert sind und deren Toxine unschädlich machen. Im Gegensatz zu den T-Zellen greifen die B-Zellen Fremdsubstanzen nicht direkt an. Stattdessen verwandeln sie sich in Plasmazellen, die Antikörper zur Zerstörung der Erreger absondern.

T- und B-Zellen können jahrelang im Körper zirkulieren. Die anderen Leukozyten vernichten sich – besonders aufgrund der von ihnen absorbierten Giftstoffe – selbst. Im Allgemeinen leben sie einige Tage, während einer Infektion nur wenige Stunden.

Ein Anstieg der Leukozyten im Blut weist auf eine Entzündung oder Infektion hin. Da jeder Leukozytentyp eine andere Funktion hat, lassen sich anhand des prozentualen Anteils jedes Leukozytentyps Krankheiten diagnostizieren. So weist ein hoher Eosinophilenanteil (Eosinophilie) auf eine allergische Reaktion oder einen Wurmbefall hin. Gewöhnlich liegt die Zahl der weißen Blutkörperchen bei 5.000–10.000 pro ml Blut. Eine größere Anzahl von Leukozyten deutet auf eine Infektion hin. Eine Vermehrung der Leukozytenzahl im Blut wird als Leukozytose, eine Verminderung als Leuko(zyto)penie bezeichnet.

weiße Blutkörperchen

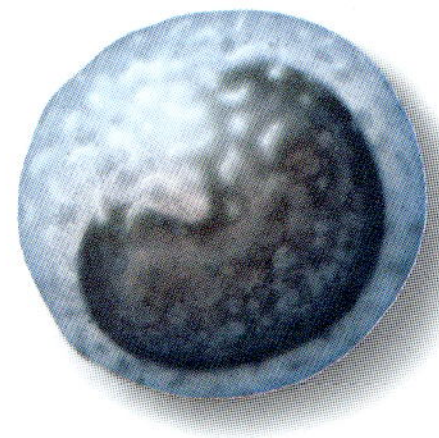

Monozyten
Monozyten zirkulieren ein bis zwei Tage im Blut, ehe sie in die Körpergewebe eintreten und sich zu Makrophagen entwickeln.

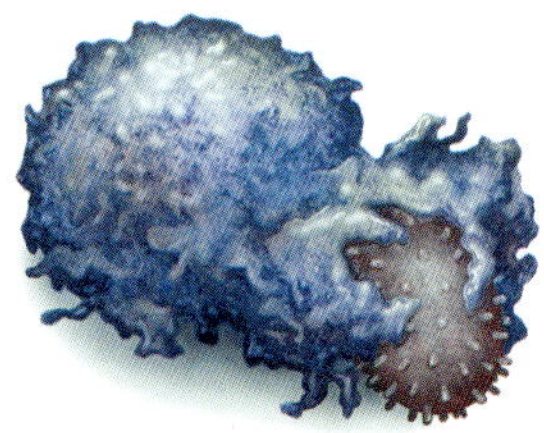

Makrophagen
Makrophagen bekämpfen Infektionen durch Aufnahme von Fremdorganismen und Abfallprodukten.

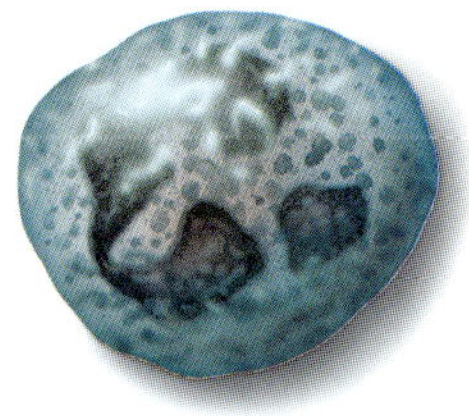

Neutrophile
Die neutrophilen Granulozyten absorbieren und zerstören Mikroorganismen.

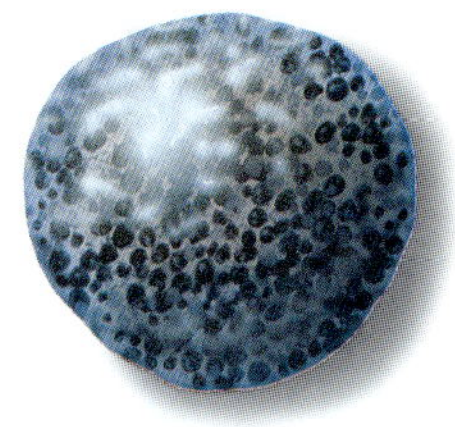

Basophile
Die basophilen Granulozyten setzen Substanzen frei, durch die die Reaktion des Körpers auf eindringende Allergene verstärkt wird.

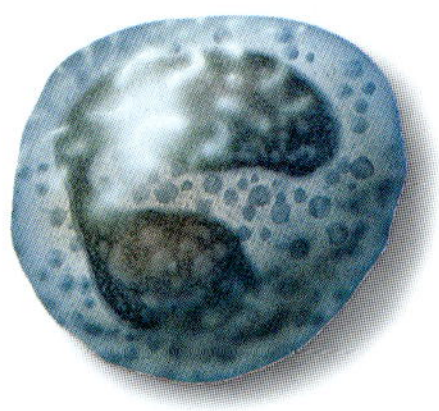

Eosinophile
Die eosinophilen Granulozyten setzen Enzyme frei, die allergische Reaktionen auslösen und Parasiten vernichten.

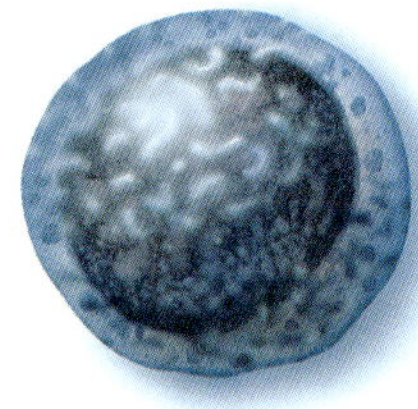

Lymphozyten
Die Lymphozyten kommen in drei Typen vor. Killerzellen und T-Zellen greifen eindringende Fremdsubstanzen direkt an, während B-Zellen Antikörper bilden.

T-Zellen

Lymphozyten sind weiße Blutkörperchen, die körperfremde Substanzen, wie Bakterien, Viren oder andere Mikroben, erkennen und auf sie reagieren. Sie sind ein Teil des körpereigenen Abwehrsystems.

Lymphozyten sind kleine, runde Zellen, die aus den ursprünglichen Zellen, den Stammzellen, im Knochenmark entstehen und über den Blutkreislauf zu den Lymphgeweben des Körpers gelangen: zum Knochenmark, zur Milz, zu den Lymphknoten, zu den Mandeln und zu den Lymphfollikeln der Darmwand.

Ein Teil der Lymphozyten tritt in die Thymusdrüse ein, vermehrt sich dort und verwandelt sich in eine spezielle Art Lymphozyt: die T-Zelle. Diese T-Zellen gelangen erneut in die Blutbahn und verteilen sich im Lymphgewebe des Körpers. Die Zelloberfläche der T-Zellen ist mit Rezeptoren ausgestattet, die körperfremde Moleküle von körpereigenen unterscheiden können. Wenn die

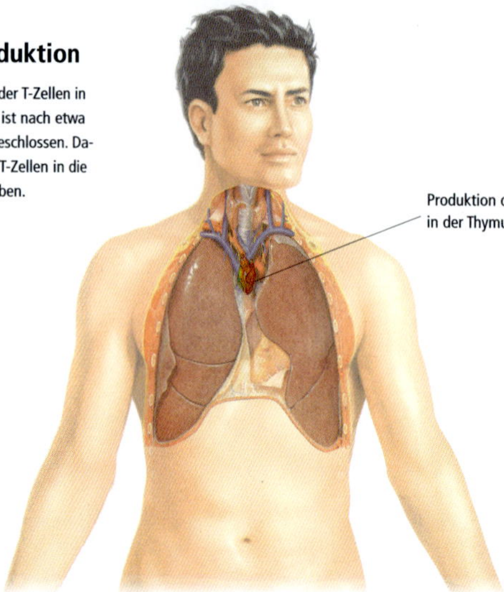

T-Zell-Produktion

Die Entwicklung der T-Zellen in der Thymusdrüse ist nach etwa drei Wochen abgeschlossen. Danach werden die T-Zellen in die Blutbahn abgegeben.

im Lymphgewebe befindlichen T-Zellen körperfremde Zellen entdecken, vermehren sie sich, greifen die Fremdzellen an und zerstören sie – ein Vorgang, der als zellvermittelte Immunität bezeichnet wird. Zudem sind die T-Zellen an der Aktivierung der B-Zellen (ein anderer Lymphozytentyp) beteiligt, die zur Bekämpfung von Fremdmolekülen Antikörper produzieren (humorale Immunität).

Das Fortschreiten einer HIV-Infektion wird durch regelmäßige Blutuntersuchungen überwacht, bei denen vor allem die T-Zell-Konzentration des Betroffenen, genauer die T4-Zell-Konzentration, bestimmt wird. Die T4-Zellen, auch CD4-Zellen oder T-Helferzellen genannt, sind spezialisierte T-Zellen mit wichtiger Funktion im körpereigenen Abwehrsystem gegen Infektionen und Krebs.

Bei einer HIV-Infektion werden die T4-Zellen angegriffen und zerstört. Daher gibt die Höhe des T4-Zell-Spiegels im Blut Aufschluss darüber, wie weit die Infektion fortgeschritten ist. Im Endstadium von Aids sinkt die T4-Zell-Konzentration rapide ab. Schwere opportunistische Infektionen entwickeln sich bei Konzentrationen unter 200 Zellen pro mm^3.

BLUTPLÄTTCHEN

Blutplättchen (Thrombozyten) sind kleine Zellfragmente im Blut, die Blutergüsse und Blutungen verhindern. Sie heften sich an kleine Wunden in den Blutgefäßen und bilden einen Pfropf, der die Wunde verschließt. Blutplättchen setzen Substanzen frei, die weitere Blutplättchen an die betroffene Stelle locken und die Blutgerinnung in Form eines Gerinnsels, genannt Thrombus, auslösen.

Unter einer Thrombozytopenie versteht man einen Mangel an Blutplättchen mit erhöhter Blutungsneigung. Zu viele Blutplättchen (Thrombozytose) erhöhen die Thrombosegefahr und somit das Risiko für einen Herzinfarkt oder Schlaganfall.

Azetylsalizylsäure blockiert die Freisetzung von Substanzen aus den Blutplättchen und kann zu vermehrter Blutergussbildung führen. Es wird häufig zur Senkung des Thromboserisikos eingesetzt, da es die Anhaftungsfähigkeit der Blutplättchen herabsetzt.

PLASMA

Unter Plasma versteht man den flüssigen Anteil des Blutes. Es besteht aus Wasser, Salzen und Proteinen und enthält alle Substanzen, die im Körpergewebe zirkulieren, u. a. Glukose, Hormone, Enzyme und Wachstumsfaktoren. Im Durchschnitt setzt sich etwa die Hälfte des Blutes aus Plasma, die andere Hälfte aus roten Blutkörperchen zusammen.

Das wichtigste Plasmaprotein ist Albumin, das in der Leber gebildet wird und zur Aufrechterhaltung des osmotischen Drucks im Blut beiträgt. In der Leber werden auch einige Blutgerinnungsproteine gebildet, die im Plasma zu finden sind. Eine weitere Gruppe von Plasmaproteinen sind die Globuline, zu denen auch die Immunglobuline zählen, die vom Immunsystem produziert werden und für die Infektionsabwehr zuständig sind.

Globuline werden aufgrund ihrer Eigenschaften in der Serum-Elektrophorese in Alpha-, Beta- und Gammagruppen unterteilt. Zu den Alpha- und Betaglobulinen gehören Faserproteine und kontraktile Proteine, Transportproteine und Enzyme. Gammaglobuline sind wichtig in der Immunabwehr des Menschen. Sie werden von Zellen des Immunsystems gebildet und helfen, Krankheitserreger zu zerstören oder zu neutralisieren. Gamma-Globuline, die aus dem Blut anderer Menschen gewonnen werden, können zu einer zeitweiligen Immunität gegen einige Krankheiten wie beispielsweise Hepatitis A verhelfen.

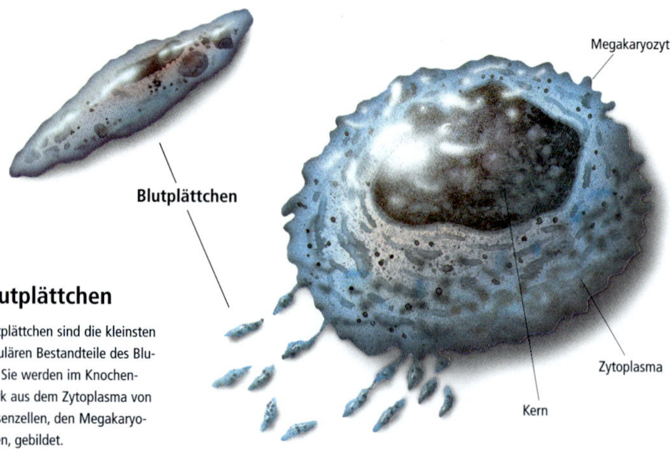

Blutplättchen

Blutplättchen sind die kleinsten zellulären Bestandteile des Blutes. Sie werden im Knochenmark aus dem Zytoplasma von Riesenzellen, den Megakaryozyten, gebildet.

Bei einer Blutung geht zusammen mit den roten Blutkörperchen auch Plasma verloren, das bei einem schweren Verlust ersetzt werden muss. Plasma kann zunächst mit Plasmaersatzmitteln, später dann mit frischem Plasma in Form von Infusionen aufgefüllt werden. Letzteres wird durch Zentrifugation aus Spenderblut gewonnen und dann eingefroren, bis es benötigt wird.

Bei einigen Krankheiten muss das Plasma des Patienten durch gesundes Plasma oder Albuminlösungen ersetzt werden. Dieser Austausch wird als Plasmapherese bezeichnet und mit Hilfe von Zellseparatoren oder Plasmafiltern durchgeführt.

STÖRUNGEN UND ERKRANKUNGEN DES BLUTES UND DES BLUTKREISLAUFES

Die ungestörte Zirkulation von Blut durch den Körper ist essenziell für die Funktion der Körperorgane. Jede Störung des Blutflusses, des Blutdruckes oder der Blutbestandteile als Folge von Blutkrankheiten oder Kreislaufstörungen hat schwer wiegende Folgen.

SIEHE AUCH ***Schlaganfall, Hirnmassenblutung, Subarachnoidalblutung in Kapitel 2; Erkrankungen der Herzkranzarterien in Kapitel 5; Pfortaderhochdruck in Kapitel 6; Störungen und Erkrankungen von Nerven und Blutgefäßen in Kapitel 9; Frostbeule, Hämochromatose, Sichelzellanämie, Bluterkrankheit in Kapitel 12; Bluntuntersuchungen in Kapitel 16***

SCHOCK

Der Begriff Schock beschreibt im medizinischen Sinne eine komplexe Folge von Ereignissen, die zu einem Kreislaufversagen führen. Eine emotionale Komponente wie Angstgefühle kann vorhanden sein, ist jedoch nur Teil der schweren Körperreaktion. Das wichtigste Merkmal eines Schocks ist die Unfähigkeit des Kreislaufes, einen zum Funktionieren der wichtigsten Organe erforderlichen Blutdruck aufrecht zu erhalten.

Ursachen

Ein Schock kann durch ein Pumpversagen des Herzes, eine Verminderung des zirkulierenden Blutvolumens oder eine übermäßige Erweiterung der Blutgefäße verursacht werden. Die häufigste Ursache ist die Verringerung des Blutvolumens aufgrund von Blutungen oder Dehydratation. Eine weitere wichtige Ursache ist eine Sepsis, bei der eine schwere Infektion zur Freisetzung von Endotoxinen führt, die die Blutgefäße erweitern und die Herzleistung beeinträchtigen können. Herzkrankheiten können ebenfalls zum Schock führen, besonders wenn bei einem schweren Herzinfarkt große Teile des Herzmuskels zerstört werden.

Die zum Schock führende Erweiterung der Blutgefäße kann viele Ursachen, einschließlich einer Anaphylaxie und Vergiftungen, haben. Die Anaphylaxie ist eine akute allergische Reaktion mit Freisetzung von Histamin, das die Blutgefäße erweitert. Eine Vergiftung durch Arzneimittel und andere Substanzen kann zur Unterdrückung der Herzfunktion und Erweiterung der Blutgefäße führen. Zu den Arzneimitteln gehören Medikamente für Herzkrankheiten oder Depressionen sowie rezeptfreie Mittel, einschließlich Alkohol. Kontakt mit elektrischer Hochspannung kann durch Herzstillstand und schwere elektrische Verbrennungen, die zu Flüssigkeitsverlust führen, in einem Schock resultieren.

Symptome

Die Schocksymptome hängen anfangs von der auslösenden Ursache ab. Diese kann ein Herzinfarkt oder Elektroschock sein. Manchmal entwickelt sich ein Schock aber auch allmählich bei fortschreitender Dehydratation oder Infektion. Ein anaphylaktischer Schock geht mit einem Anschwellen von Lippen und Rachen, Keuchen und Atemnot sowie dem raschen Auftreten eines juckenden Ausschlages einher.

Ungeachtet der anfänglichen Symptome läuft danach eine gleichförmige Reihe von Ereignissen ab. Der Blutdruckabfall beeinträchtigt die Hirnfunktion und führt zu Verwirrtheit oder sogar zu Koma. Der Körper aktiviert den Schutzmechanismus des Kreislaufes durch die Freisetzung von Substanzen aus der Nebenniere und Aktivierung des sympathischen Nervensystems. Substanzen wie Adrenalin erhöhen die Pumptätigkeit des Herzes und bewirken eine Konstriktion der Blutgefäße. Diese Substanzen sind auch für die mit dem Schock einhergehenden Symptome wie Zittern und Angst verantwortlich.

Die Aufrechterhaltung des Blutdruckes zur Versorgung von Herz und Gehirn ist zwar wünschenswert, vermindert jedoch durch die damit verbundene Verengung der Blutgefäße die Durchblutung wichtiger Organe, insbesondere der Nieren, und verschlechtert somit die Situation. Außerdem führt die mangelnde Blutversorgung des Körpergewebes zu einem anaeroben Stoffwechsel mit einer Ansammlung von Milchsäure. Im schlimmsten Fall kann der Schock eine irreversible Situation verursachen, in der die Gewebeschädigung solche Ausmaße annimmt, dass der Zustand tödlich ist.

Kreislaufschock

Wenn der Blutdruck auf gefährlich niedrige Werte abfällt, tritt ein Schockzustand ein. Dieses Kreislaufversagen kann durch eine Erweiterung der Blutgefäße, starken Blutverlust, Herzversagen oder Dehydratation verursacht werden.

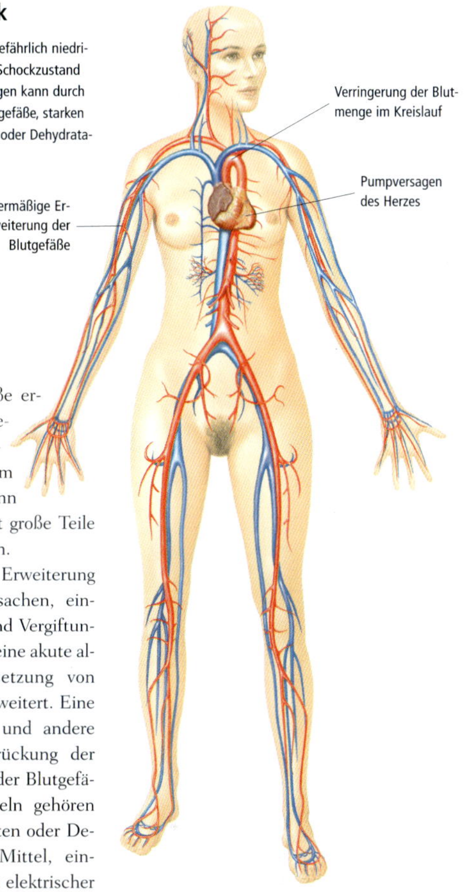

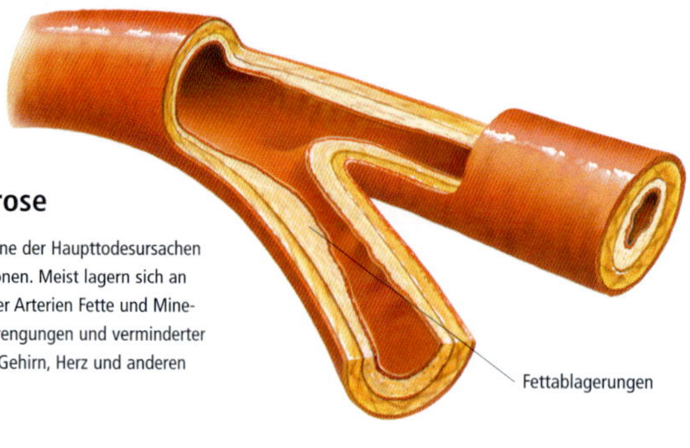

Arteriosklerose

Arteriosklerose ist eine der Haupttodesursachen in den Industrienationen. Meist lagern sich an den Innenwänden der Arterien Fette und Mineralien ab, was zu Verengungen und verminderter Blutversorgung von Gehirn, Herz und anderen Organen führt.

Behandlung

Entscheidend für die Behandlung eines Schockzustandes ist die frühzeitige Erkennung und Einleitung von Notfallmaßnahmen wie die Gabe von Sauerstoff und Adrenalin bei Anaphylaxie. Die Aufrechterhaltung des zirkulierenden Blutvolumens durch intravenösen Flüssigkeitsersatz ist lebensnotwendig und wird kombiniert mit der Infusion von Arzneimitteln zur Blutdruckstabilisierung. Es kann auch eine spezifische Behandlung erfolgen, wie die Gabe von Antibiotika bei Sepsis oder Antitoxin bei Vergiftungen.

RAYNAUD-KRANKHEIT

Bei der Raynaud-Krankheit verkrampfen die kleineren Blutgefäße, besonders die der Finger und Zehen. Die Finger und Zehen werden erst kalt und weiß, dann blau und zum Schluss rötlich, wenn sie wieder warm werden. Die Anfälle können zwischen wenigen Minuten und mehreren Stunden dauern und werden meist durch Kälte oder emotionale Erregung ausgelöst. In schweren Fällen können sich Geschwüre und Gangräne an Fingern und Zehen entwickeln. Die Ursache ist unbekannt, die Krankheit kann jedoch als Komplikation anderer Erkrankungen, wie Bindegewebserkrankungen, Blutgefäßkrankheiten oder Verletzungen, auftreten.

Raucher sollten bei dieser Krankheit mit dem Rauchen aufhören. Ansonsten lässt sich die Erkrankung durch Vermeidung der Auslöser (Kälte, emotionaler Stress) behandeln. Die Gliedmaßen sollten immer warm gehalten und die möglichen Ursachen der Erkrankung behandelt werden. Vasodilatanzien (gefäßerweiternde Mittel) und eine Sympathektomie (operative Durchtrennung der sympathischen Nerven, die die Arterien versorgen) können in schweren Fällen erwogen werden.

Die Symptome der Raynaud-Krankheit sind auch als Raynaud-Phänomen bekannt.

ZYANOSE

Unter einer Zyanose versteht man eine bläuliche Verfärbung der Haut und der Schleimhäute (wie der Lippen). Sie ist ein Zeichen für unzureichende Sauerstoffversorgung des Blutes in den Arterien. Tritt sie am gesamten Körper auf (zentrale Zyanose), so weist sie meist auf eine Herz- oder Lungenkrankheit hin.

Die Zyanose ist oft eine Begleiterscheinung von Erkrankungen wie Herzinsuffizienz und Lungenentzündung, von Ertrinken oder einer Drogenüberdosis. Selten wird sie durch abnormes Hämoglobin wie bei Methämoglobinämie und Toxine wie Zyanid verursacht.

Zyanose an bestimmten Körperteilen, beispielsweise an den Füßen oder Händen, kann durch eine Arterienerkrankung verursacht werden. Ein Gefäßkrampf in einer kalten Umgebung kann zu Zyanose führen. Die Reaktion lässt nach, wenn die Extremitäten erwärmt werden. Arteriosklerose kann Ischämie und Zyanose an den Extremitäten auslösen, was u. U. eine Angioplastie oder eine Amputation erfordert.

BLUTHOCHDRUCK

Unter Bluthochdruck (Hypertonie) versteht man einen erhöhten Druck in den Arterien. Der normale Blutdruck beträgt in Ruhe 120/80 mmHg. Der systolische Druck (oberer Wert) gibt den stärksten Druck in den Arterien an, wenn sich das Herz zusammenzieht und Blut in den Kreislauf abgibt. Der diastolische Druck (unterer Wert) steht für den geringsten Blutdruck, wenn das Herz nach einer Kontraktion erschlafft.

Zwar variiert der Blutdruck von Mensch zu Mensch und zu verschiedenen Zeiten, doch wird ein Blutdruck von 140/90 mmHg oder darüber als Bluthochdruck bezeichnet. Bluthochdruck ist eine wesentliche Ursache für Arteriosklerose, die wiederum zu Herzinfarkt, Schlaganfall, arterieller Verschlusskrankheit und Nierenversagen führen kann. Die Krankheit kann einen jahrzehntelangen, schleichenden Verlauf nehmen. Bei Diagnosestellung sind die Schädigungen dann bereits eingetreten. Bluthochdruck wird daher auch als »schleichender Tod« bezeichnet.

In 90 % aller Fälle ist die Ursache unbekannt. Risikofaktoren sind Bluthochdruck in der Familie, Rauchen, Übergewicht und zu salzhaltige Ernährung. Stress und übermäßiger Alkoholkonsum tragen ebenfalls dazu bei. In 10 % aller Fälle wird das Risiko durch Krankheiten wie eine Nierenerkrankung oder ein Nebennierentumor erhöht.

Die Diagnose eines Bluthochdrucks erfolgt durch Blutdruckmessungen, die zur Bestätigung der Diagnose wiederholt werden. Bei Verdacht auf Krankheiten, die Bluthochdruck auslösen könnten, sind zusätzliche Untersuchungen erforderlich.

Da Bluthochdruck zu Schlaganfällen, Herzinfarkten und Nierenversagen führen kann, ist es wichtig, ihn unter Kontrolle zu bringen. Als erster Schritt sollten vorbeugende Maßnahmen ergriffen werden: Durch Aufgabe des Rauchens, regelmäßige sportliche Betätigung, Abbau von Übergewicht und salzarme Ernährung kann der Blutdruck bei 50 % der Betroffenen um ca. fünf Punkte gesenkt werden. Kann der Bluthochdruck dadurch nicht unter Kontrolle gebracht werden, ist der nächste Schritt eine medikamentöse Therapie. Medikamente zur Behandlung von Bluthochdruck sind hauptsächlich Diuretika, Betablocker, Alpha-1-Blocker, ACE-Hemmer sowie Kalziumantagonisten.

Etwa 1 % der Bluthochdruckpatienten leiden unter einer schweren Verlaufsform, der malignen Hypertonie. Hierbei übersteigt der diastolische Druck 140 mmHg und wird von Kopfschmerzen, Schwindelanfällen und Übelkeit begleitet. Zur Verhinderung eines Schlaganfalls oder einer Hirnblutung ist eine sofortige stationäre Behandlung erforderlich.

Bluthochdruck während der Schwangerschaft kann ein Zeichen der Präeklampsie (EPH-Gestose) sein. Weitere Symptome sind Wassereinlagerungen und eine Proteinurie (Eiweiß im Urin). Erfolgt keine rasche Senkung des Blutdruckes auf den Normalwert, besteht die Gefahr einer Eklampsie, die für Mutter und Kind tödlich sein kann.

Einige Alternativtherapien können zur Linderung der Bluthochdrucksymptome beitragen. Akupunktur und Shiatsu können eine Entspannung der verengten Arterienwände bewirken, das Nervensystem beruhigen und die Nieren- und Nebennierenfunktion ausgleichen. In der Pflanzenheilkunde werden blutdrucksenkende Pflanzen (z.B. Knoblauch oder Linde), beruhigende Kräuter (z.B. Herzgespann) und Blut reinigende Pflanzen (z.B. Brennnessel oder Weißdorn) sowie Diuretika (z.B. Bärentraube oder Löwenzahn) verordnet.

Die Naturheilkunde empfiehlt eine fettarme vegetarische Vollwerternährung mit reduziertem Tee-, Kaffee-, Alkohol-, Salz- und Zuckerkonsum sowie den regelmäßigen Verzehr von Ingwer und Knoblauch. Als Ergänzungspräparate werden u.a. Vitamin B und C sowie verschiedene Mineralstoffe empfohlen. Meditation, Biofeedback oder andere Entspannungstechniken sowie Bewegungsübungen wie Qigong, Tai-Chi und Yoga reduzieren Stress und tragen somit zu einer besseren Kontrolle des Bluthochdrucks bei.

HYPOTONIE

Bei Hypotonie, oder niedrigem Blutdruck, sinkt der Blutdruck unter den Normalwert von 120/80 mmHg ab. Oft ist niedriger Blutdruck nur eine statistische Abweichung vom Durchschnitt und für den betreffenden Menschen normal (evtl. sogar ein Hinweis auf eine höhere Lebenserwartung).

Manchmal kann eine Hypotonie jedoch auch durch eine Krankheit ausgelöst werden, z.B. durch vasovagale Synkopen, Aldosteronmangel, Zuckerkrankheit, Rückenmarkschwindsucht (*Tabes dorsalis*) oder die Parkinson-Krankheit. Einige Medikamente, vor allem Antidepressiva, haben ebenfalls eine blutdrucksenkende Wirkung.

Eine Hypotonie verläuft oft ohne Symptome und wird erst bei einer Routineuntersuchung erkannt. Symptome können Schwindel und Ohnmacht, vor allem nach schnellem Aufstehen sein. In den meisten Fällen tritt auch ohne Behandlung eine Besserung ein. Wird die Hypotonie durch eine Krankheit verursacht, sollte diese behandelt werden. Sind Medikamente die Ursache, sollten sie möglichst abgesetzt werden.

DURCHBLUTUNGSSTÖRUNG, ARTERIELLE

Unter einer arteriellen Durchblutungsstörung (Ischämie) versteht man die Minderdurchblutung eines Körperteiles, die bis zur völligen Blutleere führen kann. Durch den Sauerstoffmangel kommt es zu Schmerzen und evtl. sogar zum Gewebetod (Infarkt/Nekrose/Gangrän). Die Ursache ist meist eine Erkrankung der Blutgefäße (vor allem Arteriosklerose), kann aber auch die Blockade einer Arterie nach einer Verletzung oder durch einen Blutpfropf sein. Sind die Beinarterien betroffen, spricht man von peripherer arterieller Verschlusskrankheit, die sich in Beinkrämpfen und der Schaufensterkrankheit (*Claudicatio intermittens*) äußert. Zu Angina pectoris oder einem Herzinfarkt kann es kommen, wenn die Herzdurchblutung gestört ist. Im Gehirn verursachen Durchblutungsstörungen transitorische ischämische Attacken (TIA) und Schlaganfälle.

Durchblutungsstörung

Eine Störung des Blutflusses mit Minderdurchblutung oder Blutleere (Ischämie) ist die Folge einer Verengung oder Blockade eines Blutgefäßes, wodurch ein bestimmter Teil des Körpers nicht mehr mit sauerstoffreichem Blut versorgt wird. An den Herzkranzarterien kann dies eine Angina pectoris oder einen Herzinfarkt auslösen.

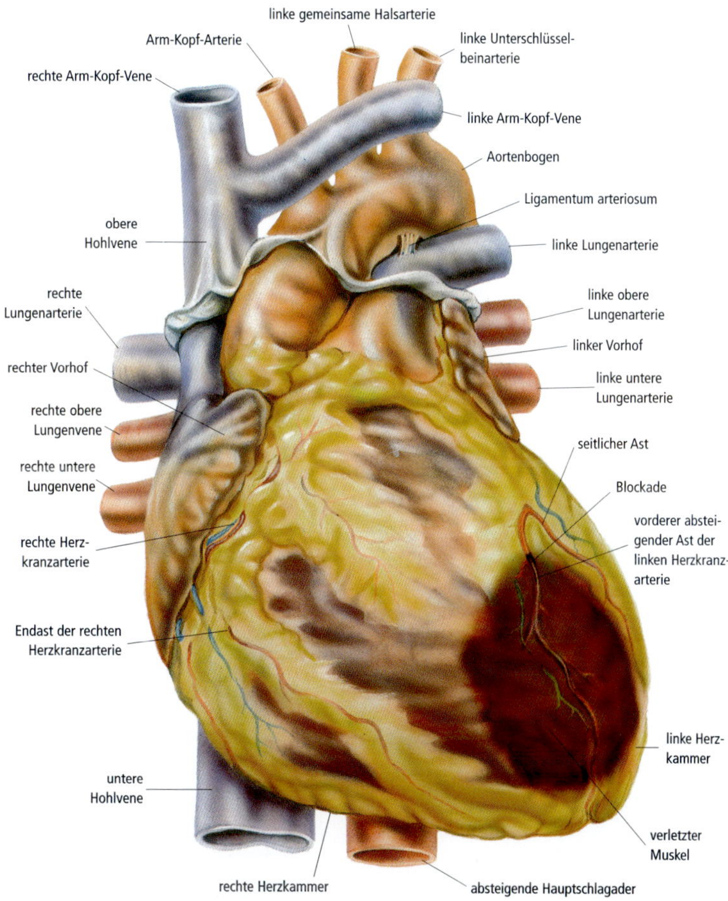

ARTERIOSKLEROSE

Die Arteriosklerose, eine der häufigsten Todesursachen in den Industrieländern, wird oft als »Arterienverkalkung« bezeichnet.

In der Regel wird sie durch bindegewebige Wucherungen und fettige Ablagerungen (Plaques) an den Innenwänden der Arterien, eine so genannte Atherosklerose, verursacht. Durch die Plaques verengen sich die Blutgefäße, und der Transport des Blutes in das Gewebe wird behindert. An den Plaques bilden sich leicht Thromben, die sich lösen und als Embolus an anderen Stellen wieder festset-

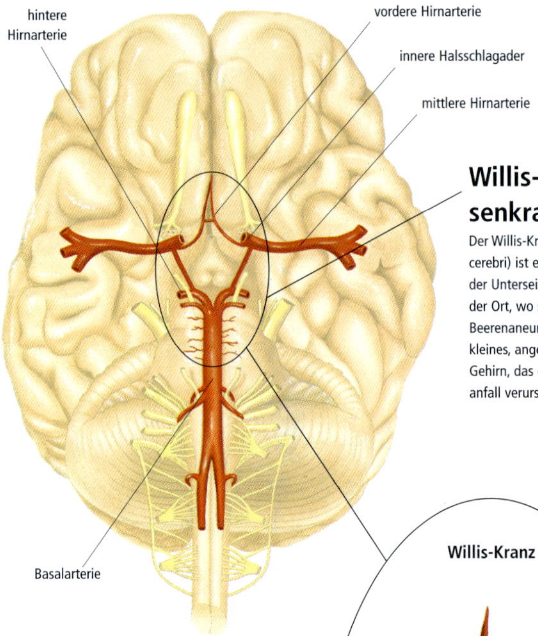

Hirnbasis von unten

Willis-Anastomosenkranz

Der Willis-Kranz (Circulus arteriosus cerebri) ist ein Ring aus Arterien an der Unterseite der Hirnbasis. Dies ist der Ort, wo sich typischerweise ein Beerenaneurysma bildet. Das ist ein kleines, angeborenes Aneurysma im Gehirn, das einen tödlichen Schlaganfall verursachen kann.

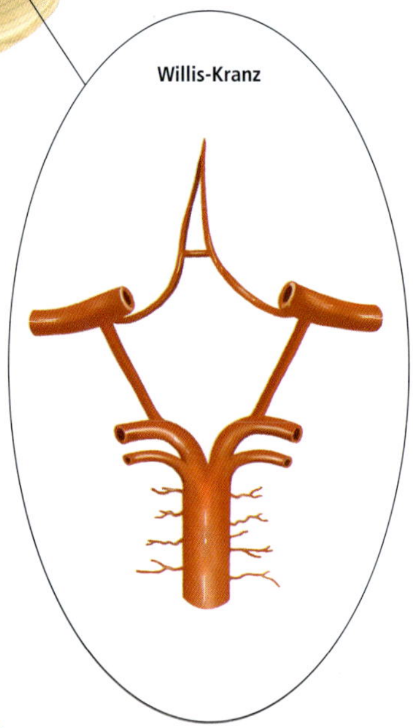

Willis-Kranz

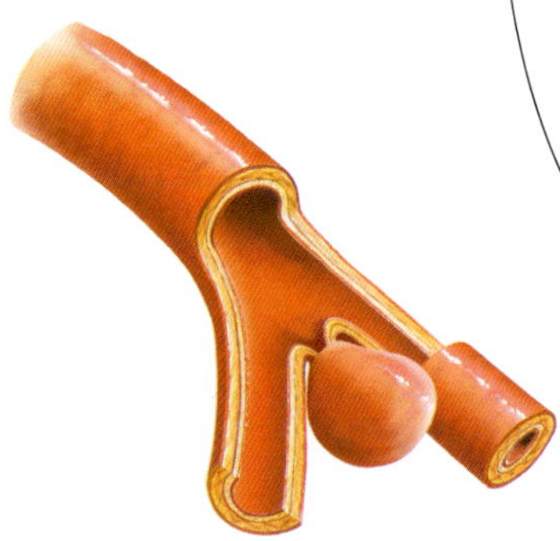

Beerenaneurysma

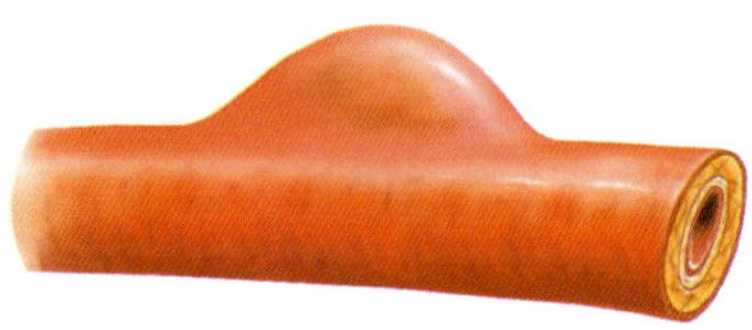

Aneurysma

zen können. Durch die harten, entzündlichen Ablagerungen kann zudem die Arterienwand so geschwächt werden, dass sie sich ballonförmig nach außen wölbt. Ein solches Aneurysma kann platzen und eine innere Massenblutung verursachen. Bei anderen Formen der Arteriosklerose verdicken sich die Wände der Arteriolen (Arteriolosklerose) oder die mittleren Schichten der Arterienwände werden geschädigt (Mönckeberg-Sklerose).

Eine Arteriosklerose der Herzkranzgefäße kann zu Angina pectoris oder einem Herzinfarkt führen. Bei Befall der Hirn- oder Halsarterien kann es zu Schlaganfällen kommen. Sind die Beinarterien betroffen, umfassen die Symptome Schmerzen, Gefühlsstörungen, Schwäche oder eine Gangrän (Gewebenekrose). Die Arteriosklerose kann außerdem Nieren- und Augenschäden verursachen.

Es handelt sich um eine Erkrankung, die von zahlreichen Faktoren verursacht wird. Die wichtigsten Risikofaktoren sind jedoch Bluthochdruck, Zigarettenkonsum, Fettleibigkeit und ein hoher Cholesterinspiegel. Wenig körperliche Bewegung und eine familiäre Veranlagung sind ebenfalls Risikofaktoren. In fortgeschrittenen Fällen kann eine operative Therapie in Form einer Endarteriektomie, einer Angioplastie oder einer Bypassoperation notwendig werden.

ANEURYSMA

Ein Aneurysma ist die krankhafte Erweiterung eines Blutgefäßes, meist einer Arterie, die durch Schwachstellen in der Gefäßwand verursacht wird.

Ein Aneurysma der Hauptschlagader (Aorta) kommt meist bei älteren Menschen vor und wird oft von einer Arteriosklerose verursacht. Häufig treten über Jahre keine Symptome auf, bis es zu einem Riss und starken Blutungen in Brust oder Bauch kommt. Die Symptome sind brennende Brustschmerzen, Atemnot, ein Kreislaufzusammenbruch und ein Schock aufgrund des Blutverlustes.

Ein sich schnell ausweitendes oder reißendes Aortenaneurysma ist ein medizinischer Notfall. Es erfordert Wiederbelebungsmaßnahmen und eine sofortige Operation. In 50 % aller Fälle endet eine Aneurysmablutung tödlich. Bei einem Aneurysma der Bauchaorta stehen die Chancen besser, wenn es rechtzeitig entdeckt und operiert wird.

Auch an den Arterien im Bereich des Hirnstamms können Aneurysmen auftreten und zu mitunter tödlichen Blutungen führen. Diese Beerenaneurysmen sind meist angebo-

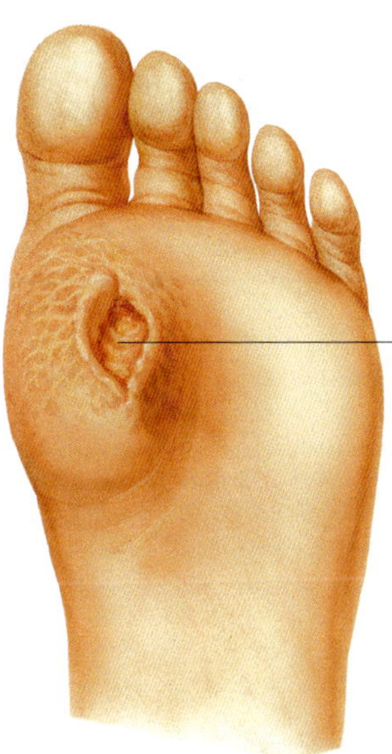

Periphere arterielle Verschlusskrankheit

Eine krankhafte Veränderung von Arterien kann zu einer Unterbrechung des Blutflusses zu den Armen und Beinen führen. Die mangelnde Blutversorgung verursacht Schmerzen in den Gliedmaßen und in schweren Fällen die Bildung von Geschwüren.

ren und erblich. Die Ruptur eines solchen Aneurysmas verursacht eine oft tödliche Subarachnoidalblutung. Starke Kopfschmerzen und ein Schlaganfall mit Lähmung und Koma sind die Folgen. Eine Notoperation kann lebensrettend sein, aber die Sterblichkeit ist hoch.

PERIPHERE ARTERIELLE VERSCHLUSSKRANKHEIT

Mit dem Begriff periphere arterielle Verschlusskrankheit bezeichnet man eine mangelhafte Blutversorgung der Extremitäten. Die Krankheit wird fast immer durch Arteriosklerose verursacht und betrifft hauptsächlich die Beine und Füße.

Die Arteriosklerose, oft als Arterienverkalkung bezeichnet, ist die Folge von Fettablagerungen, z.B. Cholesterin, in der Arterienwand. Dadurch kommt es zu einer allmählichen Arterienverengung und Schwächung der Arterienwand, vermindertem Blutfluss zu den Beinen und in einigen Fällen zu einer Ausbuchtung der Arterienwand, dem Aneurysma. Eine Arterienverengung führt aufgrund unzureichender Sauerstoffzufuhr zu Schmerzen in den Beinmuskeln, die von dieser Arterie versorgt werden. Diese Art von Schmerz wird als Schaufensterkrankheit (*Claudicatio intermittens*) bezeichnet. Die Schmerzen treten nur beim Gehen auf und lassen beim Stehenbleiben nach. Die mangelnde Blutzufuhr führt dazu, dass die Beine blass werden und sich kalt anfühlen. Die Haut glänzt, und es kommt zu Haarausfall und einer Verdickung der Nägel. In schweren Fällen bilden sich Geschwüre und Nekrosen.

Die Arteriosklerose wird durch eine Kombination verschiedener Faktoren verursacht, u.a. durch einen zu hohen Cholesterinspiegel, Bluthochdruck, Zuckerkrankheit und Rauchen. Sie kommt hauptsächlich bei Männern nach dem 40. Lebensjahr vor, ist jedoch auch bei Frauen, die rauchen, recht häufig. Rauchen spielt bei der Entstehung der peripheren arteriellen Verschlusskrankheit die größte Rolle. Hat die Krankheit erst einmal begonnen, kann es, wenn das Rauchen nicht aufgegeben wird, zur Bildung einer Gangrän am betroffenen Bein kommen. Eine medikamentöse Behandlung ist meist erfolglos. Bei einer Verschlechterung der Symptome ist eine Bypassoperation erforderlich. Die Behandlung einer Gangrän erfolgt durch Amputation und Anpassung einer Prothese.

THROMBOSE

Unter Thrombose versteht man die Bildung eines Blutgerinnsels (Thrombus) in einem Blutgefäß. Gewöhnlich befindet sich das zirkulierende Blut im flüssigen Zustand. Aufgrund eines komplizierten körpereigenen Mechanismus (Gerinnungskaskade) erfolgt jedoch im Falle einer Blutgefäßverletzung eine Blutgerinnung. Bei einer Störung dieses Systems oder bei einer Schädigung der inneren Blutgefäßwand kann es zu einer übermäßigen Blutgerinnung und folglich zu einer Organschädigung kommen.

Weitere mögliche Ursachen liegen in der Geschwindigkeit des Blutflusses, der Funktionsfähigkeit und Zahl der Blutplättchen und der Fibrinolyseaktivität, einem natürlichen Kompensationsmechanismus der Gerinnung.

Eine Thrombose kann sich in den Arterien, Venen und kleinen Gefäßen (z.B. Kapillaren) bilden. Die verschiedenen Thromboseformen werden durch unterschiedliche Faktoren ausgelöst.

Eine arterielle Thrombose geht meist auf eine durch Arteriosklerose bedingte Gefäßschädigung zurück. Die Arteriosklerose äußert sich in einer Blutgefäßverengung aufgrund

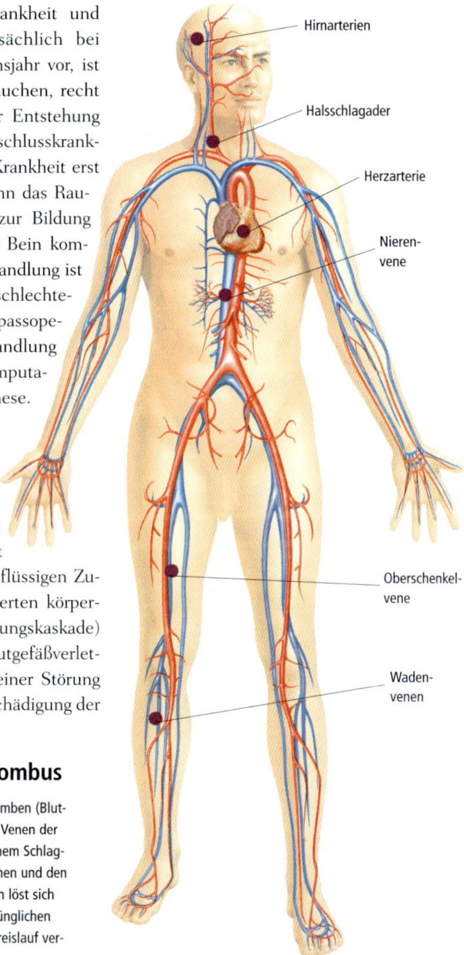

Bildung eines Thrombus

Am häufigsten bilden sich Thromben (Blutpfropfen) in den tief liegenden Venen der Beine, den Hirnarterien (mit einem Schlaganfall als Folge), den Nierenvenen und den Herzarterien. In manchen Fällen löst sich der Thrombus von seiner ursprünglichen Stelle und wird über den Blutkreislauf verschleppt (Embolus).

von Ablagerungen und schließlich in einer Zerstörung der glatten Arterienauskleidung. Infolgedessen legen sich die Blutplättchenzellen zum Schutz an die aufgeraute Arterienoberfläche an. Zuletzt bildet sich ein Pfropf, der den Hohlraum des Blutgefäßes (Lumen) vollkommen versperren kann. Dadurch erhält das durch die blockierte Arterie versorgte Organ weder Sauerstoff noch Nährstoffe und stirbt ab (Infarkt).

Die häufigsten Formen des schweren Infarkts sind der Herzinfarkt, der Hirninfarkt (Schlaganfall) und die periphere arterielle Thrombose mit einer Gangrän als Folge. Zur Vorbeugung gegen diese Thromboseformen müssen die Risikofaktoren, die die Arteriosklerose begünstigen (z. B. Bluthochdruck, hoher Cholsterinspiegel) ausgeschaltet werden. In vielen Fällen wird die Einnahme von Azetylsalizylsäure (zur Hemmung der Blutplättchenaggregation) verordnet.

Die Venenthrombose kommt am häufigsten in den tiefen Beinvenen vor und verursacht Schmerzen und eine Schwellung aufgrund des beeinträchtigten Blutabflusses aus dem Bein. Löst sich der Thrombus von der Venenwand und wandert zur Lunge, können ernsthafte Komplikationen (Lungenembolie) auftreten. Eine Venenthrombose im Gehirn oder in den Eingeweiden tritt weitaus seltener auf und hat schwer wiegende Auswirkungen. Eine Venenthrombose kann als Begleitsymptom einer Venenerkrankung (z. B. Krampfadern) auftreten. Im Allgemeinen wird sie jedoch durch Faktoren wie eine verlangsamte Blutzirkulation (Stasis) oder eine Veränderung der Blutzusammensetzung, die die Blutgerinnungsneigung verstärkt, begünstigt. Die Blutgerinnungsneigung wird gewöhnlich durch eine Stärkung des Gerinnungssystems und/oder eine Schwächung des Fibrinolysesystems erhöht.

Eine tiefe Venenthrombose tritt meist nach einem langfristigen Bewegungsmangel – z. B. nach einer Operation – auf. Abgesehen von der Verlangsamung der venösen Fließgeschwindigkeit kommt es durch die Operation auch zu Veränderungen im Blut, die die Gerinnungsneigung steigern. Ähnliche Veränderungen erfolgen während einer Schwangerschaft oder bei Einnahme der »Pille«.

Eine angeborene Thromboseneigung (Thrombophilie) steckt hinter der Tatsache, dass in manchen Familien eine erhöhte Thromboseinzidenz festzustellen ist und ein Teil der Frauen während der Schwangerschaft oder durch orale Kontrazeptiva eine Thrombose entwickeln. Das Risiko einer Venenthrombose kann durch frühzeitige Mobilisierung nach einer Operation und eine vorbeugende Behandlung mit Antikoagulantien wie Heparin oder Kumarinderivaten gemindert werden.

THROMBEMBOLIE

Unter einer Thrombembolie versteht man die Bildung eines Gerinnsels in einem Blutgefäß (Thrombose) und die nachfolgende Verschleppung dieses Gerinnsels in einen anderen Teil des Blutkreislaufes (Embolie). Bei einer arteriellen Thrombose wandert der verschleppte Gerinnsel(teil), der Embolus, im arteriellen Blutkreislauf weiter, bis er einen kleineren Arterienast verstopft. Dadurch erhalten die von der Arterie versorgten Gewebe kein Blut und keinen Sauerstoff mehr und sterben ab. Bei der Bildung eines Blutgerinnsels in einer tiefen Beinvene (tiefe Venenthrombose), in manchen Fällen auch einer Armvene, wandert der Blutpfropf zur rechten Herzseite und wird von dort in einen Ast einer Lungenarterie (Lungenembolie) gespült. Diese arteriellen Embolien treten in den Gliedmaßen- (besonders Bein- und Fußarterie), Gehirn-, Herz- und in seltenen Fällen auch in Darm- oder Nierenarterien auf.

Die Thrombembolie ist in der Regel Folge einer anderen Erkrankung, beispielsweise einer Arteriosklerose, bei der sich Thromben auf den arteriosklerotischen Plaques bilden. Menschen, die an einer Blutgerinnungsstörung, langfristigem Bewegungsmangel oder einer schweren Erkrankung (z. B. Krebs) leiden, neigen verstärkt zur Thrombembolie.

Die Symptome der Thrombembolie hängen von der jeweiligen Lage des Embolus ab. Bei einem Embolus in einer Gliedmaße treten Schmerzen und ein Taubheitsgefühl auf. Aufgrund der mangelnden Durchblutung wird die Extremität kalt und blass. Mögliche Folgen sind die Entwicklung von Geschwüren oder einer Gangrän (Nekrose) am betroffenen Fuß oder Bein. In einem inneren Organ verursacht der Embolus gewöhnlich Schmerzen und den Funktionsverlust des Organs. So löst der Embolus im Gehirn einen Schlaganfall (und infolgedessen eine Lähmung) aus, im Herzen eine Angina pectoris oder einen Herzinfarkt (und infolgedessen eine Herzinsuffizienz oder den Tod) und in der Lunge Atemnot evtl. mit Todesfolge.

Eine Thrombembolie erfordert eine Notfallbehandlung im Krankenhaus. Dort werden Thrombolytika (wie Streptokinase) zur Auflösung des Blutpfropfs und Antikoagulanzien (wie Heparin) zur Vorbeugung einer Bildung neuer Blutpfropfen intravenös verabreicht. In manchen Fällen wird das Gerinnsel operativ entfernt.

Zur Prophylaxe neuer Embolien wird in der Regel auf unbestimmte Zeit die orale Einnahme von gerinnungshemmenden Medikamenten verordnet.

HÄMORRHAGIE

Hämorrhagie ist der Fachbegriff für Blutung. Blutungen können zwar natürlicher Ursache sein, wie bei der Menstruation, sind aber meist kein normaler Vorgang. Die häufigste Ursache ist eine Verletzung, z. B. ein Schnitt. Oft ist eine Blutung auch Zeichen einer Blutgefäßschädigung, z. B. bei kleinen Verletzungen, die Nasenbluten auslösen. Verletzungen können auch zu einer Blutung unter die Bindehaut führen.

Auch Infektionen können Blutgefäßverletzungen verursachen. Bei Blasenentzündungen ist häufig Blut im Urin, bei einer Bronchitis kann es zu blutigem Auswurf kommen. Die Verätzung einer Gefäßwand durch Säure kann zu Blutungen von Magengeschwüren führen. Manchmal sind Blutgefäßschäden auch die Folge einer ernsten Erkrankung, z. B. einer Gefäßentzündung (Vaskulitis) oder eines Gefäßtumors.

Ein erhöhter Druck in den Venen oder Arterien kann zu Blutungen führen. Ein Beispiel für eine Venenblutung sind Hämorrhoidenblutungen, ein Beispiel für eine Arterienblutung ist die Subarachnoidalblutung, eine Blutung auf der Hirnoberfläche. Sie tritt häufig in Verbindung mit Bluthochdruck auf.

Je nach Menge des Blutverlustes und Ort der Blutung können Blutungen schwer oder lebensbedrohend sein. Ein großer Blutverlust kann bei schweren Verletzungen auftreten oder, seltener, durch einen Mangel an Blutplättchen oder Gerinnungsfaktoren. Aufgrund ihrer Lage gefährliche Blutungen sind Hirnblutungen sowie Blutungen vor *(ante partum)*, während *(intra partum)* oder kurz nach *(post partum)* der Geburt.

PURPURA

Unter Purpura versteht man kleinfleckige, spontane Blutungen in der Haut und den Schleimhäuten; sie erscheinen als kleine, rote Hautflecken. Man unterscheidet im Wesentlichen zwei Untergruppen. Die erste ist durch einen Mangel oder eine Funktionsstörung der Blutplättchen z. B. eine Thrombozy-

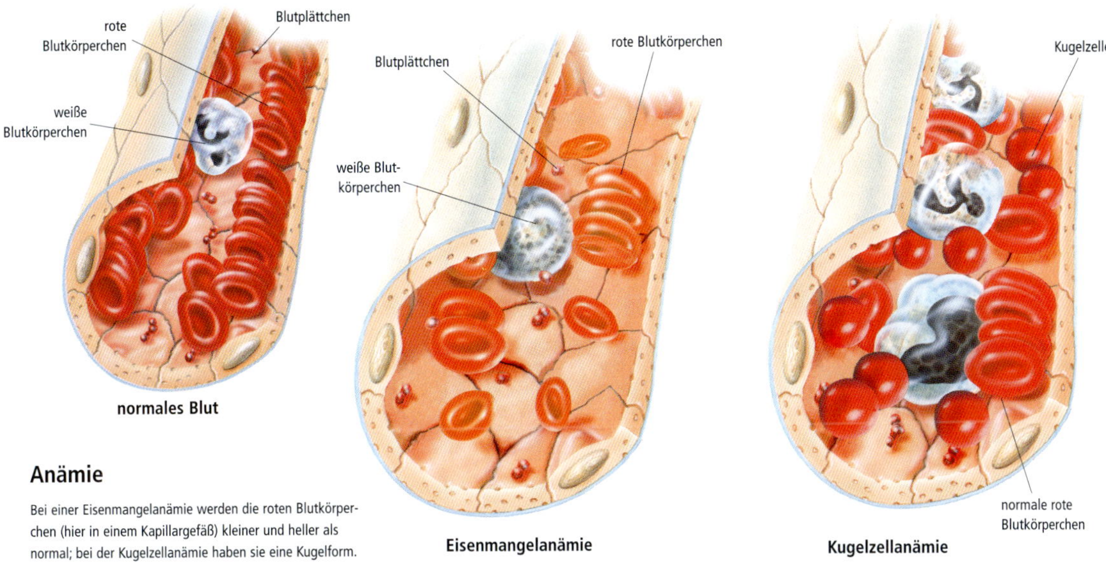

Anämie

Bei einer Eisenmangelanämie werden die roten Blutkörperchen (hier in einem Kapillargefäß) kleiner und heller als normal; bei der Kugelzellanämie haben sie eine Kugelform.

topenie (thrombozytopenische Purpura) bedingt. Die andere beruht auf einer meist allergischen Gefäßschädigung.

Zu den Ursachen einer Purpura zählen bestimmte Medikamente oder toxische Chemikalien, Krebserkrankungen wie Leukämien und Infektionskrankheiten wie Röteln.

Die anaphylaktische Purpura (Schönlein-Henoch) ist eine toxisch-allergische Purpura, die durch Gelenkschmerzen und -empfindlichkeit gekennzeichnet ist und oft von leichtem Fieber und nesselfieberartigem Hautausschlag begleitet wird. Bei Beteiligung der Verdauungsorgane mit kolikartigen Schmerzen spricht man von *Purpura abdominalis*.

Die *Purpura fulminans* ist eine besonders schwere Form der Purpura Schönlein-Henoch mit ausgedehnten Blutungen und der Gefahr eines tödlichen Verlaufs. Diese Form kommt überwiegend bei Kleinkindern vor und tritt häufiger bei Jungen (zwischen zwei und acht Jahren) als bei Mädchen auf. Die Purpura Schönlein-Henoch ist meist Folge einer Infektion, kann aber auch durch Medikamente ausgelöst werden. Die Behandlung richtet sich nach der Ursache.

BLUTARMUT

Von einer Blutarmut (Anämie) spricht man, wenn die roten Blutkörperchen nicht ausreichend Sauerstoff für die Versorgung des Körpergewebes liefern. Die Ursache kann in einem Mangel an Hämoglobin in den roten Blutkörperchen oder einer Verringerung von funktionstüchtigen roten Blutkörperchen im Blut liegen. Anzeichen der Anämie sind Müdigkeit und Schwäche, Blässe (vor allem der Hände und der Augenlider), Ohnmachtsanfälle, Atemlosigkeit und Herzrasen (Tachykardie). Zur Diagnose einer Anämie werden in einer Blutprobe die Anzahl roter Blutkörperchen und die Hämoglobinkonzentration bestimmt. Normal sind etwa 14–17 g/dl bei Männern und 12–15 g/dl bei Frauen.

Größe und Form der roten Blutkörperchen können Hinweise auf die Ursache der Anämie geben. Bei perniziöser Anämie sind die Blutkörperchen z. B. größer als normal, wogegen sie bei der Eisenmangelanämie oft kleiner und heller als normal erscheinen.

Eisenmangelanämie

Eine Eisenmangelanämie wird durch die verringerte Aufnahme von Eisen, Eisenverluste des Körpers (meist durch Blutungen) oder einen erhöhten Eisenbedarf verursacht. Malabsorption und/oder schlechte Ernährung können zur verringerten Eisenaufnahme führen. Frühgeborene haben häufig bei Geburt einen geringen Eisenvorrat. Starke Menstruationsblutungen oder Magen-Darm-Krankheiten, die (wie Darmkrebs) Blutungen verursachen, können den Eisenvorrat des Körpers erschöpfen. Auch eine Schwangerschaft und schnelles Wachstum können die Eisenreserven des Körpers strapazieren. Die Behandlung besteht in ausreichender Eisenzufuhr durch eine ausgewogene Ernährung und durch Eisenpräparate, und in der Beseitigung der zugrunde liegenden Ursache.

Perniziöse Anämie

Die perniziöse Anämie entsteht entweder durch mangelhafte Aufnahme von Vitamin B_{12}, das man über Fleisch, Fisch und Molkereiprodukte zu sich nimmt, oder durch einen Folsäuremangel. Der Vitaminmangel beruht meist auf dem Fehlen des intrinsic factor, einer Substanz im Magensaft, die die Absorption von Vitamin B_{12} unterstützt. Die Ursachen sind eine chronische autoimmune Gastritis oder eine Magenoperation. Ein Folsäuremangel ist dagegen meist Folge von chronischem Alkoholismus. Die perniziöse Anämie kann nicht geheilt werden, aber ihre Symptome können durch regelmäßige Injektionen von Vitamin B_{12} vermindert werden. Die Behandlung muss lebenslang erfolgen.

Aplastische Anämie

Eine aplastische Anämie wird durch eine Störung der Produktion von roten Blutkörperchen im Knochenmark verursacht. Die Produktion von Blutplättchen und weißen Blutkörperchen ist häufig ebenfalls vermindert, sodass die Betroffenen neben den Symptomen der Anämie unter abnormen Blutungen und einer Abwehrschwäche leiden. Die Störung wird meist durch Medikamente ver-

Rhesus- oder Rh-Faktor

In der Schwangerschaft kann es zu Problemen kommen, wenn die Mutter rh-negativ und der Fetus Rh-positiv ist. Die roten Blutkörperchen des Fetus können durch die rh-Antikörper der Mutter zerstört werden, was zu einem generalisierten Ödem beim Feten (Hydrops fetalis) führen kann.

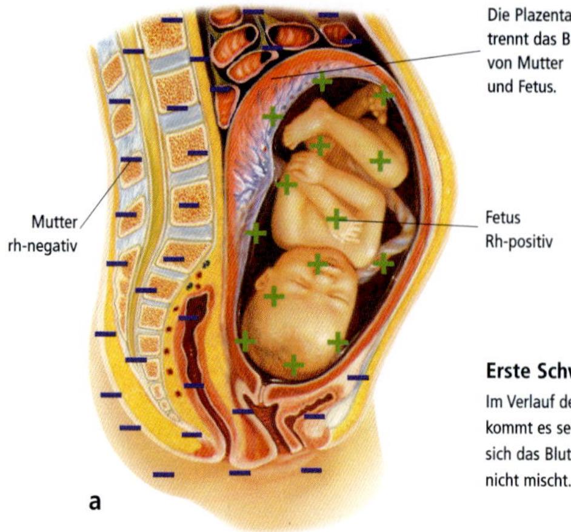

Erste Schwangerschaft

Im Verlauf der Schwangerschaft kommt es selten zu Problemen, da sich das Blut von Mutter und Fetus nicht mischt.

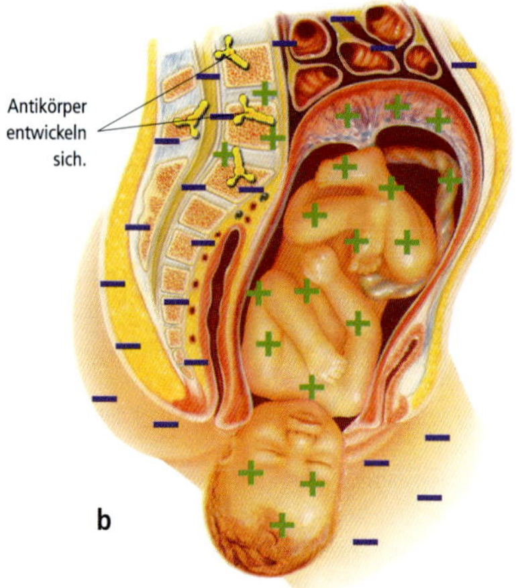

Erste Schwangerschaft – Entbindung

Während der Entbindung kann das Blut des Babys in den Blutkreislauf der Mutter gelangen. Die rh-negative Mutter bildet daraufhin Antikörper, die die Rh-positiven Blutkörperchen zerstören.

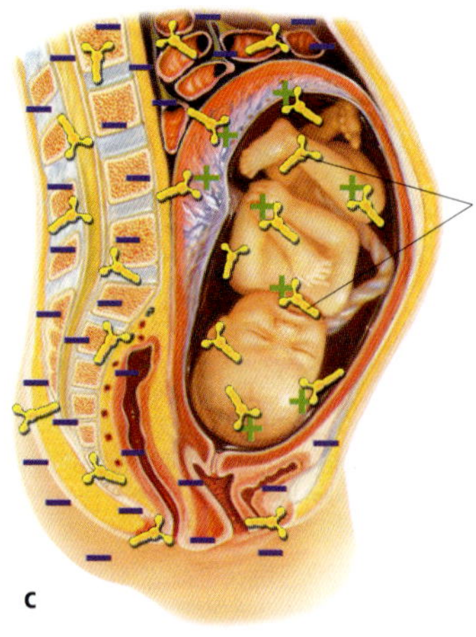

Zweite und weitere Schwangerschaften

Erhält die Mutter nach der ersten Schwangerschaft keine Rh-Immunglobulininjektion (um die Antikörperproduktion zu stoppen), greifen ihre Antikörper möglicherweise die Blutkörperchen des nächsten Rh-positiven Babys an.

ursacht, vor allem durch Immunsuppressiva, Zytostatika, Chloramphenicol oder Chemikalien wie Benzol. Außerdem kann sie die Folge einer Immunschwäche oder schweren Krankheit sein. Die Therapie besteht in einer frühzeitigen Infektionsprophylaxe durch Antibiotika, Bluttransfusionen und eventuell einer Knochenmarktransplantation.

Hämolytische Anämie

Eine hämolytische Anämie wird durch eine übermäßige Zerstörung roter Blutkörperchen (Hämolyse) verursacht. Ursachen sind abnorme Blutkörperchen, Antikörper oder mechanische Faktoren (z. B. künstliche Herzklappen). Zusätzliche Symptome sind Gelbsucht (Ikterus, mit gelber Verfärbung von Haut und Augen und dunklem Urin) und eine vergrößerte Milz (Splenomegalie).

Diese Form der Anämie ist erblich (wie Kugelzellanämie, Sichelzellanämie oder Thalassämie) oder durch Bluttransfusionen oder Medikamente erworben. Die Behandlung der nicht erblichen Formen besteht möglichst in der Beseitigung der auslösenden Ursachen, wozu auch der Einsatz von Immunsupressiva notwendig sein kann. Für die erblichen Formen gibt es keine ursächliche Therapie. Die Symptome können jedoch gelindert werden. Manchmal kann eine operative Entfernung der Milz nötig sein.

RHESUS-FAKTOR (RH-FAKTOR)

Der Rhesus- oder Rh-Faktor ist nach einem Antikörper benannt, der 1940 im Blut eines Kaninchens gebildet wurde, nachdem es mit roten Blutkörperchen eines Rhesusaffen geimpft worden war. Dieser Antikörper war der gleiche wie der, den man im Jahr zuvor im Blut einer Frau nach einer Totgeburt gefunden hatte. Das Baby war mit *Hydrops fetalis,* einem generalisierten Ödem aufgrund einer schweren Anämie, geboren worden.

Man hatte ein neues Blutgruppensystem entdeckt, das sich von dem bereits bekannten AB0-System unterschied. Etwa 85 % aller Weißen tragen das Rh-Antigen auf der Zellmembran ihrer roten Blutkörperchen und sind folglich Rh-positiv. Den restlichen 15 % fehlt dieses Antigen – sie sind rh-negativ. Das Vorhandensein oder Fehlen des Rh-Faktors ist bei der Beurteilung der Kompatibilität von Bluttypen wichtig, besonders in der Schwangerschaft oder bei Bluttransfusionen.

Bekommen eine rh-negative Frau und ein Rh-positiver Mann ein Baby, kann das Baby Rh-positiv sein und seine roten Blutkörperchen können durch Rh-Antikörper zerstört werden. Die Rh-positiven Zellen des Babys werden während der Geburt auf die rh-negative Frau übertragen. Die Rh-Unverträglichkeit regt das Immunsystem der Frau dazu an, Antikörper zu produzieren. Die Antikörper zerstören die fremden, eingeschleusten Zellen oder Antigene. Gefährlich wird es, wenn die Antikörper bei einer neuerlichen Schwangerschaft von der Mutter zum Baby gelangen, wo sie die Rh-positiven roten Blutkörperchen angreifen. Dies kann zu einer verstärkten Neugeborenengelbsucht, zu einer Neugeborenenanämie oder in schweren Fällen zum *Hydrops fetalis* führen.

Die Immunreaktion auf Rh-Antigene kann auch die Folge einer Transfusion von Rh-positivem Blut auf einen rh-negativen Empfänger sein, was als hämolytischer Transfusionszwischenfall zur Zerstörung der übertragenen Zellen führt.

Die Entdeckung des Rh-Blutgruppensystems bedeutete mehr Sicherheit bei der Bluttransfusion, da der Rh-Faktor beim Kreuzen des Blutes mituntersucht wird. Es wurden auch Maßnahmen ergriffen, um die Entstehung von Antikörpern nach der Schwangerschaft zu verhindern. Weitere Anwendung findet das Rh-System bei der Identifizierung von Blut oder Körperflüssigkeiten an Verbrechensschauplätzen, bei Unfällen und beim Vaterschaftstest.

Das Rh-System besteht aus sechs Hauptantigenen, wovon das wichtigste das D-Antigen ist, das zur heftigsten Immunreaktion führt. Der erste Kontakt mit dem D-Antigen hat eine Sensibilisierung des Immunsystems zur Folge. Beim zweiten Kontakt kommt es zu einer starken Antikörperreaktion. Heutzutage werden Frauen in der Schwangerschaft routinemäßig auf das Rh-Antigen getestet. Ist eine Frau rh-negativ und ihr Partner Rh-positiv, besteht die Möglichkeit einer Immunreaktion. Ist es die erste Schwangerschaft, so ist eine Sensibilisierung der Frau vor der Entbindung unwahrscheinlich. Erst dann geht eine kleine Anzahl roter Blutkörperchen des Fetus in den mütterlichen Blutkreislauf über.

Bekommt die Frau ein Rh-positives Baby, erhält sie eine Injektion von Anti-D-Globulinen, um ihr Immunsystem von einer Reaktion und von der Bildung von Rh-Antikörpern abzuhalten, die eine zukünftige Schwangerschaft gefährden könnten. Anti-D wird rh-negativen Frauen auch nach einer Abtreibung, einer Fehlgeburt oder einer Fruchtblasenpunktion (Amniozentese) verabreicht.

Diese Vorsichtsmaßnahmen haben zu einem deutlichen Rückgang bei der Zahl der Rh-Immunreaktionen und ihrer Auswirkung auf Neugeborene geführt. Zwar kommt es durchaus noch zu einem *Morbus haemolyticus neonatorum* (durch zu hohe Abbaurate der roten Blutkörperchen verursachte Neugeborenengelbsucht und -anämie), die entweder auf nicht mit Anti-D-Globulinen behandelte Sensibilisierungen oder auf andere Rh- oder AB0-Antikörper zurückzuführen sind. Aber man sieht heute selten sich von Schwangerschaft zu Schwangerschaft verschlimmernde Fälle. Früher kam dies öfter vor und führte häufig zum Tod des Fetus.

Morbus haemolyticus neotatorum

Ein *Morbus haemolyticus neotatorum* entsteht beim Ungeborenen durch eine Unverträglichkeit zwischen der Blutgruppe der Mutter und der des Kindes.

Als Folge der Unverträglichkeit (meist aufgrund eines unterschiedlichen Rhesusfaktors) bilden sich im Blut der Mutter Antikörper, die die roten Blutkörperchen des Fetus angreifen. Die Unverträglichkeit der roten Blutkörperchen hat für das erste Kind keine Folgen; erst das zweite Kind und weitere Kinder sind betroffen. Sie können bei der Geburt folgende Symptome zeigen: Anämie (aufgrund der Zerstörung des fetalen Blutes), Gelbsucht (da beim Abbau der roten Blutkörperchen der gelbe Farbstoff Bilirubin entsteht), vergrößerte Leber und/oder Niere sowie allgemeine Flüssigkeitsretention (Ödeme).

Ein zu hoher Bilirubinspiegel kann zu Hirn- und Nervenschädigungen (Kernikterus) führen. Zu starke Wassereinlagerung (*Hydrops fetalis*) verursacht Herzversagen.

Die Krankheit kann durch eine Blutuntersuchung der Mutter während der Schwangerschaft verhindert werden. Ist sie rh-negativ und der Vater Rh-positiv (d.h. dass der Fetus Rh-positiv sein kann und somit die Gefahr einer Unverträglichkeit besteht), sollte sich die Mutter in der Schwangerschaft und einige Tage vor der Entbindung Anti-D-Gammaglobulin spritzen lassen. Diese Injektionen verhindern die Bildung von Antikörpern der Mutter gegen das fetale Blut. Bei Kindern, die mit der Krankheit geboren werden, können nach der Geburt Bluttransfusionen erforderlich sein.

LEUKÄMIE

Unter einer Leukämie versteht man bösartige Erkrankungen der weißen Blutkörperchen (Leukozyten). Es existieren verschiedene Formen bei Erwachsenen und Kindern. Die Kinderformen sind die häufigsten bösartigen Erkrankungen des Kindesalters. Die Krankheit ist durch eine Vermehrung entarteter Leukozyten im Blut und in den Blut bildenden Organen, dem Knochenmark und der Milz und ist in der Folge von einer Verdrängung aller anderen Blutkörperchen gekennzeichnet.

Die vielen Formen der Leukämie werden anhand der folgenden Kriterien eingestuft: Dauer (akut oder chronisch), Art der sich vermehrenden Leukozyten und Zahl der Leukämiezellen im Blut.

Eine akute Leukämie entwickelt sich innerhalb weniger Wochen und verläuft ohne Behandlung tödlich. Die Betroffenen leiden an etlichen Infektionen, die auf die üblichen Antibiotika nicht ansprechen. Meist handelt es sich dabei um bakterielle Infektionen mit Fieber mit oder ohne weitere Symptome. Typische Infektionsstellen sind der Rachen, das Zahnfleisch, die Brust und die Haut.

Wegen einer Anämie durch eine Störung der Erythrozytenproduktion geht die akute Leukämie auch mit extremer Müdigkeit und Kurzatmigkeit einher. Als Folge der gestörten Blutplättchenproduktion ist der Körper – selbst bei kleinsten Verletzungen – für blaue Flecken und plötzlich auftretende Blutungen der Nase und des Zahnfleisches anfällig. Die rasche Vermehrung der Leukozyten im Knochenmark verursacht Schmerzen in den Rippen und der Wirbelsäule.

Die akuten Formen der Leukämie werden durch mehrere Faktoren ausgelöst, und in vielen Fällen liegt keine erkennbare Ursache vor. Hohe Dosen ionisierender Strahlung, z.B. durch Reaktorunfälle (Tschernobyl), führten zu einem Anstieg der Leukämiefälle. Es ist jedoch nicht bekannt, ob eine langfristige geringe Belastung mit ionisierenden oder anderen Strahlen ebenfalls das Erkrankungsrisiko erhöht. Einige giftige Chemikalien, besonders Benzol und Benzolderivate, begünstigen die Krankheit. Eine akute Leukämie kann auch die Folge chemotherapeutischer Medikamente sein, die zur Bekämpfung anderer Krebsarten oder zur Verhinderung einer Transplantatabstoßung verabreicht werden.

Einige während der Schwangerschaft eingenommene Medikamente oder Alkohol, Haschisch, Benzol und Pestizide scheinen die Gefahr einer späteren Leukämieerkrankung des Kindes zu erhöhen. Auch Viren gelten als mögliche Krankheitsverursacher. Selten spielen Erbfaktoren eine Rolle, in Verbindung

Leukämie

Die bösartige Krankheit ist durch die rasche und unkontrollierte Vermehrung der Leukozyten, der weißen Blutkörperchen, in den Blut bildenden Organen gekennzeichnet. Die Zahl der weißen Zellen steigt beträchtlich an, und im Blutkreislauf finden sich große Mengen unreifer Zellen.

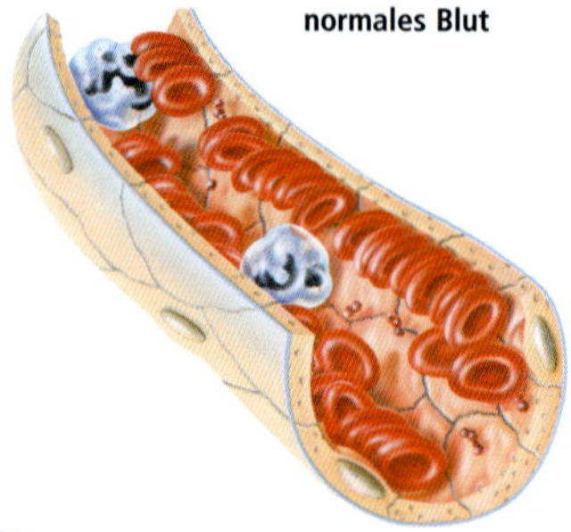

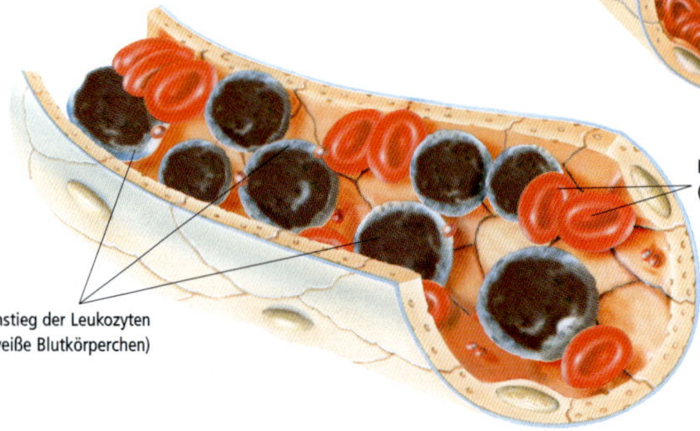

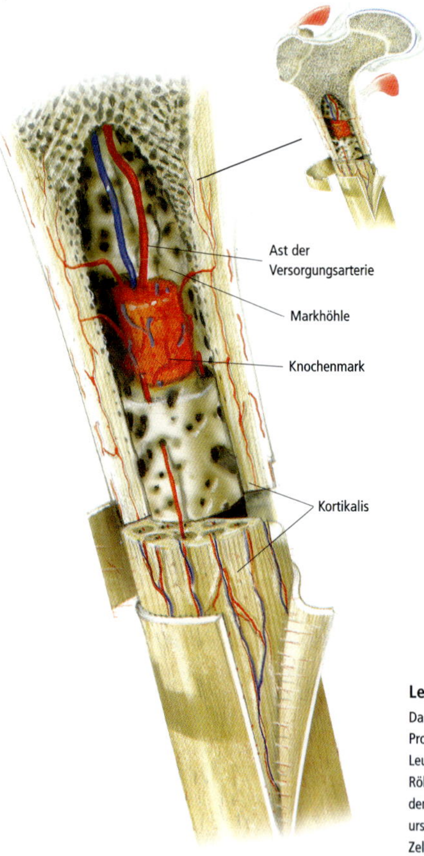

Leukämie – Milz

Die Milz produziert Lymphozyten, eine Art der weißen Blutkörperchen, die für das Immunsystem des Körpers von großer Bedeutung sind. Eine Lymphozytenüberproduktion führt zur chronischen lymphatischen Leukämie, der häufigsten Form der Leukämie, und evtl. zu einer Milzvergrößerung.

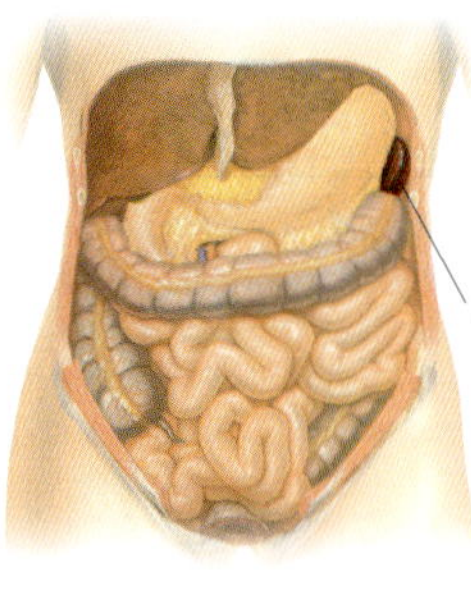

Leukämie – Knochenmark

Das Knochenmark ist die wichtigste Speicher- und Produktionsstelle für weiße Blutkörperchen. Die Leukozyten werden vorwiegend in den langen Röhrenknochen, der Wirbelsäule, den Rippen und dem Brustbein gebildet. Die akute Leukämie verursacht durch die rasche Vermehrung der weißen Zellen im Knochenmark starke Schmerzen.

mit bestimmten Erbkrankheiten, z. B. dem Down-Syndrom, ist jedoch eine erhöhte Erkrankungshäufigkeit festzustellen.

Bei Kindern kommen zwei akute Leukämieformen vor: Die akute lymphatische Leukämie (ALL), bei Kindern die häufigste Form, geht auf Stammzellen der Lymphozyten zurück, die sich nicht zu reifen Formen entwickeln, sondern in unreifem Stadium ins Blut gelangen. Da inzwischen bei 60–75 % der an akuter lymphatischer Leukämie Erkrankten chromosomenspezifische oder genetische Störungen festgestellt wurden, besteht nun eine berechtigte Hoffnung auf verbesserte Heilungschancen.

Die akute myeloische Leukämie (AML), bei Kindern die zweithäufigste Leukämieform und bei Erwachsenen die häufigste, wird durch eine Vermehrung der Myeloblasten im Knochenmark verursacht. Das Risiko einer Erkrankung steigt mit zunehmendem Alter. Es wurden mindestens sechs Formen der akuten myeloischen Leukämie identifiziert. Die Mehrzahl wird mit chromosomenspezifischen Störungen in Verbindung gebracht, und bei nahezu allen Patienten wurde eine Chromosomenstörung in den leukämischen Zellen festgestellt. Bei der Promyelozytenleukämie führte diese Erkenntnis zu einem Durchbruch bei der Behandlung, die nun eine Form von Vitamin A beinhaltet.

Die Behandlung einer akuten Leukämie besteht aus einer Kombination von starken Zytostatika und einer unterstützenden Behandlung zur Abwehr von Infektionen und Blutungen. Die Chemotherapie beginnt mit intravenösen Injektionen und Tabletten. Um die wiederholten Injektionen angenehmer zu machen, wird häufig ein Kunststoffkatheter in eine große Vene eingeführt. Die Initialbehandlung dient der Beseitigung der leukämischen Zellen bis zur Nachweisgrenze, dem Remissionsstadium. Daran schließt sich die Konsolidierungstherapie und, bei lymphatischer Leukämie, eine Erhaltungstherapie an.

Mit Hilfe von starken Antibiotika, Thrombozytentransfusionen und Wachstumsfaktoren zur Regeneration der gesunden weißen Zellen werden heute zufrieden stellende Behandlungsergebnisse erzielt. Mit Hilfe der modernen Behandlungsmethoden verläuft die Remission bei 70–80 % der Erwachsenen unter 60 Jahren und bei 97–99 % der Kinder erfolgreich. Mit Knochenmarktransplantationen in der Remissionsphase werden Heilungsraten von 50–60 % bei Erwachsenen und 75–80 % bei Kindern erzielt.

Verglichen mit der akuten Leukämie entwickelt sich die chronische Leukämie sehr viel langsamer und über einen längeren Zeitraum hinweg. Häufig wird eine chronische Leukämie zufällig entdeckt, beispielsweise bei einer Routineblutuntersuchung, die eine Vermehrung der weißen Blutkörperchen anzeigt. Bei diesen Leukämieformen kommt es zu einer Vermehrung der reifen weißen Blutkörperchen.

Die insgesamt häufigste Leukämieform ist die chronische lymphatische Leukämie (CLL), die durch eine Vermehrung der Lymphozyten gekennzeichnet ist. Sie tritt vorwiegend bei Männern über 50 Jahren auf und kann zu einer Vergrößerung der Lymphknoten und der Milz führen. Diese Erkrankung wird zu den Non-Hodgin-Lymphomen gerechnet. Vielfach steigt die Anfälligkeit für bakterielle Infektionen aufgrund der verminderten Produktion von Antikörpern durch gesunde Lymphozyten. Manche Patienten weisen jedoch keinerlei Symptome auf und bedürfen jahrelang keiner Behandlung.

Die chronische myeloische Leukämie tritt am häufigsten zwischen dem 20. und 40. Lebensjahr auf und bedingt eine Vermehrung der reifzelligen Myelozyten – auch Granulozyten genannt – im Blut und im Knochenmark. Sie manifestiert sich mit einer Vergrößerung der Milz und einem abnormen Chromosom in den Knochenmarkzellen, dem so genannten Philadelphia-Chromosom. (In Philadelphia wurde die Störung erstmals beschrieben.) Diese Form der Leukämie muss meist behandelt werden und ist bei jungen Patienten durch eine Knochenmarktransplantation heilbar. Personen, die für eine Transplantation ungeeignet sind, können mit Interferon behandelt werden. Dadurch wird die Anzahl der Philadelphia-positiven Zellen verringert und die Lebenserwartung der Patienten gesteigert.

THROMBOZYTOPENIE

Die Thrombozytopenie ist durch eine verminderte Anzahl von Blutplättchen gekennzeichnet. Da die Blutplättchen wesentlich an der Blutgerinnung beteiligt sind, äußert sich diese Krankheit in erster Linie in einer erhöhten Blutungsneigung. Besonders in der Haut entstehen blaue Flecken und kleine Blutungen, Petechien, die sich als punktförmige, purpurrote Flecken zeigen. Häufig kommt es auch zu Mund- und Nasenbluten.

Für die Thrombozytopenie kommen zahlreiche Ursachen infrage, darunter die idiopathische thrombozytopenische Purpura (ITP), eine Autoimmunkrankheit. Bei der ITP kommt es zur Produktion von Antikörpern gegen Blutplättchen durch das Milz- und Lymphgewebe und infolgedessen zur Zerstörung der Blutplättchen in der Milz. Abgesehen von den typischen blauen Flecken und Hautblutungen löst die ITP auch übermäßig starke Menstruationsblutungen und innere Blutungen aus. Kinder sind – besonders nach viralen Infektionskrankheiten – weitaus häufiger als Erwachsene von dieser Krankheit betroffen, die häufig ohne Behandlung heilt. Bei Erwachsenen verläuft die Krankheit dagegen meist ohne vorausgegangene Infektion und chronisch.

Arzneimittelbedingte Thrombozytopenien entstehen durch Medikamente, die eine Schädigung des Knochenmarks und eine Verlangsamung der Blutplättchenproduktion verursachen.

Die Erkrankung tritt auch als Begleitsymptom anderer Krankheiten oder Infektionen (wie Leukämie oder Aids) oder als Reaktion auf bestimmte Medikamente auf. Die Behandlung erfolgt in Abhängigkeit von der jeweiligen Ursache.

Einige Formen der Thrombozytopenie bedürfen keiner Therapie. Andere dagegen erfordern eine Behandlung, beispielsweise eine Blutplättchentransfusion, um evtl. tödliche Blutungen zu vermeiden.

POLYZYTHÄMIE

Der Begriff Polyzythämie (wörtlich: »zu viele Blutkörperchen«) bezieht sich auf eine Reihe von Blutkrankheiten, bei denen es zu einer Vermehrung von Blutkörperchen kommt. Sowohl rote und weiße Blutkörperchen als auch Blutplättchen können betroffen sein. Die häufigste Form ist eine Vermehrung der roten Blutkörperchen, die zu Gesichtsrötung und erhöhter Viskosität des Blutes führt. Der Betroffene kann einen Druck im Kopf verspüren und an Juckreiz leiden, vor allem nach einem heißen Bad oder nach dem Duschen, weil aus den weißen Blutkörperchen Histamin freigesetzt wird. Die erhöhte Anzahl an roten Blutkörperchen und Blutplättchen erhöht die Gerinnungsneigung in den Venen und Arterien, was wiederum eine tiefe Venenthrombose, einen Herzinfarkt oder einen Schlaganfall auslösen kann.

Die Behandlung besteht aus einer Blutverdünnung durch regelmäßige Aderlässe. Dabei wird eine Kanüle in eine große Vene am Ellbogen eingeführt. In einigen Fällen sind Medikamente erforderlich, um die erhöhte Zellproduktion im Knochenmark unter Kontrolle zu bringen.

AGRANULOZYTOSE

Bei dieser seltenen Krankheit, die nur bei einem von 100.000 Menschen auftritt, handelt es sich um eine Störung der Produktion

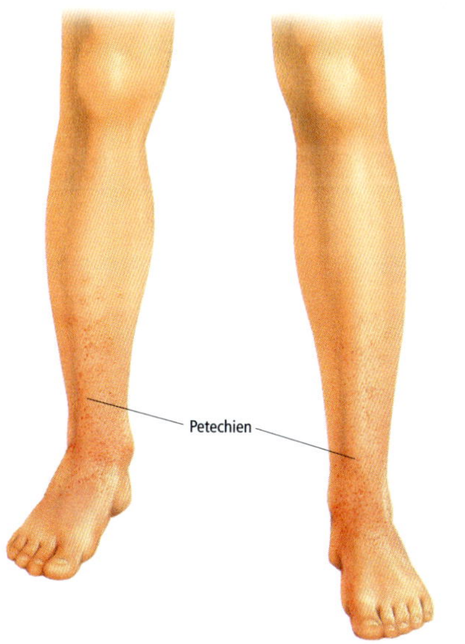

Thrombozytopenie

Die verminderte Anzahl der Blutplättchen beeinträchtigt die Blutgerinnung. Infolgedessen zeigt sich – meist an den Beinen – ein für diese Krankheit typischer Hautausschlag mit kleinen, roten Punkten durch spontane Hautblutungen, die als Petechien bezeichnet werden.

von neutrophilen Granulozyten im Knochenmark. Neutrophile Granulozyten stellen eine Untergruppe der weißen Blutkörperchen dar, die im Knochenmark gebildet und ins Blut freigesetzt werden, um Infektionen, Bakterien und andere eindringende Organismen zu bekämpfen.

Bei der Agranulozytose wird die Bildung der Neutrophilen, meist als Nebenwirkung bestimmter Medikamente, verlangsamt oder gestoppt. Ist auch die Produktion roter Blutkörperchen und Blutplättchen beeinträchtigt, spricht man von einer Panzytopenie. Wenn nicht ausreichend Neutrophile im Blutkreislauf zirkulieren, wird der Körper anfällig für opportunistische Infektionen. Diese reichen von leichten Erkrankungen wie Halsschmerzen oder Aphthen im Mund bis hin zu ernsten und lebensbedrohlichen Krankheiten wie einer Lungenentzündung. Die Sterblichkeit (Letalität) beträgt bis 30 %.

Die Diagnose wird durch zu niedrige Werte an Neutrophilen in einer Blutprobe gestellt. Durch eine Knochenmarkbiopsie lässt sich die Diagnose bestätigen. Kann das auslösende Medikament abgesetzt werden, erholt sich das Knochenmark im Allgemeinen von selbst. Bis dahin ist es jedoch wichtig, dass der Betroffene gut vor Infektionen geschützt wird. Infektionen müssen mit Antibiotika behandelt werden. In seltenen Fällen, in denen das Knochenmark nicht reagiert, können Medikamente zur Knochenmarkstimulation verabreicht werden. Bei der zyklischen Agranulozytose, einer angeborenen Form, kehren die Krankheitszeichen in regelmäßigen Abständen wieder. Die meisten Menschen haben jedoch keine weiteren Probleme.

BAKTERIÄMIE UND SEPTIKÄMIE

Unter Bakteriämie und Septikämie (Blutvergiftung) versteht man die Überschwemmung des Blutes mit Bakterien oder ihren Giften, die im ganzen Körper verteilt werden.

Während eine Bakteriämie relativ harmlos ist und häufig gar nicht bemerkt wird, ist eine Septikämie Zeichen einer Sepsis, einer lebensbedrohlichen Infektion des ganzen Körpers durch besonders aggressive oder zahlreiche Krankheitserreger oder bei starker Abwehrschwäche. Zu den Symptomen einer Septikämie zählen hohes Fieber, Schüttelfrost, Durchfall, Gerinnungsstörungen und Schockzeichen. In Extremfällen können sich in inneren Organen wie Leber oder Gehirn Abzesse bilden. Eine schwere Septikämie kann zum Tod führen. Sie erfordert eine sofortige stationäre Behandlung mit intravenösen Antibiotika.

TOXÄMIE

Unter einer Toxämie oder Toxinämie versteht man jede durch Blutgifte (Toxine) verursachte Schädigung des Blutes mit Veränderungen der Zellen und Zellkerne. Als Auslöser kommen verschiedene Bakterieninfektionen infrage, beispielsweise die bakterielle Dysenterie, die Diphtherie, eine Nahrungsmittelvergiftung und Tetanus. Gegen einige dieser Krankheiten – wie Tetanus oder Diphtherie – gibt es Schutzimpfungen.

Die Schwangerschaftstoxikose, die auch als Eklampsie oder Präeklampsie bezeichnet wird, ist gekennzeichnet durch eine gefährliche Blutdruckerhöhung sowie durch eine Störung der Nierenfunktion und des Zentralnervensystems und tritt in den letzten Schwangerschaftsmonaten auf.

SERUMKRANKHEIT

Das Serum ist der Teil des Blutes, der Antikörper enthält. Wer einem gefährlichen Gift oder Mikroorganismus ausgesetzt ist, gegen die er keine Antikörper in sich trägt, kann mit einer Antiseruminjektion behandelt werden. Dieses Antiserum wird aus dem Serum eines anderen Menschen oder eines Tieres gewonnen, das dem Gift oder Mikroorganismus bereits ausgesetzt war. Das Serum enthält die Antikörper, die zur Abwehr der Infektion benötigt werden, bis der Körper eigene Antikörper bilden kann, aber auch fremdes Eiweiß.

Eine Serumkrankheit ist eine allergische Reaktion auf das Fremdeiweiß, die zwei bis drei Wochen nach einer Antiseruminjektion auftreten kann. Zu den Symptomen gehören ein juckender Hautausschlag, steife Gelenke und Fieber. Die Betroffenen werden normalerweise innerhalb einiger Wochen wieder völlig gesund. Zur Behandlung setzt man oft Antihistaminika und Kortikoide ein.

Agranulozytose

Die neutrophilen Granulozyten sind die zahlenmäßig wichtigsten weißen Blutkörperchen (Leukozyten). Sie haben wesentliche Funktionen bei der Abwehr von Bakterien und anderen Krankheitserregern. Bei einer Agranulozytose verringert sich die Zahl der Granulozyten dramatisch. Andere Leukozyten, wie Lymphozyten und Monozyten, werden als Reaktion darauf vermehrt gebildet. Mit der verringerten Anzahl von Neutrophilen im Blutkreislauf nimmt auch die Widerstandsfähigkeit des Körpers gegen Infektionen ab.

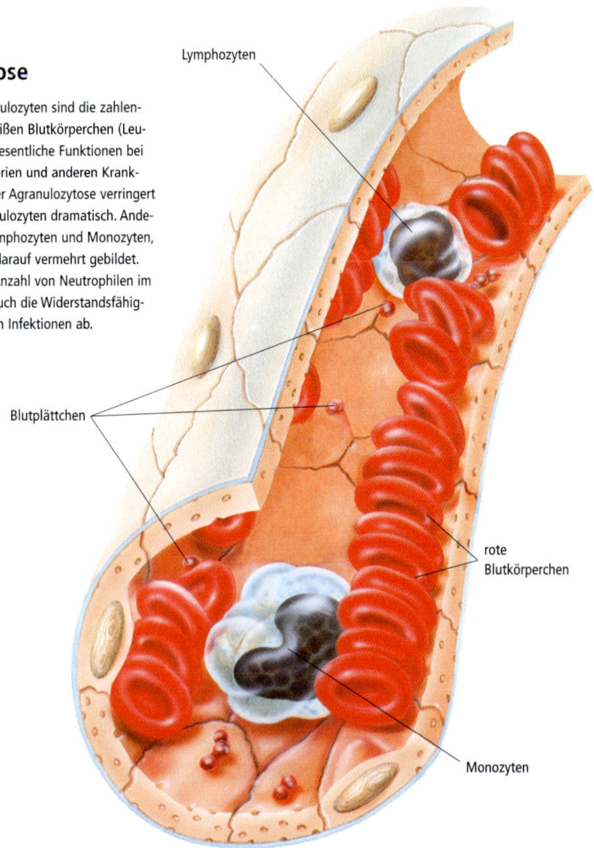

ATMUNGSORGANE

Im Zuge des Stoffwechsels verbraucht der menschliche Körper Sauerstoff und produziert Kohlendioxid als Abfallprodukt. In den Atemwegen wird das im Blut gesammelte Kohlendioxid gegen Sauerstoff ausgetauscht, der mit der Luft aus der Atmosphäre in die Lungen gelangt. Die Luft wird über Nase, Rachen, Kehlkopf, Luftröhre und Bronchien in die Lunge eingeatmet.

SIEHE AUCH *Nase, Mund, Sprache in Kapitel 2; Vordere Halsregion, Rachen, Kehlkopf, Kehldeckel, Luftröhre in Kapitel 3; Rippen in Kapitel 4; Lunge, Zwerchfell in Kapitel 5; Fetalentwicklung in Kapitel 13; Medikamente zur Behandlung des Atmungsapparates in Kapitel 16; Stoffwechsel, Blutkreislauf in diesem Kapitel*

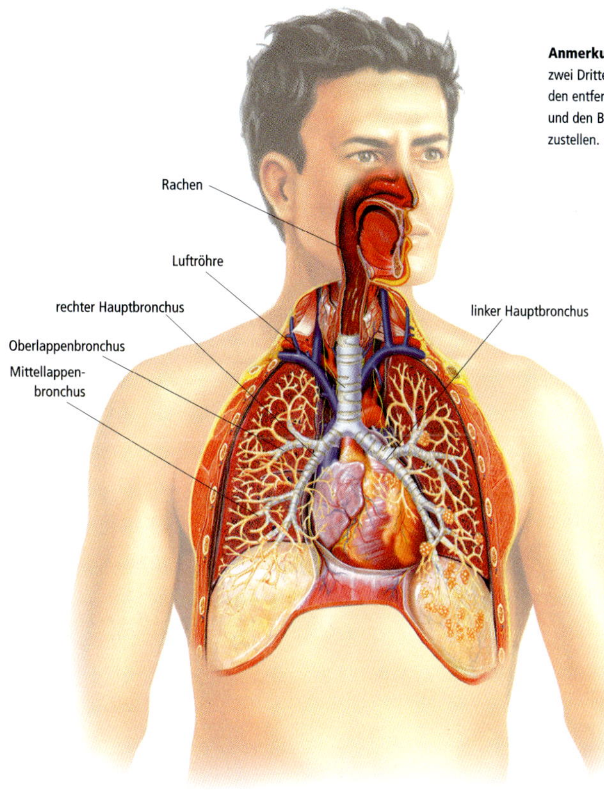

Anmerkung: Die oberen zwei Drittel der Lunge wurden entfernt, um das Herz und den Bronchialbaum darzustellen.

NASE

Der sichtbare Teil der Nase hat ein Knorpelskelett und stellt nur die vordere Öffnung der Nasenhöhle dar. Die Nasenscheidewand teilt die Nasenhöhle in der Mitte. Sie besteht im vorderen Teil aus Knorpel und im hinteren aus Knochen. Bei einer Krümmung der Nasenscheidewand (Septumdeviation) kann eine Hälfte der Nasenhöhle verengt sein, obwohl die Nase von außen symmetrisch aussieht.

Die Innenwände der Nasenlöcher bestehen aus Haut mit rauen Härchen, die eingeatmeten Staub aus der Luft filtern. Die restliche Nasenhöhle ist mit respiratorischer Schleimhaut ausgekleidet, in der sich Blutgefäße und Schleim absondernde Drüsen befinden. Das Blut wärmt die eingeatmete Luft an, und an dem feuchten, klebrigen Schleim bleiben ebenfalls Staubpartikel haften. Drei Schleimhautfalten (Nasenmuscheln) ragen jeweils seitlich in die Nasenhöhle hinein, wodurch die Oberfläche zum Anwärmen der eingeatmeten Luft erheblich vergrößert wird. Bei einer Erkältung ist die Nase durch ein Anschwellen der Schleimhaut und eine vermehrte Schleimabsonderung verstopft.

Ein kleiner Bereich am Dach der Nasenhöhle ist mit Riechepithel ausgekleidet, das über den Riechnerv eine direkte Verbindung ins Gehirn hat und das Riechen ermöglicht.

RACHEN

Der Rachen liegt hinter Nasenhöhle, Mundhöhle und Kehlkopf und endet an der Speiseröhre. In jeder Seitenwand des Rachens befindet sich direkt hinter der Nasenhöhle die Öffnung der Ohrtrompete, die den Rachen mit dem Mittelohr verbindet und für einen Druckausgleich sorgt. Kommt es infolge einer Erkältung zu einer Rachenentzündung, kann die Öffnung der Ohrtrompete zuschwellen und das Trommelfell wegen des entstehenden Druckunterschiedes nicht mehr richtig vibrieren. Geräusche werden dann nur noch gedämpft wahrgenommen.

KEHLKOPF UND SPRACHE

Der Kehlkopf ist eine mit Schleimhaut und Muskeln ausgekleidete Röhre, die vor dem Rachen liegt. Er beginnt mit einer Knorpelplatte (Kehldeckel), die beim Schlucken den Eingang verschließt, damit die Nahrung nicht in die Luftröhre gelangt. Der Kehlkopf ist in zwei Abschnitte unterteilt, die durch eine schmale Spalte voneinander getrennt sind. Der obere Abschnitt beginnt am oberen Rand des Kehldeckels und endet unter dem Kehldeckel an den »Taschenbändern« oder »falschen Stimmbändern«. Der untere Abschnitt beginnt an den Stimmbändern und endet am Ringknorpel. Der Ringknorpel schließt an die darunter liegende Luftröhre an. Die Stimmbänder sind mit dem Schildknorpel an der Vorderseite und den paarigen Gießbeckenknorpeln an der Kehlkopfrückseite verbunden.

Beim Sprechen strömt Luft von der Lunge in den Kehlkopf, wo sie die Stimmbänder in Schwingungen versetzt. Die als Stellknorpel fungierenden Gießbeckenknorpel drehen sich um eine vertikale Achse und lassen die Stimmbänder eng zusammen oder weiter auseinander stehen. Der Schildknorpel ist gegenüber dem Ringknorpel beweglich, sodass die Spannung der Stimmbänder und die Frequenz der Schwingungen gesteuert werden können. Die Schwingungen der Stimmbänder werden mit Hilfe der Zungen- und Lippenstellung in die verschiedenen Sprachlaute umgewandelt.

Bei einer operativen Kehlkopfentfernung bei Kehlkopfkrebs kann ein Gerät (in der Größe eines Elektrorasierers) an den Hals gehalten werden, um Schwingungen auf die ausgeatmete Luftsäule zu übertragen. Zungen- und Lippenbewegungen verwandeln die

Schwingungen in eine künstliche Sprache ohne Sprachmelodie.

Der Schildknorpel schützt die Vorderseite des Kehlkopfes. Er besteht aus zwei, durch eine Vertiefung in der Mitte miteinander verbundenen Platten. Das obere Ende ist bei Männern stärker ausgeprägt und wird Adamsapfel genannt. Der Schildknorpel ist durch Membranen und Bänder mit dem darüber liegenden Zungenbein und dem darunter liegenden Ringknorpel verbunden. Der Kehlkopf bewegt sich beim Schlucken oder Singen mit Vibrato-Effekt nach oben und unten.

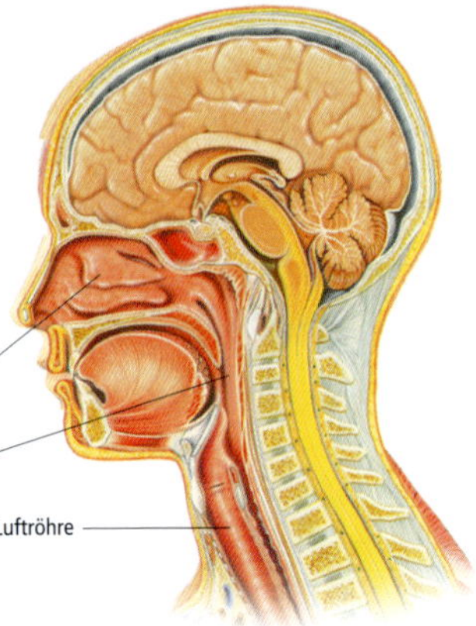

Obere Atemwege

Die oberen Atemwege bestehen aus Nase, Nasenhöhle und Rachen. Der Rachen gehört sowohl zu den Atmungs- als auch zu den Verdauungsorganen.

Atemmuskulatur

Das Zwerchfell und die Zwischenrippenmuskeln sind die wichtigsten Atemmuskeln. Beim Einatmen kontrahieren die Muskeln, um das Volumen des Brustkorbes zu vergrößern. Das Ausatmen ist ein passiver Vorgang, bei dem die Rippen und das Zwerchfell in ihre Ausgangsposition zurückkehren.

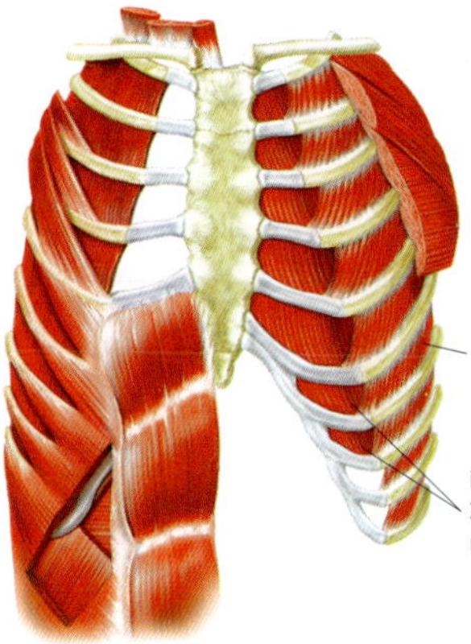

LUFTRÖHRE, BRONCHIEN UND LUNGE

Die Luftröhre besteht aus 15–20 übereinander geschichteten, hufeisenförmigen Knorpelspangen, die durch Bindegewebe miteinander verbunden sind und eine vertikale, nach hinten offene Rinne bilden. Der quer verlaufende Luftröhrenmuskel und Bindegewebe verbinden die Enden der Knorpel, verschließen die Rinne und machen sie zur Röhre.

Die Nahrung wölbt auf ihrem Weg durch die Speiseröhre die Hinterwand der Luftröhre vor. Ein großer, in der Speiseröhre festsitzender Nahrungsbrocken (Bolus) kann den Luftstrom blockieren und zum Ersticken führen. Ist der Kehlkopf durch ein Ödem (eine Schwellung) blockiert, z. B. beim Inhalieren von Rauch, kann eine Tracheotomie, d. h. ein Luftröhrenschnitt, lebensrettend sein.

Die Luftröhre endet an der Verzweigung in den rechten und linken Hauptbronchus zum rechten bzw. linken Lungenflügel. Der linke Lungenflügel ist durch eine schräge Lungenspalte *(Fissura obliqua)* in einen Ober- und Unterlappen geteilt. Der rechte Lungenflügel wird durch eine weitere, horizontale Lungenspalte in drei Lappen unterteilt: den Ober-, Mittel- und Unterlappen.

In jedem Lungenflügel verzweigt sich der Hauptbronchus zunächst in Lappenbronchien und anschließend in immer kleinere Bronchien bis hin zu Bronchiolen. Die Schleimhaut der Luftröhre und Bronchien verfügt über Flimmerhärchen, die Zilien, sowie Becherzellen und Schleimdrüsen zur Filterung von Staubpartikeln. Die Staubpartikel im Schleim werden durch die Bewegungen der Zilien nach oben transportiert. Das Bronchialepithel enthält zudem lymphatisches Gewebe, das Antikörper vom IgA-Typ produziert. Die Bronchiolen bestehen aus Muskeln und haben keine Knorpel in den Wänden. Bei einem Asthmaanfall kommt es aufgrund einer Schwellung der Schleimhaut, vermehrter Schleimabsonderung sowie einer Verkrampfung der glatten Muskulatur in den Wänden der Bronchiolen zu einer gefährlichen Verengung der Bronchiolen.

Der Bronchialbaum endet in den kleinen Lungenbläschen (Alveolen), die sich am Ende der Bronchiolen traubenförmig verzweigen. Die Alveolen sind durch Scheidewände mit elastischen Fasern von anderen getrennt, die für die große Gasaustauschfläche in der Lunge verantwortlich sind.

Bei einer Zerstörung der Scheidewände zwischen den Alveolen aufgrund eines Lungenemphysems wird auch die Alveolarstruktur zerstört und die Gasaustauschfläche stark reduziert. Die Wände der Alveolen bestehen aus einer dünnen Zellschicht, die an die Wandzellen der Lungenkapillaren grenzen. Das Blut der Lungenarterien ist sauerstoffarm und kohlendioxidreich, während eingeatmete Luft sauerstoffreich und kohlendioxidarm ist. Die Gase diffundieren deshalb von alleine durch die Alveolarwand, wobei Kohlendioxid in die Alveolarluft und Sauerstoff ins Blut gelangt. Das Blut aus den Alveolen ist wieder mit Sauerstoff gesättigt, und das Kohlendioxid in den Alveolen gelangt durch die ausgeatmete Luft in die Atmosphäre.

Die Alveolarwände enthalten auch Zellen, die Surfactant produzieren. Dieser reduziert die Oberflächenspannung in der Alveolarwand. Er verhindert einen Alveolarkollaps beim Ausatmen. Beim Atemnotsyndrom von Neugeborenen kommt es aufgrund eines Surfactant-Mangels zu einem Alveolarkollaps. In den Alveolen befinden sich außerdem Makrophagen, die eingeatmete Bakterien, Staub und Kohlepartikel verdauen.

LUNGENKREBS

Lungenkrebs ist eigentlich ein Krebs der Bronchien. Die richtige Bezeichnung lautet daher »Bronchialkarzinom«. Rauchen führt zu einer ständigen Reizung und Infektion der Bronchien (chronische Bronchitis) und verursacht auf diesem Weg erwiesenermaßen Lungenkrebs. Lungenkrebs ist ein gefährlicher Krebs, da er in der Regel erst spät Beschwerden verursacht und keine äußerlich sichtbaren Veränderungen hervorruft. Besteht Verdacht auf ein Bronchialkarzinom oder wird die Diagnose gestellt, ist der Krebs häufig schon weit fortgeschritten.

LUNGEN- UND BRUSTFELL

Jeder Lungenflügel wird über einen raffinierten Mechanismus an der Brustwand fixiert. Man stelle sich einen halb aufgeblasenen Ballon vor, der einen Teelöffel Öl enthält. Dieser Ballon wird nun um die Lunge gewickelt und gedehnt, bis er den Eingang der

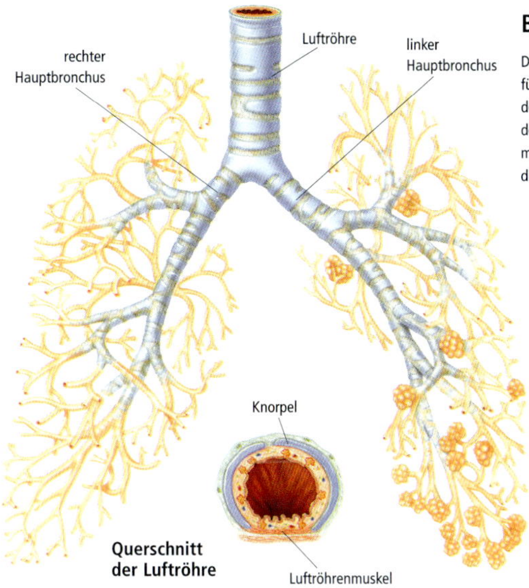

Querschnitt der Luftröhre

Bronchialbaum

Der Bronchialbaum bildet ein Röhrensystem für den Transport der eingeatmeten Luft zu den Alveolen, wo der Gasaustausch stattfindet. In den Bronchien befinden sich Flimmerhärchen (Zilien) und Schleimdrüsen, die die Bronchien sauber halten.

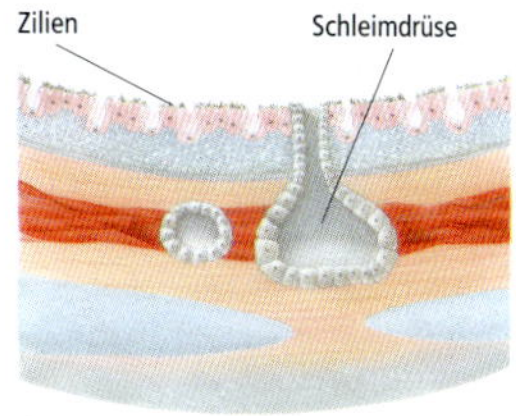

Querschnitt der Bronchien

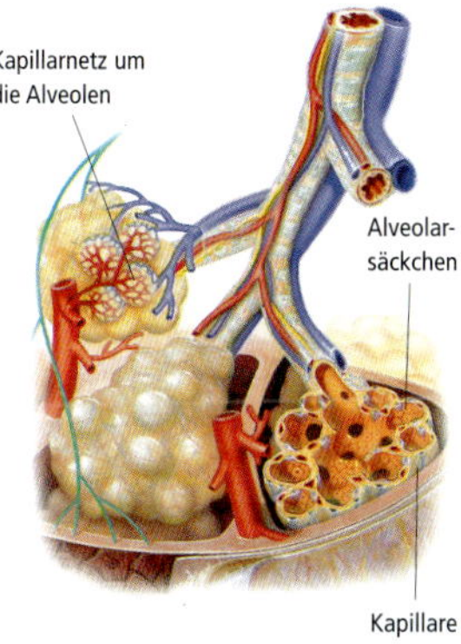

Gasaustausch in den Alveolen

Die kleinsten Bronchiolen enden in Alveolen (Lungenbläschen). Diese sind von einem Kapillarnetz umgeben, wodurch Sauerstoff aus der Luft in die Blutbahn gelangt und das im Blut angesammelte Kohlendioxid in die Alveolen, um ausgeatmet zu werden.

Blutgefäße und Bronchien erreicht, und schon kann man sich ein Bild von Lungen- und Brustfell machen. Die Schicht des Ballons, die der Lunge anliegt, entspricht dem Lungenfell (*Pleura visceralis*), die von außen sichtbare Schicht dem Brustfell (*Pleura parietalis*). Das Brustfell überzieht die Innenseite des Brustkorbs. Die Flüssigkeit im Pleuraspalt gewährleistet die reibungslose Bewegung der Lunge gegen den Brustkorb.

Der Ausdruck »Rippenfellentzündung« bezieht sich auf eine entzündliche Flüssigkeitsansammlung im Pleuraspalt. Eine große Flüssigkeitsansammlung, z.B. Serum bei einigen Virusinfektionen oder Blut durch eine Stichwunde, muss abgesaugt werden, da sie die Lungen komprimiert. Luft im Pleuraspalt (Pneumothorax) führt zu einem Lungenkollaps auf der betroffenen Seite. Ein Pneumothorax kann durch eine Brustwunde verursacht werden, bei einigen jungen, großen und schlanken Menschen aber auch spontan auftreten. Asbest ist eine häufige Ursache für ein Pleurakarzinom (Mesotheliom).

BLUT- UND NERVENVERSORGUNG

Sauerstoffarmes Blut aus dem Körper wird von der rechten Herzkammer durch die Lungenarterien in die Lunge gepumpt. Die Äste der Lungenarterien folgen dem Bronchialbaum und enden in den Kapillarnetzen an den Alveolen, wo der Gasaustausch stattfindet. Sauerstoffreiches Blut sammelt sich in den Venolen, die sich zu den beiden Lungenvenen der Lungenflügel vereinen und kehrt zum linken Vorhof im Herzen zurück, von wo es erneut durch den Körper gepumpt wird.

Bei einer Mitralstenose leistet die verengte Mitralklappe dem Blutfluss vom linken Vorhof in die linke Herzkammer erhöhten Widerstand. Der erhöhte Druck wird bis zum Kapillarnetz in der Lunge zurückgeleitet, was zu einem Elastizitätsverlust der Lunge und einer erschwerten Atmung führt. Bei sehr starkem Druck kann es zum Austritt von Serum aus den Kapillaren und in der Folge zu einem Lungenödem kommen. Wenn Kapillaren platzen oder Blutkörperchen austreten, husten die Betroffenen Blut (Hämoptoe).

Bronchien und Lunge erhalten von den kleinen Bronchialarterien Sauerstoff und Nährstoffe. Sauerstoffarmes Blut kehrt über die Bronchialvenen zum Herzen zurück.

Die Lymphgefäße der Lunge münden in den Brustmilchgang. Die Lymphknoten befinden sich an der Lungenwurzel (der Eintrittsstelle von Blutgefäßen und Bronchien in die Lunge) auf Stammbronchien und Luftröhre. Bei einem Lungenkarzinom sind sie vergrößert auf einem Röntgenbild zu sehen.

WIE WIR ATMEN

Der Brustkorb ist ein luftdichter Zylinder mit dem Zwerchfell als unterer und der Unterseite des Halses als oberer Begrenzung. Seine Wand besteht aus Rippen, die von der Brustwirbelsäule zum Brustbein verlaufen und wird von drei Schichten Zwischenrippenmuskeln zusammengehalten. Beim Einatmen drehen sich die Rippen um ihre Wirbelgelenke und das Brustbein hebt sich, sodass sich der Brustkorb vergrößert. Das Zwerchfell senkt sich ab und erweitert den Brustkorb ebenfalls. Das Volumen der Brusthöhle wird erhöht, was zu einem Druckabfall in der Lunge unter den atmosphärischen Druck führt. Die Luft wird über die Atemwege in die Lunge gesaugt. Dieser Mechanismus versagt, wenn durch eine Wunde im Brustkorb eine Angleichung des Drucks im Brustkorb an den atmosphärischen Druck erfolgt.

Ausatmen ist ein passiver Vorgang – durch die Rückkehr von Rippen und Zwerchfell in ihre Ausgangslage wird die Luft aus der Lunge herausgepresst. Bei einem Asthmaanfall erschwert der erhöhte Widerstand in den Bronchien vor allem das Ausatmen. Die Betroffenen pressen die Luft unter Anstrengung aus dem Körper. Zur Überwindung des Widerstandes müssen sie sich oft aufsetzen, festhalten und mittels der Atemhilfsmuskeln von Schultergürtel und Rücken zusätzlichen Zug auf die erste Rippe und das Brustbein ausüben. Bei verminderter Luftzufuhr, wenn z.B. die Rippenbewegungen bei Bettlägerigen eingeschränkt sind, erhöht der Luft- und Sekretstau in der Lunge das Risiko für eine Atemwegsinfektion (Lungenentzündung). Eine Anregung der Atmung und Übungen zur Verstärkung der Atemtiefe sind zur Vorbeugung einer Lungenentzündung bei bettlägerigen, chronisch kranken Patienten unerlässlich.

HARNWEGE

Die Harnwege sind lebenswichtig. Sie scheiden Stoffwechselprodukte aus und regulieren den Wasser- und Elektrolythaushalt im Blut.

SIEHE AUCH *Nebennieren in Kapitel 6; Harntrakt in Kapitel 7; Natrium, Wasser, Kalium in Kapitel 14; Urinanalyse, Zystografie, Zystomanometrie, Proktoskopie, Medikamente zur Behandlung des Verdauungstraktes und der Harnwege, Katheterisierung, Dialyse, Kolostomie in Kapitel 16; Elektrolyte, Stoffwechsel, Störungen des Stoffwechsels in diesem Kapitel*

BLUT UND ELEKTROLYTE

Alle Zellen und Gewebe des Körpers verbrauchen Sauerstoff und Nährstoffe und produzieren Kohlendioxid und Abfallprodukte. Die Atmungsorgane entfernen das Kohlendioxid aus dem Körper. Abfallprodukte werden von den Nieren aus dem Blut gefiltert und mit dem Urin ausgeschieden.

Eine anorganische Verbindung wie Kochsalz (Natriumchlorid) spaltet sich nach Auflösung in Wasser in Natrium- und Chloridionen. Diese verleihen der Lösung elektrische Leitfähigkeit – daher auch ihr Name: Elektrolyte.

Die Körperzellen enthalten Intrazellulärflüssigkeit und sind von der Extrazellulärflüssigkeit, u. a. Blutserum, umgeben. Alle chemischen Reaktionen im Körper sowie die Funktionen des Nervensystems hängen von einer konstanten Elektrolytkonzentration in den Zellen und in der Extrazellulärflüssigkeit ab. Natrium ist der wichtigste Elektrolyt der Extrazellulärflüssigkeit; Kalium ist der wichtigste Elektrolyt der Intrazellulärflüssigkeit.

Veränderungen der Ionenzusammensetzung in der Intra- und Extrazellulärflüssigkeit können schwer wiegende Folgen haben. Eine zu hohe Kaliumkonzentration in der Extrazellulärflüssigkeit kann zum Herzstillstand, eine zu geringe Konzentration zur Muskellähmung führen. Wasserstoff- und Bikarbonationen bestimmen den Säuregehalt des Blutes, der die Leitung von Nervenimpulsen sowie Stoffwechselvorgänge beeinflusst. Die Niere ist eines der wichtigsten Regulationsorgane des Elektrolyt- und Säurehaushaltes.

NIEREN

Die Nieren liegen an der Hinterwand des Bauchraumes links und rechts der Wirbelsäule. Jede Niere ist von einer Nierenkapsel umhüllt, die wiederum von einer Fettkapsel umgeben ist. Ihre Lage unter der letzten Rippe erklärt, warum einige Nierenerkrankungen Schmerzen zwischen den Lendenwirbeln und der zwölften Rippe verursachen.

Die rechte Niere liegt hinter dem Zwölffingerdarm, die linke etwas tiefer hinter der Bauchspeicheldrüse und dem Magen. Die Querdarmenden an den Verbindungsstellen zum aufsteigenden und absteigenden Dickdarm liegen vor den beiden Nieren. Die Nebennieren sitzen auf den Polen der Nieren.

Aufbau der Niere

Jede Niere besteht aus einem äußeren Teil, der Nierenrinde (Kortex), und einem inneren Teil, dem Nierenmark (Medulla). Die Rinde enthält Nierenkörperchen (Glomeruli) und Harnkanälchen (Tubuli) als Filtrationseinheiten. Das Nierenmark besteht aus ca. einem Dutzend Nieren- oder Markpyramiden. Der Hauptbestandteil jeder Markpyramide ist ein Bündel aus Sammelrohren, in denen sich der von den Filtrationseinheiten in der Nierenrinde produzierte Urin sammelt.

Die Spitzen der Markpyramiden ragen als kleine Papillen, die ein kleiner Nierenkelch bedeckt, in das Nierenbecken. Die kleinen Nierenkelche verbinden sich zu großen Nierenkelchen. Diese münden in das Nierenbecken, das mit dem Harnleiter verbunden ist.

Jede Nierenarterie zweigt von der Aorta ab und bildet Äste, die über das Nierenbecken schließlich Nierenmark und Nierenrinde erreichen. Die Venen nehmen denselben Weg und münden in die untere Hohlvene.

Funktionen der Niere

Die Niere erfüllt sowohl eine exkretorische als auch eine endokrine Funktion.

Exkretorische Funktion: Die Niere filtert Stoffwechselprodukte wie Harnstoff aus dem Blut. Darüber hinaus reguliert sie das Elektrolytgleichgewicht im Blut sowie den Wassergehalt des Körpers.

Diuretika fördern die Ausscheidung von Wasser durch die Nieren und werden häufig bei leichtem Bluthochdruck verordnet, um die im Körper zirkulierende Wassermenge zu reduzieren. Zudem werden sie zur Behandlung der leichten Herzinsuffizienz eingesetzt, da sie den Druck auf das Herz reduzieren.

In jeder Niere befinden sich ca. eine Million mikroskopisch kleine Funktionseinheiten (Nephrone). Jedes Nephron besteht aus einem Nierenkörperchen (Glomerulus), einem Kapillarknäuel, das von der Bowman-Kapsel (Filtrationsmembran, die die Kapillaren des Nierenkörperchens umschließt) umhüllt ist. Das Filtrat aus dem Blut verlässt die Kapsel und passiert die proximalen und distalen gewundenen Abschnitte der Harnkanälchen (Tubuli) des Nephrons, in denen Vitamine und verschiedene Elektrolyte erneut aufgenommen (rückresorbiert) werden.

Ein lang gestreckter Teil der Tubuli, die Henle-Schleife, ragt tief ins Nierenmark. Er spielt bei der Rückresorption von Wasser, Natrium- und Kaliumionen eine wichtige Rolle.

Rückresorbiertes Wasser und Elektrolyte gelangen in die abführenden Nierengefäße. Abfallprodukte und toxische Substanzen werden entweder nicht rückresorbiert oder aktiv in den Urin ausgeschieden.

Der letzte Teil des Nephrons, das große Sammelrohr, dient ebenfalls der Rückresorption von Wasser und Elektrolyten und spielt bei der Anpassung der Urinkonzentration eine wichtige Rolle. Die großen Sammelrohre sind in den Markpyramiden gebündelt und münden an den Papillenspitzen in die Nierenkelche.

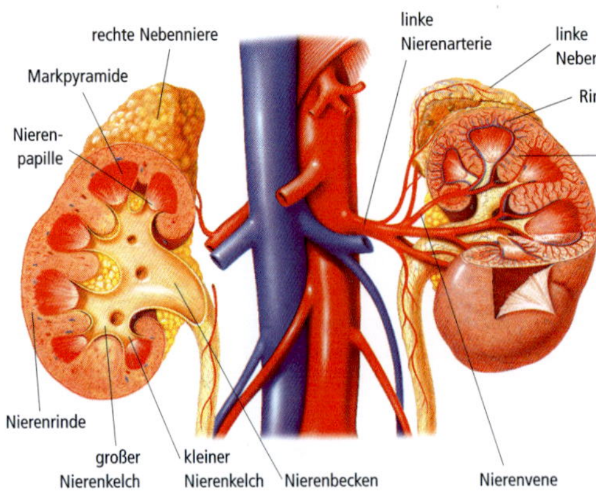

Nierenfunktion

Die Hauptfunktion der Niere besteht darin, den Körper von Abfallprodukten zu befreien und dafür zu sorgen, dass diese mit dem Urin ausgeschieden werden. Darüber hinaus spielt die Niere bei der Rückresorption von Wasser und Elektrolyten, die der Körper benötigt, eine zentrale Rolle.

Die durchschnittlich ausgeschiedene Urinmenge beträgt beim Erwachsenen ca. 1–1,5 l pro Tag. Urinmenge und -konzentration variieren je nach Flüssigkeitsaufnahme und Flüssigkeitsverlust durch Atmung, Schwitzen und Stuhlausscheidung. Wenn der Körper ausgetrocknet ist, wird nur sehr wenig hoch konzentrierter Urin produziert.

Bei Anfälligkeit für Harnwegsinfektionen oder Nierensteine sollte man auf ausreichende Urinausscheidung achten, um ein erneutes Auftreten der Erkrankungen zu vermeiden.

Die Filtrationsmembran im Nierenkörperchen kann bei einer Glomerulopathie durch eine körpereigene Immunreaktion geschädigt werden. Diese Erkrankung tritt häufig nach einer Streptokokkeninfektion sowie bei einigen Autoimmunerkrankungen auf. Bei Zuckerkrankheit beeinträchtigt eine Verdickung der Basalmembran der Kapillaren in den Nierenkörperchen die Funktion der Nierenkörperchen und führt zum Nierenversagen.

Der Missbrauch von Schmerzmitteln (Analgetika) kann zu starken Schäden der Harnkanälchen (Analgetikanephropathie) führen. Insbesondere gefährliche koffein- und barbiturathaltige Mischpräparate sind seit einigen Jahren verboten. Die Harnkanälchen können auch durch Hämoglobin blockiert werden, das von geschädigten Muskeln nach schweren Quetschungen oder starker Überhitzung freigesetzt wird. Eine Schädigung der Harnkanälchen führt zu schwer wiegenden Veränderungen in der Zusammensetzung der Extrazellulärflüssigkeit. Ein Nierenversagen kann tödlich sein, da die Konzentration einiger Ionen, z. B. Kalium, auf lebensbedrohliche Werte steigen kann und der Körper sich mit Abfallprodukten vergiftet.

Im Spätstadium einer Nierenerkrankung kann das Leben durch Dialyse oder eine Nierentransplantation erhalten werden.

Die Nierenfunktion geht weit über die einfache Filtration des Blutes hinaus. Eine Niereninfektion ist eine Komplikation, die bei Bettlägerigen früher oft zum Tod führte. Trotz aller medizinischen Fortschritte ist das Nierenversagen noch immer das Endstadium vieler anderer Erkrankungen.

Endokrine Funktion: Die Niere produziert zwei wichtige Hormone und gibt sie ins Blut ab: Erythropoetin regt die Blutbildung an, Hydroxycholecalciferol (aktive Form von Vitamin D) ist am Kalziumstoffwechsel beteiligt.

Dort, wo das distale gewundene Harnkanälchen ganz dicht auf dem Gefäßpol des Nierenkörperchens liegt, messen spezialisierte Epithelzellen den Salzgehalt im Urin und steigern über die Ausschüttung eines Enzyms den Blutdruck. Dieser juxtaglomeruläre Apparat aus Zellen des Harnkanälchens und der zu- und abführenden Kapillare reagiert auf eine erhöhte Natriumkonzentration im Harn oder einen plötzlichen Blutdruckabfall mit der Ausschüttung von Renin. Dieses Enzym regt eine Kettenreaktion zur Herstellung des Elektrolytgleichgewichtes an.

Renin wandelt Angiotensinogen im Blut in Angiotensin 1 um, das von der Lunge in Angiotensin 2 umgewandelt wird. Letzteres regt die Nebennierenrinde zur Sekretion von Aldosteron an, das wiederum die Nephronen zu einer erhöhten Rückresorption von Salz anregt. Dadurch wird die Ausscheidung von verdünntem Urin ausgelöst, die Salzkonzentration in den Körperflüssigkeiten wiederhergestellt und der Blutdruck erhöht. Die Wirkung vieler blutdrucksenkender Medikamente beruht auf der Unterdrückung dieses Renin-Angiotensin-Aldosteron-Systems.

HARNLEITER

Das Nierenbecken mündet in den Harnleiter (Ureter), ein röhrenförmiges, muskulöses Hohlorgan, das den Urin zur Blase transportiert. Kleine Nierensteine aus dem Nierenbecken können sich im Harnleiter festsetzen, vor allem an den leicht verengten Stellen, z. B. an der Abgangsstelle aus dem Nierenbecken. Die glatten Muskeln über der blockierten Stelle kontrahieren heftig, um den Stein durch den Harnleiter zu schieben; heftige Schmerzwellen (Nierenkolik) sind die Folge.

Die Behandlung besteht zunächst in der Zufuhr großer Wassermengen, um den Harnfluss zu erhöhen. Ein Muskelrelaxanz wird verabreicht, um den Harnleiter zu entspannen und die Passage des Steines zu erleichtern. Nierensteine können operativ entfernt oder durch Ultraschall zertrümmert werden.

Der Harnleiter verläuft fast senkrecht entlang der Enden der Querfortsätze der Lendenwirbelsäule nach unten. Am Hüftknochen macht er eine Biegung nach hinten und mündet ungefähr auf der Mittellinie der Blase in die Blasenhinterwand. Die engste Stelle des Harnleiters befindet sich an seiner Eintrittstelle in der Blasenwand, in der er ca. 2 cm lang schräg verläuft, bevor er in eine schlitzartige Öffnung mündet.

Ist die Blase voll, wird der Harnleiter in der Blasenwand zusammengepresst, sodass kein Urin in das Nierenbecken zurückfließen kann. Bei einer Blasenentzündung kann die Infektion durch einen Rückfluss des Urins (Reflux) in die Nieren aufsteigen (Nierenbeckenentzündung). Dies tritt besonders häufig bei Fehlbildungen der Harnleitermündungen in die Blase auf, sodass wiederholte Niereninfektionen zu einer genauen Untersuchung dieser Mündungsstellen Anlass geben sollten.

HARNBLASE

Die Nieren produzieren ständig Urin. Dieser sammelt sich in der Harnblase, einem muskulösen Hohlorgan, das einer umgedrehten Pyramide ähnelt. Die Harnröhre (Urethra) entspringt am Blasenhals, der direkt hinter der Schambeinfuge liegt. Die Blasenhinterwand liegt an der Vorderseite des Mastdarmes und nimmt die Harnleiter auf. Die Öffnungen der beiden Harnleiter und der Harnröhre bilden die drei Ecken des Blasendreieckes (*Trigonum vesicae*, Lientaud-Dreieck).

Ist die Blase leer, liegt sie hinter dem Schambein, ist sie voll, hebt sie sich über die Schambeinfuge und kann durch einen Schlag auf das Schambein reißen. Beim Mann liegt die Blase auf der Prostata und ist durch Bänder am Blasenhals mit dem Schambein und den Seitenwänden des Beckens verbunden.

MÄNNLICHE HARNRÖHRE

Die Vorsteherdrüse (Prostata) liegt unter dem Blasenhals und auf dem durch eine Muskelschicht verstärkten Beckenboden. Die Harnröhre tritt aus dem Blasenhals aus und verläuft durch die Prostata und die von den Muskelschichten gebildete Membran, bevor sie den Penis erreicht. Sie besteht aus einem prostatischen Teil (*Pars prostatica*), einem membranösen Teil (*Pars membranacea*) und einem Schwellkörperteil (*Pars spongiosa*).

Neben Urin transportiert die männliche Harnröhre auch Sperma, d. h. sie steht in enger Beziehung zu den Geschlechtsorganen.

Die muskulöse Harnröhre wird zusätzlich von Muskelfasern verstärkt, die sich wie Schlingen von der Blase bis zum oberen Teil des *Pars prostatica* winden. Eine Prostatavergrößerung verändert die Geometrie dieses Schließmuskels und beeinträchtigt den Schließmuskelmechanismus der Harnröhre nach der Harnentleerung. Dieser Schließmuskel wird vom vegetativen Nervensystem gesteuert. Im Beckenboden gibt es mit dem *M. transversus perinei* einen weiteren willkürlich steuerbaren Schließmuskel.

Die volle Blase sendet Signale an das Reflexzentrum im Kreuzbeinabschnitt des Rückenmarkes. Dort wird ein Kontraktions-

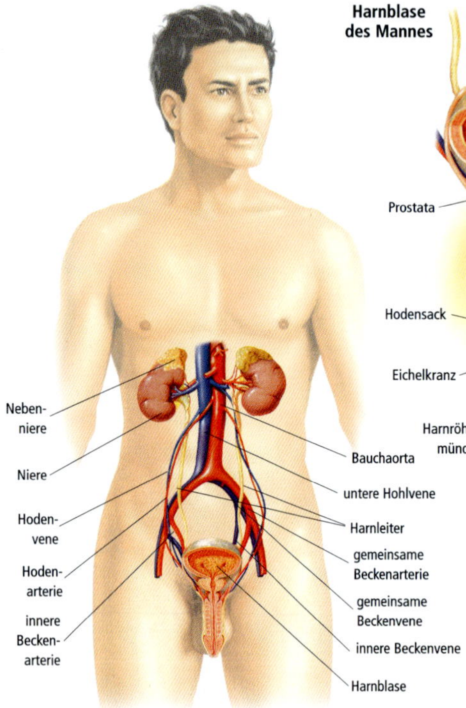

Harnblase des Mannes

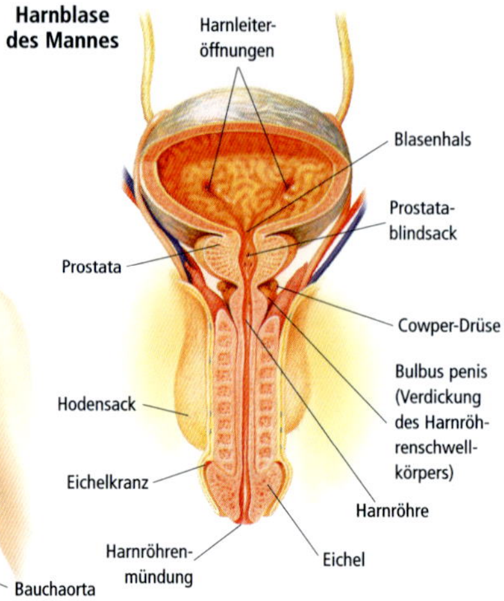

Harnwege des Mannes

Die Harnwege bestehen aus Nieren, Harnleitern, Blase und Harnröhre. Die männliche Harnröhre dient sowohl dem Durchfluss von Sperma als auch von Urin.

BLASE UND HARNRÖHRE DER FRAU

Die Scheide (Vagina) befindet sich zwischen Mastdarm und Blasenhinterwand, wobei die Gebärmutter (Uterus) der Blase aufliegt. Die Harnröhre verläuft direkt durch den Beckenboden. Die weibliche Harnröhre steht nicht in Beziehung zu den Geschlechtsorganen. Sie ist sehr kurz und tritt vor dem Scheideneingang nach außen.

Die Kontrolle über den Harnröhrenschließmuskel ist bei Frauen schwächer ausgeprägt als bei Männern. Eine Erschlaffung der Beckenbodenmuskulatur oder eine Schädigung der Harnröhrenschließmuskeln durch mehrere Schwangerschaften führt häufig zur Stressinkontinenz. Bereits bei leichtem Druckanstieg im Bauchraum, z. B. durch Husten, kann es zu Harnträufeln kommen.

Die kurze Harnröhre ermöglicht eine relativ problemlose Untersuchung des Blaseninneren mit einem Zystoskop, erleichtert Bakterien jedoch auch das Eindringen in den Körper. Daher treten Infektionen der unteren Harnwege bei Frauen häufiger auf als bei Männern, vor allem bei jungen Mädchen, die eine noch kürzere und geradere Harnröhre haben als erwachsene Frauen.

reflex des Blasenmuskels ausgelöst, der den Blasenhals erschlaffen lässt. Dieser Reflex kann aber eine Zeit lang unterdrückt werden, bis die Blasenentleerung möglich ist. Ist die Verbindung in das Gehirn durch eine Querschnittlähmung unterbrochen, versagt die willkürliche Steuerung der Blasenentleerung (Inkontinenz); sie findet bei einem gewissen Füllungsstand reflexartig statt. Ist das Reflexzentrum im Rückenmark geschädigt, ist eine richtige Blasenentleerung nicht mehr möglich. Die Blasenwand dehnt sich immer mehr, der Harn tröpfelt unkontrolliert heraus.

HARNWEGE DER FRAU

Der Aufbau der Harnwege von der Niere hinab zur Blase ist bei beiden Geschlechtern ungefähr gleich. Die Lage des Harnleiters im Becken unterscheidet sich jedoch etwas. Ein Beispiel ist die Nähe des weiblichen Harnleiters zur Arterie, die die Gebärmutter versorgt. Bei einer operativen Entfernung der Gebärmutter (Hysterektomie) besteht die Gefahr, dass der Harnleiter beim Abklemmen und Durchtrennen der Arterie geschädigt wird.

Harnwege der Frau

Die Harnwege der Frau entsprechen im Wesentlichen denen des Mannes. Eine Ausnahme bildet die viel kürzere Harnröhre. Sie erleichtert Bakterien das Eindringen in den Körper und ist der Grund dafür, dass Harnwegsinfektionen bei Frauen wesentlich häufiger vorkommen als bei Männern.

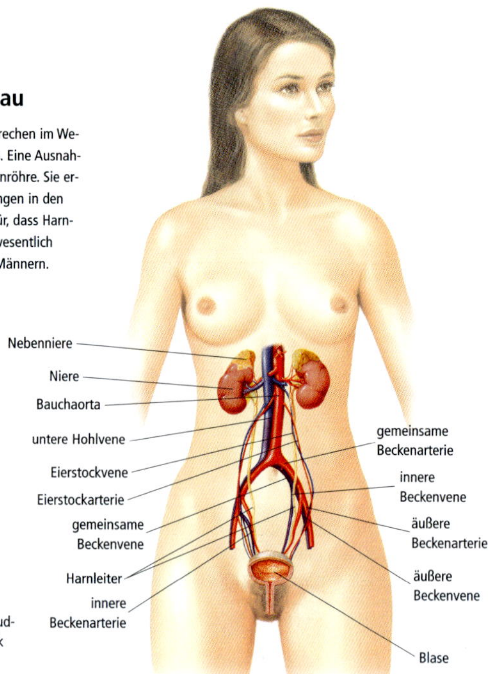

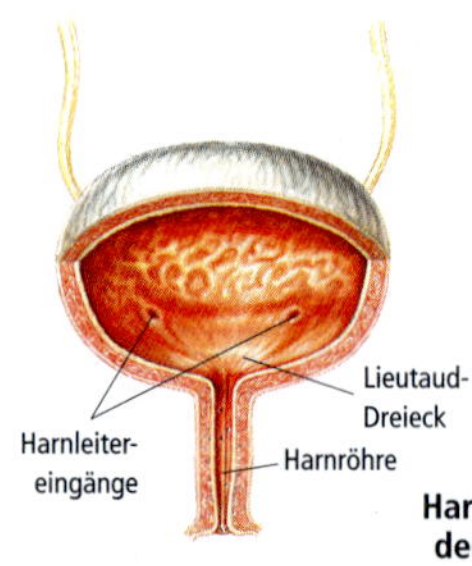

Harnblase der Frau

VERDAUUNGS-APPARAT

Beim Verdauungsvorgang wird Nahrung in kleine, einfache Moleküle zerlegt, die vom Körper aufgenommen werden und als Bausteine für menschliche Zellen dienen.

AUFBAU DES VERDAUUNGSAPPARATES

Die mechanische Tätigkeit des Verdauungstraktes optimiert die chemische Tätigkeit der Enzyme. Der Verdauungstrakt besteht aus glatten, kreisförmig und längs verlaufenden Muskelfasern. An einigen Stellen verdichten sich die kreisförmig verlaufenden Fasern zu einem dicken Ring, einem Schließmuskel, der den Innenraum eines Hohlorganes (Lumen) durch Kontraktionen verschließt. Die kreisförmig verlaufenden Fasern kontrahieren in rhythmischen Wellen (Peristaltik), um den Nahrungsbrei mit den Verdauungsenzymen zu vermischen bzw. ihn voranzupressen.

Verdauungsenzyme spalten die drei Nahrungshauptbestandteile in ihre Bausteine auf: Kohlenhydrate in Glukose, Eiweiße (Proteine) in Aminosäuren und Fette (Lipide) in Glyzerin und Fettsäuren. Von den mehr als zwei Dutzend Aminosäuren kommen die meisten bei allen Tierarten vor. Menschliche Proteine setzen sich aus Aminosäuren zusammen, die aus Proteinen im Fleisch stammen.

SIEHE AUCH ***Aminosäuren, Lipide in diesem Kapitel***

VERDAUUNG UND DRÜSEN

Die Nahrung wird von den Schneidezähnen zerbissen, von den Eckzähnen zerkleinert und von den Backenzähnen zermahlen. Sie wird im Mund hin und her geschoben und von der Zunge und den Wangenmuskeln zwischen den Backenzähnen gehalten. Die Zungenoberfläche ist aufgrund der Papillen, die Geschmacksrezeptoren enthalten, rau.

Drei paarige Speicheldrüsen liefern den Speichel (Saliva) im Mund: Die größte ist die Ohrspeicheldrüse *(Glandula parotis)* vor den Ohren. Die Unterkiefer- und Unterzungendrüse *(Glandula submandibularis* und *sublingualis)* liegen unter dem Mundboden. Durch Befeuchtung der Nahrung erleichtert der Speichel das Kauen und Schlucken. Zudem enthält er das Enzym Amylase, das Kohlehydrate verdaut, sowie Antikörper zur Infektionsabwehr. Eine mangelnde Speichelproduktion (z. B. beim Sjögren-Syndrom) erschwert das Sprechen und Schlucken.

Beim Schlucken wird die Nahrung zunächst zu einer runden Masse (Bolus) zusammengerollt, die dann von der Zunge in den hinteren Teil des Mundes geschoben wird. Die Rachenmuskeln pressen diesen Bissen anschließend in die Speiseröhre.

Die Speiseröhre (Ösophagus) verläuft hinter der Luftröhre senkrecht nach unten durch das Zwerchfell und endet im Magen. Am Magenausgang liegt ein dickes Muskelfaserbündel, der Magenpförtner oder Pylorus (Schließmuskel des Magens). Proteine werden im Magen von Salzsäure und Pepsin aus den Magendrüsen aufgespalten. Der Magenpförtner erschlafft regelmäßig, um den Mageninhalt, nun ein halb verdauter Brei (Chymus), in den Zwölffingerdarm zu entleeren.

Der Dünndarm besteht aus drei Teilen: dem Zwölffingerdarm (Duodenum), dem Leerdarm (Jejunum) und dem Krummdarm (Ileum). Die Schleimhaut des Zwölffingerdarmes und des Leerdarmes besteht aus zahlreichen Querfalten, den Kerckring-Falten *(Plicae circulares)*, und ist von zahllosen winzigen Fortsätzen (Dünndarmzotten) besetzt, die der Schleimhaut ein samtiges Aussehen verleihen. Kerckring-Falten und Zotten vergrößern die für die Nährstoffaufnahme zur Verfügung stehende Oberfläche enorm. Drüsen am Zottengrund und in der Bindegewebsschicht unter der Schleimhaut, der Submukosa, sondern neben Verdauungssäften Schleim ab, der die Schleimhaut vor Magensäure und Verdauungsenzymen schützt.

Die meisten Verdauungsprozesse laufen aufgrund der Tätigkeit der Bauchspeicheldrüsenenzyme im Zwölffingerdarm ab. Die Bauchspeicheldrüse (Pankreas) ist eine längliche Drüse hinter dem Magen. Ihr großer Kopf liegt in einer hufeisenförmigen Zwölffingerdarmschlinge, ihr Schwanz endet an der Milz. Die Bauchspeicheldrüsensekrete werden im Pankreasgang gesammelt, der mit dem Gallengang durch eine gemeinsame Öffnung, die Vater-Ampulle *(Ampulla hepatopancreatica)*, in den Zwölffingerdarm mündet.

Der Pankreassaft (»Bauchspeichel«) enthält inaktive Proenzyme, die das Zwölffingerdarmenzym Enteropeptidase in aktive Enzyme zur Aufspaltung von Kohlehydraten, Proteinen, Nukleinsäuren und Fetten umwandelt. Bei einer Bauchspeicheldrüsenentzündung (Pankreatitis) werden die Proenzyme schon in der Bauchspeicheldrüse aktiviert, was zur Zerstörung der Drüse führt.

Eine der vielen Leberfunktionen ist die Galleproduktion. Der Gallengang führt durch den Pankreaskopf und mündet an der Vater-Ampulle in den Zwölffingerdarm.

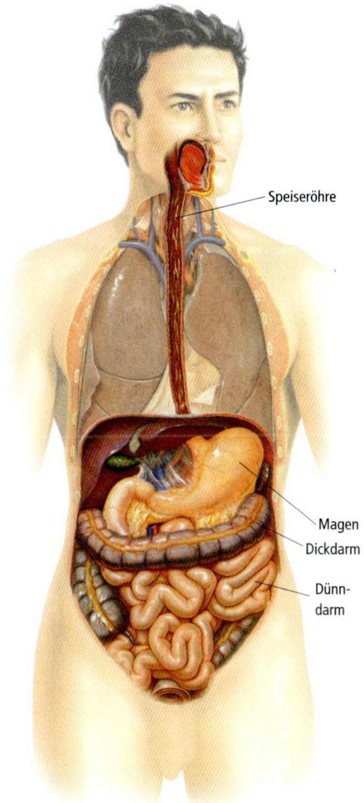

Bauchspeicheldrüsenkrebs (Pankreaskarzinom) kann zu einer Verengung oder Blockade des Gallenganges führen. Die daraus resultierende erhöhte Gallenkonzentration im Blut ist eine Ursache der Gelbsucht (Ikterus), bei der die Haut und das Weiße der Augen eine gelbliche Färbung annehmen.

Die Gallenblase *(Vesica fellea)* liegt unter der Leber und ist mit dem Gallengang verbunden. Sie ist für die Eindickung und Speicherung der Galle zuständig, die in den Zwölffingerdarm abgegeben wird, um bei fetthaltigem Nahrungsbrei die Resorption der Fettspaltprodukte durch die Dünndarmwand zu ermöglichen. Gallensteine entstehen durch das Auskristallisieren von Gallenbestandteilen in der Gallenblase. Sie reizen die Schleimhaut und führen zu einer Gallenblasenentzündung (Cholezystitis). Gallensteine, die in den Gallengang wandern, können heftige Schmerzen verursachen oder die Vater-Ampulle blockieren.

Wenn der Nahrungsbrei den Leerdarm erreicht, können die Verdauungsprodukte vom Körper aufgenommen (resorbiert) werden. Kleine Moleküle gelangen direkt in die Blutkapillaren der Zotten. Fette werden von den Lymphkapillaren der Zotten aufgenommen und gelangen über die Lymphgefäße des Dünndarmgekröses in den Blutkreislauf. Vitamin B_{12} wird mit Hilfe des Intrinsic Factor, eines im Magen gebildeten Proteins, im letzten Abschnitt des Krummdarmes resorbiert.

Der Krummdarm geht in den Dickdarm über, der aus Blinddarm (Zäkum), Grimmdarm (Kolon) und Mastdarm (Rektum) besteht. Der Blinddarm – der sackförmige, blind endende Anfangsteil des Dickdarmes – und der Krummdarm sind durch die Bauhin-Klappe (Ileozäkalklappe) miteinander verbunden. Unterhalb der Klappe befindet sich der Wurmfortsatz (Appendix), der sich entzünden kann, was umgangssprachlich als »Blinddarmentzündung« (Appendizitis) bezeichnet wird. Der Darminhalt wird auf seinem Weg durch die Dickdarmabschnitte – aufsteigenden Grimmdarm, Querkolon, absteigenden Grimmdarm und Sigmoid – in Stuhl umgewandelt. Der Grimmdarm nimmt Wasser und Gallensäuren auf und enthält Bakterien, die einige Vitamine, z. B. Vitamin K und Biotin produzieren. Die Schleimhaut des Grimmdarmes (Mukosa) enthält hier zahlreiche Becherzellen und Schleimdrüsen, um den Weitertransport des Stuhles zu beschleunigen. Wenn die Peristaltik des Grimmdarmes bei älteren Menschen eingeschränkt ist, wird mehr Wasser resorbiert, und der Stuhl wird so trocken, dass es zu Verstopfung (Obstipation) kommt. Ist das Gleichgewicht zwischen der normalen Darmflora und krank machenden Bakterien durch Antibiotika gestört, breiten sich die Krankheitserreger aus, und es kommt zu Durchfall (Diarrhö).

Die letzten Abschnitte des Dickdarmes sind der Mastdarm und der Afterkanal, der direkt vor dem Kreuzbein liegt. Der After wird von einem willkürlichen und einem unwillkürlichen Schließmuskel verschlossen. Bei der Stuhlentleerung öffnen sich die Schließmuskeln. Wenn sich Stuhl im Mastdarm befindet, wird der Defäkationsreflex ausgelöst, der jedoch durch eine Anspannung des willkürlichen Afterschließmuskels eine Zeit lang unterdrückt werden kann. Stuhlinkontinenz ist die Folge einer Schädigung der Schließmuskeln oder einer Störung des nervalen Steuerungsmechanismus. Ein Gefäßnetz in der Mastdarmschleimhaut und im Afterkanal unterstützt den Darmverschluss. Wenn sich die Gefäße erweitern, werden sie zu Hämorrhoiden, die während der Stuhlentleerung aus dem After hervortreten und bluten können. Darmkrebs ist eine häufige Erkrankung in der westlichen Welt, wobei in 50 % der Fälle der Mastdarm betroffen ist.

SIEHE AUCH *Mund in Kapitel 2; Kehldeckel, Vordere Halsregion in Kapitel 3; Speiseröhre in Kapitel 5; Bauchraum in Kapitel 6*

PERISTALTIK

Unter Peristaltik versteht man die wellenförmigen Kontraktionen in den Muskelwänden von Speiseröhre, Magen, Darm, Harnleitern und Eileitern, die dem Weitertransport von Inhalt dienen. Die Wände vieler röhrenförmiger Organe bestehen aus glatten Muskeln, deren Kontraktionen, wie die des Herzmuskels, vom vegetativen Nervensystem gesteuert werden und somit unwillkürlich erfolgen.

Verdauungsapparat

Der Verdauungsapparat besteht aus dem Magen-Darm-Trakt (einer Muskelröhre vom Mund bis zum After) und den dazugehörigen Verdauungsorganen (u. a. Leber, Gallenblase und Bauchspeicheldrüse).

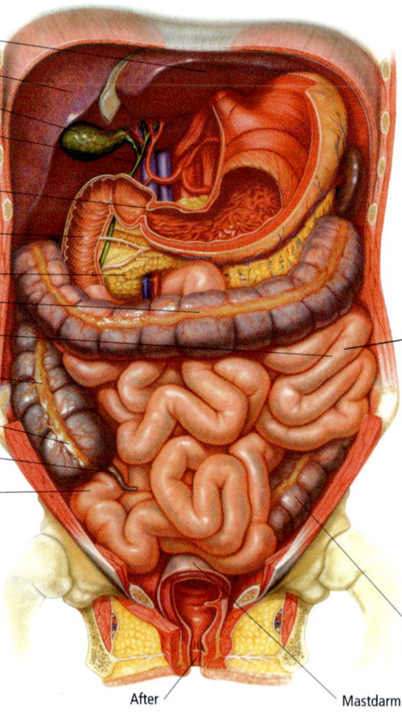

Anmerkung: In der Abbildung wurde die Leber angehoben, um die Gallenblase darzustellen.

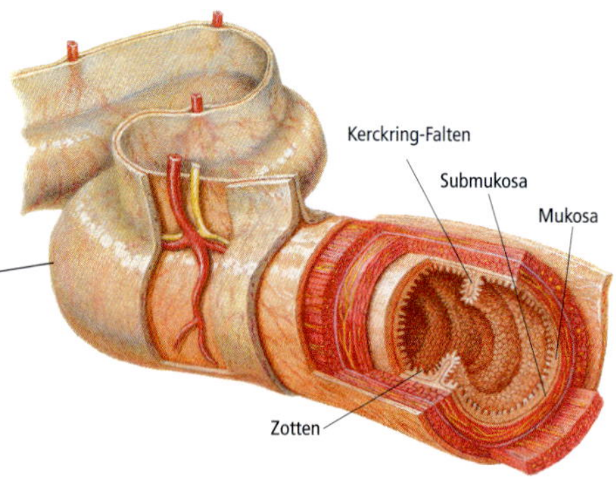

Funktionsweise des Dünndarmes

Die Verdauung und Resorption der Nahrungsbestandteile findet größtenteils im Dünndarm statt. Die Schleimhautoberfläche des Dünndarmes ist durch Querfalten (Kerckring-Falten) und zahllose fingerförmige Fortsätze (Zotten) auf ein Vielfaches ihrer Ursprungsfläche vergrößert, was eine ausreichende Nährstoffresorption erst ermöglicht.

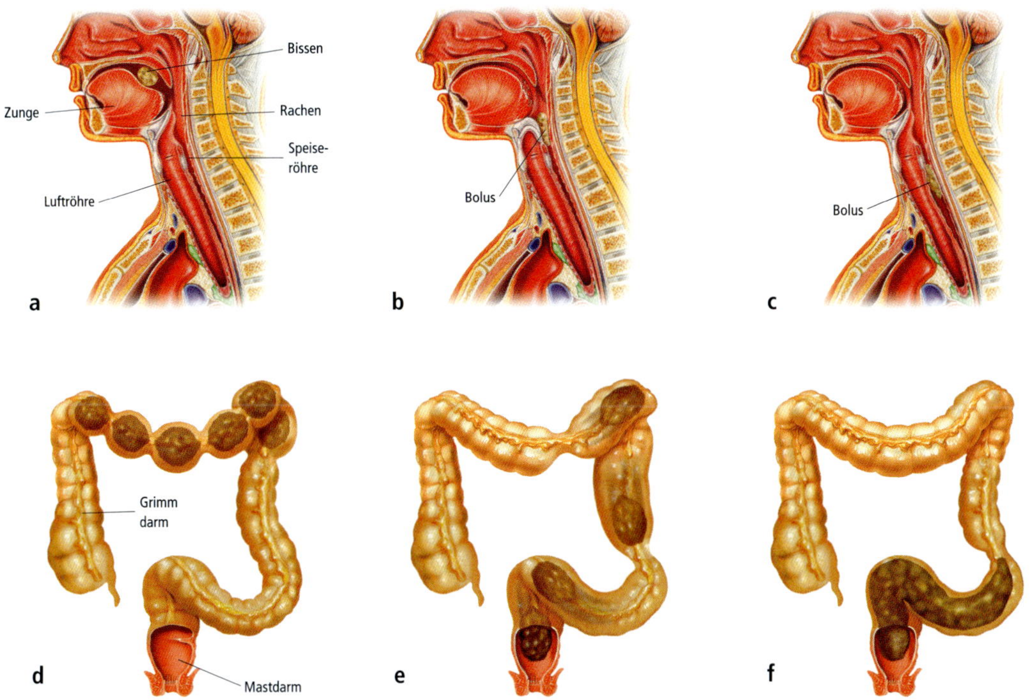

Peristaltik

Der Schluckakt als erster Verdauungsakt ist willkürlich gesteuert. Soll geschluckt werden, drückt die Zunge den zerkleinerten Bissen (Bolus) in den Rachen (a). Durch die bewussten Kontraktionen der Rachenmuskulatur wird der Bolus in den oberen Speiseröhrenabschnitt befördert (b). Von dort gelangt er durch eine unwillkürliche Peristaltik in den Magen (c). Im Grimmdarm werden Wasser und Salze reabsorbiert, bevor peristaltische Wellen das unverdauliche Material als Kot zum Mastdarm transportieren, von wo es in Abständen ausgeschieden wird (d–f).

Beim Schlucken wird Nahrung durch Muskelkontraktionen der Speiseröhre nach unten in den Magen gepresst. Dort wird sie durch die Peristaltik mit Magensaft vermischt und durch den Magenpförtner in den Dünndarm transportiert, wo die Peristaltik für den Weitertransport in den Dickdarm sorgt.

Ein Speiseröhrenkrampf (Ösophagospasmus) ist eine Störung, bei der ein Muskelkrampf zu akuten Schluckstörungen und Schmerzen in der Brust führt. Er kann in eine Ösophagusachalasie übergehen. Bei einem Darmverschluss (Ileus) ist die Darmperistaltik aufgrund eines Hindernisses, einer Operation, eines Traumas oder aufgrund von Medikamenten unterbrochen.

SIEHE AUCH *Speiseröhre in Kapitel 5; Bauchraum in Kapitel 6; Muskulatur, Vegetatives Nervensystem in diesem Kapitel*

STEUERUNG DER VERDAUUNGSVORGÄNGE

Die mechanischen und sekretorischen Aktivitäten des Verdauungsapparates und seiner Drüsen werden von nervalen und hormonellen Mechanismen gesteuert. Das vegetative Nervensystem steuert die allgemeine Verdauungstätigkeit. Das parasympathische Nervensystem erhöht die Aktivität der Magen-Darm-Muskulatur und die Sekretion der Verdauungsdrüsen. In der Darmwand befinden sich Nervengeflechte des vegetativen Nervensystems; sie koordinieren die Muskelkontraktionen. Die Magensäuresekretion unterliegt verschiedenen Einflüssen. Signale der Sinnesorgane, Glukosemangel im Gehirn oder Aggressionen führen über das Zentralnervensystem zu einer Erregung des Vagusnervs *(N. vagus)*, der die Säureproduktion auslöst. Ein »lokales« Hormonsystem im Magen gewährleistet, dass die Sekretion zum richtigen Zeitpunkt beginnt und endet. Dehnt sich der Magen durch Nahrung, sondert er im unteren Teil vermehrt Gastrin ab, das die Säureproduktion der Magendrüsen erhöht. Ein hoher Säuregehalt im Magen bremst dagegen die Gastrinausschüttung. Hormone im Zwölffingerdarm bremsen bei Ankunft von Nahrung zusätzlich die Ausschüttung der Magensäure, während sie die Sekretion von Galle und Bauchspeicheldrüsenenzymen anregen.

Bei einem sonst nicht therapierbaren Magengeschwür *(Ulcus ventriculi)* kann die operative Durchtrennung des Vagusnervs (Vagotomie) oder die Entfernung des Gastrin produzierenden Magenabschnittes (Gastrektomie) die Magensäureproduktion hemmen.

SIEHE AUCH *Bauchraum in Kapitel 6; Vegetatives Nervensystem, Nervensystem in diesem Kapitel*

WEIBLICHE GESCHLECHTS-ORGANE

Die weiblichen Geschlechtsorgane bestehen aus zwei Eierstöcken, die Eizellen und weibliche Hormone produzieren, zwei Eileitern, die die Eier zur Gebärmutter transportieren, der Gebärmutter sowie der Scheide, die mit den äußeren Genitalien verbunden ist.

SIEHE AUCH *Weibliche Geschlechtsorgane in Kapitel 7; Fruchtbarkeit, Fetalentwicklung, Schwangerschaft, Störungen und Erkrankungen während der Schwangerschaft, Geburt, Pubertät, Menstruation, Klimakterium in Kapitel 13; Empfängnisverhütung, Hormonersatztherapie, Sterilisation, Gynäkologische Operationen in Kapitel 16; Hormone, Sexualität in diesem Kapitel*

EIERSTÖCKE

Die Eierstöcke (Ovarien) sind mandelförmige Organe in der Seitenwand des kleinen Beckens direkt unter der Verzweigung der gemeinsamen Beckenarterie. Sie sind seitlich leicht abgeflacht und ca. 3,5 cm lang. Alle Blut- und Lymphgefäße eines Eierstockes münden in dessen oberen Teil. Den unteren Teil verbindet ein bindegewebiges Eierstockband mit der Gebärmutter (Uterus).

Die Eierstöcke sind von Bauchfell (Peritoneum) überzogen, der Membran, die alle Organe in der Bauchhöhle bedeckt. Unter dem einschichtigen Deckepithel liegt eine zellreiche Rindenschicht, die Eizellen (Ova) in verschiedenen Entwicklungsstadien enthält. Das zentrale Mark besteht neben einem lockeren Bindegewebe (Stroma) vor allem aus Blut- und Lymphgefäßen sowie Nerven.

Im Gegensatz zu den Hoden, die ständig Spermien produzieren, enthält der Eierstock bereits beim Embryo eine bestimmte Anzahl von Eizellen. Bei der Geburt enthält jeder Eierstock ca. eine Million Eizellen; beim Eintritt in die Pubertät hat sich die Zahl auf ca. eine Viertelmillion reduziert.

Die Eizellen entwickeln sich aus Urkeimzellen, die von einer Schicht flacher Zellen, den Granulosazellen, umgeben sind. Mit Eintritt der Pubertät regen Hormone aus der Hirnanhangdrüse die Entwicklung reiferer Primär- und Sekundärfollikel an. Die Granulosazellen vermehren sich und bilden die vielschichtige innere Hüllschicht *(Theca interna)*, die Östrogene absondert. Die sie umgebenden Bindegewebszellen bilden die äußere Hüllschicht *(Theca externa)*. In der inneren Hüllschicht entsteht ein Riss, der sich zu einem mit Flüssigkeit gefüllten Hohlraum ausweitet und die Eizelle auf eine Seite schiebt. Der Follikel ist nun ein Tertiär- oder Graaf-Follikel, der auf der Eierstockoberfläche als Bläschen sichtbar ist. In der Mitte jedes Menstruationszyklus findet der Eisprung statt: Ein Graaf-Follikel platzt und stößt die Eizelle aus, die dann in den Eileiter (Tube) wandert.

Der leere Follikel füllt sich mit Blut und bildet sich zu einem Gelbkörper *(Corpus luteum)* zurück. Die Gelbfärbung entsteht durch die fettreichen Granulosazellen. Wenn das Ei befruchtet wird, bleibt der Gelbkörper bestehen und sondert zur Aufrechterhaltung der Schwangerschaft weiterhin Progesteron ab. Wird es nicht befruchtet, bildet er sich zu einem weißlichen Narbenkörper aus kollagenen Fasern *(Corpus albicans)* zurück.

EILEITER

Die Eileiter (Tuben) sind kleine Röhrchen, an deren Anfang sich trichterförmige Gebilde mit fransenartigen Fortsätzen (Fimbrientrichter) befinden. Das vom Graaf-Follikel ausgestoßene Ei wird von einer der Fransen »aufgefangen« und durch Bewegung der Flimmerhärchen im Epithel und Eileiterkontraktionen in die Gebärmutterhöhle transportiert. Die Befruchtung erfolgt meist im äußeren Drittel des Eileiters: Ein Spermium dringt in die Eizelle ein und verschmilzt sein Erbmaterial mit dem der Eizelle. Die befruchtete Eizelle (Zygote) nistet sich in der Gebärmutterwand ein und entwickelt sich zum Embryo.

Eine Eileiterverengung kann den Transport der Zygote blockieren und zu einer Eileiterschwangerschaft führen, bei der sich das Ei im Eileiter einnistet und entwickelt. Da sich der Eileiter im Durchmesser nur ein paar Zentimeter dehnen kann, platzt er meist nach wenigen Schwangerschaftswochen; es kommt zu einer heftigen Blutung, die nur in einer Notoperation gestillt werden kann.

GEBÄRMUTTER

Die Gebärmutter (Uterus) sieht aus wie eine von vorne nach hinten leicht abgeflachte, umgedrehte Birne, die durch eine leichte Verengung zweigeteilt ist. Die oberen zwei Drittel bilden den Körper (Corpus), das untere Drittel den Gebärmutterhals (Zervix). Der Gebärmutterkörper liegt auf der Blase auf und hat eine dicke Wand aus glatter Muskulatur. Die Eileiter münden in die beiden oberen äußeren Ecken, die untere Ecke geht in den Gebärmutterhalskanal (Zervikalkanal) über.

Der Gebärmutterhals ist eine zylindrische Muskelröhre, die in die Scheide (Vagina) mündet. Den inneren Hohlraum bezeichnet man als Zervikalkanal.

Das Epithel des Zervikalkanals sondert Schleim ab, der nach dem Eisprung zähflüssig, saurer und in geringerer Menge produziert wird – ein Anhaltspunkt zur Bestimmung des Eisprunges. Der Schleim ist auch während der Schwangerschaft zähflüssig und bildet den »Schleimpfropf«, der den Zervikalkanal verschließt.

Gebärmutterhalskrebs (Zervixkarzinom) tritt am häufigsten am vaginalen Ende des Gebärmutterhalses auf und kann mit Hilfe eines Paptests diagnostiziert werden.

Die Gebärmutterschleimhaut (Endometrium) ist gefäßreich und enthält viele tubuläre Drüsen. Sie wird am Ende jedes Menstruationszyklus abgestoßen. Wenn das Ei befruchtet ist, bleibt die Gebärmutterschleimhaut erhalten und sondert als Vorbereitung für die Einnistung der befruchteten Eizelle aus ihren Drüsen glykogenreichen Schleim ab. Aus dem Teil der Gebärmutterschleimhaut, der den sich entwickelnden Embryo umhüllt, entsteht der Mutterkuchen (Plazenta).

Während der Schwangerschaft dehnt sich die Gebärmutter aus, um dem sich entwickelnden Fetus genügend Platz zu bieten. Am Ende der Schwangerschaft reicht sie bis über den Nabel. Die muskulöse Wand presst den Fetus während der Wehen nach außen und verengt die Blutgefäße nach dem Ausstoßen der Plazenta, um die Blutung zu stoppen.

Die Gebärmutter wird von Bindegewebsbändern gehalten, die zusammen mit Blutgefäßen und Nerven zur Versorgung der Scheide und Gebärmutter von der Beckenwand nach innen verlaufen. Eine Schwäche der Beckenbodenmuskulatur kann zu einem Gebärmuttervorfall führen. In Extremfällen ist der Gebärmutterhals von außen sichtbar.

SCHEIDE

Die Scheide (Vagina) ist eine Röhre aus Bindegewebe und Muskeln, die vom Gebärmutterhals bis zu den Schamlippen verläuft. Normalerweise liegen die Scheidenvorder- und -hinterwand dicht zusammen, doch ist die Scheide in Länge und Breite sehr dehnbar. Ihre Schleimhaut ist vor Einsetzen der Pubertät (Menarche) dünn und unterliegt im Menstruationszyklus periodischen Veränderungen. Mit dem Sistieren der Hormonproduktion nach der Menopause bildet sie sich zurück und wird wieder dünn. Dieser Prozess kann durch eine Hormonersatztherapie oder durch Auftragen von Hormonsalbe direkt auf die Scheide rückgängig gemacht werden.

ÄUSSERE GESCHLECHTSORGANE

Die äußeren Geschlechtsorgane werden auch als Scham oder Vulva bezeichnet. Das untere Scheidenende geht in die paarige kleine Schamlippe (*Labium minus*) über. Die Scheidenöffnung ist durch eine dünne Membran, das Jungfernhäutchen (Hymen), teilweise verschlossen. Auch ein intaktes Hymen ermöglicht den Durchfluss von Menstruationsblut. Die kleine Schamlippe ist ab der Pubertät stärker pigmentiert und bleibt unbehaart. Ihre Öffnung, der Scheidenvorhof, enthält die Mündungen der Bartholini-Drüsen.

Mit dem vorderen Ende umschließen die kleinen Schamlippen den Kitzler (Klitoris), ein sensibles Organ, das dem männlichen Penis entspricht und ebenfalls über Schwellkörper und eine Vorhaut, d.h. eine kleine, von den kleinen Schamlippen gebildete Hautfalte verfügt.

Die Haut außerhalb der Schamspalte ist reich an Unterhautfettgewebe und Duftdrüsen. Sie bildet die paarige große Schamlippe (*Labium majus*). Diese erstreckt sich über die Schambeinfuge hinaus bis zum Schamhügel, der von einem Unterhautfettpolster gebildet wird. Schamhügel und große Schamlippe sind von Haaren bedeckt, deren Verteilung von weiblichen Hormonen gesteuert wird.

MENSTRUATIONSZYKLUS

Nach der Pubertät ist die Produktion der Geschlechtshormone voll entwickelt und der Menstruationszyklus wird regelmäßig.

Unter dem Einfluss des Follikel stimulierenden Hormons (FSH) aus der Hirnanhangdrüse reifen ein oder mehrere Follikel im Eierstock heran, geben Östrogen ins Blut ab und regen das Wachstum der Gebärmutterschleimhaut und ihrer Drüsen an. In der Zyklusmitte, d.h. etwa am 14. Tag, löst die Ausschüttung des luteinisierenden Hormons (LH) aus der Hirnanhangdrüse den Eisprung aus und regt die Entwicklung des Gelbkörpers an, der Progesteron produziert und das Wachstum der Gebärmutterschleimhaut zur Vorbereitung auf die Einnistung des befruchteten Eies aufrechterhält. Erfolgt keine Befruchtung, wird die LH- und FSH-Sekretion eingestellt, der Gelbkörper bildet sich zurück, der Östrogen- und Progesterongehalt sinkt. Die Gebärmutterschleimhaut bildet sich zurück, stirbt ab und wird abgestoßen, was zur Menstruationsblutung führt, die etwa vier Tage dauert.

Die Hirnanhangdrüse (Hypophyse), das wichtigste Steuerungszentrum des Menstruationszyklus', steht unter dem Einfluss des Hypothalamus und des limbischen Systems, dem Teil des Gehirnes, der für die Steuerung der Gefühle zuständig ist. Bei psychischer Belastung kann es deshalb leicht zu Störungen des Menstruationszyklus' kommen.

Störungen des Menstruationszyklus', wie das Ausbleiben der Menstruation (Amenorrhö), schmerzhafte Blutungen (Dysmenorrhö) und sehr starke Blutungen (Menorrhagie) kommen häufig vor. Auch vor der Menopause treten oft Unregelmäßigkeiten auf. Bei solchen Störungen sollte immer ein Arzt aufgesucht werden, da sie ein erstes Anzeichen für eine Krebserkrankung der Geschlechtsorgane sein können.

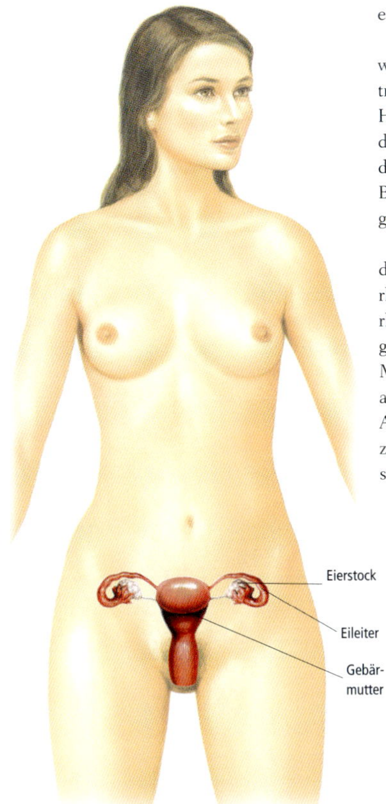

Weibliche Geschlechtsorgane – Querschnitt

Die Gebärmutter liegt hinter der Blase und vor dem Mastdarm. Die oberen zwei Drittel werden als Gebärmutterkörper, das untere Drittel als Gebärmutterhals bezeichnet. Die Scheide ist eine lange Röhre aus Bindegewebe und Muskeln, die vom Gebärmutterhals bis zur Vulva verläuft.

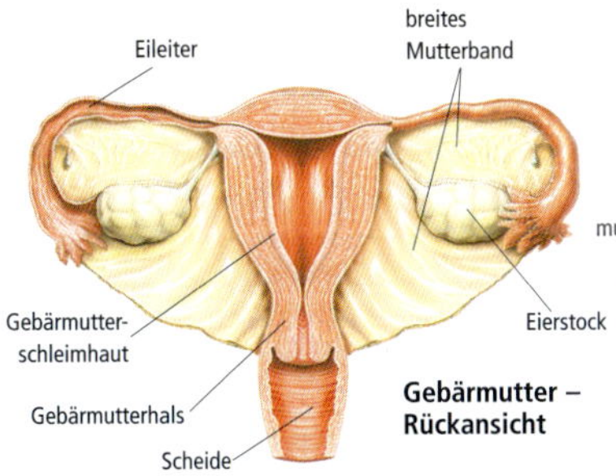

Gebärmutter – Rückansicht

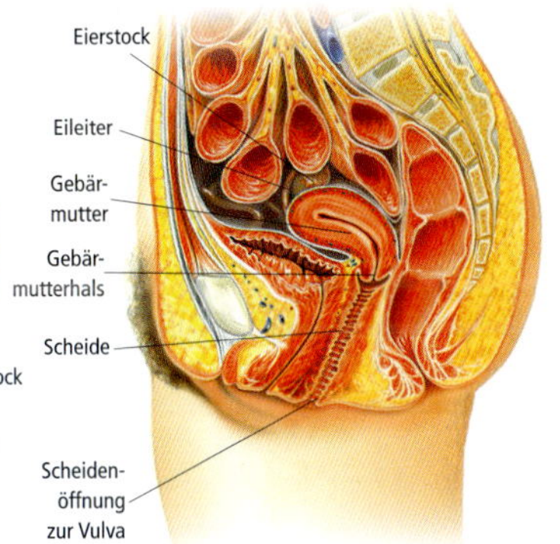

Reifezyklus der Eizelle (Follikelreifung)

In jedem Menstruationszyklus wird im Eierstock eine Eizelle (Ovum) produziert, die durch den Eileiter in die Gebärmutter wandert. Erfolgt eine Befruchtung, so findet sie in der Regel im äußeren Drittel des Eileiters statt. Das befruchtete Ei nistet sich anschließend in der Gebärmutterschleimhaut ein und entwickelt sich zum Embryo.

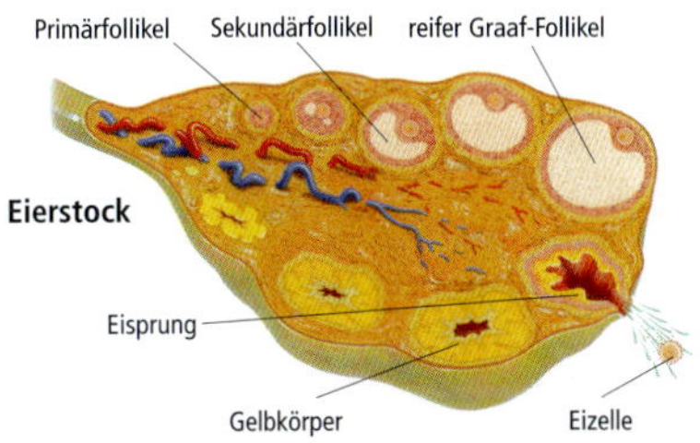

MÄNNLICHE GESCHLECHTS-ORGANE

Die männlichen Geschlechtsorgane bestehen aus zwei Hoden, die Spermien und Geschlechtshormone produzieren, einem Röhrensystem zum Spermientransport (Samenleiter), Drüsen zur Absonderung von Sekreten für die Samenflüssigkeit (Samenbläschen und Vorsteherdrüse) und den äußeren Geschlechtsorganen (Hodensack und Penis).

SIEHE AUCH ***Harntrakt, Männliche Geschlechtsorgane in Kapitel 7; Unfruchtbarkeit, Fetalentwicklung, Pubertät in Kapitel 13; Empfängnisverhütung, Beschneidung, Sterilisation, Vasektomie in Kapitel 16; Sexualität, Sexualverhalten, Hormone in diesem Kapitel***

HODEN

Die Hoden (Testes) sind zwei ovale Organe im Hodensack, wobei der rechte in der Regel ca. 1 cm höher liegt als der linke. An der Rückseite liegt dem Hoden der Nebenhoden (Epididymis) auf. Dieser besteht aus einem großen Kopfteil, einem länglichen Körper und einem Schwanz, der am Ende eine starke Biegung nach hinten macht und in den Samenleiter (*Vas deferens*, daher der Begriff Vasektomie) mündet.

Die Hoden sind durch eine Scheidewand in der Mitte des Hodensackes voneinander getrennt. Jeder Hoden ist, wie Lunge oder Herz, von einer doppelten Membran, der Hodenhülle *(Tunica vaginalis testis)*, umgeben. Die Hoden selbst bestehen aus einer derben Bindegewebshülle *(Tunica albuginea)*, von der Faserzüge ins Hodenzentrum ziehen, die den Hoden in ca. 300 Hodenläppchen teilen. Jedes Hodenläppchen enthält gewundene Samenkanälchen, die Spermien produzieren und sich zu einem Netz verbinden, aus dem ca. 20 kleine Gänge durch die Hodenbindegewebshülle in den Nebenhoden abzweigen. Die Gänge werden immer größer und gewundener und bilden den Nebenhodenkopf, bevor sie sich zum Samenleiter verbinden, der zurück nach oben in den Leistenkanal verläuft.

Die Hodenhülle ist eine Ausstülpung des embryonalen Bauchfelles, die später von der Bauchhöhle abgetrennt wird. Bei unvollständigem Verschluss kann es zu einer indirekten Leistenhernie kommen. Ein Wasserbruch (Hydrozele) ist ein Erguss in der Hodenhülle als Folge einer Entzündung oder Verletzung oder ebenfalls einer offenen Verbindung zur Bauchhöhle.

Druck auf Hoden und Nebenhoden verursacht Schmerzen. Diese Empfindlichkeit macht die Hoden nicht nur zu einem verletzlichen Körperteil, das bei Kontaktsportarten geschützt werden muss, sondern dient auch einer groben Einschätzung der Funktionsfähigkeit der Hoden. Im hohen Alter oder bei schwerer Leberinsuffizienz, wenn die Hoden nicht mehr aktiv sind, reagieren sie auf Druck nicht mehr empfindlich. Wegen der starren Bindegewebshülle führt eine Hodenentzündung zu einem raschen Druckanstieg und heftigen Schmerzen.

Die Stammzellen in den Samenkanälchen (Spermatogonien) teilen sich mittels Reduktionsteilung (Meiose) und werden zu Spermatiden. Diese reifen zu Spermien mit einem Kopf und einem langen Schwanz heran.

Der Kopf ist von einem so genannten Akrosom bedeckt, das Enzyme absondert, mit deren Hilfe das Spermium in die Eizelle eindringen kann. Der Schwanz dient der Fortbewegung des Spermiums. In den Lücken zwischen den Samenkanälchen befinden sich endokrine Zellen, die Leydig-Zellen oder Hodenzwischenzellen.

Die Leydig-Zellen produzieren das männliche Hormon Testosteron, das für die Ausprägung der männlichen Geschlechtsmerkmale beim Jugendlichen und die Funktion der Geschlechtsorgane zuständig ist.

SAMENLEITER

Der Samenleiter *(Ductus deferens)*, ein dickwandiger, muskulöser Schlauch, ist über dem Hoden durch den Hodensack tastbar. Hier wird eine Vasektomie durchgeführt. Der Samenleiter ist von der Hodenarterie, Lymphgefäßen, Nervenfasern des vegetativen Nervensystems und einem Venengeflecht *(Plexus pampiniformis)* umgeben. Die Gesamtheit der von Bindegewebe und Muskelfasern umhüllten Strukturen bildet den Samenstrang.

Der Samenstrang *(Funiculus spermaticus)* verläuft aufwärts bis zum Ansatz des Leistenbandes am oberen Schambeinrand *(Tuberculum pubicum)*, durch den Leistenkanal, macht eine scharfe Biegung in die Beckenhöhle und verläuft dann zur Hinterseite der Vorsteherdrüse, wo er sich zu einer Ampulle erweitert und sich mit dem Samenbläschengang zum Spritzkanal *(Ductus ejaculatorius)* vereinigt.

Die Muskelfasern des Samenstranges (Hodenheber) ziehen die Hoden bei Kälte nach oben, um eine optimale Temperatur für die Spermienbildung zu gewährleisten. Das Venengeflecht des Hodens verschmilzt zu einer Hodenvene, die auf der rechten Seite in die untere Hohlvene und auf der linken Seite in die Nierenvene mündet. Eine Erweiterung des Venengeflechtes – die auf der linken Seite häufiger vorkommt – wird als Krampfaderbruch (Hämatozele) bezeichnet.

Bei einer Hodentorsion hat sich der Hoden um den Samenstrang gedreht, was heftige Schmerzen verursacht. Hier handelt es sich um einen chirurgischen Notfall, da die Arterien durch die Drehung verschlossen werden, was zu einer Nekrose des Hodens führt.

SAMENBLÄSCHEN

Das Samenbläschen *(Vesicula seminalis)* ist ein schlauchartige Drüse auf der Rückseite der Vorsteherdrüse. Die Verbindung zwischen dem Gang des Samenbläschens und dem Samenleiter bildet den Spritzkanal, der in der Vorsteherdrüse in die Harnröhre mündet.

Das alkalische Sekret des Samenbläschens macht ca. 60 % der Samenflüssigkeit aus. Es enthält Fruktose zur Ernährung der Spermien.

VORSTEHERDRÜSE

Die Vorsteherdrüse (Prostata) liegt wie eine umgedrehte Pyramide unter der Blase. Die Harnröhre, die aus dem Blasenhals austritt, verläuft senkrecht durch die Prostata und tritt an ihrem unteren Ende wieder heraus.

Die Prostata ist in unterschiedliche Drüsenteile untergliedert. Der Mittellappen um die Harnröhre enthält die periurethralen Drüsen, von denen auch eine gutartige Prostatavergrößerung ausgeht. Die Seitenlappen im hinteren Bereich enthalten die Hauptdrüsen und sind in der Regel der Ausgangspunkt für Prostatakrebs. Alle Drüsen münden in den prostatischen Harnröhrenteil und sondern das Enzym saure Phosphatase sowie Plasmin und andere Proteine ab. Das Prostatasekret stellt ca. 25 % der Samenflüssigkeit.

Die Prostata ist bei älteren Männern häufig vergrößert (Prostatahyperplasie) und blockiert die Harnröhre. Sie kann operativ durch die Harnröhre entfernt werden. Diese als transurethrale Prostataresektion (TUR-P) bezeichnete Operation wird mit einem Elektroschneidgerät oder einem Laser durchgeführt. Da die Prostata direkt vor dem Mastdarm liegt, kann ein Prostatakarzinom bei einer Rektaluntersuchung ertastet werden.

Nach ihrem Austritt aus der Prostata verläuft die Harnröhre durch die Beckenbodenmuskulatur in den Penis. Hier nimmt sie das Sekret der paarigen Cowper-Drüse auf. Dieses Sekret wird vor der Ejakulation sezerniert und wirkt vermutlich als Gleitmittel.

PENIS

Der Penis ist das Kopulationsorgan und besteht aus drei zylindrischen Schwellkörpern. Der mittlere Zylinder ist der Harnröhrenschwellkörper (*Corpus spongiosum*), der die Harnröhre enthält. Er erweitert sich zur Eichel (*Glans penis*), in deren Mitte sich die Harnröhrenöffnung befindet. Auf jeder Seite des Harnröhrenschwellkörpers verläuft ein Penisschwellkörper (*Corpus cavernosum*). Alle drei Schwellkörper sind von festem Bindegewebe umhüllt. Die Eichel ist von einer beweglichen Haut, der Vorhaut, bedeckt, die bis zur Wurzel der Eichel zurückgezogen werden kann. Ist das Zurückstreifen der Vorhaut aufgrund einer Vorhautverengung (Phimose) nicht möglich, kann sie mittels Beschneidung entfernt werden.

Die drei Schwellkörper sind wie ein Schwamm aufgebaut, dessen Zwischenräume Blut füllt. Fließt Blut durch die Schwellkörper, sind sie schlaff. Wird der Blutabfluss durch einen Verschluss der Venen behindert, schwellen sie aufgrund des Blutstaues an; es kommt zu einer Erektion. Das Bindegewebe unterstützt den Druckaufbau.

Der Erektionsmechanismus wird vom parasympathischen Teil des vegetativen Nervensystems gesteuert und ist das Ergebnis eines komplexen Zusammenspieles zahlreicher Neurotransmitter. Er unterliegt somit nicht der willkürlichen Steuerung und kann bei Störungen des vegetativen Nervensystems, z. B. psychischen Erkrankungen wie Depression oder Angst, versagen.

Darüber hinaus können Gefäßkrankheiten wie Arteriosklerose oder die Zuckerkrankheit zu einer Verengung der Arterien, die den Penis mit Blut versorgen, und somit zu Erektionsstörungen führen.

Künstliche Erektionshilfen, wie Vakuumpumpen, werden eingesetzt, um den Penis zu versteifen. Kenntnisse über die chemischen Mediatoren des Erektionsmechanismus führten zur Entwicklung von Medikamenten, die eine Erektion herbeiführen oder verbessern können. Die Medikamente können als Mischpräparate direkt in den Penis gespritzt, in die Harnröhre eingeführt oder oral als Tabletten verabreicht werden.

Die Erektion ermöglicht das Einführen des Penis' in die Scheide. Erreicht die Stimulation während des Geschlechtsverkehres eine bestimmte Schwelle, löst das sympathische Nervensystem einen heftigen Ausstoß von Samenflüssigkeit (Ejakulation) aus. Das Ejakulat enthält mehrere Millionen Spermien, macht jedoch nur ca. 5 ml Flüssigkeit aus. Die Fruchtbarkeit ist abhängig von der Anzahl normaler, gesunder Spermien.

HODENWANDERUNG

Während der Fetalentwicklung wandert der Hoden zusammen mit einer Bauchfellfalte, aus der später die Hodenhülle entsteht, von seiner Ursprungsposition an der Seite der oberen Lendenwirbel abwärts zum Hodensack (*Descensus testis*). Bei unvollständiger Abwärtswanderung kann der Hoden unsichtbar im Bauch (Kryptorchismus) oder im Leistenkanal (Leistenhoden) liegen bleiben.

Da die normale Körpertemperatur für die Spermienproduktion zu hoch ist, führt ein Kryptorchismus in der Regel zu Unfruchtbarkeit. Zudem besteht ein erhöhtes Risiko für Hodenkrebs. Die Lymphknoten des Hodens liegen entlang der Bauchaorta in Höhe der Lendenwirbelsäule. Hodenkrebs streut zuerst in diese aortalen Lymphknoten.

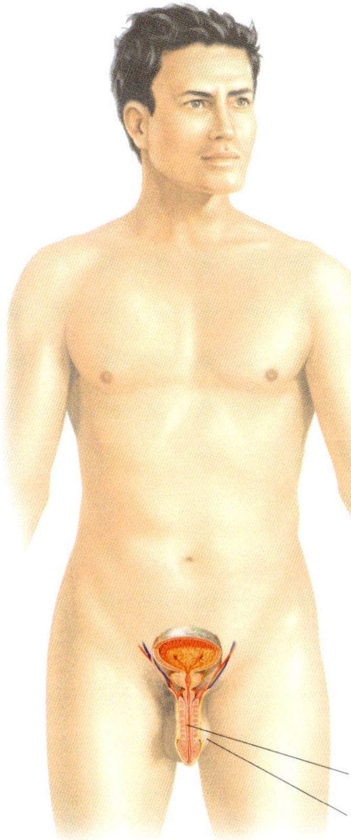

Männliche Geschlechtsorgane

Die Spermien werden in den Hoden gebildet und anschließend durch den Samenleiter transportiert, der sich mit dem Gang des Samenbläschens zum Spritzkanal vereinigt. Bei der Ejakulation bilden die Spermien zusammen mit den Sekreten aus Prostata und Samenbläschen die Samenflüssigkeit.

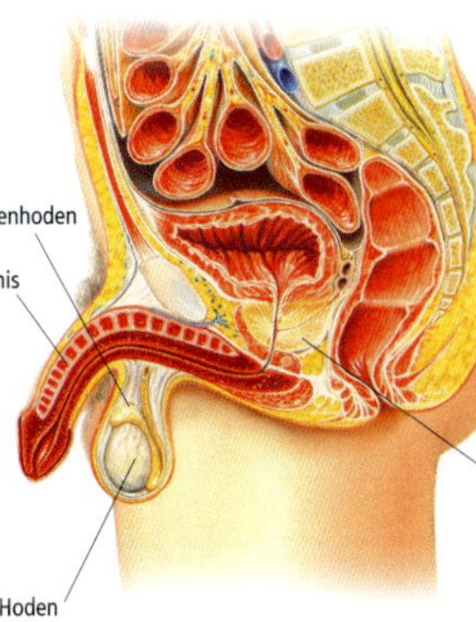

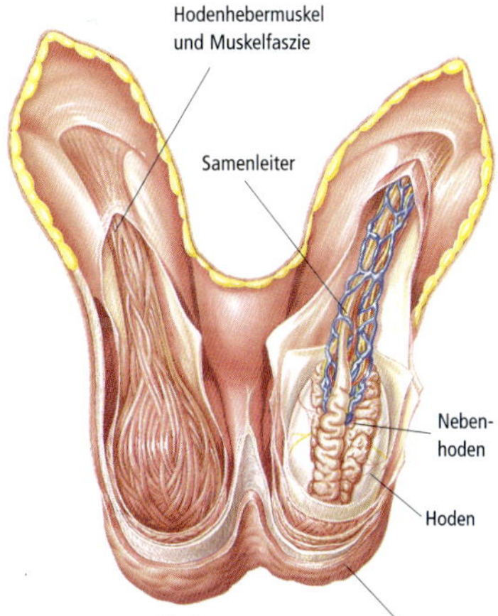

Hoden

Männliche Geschlechtsorgane – Querschnitt

Die Geschlechtsorgane des Mannes bestehen aus den Hoden, Samenleitern, Samenbläschen, der Prostata und dem Penis.

SEXUALITÄT

Die Sexualität einer Person resultiert aus der Kombination sexueller Attribute, Verhaltensweisen und Neigungen. Sexuelles Empfinden besteht von Geburt an bis zum Lebensende.

Der Geschlechtstrieb wird von vielen Faktoren beeinflusst; seine Intensität kann im Verlauf des Lebens beträchtlich schwanken. Bei Frauen wird er durch Hormonschwankungen in verschiedenen Lebensabschnitten, Veränderungen der Rollen und Verantwortlichkeiten (Kindererziehung und/oder berufliche Karriere) sowie durch wirtschaftliche und partnerschaftliche Faktoren beeinflusst. Männer sind weniger von Hormonschwankungen betroffen, Geschlechtstrieb und Erregbarkeit sind aber ebenso von vielen Faktoren abhängig, z. B. wirtschaftlichen Problemen, beruflichen und familiären Belastungen.

Mit zunehmendem Alter bleiben die sexuellen Regungen weiterhin bestehen, auch wenn sexuelle Erregung seltener wird. Männer stellen evtl. eine Abnahme der Erektionsstärke fest, Frauen können unter Problemen wie Scheidentrockenheit leiden, aber das Verlangen nach aktiver Sexualität hält für viele bis an ihr Lebensende an. Nach den Wechseljahren erleben viele Frauen ein angenehmes Gefühl der sexuellen Freiheit.

Für Menschen mit körperlicher oder geistiger Behinderung ist sexuelles Empfinden ebenso wichtig. Körperlich behinderte Menschen haben einen normalen Geschlechtstrieb. Eine sexuelle Beziehung wird oft nur durch die Art der körperlichen Behinderung eingeschränkt. So kann eine Querschnittlähmung die sexuelle Funktionsfähigkeit stark beeinträchtigen. Die Fruchtbarkeit einer Frau ist zwar oft wiederhergestellt, wenn nach der Rückenmarkverletzung die Regelblutung wieder einsetzt, allerdings tritt häufig Anorgasmie ein. Männer können unter Impotenz leiden, was durch externe mechanische Geräte behoben werden kann. Allerdings sind Orgasmus, Ejakulation und Spermaqualität beeinträchtigt, und willkürliche Muskelzuckungen können ein Problem darstellen.

Sexuelle Beziehungen psychisch kranker oder geistig behinderter Personen sind u. U. ein Problem für die Gesellschaft, wenn ein Kind aus der Beziehung hervorgeht, für das die Eltern nicht sorgen können – ein weiterhin viel diskutiertes, ethisches Thema.

SIEHE AUCH ***Pubertät, Klimakterium in Kapitel 13; Geschlechtsorgane, Hormone in diesem Kapitel***

SEXUALERZIEHUNG

Da sexuelle Empfindungen von Geburt an bestehen, beginnt die Sexualerziehung in der Familie bereits zu diesem Zeitpunkt. Männliche Säuglinge können Erektionen haben. Sowohl Mädchen als auch Jungen erleben durch Beschäftigung mit ihren Geschlechtsorganen lustvolle Gefühle. Normalerweise entdecken Kinder ihre Geschlechtsorgane vor dem ersten Geburtstag. Es ist völlig natürlich, dass es ihnen Spaß macht, damit zu spielen.

Mit drei oder vier Jahren werden sich Kinder der Genitalien des anderen Geschlechtes bewusst. Sie betrachten den menschlichen Körper interessiert und meist ohne Scheu. In diesem Alter möchten die meisten Kinder wissen, woher die Babys kommen. Sie interessieren sich für Vorgänge im menschlichen Körper. Fragen sollten dem Verständnisniveau angemessen beantwortet werden.

Mit fünf oder sechs Jahren werden sich Kinder der Sexualität und der sozialen Tabus stärker bewusst. Kinder, die mit ihren Eltern oder anderen Bezugspersonen über den eigenen Körper sprechen können, die richtigen Namen für ihre Geschlechtsorgane kennen und in liebevoller Umgebung aufwachsen, entwickeln meist eine gesunde Einstellung zur Sexualität.

Eine unangemessene Haltung gegenüber dem Thema Sexualität kann auf sexuellen Missbrauch hinweisen. Kinder, die mehr über Sex wissen als Gleichaltrige oder unerklärliche Verletzungen an ihren Geschlechtsorganen haben bzw. andere Kinder zu Sexspielen zwingen, wurden evtl. missbraucht. Auffällig ist es auch, wenn sie viel über Sex reden, häufig Geschlechtsorgane zeichnen und Anzeichen von Stress oder Angst zeigen.

Jugendliche sollten angemessenes Wissen über Sexualverhalten, Geschlechtskrankheiten und Schwangerschaft besitzen. In einer Gesellschaft, die medizinisch korrekte Sexualerziehung als selbstverständlichen Bestandteil der Kindererziehung ansieht und zudem die Heranwachsenden ermutigt, sich in sexuellen Beziehungen verantwortungsvoll zu verhalten, wird es weniger Teenagerschwangerschaften geben. Voraussetzung hierfür ist jedoch auch, dass die Jugendlichen leichten Zugang zu Verhütungsmitteln und entsprechender Gesundheitsvorsorge haben.

Die formale Sexualerziehung umfasst wissenschaftliche Informationen zur menschlichen Sexualphysiologie, zur Fortpflanzung und zur kulturellen Bewertung der Sexualität.

SEXUALVERHALTEN

Sexualverhalten ist jegliche Aktivität, die zu sexueller Erregung führt, sei es alleine, zwischen zwei Personen oder in einer Gruppe. Sexuelle Erregung beginnt im Gehirn im Hypothalamus, der mit den Nebennieren für die Stimulierung der Geschlechtsdrüsen und somit für die Produktion von Östrogen und Testosteron verantwortlich ist. Diese Hormone regen, ergänzt von anderen Faktoren, zur sexuellen Aktivität an. In vielen Gesellschaften wird der Geschlechtsakt in enge Beziehung zur romantischen Liebe gesetzt.

Die empfängnisverhütende Pille befreite vom Risiko einer ungewollten Schwangerschaft und führte in den 1960er-Jahren zu einer Revolution im Sexualverhalten vieler Gesellschaften. Die größere sexuelle Freiheit bewirkte auch eine Zunahme des Wissens und des Verständnisses auf dem Gebiet der Sexualität und des Geschlechtsverkehres.

Vor allem die Frauenrolle veränderte sich dramatisch, auch wenn hier nach wie vor große kulturelle Unterschiede bestehen. In vielen Industrieländern wurde das weibliche Sexualverhalten in den letzten 40 Jahren freizügiger. Viele Mädchen experimentieren schon sehr viel früher in ihrem Leben mit Sexualität. Frauen kontrollieren ihre Fruchtbarkeit und betreiben eine Familienplanung, die mit den eigenen Lebenszielen vereinbar ist.

Das menschliche Sexualverhalten lässt sich in Heterosexualität (sexuelle Beziehungen zwischen Mann und Frau), Homosexualität (sexuelle Beziehungen zwischen gleichgeschlechtlichen Partnern) und Bisexualität (sexuelle Beziehungen mit beiden Geschlechtern) kategorisieren.

Die Heterosexualität gilt überall als Norm. Andere Formen der Sexualität werden in vielen Gesellschaften nicht akzeptiert.

Sexualtechniken zwischen Männern bestehen aus folgenden Praktiken: Voyeurismus, gegenseitige Masturbation, Küssen, Aneinanderreiben der Körper bis zum Orgasmus, Fellatio (Oralverkehr mit dem Penis) sowie Analverkehr mit dem Penis.

Bei Beziehungen zwischen Frauen (lesbische Beziehung) existieren folgende Praktiken: Vorspiel, Aneinanderreiben der Körper, Küssen, Lecken, Stimulierung der Klitoris, Oralsex, Vaginalverkehr mit dem Finger sowie die Verwendung von Vibratoren und Dildos (künstlicher Penis).

In heterosexuellen Beziehungen können neben dem Vaginalverkehr mit dem Penis auch all diese Praktiken angewandt werden.

Bisexualität tritt in manchen Kulturen häufiger auf als in anderen und wird vermutlich öfter von Männern als von Frauen ausgelebt. Von Transsexualität spricht man bei Menschen, die biologisch ein eindeutiges Geschlecht haben, sich psychisch jedoch mit dem anderen Geschlecht identifizieren.

Soziale Tabus erschwerten die Sexualforschung in den Industrieländern. Viele der jüngsten Informationen stammen vom Institut für Sexualforschung (Kinsey-Institut) oder sind Forschungsergebnisse aus Schweden.

SIEHE AUCH *Hypothalamus, Hirnanhangdrüse in Kapitel 2; Weibliche Geschlechtsorgane in Kapitel 7; Geschlechtskrankheiten in Kapitel 11; Pubertät, Klimakterium in Kapitel 13; Empfängnisverhütung, Hormonersatztherapie in Kapitel 16; Geschlechtsorgane, Hormone in diesem Kapitel*

BISEXUALITÄT

Bisexualität bedeutet, sich von beiden Geschlechtern sexuell angezogen zu fühlen. Die sexuelle Entwicklung ist ein komplizierter Vorgang, bei dem oft mit gleichgeschlechtlichem Sex experimentiert wird, ohne dadurch unbedingt eine Vorliebe für Homosexualität auszudrücken. Genauso kann eine Person innerhalb einer traditionellen Familie als Heterosexueller leben und doch gleichgeschlechtliche Partner bevorzugen. Bisexualität muss sich nicht in Äußerlichkeiten ausdrücken. Es gibt aber auch Bisexuelle, die so leben und sich so kleiden, als gehörten sie dem anderen Geschlecht an.

HOMOSEXUALITÄT

Unter Homosexualität versteht man die sexuelle Anziehungskraft zwischen Personen gleichen Geschlechtes. Homosexuelle Männer werden als schwul, homosexuelle Frauen als lesbisch bezeichnet. Die Ursachen der Homosexualität sind nicht ganz geklärt. Von Bisexualität spricht man, wenn eine Person weder eindeutig homosexuell noch eindeutig heterosexuell ist, sondern sich von beiden Geschlechtern angezogen fühlt.

Homosexualität ist gesellschaftlich nicht immer akzeptiert. Personen, die aus diesen oder anderen Gründen Probleme mit ihrer Sexualität haben, können in einer Gesprächstherapie Hilfe finden.

TRANSSEXUALITÄT

Transsexuelle fühlen sich dem anderen Geschlecht zugehörig. Bei Männern tritt Transsexualität weit häufiger auf als bei Frauen. Transsexuelle lehnen ihre biologische Geschlechtszugehörigkeit ab. Ein gewisser Prozentsatz unterzieht sich – zur Umwandlung der primären und sekundären Geschlechtsmerkmale – einer operativen Geschlechtsumwandlung sowie einer Geschlechtshormonbehandlung.

EREKTION

Erektion bezeichnet das Anschwellen und Versteifen des Schwellgewebes eines Organs oder Körperteiles durch Ansammlung von Blut. Obwohl Brustwarzen und Klitoris auch mit Schwellgewebe ausgestattet sind, bezieht sich der Begriff meist auf das Anschwellen des männlichen Penis.

Der Penis besteht primär aus zwei zylindrischen Schwellkörpern (schwammähnliches Gefäßbindegewebe). Die Harnröhre, die den Urin und das Ejakulat transportiert, liegt in einem dritten Schwellkörper. Nach sexueller Stimulation (physischer und/oder psychischer Art) füllen sich die Schwellkörper mit Blut, was zur Aufrichtung und Versteifung des Penis' führt. Dies ermöglicht das Einführen des Penis in die weibliche Vagina beim Geschlechtsverkehr. Ein Blutabfluss über die Blutgefäße wird vorübergehend durch spezielle Muskeln verhindert.

Impotenz bezeichnet die Unfähigkeit, eine Erektion zu erreichen bzw. zu halten. Bei älteren Männern tritt sie häufiger auf. Sie kann durch psychische Probleme, Alkohol, Medikamente, Operationen oder Störungen wie Zuckerkrankheit und Schlaganfälle verursacht werden. Die Behandlung richtet sich nach der jeweiligen Ursache. Mögliche Behandlungsmethoden sind: Sexualtherapie, Penisimplantate, Injektionen, Vakuumsaugvorrichtungen oder Medikamente wie Sildenafil.

Die Peyronie-Krankheit, eine Abknickung des erigierten Penis, ist nicht heilbar. Sie kann jedoch durch lokale Kortikoidinjektionen gemildert werden.

MASTURBATION

Masturbation ist die sexuelle Stimulierung der eigenen Geschlechtsorgane zur Selbstbefriedigung. Die Masturbation ist ein natürlicher Ausdruck der menschlichen Sexualität. Sie wird vom Kindesalter an ausgeübt und kann später zur Selbstfindung und Befriedigung in einer sexuellen Partnerschaft beitragen. Einst Gegenstand vieler Tabus und abergläubischer Vorstellungen galt die Masturbation als Ursache vieler Krankheiten (behaarte Handflächen, Geisteskrankheit), was nie belegt wurde. Die Masturbation gilt heute als normales Sexualverhalten.

Kinder sollten lernen, dass Masturbieren in der Öffentlichkeit nicht akzeptabel ist. Ansonsten sollte es ihnen nicht untersagt werden, damit sie ihre eigene Sexualität auf natürliche Weise und ohne Schuldgefühle erforschen können.

Sexualhormone und -verhalten

Der Hypothalamus und die Hirnanhangdrüse stimulieren zusammen mit den Nebennieren die Geschlechtsdrüsen (bei Männern die Hoden, bei Frauen die Eierstöcke), sodass diese Testosteron bzw. Östrogen produzieren. Die Freisetzung dieser Hormone reguliert die sexuelle Erregung und die sexuelle Aktivität.

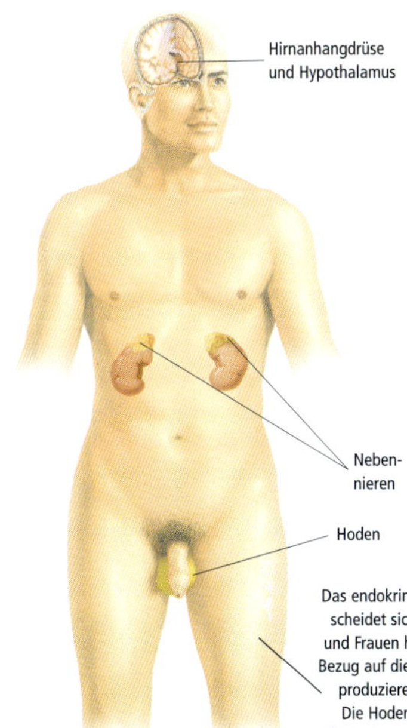

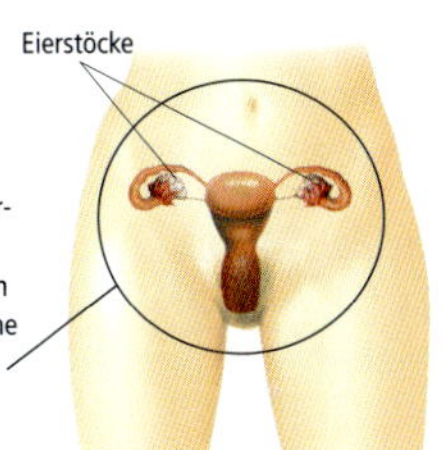

Das endokrine System unterscheidet sich bei Männern und Frauen hauptsächlich in Bezug auf die Sexualhormone produzierenden Drüsen. Die Hoden produzieren Testosteron, die Eierstöcke Östrogene und Progesteron.

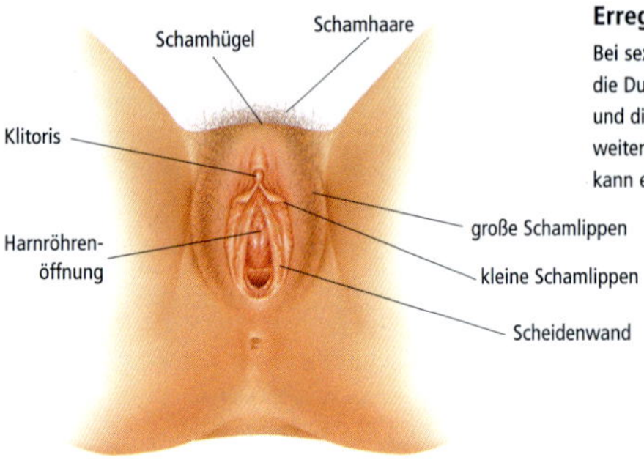

Erregung bei der Frau
Bei sexueller Erregung erhöht sich die Durchblutung der Schamlippen und die Klitoris versteift sich.Die weitere Stimulation der Klitoris kann einen Orgasmus auslösen.

Erregung beim Mann
Sexuelle Stimulation führt zu einer verstärkten Durchblutung des Penis und einer Drosselung des Blutabflusses. Dadurch versteift und vergrößert sich das Glied und richtet sich auf.

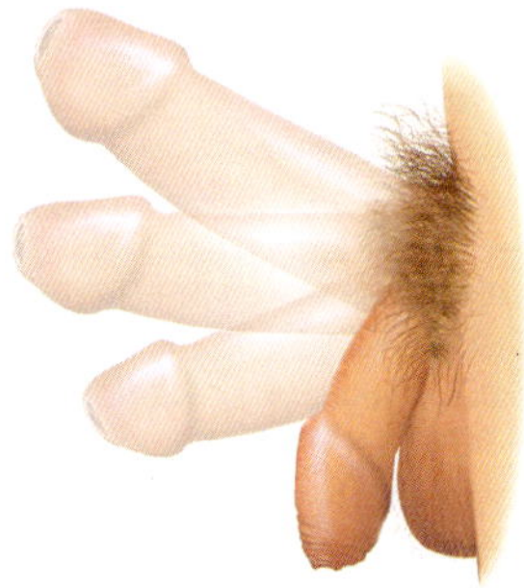

Sexualität

GESCHLECHTSVERKEHR

Geschlechtsverkehr, oder Koitus, ist die Vereinigung zwischen Mann und Frau, bei der der Penis des Mannes in die Scheide der Frau eindringt und meist eine Ejakulation erfolgt. Geschlechtsverkehr kann auch allgemeiner als jeder sexuelle Kontakt zwischen zwei Personen definiert werden, bei dem die Genitalien mindestens einer Person stimuliert werden. Bei der ersten Definition ist der Geschlechtsverkehr Teil des Fortpflanzungsprozesses und Grundlage der Existenz der menschlichen Gattung (abgesehen von neuen Technologien, die eine Fortpflanzung ohne Geschlechtsverkehr ermöglichen).

Der normale Geschlechtsverkehr beginnt mit dem Vorspiel, bei dem sich ein Paar durch Streicheln, Küssen und Stimulation gegenseitig erregt und so den Körper auf den Geschlechtsverkehr vorbereitet. Die Erregung bewirkt eine erhöhte Durchblutung des Penis', der sich vergrößert und erigiert. Die Durchblutung der Scham und der Scheide der Frau wird ebenfalls erhöht. Die Scheide wird feucht, die Klitoris erigiert und die Brustwarzen werden empfindlicher.

Wenn die Frau zur Penetration bereit ist, dringt der Penis in die Scheide ein. Der Mann und oft auch die Frau erleben während des Geschlechtsverkehrs einen Orgasmus, jedoch nicht unbedingt gleichzeitig. Der Mann hat normalerweise bei der Ejakulation einen Orgasmus. Nach der Ejakulation erschlafft der Penis wieder.

Analverkehr, d.h. Einführung des Penis' über den Anus in das Rektum des Partners/der Partnerin, wird manchmal in heterosexuellen, jedoch häufiger in homosexuellen Beziehungen praktiziert. Der Anus ist nicht für das Eindringen des Penis vorgesehen, sodass es häufiger zu Verletzungen kommt als bei vaginalem Geschlechtsverkehr. Nach dem Analverkehr besteht die Gefahr einer Übertragung von infektiösen Bakterien auf den Penis, weshalb gute Hygiene erforderlich ist. Da auch Aids durch ungeschützten Analverkehr übertragen werden kann, sollte immer ein Kondom verwendet werden.

Oralverkehr bezeichnet den Kontakt zwischen Mund und Genitalien. Er gehört seit Jahrhunderten zu den Sexualpraktiken und ist bereits in altindischen Darstellungen und im Kamasutra, dem berühmten hinduistischen Liebeslehrwerk aus dem zweiten Jahrhundert v. Chr. dargestellt.

Die Verwendung von Kondomen kann nicht nur eine unerwünschte Schwangerschaft vermeiden, sondern auch beide Partner vor Geschlechtskrankheiten schützen.

EROGENE ZONEN

Erogene Zonen sind Bereiche des Körpers, die bei Stimulation sexuelle Erregung und Lust auslösen können.

Mitte des 20. Jahrhunderts fand der amerikanische Forscher Alfred Charles Kinsey heraus, dass jeder Teil des menschlichen Körpers zur sexuellen Erregung beitragen kann. Nach seinen Schätzungen erreichen 50% aller Frauen durch Stimulierung der Brüste und Brustwarzen einen Orgasmus. Dagegen verspüren gemäß dieser Studie etwa 2% aller Frauen unter keinen Umständen eine sexuelle Erregung.

Die erogenen Zonen beim Mann sind die äußeren Geschlechtsorgane: der Penis, besonders die empfindliche Eichel an der Spitze des Penisschaftes, der Hodensack und die Innenseiten der Oberschenkel, das Gesäß und die äußere Haut um den Anus, bei manchen Männern auch die Brustwarzen. Bei der Frau sind vor allem die Klitoris, die Vulva, die Brustwarzen, der Warzenhof, die Brüste und die Innenseiten der Oberschenkel für sexuelle Reizung empfänglich.

Jeder Körperteil ist sexuell erregbar, da sich die Lust vorwiegend im Gehirn abspielt. Wenn durch Verletzung oder Behinderung Nervenenden eines Bereiches funktionslos werden, können sie durch die anderer Bereiche und durch neue Arten der Berührung ersetzt werden. Folglich sind die erogenen Zonen auf keinen Körperteil festgelegt.

Der Hypothalamus, die Gehirnregion, die das vegetative Nervensystem steuert, empfängt die durch Stimulation der Brustwarzen und Genitalien erzeugten Nervenimpulse. Als Reaktion auf sexuelles Verlangen erfolgt die Ausschüttung von Hormonen, die Herzschlag, Blutkreislauf und Atemfrequenz beschleunigen und die Pupillen erweitern. Der Körper befindet sich in einem Zustand sexueller Erregung bzw. Bereitschaft.

Sexuelle Erregung ist eine vielschichtige emotionale und physische Reaktion auf Sinnesreize jeder Art. Die Bewertung eines Reizes hängt von individuellen Vorlieben, der persönlichen Geschichte, Erinnerungen, kulturellen Einflüssen und der Erziehung ab. Die jeweilige Reaktion einer Person wird auch durch ihre gegenwärtige körperliche und emotionale Verfassung bestimmt.

Der Sexualtrieb und die Reaktion auf entsprechende Reize lassen unter Stress (z.B. finanzielle Probleme oder Beziehungsprobleme) nach. Auch Müdigkeit, Erkrankungen und Schmerzen, geistige Einstellungen und Konditionierungen mindern die normale sexuelle Erregbarkeit oder unterdrücken sie gänzlich. Das sexuelle Interesse kann erlöschen, auch wenn das Bedürfnis nach liebevoller Berührung durch einen Partner noch vorhanden ist. In diesen Fällen führt Stimulation nicht unbedingt zu sexueller Erregung.

SEXUALSTÖRUNG

Unter dem Begriff Sexualstörung versteht man alle Zustände, die eine Unzufriedenheit bezüglich der Ausführung, Empfindung oder Befriedigung des Geschlechtsverkehrs entstehen lassen. Männer und Frauen nehmen Sexualstörungen unterschiedlich wahr. Während Männer die Probleme eher als körperlich bedingt empfinden, bringen Frauen sie häufiger mit Beziehungsproblemen in Verbindung. Im Folgenden werden die verschiedenen sexuellen Störungen erläutert:

Anorgasmie ist die Unfähigkeit, während des Geschlechtsverkehrs bzw. bei sexuellen Aktivitäten mit einem Partner oder durch Masturbation einen Orgasmus zu bekommen. Von diesem Problem sind vor allem Frauen betroffen, obwohl auch Männer darunter leiden können. Früher wurde dies als Frigidität bezeichnet. Sexualtherapeuten haben entdeckt, dass das Problem vor allem auf mangelndes sexuelles Wissen oder auf religiöse oder soziale Verbote zurückzuführen ist, die eine Entdeckung der eigenen Sexualität durch Masturbation verhindert haben.

Dyspareunie bezeichnet Schmerzen der Frau beim Geschlechtsverkehr. Meist wird dies durch zu geringe Erregung und Befeuchtung der Vagina vor der Penetration ausgelöst. Ein ausführliches Vorspiel mit entsprechender Erregung der Frau stellt meist die Lösung des Problems dar. Eine Entzündung oder Reizung der Scham oder Narben nach einem Dammschnitt können ebenfalls eine Dyspareunie verursachen, weshalb bis zur Abheilung Geschlechtsverkehr vermieden werden sollte. Schmerzen bei tiefem Eindringen des Penis können auf eine Endometriose, auf Zervixinfektionen oder andere Infektionen im Bereich der Gebärmutter, der Eileiter oder der Beckenorgane bzw. auf Bauchoperationen zurückzuführen sein. Scheidentrockenheit tritt bei Frauen oft nach der Menopause auf und kann meist durch eine Hormonersatztherapie beseitigt werden.

Bei Männern bestehen häufig Ängste bezüglich ***Impotenz*** oder ***Erektionsstörungen***. Wird die Impotenz durch mangelnde Libido verursacht, ist die Lösung oft dieselbe wie bei der Anorgasmie (s. o.). Eine Schädigung der Blutgefäße im Penis kann ebenso Impotenz auslösen wie Herzprobleme, Rauchen, Zuckerkrankheit, ein Trauma oder radioaktive Strahlung bzw. die gegen die genannten Störungen verabreichten Medikamente.

Libidostörungen umfassen das Fehlen, den vorübergehenden Verlust oder die Verminderung der Libido. Dies kann zu sexuellen Problemen führen. Natürliche Schwankungen der Libido können auch in glücklichen Beziehungen für Spannungen sorgen. Stress, Müdigkeit und negative Gefühle gegenüber dem Partner können einen vorübergehenden Libidoverlust verursachen. (Libidostörungen bei Frauen wurden, wie auch die Anorgasmie, früher als Frigidität bezeichnet). Auch einige Medikamente können für verminderte Libido verantwortlich sein.

Die ***männliche »Menopause«*** wird von einigen medizinischen Kapazitäten als emotional bedingte Midlife-Crisis angesehen, während andere sie als körperliche Störung betrachten, die durch Änderungen im Hormonhaushalt (besonders von Testosteron) ausgelöst wird.

Orgasmusprobleme: Viele Frauen sind beunruhigt, wenn sie feststellen, dass sie während des Geschlechtsverkehrs nicht immer einen Orgasmus haben. Dabei ist jedoch zu bedenken, dass der Orgasmus durch jegliche sexuelle Aktivität zustande kommen kann: Er muss nicht durch den Geschlechtsverkehr ausgelöst werden. Ein gründlicheres Wissen über Geschlechtsverkehr und das tatsächliche Verlangen nach Sex sowie ein mitfühlender, liebevoller Partner, der um die Bedeutung des Vorspieles und das Experimentieren mit verschiedenen Positionen weiß, kann bei Orgasmusproblemen helfen. Auch Männer können aus ähnlichen Gründen Orgasmusschwierigkeiten haben.

Zum ***vorzeitigen Samenerguss*** kommt es, wenn ein Mann den Orgasmus nicht hinauszögern kann oder einen Teilorgasmus und eine Ejakulation hat, bevor er und sein Partner/seine Partnerin dafür bereit sind. Dafür gibt es seelische und körperliche Gründe. Eine vorzeitige Ejakulation kann meist durch eine Sexualtherapie und mit der Unterstützung des Partners behandelt werden.

Von ***verzögerter Ejakulation*** spricht man, wenn ein Mann nicht zum Orgasmus kommen kann. Ähnlich wie beim vorzeitigen Orgasmus sind die Begleiterscheinungen emotionale und körperliche Frustration. Zudem geht das Interesse am Geschlechtsverkehr verloren. Ein verständnisvoller Partner sowie die Behandlung durch einen Sexualtherapeuten können das Problem meist lösen.

Kopfschmerzen während des Geschlechtsverkehrs sind ein relativ selten auftretendes, dafür aber äußerst schmerzhaftes Phänomen. Männer sind viermal so häufig betroffen wie Frauen. Die Kopfschmerzen entstehen meist zu Beginn des Geschlechtsverkehrs und werden während des Orgasmus stärker. Man nimmt an, dass sie auf Spannungen in den Kopf-, Gesichts- und Halsmuskeln zurückzuführen sind. Jeder vierte Betroffene leidet auch unter Migräne. Die Schmerzen können medikamentös behandelt werden.

Als ***Vaginismus*** bezeichnet man einen unwillkürlichen Krampf der Muskeln am Scheideneingang, der zu Beginn der sexuellen Aktivität zu Schmerzen führt. Auch eine vaginale Untersuchung kann diese Schmerzen auslösen. Dahinter steckt meist eine überwältigende Angst vor Sex, die oft auf eine traumatische oder mit Gewalt verbundene sexuelle Erfahrung zurückzuführen ist. Mit einer (Langzeit-)Sexualtherapie lässt sich das Problem evtl. beheben.

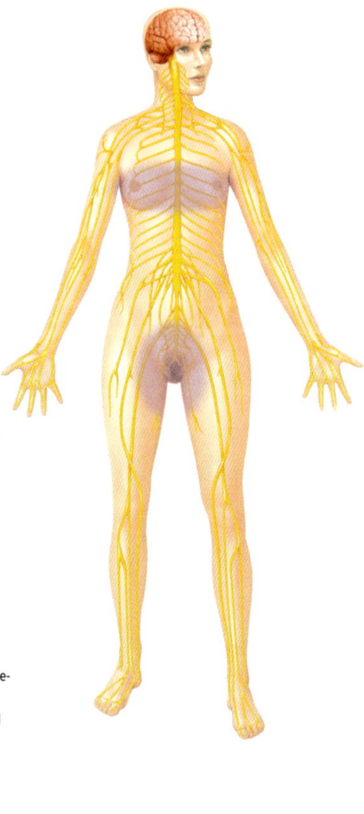

Erogene Zonen

Bei Stimulation verstärken bestimmte Körperstellen, wie Brustwarzen, Genitalien und After, die sexuelle Erregung.

HORMONSYSTEM

Das Hormonsystem (endokrines System oder Endokrinium) ist an der Koordination der Tätigkeiten aller Organe und Gewebe des Körpers beteiligt und wirkt durch organische Substanzen, die so genannten Hormone. Diese bestehen aus Aminosäuren oder Steroiden und werden zu bestimmten Zeiten und in exakten Mengen von endokrinen Zellen abgesondert, um auf die Zielorgane einzuwirken, wobei die Hormonausschüttung oft in einiger Entfernung vom Zielorgan erfolgt. Hormone wirken in der Regel durch eine Verbindung mit speziellen Rezeptoren auf oder in den Zielzellen.

Endokrine Drüsen oder Hormondrüsen (*Glandulae endocrinae*) sondern die Hormone nur ins Blut oder in Körperhöhlen ab, während exokrine Drüsen ihre Produkte auf die Hautoberfläche oder die Schleimhäute der Verdauungs- und Atmungsorgane absondern.

Endokrine Hormone beeinflussen das Nervensystem. Viele endokrine Drüsen werden ihrerseits von Nervenzellen angeregt oder gehemmt. Der Hypothalamus im Gehirn steht in enger Beziehung zum zentralen Organ des Hormonsystems, der Hirnanhangdrüse (Hypophyse). Hormon- und Nervensystem steuern also die Körperfunktionen gemeinsam: Das Nervensystem steuert in der Regel schnell ablaufende oder kurzfristige Vorgänge, das Hormonsystem hingegen langsame oder langfristige Veränderungen.

Die Hirnanhangdrüse steuert die Hormondrüsen (Zirbeldrüse, Thymus, Schilddrüse, Nebenschilddrüsen, Nebennieren, Langerhans-Inseln, Eierstöcke und Hoden).

Die Hirnanhangdrüse, Koordinationszentrale des Hormonsystems, liegt direkt unter dem Hypothalamus im Gehirn und wird von diesem gesteuert. Sie ist in einen Vorder- und Hinterlappen unterteilt. Der Vorderlappen enthält verschiedene Zelltypen, die das Wachstumshormon (STH), Prolaktin, das Follikel stimulierende Hormon (FSH), das luteinisierende Hormon (LH), das Schilddrüsen stimulierende Hormon (TSH), das adrenokortikotrope Hormon (ACTH) und das Melanozyten stimulierende Hormon (MSH) produzieren. Der Hinterlappen enthält Oxytozin und antidiuretisches Hormon (ADH), die im Hypothalamus produziert und über Nervenfasern zur Hypophyse transportiert werden.

Das Wachstumshormon regt das Röhrenknochenwachstum an. Es ist während der Kindheit und frühen Jugend besonders wichtig. Prolaktin regt die Milchdrüsen in der Brust zur Milchproduktion an. Das Follikel stimulierende Hormon (FSH) regt bei Frauen die Produktion von Eizellen, bei Männern die Produktion von Spermien an. Das luteinisierende Hormon (LH) führt zur Auslösung des Eisprunges und regt bei Frauen die Produktion des Hormones Progesteron, bei Männern die Sekretion von Testosteron an. Das Schilddrüsen stimulierende Hormon (TSH) regt die Produktion der Schilddrüsenhormone an und fördert deren Abgabe ins Blut. Das adrenokortikotrope Hormon (ACTH) regt die Hormonproduktion von Kortikoiden in der Nebennierenrinde an. Oxytozin bewirkt die Kontraktion der glatten Muskelzellen in der Gebärmutter und an den Milchdrüsen der Brust. Das antidiuretische Hormon (ADH oder Vasopressin) regt in der Niere die Wasserrückresorption aus dem Urin an und trägt so zur Steuerung des Blutdruckes bei.

Die Schilddrüse steht unter Einfluss von TSH aus der Hirnanhangdrüse. Sie produziert Thyroxin und Trijodthyronin, die Zellen im ganzen Körper zur Steigerung der Energieproduktion anregen. Schilddrüsenhormone beeinflussen auch die Gehirnentwicklung: Ein Mangel während der Fetalentwicklung führt zu geistiger Behinderung (Kretinismus). Parafollikuläre Zellen (C-Zellen) in der Schilddrüse produzieren Kalzitonin, das den Kalziumspiegel im Blut senkt.

Die Nebenschilddrüsen produzieren Parathormon, das den Kalziumspiegel des Blutes erhöht und den Phosphatgehalt vermindert.

Die Nebennieren liegen auf den oberen Polen der Nieren. Jede Nebenniere besteht aus einem inneren Teil, dem Nebennierenmark, und einem äußeren Teil, der Nebennierenrinde. Das Nebennierenmark enthält veränderte Nervenzellen, die Adrenalin und Noradrenalin produzieren. Diese Hormone werden in Notsituationen oder bei intensiven Gefühlen (z. B. Angst) stoßweise ausgeschüttet, was die Stärke und Frequenz der Herzschläge steigert sowie Blutzuckerspiegel und Blutdruck erhöht.

Die Nebennierenrinde produziert drei Hauptgruppen von Hormonen: Gluko- und Mineralokortikoide sowie Androgene. Glukokortikoide, deren Produktion von ACTH aus der Hirnanhangdrüse gesteuert wird, beeinflussen den Fett-, Eiweiß- und Kohlenhydratstoffwechsel, indem sie den Abbau von Eiweiß und die Abgabe von Fett und Zucker ins Blut bewirken. Mineralokortikoide wie Aldosteron steigern die Rückresorption von Natrium in der Niere. Das in der Nebennierenrinde produzierte Androgen Dehydroepiandrosteron wirkt ähnlich wie Testosteron. Eine zu hohe Glukokortikoidkonzentration

Endokrine Drüsen

Die endokrinen Drüsen sondern Hormone ab, die Wachstum, Stoffwechsel, Geschlechtsreife und andere wichtige Körperfunktionen regulieren.

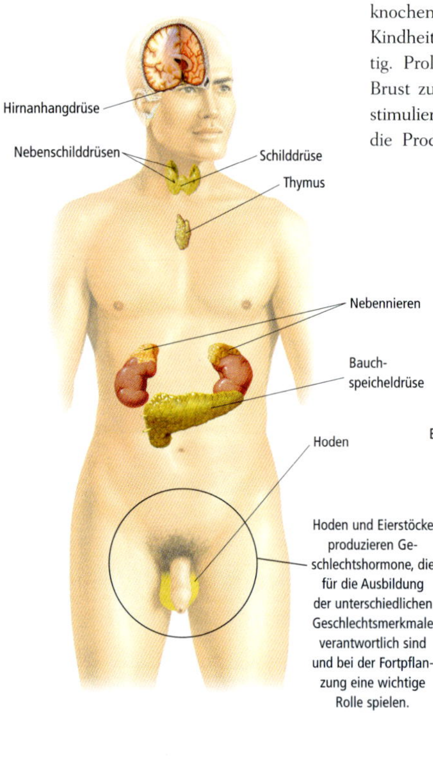

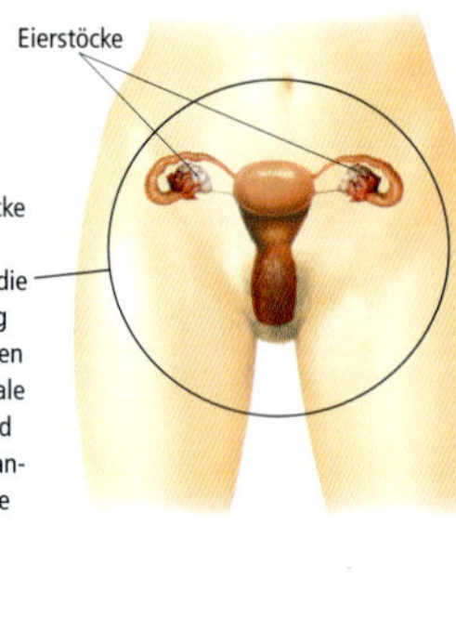

Hoden und Eierstöcke produzieren Geschlechtshormone, die für die Ausbildung der unterschiedlichen Geschlechtsmerkmale verantwortlich sind und bei der Fortpflanzung eine wichtige Rolle spielen.

Hirnanhangdrüse

Die Hirnanhangdrüse (Hypophyse) wirkt mit Hilfe organischer Substanzen, so genannter Hormone, auf Organe und Gewebe im ganzen Körper. In der Abbildung sind die Organe und Gewebe dargestellt, die von ihr beeinflusst werden.

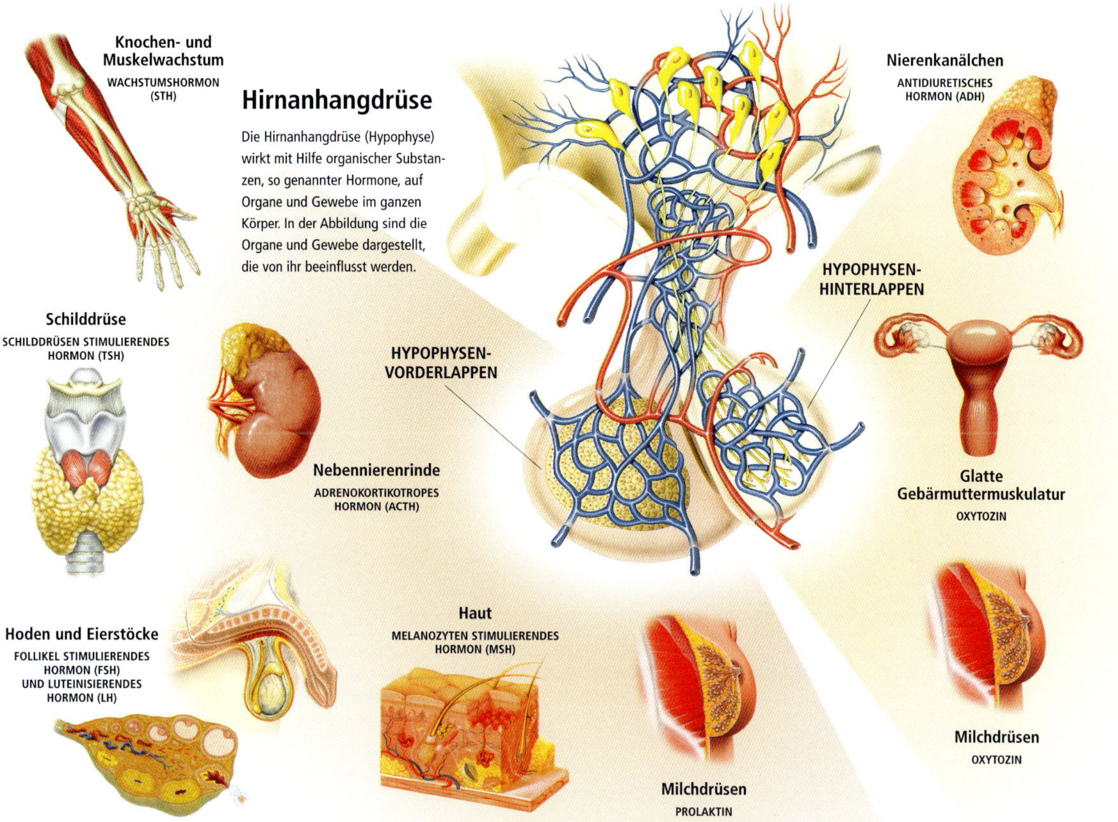

im Blut, die in der Regel durch eine Behandlung mit hohen Dosen dieses Hormons entsteht, ist die Ursache für eine Erkrankung, die als Cushing-Syndrom bezeichnet wird. Die Symptome sind u.a. Vollmondgesicht und Stammfettsucht. Eine mangelnde Kortikoidproduktion ist die Ursache der Addison-Krankheit, die zu Gewichtsverlust, Austrocknung und niedrigem Blutdruck führt. Eine Überproduktion von Dihydroepiandrosteron (adrenogenitales Syndrom oder AGS) führt bei Jungen zu einem verfrühten Eintritt in die Pubertät (*Pubertas praecox*) und bei Mädchen zu einer Vergrößerung der Klitoris. Tritt die Klitorisvergrößerung bereits vor der Geburt auf, kann es vorkommen, dass das Mädchen für einen Jungen gehalten und dementsprechend erzogen wird.

Die Langerhans-Inseln befinden sich in der Bauchspeicheldrüse (Pankreas), einem Organ in der Bauchhöhle, das hauptsächlich Verdauungsenzyme für den Magen-Darm-Trakt produziert. Die Langerhans-Inseln produzieren Hormone, die den Blutzuckerspiegel regulieren. Insulin senkt den Blutzuckerspiegel, während ihn Glukagon erhöht.

Die kleine Zirbeldrüse (Epiphyse) liegt in der Schädelhöhle und ist vom Gehirn umgeben. Sie produziert Melatonin, dessen Konzentration im 24-Stunden-Rhythmus des Tages, dem so genannten zirkadianen Rhythmus, variiert. Die Zirbeldrüse beeinflusst wahrscheinlich auch Eierstöcke und Hoden sowie die Stimmung; ihre exakte Funktion ist ungeklärt.

Die Eierstöcke produzieren Östrogen und Progesteron. Östrogen bewirkt u.a. das Wachstum der Brüste und Geschlechtsorgane, Progesteron die Umwandlung der Gebärmutterschleimhaut zur Einnistung eines befruchteten Eies. Die Östrogen- und Progesteronkonzentration unterliegt im Zeitraum von 28 Tagen zyklischen Veränderungen, die von FSH und LH aus der Hirnanhangdrüse gesteuert werden.

Während der Schwangerschaft fungiert die Plazenta als endokrines Organ, da sie ein Hormon zur Aufrechterhaltung der Schwangerschaft, das so genannte Choriongonadotropin (HCG), produziert. Darüber hinaus produziert die Plazenta Östrogen, Progesteron und Relaxin (zur Entspannung der Mutterbänder) sowie Chorionsomatotropin (HPL) zur Förderung der Milchproduktion und des Fetalwachstums.

Die Produktion und Sekretion von Hormonen in Drüsen wie der Schilddrüse und den Nebennieren wird ständig über Regelkreise mit negativer Rückkopplung reguliert, bei denen die weitere Produktion eines Hormons unterdrückt wird, sobald es eine hohe Konzentration erreicht hat. Andere Drüsen, z.B. die Langerhans-Inseln und die C-Zellen der Schilddrüse, nehmen Veränderungen des Blutzucker- bzw. Blutkalziumspiegels wahr und passen ihre Hormonproduktion an.

SIEHE AUCH *Hirnanhangdrüse in Kapitel 2; Schilddrüse, Nebenschilddrüsen in Kapitel 3; Thymus in Kapitel 5; Bauchspeicheldrüse, Nebennieren in Kapitel 6; Eierstöcke, Hoden in Kapitel 7; Drüsen, Homöostase und Metabolismus in diesem Kapitel*

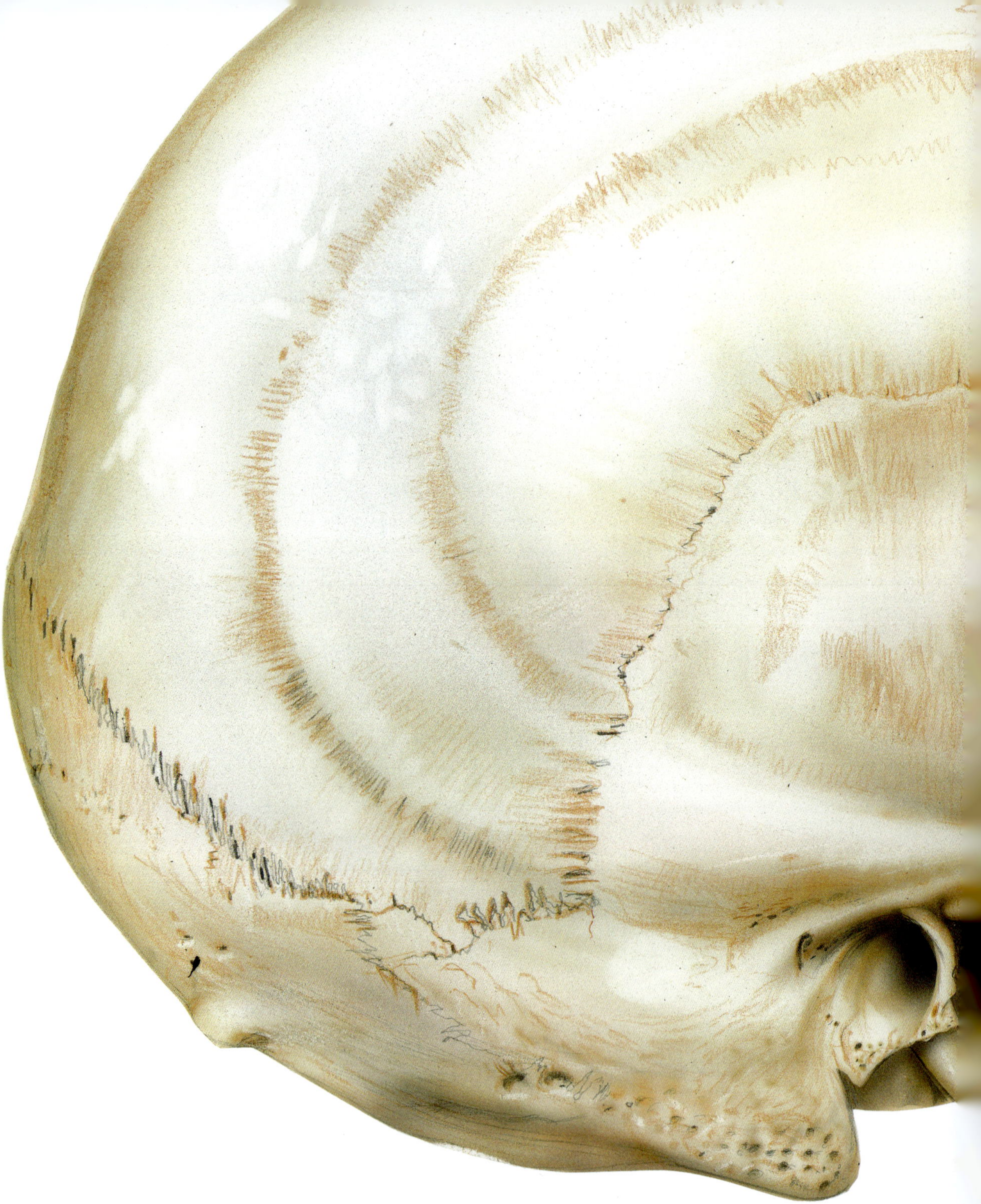

KAPITEL 2

Kopf

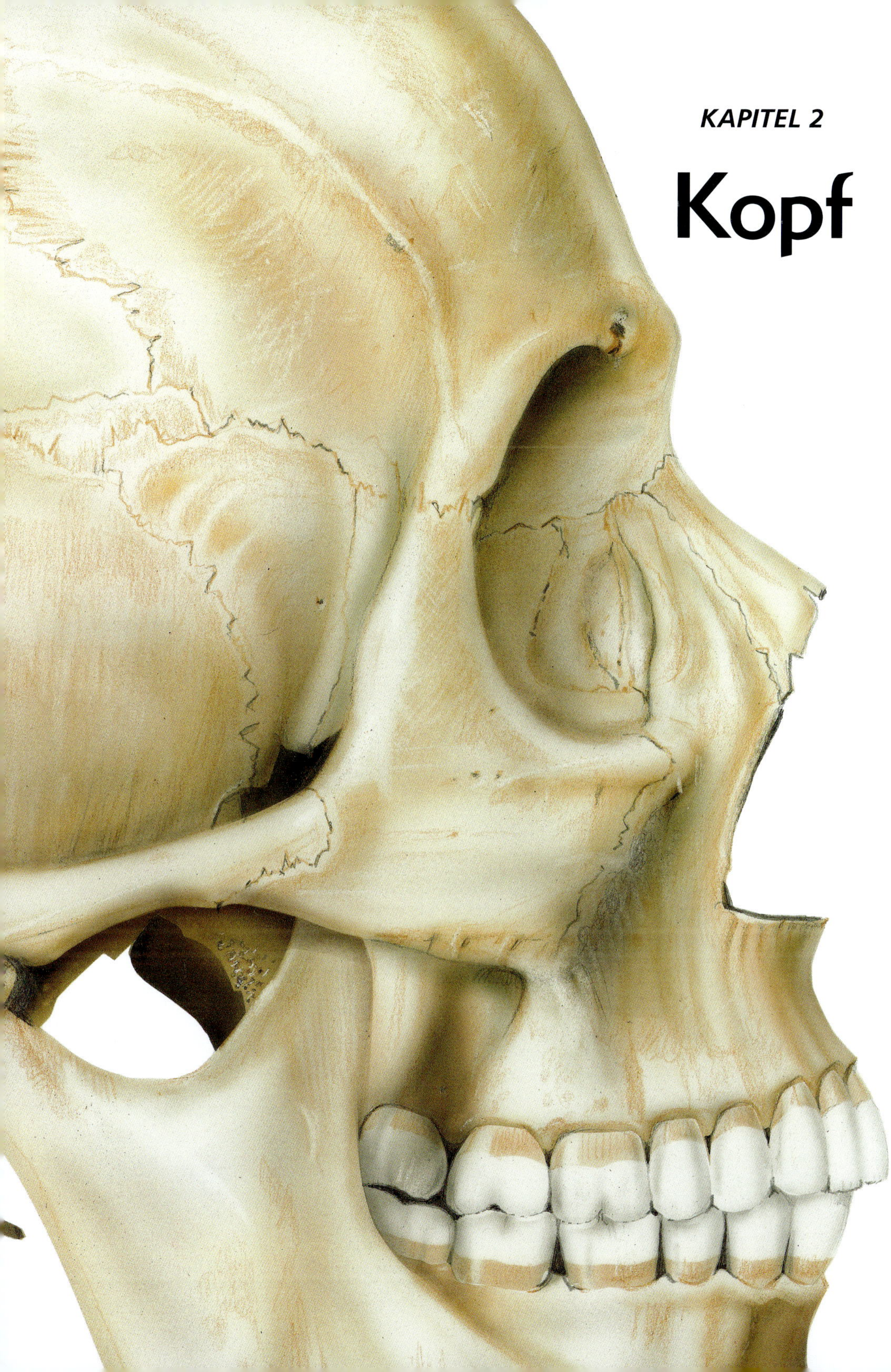

KOPF

Im Kopf befindet sich das in den Schädel eingebettete Gehirn. Mit den Gehirnnerven sind fünf im Kopf lokalisierte Sinne verbunden: Geruchssinn, Sehvermögen, Geschmackssinn, Gehör und Gleichgewichtssinn (Bogengänge, Innenohr).

Die Zunge befindet sich in der Mundhöhle (Mund). An der Hinterseite der Mundhöhle liegt der Rachen, durch den Nahrung in die Speiseröhre und Luft in die Luftröhre gelangt. Mit Hilfe der Halsmuskeln kann der Kopf gebeugt, gestreckt und teilweise gedreht werden.

SCHÄDEL

Der Schädel (Kranium) bezeichnet das Kopfskelett. Er schützt Gehirn, Augen und Innenohr, bildet Ober- und Unterkiefer und bietet Befestigungspunkte für die Gesichts-, Augen-, Zungen-, Kehlkopf- und Halsmuskeln.

Der Schädel ist die komplizierteste Knochenstruktur des Körpers. Mit Ausnahme des Unterkieferknochens (Mandibula) sind alle Schädelknochen durch Knochennähte, die Suturen, miteinander verbunden. Viele Schädelknochen entstehen aus Bindegewebe, das den Kopf des Embryos bedeckt.

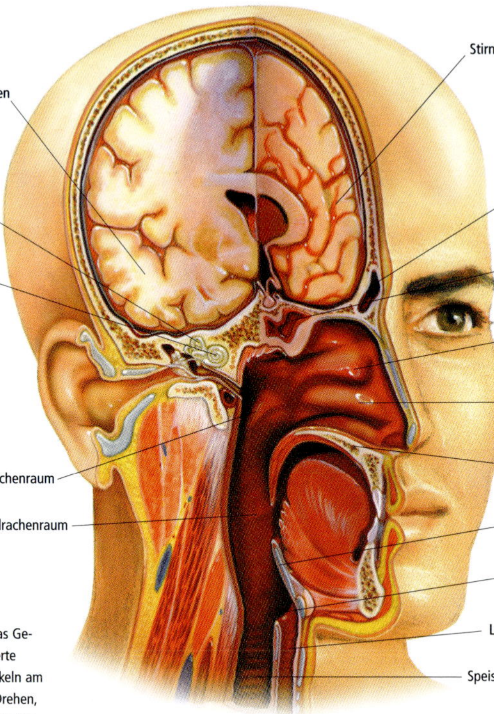

Kopf

Der Kopf enthält das Gehirn und spezialisierte Sinnesorgane. Muskeln am Hals ermöglichen Drehen, Beugen und Überstrecken des Kopfes.

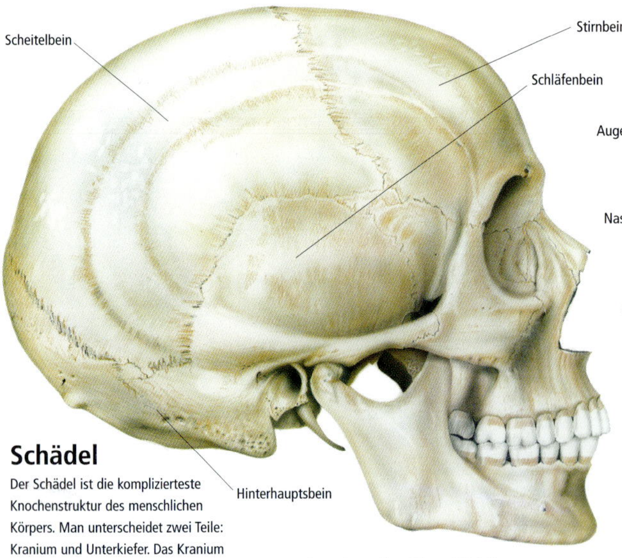

Knochen des Hirnschädels

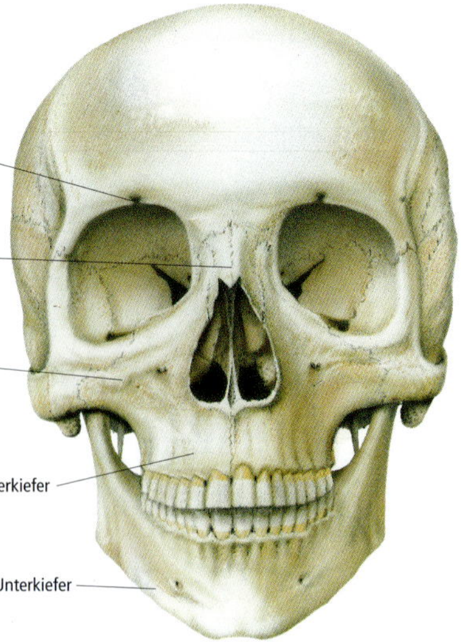

Hauptknochen des Gesichtsschädels

Schädel

Der Schädel ist die komplizierteste Knochenstruktur des menschlichen Körpers. Man unterscheidet zwei Teile: Kranium und Unterkiefer. Das Kranium besteht aus Hirn- und Gesichtsschädel.

Schädel – Seitenansicht

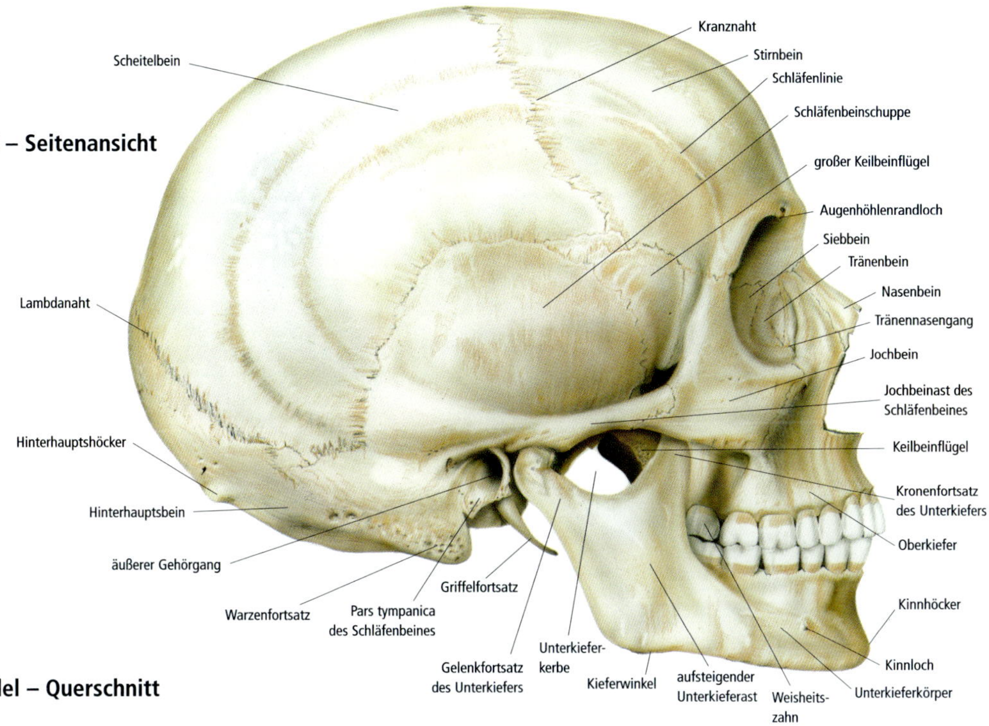

Schädel – Querschnitt

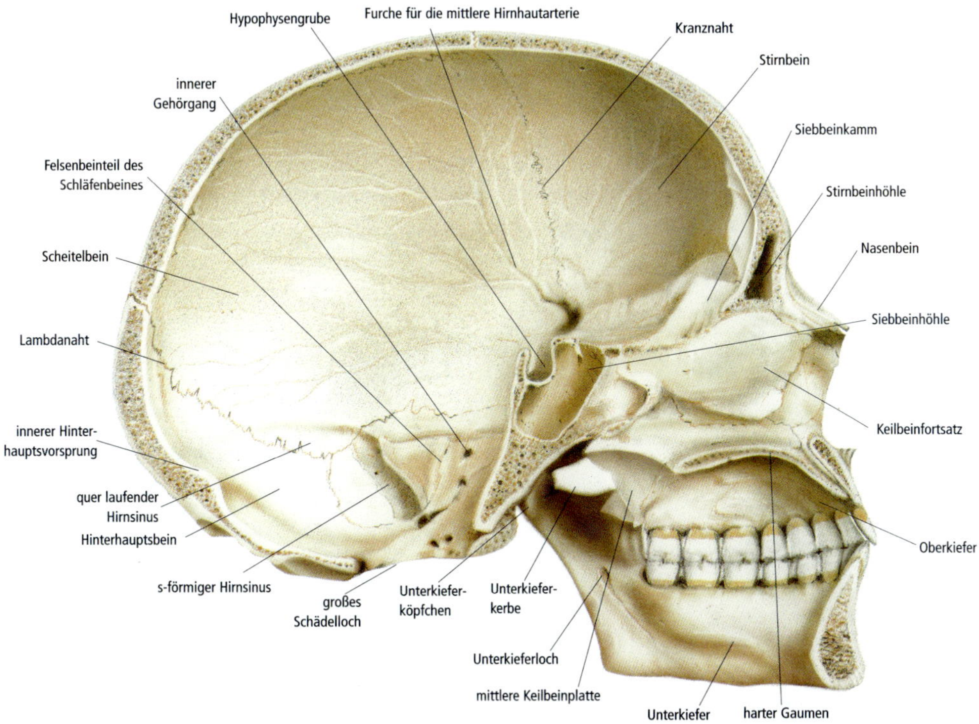

Schädel – Vorderansicht

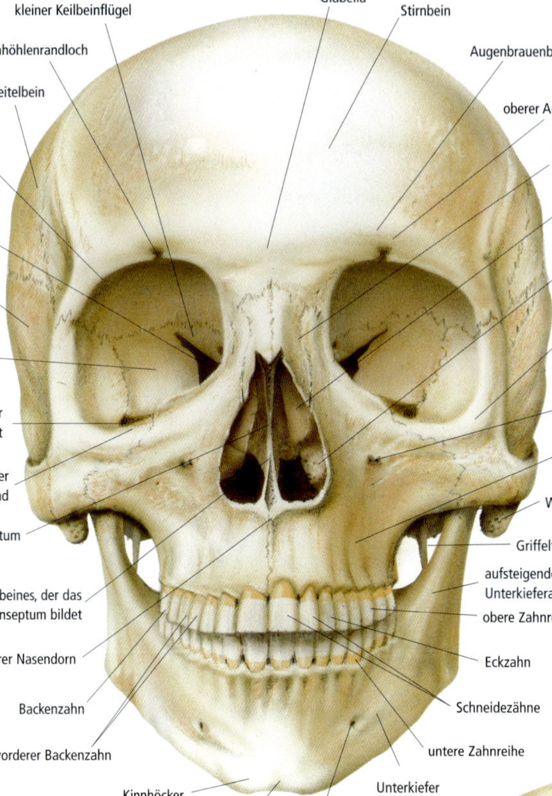

Schädel – Rückansicht

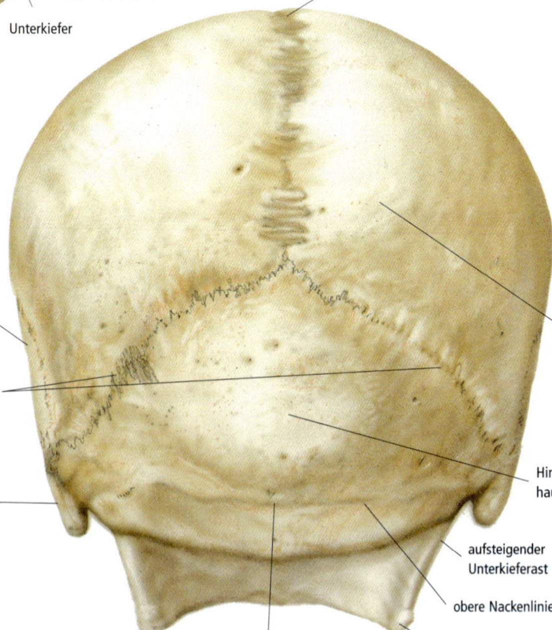

Bei der Geburt ist ein Großteil dieses Bindegewebes zwischen den teilweise entwickelten Knochen noch vorhanden, sodass sich diese bei der Passage des Kopfes durch den Geburtskanal übereinander schieben können und beim Geburtsvorgang nicht zerdrückt werden. Aus Gründen der Anschaulichkeit werden zwei Teile des Schädels unterschieden: der Hirnschädel und der Gesichtsschädel.

Der Schädel bildet eine sichere harte Hülle für das Gehirn und die Sinnesorgane wie Sehvermögen, Gehör, Gleichgewichts- und Geruchssinn. Diese Schutzfunktion basiert auf Faktoren wie der runden Form des Hirnschädels, starken Knochenbögen im Gesicht, einer harten äußeren Knochenschicht und einer schwammartigen inneren Knochensubstanz zur Absorption von Stößen.

Der Schädel besteht aus zahlreichen kleinen, unregelmäßig geformten Knochen.

Es gibt sieben unpaarige Mittellinienknochen: Siebbein, Stirnbein, Zungenbein, Hinterhauptsbein, Keilbein, Unterkiefer und Pflugscharbein sowie zehn paarige Knochen, einen auf jeder Seite: Tränenbein, Oberkiefer, Nasenbein, Gaumenbein, Scheitelbein und Jochbein sowie Schläfenbein und Mittelohrknochen (Steigbügel, Amboss, Hammer). Weiterhin gibt es eine unterschiedliche Anzahl an Nahtknochen.

Die Stirn wird vom Stirnbein gebildet. Unter der Stirn liegen zwei Nasenbeine mit jeweils einer Öffnung darunter. Auf jeder Seite befindet sich eine Augenhöhle, in der sich das Auge bewegen kann. Ein Knochenbogen, der Jochbogen, bildet das Wangenskelett. Das Schädeldach wird von Stirnbein, Scheitelbein und Hinterhauptsbein gebildet. Von hinten sieht man hauptsächlich das Hinterhauptsbein mit den Scheitelbeinen auf jeder Seite darüber. Die Schläfenknochen an den Seiten des Schädels enthalten das Mittel- und Innenohr mit den Sinnesorganen für Gehör und Gleichgewicht. Das Mittelohr enthält eine Kette von drei winzigen Gehörknöchelchen, welche die Geräuschvibrationen vom Trommelfell weiterleiten.

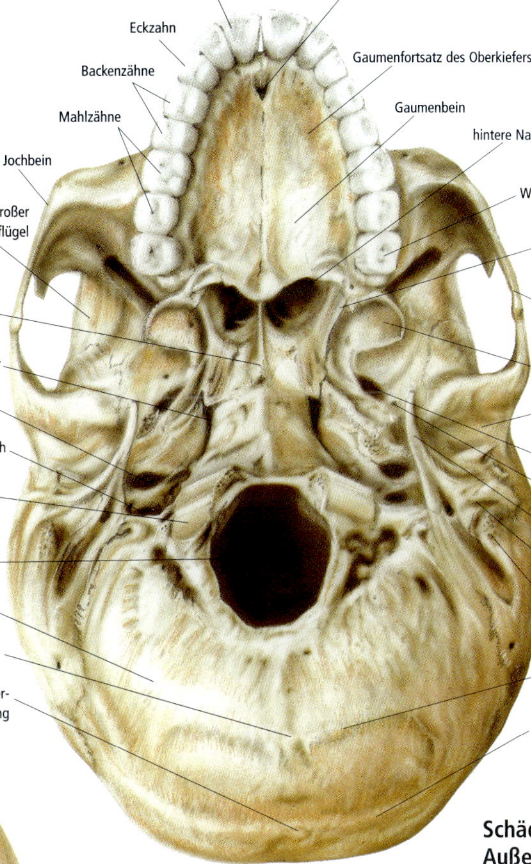

Schädelbasis – Außenansicht

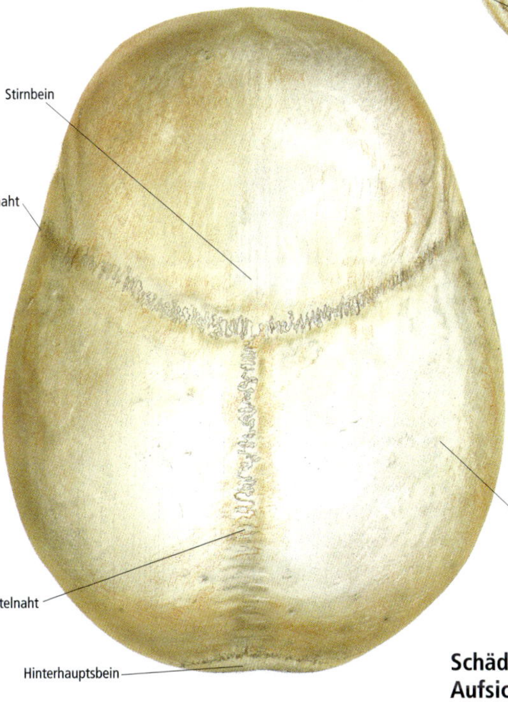

Schädeldecke – Aufsicht

Der Schädel der Frau ist meist kleiner und leichter, mit relativ kleineren Nasennebenhöhlen und anderen geringfügigen Unterschieden. Dennoch ist es oft schwierig, zwischen einem männlichen und einem weiblichen Schädel zu unterscheiden. Bei den verschiedenen Rassen gibt es Abweichungen in der Form von Stirnbein, Siebbein, Unterkiefer und Keilbein.

Genau genommen gehören zum Schädel neben den zusammenhängenden Teilen von Hirn- und Gesichtsschädel auch der Unterkiefer und das Zungenbein; oft sind mit der Bezeichnung »Schädel« jedoch nur die erstgenannten Teile gemeint.

SIEHE AUCH *Skelettsystem in Kapitel 1; Fetalentwicklung in Kapitel 13*

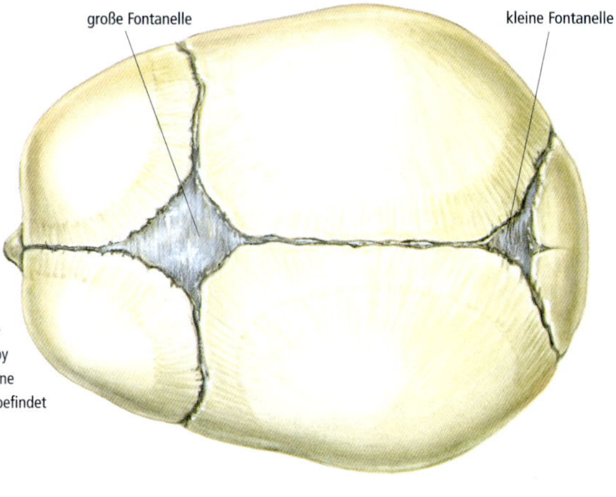

Fontanelle

Die weiche Stelle bzw. Vertiefung an der Oberseite des Schädels bei einem Baby wird Fontanelle genannt. Eine weitere derartige »Lücke« befindet sich am Hinterkopf.

FONTANELLE

Unter Fontanelle (Fonticulus) versteht man die bei einem Neugeborenen vorhandene Lücke zwischen den Knochen des Schädels. (Es gibt insgesamt zwei Fontanellen – eine an der Oberseite des Schädels und eine kleinere am Hinterkopf. Mit dem Begriff »Fontanelle« ist meist die obere Lücke gemeint.) Hält das Baby still, so zeigt sich die Fontanelle bei der Untersuchung als eine leichte Vertiefung im Schädel. Schreit das Baby hingegen oder liegt eine Infektion vor, wölbt sich die Fontanelle nach außen.

Normalerweise schließt sich die Lücke im Alter von einem Jahr durch die fortschreitende Verknöcherung der Schädelnähte. Ist die Fontanelle von Geburt an (oder kurz darauf) geschlossen, ist dies ein Anzeichen für eine gefährliche Verknöcherungsstörung (Kraniosynostose). Diese führt nicht nur zu Schädelfehlbildungen, sondern durch erhöhten Innendruck auch zu geistiger Behinderung und Taubheit. Eine operative Spaltung der verknöcherten Nähte ist unbedingt erforderlich.

Ein verspäteter Verschluss der Fontanelle kann ein Symptom eines Schilddrüsenhormonmangels (Kretinismus) sein.

HIRNSCHÄDEL

Das Kopfskelett besteht aus dem Hirnschädel (Neurokranium), der das Gehirn enthält, und den angegliederten Gesichtsknochen (Viszerokranium). Der Hirnschädel ist eine fast ovale Kapsel, die auf der Wirbelsäule ruht. An ihr sind verschiedene Knochenbögen angebracht, die das Gesichtsskelett bilden. Von der Seite sieht man die Grenze zwischen dem Hirnschädel und dem kleineren, ungefähr dreieckigen Gesichtsskelett.

Die Knochen des Schädeldaches sind über bindegewebige Nähte, die nur im Schädel vorkommen, miteinander verbunden. Eine Bewegung der Knochen gegeneinander ist beim Erwachsenen nicht möglich. Die gezackten Ränder benachbarter Knochen fügen sich wie Puzzleteile aneinander und sind mit straffem Bindegewebe verbunden. Manchmal liegen zwischen den großen Knochen kleine Naht- oder Schaltknochen.

Der Hirnschädel besteht von vorne nach hinten aus dem Stirnbein, den paarigen Scheitel- und Schläfenbeinen und dem Hinterhauptsbein. Das Keilbein bildet ebenfalls Teile des Schädel-Wirbelsäulen-Gelenkes. Die Großhirnlappen sind nach den Knochen benannt, unter denen sie liegen, sodass man von Stirnlappen, Scheitellappen, Schläfenlappen und Hinterhauptslappen spricht. Teile des Schläfenbeines enthalten das Mittel- und Innenohr. Jeder Knochen der Schädeldecke (bis auf die Scheitelbeine) bildet auch Teile der Schädelbasis, die in drei Abschnitte – die vordere, die mittlere und die hintere Schädelgrube – unterteilt ist.

Die vordere Schädelgrube enthält die Stirnlappen, die mittlere die Schläfenlappen und die hintere das Kleinhirn und den Hirnstamm. Der Boden der Schädelbasis hat viele Löcher, durch die Nerven und Gefäße in oder aus dem Schädel gelangen.

Das Gehirn ist vom Schädel durch drei Membranen getrennt, die als Hirnhäute bezeichnet werden. Die äußerste Schicht, die harte Hirnhaut, ist eine fibröse Kapsel, die an den Schädelknochen befestigt ist. Die mittlere Schicht, die Spinnengewebshaut, ist von der harten Hirnhaut nur durch einen feinen Spalt getrennt und umschließt den Liquorraum, in dem die Gehirn-Rückenmark-Flüssigkeit (Liquor) zirkuliert. Sie ist über ein Netz von Bindegewebsfäden mit der weichen Hirnhaut verbunden, die direkt dem Hirngewebe anliegt und dessen Konturen folgt. Der Liquorraum bildet ein flexibles Lager für das Gehirn, das Bewegung erlaubt und Erschütterungen auffängt.

Bei der Geburt ist der Hirnschädel relativ groß und das Gesicht klein. Die Zähne sind nicht oder nur teilweise vorhanden und die Nasennebenhöhlen nur rudimentär entwickelt. Der Warzenfortsatz ist noch nicht ausgebildet. Zwischen den Knochen des Schädeldaches liegen noch größere bindegewebige Bereiche. Diese Knochenlücken nennt man Fontanellen. Die größte, die vordere Fontanelle, die beim Neugeborenen leicht zu spüren ist, liegt zwischen den Stirn- und Scheitelbeinen. Sie ist ca. 3 cm lang und 2 cm breit. Sie schließt sich normalerweise bis zum zweiten Lebensjahr. Die hintere Fontanelle zwischen Hinterhauptsknochen und den beiden Scheitelbeinen schließt sich im zweiten Monat. Es gibt noch weitere kleinere Fontanellen. Phasen besonders starken Schädelwachstums sind die ersten sieben Lebensjahre und die Pubertät.

Die Arterien und Venen, die das Gehirn mit Blut versorgen, liegen zwischen harter Hirnhaut und Schädelknochen. Wenn diese Venen (normalerweise als Folge eines Schädelbruches) reißen, sammelt sich rasch Blut zwischen Knochen und harter Hirnhaut. Dieses so genannte Epiduralhämatom führt zu einem rasch steigenden Druck auf das Hirngewebe mit tödlichem Ausgang, wenn es nicht sofort durch eine Entlastungsbohrung in der Schädeldecke behandelt wird.

Werden die Venen an ihrer Durchtrittsstelle durch die harte Hirnhaut verletzt, kommt es zu einer Subduralblutung zwischen harter Hirnhaut und Spinnengewebshaut. Dies ist nach einer stumpfen Kopfverletzung, wie durch einen Sturz oder Schlag, möglich. Diese Blutung erfordert kein so rasches Handeln, da sich das Blut langsamer sammelt. Es besteht jedoch die Gefahr, dass sie dadurch zu lange übersehen wird. Die Hirnarterien passieren die Spinnengewebshaut, bevor sie ins Hirngewebe eintreten. Bei plötzlichem Druckanstieg, z. B. bei Herz-Kreislauf-Erkrankungen, können die Arterien an dieser Stelle reißen, wodurch sich Blut im Liquorraum sammelt. Man spricht in diesem Fall von einer Subarachnoidalblutung.

SCHÄDELBASIS

Die Schädelbasis *(Basis cranii)* ist gelenkig mit der Wirbelsäule verbunden. Das Gelenk zwischen dem Hinterhauptsbein und dem obersten Halswirbel ermöglicht das Nicken, das Gelenk zwischen erstem und zweitem Halswirbel das seitliche Drehen des Kopfes. Im Hinterhauptsbein befindet sich ein großes Loch, das große Schädelloch *(Foramen magnum)*, über das Rückenmark und Hirnhäute in die Wirbelsäule gelangen.

SCHÄDELVERLETZUNGEN

Brüche der Schädelknochen sind an sich nicht gefährlich, können jedoch mit ernsthaften Verletzungen des Gehirnes, der Hirnhäute und der Sinnesorgane einhergehen. Ein besonderes Risiko sind intrakranielle Blutungen, Blutungen im Schädel, die durch eine Druckerhöhung potenziell tödliche Hirnschäden verursachen können. Die Schädel von Kindern sind elastischer als die Erwachsener, sodass Schläge auf den Schädel ernsthafte Verletzungen des darunter liegenden Gehirnes und der Hirnhäute bewirken können, ohne zu Knochenfrakturen zu führen.

Nasennebenhöhlen

Zu den Nasennebenhöhlen gehören die Stirnhöhlen, die Keilbeinhöhlen und die Kieferhöhlen. Eine bakterielle Infektion der Hohlräume (Sinusitis) verursacht Schmerzen und ein Druckgefühl im betroffenen Bereich.

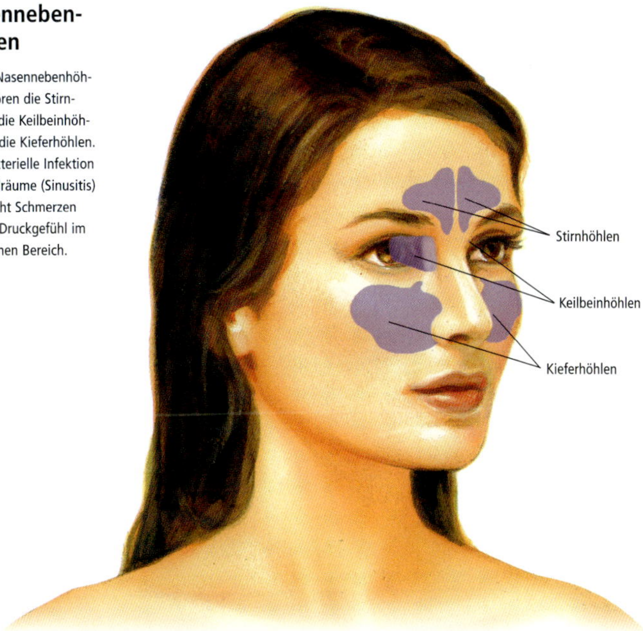

GESICHTSKNOCHEN

Der Gesichtsschädel (Viszerokranium) wird von den Knochen an der Schädelvorderseite gebildet. Das Nasenbein bildet die Nase, das Jochbein die Wange, der Oberkieferknochen den Oberkiefer, Gaumen und die Außenwände der Nasenhöhle und der Unterkieferknochen den Unterkiefer. Daneben gibt es noch zahlreiche kleine Knochen, die v.a. im Inneren am Aufbau des Gesichtes beteiligt sind.

KIEFERKNOCHEN

Oberkiefer und knöchernes Gaumendach werden von Oberkieferknochen (Maxilla) und Gaumenbein *(Os palatinum)* gebildet. Der Unterkieferknochen (Mandibula), das Skelett des Unterkiefers, ist auf beiden Seiten über ein Kiefergelenk mit dem Schläfenknochen verbunden. Diese Gelenke sind durch eine Bindegewebsplatte *(Discus articularis)* in zwei Kammern geteilt und ermöglichen Schiebe-Dreh-Bewegungen – das Mahlen. Das Zungenbein *(Os hyoideum)* liegt am Zungengrund und ist Ansatzpunkt für Zungen-, Mundboden- und Halsmuskeln.

Die Zähne sind knochenartige Strukturen, die im Ober- und Unterkiefer befestigt sind und durch das Zahnfleisch in die Mundhöhle ragen. Ihre freien Oberflächen (Kronen) sind von einer sehr harten mineralischen Substanz, dem Zahnschmelz, überzogen. Am unteren Ende sind sie mit einer oder mehreren Wurzeln in den Zahnalveolen der Kieferknochen verankert.

KIEFERGELENKE

An jeder Seite des Unterkiefers befindet sich ein Gelenkköpfchen, das in eine Gelenkpfanne an der Schädelbasis passt. Mittels dieser Temporomandibulargelenke, die direkt unter und vor jedem Ohr liegen, sind Auf- und Abwärtsbewegungen sowie Vor- und Rückwärtsschieben des Unterkiefers möglich. Bei extremer Öffnung des Mundes können sich die Gelenke nach vorne verlagern und zu einer Kiefersperre führen.

AUGENHÖHLE

Jedes Auge liegt mit seinen Muskeln, Nerven und Blutgefäßen in einer Augenhöhle (Orbita) an der Schädelvorderseite. Die Augenhöhlenwände sind relativ dünn und können leicht brechen, beispielsweise durch einen Schlag auf das Auge oder wenn ein kleiner Gegenstand versehentlich in die Augenhöhle gelangt. Der äußere Rand der Augenhöhle ist jedoch dick und robust und verhindert Beschädigungen des Auges durch größere Gegenstände. Die Augenlider schützen das Auge und halten es feucht. Die Tränendrüsen befinden sich direkt hinter den oberen Augenlidern.

NASE (NASENHÖHLE)

Die Wand der Nase besteht hinten aus Knochen und vorne aus Knorpelstücken, die die Nasenlöcher umgeben. Die Nasenhöhle *(Cavitas nasi)* wird von der Nasenscheidewand *(Septum nasi)* in zwei Hälften geteilt. An der Unterseite wird sie vom Gaumen begrenzt, der auch das Dach der Mundhöhle bildet.

Die Innenwände der Nasenlöcher sind mit behaarter Schleimhaut ausgekleidet; die Haut am Nasenhöhlendach (Riechschleimhaut) enthält spezielle Riechzellen, mit denen Gerüche wahrgenommen werden. Die übrige Nasenhöhle ist mit Atemwegsschleimhaut ausgekleidet, die sehr gut durchblutet ist und über Flimmerhärchen und zahlreiche Schleimdrüsen zur Anwärmung und Befeuchtung der eingeatmeten Luft verfügt.

Um die Schleimhautoberfläche zu vergrößern, befinden sich in den Nasenhöhlenwänden knöcherne Vorwölbungen, die so genannten Nasenmuscheln *(Conchae nasalis)*. Die Nasenhöhle ist zum Rachen hin geöffnet, durch den Luft in die Lunge gelangt.

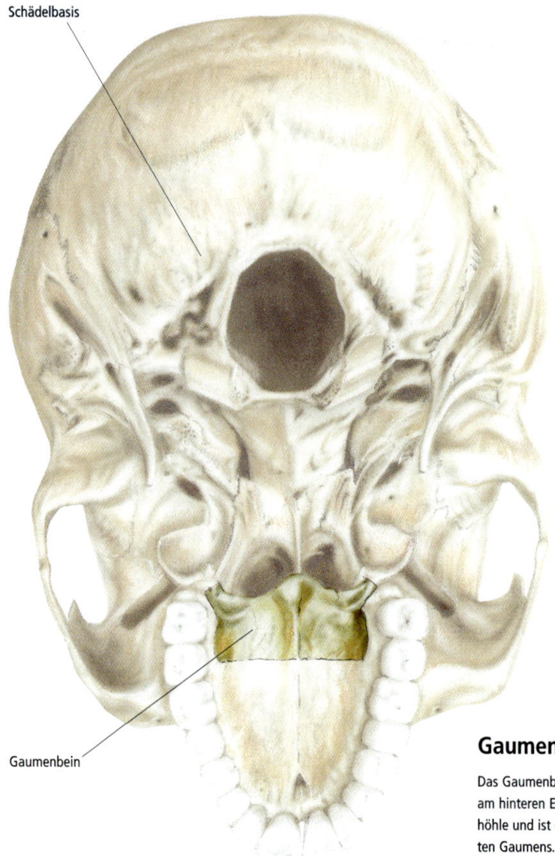

Gaumenbein

Das Gaumenbein befindet sich am hinteren Ende der Nasenhöhle und ist ein Teil des harten Gaumens.

NASENNEBENHÖHLEN

Die Nasenhöhle ist auch mit den Nasennebenhöhlen *(Sinus paranasales)* verbunden. Diese werden nach den Gesichtsknochen, in denen sie sich befinden, als Kiefer-, Stirn- und Keilbeinhöhle *(Sinus maxillaris, frontalis* und *sphenoidalis)* bezeichnet. Die Nebenhöhlen sind ebenfalls mit Schleimhaut ausgekleidet. Eine Infektion kann sich von der Nase leicht dorthin ausbreiten und als Nasennebenhöhlenentzündung (Sinusitis) zu Sekretstau und Schmerzen führen.

Die Kieferhöhlen neben der Nase sind am größten und anfälligsten für Infektionen, die entweder über die Nase oder die Oberkieferzähne dorthin gelangen können.

MUNDHÖHLE

Die Mundhöhle *(Cavitas oris)* erstreckt sich von den Lippen bis zum Rachen und wird seitlich von den Wangen begrenzt. Das Mundhöhlendach wird vorne vom harten Gaumen und hinten vom weichen Gaumen gebildet. Der Mundhöhlenboden besteht aus Muskelgewebe. Zähne und Zunge sind die wichtigsten Organe im Mund.

Im Alter von 6 bis 24 Monaten bilden sich insgesamt 20 Milchzähne. Ungefähr ab dem sechsten Lebensjahr werden die Milchzähne nach und nach von dem bleibenden Gebiss mit insgesamt 32 Zähnen ersetzt.

In jedem Kiefer befinden sich vier Schneidezähne (zum Abbeißen), zwei Eckzähne (zum Zerreißen), vier Vorbackenzähne und sechs Backenzähne (zum Zermahlen). Die dritten Backenzähne (Weisheitszähne) werden zuletzt gebildet (erst nach dem 16. Lebensjahr durchbrechend) und verursachen Schmerzen, wenn sie im Kiefer nicht genügend Platz finden.

GAUMENBEIN

Das Gaumenbein *(Os palatinum)*, ein unregelmäßig geformter Knochen im hinteren Teil der Nasenhöhle, ist ein Teil des harten Gaumens. Es besteht aus einer horizontalen Platte im knöchernen Gaumen und einer vertikalen Platte mit drei Fortsätzen, die einen Teil des Augenhöhlenbodens und der äußeren Nasenhöhlenwand bilden und mit angrenzenden Schädelteilen verbunden sind.

GESICHT

Das Gesicht besteht aus den Gesichtsknochen, Muskeln, Haut, Augen, Nase, Kiefer, Wangen und Kinn sowie den Nerven und Blutgefäßen, die diese Strukturen versorgen.

Die Gesichtsknochen sind von Muskeln und Haut bedeckt. Variationen in den Gesichtszügen erklären unser individuelles Erscheinungsbild – aufgrund dieser Unterschiede sind Menschen in der Lage, sich gegenseitig wiederzuerkennen und auseinander zu halten. Viele unserer Gefühle und Gedanken drücken sich im Gesicht aus.

SIEHE AUCH ***Skelettsystem, Muskulatur in Kapitel 1***

Evolution und Entwicklung

Während der Entwicklung vom Vormenschen *Australopithecus* zum zeitgenössischen *Homo sapiens* wurde das Gesicht im Vergleich zur Gesamtgröße des Kopfes kleiner. Gehirn und Schädel verdreifachten ihre Größe, doch der Kiefer wurde kürzer und die Zähne kleiner. Als Konsequenz wich das Gesicht unter die Stirn zurück, wodurch das zeitgenössische menschliche Gesicht ein im Wesentlichen vertikales Profil aufweist – im Gegensatz zu der vorstehenden Schnauze bei Gorillas oder Schimpansen. Durch die Rückbildung der Kiefer entstanden die für den Menschen charakteristischen Gesichtszüge: eine vorstehende Nase und ein scharf umrissenes Kinn.

Im Alter von sechs Jahren haben Gehirn und Schädel 90 % ihrer endgültigen Größe erreicht, das Gesicht wächst hingegen erheblich langsamer. Zum Zeitpunkt der Geburt besitzt es weniger als ein Fünftel der Größe des Schädels, während es im Erwachsenenalter beinahe halb so groß ist. Das Gesicht nimmt zuerst an Tiefe zu, dann an Höhe (Länge) und schließlich an Breite. Die Gesichtsmuskulatur bildet sich stärker aus und die Nasennebenhöhlen erweitern sich während der Pubertät, insbesondere beim männlichen Individuum.

Gesicht

Mit dem Gesicht kann man eine Menge von Gedanken oder Gefühlen ausdrücken. Dies ist durch zahlreiche Muskeln, die so genannte mimische Muskulatur, und eine entsprechend differenzierte Innervation möglich. Auch die Sinnesorgane Auge, Nase, Ohr und Zunge sind Teile des Gesichtes.

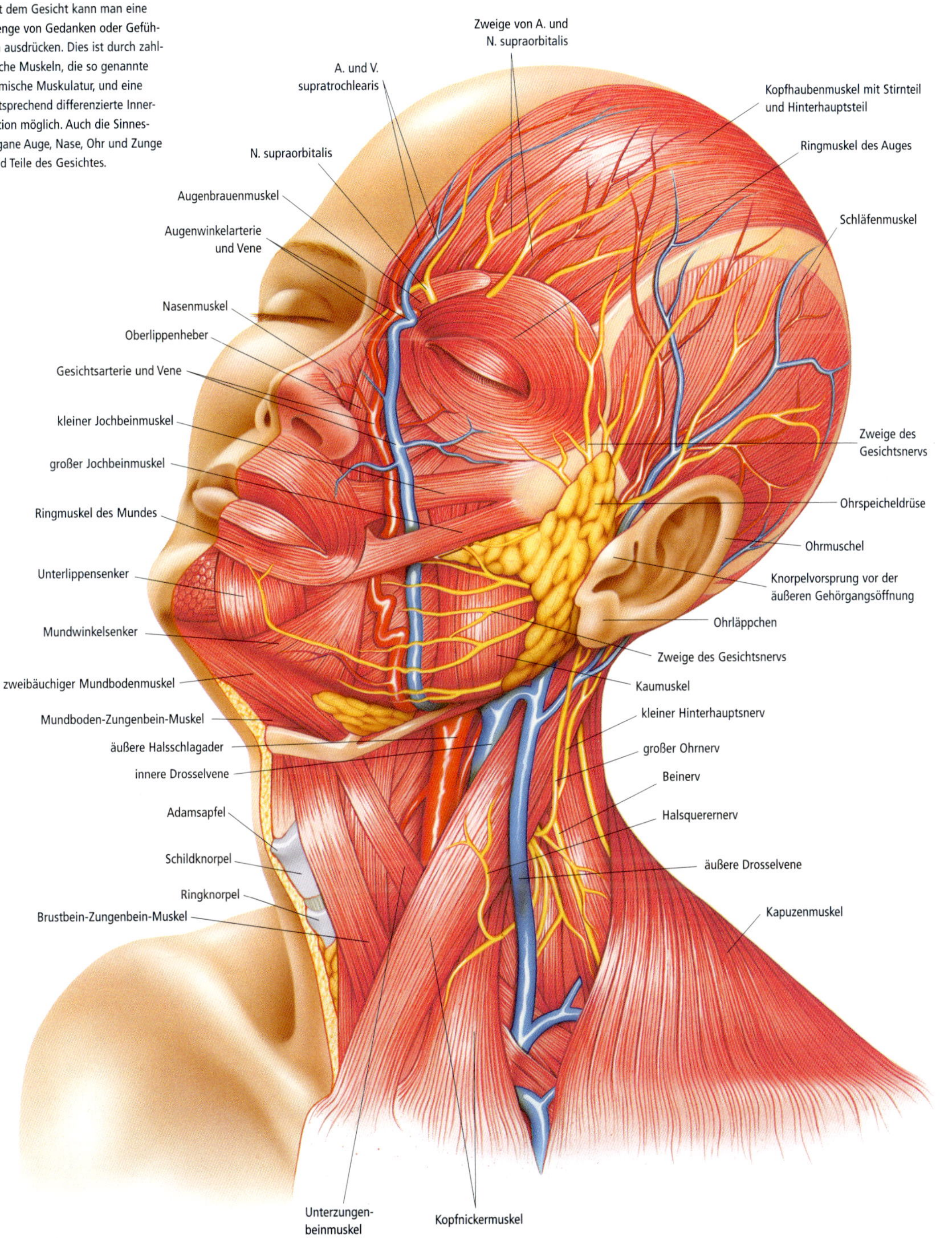

Teile des Gesichtes

Das Gesichtsskelett besteht aus 14 Knochen. Das Stirnbein, ein Schädelknochen, macht den größten Teil der Stirn aus. Zu den Gesichtsknochen zählen die Nasenbeine, die den knöchernen Nasenrücken formen, die Tränenbeine, die den Teil der knöchernen Augenhöhle bilden, der an die Nase grenzt und in dem die Tränenwege verlaufen, die Oberkieferknochen und die zwei Unterkieferknochen, die beiden Gaumenbeine des harten Gaumens, das Pflugscharbein, das mit einem Teil des Siebbeines die Nasenscheidewand bildet, sowie die beiden unteren Nasenmuscheln.

Die Augen sind die Sehorgane des Körpers. Sie sind kugelförmig und weisen eine leichte Rundung nach vorn auf. Jedes Auge liegt in einer knöchernen Höhle und wird durch Augenlider, Wimpern und Augenbrauen vor grellem Licht und Staub geschützt. Wenn die Lider z. B. im Schlaf geschlossen sind, ist die Augenoberfläche bedeckt. Im Wachzustand blinzeln die Lider etwa alle sechs Sekunden und reinigen das Auge mit einem salzigen Sekret der Tränendrüsen, die sich am äußeren Augenwinkel hinter dem oberen Augenlid befinden.

Die Tränenflüssigkeit fließt durch den Tränenkanal im inneren Augenwinkel in die Nase ab. Steht der Mensch unter großer seelischer Anspannung, wird so viel Tränenflüssigkeit produziert, dass der Tränenkanal nicht als Abflussmöglichkeit ausreicht – Tränen strömen unter den Augenlidern hervor. Wenn ein Objekt dem Auge plötzlich zu nahe kommt, schließen sich die Lider reflexartig.

Die Nase ist eine höckerförmige Erhebung im Gesicht. Sie enthält zwei Höhlen, die durch Knorpel getrennt werden – die Nasenscheidewand. Das Skelett der Nase ist an der Spitze knorpelig und verknöchert zunehmend zum Schädel hin. Die Nase funktioniert als Teil des Atemapparates. Sie filtert, wärmt und befeuchtet die eingeatmete Luft auf dem Weg zu den Lungen. Darüber hinaus enthält sie zahlreiche Nervenendungen, die Gerüche unterscheiden können. Innerhalb der Nasenlöcher wachsen kurze, raue Haare, die Staubpartikel aus der eingeatmeten Luft herausfiltern.

Das Gesicht besteht außerdem aus vielen Muskeln. Ein wichtiger Bestandteil ist die Kaumuskulatur, ein anderer die mimische Muskulatur, die alle Gesichtsbewegungen ermöglicht und damit neben dem Öffnen und Schließen von Mund und Augen vor allem für den Ausdruck von Gefühlen äußerst wichtig ist.

Der Mund ist die Öffnung zwischen Ober- und Unterkiefer. Er wird zur Nahrungsaufnahme, zur Atmung und zur Lautbildung benutzt. Die Lippen stellen die muskuläre Öffnung des Mundes dar. Sie tragen zum Formen von Wörtern bei, helfen bei der Nahrungsaufnahme und unterstützen Gesichtsausdrücke wie das Lächeln.

Die Seiten der Mundhöhle werden von den Wangen geformt. Diese setzen sich aus Muskelgewebe zusammen, das an der Außenseite von Haut und im Inneren des Mundes von Schleimhaut bedeckt ist. Die Wangen spielen ebenfalls eine wichtige Rolle beim Sprechakt und unterstützen außerdem den Kau- und Schluckvorgang.

Die Kiefer bestehen aus drei Knochen, die das Skelett des Mundes bilden. Die beiden oberen Kieferknochen sind fest, der untere Kiefer ist beweglich. Wenn die Kiefer sich gegeneinander bewegen, können sie beißen und kauen.

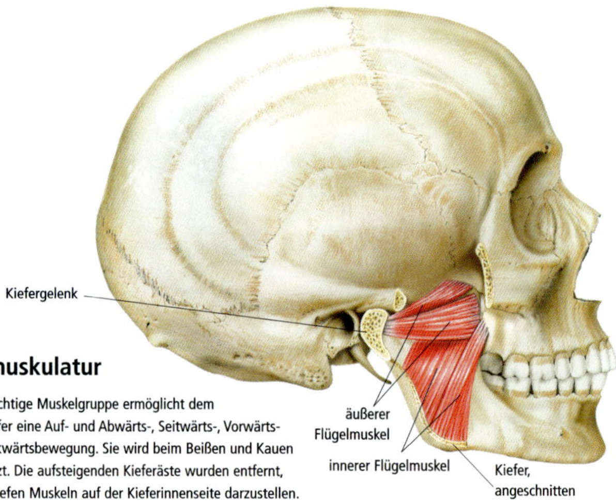

Tiefe Kaumuskulatur

Diese wichtige Muskelgruppe ermöglicht dem Unterkiefer eine Auf- und Abwärts-, Seitwärts-, Vorwärts- und Rückwärtsbewegung. Sie wird beim Beißen und Kauen eingesetzt. Die aufsteigenden Kieferäste wurden entfernt, um die tiefen Muskeln auf der Kieferinnenseite darzustellen.

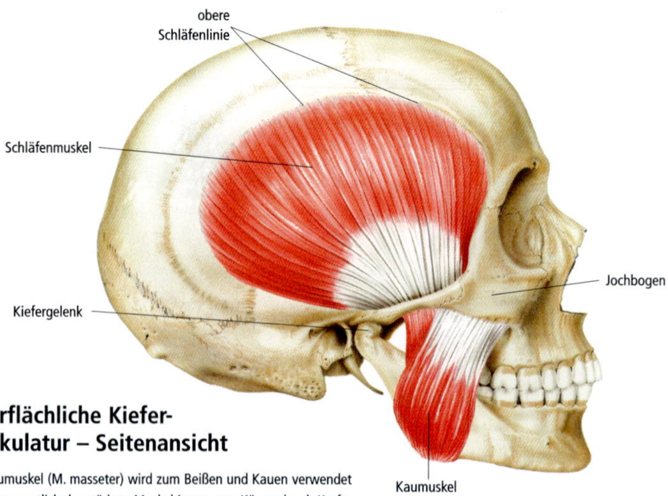

Oberflächliche Kiefermuskulatur – Seitenansicht

Der Kaumuskel (M. masseter) wird zum Beißen und Kauen verwendet und ist vermutlich der stärkste Muskel im ganzen Körper (nach Kraft pro Masseeinheit).

Die Zähne sind an der unteren Fläche des Oberkiefers und an der Unterkieferoberseite befestigt. Sie dienen dem Beißen und Kauen. Kinder haben 20 Milchzähne, die im Alter von ca. sechs Monaten zu wachsen beginnen und im Alter von ungefähr sechs Jahren von den 32 bleibenden Zähnen ersetzt werden.

Schönheitschirurgie

Kosmetische Operationen können die Gesichtszüge eines Menschen verändern. Die Rhinoplastik befasst sich mit der Nase, die Otoplastik wird angewendet, um abstehende Ohren zu korrigieren, und bei der Blepharoplastik entfernt man überflüssiges Fett und Haut von den Augenlidern. Durch so genanntes Facelifting kann man Falten der Haut glätten: Der Chirurg macht Einschnitte im Bereich der Kopfhaut und hinter den Ohren und strafft anschließend die Haut.

KIEFER

Der Kiefer besteht aus zwei Teilen, dem beweglichen Unterkiefer (Mandibula) und dem fest stehenden Oberkiefer (Maxilla). Der Unterkiefer besteht aus einem verdickten »Körper« (der die untere Grenze des Gesichtes bildet), einem Alveolarteil (der die Zähne trägt) und den Ästen (die auf beiden Seiten des »Körpers« nach oben weisen). Am oberen Ende eines jeden Astes befindet sich ein kleiner, runder Gelenkfortsatz, der in eine Halterung auf der Unterseite des Schädels passt und so das Kiefergelenk (Temporomandibulargelenk) bildet. Dieses Gelenk, das durch eine Kapsel und feste Bänder verstärkt wird, erlaubt gleitende Bewegungen (rück-, vor- und seitwärts) ebenso wie eine Scharnierbewegung beim Öffnen und Schließen der Kiefer. Werden die Kiefer zu weit geöffnet, kann der Unterkiefer nach vorne aus seiner Halterung rutschen (Kieferstarre).

Die Bewegungen des Kiefergelenkes werden von den Kaumuskeln ausgeführt (äußerer und innerer Flügelmuskel, Kaumuskel und Schläfenmuskel). Der innere Flügelmuskel (*M. pterygoideus medialis*) bedeckt die innere Oberfläche des Kaumuskels (*M. masseter*) und die äußere der Unterkieferäste, während der Schläfenmuskel (*M. temporalis*) den Unterkiefer öffnet und schließt. Kau- und Schläfenmuskel sind gut tastbar, wenn die Zähne zusammengebissen werden. Der Kaumuskel ist in Relation zu seiner Größe der stärkste Muskel im ganzen Körper (Kraft pro Masse). Der äußere Flügelmuskel ist der Führungsmuskel für das Kiefergelenk und an allen Bewegungen beteiligt.

Der Oberkiefer besteht aus einem Alveolarknochen (mit Fächern für die oberen Zähne), einem Gaumenbein, *Os palatinum*, (das den knöchernen Gaumen am Munddach bildet) und einem Hohlkörper (der einen Teil der Wange bildet) – der Kieferhöhle (*Sinus maxillaris*). Sie wird oft von Infektionen (Sinusitis) befallen, die von der Nase oder von den oberen Zähnen ausgehen.

Der Alveolarteil des Ober- und Unterkiefers enthält Zahnfächer (Alveolarfächer). Am Boden eines jeden Faches befindet sich ein Loch, durch das sich die oberen und unteren Alveolarnerven und Blutgefäße ins Innere der Zähne (Pulpahöhle) verzweigen. Bei einem Erwachsenen verfügt jeder Kiefer über 16 Zahnfächer: vier Schneidezähne (zum Abbeißen), ein Paar Eckzähne (zum Reißen), zwei Paar vordere Backenzähne und drei Paar Mahlzähne. Oft bieten die Alveolarknochen von Unter- und Oberkiefer nicht genug Platz für das dritte Paar Mahlzähne (Weisheitszähne), sodass diese Probleme verursachen.

KRANKHEITEN UND VERLETZUNGEN DES GESICHTES

Zahlreiche Störungen führen zu sichtbaren Veränderungen im Gesicht. Zu den häufigsten Krankheiten gehören Entzündungen und Infektionen der Haut wie Tinea, Gürtelrose, *Herpes simplex* und Impetigo. Auch die Pubertätsakne ist häufig im Gesicht sehr ausgeprägt und kann Narben hinterlassen. Hautkrebsarten wie das Plattenepithelkarzinom, das Basaliom und das maligne Melanom treten oft im Gesicht auf. Auch bei vielen generalisierten Krankheiten ist das Gesicht betroffen. Stoffwechselstörungen wie Schilddrüsenunterfunktion, Basedow-Krankheit, Cushing-Syndrom oder Akromegalie können sich auf die Gesichtszüge auswirken, indem sie das Gewebe oder die Knochenstruktur verändern. Muskelbewegungen und Gesichtsausdruck können durch neurologische Krankheiten wie *Myasthenia gravis*, Parkinson-Krankheit und Bell-Lähmung beeinträchtigt werden. Infektionen wie Tuberkulose, Lepra und Zellulitis verursachen bleibende Schäden am Bindegewebe des Gesichtes.

Schmerzen im Gesicht können verschiedene Ursachen haben. Entzündungen des Kiefergelenkes können starke Schmerzen im Bereich des Kiefers verursachen. Zahnentzündungen führen zu pochenden Schmerzen auf einer Gesichtsseite, die nachts bzw. bei Nahrungsaufnahme oder Berührung stärker werden. Eine Infektion der Nasennebenhöhlen kann zu Schmerzen oder Druckgefühl um Augen und Wangenknochen führen, die sich verschlimmern, wenn man den Kopf nach vorne neigt. Häufig entsteht eine solche Entzündung im Rahmen einer Erkältung oder einer allergischen Reaktion der Nase. Kopfschmerzen können durch Spannungen, Migräne oder Stress, Hirnhautentzündungen (Meningitiden) oder Bluthochdruck (Hypertonie) verursacht werden. Auch eine Gürtelrose führt oft zu starken Gesichtsschmerzen.

Brüche der Gesichtsknochen sind häufige Verletzungen, die meist im Zusammenhang mit sportlichen Aktivitäten auftreten. Meist sind Unterkiefer, Wangenknochen, die Knochen der Augenhöhlen und das Nasenbein betroffen. Die Betroffenen haben starke Schmerzen. Es kommt zu Schwellungen und Blutergüssen im umliegenden Gewebe. Am Auge führt dies zu einem so genannten Brillenhämatom oder einem »blauen Auge«. Ein Bruch kann zu Deformationen führen, wenn er vollständig ist und die Knochenfragmente voneinander getrennt werden. Oft ist jedoch keine Behandlung erforderlich, da die Fraktur spontan innerhalb von sechs Wochen verheilt. Gab es eine Verschiebung der Bruchstellen, so ist manchmal ein chirurgischer Eingriff nötig, um die Knochen zu reponieren und die Gesichtszüge wiederherzustellen. Frakturen im Gesicht können oft vermieden werden, indem man Schutzmasken und/oder einen Kopfschutz (Helm) trägt.

Die Gesichtshaut enthält, v.a. bei Männern, zahlreiche Haarfollikel. Eine Entzündung der Haarfollikel durch Staphylokokken (Follikulitis) tritt im Gesicht häufig auf. Charakteristische gelbweiße Pusteln, die von geröteten Höfen umgeben sind, finden sich vorwiegend im Bartbereich (*Folliculitis barbae*). Um die Infektion zu beseitigen, sollte feuchtwarme Luft gemieden werden. Die infizierten Bereiche müssen mit einer antibiotischen Salbe behandelt werden. Ist die Erkrankung schwerer, werden zusätzlich orale Antibiotika verabreicht.

SIEHE AUCH ***Haut in Kapitel 10; Medikamente zur Behandlung von Infektionen, Medikamente zur Behandlung von Krebserkrankungen, Plastische Chirurgie, Schönheitschirurgie in Kapitel 16; Gürtelrose, Akne, Plattenepithelkarzinom, Bell-Lähmung und andere spezielle Krankheiten im Register***

GEHIRN

Das Gehirn (Enzephalon) ist die Zentrale des Nervensystems. Es steuert alle lebenswichtigen Körperfunktionen und ermöglicht die Wahrnehmung und Reaktion auf Sinneseindrücke, Denken, Sprechen und Entscheidungsfindung sowie die Koordination vieler verschiedener Bewegungen.

Das Gehirn wiegt durchschnittlich 1,4 kg und befindet sich in der Schädelhöhle. Es besteht aus Milliarden von Nervenzellen (Neuronen) und Stützzellen (Gliazellen). Die Weiterleitung von Botschaften von einem Teil der Nervenzelle zu einem anderen erfolgt durch elektrische Signale. Botschaften von einer Nervenzelle zu einer anderen werden durch chemische Reaktionen übermittelt. Die Komplexität der Verbindungen zwischen verschiedenen Nervenzellen im Gehirn ist enorm: Oft gehen Nervenzellen 10.000 oder mehr Verbindungen mit anderen Nervenzellen ein. Das Zentralnervensystem enthält die aus Nervenzellen bestehende graue Substanz und die aus markhaltigen Nervenfasern bestehende weiße Substanz.

Die vier wichtigsten Teile des menschlichen Gehirnes sind das Großhirn, der Hirnstamm, das Zwischenhirn und das Kleinhirn.

SIEHE AUCH *Vegetatives Nervensystem, Hormonsystem, Nervensystem in Kapitel 1; Rückenmark in Kapitel 4; Fetalentwicklung in Kapitel 13*

HIRNARTERIEN

Die Hirnarterien (*Aa. cerebri*) sind Blutgefäße im Kopf, die sauerstoff- und nährstoffreiches Blut zu den Zellen der beiden Gehirnhälften transportieren. Drei Gehirnarterien auf jeder Seite treten in der Nähe der Gehirnbasis in die Schädelhöhle ein und geben zahlreiche Äste an tiefere Gehirnabschnitte ab, bevor sie die Großhirnrinde versorgen.

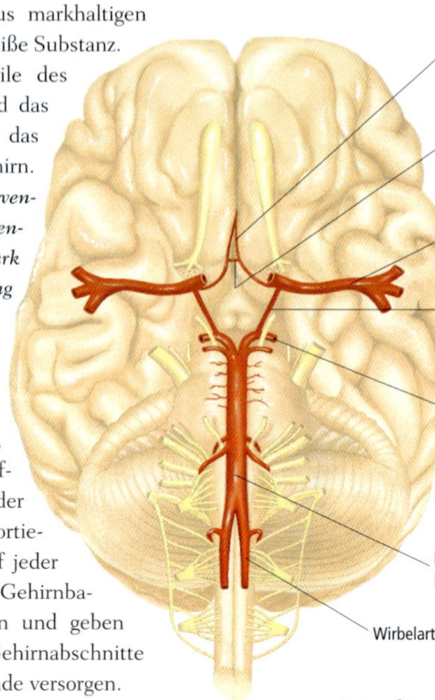

Arterien der Hirnbasis

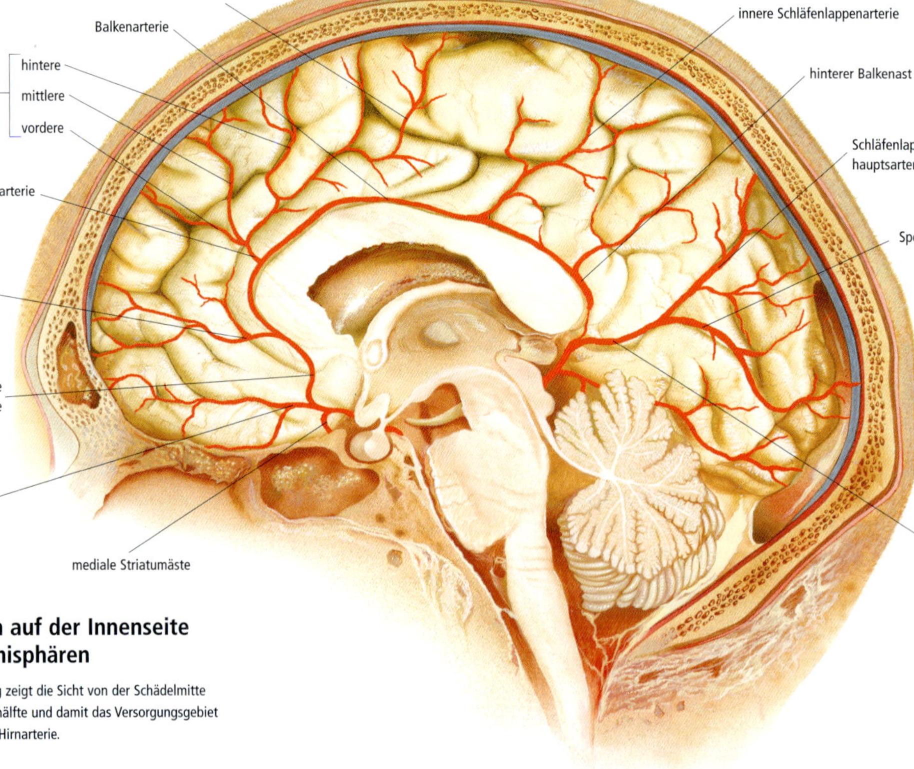

Arterien auf der Innenseite der Hemisphären

Die Abbildung zeigt die Sicht von der Schädelmitte auf eine Hirnhälfte und damit das Versorgungsgebiet der vorderen Hirnarterie.

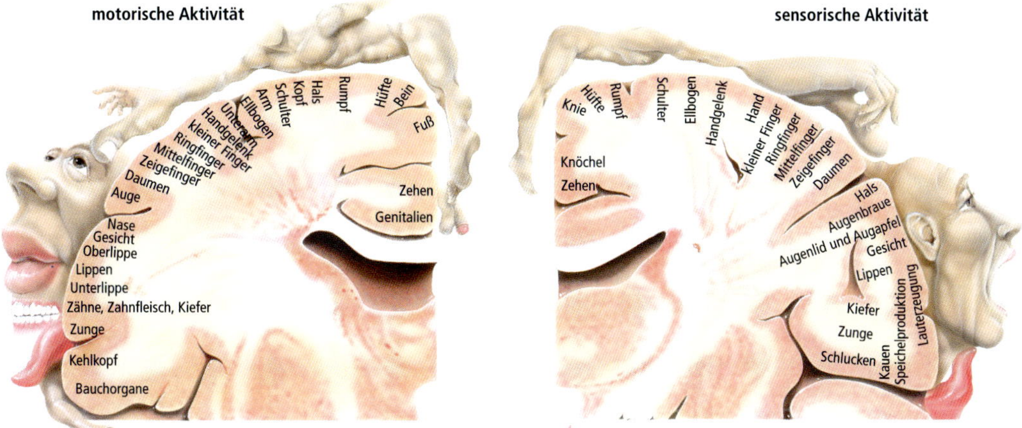

Repräsentation der Körperregionen in den primären Rindenfeldern der Großhirnrinde

Die Größe der Körperregionen zeigt, welcher Teil der Präzentralwindung an der motorischen Steuerung und welcher Teil der Postzentralwindung an der Verarbeitung von sensorischen Signalen der jeweiligen Region beteiligt ist. Groß gezeichnete Regionen sind stark, kleine schwächer repräsentiert.

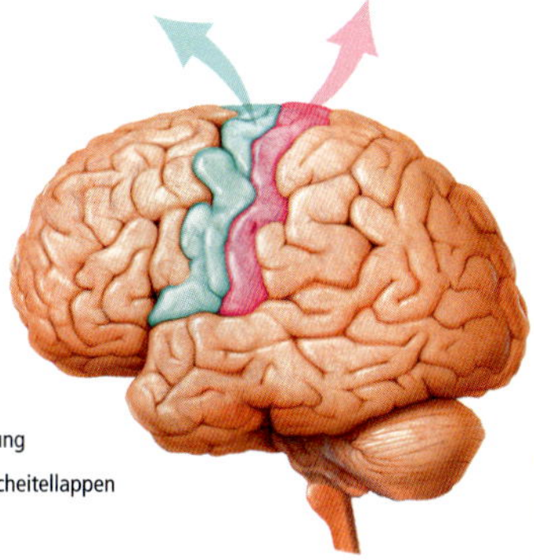

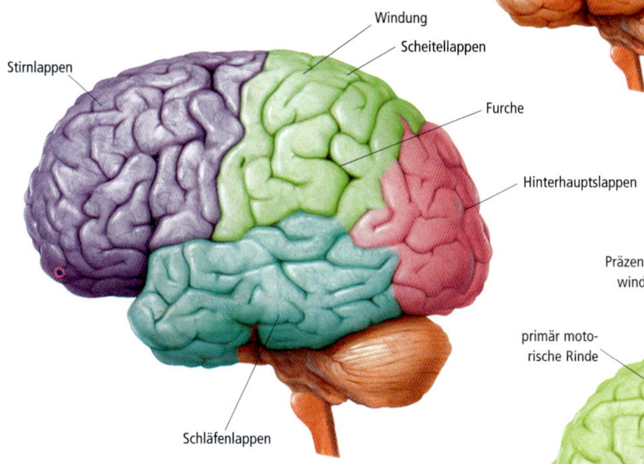

Hirnlappen

Die Großhirnoberfläche besteht aus zahlreichen kleineren Furchen (Sulci) und Windungen (Gyri) und einigen tiefen Spalten (Fissuren oder Fissurae). Fissuren und Sulci unterteilen jede Hirnhälfte (Hemisphäre) in verschiedene Funktionseinheiten, die Hirnlappen.

Funktionelle Aufteilung der Rindengebiete

Die verschiedenen Rindengebiete haben unterschiedliche Funktionen. So ist die Präzentralwindung der Sitz der motorischen Steuerzentrale für die bewussten Muskelbewegungen und die Postzentralwindung Auswertungszentrale für die Empfindungssignale aus dem gesamten Körper.

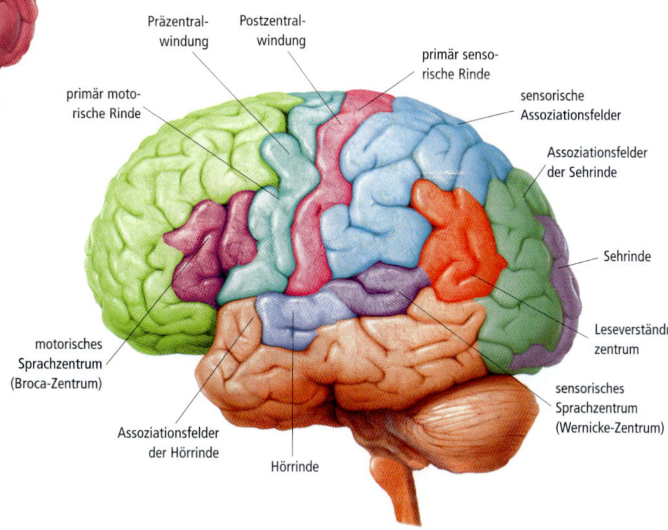

GROSSHIRN

Das Großhirn (Zerebrum) ist der größte Teil des Gehirnes. Es besteht aus zwei Hälften (Hemisphären), die von einem Balken (*Corpus callosum*) aus weißer Substanz zusammengehalten werden. Jede Hälfte wird von einer Schicht grauer Substanz bedeckt (1,5–4 mm dick), der so genannten Großhirnrinde (*Cortex cerebri*), in der die meisten Verarbeitungsprozesse stattfinden. Von hier aus werden u.a. Sprache, Gedächtnis und Denken gesteuert.

Die Großhirnrinde macht ca. 40 % der Gehirnmasse aus; ihre Oberfläche ist beim Menschen so groß (ca. 1 m^2), dass sie zahllose Windungen bildet, damit sie in die Schädelhöhle passt. Das Grundmuster dieser Windungen ist bei allen Menschen fast identisch, doch die Größe und Form einiger Windungen variiert. Die Großhirnrinde bedeckt Stirnlappen, Scheitellappen, Schläfenlappen und Hinterhauptslappen.

Studien an Patienten mit dauerhaften Schädigungen der Großhirnrinde ergaben, dass die Folgen der Schädigung davon abhängen, welcher Teil der Großhirnrinde betroffen ist. So ist z.B. der Hinterhauptslappen an der visuellen Wahrnehmung beteiligt, der Schläfenlappen am Gedächtnis und der Scheitellappen an Tastwahrnehmung und Sprachverständnis. Der Stirnlappen ist nicht nur für die Bewegung zuständig, sondern zu einem großen Teil auch für das Denken, das Verhalten und die Persönlichkeit. Die elektrische Aktivität in der Großhirnrinde kann mit einem Elektroenzephalogramm (EEG) gemessen und über Elektroden von der Kopfhaut abgeleitet werden.

Unterhalb der grauen Substanz der Großhirnrinde befindet sich eine dicke Schicht weißer Substanz. Sie besteht aus Fasern, die Informationen sowohl zwischen verschiedenen Teilen der Großhirnrinde als auch zwischen der Großhirnrinde und anderen Teilen des Gehirnes weiterleiten. Innerhalb der weißen Substanz beider Hemisphären befinden sich Bereiche aus grauer Substanz, die so genannten Stammganglien, die an der Steuerung von Bewegungsabläufen mitwirken. Bei Krankheiten wie der Parkinson-Krankheit oder einer Spastik sind sie geschädigt.

HIRNSTAMM

Der Hirnstamm (*Truncus cerebri*), der in das Rückenmark übergeht, besteht aus Mittelhirn, Brücke und verlängertem Rückenmark. Durch den Hirnstamm führen aufsteigende

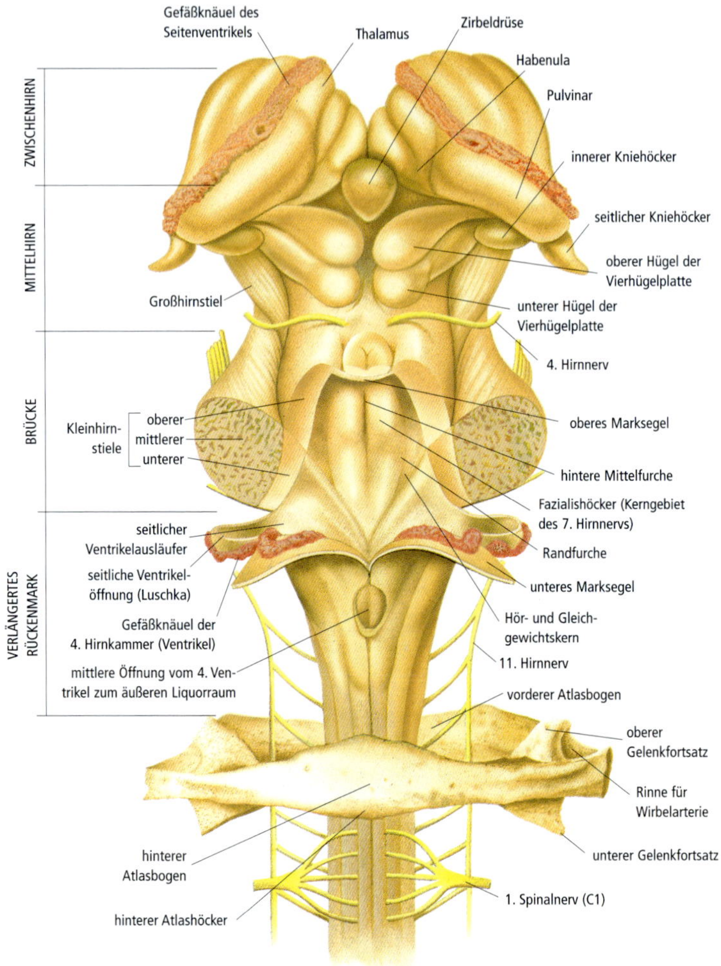

Mittelhirn

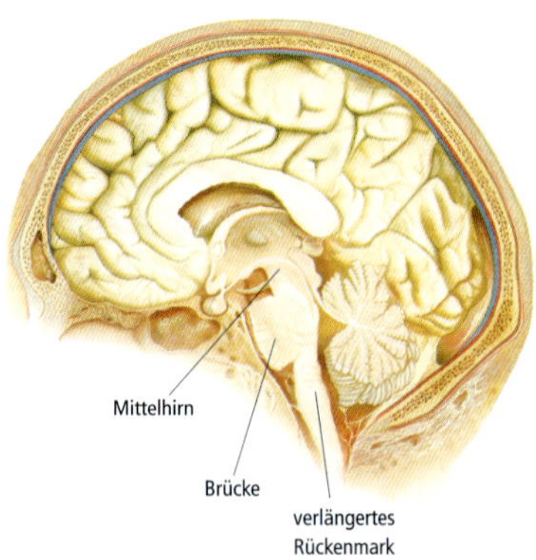

Hirnstamm

Kerngebiete im Hirnstamm regeln zahlreiche lebenswichtige Funktionen wie Atmung, Herzschlag und Blutdruck. Eine Schädigung des Hirnstammes durch eine Verletzung oder einen Schlaganfall führt häufig zum Tod.

Hirnstamm – Seitenansicht

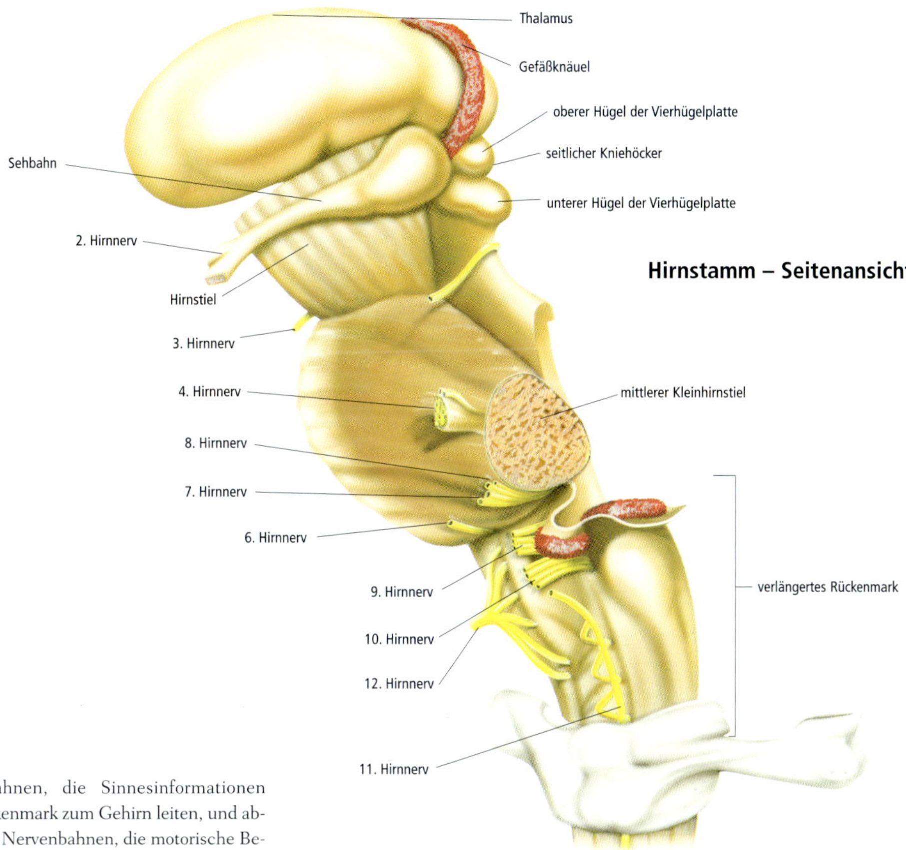

Nervenbahnen, die Sinnesinformationen vom Rückenmark zum Gehirn leiten, und absteigende Nervenbahnen, die motorische Befehle zum Rückenmark leiten. Der Hirnstamm enthält viele wichtige Reflexzentren zur Steuerung lebenswichtiger Funktionen wie Herzschlag und Atmung. Zudem trägt er zur Steuerung der Bewusstseinsebenen bei. Eine Verletzung des Hirnstammes kann zu Bewusstlosigkeit, Koma oder Tod führen.

Mittelhirn

Das Mittelhirn (Mesenzephalon) liegt zwischen dem Großhirn und der Brücke. Mittelhirn, Brücke und verlängertes Rückenmark bilden den Hirnstamm, den Gehirnteil, der mit dem Rückenmark verbunden ist. Er ist der entwicklungsgeschichtlich älteste Gehirnteil und an vielen lebenswichtigen Körperfunktionen beteiligt. Das Mittelhirn leitet die motorischen Signale vom Großhirn an die Brücke weiter und – in umgekehrter Richtung – die sensorischen Signale vom Rückenmark an den Thalamus. Im Mittelhirn liegen die Kerne des 3. und 4. Hirnnervs, die die Augenmuskeln versorgen. Somit ist das Mittelhirn auch an der Augenlid-, Augapfel-, Linsen- und Pupillenmotorik beteiligt.

Verlängertes Rückenmark

Das verlängerte Rückenmark (*Medulla oblongata*) bildet den unteren Teil des Hirnstammes. Es ist die Schaltstelle zwischen dem Gehirn und dem Rückenmark für Informationen und enthält die Kerne des 9., 10., 11. und 12. Hirnnervs. Es enthält außerdem die *Formatio reticularis,* eine graue Substanz, die an der Steuerung der Bewusstseinslage und der Schmerzwahrnehmung beteiligt ist. Diese enthält auch die lebenswichtigen Zentren, die Atmung und Herztätigkeit regulieren. Ein Schädelbasisbruch kann das verlängerte Rückenmark schwer schädigen und zum Tod führen.

KLEINHIRN

Das Kleinhirn (Zerebellum) ist eine blumenkohlförmige Struktur am unteren Teil des Gehirnes. Wie beim Großhirn besteht seine Oberfläche aus einer stark gefalteten Rinde. Das Kleinhirn ist für die Steuerung von Bewegungen, vor allem für die Koordination der willkürlichen Muskelaktivität sowie für die unwillkürliche Erhaltung des Körpergleichgewichtes zuständig. Es reagiert höchst sensibel auf übermäßigen Alkoholkonsum, dessen Auswirkungen (Gleichgewichts- und Koordinationsstörungen) bis zu einem gewissen Grad einer Schädigung des Kleinhirnes ähneln.

Motorische Steuerung

Der Thalamus ist entscheidend an der motorischen Steuerung beteiligt. Einige Bereiche dienen als Umschaltstelle für motorische Informationen, die an das Kleinhirn und die motorische Großhirnrinde weitergeleitet werden.

Thalamus

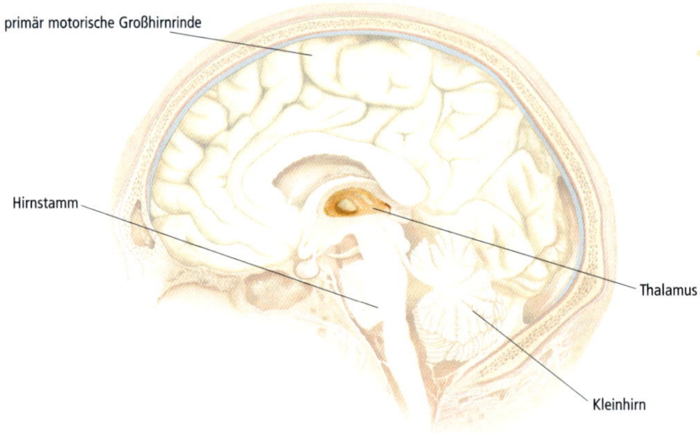

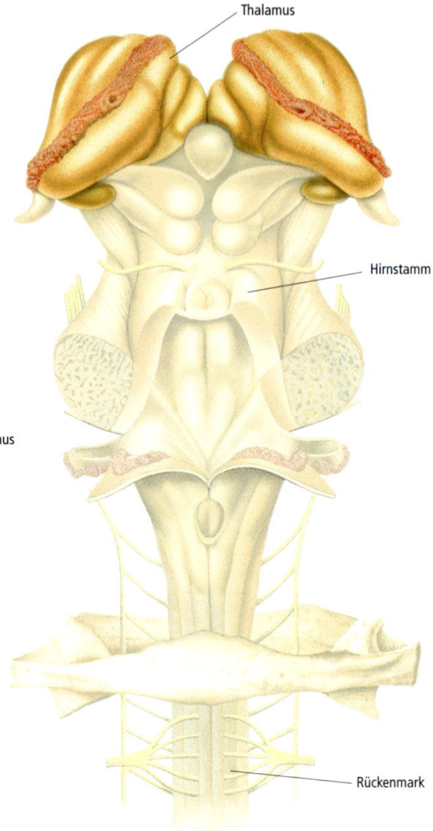

Sensorische Umschaltstelle

Der Thalamus fungiert in erster Linie als Umschaltstelle für sensorische Informationen, die vom Rückenmark und vom Hirnstamm an die Großhirnrinde weitergeleitet werden.

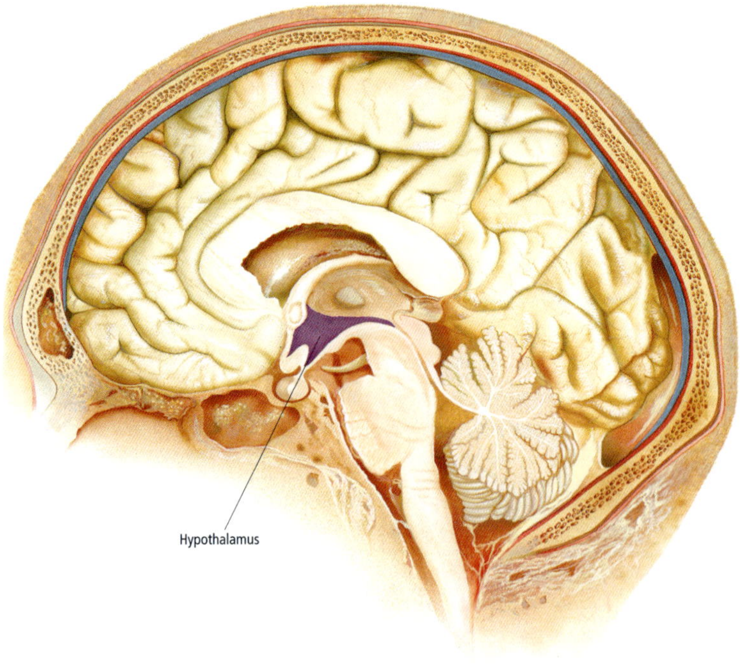

Hypothalamus

Obwohl der Hypothalamus nur eine kleine Struktur im Gehirn ist, beeinflusst er sehr viele Körperfunktionen.

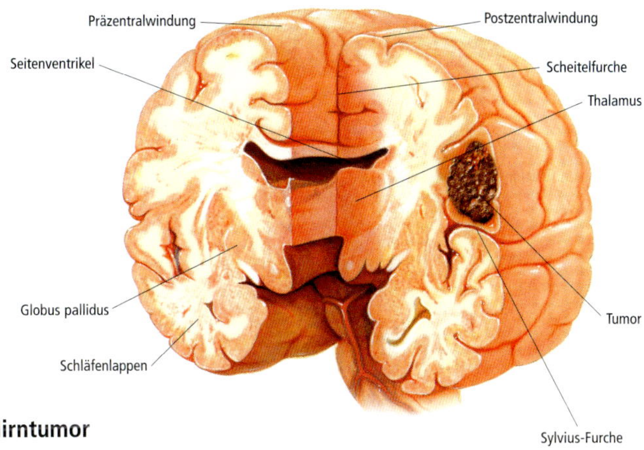

Hirntumor

Eine Geschwulst aus Hirngewebe kann gut- oder bösartig sein. Symptome sind Kopfschmerzen, Erbrechen, Sprachstörungen und Lähmungen. Hirntumoren werden möglichst operativ entfernt oder bestrahlt.

HIRNSCHÄDIGUNGEN

Das Gehirn eines Erwachsenen enthält Hirnkammern, so genannte Ventrikel (die aus Teilen des embryonalen Gehirnes entstanden sind). Diese enthalten eine wässrige Substanz, die Gehirn-Rückenmark-Flüssigkeit (Liquor), die stabilisierend und schützend wirkt. Unter bestimmten Bedingungen erhöht sich die Liquormenge, was zu einer Druckerhöhung und damit zur Schädigung angrenzender Hirnbereiche führt. Diese Schädigung ist unter dem Namen »Wasserkopf« (Hydrozephalus) bekannt.

Obwohl das Gehirn nur 2 % des durchschnittlichen Körpergewichtes ausmacht, verbraucht es etwa 20 % des verfügbaren Sauerstoffes. Seine Zellen sterben ab, wenn die Sauerstoffversorgung (über das Blut) nur für wenige Minuten unterbrochen wird. Diese Situation kann Folge eines Atemstillstandes (z. B. beim Ertrinken) oder eines Schlaganfalles sein, bei dem das Hirngewebe aufgrund der mangelnden Durchblutung geschädigt wird.

Die Auswirkungen sind abhängig von der Größe des betroffenen Blutgefäßes und dem Ort der geschädigten Zellen. Manchmal setzt sich ein im Blutstrom schwimmendes Gerinnsel (Embolus) kurz in einer Hirnarterie fest, löst sich dann wieder und verursacht eine Transitorische Ischämische Attacke (TIA), die einige Minuten dauert.

ZWISCHENHIRN

Das Zwischenhirn (Dienzephalon) liegt unter den Großhirnhemisphären und besteht aus zwei Hauptbereichen: Thalamus und Hypothalamus. Der Thalamus hat etwa die Größe einer Walnuss und ist eine wichtige Umschaltstation zur Weiterleitung von Sinnesinformationen von der Peripherie zu verschiedenen Regionen der Großhirnrinde. Der Hypothalamus befindet sich auf der Unterseite des Thalamus und ist in Anbetracht seiner Bedeutung als Kontrollzentrum für Körperfunktionen wie Essen, Trinken, Abwehr und Reproduktion erstaunlich klein. Er ist zudem an der Verhaltenssteuerung beteiligt, vor allem an Emotionen wie Angst und Wut.

Thalamus

Der Thalamus oder Sehhügel ist eine eiförmige Struktur, aus einer Gruppe von Nervenzellen, die tief im Gehirn liegen. Das paarig angelegte Organ liegt beiderseits des 3. Hirnventrikels, eines mit Flüssigkeit gefüllten Bereiches in der Mitte des Gehirnes. Auf beiden Seiten des Thalamus befindet sich ein großes Bündel aus Nervenfasern, die »innere Gehirnkapsel«.

Einige Bereiche des Thalamus dienen als sensorische Umschaltstelle zwischen den »primitiveren« Bereichen des Zentralnervensystems und der im oberen Teil des Gehirnes liegenden Großhirnrinde. So gelangen sensorische Informationen von der Augennetzhaut über den Thalamus zur Sehrinde im hinteren Gehirnbereich. Dennoch stellt der Thalamus keine passive Umschaltstelle dar, da ein Teil der für die sensorische Wahrnehmung erforderlichen Informationsverarbeitung im Thalamus erfolgt.

Andere Thalamusbereiche fungieren als Umschaltstelle der motorischen- bzw. Muskelsteuerung. Der Thalamus ist an zwei »motorischen Schleifen« beteiligt – Schaltkreisen, die Nervenimpulse vom motorischen Zentrum der Großhirnrinde zunächst zu den Nervenzellen der unteren Gehirnbereiche, dann zurück zum Thalamus und wieder zur Großhirnrinde leiten. An einem dieser Schaltkreise sind der Hirnstamm und das Kleinhirn beteiligt, am anderen die Basalganglien, große Gruppen von Nervenzellen, die auf beiden Seiten vor dem Thalamus liegen.

Schließlich gibt es noch die mit der Großhirnrinde verbundenen »unspezifischen« Thalamusbereiche, deren funktionale Bedeutung derzeit noch nicht genau geklärt ist.

Hypothalamus

Der Hypothalamus ist ein kleiner, aber lebenswichtiger Teil des Zwischenhirnes. Er enthält spezialisierte Rezeptorzellen, die auf Veränderungen im Blutkreislauf (z. B. Temperatur, Hormongehalt, osmotischer Druck) reagieren. Die Hirnanhangdrüse bzw. Hypophyse ist mit dem Hypothalamus verbunden.

Der Hypothalamus reguliert die Hormonproduktion in der Hirnanhangdrüse und ist über Nerven mit anderen Teilen des Gehirnes und des Rückenmarkes verbunden. Somit fungiert er als Regulierungsorgan des vegetativen Nervensystems, das die Aktivität der inneren Organe steuert. Er enthält Zentren, die Herzfrequenz und Blutdruck, Körpertemperatur, Wasserhaushalt, Nahrungsaufnahme, Wachstum und Sexualität regulieren. Auch Emotionen wie Angst, Wut und Freude werden von hier aus gesteuert.

Die Funktion des Hypothalamus kann durch Tumoren, Gefäßkrankheiten oder Kopfverletzungen gestört werden. Die häufigste Störung ist der Diabetes insipidus, der durch eine übermäßige Urinproduktion und ein stark gesteigertes Trinkbedürfnis (bis zu 10 l pro Tag) gekennzeichnet ist. Starke Schwankungen der Körpertemperatur, Ess-Störungen (z. B. Fettleibigkeit und Bulimie), Schlafstörungen und Gedächtnisverlust können ebenfalls auf Störungen des Hypothalamus hinweisen.

Hirnanhangdrüse

Die Hirnanhangdrüse ist eine endokrine Drüse, die sich in einer Vertiefung des Keilbeines am Boden des Zwischenhirnes befindet.

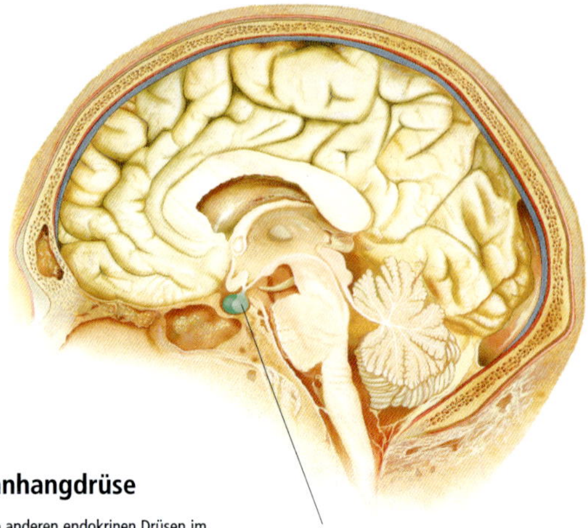

Funktion der Hirnanhangdrüse

Die Hirnanhangdrüse steuert alle anderen endokrinen Drüsen im Körper. Sie besteht aus zwei Teilen, dem Hypophysenhinterlappen (Neurohypophyse), der zwei Hormone absondert, und dem Hypophysenvorderlappen (Adenohypophyse), der Hormone zur Funktionssteuerung der Schilddrüse und Nebennieren sowie zur Produktionssteuerung der Hoden und der Follikel und Gelbkörper in den Eierstöcken absondert.

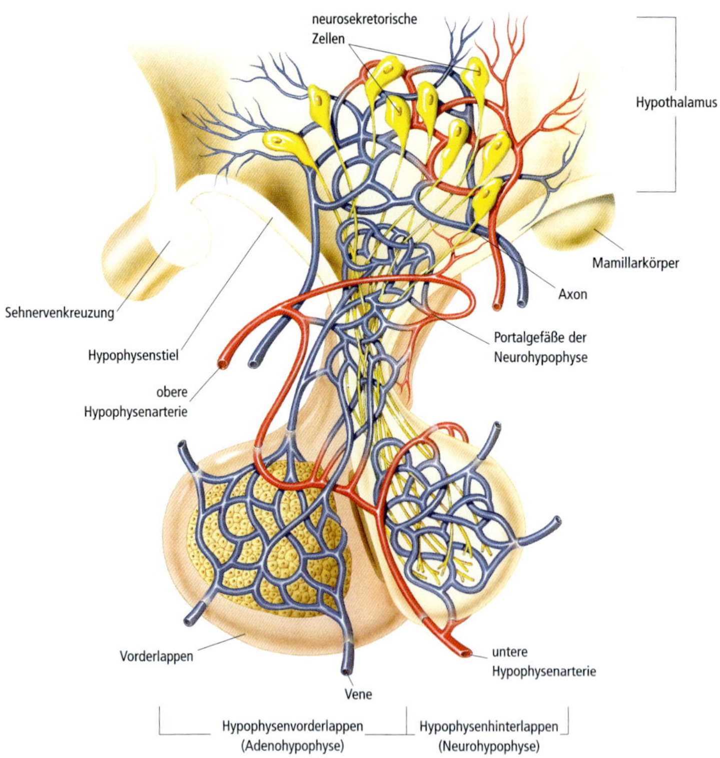

HIRNANHANGDRÜSE

Die Hirnanhangdrüse (Hypophyse) ist ein kleines Organ, das direkt unter dem Hypothalamus im Gehirn liegt. Sie wiegt zwar nur ca. 0,5 g, spielt aber bei der Funktionssteuerung endokriner Drüsen im ganzen Körper eine bedeutende Rolle. Endokrine Drüsen geben Hormone in das Blut oder in Körperhöhlen ab.

Die Hirnanhangdrüse besteht aus zwei Teilen, die verschiedene Ursprünge haben. Der hintere Teil entsteht aus dem Gehirn des Embryos und wird als Hypophysenhinterlappen bezeichnet. Er ist mit dem Gehirn durch ein trichterförmiges Gebilde, den so genannten Hypophysenstiel, verbunden. Der vordere Teil entsteht aus einer Vertiefung, der so genannten Rathke-Tasche, im Dach des sich entwickelnden Mundes und wird als Hypophysenvorderlappen bezeichnet.

Hypophysenhinterlappen

Der Hypophysenhinterlappen (Neurohypophyse) ist für die Sekretion zweier Hormone zuständig: Vasopressin (antidiuretisches Hormon – ADH) und Oxytozin. Beide Hormone sind Polypeptide (Aminosäureketten), die im Hypothalamus, einem Teil des Gehirnes direkt über der Hirnanhangdrüse, gebildet werden. Vasopressin erhöht bei der Urinproduktion in der Niere die Wasserrückresorption aus dem Urin, was zu einer stärkeren Konzentration des Urins und zur Verdünnung des Blutes führt. Daher ist die Vasopressinsekretion von der Blutkonzentration abhängig, deren Veränderung von bestimmten Teilen des Hypothalamus wahrgenommen wird. Oxytozin bewirkt eine Kontraktion der glatten Gebärmuttermuskulatur während der Geburt und der Brustdrüsenzellen beim Stillen.

Hypophysenvorderlappen

Der Hypophysenvorderlappen (Adenohypophyse) wird ebenfalls vom Hypothalamus gesteuert, jedoch durch Hormone reguliert, die in einem speziellen Blutgefäßsystem vom Hypothalamus zur Hirnanhangdrüse gelangen. Im Hypophysenvorderlappen erfolgt die Sekretion zahlreicher wichtiger Hormone, die nach ihrer jeweiligen Funktion benannt sind. Das Wachstumshormon (Somatotropin oder STH) steuert das Knorpelwachstum in den Röhrenknochen. Das schilddrüsenstimulierende Hormon (Thyreotropin oder TSH) regt die Produktion des Schilddrüsenhormons an. Prolaktin steuert die Milchproduktion und -ausschüttung (Laktation) in den Brüsten. Das adrenokortikotrope Hormon (ACTH) regt die Hormonproduktion (Steroidhormone) in der Nebennierenrinde an. Das Follikel stimulierende Hormon (FSH) steuert die Entwicklung der Eifollikel in den Eierstöcken und der Spermien in den Hoden. Das luteinisierende Hormon (LH) führt zur Auslösung des Eisprunges und zur Bildung eines Gelbkörpers im Eierstock, der in der zweiten Zyklushälfte Progesteron produziert. Das Zusammenwirken dieser Hormone ist für Wachstum, Reifung und Fortpflanzung eines Menschen von entscheidender Bedeutung.

Tumoren des Hypophysenvorderlappens wachsen zwar nur langsam, können jedoch angrenzendes Gewebe, z.B. die Sehbahn, schädigen und zu partieller Erblindung im äußeren Bereich des Gesichtsfeldes führen. Störungen der Hypothalamus-/Hypophysenfunktion können endokrine Erkrankungen verursachen (z.B. Ausbleiben der Geschlechtsreife, einige Formen von Unfruchtbarkeit, Riesenwuchs und Akromegalie). Eine Hypophysektomie ist eine operative Teil- oder Totalentfernung der Hirnanhangdrüse, die bei der Behandlung eines Hypophysentumors erforderlich sein kann.

LIMBISCHES SYSTEM

Das limbische System im Gehirn umfasst einige eng miteinander verknüpfter Nervenzellenkerne, die für lebenswichtige Verhaltensfunktionen wie den Ausdruck von Gefühlen, die Nahrungs- und Flüssigkeitsaufnahme, die Verteidigung, Fortpflanzung und Gedächtnisbildung zuständig sind. *Limbus* ist die lateinische Bezeichnung für Saum, und die zuerst entdeckten Bereiche des limbischen Systems (*Gyrus cinguli*, *Gyrus parahippocampalis*, *Gyrus hippocampi*) bilden einen schmalen Saum um die zentralen Gehirnbereiche. Heute umfasst der Begriff »limbisches System« noch weitere Strukturen. Die wesentlichen Bereiche des limbischen Systems sind das Ammonshorn (Hippokampus), der Mandelkern (*Corpus amygdaloideum*), die *Area septalis* und der Mamillarkörper des Hypothalamus.

Das Ammonshorn ist tief im Schläfenlappen eingebettet und geht am inneren Bereich der Schläfenlappenbasis in den Kortex über. Es ist mit anderen Bereichen der Großhirnrinde, des Thalamus und des Hypothalamus verbunden und entscheidend an der Gedächtnisbildung beteiligt. Bei einer Störung des Ammonshornes kann sich der Patient an längst vergangene Begebenheiten erinnern, jedoch nicht an Ereignisse, die fünf Minuten zurückliegen, d.h., der Patient kann neu erworbenes Wissen nicht im Gedächtnis abspeichern, alte Erinnerungen aber bewahren. Dieser Zustand wird anterograde Amnesie genannt und ist ein Symptom der Alzheimer-Krankheit, die u.a. auf eine Ammonshorndegeneration zurückgeht. Da das Ammonshorn sehr empfindlich auf Sauerstoffentzug reagiert, leiden Patienten, die beinahe ertrunken oder erstickt wären, einige Zeit nach dem lebensbedrohlichen Vorfall an anterograder Amnesie.

Der Mandelkern liegt – unmittelbar vor dem Ammonshorn – im Schläfenlappen. Er ist eng mit dem Riechzentrum, dem Hippokampus, dem Großhirn und dem Hypothalamus verbunden und für den Gefühlsausdruck unentbehrlich. Menschen und Tiere, bei denen der Mandelkern entfernt wurde, reagieren nicht mehr auf Angst auslösende Reize, d.h., sie sind nicht mehr in der Lage, eine bedrohliche Situation zu erkennen. Dagegen löst die elektrische Stimulation des Mandelkerns bei Katzen ein ausgeprägtes Verteidigungsverhalten und bei Menschen Angst und Reizbarkeit aus.

Die kleine Septumregion liegt unter und vor dem Balken und ist mit dem Ammonshorn, dem Mandelkern und dem Hypothalamus verbunden. Dieser Bereich gilt als Belohnungszentrum und wird im Hinblick auf das menschliche Suchtverhalten erforscht.

Der Hypothalamus, ein kleiner und doch wichtiger Gehirnbereich, regelt die Tätigkeit der Körperorgane (Eingeweide) mit Hilfe seiner Verbindungen zu anderen Gehirnregionen und als Steuerzentrale der Hormonproduktion. Er ist mit allen Bereichen des limbischen Systems verbunden und für die vegetativen Veränderungen zuständig, die mit Emotionen einhergehen, z.B. für die Erhöhung des Blutdruckes, der Herz- und Atemfrequenz bei Angst oder Verlegenheit (Erröten). Die verhaltensspezifischen und kognitiven Veränderungen zum Ausdruck eines Gefühles erfolgen vorwiegend durch die Impulsfortleitung von den limbischen Strukturen (Hypothalamus, Mandelkern, Ammonshorn) zur Frontal- und Schläfenlappenrinde.

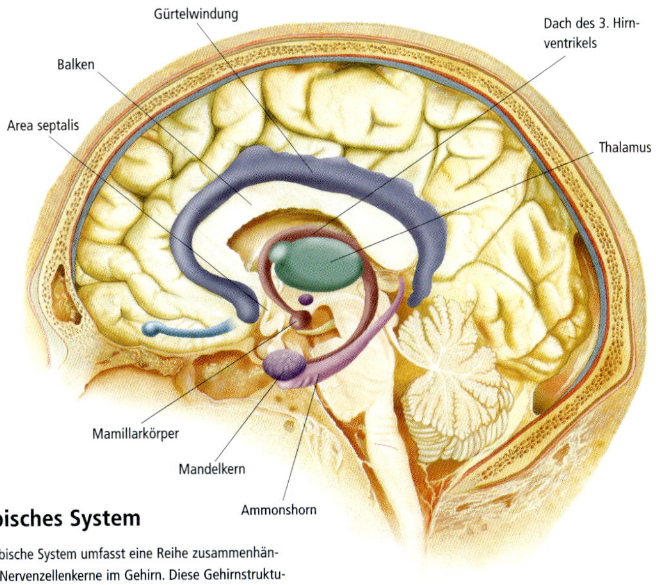

Limbisches System

Das limbische System umfasst eine Reihe zusammenhängender Nervenzellenkerne im Gehirn. Diese Gehirnstrukturen sind an vitalen Funktionen wie der Nahrungsaufnahme, der Verteidigung und Fortpflanzung, Gefühlszuständen und der Gedächtnisbildung beteiligt.

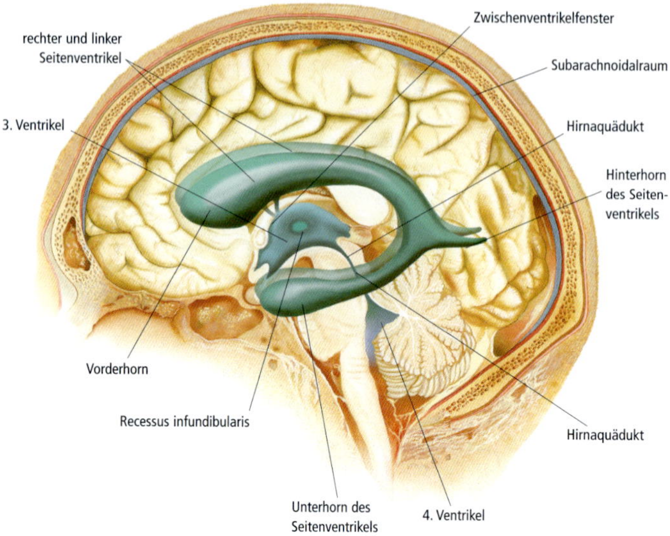

Hirnventrikel

Die vier Hohlräume im Gehirn, die Hirnkammern oder Hirnventrikel, sind mit Gehirn-Rückenmark-Flüssigkeit (Liquor) gefüllt. Sie sind über kleine Öffnungen (Foramina oder Aquädukte) miteinander verbunden und stehen auch mit den äußeren Liquorräumen in der Spinnengewebshaut in Verbindung. Der Liquor dient als Stoßdämpfer und schützt das Gehirn vor Erschütterungen.

VENTRIKEL

Der Begriff Ventrikel bezeichnet eine kleine Körperhöhle oder Kammer im Gehirn und im Herzen. Im Gehirn befinden sich vier Kammern. Diese sind miteinander, mit dem Zentralkanal des Rückenmarkes und mit dem das Gehirn umgebenden Subarachnoidalraum verbunden.

In den Hirnkammern verlaufen spezielle Kapillargefäße, die *Plexus choroidei*. Sie produzieren die Gehirn-Rückenmark-Flüssigkeit. Die Hirnkammern und die damit verbundenen Hohlräume sind mit dieser klaren Flüssigkeit gefüllt, die als schützender Puffer des Zentralnervensystems fungiert.

HIRNSINUS

Die Venensinus der harten Hirn-Rückenmark-Haut *(Dura mater)* sind Kanäle, die venöses Blut von Gehirn und Schädelknochen führen. Sie befinden sich im Schädel, zwischen den zwei Schichten der Dura mater.

GEDÄCHTNIS

Dank ihres Erinnerungsvermögens können Menschen Informationen über Erfahrungen, Eindrücke, Empfindungen und Vorstellungen speichern und abrufen. Menschen erlangen Wissen und speichern es als Erinnerung. Die Lern- oder Denkfähigkeit hängt weitgehend vom Erinnerungsvermögen ab. Dies zeigt sich schon in der Bewältigung einfacher Aufgaben (Kaffee kochen, Überqueren einer Straße), die ohne die Erinnerung an frühere Erfahrungen nicht möglich wäre. Beim Erkennen oder Lösen eines Problems ist der Mensch auf sein Gedächtnis angewiesen.

Trotz einiger noch ungeklärter Fragen unterteilen Neurowissenschaftler das Gedächtnis in drei Arten: das Ultrakurzzeitgedächtnis (einige Millisekunden bis einige Sekunden), das Kurzzeitgedächtnis (einige Sekunden bis einige Minuten) und das Langzeitgedächtnis (einige Tage bis viele Jahre).

Beim Kurz- und Langzeitgedächtnis sollen unterschiedliche Speichermechanismen am Werk sein. Im Kurzzeitgedächtnis kann eine auf fünf bis zehn begrenzte Anzahl von Einzelinformationen einige Sekunden lang gespeichert werden. Danach werden die Informationen in das Langzeitgedächtnis verschoben oder gehen verloren. So wird z. B. eine Telefonnummer meist nur für die Dauer des Wählens eingeprägt. Aufgrund der großen Kapazität des Langzeitgedächtnisses werden bestimmte – besonders wichtige – Dinge lebenslang im Gedächtnis behalten.

Die Psychologen unterteilen das Erinnerungsvermögen in vier Arten: das Sich-Erinnern, das Abrufen, das Wiedererkennen und das Wiedererlernen. Das Sich-Erinnern ist die geistige Rekonstruktion vergangener Ereignisse aus im Gedächtnis verstreuten Erinnerungen. Das Abrufen ist die spontane, aktiv gesteuerte Erinnerung an vergangene Ereignisse. Das Wiedererkennen ist die Erinnerung an einen aus der Vergangenheit bekannten Reiz. Das Wiedererlernen ist die Fähigkeit, einmal Vergessenes erneut im Gedächtnis zu speichern, wobei der wiederholte Lernprozess leichter fällt als der erste.

Das Gedächtnis wird nicht nur einem Gehirnareal zugeschrieben. Dennoch gelten das limbische System, besonders das Ammonshorn (Hippokampus) am inneren Schläfenlappen, und einige Thalamusabschnitte als wesentlich für das Speichern und Abrufen von Informationen. Eine Schädigung dieser Gehirnareale führt zum Gedächtnisverlust.

Das Lern- und Erinnerungsvermögen entwickelt sich bereits in der Gebärmutter. Ultraschallbeobachtungen von Zwillingen belegen, dass bereits in der 20. Schwangerschaftswoche gewisse Bewegungen und Eigenschaften vorhanden sind, die sich bis in die frühe Kindheit hinein fortsetzen.

Der Fetus wird auch mit der Sprache seiner Mutter vertraut. So reagieren französische Babys auf französisch sprechende Personen. Auch der Geschmack wird bereits in der Gebärmutter geprägt, da sich das Baby an die Ernährung der Mutter gewöhnt, da es das Fruchtwasser, in dem es schwimmt, inhaliert und schluckt. Selbst Gefühle werden erlernt. Studien zufolge zeigen Babys, deren Mütter in der Schwangerschaft an einer Depression litten, bei der Geburt ebenfalls Anzeichen einer Depression.

Probleme

Das Vergessen ist ein normaler Vorgang. Was nicht geübt wird, gerät mit der Zeit in Vergessenheit. Die Fähigkeit zu vergessen ist sogar eine Art Voraussetzung für den Lernprozess. Nur das Vergessen von Erlerntem schafft Raum für neue Lernerfahrungen. Die Unfähigkeit zu vergessen führt zu einem Zustand extremer Verwirrtheit.

Bestimmte Situationen, Gegebenheiten oder Krankheiten beeinflussen das Gedächtnis. Eine agitierte Depression mit psychomotorischer Störung beeinträchtigt das normale

Erinnerungsvermögen und kann zur Pseudodemenz führen. Angst mindert das Konzentrations- und Erinnerungsvermögen, was sich in Prüfungssituationen zeigt. Auch mit dem Alter nehmen die Lernfähigkeit und das Erinnerungsvermögen häufig ab, teilweise durch den stetig zunehmenden Gedächtnisspeicher bedingt, der das Abrufen von Informationen erschwert (Altersvergesslichkeit). Außerdem beeinträchtigen Langeweile, Müdigkeit, Hör- und Sehstörungen, Alkohol, Drogen und Schmerzen das Gedächtnis und somit auch die Lernfähigkeit.

Infektionen des Gehirnes (wie eine Hirnhautentzündung) können das Erinnerungsvermögen ebenso reduzieren wie eine Schilddrüsenunterfunktion, die den gesamten Stoffwechsel verlangsamt. Auch schwere Herz- und Lungenerkrankungen wirken sich auf das Gedächtnis aus, da sie die Sauerstoffzufuhr an das Gehirn drosseln. Des Weiteren wird die Gehirntätigkeit durch einen – aufgrund einer nicht oder nur unzureichend behandelten Zuckerkrankheit – hohen oder niedrigen Blutzuckerspiegel gestört.

Zu den schlimmsten Ursachen von Gedächtnisstörungen gehört die Demenz, die vor dem 65. Lebensjahr meist nur in Verbindung mit Erkrankungen wie der Creutzfeldt-Jakob-Krankheit auftritt. Das Risiko, eine Demenz zu entwickeln, nimmt jedoch mit dem Alter zu. Ab dem 80. Lebensjahr leiden ca. 20 % aller Menschen an Demenz, die meist durch die Alzheimer-Krankheit bedingt wird.

Verbesserung der Gedächtnisleistungen

Das Gedächtnis lässt sich durch einfache Methoden trainieren. Zur Steigerung von Erinnerungsvermögen und Lernfähigkeit werden zahlreiche Programme angeboten. Im Folgenden sind einige Methoden aufgeführt:

- In Bezug auf die Lerninhalte sollte eine Auswahl getroffen werden. Schriftliche Aufzeichnungen und eine systematische Vorgehensweise sind dabei hilfreich.
- Auswendig lernen ist zuweilen notwendig. Bei einigen Themen ist das Wiederholen und Einprägen wichtiger Fakten und Formeln unerlässlich.
- Lautes Vortragen ist eine der besten Methoden, Wissen aus dem Kurzzeitgedächtnis im Langzeitgedächtnis zu speichern.
- Vorhandene Grundkenntnisse erleichtern das Erlernen neuer Fähigkeiten.
- Hilfreich sind Gedächtnisstützen, so genannte Eselsbrücken, wie: »Wer nämlich mit H schreibt ist dämlich«, »Drei-drei-drei, bei Issos Keilerei« oder »753 kroch Rom aus dem Ei«.
- Das Gelernte muss angewendet und geübt werden. Bei abstrakten Konzepten fördern Diskussionen das Verständnis. Bei Tanzschritten hilft das Einstudieren.
- Gesunde Menschen, die regelmäßig Sport treiben, sich gesund ernähren, nur mäßig Alkohol trinken und keine unnötigen Medikamente einnehmen, bleiben geistig fit. Personen mit Hör- oder Sehstörungen sollten geeignete Hilfen verwenden, sodass sie ihre Lernfähigkeit steigern können.
- Der Geist muss rege bleiben. Das Erlernen neuer und die Anwendung bereits vorhandener Fertigkeiten sowie das Betreiben von Hobbys wie das Lösen von Kreuzworträtseln und Wortspielen sind wirksame Methoden des Gehirntrainings.

Gebildete Menschen scheinen im Alter weniger Probleme mit dem Gedächtnis zu haben. Möglicherweise waren sie seit jeher mit einem guten Gedächtnis gesegnet, oder aber sie haben sich durch Studieren und Lernen geistig fit gehalten.

SIEHE AUCH *Fetalentwicklung, Lernstörungen, Geriatrie in Kapitel 13; Angst, Alzheimer-Krankheit, Creutzfeld-Jakob-Krankheit, Hirnhautentzündung und andere spezielle Krankheiten im Register*

HIRNSTROMAKTIVITÄT

Da Nervenimpulse durch elektrische Signale übertragen werden, kann die Zellaktivität im Gehirn mit Hilfe von Elektroden an der Kopfhaut aufgezeichnet werden. Die daraus resultierende Kurve, das Elektroenzephalogramm (EEG), besteht aus wellenförmigen Aktivitätsmustern, den Hirnstromwellen, die je nach Bewusstseinszustand variieren. Alphawellen deuten auf einen entspannten Wachzustand hin, Betawellen sind typisch für geistige Aktivität, Thetawellen kommen oft bei Kindern, jedoch nicht bei Erwachsenen vor und Deltawellen treten im Schlaf auf. Bei epileptischen Anfällen treten typische schnelle und besonders geformte Wellen auf. Eine fehlende Hirnstromaktivität über einen längeren Zeitraum ist das Zeichen eines Hirntodes.

SIEHE AUCH *Elektroenzephalogramm in Kapitel 16*

SINNE

Mit Hilfe der Sinne können Menschen Veränderungen in ihrer Umwelt und in ihrem Inneren nachvollziehen. Diese Veränderungen werden von Sinnesorganen wahrgenommen. Dabei handelt es sich um spezialisierte Körperorgane mit Rezeptoren, die physikalische Reize wie Licht, Wärme, Berührung und Töne erkennen können. Die Organe verwandeln physikalische Reize in Nervenim-

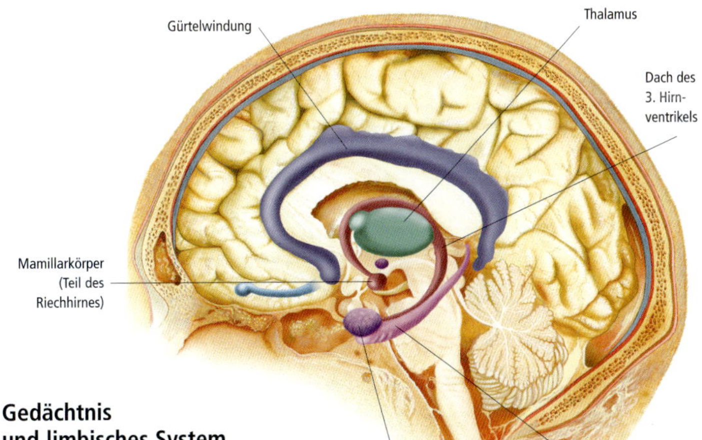

Gedächtnis und limbisches System

Erinnerungen werden in mehreren Gehirnbereichen gespeichert. Eine Schädigung des limbischen Systems, des Ammonshornes oder des Thalamus kann zu einem Gedächtnisverlust (Amnesie) führen.

Sensorische Nervenbahnen

Sensorische Rezeptoren liefern Informationen über die Bedingungen innerhalb und außerhalb des Körpers. Werden sie stimuliert, leiten sie Informationen über die peripheren Nerven an das zentrale Nervensystem. Dort werden die Signale als Empfindungen gedeutet.

Die sensorische Hirnrinde im Gehirn registriert die Empfindungen und koordiniert die passende Reaktion.

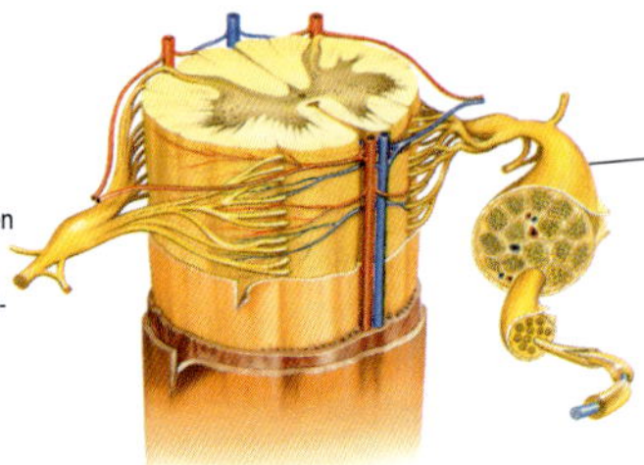

Rückenmark

Die peripheren Nerven leiten Empfindungen über das Rückenmark an das Zentralnervensystem weiter.

Nervenzellen leiten Nervenimpulse entlang der Nervenbahnen an das Nervensystem weiter, wo sie als Empfindungen wahrgenommen werden.

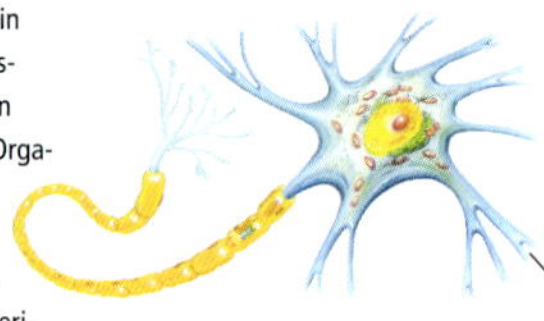

Nervenzelle

Die Nervenenden in der Haut, den Muskeln, den Gelenken und den inneren Organen übermitteln Schmerz-, Temperatur- oder Drucksignale über die peripheren Nerven.

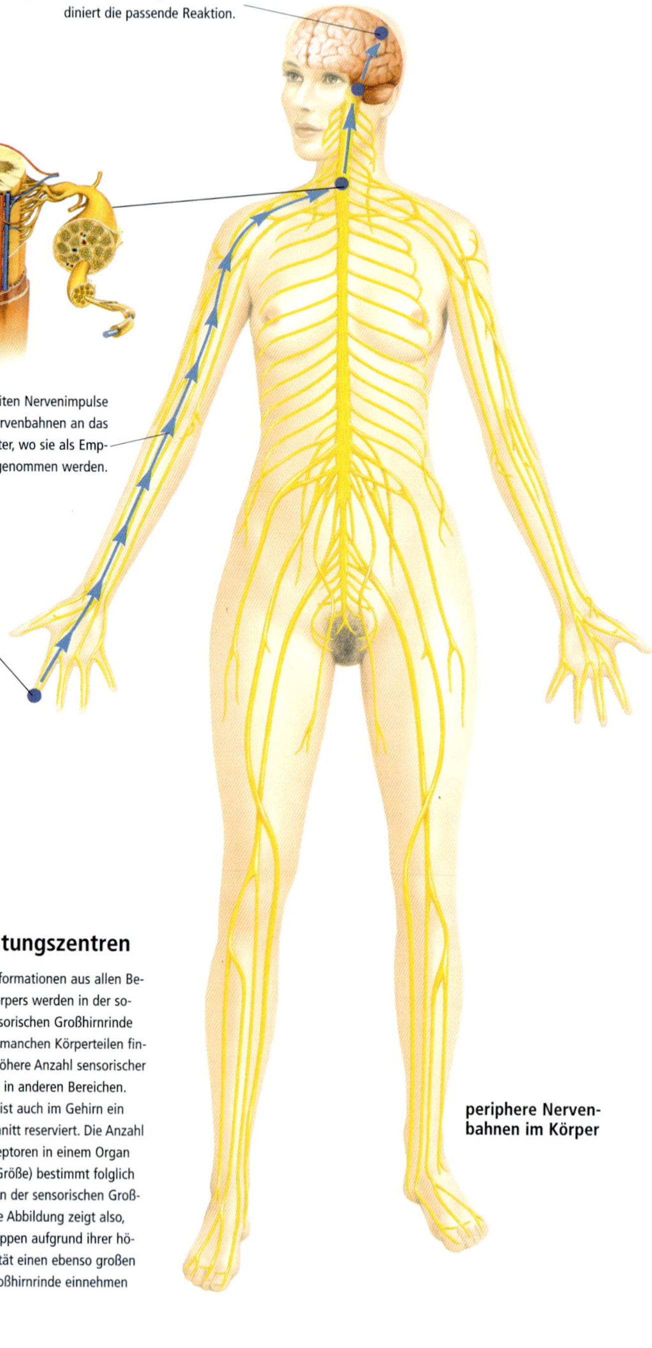

periphere Nervenbahnen im Körper

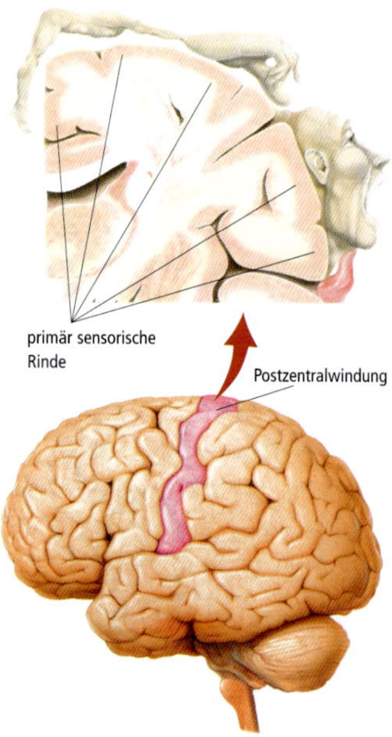

Verarbeitungszentren

Sensorische Informationen aus allen Bereichen des Körpers werden in der somatischen sensorischen Großhirnrinde verarbeitet. In manchen Körperteilen findet sich eine höhere Anzahl sensorischer Rezeptoren als in anderen Bereichen. Für diese Teile ist auch im Gehirn ein größerer Abschnitt reserviert. Die Anzahl der Nervenrezeptoren in einem Organ (nicht dessen Größe) bestimmt folglich seinen Anteil an der sensorischen Großhirnrinde. Diese Abbildung zeigt also, dass z. B. die Lippen aufgrund ihrer höheren Sensibilität einen ebenso großen Bereich der Großhirnrinde einnehmen wie die Beine.

Sinne

Niedere Sinne

Zu den niederen Sinnen gehören die Wahrnehmung von Temperatur, Schmerz, Druck, Tiefensensibilität und Vibration. Die Rezeptoren für diese Empfindungen sind im ganzen Körper verteilt. Einige Rezeptoren übermitteln Informationen über die Umgebung außerhalb des Körpers, manche nehmen Empfindungen in den inneren Organen und im Gewebe wahr und andere wiederum überwachen die Lage und Bewegungen der Gelenke, Muskeln und Sehnen.

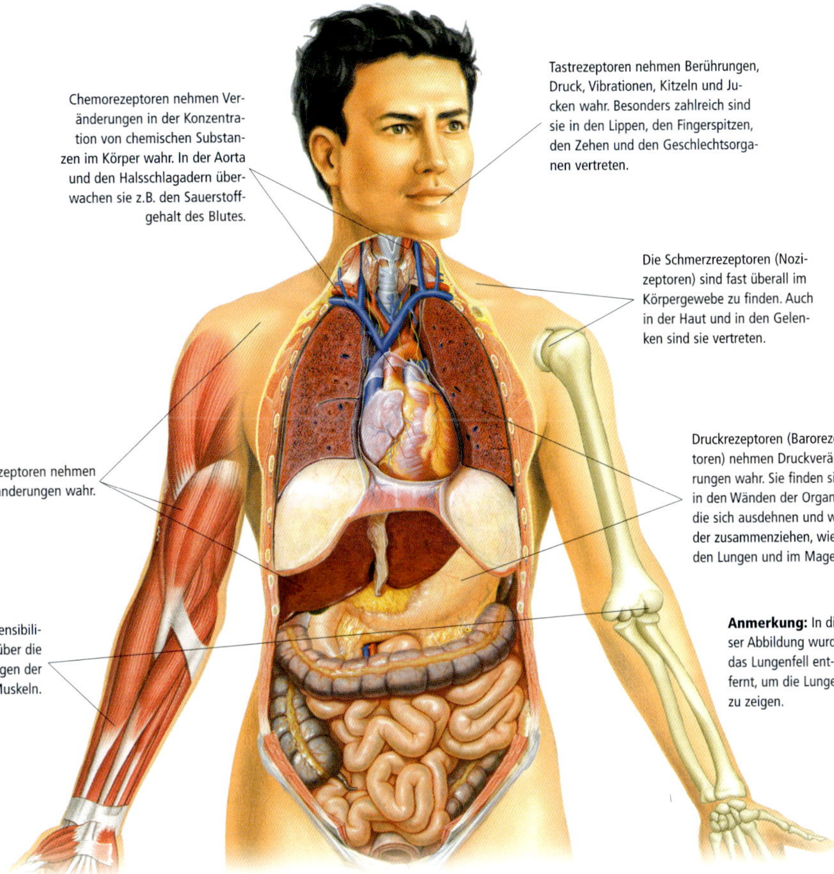

Chemorezeptoren nehmen Veränderungen in der Konzentration von chemischen Substanzen im Körper wahr. In der Aorta und den Halsschlagadern überwachen sie z.B. den Sauerstoffgehalt des Blutes.

Tastrezeptoren nehmen Berührungen, Druck, Vibrationen, Kitzeln und Jucken wahr. Besonders zahlreich sind sie in den Lippen, den Fingerspitzen, den Zehen und den Geschlechtsorganen vertreten.

Die Schmerzrezeptoren (Nozizeptoren) sind fast überall im Körpergewebe zu finden. Auch in der Haut und in den Gelenken sind sie vertreten.

Thermorezeptoren nehmen Temperaturänderungen wahr.

Druckrezeptoren (Barorezeptoren) nehmen Druckveränderungen wahr. Sie finden sich in den Wänden der Organe, die sich ausdehnen und wieder zusammenziehen, wie in den Lungen und im Magen.

Propriorezeptoren (Tiefensensibilität) liefern Informationen über die Lage und die Bewegungen der Gelenke, Sehnen und Muskeln.

Anmerkung: In dieser Abbildung wurde das Lungenfell entfernt, um die Lungen zu zeigen.

Höhere Sinne

Die höheren Sinne umfassen das Riech-, Seh-, Geschmacks- und Hörvermögen sowie den Gleichgewichtssinn. Alle höheren Sinnesorgane befinden sich im Kopf. Die Nervenimpulse von diesen Organen werden über die Hirnnerven zum Gehirn geleitet.

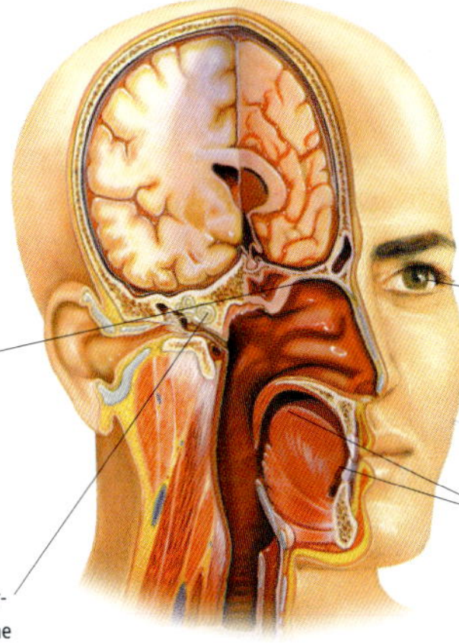

Riechen

Chemorezeptoren auf kleinen Haaren in der Nasenhöhle senden Signale an die olfaktorischen Zentren der Hirnbasis. Dort werden sie als Geruch gedeutet.

Hören

Haarzellen im Innenohr senden Signale über den Hör- und Gleichgewichtsnerv. Dadurch erhält das Gehirn Informationen über Geräusche und Körperlage.

Sehen

Die Signale der lichtempfindlichen Photorezeptoren in den Augen werden über den Sehnerv zur Hinterhauptgroßhirnrinde geleitet, wo die visuelle Information verarbeitet wird.

Schmecken

Geschmacksknospen (Chemorezeptoren) auf der Zunge, dem Gaumen und im Rachen senden Informationen über salzige, süße, saure und bittere Geschmacksempfindungen über die Hirnnerven zum Gehirn. Dort wird der jeweilige Geschmack erkannt.

pulse und leiten diese über sensorische Nervenbahnen an das Gehirn weiter. Dort werden sie als Empfindungen interpretiert.

Die Sinne werden meist in niedere und höhere Sinne unterteilt.

Zu den niederen Sinnen gehören Berührung, Druck, Vibration, Eigenempfindung, Dehnung, Schmerz, Wärme und Kälte. Die Rezeptoren sind über den ganzen Körper verteilt und bestehen aus Nervenendigungen, die meist von einer Bindegewebskapsel bedeckt sind.

Die höheren Sinne umfassen das Riech-, Seh- und Hörvermögen sowie den Geschmacks- und Gleichgewichtssinn. Die Rezeptoren für diese Sinne befinden sich in eng begrenzten Bereichen des Körpers und sind komplexer aufgebaut.

Zudem werden die Sinne häufig nach der Art des Reizes unterteilt, den sie empfangen können. Die Photorezeptoren sind z. B. für das Sehen zuständig; die Mechanorezeptoren nehmen Berührungen, Töne und das Gleichgewicht wahr; Geruch und Geschmack werden von Chemorezeptoren aufgenommen; Thermorezeptoren spüren Wärme und Kälte und die Nozizeptoren sind für die Schmerzempfindung verantwortlich.

SIEHE AUCH ***Nervensystem in Kapitel 1; Rückenmark in Kapitel 4; Tastsinn in Kapitel 10***

NIEDERE SINNE

Viele Rezeptoren der niederen Sinne liegen in der Haut. Taktile Rezeptoren sind Mechanorezeptoren, die Berührungen, Druck, Vibrationen, Kitzeln und Jucken wahrnehmen. Es gibt mindestens sechs verschiedene Rezeptoren in der Haut: Ruffini-Rezeptoren, Meißner-Körperchen, Krause-Endkolben, Pacini-Körperchen und Merkel-Scheiben.

Taktile Rezeptoren sind in einigen Bereichen besonders zahlreich vertreten, so z. B. in Lippen, Fingerspitzen, Handflächen, Zehen, Brustwarzen und in Klitoris und Peniseichel. Wenn ein Reiz wie ein Nadelstich oder eine Vibration auf einen dieser Rezeptoren ausgeübt wird, löst er einen Nervenimpuls aus, der entlang eines sensorischen (oder zuführenden) Nervs zum Rückenmark geleitet wird. Der Reiz wandert dann in speziellen Bahnen das Rückenmark hinauf und erreicht durch den Thalamus die Großhirnrinde. Dort gelangt er als Vibration, Nadelstich oder andere Empfindung ins Bewusstsein, je nach Art des ursprünglichen Reizes und der momentanen Bewusstseinslage des Gehirnes.

In der Haut befinden sich außerdem noch Thermorezeptoren und Nozizeptoren. Tief im Gewebe der Muskeln, Sehnen und Gelenke liegen weitere sensorische Rezeptoren.

Propriorezeptoren liefern Informationen zum Gewicht, zur Lage des Körpers, zur Bewegung der Körperteile bzw. Gliedmaßen und zur Lage der verschiedenen Gelenke. Zu den Propriorezeptoren gehören Muskelspindeln, Golgi-Sehnenspindeln und Gelenkrezeptoren. Diese Rezeptoren senden dem Körper die sensorischen Daten, die er benötigt, um die verschiedenen Muskelbewegungen zu koordinieren und die Haltung des Körpers zu gewährleisten. Die meisten Informationen der Propriorezeptoren werden unbewusst wahrgenommen.

Die Thermorezeptoren registrieren Temperaturänderungen und sind im ganzen Körper verteilt. Für Wärme und Kälte gibt es jeweils eigene Thermorezeptoren. Sie können große Temperaturunterschiede von Eiseskälte bis zu sengender Hitze wahrnehmen. Besonders zahlreich sind sie in der Haut um die Lippen, den Mund und den After.

Schmerzrezeptoren (Nozizeptoren) finden sich ebenfalls in den meisten Körpergeweben. Sie können somatische Schmerzen (der Haut, Muskeln, Sehnen oder Gelenke) oder Eingeweideschmerzen erkennen.

Diese Rezeptoren reagieren auf Substanzen, die von verletzten Zellen freigesetzt oder durch hohe Temperaturen, gezerrte Muskelfasern oder andere Reize gebildet werden.

Die Nerven, die Impulse von Eingeweide-Nozizeptoren transportieren, können an der gleichen Stelle auf das Rückenmark treffen wie die Nerven von einem Bereich der Haut an der Körperoberfläche. Die Schmerzempfindung wird dabei häufig eher in dem Hautareal verspürt als im betroffenen Organ. In solchen Fällen spricht man von übertragenem Schmerz. Einige Nozizeptoren (so genannte »stille« Nozizeptoren) reagieren auf intensive Reize erst dann, wenn sie durch Substanzen sensibilisiert werden, die von Zellen in entzündetem Gewebe freigesetzt worden sind.

HÖHERE SINNE

Die höheren Sinne umfassen das Riech-, Seh-, Geschmacks- und Hörvermögen sowie den Gleichgewichtssinn. Die zugehörigen Sinnesorgane befinden sich im Kopf. Von diesen Organen aus gelangen die Impulse über die Hirnnerven ins Gehirn.

Die Geruchsrezeptoren liegen in der Nasenhöhle. In der Luft gelöste Substanzen dringen in die Nasenhöhle ein und reagieren mit den kleinen Rezeptoren auf den Riechhaaren in der Nasenhöhle. Die Rezeptoren lösen Impulse aus, die über die Riechnerven an spezialisierte Bereiche an der Hirnbasis weitergeleitet und dort als Gerüche gedeutet werden. Die olfaktorischen Rezeptoren können Tausende von Gerüchen unterscheiden.

Auf der Zunge und in Teilen von Gaumen und Rachen sitzen in becherartigen Gebilden, den so genannten Papillen, die Geschmacksknospen. Die Rezeptoren auf der Zunge nehmen eher süße und salzige Reize wahr, diejenigen am Gaumen und im Rachen dagegen eher sauren und bitteren Geschmack. Wenn sie mit im Speichel gelösten Substanzen in Kontakt kommen, lösen die Geschmacksknospen Impulse aus, die über die Gesichtsnerven, den Zungen-Rachen-Nerv und den Vagusnerv zum Gehirn wandern. Die Geschmacksempfindung wird von der Geruchswahrnehmung ergänzt: Etwa 80 % des Geschmackes sind in Wirklichkeit auf den Geruch zurückzuführen.

Die Augen sind die für das Sehen zuständigen Sinnesorgane. Das Licht dringt durch das Auge ein und trifft am Augenhintergrund auf die Netzhaut. Spezielle Fotorezeptoren (Stäbchen und Zapfen) verwandeln das Bild in elektrische Impulse. Diese gelangen über die Sehnerven zur Hinterhauptsgroßhirnrinde und zu anderen Teilen des Gehirnes, wo sie schließlich als visuelle Informationen wahrgenommen werden.

Die Ohren sind als Sinnesorgane für das Hören verantwortlich. Diese komplexen Organe liegen in den Schläfenknochen des Schädels. In der Schnecke verwandelt das Ohr die Schallwellen in mechanische Wellen und anschließend in elektrische Impulse. Letztere werden über den Hörnerv zur Großhirnrinde weitergeleitet und dort als Ton gedeutet.

Im Innenohr befindet sich auch das Gleichgewichtsorgan. Es besteht aus den Bogengängen sowie den Vorhofsäckchen. Letztere nehmen Veränderungen der Körperlage wahr und übermitteln die Information über den Gleichgewichtsnerv an das Gehirn.

Bei Verlust eines oder mehrerer dieser höheren Sinne werden die verbleibenden Sinne oft schärfer. Wenn Menschen z. B. ihr Sehvermögen verlieren, wird ihr Gehörsinn oder ihre Tastsensibilität geschärft.

ERKRANKUNGEN UND FUNKTIONSSTÖRUNGEN DES GEHIRNES

Störungen der normalen Hirnfunktion reichen von leichter Intelligenzschwäche bis zu lebensbedrohlichen Situationen wie einer Gefäßruptur mit einer Hirnmassenblutung.

SIEHE AUCH *Blutkreislauf in Kapitel 1; Fetalentwicklung in Kapitel 13; Psychische Erkrankungen und Verhaltensstörungen in Kapitel 15; Computertomografie, Kernspintomografie, Positronenemissionstomografie, Lumbalpunktion, Elektroenzephalogramm, Therapie des Nervensystems, Pallidotomie in Kapitel 16*

HIRNDURCHBLUTUNGS-STÖRUNGEN

Zerebrale Durchblutungsstörungen (Schlaganfälle) werden durch eine Schädigung der Arterien verursacht, die das Gehirn mit sauerstoffreichem Blut versorgen. Typisch ist der plötzliche Verlust neurologischer Funktionen.

Es gibt zwei Hauptarten der zerebrovaskulären Erkrankungen: Die erste besteht aus einem Verschluss oder einer Blockade einer Hirnarterie, was zu Sauerstoffmangel (Ischämie) und nachfolgendem Absterben (Infarkt) des von der Arterie versorgten Gehirngewebes führt. Ein Arterienverschluss ist entweder die Folge einer Verdickung der Arterienwände (Arteriosklerose) oder häufiger einer Blockade durch einen Embolus. Die Funktionsausfälle hängen davon ab, welche Gehirnregionen geschädigt sind. Manchmal ist die Gefäßblockade nur temporär und die Auswirkungen verschwinden innerhalb von Minuten oder Stunden. Dann spricht man von einer transitorischen ischämischen Attacke (TIA).

Der zweite, seltenere Typ von Durchblutungsstörungen ist durch ein plötzliches Reißen einer der Gehirnarterien gekennzeichnet, wodurch sich große Mengen an Blut im Gehirngewebe (Massenblutung) oder zwischen den Hirnhäuten (Subarachnoidalblutung) ansammeln. Dies führt zu einer plötzlichen Erhöhung des Schädelinnendruckes, wodurch starke Kopfschmerzen, Bewusstseinsstörungen und Erbrechen auftreten. Die neurologischen Ausfälle sind abhängig von der Lage der Ruptur. Diese Form des Schlaganfalles ist häufig tödlich.

SCHLAGANFALL

Unter einem Schlaganfall (Apoplexie) versteht man eine schwere Funktionsstörung des Gehirnes durch das Absterben von Hirngewebe. Er tritt v.a. bei älteren Menschen mit einer Rate von 1 : 500 auf. Der Schlaganfall ist in den Industrieländern nach Herzinfarkt und Krebs die dritthäufigste Todesursache.

Ursachen

Das Absterben von Hirngewebe ist auf verschiedene Ursachen zurückzuführen. Die häufigste ist die Entstehung eines Blutgerinnsels in einer arteriosklerotisch veränderten Halsschlagader oder Hirnarterie, das den Blutfluss zum Gehirn behindert. Eine zweite Möglichkeit ist eine Embolie durch ein Blutgerinnsel, das sich bei geschädigten Herzklappen oder bestimmten Herzrhythmusstörungen bevorzugt im linken Vorhof des Herzes bildet.

Seltener tritt ein Schlaganfall aufgrund einer Massenblutung (Hämorrhagie) aus einer Hirnarterie, z. B. bei Arteriosklerose oder einem angeborenen Traubenaneurysma, auf.

Symptome

Die Symptome eines Schlaganfalles sind in Abhängigkeit vom betroffenen Gehirnbezirk

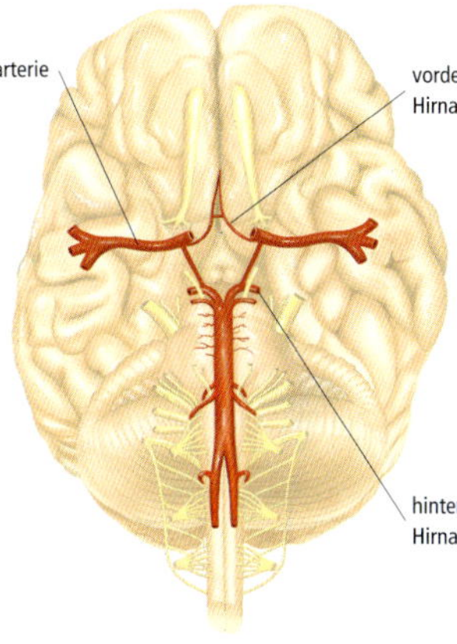

Hirngefäßthrombose
Die Blockierung der Hirnarterien durch einen Thrombus (Blutgerinnsel) ist eine häufige Ursache des Schlaganfalles. Das Blutgerinnsel kann sich bei Arteriosklerose in einer Hirnarterie oder Halsschlagader bilden oder als Embolus aus dem Herzen zu den Gehirnarterien wandern und dort die Blutversorgung blockieren.

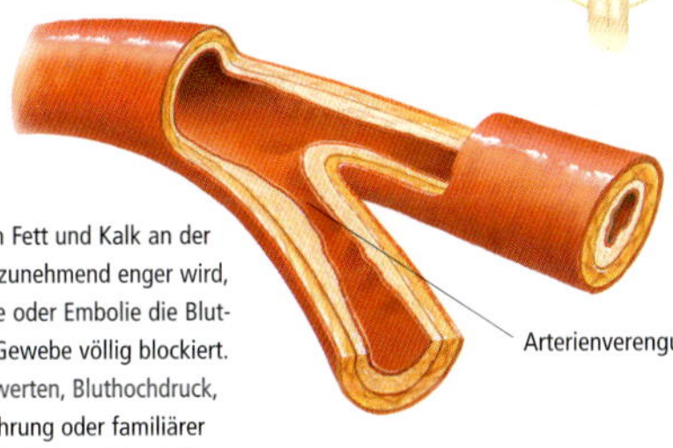

Arteriosklerose
Bei Arteriosklerose lagern sich Fett und Kalk an der Arteriewand ab, wodurch sie zunehmend enger wird, bis schließlich eine Thrombose oder Embolie die Blutzufuhr zu einem Organ oder Gewebe völlig blockiert. Bei Rauchern, hohen Blutfettwerten, Bluthochdruck, Übergewicht, fettreicher Ernährung oder familiärer Belastung ist das Schlaganfallrisiko deutlich erhöht.

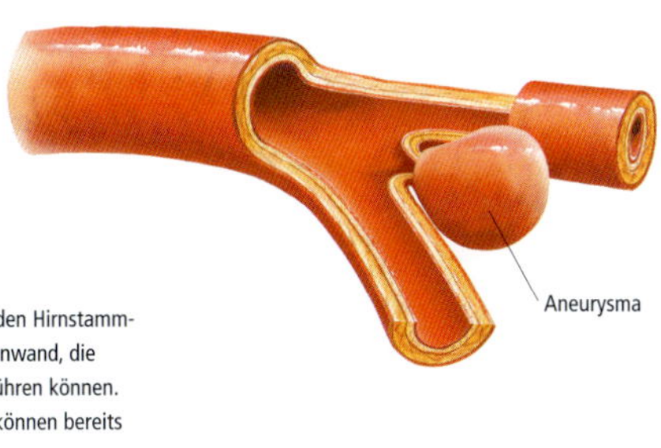

Angeborenes Risiko
Traubenaneurysmen sind kleine Aneurysmen in den Hirnstammarterien. Sie sind schwache Stellen in der Arterienwand, die reißen und zu Hirnblutungen und Schlaganfall führen können. Traubenaneurysmen sind meist angeboren und können bereits in jungem Alter einen Schlaganfall auslösen.

Hirninfarkt

Unter einem Hirninfarkt versteht man das Absterben von Hirngewebe bei unzureichender Durchblutung. Bei unzureichender Sauerstoffanreicherung des Blutes wie bei einem Herzstillstand ist das gesamte Hirngewebe betroffen. Bei einem lokalisierten Infarkt, wie hier gezeigt, ist der Gewebetod auf den Bereich begrenzt, der von der blockierten Arterie versorgt wird. Der Hirninfarkt ist die häufigste Ursache eines Schlaganfalles.

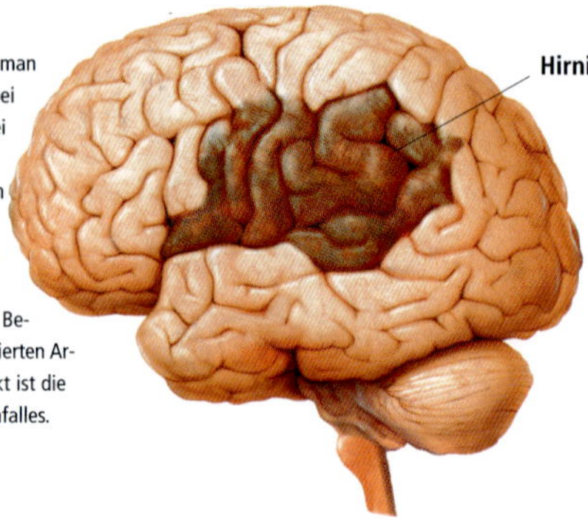

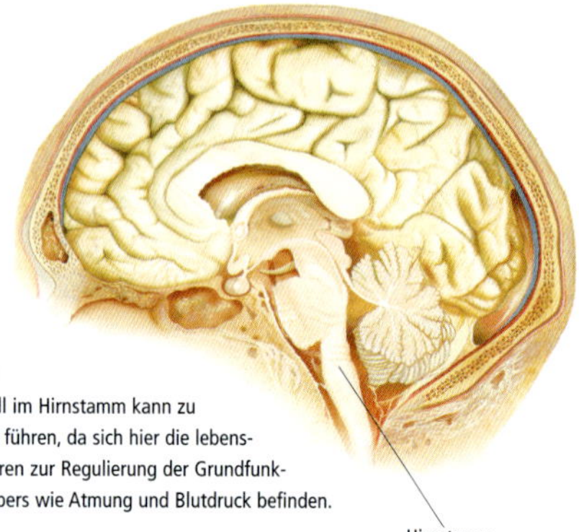

Hirnstamm

Ein Schlaganfall im Hirnstamm kann zu Koma oder Tod führen, da sich hier die lebenswichtigen Zentren zur Regulierung der Grundfunktionen des Körpers wie Atmung und Blutdruck befinden.

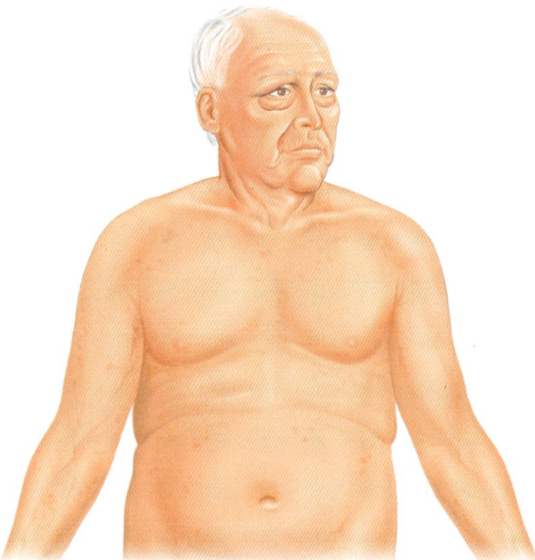

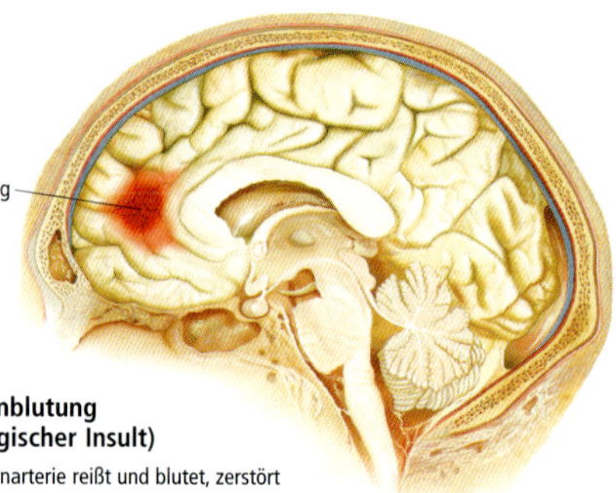

Hirnmassenblutung (hämorrhagischer Insult)

Wenn eine Hirnarterie reißt und blutet, zerstört der Druck dieser Blutung das umliegende Gewebe und verursacht einen Schlaganfall. Die Blutung tritt meist an einem arteriosklerotisch veränderten Gefäß auf. Besonders gefährdet sind Personen mit Bluthochdruck.

Schlaganfall

Unter einem Schlaganfall versteht man den Verlust bestimmter Hirnfunktionen aufgrund von abgestorbenem Hirngewebe. Er ist meist die Folge einer fortgeschrittenen Arteriosklerose. Der Schlaganfall ist in den Industrieländern eine der führenden Ursachen für Tod und Invalidität und trifft besonders ältere Menschen. Er ist meist nicht heilbar, man kann ihm aber durch gesunde Lebensführung in gewissem Maße vorbeugen. Durch intensive Rehabilitationsmaßnahmen nach einem Schlaganfall kann manchmal ein großer Teil der früheren Funktionen wiederhergestellt werden.

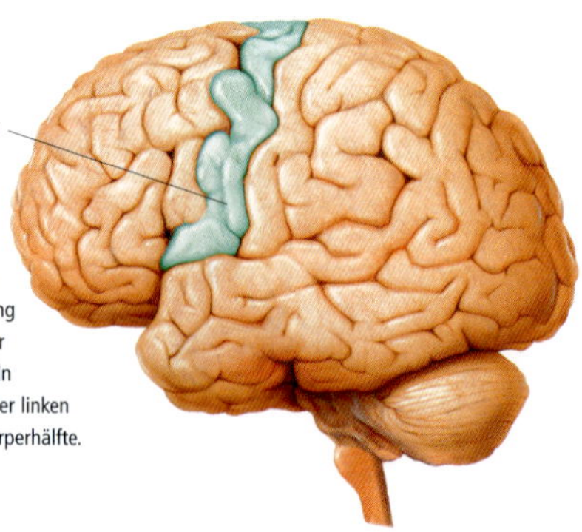

Halbseitenlähmung

Wird bei einem Schlaganfall die motorische Großhirnrinde beschädigt, kommt es zu einer Halbseitenlähmung (Hemiplegie) des Körpers. Aufgrund der Anordnung der Nervenbahnen in Gehirn und Rückenmark sind Muskeln und Gefühl der Gegenseite gestört, eine Schädigung der linken Hirnhälfte führt also zu einer Lähmung der rechten Körperhälfte.

unterschiedlich. Am häufigsten kommt es zu Lähmungen in einem Körperbereich, Schwäche, Gefühlsstörungen, Koordinationsverlust, Sehstörungen und Verlust der Sprechfähigkeit. Die Symptome treten meist schlagartig auf, können sich aber auch in Schüben über mehrere Tage entwickeln. Bei einer Blutung kann es plötzlich zu starken Kopfschmerzen und Lichtempfindlichkeit kommen.

Ein Schlaganfall kündigt sich oft durch eine Transitorische Ischämische Attacke (TIA) an, einen »Mini-Schlaganfall«, bei dem die vorübergehende Durchblutungsstörung nicht ausreicht, um permanente Schäden zu verursachen. Die Symptome sind ähnlich wie bei einem Schlaganfall, bilden sich jedoch innerhalb von 24 Stunden zurück. Eine TIA ist immer ein ernst zu nehmendes Warnzeichen für einen drohenden Schlaganfall.

Behandlung

Ein Schlaganfall sollte in einer spezialisierten »Stroke-Unit« behandelt werden. Je rascher der Patient ins Krankenhaus kommt, umso größer sind die Chancen einer erfolgreiche Behandlung. Durch Computer- und Kernspintomografie lassen sich Blutungen oder andere Läsionen ausschließen sowie Ort und Ausmaß des Schlaganfalles bestimmen. Bei einer Blutung oder einem Blutgerinnsel kann u. U. eine operative Behandlung durchgeführt werden. Im Allgemeinen ist eine ursächliche Therapie jedoch nicht möglich. Die Behandlung konzentriert sich vor allem auf die Rehabilitation. Durch intensive Anwendung von Sprachtherapie, Ergotherapie, Physiotherapie und anderen Maßnahmen sollen verloren gegangene Funktionen so weit wie möglich zurückgewonnen werden.

Ein wichtiges Behandlungsziel ist auch, die Gefahr weiterer Schlaganfälle zu vermindern, d. h. die Risikofaktoren für Arteriosklerose wie Rauchen, Bluthochdruck, hohe Blutfettwerte und Diabetes zu vermindern. In manchen Fällen kann eine Ausräumung von Plaques aus den Schlagadern (Endarteriektomie) vorgenommen werden.

Ungefähr ein Viertel aller Schlaganfallpatienten erlangen fast alle Funktionen zurück, ein Viertel sterben an den Folgen des Schlaganfalles und die Hälfte leidet unter bleibenden Behinderungen.

HALBSEITENLÄHMUNG

Unter einer Halbseitenlähmung (Hemiplegie) versteht man die Lähmung einer Körperhälfte. Tritt sie als Folge eines Schlaganfalles auf, betrifft die Schwäche oder Lähmung die Körperseite, die der durch den Schlaganfall verletzten Hirnhälfte gegenüberliegt. Bei einer Halbseitenlähmung ist Sitzen, Gehen und Stehen problematisch, selbst wenn die Muskeln kräftig genug sind.

Die akute alternierende Hemiplegie bei Kindern ist eine seltene Krankheit, die vor dem 18. Lebensmonat auftritt. Sie ist durch häufig abwechselnde, halbseitige Lähmungen gekennzeichnet, die medikamentös behandelt werden.

TRANSITORISCHE ISCHÄMISCHE ATTACKE

Transitorische ischämische Attacken (TIA) sind kurzfristige zerebrale Ausfallserscheinungen aufgrund einer vorübergehenden Blockierung (Verengung oder Verschluss) eines kleinen Blutgefäßes, das das Gehirn mit Sauerstoff und anderen Nährstoffen versorgt. Meist wird die Blockierung durch ein in der Blutbahn verschlepptes Gerinnsel (Embolus) verursacht, das sich in einer dieser Arterien festsetzt, sich jedoch nach einigen Sekunden oder Minuten wieder löst. Während der Arterienverengung ist das Gehirngewebe, das durch die über der Blockierung liegenden Äste versorgt wird, in seiner Funktion gestört. Da die Sauerstoffzufuhr zu dem betreffenden Gehirnbereich nur kurzfristig unterbrochen ist, wird die Gehirnfunktion jedoch wiederhergestellt, sobald sich das Gerinnsel gelöst hat und die Blutzufuhr zum Gehirn nicht mehr behindert.

Eine TIA dauert meist einige Sekunden bis zehn Minuten, in manchen Fällen jedoch bis zu 24 Stunden. Die Auswirkungen hängen von der blockierten Arterie ab und äußern sich in vorübergehenden Seh- oder Sprachstörungen, Benommenheit, Taubheits- und/oder Schwächegefühl in einer oder mehreren Extremitäten oder dem Gesicht.

Menschen, die an einer Herzerkrankung, Arterienverkalkung (Arteriosklerose) oder Bluthochdruck (Hypertonie) leiden, sind besonders anfällig für TIA, die oft vor oder in Verbindung mit einem Schlaganfall auftreten. Zur Behandlung werden gerinnungshemmende Medikamente (Antikoagulanzien) eingesetzt.

HIRNMASSENBLUTUNG

Eine Hirnmassenblutung (hämorrhagischer Insult) ist die zweithäufigste Ursache für einen Schlaganfall. Sie führt infolge eines geplatzten Blutgefäßes zu einer zunehmenden Schädigung des umgebenden Gewebes. Innerhalb weniger Minuten kommt es zu heftigen Kopfschmerzen, Erbrechen und Bewusstseinsstörungen. Andere Symptome sind von der Lage der Hirnblutung abhängig. Eine Hirnmassenblutung endet häufig tödlich.

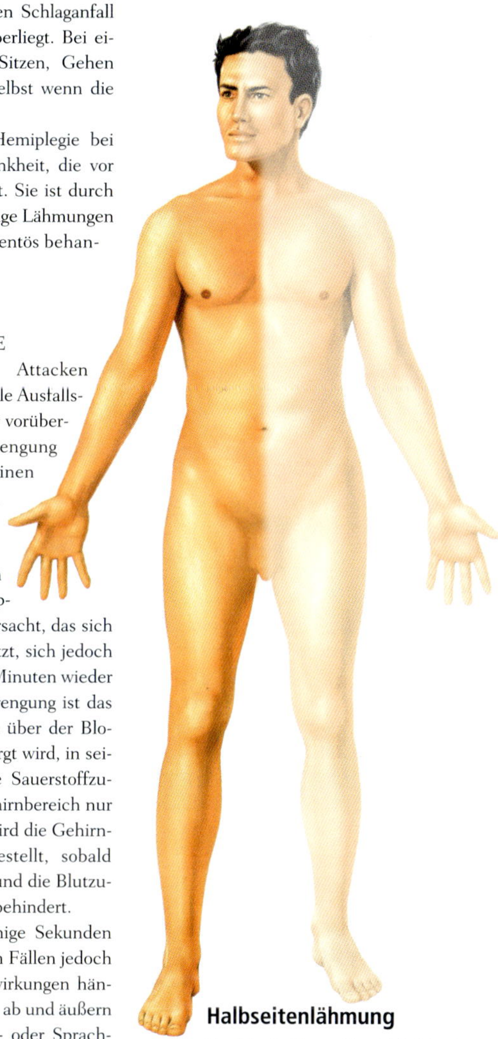

Halbseitenlähmung

Eine Halbseitenlähmung ist meist die Folge einer akuten Durchblutungsstörung im Gehirn, bei der motorische Rindengebiete geschädigt wurden.

SUBARACHNOIDALBLUTUNG

Eine Subarachnoidalblutung ist eine Blutung in den Subarachnoidalraum über der Ober-

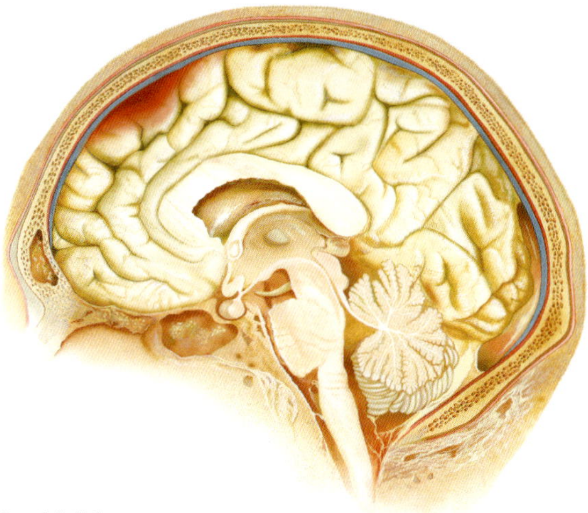

Subarachnoidalblutung

Ein Aneurysma oder der Riss einer Hirnarterie kann zu einer Blutung in den Subarachnoidalraum führen.

fläche des Gehirnes. Sie ist meist auf ein Aneurysma, eine Erweiterung einer Hirnarterie, zurückzuführen, welche die Arterienwand schwächt. Die Blutung führt zu plötzlichen starken Kopfschmerzen, die mit Erbrechen und temporärem Bewusstseinsverlust einhergehen. Es handelt sich um einen medizinischen Notfall, der schwere Dauerschäden zur Folge haben kann und schnellstmöglich behandelt werden muss.

SUBDURALES HÄMATOM

Ein subdurales Hämatom ist ein venöser Bluterguss auf der Gehirnoberfläche nach einer Schädelverletzung oder als Geburtstrauma. Abhängig von der Blutungsstärke entwickeln sich die Symptome eines zunehmenden Hirndruckes innerhalb von Stunden bis Monaten.

Das Hauptsymptom einer akuten Subduralblutung ist nach einem beschwerdefreien Intervall ein rasch zunehmender Bewusstseinsverlust und eine erweiterte Pupille auf der Seite der Verletzung. Dies stellt eine Notfallsituation dar, die eine sofortige Drainage der Blutung erfordert. Bei Bewusstseinsbeeinträchtigungen, die sich langsamer entwickeln, lässt sich die Diagnose häufig erst über eine Computertomografie stellen.

Eine chronische Subduralblutung tritt häufiger bei älteren Menschen oder Alkoholikern nach geringfügigen Kopfverletzungen auf. Sie verursacht Kopfschmerzen, psychische Veränderungen und evtl. Krampfanfälle. Chronische Formen erfordern nicht immer eine Operation.

HIRNHAUTENTZÜNDUNG

Die Entzündung der Hirnhäute (Meningen) bezeichnet man in der Fachsprache als Meningitis. Sie wird durch Pilze, Einzeller, Viren oder – im ungünstigsten Fall mit evtl. tödlichem Ausgang – durch verschiedene Bakterienarten verursacht.

Die bakterielle Hirnhautentzündung wird durch Meningokokken, *Haemophilus influenzae* Typ B (HIB), Pneumokokken, Streptokokken oder Staphylokokken verursacht.

Die durch Meningokokken hervorgerufene Form tritt überall auf und betrifft hauptsächlich Erwachsene und Kinder unter zehn Jahren, die durch *Haemophilus influenzae* bedingte Form dagegen nur Kinder. Bei Erwachsenen wird die Entzündung, die von einer leichten und daher schwer zu diagnostizierenden Störung bis zu einer schweren Erkrankung reichen kann, vorwiegend durch Pneumokokken ausgelöst.

Bakterielle Infektionen des Mittelohres oder einer anderen Körperregion können über die Blutbahn zu den Hirnhäuten gelangen. Infolge der schnellen Vermehrung der Bakterien entwickeln sich die ersten Symptome sehr rasch. Dazu gehören Erbrechen und heftige Kopfschmerzen aufgrund der Hirnhautentzündung und der erhöhten Liquorproduktion. Hinzu kommt Nackensteifigkeit. Bei Kleinkindern kann der Kopf sogar nach hinten überstreckt sein. Die Druckerhöhung im Schädel kann zu Koma und Tod führen, wenn sie nicht behandelt wird.

Weitere Symptome sind mäßiges bis hohes Fieber, Kollaps, Krampfanfälle, Lethargie, Lichtempfindlichkeit, vorgewölbte Fontanellen bei Kindern unter zwei Jahren und ein roter Hautausschlag auf dem ganzen Körper. Dieser Ausschlag kann auch auf eine besonders aggressive Form der Hirnhautentzündung hinweisen. Bei Kindern ist Fieber möglicherweise das einzige Symptom vor dem kritischen Stadium der Erkrankung.

Die verschiedenen Formen der bakteriellen Hirnhautentzündung werden durch Nasen- und Rachensekrete beim Husten oder Küssen übertragen, jedoch nicht durch einen weniger engen Körperkontakt oder über die Luft. Ein längerer Kontakt, z. B. bei Bewoh-

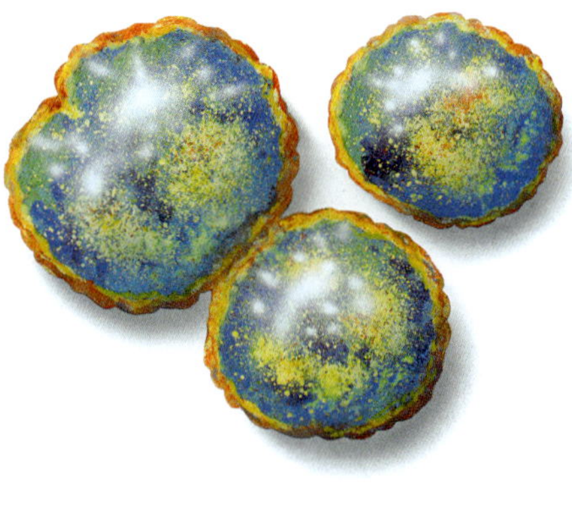

Erreger der Hirnhautentzündung

Eine Hirnhautentzündung wird u. a. durch Pilze, Viren und Bakterien verursacht. Die Hirnhäute sind drei Membranen, die Gehirn und Rückenmark schützen und bedecken.

nern desselben Hauses oder bei Kindern im selben Klassenzimmer, kann eine Infektion herbeiführen. Bei einem Erkrankungsfall gelten diese Menschen als gefährdet.

Die Diagnose erfolgt anhand einer Liquorprobe, die auf Bakterien und andere Parameter hin untersucht wird. Damit kann die Unterscheidung zwischen einer Hirnhaut- und einer Gehirnentzündung erfolgen und der die Infektion auslösende Organismus erkannt werden. Ohne eine Frühdiagnose führen die schweren Formen der bakteriellen Hirnhautentzündung zum Tod.

Einen wirkungsvollen Impfstoff gibt es gegen HIB, einige Meningokokkenarten und Stämme von *Streptococcus pneumoniae*. Der HIB-Impfstoff sollte Kleinkindern vor dem sechsten Lebensmonat in drei Dosen verabreicht werden, gefolgt von einer vierten Dosis im Alter von 12 bis 18 Monaten. Impfstoffe gegen Meningokokken zeigen bei Kindern unter 18 Monaten keine Wirkung. Bis vor kurzem schlugen die Impfstoffe gegen die pneumokokkenbedingte Entzündung bei Kindern unter zwei Jahren, der größten Risikogruppe, nicht an. Ein in den USA entwickelter neuer Impfstoff verspricht verbesserten Schutz gegen Gehirnschäden, Hörverlust und weitere Todesfälle (derzeit 10 % der Infizierten) für Kinder bis zu fünf Jahren.

Erwachsene werden beim Ausbruch der Krankheit und prophylaktisch vor einer Reise in Infektionsgebiete geimpft.

GEHIRNENTZÜNDUNG

Die Gehirnentzündung (Enzephalitis) ist eine meist durch einen Virus verursachte Erkrankung, die eine Anschwellung des Gehirngewebes (zerebrales Ödem), eine Gehirnblutung (zerebrale Hämorrhagie) und in manchen Fällen einen bleibenden Gehirnschaden verursacht. Verschiedene Erreger werden durch Stechmücken oder Zecken auf den Menschen übertragen. Daneben gibt es bakterielle und parasitäre Ursachen bzw. können andere Virusinfektionen wie Masern, Mumps, Windpocken, Röteln, Pfeiffer-Drüsenfieber und Coxsackie-Viruserkrankungen zu einer Enzephalitis führen. Die Symptome reichen von leichtem Krankheitsgefühl mit Fieber und Mattigkeit bis zu Kopfschmerzen, Nackensteifigkeit, Erbrechen und, in schweren Fällen, Krampfanfällen, Lähmung und Benommenheit bis zum Koma.

Die Krankheitsursache wird durch Blut- und Liquoruntersuchungen (Entnahme durch Lumbalpunktion) festgestellt. Um das Ausmaß der Entzündung besser abschätzen zu können, sind ein EEG, eine Magnetresonanztomografie oder eine Computertomografie Methoden der Wahl.

Die häufigere milde Verlaufsform der Gehirnentzündung lässt sich mit Bettruhe und Schmerzmitteln (Analgetika) behandeln. Eine schwere Erkrankung ist selten, erfordert jedoch einen Krankenhausaufenthalt sowie die Behandlung mit Virustatika wie Aciclovir oder Amantadin, Kortikoiden und Medikamenten zur Behandlung von Anfällen.

Meist erholt sich der Patient in zwei bis drei Wochen; nur selten verursacht die Erkrankung dauerhafte Gehirnschäden (besonders bei Kindern und älteren Menschen).

SUBAKUTE SKLEROSIERENDE PANENZEPHALITIS

Die subakute sklerosierende Panenzephalitis, eine seltene, chronisch fortschreitende Erkrankung, kann sich Monate oder Jahre nach einer Maserninfektion entwickeln. Man vermutet, dass sie durch eine anhaltende Infektion des Zentralnervensystems durch veränderte Formen des Masernvirus verursacht wird. Nervenzellen und Myelinscheiden der Nerven werden dabei zunehmend zerstört. Langsam entwickeln sich Symptome wie Krampfanfälle, Spastik und geistige Behinderung. Durch Physiotherapie, Ergotherapie und Medikamente (Antiepileptika, Muskelrelaxanzien) versucht man, die Beschwerden zu lindern und die körperlichen und geistigen Fähigkeiten so lange wie möglich zu erhalten.

SYDENHAM-CHOREA

Unter Chorea oder Veitstanz versteht man eine Gruppe neurologischer Erkrankungen, die durch schnelle, unwillkürliche, nicht kontrollierbare Körperbewegungen charakterisiert ist. Die am häufigsten auftretenden Formen dieser Krankheit sind die Sydenham-Chorea (rheumatische Chorea) und die Chorea Huntington. Die Sydenham-Chorea ist das wichtigste Spätsymptom des rheumatischen Fiebers, das in 50 % der Fälle auftritt.

Die Bewegungen werden durch Erregung und Weinepisoden ausgelöst und variieren stark in ihrer Intensität. Die Erkrankung heilt meist innerhalb von einigen Monaten von allein. Bettruhe in einer angenehmen Umgebung ist die beste Behandlung. In manchen Fällen sind Beruhigungsmittel von Nutzen.

BELL-LÄHMUNG

Die Bell-Lähmung (Fazialisparese) wird durch Entzündungen, Durchblutungsstörun-

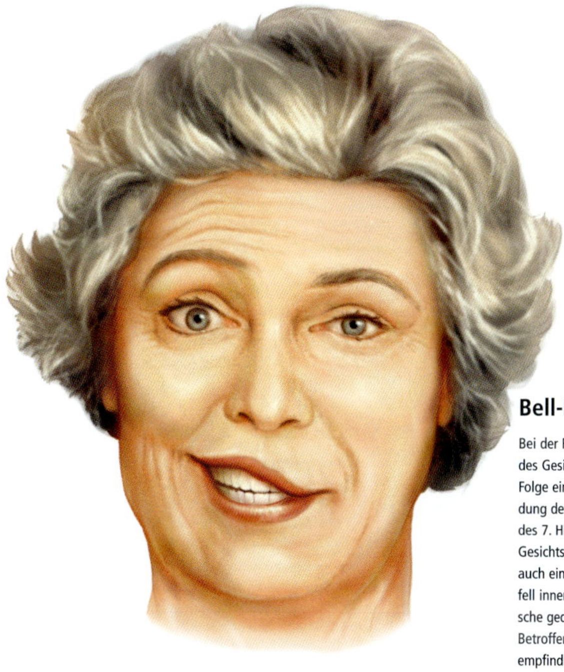

Bell-Lähmung

Bei der Fazialisparese ist eine Seite des Gesichtes gelähmt. Dies ist die Folge einer Verletzung oder Entzündung des Gesichtsnervs (N. facialis), des 7. Hirnnervs, der fast die gesamte Gesichtsmuskulatur innerviert. Da er auch einen Stellmuskel am Trommelfell innerviert, über den laute Geräusche gedämpft werden können, sind Betroffene mitunter sehr geräuschempfindlich.

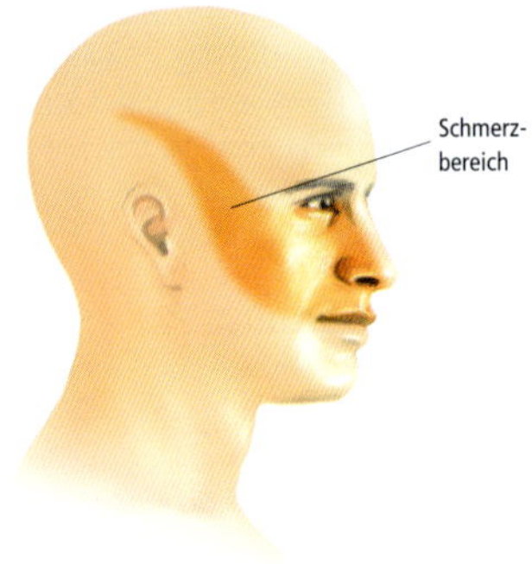

Trigeminusneuralgie

Die Trigeminusneuralgie ist auch als Tic douloureux bekannt. (Bei einer Neuralgie treten durch Reizung oder Überreaktion eines sensiblen Nervs Schmerzen auf.) Symptome sind kurze heftige Schmerzattacken im Stirn- oder Wangenbereich. Der Schmerz wird oft durch Kauen, Haarebürsten, Waschen des Gesichtes, kalte Getränke oder kalten Wind ausgelöst.

gen, Gifteinwirkungen oder Verletzung des Gesichtsnervs (*N. facialis*) hervorgerufen und tritt oft einseitig auf. Das Auge der betroffenen Gesichtshälfte kann nicht mehr geschlossen und die Stirn-, Mund- und Wangenmuskulatur nicht mehr bewegt werden. Der Mundwinkel hängt herab und das Gesicht ist verzerrt. Die gesunde Seite ist voll funktionsfähig. Die Störung kann nach einer kurzen Schmerzphase auftreten und auch zu Geschmacksverlust führen. Zur Behandlung werden, abhängig von der auslösenden Ursache, Kortikoide und andere Medikamente verabreicht. Die meisten Patienten genesen wieder, einige tragen jedoch einen dauerhaften Schaden davon.

TRIGEMINUSNEURALGIE

Die Trigeminusneuralgie (Tic douloureux) ist eine Erkrankung des Drillingsnervs (*N. trigeminus*), des wichtigsten sensorischen Gesichtsnervs. Sie äußert sich in Anfällen extrem starker Schmerzen, die durch Berührung eines empfindlichen Gesichtsbereiches oder Kieferbewegungen ausgelöst werden. Der Tic douloureux kann mehrmals täglich auftreten und ist normalerweise im Wangenbereich oder über dem Kiefergelenk zu spüren.

Die Ursache der Erkrankung bleibt meist unbekannt. In den wenigen Fällen, in denen eine Arterie auf den Nerven drückt, kann man jedoch operativ eingreifen.

Die Schmerzen lassen sich im Allgemeinen nicht lindern, da es sich um krampfartige Anfälle handelt. Dennoch verschaffen Antidepressiva manchmal zumindest eine vorübergehende Schmerzlinderung. Schlägt keine andere Therapie an, bleibt nur noch die operative Zerstörung des Nervs.

DYSPHASIE

Unter Dysphasie versteht man eine Sprachstörung durch eine Hirnschädigung (normalerweise im Stirn- oder Schläfenlappen). Im Gegensatz zur Dysarthrie, bei der die Wortbildungsfähigkeit gestört ist, lässt sich die Dysphasie auf eine Schädigung der Worterkennungs- oder Satzbildungsgebiete zurückführen. Zu den möglichen Ursachen einer Dysphasie gehören Schlaganfälle, Transitorische Ischämische Attacken (TIA), Kopftraumata und die Alzheimer-Krankheit.

Die Stärke der Beeinträchtigung ist abhängig vom Ort der Schädigung. Eine Schädigung des Wernicke-Zentrums im Schläfenlappen, einem sensorischen Assoziationsfeld, führt zu Problemen mit dem Verständnis von gesprochener oder geschriebener Sprache. Eine Schädigung im Broca-Zentrum, dem motorischen Sprachzentrum, ruft dagegen Schwierigkeiten bei der Bildung sinnvoller Sätze hervor. Bei einer totalen Dysphasie sind Verständnis und Satzbildung gestört. Eine Sprachtherapie kann die Symptome bessern.

APHASIE

Die Aphasie ist wie die Dysphasie eine Störung des Sprachverständnisses oder der Wortbildung durch eine Schädigung in einer oder mehreren Sprachregionen des Gehirnes, wobei der Ausfall der motorischen oder sensorischen Fähigkeiten komplett ist. Ein aphasischer Krampfanfall führt durch ungeregelte Entladungen im Gehirn zu einer vorübergehenden Sprachunfähigkeit.

GEISTIGE BEHINDERUNG

Weltweit sind schätzungsweise 2 % der Bevölkerung geistig behindert. Die Behinderung kann als eingeschränkte Intelligenz oder Lernfähigkeit umschrieben werden. Betroffene haben begrenzte Fähigkeiten auf dem Gebiet des Lernens und Problemlösens und

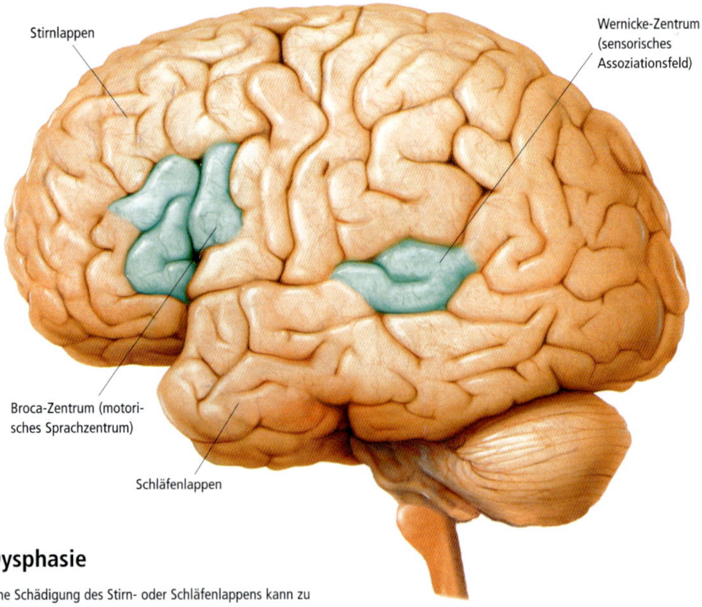

Dysphasie

Eine Schädigung des Stirn- oder Schläfenlappens kann zu einer Störung des Sprachvermögens führen. Die Art der Dysphasie ist abhängig vom Ort der Schädigung. Eine Schädigung des Broca-Zentrums führt beispielsweise zu einer Wort- und Satzbildungsstörung, während bei geschädigtem Wernicke-Zentrum das Wortverständnis gestört ist.

möglicherweise auch bei anderen Dingen, je nach Grad der Behinderung. Die geistige Behinderung wird in Schweregrade eingeteilt und meist durch den Intelligenzquotienten (IQ) oder in Punkten angegeben.

In der Allgemeinbevölkerung liegt der durchschnittliche Intelligenzquotient bei etwa 100. Der obere Bereich der geistigen Behinderung (leichte Behinderung) umfasst einen IQ von Anfang 50 bis Ende 60. Der Großteil der geistig Behinderten gehört dieser Gruppe an. Sie können mit etwas Mühe einfache geistige Kenntnisse erwerben und einen Arbeitsplatz finden, meist in un- oder angelernten Berufen. Außerdem sind sie in der Lage, selbstständig zu leben.

Im IQ-Bereich von Ende 30 bis Mitte 50 spricht man von einer mäßigen Behinderung. Die Betroffenen können sich selbst versorgen und betreut arbeiten und wohnen.

Schwerbehinderte haben einen IQ von 20 bis 30, eine langsame motorische Entwicklung und begrenzte Kommunikationsfähigkeiten. Sie können auch körperlich behindert sein, sind aber in der Lage, ihre Grundbedürfnisse selbst zu stillen und zu ihrer Versorgung im Arbeits- und Wohnbereich beizutragen.

Die letzte Gruppe sind die Schwerstbehinderten mit einem IQ unter 20. Diese Menschen brauchen eine Vollzeitversorgung, da sie aufgrund geringer motorischer und kommunikativer Fähigkeiten nicht für sich selbst sorgen können. Arbeitsmäßig können sie nur streng strukturierte Aufgaben erfüllen.

Geistige Behinderung wird durch Schädigungen vor, während oder nach der Geburt ausgelöst und kann die Folge von Erbkrankheiten wie dem Down-Syndrom, Infektionskrankheiten wie Hirnhautentzündungen, Stoffwechselstörungen, Alkoholmissbrauch der Mutter während der Schwangerschaft, körperlichen Missbildungen, Vergiftungen wie der Bleivergiftung, Traumata oder Kopfverletzungen und Fehlernährung sein.

Diagnose

Schwerere Behinderungen werden meist schon vor dem ersten Geburtstag aufgrund beunruhigender Beobachtungen der Eltern festgestellt. Leichte geistige Behinderungen bleiben häufig unbemerkt, bis die Kinder in die (Vor-)Schule kommen. Dann werden die Probleme oft bei abstrakten Themen wie logischem Denken, Problemlösung und Sprachgebrauch offensichtlich.

Eine umfassende Beurteilung ist von großer Bedeutung. Von einem Kinderarzt oder -psychiater geleitete Untersuchungen auf den Gebieten der Neurologie, Psychologie, Psychiatrie, Sonderpädagogik und Physiotherapie sowie Hör-, Sprach- und Sehtests können notwendig sein, um das Ausmaß der geistigen Behinderung zu bestimmen.

Behandlung

Eine geistige Behinderung ist nicht heilbar. Man kann sie jedoch behandeln, wenn sie früh genug erkannt wird. Außerdem kann man der Familie dabei helfen, angemessene Erwartungen gegenüber ihrem Kind zu entwickeln und mit den zu erwartenden Belastungen umzugehen, die dieses Behinderungsniveau für Kind und Familie mit sich bringt. Kinder, die als geistig behindert eingestuft werden, profitieren von einer Erziehung, die auf ihre Bedürfnisse abgestimmt ist. Wichtig ist auch eine ständige Beobachtung und Einschätzung der Situation.

In vielen Ländern war man der Ansicht, dass das Problem geistiger Behinderung durch Auflösung der Anstalten (Deinstitutionalisierung) gelöst werden könne und dass das normale Gesundheitssystem eine gleiche oder sogar bessere Betreuung garantieren könne als die Anstalten. In der letzten Zeit kommt man jedoch wieder zu der Überzeugung, dass Maßnahmen von staatlicher Seite notwendig sind, um auf die Belastungen zu reagieren, die eine Behinderung für eine Familie darstellt. Auch dem daraus resultierenden Rückgang an Lebensqualität für die Familie und die behinderte Person muss Rechnung getragen werden. Fest steht, dass eine Deinstitutionalisierung kein Ersatz für professionelle Hilfe ist.

SIEHE AUCH *Lernstörungen in Kapitel 13*

SPASTIK

Die Spastik (Zerebralparese) bezeichnet eine Gruppe von Erkrankungen mit einer Fehlentwicklung oder einem Schaden der Bewegungszentren des Gehirnes, die die Fähigkeit des Gehirnes beeinträchtigen, Bewegungen und Haltungen angemessen zu kontrollieren. Der Schaden kann von einer Krankheit, einer Wachstumsstörung oder einer Verletzung stammen, die vor, während oder kurz nach der Geburt auftritt. Röteln in der Schwangerschaft, Frühgeburtlichkeit und eine Schädigung aufgrund einer schwierigen Geburt zählen zu den häufigsten Ursachen. Die Erkrankung ist nicht erblich bedingt.

Die Symptome unterscheiden sich je nach Person. Menschen mit Spastik können durch spastische Lähmungen Schwierigkeiten mit der Feinmotorik, Probleme beim Gleichgewicht halten und beim Gehen haben. Zudem können sie durch unwillkürliche Bewegungen wie unkontrollierbare Handbewegungen oder Speichelfluss behindert sein. Bei manchen Patienten kommt es zu geistigen Behinderungen, Lernschwierigkeiten, verzögertem Wachstum, Anfällen sowie Hör- und Sehproblemen. Die Erkrankung wird oft erst im Alter von ein bis zwei Jahren erkannt.

Die Heilung einer Spastik ist nicht möglich, eine deutliche Besserung der Behinderung schon. Die Behandlung zielt darauf ab, den Betroffenen eine optimale Ausnutzung ihrer Fähigkeiten zu ermöglichen. Sie kann aus Physiotherapie, Sprachtherapie und psychologischer Unterstützung bestehen. Medikamente helfen bei der Kontrolle von Anfällen und Muskelverkrampfungen, spezielle Stützapparate, die Muskelschwächen ausgleichen, sowie andere mechanische Hilfsmittel können notwendig sein. Je früher die Behandlung beginnt, desto besser wird sich das Kind entwickeln. Viele Menschen mit einer Spastik können ein fast normales Leben führen, wenn man mit ihren Problemen richtig umgeht.

GEHIRNERSCHÜTTERUNG

Als Gehirnerschütterung (Kommotionssyndrom) bezeichnet man eine plötzliche Veränderung der Bewusstseinslage und Gehirnfunktion als Reaktion auf einen Schlag auf den Kopf, der oft zur Bewusstlosigkeit führt. Sie kann durch einen Sturz auf den Kopf oder einen Zusammenprall verursacht werden. Die verletzte Person merkt oft gar nichts von dem Problem, meist fällt die Verwirrung und Desorientierung anderen auf.

Als Folge der Gehirnerschütterung kann der Betroffene zeitweise unter retrograder Amnesie leiden, also keine Erinnerung an die Ereignisse vor der Verletzung haben. Es können auch Kopfschmerzen, Konzentrationsprobleme, Sehstörungen, Übelkeit, Erbrechen und ein Gefühl der Niedergeschlagenheit und Reizbarkeit auftreten.

Eine Gehirnerschütterung ist meist nur vorübergehend und führt zu keinem dauerhaften Hirnschaden. Bei einer schweren Erschütterung kann es zu längerer Bewusstlosigkeit und Verwirrtheit kommen. Der Grad der Bewusstlosigkeit ist der wichtigste Indikator für die Schwere der Hirnverletzung. Je stärker die Gehirnerschütterung, umso länger dauert die Ohnmacht. Bei schwereren

Fällen können je nach Ausmaß der Verletzung Krampfanfälle, Erbrechen, Muskelschwäche und ein bleibender Hirnschaden hinzukommen. Auch fehlende Erinnerungen an Ereignisse nach der Gehirnerschütterung (anterograde Amnesie) weisen auf eine schwerere Gehirnerschütterung hin.

Bei einer Gehirnerschütterung sollte man einen Arzt aufsuchen, der durch eine Röntgenaufnahme von Kopf und Hals eine Schädelverletzung ausschließt. Bei Verdacht auf innere Blutungen wird eine Computertomografie des Kopfes durchgeführt. Erholt sich der Patient, und gibt es keine Anzeichen für Komplikationen, reichen meist Ruhe und Schmerzmittel als Behandlung aus. Ernsthafte Nachwirkungen können jedoch auch etwa 48 bis 72 Stunden nach der Verletzung auftreten. Der Patient sollte also auf bedenkliche Symptome hin überwacht werden. Die ersten 24 Stunden sind am kritischsten. Zu den Gefahrenzeichen gehören Erbrechen, unterschiedlich weite Pupillen, ein verwirrter Geisteszustand oder wechselnde Bewusstseinslagen, Anfälle und Bewusstlosigkeit. In diesen Fällen sollte man umgehend ärztliche Hilfe suchen.

Auch bei einer ohne Komplikationen verlaufenden Gehirnerschütterung sollte man drei Monate lang keinen Sport treiben. Eine zweite Gehirnerschütterung ist äußerst gefährlich, besonders wenn sie auftritt, bevor die erste Gehirnerschütterung abgeheilt ist. Selbst wenn die zweite Verletzung leichter als die erste ist, wirken sie doch zusammen stärker, was zu einer akuten Gehirnschwellung und zum schnellen Tod führen kann.

VERWIRRTHEIT

Verwirrtheit bezeichnet einen geistigen Zustand, in dem der Betroffene im Unklaren über Zeit, Ort und eigene Identität ist. Eine verwirrte Person hat Probleme damit, Entscheidungen zu treffen und klar zu denken. Verwirrtheit trifft oft ältere Menschen und hospitalisierte Patienten, besonders nachts, wenn es weniger Orientierungspunkte gibt. Sie kann plötzlich auftreten (wie bei einem Delirium) oder sich langsam entwickeln. Je nach Ursache kann diese Störung vorübergehender Natur sein oder länger andauern. Oft ist sie Symptom körperlicher Erkrankungen.

Häufige Ursachen für Verwirrtheit sind Alkoholvergiftung, niedriger Blutzucker, Schädeltraumata, Kopfverletzungen, Gehirnerschütterungen, Störungen im Wasser- und Elektrolythaushalt, Mangelernährung (u.a. Mangel an Niacin, Thiamin, Vitamin C und Vitamin B_{12}), Fieber, Unterkühlung, Sauerstoffmangel, Hitzschlag, Medikamente (wie Atropin oder Mittel zur Dämpfung des Zentralnervensystems) und der Entzug von Betäubungsmitteln und Barbituraten.

Akute Verwirrtheit oder ein Delirium entwickeln sich innerhalb einiger Stunden oder Tage. Betroffene wissen oft nicht genau, wo sie sind oder täuschen sich in Tages- oder Jahreszeit. Ihr Aufmerksamkeitsniveau ist gering, das Gedächtnis schlecht. Es kann zu Sprach- und Verständnisschwierigkeiten kommen. Zudem sind Konzentrationsstörungen, Überdrehtheit, stereotype Bewegungen, Halluzinationen und konfuse Wahnvorstellungen möglich. Ältere verwirrte Personen leiden häufig unter Stimmungsschwankungen. Angstgefühle sowie das Bedürfnis, zu flüchten, können die Folge sein.

Häufige Ursachen eines Deliriums sind schwere Infektionen und hohes Fieber (besonders bei älteren oder sehr jungen Menschen), Drogen, Alkohol oder »Betäubungsmittel«, Dehydration, Krampfanfälle, Sauerstoffmangel (Hypoxie) und Kopfverletzungen. Auch direkt nach einer Operation kann ein Delirium auftreten.

Wirkt jemand verwirrt oder delirant, sollte man den Rat eines Arztes einholen. Er kann das Gehirn und die Funktionen des Nervensystems untersuchen. Abhängig von der vermuteten Ursache kann er bestimmte Tests, (Computertomografie, Blutuntersuchung oder Röntgenaufnahmen) anordnen. Eine Klinikeinweisung kann bei einer ernsten, schwer zu behandelnden Ursache notwendig werden. Die Verwirrtheit lässt meist nur nach, wenn die zugrunde liegende Ursache beseitigt wird. Für kurze Zeit können auch Sedativa oder Beruhigungsmittel hilfreich sein. Eine dem Betroffenen bekannte Person sollte in der Nähe des Patienten bleiben, damit sich dieser nicht selbst in Gefahr bringen kann. Eine vertraute Umgebung und eine mit ruhiger Stimme geführte Unterhaltung über bekannte Dinge können zur Beruhigung des Patienten beitragen. Besucher sollten sich stets namentlich vorstellen. Ein Kalender und eine Uhr können die Orientierung erleichtern. Um den Betroffenen vor Gefahren zu schützen, können Zwangsmaßnahmen erforderlich sein.

DELIRIUM

Das Delirium ist eine psychische Störung in Form einer Verwirrtheit und Orientierungslosigkeit. Als plötzlich auftretende Verhaltensauffälligkeit wird sie oft mit der Demenz verwechselt, ist im Gegensatz zu dieser aber keine Krankheit und kann geheilt werden.

Verwirrtheit ist das Leitsymptom eines Deliriums. Betroffene haben häufig Halluzinationen, fühlen sich benommen und werden von Ängsten oder Katastrophenvisionen gepeinigt. Oft erkennen sie ihre Umgebung nicht mehr, sprechen bruchstückhaft und zusammemhanglos oder erinnern sich nicht oder kaum an kürzlich Vergangenes. Sie haben Konzentrationsprobleme und können keine neuen Informationen aufnehmen.

Ein Delirium wird durch zahlreiche Krankheiten und Störungen, wie Verletzungen, Drogen- oder Medikamentenüberdosierungen, plötzlichen Entzug oder Austrocknung verursacht. Oft befinden sich die Betroffenen bereits vor dem Einsetzen des Deliriums in schlechtem physischem Zustand.

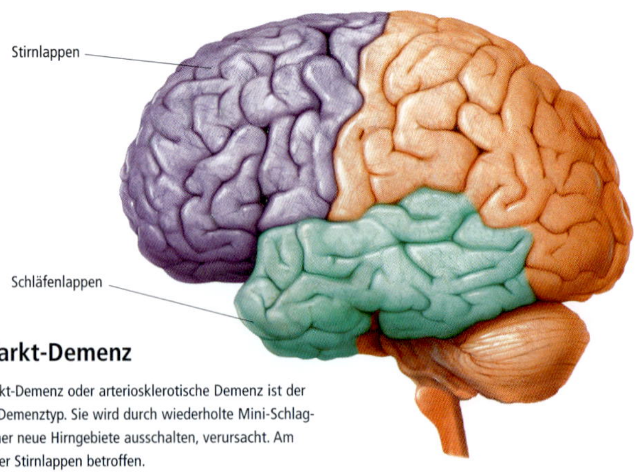

Multi-Infarkt-Demenz

Eine Multi-Infarkt-Demenz oder arteriosklerotische Demenz ist der zweithäufigste Demenztyp. Sie wird durch wiederholte Mini-Schlaganfälle, die immer neue Hirngebiete ausschalten, verursacht. Am häufigsten ist der Stirnlappen betroffen.

Demenz

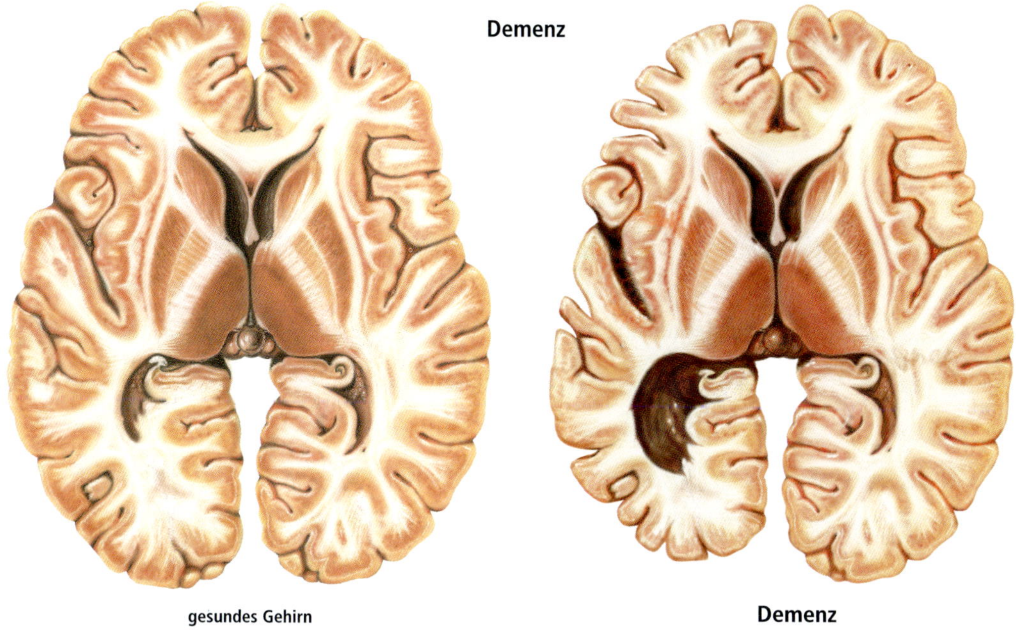

Demenz

Bei manchen Demenzformen findet man degenerative Veränderungen im Hirngewebe.

Häufige Ursachen sind Alkohol, Drogen und Gifte, hohes Fieber, Schlaganfälle, Verletzungen oder Funktionsstörungen des Gehirnes oder andere schwere körperliche Schäden. Die Behandlung hängt von der jeweiligen Ursache ab. Besteht die Gefahr einer Selbstgefährdung, kann es notwendig werden, die Betroffenen festzubinden.

DEMENZ

Eine Demenz ist der dauerhafte Verlust intellektueller Funktionen bei gleichzeitig geringer Bewusstseins- oder Wahrnehmungsstörung. Damit einher geht ein Verfall des Erinnerungsvermögens und des logischen Denkens sowie eine Persönlichkeitsveränderung. Die Ursache liegt meist in einer Degeneration von Zellen in der Großhirnrinde.

Eine Demenz tritt meist bei älteren Menschen auf. Durch den Anstieg der durchschnittlichen Lebenserwartung häuft sich ihr Vorkommen. In den Industrienationen leidet etwa jeder Fünfzehnte über 65 Jahren und jeder Dritte über 85 Jahren unter dieser Störung, bei der es sich aber nicht, wie ursprünglich einmal angenommen, um eine unvermeidbare Alterserscheinung handelt. (Die meisten Menschen entwickeln im Alter keine Demenz.) Vielmehr entwickelt sich eine Demenz im Zusammenhang mit Krankheiten, die im Alter entsprechend häufiger vorkommen.

Die häufigste Ursache der Demenz ist die Alzheimer-Krankheit; sie liegt 70 % der Fälle zugrunde. Ausbruch und Fortschreiten dieser auch als präsenile Demenz bezeichneten Form gehen sehr langsam (meist über einen Zeitraum von fünf bis zehn Jahren) vor sich.

Die Betroffenen werden zunehmend vergesslich, desorientiert und verwirrt; intellektuelle Fähigkeiten wie Lesen, Schreiben und Entschlusskraft nehmen allmählich ab. Bei fortgeschrittener Krankheit sind auch Persönlichkeitsveränderungen wie Aggressivität, Paranoia oder Depressionen möglich.

Die Alzheimer-Krankheit kann von anderen Demenzformen durch charakteristische Veränderungen in der Hirnrinde, vor allem durch das massenhafte Absterben von Nervenzellen, abnorme Proteinansammlungen (senile Plaques) und degenerierte Neurofibrillen unterschieden werden.

Gegenwärtig ist die Ursache der Alzheimer-Krankheit noch nicht bekannt; man nimmt jedoch eine Kombination von genetischen und noch nicht näher bekannten Umweltfaktoren an. Trotz intensiver Forschung wurde noch keine Behandlungsmethode entdeckt.

Die zweite wichtige Demenzform, die Multi-Infarkt-Demenz (arteriosklerotische Demenz) wird durch viele Verschlüsse (Mini-Infarkte) in den Blutgefäßen, die die Stirn- und Schläfenlappen der Hirnrinde versorgen, verursacht. Der in der Folge auftretende Sauerstoffmangel in diesen Regionen führt zum Absterben von Nervenzellen (Neuronen).

Die Mini-Schlaganfälle können zunächst unbemerkt bleiben. Sie schädigen jedoch zunehmend die Funktion der Hirnrinde und verursachen 10–15 % der Demenzfälle. Die Symptome sind in manchen Fällen schwer von denen der Alzheimer-Krankheit zu unterscheiden, treten aber durch die Mini-Schlaganfälle eher schrittweise auf.

Es gibt zahlreiche weitere Ursachen der Demenz. Zu diesen zählen chronischer Alkoholismus, degenerative Krankheiten wie Chorea Huntington oder Aids, Ernährungs- und Stoffwechselstörungen sowie Infektionen und Tumoren. Manche dieser Störungen sind behandelbar, sodass die Demenz geheilt werden kann; in den meisten Fällen stellt sie jedoch ein chronisches Leiden dar.

Bei hohem Fieber oder Alkoholentzug kann ein vorübergehender Verlust der intellektuellen Fähigkeiten auftreten. Man spricht dann von einem Delirium.

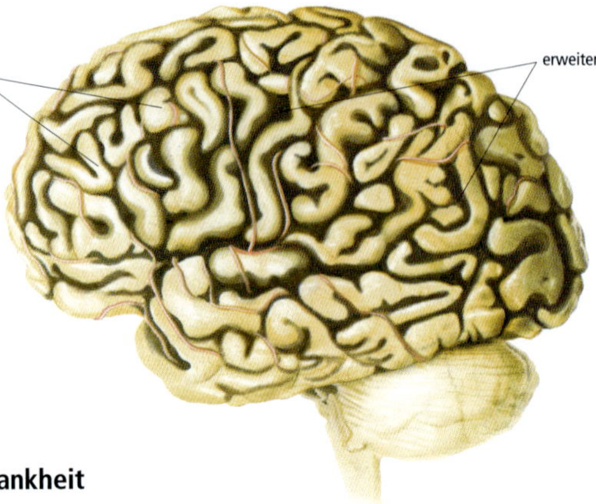

Alzheimer-Krankheit

Bei der Alzheimer-Krankheit ist das Gehirn leicht geschrumpft und die Lücken zwischen den Windungen der Hirnrinde haben sich vergrößert.

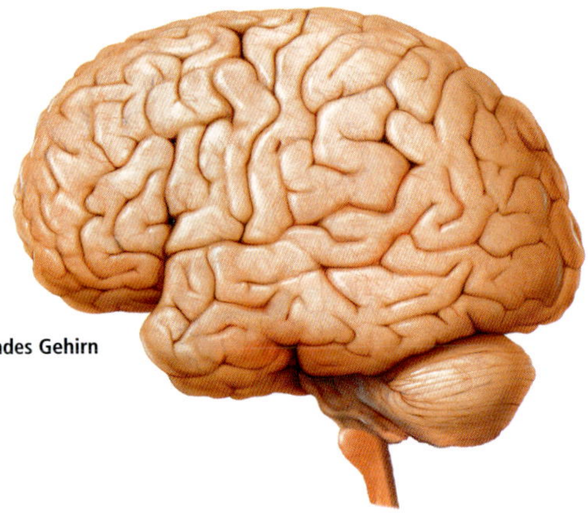

gesundes Gehirn

ALZHEIMER-KRANKHEIT

Die Alzheimer-Krankheit ist eine häufige Erkrankung des Gehirnes mit Verwirrtheit und dem Verlust der intellektuellen Fähigkeiten (Demenz). Meist tritt sie bei älteren Menschen auf, kann aber auch schon Menschen mittleren Alters betreffen.

Diese Krankheit ist die häufigste (aber nicht einzige) Ursache für Altersschwachsinn. Nach dem 65. Lebensjahr verdoppelt sich das Erkrankungsrisiko alle fünf Jahre. Mit dem Anstieg der durchschnittlichen Lebenserwartung der Weltbevölkerung steigt auch die Zahl der Alzheimer-Patienten weiter.

Die Symptome der Alzheimer-Krankheit treten schleichend auf; sie führen über einen Zeitraum von fünf bis zehn Jahren zu fortschreitendem Verfall. Hauptmerkmal ist die zunehmende Vergesslichkeit, die sich zunächst auf Namen von Gegenständen, Menschen und Orten sowie tägliche Ereignisse bezieht. Es kommt immer häufiger vor, dass die Betroffenen Termine verpassen oder Dinge verlieren. Im frühen Stadium fällt auf, dass – trotz der fehlenden Erinnerung an gerade erst Vergangenes – Vorfälle oder Menschen aus der Jugend detailreich erinnert werden. Leider verliert sich aber auch diese Fähigkeit im weiteren Krankheitsverlauf.

Die Verwirrtheit von Alzheimer-Patienten nimmt zu, sie verirren sich häufig oder verlernen einfachste Tätigkeiten, wie das Ankleiden. Ihre intellektuellen Fähigkeiten nehmen ab; Lesen, Schreiben, Rechnen und Entscheidungsfindung fallen immer schwerer. Schließlich verändert sich auch die Persönlichkeit der Kranken. Sie vernachlässigen die Körperhygiene und zeigen untypische, oft bizarre Verhaltensweisen, wie Verfolgungswahn oder sexuelle Indiskretionen. Der allmähliche Verlust der körperlichen Beweglichkeit, Bettlägerigkeit und Anfälligkeit für Infektionen können folgen.

Die Alzheimer-Krankheit ist keine normale Alterserscheinung. Es handelt sich um eine Krankheit, die typische Veränderungen in der strukturellen und chemischen Beschaffenheit des Gehirnes verursacht.

Alzheimer-Patienten verlieren bis zu 20 % ihrer Gehirnmasse, wobei die Schrumpfung (durch Zelltod) hauptsächlich Schläfen-, Stirn- und Scheitellappen betrifft. Diese Bereiche sind für die Entstehung und Speicherung von Erinnerungen und die intellektuellen Tätigkeiten des Gehirnes zuständig. Die für Motorik und Sensorik (Sehen, Fühlen und Hören) zuständigen Bereiche scheinen weniger beeinträchtigt zu werden. Unter dem Mikroskop zeigt befallenes Gewebe drei typische Merkmale: große Hohlräume, die durch sterbende Zellen entstehen; krankhafte Proteinablagerungen (neuritische Plaques) und neurofibrilläre Knäuel.

Die Ursache dieser Veränderungen ist noch unklar. Weniger als 5 % der Fälle sind genetisch bedingt und treten fast immer in jüngeren Jahren auf. In den meisten anderen Fällen scheint die Krankheit dadurch zu entstehen, dass genetisch vorbelastete Menschen über lange Zeit einer Kombination aus verschiedenen, noch unerforschten Umwelteinflüssen ausgesetzt waren.

Gegenwärtig ist kein Heilmittel für die Krankheit bekannt. Bisher getestete Medikamente verlangsamen bestenfalls den geistigen Verfall, können aber den Verlauf der Krankheit nicht aufhalten.

AMNESIE

Eine Amnesie ist ein teilweiser oder völliger Gedächtnisverlust. Meist wird sie durch Gehirnschäden bei äußerer Gewalteinwirkung oder durch Krankheiten verursacht; in manchen Fällen kann sie aber auch durch einen seelischen Schock hervorgerufen werden. Der Verlust des Gedächtnisses ist meist vorübergehend und betrifft nur bestimmte Teile der Erinnerung, wie etwa das Kurzzeitgedächtnis.

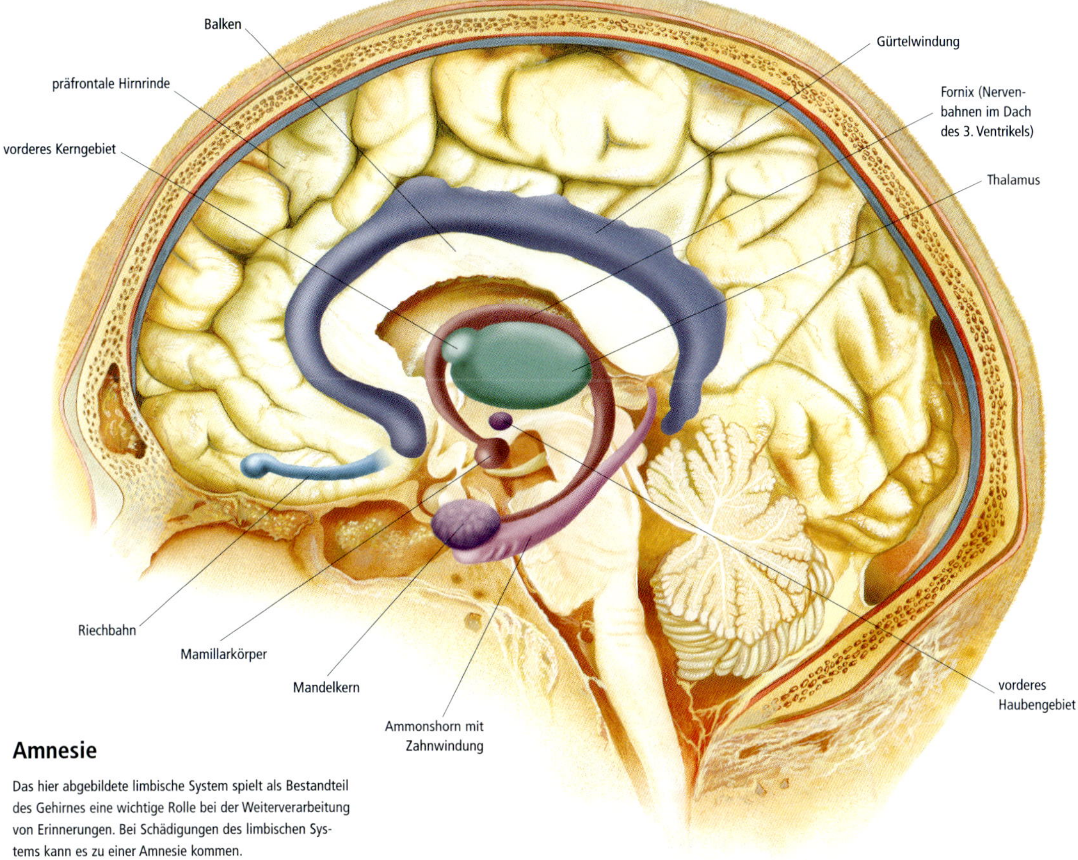

Amnesie

Das hier abgebildete limbische System spielt als Bestandteil des Gehirnes eine wichtige Rolle bei der Weiterverarbeitung von Erinnerungen. Bei Schädigungen des limbischen Systems kann es zu einer Amnesie kommen.

Eine Amnesie kann ausgelöst werden durch die Alzheimer-Krankheit, Verletzungen oder Erschütterungen des Kopfes, Krampfanfälle, Narkosen, Alkoholismus, Schlaganfälle, Transitorische Ischämische Attacken (TIA), Medikamente wie Barbiturate oder Benzodiazepine sowie (länger andauernde) Elektroschocktherapien und Hirnoperationen.

Es gibt verschiedene Amnesie-Arten. Die anterograde Amnesie besteht im Verlust der Fähigkeit, neue Erinnerungen zu speichern. Betroffene haben Probleme, sich nach einer Kopfverletzung an kürzlich Vorgefallenes zu erinnern, obwohl sie länger zurückliegende Dinge gut erinnern können. Auch Alkoholiker leiden gelegentlich unter dieser Form der Amnesie, die hier meist zur Demenz führt.

Bei der retrograden Amnesie erinnern sich die Betroffenen nicht mehr an die vor einer Kopfverletzung vorgefallenen Dinge. Das Gedächtnis kann innerhalb von Tagen, Wochen oder Monaten nach dem Vorfall ganz oder teilweise wieder zurückkehren.

Bei einer vorübergehenden (transitorischen) generalisierten Amnesie (TGA), die meist ältere Menschen betrifft, vergessen die Betroffenen plötzlich, wie sie an den Ort gelangt sind, an dem sie sich gerade befinden. Sie können sich an ihren Namen und an die Namen von Freunden und Familie erinnern, aber nicht an kurz zurückliegende Vorfälle. Man glaubt, dass das Phänomen durch ungewöhnlich starke elektrische Aktivitäten in den Schläfenlappen des Gehirnes verursacht wird. Meist tritt nach vier bis sechs Stunden eine Besserung ein. Es entstehen keine bleibenden Schäden, sodass nicht notwendigerweise ein Arzt gerufen werden muss.

Beim alkoholischen Korsakow-Syndrom wird die Amnesie durch Vitamin-B-Mangel verursacht, der durch Alkoholmissbrauch entsteht. Betroffene haben ein normales Kurzzeitgedächtnis, jedoch Probleme bei der Aufnahme neuer Informationen sowie der Erinnerung an Geschehnisse vor der Krankheit. Die Störung ist fortschreitend und meist begleitet von neurologischen Problemen, wie Koordinationsstörungen und dem Verlust des Gefühles in Fingern und Zehen.

Die meist vorübergehende hysterische Amnesie wird durch ein traumatisches Erlebnis ausgelöst, das nicht verarbeitet werden kann. Oft kehrt die Erinnerung nach einigen Tagen zurück; die Erinnerung an den traumatischen Vorfall kann aber lückenhaft bleiben.

Die Behandlung einer Amnesie besteht, wenn möglich, in der Behebung der zugrun-

Alkoholische Wernicke-Enzephalopathie

Eine alkoholische Wernicke-Enzephalopathie wird durch Thiaminmangel verursacht, der im Gehirn eine Entzündung von Kleinhirn, 4. Hirnventrikel und Thalamus verursacht. Die psychischen Folgen bezeichnet man als Korsakow-Syndrom.

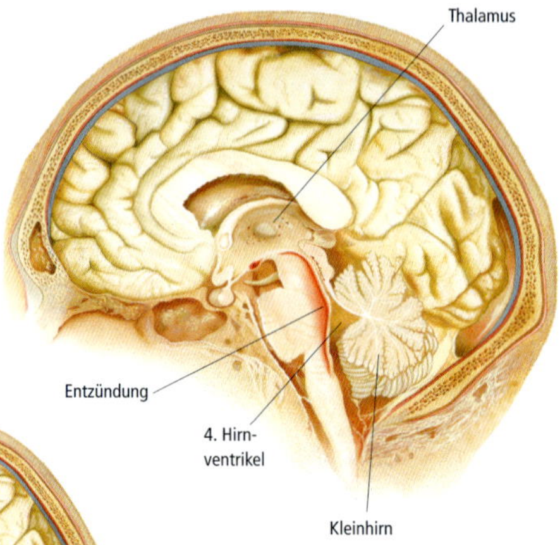

gesundes Gehirn

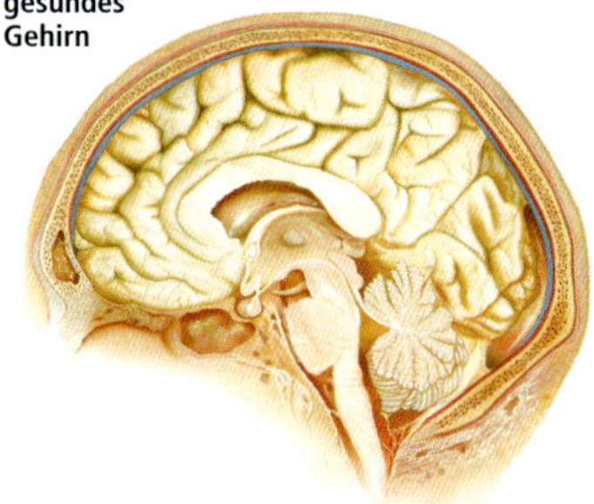

de liegenden Ursache. Familienmitglieder können dem Patienten eine wichtige Hilfe sein, indem sie ihm vertraute Musik vorspielen oder Fotos und andere Gegenstände zeigen. Zudem können spezielle Trainingsprogramme helfen. Bei der Gabe von Medikamenten sollte man alle Verschreibungen schriftlich festhalten, damit sie nicht vergessen werden. Auch kann ein Pflegeheim oder eine andere Einrichtung mit der Betreuung betraut werden, um Sicherheit und Erfüllung der Grundbedürfnisse zu gewähren.

KORSAKOW-SYNDROM

Das Korsakow-Syndrom, eine psychische Störung (Psychose), ist die Folge eines Schwundes von Hirngewebe (Hirnatrophie). Mögliche Ursachen sind chronischer Alkoholmissbrauch, Gehirnentzündungen, Hirnprellungen, Sauerstoffmangel, wiederholte Unterzuckerungen, ein Hirnödem oder Altersdegeneration. Die weitaus häufigste Ursache ist chronischer Alkoholmissbrauch, der über einen anhaltenden Thiaminmangel zu dauerhaften Hirnschäden führt. Die Psychose äußert sich in geistiger Verwirrung, Gedächtnisverlust, Apathie und Delirium.

WERNICKE-ENZEPHALOPATHIE

Unter einer Wernicke-Enzephalopathie versteht man eine hämorrhagische Pseudoenzephalitis, eine Art Gehirnentzündung, die sich infolge einer Vergiftung oder einer Porphyrie, vor allem aber durch chronischen Alkoholmissbrauch entwickeln kann.

Die Erkrankung äußert sich in Augenmuskellähmungen mit Doppeltsehen oder »Augenzittern« (Nystagmus), Schlafsucht, Ataxie mit Gleichgewichts- und Bewegungsstörungen, vegetativen Störungen wie Schwitzen, Herzrasen und Blutdruckschwankungen, Polyneuritis mit Missempfindungen und Sensibilitätsstörungen, Blutungen und einem Korsakow-Syndrom. Liegt Alkoholmissbrauch zugrunde, wird die Wernicke-Enzephalopathie durch mangelnde Thiaminzufuhr zum Gehirn verursacht. Die Krankheit tritt vor allem nach Alkoholexzessen oder übermäßigem Erbrechen bei unterernährten Menschen auf. Thiaminmangel entsteht bei chronischem Alkoholismus, weil Alkoholiker Mahlzeiten durch Alkohol ersetzen und sich dadurch in einem allgemeinen Zustand der Mangelernährung befinden.

Es kann eine Sofortbehandlung mit intravenös injiziertem Thiamin erfolgen. Bleibende Gehirnschäden lassen sich jedoch trotzdem nicht unbedingt ausschließen.

CREUTZFELDT-JAKOB-KRANKHEIT

Die Creutzfeldt-Jakob-Krankheit ist eine seltene, degenerative, stets tödlich verlaufende Hirnerkrankung, die Bewegungsstörungen und ein sehr schnelles Nachlassen geistiger Funktionen zur Folge hat. Sie tritt erstmals im Alter von etwa 60 Jahren in Erscheinung und schreitet schnell voran, wobei ein Verlust von Gehirnfunktionen zu beobachten ist – ähnlich wie bei der Alzheimer-Krankheit. Es können Muskelzittern, starre Haltung und Koordinationsstörungen auftreten.

Die Erkrankung bricht plötzlich aus. Ihre Ursachen sind weitgehend unbekannt. In einigen Fällen scheint sie erblich bedingt. Vereinzelt wurde sie auf medizinisches Personal übertragen, das Kontakt mit Gehirn- oder Nervengewebe hatte. Als Ursache vermutet man ein virenähnliches Protein (Prion). Auch Heranwachsende, die mit tierischen Wachstumshormonen behandelt wurden, entwickelten die Krankheit. Solche Wachstumshormone wurden inzwischen durch synthetisch hergestellte Präparate ersetzt, sodass keine Ansteckungsgefahr mehr besteht.

Derzeit gibt es noch keine Heilungsmöglichkeiten für die Creutzfeldt-Jakob-Krankheit. Die Erkrankung führt in kurzer Zeit, meist innerhalb eines Jahres, zum Tod.

Eine neue Form der Erkrankung bei jüngeren Menschen, die in den letzten Jahren etwas häufiger beobachtet wird, geht wohl auf den Verzehr von Fleisch oder anderem Tiermaterial zurück, das durch BSE (bovine spongiforme Enzephalopathie) verseucht ist. Auch hier müssen jedoch die genauen Zusammenhänge noch erforscht werden.

KOPFSCHMERZEN

Kopfschmerzen sind ein sehr häufiges Problem, das das Leben stark beeinträchtigen kann. Sie entstehen in der Regel zwar nicht als Folge einer anderen, ernsteren Erkrankung, doch ist bei starken oder anhaltenden Kopfschmerzen, vor allem bei Kindern, eine ärztliche Untersuchung ratsam, um eine Grunderkrankung auszuschließen.

Die häufigste Form ist der Spannungskopfschmerz. Die meisten Menschen kennen diese Art von Kopfschmerz, der oft in Verbindung mit emotionalem Stress oder Erschöpfung auftritt, jedoch nicht unbedingt durch Verspannungen ausgelöst wird. Auch Koffein, Alkohol und bestimmte Lebensmittel, Müdigkeit sowie das Auslassen von Mahlzeiten können Spannungskopfschmerz verursachen. Die genauen Entstehungsmechanismen des Spannungskopfschmerzes sind nach wie vor unbekannt. Die Schmerzen treten manchmal im Zusammenhang mit Muskelverspannungen am Kopf, im Nacken oder im Kiefer auf. Sie sind in der Regel eher schwach, können aber auch sehr heftig werden und das Gefühl auslösen, der Kopf befände sich in einem »Schraubstock«.

Bei gelegentlichem Spannungskopfschmerz helfen meist rezeptfreie Schmerz-

Kopfschmerz

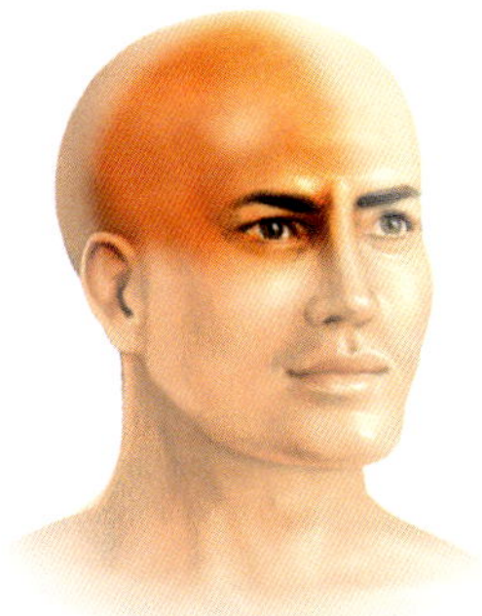

Migräne

Migräne ist durch sehr starken einseitigen, hämmernden Kopfschmerz charakterisiert.

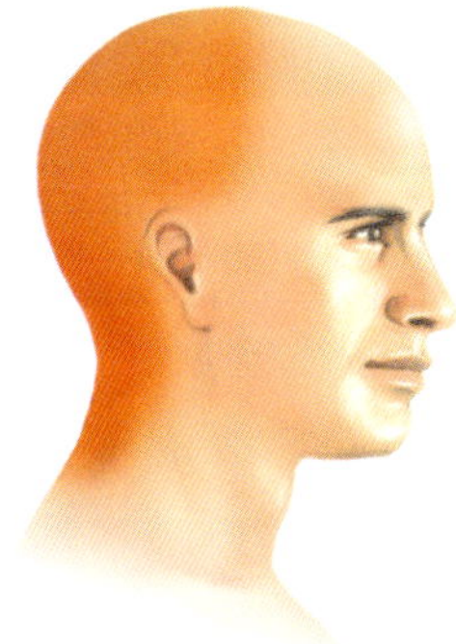

Okzipitalsyndrom

Durch degenerative Veränderungen an der Halswirbelsäule kommt es zu Schmerzattacken im Hinterhauptsbereich, die mit Schwindel, Übelkeit und Ohrensausen verbunden sein können.

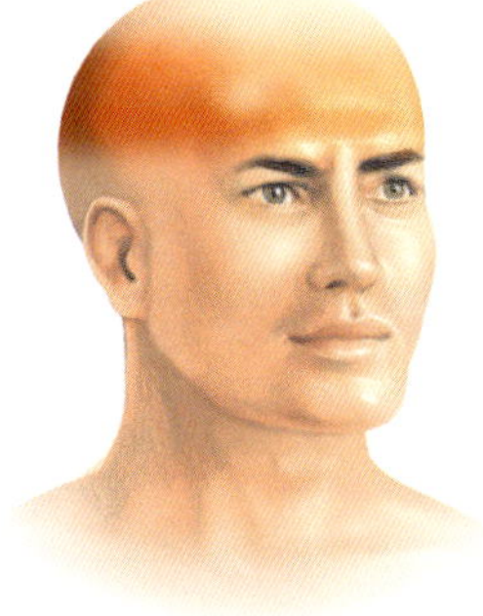

Spannungskopfschmerz

Spannungskopfschmerz tritt ringförmig auf. Meist ist die Kopf-, Nacken- und Kaumuskulatur verhärtet.

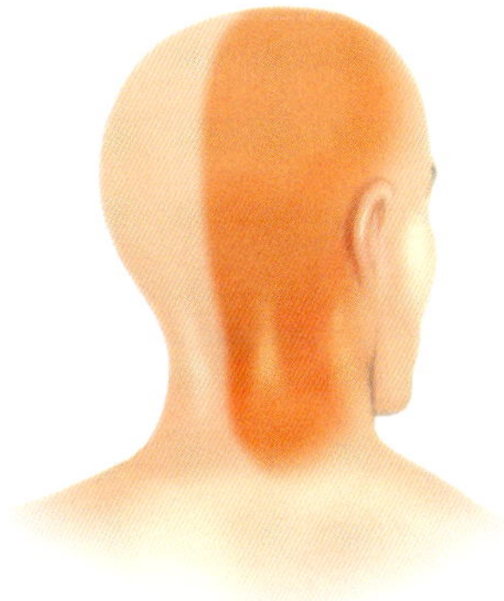

Okzipitalsyndrom – Rückansicht

mittel. Chronische Spannungskopfschmerzen treten häufig in Verbindung mit Depressionen auf; sie müssen gründlich untersucht und behandelt werden.

Der gefäßbedingte vaskuläre Kopfschmerz bildet die zweitgrößte und -wichtigste Gruppe. Er wird durch eine Erweiterung der Blutgefäße im Kopf verursacht. Auch hier sind die genauen Mechanismen kaum bekannt. In diese Kategorie fällt auch die Migräne mit ihren vielen Varianten. Bei den meisten Patienten entsteht ein halbseitiger, oft pochender Kopfschmerz, der mehrere Stunden anhält und häufig mit Übelkeit und Erbrechen einhergeht. Migräne wird von vielen Faktoren begünstigt und tritt in verschiedenen Formen auf: So genannte hormonell bedingte Kopfschmerzen in Verbindung mit Menstruation, Schwangerschaft, »Pille« und Wechseljahren sind ebenfalls Migräneformen.

Ein weiterer heftiger, wenn auch weniger häufiger Gefäßkopfschmerz ist der so genannte Cluster-Kopfschmerz. Die Schmerzattacken dauern zwar nur kurz an, wiederholen sich aber über mehrere Wochen.

Kopfschmerz kann auch Symptom anderer Krankheiten sein, wobei diese Form weitaus seltener ist als Spannungs- oder Gefäßkopfschmerzen. Zu den Krankheiten, in deren Verlauf zunächst Kopfschmerz auftritt, zählen: Entzündungen der Blutgefäße, die Kopf und Nacken versorgen, wie das Horton-Syndrom, das vor allem ältere Menschen trifft; Nasennebenhöhlenentzündungen, vereiterte Zähne, Entzündungen der Halswirbel, Nervenverletzungen oder Nervenentzündungen, Hirnhautentzündungen, starker Bluthochdruck sowie Schmerzen, die in unterschiedlichen Bereichen der Schädelhöhle entstehen, u. a. durch verschiedene Hirntumoren.

Eine Selbstbehandlung mit zu vielen Kopfschmerztabletten kann zu weiteren Kopfschmerzen führen (Rebound-Effekt). Dies gilt vor allem für den übermäßigen Einsatz von Schmerzmitteln wie Azetylsalizylpräparaten und Paracetamol sowie für den Missbrauch von Nasentropfen oder -sprays.

Kopfschmerzen bei Kindern treten in denselben Formen auf wie bei Erwachsenen. Sowohl Spannungskopfschmerz als auch Migräne kommen vor. Bei Kindern sind Kopfschmerzen jedoch häufiger das erste Anzeichen einer ernsteren Krankheit (z. B. Augen-, Ohren- und Nasenentzündungen, vereiterte Zähne, Kopfverletzungen, Hirnhautentzündungen und Hirntumoren). Eine gründliche medizinische Untersuchung sollte die Ursache für den Kopfschmerz ermitteln.

MIGRÄNE

Migräne zählt zu den häufigsten und stärksten gefäßbedingten Kopfschmerzen und betrifft mindestens 10 % der Bevölkerung. Sie geht auf die Weitstellung eines oder mehrerer Äste der Kopfarterien zurück, die Kopfhaut und Gehirn versorgen. Es gibt viele Migräneformen; teils weisen sie charakteristische Symptome auf, unterscheiden sich jedoch in anderen Bereichen deutlich. Weder die genaue Ursache noch die exakte Entstehungsart der klinischen Symptome sind bekannt. Der Neurotransmitter Serotonin, Serotoninrezeptoren und Blutplättchen scheinen ursächliche Bedeutung zu haben.

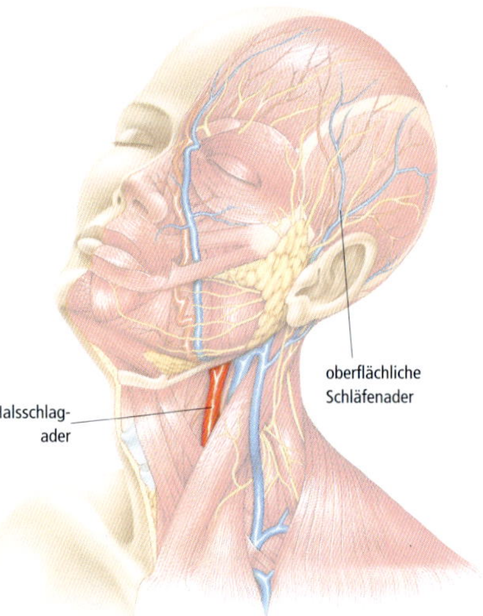

Migräne

Die Migräne zählt zu den Gefäßkopfschmerzen. Sie wird durch eine Erweiterung der Hirngefäße und einen anschließenden Gefäßkrampf verursacht. Schmerzmittel helfen meist nur zu Beginn der Gefäßerweiterung.

Migräne verursacht einen starken, halbseitigen, meist hämmernden Kopfschmerz. Der Schmerz tritt plötzlich auf und dauert meist mehrere Stunden, in manchen Fällen einen oder mehrere Tage an. Weitere Symptome sind Übelkeit, Erbrechen und eine empfindliche Kopfhaut (gelegentlich über den erweiterten Arterien). Hat der Schmerz nachgelassen, fühlt sich der Betroffene meist erschöpft.

Die einfache Form der Migräne betrifft Frauen dreimal so häufig wie Männer. Eine Veranlagung für Migräne ist erblich. Auslösende Faktoren sind Müdigkeit, Stress, übermäßiger Schlaf, Überspringen einer Mahlzeit, Verzehr bestimmter Nahrungsmittel (besonders Schokolade, koffeinhaltige und alkoholische Getränke, besonders Rotwein, Nüsse, Bohnen, Linsen und Käse) und Nahrungsmittelzusatzstoffe (z. B. Nitrate/Nitrite in behandeltem Fleisch, Natriumglutamat in einigen asiatischen Nahrungsmitteln, Farbstoffe).

Auch hormonelle Faktoren spielen eine wichtige Rolle. Migräne tritt häufig während der Menstruation, der ersten drei Schwangerschaftsmonate, der Menopause und als Nebenwirkung oraler Kontrazeptiva auf.

Seltener ist die klassische Form der Migräne (»Auramigräne«). Der Betroffene verspürt Symptome, die auf eine Störung der normalen Hirnfunktion hinweisen. Diese Symptome dauern 5 bis 30 Minuten an, bevor der eigentliche Migränekopfschmerz einsetzt. Dazu zählen Sehstörungen (Lichtblitze, eingeschränktes Gesichtsfeld), Störungen des Hör-, Geruchs- oder Geschmackssinnes, seltener Schwierigkeiten beim Sprechen, teilweise Lähmungen, Schwindel und Gleichgewichtsstörungen. Diese Störungen sind vorübergehend und klingen mit zunehmendem Kopfschmerz ab. Ansonsten entsprechen die Schmerzen denen der einfachen Migräne. Weitere Formen der Migräne sind sehr selten und äußern sich in ernsthafteren neurologischen Ausfallerscheinungen.

Trotz wirksamer Medikamente ist Migräne schwer zu behandeln. Vorbeugung ist die beste Behandlung, daher sollten auslösende Faktoren möglichst ausgeschaltet werden. Wenn eine Änderung von Ernährung und Lebensweise nicht weiterhilft, kann Häufigkeit und Heftigkeit des Schmerzes bis zu einem gewissen Grad durch die Einnahme bestimmter Medikamente vermindert werden.

Die Symptome der Migräne können auch mit Hilfe einiger Alternativtherapien gelindert werden. Bei Akupunktur und Shiatsu werden durch Behandlung bestimmter Punkte Schmerzen gemildert und Blockaden in den Leber- und Gallenblasenmeridianen gelöst. Die Aromatherapie empfiehlt zur Vorbeugung ein fünfminütiges heißes Fußbad mit Kamille, Melisse, Lavendel, Rosmarin und regelmäßige Massagen. Psychotherapie und Körpertherapien unterstützen den Patienten bei der Aufdeckung und Lösung emotionaler Spannungen. Geeignete Heilkräuter sind Kamille, Ingwer und Fieberkraut. Die Homöopathie arbeitet mit ganzheitlichen Methoden und verschreibt Heilmittel zur Verbesserung der Konstitution. Die Naturheilkunde rät, mögliche auslösende Faktoren, z. B. Allergene in der Nahrung, zu meiden.

Ein niedriger Blutzuckerspiegel und ein hormonelles Ungleichgewicht werden mit einer Diät und Ergänzungspräparaten behandelt, emotionale Überreizungen mit Blütenessenzen. Durch Qigong, Tai-Chi und Yoga kann man Anfällen vorbeugen, indem aufgestaute Anspannungen gelöst werden.

Serotonin

Serotonin (5-Hydroxytryptamin oder 5-HT) ist eine Substanz, die im gesamten Pflanzen- und Tierreich vorkommt. Im menschlichen Körper wird es aus der Aminosäure Tryptophan (enthalten in vielen Nahrungsmitteln) synthetisiert. Serotonin stimuliert die Muskelkontraktionen in den Eingeweiden und die Blutgerinnung bei Wunden. Die Blutgefäße ziehen sich zusammen, wenn der Serotoninspiegel ansteigt und dehnen sich aus, wenn der Serotoninspiegel fällt. Es wird angenommen, dass Migräneschmerzen teilweise durch eine Störung der Blutgefäßspannung im Gehirn aufgrund eines zu niedrigen Serotoninspiegels verursacht werden.

Serotonin wirkt im Gehirn auch als eine für Stimmungen verantwortliche Überträgersubstanz (Neurotransmitter). Ein zu niedriger Spiegel kann vermutlich Depressionen auslösen. Antidepressiva vom Typ der Selektiven Serotonin-Rückaufnahme-Inhibitoren (SSRI) helfen dem Gehirn, einen Serotoninmangel auszugleichen.

EPILEPSIE

Die Epilepsie ist eine Störung der normalen Gehirnfunktionen, die so genannte kleine oder partielle Anfälle – gekennzeichnet durch vorübergehende, seltsame Verhaltensweisen, Bewusstseinsveränderung und unkontrollierte Bewegungen – oder große Krampfanfälle mit Bewusstseinsverlust auslöst. Etwa 0,5–1 % der westlichen Bevölkerung sind Epileptiker. Die Krankheit setzt meist im Alter von 2 bis 14 Jahren ein.

Die Epilepsie hat meist keine erkennbare Ursache. In manchen Fällen ist sie erblich bedingt. In etwa 25 % aller Fälle liegt ein organischer Hirnschaden (z. B. eine Kopfverletzung, ein Gehirntumor, eine Gehirnlähmung, eine Hirnhautentzündung oder eine Gehirnentzündung) vor.

Die Anfälle treten in generalisierter oder partieller Form auf. Generalisierte Anfälle betreffen (fast) das gesamte Gehirn, bewirken einen Bewusstseinsverlust und treten in Form großer epileptischer Krampfanfälle (»grand mal«) oder, besonders bei Kindern,

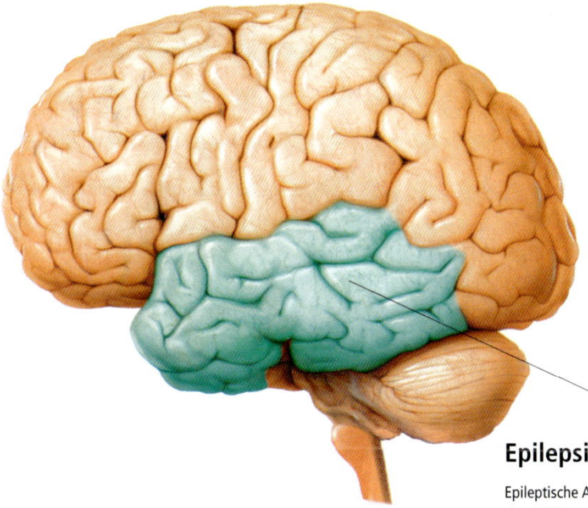

Epilepsie

Epileptische Anfälle beeinträchtigen das Gehirn ganz oder partiell. Komplexe Partialanfälle gehen meist auf eine Temporallappenstörung zurück.

als kleine epileptische Anfälle (»petit mal«) auf. Partialanfälle, die so genannten fokalen Anfälle, gehen auf eine Störung in Teilen der Großhirnrinde zurück. Trotz abnormer Bewegungen oder Sinneswahrnehmungen bleibt der Epileptiker meist bei Bewusstsein. Bei komplexen Partialanfällen liegt eine Schläfenlappenstörung vor.

Generalisierte große Anfälle beginnen mit plötzlichem Bewusstseinsverlust. Die Person bricht zusammen, die Muskeln werden starr (tonische Phase). Durch die Kontraktion der Bauchmuskeln wird Luft aus der Lunge durch den Kehlkopf gepresst, der Betroffene stößt einen Schrei aus. Die Atmung setzt kurzzeitig aus, die Haut läuft blau an. Die unteren Gliedmaßen strecken sich, die oberen beugen sich. Nach etwa einer Minute beginnt die klonische Phase – ein ruckartiges Zusammenziehen aller Gliedmaßenmuskeln. Die Atmung, wenngleich schwer und unregelmäßig, setzt wieder ein. Vor dem Mund bildet sich Schaum. Häufig tritt ein Verlust der Blasen- und Darmkontrolle (Inkontinenz) auf, zuweilen wird auch auf die Zunge gebissen. Die Erholungsphase tritt nach drei bis fünf Minuten ein. In der nachfolgenden Verwirrtheitsphase fühlt sich die Person müde und leidet unter Kopfschmerzen. Der Anfall oder Verwirrtheitszustand wird nicht erinnert.

Ein generalisierter kleiner Anfall dauert meist weniger als 15 Sekunden. Trotz Bewusstseinsverlust kommt es weder zu unkontrollierten Bewegungen noch stürzt der Betroffene zu Boden. Nach dem Anfall ist die Person wach und kann die dem Anfall vorangegangene Tätigkeit wieder aufnehmen.

Die Anfälle werden möglicherweise von weiteren Symptomen begleitet: Kopfschmerzen, Änderung des Gemütszustandes oder des Energieniveaus, Benommenheit, Ohnmacht, Verwirrtheit und Gedächtnisverlust. Vor einem generalisierten Anfall verspüren die Betroffenen oft eine Aura (z. B. Geruchs- oder Geräuschwahrnehmungen). In manchen Fällen wird der Anfall durch hormonelle Veränderungen (z. B. aufgrund einer Schwangerschaft, der Menstruation oder einer Krankheit) oder sensorische Reize (Licht, Geräusche und Berührung etc.) verursacht.

Die Diagnose wird durch ein Elektroenzephalogramm (EEG) bestätigt, das die elektrische Gehirntätigkeit misst. Durch Aufzeigen abnormer Gehirnwellenmuster lässt sich der Krampfherd möglicherweise lokalisieren. Durch eine Computertomografie oder Kernspintomografie des Gehirnes können organische Ursachen ausgeschlossen werden. Die Epilepsie gilt als chronischer, unheilbarer Zustand, sofern keine behandelbare Ursache gegeben ist. Dennoch können die meisten Anfälle durch Antiepileptika verhindert und die Grundlage für ein nahezu normales Leben geschaffen werden.

Generalisierte große Anfälle werden meist mit Phenytoin, Carbamazepin, Valproinsäure, Phenobarbital oder Primidon behandelt, generalisierte kleine Anfälle mit Valproinsäure, Ethosuximid oder Clonazepam und Partialanfälle mit Phenytoin oder Carbamazepin.

Wenn einige Jahre lang keine Anfälle mehr aufgetreten sind, kann die Medikamenteneinnahme allmählich reduziert werden. In den meisten Fällen, besonders bei Kindern, bleiben die Anfälle dann auch ohne medizinische Behandlung aus.

Anfälle auslösende Umstände sollten, wenn möglich, gemieden werden. Es ist ratsam, ein Armband oder einen Anhänger mit einem Hinweis auf die Krankheit mit sich zu führen. Bei einem Anfall sind hinderliche Gegenstände aus dem Weg zu räumen. Ein Festhalten des Betroffenen ist nicht ratsam. Bei Erbrechen sollte er in die stabile Seitenlage gebracht werden, in der er im Schlafzustand nach dem Anfall verbleibt.

Die Epilepsie ist eine schwere, womöglich lebensbedrohliche Krankheit, gekennzeichnet durch wiederkehrende, 20 Minuten andauernde Krampfanfälle. Bei unzureichender Behandlung kann es zu einem dauerhaften Gehirnschaden oder zum Tod kommen. Das Risiko steigt mit der Dauer des Anfalles. Die Behandlung mit intravenösen Antikonvulsiva sollte möglichst umgehend erfolgen.

KRAMPFANFÄLLE

Krampfanfälle sind gekennzeichnet durch abnorme, heftige, unkontrollierte Kontraktionen der willkürlichen Muskulatur. Der Betroffene rollt möglicherweise mit den Augen, beißt die Zähne zusammen, hat Zuckungen und zittert stark. Krampfanfälle variieren in Stärke und Ausprägung. Manchmal werden sie auch von einer Ohnmacht begleitet. Bei jedem 100. Menschen kommt es im Laufe des Lebens zum Krampfanfall. Die Hälfte davon tritt in der Kindheit auf, meist im Alter von drei Monaten bis fünf Jahren. Dies kann für die Eltern kleiner Kinder höchst Besorgnis erregend sein, besonders beim ersten Anfall. Die Anfälle sind aber selten gefährlich.

Einfache Fieberkrämpfe, ausgelöst durch hohes Fieber, dauern in den meisten Fällen höchstens eine Minute und treten nicht nochmals auf. Allerdings besteht für das Kind eine leicht erhöhte Wahrscheinlichkeit, zukünftig nicht fieberbedingte Anfälle zu haben. Komplizierte Fieberkrämpfe dauern länger als 15 Minuten und wiederholen sich zweimal oder öfter innerhalb von 24 Stunden. Kinder, die einen solchen Anfall erleiden, tragen ein höheres Risiko für spätere Anfälle. Bei etwa 25 % der Betroffenen gibt es bereits ein derartiges Leiden in der Familie.

Wenn jemand einen Anfall bekommt, ist es am wichtigsten, darauf zu achten, dass er

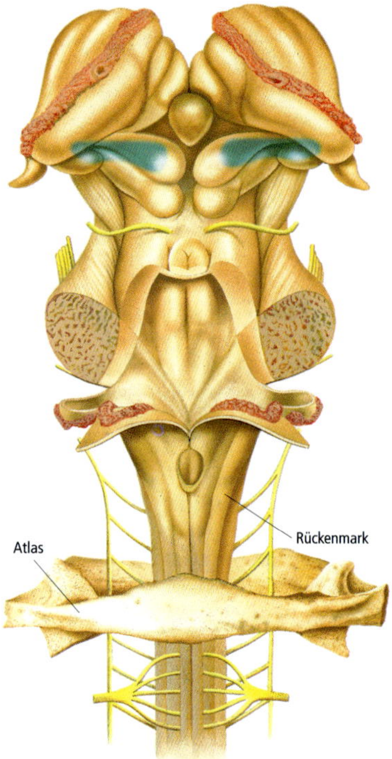

Parkinson-Krankheit

Nervenzellen in der Substantia nigra (Teil des Hirnstammes) steuern Muskeltonus und -bewegung. Fortschreitende Degeneration dieser Zellen ist die häufigste Ursache der Parkinson-Krankheit, die zu Muskelversteifung und Zittern führt.

sich nicht verletzt. Die Person sollte mit zur Seite geneigtem Kopf auf eine flache Unterlage gelegt werden. Es ist nicht ratsam, dem Patienten einen Gegenstand zwischen die Zähne zu schieben, da dies das Verletzungsrisiko erhöht. Ebenso ist von einer Mund-zu-Mund-Beatmung abzusehen, wenn Kinder anfangs die Luft anhalten, da dies zu Schäden führen kann. Ist der Krampfanfall vorüber, sollte man sofort einen Arzt rufen.

Zur Verhinderung von Krampfanfällen kann die Fiebersenkung mit lauwarmen Wadenwickeln oder die Gabe von Paracetamol oder Ibuprofen beitragen (nie mit Azetylsalizylsäure). Einem Kind, das an Krampfanfällen leidet, kann man Antiepileptika verordnen. Da diese Arznei jedoch die Lernfähigkeit des Kindes beeinträchtigen kann, ist eine Verschreibung sorgfältig abzuwägen. Bei den meisten Kindern legen sich die Fieberkrämpfe mit der Zeit von selbst.

Eine Sonderform von Krämpfen sind epileptische Anfälle, die zu vielfältigen, generalisierten oder begrenzten Krampfanfällen führen. Typisch sind diverse Vorboten und eigenwillige Wellenformen im EEG.

PARKINSON-KRANKHEIT

Die Parkinson-Krankheit, 1817 erstmals von dem britischen Arzt James Parkinson beschrieben, ist eine Erkrankung des zentralen Nervensystems, die durch eine langsam fortschreitende Muskelversteifung, Zittern und Schwerfälligkeit gekennzeichnet ist.

Zu den Symptomen zählen Muskelsteifigkeit und verlangsamte Bewegungen, ein maskenhafter Gesichtsausdruck, ein unbeholfener, schlurfender Gang mit gebeugter Haltung sowie langsames, monotones Sprechen. Gehen, Sprechen und einfache Tätigkeiten bereiten zunehmend Probleme. Müdigkeit und Stress verstärken die Symptome. Einige Patienten leiden an schweren Depressionen. Im Spätstadium der Krankheit kann es zu geistigem Verfall und Demenz kommen.

Etwa zwei von 1.000 Menschen erkranken an der Parkinson-Krankheit. Sie tritt meist nach dem 50. Lebensjahr auf und ist die häufigste neurologische Erkrankung des fortgeschrittenen Lebensalters. Die genaue Ursache ist unbekannt. Es kommt jedoch immer zur fortschreitenden Degeneration von Nervenzellen in dem Teil des Gehirnes, der die Muskelbewegungen steuert. Die Folge ist eine Verminderung von Dopamin, einer Substanz, die Nervenimpulse überträgt (Transmittersubstanz). Sie kommt in diesem Teil des Gehirnes vor. Ohne Dopamin können die Nervenzellen Impulse nicht richtig weiterleiten, Neuronen werden falsch aktiviert, es kommt zu unnatürlichen Muskelbewegungen. Die Krankheit kann eine oder beide Körperseiten mit unterschiedlich starken Ausfallerscheinungen betreffen.

Der Begriff Parkinsonismus bezieht sich auf Fälle, bei denen die Parkinson-Krankheit als Folge einer anderen Erkrankung auftritt. Parkinsonismus kann durch Medikamente (vor allem Phenothiazin), Erkrankungen des Gehirnes, z. B. Gehirnentzündung nach einer Grippe, sowie andere Virusinfektionen ausgelöst werden.

Die Parkinson-Krankheit ist nicht heilbar. Die Symptome können jedoch durch Medikamente, die den Dopamingehalt im Gehirn erhöhen, gelindert oder unter Kontrolle gebracht werden. Solche Medikamente sind z. B. Levodopa, das vom Körper in Dopamin umgewandelt wird, und Carbidopa, das die Nebenwirkungen von Levodopa reduziert. Solche Medikamente werden zwar erfolgreich gegen Zittern und Muskelversteifung eingesetzt, haben aber erhebliche Nebenwirkungen, die mit Antihistaminika, Antidepressiva, Bromocriptin, Monoaminooxidase-Hemmern und anderen Medikamenten reduziert werden können.

Die Medikamente helfen zwar meistens, jedoch mit unterschiedlichem Erfolg. Ihre therapeutische Wirkung lässt oft nach einigen Jahren nach. Auch eine Operation, bei der Teile der Nervenbahnen im Gehirn zerstört werden, die das Zittern auslösen, kann die Symptome lindern. Eine neue Technik ist die Transplantation von Nervenzellen, die Dopamin freisetzen, ins Gehirn von Parkinson-Patienten. Eine Langzeitwirkung ist jedoch noch nicht erwiesen.

Regelmäßige Ruhephasen und Stressvermeidung können Symptome wie das Zittern lindern. Eine Physio-, Sprach- und Beschäftigungstherapie sowie Sozialdienste und andere Beratungsstellen können den Betroffenen das Alltagsleben erleichtern.

DYSKINETISCHES SYNDROM

Unter dem Begriff Dyskinetisches Syndrom versteht man eine Reihe von Bewegungsstörungen mit unfreiwilligen Bewegungen, Bewegungshemmungen oder allgemeinem Bewegungsdrang und Unruhe. Es ist in der Regel die Nebenwirkung einer Neuroleptikatherapie, die vor allem zur Behandlung der Schizophrenie eingesetzt wird.

Die Symptome bestehen in nicht steuerbaren Kopf-, Hals-, Oberkörper-, Arm- oder Beinbewegungen, Grimassieren, ständigen Bewegungen von Kaumuskulatur, Lippen und Zunge oder Augenzwinkern. Bei anderen Formen beobachtet man eine allgemeine Unruhe mit Trippelbewegungen und der Unfähigkeit, still zu sitzen, oder eine parkinsonartige Symptomatik mit eingefrorener Mimik und Bewegungshemmung.

Man unterscheidet verschiedene Formen, wie die funktionelle Parkinson-Krankheit (Parkinsonismus), die akute Frühdyskinesie, die Akathisie und die persistierende Spätdyskinesie. Die Spätdyskinesie ist die häufigste und problematischste Form. Sie bleibt nach Beendigung einer Therapie mit Phenothiazinen, Dibenzazepinen oder Butyrophenonen bestehen, wenn Warnsignale wie die frühen Dyskinesien nicht beachtet wurden. Deshalb ist bei jeder Neuroleptikatherapie eine sorgfältige Überwachung und bei Auftreten erster Auffälligkeiten unbedingt eine Reduktion der Medikamentendosis erforderlich. Auch wenn sich die dyskinetischen Symptome mit Parkinsonmitteln wie Propranolol, Bromocriptin und Diazepam recht gut kontrollieren lassen, ist dies nicht zu empfehlen, da die ursächliche Hirnschädigung so unbemerkt fortschreitet.

MULTIPLE SKLEROSE

Multiple Sklerose (MS) ist eine fortschreitende, zu Behinderungen führende Erkrankung des Zentralnervensystems (ZNS). Im Verlauf der Krankheit zerfallen die schützenden Myelinscheiden, welche die Nervenzellen in Gehirn- und Rückenmark umhüllen, sodass Impulsübertragung und Signalweiterleitung im gesamten ZNS gestört werden.

Die Ursache der MS ist unbekannt, dennoch gelten Viren als mögliche Auslöser. In jedem Fall wird eine Autoimmunreaktion ausgelöst, bei der die T-Zellen das Myelin des ZNS fälschlicherweise als körperfremd einordnen. Die T-Zellen, deren eigentliche Funktion in der Bekämpfung von Krankheiten besteht, lösen eine Immunreaktion aus, die zum Zerfall des Myelins führt.

Weltweit leiden mehr als eine Million Menschen an MS. Statistiken zufolge tritt MS bei Frauen weitaus häufiger auf als bei Männern. Die Krankheit betrifft vor allem Nordeuropäer (besonders schottischer Abstammung), selten Menschen asiatischer oder afrikanischer Abstammung. Auch das Klima scheint eine Rolle zu spielen: In den gemäßigten Klimazonen ist die MS erheblich weiter verbreitet als in den Tropen. Abgesehen von ethnischen und klimatischen Faktoren weist einiges darauf hin, dass die Disposition zu dieser Krankheit vererbt wird. Die Kinder eines erkrankten Elternteiles sind 30- bis 50-mal so häufig betroffen wie andere.

MS ist nicht tödlich, verkürzt jedoch die Lebenszeit der Betroffenen um durchschnittlich sechs Jahre. Dies geht auf Begleitsymptome wie Lungen- und Niereninfektionen zurück, die lebensbedrohlichen Hauptrisiken der MS. Vielfach ist aber die Lebensqualität der Betroffenen durch krankheitsbedingte Behinderungen stark beeinträchtigt. Da sich Symptome und Verlauf von Fall zu Fall stark unterscheiden, lässt sich der Krankheitsverlauf beim Einzelnen kaum voraussagen.

Die milde Form der MS betrifft 20–35 % der Erkrankten und beeinträchtigt deren Leben nicht oder nur geringfügig. Die schwere und sehr aggressive Form der MS betrifft bis zu 12 % der Patienten und kann Lähmung und Demenz zur Folge haben.

Die ersten Anzeichen sind sehr unterschiedlich und lassen nicht immer auf eine ernsthafte Störung schließen. Meist treten sie zwischen dem 15. und 40. Lebensjahr auf, der erste Krankheitsschub dagegen im Alter von 20 bis 40 Jahren. Schleiersehen bzw. Doppeltsehen zählen zu den ersten Symptomen. Augenschmerzen und unwillkürliche Augenbewegungen sind häufige Anzeichen der späteren Erkrankung. Weitere Frühsymptome sind extreme Müdigkeit, Unbeholfenheit und Empfindungsstörungen (Kribbeln).

Gewöhnlich schreitet die MS über einen Zeitraum von mehreren Jahren fort. Dabei erleben die Betroffenen häufig Phasen deutli-

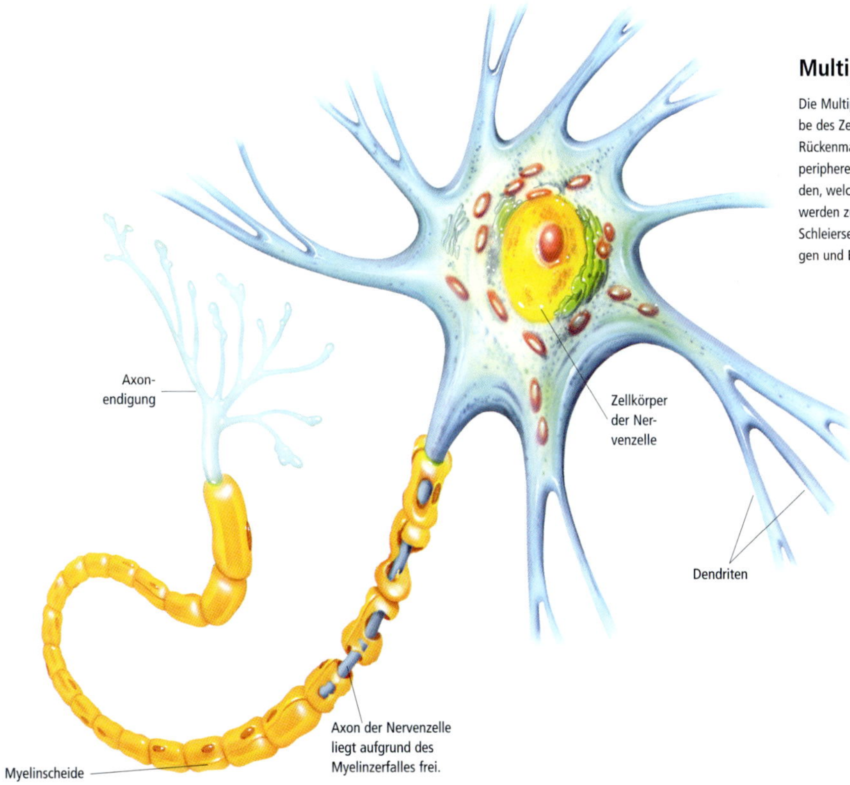

Multiple Sklerose

Die Multiple Sklerose (MS) schädigt die Gewebe des Zentralnervensystems (ZNS; Gehirn und Rückenmark), wirkt sich jedoch nicht auf das periphere Nervensystem aus. Die Myelinscheiden, welche die Nervenzellen im ZNS umhüllen, werden zunehmend zerstört. Die Symptome sind Schleiersehen, Müdigkeit, Koordinationsstörungen und Empfindungsstörungen.

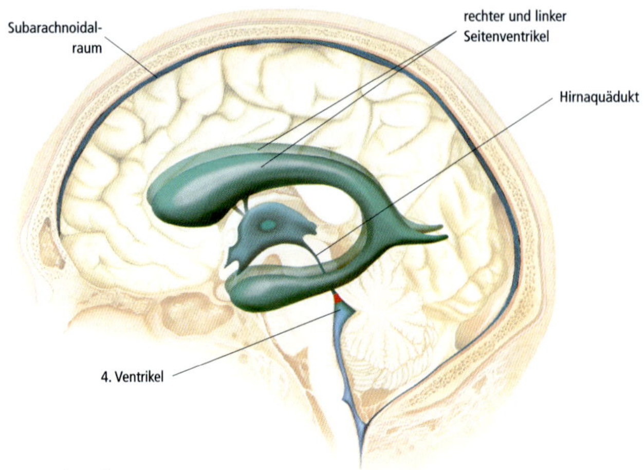

Wasserkopf

Diese Erkrankung wird durch ein Missverhältnis zwischen Liquorproduktion und -resorption verursacht, wodurch sich Liquor in den Hirnventrikeln staut und auf das Hirngewebe drückt.

cher Besserung (Remissionen), denen Rückfälle folgen. Das fortgeschrittene Stadium der MS äußert sich mit Spastik (Muskelversteifung), Koordinationsstörungen, Schwindel, Inkontinenz, Verstopfung, kurzfristigen, unangenehmen Empfindungen in den Extremitäten, sexuellen Problemen einschließlich Impotenz, Zittern (Tremor) in Armen und Beinen sowie geistigen Funktionsstörungen, die vom einfachen Gedächtnisausfall bis zum Verlust intellektueller Fähigkeiten reichen.

Die Multiple Sklerose ist unheilbar, ihre Symptome sind nur schwer zu beherrschen. Mit Hilfe zahlreicher Therapien und Medikamente lässt sich das Leben der Patienten aber zumindest erträglicher gestalten.

WASSERKOPF

Ein Wasserkopf (Hydrozephalus) entsteht, wenn sich im oder um das Gehirn zu viel Flüssigkeit bildet. In den Hirnkammern wird die Gehirn-Rückenmark-Flüssigkeit (Liquor) produziert. Sie fließt von den Hirnkammern in den Hohlraum um das Gehirn (Subarachnoidalraum) und wird von dort in das venöse System abgeleitet. Etwa dreimal pro Tag findet ein Austausch der gesamten Liquormenge statt. Bei einer Blockade der Liquorzirkulation (z.B. durch einen Tumor) oder einer Störung der Liquorableitung sammelt sich Liquor an und übt Druck auf das Gehirn aus.

Bei einigen Säuglingen bilden sich keine Öffnungen zwischen Hirnkammern und Subarachnoidalraum. Die dadurch entstehende Flüssigkeitsansammlung führt zur Vergrößerung des Kopfes, da die Schädelknochen noch nicht zusammengewachsen sind. Bei Erwachsenen, deren Schädelknochen zusammengewachsen sind, kann ein erhöhter Liquordruck im Schädel zu Kopfschmerzen, Erbrechen und Bewusstlosigkeit führen.

Zur Behandlung wird ein so genannter Shunt gelegt: Der Liquor wird mit Hilfe eines Röhrchens aus den Hirnkammern in die innere Drosselvene am Hals abgeleitet.

AMYOTROPHE LATERALSKLEROSE

Die amyotrophe Lateralsklerose (ALS) ist eine fortschreitende und zum Tod führende Erkrankung, die zum Verlust der Kontrolle über die Muskeln und schließlich zur Lähmung führt. Die ALS gehört zur Klasse der Motoneuronerkrankungen.

Die Krankheit entsteht durch die allmähliche Degeneration der Nervenzellen (Neuronen) in Gehirn und Rückenmark, welche die willkürlichen Bewegungen steuern. Je mehr diese Neuronen schrumpfen und verschwinden, desto schwächer werden die Muskeln, die durch sie gesteuert werden. Als Symptome gelten Koordinationsschwierigkeiten, Lähmungen von Händen und Armen, Zuckungen, Muskelkrämpfe und Schwierigkeiten beim Sprechen, Schlucken und Atmen. Die Symptome entwickeln sich meist erst nach dem 50. Lebensjahr. Die geistigen Fähigkeiten werden nicht beeinträchtigt.

Die Erkrankung wird durch eine Elektromyografie (EMG) diagnostiziert, welche die Degeneration der Nerven und Muskeln sichtbar macht. Es gibt keine Heilung für die ALS; allerdings hat sich erwiesen, dass das Medikament Riluzol lebensverlängernd wirkt. Krankengymnastik, Rehabilitationsmaßnahmen und Hilfsmittel wie Stützen oder ein Rollstuhl helfen den Betroffenen, so lange wie möglich mobil zu bleiben.

Die ALS führt in den meisten Fällen innerhalb von fünf Jahren nach dem ersten Auftreten der Symptome zum Tod. Die Erkrankung kann genetische Komponenten haben, sodass sich junge Menschen aus betroffenen Familien bei Kinderwunsch genetisch beraten lassen sollten.

DIABETES INSIPIDUS

Diabetes insipidus (Wasserharnruhr) ist eine seltene Krankheit, die starken Durst und die Ausscheidung großer Urinmengen verursacht. Es besteht kein Zusammenhang mit dem *Diabetes mellitus*.

Die am weitesten verbreitete Form ist der so genannte zentrale *Diabetes insipidus*, der durch einen Mangel an dem antidiuretischen Hormon Vasopressin (ADH) verursacht wird. Dieses wird im Hypothalamus produziert und regelt über die Nieren die Flüssigkeitsabgabe des Körpers. Der Mangel an diesem Hormon (oder die Unfähigkeit der Nieren, darauf zu reagieren) führt dazu, dass zu viel Flüssigkeit durch die Nieren abfließt.

Ein an *Diabetes insipidus* Erkrankter muss große Mengen trinken, um den Flüssigkeitsverlust auszugleichen und nicht auszutrocknen. Die mangelnde Ausschüttung von ADH kann durch die Beschädigung des Hypothalamus während einer Operation, durch eine Infektion, einen Tumor oder eine Kopfverletzung verursacht werden. Die Krankheit ist unheilbar; die Injektion von synthetischem ADH gleicht jedoch den Hormonmangel aus. ADH ist auch als Nasenspray erhältlich.

Der *Diabetes insipidus* kann auch durch einen erblichen Defekt in den Nierentubuli verursacht werden. In diesem Fall spricht man von nephrogenem *Diabetes insipidus*. Die Symptome ähneln denen des zentralen *Diabetes insipidus*; die Behandlung erfolgt mit Kalium sparenden Diuretika.

AKROMEGALIE

Die Akromegalie ist eine seltene hormonelle Störung, die lediglich einen von 20.000 Menschen betrifft. Sie verursacht übermäßiges Wachstum von Knochen, Muskeln und anderem Gewebe. Verursacht wird sie durch eine Überproduktion des lebensnotwendigen Wachstumshormons Somatotropin (STH) in der Hirnanhangdrüse.

Bei Kindern führt dies zu abnormem Wachstum der Extremitätenknochen und damit zu Riesenwuchs (Gigantismus). Bei älteren Kindern oder Erwachsenen vergrößern sich vor allem Hände, Füße, Kinn, Nase und Stirn sowie die Zunge. Durch das Wachstum des Kieferknochens bilden sich Lücken zwischen den Zähnen. Weitere Symptome sind Vermännlichung, Haarausfall, Unfruchtbarkeit, Vergrößerungen der Bauchorgane und – bedingt durch die Stoffwechselwirkung des Wachstumshormons – Zuckerkrankheit, Bluthochdruck, Gallen- und Nierensteine.

Ursache ist meist ein kleiner gutartiger Tumor (Adenom) in der Hirnanhangdrüse. Da die Schädelhöhle wenig Platz für Wachstum bietet, kommt es bald zu Ausfallerscheinungen benachbarter Strukturen (z.B. des Sehnervs). Die Behandlung besteht in teilweiser oder vollständiger operativer Entfernung des Adenoms. Auch Medikamente wie Bromocriptin und Octreotid, die die Produktion des Wachstumshormons in der Hypophyse unterdrücken, werden oft eingesetzt.

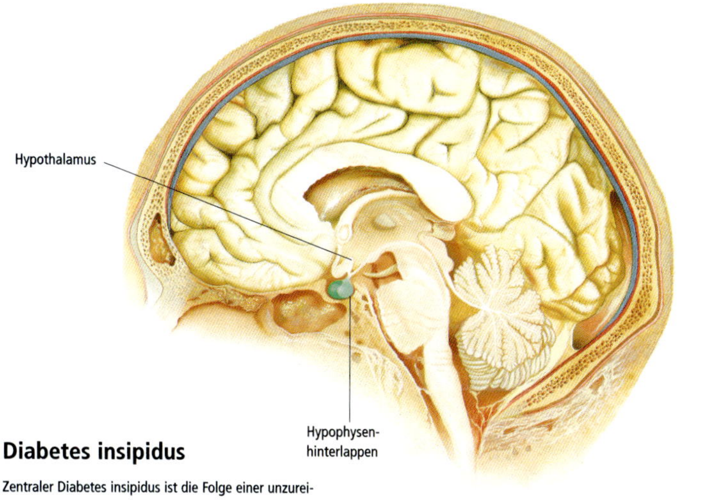

Diabetes insipidus

Zentraler Diabetes insipidus ist die Folge einer unzureichenden Produktion oder Sekretion von antidiuretischem Hormon (ADH) durch Hypothalamus oder Hypophysenhinterlappen. Die Folgen sind starker Durst und die Ausscheidung großer Mengen stark verdünnten Harnes.

OHNMACHT

Eine Ohnmacht (Synkope) ist eine anfallsartige, kurze Bewusstlosigkeit. Unterschiedliche Ursachen lassen folgende Formen unterscheiden: kardiale Synkopen durch Herzrhythmusstörungen, Aortenstenose bzw. verschiedene Herzkrankheiten, die durch einen vorübergehenden Sauerstoffmangel einen so genannten Adam-Stokes-Anfall auslösen können; zerebrale Synkopen durch Veränderungen in den Hals- und Kopfgefäßen; vagovasale Synkopen durch eine gestörte Blutdruckregulation (Orthostasephänomen) oder einen Vagusreflex bei einem Schlag auf den Karotissinus am Hals, bei extremer Erregung oder drohendem Ersticken. Auch Lungenembolien, Husten, Wasserlassen oder Stuhlgang und Schockzustände können Synkopen auslösen.

Bekannt ist die Ohnmacht aus starker Erregung, Angst oder Schmerzen. Große, schlanke Frauen werden häufig aufgrund schlechter Blutdruckregulation ohnmächtig, wenn sie lange, vor allem in Hitze, stehen müssen. Auch in der Frühschwangerschaft ist das Risiko für eine Ohnmacht erhöht.

Wird das Gehirn nicht mehr ausreichend mit Sauerstoff versorgt, löst der Vagusnerv eine Blutgefäßerweiterung aus, um den Körper in die Waagerechte zu zwingen. Die Betroffenen erleben dies als Schweißausbruch und Angstgefühl, bevor ihnen schwarz vor Augen wird und sie zu Boden sinken. Ist ein Umfallen nicht möglich, kommt es durch den Sauerstoffmangel im Gehirn zu einem sekundenlangen Krampfanfall, der auch als Affektanfall bekannt ist.

Liegt der Kopf auf Herzniveau oder sogar darunter, kommt der Patient rasch wieder zu Bewusstsein. Legt man ihn flach auf den Boden und hebt seine Beine an, wird der Prozess beschleunigt (Schocklagerung). Früher ließ man den Ohnmächtigen Ammoniakgeist einatmen, eine Methode, deren Gefährlichkeit heute bekannt ist.

KOMA

Unter einem Koma versteht man einen oft lang andauernden Zustand tiefer Bewusstlosigkeit. Es kann durch Krankheiten (z.B. Zuckerkrankheit), Leber- oder Nierenversagen, Kopfverletzungen oder einen Schlaganfall verursacht werden, aber auch eine Reaktion auf Medikamente, Drogen, Alkohol bzw. einen epileptischen Anfall darstellen. Es ist nicht möglich, den Betroffenen durch äußere Reize zu wecken.

Ein Bewusstloser sollte in die so genannte stabile Seitenlage gebracht werden. Es ist sofort ein Notarzt zu verständigen, da die im Koma liegende Person ins Krankenhaus gebracht werden sollte. Dort zielt die Behandlung darauf ab, die das Koma auslösende Ursache zu beseitigen. Bis dahin sollten die Luftwege freigehalten sowie künstliche Beatmung und Wiederbelebungsmaßnahmen eingeleitet werden, falls der Puls und die Atmung ausgesetzt haben.

HIRNHÄUTE

Die Hirnhäute, drei dünne, durchgehende Membranen, schützen und bedecken Gehirn und Rückenmark. Die äußere Membran, die harte Hirnhaut *(Dura mater)*, ist eine straffe, faserige Schicht. Die mittlere Membran, die Spinnengewebshaut (Arachnoidea), ist ein empfindliches Netz aus Kollagen- und Elastinfasern. Die innere Membran, die weiche Hirnhaut *(Pia mater)*, besteht aus Kollagen- und Elastinfasern und enthält viele Blutgefäße. Den Raum zwischen Spinnengewebshaut und weicher Hirnhaut füllt die Gehirn-Rückenmark-Flüssigkeit (Liquor).

Unter Meningeomen versteht man Hirnhauttumoren; sie sind meist gutartig, drücken jedoch auf das Gehirn. Die operative Entfernung ist meist erfolgreich.

SIEHE AUCH ***Rückenmark in Kapitel 4***

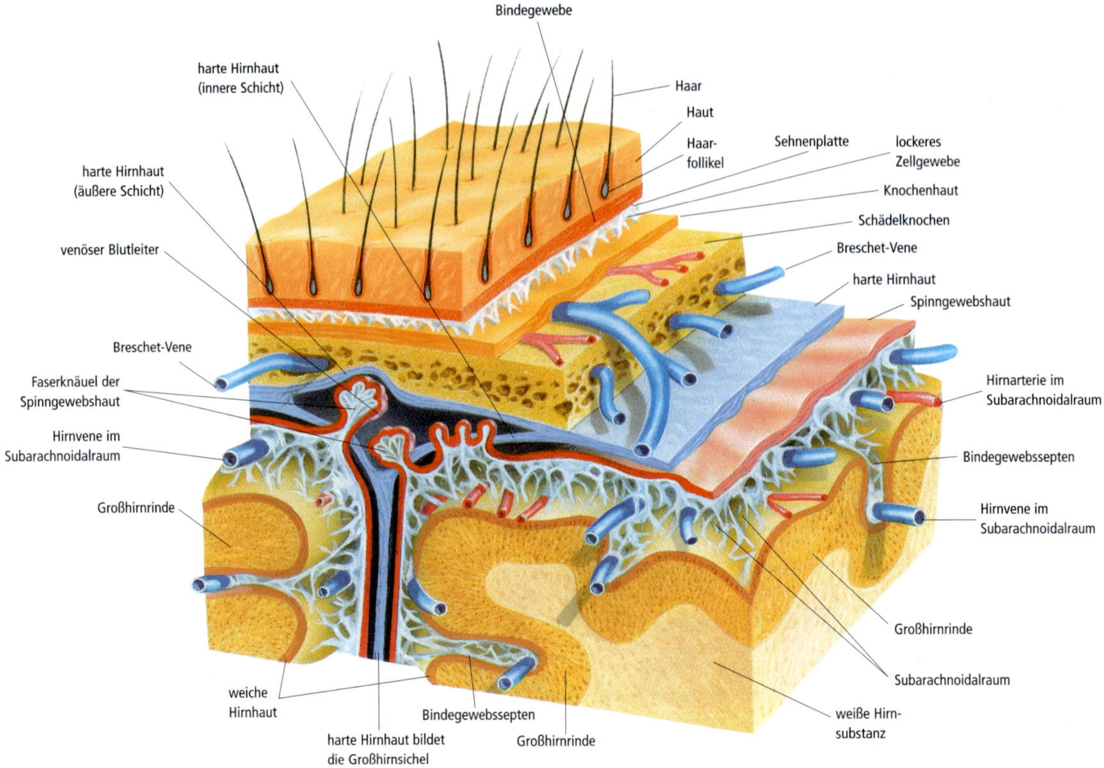

Hirnhäute

Drei Lagen von Hirnhäuten (Meningen) schützen das ZNS: Außen liegt die faserige harte Hirnhaut (Dura mater), in der Mitte die kollagen- und elastinfaserige Spinnengewebshaut (Arachnoidea) und innen die blutgefäßreiche weiche Hirnhaut (Pia mater).

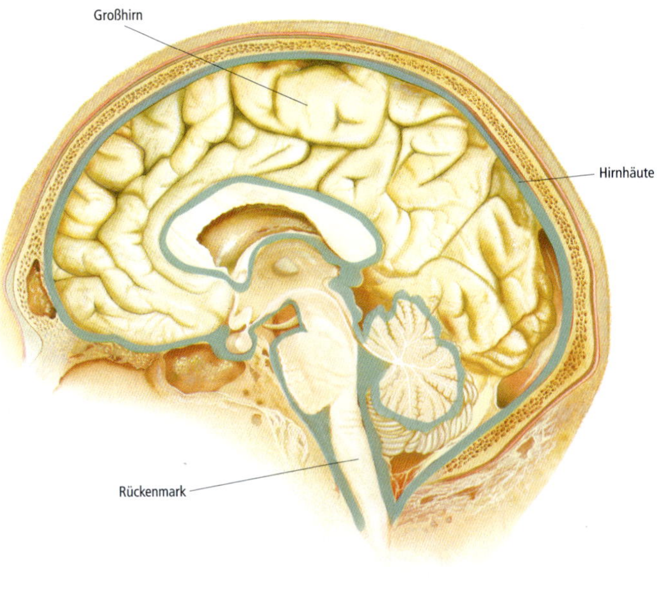

Anordnung der Hirnhäute im Gehirn

Die Hirnhäute (hier in Hellblau hervorgehoben) umhüllen Gehirn und Rückenmark in drei Schichten.

HIRNNERVEN

Die Hirnnerven sind verantwortlich für die motorische und sensible Versorgung von Kopf und Hals (samt Haut, Schleimhäuten, Augen und Ohren). Sie innervieren auch die Brustorgane (Luftröhre, Bronchien, Lungen und Herz) und den oberen Teil des Verdauungstraktes. Fast alle zwölf Hirnnervenpaare treten am Hirnstamm aus.

SIEHE AUCH ***Nervensystem, Vegetatives Nervensystem in Kapitel 1; Sehnerv in diesem Kapitel***

DRILLINGSNERV

Der Drillingsnerv *(N. trigeminus)*, ein großer Hirnnerv, der aus dem Hirnstamm hervorgeht und zum Gesicht zieht, versorgt die Gesichts- und Kopfhaut, die Zähne, die Nasen-, Mund- und Augenschleimhaut sowie die Kaumuskeln. Er besteht vorwiegend aus sensorischen Fasern, die an der Berührungs-, Schmerz- und Temperaturempfindung beteiligt sind. Der Nerv – daher die Bezeichnung – unterteilt sich in drei Hauptäste: den *N. ophthalmicus*, den *N. maxillaris* und den *N. mandibularis*.

Der Drillingsnerv teilt sich bereits in der Schädelhöhle (in Nähe des Hirnstammes) in seine Hauptäste, die durch getrennte Öffnungen aus der Schädelhöhle austreten. Der *N. ophthalmicus* innerviert die Haut des oberen Augenlids, die Stirn, die Kopfhaut bis zur Scheitellinie des Kopfes, einen Teil der Nase und die Hornhaut des Auges. Der *N. maxillaris* versorgt die Schläfenhaut und die Gesichtshaut vom unteren Augenlid bis zur Oberlippe sowie die oberen Zähne, die Nasenschleimhaut, den harten und den weichen Gaumen und die Wangen. Der *N. mandibularis*, der stärkste Trigeminusast, innerviert die Haut des Kiefers, der Schläfe und des Ohres, die unteren Zähne, die Schleimhaut des Mundbodens und die vorderen zwei Zungendrittel. Der *N. mandibularis* ist der einzige Ast, der auch Muskeln versorgt, in erster Linie die vier Kaumuskeln.

Die Trigeminusneuralgie, die auch als Tic douloureux bezeichnet wird, ist eine Erkrankung des Drillingsnervs, des wichtigsten sensorischen Gesichtsnervs, mit plötzlich auftretenden, kurzzeitigen, heftigen Schmerzattacken in einem der vom Drillingsnerv innervierten Bereiche (einseitig) – meist entlang der Hauptäste, die den unteren Gesichtsbereich und den Kiefer innervieren (zweiter und dritter Hauptast). Zuweilen werden die Schmerzen durch Berührung eines empfindlichen Gesichtsbereiches oder durch bestimmte Kieferbewegungen beim Sprechen, Kauen oder Schlucken ausgelöst. Die Trigeminusneuralgie betrifft im Allgemeinen ältere Frauen und verschlechtert sich zunehmend. In manchen Fällen werden die Schmerzen durch ein Blutgefäß oder einen kleinen Tumor ausgelöst, das bzw. der auf den Nerv drückt. Unter diesen Umständen ist die Neuralgie operativ heilbar. In den meisten Fällen jedoch lässt sich die Ursache der Erkrankung nicht feststellen, sodass eine Behandlung bestenfalls die Symptome lindern kann. Die Therapie ist allerdings schwierig. Leichte rezeptfreie Schmerzmittel wie Azetylsalizylsäure oder sedierende Schmerzmittel (z. B. Kodein) verschaffen eine gewisse Schmerzlinderung, ebenso Antiepileptika und Antidepressiva. Wenn alle anderen Mittel versagen, bleibt nur noch die operative Ausschaltung des Nervs.

GESICHTSNERVEN

Die wichtigsten motorischen Gesichtsnerven *(Nn. faciales)*, einer auf jeder Seite des Gesichts, kontrollieren die Gesichtsmuskeln, versorgen die Speicheldrüsen und die Tränendrüsen im Auge und übertragen Geschmacksempfindungen, die auf den vorderen zwei Dritteln der Zunge wahrgenommen werden. Sie sind das siebte von insgesamt zwölf Hirnnervenpaaren. Die Gesichtsnerven entspringen am Hirnstamm, ziehen durch das Schläfenbein im Schädel (in dem sich das Mittel- und Innenohr befinden), verlassen den Schädel durch eine kleine Öffnung *(Foramen stylomastoideum)* unmittelbar oberhalb des Ohres und verzweigen sich dann im Wesentlichen in drei Äste zur Versorgung der beiden Gesichtshälften.

Durch einen Schädelbasisbruch, Verletzungen des Gesichtes oder Mittelohres, Geburts- oder Operationsverletzungen und verschiedene entzündliche Ursachen kann der Gesichtsnerv an verschiedenen Stellen vorübergehend oder dauerhaft geschädigt werden. Die Folge sind Lähmungserscheinungen auf der betroffenen Gesichtshälfte (Fazialislähmung). Die Gesichtszüge verlieren ihre symmetrische Anordnung: Der Mundwinkel hängt auf einer Seite herab, das Augenlid schließt manchmal nicht mehr vollständig. Trockenheit im Auge oder im Mund sowie der Verlust der Geschmacksempfindungen können die Folge sein. Wenn dieser Zustand ohne ersichtlichen Grund auftritt, spricht man von einer familiären idiopathischen Fazialislähmung. In diesem Fall besteht die Tendenz zu Rückfällen. Die Symptome können plötzlich beginnen oder sich über mehrere Tage hinweg entwickeln. Oft geht eine körperliche oder seelische Belastungssituation wie Stress, Ermüdung oder eine gewöhnliche Erkältung voraus. Meist tritt innerhalb weniger Monate von selbst eine Besserung ein. Eine sofortige Behandlung mit Kortikoiden unterstützt die Heilung.

VAGUSNERV

Der Vagusnerv *(N. vagus)*, der 10. Hirnnerv, zählt zu den zwölf paarig angelegten Hirnnerven, die direkt dem Gehirnstamm entspringen. Der aus vegetativen Nervenfasern bestehende Nerv steuert unwillkürlich ablaufende Körperfunktionen. Er durchzieht Hals und Rachen bis zur Bauchhöhle und regelt die Atmung, den Schluckvorgang, das Sprechen, den Herzschlag, die Verengung der Blutgefäße und Bronchien sowie die Verdauung. Des Weiteren leitet er die Geschmacksempfindung vom Zungenrücken zum Gehirn weiter.

Der rückläufige Kehlkopfnerv *(N. laryngealis recurrens)*, ein Ast des Vagusnervs, kann bei einer Schilddrüsenoperation geschädigt werden. Lähmungen der Kehlkopfmuskeln und Heiserkeit können folgen.

Bei der Vagotomie wird der *N. vagus* im Bereich der Speiseröhre operativ durchtrennt. Dies hemmt die Salzsäuresekretion des Magens und wird zur Behandlung von Magengeschwüren eingesetzt. Obwohl dieser Nerv die Stimulation der Magenwand und des unteren Schließmuskels regelt, ist er an der normalen Peristaltik nicht beteiligt.

Die vagovasale Synkope, eine vorübergehende Bewusstlosigkeit durch Verlangsamung des Herzschlages, tritt als Reaktion auf Signale des Vagusnervs bei schweren Magenkrämpfen, starken Schmerzen, Angst oder Schock und als Reaktion auf Sauerstoffmangel auf. Bei ernsthaften Verletzungen kann die Beförderung des Nahrungsbreies im Darm durch diese Reaktion tagelang gehemmt sein. Eine Herzrhythmusstörung mit einem Anstieg der Herzfrequenz ohne ersichtliche Ursache, wird zuweilen durch Stimulation dieses Nervs behandelt. Im Bereich der Epilepsieforschung werden Versuche mit elektronischen Implantaten, vergleichbar mit einem Herzschrittmacher, gemacht, die den Vagusnerv anregen und auf diese Weise epileptische Anfälle verhindern oder zumindest lindern.

Hirnnerven

Es gibt zwölf Hirnnervenpaare, die direkt vom Gehirn zu verschiedenen Teilen des Kopfes führen. Sie kontrollieren die Bewegungen von Gesicht, Zunge, Augen und Rachenmuskeln und empfangen die Signale der Sinnesorgane.

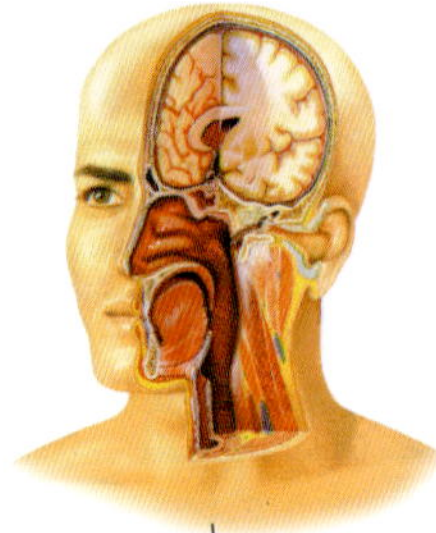

Riechnerv (1)

Der 1. Hirnnerv ist der Riechnerv (N. olfactorius). Er transportiert Geruchssignale aus der Nasenschleimhaut zum Gehirn.

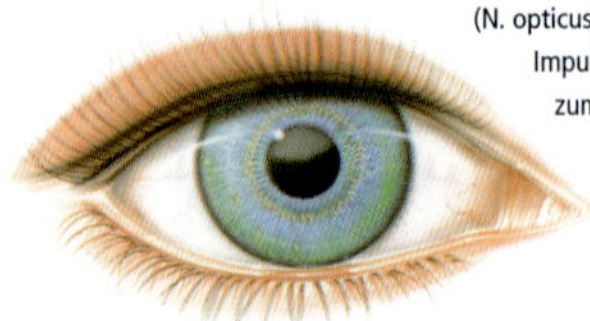

Sehnerv (2)

Der 2. Hirnnerv ist der Sehnerv (N. opticus). Er transportiert die Impulse von der Netzhaut zum Gehirn.

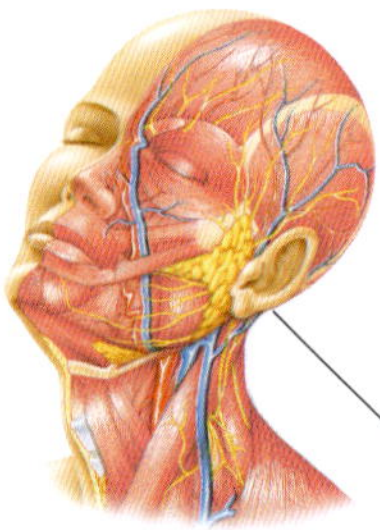

Drillingsnerv (5)

Der Drillingsnerv (N. trigeminus) besteht aus drei Ästen: N. ophthalmicus, N. maxillaris und N. mandibularis teilen sich die sensible Versorgung des gesamten Gesichtes und steuern die Kaumuskulatur.

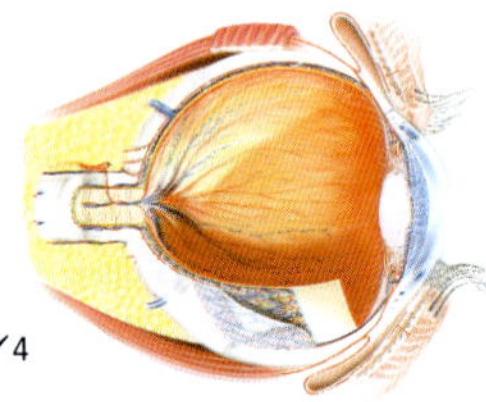

Augenmuskelnerv (3), Augenrollnerv (4) und Augenabziehnerv (6)

Der 3., 4. und 6. Hirnnerv (N. oculomotorius, N. trochlearis, N. abducens) steuern die Bewegungen der Augäpfel und Augenlider und sind für die Linsenkrümmung (Akkomodation) zuständig.

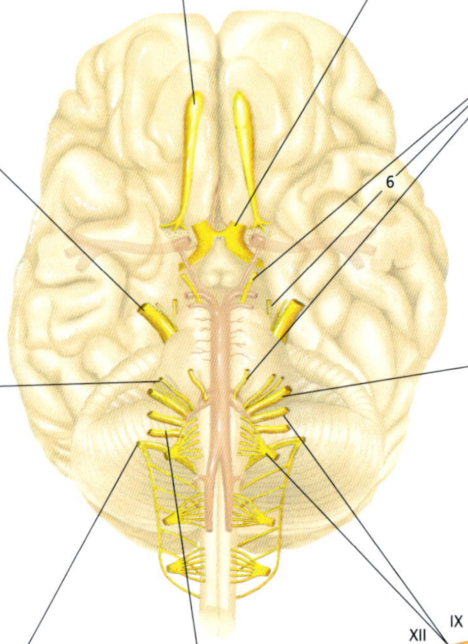

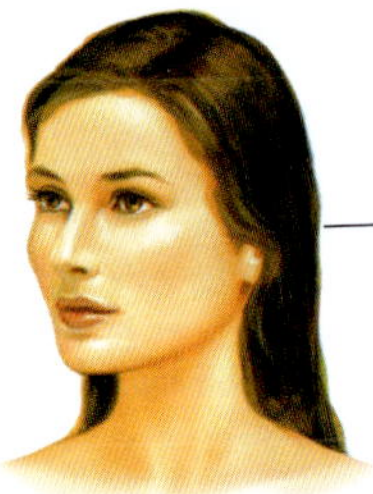

Gesichtsnerv (7)

Der Gesichtsnerv (N. facialis) liefert die motorischen Fasern für die mimische Muskulatur und Geschmacksfasern für den vorderen Teil der Zunge.

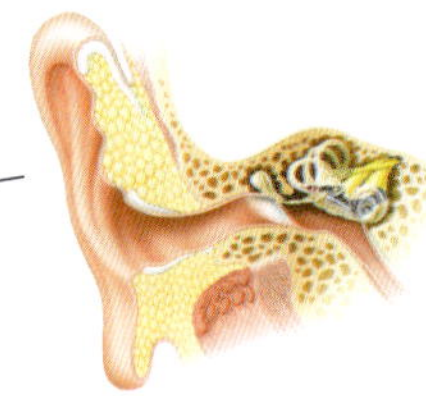

Hör- und Gleichgewichtsnerv (8)

Der Hör- und Gleichgewichtsnerv (N. vestibulocochlearis) entspringt hinter dem Gesichtsnerv. Er übermittelt Geräusche und Gleichgewichtsimpulse.

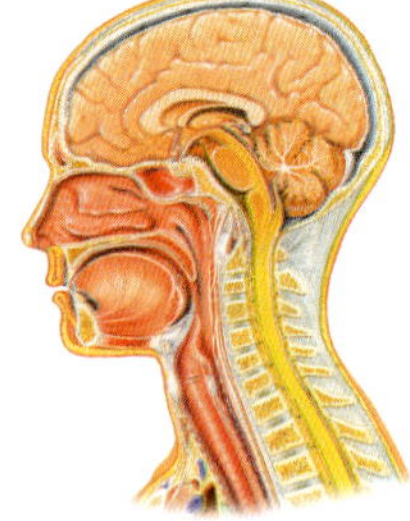

Zungen-Rachen-Nerv (9) und Unterzungennerv (12)

Der Zungen-Rachen-Nerv (N. glossopharyngeus) kontrolliert den Karotissinus. Er ist somit auch für die reflexartige Kontrolle der Herzfrequenz zuständig. Er übernimmt zudem die sensible Versorgung von Zungengrund und weichem Gaumen. Der Unterzungennerv (N. hypoglossus) steuert die Zungenbewegungen.

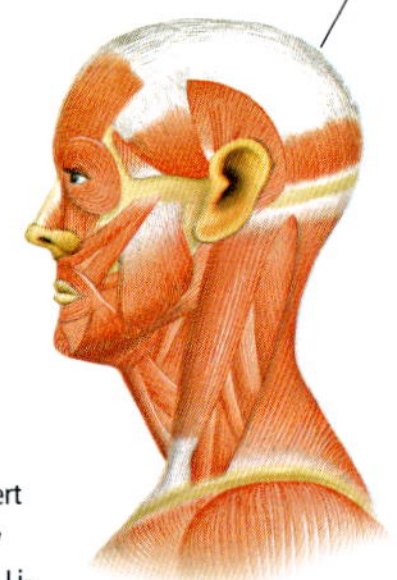

Beinerv (11)

Der 11. Hirnnerv innerviert als so genannter Beinerv (N. accessorius) in erster Linie die Muskulatur von Schultern, Kopf, Hals, Kehlkopf und Rachen.

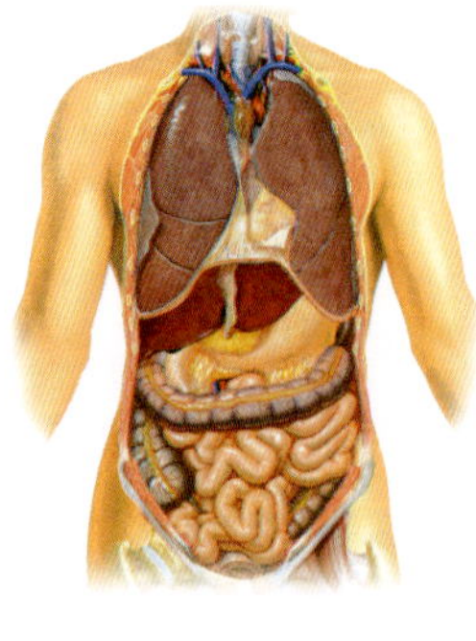

Vagusnerv (10)

Der Vagusnerv (N. vagus) ist der längste Hirnnerv. Er ist an zahlreichen Funktionen wie Husten, Niesen, Schlucken, Sprechen, Magensaftsekretion und Hungergefühl beteiligt.

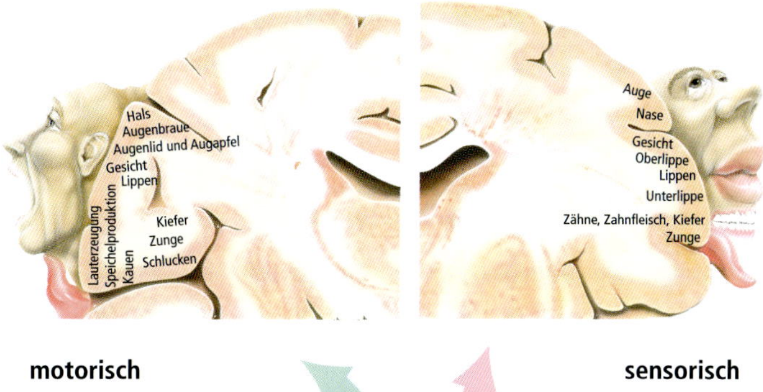

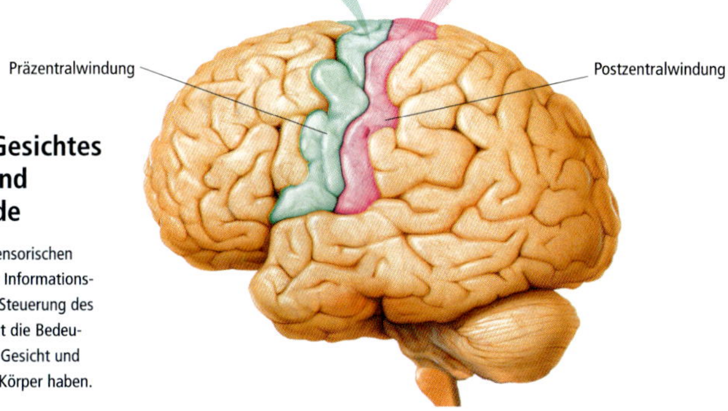

Repräsentation des Gesichtes in der motorischen und sensorischen Hirnrinde

Große Areale der motorischen und sensorischen Rindengebiete im Gehirn sind für die Informationsverarbeitung und für die motorische Steuerung des Gesichtes zuständig. Dies verdeutlicht die Bedeutung, welche die Informationen vom Gesicht und die Steuerung des Gesichtes für den Körper haben.

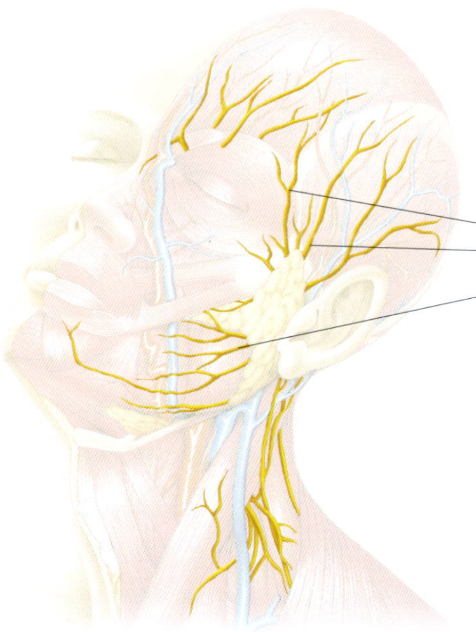

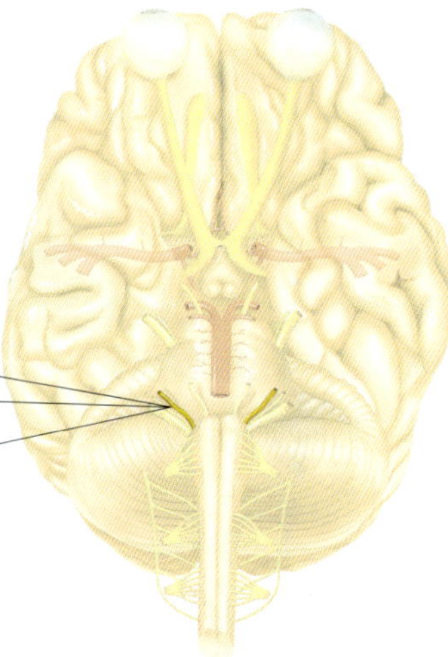

Austrittsstellen an der Hirnbasis

Der N. facialis, der sensorische Gesichtsnerv, entspringt auf beiden Seiten in Höhe der Brücke aus dem Hirnstamm und zieht durch das Schläfenbein, bevor er sich in zahlreiche Äste teilt, die fächerförmig über das Gesicht ziehen.

AUGE

Das Sehorgan ist ein komplexes, bewegliches und empfindliches Gebilde. Bei jedem Blick auf die Umgebung entsteht auf der Netzhaut ein Bild, das zur Auswertung an das Gehirn weitergeleitet wird. Der Augapfel ist mit einer Kamera vergleichbar. Diese setzt sich aus drei Hauptbestandteilen zusammen: dem Gehäuse, der Linse und dem Film. Auch der Augapfel besteht, von außen nach innen betrachtet, aus drei Schichten: der Lederhaut, der mittleren Augenhaut und der Netzhaut.

SIEHE AUCH *Vegetatives Nervensystem in Kapitel 1; Fetalentwicklung in Kapitel 13; Augendiagnostik in Kapitel 14; Augenerkrankungen in diesem Kapitel*

LEDER- UND HORNHAUT

Lederhaut (Sklera) und Hornhaut (Kornea) bilden zusammen die äußere Schicht des Augapfels. Ein Teil der Lederhaut, das so genannte Weiße des Auges, ist sichtbar. Die Lederhaut besteht aus festem, derbem Bindegewebe. Sie umschließt und schützt die optomechanischen Bestandteile des Auges. Zudem sind an ihr die Muskeln befestigt, die das Auge bewegen. Der kugelige Augapfel ist an seiner Vorderfläche nicht ganz geschlossen, sondern trägt – ähnlich einem kuppelförmigen Aufsatz – die stärker gekrümmte Hornhaut aus durchsichtigem Bindegewebe.

Die Lederhaut verleiht dem Augapfel seine Form und sorgt für den gleich bleibenden Abstand zwischen der Hornhaut und der Netzhaut an der rückwärtigen Innenseite des Auges. Wenn das Auge auf große Entfernung eingestellt ist, sollte ein scharfes Bild auf der Netzhaut entstehen. Ist die Lederhaut zu groß, dann treffen die Lichtstrahlen eines nahen Objektes genau auf der Netzhaut zusammen, die eines fernen Objektes jedoch nicht. Daher erscheinen ferne Objekte unscharf (Kurzsichtigkeit). Bei Weitsichtigkeit dagegen ist die Lederhaut zu klein geraten.

Am rückwärtigen Pol des Augapfels weist die Lederhaut eine Öffnung auf, durch die der Sehnerv tritt. Er verbindet die Netzhaut mit dem Sehzentrum im Gehirn.

Die Hornhaut ist aufgrund ihrer regelmäßig angeordneten Fasern und Zellen durchsichtig. Eine durch Verletzung und Vernarbung gestörte Anordnung führt zu einer Hornhauttrübung. Wie die Fotolinse muss die Hornhaut als vorderer Teil des abbildenden Systems eine perfekte, adäquate Krümmung aufweisen. Der lichtbrechende Apparat aus Hornhaut und Linse, trägt zur Entstehung eines Bildes auf der Netzhaut bei.

Die Oberfläche der Hornhaut kann durch eine Verletzung mit einem Fremdkörper bzw. eine Bakterieninfektion (*Streptococcus pneumoniae, Pseudomonas aeruginosa*) oder Viren (*Herpes simplex*) angegriffen werden. Hornhautgeschwüre beeinträchtigen die Sehfähigkeit und können eine Hornhauttransplantation nötig machen. Die Untersuchung des Augenhintergrundes geschieht durch die Hornhaut mit Hilfe eines Instrumentes, das als Ophthalmoskop bezeichnet wird. Liegt ein Keratokonus vor, ist das Sehvermögen stark beeinträchtigt: Statt der normalen Kugelform weist die Hornhaut eine zentrale, kegelförmige Erhebung auf, wodurch ein verzerrtes Bild entsteht. Bei der Stabsichtigkeit ist die Verzerrung auf eine gewisse Abweichung von der Kugelform zurückzuführen.

Die Hornhaut ist sehr schmerz- und temperaturempfindlich. Selbst ein Staubkörnchen verursacht Schmerzen im Auge.

Lederhaut und Hornhaut sind durch einen Perikornealrand (Limbus) verbunden, der den kreisförmigen Schlemm-Kanal enthält. Dieser Kanal leitet Flüssigkeit aus dem vorderen Augenbereich ab (s. u.).

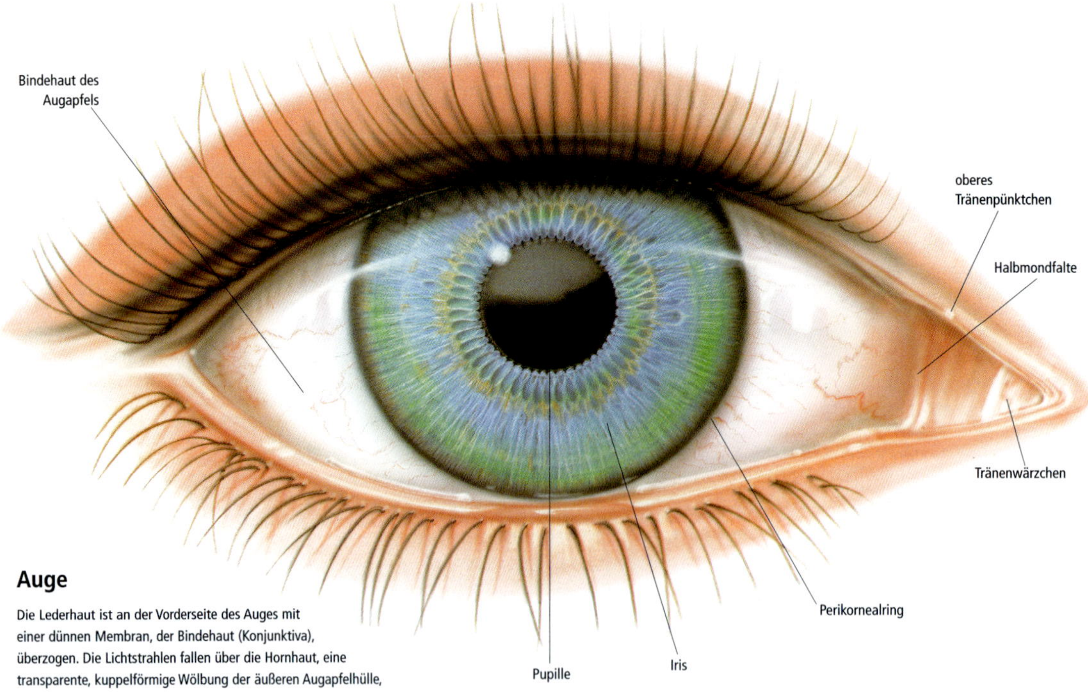

Auge

Die Lederhaut ist an der Vorderseite des Auges mit einer dünnen Membran, der Bindehaut (Konjunktiva), überzogen. Die Lichtstrahlen fallen über die Hornhaut, eine transparente, kuppelförmige Wölbung der äußeren Augapfelhülle, ein. Die Hornhaut schützt das Auge und leitet die Lichtstrahlen zur Netzhaut an der rückwärtigen Innenseite des Auges weiter.

Augapfel

Der Augapfel ist in zwei mit Flüssigkeit gefüllte Bereiche unterteilt. Der vordere enthält das Kammerwasser, das die inneren Strukturen des Augapfels nährt. Der hintere enthält den Glaskörper, eine wasserklare Gallerte, die dem Augapfel seine Form verleiht.

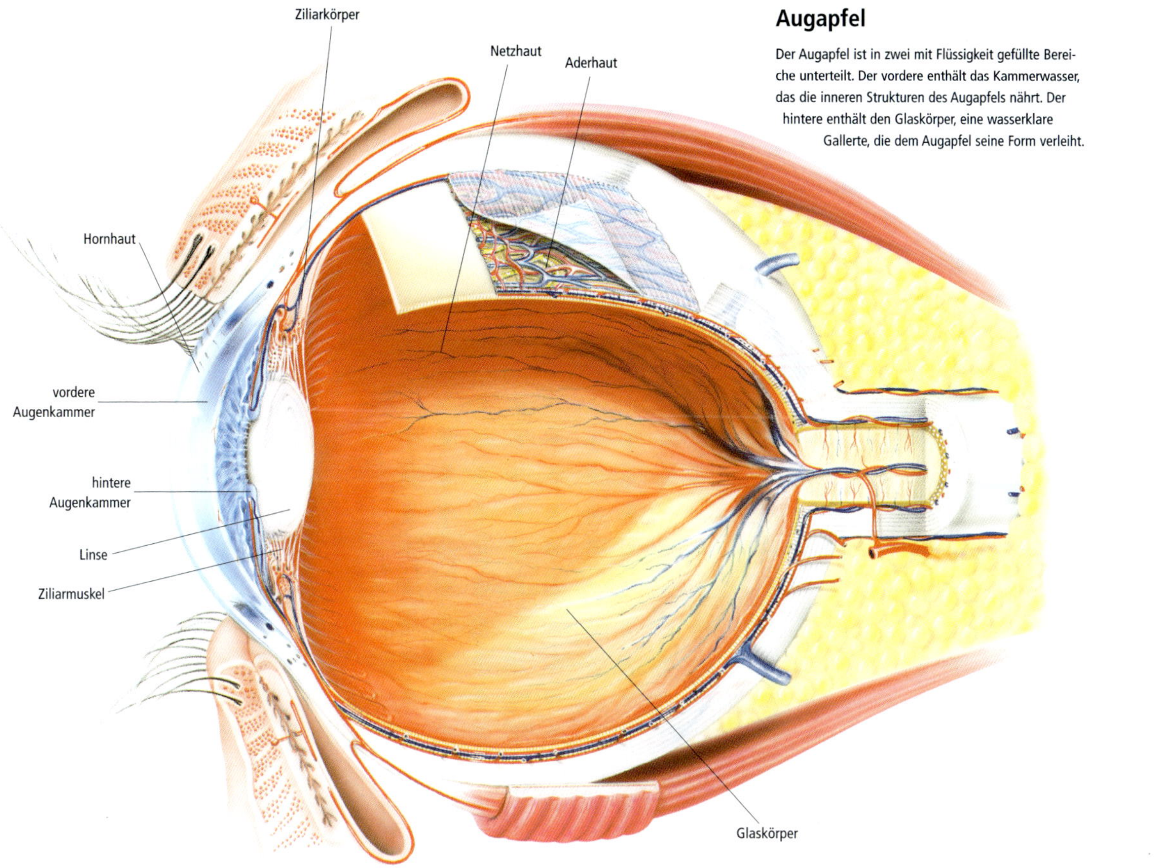

UVEA UND LINSE

Die mittlere Augenhaut (Uvea) setzt sich aus der Aderhaut (Choroidea), dem Ziliarkörper (*Corpus ciliaris*) und der Regenbogenhaut (Iris) zusammen. Die Aderhaut am hinteren Augapfel ist mit Blutgefäßen durchzogen. Auch die Nerven zur Hornhaut, zum Ziliarkörper und zur Iris verlaufen durch die Aderhaut.

Die Aderhaut setzt sich im vorderen Augenbereich als Ziliarkörper fort. Bei einem Querschnitt durch das Auge ist dieser in der vorderen Hälfte als dunkler Ring zu erkennen, der vorne dicker wird. Nach dem Entfernen der Linse wird die Verbindung zur Iris, einem flachen Ring vor der Linse, sichtbar. Die Öffnung in der Mitte der Iris ist die Pupille. Die im Ziliarkörper befindlichen Ziliarmuskeln sind kleine Fasern, die vom Ziliarkörper zu einem Ring am Linsenäquator verlaufen. Sie bilden den Aufhängemechanismus für die Linse, der Zonula heißt.

Die transparente Linse funktioniert wie ein Vergrößerungsglas. Sie bricht das Licht nicht so stark wie die Hornhaut, besitzt also ein geringeres Brechungsvermögen, kann aber ihre Krümmung verändern. Die Linse eines normalen Auges wird beim Anblick ferner Objekte durch den Zug der Zonula flacher.

Das Experiment mit einem Vergrößerungsglas verdeutlicht die Fokussierung des Auges: Das Vergrößerungsglas wird auf einen fernen Baum außerhalb eines Fensters gerichtet und das umgekehrte Bild auf einem weißen Karton gebündelt. Der Karton wird hin und her bewegt, bis der Baum scharf zu sehen ist. Das Bild des (näheren) Fensterrahmens erscheint unscharf. Wird die Linse vom Karton wegbewegt oder eine weitere Linse davor platziert, d.h. das Brechungsvermögen gesteigert, so wird das Bild des Fensters scharf.

Erster Schluss: Das Bild eines nahen Objektes hat einen größeren Abstand zur Linse als das eines fernen. Ein zu großer Augapfel verhindert folglich das Sehen entfernter Objekte, da die Lichtstrahlen vor der Netzhaut zusammentreffen. Konkave Brillengläser verringern das Brechungsvermögen der Augenlinse und verlagern den Brennpunkt nach hinten – auf die Netzhaut.

Zweiter Schluss: Ein scharfes Bild eines näheren Objektes (ohne Linsenbewegung) wird durch eine Verdickung der Linse erzielt. Im Augapfel übernehmen die Ziliarmuskeln diese Funktion. Deren Kontraktion bewirkt eine Bewegung des Ziliarkörpers, wodurch die Spannung auf die Zonula, den Aufhängemechanismus der Linse, nachlässt. Aufgrund ihrer Elastizität zieht sich die Linse zusammen, sie wird dicker bzw. nimmt eine stärkere Rundung an. Auf diese Weise entsteht das Bild des Objektes nicht vor, sondern auf der Netzhaut. Mit zunehmendem Alter und nachlassender Linsenelastizität wird die er-

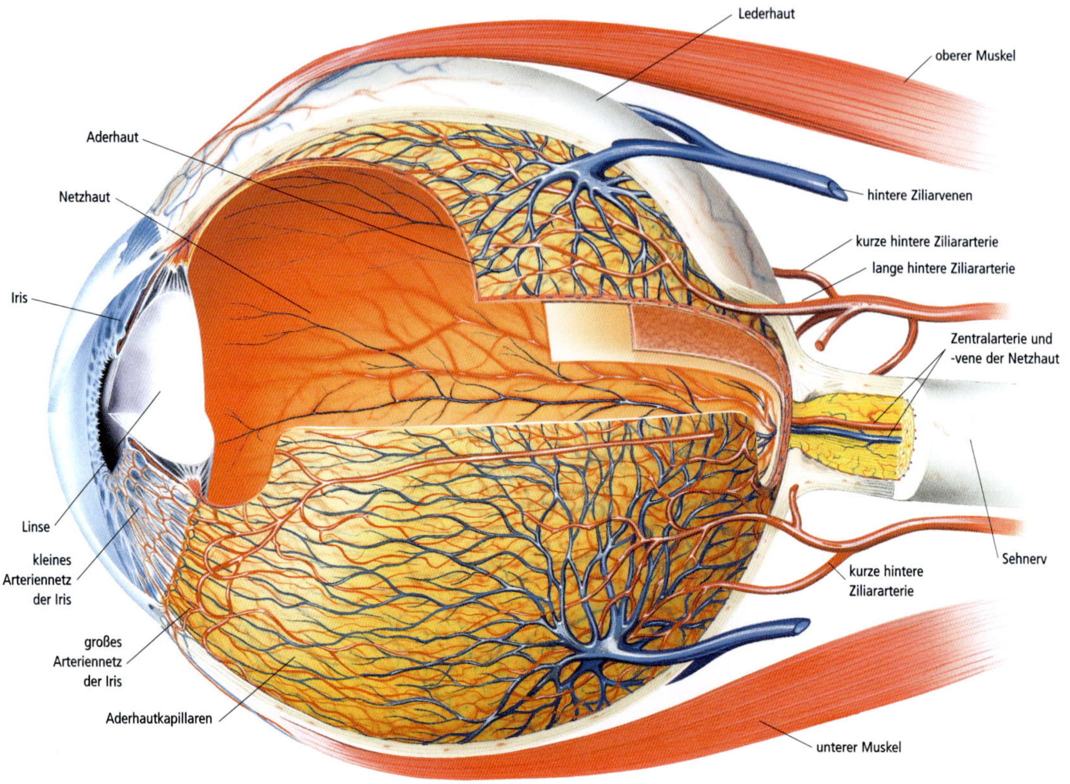

Augenarterien

Die Zentralarterie tritt durch das Zentrum des Sehnervs in das Auge ein. Sie breitet sich fächerförmig in vier Haupttäste und deren Venen aus. Im Auge verzweigen sich diese Arterien zu einem Kapillarnetz. Erkrankungen wie Bluthochdruck oder Zuckerkrankheit können die Arterien beeinträchtigen.

forderliche Rundung nicht mehr erreicht. Das Auge kann sich nicht mehr auf ein nahes Objekt einstellen, sodass das Brechungsvermögen der Augenlinse mit Hilfe einer Lesebrille verstärkt werden muss.

Bei der Kamera reguliert die Blende den Lichteinfall auf die Linse. Eine kleine Blende ermöglicht eine große Tiefenschärfe, d.h. auch Objekte, die von dem auf der Linse eingestellten Abstand abweichen, also zu nah oder zu fern sind, ergeben ein scharfes Bild. Fotografen machen deshalb mit einer kleinen Blende Aufnahmen von nahen Objekten.

REGENBOGENHAUT

Die Regenbogenhaut (Iris) ist mit der Kamerablende vergleichbar. Ihre Pigmentierung schützt vor Licht. Um die Pupille herum verlaufen kreisförmige Muskelfasern, die sich bei hellem Licht zusammenziehen und die Pupille verengen. Zudem enthält die Iris sternförmig um die Pupille angeordnete Fasern, die sich bei Dunkelheit zusammenziehen und die Pupille erweitern.

Die Einstellung der Pupillenweite sowie die Tätigkeit der Ziliarmuskeln werden vom vegetativen, d.h. vom unwillkürlichen Nervensystem gesteuert. Bei einer Störung dieses Systems tritt nach einer Reizung des Auges durch Licht keine Pupillenverengung ein.

Die Augenfarbe wird von den Irispigmenten bestimmt und ist genetisch festgelegt. Bei Albinos ist die Iris nicht pigmentiert, sodass die Augen aufgrund der kleinen Blutgefäße in der Netzhaut rötlich wirken.

Die Iris kann sich entzünden (Iritis). Folgen dieser Krankheit sind Schmerzen, Lichtempfindlichkeit (Photophobie) und Rötung des Auges.

PUPILLE

Die Pupille ist das Sehloch in der Regenbogenhaut, durch das Licht ins Auge gelangt. Ihre Größe wird von winzigen, kreis- und sternförmig um die Pupille angeordneten Muskeln in der Iris gesteuert.

Bei Tageslicht misst die Pupille ca. 3 mm im Durchmesser, im Dunkeln weitet sie sich auf ca. 7 mm, damit mehr Licht einfallen kann. Zusätzlich ist die Netzhaut durch verschiedene Arten von Photorezeptoren an der Dunkelanpassung beteiligt.

Bei der Benutzung eines optischen Instrumentes, z.B. eines Teleskopes oder Fernglases, sollte der Objektivdurchmesser des Gerätes dem jeweiligen Pupillendurchmesser angepasst werden. Aus diesem Grund haben Nachtferngläser größere Objektive als Ferngläser, die am Tag benutzt werden.

NETZHAUT

Die Netzhaut (Retina) ist die lichtempfindliche innerste Schicht des Augapfels. Auf ihr befinden sich die lichtempfindlichen Zellen, die so genannten Photorezeptoren, die über die Sehnerven visuelle Informationen an das Gehirn senden. Das Licht trifft auf die Netzhaut, nachdem es durch die Hornhaut die Pupille erreicht und dann die Linse und den Glaskörper durchquert hat.

Die Sehachse oder optische Achse des Auges verläuft als Gerade zwischen dem Mittelpunkt der Linse und dem auf der Netzhaut abgebildeten Mittelpunkt. Die von der Netzhaut ausgehenden Nervenfasern vereinen sich an der Sehnervenpapille zum Sehnerv.

Photorezeptoren

Die Photorezeptoren wandeln Licht in Nervenimpulse um. Sie werden nach ihrer Form in zwei Kategorien unterteilt – Stäbchen und Zapfen – und sind auf Helligkeitsunterschiede und Farbsicht spezialisiert. Die Zapfen sind weniger lichtempfindlich als die Stäbchen, können dafür jedoch Farben wahrnehmen. Die Signale der einzelnen Zapfen werden meist getrennt übermittelt, da nur wenige Zapfen zusammengeschaltet sind, bevor die Signalübermittlung an das Gehirn erfolgt. Aus diesem Grund ist die Sehschärfe eine Leistung der Zapfen.

Nach den Gesetzen der Optik ist das durch eine Linse erzeugte Bild um die optische Achse der Linse am schärfsten. Um die Sehachse weist die Netzhaut eine hohe Zapfenkonzentration auf – die Basis für eine hohe Auflösung. Jeder Zapfen ist über eine optische Nervenfaser mit einem Punkt der Großhirnrinde verbunden. Diese Punkt-zu-Punkt-Abbildung im Gehirn sorgt für höchstmögliche Auflösung. Beim Lesen nimmt der Betrachter nur die Worte im Zentrum seines Gesichtsfeldes deutlich wahr. Der Rest bleibt verschwommen.

Wie schon erwähnt sind Stäbchen lichtempfindlicher als Zapfen. Im Gegensatz zu den Zapfen sind viele Stäbchen zusammengeschaltet, bevor die Signalübermittlung an das Gehirn erfolgt. Daher eignen sie sich für die Wahrnehmung von Helligkeit und Bewegung, jedoch nicht von Farben und Details (Sehschärfe). Die Netzhaut enthält im Sehzentrum fast keine Stäbchen, in der Randzone dagegen ausschließlich Stäbchen. Folglich lassen sich »aus dem Augenwinkel« zwar die Bewegungen einer Person beobachten, nicht jedoch ihr Gesichtsausdruck.

Durch das Fehlen von Photorezeptoren werden an der Sehnervenpapille (der Sammelstelle der von der Netzhaut ausgehenden Nervenfasern am Anfang des Sehnervs) keine einfallenden Lichtstrahlen wahrgenommen (»blinder Fleck«).

Unter Einwirkung von Licht verlieren die Photorezeptoren Rhodopsin, auch Sehpurpur genannt. Dieses lichtempfindliche Pigment muss anschließend in der Zelle neu synthetisiert werden. Nach einem starken Lichtreiz ist das Auge aufgrund des Rhodopsinmangels in den Photorezeptoren kurzzeitig geblendet.

Zentralarterie der Netzhaut

Die Zentralarterie *(A. centralis)* tritt durch das Zentrum des Sehnervs in den Augapfel ein. An der Sehnervenpapille breitet sie sich dann fächerartig in vier Hauptäste (die von den entsprechenden Venen begleitet werden) aus. Diese Äste verlaufen an der Innenseite der Netzhaut und verzweigen sich in ein Kapillarnetz.

Die Betrachtung dieser Blutgefäße mit Hilfe eines speziellen Gerätes, des Ophthalmoskopes, dient nicht nur der Diagnose von Augenerkrankungen, sondern lässt auch Rückschlüsse auf den allgemeinen Arterienzustand bei Krankheiten wie Bluthochdruck oder Zuckerkrankheit zu.

Diagnostik

Um Krankheiten der Netzhaut festzustellen, wird mit Hilfe des Ophthalmoskopes ein heller Lichtstrahl durch die Pupille geschickt, um ein vergrößertes Bild der Netzhaut zu erhalten. So können Erkrankungen wie Netzhaut- oder Makuladegeneration bzw. Grauer Star einfacher diagnostiziert werden. Bei einer Augenuntersuchung kann auch eine so genannte Retinoskopie (Skiaskopie) durchgeführt werden. Dabei kann man erkennen, wie das Licht im Auge gebrochen wird. Ein Retinoskop misst, wie sich ein projizierter Strahl über die Netzhautoberfläche bewegt. Damit lassen sich Brechungsfehler wie Kurz- und Weitsichtigkeit entdecken und man kann entscheiden, ob eine Brille oder Kontaktlinsen notwendig sind, um Brechungsfehler zu korrigieren oder zu neutralisieren.

GLASKÖRPER

Die Höhle hinter der Linse und ihrer Zonula ist mit einem viskoelastischen Gel, dem durchsichtigen Glaskörper *(Corpus vitreum)*, gefüllt. Im hohen Alter können sich darin kleine Partikel bilden, die im Gesichtsfeld als bewegliche Punkte (Mouches volantes) sichtbar werden, da sie Schatten auf die Netzhaut werfen.

VORDERE UND HINTERE AUGENKAMMER

Der Bereich vor Linse und Zonula wird durch die Iris in die vordere und hintere Augenkammer unterteilt. Der Ziliarkörper sondert Kammerwasser in die hintere Kammer ab, das durch die Pupille in die Vorderkammer gelangt.

Die Ernährung der Linse und Hornhaut erfolgt ausschließlich über das Kammerwasser, das über den Schlemm-Kanal in die Augenvenen abgeleitet wird.

Der Augeninnendruck hängt vom Gleichgewicht zwischen der Produktion des Kammerwassers und seinem Abfluss ab. Dieser Druck wird oft bei einer Augenuntersuchung gemessen. Ein erhöhter Augeninnendruck führt zu einem Grünen Star (Glaukom), der sogar zur Blindheit führen kann.

SEHNERV

Der Sehnerv *(N. opticus)* verbindet das Auge mit dem Gehirn und ist der 2. der zwölf Hirnnerven. Er enthält die langen Fortsätze (Axone) der Ganglienzellen in der Netzhaut, der lichtempfindlichen Schicht an der Hinterseite des Auges. Die Netzhaut und der Sehnerv entstammen dem Gehirn und sind Teil des Zentralnervensystems. Die Axone der Ganglienzellen laufen an der Sehnervenpapille (dem blinden Fleck) zusammen, der Austrittsstelle des Sehnervs aus dem Auge. Der Nerv verläuft dann weiter zur Sehnervenkreuzung *(Chiasma opticum)* und verbindet sich dort mit Nervenfasern des anderen Auges. Jeder Sehnerv enthält ca. eine Million Axone sowie Blutgefäße zur Versorgung der Netzhaut. Die Aktionspotenziale im

Blinder Fleck

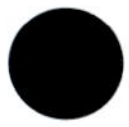

Halten Sie Ihr rechtes Auge zu und betrachten Sie das rote Kreuz aus 30 cm Entfernung. Sie können den schwarzen Punkt nur ungenau am Rand Ihres Gesichtsfeldes sehen. Fixieren Sie weiter das Kreuz und heben Sie dabei das Blatt langsam näher an Ihr Auge. Bei einer bestimmten Entfernung (wenn seine Abbildung auf den blinden Fleck fällt) wird der schwarze Punkt nicht mehr zu sehen sein. Bei beidäugigem Sehen ist dieses Phänomen nicht zu beobachten, da die Gegenstände nie in beiden Augen gleichzeitig auf dem blinden Fleck abgebildet werden.

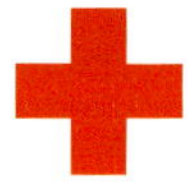

Sehnerv

Der Sehnerv leitet die Signale von der Netzhaut an das Gehirn weiter. Eine Schädigung des Sehnervs kann durch Infektionen, Stoffwechsel- oder Ernährungsstörungen oder einen Unfall verursacht werden. Zuckerkrankheit und Blutarmut können den Sehnerv schädigen und zu Sehverlust führen.

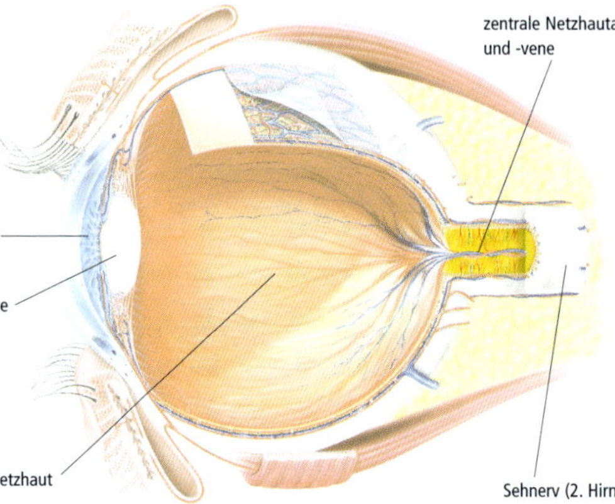

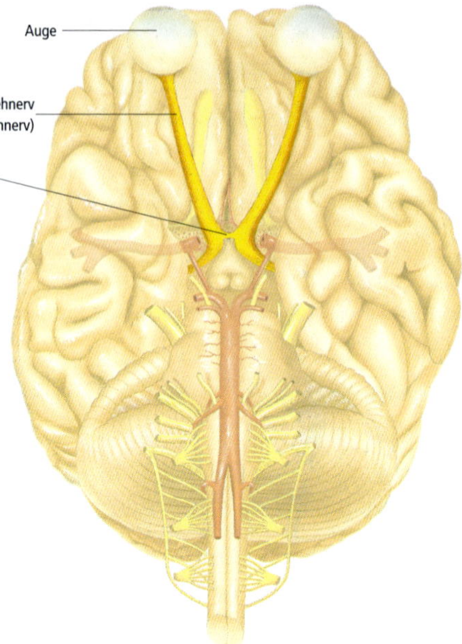

Nerv werden zum Gehirn weitergeleitet und lösen dort Sehempfindungen aus.

Eine Schädigung des Sehnervs kann zu teilweiser oder völliger Blindheit des jeweiligen Auges führen. Eine Entzündung des Nervs an der Sehnervenpapille (Optikusneuritis) kann sowohl in Verbindung mit Multipler Sklerose als auch bei einigen Gefäßkrankheiten, z. B. beim Horton-Syndrom (*Arteritis temporalis*), auftreten. Eine gesunde Sehnervenpapille sieht durch ein Ophthalmoskop wie ein Becher aus, während sie bei Optikusneuritis geschwollen und gerötet ist. Um eine Erblindung zu vermeiden, muss vor allem die Entzündung eingedämmt werden. Bei erhöhtem Hirndruck kommt es ebenfalls zu einer Schwellung der Sehnervenpapille (Stauungspapille).

BEWEGUNGEN DES AUGAPFELS

Die Augen werden zur Wahrnehmung der Umgebung bewegt. Da sich das Auge nur geringfügig dreht, um einem einige hundert Meter entfernten, beweglichen Objekt zu folgen, muss die Augenbewegung präzise sein. Räumliches Sehen ist nur durch eine koordinierte Bewegung beider Augen möglich.

Der Augapfel wird von sechs Muskeln gehalten, die von der Augenhöhle (in welcher der Augapfel liegt) zum Augapfel verlaufen. Zur Bewegung des Augapfels arbeiten die Muskeln, vereinfacht dargestellt, paarweise zusammen. Blickt das rechte Auge nach rechts, so zieht sich der seitliche gerade Muskel (*M. rectus lateralis*) auf der rechten Augenseite zusammen, der mittlere gerade Muskel (*M. rectus medialis*) auf der linken Augenseite gibt der Bewegung nach. Tatsächlich jedoch sind alle sechs Muskeln an jeder Bewegung des Augapfels beteiligt. Daher ist der neurale Kontrollmechanismus sehr komplex.

Wenn ein Muskel zu lang ist (z. B. der seitliche gerade Muskel des rechten Auges), so wird das Auge durch den Zug des ungehinderten Partners (in diesem Fall der mittlere gerade Muskel) auf die gegenüberliegende (in diesem Beispiel linke) Seite abgelenkt. Die Augen sind dann in ihren Bewegungen nicht aufeinander abgestimmt, der Betroffene schielt. Die Erkrankung kann durch eine operative Muskelverkürzung oder Verlagerung des Muskelansatzes geheilt werden.

AUGENWIMPERN

Die Wimpern (Zilien) am vorderen Augenlidrand dienen dem Schutz des Auges. Bei Trichiasis wachsen die Wimpern nach innen, reiben an der Hornhaut, führen zu Augenreizung und -tränen und einem Fremdkörpergefühl im Auge. Ursache ist meist eine Ein-

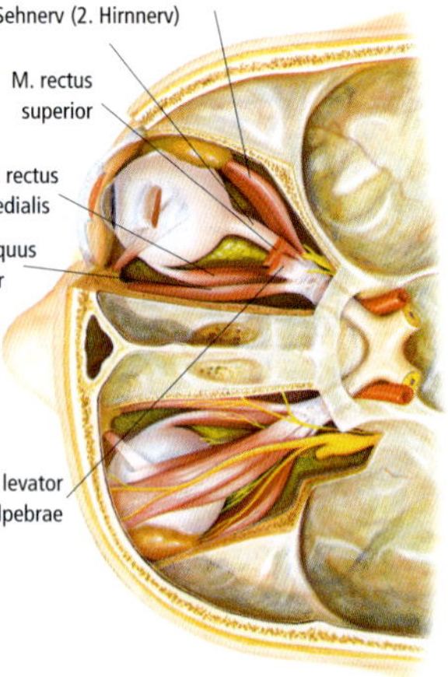

Augenbewegungen und Innervation

Die Augenbewegungen nach rechts, links, oben und unten werden von sechs Augenmuskeln gesteuert, die die Augen von allen Seiten umgeben (der sechste Muskel, M. obliquus inferior, ist auf der Abbildung nicht zu sehen). So kann ein maximal großes Gesichtsfeld abgedeckt werden. Der Sehnerv transportiert die Sinneseindrücke der Augen in Form von elektrischen Impulsen zum Gehirn, wo sie ausgewertet werden.

wärtsstülpung des Augenlides (Entropium). Die Behandlung besteht in der Entfernung der nach innen gewachsenen Wimper(n) oder der operativen Korrektur des Entropiums.

AUGENLIDER

Der Augapfel wird von zwei Hautfalten, den Augenlidern, bedeckt. Bei geöffnetem Auge zieht sich das Augenlid über dem Augapfel zurück, bei geschlossenem Auge bedecken das Ober- und Unterlid den sichtbaren Augenbereich. Die Lidränder enthalten die Meibom-Drüsen, die die Augenlider mit öligem Sekret bedecken. Die Bindehaut (Konjunktiva) überzieht die Lederhaut und die Innenseite der Augenlider. Zu den Augenliderkrankungen zählen das blaue Auge, die Augenlidentzündung, das Hagelkorn, die Bindehautentzündung, das Entropium, das Entropium, die Ptose und das Gerstenkorn. Auch die Lidhaut kann von Hautkrankheiten (z. B. Ekzeme) befallen werden.

Unter einer Augenlidentzündung (Blepharitis) versteht man verschiedene Entzündungsformen. Meist ist der Lidrand betroffen. Verursacht werden sie durch eine verstärkte Talgsekretion oder eine Infektion der Meibom-Drüsen. Die Augenlider sind gerötet und geschwollen. Die Behandlung besteht in der vorsichtigen Säuberung der Augen mit warmer physiologischer Kochsalzlösung und der Gabe von je nach Ursachen unterschiedlichen Medikamenten.

Ein Hagelkorn (Chalazion) ist eine chronisch entzündliche Zyste durch eine Blockade des Talgabflusses aus einer Meibom-Drüse. Hagelkörner sind harmlos, müssen aber entfernt werden, wenn sie schmerzen oder kosmetisch stören.

Von einem Ektropium spricht man, wenn ein Augenlid – in der Regel das untere – nach außen hängt. Ein Ektropium ist eine häufige Alterserscheinung und durch eine Muskelschwäche des *M. orbicularis oculi* bedingt. Weitere Ursachen sind Lähmungen der Gesichtsmuskulatur, z. B. nach einem Schlaganfall, und Narbenbildungen nach Verletzungen.

Unter Entropium versteht man das Einwärtsdrehen des Augenlides, sodass die Wimpern auf der Bindehaut scheuern. Beide Störungen können durch kleine Operationen korrigiert werden.

Von einer Ptose spricht man, wenn das Lid nicht angehoben werden kann. Ursachen sind verschiedene Erkrankungen im Gehirn, angeborene Störungen oder die Krankheit *Myasthenia gravis*.

Ein Gerstenkorn (Hordeolum) ist ein kleiner Abszess einer Haarfollikeldrüse, der durch eine bakterielle Infektion verursacht wurde. Wenn sich das Gerstenkorn von selbst entleert, ist keine weitere Therapie notwendig. Ansonsten sind antibiotikahaltige Augentropfen und Salben hilfreich.

TRÄNENAPPARAT

Tränen halten das Auge feucht, überziehen es mit einem öligen Film und schützen es vor Infektionen. Sie werden von der Tränendrüse am oberen äußeren Rand der Augenhöhle abgesondert und fließen über die Hornhaut zum inneren Augenwinkel, wo sie von zwei kleinen Kanälen mit Öffnungen an der inneren Lidspalte aufgefangen werden. Von diesen Kanälen fließen sie in den Tränensack und den Tränennasengang, eine kleine Röhre, die in die Nase mündet. Daher können wir salzige Augentränen schmecken: Sie gelangen in die Nase und tropfen auf den Zungenrücken.

Durch den Lidschlag wird der Tränenfilm verteilt. Tränen werden beim Weinen oder bei Augenreizungen abgesondert, da die Tränenproduktion in diesen Fällen den Tränenabfluss übersteigt.

Die Tränenflüssigkeit ist essenziell für das Auge. Anhaltende Trockenheit kann zu Hornhautgeschwüren führen. Bei einer unzureichenden Tränenproduktion (z. B. aufgrund des Sjögren-Syndroms) müssen deshalb mehrmals täglich künstliche »Tränen« eingeträufelt werden.

Der Begriff Dakryoadenitis bezeichnet die Entzündung einer oder beider Tränendrüsen. Die meist durch eine bakterielle Infektion bedingte Entzündung tritt am häufigsten bei Kleinkindern auf. Die Behandlung erfolgt mit einem Breitbandantibiotikum.

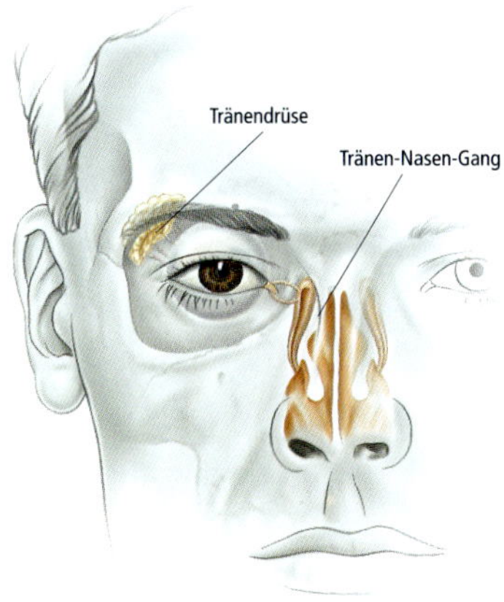

Tränenabsonderungen

Die Tränendrüsen sondern Tränenflüssigkeit ab, die den Augapfel mit einem öligen Film überzieht.

SEHVERMÖGEN

Das Sehvermögen ist die Folge eines Prozesses, bei dem das im Auge eintreffende Licht im Gehirn Nervenimpulse zur Wahrnehmung von Form, Größe, Farbe, Bewegung und Position von Gegenständen auslöst. Die Fähigkeit, klare Bilder mit der richtigen Farbe und Intensität sehen zu können, hängt davon ab, wie die Lichtstrahlen das Auge passieren und wie die optischen, biochemischen, nervalen und psychologischen Komponenten zusammenwirken.

Die in das Auge eindringende Lichtmenge wird von der Regenbogenhaut kontrolliert, dem farbigen Teil des Auges, der hinter der transparenten gekrümmten Hornhaut vorne im Auge liegt. Die Hornhaut fokussiert die Lichtstrahlen durch die Pupille auf die Linse, eine weitere transparente Struktur zur Feinfokussierung von Licht. Auf ihrem Weg durch das Auge werden die Lichtstrahlen gebrochen. Die Stärke der Brechung hängt von der Krümmung der Hornhaut und der Linse ab; die Linsenkrümmung kann durch die umliegenden Muskeln verändert werden, sodass sich das Auge auf nahe und weiter entfernte Objekte einstellen kann.

Die Lichtstrahlen gelangen durch eine Gallerte im Auge, den Glaskörper, zur Netzhaut, einer hoch empfindlichen Zellschicht am Augenhintergrund. Hier entstehen die wichtigen Nervenimpulse, die über den Sehnerv zum Gehirn geleitet werden.

Farbe und Intensität

Die Netzhaut besteht aus Millionen von Photorezeptoren, den Stäbchen und Zapfen. Die Zapfen sind für das Farbensehen verantwortlich, während die Stäbchen auf das Helligkeitssehen spezialisiert sind und das Sehvermögen bei schwachen Lichtverhältnissen ermöglichen. Da Stäbchen kein Farbensehen ermöglichen, erscheinen in der Dämmerung Gegenstände in verschiedenen Grauschattierungen. Die Stäbchen enthalten das rote photosensitive Pigment Rhodopsin (Sehpurpur), die Zapfen sondern Iodopsin ab. Wenn

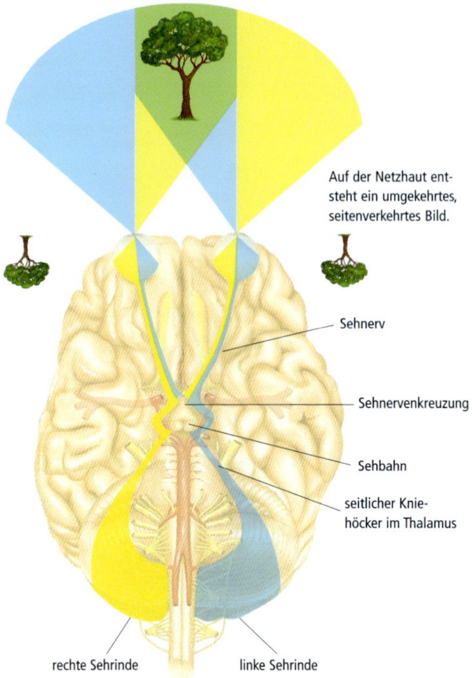

Sehbahn

Das rechte und das linke Auge haben ein etwas unterschiedliches, jedoch überlappendes Gesichtsfeld. Die Überlappungsstelle (das binokulare Feld) ermöglicht die Einschätzung der Entfernung eines Gegenstandes und seiner Dreidimensionalität. Lichtstrahlen werden umgedreht, gekreuzt und in Nervenimpulse umgewandelt. Diese Signale wandern an den Sehnerven entlang zur Sehnervenkreuzung, wo Signale vom äußeren Gesichtsfeldrand zur gegenüberliegenden Hirnhälfte kreuzen (damit Bilder von der rechten Seite des Auges zur linken Sehrinde gelangen). Von dort gelangen die Signale zum Corpus geniculatum laterale, das die Signale sortiert und zur Sehrinde weiterleitet. Dort werden die Bilder kombiniert, umgedreht und interpretiert.

Gesichtsfeld

Das Auge ist dazu bestimmt, Lichtstrahlen zu bündeln und zu brechen, um auf dem Augenhintergrund eine kleine Abbildung des wahrgenommenen Gegenstandes zu bilden. Dieses Bild wird dann in Form von elektrischen Signalen zum Gehirn transportiert. In das Auge eindringende Lichtstrahlen treffen auf die Hornhaut, wo sie gebrochen, d.h. gebündelt werden. Dann passieren die Strahlen die Linse, die sie auf die Rückseite der Netzhaut fokussiert. Die Netzhaut besteht aus einer Schicht lichtempfindlicher Zellen, den Stäbchen- und Zapfenzellen. Bei Stimulation durch Licht senden die Stäbchen und Zapfen elektrische Signale zu den Zellen des Sehnervs.

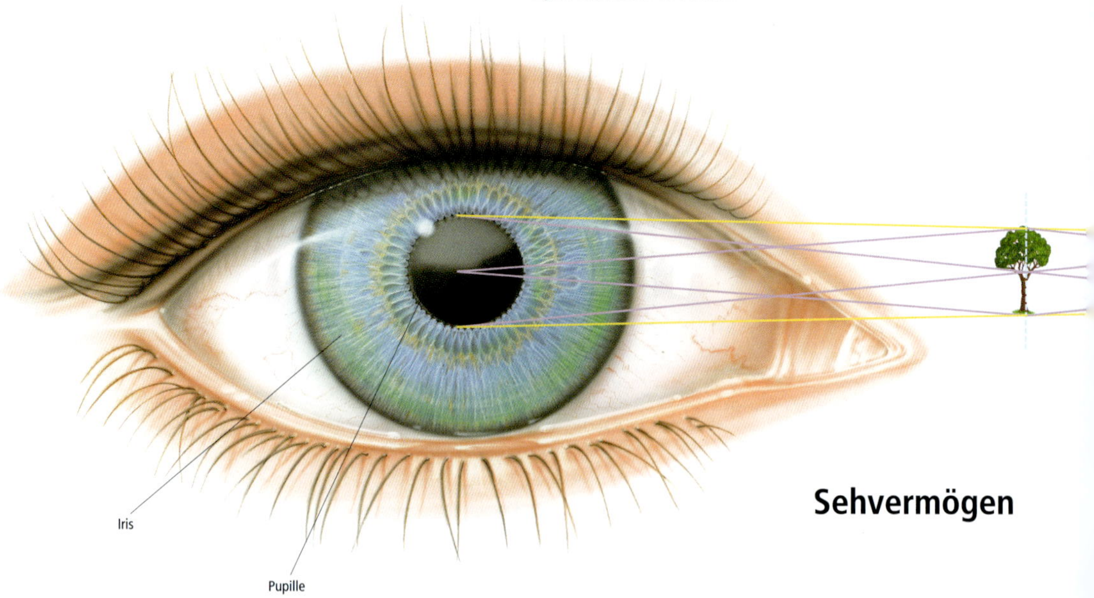

Sehvermögen

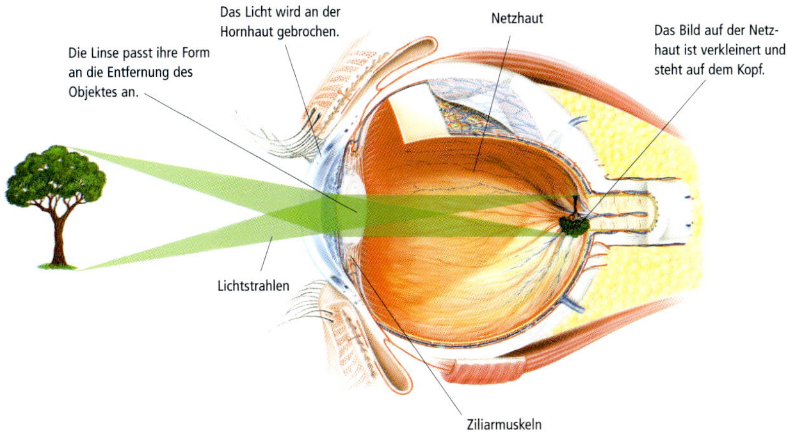

Fokussierung

Die Lichtstrahlen werden bereits beim Eintritt in das Auge von der Hornhaut gebrochen und dann weiter so gebündelt, dass auf der Netzhaut ein auf dem Kopf stehendes Bild entsteht. Je nach dem Abstand des scharf zu stellenden Gegenstandes wird die Form der Linse durch die Ziliarmuskeln verändert. Dadurch wird die Brechung der einfallenden Lichtstrahlen verändert, wodurch sie genau auf die Netzhaut treffen.

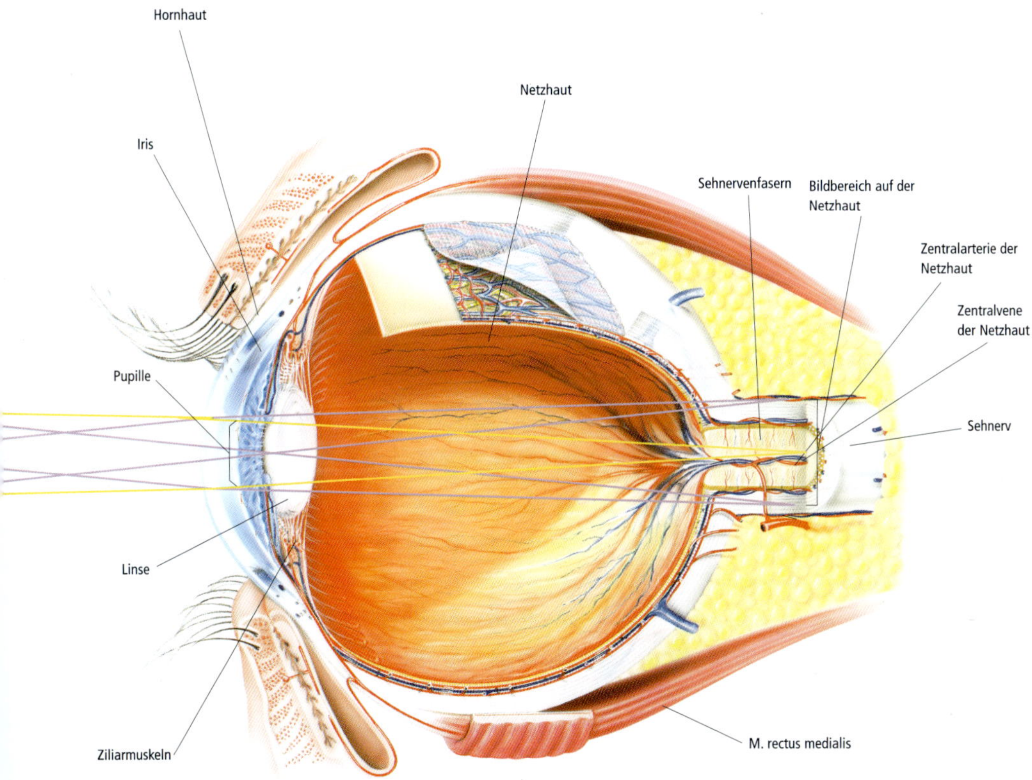

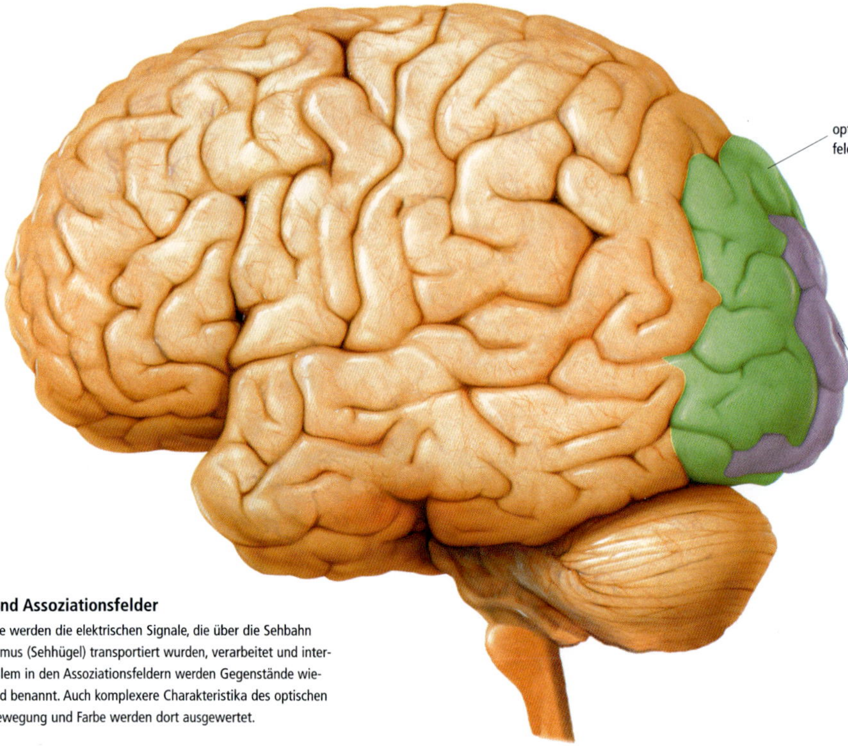

Sehrinde und Assoziationsfelder

In der Sehrinde werden die elektrischen Signale, die über die Sehbahn und den Thalamus (Sehhügel) transportiert wurden, verarbeitet und interpretiert. Vor allem in den Assoziationsfeldern werden Gegenstände wiedererkannt und benannt. Auch komplexere Charakteristika des optischen Signals wie Bewegung und Farbe werden dort ausgewertet.

das Licht auf die Stäbchen und Zapfen fokussiert wird, erfolgt eine chemische Reaktion. Dadurch werden die Pigmente zersetzt und elektrische Impulse ausgelöst, die zum Gehirn gelangen.

Ein Rhodopsinmangel in den Stäbchenzellen kann zu Nachtblindheit führen, die die Sehfähigkeit bei geringer Lichtmenge einschränkt. Ursache ist manchmal ein Mangel an Vitamin A, häufiger jedoch die degenerative Netzhautkrankheit *Retinopathia pigmentosa*. Fehlende oder abnorme Pigmente in den Zapfen führen zu partieller oder totaler Farbenblindheit.

Bei Farbenblindheit sind die Farben nur schwer zu unterscheiden. Das Farbensehen wird durch Kombinationen der drei Farbpigmente Rot, Grün und Blau ermöglicht. Bei partieller Farbenblindheit ist der Betroffene meist nicht in der Lage, zwischen Rot und Grün zu unterscheiden, was beides als Gelbton wahrgenommen wird. Totale Farbenblindheit oder Achromatopsie bedeutet, dass die gesamte Umgebung in Grautönen wahrgenommen wird.

Sehnerv

Die Stäbchen und Zapfen der Netzhaut senden über ein Netz von bipolaren Nervenzellen Impulse zum Sehnerv *(N. opticus)*. Nervenimpulse für das linke und rechte Sehfeld jedes Auges werden zu verschiedenen Teilen der Großhirnrinde geschickt.

Bei der Auswertung dieser Informationen kombiniert das Gehirn diese zwei Meldungen zu einem Bild. Das Gehirn dreht die auf der Netzhaut umgekehrt erscheinenden Bilder auch wieder um. Wie dies geschieht, ist nicht bekannt.

Binokulares Sehen

Normales menschliches Sehen ist binokular, d.h. Bilder von beiden Augen werden zu einem scharfen Bild zusammengefügt. Jedes Auge sieht eine Szene oder ein Objekt aus einem etwas anderen Winkel. Binokulares Sehen ist die Fähigkeit, mit beiden Augen eine Szene oder einen Gegenstand zu fokussieren und diese beiden Bilder zu einem räumlichen Bild zusammenzufügen. Menschen ohne binokulares Sehen haben aufgrund des fehlenden räumlichen Sehens Schwierigkeiten bei der Einschätzung von Entfernungen.

Entstehen von einem Gegenstand zwei Bilder im Gehirn, spricht man von Doppeltsehen (Diplopie). Ursachen können die Stabsichtigkeit, eine ungleichmäßige Hornhautkrümmung oder ein Ungleichgewicht in der Stärke der Augenmuskulatur bzw. eine Störung in der Muskelkoordination sein.

Die Folge der muskulären Störungen sind verschiedene Formen des Schielens. Durch die verschiedenen Bilder ist das Gehirn überfordert, was sich in Kopfschmerzen, rascher Ermüdbarkeit und schlechtem räumlichen Sehen äußert. Um die permanenten Doppelbilder zu verhindern, wird bei fehlender Behandlung im Lauf der Zeit ein Auge ausgeschaltet, wodurch es nerval erblindet.

Brechungsfehler

Um einen Gegenstand deutlich sehen zu können, müssen die Lichtstrahlen genau auf die Netzhaut fokussiert werden. Ist dies aufgrund der Augapfelform nicht der Fall, kommt es zu Fehlsichtigkeit wie Kurzsichtigkeit, Weitsichtigkeit, Alterssichtigkeit und Stabsichtigkeit. Diese Brechungsfehler sind keine Folge von Krankheit oder Verletzung, sondern von physikalischen Merkmalen des Auges.

Bei Weitsichtigkeit hat das Auge Schwierigkeiten, nahe Gegenstände scharf zu stellen. In der Ferne sieht es dagegen gut. Lichtstrahlen von nahen Gegenständen werden auf einem Punkt hinter der Netzhaut fokussiert, da der Augapfel nicht tief genug oder die Linse zu schwach ist.

Die durch eine altersbedingte Verminderung der Elastizität der Linse bedingte Weitsichtigkeit nennt man Alterssichtigkeit. Ab dem Alter von 45 Jahren leidet so gut wie jeder unter einem gewissen Maß an Alterssichtigkeit, das sich nicht verhindern lässt.

Bei Kurzsichtigkeit hat das Auge Schwierigkeiten beim Scharfstellen entfernter Gegenstände. In der Nähe sieht es gut. Die Ursache ist ein zu tief liegender Augapfel oder eine zu stark gekrümmte Linse, wodurch die Lichtstrahlen so stark gebrochen werden, dass die Bilder vor statt auf der Netzhaut fokussiert werden. Dieser Fokussierfehler kann, wie auch Weitsichtigkeit, angeboren sein oder später im Leben eintreten, wenn die Linse an Elastizität verliert. Eine unregelmäßig gekrümmte Hornhaut oder Linse führt zur Stabsichtigkeit, bei der das einfallende Licht mal vor, mal hinter der Netzhaut gebündelt wird. Diese erblich bedingte, durch Verletzung oder Erkrankung erworbene Störung führt zur Sehschwäche oder verzerrtem Sehen.

Gesichtsfeld

Sehstörungen verändern häufig die Größe oder Form des Gesichtsfeldes. Zu diesen Erkrankungen zählt auch die Makuladegeneration, bei der der zentrale Teil der Netzhaut, die Makula, zunehmend degeneriert, was zu fortschreitender Sehschwäche und allmählichem Ausfall des zentralen Gesichtsfeldes führt. Das periphere Gesichtsfeld ist von dieser Störung meist nicht betroffen. Die Makula ist der Bereich mit den meisten Nervenzellen und damit der Bereich des schärfsten Sehens. Die Makuladegeneration kann eine natürliche Folge des Alterungsprozesses oder auf eine Krankheit oder Umweltbedingungen zurückzuführen sein.

Eine starke Einschränkung des peripheren (äußeren) Gesichtsfelds bezeichnet man als röhrenförmiges Gesichtsfeld oder Tunnelblick. Diese Störung ist oft die Folge eines Grünen Stars (Glaukom), bei dem der Sehnerv durch zu hohen Flüssigkeitsdruck im Auge beschädigt wurde oder ein Symptom von fortgeschrittener *Retinopathia pigmentosa,* einer Netzhautdegeneration, ist. Betroffene können direkt neben ihnen stehende Personen nicht wahrnehmen. Diese Erkrankung führt oft auch zu Nachtblindheit, d.h. einer eingeschränkten Funktionsfähigkeit bei verminderten Lichtverhältnissen.

Die Hemianopsie ist der halbseitige Verlust des Gesichtsfeldes in einem oder beiden Augen. Der Sehverlust erfolgt meist in der linken oder rechten Hälfte des Gesichtsfeldes, kann jedoch auch einmal die obere oder untere Hälfte betreffen. Diese Störung bleibt anfangs oft unerkannt, da der Sehverlust in beiden Augen gleich ist. Eine Hemianopsie ist Folge eines Krankheitsprozesses im Gehirn, durch den die Übertragung und Verarbeitung der Lichtsignale gestört ist. Sie tritt oft nach einer Hirnverletzung oder bei einem Tumor auf.

Behandlungsmöglichkeiten

Brillen und Kontaktlinsen, die die Brechungskraft des Auges korrigieren, sind die häufigste Behandlungsmethode für Brechungsfehler.

Kurzsichtigkeit, Weitsichtigkeit und Stabsichtigkeit können in manchen Fällen auch mit Laseroperationen korrigiert werden. Die gebräuchlichste Lasertherapie zur Behandlung von Brechungsfehlern ist die so genannte laserassistierte intrastomale Keratomyleusis (LASIK), bei der eine dünne Lamelle der Hornhaut chirurgisch gelöst und zurückgeklappt, ein Teil des darunter liegenden Hornhautgewebes abgetragen und die Hornhautlamelle anschließend refixiert wird. Auf diese Weise wird die Hornhautkrümmung entsprechend dem Ausmaß des Brechungsfehlers verändert.

Es besteht jedoch die Gefahr, dass die mit einer Brille oder Kontaktlinsen erzielte Korrektur der Sehkraft nach der Laseroperation schlechter ist. Laseroperationen können auch zur Beseitigung von Hornhautnarben oder eingewachsenen Blutgefäßen infolge verschiedener Erkrankungen oder Verletzungen eingesetzt werden.

Bei einer Sehschärfe unterhalb des Normbereichs, die nicht durch Brillen, Kontaktlinsen, Operationen oder andere medizinische Behandlungsmethoden korrigiert werden kann, spricht man von Sehschwäche oder Schwachsichtigkeit (Amblyopie). Zu den möglichen Ursachen zählen eine Beschädigung der Makula und des Sehnervs, z. B. durch Krankheiten wie diabetische Retinopathie, Grüner und Grauer Star sowie *Retinopathia pigmentosa.* Viele Personen mit Sehschwäche haben, auch wenn sie blind erscheinen, noch eine Restsehkraft. Aktivitäten wie Lesen können mit Hilfe von Großdruckbüchern und Vergrößerungsgeräten immer noch möglich sein.

AUGENERKRANKUNGEN

Das Auge ist ein empfindliches Organ, dessen Sehfähigkeit leicht durch Fremdkörper, Verletzungen, Entzündungen oder angeborene Fehlbildungen beeinträchtigt werden kann.

SIEHE AUCH ***Fetalentwicklung in Kapitel** 13;* ***Augenspiegelung, Tonometrie in Kapitel** 16*

KURZSICHTIGKEIT

Bei Kurzsichtigkeit (Myopie) werden nahe Objekte scharf wahrgenommen, während entfernte Objekte verschwommen erscheinen. Die Kurzsichtigkeit ist eine Augenerkrankung, bei der die Lichtstrahlen aus größerer Entfernung bereits vor der Netzhaut – statt auf der Netzhaut – zusammentreffen. Die Ursache dafür ist ein zu langer Augapfel oder eine zu starke Brechung durch die Linse. Kurzsichtigkeit entwickelt sich meist im Kindesalter und ist häufig angeboren. Sie kann durch eine Brille oder Kontaktlinsen ausgeglichen werden. Durch eine kreisförmige Keratotomie, eine Operation der Hornhaut, lässt sich die Kurzsichtigkeit vielfach beheben oder zumindest verbessern.

STABSICHTIGKEIT

Bei der Stabsichtigkeit (Astigmatismus) ist die Hornhaut oder die Linse des Auges nicht symmetrisch gekrümmt, wodurch der Patient in einer Richtung – entweder vertikal, horizontal oder diagonal – lediglich ein verschwommenes oder verwischtes Bild erkennen kann.

Die Ursache ist unbekannt. Manche Arten des Astigmatismus scheinen jedoch erblich zu sein. Die Erkrankung ist selten schwerwiegend. Wenn nötig kann der Sehfehler durch Korrekturlinsen ausgeglichen werden. Andere Therapieformen sind die chirurgische Keratotomie oder eine Laserbehandlung, die so genannte LASIK. Die erste Kontaktlinse wurde im Jahr 1887 von Adolf Fick aus Glas hergestellt und sollte gegen Stabsichtigkeit helfen.

SCHIELEN

Schielen (Strabismus) ist ein Zustand, bei dem die optischen Achsen beider Augen aufgrund einer Stellungsanomalie der Augen nicht parallel stehen. An jedem Auge sind sechs Muskeln befestigt, die paarweise die Bewegungen kontrollieren. Ist diese Koordination wegen einer Muskelschwäche oder einem Innervationsfehler gestört, zeigen die Augen in verschiedene Richtungen, und die Bilder beider Augen können nicht zur Deckung gebracht werden. Nach der Stellung des abweichenden Auges unterscheidet man Einwärtsschielen und Auswärtsschielen. Lässt das Gehirn beide Bilder zu, entstehen Doppelbilder, weshalb meist ein Auge dem anderen gegenüber zunehmend bevorzugt und das Bild des anderen unterdrückt wird. Dadurch wird die Tiefenwahrnehmung beeinträchtigt und das nicht dominante Auge erblindet mit der Zeit, wenn die Störung nicht behandelt wird.

Schielen kann angeboren oder die Folge von neurologischen Störungen, Erkrankungen des Augenhintergrundes, Botulismus, einer Zerebralparese oder anderen Krankheiten sein. Weitsichtigkeit ist ein weiterer begünstigender Faktor. Die Fehlstellung lässt sich meist nicht verhindern, kann aber evtl. durch Übungen zur Stärkung der Augenmuskulatur verbessert werden. In schweren Fällen können einzelne Muskeln eines oder beider Augen versetzt und die Fehlstellung dadurch reduziert werden. Auch wenn kein Idealstand erreicht wird, verbessert sich das Schielen meist deutlich. Die frühzeitige Diagnosestellung und Behandlung ist wichtig, um einen permanenten Verlust der Sehkraft in einem Auge zu verhindern. Da man ein geringes Schielen leicht übersieht, ist bei Kleinkindern besondere Aufmerksamkeit notwendig.

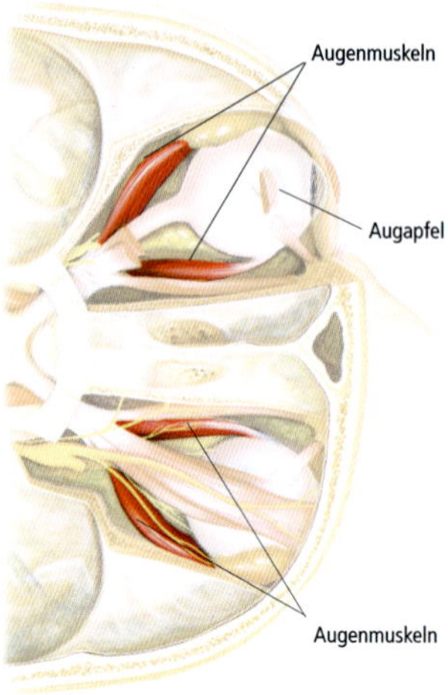

Schielen

Die Bewegung der Augen wird durch drei Paare von Augenmuskeln kontrolliert. Beim Schielen (Fehlausrichtung der Augen) arbeiten die Muskelpaare nicht richtig zusammen. Ein Auge oder beide Augen können nach innen (Einwärtsschielen) oder nach außen schauen (Auswärtsschielen).

DOPPELTSEHEN

Doppeltsehen (Diplopie) tritt auf, wenn die Bewegungen der Augen nicht richtig koordiniert werden.

Die Augen werden durch verschiedene Muskeln in den Augenhöhlen bewegt. Wenn wir ein Objekt betrachten, sind normalerweise beide Augen darauf gerichtet. Sind die Muskeln eines Auges aber geschwächt oder gelähmt, kann es nicht korrekt ausgerichtet werden. Daher sieht das gesunde Auge auf das Objekt und das andere in eine andere Richtung, wodurch zwei verschiedene Bilder das Gehirn erreichen.

Augenerkrankungen

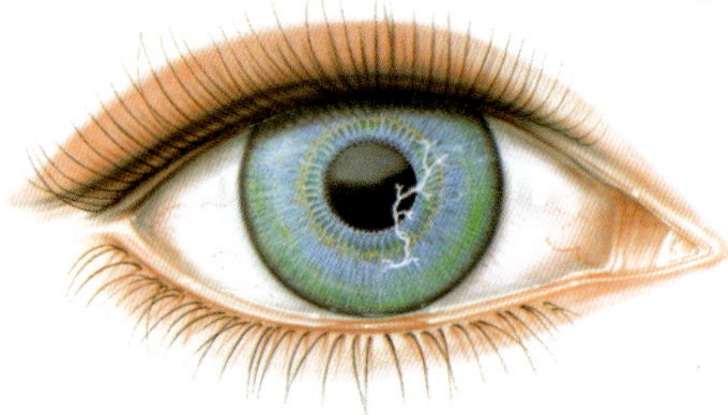

verzweigte Hornhautentzündung

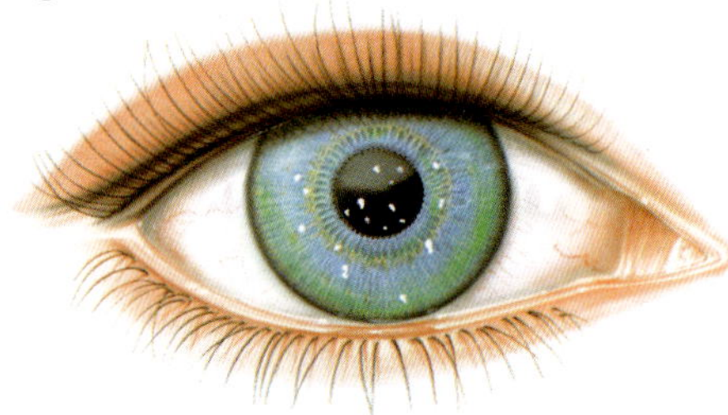

punktförmige Hornhautentzündung

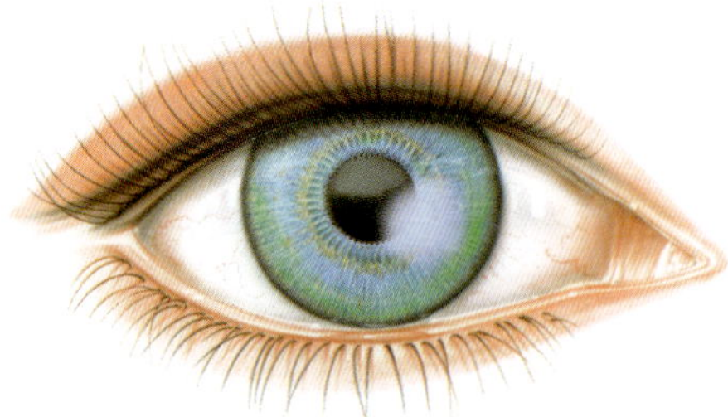

Scheibenkeratitis

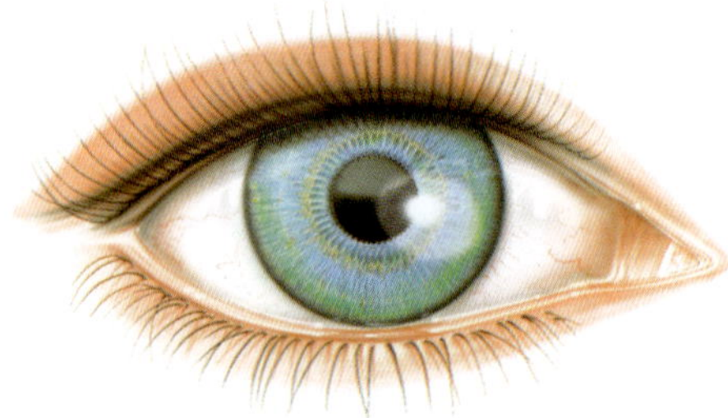

Hornhautgeschwür

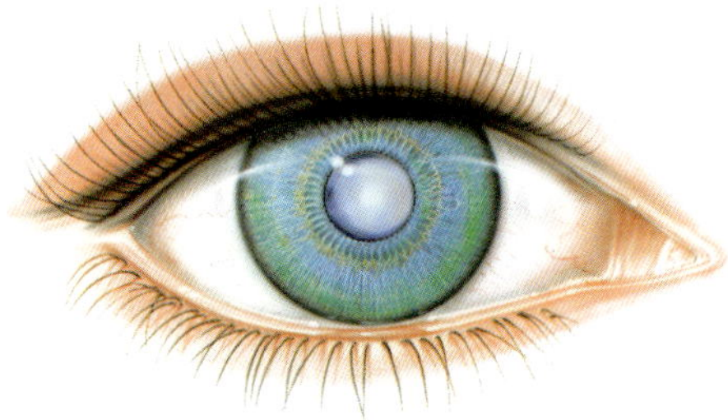

Grauer Star

AUGENZITTERN

Unter Augenzittern (Nystagmus) versteht man schnelle unwillkürliche Ruckbewegungen der Pupillen. Er tritt immer auf, wenn man aus dem Seitenfenster eines fahrenden Fahrzeugs auf die ruhende Umgebung schaut. Die Pupillen bewegen sich dabei langsam in Richtung des fixierten Gegenstandes, um dann schnell in die Ausgangslage zurückzuschwingen.

Man unterscheidet ein horizontales, vertikales und kreisförmiges Augenzittern. Es kann ohne Krankheitswert auftreten und beeinflusst das Sehvermögen nicht, kann aber auch Symptom einer Verletzung des Kleinhirns oder des Innenohres, einer angeborenen Erkrankung oder einer toxischen Schädigung (Vergiftung) sein. Die Therapie besteht in der Behandlung der zugrunde liegenden Ursachen.

GRAUER STAR

Unter Grauem Star (Katarakt) versteht man trübe Flecken, die sich manchmal aufgrund einer Verletzung, aber meist als Alterserscheinung auf der Linse des Auges entwickeln. Während sich die Trübung nach und nach verstärkt, wird die Sicht verschwommen; um hellere Objekte kann man einen Hof sehen. Mit zunehmender Linsentrübung verstärkt sich der Sehverlust. Früher führte die Erkrankung zur Erblindung, heute kann man sie relativ unkompliziert operieren. Der Graue Star tritt sehr häufig auf: Etwa 20 % aller Menschen über 60 Jahren leiden daran. Bei der Operation wird die getrübte Linse entfernt und ein Plastik- oder Silikonlinsen-Implantat eingesetzt.

GRÜNER STAR

Unter Grünem Star (Glaukom) versteht man eine Reihe von Augenerkrankungen, die den Sehnerv durch erhöhten Augeninnendruck schädigen können. Wird die Krankheit nicht behandelt, führt sie zu einem fortschreitenden Verlust des Sehvermögens und schließlich zur vollständigen Erblindung. Grüner Star, diabetische Augenerkrankungen, Makuladegeneration und Grauer Star sind gegenwärtig die Hauptursachen für die Erblindung bei Menschen.

Von den unterschiedlichen Glaukomarten ist das Weitwinkelglaukom die bekannteste Erkrankung. Bei dieser Krankheitsform bleibt der Winkel zwischen Iris und Hornhaut, durch den das Kammerwasser abfließt, offen. Trotz des offenen Winkels ist das Abfließen der Flüssigkeit in den so genannten Schlemm-Kanal unzulänglich. Die Ursachen hierfür sind nicht bekannt. So staut sich Flüssigkeit im Auge, und es entsteht dabei ein Druck (intraokulärer Druck), der weit über dem normalen Wert von 12–21 mmHg liegt. Dennoch schließt auch ein normaler Druck ein Glaukom nicht aus. Bei manchen Formen kann er zeitweilig völlig unauffällig sein.

Im frühen Stadium treten beim Weitwinkelglaukom nur geringfügige Symptome auf, die daher manchmal nicht erkannt bzw. behandelt werden. Nach einiger Zeit führt der erhöhte Augeninnendruck jedoch zum Absterben der lichtempfindlichen Zellen in der Netzhaut und ihrer Nervenfasern. Zunächst ist nur das periphere Gesichtsfeld betroffen, sodass der Betroffene einen Tunnelblick entwickelt, doch kann das Sehvermögen schließlich völlig verloren gehen. Noch ist nicht vollständig erforscht, wie genau die Schädigung der Nervenzellen der Netzhaut durch den erhöhten Augeninnendruck vor sich geht.

Bei einem Engwinkelglaukom erhöht sich der Augeninnendruck sehr schnell, sodass plötzlich starke Schmerzen auftreten können. Andere, weniger häufig auftretende Glaukomarten wie das angeborene *Glaucoma infantile* oder das sekundäre Glaukom (verursacht durch Verletzungen oder andere Augenkrankheiten) sind normalerweise von weiteren Symptomen begleitet.

Obwohl ein Glaukom noch nicht heilbar ist, kann es durch eine Reihe von Maßnahmen kontrolliert werden. Dazu zählen medikamentöse Behandlungen, Laseroperationen, um den Abfluss des Kammerwassers durch

Grüner Star

Ein erhöhter Augeninnendruck kann zum Verlust des seitlichen Gesichtsfeldes bzw. zu verschwommener Sicht führen. Bisweilen erscheinen helle Objekte von einem farbigen Ring umgeben. Bei einem Engwinkelglaukom ist der Abfluss des Kammerwassers aus der vorderen Augenkammer durch eine Verengung des Schlemm-Kanals im Kammerwinkel an der Grenze zwischen Iris und Hornhaut behindert.

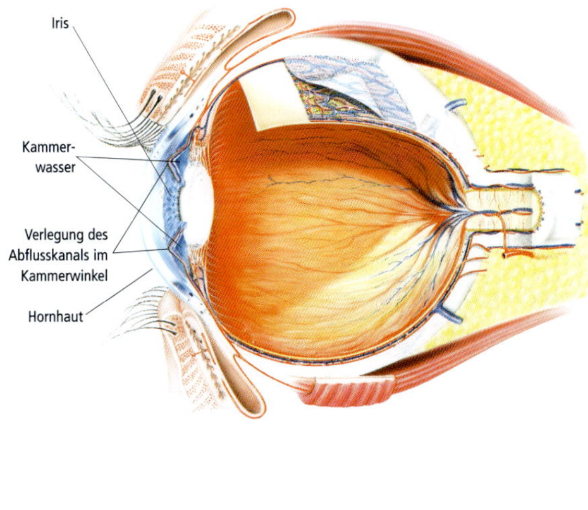

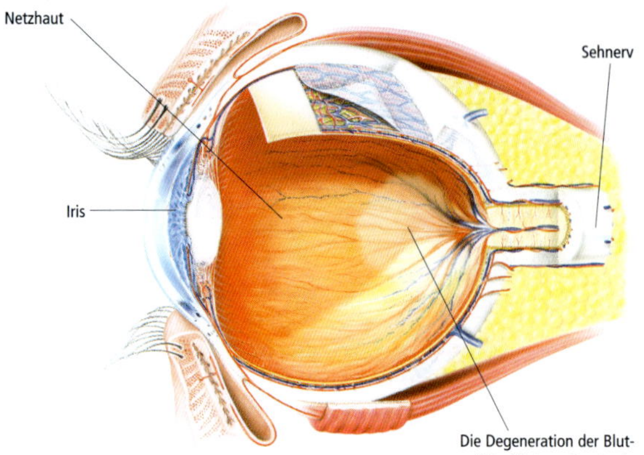

Makuladegeneration

Die für die Detailerkennung zuständigen Netzhautzellen sterben ab. Betroffene können diesen partiellen Verlust des Sehvermögens durch ein Vergrößerungsglas beim Lesen und durch ein helles Licht bei detailgenauen Arbeiten ausgleichen.

den Schlemm-Kanal zu verbessern, sowie Operationen, die einen neuen Abfluss schaffen. Um eine Schädigung der Netzhaut zu vermeiden, ist es wichtig, dass die Erkrankung frühzeitig erkannt wird. Eine Möglichkeit besteht in einer regelmäßigen Augenuntersuchung, vor allem bei gefährdeten Personen (Menschen über 60 Jahren und Patienten mit familiärer Vorbelastung). Eine Messung des Augendrucks (Tonometrie) gehört ebenso zu dieser Untersuchung, wie Sehtests, Bestimmung des Gesichtsfeldes und eine Untersuchung des Augenhintergrundes durch die erweiterte Pupille. Aufgrund dieser Untersuchungen kann auch festgestellt werden, ob das Auge bereits geschädigt wurde.

MAKULADEGENERATION

Die Makuladegeneration ist ein fortschreitender Verlust des Sehvermögens aufgrund einer gestörten Blutzufuhr zur Netzhaut. Die Makula, der gelbe Fleck, ist der für die Detailerkennung zuständige Netzhautbereich mit der *Fovea centralis,* der Zentralgrube als Ort des schärfsten Sehens, der bei Tätigkeiten wie Autofahren, Lesen und Fernsehen zum Einsatz kommt. Die Degeneration führt zum Verlust des zentralen Gesichtsfeldes, da die Sehkraft in den Randbereichen des Gesichtsfeldes erhalten bleibt. Die schmerzfreie Erkrankung zieht sich, anfangs meist unerkannt, über einen langen Zeitraum hin.

Die Makuladegeneration ist eine der Hauptursachen für die Erblindung in den westlichen Ländern und tritt meist bei älteren Menschen auf. Sie ist nicht heilbar. In manchen Fällen kann das Fortschreiten der Krankheit zwar mittels Laserchirurgie verlangsamt, bereits verlorenes Sehvermögen jedoch nicht wiederhergestellt werden.

RETINOBLASTOM

Ein Retinoblastom ist ein u. U. tödlicher, bösartiger Tumor der Netzhaut, der meist bei Kindern unter fünf Jahren auftritt. Er kann ein oder beide Augen befallen und lässt sich an einer weißlichen Pupille erkennen. Die Folgen sind eine Reduktion des Sehvermögens, Schmerzen und eine Entzündung. Die Entfernung des betroffenen Auges kann in schweren Fällen nötig sein, obwohl die Krankheit auch das andere Auge angreifen kann. Weitere Behandlungsmöglichkeiten sind die Laserchirurgie sowie eine Kombination aus Strahlen- und Chemotherapie.

RETINOPATHIE

Eine Retinopathie ist eine nicht entzündliche Erkrankung der Netzhaut, die in unterschiedlichen Formen auftritt. Die *Retinopathia praematurorum* betrifft Frühgeborene und führt zu extremer Einschränkung der Sehkraft oder zur Blindheit aufgrund von übermäßiger Gewebeproliferation und Netzhautablösung. Die genaue Ursache ist unbekannt. Zu den Symptomen zählen weiße Punkte auf der Netzhaut, Schielen und Grauer Star. Die Behandlung erfolgt durch eine chirurgische Refixierung der Netzhaut oder durch die Entfernung von überflüssigem Gewebe mittels Lasertherapie oder Kryotherapie (Methode mit extremer Kälteanwendung).

Die diabetische Retinopathie besteht in einer Schädigung der Blutgefäße, die die Netzhaut versorgen, was zu getrübter Sicht und u.U. zur Erblindung führen kann. Die Erkrankung zeigt sich bei fast allen Diabetikern nach einer Erkrankungsdauer von 25 bis 30 Jahren zumindest in Ansätzen. Die Krankheit beginnt mit einer plötzlichen Trübung des Sehvermögens, mit Sehverlust auf einem oder beiden Augen, eingeschränkter Farbsicht und Lichtblitzen oder schwarzen Punkten. mit Hilfe der Laserchirurgie können abnorme oder blutende Blutgefäße versiegelt oder zerstört werden, obwohl dies die Sehkraft nicht in jedem Fall verbessert.

Die hypertensive Retinopathie wird durch Bluthochdruck verursacht. Die Folgen sind Netzhautblutungen, Vernarbungen, ein dauerhaft eingeschränktes Sehvermögen oder Blindheit. Der Blutdruck muss eingestellt werden, um die Krankheit zum Stillstand zu bringen.

NETZHAUTABLÖSUNG

Netzhautablösung bedeutet, dass sich die Netzhaut des Auges, die lichtempfindliche Zellen enthält, von der mittleren Schicht des Augapfels, der Aderhaut, partiell oder vollständig ablöst. Sie entsteht meist ohne vorhergehenden Zwischenfall, kann aber auch durch ein Trauma wie einen Schlag auf den Kopf ausgelöst werden. Die Betroffenen klagen meist über zunehmend verschwommene Sicht.

Viele der Nervenzellen in der abgelösten Netzhaut sterben ab, wenn sie von der Aderhaut getrennt bleiben, daher ist es wichtig, die Netzhaut so schnell wie möglich wieder zu befestigen. Bis dahin sollte man eine Position einhalten, in der die Netzhaut durch die Schwerkraft anliegt. Therapiemöglichkeiten sind die Drainage der Flüssigkeit, die sich unter der Netzhaut angesammelt hat, oder das Anschweißen der Netzhaut mit einem Laser, mit Diathermie oder Kälte.

RETINOPATHIA PIGMENTOSA

Bei dieser seltenen, auch als *Retinitis pigmentosa* bezeichneten Erkrankung der Netzhaut kommt es zu einer fortschreitenden Pigmenteinlagerung in die Netzhaut und zu Gefäßverengungen mit langsamer Zerstörung der Netzhaut. Nachtblindheit ist meist das erste Anzeichen dieser Krankheit. Darauf folgen ein Verlust des seitlichen Gesichtsfeldes, eine Verringerung der Farbempfindlichkeit, eine Verschlechterung der Tagsicht und eine Verengung des Gesichtsfeldes von den Seiten, ein so genannter Tunnelblick. In manchen Fällen kommt es zur Erblindung.

Die *Retinopathia pigmentosa* ist erblich bedingt. Es gibt keine erfolgreiche Behandlung oder endgültige Heilung.

SEHNERVENTZÜNDUNG

Eine Sehnerventzündung verursacht eine plötzliche Sehminderung auf dem betroffenen Auge. Zu den möglichen Auslösern zählen Virusinfekte, Autoimmunerkrankungen und Multiple Sklerose. Die Hauptsymptome sind ein plötzlicher Sehverlust und Schmerzen in einem Auge. Zum Glück sind Spontanremissionen innerhalb von einigen Wochen häufig.

Eine anfangs hoch dosierte, dann ausschleichende Infusionstherapie mit Kortikoiden innerhalb der ersten acht Tage unterstützt die Heilungschancen deutlich. Bei einer Neuritis durch den Gürtelrosen-Erreger *Herpes-zoster*-Virus oder einen systemischen *Lupus erythematodes* (eine Autoimmunerkrankung) ist eine vollständige Wiederherstellung der Sehkraft dagegen weniger wahrscheinlich.

OPTIKUSATROPHIE

Unter einer Optikusatrophie versteht man eine Degeneration des Sehnervs, der die Signale von der Netzhaut an das Gehirn weiterleitet. Sie kann ein oder beide Augen betreffen und ist die Folge einer Verletzung oder Schädigung des Sehnervs, z. B. einer schweren Kopfverletzung, schweren Sauerstoffmangels, Druckes, Vergiftungen, Entzündungen oder Infektionen. Darüber hinaus kann sie auch als Erbkrankheit bereits in der Kindheit auftreten.

STAUUNGSPAPILLE

Bei dieser schweren Augenerkrankung ist die Sehnervenpapille, die Eintrittsstelle des Sehnervs ins Auge, entzündet und geschwollen. Ursache ist ein erhöhter Hirndruck, der häufig als Folge eines Tumors oder einer Infektion auftritt. Symptome sind verschwommenes Sehen oder Doppeltsehen, Kopfschmerzen und Übelkeit. Es kann rasch zu teilweiser Erblindung kommen. Bei einer Stauungspapille ist sofortige ärztliche Hilfe erforderlich.

MOUCHES VOLANTES

Von Mouches volantes oder »Mückensehen« spricht man, wenn kleine Schatten durch das Sehfeld zu schweben scheinen. Vor allem bei älteren Menschen tritt dieses Phänomen häufiger auf. Es wird verursacht durch alles, was in den Glaskörper des Augapfels dringt. Das können einige Blutzellen sein, die aus kleinen Verletzungen von Kapillaren im Augenhintergrund eindringen, degenerative Ablagerungen, Flüssigkeit aus Blutgefäßen oder Glaskörpertrübungen und eine Ablösung des Glaskörpers von der Netzhaut. Durch diese Fremdkörper im Glaskörper fallen Schatten auf die Netzhaut, die vom Patienten als dünne Schatten hinter dem anvisierten Bereich wahrgenommen werden. Vor allem beim Lesen wird das Phänomen bemerkt. Plötzlich massenhaft auftretende Mouches volantes können ein Hinweis auf eine Netzhautablösung sein, die unbedingt sofort behandelt werden muss.

Obwohl es sich meist um keine ernsthafte Erkrankung handelt, sollte man einen Augenarzt aufsuchen.

BLINDHEIT

Blindheit ist das völlige oder teilweise Fehlen des Sehvermögens. Bei völliger Blindheit kann nicht mehr zwischen hell und dunkel unterschieden werden. Teilweise blind bedeutet, dass auf einem oder beiden Augen noch etwas Sehkraft vorhanden ist. Auch bei noch schwach vorhandener Sehkraft kann jemand für blind erklärt werden, d.h. blind im Sinne des Gesetzes. Dies kann für Ansprüche auf finanzielle Unterstützung oder Rehabilitationsmaßnahmen wichtig sein.

Blindheit kann angeboren sein oder durch Krankheit oder Verletzungen entstehen. Betriebsunfälle sind häufige Ursachen von Augenverletzungen. Infektionen nach einer Verletzung können ebenfalls zu bleibendem Sehverlust führen. Die Netzhaut kann sich durch einen heftigen Schlag oder Unfall von der inneren Schicht des Auges, der Aderhaut, ablösen und zu Sehverlust führen. Bei Schneeblindheit ist der Sehverlust Folge einer Hornhautschädigung durch die vom Schnee reflektierten UV-Strahlen der Sonne. Farbenblindheit ist die Unfähigkeit, bestimmte Farben zu sehen oder zwischen

Mouches volantes

»Punkte vor den Augen« werden oft von kleinen, organischen Partikeln verursacht, die sich im Glaskörper des Auges bewegen.

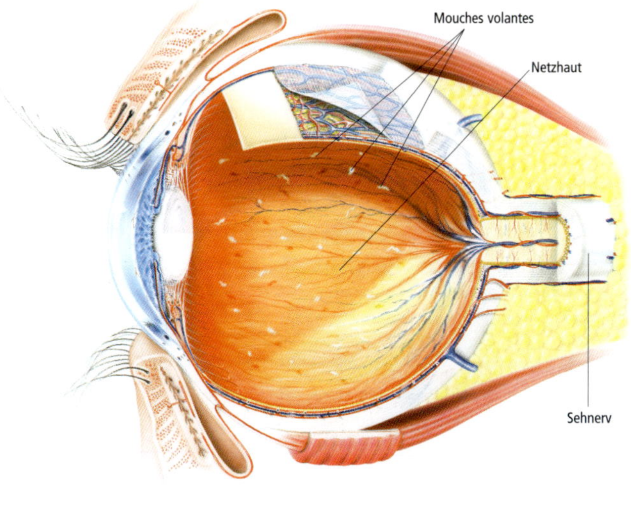

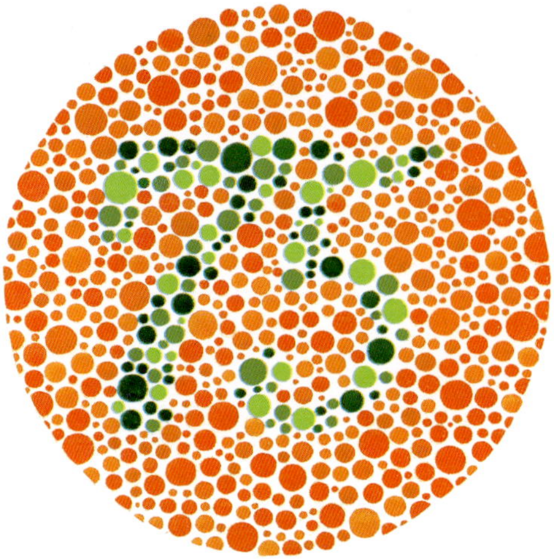

Farbenblindheit

Die Farbwahrnehmung erfolgt durch unterschiedliche Stimulation der drei Gruppen von Zapfenzellen in der Netzhaut, die auf Rot, Rotgrün oder Blau reagieren. Farbenblindheit tritt ein, wenn eine Zapfengruppe fehlt oder nicht ordnungsgemäß funktioniert. Bei der Rot-Grün-Blindheit (eine der häufigsten Arten der Farbenblindheit), fehlen die roten Zapfen. Schwierigkeiten mit der Farbunterscheidung lassen sich mit einfachen Tests feststellen. Bei bestehender Rot-Grün-Blindheit kann man die Zahl in diesem Bild nicht sehen.

ihnen zu unterscheiden. Die Verschlechterungen der Sehkraft oder der völlige Sehverlust können auch die Folge von Störungen oder Unterbrechungen der nervalen Verbindung zwischen Netzhaut und Sehrinde, z. B. durch Entzündungen, Tumoren, Blutungen oder Schlaganfall, sein.

NACHTBLINDHEIT

Nachtblindheit kann durch Vitamin-A-Mangel und die Krankheit *Retinopathia pigmentosa* verursacht werden. Nachtblinde können tagsüber zwar gut, im Dunkeln jedoch nur schlecht sehen. Aufgrund der Degeneration einiger Lichtsinneszellen (Stäbchen) in der Netzhaut verschlechtert sich die Sicht bei Dunkelheit allmählich. Das Sichtfeld verengt sich und in späteren Krankheitsstadien kommt es zum Tunnelblick. Die Sicht verschlechtert sich bis hin zu völliger Blindheit. Erste Anzeichen können bei einer Augenuntersuchung festgestellt werden.

Angeborene Nachtblindheit ist in der Regel erblich. Es gibt keine Behandlung, mit der die Schädigung der Netzhaut aufgehalten oder rückgängig gemacht werden könnte.

FARBENBLINDHEIT

Unter Farbenblindheit versteht man die Unfähigkeit, bestimmte Farben zu unterscheiden. Eine völlige Farbenblindheit (Achromatopsie), bei der man alles in Schwarz, Weiß oder Grau sieht, tritt bei Menschen nur selten auf. Allerdings glaubt man, dass etwa 10 % aller Männer unter einer Farbsehschwäche für Rot und Grün leiden.

Die Zapfen sind für die Farbensicht im Auge verantwortlich. Es gibt drei verschiedene Zapfen, die jeweils unterschiedliche Wellenlängen absorbieren. Fehlt eine Art, kann dies zur Rot-Grün-Blindheit (die Schwierigkeit, Rot und Grün zu unterscheiden) oder zur Blau-Gelb-Blindheit (die Schwierigkeit, Blau und Gelb zu unterscheiden) führen. Ist die Funktionsstörung nicht komplett, ergeben sich entsprechend abgeschwächte Beschwerden.

Farbenblindheit ist hauptsächlich erblich bedingt und wird durch ein Gen auf dem X-Chromosom verursacht. Auch das Alter spielt eine Rolle: Die Linse trübt sich mit dem Alter und erschwert dadurch die Farbunterscheidung. Einige Medikamente und verschiedene Augenkrankheiten können ebenfalls den Farbensinn beeinflussen.

Kinder mit schulischen Lernproblemen und Menschen mit familiärer Vorbelastung sollten auf Farbenblindheit getestet werden. Viele Menschen wissen nichts von ihrer Beeinträchtigung, bis sie untersucht werden. Es gibt keine Heilung für Farbenblindheit. Wer davon betroffen ist, kann manche Berufe nicht ausüben, für die eine normale Farbsicht unabdingbar ist.

SCHNEEBLINDHEIT

Schneeblindheit ist die Folge eines Sonnenbrandes auf der Hornhaut des Auges durch ultraviolette Strahlen, die von Schnee oder Eis auf das Auge reflektiert werden. Diese Strahlen schädigen die äußeren Hornhautschichten und verursachen Empfindlichkeit gegenüber Licht, temporäre Erblindung und/oder eine Entzündung und Schmerzen im Auge. Betroffen sind meist Skifahrer und Personen, die sich ohne ausreichenden Augenschutz im Schnee bewegen. Ein ähnlicher Zustand kann auch bei Personen eintreten, deren ungeschützte Augen elektrischen Hochspannungsfunken, Flammen beim Lichtbogenschweißen oder Licht von Bräunungsgeräten ausgesetzt wurden. Betroffene sollten in einem abgedunkelten Raum ruhen. Manchmal können antibiotische Salben, Augenklappen oder Schmerzmittel erforderlich werden. Bei angemessener Ruhe ist eine vollständige Erholung ohne jegliche Nachwirkungen meist bereits nach 24 Stunden zu erwarten. Bei starkem oder anhaltendem Kontakt von ungeschützten Augen mit ultraviolettem Licht können jedoch Dauerschäden entstehen, die das Sehvermögen irreversibel beeinträchtigen. Schneeblindheit lässt sich vermeiden, indem man bei Aufenthalt im Schnee eine gute Sonnenbrille trägt.

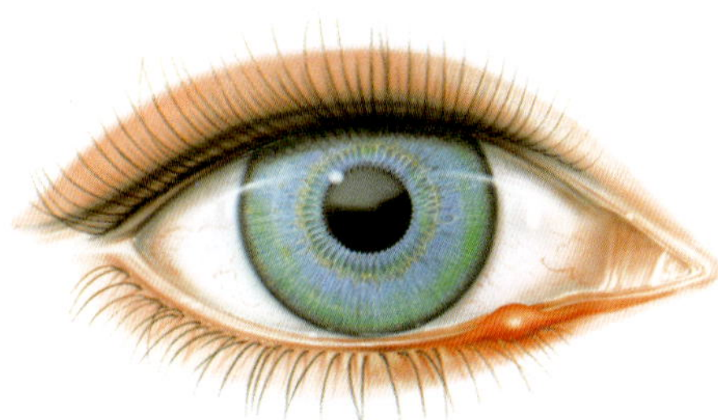

Gerstenkorn

IRISENTZÜNDUNG

Eine Entzündung der Regenbogenhaut (Iris) wird auch als Iritis bezeichnet. Sie ist schmerzhaft und verursacht Lichtempfindlichkeit, Rötungen, eine verschwommene Sicht und eine kleine, unregelmäßig geformte Iris. Daraus kann sich auch eine Hornhauttrübung entwickeln. Die Irisentzündung steht z. B. im Zusammenhang mit der Bechterew-Krankheit, mit Bindegewebserkrankungen (Kollagenosen) und Toxoplasmose. Zur Behandlung werden Augentropfen, die die Pupille weiten (Atropinsulfat, Homatropin u.a.) sowie Kortisontropfen eingesetzt.

HORNHAUTENTZÜNDUNG

Eine Entzündung der Hornhautoberfläche des Auges wird auch als Keratitis bezeichnet. Mögliche Ursachen sind Chemikalien (Säuren oder Basen), die ins Auge gelangen, ultraviolette Strahlung (Elektroschweißen, Sonnenlicht oder Schneeblindheit), Bakterien-, Viren- oder Pilzinfektionen (besonders *Herpes-simplex*-Virus Typ 1) oder eine Überreaktion auf Kosmetika, Luftverschmutzung oder Allergene wie Pollen.

Die Symptome sind unterschiedlich, Schmerzen und Lichtempfindlichkeit liegen jedoch fast immer vor. Die Behandlung hängt von der Ursache ab. Oft muss man eine Augenklappe tragen und Antibiotika bzw. antivirale Augentropfen anwenden. Kortikoidhaltige Augentropfen sind nicht geeignet, da sie die Erkrankung verschlimmern und zu einem Hornhautgeschwür führen können. Bei rechtzeitiger Behandlung sind die meisten Formen der Keratitis heilbar. In schweren Fällen kann es zu Narben kommen; dann ist evtl. eine Hornhautverpflanzung nötig.

SKLERITIS

Eine Entzündung der Lederhaut, der festen, weißen Faserschicht des Auges unter der durchsichtigen Bindehaut, wird als Skleritis bezeichnet. Eine relativ leichte, knötchenförmige Skleritis befällt manchmal die Oberflächenschichten der Lederhaut. Vermutlich handelt es sich dabei um eine Allergie. Sie lässt sich meist mit kortisonhaltigen Augentropfen heilen.

Eine ernstere und oft enorm schmerzhafte Form der Skleritis tritt oft in Verbindung mit Autoimmunkrankheiten wie der Crohn-Krankheit, Rheumatoider Arthritis, anderen Bindegewebskrankheiten (Kollagenosen) oder Infektionen auf. In manchen Fällen kann man jedoch keinerlei Ursache ausmachen.

Zu den Symptomen gehören starke Augenschmerzen, ein reduziertes Sehvermögen sowie Lichtempfindlichkeit. Purpurrote, entzündete Bereiche können an einigen Stellen auf dem Augenweiß sichtbar werden.

Eine Skleritis kann eines oder beide Augen befallen. Die Krankheit spricht meist auf die Behandlung mit kortisonhaltigen Augentropfen (bei Infektionen Antibiotika) und die Einnahme von Kortison an, kann allerdings erneut ausbrechen. Wenn die zugrunde liegende Ursache behandelt werden kann, wird sich auch diese Erkrankung bessern. In manchen Fällen verläuft sie jedoch fortschreitend und wird chronisch. Ein Sehverlust ist meist von Dauer.

EPISKLERITIS

Die Episkleritis ist eine Entzündung der Episklera, des lockeren Bindegewebes zwischen der Lederhaut des Auges und der Bindehaut. Als vermutliche Ursache gelten die Rheumatoide Arthritis, das Sjögren-Syndrom und die Gürtelrose. Das Auge ist lichtempfindlich, blutunterlaufen und schmerzt. Ohne Behandlung klingt der Zustand innerhalb von ein bis zwei Wochen ab, mit Hilfe kortikoidhaltiger Augentropfen meist in kürzerer Zeit.

GERSTENKORN

Ein Gerstenkorn (Hordeolum) ist eine bakterielle Infektion einer oder mehrerer Talgdrüsen im Augenlid. Gerstenkörner treten nahe der Wimpernwurzeln auf und sehen aus wie Pickel. Symptome sind schmerzhafte, rote Knötchen am Lidrand, tränende Augen und in der Folge evtl. verschwommene Sicht.

Bei einem oberflächlichen Gerstenkorn können feuchtwarme Kompressen ausreichend sein. Bei tiefer liegenden Abszessen ist wegen der Gefahr einer Ausbreitung eine lokale Antibiotikatherapie angezeigt. Häufiges Händewaschen und gute Gesamthygiene ist ein wichtiger Faktor bei der Vermeidung dieser Infektion.

HAGELKORN

Ein Hagelkorn (Chalazion) ist eine Zyste, die sich bildet, wenn der Ausführungsgang einer Meibom-Drüse (eine Talgdrüse am Rand des Augenlides) blockiert ist. Es ist zwar harmlos, kann aber bei Schmerzen oder aus kosmetischen Gründen operativ entfernt werden.

SJÖGREN-SYNDROM

Das Sjögren-Syndrom, die zweithäufigste rheumatische Erkrankung nach der rheumatoiden Arthritis, ist gekennzeichnet von unangenehmer Trockenheit im Mund- und Augenbereich. Ursache ist eine Entzündung der Tränen- und Ohrspeicheldrüse durch Autoantikörper, die zu einer unzureichenden Sekretproduktion führt. Neben den Augensymptomen können auch Symptome weiterer rheumatischer Erkrankungen wie Rheumatoide Arthritis, Sklerodermie oder systemischer *Lupus erythematodes* auftreten.

Die Hauptbeschwerden beim Sjögren-Syndrom sind ein Fremdkörpergefühl im Auge, Rötung, Brennen und Lichtempfindlichkeit. Die Mundtrockenheit führt zu Schluck- und Artikulationsschwierigkeiten, Geschmacksstörungen, unangenehmem Mundgeruch, Zahnfleischgeschwüren und Karies. Die Diagnose wird über den so genannten Schirmer-Test gestellt, bei dem die Tränenproduktion über ein Testpapier gemessen wird. Auch Speichelflussuntersuchungen können zur Diagnostik genutzt werden.

Die Krankheit kann nicht geheilt werden, aber durch Tränen- und Mundsprays können die Beschwerden gelindert werden. Bei generalisierten schweren Autoimmunkrankheiten ist eine Therapie mit Kortikoiden oder Immunsuppressiva angebracht.

BINDEHAUTENTZÜNDUNG

Die Bindehaut ist die Haut, die den inneren Teil des Augenlides und das Weiß des Auges überzieht. Eine Entzündung der Bindehaut wird auch als Konjunktivitis bezeichnet. Das Auge ist gerötet, es schmerzt, brennt und tränt. Diese Krankheit tritt oft im Säuglingsalter auf. Eine akute Bindehautentzündung kann durch eine bakterielle oder virale Infektion oder durch eine Allergie oder Reizung hervorgerufen werden. Bei der bakteriellen Konjunktivitis bildet sich eitriges Sekret, das während des Schlafens die Augenlider »zusammenklebt«. Mit einem warmen Waschlappen kann man das getrocknete Sekret vom Auge entfernen. Die Behandlung erfolgt mit antibiotischen Augentropfen.

Bei einer viralen Bindehautentzündung findet man eher einen wässrigen Ausfluss und andere »erkältungsähnliche« Symptome. Es gibt keine Behandlung für eine virale Konjunktivitis. Abschwellende Tropfen können jedoch die Symptome lindern.

Die allergische Bindehautentzündung tritt häufig jahreszeitlich auf (vor allem im Frühling und Sommer). Die Betroffenen leiden an typischen allergischen Symptomen wie Niesen und laufender Nase. Die Augen jucken

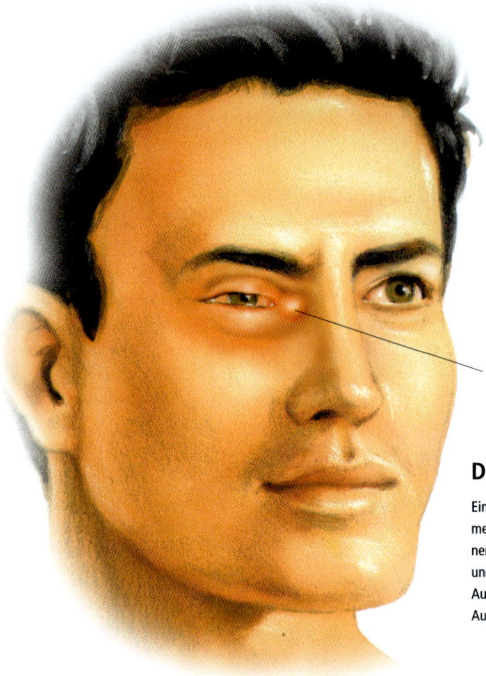

Dakryozystitis

Eine Entzündung des Tränensäckchens ist meist die Folge einer Blockade des Tränennasenganges. Symptome sind Rötung und Schwellung im Bereich des unteren Augenlides, Schmerzen, ein tränendes Auge und eitrig verklebte Augenlider.

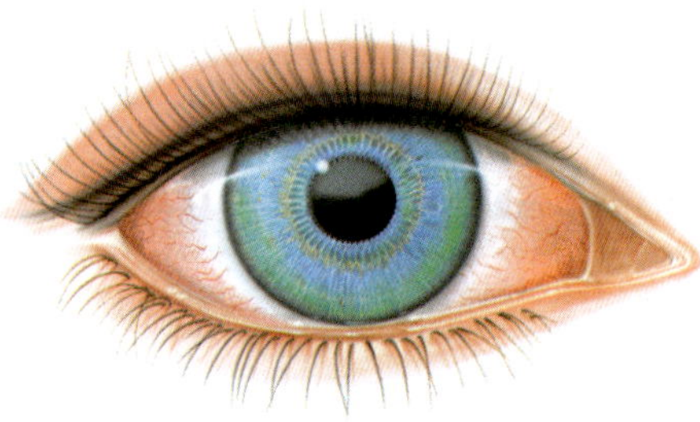

allergische Bindehautentzündung

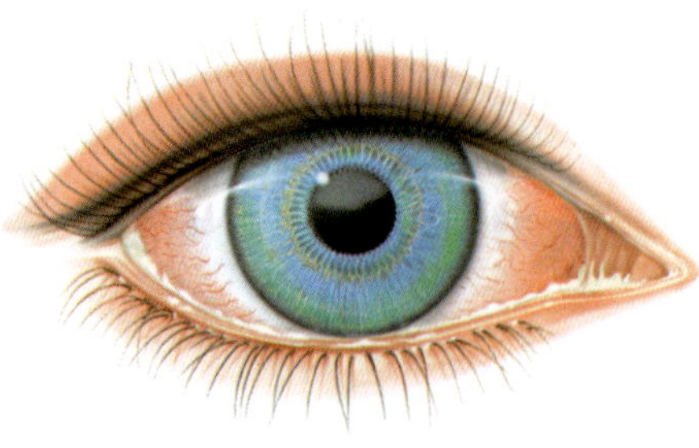

bakterielle Bindehautentzündung

und die Bindehaut ist geschwollen. Abschwellende Mittel, Antihistaminika oder kortikoidhaltige Augentropfen lindern die Beschwerden.

Eine Bindehautentzündung kann auch durch eine Reizung hervorgerufen werden, z. B. durch Staub, Kosmetika oder Rauch. Ein sofortiges gründliches Auswaschen des Auges mit reichlich Wasser lindert die Symptome. Wird die Bindehautentzündung durch ein Bakterium oder ein Virus verursacht, so sollte man nicht die Augen reiben, da die Infektion dann auf das andere Auge übertragen werden kann. Wer an Konjunktivitis leidet, sollte sich oft die Hände waschen und ein eigenes Handtuch verwenden, um die Krankheit nicht zu übertragen.

Auch im Rahmen von rheumatischen Krankheiten und einigen entzündlichen Darmerkrankungen und durch eine Infektion mit *Chlamydia trachomatis* kann es zu einer Konjunktivitis kommen.

TRACHOM

Ein Trachom (*Conjunctivitis granulosa trachomatosa*) ist eine Augenkrankheit, die durch eine Infektion mit *Chlamydia trachomatis* verursacht wird. Die Krankheit ist weltweit die häufigste Ursache von Blindheit, die insgesamt etwa 500.000.000 Menschen betrifft. Das Trachom kommt – aufgrund einer schlechten Fließwasserversorgung – vorwiegend in Entwicklungsländern vor. Die Krankheit wird durch den direkten Kontakt von Mensch zu Mensch übertragen.

Das Trachom äußert sich als akute Bindehautentzündung mit starker Rötung, Schwellung und Sekretion der Bindehaut. In der Folge kommt es zu einer narbigen Heilung mit Hornhauttrübungen und Einwachsen von Gefäßen in die Hornhaut, was schließlich zur Blindheit führt.

Ein Trachom wird mit Antibiotika (wie Erythromycin) behandelt. Bei frühzeitiger Behandlung wird das Auge vollkommen geheilt. Hat der Vernarbungs- und Erblindungsprozess jedoch bereits eingesetzt, lässt sich verloren gegangene Sehkraft nicht wiederherstellen. Die beste Vorbeugung besteht in einer Verbesserung der Hygienebedingungen und der beengten Wohnverhältnisse in gefährdeten Gebieten sowie in der Aufklärung über diese Krankheit.

DAKRYOADENITIS

Unter Dakryoadenitis versteht man die Entzündung der Tränendrüsen, die über dem äußeren Augenwinkel unterhalb des Oberlides

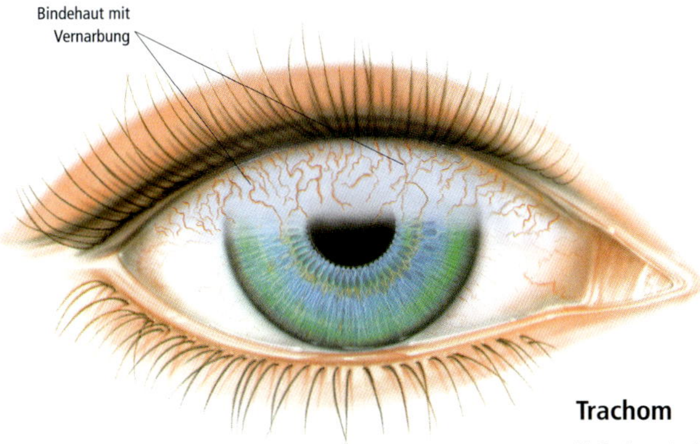

Trachom

Ein Trachom, eine besondere Form der Bindehautentzündung, wird durch Bakterien verursacht und führt ohne Behandlung möglicherweise zu Blindheit.

liegen. Ursache ist eine bakterielle Infektion im Rahmen einer Bindehautentzündung oder einer Atemwegsinfektion sowie eine Infektionskrankheit wie z. B. Mumps, Masern, Pfeiffer-Drüsenfieber. Als Symptome treten eine schmerzhafte Rötung, Tränenträufeln, allgemeines Krankheitsgefühl und eine paragraphenförmig geschwungene Schwellung des Oberlides auf. Die Erkrankung erfordert eine Antibiotikatherapie.

DAKRYOZYSTITIS

Unter einer Dakryozystitis versteht man eine Entzündung des Tränensacks durch Verstopfung des Tränenkanals, durch den die Tränenflüssigkeit normalerweise in den Nasenraum abfließt. Sie kommt besonders häufig bei Kindern vor und kann Folge einer Infektion der Nasennebenhöhlen oder der Nase, von Nasenpolypen, Augenverletzungen oder -entzündungen (besonders Bindehautentzündungen) sein. Die Erkrankung kann allerdings auch auf einer angeborenen Enge oder einem Verschluss des Tränennasenganges beruhen und tritt dann bei Säuglingen zwischen der dritten und der zwölften Woche auf.

Zu den Symptomen der Dakryozystitis zählen Schmerzen, Schwellungen und Empfindlichkeit im Augenwinkel, Eiter- sowie Tränenfluss. Eine Behandlung ist erforderlich, um eine Ausbreitung der Entzündung auf die Hornhaut des Auges oder eine bleibende Vernarbung des Tränenkanals (Dakryostenosis) zu verhindern. Spülungen und Massagen der entzündeten Kanäle und antibiotische Salben führen meist zur Heilung.

In schwereren Fällen kann ein chirurgischer Eingriff nötig sein, um den Kanal zu weiten und zu sondieren, wodurch die Entzündung beseitigt und ein Wiederauftreten verhindert wird. Ist der Kanal völlig verschlossen, muss die Verbindung zum Nasenraum künstlich durch eine Operation hergestellt werden.

EXOPHTHALMUS

Ein Exophthalmus bezeichnet ein übermäßiges Hervortreten eines oder beider Augäpfel, das evtl. mit Doppeltsehen und Augenschmerzen verbunden ist. Die Ursache ist meist eine endokrine Orbitopathie, eine Autoimmunkrankheit, die meist mit einer Schilddrüsenüberfunktion vom Typ der Basedow-Krankheit verbunden ist. Zuweilen ist die Ursache aber auch ein Tumor oder ein Blutgerinnsel hinter dem Auge. Die Störung bildet sich nach Behebung der Ursache zurück. In manchen Fällen ist eine Operation erforderlich.

HORNER-SYNDROM

Das Horner-Syndrom ist Folge einer Schädigung der sympathischen Nervenbahnen, die das Gesicht versorgen. Symptome sind die einseitige Pupillenverengung, Lidsenkung sowie eine Störung der Schweißbildung im Gesicht.

Das Horner-Syndrom kann auch ein Hinweis auf eine ernstere Erkrankung sein. Häufigste Ursache ist ein Pancoast-Tumor, ein Lungenspitzenkarzinom, das in den Nerv eindringt.

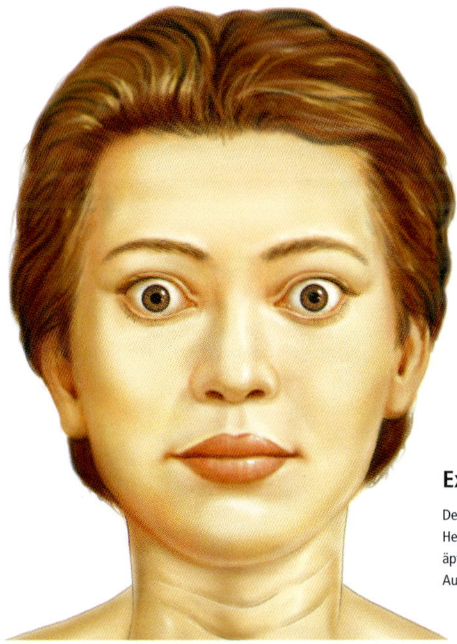

Exophthalmus

Der Exophthalmus bezeichnet das Hervortreten eines oder beider Augäpfel, evtl. mit Doppeltsehen und Augenschmerzen.

OHR

Das Ohr ist das Hör- und Gleichgewichtsorgan des menschlichen Körpers. Es empfängt die Schallwellen aus der Luft und wandelt sie zunächst in mechanische Schwingungen, dann in elektrische Nervenimpulse um. Diese werden an das Gehirn weitergeleitet und als Töne interpretiert. Zudem nimmt das Ohr die Körperlage in Relation zur Schwerkraft wahr und sendet diese Informationen an das Gehirn, sodass das körperliche Gleichgewicht aufrechterhalten wird.

Das Ohr ist in einem Hohlraum im Schläfenbein des Schädels eingebettet. Es besteht aus drei Abschnitten mit jeweils eigener Funktion: dem äußeren Ohr, dem Mittelohr und dem Innenohr.

SIEHE AUCH *Fetalentwicklung in Kapitel 13*

ÄUSSERES OHR

Das äußere Ohr *(Auris externa)* fängt Schallwellen auf und leitet sie an das Trommelfell weiter. Es setzt sich aus drei Teilen zusammen: Die Ohrmuschel leitet die Schallwellen in den äußeren Gehörgang, der an das Trommelfell grenzt.

TROMMELFELL

Das Trommelfell *(Membrana tympanica)* ist eine dünne, semitransparente Membran von ca. 9 mm Durchmesser. Das äußere Ohr wird durch das Trommelfell vom Mittelohr getrennt. In der Haut des äußeren Gehörganges befindliche Drüsen sondern Ohrenschmalz (Zerumen) ab, welches das Trommelfell vor Staub und Schmutzpartikeln schützt, indem es diese bindet.

MITTELOHR

Das Mittelohr *(Auris media)*, eine unregelmäßig geformte, luftgefüllte Höhle, ist ca. 19 mm hoch und 5 mm breit. Es enthält die drei Gehörknöchelchen: Hammer (Malleus), Amboss (Incus) und Steigbügel (Stapes).

Das Trommelfell reagiert mit Schwingungen auf Schallwellen, die es über die Luft erreichen. Diese Schwingungen werden durch die Gehörknöchelchen im Mittelohr mechanisch an eine Membran weitergeleitet, welche die Innenohröffnung, das runde Fenster, bedeckt.

Das Mittelohr ist über eine kurze, enge Röhre, die so genannte Ohrtrompete (Eustachio-Röhre) mit dem Rachenraum verbunden. Diese Röhre verhindert eine Beschädigung des Trommelfelles durch einseitigen Druck.

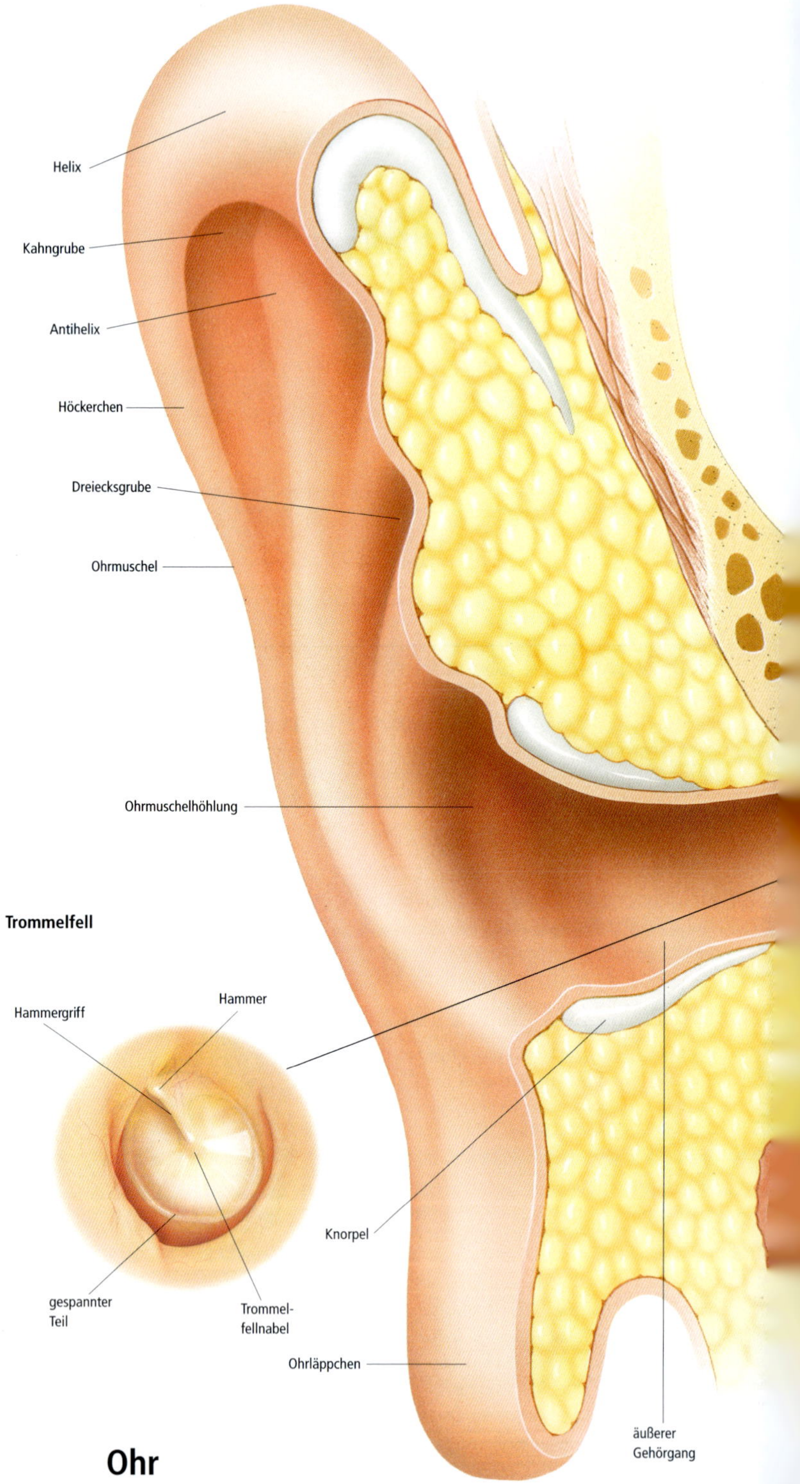

Ohr

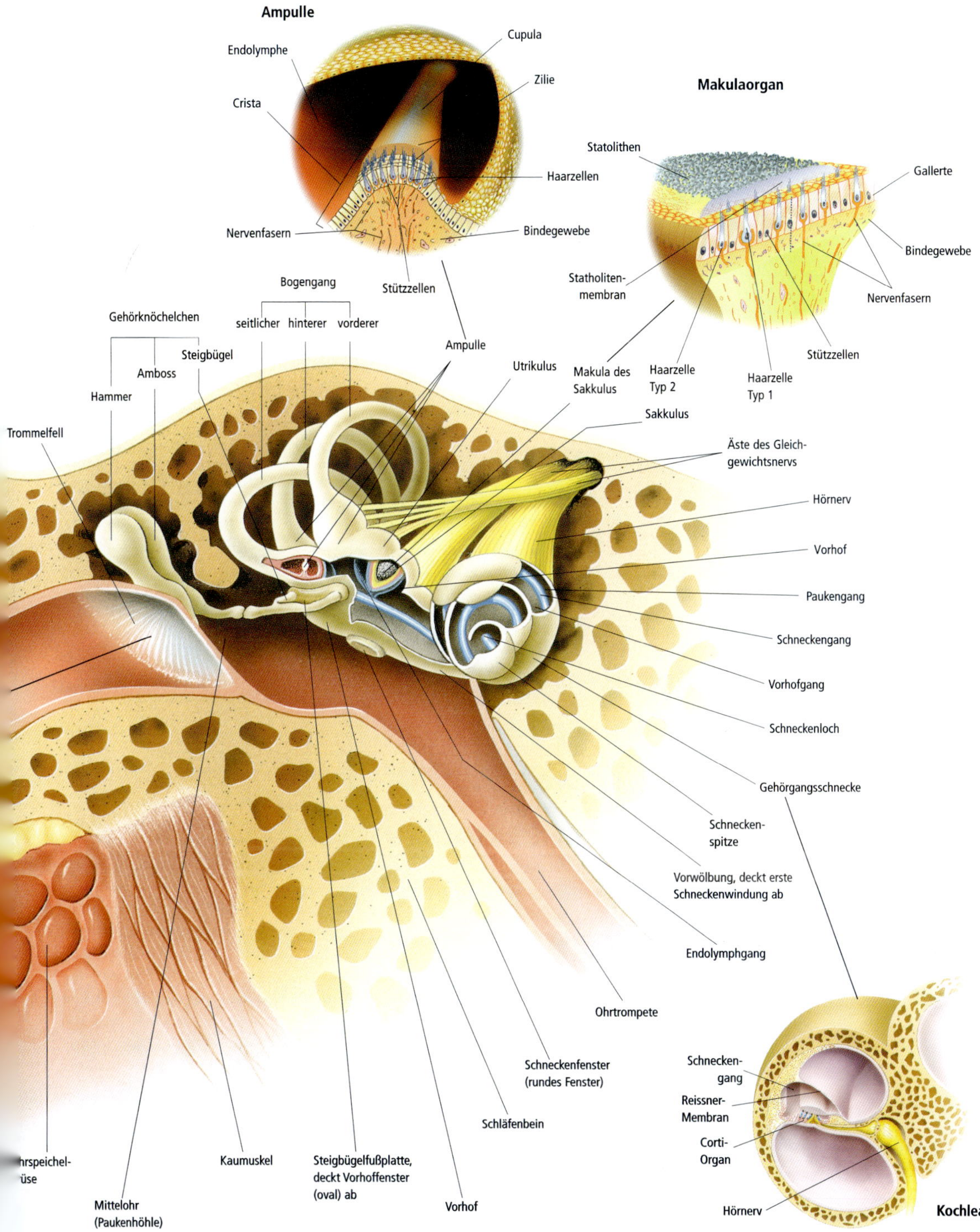
Ampulle
Endolymphe
Cupula
Zilie
Crista
Haarzellen
Nervenfasern
Bindegewebe
Stützzellen
Makulaorgan
Statolithen
Gallerte
Bindegewebe
Statholiten-
membran
Nervenfasern
Stützzellen
Makula des
Sakkulus
Haarzelle
Typ 2
Haarzelle
Typ 1
Bogengang
seitlicher
hinterer
vorderer
Gehörknöchelchen
Steigbügel
Amboss
Hammer
Ampulle
Utrikulus
Sakkulus
Trommelfell
Äste des Gleich-
gewichtsnervs
Hörnerv
Vorhof
Paukengang
Schneckengang
Vorhofgang
Schneckenloch
Gehörgangsschnecke
Schnecken-
spitze
Vorwölbung, deckt erste
Schneckenwindung ab
Endolymphgang
Ohrtrompete
Schneckenfenster
(rundes Fenster)
Schläfenbein
hrspeichel-
üse
Kaumuskel
Steigbügelfußplatte,
deckt Vorhoffenster
(oval) ab
Vorhof
Mittelohr
(Paukenhöhle)
Schnecken-
gang
Reissner-
Membran
Corti-
Organ
Hörnerv
Kochlea

INNENOHR

Das Innenohr *(Auris interna)* wandelt die mechanischen Schwingungen der Mittelohrgehörknöchelchen in Nervenimpulse um. Im Innenohr liegt auch das Gleichgewichtsorgan. Es enthält kleine Organe, die die Körperlage in Relation zur Schwerkraft erfassen und diese Informationen an das Gehirn senden, sodass die Lage des Körpers im Raum ermittelt wird. Die Organe, bestehend aus Utrikulus, Sakkulus und den drei halbkreisförmigen Bogengängen, bilden den Vestibularapparat.

Gehörgangsschnecke

Im Innenohr ist die kleine, spiralförmige Gehörgangsschnecke (Kochlea) eingebettet. Sie ist mit Flüssigkeit gefüllt und mit Haarzellen ausgestattet, die als Schallsensoren dienen.

Durch die Membranschwingungen am ovalen Fenster entstehen Wellen in der Schneckenflüssigkeit. Diese Schwingungen werden vom Corti-Organ, dem Hörorgan in der Schnecke, aufgenommen. Das Corti-Organ enthält winzige, haarähnliche, in einer Membran (welche die Schnecke der Länge nach teilt) verankerte Nervenendigungen.

Diese Nervenendigungen sind hoch entwickelte Enden des 8. Hirnnervs (Hör- und Gleichgewichtsnerv, *N. vestibulocochlearis*). Erreichen Flüssigkeitsschwingungen die Nervenenden, geben diese elektrische Impulse ab, die entlang des Nervs zum Gehirn gesendet und als Töne interpretiert werden.

Ein Kochlearimplant ist eine elektronische Prothese, die bei Innenohrtaubheit mit gleichzeitig intaktem Hörnerv, z. B. nach Medikamentenschäden oder Infektionen, eingesetzt werden kann. Es besteht aus einem

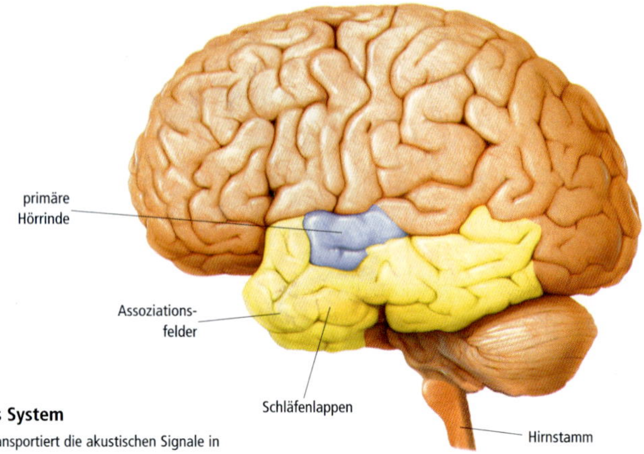

Akustisches System

Der Hörnerv transportiert die akustischen Signale in den Hirnstamm, von wo sie ins Mittelhirn und in die Hörrinde auf der Innenseite des Schläfenlappens geleitet werden. Dort erfolgt die Verarbeitung der elektrischen Signale in Höreindrücke und ihre Bewertung.

Wie wir hören (rechte Seite)

(a) Schallwellen erreichen den Gehörgang und bringen das Trommelfell zum Schwingen. **(b)** Das Trommelfell überträgt seine Schwingung auf die Gehörknöchelchenkette im Mittelohr. **(c)** Die Gehörknöchelchen verstärken die Schwingungen und übertragen sie auf das ovale Fenster am Eingang zum Innenohr. **(d)** Die Schwingungen durchlaufen die Gehörgangsschnecke, wo eine Flüssigkeit, die Endolymphe, die sensorischen Haarzellen des Corti-Organs aus ihrer Lage ablenkt. **(e)** Diese senden ihre Nervenimpulse durch den Hörnerv über Hirnstamm und Mittelhirn zu den Hörfeldern im Schläfenlappen, wo sie analysiert und interpretiert werden.

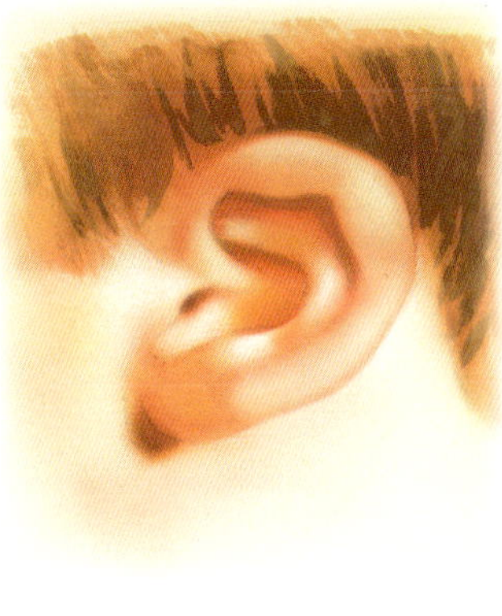

Kind

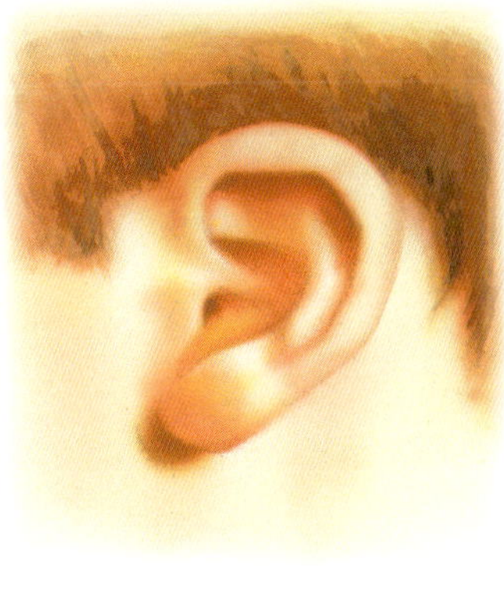

Heranwachsender

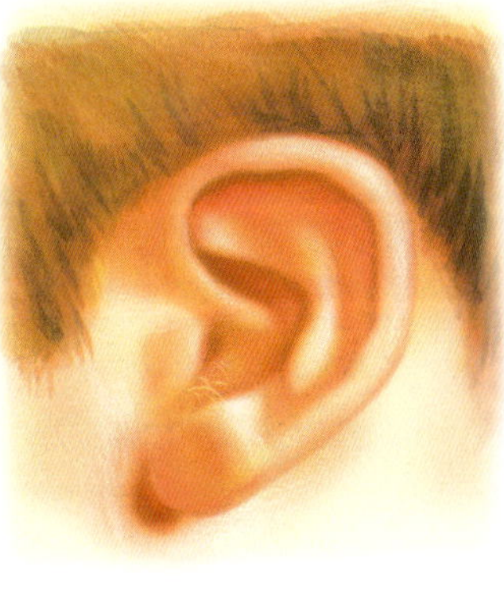

Erwachsener

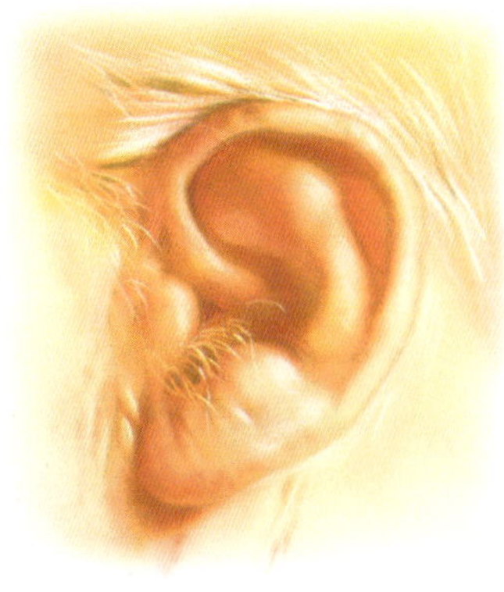

ältere Menschen

Ohralterung

Mit zunehmendem Alter wird das Ohrläppchen dicker und länger. Auf den Läppchen und im Gehörgang entwickelt sich Haarwuchs. Die Haut wird in zunehmendem Maße trocken, dünn und faltig. Mitunter treten braune Altersflecken auf. Das Ohr ist eines der wenigen Körperorgane, die während der gesamten Lebenszeit wachsen können.

Hörvermögen

Gehörknöchelchen

Die Gehörknöchelchen im Mittelohr sind drei kleine Knochen, die als Schallverstärker der Trommelfellschwingungen wirken. Dies ermöglicht uns die Wahrnehmung selbst feiner Geräusche. Der Hammer ist am Trommelfell befestigt. Schwingt das Trommelfell, überträgt der Hammer seine Bewegung auf den Amboss, der seinerseits den am ovalen Fenster anliegenden Steigbügel in Bewegung setzt, wodurch die Schwingung ins Innenohr gelangt.

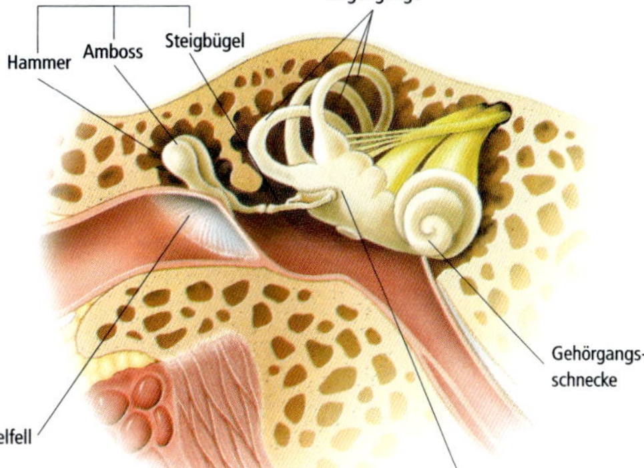

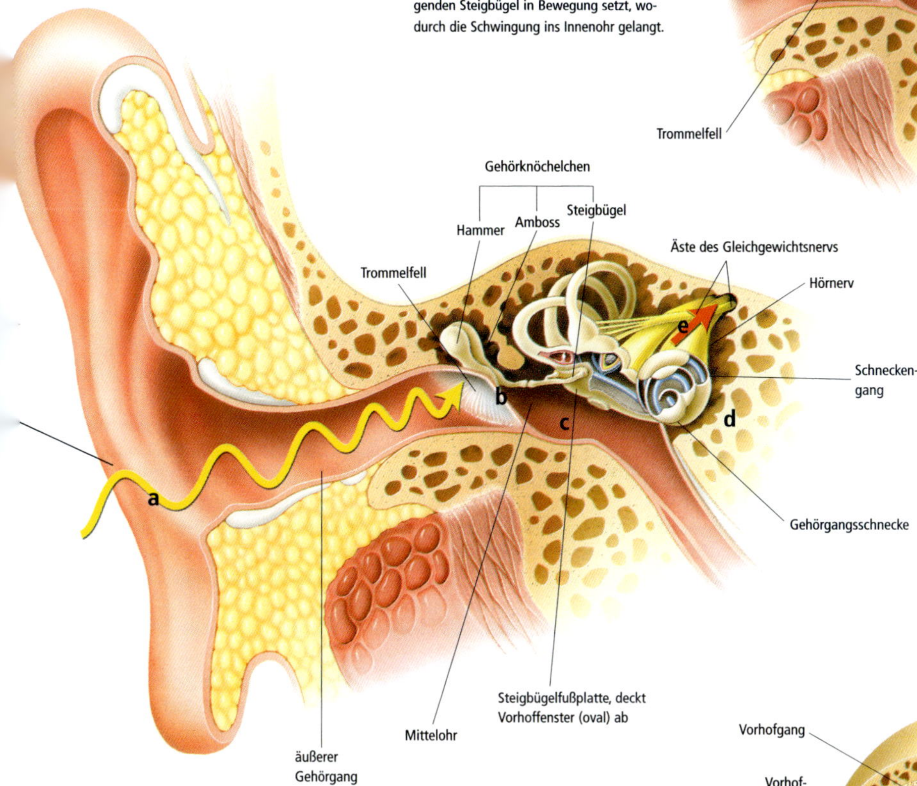

Gehörgangsschnecke

Die knöcherne Schneckenspindel enthält drei Gänge, die zum Teil untereinander in Verbindung stehen. Im zentralen Schneckengang liegt das Corti-Organ. Wenn sich die Endolymphe in diesem Gang im Rhythmus der Schallwellen bewegt, verbiegt sie die Sinneshaare der Rezeptorzellen, worauf diese elektrische Signale über den Hörnerv an das Gehirn senden.

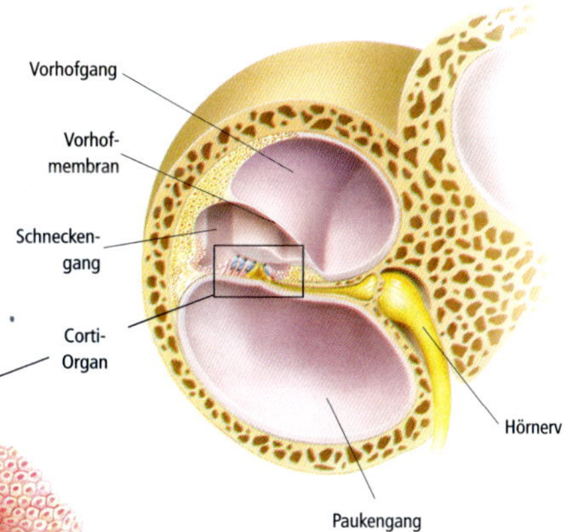

Corti-Organ

Das Corti-Organ besteht aus Reihen von Zellen mit feinen Haarfortsätzen unter einer Gallertschicht. Eine Ablenkung dieser Fortsätze führt zu elektrischen Signalen, deren Intensität von der Zahl der abgelenkten Haarzellen abhängt. Leise Töne lenken nur wenige, laute eine große Anzahl an Fortsätzen ab.

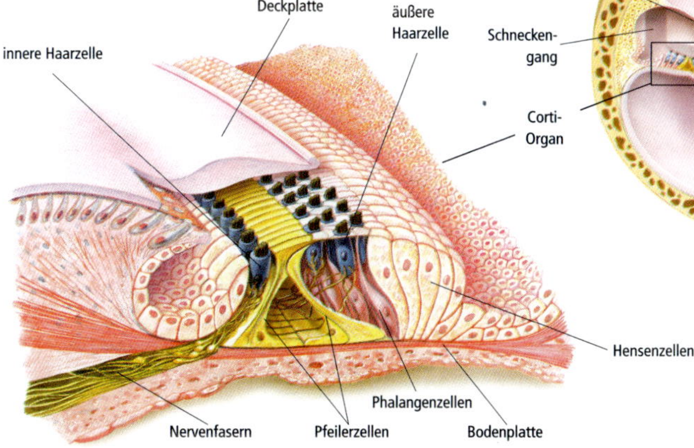

Gleichgewicht

Das aus Bogengängen und Vorhof bestehende Gleichgewichtsorgan enthält kleine Haarsinneszellen, die auf Lageveränderungen im Raum mit Erregung reagieren und diese Informationen über den Gleichgewichtsnerv (N. vestibularis) an das Gehirn übermitteln. Das Gehirn nutzt die Informationen des Gleichgewichtsorgans, um die körperliche Balance zu halten.

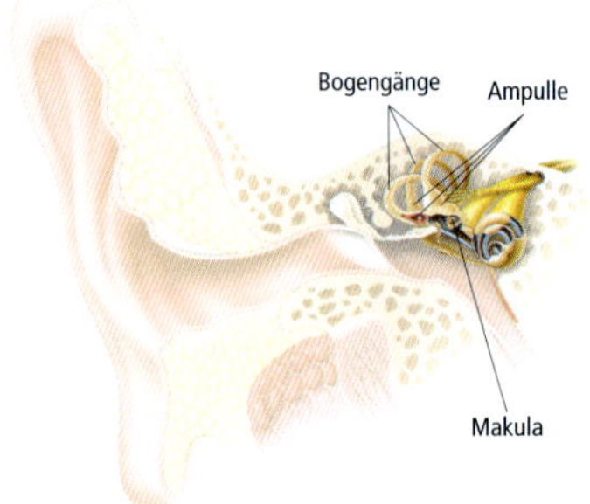

Gleichgewichtsorgan im Innenohr

äußerlich zu tragendem Sprachprozessor, einer Empfängerspule, die in den Warzenfortsatz eingesetzt wird, und einer Elektrode im Innenohr.

Utrikulus und Sakkulus

Utrikulus und Sakkulus sind hohle Bläschen, gefüllt mit Flüssigkeit (Endolymphe). Im Bereich der so genannten Makula befinden sich kleine, haarähnliche Sinneszellen, deren freie Enden in eine gallertartige Masse eingelagert sind, die in den Hohlraum hineinragt.

Über der Gallertmasse liegen Kalziumkarbonatkristalle, die Otolithen. Bei Neigung des Kopfes verlagern sich diese und mit ihnen die Gallertmasse samt der Sinneszellen. Auf diese Weise erzeugen die Sinneszellen Impulse, die an das Gehirn gesendet werden, das darauf körperliche Reflexmechanismen zur Korrektur der Körperlage auslösen kann.

Bogengänge

Die drei Bogengänge funktionieren ähnlich. Die mit Flüssigkeit gefüllten Kanäle liegen jeweils senkrecht zueinander. Sie sind mit dem Utrikulus verbunden und im Bereich der Ampulle mit Haarzellen besetzt. Bei einer Drehbewegung des Kopfes fließt Flüssigkeit durch die Kanäle und führt zu einer Ablenkung der gallertigen Ampulle und der darin verankerten Sinneszellfortsätze, was in Form von Nervensignalen an das Gehirn weitergeleitet wird. Jeder Bogengang reagiert auf eine andere Bewegungsrichtung (Nicken, Kopfschütteln und Kippbewegungen).

GLEICHGEWICHT

Veränderungen der Körperlage werden von verschiedenen Sinnesorganen registriert. So werden sowohl die Signale vom Gleichgewichtsorgan als auch die von Augen und Gelenks- und Muskelsensoren vom Gehirn ausgewertet und verglichen. Diese Organe sind daher gemeinsam mit den Muskeln für die Erhaltung des Gleichgewichts verantwortlich.

Jede Störung dieser Organe oder ihrer Nervenverbindungen kann zu Gleichgewichtsproblemen führen. Eine Innenohrentzündung (Labyrinthitis) kann über eine Schädigung des Gleichgewichtsorgans Balanceschwierigkeiten verursachen. Drehschwindel kann die Folge der Ménière-Krankheit oder anderer Innenohrerkrankungen sein.

Auch eine Durchblutungsstörung des Gehirnes kann zu Gleichgewichtsstörungen führen. Anämie, Herzkrankheiten und Kreislaufschwäche können Schwarzwerden vor den Augen, Ohnmacht, Schwindel und Gleichgewichtsverlust auslösen.

Die Reisekrankheit mit Übelkeit und Erbrechen ist das Ergebnis einer Signalkonfusion im Gehirn, das von den verschiedenen Sinnesorganen widersprüchliche Informationen zur Körperlage erhält. Sie tritt häufig bei Kindern auf und nimmt mit dem Alter durch eine geringer werdende Empfindlichkeit des Gleichgewichtsorgans ab.

HÖRVERMÖGEN

Hören ist das Wahrnehmen von Tonschwingungen, die über Luft, Wasser oder feste Materie übertragen werden. Ein Schallereignis kann aus Tönen unterschiedlicher Tonhöhe (Frequenz) und Tonstärke bestehen. Die Frequenz wird in Hertz (Hz; Schwingungen pro Sekunde) gemessen; hörbar sind Töne im Bereich von ca. 50 Hz (tief) bis ca. 16.000 Hz (hoch). Die Tonstärke, gemessen in Dezibel (dB), beginnt im nicht hörbaren Bereich bei null und reicht bis zu unerträglicher Lautstärke (über 140 dB). Schallwellen werden über die feinen, komplizierten Mechanismen von äußerem Ohr, Mittel- und Innenohr ins Gehirn geleitet. Dank des beidohrigen (binauralen) Hörvermögens können Informationen über Richtung und Entfernung der Schallquelle weitergegeben werden.

Im Innenohr befindet sich das Sinnesorgan, das die Schallwellen auffängt und deren mechanische Energie in Nervenimpulse umwandelt. Diese werden im Gehirn interpretiert. Das Gehör ist bereits vor der Geburt ausgebildet, da sich das Innenohr etwa in der neunten Woche im Mutterleib entwickelt.

Das menschliche Ohr setzt sich aus dem äußeren Ohr, dem Mittelohr und dem Innenohr zusammen. Das äußere Ohr besteht aus der Ohrmuschel und dem äußeren, röhrenförmigen Gehörgang, der mit Härchen ausgekleidet ist und Drüsen enthält, die Ohrenschmalz absondern. Der Gehörgang verbindet das äußere Ohr mit dem Trommelfell.

Das Mittelohr enthält das Trommelfell und die drei Gehörknöchelchen (Hammer, Amboss und Steigbügel), die über der Paukenhöhle liegen und in der Schnecke mit dem ovalen Fenster verbunden sind.

Die Ohrtrompete verbindet den lufthaltigen Raum der Paukenhöhle mit dem Rachen, sodass der Luftdruck im Mittelohr dem Außendruck angeglichen wird. Die Röhre ist mit Schleimhaut ausgekleidet und kann bei Erkältungen oder ähnlichen Virusinfektionen durch Schwellung blockiert sein. Dies kann bei Luftdruckveränderungen zu Druckgefühlen im Ohr und Ohrenschmerzen führen. Zudem kann die Hörfähigkeit stark vermindert sein. Durch Schlucken oder Kauen kann die Röhre wieder frei und der Druck ausgeglichen werden.

Das Innenohr oder Labyrinth enthält das wichtigste Hörorgan, die mit Flüssigkeit gefüllte Schnecke sowie das Gleichgewichtsorgan mit den Bogengängen.

Schallwellen in der Luft werden von der Ohrmuschel aufgenommen und durch den Gehörgang zum Trommelfell geleitet. Von dort gelangen sie durch Schwingung der Gehörknöchelchen auf das Corti-Organ in der Schnecke. Dort versetzen sie die Flüssigkeit und Tausende winziger Haarzellen (Hörzellen) in Bewegung, welche die Impulse ans Gehirn weiterleiten. Hohe und tiefe Töne werden von unterschiedlichen Hörzellen übertragen; die Hörzellen im untersten Teil der Schnecke nehmen die tiefsten Töne auf.

Knochenleitung ist die Wahrnehmung von Tönen über die Schädelknochen, den Hauptübertragungsweg der eigenen Stimme. Die Schallwellen umgehen das Mittelohr und gelangen direkt in die Schnecke.

Die Tonstärke wird in Dezibel (dB) gemessen; die geringste noch hörbare Schallintensität stellt die Hörschwelle dar. Töne unter

10 dB (Flüsterlautstärke) sind nur sehr schwer zu hören, Töne über 140 dB verursachen Schmerzen. Eine konstante oder wiederholte Lautstärke von mehr als 70 dB kann zu Hörverlust, eine Lautstärke von über 100 dB zu bleibenden Schädigungen führen, auch wenn man ihr nur einmal ausgesetzt ist.

Der Gehörsinn verfügt über einen Schutzmechanismus in Form des akustischen Reflexes, bei dem die Gehörknöchelchenkette im Mittelohr als Reaktion auf Lärm verhärtet, um die Stärke der Schwingungen, die zum Innenohr gelangen, zu verringern. Bei wiederholtem Lärm kann dieser Schutz jedoch Schädigungen nicht verhindern; Haarzellen in der Schnecke werden dauerhaft zerstört.

Innenohrschwerhörigkeit

Schädigungen des Innenohres, des Hörnervs oder der Hörbahn führen zu einer Blockade der Signalübertragung an das Gehirn und damit zur Taubheit.

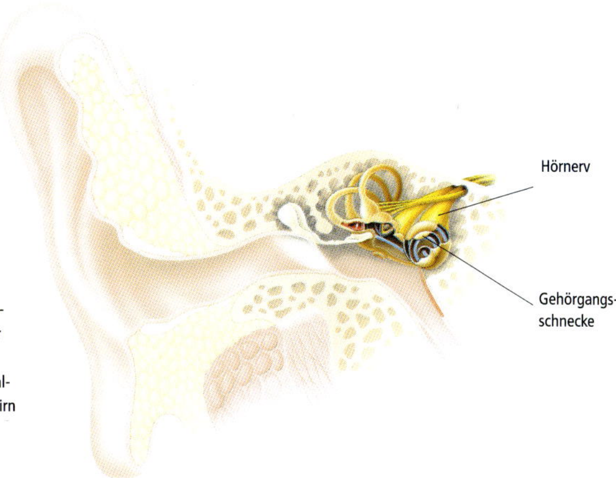

Corti-Organ

Dieses Sinnesorgan in der Gehörgangsschnecke erzeugt als Reaktion auf mechanische Ablenkung Nervenimpulse. Eine Schädigung der feinen Sinneshaare, z.B. durch eine wiederholte Überreizung, führt zur Innenohrschwerhörigkeit.

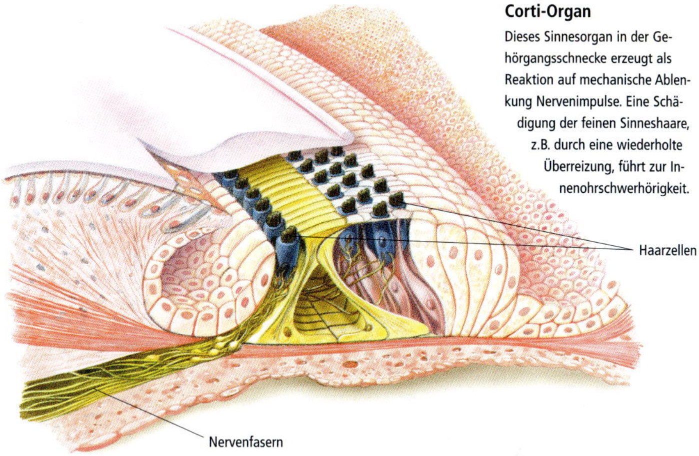

OHRERKRANKUNGEN

Die drei Abschnitte des Ohres werden auf unterschiedliche Art und Weise durch Krankheiten oder Verletzungen beeinträchtigt. Erkrankungen des äußeren Ohres sind meist Erkrankungen der Haut, der Drüsen und der Haarfollikel im äußeren Gehörgang. Infektionen befallen außerdem das Mittelohr und (selten) das Innenohr.

Bei manchen Menschen sammelt und verhärtet sich das Ohrenschmalz. Im äußeren Teil des Ohres kann es mit einem sauberen, feuchten Waschlappen entfernt werden. Wattestäbchen oder Finger sind zur Entfernung des Ohrenschmalzes ungeeignet, da es so häufig noch tiefer in den Gehörgang geschoben wird. Ein Ohrenschmalzpfropf sollte vom Arzt entfernt werden, der das Ohr mit warmem Wasser ausspült. Der Pfropf kann zuvor mit einer warmen Lösung aus Olivenöl und Natriumbikarbonat oder einer im Handel erhältlichen Lösung aufgeweicht werden.

Befindet sich Ohrenschmalz im Gehörgang, kann nach dem Schwimmen oder Haarewaschen Wasser im Ohr zurückbleiben, was zu vorübergehender Taubheit führt. Durch Neigen des Kopfes und behutsames Vorziehen des äußeren Ohres wird es entfernt. Fremdkörper oder Insekten, die versehentlich in den äußeren Gehörgang geraten sind, sollten von einem Arzt entfernt werden.

Ein plötzlicher Druck auf den Gehörgang kann zu einer Schädigung des Trommelfelles (Trommelfellruptur) führen. Ein Schlag, ein Schwimm- oder Tauchunfall, ein Explosionsknall oder das Einführen eines spitzen Gegenstandes in das Ohr können eine Trommelfellruptur verursachen. Die Symptome sind plötzliche Ohrenschmerzen, eine Hörminderung, evtl. eine Blutung oder Sekretion aus dem betroffenen Ohr. Das Trommelfell heilt meist ohne Behandlung, und das Hörvermögen ist nach ein bis zwei Wochen (selten erst nach zwei Monaten) wiederhergestellt. Eine Operation ist nur selten erforderlich.

Zahlreiche Erkrankungen des äußeren Ohres werden mit Tropfen behandelt, die wie folgt richtig angewendet werden: Die Flasche wird zum Erwärmen in eine Schüssel mit warmem Wasser gestellt (nicht bei antibiotischen Tropfen). Die Person liegt auf der gesunden Seite. Durch Zurückziehen des Ohrläppchens wird die Gehörgangsöffnung gedehnt. Die Pipette wird über die Ohröffnung geführt und die Tropfen vorsichtig in das Ohr geträufelt. Durch Watte lässt sich ein Auslaufen der Tropfen verhindern. Die Person sollte etwa fünf Minuten auf der Seite liegen bleiben.

Bei einer Trommelfellperforation oder bei Kindern mit Paukenröhrchen im Ohr sollten – ohne gegenteilige ärztliche Anweisung – keine Ohrentropfen verabreicht werden.

SIEHE AUCH *Audiometrie in Kapitel 16*

SCHWERHÖRIGKEIT

Unter Schwerhörigkeit versteht man ein reduziertes Hörvermögen. Sie wird als partiell bezeichnet, wenn es sich nur um ein Ohr handelt oder wenn lediglich bestimmte Frequenzen oder Lautstärken betroffen sind. Taubheit bezeichnet die völlige Unfähigkeit zu hören.

Im Unterschied zu Schwerhörigen ist der Gehörverlust bei völlig tauben Menschen so hoch, dass eine Hörhilfe nutzlos ist. Etwa 10 % der tauben Menschen sind völlig taub.

Es gibt zwei Haupttypen des Hörverlustes: Bei der Schall-Leitungs-Schwerhörigkeit

Schall-Leitungs-Schwerhörigkeit

Die Schall-Leitungs-Schwerhörigkeit wird durch Störungen der Schallübertragung in Gehörgang oder Mittelohr verursacht. Mögliche Ursachen sind z. B. ein perforiertes Trommelfell, ein Mittelohrerguss oder eine Otosklerose.

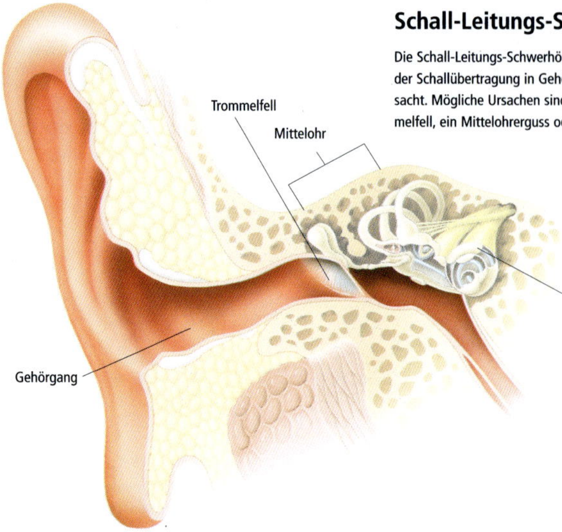

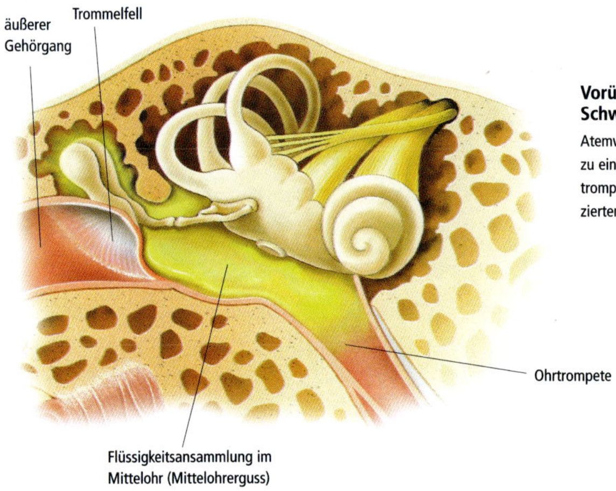

Vorübergehende Schwerhörigkeit

Atemwegsinfektionen können zu einer Blockade der Ohrtrompete und damit zu reduziertem Hörvermögen führen.

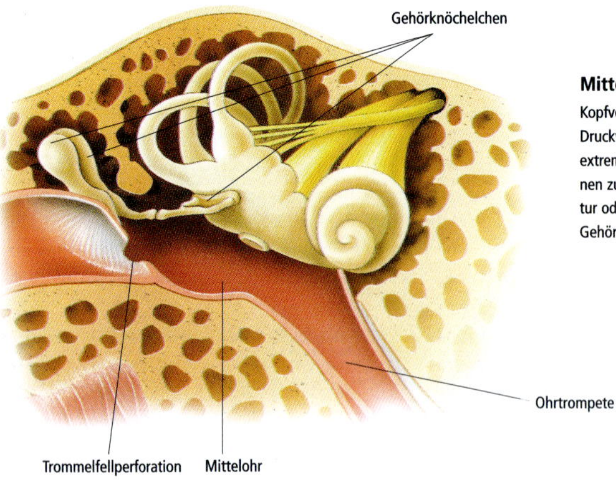

Mittelohrschäden

Kopfverletzungen, plötzliche Druckveränderungen und extrem laute Geräusche können zu einer Trommelfellruptur oder einer Verletzung der Gehörknöchelchen führen.

wird der Schall wegen einer Verstopfung, Krankheit oder Störung im Mittelohr nicht richtig an die Gehörschnecke weitergeleitet. Den Betroffenen kann im Allgemeinen mit einer Hörhilfe geholfen werden.

Die Schallempfindungs-Schwerhörigkeit wird durch Schäden an der Gehörschnecke oder den Gehörnerven verursacht. Sie tritt auf, wenn die winzigen Haarzellen der Gehörschnecke im Innenohr beschädigt werden. Dadurch wird der Schall, der die Gehörschnecke erreicht, nicht richtig verarbeitet, sodass das Gehirn fehlerhafte Nervensignale erhält. Ein Hörgerät hilft hier häufig nicht.

Manche Fachleute nennen zwei weitere Kategorien der Taubheit. Gemischte Schwerhörigkeit wird durch gleichzeitige Krankheit oder Verletzung im Außen- oder Mittelohr und im Innenohr verursacht. Ein zentralnervöser Hörverlust entsteht durch Schäden an den Hirnnervenbahnen oder den Teilen des Gehirnes, die für das Hören zuständig sind.

Auslösende Faktoren

Säuglinge reagieren bereits kurz nach der Geburt auf Geräusche. Nach zwei bis drei Monaten beginnt die Sprachentwicklung, die ersten Worte folgen nach acht bis zwölf Monaten. Findet diese Entwicklung nicht statt, kann ein Hörproblem zugrunde liegen.

Hörprobleme können in jedem Alter auftreten; besonders ernst ist ihr Auftreten jedoch in der Kindheit, da die Hörfähigkeit die Sprachentwicklung beeinflusst. Das Hören ermöglicht eine Geräusch- und Sprachwahrnehmung und die Kontrolle bei der Imitation dieser Laute, was einen wichtigen Teil des Lernprozesses darstellt.

Angeborene Hörschäden können erblich bedingt oder die Folge von Verletzung bzw. Krankheit sein. Sauerstoffmangel oder die Rhesusfaktor-Krankheit (Rh-Erythroblastose) können Hörnerv und Innenohr schädigen. Die Wahrscheinlichkeit für angeborene Gehörschäden steigt, wenn solche bereits bei Familienmitgliedern vorliegen, oder bei einer Infektion mit Toxoplasmose, Syphilis, Röteln, Herpes oder dem Zytomegalievirus während der Schwangerschaft.

Das Down-Syndrom und andere genetische Störungen können das Gehör eines Kindes ebenso beeinträchtigen wie die Einnahme von bestimmten Antibiotika oder Chinin sowie radioaktive Strahlung während der Schwangerschaft. Erhöhtes Risiko für Hörschäden besteht außerdem für Säuglinge, wenn sie ein niedriges Geburtsgewicht haben, länger als zehn Tage künstlich beatmet werden, ein Apgar-Index unter drei oder ein stark erhöhter Bilirubinwert aufgrund einer Rh-Erythroblastose oder einer starken Unreife der Leberfunktion vorliegt.

Kinderkrankheiten wie Mumps, Masern, Meningitiden und Ohrinfektionen können Vernarbungen verursachen, die möglicherweise die Bewegungen der Gehörknöchelchen behindern und das Gehör dauerhaft schädigen. Auch Kopfverletzungen, extremer Lärm und die Nebenwirkungen bestimmter Antibiotika sind mögliche Ursachen eines Gehörverlustes.

Bei Kindern kann das Gehör vorübergehend aufgrund einer Verstopfung des Gehörganges durch Ohrenschmalz oder selbst eingeführte Fremdkörper beeinträchtigt werden. Ohrinfektionen können die bei Kindern enge Ohrtrompete leicht verstopfen. Auch nach lauten Geräuschen kann für kurze Zeit das Gehör verloren gehen.

Kopfverletzungen, Schläge, ein plötzlicher Wechsel des Luftdrucks (z. B. bei zu schnellem Auftauchen oder bei Explosionen) können das Trommelfell reißen lassen und die Gehörknöchelchen des Mittelohres oder das Innenohr schädigen. Wiederholter, starker Lärm führt ebenfalls zu einem allmählichen Gehörverlust. Geräuschpegel über 85 dB zerstören die Haarzellen im Innenohr. Der Schaden ist bleibend und kann mit Tinnitus, einem ein- oder beidseitig auftretenden, hohen Pfeifgeräusch im Ohr einhergehen.

Der alterstypische Gehörverlust (Presbyakusis) kann im frühen Erwachsenenalter beginnen und reduziert anfänglich nur die Fähigkeit, hohe Frequenzen zu hören. Er kann bis zur völligen Taubheit führen und betrifft häufiger Männer als Frauen.

Anfälle von Schwindel, Übelkeit und Erbrechen, denen evtl. ein Gehörverlust und Tinnitus vorangehen, können auf die Ménière-Krankheit, eine chronische Innenohrerkrankung mit erhöhtem Druck in einem oder beiden Ohren und allmählicher Verschlechterung des Hörvermögens hinweisen. Die Ursache der Krankheit ist nicht bekannt. Der Schwindel kann kurzzeitig medikamentös oder dauerhaft durch eine Operation an den Nerven des Innenohres behandelt werden.

Kochlearimplant

Das Kochlearimplant, eine elektronische Hörprothese für Menschen mit starker Innenohrschwerhörigkeit, besteht aus einem externen Sprachprozessor, einer Empfängerspule im Warzenfortsatz und einer Elektrode im Innenohr. Der externe Prozessor empfängt die Schallwellen, die in elektrische Signale umgewandelt an den Hörnerv übertragen werden. Die Prothese ermöglicht zwar kein normales Hören, aber ein gewisses Maß an akustischer Wahrnehmungsfähigkeit, das von Mensch zu Mensch sehr unterschiedlich sein kann. Während es manchen nur hilft, besser von den Lippen zu lesen, können andere einzelne Wörter erkennen und wieder andere am Telefon weitgehend normal verstehen.

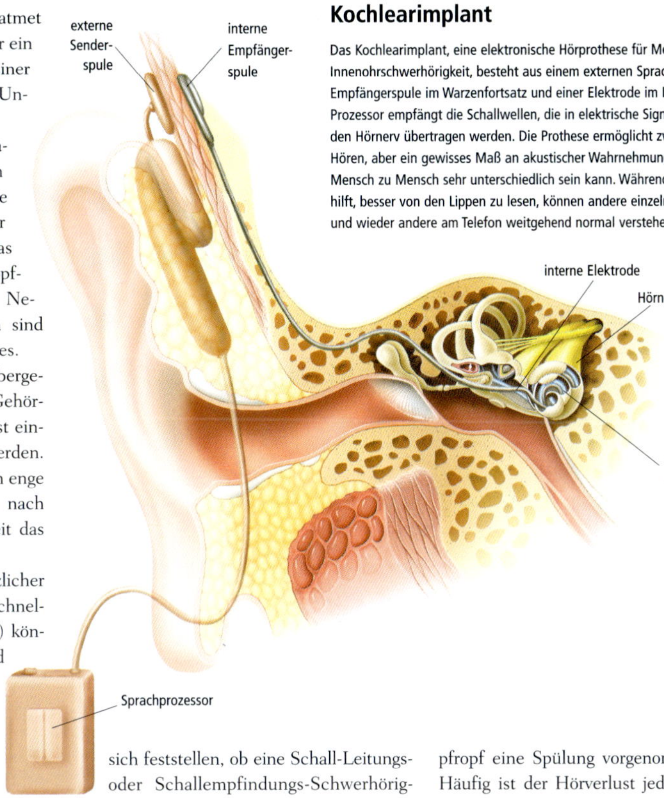

Hörtests

Hörtests können die Intensität (in Dezibel) anzeigen, ab der man Tonfrequenzen hört und Sprache versteht. Mit den Tests lässt sich feststellen, ob eine Schall-Leitungs- oder Schallempfindungs-Schwerhörigkeit vorliegt, ob sie vorübergehend oder bleibend ist, ob sie angeboren oder im Verlauf des Lebens erworben ist. Man kann die Ohren auch auf Verstopfungen oder Strukturanomalien untersuchen.

Die Knochenschall-Leitung testet man mit vibrierenden Stimmgabeln, die gegen das Mastoid (Ausbuchtung am Schläfenbein) gehalten werden. Der Patient gibt an, wie lange er einen Klang wahrnimmt. Dann führt man die Stimmgabel vor den Gehörgang. Ist die Hördauer beim ersten Teil länger, geht man von einer Schall-Leitungs-Schwerhörigkeit aus.

Audiometrische Tests beinhalten meist zusätzlich zum normalen Hörtest eine Messung mit einem geeichten Vibrator, der die Schall-Leitung des Knochens prüft. Durch den Vergleich von über den Knochen übertragenen Geräuschen mit der Wahrnehmung von Geräuschen, die nur über das Mittelohr geleitet werden, diagnostiziert man den Hörverlust.

Schwerhörigkeit fällt in das Fachgebiet der HNO-Ärzte, die in erster Linie versuchen, die Ursache zu ermitteln und zu beseitigen. So können z. B. Infektionen mit Antibiotika behandelt und bei einem Ohrenschmalzpfropf eine Spülung vorgenommen werden. Häufig ist der Hörverlust jedoch dauerhaft, sodass nur versucht werden kann, durch den Einsatz elektronischer Geräte ein Mindestmaß an Hörvermögen zu erreichen.

Hörhilfen

Eine Hörhilfe ist ein elektronisches Gerät, welches das Hören verbessert. Es besteht aus Mikrofon, Verstärker, Lautsprecher und Stromquelle (meist Batterien). Die zu verstärkende Tonhöhe und der Verstärkungsgrad können vom Arzt angepasst werden. An manchen Geräten können die Anwender die Lautstärke regulieren; einige besitzen auch Schalter, um sie mit einem Telefon oder anderen akustischen Geräten zu verbinden.

Die Apparate sind meist sehr klein, sodass sie hinter das Ohr bzw. in den Gehörgang passen. Sind solche Geräte ungeeignet oder wird eine größere Verstärkung benötigt, können auch größere Geräte mit Mikrofon und einem Akku auf der Brust getragen werden.

Das erst kürzlich entwickelte Kochlearimplant wird völlig Tauben eingesetzt. Es verwandelt Laute in elektrische Impulse, die über implantierte Elektroden in der Gehörschnecke ans Gehirn weitergeleitet werden.

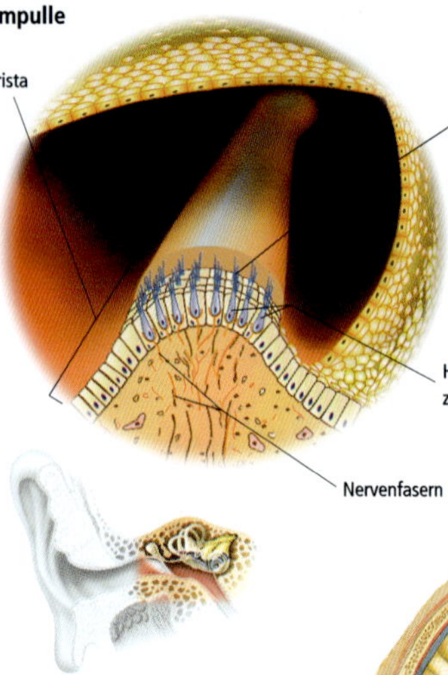

Reisekrankheit – Gleichgewicht

Bei einer Bewegung des Kopfes bewegt sich die Flüssigkeit im Innenohr. Die dadurch stimulierten Haarsinneszellen der Ampulle senden Signale an das Gehirn. Eine Störung dieser Signale z. B. während einer Autofahrt, eines Fluges oder einer Schiffsreise kann zur Reisekrankheit führen.

Auslösung der Reisekrankheit

Die mit der Reisekrankheit einhergehende Übelkeit wird durch zwei Bereiche im Gehirn ausgelöst. Chemorezeptoren lösen den Brechreflex aus, wenn das Gehirn widersprüchliche Informationen über die Körperlage im Raum erhält.

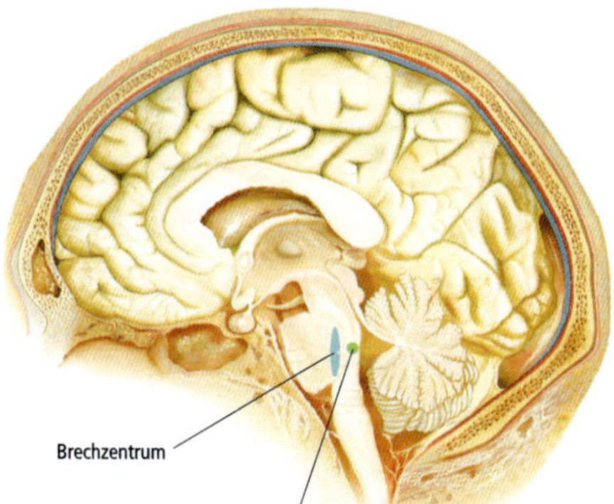

Ein Gerät, das mit der Schall-Leitung der Knochen arbeitet, wird an einem Stirnband befestigt und bleibt so in Kontakt mit dem Schädelknochen, über den es Geräusche weiterleitet.

Behandlung

Menschen mit ausgeprägter Hörbehinderung verständigen sich nicht über die gesprochene Sprache, sondern über andere Kommunikationsformen, z. B. Lippenlesen, Zeichensprache, Schriftsprache, Gestik und Mimik. Jeder hat meist eine bevorzugte Verständigungsmethode, die situationsabhängig variieren kann. So kann etwa bei vertrauten Personen Lippenlesen bevorzugt werden, während dies bei Fremden nicht funktioniert.

Schwerhörige haben in der Gesellschaft viele Probleme. Arbeitslosigkeit und Unterbeschäftigung treffen sie viel häufiger als die Normalbevölkerung. Im Beruf sind Schwerhörige oft mit Diskriminierung konfrontiert, obwohl sie an fast jedem Arbeitsplatz tätig sein können, soweit dieser mit entsprechenden Hilfsmitteln, z. B. einem Zeichensprach-erkennungssystem, ausgestattet ist.

Taubheit beeinträchtigt weder die Intelligenz noch die Lernfähigkeit eines Menschen, macht aber das Erlernen der Sprache sehr viel schwieriger. Aus diesem Grund entwickelt sich ein hörbehindertes Kind in der Schule zunächst langsamer als die anderen. Um einem tauben Kind die besten Chancen zu geben, ist ein möglichst frühes Erlernen von Lippenlesen und Zeichensprache äußerst wichtig.

REISEKRANKHEIT

Die meisten Menschen werden irgendwann einmal reisekrank, sei es auf einem Schiff bei starkem Seegang, im Flugzeug bei Luftturbulenzen, auf einer langen Reise im Auto oder Zug oder bei einer Fahrt im Vergnügungspark. Selbst Astronauten im Weltall leiden an Reisekrankheit. Diese beginnt mit Schweißausbrüchen, Kopfschmerzen und Müdigkeit und steigert sich zu Übelkeit, Schwindel und Erbrechen. Meist klingen die Symptome rasch ab, sobald die Bewegung aufhört. In manchen Fällen dauern die Beschwerden jedoch noch mehrere Tage an.

Die Reisekrankheit wird durch die Verarbeitungsmechanismen des Gehirnes in Bezug auf das körperliche Gleichgewicht und die Körperbewegung verursacht. Das Gehirn koppelt eine Flut von Informationen, die es von verschiedenen Teilen des Nervensystems erhält. Mit Hilfe der von Innenohr, Augen und Muskelrezeptoren gesendeten Signale stellt das Gehirn fest, wo sich der Körper im Raum befindet. Bei Eingang widersprüchlicher Informationen entwickeln sich die Symptome der Reisekrankheit. So wird beim Lesen während einer Autofahrt vom Auge keine Bewegung signalisiert, das Innenohr dagegen signalisiert Bewegung.

Gegen die Reisekrankheit gibt es eine Reihe von Medikamenten. Dazu zählen Ingwertabletten und Antihistaminika.

SCHWINDELANFALL

Der Begriff Schwindel fasst eine ganze Reihe von Empfindungen zusammen, die sehr unterschiedliche Ursachen haben können. In schwereren Fällen löst der Schwindel Übelkeit und Erbrechen, ein Panikgefühl sowie einen kalten Schweißausbruch aus.

Unter diesen Terminus fallen Empfindungen wie das »Schwarzwerden vor den Augen«, Gefühle der Benommenheit, Unsicherheit oder Trunkenheit, aber auch das Gefühl, dem, was in der Umgebung geschieht, oder sogar sich selbst fern zu sein.

Diese Empfindungen sind vielfach Vorboten einer Ohnmacht. Sie werden durch Störungen der Blutdruckregulation, des Herzes oder großen Blutverlust ausgelöst.

Dieser orthostatische Schwindel entsteht durch zu schnelles Aufstehen, was ein vorübergehendes Sinken des Blutdrucks zur Folge hat. Dies reicht aus, um Schwindel und auch eine Ohnmacht zu verursachen. Hinsetzen oder Hinlegen hilft gegen diese Form des Schwindels, weil so das Blut leichter ins Gehirn fließen kann.

Weitere Empfindungen, die ebenfalls als Schwindel bezeichnet werden, sind das Gefühl, im Aufzug zu fahren, alles schwanke (Schwankschwindel), alles drehe sich (Drehschwindel) oder man werde ständig zur Seite gestoßen (Lateropulsion). Diese Schwindelformen werden durch Störungen im Innenohr oder im Gehirn verursacht und sind oft mit einem Nystagmus (Augenzittern) oder Hörstörungen verbunden.

Mögliche Ursachen sind in diesen Fällen ein Hörsturz, die Ménière-Krankheit, ein Innenohrausfall oder eine Innenohrreizung, eine Gehirnerschütterung, eine Mittelohrentzündung, ein Perlgeschwulst (Cholesteatom), ein Hirntumor, Multiple Sklerose, die Zervikalarthrose, ein Augenproblem wie Schielen, Unfälle, Hirninfektionen oder ein paroxysmaler Lagerungsschwindel. Eine letzte Ursache für Schwindelanfälle ist psychischer Art und als Höhenangst bekannt.

In extremen Höhen können Schwindelanfälle gravierende Folgen haben, etwa für Piloten, die in vielen Situationen auf keinen visuellen Bezugspunkt zurückgreifen können: Durch räumliche Desorientierung ist es ihnen nicht mehr möglich, Bewegungsrichtung oder -geschwindigkeit richtig einzuschätzen.

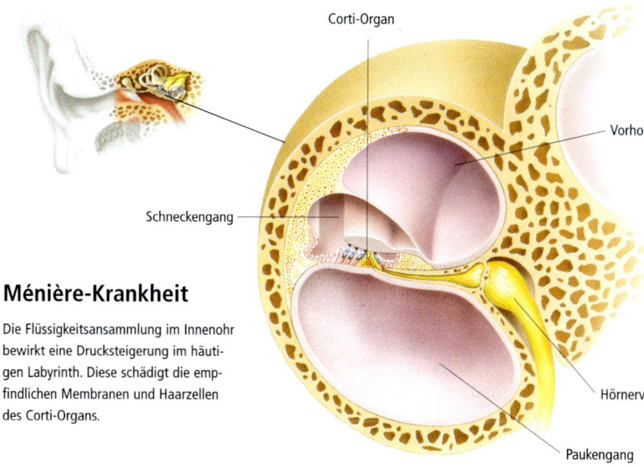

Ménière-Krankheit

Die Flüssigkeitsansammlung im Innenohr bewirkt eine Drucksteigerung im häutigen Labyrinth. Diese schädigt die empfindlichen Membranen und Haarzellen des Corti-Organs.

INNENOHRENTZÜNDUNG

Die Innenohrentzündung (Labyrinthitis) ist eine Entzündung des Labyrinths, der mit Flüssigkeit gefüllten, halbkreisförmigen Bogengänge im Innenohr, welche die Raumlage und Bewegung des Körpers registrieren und, neben dem Gehirn, für die Aufrechterhaltung des Gleichgewichts zuständig sind. Die Innenohrentzündung wird meist durch Viren oder Bakterien verursacht, die sich nach einer Mittelohrentzündung, Gehirnhautentzündung oder Ohrenoperation ausbreiten.

Zu den Symptomen zählen Dreh- und Schwankschwindel, Benommenheit (besonders bei Kopfbewegung), Gleichgewichtsverlust, Übelkeit, Erbrechen, in seltenen Fällen auch vorübergehende Taubheit und Ohrensausen (Tinnitus).

Bei viralen Infektionen besteht die Behandlung aus der Gabe von Antiemetika, Virostatika und Bettruhe. Nach vier Wochen ist der Patient gewöhnlich vollkommen genesen. Eine bakterielle Entzündung wird mit Antibiotika behandelt. Zuweilen ist eine operative Ohrdrainage erforderlich.

MÉNIÈRE-KRANKHEIT

Die Ménière-Krankheit äußert sich in wiederholten Schwindelanfällen und Hörverlust. Ihre Ursache ist nicht bekannt. Das erste Anzeichen ist das als Tinnitus bekannte Ohrensausen, gefolgt von Schwindelgefühl, Übelkeit und Erbrechen während der folgenden 24 Stunden. In den Ohren kann ein Druckgefühl entstehen. Der fortschreitende Hörverlust kann auch zwischen den Anfällen andauern. Der Schwindel kann vorübergehend mit Medikamenten oder endgültig durch eine Reihe von Operationen, etwa eine Durchtrennung der Nerven der Bogengänge (Gleichgewichtsorgan im Innenohr) gebessert werden.

TINNITUS

Tinnitus (Ohrensausen) bezeichnet die Wahrnehmung von Geräuschen in einem oder beiden Ohren bei geräuschfreier Umgebung. Das Geräusch kann ein einfaches Brummen, Klingen, Zischen bzw. Pfeifen sein, sich aber auch aus komplexeren Geräuschen zusammensetzen und mit oder ohne Unterbrechungen auftreten.

Tinnitus kann die Folge verschiedener Erkrankungen, z. B. einer Innenohrschädigung durch Lärmeinwirkung, eines altersbedingten Hörverlustes oder einer Mittelohrentzündung, sein. Er kann auch auf eine Durchblutungsstörung hinweisen. Zudem schädigen bestimmte Medikamente bei langfristiger Einnahme das Innenohr.

Tinnitus kann durch Tumoren oder Verletzungen des achten Hirnnervs (*N. vestibulocochlearis*), Kiefergelenkserkrankungen, eine Otosklerose (Versteifung der Gehörknöchelchen im Mittelohr), Kopf- und Halsverletzungen und die Ménière-Krankheit verursacht werden. In manchen Fällen liegt jedoch keine erkennbare Ursache vor. Ein schwerer Tinnitus kann zu Konzentrations- und Schlafstörungen führen.

Tinnitus ist nicht heilbar. Allerdings sollten extremer Lärm und Medikamente gemieden werden, um einer Verschlechterung des Zustandes vorzubeugen. Das Ohrensausen kann durch angenehme Geräusche (Radio, leises Ticken einer Uhr) überdeckt werden. Durch das Tragen von Hörhilfen wird der Tinnitus als weniger aufdringlich empfunden. In manchen Fällen verstärken sich die Symptome bei Angst oder Stress.

Zur Linderung der Tinnitussymptome können außerdem einige Alternativtherapien eingesetzt werden. Die Kräuterheilkunde empfiehlt Ginkgo biloba (Ginkgobaum) und Mistel. Auch die Homöopathie bietet verschiedene Substanzen an.

Die Hypnotherapie zielt darauf ab, das Klingeln im Ohr ausschalten oder zumindest die Geräuschwahrnehmung durch den Patienten – und damit auch seine Reaktionen auf diese Wahrnehmung – zu vermindern. Die Naturheilkunde rät zu Vitamin A, Vitamin-B-Komplex sowie Kalzium-, Magnesium- und Kaliumpräparaten. In der Traditionellen Chinesischen Medizin wird Tinnitus u. a. auf ein energetisches Ungleichgewicht der Niere zurückgeführt. In manchen Fällen verschaffen Akupunktur und chinesische Kräuter eine gewisse Linderung.

MITTELOHRENTZÜNDUNG

Die häufigste Ursache für eine Mittelohrentzündung (*Otitis media*) ist die Ausbreitung von Bakterien aus dem Rachen über die Ohrtrompete ins Mittelohr. In der Regel tritt eine Mittelohrentzündung in Verbindung mit einer Racheninfektion, z. B. bei Schnupfen oder Mandelentzündung, auf.

Die Krankheit betrifft hauptsächlich Kinder und ist durch Symptome wie Fieber, Taubheit auf dem betroffenen Ohr sowie starke Ohrenschmerzen gekennzeichnet. Ur-

Paukenerguss

Bei einer chronischen Mittelohrentzündung (Paukenerguss) wird ein Paukenröhrchen zur Belüftung in den äußeren Gehörgang gelegt.

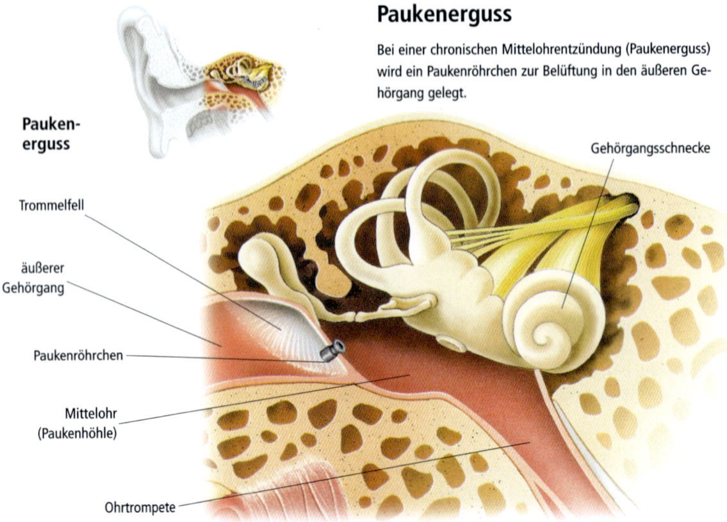

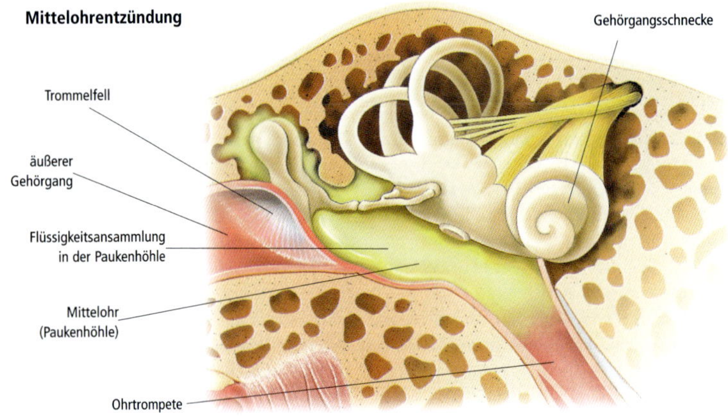

sache der Schmerzen ist eine Eiteransammlung im Mittelohr, die zu einer Trommelfellruptur führen kann. Anschließend kann der Eiter abfließen, was zur Besserung der Ohrenschmerzen führt. Bei Säuglingen stehen oft nicht die Ohrenschmerzen, sondern Begleiterscheinungen wie Durchfall, Bauchschmerzen und Erbrechen im Vordergrund.

Die Behandlung erfolgt mit Schmerzmitteln und Antibiotika. Wenn das Trommelfell gerissen ist oder chirurgisch geöffnet wurde und Eiter austritt, sollte das Ohr bis zur Heilung des Trommelfelles sauber und trocken gehalten werden. Manchmal ist aufgrund der Druckbildung eine Ableitung des Eiters durch einen Trommelfellschnitt (Parazentese) notwendig. Bei einigen Kindern kann eine Mittelohrentzündung chronisch werden (Paukenerguss). In diesem Fall muss ein Paukenröhrchen zur Belüftung in den äußeren Gehörgang gelegt werden. Unbehandelt kann eine chronische Mittelohrentzündung zu Taubheit führen.

GEHÖRGANGSENTZÜNDUNG

Eine Entzündung des äußeren Ohres, d.h. der Haut des äußeren Gehörganges, der vom Trommelfell zur Außenseite des Ohres führt, wird als *Otitis externa* bezeichnet. Symptome sind Juckreiz, Ohrenschmerzen, die beim Ziehen am Ohrläppchen stärker werden, eine leichte Absonderung und in einigen Fällen Taubheit. Die Ursache ist meist eine Infektion mit Bakterien oder Pilzen, die u.a. durch Schwimmen in verschmutztem Wasser (die Krankheit wird auch als »Schwimmbadinfektion« bezeichnet), Kratzen am Ohr, Benutzung von Ohrwatte über einen längeren Zeitraum oder übermäßiges Schwitzen ausgelöst werden kann. Die Entzündung kann als Folge von Ekzemen (Hautausschlag) oder im Rahmen einer Zuckerkrankheit auftreten.

Die Behandlung der Gehörgangsentzündung erfolgt mit antibiotikahaltigen Ohrentropfen gegen die Infektion und kortisonhaltigen Medikamenten gegen die Entzündung. Bei schweren Infektionen kann auch eine orale Gabe von Antibiotika erforderlich sein. Abgestorbene Haut, Eiter und Ohrenschmalz sollten vom Arzt entfernt werden.

MASTOIDITIS

Die Entzündung der lufthaltigen Hohlräume im Warzenfortsatz, einem Schläfenbeinfortsatz hinter dem Ohr, kann Folge oder Begleitsymptom einer Mittelohrentzündung sein. Symptome sind die innerhalb weniger Stunden auftretende Rötung und Schwellung hinter dem Ohr mit starken Schmerzen und Fieber.

Die Infektion wird mit hoch dosierten Antibiotika und einer operativen Drainage des Warzenfortsatzes behandelt. Die Diagnose wird klinisch gestellt und durch ein Röntgenbild oder eine Computertomografie bestätigt.

OTOSKLEROSE

Otosklerose ist eine Erkrankung des Mittelohres, die mit zunehmender Schwerhörigkeit verbunden ist. Ursache ist eine Verkalkung des Steigbügels im Mittelohr, welche die Schwingung des Steigbügels und damit auch die Weiterleitung der Schallschwingungen vom Trommelfell zum Innenohr verhindert. In der Folge kommt es zu zunehmender Schwerhörigkeit des betroffenen Ohres, manchmal auch zu Ohrgeräuschen (Tinnitus). Die Erkrankung kann beide Ohren betreffen. Otosklerose tritt hauptsächlich bei Frauen zwischen dem 15. und 30. Lebensjahr auf und kann durch eine Schwangerschaft ausgelöst werden. Oft liegt die Krankheit auch in der Familie.

Zur Behandlung wird eine Operation, die Stapedektomie, durchgeführt, bei der man den verkalkten Steigbügel durch eine Prothese ersetzt. Meist kann das Hörvermögen dadurch wiederhergestellt werden. Alternativ kann auch ein Hörgerät getragen werden.

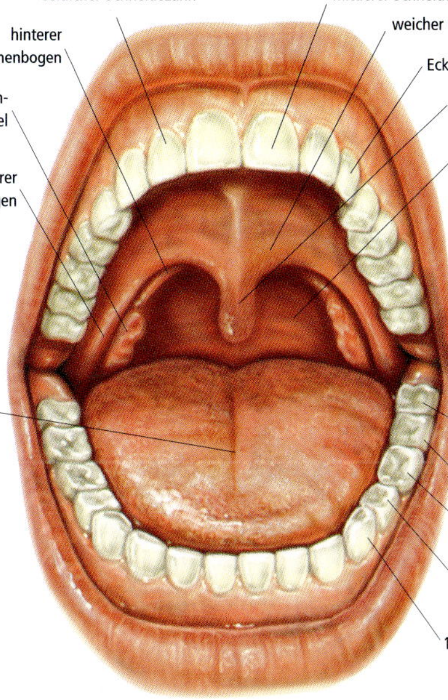

Anatomie des Mundes
(mit Zunge nach unten)

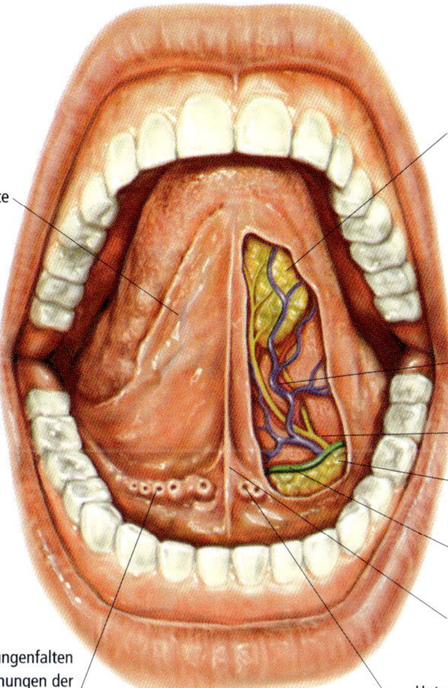

Speicheldrüsen
(mit Zunge nach oben)

MUND

Der Mund ist der erste Abschnitt des Verdauungssystems. Der Mundraum unterteilt sich in den äußeren Mundvorhof *(Vestibulum oris)*, der zwischen den Zahnreihen und Wangen bzw. Lippen liegt, und die innere Mundhöhle *(Cavitas oris propria)* innerhalb der durch die Zähne geformten Bögen. Das Dach der Mundhöhle besteht vorne aus dem harten, hinten aus dem weichen Gaumen. Mund und Nasenhöhle sind durch den Gaumen getrennt. Der harte Gaumen wird von Knochen gebildet, der weiche von mit Schleimhaut überzogenen Muskeln. An der Mitte des weichen Gaumens befindet sich das tröpfchenförmige, fleischige Gaumenzäpfchen (Uvula). Der Mundboden setzt sich aus der Zunge und dem Gewebe zwischen Zunge und Zähnen zusammen. Die Mundhöhle geht nach hinten in den Mundrachenraum über. Äußere Mundöffnung und Lippen bildet der so genannte Ringmuskel des Mundes *(M. orbicularis oculi)*, der das Schürzen der Lippen beim Pfeifen oder Saugen ermöglicht. Die Wangen werden von den Wangenmuskeln geformt, deren Fasern nach vorne zum Ringmuskel ziehen.

SIEHE AUCH *Vegetatives Nervensystem, Verdauungsapparat in Kapitel 1; Vordere Halsregion in Kapitel 3; Zahnen in Kapitel 13*

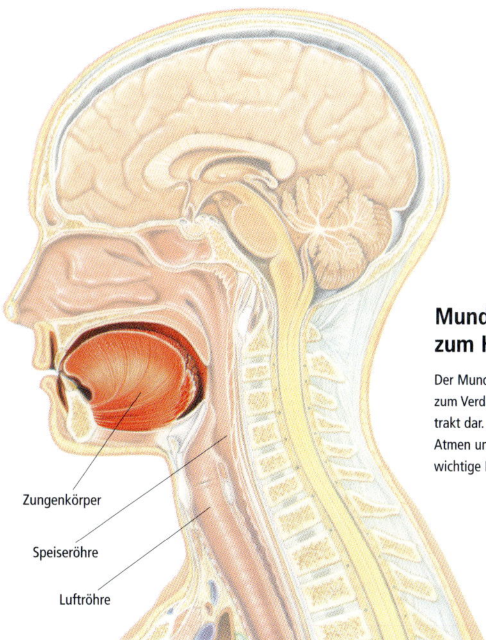

Mund – Eingang zum Körper

Der Mund stellt den Eingang zum Verdauungs- und Atemtrakt dar. Er spielt beim Essen, Atmen und Sprechen eine wichtige Rolle.

ZÄHNE

Die Zähne sind kalkhaltige, knochenähnliche Gebilde, die in den Kiefern sitzen. Sie dienen dem Kauen, unterstützen das Sprechen und prägen die Gesichtsform. Die Zahnkrone (*Corona dentis*), die über dem Zahnfleisch liegt, ist mit Zahnschmelz (Adamantin), dem härtesten Körpergewebe, überzogen. Unter dem Zahnschmelz liegt das etwas weichere Zahnbein (Dentin), das den Großteil des Zahnes ausmacht. Das unter dem Zahnfleisch befindliche Zahnbein ist von hartem, knochenartigem Zahnzement umschlossen, der die Zahnwurzel (*Radix dentis*) bedeckt. Das Zahnbein ist ein empfindliches Gewebe mit vielen Kanälchen, die zum Kern des Zahnmarkes bzw. zum Nerv verlaufen. Der Zahnnerv reicht von der Wurzelspitze bis zum Zahnmark (Pulpa). Die den Zahnzement umhüllende Wurzelhaut beinhaltet Fasern, die den Zahn im Kieferknochen verankern.

Beim Menschen entwickeln sich zunächst die ersten Zähne, das so genannte Milchgebiss, das aus 20 Zähnen besteht. Etwa im Alter von sieben Jahren wird das Milchgebiss durch die zweiten bzw. bleibenden Zähne ersetzt, die insgesamt 32 Zähne – je 16 Zähne in jedem Kiefer – umfassen.

Das Gebiss besteht aus verschiedenen Zahnarten: Vorne liegen die scharfkantigen Schneidezähne zum Abbeißen, daneben die spitzen Eckzähne zum Zerreißen, an die sich die Backenzähne (Prämolaren) und die Mahlzähne (Molaren) zum Zermahlen der Nahrung anschließen. Die Milchmahlzähne des Milchgebisses werden im bleibenden Gebiss durch die Backenzähne ersetzt.

Nach der Geburt entwickeln sich die Zähne bereits im Kiefer; in manchen Fällen sind sogar schon bei Neugeborenen einige Zähne zu sehen. Meist brechen die Zähne zwischen dem fünften Monat und dem ersten Lebensjahr durch. Die ersten vier Vorderzähne zeigen sich gewöhnlich im siebten Monat. Es dauert nahezu 20 Jahre, bis alle bleibenden Zähne vorhanden sind, denn die dritten Molaren, die so genannten Weisheitszähne, brechen erst im Erwachsenenalter durch.

Zahnpflege

Ausgewogene Ernährung ist eine wichtige Voraussetzung für gesunde Zähne. Essen zwischen den Mahlzeiten fördert Karies. Bei jeder Mahlzeit werden die Zähne von Milchsäure angegriffen. Diese wird von Bakterien freigesetzt, die sich von Kohlehydraten ernähren. Weitere Faktoren, die Zahnkaries begünstigen, sind eine genetisch bedingte Anfälligkeit für Karies (die Zahnstruktur wird zum Teil von der genetischen Veranlagung bestimmt), die Menge und Häufigkeit der Aufnahme vergärungsfähiger Zucker (Kohlehydrate), orale Mikroorganismen, Speichel-

Aufbau der Zähne

Obwohl der Zahn wie ein massives Stück Knochen wirkt, enthält er ein ganzes Netzwerk aus Nerven, Venen und Arterien, die durch den Wurzelkanal in den Zahn eintreten.

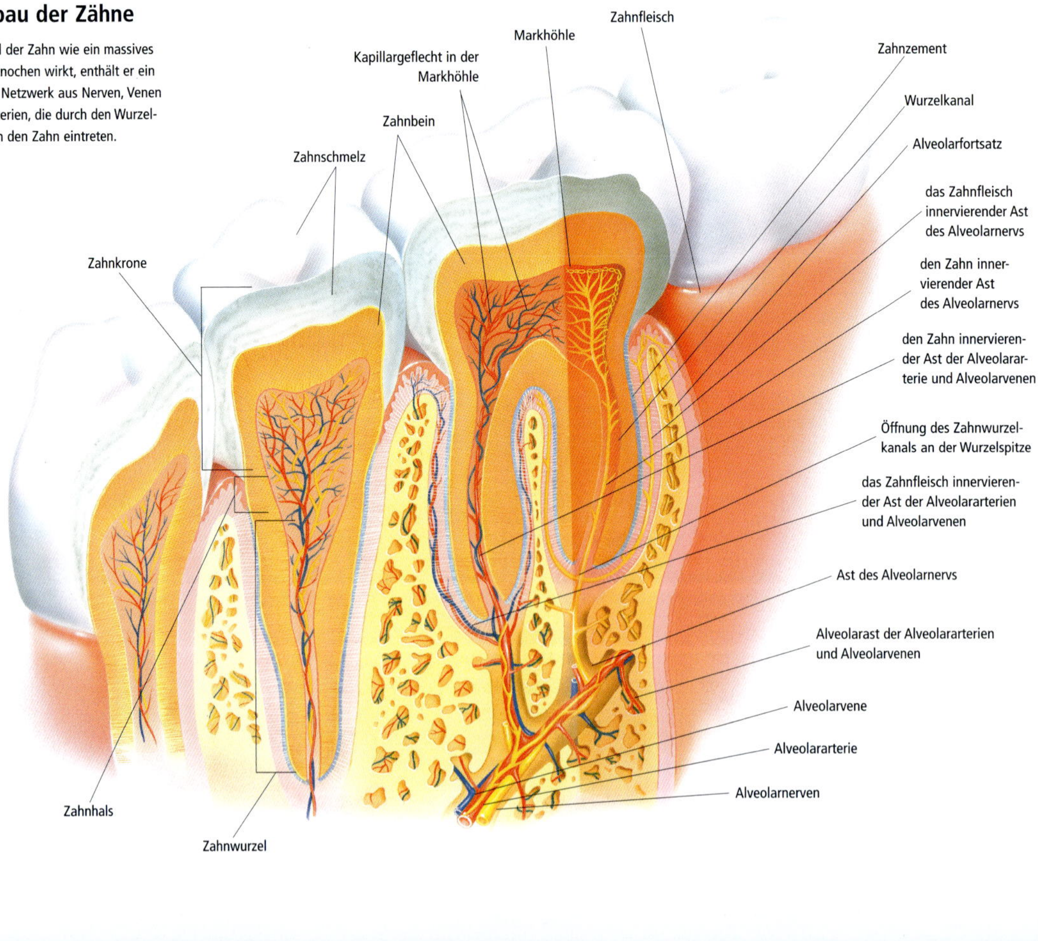

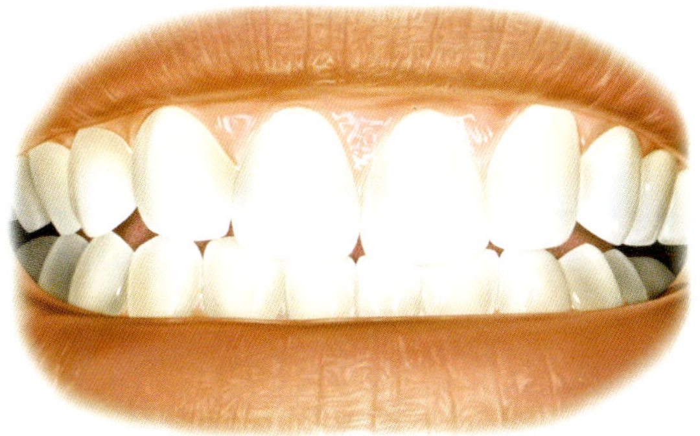

Zähne

Das Gebiss eines Erwachsenen besteht aus 32 Zähnen (16 Zähne in jedem Kiefer). Der Zahnschmelz, die harte Außenschicht der Zähne im Kronenbereich, ist das härteste Gewebe im Körper.

fluss, mangelnde Mundhygiene, unzureichende Aufnahme von Nahrung, die der Karies entgegenwirkt, und Fluoridmangel.

Durch die richtige Zahnpflege lassen sich viele Komplikationen vermeiden. Sobald die ersten Zähne durchbrechen, müssen sie gereinigt werden, zunächst mit einem sauberen, nassen Tuch, später mit einer weichen, speziell für Babys hergestellten Zahnbürste. Beim Einschlafen sollte ein Säugling weder Milch noch eine andere Flüssigkeit (außer Wasser) trinken. Bekommt das Kind keine Kindernahrung mehr, sollte auf Speisen, die an den Zähnen haften, verzichtet werden.

Ist die Adoleszenz erreicht, sollten die Zähne zweimal täglich mit einer fluoridhaltigen Zahnpasta und einmal täglich mit Zahnseide gereinigt werden. Bei bestimmten Sportarten empfiehlt sich eine entsprechende Kopfbedeckung (mit Mundschutz). Sehr wichtig ist zudem der regelmäßige Zahnarztbesuch. Schon Kinder sollten korrekte Zahnpflege erlernen, um späteren Beschwerden vorzubeugen. Treten Zahnprobleme auf, ist professionelle Hilfe notwendig. Rauchen und Tabakkauen sind grundsätzlich schädlich.

Verschiedene Mittel können dazu beitragen, die natürlichen Zähne möglichst lange zu erhalten. So wird z.B. mit Hilfe von Fluorid die Widerstandsfähigkeit der Zähne gegen Säure gestärkt, die Zahnregeneration gefördert und die Bakterienvermehrung gehemmt. Eine Trinkwasserfluoridierung trägt wirksam zur Minderung allgemeiner Zahnkaries bei.

ZAHNEN

Unter Zahnen versteht man das Durchbrechen der ersten Zähne beim Säugling, das gewöhnlich zwischen dem fünften und zwölften Monat erfolgt. Eines von 2.000 Babys hat bereits bei der Geburt einen oder mehrere Zähne. Der letzte Zahn bricht meist im Alter von etwa drei Jahren durch. Das Milchgebiss – die ersten Zähne – besteht aus 20 Zähnen, die im Allgemeinen kleiner und weißer sind als die bleibenden Zähne.

Meist zeigen sich zuerst die unteren vorderen Schneidezähne, gefolgt von den oberen vorderen Schneidezähnen, den seitlichen Schneidezähnen im Unter- und Oberkiefer, den ersten Molaren, den Eckzähnen und den zweiten Molaren. Es gibt jedoch auch Abweichungen von dieser Reihenfolge. Die ersten Zähne fungieren als eine Art Platzhalter für die bleibenden und spielen eine wesentliche Rolle bei der Kieferentwicklung. Daher ist ihre Erhaltung und Pflege besonders wichtig.

Die Milchzähne werden zunächst durch sanftes Reiben mit einem sauberen, nassen Tuch gereinigt, während der Säugling auf dem Schoß gehalten wird. Wenn sich das Baby an diese Routine, die zweimal täglich durchgeführt wird, gewöhnt hat, kann eine weiche Zahnbürste zur Zahnreinigung verwendet werden. Etwa ab dem zehnten Lebensjahr sollte das Kind seine Zähne ohne Hilfe Erwachsener korrekt putzen können.

Das Durchbrechen eines Zahnes wird meist durch Sabbern und ein unbegrenztes Kaubedürfnis des Säuglings angekündigt. Ein zahnendes Kind ist u. U. gereizt und zieht am Ohr, da der Gehörgang mit demselben Nerv wie der Unterkiefer verbunden ist.

Um das Zahnen ranken sich zahlreiche Mythen. Es wird häufig auch für Fieber, Durchfall, Verstopfung, Appetitverlust, Windelausschlag und Krampfanfälle verantwortlich gemacht. Diese Symptome erfordern jedoch medizinische Behandlung, da sie nicht auf das Zahnen, sondern auf andere Störungen zurückzuführen sind. Die Eckzähne und die Milchmahlzähne (Milchmolaren) verursachen meist die größten Probleme.

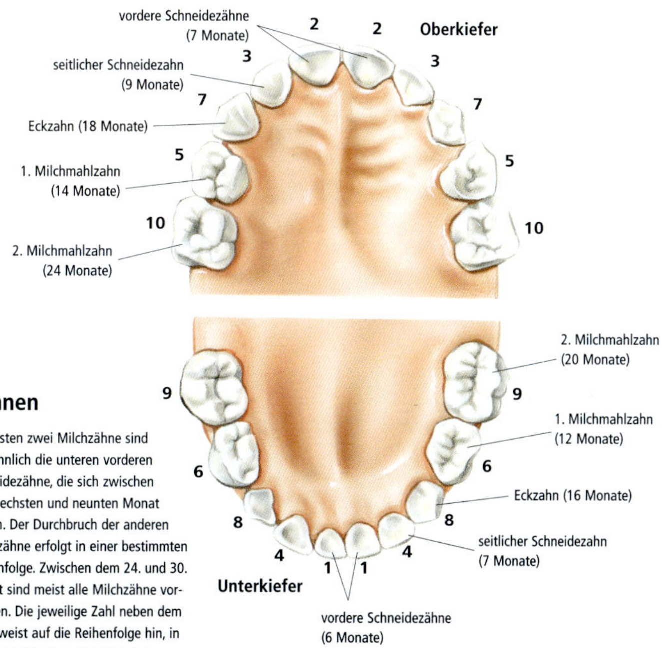

Zahnen

Die ersten zwei Milchzähne sind gewöhnlich die unteren vorderen Schneidezähne, die sich zwischen dem sechsten und neunten Monat zeigen. Der Durchbruch der anderen Milchzähne erfolgt in einer bestimmten Reihenfolge. Zwischen dem 24. und 30. Monat sind meist alle Milchzähne vorhanden. Die jeweilige Zahl neben dem Zahn weist auf die Reihenfolge hin, in der die Milchzähne durchbrechen.

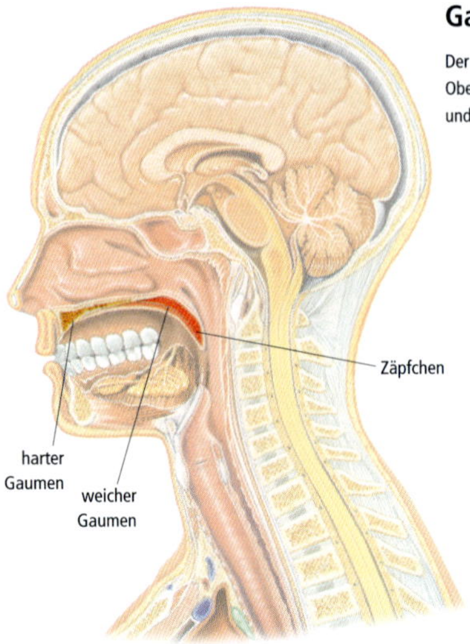

Gaumen

Der harte Gaumen beginnt hinter den Oberkieferzähnen und trennt Mund- und Nasenhöhle voneinander.

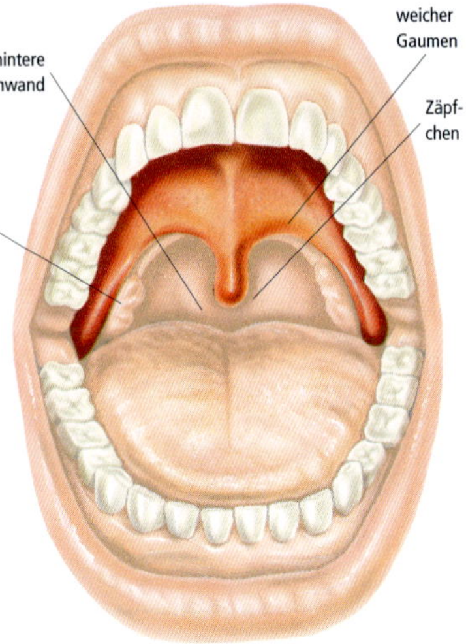

Gaumen – Vorderansicht

Der weiche Gaumen besteht vor allem aus Muskelfasern und Schleimhaut. Sein Hauptmerkmal ist das Zäpfchen.

Wenn das Zahnfleisch aufgrund des Zahnens wund wird, sollte dem Säugling ein kühler (jedoch nicht kalter), fester und sauberer Beißring oder dergleichen gegeben werden. Das mit dem Zahnen einhergehende Sabbern führt zu Flüssigkeitsverlust, sodass Säuglinge in dieser Phase durstiger als gewöhnlich sind. Viele Kinder wachen aus diesem Grund während des Zahnens nachts auf.

Das Durchbrechen der Zähne ist kein Grund zum Abstillen; der Säugling beißt – zur Linderung der Zahnschmerzen – nur selten in die Brustwarze. Die Zunge des Säuglings legt sich beim Saugen meist über die unteren Zähne, wodurch die Brustwarze der Mutter geschützt ist.

Anästhetikahaltige Zahngelees können Allergien verursachen und erfordern daher eine sorgsame Anwendung. Zur Schmerzlinderung eignen sich auch Paracetamol oder homöopathische Präparate.

ZAHNFLEISCH

Das Zahnfleisch (Gingiva) ist die Schleimhaut, die Unter- und Oberkiefer überzieht und die gesamte Mundhöhle auskleidet. Es wird durch Speichel feucht gehalten und enthält wie die Haut sensible Nervenfasern.

Das Zahnfleisch umgibt auch die Zähne. Gelangen Essensreste in Zahnfleischtaschen oder bilden sich wegen schlechter Mundhygiene Zahnbeläge an der Grenze zwischen Zahn und Zahnfleisch, kann dies zu einer Zahnfleischentzündung (Gingivitis) führen. Eine Zahnfleischschwellung, Beläge, Aphthen und blasses Zahnfleisch können auf eine Infektionskrankheit oder andere Störungen hinweisen und sollten Anlass für eine gründliche Untersuchung sein. Ein schwerer Vitamin-C-Mangel (Skorbut) führt ebenfalls zu geschwollenem, blutendem Zahnfleisch und Zahnausfall.

GAUMEN

Das Dach des Mundes, das die Mundhöhle von der Nasenhöhle trennt, wird als Gaumen (Palatum) bezeichnet. Der Gaumen besteht aus zwei Teilen, dem harten und dem weichen Gaumen. Beide sind von Schleimhaut bedeckt, in der sich zahlreiche kleine Schleimdrüsen befinden, die Mund und Rachen feucht halten.

Der Großteil des harten Gaumens, der hinter den Zähnen des Oberkiefers beginnt, wird von den Oberkieferknochen gebildet. Diese schließen sich normalerweise während der fetalen Entwicklung. Wachsen die beiden Hälften nicht zusammen, entsteht in der Mitte eine Öffnung, die von den Zähnen bis zur Nasenhöhle reichen kann. Diese so genannte Gaumenspalte (Palatoschisis) wird meist in der frühen Kindheit operativ korrigiert. Der hintere Teil des harten Gaumens besteht aus den beiden l-förmigen Gaumenbeinen des Schädels. Kleine Furchen im harten Gaumen erleichtern das Kauen und Schlucken der Nahrung. Bei geschlossenem Mund liegt die Zunge am harten Gaumen an.

Der weiche Gaumen ist fleischiger und beginnt am Rand des harten Gaumens im hinteren Teil des Mundes. Sein Rand erinnert an einen unvollständigen Vorhang, der zwischen dem hinteren Teil des Mundes und dem Anfang des Rachens hängt. Der weiche Gaumen besteht aus Muskelfasern und Schleimhaut. Ein kleines, zapfenförmiges Gebilde, das Zäpfchen, befindet sich an der Mitte des weichen Gaumens. Sowohl der weiche Gaumen als auch das Zäpfchen bewegen sich beim Schlucken oder Saugen auf und ab, um das Eindringen von Nahrung in die Nasenhöhle zu verhindern.

ZUNGE

Die Zunge (Glossa), ist ein muskuläres und sensorisches Organ, das am Boden der Mundhöhle befestigt ist. Sie besteht aus dem Zungenrücken (Zungenoberfläche), der mit dem Boden der Mundhöhle verbundenen Zungenwurzel (Zungengrund), der weichen Zungenunterfläche und der Zungenspitze.

Aufbau und Funktion

Die Zunge spielt beim Schmecken, Kauen und Schlucken der Nahrung sowie beim Sprechen eine wichtige Rolle. Im Zungenrücken befinden sich zahlreiche Geschmacksrezeptoren, die auch als Geschmacksknospen bezeichnet werden. Beim Kauen wird die Nahrung mit Hilfe der Zunge im Mund hin und her geschoben, wobei die teilweise zerkaute Nahrung zwischen die Mahlzähne (Molaren) gedrückt wird. Beim Schluckvorgang formt die Zunge einen Bissen (Bolus) aus der Nahrungsmasse, der dann zwischen

Zunge – Querschnitt

Die Zunge, ein Muskelkörper, ist am Kau- und Schluckvorgang sowie am Sprechen beteiligt. Die Papillen, Erhebungen auf der Zungenoberfläche, enthalten Geschmacksknospen.

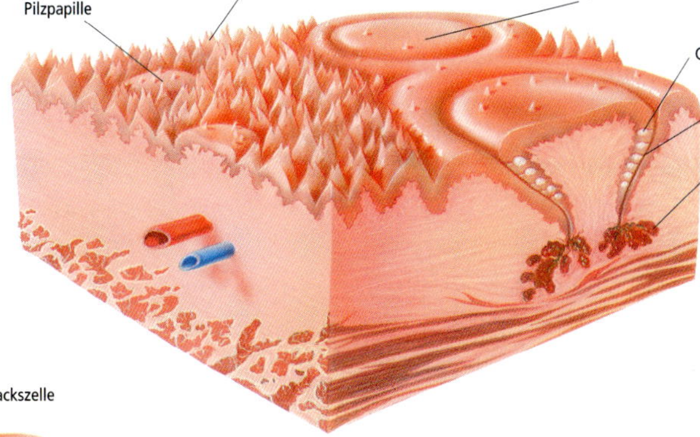

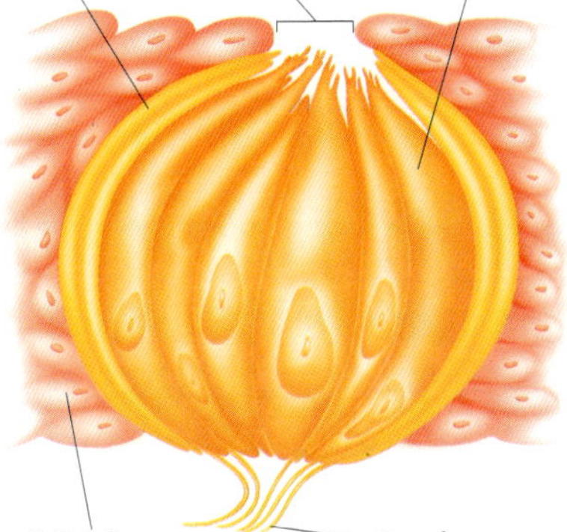

Zunge (Geschmack)

In Gruppen angeordnete Geschmacksknospen finden sich an verschiedenen Stellen der Zunge. Diese Bündel dünner Zellen mit haarähnlichen Verzweigungen reagieren empfindlich auf süße, salzige, bittere und saure Geschmacksreize.

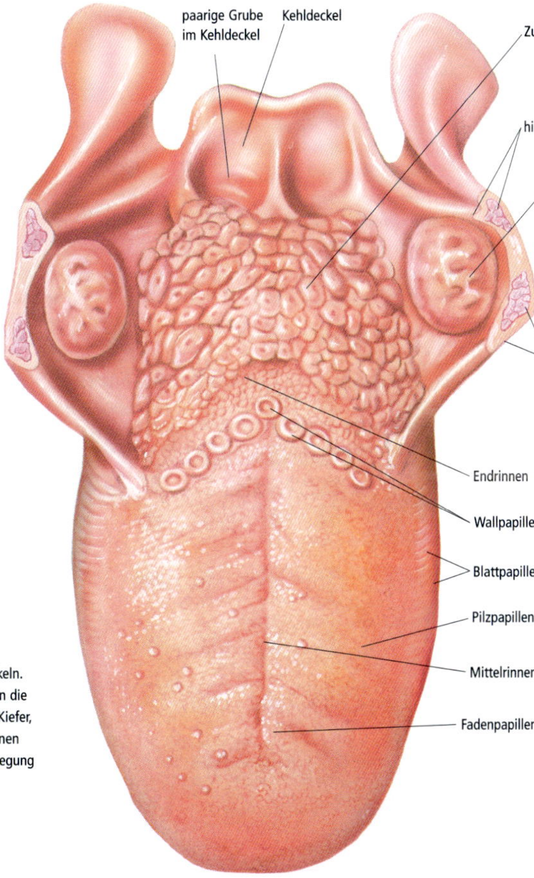

Zunge

Die Zunge besteht überwiegend aus Muskeln. Mit Hilfe der inneren Zungenmuskeln kann die Zunge ihre Form verändern. Die mit dem Kiefer, dem Schädel und dem Gaumen verbundenen äußeren Zungenmuskeln sind für die Bewegung der Zunge zuständig.

den Zungenrücken und den weichen Gaumen gepresst und anschließend nach hinten in den Mundrachenraum geschoben wird.

Beim Sprechen arbeitet die Zunge mit anderen Mundstrukturen zusammen, um Konsonanten zu bilden. Bei den Zahnlauten oder Dentalen (d, t) drückt die Zunge gegen die Zähne, bei den Hintergaumenlauten oder Velaren (g, k) gegen den weichen Gaumen und bei den Vordergaumenlauten oder Palatalen (n) gegen den harten Gaumen.

Der Zungenrücken ist mit kleinen Erhebungen, den so genannten Papillen *(Papillae linguales)*, ausgestattet. Die Fadenpapillen *(Papillae filiformes)*, längliche, kegelförmige Erhebungen, sind nicht mit Geschmacksknospen ausgestattet. Ihre Funktion besteht im Greifen der Nahrung. Bei manchen Tierarten – z. B. bei Katzen, die ihr Fell mit der Zunge pflegen – sind sie besonders stark ausgebildet. Die Pilzpapillen *(Papillae fungiformes)*, pilzförmige, rötliche Erhebungen, sind teilweise mit Geschmackspapillen ausgestattet und erscheinen nicht so zahlreich wie die Fadenpapillen. Die sieben bis zwölf Wallpapillen *(Papillae vallatae)*, deren Form an von Gräben umgebene Burgen erinnert, liegen im hinteren Zungendrittel v-förmig vor der Grenzrinne zwischen Zungenkörper und Zungenwurzel *(Sulcus terminalis)* angeordnet. Sie sind mit Geschmacksknospen besetzt, die stets mit Flüssigkeit gespült und von Nah-

Speicheldrüsen

Die Speicheldrüsen geben Speichel in den Mund ab. Diese Flüssigkeit wird zur Nahrungsbefeuchtung benötigt. Dadurch kann man das Essen leichter hinunterschlucken. Zudem leitet der Speichel die Verdauungsvorgänge ein, indem er die Nahrung zersetzt. Eine Infektion der Speicheldrüsen kann zu Schwellungen und Schmerzen führen.

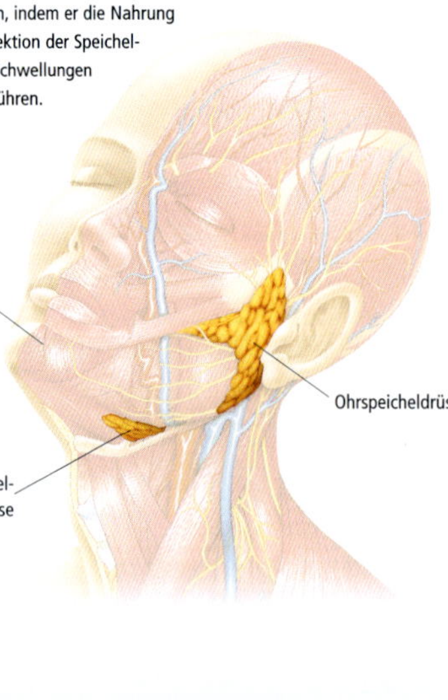

Speicheldrüsen – Mikrostruktur

Es gibt drei verschiedene Paare von großen Speicheldrüsen: Ohr-, Unterzungen- und Unterkieferspeicheldrüsen. Jedes Paar hat eine einzigartige Zellzusammensetzung und produziert Speichel mit unterschiedlichen Eigenschaften.

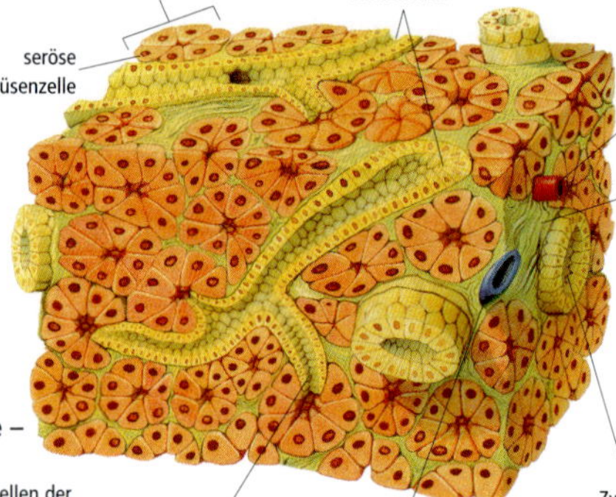

Ohrspeicheldrüse – Mikrostruktur

Der von den serösen Zellen der Ohrspeicheldrüsen produzierte dünnflüssige Speichel enthält Enzyme, die speziell dazu dienen, Stärke zu zersetzen.

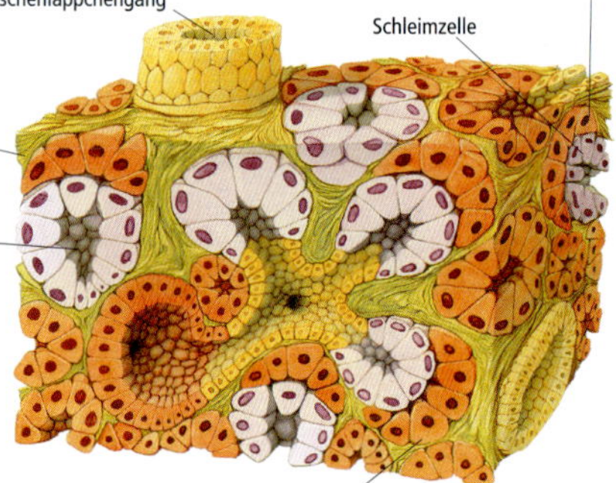

Unterkieferspeicheldrüse – Mikrostruktur

Die Unterkieferspeicheldrüse setzt sich aus Enzym produzierenden, serösen Zellen und Schleim produzierenden mukösen Zellen zusammen. Der Speichel besteht hauptsächlich aus Wasser.

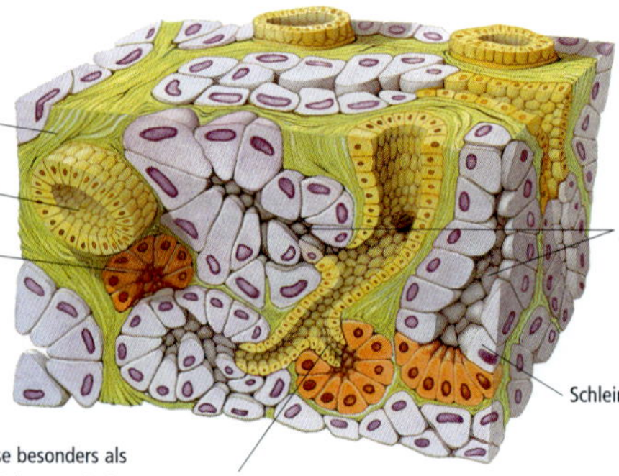

Unterzungendrüse – Mikrostruktur

Der dickere, wässrige Schleim, der von den Schleimzellen dieser Drüse besonders als Reaktion auf Milch oder Sahne produziert wird, unterstützt die Mundbefeuchtung.

rungspartikeln gereinigt werden, sodass neue Geschmacksreize aufgenommen werden können. In den angrenzenden Bereichen – z. B. in Gaumen, Kehldeckel und Rachen – finden sich noch weitere Geschmacksknospen.

Der Zungenbereich hinter den Wallpapillen ist mit einem lymphatischen Organ, der Zungenmandel *(Tonsilla lingualis)*, ausgestattet. Sie schützt den Körper vor Mikroorganismen, die über den Mund eintreten.

Die Zunge besteht zum großen Teil aus Muskeln, die in die inneren und äußeren Zungenmuskeln unterteilt werden. Mit Hilfe der inneren (innerhalb der Zunge befindlichen) Zungenmuskeln kann die Zunge ihre Form verändern. Die Fasern der inneren Zungenmuskeln sind dreidimensional angeordnet. Bei Kontraktion der vertikalen Muskelfasern flacht die Zunge ab, bei Kontraktion der Längsmuskelfasern verkürzt sie sich, bei Kontraktion der Quermuskelfasern verschmälert sie sich. Manche Menschen haben die angeborene Fähigkeit, ihre Zunge durch Aktivierung einzelner Quermuskelfasergruppen nach oben und unten einzurollen.

Die mit Kiefer, Schädel, Gaumen und Zungenbein verbundenen äußeren Zungenmuskeln sind für die Bewegung der Zunge zuständig. Das Zungenbein *(Os hyoideum)*, ein kleiner Knochen im Hals direkt unter dem Kiefer, verhindert ein Einsacken des Atemweges. Die äußeren Zungenmuskeln bewegen die Zunge nach vorne *(M. genioglossus)*, nach hinten *(M. styloglossus)*, nach oben *(M. palatoglossus)* und nach unten *(M. hyoglossus)*. Die Zungenmuskeln werden überwiegend vom 12. Hirnnerv *(N. hypoglossus)* versorgt.

Die Unterseite der Zunge ist weich und wird durch Absonderungen der Speicheldrüsen feucht gehalten. Die Gänge der Unterzungen- und Unterkieferspeicheldrüsen münden unterhalb der Zunge. Die Unterzungendrüsen liegen in paarigen Falten des Mundbodens zu beiden Seiten der Zungenwurzel *(Radix linguae)*. Entlang der Mittellinie der Zungenunterfläche verläuft eine Falte, die als Zungenbändchen (Frenulum) bezeichnet wird. Beidseits des Zungenbändchens liegen die paarig angeordneten, tief liegenden Zungenvenen, die durch die dünne Schleimhaut durchscheinen.

SPEICHEL

Speichel (Saliva) ist eine alkalische Flüssigkeit, die von den Speicheldrüsen im Mundraum abgesondert wird. Er weicht die Nahrung auf, befeuchtet den Mund und unterstützt die Verdauung. Speichel besteht aus Schleim, Wasser, Mineralien, Proteinen und Amylase. Der Schleim erleichtert das Schlucken der Nahrung, das Wasser löst einige der Nahrungsbestandteile und unterstützt den Geschmackssinn. Die Amylase beginnt mit der Zersetzung der Kohlehydrate. Mit Hilfe des Speichels bleibt der Mund feucht und sauber. Eine ebenso wichtige Rolle spielt Speichel bei der Kontrolle des Wasserhaushaltes im Körper und bei der Beseitigung von Essensresten, wodurch die Zähne weniger geschädigt werden.

SPEICHELDRÜSEN

Die Speicheldrüsen *(Glandulae salivales)* befinden sich am Anfang des Verdauungstraktes. Sie produzieren die Speichelflüssigkeit (Saliva), mit der die Nahrung angefeuchtet und zu einer Bolus genannten Masse geformt wird. Auf diese Weise wird das Kauen und Schlucken vereinfacht. Mit Hilfe der Feuchtigkeit des Speichels werden Substanzen in der Nahrung gelöst. Sie gelangen anschließend zu den Geschmacksknospen, wo der Geschmack der Nahrung wahrgenommen wird. Der Speichel enthält zudem zahlreiche Verdauungsenzyme; diese spalten die Nahrung in Einzelsubstanzen auf. Das wichtigste Speichelenzym, die Amylase, beginnt mit der Aufspaltung von Stärke in ihre Einzelbestandteile. Der Prozess setzt sich fort, bis die Nahrungsmasse im Magen ankommt. Die Tätigkeit der Amylase wird dann von der Magensäure reduziert. Menschlicher Speichel enthält außerdem Substanzen wie Lysozyme und Antikörper, die Bakterien bekämpfen und damit den Körper vor dem Eindringen von möglicherweise krankheitserregenden Bakterien schützen.

Die Speicheldrüsen sind in zwei Gruppen unterteilt. Die Hauptspeicheldrüsen sind große Gebilde, die man mit dem bloßen Auge sehen kann. Sie umfassen drei Drüsenpaare: die Ohr-, die Unterkiefer- und die Unterzungenspeicheldrüsen *(Glandulae parotes, submandibulares* und *sublinguales)*. Die kleinen Speicheldrüsen *(Glandulae salivariae minores)* sind mikroskopisch klein; sie befinden sich im Mund, am Gaumen und im Rachen. Der menschliche Speichel besteht hauptsächlich aus dem Sekret der Unterkieferspeicheldrüse. Die Ohr- und Unterzungenspeicheldrüse sowie die kleinen Speicheldrüsen tragen ebenfalls zur Speichelproduktion bei.

Die Ohrspeicheldrüse liegt vor dem Ohr. Ein Gang verläuft von dort nach vorne und öffnet sich in der Mundhöhle jeweils gegenüber dem zweiten oberen Mahlzahn. An der Öffnung des Ohrspeichelganges im Mund befindet sich eine kleine Vorwölbung, die mit der Zungenspitze fühlbar ist. Die paarige Unterkieferspeicheldrüse liegt jeweils etwa 2–3 cm vor dem Kiefergelenk unter dem Unterkiefer. Ihr Gang verläuft kurz nach vorne und öffnet sich unter der Zunge im Mundboden. Die kleinen Unterzungenspeicheldrüsen liegen in den Unterzungenfalten des Mundbodens unter der Zunge. Dort öffnen sie sich auch über zahlreiche kleine Gänge.

Die Speicheldrüsen unterliegen hauptsächlich der Kontrolle des vegetativen Nervensystems, obwohl auch einige Hormone ihre Funktion beeinflussen. Die zwei Teile des vegetativen Nervensystems (parasympathischer und sympathischer Teil) sind jeweils durch Nerven mit den Speicheldrüsen verbunden. Die parasympathischen Nerven spielen wahrscheinlich die wichtigste Rolle, da sie den Anreiz zur Freisetzung von großen Mengen enzymreichen Speichels geben. Dies geschieht als Reaktion auf Geruch und Anblick von Essen sowie auf Nahrung, die sich bereits im Mund befindet. Die sympathische Stimulierung der Speicheldrüsen bewirkt eher einen trockenen Mund (z. B. bei Angst oder Furcht), wobei der Speichel sehr wenig Enzyme enthält.

Auch die Speicheldrüsen können von Krankheiten befallen werden. Eine Infektion mit dem Mumpsvirus führt zur charakteristischen Vergrößerung der Ohrspeicheldrüse mit einer schmerzhaften Schwellung von Gesicht und Wange. Auch Tumoren können sich in den Speicheldrüsen bilden. Meist ist die Ohrspeicheldrüse betroffen, wobei über 80 % davon gutartig (nicht wuchernd und relativ ungefährlich) sind. Während etwa 50 % aller Tumoren in der Unterkieferspeicheldrüse gutartig sind, stellen sich die anderen als bösartig heraus, d. h. sie infiltrieren, metastasieren und sind u. U. tödlich. Speicheldrüsenkrebs kann durch die operative Entfernung der Drüsen oder durch Strahlentherapie behandelt werden.

MANDELN

Die Mandeln (Tonsillen) sind lymphatische Organe, die von Mund- und Rachenepithel bedeckt sind. Die Mandeln sind nach ihrer jeweiligen Lage benannt und bilden den so genannten lymphatischen Rachenring. Dazu gehören die im hinteren Zungendrittel gelegene Zungenmandel *(Tonsilla lingualis)*, die zwischen den Gaumenbögen liegende paarige Gaumenmandel (*Tonsilla palatina*), die in Gewebe eingebettet ist, das den weichen Gaumen mit der Zunge verbindet, und die am Dach des Nasenrachens befindliche Rachenmandel (*Tonsilla pharyngea*).

Die Mandeln sind um die Eingänge zum Atmungs- und Verdauungssystem angeordnet. Sie schützen den Körper vor Bakterien und Viren, die über Mund und Nase eindringen können. Die Mandeln produzieren Lymphozyten, die im Mund und Rachen zirkulieren.

Eine Mandelentzündung (Tonsillitis) wird meist durch eine Bakterieninfektion des Mandelgewebes verursacht. Die Gaumenmandeln weisen tiefe, nach innen verlaufende Furchen auf, die bei einer bakteriellen Mandelentzündung als mit Eiter gefüllte Stippchen erscheinen. Patienten mit chronischer Tonsillitis leiden an schweren, wiederkehrenden, mit Fieber verbundenen Halsentzündungen. Häufige Entzündungen erfordern die operative Entfernung der Mandeln (Tonsillektomie). Wenn sich die Infektion von den Gaumenmandeln auf das umgebende Gewebe ausbreitet, kommt es zur Bildung eines mit Eiter gefüllten Peritonsillarabszesses, der mit hoch dosierten, intravenös verabreichten Antibiotika und einer operativen Eiterdrainage behandelt werden muss.

RACHENMANDEL

Die Rachenmandel (*Tonsilla pharyngea*) besteht aus lymphatischem Gewebe am Dach des Nasenrachens. Sie ist bei Kindern vor der Pubertät oft stark entwickelt und unterstützt den Körper beim Kampf gegen Infektionskrankheiten, da sie eine der ersten Barrieren gegen Mikroorganismen darstellt, die über Nase und Mund in den Körper eindringen.

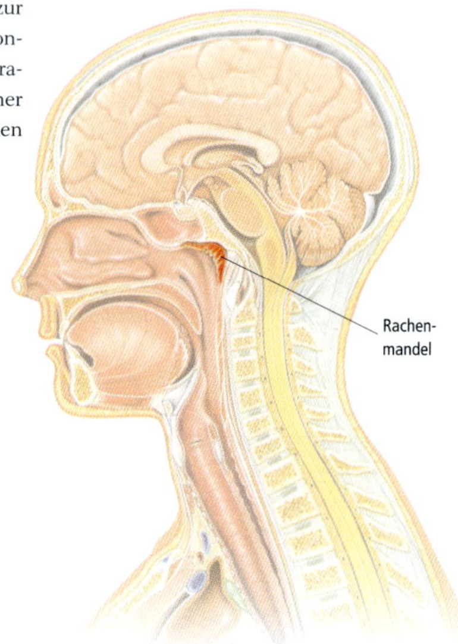

Mandeln

Die Mandeln bilden einen Teil des lymphatischen Systems. Sie wehren Bakterien und andere Krankheitserreger ab, die über Nase und Mund in den Körper gelangen.

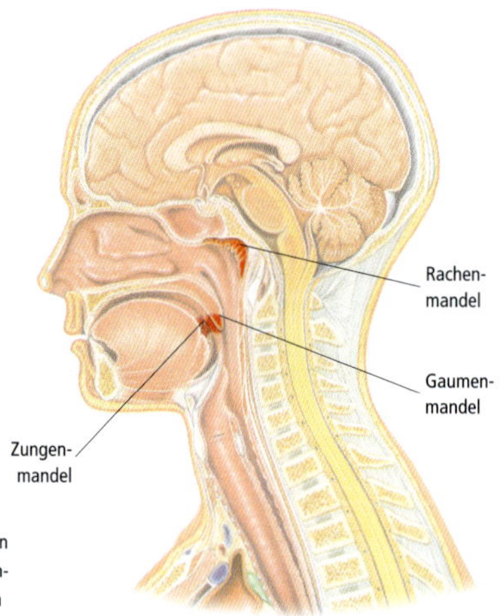

Mandelentzündung

Eine bakterielle Infektion der Mandeln kann zu einer Mandelentzündung (Tonsillitis) führen. Bei häufig auftretenden Entzündungen werden die Mandeln operativ entfernt.

Rachenmandel

Die Rachenmandel ist eine Ansammlung von lymphatischem Gewebe an der Rückwand des Nasenrachens von Kindern. Meist verschwindet sie in der Pubertät. Die Rachenmandel hat große Bedeutung in der Abwehr von aerogenen Infektionen, kann jedoch manchmal so groß werden, dass sie zu Problemen beim Schlucken, Atmen und Hören führt.

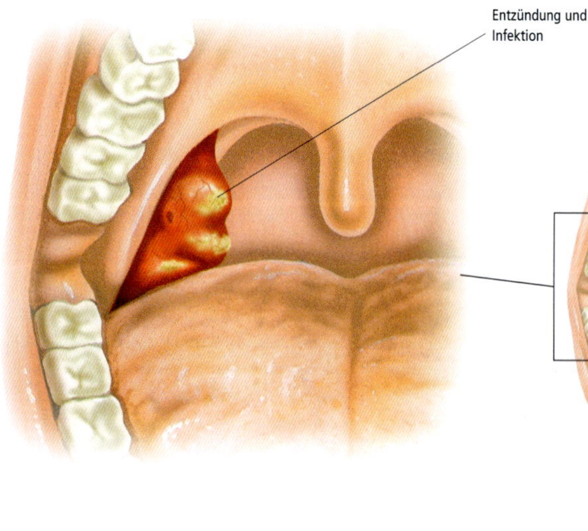

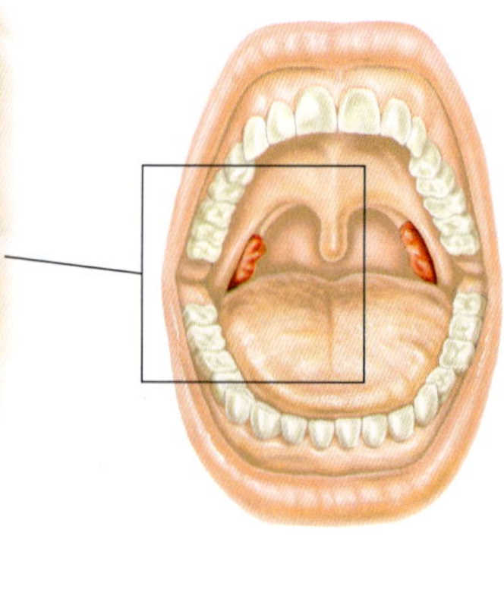

Gaumenmandel

Die paarig angelegte Gaumenmandel besteht aus ovalen Strukturen, die beidseits in die Schleimhaut der Gaumenbögen eingebettet sind.

Rachenmandelwucherung

Normalerweise wächst die Rachenmandel vom dritten bis zum fünften Lebensjahr langsam, bevor sie sich wieder zurückbildet und in der Pubertät ganz verschwindet. Bei manchen Kindern vergrößert sie sich jedoch extrem (»Polyp« oder adenoide Vegetationen). In Kombination mit einer häufig ebenfalls sehr großen Gaumenmandel, führt dies zu einer Blockade des Nasenrachenraumes mit Schluck- und Atemschwierigkeiten, Schnupfen und einer Nasennebenhöhlenentzündung.

Die Rachenmandel kann auch die Öffnung der engen Ohrtrompete blockieren, über die das Mittelohr mit dem Rachen verbunden ist. In diesem Fall besteht ein erhöhtes Risiko für eine Mittelohrentzündung (*Otitis media*). Wiederholte Mittelohrentzündungen können zu einem chronischen Tubenkatarrh und sogar zur Taubheit führen.

Ein Kind mit einer vergrößerten Rachenmandel atmet häufig durch den Mund, schnarcht nachts und spricht mit nasaler Stimme. Es leidet häufig unter verstopfter oder laufender Nase und schmerzhaften Mittelohrentzündungen. Zudem kann es durch Schwerhörigkeit Probleme in der Schule und bei sozialen Kontakten bekommen.

Die Diagnose wird durch einen Kinder- oder HNO-Arzt gestellt, indem er den Rachenraum des Kindes mit einem Spiegel untersucht, an dem eine Lampe befestigt ist. Ebenso sollte das Hörvermögen getestet werden. Auch kann eine Ultraschalluntersuchung der Nasennebenhöhlen notwendig werden. Meist muss die Rachenmandelwucherung selbst nicht behandelt werden, da sie sich in der Pubertät ohnehin zurückbildet. Alle Entzündungen müssen jedoch mit Antibiotika behandelt werden.

Falls häufig Infektionen auftreten oder trotz Behandlung mit Antibiotika andauern, kann eine operative Entfernung der vergrößerten Mandel (Adenotomie) notwendig werden. Diese wird in Vollnarkose durch einen HNO-Arzt vorgenommen. Gleichzeitig nimmt man häufig auch eine Entfernung der Gaumenmandel (Tonsillektomie) vor. Das Kind bleibt für etwa drei Tage im Krankenhaus und erholt sich meist schnell.

GÄHNEN

Beim Gähnen wird der Mund weit geöffnet und tief eingeatmet. In manchen Fällen werden dabei die oberen Gliedmaßen gestreckt, was möglicherweise den venösen Blutrückfluss fördert. Man nimmt an, dass der unwillkürliche Vorgang des Gähnens durch einen erhöhten Kohlendioxidspiegel ausgelöst wird. Gähnen tritt gewöhnlich nach dem Aufwachen oder bei Müdigkeit auf, kann aber auch psychologische Ursachen haben.

SCHNARCHEN

Schätzungsweise 30–50 % aller über Fünfzigjährigen schnarchen. Schnarchen ist das raue, rollende Geräusch, das bei Mundatmung im Schlaf durch eine stoßweise Schwingung des entspannt herabhängenden weichen Gaumens verursacht wird. Meist ist dies Folge einer Einengung der Atemwege, wenn in Rückenlage der Unterkiefer nach unten und die Zunge nach hinten sinkt. In den meisten Fällen sind sich die Betroffenen nicht bewusst, dass sie schnarchen.

Manchmal wird das Schnarchen durch anatomische Gegebenheiten, z. B. ein kleines Kinn, vergrößerte Mandeln oder Übergewicht bzw. durch eine Schilddrüsenunterfunktion, Atemwegsinfektionen, Allergien oder ein zentrales Schlafapnoe-Syndrom bedingt. Auch Rauchen, übermäßiger Alkoholgenuss und Beruhigungsmittel können Schnarchen verursachen oder verschlimmern.

Es gibt, abhängig von der Ursache, viele Lösungen, um leichtes Schnarchen zu lindern. So hört das Schnarchen meist auf, wenn der Betroffene vom Rücken auf die Seite gerollt wird. Schnarchen aufgrund von trockenen und geschwollenen Schleimhäuten kann durch eine Erhöhung der Raumfeuchtigkeit gelindert werden.

Wenn Schnarchen auf Übergewicht zurückzuführen ist, können körperliche Betätigung und gesunde Ernährung helfen, indem der Muskeltonus verbessert und Gewichtsverlust herbeigeführt wird. Manchen hilft es, das Verhalten vor dem Schlafen zu ändern, d. h. beispielsweise Mahlzeiten, Alkohol und Medikamente, die zu Tiefschlaf führen (wie Beruhigungsmittel und manche Antihistamine) in den letzten zwei bis drei Stunden vor dem Zu-Bett-Gehen zu vermeiden. Manche leichten Schnarcher können das Problem auch beseitigen, indem sie das Kopfende ihres Bettes etwas hoch stellen.

Obwohl Schnarchen weit verbreitet und meist ungefährlich ist, kann es bei Erwachsenen, die stark und dauerhaft Schnarchen, zu schwer wiegenden Gesundheitsproblemen führen. Deshalb ist es sinnvoll, einen Facharzt aufzusuchen, um die Ursache und mögliche Konsequenzen für die Gesundheit zu identifizieren und zu behandeln. In schweren Fällen, wenn die Gesundheit gefährdet ist oder wenn das Schnarchen auf eine körperliche oder medizinische Störung hinweist, stehen verschiedene chirurgische Eingriffe zur Verfügung, die hilfreich sein können.

Auch Kinder oder Jugendliche, die anhaltend stark schnarchen, sollten untersucht werden, da in diesem Fall vergrößerte Mandeln vorliegen können, die evtl. behandelt werden müssen.

GESCHMACKSSINN

Der Geschmackssinn ist einer der fünf Sinne. Das Geschmacksorgan besteht aus den Geschmacksknospen (*Caliculi gustatorii*), speziellen Rezeptoren, die sich aus kleinen Zellansammlungen – den so genannten Geschmackspapillen – zusammensetzen. Diese Papillen befinden sich vor allem im Rücken- und Randbereich der Zunge, im Dach der Mundhöhle und am Eingang zum Rachen. Auf jeder Geschmacksknospe sitzt eine Öffnung, die Geschmackspore. Nahrung kann erst nach Auflösung in einer wässrigen Lösung wie Speichel geschmeckt werden, da dadurch die Rezeptoren angeregt werden. Jeder Mensch besitzt 2.000 bis 5.000 einzelne Geschmacksknospen (Frauen besitzen mehr Knospen als Männer). Durch die Geschmacksknospen kann der Mensch zwischen den vier grundlegenden Geschmacksempfindungen – süß, sauer, salzig und bitter – unterscheiden.

Früher ging man davon aus, dass jede Geschmacksknospe nur auf eine dieser vier Geschmacksempfindungen anspricht, die Geschmacksknospen auf der Zungenspitze z. B. auf die Geschmacksempfindung süß und die Geschmacksknospen in den seitlichen Zungenabschnitten auf die Geschmacksempfindungen salzig und sauer. Dagegen besagt die heutige Forschung, dass alle Geschmacksknospen vielfache Kombinationen aus den vier grundlegenden Geschmacksempfindungen schmecken können. Dennoch sprechen die verschiedenen Zungenbereiche auf die vier Geschmacksempfindungen unterschiedlich stark an. Der hintere Zungenabschnitt ist für bittere Reize besonders empfänglich, die seitlichen Zungenbereiche für saure Reize, die Zungenspitze für süße Reize und die Spitze und Randbereiche der Zunge für salzige Reize. Bei einer Geschmacksprüfung wird eine salzige oder süße Lösung auf die zwei vorderen Zungendrittel aufgebracht.

Geschmackssinn

Nervenstimulierung

Drei Hirnnerven, die direkt vom Gehirn zu verschiedenen Bereichen des Kopfes und Nackens führen, sind an Geschmackssinn, Hungergefühl und Schluckvorgang beteiligt.

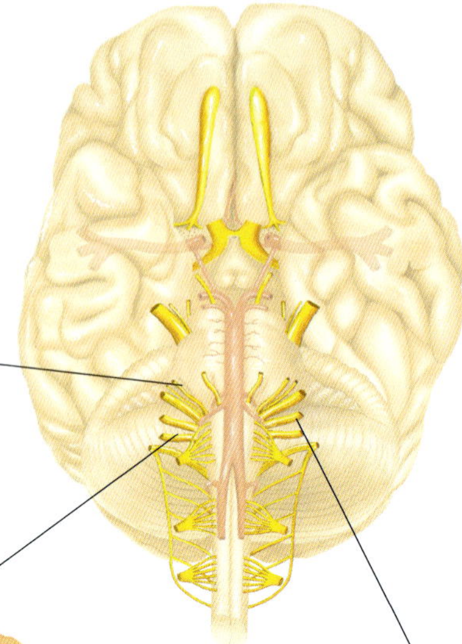

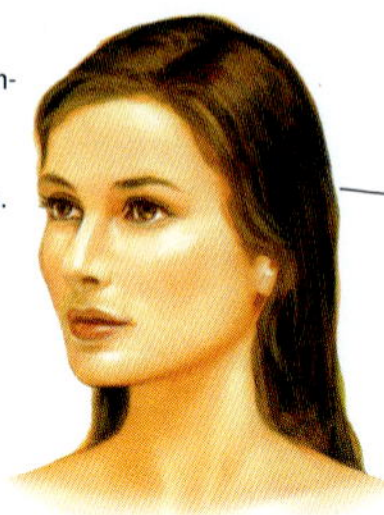

Der Gesichtsnerv (7. Hirnnerv) versorgt die Geschmacksknospen im vorderen Zungenbereich.

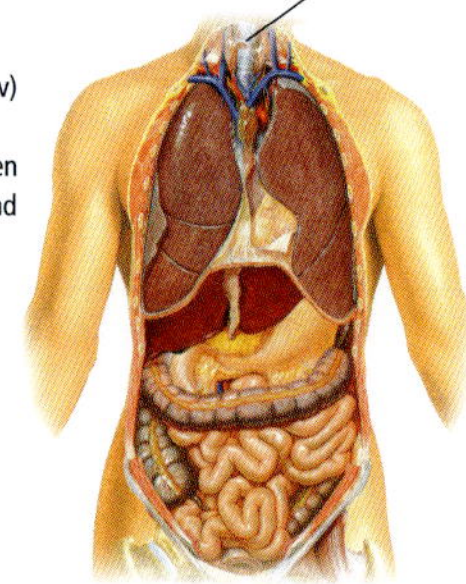

Der Vagusnerv (10. Hirnnerv) versorgt die im Rachen liegenden Geschmacksknospen und ist an Hungergefühl und Schluckvorgang beteiligt.

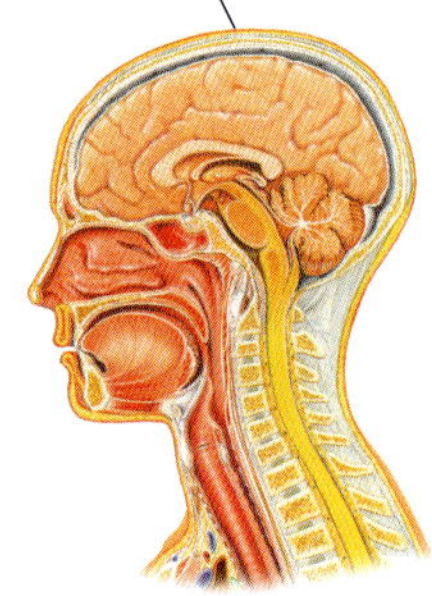

Der Zungen-Rachen-Nerv (9. Hirnnerv) leitet die Geschmackssignale weiter, die ihn vom hinteren Zungenbereich erreichen.

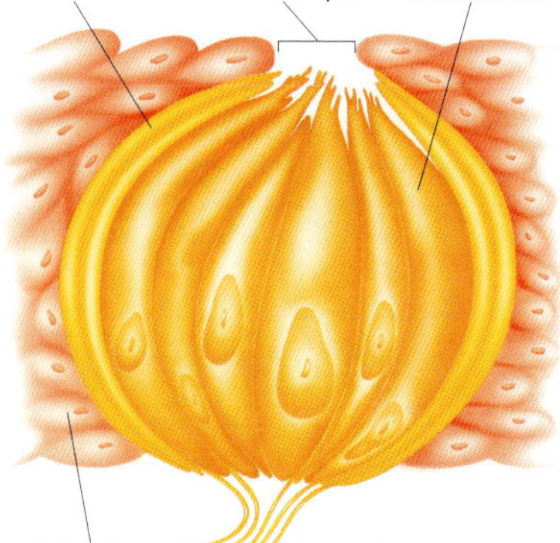

Geschmacksknospen

Die Geschmacksknospen kommen gruppiert in verschiedenen Zungenbereichen vor. Diese Zellbündel reagieren empfindlich auf süße, salzige, bittere und saure Geschmacksreize. Allerdings müssen die Stoffe in einer wässrigen Lösung wie Speichel gelöst sein, damit die Geschmacksknospen angeregt werden.

Geschmacksbahnen

Die im vorderen und hinteren Zungenbereich und im Rachen liegenden Geschmacksknospen senden über die Hirnnerven Nervenimpulse an das Nachhirn im Hirnstamm. Die Informationen werden vom Nachhirn zum Thalamus und anschließend zu den Geschmacksfeldern im Scheitellappen der Großhirnrinde weitergeleitet. Dort wird der Geschmack wahrgenommen. Die Riechorgane liefern zusätzliche Informationen, die für die Wahrnehmung der verschiedenen Geschmacksrichtungen von Bedeutung sind.

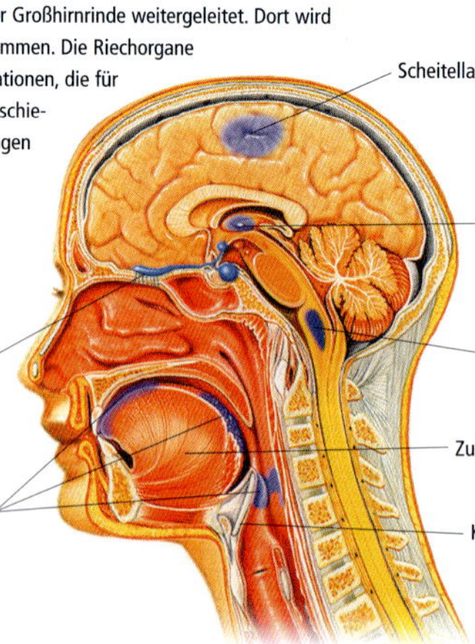

Der Mechanismus der Geschmacksdifferenzierung durch die Geschmacksknospen ist nur unzureichend geklärt: Ist ein Nahrungspartikel in Speichel gelöst und berührt er eine Geschmacksknospe, löst dies in der Knospe eine chemische Reaktion aus. Sie sendet über eine mit ihrem unteren Teil verbundene Nervenfaser einen Nervenimpuls, der – zusammen mit den Nervenimpulsen anderer Geschmacksknospen – über die Hirnnerven zum Gehirn geleitet wird.

An der Weiterleitung der Geschmacksimpulse sind drei Hirnnerven beteiligt. Der Gesichtsnerv (*N. facialis*) ist für die Weiterleitung der von den vorderen zwei Zungendritteln ausgehenden Impulse zuständig, der Zungen-Rachen-Nerv (*N. glossopharyngeus*) versorgt den hinteren Zungenbereich und der Vagusnerv (*N. vagus*) die im Rachen liegenden Geschmacksknospen. Diese Impulse gelangen über Nervenbahnen in Hirnstamm und Thalamus zum Geschmackszentrum der vorderen Großhirnrinde, wo sie als Geschmack wahrgenommen werden.

Der Verlauf der Geschmacksfasern ist kompliziert. Die Geschmacksfasern des Gesichtsnervs versorgen die in den vorderen zwei Zungendritteln gelegenen Geschmacksknospen (vorwiegend die Knospen im Randbereich). Die Geschmacksfasern folgen dem Zungennerv, gehen jedoch in der Paukensaite (*Chorda tympani*) in den Gesichtsnerv über, sodass der Geschmackssinn gestört ist, wenn der siebte Hirnnerv oberhalb dieser Verbindungsstelle mit der Paukensaite geschädigt ist (wie es z. B. häufig bei der Bell-Lähmung vorkommt). Diese Fasern treten im *N. intermedius*, dem sensiblen Ast des Gesichtsnervs, in den Hirnstamm ein. Dort verbinden sie sich mit Geschmacksfasern des Zungen-Rachen-Nervs und des Vagusnervs und enden im Kern des *Tractus solitarius*, einer Nervenbahn im Gehirn. Der Teil des Kernes, der die Geschmacksfasern aufnimmt, wird häufig als Geschmackskern bezeichnet. Von hier steigen die Fasern zum Thalamus und von dort wiederum zum Geschmackszentrum in der Großhirnrinde auf, das unter der sensorischen Rinde im Scheitellappen liegt. Das Geschmackszentrum grenzt an das sensorische Rindenfeld für Zunge und Rachen.

Die Geschmacksfasern des Zungen-Rachen-Nervs sind auf den Geschmacksknospen im hinteren Zungendrittel und im Rachen verteilt. Die Geschmacksfasern des Vagusnervs versorgen hingegen nur den Kehldeckel. Sie spielen keine bedeutende Rolle, da ein Großteil von ihnen bis zum Erwachsenenalter verkümmert. Auch die Fasern dieser beiden Nerven enden im Geschmackskern. Von dort steigen sie zur Großhirnrinde auf – wie der Gesichtsnerv.

Die Wahrnehmung eines Geschmackes hängt vom individuellen Bewusstsein, der kulturellen Prägung, den geschmacklichen Erfahrungen und dem Geruchssinn ab. Etwa 80 % der Geschmackserlebnisse gehen in Wirklichkeit auf den Geruchssinn zurück.

Störungen des Geschmackssinnes werden oft durch Erkrankungen von Zunge, Rachen, Nasengängen, Nervenbahnen und Gehirn verursacht. Zu den Auslösefaktoren, die den Geschmackssinn beeinträchtigen, zählen allgemeine Erkältungskrankheiten, Naseninfektionen, Grippe, virale Rachenentzündungen, Mundtrockenheit, Altern (Geschmacksknospenzahl nimmt ab) und Rauchen (starke Raucher neigen zu Mundtrockenheit).

SIEHE AUCH ***Nervensystem in Kapitel 1; Geruchssinn in diesem Kapitel***

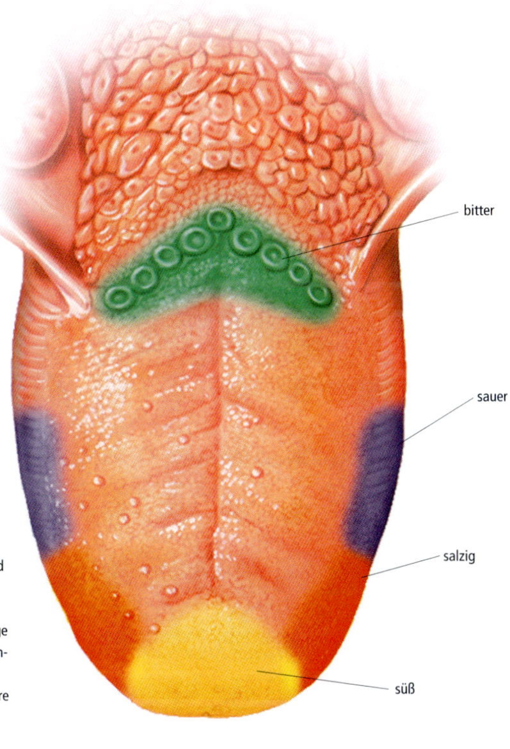

Zungenbereiche

Die Geschmacksknospen unterscheiden vier verschiedene Geschmacksempfindungen: süß, salzig, sauer und bitter. Die Geschmacksknospen an der Zungenspitze reagieren besonders empfindlich auf süße und salzige Speisen, die in den seitlichen Zungenabschnitten auf saure Reize und die im hinteren Zungenbereich auf bittere Speisen.

SPRACHE

Sprache und Sprechvermögen sind von der Funktion vieler verschiedener Körperorgane und -strukturen abhängig, die sich wie folgt unterteilen lassen: nervale Steuerung zur Planung der Spracherzeugung und Muskelkontrolle; Atemwege und Kehlkopf zur Erzeugung von Sprachlauten (Phonation) und Mundbereich zur Modifizierung der erzeugten Laute in die Vokale und Konsonanten der Sprache (Artikulation).

Im Gehirn, meist in der linken Hemisphäre, befinden sich zwei spezielle Sprachzentren: Das Wernicke-Zentrum ist für das Sprachverständnis, das Broca-Zentrum für die Motorik des Sprechens verantwortlich. Diese Bereiche in der Großhirnrinde (*Cortex cerebri*) steuern die Aktivitäten der Neuronen im Stammhirn (*Truncus cerebri*) zur Lautbildung und Artikulation. Auch das Kleinhirn (Zerebellum) im hinteren Schädelbereich spielt eine wichtige Rolle bei der Artikulation.

Die Lautbildung erfolgt durch das Ausstoßen von Luft aus den Lungen durch den Kehlkopf. Im Kehlkopf befinden sich zwei Stimmbänder (*Ligamenta vocalia*), die sich beim Einatmen öffnen und beim Sprechen schließen. Wenn die Stimmbänder geschlossen sind und Luft hindurch gepresst wird, beginnen sie zu vibrieren, so wie zwei nahe aneinander gehaltene Blätter, zwischen die man Luft bläst. Diese Laute können durch Ab- und Zunahme der Spannung oder Länge der Stimmbänder modifiziert werden.

Vokale (z. B. a oder o) entstehen durch die Modifizierung der Luftsäule über den vibrierenden Stimmbändern. Dies geschieht durch eine präzise koordinierte Bewegung von weichem Gaumen, Zunge und Lippen.

Die meisten Konsonanten werden durch kurzes Stoppen der Luftströmung erzeugt. Benannt sind sie häufig nach dem Teil des Atemweges, der bei ihrer Bildung involviert ist. Labiale Konsonanten (b, p) entstehen durch Mitarbeit der Lippen (Labia), dentale Konsonanten (d, t), wenn die Zunge die Zähne (Dentes) berührt; nasale Konsonanten (m, n) entstehen, wenn Luft durch die Nase (Nasus) gedrückt wird und die velaren Konsonanten (q, g, k) durch kurzes Schließen des hinteren Zungenteiles gegen den weichen Gaumen *(Velum palatinum)*.

SIEHE AUCH *Verständigung, Lispeln, Stottern in Kapitel 13*

SPRACHENTWICKLUNG

Bereits ab der Geburt hören und beobachten Kinder die Aktionen und Ausdrücke der sie umgebenden Personen und versuchen, sie nachzuahmen. Das menschliche Gesicht oder jedes klare, große, gesichtsförmige Objekt ist für Kleinkinder faszinierend.

Babys beginnen mit kleinen Lauten und bereits nach vier Wochen mit Schreien. Um die sechste Woche lösen bekannte Stimmen, insbesondere die der Mutter, eine Reaktion aus. Danach entwickeln sich langsam Lalllaute, erst einsilbige, später zweisilbige. Mit etwa sieben Monaten können die meisten Babys Laute erzeugen, die wie »dada« oder »papa« klingen. Mit zwölf Monaten sprechen die meisten Kinder mindestens ein Wort.

Dem Sprechen geht jedoch das Verstehen voraus, d. h. Kinder verstehen in den frühen

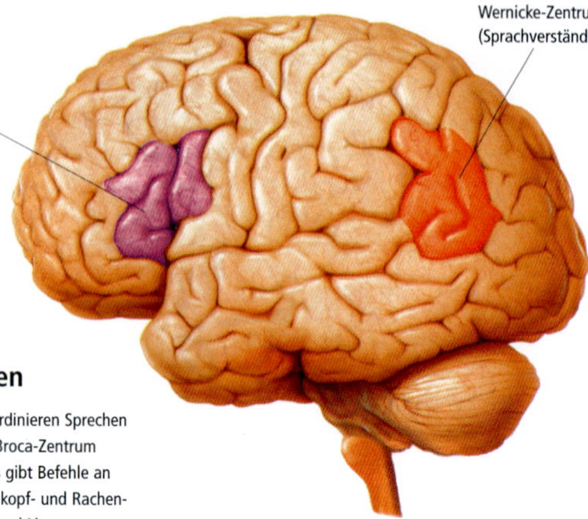

Sprechen und Sprache verstehen

Zwei Bereiche im Gehirn koordinieren Sprechen und Sprachverständnis. Das Broca-Zentrum steuert die Sprechmotorik. Es gibt Befehle an die Atemmuskulatur, die Kehlkopf- und Rachenmuskulatur sowie an Zunge und Lippen zur Regulierung der Luftströmung und der zum Sprechen erforderlichen Lautproduktion. Das Wernicke-Zentrum dient dem Verständnis und der Auslegung von Sprache.

Sprache

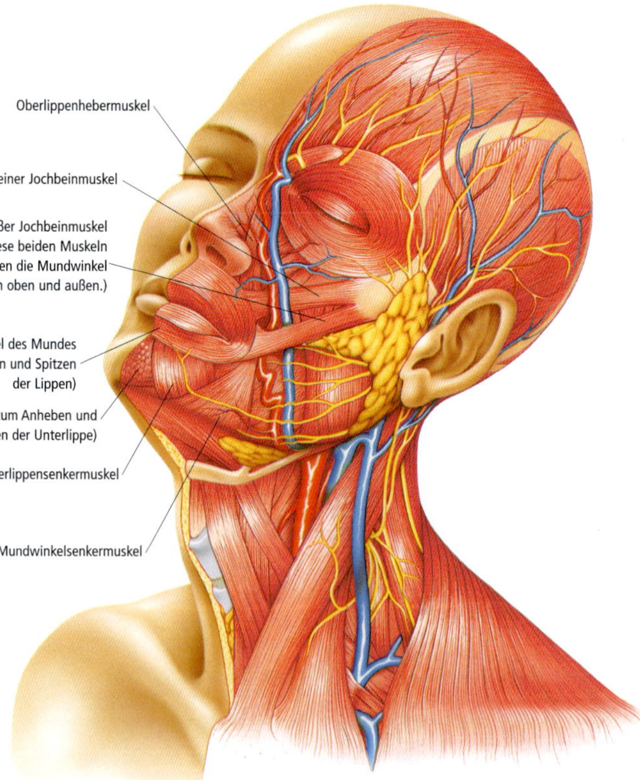

Lippenbewegungen formen Sprache

Die von Kehlkopf und Stimmbändern erzeugten Laute werden von den Lippen zu Sprache modifiziert. Um den m-Laut zu erzeugen, müssen sich die Lippen z. B. schließen, für den f-Laut muss die Unterlippe die Zähne berühren und für den o-Laut muss sich der Mund runden. Die zur Sprachbildung erforderlichen präzisen Bewegungen werden durch eine komplexe Anordnung von Muskeln im Mund- und Wangenbereich erzielt.

Stimmbänder

Die Stimmbänder sind zwei Schleimhautfalten, die beim Sprechen vibrieren. Jedes Stimmband ist mit einem Ende an den Knorpeln auf der Vorderseite des Kehlkopfes befestigt. Die anderen Enden befinden sich an frei beweglichen Stellknorpeln an der Kehlkopfrückwand, was die Schwingung der Stimmbänder und somit die Lautbildung ermöglicht. Bei Entspannung der Stimmbänder entstehen tiefe, bei Anspannung hohe Laute.

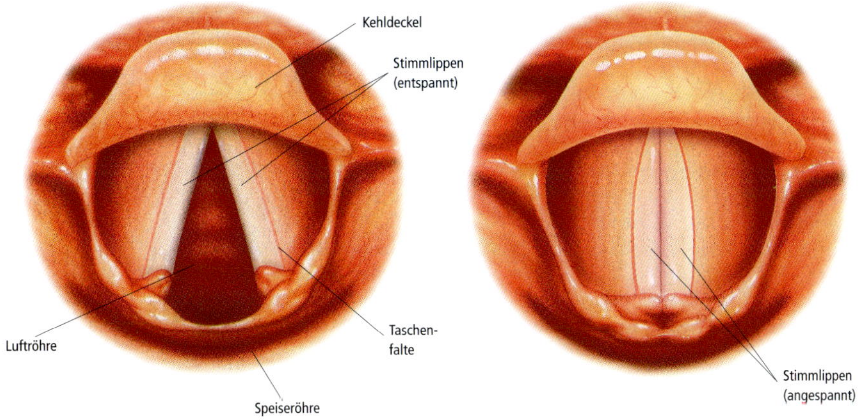

Sprache

Spracherzeugung

Die Erzeugung von Lauten und deren Umsetzung in Sprache ist ein dreiteiliger Prozess. Zunächst wird Luft aus der Lunge ausgestoßen. Im zweiten Schritt öffnen und schließen sich die Stimmbänder, um die Luftströmung zu ändern und Vibrationen zu erzeugen, die einen Laut bilden, und schließlich wird dieser Laut durch die Bewegung von weichem Gaumen, Zunge und Lippen modifiziert.

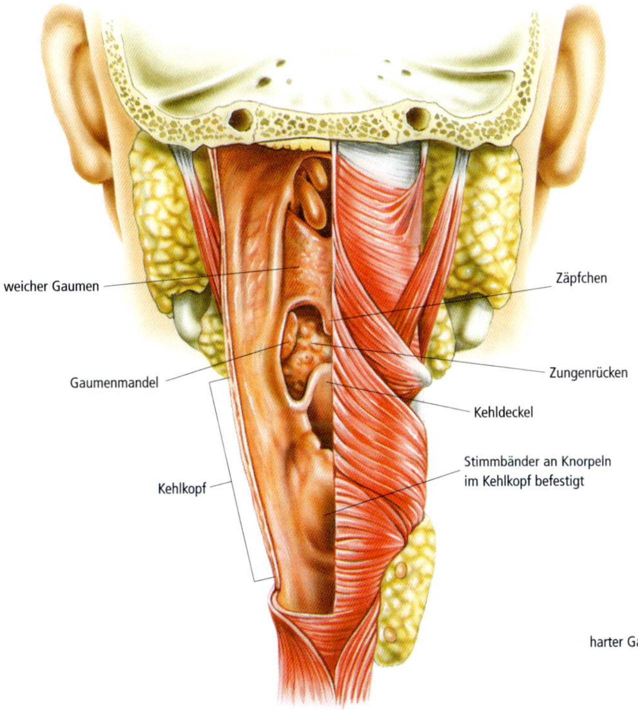

Kehlkopf

Im Kehlkopf werden die Sprechlaute erzeugt. Dieser Muskelschlauch, der die Stimmbänder enthält, erstreckt sich von der Zungenwurzel bis zur Luftröhre. Die Luft aus der Lunge steigt die Luftröhre hinauf und durch den Kehlkopf, wodurch die gespannten Stimmbänder vibrieren. Die Kraft der Luftströmung bestimmt die Stimmlautstärke.

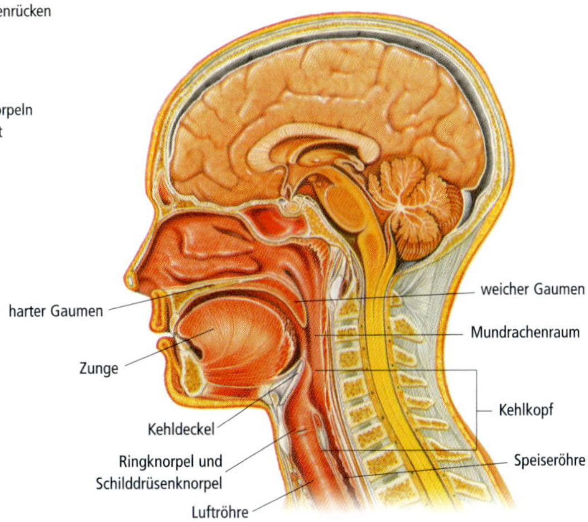

Jahren wesentlich mehr, als sie artikulieren können. Im Alter von 18 Monaten gilt ein Vokabular von ca. zehn Wörtern als durchschnittlich. Der Spracherwerb geht langsam voran und zwischen 30 und 42 Monaten kann das Kind in ganzen Sätzen sprechen.

SPRACHSTÖRUNGEN

Sprachstörungen geben stets Anlass zur Besorgnis. Man unterscheidet Stimmbildungsstörungen (Dysphonien), die durch Kehlkopflähmung und Verletzungen oder Erkrankungen der endokrinen Drüsen verursacht werden können und Sprachentwicklungsstörungen, von denen die häufigsten Stummheit oder Wort- bzw. Satzbildungsstörungen sind. Sie können durch genetische Faktoren oder eine Hirnschädigung vor, während oder kurz nach der Geburt verursacht werden. Umweltfaktoren wie schlechte Sprachfähigkeit der Eltern, Vernachlässigung oder langwierige Krankheiten können ebenfalls eine Rolle spielen.

Manche Kinder, besonders Jungen, beginnen erst mit drei Jahren zu sprechen, sprechen dann aber gleich in ganzen Sätzen. Eine solche Verzögerung kann jedoch auch auf die oben erwähnten Störungen zurückzuführen sein und sollte deshalb untersucht werden. Eine Verzögerung in der Sprachentwicklung kann auch Folge einer Intelligenzstörung oder einer Lese- und Schreibschwäche sein.

Artikulationsstörungen (Dysarthrie) sind: Poltern (Tachyphemie), eine gemurmelte, schnelle, undeutliche Sprache, die schwer verständlich ist. Lispeln (Sigmatismus) mit zischendem S, das durch physische Faktoren wie Zahnstellung oder Taubheit sowie durch verhaltensbedingte Faktoren wie Nachahmung anderer Lispler bedingt sein kann. Lispeln lässt sich nur schlecht abgewöhnen und hält oft bis ins Erwachsenenalter an. Stottern oder Stammeln (Dysphemie) ist die häufigste und deutlichste Form der Artikulationsstörung. Experten sind sich noch uneinig über die Ursachen. Die Dysphemie trifft häufiger Männer als Frauen und ist oft angeboren. Eine Behandlung ist schwierig; in vielen Fällen ist eine Kombination von Psychotherapie und Verhaltenstherapie erforderlich.

Auch Unfälle oder Krankheiten können sich auf das Sprachvermögen auswirken. Schädigungen des Sprachzentrums im Gehirn durch Schlaganfälle, Tumoren, Entzündungen oder Kopfverletzungen führen zu Wortfindungsstörung (Dysphasie). Sprachlosigkeit (Aphasie) tritt ein, wenn das Sprachzentrum der dominanten Hemisphäre zerstört ist. Sie umfasst den Gedächtnisverlust für Verständnis und Produktion von Sprache. Betroffene wissen zwar oft, was sie sagen möchten, können es aber nicht ausdrücken oder schreiben. Begleitend zur Therapie der ursächlichen Störung muss in der Rehabilitation erlernt werden, die noch funktionierenden Gehirnareale umzuschulen.

Ein verkürztes Zungenbändchen (Ankyloglossie) ist chirurgisch leicht zu beheben, größere Defekte der Zunge oder der Zungeninnervation können die Sprachlautbildung jedoch stark beeinträchtigen. Betroffene können aber trotz dieser Defekte sprechen lernen. Näseln (Rhinolalie) kann durch Lähmungen, angeborene Fehlbildungen, eine große Rachenmandel, Verletzungen oder Gaumendefekte verursacht sein. Die Behandlung ist abhängig von der jeweiligen Ursache.

Symptomatische Sprachstörungen, die durch Verletzungen des Nervensystems verursacht werden, bezeichnet man als Dysarthrien. Ist die Sprachentwicklung durch geistige Entwicklungsstörungen beschränkt, spricht man von einer Dyslogie.

Ein Hörverlust in der Kindheit führt zu einer verzerrten Sprache, die audiogene Dyslalie genannt wird. Sprachprobleme aufgrund von Defekten der Lippen, Zähne oder des Mundes werden als Dysglossie bezeichnet. Zerebralparesen, Chorea Huntington, Parkinson-Krankheit und andere neurologische Erkrankungen können das Sprachvermögen ebenfalls beeinträchtigen.

ERKRANKUNGEN DER MUNDHÖHLE

Die Mundhöhle kann u.a. durch das *Herpes-simplex-Virus*, das Coxsackievirus des Typs A und durch den Hefepilz infiziert werden. Die Hefepilzinfektion verursacht Mundsoor (Candidiasis), besonders bei Menschen, die sich wegen Leukämie oder einer Tumorerkrankung einer Chemotherapie unterziehen mussten und daher über ein schwaches Immunsystem verfügen. Ein mit Eiter bildenden Bakterien infiziertes Zahnmark kann zu Kieferabszessen führen.

Mundausschläge (Aphthen) gehen auf Herpesinfektionen oder andere Erkrankungen wie die aplastische Anämie zurück, bei der das Knochenmark die Produktion der roten und weißen Blutkörperchen einstellt. Sie können auch Begleitsymptome von Leukämie, Scheibenrose (*Erythema exsudativum multiforme*) und Stevens-Johnson-Syndrom sein. Die Scheibenrose wirkt sich auf den ganzen Körper aus. Sie äußert sich durch Fieber, eine Halsentzündung, Kopfschmerzen, eine Dünndarm- und Magenentzündung (Gastroenteritis) und Gelenkschmerzen. Das Stevens-Johnson-Syndrom ist eine sehr schwere Form der Scheibenrose mit Geschwüren in Mund, Augen und im Genitalbereich.

Eine Zahnfleischentzündung kann die Ablösung des Zahnfleisches vom Zahnschmelz verursachen, wodurch Zahnzement und Zahnbein (Dentin) des Zahnhalses Plaque bildenden Bakterien ausgesetzt sind, was zu Zahnfäule (Karies) und sogar Zahnausfall führen kann. Karies lässt sich in bis zu 60 % der Fälle vermeiden, wenn während der Entwicklung des Gebisses für eine ausreichende Fluoridzufuhr über die Nahrung gesorgt ist.

Bösartige Tumoren treten vorwiegend im Alter von 45 bis 85 Jahren auf. Sie werden durch starkes Rauchen, übermäßigen Alkoholkonsum und mangelhafte Mundhygiene begünstigt. Am häufigsten sind der Zungenrand und die Furche zwischen Zunge und unterem Zahnfleisch betroffen. Oft wachsen die Krebszellen geschwürartig und werden erst durch den Zahnarzt entdeckt. Eine Biopsie ermöglicht die endgültige Diagnose.

Die Behandlung von Mundkrebs erfolgt durch Operation und Strahlentherapie. Patienten mit Mundkrebs sollten zudem gründlich auf Nasen-, Luftweg-, Speiseröhren- und Kehlkopftumoren untersucht werden. Von Lippenkarzinomen sind meist Menschen betroffen, die langfristig der Sonne ausgesetzt waren (z.B. Landwirte oder Seeleute). Lippenkarzinome werden operativ entfernt oder mit einer Strahlentherapie behandelt. Die Überlebenschancen sind sehr gut, fünf Jahre nach der Krankheit sind etwa 90 % der Patienten noch am Leben. Die Chancen sinken jedoch, wenn sich das Karzinom auf die angrenzenden Lymphknoten ausgedehnt hat.

SIEHE AUCH ***Zahnärztliche Behandlungsmethoden in Kapitel 16; Herpes-Simplex-Infektion, Stevens-Johnson-Syndrom, Leukämie und andere spezielle Krankheiten im Register***

ZAHNFLEISCHENTZÜNDUNG

Eine Zahnfleischentzündung (Gingivitis) wird meist durch kleine Essensreste zwischen Zahn und Zahnfleisch (Gingiva), die ein vermehrtes Bakterienwachstum zur Folge haben, verursacht. Das Zahnfleisch ist gerötet, geschwollen und blutet leicht.

Oft entsteht eine chronische Zahnfleischentzündung durch ungenügende Mund- und Zahnhygiene, was zu Zahnbelag führen kann. Andere Ursachen sind schlecht sitzende Zahnprothesen oder Karies bzw. Abszesse.

Bleibt die Entzündung unbehandelt, kann sie zur Parodontose führen. Dabei dringt die Infektion in tiefer liegendes Gewebe wie die Zahnalveolen und den Knochen vor. Durch den daraus resultierenden Knochenverlust wird die Zahnalveole größer und die Zähne lockern sich. Regelmäßige Zahnarztbesuche und sorgfältige Zahnpflege (mit Zahnseide für die Zahnzwischenräume) sind anzuraten.

Eine akute, ulzerierend nekrotische Zahnfleischentzündung *(Gingivitis ulcerosa)* ist eine ernsthafte Entzundung aufgrund einer Infektion des Zahnfleisches. Die befallenen Bereiche bluten stark und schmerzen, der Betroffene leidet unter Mundgeruch. Auch hier kann die Entzündung in tiefere Gewebeschichten vordringen und zur Parodontose führen. Ein Zahnarztbesuch ist dringend angezeigt.

Zahnfleischentzündung

Eine Zahnfleischentzündung entsteht oft durch Speisereste in den Zwischenräumen von Zahn und Zahnfleisch. Zahnfleischbluten und Schwellungen sind die Symptome.

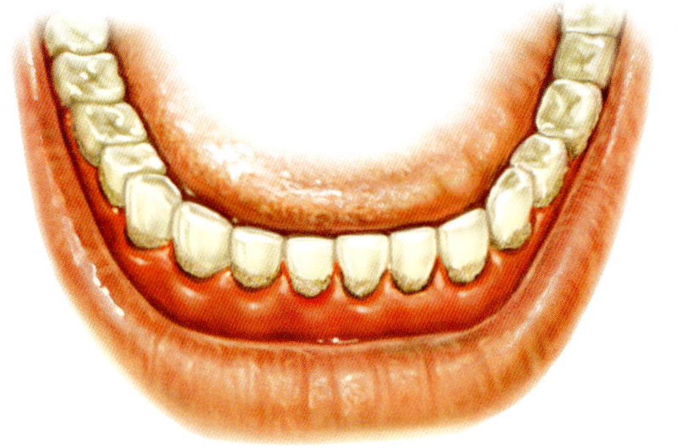

Parodontose

Bei einer Parodontose, die durch Bakterien verursacht wird, lagern sich Speisereste und Kalzium in den Zahnzwischenräumen und am Zahnfleisch ab.

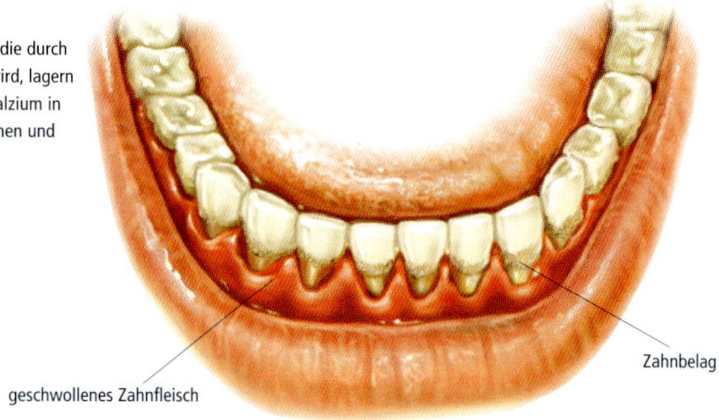

PARODONTOSE

Unter Parodontose versteht man eine Zahnfleischentzündung, die zu einer Infektion des aus Bändern und Knochen bestehenden Zahnhalte-Apparates führt. Ursache der Parodontose ist die Bildung von Zahnbelag durch mangelnde Zahnhygiene. Wenn die Krankheit nicht behandelt wird, kommt es zu Zahnlockerung und Zahnausfall. Warnsignale sind Zahnfleischrötung und -schwellung, Zahnfleischbluten, empfindliches Zahnfleisch und Mundgeruch. Die Knochensubstanz kann bereits zerstört sein, bevor die Krankheit bemerkt wird, da normalerweise nur wenig oder keine Schmerzen auftreten. Zur Behandlung ist eine gründliche zahnärztliche Reinigung und in einigen Fällen auch eine operative Entfernung von Narbengewebe mit Knochenaufbau notwendig. In schweren Fällen müssen einige Zähne gezogen werden, um einer Ausbreitung der Infektion entgegenzuwirken.

ZUNGENENTZÜNDUNG

Bei Kindern tritt häufig eine akute Zungenentzündung (Glossitis) auf. Die Zunge ist kirschrot, geschwollen und manchmal von Aphthen übersät. Es kann zu Schluckbeschwerden kommen. Das Kind klagt evtl. über einen unangenehmen Geschmack im Mund. Andere Entzündungen im Mundraum wie Zahnfleischentzündungen (Gingivitis) und Entzündungen der Mundschleimhaut (Stomatitis) können zeitgleich auftreten. Die Behandlung besteht in der Gabe desinfizierender und anästhesierender Spülungen.

Eine chronische Zungenentzündung bei Erwachsenen wird durch einen schlechten Allgemeinzustand, Blutarmut (Anämie), schlechte Ernährung, Vitaminmangel, Zahninfektionen, Rauchen und Alkoholmissbrauch verursacht. Manchmal ist sie auch Nebenwirkung der Einnahme von Antibiotika. Die Behandlung der chronischen Zungenentzündung besteht in der Suche nach den Ursachen – und deren Vermeidung.

MUNDGERUCH

Die Hauptursache für Mundgeruch (Halitose) besteht in mangelnder Mundhygiene. Aber auch durch den Verzehr stark riechender Lebensmittel, wie Zwiebeln oder Knoblauch, sowie durch Rauchen kann Mundgeruch entstehen. Die Halitose kann jedoch auch ein Krankheitssymptom sein, z. B. bei Alkoholismus, Hals-, Nasennebenhöhlen-, Lungen- und Zahnfleischentzündung, Zahnvereiterung oder einem Fremdkörper in der Nase (meist bei Kindern). Ernste Erkrankungen wie ein akutes oder chronisches Nierenversagen und ein Darmverschluss können sich ebenfalls in Mundgeruch äußern.

Die Behandlung erfolgt durch eine Verbesserung der Mundhygiene (häufigeres Zähneputzen, Ausspülen mit einer Mundspülung und regelmäßige Zahnarztbesuche) bzw. durch die Behandlung der zugrunde liegenden Erkrankung.

ZAHNPROBLEME

Die häufigsten Zahnprobleme sind im Folgenden aufgeführt.

Abszess Bei einer Entzündung des Zahnmarkes kann sich die Infektion auf die an die Wurzelspitze angrenzenden Gewebe ausbreiten. Dadurch kann sich im Zahnfleisch ein Abszess (Eitertasche) bilden. Die Behandlung erfolgt mit Antibiotika oder durch eine Abszesseröffnung.

Mundgeruch Mangelhafte Mundhygiene, Zahnfleischerkrankungen, Mundtrockenheit (Xerostomie), Tabakkonsum, diverse Nahrungsmittel und medizinische Probleme sind die Hauptursachen für Mundgeruch. Nach

Zahnstein

Speichel, Speisepartikel und Stoffe wie Kalziumkarbonat sind für die Bildung von Zahnstein, hartem, gelblichem Zahnbelag, verantwortlich.

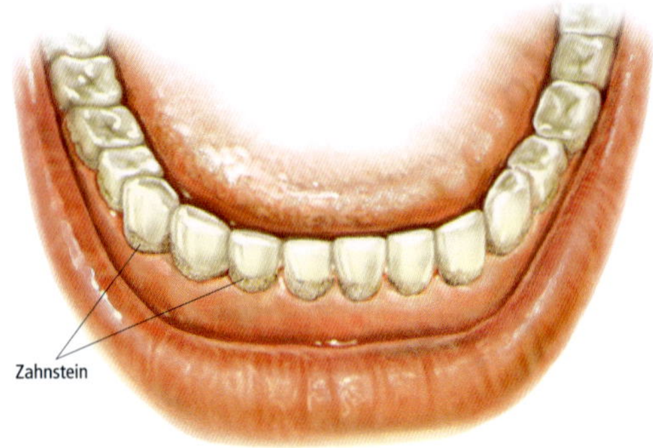

Feststellung der Ursache lässt sich das Problem durch die richtige Mundhygiene in den Griff bekommen.

Schief stehende oder zu große Zähne Durch eine kieferorthopädische Behandlung wird eine Fehlstellung der Zähne im Kiefer (Malokklusion) korrigiert, die durch übermäßig große, zu eng oder schief stehende Zähne verursacht wird. Verstellbare Spangen zur Kiefererweiterung oder herausnehmbare Zahnspangen sorgen für eine gesunde Zahn- und Kieferentwicklung bei Kindern. Nach dem Durchbrechen der bleibenden Zähne können feste Zahnspangen eingesetzt werden.

Zahnfäule (Karies) Durch die richtige Mundhygiene – regelmäßiges, gründliches Putzen mit fluoridhaltiger Zahnpasta – wird Zahnfäule (Karies) vorgebeugt. Bei fortgeschrittener Zahnkaries wird das verfaulte Gewebe entfernt und eine Zahnfüllung eingesetzt. Für die Füllung kann Amalgam, zahnfarbenes Verbundmaterial aus Kunstharz, Keramik, Porzellan oder Gold verwendet werden. Künstliche Zahnkronen, ein Ersatz für natürliche Kronen, sind gewöhnlich aus Porzellan und Metall gefertigt.

Verfärbung Zu den häufigsten Ursachen für unschöne Flecken auf den Zähnen zählen das Rauchen, genetisch bedingte Faktoren, Kinderkrankheiten, eine falsch dosierte Behandlung mit Antibiotika, Verletzungen und eine oberflächliche Zahnschmelzverfärbung, die Dentalfluorose.

Fissuren Furchen in den Kauflächen der zu Karies neigenden Mahlzähne (Molaren) können versiegelt werden.

Zahnfleischerkrankung Etwa 75 % aller Erwachsenen sind (zumindest einmal im Leben) von einer Zahnfleischerkrankung betroffen. Blutendes und wundes Zahnfleisch, Zahnfleischschwund, beständiger Mundgeruch, lockere Zähne und Abweichungen von der Normalbisslage weisen auf eine Zahnfleischerkrankung hin. Die Behandlung beinhaltet in jedem Fall die Entfernung des Zahnsteines (Plaque), zuweilen auch die Verabreichung von Antibiotika und in schweren Fällen einen operativen Eingriff.

Stark beschädigte Zähne Bei einer Zahnfraktur oder fortgeschrittener Zahnkaries (tiefes Loch im Zahn), die unbehandelt zum Absterben des Zahnmarkes führt, kann der Zahn durch eine rechtzeitig durchgeführte Wurzelkanalbehandlung gerettet werden.

Weisheitszähne Die dritten Mahlzähne (Molaren), die so genannten Weisheitszähne, brechen als letzte durch. Sie sind in jedem Falle erhaltenswert, sofern sie gesund sind und keine Fehlstellung gegeben ist. Bei einem für einen normalen Durchbruch zu kleinen Kiefer besteht allerdings das Risiko einer Schädigung der benachbarten Zähne oder einer Zystenbildung, die das angrenzende Gewebe beeinträchtigt. In diesem Fall empfiehlt sich eine Zahnextraktion.

Gelbliche Verfärbung Mit zunehmendem Alter nehmen die Zähne meist eine gelbliche Farbe an, bedingt durch Zahnsteinbildung und Veränderungen des Zahnbeines. Auch Mundgeruch und Zahnfleischerkrankungen können Komplikationen verursachen. Die natürlichen Zähne sollten möglichst lange erhalten werden.

Zahnstein

Zahnstein (Plaque) ist eine harter, gelblicher Film aus Kalzium- und Speisepartikeln, der sich durch Speichel auf den Zähnen ablagert. Zahnstein setzt sich vorwiegend am Zahnfleischsaum, an der Innenseite der unteren Vorderzähne und an den Seiten der Mahlzähne ab. Die Zahnfäule (Zahnkaries) wird jedoch nicht durch den Zahnstein an sich verursacht, sondern durch die darunter befindlichen Bakterien, die außerdem zu Zahnfleischerkrankungen führen. Durch eine sorgfältige Mundhygiene – vorzugsweise mit einer elektrischen Zahnbürste – kann der Zahnsteinbildung vorgebeugt werden. Die Beläge sollten regelmäßig vom Zahnarzt entfernt werden.

Zähneknirschen

Zähneknirschen (Bruxismus) ist das Zusammenpressen und Mahlen der Zähne, vor allem im Schlaf. Es ist weder an eine bestimmte Schlafphase gebunden, noch beeinträchtigt es den Schlaf. Zähneknirschen kann jedoch zu einer Abnutzung der Zähne sowie zu Gesichts- und Kopfschmerzen führen. Das Problem ist auf kein bestimmtes Alter beschränkt. Zum Schutz der Zähne wird häufig eine Beißplatte verschrieben.

GAUMEN- UND LIPPENSPALTE

Unter einer Gaumenspalte (Palatoschisis) versteht man eine angeborene Missbildung, bei der das Gaumengewölbe nicht geschlossen ist. Während der Embryonalentwicklung

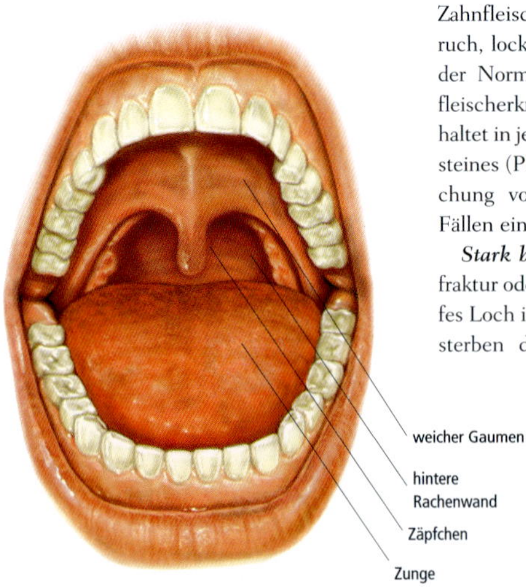

Zungenentzündung

Auf dem Zungenrücken erscheinen flache oder erhabene rötliche Flecken und manchmal sogar Geschwüre.

Unterbiss
Ein übermäßig vorgeschobener Unterkiefer führt zu einer abnormen Biss-Stellung der Zahnreihen (Okklusionsstörung).

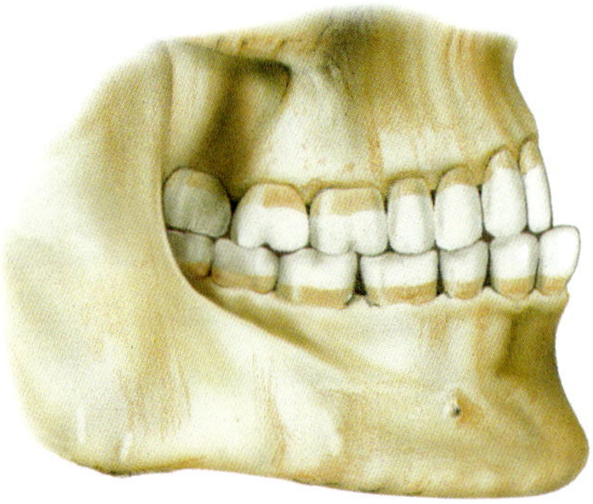

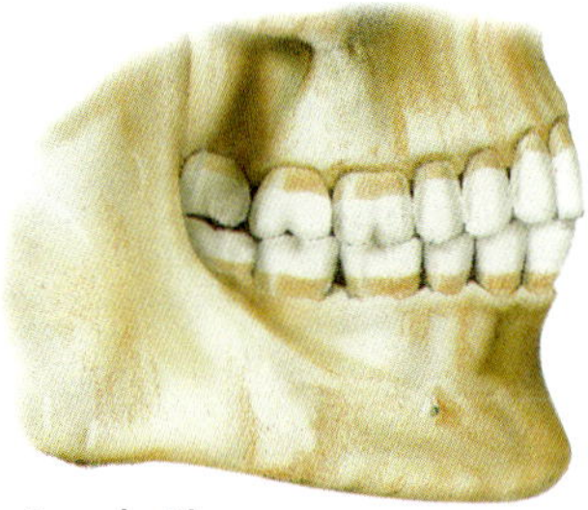

Normaler Biss
Bei einer normalen Biss-Stellung überragen die oberen Schneide- und Eckzähne leicht die der unteren Zahnreihe.

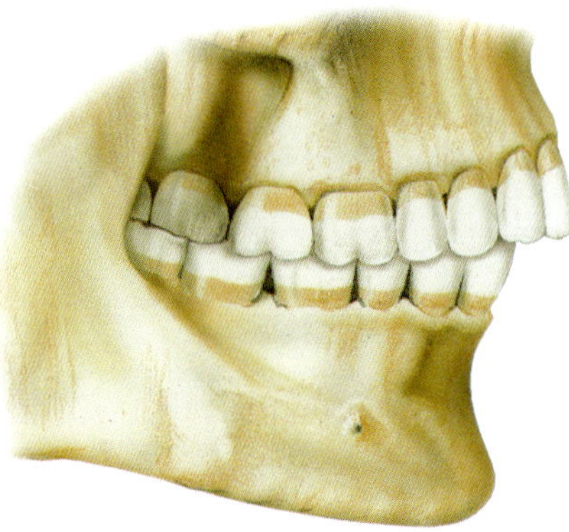

Überbiss
Ein Überbiss entsteht häufig durch übermäßiges Daumenlutschen bei Kindern. Die Zahnstellung wird in schweren Fällen mit Zahnspangen korrigiert.

verschmelzen normalerweise die Gewebeanlagen beider Kieferhälften miteinander und bilden den Gaumen, die Oberlippe und den Oberkiefer. Verbinden sich die Gewebe nicht, entsteht eine Lücke, die die Nasenhöhle mit dem Mundraum verbindet. Diese Lücke wird als Gaumenspalte bezeichnet. Sie kann operativ geschlossen werden, wobei allerdings häufig mehrere Operationen notwendig sind.

Oft tritt die Gaumenspalte gemeinsam mit einer ähnlichen Lücke in der Oberlippe auf, die als Lippenspalte oder Hasenscharte (Cheiloschisis) bezeichnet wird. Normalerweise sollten beide Seiten der Oberlippe in den ersten 35 Schwangerschaftstagen zusammenwachsen. Ansonsten bleibt eine Lippenspalte zurück. Die Öffnung kann nur kerbengroß sein, aber auch eine Spalte bilden, die sich über die ganze Lippe erstreckt. Meist zieht sie sich vom Mund hinauf zu den Nasenlöchern. Sie kann einseitig oder beidseitig ausgeprägt sein. Die Behandlung erfolgt auf operativem Weg, gewöhnlich wenn der Säugling etwa zehn Wochen alt ist bzw. um die 4500 g wiegt.

Sowohl die Gaumenspalte als auch die Lippenspalte treten häufiger bei Frauen als bei Männern auf und sind in manchen Familien gehäuft zu finden. Eine Gaumenspalte kann von Herzfehlern oder anderen Gesichtsmissbildungen begleitet werden. Beim Shprintzen-Syndrom, einer Erbkrankheit, treten zusätzlich geistige Entwicklungsstörungen auf.

OKKLUSIONSSTÖRUNG

Bei geschlossenem Mund sollten die oberen Schneide- und Eckzähne die der unteren Zahnreihe übergreifen. Jede Abweichung von dieser Idealstellung führt zu einer Okklusionsstörung. Diese tritt nicht nur bei Kindern (besonders bei zu großen Zähnen in einem kleinen Mund), sondern auch bei Erwachsenen auf: Nach einer Zahnextraktion verlagern sich die Zähne seitlich zur Zahnlücke hin. Weitere Ursachen sind eine ungleichmäßige Kontraktion der Kaumuskeln und Daumenlutschen über ein angemessenes Alter hinaus. Die Folgen sind Karies, Kauprobleme und Spannungskopfschmerz.

Der Kieferorthopäde korrigiert die Zahnstellung mittels einer Zahnspange, durch die ein sanfter und dennoch beständiger Druck auf die Zähne ausgeübt wird. Im Erwachsenenalter müssen vielfach die Weisheitszähne gezogen werden, um ausreichend Platz für die anderen Zähne zu schaffen.

WEISSSCHWIELENKRANKHEIT

Unter Weißschwielenkrankheit (Leukoplakie) versteht man einen weißlichen, nicht abschabbaren Fleck auf der Mundschleimhaut (Wangen, Zahnfleisch, Zunge). Häufig entwickelt sich dieser Fleck aus einer Gewebeverdickung (Verdickung des Epithels) aufgrund einer Verletzung oder einer chronischen Reizung, die die Folge einer Reibung durch raue Zahnkanten, Füllungen und schlecht angepasste Prothesen oder Kronen sein kann. Die Leukoplakie findet sich vorwiegend bei Rauchern, besonders Pfeifenrauchern, und Konsumenten von Kautabak, kann jedoch auch durch andere Reizstoffe entstehen.

Der weiße oder graue Fleck entwickelt sich allmählich über einen Zeitraum von mehreren Wochen oder Monaten. Die Stelle ist berührungs- und temperaturempfindlich und spricht stark auf gewürzte Speisen an. In manchen Fällen kann diese Veränderung auf eine Vorstufe von Mundkrebs oder auf Mundkrebs im Frühstadium hinweisen, weshalb sie als Präkanzerose bezeichnet wird. Der Krebsverdacht kann nur durch die mikroskopische Untersuchung einer Gewebeprobe (Biopsie) ausgeschlossen werden.

Bei der Haarleukoplakie finden sich unscharf begrenzte weißliche Beläge auf der Zunge und gelegentlich auch an anderen Stellen im Mund. Sie sind meist ein Symptom für eine Abwehrschwäche und damit auch ein Symptom von Aids. Eine seltene Form der Leukoplakie, deren Ursache nicht bekannt ist, findet sich gelegentlich im Bereich der äußeren weiblichen Geschlechtsorgane (Vulva).

MUNDKREBS

Mundkrebs ist der landläufige Ausdruck für bösartige Tumoren von Lippen, Wangenschleimhaut, Zunge oder Gaumen. Diese Tumoren treten mit zunehmendem Lebensalter

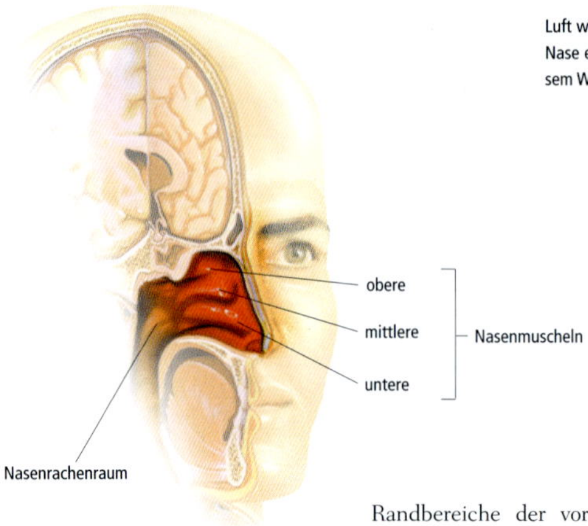

Nase

Luft wird hauptsächlich durch die Nase eingeatmet. Sie wird auf diesem Weg gereinigt und erwärmt.

häufiger auf. Rauchen, Alkoholmissbrauch und schlechte Mundhygiene erhöhen das Erkrankungsrisiko. Männer sind häufiger betroffen als Frauen. Als Auslöser gilt eine andauernde Irritation bestimmter Schleimhautbereiche durch schädliche Substanzen.

Es handelt sich bei den Tumoren um bösartige Plattenepithelkarzinome. Sie beginnen mit einem kleinen schmerzlosen Knötchen oder einem kleinen Geschwür auf der Lippe, der Zunge oder an einer anderen Stelle der Mundschleimhaut. Die rasch und invasiv wachsenden Tumoren führen zu Geschwüren und Blutungen. Bleiben sie unbehandelt, treten zunehmende Schluck-, Kau- und Sprechstörungen auf.

Die Diagnose wird mittels einer Biopsie gestellt. Die Behandlung besteht möglichst in der totalen operativen Entfernung des Tumorgewebes und evtl. befallener regionaler Lymphknoten. Manchmal ist zusätzlich eine Strahlentherapie notwendig. Eine frühzeitige Erkennung ist der wichtigste Faktor für eine dauerhafte Heilung, aber leider ist der Tumor bei Diagnosestellung häufig schon fortgeschritten, sodass nur etwa 50 % der Betroffenen die ersten fünf Jahre überleben.

ZUNGENKREBS

Zungenkrebs tritt meist bei Männern zwischen dem 40. und 80. Lebensjahr auf. Begünstigt wird er durch starkes Rauchen, übermäßigen Alkoholkonsum und mangelhafte Mundhygiene. In den meisten Fällen werden die an die Zähne angrenzenden Randbereiche der vorderen zwei Zungendrittel von Zungenkrebs befallen. Zungentumoren streuen häufig in den Mundboden und möglicherweise auch in die Lymphknoten des Halses, bevor die Krankheit diagnostiziert wird. Die sicherste Behandlungsmethode besteht in der operativen Entfernung der Tumoren und der Lymphknoten und einer anschließenden Bestrahlung zur Zerstörung von Krebszellen, die sich evtl. auf andere Halsbereiche ausgebreitet haben. Die Überlebenschancen hängen von der Lage des Tumors und von seiner Ausbreitung auf die Lymphknoten ab.

Für Patienten mit einem Krebsbefall der Zungenspitze bestehen sehr gute Überlebenschancen. Nach der Krankheit liegt die Fünf-Jahres-Überlebensrate bei etwa 80 %. Dagegen haben Krebspatienten, bei denen sich die Krankheit zum Zeitpunkt der Diagnose bereits auf die Halslymphknoten ausgebreitet hat, nur geringe Überlebenschancen. (Weniger als 20 % der Krebskranken sind fünf Jahre nach der Krebsdiagnose noch am Leben.)

PERITONSILLARABSZESS

Ein Peritonsillarabszess ist eine relativ seltene Infektion des die Mandeln umgebenden Gewebes mit Abszessbildung. Er wird in der Regel durch Streuung einer Mandelentzündung (Peritonsillitis) verursacht. Zu den Symptomen der Erkrankung gehören Fieber, starke Schmerzen beim Schlucken und Schwierigkeiten beim Öffnen des Mundes. Im Frühstadium erfolgt die Behandlung mit Antibiotika.

In ernsten Fällen muss der Abszess u. U. eröffnet werden. Unbehandelte Infektionen können sich in Mund, Hals, Brust und Lungen ausbreiten und zu einer lebensbedrohlichen Gewebeschwellung führen, welche die Luftwege blockieren kann. Peritonsillarabszesse treten vor allem bei älteren Kindern, Jugendlichen und jungen Erwachsenen auf.

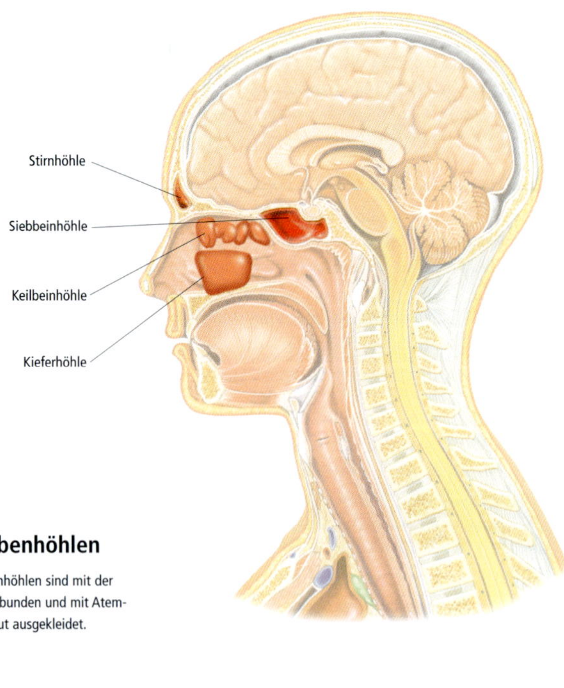

Nasennebenhöhlen

Die Nasennebenhöhlen sind mit der Nasenhöhle verbunden und mit Atemwegsschleimhaut ausgekleidet.

NASE

Die Nase (Nasus) ist ein Teil der Atmungsorgane. Das knöcherne Nasengerüst ist Teil des Gesichtsschädels. Das Skelett der äußeren Nase besteht beidseits aus dem Nasenbein *(Os nasale)* und dem Oberkiefer (Maxilla). Die Nasenlöcher (Nares) sind von Knorpel umgeben. Die Nasenscheidewand *(Septum nasi)*, welche die Nase in der Mitte teilt, besteht teils aus Knochen, teils aus Knorpel.

Im Naseninneren befinden sich die Nasenhöhlen *(Cavitas nasi)*; sie sind Teil der Atmungsorgane. Die Nase dient der Anwärmung und Befeuchtung eingeatmeter Luft und dem Herausfiltern von Staubpartikeln. Luft wird in der Regel durch die Nasenlöcher ein- und ausgeatmet. Aufgabe der Nasenhaare (Vibrissae) ist es, Insekten und größere Staubpartikel am Eindringen zu hindern. Die Nasenlöcher führen zu den Nasenhöhlen – einer auf jeder Seite –, die wiederum zum Rachen und weiter zum Kehlkopf und zur Luftröhre führen. Die Nasenhöhlen sind auch mit den Nasennebenhöhlen verbunden und erhalten über die Tränennasengänge Tränenflüssigkeit. Der Nasenrachenraum (Nasopharynx) ist über die Ohrtrompete mit dem Ohr verbunden.

In jeder Nasenhöhle befinden sich an den Seitenwänden drei knöcherne Vorwölbungen, die Nasenmuscheln *(Conchae nasales)*. Diese vergrößern die Oberfläche der Nasenhöhle und wärmen mit ihrer gut durchbluteten und somit warmen und feuchten Oberfläche die eingeatmete Luft an.

Das Skelett um die Nasenhöhle besteht aus dem Pflugscharbein sowie Teilen von Stirnbein, Siebbein, Oberkiefer und Keilbein. Der Boden der Nasenhöhle bildet das Dach des Gaumens. Die Nasenhöhlen sind durch die Nasenscheidewand voneinander getrennt. Diese ist häufig etwas gekrümmt, sodass eine Nasenhöhle etwas größer ist als die andere.

Die Nasenhöhlen sind größtenteils von einer speziellen Schleimhaut *(Membrana mucosa nasi)* ausgekleidet. Auf ihr befinden sich Flimmerhärchen (Zilien), die Fremdkörper mit Hilfe von Schleim zum Nasenrachen befördern. Im oberen Teil der Nasenhöhlen geht die Schleimhaut in die Riechschleimhaut (Riechepithel) über, die spezialisierte Nervenzellen zur Aufnahme von Gerüchen enthält. Die Drüsen der Nasenschleimhaut produzieren ein wässriges Sekret, das dem Schutz der Nasenhöhlenwände sowie der Befeuchtung eingeatmeter Luft dient.

Zu den wichtigsten Nasenbeschwerden zählen Schnupfen (eine Virusinfektion, die hauptsächlich die Nasenschleimhaut betrifft), Heuschnupfen (eine allergische Reaktion auf Pollenpartikel in der eingeatmeten Luft) und Nasenbluten, das sowohl durch Verletzungen als auch durch Bluthochdruck verursacht werden kann.

NASENNEBENHÖHLEN

Die Nasennebenhöhlen *(Sinus paranasales)* sind lufthaltige Hohlräume innerhalb des Stirnbeines, Siebbeines, Oberkieferknochens und Keilbeines des Schädels, die durch Passagen zur Nase miteinander verbunden sind. Sie machen die Knochen, in denen sie auftreten, leichter, dämpfen Schläge auf den Schädel und verleihen der Stimme Resonanz. Die Nasennebenhöhlen sind bei Geburt nur rudimentär angelegt und entwickeln sich rasch während der Pubertät. Bei Frauen sind die Nasennebenhöhlen relativ klein. Aufgrund der Enge der Verbindungsgänge zur Nase und deren Ausrichtung erfolgt oft eine nur unzureichende Drainage der Nasennebenhöhlen. Dies kann zu akuten oder chronischen Infektionen (Nasennebenhöhlenentzündung oder Sinusitis) führen.

NIESEN

Niesen ist das plötzliche, geräuschvolle Ausstoßen von Luft durch Nase und Mund. Es ist ein unwillkürlicher Reflex, der durch die Stimulation von Nerven in der Nasenschleimhaut oder durch Überstimulation des Sehnervs durch sehr helles Licht ausgelöst wird. Niesen ist das Hauptsymptom von Atemwegsinfektionen. Auch das Einatmen von Staub oder Kleinpartikeln wie Pfeffer, Blütenstaub, Sägemehl oder Puder kann zu einer Reizung der Nase und Niesen führen.

Allergene wie Schimmel, Hausstaubmilben oder Pollen gehören zu den häufigsten Ursachen für chronisches Niesen. Von allergiebedingtem Niesen Betroffene sollten sich einem Allergietest unterziehen, um geeignete Maßnahmen ergreifen zu können.

Niesen zu unterbrechen oder zu unterdrücken ist gefährlich und kann zu einer Verletzung der Bauchmuskulatur oder des Mittelohres führen, da die Luft dann mit hohem Druck in die Ohrtrompete gepresst wird. Beim Versuch, das Niesen zu unterdrücken, kann auch Nasensekret in das Mittelohr oder die Nasennebenhöhlen gepresst werden und dort ebenfalls Entzündungen verursachen. In seltenen Fällen kann durch den beim Unterdrücken des Niesens entstehenden Druck auch das Trommelfell platzen.

GERUCHSSINN

Der Geruchssinn gehört neben Sehvermögen, Gehör, Geschmack, Gleichgewicht, Tastsinn, Propriozeption (Bewegungssinn und Eigenempfindung des Körpers), Schmerz- und Temperatursinn zu den Sinnesorganen. Er reagiert auf die chemische Zusammensetzung von Luftpartikeln, die durch die Nase eingeatmet werden, sowie auf Gerüche von Nahrungsmitteln, die durch Mund und Rachen in die Nase gelangen. Er ist äußerst empfindlich gegenüber flüchtigen Substanzen wie z. B. Methyl-Mercaptan, das Erdgas zugesetzt wird, um ihm Geruch zu verleihen. Gerüche werden durch spezialisierte Nervenzellen in der Nasenschleimhaut *(Membrana mucosa nasi)* wahrgenommen. Diese Geruchsempfindungen werden dann von den Geruchsnerven *(Nn. olfactorii)* an einen über der Nase gelegenen Teil des Gehirnes, das Riechhirn (Rhinenzephalon) oder an das limbische System weitergeleitet. Bei der Nahrungsaufnahme arbeiten Geruchs- und Geschmackssinn zusammen.

Die Schleimhaut des Nasenhöhlendaches enthält Nervenzellen, die auf die Wahrnehmung von Gerüchen spezialisiert sind. Diese Schleimhautregion wird als Riechschleimhaut (Riechepithel) oder Geruchsorgan bezeichnet. Sie hat eine Gesamtfläche von ca. 5 cm^2. Die Oberfläche des Riechepithels wird feucht gehalten, um Gerüche aus der vorbeiströmenden Luft herauszulösen. Die ca. 100 Mio. Riechzellen (Geruchsrezeptoren) sind spezialisierte, bipolare Nervenzellen (Neuronen). Ein kurzer Fortsatz (Dendrit) zieht sich vom Zellkörper zur Oberfläche des Riechepithels, wo es in einem so genannten Riechbläschen endet. Dieses Riechbläschen ist auf die Wahrnehmung von Gerüchen spezialisiert. Die Empfindung wird von jeder Riechzelle aus von einer marklosen Nervenfaser (Axon) in das Bindegewebe unter dem Riechepithel weitergeleitet. Dort schließt sich das Axon mit anderen Axonen zu Bündeln aus Geruchsnervenfasern, den Geruchsnerven, zusammen. Es gibt ca. 20 Geruchsnerven, die durch Löcher (Foramina) in der Siebbeinplatte verlaufen und im Gehirn in den Riechkolben *(Bulbus olfactorius)* enden.

Die Riechkolben sind ovale Verdickungen des Endhirnes (Telenzephalon). In den

Riechbahn

Geruchspartikel gelangen durch die Nasenlöcher in die Nasenhöhlen, wo sie auf der Riechschleimhaut gelöst werden. Dies aktiviert die Nervenfasern der Sinneszellen, die Signale zum Riechkolben senden. Von dort gelangen die Signale entlang der Riechbahn zu den Riechzentren des Großhirnes (limbisches System und Hypothalamus). Dort werden die Gerüche identifiziert und die Körperreaktionen koordiniert. Von allen Sinnen hat der Geruchssinn den direktesten Pfad zum Gehirn. Die Verbindung von den Sinneszellen in der Nase zur Großhirnrinde hat nur eine Synapse (im Riechkolben). Alle anderen Empfindungen werden dagegen erst vom Thalamus verarbeitet, bevor sie die Hirnrinde erreichen.

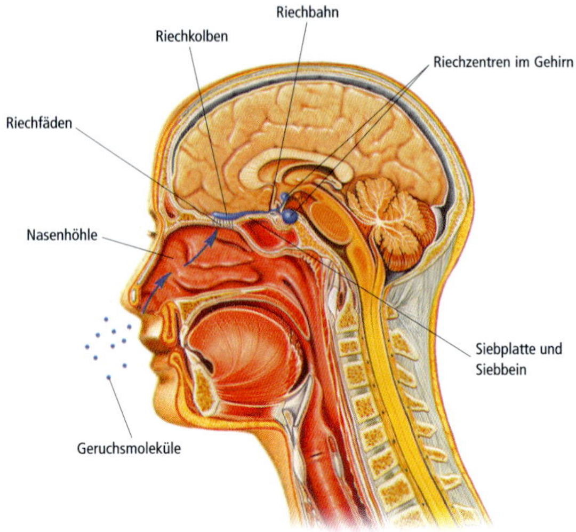

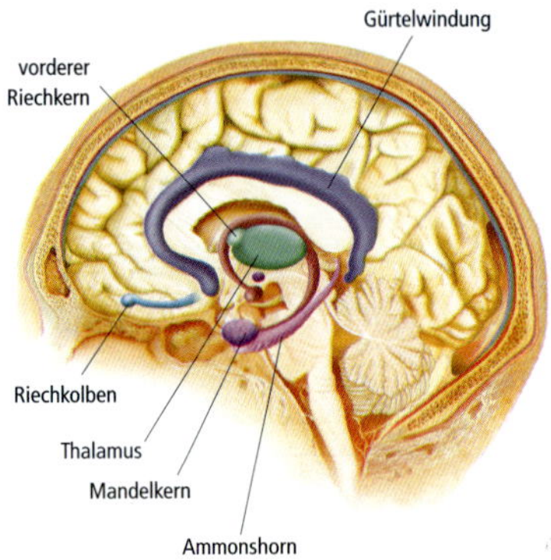

Geruchssinn

Geruchssinn und limbisches System

Die Riechkolben sind direkt mit dem Ammonshorn und dem Mandelkern im limbischen System verknüpft, das als Gedächtnis- und Empfindungsspeicher dient. Daher rufen Gerüche oft Erinnerungen an bestimmte Orte oder Empfindungen wach. Manche Gerüche stimulieren das limbische System auch zur Aktivierung des Hypothalamus und der Hypophyse, die die Freisetzung von Hormonen für Appetit und Emotionen wie Glück, Angst und sexuelles Verlangen bewirken.

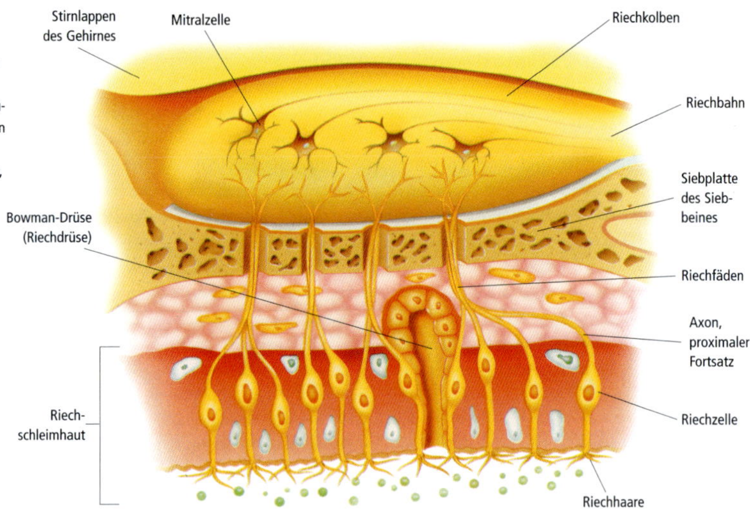

Riechapparat

Die Riechorgane befinden sich oben in den Nasenhöhlen. Ein kleiner Schleimhautbereich (das Riechepithel) enthält Millionen von mit Härchen versehenen Sinneszellen. Wenn Geruchspartikel auf der feuchten Oberfläche des Epithels gelöst werden, stimulieren sie die Nervenzellfasern. Dieser Nervenimpuls wird dann zur Nervenzelle und durch die Öffnungen in der Siebplatte zum Riechkolben im Stirnlappen geleitet.

Riechkolben laufen Axone aus den Riechzellen zusammen und enden in einer Synapse an den Dendriten der kegelförmigen Mitralzellen. Jede Mitralzelle nimmt ca. 1.000 Axone auf. An den Synapsen zwischen Riechzellen und Mitralzellen bilden sich so genannte Riechknäuel (Glomeruli). Die Axone der Mitralzellen verlaufen nach hinten und enden in der Großhirnrinde und benachbarten Regionen des Vorderhirnes. Auf diese Weise bilden sie eine Riechbahn für die bewusste Geruchswahrnehmung. Die Bahn von den Riechzellen zur Großhirnrinde enthält nur eine Synapse (im Riechkolben), stellt also eine direktere Verbindung als jede andere Sinneswahrnehmung dar. Andere Zellen im Riechkolben, die so genannten Interneuronen, verbinden immer ein Riechknäuel mit dem nächsten sowie zwei Riechkolben miteinander. Axone der Mitralzellen und anderer Zellen des Riechkolbens ziehen durch die Riechbahn und enden entweder direkt oder über Schaltneurone in zwei Hirnbereichen, dem mittleren und seitlichen Riechzentrum.

Heuschnupfen

Eine allergische Reaktion des Immunsystems auf Pollen führt vor allem im Frühjahr bei vielen Menschen zu heftigen Schnupfenattacken. Symptome sind überfallsartig einsetzender Schnupfen und tränende Augen besonders bei schönem, trockenem Wetter.

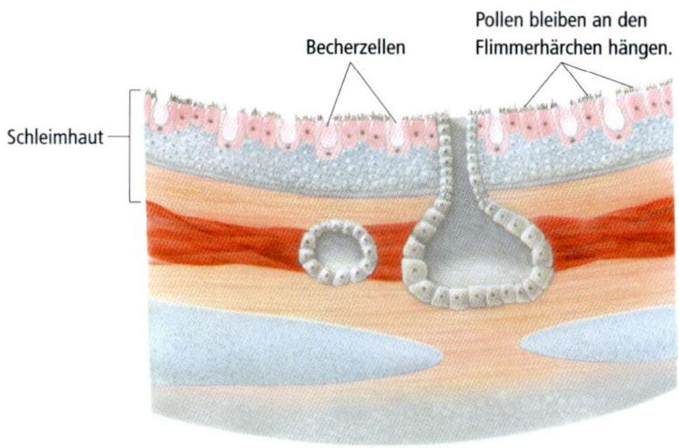

Atemwegsschleimhaut

Die Auskleidung der Atemwege besteht aus einer spezialisierten respiratorischen Schleimhaut mit Flimmerepithel und Schleim produzierenden Becherzellen. Bleiben Pollen an den Flimmerhärchen hängen, kann dies eine allergische Reaktion mit Schleimhautschwellung und vermehrter Schleimproduktion auslösen.

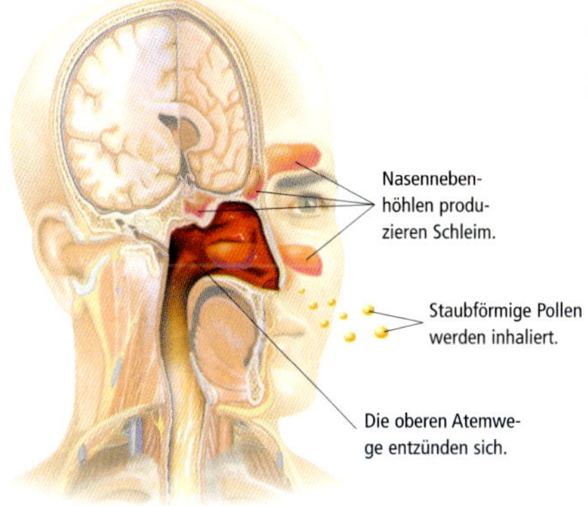

Allergische Reaktion

Wenn Pollenallergene in die Nase eines sensibilisierten Allergikers gelangen, werden sie von Mastzellen abgefangen, die in der Folge Histamin ausschütten, das für die typischen Entzündungszeichen verantwortlich ist.

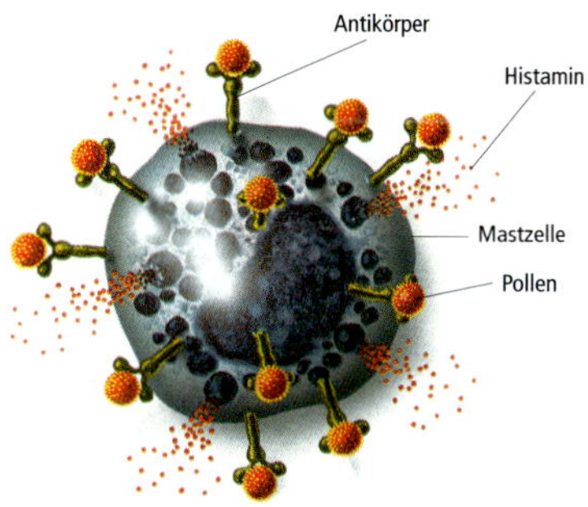

Beide Riechzentren haben Verbindungen zu Hypothalamus, Ammonshorn und zu Kerngebieten im Hirnstamm. Diese steuern die vegetativen Reaktionen auf Gerüche, vor allem bei der Nahrungsaufnahme (z.B. Speichelbildung), sowie emotionale Reaktionen (z.B. Freude, Angst und Sexualtrieb).

Der Verlust der Geruchswahrnehmung (Anosmie) tritt meist durch eine Blockierung der Nase, z.B. bei Schnupfen, ein. Geruchshalluzinationen können auf physische oder psychische Ursachen, u.a. Tumoren des Schläfenlappens, zurückgeführt werden.

SIEHE AUCH *Vegetatives Nervensystem in Kapitel 1; Limbisches System, Geschmackssinn in diesem Kapitel*

ERKRANKUNGEN DER NASE

Sind die Nasenschleimhäute gereizt oder entzündet, hat dies eine erhöhte Schleimproduktion zur Folge. Eine Verletzung der Blutgefäße führt hingegen oft zu Nasenbluten.

SIEHE AUCH *Allergien, Antihistaminika in Kapitel 16*

NASENBLUTEN

Nasenbluten (Epistaxis) wird durch einen Riss der feinen Blutgefäße der Schleimhaut an der Nasenscheidewand ausgelöst. Dort können die Blutgefäße durch die Finger beschädigt werden oder durch andere Verletzungen betroffen sein. Nasenbluten tritt häufig bei Kindern auf, und zwar oft im Rahmen einer Infektion der oberen Atemwege, die mit Niesen und heftigem Naseputzen einhergeht. Bei Kindern kann auch ein Fremdkörper in der Nase Nasenbluten auslösen.

Ernstere Ursachen sind z.B. Blutgerinnungsstörungen wie bei der Bluterkrankheit oder einem Mangel an Blutplättchen (Thrombozytopenie). Weitere Ursachen sind Blut verdünnende Medikamente, Nasenpolypen, Tumoren oder, wenn auch seltener, zu dünne Blutgefäße. Vermutlich trägt auch Bluthochdruck zum Nasenbluten bei.

Nasenbluten tritt in der Regel nicht sehr heftig auf. Es ist zwar erschreckend und lästig, aber nicht gefährlich. Die Blutung entsteht meist im vorderen Teil der Nase und kann durch mehrminütigen, starken Druck eines Fingers auf den Nasenflügel gegen die Nasenscheidewand gestillt werden. Auch eine Eispackung auf dem Nasenrücken hilft.

Bei starken Blutungen, die mit diesen Mitteln nicht gestillt werden können, ist ärztliche Hilfe nötig. Die Blutung wird dann mit einer Tamponade oder einem speziellen Ballonkatheter gestillt und die Ursache untersucht.

NASENPOLYPEN

Nasenpolypen werden durch chronische Infektionen oder Allergien (Heuschnupfen) hervorgerufen. Sie führen zu vermehrter Nasensekretion und einer chronisch verstopften Nase. Nasenpolypen lassen sich in einem kleinen Eingriff unter örtlicher Betäubung leicht entfernen.

HEUSCHNUPFEN

Heuschnupfen (allergische Rhinitis oder Pollinosis) wird durch Überempfindlichkeit gegen Pollen in der Luft ausgelöst und tritt am häufigsten im Frühling und Sommer auf. Heuschnupfen betrifft weltweit bis zu 10% der Bevölkerung, in Europa sogar 15–20%, und liegt, wie viele Allergien, meist in der Familie. Er kann in jedem Alter auftreten.

Fliegender Pollen – der feine, gelbe Staub, der den Pflanzen zur Fortpflanzung dient – ist der Auslöser des Heuschnupfens. In Europa zählen Gräser- und Baumpollen zu den Hauptursachen für die allergische Rhinitis. Neben dem Pollen, der vor allem die zeitlich begrenzten (saisonalen) Heuschnupfenattacken auslöst, sind die Auslöser des jahreszeitlich unabhängigen (perennialen) allergischen Schnupfens zu nennen. Hierzu gehören beispielweise Tierhaare, Hausstaubmilben und Nahrungsmittel.

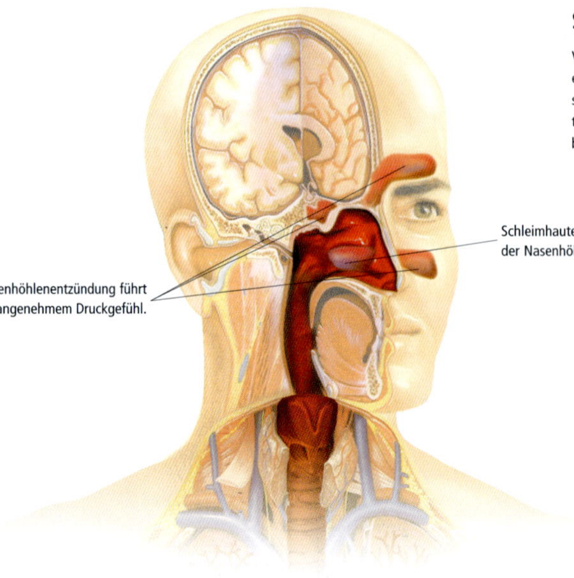

Schnupfen

Viren, Bakterien und Allergene können eine Nasenschleimhautentzündung auslösen. Ein akuter Schnupfen (banale Erkältung) wird mit abschwellenden Mitteln behandelt, um die Atmung zu erleichtern.

Es gibt viele Substanzen in der Luft, die Heuschnupfen auslösen können. Neben Pollen können Schimmelpilzsporen die Symptome verschlimmern. Sie sind so leicht, dass sie bei günstigem Wind Hunderte von Kilometern weit getragen werden. Daher können Allergene in der Luft nur schwer gemieden werden. Heuschnupfenkranke sollten durch Beobachtung sowie durch Inanspruchnahme von Allergietests herausfinden, auf welche Stoffe sie allergisch reagieren.

Tierhaare, Hausstaubmilben und Schimmelpilze kann man durch besondere Vorkehrungen im Haushalt relativ gut reduzieren. Unverträgliche Nahrungsmittel können gemieden werden. Es ist jedoch fast unmöglich, den Kontakt mit Allergenen in der Luft komplett zu umgehen. Doch kann die bewusste Vermeidung sehr hoher Allergenkonzentrationen das Ausmaß der allergischen Reaktion zumindest mildern.

Viele Radiosender versorgen ihre Hörer mit Pollenflugvorhersagen. So können von Heuschnupfen Betroffene ein Medikament einnehmen, bevor die Symptome einsetzen. Die »Pollenzahl« gibt die Anzahl von Pollen pro m^3 Luft an. Ihr Wert ist in den Frühjahrs- und Sommermonaten am höchsten. Doch auch im Winter können Pollen von verschiedenen Pflanzen fliegen und schwache Symptome auslösen.

Beim Einatmen von Pollen oder Staub gelangen die Stoffe in die Luftröhre und lösen bei einer sensibilisierten oder allergischen Person eine Reaktion aus. Die Freisetzung von Histamin (einem Gewebehormon) verursacht in der Folge die typischen Heuschnupfensymptome: eine laufende Nase, rote, geschwollene Nasen- und Augenschleimhäute sowie Niesen. Auslöser für Heuschnupfensymptome, die in einer pollenfreien Zeit auftreten, können Hausstaubmilben oder Tierhaare sein. In diesem Fall spricht man von einer perennialen, also nicht jahreszeitlich bedingten allergischen Rhinitis.

Antihistaminika, die häufigsten Medikamente gegen Heuschnupfen, blockieren die Histaminwirkung, welche die laufende Nase und die anderen Symptome auslöst. Mögliche Nebenwirkungen sind Müdigkeit, Übelkeit und Mundtrockenheit. Einige neuere Antihistaminika machen nicht müde; sie können unter ärztlicher Aufsicht auch tagsüber eingenommen werden.

SCHNUPFEN

Als Schnupfen (Rhinitis) bezeichnet man eine Entzündung der Nasenschleimhäute. Meist wird diese Entzündung von einer übermäßigen Schleimproduktion begleitet, wobei der Schleim wässrig oder zäh sein kann. Das Atmen durch die von der Schwellung und vom Schleim verengten Atemwege kann schwierig sein.

Infektionen wie die einfache Erkältung oder andere virale oder bakterielle Infektionen können zu denselben Symptomen führen wie eine Reizung durch Rauch oder Luftverschmutzung und allergische Reaktionen.

Die Symptome können mit Nasensprays, Tropfen oder oralen Medikamenten behandelt werden. Diese lassen die Blutgefäße in den geschwollenen Schleimhäuten auf die Normalgröße zusammenschrumpfen, wodurch die Atemwege wieder durchlässig werden. Die Medikamente sollten jedoch nur einige Tage lang eingesetzt werden, da sie bei längerer Anwendung selbst zu Schwellungen führen. Bei bakterieller Infektion ist das Sekret gelblich. Der Betroffene neigt dann zu Nasenbluten. In diesem Fall kann die Gabe von Antibiotika sinnvoll sein.

Ein allergischer Schnupfen entsteht, wenn eine Substanz eingeatmet wird, auf die eine sensibilisierte Person entsprechend reagiert. Es ist dabei unerheblich, ob es früher bereits eine allergische Reaktion gegeben hat. In der Folge kommt es zu vermehrter Schleimproduktion sowie zu einer Rötung und Reizung der Augen. Heftige allergische Reaktionen lösen Beklemmung und Atemschwierigkeiten aus. Diese Veränderungen werden durch die Ausschüttung von Histamin verursacht. Dieses Gewebehormon übernimmt eine wichtige Funktion in der Immunabwehr.

Wichtige Allergene sind (Roggen-)Pollen. Die Symptome können bereits kurz nach dem Kontakt auftreten. Viele Allergiker leiden im Frühling und im Sommer beinahe ständig unter Heuschnupfen, da der Pollengehalt in der Luft während der Wachstumsphase ansteigt. Auch Tierhaare, Hautschuppen, Schimmel, Staub und der Kot der Hausstaubmilbe sind bekannte Allergieauslöser.

Die medikamentöse Behandlung mit Antihistaminen kann den unmittelbaren Symptomen entgegenwirken. In schwereren Fällen muss evtl. Kortison verordnet werden. Für eine Behandlung, deren Ziel in der Desensibilisierung des Allergikers besteht, ist es wichtig, die allergieauslösenden Substanzen (Allergene) festzustellen.

KATARR

Der Begriff Katarr ist eine veraltete Bezeichnung für die Schleimhautentzündung im Nasen- oder Rachenbereich mit begleitenden Schleimabsonderung. Das Symptom tritt bei verschiedenen Infektionen der oberen Luftwege auf, so z. B. bei Heuschnupfen, Schnupfen, Kehlkopfentzündung oder der einfachen Erkältung.

NASENNEBENHÖHLEN-ENTZÜNDUNG

Die Nasennebenhöhlen *(Sinus paranasales)* liegen in den Knochen um Nase und Augen. Sie sind mit Schleimhaut ausgekleidet. Unter normalen Bedingungen wird der Schleim ständig von den Nasennebenhöhlen in die Nase befördert. Bei einer Nasennebenhöhlenentzündung (Sinusitis) füllen sich die Nasennebenhöhlen mit Schleim oder Eiter und verursachen Kopfschmerzen, Druckgefühl und Klopfempfindlichkeit.

Eine akute Nasennebenhöhlenentzündung entsteht durch eine Atemwegsinfektion oder eine allergische Reaktion (Heuschnupfen, allergische Rhinitis). Die Schleimhautschwellung verhindert ein normales Abfließen von Flüssigkeiten aus den Nasennebenhöhlen, sodass sich dort Bakterien, Viren oder Pilze ansiedeln können.

Beim Schwimmen und insbesondere beim Tauchen können Wasser und Bakterien in die Nasennebenhöhlen eindringen und Entzündung oder Infektionen auslösen. Seltener können Zahninfektionen wie ein Zahnabszess auf die Nasennebenhöhle übergreifen und diese direkt entzünden.

Hauptsymptom einer Nasennebenhöhlenentzündung sind Kopfschmerzen, deren Lokalisation von den betroffenen Nasennebenhöhlen abhängt. Weiteres Symptom ist ein Druckgefühl in der Stirn, um die Augen, in den Wangen oder in Gaumen und Zähnen. Oft kommt es zu eitrigem Schnupfen, Fieber und Frösteln.

Eine bakterielle Nasennebenhöhlenentzündung muss mit Antibiotika behandelt werden. Abschwellende Nasentropfen können die Drainage der Nasennebenhöhlen fördern. Diese Präparate sollten jedoch nur kurzzeitig benutzt werden, da sie bei langfristigem Gebrauch ihrerseits die Nasenschleimhäute schädigen. Hält die Erkrankung an oder kehrt sie oft wieder, spricht man von einer chronischen Nasennebenhöhlenentzündung. Sie ist seltener als die akute Nasennebenhöhlenentzündung und kann durch eine verkrümmte Nasenscheidewand oder andere Obstruktionen in der Nase verursacht werden. Die chronische Nasennebenhöhlenentzündung wird ebenfalls mit Antibiotika und abschwellenden Mitteln behandelt.

Bei starker Beeinträchtigung und fehlender Reaktion auf andere Maßnahmen kann durch verschiedene Operationen versucht werden, die Belüftung der Nebenhöhlen zu verbessern.

Verschiedene alternative Behandlungsansätze eignen sich zur Behandlung von Nasennebenhöhlenentzündungen: Die Akupunktur stimuliert die Durchblutung und Drainage der infizierten Nasennebenhöhlen. Die Aromatherapie empfiehlt Inhalationen mit ätherischen Teebaum-, Tannen- oder Eukalyptusölen. Als Heilkräuter zum Einnehmen eignen sich Meerrettich, Chilischoten, Augentrost, Goldsiegel (Hydrastis), Knoblauch oder Olivenblätter. Kermesbeere *(Phytolacca)* wird auf den entzündeten Nasennebenhöhlenbereich aufgetragen. Die Naturheilkunde empfiehlt eine leichte, milchproduktfreie Vollwerternährung, die zusätzliche Einnahme von Vitamin A und C, heiße Senffußbäder und körperliche Aktivität an der frischen Luft.

Die Reflexzonenmassage konzentriert sich auf die Stimulierung entsprechender Reflexzonen der Zehen. Yogis nutzen Nasenspülungen mit schwachem Salzwasser. Pranayama oder Atemübungen sollen ebenfalls zum Abschwellen der Nasenschleimhäute beitragen.

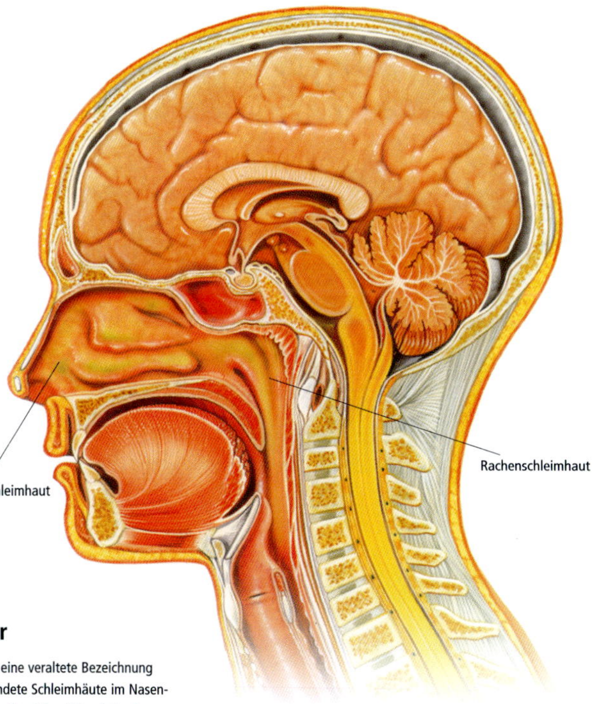

Katarr

Katarr ist eine veraltete Bezeichnung für entzündete Schleimhäute im Nasen- und Rachenbereich mit begleitender Schleimabsonderung.

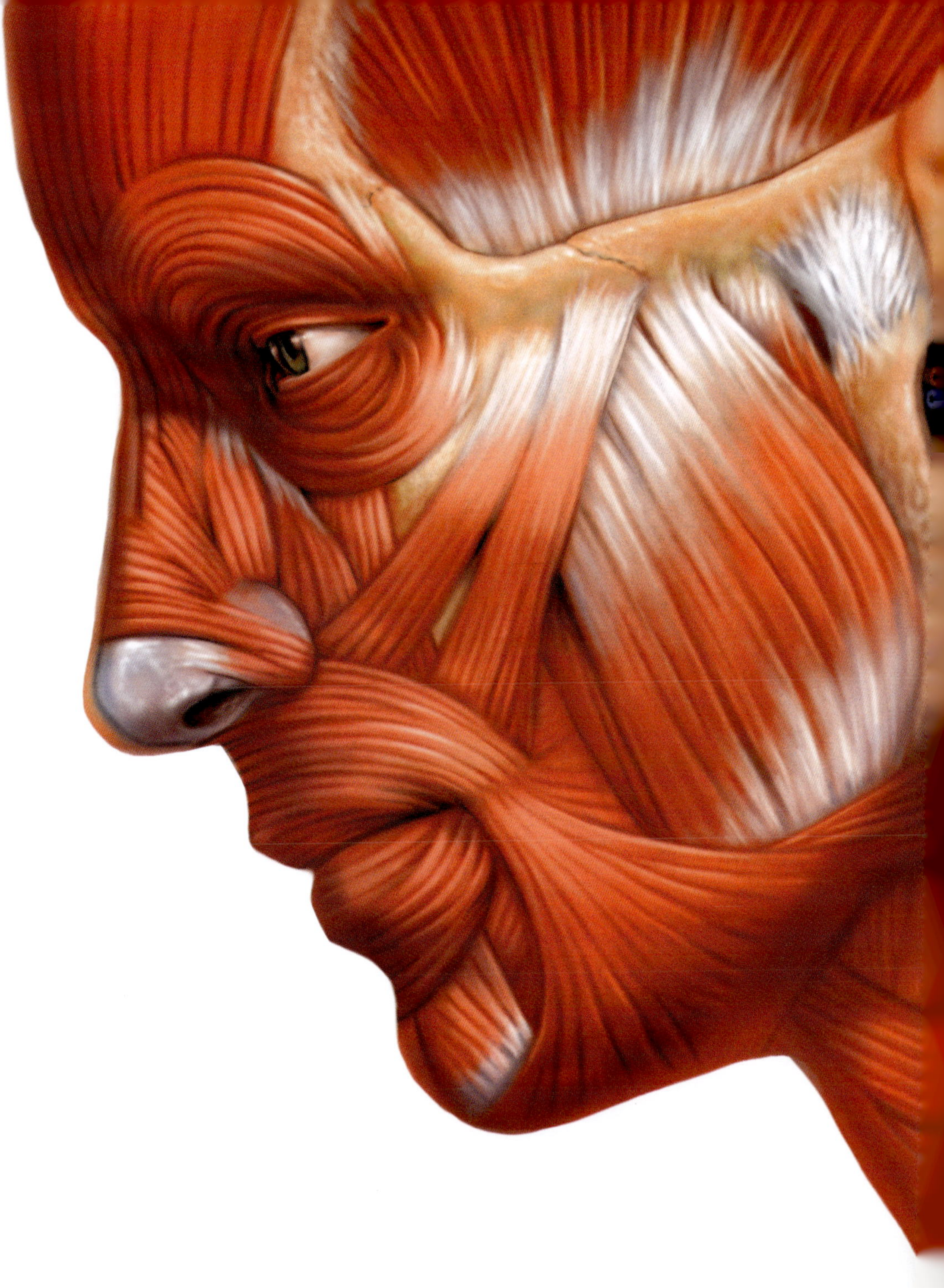

KAPITEL 3

Hals

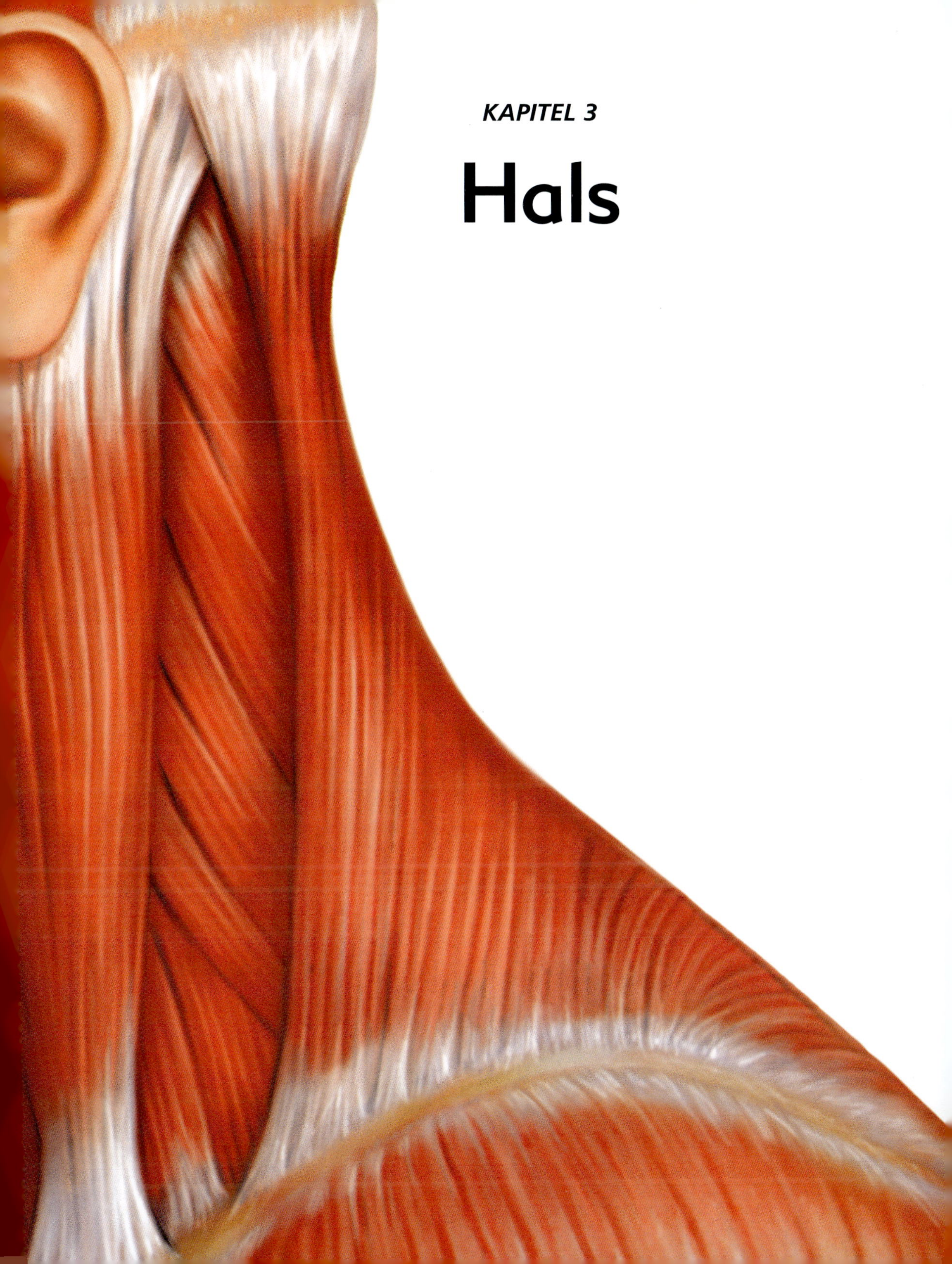

Hals – Querschnitt

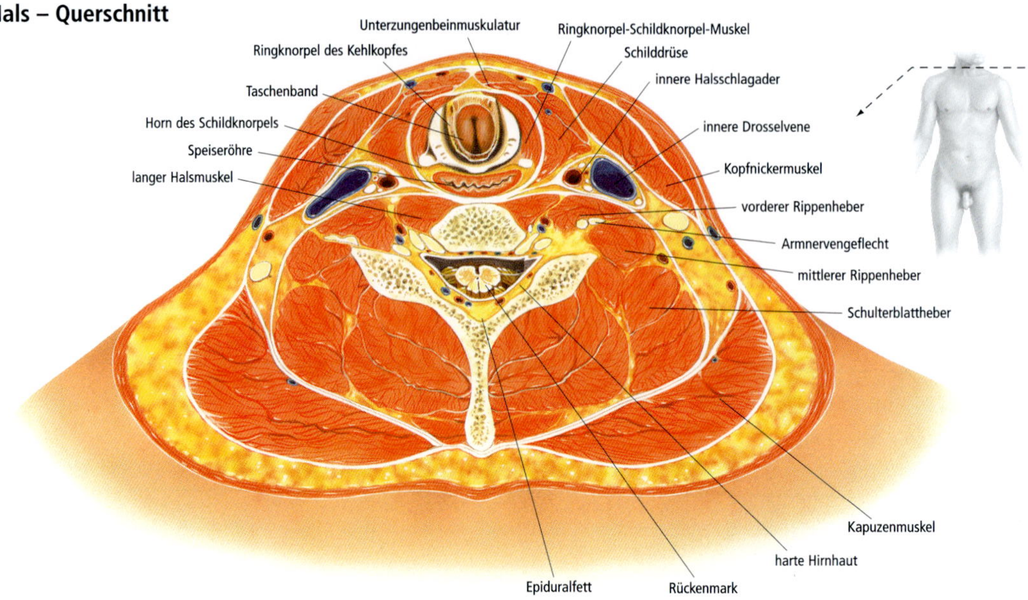

NACKEN

Der Hals verleiht dem Kopf Stabilität und Beweglichkeit. Er enthält zahlreiche wichtige Strukturen auf relativ engem Raum: das von den Wirbeln geschützte Rückenmark, große Blutgefäße, die zum Schädel und zum Gesicht führen sowie Passagewege für Nahrung und Luft. Durch den Hals verlaufen wichtige Nerven, von denen einige hier ihren Ursprung haben.

Der Hals kann in zwei Hauptabschnitte unterteilt werden. Die hintere Halsregion, der Nacken, besteht aus den Halswirbeln (*Vertebrae cervicales*) und ihrer Stützmuskulatur. In der vorderen Halsregion befinden sich der Kehlkopf und die Luftröhre, dahinter der Rachen und die Speiseröhre und an den Seiten große Blutgefäße. Die Schilddrüse ist mit Vorderseite und Seite der Luftröhre und des Kehlkopfes verbunden. Alle Organe sind vorne mit dünnen Muskelsträngen und Haut bedeckt. Der Hals enthält zwei große Muskeln, den Kopfnickermuskel und den Kapuzenmuskel. Muskeln und Organe des Halses sind von Bindegewebsfaszien umgeben, die für die Ausbreitung von Infektionen von Bedeutung sind.

Die Halswirbel selbst sind zwar klein (im Vergleich zu den anderen Wirbeln), da sie nur wenig Gewicht tragen müssen, doch die Wirbellöcher, durch die das Rückenmark verläuft, sind relativ groß. Die zwei oberen Halswirbel sind spezialisiert. Der erste Wirbel, Atlas, besteht aus zwei knöchernen Bögen. Er bildet mit der Schädelbasis das eiförmige obere Kopfgelenk, das die Nickbewegung ermöglicht. Der nächste Wirbel, Axis, hat einen kopfwärts gerichteten knöchernen Fortsatz (*Dens axis*), der sich wie ein Zapfen in das zentrale Loch des Atlas schiebt. Der Axis ermöglicht die Drehbewegung des Kopfes. Allein durch dieses untere Kopfgelenk ist eine Halsdrehung von ca. 45° möglich.

Die übrigen Wirbel weisen die typische Wirbelstruktur auf: vorne der Wirbelkörper, hinten der Wirbelbogen, der nach hinten ragende Dornfortsatz und der zur Seite ragende Querfortsatz. Die Bandscheiben, die benachbarte Wirbel voneinander trennen und als Puffer dienen, sind im Bereich der Halswirbelsäule relativ dick und ermöglichen somit einen großen Bewegungsspielraum.

SIEHE AUCH ***Skelett, Muskulatur in Kapitel 1; Wirbelsäule, Rückenmark in Kapitel 4***

BLUTGEFÄSSE

Eine Besonderheit der Halswirbelsäule ist die Wirbelarterie, die durch die Halswirbel verläuft. Durch die Wirbel geschützt, zieht sie rechts und links nach oben und versorgt die unteren Hirnregionen (Kleinhirn, Hirnstamm und den unteren hinteren Teil der Großhirnhemisphären) mit Blut.

MUSKELN

An der Halswirbelsäule setzen vorne, hinten und seitlich Muskeln an, die Vorwärts-, Rückwärts- und Seitwärtsbewegungen ermöglichen. Schräg ausgerichtete Muskeln lassen Drehbewegungen zu. Die größten Muskeln liegen an der Rückseite; einige sind ausschließlich für Kopf- und Halsdrehung zuständig (z. B. *M. splenius capitis* und *cervicis*, *M. semispinalis capitis* und *cervicis*), andere für die Schulterbewegung (z. B. Kapuzenmuskel, *M. trapezius*) und Schulterblattheber (*M. levator scapulae*) oder das Heben der beiden obersten Rippen (Rippenheber, *M. scalenus*).

NERVEN

Das Rückenmark der Halswirbelsäule ist der Ausgangspunkt für acht Rückenmarksnervenpaare (*Nn. cervicales*) C1–C8, die zur Haut und Muskulatur des Halses (C1–C4) und zum Oberarm (C5–C8) verlaufen. Sie treten durch die Zwischenwirbellöcher aus und können durch knöcherne Wucherungen an den Wirbeln (Osteophyten) gequetscht werden, was zu Kribbeln, Taubheitsgefühl und Schwäche in Armen und Händen führt.

Hals

Hals – Atlas und Axis

Die Halswirbelsäule besteht aus sieben Wirbeln, von denen die beiden ersten spezialisierter sind als die restlichen. C1, der Atlas, stützt den Kopf und ermöglicht die Nickbewegung. C2, der Axis, bildet mit dem Atlas ein Gelenk und ist für die Drehbewegung des Kopfes verantwortlich.

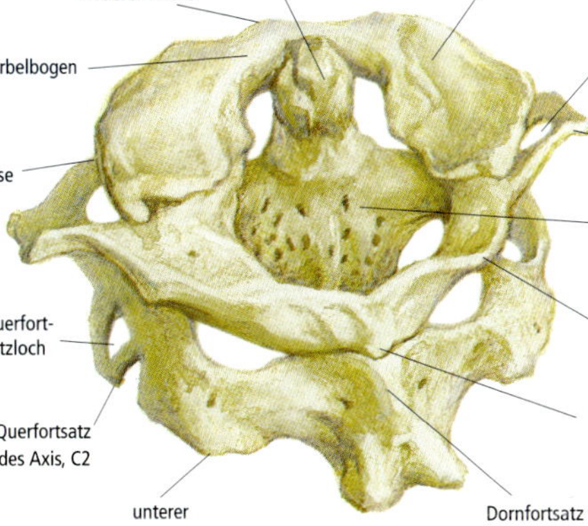

Nacken

Die Nackenmuskulatur ist kräftiger als die auf der Vorderseite des Halses, da sie den Kopf stützt und Dreh- und Seitwärtsbewegungen ermöglicht.

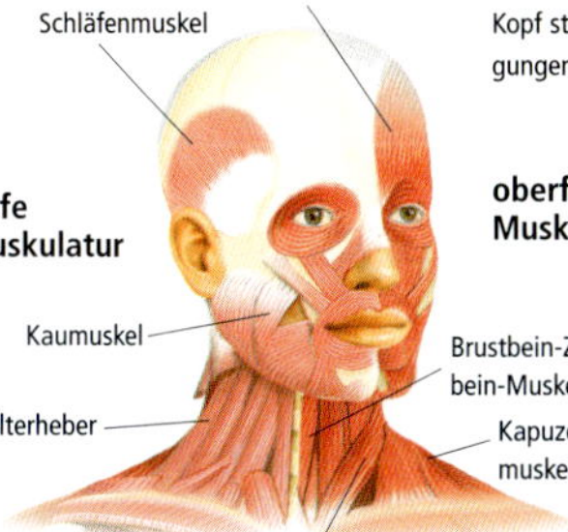

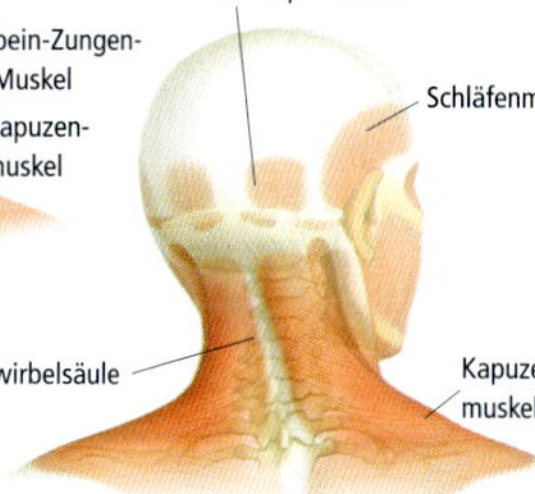

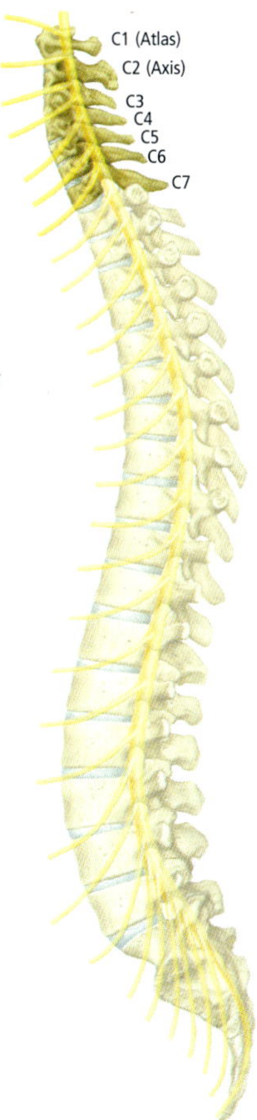

Halswirbel

Die sieben Halswirbel sind kleiner als die Brust- und Lendenwirbel, da sie weniger Gewicht tragen müssen. Ihre Wirbellöcher sind jedoch vergleichsweise groß, da das Rückenmark an diesem Ende der Wirbelsäule dicker ist.

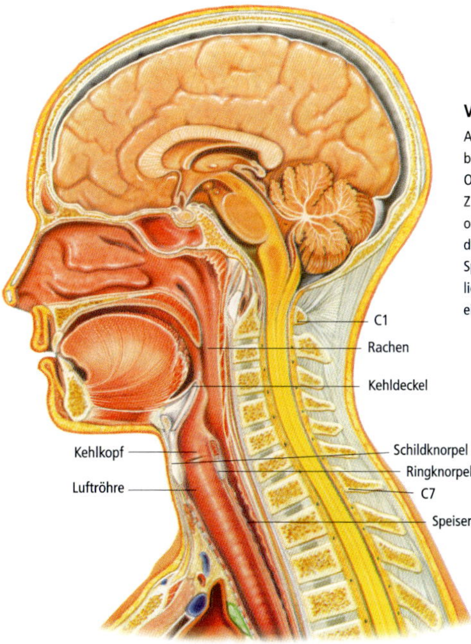

Vordere Halsregion

Auf der Vorderseite des Halses befinden sich zahlreiche wichtige Organe auf relativ engem Raum. Zu ihnen zählen der Kehlkopf, der obere Teil der Luftröhre, die Schilddrüse und der Rachen, der in die Speiseröhre mündet. An den Seiten liegen jeweils große Blutgefäße; eines davon ist die Halsschlagader.

Der Zwerchfellnerv *(N. phrenicus)* hat seinen Ausgangspunkt in der Halswirbelsäule. Er versorgt das Zwerchfell, d. h. den Muskel, der sich beim Einatmen zusammenzieht. Eine Schädigung eines oder beider Zwerchfellnerven beeinträchtigt die Atmung. Ein Bruch der Halswirbelsäule kann das Rückenmark und/oder die Rückenmarksnerven schädigen. Wenn die Schädigung am vierten Halswirbel (C4) oder darüber eintritt, kann sie tödlich sein, da das Zwerchfell gelähmt wird.

VORDERE HALSREGION

Im oberen Teil der vorderen Halsregion befindet sich ein u-förmiger Knochen, das Zungenbein, an dem der Kehlkopf befestigt ist. Der Kehlkopf ist Teil der oberen Atemwege, die durch ein Knorpelgerüst offen gehalten werden. Beim Mann ist der Schildknorpel vorgewölbt und bildet den Adamsapfel. Der Kehldeckel, eine elastische Knorpelplatte am Kehlkopfeingang, verhindert beim Schlucken das Eindringen von Essen und Flüssigkeit in die Luftröhre. Im Kehlkopf liegen die Stimmbänder, zwischen denen sich eine Öffnung, die Stimmritze, befindet. Die Stimmbänder liegen dicht zusammen; sie werden beim Sprechen in Schwingung versetzt, öffnen sich bei tiefer Atmung weit und können den Luftstrom vollständig stoppen (z. B. beim Luftanhalten).

Die Luftröhre beginnt am unteren Ende des Kehlkopfes, verläuft nach unten in die Brusthöhle und mündet in die Lunge. Sie lässt sich im unteren Teil des Halses ertasten und hin und her schieben. Die Schilddrüse umschließt den oberen Teil der Luftröhre und erstreckt sich bis zu den Seiten von Kehlkopf und Luftröhre. Sie besteht aus einem schmalen Abschnitt an der Vorderseite und zwei seitlichen Lappen. Durch Bindegewebe mit Kehlkopf und Luftröhre verbunden, wird sie beim Schlucken mitbewegt. So kann eine Schilddrüsenvergrößerung (Kropf) von anderen Schwellungen im Hals (z. B. bewegen sich vergrößerte Lymphknoten beim Schlucken nicht) unterschieden werden.

Der Rachen befindet sich hinter dem Kehlkopf. Er ist mit der Speiseröhre verbunden, die hinter der Luftröhre liegt. Durch den Rachen wird beim Schlucken Nahrung in die Speiseröhre gepresst. Die Rachen- und Speiseröhrenwände bestehen aus Muskeln, die die Nahrung durch rhythmische Kontraktionen in den Magen befördern.

BLUTGEFÄSSE

Auf jeder Seite des Halses befinden sich große, durch Bindegewebssepten (Faszien) unterteilte Kompartimente. Zwischen mittlerer und tiefer Faszie befindet sich im unteren Teil des Halses die gemeinsame Halsschlagader (Karotis, *A. carotis communis*), die sich ungefähr auf Höhe des Adamsapfels in einen inneren und einen äußeren Ast teilt. Die innere Halsarterie versorgt Gehirn, äußeres Gesicht und Hals. Der Puls der Halsschlagader ist an der Seite des Kehlkopfes tastbar. Zur Blutstillung kann sie gegen den Querfortsatz des sechsten Halswirbels gedrückt werden. Das Wort Karotis leitet sich aus dem griechischen *karoo* (»einschläfern«) ab. Ein Schlag gegen diese Arterie kann zur Ohnmacht oder sogar zum Tod führen.

Innerhalb des Karotis-Kompartiments, seitlich von der inneren und der gemeinsamen Halsschlagader, befindet sich die innere Drosselvene (Jugularvene, *V. jugularis*), die das Blut aus dem Gehirn sammelt. In die innere Drosselvene münden Venen aus Gesicht und Hals. Am unteren Ende verhindert eine Klappe den Rückfluss des Blutes zum Gehirn. Hinter und zwischen den Blutgefäßen und innerhalb des gleichen Kompartiments befindet sich ein Hirnnerv, der Vagusnerv *(N. vagus)*, der Kehlkopf, Luftröhre, Rachen, Speiseröhre sowie Herz, Lunge und einen Großteil des Magen-Darm-Traktes versorgt. Einige Äste dieses Nervs, der äußere Kehlkopfnerv und der rückläufige Kehlkopfnerv, versorgen die Muskeln, die die Stimmbänder steuern und können bei einer Schilddrüsenoperation verletzt werden.

MUSKELN

Vor Speise- und Luftröhre sowie Schilddrüse liegen die Unterzungenbeinmuskeln *(Mm. infrahyoidei)*, die Kehlkopf und Zungenbein bewegen. An der Haut des Halses setzt eine flache, mimische Muskelplatte (Platysma) an, die den Gesichtsausdruck beeinflusst. Zwei große Muskeln, die Kopfnickermuskeln *(Mm. sternocleidosmastoidei)*, erstrecken sich von beiden Seiten des Schädels über das Schlüsselbein bis zum Brustbein. Die verletzungsbedingte Schrumpfung eines Kopfnickermuskels – z. B. durch eine schwierige Geburt – führt zum Schiefhals. Die Rückenmarksnerven *(Nn. spinales)*, die den Arm versorgen (C5–Th1), treffen im Armnervengeflecht *(Plexus brachialis)* zusammen und verzweigen sich dann zu den Armnerven. Anschließend verlaufen sie direkt unter der Haut zwischen Kopfnickermuskel und Schlüsselbein schräg nach unten und außen. Die hintere Kontur des Halses bildet der Ka-

Drosselvenen

Es gibt vier Drosselvenen, die für den Transport des Blutes von Kopf und Hals zurück ins Herz zuständig sind. Die Verletzung einer Drosselvene führt zu schnellem Blutverlust und zum Tod, wenn die Wunde nicht sofort versorgt wird.

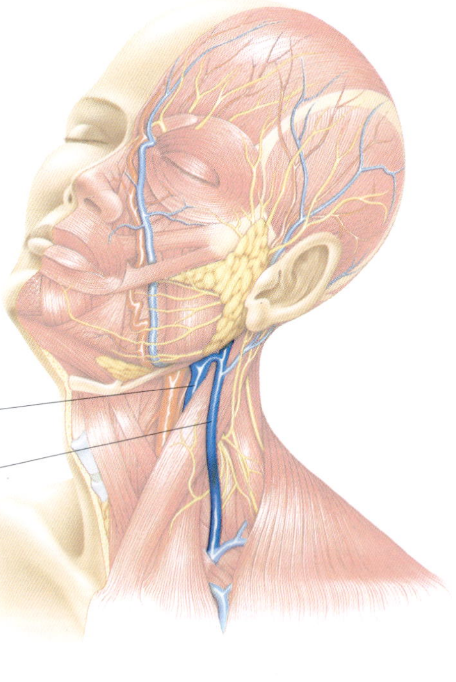

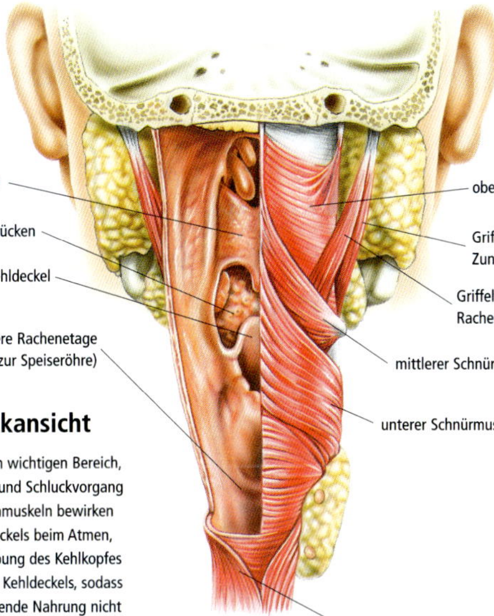

Rachen – Rückansicht

Der Rachen bildet einen wichtigen Bereich, der am Atem-, Sprech- und Schluckvorgang beteiligt ist. Die Rachenmuskeln bewirken die Öffnung des Kehldeckels beim Atmen, des Weiteren die Anhebung des Kehlkopfes und den Verschluss des Kehldeckels, sodass die den Rachen passierende Nahrung nicht in die Luftröhre gelangen kann.

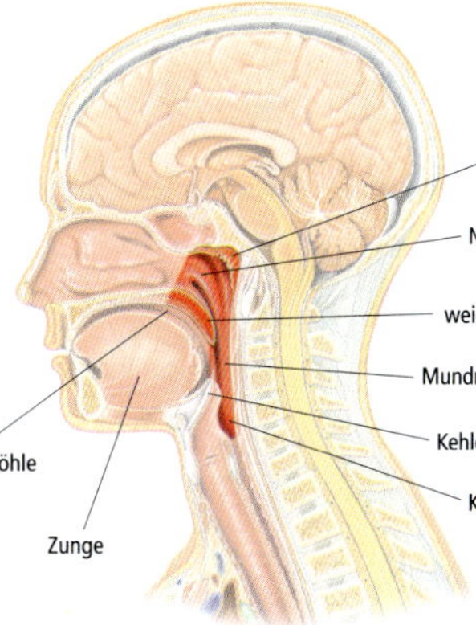

Rachen

Der Rachen, eine gemeinsame Passagestrecke für Luft und Nahrung, verbindet die Nase und den Mund mit dem Atmungs- und Verdauungssystem.

puzenmuskel (*M. trapezius*), der Form und Aussehen des Halses bestimmen kann.

HALSSCHLAGADERN

Die Halsschlagadern (Karotiden, *Aa. carotides*) sind die Hauptarterien des Halses. Sie transportieren Blut von der Aorta zu beiden Seiten von Hals, Kopf und Gehirn. Eine Verengung (Stenose) der Halsschlagadern durch Arteriosklerose kann zu vorübergehenden Symptomen eines Schlaganfalles (Transitorische Ischämische Attacke oder TIA) führen.

DROSSELVENEN

Die Drosselvenen (Jugularvenen, *Vv. jugulares*) sind die großen Halsvenen (zwei auf jeder Seite), die venöses Blut aus Gehirn, Gesicht und Hals in die obere Hohlvene ableiten, die in das Herz mündet. Manchmal werden über die Drosselvenen mittels einer intravenösen Verweilkanüle Flüssigkeit und Medikamente verabreicht. Drosselvenen können von einer Venenentzündung (Thrombophlebitis) betroffen sein (Infektion der Venen und Bildung eines Blutpfropfes). Ist eine Drosselvene verletzt, kommt es zu schnellem Blutverlust, der sofort gestoppt werden muss.

RACHEN

Der Rachen (Pharynx) ist ein senkrechter, häutiger Schlauch, der hinter Nase, Mund und Kehlkopf verläuft und den Kopfbereich mit dem Brust- und Bauchraum verbindet. Er besitzt entscheidende Funktionen als Passagestrecke für die Atemluft und die Nahrung. Als obere Öffnung des Körpers hat der Rachen außerdem wichtige Funktionen in der Infektabwehr und als Resonanzraum für die Luft bei der Klang- und Stimmbildung. Darüber hinaus erfüllt er als luftgefüllte Röhre mit Verbindungen zum Mittelohr eine Belüftungsfunktion für die Ohren.

Der bindegewebige Rachen ist an der Schädelbasis aufgehängt und wird aufgrund seines Aufbaues und seiner Funktionen in drei Abschnitte unterteilt. Von oben nach unten gesehen sind dies der Nasenrachenraum (Nasopharynx oder Epipharynx), der Mundrachenraum (Mesopharynx) und der Kehlkopfrachenraum (Hypopharynx).

Die Muskelschicht des Rachens besteht aus quer gestreifter, also willkürlich innervierter Muskulatur. Es gibt drei Schlundschnürer, die schräg nach oben zur hinteren Mitte des Rachens verlaufen, sowie zwei Schlundheber, die vom hinteren Gaumenbogen bzw. vom Griffelfortsatz der Schädelbasis in die hintere Rachenwand ziehen. Beim Schluckvorgang werden Kehlkopf und Zungenbein vor allem von den Schlundschnürern angehoben und die oberen Rachenanteile verengt.

Beim Schluckvorgang wird der Rachen durch Rachenwandmuskeln angehoben. Dadurch wird die Nahrung in die Speiseröhre geschoben und der Kehldeckel über der Luftröhre geschlossen, sodass keine Nahrung in die Luftröhre gelangen kann.

Eine Halsentzündung kann auf viele Erkrankungen hinweisen, z. B. auf Erkältungskrankheiten, Diphtherie, Grippe, eine Kehlkopfentzündung, Masern, die glanduläre Form des Pfeiffer-Drüsenfiebers oder eine Mandelentzündung. In manchen Fällen wird die Halsentzündung durch Bakterien verursacht, häufiger jedoch durch Viren; daher ist eine Behandlung der Entzündung mit Antibiotika nicht in allen Fällen angezeigt.

Nasenrachenraum

Als Nasenrachenraum (Nasopharynx oder Epipharynx) wird der oberste Rachenabschnitt bezeichnet, der direkt unterhalb der Schädelbasis hinter der Nase und oberhalb des weichen Gaumens liegt. Auf ihrem Weg zur Lunge passiert die Atemluft den Nasenrachenraum, der wie die Nasenhöhle mit Flimmerhärchen und respiratorischem Deckgewebe (Epithel) ausgekleidet ist. In den Seitenwänden des Nasopharynx befinden sich die Öffnungen der Ohrtrompete (Eustachio-Röhre, *Tuba auditiva*), die den Rachen mit dem Mittelohr verbinden. Die

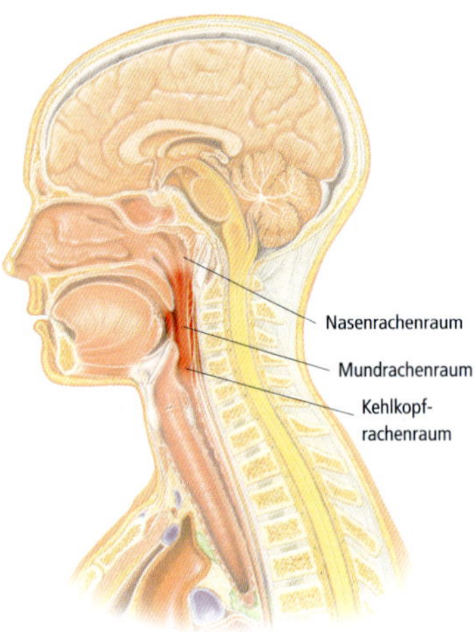

Rachen

Durch den Rachen gelangen Atemluft, Flüssigkeiten und Nahrung in den Körper. Er besteht aus einer oberen (hinter der Nase), mittleren (hinter dem Mund) und unteren Etage (Kehlkopf). Die Muskeln um den Rachen ermöglichen das Sprechen und Schlucken.

Ohrtrompete dient dem Druckausgleich zwischen Mittelohr und Außenluft und ermöglicht die Vibration des Trommelfelles als Reaktion auf Schwingungen in der Luft.

Die Ohrtrompete spielt beim Zurücklegen von Höhenunterschieden, z. B. beim Fliegen oder Aufzug fahren, eine wichtige Rolle. Wenn sie durch Schleim blockiert ist, z. B. bei einer Erkältung, kommt es zu einem Druckgefühl oder Schmerzen im Ohr und gelegentlich auch zu einer vorübergehenden Beeinträchtigung des Hörvermögens.

Im Nasenrachenraum befinden sich außerdem die Rachenmandeln und kleine Lymphfollikel, die als Seitenstränge bis zum Kehlkopf ziehen. Sie sind Teil des Immunsystems und schützen den Körper vor Krankheitserregern, die durch die Nase eindringen.

Mundrachenraum

Der mittlere Teil des Rachens, genannt Meso- oder Oropharynx, befindet sich hinter dem Mund und bildet die Passage für die Atemluft sowie für Wasser und Nahrung. Er ist durch die Rachenenge vom Mund getrennt, die von den Gaumenbögen gebildet wird. Der Übergang vom Mund in den Rachen ist durch die Gaumenmandeln geschützt, die in der Gaumenbucht zwischen den Gaumenbögen liegen und eine ähnliche Funktion erfüllen wie die Rachenmandeln.

Der Mundrachenraum erhält Atemluft und Nasenschleim vom darüber liegenden Nasenrachenraum (Nasopharynx) und geht nach unten hin in den Kehlkopfrachenraum (Hypopharynx) über. Mund- und Kehlkopfrachenraum sind wie die Mundhöhle und die Speiseröhre von mehrschichtigem, unverhorntem Plattenepithel ausgekleidet.

In der Schleimhaut befinden sich neben Lymphfollikeln, die zu so genannten Seitensträngen angeordnet sind, auch zahlreiche Schleimdrüsen, die Gleitschleim für die Nahrungsbrocken bilden. Nach unten hin enthält sie außerdem zunehmend elastische Fasern, sodass sich der Rachen leicht dehnen und wieder zusammenziehen kann.

Kehlkopfrachenraum

Der Kehlkopfrachenraum (Hypopharynx) bildet den untersten Teil des Rachens und erstreckt sich von der Knorpelspitze des Kehldeckels bis zum Anfang der Speiseröhre. Der Kehlkopfrachenraum ist vorne zum Kehlkopf hin geöffnet, sodass die Atemluft auf dem Weg zum Kehlkopf durch den oberen Kehlkopfrachenraum strömen kann. Die aus dem Mundrachenraum kommende Nahrung passiert den Kehlkopfrachenraum auf ihrem Weg zur Speiseröhre und weiter zum Magen. In den Ausbuchtungen an den Seiten des Kehlkopfrachenraumes können sich z. B. Fischgräten verfangen. Durch diese birnenförmigen Ausbuchtungen, genannt *Recessus piriformes*, verläuft ein wichtiger Nerv, der obere Kehlkopfnerv (*N. laryngeus superior*), der den oberen Kehlkopfbereich versorgt. Am Übergang zur Speiseröhre liegt eine Engstelle, die obere Speiseröhrenenge.

KEHLKOPF

Der Kehlkopf (Larynx) befindet sich zwischen Rachen und Luftröhre und erfüllt zwei wichtige Funktionen: Zum einen schützt er den Luftweg zu den Lungen vor einer versehentlichen Nahrungs- und Flüssigkeitsaufnahme, zum anderen dient er der Stimmbildung. Der Kehlkopf besteht aus neun Knorpeln, die den Luftweg offen halten und Ansatzflächen für Muskeln, Bänder und Membranen des Kehlkopfes bieten.

Der oberste Knorpel ist der Kehldeckel (Epiglottis), der unmittelbar hinter und unter der Zunge liegt, während des Schluckens von Muskeln nach unten und hinten gezogen wird und somit den Eingang zum Kehlkopf abdeckt. Der größte Kehlkopfknorpel ist am Hals zu ertasten und wird als Schildknorpel bezeichnet, da die Schilddrüse vor seinem unteren Abschnitt liegt. Der Schildknorpel besteht aus zwei leicht gebogenen Platten, die in der Mitte – unter Bildung eines tiefen oberen Einschnittes – bugartig zusammenlaufen.

Bei Männern wächst der Schildknorpel nach der Pubertät relativ stark. Sein Bug entwickelt sich zu einem ausgeprägten Vorsprung (Adamsapfel, *Prominentia laryngea*). Durch diesen verlängert sich das Stimmband, das mit der Rückseite des Schildknorpels verbunden ist und durch Schwingung den Klang der Stimme erzeugt. Ein längeres Stimmband schwingt mit niedrigerer Frequenz (Tonhöhe), daher haben Männer eine tiefere Stimmlage als Frauen und Kinder.

Zum Kehlkopf gehören außerdem der Ringknorpel, der sich unter dem Schildknorpel befindet und den Luftweg umschließt, die Gießbeckenknorpel, paarig angelegte Stellknorpel, die auf den Ringknorpeln sitzen, die Knorpelhörnchen (Santorini-Knorpel), die als Spitzenknorpel auf den Gießbeckenknorpeln sitzen und die Keilknorpelchen (Morgagni-Knorpel). Die zwei zuletzt genannten Knorpel verstärken die Schleimhautfalten um den Kehlkopfeingang.

Die Stimmbildung hängt von mehreren Faktoren ab. Zunächst muss die Luftsäule über dem Kehlkopf in Schwingung versetzt werden. Die im Kehlkopf liegenden Stimmbänder (*Ligamenta vocalia*) erzeugen die menschliche Stimme. Sie bestehen aus einer zeltförmigen Stimmfalte, in der eine elastische Membran (*Conus elasticus*) vom Ringknorpel beiderseits nach oben zieht und am Schild- und Stellknorpel ansetzt. Die freie Oberfläche dieser elastischen Membran ist mit Schleimhaut bedeckt und bildet die paarigen Stimmbänder.

Wenn sich die gespannten Stimmbänder der Luftsäule schließen, werden sie in Schwingung versetzt, sobald die von der Lunge ausgestoßene Luft zwischen ihnen hindurchströmt. Durch die so produzierten Schallwellen entsteht der Stimmklang.

Beim Sprechen wird der Stimmklang durch die komplexe Tätigkeit der Rachen-, Kehlkopf- und Mundmuskeln modifiziert. Vokale werden gewöhnlich durch eine Formveränderung der Luftsäule in Rachen, Mund und Nase gebildet, Konsonanten dagegen durch die Einbindung von Geräuschen in den reinen Ton der vibrierenden Säule, z. B. durch Anlegen der Zunge an die Zähne oder an das Dach der Mundhöhle. Die Tonhöhe wird durch die veränderbare Länge und

Kehlkopf

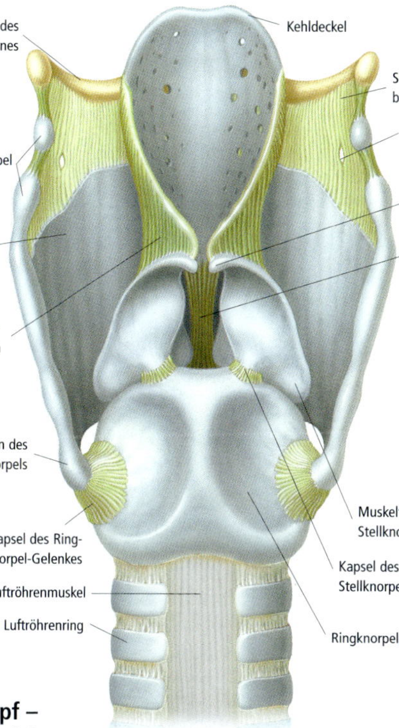

Kehlkopf – Rückansicht

Der Kehlkopf ist ein dreieckiges Gebilde aus neun Knorpeln, die mit Bändern verbunden sind und von den Skelettmuskeln gesteuert werden. Er dient als Luftweg zwischen Rachen und Luftröhre und funktioniert wie ein Ventil, das den Luftstrom reguliert. Der Kehldeckel verschließt den Luftweg, während Nahrung in die Speiseröhre geschoben wird.

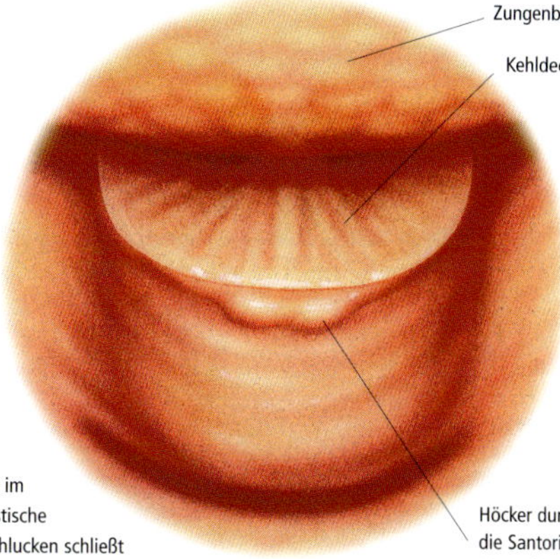

Schlucken

Der Kehldeckel ist eine im Kehlkopf liegende, elastische Knorpelplatte. Beim Schlucken schließt sie sich über dem Kehlkopfeingang und verhindert somit, dass versehentlich Nahrung oder Flüssigkeit in die Luftröhre gelangt.

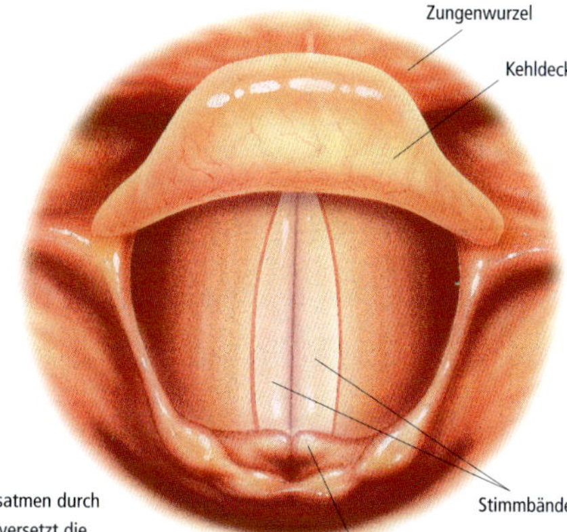

Sprechen

Die Luft, die beim Ausatmen durch den Kehlkopf strömt, versetzt die Stimmbänder in Schwingungen und bringt dadurch Laute hervor. Die Spannung und die Länge der Stimmbänder bestimmen die Tonhöhe.

Lage des Kehlkopfes

Der Kehlkopf liegt in der mittleren Halsregion unter dem Zungenbein und vor dem Kehlkopfrachenraum.

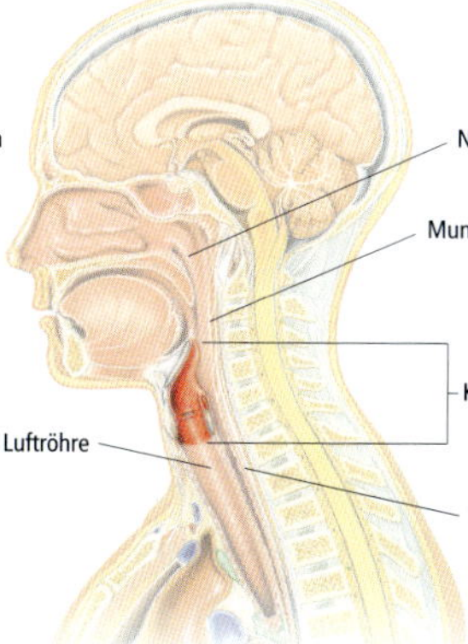

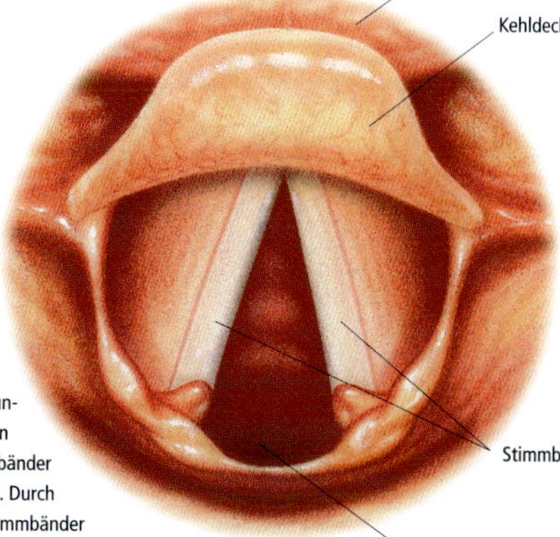

Atmen

Mit dem Kehlkopf verbundene Knorpel bestimmen den Abstand der Stimmbänder zueinander (Stimmritze). Durch die Entspannung der Stimmbänder werden die Luftwege geöffnet.

Kehldeckel

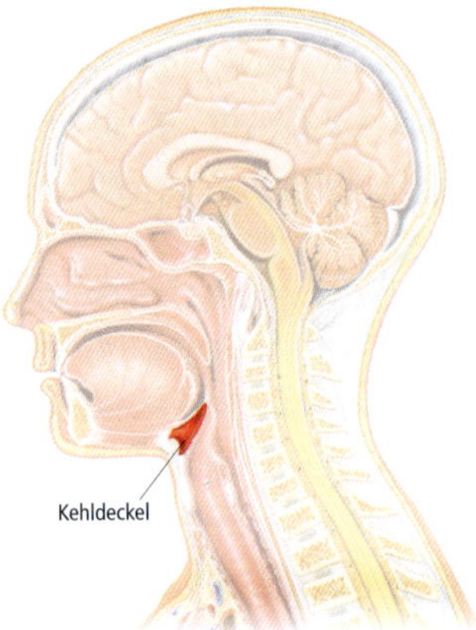

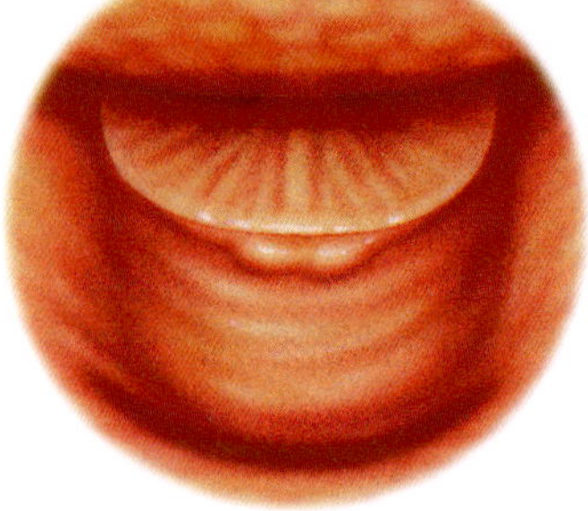

Geschlossener Kehldeckel

Der Kehldeckel ist eine von Schleimhaut überzogene Knorpelplatte, die den Luftröhreneingang abdecken kann.

Spannung der Stimmbänder geregelt. Die Lautstärke der Stimme wird durch die Kraft bestimmt, die beim Ausströmen der Luft durch die Stimmbänder eingesetzt wird.

KEHLDECKEL

Der Kehldeckel (Epiglottis) ist eine blattförmige Knorpelplatte mit Schleimhautüberzug zwischen Zungenwurzel und Luftröhre. Beim Schlucken verschließt er den Luftröhreneingang. So wird die Nahrung in die Speiseröhre (Ösophagus) geleitet und kann nicht versehentlich in die Luftröhre gelangen.

LUFTRÖHRE

Die Luftröhre (Trachea) ist 9–12 cm lang und hat einen Durchmesser von 1,5 cm. Sie setzt am unteren Ende des Kehlkopfes an und verläuft zur Brusthöhle, wo sie sich in den linken und rechten Hauptbronchus teilt.

Die fibro-elastische Muskelstruktur wird durch hufeisenförmige Knorpelspangen verstärkt. Die Knorpel verhindern ein Einsacken des Atemweges, während die elastischen Fasern dafür sorgen, dass sich die Luftröhre an die Bewegungen des Kehlkopfes (beim Schlucken und Sprechen) und des Zwerchfelles (beim Atmen) anpassen kann. An der flachen Rückseite der Luftröhre sind die Knorpelenden durch quer angeordnete Muskelfasern des Luftröhrenmuskels (*M. trachealis*) verbunden, durch dessen Kontraktionen der Luftröhrendurchmesser vermindert wird. Die Speiseröhre lehnt sich an diese rückwärtige Oberfläche an. Sie wölbt sich beim Schlucken in den Zwischenraum, der sich zwischen den Knorpeln befindet.

Eine Ösophagotrachealfistel ist eine Verbindung zwischen Luft- und Speiseröhre. Diese krankhafte Störung kann angeboren oder Folge von Krebs, einer Infektion oder einer Verletzung sein. Sie muss operativ behoben werden.

Die Luftröhre ist mit Schleimhaut ausgekleidet, die Staubpartikel auffängt. Die Schleimhaut ist mit haarähnlichen Gebilden, den Zilien oder Flimmerhaaren, ausgestattet. Diese transportieren den mit Staub durchsetzten Schleim zum Rachen, wo er geschluckt oder ausgespuckt wird. Rauchen beeinträchtigt die Reinigungsfunktion der Flimmerhaare.

Da der Kehlkopf und die Luftröhre die einzige Verbindung zur Lunge sind, erfordert ein beispielsweise durch eine allergische Reaktion bedingter Kehlkopfverschluss u.U. eine operative Eröffnung der Luftröhre (Luftröhrenschnitt oder Tracheotomie). Der Innenraum (Lumen) der Luftröhre ist bei Kindern sehr eng, sodass eine Luftröhrenentzündung (Tracheitis) ernsthafte Atembeschwerden hervorrufen kann.

Luftröhre

Die Luftröhre ist der Atemweg zwischen dem Kehlkopf und den zwei Hauptbronchien.

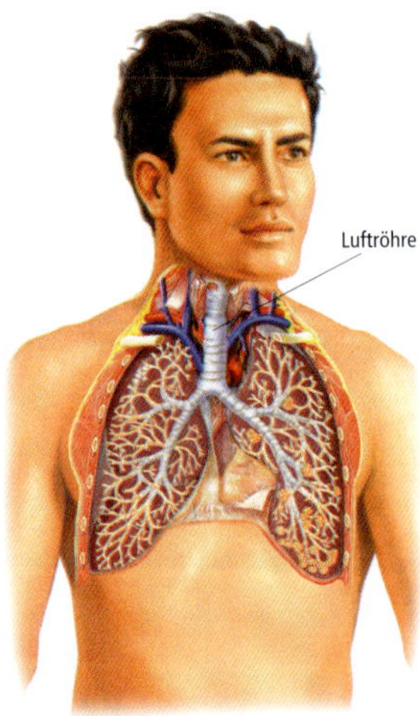

Luftröhre

Die Luftröhre wird vorne und seitlich durch hufeisenförmige Knorpel verstärkt, wodurch ein Einsacken des Atemweges verhindert wird. Die Knorpelspangen sind durch faseriges Bindegewebe und Muskelfasern miteinander verbunden.

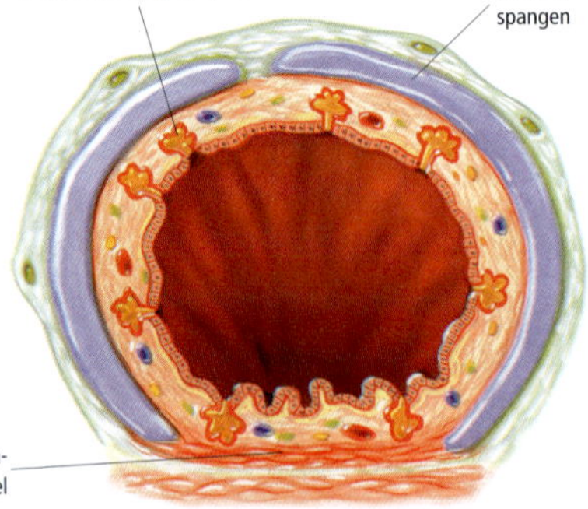

ERKRANKUNGEN UND KRANKHAFTE VERÄNDERUNGEN DES HALSES

Beschwerden im Nackenbereich beruhen häufig auf Problemen der Halswirbelsäule, ihrer Bänder oder der Nackenmuskulatur. Zu den häufigsten Krankheiten und krankhaften Veränderungen im Halsbereich zählen zudem Krebs- und Entzündungskrankheiten von Rachen und Kehlkopf.

SIEHE AUCH *Manuelle Therapien in Kapitel 14; Therapie des Bewegungsapparates, Tracheotomie, Laryngektomie in Kapitel 16*

SCHLEUDERTRAUMA

Ein Schleudertrauma tritt auf, wenn die Muskeln nicht in der Lage sind, den Hals vor zu heftigen Bewegungen zu schützen. Schädigungen der Bänder, Muskeln und Gelenke können Schmerzen und Instabilität verursachen. Nach einer schweren Verletzung muss der Hals ruhig gestellt und auf Schädigungen des Rückenmarkes untersucht werden, die zu einer Lähmung aller vier Extremitäten (Tetraplegie) oder – bei einer Schädigung der obersten Rückenmarkregion – zum Tod führen können.

Ein »steifer Hals« ist Folge einer Bänder- oder Muskelzerrung. Sie kann durch eine plötzliche Halsdrehung, eine unbequeme Schlafposition sowie Überlastung oder Verletzungen entstehen. Symptome sind Nackenschmerzen und -steifigkeit. Azetylsalizylsäurepräparate, nicht steroidale Antirheumatika und Physiotherapie (Wärme, Massage, Bewegung) können die Symptome lindern.

SCHIEFHALS

Ein Schiefhals (Torticollis) entsteht durch angeborene knöcherne Fehlbildungen oder Muskelverkürzungen, durch Verletzung des Kopfnickermuskels (z. B. durch ein Geburtstrauma) oder, vorübergehend, durch eine Muskelverspannung bei einer Nervenwurzelreizung oder einem Schleudertrauma als so genanntes Zervikalsyndrom. Der Kopf ist beim angeborenen Schiefhals zur kranken Seite geneigt, das Kinn zur gesunden Seite gedreht. Die allmählich zunehmenden Symptome erreichen gewöhnlich nach zwei bis fünf Jahren ihre höchste Intensität und erfordern meist eine Behandlung. Diese kann, abhängig von der Ursache des Schiefhalses, in Dehnübungen, Massagen, Streckungen oder einer Operation bestehen.

ZERVIKALARTHROSE

Unter Zervikalarthrose (Spondylose) versteht man die meist altersbedingten Abnutzungserscheinungen der Wirbelsäule mit arthrotischen Veränderungen der Wirbelkörper. Sie kommen am frühesten im beweglichsten Teil der Wirbelsäule, dem Halsbereich, vor und werden durch die Verschmälerung der Bandscheiben zwischen den Wirbeln verursacht. Die Zervikalarthrose tritt meist nach dem 50. Lebensjahr auf und entwickelt sich langsam über viele Jahre. Übermäßige Aktivität oder wiederholte Verletzungen beschleunigen die Degeneration der Bandscheiben. Es kommt zu abnormem Knochenwachstum an den Wirbelkörpern und Gelenkfortsätzen (spondylotische Randzacken oder Osteophyten), was zu einer Kompression der Nervenwurzeln und evtl. auch der Wirbelsäulenarterie führt. Dies wiederum bewirkt als so genanntes Zervikalsyndrom starke Nackenschmerzen, die bis in die Schultern und Arme reichen, sowie Empfindungsstörungen und Muskelschwäche besonders in den Armen oder Händen. Es kann zu quälenden Dauerkopfschmerzen oder Migräneanfällen, Schwierigkeiten bei Kopfbewegungen, Ohrensausen und Schwindel kommen.

Eine Röntgenaufnahme der Halswirbelsäule zeigt die degenerativen Wirbelveränderungen. Azetylsalizylsäure und nicht steroidale Antirheumatika können die Symptome lindern. Auch eine Physiotherapie mit Wärmebehandlungen und Massage kann helfen. Zeitweise kann zur Stützung und Ruhigstellung das Tragen einer Halskrawatte nötig sein. In schweren Fällen wird eine Extensionsbehandlung durchgeführt. Auch eine operative Versteifung des besonders stark veränderten Bereiches ist möglich. Der Erfolg eines solchen Eingriffs ist aber aufgrund des schlechten Zustandes der Wirbel oft fraglich.

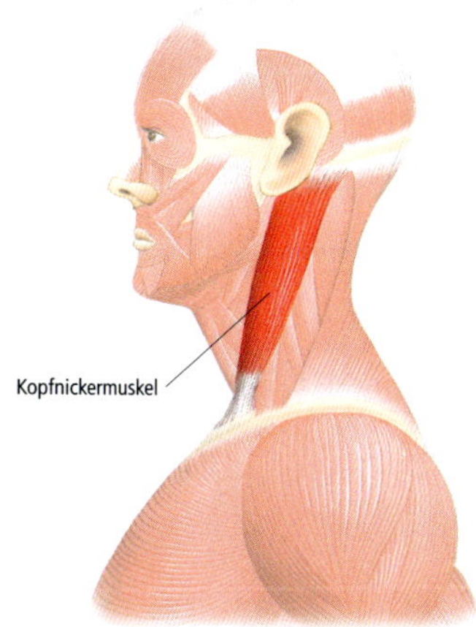

Schiefhals

Muskelspasmen, knöcherne Fehlbildungen oder Muskelverletzungen führen zu einer schiefen Kopfhaltung.

Schleudertrauma

Bei Auffahrunfällen kommt es häufig zu einem Schleudertrauma, einem gewaltsamen Vor- und Rückschleudern des Kopfes, bei dem die Bandscheiben, Bänder und Dornfortsätze der Halswirbelsäule verletzt werden.

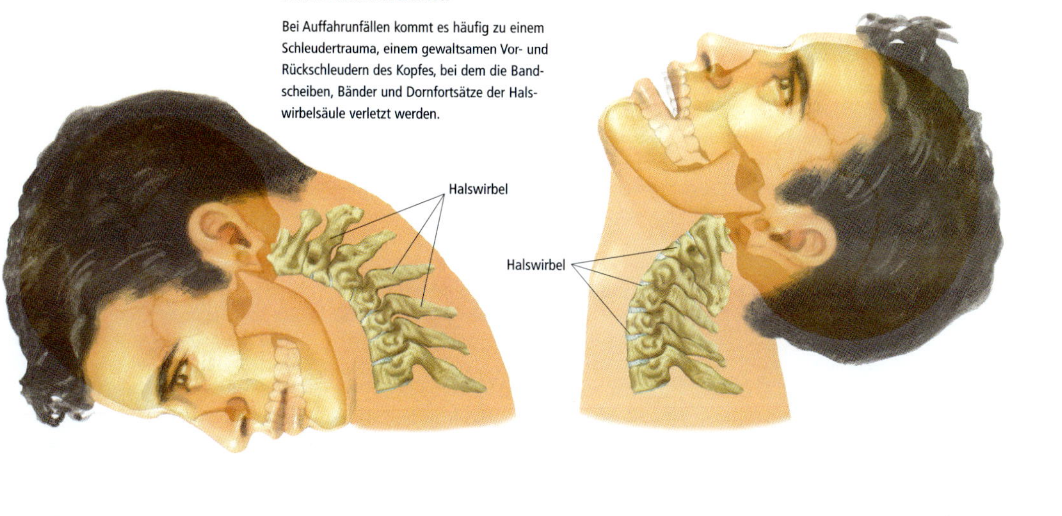

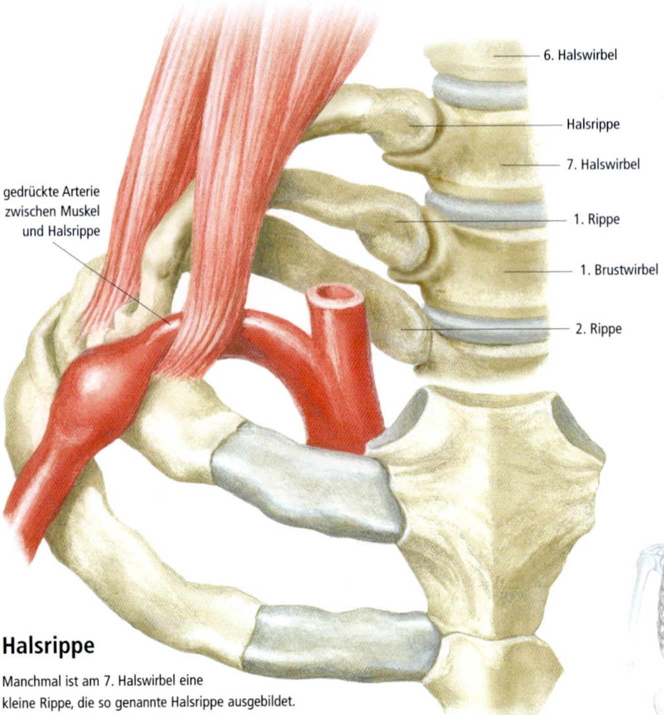

Halsrippe

Manchmal ist am 7. Halswirbel eine kleine Rippe, die so genannte Halsrippe ausgebildet. Sie kann vor allem bei angehobenem Arm auf die Nerven des Armnervengeflechtes drücken oder, wie hier abgebildet, die Schlüsselbeinarterie einengen. Dies führt auf der betroffenen Seite zu Ausfall- und Reizerscheinungen wie Ameisenlaufen, Schmerzen, Muskelschwäche oder Taubheit.

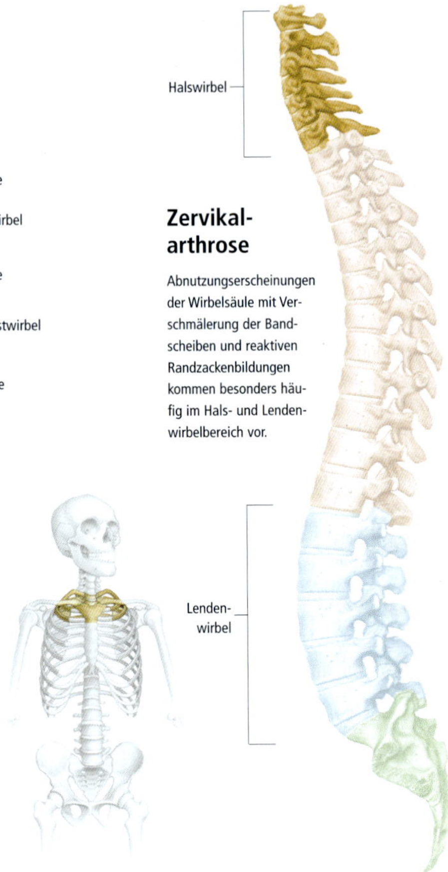

Zervikalarthrose

Abnutzungserscheinungen der Wirbelsäule mit Verschmälerung der Bandscheiben und reaktiven Randzackenbildungen kommen besonders häufig im Hals- und Lendenwirbelbereich vor.

KIEMENGANGZYSTE

Unter einer Kiemengangzyste versteht man eine Zyste am vorderen Rand des Kopfnickermuskels (*M. sternocleidomastoideus*), der auf beiden Seiten des Halses vom Kieferwinkel zum Schlüsselbein verläuft. Sie entsteht durch einen embryonalen Entwicklungsfehler der zweiten Schlundtasche im Hals.

Obwohl die Zyste angeboren ist, wird sie häufig erst in der Jugend erkannt, wenn sie sich vergrößert und auffälliger wird. Sind keine Symptome zu spüren, ist keine Behandlung erforderlich. Entsteht jedoch eine Hautöffnung, kann diese sich entzünden oder Schleim absondern. In diesem Fall sollte die Zyste entfernt werden.

HALSRIPPENSYNDROM

Manche Menschen werden mit einer kleinen zusätzlichen Rippe geboren, die als Halsrippe bezeichnet wird. Sie bildet einen Anhang des siebten Halswirbels. Normalerweise verursacht eine Halsrippe keine Probleme; in manchen Fällen kann sie jedoch auf die Nerven des Armplexus und die Schlüsselbeinarterie drücken. Schmerzen, Taubheitsgefühle und Kribbeln in Hals, Schulter, Arm und Hand sowie ein Schwächegefühl im Arm und in den Fingern können die Folge sein. In diesem Fall sollte die Rippe operativ entfernt werden. Mitunter wird die Missbildung auch als Schultergürtelkompressionssyndrom bezeichnet.

Eine abgeknickte Halshaltung im Schlaf oder während einer Ohnmacht kann Störungen verursachen, die denen des Halsrippensyndroms ähneln. In diesen Fällen hilft eine physiotherapeutische Behandlung.

RACHENENTZÜNDUNG

Im medizinischen Sprachgebrauch wird eine Rachenentzündung als Pharyngitis bezeichnet. Zu den Symptomen zählen Halsschmerzen und Schluckbeschwerden. Eine akute Pharyngitis kann durch Viren ausgelöst werden, die auch Krankheiten wie Schnupfen, Kehlkopfentzündungen, das Pfeiffer-Drüsenfieber, Mandel- und Nasennebenhöhlenentzündungen verursachen. Eine weitere mögliche Ursache sind Streptokokken. In diesem Fall wird die Infektion als Streptokokkenangina bezeichnet. Weitere Bakterien, die eine akute Pharyngitis verursachen können, sind Gonokokken und Mykoplasmen.

Die Untersuchung zeigt eine Rötung und Schwellung des Rachens. Die Halslymphknoten können vergrößert und empfindlich sein, mitunter tritt auch Fieber auf. Wenn die Erkrankung durch Bakterien verursacht wurde, ist eine Behandlung mit Antibiotika möglich (bei Viren helfen Antibiotika nicht). Schmerzmittel und abschwellende Medikamente lindern die Symptome, die sich nach einem Zeitraum von ungefähr einer Woche zurückbilden.

Das Rauchen von Zigaretten und übermäßiger Alkoholkonsum können zu chronischer Pharyngitis führen. Diese kann auch durch in den Rachen gelangtes Nasensekret infolge einer chronischen Nasen- oder Nasennebenhöhlenentzündung auftreten. Die Behandlung umfasst eine verbesserte Mundhygiene, Zigaretten- und Alkoholabstinenz sowie das Gurgeln mit antiseptischem Mundwasser.

KEHLKOPFENTZÜNDUNG

Die Kehlkopfentzündung (Laryngitis) ist eine akute Krankheit, die sich durch Heiserkeit äußert. Die Dauer der Erkrankung beträgt in der Regel bis zu einer Woche. In der akuten Phase sollte das Sprechen möglichst eingeschränkt werden. Bei anhaltend hohem Fieber muss ein Arzt konsultiert werden. Bei Kleinkindern kann aufgrund der Schwellung der Stimmbänder und der Luftröhre ein Pseudokruppanfall mit bellendem, rauem Husten und Erstickungsangst auftreten.

Die häufigste Ursache der Laryngitis ist eine Virusinfektion, die mit einer bakteriellen Infektion oder Krankheiten wie Erkältung, Grippe, Bronchitis, Lungenentzündung und einer Infektion der oberen Atemwege einhergehen kann. Weitere Ursachen sind Allergien, Verletzungen, bösartige Tumoren und Kehlkopfpolypen. Fieber und eine Infektion der oberen Atemwege können Begleitsymptome der für die Krankheit typischen Heiserkeit bzw. des Stimmverlustes sein.

Die Kehlkopfdiphtherie (echter Krupp oder diphtherische Laryngitis) tritt heute nur noch selten auf, kann jedoch tödlich sein, wenn sie nicht erkannt wird. Besonders schmerzhaft sind die Kehlkopftuberkulose (tuberkulöse Laryngitis) und die akute Epiglottitis, eine bakterielle Entzündung des Kehldeckels und des Kehlkopfes bei Kleinkindern. Letztere zählt zu den medizinischen Notfällen und äußert sich in extremen Schluckbeschwerden, Fieber, starkem Krankheitsgefühl und zunehmender Atemnot.

Die chronische Kehlkopfentzündung wird durch eine ungenügend behandelte akute Laryngitis, falsche Stimmtechnik oder häufiges Inhalieren chemischer Dämpfe bzw. anderer Reizstoffe verursacht. Bei allen Formen der Laryngitis wird zunächst Bettruhe verordnet. Ein Luftbefeuchter kann das unangenehme Gefühl im Hals etwas lindern. Eine Infektion der oberen Atemwege wird mit Schmerzmitteln oder abschwellenden Medikamenten behandelt. Wenn keine Besserung eintritt, sollte ein Arzt konsultiert werden.

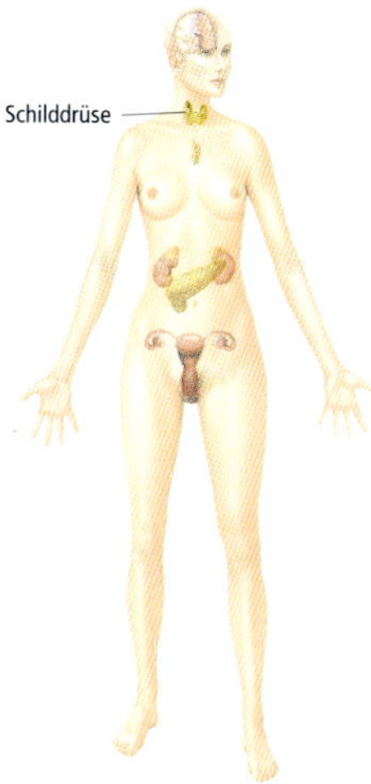

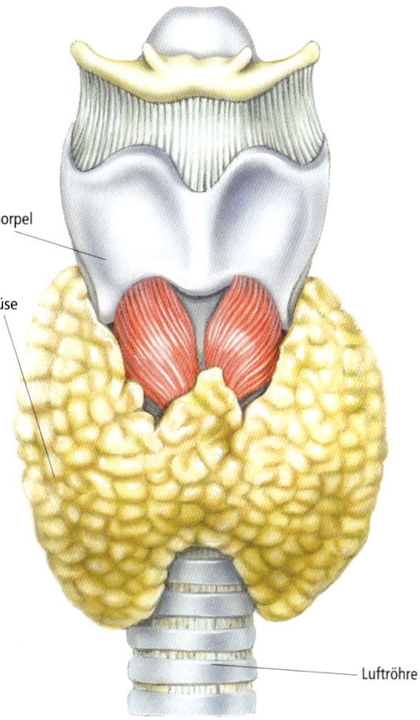

Schilddrüse

Die Schilddrüse, die größte endokrine Drüse, findet sich auf der Vorderseite des Halses unmittelbar unter dem Schildknorpel. Eine Vergrößerung der Schilddrüse kann eine Schwellung des Halses (Kropf) hervorrufen.

KEHLDECKELENTZÜNDUNG

Die Schleimhautentzündung des Kehldeckels (Epiglottitis) trifft vor allem Kinder von zwei bis sechs Jahren und wird meist durch *Haemophilus influenzae*, selten durch andere Bakterien oder Viren verursacht. Eine Epiglottitis äußert sich zuerst in hohem Fieber und einer Rachenentzündung, dann in einer Kehldeckelschwellung und Schluckbeschwerden. Da die Schwellung die Atmung beeinträchtigt, erfordert sie sofort ärztliche Hilfe.

Die Behandlung erfolgt im Krankenhaus auf der Intensivstation mittels Antibiotika und einer Sauerstofftherapie. In manchen Fällen ist ein Luftröhrenschnitt (Tracheotomie) nötig, um die Luftröhre vorübergehend mit einer Öffnung zu versehen oder eine Beatmungskanüle (Intubation) in die Luftröhre einzuführen. So wird die Atmung gewährleistet, bis sich der Zustand gebessert hat, was ungefähr eine Woche bis zehn Tage dauert.

RACHENKREBS

Auch im Rachen kann Krebs entstehen, der, ebenso wie Mund- und Zungenkrebs, in vielen Fällen auf übermäßigen Nikotin- und Alkoholkonsum zurückgeführt werden kann. Rachenkrebs (Pharynxkarzinom) muss frühzeitig und aggressiv operiert und bestrahlt werden, um dem Patienten eine gute Überlebenschance zu geben. Zum Zeitpunkt der Diagnose hat der Krebs jedoch häufig schon in benachbarte Lymphknoten gestreut.

KEHLKOPFKREBS

Kehlkopfkrebs (Larynxkarzinom) tritt vermehrt bei starken Rauchern und Alkoholikern auf. Die Behandlung umfasst die operative Entfernung des Tumors und der krebsbefallenen Lymphknoten sowie die anschließende Bestrahlung des Rachens.

SCHILDDRÜSE

Die Schilddrüse *(Glandula thyroidea)* ist eine schmetterlingsförmige endokrine Drüse, die Hormone direkt in den Blutkreislauf oder die Körperhöhlen abgibt. Sie besteht aus zwei Lappen, die in der Mitte über eine schmale Gewebebrücke (Isthmus) verbunden sind, und befindet sich auf der Vorderseite des Halses direkt unter und vor dem Kehlkopf. Die Schilddrüse erhält über mehrere Arterien

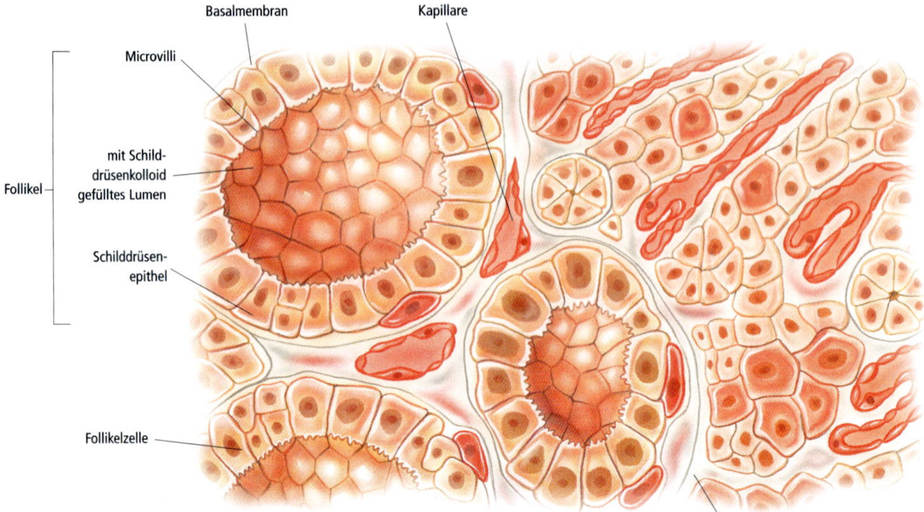

Mikrostruktur der Schilddrüse

Die Schilddrüse besteht aus vielen Follikeln, die Schilddrüsenhormone speichern und sezernieren. Jeder Follikel ist aus einer einschichtigen Hülle von Follikelzellen und einem zentralen Hohlraum aufgebaut. Dieser Hohlraum enthält Kolloid, eine gelatineartige Substanz, und dient als Speicher für die Schilddrüsenhormone.

ausreichend Blut und grenzt an einige wichtige Nerven, die den Kehlkopf versorgen. Bei einer Schilddrüsenoperation müssen diese Nerven genau lokalisiert und entsprechend geschützt werden.

Die Schilddrüse setzt sich aus zahlreichen Follikeln – kugelförmigen oder vieleckigen Gebilden – zusammen. Deren Zellen sind um eine mit Kolloid, einer gallertartigen Substanz, gefüllte Höhle angeordnet.

Die Schilddrüsenfollikel produzieren die Schilddrüsenhormone Thyroxin, das auch als T4 oder Tetrajodthyronin bezeichnet wird, und Trijodthyronin, auch T3 genannt. Das Verhältnis Thyroxin zu Trijodthyronin beträgt etwa 3:1. Ein wesentlicher Bestandteil beider Stoffe ist Jod, das über die Nahrung aufgenommen wird.

Die Schilddrüsenhormone erfüllen mehrere Funktionen. Die Hauptfunktion besteht in der Regelung des Stoffwechselumsatzes, d. h. der Geschwindigkeit, mit der die Körpergewebe Sauerstoff aufbrauchen und Abfallstoffe produzieren. Ein Schilddrüsenhormonüberschuss bewirkt eine Beschleunigung des Stoffwechsels, ein Mangel dagegen eine Verlangsamung. Auch für das normale Wachstum und die gesunde Entwicklung von Kindern spielen die Schilddrüsenhormone eine wesentliche Rolle, da ein Hormonmangel zu Minderwuchs und einer Verzögerung der geistigen Entwicklung führt. Die Schilddrüsenhormonproduktion wird durch TSH (Thyreoidea-stimulierendes Hormon oder Thyreotropin) angeregt, das von der Hirnanhangdrüse ausgeschüttet wird. Über ein Rückkoppelungssystem hemmt zirkulierendes Schilddrüsenhormon dagegen die TSH-Produktion. Zwischen den Follikeln der Schilddrüse liegen die parafollikulären Zellen (C-Zellen), die an der Produktion und Ausschüttung eines anderen Hormons, des Kalzitonins, beteiligt sind. Kalzitonin senkt den Blutkalziumspiegel.

Kropf

Eine Vergrößerung der Schilddrüse führt zu einer Schwellung im vorderen Bereich des Halses.

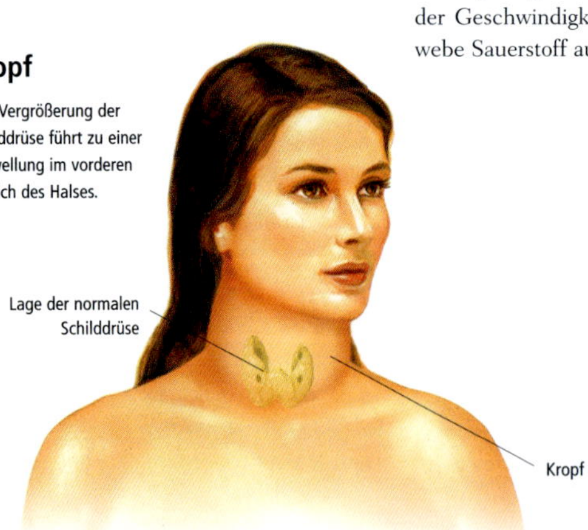

ERKRANKUNGEN DER SCHILDDRÜSE

Zu den wichtigsten Untersuchungen der Schilddrüse und ihrer Funktionsfähigkeit gehören Blutuntersuchungen zur Feststellung der Schilddrüsenhormon- und TSH-Spiegel im Blut, die Ultraschalluntersuchung (Schilddrüsensonografie) sowie die Isotopen-Szintigrafie zur Erkennung von so genannten kalten oder heißen Knoten in der Schilddrüse. Der Schilddrüsenhormonspiegel ist bei Schilddrüsenüberfunktion (Hyperthyreose) erhöht bei gleichzeitig erniedrigtem TSH-Spiegel, bei Schilddrüsenunterfunktion (Hypothyreose) dagegen zu niedrig. Eine gleichzeitige Erniedrigung oder Erhöhung von Schilddrüsenhormon- und TSH-Spiegel weist auf eine Störung der TSH-Produktion durch die Hirnanhangdrüse hin.

KROPF

Bei einem Kropf (Struma) handelt es sich um eine Vergrößerung der Schilddrüse. Die Schilddrüse bildet das Hormon Thyroxin, das den Stoffwechsel des Körpers reguliert. Die Thyroxinwerte können bei einem Kropf hoch oder niedrig liegen oder auch völlig normal sein. Die Symptome des Kropfes hängen vom Thyroxinspiegel ab (zu viel Thyroxin führt zu den Symptomen einer Hyperthyreose, zu wenig zu einem Myxödem). Der Kropf an sich verursacht selten Probleme.

Die Menge des produzierten Thyroxins wird von einem Hormon der Hirnanhangdrüse, dem schilddrüsenstimulierenden TSH, reguliert. Ist der Thyroxinspiegel zu niedrig, wird dieses Hormon freigesetzt und regt die Schilddrüse zu einer vermehrten Produktion an. Dieser Vorgang kann eine Vergrößerung der Drüse bewirken – den Kropf. Ein Kropf entsteht oft bei Jodmangel, denn eine unzureichende Versorgung des Körpers mit Jod und ein niedriger Thyroxinspiegel verursachen eine gesteigerte TSH-Produktion. Diese Kropfart kann durch Zufuhr von jodiertem Speisesalz verhindert werden.

Andere Ursachen für eine übermäßige Stimulierung der Schilddrüse sind Tumoren der Hirnanhangdrüse, die einen abnorm hohen TSH-Spiegel bewirken, oder Autoimmunkrankheiten. Die Schilddrüse vergrößert sich auch bei anderen Tumoren, Entzündungen, bei Akromegalie und bei Enzymdefekten.

Jodmangel

Jodmangel ist die Ursache einiger Kropfarten (einer Schwellung der Schilddrüse). Besonders häufig ist der Kropf durch Jodmangel bei Menschen zu beobachten, die an den Ausläufern großer Gebirgsketten (wie am Himalaja, den Anden oder den Alpen) leben. Eine Auswaschung von Jod in den Böden dieser Gegenden bewirkt den Jodmangel in der Nahrung. Jod ist von grundlegender Bedeutung für die Hormonproduktion der Schilddrüse. Ist nicht genügend davon vorhanden, versucht die Drüse, den Hormonmangel durch eine Vergrößerung zu kompensieren.

Bei jahrelangem Jodmangel kann der Kropf knötchenartig und hart werden. Extremer Jodmangel kann zur Schilddrüsenunterfunktion führen, was bei Kindern geistige Schäden (Kretinismus) zur Folge hat. Künstliche Jodzufuhr, z. B. durch jodiertes Speisesalz, kann diese Probleme verhindern.

SCHILDDRÜSENÜBERFUNKTION

Von einer Schilddrüsenüberfunktion (Hyperthyreose) spricht man, wenn im Schilddrüsengewebe zu viele Schilddrüsenhormone produziert und ins Blut abgegeben werden. Die Überfunktion des Schilddrüsengewebes kann durch übermäßige Stimulation, z. B. bei der Basedow-Krankheit, die Überfunktion eines Schilddrüsenknotens oder durch Überfunktion der gesamten Schilddrüse ausgelöst werden.

Symptome einer Schilddrüsenüberfunktion sind Nervosität, Gewichtsabnahme bei gesteigertem Appetit, Hitze-Intoleranz, vermehrtes Schwitzen, Herzklopfen, häufiger Stuhlgang, Zyklusstörungen, Unfruchtbarkeit und Muskelschwäche. Eine Schilddrüsenvergrößerung (Kropf), erhöhte Herzfrequenz, dünnes Haar und warme, feuchte Haut kommen ebenfalls vor. Bei der Basedow-Krankheit kann darüber hinaus durch Hervortreten der Augäpfel ein starrer Blick entstehen.

Von einer thyreotoxischen Krise spricht man bei einem Anstieg des Schilddrüsenhormonspiegels auf einen gefährlichen Wert. Sie wird von Symptomen wie Herzinsuffizienz, hohem Fieber und Delirium begleitet.

Eine Blutuntersuchung ergibt in vielen Fällen erhöhte Werte für die Schilddrüsenhormone bei gleichzeitig erniedrigtem Spiegel für das schilddrüsenstimulierende Hormon (TSH), das in der Hirnanhangdrüse produziert wird. Ohne Behandlung führt eine Schilddrüsenüberfunktion zu Herzschädigungen, fortschreitender Gewichtsabnahme und letztlich zum Tod.

Die Behandlung erfolgt mit Thyreostatika zur Hemmung der Produktion des Schilddrüsenhormons, Radiojodtherapie zur Zerstörung des überproduktiven Schilddrüsengewebes oder durch eine operative Entfernung des Gewebes. Die Art der Behandlung richtet sich nach dem Alter und dem Gesundheitszustand des Patienten sowie nach der Größe des Kropfes.

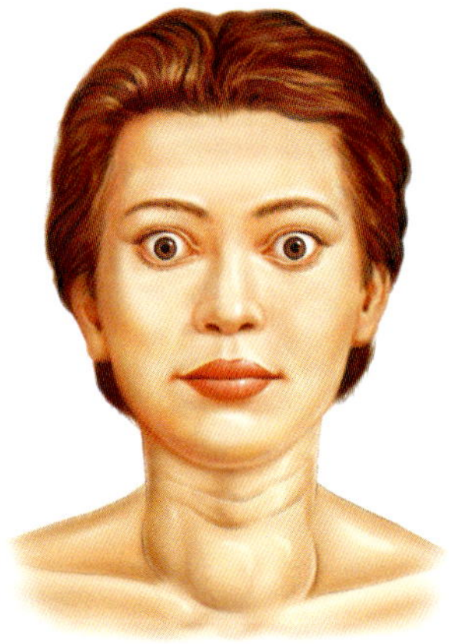

Basedow-Krankheit

Abnorm hervorstehende Augen (Exophthalmus) sind ein häufiges Erscheinungsbild der Krankheit.

BASEDOW-KRANKHEIT

Die Basedow-Krankheit ist die häufigste – wenngleich nicht die einzige – Ursache einer Schilddrüsenüberfunktion. Die Erkrankung ist eine Autoimmunkrankheit, bei der körpereigene Antikörper die TSH-Rezeptoren der Schilddrüse besetzen und auf diese Weise eine Dauerstimulierung auslösen. Wichtigste Symptome sind Herzrasen, Zittern, Schweißausbrüche, Gewichtsverlust bei gleichzeitigem Heißhunger, Nervosität, Schwäche und Müdigkeit.

Zudem sind häufig ein Kropf und ein Exophthalmus vorhanden, bei dem die Augäpfel hervortreten, während die Augenlider zurückweichen, was durch eine Flüssigkeitsansammlung (Ödem) in der Augenhöhle verursacht wird. Das Hervortreten der Augen lässt sich meist durch eine Behandlung der Schilddrüsenüberfunktion beheben, kann jedoch zum Verlust des Sehvermögens führen, wenn es nicht rechtzeitig behandelt wird.

Die Basedow-Krankheit, die Frauen weitaus häufiger als Männer betrifft und u. a. auch genetisch bedingt ist, wird durch Blutuntersuchungen zur Feststellung eines erhöhten Schilddrüsenhormonspiegels und von Schilddrüsenantikörpern im Blut sowie durch eine Schilddrüsenszintigrafie diagnostiziert. Die Behandlung erfolgt mit Thyreostatika wie Thiouracil, Radiojod und – in schweren Fällen – durch eine operative Entfernung eines Teiles der Schilddrüse.

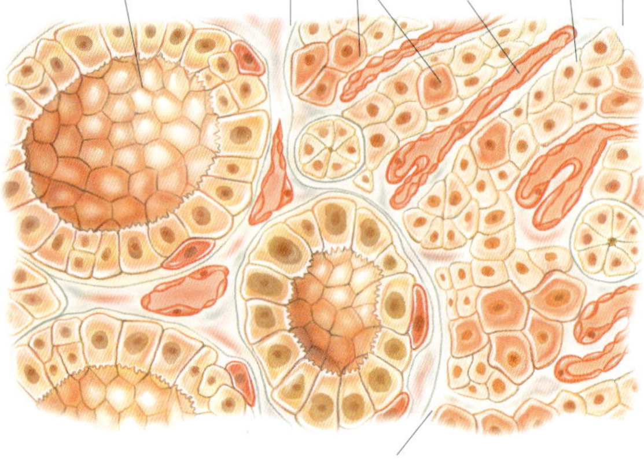

Mikrostruktur der Nebenschilddrüse

Das faserige Gewebe der Drüse besteht aus zwei Zelltypen: Hauptzellen und oxyphile Zellen. In den Hauptzellen wird bei Absinken des Kalziumgehaltes das Parathormon produziert.

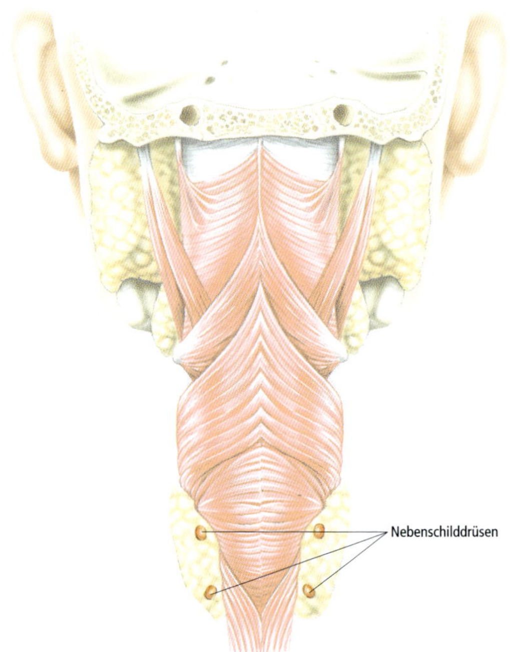

Nebenschilddrüsen

Die winzigen Drüsen befinden sich hinter der Schilddrüse im unteren Teil des Halses. Sie sondern das Parathormon ab, das den Kalziumgehalt im Blut reguliert.

SCHILDDRÜSENUNTERFUNKTION

Bei der Schilddrüsenunterfunktion (Hypothyreose) ist der Schilddrüsenhormonspiegel im Blut zu niedrig. Dieser Zustand äußert sich durch eine teigige Schwellung der Haut unter den Augen und Hautschwellungen an Lippen, Fingern und Beinen (Myxödem). Weitere Symptome sind Müdigkeit, geistige Schwerfälligkeit, Gewichtszunahme und Haarausfall. Bei Erwachsenen wird die Hypothyreose am häufigsten durch eine Hashimoto-Thyreoiditis und einen endemischen Kropf, bedingt durch eine unzureichende Aufnahme von Jod über die Nahrung, verursacht.

KRETINISMUS

Das Schilddrüsenhormon, dessen Synthese nur mit Jod erfolgen kann, spielt eine wichtige Rolle bei der Entwicklung des Gehirnes. Wenn der menschliche Organismus durch die Ernährung nicht mit genügend Jod versorgt wird, können Fetus und Säugling das für eine gesunde Gehirnentwicklung erforderliche Schilddrüsenhormon nicht in ausreichenden Mengen bilden. In diesem Fall kommt es zur geistigen Behinderung und Wachstumshemmung des Kindes – ein als Kretinismus bezeichneter Zustand, der sich in einem breiten Gesicht, einer großen Zunge, einem großen Mund und einer Verzögerung des Zahndurchbruches äußert. Kretinismus tritt vorwiegend in Gebirgsregionen auf. Dieser Zustand wird durch eine künstliche Jodanreicherung der Nahrung, z. B. durch jodiertes Speisesalz, verhindert.

Kretinismus kann auch bei Kindern auftreten, bei denen die Schilddrüse von Geburt an fehlt oder deren an der Schilddrüsenhormonproduktion beteiligte Enzyme einen genetischen Defekt aufweisen. In diesen Fällen wird der Kretinismus mit einer Schilddrüsenhormon-Ersatztherapie behandelt. Wichtig ist die Frühdiagnose und eine entsprechend abgestimmte Behandlung.

HASHIMOTO-THYREOIDITIS

Die Hashimoto-Thyreoiditis, die auch als chronische lymphozytäre Thyreoiditis bezeichnet wird, ist durch eine langsam fortschreitende, chronische Entzündung der Schilddrüse geprägt. Sie äußert sich in einer Schwellung des Halses (Kropf) sowie in Schmerzen und einer Empfindlichkeit im Bereich der Schilddrüse. Durch die Vergrößerung der Schilddrüse wird möglicherweise Druck auf die Luft- und Speiseröhre ausgeübt, sodass Schwierigkeiten beim Atmen und Schlucken entstehen können.

Die Hashimoto-Thyreoiditis ist – wie auch die Basedow-Krankheit – eine Autoimmunkrankheit, die Frauen weit häufiger betrifft als Männer und u. a. auch genetisch bedingt ist. Im Gegensatz zur Basedow-Krankheit führt die Entzündung jedoch zu einer zunehmenden Zerstörung des Drüsengewebes mit einer reduzierten Ausschüttung von Schilddrüsenhormonen in den Blutkreislauf (Hypothyreose). Die Symptome sind Kälteunverträglichkeit, Müdigkeit, Leistungsschwäche, Verstopfung, teigige Schwellungen der Haut, raue Stimme und langsamer Herzschlag.

Die Hashimoto-Thyreoiditis entwickelt sich oft über einen längeren Zeitraum hinweg und tritt häufig in Verbindung mit anderen Autoimmunkrankheiten, z. B. in Verbindung mit der Zuckerkrankheit *(Diabetes mellitus)* oder der Addison-Krankheit auf. Die Diagnose erfolgt anhand einer Nadelbiopsie von Schilddrüsengewebe. Die entnommene Gewebeprobe wird dann unter dem Mikroskop untersucht.

Die Behandlung besteht – wie bei jeder Schilddrüsenunterfunktion – in der Gabe künstlicher Schilddrüsenhormone. Da sich die Hashimoto-Thyreoiditis nur langsam entwickelt und der Zustand über viele Jahre hinweg stabil bleibt, sind die Aussichten in der Regel gut.

SCHILDRÜSENKREBS

Die Entwicklung von Schilddrüsenkrebs (Schilddrüsenkarzinom) wird durch Bestrahlungen des Kopfes und Halses begünstigt. Es gibt verschiedene Formen. Das papilläre und das follikuläre Schilddrüsenkarzinom sind relativ gutartig und sprechen insbesondere auf eine Radiojodbehandlung an. Die Heilungschancen sind bei diesen Karzinomen im Allgemeinen gut. (Über 80 % der Patienten sind zehn Jahre nach Feststellung der Krankheit noch am Leben.)

Das so genannte undifferenzierte Schilddrüsenkarzinom, das vor allem im höheren Alter auftritt, ist dagegen sehr aggressiv und schwer zu behandeln. Die Heilungsaussichten sind relativ schlecht (nur 10–15 % der Patienten sind zehn Jahre nach Feststellung der Krankheit noch am Leben).

Ein Schilddrüsenkarzinom ist als schmerzloser Knoten im Hals zu spüren, der relativ schnell größer wird. Weitere Symptome sind Schluckschwierigkeiten und chronische Heiserkeit, wenn die zum Kehlkopf verlaufenden Nerven geschädigt wurden. In einer Szintigrafie erscheint das Tumorgewebe als kalter Knoten. Die Behandlung besteht in der Entfernung des Karzinoms und der regionären Lymphknoten sowie einer Radiojodtherapie. Undifferenzierte und medulläre Karzinome erfordern eine Chemotherapie. Zuweilen streuen Nieren-, Brust- und Lungentumoren in die Schilddrüse.

NEBENSCHILDDRÜSEN

Die Nebenschilddrüsen *(Glandulae parathyroideae)* sind vier (manchmal auch nur drei) kleine endokrine Drüsen, die als so genannte Epithelkörperchen an der Rückseite der Schilddrüse im Hals sitzen. Sie wiegen ungefähr 0,2 g. Manchmal befinden sich die Nebenschilddrüsen auch in der Schilddrüse oder sogar im Brustkorb.

Jede Nebenschilddrüse besteht aus einer Bindegewebskapsel und zwei Zelltypen, den Hauptzellen und den oxyphilen Zellen. In den Hauptzellen wird das Parathormon gebildet, das die Kalzium- und Phosphatkonzentration im Blut reguliert. Ein Absinken des Kalziumgehaltes im Blut regt die Nebenschilddrüse zur Ausschüttung von Parathormon an. Dieses wiederum verursacht die Freisetzung von Kalzium aus den Knochen, indem es die Aktivität bestimmter Zellen, der Osteoklasten, erhöht, die dann die Knochensubstanz abbauen.

Ist der Kalziumgehalt im Blut zu hoch, wird ein weiteres Hormon, genannt Kalzitonin, von der Schilddrüse freigesetzt. Dieses Hormon senkt die Konzentration wieder.

SIEHE AUCH ***Hormonsystem, Hormone in Kapitel 1; Kalzium in Kapitel 14***

ERKRANKUNGEN DER NEBENSCHILDDRÜSEN

Funktionsstörungen der Nebenschilddrüsen mit erhöhten oder erniedrigten Spiegeln von Parathormon sind als sekundäre Über- oder Unterfunktion relativ oft Folge einer anderen Erkrankung oder einer Schilddrüsenoperation. Eine primäre Über- oder Unterfunktion als Ausdruck eines Tumors, einer Selbstzerstörung der Drüse aus noch unbekannter Ursache oder einer fehlenden Drüsenanlage sind dagegen eher selten.

NEBENSCHILDDRÜSEN-ÜBERFUNKTION

Ist die Nebenschilddrüse zu aktiv (Hyperparathyreoidismus), führt die übermäßige Parathormonproduktion zu einer verminderten Phosphat- und zu einer erhöhten Kalziumkonzentration im Blut.

Symptome einer Nebenschilddrüsenüberfunktion sind Nierensteine, vermehrter Durst und erhöhte Urinausscheidung, Appetitlosigkeit und Magenbeschwerden, rasche Ermüdbarkeit und depressive Stimmung. Die Knochen sind allgemein entkalkt. Ursachen sind entweder Tumoren der Nebenschilddrüsen oder eine chronische Nierenfunktionsschwäche. Die Behandlung richtet sich nach der auslösenden Ursache.

SIEHE AUCH ***Hypokalziämie in Kapitel 1***

NEBENSCHILDDRÜSEN-UNTERFUNKTION

Eine Unterfunktion der Nebenschilddrüsen (Hypoparathyroidismus) ist eine seltene Krankheit, bei der aufgrund von gestörten oder nicht vorhandenen Nebenschilddrüsen nicht genügend oder gar kein Nebenschilddrüsenhormon produziert wird, das an der Regulierung des Kalziumhaushaltes im Blut beteiligt ist. Die Krankheit kann angeboren, seltener auch erworben sein (meist durch operative Schädigung oder Entfernung der Nebenschilddrüsen).

Eine Unterfunktion der Nebenschilddrüsen führt zu Kalziummangel im Blut (Hypokalzämie), der wiederum ein Auslöser der Tetanie, einer neuromuskulären Übererregbarkeit mit schmerzhaften Muskelkrämpfen und Muskelzuckungen sein kann. Menschen mit angeborener Unterfunktion der Nebenschilddrüsen können außerdem unter trockener Haut, Nagelbrüchigkeit, Haarausfall und Anfälligkeit für Hefepilzinfektionen (Candida-Infektionen) leiden.

Wird die Nebenschilddrüsenunterfunktion nicht behandelt, kann sie bei Kindern zu körperlichen und geistigen Entwicklungsstörungen führen. Die Krankheit erfordert eine lebenslange Behandlung mit Kalzium und Vitamin-D-Präparaten.

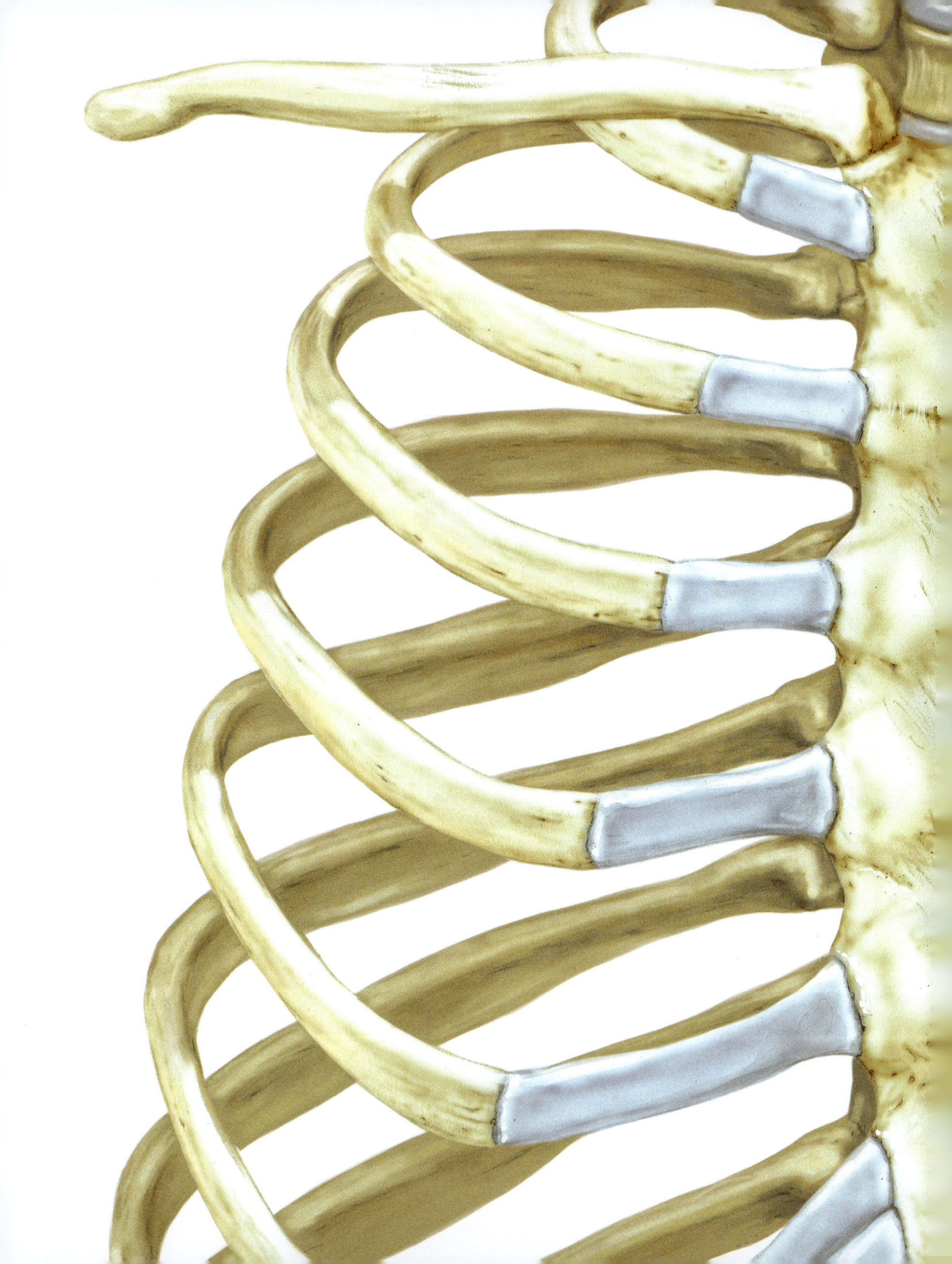

KAPITEL 4

Rumpf

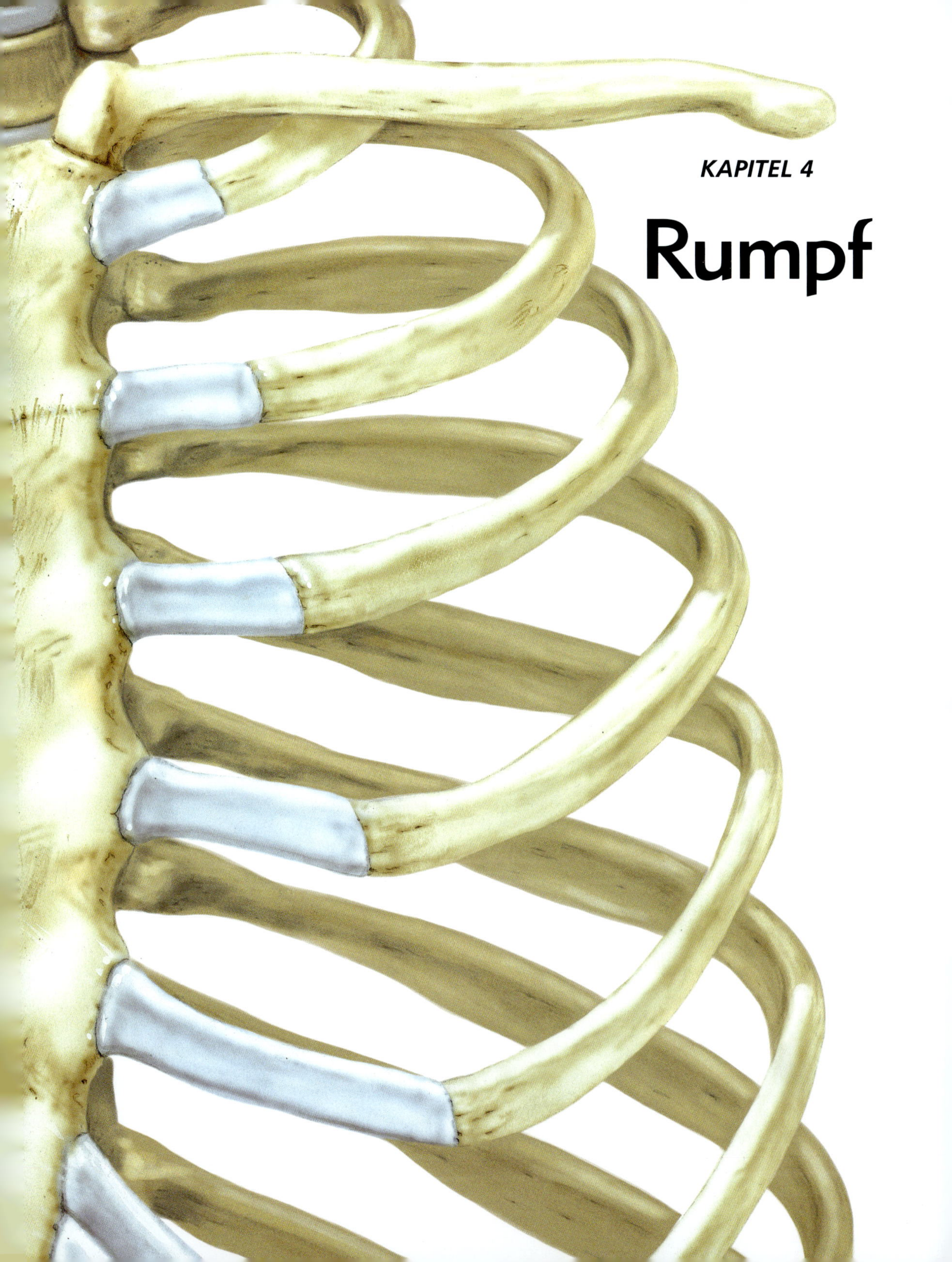

RUMPF

Unter dem Rumpf versteht man den Körperstamm aus Brust- und Bauchraum, dessen knöchernes Gerüst von der Wirbelsäule und dem Beckengürtel gebildet wird.

RÜCKEN

Der Rücken ist der Teil des Körpers, der von der Unterseite des Nackens bis zum unteren Ende der Wirbelsäule knapp oberhalb des Gesäßes reicht. Das knöcherne Gerüst, die Wirbelsäule, besteht aus einzelnen Wirbeln, die durch Bandscheiben und Gelenke miteinander verbunden sind. In einem Kanal, der von den Wirbeln gebildet wird, befindet sich das aus Nervengewebe bestehende Rückenmark. Jeweils zwischen zwei Wirbeln verlassen so genannte Rückenmarknerven den Wirbelkanal.

Die elastischen Bandscheiben trennen die Wirbel voneinander und fungieren als Puffer. Sie müssen das Körpergewicht tragen und die Wirbel bei jeder Bewegung der Wirbelsäule abfedern.

Die Wirbelsäule schützt das Rückenmark und die Rückenmarknerven, trägt das Gewicht des Körpers und des Kopfes und dient als Verankerung für den Brustkorb. Sie spielt eine wichtige Rolle für Bewegung und Haltung und fungiert als Rumpf-, Arm- und Beinmuskelansatz. Vom Kopf abwärts gibt es 24 Wirbel: sieben Halswirbel, zwölf Brustwirbel und fünf Lendenwirbel. Weitere fünf Wirbel sind zum Kreuzbein verschmolzen, und noch einmal vier, die kleinsten Wirbel, bilden das Steißbein. Normalerweise hat jeder Mensch 33 Wirbel, doch haben manche Personen (meist Männer) einen Wirbel mehr und andere (meist Frauen) einen weniger. Die größten Wirbel sind die Lendenwirbel, die das meiste Gewicht tragen. So trägt der fünfte Lendenwirbel (L5) das Gewicht des gesamten Oberkörpers und überträgt es auf das Kreuzbein.

Das Paget-Syndrom, eine Knochenbildungsstörung mit Verdickung und Erweichung der Knochen, kann zu einer Deformierung der Wirbelsäule führen. Die Körpergröße nimmt ab, und durch die Verkrümmung können Nerven eingeklemmt werden, was zu Schmerzen oder Lähmungen führen kann.

Die Arterien, die den Hirnstamm mit Blut versorgen, verlaufen durch die Halswirbel. Durch eine Verringerung des Blutflusses, wie sie z. B. bei einer Abnutzung der Halswirbel auftritt, kann beim Drehen des Kopfes Schwindel auftreten.

Manchmal wird ein Narkosemittel direkt in den Epiduralraum der Wirbelsäule gespritzt, z. B. bei Operationen am Unterleib oder an den Beinen sowie während der Geburt und bei einem Kaiserschnitt.

Verletzungen und Krankheiten

Fehlstellungen der Wirbelsäule sind eine Vorwärtskrümmung, genannt Rundrücken (Kyphose), eine Überstreckung, genannt Hohlkreuz (Lordose), eine seitliche Verkrümmung (Skoliose) oder eine Rundrückenbildung bei gleichzeitiger seitlicher Verkrümmung (Kyphoskoliose).

Solche Fehlstellungen können durch Verletzungen oder Muskelschwäche, Haltungsfehler, angeborene Missbildungen oder Erbkrankheiten wie die Bechterew-Krankheit entstehen. Bei dieser Bindegewebskrankheit kommt es zu einer Entzündung der Wirbelsäule und großer Gelenke wie Hüfte, Schulter und Knie mit Schmerzen, Versteifung und Rundrückenbildung. Viele Rückenprobleme können ohne chirurgischen Eingriff behoben werden. Eine Stärkung der Rücken- und Bauchmuskulatur als Gegenmaßnahme zu Haltungsfehlern kann eine erhebliche Besserung bewirken.

Die Bandscheiben können durch Gewalteinwirkung (z. B. bei einem Unfall oder Zusammenprall beim Sport), schweres Heben oder Haltungsfehler geschädigt werden. Durch Quetschung oder Deformierung kann es zur Vorwölbung einer oder mehrerer Bandscheiben in den Wirbelkanal, dem klassischen Bandscheibenvorfall kommen. Dieser verursacht heftigste Rückenschmerzen und tritt bevorzugt am vierten oder fünften Lendenwirbel (L4 oder L5) auf.

Bandscheibenvorfälle treten mit zunehmendem Alter häufiger auf, da der Wassergehalt und damit die Elastizität der Bandscheiben abnimmt. Außerdem werden sie dünner, was zur Abnahme der Körpergröße bei alten Menschen führt. Geschädigte Bandscheiben können auf die Rückenmarknerven, die den Ischiasnerv bilden, drücken und das Ischiassyndrom auslösen. Dabei treten Schmerzen an der Rückseite des Oberschenkels auf, die in das Bein ausstrahlen. Meist kommt es durch die Nervenreizung als Schutzreaktion des Körpers zu einem Muskelhartspann (einer unwillkürlichen Verkrampfung einer Muskelgruppe), der die Schmerzen verschlimmert und zur Bewegungseinschränkung und einer unnatürlichen Körperhaltung führt.

Ein Schleudertrauma kann die Halswirbel verletzen. Es tritt oft bei Verkehrsunfällen und Kampfsportarten auf, bei denen der Kopf ruckartig und weiter als üblich nach hinten (Hyperextension) und vorne (Hyper-

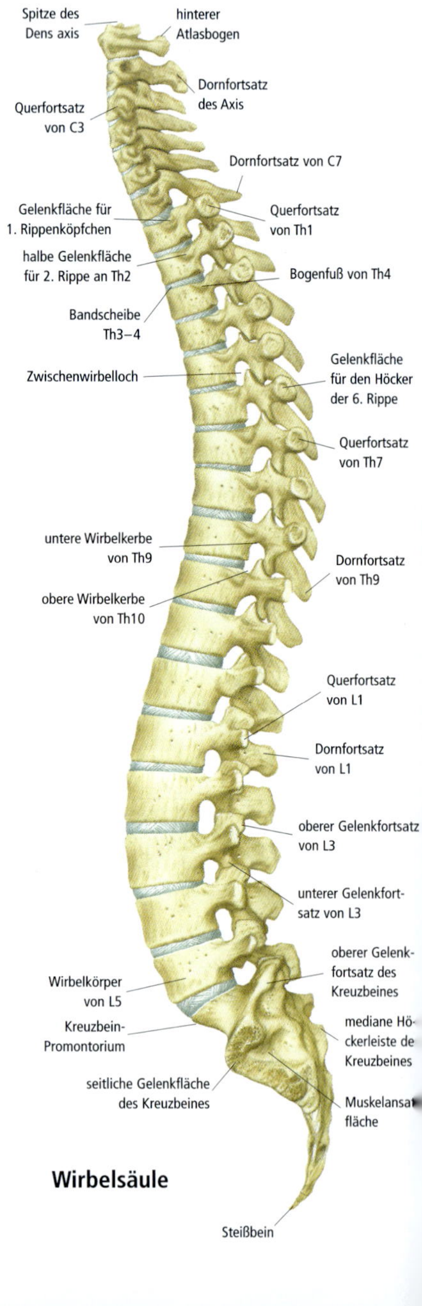

Wirbelsäule

flexion) bewegt wird. Diese Bewegung kann zu einem Wirbelbruch oder noch häufiger zu einer Verletzung jener Bänder führen, die die Wirbel miteinander verbinden. Eine Verlagerung von Wirbeln führt in der Regel zu einer Rückenmarkverletzung.

Durch einen Sturz auf den Kopf oder eine Sportverletzung mit Beteiligung des Kopfes kann es zu Wirbelbrüchen oder Bandscheibenrupturen kommen. Gebrochene Wirbel können das Rückenmark verletzen und zu Lähmungen oder sogar zum Tod führen. Rupturierte Bandscheiben führen zu einem Bandscheibenvorfall und verursachen durch Druck auf die Rückenmarknerven heftige Schmerzen.

Zerrungen und Verstauchungen sind leichtere Muskelverletzungen, die durch extreme Drehung oder Streckung der Wirbelsäule verursacht werden. Mit Aufwärm- und Dehnübungen lassen sich Zerrungen im Rücken vermeiden.

Rückenmarkverletzungen können zu einem Schock und unterhalb der verletzten Stelle zu

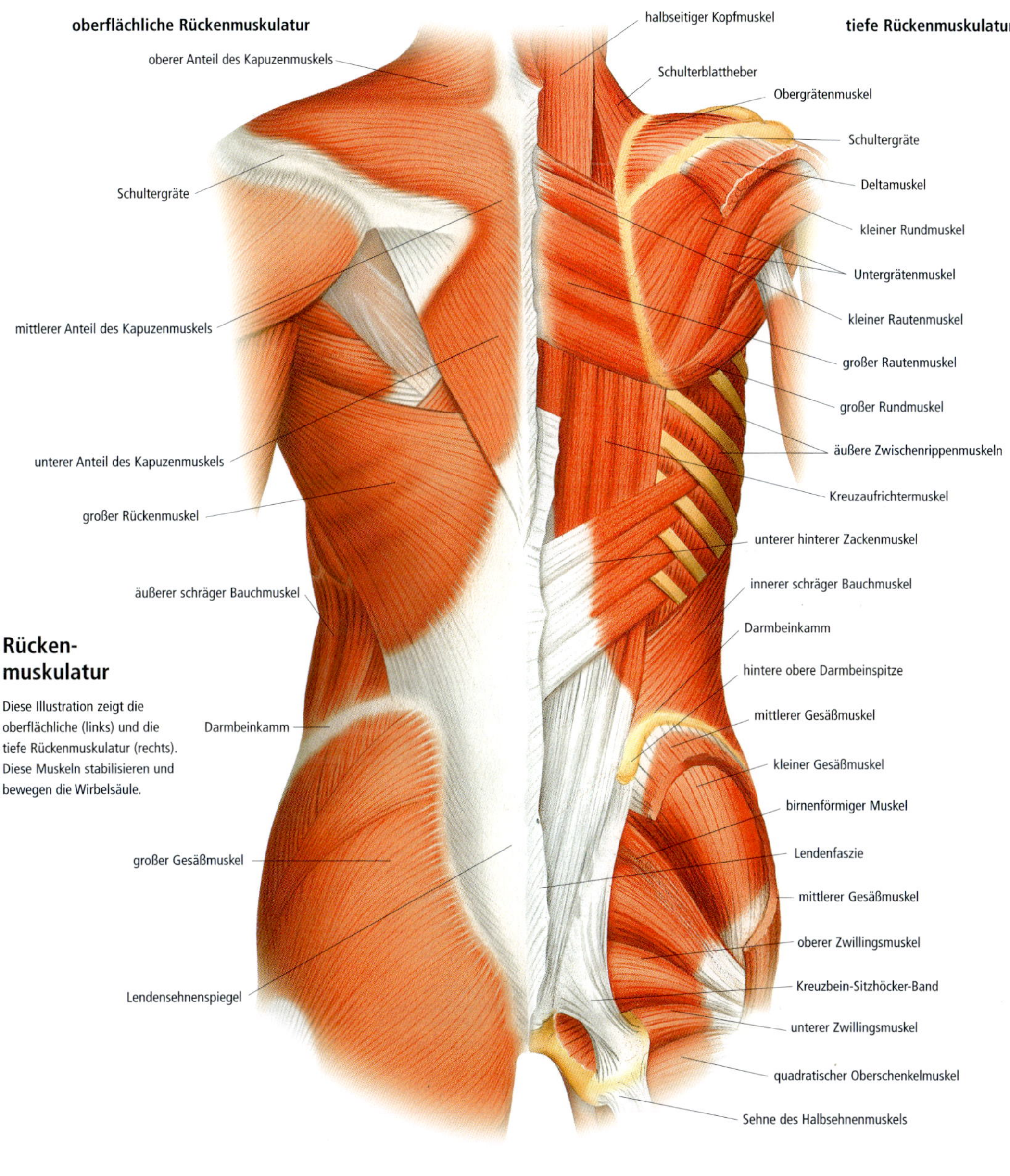

Rücken-muskulatur

Diese Illustration zeigt die oberflächliche (links) und die tiefe Rückenmuskulatur (rechts). Diese Muskeln stabilisieren und bewegen die Wirbelsäule.

Querschnittlähmungen führen. Bei einer Verletzung der Lendenwirbelsäule kann eine Paraplegie (Lähmung beider Beine und des Unterkörpers) auftreten, bei einer Verletzung oberhalb des fünften Halswirbels kommt es dagegen zu einer Tetraplegie (Lähmung aller vier Gliedmaßen). Bei Verdacht auf eine Rückenmarkverletzung sollte die betroffene Person nur von ausgebildeten Sanitätern bewegt werden. Jede falsche Bewegung kann zu weiteren Verletzungen oder sogar Lähmungen führen. Osteoporose, eine degenerative Knochenerkrankung, ist besonders beeinträchtigend und schmerzhaft, wenn die Wirbelsäule betroffen ist. Die Knochen werden aufgrund eines Mineralverlustes porös und somit brüchig. In der Folge kommt es zu Wirbelbrüchen, die mit Schmerzen, Bewegungseinschränkungen oder Lähmungen einhergehen. Auch Knochenkrebs kann die Ursache für Rückenschmerzen sein, doch stehen hier häufig Symptome an anderen Körperstellen im Vordergund.

Ursachen von Rückenschmerzen

Aufgrund der Zunahme sitzender Tätigkeiten sind Schmerzen im Lendenbereich in vielen Ländern eine Volkskrankheit. Zu den Symptomen zählen Schmerzen oder Taubheit im Bereich der Lenden, der so genannte Hexenschuss (Lumbago). Schmerzen, die in das Gesäß und die Oberschenkel ausstrahlen, werden durch Druck auf die Rückenmarknerven verursacht, die den Ischiasnerv bilden. Sie sind als Ischiassyndrom bekannt. Die Hauptrisikofaktoren für Rückenschmerzen sind:

Mangelnde Kondition: Nur eine kräftige Bauch- und Rückenmuskulatur zur Stützung der Wirbelsäule gewährleistet volle Beweglichkeit ohne Verlagerung der Bandscheiben. Schwache Muskeln verursachen zwar selbst keine Rückenschmerzen, erhöhen aber das Verletzungsrisiko bei Belastungen der Wirbelsäule durch Heben, Bücken oder Drehbewegungen.

Belastung kalter Muskeln: Jede sportliche Aktivität oder schweres Heben ohne vorheriges Aufwärmen ist gefährlich. Es ist wichtig, sich mit Dehn-, Streck- und Lockerungsübungen für die jeweiligen Muskelgruppen auf eine solche Anstrengung vorzubereiten. Dies gilt für körperliche Arbeit und Sport gleichermaßen.

Fehlhaltung: Durch eine gebeugte Haltung werden die Bandscheiben an den Vorderkanten zusammengedrückt und wölben sich nach hinten vor. Dies führt zu einer Verlagerung der Bandscheiben in den Wirbelkanal, dem so genannten Bandscheibenvorfall. Schmerzen entstehen, wenn sich die umgebenden Muskeln verspannen und die Bandscheibe auf die Wurzeln der Rückenmarknerven drückt.

Heben schwerer Gegenstände: Beim Hochheben schwerer Gegenstände sollte man in die Hocke gehen und den Rücken so gerade wie möglich halten. Der Gegenstand sollte sich dicht am Körper befinden. Das Strecken, um den Gegenstand zu greifen, erhöht die Verletzungsgefahr. Schwere Gegenstände sollten langsam angehoben werden, da der Rücken durch ruckartige Bewegungen überlastet wird. Der Gegenstand sollte für die Person nicht zu schwer sein. Selbstüberschätzung führt oft zu Verletzungen. Tragegurte und Bruchbänder sind im Vergleich zu kräftigen Muskeln und gesundem Menschenverstand eine schlechte Versicherung gegen Verletzungen.

Rückenschonendes Verhalten

Rückenschonendes Verhalten beginnt mit der richtigen Haltung beim Sitzen, Stehen und Arbeiten. Gutes Muskeltraining spielt hierbei eine große Rolle, da Haltungsfehler oft zu einer Muskelschwäche führen. Es ist wichtig, die Muskelkraft sowohl der Bauchmuskeln, die die Bewegungsabläufe der Arme und Beine sowie die Atmung steuern, als auch der tiefen Rückenmuskulatur, die direkt auf die Wirbelsäule wirken, zu erhalten. Bei der Arbeit am Schreibtisch sollte man auf eine bequeme Haltung und eine Stuhllehne achten, die die Wirbelsäule unterstützt. Häufige Pausen sind ebenfalls eine gute vorbeugende Maßnahme.

Rückenschonendes Verhalten ist vor allem während der Schwangerschaft wichtig, wenn sich das Gewicht verändert und Bänder und Sehnen durch die Wirkung des Hormons Progesteron schlaffer werden. Schmerzen im Lendenwirbelsäulenbereich können entweder von einem Haltungsfehler oder dem Druck der wachsenden Gebärmutter auf den Ischiasnerv herrühren.

Bei Schmerzen oder Beschwerden muss geklärt werden, ob eine Überlastung oder Verkrampfung der Muskeln die Ursache ist oder ob es sich um eine ernstere Verletzung der Wirbelsäule selbst handelt. Am aussagekräftigsten ist die Diagnose eines Orthopäden oder eines anderen Rückenspezialisten, die dieser mittels einer Röntgenaufnahme und einer gründlichen körperlichen Untersuchung stellt. Häufig entstehen Muskelverspannungen durch Bandscheibenschäden. In diesem Fall wird zuerst durch eine Streckthe-

Rückenschmerzen

Hebe-, Dreh- und Bückbewegungen können, vor allem wenn dabei Last getragen wird, Rückenbeschwerden auslösen. Die markierten Bereiche sind am häufigsten betroffen.

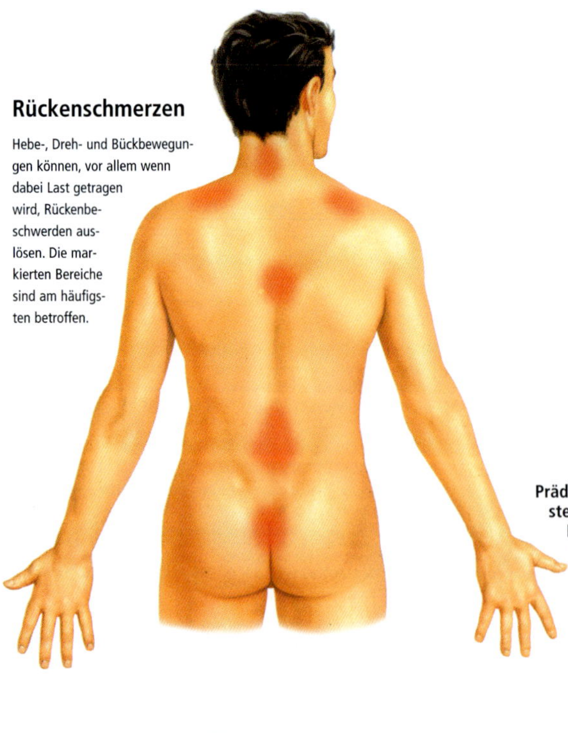

rapie der Druck auf die zusammengepressten Bandscheiben gelindert und ihnen so zu ihrer ursprünglichen Form verholfen. Später stehen Übungen zur Kräftigung wenig beanspruchter Muskeln im Vordergrund der Behandlung.

Es gibt auch Alternativtherapien zur Linderung von Rückenbeschwerden. Die Akupunktur kann akute Muskelkrämpfe und -verspannungen lindern und die Rückenschmerzen soweit verringern, dass Massage oder eine andere Physiotherapie zum Einsatz kommen kann. Eine Aromatherapiemassage und Bäder mit ätherischen Ölen wie Lavendel, Rosmarin und Pfefferminze helfen bei der Behandlung von Muskelverkrampfungen und -verspannungen. Chronische Schmerzen in Verbindung mit Haltungsfehlern, berufsbedingtem Stress oder Ermüdung der Muskeln können durch Massage gelindert werden. Chiropraktische Manipulationen lindern Schmerzen, indem sie die Beweglichkeit der Wirbelgelenke wiederherstellen. Die Osteopathie verschafft mit sanften Griffen und dem Massieren der Wirbelsäule und des umgebenden Bindegewebes Schmerzen Abhilfe. Mit Therapien wie Alexander-Technik, Feldenkrais, Pilates-Technik, Tai-Chi und Yoga können Haltungsfehler korrigiert und Stress reduziert werden.

Rückenprobleme können durch körperliche Betätigung vermieden werden, da Haltungsfehler dadurch korrigiert und wichtige stützende Muskeln gekräftigt werden. Einige Rückenkrankheiten können sich jedoch verschlimmern, wenn man sich falsch bewegt. Bei bestehenden Verletzungen oder Rückenproblemen sollte deshalb immer der Rat eines Fachmanns eingeholt werden.

SIEHE AUCH *Krankheiten und Störungen der Wirbelsäule, Erkrankungen des Rückenmarkes in diesem Kapitel*

WIRBELSÄULE

Die Wirbelsäule verläuft in der Mitte des Rückens, von der Schädelbasis bis zum Becken, und bildet die Zentralachse des Skelettes. Sie enthält auch das Rückenmark, einen Teil des Zentralnervensystems (ZNS), in einem hohlen Kanal (Wirbelkanal) in der Mitte. Die Wirbelsäule muss ausreichend stark sein, um das Gewicht des Körpers zu tragen, jedoch auch flexibel genug, um die Beweglichkeit des Rumpfes zu gewährleisten und Erschütterungen abzufedern. Diesen Anforderungen wird sie durch ihre Doppel-s-förmige Struktur und ihre Einteilung in 26 Knochen (Wirbel) absolut gerecht, die durch Knorpelscheiben (Bandscheiben) voneinander getrennt sind. Die Bandscheiben machen bei jungen Erwachsenen 25 % der Länge der Wirbelsäule aus.

Die Wirbelsäule wird in fünf Bereiche eingeteilt: Hals, Brust (Thorax), Lende (*Regio lumbalis*), Kreuzbein (*Os sacrum*) und Steißbein (*Os coccygis*). Die Halswirbelsäule umfasst sieben Wirbel, die von oben nach unten von 1 bis 7 nummeriert sind (C1–C7). Die Brustwirbelsäule hat zwölf Wirbel (Th1–Th12), die seitlich eine gelenkige Verbindung zu den Rippen haben. Die Lendenwirbelsäule umfasst fünf Wirbel (L1–L5). Das Kreuzbein – beim Erwachsenen ein einziger Knochen – besteht ursprünglich aus fünf separaten Wirbeln (S1–S5), die im frühen Entwicklungsstadium zu einem Knochen verschmelzen. Auch die vier letzten Wirbel verschmelzen beim Menschen zu einem Knochen, dem Steißbein.

Von der Seite betrachtet ist die Wirbelsäule nicht gerade, sondern doppel-s-förmig gebogen. Bei der Geburt ist die Wirbelsäule c-förmig nach vorne gebogen. Diese Vor-

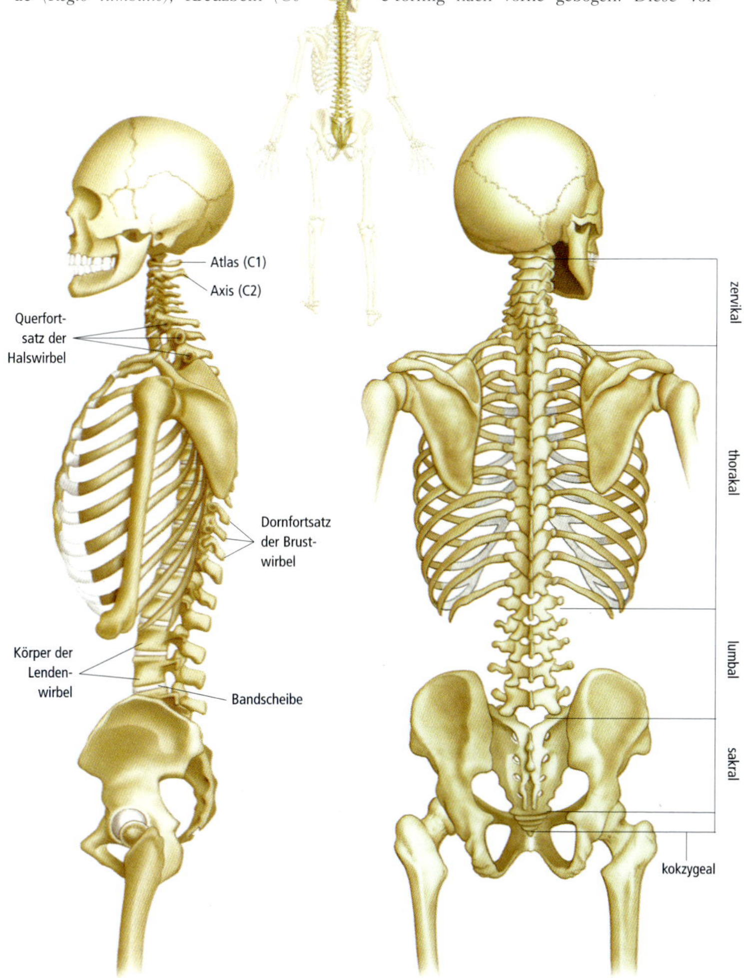

Wirbelsäule

Die Wirbelsäule bildet die zentrale Achse des Skeletts und trägt das Gewicht von Kopf, Hals und Rumpf. Ihre segmentierte Struktur bietet Flexibilität und ermöglicht das Beugen und Drehen des Rumpfes.

wärtsbiegung (leichte Kyphose) im Brust- und Kreuzbereich bleibt bis ins Erwachsenenalter bestehen (primäre Biegung). Während der Kindheit biegt sich dann die Wirbelsäule im Hals- und Lendenbereich nach hinten (leichte Lordose), um das Gewicht von Kopf und Körper besser auszubalancieren. Die Krümmung im Halsbereich tritt ein, wenn das Kind beginnt, seinen Kopf zu heben, und die Krümmung im Lendenbereich erfolgt, wenn das Kind sitzen, stehen und laufen lernt. Da die Krümmung im Hals- und Lendenbereich nach der Geburt eintritt, spricht man von sekundären Krümmungen.

Entwicklungsfaktoren, schlechte Haltung oder pathologische Veränderungen können zu abnormalen Krümmungen führen. Eine übermäßige Krümmung im Brustbereich, ein Buckel, tritt bei älteren Menschen als Folge degenerativer Veränderungen der Wirbel aufgrund von Osteoporose auf. Eine übermäßige Krümmung im Lendenbereich, das so genannte Hohlkreuz, ist oft bei schwangeren Frauen und bei Personen mit schwacher Bauchmuskulatur zu beobachten. Bei einer Krümmung der Wirbelsäule nach der Seite spricht man von einer Skoliose. Diese kommt häufig vor und ist auf eine Asymmetrie der Rückenmuskulatur zurückzuführen, wie dies bei Sportlern »einhändiger Disziplinen« (z.B. Tennis) vorkommen kann.

SIEHE AUCH *Skelett in Kapitel 1; Krankheiten und Störungen der Wirbelsäule in diesem Kapitel*

WIRBEL

Die Wirbel stellen die knöchernen Bauelemente der Wirbelsäule dar. Die einzelnen, durch Bandscheiben voneinander getrennten Wirbel verleihen der Wirbelsäule Stabilität und Elastizität. Die Wirbelsäule besteht aus sieben Halswirbeln, zwölf Brustwirbeln, fünf Lendenwirbeln, fünf miteinander verwachsenen Kreuzbeinwirbeln und drei bis fünf miteinander verwachsenen Steißbeinwirbeln.

Alle Wirbel haben eine ähnliche Struktur. Die Größe und Form der einzelnen Teile ist in den verschiedenen Bereichen jedoch unterschiedlich. Jeder Wirbel hat folgende Bestandteile:

- Den vorderen Wirbelkörper, der von oben nach unten in der Wirbelsäule immer größer wird, da er den gewichttragenden Teil des Wirbels darstellt
- Den Knochenbogen oder Wirbelbogen, der hinten am Wirbelkörper entspringt und das Wirbelloch umgibt. Er wird noch einmal unterteilt in den Bogenfuß und die Bogenfläche.
- Den Dornfortsatz, der von der Bogenfläche nach hinten führt. Die Dornfortsätze sind von oben nach unten in der Mitte des Rückens spürbar. Der Dornfortsatz des siebten Halswirbels (*Vertebra prominens*) am unteren Ende des Halses steht besonders stark hervor und kann als Ausgangspunkt beim Abzählen der anderen Wirbel verwendet werden.
- Einem Paar Querfortsätze, die beidseits zwischen Bogenfuß und Wirbelbogen zur Seite zeigen. Die Dorn- und Querfortsätze dienen als Hebel bei der Bewegung der Wirbelsäule.
- Zwei Gelenkfortsatzpaare auf der Ober- und Unterseite jedes Wirbelbogens. Diese Fortsätze bilden Gelenke mit den darüber und darunter befindlichen Wirbeln.

Der erste Halswirbel (Atlas) ist eine Ausnahme, da er weder einen Wirbelkörper noch einen Dornfortsatz besitzt.

Die oberen und unteren Flächen der Bogenfüße jedes Wirbelbogens sind gekrümmt, sodass zwischen zwei benachbarten Wirbeln ein unvollständiger Ring, das Zwischenwirbelloch, entsteht. Durch diese Löcher treten nach beiden Seiten die Rückenmarknerven aus dem Wirbelkanal aus und ein.

Bei einer Verletzung kann es zu einem Wirbelbruch kommen. Eine Wirbelfraktur oder eine Wirbelverlagerung kann das Rückenmark und mit dem Rückenmark verbundene Nerven beeinträchtigen und damit zu einem vorübergehenden oder dauerhaften Verlust des Empfindungsvermögens und zur Bewegungsunfähigkeit führen.

Bewegungen der Wirbelsäule

Die Wirbelsäule ist eine flexible Struktur, die als eine Einheit agiert. Große Bewegungen resultieren aus der Summe der vielen kleinen Bewegungen in den Zwischenwirbelgelenken. Die Bewegungsmöglichkeiten der Wirbelsäule sind die Biegung nach vorne (Flexion), die Biegung zur Seite (Lateralflexion), die Rückwärtsbiegung (Extension), die Drehung um die eigene Achse (Rotation) und eine Kombination aller dieser Bewegungen (Zirkumduktion). Der Bewegungsbereich ist je nach Region unterschiedlich: Die Hals- und Lendenwirbelsäule sind am beweglichsten, die Brustwirbelsäule ist aufgrund der Verbindungen mit den Rippen am wenigsten beweglich.

Gelenke

Jeder Wirbel ist über die Zwischenwirbelgelenke an den Wirbelbögen und die Bandscheiben mit den beiden benachbarten Wirbeln verbunden. An jeder Seite wird zwischen den Gelenkfortsätzen der beiden Wirbel ein echtes Gelenk mit Gelenkkapsel, Gelenkflüssigkeit und knorpelüberzogenen Gelenkflächen gebildet. Die Ausrichtung der Gelenkflächen bestimmt die Art der in jeder Region erlaubten Bewegungen. So kann z.B. eine echte Drehung der Wirbelsäule wegen der horizontal stehenden Gelenkflächen nur im Brustbereich erfolgen. Diese Gelenke neigen – wie alle echten Gelenke – bei älteren Menschen zu arthrotischen Veränderungen, insbesondere im Lendenbereich, wo sie eine der häufigsten Ursachen für Kreuzschmerzen sind. In manchen Fällen kann eine Operation (Laminektomie) erforderlich sein, um die Schmerzen zu lindern, die durch die knöchernen Ablagerungen im Bereich des Gelenkes entstehen und benachbarte Spinalnerven komprimieren.

Die Verbindung über die Bandscheiben ist relativ fest und dient vor allem der Lastaufnahme. Die Bandscheiben sind im Brust-

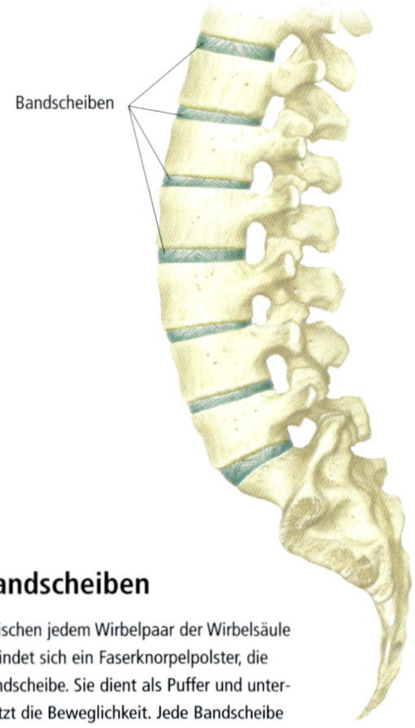

Bandscheiben

Zwischen jedem Wirbelpaar der Wirbelsäule befindet sich ein Faserknorpelpolster, die Bandscheibe. Sie dient als Puffer und unterstützt die Beweglichkeit. Jede Bandscheibe hat einen weichen Gallertkern, mit Hilfe dessen sie unter Druck (beim Drehen oder Beugen der Wirbelsäule) ihre Form verändern kann, und einen derben, äußeren Faserring, der den Kern in Position hält und die Bandscheibe mit dem Wirbel verbindet.

s.a. S. 48

Wirbel

Die Wirbelsäule besteht aus 33 Wirbeln, die dem Rückenmark als kräftige und dennoch elastische Umhüllung dienen.

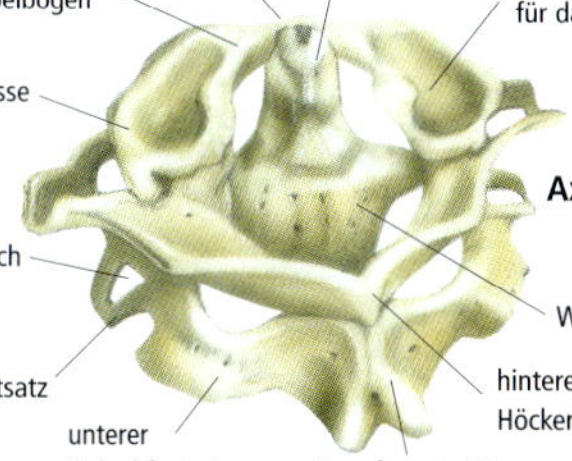

Axis und Atlas

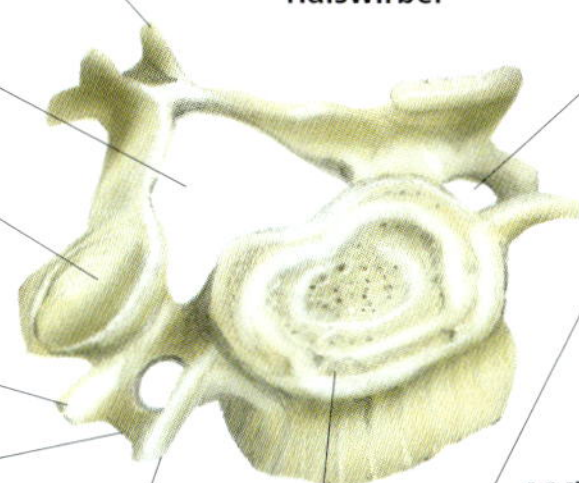

Halswirbel

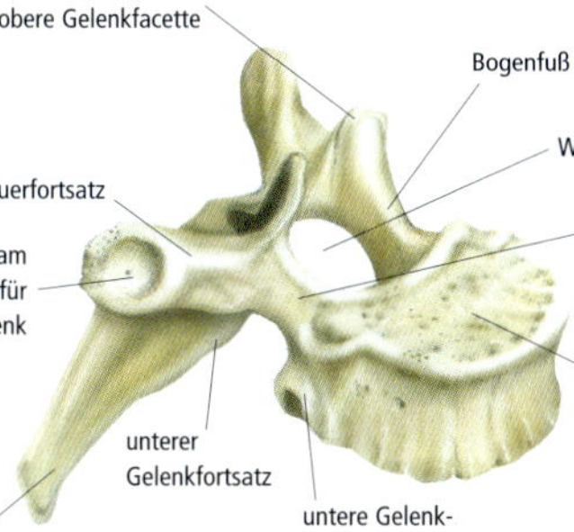

Brustwirbel

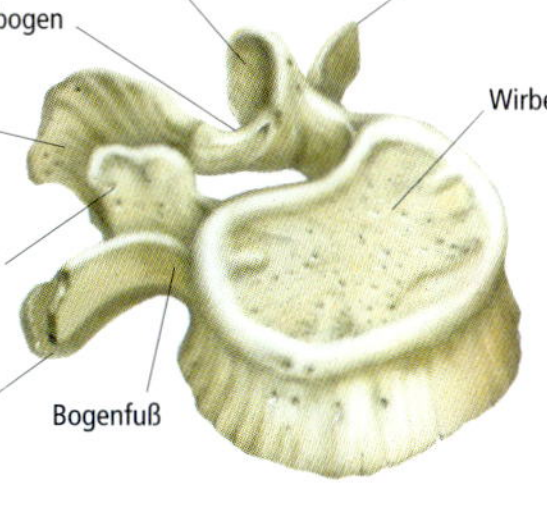

Lendenwirbel

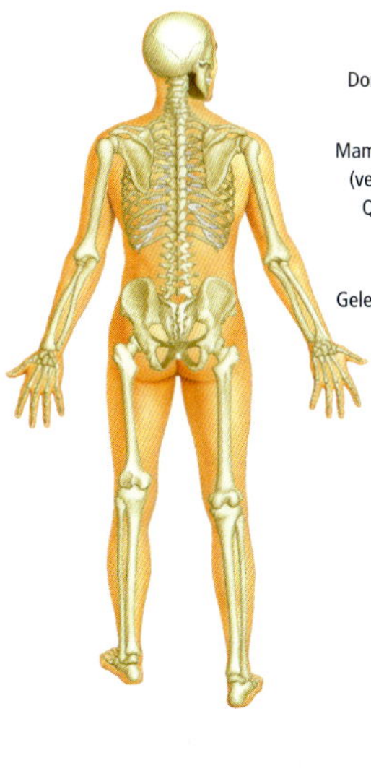

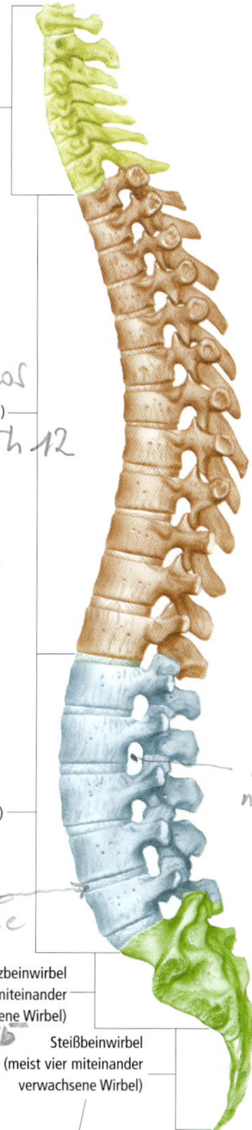

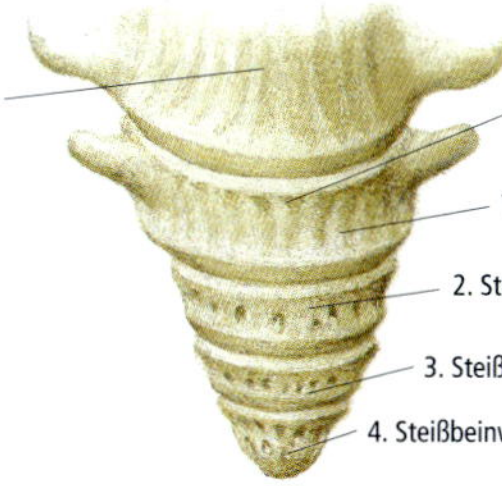

Steißbein

bereich relativ dünn und flach, im Lenden- und Halsbereich keilförmig und dicker.

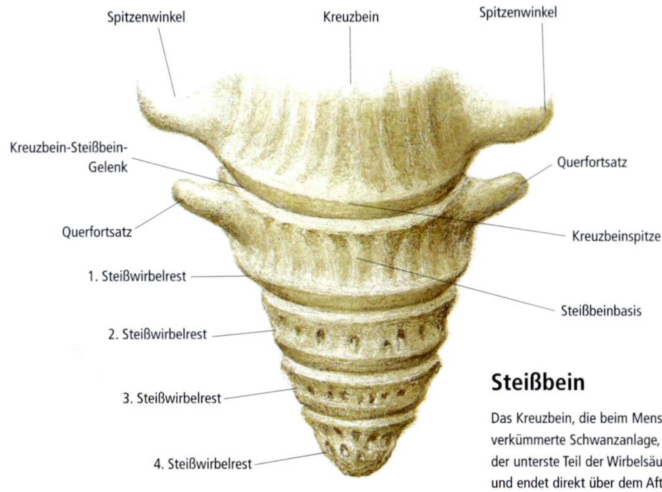

Steißbein

Das Kreuzbein, die beim Menschen verkümmerte Schwanzanlage, ist der unterste Teil der Wirbelsäule und endet direkt über dem After.

BANDSCHEIBEN

Bandscheiben sind elastische, knorpelige Gebilde, die jeweils zwischen zwei benachbarten Wirbeln liegen. Sie bilden etwa 25 % der Gesamtlänge der Wirbelsäule eines jungen Menschen. Die Bandscheiben bilden die zweite Form der Verbindung zwischen den Wirbeln und ermöglichen ebenfalls die geschmeidige Beweglichkeit der Wirbelsäule. Sie spielen auch als Stoßdämpfer eine Rolle, wenn beim Stehen und in Bewegung Kraft auf die Wirbelsäule übertragen wird.

Bei jungen Menschen haben die Bandscheiben einen sehr hohen Wassergehalt von 80–90 %. Dieser hohe Anteil nimmt im Tagesverlauf ab, da das Wasser durch das Gewicht beim Stehen und in der Bewegung herausgequetscht wird. Es wird aber während des Schlafes im Liegen wieder von den Bandscheiben resorbiert. Der durchschnittliche junge Erwachsene ist beim Aufwachen etwa 2 cm größer als beim Zu-Bett-Gehen. Im Lauf des Lebens nimmt die Fähigkeit, dieses Wasser zu ersetzen, allmählich ab und die Bandscheiben werden trockener und dünner. Dies ist einer der Gründe, warum Menschen im Alter an Größe verlieren.

Die äußeren Ringfasern werden im Alter brüchiger und können durch zu große Kräfte, wie sie beim plötzlichen Drehen oder Beugen auftreten, reißen. Dadurch dringt der gallertige Kern der Bandscheibe in den beschädigten Teil des Faserringes ein oder sogar durch diesen aus. Da der Ring an der hinteren Seite dünner und schwächer ist, quillt die beschädigte Bandscheibe meist in diese Richtung und kann dabei gegen die in der Nähe gelegene Nervenwurzel des Rückenmarkes drücken. Dies bezeichnet man allgemein als Bandscheibenvorfall.

Ein Bandscheibenvorfall (Protrusion) kann in jedem Teil der Wirbelsäule auftreten, ist aber im Lendenwirbelbereich am häufigsten. Dort entspringen die Nerven zu den unteren Gliedmaßen, sodass Reizungen starke Schmerzen im unteren Rücken bis in die Beine verursachen. Diesen Schmerz nennt man oft Ischiassyndrom.

Die Behandlung ist meist konservativ (entzündungshemmende Mittel, Ruhe, Krankengymnastik), in schweren Fällen kann jedoch eine Operation notwendig werden, um den Druck auf den Nerv zu beseitigen.

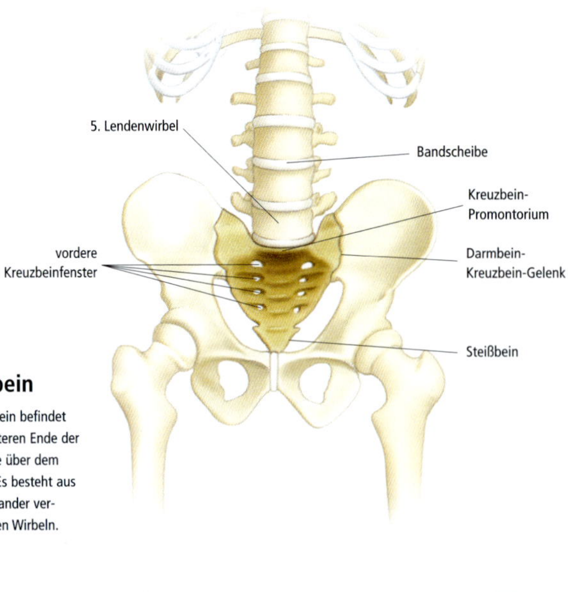

Kreuzbein

Das Kreuzbein befindet sich am unteren Ende der Wirbelsäule über dem Steißbein. Es besteht aus fünf miteinander verschmolzenen Wirbeln.

KREUZBEIN

Das Kreuzbein *(Os sacrum)* und das Steißbein bilden das untere Ende der Wirbelsäule. Das Kreuzbein besteht aus den fünf miteinander verschmolzenen Kreuzbeinwirbeln. Es bildet einen Teil des Beckenrings und ist mit den Hüftknochen durch die Hüftbein-Darmbein-Gelenke vereint. Am oberen Ende ist es mit dem fünften Lendenwirbel und am unteren mit dem Steißbein verbunden. Durch das Kreuzbein verläuft von oben nach unten der Kreuzbeinkanal, der die Fortsetzung des Wirbelsäulenkanals darstellt. Ein Bündel von Spinalnervenwurzeln *(Cauda equina)* des Rückenmarkes verläuft durch den Kreuzbeinkanal und verzweigt sich in die Kreuzbeinspinalnerven, die durch Fenster im Knochen austreten.

STEISSBEIN

Das Steißbein *(Os coccygis)* ist der unterste Knochen der Wirbelsäule. Es befindet sich unmittelbar über dem Anus und besteht aus drei bis fünf rudimentären Wirbeln, die mit dem oberhalb liegenden Kreuzbein verbunden sind. »Coccygis« ist vom griechischen Wort *kokkyx* abgeleitet, was »Kuckuck« bedeutet. Man wählte diese Bezeichnung, weil das Steißbein angeblich wie der Schnabel eines Kuckucks aussieht.

Die Kokzygodynie ist ein anhaltender, heftiger Schmerz im Steißbein und meist die Folge einer Verletzung. Die Behandlung mit schmerzstillenden und entzündungshemmenden Medikamenten kann die Symptome in vielen Fällen lindern.

WIRBELKANAL

Der Wirbelkanal ist ein Hohlraum im Inneren der Wirbelsäule, der das Rückenmark und die Spinalnervenwurzeln enthält. Er ist vorne vom Wirbelkörper und hinten und an den Seiten vom Wirbelbogen umgeben. Der Wirbelkanal ist – ähnlich wie der Schädel – mit Häuten ausgekleidet, die hier Rückenmarkhäute heißen. Zwischen diesen und dem Rückenmark befindet sich der mit Gehirn-Rückenmark-Flüssigkeit (Liquor) gefüllte Subarachnoidalraum, der auch das Gehirn umgibt. Das Rückenmark endet gewöhnlich auf Höhe des ersten oder zweiten Lendenwirbels. Unterhalb dieser Ebene befinden sich nur noch ein Bündel von Spinalnervenwurzeln, die *Cauda equina*. Es ist deshalb relativ ungefährlich, im Rahmen einer Lumbalpunktion zwischen dem vierten und fünften Lendenwirbel eine Nadel zur Entnahme von Liquor für neurologische Untersuchungen oder zum Zweck einer Spinalanästhesie einzuführen.

Zwischen dem knöchernen Wirbelkanal und den Rückenmarkhäuten liegt der enge Epiduralraum, der mit Fett und Venen gefüllt ist. Die sakralen Spinalnerven, welche die Beckenorgane versorgen, können durch die Verabreichung von Anästhetika in den Epiduralraum anästhesiert werden. Diese so genannte Periduralanästhesie wird oft bei Kaiserschnitten eingesetzt, sodass die Mutter während der Geburt bei Bewusstsein bleiben kann.

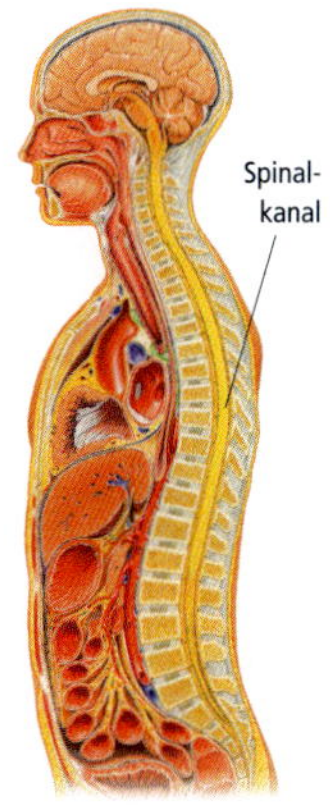

Spinalkanal

Die Wirbelsäule bildet eine schützende Hülle für das Rückenmark, einen Strang von Nervengewebe, der sich vom Gehirn bis zum ersten oder zweiten Lendenwirbel zieht. Liquor und eine Membranschicht füllen den Raum zwischen Wirbelkanal und Strang, wodurch für zusätzlichen Schutz gesorgt ist.

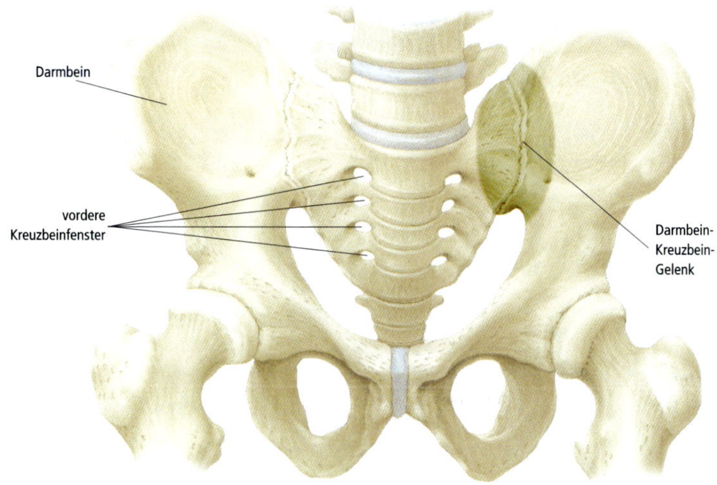

Iliosakralgelenk

Das Iliosakralgelenk befindet sich zwischen dem Kreuzbein und dem Darmbein der Hüfte. Es überträgt das Körpergewicht auf das Becken. Der Bewegungsspielraum ist relativ klein.

ILIOSAKRALGELENK

Dort, wo das Darmbein des Hüftknochens und das Kreuzbein am Ende der Wirbelsäule aufeinander treffen, befindet sich das Darmbein-Kreuzbein-Gelenk oder Iliosakralgelenk. Da das Gewicht des Rumpfes auf diesem Gelenk ruht, sind für den Zusammenhalt der Knochen starke Bänder nötig. Das Gelenk ist eine sehr straffe Verbindung, mit echten Gelenkanteilen mit Knorpel und Gelenkflüssigkeit sowie rein faserknorpeligen Anteilen.

Die knorpelige Gelenkfläche hat eine L-Form und liegt auf Höhe der ersten drei (bei Männern) bzw. zwei (bei Frauen) Segmente des Kreuzbeines. Die Gelenkoberflächen von Darm- und Kreuzbein sind mit jeweils gegenüberliegenden Furchen und Kämmen bedeckt, um die Stabilität zu erhöhen. Die starken Iliosakralbänder stabilisieren das Gelenk zusätzlich.

Das Iliosakralgelenk hat nur wenig Bewegungsspielraum und ist aufgrund des nach unten gerichteten Drucks des Körpergewichts und des nach oben gerichteten Drucks, der von den Beinen und dem Becken ausgeübt wird, großen Belastungen ausgesetzt. Es muss auf die Körperbewegungen reagieren können, etwa wenn sich der Körper um- bzw. verdreht, nach oben zieht und gedrückt wird. Die Beweglichkeit des Iliosakralgelenkes vergrößert sich in der Schwangerschaft. Eine zu heftige Bewegung kann zu einer Überlastung des Gelenkes führen. Mit zunehmendem Alter kann der Gelenkspalt durch fibröses Gewebe oder Faserknorpel teilweise oder völlig zuwachsen. Bei sehr alten Menschen kann man sogar eine Verknöcherung des Gelenkes beobachten.

KRANKHEITEN UND STÖRUNGEN DER WIRBELSÄULE

Das vorherrschende Symptom für Krankheiten der Wirbelsäule sind Schmerzen. In den Industrieländern sind sie eine der Hauptursachen für Arbeitsunfähigkeit bei jungen Menschen. Etwa 85 % aller Menschen in den Industrieländern leiden wenigstens einmal im Leben unter Rückenschmerzen.

SIEHE AUCH *Chiropraktik in Kapitel 14; Röntgen, Knochenmarkbiopsie, Lumbalpunktion, Periduralanästhesie, Extensionstherapie, Therapie des Bewegungsapparates in Kapitel 16*

BANDSCHEIBENVORFALL

Bei einem Bandscheibenvorfall, auch Bandscheibenprolaps oder Diskusprolaps genannt, tritt der weiche Gallertkern der Bandscheibe (*Nucleus pulposus*) durch einen Riss

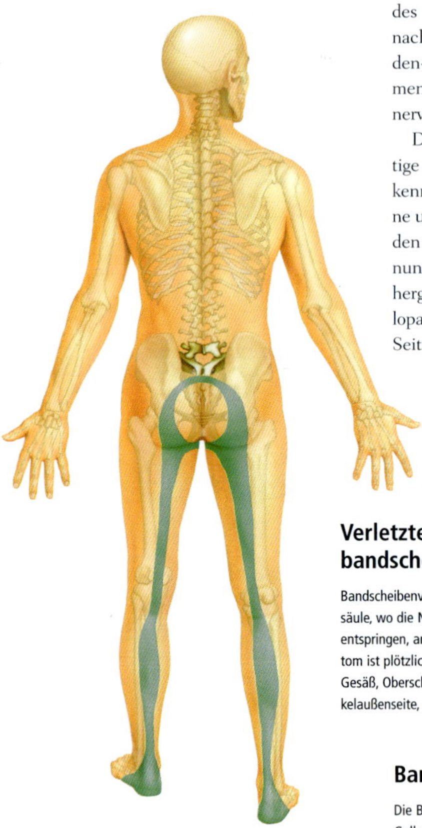

des Bandscheibenfaserrings (*Anulus fibrosus*) nach außen. Dies kann entweder an der Lenden- oder an der Halswirbelsäule vorkommen und zu einer Kompression der Spinalnervenwurzeln (Radikulopathie) führen.

Die lumbale Radikulopathie ist durch heftige Schmerzen in der Lendenwirbelsäule gekennzeichnet, die bis in das Gesäß, die Beine und Füße ausstrahlen und mit Kribbeln in den Beinen, Muskelschwäche und -verspannungen sowie Schmerzen in der Leiste einhergehen können. Bei der zervikalen Radikulopathie kommt es zu Schmerzen an den Seiten des Halses und im Nacken sowie zu Schulter- und Armschmerzen. Auch die Hände und Finger können betroffen sein.

Der natürliche Alterungsprozess und die Degeneration der Wirbelsäule sind die Hauptursachen für einen Bandscheibenvorfall. Männer mittleren Alters und ältere Männer sind am meisten gefährdet, vor allem bei anstrengender körperlicher Arbeit. Die gängigen Behandlungsmethoden sind Bettruhe auf einer harten Matratze, Medikamente und Physiotherapie, um die Entzündung einzudämmen und eine Rückverlagerung oder eine Resorption des Vorfalls zu ermöglichen. In schweren Fällen kann auch eine Operation notwendig sein.

Verletzte Lendenwirbelbandscheibe

Bandscheibenvorfälle sind in der Lendenwirbelsäule, wo die Nerven zur Versorgung der Beine entspringen, am häufigsten. Ein typisches Symptom ist plötzlich einschießender Schmerz in Gesäß, Oberschenkelhinterseite und Unterschenkelaußenseite, das so genannte Ischiassyndrom.

Bandscheibenvorfall

Die Bandscheiben bestehen aus einem zentralen Gallertkern und einem äußeren Faserring, der den Kern in Position hält. Wenn dieser Faserring durch Alter oder Verletzung geschwächt ist und reißt, quillt der Gallertkern in den Wirbelkanal, wodurch die Spinalnervenwurzeln gequetscht werden.

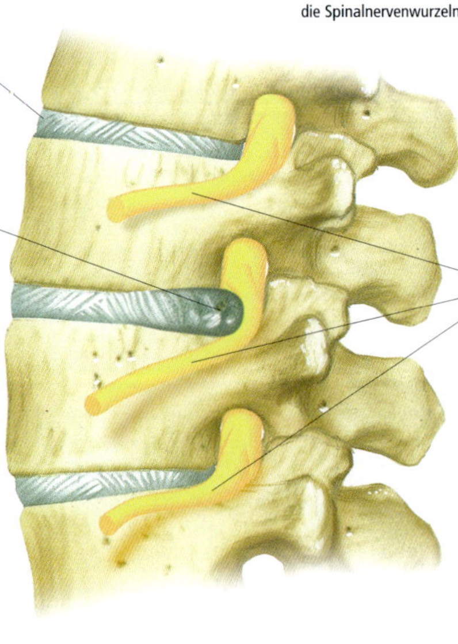

WIRBELSÄULENVERKRÜMMUNG

Die Wirbelsäule des Menschen ist von Natur aus gekrümmt. Es kann jedoch als Folge von schwachen Bändern, schlechter Körperhaltung, Krankheiten (z. B. Wirbeltuberkulose oder Osteoporose), Verletzungen oder angeborenen Fehlbildungen zu abnormalen Krümmungen kommen.

Ein Buckel ist eine übermäßig starke Krümmung der Brustwirbelsäule nach hinten; als Hohlkreuz bezeichnet man eine übermäßig starke Krümmung der Lendenwirbelsäule nach vorne. Bei einer seitlichen Krümmung der Wirbelsäule spricht man von Skoliose. Zu den Behandlungsmöglichkeiten gehören Gipsschalen, Korsett-Streckverbände, Polster, die elektrische Stimulation, die Physiotherapie und Operationen.

HOHLKREUZ

Unter einem Hohlkreuz versteht man die übermäßige Krümmung der Wirbelsäule im Lendenbereich, eine krankhafte Lordose. Sie wird durch Erkrankungen des Hüftgelenkes, Fettsucht oder eine Haltungsschwäche verursacht und kann meist durch Krankengymnastik und Muskeltraining behoben werden.

BUCKEL

Unter einem Buckel versteht man die übermäßige Vorwärtskrümmung der Wirbelsäule im Brustbereich, eine krankhafte Kyphose, die zu einem Rundrücken oder einem Buckel mit hängenden Schultern, Problemen beim Aufrichten und Schmerzen führt. In einigen Fällen handelt es sich dabei um eine angeborene Fehlbildung oder eine Krankheit, die schon im Kindes- oder Jugendalter zu Symptomen führt. Meistens stellt der Buckel jedoch eine Alterserscheinung dar, die vor allem bei Frauen mit Osteoporose auftritt.

Wirbelsäulenverkrümmung

Die Wirbelsäule hat eine physiologische doppel-s-förmige Krümmung. Übermäßige Krümmungen (Kyphose oder Lordose) oder eine seitliche Krümmung (Skoliose) sind jedoch krankhaft und verursachen unbehandelt zum Teil ernste Probleme.

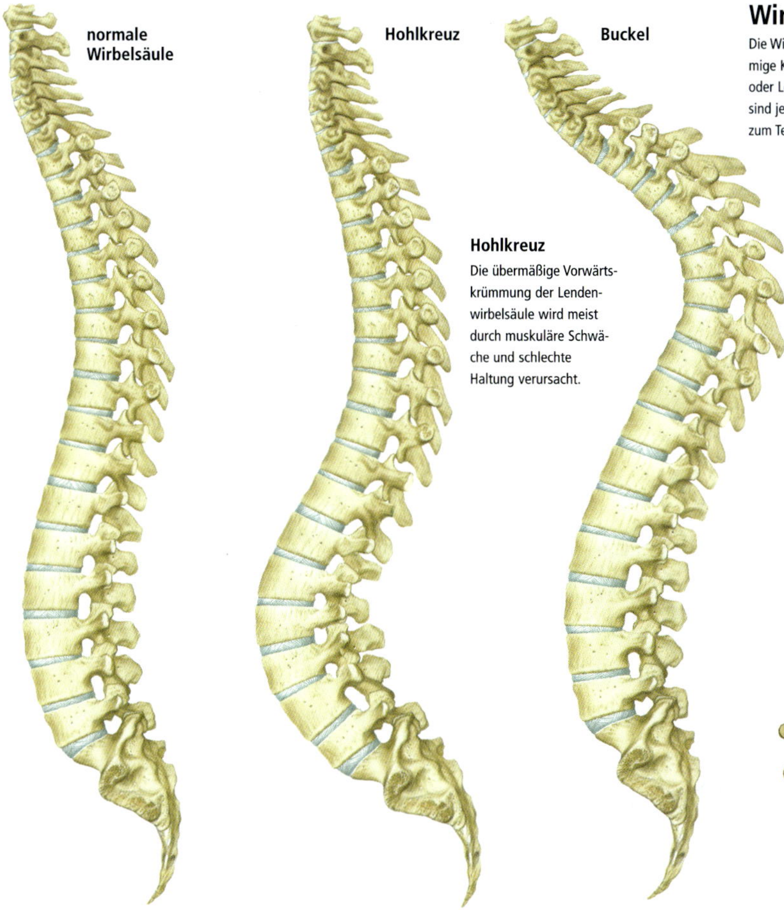

Hohlkreuz
Die übermäßige Vorwärtskrümmung der Lendenwirbelsäule wird meist durch muskuläre Schwäche und schlechte Haltung verursacht.

Buckel
Eine krankhafte, übermäßige Kyphose im Brustbereich beruht auf verschiedenen Ursachen, z. B. einer Verletzung, schlechter Haltung oder einer erblich bedingten Störung.

Dies wird landläufig auch als »Witwenbuckel« bezeichnet wird.

Eine Kyphose entsteht durch Wirbelkompressionsfrakturen bei Osteoporose, durch die Scheuermann-Krankheit, Bechterew-Krankheit, Infektionen der Wirbel, Stoffwechselkrankheiten wie das Paget-Syndrom, Krebsmetastasen oder Wirbeltuberkulose. Die Krümmung und alle degenerativen Veränderungen der Wirbel sind auf einer Röntgenaufnahme zu sehen.

Die Behandlung besteht möglichst in einer Bekämpfung der auslösenden Ursachen. Zusätzlich bieten sich unterstützende Maßnahmen an, wie Krankengymnastik und körperliche Bewegung, eine harte Matratze oder ein Korsett, um die Beschwerden zu lindern. In schweren Fällen können Bettruhe und eine Extensionsbehandlung erforderlich sein. Operative Korrekturen eignen sich zur Stabilisierung von Defekten, bringen aber bei allen degenerativen Veränderungen, z. B. bei Osteoporose, häufig keine Besserung.

SKOLIOSE

Als Skoliose bezeichnet man die krankhafte seitliche Krümmung der Wirbelsäule. Sie zieht die mit der Wirbelsäule verbundenen Muskeln und Bänder in Mitleidenschaft. Ohne Behandlung kann sie den Brustkorb verformen, was wiederum Herz- und Lungenerkrankungen zur Folge haben kann.

Es ist möglich, die Krankheit durch das Tragen eines Stützkorsetts, durch eine Extensionsbehandlung, durch Sport oder einen Gipsverband zu behandeln. In schweren Fällen muss gegebenenfalls eine orthopädische Operation durchgeführt werden, bei der zur Stützung der Wirbelsäule ein Metallstab eingesetzt wird.

Skoliose
Eine seitliche Wirbelsäulenkrümmung wird Skoliose genannt. Das erste sichtbare Zeichen ist meist die unterschiedliche Höhe der Hüften oder Schultern.

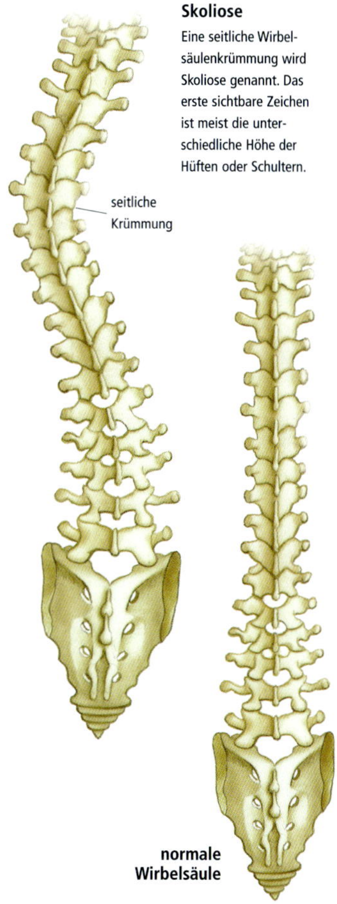

Kokzygodynie

Eine Kokzygodynie ist in der Regel die schmerzhafte Folge eines Sturzes auf das Steißbein. In schweren Fällen ist eine Behandlung mit nicht steroidalen Antirheumatika erforderlich.

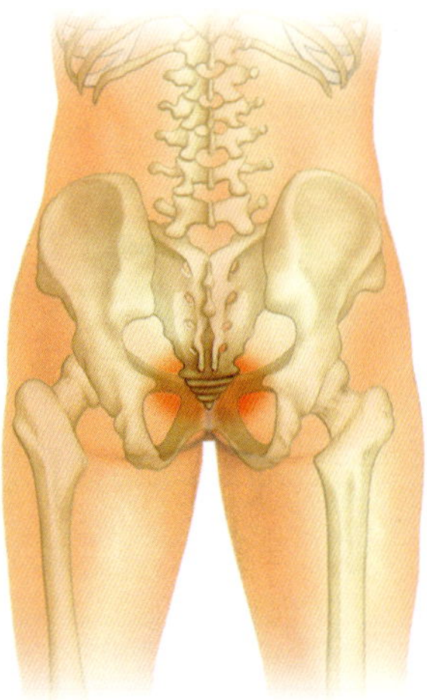

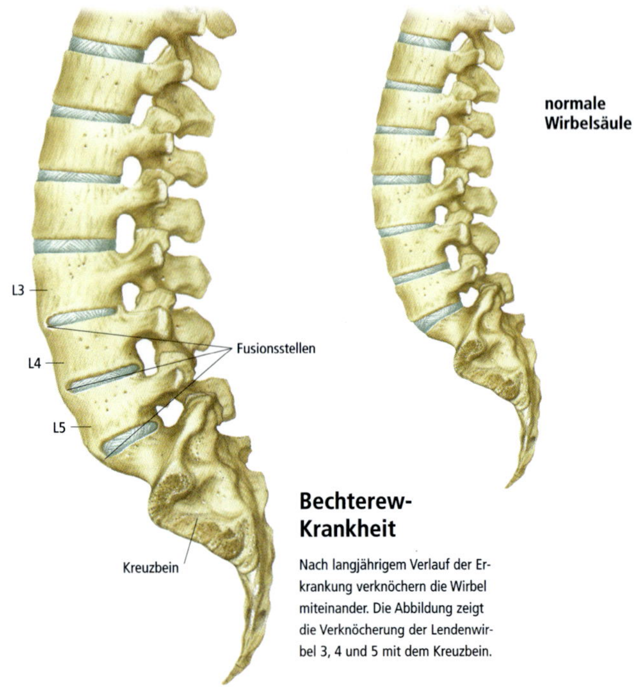

Bechterew-Krankheit

Nach langjährigem Verlauf der Erkrankung verknöchern die Wirbel miteinander. Die Abbildung zeigt die Verknöcherung der Lendenwirbel 3, 4 und 5 mit dem Kreuzbein.

WIRBELSÄULENENTZÜNDUNG

Unter einer Wirbelsäulenentzündung (Spondylitis) versteht man die Entzündung eines oder mehrerer Wirbel. Die Bechterew-Krankheit (*Spondylitis ankylosans*) ist die häufigste Erscheinungsform. Bei dieser rheumatischen Erkrankung entzünden sich die kleinen Wirbelgelenke und die Wirbelsäule wird immer steifer, bis die Wirbel völlig verschmelzen.

Anfangssymptome sind neben unspezifischen Gelenkschmerzen eine empfindliche Wirbelsäule sowie Kreuz- und Ischiasschmerzen. Wenn die Krankheit im Lauf der Jahre die Wirbelsäule hinaufwandert, bildet sich der typische Rundrücken mit eingeschränkter Atmung aus. 25 % der Betroffenen leiden unter einer Augenentzündung, die bisweilen Jahre vor der Wirbelentzündung auftritt. Auch eine Wirbeltuberkulose, Sonderformen der Schuppenflechte oder chronisch entzündliche Darmerkrankungen können zu einer Spondylitis führen.

Zur Behandlung einer Spondylitis werden entzündungshemmende Medikamente, die Physiotherapie und Sport eingesetzt. Eine gute Körperhaltung ist ebenfalls hilfreich.

LUMBAGO

Lumbago ist eine andere Bezeichnung für Rückenschmerzen, die häufig durch Bandscheibenschäden im Lendenbereich ausgelöst werden. Ursprünglich war die Wirbelsäule des Menschen nicht für den aufrechten Gang vorgesehen, der sie mit einem großen Gewicht belastet. Aufgrund des Gewichtes und der ungewöhnlichen Belastung werden die Bandscheiben zwischen den Lendenwirbeln extrem belastet und im Lauf der Zeit geschädigt. Wenn geschädigtes Bandscheibengewebe in den Rückenmarkkanal eindringt, werden die benachbarten Nervenwurzeln gequetscht, was heftige Schmerzen verursacht. Lassen sich die Schmerzen und gegebenenfalls die Lähmungen durch eine konservative Therapie nicht beheben, müssen evtl. eine Operation zur Entfernung des verschobenen Bandscheibenteils (Nukleotomie) oder Enzyminjektionen in die Bandscheibe (Chemonukleolyse) vorgenommen werden, die die Bandscheibe durch Schrumpfung wieder in die normale Lage bringen sollen. Bei anhaltenden Lähmungserscheinungen ist eine Operation nicht zu umgehen.

Die Diagnose wird in den meisten Fällen anhand einer Röntgenaufnahme oder einer Computertomografie gestellt. Gewöhnlich klärt man den Patienten zusätzlich über geeignete Hebemethoden und Übungen zur Rückenstärkung auf.

Eine Lumbago kann auch durch Schmerzen in den Beckenorganen – beispielsweise durch eine Prostataentzündung oder Prostatakrebs – verursacht werden oder in Verbindung mit Menstruationsbeschwerden oder einer Gebärmutter- bzw. Eierstockerkrankung auftreten.

KOKZYGODYNIE

Unter einer Kokzygodynie (auch Steißbeinschmerz) versteht man eine Entzündung des Steißbeines am unteren Ende der Wirbelsäule. Sie kann spontan auftreten, ist aber häufiger die Folge einer Verletzung des Steißbeines, beispielsweise durch einen Sturz auf das Gesäß. Der Schmerz verstärkt sich im Sitzen oder beim Stuhlgang, ist aber beim Gehen erträglich.

Eine Behandlung mit entzündungshemmenden und schmerzstillenden Medikamenten kann die Symptome lindern. Wer an Kokzygodynie leidet, sollte auf keinen Fall zu lange sitzen und – falls sich das nicht vermeiden lässt – zumindest einen gepolsterten Sitz oder ein Sitzkissen verwenden. Eine anhaltende Kokzygodynie kann durch Kortikoidinjektionen in den betroffenen Bereich behandelt werden. In sehr schweren Fällen, die auf eine andere Behandlung nicht ansprechen, kann das Steißbein operativ entfernt werden.

BECHTEREW-KRANKHEIT

Die Bechterew-Krankheit (*Spondylarthritis ankylopoetica* oder *Spondylitis ankylosans*) ist eine chronische rheumatische Erkrankung bei Männern im Alter zwischen 15 und 40 Jahren. Sie befällt die Wirbelsäule, das Iliosakralgelenk des Beckens, die Hüften und die Schultern. Im Lauf der Jahre entzünden sich diese Gelenke immer mehr, was schließlich zu einer knöchern fixierten Versteifung führt. Die Erkrankung hat eine erbliche Komponente. Bei 90 % der Betroffenen findet sich das Leukozytenantigen HLA-B27.

Die ersten Anzeichen sind oft Schmerzen und Steifigkeit im Lendenbereich. Diese Symptome sind am Morgen stärker, durch die Bewegung tagsüber häufig besser und nachts wiederkehrend, oft Schlaf raubend. Im späteren Stadium der Krankheit greifen Rückenschmerzen und Steifigkeit auf den Brustkorb und manchmal auf das Genick über. Durch reaktive Verknöcherungen bildet sich mit der Zeit ein typischer fixierter Rundrücken aus. In einem Drittel der Fälle sind Hüften und Schultern ebenfalls betroffen. Ein Viertel der Betroffenen entwickelt zusätzlich eine Uveitis, eine Entzündung von Hornhaut und Sklera.

Die Bechterew-Krankheit ist unheilbar, aber man kann die Auswirkungen der Krankheit durch einige Maßnahmen mindern. Atem- und Haltungsübungen helfen gegen die Buckelbildung. Häufig werden Schmerzmittel und entzündungshemmende Medikamente verschrieben. In schweren Fällen kann ein chirurgischer Eingriff, z. B. eine Hüftgelenkoperation, nötig sein.

RÜCKENMARK

Das Rückenmark ist eine quer-ovale bis runde Säule aus Nervengewebe, die im Wirbelkanal, einem zentralen Hohlraum der Wirbelsäule, verläuft. Über die gesamte Länge treten jeweils zwischen zwei Wirbeln auf beiden Seiten Paare von Nervenfasern aus, die sich zu 31 Rückenmark- oder Spinalnervenpaaren vereinigen. Diese Nerven versorgen Haut, Knochen, Muskeln und Gelenke der Gliedmaßen und des Rumpfes in ganz bestimmten Arealen, was bei einer Verletzung oder Reizung der Nervenwurzeln über die Ausfallerscheinungen am Körper eine genaue Lokalisierung der Störung ermöglicht.

Das Rückenmark ist ca. 42–45 cm lang; es erstreckt sich nicht über die gesamte Wirbelsäulenlänge. Bei Erwachsenen befindet sich das untere Ende (*Conus medullaris*) meist auf Höhe der Wirbel L1 oder L2. Darunter befinden sich fast nur noch die Wurzelfäden der lumbalen und sakralen Spinalnerven (*Cauda equina*, lateinisch für »Pferdeschwanz«) im Wirbelkanal, die nach unten verlaufen und dann aus dem Kanal austreten.

Das Rückenmark besteht hauptsächlich aus Nervenzellkörpern (Ganglienzellen) und

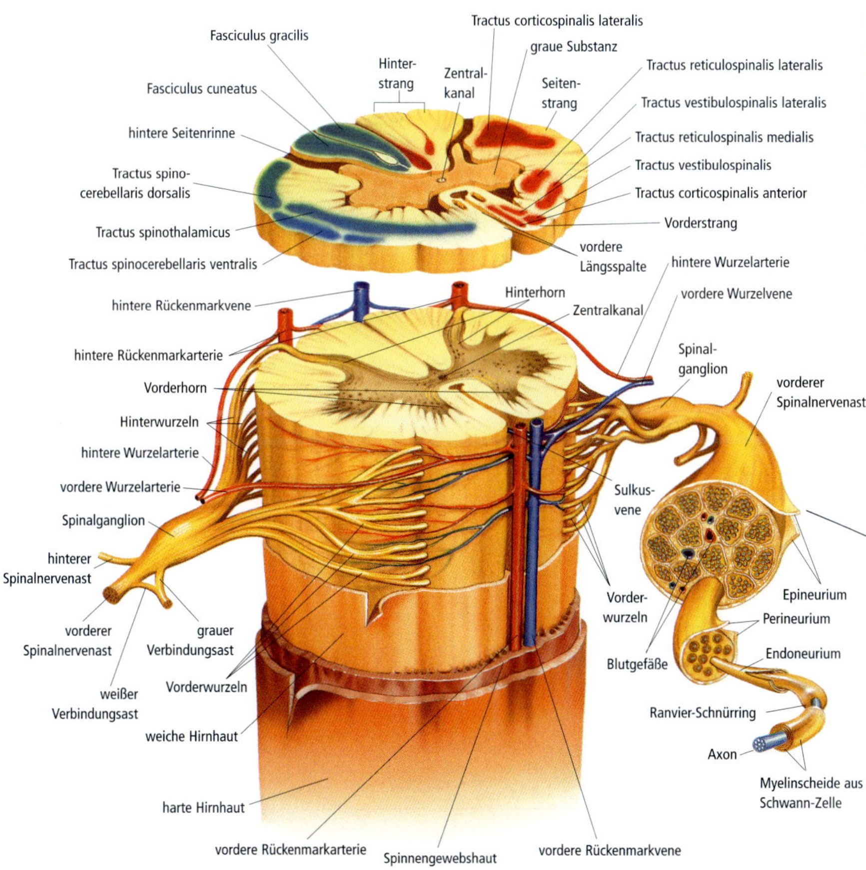

Rückenmark – Querschnitt

Das Rückenmark ist ein Bündel von Nervenfasern, das im Wirbelkanal verläuft. Es umfasst Nervenzellen, die sensorische Informationen zum Gehirn und motorische Signale vom Gehirn leiten. Vom Rückenmark ausgehende Spinalnerven leiten diese Signale über periphere Nerven an die Haut, Knochen, Muskeln und Gelenke weiter.

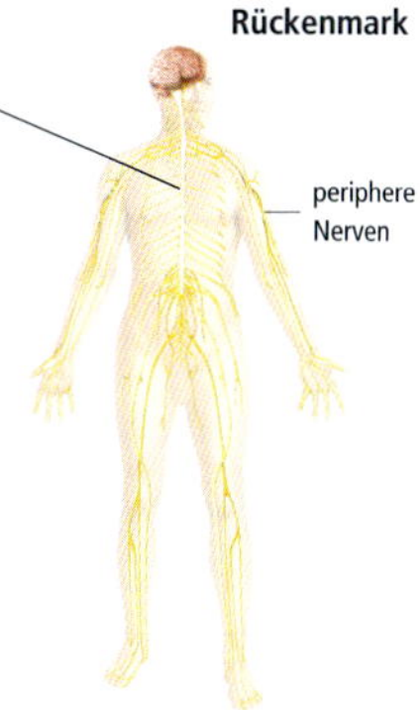

den dazugehörigen Nervenbahnen, die sensorische Informationen verarbeiten und zum Gehirn weiterleiten und motorische Informationen vom Gehirn leiten. Die Zellkörper bilden die graue Substanz, die im Querschnitt schmetterlingsförmig aussieht. Diese Form wird durch jeweils zwei Hinter- und Vorderhörner gebildet, die durch eine zentrale Brücke aus Zwischensubstanz verbunden sind. In den Hinterhörnern enden die sensorischen Nervenfasern, die Informationen wie Druck, Schmerz, Temperatur und Körperstellung transportieren und ans Gehirn weiterleiten. Die Vorderhörner enthalten Motoneurone, die über die Spinalnerven die Muskeln aktivieren. Die Zwischensubstanz enthält zahlreiche Schaltneurone, die die eingehenden sensorischen Informationen direkt mit den ausgehenden motorischen Neuronen verbinden, um automatische Reaktionen (Reflexe) zu ermöglichen, die nicht vom Gehirn gesteuert werden müssen und dadurch sehr viel schneller ablaufen können. Zu den einfachen Rückenmarkreflexen gehören der Kniereflex (Patellarsehnenreflex), bei dem ein Schlag auf die Sehne unterhalb der Kniescheibe eine Kontraktion des Oberschenkelstreckers bewirkt, und der Rückzugreflex, bei dem ein Schmerzstimulus auf der Haut (z. B. bei Berühren eines heißen Eisens) ein reflexartiges Zurückzucken auslöst.

Die graue Substanz des Rückenmarkes ist von der weißen Substanz (Nervenfasern) umgeben, die Informationen von und zum Gehirn leitet. Fasern, die ähnliche Informationen weiterleiten, gruppieren sich in Bündeln zu so genannten Strängen. Wenn das Rückenmark durchtrennt oder verletzt wird, können Befehle vom Gehirn nicht mehr zu Ebenen unterhalb der Verletzung und sensorische Informationen von diesen Ebenen nicht mehr zum Gehirn gelangen. Wenn nur die unteren Gliedmaßen betroffen sind, spricht man bei der resultierenden Querschnittlähmung von einer Paraplegie, wenn alle Gliedmaßen betroffen sind von einer Tetraplegie. Zerstörte Neuronen im Rückenmark regenerieren sich nur sehr begrenzt, sodass die Lähmungen meist dauerhaft sind.

SIEHE AUCH *Nervensystem in Kapitel 1*

ERKRANKUNGEN DES RÜCKENMARKES

Die häufigste Störung am Rückenmark ist eine Rückenmarkverletzung im Rahmen eines Motorrad-, Auto- oder Sportunfalles oder eines Sturzes. Die Folgen einer solchen Verletzung führen zu einschneidenden Veränderungen im Leben des Betroffenen, weshalb neben einer körperlichen Rehabilitation auch eine intensive psychologische und soziale Unterstützung erforderlich ist.

SIEHE AUCH *Rehabilitation in Kapitel 14*

PARAPLEGIE

Eine Paraplegie ist eine teilweise oder vollständige Querschnittlähmung von der Brust oder Taille abwärts. Sie betrifft den Rumpf und die Beine. Wenn alle vier Gliedmaßen betroffen sind, wird die Lähmung als Tetraplegie bezeichnet.

Eine Paraplegie entsteht durch eine Schädigung des Rückenmarkes infolge eines Traumas (am häufigsten durch Verkehrsunfälle und Sportverletzungen), das zu einer Unterbrechung der Nervenleitungen zwischen Gehirn und Muskeln führt. Männer zwischen dem 15. und 35. Lebensjahr sind am häufigsten betroffen. Seltener kommt es aufgrund von Rückenmarktumoren oder angeborenen Fehlbildungen zu einer solchen Lähmung.

Bei einer Querschnittlähmung sind alle Körperteile unterhalb der geschädigten Stelle am Rückenmark betroffen. Über die Lähmung hinaus kann es zu Verstopfung, Blutdruck- und Sexualstörungen, Ausfall der Körpertemperaturregulierung sowie Harn- und Stuhlinkontinenz kommen.

Eine möglichst sofortige Behandlung nach der Verletzung bietet die größte Chance zur Wiederherstellung zumindest einiger Funktionen. Dazu zählen die operative Entfernung von Flüssigkeit oder Gewebe, das auf das Rückenmark drückt (Dekompressionslaminektomie), die Entfernung von Knochenstücken oder Fremdkörpern sowie die Stabilisierung gebrochener Wirbel durch Zusammenfügen der Knochen oder das Einsetzen von Stütz-

Querschnittlähmung – Paraplegie

Eine Querschnittlähmung tritt als Folge einer Rückenmarkverletzung oder -erkrankung zwischen dem ersten Brustwirbel (Th1) und dem zweiten Lendenwirbel (L2) auf. Zwar sind die Arme nicht betroffen, doch können – je nachdem, welche Nerven geschädigt sind – die Beine, Beckenorgane und der Rumpf gelähmt sein.

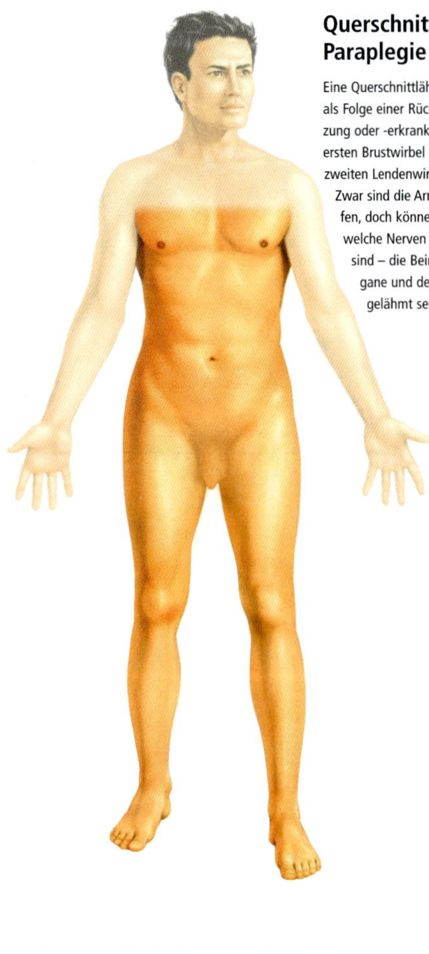

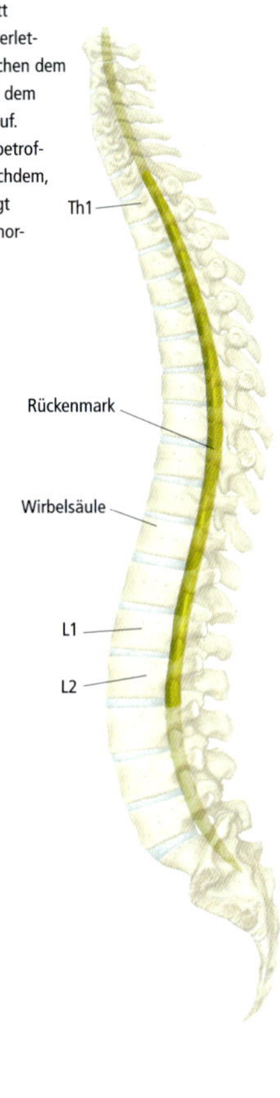

vorrichtungen. Bettruhe und eine Strecktherapie (die die Wirbelsäule ruhig stellt und eine Wirbelverlagerung verhindert) fördern die Heilung.

Wenn Bewegungsfähigkeit und Sensibilität innerhalb einer Woche nach der Verletzung zurückkehren, können die meisten Funktionen wiederhergestellt werden (obgleich dies sechs Monate oder länger dauern kann). Länger als sechs Monate vorhandene Ausfälle bleiben aller Wahrscheinlichkeit nach bestehen. Etwa ein Drittel der Betroffenen ist dauerhaft auf einen Rollstuhl angewiesen. Die meisten Behandlungsmaßnahmen sind daher auf eine Rehabilitation ausgerichtet. Passive Übungen für gelähmte Muskeln verhindern Kontrakturen. Physiotherapie wirkt einer Gelenkversteifung entgegen. Eine Beschäftigungs-, Psycho- oder Gesprächstherapie kann bei Depressionen oder sexuellen Problemen helfen. Dauernde Unbeweglichkeit kann zu ernsten Komplikationen führen, daher sind häufige Positionswechsel und gute Hautpflege wichtig. Komplikationen wie Wundliegen, Nierensteine, Muskelverspannungen und Unterschenkelgeschwüre müssen sofort behandelt werden.

Querschnittgelähmte müssen sich auf eine dauerhaft eingeschränkte Beweglichkeit einstellen und können auf Hilfe im Haushalt, am Arbeitsplatz, in Verkehrsmitteln, beim Zugang zu Gebäuden, aber auch in finanzieller Hinsicht und beim Umgang mit ihrer Isolation angewiesen sein. Die Lebenserwartung von Querschnittgelähmten liegt bei ca. 90 % der Lebenserwartung Nichtbehinderter.

In vielen Fällen kann eine Querschnittlähmung verhindert werden. Da sie oft durch Verkehrs- oder Sportunfälle verursacht wird, sollte vor oder während der Fahrt unbedingt auf Alkohol oder bewusstseinsverändernde Drogen verzichtet werden. Beim Autofahren sollte man sich anschnallen. Bei der Ausübung von Kampfsportarten sollte ein Kopfschutz und beim Fahrrad- und Motorradfahren ein Helm getragen werden. Außerdem sollte man auf keinen Fall in ein flaches Schwimmbecken oder in ein Gewässer unbekannter Tiefe springen.

SIEHE AUCH *Nervensystem, Lähmung in Kapitel 1; Rehabilitation in Kapitel 14; Rückenmark, Tetraplegie in diesem Kapitel*

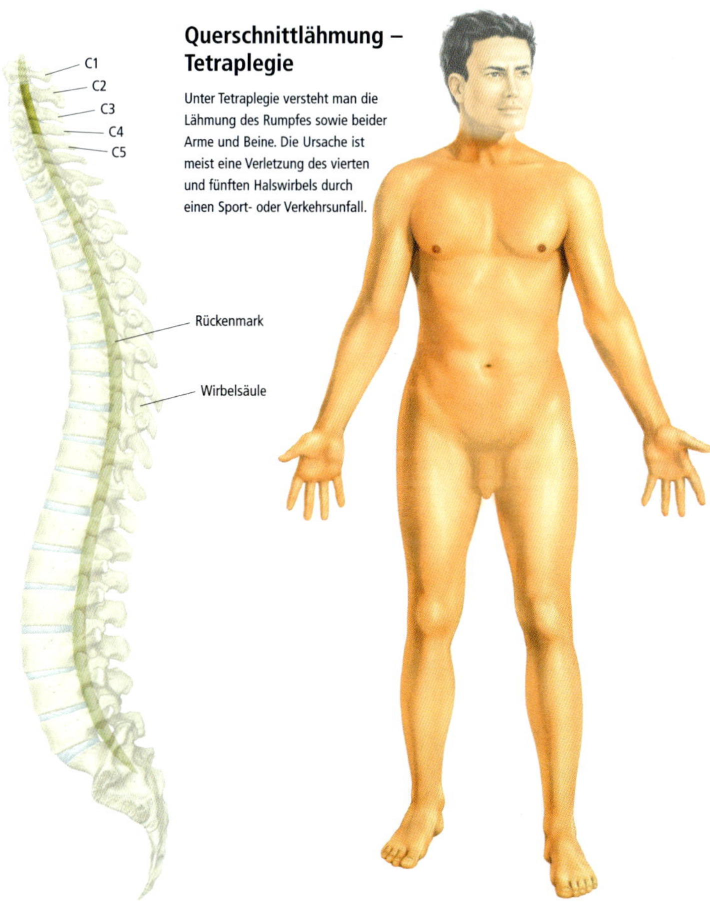

Querschnittlähmung – Tetraplegie

Unter Tetraplegie versteht man die Lähmung des Rumpfes sowie beider Arme und Beine. Die Ursache ist meist eine Verletzung des vierten und fünften Halswirbels durch einen Sport- oder Verkehrsunfall.

TETRAPLEGIE

Bei der Tetraplegie ist der gesamte Körper vom Hals abwärts komplett oder partiell gelähmt und gefühllos. Sind nur die Beine und die Beckenorgane gelähmt, spricht man von einer Paraplegie.

Eine Tetraplegie wird durch eine Schädigung des Rückenmarkes im Halsbereich verursacht, meist auf Höhe des vierten und fünften Halswirbels oder weiter unten. Liegt die Verletzung weiter oben, werden häufig die Atemmuskeln gelähmt, was meist zum Tod des Betroffenen führt. Die Verletzung ist oft die Folge eines Traumas, vor allem durch Verkehrsunfälle und Sportverletzungen. Männer zwischen 15 und 35 Jahren sind am häufigsten betroffen. In seltenen Fällen kann die Tetraplegie durch Rückenmarktumoren oder Geburtsfehler verursacht werden.

Neben der Muskellähmung führt eine Tetraplegie auch zu Fehlfunktionen der inneren Organe, deren Nervenversorgung am Rückenmark unterbrochen wurde. Es kann zu einem Verlust der Darm-, Harn- und Körpertemperaturkontrolle, zu Blutdruckstörungen und zur Beeinträchtigung der Sexualfunktionen sowie zu schlechter Wundheilung und Verstopfung kommen.

Eine schnellstmögliche Behandlung nach der Verletzung bietet die größte Chance, das Ausmaß des Schadens für den Patienten zu begrenzen und einige Funktionen wiederherzustellen. Durch Operationen können Flüssigkeit oder Gewebe entfernt werden, die auf das Rückenmark drücken (Dekompressionslaminektomie). Man kann Knochenfragmente oder Fremdkörper beseitigen oder gebrochene Wirbel durch Verbindung der Knochen oder Einfügen von Stützmaterial stabilisieren. Bettruhe und eine Strecktherapie (zur Ruhigstellung der Wirbelsäule und zur Reduzierung einer möglichen Wirbelverlagerung) fördern die Heilung.

Kehren die Bewegungs- und Empfindungsfähigkeit innerhalb einer Woche nach der Verletzung zurück, ist die Chance auf

Spina bifida

Während der Embryonalentwicklung verschmelzen normalerweise die das Rückenmark umgebenden Wirbelbögen. Bei unvollständigem Verschluss können Teile der Rückenmarkhäute oder auch das Rückenmark selbst durch die Öffnung hervortreten und eine Geschwulst bilden.

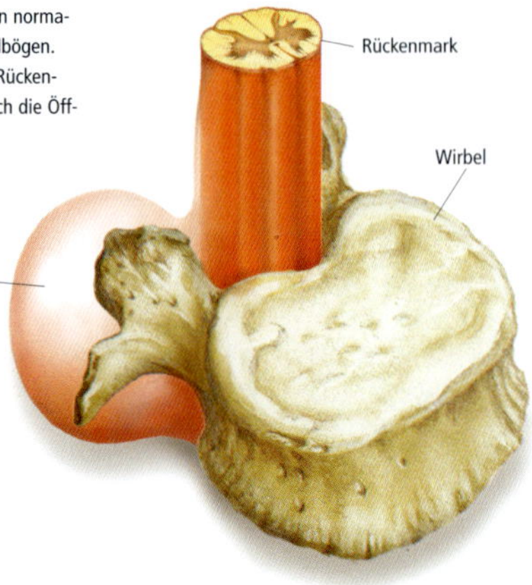

eine weitgehende Heilung groß (obwohl dies über sechs Monate dauern kann). Funktionsverluste, die auch nach sechs Monaten noch bestehen, sind meist von Dauer. Etwa ein Drittel der Betroffenen ist für immer auf einen Rollstuhl angewiesen bzw. ans Bett gefesselt.

Die Rehabilitation ist aus diesem Grund die wichtigste Behandlungsmöglichkeit. Durch Physiotherapie können steife Gelenke behandelt werden; passive Übungen helfen, Muskelverkürzungen zu verhindern. Eine Bewegungsunfähigkeit, die über längere Zeit bestehen bleibt, kann Komplikationen wie Verstopfung, Druckstellen und Geschwüre zur Folge haben. Deshalb sind häufige Lagerungswechsel und eine sorgfältige Hautpflege besonders wichtig. Weitere Komplikationen wie Blasen- und Lungeninfektionen sowie Nierensteine können ebenfalls eine Behandlung erforderlich machen. Psychotherapie oder Beratungsgespräche helfen bei der Linderung von Depressionen und sexuellen Problemen.

Durch Rehabilitation können einige der verlorenen Funktionen wiederhergestellt oder kompensiert werden. Tetraplegiker haben jedoch auf Dauer eine sehr stark eingeschränkte Bewegungsfähigkeit und benötigen in vielen Lebensbereichen Hilfe: beim Wohnen und Arbeiten, im Straßenverkehr und beim Zugang zu Gebäuden.

Die Behinderung kann häufig vermieden werden, wenn man vernünftige Sicherheitsvorkehrungen trifft, also z. B. im Auto einen Sicherheitsgurt anlegt und bei Kontaktsportarten einen Helm trägt.

RÜCKENMARKENTZÜNDUNG

Eine Rückenmarkentzündung (Myelitis) geht mit dem Abbau des die Nerven umhüllenden Fettgewebes (Myelin) einher. Am häufigsten ist die akute Querschnittmyelitis, ein neurologisches Syndrom, das zu einer Entzündung führt, die sich über den gesamten Rückenmarkquerschnitt ausdehnt. Diese rasch fortschreitende Erkrankung blockiert die motorischen Nervenfasern und verursacht Rückenschmerzen, Lähmungen, Sensibilitätsstörungen und Kopfschmerzen. Die Querschnittmyelitis wird durch Virusinfektionen, Rückenmarkverletzungen und durch Erkrankungen verursacht, die das Immunsystem des Rückenmarkes beeinträchtigen.

NEURALROHRDEFEKTE

Bei Neuralrohrdefekten handelt es sich um Fehlbildungen von Gehirn und Rückenmark und/oder der sie umgebenden Häute beim Embryo. In der dritten oder vierten Schwangerschaftswoche bildet sich bei normalem Verlauf eine enge Rinne, genannt Neuralrinne, die sich zum so genannten Neuralrohr schließt. Dies ist der erste Schritt zur Entwicklung des ZNS aus Gehirn und Rückenmark. Bei ungenügendem Verschluss des Rohres entwickeln sich Defekte wie eine *Spina bifida* und eine Anenzephalie.

Bei der Anenzephalie fehlt ein Großteil des Gehirnes, des Schädels und der Kopfhaut, da das obere Neuralrohrende nur unvollständig verschlossen ist. Ein mangelhafter Verschluss des unteren Neuralrohrendes führt zur *Spina bifida,* einem Defekt, bei dem das Rückenmark und seine Häute frei liegen und durch eine Öffnung in der Wirbelsäule austreten können.

Forschungen haben ergeben, dass die tägliche Aufnahme von 0,4 mg Folsäure vor und während der Schwangerschaft das Risiko für Neuralrohrdefekte um 50 % senkt. Folsäure kommt z. B. in dunkelgrünem Blattgemüse vor, sie kann dem Körper aber auch in Tablettenform zugeführt werden. Neuralrohrdefekte können bei einer Fruchtwasseruntersuchung festgestellt werden.

Spina bifida

Die *Spina bifida* ist ein angeborener Defekt der Wirbelsäule, der auf eine anormale Entwicklung des Neuralrohres im Anfangsstadium der embryonalen Entwicklung zurückzuführen ist. Sie kann in verschiedenen Formen auftreten. In der leichtesten Form, *Spina bifida occulta,* treten weder das Rückenmark noch seine Häute durch einen Wirbelspalt hervor.

In der schwersten Form, der *Spina bifida cystica* mit Meningomyelozele, liegen das Rückenmark und die Nerven frei. Eine Schwäche oder vollständige Lähmung der Beine, abgeschwächte oder fehlende Reflexe und tastbare Wirbelsäulendefekte sind Zeichen einer *Spina bifida*. Verdächtig sind Hautveränderungen wie Haare, Pigmentflecken oder Fettgeschwulste über der Wirbelsäule. Babys, die mit einer Meningomyelozele zur Welt kommen, werden meist kurz nach der Geburt operiert. Dadurch wird ihre Lebensqualität zwar etwas verbessert, es bleiben jedoch immer Störungen der Beinmotorik sowie der Blasen- und Darmkontrolle bestehen. Häufig treten noch weitere Missbildungen auf, wie ein Wasserkopf, Herzfehler oder Missbildungen der Harn- und Geschlechtsorgane.

Ein Folsäuremangel in der Schwangerschaft ist ein wesentlicher Risikofaktor für die Entwicklung eines Neuralrohrdefektes. Da latenter Folsäuremangel unter Frauen weit verbreitet ist und der Bedarf in der Schwangerschaft deutlich steigt, wird eine allgemeine Folsäuresubstitution von 0,4 mg pro Tag im gebärfähigen Alter von Gynäkologen und Kinderärzten dringend empfohlen. Ist eine solche Dauersubstitution nicht gewünscht, sollte sie wenigstens in den drei Monaten vor einer geplanten Schwangerschaft und in den ersten drei Schwangerschaftsmonaten durchgeführt werden.

Eine *Spina bifida* kann während der Schwangerschaft durch einen Alpha-Fetoprotein-Test (AFP-Test), eine Ultraschalluntersuchung und eine Amniozentese erkannt werden.

Meningozele

Die Meningozele oder Mennigomyelozele ist die Folge einer *Spina bifida aperta.* Man versteht darunter eine hernienartige Vorwölbung der Hirnhäute – bei der Mennigomyelozele auch von Rückenmark – durch einen Wirbelsäulenspalt. Die Wirbelsäule entwickelt sich aus dem im Embryo angelegten Neuralrohr. Im Normalfall schließt sich das Neuralrohr. Bleibt eine ausreichend große Öffnung im Neuralrohr bestehen, wölben sich die Hirnhäute, die das Nervengewebe des Rückenmarkes abdecken, und evtl. das Rückenmark selbst in Form eines mit Flüssigkeit gefüllten Sacks unter die Haut vor.

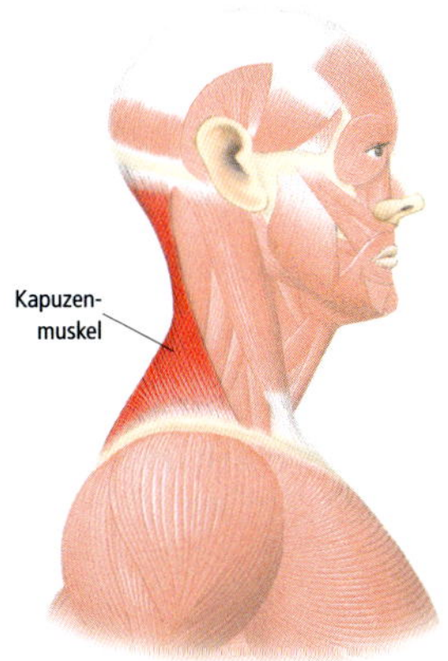

Kapuzenmuskel

Der Kapuzenmuskel (M. trapezius) stabilisiert die Schulter bei Armbewegungen. Der flache Muskel formt den oberen Teil des Rückens und den Nacken.

Spinalnerven und Dermatome

Es gibt 31 Spinalnervenpaare, die aus den Seiten der Wirbelsäule austreten. Jeder Nerv versorgt eine bestimmte Muskelgruppe und einen begrenzten Hautbereich (Dermatom). Die Nerven sind nach der Höhe ihres Austritts aus der Wirbelsäule benannt.

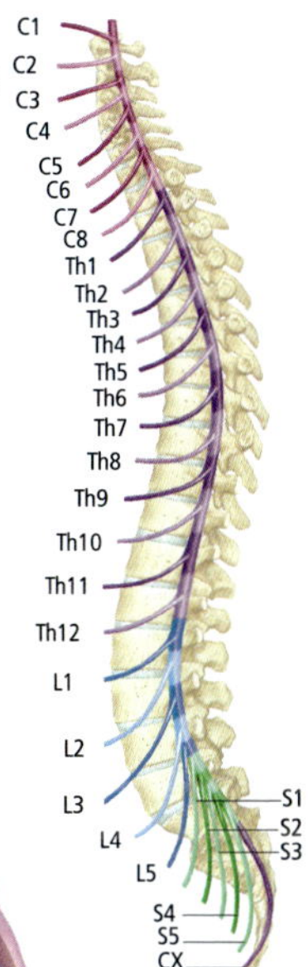

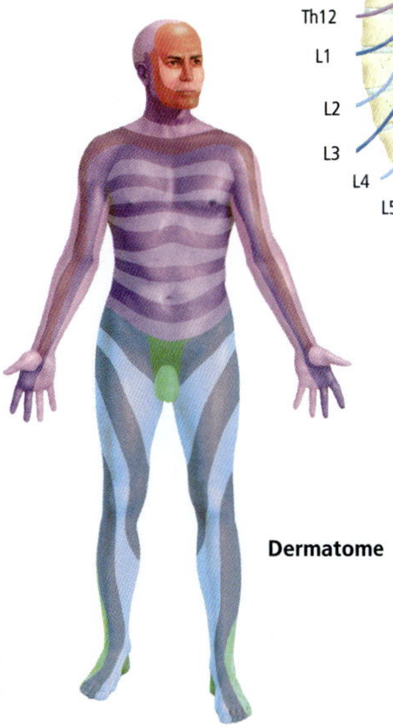

RÜCKENMARKNERVEN

Die Rückenmark- oder Spinalnerven treten jeweils zwischen zwei Wirbeln paarig auf beiden Seiten der Wirbelsäule aus und dienen der Übermittlung von Informationen zwischen dem ZNS und den peripheren Strukturen des Körpers. Jeder Nerv besteht aus sensorischen Fasern (die Informationen von Haut, Muskeln, Knochen und Gelenken zum Rückenmark leiten) und motorischen Fasern (die Informationen vom ZNS zu den Skelettmuskeln leiten). Manche Spinalnerven führen auch vegetative Fasern: Sympathische Fasern, die Informationen zu Schweißdrüsen und Blutgefäßen leiten, und parasympathische Fasern zur Versorgung der Schleimhäute und der glatten Muskulatur im Becken.

Jeder Nerv entsteht im Wirbelkanal durch die Vereinigung seiner Vorder- (motorisch) und Hinterwurzel (sensorisch). Nach der Vereinigung der beiden Wurzeln tritt der Spinalnerv durch einen Spalt zwischen zwei benachbarten Wirbeln aus dem Wirbelkanal aus und teilt sich unmittelbar danach in einen kleinen Ast, der Strukturen im Rücken versorgt, und in einen großen Ast, der für die Gliedmaßen und den übrigen Teil des Rumpfes verantwortlich ist.

Die 31 Spinalnervenpaare werden nach der Höhe ihres Austritts aus der Wirbelsäule benannt. Es gibt acht Halsnerven (C1–C8), zwölf Brustnerven (T1–T12), fünf Lendennerven (L1–L5), fünf Kreuzbeinnerven (S1–S5) und einen Steißnerv (CX). Jeder Nerv versorgt einen begrenzten Hautbereich (Dermatom) und eine bestimmte Muskelgruppe. Die Brustnerven versorgen Haut und Muskeln des größten Teiles der Rumpfwand, wohingegen die vorderen Äste der Hals-, Lenden- und Kreuzbeinnerven komplexe Geflechte, die so genannten Plexus, bilden. Aus ihnen gehen die großen Nerven hervor, die die motorischen und sensorischen Anforderungen der Gliedmaßen erfüllen.

Ein Spinalnerv kann bei übermäßiger Dehnung reißen, z. B. bei einem Sturz auf die Schulter, durch den die Spinalnerven C5 und/oder C6 reißen. In der Folge kommt es zu einem Sensibilitätsverlust im entsprechenden Hautbereich und einer Schwächung der versorgten Muskeln. Die Besserung der Symptome ist von der Schwere der Nervenschädigung abhängig.

Eine häufige Erkrankung der Spinalnerven ist die Gürtelrose, bei der das Windpocken verursachende Zoster-Virus die Zellen der sensorischen Wurzeln eines oder mehrerer Kreuzbein- oder Halsnerven befällt. Im zugehörigen Dermatom erscheinen schmerzhafte Blasen. In den letzten Jahren wurden Virustatika entwickelt, die die Symptome einer solchen Attacke lindern können.

SIEHE AUCH *Nervensystem in Kapitel 1*

BRUSTWAND

Die Brustwand besteht aus dem knöchernen Brustkorb mit Brustbein, Rippen und Brustwirbelsäule, den umgebenden Muskeln, Bindegewebe und Haut. Die obersten Rippen werden von den Schlüsselbeinen zusätzlich geschützt. Die Brustwand hat eine wichtige Funktion im Rahmen der Atmung und schützt die empfindlichen Organe Herz und Lunge vor Verletzungen.

SIEHE AUCH *Muskulatur, Skelettsystem in Kapitel 1*

KAPUZENMUSKEL

Der Kapuzenmuskel *(M. trapezius)*, ein flacher, dreieckiger Muskel, liegt direkt unter der Hautoberfläche und erstreckt sich über den Nacken- und oberen Rückenbereich. Die über beide Rückenseiten verlaufenden dreieckigen Muskeln bilden in ihrer Gesamtheit ein Trapez, was dem Muskel seinen lateinischen Namen gab.

Der Kapuzenmuskel entspringt an den Dornfortsätzen der Brust- und Halswirbel und am Hinterhauptbein. Die Muskelfasern laufen über der Schulter zusammen und setzen am Schlüsselbein (Klavikula) und am Schulterblatt (Skapula) an. Seine Funktion besteht hauptsächlich in der Stützung der Schulter bei Armbewegungen. Außerdem ist er an den Schulterblattbewegungen beteiligt.

RIPPEN

Der Brustkorb schützt Herz und Lungen vor Verletzungen. Die Bewegung des Brustkorbs unterstützt auch das Zwerchfell beim Einsaugen und Ausstoßen der Atemluft.

Das menschliche Skelett weist im Normalfall 24 Rippen auf, die in zwölf Paaren angeordnet sind. Am Rücken sind sie mit den Brustwirbeln der Wirbelsäule verbunden. Auf der Vorderseite des Körpers ist jedes der oberen sieben Paare mit dem Brustbein (Sternum) verbunden, und zwar direkt durch einen Rippenknorpel. Auch das achte, neunte und zehnte Paar endet in Rippenknorpeln, aber erst das gemeinsame Endstück ist an den Knorpel der siebten Rippe angeschlossen. Sie sind also nicht direkt am Brustbein befestigt, weshalb sie als »falsche Rippen« bezeichnet werden. Die oberen sieben Paare werden wegen ihrer direkten Verbindung zum Brustbein »echte Rippen« genannt. Das elfte und zwölfte Paar ist vorne überhaupt nicht befestigt; sie werden »freie Rippen« genannt.

Manche Menschen haben auch eine kleine Zusatzrippe, die an einem Halswirbel – meist am siebten – befestigt ist. Diese so genannte Halsrippe wird oft gar nicht bemerkt. Drückt sie allerdings auf Nerven und Blutgefäße, muss sie evtl. operativ entfernt werden.

SCHLÜSSELBEIN

Das Schlüsselbein (Klavikula) ist ein kurzer, horizontal liegender Knochen über dem Brustkorb. Er ist jeweils mit dem Brustbein (Sternum) und dem Schulterblatt (Skapula) verbunden. Das Schlüsselbein stabilisiert die Schultern.

In der Kindheit kommen Schlüsselbeinbrüche relativ häufig vor. Normalerweise werden sie

Brustmuskeln

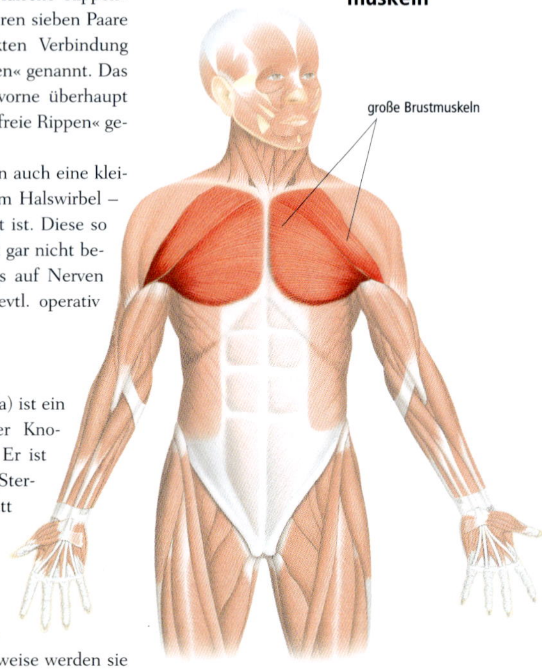

Rippen

Die 24 Rippen sind in zwölf Paaren angeordnet. Die ersten sieben Paare werden als »echte Rippen« bezeichnet, weil sie direkt mit dem Brustbein (Sternum) verbunden sind. Die Paare 8–10 heißen »falsche Rippen«, weil sie nicht am Brustbein angebracht sind. Die letzten beiden Paare 11 und 12 sind an der Brustseite nicht befestigt und werden »freie Rippen« genannt.

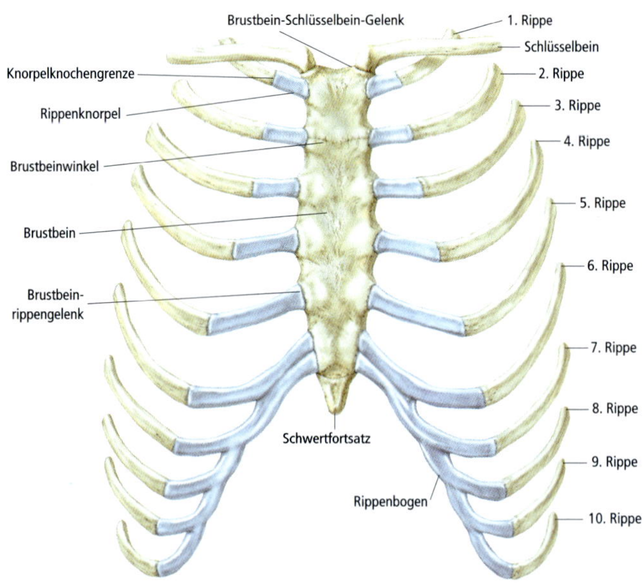

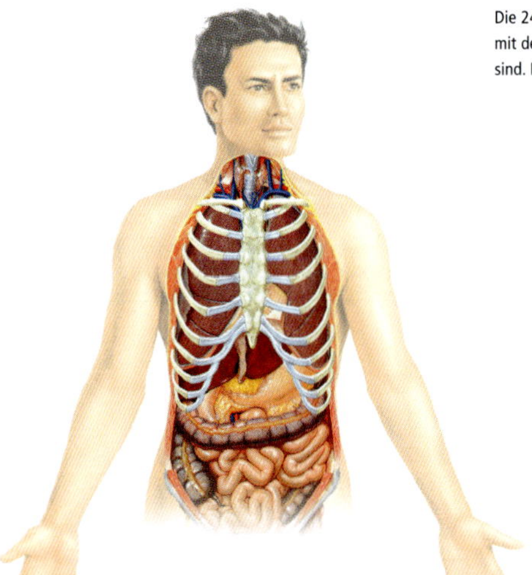

Brustkorb

Der Brustkorb dient dazu, die Organe des Brustraumes (besonders Herz und Lungen) zu schützen. Eine Verletzung des Brustkorbes kann z. B. durch eine Verletzung der Lunge (Pneumothorax) lebensbedrohlich sein.

Schlüsselbein

Das Schlüsselbein (Klavikula) stabilisiert den Schultergürtel von vorne. Es ist am einen Ende über Gelenke mit dem Schulterblatt und am anderen mit dem Brustbein verbunden.

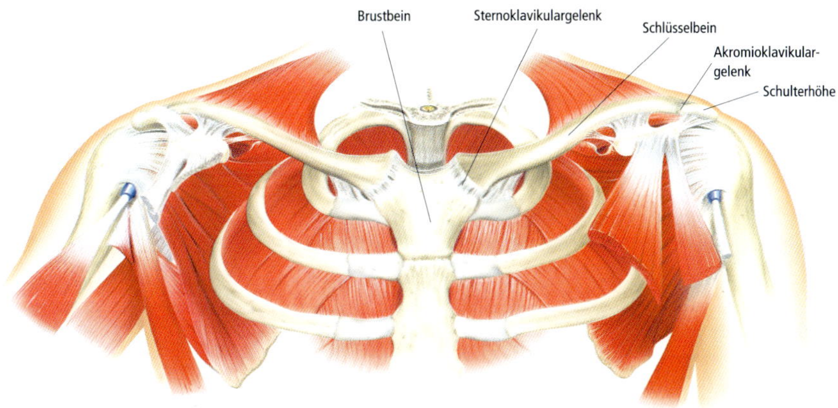

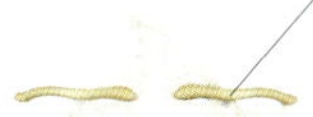

durch einen Sturz auf die ausgestreckte Hand oder die Schulter verursacht. Nach dem Sturz hängt der Arm auf der verletzten Seite schlaff herab und an der gebrochenen Stelle kann man eine Beule oder Delle fühlen bzw. sehen.

Zur Behandlung wird das Schlüsselbein mit einem Rucksackverband stabilisiert, der die Schultern zurückhält und dafür sorgt, dass die gebrochenen Enden des Schlüsselbeines zusammenwachsen und heilen. Bis zur völligen Heilung dauert es acht bis zwölf Wochen. Ein Schlüsselbeinbruch ist recht häufig bei Neugeborenen als Geburtsverletzung zu beobachten. Der Knochen bricht beim Durchtritt des Kindes durch den engen Geburtskanal. Eine Behandlung ist in diesem Fall nicht nötig; der Bruch heilt innerhalb einiger Wochen von selbst.

BRUSTBEIN

Das Brustbein (Sternum) ist Teil des Brustskelettes. Es befindet sich in der Mitte der vorderen Brustwand und besteht aus (von oben nach unten) drei Teilen: Griff (Manubrium), Körper (Korpus) und Schwertfortsatz (*Processus xiphoideus*). Der Griff ist über Gelenke mit den Schlüsselbeinen verbunden und damit an der Stabilisierung des Schultergürtels beteiligt. Die Rippen setzen mit ihren knorpeligen Enden an den Seiten von Griff und Körper an. Der große Brustmuskel setzt ebenfalls zum Teil am Brustbein an. Das Brustbein enthält rotes Knochenmark, das sich wegen der guten Erreichbarkeit besonders für Knochenmarkpunktionen eignet.

BRUSTMUSKELN

Die Brustmuskeln befinden sich im vorderen Teil des Brustkorbes unter den Brüsten. Auf jeder Seite gibt es zwei Brustmuskeln (*Mm. pectorales*), den großen und den kleinen Brustmuskel. Ihre Ansatzpunkte liegen größtenteils an Schlüsselbein, Brustbein und Brustkorb. Sie sind mit dem Oberarmknochen und dem so genannten Rabenschnabelfortsatz des Schulterblatts verbunden. Der große Brustmuskel ist bei Anspannung unter der Brust zu spüren, z. B. bei dem Versuch, einen schweren Gegenstand seitlich zur Körpermitte heranzuziehen.

WEIBLICHE BRUST

Die Brustdrüsen sind modifizierte Schweißdrüsen und bei jedem Säugetier angelegt. Ihre Entwicklung setzt beim Embryo entlang zweier schmaler Bereiche (Milchleisten) zwischen Achselhöhle und Leistengegend ein. Der menschliche Körper ist mit einem Paar Brustdrüsen im oberen Brustbereich ausgestattet, dennoch können sich im Bereich der Milchleisten weitere verkümmerte Brustdrüsen entwickeln. Sie bestehen hauptsächlich aus Fettzellen und kleinen sackartigen Gebilden, den Milchdrüsen, die bei Stimulation durch bestimmte Hormone, z. B. Prolaktin, Milch produzieren. Die Milchdrüsen münden in ein System von Milchkanälchen, in denen die Milch von den Milchdrüsen zur Brustwarze transportiert wird.

Unterschiede in Größe und Form der Brust sind meist erblich bedingt. Darüber hinaus nimmt die Menge des Fettgewebes und damit auch die Größe der Brust bei Übergewicht zu.

Die Brustdrüsen der Frau verändern sich im Lauf des Lebens. Die Brustdrüsen weiblicher und männlicher Neugeborener weisen keine Unterschiede auf und bestehen aus 15 bis 20 Drüsenläppchen, deren Ausgänge, die so genannten Milchgänge, in die Brustwarze münden. (Bei einigen Haustieren mündet nur ein Milchgang in die Brustwarze.) Fett- oder Bindegewebe ist kaum vorhanden. Häufig sondert die Brustwarze des Neugeborenen die so genannte Hexenmilch ab. Diese durch Plazentahormone verursachte Absonderung ist jedoch nur vorübergehend.

Nach der Pubertät tritt bei Mädchen eine Vergrößerung und Pigmentierung der Brustwarzen und eine erhebliche Zunahme des Fett- und Bindegewebes ein. Auch das Drüsengewebe nimmt zu. Gegen Ende des Menstruationszyklus können zeitweilige Veränderungen – wie das Anschwellen der Brust – auftreten.

In der Schwangerschaft nimmt das Fett- und Fasergewebe ab, das Drüsengewebe hingegen beträchtlich zu – eine Veränderung, die auf die Plazentahormone zurückzuführen ist. Im letzten Schwangerschaftsdrittel wird die so genannte Vormilch (Kolostrum) sezerniert. Sie enthält Milchfett und Immunglobuline, ist jedoch nährstoffarm. Die Vormilch wird noch in den ersten Tagen nach der Geburt abgesondert und anschließend – unter dem Einfluss des Hormons Prolaktin aus der Hirnanhangdrüse – von der normalen Muttermilch ersetzt.

Oxytozin, ein weiteres Hormon der Hirnanhangdrüse, steuert die Milchausschüttung der Brustdrüsen. Muttermilch ist reich an Laktose, Eiweiß, Kalzium und Fett und enthält außerdem Vitamine und Immunglobu-

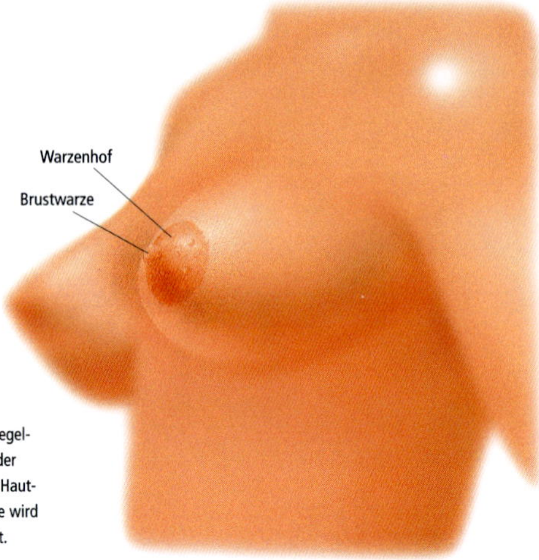

Brustwarze

Die Brustwarze ist eine kegelförmige Erhebung auf jeder Brust. Die rötlich braune Hautregion um die Brustwarze wird als Warzenhof bezeichnet.

line. Durch fortgesetztes Stillen kann die Stillperiode auf mehrere Jahre ausgedehnt werden. Nach dem Abstillen baut sich das Drüsengewebe größtenteils ab und wird durch Fett- und Bindegewebe ersetzt.

Der Drüsen- und Bindegewebsanteil der Brustdrüsen nimmt mit dem Alter bis zur Menopause und danach ab, der Fettanteil dagegen zu. Das für Röntgenstrahlen durchlässigere Fett vereinfacht die Mammografie bei älteren Frauen.

Jede Frau sollte ihre Brüste einmal pro Monat auf ungewöhnliche Knoten oder andere Veränderungen untersuchen, die auf Krebs hinweisen könnten. Der beste Zeitpunkt für eine solche Untersuchung sind die Tage nach der Menstruation, wenn die Brüste weniger durch Östrogen geschwollen sind. Wird ein Knoten entdeckt, sollte sofort der Arzt aufgesucht werden.

Bei den meisten Knoten in der Brust handelt es sich nicht um Krebs, sondern entweder um feste Fibroadenome oder mit Flüssigkeit gefüllte Zysten. Kurz vor der Menstruation sind oft zahlreiche Zysten spürbar, was als fibrozystische Mastopathie bezeichnet wird. Ein bösartiger Knoten (Krebs) fühlt sich hart an, kann mit umliegendem Brustgewebe verbacken sein und Eindellungen der Haut oder Brustwarze verursachen. Auch Absonderungen oder Blutungen aus der Brustwarze sind möglich. Die Achsellymphknoten auf der betroffenen Seite können vergrößert und hart sein. Untersuchungen wie Biopsien, Mammografien, Ultraschall und Thermografien geben Aufschluss darüber, ob ein Knoten gut- oder bösartig ist.

In einer plastischen Brustoperation können die Brüste zu kosmetischen Zwecken vergrößert oder neu geformt werden. Brustimplantate bestehen aus einer mit Silikon-Gel oder Kochsalzlösung gefüllten Silikonhülle. Obwohl Implantate entgegen anders lautenden Behauptungen keine Autoimmun- oder Bindegewebskrankheiten auslösen, bergen sie einige Risiken, z. B. Vernarbungen der Brust, Schmerzen und Verwachsungen.

Die männlichen Brustdrüsen ähneln den weiblichen vor dem Pubertätsalter. Das männliche Brustgewebe unterliegt jedoch ebenfalls hormonellen Einflüssen und neigt in der Pubertät zeitweilig, in höherem Alter auch langfristig zu einer Vergrößerung. Eine beträchtliche Brustentwicklung kann auf bestimmte Tumorarten der Hirnanhangdrüse hinweisen, die eine übermäßige Prolaktinsekretion verursachen. Mit dem Begriff Gynäkomastie bezeichnet man die Brustdrüsenvergrößerung bei Männern und bei Mädchen vor der Pubertät.

SIEHE AUCH *Hormone in Kapitel 1; Entwicklungsstadien, Stillen in Kapitel 13; Erkrankungen der weiblichen Brust in diesem Kapitel*

BRUSTWARZE

Die Brustwarze ist die erhöhte Region in der Mitte einer Brust. Sie ist von einer scheibenförmigen, pigmentierten Region, dem Warzenhof, umgeben. Die Milchgänge der Brust entleeren sich in die Brustwarze. Die Brustwarze kann eine erogene Zone sein und enthält erektiles Gewebe.

Eine wunde Brustwarze kann die Folge einer Verletzung oder Reibung sein oder beim Stillen auftreten. Während oder kurz nach der Schwangerschaft sowie beim Stillen kann die Brustwarze ein milchiges Sekret absondern. Weitere Ursachen für die Absonderung sind Hormonstörungen und Medikamente, seltener ist sie ein Anzeichen für Brustkrebs. Eine Blutung aus der Brustwarze kann ebenfalls auf Brustkrebs hinweisen. Jede Absonderung aus der Brustwarze außerhalb von Schwangerschaft oder Stillzeit sollte ärztlich untersucht werden. Die Behandlung zielt auf die Beseitigung der Ursache ab.

Während der Stillzeit ist sorgfältige Brustpflege wichtig. Stilleinlagen halten die Brust zwischen den Stillzeiten trocken und machen die Brustwarzen unempfindlicher. Mit Hilfe von Brustcremes bleibt die Brustwarze feucht und weich. An Brustwarze und Warzenhof können Ausschläge auftreten. Sie sind in der Regel gutartig und gut zu behandeln, können jedoch auch auf ein Brustkarzinom hinweisen (Paget-Krebs), vor allem wenn sie mit einer Sekretabsonderung einhergehen.

ERKRANKUNGEN DER WEIBLICHEN BRUST

Brustkrebs ist die gefährlichste Erkrankung der weiblichen Brust. Die Erkrankungshäufigkeit nahm in den letzten Jahrzehnten konstant zu. Etwa jede zehnte Frau in den Industrienationen ist mittlerweile davon betroffen. Durch Screeningprogramme und verstärkte Aufklärung versucht man, den Tumor in einem frühen Stadium zu entdecken, da die Heilungschancen dann sehr viel höher sind.

SIEHE AUCH *Mammografie, Mammaplastik, Biopsie, Mastektomie, Segmentresektion in Kapitel 16*

MASTOPATHIE

Bei der Mastopathie handelt es sich um eine häufige Erkrankung, von allem bei Frauen im fortpflanzungsfähigen Alter. Sie ist charakterisiert durch die Bildung zahlreicher kleiner Zysten (mit Flüssigkeit gefüllte Hohlräume, umgeben von faserigem Gewebe). Die Brust bekommt durch die Zysten eine harte, höckerige Beschaffenheit. Gewöhnlich sind beide Brüste betroffen.

Die Brüste vergrößern sich und schmerzen kurz vor der einsetzenden Menstruation. Mit dem Abklingen der Periode bessern sich die Symptome. Nach den Wechseljahren oder auch bei Einnahme der Pille tritt oft eine

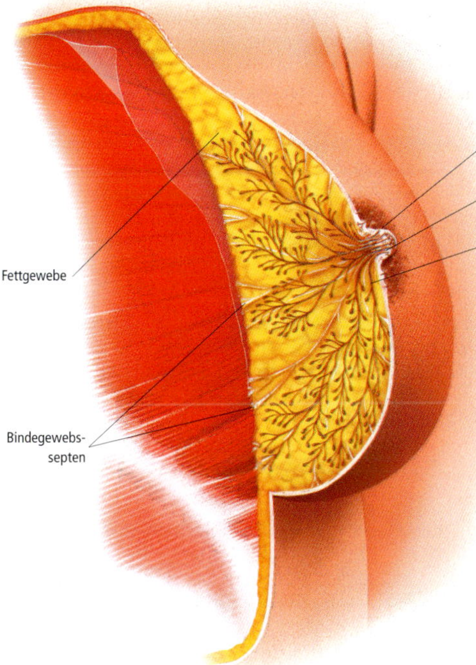

Normale Brust

Die Entwicklung des Drüsengewebes in der Brust wird vor allem über das weibliche Geschlechtshormon Östrogen gesteuert. Am Ende eines Menstruationszyklus ist die Brust bei vielen Frauen vergrößert und schmerzhaft. Nach der Menstruation nimmt sie jedoch wieder eine normale Beschaffenheit und Größe an. Nach der Menopause wird Drüsengewebe durch Fettgewebe ersetzt.

Brustabszess

Ein schmerzhafter Knoten in der Brust mit Rötung und Überwärmung des umgebenden Gewebes ist ein Zeichen für einen Brustabszess. Abszesse entwickeln sich besonders häufig in der Stillzeit, wenn Bakterien durch Risse in den Brustwarzen eindringen.

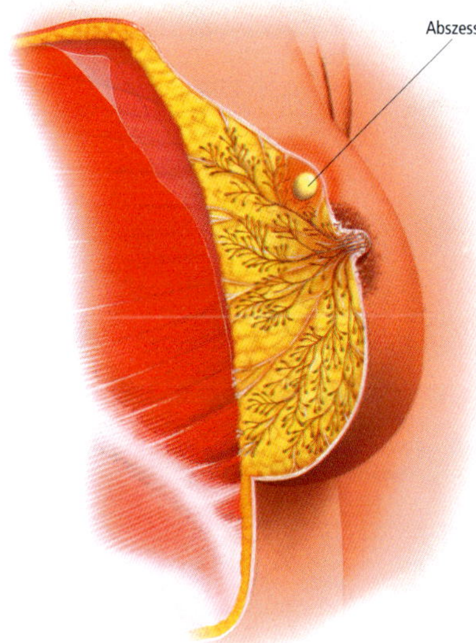

Besserung des Zustands ein. Eine Behandlung ist nicht erforderlich, doch sollten einzelne hervorstehende Knoten regelmäßig von einem Arzt untersucht werden.

BRUSTENTZÜNDUNG

Eine Entzündung der Brust wird als Mastitis bezeichnet. Die akute Mastitis ist eine bakterielle Infektion, die durch kleine Hautverletzungen an der Brustwarze (meist durch Stillen) entsteht. Sie äußert sich in einer schmerzhaften Schwellung und Rötung des betroffenen Gewebes und Fieber. Eine Mastitis wird mit Antibiotika, Schmerzmitteln und Brustumschlägen behandelt. Das Stillen sollte möglichst fortgesetzt werden. Bei Abszessbildung muss abgestillt und der Abszess aufgeschnitten und drainiert werden. Chronische Mastitis ist ein anderer Begriff für Mastopathie.

Mastopathie

Die Brust hat zahlreiche kleine Knötchen, die vor allem vor der Menstruation druckempfindlich sind.

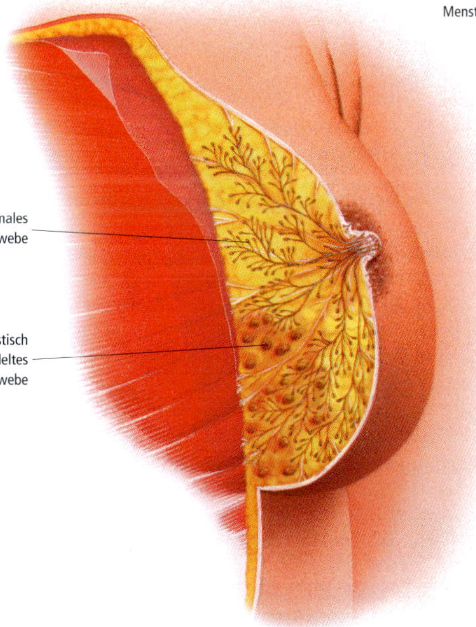

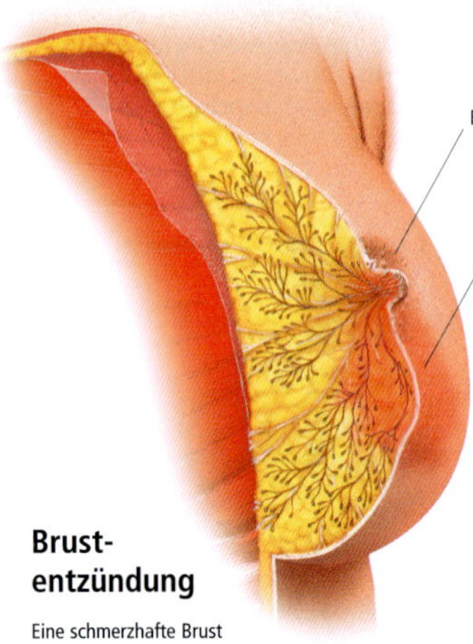

Brustentzündung

Eine schmerzhafte Brust kann die Folge eines hormonellen Ungleichgewichts (Mastopathie) oder bei Rötung, Überhitzung und Schwellung einer Brustinfektion sein.

BRUSTKREBS

Brustkrebs ist der häufigste bösartige Tumor bei Frauen. In den Industrieländern erkrankt etwa jede zehnte Frau daran. (Gebärmutterhalskrebs ist in vielen Entwicklungsländern fast ebenso weit verbreitet.) Neben Lungenkrebs gehört er zu den häufigsten tödlich verlaufenden Krebserkrankungen bei Frauen. Auch Männer können Brustkrebs bekommen, jedoch hundertmal seltener als Frauen.

Ursachen

Außer in der Schwangerschaft und Stillzeit sind die Milchdrüsen in der Brust nicht funktionsfähig. Es gibt jedoch Kanäle, die Milchgänge, die sich von der Brustwarze aus zu immer kleineren Kanälen verzweigen. Brustkrebs bildet sich fast immer in den Zellwänden dieser kleinen Milchgänge. Wie bei den meisten Krebsarten ist noch wenig über die Entstehung von Brustkrebs bekannt, doch erscheinen zwei Einflüsse bedeutend: Zum einen werden Wachstum und Teilung der Zellen in den Milchgängen durch Hormone (besonders Östrogen) gesteuert, und eine Wachstumsstimulation der Zellen durch zu viel Östrogen (ohne ausgleichende Wirkung durch Progesteron) könnte die Entstehung von Krebs begünstigen. Dies könnte eine Erklärung dafür sein, dass Brustkrebs oft in Verbindung mit anderen, nicht krebsartigen Knoten auftritt. In diesen Zusammenhang passt auch das erhöhte Krebsrisiko bei älteren Frauen und bei Frauen, die früh ihre erste Menstruation hatten (vor dem zwölften Lebensjahr) oder die Wechseljahre spät einsetzten (nach dem 55. Lebensjahr), sowie bei kinderlosen Frauen bzw. spät Gebärenden.

Zum anderen ist Brustkrebs wohl erblich bedingt. Es wurden Gene gefunden, die mit einem familiären Brustkrebsrisiko in Verbindung gebracht werden. Doch sind Umwelteinflüsse als Brustkrebsursache viel wahrscheinlicher, wobei wenig darüber bekannt ist, welche Faktoren genau eine Rolle spielen und wie sie sich auf das individuelle Krebsrisiko auswirken

Wie Brustkrebs entsteht

Brustkrebs entsteht meist bei Frauen über 30 Jahren und bildet sich entweder im oberen äußeren Quadranten (einschließlich dem bis zur Achselhöhle reichenden Gewebe) oder im Gewebe direkt unter der Brustwarze. Zuerst wachsen die Tumorzellen nur in den Milchgängen, breiten sich aber später durch die Wände der Milchgänge hindurch auf das umliegende Fett- und Bindegewebe aus. Anschließend gelangen die Krebszellen in die Lymphgefäße und die benachbarten Lymphknoten im Bindegewebe der Achselhöhle und über dem Schlüsselbein. Gleichzeitig können die Zellen in die Blutgefäße und auf diesem Weg in die Lunge und den ganzen Körper gelangen.

Eine frühe Diagnose ist für den weiteren Verlauf von Brustkrebs entscheidend. Zwar wachsen Tumoren unterschiedlich schnell und breiten sich auch unterschiedlich schnell aus – das Stadium, in dem Brustkrebs erkannt wird, ist jedoch der einzig entscheidende Faktor für den Krankheitsverlauf und die Überlebenschancen. Wird ein Tumor erkannt, wenn sich die Krebszellen noch in den Wänden der Milchgänge befinden, liegt die Fünf-Jahres-Überlebenswahrscheinlichkeit bei über 90 %. Nach Ausbreitung der Krebszellen in benachbarte Lymphknoten sinkt diese Wahrscheinlichkeit erheblich. Erfolgt die Diagnose, wenn sich bereits Metastasen gebildet haben, liegt die Fünf-Jahres-Überlebensrate unter 15 %.

Unglücklicherweise werden Brustkrebssymptome erst relativ spät bemerkt, wenn sich der Krebs oft schon zu weit ausgebreitet hat, um effektiv behandelt zu werden. Daher ist die Früherkennung so wichtig. Diese kann in Form der Selbstuntersuchung oder durch eine Mammografie geleistet werden. Um eine verlässliche Diagnose stellen zu können, muss von jedem verdächtigen Gewebe eine Probe zur mikroskopischen Untersuchung entnommen werden. Dafür kommen eine Saugbiopsie (Entnahme von Zellen mit einer feinen Nadel), eine Stanzbiopsie mit einer Biopsienadel oder die komplette Entfernung eines Knotens infrage. Ein Pathologe kann anhand der Zellen Informationen über das wahrscheinliche Verhalten eines bestimmten Tumors liefern.

Behandlung

Essenziell ist die Entfernung des Tumorgewebes durch verschiedene Formen der Mastektomie oder eine Segmentresektion. Generell wird dabei heute weit weniger Gewebe entfernt als vor 20 oder 30 Jahren. Strahlen-, Chemo- und Hormontherapie sind Teile der heutigen Behandlungskonzepte. Zu den neueren Methoden, die gerade getestet werden, gehören Medikamente und Antikörper, die die Signale an die Krebszellen blockieren.

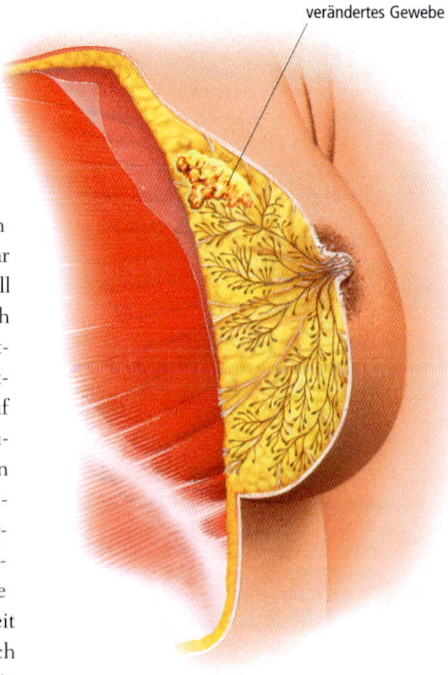

Brustkrebs

Das häufigste Zeichen für Brustkebs ist ein schmerzloser Knoten in der Brust, der sich nicht verschieben lässt. Weitere mögliche Symptome sind runzelige Haut über dem Knoten, eine eingezogene Brustwarze sowie Sekretion und Knoten in der Achsel.

PAGET-KREBS

Paget-Krebs ist eine seltene Form von Brustkrebs, der durch eine Hautwunde an der Brustwarze, die einem nässenden Ekzem ähnelt, gekennzeichnet ist. Die Hautveränderung spricht nicht auf die üblichen Behandlungen von Ekzemen an und kann histologisch durch den Nachweis großer, heller Zellen (Paget-Zellen), die in gesundem Brustwarzengewebe nicht vorkommen, von einem Ekzem unterschieden werden. In den Paget-Zellen können sich Pigmente sammeln, was leicht zu einer Verwechslung mit einem Melanom führt.

Die betroffene Brustwarze kann etwas fester sein als gewöhnlich. Zu den weiteren Symptomen zählen Sekretabsonderungen aus der Brustwarze, Rötungen oder Juckreiz an der Brustwarze und ein Knoten oder eine Verdickung unter oder an der Brustwarze oder am Warzenhof.

Das Krebsekzem wird fast immer von einer bösartigen Wucherung (Karzinom) in der jeweiligen Brust begleitet. Normalerweise ist nur eine Brustwarze betroffen. In seltenen Fällen kommt es auch bei Männern zu Brustkrebs.

Die Krankheit wird wie Brustkrebs ohne zusätzliches Auftreten eines Krebsekzems behandelt. Dazu kann eine Operation erforderlich sein, bei der zumindest die Brustwarze, der Warzenhof und das darunter liegende Gewebe entfernt werden. Alternativ dazu kann eine Mastektomie durchgeführt werden, da das Risiko besteht, dass sich die Krankheit bereits auf andere Teile der Brust ausgedehnt hat. Das Ausbreitungsrisiko ist bei einem Knoten im Bereich der Brustwarze höher. Paget-Krebs kann auch in Hautbereichen am After und den Genitalien auftreten. In diesem Fall wird die Krankheit als extramammäres Paget-Syndrom bezeichnet.

FIBROADENOM

Ein Fibroadenom ist ein gutartiger Tumor aus Binde- bzw. Drüsengewebe. Ein Fibroadenom tritt am häufigsten in der weiblichen Brust auf, vor allem bei Frauen im fortpflanzungsfähigen Alter. Fibroadenome sind nicht schmerzhaft und entarten gemeinhin nicht. Dennoch müssen sie operativ entfernt werden, um sicherzustellen, dass sie gutartig sind, und um weiteres Wachstum zu verhindern. In der Regel wird ein Fibroadenom unter örtlicher Betäubung entfernt.

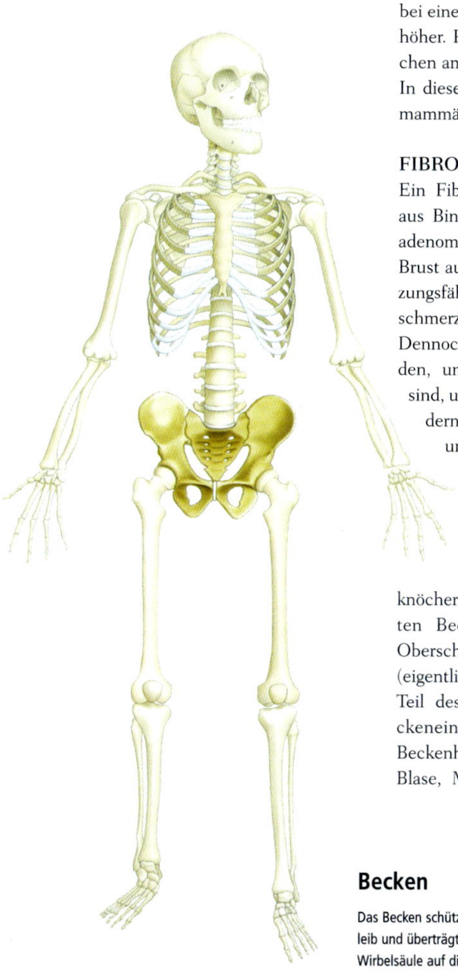

Becken

Das Becken schützt die Organe im Unterleib und überträgt das Gewicht von der Wirbelsäule auf die Beine.

BECKEN

Das Becken besteht aus mehreren Teilen. Der Begriff kann sich auf das knöcherne Becken beziehen, den so genannten Beckengürtel zwischen Rumpf und Oberschenkel. Er kann aber auch das kleine (eigentliche) Becken bezeichnen, d.h. jenen Teil des Beckengürtels unterhalb des Beckeneinganges oder die trichterförmige Beckenhöhle, in der sich die Beckenorgane – Blase, Mastdarm und innere Geschlechtsorgane – befinden. Normalerweise bezieht sich der Begriff auf das kleine Becken.

KNÖCHERNES BECKEN

Das knöcherne Becken stellt das Skelett des Beckens dar und ist größtenteils von Muskeln bedeckt. Es überträgt das Gewicht von der Wirbelsäule auf die Beine und schützt die Organe in Becken und Unterleib. Das knöcherne Becken besteht aus den Hüftbeinen, dem Kreuzbein und dem Steißbein. Jedes Hüftbein besteht aus drei Knochen (Darmbein, Sitzbein und Schambein), die im Kindesalter noch getrennt sind, später jedoch miteinander verwachsen. Die Hüftbeine sind vorn durch die Schamfuge (Symphyse) und hinten mit dem Kreuzbein durch die Darmbein-Kreuzbein-Gelenke (Iliosakralgelenke) verbunden. Das Steißbein bildet mit dem unteren Ende des Kreuzbeines ein Gelenk.

Der Beckeneingang trennt das große (Teil der Bauchhöhle) und das kleine Becken. Der untere Rand des knöchernen Beckens bildet den Beckenausgang.

KLEINES BECKEN

Das kleine Becken wird hinten und oben von Kreuzbein und Steißbein begrenzt. Zu den Muskeln der Beckenwand gehören der so genannte birnenförmige Muskel *(M. piriformis)* an der Rückseite und der innere Hüftmuskel *(M. obturatorius internus)* an der Seitenwand. Die Schambeine und die Schamfuge liegen an der unteren Vorderseite des kleinen Beckens. Der untere Abschluss wird vom Beckenboden gebildet. Das kleine Becken ist nach oben zur Bauchhöhle hin offen.

BECKENHÖHLE

Innerhalb des kleinen Beckens befindet sich eine trichterförmige Höhle, genannt Beckenhöhle. Sie wird oben vom Beckeneingang und unten von der Beckenbodenmuskulatur begrenzt. Die Beckenhöhle enthält und schützt die Beckenorgane: Harnblase und Mastdarm bei beiden Geschlechtern, Gebärmutter und Scheide bei der Frau und Vorsteherdrüse und Samenbläschen beim Mann. Die Harnblase befindet sich im vorderen Teil und liegt teilweise den Schambeinen auf. Der Mastdarm liegt im hinteren Teil an der Kreuz- und Steißbeinkrümmung. Gebärmutter und Scheide liegen zwischen Harnblase und Mastdarm. Die Vorsteherdrüse liegt unter der Harnblase, während sich die Samenbläschen und ableitende Gefäße dahinter befinden. Die Bauchorgane (Dünn- und

Weibliches Becken

Im Gegensatz zum männlichen Becken ist das weibliche Becken so beschaffen, dass der Fetus während der Schwangerschaft darin Platz findet. Die Darmbeinschaufeln und Schambeinäste sind schräger gestellt, sodass das kleine Becken größer und der Beckenausgang weiter ist.

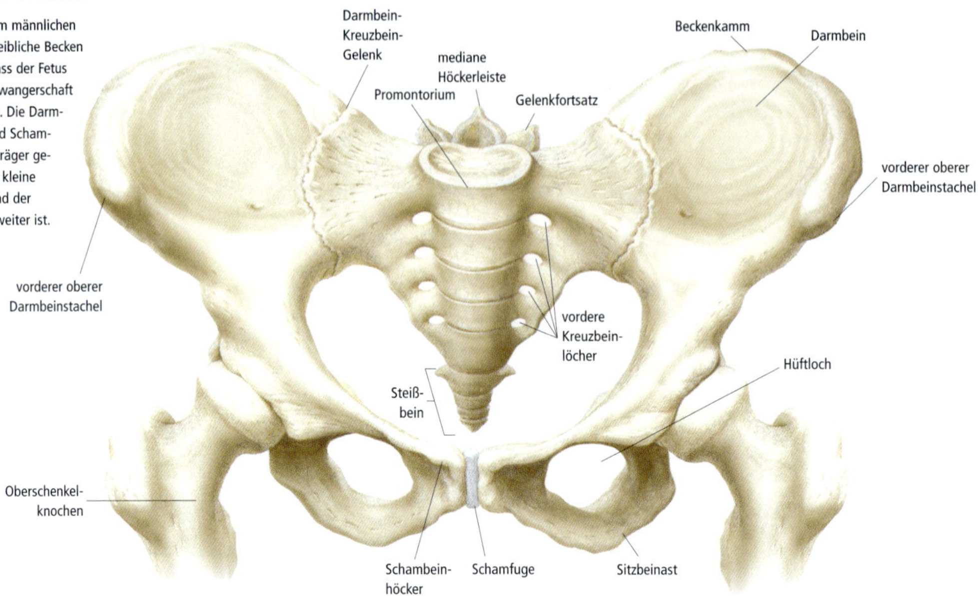

Männliches Becken

Das männliche Becken ist aufgrund stärkerer Knochen und größerer Gelenkflächen leicht vom weiblichen Becken zu unterscheiden.

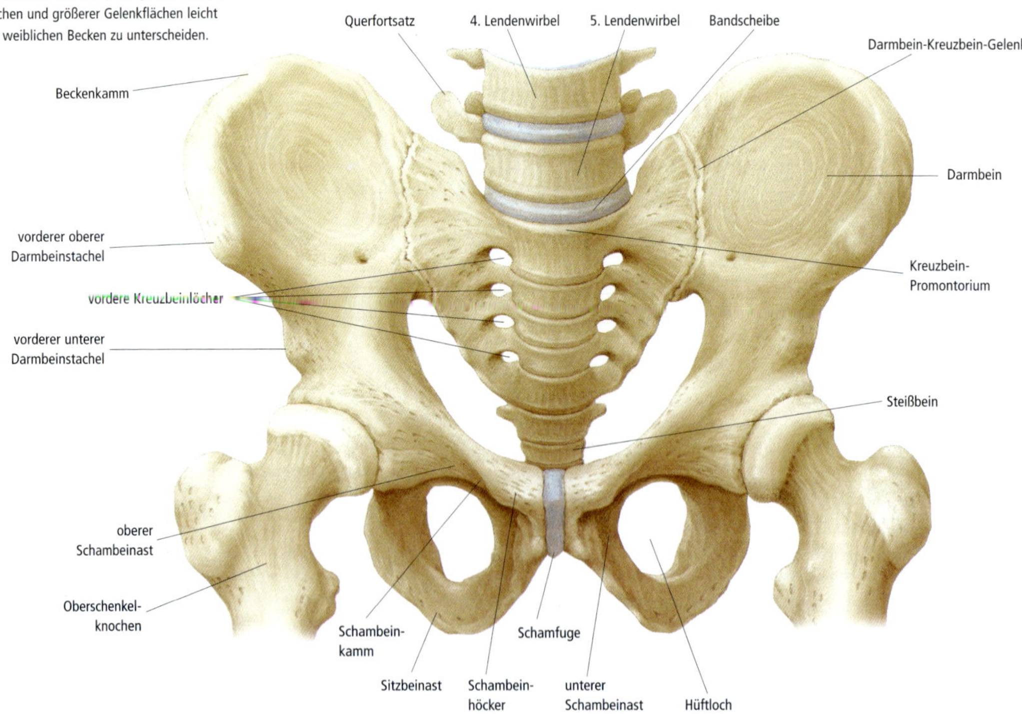

Dickdarm) ragen in die Beckenhöhle hinein. Dehnbare Beckenorgane, z. B. eine volle Blase und die Gebärmutter während der Schwangerschaft, können durch den Beckeneingang ebenfalls in die Bauchhöhle hineinragen.

BECKENBODEN

Der Beckenboden verleiht den Beckenorganen Halt. Er wird vom Steiß- und Afterhebemuskel gebildet und ist an der Schließfunktion von After und Scheide sowie am Druckanstieg in der Bauchhöhle beteiligt. Der Damm, d. h. der Teil des Beckenbodens zwischen Scham- und Aftergegend spielt eine wichtige Rolle bei der Harn- und Stuhlkontinenz.

Beim Husten, Niesen, Lachen und bei Anstrengung zieht sich der Beckenboden reflexartig zusammen. Eine Muskelschwäche kann bei einem plötzlichen Druckanstieg in der Bauchhöhle zu Harninkontinenz führen.

Eine Schädigung des Beckenbodens oder Damms (z. B. bei der Entbindung) kann zu einem Vorfall (Prolaps) von Beckenorganen wie Harnblase, Gebärmutter oder Mastdarm führen. Der Damm besteht aus Muskeln und Bindegewebe und bildet einen Ansatzpunkt für viele Muskeln, u. a. die Beckenbodenmuskeln und den Afterschließmuskel. Er erfüllt daher eine wichtige Stützfunktion für das Becken.

MÄNNLICHES UND WEIBLICHES BECKEN

Das weibliche Becken ist so beschaffen, dass der Fetus bei der Entbindung hindurchpasst. Beckenein- und -ausgang sind daher größer als beim männlichen Becken, der Abstand zwischen beiden kürzer und die Wände des kleinen Beckens senkrechter. Das männliche Becken hat einen kleineren, herzförmigen Beckeneingang, einen engen Beckenausgang und eine längere und eher kegelförmige Beckenhöhle. Darüber hinaus sind die Knochen und Gelenkflächen größer und die Muskeln stärker ausgeprägt, was das männliche Becken insgesamt stärker und schwerer macht.

Ein Anhaltspunkt, um zwischen männlichem und weiblichem knöchernen Becken zu unterscheiden, ist der Schambogen (der Winkel unterhalb des Schambeines). Bei Frauen beträgt er 80–85 °, bei Männern 50–60 °. Dieses Maß kommt beispielsweise bei der Konstruktion von Fahrradsitzen zum Einsatz, bei der der Größenunterschied zwischen männlichem und weiblichem Beckenausgang berücksichtigt wird. Die Öffnung zwischen den Sitzbeinhöckern, die einen Teil des Beckenausgangs bilden, ist bei Männern kleiner als bei Frauen.

Die Maße des kleinen Beckens, vor allem des Beckenein- und -ausganges, sind bei Frauen sehr wichtig, da der Kopf des Kindes bei der Entbindung hindurchpassen muss. Daher erfolgt vor der Entbindung eine Beckenmessung. Der Kopf eines Babys ist von vorn nach hinten gemessen am größten. Da der typisch gynäkoide Beckeneingang in der Breite etwas mehr misst als in der Tiefe, tritt der Kopf des Kindes quer (mit dem Gesicht zur Seite) durch die Öffnung. Der Beckenausgang misst normalerweise in der Tiefe mehr als in der Breite, sodass sich der Kopf des Babys in der Beckenhöhle dreht und der Nacken an den Schambeinen anliegt. Bei der Geburt zeigt das Gesicht dann nach hinten.

Nicht alle Frauen haben einen gynäkoiden Beckeneingang. Bei einigen Frauen ist er eher männlich (herzförmig), anthropoid (eng und tief) oder platipeloid (übermäßig breit und kurz). Das Erkennen dieser Unterschiede ist wichtig, um mögliche Komplikationen während der Entbindung zu vermeiden.

VERLETZUNGEN DES BECKENS

Ein direkter Schlag oder eine Druckverletzung kann zu einer Fraktur der Beckenknochen und/oder einer Verlagerung der Gelenke führen. Durch hartes Fallen auf die Füße kann das Hüftbein im Bereich der Hüftpfanne brechen. Bei einem Beckenbruch muss auf Weichteilverletzungen geachtet werden, da es zu Schädigungen von Harnblase, Harnröhre, Mastdarm, Blutgefäßen und Nerven kommen kann.

Beckenbodenmuskeln

Die Beckenbodenmuskeln erstrecken sich vom Kreuzbein auf der Rückseite bis zum Hüftbein auf der Vorderseite des Beckens und bilden den muskulösen Beckenboden.

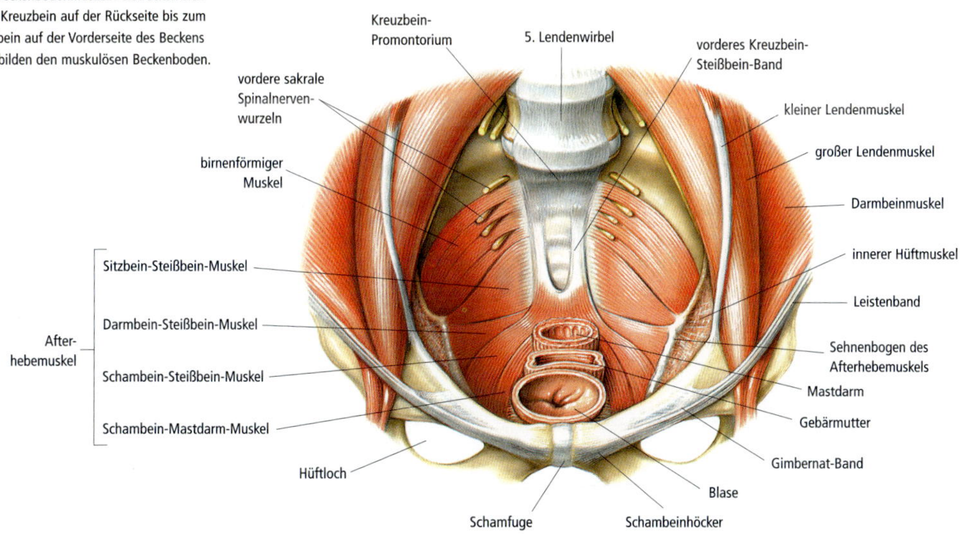

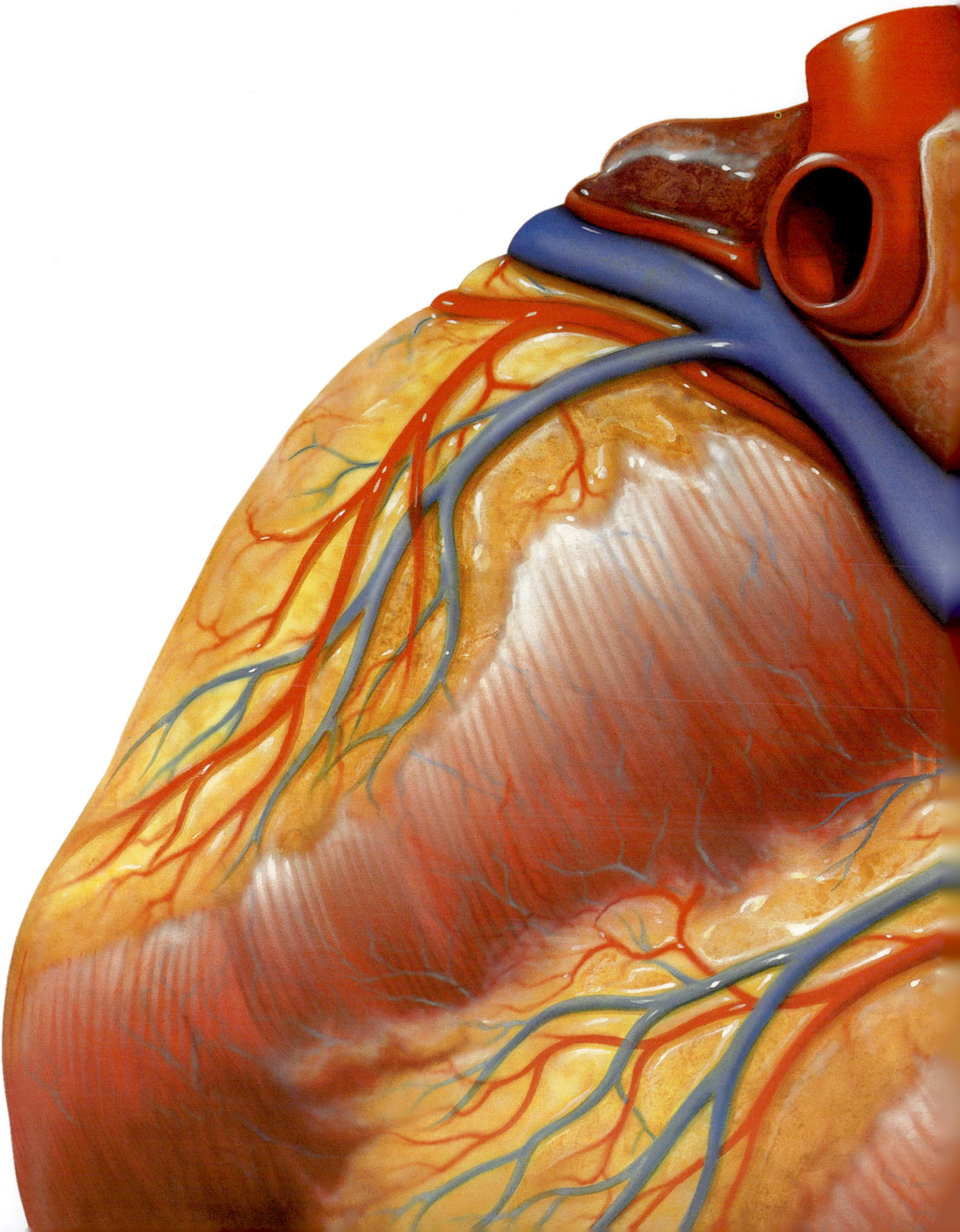

KAPITEL 5

Brustraum

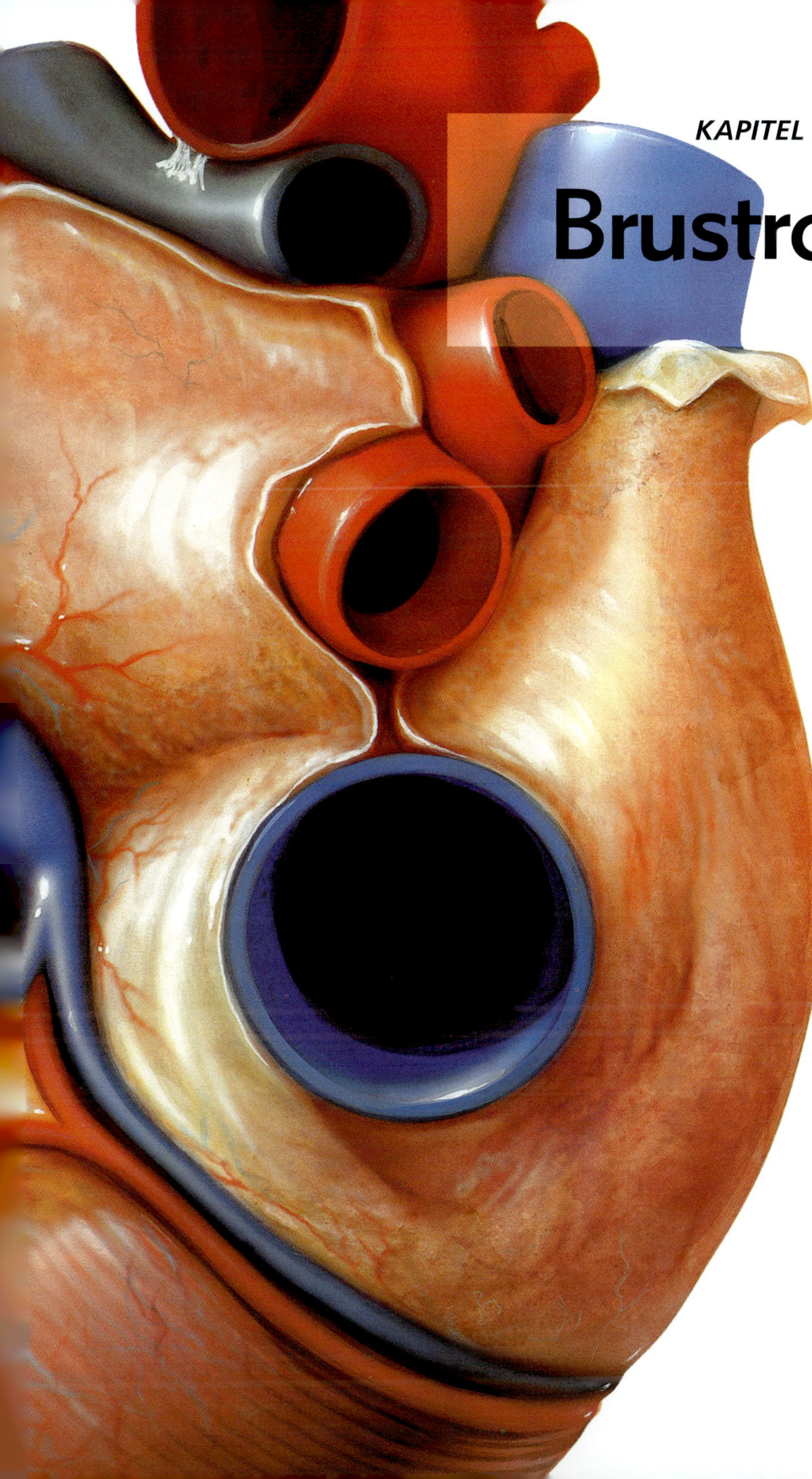

HERZ

Das Herz ist eine Muskelpumpe, die das Blut durch die Blutgefäße des Körpers befördert. Es besteht aus zwei Hälften, die das Septum, eine dicke, muskulöse Scheidewand, voneinander trennt. Jede Hälfte setzt sich wiederum aus einem oberen und einem unteren Bereich zusammen.

Die aus linkem Vorhof (Atrium) und linker Herzkammer (Ventrikel) bestehende linke Herzhälfte nimmt sauerstoffreiches Blut aus den Lungen auf und pumpt es durch die Hauptschlagader, die Aorta, durch den Körper. Die ebenfalls aus Vorhof und Herzkammer bestehende rechte Herzhälfte nimmt sauerstoffarmes Blut aus dem Körper auf und leitet es durch die Lungenarterie zum Gasaustausch an die Lunge weiter. Diese beiden Kreisläufe des Blutes werden als Lungenkreislauf bzw. Körperkreislauf bezeichnet. Der Herzmuskel selbst wird von den Herzkranzarterien, die von der Aorta abzweigen, mit Blut versort. Das Blut fließt dann über die Herzvenen auf die rechte Seite des Herzes zurück.

SIEHE AUCH *Blutkreislauf in Kapitel 1; Erkrankungen des Herzes in diesem Kapitel*

HERZKLAPPEN

Das Herz verfügt über vier Klappen, die dafür sorgen, dass das Blut nur in eine Richtung fließt: vom Vorhof zur Herzkammer und aus der Kammer heraus in die jeweilige Arterie. Die zwei Segelklappen (Atrioventrikularklappen) befinden sich auf jeder Herzseite zwischen Vorhof und Kammer. Zwischen rechtem Vorhof und rechter Herzkammer liegt die Trikuspidalklappe, zwischen linkem Vorhof und linker Kammer die Mitralklappe. Die Segelklappen verhindern bei der Kontraktion der Herzkammern den Rückfluss des Blutes aus den Kammern in den Vorhof.

Trikuspidalklappe

Die Trikuspidalklappe zählt zu den vier Herzklappen, die die Richtung des Blutstromes durch das Herz steuern. Die Klappe besteht aus drei dreieckigen Gewebelappen, den so genannten Segeln, und bildet ein Ventil zwischen dem rechten Herzvorhof und der rechten Herzkammer. Durch das Schließen der Trikuspidalklappe und der anderen Herzklappen entsteht das für den Herzschlag charakteristische Geräusch.

Das Blut fließt von den Venen in den rechten Herzvorhof und durch die Trikuspidalklappe in die rechte Herzkammer. Diese zieht sich daraufhin zusammen und leitet das Blut durch die Pulmonalklappe zur Lunge. Während der Kontraktion der rechten Herzkammer schließt sich die Trikuspidalklappe, sodass kein Blut in den rechten Herzvorhof zurückfließen kann.

Mitralklappe

Die Mitralklappe ist die Herzklappe, die den Rückfluss des Blutes von der linken Herzkammer in den linken Vorhof während der Herzkontraktion verhindert. Die Mitralklappe ähnelt in ihrer Form einer Mitra (Bischofsmütze), daher die Bezeichnung. Die Mitralklappe und die Trikuspidalklappe werden Atrioventrikularklappen genannt, da sie zwischen den Vorhöfen (Atrium) und den

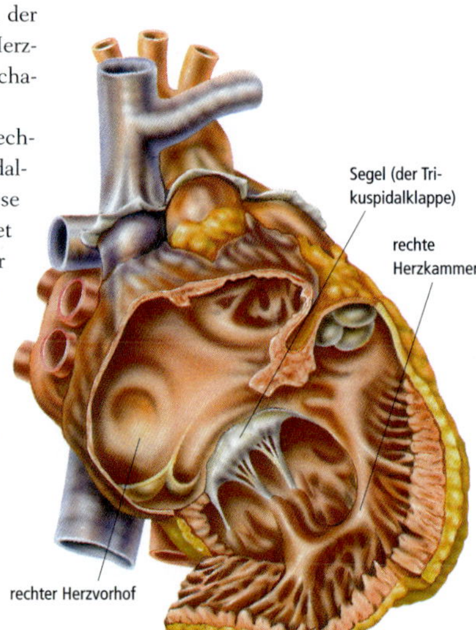

Trikuspidalklappe

Diese Herzklappe steuert den Blutfluss zwischen dem rechten Herzvorhof und der rechten Herzkammer. Der Blutfluss zur Lunge kann durch eine Trikuspidalklappenerkrankung beeinträchtigt werden.

Aufsicht auf die Herzkammern während der Kammersystole

Die Herzkammern kontrahieren und stoßen dadurch sauerstoffreiches Blut in die Aorta (für den Körperkreislauf) und verbrauchtes Blut in die Lungenarterien (zur Sauerstoffanreicherung) aus.

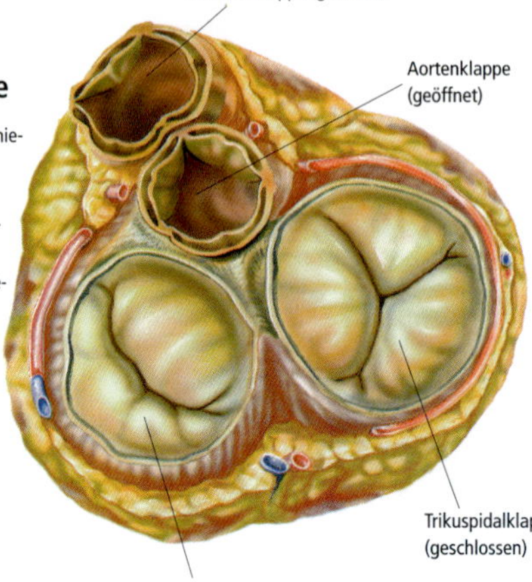

Aufsicht auf die Herzkammern während der Kammerdiastole

Nach der Kontraktion öffnen sich die Mitral- und Trikuspidalklappe, sodass neues Blut aus den Vorhöfen in die Herzkammern fließen kann.

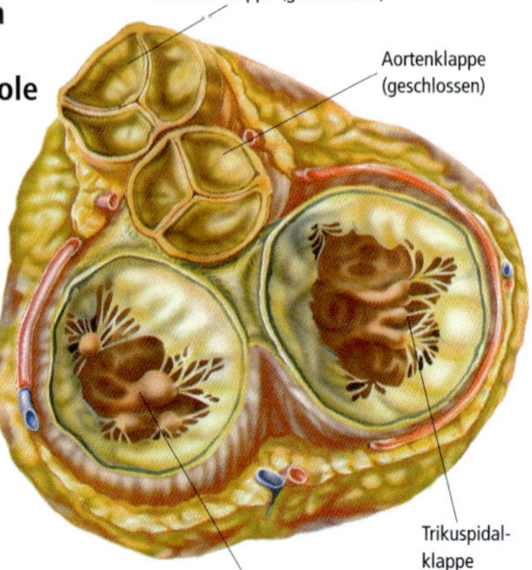

Herz

Herz – Vorderansicht

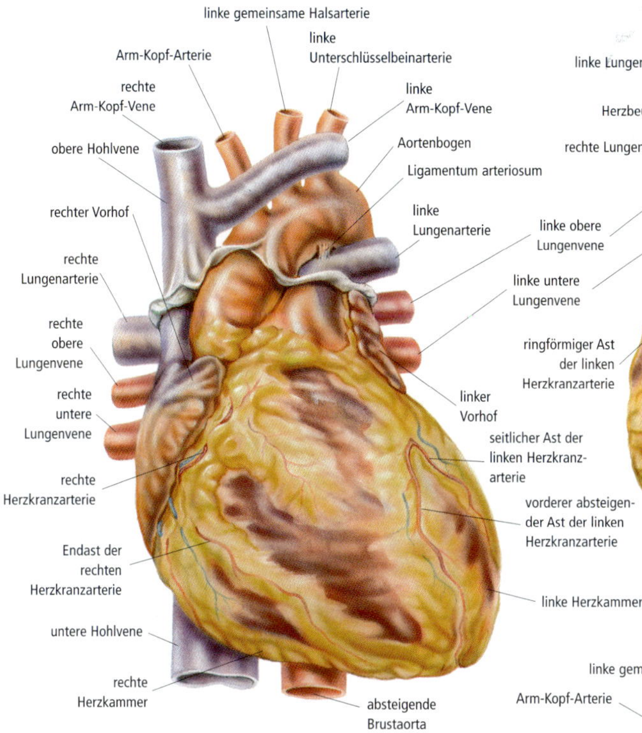

Herz – Rückansicht

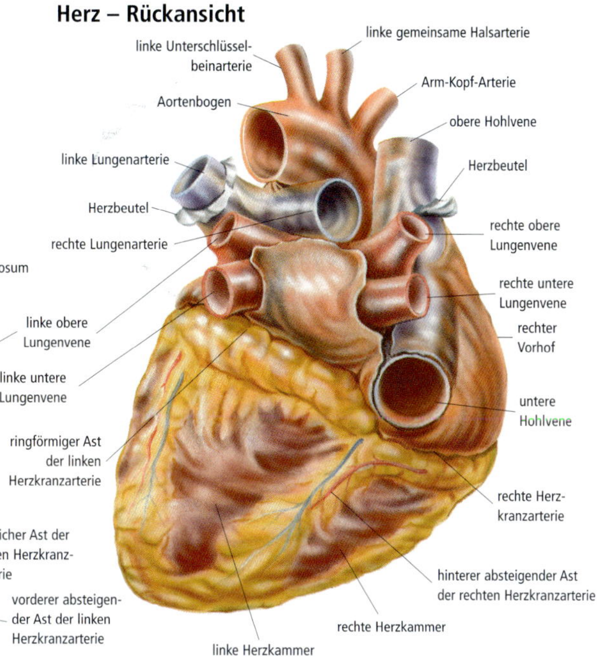

Herz – Längsschnitt

durch alle vier Kammern

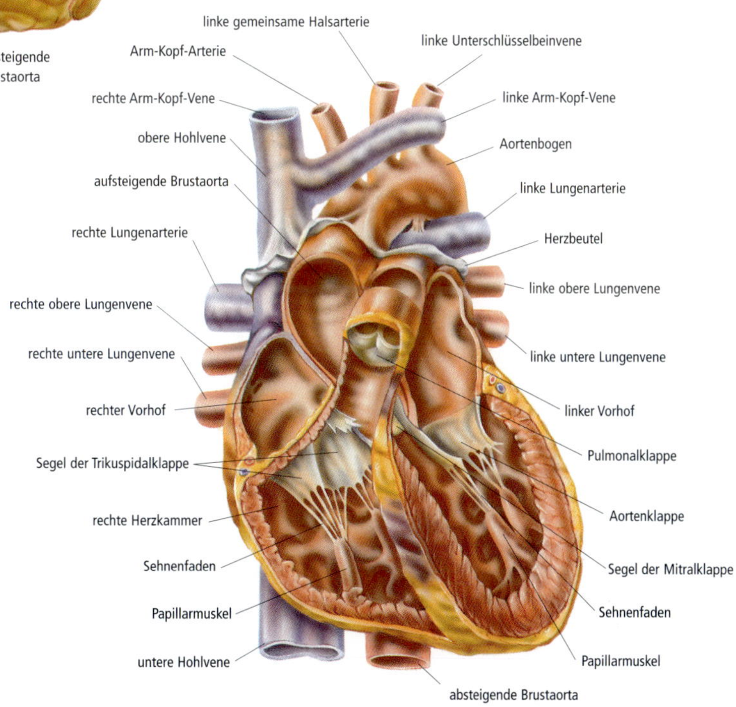

Herzkammern (Ventrikel) liegen. Beide Atrioventrikularklappen sind mit fallschirmartigen Klappensegeln ausgestattet. Von deren freien Enden führen zähe Sehnenfäden zu den Papillarmuskeln – kleinen, zungenförmigen Vorsprüngen des Herzmuskels. Während der Kontraktion der Herzkammer ziehen die Papillarmuskeln an den Sehnenfäden und Klappensegeln und halten so die Atrioventrikularklappen geschlossen, während sich die Herzkammern bei der Kontraktion schnell verkleinern.

Pulmonal- und Aortenklappen

Die beiden anderen Herzklappen, die Taschenklappen, liegen an den Ausgängen der Herzkammern: Die Pulmonalklappe befindet sich dort, wo Blut aus der rechten Herzkammer in die Lungenarterie gepresst wird, während sich die Aortenklappe am Ausgang der linken Herzkammer befindet. Die Taschenklappen haben die Aufgabe, bei Erschlaffen der Herzkammern den Rückfluss von Blut

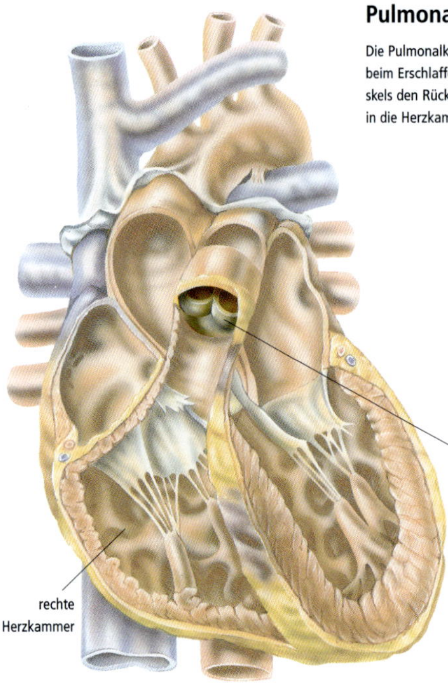

Pulmonalklappe

Die Pulmonalklappe verhindert beim Erschlaffen des Herzmuskels den Rückfluss des Blutes in die Herzkammer.

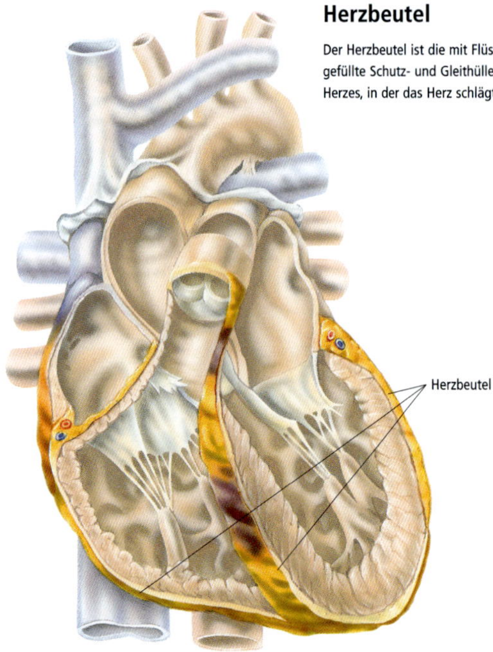

Herzbeutel

Der Herzbeutel ist die mit Flüssigkeit gefüllte Schutz- und Gleithülle des Herzes, in der das Herz schlägt.

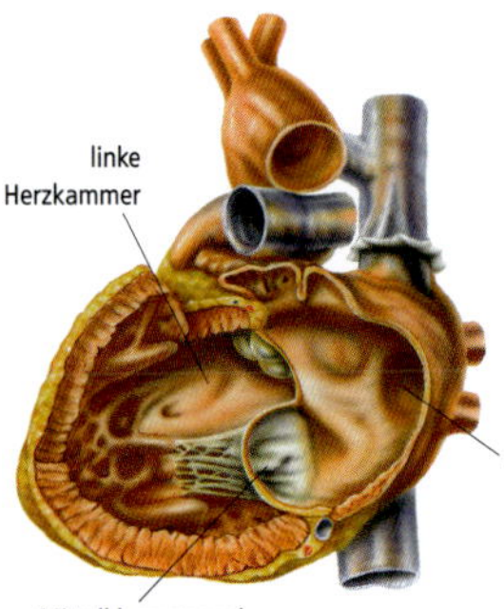

Mitralklappe

Die Mitralklappe (auch Bikuspidalklappe) liegt zwischen dem linken Vorhof und der linken Herzkammer. Der relativ häufige Mitralklappenprolaps führt zu Brustschmerzen, Atemnot, Palpitationen, Müdigkeit und Ohnmacht.

aus der Aorta und der Lungenarterie in die jeweiligen Kammern zu verhindern. Sowohl die Pulmonal- als auch die Aortenklappe sind so genannte Taschen- oder Semilunarklappen (da sie aus drei halbmondförmigen Sicheln bestehen).

HERZKRANZARTERIEN

Die Herzkranzarterien (Koronararterien) versorgen das Herz mit sauerstoffreichem Blut. Die rechte und linke Herzkranzarterie gehen von der Aorta aus und verzweigen sich in kleinere Arterien. Diese versorgen die rechte und linke Seite des Herzes. Eine Arteriosklerose kann zur Koronarstenose (Verengung der Herzkranzgefäße) und zur Koronaren Herzkrankheit (KHK) führen.

HERZBEUTEL

Der Herzbeutel (Perikard) besteht aus mehreren Schichten, die das Herz umhüllen. Die inneren Schichten, die viszerale und die parietale Serosa, bilden einen glatten, mit Flüssigkeit gefüllten Hohlraum, in dem das Herz schlägt. Beide sind durch einen dünnen Flüssigkeitsfilm voneinander getrennt. Über der parietalen Serosa befindet sich die Fibrosa, eine straffe Bindegewebsschicht, die am oberen Ende mit den großen Blutgefäßen des Herzes verbunden ist und am unteren Ende mit dem Zwerchfell verschmilzt.

Eine Erkrankung des Herzbeutels ist die Herzbeutelentzündung (Perikarditis). Mögliche Ursachen sind eine Infektion mit verschiedenen Erregern (Viren, Tuberkulose oder Eitererreger), das Absterben des Herzmuskels (Herzinfarkt), das Eindringen von Krebszellen (leukämische Infiltration), Bindegewebserkrankungen wie die Rheumatoide Arthritis oder Stoffwechselkrankheiten wie Nierenversagen und Gicht. Als Hauptsymptom treten heftige Schmerzen in der Brustmitte auf, die beim Einatmen, bei Bewegungen und beim flachen Liegen auf dem Rücken stärker werden.

HERZZYKLUS

Das Herz besitzt ein System aus spezialisierten Zellen, die den Rhythmus der Herzkontraktion bestimmen und eine schnelle Verbreitung elektrischer Impulse im Herz ermöglichen.

Der Sinusknoten im rechten Vorhof besteht aus spezifischem Herzmuskelgewebe und fungiert als Schrittmacher des Herzes. Er steuert den Rhythmus der Herzkontraktionen. Elektrische Impulse werden durch die Vorhöfe zum Atrioventrikularknoten geleitet, der die Impulse zum His-Bündel weiterleitet. Aus dem Zusammenwirken dieser Systembestandteile erfolgt die koordinierte Kontraktion der Herzkammern.

Trotz seiner Aufteilung in eine rechte und linke Seite mit unterschiedlichen Funktionen ist das Herz so beschaffen, dass seine

Herzzyklus

Beim Herzzyklus durchlaufen die vier Herzkammern jeweils eine Entspannungsphase (Diastole) und eine Kontraktionsphase (Systole).

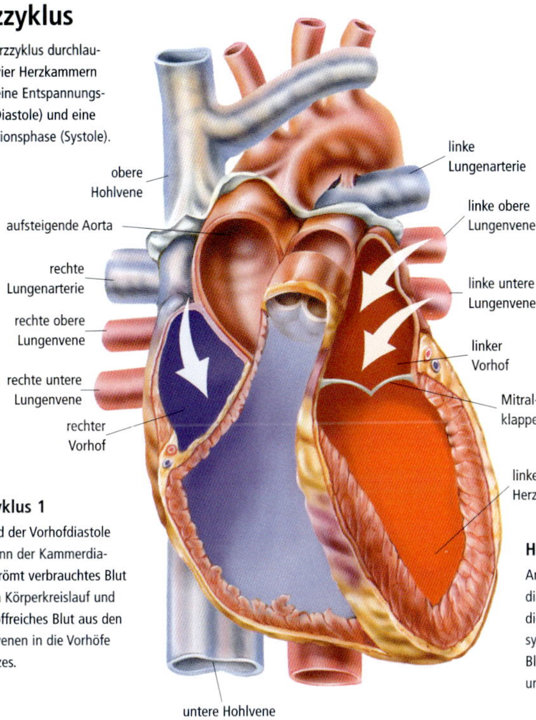

Herzzyklus 1

Während der Vorhofdiastole (zu Beginn der Kammerdiastole) strömt verbrauchtes Blut aus dem Körperkreislauf und sauerstoffreiches Blut aus den Lungenvenen in die Vorhöfe des Herzes.

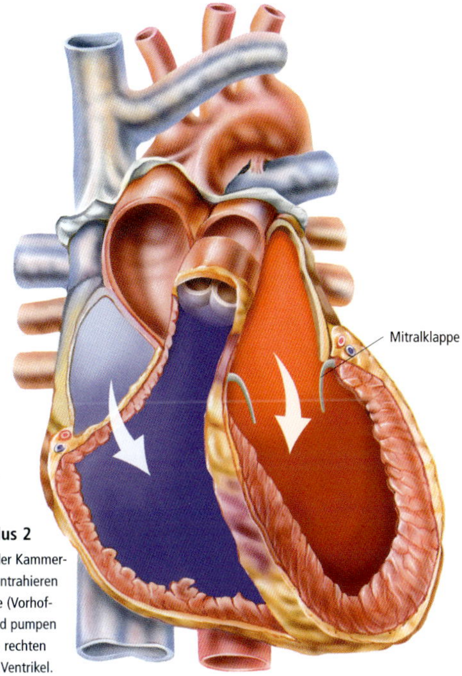

Herzzyklus 2

Am Ende der Kammerdiastole kontrahieren die Vorhöfe (Vorhofsystole) und pumpen Blut in den rechten und linken Ventrikel.

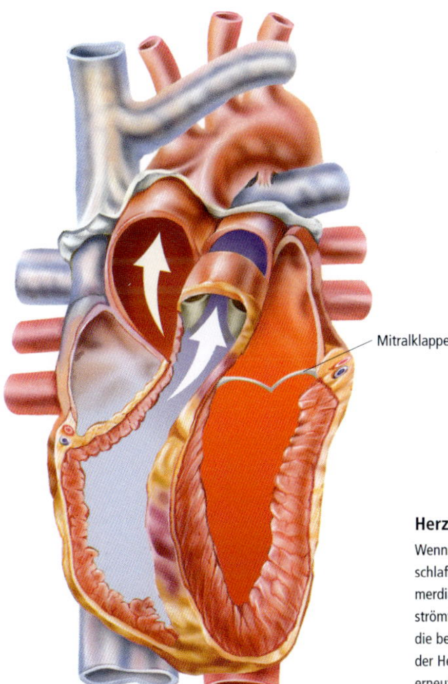

Herzzyklus 3

Während der Kammersystole kontrahieren rechte und linke Herzkammer und pressen ihr Blut in die Aorta und die Lungenarterien.

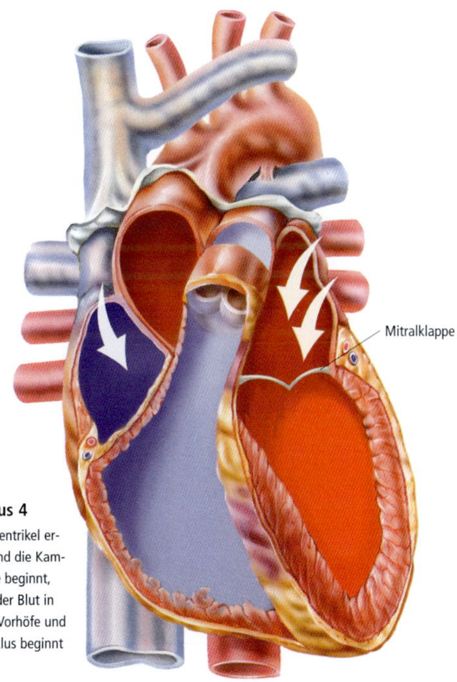

Herzzyklus 4

Wenn die Ventrikel erschlaffen und die Kammerdiastole beginnt, strömt wieder Blut in die beiden Vorhöfe und der Herzzyklus beginnt erneut.

Pumpaktivität beiden Seiten zu gleichen Teilen nützt. In der Erschlaffungsphase (Diastole) fließt Blut aus dem linken und rechten Vorhof in die entsprechende Herzkammer. In der folgenden Kontraktionsphase (Systole) wird das Blut aus der linken und rechten Herzkammer in die Aorta bzw. Lungenarterie gepresst. Am Ende jeder Kontraktion schließen sich die Herzklappen, um einen Rückfluss des Blutes zu verhindern. Auf die Systole folgt eine Diastole, und der Kreislauf beginnt erneut.

HERZSCHLAG

Das Schlagen des Herzes gegen die Brustwand wird als Herzspitzenstoß bezeichnet. Er entsteht durch die Kontraktion der Herzkammern und kann an der linken Unterseite der Brust, direkt unter der Brustwarze, gefühlt werden. Frequenz und Rhythmus der Herzkontraktionen können auch durch Pulsfühlen ermittelt werden. Der Puls ist eine Druckwelle, die bei jedem Herzschlag durch die Arterien gepresst wird. Er wird entweder am Handgelenk als Radialispuls, am Hals als Karotispuls, in der Leiste als Femoralispuls oder in der Kniekehle als Poplitealpuls gefühlt.

Die Frequenz und der Rhythmus der Herzkammerkontraktionen werden vom Sinusknoten bestimmt. Dieser befindet sich an der Mündung der oberen Hohlvene in den rechten Vorhof. Der Sinusknoten selbst steht wiederum unter dem Einfluss zweier Nerven, des Sympathikus und des Parasympathikus, die die Herzfrequenz erhöhen bzw. verringern können. Darüber hinaus wird er von Stoffwechselhormonen wie Adrenalin beeinflusst.

ERKRANKUNGEN DES HERZES

Herzerkrankungen können angeboren sein oder sich im Lauf des Lebens entwickeln.

SIEHE AUCH *Angiografie, Angioplastie, Herzszintigrafie, Defibrillation, Echokardiografie, Elektrokardiogramm, Elektromyografie, Langzeit-EKG, Herzschrittmacher, Herz-Kreislauf-Medikamente in Kapitel 16*

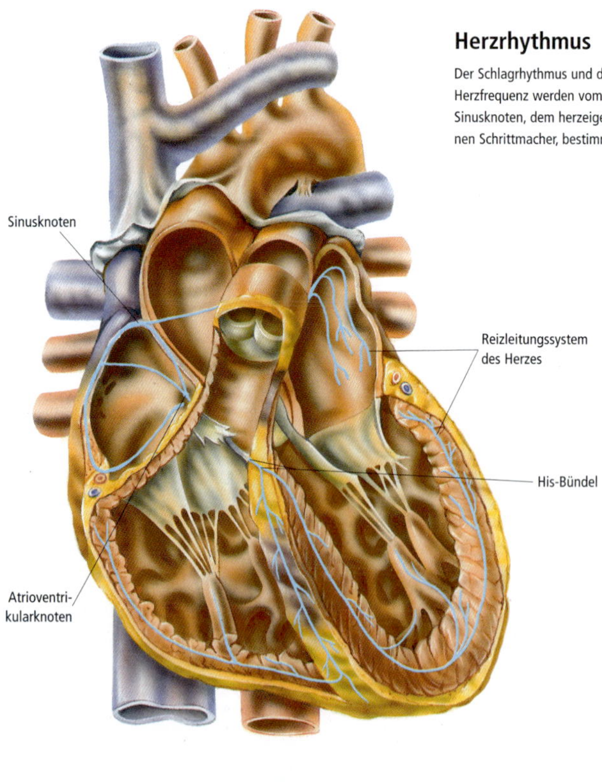

Herzrhythmus

Der Schlagrhythmus und die Herzfrequenz werden vom Sinusknoten, dem herzeigenen Schrittmacher, bestimmt.

ERKRANKUNGEN DER HERZKRANZARTERIEN

Eine Erkrankung der Herzkranzarterien führt zu einer Verengung der Blutgefäße und somit zu einer eingeschränkten Blutversorgung des Herzmuskels.

Arteriosklerose

Die häufigste Erkrankung der Herzkranzarterien ist die Arteriosklerose, bei der eine Ansammlung von Fetten in der Gefäßwand zur Bildung fettig-faseriger Ablagerungen (Plaques) und zu Kalkeinlagerungen führt. Die Krankheit kann zwar auch in den Hals-, Bein- und Baucharterien auftreten, ist jedoch in den Hirn- und Herzkranzarterien besonders gefährlich. Das Risiko für Arteriosklerose steigt infolge bestimmter Lebensgewohnheiten, z. B. durch Rauchen und fettreiche Ernährung sowie durch Bluthochdruck.

Ein Blutgefäß kann durch die Plaques und die dadurch verursachte Schwellung und den Elastizitätsverlust der Gefäßwände völlig blockiert werden. Außerdem sind die Plaques häufig so rau, dass Blut an ihnen gerinnt (Thrombusbildung), was ebenfalls zum Verschluss von Herzkranzarterien beiträgt (Koronare Herzkrankheit).

Ein Teilverschluss der Herzkranzarterien kann zu einer schweren Beeinträchtigung der körperlichen Belastungsfähigkeit führen. Die Patienten klagen über Schmerzen in der Brustmitte in Verbindung mit einem Engegefühl (Angina pectoris). Die Anzeichen einer Angina pectoris treten in der Regel beim Treppensteigen oder Bergaufgehen auf. Der Schmerz verschwindet nach einigen Minuten des Ausruhens.

Herzinfarkt

Myokard ist die Bezeichnung für Herzmuskel, Infarkt der Begriff für Gewebetod aufgrund mangelnder Blutzufuhr und Myokardinfarkt, Herzmuskelinfarkt, das plötzliche Absterben von Herzmuskelgewebe aufgrund mangelnder arterieller Blutzufuhr. Letztere ist meist auf eine – durch Arteriosklerose (plaqueartige Ablagerung von Fett- und Fasergewebe in den Arterienwänden) bedingte – Einengung der Koronararterien zurückzuführen, die das Herz mit Blut versorgen.

Da die innere Gefäßoberfläche durch die Verkalkung der Einlagerungen rau und brüchig wird, können sich Blutgerinnsel an der Arterienwand bilden und die gesamte Arterie blockieren. Bei einem Herzinfarkt verspürt man einen plötzlich einsetzenden Schmerz in der Brustmitte, der evtl. in den linken Arm, den Hals und den oberen Bauchraum ausstrahlt. Die Schmerzen sind weder durch Bettruhe noch durch Medikamente zu lindern, weswegen umgehend ein Arzt gerufen werden muss.

Bei frühzeitiger Behandlung lässt sich das geronnene Blut evtl. auflösen (Thrombolyse), in den meisten Fällen jedoch beschränkt sich die Behandlung darauf, einen möglichst großen Teil des Herzmuskels zu retten, das Herz zu stärken und die Schmerzen zu lindern. Ein Herzinfarkt verläuft tödlich, wenn ein zu großer Teil des Herzmuskelgewebes abstirbt und die Herztätigkeit nicht aufrechterhalten werden kann oder wenn die Entstehung oder Übertragung der elektrischen Impulse im Herz gestört ist.

Bei einem Verschluss der Herzkranzarterien gibt es verschiedene Behandlungsmöglichkeiten, die eine lebensbedrohliche Herzschädigung verhindern: Ein Teilverschluss kann durch Erweitern des verengten Arteriensegmentes mit einem Ballonkatheter (PTCA) oder Entfernen der Ablagerungen mit einem Laser (Laserangioplastie) behandelt werden. Bei einem Totalverschluss kann ein Bypass gelegt werden. Hierbei wird der verschlossene Arterienabschnitt mit einem Stück aus einer Bein- oder Brustwandarterie überbrückt (koronarer Arterienbypass).

Angina pectoris

Angina pectoris nennt man die Schmerzen in der Brust, die bei körperlichen Anstrengungen durch Sauerstoffmangel im Herz verursacht werden. Ursache ist meist eine Arteriosklerose der Herzkranzgefäße. Bei schwerer Arteriosklerose kann der Schmerz auch in Ruhe auftreten. In diesem Fall spricht man von Ruheangina. Der Schmerz erstreckt sich über die gesamte Brust und kann bis in den Hals, zwischen die Schulterblätter und in die Arme ausstrahlen. Den Schmerz bei schweren Anfällen beschreiben Betroffene als »erdrückend« und sprechen von Empfindungen wie Kälte, Schwitzen, Todesangst und Atemnot.

Eine Angina pectoris kann mit einem Elektrokardiogramm (EKG) festgestellt werden, das bestimmte Veränderungen während eines Schmerzanfalles sichtbar macht. Ist der Betroffene schmerzfrei, können die Veränderungen durch einen körperlichen Belastungstest (Belastungs-EKG oder Ergometrie) sichtbar gemacht werden. Weitere Tests sind die Koronarangiografie, eine Perfusionsszintigrafie sowie eine Photonen- oder Positronen-Emmissionscomputertomografie (SPECT oder PET).

In den meisten Fällen wird die Erkrankung mit Medikamenten zur Erweiterung der Herzkranzgefäße und zur Erhöhung des Blutflusses zum Herzmuskel behandelt. Dazu gehören Nitroglyzerinkapseln oder Nitrospray, die unter der Zunge eingenommen werden. (Diese stillen den Schmerz meist innerhalb von Sekunden und bestätigen eine Angina-pectoris-Diagnose.) Darüber hinaus können Nitrate in Form von Tabletten oder Hautpflastern verabreicht werden. Betablocker und Kalziumantagonisten werden ebenfalls gegen Angina pectoris eingesetzt. Die Ballonangioplastie (PTCA) und Bypass-Operationen sind weitere Behandlungsmöglichkeiten.

Spricht die Angina auf Medikamente an und tritt sie nur gleichmäßig unter Belastung auf, kann sie zu Hause behandelt werden. Ist dies nicht der Fall oder liegt eine instabile Angina pectoris vor (erstmaliges Auftreten der Beschwerden, Ruheangina, Angina nach Herzinfarkt, zunehmende und häufigere Beschwerden), ist die sofortige Einweisung in ein Krankenhaus absolut erforderlich, da die Angina dann ein Hinweis auf einen Herzinfarkt (Myokardinfarkt) sein kann.

HERZRHYTHMUSSTÖRUNGEN

Störungen des Reizleitungssystems des Herzes können zu Herzrhythmusstörungen und verzögerten und ineffektiven Herzmus-

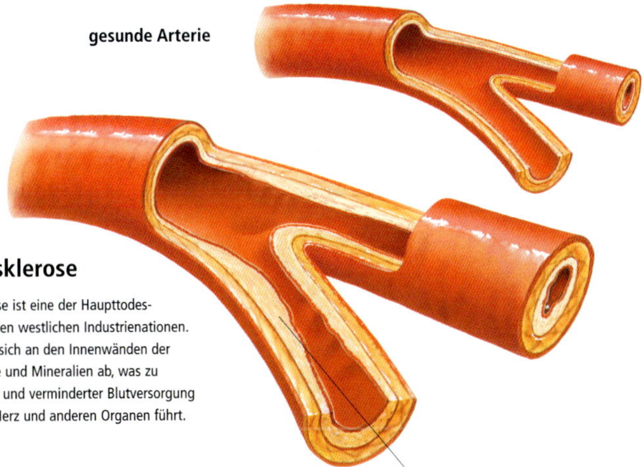

Arteriosklerose

Arteriosklerose ist eine der Haupttodesursachen in den westlichen Industrienationen. Meist lagern sich an den Innenwänden der Arterien Fette und Mineralien ab, was zu Verengungen und verminderter Blutversorgung von Gehirn, Herz und anderen Organen führt.

Erkrankung der Herzkranzgefäße – Schädigung des Herzgewebes

Zu einem Herzinfarkt kommt es, wenn eine der Herzkranzarterien, die den Muskel mit Blut versorgen, plötzlich blockiert wird. Das von diesem Gefäß versorgte Gewebe stirbt aufgrund von Sauerstoffmangel ab.

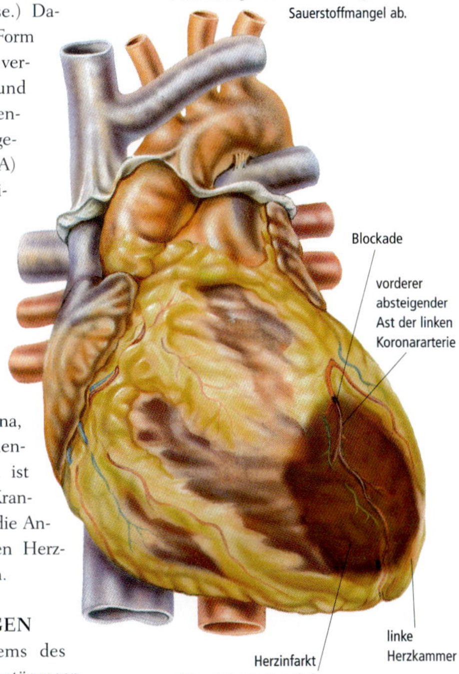

kelkontraktionen (Schenkelblock, Herzblock) führen. Herzrhythmusstörungen können die Vorhöfe (Vorhoftachykardie, Vorhofflimmern) oder die Herzkammern (Kammertachykardie, Kammerflimmern) betreffen. Viele Reizleitungsstörungen sind Folge von Erkrankungen der Herzkranzgefäße, werden jedoch auch durch eine rheumatische Endokarditis, Fieber, zu viel Schilddrüsenhormone, Kaffee und Alkohol ausgelöst.

Herzrhythmusstörung

Eine Herzrhythmusstörung oder Arrhythmie ist eine Abweichung vom normalen Schlagrhythmus des Herzes. Arrhythmien kommen auch bei Gesunden vor, sind aber häufiger Anzeichen einer ernsthaften Störung der Herzfunktion. Bestimmte Substanzen wie Koffein, Kokain, Psychopharmaka und Sympathomimetika können ebenfalls Herzrhythmusstörungen verursachen.

Nicht alle Arrhythmien sind gefährlich. Bei der Sinusarrhythmie, die bei Kindern häufig ist, beschleunigt oder verlangsamt sich der Herzschlag mit der Atmung. Eine solche Arrhythmie erfordert normalerweise keine Behandlung.

Krankhafte und möglicherweise gefährliche Arrhythmien sind bestimmte Formen des Sinusbradykardie oder Sinustachykardie, das Sick-Sinus-Syndrom, Vorhof- oder Kammertachykardien, Extrasystolen und Herzblöcke.

Gelegentliches Herzstolpern (Kammerextrasystolen) gehört zu den weit verbreiteten, leichten Herzrhythmusstörungen. Es entsteht, wenn eine ungewöhnlich starke Konzentration elektrischer Impulse in den Herzkammern zu einer vorzeitigen Kontraktion führt. Herzstolpern kommt auch bei Gesunden vor, vor allem bei Müdigkeit oder hohem Kaffeekonsum. Bei Herzerkrankungen kann Herzstoplern, vor allem wenn es häufiger auftritt, jedoch ein sehr ernst zu nehmendes Warnsignal für ein bevorstehendes Kammerflimmern sein.

Bestimmte Arrhythmien sind lebensbedrohlich. So können Kammerflimmern und Kammertachykardien zum Herzstillstand führen oder die Blutversorgung von Geweben und Organen stark beeinträchtigen. Die gefährlichste Herzrhythmusstörung ist das Kammerflimmern, das z. B. bei Stromschlag, Ertrinken oder Herzinfarkt auftritt.

Beim Kammerflimmern verhindert eine chaotische elektrische Aktivität in den Herzkammern, dass das Blut gleichmäßig durch den Körper gepumpt wird. Symptome sind Puls- und Atemstillstand sowie Bewusstlosigkeit. Wenn der normale Rhythmus nicht wiederhergestellt wird, tritt innerhalb weniger Minuten der Tod ein.

Der Rhythmus kann durch einen Stromstoß auf die Brustwand (Elektrokardioversion, Elektrodefibrillation) normalisiert werden. Wenn kein Defibrillator zur Verfügung steht, kann der Patient für kurze Zeit durch rhythmischen Druck auf das Herz im Brustbeinbereich (Herzmassage) und Mund-zu-Nase-Beatmung am Leben erhalten werden. Die Gesamtheit dieser Maßnahmen bezeichnet man als Herz-Lungen-Wiederbelebung oder kardiopulmonale Reanimation (CPR).

Zu den schweren Formen der Herzrhythmusstörungen gehören das Vorhofflimmern, bei dem unregelmäßige elektrische Impulse in den Vorhöfen unkoordinierte Vorhofkontraktionen auslösen, sowie die Kammertachykardie (Herzjagen), bei der eine ungewöhnlich starke Konzentration elektrischer Impulse in den Herzkammern eine Frequenz von bis zu 140 bis 220 Schlägen pro Minute erreicht. Vorhofflimmern kann durch eine Mitralklappenerkrankung ausgelöst werden und schwer wiegende Folgen haben. Im linken Vorhof kann sich ein Blutgerinnsel bilden (Thrombose), vom dem sich kleine Fragmente (Emboli) lösen, die sich dann in den Gehirn- oder Beinarterien festsetzen. Eine Kammertachykardie tritt meist zusammen mit schweren Herzkrankheiten auf. Sie verursacht Atemnot und Schmerzen in der Brust.

Symptome einer Herzrhythmusstörung sind fühlbare Änderungen des Pulses, beängstigendes Herzklopfen (Palpitationen), Brustenge, Kurzatmigkeit, Benommenheit, Schwindel und Ohnmacht. Bei Kammerflimmern kann der fehlende Puls das erste Symptom sein. Die Gefahr eines plötzlichen Herztodes ist extrem hoch.

Zur Diagnose einer Herzrhythmusstörung dienen in erster Linie EKG und Langzeit-EKG. Ein Echokardiogramm und eine Koronarangiografie können helfen, die zugrunde liegende Herzkrankheit zu ermitteln.

Arrhythmien werden meist medikamentös behandelt. Zum Einsatz kommen entweder traditionelle Präparate wie Digitalisglykoside, Lidocain oder Chinidin oder modernere wie Betablocker und Kalziumantagonisten. Eine weitere Therapiemöglichkeit ist die Implantation künstlicher Herzschrittmacher oder die Elektroablation, bei der Leitungsbahnen oder Störherde mit Hilfe eines Stromstoßes zerstört werden.

Herzblock

Störungen im Erregungsleitsystem des Herzes sind die verschiedenen Formen der Herzblöcke. Hierbei ist die Weiterleitung elektrischer Impulse aus den Vorhöfen in die Herzkammern oder innerhalb der Herzkammern gestört. Man unterscheidet SA-Blöcke, AV-Blöcke und Schenkelblöcke verschiedenen Grades, die typische Veränderungen im EKG hervorrufen.

Paroxysmale Tachykardie

Die paroxysmale Tachykardie äußert sich in anfallsartigem Herzjagen (140 bis 220 Schläge pro Minute) und wird durch eine Störung der Reizleitung zwischen Herzvorhöfen und Herzkammern verursacht. In beiden Fällen klagt der Patient über Herzklopfen und Herzjagen. Die Kammertachykardie (ventrikuläre Tachykardie), die schwerere Form der Erkrankung, geht häufig auf eine ernste Herzerkrankung zurück. Der Patient leidet unter Brustschmerzen und Kurzatmigkeit, zwei Symptome, die bei der atrialen Tachykardie (Vorhoftachykardie) seltener auftreten. Die Unterscheidung zwischen der Kammer- und der Vorhoftachykardie erfolgt anhand eines EKGs. Beide Krankeitsformen werden mit entsprechenden Medikamenten gegen Herzrhythmusstörungen behandelt.

Herzflimmern

Unter Herzflimmern versteht man die ungeordnete Aktivität von Herzmuskelanteilen, die eine effektive Kontraktion des Herzmuskels verhindern. Man unterscheidet Vorhof- und Kammerflimmern. Vorhofflimmern kann durch Erkrankungen der Mitralklappe, einen Herzinfarkt, Infektionen oder Schilddrüsenerkrankungen verursacht werden. Die große Gefahr bei Vorhofflimmern besteht in der Bildung von Blutgerinnseln (Thromben). Kleine Thrombusfragmente können sich lösen und Gehirn- oder Nierenembolien verursachen. Kammerflimmern ist noch bedenklicher, da die Herzkammern in diesem Zustand nicht in der Lage sind, Blut weiterzupumpen.

Der Patient hat in diesem Fall keinen Puls mehr und stirbt innerhalb von Minuten, wenn keine Wiederbelebungsmaßnahmen ergriffen werden.

Adam-Stokes-Anfall

Unter einem Adam-Stokes-Anfall versteht man eine evtl. lebensbedrohliche Bewusstlosigkeit unterschiedlicher Dauer, mit oder ohne Muskelkrämpfe, die dadurch verursacht wird, dass das Herz aufgrund von Rhythmusstörungen vorübergehend kein Blut in den Kreislauf pumpen kann. Ursache ist meist eine Schädigung des Herzmuskels, wodurch die normalen elektrischen Impulse, die den Herzrhythmus regulieren, nicht von den Vorhöfen zu den Herzkammern weitergeleitet werden. In der Folge setzt das Herz aus, bis die Kammern einen eigenen Ersatzrhythmus entwickelt haben. Andere Ursachen sind Kammerflattern oder -flimmern.

Adam-Stokes-Anfälle sind am häufigsten bei älteren Menschen mit Koronarer Herzkrankheit. Die Anfälle können nur durch eine Behandlung der ursächlichen Herzrhythmusstörungen verhindert werden. Manchmal ist dazu eine medikamentöse Behandlung ausreichend, in den meisten Fällen muss aber ein Herzschrittmacher eingesetzt werden.

Sick-Sinus-Syndrom

Das Sick-Sinus-Syndrom (Syndrom des kranken Sinusknotens) ist eine relativ seltene Funktionsstörung des herzeigenen Schrittmachers (Sinusknoten), die zu Herzrhythmusstörungen führt. Es kann durch eine Vielzahl von Krankheiten verursacht werden.

Häufige Symptome sind Lethargie, Schwäche, Schwindelgefühl und Ohnmacht. Die einzige langfristige Behandlungsmethode ist die Implantation eines künstlichen Herzschrittmachers.

Herzklopfen

Normalerweise ist man sich des eigenen Herzschlages nicht bewusst. Schnelle oder unregelmäßige Herzschläge werden jedoch bemerkt und als Herzklopfen (Palpitationen) bezeichnet.

Herzklopfen ist häufig eine normale Reaktion auf Angst, Anstrengung, Aufregung, übermäßiges Rauchen oder zu viel Kaffee. Es kann jedoch auch ein Symptom von Herzrhythmusstörungen sein, z. B. Herzflimmern oder Herzjagen (Tachykardie). Herzrhythmusstörungen können durch eine Herzerkrankung, z. B. die Koronare Herzkrankheit, oder durch andere Krankheiten wie eine Anämie oder eine Schilddrüsenüberfunktion ausgelöst werden. Herzklopfen kann von weiteren Symptomen wie Brustschmerzen, Atemnot, Benommenheit oder Schwindelanfällen begleitet sein.

Einige Herzrhythmusstörungen, z. B. Vorhofflimmern und Extrasystolen, sind nicht lebensbedrohend. Andere, wie Kammerflimmern und Kammertachykardie, können zu akuter Herzinsuffizienz, stark verlangsamtem Blutfluss zu Geweben und Organen und schließlich zum Tod führen. Bei krankhaftem Herzklopfen sollte daher auf jeden Fall ein Arzt aufgesucht werden.

Die Ursache für Herzklopfen kann mit Hilfe eines Elektrokardiogramms (EKG) oder eines Langzeit-EKGs, das über Holter-Monitor 24 Stunden lang abgeleitet wird, bestimmt werden. Zur Behandlung von Herzrhythmusstörungen können Medikamente wie Digitalisglykoside, Chinidin, Betablocker, Kalziumantagonisten oder Disopyramid notwendig sein.

ANGEBORENE HERZFEHLER

Angeborene Herzfehler sind Fehlbildungen, die schon vor der Geburt entstehen. Sie kommen in den Industrieländern bei ca. 1 % der Neugeborenen vor. Etwa die Hälfte aller Babys, die mit einem angeborenen Herzfehler zur Welt kommen, sterben innerhalb des ersten Lebensjahres. Es sind zwar nicht alle Ursachen bekannt, doch können einige Herzfehler durch genetische Defekte, Viren (Röteln) oder Medikamente (Thalidomid) entstehen. Angeborene Herzfehler können auch in Verbindung mit anderen angeborenen Fehlbildungen auftreten.

In der Regel handelt es sich bei einem Herzfehler um einen oder mehrere der folgenden Defekte: Öffnungen zwischen den beiden Herzseiten (Vorhof- oder Ventrikelseptumdefekt), Verengung der großen Arterien oder Herzklappen (Aortenisthmusstenose, Pulmonalisstenose) oder abweichende Lage der Herzkammern oder Gefäße.

Ein weiterer angeborener Herzfehler ist ein persistierender Ductus Botalli. Der Ductus Botalli ist eine Öffnung zwischen Aorta und Lungenarterienstamm bei Ungeborenen. Normalerweise schließt sich die Öffnung kurz nach der Geburt, bei persistierendem Ductus Botalli bleibt sie jedoch bis ins Erwachsenenalter offen. Sie kann operativ geschlossen werden.

Vorhofseptumdefekt

Ein Vorhofseptumdefekt (ASD) ist ein angeborenes »Loch« zwischen den beiden Vorhöfen. Beim Fetus ist diese Öffnung normal und dient zur Umgehung der Lungen, die

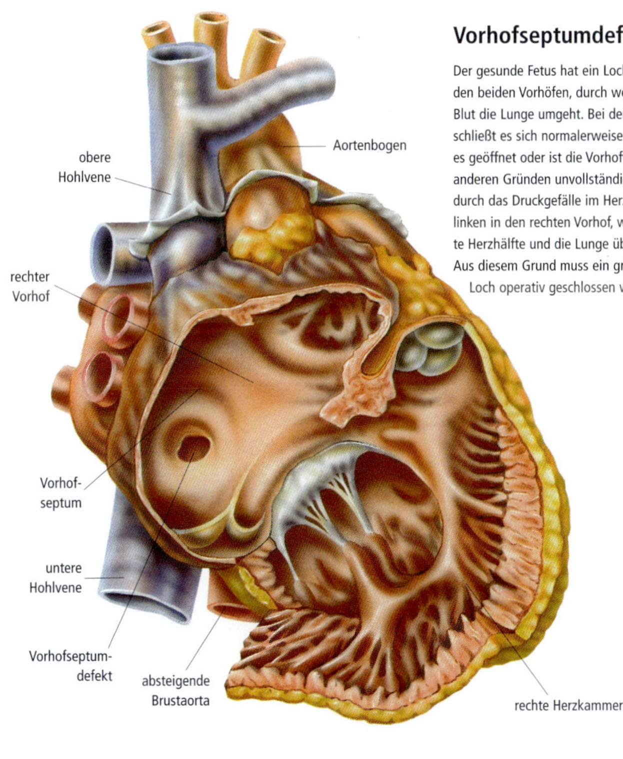

Vorhofseptumdefekt

Der gesunde Fetus hat ein Loch zwischen den beiden Vorhöfen, durch welches das Blut die Lunge umgeht. Bei der Geburt schließt es sich normalerweise. Bleibt es geöffnet oder ist die Vorhofwand aus anderen Gründen unvollständig, fließt durch das Druckgefälle im Herz Blut vom linken in den rechten Vorhof, was die rechte Herzhälfte und die Lunge überfordert. Aus diesem Grund muss ein größeres Loch operativ geschlossen werden.

Ventrikelseptumdefekt

Dieser angeborene Herzfehler zeigt sich in einem Loch, das sich in der Scheidewand zwischen den zwei Herzkammern bildet.

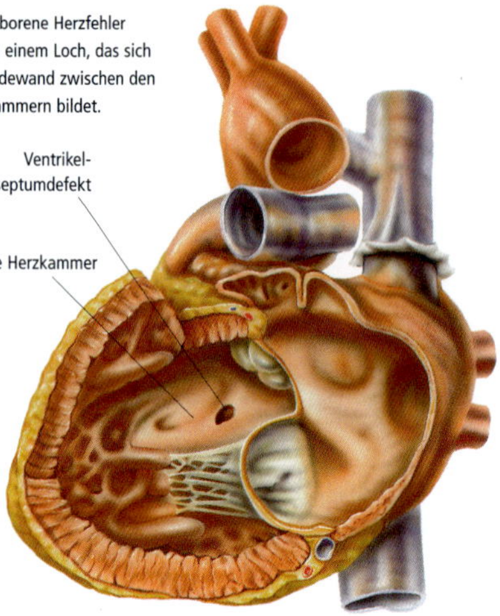

Fallot-Tetralogie

Diese angeborene Fehlbildung besteht aus einer Kombination von vier Herzfehlern, die zu einem niedrigen Sauerstoffspiegel im Blut führen.

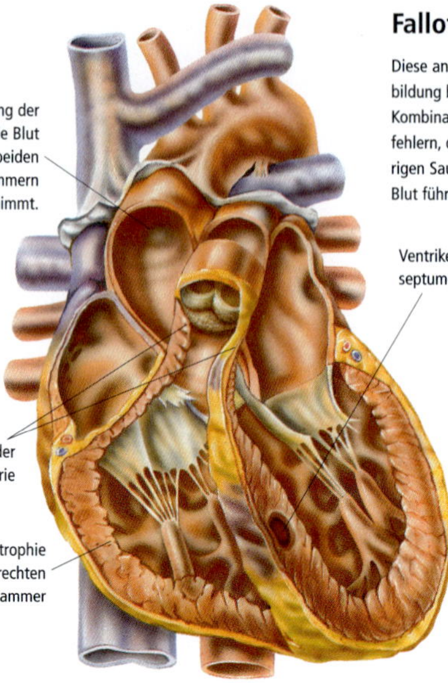

noch funktionslos sind. Bei der Geburt schließt sich diese Öffnung normalerweise, damit Blut in die Lunge fließen kann, wenn die Atmung einsetzt. Bei ASD-Patienten schließt sich dieses Loch nicht.

Kleine Defekte sind meist symptomlos. Größere dagegen verursachen in der Jugend oder im Erwachsenenalter eine erhöhte Anfälligkeit für Atemwegsinfekte, Kurzatmigkeit bei Belastung und Herzklopfen (Palpitationen) durch Herzrhythmusstörungen und sollten deshalb im Kindesalter operiert werden.

Bei der Auskultation hört man einen besonderen Herzton, im EKG sieht man häufig Veränderungen, und in der Ultraschall-Echokardiografie (Farbdoppler) kann man das Loch sichtbar machen.

Bei einem Shuntvolumen von weniger als 33 % ist keine Behandlung notwendig. Fließt jedoch mehr als diese Menge bei jedem Herzschlag vom linken in den rechten Vorhof, sollte operiert werden, um eine Schädigung der rechten Herzhälfte und der Lunge zu verhindern. Menschen mit ASD müssen bei operativen Eingriffen durch einen Zahnarzt oder Chirurgen prophylaktisch Antibiotika einnehmen, da sie ein erhöhtes Risiko für eine bakterielle Endokarditis tragen.

Ventrikelseptumdefekt

Ein Loch in der Scheidewand zwischen den zwei Herzkammern (Ventrikeln) wird als Ventrikelseptumdefekt bezeichnet. Aufgrund des Druckgefälles zwischen den zwei Herzkammern gelangt Blut über das Loch von der linken in die rechte Herzkammer. Infolgedessen wird eine übermäßige Menge Blut in die Lunge gepumpt, was in vielen Fällen zu Lungeninfektionen und Atembeschwerden führt. Bei Kindern kann ein großes Loch in der Scheidewand Symptome einer Herzinsuffizienz hervorrufen.

Obwohl sich kleine und mittelgroße Ventrikelseptumdefekte oftmals von selbst schließen, ist bei größeren Löchern meist eine Operation angezeigt.

Persistierender Ductus arteriosus (PDA)

Der Fetus erhält sein sauerstoffreiches Blut über die Nabelvenen aus der Plazenta, sodass die Lungen nicht benötigt werden. Deshalb gibt es im Fetalkreislauf einen Verbindungskanal zwischen der Lungenarterie und der Aorta, den so genannten *Ductus arteriosus*. Die Funktion dieses Kanals besteht darin, das Blut, das ins Herz gelangt, an der Lunge vorbei direkt in den Körperkreislauf zu leiten.

Kurz nach der Geburt, mit den ersten Atemzügen, schließt sich der Kanal normalerweise, sodass das Blut nun durch den Lungenkreislauf fließt, wo es mit Sauerstoff angereichert wird. Bei 60 von 100.000 Säuglingen schließt sich der Kanal jedoch nicht vollständig, d. h. er persistiert, was der Krankheit ihren Namen gibt. Die Störung ist ähnlich wie ein Vorhofseptumdefekt, mit dem Unterschied, dass sich die Verbindung bei diesem zwischen zwei Vorhöfen befindet und der Druckunterschied zwischen den Kreisläufen deshalb nicht so hoch ist.

Die Ursache des PDA ist nicht genau bekannt. Die Erkrankung tritt jedoch bei Frühgeborenen häufiger auf. Symptome sind eine leichte Kurzatmigkeit und Gedeihstörungen. Im Lauf der Jahre entwickelt sich unbehandelt ein Herzversagen. Die Diagnose der Erkrankung ist über ein charakteristisches Herzgeräusch bei der Auskultation, Auffälligkeiten in EKG und Röntgenbild und eine Darstellung des Shuntvolumens durch eine Dopplersonografie des Herzes zu stellen. Die operative Unterbindung des Kanals wird im Allgemeinen im Alter zwischen sechs Monaten und drei Jahren durchgeführt, wenn nicht ein sich entwickelndes Herzversagen zu früherem Handeln zwingt.

Fallot-Tetralogie

Unter der Fallot-Tetralogie versteht man einen schweren angeborenen Herzfehler. Die Bezeichnung Tetralogie weist auf die vier Herzmissbildungen hin, die das Gesamtbild der Erkrankung ausmachen.

Am schwerwiegendsten sind die Pulmonalklappenstenose und der Ventrikelseptumdefekt. Die Pulmonalklappenstenose ist eine gefährliche Verengung der Lungenarterie, die von der rechten Herzseite zur Lunge führt.

Beim Ventrikelseptumdefekt weist die Scheidewand zwischen den zwei Herzkammern ein Loch auf.

Durch die Verlagerung liegt die Aorta, die vom Herz abgehende Hauptarterie, über dem Ventrikelseptumdefekt. Infolge der verengten Lungenarterie kommt es zu einer Verdickung der rechten Herzkammerwand. Aufgrund dieser Missbildungen ist das vom Herz in den Körper gepumpte Blut nur unzureichend mit Sauerstoff angereichert. Der verminderte Blutfluss zur Lunge führt zur Blaufärbung von Haut und Schleimhäuten. Betroffene Kinder entwickeln gewöhnlich im ersten Lebensjahr eine bläuliche Verfärbung der Lippen und der Mundschleimhaut. Auffällig sind außerdem eine außergewöhnlich rasche Ermüdbarkeit und Anfälle von Atemnot, die sich zunehmend verstärken.

Schätzungen zufolge leiden etwa 50 von 100.000 Kindern an der Fallot-Tetralogie. Bei Kindern mit Down-Syndrom ist die Inzidenz sogar noch höher. Wie bei den meisten angeborenen Herzfehlern gibt es auch bei der Fallot-Tetralogie keine erkennbare Ursache. Viruserkrankungen, Alkoholmisssbrauch, Unterernährung und Zuckerkrankheit gelten jedoch als begünstigende Faktoren. Die Krankheit wird operativ behandelt.

ERWORBENE HERZKLAPPENFEHLER

Auch die Herzklappen können erkranken. Bei einer Verengung der Herzklappenöffnungen (Herzklappenstenose) kann das Blut nicht frei hindurchfließen. Bei Herzklappeninsuffizienz sind die Herzklappen nicht in der Lage, den Rückfluss des Blutes zu verhindern.

Viele Herzklappenerkrankungen verursachen Herzgeräusche, die durch den aufgewühlten Blutfluss über eine unebene Herzklappe oder den vermehrten Blutfluss durch gesunde Herzklappen entstehen. Herzgeräusche kann man mit einem Stethoskop hören oder, wenn sie stark genug sind, als Vibrationen auf der Brustwand fühlen. Herzgeräusche deuten zwar nicht unbedingt auf eine ernste Erkrankung hin, sollten aber immer untersucht werden.

Trikuspidalklappe

Bei Erkrankungen der Trikuspidalklappe wird die rechte Herzhälfte belastet. Die Folge sind eine Verminderung des Blutflusses zur Lunge und ein Rückstau von Blut in die Venen. Bei der Trikuspidalklappenstenose (Verengung der Klappenöffnung) muss die Pumpleistung durch die verengte Klappe erhöht werden, was zu einem typischen Herzgeräusch, Halsvenenstauung, Bauchwassersucht, Beinödemen und Kurzatmigkeit führt. Die Trikuspidalklappe kann auch insuffizient sein oder aufgrund einer genetisch bedingten Herzerkrankung gänzlich fehlen (Trikuspidalklappenatresie). Eine defekte oder abnorme Herzklappe wird unter Umständen (je nach Beeinträchtigung des Herzes) durch eine künstliche ersetzt.

Mitralklappe

Die Mitralklappenstörungen unterteilen sich in zwei Arten: die Mitralstenose, bei der die Mitralklappe verengt ist, und die Mitralinsuffizienz, bei der die Mitralklappe den Blutrückfluss von der linken Herzkammer in den linken Vorhof nicht verhindern kann. Die meisten Mitralklappenstörungen sind durch eine rheumatische Herzerkrankung bedingt, die Mitralinsuffizienz kann jedoch auch durch den Ab- oder Einriss der Sehnenfäden oder Papillarmuskeln verursacht werden.

Patienten mit Mitralstenose suchen den Arzt aufgrund von Symptomen auf, die auf eine Linksherzinsuffizienz hinweisen und sich z. B. in Ödemen, gestauten Venen, Kurzatmigkeit, Kurzatmigkeit im Liegen und Bluthusten äußern. Weitere Symptome sind Herzklopfen (Palpitationen), Brustschmerzen und Vorhofflimmern (schneller, unregelmäßiger Herzschlag des linken Vorhofs). Vorhofflimmern ist gefährlich, da das Blut im linken Vorhof gerinnt und die Gehirn-, Gliedmaßen- und Nierenarterien mit kleinen Gerinnseln blockiert. Typisch ist das Herzgeräusch, das durch den abnormen Blutfluss im Herz entsteht und am besten über der Herzspitze zu hören ist.

Die medizinische Behandlung der Mitralstenose konzentriert sich auf die Behandlung der Arrhythmien (Störung des normalen Rhythmus) durch eine Digitalisierung sowie der Herzschwäche durch Diuretika. Antikoagulanzien wie Kumarinderivate wirken der Bildung eines Blutgerinnsels im Vorhof entgegen. Antibiotika werden zur Behandlung von Herzklappeninfektionen eingesetzt.

Ab einer gewissen Stärke der Beschwerden muss operiert werden. Bei der Kommissurotomie werden die Herzklappensegel, die häufig an den Enden miteinander verbacken sind, operativ gespalten. In manchen Fällen muss die gesamte Herzklappe entfernt und durch eine künstliche Herzklappe oder eine Schweineherzklappe ersetzt werden (Herzklappenprothese).

Patienten mit Mitralinsuffizienz klagen häufig über Müdigkeit, Kurzatmigkeit und nächtliche Hustenanfälle. Die Symptome können plötzlich auftreten, wenn sie durch einen Abriss der Sehnenfäden verursacht werden. Auch bei der Mitralinsuffizienz ist ein Herzgeräusch zu vernehmen, das sich jedoch von dem der Mitralstenose unterscheidet. Die medizinische Behandlung erfolgt wie bei der Mitralstenose. Bei der operativen Behandlung wird die geschädigte Mitralklapppe durch eine künstliche Klappe oder eine Schweineherzklappe ersetzt.

Eine Herzklappenoperation wird am offenen Herz durchgeführt. Dabei wird der Körper gekühlt und der Patient an eine Herz-Lungen-Maschine angeschlossen, die vorübergehend die Herztätigkeit übernimmt. Dadurch kann das Herz angehalten, geöffnet und die geschädigte Klappe ersetzt werden.

Pulmonal- und Aortenklappe

Erkrankungen der Pulmonalklappe sind die Pulmonalstenose oder die Pulmonalisinsuffizienz. Die Pulmonalstenose ist eine meist angeborene Krankheit, bei der die drei Sicheln der Pulmonalklappe nicht halbmondförmig sind, sondern in Form einer Membran mit einer kleinen Öffnung in der Mitte miteinander verschmolzen sind.

Unter einer Pulmonalisinsuffizienz versteht man das Unvermögen der Pulmonalklappe, nach Beendigung der Herzkammerkontrak-tion den Rückfluss des Blutes aus dem Lungenarterienstamm in die rechte Herzkammer zu verhindern. Sie tritt am häufigsten bei Patienten mit Rheumatischem Fieber auf, bei denen die Klappentaschen zerstört sind, sowie bei Patienten mit erhöhtem Blutdruck im Lungenkreislauf.

Mit dem Begriff Aortenstenose bezeichnet man eine Verengung der Aortenklappe, z. B. durch eine Endokarditis bei Rheumatischem Fieber. Die Verengung verlangt von der linken Herzkammer eine zusätzliche Anstrengung, was anfangs zu einer Kammerhypertrophie und auf Dauer zu Angina pectoris und Linksherzversagen führen kann. Die beste Therapie ist die Implantation einer künstlichen Herzklappe.

RHEUMATISCHES FIEBER

Bei manchen Kindern tritt im Alter zwischen 5 und 15 Jahren zwei Wochen nach einer Streptokokkeninfektion der Mandeln oder

Herzhypertrophie

Als Hypertrophie bezeichnet man eine Vergrößerung des Herzes durch eine Vergrößerung der Herzmuskelzellen bei höherer Arbeitsbelastung des Herzes.

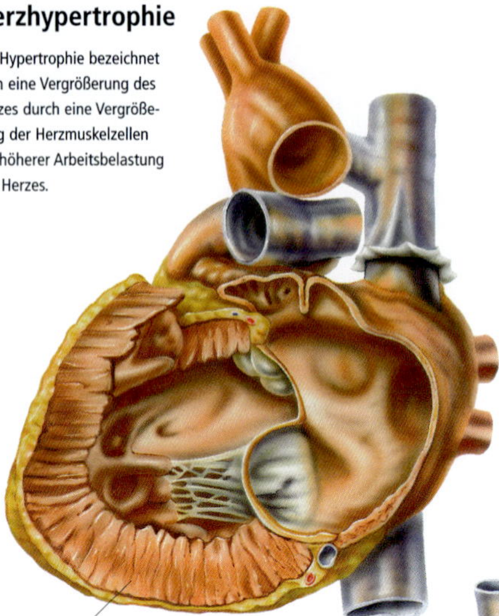

Kardiomyopathie

Unter einer Kardiomyopathie versteht man Krankheiten, die die Struktur oder die Funktion des Herzmuskelgewebes (vor allem der Ventrikel) schädigen. Das kranke Herz wird dadurch größer und schwächer und hat Probleme, das Blut in ausreichenden Mengen in den Kreislauf zu pumpen.

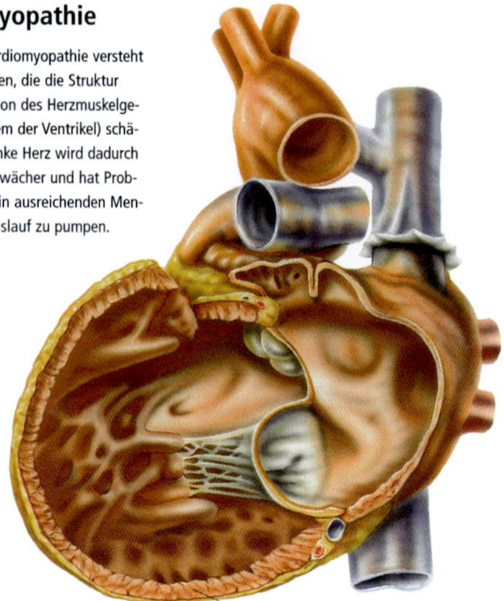

Rheumatisches Fieber

Symptome des Rheumatischen Fiebers sind Fieber, Lethargie, schmerzhafte Gelenkschwellungen und die Bildung von Knötchen unter der Haut und im Herz. Eine dauerhafte Schädigung des Herzes kann Folge einer Entzündung der Innenhaut, der Klappen und der Muskeln des Herzes sein, was zu einer Vernarbung der Klappen und zur Entstehung einer Schicht um den Herzbeutel führen kann.

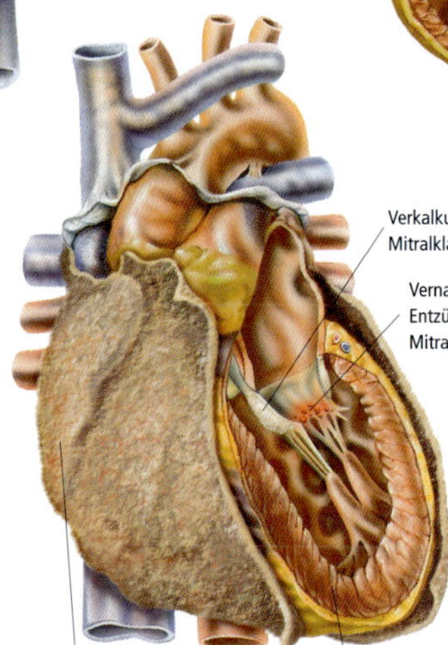

des Rachens eine Immunreaktion auf, die als Rheumatisches Fieber bezeichnet wird. Die Symptome sind Fieber und eine Arthritis. Die Gelenke werden empfindlich, röten sich und schwellen an. Das Rheumatische Fieber kann auch das Gewebe von Herz, Zentralnervensystem und Haut angreifen.

Unter Bettruhe, Penizillin, Azetylsalizylsäure (und manchmal Kortikoiden) verschwinden die Symptome meist innerhalb einiger Wochen. Bei einer Beteiligung des Herzes können infolge von Vernarbungen Herzklappenfehler auftreten. Nach durchgemachtem Rheumatischen Fieber sollten vor jeder Operation oder (zahn-)medizinischen Behandlung Antibiotika eingenommen werden, um eine bakterielle Endokarditis, also eine Infektion der Herzinnenhaut, zu verhindern.

ERKRANKUNGEN DES HERZMUSKELS

Die meisten Herzkrankheiten entstehen durch eine Verengung oder den Verschluss der Herzkranzarterien, doch es gibt auch einige seltene, aber schwere Herzkrankheiten, die den Herzmuskel selbst betreffen.

Myokarditis

Die Myokarditis ist eine Herzmuskelentzündung und in der Regel Begleiterscheinung einer Allgemeininfektion wie Diphtherie, Toxoplasmose, Grippe oder Kinderlähmung. Bei einer leichten Erkrankung erhöht sich lediglich die Herzfrequenz. Bei einer schweren Herzmuskelentzündung kommt es durch eine Herzinsuffizienz zu Kurzatmigkeit, Herzerweiterung und Herzgeräuschen.

Kardiomyopathie

Kardiomyopathie ist die allgemeine Bezeichnung für Erkrankungen des Herzmuskels (Myokard). Bei fortschreitender Kardiomyopathie schlägt das Herz schwächer, außerdem wird es größer und schlägt unregelmäßig. Im Endstadium versagt das Herz, und der Patient benötigt evtl. eine Herztransplantation. Die Erkrankung kann durch chronische Krankheiten wie Arteriosklerose, Alkoholmissbrauch, Virusinfektionen oder Beriberi und andere Vitamin-B-Mangel-Krankheiten ausgelöst werden. In selteneren Fällen wird sie durch eine Entzündung des Herzmuskels verursacht, die durch Rheumatisches Fieber oder andere Immunstörungen ausgelöst wurde.

Anfangs bemerkt der Patient Atemnot (Dyspnoe) und verringerte körperliche Belastbarkeit. Brustschmerzen, Ohnmachten (Synkope) und Herzklopfen können auftreten. Wenn das Herz versagt, kommt es zu Knöchelödemen und Bauchwassersucht (Aszites).

Über Röntgenaufnahmen, ein Echokardiogramm, eine Koronarangiografie sowie eine Computer- und Kernspintomografie wird das Ausmaß der Erkrankung deutlich. Bluttests und eine Biopsie des Herzmuskels können nötig sein, um die zu behandelnde Ursache herauszufinden. Durch Medikamente kann man die Belastung des Herzes verringern und den Zustand des Patienten stabilisieren. Ruhe und Sauerstoffzufuhr über eine Maske reduzieren die Belastung des geschwächten Herzmuskels. Bei Anzeichen eines gefährlichen Herzversagens sollte die Einweisung ins Krankenhaus erfolgen. Eine Herztransplantation kann in Betracht gezogen werden, wenn der Patient dafür geeignet und ein Spender vorhanden ist.

Herzhypertrophie

Die Herzhypertrophie ist eine Vergrößerung des Herzes. Sie wird durch die Vergrößerung der Herzmuskelzellen verursacht und ist eine Reaktion auf verstärktes Pumpen des Herzes über mehrere Monate oder Jahre hinweg. Dies ist der Fall bei Sportlern, Bluthochdruckkranken oder bei Menschen mit vermindertem Blutfluss vom Herz zur Aorta (Aortenstenose). Weil das Herz stärker arbeiten muss, verbraucht es mehr Sauerstoff als im Normalfall. Aus diesem Grund sind Menschen mit Herzhypertrophie für Krankheiten wie Angina pectoris oder Herzinfarkt anfälliger. Notwendig ist eine Behandlung der zugrunde liegenden Ursache.

Als hypertrophische Kardiomyopathie bezeichnet man eine Gruppe von Krankheiten, bei der sich der Herzmuskel ohne erkennbare Ursache vergrößert. Etwa die Hälfte der Fälle ist erblich bedingt; die Krankheit trifft vor allem junge Menschen. Zu den Symptomen gehören Atemnot, Müdigkeit, Ohnmacht und Brustschmerzen. Die Erkrankung wird mit Betablockern und Kalziumantagonisten behandelt. In schlimmen Fällen ist eine Operation oder sogar eine Herztransplantation notwendig.

ERKRANKUNGEN DER HERZINNENHAUT

Das Endokard ist die glatte Innenhaut des Herzes.

Endokarditis

Bei der Endokarditis handelt es sich um eine Entzündung der Herzinnenhaut (Endokard), verursacht durch Bakterien oder Pilze, die in den Blutkreislauf gelangen und das Endokard der Herzkammer, die Herzklappen und den Herzmuskel infizieren. Anfällig sind besonders Personen mit bereits geschädigtem Herz, z. B. einem angeborenen Herzfehler, einer künstlichen Herzklappe oder einer rheumatischen Herzkrankheit. Auch durch eine Geburt, Operation oder Zahnbehandlung oder durch intravenös gespritzte Medikamente können Krankheitserreger in den Blutkreislauf gelangen.

Die Symptome setzen allmählich mit Mattigkeit, Frösteln, Gelenkschmerzen und Wechselfieber ein. Eine Blutkultur zum Anzüchten der Bakterien oder des Pilzes bestätigt die Diagnose. Behandelt wird mit Antibiotikainfusionen. Ohne eine Behandlung kann der Tod durch Herzversagen eintreten, bei rechtzeitiger Behandlung bestehen jedoch gute Heilungschancen. Personen mit Herzklappenfehlern sollten grundsätzlich vor jeder Zahnbehandlung oder Operation Antibiotika einnehmen.

HERZBEUTELERKRANKUNGEN

Der Herzbeutel (Perikard) bildet ähnlich wie das Lungenfell einen zweilagigen, in sich geschlossenen Sack um das Herz, der im Normalzustand in seinem Spalt geringe Mengen Flüssigkeit enthält, die das problemlose Gleiten des Herzes in seiner Hülle ermöglicht.

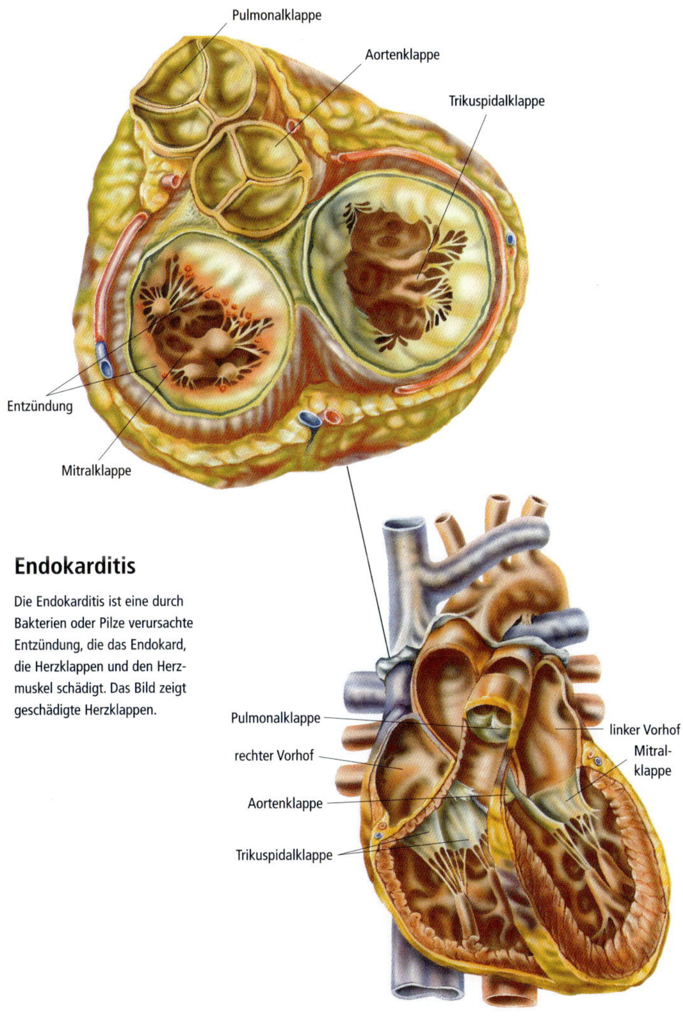

Endokarditis

Die Endokarditis ist eine durch Bakterien oder Pilze verursachte Entzündung, die das Endokard, die Herzklappen und den Herzmuskel schädigt. Das Bild zeigt geschädigte Herzklappen.

Herzbeutelentzündung

Der Herzbeutel ist die bindegewebige Umhüllung des Herzes. Er besteht aus einem zweischichtigen inneren Teil und einer äußeren, straffen Faserschicht. Eine Herzbeutelentzündung (Perikarditis) kann durch eine Infektion (Viren, Tuberkulose oder Eitererreger), Eindringen von Krebszellen (leukämische Infiltration), Bindegewebserkrankungen (Rheumatoide Arthritis, systemischer *Lupus erythematodes*) oder Veränderungen der chemischen Zusammensetzung des Blutes (Nierenversagen und Gicht) ausgelöst werden. Die Betroffenen klagen über heftige Schmerzen in der Brustmitte. Im Gegensatz zum Herzinfarkt werden die Schmerzen beim Einatmen, bei Bewegung und beim flachen Liegen auf dem Rücken stärker. Fieber, reibende Geräusche, die beim Abhören festgestellt werden, sowie eine Insuffizienz der rechten Herzkammer kommen häufig hinzu.

Herztamponade

Eine Herztamponade (oder Herzbeuteltamponade) ist eine unter Umständen lebensgefährliche Erkrankung, bei der sich Blut oder Flüssigkeit im Herzbeutel (Perikard) sammelt und Druck auf das Herz ausübt. Auf diese Weise können sich die Herzkammern nicht voll ausdehnen, weshalb sie sich nicht ganz füllen bzw. nicht das gesamte Blut aus dem Herz herauspumpen können.

Ursache dieser Erkrankung kann eine Verletzung sein, bei der Blutgefäße im Herzmuskel aufgerissen wurden, oder eine bakterielle bzw. virale Entzündung des Herzbeutels (Perikarditis). Eine weitere Möglichkeit ist eine Infiltration des Herzbeutels durch einen bösartigen Tumor. Eine Herztamponade kann auch durch eine Strahlentherapie im Brustbereich, durch eine Schilddrüsenunterfunktion oder einen systemischen *Lupus erythematodes* (SLE) ausgelöst werden.

Zu den Symptomen gehören ein Brustschmerz, der bis in den Hals-, Schulter-, Rücken- und Bauchbereich ausstrahlt, Atemnot, ein schwacher oder nicht fühlbarer Puls und ein niedriger Blutdruck. Eine Röntgenaufnahme der Brust, ein Echokardiogramm oder eine Computer- oder Kernspintomografie der Brust können Blut oder Flüssigkeit im Herzbeutel nachweisen.

Eine Herztamponade ist ein medizinischer Notfall. Die Behandlung zielt darauf ab, den Patienten zu stabilisieren und die Flüssigkeit durch eine Punktion zu entfernen. Zusätzlich muss die zugrunde liegende Ursache beseitigt werden.

HERZINSUFFIZIENZ

Lässt die Funktionsfähigkeit des Herzmuskels nach, spricht man von Herzschwäche oder, in schwereren Fällen, von Herzversagen. Beides ist in dem lateinischen Begriff »Herzinsuffizienz« enthalten. Hierbei ist das Herz nicht im Stande, das Blut vollständig durch den Körper zu pumpen, was zu Blutansammlungen in den Bein-, Bauch- oder Lungenvenen führt. Wegen einer Flüssigkeitsansammlung im Gewebe kommt es zu Knöchel- oder Leberschwellungen (Ödeme). Flüssigkeitsansammlungen in der Lunge führen zu Kurzatmigkeit oder einem Lungenödem. Die Behandlung einer Herzinsuffizienz besteht in der Regel in einer Kräftigung des Herzes und der Beseitigung der Flüssigkeitsansammlungen im Körper durch Entwässerungsmittel (Diuretika).

Eine zunehmende Herzschwäche oder ein akutes Herzversagen können die Folge eines Herzinfarktes, einer Myokarditis (Entzündung des Herzmuskels), eines Aorten- oder Mitralklappenfehlers oder einer anderen Herzerkrankung sein.

Cor pulmonale

Unter einem Cor pulmonale versteht man die Vergrößerung und Schwächung der rechten Herzhälfte, die schließlich zu einem Herzversagen führen kann. Ursache dafür ist Bluthochdruck im Lungenkreislauf, wodurch die rechte Herzkammer (die Blut in die Lungen pumpt) gezwungen ist, mehr zu arbeiten. Der Bluthochdruck im Lungenkreislauf wird meist durch Lungenerkrankungen, wie chronische Bronchitis, oder ein Emphysem verursacht.

Ein Cor pulmonale entwickelt sich normalerweise über lange Zeit und ist nicht heilbar, obwohl Erkrankte 10 oder 15 Jahre mit der Krankheit leben können. In dieser Zeit kann man die Symptome lindern und durch Entwässerungsmittel (Diuretika), Digitalisglykoside, Antibiotika und Vasodilatanzien kontrollieren. Viel Ruhe und eine salzarme Ernährung werden zudem empfohlen. Sauerstoff (über eine Maske inhaliert) wird unter Umständen in einem späteren Krankheitsstadium nötig. Letztendlich kann man die Erkrankung aber nur mit einer Lungentransplantation heilen.

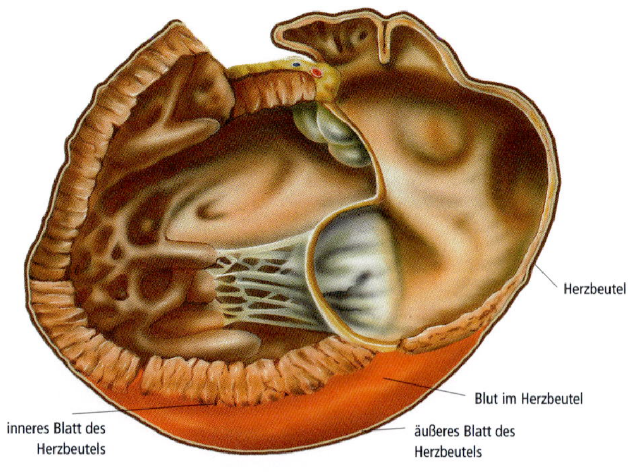

Herzbeuteltamponade

Eine Herzbeuteltamponade ist die Folge einer Blut- oder Flüssigkeitsansammlung im Herzbeutel. Da sich der Herzbeutel nicht dehnen und nach außen ausweichen kann, erhöht dies den Druck auf das Herz und schränkt dessen Pumpleistung immer weiter ein. Es handelt sich um einen sehr bedrohlichen Zustand, der rasches Eingreifen erfordert.

Lunge

Die Lunge ist in Lungenlappen unterteilt. Der linke Lungenflügel ist nur mit zwei Lungenlappen ausgestattet und kleiner als der rechte, da das Herz und die Herzgefäße einen Teil des linken Brustraumes belegen. Die Luftröhre befördert die eingeatmete Luft in den Bronchialbaum der Lunge, wo der Austausch von Sauerstoff und Kohlendioxid erfolgt.

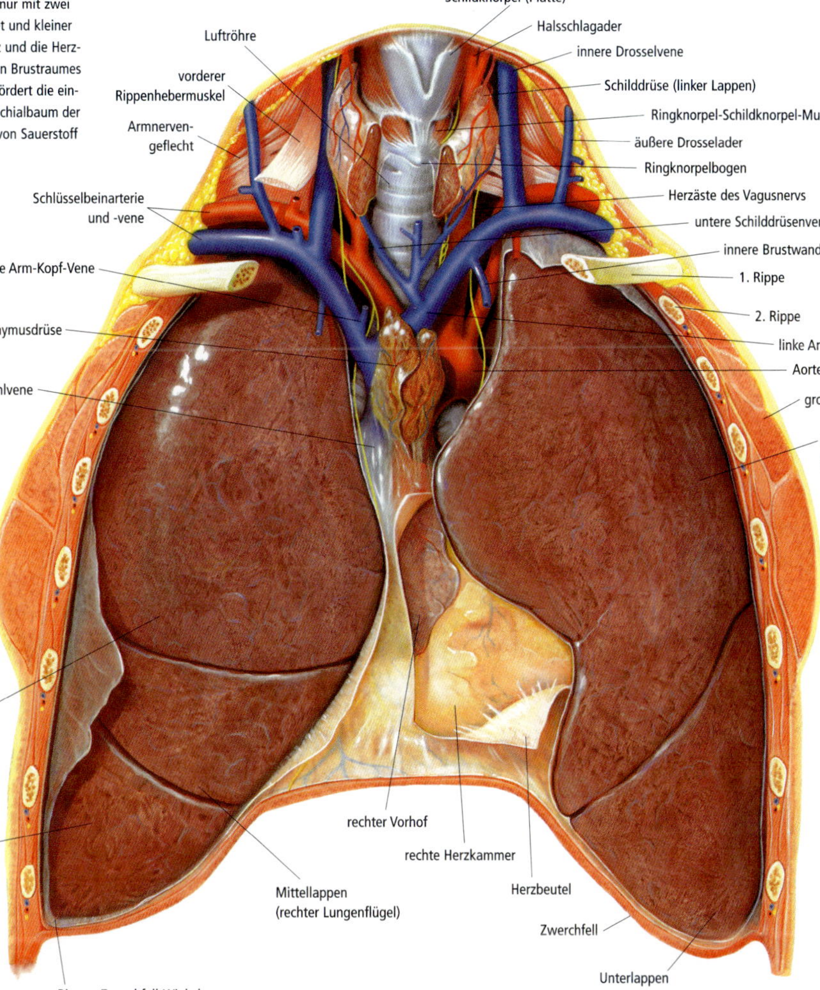

LUNGE

Die Lunge, ein paariges Organ, liegt im Brustraum und ist für den Gasaustausch zwischen der atmosphärischen Luft und dem Blut zuständig. Der aufgenommene Sauerstoff wird an das Blut abgegeben und Kohlendioxid ausgeatmet. Die Lunge ist im (zweigeteilten) Pleurasack eingeschlossen; dieser bietet eine glatte, reibungsarme Oberfläche, sodass sich die Lunge frei im Brustraum bewegen kann. Zwischen den beiden Pleurasäcken mit den Lungenflügeln befindet sich der in der Mitte der Brusthöhle gelegene Mittelfellraum (Mediastinum) mit mehreren wichtigen Organen – Herz, Speiseröhre, Luftröhre, größeren Gefäßen und Nerven.

Die annähernd kegelförmigen Lungenflügel liegen mit der Unterseite auf dem Zwerchfell auf, haben seitlich Berührungsflächen mit Brustkorb, Mediastinum und Rückgrat und laufen oben in den Lungenspitzen (Apices) aus. Diese werden von der jeweils ersten Rippe umschlossen, d.h. sie liegen oberhalb des Schlüsselbeines im Hohlraum zwischen Nacken und Schulter.

Zum Mediastinum hin liegt der Lungenhilus, die Eintrittsstelle der großen Atemwege (linker und rechter Stammbronchus), sowie die Ein- und Austrittsstelle der größeren Lungengefäße (Lungenarterien und -venen). Die Bronchien verästeln sich in kleinere Luftwege, die so genannten Bronchiolen, die sich wiederum in die Lungenbläschen (Alveolen) verzweigen.

Durch Trennfurchen ist die Lunge in Lungenlappen unterteilt. Der rechte Lungenflügel umfasst drei Lungenlappen, der linke zwei. Beide Lungenflügel weisen eine diagonal verlaufende Trennfurche auf, der rechte weist zudem eine horizontal verlaufende auf.

SIEHE AUCH *Atmungsorgane in Kapitel 1; Lungenerkrankungen in diesem Kapitel*

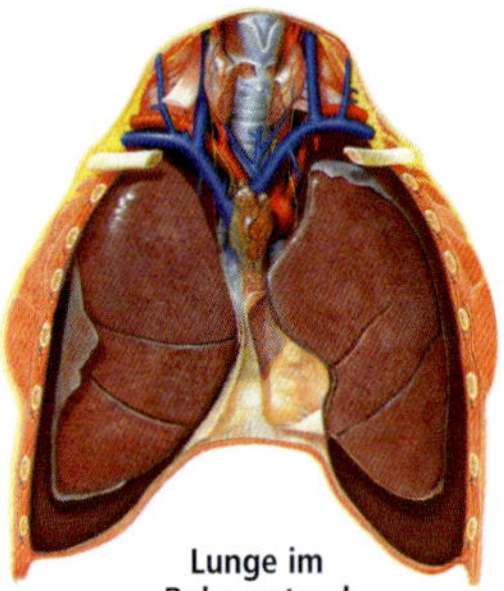

Lunge im Ruhezustand

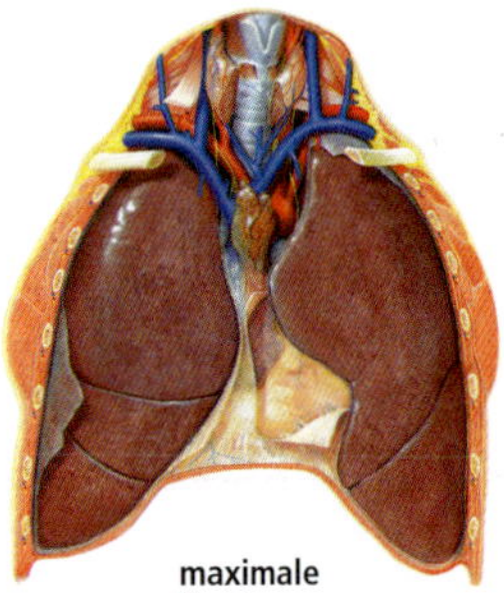

maximale Einatmung

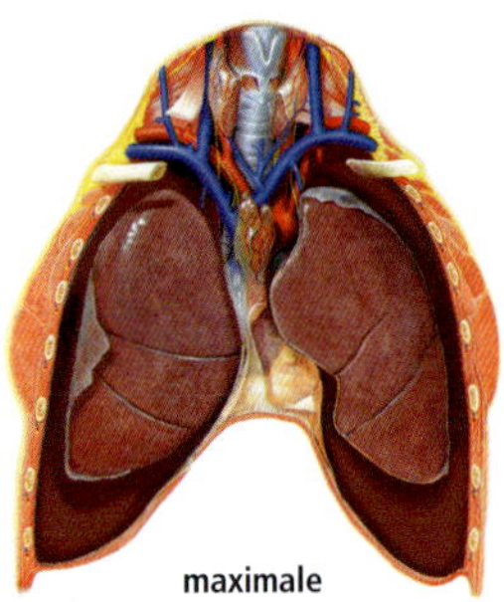

maximale Ausatmung

Atmung

Beim Einatmen werden die Rippen von den Zwischenrippenmuskeln nach oben und außen bewegt und das Zwerchfell nach unten gedrückt. Dadurch strömt Luft in die erweiterte Lunge.

Lunge

Die Lunge ist das Hauptorgan der Atemwege. Sie füllt mit ihren zwei Lungenflügeln beide Seiten des Brustraumes aus. Über den Bronchialbaum, ein Netzwerk aus Bronchien, wird der Lunge Luft zugeführt. Die Lungenalveolen, kleine Lungenbläschen am Ende der Bronchiolen, befördern den Sauerstoff aus der Luft in den Blutkreislauf.
Anmerkung: In dieser Abbildung wurden die oberen zwei Drittel der Lunge entfernt, um das Herz und den Bronchialbaum zu zeigen.

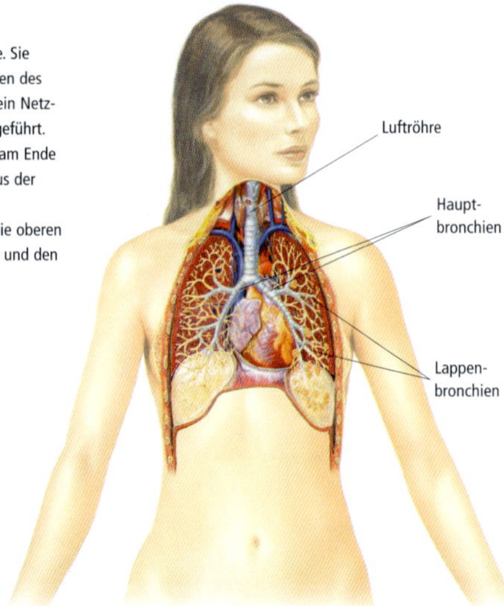

Lungentätigkeit (Gasaustausch)

Die Lunge enthält Millionen winziger Luftbläschen, die so genannten Alveolen, die sich am Ende der Verzweigungen des Bronchialbaumes befinden. Die Alveolenwände sind extrem dünn und mit Kapillaren überzogen. Dadurch kann der Sauerstoff zwischen dem Blut und der eingeatmeten Luft ausgetauscht werden.

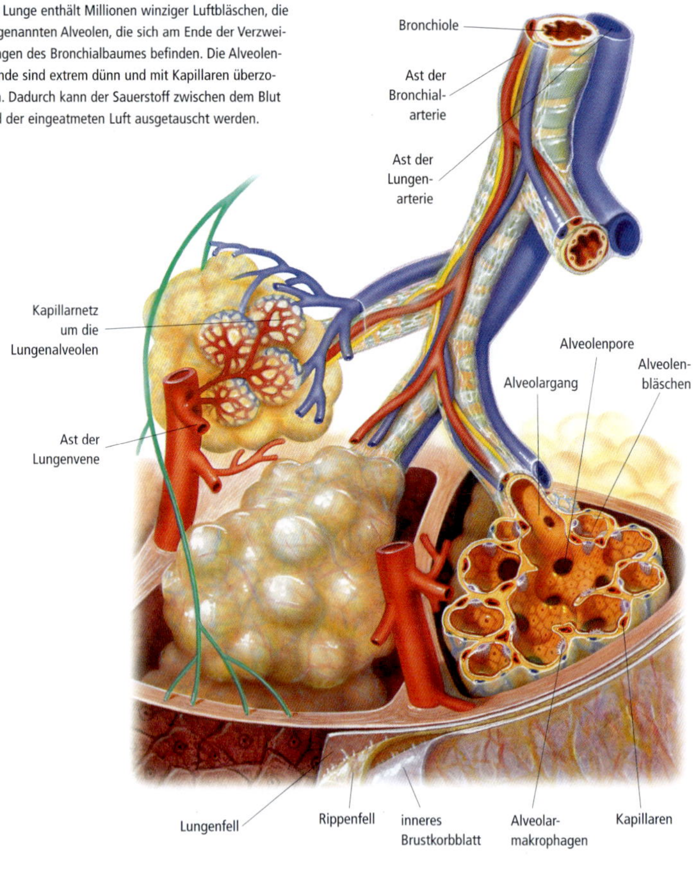

ATMUNG

Die Atmung (Respiration oder Ventilation) besteht aus dem Ein- und Ausatmen von Luft in die Lunge und aus der Lunge mittels Kontraktion und Entspannung des Zwerchfelles, der Brustwand und der Bauchdecke. Bei der Atmung wird Sauerstoff aus der Luft über die Lunge in das Blut aufgenommen und Kohlendioxid vom Blut über die Lunge an die Luft abgegeben.

Einatmen und Ausatmen

Die Ausdehnung der Lunge beim Einatmen ist in erster Linie auf die Kontraktion des Zwerchfelles – jenes Muskels, der Brust- und Bauchraum trennt – zurückzuführen. Das Ausatmen von Luft aus der Lunge ist eine überwiegend passive Reaktion auf die elastische Spannung, die sich beim Einatmen in der Lunge und im Brustraum gebildet hat. Ein Teil der Lungendehnung geht auch auf die Zwischenrippenmuskeln zurück, die die Rippen aktiv anheben und senken können. Wenn sich die Lunge zusammenzieht und ausdehnt, steigt und fällt jeweils der innere Druck in Relation zum äußeren Luftdruck. Der Druck im Pleurasack ist niedriger als der Außendruck, sodass sich die Lunge nicht von der Brustwand lösen kann. Dadurch wird – bei einem Anheben des Brustkorbes oder einem Absinken des Zwerchfellmuskels – auch die Lunge ausgedehnt und durch den entstehenden Unterdruck Luft eingesaugt.

Auf ihrem Weg zur Lunge muss die Luft den Mund oder die Nase, den Rachen, den Kehlkopf, die Luftröhre und die Stammbronchien passieren. Die Wände der Luftröhre, der Haupt- und Lappenbronchien sowie der kleineren Bronchien sind durch Knorpel verstärkt, die den Atemweg als unvollständige Ringe (bei der Luftröhre oder den Stammbronchien) oder großer Platten (bei den feiner verästelten Bronchien) umschließen. Über die zwei Stammbronchien, die jeweils durch den Lungenhilus in den Lungenflügel eintreten, gelangt die Luft in die Lunge. Dort verzweigen sich die Bronchien (insgesamt 23-mal) in immer feinere Verästelungen, die Bronchiolen, bis sie schließlich in den Lungenbläschen (Alveolen) enden. Die größeren Atemwege sind mit einer besonderen Schleimhaut ausgekleidet. Einige der Schleimhautzellen produzieren Schleim, der eingeatmete Schadstoffe und Bakterien auffängt. Andere sind mit feinen Haaren (Zilien) ausgestattet, die rhythmisch in Richtung Kehlkopf schlagen und so die Schadstoffe zum Rachen befördern, wo sie geschluckt oder als Sputum ausgehustet werden. In den Atemwegen, besonders in den unteren Verzweigungen, finden sich zahlreiche Makrophagen, spezielle weiße Blutkörperchen, deren Funktion in der Beseitigung von Schadstoffen und in der Abwehr von Bakterien besteht. Die Alveolen sind innen von einem dünnen Film überzogen, der eine spezielle chemische Substanz, den Surfactant-Faktor, enthält. Der Surfactant-Faktor verringert die Oberflächenspannung in den Alveolen und verhindert dadurch einen Kollaps der kleinen Lungenbläschen beim Ausatmen der Luft.

Bronchus

Ein Bronchus ist eigentlich nichts weiter als eine Röhre, die Luft von der Luftröhre zu den Lungenbläschen leitet. Die beiden Stammbronchien teilen sich mehrmals in kleinere Äste, bis aus ihnen kleinste Verästelungen, die so genannten Bronchiolen werden, die in die Gas austauschenden Lungenbläschen übergehen.

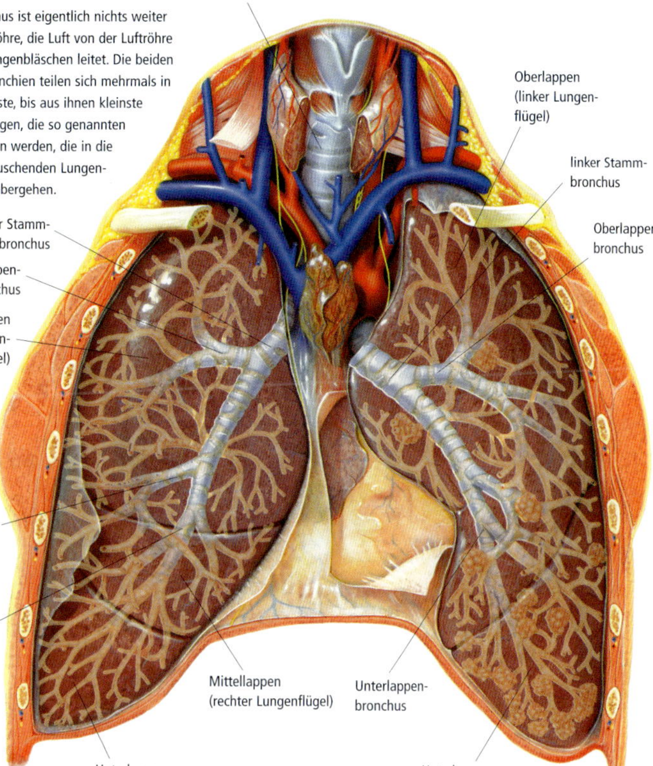

Atemfrequenz

Im Ruhezustand (und auf Meeresspiegelhöhe) atmet der Mensch durchschnittlich 10- bis 15-mal pro Minute. Stress, Sport und andere körperliche Aktivitäten erhöhen den Sauerstoffbedarf des Körpers, und die Atmung wird tiefer und schneller. Das Atmen ist in größeren Höhen (wenn man daran nicht gewöhnt ist) und am Ende einer Schwangerschaft anstrengender.

Atemstörungen

Lungenerkrankungen wie Asthma, chronische Bronchitiden, Lungenentzündungen oder Krebs sowie eingeatmete Fremdkörper in der Lunge können zu Atemnot (Dyspnoe) führen. Auch bei Hirnschädigungen, Vergiftungen, einer Überdosis Drogen oder einem Herzstillstand kann es zu verlangsamter Atmung oder Atemstillstand (Apnoe) kommen. Bei Atemstillstand wird das Blut nicht mehr mit Sauerstoff angereichert, was innerhalb von vier bis sechs Minuten zu bleibenden Hirnschäden oder zum Tod führen kann.

BRONCHIEN

Die Luftröhre (Trachea) verzweigt sich am unteren Ende in zwei große Luftwege, die Stammbronchien: Der rechte Stammbronchus führt zur rechten, der linke zur linken Lunge. Der Weg von der Luftröhre zum rechten Stammbronchus ist senkrechter, breiter und kürzer als zum linken, sodass eingeatmete Partikel meist zur rechten Lunge gelangen.

Die Außenwand jedes Bronchus wird durch Knorpelplatten gestützt. Innen ist der Bronchus mit Schleimhaut und zahlreichen mikroskopisch kleinen, beweglichen Flimmerhärchen ausgestattet, die Schleim und eingeschlossene Partikel nach oben befördern. Eine Entzündung der Bronchialschleimhaut wird Bronchitis genannt.

Nach dem Eintritt in das Lungengewebe verzweigt sich der Stammbronchus in kleinere Äste, die Lappenbronchien. Entsprechend der Anzahl der Lungenlappen führen zur rechten Lunge drei und zur linken Lunge zwei Lappenbronchien.

Die Lappenbronchien verzweigen sich in die noch kleineren Segmentbronchien. Diese verzweigen sich in die Bronchiolen, die in die haarfeinen *Bronchioli terminales* übergehen (von denen es ca. 64.000 gibt) und in den Alveolen, mikroskopisch kleinen Bläschen, enden, in denen Kohlendioxid abgegeben wird.

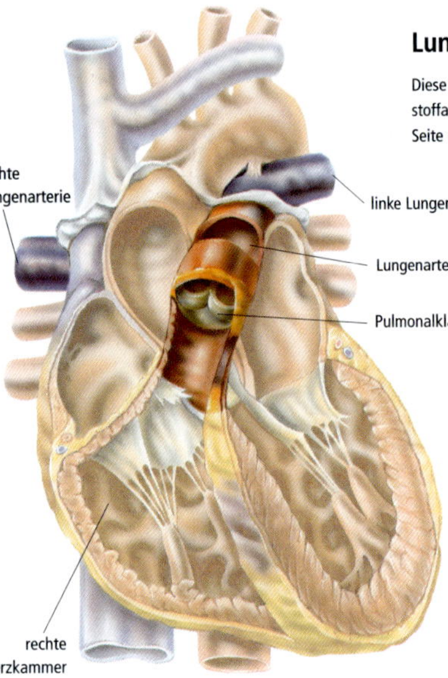

Lungenarterie

Diese Arterie transportiert sauerstoffarmes Blut von der rechten Seite des Herzes zur Lunge.

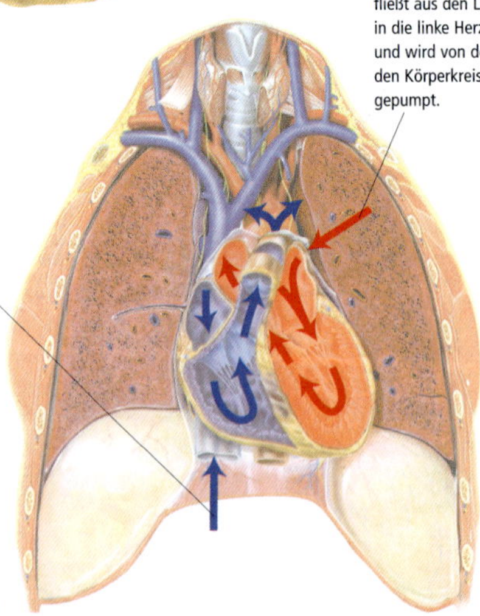

Lungenkreislauf

Die Hauptaufgabe des Lungenkreislaufes ist die Abgabe von Kohlendioxid, das das Blut im Körper gesammelt hat, und die Aufnahme von Sauerstoff durch die dünnwandigen Lungenbläschen ins Blut.

Anmerkung: In dieser Abbildung wurden die oberen zwei Drittel der Lunge und des Lungenfelles entfernt, um das Herz zu zeigen.

Die Gesamtheit der sich verzweigenden Atemwege wird unter dem Begriff Bronchialbaum zusammengefasst.

LUNGENBLÄSCHEN

Ein Lungenbläschen oder Alveolus ist eine der kleinen luftgefüllten Höhlen in der Lunge, in denen der Austausch von Sauerstoff und Kohlendioxid stattfindet. In jedem Lungenflügel gibt es etwa 300 Millionen dieser Bläschen, die traubenartig zu den so genannten Alveolarsäckchen zusammengefasst sind.

Eingeatmete Luft gelangt durch Mund oder Nase in die Luftröhre und wird durch die sich immer weiter verzweigenden und verengenden Bronchien zu den Alveolen geleitet. Letztere geben der Lunge eine riesige Oberfläche von rechnerisch ca. 93 m^2, was in Verbindung mit dem dichten Netz von dünnwandigen Kapillaren, die alle Alveolen umgeben, den Austausch von Sauerstoff und Kohlendioxid durch Diffusion ermöglicht.

GASAUSTAUSCH

In den Lungenbläschen (Alveolen) findet der Gasaustausch zwischen dem Blut und der eingeatmeten Luft statt. Die Alveolenwände sind extrem dünn (weniger als einige hundertstel Millimeter) und grenzen direkt an zahlreiche dünnwandige, blutgefüllte Kapillaren. Das von der rechten Herzseite kommende verbrauchte Blut, das einen hohen Kohlendioxid- und einen niedrigen Sauerstoffspiegel aufweist, fließt durch die Lungenkapillaren. Dabei diffundiert das im Blut enthaltene Kohlendioxid in die Alveolen, während der Sauerstoff aus den Alveolen in das Blut diffundiert.

Sauerstoff tritt in das Blut ein und bindet sich an ein Protein, das so genannte Hämoglobin der roten Blutzellen. Hämoglobin besteht aus vier Eiweißketten und vier Eisen tragenden Hämgruppen, die jeweils ein Sauerstoffmolekül binden können. Das Hämoglobin ist auch die Substanz, die dem Blut seine Farbe verleiht.

Der Gasaustausch in der Lunge verläuft auf Meereshöhe optimal und basiert auf dem mengenmäßigen Unterschied des betreffenden Gases in der Alveolarluft und dem Blut. In größeren Höhen ist der Sauerstoffgehalt der Luft und damit die Differenz zwischen Alveolarluft und Blut geringer, sodass das Hämoglobin nicht mehr in vollem Umfang mit Sauerstoff beladen (oxidiert) wird. Menschen, die innerhalb weniger Stunden an einen erheblich höher gelegenen Ort reisen, leiden unter Kurzatmigkeit und Ermüdungserscheinungen. Bei einem gesunden Menschen verschwinden diese Symptome nach einigen Tagen oder Wochen, da sich der Körper den veränderten Bedingungen anpasst.

LUNGENARTERIE

Die Lungenarterie ist ein großes Blutgefäß, das sauerstoffarmes Blut von der rechten Herzseite zur Lunge transportiert. Das Blut aus der rechten Herzkammer wird durch die Pulmonalklappe in den Lungenarterienstamm gepumpt, wobei die Pulmonalklappe beim Erschlaffen des Herzmuskels den Rückfluss des Blutes in die Herzkammer verhindert.

Der Lungenarterienstamm (*Truncus pulmonalis*) ist mit einer Länge von 2–3 cm relativ kurz. Er verzweigt sich in die linke und rechte Lungenarterie, die jeweils in einen Lungenflügel münden. Während der Fetalzeit ist der Lungenarterienstamm durch einen Verbindungsgang, den *Ductus arteriosus* oder *Ductus arteriosus Botalli,* mit der Aorta verbunden, sodass das Blut von der rechten Herzseite unter Umgehung der noch funktionslosen Lunge in die Aorta fließen kann. Nach der Geburt schließt sich der *Ductus arteriosus* und bildet sich zu einem Band, dem *Ligamentum arteriosum*, zurück.

LUNGENKREISLAUF

Im menschlichen Körper passiert das Blut das Herz in einem Kreislauf zweimal. In diesem so genannten doppelten Kreislauf, der für alle Säugetiere charakteristisch ist, fließt das Blut vom Herz aus in zwei sich ergänzende und doch getrennte Kreisläufe. Im Körperkreislauf wird das Blut durch den Körper und wieder zurück in das Herz gepumpt. Im Lungenkreislauf wird das Blut in die Lunge und wieder zurück in das Herz gepumpt. Aufgabe des Lungenkreislaufes ist es, das Blut dicht an den dünnwandigen Lungenbläschen (Alveolen) entlang zu transportieren, damit das Blut das im Körper gesammelte Kohlendioxid abgeben und Sauerstoff aufnehmen kann. Bevor das Blut in die Blutgefäße der Lunge fließt, kehrt es – sauerstoffarm und dunkelrot – vom Kopf, den Gliedmaßen und den inneren Organen in das Herz zurück. Das sauerstoffarme Blut fließt in den rechten Vorhof und anschließend über die Trikuspidalklappe zur rechten Herzkammer, die direkt darunter liegt. Von dort wird es in den Lungenkreislauf gepumpt.

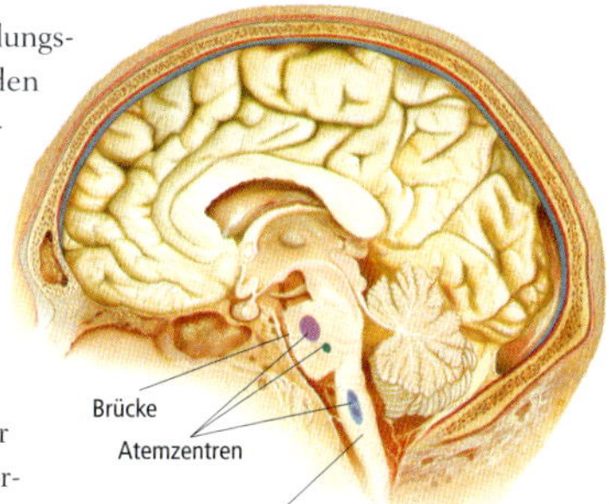

Atemzentren im Gehirn

Spezialisierte Kerngebiete in der Brücke und dem verlängerten Rückenmark erhalten Informationen über den Kohlendioxid- und Sauerstoffgehalt des Blutes von Sensoren in anderen Bereichen des Körpers. Diese Atemzentren senden daraufhin Signale an die Atemmuskulatur, um die Tiefe der Atemzüge und die Atemfrequenz zu dämpfen oder zu verstärken.

Atmung

Der Begriff Atmung steht sowohl für das Einsaugen von Luft in die Lunge als auch für den Austausch von Sauerstoff und Kohlendioxid zwischen Blut und Gewebe.

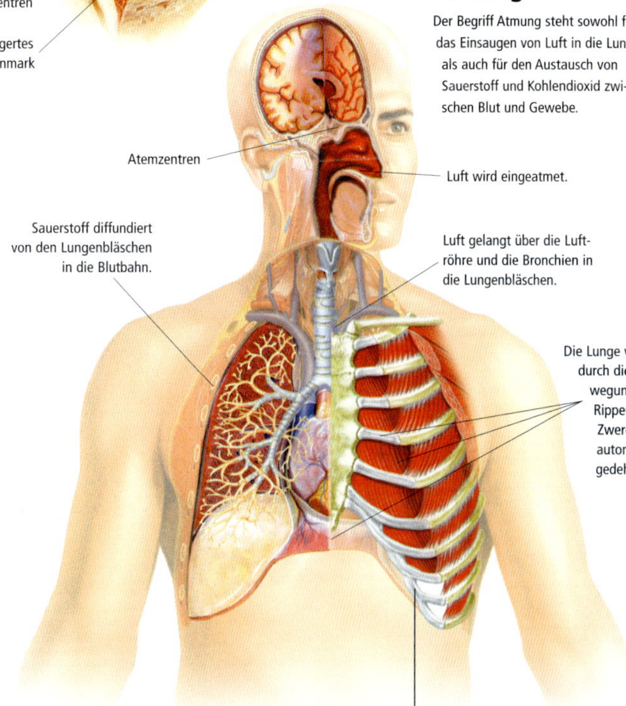

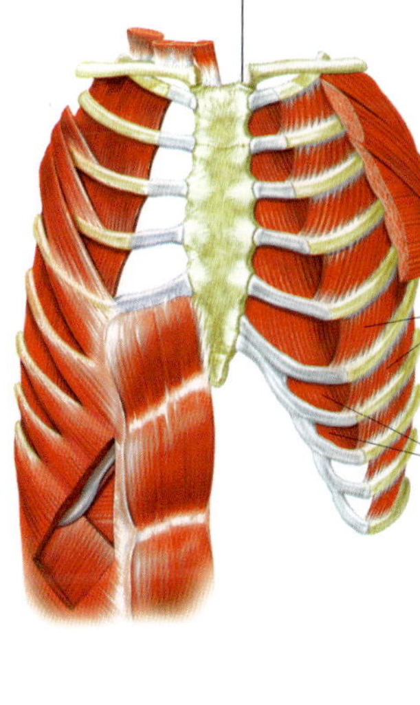

Atemmuskulatur

Die Einatmung wird durch die Kontraktion der Zwischenrippenmuskeln (die die Rippen anheben) und des Zwerchfelles, einer kuppelförmigen Muskelplatte zwischen Brustraum und Bauchhöhle, ausgelöst.

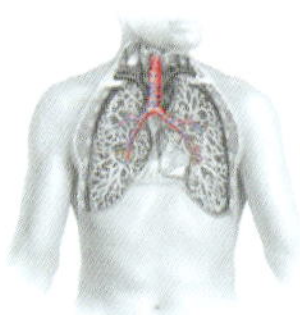

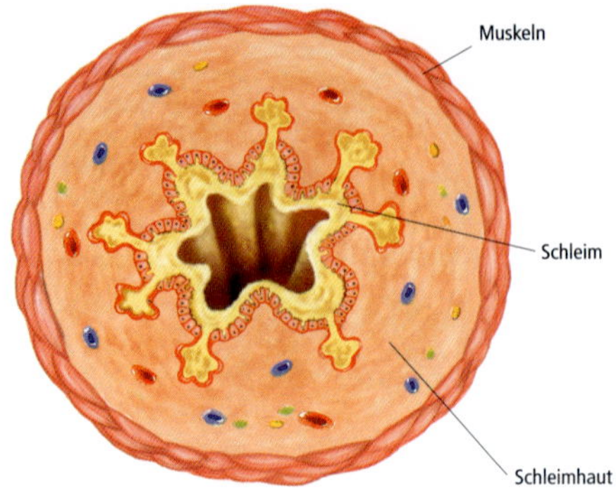

Asthma

Bei Asthma entzünden sich die Bronchialschleimhäute und schwellen an. Die Muskeln der Bronchialwände verkrampfen sich, und die Bronchien produzieren vermehrt Schleim.

gesunde Bronchie

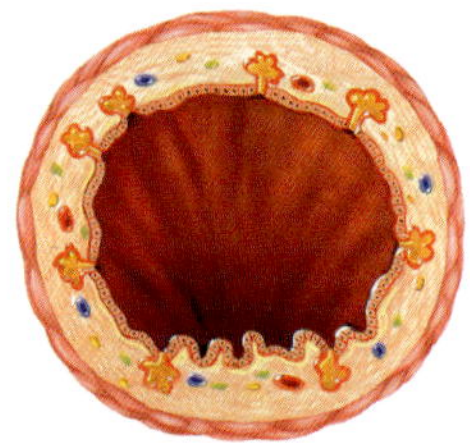

Die rechte Herzkammer pumpt das Blut durch die Pulmonalklappe und die Lungenarterien – die einzigen Arterien, die auch nach der Geburt sauerstoffarmes Blut transportieren können – in die Lunge. Die rechte Lungenarterie mündet in den rechten, die linke Lungenarterie in den linken Lungenflügel. Jede Lungenarterie verzweigt sich zu einem System aus winzigen, dünnwandigen Kapillaren an den Lungenbläschen. Hier wird Kohlendioxid aus dem Blut in die Lunge abgegeben und anschließend ausgeatmet. Gleichzeitig nimmt das Blut eingeatmeten Sauerstoff aus der Luft auf.

Das sauerstoffreiche (jetzt hellrote) Blut fließt von den Kapillaren aus den Lungenflügeln in die Venolen und anschließend in die beiden Lungenvenen. Nach der Geburt transportieren die meisten Venen sauerstoffarmes Blut, sodass die Lungenvenen, die sauerstoffreiches Blut von der Lunge zurück in das Herz transportieren, die Ausnahme bilden. Der Lungenkreislauf ist beendet, wenn das Blut durch den linken Vorhof zurück in das Herz fließt. Von dort aus fließt das sauerstoffreiche Blut durch die Mitralklappe zur muskulösen linken Herzkammer und anschließend über den Körperkreislauf durch den gesamten Körper.

Beim Menschen nimmt der Lungenkreislauf (wie auch der Magen-Darm-Trakt) erst nach der Geburt seine Funktion auf. Vorher ist die Lunge noch nicht funktionsfähig. Stattdessen nimmt das fetale Blut über die Plazenta Sauerstoff aus dem Blutkreislauf der Mutter auf und gibt Kohlendioxid an ihn ab.

LUNGENERKRANKUNGEN

Einige Lungenerkrankungen sind genetisch bedingt, beispielsweise die Mukoviszidose, die bei einem von 2.500 lebend geborenen Kindern vorkommt.

Manche Lungenkrankheiten sind auf Erkrankungen anderer Organe zurückzuführen. Ein Beispiel hierfür ist das Lungenödem, eine Flüssigkeitsansammlung in den unteren Lungenanteilen aufgrund einer Herzinsuffizienz, die den normalen Blutkreislauf beeinträchtigt.

SIEHE AUCH *Bronchoskopie, Thoraxröntgenbild, Lungenfunktionstests, Sputumuntersuchung, Medikamente zur Behandlung des Atmungsapparates in Kapitel 16*

ASTHMA

Asthma ist eine Erkrankung der Bronchien, die durch anfallsweise Atemnot gekennzeichnet ist. Ursachen sind ein Krampf der Bronchialmuskulatur, vermehrte Schleimbildung und eine Schleimhautschwellung, wodurch die Luftwege verengt und Kurzatmigkeit, Husten und Keuchen hervorgerufen werden.

In Europa leidet zurzeit etwa jeder Zehnte unter Asthma – mit steigender Tendenz, womit es die am meisten verbreitete Lungenkrankheit ist. Männer sind häufiger davon betroffen. Bei Kindern handelt es sich bei Asthma häufig um eine Form einer atopischen Erkrankung. Leichtere Fälle heilen zu etwa 50 % von selbst aus. Bei Erwachsenen handelt es sich dagegen oft um eine kombinierte Wirkung von äußeren Reizfaktoren bei einer vorbestehenden Lungenschädigung und einer allergischen Reaktion. Das Leiden äußert sich bei Erwachsenen meist durch morgendliche Kurzatmigkeit. Hustenanfälle sind seltener als bei Kindern. Raucher und Personen mit chronischer Bronchitis haben ein deutlich höheres Anfallsrisiko.

Typisch für Asthmaanfälle ist ihr unberechenbares Auftreten. Zwischen einzelnen Anfällen können Tage, Monate oder Jahre liegen, sie können aber auch täglich auftreten. Die Symptome treten entweder spontan auf oder werden durch bestimmte Faktoren ausgelöst. Das allergische Bronchialasthma wird durch eine allergische Reaktion ausgelöst. Viele Pollen, Schimmelsporen, Staub (besonders Haus- und Holzstaub), Zigarettenrauch, Federn und Tierhaare können allergische Asthma-Anfälle auslösen. Asthma tritt auch gelegentlich in Verbindung mit Heuschnupfen auf.

Infektionen der Atemwege, Kälte, Industrieabgase und bestimmte emotionelle und psychische Zustände können einen Asthma-Anfall auslösen. Auch Medikamente wie Azetylsalizylsäure, Entzündungshemmer und Betablocker kommen als Auslöser infrage. Dabei spielt es keine Rolle, ob die Betroffenen eine Vorgeschichte als Allergiker haben. Sportliche Betätigung kann ebenfalls Asthma auslösen; die Symptome (minuten- oder stundenlanger Husten und pfeifender Atem sowie Beklemmungen in der Brust) haben nichts mit dem üblichen tiefen Atmen nach Anstrengungen zu tun, das sich schnell wieder normalisiert.

Bei einem leichten Anfall ist der pfeifende Atem womöglich kaum und wenn, dann nur beim Ausatmen zu hören. Verschlimmert sich der Anfall, wird auch das Pfeifen lauter und kann auch beim Einatmen auftreten. Der Betroffene atmet jetzt schnell, ringt nach Luft und wird immer aufgeregter. Bei einem schweren Asthma-Anfall, der die Bronchiolen völlig blockiert, verringert sich der Luftstrom, und das Pfeifen hört auf. Dies ist besonders bei Kindern ein Zeichen absoluter Lebensgefahr. Ein anhaltender Asthma-Anfall (*Status asthmaticus*), bei dem die üblichen Medikamente nicht mehr wirken, kann lebensbedrohlich sein und erfordert die sofortige stationäre Behandlung.

Diagnostik und Untersuchungen

Für einen Spezialisten ist es meist kein Problem, einen Asthma-Anfall zu diagnostizieren, vor allem wenn vom Betroffenen schon bekannt ist, dass er Asthmatiker ist. Wenn mit dem Stethoskop pfeifender Atem zu hören ist und nach Medikamentengabe rasch Besserung eintritt, steht die Diagnose fest. Lungenfunktionstests wie die Spirometrie zeigen während der Anfälle einen Rückgang des Luftstromes in den Atemwegen und eine Verbesserung nach der Behandlung. Oft macht man eine Röntgenaufnahme des Brustkorbes. Bei manchen Asthmatikern findet man in Blut und Auswurf eine Eosinophilie (erhöhte Anzahl bestimmter weißer Blutkörperchen als Zeichen einer allergischen Veranlagung).

Andere Erkrankungen wie Blutgerinnsel oder Embolien in der Lunge, Lungenkrebs, Herzversagen, Mukoviszidose, Lungenemphysem und chronische Bronchitis müssen ausgeschlossen werden.

Umgang mit Asthma

Asthma ist eine reversible Krankheit, im Gegensatz zu anderen Lungenkrankheiten wie dem Emphysem oder der chronischen Bronchitis. Die Verengung der Atemwege durch Krämpfe der Bronchien kann sich spontan oder bei medikamentöser Behandlung verbessern.

Durch einige einfache Maßnahmen kann man das Anfallsrisiko verringern. Man sollte bekannte Auslöser wie Pollen, Tierfell und Nahrungsmittel meiden. Im Schlafzimmer sollten keine Teppiche oder Teppichböden liegen. Kissen und Decken aus Synthetikfasern verringern Hausstaub und Milben. Asthmatiker sollten auf keinen Fall rauchen sowie Gebäude meiden, in denen geraucht wird. Sie sollten Asthmamedikamente bereits zur Prophylaxe vor Ereignissen einnehmen, von denen sie wissen, dass sie einen Anfall auslösen können, wie etwa Sport.

Es gibt eine Reihe von Medikamenten für die Akut- und Langzeitbehandlung, die oft in Kombination eingenommen werden.

Bronchodilatatoren weiten die Wände der Bronchien und machen sie so luftdurchlässiger, wodurch die Asthmasymptome gelindert werden. Die wichtigsten Medikamente dieser Gruppe sind die kurz wirkenden Beta-Sympathomimetika. Ihre Nebenwirkungen sind Nervosität, Ruhelosigkeit, Schlaflosigkeit und Kopfschmerzen. Ältere Patienten und Kinder reagieren dabei oft empfindlicher. Parasympatholytika wie Ipratropium wirken schwächer, haben dafür aber als Nebenwirkungen nur leichte Trockenheit von Mund und Nase.

Zusätzlich können bei häufigeren Asthmaanfällen entzündungshemmende Medikamente als Dauertherapeutika eingesetzt werden. Diese wirken nicht bei einem akuten Anfall, sondern sollen nach einer Einnahmezeit von einigen Wochen die Anfallshäufigkeit verringern. Man hofft, durch den Einsatz dieser Medikamente Langzeitschäden an den Bronchien zu minimieren.

Bei Erwachsenen verwendet man zu diesem Zweck Kortikoide. Sie verringern die Entzündung der Bronchien und die Verengung der Luftwege und verbessern außerdem die Funktion der Lunge. Für Kinder geeigneter ist das Natriumsalz der Cromoglicinsäure (DNCG). Dieses verhindert das Freisetzen von Entzündungsmediatoren wie Histamin in die Bronchien.

Zur Behandlung von Asthma werden die Medikamente meist als Spray inhaliert und nicht in Tabletten- oder Tropfenform verabreicht. Durch die Inhalation wirken die Medikamente direkt auf die Oberfläche der Atemwege; der restliche Körper absorbiert fast nichts, wodurch die Nebenwirkungen im Vergleich zu oralen Darreichungsformen geringer sind. Zu den inhalierten Medikamenten gehören Betamimetika wie Fenoterol, Salbutamol und Terbutalin, das Parasympatholytikum Ipratropium, Kortikoide wie Beclomethason, Budesonid, Flunisolid und Fluticason sowie Cromoglykat.

Die Medikamente werden über Sprays appliziert, die eine genaue Dosierung nach Hüben ermöglichen. Bei Kindern, die damit Schwierigkeiten haben, oder bei Erwachsenen, die unter schwereren Anfällen leiden, kann man die Medikamente auch über ein Inhalationsgerät verabreichen. Manchmal treten durch die Inhalation von Kortikoiden Nebenwirkungen wie Heiserkeit oder Soor (eine Pilzinfektion von Mund und Rachen) auf. Diese Probleme können aber verringert werden, indem man nach der Applikation den Mund gut spült und ein Mundstück verwendet, das verhindert, dass zu viele Reste des Medikamentes im Mund- und Rachenraum verbleiben.

Orale Kortikoide wie Prednisolon, Methylprednisolon und Kortisol können ebenfalls eingesetzt werden. Sie haben aber stärkere Nebenwirkungen als die Inhalationskortikoide. Deshalb kann man ihren Gebrauch über einen längeren Zeitraum nur empfehlen, wenn andere Behandlungsmethoden die normale Lungenfunktion nicht wiederherstellen konnten und das Risiko eines unbehandelten Asthmas schwerer wiegt als die Nebenwirkungen der Kortikoide. Bei schweren, lebensbedrohlichen Anfällen, wie einem *Status asthmaticus,* kann man Kortikoide auch intravenös verabreichen. Theophyllin, ein starker Bronchodilatator, wird wegen gravierender Nebenwirkungen bei einer Dauertherapie vor allem zur Behandlung des *Status asthmaticus* eingesetzt.

Für den Notfall

Da sich die Intensität von Asthmaanfällen von Mensch zu Mensch stark unterscheidet, sollte jeder Asthmatiker seinen eigenen Notfallplan haben. Dieser Plan sollte Angehörigen, Lehrern, Pflegepersonal, Eltern etc. zur Verfügung gestellt werden.

Tritt ein Asthma-Anfall auf, sollte man den Plan befolgen und dem Betroffenen helfen, die Medikamente wie vorgeschrieben einzunehmen. Tritt keine Besserung ein, oder treten Symptome auf, die in dem Plan als Notfallsymptome beschrieben werden, sollte sofort der Notarzt gerufen werden.

Mit einem Peakflow-Meter, einem einfachen Gerät, das die Luftströmung bei der Ausatmung misst, kann die Lungenfunktion auch zu Hause überprüft werden. Dadurch können Veränderungen festgestellt und gegebenenfalls die Dosierung der Medikamente angepasst werden. Jeder Mensch hat einen eigenen Spitzenwert beim Peakflow, der im Notfallplan festgehalten werden sollte. Fällt der Peakflow unter 80 % dieses Wertes ab, muss gehandelt werden.

Ein Asthmatiker sollte bei Atemwegsinfektion sofort einen Arzt aufsuchen. Bei eitriger Infektion müssen spezifisch wirksame Antibiotika eingesetzt werden. Manchen Asthmatikern helfen Atemübungen. Dadurch arbeitet die Lunge effektiver, und während eines Anfalles wirken die Übungen als psychologische Unterstützung. Bei Asthmatikern, deren Anfälle durch Allergien ausgelöst werden, kann eine Hyposensibilisierung helfen, obwohl die Ergebnisse stark schwanken und manchmal nicht von Dauer sind.

AKUTES ATEMNOT-SYNDROM (ARDS)

Mit dem Begriff akutes Atemnot-Syndrom oder akute respiratorische Insuffizienz (acute respiratory distress syndrome, ARDS),

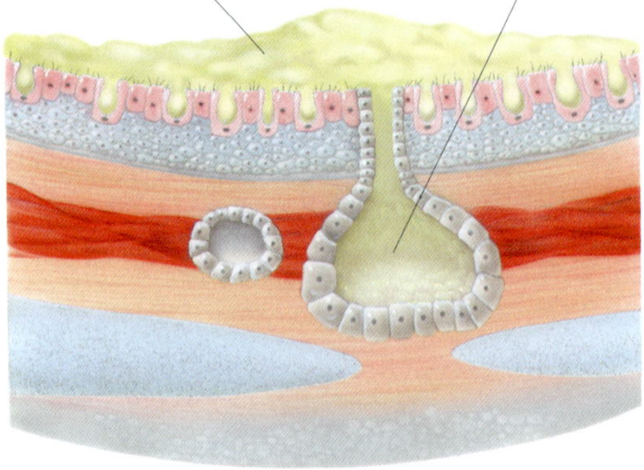

Bronchitis

Bei einer Bronchitis sind die Wände der Bronchien entzündet. Die Drüsen sondern dadurch große Mengen Schleim ab, der als Auswurf (Sputum) abgehustet wird. Eine bakterielle Bronchitis erkennt man an dickem, gelblich-grünen Sputum. Bei viraler Bronchitis ist das Sputum klar und dünnflüssig.

manchmal auch Atemnot-Syndrom des Erwachsenen oder Schocklunge genannt, bezeichnet man alle Veränderungen, bei denen Flüssigkeit aus den Blutgefäßen in die Lungenbläschen gelangt. Es kommt zum Lungenödem mit Atemstillstand und manchmal auch zum Tod. Das Syndrom wird am häufigsten durch Schock, Sepsis oder massive Verletzungen und Verbrennungen verursacht und ist damit auch Komplikation zahlreicher ernsthafter Erkrankungen.

Zu den Symptomen gehören Atembeschwerden, Herzjagen (Tachykardie), Zyanose (bläuliche Verfärbung) und Hypoxie (Sauerstoffmangel). Eine Röntgenaufnahme der Lunge zeigt Hinweise auf interstitielle und alveoläre Ödeme.

Das Syndrom wird durch maschinelle Beatmung, die Gabe von Diuretika (wie Furosemid) und im Falle einer Lungenentzündung von Antibiotika behandelt. Ist die ursächliche Störung behandelbar, ist die Prognose günstig.

ATELEKTASE

Wenn die Lunge teilweise oder ganz in sich zusammenfällt, spricht man von einer Atelektase. Verursacht wird sie meist durch eine Blockade in einer Bronchie oder Bronchiole, dem Luft führenden Röhrensystem der Lunge. Diese Blockaden entstehen durch Tumoren, eingeatmete Gegenstände oder zähen Schleim infolge einer chronischen Reizung, einer Infektionskrankheit oder einer Mukoviszidose. Eine Atelektase kann auch nach einer Operation als Komplikation auftreten.

Die Atelektase eines großen Stamm- oder Lappenbronchus führt zu einem dramatischen Krankheitsbild mit akuter Atemnot, Brustschmerzen, Bewusstseinsstörungen und Schockzeichen. Kleine Atelektasen können übersehen werden, da die Symptome wie Husten, leichte Atemnot und erhöhte Temperatur recht unauffällig sind.

Eine Atelektase ist normalerweise nicht tödlich, die eingefallenen Lungenbereiche füllen sich wieder mit Luft, wenn die Blockaden beseitigt oder gelöst sind. Dies kann mit Hilfe einer Bronchoskopie erreicht werden. Mögliche Komplikationen einer Atelektase bestehen in einer Lungenentzündung oder Vernarbungen des Lungengewebes.

CHRONISCH OBSTRUKTIVE LUNGENERKRANKUNGEN

Eine in den westlichen Ländern weit verbreitete Lungenkrankheit ist die chronisch-obstruktive Lungenerkrankung, eine Kombination aus chronischer Bronchitis und Emphysem.

Chronische Bronchitis

Eine chronische Bronchitis liegt vor, wenn es zwei Jahre lang über einen Zeitraum von mindestens drei Monaten fast täglich zu Husten, Schleimbildung und Auswurf (Sputum) kommt. Der Auswurf kann aus reinem Schleim bestehen oder – bei einer zusätzlichen Infektion – sogar Eiter enthalten. Raucher leiden weitaus häufiger an chronischer Bronchitis als Nichtraucher.

Die chronische Bronchitis entsteht durch das Einatmen von Schadstoffen in der Luft über einen längeren Zeitraum. Die bei weitem häufigste Krankheitsursache ist das Zigarettenrauchen, obwohl chronische Bronchitiden auch durch ständigen Kontakt mit Staub, Auspuffgasen und anderen Schadstoffen ausgelöst werden können. Im Frühstadium (einfache Bronchitis) besteht keine Entzündung der Bronchien, sondern eine Zunahme der Schleimabsonderung durch Zellen in der Bronchialschleimhaut und den Bronchialdrüsen. Dies führt zu Husten mit weißem oder klarem Auswurf. Oft kommen eine bakterielle Infektion und eine Entzündung mit gelblichem oder grünlichem Auswurf hinzu, der aus einer Mischung aus Schleim und Eiter besteht (mukopurolente Bronchitis).

Bei manchen Menschen führt das ständige Einatmen von Schadstoffen zu einer Beteiligung der kleineren Bronchien. Diese Komplikation hat schwer wiegende Folgen, da sie zu einer ausgedehnten Entzündung und Vernarbung der Bronchialwände und damit zu einer Verengung führt, die den Luftstrom behindert (obstruktive Bronchitis). Die Folge ist zunehmende Atemnot. Leider beschränkt sich die Schädigung nicht auf die Bronchien. Die Schadstoffe, welche die chronische Bronchitis auslösen, schädigen und zerstören meist auch die Lungenbläschen, was zu einem Emphysem und zur Verstärkung der Atemnot führen kann.

Die Kombination aus chronischer Bronchitis und Emphysem, die unter dem Begriff chronisch obstruktive Lungenerkrankung zusammengefasst wird, kann auch in Verbindung mit Asthma auftreten (*Asthma bronchiale*). Schließlich können diese chronischen Atemwegserkrankungen durch ein sich entwickelndes Herzversagen noch verschlimmert werden. Sie sind die Hauptursachen für chronische Behinderungen und führen häufig zum Tod.

Da eine Schädigung der kleinen Bronchien und der Lunge nur schwer oder gar nicht rückgängig gemacht werden kann, ist die beste Vorbeugungsmaßnahme gegen schwere Atemwegserkrankungen, mit dem Rauchen aufzuhören und schadstoffhaltige Luft zu meiden. Im Frühstadium einer chronischen Bronchitis können die Symptome ganz verschwinden, wenn man aufhört zu rauchen. In fortgeschrittenen Stadien ist oft eine Behandlung mit Antibiotika, entzündungshemmenden und die Bronchien erweiternden Mitteln sowie mit Sauerstoff erforderlich.

Emphysem

Eine chronische Bronchitis führt im Lauf der Jahre häufig zu einem Emphysem. Während sie vorwiegend die größeren Atemwege betrifft, ist ein Emphysem die Folge einer Zerstörung der Bronchiolen und der Lungenalveolen. Ein Emphysem wird durch wiederholte Infektionen, Gewebezerfall und übermäßige Aufblähung der Alveolen verursacht, bedingt durch die Verengung der größeren Luftwege bei chronischer Bronchitis.

Das Emphysem, eine chronische Lungenerkrankung, ist durch Keuchen, Atemnot und stetes Nachlassen der Lungentätigkeit gekennzeichnet. Die Erkrankung tritt meist bei Rauchern und Menschen auf, die verschmutzter Luft oder durch Luft übertragenem Staub oder ähnlichen Reizstoffen ausgesetzt sind. Kindern können ebenso von Asthma oder einer Bronchitis betroffen sein.

In der Lunge wird Schleim produziert, der die Staubpartikel auffängt. Er wird normalerweise durch die Bewegung von Flimmerhärchen entfernt. Im Frühstadium der Erkrankung wird die Auskleidung der unteren Luftwege (Bronchien und Bronchiolen) durch Rauch oder andere Schadstoffe dazu angeregt, abnorme Schleimmengen zu produzieren. Mit der Zeit führt die erhöhte Schleimmenge zu Dauerhusten, dem so genannten Raucherhusten, und einer größeren Anfälligkeit für Erkältungskrankheiten.

Die Frühsymptome ähneln denen der Bronchitis: Husten und Schleimauswurf, verbunden mit asthmatischem Keuchen durch Verengung der Luftwege. Hinzu kommt die Schädigung der Lungenalveolen. Die Alveolen sind kleine Bläschen am Ende der Bronchiolen. Dort gibt das Blut Kohlendioxid ab und nimmt frischen Sauerstoff aus der eingeatmeten Luft auf.

Mit nachlassender Effizienz der Alveolen verbleibt eine zunehmende Luftmenge in der Lunge – das Lungengewebe wird geschädigt. Die verbliebene Luft mindert das aufnehmbare Frischluftvolumen. Als Gegenmaßnahme erweitert sich die Lunge ständig. Dies führt zu einem stets aufgeblähten und für diese Erkrankung typischen gewölbten Brustkorb (Fassthorax). Die Lungen können dem Körper nicht mehr genügend Sauerstoff liefern, und die kleinste Anstrengung kann zu schwerer Atemnot führen.

Weitere Symptome dieser Erkrankung sind eine bläuliche Färbung der Haut (Zyanose), erhöhte Kohlendioxidspiegel durch unzureichende Sauerstoffanreicherung des Blutes, Gewichtsverlust, Anschwellen der Hände und Füße durch Ödeme, Brustenge und Atemschwierigkeit in kalter oder rauchiger Luft. Durch die verminderte Sauerstoffzufuhr steigt der Puls, und die Belastung kann zur Herzinsuffizienz führen. Das bullöse Lungenemphysem ist eine Erkrankung, bei der sich die Alveolen aufblähen und Lungenzysten bilden. Diese können platzen und einen Lungenkollaps (Pneumothorax) verursachen.

Die genaue Ursache des Emphysems ist nicht bekannt. Rauchen oder die Aufnahme anderer Schadstoffe durch starke Luftverschmutzung gelten jedoch gemeinhin als Ursache, zuweilen auch ein Proteinmangel im Blut (Alpha1-Antitrypsinmangel). Antitrypsin wirkt Trypsin entgegen, einem Enzym, das von vielen Gewebe zerstörenden Bakterienarten produziert wird.

Ist ein Emphysem diagnostiziert, sollte das Rauchen eingestellt und die Aufnahme von Schadstoffen vermieden werden. Der Lungenschaden ist nicht heilbar; doch kann die Lungentätigkeit durch Medikamente wie Bronchodilatatoren zur Entspannung der die Luftwege beengenden Muskeln und durch Sauerstoffzufuhr mittels Inhalatoren verbessert werden. Kortikoide lindern die Entzündung der Lunge, Antibiotika lassen die Infektion abklingen. Eine neuere Entwicklung ist die operative Entfernung erkrankten Lungengewebes. Dadurch kann sich das gesunde Gewebe ausdehnen und besser arbeiten.

LUNGENINFEKTIONEN

Die zahlreichen Formen der Lungeninfektion werden nach dem betroffenen Lungenabschnitt benannt. Eine Bronchitis ist eine durch Bakterien verursachte Infektion der großen Atemwege und kann die Folge viraler Infektionen der oberen Atmungsorgane sein. Dagegen ist die Bronchiolitis eine schwere Infektion der kleineren Atemwegsverzweigungen, der so genannten Bronchiolen, vor allem bei Säuglingen, bedingt durch ein RS-Virus. Bronchiektasen sind sackartige Erweiterungen einzelner Bronchien bei Kindern durch chronische Infektionen und übermäßige Schleimproduktion. Seit der Einführung der Antibiotika und einer besseren Behandlung von Lungenentzündungen ist die Häufigkeit von Bronchiektasen stark zurückgegangen. Sie treten jedoch noch bei Mukoviszidose, angeborenen Immunmangelsyndromen und nach Masern und Keuchhusten auf. Die Lungentuberkulose ist eine durch Mykobakterien verursachte Lungeninfektion. Die Tuberkulose, im 19. Jahrhundert noch weit verbreitet, konnte inzwischen ein-

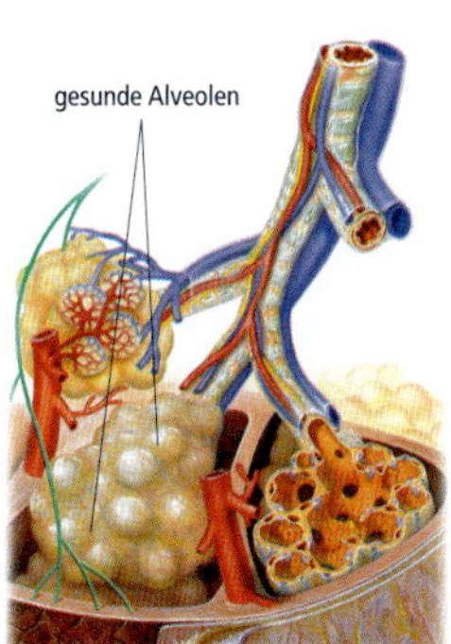

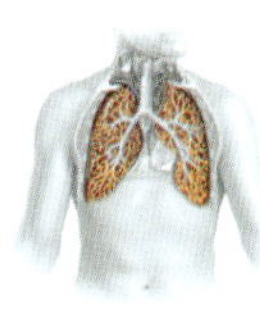

Emphysem

Die einzelnen Lungenbläschen (Alveolen) werden zerstört, es bleiben nur große Blasen. Die Lungen können den Körper dadurch nicht mehr ausreichend mit Sauerstoff versorgen.

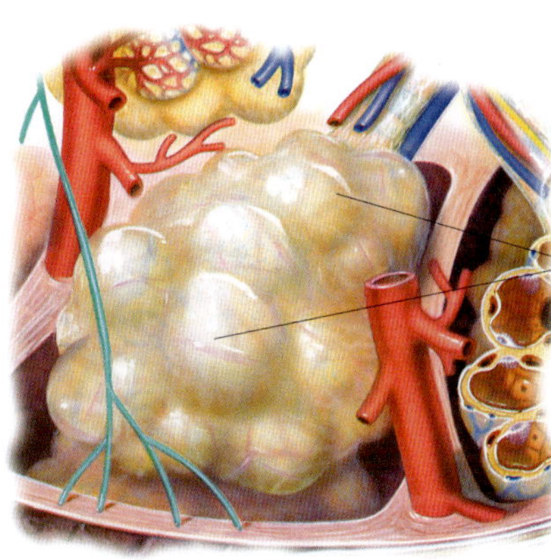

gedämmt werden, stellt jedoch noch immer ein schwer wiegendes Problem für das Gesundheitswesen dar.

Akute Bronchitis

Die akute Bronchitis ist eine Entzündung der Bronchialschleimhaut, die meist auf eine Infektion der oberen Atemwege durch ein Virus, z. B. Grippevirus, folgt und zu Husten und Auswurf führt. Sie heilt gewöhnlich von selbst wieder ab, wenn keine zusätzliche bakterielle Infektion auftritt. In diesem Fall wird der Auswurf zäh und gelb.

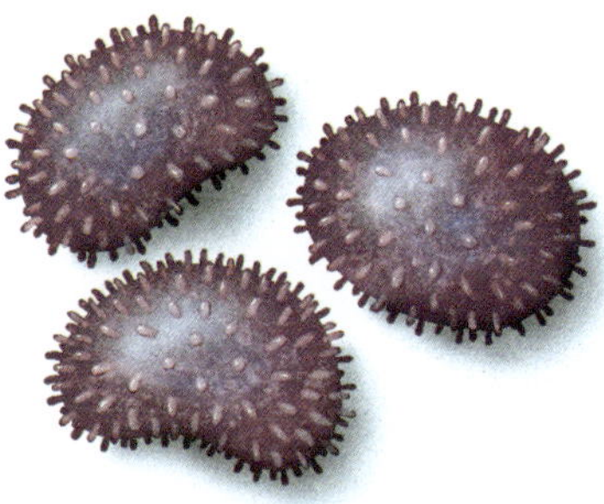

Virale Lungenentzündung
Das Grippevirus ist eines von vielen Viren, die eine Lungenentzündung auslösen können.

Lungenentzündung

Die Lunge füllt sich mit Flüssigkeit und Zellabfall, was zu einer Behinderung des Gasaustausches führt. Atem- oder Herzinsuffizienz können die Folge sein.

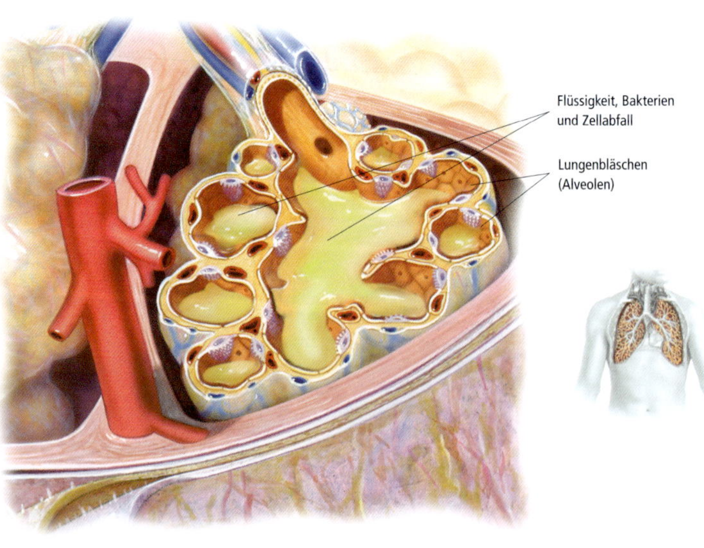

Da eine akute bakterielle Bronchitis vor allem bei älteren Patienten zu einer Lungenentzündung führen kann, ist eine Behandlung mit Antibiotika ratsam.

Lungenentzündung

Eine Lungenentzündung (Pneumonie) ist eine ernste Lungenerkrankung, bei der es zu einer Ansammlung von Flüssigkeit, Bakterien und/oder Viren sowie Zellabfall in den Lungenbläschen kommt. Die Flüssigkeitsansammlung in den Lungenbläschen verhindert den Gasaustausch. Die Lungenentzündung ist eine weit verbreitete Krankheit, von der jährlich etwa 1 % der Bevölkerung betroffen ist. Bedingt durch das plötzliche Absinken der Lufttemperatur, den Aufenthalt in überfüllten und schlecht gelüfteten Räumen und das vermehrte Auftreten von Bakterien und Viren tritt sie vorwiegend im Winter und Frühjahr auf. Rauchen, Alkoholismus, Immunschwäche und Luftverschmutzung erhöhen das Erkrankungsrisiko. Bei 5–10 % der Patienten, vor allem bei Kleinkindern und älteren Menschen, verläuft eine Lungenentzündung tödlich. Bettlägerige Patienten mit Demenz, Hüftfrakturen oder chronischen Herzkrankheiten sind besonders anfällig für Lungenentzündungen, die bei diesen Erkrankungen letztendlich oft die Todesursache ist.

Bakterielle Lungenentzündung
In einer Zellkultur des Auswurfs lassen sich Bakterien züchten, die vor der Behandlung auf eine eventuelle Antibiotikaresistenz getestet werden müssen.

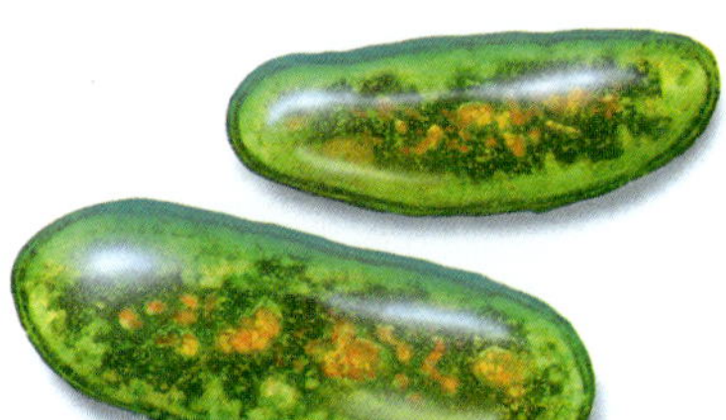

Abhängig vom Ort der Entzündungsreaktion unterscheidet man verschiedene Arten von Lungenentzündungen: Bei der Lobär- oder Lappenpneumonie ist ein ganzer Lungenlappen betroffen. Es kommt zu einem Befall des Lungengewebes um die großen Bronchien. Die Bronchopneumonie ist eine Lobulärpneumonie mit herdförmigem Befall beider Lungenflügel in oder um die Bronchien.

Zu den Mikroorganismen, die Lungenentzündungen auslösen, zählen Bakterien, z. B. *Streptococcus pneumoniae*, *Staphylococcus aureus*, *Klebsiella pneumoniae* und *Haemophilus influenzae*, und Viren wie das Influenzavirus, Adenoviren und *Respiratory-syncytial*-Viren (RS-Viren). In einigen Fällen wird eine so genannte Lungenentzündung durch atypische Mikroorganismen wie Pilze, Rickettsien und Mykoplasmen verursacht. Diese Formen sind vorwiegend bei Patienten mit einer Immunschwäche, z. B. Aids-Patienten, zu beobachten.

Zu den Symptomen einer Lungenentzündung zählen Husten mit Auswurf (Abhusten von Lungenflüssigkeit), Atemnot, heftige Schmerzen in der Brust, die beim Husten und tiefen Einatmen stärker werden, Fieber und schlechtes Allgemeinbefinden. Der Auswurf ist meist gelb oder grün und kann Blut enthalten, vor allem wenn Blutgefäße in der Lunge durch heftiges Husten verletzt wurden. Auf einem Thoraxröntgenbild sind die flüssigkeitsgefüllten Lungenbläschen als Schatten zu erkennen, sodass entweder der ganze Lungenlappen weiß erscheint (Lobulärpneumonie) oder weiße Flecken zu sehen sind (Bronchopneumonie). In einer Zellkultur des Auswurfes lassen sich Bakterien züchten, die entweder selbst die auslösenden Erreger sind oder eine bakterielle Sekundärinfektion als Folge einer durch Viren ausgelösten Lungenentzündung darstellen. Antibiotika müssen vor ihrem Einsatz auf ihre Wirksamkeit getestet werden, da in den letzten Jahren vie-

Lungenkrebs

Bösartige Lungengeschwulste zählen zu den häufigsten Krebsformen. Die Mehrzahl der Lungenkarzinome entsteht in den Zellen, die die größeren Atemwege auskleiden. Dennoch schließt die Krankheit eine ganze Reihe unterschiedlicher Tumorarten ein. Meist befällt Lungenkrebs die Wand der Atemwege und streut über das Blut in andere Organe.

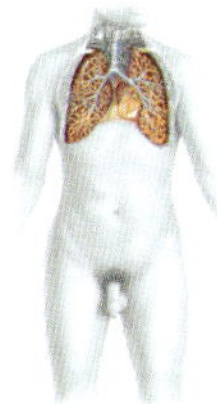

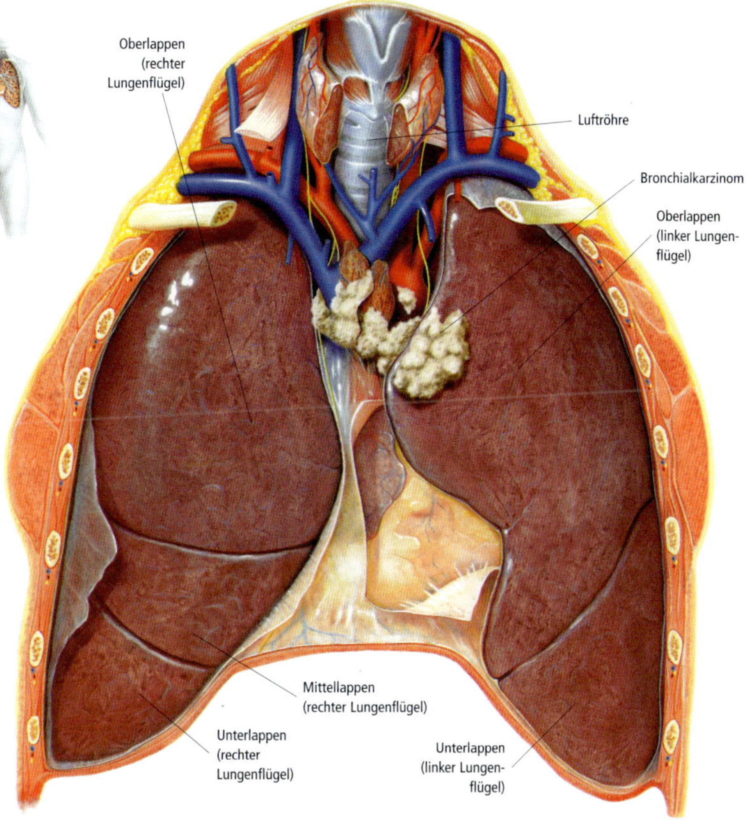

le Bakterien gegen einige der verfügbaren Antibiotika (z.B. verschiedene Penizilline) resistent wurden. Infolge der reduzierten Gasaustauschfläche kann die Sauerstoffkonzentration im arteriellen Blut vermindert und bei schweren Formen die Kohlendioxidkonzentration im Blut erhöht sein.

Die Behandlung einer Pneumonie erfolgt mittels eines Antibiotikums, das auf den Erreger abgestimmt ist. Unterstützende Maßnahmen sind Sauerstoffbehandlung, Physiotherapie zur Befreiung der Atemwege sowie Schmerzmittel. Mögliche Komplikationen sind Atem- und Herzstillstand, Abszesse (mit Eiter gefüllte Hohlräume) in der Lunge sowie ein Rippenfellerguss (Pleuraerguss). In einigen Fällen kommt es zu einer Eiteransammlung im Pleuraspalt (Pleuraempyem).

SIEHE AUCH *Bakterien, Viren in Kapitel 11; Sputumuntersuchung in Kapitel 16; Lunge in diesem Kapitel*

LUNGENKREBS

Lungenkrebs ist bei Männern (nach Prostatakrebs) die zweithäufigste Krebserkrankung. Bei Frauen nimmt die Zahl der Erkrankungen drastisch zu. Lungenkrebs, im Vergleich zu anderen Krebsformen wesentlich aggressiver, ist in den meisten Ländern die häufigste krebsbedingte Todesursache.

Rauchen ist eine der Hauptursachen für Lungenkrebs. Die Epithelschicht der größeren Atemwege weist bei Rauchern mehrere präkanzeröse Veränderungen auf. Das Rauchen von Zigaretten gilt als besonders gefährlich. Doch auch Pfeifen- und Zigarrenraucher tragen ein erhöhtes Lungenkrebsrisiko. Starke, langjährige Raucher sind 20-mal häufiger von Lungenkrebs betroffen als Nichtraucher.

Das Risiko einer Lungenkrebserkrankung verringert sich, sobald das Rauchen aufgegeben wird. Nach etwa 15 Jahren sind ehemalige Raucher im selben Maß gefährdet wie Nichtraucher, und auch die Eptihelschicht regeneriert sich mit der Zeit. Daher ist Lungenkrebs eine vermeidbare Krankheit. Angesichts der Tatsache, dass zwischen Rauchen und Gefäßerkrankungen ein enger Zusammenhang besteht und Raucher auch für andere Krebsformen anfälliger sind als Nichtraucher, erscheint es unverständlich, dass das öffentliche Gesundheitswesen mit seinen Programmen auf diesem Gebiet bislang nicht viel erreicht hat. Lungenkrebs kann auch durch das Einatmen von Asbest oder anderen Arten von Metallstaub, durch hohe Dosen ionisierender Strahlung und durch bestimmte in der Industrie verwendete Chemikalien ausgelöst werden.

Obwohl sich die meisten Lungenkarzinome in der Epithelschicht entwickeln (Bronchialkarzinom), gibt es unterschiedliche Krebsarten. Unter dem Mikroskop sind verschiedene Krebsformen zu erkennen, darunter auch das kleinzellige Bronchialkarzinom, das von besonderer Bedeutung ist.

Im Lauf ihrer Entwicklung befallen Lungenkarzinome in aller Regel die Bronchien, was zu Husten oder sogar Bluthusten führt. Kommt es zur Invasion der Luftröhre, sind Keuchatmung, wiederkehrende Brustinfektionen und Atemnot die Folge.

Bei einem gewissen Prozentsatz der Patienten macht sich der Lungenkrebs erst durch seine Metastasen bemerkbar, die vor allem die Knochen (mit Schmerzen), die Leber (mit einer Lebervergrößerung) und das Gehirn (mit Anfällen und weiteren Komplikationen) befallen. Diese Situation findet man vor allem beim kleinzelligen Bronchialkarzinom, das sich frühzeitig über das Blut ausbreitet. Die Hormonabsonderung der Tumorzellen kann als so genanntes paraneoplastisches Syndrom vegetative Symptome hervorrufen.

Krebs kann nur bei einer Frühdiagnose wirksam behandelt werden. Allerdings zeigen sich bei Lungenkrebs nur selten bereits zu Beginn des Krankheitsverlaufes Symptome. Bisher gibt es noch keine preiswerte und einfach durchzuführende Untersuchung, die

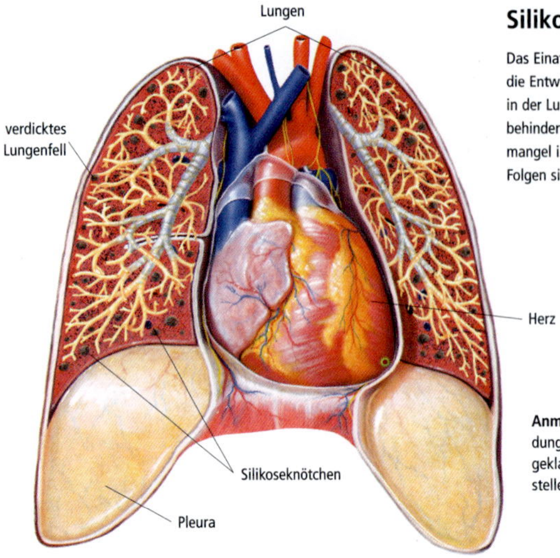

Silikose

Das Einatmen von Quarzstaub bewirkt die Entwicklung von harten Knötchen in der Lunge, die den Luftaustausch behindern und zu einem Sauerstoffmangel in Körpergewebe führen. Die Folgen sind Husten und Atemnot.

Anmerkung: In dieser Abbildung wurde die Pleura zurückgeklappt, um die Lunge darzustellen.

frühzeitig Aufschluss über eine Lungenerkrankung gibt. Röntgenaufnahmen, eine Sputumuntersuchung, eine mittels Bronchoskop vorgenommene Biopsie und andere Verfahrenstechniken verhelfen zwar zu einer spezifischen Diagnose, eignen sich jedoch nicht für Reihenuntersuchungen. Daher ist der Tumor in der Regel weit fortgeschritten, bevor die ersten Symptome auftauchen und eine Diagnose gestellt wird. In den meisten Fällen hat er sich bis zu diesem Zeitpunkt bereits auf die angrenzenden Gewebe ausgebreitet oder über das Lymphsystem und/oder die Blutbahn in andere Körperregionen gestreut. Daher sind die Heilungschancen bei Lungenkrebs bislang relativ gering.

Die meisten Formen von Lungenkrebs werden mittels Operation und Strahlentherapie behandelt. Bei kleinzelligen Bronchialkarzinomen, die sich über das Blut ausgebreitet (metastasiert) haben, bleibt jedoch nur die Chemotherapie.

Pancoast-Syndrom

Das Pancoast-Syndrom ist ein Symptomenkomplex, der von einem bösartigen Tumor, dem Pancoast-Tumor, im oberen Teil der Lunge ausgeht. Ursache für das Pancoast-Syndrom ist die Infiltration und Zerstörung der Nervengeflechte im Halsbereich durch den Tumor. Zu den Symptomen zählen Nervenschmerzen (Neuralgie) im Arm, die durch den Druck auf den Armplexus – ein Nervengeflecht, das die Schulter und den Arm versorgt – entstehen. Die Schmerzen treten vorwiegend im Schulterbereich auf.

Das Pancoast-Syndrom wird oft von einem anderen Symptomenkomplex, dem so genannten Horner-Syndrom, begleitet. Zu den Symptomen zählen Lidlähmung, Pupillenverengung sowie das Zurücksinken des Augapfels (Enophthalmus). Sie können durch Behandlung der zugrunde liegenden Krebserkrankung gelindert werden.

SIEHE AUCH *Krebs in Kapitel 1; Horner-Syndrom in Kapitel 2; Lunge in diesem Kapitel*

BERUFSBEDINGTE LUNGENERKRANKUNGEN

Berufsbedingte Lungenerkrankungen werden durch den Kontakt mit Staub, Gasen und Dämpfen verursacht. Die Staublunge (Pneumokoniose) gehört zur größten Gruppe der Lungenerkrankungen, bedingt durch das langjährige Einatmen von anorganischen Staubpartikeln wie Kohlenstaub, Siliziumdioxid und Asbeststaub. Eine besonders schwere Form der Staublunge ist die Asbestose, da das Einatmen von Asbestfasern nicht nur zur Lungenfibrose, sondern auch zum Krebs von Pleura und Bronchien führt.

Die exogen allergische Alveolitis, eine weitere Lungenerkrankung, wird durch das Einatmen von organischem Staub verursacht, der allergische Reaktionen der Lunge auslöst. Beispiele sind die »Farmerlunge« aufgrund von Sporen im Heu, die »Taubenzüchterlunge« aufgrund von Tauben- oder Wellensittichexkrementen und die »Malzarbeiterlunge« aufgrund von Schimmel in Gerste und Malz.

Zu den berufsbedingten Atemwegserkrankungen gehören auch das Berufsasthma, bei dem nach einem mehrminütigen oder mehrstündigen Kontakt mit Staub und Dämpfen eine Atemwegsverengung eintritt (beispielsweise das Asthma aufgrund von Zedernholzmehl bei Tischlern), und toxische Reaktionen auf Reizgase wie Chlor.

Staublunge

Eine Staublunge (Pneumokoniose) entsteht durch regelmäßiges Einatmen anorganischer Staubpartikel, die sich in der Lunge ablagern. Dieser Staub (Kohlen-, Quarz- oder Asbeststaub) wird in der Regel bei der Ausübung bestimmter Tätigkeiten wie Kohlebergbau, Sandstrahlarbeiten, Töpfern, Steinmetzarbeiten oder Asbestabbau eingeatmet, weshalb die Erkrankung als Berufskrankheit anerkannt ist. Die Symptome variieren je nach Art des eingeatmeten Staubes, doch leiden alle Patienten mit Staublunge an Atemnot.

Asbestose

Bei der Asbestose handelt es sich um eine chronisch entzündliche Lungenkrankheit, die durch das Einatmen von Asbestpartikeln hervorgerufen wird. Sie kann neben einer Lungenfibrose einen so genannten Asbestkrebs (Mesotheliom), der als bösartiger Tumor das Lungenfell befällt, oder ein Bronchialkarzinom auslösen.

Asbest leitet Hitze nur sehr schlecht und wurde deshalb lange als Isolierstoff eingesetzt. Der Stoff besteht aus kleinen Fasern, die sich leicht verteilen und mit der Luft eingeatmet werden. In den Atemwegen und der Lunge sammeln sich diese Fasern und führen zu Reizungen und einer narbigen Umwandlung, was den Sauerstoffaustausch des Blutes behindert. Asbest wird wegen seiner schädlichen Wirkungen mittlerweile nicht mehr verwendet. Bei der Sanierung alter Bauten müssen Atemschutz und Schutzanzüge getragen werden.

Silikose

Silikose, auch Quarz-, Kiesel- oder Staublunge genannt, ist eine sich chronisch entwickelnde Lungenfibrose, die durch das berufsbedingte Einatmen von Quarzstaub verursacht wird. Zu den gefährdeten Berufsgruppen gehören Sandstrahler, Schleifer, Gießer, Bergleute und Beschäftigte in der Keramikindustrie. Die schlimmste Folge des inhalierten Quarzstaubes ist die Beeinträchtigung des Gasaustausches durch die Entwicklung kleiner harter Knötchen in der Lunge.

Die Schwere der Krankheit hängt von der Menge des eingeatmeten Staubes und der Dauer der Exposition ab. Eine chronische Silikose entwickelt sich nach mehr als zehn Jahren geringer Exposition. Eine massive Exposition führt zu einer frühzeitigen oder einer komplizierten Silikose.

Die Symptome reichen von Atemnot und trockenem Husten in der leichtesten Form bis zu Lethargie, Schlafstörungen, Appetitverlust, Brustschmerzen, blutigem Auswurf und Zyanose. Eine Silikose ist unheilbar und beeinträchtigt oft die Lebenserwartung und Lebensqualität. Die Krankheit ist bereits seit 2.000 Jahren bekannt. Sie war im 19. und Anfang des 20. Jahrhunderts weit verbreitet, wird dank verbesserter Arbeitsschutzmaßnahmen- und Sicherheitsstandards jedoch immer seltener.

Farmerlunge

Hierbei handelt es sich um eine Überempfindlichkeitsreaktion auf ein schimmelähnliches Bakterium, das im Heu vorzufinden ist. Die Reaktion verursacht eine allergische Entzündung oder Reizung der Lunge (exogen allergische Alveolitis). Die Betroffenen fühlen zu Beginn ein allgemeines Unwohlsein und entwickeln dann innerhalb der nächsten vier Stunden Fieber, Schüttelfrost, Kurzatmigkeit und Husten. Bis zu 5 % der Bauern entwickeln diese Überempfindlichkeit während des verregneten Teiles der Sommermonate. Obwohl die Erkrankung meist von selbst abheilt, ist zuweilen die Inhalation oder Einnahme von Kortikoiden notwendig, um eine Lungenfibrose zu verhindern.

RIPPENFELL-ERKRANKUNGEN

Das Rippenfell ist eine dünne, zweischichtige Haut, die Lungen und Brusthöhle überzieht und der Lunge beim Atmen die Ausdehnung gegen die Brustwand ermöglicht.

Pleuritis

Eine Rippenfellentzündung (Pleuritis) ist eher die Folge anderer Lungenerkrankungen als eine eigenständige Krankheit. Erkrankungen, die zu einer Rippenfellentzündung führen können, sind Bronchitiden, Lungenentzündungen, ein Blutgerinnsel in der Lunge, Lungenkrebs, Kollagenosen (z. B. systemischer *Lupus erythematodes* oder Rheumatoide Arthritis), Herzversagen oder Nieren- und Lebererkrankungen.

Die Symptome einer Rippenfellentzündung sind plötzliche Schmerzen in der Brust, die beim Atmen stärker werden, sowie Husten. Symptome der Grunderkrankung, z. B. Brustschmerzen, Husten und Fieber, können hinzukommen.

Je nach Ursache kann die Rippenfellentzündung auch zu einem Pleuraerguss (Flüssigkeitsansammlung in der Brusthöhle) führen. Ein Pleuraerguss ist auf einem Thoraxröntgenbild sichtbar, das auch Anzeichen für die Grundkrankheit, z. B. Lungenentzündung oder Lungenkrebs, enthalten kann. Weitere Untersuchungen können je nach Ursache notwendig sein. Die Behandlung richtet sich nach der Grunderkrankung und besteht aus Bettruhe und der Gabe von Schmerzmitteln, Entzündungshemmern und Antibiotika.

Bornholmer Krankheit

Die Bornholmer Krankheit, auch epidemische Pleurodynie oder *Myalgia acuta epidemica* genannt, ist eine gutartige Virusinfektion durch Coxsackie-Viren Typ B, an der hauptsächlich Kinder erkranken. Die Symptome sind Schmerzen im unteren Teil des Brustkorbes (die beim Atmen und Husten stärker werden), Muskelschmerzen, Bauch- oder Gelenkschmerzen, Fieber, eine Halsentzündung und Kopfschmerzen. Nach zwei bis vier Tagen klingen die Symptome meist ohne Behandlung ab, doch kann es zu Rückfällen kommen. Paracetamol kann gegen Schmerzen und Fieber eingesetzt werden.

Pneumothorax

Bei einem Pneumothorax (wörtlich »Luft in der Brust«), dringt Luft zwischen die Schichten des Pleurasackes, der die Lunge umhüllt. Ein Pneumothorax kann ganz plötzlich durch einen Riss in einem Lungenbläschen oder als Folge von Brustwandverletzungen auftreten, z. B. Stichverletzungen im Brustbereich, Explosionsverletzungen, aber auch bei einem Tauchunfall.

Eine besonders gefährliche Form des Pneumothorax ist der Spannungspneumothorax, bei dem ein Ventilmechanismus zwar das Eindringen von Luft in den Pleuraspalt ermöglicht, das Ausströmen jedoch verhindert. In der Folge kommt es zu einem Überdruck im Pleuraspalt und zu einem vollständigen Kollaps der betroffenen Lungenseite. Zusätzlich führt der Mechanismus zu einer zunehmenden Verlagerung der Brustorgane auf die gegenüberliegende Seite, wodurch auch der gesunde Lungenflügel zusammengedrückt wird. Wenn keine sofortige Behandlung erfolgt, führt dieser Zustand zum Tod.

Die Behandlung eines Pneumothorax erfolgt durch Einführen eines Schlauches in die betroffene Seite der Brusthöhle. Dieser ist mit einem Ventilmechanismus versehen, der das Herausströmen der Luft aus dem Pleurasack ermöglicht und ein erneutes Eindringen verhindert. Ein Pneumothorax wird häufig von einer Blutung in den Pleuraspalt (Hämatothorax) begleitet. Ist diese stark, muss eine Drainage gelegt werden.

Mesotheliom

Das Mesotheliom ist eine seltene und bösartige Krebserkrankung der Brusthöhle, die meist durch Asbest verursacht wird. Die Symptome – Husten, Kurzatmigkeit, Ge-

Pneumothorax

Ein Pneumothorax tritt auf, wenn Luft in den Pleuraspalt eindringt, z. B. nach einer Brustwandverletzung. Durch den fehlenden Unterdruck kann sich die Lunge nicht mehr mit Luft füllen.

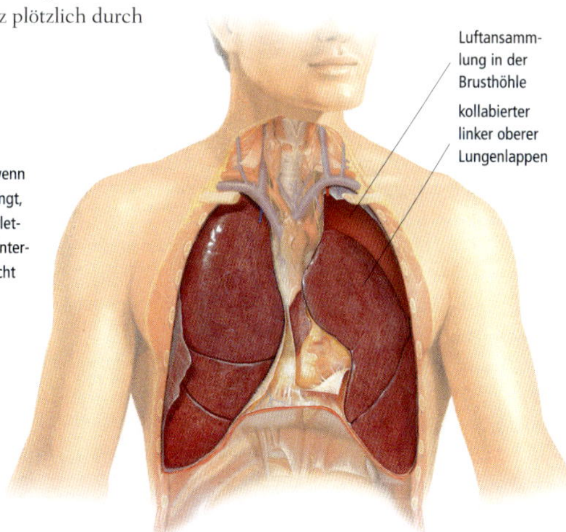

Husten

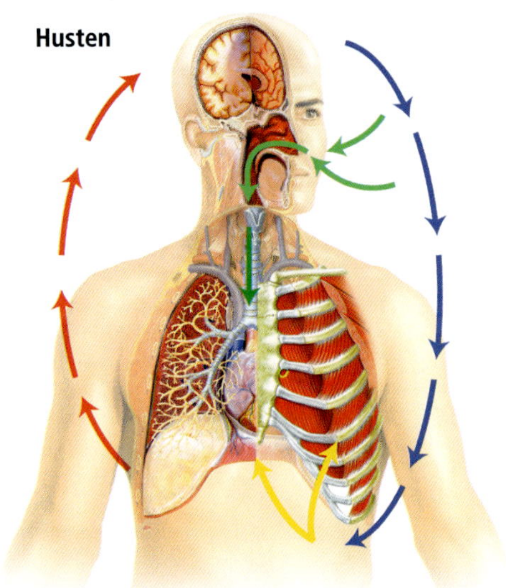

A Reizstoffe werden inhaliert und stimulieren die Nervenendigungen in Luftröhre und Bronchien.

B Die Nervenendigungen in Kehlkopf, Luftröhre und Bronchien senden über den Vagusnerv Signale an den Hirnstamm.

C Der Hirnstamm aktiviert den Hustenreflex über den Zwerchfellnerv.

D Das Zwerchfell hebt sich, und die Brustmuskeln kontrahieren, wodurch Luft explosionsartig als Husten ausgestoßen wird.

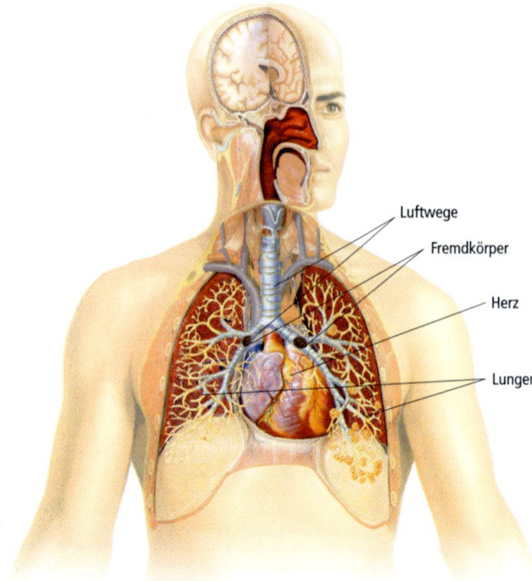

Atemnot

Atemnot und Kurzatmigkeit können Zeichen für eine Atemwegs-, Lungen- oder Herzerkrankung oder eine Beeinträchtigung der Atemwege durch einen Fremdkörper sein.

wichtsverlust und Brustschmerzen – treten zuweilen erst 20 Jahre nach dem Einatmen von Asbeststaub auf. Bei der Untersuchung findet sich häufig ein Pleuraerguss (Ansammlung von Flüssigkeit im Lungenfell). Die Diagnose wird durch eine Thorax-Röntgenaufnahme, eine Computertomografie des Brustkorbes und eine Lungenbiopsie bestätigt. In den meisten Fällen ist die Krankheit nicht heilbar. Die Symptome werden durch eine Operation und durch eine Strahlen- und Chemotherapie gemildert.

STÖRUNGEN DES LUNGENKREISLAUFES

Pulmonale Hypertonie und Lungenembolie sind zwei der häufigsten schweren Störungen des Lungenkreislaufes. Bei der pulmonalen Hypertonie handelt es sich um einen erhöhten Blutdruck in den Lungenarterien. Er tritt nicht zwingenderweise in Verbindung mit einem Bluthochdruck des Körperkreislaufes auf und kann sich ungünstig auf den Sauerstoffgehalt des Blutes auswirken. Mögliche Ursachen sind eine Schädigung des Lungengewebes infolge einer Erkrankung oder einer Entzündung der Blutgefäße in der Lunge.

Bei einer Lungenembolie, einem medizinischen Notfall, ist eine Lungenarterie durch eine Fettablagerung, eine Luftblase, einen Tumor oder ein Blutgerinnsel (das meist in einer tiefen Beinvene entstanden ist) verstopft. Die Symptome sind u. a. Atemnot, plötzliche Brustschmerzen, Schock und Blaufärbung der Haut infolge einer zu großen Menge sauerstoffarmen Blutes im Körper. Sehr schwere Lungenembolien verlaufen oft tödlich.

Lungenembolie

Eine Lungenembolie ist die Verstopfung einer Lungenarterie durch Zellmaterial, meist durch ein Blutgerinnsel (Thrombus), das von einer tiefen Beinvene über den Blutkreislauf zur Lunge gewandert ist und sich dort in einem Blutgefäß festgesetzt hat. Seltener ist eine Embolie durch Luft, Fett oder Knochenmark.

Eine Embolie unterbricht nicht nur die Blutversorgung der Lunge, sondern stört auch – was genauso bedeutend ist – den Blutfluss durch die linke Herzhälfte und den Körper. Wenn die Blockade groß genug ist, fällt das Herzschlagvolumen so stark ab, dass zahlreiche Organe absterben. Das Risiko für eine Lungenembolie ist bei Menschen mit tiefer Beinvenenthrombose oder mit Thromboseneigung am höchsten, also bei Bettlägerigen, Schwangeren, bei Frauen, die die Pille einnehmen, oder bei Personen, die vor kurzem (vor allem im Beckenbereich) operiert wurden. Die Symptome einer Lungenembolie sind: plötzliche Brustschmerzen (weil dem Herz Sauerstoff fehlt), Atemschwierigkeiten, Blässe, Herzrasen und Ohnmacht. Eine Lungenembolie ist eine medizinische Notfallsituation, die sofortiger Behandlung im Krankenhaus bedarf. Der Emboliever-dacht kann über ein Lungenszintigramm bestätigt werden. Blutuntersuchungen dienen zur Messung des Sauerstoffgehaltes im Blut. Über eine Angiografie oder Dopplersonografie der Beinvenen wird nach tiefen Venenthrombosen gesucht.

Die Behandlung besteht aus einer intravenösen Thrombolysetherapie und einer Therapie mit Antikoagulanzien, um neue Thrombosen zu verhindern. Zur Verbesserung der Sauerstoffsättigung erhält der Betroffene über eine Atemmaske Sauerstoff. Bei frühzeitiger Behandlung ist die Todesrate gering.

Das postoperative Embolierisiko wird am besten durch eine frühzeitige Mobilisierung und das Tragen von Gummistrümpfen verringert. Bei längerer Bettlägerigkeit oder Ruhigstellung eines Beines in einem Gipsverband wird außerdem empfohlen, zur Thromboseprophylaxe Heparin, ein Antikoagulans, unter die Haut zu spritzen.

Lungenödem

Ein Lungenödem ist eine Flüssigkeitsansammlung in der Lunge, die meist infolge einer Herzinsuffizienz entsteht. Wenn der Herzmuskel geschwächt ist, kann er das Blut nicht mehr vollständig in das Arteriensystem pumpen, was zu einer Druckerhöhung in den Lungenvenen führt. In der Folge kommt es zum Austritt von Flüssigkeit in die Lungenbläschen.

Das Hauptsymptom eines Lungenödems ist Atemnot, die zuerst nur bei Anstrengung, später auch im Ruhezustand, vor allem bei flachem Liegen, auftritt. Patienten mit Herzinsuffizienz geht es im Sitzen besser, sodass nachts zusätzliche Kissen helfen können. In schweren Fällen wachen die Betroffenen nachts mit schwerer Atemnot auf und husten eine rötliche, schaumige Flüssigkeit ab.

Zur Behandlung ist die sofortige Klinikeinweisung notwendig. Dort erhalten die Patienten Diuretika-Infusionen, um die Flüssigkeit über die Nieren aus der Lunge zu entfernen, sowie Sauerstoff. Darüber hinaus werden die möglichen Ursachen für die Herzinsuffizienz, z. B. eine Infektion, Herzrhythmusstörungen oder ein Herzinfarkt, behandelt. Auch Medikamente zur Verbesserung der Pumpleistung des Herzes (Digitalisglykoside) können erforderlich sein.

SYMPTOME BEI LUNGENERKRANKUNGEN

Die häufigsten Symptome von Lungenerkrankungen sind Husten, Atemnot und Keuchen.

Husten

Husten ist eines der häufigsten Symptome bei einer Lungenirritation oder -erkrankung. Beinahe jede Lungenkrankheit verursacht Husten. Husten ist ein Reflex, bei dem sich das Zwerchfell zusammenzieht, um etwas

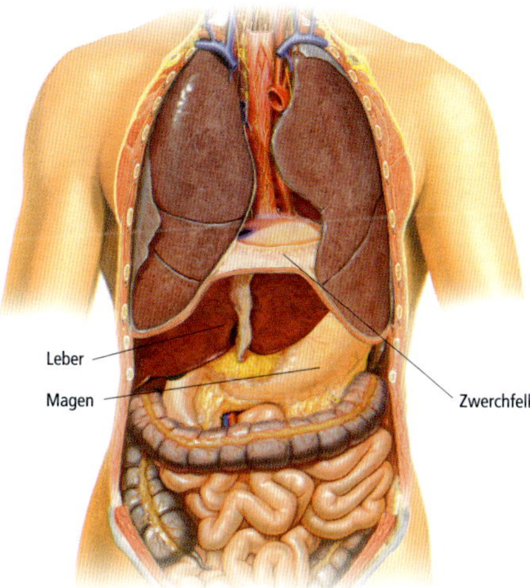

Zwerchfell

Das Zwerchfell ist eine Muskelsehnenplatte, die die Brusthöhle vom Bauchraum trennt. Es ist der wichtigste Muskel für die Atmung.

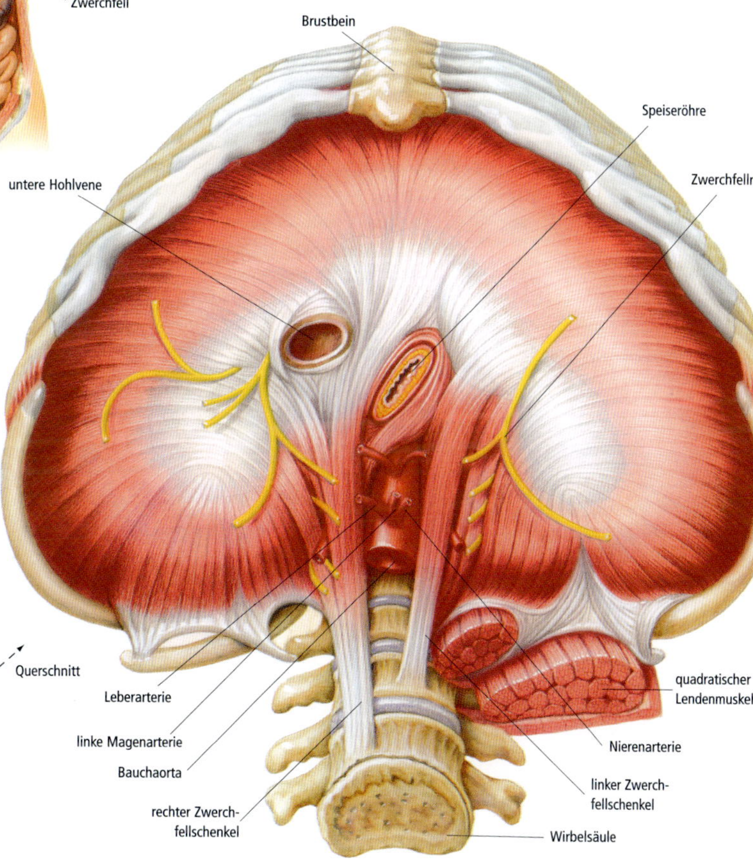

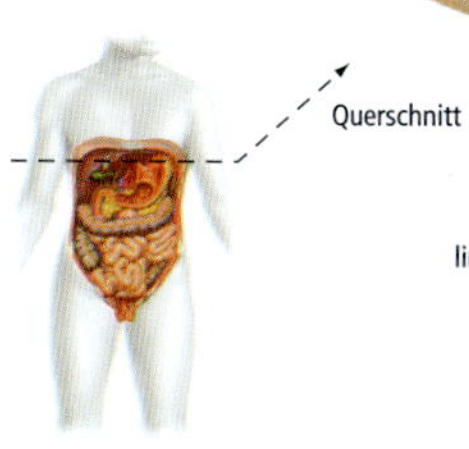

Zwerchfell

Das Herz und die Lunge liegen auf der nach oben gewölbten Zwerchfelloberfläche auf. Die Zwerchfellunterseite bildet das Dach der Bauchhöhle und liegt direkt über dem Magen und der Leber. Die Abbildung zeigt die Ansicht des Zwerchfelles von unten.

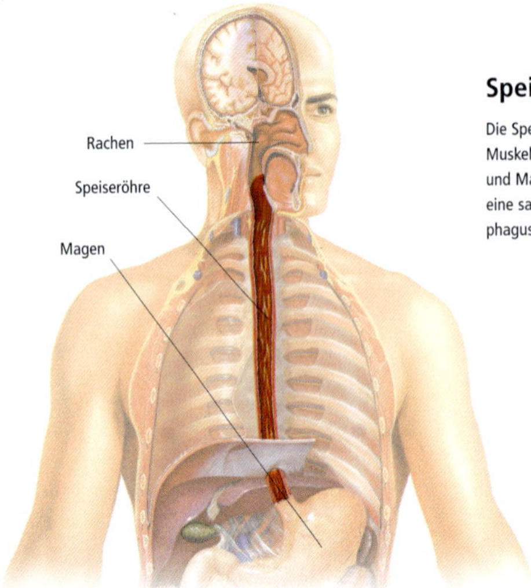

Speiseröhre

Die Speiseröhre (Ösophagus) ist der Muskelschlauch zwischen Rachenraum und Magen. Ein Ösophagusdivertikel ist eine sackartige Ausstülpung der Ösophaguswand.

auszuwerfen, das eine Irritation der Bronchialwände (Luftwege) verursacht.

Die Ursache können irritierende Auslöser wie Rauch, Allergene, eine Virus- oder Bakterieninfektion, weitere Entzündungen, Fremdkörper oder eine Wucherung in den Bronchien sein.

Bei Kindern und Erwachsenen wird ein Husten häufig durch eine Bronchitis verursacht, einer Entzündung der Luftwege. Sie folgt oft auf eine Infektion der oberen Luftwege, wie eine Erkältung oder eine virale Halsinfektion. Ergebnis kann eine bakterielle Bronchitis sein, besonders bei Patienten mit Asthma oder einer anderen Lungenkrankheit. Bei Erwachsenen kann der Raucherhusten auf ein Emphysem und eine chronische Bronchitis zurückzuführen sein, die durch eine Schädigung der Luftwege und des Bindegewebes der Lunge als Folge des Rauchens zustande kommen. Husten kann auch ein Symptom für Lungenkrebs oder Lungenfibrose sein und tritt bei einer Reihe von Lungenkrankheiten und Bindegewebserkrankungen auf.

Hält ein Husten länger als einige Wochen an, kann der Arzt weitere Untersuchungen durchführen, z.B. Röntgenaufnahmen bzw. eine Computer- und Kernspintomografie der Lunge. Auch eine Sputumprobe kann zur mikrobiellen Analyse in ein Labor geschickt werden. Um den Husten zu heilen, muss man seine Ursachen behandeln. Der Husten können meist durch Medikamente wie Codein unterdrückt werden. Ein Hustenstiller wird zur besseren Wirksamkeit oft in Kombination mit einem Antigrippemittel verordnet.

Atemnot

Dyspnoe ist der medizinische Ausdruck für ein Gefühl der Atemlosigkeit oder Kurzatmigkeit. Das Wort stammt aus dem Griechischen und ist zusammengesetzt aus *dys* (»von der Norm abweichend«) und *pnoia* (»Atem«). Dyspnoe kann von einer außergewöhnlichen Anstrengung, wie etwa beim Ausüben einer Sportart, herrühren. Wenn sie hingegen ohne übermäßige körperliche Anstrengung auftritt, kann sie auf eine schwere Erkrankung der Atemwege, der Lunge oder des Herzes hinweisen, die ärztlich behandelt werden muss.

Keuchen

Keuchen (Stridor) ist ein pfeifendes Geräusch in der Brust und entsteht, wenn beim Atmen Luft durch die verstopften Atemwege tritt (besonders beim Ausatmen). Asthma äußert sich vor allem mit Keuchen. Das Geräusch wird durch Luft, die durch die Atemwege strömt, verursacht, da die Luftwege durch Muskelkrämpfe (Muskelspasmen), Entzündungen und den bei Asthma abgesonderten Schleim verengt sind. Nach Behandlung des Asthmas verschwindet das Keuchen. In schweren Fällen von Asthma ist möglicherweise kein Keuchen mehr zu hören, da durch die extrem verstopften Bronchien keine Luft mehr strömen kann.

ZWERCHFELL

Das Zwerchfell ist eine Muskelsehnenplatte, die den Brustkorb von der Bauchhöhle trennt. Es ist an den Lendenwirbeln, den unteren Rippen und dem Brustbein befestigt. Das Zwerchfell ist als wichtigster Muskel für die Atmung lebensnotwendig.

Im entspannten Zustand hat das Zwerchfell die Form einer Kuppel; wenn es sich zusammenzieht, senkt sich diese Kuppel und vergrößert den Brustkorb. Dieser Vorgang zieht Luft in die Lunge. Daher ist das Zwerchfell der Hauptmuskel bei der Einatmung.

Das Ausatmen vollzieht sich normalerweise passiv, indem sich die Gewebe von Brustkorb und Bauchhöhle entspannen. Das Zwerchfell spielt keine aktive Rolle bei der Ausatmung.

Die Nerven, die das Zwerchfell steuern, kommen aus dem Rückenmark der oberen Halsregion. Wenn diese Nervenzellen, etwa bei einer Verletzung des oberen Rückenmarkes, von den Atemkontrollzentren des Hirnstammes getrennt werden, kann der Patient ohne künstliche Beatmung nicht mehr atmen. Verletzungen des oberen Rückenmarkes kommen vor, wenn jemand einen Kopfsprung in ein zu seichtes Gewässer macht, bei Stürzen auf den Kopf aus großer Höhe oder bei einem sehr starken Schleudertrauma.

Das Zwerchfell wird von mehreren Organen durchquert, die Brustkorb und Bauchhöhle verbinden. Die drei größten sind die Speiseröhre, die Nahrung in den Magen transportiert, die Aorta, die mit Sauerstoff angereichertes Blut vom Herz in die untere Körperhälfte bringt, und die untere Hohlvene, durch die venöses Blut aus der unteren Körperhälfte zurück ins Herz fließt. Daneben ziehen noch einige Nerven und Lymphgefäße durch das Zwerchfell.

Das Hauptstück des Zwerchfelles heißt Zentralsehne. Diese faserige Gewebeplatte ist fest mit der Unterseite des doppelwandigen Herzbeutels verbunden. Die Zentralsehne senkt sich bei jedem Einatmen.

Der Magen und der untere Teil der Speiseröhre können durch die Speiseröhrenöffnung im Zwerchfell nach oben wandern. Diesen Vorgang bezeichnet man als Zwerchfellbruch oder Hiatushernie. Er verursacht Unwohlsein nach dem Essen, einen Rückfluss von Magensäure in den oberen Bereich der Speiseröhre und damit Sodbrennen, sowie ein Druckgefühl im unteren Brust-

Ösophagusdivertikel

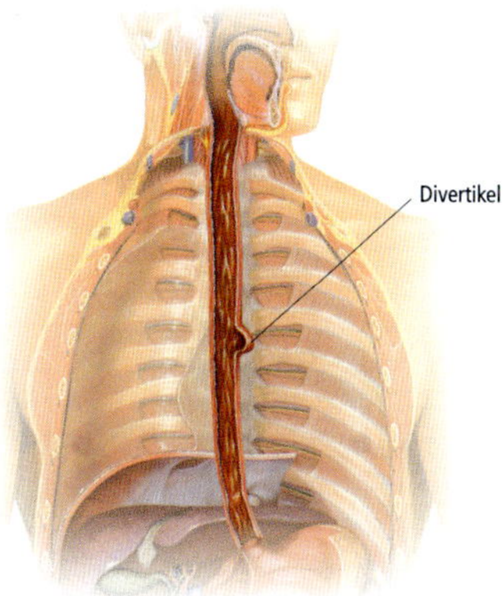

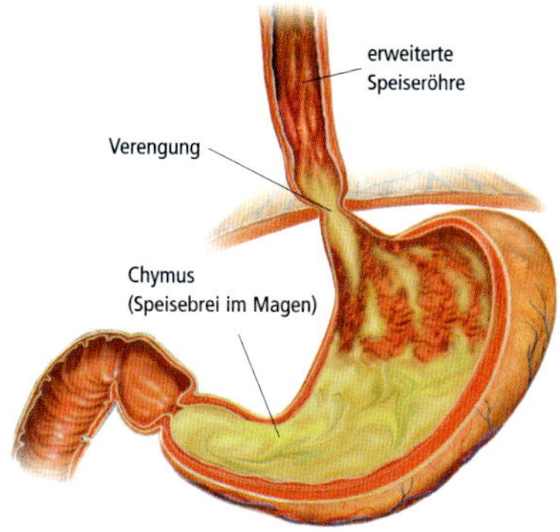

Ösophagusachalasie

Bei einer Achalasie behindert eine Verengung des unteren Speiseröhrenschließmuskels den Nahrungstransport, sodass sich die oberen Speiseröhrenabschnitte erweitern.

bereich. Die Beschwerden lassen sich durch Medikamente gegen die Säure (Antazida), Ernährungsumstellung und eine aufrechte Haltung lindern. Mittels einer Operation können Speiseröhre und Magen wieder in der Bauchhöhle befestigt werden.

SIEHE AUCH *Atmungsorgane in Kapitel 1*

SCHLUCKAUF

Unter einem Schluckauf versteht man krampfartige, unwillkürliche Zwerchfellkontraktionen, die eine Atemrhythmusstörung bewirken. Er entsteht durch eine Reizung, z. B. zu schnelles Essen, die einen plötzlichen Zwerchfellkrampf auslöst. Die unwillkürlichen Kontraktionen führen zu plötzlichen Stimmritzenverengungen und damit zum typischen Schluckaufgeräusch.

Ein Schluckauf tritt meist nach einer Mahlzeit auf, wenn der Magen gedehnt ist. Er beginnt ganz plötzlich und verschwindet ebenso schnell wieder. Es gibt Dutzende von Hausmitteln – von einem Teelöffel Zucker bis zum Trinken eines Glases Wasser mit vornüber gebeugtem Oberkörper –, doch die meisten helfen nicht. Der Schluckauf verschwindet ganz von selbst. Mittel, die tatsächlich helfen, basieren auf einer Erhöhung des Kohlendioxidgehaltes im Blut, z. B. Luftanhalten oder Atmen in eine Papiertüte. (Letzteres ist jedoch nicht empfehlenswert, da es gefährlich und sogar tödlich sein kann.) Ein Dauerschluckauf muss medikamentös behandelt werden.

Wesentlich seltenere Auslöser des Schluckaufs sind eine Zwerchfellreizung in Verbindung mit einer Lungenentzündung oder nach einer Operation, Schadstoffe im Blut als Folge von Nierenversagen oder eine Fehlsteuerung der Atmung durch das Gehirn nach einem Schlaganfall.

SIEHE AUCH *Atmung, Zwerchfell in diesem Kapitel*

SPEISERÖHRE

Die Speiseröhre (Ösophagus) ist der Muskelschlauch, der die Speisen vom Rachenraum in den Magen befördert. Sie durchzieht den Hals- und Brustbereich bis zum Bauch, wobei der in der Brust liegende Teil am längsten ist. Vor dem Übergang in den Magen passiert sie das Zwerchfell.

Sie kann sich an ihrem oberen und unteren Ende mit Hilfe von Schließmuskeln, den so genannten Sphinkteren, dehnen und zusammenziehen. Der obere Sphinkter entspannt sich, um Nahrung aus dem Rachen aufzunehmen. Das Essen wird dann durch Muskelkontraktionen zum unteren Sphinkter transportiert, der sich anschließend entspannt, um es in den Magen zu entlassen. Danach schließt er sich, um einen Rückfluss aus dem Magen zu verhindern.

SIEHE AUCH *Verdauungsapparat in Kapitel 1*

Gastroösophagealer Reflux

Das Einwirken von Magensaft kann die Schleimhaut im unteren Bereich der Speiseröhre schädigen.

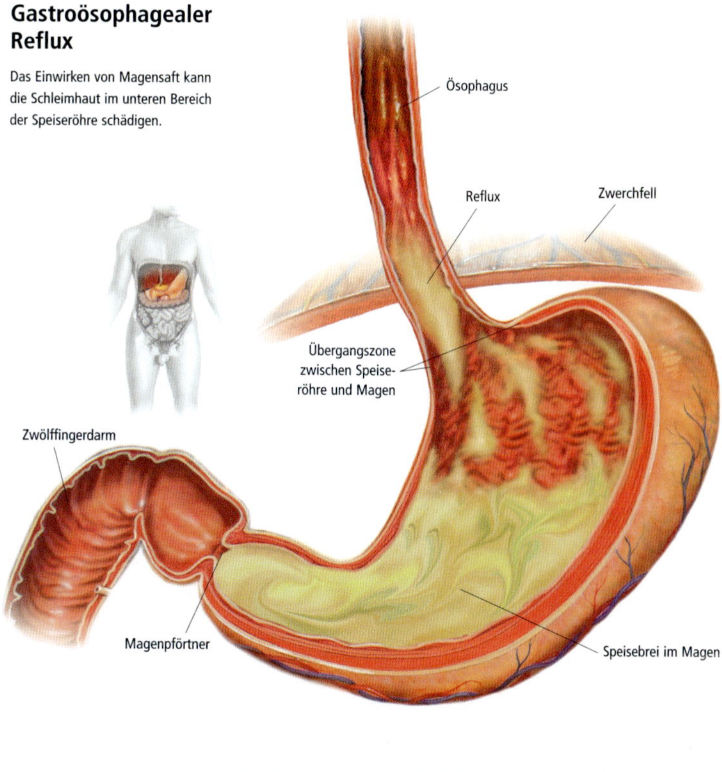

STÖRUNGEN UND KRANKHEITEN DER SPEISERÖHRE

Störungen im Bereich der Speiseröhre äußern sich nahezu immer durch Schluckprobleme oder durch Erbrechen.

ÖSOPHAGUSATRESIE

Die Ösophagusatresie ist eine Entwicklungsstörung, die dazu führt, dass keine offene Verbindung zwischen Mund und Magen besteht. Sehr häufig gibt es dafür Verbindungen (Fisteln) zwischen den angelegten Stücken der Speiseröhre und der Luftröhre. Neugeborene mit Ösophagusatresie haben große Probleme mit dem Schlucken und speicheln auffällig. Gelangt Milch durch eine Verbindung zur Luftröhre in die Lunge, entsteht eine Lungenentzündung. Die Neugeborenen dürfen deshalb absolut nichts trinken und müssen in den ersten Lebensstunden operiert werden.

ÖSOPHAGUSACHALASIE

Bei der Ösophagusachalasie kann der untere Speiseröhrenschließmuskel aufgrund einer Degeneration von Nervenzellen in der Ösophaguswand nicht mehr kontrolliert werden. Dadurch öffnet er sich beim Schlucken nicht mehr. Dies führt zu schwer wiegenden Schluckstörungen und einer Erweiterung der oberhalb gelegenen Speiseröhrenabschnitte.

ÖSOPHAGUSDIVERTIKEL

Ein Ösophagusdivertikel ist eine sackartige Ausstülpung der Ösophagusschleimhaut, meist im oberen Teil des Ösophagus, die Schluckbeschwerden verursacht.

ÖSOPHAGUSVARIZEN

Im Fall einer meist durch chronischen Alkoholismus oder Virushepatitis verursachten Leberzirrhose entstehen Krampfadern (Varizen) im unteren Ösophagusabschnitt. Diese können reißen und starke Blutungen verursachen. Das Blut wird entweder erbrochen oder als dunkler Teerstuhl ausgeschieden. Ösophagusvarizen sind lebensbedrohlich. Die Mehrzahl der Patienten mit Ösophagusvarizen stirbt bereits an der ersten Blutung.

SIEHE AUCH *Verdauungsapparat in Kapitel 1; Leberzirrhose in Kapitel 6*

INFEKTIONEN DER SPEISERÖHRE

Eine Infektion der Speiseröhre ist selten. Menschen mit geschwächtem Immunsystem können an einer Hefepilzinfektion (Candida-Infektion) erkranken.

SPEISERÖHRENENTZÜNDUNG

Eine Entzündung der Speiseröhrenschleimhaut wird als Ösophagitis bezeichnet. Eine Verätzungsösophagitis wird durch Schlucken ätzender Chemikalien (Ätznatron oder konzentrierte Säure) hervorgerufen, die Refluxösophagitis durch den Rückstrom von Magensaft in die Speiseröhre, was sich durch Sodbrennen und Erbrechen äußert.

VERÄTZUNG DER SPEISERÖHRE

Der Ösophagus wird durch das Schlucken ätzender Substanzen wie konzentrierter Säuren oder Ätznatron (s.o. Verätzungsösophagitis) geschädigt. Diese Substanzen füh-

Thymus

Der Thymus, befindet sich hinter dem Brustbein (Sternum). Das lymphatische Organ ist neben dem Knochenmark für die Bildung von reifen Abwehrzellen aus Stammzellen zuständig. Es sorgt für die Bildung reifer T-Lymphozyten, die wichtige Funktionen im körpereigenen Abwehrsystem übernehmen.

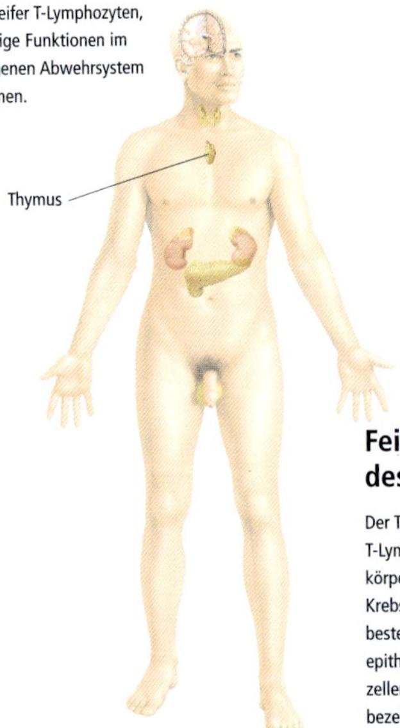

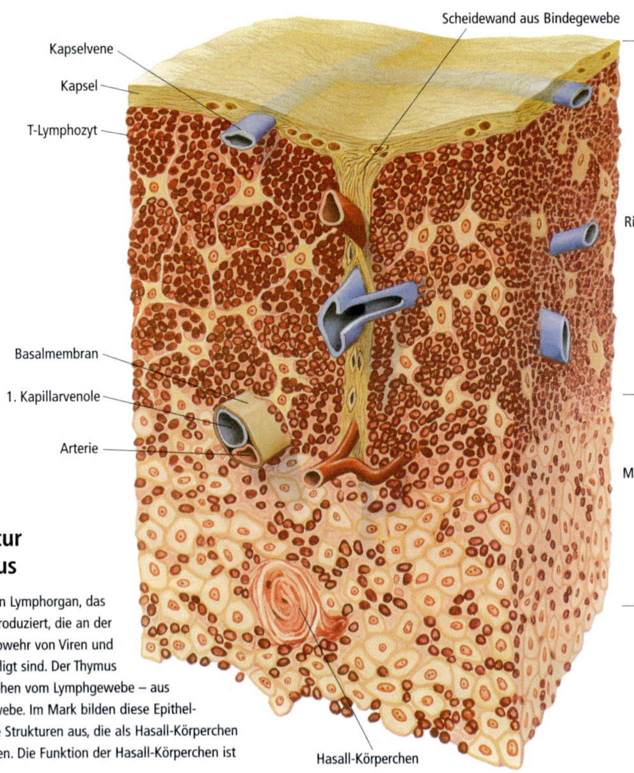

Feinstruktur des Thymus

Der Thymus ist ein Lymphorgan, das T-Lymphozyten produziert, die an der körpereigenen Abwehr von Viren und Krebszellen beteiligt sind. Der Thymus besteht – abgesehen vom Lymphgewebe – aus epithelialem Gewebe. Im Mark bilden diese Epithelzellen spezifische Strukturen aus, die als Hasall-Körperchen bezeichnet werden. Die Funktion der Hasall-Körperchen ist nicht bekannt.

ren eine Nekrose oder ein Anschwellen der Speiseröhrenwand und als mögliche Folge einen Durchbruch der Speiseröhrenwand herbei. Symptome sind heftige Schmerzen, extremer Speichelfluss, Würgereiz und Erbrechen. An den Schleimhäuten kann man Beläge oder eine hochrote Schwellung sehen. Eine Verätzung ist lebensgefährlich. Sie sollten sofort einen Notarzt rufen. Sofortmaßnahme ist das vorsichtige Trinken von klarem Wasser. Bei Überleben sind dauerhafte Beschwerden durch die Vernarbung der Speiseröhre zu erwarten.

An drei Stellen ist die Speiseröhre besonders eng: am oberen Ende, am Aortenbogen unmittelbar über dem Herz und am Zwerchfell. Durch den verlangsamten Durchlauf können ätzende Substanzen an den beschriebenen Stellen den größten Schaden verursachen.

GASTROÖSOPHAGEALER REFLUX

Der Ösophagus stellt die Verbindung vom Rachen zum Magen her. In manchen Fällen fließen die Magensäfte aus dem Magen in den unteren Teil des Ösophagus zurück. Ursache ist ein gestörter Verschluss des unteren Ösophagussphinkters. Häufig ist die Ursache ungeklärt. Andere Ursachen sind Schwangerschaft, Magenpförtnerverengung, übermäßiges Rauchen und Alkoholmissbrauch, reichliches Essen, Übergewicht oder Sklerodermie. Eine Hiatushernie, bei der ein Teil des Magens durch den Spalt im Zwerchfell in den Brustraum rutscht, begünstigt einen gastroösophagealen Reflux.

SODBRENNEN

Unter Sodbrennen versteht man einen brennenden Schmerz hinter dem Brustbein in Verbindung mit einem sauren oder bitteren Geschmack im Hals. Diese Symptome entstehen durch den Rückfluss (Reflux) von Mageninhalt, einer Mischung aus Essen und Magensäure, die durch die Speiseröhre wieder nach oben fließt und Schmerzen und Reizungen verursacht. Diese Form einer Speiseröhrenreizung ist auch bei ansonsten gesunden Menschen weit verbreitet. Häufiges Sodbrennen kann aber auch Symptom einer ernsten Krankheit sein.

REFLUXKRANKHEIT

Ein häufiger Reflux, der für die Betroffenen ein Problem darstellt, wird als Refluxkrankheit bezeichnet. Kommt auch noch eine sichtbare Schädigung der Schleimhaut hinzu, was in 10 % der Fälle auftritt, spricht man von einer Refluxösophagitis.

Die Ursachen sind diejenigen des gastroösophagealen Refluxes. Wenn über einen langen Zeitraum immer wieder Magensäure in die Speiseröhre gelangt, kann es durch die anhaltende Säureschädigung der Schleimhaut zu Vernarbungen und Verengungen der Speiseröhre und zur Entartung von Schleimhautzellen kommen, wodurch Speiseröhrenkrebs entstehen kann.

Die Diagnose der Erkrankung wird über eine Endoskopie, eine ph-Messung und eine Druckmessung in der Speiseröhre gestellt.

Die Behandlung besteht zuerst aus Allgemeinmaßnahmen: Die Betroffenen sollten abnehmen, aufhören zu rauchen, kleinere, leichtere Mahlzeiten essen, nicht gleichzeitig essen und trinken, nicht liegen oder sich bücken, bis das Essen verdaut ist, und mit erhöhtem Oberkörper schlafen, um nächtliches Sodbrennen zu vermeiden. Zeigen diese Maßnahmen keine Wirkung, werden Antazida (Säure bindende Medikamente) oder besser noch Protonenpumpenblocker bzw. H2-Blocker zur Hemmung der Säurebildung eingesetzt. In Einzelfällen können Operationen notwendig werden.

Es gibt einige Alternativtherapien, die zur Besserung der Symptome bei Refluxkrankheit beitragen können:

Mit Akupunktur werden Punkte behandelt, die die Magenfunktion verbessern, Schmerzen lindern und Stress und Ängste reduzieren sollen. Die Pflanzenheilkunde bietet Blaue Luzerne und Mädesüß zur Magensäureneutralisierung, Eibisch- und Süßholzwurzel zur Beruhigung der Schleimhaut, Kamille gegen Magenbeschwerden in Verbindung mit Stress und schließlich Irisch Moos als Ballaststoff, um den Rückfluss zu stoppen.

Die Naturheilkunde empfiehlt eine säure- und gewürzarme Vollwerternährung mit häufigen, kleinen Mahlzeiten, die in entspannter Umgebung eingenommen werden sollten. Die Nahrung muss gut gekaut werden. Mögliche Lebensmittelallergien, z. B. gegen Weizen, müssen ausgeschlossen und Tabak, Kaffee, Zitrusfrüchte und Alkohol gemieden werden. Ulmenrinden- oder Gerstenextrakt vor dem Essen beruhigen den Magen. Das Schüssler-Mineralsalz Nat Phos wird zur Säurereduktion und gegen Übelkeit verschrieben. Bei der Reflexzonenmassage wird die Region um Speiseröhre und Magen behandelt und das Nervensystem entspannt.

SPEISERÖHRENKREBS

Der Speiseröhrenkrebs (Ösophaguskarzinom) ist ein seltener, bösartiger Tumor, der die Speiseröhrenschleimhaut befällt. Der Patient klagt – zunächst bei fester, dann bei flüssiger Nahrung – über zunehmende Schluckschwierigkeiten. Es kommt zu Gewichtsverlust und in manchen Fällen auch zu Blutungen. Mögliche Komplikationen sind massive Blutungen, Lungenentzündungen, Blockade der Luftröhre und Herzrhythmusstörungen.

THYMUS

Der Thymus (Bries) liegt hinter dem Brustbein (Sternum), etwa in Höhe der Austrittsstelle der großen Blutgefäße, die vom Herz wegführen. Das Organ ist bei Kindern und Jugendlichen deutlich größer als bei Erwachsenen, da das Gewebe nach der Pubertät weitgehend durch Fettgewebe ersetzt wird. Der Thymus wiegt bei der Geburt etwa 14 g und erreicht bis zur Pubertät ein Gewicht von etwa 28 g. Bei Erwachsenen verringert sich sein Gewicht wieder auf 14 g.

Der Thymus ist – wenngleich oft als Drüse bezeichnet – ein lymphatisches Organ, das T-Lymphozyten produziert, die auf den Körper verteilt werden. T-Lymphozyten sind an der körpereigenen Abwehr gegen Viren und Krebs, an verzögerten allergischen Reaktionen und an der Transplantatabstoßung beteiligt.

Wird der Thymus bei einer neugeborenen Ratte entfernt, so bleibt die Entwicklung der anderen Lymphorgane im Körper aus. In der Folge sinkt die Anzahl der T-Lymphozyten im Blut. Das Tier verliert die Fähigkeit, Viren angemessen abzuwehren und transplantiertes Fremdgewebe abzustoßen, es wird dabei schwächer, verliert Gewicht und stirbt drei bis vier Monate nach der Geburt an gravierenden Infektionen, die sich auf den gesamten Körper ausgebreitet haben.

Bei erwachsenen Menschen hat die Entfernung des Thymus, die zuweilen zur Behandlung einer *Myasthenia gravis* durchgeführt wird, keine derartigen Folgen, da die T-Lymphozyten bereits im gesamten Körper verteilt sind. Es gibt jedoch auch beim Menschen einige genetische Störungen mit unzureichender oder fehlender Bildung von T-Lymphozyten. Kinder, die an diesen Syndromen leiden und nicht behandelt werden, sterben kurz nach der Geburt.

SIEHE AUCH ***Immunität, T-Zellen in Kapitel 1***

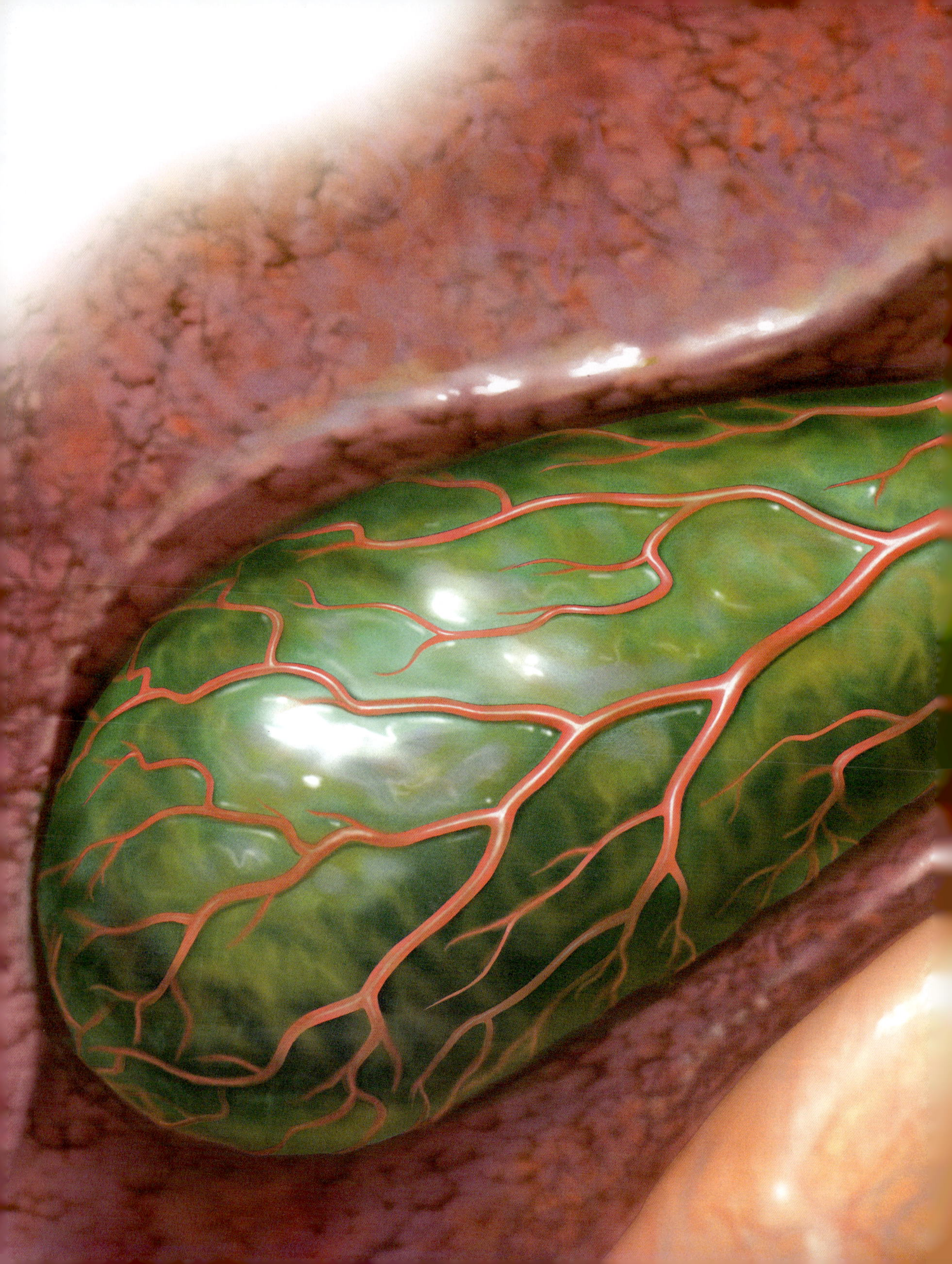

KAPITEL 6

Bauchraum

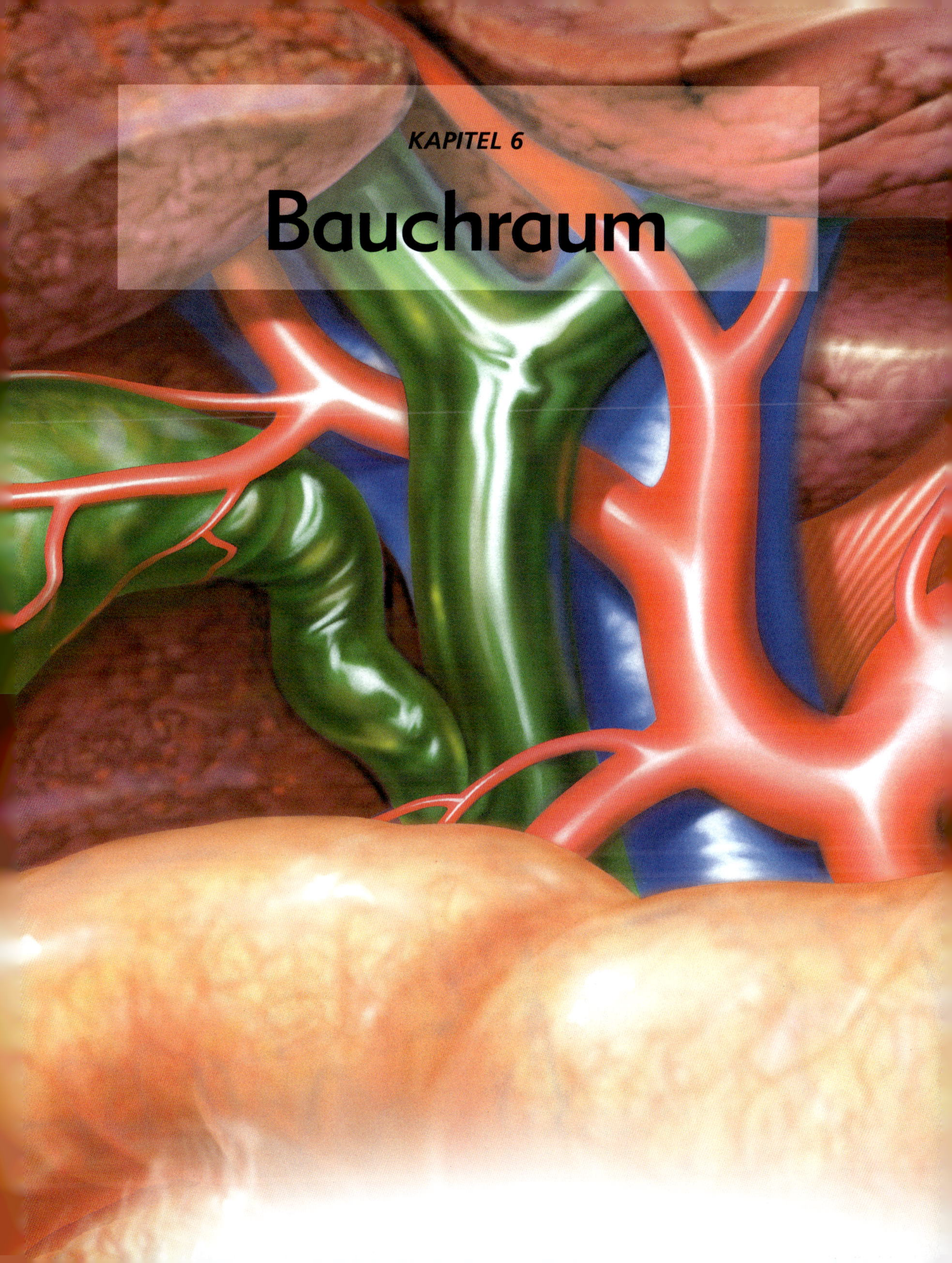

BAUCHRAUM

Der Bauchraum (Abdomen) liegt zwischen dem Brustkorb und dem Becken und ist der größte Hohlraum des Körpers. Das Abdomen enthält alle wichtigen Verdauungsorgane (Magen, Dünn- und Dickdarm, Leber, Gallenblase und Bauchspeicheldrüse), die Ausscheidungsorgane (Nieren, Harnleiter und Harnblase) und, bei Frauen, die Fortpflanzungsorgane (Eierstöcke und Gebärmutter).

SIEHE AUCH *Verdauungsapparat, Harnwege, Weibliche Geschlechtsorgane in Kapitel 1; Harntrakt und Geschlechtsorgane in Kapitel 7*

UNTERSCHIEDLICHE BEREICHE DES BAUCHRAUMES

Seiten- und Vorderwände des Bauchraumes bestehen aus von Fett und Haut bedeckten Muskelschichten. Durch Kontraktion erhöhen diese den Druck im Bauch und helfen so bei der Atmung und beim Weitertransport der Exkremente. Die Rückwand der Bauchhöhle wird durch die Wirbel und die tiefe Rückenmuskulatur gebildet. Den Oberrand der Bauchhöhle bildet das Zwerchfell, eine kuppelförmige Muskelplatte, die den Bauchraum vom Brustkorb trennt. Durch seine Kontraktionen erhöht auch das Zwerchfell den Druck in der Bauchhöhle und kann so zur Unterstützung der Ausscheidung eingesetzt werden.

Auch das Becken wird meist als Teil des Bauchraumes gesehen. Allerdings werden hierzu unterschiedliche Meinungen vertreten. Das Becken enthält die Harnblase, den Mastdarm und bei Frauen die Gebärmutter und die Eierstöcke. Der Beckenboden besteht vor allem aus Muskeln.

Das Bauchfell (Peritoneum), eine dünne, Sekret absondernde Membran, kleidet die Innenwand der Bauchhöhle aus und bedeckt die Organe der Bauchhöhle. Magen und Darm liegen in den großen Falten des Bauchfelles, dem Gekröse (Mesenterium), und sind dadurch sehr beweglich an der Hinterwand der Bauchhöhle befestigt, was für den Transport der Nahrung durch den Verdauungskanal äußerst wichtig ist. Zudem verlaufen im Mesenterium Nerven, Blutgefäße und Lymphgefäße der entsprechenden Organe.

Zur besseren Identifikation der inneren Organe und vereinfachten Lokalisation von Schmerzen hat man in der Medizin das Abdomen in vier Quadranten unterteilt: rechter und linker Oberbauch, rechter und linker Unterbauch.

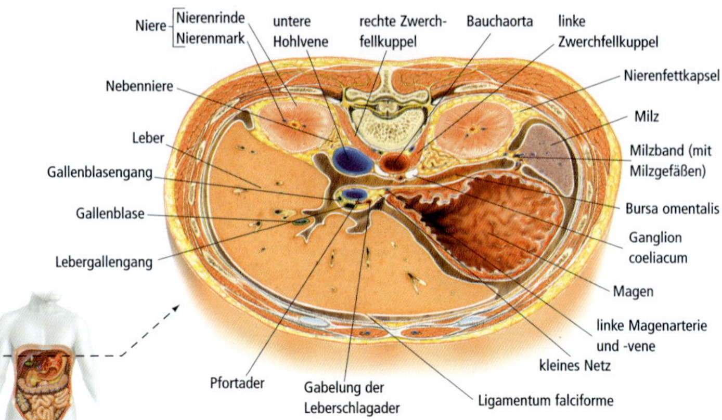

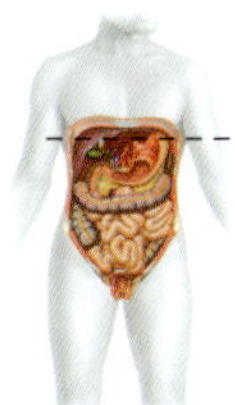

Querschnitt durch den Bauchraum

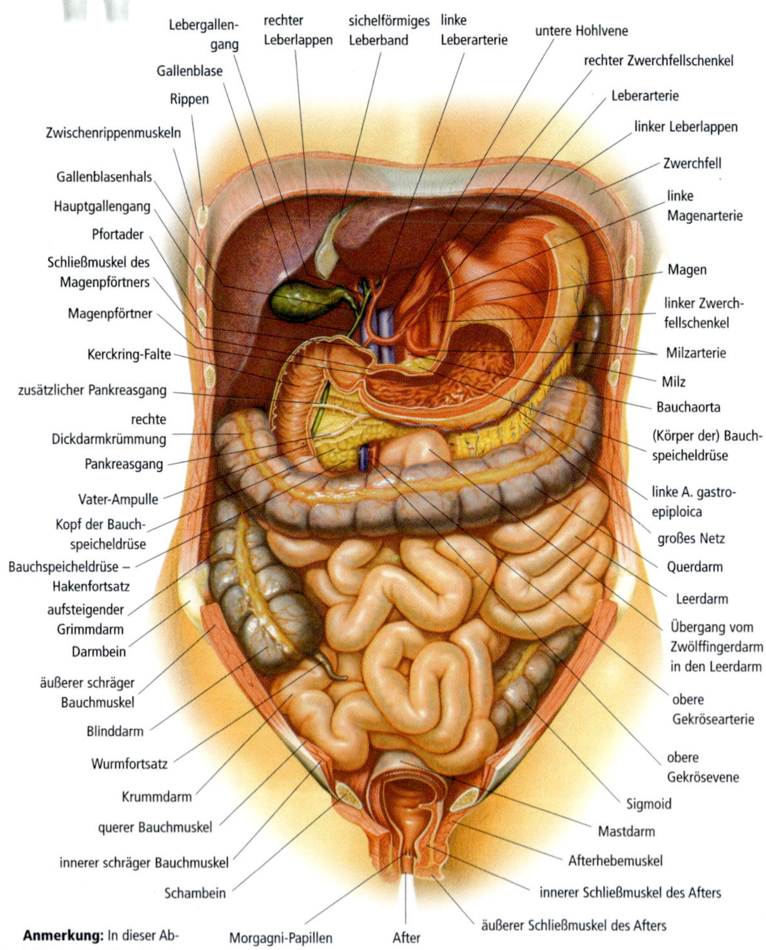

Anmerkung: In dieser Abbildung wurde die Leber angehoben, um die anderen Bauchorgange zu zeigen.

Bauchorgane

KRANKHEITEN UND STÖRUNGEN IM BAUCHRAUM

Da der Bauchraum viele wichtige Organe enthält, ist es nicht überraschend, dass dort auch häufig Krankheiten und Störungen auftreten. Symptome sind Sodbrennen, Schmerzen, Krämpfe, Verstopfung, Durchfall, Erbrechen und Übelkeit. Verdauungsbeschwerden (Dyspepsie) und Magen-Darm-Infektionen (Gastroenteritiden) sind verbreitete Probleme, die man zu Hause oder mit Hilfe eines praktischen Arztes auskurieren kann.

Ernstere Erkrankungen, die eine fachärztliche Behandlung erfordern, sind Magen- oder Zwölffingerdarmgeschwüre (peptische Ulzera), eine Leberentzündung (Hepatitis), eine Dickdarmentzündung (Kolitis) sowie Magen-, Leber- und Dickdarmkrebs.

Eine Erkrankung im Bauchraum kann schnell sehr ernst werden. Eine akute Infektion etwa des Bauchfelles (Peritonitis), des Blinddarmes (Appendizitis), der Gallenblase (Cholezystitis) oder der Eileiter (Salpingitis), ein durchgebrochenes (perforiertes) Magen- oder Zwölffingerdarmgeschwür und Verletzungen durch Gewalteinwirkung können lebensbedrohlich sein. Mediziner sprechen bei plötzlich einsetzenden Schmerzen mit Fieber, Erbrechen, aufgetriebenem Bauch, veränderten Darmgeräuschen, Abwehrspannung und Schocksymptomatik, die rasches Handeln erfordern, von »akutem Abdomen«.

SIEHE AUCH *Verdauungsapparat in Kapitel 1; Ernährung, Lebensmittelvergiftung, Unterernährung in Kapitel 14; Bildgebende Verfahren, Medikamente zur Behandlung des Verdauungstraktes und der Harnwege, Aszitespunktion in Kapitel 16*

BAUCHWASSERSUCHT

Von Bauchwassersucht (Aszites) spricht man, wenn sich in der Bauchhöhle ungewöhnlich viel Flüssigkeit sammelt. Ursachen sind neben Unterernährung am häufigsten Leberzirrhose, Krebs oder Herzversagen. Bei einer entsprechenden Flüssigkeitsmenge ist der Bauch aufgetrieben und schmerzt.

Die Erkrankung kann, besonders bei übergewichtigen Patienten, am besten mit Ultraschall festgestellt werden. Die Ursache der Aszitesbildung lässt sich durch ihr Erscheinungsbild und ihre chemische Zusammensetzung ermitteln. Mittels einer Aszitespunktion entnimmt man eine Flüssigkeitsprobe und entlastet den Bauch. Eine Behandlung muss auf die Ursache des Aszites zielen.

BAUCHFELLENTZÜNDUNG

Eine Entzündung des Bauchfelles (Peritonitis), d.h. der Haut, die die Bauchwand und die Organe überzieht, kann durch eine Infektion (z.B. einen Abszess), eine Verletzung und seltener auch durch andere Krankheiten verursacht werden. Zu den Symptomen zählen Bauchschmerzen, Bauchauftreibung (Meteorismus), Empfindlichkeit und Abwehrspannung, Fieber, Übelkeit, Erbrechen und Schocksymptome. Eine rasche Klärung der Ursache und eine sofortige Behandlung, beispielsweise mit Antibiotika-Infusionen im bei einer bakteriellen Peritonitis, sind erforderlich. Unbehandelt führt die Krankheit häufig zum Tod.

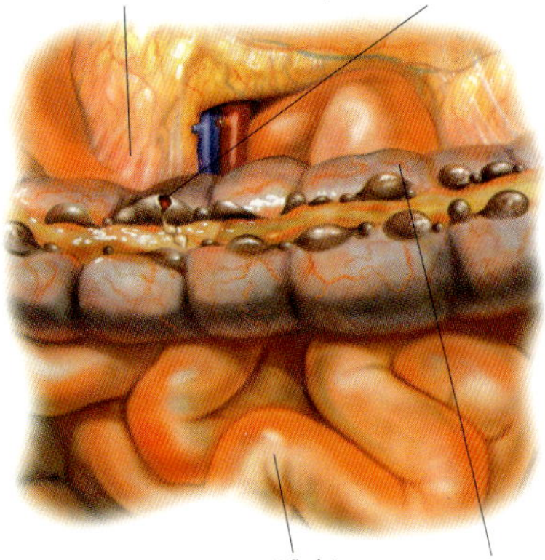

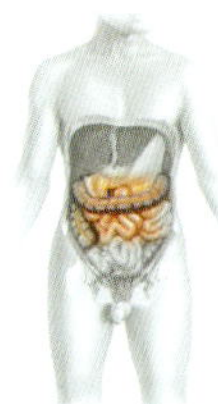

Bauchfellentzündung

Eine unbehandelte Infektion im Bauchraum – in diesem Fall eine perforierende Divertikulitis – kann zu einer Bauchfellentzündung führen.

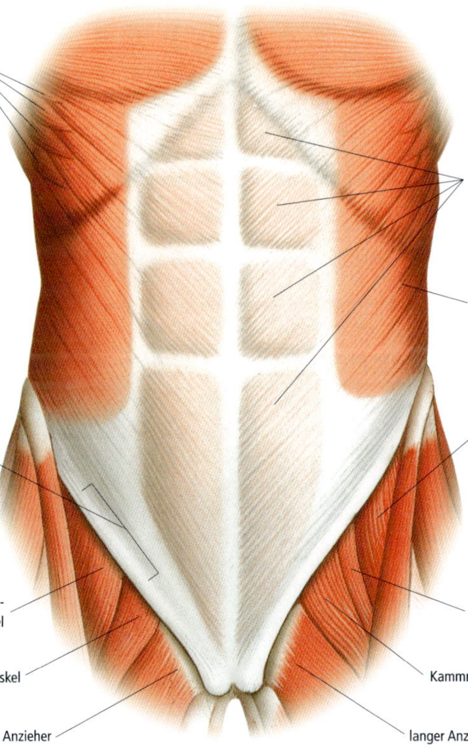

Bauchmuskeln

SYMPTOME BEI ERKRANKUNGEN IM BAUCHRAUM

Die Symptome von Erkrankungen der Bauchorgane sind häufig so unspezifisch, dass sie alleine keine Diagnosestellung erlauben. Deshalb sind in der Regel weiterführende Untersuchungen erforderlich, um Art und Schwere der Erkrankung zu bestimmen.

VERDAUUNGSBESCHWERDEN

Verdauungsbeschwerden (Dyspepsie) sind ein unangenehmes Gefühl im Bauch, das innerhalb weniger Stunden nach dem Essen auftritt. Sie können sich als Sodbrennen, Krämpfe, Blähungen und Aufstoßen äußern. Während manche Beschwerden medizinisch unbedenklich sind (eine normale Reaktion auf übermäßiges Essen), können andere auf ernste Erkrankungen hinweisen. (So können Oberbauchschmerzen nach einer Mahlzeit ein Symptom für Magengeschwüre oder Krebs sein.)

Verdauungsbeschwerden sind für sich genommen noch kein ausreichend genauer Hinweis auf die Art des zugrunde liegenden Problems: Erst in Verbindung mit anderen Symptomen und medizinischen Untersuchungen lässt sich erkennen, ob eine ernsthafte Erkrankung vorliegt. Magendrücken oder Schmerzen im Oberbauch nach einer Mahlzeit können auf eine Vielzahl von Krankheiten, z. B. in der Speiseröhre (Refluxösophagitis), in Magen und Zwölffingerdarm (Geschwür) oder in der Gallenblase (chronische Cholezystitis bei Gallensteinen) hinweisen. Verdauungsbeschwerden können auch eine Nebenwirkung verschiedener Medikamente, wie Azetylsalizylsäure, nicht steroidaler Antirheumatika und Antibiotika, sein.

ÜBELKEIT

Übelkeit (Nausea) ist ein unangenehmes Gefühl im Magen, das oft mit Brechreiz einhergeht und häufig zum Erbrechen führt. Sie kann durch Krankheiten wie eine Lebensmittelvergiftung und andere Magen-Darm-Störungen, eine Schwangerschaft oder durch einen körperlichen oder emotionalen Schock entstehen. Übelkeit kann auch eine Nebenwirkung von Medikamenten sein.

Die Behandlung richtet sich nach der Ursache. Oft hilft es, sich hinzulegen. Ist die Übelkeit von Erbrechen begleitet, muss dem Körper anschließend so viel Flüssigkeit wie möglich zugeführt werden. Antihistaminika wie Dimenhydrinat oder Meclozin, die übelkeitshemmend wirken, können helfen. Scopolamin wird ebenfalls häufig eingesetzt, führt jedoch zu Mundtrockenheit, Sehstörungen und Harnverhalt.

Unter Schwangerschaftserbrechen (*Hyperemesis gravidarum*) versteht man Übelkeit und Erbrechen während der Frühschwangerschaft. Sie betrifft etwa 50 % der schwangeren Frauen, meist von der sechsten bis zur zwölften Woche. Die Symptome erscheinen häufig morgens, können aber auch zu jeder anderen Tageszeit auftreten. Häufige kleine, leichte Mahlzeiten und das Vermeiden eines leeren Magens lindern die Beschwerden. In schweren Fällen kann ein Antihistaminikum gegen die Übelkeit erforderlich sein.

Eine Reisekrankheit (Kinetose) wird durch eine Störung des Gleichgewichtssinnes ausgelöst. Eine solche Störung tritt auf, wenn das Gehirn widersprüchliche Informationen über die räumliche Orientierung des Körpers bei Bewegungen erhält. Reisekrankheit kann sowohl auf einem Schiff als auch im Auto oder Flugzeug auftreten. Auch Karussell- oder Achterbahnfahrten sind Auslöser der Reisekrankheit. Kinder sind anfälliger als Erwachsene. Das beste Mittel gegen eine Reisekrankheit ist Vorbeugung: Während der Fahrt fixiert man einen Punkt am Horizont, anstatt auf die vorüberziehende Landschaft zu achten. In schweren Fällen können vor einer Reise auch Medikamente gegen Übelkeit (Antiemetika) genommen werden.

ERBRECHEN

Unter Erbrechen (Emesis) versteht man das gewaltsame Auswerfen des Mageninhaltes durch den Mund durch Umkehrung der Peristaltik, der normalen Muskelkontraktionen des Verdauungssystemes. Häufig ist Erbrechen mit Übelkeit verbunden.

Erbrechen kann durch eine Reisekrankheit, die Einnahme bestimmter Medikamente, einen Darmverschluss, eine akute Gastritis, eine Kopfverletzung, eine Blinddarmentzündung oder eine Schwangerschaft ausgelöst werden. Die häufigste Ursache ist jedoch eine Infektion mit Toxin produzierenden Bakterien, eine so genannte Lebensmittelvergiftung (infektiöse Gastroenteritis). Auch eine übermäßige Belastung durch Essen oder Alkohol kann Erbrechen auslösen. Menschen, die an Magersucht (*Anorexia nervosa*) oder Fress-Sucht (Bulimie) leiden, führen Erbrechen oftmals selbst herbei.

Manche Säuglinge »erbrechen« nach jedem Füttern eine geringe Menge der aufgenommenen Nahrung. Hierbei handelt es sich jedoch nicht um Erbrechen im eigentlichen Sinne. Echtes Erbrechen bei einem Säugling kann Zeichen einer schwerwiegenden Störung, beispielsweise einer Pylorusstenose oder einer Magen-Darm-Erkrankung, sein. In beiden Fällen sollte sofort ärztliche Hilfe in Anspruch genommen werden. Es kann aber auch die Folge eines gastroösophagealen Refluxes sein. Dieser Magensaftübertritt in die Speiseröhre ist häufig und nicht lebensbedrohlich. Da die Dehydratationsgefahr bei Säuglingen größer ist als bei Erwachsenen, sollte jedoch immer unbedingt ein Arzt konsultiert werden.

Gelegentliches Erbrechen während der Schwangerschaft ist nicht ungewöhnlich. Übelkeit in den ersten Schwangerschaftsmonaten kommt sogar noch häufiger vor. Übermäßiges Erbrechen erfordert jedoch u. U. eine stationäre Behandlung und verschwindet nach der Entbindung.

Erbrechen von Blut (Hämatemesis) ist eine ernst zu nehmende Störung und sollte umgehend von einem Arzt untersucht werden. Es kann durch eine akute Gastritis, ein peptisches Geschwür, blutende Ösophagusvarizen oder – in seltenen Fällen – durch eine Bluterkrankheit (Hämophilie), Leukämie oder andere Bluterkrankungen verursacht werden.

Unter Antiemetika versteht man Mittel gegen Erbrechen. Die wichtigsten Gruppen sind die Phenothiazine, die Antihistaminika und die Anticholinergika. Diese Medikamente sollten auf keinen Fall leichtfertig eingenommen werden, da sie zu schweren Nebenwirkungen (vor allem Benommenheit) führen können.

VERSTOPFUNG

Von Verstopfung (Obstipation) spricht man bei hartem Stuhl und unregelmäßigem Stuhlgang. Der Darminhalt bewegt sich nicht, und überschüssige Flüssigkeit wird absorbiert, sodass harter Stuhl zurückbleibt, der schwer auszuscheiden ist. Er trocknet immer mehr aus, bis sich der Darm allein aufgrund des Gewichtes der Masse öffnet. Normalerweise hat der Betroffene dann immer noch das Gefühl, dass der Mastdarm gefüllt ist.

Es ist nicht nötig, täglich Stuhlgang zu haben. Für manche Menschen ist Stuhlgang zwei- bis dreimal täglich normal, für andere dagegen alle zwei oder drei Tage. Verstopfung ist oft die Folge einer ballaststoffarmen Ernährung ohne ausreichende Wasserzufuhr. Auch Stress, Ängste oder Bewegungsmangel

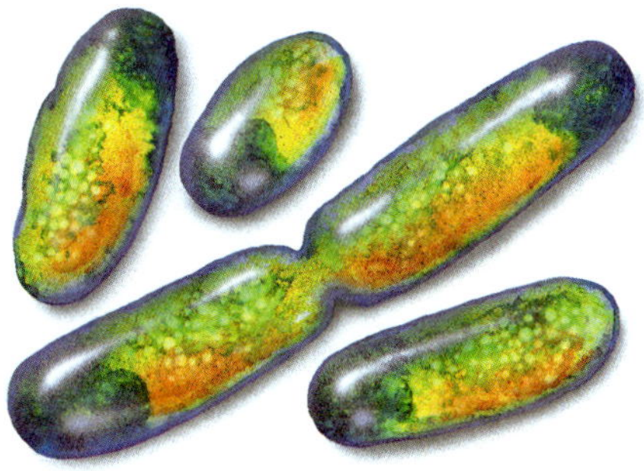

Durchfall

Das hier abgebildete Bakterium Escherichia coli ist bei Kindern ein häufiger Durchfallerreger. Es kann auch Harnwegsinfektionen und Bindehautentzündungen verursachen.

spielen eine Rolle. Verstopfung kann auch Anzeichen eines Reizdarmes sein.

Verstopfung, die auch in der Schwangerschaft ein häufiges Problem darstellt, kann durch eine ballaststoffreiche Ernährung und reichlich Wasser (2–3 l pro Tag) vermieden werden. Gestillte Babys leiden selten an Verstopfung. Ein Baby kann alle paar Tage Stuhlgang haben oder aber vier bis fünfmal pro Tag. Babys, die mit künstlicher Babynahrung ernährt werden, können Verstopfung bekommen. In diesem Fall sollte man ärztlichen Rat einholen.

Auch Krankheiten des Zentralnervensystems, Typhus, Medikamente wie Kodein oder Morphin sowie der übermäßige Gebrauch von Abführmitteln können der Auslöser sein. Bettlägerige Menschen und Patienten mit Kopf- oder Wirbelsäulenverletzungen können ebenso an Verstopfung leiden. Gelegentlich ist sie auch ein Begleitsymptom bei Darmverschluss. Eine Veränderung des Lebensstiles, z. B. auf Reisen, kann eine vorübergehende Verstopfung herbeiführen.

Eine Ernährungsumstellung mit erhöhter Flüssigkeitszufuhr kann das Problem oft beseitigen. Abführmittel und Einläufe stellen nur Kurzzeitlösungen dar.

DURCHFALL

Täglich erreichen etwa 2 l Nahrung den Verdauungstrakt in Form von flüssigem Brei. Der größte Teil des Wassers wird jedoch im Dickdarm resorbiert, wodurch der Stuhl fest oder halbfest wird. Wenn der Darm diese Resorption nicht leisten kann, bleibt der Stuhl flüssig, was man Durchfall (Diarrhö) nennt. Er kann von Unterleibskrämpfen, leichtem Fieber, Erbrechen, blutigem Stuhl und Austrocknung (Dehydration) begleitet sein.

In Entwicklungsländern sterben jährlich mehr als eine Million Säuglinge an Durchfall, der durch die unhygienische Zubereitung künstlicher Babynahrung verursacht wird. Durch Infektionen ausgelöster Durchfall tötet weltweit insgesamt acht Millionen Kinder unter fünf Jahren. Chronischer Durchfall verursacht einen übermäßigen Verlust an lebenswichtigen Nährstoffen und führt zu Unterernährung.

Leichter Durchfall, der durch zu viele Ballaststoffe (insbesondere unbehandelte Kleie), Laktoseunverträglichkeit oder künstliche Süßstoffe, wie Sorbitol oder Mannitol, verursacht wird, bedarf keiner speziellen Behandlung.

Stärkerer Durchfall kann verursacht werden durch: eine Virusinfektion, was besonders bei Kindern häufig vorkommt, verdorbene Lebensmittel, bakterielle, virale oder parasitäre Infektionen, zu scharfes Essen, große Alkoholmengen, emotionalen Stress, Gifte wie Arsen oder Quecksilberdichlorid und Medikamente wie Abführmittel, Antibiotika und Antazida. Auch Krankheiten wie Ruhr oder Cholera (in den Industrieländern selten), sowie gutartige oder bösartige Darmtumoren verursachen Durchfall.

Durchfall ist auch ein Symptom bei Erkrankungen wie der Zöliakie, der Crohn-Krankheit und der *Colitis ulcerosa*. Der häufig auftretende Reisedurchfall ist in der Regel Folge einer Bakterieninfektion, die durch mangelnde Hygiene bei der Nahrungsaufnahme und dem Umgang mit dem Essbesteck verursacht wird.

Säuglinge und Kinder mit Durchfall benötigen einen Arzt, wenn die Krankheit nicht innerhalb von 24 Stunden überwunden ist oder wenn sie Anzeichen einer Austrocknung zeigen, Blut im Stuhl oder sehr hohes Fieber haben oder weniger als sechs Monate alt sind. Die Behandlung besteht in der Gabe von klarer Flüssigkeit und elektrolythaltigen Getränken (in schwereren Fällen auch als Elektrolytinfusion).

BLÄHUNGEN

Unter Blähungen (Flatulenz) versteht man die übermäßige Gasproduktion im Verdauungstrakt. Sie kann zu einem Völlegefühl führen. Das Gas entweicht durch Mund oder After. Es gelangt in den Körper, wenn während des Essens Luft geschluckt wird. Auch durch stark kohlensäurehaltige Getränke wird Gas in den Körper aufgenommen. Andere Gase wie Wasserstoff, Methan und Kohlendioxid können von den zahlreichen Dickdarmbakterien produziert werden.

Verdauungsgase können schlecht riechen oder auch geruchlos sein, je nach Bakterien. Das produzierte Volumen hängt von den Speisen ab, die der Betroffene zu sich genommen hat. Bohnen, Kohl, Weizenkleie und andere ballaststoffreiche Nahrungsmittel können zu einer erhöhten Gasproduktion führen. Eine weitere Ursache ist eine Nahrungsmittelunverträglichkeit, wie die Laktoseintoleranz.

MAGEN-DARM-TRAKT

Der Verdauungskanal oder Verdauungstrakt ist ein langer Muskelschlauch, der sich über etwa neun Meter zwischen Mund und After erstreckt. Er besteht aus ringförmigen Muskelschichten, die sich zusammenziehen und so die Nahrung in Wellen durch den Verdauungstrakt befördern; ein Vorgang, der Peristaltik genannt wird. Die Aufgabe des Verdauungstraktes ist es, die Nahrung in immer kleinere Einheiten aufzuspalten, dabei die Nährstoffe aufzunehmen und den Rest auszuscheiden. Dabei erfüllt jeder Abschnitt bestimmte Aufgaben.

Die Nahrung wird über den Mund aufgenommen. Mit Kiefer, Zunge und Zähnen wird sie zerkleinert und vermengt. Speichel aus den Speicheldrüsen in der Mundhöhle feuchtet den Nahrungsbrei an, damit er besser weitertransportiert werden kann. Außerdem enthält der Speichel Enzyme, die bereits mit der Aufspaltung der Nahrung beginnen.

Vom Mund kommt die Nahrung durch die muskulöse Speiseröhre (Ösophagus) in einen säurehaltigen Beutel – den Magen. Dort wird sie allmählich durch das Enzym Pepsin in ein halbflüssiges Gemisch aus Nahrung, Säure und Verdauungssäften aufgespalten.

Anschließend kommt dieses Gemisch in den Zwölffingerdarm (Duodenum), den ersten Dünndarmabschnitt. Dort wird der Nahrungsbrei mit weiteren Verdauungssäften – Galle aus der Leber und Verdauungsenzy-

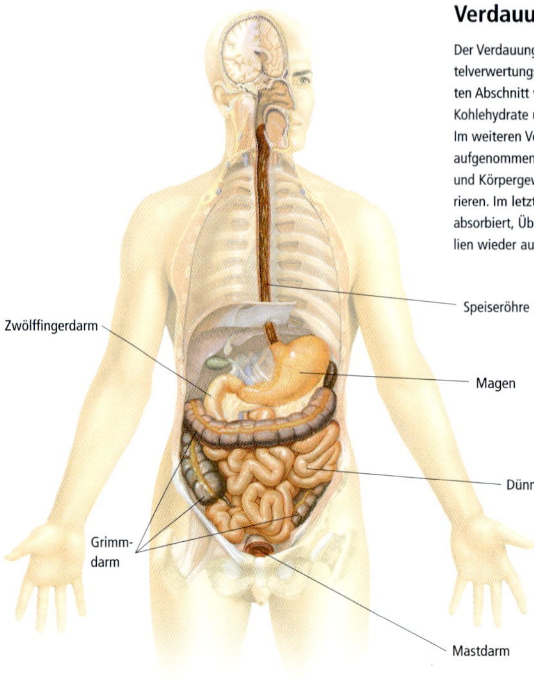

Verdauungskanal

Der Verdauungskanal ist die Nahrungsmittelverwertungsanlage des Körpers. Im ersten Abschnitt wird die Nahrung in Fette, Kohlehydrate und Proteine aufgespalten. Im weiteren Verlauf werden diese ins Blut aufgenommen, um Energie zu produzieren und Körpergewebe zu bilden oder zu reparieren. Im letzten Abschnitt wird Wasser absorbiert, Übrige wird in Form von Fäkalien wieder ausgeschieden.

men aus der Bauchspeicheldrüse – vermischt. Während der Darmpassage wird die Nahrung in immer kleinere Bestandteile aufgespalten: Einfachzucker, Aminosäuren, Fettsäuren, Cholesterin, Vitamine und Wasser. Diese Bestandteile werden von den Zellen der Dünndarmwand absorbiert und gelangen so in das Blut. Sie werden in der Leber für die weitere Verwendung im Stoffwechsel gespeichert oder umgebaut.

Neben dem Magen-Darm-Trakt (Verdauungskanal) sind zwei weitere Organe für eine geregelte Verdauung unerlässlich. Eines ist die Leber, die neben ihrer Eigenschaft als Speicher für Nährstoffe Galle produziert. Die Galle gelangt über die Gallenblase und den Gallengang in den Dünndarm, wo sie die Absorption von Fetten und fettlöslichen Vitaminen unterstützt. Das andere Organ ist die Bauchspeicheldrüse (Pankreas), wo die Enzyme Amylase, Protease und Lipase produziert werden, die für die Aufspaltung von Kohlehydraten, Proteinen und Fetten im Dünndarm benötigt werden.

Hat die Nahrung einmal das Ende des Dünndarmes erreicht, besteht sie fast nur noch aus Abfallprodukten. Diese gelangen nun in den Dickdarm, der breiter und kürzer als der Dünndarm ist. Dort wird Wasser aus dem Nahrungsbrei absorbiert und die Abfallprodukte werden eingedickt. Sie werden als Stuhl (Fäzes) im letzten Abschnitt des Dickdarmes, dem Mastdarm, gespeichert, bevor sie durch den After ausgeschieden werden.

Da der Verdauungstrakt aus Weichteilen besteht, ist es schwierig, ihn zu diagnostischen Zwecken sichtbar zu machen. Gastroenterologen benutzen Methoden wie Ultraschall, Röntgenkontrastuntersuchungen und Endoskopie für die Beurteilung der Organe. Bei der Endoskopie wird eine biegsame Faseroptik über Mund oder After eingeführt, mit der man das Innere des Verdauungskanales betrachten kann. Durch das Endoskop kann auch eine Gewebeprobe entnommen werden.

Magen

Die Magenwand erfüllt mehrere Funktionen. Die Schleimhaut sondert Magensaft für die Verdauung und Schleim zum Schutz vor einer Eigenzerstörung durch die darin enthaltene Salzsäure ab. Die verschiedenen Muskelschichten kontrahieren sich in rhythmischen Bewegungen, um den Mageninhalt zu vermischen und weiterzubefördern. Die Außenseite der Magenwand ist von einer glatten Haut (Serosa) überzogen, um ein leichtes Gleiten des Magens gegen die anderen Bauchorganen zu ermöglichen.

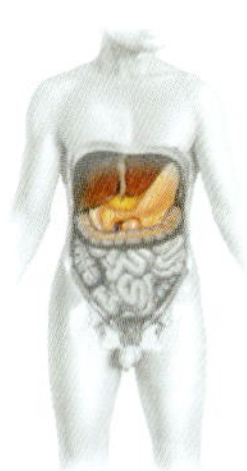

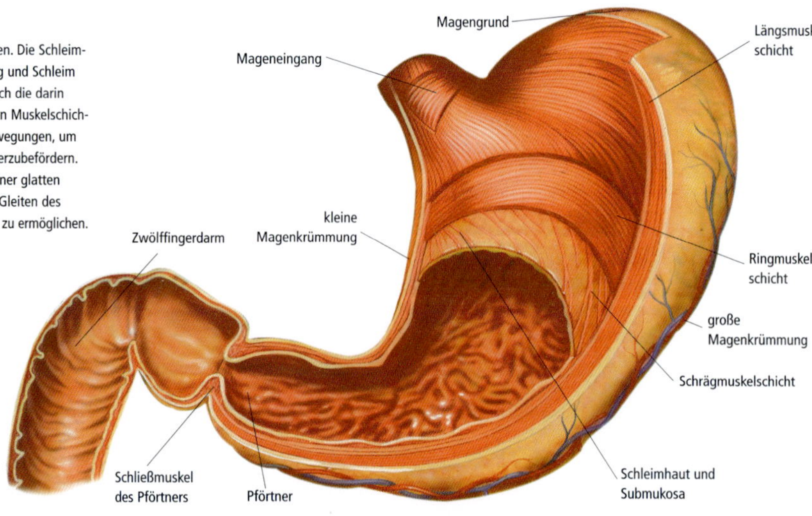

Magenfunktion

Nahrung trifft im Magen ein

Das Eintreffen von Nahrung aus der Speiseröhre bewirkt, dass die Magenschleimhaut zur Verdauung erforderliche Hormone und Magensaft (Säure und Enzyme) produziert.

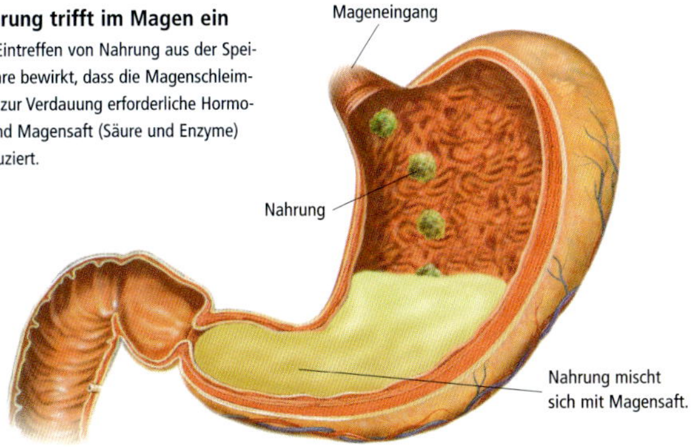

Verdauung

Während die Nahrung zersetzt wird, stimuliert das Hormon Gastrin die Muskeln in der Magenwand zur Kontraktion. Dadurch wird die Nahrung mit dem Magensaft zu einer breiigen Substanz, dem Chymus, vermischt.

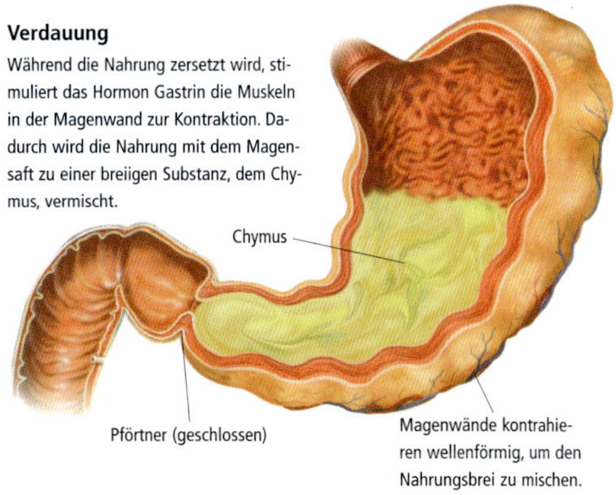

Nahrung verlässt den Magen

Nach einigen Stunden der Verdauung verlangsamen sich die Kontraktionen. Mit jeder neuen Kontraktion öffnet sich nun der Pförtner und eine kleine Menge des Mageninhalts gelangt in den Zwölffingerdarm.

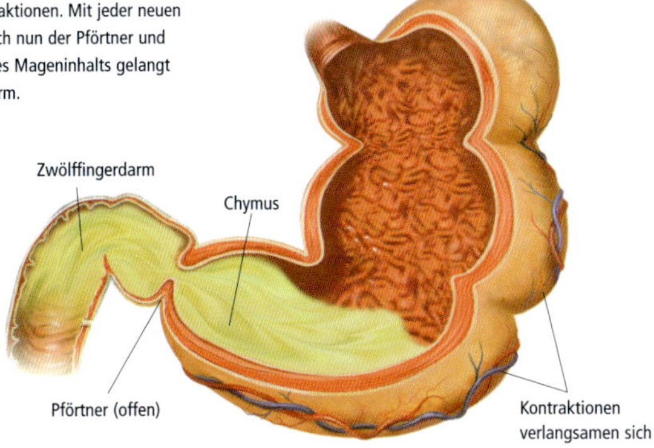

SIEHE AUCH *Verdauungsapparat in Kapitel 1; Kontrastuntersuchung, Bariumbreischluck, Endoskopie in Kapitel 16*

MAGEN

Der Magen erhält die Nahrung von der Speiseröhre und setzt den im Mund begonnenen Verdauungsprozess fort. Er dient außerdem als Speicher und ermöglicht die Aufnahme großer Nahrungsmengen im Abstand von wenigen Stunden. Im Leerzustand enthält der Magen nur ca. 50 ml Flüssigkeit, er kann sich nach einer großen Mahlzeit jedoch bis auf 1.200 ml ausdehnen. Im Magen wird die Nahrung mit Magensaft zur Verdauung von Proteinen und Kohlehydraten vermischt und dann halb verdaut zum nächsten Teil des Verdauungstraktes, dem Zwölffingerdarm, weitergeleitet. Im Magen werden auch verschiedene Medikamente, wie Azetylsalizylsäure, absorbiert.

SIEHE AUCH *Verdauungsapparat in Kapitel 1; Nährstoffe, Ernährung in Kapitel 14*

STRUKTUR UND FUNKTION

Der Magen besteht aus verschiedenen Teilen. An den Mageneingang (Kardia) schließt sich der Magengrund (Fundus) an. Der große zentrale Teil ist der Magenkörper, der sich vom Fundus zum Magenpförtner erstreckt. Der Magenpförtner (Pylorus) ist der letzte Teil des Magens und besteht aus dem *Antrum pyloricum* und dem Pförtnerkanal. Der Pförtnerkanal ist von einem Ringmuskel, dem Magenschließmuskel (*M. sphincter pyloricus*) umgeben, der die Passage des Mageninhaltes in den Zwölffingerdarm reguliert.

Die Magenschleimhaut enthält zahlreiche spezialisierte Zellen. Schleimzellen produzieren eine dicke Schleimschicht, um den Magen vor seiner eigenen Säure zu schützen.

Eine weitere Gruppe, die Belegzellen, produziert Salzsäure für den optimalen Säurespiegel im Mageninneren. Eine dritte Gruppe, die Hauptzellen, stellt Pepsin zur Eiweißverdauung her. Des Weiteren gibt es mehrere Zelltypen im Magen, die Hormone zur Kontrolle der Säureausscheidung und Regulation des Nährstoffgehaltes im Blut erzeugen. Der Magen ist ein muskulöses Organ, das die teilweise verdaute Nahrung mechanisch in leichter zu verdauende Bestandteile zerkleinern kann. Muskelkontraktionswellen, die so genannte Peristaltik, gehen vom Magenkörper nach unten zum Magenpförtner. Ist die Nahrung für den nächsten Verdauungsschritt bereit, wird sie über den Magenpförtner in den Zwölffingerdarm getrieben.

Die Abgabe der Magensäure wird in mehreren Phasen kontrolliert. Der Anblick, Geruch, Geschmack und selbst der Gedanke an Essen regt das Gehirn zur Stimulation der Säuresekretion an. Die dazu erforderlichen Nervenimpulse werden vom Stammhirn über den Vagusnerv zum Magen geleitet. Erreicht die Nahrung den Magen, führt eine lokale mechanische und chemische Stimulation zur Freigabe des Hormons Gastrin, das seinerseits die Magensaftsekretion fördert.

MAGENERKRANKUNGEN

Der Magen kann von vielen Problemen betroffen sein. Nachfolgend werden einige der wichtigsten Erkrankungen beschrieben.

SIEHE AUCH *Lebensmittelvergiftung in Kapitel 14; Gastroskopie, Gastrektomie in Kapitel 16*

MAGEN-DARM-INFEKTIONEN

Entzündungen von Magen und Darm können durch den Verzehr von krankheitserregenden Viren und Bakterien, Chemikalien, Zersetzungsprodukten oder Stoffwechselgiften hervorgerufen werden. In all diesen Fällen spricht man von einer Lebensmittelvergiftung. Sind Viren oder Bakterien die Erreger, spricht man von einer infektiösen Gastroenteritis. Die Symptome sind Übelkeit, Erbrechen und Oberbauchschmerzen von Seiten des Magens und Durchfall und Krämpfe als Darmreaktionen.

MAGENKREBS

Magenkrebs wird in den westlichen Ländern seltener, ist aber immer noch ein ernst zu nehmendes Problem. Magenkrebs tritt meist erst ab 40 Jahren und doppelt so häufig bei Männern als bei Frauen auf.

Es gibt verschiedene Typen von Magenkarzinomen. Ungefähr ein Drittel der Karzinome wächst geschwürig und kann mit einem Magengeschwür verwechselt werden. Ein weiteres Drittel wölbt sich kugelig ins Mageninnere vor und ca. 15 % wachsen in der Magenwand. Der Rest sind gemischte Formen. Leider sind viele Magenkarzinome zum Zeitpunkt der Diagnose bereits weit fortgeschritten und haben die Magenwand durchbrochen. Die meisten Tumoren entstehen im Bereich des Magenausganges und der Rest überwiegend im Magenkörper.

Die Mehrzahl der Patienten mit Magenkrebs verspürt anfangs nur ein vages Völlegefühl nach den Mahlzeiten. Danach folgt Gewichtsverlust, evtl. begleitet von blutigem Erbrechen. Im fortgeschrittenen Stadium kann man den Tumor im Oberbauch spüren. Hat der Tumor bereits die Leber infiltriert, ist diese vergrößert.

Die Diagnose erfolgt durch eine Kontrastmitteluntersuchung (mit Bariumbrei) oder eine Endoskopie (Gastroskopie). Die einzige kurative Behandlungsmöglichkeit ist die operative Entfernung des Tumors (Gastrektomie), lokaler Lymphknoten und, falls erforderlich, von Teilen umliegender Organe. Die langfristigen Aussichten sind bei frühzeitiger Diagnosestellung und Operation gut, im Durchschnitt aber relativ schlecht, da der Tumor oft erst spät erkannt wird.

ULKUSKRANKHEIT

Eine Ulkuskrankheit (peptisches Ulkus) entsteht durch eine Schädigung der empfindlichen Schleimhaut von Speiseröhre, Magen oder Zwölffingerdarm durch Magensäure. Männer sind dreimal häufiger betroffen als Frauen. Bis zum 50. Lebensjahr kommen Zwölffingerdarmgeschwüre zehnmal häufiger vor als Magengeschwüre.

Die Symptome sind Oberbauchschmerzen, die sich durch Essen oder Antazida bessern können. Bei Verletzung eines Blutgefäßes kommt es zu Bluterbrechen, das lebensbedrohlich sein kann. Unbehandelt kann das Geschwür die Magen- oder Darmwand durchbrechen (Perforation), wodurch der Magen- oder Darminhalt in die Bauchhöhle gelangt und eine gefährliche Bauchfellentzündung (Peritonitis) auslöst. Bei Geschwüren im unteren Teil der Speiseröhre und im Bereich des Magenpförtners kann es durch Schwellung und Vernarbung der Darmwand zu Stenosen kommen.

Früher galt eine übermäßige Magensäuresekretion durch psychischen Stress als Ursache peptischer Ulzera. Heute weiß man, dass die Besiedlung mit säurefesten Bakterien (*Heliobacter pylori*) und die Einnahme nicht steroidaler Antirheumatika eine große Rolle bei der Entstehung von Geschwüren spielen. Zur Behandlung peptischer Ulzera werden Antazida, Antibiotika und säureregulierende Medikamente (H2-Blocker und Protonenpumpenhemmer) eingesetzt.

Es gibt zahlreiche Alternativtherapien zur Linderung der Symptome bei peptischen Ulzera. In der Akupunktur werden Geschwüre über Punkte behandelt, die die Magen-Darm-Funktion verbessern, Schmerzen lindern und Stress und Angst reduzieren sollen. Die Pflanzenheilkunde behandelt mit Demulgenzien (z. B. Eibisch), antibakteriellen Pflanzen (z. B. Echinacea), Adstringenzien (z. B. Kanadische Gelbwurz) und Pflanzen mit Heilwirkung (z. B. Ringelblume). Hypnotherapie, Meditation und andere Entspannungstechniken werden zur Angst- und Stressreduktion bei Geschwüren eingesetzt. Auch eine Psychotherapie ist hilfreich. Die Naturheilkunde schlägt eine fettarme Vollwerternährung mit kleinen Mahlzeiten, die gut gekaut werden sollen, vor. Rauchen, Kaffee, Tee, Zucker, Zitrusfrüchte und Alkohol sollten vermieden werden. Kuhmilch sollte durch Soja- oder Reismilch ersetzt werden.

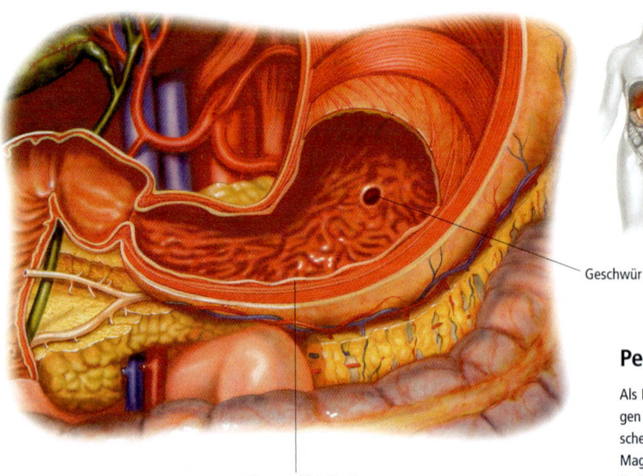

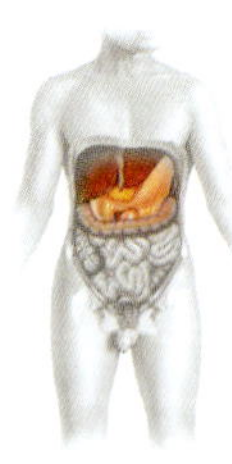

Peptisches Ulkus

Als Folge von Schleimhautveränderungen kommt es zur Bildung eines peptischen Ulkus. Geschwüre können sich im Magen, in der Speiseröhre und im Zwölffingerdarm bilden.

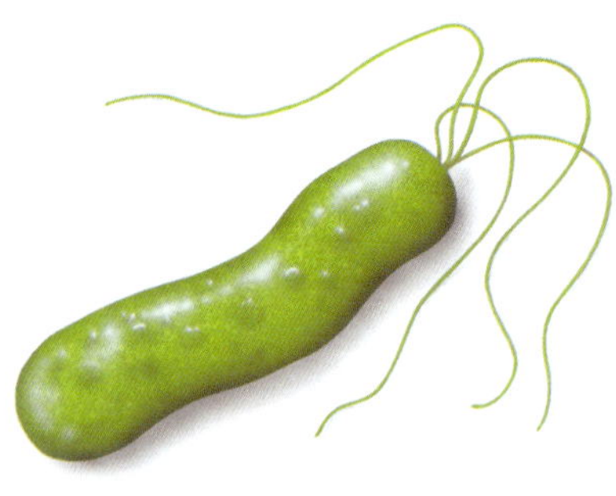

Bakterien als Ursache von Geschwüren

Säurefeste Bakterien (Helicobacter pylori) im oberen Darmabschnitt sind für die Bildung von Geschwüren verantwortlich.

Mögliche Lebensmittelallergien, z. B. gegen Weizen, sollten ausgeschlossen werden. Zu den verordneten Ergänzungspräparaten gehören Vitamin A, C und E, Zink, *Lactobacillus acidophilus,* Verdauungsenzyme und Ulmenrinde. Ziel einer Reflexzonenmassage ist eine Entspannung des Magen-Darm-Traktes und die Stimulation der Magen- und Zwölffingerdarmregion.

Magengeschwür

Bei einem Magengeschwür (*Ulcus ventriculi*) frisst die Säure ein zunehmend größeres Loch in die Magenwand. Der Großteil der Betroffenen ist zwischen 40 und 60 Jahre alt und damit im Durchschnitt etwa zehn Jahre älter als Patienten mit Zwölffingerdarmgeschwüren.

Meist entwickeln sich die Geschwüre in der Schleimhaut der kleinen Magenkrümmung (innere Kurvatur) gewöhnlich 5–6 cm vom Magenpförtner (Pylorus) entfernt. In seltenen Fällen treten die Magengeschwüre in Kombination mit Geschwüren des Zwölffingerdarmes auf. Manchmal entwickelt sich aus ihnen ein Magenkrebs. Für die Überlebenschancen des Patienten ist es äußerst wichtig, dass diese bösartigen Geschwüre frühzeitig erkannt werden.

Die Ursachen sind vielfältig, doch spielen umweltbedingte und genetische Faktoren eine wichtige Rolle. Manche Magengeschwüre scheinen aufgrund einer häufigen Einnahme von Azetylsalizylsäure aufzutreten. Außerdem wurde festgestellt, dass eine Infektion durch säurefeste Bakterien (*Helicobacter pylori*) eine wichtige Ursache für die Entwicklung eines Magengeschwüres ist. Außerdem haben Menschen mit familiärer Vorbelastung ein erhöhtes Risiko.

Magengeschwüre können auch als Stressfolge bei akutem Blutverlust, schweren Infektionen, Verbrennungen, Hirnverletzungen und Hirntumoren entstehen. Stressulzera nach Verbrennungen oder Infektionen neigen besonders stark zu Blutungen und Perforation. Die Entstehung von Geschwüren bei Hirnverletzungen oder -tumoren beruht auf einer erhöhten Gastrin- und Magensäuresekretion.

Ein Patient mit einem Magengeschwür verspürt meist ungefähr 30 Minuten nach der Nahrungsaufnahme Schmerzen im Oberbauch – ein Unterschied zum Zwölffingerdarmgeschwür, denn hier tritt der Schmerz erst eine Stunde oder später nach der Mahlzeit auf.

Magengeschwür

Ist die schützende Schleimschicht der Magenwand angegriffen, frisst sich die Magensäure immer tiefer in die Magenwand und erzeugt ein Geschwür (Ulkus).

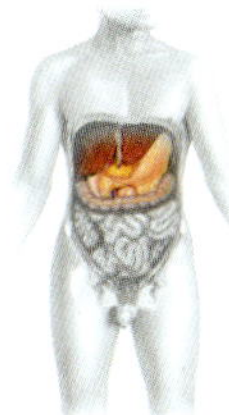

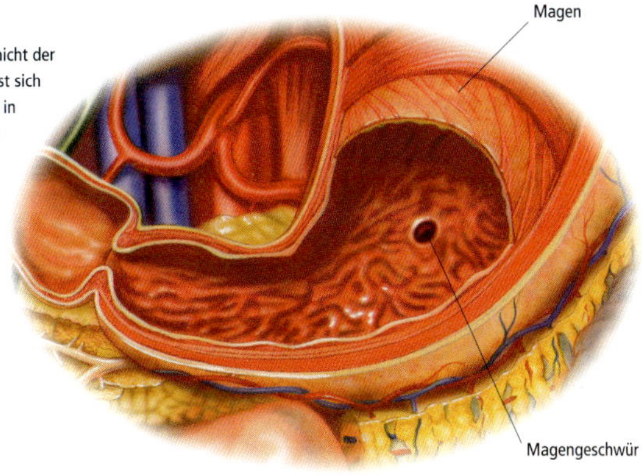

Schwere und Dauer der Schmerzanfälle sind bei einem Magengeschwür normalerweise gravierender als bei einem Zwölffingerdarmgeschwür, doch in beiden Fällen lindern Essen und Antazida die Schmerzen. Einige Patienten mit Magengeschwür übergeben sich und entwickeln eine Abneigung gegen Essen. Hier kann sich auch der Schmerz durch Nahrungsaufnahme verstärken. Das Geschwür wird durch die Gabe von Antibiotika, H2-Blocker, Protonenpumpenhemmer, Antazida oder eine Operation behandelt.

ZWERCHFELLHERNIE

Bei einer Zwerchfellhernie (Hiatushernie) treten Teile des Magens durch das Zwerchfell. Es wird zwischen zwei Arten unterschieden: Bei der paraösophagealen oder rollenden Hernie verlagert sich der Magenfundus durch den *Hiatus oesophageus,* die Durchtrittsstelle der Speiseröhre, durch das Zwerchfell. Bei der mit 90 % sehr viel häufiger vorkommenden gleitenden Hiatushernie rutscht der Mageneingang (Kardia) durch das Zwerchfell in den Brustkorb. Etwa die Hälfte aller Menschen über 50 Jahre haben Gleithernie, ohne etwas davon zu bemerken. Nur etwa ein Zehntel leidet an den Symptomen einer Refluxkrankheit.

Zu den Symptomen zählen Sodbrennen sowie ein brennender Schmerz im unteren Bereich des Brustkorbes und im Oberbauch, vor allem nach den Mahlzeiten und beim Liegen. Außerdem kann es besonders nachts zum Rückfluss (Reflux) bitterer oder saurer Flüssigkeit bis in Rachen und Mund kommen. Wegen einer Schwellung der unteren Speiseröhrenschleimhaut können auch Schluckbeschwerden auftreten. Ein ständiger Magensaftreflux in die Speiseröhre kann zu einer Refluxösophagitis führen.

Den Betroffenen wird empfohlen, Antazida einzunehmen, häufiger kleinere Mahlzei-

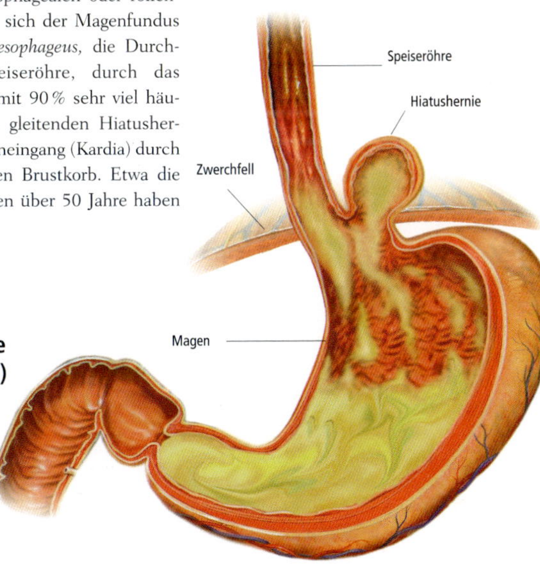

Zwerchfellhernie (rollende Hernie)

Der Magen wölbt sich an der schwächsten Stelle des Zwerchfelles, der Durchtrittsstelle der Speiseröhre in den Brustraum, vor. Symptome sind Sodbrennen und Magendrücken.

ten zu essen, mit erhöhtem Oberkörper zu schlafen und sich nach dem Essen nicht hinzulegen. Das Ziel einer operativen Behandlung der gleitenden Hiatushernie ist die Refixierung des Übergangs zwischen Magen und Speiseröhre in der Bauchhöhle und die Einengung der Durchtrittsstelle der Speiseröhre im Zwerchfell. Die Operation ist in den meisten Fällen sehr erfolgreich.

Bei der paraösophagealen Hiatushernie bleibt der Übergang zwischen Speiseröhre und Magen in der Bauchhöhle; stattdessen verlagert sich der Magenfundus in den Brustkorb. Symptome sind Aufstoßen, Druckgefühl im unteren Teil des Brustkorbes und manchmal ein unregelmäßiger Herzschlag.

Eine paraösophageale Hiatushernie muss wegen drohender Komplikationen in der Regel auch dann operativ behandelt werden, wenn sie keine Beschwerden macht. Hierbei wird der Teil des Magens, der sich verlagert hat, an der vorderen Bauchwand befestigt.

GASTROÖSOPHAGEALER REFLUX

Unter einem gastroösophagealen Reflux versteht man das Zurückfließen von Magensäure in die untere Speiseröhre. Dies ist im Wachzustand, vor allem nach einer Mahlzeit, ein relativ normaler Vorgang. Fließt die Magensäure jedoch sehr häufig oder in größeren Mengen zurück, hat das Krankheitswert und muss behandelt werden. Der Grund ist in den meisten Fällen ein unzureichendes Schließvermögen der Muskelfasern am unteren Ende der Speiseröhre (Insuffizienz des unteren Ösophagussphinkters), verursacht durch Schwangerschaft, Fettleibigkeit oder eine Hiatushernie, bei der ein Teil des Magens in den Brustraum gerutscht ist.

Das Hauptsymptom ist Sodbrennen (ein brennender Schmerz unter dem Brsutbein), das im Liegen, durch Bücken oder Essen schlimmer und durch Milch oder Antazida gebessert wird. Mögliche Zusatzsymptome sind Aufstoßen, Übelkeit, Erbrechen und Schluckbeschwerden.

Die Diagnose erfolgt normalerweise durch eine Endoskopie (ein flexibles Rohr mit eingebauter Optik wird in die Speiseröhre eingeführt), mit der Entzündungen und geschwürige Veränderungen in der Speiseröhrenwand zu sehen sind. Mit einem Kontrastmittel lässt sich das Ausmaß des Refluxes darstellen.

Durch andere Spezialuntersuchungen können der Säurespiegel in der Speiseröhre und die Funktionsfähigkeit des Schließmuskels untersucht werden.

Gastroösophagealer Reflux

Der Rückfluss von Magensaft (gastroösophagealer Reflux) kann die Schleimhaut im unteren Teil der Speiseröhre schädigen.

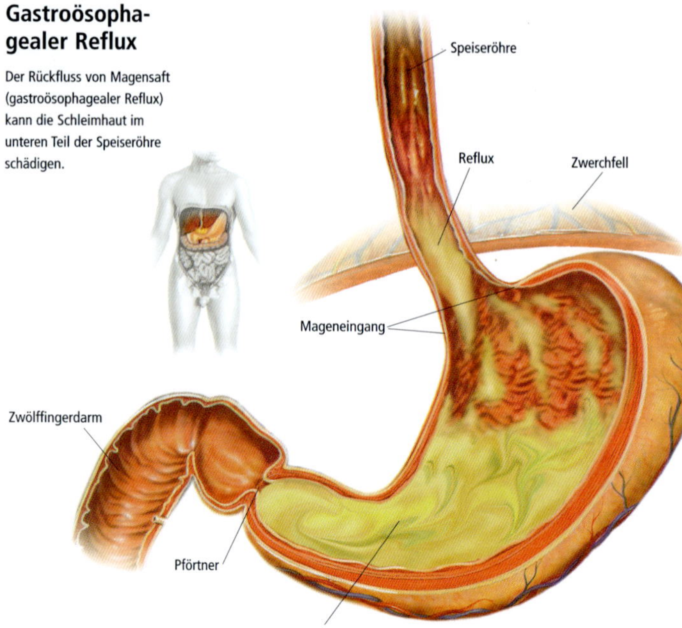

Oft lassen die Beschwerden bereits durch einfache Verhaltensänderungen nach. Wichtig ist: das Körpergewicht zu reduzieren, Hinlegen nach Mahlzeiten zu vermeiden, auf Nahrungsmittel wie Fett, Schokolade, Koffein, Alkohol und Tabak zu verzichten und mit erhöhtem Oberkörper zu schlafen.

Mittel der Wahl zur medikamentösen Behandlung sind Protonenpumpenhemmer und H2-Blocker, die die Säureproduktion hemmen, in zweiter Linie auch Antazida, die die Säure binden.

In Einzelfällen ist eine operative Refixierung des Magens im Bauchraum notwendig. Ein anhaltender Reflux kann zu einer präkanzerösen Veränderung von Schleimhautzellen im unteren Ösophagus, dem so genannten Barrett-Syndrom führen.

MAGENENTZÜNDUNG

Bei einer Magenentzündung (Gastritis) ist die Magenschleimhaut entzündet. Sie tritt mit zunehmendem Alter häufiger auf – entweder in akuter oder chronischer Form.

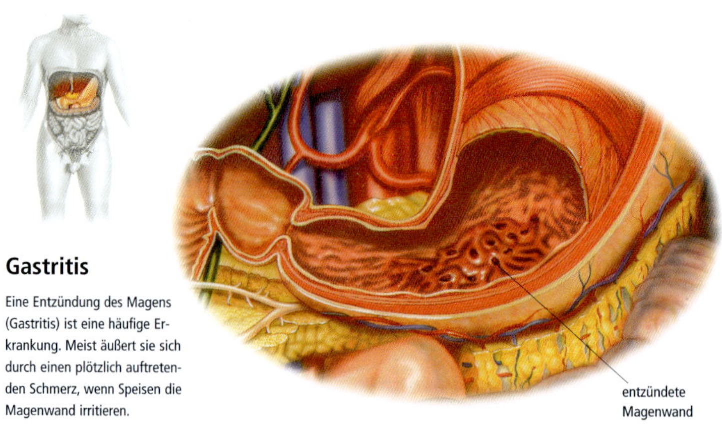

Gastritis

Eine Entzündung des Magens (Gastritis) ist eine häufige Erkrankung. Meist äußert sie sich durch einen plötzlich auftretenden Schmerz, wenn Speisen die Magenwand irritieren.

Je nach Ursache und Typ der Gastritis reichen die Symptome von leichten Magenschmerzen und -krämpfen über Aufstoßen, Durchfall, Völlegefühl und einen geblähten Bauch bis zu Schmerzen in der Brust, Appetitlosigkeit und einem unangenehmen sauren Geschmack im Mund aufgrund von Erbrechen. Auch wenn eine Magenentzündung eine häufige Krankheit ist, die meist rasch von alleine abheilt, sollte bei Blut im Stuhl (aufgrund von Magenblutungen), Bluterbrechen, Fieber und heftigen Schmerzen unbedingt ein Arzt konsultiert werden.

Mögliche Ursachen einer akuten Gastritis sind Alkohol, Koffein, Nikotin, exzessive Nahrungsaufnahme sowie die Magenschleimhaut reizende Medikamte (wie Azetylsalizylsäure und nicht steroidale Antirheumatika), physiologischer Stress aufgrund einer anderen Erkrankung oder einer Operation, Lebensmittelallergien und bakterielle oder virale Infektionen.

Die Behandlung richtet sich nach der Ursache der Erkrankung. Gewöhnlich verschwinden die Symptome einer akuten Gastritis, wenn der Betroffene sich einige Tage Ruhe gönnt und Medikamente oder Speisen meidet, die die Schleimhaut irritieren. Frei verkäufliche Antazida lindern die Symptome kurzzeitig. Die Einnahme von Azetylsalizylsäure oder verwandten Medikamenten sollte vermieden werden. Sind Schmerzmittel unbedingt erforderlich, kann auf Alternativen wie Paracetamol ausgewichen werden.

Die Ursache einer chronischen Gastritis ist nur mittels einer Endoskopie und Biopsie definitiv festzustellen. Bei einer Gastroskopie wird ein flexibles Endoskop über die Speiseröhre in den Magen eingeführt, um die Magenwand zu betrachten und oft auch zu fotografieren. Auch eine Biopsie – Gewebeprobe aus der Magenwand – wird meist im Rahmen dieser Endoskopie ausgeführt. Normalerweise müssen dem Patienten bei diesen Prozeduren nur leichte Beruhigungsmittel verabreicht werden.

In den letzten Jahren wurde vermehrt das Bakterium *Helicobacter pylori* für die chronische Gastritis verantwortlich gemacht. Zwei australische Forscher beschrieben das Bakterium erstmals in den 1980er-Jahren. Nicht alle infizierten Menschen entwickeln Symptome. Oft erfolgte die Infektion bereits in der Kindheit und trotzdem führen die Betroffenen ein symptomfreies, komplikationsloses Leben. Dennoch wird eine *Helicobacter-pylori*-Infektion mittlerweile als eine der Hauptursachen für Magengeschwüre und Krebs angesehen und mit Antibiotika behandelt.

In etwa 5 % der Fälle ist eine chronische Gastritis auf eine Autoimmunkrankheit zurückzuführen: Die Zellen der Magenschleimhaut werden vom Immunsystem des eigenen Körpers angegriffen. Dadurch gehen die Belegzellen des Magens verloren, und die Fähigkeit, Vitamin B_{12} zu absorbieren, wird reduziert. Eine perniziöse Anämie ist die Folge. Die Gastritis selbst bleibt oft symptomfrei, und manchmal wird die Erkrankung erst erkannt, wenn der Arzt die Ursachen der Anämie untersucht.

Eine Sonderform der chronischen Gastritis ist die Riesenfaltengastritis. Hier vergrößern und entzünden sich die Falten der Magenschleimhaut. Das Ménétrier-Syndrom ist Ausdruck dieses Phänomens, das vor allem bei älteren Patienten auftritt; Proteinverlust ist eine häufige Komplikation. Schlägt die medikamentöse Therapie fehl, kann eine Operation erforderlich werden, um eine Entartung zu verhindern.

PYLORUSSTENOSE

Die Pylorusstenose ist eine Krankheit des Säuglingsalters. Sie tritt häufiger bei Jungen als bei Mädchen auf und entsteht durch eine Verdickung des Ringmuskels *M. sphincter pyloricus* am Übergang vom Magen zum Zwölffingerdarm. Säuglinge mit Pylorusstenose trinken und entwickeln sich in den ersten zwei bis vier Lebenswochen normal. Dann erbrechen sie einige Tage lang die Milch mit zunehmender Heftigkeit, bis es zu Strahlerbrechen kommt. Ohne Behandlung führt die Krankheit zu Dehydratation, Gewichtsabnahme und schließlich zum Tod.

In leichten Fällen wird mit Spasmolytika, Ernährungs- und Lagerungsumstellung behandelt. In schwereren Fällen ist eine Operation mit Durchtrennung der Muskelfasern des vergrößerten Schließmuskels erforderlich.

DUMPING-SYNDROM

Das Dumping-Syndrom ist eine Verdauungsstörung als Folge einer operativen Magenresektion. Das Problem tritt bei den meisten Patienten etwa ein bis sechs Monate nach der Operation in leichter Form auf; in 1–2 % der Fälle dauern die Symptome jedoch an. Das Phänomen rührt daher, dass der verbliebene Teil des Magens seinen Inhalt nach dem Essen zu schnell in den Dünndarm entleert. Die Betroffenen leiden unter starkem Durchfall, Bauchkrämpfen, Aufstoßen und Erbrechen. Auch Kopfschmerzen, Schwindel und Schweißausbrüche können auftreten.

Die Beschwerden können durch eine Umstellung der Essgewohnheiten auf mehrere kleine Mahlzeiten mit geringerem Kohlehydrat- und höherem Fett- und Proteinanteil gelindert werden. Bei den meisten Betroffenen dauert das Leiden zwischen einigen Monaten bis zu einem Jahr. Lässt sich durch diese Maßnahmen keine deutliche Besserung erzielen, sind auch verschiedene operative Verfahren möglich.

DARM

Der Darm besteht aus zwei Teilen, dem Dünndarm (Zwölffingerdarm, Leerdarm und Krummdarm bzw. Duodenum, Jejunum und Ileum) und dem Dickdarm (Grimmdarm und Mastdarm bzw. Kolon und Rektum). Der Darm nimmt die unteren zwei Drittel der Bauchhöhle ein. Der Dünndarm beginnt am Magenausgang. Er ist für die Aufnahme von Nährstoffen nach der Verdauung verantwortlich (Einfachzucker aus Kohlehydraten, Aminosäuren aus Eiweiß, Fettsäuren und Glyzerin aus Fetten). Auch einige Vitamine werden hier aufgenommen (z. B. Vitamin B_{12} am Ende des Ileums).

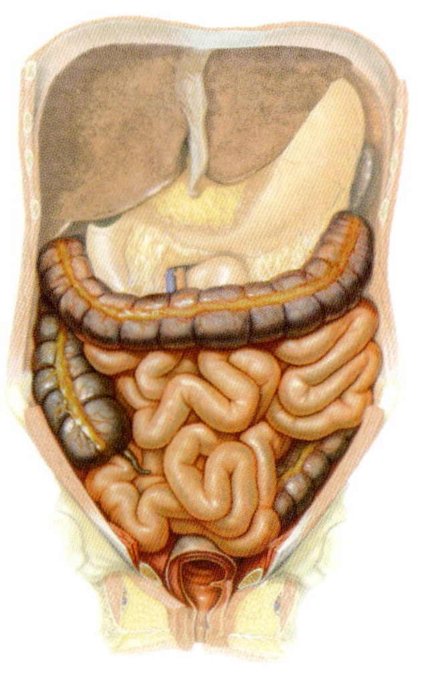

Darm

Der Dünn- und der Dickdarm haben zusammen eine Länge von 4–5 m. Sie liegen zusammengerollt im unteren Teil der Bauchhöhle.

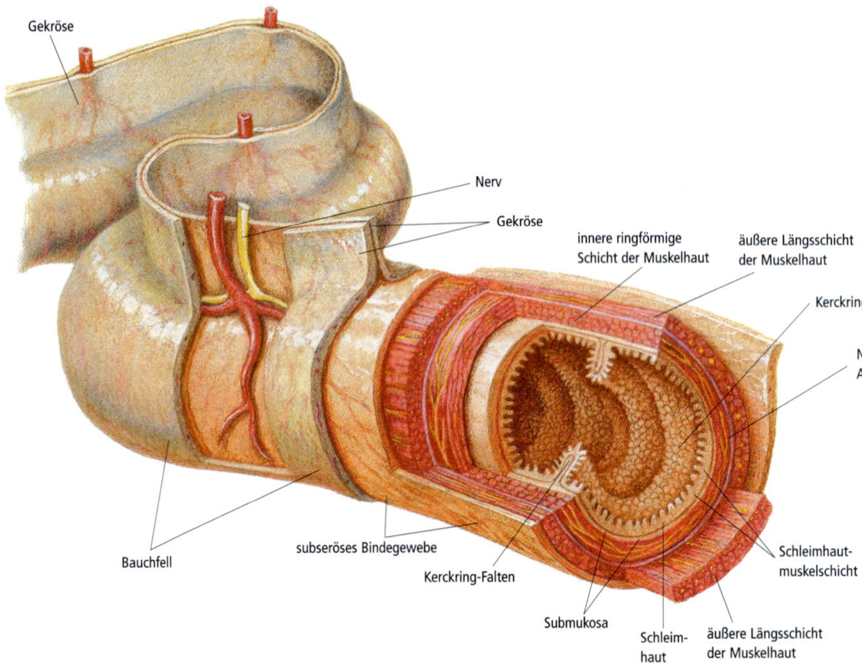

Leerdarm

Kerckring-Falte – Querschnitt

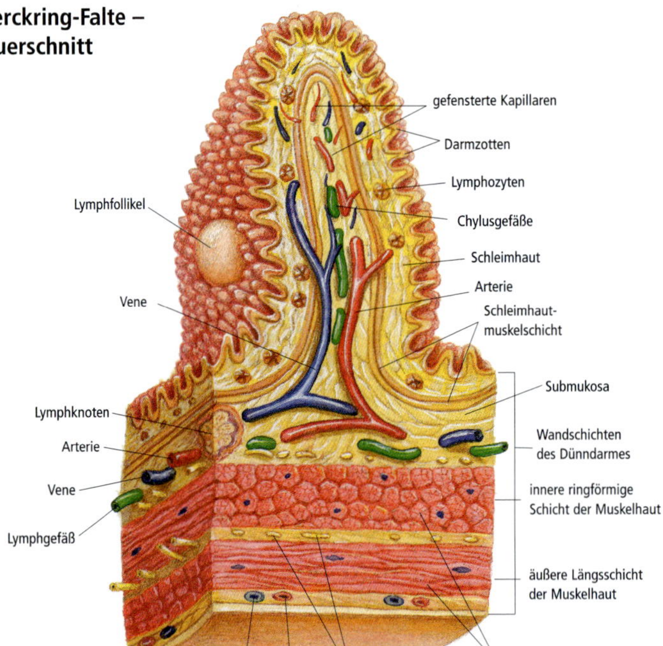

Der Dickdarm ist die Fortsetzung des Dünndarmes und übernimmt die Aufnahme von Wasser und Salzen (Elektrolyte). Im Mastdarm angekommen, ist aus der Nahrung Stuhl (Fäzes) entstanden. Wie ein Bilderrahmen liegt der Dickdarm entlang der Grenzen der Bauchhöhle. Seinen Anfang nennt man Blinddarm (Caecum); daran hängt der kleine Wurmfortsatz (Appendix). Die weiteren Abschnitte heißen aufsteigender Grimmdarm (*Colon ascendens*), quer laufender Grimmdarm (Querkolon, *Colon transversum*), absteigender Grimmdarm (*Colon descendens*), Sigma (*Colon sigmoideum*) und Mastdarm (Rektum).

Der Dünndarm liegt in der Mitte des vom Dickdarm gebildeten Rahmens. Er ist mit etwa 100 ml Gas gefüllt, im Gegensatz zum Dickdarm, der wesentlich mehr Gas enthält. Tatsächlich produziert ein Mensch durchschnittlich bis zu 1 l Darmgase pro Tag als Blähungen. Dieses Gas besteht überwiegend aus Stickstoff, gemischt mit etwas Kohlendioxid, Sauerstoff, Wasserstoff und Methan. Die letzten vier Gase werden von Darmbakterien produziert, wohingegen Stickstoff über den Blutkreislauf in den Darm gelangt.

SIEHE AUCH *Verdauungsapparat in Kapitel 1; Nährstoffe, Ernährung in Kapitel 14*

DARMERKRANKUNGEN

Eine Reihe von Erkrankungen führt zu kombinierten Funktionsstörungen von Dünn- und Dickdarm, wodurch sowohl die Verdauung und Nährstoffaufnahme als auch die Ausscheidung von Abfallstoffen gestört sind. Zahlreiche andere Störungen können in verschiedenen Darmabschnitten auftreten.

SIEHE AUCH *Typhus, Cholera, Paratyphus, Krankheiten durch Würmer, Bandwurmbefall, Rundwurminfektionen, Hakenwurmbefall, Peitschenwurmbefall, Trichinose in Kapitel 11; Medikamente zur Behandlung des Verdauungstraktes und der Harnwege, Kontrasteinlauf, Kolostomie, Ileostomie in Kapitel 16*

Colitis ulcerosa

Diese Erkrankung äußert sich in einer geschwürigen Entzündung der Darmschleimhaut.

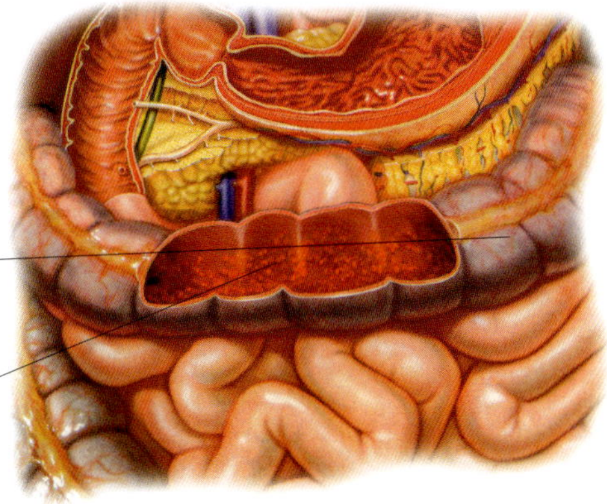

COLITIS ULCEROSA

Die *Colitis ulcerosa* ist vorwiegend eine Erkrankung des Dickdarmes, kann jedoch auch das Ende des Dünndarmes betreffen. Gewöhnlich tritt sie zwischen dem 15. und 20. Lebensjahr auf, in manchen Fällen jedoch erst nach dem 60. Lebensjahr. Bei der *Colitis ulcerosa* kommt es zu einer geschwürigen Zerstörung der Darmschleimhaut mit Blutungen. Symptome sind Blut im Stuhl, Durchfall, häufiger, wässriger Stuhlgang mit Blut-, Eiter- und Schleimauflagerungen, Bauchkrämpfe, Fieber, Erbrechen, Gewichtsverlust und u. U. Dehydratation.

Die Folgen der *Colitis ulcerosa* sind äußerst schwerwiegend. Etwa 30–40 % aller Betroffenen leiden innerhalb von 20 Jahren nach Auftreten der Krankheit an Darmkrebs. Bei etwa 3 % der Patienten kommt es zu einer lebensbedrohlichen Aufweitung (Dilatation) des Dickdarmes (toxisches Megakolon) und bei weiteren 3 % zu einer Darmperforation.

Die Behandlung besteht in der Verabreichung entzündungshemmender Medikamente oder, besonders bei chronischem Verlauf oder Krebsentwicklung, in einer Operation.

CROHN-KRANKHEIT

Der Crohn-Krankheit ist eine lang dauernde, fortschreitende Krankheit des Dünn- und Dickdarmes. In den meisten Fällen entwickelt sich die Krankheit im Alter von 20 bis Anfang 30. Im Verlauf der Krankheit schwellen die Lymphfollikel in den Darmwänden an. Die chronische Entzündung führt zu Geschwüren an den Darminnenwänden sowie zu Fisteln in der Darmwand. Die Betroffenen klagen über Durchfall, Unterleibsschmerzen, Schwäche, Gewichtsverlust und Fieber. Viele leiden in der Folge an Blutarmut (Anämie), was auf Eisen oder Vitamin-B_{12}-Mangel zurückzuführen ist. Zu den Komplikationen der Krankheit gehören ein Darmverschluss, Abszesse in der Darmwand und Darmblutungen.

KOLIK

Unter einer Kolik versteht man einen wellenförmigen Schmerz, der durch die Blähung eines muskulösen Hohlorganes zustande kommt. Man unterscheidet Gallen-, Nieren- und Darmkoliken, wobei Letztere die häufigsten Beschwerden darstellen. Babys und Kinder sind dafür besonders anfällig, aber auch Erwachsene sind davon betroffen. Die für Säuglinge typischen Dreimonatskoliken beginnen im Alter von zwei bis vier Wochen und halten etwa bis zum dritten Monat an. Zu den Symptomen gehören übermäßiges Schreien (mehr als drei Stunden pro Tag an drei Tagen pro Woche) und Anziehen der Beine. Ältere Kinder klagen über Schmerzen. Einer der häufigsten Gründe ist Luft, die in den Magen oder Darm gelangt ist, anstatt durch einen Rülpser ausgestoßen worden zu sein. Eine Kolik kann auch durch einen Leistenbruch verursacht werden.

Die Behandlung der Säuglingskoliken ist rein symptomatisch. Sie besteht aus der Gabe von Fenchel, Anis und Verdauungsenzymen. Aromatherapie und Osteopathie können ebenfalls für Linderung sorgen. Wird das

Crohn-Krankheit

Der Crohn-Krankheit führt am häufigsten am Übergang von Dünndarm und Dickdarm, d. h. am Ende des Krumm- und am Anfang des Grimmdarmes zu Entzündungen. Durch die Schwellung der Lymphfollikel kommt es zu Schleimhautrissen und Vernarbungen in diesem Bereich (Kopfsteinpflasterstruktur).

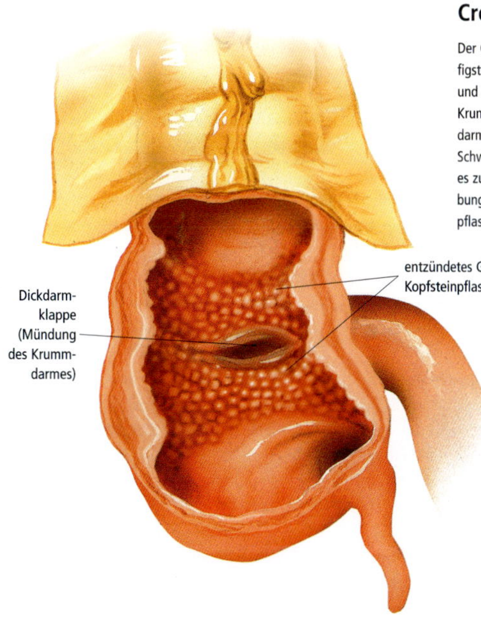

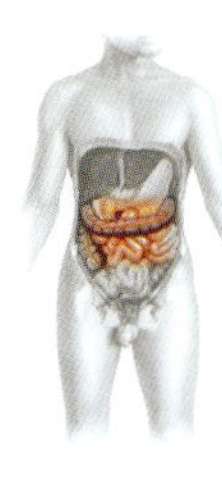

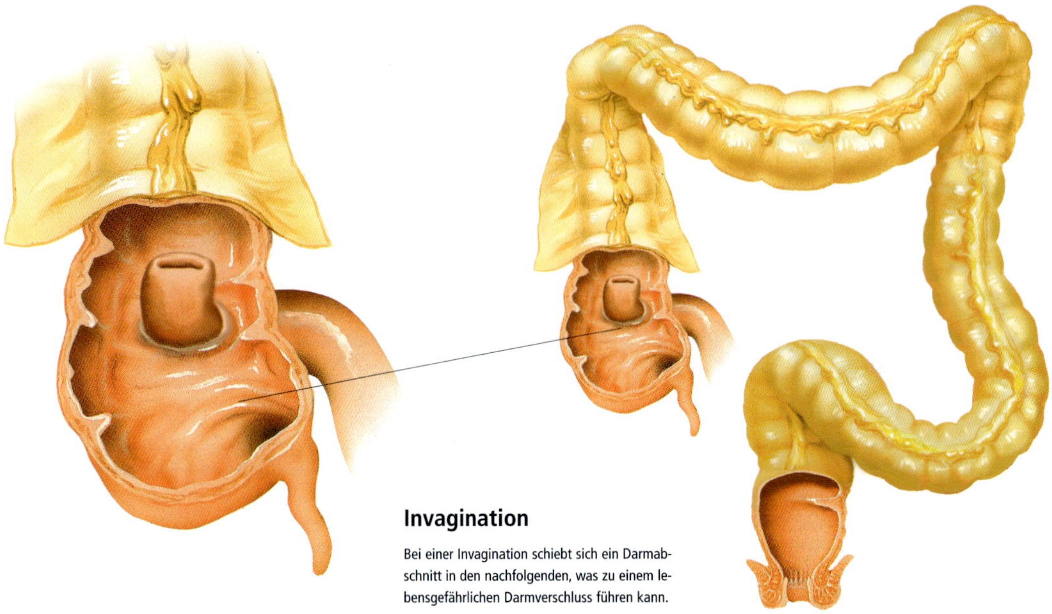

Invagination

Bei einer Invagination schiebt sich ein Darmabschnitt in den nachfolgenden, was zu einem lebensgefährlichen Darmverschluss führen kann.

Baby gestillt, sollte die Mutter reichlich Fencheltee zu sich nehmen. Ebenso sollte man auf einen regelmäßigen Tagesrhythmus des Babys achten und herausfinden, was die Schreie des Babys bedeuten. Es ist wichtig, dass die Mutter eines zu Koliken neigenden Babys selbst regelmäßige Pausen einlegt und von ihrer Umgebung unterstützt wird.

DARMVERSCHLUSS

Unter einem Darmverschluss (Ileus) versteht man alle Störungen der geregelten Darmtätigkeit, die dazu führen, dass der Darminhalt nicht mehr weiterbewegt werden kann.

Man unterscheidet zwei wesentliche Formen eines Ileus: den Lähmungsverschluss (paralytischer Ileus), der durch Störungen im vegetativen Nervensystem verursacht wird, und den mechanischen Ileus, der durch ein Passagehindernis ausgelöst wird. Ursachen für einen paralytischen Ileus sind größere Bauchoperationen, eine Bauchinfektion, Herzinsuffizienz und sogar eine Lungenentzündung. Der Bauch ist gebläht, meist sind keine Darmgeräusche vorhanden. Allerdings sind gelegentlich schwache oder unregelmäßige Geräusche der Darmbewegungen zu hören.

Bei einem mechanischen Ileus, beispielsweise durch Verwachsungen, eine Darmverschlingung, Invagination oder einen Tumor, hört man dagegen vor allem im Anfangsstadium oberhalb des Verschlusses verstärkte Darmgeräusche, da der Darm versucht, das Hindernis mit Gewalt zu überwinden. Auf einem Röntgenbild kann man oberhalb des Verschlusses die geblähten, gasgefüllten Darmschlingen erkennen. Besonders ein mechanischer Ileus führt rasch zu einem akuten Abdomen und erfordert sofortige operative Maßnahmen.

Bei Neugeborenen mit Mukoviszidose kann ein Darmverschluss (Mekonium-Ileus) aufgrund eines dicken Mekoniumpfropfes auftreten. Gesunde Neugeborene scheiden das Mekonium (eine zähe Masse, die den Darm vor der Geburt füllt) innerhalb weniger Tage aus. Zur Entfernung der Blockade kann ein chirurgischer Eingriff nötig sein.

INVAGINATION

Bei einer Invagination oder Einstülpung schiebt sich ein Teil des Darmes in ein benachbartes Teilstück, sodass eine Röhre innerhalb einer Röhre entsteht. Sie ist der häufigste Grund für einen Darmverschluss (Ileus) bei Kindern unter zwei Jahren und tritt häufiger bei Jungen auf. Die Erkrankung kann lebensbedrohliche Folgen haben, wenn sie nicht behandelt wird, da in dem eingestülpten Darmabschnitt aufgrund der unterbundenen Blutversorgung Gewebe (Nekrose, Gangrän) absterben kann.

Die Einstülpung scheint in Zusammenhang mit einer vorhergehenden Virusinfektion zu stehen, die eine Vergrößerung der Lymphfollikel (Peyer-Plaques) im Darm verursacht. Der Grund dafür ist oft unbekannt. Die Erkrankung wird häufig nur erkannt, wenn ein ansonsten gesundes Kind an plötzlichen und heftigen Bauchschmerzen leidet.

Die Diagnose wird mit Hilfe eines Kontrastmitteleinlaufes gestellt, mit dem gleichzeitig versucht wird, die Invagination zu lösen. Gelingt dies nicht oder kommt es zu einer Darmperforation, Nekrose oder Bauchfellentzündung, muss der betroffene Darmabschnitt operativ entfernt werden.

DARMVERSCHLINGUNG

Bei einer Darmverschlingung (Volvulus) dreht sich ein Darmabschnitt um seine eigene Achse und stranguliert sich dabei. Meist sind besonders bewegliche Teile des Verdauungstraktes, wie Krummdarm (Ileum), Blinddarm (Caecum) und Sigma (*Colon sigmoideum*), betroffen. Durch die Verschlingung wird der Darm blockiert und die den Darm versorgenden Blutgefäße werden abgeschnürt. Die Folgen sind akute Bauchschmerzen und Blähungen, Abwehrspannung, Erbrechen und Verstopfung. Im Allgemeinen ist zur Behebung der Darmverschlingung eine Operation erforderlich. Hat

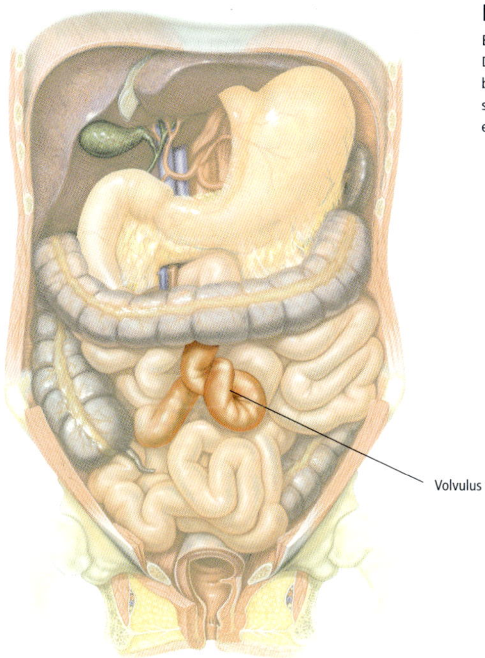

Darmverschlingung

Bei einem Volvulus verdreht sich ein Darmabschnitt. Die Verschlingung bewirkt einen Darmverschluss mit starken Schmerzen und der Gefahr einer Darmnekrose.

Allerdings bilden sich nach der Operation oft neue Verwachsungen, weshalb manche Patienten mehrfach operiert werden müssen.

DÜNNDARM

Der Dünndarm besteht aus dem Zwölffingerdarm (Duodenum), dem Leerdarm (Jejunum) und dem Krummdarm (Ileum). Seine wichtigste Funktion ist die Absorption von Nährstoffen.

SIEHE AUCH *Verdauungsapparat in Kapitel 1*

ZWÖLFFINGERDARM

Der Zwölffingerdarm (Duodenum) ist der Teil des Darmes, der direkt an den Magen anschließt, und der erste Abschnitt des Dünndarmes. Er umschließt die Bauchspeicheldrüse in der Form eines »Cs« und nimmt den Inhalt des Magens auf, nachdem dieser die Nahrung mit Verdauungsenzymen und Magensäure versetzt und mit der Verdauung der Proteine begonnen hat. Dies bedeutet für den Zwölffingerdarm, dass er sehr widerstandsfähig sein muss, weil er immer wieder dem stark ätzenden Mageninhalt aus-

sich bereits eine Gangrän gebildet, muss der betroffene Bereich des Darmes entfernt werden. Ein Volvulus bei einem Kleinkind kann auf eine Fehlentwicklung des Darmes während der fetalen Entwicklung hinweisen. Bei älteren Menschen kann die Darmverschlingung auf Verwachsungen durch eine Operation oder eine Infektion zurückzuführen sein.

VERWACHSUNGEN

Verwachsungen entstehen durch Bänder aus Narbengewebe (Briden), die sich nach einer Operation oder einer schweren Infektion in Hohlräumen des Körpers bilden. Meist treten sie im Bauchbereich auf. Obwohl sie keine Schmerzen verursachen, können sie die Beweglichkeit und Funktion der benachbarten Organe beeinträchtigen. So können z.B. Darmabschnitte von ihnen abgeklemmt werden oder sich um sie verschlingen, was zu einem Darmverschluss (Ileus) mit Erbrechen, geblähtem Bauch und heftigen Schmerzen führt. Bleibt er unbehandelt, führt ein Darmverschluss meist zum Tod.

Die einzige Behandlungsmöglichkeit ist die operative Durchtrennung der Verwachsungen. Dies geschieht unter Vollnarkose im Rahmen einer Bauchspiegelung, bei der man die Verwachsungen sucht und durchtrennt.

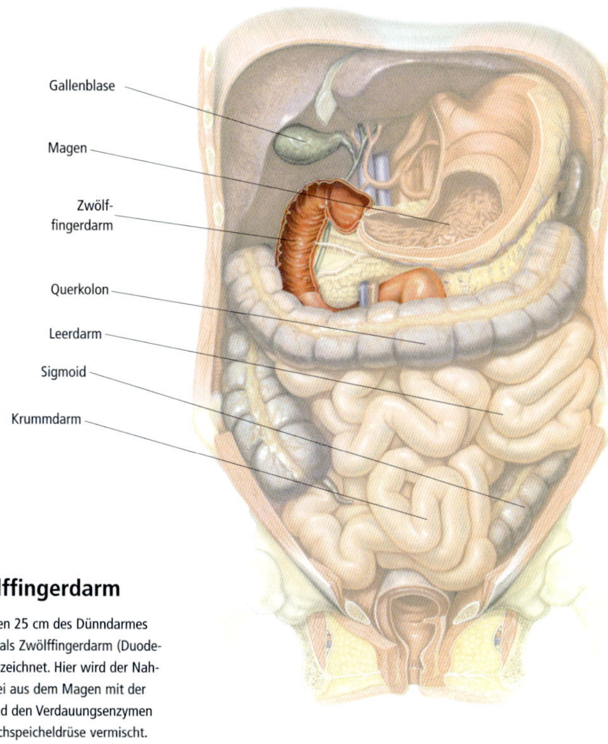

Zwölffingerdarm

Die ersten 25 cm des Dünndarmes werden als Zwölffingerdarm (Duodenum) bezeichnet. Hier wird der Nahrungsbrei aus dem Magen mit der Galle und den Verdauungsenzymen der Bauchspeicheldrüse vermischt.

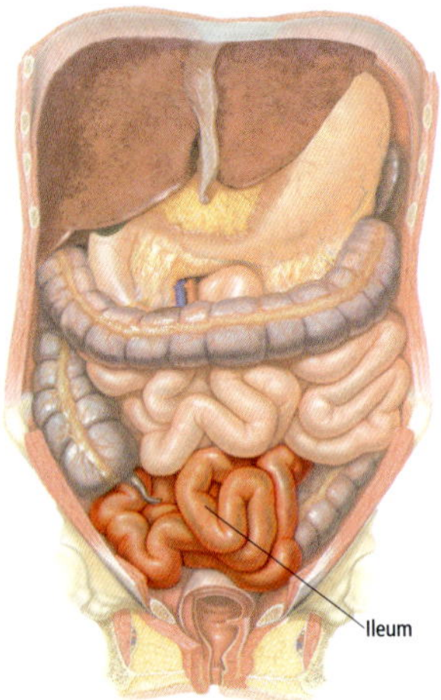

Krummdarm

Der unterste Teil des Dünndarmes absorbiert Gallensäure und Vitamin B_{12}. Der Krummdarm (Ileum) kann in seiner Funktionsweise von einer Reihe von Krankheiten beeinträchtigt werden, so z. B. von Magen-Darm-Infektionen und der Crohn-Krankheit.

gesetzt ist. Der Zwölffingerdarm ist auch der Ort, wo Gallenflüssigkeit aus Leber und Gallenblase und alkalische Enzyme aus der Bauchspeicheldrüse (Pankreasenzyme) mit der Nahrung in Kontakt kommen.

Das Innere des Zwölffingerdarmes ist stark gefältelt, wodurch die für die Absorption von Zucker, Fetten und Aminosäuren verfügbare Oberfläche vergrößert wird. Teile dieser Nährstoffe werden schon im Zwölffingerdarm absorbiert; der Prozess setzt sich aber in den anderen Dünndarmabschnitten, dem Leerdarm (Jejunum) und dem Krummdarm (Ileum), fort.

LEERDARM

Der Leerdarm (Jejunum) ist der mittlere Abschnitt des Dünndarmes (zwischen Zwölffingerdarm und Krummdarm) und befindet sich im linken Oberbauch. Seine Länge beträgt etwa 1,2 m. Zusammen mit dem Zwölffingerdarm nimmt er etwa zwei Fünftel der Gesamtlänge des Dünndarmes ein.

Wie die anderen Dünndarmabschnitte ist auch der Leerdarm ein Schlauch aus glatter Muskulatur, wobei die innere Ringschicht dicker als die äußere Längsschicht ist. Die Nahrung wird vom Zwölffingerdarm durch wellenförmige Muskelkontraktionen (Peristaltik) in den Leerdarm transportiert. Hier wird die Nahrung ebenso wie im Zwölffingerdarm verdaut und resorbiert: Dabei wandern die Stoffe durch die Schleimhaut des Leerdarmes über die Lymphgefäße und die Pfortader zur Leber.

Bei einer Magen-Bypass-Operation werden zwei Drittel des Magens und ein Teil des Leerdarmes umgangen. Diese Operation dient manchmal zur Behandlung von Übergewicht.

Ebenso wie der Zwölffingerdarm liegt der Leerdarm an einer Bauchfellfalte, dem so genannten Dünndarmgekröse (Mesenterium), die an der Rückseite der Bauchwand befestigt ist. Blutgefäße, Nerven und Lymphgefäße durchziehen das Dünndarmgekröse und versorgen den Leerdarm.

KRUMMDARM

Der Krummdarm (Ileum) ist der unterste Teil des Dünndarmes. Er bildet die Fortsetzung des Leerdarmes (Jejunum) und geht in der Ileozökalregion in den Blinddarm (Caecum) über. Die Länge des Krummdarmes beträgt etwa 1,5–2 m. Zusammen mit dem Leerdarm ist er durch das Dünndarmgekröse (Mesenterium), eine Bauchfellfalte, an der hinteren Bauchwand befestigt.

Die meisten Nährstoffe (Fett, Zucker und Aminosäuren) werden bereits vom Zwölffingerdarm (Duodenum) und Leerdarm (Jejunum) absorbiert. Daneben werden einige wichtige Substanzen hauptsächlich vom Krummdarm aufgenommen. Zu diesen gehören die Gallensäuren, die von der Leber produziert und in den Zwölffingerdarm abgegeben werden, um Fettkügelchen aufzuspalten. Die Gallensäuren werden wiederverwertet, indem sie vom Krummdarm absorbiert und in die Leber zurücktransportiert werden. Des Weiteren spielt der Krummdarm eine wichtige Rolle bei der Aufnahme von Vitamin B_{12} (Cobalamin).

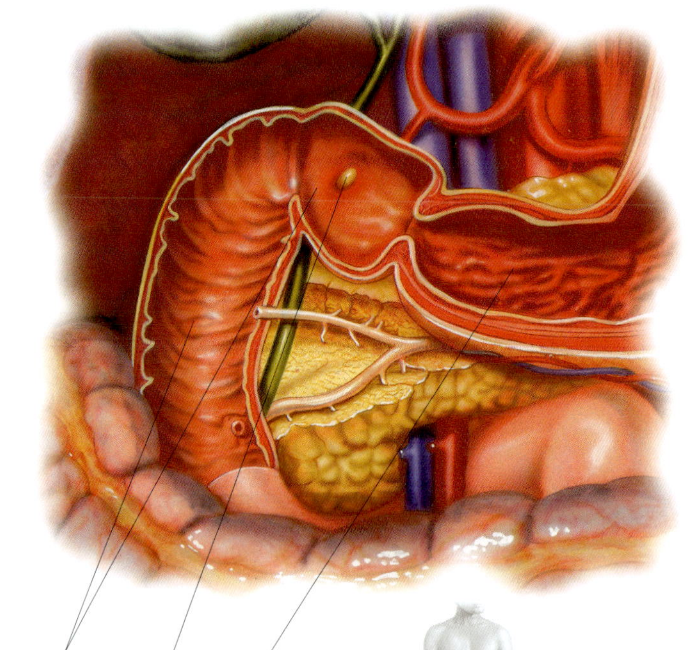

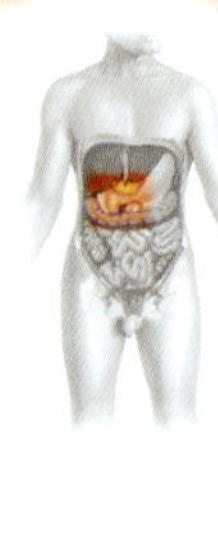

Zwölffingerdarmgeschwür

Ein rundes oder ovales Geschwür bildet sich, wenn die Schleimhaut von Magensäure angegriffen wird. Zwölffingerdarmgeschwüre sind die häufigste Form peptischer Ulzera.

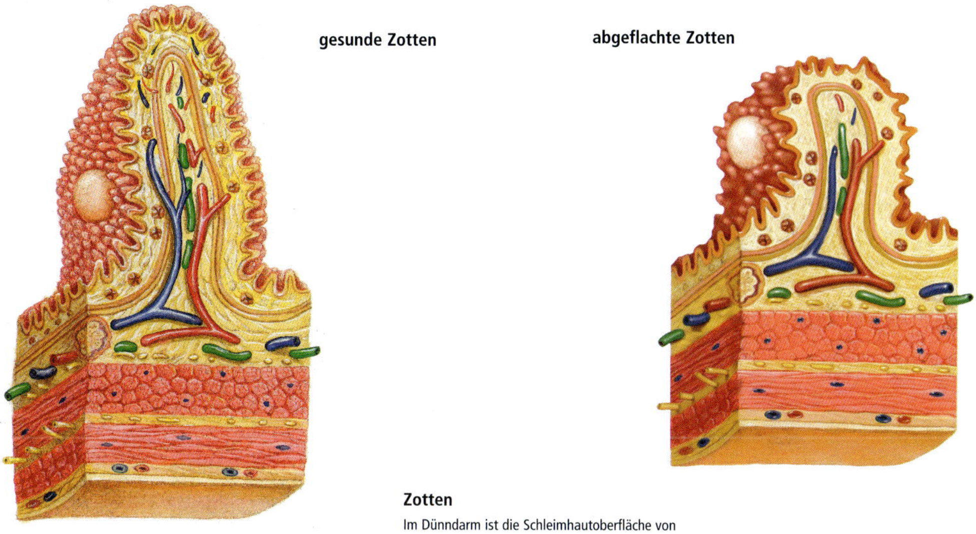

Zotten

Im Dünndarm ist die Schleimhautoberfläche von kleinen fingerartigen Zotten übersät, um die Resorptionsfläche für Nährstoffe zu vergrößern. Bei der Zöliakie sind die Zotten im Leerdarm abgeflacht, sodass nur noch ein Teil der Nährstoffe resorbiert werden kann.

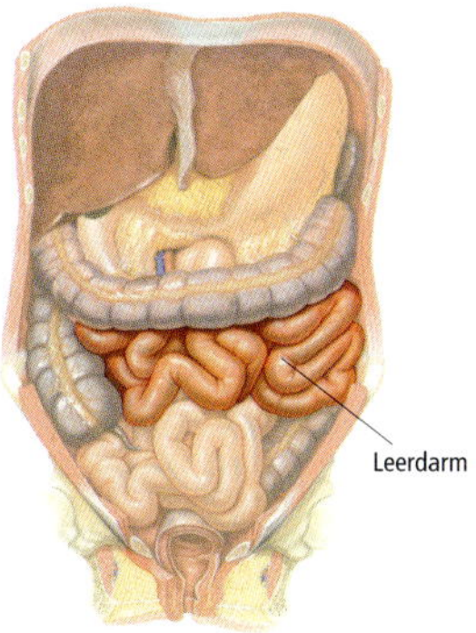

Zöliakie

Zöliakie ist eine angeborene Krankheit mit einer allergischen Unverträglichkeitsreaktion auf Gluten in Getreideprodukten. In der Folge kommt es zu Veränderungen der Darmschleimhaut und Gedeihstörungen.

DÜNNDARM-ERKRANKUNGEN

Im Zwölffingerdarm (Duodenum) entstehen oft Geschwüre, da er regelmäßig den Magensäften ausgesetzt ist. Doch nur äußerst selten bilden sich dort bösartige Tumoren (Krebs).

Der Leerdarm (Jejunum) kann von folgenden Krankheiten betroffen sein: Darmverschluss (Ileus), Magen-Darm-Infektionen (Gastroenteritiden), Zöliakie und Crohn-Krankheit. Während im Zwölffingerdarm häufig Geschwüre auftreten, bleibt der Leerdarm davon verschont. Auch Tumoren entwickeln sich selten im Leerdarm.

Die Jejunostomie ist eine operativ angelegte Jejunumfistel zur vorübergehenden oder dauerhaften Ernährung von Patienten mit Magenoperation, Darmverschluss oder einem inoperablen Karzinom der Verdauungsorgane.

Im Krummdarm (Ileum) kann es zu Darmverschluss, Crohn-Krankheit und Magen-Darm-Infektionen kommen. Die Crohn-Krankheit tritt am häufigsten im letzten Abschnitt des Ileums auf: Die Betroffenen klagen über Durchfall, wiederkehrende Bauchschmerzen, Schwächegefühl, Gewichtsverlust und Fieber. Der Verschluss von Blutgefäßen, die das Ileum versorgen (Mesenterialinfarkt), kann ein Absterben (Gangrän) des Darmes verursachen, was eine sofortige Operation erforderlich macht.

Bösartige Dünndarmtumoren sind selten; sie machen nur 1–5% aller Tumoren des Verdauungstraktes aus.

SIEHE AUCH ***Lambliasis in Kapitel 11; Medikamente zur Behandlung des Verdauungstraktes und der Harnwege, Ileostomie in Kapitel 16***

ZWÖLFFINGERDARMGESCHWÜR

Der Zwölffingerdarm ist jener Teil des Darmes, der direkt an den Magen anschließt. Geschwüre entstehen, wenn die Darmschleimhaut durch Säuren oder das Bakterium *Helicobacter pylori* angegeriffen wird und die tieferen Schichten der Darmwand freiliegen. Zwölffingerdarmgeschwüre (Duodenalgeschwüre, *Ulcera duodeni*) gehören zur Gruppe der peptischen Ulzera. Diese werden durch die stark ätzende Magensäure verursacht, welche die Innenwand des Magens oder des Zwölffingerdarmes zerfrisst.

Patienten mit Zwölffingerdarmgeschwüren klagen oft über Oberbauchschmerzen, die man meist durch Essen, Milch oder Antazida bekämpfen kann. Weitere mögliche Symptome sind Druckschmerzen im Oberbauch und Erbrechen. Komplikationen des Zwölffingerdarmgeschwüres sind schwere Blutungen, ein Darmverschluss (Ileus) oder eine Perforation der Darmwand, bei der der Darminhalt in die Bauchhöhle austritt. Letzteres kann eine lebensgefährliche Bauchfellentzündung hervorrufen.

ZÖLIAKIE

Zöliakie (auch einheimische Sprue) ist eine allergische Reaktion auf Gluten in der Nahrung. Diese Überempfindlichkeit führt zur Zerstörung der nährstoffabsorbierenden Oberflächenstruktur der Dünndarmschleimhaut. Gluten ist ein Protein, das in vielen Getreidesorten vorkommt, besonders in Weizen, Roggen, Gerste und Hafer. Bei Zöliakie greifen die T-Zellen des Immunsystems, die den Körper normalerweise vor Eindringlingen schützen, das Gluten an und entzünden so die Dünndarmwand, die dadurch ihre starke Fältelung verliert (Zottenatrophie). In der Folge kommt es zu einer ineffektiven Nährstoffaufnahme und heftigen Durchfällen.

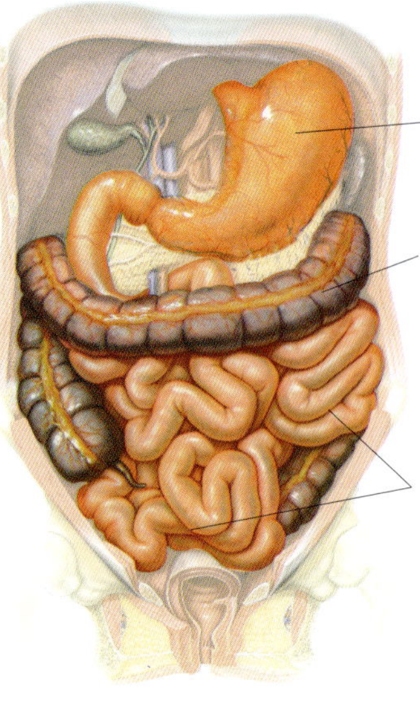

Enteritis

Unter einer Enteritis versteht man in ihren verschiedenen Kombinationen eine Entzündung der Dünndarmwand. Die Ursache ist meist eine bakterielle oder virale Infektion.

Crohn-Krankheit

Das Ende des Krummdarmes ist an seinem Übergang zum Dickdarm häufig von der Crohn-Krankheit betroffen. Die Symptome reichen von Schmerzen im rechten Unterbauch bis zu Appetit- und Gewichtsverlust, Durchfall und Anämie.

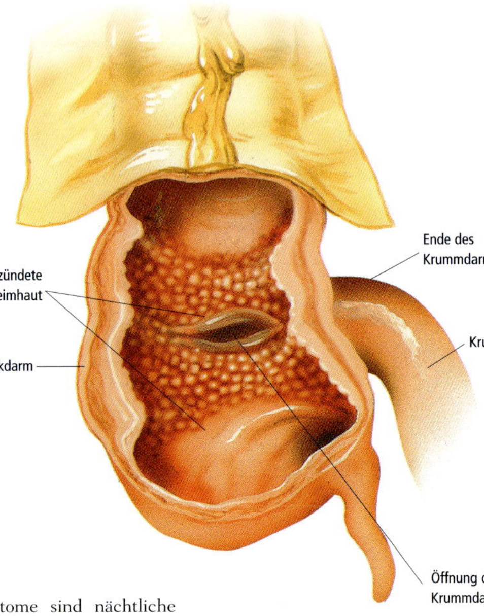

Zöliakie gilt als erblich bedingt, obwohl die tatsächliche Ursache noch nicht gefunden wurde. Bei Schwarzen, Asiaten und Indianern kommt sie selten vor, während sie bei Weißen (Kaukasiern) mit einer Häufigkeit von 1:1.500–2.000 zu finden ist. Besonders häufig ist sie bei Menschen westirischer Abstammung – dort ist einer von 300 betroffen. Etwa bei der Hälfte der erkrankten Personen wird die Krankheit schon im Säuglingsalter diagnostiziert. Erste Anzeichen zeigen sich normalerweise im Alter von 6–21 Monaten, oft nach einer Infektion. Symptome bei Kindern sind Durchfall, Gedeihstörungen und Gewichtsverlust. Bei Teenagern kann sich die Pubertät verzögern und sie können Haarausfall haben *(Alopecia areata)*. Erwachsene leiden oft unter Blähungen, chronischem, übel riechendem Durchfall, der nicht auf Behandlung reagiert, Gewichtsverlust und chronischer Müdigkeit. Eine weitere Folge kann Vitaminmangel sein, was u.U. zu schuppiger Haut, Blutungsneigung, Blut im Urin, Kribbeln und Taubheitsgefühlen, Muskelkrämpfen und Knochenschmerzen führt. Entdeckt wird die Krankheit meist durch Blutuntersuchungen. Auch Osteoporose lässt sich bei Zöliakiepatienten häufig beobachten. Mögliche Symptome sind nächtliche Knochenschmerzen. 5% der Erwachsenen mit Zöliakie leiden auch an einer Anämie; zudem kann in allen Altersstufen eine Laktoseintoleranz hinzukommen.

Wenn die Krankheit diagnostiziert wurde, sollte der Patient auf eine glutenfreie Ernährung umstellen. Das ist nicht einfach, da sich Gluten in einer überraschend großen Zahl von Fertiggerichten findet, darunter Konserven, Erdnussbutter, Dips, Frühstücksfleisch, Süßigkeiten und Joghurt. Man sollte die Etiketten auf allen Fertiggerichten auf Gluten überprüfen. Die Ernährung muss konsequent von einem Facharzt überwacht werden. Außerdem gibt es Selbsthilfegruppen, die wertvolle Tipps geben können, sowie Kochbücher, die glutenfreie Produkte aufführen. Bei Säuglingen kann das Stillen und die relativ späte Einführung von glutenhaltigen Nahrungsmitteln einigen Schutz bieten.

Eine Spontanheilung der Erkrankung wird in Einzelfällen beschrieben, ist aber sehr selten. Die Anderen müssen die Diät lebenslang konsequent beibehalten. Dann bilden sich jedoch die Darmveränderungen so gut zurück, dass ein gesundes beschwerdefreies Leben geführt werden kann.

SPRUE

Sprue ist eine Erkrankung des Dünndarmes, die durch eine Malabsorption von Nahrung, insbesondere Fett, charakterisiert ist. Sie kommt besonders häufig in den Tropen vor und wird dort auf Infektionen oder Folsäuremangel zurückgeführt. In anderen Regionen kann sie durch eine Krankheit oder eine medizinische Behandlung hervorgerufen werden, die die normale Zellaktivität im Dünndarm stören, wie Zöliakie, Pankreatitis, Strahlentherapie, Wurminfektion oder eine operative Entfernung von Teilen des Magens oder des Dünndarmes.

Zu den Symptomen gehören trockene Haut, Gewichtsabnahme, wunde Mundwinkel, eine rote Zunge (aufgrund eines Vitamin-B-Mangels), Blähungen und übel riechender Stuhl, Ödeme, Schwäche, Müdigkeit, Durchfall und Muskelkrämpfe. Die Behandlung ist abhängig von der Ursache.

LAKTOSEINTOLERANZ

Das Enzym Laktase befindet sich im Bürstensaum der Dünndarmschleimhaut und ist

Dickdarm (Kolon)

Der größte Teil des Dickdarmes wird vom Kolon gebildet, das mit einem aufsteigenden, einem quer laufenden, einem absteigenden und einem s-förmigen Teil den gesamten Dünndarm einrahmt. Die Funktion des Kolons liegt in der Eindickung des Darminhaltes durch Rückresorption von Salzen und Wasser und dessen Umwandlung in geformten Kot.

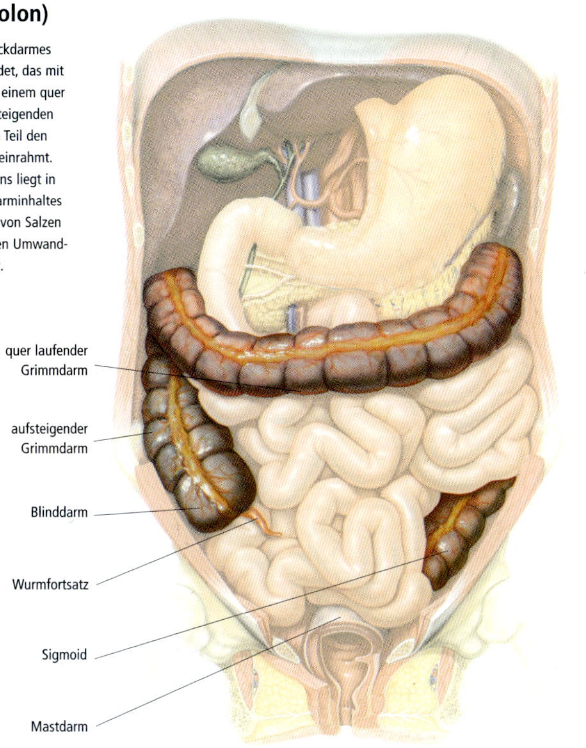

am Abbau des Michzuckers (Laktose) beteiligt. Die aufgrund eines Laktasemangels unverdaute Laktose führt zu Blähungen, Koliken und zuweilen auch zu starkem, wässrigem und säurehaltigem Durchfall.

Die Laktoseintoleranz tritt in verschiedenen Formen auf. Man unterscheidet im Wesentlichen eine erbliche, angeborene und eine erworbene Formen durch Darmkrankheiten. Vor der 30. Schwangerschaftswoche geborene Säuglinge vertragen oft keine Muttermilch, da die Darmschleimhaut noch nicht voll funktionsfähig ist.

Eine Schädigung der Dünndarmschleimhaut durch eine Magen-Darm-Infektion verursacht vor allem bei Kindern häufig eine vorübergehende Laktoseintoleranz. Nach etwa einer Woche hat sich die Darmschleimhaut regeneriert; in dieser Zeit sollte das Kind auf Milch und Milchprodukte verzichten. Auch bei Sprue und nach Magenoperationen beobachtet man eine Milchunverträglichkeit.

Die weitaus häufigste Form der Laktoseintoleranz ist genetisch bedingt: Bis zu 90% der Asiaten, 70% der Afroamerikaner und 25% der Kaukasier leiden in unterschiedlichem Ausmaß an Laktasemangel.

Die Diagnose erfolgt anhand eines Laktosetoleranztests. Dieser Test ist positiv, wenn nach Laktosezufuhr ein Blutzuckeranstieg ausbleibt und Symptome wie Blähungen und Durchfall auftreten.

Bei Laktoseintoleranz sollte auf Milch und ungesäuerte Milchprodukte verzichtet werden. Kuhmilch kann durch Sojamilch ersetzt werden. Menschen mit genetisch bedingter Laktoseintoleranz vertragen höchstens eine Tasse Kuhmilch pro Tag.

ENTERITIS

Die infektiöse Enteritis ist eine Entzündung des Dünndarmes, z. B. durch bakterielle oder virale Verseuchung von Lebensmitteln oder Getränken. Bei der Gastroenteritis betrifft die Entzündung auch den Magen, bei der Enterokolitis auch den Dickdarm. Die Symptome – Bauchschmerzen, Durchfall, Fieber, Dehydratation – können bereits vier Stunden oder erst 72 Stunden nach Aufnahme der verdorbenen Nahrungsmittel einsetzen.

Leichte Entzündungen bedürfen keiner Behandlung und klingen innerhalb von ein bis drei Tagen ab. Klare Flüssigkeiten wie Cola, Orangensaft, Apfelsaft oder Brühe sind wohltuend, auf Milch sollte hingegen verzichtet werden. Arzneimittel zur Behandlung von Durchfall lindern die Symptome, haben allerdings den Nachteil, dass die Krankheitserreger schlechter ausgeschieden werden. Durchfall kann bei Kindern zu schnell einsetzender und extremer Dehydratation führen. In solchen Fällen ist umgehend ein Arzt aufzusuchen.

ILEITIS

Eine Entzündung des Krummdarmes (Ileum), also des untersten Teiles des Dünndarmes, wird Ileitis genannt. Die Entzündung kann von einer Viren- oder Bakterieninfektion, wie der relativ häufigen viralen oder bakteriellen Gastroenteritis, einer allergischen Reaktion auf Lebensmittel, radioaktiver Bestrahlung oder der seltenen Darmtuberkulose, die eher den Krummdarm als andere Darmteile befällt, verursacht werden.

Die *Ileitis regionalis* oder *terminalis* ist eine andere Bezeichnung der Crohn-Krankheit. Die Ursache dieser Erkrankung ist nicht genau bekannt, wahrscheinlich ist sie aber eine Kombination aus genetischen und Umwelteinflüssen.

Die Symptome sind Bauchschmerzen, Gewichtsverlust und Appetitlosigkeit. Die Behandlung zielt auf die Beseitigung der Entzündungsursache.

DÜNNDARMVERSCHLUSS

Bei einem Dünndarmileus treten heftiges Erbrechen, eine Blähung des Oberbauches, ein oft starkes Krankheitsgefühl sowie Verstopfung auf. Der Ileus entsteht meist durch Verwachsungen zwischen dem Dünndarm und anderen Bauchorganen. Weitere Ursachen sind die Einklemmung eines Darmabschnittes in einer Hernie, eine Darmverschlingung (Volvulus) oder eine so genannte Invagination, also die Einstülpung eines Darmstückes in ein anderes.

DICKDARM

Der Dickdarm besteht aus Grimmdarm (Kolon) und Mastdarm (Rektum). Während die Hauptfunktion des Dünndarmes die Resorption von Nährstoffen darstellt, ist die Haupt-

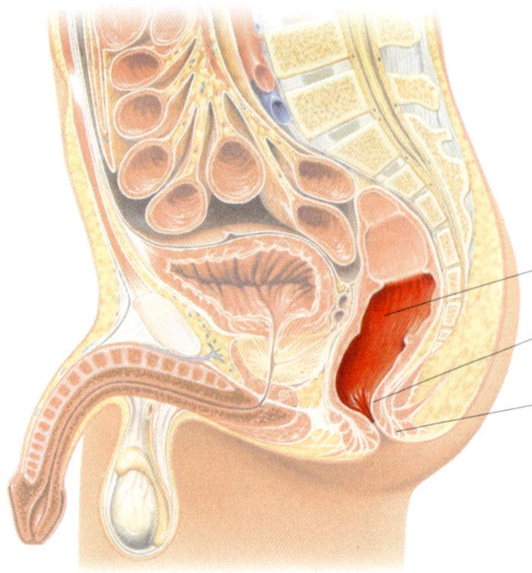

Mastdarm

Der Mastdarm und der Analkanal haben eine Länge von 15–20 cm. Ringförmige Schließmuskeln (Analsphinkteren) verschließen den After, wenn kein Stuhl ausgeschieden wird.

aufgabe des Dickdarmes die Rückresorption von Wasser und die Beförderung der Abfallstoffe zum After.

SIEHE AUCH *Verdauungsapparat in Kapitel 1; Darmspülung in Kapitel 14; Mastdarm in diesem Kapitel*

GRIMMDARM

Der Grimmdarm (Kolon) bildet den größten Teil des Dickdarmes und ist in verschiedene Abschnitte unterteilt: Blinddarm (Caecum), aufsteigender Grimmdarm (*Colon ascendens*), quer verlaufender Grimmdarm (*Colon transversum*), absteigender Grimmdarm (*Colon descendens*) und s-förmiger Grimmdarm (*Colon sigmoidum*). Der Wurmfortsatz (Appendix) ist ein Teil des Blinddarmes.

WURMFORTSATZ

Der umgangssprachlich als »Blinddarm« bezeichnete Wurmfortsatz (Appendix) ist eine etwa 9 cm lange, dünne, wurmartige Ausbuchtung am Anfang des Dickdarmes. Er ist Teil des lymphatischen Systemes, schützt den Dickdarm vor Infekten und scheint ein Überbleibsel der Evolution zu sein. Entzündet er sich, spricht man von »Blinddarmentzündung« oder Appendizitis.

MASTDARM

Der Mastdarm (Rektum) ist der vorletzte Abschnitt des Verdauungstraktes vor dem After (Anus), dem Darmausgang. Der Stuhl gelangt vom Sigma in den Mastdarm und wird dort eine kurze Zeit gelagert, bis er ausgeschieden werden kann. Auch Gase gelangen in den Mastdarm und treten in Form von Blähungen aus.

Der obere Teil des Mastdarmes hat drei konstante Querfalten in seiner Wand. Am unteren Ende des Mastdarmes befinden sich Längsfalten, die Morgagni-Papillen. Die unteren Enden dieser Falten sind durch Querfalten verbunden, sodass sich zwischen den Falten flache Taschen bilden. Direkt oberhalb der Taschen befinden sich Talgdrüsen, die sich infizieren können; in der Folge kann ein anorektaler Abszess entstehen. Unterhalb der Querfalten beginnt der Analkanal, der sich nach außen öffnet.

Zu Stuhlinkontinenz kann es bei neurologischen Problemen von After und Mastdarm, z. B. Empfindungsverlust oder Kontrollverlust der Afterschließmuskeln, kommen. Auch eine Verletzung oder eine Operation in diesem Bereich sowie Verstopfung und eine Überlaufinkontinenz bei verhärtetem Stuhl können die Ursache sein. Eine Überlaufinkontinenz kann vor allem bei Kindern mit unregelmäßigem Stuhlgang auftreten.

AFTER

Der After (Anus) ist ein kurzer, etwa 3–4 cm langer schlauchförmiger Kanal, der sich vom Mastdarm bis zum Schließmuskel erstreckt, der den Darm nach unten abschließt. Über den After werden die Abfallstoffe aus dem Körper ausgeschieden.

DICKDARM-ERKRANKUNGEN

Erkrankungen oder Störungen im Bereich des Dickdarmes äußern sich vor allem in Durchfall, Verstopfung und schmerzhaften Koliken. Der Dickdarm ist auch die bevorzugte Lokalisation für Darmkrebserkrankungen.

Klassische Untersuchungsverfahren zur Darstellung des Kolons sind der Kontrasteinlauf und die Koloskopie. Beim Kontrasteinlauf wird das Kolon mit bariumhaltigem Kontrastmittel gefüllt, das einen positiven Kontrast gibt. Durch zwei Röntgenaufnahmen, einmal bei gefüllten und dann bei entleertem Darm, können Veränderungen der Darmschleimhaut sichtbar gemacht werden.

Bei der Koloskopie wird ein biegsames Endoskop vom After in den Darm vorgeschoben, was es erlaubt, den Darm von innen zu betrachten.

SIEHE AUCH *Ruhr in Kapitel 11; Kontrasteinlauf, Endoskopie, Kolostomie in Kapitel 16*

DARMKREBS

Darmkrebs entsteht fast immer aus den Schleimhautzellen des Dickdarmes und wird auch als kolorektales Karzinom bezeichnet. In den Industrieländern gehört Darmkrebs zu den drei häufigsten Krebsarten (die anderen sind Lungenkrebs und entweder Prostatakrebs bei Männern oder Brustkrebs bei Frauen) und ist die am meisten verbreitete Krebstodesursache.

In Deutschland werden jedes Jahr schätzungsweise über 50.000 neue Fälle von Darmkrebs diagnostiziert und etwa die Hälfte dieser Menschen stirbt jährlich an dieser Krankheit.

Die Ursachen liegen zum Teil im genetischen Bereich, sodass manche Familien ein höheres Risiko tragen, zum Teil jedoch auch in den Ernährungsgewohnheiten mit einer eiweiß- und fettreichen und gleichzeitig ballaststoffarmen Ernährung. Bei starkem Fleischverzehr kann sich die Bakterienpopulation im Darm verändern, sodass Bakterien überwiegen, die Gallensäuren und andere Substanzen in Krebs erregende Stoffe (Karzinogene) umwandeln. Die Vitamine A, E und C und andere Pflanzeninhaltsstoffe bieten dagegen einen gewissen Schutz, weshalb vermehrt Gemüse gegessen werden sollte.

Es gibt zahlreiche Hinweise darauf, dass bei den meisten bösartigen Darmtumoren zahlreiche pathologische Veränderungen der Schleimhautzellen dem eigentlichen Krebs vorausgehen.

Eine dieser Veränderungen ist die Bildung von präkanzerösen Darmpolypen (Wucherungen der Schleimhautzellen), auch wenn nicht alle Polypenarten gefährlich sind. Es gibt einige Erbkrankheiten, die zur Bildung zahlreicher kolorektaler Polypen (Polyposis) führen. Andere Erbkrankheiten führen ohne die Bildung von Polypen zu Darmkrebs. Auch Menschen mit chronisch entzündlichen Darmkrankheiten wie der Crohn-Krankheit oder *Colitis ulcerosa* haben eine höheres Risiko für die Entstehung von Darmkrebs.

Symptome

Dickdarmkrebs entsteht meist nach dem 50. Lebensjahr und kommt bei Männern etwas häufiger vor. Die Symptome variieren und sind oft vage. Schmerz ist in der Regel kein Frühsymptom. Die Tumoren in der Darmwand bluten zwar, doch im oberen Teil des Dickdarmes vermischt sich das Blut mit dem flüssigen Darminhalt, sodass im Stuhl kein Blut zu sehen ist und oft erst dann entdeckt wird, wenn der Tumor schon weit fortgeschritten ist und der Patient aufgrund einer Anämie blass und schwach ist und schnell ermüdet.

Etwa die Hälfte aller Darmtumoren entsteht im unteren Drittel des Kolons oder im Rektum. Blutungen aus diesen Tumoren können zwar sichtbar sein, werden jedoch oft übersehen. Solche Tumoren können krampfartige Bauchschmerzen, Verstopfung oder häufige Wechsel zwischen Verstopfung und Durchfall verursachen.

Entstehung von Darmkrebs

Darmtumoren wachsen relativ langsam, sodass eine Früherkennung durch den Betroffenen oder eine frühzeitige Diagnose durch den Arzt oft lebensrettend sein kann. Untersuchungen auf Blut im Stuhl können ebenfalls zur Früherkennung beitragen. Die Diagnose erfolgt mit einem Röntgenkontrasteinlauf, einer Koloskopie (Endoskopie des Dickdarmes) und einer Blutuntersuchung auf ein Protein, das von den Krebszellen abgegeben wird, dem karzinoembryonalen Antigen (CEA). Viele Darmtumoren werden jedoch erst in einem relativ späten Stadium erkannt.

Darmkrebs breitet sich zunächst innerhalb der Darmwand aus, gelangt dann durch die Lymphgefäße zu den benachbarten Lymphknoten und später über das Blut in Knochen, Leber, Lunge und andere Organe. Wie bei vielen Krebsarten ist das Ausmaß der Verbreitung zum Zeitpunkt der Diagnose das wichtigste Kriterium für den Krankheitsverlauf und die Überlebenschancen des Patienten.

Behandlung

Darmkrebs kann durch eine operative Entfernung des Tumors und der umgebenden Darmabschnitte und Lymphknoten behandelt werden. Betroffene, für die eine große Operation zu riskant wäre, können auch mit Strahlentherapie behandelt werden. Bei einer Behandlung in einem frühen Stadium, in dem der Tumor noch auf die Innenseite der Darmwand beschränkt ist, liegt die Wahrscheinlichkeit, dass der Betroffene ab Diagnosestellung noch mindestens fünf Jahre leben wird, bei fast 100 %. Bei einer Ausbreitung durch die Darmwand hindurch zu den benachbarten Lymphknoten sinkt dieser Prozentsatz drastisch.

Da die Früherkennung der Schlüssel zur operativen Heilung ist, wäre ein Früherkennungstest für Darmkrebs ausgesprochen sinnvoll. Zurzeit gibt es jedoch keinen kostengünstigen, verlässlichen Test für die Krankheit. Da Darmtumoren jedoch oft bluten, ist ein Test auf Blut im Stuhl (okkultes Blut) hilfreich. Eine Koloskopie mit Biopsie ist zurzeit die effektivste Methode der Früherkennung.

DARMPOLYPEN

Ein Polyp ist eine Wucherung von Schleimhautzellen, der wie eine Traube stielförmig aufgehängt oder als ein kleiner Knoten auf der Schleimhautoberfläche wächst. Polypen sind zwar normalerweise gutartig, können jedoch zu Komplikationen führen und in Einzelfällen entarten.

Darmpolypen bilden sich am häufigsten im Mastdarm und im Sigmoid des Dickdarmes. Sie verursachen normalerweise keine Symptome, doch kann es in einigen Fällen zu Blutungen aus dem Mastdarm kommen. Diese Polypen sollten entfernt werden, da sie bösartig werden können. Eine Operation zur Entfernung von Polypen erfolgt in der Regel mit Hilfe eines Endoskops (Proktoskop oder Sigmoidoskop), das in den Mastdarm eingeführt wird. Die Polypen werden abgeklemmt oder durch Elektrokoagulation (Kauterisation) zerstört. Bei familiärer Veranlagung zu Polypenbildung sollte man in regelmäßigen

Darmkrebs

Dieser Darmkrebs wächst aus der Wand des Querkolons. Er muss mit dem umgebenden Darmgewebe und den nächstgelegenen Lymphknoten operativ entfernt werden. Wenn der Tumor die Darmwand noch nicht durchbrochen hat, sind die Heilungschancen sehr gut.

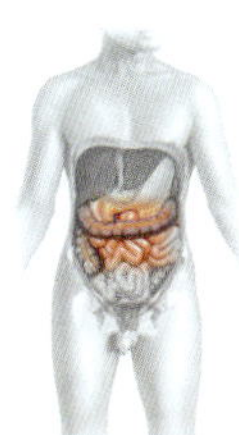

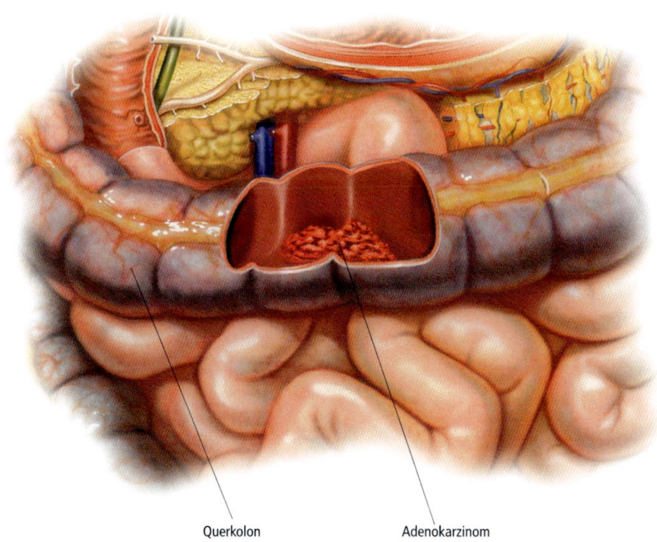

Reizkolon

Typisch für das Reizkolon sind krampfartige Bauchschmerzen sowie plötzlicher Durchfall oder Verstopfung. Im Gegensatz zu anderen Erkrankungen des Verdauungstraktes kommt es jedoch zu keiner Entzündung.

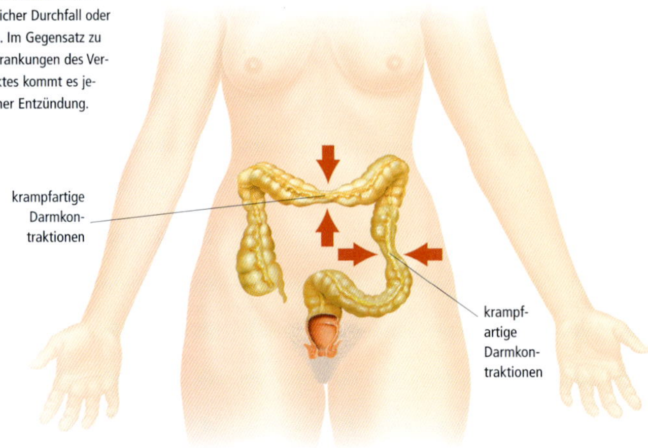

Abständen eine endoskopische Untersuchung durchführen lassen.

POLYPOSIS

Unter Polyposis versteht man eine Reihe von erblichen Erkrankungen, die zu einer Vielzahl von Darmpolypen und einem erhöhten Krebsrisiko führen. Besonders gefährlich ist die dominant erbliche familiäre adenomatöse Polyposis (FAP). Andere Formen sind das Cronkhite-Canada-Syndrom, juvenile Polypen oder das Peutz-Jeghers-Syndrom. Die Betroffenen entwickeln eine Vielzahl von Polypen (pilzförmige Auswüchse, meist durch einen Stiel mit der Darmwand verbunden) im Dickdarm. Polypen entstehen auch unter anderen Bedingungen, aber nicht in einer solchen Menge. Die Gefahr liegt darin, dass jeder Polyp das Potenzial zur Krebsentwicklung in sich trägt. Je mehr Polypen es gibt, desto höher ist das Krebsrisiko. Das bedeutet, dass Patienten mit Polyposis fast immer irgendwann in ihrem Leben Krebs bekommen. Die einzig wirklich sichere Behandlung besteht in einer Entfernung des gesamten Kolons.

REIZDARM

Der Reizdarm ist eine häufige Erkrankung, die etwa 15–25 % aller Menschen in den Industrieländern betrifft. Zu den Symptomen gehören Bauchschmerzen, Blähsucht (Meteorismus) und eine gestörte Darmfunktion. Die Stuhlkonsistenz ist unterschiedlich und wechselt von Person zu Person oder von Zeit zu Zeit von Verstopfung zu Durchfall und umgekehrt. Patienten, die an einem Reizdarm leiden, scheinen eine höhere Schmerzempfindlichkeit des Darmes zu besitzen als der Rest der Bevölkerung. Der Grund dafür ist nicht bekannt. Vermutlich ist die Empfindlichkeit des Patienten für das Gefühl der Darmfunktion erhöht.

Die Diagnose wird meist gestellt, wenn keine anderen körperlichen Hinweise für Darmerkrankungen vorliegen. Man nimmt an, dass es sich eher um eine funktionelle als um eine strukturelle oder biochemische Veränderung des Darmes handelt.

Die Behandlung umfasst die psychologische Unterstützung und die Gabe von Antidepressiva und Serotonin-Antagonisten.

Es gibt eine Reihe alternativer Therapien zur Behandlung des Reizdarmes. Die Akupunktur kann Symptome mildern und Angstgefühle abschwächen. Chinesische Kräuter unterstützen die Behandlung. Eine chiropraktische oder osteopathische Behandlung kann erwogen werden, wenn eine Wirbelblockade oder ein eingeklemmter Nerv der Wirbelsäule eine Rolle spielen. Die Kräuterheil-

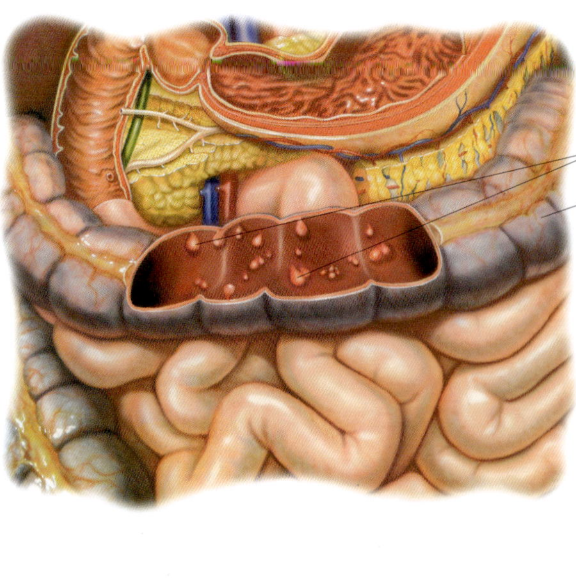

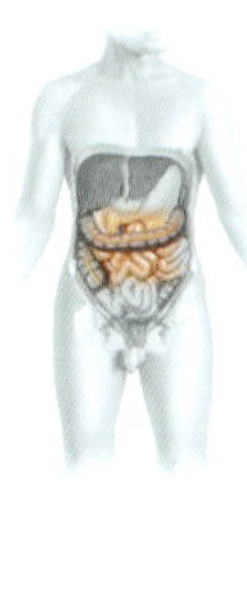

Polypen

Polypen sind Tumoren, die sich aus der Schleimhaut vorwölben. Man findet sie am häufigsten im Kolon. Ein Polyp kann eine Erhebung bilden oder an einem Stiel tropfenförmig in das Darminnere hängen.

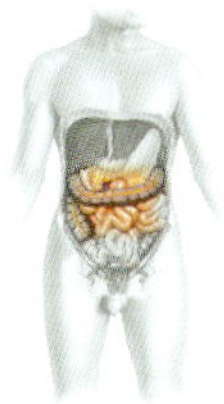

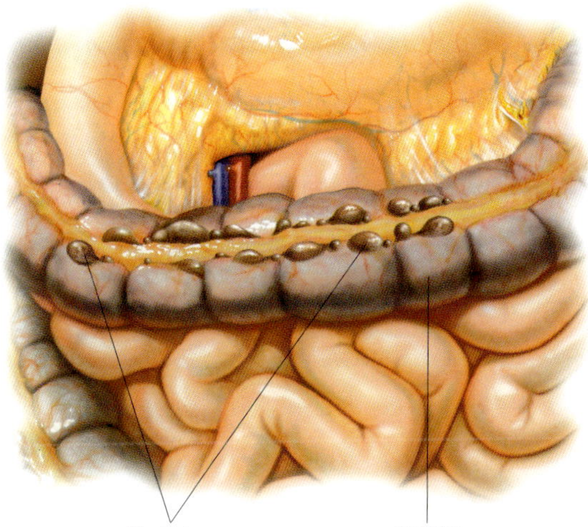

Divertikulose

Bei einer Divertikulose bildet die Darmschleimhaut Ausbuchtungen (Divertikel).

kunde empfiehlt Pfefferminz- und Kamillentee und Ulmemrindenpulver. In der Homöopathie werden zahlreiche Medikamente eingesetzt, die auf die unmittelbare Behandlung der spezifischen Symptome des Reizdarmes abzielen. Die Hypno- und Psychotherapie können Betroffene dabei unterstützen, den Stress zu akzeptieren und damit umzugehen. Bauchmassagen können den Bereich entspannen und vom Patienten selbst durchgeführt werden. Die Reflexzonenmassage behandelt die Darmzone. In der Shiatsumassage versucht man, die Darmfunktion ins Gleichgewicht zu bringen. Jegliche Entspannungsmassage kann bei der Angstlösung unterstützend wirken. In der Naturheilkunde werden Vollwertkost zur Aufrechterhaltung der Darmtätigkeit und Ballaststoffe oder quellende Abführmittel wie Leinsamen oder Flohsamen verabreicht. Man sollte Reizstoffe wie Tee, Kaffee und Alkohol meiden und auf mögliche Allergien, besonders gegen Milchprodukte oder Weizen, achten.

DIVERTIKULOSE

Bei einer Divertikulose bildet die Darmwand so genannte Divertikel, Ausbuchtungen der Schleimhaut durch die Muskelschichten. Die Ursache wird in der typischen ballaststoffarmen und fettreichen Ernährung der westlichen Industrienationen gesehen.

DIVERTIKULITIS

Die Divertikulitis ist eine Entzündung von kleinen Ausbuchtungen in der Dickdarmwand. Diese Ausbuchtungen heißen Divertikel und geben der Krankheit ihren Namen. Die Patienten haben meist leichte bis starke Schmerzen im linken Unterbauch, die anhaltend oder krampfartig auftreten. Leichtes Fieber, ein empfindlicher und geblähter Unterleib, Verstopfung und manchmal blutiger Stuhlgang sind weitere Symptome.

Im Folgenden werden einige mitunter auftretende Komplikationen genannt: Abszesse in der Darmwand und der angrenzenden Bauchhöhle; Fisteln, wenn durch die Infektion eine Verbindung zwischen Darminnerem und angrenzenden Bereichen entsteht; Bauchfellentzündungen, wenn Bakterien sich ungehindert in der Bauchhöhle ausbreiten; und ein Darmverschluss.

Etwa ein Viertel der Patienten mit akuter Divertikulitis muss operiert werden, um Abszesse zu drainieren oder zu entfernen, den Darmverschluss zu beheben oder Fisteln zu schließen.

DICKDARMVERSCHLUSS

Ein Verschluss des Dickdarmes kann durch eine Verschlingung des Sigmoids (Volvolus), Darmkrebs oder narbige Verwachsungen mit anderen Organen entstehen. Symptome sind Verstopfung, Unterbauchschmerzen und evtl. Koterbrechen.

HIRSCHSPRUNG-KRANKHEIT

Die Hirschsprung-Krankheit ist eine angeborene Erkrankung, bei der die Nervenzellen in der Wand eines Dickdarmabschnittes fehlen. Ohne diese Nervenzellen kann der Darm die rhythmischen Kontraktionen nicht ausführen, die für den Transport des Stuhles zum Darmausgang notwendig sind. Als Folge davon leidet der betroffene Säugling unter Verstopfung, Blähsucht, Appetitlosigkeit und Erbrechen.

Das Ausspülen des Dickdarmes mit einer Glaubersalzlösung kann vorübergehend Linderung bringen. Langfristig ist jedoch eine Entfernung des betroffenen Darmabschnittes und im schlimmsten Fall eine dauerhafte Kolostomie, d.h. ein künstlicher Darmausgang erforderlich, um den Dickdarm regelmäßig zu entleeren.

BLINDDARMENTZÜNDUNG

Man glaubt, dass eine Blinddarmentzündung (Appendizitis) durch die Verstopfung der Wurmfortsatzöffnung mit Stuhl oder vergrößertes Lymphgewebe entsteht. Es entwi-

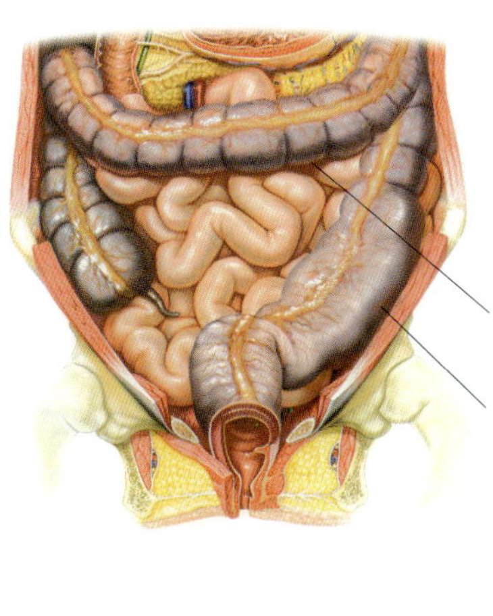

Hirschsprung-Krankheit

Bei dieser Erkrankung fehlen die Nervenzellen in einem Teil der Grimmdarmwand. Die Folge ist eine Erweiterung des vorgeschalteten Abschnittes und eine chronische Verstopfung.

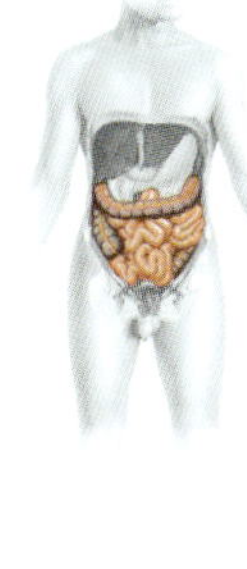

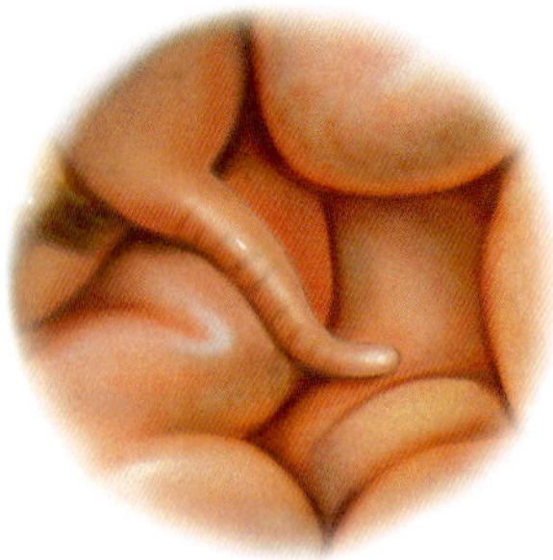

gesunder Blinddarm

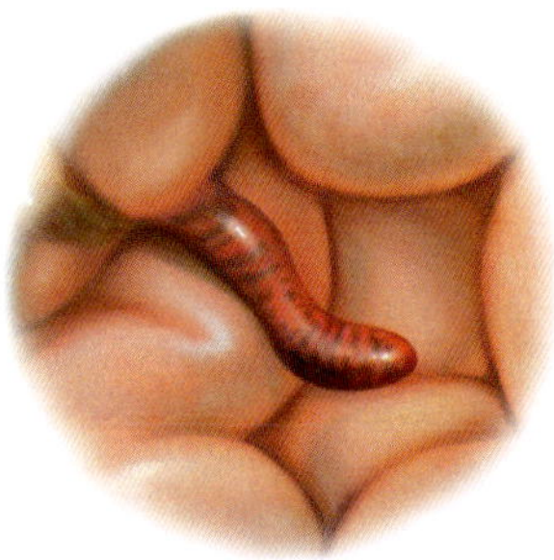

entzündeter Blinddarm

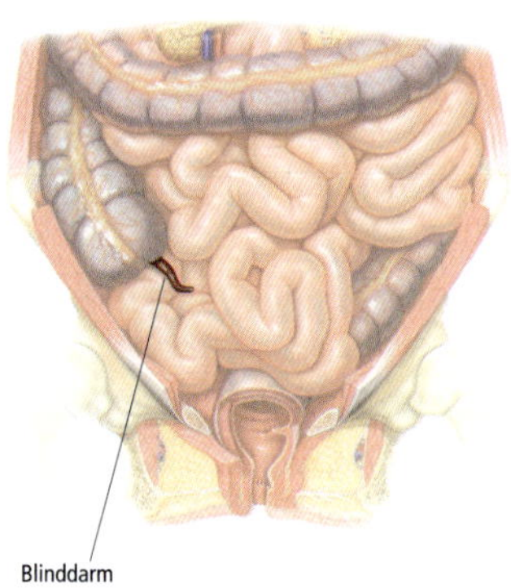

Blinddarm

Der »Blinddarm« ist ein Fortsatz am Dickdarm. Er kann sich besonders bei Kindern entzünden und muss dann operativ entfernt werden. Der medizinische Ausdruck für eine Blinddarmentzündung ist Appendizitis.

ckeln sich zunächst krampfartige, später stetige Schmerzen, die von der Bauchmitte in den rechten Unterbauch wandern. Weitere Symptome sind Fieber, Übelkeit und Erbrechen und Loslass-Schmerz. Wird die Entzündung nicht rechtzeitig erkannt, besteht die Gefahr einer Ruptur mit nachfolgender Bauchfellentzündung (Peritonitis).

Bei einer akuten Blinddarmentzündung muss der Blinddarm unverzüglich durch einen Schnitt im rechten Unterbauch entfernt werden. Nach etwa einer Woche hat sich der Patient in der Regel von der Operation erholt, Komplikationen sind selten.

KRANKHEITEN VON MASTDARM UND AFTER

Häufige Erkrankungen im Bereich des Mastdarmes und Afters sind Hämorrhoiden (erweiterte Gefäße im Analbereich), Krebs oder Entzündungen (Proktitis).

SIEHE AUCH ***Medikamente zur Behandlung des Verdauungstraktes und der Harnwege, Proktoskopie in Kapitel 16***

MASTDARMENTZÜNDUNG

Eine Entzündung des Mastdarmes (Proktitis) kann als Teilsymptom einer *Colitis ulcerosa* auftreten. Eine weitere Ursache ist eine bakterielle Infektion. Diese tritt z. B. bei einigen männlichen Homosexuellen auf, die, bedingt durch Analverkehr, an Rektalgonorrhö leiden. Die Symptome sind Mastdarmreizung, Juckreiz, Schmerzen und eitrige Sekretion. Rektalgonorrhö wird mit einem entsprechenden Antibiotikum (Penizillinen und/oder Tetrazyklinen) behandelt.

Eine Proktitis kann auch auf andere Faktoren, z. B. auf einen Strahlenschaden als Nebenwirkung einer Strahlentherapie bei Gebärmutterhals-, Blasen-, Gebärmutter- oder Prostatatumoren zurückgeführt werden. In diesem Fall kann die Entzündung mit Kortikoiden behandelt werden.

MASTDARMVORFALL UND ANALPROLAPS

Bei einem Analprolaps verlagert sich die Analschleimhaut am Ende des Dickdarmes zum After oder gleitet aus dem After heraus. Die Schleimhaut wird als rötliche, bis zu 10 cm lange Hautmasse sichtbar, die bluten kann. Ein Analprolaps kommt am häufigsten bei Kleinkindern vor dem sechsten Lebensjahr vor. Bei ihnen bildet er sich meist von selbst wieder zurück. Andernfalls kann die herausgetretene Schleimhaut vom Arzt sanft wieder in den After geschoben werden. Bei Erwachsenen ist oft eine Operation erforderlich, bei der der Mastdarm zur Abstützung an den umgebenden Muskeln befestigt wird. Alternativ dazu kann der After auch durch Einführen einer Draht- oder Nylonschlinge gestrafft werden.

Ein Analprolaps kann u. a. in Verbindung mit Mukoviszidose, Verstopfung, Unterernährung und Maden- oder Fadenwurmbefall auftreten.

Bei einem Mastdarmvorfall (Rektumprolaps) fallen Teile des Mastdarmes durch den Analkanal nach außen vor. Ursache ist eine Muskelschwäche des Analsphinkters bei Kleinkindern, die durch Verletzung oder Lähmung bedingt ist.

ERKRANKUNGEN IM AFTERBEREICH

Analfissuren, Hämorrhoiden und Juckreiz sind häufige Erkrankungen beziehungsweise Beschwerden am After.

SIEHE AUCH ***Proktoskopie in Kapitel 16***

ANALFISSUR

Eine Analfissur ist ein Riss in der Schleimhaut des Afters, die beim Stuhlgang stechende Schmerzen verursacht. Die häufigste Ursache einer Fissur ist eine Verstopfung, die durch die Schmerzen bei der Defäkation weiter verschlimmert wird, da der Betroffene den Stuhl instinktiv zurückhält.

Die beste Behandlung besteht in einer ballaststoffreichen Ernährung und der Applikation von entzündungshemmenden Salben. Eine chronisch bestehende Fissur kann sich zu einem Analkrampf oder einer Stenose (Verengung) entwickeln und eine leichte Operation erforderlich machen.

JUCKREIZ AM AFTER

Juckreiz am After *(Pruritus ani)* wird durch Hautreizungen hervorgerufen. Diese können durch Durchfall, Infektionen (besonders mit Hefepilzen), Hautkrankheiten oder andere Probleme wie Hämorrhoiden oder Analfissuren verursacht werden. Zur Behandlung sollte die Haut gründlich gesäubert und trocken gehalten werden. Entzündungshemmende Salben oder Sitzbäder lindern die Beschwerden.

HÄMORRHOIDEN

Als Hämorrhoiden werden Erweiterungen der Gefäße im unteren Bereich des Mastdar-

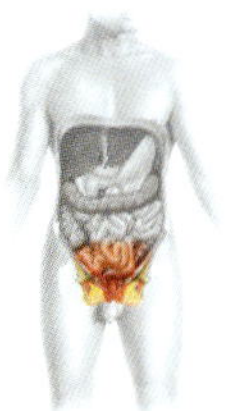

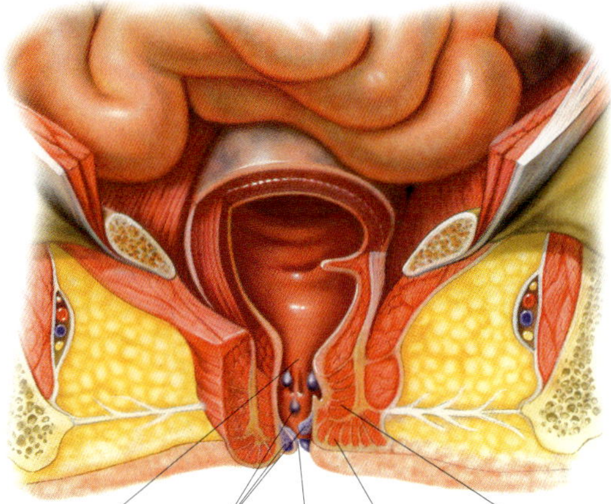

Hämorrhoiden

Hämorrhoiden sind Krampfadern im unteren Bereich des Mastdarmes oder des Afters, häufig verursacht durch Verstopfung oder zu langes Sitzen.

mes oder Afters bezeichnet, die durch Pressen beim Stuhlgang anschwellen. Sie treten oft in Verbindung mit Verstopfung und längerem Sitzen auf.

Hämorrhoiden sind weit verbreitet; etwa eine von 500 Personen ist betroffen. Während der Schwangerschaft und nach der Geburt sind sie besonders häufig. Sie sind zwar nicht gefährlich, verursachen jedoch Beschwerden durch Blutungen oder Prolaps aus dem After. Zu den Symptomen zählen Blutauflagerungen des Stuhles, Juckreiz am After und Schmerzen beim Stuhlgang. Manchmal kann auch ein schmerzhaftes Blutgerinnsel in den Venen (Thrombose) entstehen.

Die Diagnose erfolgt in der Regel durch Einführen eines kleinen Rohres, des so genannten Anoskops oder Rektoskops, durch das man die Hämorrhoiden im Analkanal sehen kann. Ernste Krankheiten wie Dickdarm- oder Mastdarmpolypen und -krebs können dadurch ausgeschlossen werden.

Die Behandlung von Hämorrhoiden erfolgt mit ballaststoffreicher Ernährung, kortisonhaltigen Salben und in schweren Fällen durch eine Operation. Zu den Operationstechniken gehören Gummibandligaturen, Kryochirurgie und die operative Entfernung der Hämorrhoiden. Diese Behandlungsmethoden sind zwar meist effektiv, doch kann man nur durch präventive Maßnahmen – Behandlung der Verstopfung und aktiverer Lebensstil – erneute Beschwerden verhindern.

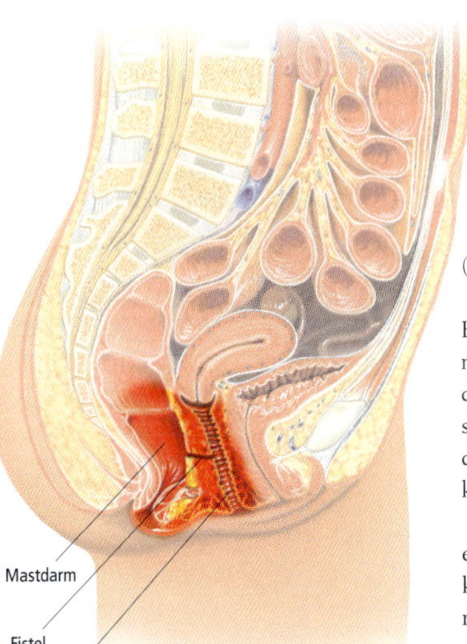

Fistel

Bei einer Frau kann eine schwierige Geburt zu einer Fistel zwischen Mastdarm und Scheide führen. Dies verursacht bisweilen den Übertritt von Stuhl in die Scheide.

ANOREKTALE FISTEL

Bei einer anorektalen Fistel bildet sich eine abnorme Passage zwischen der inneren Oberfläche des Afters und der Hautoberfläche um den After. Ursache ist eine Infektion am After, gewöhnlich durch Eiter erregende Bakterien, die zu einem Bruch in der Wand des Afters oder Mastdarmes führen. Andere Ursachen sind ein After- oder Mastdarmkarzinom, die Crohn-Krankheit oder eine Divertikulitis. Eine nicht behandelte, anorektale Fistel kann zu einer bakteriellen Infektion im gesamten Körper führen oder entarten. Kleine anorektale Fisteln können auch von selbst verheilen, doch größere Fisteln sollten eröffnet werden, sodass der Eiter abfließen kann.

LEBER

Die Leber ist das wichtigste Stoffwechselorgan und mit dem Verdauungstrakt eng verbunden. Sie ist das schwerste Organ im menschlichen Körper und wiegt beim Erwachsenen ca. 1,5 kg, macht also etwa 2 % des Gesamtkörpergewichts aus. Das bei einem gesunden Menschen rotbraune Organ liegt im rechten Oberbauch unter dem Zwerchfell, wo es von den unteren Rippen geschützt wird.

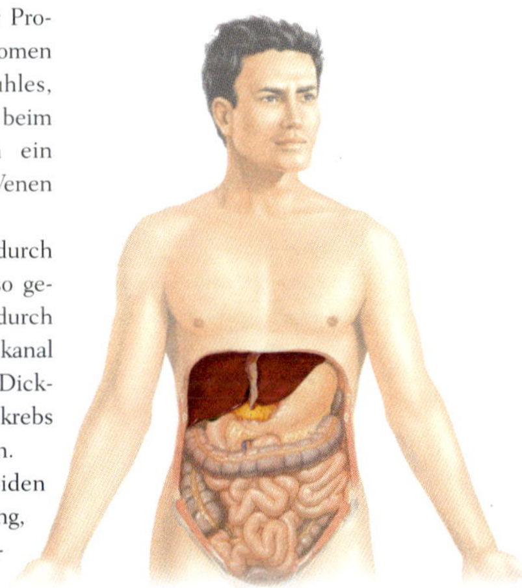

Lage der Leber

Die Leber liegt unter dem Rippenbogen im rechten Oberbauch. Bei einem gesunden Menschen ist sie nicht zu ertasten. Die Leber bedeckt den Magen und andere Oberbauchorgane und ist mit dem rechten Teil der Niere und des Dickdarmes sowie mit dem ersten Abschnitt des Zwölffingerdarmes verbunden.

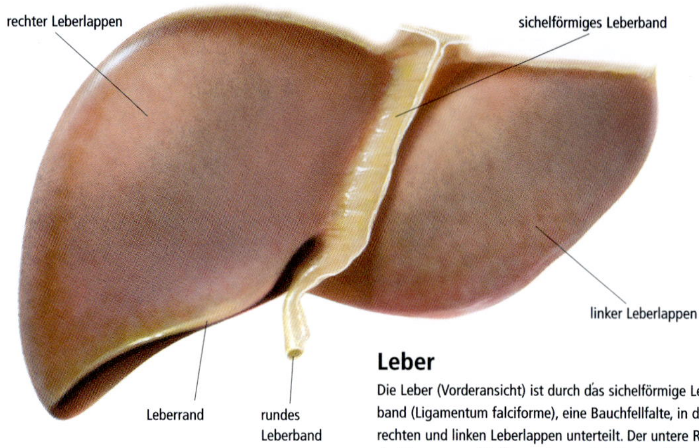

Leber

Die Leber (Vorderansicht) ist durch das sichelförmige Leberband (Ligamentum falciforme), eine Bauchfellfalte, in den rechten und linken Leberlappen unterteilt. Der untere Rand des Ligamentum falciforme, das runde Leberband (Ligamentum teres hepatis), ist Rest einer pränatalen Struktur, der linken Nabelvene. Sie leitet während der Schwangerschaft das gesamte Blut von der Plazenta zum Fetus über die linke Nabelvene. Nach der Geburt verödet die Vene.

Die Leberoberfläche ist mit dem Zwerchfell verwachsen, die Unterseite ist von Bauchfell überzogen. Diese zwei Seiten werden vorne durch eine deutliche Kante (Leberrand) voneinander getrennt, die bei einer Lebervergrößerung beim Einatmen unter dem Rippenbogen zu ertasten ist. Die Unterseite der Leber ist eng mit der Gallenblase verbunden und liegt über der Niere, einem Teil des Zwölffingerdarmes, der Speiseröhre, dem Magen und einem Teil des Dickdarmes.

Die Leber ist durch mehrere Bänder (*Ligamenta falciforme, triangulare* und *coronarium*) am Zwerchfell, dem die Brust- und Bauchhöhle trennenden Muskel, befestigt. Auch mit dem Magen und dem Zwölffingerdarm ist die Leber (*Ligamenta hepatogastricum* und *hepatoduodenale*) verbunden.

Auf der Unterseite findet sich auch die Leberpforte (*Porta hepatis*), die Stelle der Leber, an der Gefäße und Gallengänge ein- und austreten. Durch die Leberpforte treten die Pfortader (*V. portae*), die Blut von den Bauchorganen zur Leber transportiert, die Leberarterie (*A. hepatica*), die Blut von der Aorta zur Leber befördert, und der Leber- (*Ductus hepaticus*), Gallenblasen- (*Ductus cysticus*) und Hauptgallengang (*Ductus choledochus*) aus. Letztere gehören zum Gallengangsystem, das für die Sammlung und Beförderung der Galle zum Zwölffingerdarm zuständig ist.

SIEHE AUCH *Verdauungsapparat in Kapitel 1; Nährstoffe in Kapitel 14*

LEBERARTERIE

Die Leberarterie (*A. hepatica*) liefert 30 % der von der Leber benötigten Blutmenge; der Restbedarf wird von der Pfortader gedeckt. Der Stamm der Leberarterie teilt sich in einen rechten und linken Ast auf, die die Leberlappen mit sauerstoffreichem Blut versorgen. Die Pfortader versorgt die Leber mit venösem Blut aus den Bauchorganen.

PFORTADER

Die Pfortader (*V. portae*) ist eine große, aber kurze Vene, in der sich nährstoffreiches Blut aus den Venen sammelt, die vom Dünn- und Dickdarm, Magen, von der Milz, Bauchspeicheldrüse und Gallenblase kommen. Sie transportiert das gesammelte Blut zur Leber. Die Pfortader tritt durch die so genannte Leberpforte in die Leber ein und endet in einem ausgedehnten Netz feinster Kapillaren, die Sinusoide, das die gesamte Leber durchzieht. Dort wird das Blut von alternden roten Blutkörperchen, Bakterien und Abfallstoffen gereinigt, die ankommenden Nährstoffe werden verarbeitet und in einer für den Körper verwertbaren Form wieder abgegeben. Anschließend verlässt das Blut die Leber über die Lebervenen, die in die untere Hohlvene münden.

Unter einem Pfortaderhochdruck (portale Hypertonie) versteht man eine Erhöhung des Blutdrucks in der Pfortader und den zu ihr führenden Venen. Ursache ist eine Behinderung des Blutflusses durch die Leber, die meist durch eine Vernarbung bei Leberzirrhose entsteht. Ein portokavaler Shunt ist eine chirurgisch angelegte Verbindung zwischen Pfortader und unterer Hohlvene (*V. cava inferior*), der die Leber umgeht. Der Eingriff wird bei schwerer portaler Hypertonie durchgeführt, um den Blutfluss durch die Pfortader in die Hohlvene zu verbessern.

FEINSTRUKTUR

Unter dem Mikroskop sind die zu sechseckigen, prismenförmigen Leberläppchen angeordneten Leberzellen (Hepatozyten) zu erkennen. Sie haben einen Durchmesser von 25 µm und sind zu Platten aufgeschichtet,

Leberarterie und Pfortader

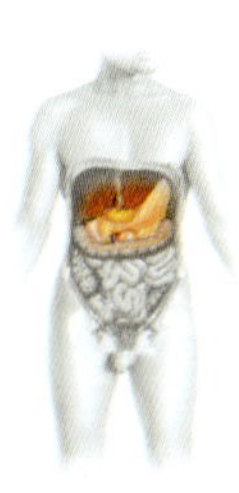

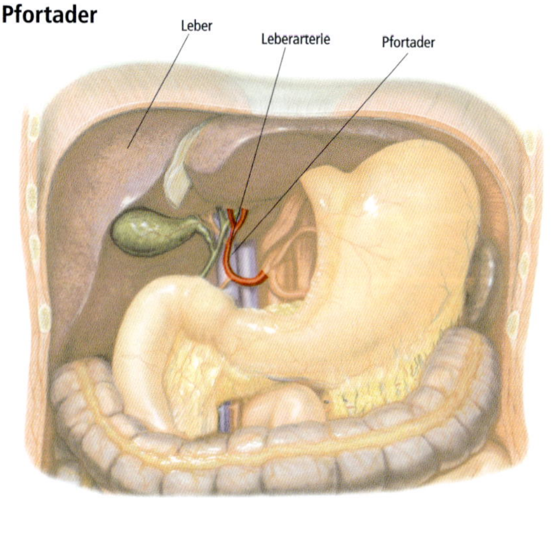

Anmerkung: In der großen Abbildung wurde die Leber nach hinten geklappt, um die Lage von Leberarterie und Pfortader zu zeigen.

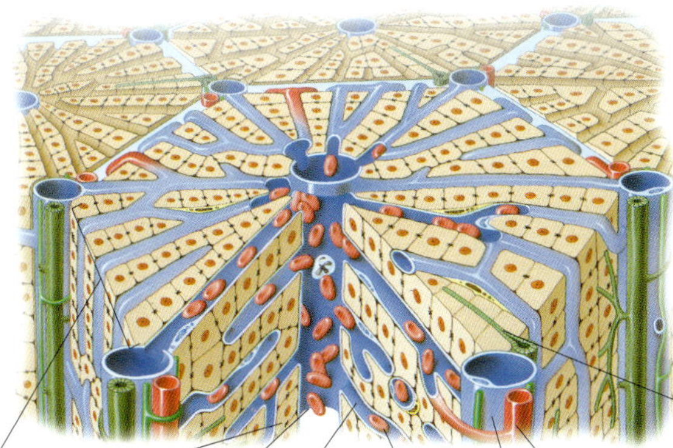

Feinstruktur der Leber

Jedes Leberläppchen besteht aus radiär angeordneten Leberzellplatten (Epithelplatten), die von stützendem Bindegewebe durchdrungen und umhüllt sind. Zwischen den Leberzellplatten verlaufen kleine Blutgefäße, die so genannten Lebersinusoide, in die Äste der Pfortader und der Leberarterie münden. Die Leberzellen entnehmen dem Blut Nährstoffe und giftige Substanzen, die sie entsprechend verarbeiten. Die Gallenkapillaren, zwischen den Leberzellen gelegene Kanälchen, sammeln Galle, die sie zu den in den Ecken des Leberläppchens befindlichen Gallengängen transportieren.

die die Dicke einer Zelle haben. Die Hepatozyten enthalten viel Glykogen, die Speicherform von Glukose.

Zwischen den Leberzellplatten befinden sich kleine Blutgefäße, die Lebersinusoide. Die Wände der Lebersinusoide enthalten Makrophagen (oder Kupffer-Sternzellen), spezielle Zellen zur Aufnahme von Abfallstoffen. Zwischen den Leberzellen verläuft ein Gallenkanälchensystem. Diese Kanälchen (oder Kapillaren) befördern die von den Hepatozyten produzierte Galle zu den Gallengängen in den periportalen Feldern, die sich zum Lebergallengang zusammenschließen.

In den Ecken der sechseckigen Leberläppchen verlaufen Äste der Pfortader, der Leberarterie und der Gallengänge, und die Mitte jedes Läppchens wird von einer Zentralvene eingenommen.

Das venöse Blut aus den Bauchorganen fließt auf seinem Weg zur Zentralvene an den Leberzellplatten vorbei. Die Leberzellen entnehmen dem Pfortaderblut Nährstoffe, Gallensalze, giftige Substanzen und Abfallstoffe, die sie entsprechend verarbeiten. Die Zentralvenen aller Leberläppchen laufen zusammen und geben ihr Blut an die Lebervenen ab. Das Blut der Lebervenen wiederum wird in die untere Hohlvene transportiert, die das Blut zum Herzen zurückleitet.

STOFFWECHSELFUNKTIONEN

Die Leber ist für zahlreiche Stoffwechselfunktionen zuständig. Sie nimmt das gesamte Blut aus dem Magen und Dünndarm auf, das nach der Aufspaltung der Nahrung mit Glukose angereichert ist. Einen Großteil dieser Glukose wandelt die Leber in das Speichermolekül Glykogen um und bei Bedarf in Glukose zurück, die dann in das Blut abgegeben wird. Die Leber ist also entscheidend an der Aufrechterhaltung eines relativ konstanten Blutzuckerspiegels beteiligt, unabhängig von der Tageszeit und dem Energiebedarf des Körpers. Zur Steuerung dieser Funktion werden zwei Hormone von der Bauspeicheldrüse ausgeschüttet: Insulin und Glukagon.

Des Weiteren ist die Leber wesentlich am Stoffwechsel anderer Zucker, Fette und Proteine beteiligt. Leberzellen haben ein ausgedehntes raues endoplasmatisches Retikulum, was für die Bildung von Eiweiß und Glykogen wichtig ist. Unter dem Elektronenmikroskop sind häufig beerenähnliche Glykogengranula in den Leberzellen zu erkennen. Die Leberzellen enthalten auch zahlreiche Mitochondrien, kleine chemische Kraftwerke, die auf die rege Stoffwechseltätigkeit in der Leber hinweisen. Da sie als erstes Organ über das Blut alle im Darm aufgenommen Substanzen erhält, ist die Leber bestens geeignet, dem Blut giftige Substanzen zu entziehen und diese zu zerstören. Diese giftigen Stoffe, beispielsweise Alkohol, Arzneimittel und von Mikroorganismen produzierte Substanzen, werden über die Nahrung und Flüssigkeit aufgenommen. Bakterien, die über den Darm in den Körper eindringen, müssen zudem die Kupffer-Sternzellen der kleinen Lebergefäße passieren, bevor sie den gesamten Körper befallen können.

Leberläppchen

Die Leber setzt sich aus zahlreichen sechseckigen Strukturen, den Leberläppchen, zusammen. In der Mitte jedes Leberläppchens befindet sich eine Zentralvene, die das Blut aus dem Leberläppchen über die Lebervene in die untere Hohlvene transportiert. Über die in den Ecken des Leberläppchens liegenden Äste der Pfortader gelangt das Blut vom Darm in die Leber. Eine weitere Blutzufuhr zur Leber erfolgt über die Leberarterie und ihre Äste, die sich ebenso in den Ecken der Leberläppchen verzweigen. Die von den Leberzellen produzierte Galle wird in die Gallengänge, ebenfalls in den Leberläppchenecken gelegen, geleitet. Die Gallengänge schließen sich zum Lebergallengang zusammen, der die Galle zum Zwölffingerdarm transportiert.

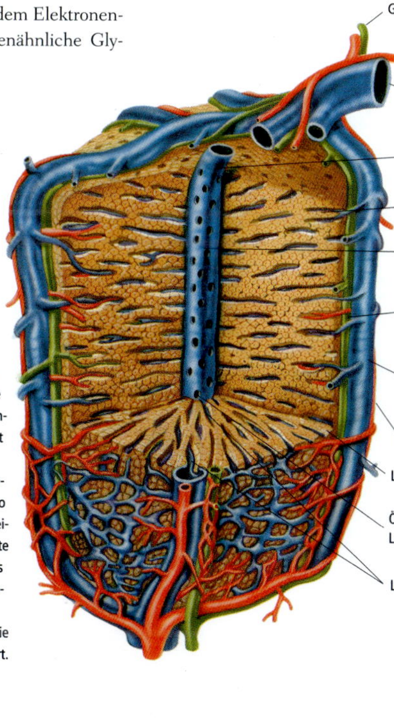

Die Leber produziert und speichert das für die Haut- und Schleimhautbildung wesentliche Vitamin A, außerdem speichert sie Eisen, das für die Hämoglobinbildung im Blut benötigt wird. Die Galle, die an der Fettverdauung beteiligt ist, wird in der Leber produziert und über das Gallengangsystem in den Zwölffingerdarm abgegeben. Des Weiteren produziert die Leber Albumin, ein wichtiges Plasmaprotein, das den Wasseraustausch zwischen dem Inneren der Blutgefäße und den interzellulären Spalträumen im gesamten Körper regelt. Darüber hinaus stellt die Leber mehrere wichtige Substanzen her, die an der Blutgerinnung beteiligt sind, darunter die Gerinnungsfaktoren Prothrombin und Fibrinogen.

Die Galle ist eine gelbliche Flüssigkeit, die in der Leber produziert und abgesondert wird. Sie besteht aus Wasser, Gallensalzen und dem Gallenfarbstoff Bilirubin. Die von den Hepatozyten produzierte Galle fließt entlang der kleinen Gallenkapillaren zu den an den Läppchenecken befindlichen Gallengängen. Im Darm wird ein großer Teil der Galle rückresorbiert, sobald die Verdauung der Fette abgeschlossen ist. Etwa 90 % der von der Leber ausgeschütteten Galle wird auf diese Weise (enterohepatischer Kreislauf) wiederverwertet. Die Galle wird im Pfortaderblut zur Leber zurücktransportiert, dort von den Hepatozyten zu den Gallengangästen weitergeleitet und bei Bedarf erneut ausgeschüttet.

KRANKHEITEN UND STÖRUNGEN DER LEBER

Die häufigsten Krankheiten und Störungen der Leber sind die Leberentzündung (Hepatitis) und die Zirrhose. Ein primäres Leberzellkarzinom ist selten.

Zur Feststellung einer Lebererkrankung werden häufig Blutproben entnommen und auf Leberenzyme untersucht, die aus geschädigten Leberzellen freigesetzt werden. Die Entnahme einer kleinen Leberprobe zu Untersuchungszwecken (Leberbiopsie) erfolgt bei Gelbsucht, Lebervergrößerung oder Verdacht auf Leberzirrhose. Dem Patienten wird ein Beruhigungsmittel verabreicht, bevor eine spezielle Biopsienadel zwischen der achten und neunten Rippe unterhalb der rechten Brustwarze in die Leber eingeführt wird. Das Gewebe wird anschließend histologisch untersucht. Für Lebererkrankungen stehen noch weitere Diagnoseverfahren zur Verfügung, beispielsweise die Ultraschalluntersuchung (Sonografie), die Computertomografie und die Kernspintomografie. Mit Hilfe einer Szintigrafie werden Bereiche mit hoher Durchblutung und hoher Stoffwechselaktivität erkennbar.

SIEHE AUCH *Virushepatitis in Kapitel 11; Alkoholismus in Kapitel 15; Bildgebende Verfahren, Leberfunktionstest in Kapitel 16*

ANGEBORENE ERKRANKUNGEN

Es gibt einige angeborene Erkrankungen der Leber, wie die Gallengangsatresie, bei der die Gallengänge nicht angelegt werden, und Enzymmangelkrankheiten, die zu Störungen des Gallestoffwechsels führen. Kinder mit diesen Erkrankungen leiden unter einer verstärkten Neugeborenengelbsucht. Diese muss von der normalen Neugeborenengelbsucht, die – bis zu einem gewissen Grad – alle Säuglinge nach der Geburt betrifft und innerhalb weniger Tage abklingt, unterschieden werden.

VERLETZUNGEN

Manche Leberschäden resultieren aus einer Verletzung. Bei Rissen in der Leber oder den Leberblutgefäßen kann es zu gefährlichen Blutverlusten kommen. Eine stumpfe Verletzung wird durch einen direkten Schlag auf

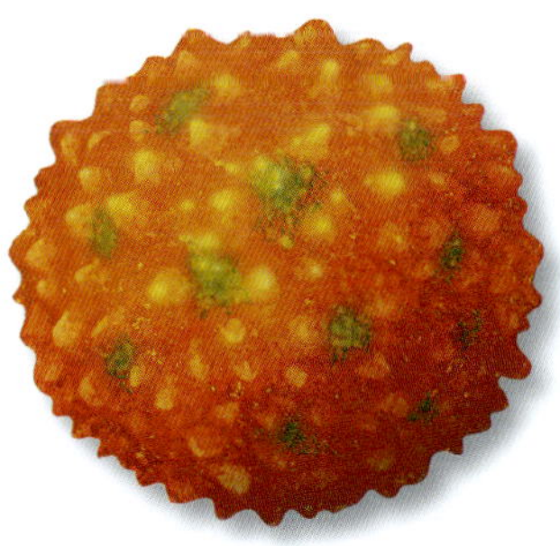

Hepatitis-Virus

Unter einer Hepatitis versteht man eine Leberentzündung. Wird sie durch ein Virus verursacht, bezeichnet man sie als virale oder infektiöse Hepatitis. Eine Form der Virushepatitis kann durch Trinkwasser übertragen werden.

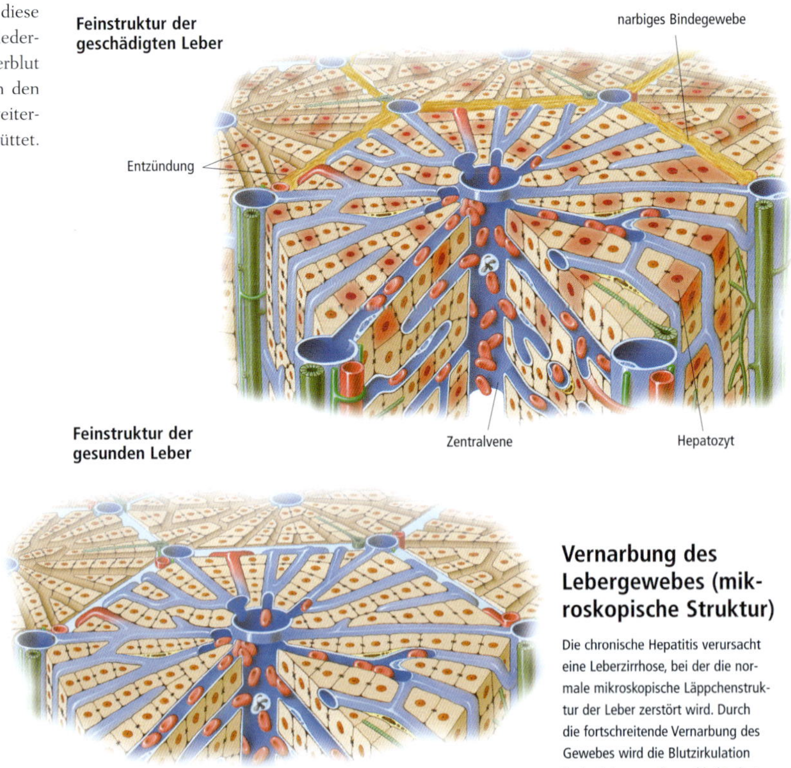

Vernarbung des Lebergewebes (mikroskopische Struktur)

Die chronische Hepatitis verursacht eine Leberzirrhose, bei der die normale mikroskopische Läppchenstruktur der Leber zerstört wird. Durch die fortschreitende Vernarbung des Gewebes wird die Blutzirkulation in der Leber zunehmend behindert.

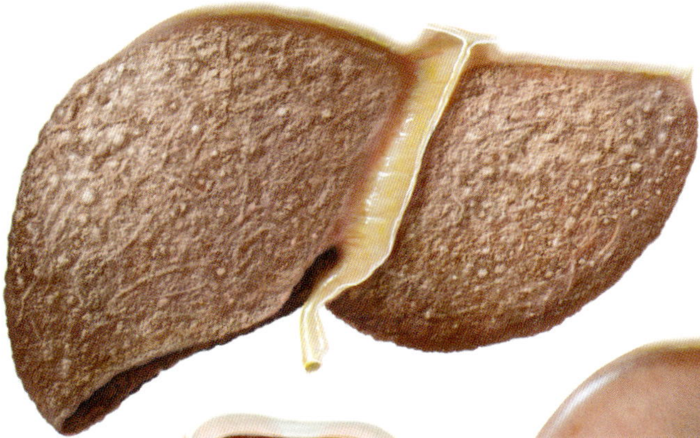

Zirrhotische Leber

Eine chronische Hepatitis kann zu einer Leberzirrhose führen, bei der fibröses Narbengewebe die zerstörten Leberzellen ersetzt, was optisch eine höckerige Oberfläche und eine Verhärtung und Verkleinerung der Leber zur Folge hat.

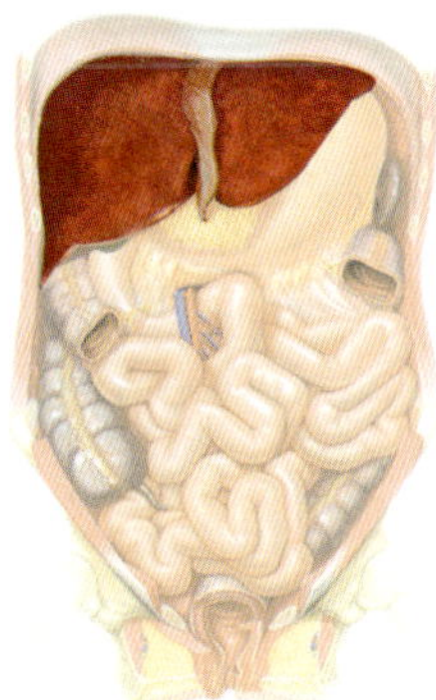

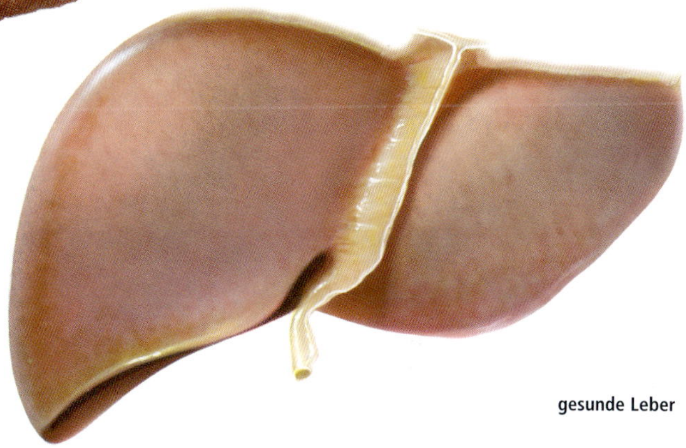

gesunde Leber

den Oberbauch ausgelöst. Bei Verletzungen dieser Art ist es notwendig, die Blutung durch eine operative Anastomosierung der Blutgefäße einzudämmen und das Blutvolumen des Patienten durch eine Bluttransfusion zu erhalten.

LEBERENTZÜNDUNG

Eine Leberentzündung (Hepatitis) führt zu einer Funktionseinschränkung und Schwellung der Leber. Wenn Viren und Parasiten die Auslöser sind, ist sie ansteckend, wenn Alkohol, Drogen und giftige Substanzen wie Chemikalien in Spraydosen und Farbverdünnungsmittel die Auslöser sind, ist sie nicht ansteckend. Die alkoholische Hepatitis ist die Folge ständigen Alkoholmissbrauchs. Bei rechtzeitiger Erkennung kann sie geheilt werden, andernfalls führt sie zu einer alkoholischen Leberzirrhose.

Eine Hepatitis kann auch durch eine Autoimmunkrankheit verursacht werden, wenn der Körper irrtümlich das eigene, gesunde Gewebe mit körpereigenen Zellen bekämpft, und sie kann in Verbindungen mit anderen Krankheiten, z. B. der Wilson-Krankheit, auftreten. In den meisten Fällen aber wird sie durch eine Virusinfektion (Virushepatitis) ausgelöst.

Eine Hepatitis ist nicht immer sofort erkennbar. Wenn Symptome auftreten, sind es Abgeschlagenheit, Appetitlosigkeit, Fieber, Erbrechen, Bauchschmerzen und Gelbsucht (Ikterus, Gelbfärbung der Haut und Augen). Die Gelbfärbung ist die Folge der Leberzellschäden durch das Virus. Die akute Phase der Virushepatitis dauert zwischen einigen Tagen und mehreren Wochen. In ca. 5 % der Fälle geht die Entzündung in eine chronische Hepatitis über, die über Jahre bestehen kann.

Die Diagnose einer Hepatitis erfolgt über die so genannten Leberwerte und den Nachweis von Antigenen und Antikörpern im Blut. Die Behandlung einer Hepatitis ist abhängig von der auslösenden Ursache. Bei alkoholischer Hepatitis ist ein konsequenter Verzicht auf Alkohol erforderlich. Bei einer Autoimmunhepatitis behandelt man mit Immunsuppressiva. Bei Virushepatitiden ist vor allem die Prophylaxe einer Erkrankung durch Beachtung von Hygieneregeln und durch Impfungen von entscheidender Bedeutung.

Virushepatitis

Die unterschiedlichen Typen der Virushepatitis werden auf verschiedenen Wegen übertragen. So ist der Übertragungsweg bei Hepatitis A und E oral-fäkal über kontaminierte Nahrung oder verunreinigtes Wasser, während Hepatitis B, C und D durch Blut und Blutprodukte, septische Spritzen oder Geschlechtsverkehr (parenteral) übertragen werden. Die Inkubationszeit für Hepatitis A und E liegt bei zwei bis sechs Wochen, während Hepatitiden vom Typ B, C und D Inkubationszeiten von sechs Wochen bis zu sechs Monaten haben. Nach einer grippeähnlichen Phase mit allgemeinem Krankheitsgefühl kommt es zu Übelkeit, Erbrechen und Appetitlosigkeit. Oft entwickeln sich zudem Fieber, Oberbauchschmerzen und eine Gelbfärbung der Skleren und der Haut (Gelbsucht) aufgrund erhöhter Bilirubinspiegel im Blut.

Hepatitis A und E, die man vor allem auf Reisen in tropische Länder erwirbt, werden nicht chronisch. Hepatitis E kann bei Schwangeren gefährlich heftig verlaufen. Ansonsten heilen die Erkrankungen jedoch meist folgenlos ab.

Die anderen Hepatitisformen haben ein sehr viel höheres Risiko für chronische Verläufe, die zu einer Leberzirrhose führen können (Hepatitis B 10 %, Hepatitis C 50 %, Hepatitis D 90 %). Gefährlich sind diese Hepatitisformen auch wegen der Möglichkeit der Übertragung durch scheinbar gesunde Antigenträger. Bevor es ausreichend sichere Bluttests gab, wurden auf diesem Weg zahlreiche Empfänger von Blutkonserven versehentlich infiziert.

LEBERABSZESS

Durch Infektionen mit Bakterien oder Parasiten kann es zur Bildung von eitrigen Leberabszessen kommen. Ursachen sind aufsteigende Infektionen bei einer Gallengangsentzündung oder über das Blut fortgeleitete Entzündungen, z. B. bei Blinddarmentzündung, Divertikulitis, Mandelentzündung oder Furunkulose. Die Abszesse verursachen hohes Fieber (bis zu 41 °C) und Schüttelfrost. Weitere Symptome sind eine Vergrößerung der Leber und Leberschmerzen. Der Abszess wird mit Antibiotika und einer operativen Drainage behandelt.

LEBERZIRRHOSE

Die Leberzirrhose ist eine dauerhafte Zerstörung der Leberstruktur durch ausgedehnte Fibrose (Bindegewebsvermehrung) und die Bildung von Regeneratknoten einer chronischen Leberentzündung. Daraus resultieren Störungen der Leberfunktion und eine Behinderung des Blutflusses durch die Leber mit nachfolgendem Blutstau im Bauchraum und in der Speiseröhre. In der Folge entstehen Krampfadern in der Speiseröhre (Ösophagusvarizen) und Bauchwassersucht (Aszites). Eine Zirrhose wird neben anderen Ursachen vor allem durch exzessiven und langfristigen Alkoholmissbrauch verursacht. In diesem Fall ist der Leberzellschaden wahrscheinlich auf den direkten toxischen Effekt des Alkohols zurückzuführen, obwohl auch eine schlechte Ernährung dazu beitragen kann.

Patienten mit alkoholischer Leberzirrhose zeigen möglicherweise auch Symptome einer Dupuytren-Kontraktur, einer Schrumpfung des Bindegewebes in der Hand, einer Hirnschädigung, einer Herzschädigung und eine Vergrößerung der Ohrspeicheldrüse. Bei einigen Männern ist eine Brustvergrößerung (Gynäkomastie) und ein Verkümmern der Hoden zu beobachten. Weitere Ursachen für eine Zirrhose sind eine chronische Virushepatitis, eine Autoimmunhepatitis und eine Eisen- (Hämochromatose) oder eine Kupferspeicherkrankheit (Wilson-Krankheit).

Häufige Begleitsymptome sind Gelbsucht, Bauch- und Knöchelschwellungen, Brustvergrößerung und Hodenatrophie (bei Männern), geistige Verwirrung, Desorientiertheit und Koma. Die bindegewebige Vernarbung behindert den Blutstrom in der Leber. Dadurch steigt der Blutdruck in der Pfortader (Pfortaderhochdruck). Dies kann bedrohliche Konsequenzen haben, da sich in der Folge die kleinen Venen in der unteren Speiseröhre erweitern (Ösophagusvarizen), was zu gefährlichen Blutungen führen kann. Eine Leberzirrhose ist nicht heilbar und führt, wenn keine Transplantation durchgeführt werden kann, durch Blutugen aus den Ösophagusvarizen oder durch Leber- oder Nierenversagen zum Tod.

Ungefähr 20 % der Patienten mit Leberzirrhose entwickeln Leberkrebs. Die Behandlungsmöglichkeiten sind abhängig von der Ursache. Bei Alkoholikern ist der absolute Verzicht auf Alkohol die wichtigste Maßnahme. Eine Hämochromatose wird durch Aderlässe und eine Wilson-Krankheit durch kupferarme Diät und Penizillamin zur Bindung von überschüssigem Kupfer therapiert.

PFORTADERHOCHDRUCK

Unter Pfortaderhochdruck (portale Hypertonie) versteht man eine Erhöhung des Blutdruckes im venösen Pfortaderkreislauf mit nachfolgender Ausbildung von portosystemischen Umgehungskreisläufen. In diesem Kreislauf wird Blut aus den Eingeweiden in die Leber gepumpt.

Die häufigste Ursache für die portale Hypertonie ist eine chronische Lebererkrankung, die zu einer Leberzirrhose und damit zur Behinderung des Blutflusses in der Leber führt. In der Folge kommt es häufig zu lebensbedrohlichen Blutungen im unteren Teil der Speiseröhre und im Magen mit heftigem Bluterbrechen (Hämatemesis) und schwarzem, teerartigem Stuhl durch Blutbeimengungen (Melaena). Die in vielen Fällen ebenfalls zu beobachtende Bauchschwellung wird durch eine Flüssigkeitsansammlung in der Bauchhöhle (Bauchwassersucht, Aszites) verursacht. Im Bauch und in den Unterschenkeln bilden sich Ödeme, da die Leber das Protein Albumin nicht mehr produzieren kann, das den Flüssigkeitsaustausch zwischen Gewebe und Blut in entscheidendem Maß beeinflusst.

HEPATOZEREBRALES SYNDROM

Das hepatozerebrale Syndrom ist das Zeichen eines akuten Leberversagens und wird dadurch verursacht, dass sich aufgrund einer gestörten Leberfunktion Ammoniak und andere Gifte im Körper ansammeln und das zentrale Nervensystem schädigen.

Symptome sind Verwirrtheit, Gedächtnisverlust, Delir, Bewusstseinsstörungen, Muskelzittern, Sprachstörungen, Krämpfe und gesteigerte Reflexe. Lässt sich die Störung nicht korrigieren, führt sie zum Tod.

Die Auslöser sind Blutungen im Magen-Darm-Trakt, Medikamente mit Einfluss auf das zentrale Nervensystem oder eine proteinreiche Ernährung, bei deren Verdauung Ammoniak entsteht.

Die Behandlung besteht in der Bekämpfung der Ursachen. Dazu zählen beispielsweise die Entfernung von Giften aus dem Darmtrakt, das Verhindern der Ammoniakaufnahme aus dem Darm, eine proteinarme Ernährung und die Vermeidung von Medikamenten, die in der Leber abgebaut werden. Patienten mit hepatozerebralem Syndrom müssen in der Regel intensivmedizinisch behandelt werden.

LEBERKREBS

Ein bösartiger Tumor in der Leber kann die Tochtergeschwulst (Metastase) eines Dickdarm-, Magen-, Brust-, Lungen-, Bauchspeicheldrüsen-, Nieren- oder Gebärmutterkrebses sein – oder als primäres Leberzellkarzinom in der Leber selbst entstehen. In den westlichen Ländern tritt das sekundäre Leberkarzinom 20-mal häufiger auf als das primäre. Bei einer einzelnen Metastase kann eine operative Entfernung oder eine direkt auf die Leber abzielende Chemotherapie Erfolg haben, allgemein sind die Überlebenschancen bei Metastasen in der Leber jedoch sehr niedrig.

Ein primäres Leberzellkarzinom tritt gehäuft bei Leberzirrhose auf. In den Entwicklungsländern scheinen Leberegel und mit Getreide und Erdnüssen aufgenommene Pilzgifte (Aflatoxine) ein wichtiger Auslöser der Krankheit zu sein. Das Angiosarkom der Leber, eine spezielle Form des Leberkrebses, wird durch eine Vinylchloridvergiftung verursacht. Beim primären Leberkarzinom kann die vollständige Heilung nur durch die Entfernung eines Leberteiles oder durch eine Lebertransplantation erzielt werden. Eine Chemotherapie verlangsamt das Tumorwachstum.

Primäres Leberzellkarzinom

Ein Leberzellkarzinom ist ein bösartiger Tumor, der durch Entartung von Leberzellen entsteht. Er wird deshalb im Gegensatz zu Lebermetastasen anderer Tumoren als primär, d. h. zur Leber gehörig, bezeichnet. Der Tumor entsteht in der Regel auf dem Boden einer vorbestehenden Leberschädigung, wie einer alkoholischen Leberzirrhose oder einer chronischen Hepatitis B oder C. Er ist in Südafrika und Südostasien besonders häufig.

Zu den Symptomen gehören eine derbe Schwellung im rechten Oberbauch, unerklärlicher Gewichtsverlust und Appetitlosigkeit, Druckgefühl und Schmerzen im Oberbauch und gelegentlich Gelbsucht. Über Blutuntersuchungen (Alphafetoprotein, AFP, Leberenzyme), eine Computertomografie und eine Leberbiopsie kann die Diagnose gestellt werden. Die Prognose eines Leberzellkarzinoms ist nicht gut. Nur in 25 % der Fälle ist eine vollständige Entfernung des Tumors möglich und die Metastasierungsrate ist hoch. In den meisten Fällen ist es bei Diagnosestellung bereits unheilbar.

GELBSUCHT

Bei der Gelbsucht (Ikterus) nehmen die Haut und die Augen aufgrund einer erhöhten Konzentration von Bilirubin im Blut eine gelbe Färbung an. Die Ursachen können ein übermäßiger Abbau von Blutzellen (hämolytischer Ikterus) oder ein sonstiges Überangebot von Gallenfarbstoff, was zusammen als prähepatischer Ikterus bezeichnet wird, eine Störung der Leberzellen (hepatozellulärer Ikterus) oder eine Blockade der Gänge zwischen Leber und Darm (Verschlussikterus) sein. Oft wird die Gelbsucht von mehreren dieser Faktoren ausgelöst.

Alle gesunden Neugeborenen haben eine schwache Gelbsucht, da das Enzymsystem der Leber noch nicht ganz ausgereift ist. Diese physiologische Gelbsucht verschwindet normalerweise nach ein paar Tagen von selbst. Bei Frühgeborenen oder bei Säuglingen, die aufgrund einer anderen Erkrankung eine erhöhte Abbaurate der Erythrozyten haben, kann sie jedoch zu ernsten Problemen führen. Wenn die Bilirubinkonzentration im Blut zu hoch ist, kann das Gehirn geschädigt werden (Kernikterus).

Gelbsucht kann auch durch Medikamente verursacht werden, wie z. B. durch Phenacetin, Paracetamol, Steroide, einzelne Psychopharmaka, einige Narkosemittel, manche Antibiotika sowie Mittel gegen Tuberkulose. Einige giftige Chemikalien wie Tetrachlorkohlenstoff können ebenfalls die Leber schädigen und zu Gelbsucht führen.

Hämolytischer Ikterus

Der hämolytische oder prähepatische Ikterus ist auf Veränderungen der roten Blutkörperchen oder des Hämoglobinstoffwechsels zurückzuführen.

Die roten Blutkörperchen werden normalerweise abgebaut und die Bestandteile wiederverwendet. Bei Patienten mit hämolytischem Ikterus erfolgt die Zersetzung dieser Blutzellen schneller als im Normalfall. Das überschüssige Hämoglobin wird in Bilirubin umgewandelt, wovon dann ebenfalls zu viel vorhanden ist.

Hepatozellulärer Ikterus

Ein hepatozellulärer Ikterus wird durch eine Schädigung der Leberzellen verursacht, wie sie bei Hepatitis und bei der Alkoholzirrhose auftritt. Er kann aber auch die Folge einer erblichen Störung der Leberenzyme sein.

Dabei sind die Leberzellen nicht in der Lage, Gallenfarbstoffe zu bilden und sie in die Gallenwege abzugeben. Beim hepatozellulären Ikterus sind die Werte verschiedener Leberenzyme im Blut erhöht.

Verschlussikterus

Ein Verschlussikterus wird oft durch Gallensteine in den Gallenwegen ausgelöst, obwohl auch Tumoren im Bauchspeicheldrüsenkopf, Parasiten in den Gallenwegen, eine Entzündung der Bauchspeicheldrüse, Medikamente sowie eine Schwangerschaft dafür verantwortlich sein können. Der Stuhl der Betroffenen nimmt eine blasse Farbe an, der Urin wird dunkel. Die blasse Farbe rührt daher, dass die Gallenfarbstoffe, die normalerweise zur Stuhlfärbung beitragen, nicht mehr den Darm erreichen. Der dunkle Urin ist auf die Ausscheidung von Gallensalzen durch die Niere zurückzuführen. In Bluttests kann eine erhöhte Konzentration des Enzyms Alkalische Phosphatase (AP) nachweisbar sein.

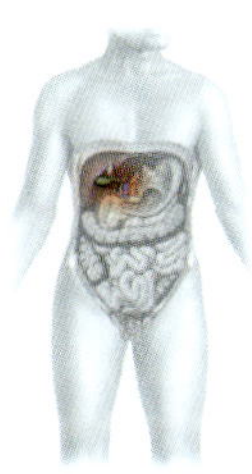

Verschlussikterus

Ein Verschlussikterus entsteht, wenn der Abfluss der Galle in den Verdauungskanal behindert ist. Mögliche Ursachen sind Gallensteine und bösartige Tumoren von Bauchspeicheldrüse oder Darm.

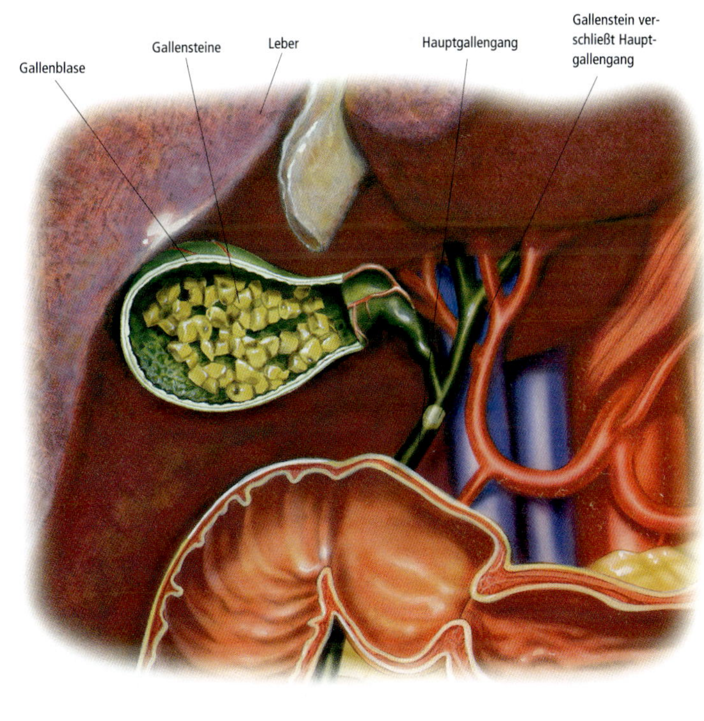

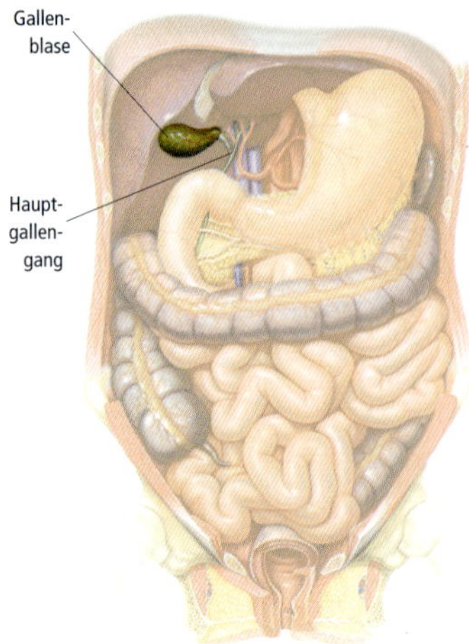

Gallenblase

Wird die Blockade durch einen Gallenstein verursacht, ist die Gallenblase in der Regel nicht vergrößert. Ist die Ursache dagegen ein Krebs des Bauchspeicheldrüsenkopfes, der den unteren Teil der Gallenwege zusammendrückt, kann die Gallenblase vergrößert und deutlich unter den Rippen auf der rechten Seite des Bauches fühlbar sein. Patienten mit Verschlussikterus leiden aufgrund der Gallensalze im Blut oft unter heftigem Juckreiz. Die Behandlung ist abhängig von der Ursache: Gallensteine sollten entfernt werden, während man bei bösartigen Tumoren versucht, den Abfluss der Galle durch operative Maßnahmen wiederherzustellen.

GALLENBLASE

Die Gallenblase ist ein sackförmiges Organ, das Galle speichert und konzentriert, um sie an den Dünndarm weiterzuleiten. Sie ist Teil des Gallengangsystems – einem verzweigten System von Kanälen, die die Galle transportieren und speichern. Die Gallenblase ist fest mit der Unterseite der Leber verbunden und liegt auf der rechten Seite der Bauchhöhle direkt unter dem Rippenbogen.

Galle ist eine Körperflüssigkeit, die Pigmente, Lezithin und Gallensäuren enthält. Die Pigmente werden aus Cholesterin gebildet und geben der Flüssigkeit eine gelbe bis orange Färbung. Galle erfüllt eine wichtige Funktion, da sie die Fett-Tröpfchen wasserlöslich macht und ihre Verdauung und Absorption erleichtert.

Die Leberzellen produzieren die Galle, die daraufhin durch die Gallengänge in die Gallenblase geleitet und dort gespeichert und konzentriert wird, bevor sie in den Zwölffingerdarm (Duodenum) gelangt. Nach dem Verdauungsvorgang wird die Galle am Ende des Dünndarmes wieder resorbiert und über die Pfortader zur Leber zurücktransportiert. Nachdem die Galle wieder in die Gallengänge gelangt ist, beginnt der Prozess – auch »enterohepatischer Kreislauf« genannt – von neuem.

Die Gallenblase ist durch den Gallenblasengang mit dem Hauptgallengang verbunden. Dieser verläuft nach der Vereinigung mit dem Gallenblasengang hinab durch den Kopf der Bauchspeicheldrüse in den Zwölffingerdarm. Kurz vor der Einmündung in den Dünndarm verbindet er sich auch noch mit dem Ausführungskanal der Bauchspeicheldrüse. Ein Tumor (bzw. ein Karzinom) des Bauchspeicheldrüsenkopfes kann den unteren Teil des Hauptgallenganges blockieren und einen Rückstau von Galle in den darüber liegenden Gängen verursachen. Dieser Rückstau führt zu einer vergrößerten Gallenblase und zu Gelbsucht, wenn die Gallenfarbstoffe ins Blut gelangen.

SIEHE AUCH *Verdauungsapparat in Kapitel 1*

KRANKHEITEN UND STÖRUNGEN DER GALLENBLASE

Die häufigste Störung der Gallenblase sind Gallensteine, die wiederum zu einer akuten oder chronischen Cholezystitis (Entzündung der Gallenblase) führen können. Gallenblasenkrebs ist selten und basiert in 70% der Fälle auf einer Gallensteinerkrankung.

Röntgenuntersuchungen helfen, Erkrankungen der Gallenwege zu diagnostizieren. Bei diesen Untersuchungen nimmt der Betroffene ein Kontrastmittel zu sich, das mit der Galle ausgeschieden wird. Auf diese Weise lassen sich über Röntgenaufnahmen die Gallengänge (Cholangiografie) und die Gallenblase (Cholezystografie) darstellen.

Weitere Untersuchungsmethoden sind Ultraschall und die retrograde Cholangiografie, bei der die Gallenwege vom Zwölffingerdarm aus über ein Endoskop mit einem Kontrastmittel gefüllt werden. Das Endoskop wird durch den Magen in den Zwölffinger-

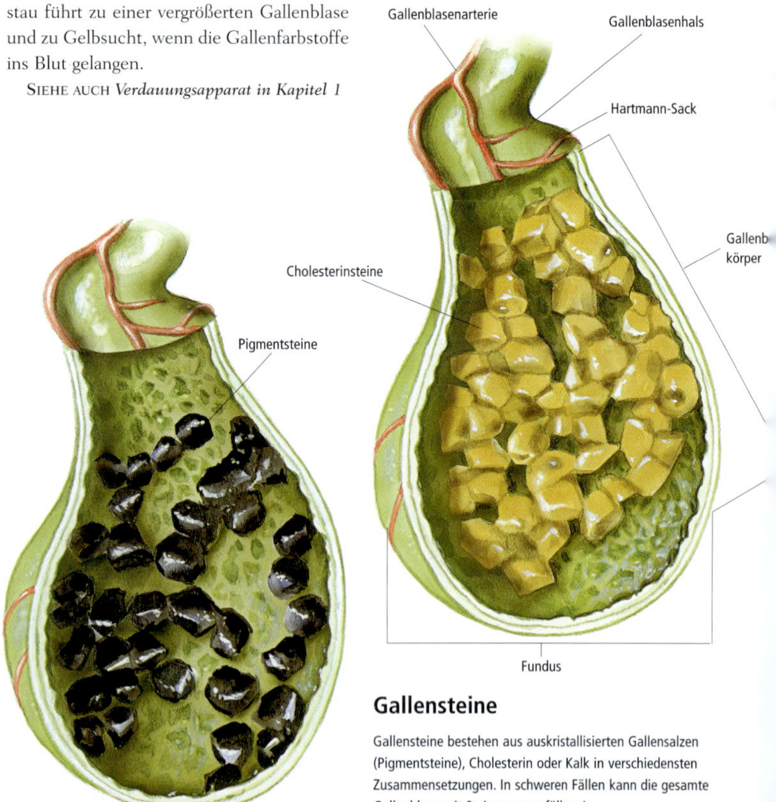

Gallensteine

Gallensteine bestehen aus auskristallisierten Gallensalzen (Pigmentsteine), Cholesterin oder Kalk in verschiedensten Zusammensetzungen. In schweren Fällen kann die gesamte Gallenblase mit Steinen ausgefüllt sein.

darm eingeführt, um im unteren Hauptgallengang einen Katheter zu platzieren.

Die Entfernung der Gallenblase wird Cholezystektomie genannt. Sie kann durch eine offene Operation oder eine endoskopische Laparoskopie vorgenommen werden – einer als minimal invasiv bezeichneten Technik, bei der Instrumente durch kleine Öffnungen in die Bauchhöhle eingeführt werden. Die laparoskopische Cholezystektomie hat den Vorteil einer kürzeren Rekonvaleszenz und einer schnelleren Mobilisierung, da die Hautwunde sehr viel kleiner ist als bei einer konventionellen Operation. Die Gefahr einer erneuten Gallensteinbildung kann durch eine Reduktion der Fettaufnahme und eine Normalisierung des Körpergewichtes verhindert oder minimiert werden.

SIEHE AUCH *Cholangiografie, Cholezystektomie, Lithotripsie in Kapitel 16*

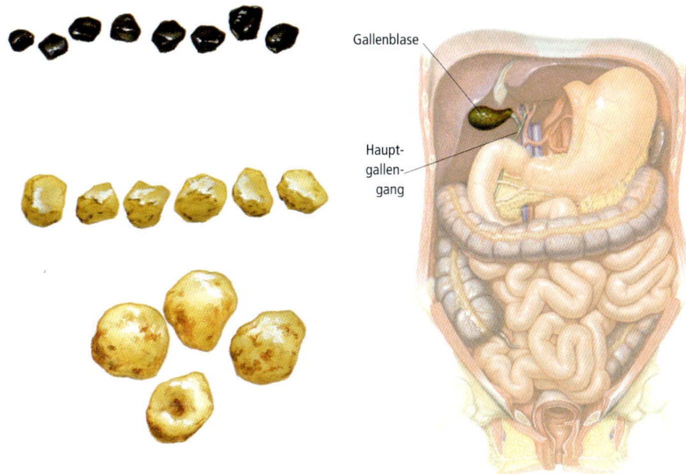

Gallensteine

Gallensteine haben unterschiedliche Formen und Größen. Die Form der Gallensteine ist facettenförmig oder rund. Die Steine variieren in der Farbe von Gelb zu Braun oder Schwarz. Kleine schwarze Gallensteine werden aus Kalzium und Bilirubin gebildet. Gelb-bräunliche Gallensteine entstehen aus Cholesterin und können in der Größe von 1–4 cm variieren. Ein einzelner Gallenstein kann so groß werden, dass er die gesamte Gallenblase ausfüllt.

GALLENSTEINE

Gallensteine treten häufig auf: 10–15 % der Erwachsenen in den westlichen Industrienationen haben ein Steinleiden (Cholelithiasis). Jährlich werden bei fast 350.000 Menschen Gallensteine operativ entfernt, und 6000 Menschen sterben an Komplikationen der Erkrankung. Frauen zwischen 40 und 65 Jahren sind am häufigsten von Gallensteinen betroffen, was hormonelle Ursachen nahe legt. Tatsächlich trägt die Einnahme der Anti-Baby-Pille zur Bildung von Gallensteinen bei dafür anfälligen Frauen bei.

Ungefähr 80–90 % der Gallensteine sind Cholesterinsteine oder gemischte Steine mit mehr als 50 % Cholesterin, der Rest besteht aus Gallenfarbstoffen. Da die Steinbildung ein chemisches Konzentrationsproblem darstellt und die Galle in der Gallenblase am konzentriertesten ist, treten sie normalerweise dort auf. In der Folge können sie zu chronischen Entzündungen der Gallenblasenschleimhaut (chronische Cholezystitis) führen. Geraten die Steine in den Abflussweg der Galle, können Gallenkoliken und ein Verschlussikterus entstehen.

80 % der Gallensteine sind symptomlos. Treten Beschwerden auf, sind es häufig unspezifische Verdauungsbeschwerden. Die Betroffenen klagen über Magenverstimmung, Sodbrennen und Blähungen. Fettiges Essen wird meist nicht vertragen.

Löst ein Stein im Gallenblasengang eine Entzündung aus, werden die Bauchschmerzen heftiger und dauerhafter. Der Schmerz kann von Fieber und einer Vermehrung der Leukozyten im Blut begleitet sein – man spricht dann von einer akuten Cholezystitis. Komplikationen sind ein Gallenblasengangrän, Eiterbildung in der Gallenblase (Empyem), die Perforation der Gallenblase mit nachfolgender Peritonitis oder die Bildung von Abszessen im umliegenden Gewebe.

Geraten Gallensteine in die Gallengänge, können sie heftigste Schmerzattacken im rechten Oberbauch (Gallenkoliken) sowie leichte bis schwere Gelbsucht, Schüttelfrost und Fieber verursachen. Auch die Bauchspeicheldrüse kann sich entzünden (Pankreatitis).

Gallensteine lassen sich auf mehrere Arten nachweisen. Bei der oralen Cholezystografie bekommt der Betroffene ein Kontrastmittel, das auf Röntgenaufnahmen sichtbar ist und von der Leber in Gallenblase und Hauptgallengang gelangt. Bei einem Ultraschall wird durch Schallwellen ein Bild der Gallenblase und der darin befindlichen Steine erstellt. Bei der retrograden Cholangiografie wird durch ein Endoskop ein Katheter in den unteren Teil des Hauptgallenganges eingeführt und das Gallengangsystem auf diese Weise vom Zwölffingerdarm aus gefüllt.

Gallensteine, die keine Beschwerden machen, müssen nicht behandelt werden. Die einzige Ausnahme ist eine im Röntgenbild erkennbare »Porzellangallenblase«, da hier das Risiko einer Krebsentstehung sehr hoch ist. Bei Beschwerden ist eine Entfernung der Gallensteine entweder durch eine Cholezystektomie, durch eine Auflösungsbehandlung (Lysetherapie) mit Gallensäuren oder eine Stoßwellenzertrümmerung (ESWL) möglichst in einem beschwerdefreien Intervall dringend zu empfehlen.

Um ein neuerliches Auftreten von Steinen zu vermeiden, sollte man auf ein Normalgewicht und eine cholesterinarme, ballaststoffreiche Ernährung achten. Ein Glas Milch vor dem Schlafengehen führt zu einer Entleerung der Gallenblase vor der Nacht.

GALLENBLASENENTZÜNDUNG

Eine Entzündung der Gallenblase (Cholezystitis) wird meist durch Gallensteine verursacht, die den Ausgang der Gallenblase zum Gallenblasengang blockieren. Die Erkrankung kann chronisch verlaufen oder akut heftigste Schmerzen verursachen, wenn eine bakterielle Infektion der Gallenblase hinzukommt. Eine Cholezystitis tritt bei Menschen mittleren Alters auf, vor allem bei übergewichtigen Frauen und solchen, die die Pille nehmen. Die Erkrankung verursacht heftige Schmerzen (Gallenkoliken) im rechten Oberbauch mit Übelkeit, Schüttelfrost, Erbrechen und hohem Fieber. Ultraschalluntersuchungen zeigen die Gallensteine in der Gallenblase und im Gallenblasengang.

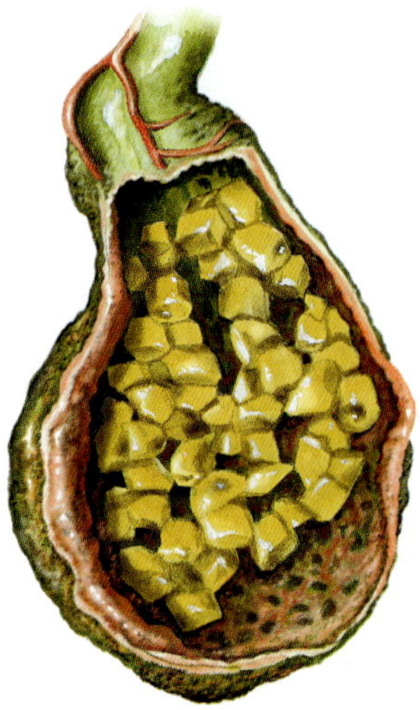

Cholezystitis

Unter Cholezystitis versteht man die Entzündung der Gallenblase mit Schmerzattacken, evtl. Fieber, Übelkeit und Erbrechen. Ursache sind in der Regel Gallensteine, die bei einer Sonografie dargestellt werden können.

Die Behandlung erfolgt stationär mit Antibiotika- und Flüssigkeitsinfusionen. Klingt die Entzündung nicht ab, wird eine operative Entfernung der Gallenblase (Cholezystektomie) erforderlich.

GALLENGÄNGE

Die Gallengänge bilden ein weit verzweigtes System schmaler Kanälchen, durch die die Galle von der Leber (wo sie produziert wird) in Gallenblase und Dünndarm transportiert wird. Die Gallengänge der Leber vereinigen sich zum Lebergallengang *(Ductus hepaticus)*, der mit dem von der Gallenblase kommenden Gallenblasengang *(Ductus cysticus)* den Hauptgallengang *(Ductus choledochus)* bildet.

SIEHE AUCH *Verdauungsapparat in Kapitel 1*

STÖRUNGEN DER GALLENGÄNGE

Die Gallengänge können durch Gallensteine oder bösartige Tumoren verlegt werden oder sich entzünden. Die endoskopische retrograde Cholangiopankreatikografie (ERCP) ist ein Röntgenverfahren, bei dem ein Endoskop in den Zwölffingerdarm eingeführt wird. Durch dieses wird ein Röntgenkontrastmittel in den Hauptgallengang gespritzt, um eine eventuelle Verlegung des Leber-, Gallenblasen- oder Hauptgallenganges festzustellen.

SIEHE AUCH *Cholangiografie in Kapitel 16*

CHOLANGITIS

Unter einer Cholangitis versteht man die Entzündung der Gallenwege. Sie wird meist durch eine Infektion mit Bakterien verursacht, die sich bei einer Blockade des Hauptgallenganges verstärkt vermehren können. Ursache der Blockade sind oft Gallensteine oder ein Tumor in der Bauchspeicheldrüse. Symptome sind Oberbauchschmerzen, hohes Fieber und Schüttelfrost, häufig verbunden mit Erbrechen und Gelbsucht. Der Urin ist auffallend dunkel, der Stuhlgang hell. Eine Antibiotikatherapie beseitigt die akute Infektion, aber nur eine Beseitigung der auslösenden Blockade kann eine dauerhafte Heilung bewirken. Eine sklerosierende Cholangitis ist eine chronische Erkrankung der Leber, bei der die Gallenwege durch die chronische Entzündung vernarben (sklerosieren), was zu einer Leberzirrhose führt. Ohne Lebertransplantation verläuft diese Krankheit tödlich.

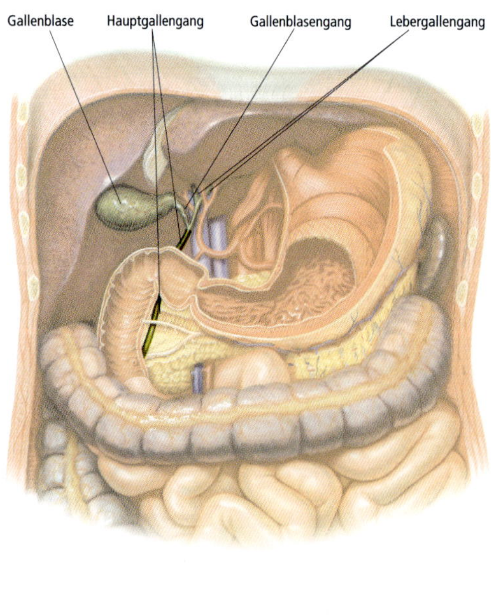

Gallengänge

Die Gallenblase ist ein Speicherorgan für die Galle, die in der Leber produziert wird. Wenn sich die Gallenblase nach einer Mahlzeit kontrahiert, wird Galle in den Gallenblasengang befördert, von wo sie über den Hauptgallengang durch die Bauchspeicheldrüse in den Zwölffingerdarm gelangt. Dort wird sie zur Fettverdauung benötigt.

BAUCHSPEICHELDRÜSE

Die Bauchspeicheldrüse (Pankreas) ist eine gemischte Drüse mit exokrinen Azinuszellen, die Enzyme in den Darm abgeben, und endokrinen Zellen, die Hormone produzieren und in den Blutkreislauf abgeben. Somit ist die Bauchspeicheldrüse sowohl Teil des Verdauungssystems als auch des endokrinen Systems des Körpers.

Die Bauchspeicheldrüse liegt in der Bauchhöhle hinter dem Magen und vor Hauptschlagader und unterer Hohlvene, die entlang der Wirbelsäule durch den Bauchraum verlaufen.

Sie besteht aus einem in einer Biegung des Zwölffingerdarmes liegenden Kopf, einem links anschließenden Hals, Körper und Schwanz. Der Schwanz stößt auf der linken Bauchseite auf die Milz. In der Bauchspeicheldrüse befindet sich ein zentraler Gang, durch den die Enzyme ins Innere des Zwölffingerdarmes gelangen. Die Mündungsstelle dieses Ausführungsganges in den Zwölffingerdarm wird als Vater-Ampulle *(Ampulla vateri)* bezeichnet. Die exokrinen Sekrete der Bauchspeicheldrüse sind leicht alkalisch, um die Magensäure, die in den Zwölffingerdarm fließt, zu neutralisieren. Die Enzyme im Verdauungssaft der Bauchspeicheldrüse dienen der Spaltung von Eiweiß, Fett und Stärke.

Im Normalfall werden die Enzyme der Bauchspeicheldrüse durch drei Mechanismen davon abgehalten, die Bauchspeicheldrüse selbst zu verdauen. Erstens befinden sich die Enzyme in anderen Teilen der Bauchspeicheldrüsenzellen als andere Zellproteine. Zweitens werden die Enzyme in einer inaktiven Form freigesetzt. Drittens befinden sich in den Gängen und im Gewebe der Bauchspeicheldrüse Hemmstoffe für die Enzyme.

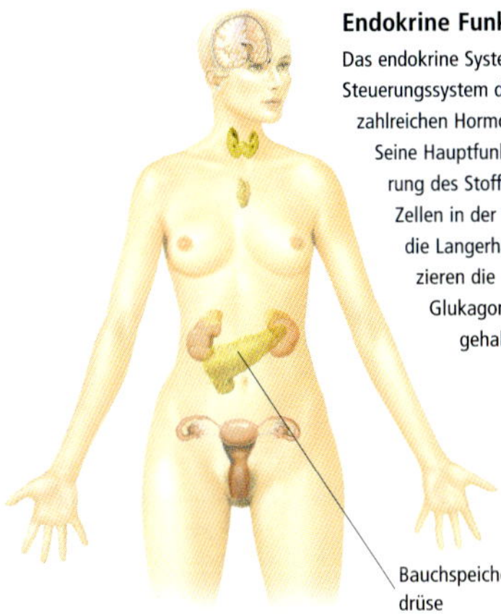

Endokrine Funktion

Das endokrine System ist ein wichtiges Steuerungssystem des Körpers, das aus zahlreichen Hormondrüsen besteht. Seine Hauptfunktion ist die Regulierung des Stoffwechsels. Endokrine Zellen in der Bauchspeicheldrüse – die Langerhans-Inseln – produzieren die Hormone Insulin und Glukagon, die den Blutzuckergehalt im Körper steuern.

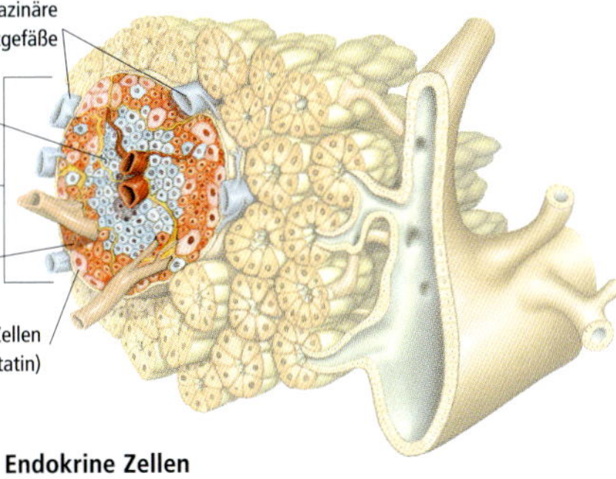

Endokrine Zellen

Über die gesamte Bauchspeicheldrüse sind Gruppen aus Hormon produzierenden endokrinen Zellen, genannt Langerhans-Inseln, verteilt. A-Zellen sondern Glukagon ab, das den Blutzuckerspiegel erhöht. B-Zellen sezernieren Insulin, das den Fett-, Eiweiß- und Kohlehydratstoffwechsel beeinflusst. D-Zellen sondern Somatostatin ab, das die Freisetzung von Glukagon und Insulin hemmen kann.

Bauchspeicheldrüse

Die Bauchspeicheldrüse (Pankreas) hat zwei verschiedene Funktionen im Körper. Die meisten ihrer Zellen (die exokrinen Azinuszellen) geben Enzyme in den Darm ab und sind Teil des Verdauungssystemes. Andere Zellen (die Langerhans-Inseln) produzieren Hormone, die ins Blut abgegeben werden, und sind Teil des endokrinen Systemes.

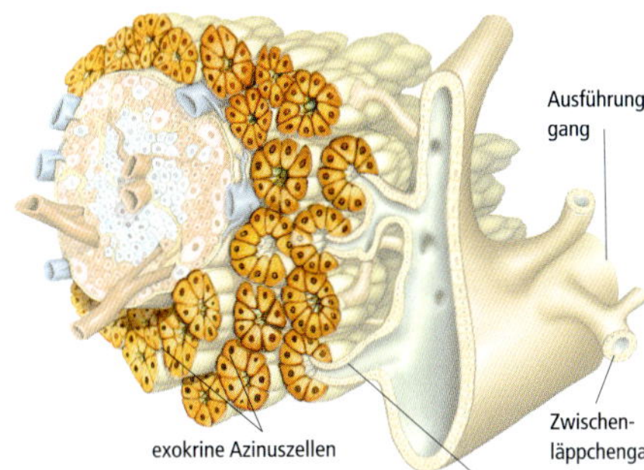

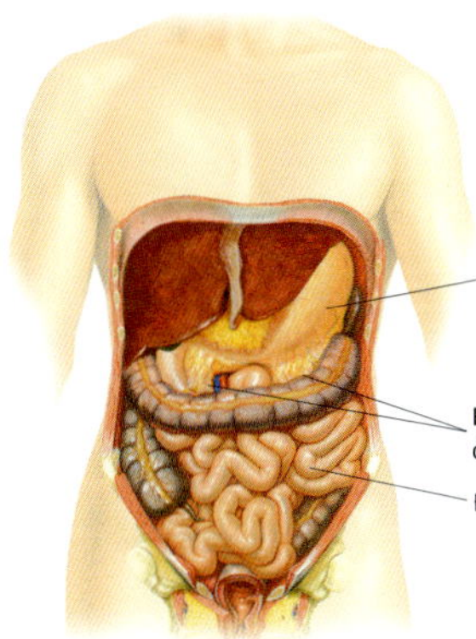

Exokrine Funktion

Die Bauchspeicheldrüse besteht zum größten Teil aus exokrinen Azinuszellen. Diese setzen Verdauungsenzyme frei, die bei der Verarbeitung der Nahrung helfen. Die Enzyme gelangen über einen zentralen Ausführungsgang in den Dünndarm.

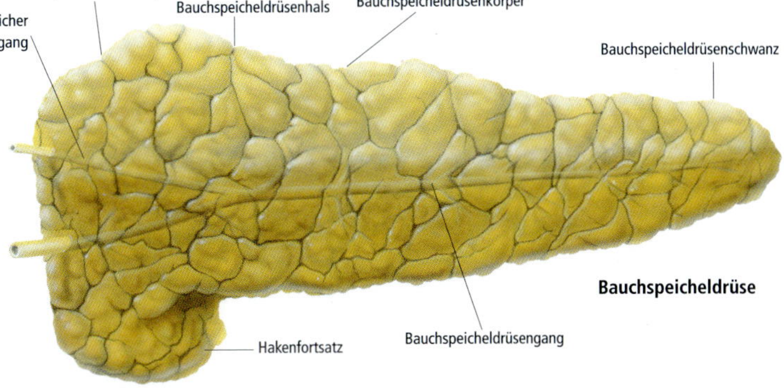

Bauchspeicheldrüse

Bauchspeicheldrüse – Verdauungsfunktion

Die Bauchspeicheldrüse liegt in der Bauchhöhle direkt hinter dem Magen. In ihrem exokrinen Anteil werden Enzyme freigesetzt, die in den Dünndarm gelangen, um die Nahrung in einzelne Nährstoffe aufzuspalten.

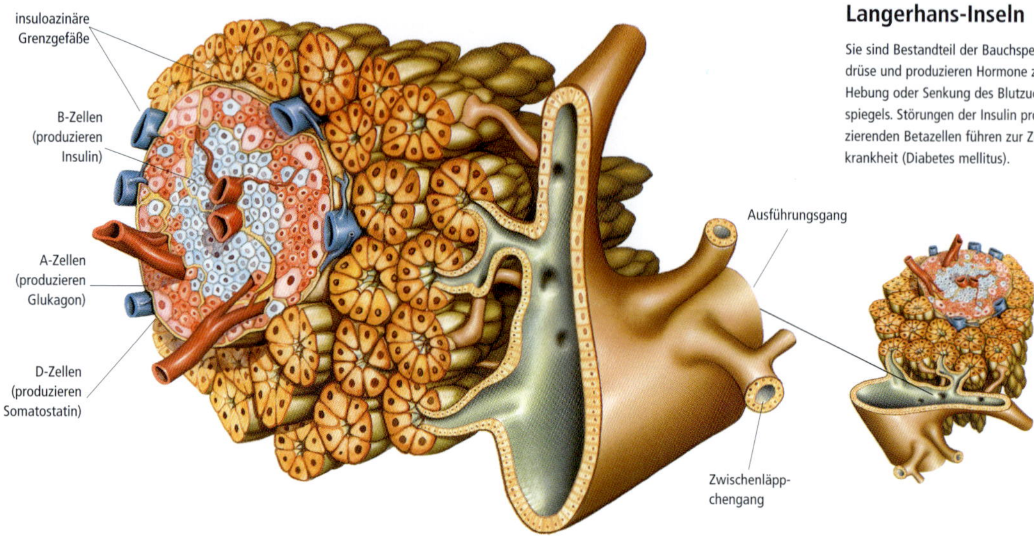

Langerhans-Inseln

Sie sind Bestandteil der Bauchspeicheldrüse und produzieren Hormone zur Hebung oder Senkung des Blutzuckerspiegels. Störungen der Insulin produzierenden Betazellen führen zur Zuckerkrankheit (Diabetes mellitus).

Die endokrine Funktion der Bauchspeicheldrüse besteht in der Steuerung der Glukosespeicherung nach den Mahlzeiten und der Glukoseabgabe in Zeiten ohne Nahrungsaufnahme. Die beiden dafür zuständigen Bauchspeicheldrüsenhormone sind Insulin und Glukagon, die in speziellen Zelltypen innerhalb winziger, kugelförmiger Gruppen aus Bauchspeicheldrüsengewebe – Inselorgan oder Langerhans-Inseln – produziert werden.

SIEHE AUCH *Hormonsystem, Verdauungsapparat, Hormone, Insulin in Kapitel 1*

LANGERHANS-INSELN

Die Langerhans-Inseln sind endokrine Drüsen, die Sekrete direkt ins Blut und nicht an die Oberfläche des Verdauungstraktes oder der Haut abgeben. Die Insulinsekretion wird durch einen erhöhten Glukose- und Aminosäuregehalt im Blut angeregt. Das Hormon ermöglicht die Aufnahme von Zucker, Eiweiß und Nukleinsäuren durch die Körperzellen. Die Glukagonsekretion ist eine Reaktion auf einen niedrigen Glukose- und Aminosäuregehalt im Blut. Glukagon regt die Abgabe von im Körper gespeicherter Glukose sowie von Aminosäuren und Fetten an.

ERKRANKUNGEN DER BAUCHSPEICHELDRÜSE

Die häufigsten Erkrankungen der Bauchspeicheldrüse sind eine Pankreatitis (eine meist durch Alkohol oder Gallensteine verursachte Entzündung) und Krebs. Eine Zerstörung der endokrinen Inselzellen durch Viren oder einen unbekannten Auslöser ist eine Ursache für die Zuckerkrankheit *Diabetes mellitus,* bei der die Kontrolle des Blutzuckerspiegels gestört ist. Auch bei chronischer Pankreatitis entwickelt sich gelegentlich ein Diabetes.

SIEHE AUCH *Zuckerkrankheit in Kapitel 1; Blutzuckertest in Kapitel 16*

ANGEBORENE FEHLBILDUNG

Eine angeborene Erkankung der Bauchspeicheldrüse wird als *Pancreas anulare* bezeichnet. Hierbei schnürt ein Ring aus Bauchspeicheldrüsengewebe den Zwölffingerdarm ein, was bei Säuglingen und Erwachsenen zu einer Behinderung der oberen Darmpassage führen kann. Die Betroffenen leiden an Erbrechen nach den Mahlzeiten, und auf dem Röntgenbild ist häufig eine Erweiterung des Magens und oberen Zwölffingerdarmes sichtbar. Die Beschwerden können durch eine Bypass-Operation beseitigt werden.

BAUCHSPEICHELDRÜSENKREBS

Bauchspeicheldrüsenkrebs (Pankreaskarzinom) ist eine sehr schwere Erkrankung und häufige Todesursache bei Männern zwischen dem 35. und 60. Lebensjahr. Vor allem Zigarettenraucher und Diabetiker sind betroffen. Die Krankheit ist besonders tückisch, da sie erst spät Beschwerden macht und sich schon bald auf benachbartes Gewebe, die Lymphknoten und die Leber ausbreitet, was eine vollständige operative Entfernung des entarteten Gewebes unmöglich macht. Ein Pankreaskopfkarzinom kann den gemeinsamen Ausführungsgang für Galle und Pankreasenzyme blockieren und durch die Ansammlung von Gallensäure und den Mangel an Verdauungsenzymen zu Gewichtsabnahme und Gelbsucht führen.

Die ersten Symptome eines Pankreaskarzinoms, das sich im Schwanz der Bauchspeicheldrüse, d.h. nicht in der Nähe der Bauchspeicheldrüsengänge befindet, sind Gewichtsabnahme und Bauchschmerzen. Die Heilungschancen bei Bauchspeicheldrüsenkrebs sind gering. Die meisten Patienten sterben innerhalb eines Jahres nach der Diagnose. Nur etwa 10 % überleben fünf Jahre. Eine vollständige Heilung ist sehr selten.

INSELZELLTUMOREN

Auch in den Langerhans-Inseln können sich Tumoren bilden, die meistens gutartig sind, aber durch ihre Hormonwirkung Beschwerden machen. Insulinome entstehen z.B. in den Betazellen der Langerhans-Inseln. Sie produzieren übermäßig viel Insulin, was zu einem Absinken des Blutzuckerspiegels führt. Die Symptome – Verhaltensstörungen, Gedächtnisverlust, Herzklopfen, Schweißausbrüche und Bewusstlosigkeit – werden manchmal mit denen einer psychischen Störung verwechselt und entsprechend falsch behandelt. Essen lindert die Symptome, sodass es infolge übermäßiger Nahrungsauf-

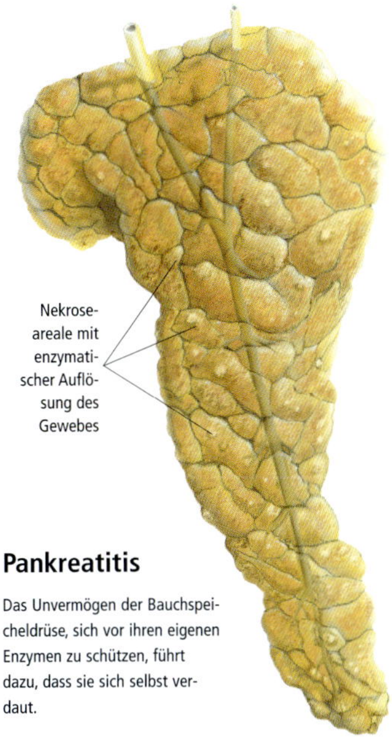

Pankreatitis

Das Unvermögen der Bauchspeicheldrüse, sich vor ihren eigenen Enzymen zu schützen, führt dazu, dass sie sich selbst verdaut.

nahme häufig zur Gewichtszunahme kommt. Die Behandlung erfolgt mit Medikamenten zur Unterdrückung der Insulinsekretion aus dem Tumor oder durch die operative Entfernung des Tumors, sofern dieser lokalisiert werden kann. Eine zweite Tumorart sind die Glukagonome mit gegenteiliger Wirkung.

Die dritte Art sind Gastrin produzierende Tumoren in der Bauchspeicheldrüse oder im Zwölffingerdarm. Gastrin ist ein Hormon, das die Magensäureproduktion steuert und normalerweise als Reaktion auf die Vergrößerung des Magens nach der Nahrungsaufnahme freigesetzt wird. Bei Gastrin produzierenden Tumoren handelt es sich häufig um bösartige Inselzellkarzinome. Sie gelten als Auslöser des so genannten Zollinger-Ellison-Syndroms.

ZOLLINGER-ELLISON-SYNDROM

Das Zollinger-Ellison-Syndrom, eine seltene Erkrankung, wird durch eine übermäßige Produktion des Hormones Gastrin durch Tumoren, so genannte Gastrinome, oder Inselzellkarzinome verursacht. Diese Tumoren entwickeln sich häufig aus bestimmten Zellen in der Bauchspeicheldrüse, können jedoch auch im Zwölffingerdarm oder an anderen Stellen im Bauchraum entstehen. In manchen Fällen ist der Tumor sehr klein und schwer zu erkennen. Das durch den Tumor produzierte Gastrin steigert die Produktion der Magensäure und führt somit zu Magengeschwüren und Verdauungsproblemen. Betroffene klagen oft über Oberbauchschmerzen und Durchfall.

Die Behandlung der Erkrankung besteht zum einen aus der operativen Entfernung des Tumors und zum anderen aus der Ausschaltung der Säureproduktion durch Protonenpumpenhemmer und H2-Blocker.

BAUCHSPEICHELDRÜSEN-ENTZÜNDUNG

Eine Entzündung der Bauchspeicheldrüse (Pankreatitis) wird nicht durch eine Infektion verursacht, sondern ist Ausdruck einer Verdauung von Pankreasgewebe durch die eigenen Enzyme. Eine akute Pankreatitis beginnt ganz plötzlich mit heftigsten Schmerzen. Eine chronische Pankreatitis verläuft weniger dramatisch, kann dafür aber über Wochen, Monate oder Jahre andauern. Symptome einer Pankreatitis sind plötzlicher Oberbauchschmerz, Übelkeit, Erbrechen und eine erhöhte Konzentration des Verdauungsenzyms Amylase im Blut. Eine akute Pankreatitis kann durch Gallensteine (ca. 40 % aller Fälle), übermäßigen Alkoholkonsum (weitere 40 %), erhöhte Kalzium- und Blutfettwerte, eine Operation oder Medikamente, wie Kortikoide, Diuretika und orale Kontrazeptiva, verursacht werden.

Zu den möglichen Komplikationen gehören die Bildung eitriger Abszesse in der Bauchspeicheldrüse und Pankreas-Pseudozysten, mit Flüssigkeit und Verdauungsenzymen gefüllte Hohlräume. Eine Operation ist bei einer akuten Pankreatitis nur erforderlich, wenn Komplikationen auftreten. Die Behandlung umfasst eine engmaschige Überwachung auf der Intensivstation, Flüssigkeitsersatz, die Verabreichung von Schmerzmitteln, Nulldiät und Dauerabsaugung des Magensaftes sowie eine Antibiotikagabe. Wenn Pseudozysten entstanden sind, müssen sie drainiert werden, sobald sich das Befinden gebessert hat.

Eine chronische Pankreatitis tritt häufig als Folge von Alkoholismus auf. Menschen mit chronischer Pankreatitis leiden an immer wiederkehrenden Bauchschmerzen und Verdauungsstörungen. Oft kommt eine Zuckerkrankheit durch einen Insulinmangel hinzu. Die Behandlung ist dieselbe wie bei einer akuten Pankreatitis, wobei zusätzlich ein operativer Eingriff zur Linderung chronischer Schmerzen vorgenommen werden kann.

NEBENNIEREN

Die beiden Nebennieren sitzen jeweils dem oberen Nierenpol an der Rückwand der Bauchhöhle auf. Eine Nebenniere ist 3–5 cm lang, besitzt in etwa die Form eines Dreieckes und ist gelblich braun. Sie besteht aus zwei Teilen, einer äußeren Zone, der Nebennierenrinde (Kortex), und einem Kern, dem Nebennierenmark (Medulla). Beide Teile dienen der Hormonproduktion und -ausscheidung, unterscheiden sich aber in Aufbau, Funktion und Entwicklung.

Hormone

Hormone sind chemische Substanzen, die von so genannten endokrinen Drüsen, zu denen auch die Nebennieren gehören, produziert und in das Gewebe und die Blutgefäße abgegeben werden. Sie wirken, indem sie die Aktivitäten bestimmter Zellen beeinflussen. Diese befinden sich entweder konzentriert an einem einzigen Ort oder sind über den gesamten Körper verteilt; sie können auch weiter von der endokrinen Drüse entfernt sein. Die Nebennieren setzen aus der Nebennierenrinde und dem Nebennierenmark unterschiedliche Hormone frei.

Nebennierenrindenhormone

Die Hormone aus der Nebennierenrinde werden aus Cholesterin hergestellt und heißen Steroidhormone oder Kortikoide. Sie teilen sich in Glukokortikoide wie Kortisol, in Mineralkortikoide wie Aldosteron und in Sexualhormone auf.

Glukokortikoide sind am Zuckerstoffwechsel und an der Reaktion des Körpers auf Verletzungen beteiligt. Eine der Wirkungen der Glukokortikoide ist die Dämpfung der Immunreaktion, weshalb sie bei der Behandlung von Abstoßreaktionen nach Transplantationen und bei Allergien eingesetzt werden.

Mineralokortikoide sind die zweite Klasse von Kortikoiden. Ihre Funktion besteht in der Regelung von Wasserhaushalt, Blutdruck und Herzschlagvolumen.

Aldosteron ist das wichtigste der Mineralkortikoide. Es erhöht die Rückresorption von Natrium in den Nieren und anderen Geweben, wie Schweiß- und Speicheldrüsen, und verstärkt die Ausscheidung von Kalium. Die Wirkung von Aldosteron auf den Natriumspiegel ist von Bedeutung für die Regelung des Blutvolumens. Bei einer Reduzierung der Nierendurchblutung wird von dieser Renin abgesondert, das ein zweites Hormon, das Angiotensin, veranlasst, den Aldosteronspiegel zu erhöhen. Dadurch wird Natrium eingespart und der ursprüngliche Blutdruck wiederhergestellt.

Die Sexualhormone der Nebennierenrinde (Androgene) tragen zur Ausprägung der männlichen Geschlechtsmerkmale bei. Eine zu hohe Produktion bei Frauen bewirkt eine Vermännlichung (Virilisierung).

Die Menge der durch die Nebennieren gebildeten Glukokortikoide und Androgene wird durch das adrenokortikotrope Hormon (ACTH) reguliert. Es wird vom Vorderlappen der Hirnanhangdrüse gebildet und gelangt über den Blutkreislauf in die Nebennieren, wo es die Freisetzung von Glukokortikoiden und den anderen Steroiden aus der Nebennierenrinde anregt. Die Freisetzung von ACTH wird durch den Hypothalamus reguliert, der ein Corticotropinreleasing Hormon (CRH) absondert, das wiederum die Ausscheidung von ACTH stimuliert. Kortisol reguliert sowohl CRH als auch ACTH durch einen negativen Rückkopplungsmechanismus. Dabei führt ein Anstieg von Kortisol zu einem Absinken der CRH- und ACTH-Spiegel und umgekehrt.

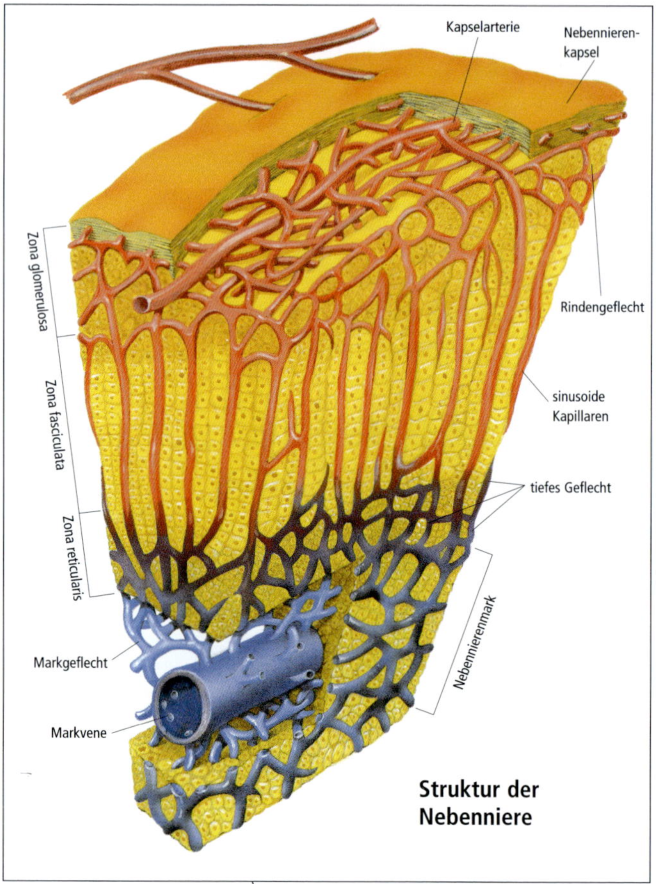

Struktur der Nebenniere

Nebenniere

Diese kleinen Drüsen sind ebenso wichtig für unsere Gesundheit wie die benachbarten Nieren. Sie sezernieren Steroidhormone, die für den Zuckerstoffwechsel zuständig sind, den Heilungsprozess bei Verletzungen fördern, den Wasserhaushalt regulieren und zur Bildung der männlichen Geschlechtsmerkmale beitragen.

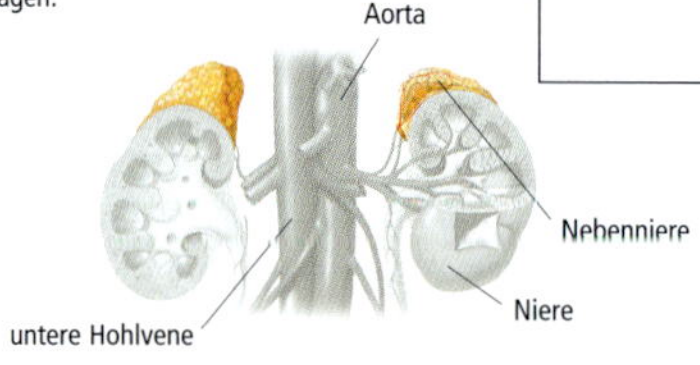

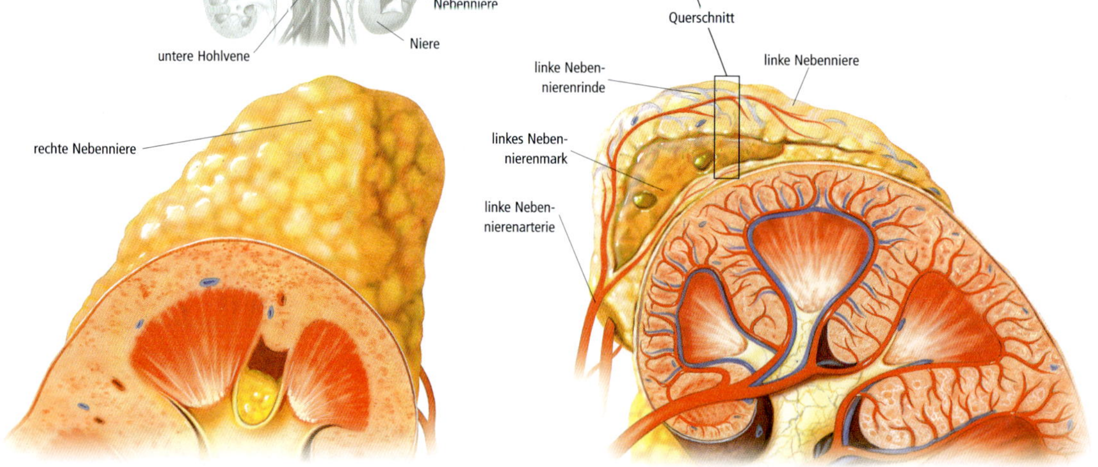

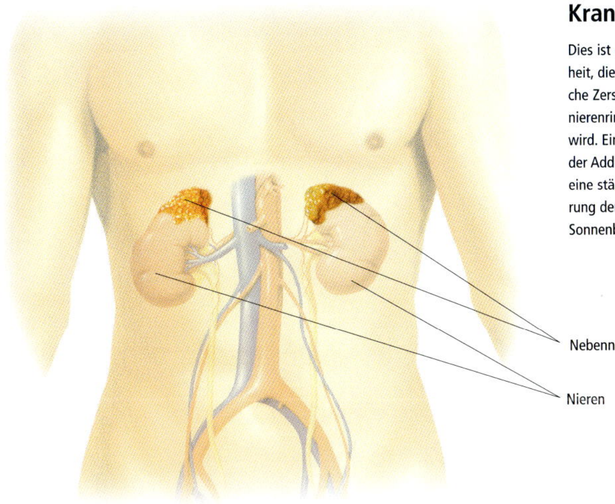

Addison-Krankheit

Dies ist eine seltene Krankheit, die durch die allmähliche Zerstörung der Nebennierenrinde verursacht wird. Eines der Symptome der Addison-Krankheit ist eine stärkere Pigmentierung der Haut, die einer Sonnenbräune ähnelt.

Nebennierenmarkhormone
Das Nebennierenmark besteht aus Nervengewebe und ist mit der Produktion und Freisetzung von Adrenalin und Noradrenalin befasst. Diese Hormone bewirken eine Steigerung der Herzfrequenz, des Blutdruckes und des Blutstromes zu den Muskeln, erweitern die Atemwege, erhöhen den Blutzuckerspiegel und fördern die Umwandlung von Glykogen in Glukose, um Energie bereitzustellen. Aufgrund dieser Vorgänge ist der Körper bei Stress und Gefahr zu ungeahnten Leistungen fähig.

Adrenalin gilt als das klassische Stresshormon. Es kann chemisch hergestellt und zur Schock-, Allergie-, Anaphylaxie- und Asthmabehandlung eingesetzt werden. Bei Operationen wird es zur Blutungshemmung oder zur Verlängerung der Wirkung lokaler Betäubungsmittel verwendet. Bei Herzstillstand kann es als Herzstimulans verwendet werden.

Ein Nebennierenmarktumor (Phäochromozytom) führt zur erhöhten Ausschüttung von Adrenalin und Noradrenalin und verursacht Kopfschmerzen, Herzklopfen, Angst und hohen Blutdruck. Der Tumor muss operativ entfernt werden.

SIEHE AUCH ***Hormonsystem, Hormone, Elektrolyte in Kapitel 1***

STÖRUNGEN DER NEBENNIEREN

Fallen oder steigen die Spiegel der von den Nebennieren gebildeten Hormone auf krankhafte Werte ab, entstehen dadurch verschiedene Krankheiten.

SIEHE AUCH *Bildgebende Verfahren in Kapitel 16*

NEBENNIERENHYPERPLASIE

Unter einer Hyperplasie der Nebennieren versteht man ein übermäßiges Wachstum des äußeren Bereiches der Nebennierenrinde. Eine Ursache dafür ist eine Überproduktion von ACTH in der Hirnanhangdrüse, wie sie durch manche Gehirntumoren verursacht wird. Das überschüssige ACTH führt zu einer Überstimulation der Nebennieren, die sich dadurch vergrößern und zu viel Glukokortikoide und Androgene bilden. Die Hyperplasie kann auch durch einen angeborenen Defekt in der Kortisolbildung verursacht werden. Ein ständig erhöhter ACTH-Spiegel führt bei Frauen durch eine verstärkte Androgenproduktion zu starkem Haarwuchs im Gesicht, einer tieferen Stimme und dem Aussetzen der Menstruation (Virilisierung). Hat ein Fetus einen solchen Defekt der Kortisolproduktion, kann eine Hyperplasie der Nebennieren angeboren sein. Bei weiblichen Feten kommt es dadurch zur Vermännlichung der äußeren Geschlechtsorgane, wie etwa einer vergrößerten Klitoris (adrenogenitales Syndrom).

ADDISON-KRANKHEIT

Diese seltene Krankheit tritt bei Menschen auf, die zwischen 30 und 50 Jahre alt sind. Sie wird durch die allmähliche Zerstörung von Teilen der Nebennieren verursacht. Auf jeder Niere sitzt eine Nebenniere und produziert Steroidhormone wie Glukokortikoide und Mineralokortikoide, die für den Stoffwechsel lebenswichtig sind. Bei der Addison-Krankheit ist die Nebennierenrinde zerstört, wodurch die Produktion dieser Steroide gehemmt wird.

Meist wird die Zerstörung durch einen Autoimmunprozess verursacht, bei dem der Körper seine eigenen Zellen zerstört. Die Diagnose erfolgt anhand einer Blutuntersuchung durch den Nachweis eines erniedrigten Kortisolspiegels.

Symptome treten erst auf, wenn 90 % der Nebennierenrinde zerstört sind. Anfangs sind dies Appetit- und Gewichtsverlust und ein Müdigkeits- und Schwächegefühl. Leichter Durchfall oder Verstopfung und leichte Verdauungsstörungen mit Übelkeit und Erbrechen sind weitere Symptome. Meist nimmt die Haut eine dunklere Färbung an. Bleibt sie unbehandelt, führt die Krankheit zu akutem Nebennierenversagen und Koma, was eine Notfallbehandlung in einem Krankenhaus erfordert.

Die Addison-Krankheit kann durch tägliche und lebenslange Einnahme von Steroiden, welche die eigenen Hormone ersetzen, behandelt werden. Betroffene, die ihre Medikamente regelmäßig zu sich nehmen, können ein normales, gesundes Leben führen.

NEUROBLASTOM

Ein Neuroblastom ist eine Krebsart, die von den Nervenzellen des Fetus ausgeht und im frühen Kindesalter zur Tumorbildung führt. Der Krebs beginnt oft in der Nebenniere und kann sich schnell auf andere Körperregionen wie das Knochenmark und die Lymphknoten ausbreiten. Behandlungsmöglichkeiten sind Operationen, Strahlen- und Chemotherapie sowie eine Knochenmarktransplantation.

CUSHING-SYNDROM

Das Cushing-Syndrom entsteht durch einen Überschuss oder eine zu lange Einnahme von Kortisol oder ähnlich wirkenden Kortikoiden. Zu den Symptomen gehören Stammfettsucht, Muskelschwäche, hoher Blutdruck, ein »Mondgesicht« und verstärkte Gesichtsbehaarung. Die Diagnose basiert auf der typischen Symptomatik und wird erhärtet durch einen erhöhten Kortisolspiegel bei Urin- und Blutuntersuchungen. Durch eine Computertomografie oder eine Kernspintomografie lassen sich Tumoren darstellen.

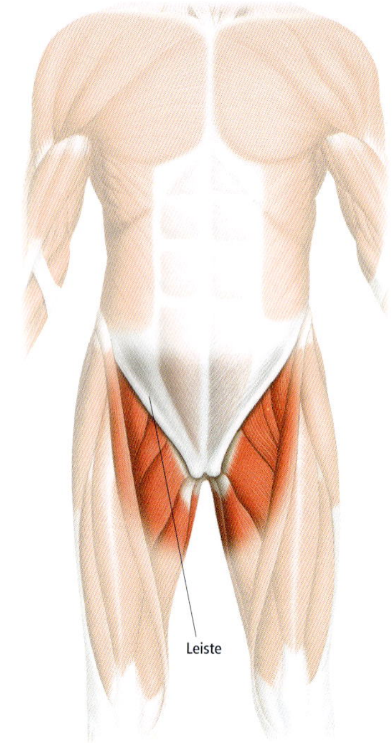

Leiste

Mit dem Begriff Leiste bezeichnet man die Übergangsregion zwischen Bauchraum und Beinen. Eine Leistenzerrung entsteht durch eine Überdehnung der dort ansetzenden Muskeln.

LEISTE UND BAUCHWAND-MUSKULATUR

Im Leistenbereich gehen Bauch und Schenkel ineinander über. Die Bauchwand ist aus drei Lagen von Bauchmuskeln aufgebaut, die von Fettgewebe und Haut bedeckt sind. Als Leiste bezeichnet man die Grenzregion zwischen Bauchraum und Oberschenkel. Hier endet die aus drei Schichten aufgebaute Bauchwandmuskulatur. Der äußere schräge Bauchmuskel bildet die äußerste Muskelschicht, der innere schräge die mittlere und der quere Bauchmuskel die innerste. Außerdem gibt es in der Mittellinie des Bauches einen Längsmuskel. Das innere untere Drittel der Leiste besteht fast nur aus einer Bindegewebsfaszie und ist dadurch die entscheidende Schwachstelle in der Bauchwand.

SIEHE AUCH *Muskulatur, Lymphsystem in Kapitel 1*

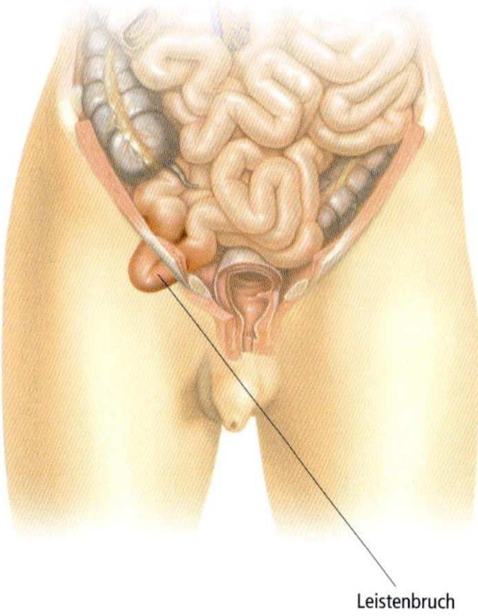

Leistenhernie

Bei einer Leistenhernie wölben sich Bauchfell oder Darmanteile durch eine Schwachstelle in der muskulären Bauchwand und bilden eine Erhebung in der Leiste.

STÖRUNGEN DER LEISTE UND DER BAUCHWAND-MUSKULATUR

Eingeweidebrüche (Hernien) sind die häufigsten Störungen im Bereich der Bauchwand und der Leiste. Man spricht von Hernien, wenn sich Teile des Bauchfelles oder sogar Darmanteile durch Schwachstellen in der muskulären Bauchwand nach außen wölben. Die Hernien zeigen sich als veränderliche oder dauerhafte, anfangs nicht entzündliche Schwellungen. Bei jeder Hernie sollte ärztlicher Rat eingeholt werden, da gelegentlich Darmanteile eingeklemmt werden können, was zum Absterben des Gewebes mit lebensgefährlichen Folgen führen kann. Eine Leistenzerrung entsteht durch starken Zug an den Muskeln dieser Region. Die Leiste enthält auch Lymphknoten, die bei Infektio-

PHÄOCHROMOZYTOM

Ein Phäochromozytom ist ein hormonaktiver Tumor des Nebennierenmarkes oder von vegetativen Ganglienzellen im sympathischen Grenzstrang, durch den es zu einer Überproduktion von Adrenalin und Noradrenalin kommt. Diese Tumoren treten in der Kindheit oder im mittleren Erwachsenenalter auf und sind meist nicht bösartig. Zu den Symptomen gehören schwere Kopfschmerzen, ein verstärkter und beschleunigter Puls, Schwitzen, Bauchschmerzen, Nervosität, Reizbarkeit, verstärkter Appetit und Gewichtsverlust. Die Betroffenen leiden häufig unter hohem Blutdruck. Die Diagnose wird durch den Nachweis von Hormonspiegeln in Blut oder Urin gestellt. Die Behandlung besteht entweder aus der medikamentösen Hemmung der Hormonwirkung oder der operativen Entfernung des Tumors.

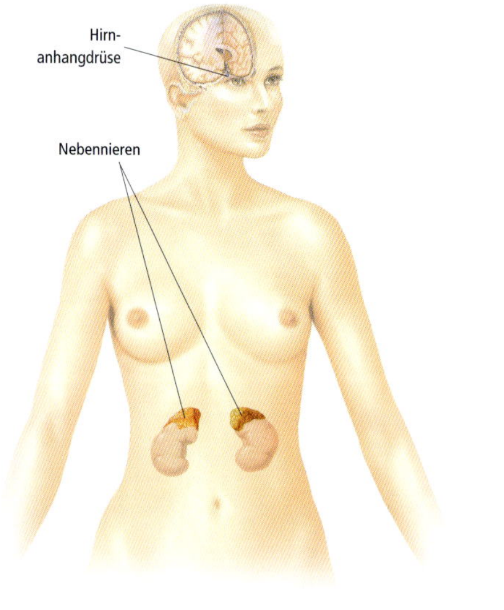

Cushing-Syndrom

Symptome der erhöhten Kortisonspiegel sind ein aufgedunsenes Gesicht, Stammfettsucht, eine Verdickung des Nackens (Stiernacken) und allgemeine Schwäche. Das primäre Cushing-Syndrom ist meist die Folge eines Tumors in der Hirnanhangdrüse, durch den die Nebennieren überstimuliert werden. Die Behandlung besteht, wenn möglich, in der operativen Entfernung des Tumors.

nen vor allem im Bereich der Genitalien und der Beine anschwellen können. Die *Tinea inguinalis* ist eine Pilzinfektion in der Leiste, die vor allem bei Männern auftritt.

SIEHE AUCH *Ultraschalldiagnostik in Kapitel 16*

HERNIEN

Unter Hernien (Eingeweidebrüchen) versteht man Ausstülpungen von Gewebe- oder Organteilen durch eine krankhafte Lücke. Ein Bruch kann erworben oder angeboren sein und an verschiedenen Körperteilen, am häufigsten jedoch im Bauchraum, auftreten. Ursache ist in der Regel ein stark erhöhter Druck in der Bauchhöhle, z. B. beim Husten oder Heben schwerer Lasten, der den Austritt des Bauchfelles durch eine Schwachstelle in der Bauchwandmuskulatur ermöglicht.

Die häufigsten Brüche sind Leisten- und Schenkelbrüche. Bei beiden tritt das Bauchfell oder der Darm aus der Bauchhöhle in den Leistenkanal aus. Bei den Leistenhernien unterscheidet man indirekte Hernien entlang des Samenstranges und direkte Hernien. Indirekte Hernien sind oft bereits angeboren und werden noch beim Säugling operiert. Der Zwerchfellbruch (Hiatushernie), bei dem sich der Magen durch das Zwerchfell in den Brustkorb verlagert, kommt ebenfalls häufig vor. Beim Narbenbruch tritt Gewebe an einer Operationsnarbe nach außen. Ein Nabelbruch ist eine Vorwölbung des Bauchfelles durch den Nabel, die vor allem bei Neugeborenen auftritt.

Einige Brüche sind reponibel, d. h. sie können zurückverlagert werden. Andere können nicht zurückverlagert werden; sie sind irreponibel. Solche Brüche können bereits eingeklemmt sein: Wenn die Blutversorgung abgeschnitten ist, stirbt das eingeklemmte Gewebe ab. Ist der Darm betroffen, kann es zu Darmverschluss (Ileus), Bauchfellentzündung (Peritonitis) und Darmgangrän kommen. In diesen Fällen ist eine Notoperation erforderlich. Die Behandlung einer Hernie ist abhängig von der Körperregion. Prinzipiell müssen alle Brüche operiert werden. Ein Nabelbruch bei einem Säugling bildet sich normalerweise bis zum vierten Lebensjahr von selbst zurück; wenn nicht, kann er operativ korrigiert werden. Die Operation eines Bruches besteht aus dem Abtragen des Bruches (Herniotomie) und der Verstärkung der Bauchwand (Hernioplastik). Brüche im Bereich des geraden Bauchmuskels (*M. rectus abdominis*) müssen normalerweise nicht behandelt werden. Wenn ein Patient mit einem Leistenbruch zu alt oder krank für eine Operation ist, kann er ein so genanntes Bruchband tragen, um den Bruch in einer reponierten Position zu halten.

SEITENSTECHEN

Seitenstechen ist ein stechender Schmerz im Bauch, der meist bei sportlicher Betätigung auftritt. Er ist in der Regel unterhalb des Brustkorbes auf einer Seite des Körpers zu spüren und wird durch Krämpfe der Bauchwandmuskulatur verursacht.

Personen in schlechter körperlicher Verfassung leiden eher unter Seitenstechen. Der Schmerz klingt in Ruhe meist von alleine ab, es kann jedoch helfen, die betroffene Stelle leicht zu massieren.

MILZ

Die Milz ist ein ungefähr faustgroßes Organ, das im linken Oberbauch unterhalb des Zwerchfelles sitzt. Sie ist beim Fetus ein wichtiges Organ für die Blutbildung, bei Erwachsenen jedoch nicht mehr lebensnotwendig. Die Milz erhält für ihre Größe unverhältnismäßig viel Blut, das über Sinus genannte Kanäle gefiltert wird. Die roten Blutkörperchen (Erythrozyten) zwängen sich durch enge Poren in den Sinus und ältere oder fehlerhafte Zellen werden ausgesondert. Der beim Fetus Blut bildende Teil der Milz wird als rote Pulpa bezeichnet. Der andere Teil gehört zum Immunsystem des Körpers und wird weiße Pulpa genannt.

Die Milz ist Teil des Immunsystemes und enthält eine große Anzahl an Lymphozyten. Sie unterstützt den Körper vor allem im Kampf gegen bakterielle Infektionen. Wenn die Milz entfernt werden muss (Splenektomie), besteht ein höheres Risiko für schwer verlaufende Lungen- und Hirnhautentzündungen und Sepsis, sodass Betroffene gegen Pneumokokken und *Haemophilus influenza* geimpft werden müssen und eine entsprechende Notiz bei sich tragen sollten.

Die Milz ist ein empfindliches Organ, das durch Verletzungen des Oberbauches, wie bei Autounfällen, Kontaktsportarten, oder auch bei bestimmten Infektionen wie Malaria, leicht reißen kann. Eine z. B. durch das Pfeiffer-Drüsenfieber vergrößerte Milz ist anfälliger für einen Milzriss. Ein Milzriss führt zu starken Schmerzen und schweren inneren Blutungen. Es handelt sich dabei um einen medizinischen Notfall. In manchen Fällen ist eine Splenektomie (operative Milzentfernung) als lebensrettende Maßnahme erforderlich. In anderen Fällen lässt sich zumindest ein Teil der Milz erhalten, sodass das Organ weiterhin seine Funktion erfüllen kann.

SIEHE AUCH *Lymphsystem in Kapitel 1*

Zwerchfellhernie (Rollhernie)

Der Magen wölbt sich an der schwächsten Stelle des Zwerchfelles, der Durchtrittsstelle der Speiseröhre, in den Brustraum vor.

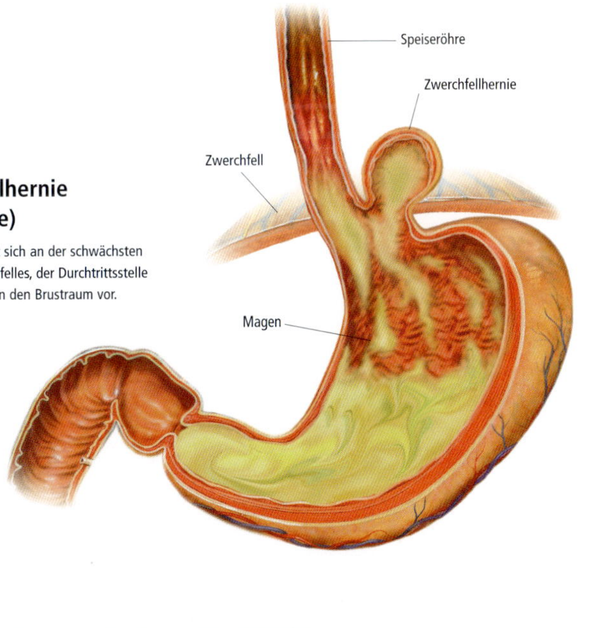

MILZVERGRÖSSERUNG

Zahlreiche Störungen können zu einer Vergrößerung der Milz (Splenomegalie) führen. Die häufigste Ursache sind Infektionskrankheiten. Die zweithäufigste Ursache ist ein erhöhter Druck in der Milzvene durch Pfortaderhochdruck bei einer Leberzirrhose. Zu den weiteren möglichen Ursachen gehören Autoimmunerkrankungen wie Rheumatoide Arthritis und systemischer *Lupus erythematodes*, Speicherkrankheiten wie die Amyloidose oder die Gaucher-Krankheit und Blutkrankheiten wie hämolytische Anämien, Lymphome oder Leukämien.

Bei einer Milzvergrößerung werden vermehrt Blutkörperchen und Blutplättchen zerstört, was Blutarmut (Anämie), Leukopenie und Thrombozytopenie mit Blutungsneigung und erhöhter Infektionsanfälligkeit zur Folge hat.

Behandlung bei Milzvergrößerung

Eine vergrößerte Milz verursacht Schmerzen, Blutarmut und erhöhte Infektionsanfälligkeit und muss behandelt werden. Die Behandlung zielt in erster Linie auf die Beseitigung der Ursache ab. Manchmal kann die Milz durch eine Chemotherapie verkleinert werden. In anderen Fällen kann eine Bestrahlung die Symptome des Betroffenen lindern. Führen diese Methoden nicht zum Erfolg, ist eine Entfernung der Milz (Splenektomie) nicht zu umgehen.

Heute ist eine Splenektomie evtl. auch laparoskopisch, d.h. durch einen winzigen Schnitt in der Bauchwand durchführbar. Dies ermöglicht eine wesentlich schnellere postoperative Erholung und bessere kosmetische Ergebnisse.

Nach der Entfernung der Milz erscheinen rote Blutkörperchen mit kleinen Kernresten (Howell-Jolly-Körperchen) im Blut, die normalerweise von der Milz aus dem Blutkreislauf ausgesondert werden. Selten ist dies auch im Blut von Personen, deren Milz nicht entfernt wurde, zu beobachten, wenn die Milz nicht angelegt ist (Asplenie).

Eine ausgeprägte Milzatrophie ist auch ein Symptom der Sichelzellanämie und wird in diesem Fall durch wiederholte Mikroinfarkte verursacht. Personen mit Milzatrophie oder Asplenie erhalten die gleichen Impfungen wie Patienten, deren Milz entfernt wurde.

Manchmal bildet sich nach einer Splenektomie aus verbliebenem Milzgewebe eine Ersatzmilz. Diese kann wiederum von der gleichen Krankheit befallen werden wie die

Milz

Die Milz dient als Blutfilter und ist Teil des Immunsystems des Körpers. Ihre rote Farbe und schwammige Konsistenz sind auf ihren hohen Blutgehalt zurückzuführen. Die härteren Organe, die die Milz umgeben (Magen, Kolon und Nieren) hinterlassen Eindrücke auf ihrer weichen Oberfläche. Eine vergrößerte Milz kann auf eine Störung oder Erkrankung an anderer Stelle im Körper hindeuten.

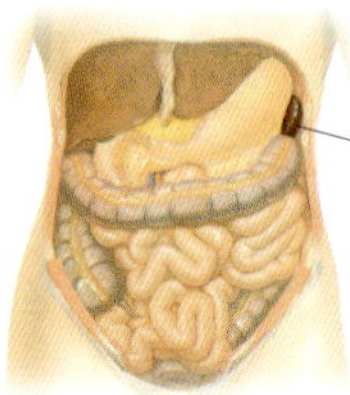

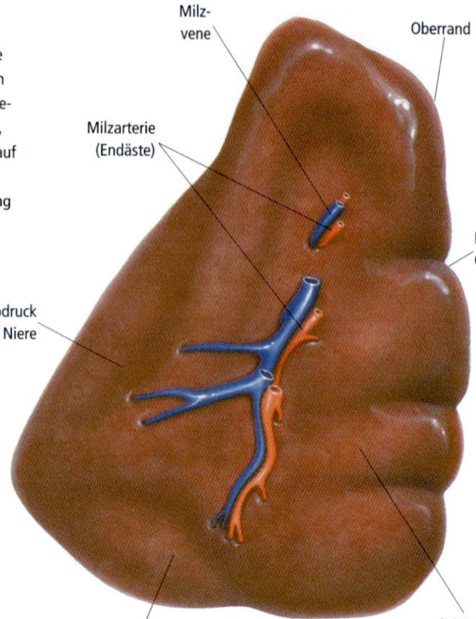

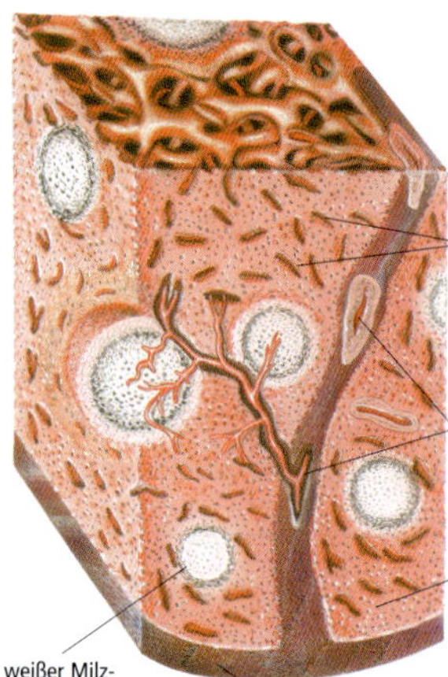

Milz – Mikrostruktur

Erythrozyten werden durch Sinus genannte Kanäle geschleust, wo die Milz alte und missgebildete Zellen aussondert. Die Kapillargefäße in der Milz sind von Lymphgewebe umgeben.

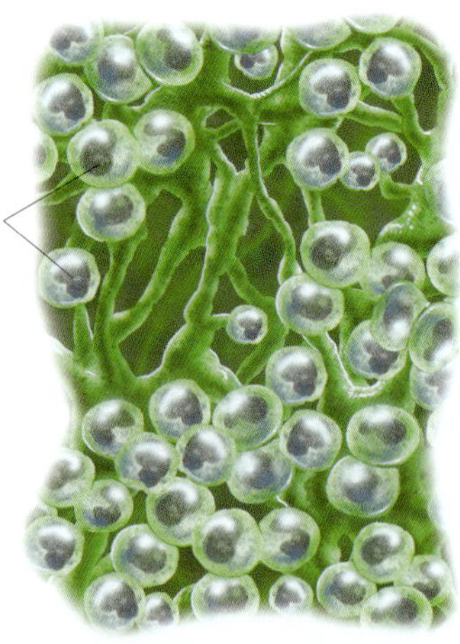

Milz – Immunfunktion

Die Milz ist die größte Ansammlung von Lymphgewebe im Körper. Sie spielt eine wesentliche Rolle im Immunsystem des Körpers. In der Fetalzeit oder bei Ausfall des Knochenmarks kann hier auch Blutbildung stattfinden.

Sonnengeflecht

Das so genannte Sonnengeflecht in der Mitte des Bauchraumes besteht aus einer großen Anzahl vegetativer Nervenfasern und Ganglienzellen. Nerven aus diesem Geflecht steuern die Aktivität von Nebennieren, Nieren, Bauchspeicheldrüse, Zwölffingerdarm, Leber und Magen.

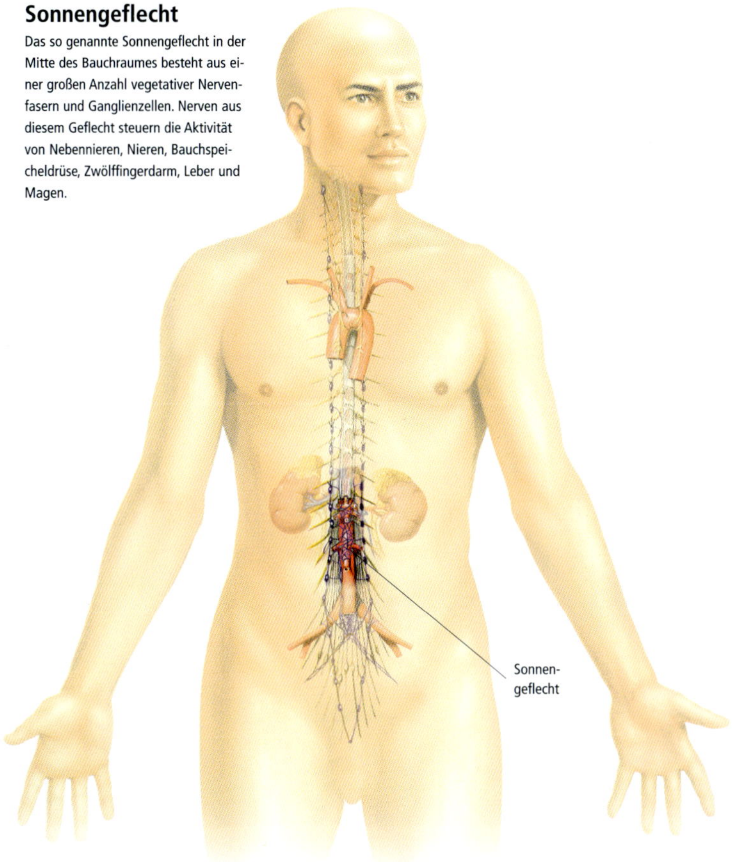

ursprüngliche Milz und eine zweite Operation erforderlich machen.

HÄMOLYSE

Bei Krankheiten, die mit einer erhöhten Zerstörung von roten Blutkörperchen (Hämolyse) einhergehen, vergrößert sich die Milz, sodass sie unterhalb der Rippen tastbar wird. Es gibt zahlreiche angeborene oder im Erwachsenenalter entwickelte Ursachen einer Hämolyse. Manche dieser Krankheiten können eine Splenektomie erforderlich machen.

Die weltweit häufigste Ursache für Hämolyse ist Malaria, eine Infektion der roten Blutkörperchen mit Parasiten, die durch die Anopheles-Mücke übertragen werden. Dies führt zu wiederholten Fieberanfällen, Schüttelfrost, Schweißausbrüchen und Anämie. Die beschädigten Erythrozyten werden durch die Milz ausgesondert, die sich vergrößert und schmerzt. In Ländern mit endemischer Malaria führt dies zum Teil zu einer enormen Splenomegalie.

INFEKTIONSKRANKHEITEN

Auch Infektionen wie das Pfeiffer-Drüsenfieber, Sepsis, Tuberkulose, Typhus oder Syphilis verursachen eine schmerzhafte Vergrößerung der Milz, die sich im Rahmen der Genesung wieder zurückbildet.

LYMPHOM

Da die Milz wie ein Lymphknoten zum Teil aus lymphatischem Gewebe besteht, können z. B. Lymphome oder andere bösartige Erkrankungen des lymphatischen Gewebes auch eine Vergrößerung der Milz bewirken. Diese ist im Allgemeinen nicht schmerzhaft, aber durch eine körperliche Untersuchung feststellbar. Durch weiterführende Untersuchungen, wie Ultraschall, Computer- oder Kernspintomografie, lassen sich Ursache und Ausmaß der Vergrößerung erkennen. Bei einem auf die Milz beschränkten Non-Hodgkin-Lymphom kann eine Splenektomie angebracht sein.

LEUKÄMIE

Leukämien können ebenfalls zu einer Vergrößerung der Milz führen, bei chronischer myeloischer Leukämie sogar zu einer drastischen Vergrößerung. Auch andere Krankheiten, bei denen die normale Blutbildung im Knochenmark gestört ist, wie Knochenmetastasen oder die Osteomyelofibrose, führen zu einer massiven Milzvergrößerung.

Obwohl die Milz des Erwachsenen bei diesen Krankheiten die Fähigkeit zur Blutbildung in erstaunlichem Maß zurückgewinnt, führt die Vergrößerung gleichzeitig zu einer deutlichen Abnahme der im Blut zirkulierenden reifen Blutzellen.

SIEHE AUCH *Ultraschalldiagnostik, Blutbild in Kapitel 16*

SONNENGEFLECHT

Das Sonnengeflecht (*Plexus coeliacus, Plexus solaris*) ist ein dichtes Geflecht von vegetativen Nervenzellen und Nervenfasern an der Rückwand des Bauchraumes.

Es dient der Innervation der Bauchorgane und ist so maßgeblich beteiligt an der Regulierung der wichtigsten Körperfunktionen wie Eingeweidekontraktionen und Verdauungstätigkeit, Funktion von Nieren, Milz, Leber und Bauchspeicheldrüse.

Das Sonnengeflecht liegt im Bereich der Magengrube. Ein Schlag auf diesen Bereich kann durch eine Mitbeteiligung des Nervengeflechtes starke Schmerzen und Atemschwierigkeiten verursachen, da es über die Nervenverbindungen zu einer kurzfristigen Lähmung des Zwerchfelles sowie der Brust- und Bauchmuskulatur kommt.

Eine Neurolyse des *Ganglion coeliacum* ist eine Methode zur langfristigen Schmerzlinderung, die bei todkranken Patienten, insbesondere solchen mit Bauchspeicheldrüsenkrebs, als Palliativmaßnahme eingesetzt wird. Dazu wird eine chemische Substanz in das Sonnengeflecht injiziert, die durch eine Zerstörung der dort liegenden Nervenzellen die Übertragung von Schmerzsignalen vom Bauchraum zum Gehirn unterbindet.

SIEHE AUCH *Vegetatives Nervensystem in Kapitel 1*

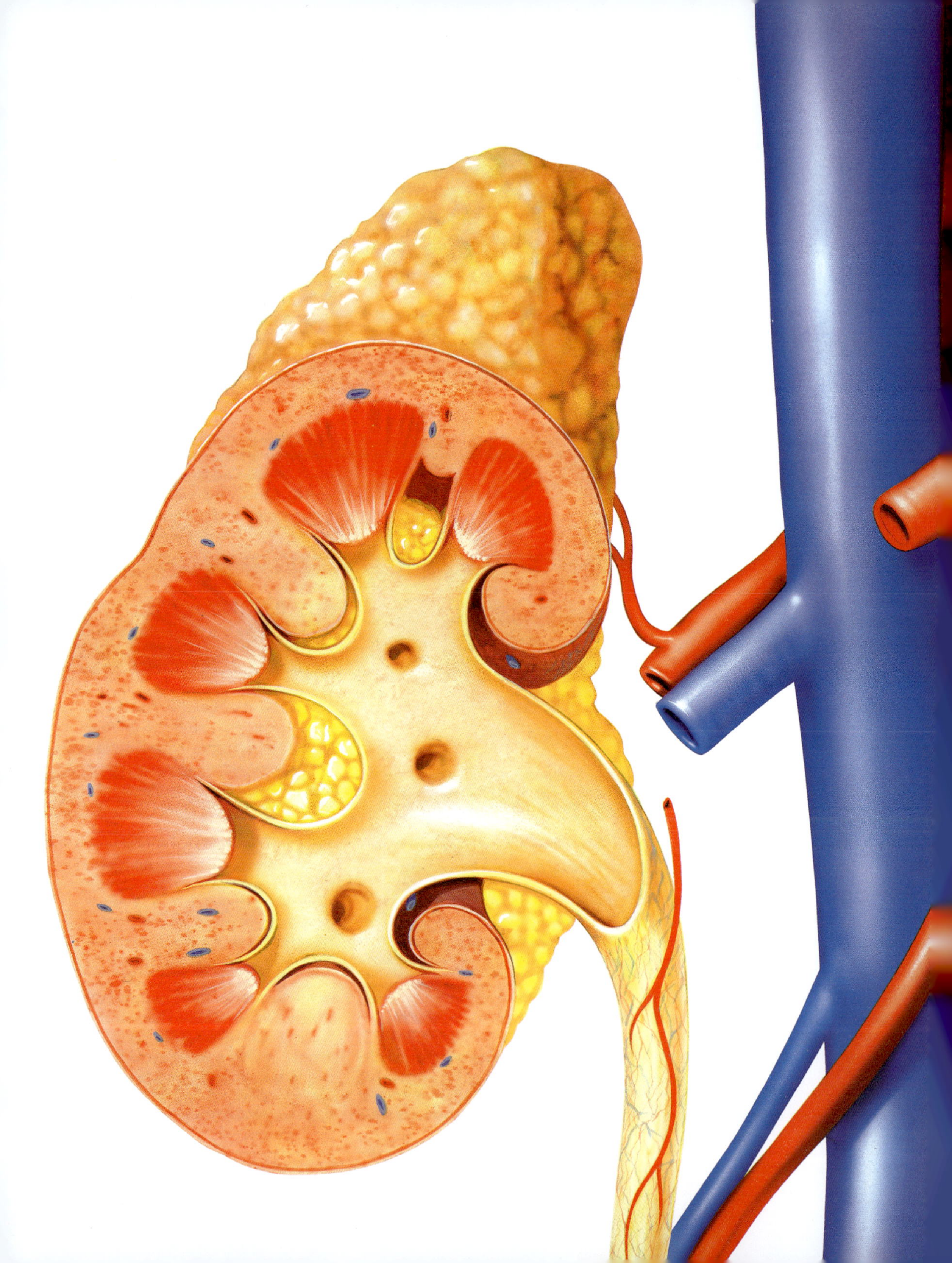

KAPITEL 7

Ausscheidungs- und Geschlechtsorgane

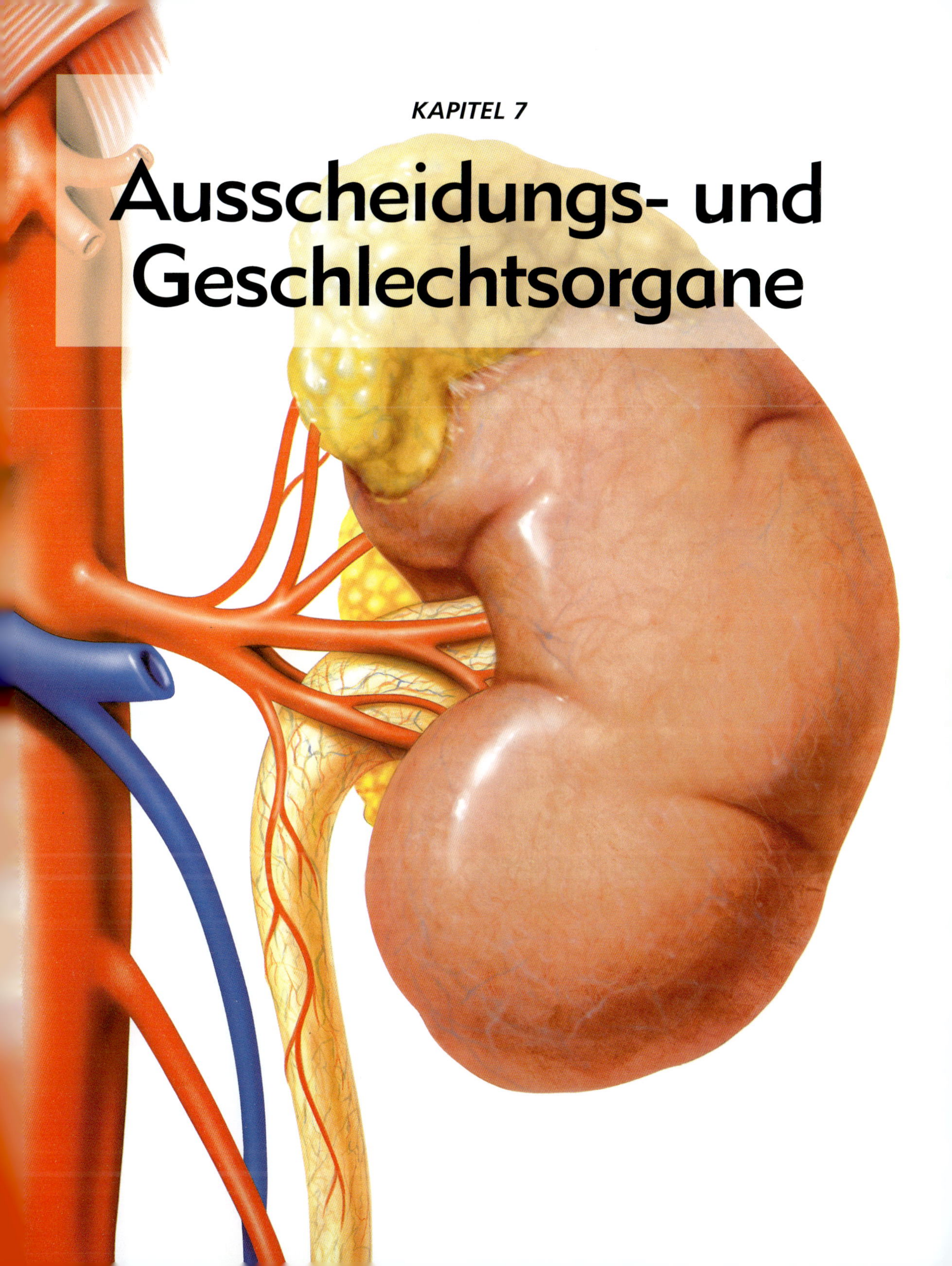

HARNTRAKT

Der Harntrakt ist ein spezielles Filter- und Wiederverwertungssystem, das flüssige Stoffwechselabfallprodukte wie Kreatinin, Harnstoff und Ammoniak ausscheidet. Durch die Niere werden diese Abfallstoffe – zusammen mit Wasser – in Form von Harn (Urin) aus dem Blut übernommen. Anschließend wird der Harn über den Harnleiter in die Harnblase befördert. Die Harnblase wiederum entleert sich über die Harnröhre nach außen.

Im Harntrakt kann es zu zahlreichen Erkrankungen, wie bakteriellen Infektionen, Entzündungen, Fehlbildungen, Steinleiden, Tumoren und einem Harnstau, kommen.

SIEHE AUCH *Harnwege in Kapitel 1*

DYSURIE

Dysurie bezeichnet die schmerzhafte oder schwierige Harnentleerung. Sie tritt meist bei urologischen Erkrankungen wie Blasenentzündungen oder Blasensteinen auf, kann aber auch auf Krankheiten der Prostata wie eine Prostatitis oder Prostatahyperplasie hinweisen. Bei Männern kann Dysurie auch durch Gonorrhö und andere Geschlechtskrankheiten hervorgerufen werden.

NIERE

Die Nieren sind ein Paar bohnenförmiger, rot-brauner Organe, deren Aufgabe die Entsorgung von Abfallprodukten ist, die im Rahmen des normalen Stoffwechsels anfallen. Zudem sorgen sie für das Gleichgewicht von Salzen und Wasser im Körper (Wasser- und Elektrolythaushalt). Dies geschieht durch Filtern des überschüssigen Wassers und anderer Substanzen aus dem Blut. Diese Abfallprodukte werden als Urin ausgeschieden.

Die Nieren befinden sich an der Rückwand des hinteren Bauchraumes, beiderseits der Wirbelsäule auf Höhe der untersten Rippen. Aufgrund der Lage der Leber liegt die rechte Niere bei den meisten Menschen etwas tiefer als die linke. Jede Niere ist etwa 10 cm lang, 2,5 cm dick und wiegt ca. 140 g.

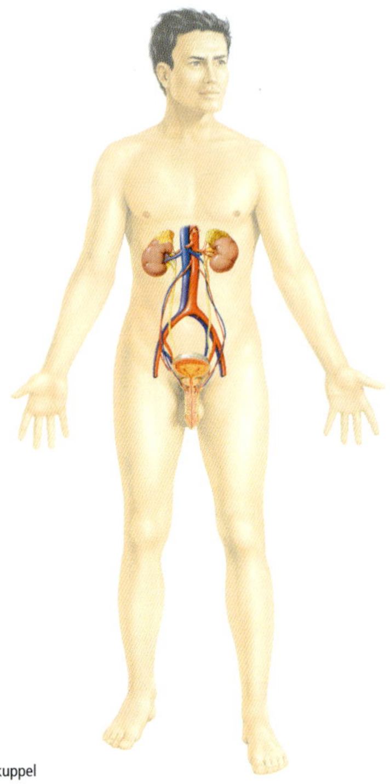

Niere

Die zwei Nieren filtern das Blut und leiten die Abfallprodukte (als Urin) über die Harnleiter an die Harnblase weiter. Wenn ein Harnleiter durch Nierensteine blockiert wird, entstehen heftige Bauchschmerzen (Nierenkoliken).

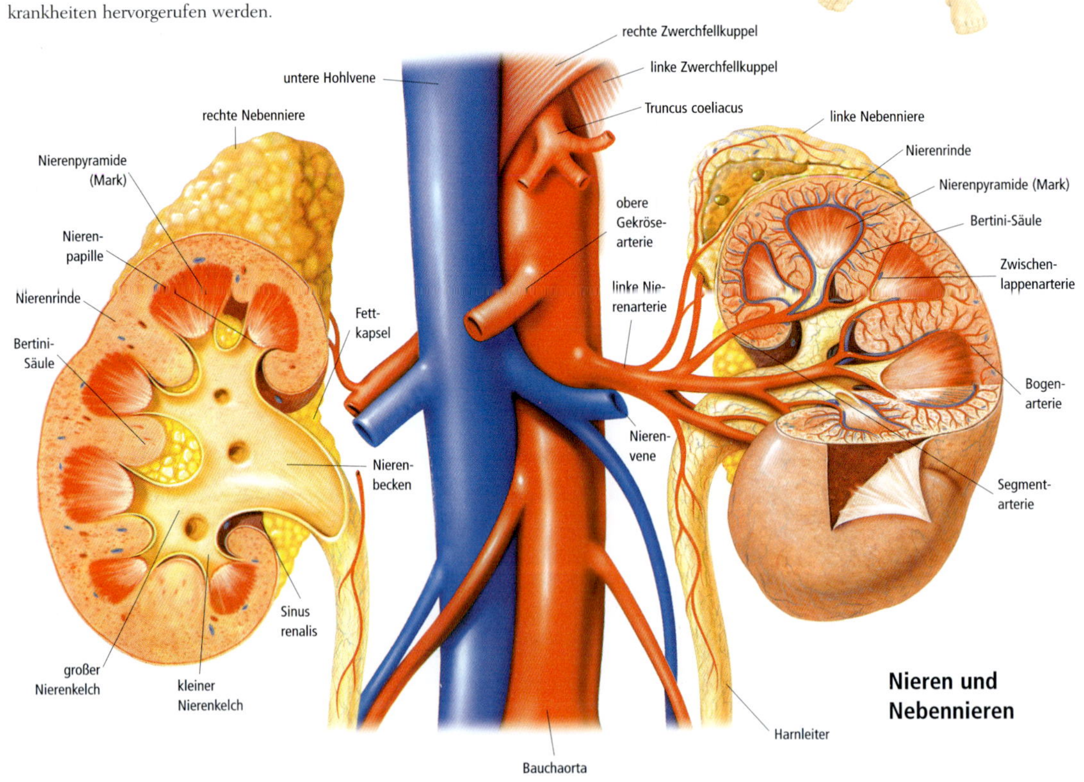

Nieren und Nebennieren

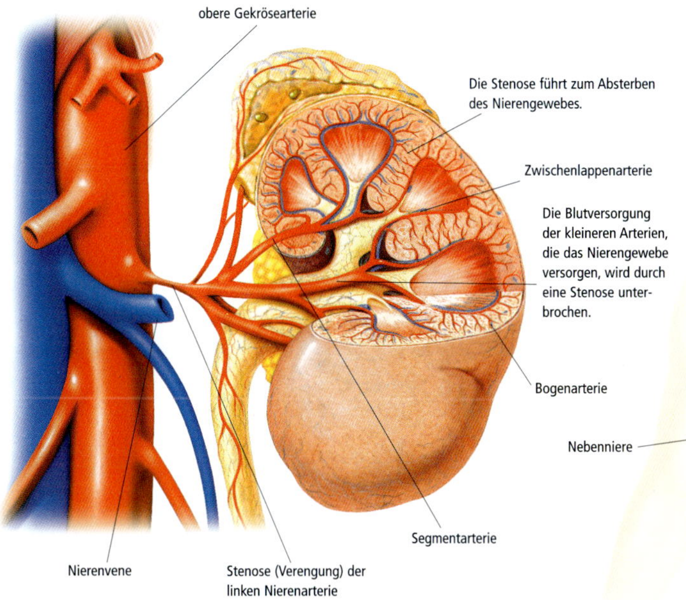

Nierenarterie

Es gibt zwei Nierenarterien, die jeweils eine der Nieren mit Blut und Sauerstoff versorgen. Äste der Nierenarterie versorgen die Nebennieren und den Harnleiter. Bei einer Stenose ist die Arterie verengt, sodass der Blutfluss eingeschränkt wird. Ist die Blutversorgung ganz unterbrochen, stirbt das Nierengewebe ab und die Nieren versagen.

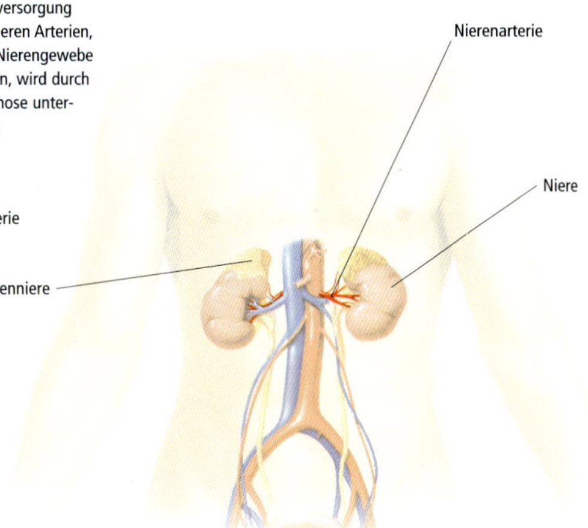

Sie haben jeweils eine Außenschicht (Rinde bzw. Kortex) und eine Innenschicht (Mark bzw. Medulla) sowie einen inneren Hohlraum (Nierenbecken, *Pelvis renalis*), der mit dem Harnleiter (Urether) verbunden ist.

Seitlich in der Mitte einer jeden Niere befindet sich eine Einbuchtung, der Nierenhilus. Dies ist die Ein- und Austrittsöffnung von Harnleiter, Nerven, Blut- und Lymphgefäßen. Die Nieren sind von einer schützenden Haut umgeben – der Nierenkapsel. Die Kapsel wiederum ist von einer Schicht Fettgewebe umhüllt. Durch eine Bindegewebsschicht sind die Nieren mit der hinteren Bauchwand verbunden. Oben sitzt jeder Niere kappenförmig eine Nebenniere auf.

Das Nierenmark enthält zwischen 8 und 18 Nierenpyramiden, die – wie der Name bereits sagt – dreieckig sind und gestreift aussehen. Die Pyramiden sind mit ihren Spitzen, den Nierenpapillen, in Richtung des Nierenhilus ausgerichtet und ihre Basis liegt am Übergang zur Nierenrinde. Rindengewebe erstreckt sich auch in die Pyramidenzwischenräume, wodurch die so genannten Bertini-Säulen entstehen.

SIEHE AUCH *Harnwege in Kapitel 1*

NIERENARTERIE

Die Nierenarterien (*Aa. renales*) sind zwei große Blutgefäße, die beidseits von Bauchaorta abzweigen und die Nieren versorgen. Sie verlaufen durch den Ein- und Austrittsbereich an der Niere, den Nierenhilus. Dort verzweigen sich von jeder Arterie kleine Gefäße zur Nebenniere und zum Harnleiter. Dann teilt sich die Arterie in einen vorderen und einen hinteren Ast.

Jeder Ast teilt sich in immer kleiner werdende Äste, aus denen schließlich die Kapillaren hervorgehen, die das Nierengewebe mit Sauerstoff versorgen und an der Filterung des Blutes in den Nephronen beteiligt sind.

NEPHRON

Die Funktionseinheiten der Nieren sind mikroskopische Strukturen (Nephrone), von denen es schätzungsweise 1,2 Millionen pro Niere gibt. Jedes Nephron besteht aus einem Nierenkörperchen, das sich in der Nierenrinde befindet, sowie einem Nierentubulus, der bis in die Nierenpyramide verläuft. Das Nierenkörperchen besteht aus einem großen ballförmigen Netz aus Blutgefäßen (Gefäßknäuel oder Glomerulus), das von einer doppelwandigen Epithelhülle, der Bowman-Kapsel, umgeben ist. Diese beiden Strukturen filtern gemeinsam das Blut und erzeugen damit eine Flüssigkeit (Glomerulusfiltrat, Primärharn), die Mineralien, Abfallprodukte und Wasser enthält.

Das gereinigte Blut wird in den Körper zurückgeleitet, während das Filtrat in den Tubulus gelangt, der aus dem proximalen Tubuluskonvolut, der ab- und aufsteigenden Henle-Schleife und dem distalen Tubuluskonvolut besteht. Während das Filtrat durch den Nierentubulus fließt, resorbiert ein Netz von winzigen Blutgefäßen (peritubuläre Kapillaren) nützliche Substanzen und gibt weitere Abfallprodukte ab. Etwa 99 % des Filtrates werden so wieder resorbiert und in den Blutkreislauf rückgeführt. Die restlichen 1 % oder etwa 1–1,25 l pro Tag sammeln sich im Nierenbecken und werden als Endharn (Urin) zur Harnblase transportiert.

Wenn der Körper Wasser speichern (oder Salz im Blut verdünnen) muss, resorbieren die Nieren mehr Wasser zurück. Hat der Körper mehr Wasser als er benötigt, wird auch mehr Wasser im Urin ausgeschieden. So wird das lebensnotwendige Gleichgewicht von Salz und Wasser im Körper aufrechterhalten. Gifte, wie Harnstoff, werden nicht rückresorbiert, sondern im Urin ausgeschieden. So entledigt sich der Körper der unerwünschten Stoffwechselendprodukte.

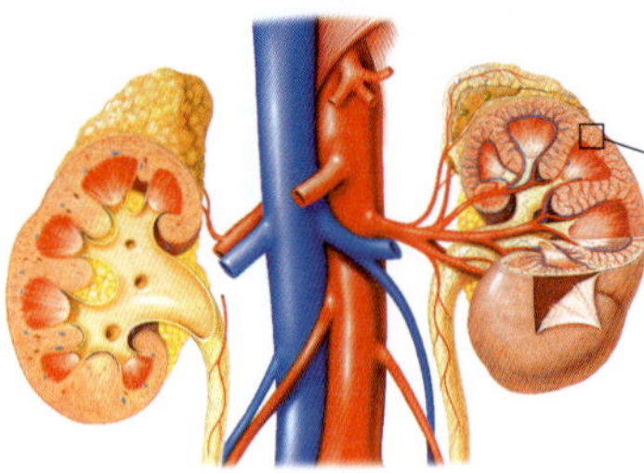

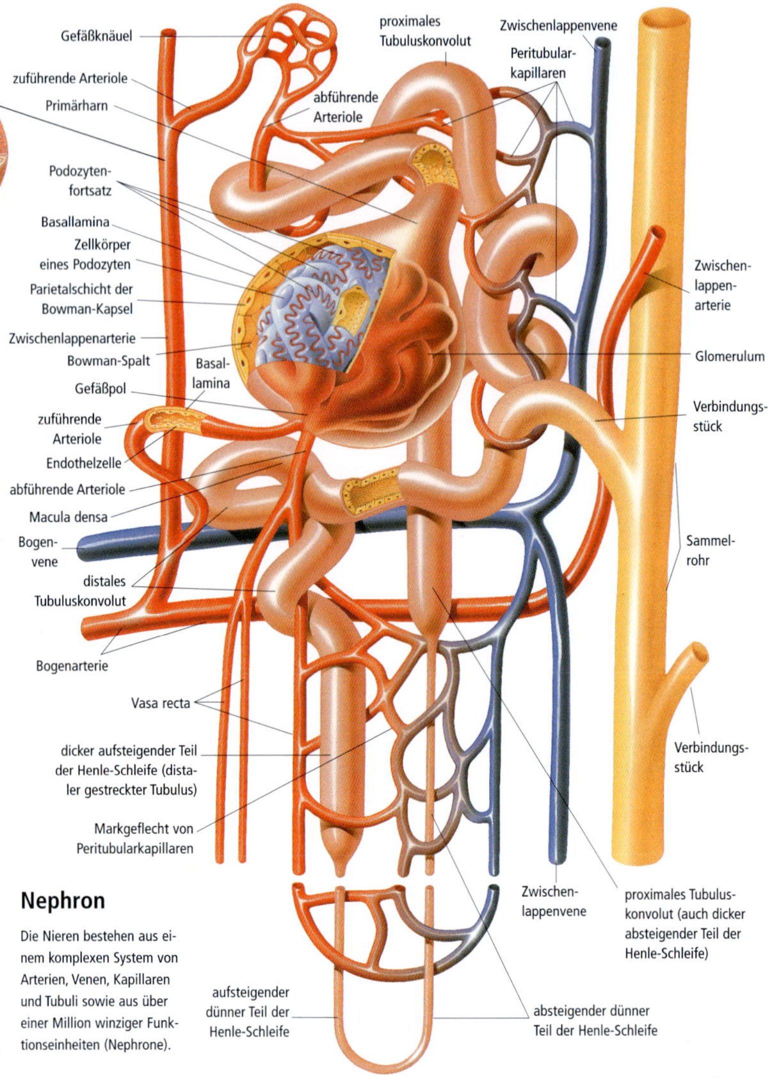

Nephron

Die Nieren bestehen aus einem komplexen System von Arterien, Venen, Kapillaren und Tubuli sowie aus über einer Million winziger Funktionseinheiten (Nephrone).

NIERENERKRANKUNGEN

Nierenkrankheiten können z. B. durch Verletzungen, Infektionen oder Krebs hervorgerufen werden oder Begleiterscheinungen einer allgemeinen Erkrankung anderer Körperteile sein. Manchmal gibt es auch keinen offensichtlichen Auslöser. Die Behandlung ist abhängig von der Ursache der Erkrankung.

Die Symptome einer Nierenerkrankung sind unterschiedlich und meist über lange Zeit unauffällig. Ein häufiges Symptom sind Ödeme (Schwellung am Fußknöchel, Bauch und im Gesicht), die aufgrund von Wasseransammlungen im Körpergewebe zustande kommen. Die Bildung von entweder abnorm großen oder kleinen Urinmengen (Polyurie bzw. Oligurie) sind ebenfalls typische Anzeichen für eine Nierenkrankheit. Gelegentlich ist Blut im Urin (Hämaturie) oder es treten heftige Bauchschmerzen auf (Nierenkolik).

Sind die Nieren zu stark geschädigt, sammeln sich Giftstoffe an und verursachen ihrerseits eine Reihe ernsthafter Erkrankungen wie Bluthochdruck, Herzversagen, Blutarmut, Störungen des Kalziumstoffwechsels, Azidose, Nervenschäden, Blutungen und Verwirrtheit, Koma und Tod.

Eine Arteriosklerose der Nierenarterie begünstigt eine Gerinnselbildung (Thrombose) und kann zu einer Verengung (Stenose) mit Abnahme der Durchblutung führen. Die vollständige Blockade eines Arterienastes führt zu einem Niereninfarkt mit Absterben von Nierengewebe und einem Funktionsausfall. Die Behandlungsmöglichkeiten beinhalten eine Aufweitung des Arterieninnendurchmessers durch eine Angioplastie (z. B. Ballonangioplastie, PTCA) oder eine Bypass-Operation.

In seltenen Fällen kann die Arteriosklerose auch ein Aneurysma in der Arterie verursachen, das reißen und zu einer tödlichen inneren Blutung führen kann. Ein Aneurysma muss operativ behandelt werden.

Auch Stoffwechselkrankheiten, hormonelle Störungen, Infektionskrankheiten und Autoimmunkrankheiten können die Nieren dauerhaft schädigen. So führt die Zuckerkrankheit durch Entzündung kleiner Gefäße und Arteriosklerose zur diabetischen Nephropathie. Auch Bluthochdruck schädigt die kleinen Gefäße der Gefäßknäuel. Ähnliche Auswirkungen haben Cushing-Syndrom, Schilddrüsen- und Nebennierenüberfunktion. Es gibt verschiedene diagnostische Möglichkeiten zur Abklärung von Nierenkrankheiten. Krankhafte Substanzen im Urin wie Eiweiß (Proteinurie), Zucker (Glukosurie), Blutfarbstoff (Hämoglobinurie) oder weiße Blutkörperchen (Anzeichen für eine Infektion) lassen sich durch eine Urinuntersuchung (Urintest, Harnprobe) entdecken. Mit einem Bluttest kann man einen zu hohen Blutspiegel von Harnstoff, Kreatinin, Kalzium und andere Störungen der Serumwerte bei Patienten mit chronischem Nierenversagen aufspüren.

Auch durch eine Röntgenuntersuchung kann man Nierenkrankheiten auf die Spur kommen. Bei einem intravenösen Pyelogramm wird ein Farbstoff in die Blutbahn gespritzt. Die Nieren konzentrieren den Farbstoff und scheiden ihn aus, sodass die Umrisse der Niere und vorhandener Steine oder Tumoren beim Röntgen sichtbar werden. Bei einem retrograden Pyelogramm wird der Farbstoff durch einen Katheter in die Harnröhre, die Blase und den Harnleiter injiziert.

Eine Nierenangiografie ist eine radiologische Untersuchung, mit der sich Störungen in Struktur und Funktion der Nierenarterien und der Nieren feststellen lassen. Diese Untersuchung führt man routinemäßig vor einer Angioplastie oder einer anderen Nierenoperation durch. Unter lokaler Betäubung wird ein Katheter durch eine Arterie im Arm oder Bein eingeführt und durch die Aorta in die Nierenarterie vorgeschoben. Ein röntgendichter Farbstoff wird durch den Katheter injiziert. Während der Farbstoff durch die Nierenarterie und ihre Äste fließt, werden mehrere Röntgenaufnahmen gemacht. Engstellen oder Blockaden werden dabei durch das Kontrastmittel sichtbar.

Eine Ultraschalluntersuchung (Sonografie) der Niere ist weniger invasiv und eine gute Methode zur Darstellung ihrer Größe, Form und Struktur. Man kann auch Steine, Zysten, Tumoren oder ein erweitertes Kelchsystem erkennen. Weitere Untersuchungstechniken sind Computer- und Kernspintomografie, Nierenangiografie und Nierenbiopsie.

SIEHE AUCH *Störungen des Stoffwechsels, des Wasser- und Elektrolythaushaltes in Kapitel 1; Angioplastie, Lithotripsie, Ultraschalldiagnostik, Szintigrafie, Transplantationschirurgie, Urinanalyse, Pyelografie, Dialyse, Medikamente zur Behandlung des Verdauungstraktes und der Harnwege in Kapitel 16*

NIERENENTZÜNDUNG

Nephritis ist ein Oberbegriff für eine akute oder chronische Entzündung einer oder beider Nieren. Sie kann die Nierenkörperchen betreffen (Glomerulopathie), das Gewebe des Nierenbeckens (Nierenbeckenentzündung) oder das Nierenstützgewebe (interstitielle Nephritis).

Glomerulopathie

Bei dieser Erkrankung entzünden sich die Glomeruli – die Knäuel von dünnen Blutgefäßen in der Niere, welche die Abfallprodukte aus dem Blutkreislauf filtern und den Urin bilden. Beschädigte Glomeruli können diese Aufgabe nicht mehr übernehmen, und so entstehen ernsthafte Komplikationen. Diese Krankheit kann durch Störungen des körpereigenen Immunsystems auftreten, aber meist ist die Ursache unbekannt. Es existieren zwei Arten: die akute und die chronische Glomerulopathie.

Eine akute Glomerulopathie entsteht oft als Folge einer Angina oder anderer Streptokokkeninfektionen und kommt bei Kindern häufiger vor als bei Erwachsenen. Sie kann zwar symptomlos verlaufen, doch in der Regel treten wolkiger oder leicht rötlich gefärbter Urin, geschwollene Augen und Knöchel (Lid- und Knöchelödeme), schlechtes Allgemeinbefinden, Müdigkeit, Übelkeit oder Erbrechen sowie Kopfschmerzen auf. Bei einer Urinuntersuchung werden Blut und Eiweiß im Urin festgestellt. Leichte Fälle werden mit einer speziellen Diät und Bettruhe behandelt. In einigen Fällen – vor allem bei Erwachsenen – ist eine Dialyse erforderlich, bis sich die Nieren erholt haben. Normalerweise erfolgt eine vollständige Genesung.

Eine chronische Glomerulopathie entwickelt sich langsam und wird manchmal erst im Stadium des Nierenversagens diagnostiziert. Dies kann 20 bis 30 Jahre dauern. Symptome sind Blut im Urin (Hämaturie), Gewichtsverlust, Übelkeit, Erbrechen, allgemeines Krankheitsgefühl, Müdigkeit, Kopfschmerzen, Muskelkrämpfe, Krampfanfälle, bräunlich-gelbe Hautfärbung, Hauteinblutungen, Verwirrtheit oder Delirium, erhöhte Infektneigung und Ödeme in Beinen, Lungen- und Herzbeutel.

Die Diagnose kann über Blutuntersuchungen und Urintests durch den Nachweis erhöhter Nierenwerte im Blut und von Eiweiß und Blut im Urin gestellt werden. In bildgebenden Untersuchungsverfahren wie Ultraschall, Computertomografie oder intravenöser Pyelografie zeigt sich eine vernarbte und geschrumpfte Niere. Durch eine Nierenbiopsie lässt sich die Entzündung der Glomeruli nachweisen.

Bei bestimmten Arten der Glomerulopathie kommt es zu Spontanheilungen, in anderen Fällen führt eine Therapie mit Kortikoiden oder Immunsuppressiva zu einer Besserung oder Heilung. In vielen Fällen ist eine Heilung jedoch nicht möglich, sodass es vor allem darum geht, die Beschwerden so lange wie möglich unter Kontrolle zu halten. Dazu gehören eine Therapie des Bluthochdruckes mit Antihypertensiva, eine salz- und eiweißreduzierte Diät und eine Bilanzierung der Flüssigkeitsaufnahme. Im Endstadium der Erkrankung ist in der Regel eine Dialysetherapie oder eine Nierentransplantation unumgänglich.

Glomerulopathie

Durch eine Entzündung der Kapillarschlaufen in den Glomeruli können die Nieren die Abfallprodukte aus dem Blut nicht mehr filtern. Dies führt häufig zu einer Wassereinlagerung in den Beinen sowie in Gesicht und Armen.

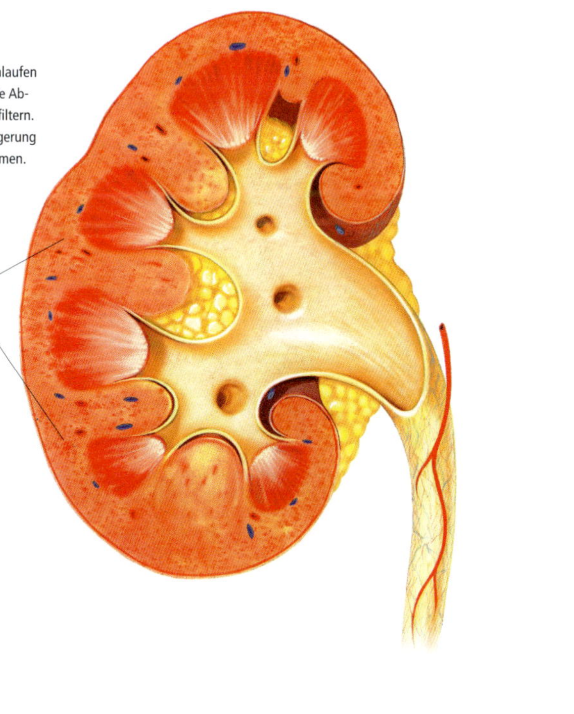

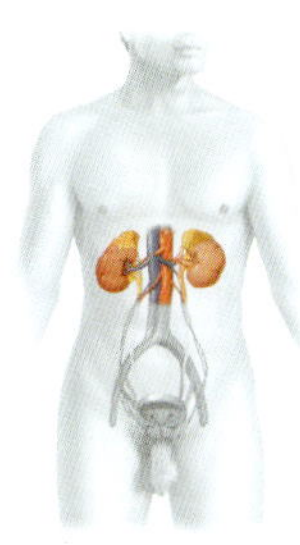

Goodpasture-Syndrom

Das Goodpasture-Syndrom ist eine rasch fortschreitende Entzündung der Nieren (Glomerulopathie), die zum Nierenversagen führt. Auch die Lungenalveolen sind betroffen und Husten mit blutigem Auswurf ist die Folge. Bei der Krankheit handelt es sich um eine Autoimmunkrankheit, die manchmal durch eine Virusinfektion oder durch Klebstoff- bzw. Benzinschnüffeln ausgelöst wird. Dies führt zur Bildung von Antikörpern, die in den Glomeruli und den Lungenalveolen abgelagert werden und zu einer Zerstörung dieser Gewebe führen. Die Erkrankung ist selten und tritt am häufigsten bei jungen Männern im Alter von 20 Jahren auf. In manchen Fällen lässt sich eine vorausgegangene Atemwegsinfektion eruieren. Rauchen erhöht die Anfälligkeit.

Symptome sind Blut im Urin (Hämaturie), eine geringe Urinmenge, Husten mit blutigem Auswurf, verringerte körperliche Belastbarkeit, Schwäche und Gewichtsverlust. Mit zunehmender Nierenschwäche kommt es zu Flüssigkeitsretention und Ödembildung.

Die Antikörper gegen Nieren und Lungengewebe werden durch Blutuntersuchungen nachgewiesen. In histologischen Untersuchungen von Gewebeproben lassen sich die Ablagerungen von Immunglobulinen sichtbar machen. Die Behandlung des Goodpasture-Syndroms besteht in Verabreichung von Kortikoiden und Immunsuppressiva, wiederholter Plasmapherese (Blutplasma, das Antikörper enthält, wird durch Blutplasma ohne Antikörper ersetzt) und im Notfall in einer Dialyse oder einer Nierentransplantation. Die Heilungschancen sind unterschiedlich, allerdings verbessert eine frühe Diagnose die Prognose.

Pyelonephritis

Eine Pyelonephritis ist eine Nierenbeckenentzündung (Pyelitis) mit Beteiligung des Nierengewebes. Eine akute (plötzlich heftig einsetzende) Pyelonephritis ist meist die Folge einer bakteriellen Infektion der Harnblase (Zystitis). Sie tritt am häufigsten in Verbindung mit bereits existierenden Harnwegerkrankungen wie Nieren- oder Blasensteinen auf. Die Symptome sind plötzliche Schmerzen im Lendenbereich, Fieber mit Schüttelfrost, Übelkeit, Erbrechen, Schmerzen beim Wasserlassen (Dysurie) sowie häufiger Harndrang. Bei Kindern können die Symptome leichter und unauffälliger sein.

Bei einem Urintest werden weiße Blutkörperchen und Bakterien im Urin nachgewiesen. Durch Anlegen einer Kultur kann das Bakterium, das die Infektion ausgelöst hat (am häufigsten *Escherichia coli*), bestimmt und seine Antibiotikasensibilität getestet werden. Eine akute Pyelonephritis muss in der Regel im Krankenhaus mit Antibiotikainfusionen behandelt werden und klingt nach 10 bis 14 Tagen ab.

Eine chronische Pyelonephritis wird durch die Zerstörung und Vernarbung des Nierengewebes bei einer rezidivierenden oder unbehandelten bakteriellen Infektionen verursacht. Oft findet man eine Fehlbildung des Harntraktes als Ursache für immer wiederkehrende Infektionen. Um die Infektion zu stoppen, ist eine Korrektur der Fehlbildung und eine langfristige Antibiotikatherapie dringend erforderlich. Eine chronische Pyelonephritis kann zum Nierenversagen führen, das eine Dialyse oder Transplantation erforderlich macht.

Nierenbeckenentzündung

Die häufigste Ursache für eine Nierenbeckenentzündung (Pyelitis) sind Bakterien, die über die Blutbahn oder die Harnwege in die Niere aufsteigen.

Eine Nierenbeckenentzündung kommt vor allem bei Kindern häufig vor. Sie ist zwar

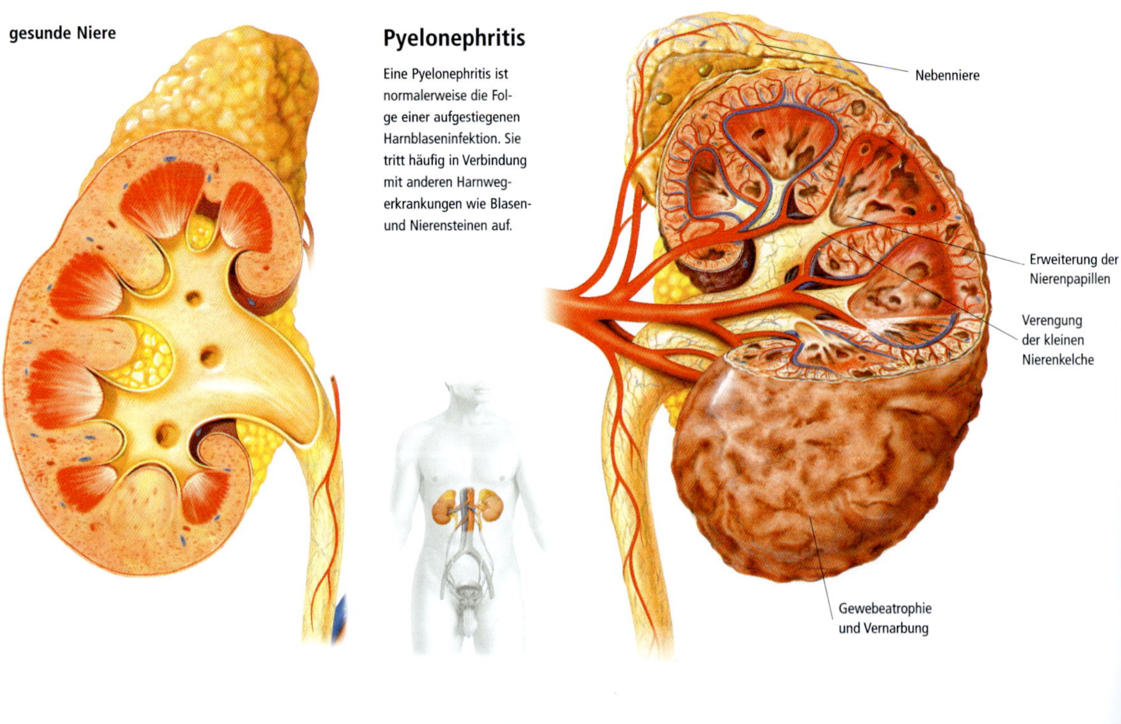

leicht zu behandeln, doch ist eine sofortige Behandlung erforderlich, um schwerere Niereninfektionen wie eine Pyelonephritis zu verhindern.

Interstitielle Nephritis

Unter einer interstitiellen Nephritis versteht man eine Entzündung der Zwischenräume zwischen den Nierenkanälchen, manchmal auch der Nierenkanälchen selbst. Die Krankheit tritt als Nebenwirkung bestimmter Medikamente wie Schmerzmittel oder Antibiotika auf und ist normalerweise heilbar. Eine interstitielle Nephritis ist die Ursache unterschiedlich schwerer Nierenfunktionsstörungen. In schweren Fällen kann vorübergehend eine Dialyse notwendig sein. Kortikoide oder entzündungshemmende Medikamente können manchmal helfen.

Seltener und insbesondere bei älteren Menschen verläuft die Krankheit chronisch fortschreitend, sodass eine Langzeitdialyse oder eine Nierentransplantation erforderlich sein kann.

NIERENKREBS

Nierenkrebs kann im Nierenbecken oder in der Niere selbst auftreten. Das Hypernephrom (Grawitz-Tumor), an dem meist Erwachsene erkranken, ist die häufigste Form von Nierenkrebs. Seltener ist das Nephroblastom (Wilms-Tumor), von dem meist Kinder unter sieben Jahren betroffen sind.

Die Behandlung erfolgt bei beiden Krebsformen durch eine Nephrektomie (operative Entfernung der befallenen Niere), zusätzliche Strahlenbehandlung und Zytostatika.

Nephroblastom

Ein Nephroblastom, auch Wilms-Tumor genannt, ist ein schnell wachsender, bösartiger Nierentumor. Es tritt hauptsächlich bei Kindern unter sieben Jahren und bei Kindern mit angeborenen Nierenfehlbildungen auf.

Zu den Symptomen zählen ein aufgetriebener Bauch (ein großer, weicher Tumor kann im Bauch des Kindes ertastet werden), Bluthochdruck, Blut im Urin, Gewichtsabnahme und gelegentlich Bauchschmerzen. Mittels Ultraschall, Computer- oder Kernspintomografie kann man den Tumor darstellen.

Der Tumor kann operiert oder mit Strahlentherapie und Zytostatika behandelt werden. In den meisten Fällen ist eine Heilung möglich, vor allem wenn der Tumor entdeckt wird, bevor sich der Krebs auf andere Organe ausbreitet.

NIERENSTEINE

Im Nierenbecken können sich infolge einer Stoffwechselstörung oder ohne erkennbare Ursache durch Kristallisation gelöster Mineralien Steine bilden (Nephrolithiasis), die das Nierenbecken schädigen oder in einen Harnleiter wandern, was zu heftigen kolikartigen Schmerzen (Nierenkolik) führt. Manchmal verursachen sie keinerlei Schmerzen, sondern blockieren stattdessen unbemerkt den Harnleiter, wodurch der Druck im Nierenbecken steigt. Das Nierenbecken wird gedehnt (Hydronephrose) und das Nierengewebe zerstört, sodass die Nierenfunktion immer mehr nachlässt.

Nierensteine werden manchmal spontan ausgeschieden. Ansonsten müssen sie operativ entfernt werden, was in einigen Fällen per Zystoskop geschieht. Die Lithotripsie ist eine neue, relativ schonende Technik, bei der die Steine durch Schallwellen zertrümmert und die Fragmente dann mit dem Urin ausgeschieden werden.

NIERENVERSAGEN

Von Nierenversagen (Niereninsuffizienz) spricht man bei einer eingeschränkten Funktionsfähigkeit der Nieren. Es kann akut z. B. als Schockfolge auftreten oder in den meisten Fällen als Spätfolge einer unentdeckten oder nicht behandelbaren Nierenerkrankung.

Behandlung

Im Frühstadium kann das Nierenversagen durch eine salz-, flüssigkeits- und proteinarme Ernährung eingedämmt werden. Beträgt die Nierenleistung jedoch weniger als 10 % der normalen Funktion, gilt dies als das Endstadium der Niereninsuffizienz, das eine Dialyse nötig macht. Mit Hilfe der Dialyse lassen sich giftige Substanzen (Verunreinigungen oder Abfallprodukte) aus dem Blut filtern, wenn die Nieren dazu nicht in der Lage sind.

Es gibt zwei Dialysearten: die Hämodialyse und die Peritonealdialyse. Bei der Hämodialyse wird das Blut langsam durch eine künstliche Niere (Dialysegerät) gefiltert und die Abfallprodukte aus dem Blut entfernt. Das gereinigte Blut wird dann in die Venen des Patienten zurückgeleitet. Bei der Peritonealdialyse wird das Bauchfell als Dialysegerät verwendet. Die Bauchhöhle wird über einen Katheter mit einer Spülflüssigkeit gefüllt, die Giftstoffe resorbiert.

Normalerweise muss die Dialyse dreimal pro Woche für vier bis sechs Stunden durchgeführt werden. Die Dialyse kann in einem Krankenhaus, in einem speziellen Dialysezentrum oder in der Wohnung des Patienten erfolgen. Bei chronischem Nierenversagen muss die Dialyse dauerhaft bzw. bis zu einer Nierentransplantation durchgeführt werden.

Als Nierentransplantation bezeichnet man die operative Einpflanzung einer gesunden Niere bei einem Patienten mit einer Nierenkrankheit oder mit Nierenversagen. Damit kann ein nierenkranker Patient auf die Dialyse verzichten. Bis ein Spender gefunden ist und eine Transplantation vorgenommen werden kann, ist der Patient meist auf die Dialyse angewiesen. Das Spenderorgan kann sowohl von einem lebenden (oft ein Blutsverwandter) als auch von einem Verstorbenen stammen. Wie bei anderen Transplantationen ist das Hauptproblem auch hier die Abstoßung der neuen Niere durch das Immunsystem des Empfängers. Deshalb benötigt der Patient lebenslang Immunsuppressiva, die die Immunreaktion unterdrücken. Transplantate von einem blutsverwandten Spender werden etwas seltener abgestoßen. Weitere Probleme sind die Suche nach einem geeigneten Spender und die hohen Kosten.

HARNVERGIFTUNG

Unter einer Harnvergiftung (Urämie) versteht man die meist durch eine schweres Nierenversagen bedingte Erhöhung der Harnstoff- und Kreatininwerte im Blut, wenn die geschädigte Niere das Blut nicht mehr von Abfallstoffen reinigen kann. Der Ausdruck Urämie ist seit mehr als hundert Jahren gebräuchlich und wurde geprägt, als man noch davon ausging, dass die Symptome der Niereninsuffizienz auf die Ansammlung ungewöhnlich hoher Harnmengen im Blut zurückzuführen seien. Inzwischen weiß man, dass die Symptome weniger auf eine übermäßige Harnmenge, sondern vielmehr auf eine Störung des Wasser- und Elektrolythaushaltes sowie auf einen Überschuss an sauren Stoffwechselendprodukten zurückgehen.

Die Urämie kann zahlreiche klinische Symptome auslösen, die bei jedem Patienten unterschiedlich aussehen und von dem Ausmaß und der Geschwindigkeit des Nierenfunktionsverlustes abhängen. Im Frühstadium der Krankheit zeigen sich oftmals keinerlei Symptome. Mit zunehmender Verschlechterung der Nierenfunktion entwickeln sich jedoch verschiedene Symptome wie Appetitlosigkeit, Übelkeit, Schluckauf und Erbrechen. Jeder vierte Urämiepatient entwickelt Magengeschwüre. Bei vielen

Hydronephrose

Eine Hydronephrose wird durch eine Harnabflussbehinderung oder Atrophie des Harntraktes verursacht. Die Krankheit beginnt mit Schmerzen im Nierenbereich und Blut im Urin.

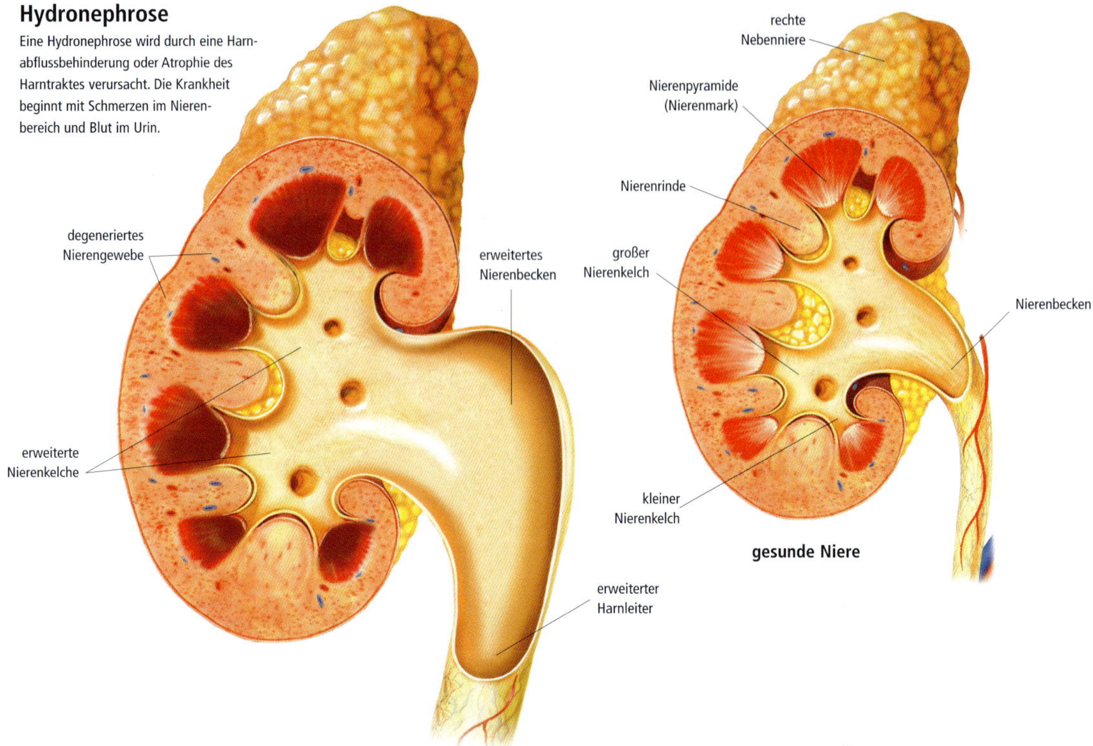

Betroffenen nimmt die Haut aufgrund der gestörten Ausscheidung der Harnfarbstoffe (Urochrome) und der Anämie eine gelblichbraune Farbe an. Die häufigste Komplikation der Urämie ist Bluthochdruck. Die Flüssigkeitsretention kann zu Herzinsuffizienz und/oder einem Lungenödem führen. In manchen Fällen kommt es auch zu einer Herzbeutelentzündung (Perikarditis). Weitere Symptome wie Konzentrationsverlust, Gedächtnisverlust und Verhaltensauffälligkeiten sind Folgen einer Schädigung des Nervensystems. Des Öfteren tritt auch eine periphere sensorische Neuropathie auf, die von einem Taubheitsgefühl (hauptsächlich) in den Beinen begleitet wird. Weitere Symptome sind Muskelkrämpfe und -zuckungen. Im Endstadium der Urämie wird der Betroffene zunehmend schläfrig, bis er schließlich ins Koma fällt.

Die häufigsten Ursachen der Urämie sind Zuckerkrankheit und Bluthochdruck. Weitere Auslöser sind die Glomerulopathie, die Analgetika-Nephropathie (aufgrund langfristiger Einnahme von bestimmten Schmerzmitteln in großen Mengen), eine Kollagenose (z. B. systemischer *Lupus erythemathodes*), ein Harnwegverschluss (aufgrund eines Geburtsfehlers, von Nierensteinen oder Tumoren) und eine polyzystische Niere (eine angeborene Fehlbildung).

Die Behandlung zielt, sofern möglich, auf die Heilung der zugrunde liegenden Nierenerkrankung ab. Eine eiweiß-, salz- und wasserarme Diät trägt zur Verringerung der Stickstoffproduktion durch den Körper bei und lindert die Symptome. In manchen Fällen ist eine Dialyse oder eine Nierentransplantation die letzte Rettung.

NEPHROTISCHES SYNDROM

Der Begriff Nephrotisches Syndrom umfasst alle Nierenerkrankungen, bei denen eine Schädigung der Nierenkörperchen zu einem hohen Eiweißverlust im Urin führt. Symptome sind Ödembildung, Müdigkeit, Schwäche und Appetitlosigkeit.

Der Austritt von Eiweiß, vor allem Albumin, aus den Nierenkörperchen in den Urin verringert die Eiweißkonzentration im Blut und führt zu einer Veränderung des osmotischen Druckes. Er ist damit die direkte Ursache für die Ödeme, bei denen Flüssigkeit aus dem Blut ins Gewebe übertritt und eine Schwellung der Augenlider, Knöchel und des Bauches auslöst.

Ein nephrotisches Syndrom kann durch eine Schädigung der Nierenkörperchen bei Krankheiten wie Glomerulopathie, Zuckerkrankheit, systemischem *Lupus erythematodes* und anderen Autoimmunkrankheiten entstehen. Wahrscheinlich sind mehrere krankhafte Prozesse beteiligt. Ein Nephrotisches Syndrom kann auch durch eine Krankheit entstehen, die einen Blutdruckanstieg in den Gefäßen der Nierenkörperchen verursacht, beispielsweise Herzversagen oder eine Nierenvenenthrombose. Ein erhöhter Blutdruck in den Nierengefäßen führt ebenfalls zum Austritt von Eiweiß in den Urin. In manchen Fällen ist keine offensichtliche Ursache erkennbar.

Die Krankheit ist nicht heilbar, doch können die Symptome mit Kortison oder Immunsuppressiva, die die Nierenentzündung hemmen, Diuretika, die die Ödeme ausschwemmen, sowie salzarmer Ernährung eingedämmt werden. In schweren Fällen ist eine Dialyse oder Nierentransplantation erforderlich.

HYDRONEPHROSE

Eine Harnstauungsniere (Hydronephrose) wird durch eine Abflussbehinderung des Urins in die Blase verursacht. Dadurch kommt es zu einer Aufweitung des Nierenbeckens und der Nierenkelche. Ein Abflusshindernis kann z. B. ein Tumor oder Stein im Harnleiter oder in der Blase oder eine Prostatavergrößerung sein. Verläuft die Krankheit unbemerkt, werden die Nierenkanälchen in der Nierenrinde zerstört.

Eine Hydronephrose wird häufig von Infektionen begleitet, die zu weiteren Nierenschädigungen führen. Sind beide Nieren betroffen, kann es zu Nierenversagen kommen. Symptome sind wiederkehrende Rückenschmerzen, Schmerzen beim Wasserlassen, Fieber und Schüttelfrost. Der Urin kann wolkig aussehen und Blut enthalten. In einigen Fällen verläuft die Krankheit symptomlos und wird nur zufällig im Rahmen einer anderen Untersuchung festgestellt.

Zur Bestätigung der Diagnose kann eine Ultraschalluntersuchung, eine Pyelografie (Röntgendarstellung des Nierenbeckens mit Hilfe eines Kontrastmittels) oder eine Computertomografie der Nieren durchgeführt werden. Diese Untersuchungen decken auch zugrunde liegende Ursachen auf.

Die Behandlung richtet sich nach der Ursache. Das erweiterte Nierenbecken kann operativ entleert und die Ursache der Abflussbehinderung entfernt werden. Besteht eine Harnwegsinfektion, muss diese mit Antibiotika behandelt werden.

HARNLEITER

Die paarigen Harnleiter (Uretheren) sind zwei dünne Muskelschläuche, in denen der Harn von den Nieren zur Harnblase befördert wird. Die Wand der Harnleiter besteht u. a. aus glatter Muskulatur, deren wellenförmige Kontraktionen den Harn zur Harnblase treiben. Ein Harnleiter kann durch einen Stein oder Tumor blockiert werden. Bei einer Pyelonephritis oder einer Nierenbeckenentzündung kann er, wie der gesamte Harntrakt, entzündet sein.

Mögliche Erkrankungen oder Veränderungen des Harnleiters werden mit Hilfe eines Pyelogramms festgestellt. Bei der Pyelografie wird nach einer Kontrastmittelinjektion ein Röntgenbild mit den Konturen des Harnleiters und der anderen Harnorgane erstellt.

SIEHE AUCH *Harnwege in Kapitel 1; Pyelografie in Kapitel 16*

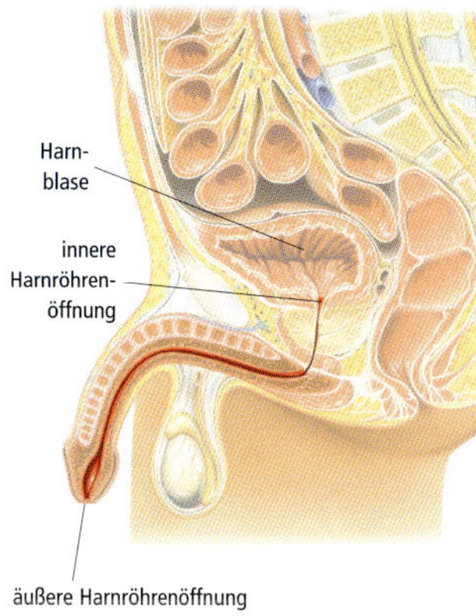

Harnröhre des Mannes

Bei Männern verläuft die (gewöhnlich 20 cm) lange Harnröhre von der Harnblase durch die Prostata und den Penis. Sie dient als Ausführungsgang für Harn und Sperma.

Harnröhre der Frau

Die Harnröhre ist bei der Frau relativ kurz, daher können eindringende Bakterien leichter in den Körper gelangen, was Blaseninfektionen (Zystitiden) begünstigt.

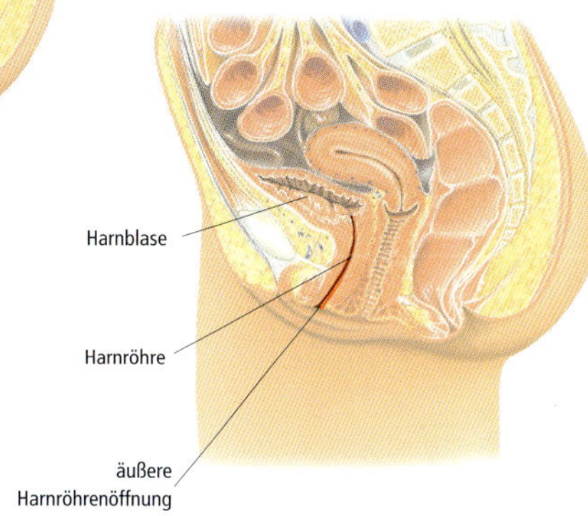

HARNRÖHRE

Über die Harnröhre (Urethra) entleert sich die Harnblase nach außen. Bei Frauen mündet die kurze Harnröhre im Scheidenvorhof zwischen der Scheide (Vagina) und der Klitoris. Bei Männern ist die Harnröhre länger und dient zugleich als Ausführungsgang für die Samenflüssigkeit. Sie verläuft durch die Vorsteherdrüse (Prostata), wo die Samenleiter in die Harnröhre eintreten, und mündet an der Spitze des Penis.

SIEHE AUCH *Harnwege in Kapitel 1*

ERKRANKUNGEN DER HARNRÖHRE

Die häufigste Erkrankung der Harnröhre ist die Urethritis, eine Entzündung, die häufig durch Geschlechtsverkehr übertragen wird. Unbehandelt kann sie beim Mann zu Verengungen (Stenosen) der Harnröhre führen.

ANGEBORENE FEHLBILDUNGEN

Bei der Epispadie, einer angeborenen Fehlbildung, mündet die Harnröhre nicht in der Mitte der Eichel, sondern an der Oberseite des Penis. Bei der Hypospadie dagegen befindet sich der Harnröhrenausgang an der Unterseite des Penis. Beide Fehlbildungen führen zu Harninkontinenz und Erektionsstörungen im Erwachsenenalter. Mit Hilfe der plastischen Chirurgie lassen sich diese Fehlbildungen meist korrigieren.

HARNRÖHRENENTZÜNDUNG

Die Harnröhrenentzündung (Urethritis) ist eine Entzündung der Harnröhre, durch die sich die Harnblase nach außen entleert.

Urethrozele

Eine Gewebeschwäche in der Scheidenwand kann zu einer Urethrozele führen, bei der sich die Harnröhre in die Vagina vorwölbt.

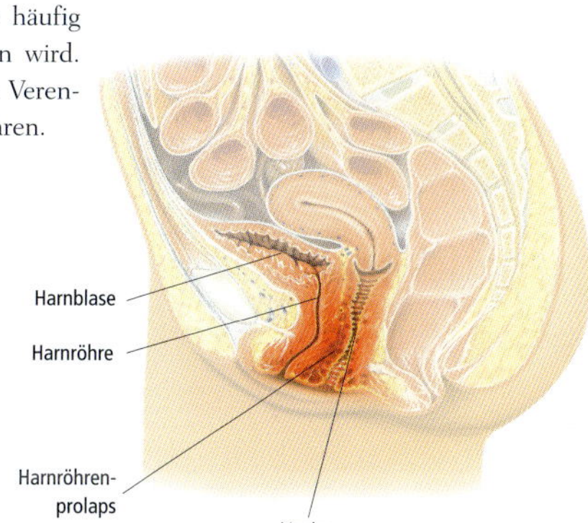

Häufig tritt sie in Verbindung mit einer Harnblasenentzündung (Zystitis), einer Entzündung der Vorsteherdrüse (Prostatitis) oder einer Nebenhodenentzündung (Epididymitis) auf. Die Entzündung wird oft, z.B. bei der Gonorrhö und der unspezifischen (bzw. nicht durch Gonokokken bedingten) Urethritis, durch Geschlechtsverkehr übertragen.

Die Entzündung äußert sich in brennenden Schmerzen beim Wasserlassen, häufigem Harndrang selbst bei leerer Harnblase und einer cremigen gelblichen oder einer wässrigen weißen Absonderung. Anhand eines Abstri-

Harnblase des Mannes

Der Urin wird in der Harnblase gespeichert und durch die Harnröhre ausgeschieden, die durch die Prostata und den Penis verläuft. Im höheren Lebensalter kann eine Vergrößerung der Prostata den Harnabfluss so stark behindern, dass eine operative Verkleinerung der Drüse notwendig wird.

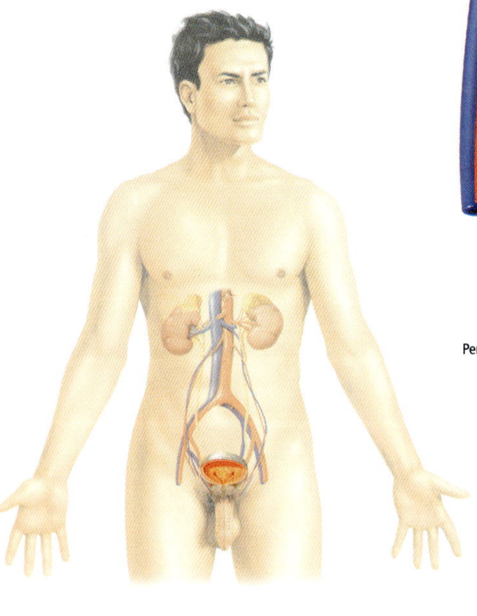

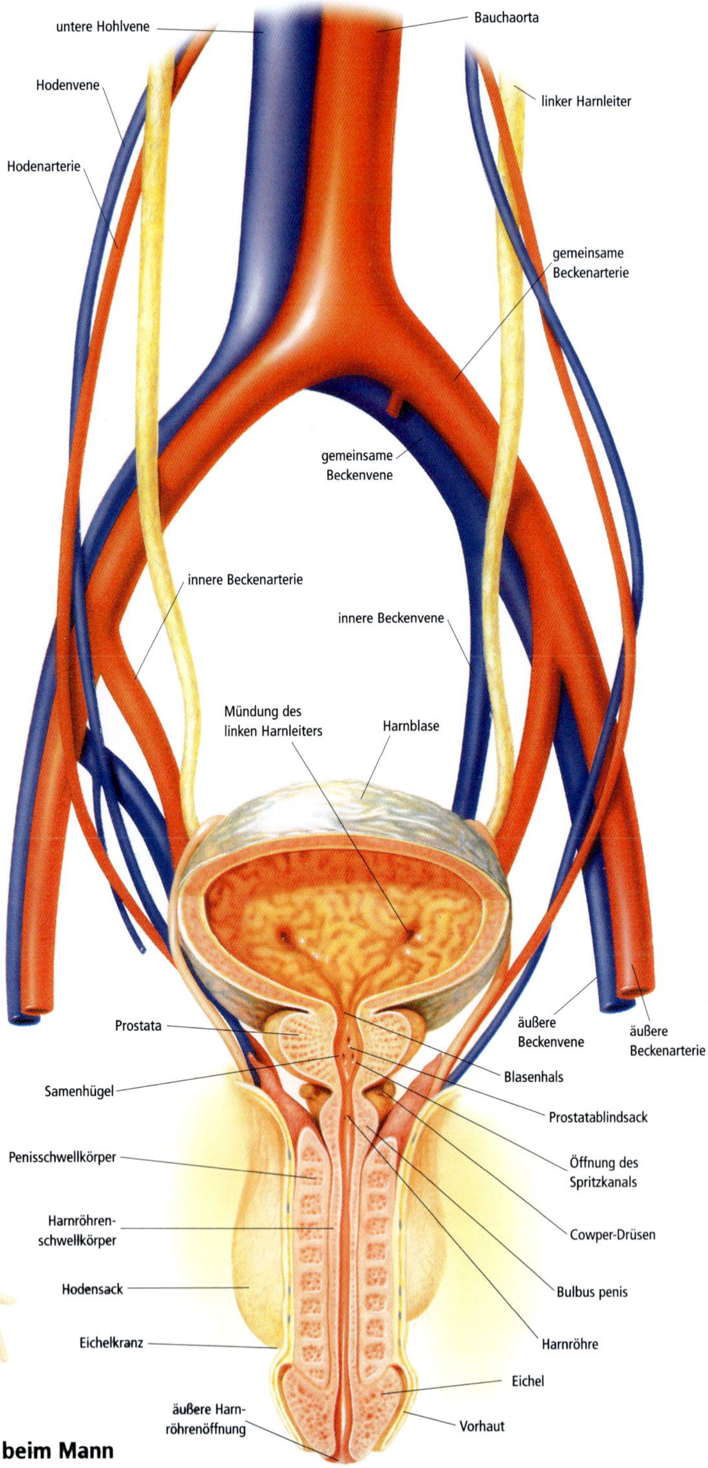

Harnorgane beim Mann

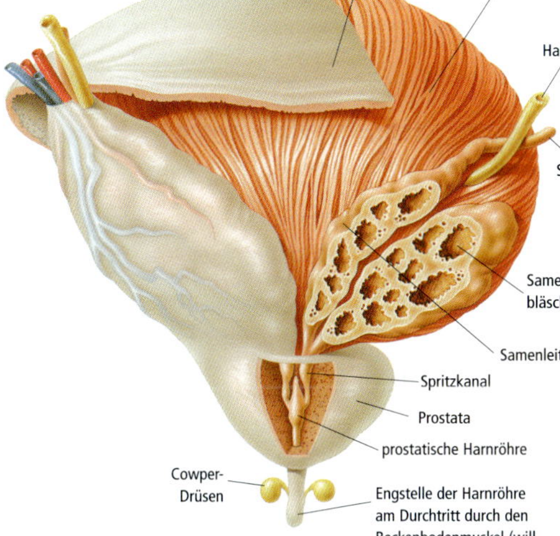

Harnblase des Mannes

Harnblase der Frau

Bei der Frau ist die Harnröhre sehr viel kürzer als beim Mann, weshalb Bakterien leichter in die Harnblase gelangen und dort eine Entzündung (Zystitis) auslösen können. Deshalb sind Harnblasenentzündungen bei Frauen deutlich häufiger als bei Männern.

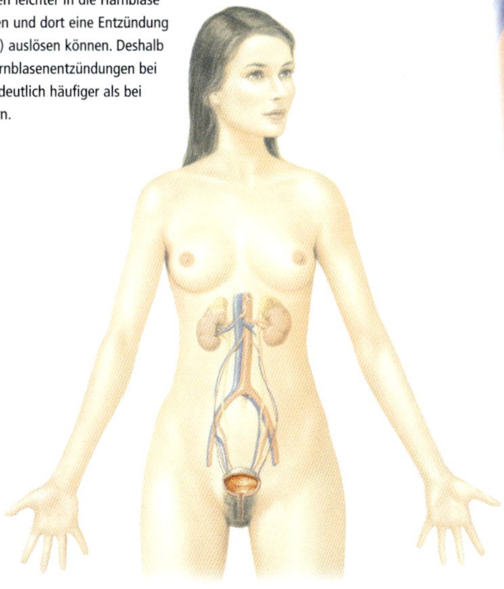

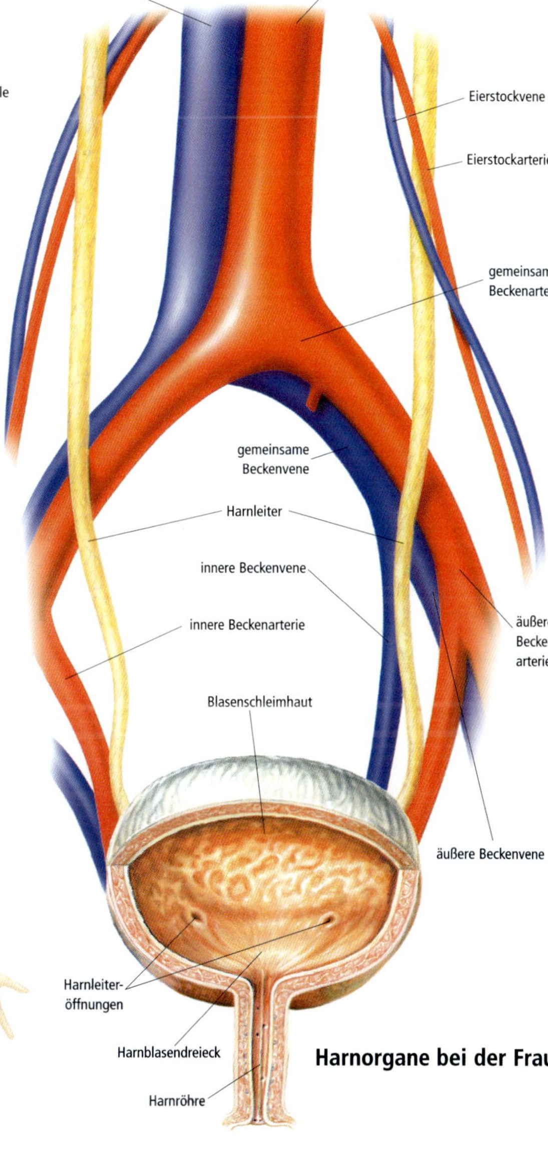

Harnorgane bei der Frau

ches und einer Kultur des Sekretes kann der Arzt den auslösenden Organismus diagnostizieren und mit einem geeigneten Antibiotikum behandeln. Die Urethritis kann zu einer Vernarbung und Verengung der Harnröhre führen.

URETHROZELE

Eine Urethrozele ist ein Vorfall (Prolaps) der Harnröhre entlang der Scheidenvorderwand, bedingt durch eine Gewebeschwäche in der Scheidenwand, die meist als Folgeerscheinung einer Entbindung auftritt. Eine kleine Urethrozele ist symptomlos, eine größere zeigt sich als Vorwölbung im Scheidenvorhof und kann zu Harninkontinenz führen. Durch eine Operation (Scheidenplastik) kann die Gewebeschwäche behoben und die Lage der Harnröhre korrigiert werden.

HARNBLASE

Die Harnblase ist ein Teil des Harntraktes und befindet sich im kleinen Becken. In ihr sammelt sich der Urin, der von den Nieren durch die Harnleiter in die Blase fließt. Ist die Blase voll, entleert sie den Urin über die Harnröhre aus dem Körper. Die Harnblase der meisten Erwachsenen kann ca. 500 ml Urin fassen und gibt ungefähr 700–2.000 ml Urin pro Tag ab.

SIEHE AUCH *Harnwege in Kapitel 1*

ERKRANKUNGEN DER HARNBLASE

Es gibt verschiedene Blasenkrankheiten. Die häufigste ist die Blasenentzündung (Zystitis), die meist durch eine bakterielle Infektion entsteht.

Eine Blockierung des Blasenausganges durch eine gutartige Prostatavergrößerung (Prostatahyperplasie) kann vor allem bei älteren Männern zu Harnstauungen führen. Eine transurethrale Entfernung des Tumors kann die Beschwerden in den meisten Fällen beseitigen.

Die Diagnose von Steinen, Krebsgeschwulsten und anderen Blasenerkrankungen erfolgt mit Hilfe von Röntgenaufnahmen, Ultraschall, Computertomografie (CT) und Magnetresonanztomografie (MRT) oder Kernspintomografie. Zudem kann mit einem flexiblen Endoskop, dem so genannten Zystoskop, das auch die Möglichkeit zur Biopsie bietet, eine Blasenspiegelung durchgeführt werden. Eine Zystografie ist eine Röntgenaufnahme der Blase nach Einspritzen eines Kontrastmittels. Es wird von den Nieren filtriert und gelangt in die Blase, wo dann Steine, Papillome, Tumoren und andere Erkrankungen sichtbar werden.

SIEHE AUCH ***Lithotripsie, Ultraschalldiagnostik, Urinanalyse, Zystografie, Zystoskopie, Zystomanometrie in Kapitel 16***

BLASENSTEINE

In der Harnblase können sich auch Harnsteine bilden. Sie bestehen hauptsächlich aus Salzen, Cholesterin und Proteinen und verursachen bei langsamem Wachstum in der Harnblase keine Beschwerden. Nach Erreichen einer bestimmten Größe können sie jedoch den Ausgang zur Harnröhre blockieren und zu Harnstauungen führen. Blasensteine sind häufig Ursache oder Folge einer Blasenentzündung. Die Behandlung erfolgt in der Regel durch einen chirurgischen Eingriff. Bei der Lithotomie wird der Stein chirurgisch entfernt. Alternativ dazu kann der Stein durch eine Lithotripsie zerstört werden: Ein Instrument namens Lithotripter wird durch die Harnröhre in die Blase eingeführt, um den Stein zu zerstoßen oder mit elektrohyd-

Blasensteine

Steine in der Harnblase wachsen langsam und verursachen erst wenn sie groß sind Beschwerden. Sie können den Blasenausgang verlegen oder Entzündungen verursachen. (Die Abbildungen zeigen verschiedene Blasensteine in Originalgröße.)

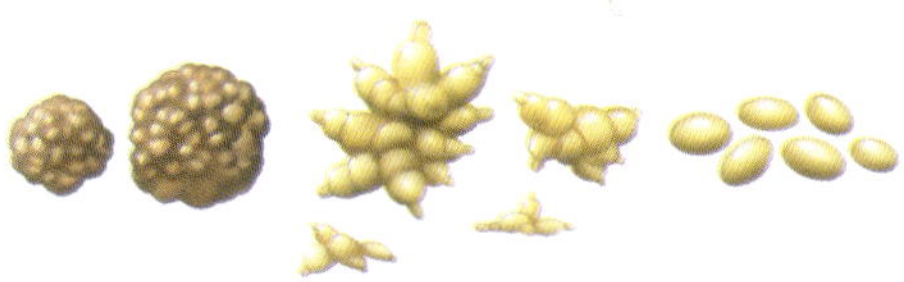

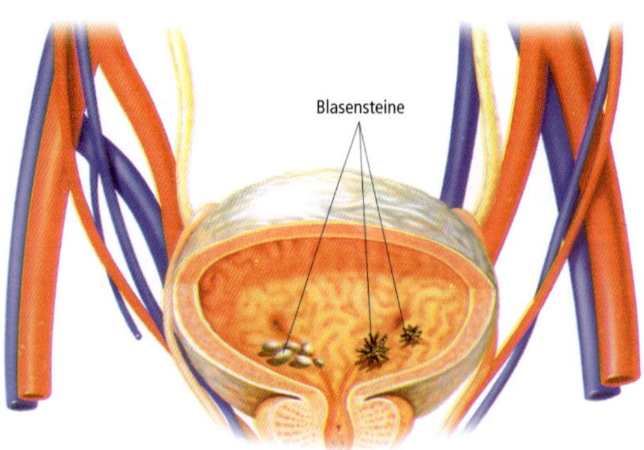

Harnblasenkrebs

Vom Übergangsepithel (Urothel) der Harnblase ausgehende Tumoren wie dieser werden oft durch Krebs auslösende Reizstoffe, wie Zigarettenrauch, Farbstoffe und Gummi, verursacht. Tumoren im Anfangsstadium können durch Elektroresektion in einer endoskopischen Operation gut behandelt werden, weshalb eine frühe Diagnose und Therapie entscheidend sind.

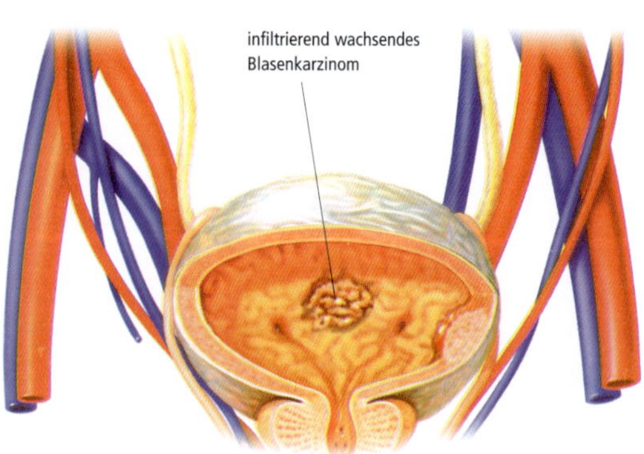

raulischen Stoßwellen zu zertrümmern. Die Ultraschall-Lithotripsie (ESWL) funktioniert ähnlich, doch wird der Stein hierbei nicht mit einem Instrument, sondern mit Hochfrequenzschallwellen zerstört. Die Trümmer des Steines werden anschließend auf natürlichem Weg ausgeschieden.

BLASENKREBS

Blasenkrebs (Urothelkarzinom) entsteht meist in den Zellen der Blasenwand. Die häufigste Art von Blasenkrebs ist das papillomatös wachsende Urothelkarzinom. Hat es keine atypischen Zellen, bezeichnet man es als Papillom. Auch dieses neigt zu Rezidiven und kann entarten. Nicht papillomatöse Tumoren haben deutlich schlechtere Heilungsaussichten, da sie sehr viel schneller in den Blasenmuskel und das umgebende Fett- und Bindegewebe eindringen. Von dort gelangen sie in die Blutbahn und das Lymphsystem. Im Frühstadium ist die Krankheit häufig symptomlos. Erst später treten Blut im Urin, häufige Harnwegsinfektionen, Harndrang und Schmerzen beim Wasserlassen, Bauch- oder Rückenschmerzen, ständig erhöhte Temperatur sowie eine Anämie auf.

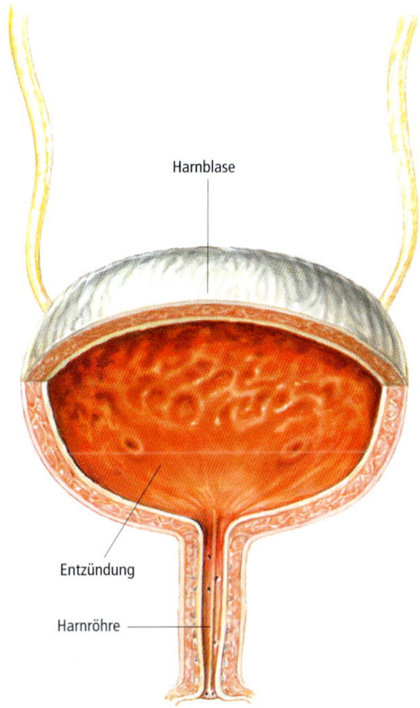

Zystitis

Bakterien gelangen in der Regel über die Harnröhre in die Harnblase, wo sie eine Entzündung, die so genannte Zystitis auslösen.

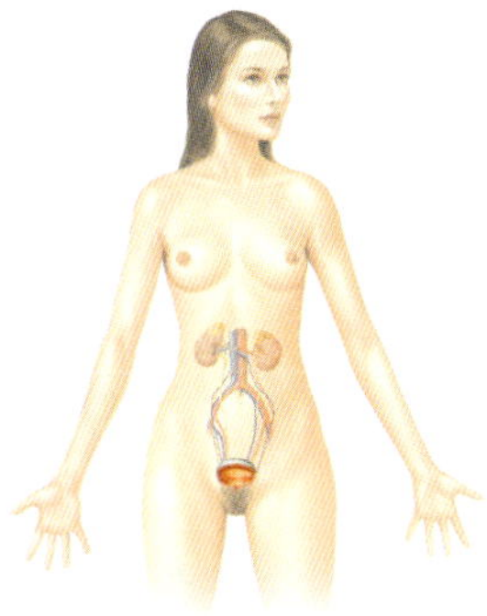

Blasen-divertikel

Ein Blasendivertikel ist eine krankhafte Vorwölbung der Blasenwand durch eine Schwachstelle im Blasenmuskel. Unbehandelt führt es häufig zu wiederholten Blasenentzündungen. Die Behandlung erfolgt operativ.

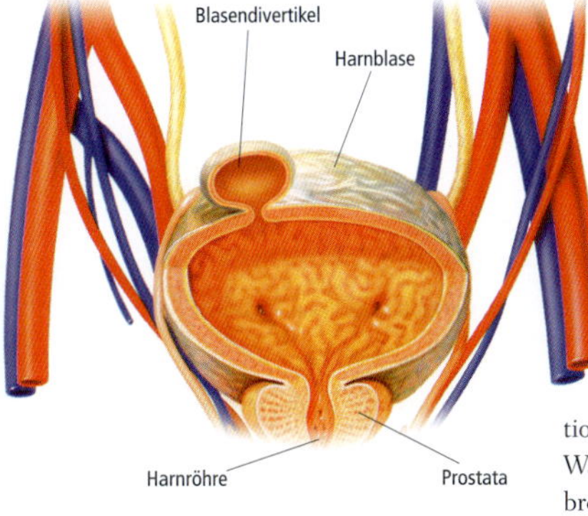

Die Ursache für Blasenkrebs ist unbekannt. Vermutlich besteht jedoch ein Zusammenhang zwischen Blasenkrebs und Krebs erregenden Chemikalien (Karzinogenen). Zigarettenraucher, Maler, LKW-Fahrer, Maschinisten und Metallarbeiter, Arbeiter in der Leder-, Gummi- und Textilindustrie sowie Personen, die Industriefarbstoffen ausgesetzt sind, haben ein erhöhtes Risiko. Die Krankheit tritt meist nach dem 40. Lebensjahr auf. Bei frühzeitiger Erkennung können gestielte oder oberflächliche Tumoren mit einer transurethralen Resektion (TUR) meist erfolgreich behandelt werden. Dabei wird ein Schlauch in die Blase eingeführt und der Tumor entfernt oder kauterisiert. Die TUR kann mit einer Chemo- oder Strahlentherapie kombiniert werden. Bei größeren, tieferen Tumoren ist eine vollständige Entfernung der Harnblase (radikale Zystektomie) nötig.

BLASENENTZÜNDUNG

Eine Blasenentzündung (Zystitis) beruht meist auf einer bakteriellen Infektion. Blaseninfektionen führen zu häufigem Wasserlassen. Das Urinieren wird von einem brennenden oder stechenden Gefühl begleitet; manchmal findet sich auch Blut im Urin. Breitet sich die Infektion zu den Nieren aus, kann es zu einer Pyelonephritis mit Fieber und Rückenschmerzen kommen.

Eine Zystitis wird meist durch Bakterien verursacht, die über die Harnröhre in die Harnblase gelangen. Da die Harnröhre bei Frauen kürzer ist als bei Männern, sind Frauen deutlich öfter betroffen. Die Erkrankung kann bei Frauen nach häufigem Geschlechtsverkehr auftreten. Fehlbildungen im Bereich der Harnwege erhöhen das Risiko, an einer Zystitis zu erkranken. Auch ein Tumor oder Blasenstein, eine vergrößerte Prostata oder eine vergrößerte Gebärmutter in der Schwangerschaft können den normalen Urinfluss behindern und eine Zystitis verursachen.

Die Diagnose wird durch einen Urintest gestellt, bei dem gleichzeitig eine Bakterienkultur angelegt werden sollte, um zu bestimmen, welche Antibiotika eingesetzt werden können. Eine kurzzeitige Einnahme des richtigen Antibiotikums beseitigt die Infektion normalerweise. Der Betroffene sollte außerdem reichlich trinken, um die Bakterien aus dem Harntrakt auszuschwemmen.

Kommt es häufiger zu einer Infektion, muss eine Fehlbildung der Harnwege ausge-

Inkontinenz

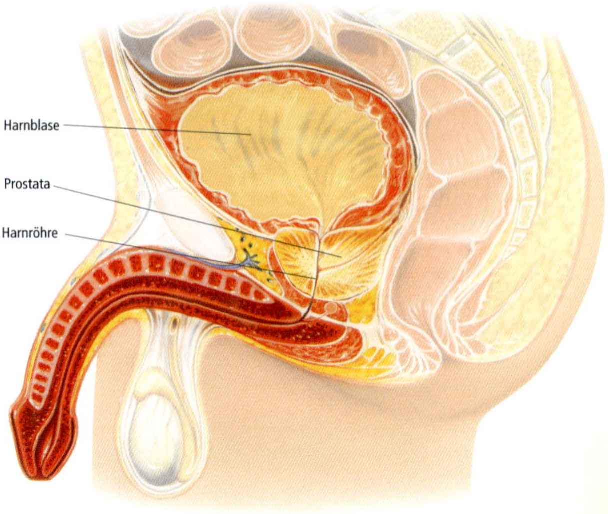

Inkontinenz beim Mann

Sie kann durch eine Blockade verursacht werden, die den Urin in der Harnblase zurückhält, wie eine vergrößerte Prostata.

Inkontinenz bei der Frau

Frauen können während der Schwangerschaft, nach der Geburt oder im Alter an Inkontinenz leiden. Ursache ist die Schwächung der Beckenbodenmuskulatur, die die Harnblase und den Beckenboden stützt.

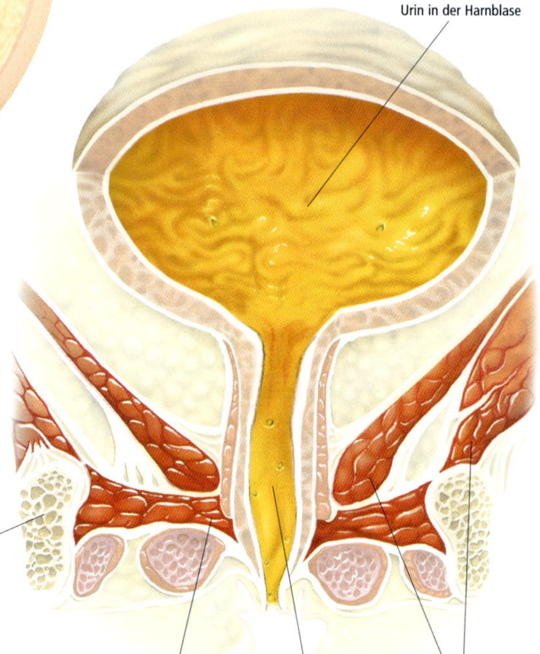

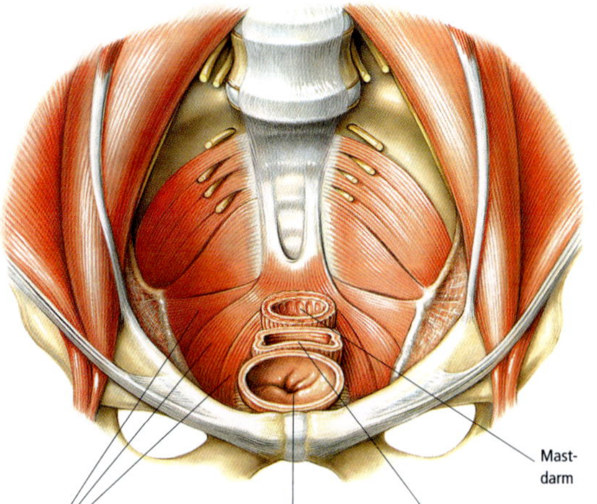

Muskeltraining bei Inkontinenz

Durch tägliche Beckenbodengymnastik kann Inkontinenz vermieden werden.

schlossen werden. Dazu werden Bluttests, ein intravenöses Pyelogramm (IVP) und eine Zystoskopie durchgeführt.

Es gibt eine Reihe von Alternativtherapien, die die Symptome der Zystitis evtl. lindern können. Die Aromatherapie verwendet für die Harnwege antiseptische Öle wie Sandelholz und Wacholder in Bädern oder Massagen. In der Kräuterheilkunde bereitet man antiseptische Kräutermischungen zu (Bärentraube, Bucco) sowie antibakterielle Kräuter (Echinacea, Goldrute) und Schleimdrogen wie Eibisch oder den aus der Indianermedizin stammenden Maisbart. Die Naturheilkunde rät, auf Zucker, Kaffee, Tee, Alkohol und säurereiche Früchte zu verzichten und die Ernährung auf eine proteinarme Vollwertkost umzustellen. Die Flüssigkeitszufuhr sollte erhöht werden und aus Wasser, Gemüsebrühe, Gerstenextrakt und Preiselbeersaft bestehen. Weiterhin werden häufig Natron, nicht saures Vitamin C, Vitamin A und Zink sowie Wechselsitzbäder verordnet. Eine allergenfreie Diät oder eine Anticandidadiät kann bei wiederkehrenden Harnweginfekten verschrieben werden. Alle alternativen Heilmethoden dürfen nur kurzzeitig angewandt werden. Helfen sie nicht, muss zur Vermeidung von Spätschäden auf Antibiotika zurückgegriffen werden.

ZYSTOZELE

Eine Zystozele (Blasenbruch) kann nach der Menopause bei Frauen auftreten, die die hormonelle Stütze des Beckenbodengewebes verloren haben.

Durch die Beckenbodenschwäche drückt die Blase die Vorderseite der Vagina nach hinten und unten, bis sie sich in Extremfällen in den Scheidenvorhof wölbt. Gleichzeitig tritt manchmal eine Rektozele, eine Vorwölbung der hinteren Scheidenwand und des Mastdarmes, auf.

Den Betroffenen wird Beckenbodengymnastik empfohlen. In schwereren Fällen muss die Blase durch eine Operation (Scheidenplastik) wieder in die richtige Lage gebracht werden.

INKONTINENZ

Ein Kleinkind kann seine Harnblase tagsüber mit ungefähr zwei Jahren und nachts ein bis zwei Jahre später kontrollieren. Mangelnde Harnblasenkontrolle zu einem späteren Zeitpunkt wird als Inkontinenz bezeichnet – ein Problem, das hauptsächlich ältere Menschen betrifft.

Zusammenhang zwischen Prostata und Harnröhre

Die Prostata umgibt den Hals der Harnröhre. Aufgrund ihrer Lage führt eine Vergrößerung der Prostata zu Problemen beim Wasserlassen.

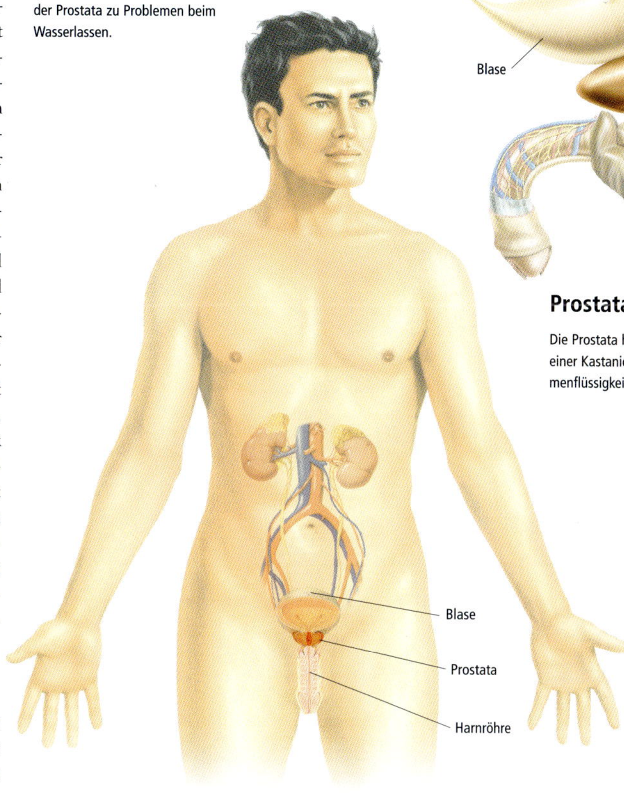

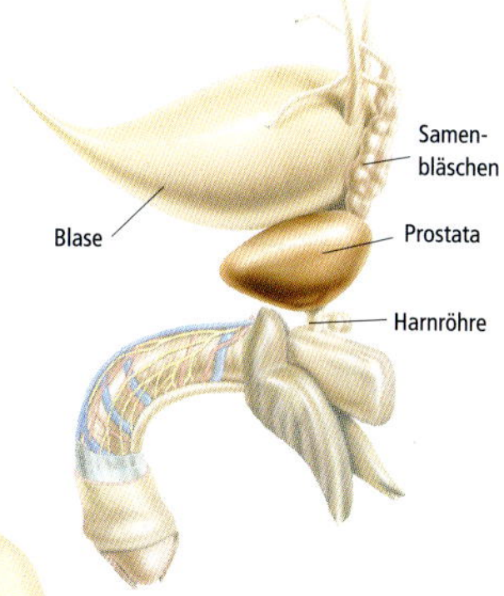

Prostata

Die Prostata hat etwa die Größe einer Kastanie. Sie sondert Samenflüssigkeit ab.

Es gibt verschiedene Gründe für Inkontinenz bei Erwachsenen. Eine Verkürzung der Harnröhre und der Verlust der normalen Muskelfunktion der Harnblase und des Beckenbodens sind muskulär bedingte Ursachen aufgrund von Schwangerschaft, Entbindung oder Altersveränderungen.

Auch neurologische Störungen, wie *Spina bifida,* Multiple Sklerose und diabetische Neuropathie, können Inkontinenz bewirken.

Stressinkontinenz ist das unfreiwillige Abgehen von Urin bei sportlicher Betätigung, Husten, Niesen, Lachen, beim Heben schwerer Gegenstände oder bei anderen Körperbewegungen, die Druck auf die Harnblase ausüben. Als Drang- oder Urge-Inkontinenz bezeichnet man die Unfähigkeit, den Urin bis zum Toilettengang zurückzuhalten. Besonders Patienten mit Harnweginfektionen leiden darunter. Überlaufinkontinenz ist das Abfließen kleiner Urinmengen aus einer überfüllten Harnblase. Mögliche Ursachen sind eine Prostatahyperplasie, ein Prostatakarzinom, eine Rückenmarkschädigung oder eine Operation im Bereich der Harnorgane.

Eine muskulär bedingte Inkontinenz ist meist heilbar oder kann zumindest vermindert werden. Bei leichter Inkontinenz können außerdem eine tragbare Urinflasche oder ein Nachttopf sowie Binden oder Slipeinlagen ausreichen, um mit der Störung zurechtzukommen. Bei der Prostatahyperplasie hilft eine Operation. Bei neurologischen Schäden dagegen ist eine Heilung selten möglich.

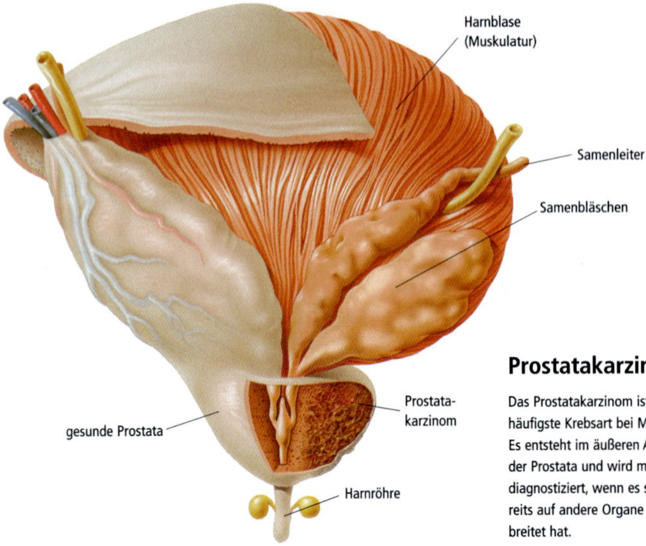

Prostatakarzinom

Das Prostatakarzinom ist die häufigste Krebsart bei Männern. Es entsteht im äußeren Abschnitt der Prostata und wird meist erst diagnostiziert, wenn es sich bereits auf andere Organe ausgebreitet hat.

MÄNNLICHE GESCHLECHTSORGANE

Die männlichen Geschlechtsorgane bestehen aus Hoden, Nebenhoden, Prostata und Penis.

SIEHE AUCH *Hormonsystem, Männliche Geschlechtsorgane, Sexualverhalten in Kapitel 1; Fetalentwicklung, Pubertät, Fruchtbarkeit, Unfruchtbarkeit, Befruchtung, Empfängnisverhütung, Vasektomie in Kapitel 16*

PROSTATA

Die Prostata (Vorsteherdrüse) ist ein Teil der männlichen Geschlechtsorgane. Sie ist beim erwachsenen Mann etwa kastaniengroß. Die Prostata umgibt den Blasenhals und die Harnröhre und besteht aus Drüsen- und Muskelgewebe.

Das milchig-schleimige, alkalische Prostatasekret bildet zusammen mit dem Sekret aus den Samenbläschen die Samenflüssigkeit, die beim Orgasmus ausgestoßen wird. Sie enthält Glukose und Enzyme, die den Spermien die für ihren Weg zur Eizelle notwendige Energie verleihen. Eine Untersuchung des Prostatasekretes kann Aufschluss über mögliche Infektionen geben, die Anzahl und Qualität der Spermien beeinträchtigen können.

SIEHE AUCH *Männliche Geschlechtsorgane, Harnwege in Kapitel 1*

ERKRANKUNGEN DER PROSTATA

Die gutartige Prostatahyperplasie und der Prostatakrebs sind häufige Erkrankungen älterer Männer. Eine Prostataentzündung (Prostatitis) tritt hingegen fast nur bei jungen Männern auf.

PROSTATAHYPERPLASIE

Etwa ab dem 50. Lebensjahr kommt es oft zu einer gutartigen Prostatavergrößerung (Prostatahyperplasie), bei der die Prostata das Fünf- bis Sechsfache ihres Normalgewichtes (das bei 20 g liegt) erreichen kann. Dadurch treten Schwierigkeiten beim Wasserlassen auf. Unbehandelt kann ein Harnrückstau zu Blasen- und Nierenschädigungen führen.

Die Symptome einer Harnröhrenverengung durch die Hyperplasie sind häufiges Wasserlassen während der Nacht (Nykturie), Schmerzen oder Schwierigkeiten beim Wasserlassen (Dysurie) und vermehrter Harndrang. Die Harnblase wird nicht mehr komplett entleert, und der Restharn kann zu Infektionen oder der Bildung von Steinen führen. Angestrengtes Wasserlassen kann die Symptome verschlechtern und Blutungen und Bauchschmerzen nach sich ziehen. Die Einführung eines Katheters zur Blasenentleerung kann erforderlich sein.

Zur Diagnosestellung können eine Ausscheidungsurografie, d.h. eine Röntgenaufnahme des Harntraktes, und eine Zystourethroskopie, eine endoskopische Untersuchung der Harnblase, durchgeführt werden.

Es gibt verschiedene Alternativtherapien zur Linderung der Symptome einer Prostatahyperplasie. Die Pflanzenheilkunde empfiehlt Sägepalme, Brenn-Nessel und Weidenröschen gegen die Vergrößerung sowie Quecke und Ackerschachtelhalm zur Linderung der Symptome. Die Naturheilkunde rät zu warmen und kalten Kompressen oder Sitzbädern, regelmäßiger körperlicher Betätigung, Vitamin E, Nachtkerzenöl und Zink sowie zu einer fettarmen Vollwerternährung unter Verzicht auf Tee, Kaffee und Alkohol. Bei einer Fußreflexzonenmassage wird die »Prostatazone« massiert, die sich auf der Innenseite des Fußes unterhalb des Knöchels befindet. Empfehlenswerte Yoga-Übungen sind einige traditionelle Hatha-Yoga-Stellungen, vor allem der »fliegende Donnerkeil«. Auch Akupunktur und Shiatsu können die Symptome lindern.

PROSTATAKREBS

Das Prostatakarzinom ist nach Hautkrebs die häufigste Krebsart bei Männern und tritt überwiegend nach dem 60. Lebensjahr auf. Trotz der Häufigkeit ist fast nichts über seine Ursachen bekannt; Erbfaktoren könnten eine Rolle spielen.

Die Bildung eines Prostatakarzinoms scheint altersabhängig zu sein. Bei über 50% der Männer über 80 Jahren sind klinisch stumme Tumoren vorhanden. (Tumoren, die zwar bei einer mikroskopischen Untersuchung der Prostata sichtbar sind, aber keine Symptome verursachen.)

Das Krebswachstum wird zumindest teilweise durch Testosteron angeregt, doch die genaue Rolle der Hormone bei der Entstehung dieser Krebsart ist noch nicht geklärt.

Ein Prostatakarzinom verursacht die gleichen Beschwerden wie eine Prostatahyperplasie oder Kreuzschmerzen. Da das Karzinom normalerweise im äußeren Abschnitt der Prostata entsteht, die Harnröhre aber durch den mittleren Abschnitt verläuft, treten diese Symptome aber erst spät auf. In einigen Fällen wird ein Prostatakarzinom erst im Rahmen der Ursachensuche bei Metastasierung gefunden, was die Prognose erheblich verschlechtert.

Ein Prostatakarzinom metastasiert hauptsächlich in die Knochen, vor allem die Wirbel und das Becken, und verursacht Schmerzen. Im Gegensatz zu den meisten anderen

Tumoren führen die Knochenmetastasen eines Prostatakarzinoms zur Neubildung von Knochen im Metastasenbereich und sind somit auf einer Röntgenaufnahme gut sichtbar.

Eine Prostatahyperplasie kommt bei Männern derselben Altersgruppe wesentlich häufiger vor als ein Prostatakarzinom und führt ebenfalls zu einer Harnstauung. Dies erschwert die Unterscheidung zwischen den beiden Krankheiten, die außerdem häufig gemeinsam auftreten. Wie bei anderen Krebsarten ist auch beim Prostatakarzinom die Früherkennung von größter Wichtigkeit, damit eine Behandlung Erfolg hat.

Die beste Methode zur Diagnostik eines Prostatakarzinoms ist die rektale Untersuchung. Für eine genaue Diagnose ist eine ultraschallgesteuerte Nadelbiopsie der Prostata erforderlich.

Leider gibt es darüber hinaus keinen effektiven Screening-Test, der eine problemlose und kostengünstige Früherkennung von Prostatakarzinomen ermöglicht. Eine Blutuntersuchung mit Bestimmung des prostataspezifischen Antigens (PSA) kann zwar Aufschluss darüber geben, ob ein Prostatakarzinom auf eine Behandlung anspricht, gilt jedoch als nicht spezifisch genug für den Einsatz im Bereich der Vorsorge.

Tumorgröße und Metastasierungsgrad zum Diagnosezeitpunkt sind wichtige Anhaltspunkte für die Art der Behandlung. Eine operative Entfernung der Prostata oder eine Strahlentherapie ist oft die erste Wahl bei der Behandlung eines Prostatakarzinoms. Da das Wachstum der Tumorzellen teilweise durch Testosteron gesteuert wird, bietet sich auch eine gezielte Hormontherapie an. Im Frühstadium spricht eine Behandlung des Karzinoms oft hervorragend an, während die Prognose im Spätstadium schlecht ist.

Hoden – Rückansicht

Die im Hodensack liegenden Hoden sind das wichtigste Fortpflanzungsorgan des Mannes. In den Hoden werden Spermien und die männlichen Geschlechtshormone (einschließlich des Testosterons) produziert.

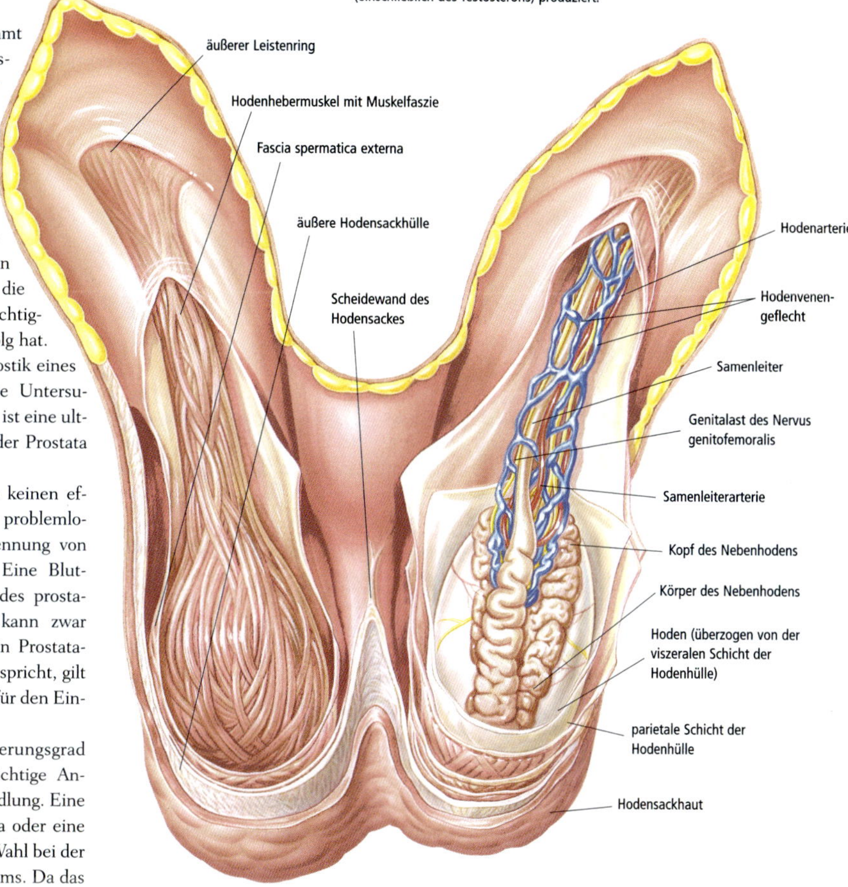

PROSTATAENTZÜNDUNG

Eine Prostataentzündung (Prostatitis) wird durch Bakterien wie *E. coli* (über den Darm), Gonokokken, Chlamydien oder Trichomonaden (über Geschlechtsverkehr) ausgelöst. Eine Prostatitis ist in der Regel kombiniert mit einer Harnröhrenentzündung (Urethritis), Nebenhodenentzündung (Epididymitis), und/oder einer Hodenentzündung (Orchitis).

Symptome sind brennende Schmerzen beim Wasserlassen, geringe Harnmengen, häufiger Harndrang und Schmerzen bei der Ejakulation. Mögliche Zusatzsymptome sind Fieber, Schüttelfrost und Rückenschmerzen, Blut in Urin und Samenflüssigkeit und schmerzende Hoden.

Die Diagnose lässt sich durch eine rektale Untersuchung stellen. Über einen Harnröhrenabstrich und eine Urinuntersuchung wird der auslösende Erreger identifiziert, um eine gezielte Antibiotikatherapie einleiten zu können. Wird die Behandlung über sechs bis acht Wochen konsequent durchgeführt, kommt es in den meisten Fällen zur Heilung. Es besteht jedoch ein relativ hohes Rezidivrisiko und bei manchen Männern wird die Erkrankung auch chronisch.

HODEN

Die Hoden sind das wichtigste Fortpflanzungsorgan des Mannes. Der unmittelbar hinter dem Penis liegende Hodensack (Skrotum) umschließt zwei eiförmige Drüsen, deren Funktionstätigkeit bei niedrigerer Temperatur steigt (die Temperatur des Skrotums ist um ca. 4 °C niedriger als die Körpertemperatur). In den Hoden werden die männlichen Geschlechtshormone (vor allem Testosteron) und Spermien produziert, mikroskopisch kleine Trägerzellen des männlichen Erbmaterials, das sich nach der Befruchtung des Eis mit dem Erbmaterial der Frau vereinigt. Spermien werden von der Pubertät bis ins hohe Alter produziert.

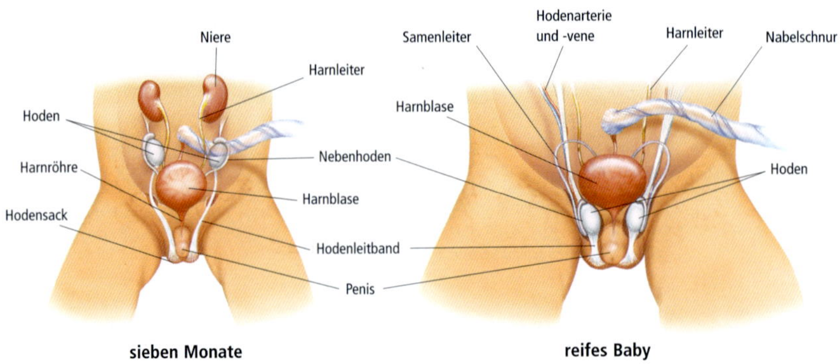

Entwicklung und Wanderung der Hoden

Bis zum siebten oder achten Schwangerschaftsmonat liegen die Hoden in der Bauchhöhle (neben den Nieren) des männlichen Fetus. Danach wandern sie in der Leistengegend durch die Bauchwand in den Hodensack. Sie werden von den im Samenstrang liegenden Gängen, Nerven und Blutgefäßen begleitet.

Die Hoden entwickeln sich unter dem Einfluss des Y-Chromosomes aus den undifferenzierten Geschlechtsdrüsen (Gonaden) im etwa sechs Wochen alten Fetus. Ist kein Y-Chromosom vorhanden, so entstehen aus den Gonaden Eierstöcke. Bereits in der achten Woche der Fetalzeit produzieren die Hoden männliche Geschlechtshormone, die die weitere männliche Entwicklung auslösen und die Entstehung weiblicher Geschlechtsorgane hemmen. Wenn in seltenen Fällen männliche und weibliche Geschlechtsorgane ausgebildet werden, spricht man von einem Zwitter (Hermaphrodit).

Bis zum siebten oder achten Schwangerschaftsmonat liegen die Hoden in der Bauchhöhle (neben den Nieren) des Fetus. Danach wandern sie durch den Leistenkanal, einer Öffnung in der Bauchwand, hinunter zum Hodensack. Ein Bauchhoden (Kryptorchismus), bei dem diese Wanderung ausgeblieben ist, kann durch Hormongaben oder operativ behandelt werden.

Im Pubertätsalter reifen die Geschlechtsorgane heran, bis sie vollständig ausgebildet sind. Diese Veränderung wird durch Hormone der Hirnanhangdrüse ausgelöst und bewirkt, dass die Spermien- und Testosteronproduktion durch die Hoden einsetzt.

SIEHE AUCH *Hormonsystem, Männliche Geschlechtsorgane in Kapitel 1; Fetalentwicklung, Pubertät, Unfruchtbarkeit in Kapitel 13*

TESTOSTERON

Das Hormon Testosteron bestimmt die Entwicklung der sekundären Geschlechtsmerkmale beim Mann. Das von den Hoden produzierte Hormon regt das Wachstum der Gesichts- und Schambehaarung an, die Kehlkopfvergrößerung und damit die Senkung der Stimmlage sowie das Penis-, Hoden- und Muskelwachstum. Beim Fetus ist Testosteron entscheidend an der Entwicklung der männlichen Geschlechtsorgane beteiligt.

Die Testosteronproduktion wird durch das Follikel stimulierende Hormon (FSH) und das luteinisierende Hormon (LH) gesteuert. Diese zwei Hormone werden vom Vorderlappen der Hirnanhangdrüse ausgeschüttet. In geringen Mengen wird Testosteron auch in der Nebenniere, den Eierstöcken und der Gebärmutter synthetisiert.

Zur Steigerung des Muskelwachstumes und der Leistungsfähigkeit benutzen manche Sportler testosteronähnliche, synthetische Androgene, die jedoch meist gefährliche Nebenwirkungen haben. Medikamente auf Grundlage synthetischen Testosterons werden klinisch beispielsweise zur Behandlung aller männlichen Testosteronmangelstörungen, bei weiblicher Frigidität und bei Brustkrebs eingesetzt.

SPERMIUM

Spermien sind die reifen männlichen Keimzellen, die zusammen mit der Eizelle, der weiblichen Keimzelle, den Beginn einer Schwangerschaft und die Entwicklung eines Babys einleiten. Jede Minute werden rund 50.000 Spermien gebildet, von der Pubertät bis ins hohe Alter. Sie entstehen in den Hoden (Testes), die außerhalb des Körpers im kühleren Hodensack (Skrotum) liegen. (Bei normaler Körpertemperatur können sich Spermien nicht voll entwickeln.)

Frisch produzierte Spermien wandern in die Nebenhoden, ein den Hoden kappenförmig aufliegendes Organ, wo sie reifen und gespeichert werden. Bei einer Ejakulation ge-

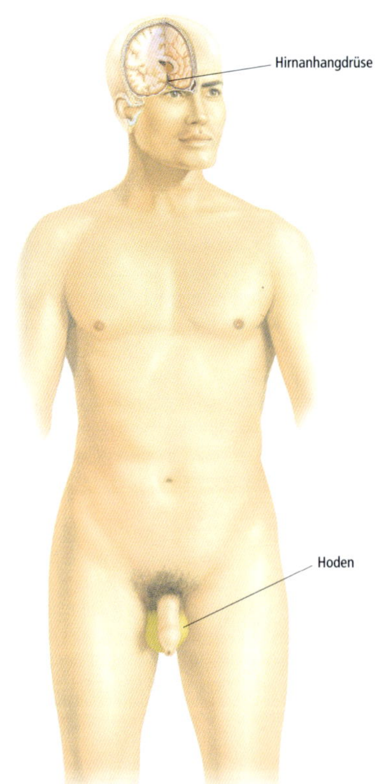

Testosteron

Das Hormon Testosteron wird unter Einfluss der Hirnanhangdrüse von den Hoden produziert. Es steuert die Entwicklung männlicher Merkmale (z. B. Bartwuchs, Spermienproduktion) und beeinflusst das Muskelwachstum und den Stoffwechsel des menschlichen Organismus.

langen sie durch Muskelkontraktionen über die Samenleiter in die Harnröhre. Dabei werden sie mit der Samenflüssigkeit aus Samenbläschen und Prostata vermischt, die ihnen Mobilität verleiht und sie vor der Scheidenflüssigkeit schützt. Der Samen enthält 90 % Samenflüssigkeit und 10 % Spermien und Nebenhodenflüssigkeit. Im Schnitt werden bei jedem Orgasmus eines Mannes zwischen 80 und 300 Millionen Spermien ejakuliert.

Spermien können zwar bis zu 72 Stunden im weiblichen Reproduktionstrakt überleben, die meisten sterben jedoch vorher ab. In der Regel kann nur ein Spermium in die befruchtungsfähige Eizelle eindringen, da die Eihülle anschließend sofort undurchdringlich wird. Nicht ejakulierte Spermien werden allmählich von den Lymphdrüsen des Mannes resorbiert.

Die Spermien tragen das genetische Erbgut des Mannes. Eine Hälfte der Chromosomen, die die genetische Zusammensetzung eines neuen menschlichen Wesens tragen, befinden sich im Kopf des Spermiums, die andere Hälfte entstammen der Eizelle der Mutter. Das Spermium bestimmt das Geschlecht des Kindes; eine Hälfte der Spermienzellen enthält Y-Chromosomen für ein männliches Kind, die andere Hälfte X-Chromosomen für ein weibliches Kind.

Das mikroskopisch kleine Spermium, das oft mit einer Kaulquappe verglichen wird, hat einen Schwanz, mit dem es von der Scheide durch Muttermund und Gebärmutter in die Eileiter schwimmt, um auf eine Eizelle zu treffen. Jedes Spermium hat eine Kappe (Akrosom) mit Enzymen, die die Außenhülle der Eizelle durchdringen helfen.

Bei der männlichen Sterilisierungsoperation, der Samenleiterdurchtrennung (Vasektomie), wird ein Teil der Samenleiter *(Vas deferens)*, die von den Hoden zur Samenblase führen, entfernt, sodass die Spermien nicht mehr in den Harnleiter gelangen können. Eine Vasektomie hat keinerlei Einfluss auf die Produktion von Samenflüssigkeit oder die Libido – sie verhindert nur, dass Spermien vorhanden sind, wenn der Mann ejakuliert. Da Spermien auch in den Samenbläschen gespeichert werden, sind nach diesem Eingriff ca. 16 Ejakulationen erforderlich, bis die Samenflüssigkeit sicher spermienfrei ist.

Bei unerfülltem Kinderwunsch werden beide Partner getestet, um die Ursache der Fruchtbarkeitsstörung festzustellen. Mögliche Ursachen beim Mann sind: Das Fehlen von Spermien (Azoospermie), eine zu geringe

Aufbau des Spermiums

Der Kopf jedes Spermiums enthält einen Kern mit Chromosomen und ein Akrosom, das die für die Befruchtung erforderlichen Enzyme enthält. Das Spermium gelangt durch korkenzieherartige Bewegungen seines Schwanzes von der Vagina bis in die Eileiter.

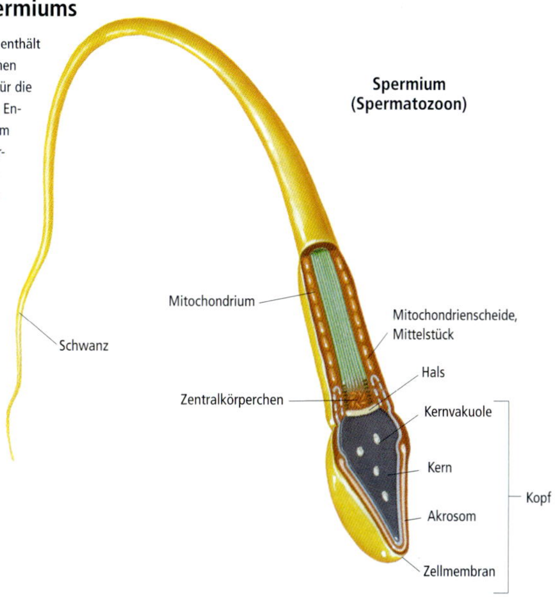

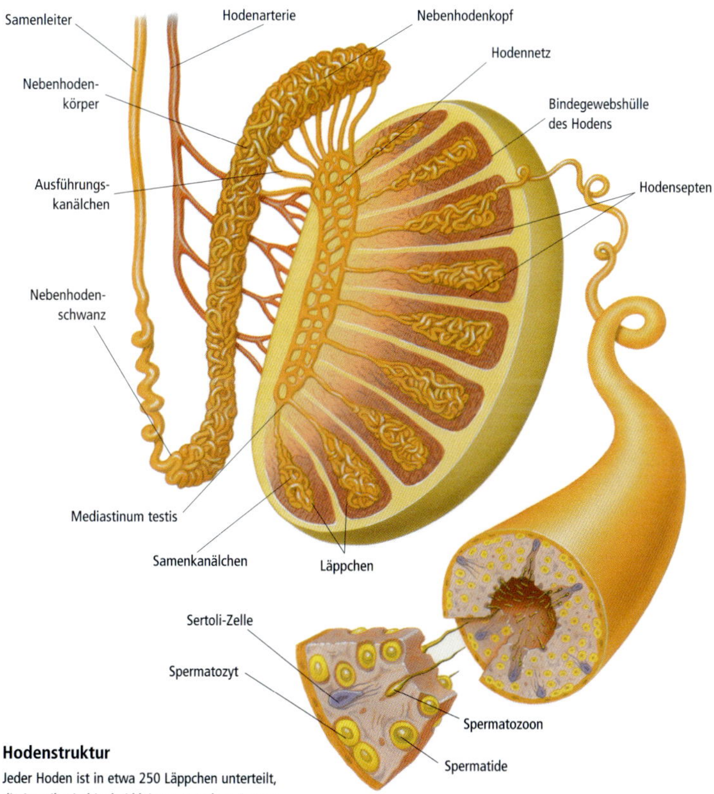

Hodenstruktur

Jeder Hoden ist in etwa 250 Läppchen unterteilt, die jeweils ein bis drei kleine gewundene Samenkanälchen umschließen, wo die Spermatozoen (Spermien) produziert werden.

Zahl funktionstüchtiger Spermien (Oligospermie) – weniger als 20 Millionen pro Milliliter – oder eine Blockade des Samenleiters.

SAMENFLÜSSIGKEIT

Die Samenflüssigkeit (Sperma) wird bei der Ejakulation von den männlichen Geschlechtsorganen ausgestoßen. Sie enthält Spermien sowie eine spezielle Nährflüssigkeit (Spermaplasma). Diese wird von verschiedenen Drüsen der Geschlechtsorgane produziert und abgegeben, von der Prostata und den Samenbläschen, und sorgt für die richtige Nährstoff- und Elektrolytkonzentration. Zu diesen Nährstoffen gehören Zucker, Aminosäuren, Phosphor, Kalium und Prostaglandine. Auch von den Cowper- und Harnröhrendrüsen wird eine kleine Menge Schleim in die Samenflüssigkeit abgegeben. Die Sekretproduktion der Hoden und der anderen Drüsen wird vom männlichen Hormon Testosteron gesteuert.

Bei der Ejakulation ziehen sich die Muskeln um Nebenhoden und Samenleiter zusammen und drücken die Samenflüssigkeit in die Harnröhre. Von dort gelangt sie schließlich durch Kontraktionen des *M. bulbocavernosus* in den Penis.

Wenn ein Mann auf dem sexuellen Höhepunkt ejakuliert, stößt er normalerweise etwa 1,5–5 ml Samenflüssigkeit aus seiner Harnröhre aus. Jedes Ejakulat enthält 200 bis 300 Millionen Spermien, die nur etwa 2–5 % des Ejakulates ausmachen.

Samenflüssigkeitsanalysen werden meist durchgeführt, um die Fruchtbarkeit eines Mannes zu überprüfen. Etwa ein Drittel der Fruchtbarkeitsprobleme bei Paaren sind auf Schwierigkeiten des Mannes zurückzuführen. Die Probe wird gewonnen, indem der Mann in ein steriles Gefäß masturbiert oder während des Geschlechtsverkehres in ein spezielles Kondom ejakuliert. Die Samenflüssigkeit muss innerhalb von zwei Stunden getestet werden, um ein aussagekräftiges Ergebnis zu erhalten.

ERKRANKUNGEN DER HODEN

Die gefährlichste Erkrankung der Hoden ist der Hodenkrebs, der insbesondere bei jungen Männern auftritt. Eine frühzeitige Entdeckung ist wichtig für eine erfolgreiche Behandlung, weshalb alle Männer ihre Hoden regelmäßig selbst untersuchen sollten.

SIEHE AUCH *Unfruchtbarkeit in Kapitel 13*

Wasserbruch

Eine Hydrozele ist eine Ansammlung von klarer, gelblicher Flüssigkeit zwischen den zwei Schichten der Hodenhülle. Die beste Therapie ist eine operative Entfernung der Zyste.

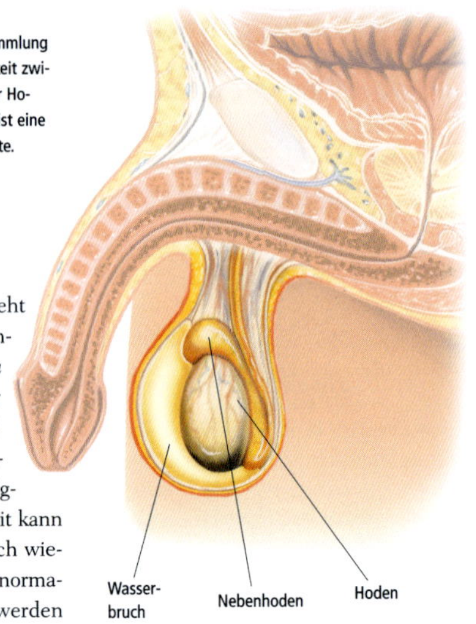

WASSERBRUCH

Unter Wasserbruch (Hydrozele) versteht man eine klar begrenzte Flüssigkeitsansammlung in der Hodenhülle (*Tunica vaginalis testis*). Sie führt zu einer Schwellung des Hodensackes und kann durch Verletzung oder Entzündung der Hoden sowie eine Flüssigkeitsstauung entstehen. Die Flüssigkeit kann zwar entfernt werden, sich jedoch auch wieder bilden. Ein Wasserbruch verläuft normalerweise schmerzlos. Wenn Beschwerden auftreten, kann er operativ entfernt werden.

BLUTBRUCH

Ein Blutbruch (Hämatozele) ist eine meist durch eine Verletzung bedingte Blutansammlung im Hodenbereich, die bei entsprechender Größe operativ behandelt wird.

HODENTORSION

Bei einer Hodentorsion ist ein Hoden – einschließlich des Samenstrangs – verdreht. Die Torsion kann genetisch bedingt oder die Folge einer Verletzung oder Überbeanspruchung sein und äußert sich in plötzlich auftretenden Schmerzen, einer Schwellung, Übelkeit und Erbrechen. Die Diagnose wird durch Ultraschall bestätigt. Eine Hodentorsion muss innerhalb von 24 Stunden behoben werden, um ein Absterben des Hodens zu verhindern.

HODENKREBS

Ein bösartiger Hodentumor tritt selten und vorwiegend bei jungen Männern zwischen dem 15. und 35. Lebensjahr auf. Das Karzinom wird häufig erst bei einer nach einer Verletzung durchgeführten Untersuchung festgestellt, ist jedoch nicht auf eine Verletzung zurückzuführen. Die meist schmerzlose Schwellung kann durch eine Selbstuntersuchung erkannt werden. Man unterscheidet vier Tumortypen mit unterschiedlicher Prognose: das relativ gutartige Seminom, das embryonale Karzinom, das Teratokarzinom und das prognostisch ungünstigste Chorionkarzinom. Die Behandlung besteht in der Entfernung des betroffenen Hodens (Orchidektomie), Bestrahlung und Zytostatikatherapie. Der andere Hoden produziert eine normale Menge von Spermien und Hormonen.

Eine monatliche Selbstuntersuchung durch Abtasten jedes Hodens zwischen Daumen und Zeigefinger hilft bei der Früherkennung von Hodenerkrankungen. Normale Hoden fühlen sich relativ weich und dennoch fest an und geben dem Druck nach. Bei Feststellung einer verhärteten Stelle bzw. Schwellung oder eines deutlichen Unterschiedes zwischen den Hoden sollte ein Arzt aufgesucht werden.

HODENENTZÜNDUNG

Unter einer Hodenentzündung (Orchitis) versteht man die Entzündung eines oder beider Hoden. Die Ursachen sind Viren (insbesondere das Mumps-Virus), Bakterien und sexuell übertragbare Krankheitserreger wie Chlamydien oder Gonokokken. Eine Hodenentzündung tritt oft in Verbindung mit einer Prostataentzündung (Prostatitis), Harnröhrenentzündung (Urethritis) und Nebenhodenentzündung (Epididymitis) auf.

Die Symptome sind Schmerzen in der Leiste und im Hoden, beim Wasserlassen (Dysurie), beim Geschlechtsverkehr oder bei der Ejakulation und, seltener, auch die Absonderung eines Sekretes aus dem Penis. Die Leistenlymphknoten können empfindlich oder geschwollen sein. Bei einer Rektaluntersuchung kann festgestellt werden, ob die Prostata ebenfalls empfindlich und geschwollen ist.

Zur Bestätigung der Diagnose kann eine Urin- und Blutuntersuchung durchgeführt und der Erreger isoliert werden. Eine Orchitis wird mit Schmerzmitteln und (bei bakteriellen Infektionen) Antibiotika behandelt. Wurde die Krankheit sexuell übertragen, müssen die Sexualpartner ebenfalls behandelt werden. Normalerweise tritt eine vollständige Heilung ein. Eine Mumps-Orchitis kann allerdings zu Unfruchtbarkeit führen.

KRAMPFADERBRUCH

Unter einem Krampfaderbruch (Varikozele) versteht man die Erweiterung des Hodenvenengeflechtes *(Plexus pampiniformis)*. Die dadurch bedingte Schwellung des Hodensackes ist im Stehen stärker als im Liegen. Oft sind die Venen durch die Haut zu tasten.

Meist entwickelt sich die Varikozele am linken Hoden, häufig durch ein Versagen der Klappen in der Hodenvene *(V. testicularis)* oder eine Verengung der Nierenvene *(V. renalis)*. Eine Varikozele kann zwar leichte Schmerzen verursachen, verläuft aber in den meisten Fällen symptomlos. Wenn der Blutabfluss aus den Hoden beeinträchtigt wird, kann es zu einem Anstieg der Hodentemperatur und zu einer Verringerung der Spermienproduktion kommen.

NEBENHODENENTZÜNDUNG

Eine Entzündung der Nebenhoden (Epididymitis) ruft heftige Schmerzen und eine entzündliche Schwellung hervor. Ursache kann eine Blaseninfektion oder eine Geschlechtskrankheit sein. Der Betroffene hat Schmerzen beim Wasserlassen und verspürt häufigen Harndrang. Der Hodensack ist gerötet, geschwollen und schmerzt.

HODENSACK

Der Hodensack (Skrotum) ist ein Beutel aus Haut und Bindegewebe, der beim Mann am Damm zwischen den Schenkeln hängt. Er enthält die Hoden, die Nebenhoden und die unteren Teile der Samenstränge samt deren Gefäßen und Nerven. Unter der Haut des Hodensackes befindet sich eine dünne Muskelschicht *(Tunica dartos)*, deren unwillkürliche Kontraktionen die Haut des Hodensackes runzelig werden lässt.

Die Hoden wandern normalerweise vor oder direkt nach der Geburt aus der Bauchhöhle entlang des Leistenkanales in den Hodensack (Descensus testis). Bleibt diese Wanderung aus oder ist sie nicht vollständig, entwickelt sich ein Bauchhoden oder ein Hodenhochstand.

SIEHE AUCH *Männliche Geschlechtsorgane in Kapitel 1*

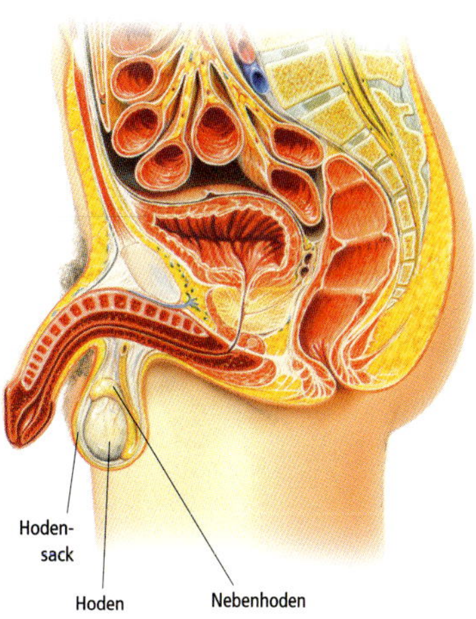

Hodensack

ERKRANKUNGEN DES HODENSACKES

Eine Leistenhernie (inbesondere die indirekte Form) wölbt sich in den Hodensack vor und nimmt dabei den gleichen Weg wie die Hoden. Die Erkrankung muss operativ korrigiert werden.

Neben der Leistenhernie gibt es noch einige andere Krankheiten, bei denen sich eine Schwellung im Hodensack bildet. Dazu gehören die Nebenhodenentzündung (Epididymitis), der Krampfaderbruch (Varikozele), der Wasserbruch (Hydrozele), Hodentumoren und eine Spermatozele (zystenartige Masse im Hodensack, gefüllt mit Flüssigkeit und abgestorbenen Spermien).

Die Diagnostik erfolgt mittels einer Ultraschalluntersuchung oder über eine Biopsie. Die Therapie ist abhängig von der Ursache. Die meisten Erkrankungen sind behandelbar.

Männer sollten selbst regelmäßig ihre Hoden und den Hodensack untersuchen und einen Arzt konsultieren, falls sie dabei eine Veränderung feststellen. Ein Knoten sowie plötzlich auftretende, starke Schmerzen können Anzeichen einer Hodentorsion sein. In diesem Fall hat sich der Hoden im Hodensack verdreht und wird nicht mehr ausreichend mit Blut versorgt. Bei dieser Art von Beschwerden sollte man unverzüglich einen Arzt aufsuchen, da der Hoden ansonsten auf Dauer geschädigt werden kann.

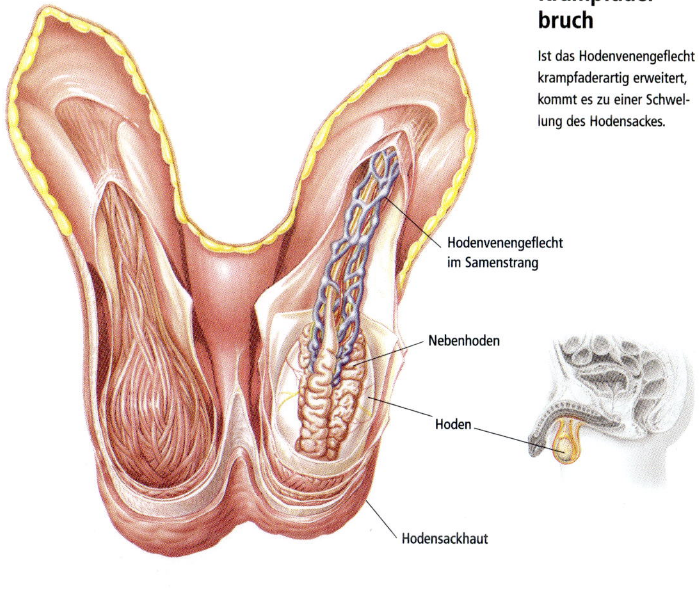

Krampfaderbruch

Ist das Hodenvenengeflecht krampfaderartig erweitert, kommt es zu einer Schwellung des Hodensackes.

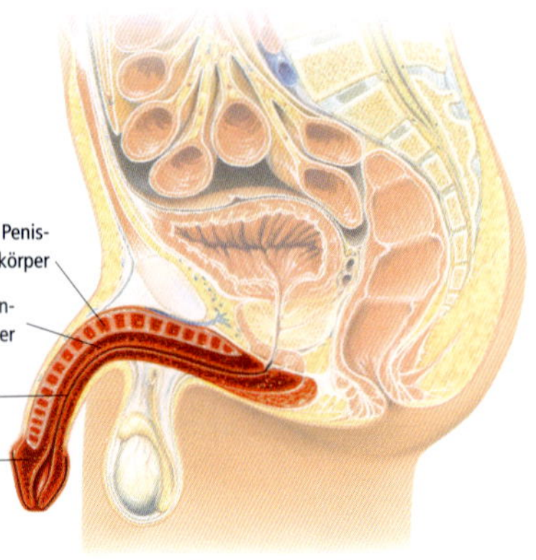

Penis

Der Penis ist das männliche Harn- und Sexualorgan und besteht aus drei zylindrischen Teilen. Zwei von ihnen sind die Penisschwellkörper, die aus schwammartigem, gut durchblutetem Gewebe bestehen und eine Erektion ermöglichen. Der dritte ist Teil des Harntraktes und enthält die Harnröhre.

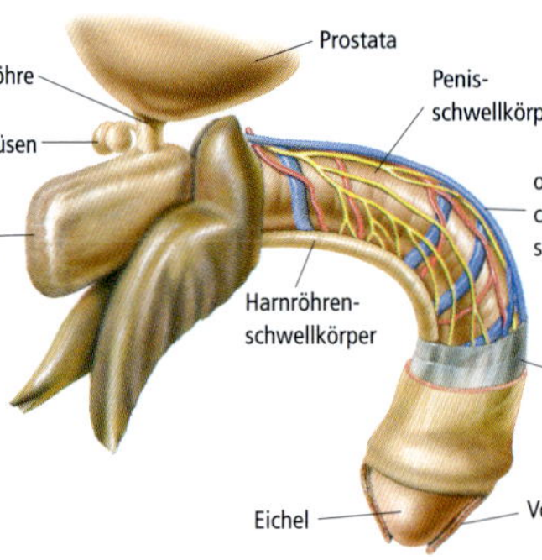

Penis – Geschlechtsorgan

Der Penis ist durch Bindegewebe mit dem Beckenknochen verbunden und hängt normalerweise schlaff herunter, wenn er nicht sexuell stimuliert wird. Durch Stimulation kommt es zu einem vermehrten Blutfluss in den zahlreichen Blutgefäßen, die die Schwellkörper umgeben, und somit zur Erektion.

PENIS

Der Penis ist das äußere Geschlechts- und Harnorgan des Mannes, durch das Sperma und Urin den Körper verlassen. Er ist durch Bindegewebe mit dem Beckenknochen verbunden und besteht überwiegend aus zwei zylindrischen, schwammartigen und gut durchbluteten Penisschwellkörpern. Zwischen den Schwellkörpern befindet sich die Harnröhre, in der Urin und Samenflüssigkeit transportiert werden. Die Harnröhre endet an der äußeren Verdickung der Penisspitze, der so genannten Eichel. Die Eichel ist besonders empfindlich und bei einem nicht beschnittenen Penis von der schützenden Vorhaut bedeckt.

Bei einer mechanischen oder psychischen sexuellen Stimulation füllen sich die beiden Schwellkörper mit Blut, der Penis richtet sich auf und wird hart. Dies ermöglicht die Einführung des erigierten Penis in die Scheide der Frau beim Geschlechtsverkehr. Das Blut kann nicht abfließen, da die Penisvenen vorübergehend durch den Druck des arteriellen Blutes aus den Schwellkörpern blockiert sind. Die Erektion lässt nach, wenn sich die Venen wieder öffnen und das Blut in den Kreislauf zurückfließen kann. Die Wirkung von Sildenafil (Viagra®) beruht auf der Blockade dieser Venen.

Unter einer Beschneidung (Zirkumzision) versteht man die operative Entfernung der gesamten oder eines Teils der Vorhaut. Bei Säuglingen wird sie (häufig ohne Betäubung) normalerweise aus gesellschaftlichen oder kulturellen Gründen durchgeführt, denn einen medizinischen Grund für eine routinemäßige Beschneidung neugeborener Jungen gibt es nicht. Bei Erwachsenen kann sie aus medizinischen Gründen notwendig sein, z. B. bei einer Vorhautverengung (Phimose) oder einem Spanischen Kragen (Paraphimose).

SIEHE AUCH *Männliche Fortpflanzungsorgane, Harnwege, Sexualverhalten in Kapitel 1*

ERKRANKUNGEN DES PENIS

Die häufigsten Erkrankungen des Penis sind Erektions- und Potenzstörungen und Geschlechtskrankheiten. Relativ häufig sind allerdings auch Erkrankungen der Vorhaut.

SIEHE AUCH *Sexualstörung in Kapitel 1, Geschlechtskrankheiten, Feigwarzen, HIV, Aids, Gonorrhö, Syphilis in Kapitel 11*

EICHELENTZÜNDUNG

Eine Entzündung der Eichel (Balanitis) wird in der Regel durch einen Pilz, z. B. Candida, verursacht und tritt häufig bei nicht beschnittenen Männern aufgrund mangelnder Hygiene auf. Die Symptome sind eine gerötete, glänzende Eichel, Juckreiz und leichter Ausfluss. Die Entzündung wird mit Fungiziden oder Salben sowie gründlicher Reinigung der Eichel behandelt.

GESCHLECHTSKRANKHEITEN

Der Penis ist oft von Geschlechtskrankheiten betroffen. Syphilis oder der weiche Schanker verursachen Geschwüre am Penis; andere Geschlechtskrankheiten wie Gonorrhö rufen eine Harnröhrenentzündung (Urethritis) hervor. Die Behandlung erfolgt mit Antibiotika.

PENISKREBS

Ein Peniskarzinom kommt hauptsächlich bei älteren, nicht beschnittenen Männern nach wiederholter Eichelentzündung (Balanitis) vor. Am Penis bildet sich ein kleines Geschwür, das leicht blutet und nicht heilt. Die Behandlung erfolgt mittels Amputation der Penisspitze oder durch Strahlentherapie.

VORHAUTVERENGUNG

Bei einer Vorhautverengung (Phimose) ist die Vorhaut so eng, dass sie nach dem dritten Lebensjahr nicht über die Eichel nach hinten geschoben werden kann. Folgen sind ein spärlicher Harnstrahl beim Wasserlassen, gehäufte Eichelentzündungen (Balanitiden) und in späteren Jahren Schmerzen und Erektionsschwierigkeiten. Vor dem dritten Lebensjahr ist die Vorhaut natürlicherweise mit der Eichel verklebt. Versucht man in diesem Alter eine gewaltsame Lösung, wird eine Phimose durch ungewollte Gewebeverletzungen oft erst verursacht. Die gängige Behandlungsmethode ist eine Beschneidung. Von einem Spanischen Kragen (Paraphimose) spricht man, wenn die zurückgestreifte Vorhaut die Eichel abschnürt. Die Folge ist eine schmerzhafte Eichelschwellung. Auch hier ist die gängige Behandlungsmethode eine Beschneidung unter Vollnarkose.

INDURATIO PENIS PLASTICA

Unter einer *Induratio penis plastica* (Penisverkrümmung) versteht man die schmerzhafte Krümmung des erigierten Penis durch eine Vermehrung von narbigem Bindegewebe in einzelnen Schwellkörperbereichen. Dies führt neben Schmerzen zu Beeinträchtigungen beim Geschlechtsverkehr. Die Krankheit ist selten, betrifft ältere Männer und tritt manchmal in Verbindung mit einer Dupuytren-Kontraktur auf. Sie ist nicht heilbar, kann jedoch durch Strahlentherapie oder die Injektion von Kortikoiden ins Bindegewebe der Schwellkörper gebessert werden.

EPISPADIE

Die Epispadie ist eine seltene angeborene Penisfehlbildung. Die Harnröhre, die die Blase mit der Penisspitze verbindet, bildet eine nach oben offene Rinne an der Oberseite des Penis. Die Folgen sind Inkontinenz (Verlust der Blasenkontrolle) und eine sexuelle Funktionsstörung. Die Fehlbildung kann operativ korrigiert werden.

HYPOSPADIE

Die Hypospadie ist eine relativ häufige angeborene Penisfehlbildung. Hierbei verläuft die Harnröhre nicht über die ganze Länge in der Penismitte und öffnet sich an der Spitze der Eichel, sondern die Harnröhrenmündung befindet sich an der Unterseite des Penis und bereitet Beschwerden beim Wasserlassen.

Eine Hypospadie ist oft von einer Abwärtskrümmung des Penis durch Bindegewebsstränge *(Chorda penis)* begleitet. Zum Teil finden sich auch andere Entwicklungsstörungen der Geschlechtsorgane, wie ein Hodenhochstand oder eine Leistenhernie. Die Hypospadie kann meist mit guten Ergebnissen, operativ korrigiert werden.

PRIAPISMUS

Unter Priapismus versteht man eine schmerzhafte Dauererektion ohne sexuelle Stimulation oder Empfindung. Ursache ist eine Blockade in den Venen, durch die das Blut normalerweise aus dem Penis abfließt. Mögliche Ursachen sind sexuelle Überreizung oder bestimmte Medikamente, z. B. Kortikoide, Blutgerinnungshemmer und Blutdruck senkende Mittel.

Die Behandlung erfolgt mittels Operation, Spinalanästhesie und durch Absaugen von Blut aus dem Penis. Ohne Behandlung kann der Penis dauerhaft geschädigt werden, d. h. normale Erektionen sind nicht mehr möglich.

IMPOTENZ

Von Impotenz *(Impotentia coeundi)* spricht man, wenn ein Mann keine Erektion bekommen oder sie nicht aufrechterhalten kann, sodass er nicht in der Lage ist, den Geschlechtsverkehr zu vollziehen. Sie kann in jedem Alter auftreten, kommt aber vor allem bei älteren Männern vor. Man unterscheidet vorübergehende von dauerhafter Impotenz.

Impotenz ist oft psychisch bedingt und wird durch Stress, Angstgefühle, Depressionen oder Ehestreit verursacht. Es gibt aber auch körperliche Ursachen, wie Schlaganfälle, Arteriosklerose, Zuckerkrankheit oder Alkoholismus. Eine kurzfristige Impotenz tritt manchmal nach einer Krankheit (Grippe) oder nach der Einnahme von Medikamenten, Drogen oder Alkohol auf. Weitere Ursachen sind Nebenwirkungen von Medikamenten oder Operationen. Es kann auch eine Kombination verschiedener Faktoren zugrunde liegen.

Bei psychischen Auslösern kann ein Gespräch über die Erkrankung (gemeinsam mit dem Sexualpartner des Mannes) bei einem Sexualtherapeuten oder Partnerschaftsberater von Nutzen sein. Steckt eine körperliche Störung dahinter, muss diese Ursache zuerst behandelt werden. Ist das nicht möglich, so können verschiedene Therapien, z. B. die Implantation einer Penisprothese, helfen. Nicht chirurgische Verfahren umfassen die Injektions-Therapie, Vakuum-Therapie und Medikamente wie Sildenafil (Viagra®).

VORZEITIGER SAMENERGUSS

Bei einem vorzeitigen Samenerguss *(Ejaculatio praecox)* erfolgt der Orgasmus und damit die Ejakulation des Mannes zu früh (oft schon vor der Penetration), um befriedigenden Geschlechtsverkehr auszuüben.

Der vorzeitige Samenerguss ist die häufigste sexuelle Störung. Sie tritt vor allem bei Jugendlichen und jungen Männern auf, für die Sex eine neue Erfahrung ist. Er kann zu Selbstzweifeln, Schuldgefühlen und Gefühlen der Unzulänglichkeit beim Mann, sexueller Unzufriedenheit bei der Partnerin und Beziehungsproblemen führen.

Oft kann das Problem schon durch ein Gespräch mit einem einfühlsamen Arzt behoben werden. Andernfalls kann eine Sexualtherapie helfen.

Es gibt verschiedene Techniken zur Verzögerung des Samenergusses. Eine von ihnen ist die so genannte »Stopp-und-Start-Technik«, bei der die Stimulation des Mannes kurz vor der Ejakulation für etwa 30 Sekunden gestoppt wird. Anschließend kann die Stimulation fortgesetzt werden. Dieser Vorgang wird solange wiederholt, bis die Frau kurz vor dem Orgasmus ist und die Stimulation des Mannes bis zur Ejakulation fortgesetzt werden kann.

Eine ähnliche Methode ist die »Druck«-Technik. Hierbei wird die Penisspitze (dort, wo Eichel und Schaft zusammentreffen) kurz vor dem Orgasmus mehrere Sekunden lang zusammengedrückt und weitere 30 Sekunden auf Stimulation verzichtet. Anschließend kann die Stimulation fortgesetzt werden.

WEIBLICHE GESCHLECHTSORGANE

Die weiblichen Geschlechtsorgane bestehen aus Eierstöcken (Ovarien), Eileitern, Gebärmutter (Uterus) und Scheide (Vagina). Erkrankungen der weiblichen Geschlechtsorgane treten häufig auf und erfordern meist eine Behandlung durch einen Gynäkologen.

SIEHE AUCH ***Hormonsystem, Weibliche Geschlechtsorgane, Sexualverhalten in Kapitel 1; Fetalentwicklung, Pubertät, Unfruchtbarkeit, Fruchtbarkeit, Befruchtung, Schwangerschaft, Geburt, Menstruation, Klimakterium in Kapitel 13; Empfängnisverhütung, Gynäkologische Operationen in Kapitel 16***

GEBÄRMUTTER

Die als Fruchthalter fungierende Gebärmutter (Uterus) liegt im weiblichen Becken zwischen der Harnblase und dem Mastdarm. Während des Menstruationszyklus ist die Gebärmutter periodischen Veränderungen unterworfen. Bei Nichtschwangeren ist die birnenförmige Gebärmutter meist nach vorne geneigt und leicht nach unten gebogen. Unten grenzt sie an die Scheide. Die zwei Eileiter münden beidseitig in den oberen Gebärmutterabschnitt. Bei 80 % aller Frauen ist der Uterus nach vorne *(Anteversio uteri)*, bei den restlichen 20 % nach hinten geneigt *(Retroversio uteri)*. Die Gebärmutter ist normalerweise bis zu einem gewissen Grad beweglich und lässt sich durch eine gefüllte Blase vertikal verschieben. Aus diesem Grund sollte die Harnblase vor einer Ultraschalluntersuchung nicht entleert werden, da dadurch

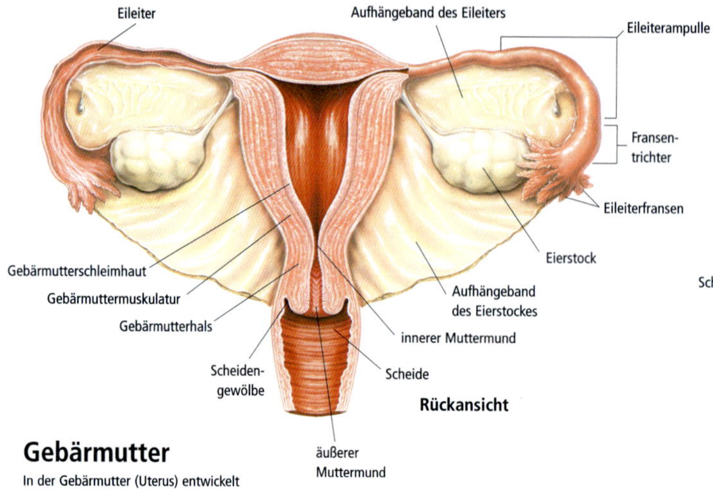

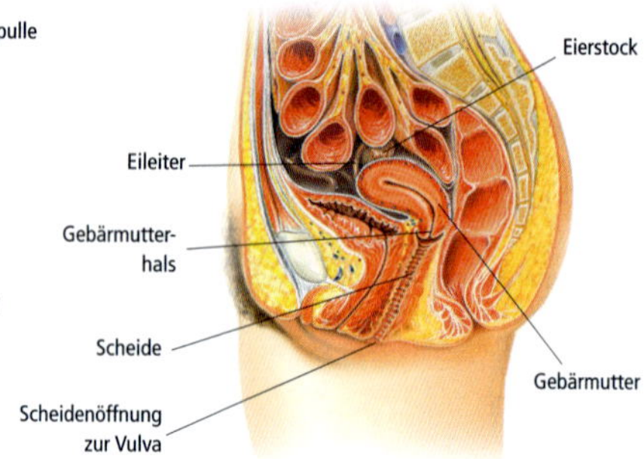

Gebärmutter

In der Gebärmutter (Uterus) entwickelt sich die befruchtete Eizelle zum Embryo und Fetus. Bei einer hochschwangeren Frau erstreckt sich die Gebärmutter bis zum Zwerchfell.

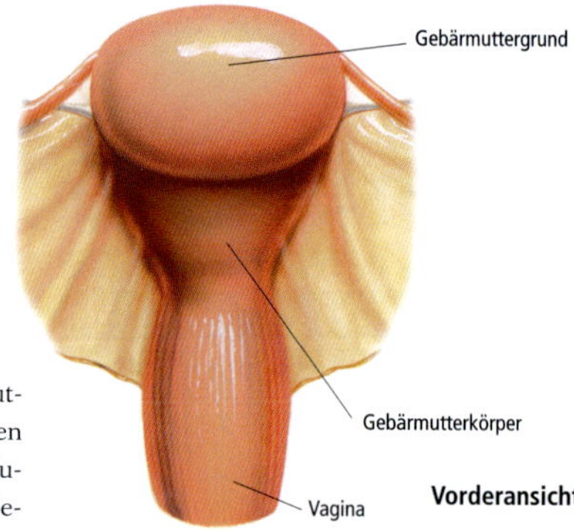

eine bessere Sicht auf die Gebärmutter einer Nichtschwangeren gegeben ist.

Die Gebärmutter besteht aus dem Gebärmuttergrund *(Fundus uteri)*, dem Gebärmutterkörper *(Corpus uteri)* und dem Gebärmutterhals (Zervix, *Cervix uteri*). Die Wand des Gebärmutterkörpers besteht – von innen nach außen – aus Schleimhaut (Endometrium), Muskulatur (Myometrium) und einer serösen Haut (Perimetrium). Im Endometrium befinden sich zahlreiche Drüsen und Blutgefäße. Während des Menstruationszyklus, der die Proliferationsphase, die Sekretionsphase und die Menstruationsphase umfasst, verändert das Endometrium seine Beschaffenheit. In der Menstruationsphase wird es größtenteils abgestoßen, und das neue Endometrium regeneriert sich im Verlauf des folgenden Zyklus aus dem verbleibenden Gewebe. Während der Menstruation kommt es zu geringfügigen Kontraktionen des Myometriums.

Während der Schwangerschaft dehnt sich die Gebärmutter aus, und im dritten Schwangerschaftsmonat erfolgt ein Verschluss des Gebärmutterhalses. Um die zwölfte Schwangerschaftswoche reicht die Gebärmutter bis zum oberen Teil des Schambeines, um die 20. Woche bis zur Höhe des Bauchnabels und in der 36. Woche bis zum Zwerchfell. Zudem drückt die Gebärmutter in dieser Zeit auf angrenzende Bauchorgane.

Die Gebärmutter ist über das breite Mutterband *(Ligamentum latum uteri)* mit den Seitenwänden des Beckens verbunden. Zusätzlicher Halt erfolgt durch die mit dem Gebärmutterhals verbundenen Bänder, die den Beckenboden durchziehen und an den Beckenwänden ansetzen. Auch die Beckenbodenmuskulatur stützt die Gebärmutter. Diese Stützbänder und -muskeln beugen einem Uterusprolaps vor, bei dem sich die Gebärmutter und der Gebärmutterhals in die Scheide vorstülpen. Bei einem schweren Prolaps liegen die Gebärmutter und die Scheide sogar im Scheidenvorhof. Eine Umstülpung der Harnblase und des (die Niere mit der Harnblase verbindenden) Harnleiters kann zu einem akuten Harnverhalt führen. Auch der Mastdarm und die Darmwindungen können von einem Prolaps betroffen sein.

Der Gebärmutterhals umfasst eine stark ausgebildete Muskelwand und ist mit Schleimhaut ausgekleidet, die während der Menstruation nicht abgestoßen wird. Der Zervixschleim ist normalerweise dickflüssig und zäh, füllt den Gebärmutterhalskanal (Zervikalkanal) aus und bildet eine schützende Barriere gegen Krankheitserreger und Spermien. Zum Zeitpunkt der Ovulation verdünnt sich der Schleim (wird spinnbar). Sind die Ausführungsgänge einzelner Schleimdrüsen blockiert, können Zysten entstehen. Am Übergang zwischen Gebärmutterhals und Scheide entstehen besonders häufig bösartige Zervixkarzinome, sodass die Abstriche bei Vorsorgeuntersuchungen (Pap-Ttest) von dieser Stelle entnommen werden. Der relativ enge Gebärmutterhalskanal muss vor einer Endometriumbiopsie unter Narkose (Voll- oder Teilnarkose) geweitet werden. Die Gewebeprobe wird durch eine Kürettage entnommen, ein Verfahren, das auch zur Behandlung krankhafter Gebärmutterblutungen eingesetzt wird.

Der innere Aufbau der Gebärmutter kann mit einem Endoskop, das durch die Zervix in die zuvor mit Gas oder Flüssigkeit gefüllte Gebärmutterhöhle eingeführt wird, betrachtet werden. Demselben Zweck dient ein strahlenundurchlässiges Kontrastmittel, das in die Gebärmutter injiziert wird und die Konturen der Gebärmutterhöhle aufzeigt. Zugleich lassen sich bei dieser Uterosalpingografie die Eileiter auf ihre Durchgängigkeit und Erkrankungen hin untersuchen.

Die Hysterektomie bezeichnet die operative Entfernung der Gebärmutter. Bei der subtotalen Hysterektomie (Uterusamputation) wird lediglich die Gebärmutter entfernt, bei der totalen Hysterektomie wird die Gebärmutter zusammen mit dem Gebärmutterhals und bei der radikalen Hysterektomie werden die Gebärmutter, der Gebärmutterhals, die Eileiter, die Eierstöcke, das obere Drittel der Scheide und mindestens einige der angrenzenden Lymphknoten entfernt. Eine Hysterektomie kann auf zwei Arten durchgeführt werden: Bei der abdominalen Hysterektomie erfolgt der Schnitt am Bauch, bei der vaginalen Hysterektomie um die Gebärmutterhalsöffnung.

SIEHE AUCH ***Weibliche Geschlechtsorgane in Kapitel 1; Fruchtbarkeit, Menstruation, Schwangerschaft in Kapitel 13; Kürettage, Schwangerschaftsabbruch, Empfängnisverhütung in Kapitel 16***

GEBÄRMUTTERSCHLEIMHAUT

Die drüsenreiche Gebärmutterschleimhaut (Endometrium) besteht aus einschichtigem, zylinderförmigen Epithel auf einer Bindegewebsschicht, der *Lamina propria*. Bei Frauen im gebärfähigen Alter (ca. 13 bis 50 Jahre) verändert das Endometrium seine Beschaffenheit und Zusammensetzung mit dem 28-tägigen Menstruationszyklus.

In der ersten Zyklusphase, der Proliferationsphase (Tag 5 bis 14 nach der Monatsblutung), wächst das Endometrium durch Vermehrung der Drüsenzellen aufgrund der von den Eierstöcken produzierten Östrogene.

Die zweite Zyklusphase, die Sekretions- oder Lutealphase (Tag 15 bis 28 nach der Monatsblutung) beginnt nach dem Ausstoßen der Eizelle durch einen Eierstock und der Bildung des Progesteron produzierenden Gelbkörpers *(Corpus luteum)*. Das Hormon Progesteron regt die Drüsensekretion und das spiralförmige Wachstum der Blutgefäße im Endometrium an.

Auf die Sekretionsphase folgt die Menstruationsphase, sofern keine Befruchtung erfolgt ist. Diese letzte Phase dauert vier Tage an und ist mit der Proliferationsphase des nächsten Zyklus beendet. Es kommt zum Abfall der Hormonproduktion sowie zur Blutung mit Abstoßung des Endometriums. Das Menstruationsblut wird durch den Gebärmutterhals in die Scheide ausgestoßen.

Orale Kontrazeptiva hemmen die Freisetzung des Follikel stimulierenden Hormons (FSH) aus der Hypophyse, das die Follikelreifung der Eier im Eierstock anregt. Zudem bewirken sie Veränderungen im Endometrium.

Im Endometrium nistet sich der Embryo nach seiner Wanderung in die Gebärmutter ein, und aus Endometriumzellen entstehen die mütterlichen Anteile des Mutterkuchens (Plazenta).

Nach der letzten Menstruation (Menopause) im Alter von ungefähr 50 Jahren wird das Endometrium nicht mehr hormonell stimuliert und verkümmert.

Der vom Endometrium ausgehende Gebärmutterkrebs (Korpuskarzinom) tritt hauptsächlich nach der Menopause auf. Häufigstes Symptom ist eine Blutung nach der Menopause. Bei ca. 40% aller Frauen mit Vaginalblutungen nach der Menopause ist ein bösartiger Tumor die Ursache. Obwohl leichte Unterleibsschmerzen auftreten können, sind Schmerzen ein seltenes Symptom.

Die Diagnose erfolgt anhand einer Gewebeprobe, die unter dem Mikroskop untersucht wird. Dazu wird das Gewebe nach Aufweitung des Gebärmutterhalses abgekratzt (Kürettage). Die Entfernung der Gebärmutter (Hysterektomie) verspricht eine vollständige Heilung, solange der Tumor auf die Gebärmutter beschränkt ist. Ansonsten ist eine Operation in Kombination mit einer Strahlen- und Hormontherapie erforderlich.

STÖRUNGEN UND ERKRANKUNGEN DER GEBÄRMUTTER

Viele Erkrankungen der Gebärmutter gehen mit verstärkten Menstruationsblutungen einher. Früher betrachtete man die Entfernung der Gebärmutter (Hysterektomie) als Methode der Wahl. Heute dagegen greift man nur in den Fällen darauf zurück, in denen es keine Alternative gibt.

SIEHE AUCH ***Unfruchtbarkeit in Kapitel 13; Hysterektomie, Pap-Test, Hysterosalpingo-Oophorektomie, Myomektomie, Hysterosalpingografie, Laparoskopie, Hysteroskopie, Ultraschalldiagnostik, Endometriumbiopsie in Kapitel 16***

ENTWICKLUNGSSTÖRUNGEN UND FEHLBILDUNGEN

Der Uterus fehlt nur selten gänzlich, ist jedoch in manchen Fällen doppelt ausgebildet oder durch eine innere Trennwand unterteilt, da die Gebärmutter aus zwei Anlagen entsteht, die im Fetalstadium miteinander verschmelzen. In der Extremvariante ist nicht nur die Gebärmutter, sondern auch die Scheide doppelt angelegt. Die äußeren Geschlechtsorgane, die im Embryo getrennt von den inneren Genitalien angelegt sind, sind meist normal entwickelt.

RETROVERSIO UTERI

Normalerweise ist die Gebärmutter im Becken nach vorne geneigt *(Anteversio uteri)*. Bei der Retroversion ist die Gebärmutter nach hinten geneigt, was bei etwa 20% der gesunden Frauen der Fall ist. Diese Lageanomalie kann bereits ab der Pubertät bestehen, führt aber nicht zu Schwierigkeiten, so lange die Gebärmutter frei beweglich bleibt und sich während einer Schwangerschaft vergrößern kann.

Entwickelt sich die Retroversion erst später durch den Druck eines Tumors oder durch Verwachsungen, können Symptome

Rückwärts geneigte Gebärmutter

Ein Fünftel aller Frauen hat eine rückwärts geneigte Gebärmutter, d.h. die Gebärmutter neigt sich im Becken nach hinten.

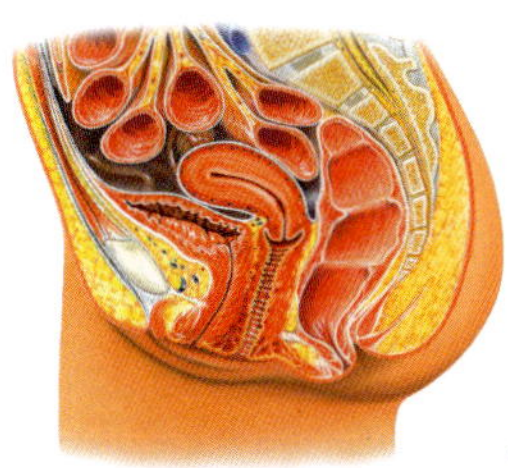

Normale Gebärmutterposition
Normalerweise ist die Gebärmutter im Becken nach vorne geneigt.

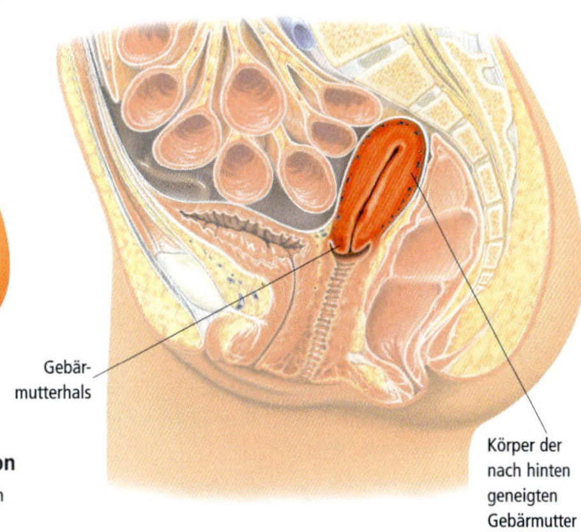

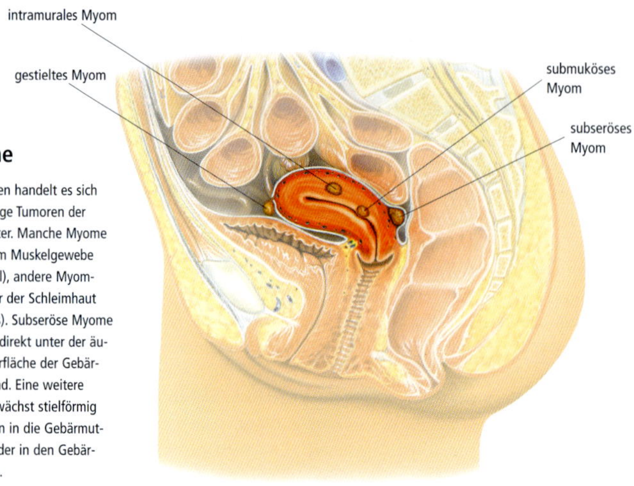

Myome

Bei Myomen handelt es sich um gutartige Tumoren der Gebärmutter. Manche Myome wachsen im Muskelgewebe (intramural), andere Myomarten unter der Schleimhaut (submukös). Subseröse Myome entstehen direkt unter der äußeren Oberfläche der Gebärmutterwand. Eine weitere Myomart wächst stielförmig nach außen in die Gebärmutterhöhle oder in den Gebärmutterhals.

wie Rücken- und Unterleibsschmerzen auftreten. Darüber hinaus kann es zu Problemen bei der Empfängnis und in der Schwangerschaft kommen. Die genannten Symptome können jedoch auch von einer Reihe anderer Krankheiten stammen, die ausgeschlossen werden müssen, bevor man eine Operation in Betracht zieht.

ENTZÜNDLICHE BECKENERKRANKUNG

Eine entzündliche Beckenerkrankung ist aus mehreren Gründen eine schwere Erkrankung. Erstens kann sich die Infektion auf die Bauchhöhle ausdehnen und zu einer Bauchfellentzündung führen. Zweitens kann sie sich auf benachbarte Organe ausbreiten und zur Abszessbildung führen. Drittens ist sie eine häufige Ursache für Unfruchtbarkeit, da die Eileiter durch Narbengewebe blockiert werden können.

Die Schleimhaut des Gebärmutterhalses dient u. a. als Schutz vor Krankheitserregern, die über die Scheide eindringen. Da dieser Schutz nur unvollständig ist, können aufsteigende Infektionen eine Entzündung auslösen. Bei Frauen, die orale Empfängnisverhütungsmittel (Pille) verwenden, tritt eine solche Entzündung vergleichsweise selten auf, da der Zervixschleim wie bei einer Schwangerschaft undurchlässiger für Erreger ist.

Eine entzündliche Beckenerkrankung wird in der Regel durch Bakterien (z. B. Gonokokken, Clostridien, *Escherichia coli,* Streptokokken) verursacht. Sie kann auch nach einer Entbindung oder einem Schwangerschaftsabbruch auftreten, wobei sich die Bakterien rasch ausbreiten. In diesem Fall besteht das Risiko, an einer Sepsis zu sterben. Eine Gonokokkeninfektion (Gonorrhö) verläuft in der Regel unauffälliger. Symptome sind Ausfluss, Fieber, brennende Schmerzen beim Wasserlassen und Unterleibsschmerzen.

Eine chronische entzündliche Beckenerkrankung kann zu Zyklusstörungen, Menstruationsbeschwerden, Schmerzen beim Geschlechtsverkehr und Unfruchtbarkeit führen. Die Behandlung erfolgt mit einem Antibiotikum und Schmerzmitteln. Beim Auftreten von Komplikationen ist bei chronischen Fällen eine Operation erforderlich.

Diese Erkrankung stellt auch ein gesellschaftliches Problem dar, da sie Symptom einer Geschlechtskrankheit wie Gonorrhö sein kann und außerdem zunehmend von antibiotikaresistenten Bakterien ausgelöst wird.

MYOME

Myome bzw. Leiomyome der Gebärmutter sind gutartige Tumoren unbekannter Ursache, die aus den glatten Muskelzellen der Gebärmutterwand entstehen. Sie sind sehr häufig. Meist sind Myome symptomlos. Mögliche Beschwerden sind Schwellungen bzw. Druckgefühl im Bauchraum, Verstopfung, eine übermäßig starke Menstruation, gesteigerter Harndrang und Zwischenblutungen.

Eine Schwangerschaft ist trotz Myomen möglich, doch es könnten Komplikationen wie Fehlgeburten, vorzeitige Wehen, ein schwieriger Geburtsverlauf und starke Blutungen nach der Geburt auftreten. Die übermäßig starken Periodenblutungen können eine Blutarmut (Anämie) verursachen.

Eine Behandlung der Myome ist nicht erforderlich, solange keine Symptome auftreten, doch sollte der Tumor genau beobachtet und sein Wachstum kontrolliert werden. Bei Beschwerden oder raschem Wachstum ist eine Entfernung der Gebärmutter (Hysterektomie) oder eine isolierte Entfernung des Myoms (Myomektomie) je nach Lage und Größe des Tumors und abhängig vom Kinderwunsch anzuraten. Leider ist die Myomektomie weniger effektiv als die Hysterektomie, und die Myome können nachwachsen. Nach der Menopause bilden sich Myome von alleine zurück.

ENDOMETRIOSE

Unter Endometriose versteht man eine gutartige Wucherung der Gebärmutterschleimhaut (Endometrium) außerhalb der Innenschicht der Gebärmutter, z. B. im Myometrium (als Adenomyose), in der Bauchhöhle, den Eierstöcken, dem Darm, der Blase und dem Mastdarm. Auch dieses Gewebe macht Menstruationszyklen durch und verursacht Vernarbungen und Zysten in den betroffenen Organen.

Mögliche Symptome sind zunehmend schmerzhafte und veränderte Menstruationsblutungen, Lendenschmerzen, Unterleibskrämpfe, Bauchschmerzen vor oder während der Menstruation, evtl. Blut im Urin, Müdigkeit, Blähungen, Durchfall und Verstopfung. Zu den ernsten Folgen zählen Blutzysten in den Eierstöcken und Unfruchtbarkeit.

Die Ursache der Endometriose ist unbekannt. Womöglich spielen genetische Faktoren eine Rolle. Leichte Fälle werden mit Schmerzmitteln behandelt. Die Symptome können durch Vorspiegelung einer Schwangerschaft oder Menopause mit Hilfe von Hormonpräparaten oder oralen Empfängnisverhütungsmitteln gemildert werden. Wenn die Betroffene keine Schwangerschaft wünscht, kommt auch die Entfernung der Eierstöcke oder der Gebärmutter infrage. Narbengewebe und Zysten werden zuweilen operativ entfernt. In manchen Fällen erfolgt die Heilung nach einer Schwangerschaft.

Adenomyose

Gewöhnlich sind das Endometrium und das Myometrium zwei deutlich voneinander getrennte Schichten. Bei manchen Frauen dringen jedoch Schleimhautzellen inselförmig in das Myometrium vor, was der Erkrankung die Bezeichnung Adenomyose einbrachte. Es handelt sich hierbei um die häufigste Form einer Endometriose. Die Gebärmutter ist vergrößert. Die Therapie besteht aus einer Hormonbehandlung oder einer Gebärmutteroperation (Hysterektomie). Gelegentlich entstehen bei einer Adenomyose auch bösartige Schleimhautveränderungen. Eine Kontrolle sollte deshalb in kurzen Abständen erfolgen. Die Therapie besteht in einer Operation oder Hormonbehandlung. Gelegentlich ist eine Adenomyose mit Schleimhautveränderungen assoziiert.

KINDBETTFIEBER

Nach einer Entbindung ist die Gebärmutter wegen zahlreicher kleiner oder größerer Verletzungen, möglicher Probleme mit der Plazentaablösung oder Störungen des Wochenflusses besonders anfällig für bakterielle Infektionen. Bleibt die Infektion auf die Gebärmutter und den Unterleib begrenzt, spricht man von Kindbettfieber (Puerperalfieber). Hauptsymptom ist hohes Fieber.

Breitet sich die Infektion bei großflächigen Wunden oder schlechter Abwehrlage im ganzen Körper aus, entwickelt sich eine lebensbedrohliche Puerperalsepsis. Nach dem Überstehen der akuten Infektion sind Verwachsungen, eine chronische Beckenentzündung und Unfruchtbarkeit mögliche Spätfolgen. Dank der modernen Geburtshilfe und der Behandlungsmöglichkeiten mit Antibiotika sind die Erkrankungen heute in den Industrieländern selten.

GEBÄRMUTTERVORFALL

Bei einem Gebärmuttervorfall (Uterusprolaps) verlagert sich die Gebärmutter infolge einer Schwäche der Gebärmutterbänder in die Scheide. Die Bänderschwäche kann die Folge des normalen Alterungsprozesses oder einer schweren Entbindung sein. Weitere mögliche Ursachen sind die Hormonumstellung in den Wechseljahren und, wenn auch seltener, ein Unterleibstumor. Übergewicht, chronische Verstopfung und Asthma können das Risiko für einen Gebärmuttervorfall erhöhen. Die Symptome sind Druckgefühl oder Ziehen im Becken, Schmerzen im After oder Unterleib, Harnweginfektionen, starker Ausfluss und Schwierigkeiten beim Geschlechtsverkehr. Beim Husten, Lachen, schweren Heben und bei Anstrengung kann es zu unwillkürlichem Harnabgang kommen. In schweren Fällen tritt der Gebärmutterhals aus der Scheide heraus. Eine Untersuchung kann Aufschluss über die Schwere des Vorfalles geben. Die Behandlung erfolgt operativ mit einer Scheidenplastik oder einem -pessar, einem Metall-, Gummi- oder Kunststoffring, der in die Scheide eingeführt wird.

MENSTRUATIONSBESCHWERDEN

Die Tage vor der Menstruation sind für einige Frauen mit Beschwerden, dem so genannten prämenstruellen Syndrom, verbunden. Mit Dysmenorrhö bezeichnet man dagegen Beschwerden oder Schmerzen während der Menstruation. Sie treten vor allem während der ersten zwölf Stunden der Monatsblutung auf. Die Dysmenorrhö betrifft vor allem jüngere Frauen und beschränkt sich meist auf den Zeitraum von zwei bis vier Jahren nach der Menarche. Nach dem 30. Lebensjahr tritt sie nur selten auf. Die Beschwerden verschwinden in manchen Fällen nach der ersten Geburt.

Die Dysmenorrhö äußert sich in dumpfen bis kolikartigen Unterleibsschmerzen, die auch in die Oberschenkel ausstrahlen. Als Begleitsymptome treten Übelkeit, Erbrechen, Durchfall und Migräne auf. Die Prostaglandine, vom Endometrium produzierte Entzündungsmediatoren, sollen die Schmerzen verursachen. Diese Stoffe sind am Abbau des Endometriums und an der Steuerung der Menstruationsblutungen beteiligt. Zudem aktivieren sie auch die – womöglich schmerzhaften – Kontraktionen der Gebärmutter- und Gebärmutterhalsmuskulatur während der Menstruation. (Die Prostaglandine sind auch an den Gebärmutterkontraktionen während der Wehen beteiligt.) Die Beschwerden werden durch die Einnahme von Prostaglandinsynthesehemmern in den ersten Zyklustagen gelindert. Die Prostaglandinproduktion erfolgt nur nach vorangehender Gebärmutterstimulierung durch Progesteron, daher kann auch mit oralen Kontrazep-

Endometriose

Endometriumgewebe wuchert an Stellen außerhalb der Gebärmutter, z. B. an den Eileitern, am Gebärmutterhals, an den Eierstöcken, am Mastdarm, an der Blase und am Darm.

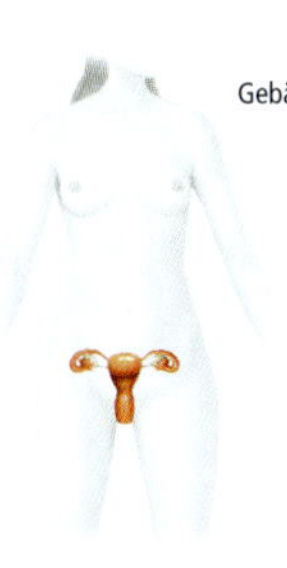
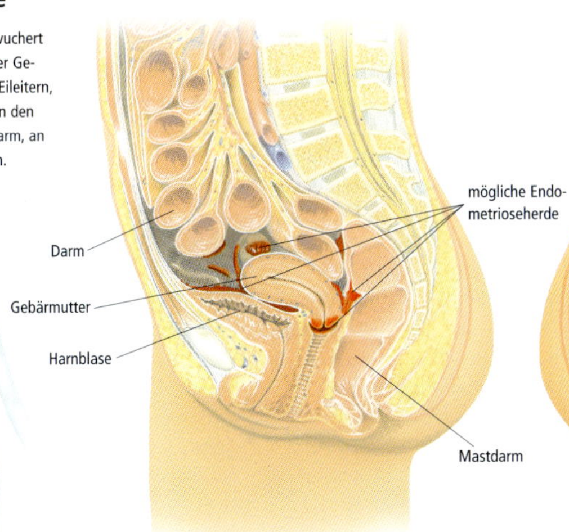

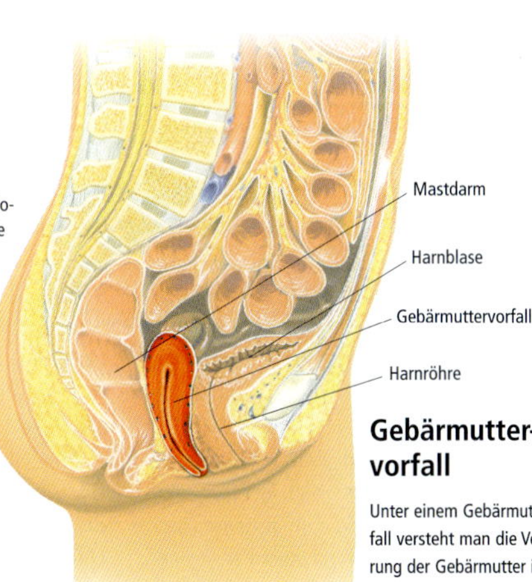

Gebärmuttervorfall

Unter einem Gebärmuttervorfall versteht man die Verlagerung der Gebärmutter in die Scheide. Eine dauerhafte Behandlung ist nur durch eine Operation möglich.

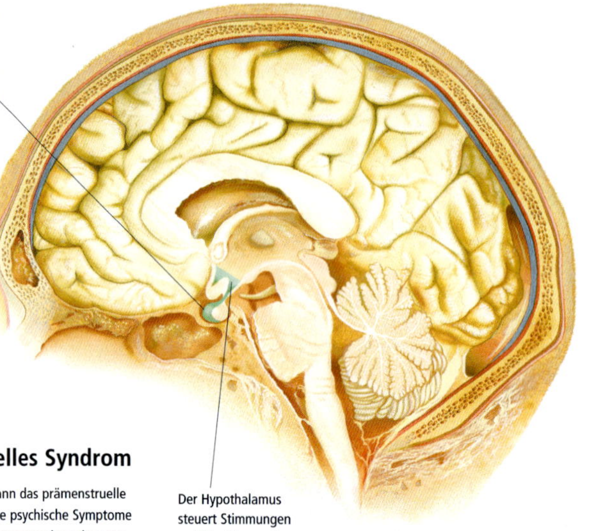

Prämenstruelles Syndrom

Bei einigen Frauen kann das prämenstruelle Syndrom verschiedene psychische Symptome hervorrufen, u. a. Stimmungsschwankungen, Depression, Reizbarkeit und Konzentrationsstörungen.

tiva behandelt werden, die den Eisprung unterdrücken.

Tritt eine Dysmenorrhö ohne erkennbare organische Ursachen auf, spricht man von primärer Dysmenorrhö. Sie kann jedoch auch auf gynäkologische Erkrankungen, beispielsweise auf eine Endometriose, zurückzuführen sein. Bei der Endometriose wuchert Endometriumgewebe an Stellen außerhalb der Gebärmutter. Diese Wucherungen setzen ihren menstruellen Zyklus auch an diesen Stellen fort und bluten während der Menstruation. Die Schmerzen werden durch die Blutansammlung in den versprengten Gewebewucherungen verursacht und nehmen – im Gegensatz zur Dysmenorrhö – zum Ende der Monatsblutung zu.

Die Amenorrhö ist das Nichteintreten (primäre Amenorrhö) oder Ausbleiben (sekundäre Amenorrhö) der Menstruation. Beide Formen können die Folge einer Hirnanhangdrüsenstörung sein, entweder aufgrund einer Verletzung oder eines Tumors oder – in seltenen Fällen – aufgrund der genetisch bedingten Unfähigkeit der Hirnanhangdrüse, Gonadotropine zu produzieren. Weitere Ursachen sind Stress, übermäßiger Sport oder geringes Körpergewicht. Die primäre Amenorrhö kann durch Chromosomenstörungen, Fehlbildungen der Geschlechtsorgane oder durch Eierstöcke, die nicht auf Gonadotropine reagieren, verursacht werden.

Prämenstruelles Syndrom

Prämenstruelles Syndrom (PMS) ist die Bezeichnung für eine Vielzahl körperlicher und psychischer Symptome, die normalerweise einige Tage vor der Menstruation auftreten. Etwa 80–90% aller Frauen im fortpflanzungsfähigen Alter leiden irgendwann einmal am PMS, doch sind die Symptome nur bei 5% sehr stark ausgeprägt. In einigen Fällen beginnt das PMS bereits beim Eisprung, in anderen treten PMS-Symptome zur Zeit des Eisprungs, jedoch nicht später im Zyklus auf. PMS kommt am häufigsten bei Frauen über 30 vor, insbesondere wenn diese jahrelang natürliche Zyklen ohne Schwangerschaften und Einnahme der »Pille« hatten.

Behauptungen zufolge kommt das PMS in weniger industrialisierten Ländern seltener vor, doch ist dies wahrscheinlich eher auf häufigere Schwangerschaften und längere Stillzeiten zurückzuführen als auf andere gesellschaftliche Faktoren. Verhaltensmerkmale des PMS wurden auch bei Primaten (Rhesusaffen und Pavianen) beobachtet, die ebenfalls Menstruationszyklen haben.

Mögliche körperliche Symptome des PMS sind Gewichtszunahme, Ödeme, ein Gefühl der Schwere oder des Aufgeblähtseins im Unterleib (Meteorismus), Spannungsgefühle in der Brust oder Brustvergrößerung, Hautunreinheiten, Kopfschmerzen, Verstopfung, vermehrtes Wasserlassen, Zahnfleischbluten und Aphthen. Bereits bestehende Erkrankungen wie Krampfadern, Migräne und Akne können sich verschlechtern. Die Schilddrüse kann vergrößert und der Blutzuckerspiegel leicht erhöht sein.

Zu den psychischen Symptomen zählen Konzentrationsstörungen, Müdigkeit, Stimmungsschwankungen, Reizbarkeit und Depressionen. Das PMS wurde in einigen Strafverfahren als mildernder Umstand angeführt, doch stellt eine solche Argumentation auch den Anspruch auf Verantwortung von Frauen in anderen Bereichen infrage. Selbstmord oder Selbstmordgedanken sowie Unfalltod sind angeblich in der zweiten Hälfte des Menstruationszyklus häufiger. Entsprechende Symptome sollten dem PMS nur dann zugerechnet werden, wenn sie zwischen Eisprung und Menstruation auftreten und sich innerhalb weniger Stunden nach Einsetzen der Regelblutung wieder zurückbilden.

Viele Theorien wurden entwickelt, um das PMS zu erklären. Zu den möglichen psychischen Ursachen zählen eine negative gesellschaftliche oder kulturelle Einstellung zur Menstruation und die unbewusste Assoziation von Menstruation mit bereits bestehenden psychischen Störungen. Einer Hypothese zufolge könnte ein hormonelles Ungleichgewicht zwischen Prolaktin, Insulin, Kortison und Androgenen die Ursache sein.

Für viele Ärzte bietet der Progesteronmangel bzw. das veränderte Verhältnis zwischen Progesteron und Östrogen eine einfache Erklärung für das PMS. Hormonstudien an Frauen, die am PMS leiden, konnten diese Theorien jedoch nicht belegen, obgleich das Auftreten des PMS in Zeiten einer Hormonumstellung, z. B. in der Pubertät oder nach einer Schwangerschaft, zumindest auf eine Beteiligung hormoneller Faktoren hinweist.

Die Verschiedenartigkeit der Symptome und die Unsicherheit bezüglich ihrer Ursachen erschwert die Behandlung des PMS. Tägliche Aufzeichnungen über die psychischen und körperlichen Symptome können bei der Entscheidung helfen, welche Symptome behandelt werden sollen. Vitamin B_6, Entwässerungstabletten, Prostaglandinsynthesehemmer, Antidepressiva und niedrig dosiertes Progesteron wurden bereits getestet, helfen jedoch nicht bei allen Frauen. Eine Veränderung des Hormonmusters eines normalen Menstruationszyklus durch orale Kontrazeptiva lindert die PMS-Symptome bei einigen Frauen und verstärkt sie bei anderen. Zumindest einige Erfolge konnten mit einer Ernährungsumstellung – u.a. weniger Koffein und Salz – sowie verstärkter sportlicher Betätigung erzielt werden. In einigen besonders schweren Fällen wurden als letzter Ausweg die Eierstöcke entfernt (Ovariektomie). Eine Schwangerschaft oder Tubenligatur scheinen keinen Einfluss auf die Entwicklung eines PMS zu haben.

Es gibt zahlreiche Alternativtherapien zur Linderung prämenstrueller Symptome. Akupunktur, Shiatsu und eine Behandlung mit chinesischen Heilpflanzen sollen die prämenstruellen Spannungen bei regelmäßiger Anwendung mittels Regulierung des Blut- und Energieflusses, vor allem durch den Milz- und Leber-Meridian, reduzieren. Die Chinesische Medizin rät Frauen mit Menstruationsbeschwerden, Kälte zu meiden sowie nicht zu viele kalte Nahrungsmittel und Rohkost zu essen. In der Aromatherapie werden Massagen oder Bäder mit Salbei-, Lavendel-, Wacholder- oder Rosenöl empfohlen.

In der Pflanzenheilkunde werden Mönchspfeffer *(Agnus castis)* zum Hormonausgleich sowie harntreibende Mittel (Ackerschachtelhalm, Löwenzahn) verschrieben. Pflanzen mit östrogenartiger Wirkung (Salbei, Dong Quai, Petersilie) stehen bei Neigung zu prämenstruellen Depressionen, Verwirrtheit oder Gedächtnisverlust zur Verfügung. Die Naturheilkunde schlägt eine Vollwerternährung mit vielen Sojaprodukten, wenig Salz und Milchprodukten sowie den Verzicht auf Koffein, Zucker, tierische Fette und Alkohol vor. Als Ergänzungspräparate werden Vitamin B mit zusätzlichem Vitamin B_6, Vitamin E, Zink, Kalzium, Magnesium und Nachtkerzenöl vorgeschlagen. Auch regelmäßige sportliche Betätigung ist sinnvoll.

Mittelschmerz

Unter Mittelschmerz (Intermenstrualschmerz) versteht man einen etwa in der Mitte des Menstruationszyklus um den 14. Tag bei manchen Frauen auftretenden Schmerz im Unterleib. Er ist vielfach einseitig und wohl durch die Dehnung von Nervenendigungen am Eierstock kurz vor dem Eisprung zu erklären. Häufig leiden die Frauen zusätzlich unter einem Gefühl des Aufgetriebenseins, unter Stimmungsschwankungen, Kopfschmerzen und Wassereinlagerungen. Die Behandlung besteht in der Gabe von Diuretika und Schmerzmitteln oder, in schweren Fällen, in der Unterdrückung des Eisprungs durch Verabreichen von oralen Kontrazeptiva.

GEBÄRMUTTERBLUTUNG

Im gebärfähigen Alter sind vierwöchentliche Blutungen in der Regel Anzeichen für einen normalen Menstruationszyklus. Es gibt aber zahlreiche Veränderungen in Blutungsrhythmus oder -stärke, die Hinweise auf Krankheiten geben können. Eine der normalen Menstruation ähnelnde Gebärmutterblutung (anovulatorische Blutung) tritt auch dann auf, wenn kein Eisprung stattgefunden hat. Die hormonellen Bedingungen vor dem Endometriumabbau beim anovulatorischen Zyklus unterscheiden sich jedoch stark von denen beim normalen Zyklus. Ohne einen Eisprung erfolgt keine Progesteronproduktion durch den Gelbkörper, daher wird die Blutung nicht durch den verminderten Progesteronspiegel verursacht. Der nicht gesprungene Follikel sondert weiterhin Östrogen ab, bis er abgebaut wird und der Blutöstrogenspiegel sinkt. Der Abbau des Endometriums gleicht dem durch einen verminderten Progesteronspiegel ausgelösten Abbau, erfolgt jedoch häufig in geringerem Umfang, daher werden weniger Blut und Gewebetrümmer abgestoßen als bei einem normalen Zyklus. Ähnlich verlaufen die Abbruch- oder Entzugsblutungen, wenn die Einnahme oraler Kontrazeptiva für einige Tage unterbrochen wird.

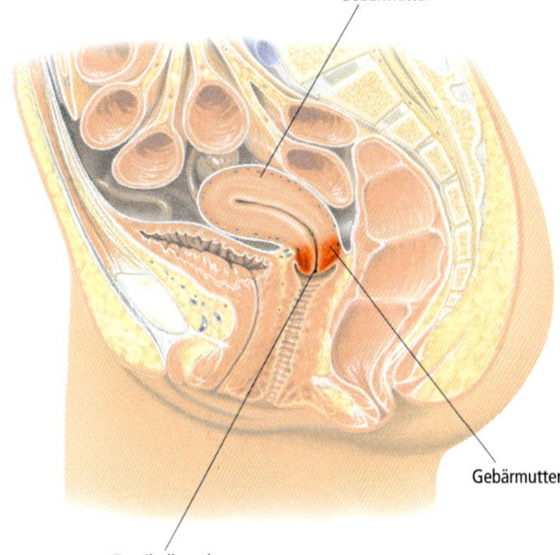

Zervikalkanal

Der Zervikalkanal ist der zentrale Hohlraum im Gebärmutterhals, über den Gebärmutterhöhle und Scheide miteinander verbunden sind.

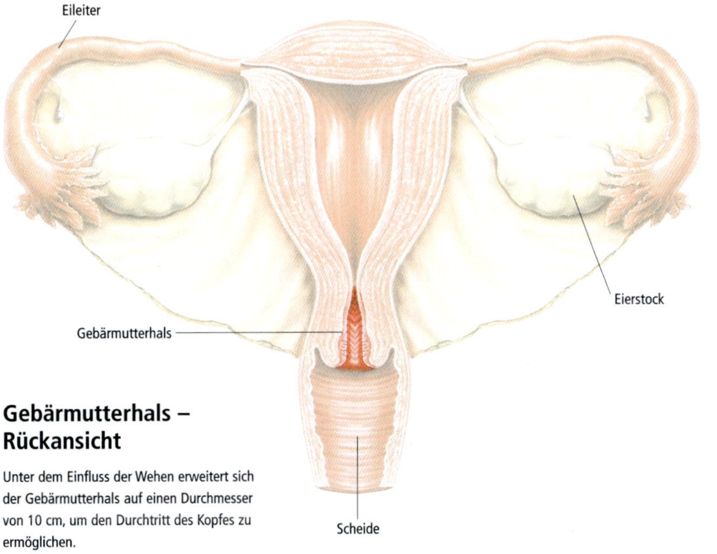

Gebärmutterhals – Rückansicht

Unter dem Einfluss der Wehen erweitert sich der Gebärmutterhals auf einen Durchmesser von 10 cm, um den Durchtritt des Kopfes zu ermöglichen.

Einige Monate nach der Menarche und kurz vor der Menopause sind anovulatorische Zyklen nicht ungewöhnlich. Die Anovulation kann durch eine Endometriumbiopsie festgestellt werden. Dabei wird das Gewebe auf Veränderungen untersucht, die auf einen Progesteroneinfluss hinweisen.

Eine Gebärmutterblutung gilt als abnorm, wenn die Menstruation extrem stark ist (Hypermenorrhö), zu häufig auftritt (Polymenorrhö) oder Zwischen- und Schmierblutungen auftreten. Dies kann die Folge einer gestörten Produktion der Hirnanhangdrüsengonadotropine, der Eierstockhormone oder der Prostaglandine sein. Weitere mögliche Ursachen sind Gebärmutter-, Gebärmutterhals-, Eierstock- und Eileiterkrebs, in der Gebärmutter verbliebene Plazentareste, Infektionen wie eine Beckenentzündung, eine Bauchhöhlenschwangerschaft, polyzystische Ovarien (Stein-Leventhal-Syndrom) und in seltenen Fällen Blutgerinnungsstörungen (z. B. Willebrand-Syndrom).

Unregelmäßige Blutungen können außerdem die Folge eines Intrauterinpessars (Spirale) oder seelischer Probleme sein. Gelegentlich werden leichte Zwischenblutungen durch den Eisprung ausgelöst. Gutartige Tumoren im Gebärmuttermuskel (Myome) treten ab dem 40. Lebensjahr bei jeder zweiten Frau auf. Sie erzeugen meist keine Symptome, können jedoch bei älteren Frauen zu übermäßig starken Regelblutungen führen.

Eine unregelmäßige oder starke Blutung ist häufig ein Symptom des beginnenden Klimakteriums. Liegt keine andere Störung vor, so ist dies ein Zeichen der altersbedingten Hormonumstellung. Blutungen nach der Menopause sollten immer untersucht werden, da sie vielfach Anzeichen einer bösartigen Gebärmutterkrankheit sind.

GEBÄRMUTTERHALS

Der Gebärmutterhals (Zervix) ist der untere Teil der Gebärmutter. Er liegt zwischen Gebärmutterkörper und Scheide. In der Mitte verläuft der Zervikalkanal, der an einem Ende in die Gebärmutterhöhle mündet und sich am anderen Ende zur Scheide öffnet.

Auf dem Weg in die Gebärmutter muss das Sperma die Zervix passieren, ebenso wie das Menstruationsblut vor seinem Austritt aus dem Körper durch den Gebärmutterhals fließt. Bei Wehen muss sich die Zervix auf 10 cm erweitern, während der Kopf des Babys durch den Geburtskanal austritt. Als Kolposkopie bezeichnet man die Untersuchung des oberen Teils der Scheide und des Muttermundes. Eine Kolposkopie wird vor allem zu Diagnosezwecken eingesetzt, um Gewebe- und Flüssigkeitsproben zur genaueren Untersuchung zu entnehmen.

SIEHE AUCH *Weibliche Geschlechtsorgane in Kapitel 1; Unfruchtbarkeit, Fruchtbarkeit, Befruchtung, Geburt, Menstruation in Kapitel 13; Empfängnisverhütung, Kürettage, Künstliche Insemination in Kapitel 16*

ERKRANKUNGEN DES GEBÄRMUTTERHALSES

Die gefährlichste Erkrankung des Gebärmutterhalses ist der Gebärmutterhalskrebs (Zervixkarzinom). Durch die weit verbreitete Anwendung des »Pap-Tests« im Rahmen der jährlichen Krebsvorsorgeuntersuchungen ist die Zahl der schweren Krebserkrankungen in den letzten Jahren in den Industrienationen deutlich zurückgegangen.

SIEHE AUCH *Hysteroskopie, Laparoskopie, Pap-Test in Kapitel 16*

VIRUSINFEKTIONEN

Das empfindliche Oberflächenepithel des Gebärmutterhalses ist insbesondere durch den Geschlechtsverkehr zahlreichen Belastungen und Krankheitserregern ausgesetzt. So können beispielsweise durch den Penis Viren und Bakterien in die Scheide gebracht werden.

Besondere Beachtung verdienen dabei das menschliche Papillomavirus und das Herpes-simplex-Virus Typ II. Das Papillomavirus kann Feigwarzen auf der Scheidenschleimhaut und dem Gebärmutterhals verursachen. Das Herpes-simplex-Virus Typ II steht im Verdacht, Gebärmutterhalskrebs (Zervixkarzinom) auszulösen, indem es die Zellen der Zervix verändert.

GEBÄRMUTTERHALSKREBS

Gebärmutterhalskrebs (Zervixkarzinom) ist die zweithäufigste Krebsart bei Frauen; etwa 10 % aller Krebserkrankungen bei Frauen in den Industrieländern gehen auf sein Konto. Die Krankheit tritt häufiger bei Frauen mit oft wechselnden Partnern sowie bei Frauen, die häufiger entbunden haben, auf. Im Frühstadium ist der Krebs auf das Gewebe des Gebärmutterhalses begrenzt und kann leicht entfernt werden, indem ein kegelförmiges Gewebestück ausgeschnitten wird (Konisation). Aus diesem Grund ist es wichtig, den Krebs durch die regelmäßige Durchführung des Papanicolaou-Abstriches (Pap-Test) frühzeitig zu entdecken.

ZERVIXPOLYPEN

Zervixpolypen sind kleine, tropfenförmige Strukturen, die aus der Scheidenöffnung des

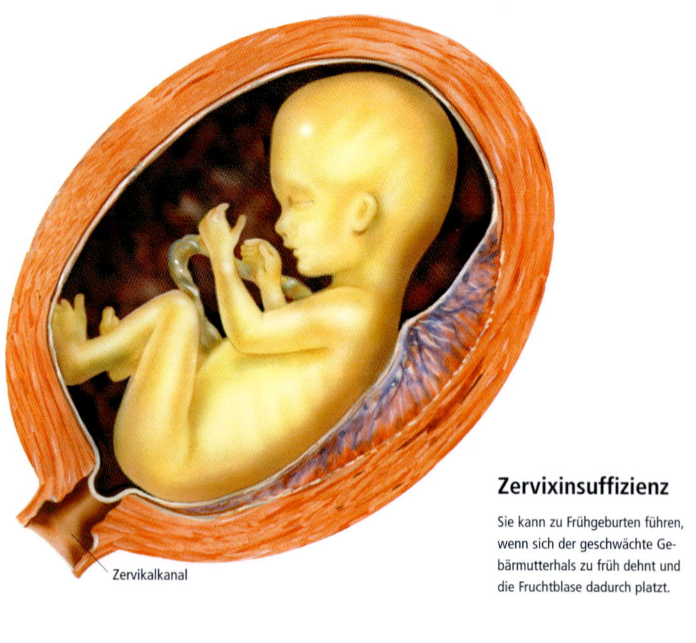

Zervixinsuffizienz

Sie kann zu Frühgeburten führen, wenn sich der geschwächte Gebärmutterhals zu früh dehnt und die Fruchtblase dadurch platzt.

Eierstöcke – Querschnitt

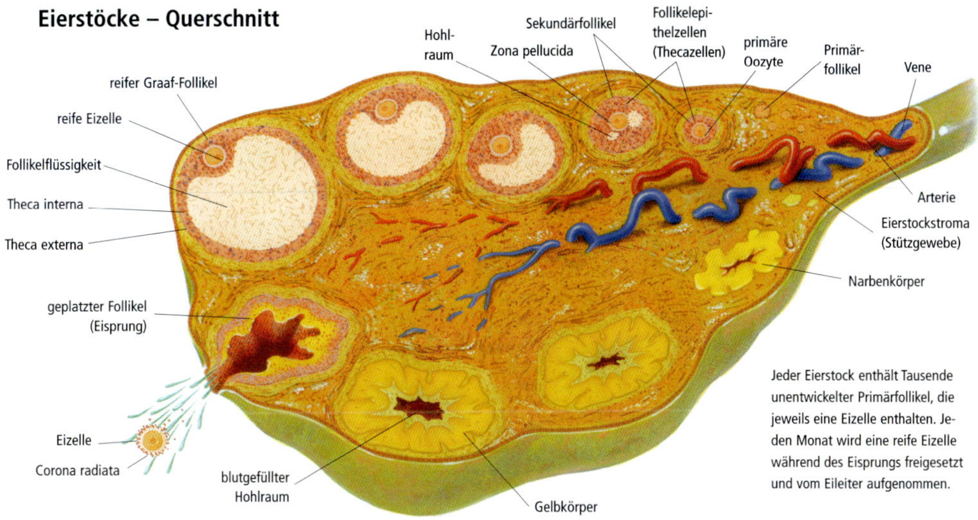

Jeder Eierstock enthält Tausende unentwickelter Primärfollikel, die jeweils eine Eizelle enthalten. Jeden Monat wird eine reife Eizelle während des Eisprungs freigesetzt und vom Eileiter aufgenommen.

Zervikalkanales hervortreten. Sie bestehen aus Gewebe der Innenwand des Zervikalkanales und können Blutungen verursachen. Man kann sie operativ entfernen.

UNFRUCHTBARKEIT

Antikörper im Zervixschleim oder eine besondere Konsistenz können dazu führen, dass Spermien am Eindringen in die Gebärmutter gehindert oder dabei zerstört werden. Diese mögliche Ursache der Unfruchtbarkeit kann durch eine künstliche Befruchtung umgangen werden.

ZERVIXINSUFFIZIENZ

Während der Schwangerschaft ist der Gebärmutterhals (Zervix) mit einem Schleimpfropf dicht verschlossen, sodass der Fetus sicher in der Gebärmutter ruht, bis die Wehen beginnen. In manchen Fällen, besonders wenn der Gebärmutterhals durch eine Operation (z. B. eine Konisation) verletzt wurde, kann die Zervix geschwächt sein und sich im dritten oder vierten Schwangerschaftsmonat verfrüht öffnen. Dann kann die Fruchtblase durch den Gebärmutterhals in die Scheide austreten und reißen, was zum Verlust des Fruchtwassers und zu einer Fehlgeburt führt.

Die Störung wird oft erst festgestellt, wenn es bereits zu einer Fehlgeburt gekommen ist. Eine erneute Fehlgeburt kann jedoch verhindert werden, indem der Gebärmutterhals mit einem starken Faden ringförmig verengt wird (Zervixzerklage, Zerklage). So kann er sich nicht mehr zu früh ausdehnen. Die Stiche werden dann etwa in der 37. Woche entfernt, um die Geburt des Fetus zu ermöglichen.

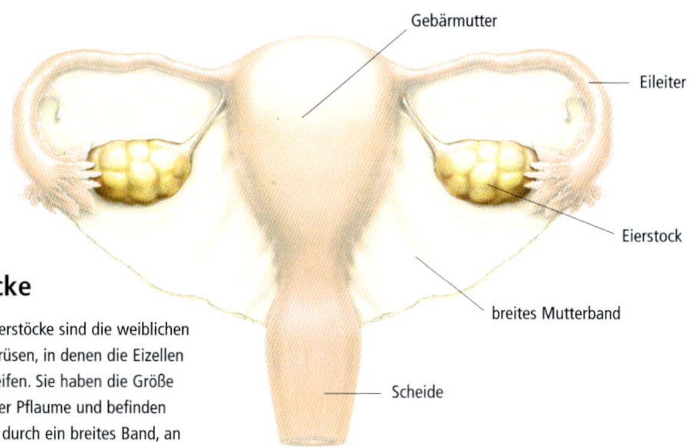

Eierstöcke

Die beiden Eierstöcke sind die weiblichen Geschlechtsdrüsen, in denen die Eizellen (Ova) heranreifen. Sie haben die Größe und Form einer Pflaume und befinden sich, gestützt durch ein breites Band, an den Seiten des kleinen Beckens. Die Eierstöcke produzieren die weiblichen Hormone Östrogen und Progesteron.

EIERSTÖCKE

Die Eierstöcke (Ovarien) sind etwa pflaumengroße Organe von ca. 3 cm Länge und 1 cm Breite. Sie befinden sich dicht an den Seitenwänden des Beckens und werden von dem breiten Mutterband gestützt.

Eierstöcke enthalten Tausende von kleinen, unreifen Follikeln, bestehend aus einer Eizelle, die von spezialisierten Sekretzellen umgeben ist, die weibliche Hormone produzieren. Bei Frauen im fortpflanzungsfähigen Alter enthalten die Eierstöcke auch einige Follikel, die vor jedem Eisprung heranreifen und größer werden. Die meisten dieser heranreifenden Follikel bilden sich wieder zurück, sodass nur eine einzige Eizelle aus den Eierstöcken abgestoßen wird.

Nach dem Eisprung verwandelt sich der Follikel in einen so genannten Gelbkörper. Etwa zwei Tage vor Beginn des nächsten Menstruationszyklus bildet er sich wieder zurück. Sich zurückbildende Follikel und Gelbkörper bleiben noch einige Zyklen lang im Eierstock und produzieren bei einigen Frauen kleine Mengen Östrogen und Progesteron.

Mit zunehmendem Alter verändern sich Aufbau und Funktion der Eierstöcke. Bereits mehrere Jahre vor der Menopause verringert sich die Anzahl der (unreifen und heranreifenden) Follikel, die Östrogenmenge nimmt ab und Eierstockgewebe wird abgebaut, was zu einer Verkleinerung der Eierstöcke führt.

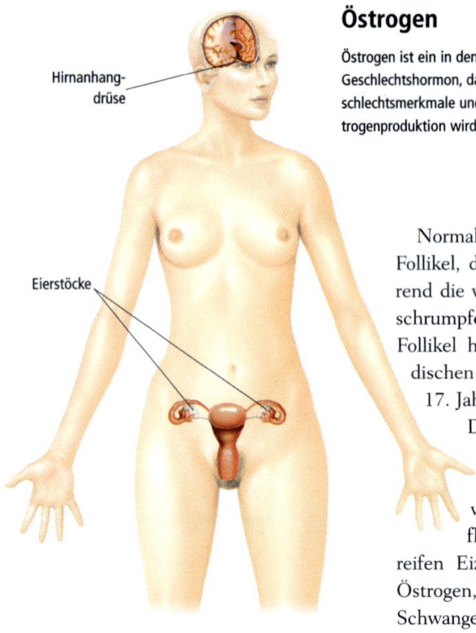

Östrogen

Östrogen ist ein in den Eierstöcken produziertes, weibliches Geschlechtshormon, das die Entwicklung der weiblichen Geschlechtsmerkmale und Fortpflanzungsorgane lenkt. Die Östrogenproduktion wird von der Hirnanhangdrüse geregelt.

SIEHE AUCH *Weibliche Geschlechtsorgane, Hormonsystem in Kapitel 1; Fruchtbarkeit, Unfruchtbarkeit, Befruchtung, Pubertät, Menstruation, Klimakterium in Kapitel 13; Empfängnisverhütung, Hormonersatztherapie in Kapitel 16*

GRAAF-FOLLIKEL

Zu Beginn der Pubertät hat eine Frau durchschnittlich 300.000 Eizellen in ihren Eierstöcken. Wird sie fortpflanzungsfähig, beginnen am Anfang des Menstruationszyklus etwa 20 Eizellen (jedes in einer sackartigen Hülle, dem Follikel, aufbewahrt) zu reifen.

Normalerweise ist es nur eines dieser Follikel, das schließlich weiterwächst, während die verbleibenden mitsamt Umhüllung schrumpfen. Der Follikel reift zum Graaf-Follikel heran, benannt nach dem holländischen Arzt Reijnier de Graaf, der im 17. Jahrhundert lebte.

Der Graaf-Follikel hat einen Durchmesser von ca. 12 mm und besteht aus einer Außenwand und drei bis vier Zellschichten, die die Follikelflüssigkeit umgeben, sowie einer reifen Eizelle. Er produziert das Hormon Östrogen, das die Gebärmutter auf eine Schwangerschaft vorbereitet. Beim Eisprung platzt der Follikel auf und gibt die Eizelle frei, welche daraufhin in die Eileiter gelangt. Dort kann sie durch ein Spermium befruchtet werden. Der zurückbleibende Follikel fällt in sich zusammen, seine Zellen vergrößern sich und er entwickelt sich zum so genannten Gelbkörper, der die Hormone Progesteron und Östradiol produziert.

Findet keine Befruchtung statt, stellt der Gelbkörper nach etwa 14 Tagen sein Wachstum ein und verkümmert. Wird die Eizelle aber befruchtet, setzt der Gelbkörper seine Entwicklung fort und spielt eine wichtige Rolle während der Schwangerschaft.

EIERSTOCKHORMONE

Die beiden Haupthormone der Eierstöcke sind Östrogen und Progesteron. Diese Hormone spielen eine einzigartige Rolle in der Steuerung von Eisprung, Schwangerschaft und Ausprägung der sekundären weiblichen Geschlechtsmerkmale.

Östrogene

Östrogene sind vorwiegend in den Eierstöcken, aber auch in den Nebennieren produzierte Steroidhormone. Diese Fettsubstanzen werden vom Cholesterin abgeleitet, das dem Blut entnommen wird. Die Umwandlung von Cholesterin in Östrogen erfolgt in mehreren, enzymgesteuerten Schritten. Progesteron und Testosteron gehören zu den Zwischensubstanzen. Ist eines der Enzyme nicht vorhanden oder unwirksam, kann es zur übermäßigen Testosteronbildung kommen.

Die im Eierstock produzierten Östrogene sind Östradiol und das verwandte Östron. Beide werden an den Kreislauf abgegeben und in der Leber zu Östriol gespalten, das im Urin enthalten ist. Die Wirkung auf Zielorgane wie die Gebärmutter wird über Hormonrezeptoren vermittelt.

Während der Schwangerschaft werden große Östrogenmengen ausgeschüttet. Beteiligt sind die Plazenta sowie die Nebennieren von Fetus und Mutter. Wenige Tage nach der Entbindung fällt der Östrogenspiegel auf einen sehr niedrigen Wert ab. Die Östrogenproduktion nimmt vor und während der Menopause ab. Diese Abnahme ist die Ursache für die Rückbildung der Scheidenschleimhaut, Vulvitis, Osteoporose und eine erhöhte

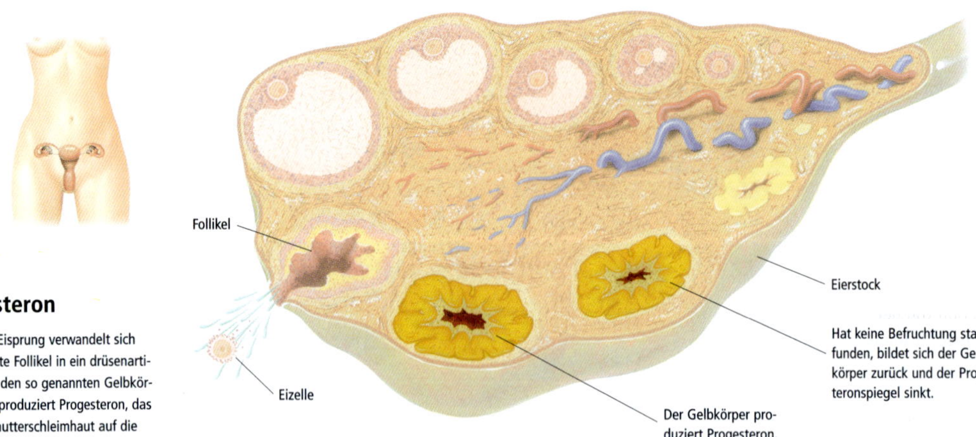

Progesteron

Nach dem Eisprung verwandelt sich der geplatzte Follikel in ein drüsenartiges Organ, den so genannten Gelbkörper. Dieser produziert Progesteron, das die Gebärmutterschleimhaut auf die Einnistung der Eizelle vorbereitet.

Anfälligkeit für Herz-Kreislauf-Erkrankungen. Diese Auswirkungen werden durch eine Hormonersatztherapie mit einer Kombination aus Östrogen und Progesteron gemildert oder beseitigt.

Östrogen ist an der Entwicklung von Myomen (gutartige Geschwulste in der Gebärmutterwand, häufigste Unterleibstumoren bei Frauen) beteiligt. In der Schwangerschaft, die durch einen hohen Östrogenspiegel gekennzeichnet ist, wachsen Myome sehr schnell und verursachen u. U. Komplikationen oder eine Fehlgeburt. Nach der Menopause bilden sich die Myome zurück.

Eine vorzeitige Brustentwicklung kann durch einen Eierstocktumor mit Produktion großer Östrogenmengen bedingt sein. Sie kann auch von den in oralen Kontrazeptiva enthaltenen Östrogenen herrühren, die irrtümlich vor dem Pubertätsalter eingenommen wurden. Eine Vergrößerung der Brustdrüsen (Gynäkomastie) kann aufgrund des vorübergehenden Anstiegs der produzierten Östrogenmenge auch bei Jungen in der Pubertät auftreten. Sie geht zurück, sobald sich die Testosteronausschüttung normalisiert hat.

Progesteron

Progesteron ist ein Steroid- und Sexualhormon, das in der zweiten Zyklushälfte vom Gelbkörper in den Eierstöcken produziert wird, und zu den wichtigsten Hormonen der Schwangerschaft (Gestation) gehört. Aus diesem Grund werden Progesteron und ihm verwandte Substanzen auch als Gestagene bezeichnet. Progesteron regt das Endometrium zur Sekretion einer Flüssigkeit an, die das befruchtete Ei in der Gebärmutter schützt und ernährt, bevor es sich einnistet. Außerdem bewirkt es das Plazentawachstum.

Wenn keine Schwangerschaft eintritt, ist der Gelbkörper nur etwa bis zum 26. Zyklustag aktiv. Anschließend sinkt die Progesteronproduktion rasch ab, was zur Veränderung des Endometriums und schließlich zur Menstruation führt. Im Falle einer Schwangerschaft sondert die Plazenta Choriongonadotropin (HCG) ab, das die Progesteronproduktion des Gelbkörpers bis zum Ende des ersten Schwangerschaftsdrittels aufrechterhält. Anschließend erfolgt die Progesteronsekretion von der Plazenta aus.

Einige Stunden nach der Entbindung sinkt der Progesterongehalt sehr stark ab. Während der Stillzeit werden in der Hirnanhangdrüse große Mengen Prolaktin produziert, das häufig die Entwicklung der Follikel

Eisprung

Das Abstoßen einer Eizelle aus dem Eierstock (Eisprung) findet ungefähr am 14. Tag des Menstruationszyklus statt. Der Follikel mit der reifen Eizelle wird durch verschiedene Hormone zum Platzen angeregt. Die Eizelle wird ausgestoßen und vom Eileiter aufgenommen.

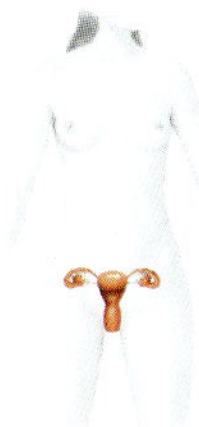

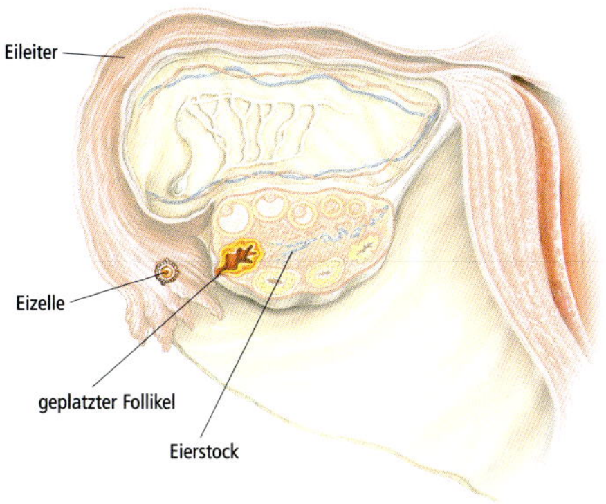

im Eierstock und damit den Eisprung verhindert. Selbst nach Wiedereinsetzen der Menstruation – manchmal schon drei Monate nach der Entbindung – sind die ersten Zyklen oft anovulatorisch, d. h. es wird kein reifer Follikel und damit kein Gelbkörper gebildet. Eine verminderte Progesteronsekretion kann bei Schwangeren zu einer Fehlgeburt führen.

Synthetisches Progesteron wird als orales Kontrazeptivum eingesetzt (Gestagen) – oft in Verbindung mit Östrogen, jedoch auch allein, wenn der Einsatz von Östrogen unerwünscht ist.

EISPRUNG

Beim Eisprung (Ovulation) wird ungefähr am 14. Zyklustag eine Eizelle ausgestoßen. Er kann sowohl im rechten als auch im linken Eierstock stattfinden, wobei die Auswahl des Eierstocks zufällig zu erfolgen scheint.

Vor dem Eisprung, d. h. in der ersten Zyklushälfte, reifen einige Follikel heran. Diese bestehen aus einer Eizelle, die von einer Hülle aus sekretorischen Thecazellen umgeben ist. Die meisten Follikel bilden sich in verschiedenen Reifestadien wieder zurück, sodass in der Regel nur ein Follikel für den Eisprung übrigbleibt. Die Entwicklung der Follikel wird durch ein in der Hirnanhangdrüse produziertes Hormon, das Follikel stimulierende Hormon (FSH), angeregt.

In der Reifungsphase des Follikels produzieren die Sekretzellen zunehmend Östrogen, das ins Blut abgegeben wird. Hat der Östrogengehalt im Blut eine bestimmte Konzentration erreicht, wird die Hirnanhangdrüse zur Produktion eines weiteren Gonadotropins angeregt, des luteinisierenden Hormons (LH). Dieses bewirkt den Ausstoß des Eis durch eine Öffnung in der Oberfläche des Eierstocks, die sich danach wieder schließt. Das offene Ende des Eileiters nimmt die Eizelle auf. Sie wird dort entweder befruchtet oder bildet sich in den darauf folgenden Tagen zurück. Der Transport in die Gebärmutter erfolgt nur nach einer Befruchtung. Manchmal ist der Eierstock nicht in der Lage, die Eizelle aufzunehmen, sodass diese in die Bauchhöhle fällt. Findet dort eine Befruchtung statt, kann es zu einer Einnistung der Eizelle in einem Organ der Becken- oder Bauchhöhle (Extrauteringravidität) kommen.

Nach dem Eisprung wandeln sich die Sekretzellen im Eierstock in einen Gelbkörper um, der bis zum 26. Zyklustag Progesteron und kleine Mengen Östrogen produziert, vorausgesetzt, es hat keine Befruchtung stattgefunden. Anschließend stirbt er ab, was mit einem plötzlichen Abfall der Progesteronkonzentration im Blut verbunden ist, der dann die Menstruation auslöst.

Die Bestimmung, ob und wann ein Eisprung erfolgt, ist wichtig zur Ermittlung der Ursachen für Unfruchtbarkeit, bei natürlichen Methoden zur Empfängnisverhütung sowie für das richtige Timing des Geschlechtsverkehres, um die Möglichkeit für eine Empfängnis zu optimieren. Um den Zeitpunkt des Eisprunges zu errechnen, sollten Untersuchungen über mehrere Zyklen durchgeführt werden. Die einfachste Methode ist eine tägliche Messung der Körpertemperatur, die in eine Temperaturtabelle eingetragen wird. Die Temperatur sollte in der ersten Zyklushälfte niedriger sein, wobei es zum Zeitpunkt des Eisprungs zu einer weiteren Absenkung kommen kann. Eine Alternative dazu ist die Entnahme von Zervixschleimproben über den gesamten Zyklus. Der Schleim trocknet zur Zeit des Eisprunges in einem charakteristischen, farnartigen Muster, das im übrigen Zyklus nicht zu beobachten ist.

Andere Methoden basieren auf der Tatsache, dass ein funktionsfähiger Gelbkörper und die Produktion von Progesteron nur dann vorhanden sind, wenn ein Eisprung stattgefunden hat. Aufschluss hierüber gibt entweder eine Messung der Progesteronkonzentration im Blut in der zweiten Zyklushälfte oder eine Biopsie der Gebärmutterschleimhaut, um festzustellen, ob die bei der Progesteronproduktion typischen Veränderungen aufgetreten sind. Eine weitere Methode ist die Betrachtung heranreifender Follikel mittels Ultraschall.

Bei einigen Frauen kommt es in der Zeit des Eisprunges zu Unterleibsschmerzen, dem so genannten Mittelschmerz, der von leichten Zwischenblutungen begleitet sein kann.

Ein anovulatorischer Zyklus ist ein Zyklus ohne Eisprung und somit ohne Gelbkörperbildung. Es kann zwar zu einer Gebärmutterblutung kommen, doch ist diese nicht die Folge eines Progesteron-, sondern eines Östrogenentzuges und tritt oft unregelmäßig auf.

Das Fehlen des Eisprunges bei Frauen im fortpflanzungsfähigen Alter kann aus einer Fehlfunktion von Organen, beispielsweise der Hirnanhangdrüse, resultieren, in denen Hormone produziert werden, die die Eierstöcke beeinflussen. Es kann auch die Folge bestimmter Medikamente, von Fettleibigkeit und starker Unterernährung sein oder psychische Ursachen haben.

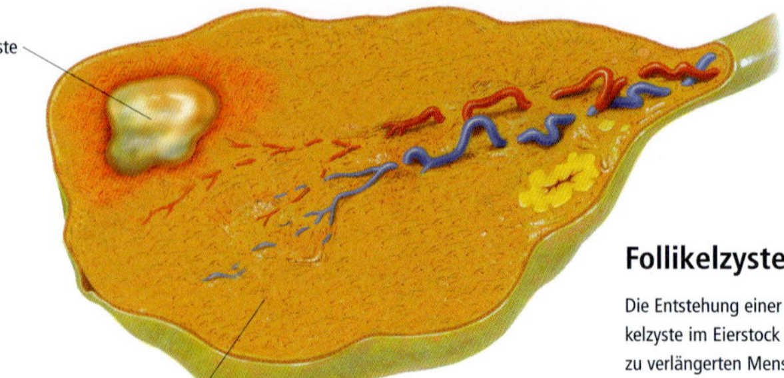

Follikelzyste

Die Entstehung einer Follikelzyste im Eierstock kann zu verlängerten Menstruationszyklen und starken Blutungen führen.

In einigen Fällen kann der Eisprung durch Medikamente zur Sterilitätsbehandlung, wie Clomifen, wiederhergestellt werden. Diese werden niedrig dosiert, um Mehrfachovulationen zu verhindern. Orale Kontrazeptiva dienen der bewussten Unterdrückung des Eisprunges.

Anovulatorische Zyklen treten häufig in den Monaten nach Einsetzen der ersten Menstruation (Menarche) auf, bevor sich ein gleichmäßiges Hormonschema gebildet hat. Auch vor der Menopause werden sie als Folge normaler hormoneller Veränderungen immer häufiger. In einigen Fällen kommt es mehrere Jahre nach der Menopause noch einmal zu einem Eisprung.

SIEHE AUCH *Unfruchtbarkeit in Kapitel 13; Laparoskopie, Hysterektomie, Hysterosalpingo-Oophorektomie, Ovarektomie in Kapitel 16*

ERKRANKUNGEN DER EIERSTÖCKE

Eierstockerkrankungen führen häufig zu Unfruchtbarkeit, z. B. wenn der Eierstock nicht richtig auf die stimulierenden Hormone (Gonadotropine) aus der Hirnanhangdrüse reagiert. Dies ist z. B. beim Stein-Leventhal-Syndrom der Fall. Eine unzureichende Östrogensekretion führt zum Ausbleiben des Eisprunges (anovulatorischer Zyklus) und zur Störung des normalen Menstruationszyklus. Auch andere Arten von Eierstockzysten können den Eisprung stören.

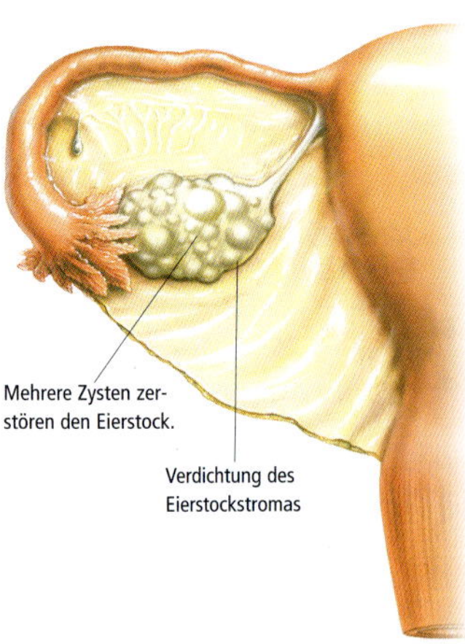

Eierstockzysten

Beim Stein-Leventhal-Syndrom entstehen aus Follikeln, die nicht platzen und somit keine Eier ausstoßen, zahlreiche, mit Flüssigkeit gefüllte Zysten in den Eierstöcken.

EIERSTOCKZYSTEN

Eierstockzysten sind relativ häufig und kommen bei Frauen aller Altersgruppen vor, auch bei Neugeborenen und Frauen nach den Wechseljahren. Die Zysten sind mit Flüssigkeit gefüllte Hohlräume, die aufgrund der Fehlentwicklung eines Eifollikels oder eines Gelbkörpers (ein herangereifter Eifollikel, der sein Ei abgestoßen hat) entstehen können.

Eierstockzysten treten in der Regel gehäuft und in beiden Eierstöcken auf. Sie enthalten eine wässrige oder blutige Flüssigkeit und sind normalerweise relativ klein, obwohl einige auch einen Durchmesser von 5 cm oder mehr erreichen können. Sie verursachen oft keine Beschwerden und verhindern auch den Eisprung nicht, doch sind Komplikationen nicht ungewöhnlich.

Zu ihnen zählen Schmerzen, Zyklus- und Ovulationsstörungen, die zu Unfruchtbarkeit führen können, übermäßiger Haarwuchs (Hirsutismus), Ruptur einer oder mehrerer Zysten sowie eine Degeneration von angrenzendem, gesundem Eierstockgewebe. Größere Zysten können die Blutversorgung des Eierstockes behindern oder sich verdrehen, was zum Verlust des Eierstockes führen kann.

Die Ursachen für diese Art von Eierstockzysten hängen mit einem Ungleichgewicht in der Produktion bestimmter Hypophysenhormone, den Gonadotropinen, zusammen, die die Funktion der Eierstöcke steuern.

Bei Frauen im gebärfähigen Alter können einige Komplikationen der Eierstockzysten durch Gewichtsabnahme reduziert werden. Auch Östrogen und/oder Gestagen oder ovulationsauslösende Medikamente können zur

Behandlung eingesetzt werden. In einigen Fällen ist eine Drainage oder operative Entfernung größerer Zysten oder sogar das Entfernen des ganzen Eierstocks erforderlich.

Bestimmte Arten von Eierstockzysten können erblich bedingt sein. Am bekanntesten ist das Stein-Leventhal-Syndrom, auch Syndrom der polyzystischen Ovarien genannt, das durch zahlreiche kleine Zysten und eine starke Verdichtung des Eierstockbindegewebes gekennzeichnet ist. Die Serumspiegel der männlichen Sexualhormone sind deutlich erhöht. (Sie werden zwar auch normalerweise in den Eierstöcken produziert, jedoch anschließend in Östrogene umgewandelt.)

Einige Formen von Eierstockzysten werden durch Endometriose (eine Erkrankung, bei der sich Gebärmutterschleimhaut auch außerhalb der Gebärmutter befindet) verursacht. Diese Zysten sind mit verschleppter Gebärmutterschleimhaut (Endometrium) ausgekleidet und werden als Schokoladen- oder Teerzysten bezeichnet, da sie eine zähflüssige, braune Substanz enthalten, die aus Blutungen in die Hohlräume der Zysten während der Menstruation stammt. Schokoladenzysten sind oft groß, treten gehäuft und an beiden Eierstöcken auf. Behandlungsmöglichkeiten sind eine Hormontherapie, die operative Entfernung der Zysten oder eine Laserbehandlung.

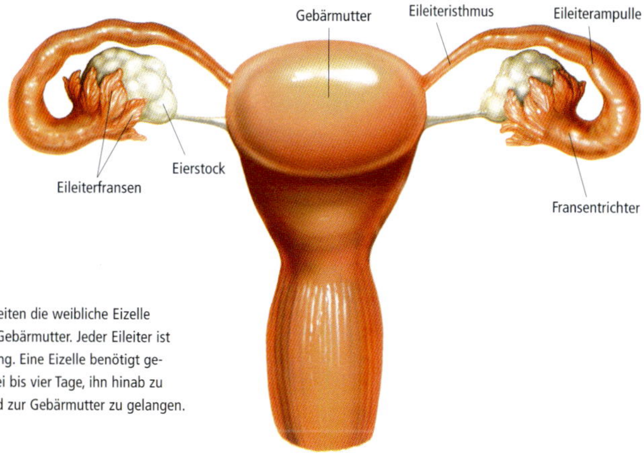

Eileiter

Die Eileiter leiten die weibliche Eizelle (Ovum) zur Gebärmutter. Jeder Eileiter ist ca. 13 cm lang. Eine Eizelle benötigt gewöhnlich drei bis vier Tage, ihn hinab zu wandern und zur Gebärmutter zu gelangen.

Es gibt auch verschiedene Arten von zystischen Eierstocktumoren, die im Gegensatz zu anderen Eierstockzysten bösartig werden können. Einer der häufigsten ist das Kystadenom (Ovarialkystom). Normalerweise ist nur ein Eierstock von zahlreichen winzigen, mit Schleim gefüllten Zysten befallen, in deren Mittelpunkt sich eine große Zyste befindet. Diese kann zu einer enormen Größe heranwachsen (20 kg und mehr) und zur Auftreibung des Bauches führen. Die Zyste kann entweder entleert oder operativ entfernt werden. In einigen Fällen muss der gesamte Eierstock entfernt werden. Andere zystische Eierstocktumoren erreichen nicht die enorme Größe eines unbehandelten Kystadenoms.

Follikelzyste

Nach der Degeneration einer Eizelle erfolgt im noch geschlossenen Graaf-Follikel, der die Eizelle umschließt, ein Umbau mit Flüssigkeitssekretion. Dies führt zur Bildung einer Eierstockzyste, die einen Durchmesser von bis zu 5 cm erreichen kann. Durch eine Follikelzyste kann es zu einer Verlängerung des Menstruationszyklus und starken Periodenblutungen kommen. Multiple Zysten (Stein-Leventhal-Syndrom) können zu Übergewicht, Hirsutismus, Unfruchtbarkeit und Ausbleiben der Regelblutung führen. Ist eine Zyste größer als 5 cm im Durchmesser, muss sie operativ entfernt werden.

Stein-Leventhal-Syndrom

Das Stein-Leventhal-Syndrom, auch Symptom der polyzystischen Ovarien genannt, ist eine Störung der Follikelbildung in den Eierstöcken, charakterisiert durch multiple Zysten, Ausbleiben der Regel, Fettleibigkeit, Unfruchtbarkeit und vermehrten Haarwuchs im Gesicht und am Körper.

Statt während des Eisprungs zu platzen, füllen sich die reifen Follikel mit Flüssigkeit und werden zu Zysten. Dadurch können die

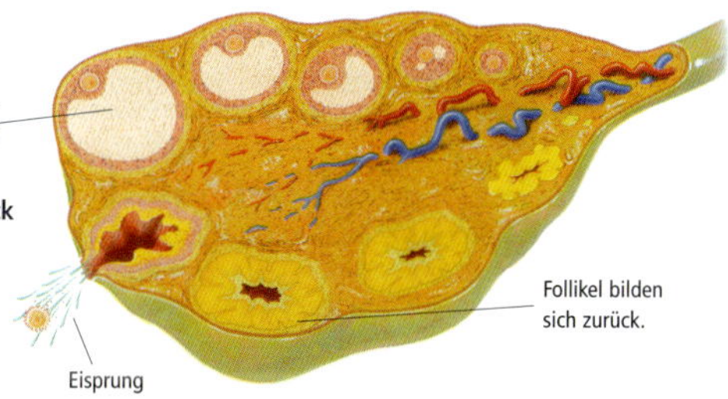

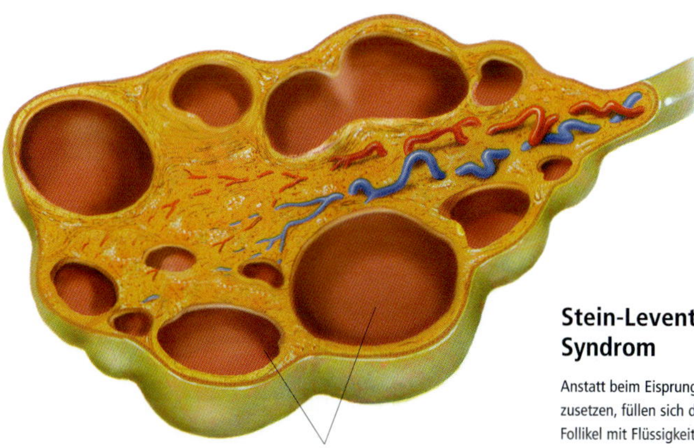

Stein-Leventhal-Syndrom

Anstatt beim Eisprung ein Ei freizusetzen, füllen sich die reifen Follikel mit Flüssigkeit und werden zu Zysten.

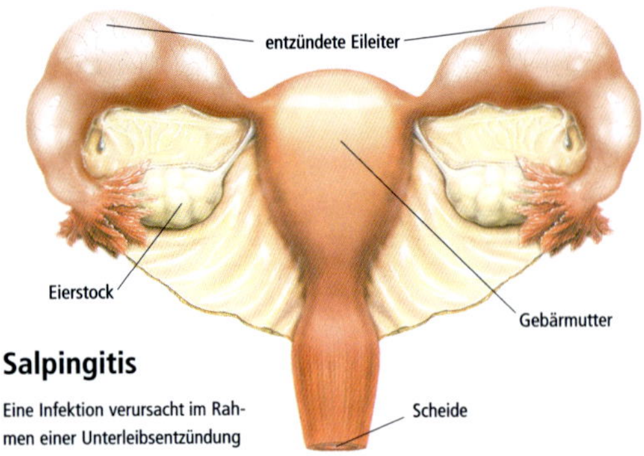

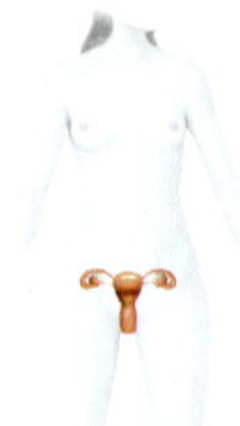

Salpingitis

Eine Infektion verursacht im Rahmen einer Unterleibsentzündung eine Entzündung der Eileiter.

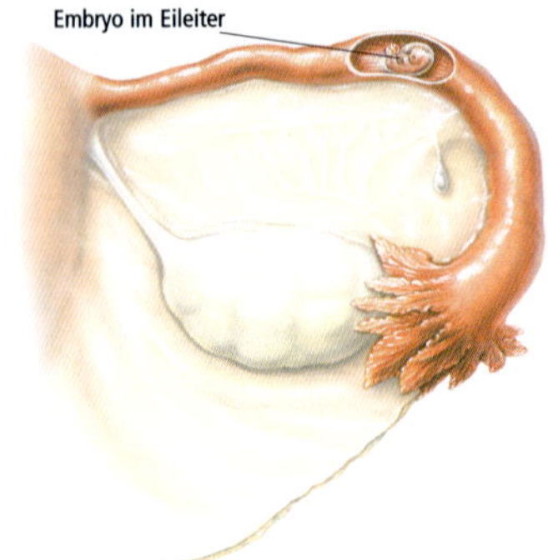

Eierstöcke auf die zwei- bis fünffache Größe anwachsen. Als Ursache dieser Krankheit, die meist bei jungen Mädchen und Frauen auftritt und erblich bedingt zu sein scheint, werden hormonelle Störungen vermutet.

Diese Krankheit kann u.a. mit oralen Kontrazeptiva behandelt werden. Eine Schwangerschaft ist mit und zum Teil auch ohne medizinische Hilfe möglich.

GONADENDYSGENESIE

Bei einigen Frauen sind die Eierstöcke nicht richtig entwickelt. Eine solche Fehlentwicklung (Gonadendysgenesie) tritt häufig im Zusammenhang mit Erbkrankheiten auf, z.B. dem Turner-Syndrom, bei dem die Eierstöcke nur bindegewebige Stränge ohne Follikel sind. Da kein Östrogen produziert wird, tritt keine Regelblutung ein, und es bilden sich keine sekundären Geschlechtsmerkmale wie Brüste oder Achsel- und Schambehaarung.

EIERSTOCKKREBS

Eierstockkrebs (Ovarialkarzinom) ist unter den gynäkologischen Karzinomen die häufigste Todesursache und kann in jedem Alter auftreten, wobei er bei Kindern selten ist.

Ovarialkarzinome werden häufig zu spät erkannt, da sie erst im fortgeschrittenen Stadium oder nach Ausbreitung auf andere Organe Beschwerden verursachen. Sie werden zwar oft unter dem Begriff Eierstockkrebs zusammengefasst, doch gibt es viele verschiedene Arten von Ovarialkarzinomen, die unterschiedliche Metastasierungsraten haben und unterschiedlich auf eine Therapie ansprechen. Es gibt sogar einen meist gutartigen, manchmal jedoch auch bösartigen Tumor, genannt Teratom, in dem sich Haut, Haare, Knorpel, schilddrüsenähnliches Gewebe und sogar Zähne befinden können.

Einige Krebsarten treten bevorzugt nach der Menopause auf und können zu Blutungen in den Wechseljahren führen. Oft metastasieren Karzinome anderer Organen in die Eierstöcke.

EILEITER

Jeder der beiden Eileiter führt von dem jeweiligen Eierstock, der an der Seitenwand des kleinen Beckens liegt, in die Gebärmutter.

Ihre Form erinnert ein wenig an ein Alphorn, mit einem schmalen Ende am Übergang zur Gebärmutter und einer breiten, trichterförmigen Endung in der Nähe des Eierstocks. Die anatomische Bezeichnung lautet denn auch tatsächlich Salpinx – die lateinische Bezeichnung für Trompete.

Die Eileiter transportieren die Eizelle zur Gebärmutter. Unmittelbar nach dem Geschlechtsakt können auch Spermien die Eileiter erreichen, wenn sie in die entgegengesetzte Richtung wandern. Tatsächlich findet die Befruchtung (Verschmelzung von Eizelle und Spermium) in vielen Fällen in den Eileitern statt. Die befruchtete Eizelle wird zum Embryo und wandert den Eileiter hinab, um sich in den Wänden der Gebärmutter einzunisten.

SIEHE AUCH *Weibliche Geschlechtsorgane in Kapitel 1; Fruchtbarkeit, Befruchtung, Schwangerschaft in Kapitel 13; Sterilisation, Tubenligatur, Empfängnisverhütung in Kapitel 16*

EILEITERERKRANKUNGEN

Die häufigste Eileitererkrankung ist eine Entzündung im Rahmen einer entzündlichen Beckenerkrankung. Eine solche Entzündung ist in 20 % der Fälle die Ursache für weibliche Sterilität.

Ektope Schwangerschaft

Bei einer ektopen Schwangerschaft nistet sich eine befruchtete Eizelle in den Wänden der Eileiter ein, statt zur Gebärmutter zu wandern. Die Schwangerschaft erscheint zunächst normal, bis starke Bauchschmerzen und vaginale Blutungen auftreten. Wird nicht schnell reagiert, kann dieser Zustand zu einem lebensgefährlichen Notfall werden.

SIEHE AUCH *Unfruchtbarkeit in Kapitel 13; Hysterosalpingografie, Hysterektomie, Laparoskopie, Hysterosalpingo-Oophorektomie in Kapitel 16*

EILEITERENTZÜNDUNG

Eine Eileiterentzündung (Salpingitis) tritt meist im Rahmen einer Unterleibsinfektion auf. Eine länger anhaltende Entzündung kann durch Verwachsungen der Eileiter zur Unfruchtbarkeit führen, da weder Spermien die Eizellen erreichen noch befruchtete Eizellen in die Gebärmutter gelangen können.

EILEITERSCHWANGERSCHAFT

Nistet sich der Embryo in den Wänden des Eileiters ein, spricht man von einer Eileiterschwangerschaft als Form einer ektopen Schwangerschaft (Extrauteringravidität).

Das Kind kann in der Regel nicht ausgetragen werden, da der Bedarf des Embryos sehr schnell über die vorhandene Blutversorgung hinauswächst und den Eileiter zerstören würde. In diesem Fall ist das Leben der Mutter ebenfalls gefährdet, da starke Blutungen in der Bauchhöhle auftreten und zu tödlichem Blutverlust führen können. In manchen Fällen ist ein chirurgischer Eingriff erforderlich, um den geschädigten Eileiter zu entfernen.

Glücklicherweise bleibt dabei der zweite Eileiter erhalten, sodass weitere Schwangerschaften möglich sind.

SCHEIDE

Die Scheide (Vagina) verbindet die Gebärmutter mit den äußeren Genitalien und liegt im unteren Beckenbereich und Beckenboden zwischen Harnblase und Mastdarm. Bei Mädchen, die noch keinen Geschlechtsverkehr hatten, ist die untere Vaginalöffung teilweise durch eine dünne Membran, das Jungfernhäutchen (Hymen), verschlossen. Die Scheidenwand besteht – von außen nach innen – aus einem stark ausgebildeten Muskel, Schleimhaut und einem angrenzenden Hohlraum. Der Hohlraum ist leicht nach hinten geneigt und liegt etwa im rechten Winkel zum Zervikalkanal, der die Vagina mit der Gebärmutterhöhle verbindet. Die Vagina enthält eine aus Zervixschleim bestehende Flüssigkeit und Plasma aus den Schleimhautkapillaren. Die äußere Öffnung des Gebärmutterhalses ragt in den oberen Bereich der Vagina hinein und ist vom Scheidengewölbe (Fornix) umgeben. Die Vagina wird durch Gebärmutterhalsbänder und Beckenbodenmuskeln in ihrer normalen Lage gehalten.

Die Vagina und die äußere Zervix können durch eine Ausweitung der Vaginalhöhle mit Hilfe eines Vaginalspiegels (Spekulum) untersucht werden.

Die Schleimhaut besteht aus glukogenreichem, mehrschichtigem, unverhornten Plattenepithel, dessen oberste Zellschichten ständig abgestoßen werden. Die abgelösten Zellen werden durch Bakterien (Lactobacillus) aufgespalten, die Bestandteil der Vaginalflora sind. Die daraus entstehende Milchsäure schützt vor Krankheitserregern.

Bei einer – z.B. durch die Verabreichung von Antibiotika bedingten – Zerstörung dieser Bakterien kann es zur Vermehrung der Hefepilze (*Candida albicans*) und dadurch zu einem Soor kommen. Die Symptome äußern sich in einer weißlichen Absonderung (Leukorrhö) und Juckreiz im Bereich der Vulva.

Da die Schleimhautzellen vor der Pubertät nur geringe Glykogenmengen enthalten, kommen Infektionen in diesem Alter relativ häufig vor. Auch nach der Menopause nimmt der Glykogenspiegel ab, und die dünner werdende Vaginalschleimhaut neigt verstärkt zu Infektionen und Reizungen, was schließlich zu einer atrophischen Vaginitis (Scheidenentzündung) in der Postmenopause führen kann. Die Behandlung erfolgt durch lokal wirksame oder oral verabreichte Östrogene.

SIEHE AUCH ***Weibliche Geschlechtsorgane, Sexualverhalten in Kapitel 1; Fruchtbarkeit, Geburt, Menstruation in Kapitel 13; Empfängnisverhütung, Künstliche Insemination in Kapitel 16***

JUNGFERNHÄUTCHEN

Bei einem weiblichen Säugling ist die Scheidenöffnung von einer dünnen Haut, dem Jungfernhäutchen oder Hymen, bedeckt, das in der Regel eine kleine Öffnung zum Durchfluss des Menstruationsblutes hat. Ein intaktes Hymen wurde früher als Beweis der Jungfräulichkeit angesehen, tatsächlich reißt das Hymen jedoch häufig, zumindest teilweise, durch sportliche Aktivitäten ein. Beim ersten Geschlechtsverkehr reißt es dann weiter ein, was zu Blutungen führen kann.

Mit der ersten Entbindung wird das Hymen vollständig zerstört. Fehlt die angeborene Öffnung im Hymen (Hymenalatresie), kommt es mit der ersten Menstruation zu einem Blutstau in der Vagina und periodisch sich verstärkenden Unterleibsschmerzen. Das Hymen muss dann durch einen Schnitt geöffnet werden.

LEUKORRHÖ

Alle Frauen haben einen gewissen Scheidenausfluss (*Fluor albus*), der relativ geruchlos ist. Diese Vaginalabsonderungen entstammen dem Gebärmutterhals (Zervix) und der Scheidenwand. Gewöhnlich sondern die Drüsen einen transparenten Schleim ab, der sich mit Bakterien, abgestoßenen Vaginalzellen und anderen Sekreten vermischt.

Die Menge des von den Zervixdrüsen abgesonderten Sekretes schwankt im Verlauf des Menstruationszyklus, ebenso die Konsistenz, die zäh-, dick- oder dünnflüssig sein kann. Die Absonderung ist durchsichtig, trüb oder gefärbt und nur selten, z.B. im Fall einer Infektion, übel riechend. Die Produktion hängt überwiegend von hormonellen Einflüssen ab, ein Östrogenüberschuss bewirkt beispielsweise einen übermäßigen Ausfluss.

Die Scheidensekretion vermehrt sich auch durch die Einnahme von Kontrazeptiva, eine Schwangerschaft oder sexuelle Erregung. Eine Hefepilzinfektion (Soor, Candidamykose), Geschlechtskrankheiten, bestimmte Medikamente und eine Reizung der Geschlechtsorgane können die Farbe, den Geruch, die Konsistenz und die Menge des Scheidenausflusses verändern. Ein vermehrter Scheidenausfluss geht häufig mit starkem Juckreiz einher. Liegt keine Infektion vor, ist keine Behandlung notwendig.

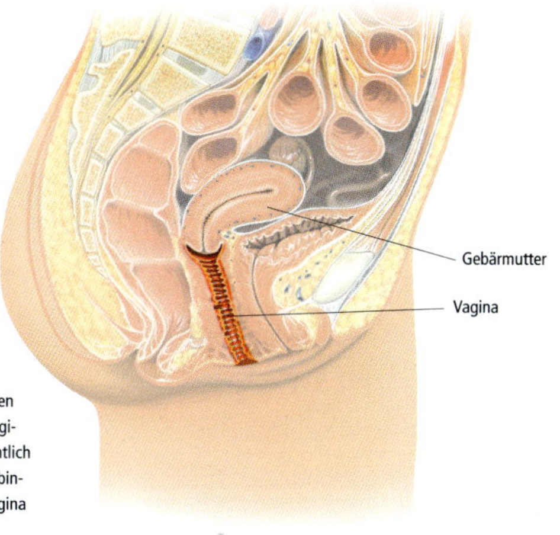

Scheide

Die Scheide verbindet die Gebärmutter mit den äußeren Geschlechtsorganen. Die Vaginalmuskeln sind außerordentlich dehnbar, sodass bei der Entbindung das Kind durch die Vagina hindurchtreten kann.

ERKRANKUNGEN DER SCHEIDE

Eine Entzündung ist die häufigste Scheidenerkrankung. Die Behandlung ist abhängig von der auslösenden Ursache. Scheidentumoren sind selten und entstehen in der Regel erst nach den Wechseljahren.

SIEHE AUCH ***Unfruchtbarkeit in Kapitel 13; Pap-Test in Kapitel 16***

SCHEIDENENTZÜNDUNG

Die Scheidenentzündung (Vaginitis, Kolpitis) ist ein häufiges Frauenleiden, das sich in einem farblosen Ausfluss sowie einer Reizung und Rötung der Scheide äußert. Die spezifische Vaginitis wird durch einen Reizstoff oder ein Bakterium verursacht und tritt vorwiegend bei Frauen im gebärfähigen Alter auf. Bei Frauen in der Prä- und Postmenopause ist der Östrogenspiegel relativ niedrig und die Scheidenschleimhaut äußerst anfällig für Schadstoffe. In diesen Fällen kann es zu einer unspezifischen Vaginitis kommen, deren genaue Ursache nicht erkennbar ist.

Bei jungen Frauen ist die Vaginitis oftmals auf einen durch eine Hefepilzinfektion (Candidamykose) bedingten Soor zurückzuführen. Hefepilze werden gewöhnlich nicht durch Geschlechtsverkehr übertragen, sondern durch einen Bakterienmangel verursacht, der nach der Verabreichung von Antibiotika einsetzt. Besonders anfällig sind auch Diabetiker und Schwangere. Die Infektion wird mit Antimykotika behandelt. Eine Scheidenentzündung kann jedoch auch durch eine – meist durch Geschlechtsverkehr übertragene – Bakterien- und Protozoeninfektion ausgelöst werden.

Die Scheidenschleimhaut bildet sich nach der Menopause zurück. Da das in geringeren Mengen produzierte Glykogen für die Aufrechterhaltung eines sauren ph-Wertes unzureichend ist, neigt die Scheide verstärkt zu Infektionen und Reizungen und folglich zu einer atrophischen Vaginitis (senile Kolpitis).

Symptome sind kleine Geschwüre, die häufig in Verbindung mit blutigen Absonderungen, Juckreiz und anderen Entzündungszeichen auftreten. Die Geschwürbildung kann zu Verwachsungen zwischen den Scheidenwänden und schließlich zu einem partiellen Verschluss der Scheidenhöhle führen. Behandelt wird mit einem Östrogenpessar oder einer Hormonersatztherapie.

Bartholini-Drüsen

Normalerweise sind die Bartholini-Drüsen nicht zu sehen. Bei einem Verschluss des Ausführungsganges kann sich jedoch eine schmerzhafte Zyste bilden, die dann als Vorwölbung sichtbar ist.

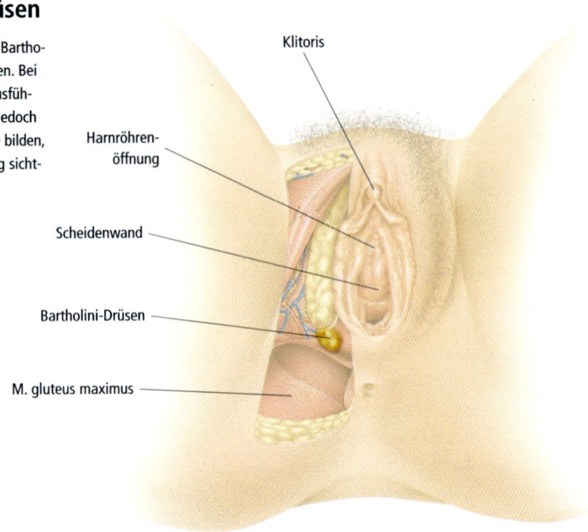

SCHEIDENTUMOR

Im faserigen Bindegewebe der Scheidenwand oder aus Fragmenten des Embryonalgewebes können sich gutartige Tumoren bilden. Diese Tumoren werden operativ entfernt, wenn sie Blutungen, Absonderungen oder lokale Reizungen hervorrufen. Bösartige Wucherungen sind oftmals Metastasen (bösartige Tochtergeschwulste) eines Primärtumors, der sich in einem anderen Körperteil entwickelt hat. Primärkarzinome treten vorwiegend in der Postmenopause auf und werden durch Bestrahlung oder durch eine operative Entfernung der Karzinome oder der gesamten Vagina und gegebenenfalls auch angrenzender Organe behandelt. Bei jungen Frauen unter 25 Jahren, deren Mütter in den ersten Monaten der Schwangerschaft mit dem synthetischen Östrogen Diethylstilbestrol behandelt worden waren, kann es zur Entwicklung eines primären Adenokarzinoms in der Scheide kommen.

Vulva

Der Begriff Vulva umfasst die äußeren weiblichen Geschlechtsorgane, u. a. die großen Schamlippen, die kleinen Schamlippen, den Schamberg (Mons pubis) und die Klitoris.

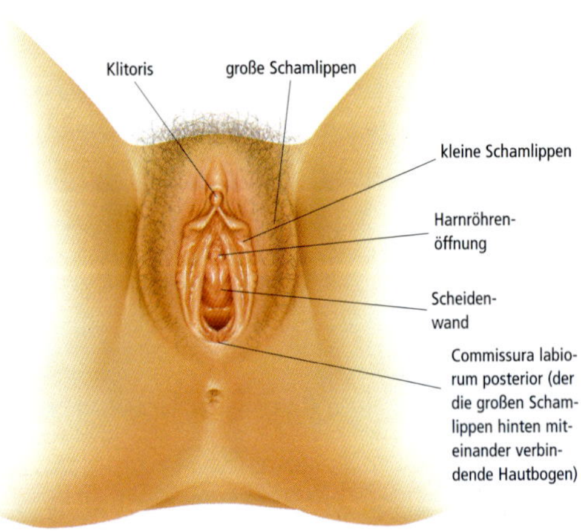

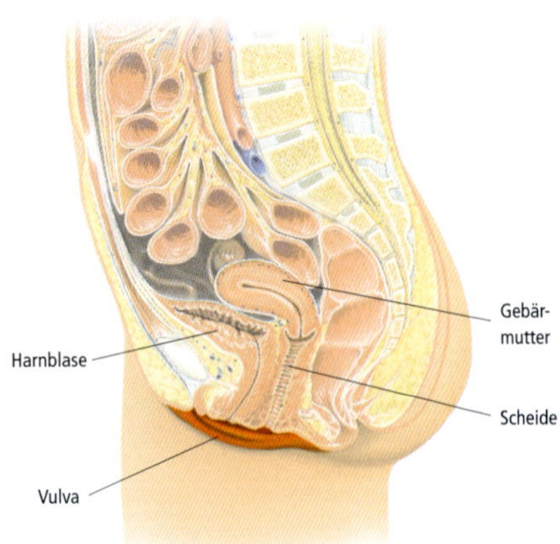

SCHEIDENPROLAPS

Ein Scheiden- oder Vaginalprolaps kann mit einem partiellen Vorfall der Harnblase einhergehen, die aufgrund einer Gewebeschwäche in der Scheidenwand nach unten gedrückt wird (Zystozele). Eine Zystozele kann Schwierigkeiten beim Wasserlassen hervorrufen und sollte operativ behandelt werden.

SCHEIDENFISTEL

Eine Fistel ist ein unnatürlicher Verbindungsgang von einem inneren Organ zur Körperoberfläche oder zwischen zwei Organen und kann durch eine Verletzung oder Entwicklungsstörung entstehen. Scheidenfisteln sind auf eine angeborene Fehlbildung, auf ein Operations- oder Unfalltrauma oder auf übermäßige Bestrahlung zurückzuführen. Zwischen der Scheide und der Harnblase verlaufende Fisteln führen zu beständiger Inkontinenz mit körperlichen Schäden. Außerdem ist das Wohlbefinden der betreffenden Person stark beeinträchtigt. Fisteln werden meist operativ verschlossen, in manchen Fällen schließen sie sich allerdings von selbst, wenn die Harnblase – bei Bauchlage der Patientin – drainiert (entleert) wird. Über Fisteln kann die Scheide auch mit Darmabschnitten, beispielsweise mit dem Mastdarm (Mastdarm-Scheidenfistel), verbunden sein.

SCHEIDENKRAMPF

Ein Scheidenkrampf (Vaginismus) ist eine schmerzhafte, unwillkürliche Kontraktion der den Scheideneingang umgebenden Muskeln, die eine Penetration (nahezu) unmöglich macht. In den meisten Fällen ist Vaginismus auf psychologische Ursachen – wie Angst vor koitalem Geschlechtsverkehr oder einer Schwangerschaft – zurückzuführen. Es kann jedoch auch ein Trauma (z. B. Vergewaltigung, schwere Geburt, Schmerzen beim ersten Penetrationsversuch, verfrühter Geschlechtsverkehr nach einer Unterleibsoperation) zugrunde liegen. Ein Scheidenkrampf kann auch dann auftreten, wenn die Frau ein starkes sexuelles Verlangen verspürt, auf nicht koitale Reize anspricht und zum klitoralen Orgasmus fähig ist.

Wenn der Vaginismus nicht organisch bedingt ist, wird er mit Hilfe einer Psychotherapie behandelt, in der die den Scheidenkrampf auslösenden Ängste abgebaut werden. Auch eine allmähliche Dilatation des Scheideneinganges kann sich als hilfreich erweisen.

VULVA

Die äußeren weiblichen Geschlechtsorgane werden als Scham (Vulva) bezeichnet. Die Vulva umfasst die großen Schamlippen *(Labia majora pudendi)*, paarig angelegte Falten, die innen fettreich und außen von Haut und Schamhaar bedeckt sind. Die großen Schamlippen bedecken die kleinen Schamlippen *(Labia minora pudendi)*, Hautfalten, die den Scheidenvorhof – mit Scheideneingang, äußerer Harnröhrenöffnung und Schleim produzierenden Drüsen – auf beiden Seiten umschließen. Die Klitoris (Kitzler) ist der dem Penis entsprechende, erektile und empfindliche Teil der Vulva und wird von den Falten der kleinen Schamlippen umschlossen. In manchen Kulturen werden diese Geschlechtsorgane bei der weiblichen Beschneidung mehr oder weniger vollständig entfernt. Die Folgen sind oft tödliche Infektionen, Probleme beim Wasserlassen, bei einer Entbindung und beim Geschlechtsverkehr.

SIEHE AUCH ***Weibliche Geschlechtsorgane, Sexualverhalten in Kapitel 1***

BARTHOLINI-DRÜSEN

Die Bartholini-Drüsen sind Sekretdrüsen auf beiden Seiten der Vaginalöffnung an der Innenseite der kleinen Schamlippen.

Ist der Ausführungsgang einer Bartholini-Drüse blockiert, kann es zu einer Schwellung der Drüse und Ausbildung einer Bartholini-Zyste kommen. Symptome sind Spannungsgefühl und Beschwerden in der Scheide, vor allem beim Geschlechtsverkehr.

Die Drüse kann sich entzünden und einen schmerzhaften Abszess bilden (Bartholini-Abszess).

Wenn Beschwerden oder eine Entzündung eine Behandlung erforderlich machen, kann die Drüse chirurgisch entfernt werden. Der Eingriff kann unter örtlicher Betäubung in einer gynäkologischen Praxis vorgenommen werden.

KLITORIS

Die Klitoris ist ein Teil des äußeren weiblichen Genitales und entspricht dem Penis des Mannes. Der Schaft der Klitoris ist ungefähr 1 cm lang.

Sie liegt etwa 1–2 cm oberhalb der äußeren Öffnung der Harnröhre, durch die der Urin aus der Blase fließt. Die Spitze der Klitoris hat eine Eichel (Glans), die normalerweise von einer dünnen Hautfalte (Vorhaut oder Präputium) verborgen ist.

Die Vorhaut der Klitoris ist eine Verlängerung der kleine Schamlippen, die sich beidseits der Vagina befinden. Ähnlich wie der Penis ist auch die Klitoris sehr empfänglich für sexuelle Stimulation.

ERKRANKUNGEN DER VULVA

Hauterkrankungen, beispielsweise Entzündungen oder Reizungen, treten auch an der Vulva auf. Sie werden entweder (direkt) durch Reizstoffe oder (indirekt) durch Absonderungen des Scheiden- oder Harntraktes verursacht. Vulvakarzinome machen etwa 5 % aller Genitalkarzinome aus und werden gewöhnlich mit Bestrahlungen oder einer Operation behandelt.

VULVITIS

Die äußeren weiblichen Geschlechtsorgane werden unter dem Begriff Vulva (Scham) zusammengefasst. Vulvitis bezeichnet eine Entzündung oder Irritation (Reizung) im Schambereich und wird u.a. durch örtliche Entzündungen, allergische Reaktionen oder Hautirritationen aufgrund von Scheidenabsonderungen oder Störungen des Harntraktes verursacht. Eine Vulvitis kann auch die Folge von Hautveränderungen an der Vulva sein, bedingt durch den Rückgang der Östrogenproduktion in der Menopause.

VULVOVAGINITIS

Die Vulvovaginitis ist die Folge eines Ausflusses aufgrund einer Scheidenentzündung oder Infektion, wodurch eine Sekundärreizung der Vulva, der äußeren weiblichen Geschlechtsorgane, hervorgerufen wird. Bei Frauen im gebärfähigen Alter wird eine Vulvovaginitis in vielen Fällen durch eine Pilzinfektion (Soor) verursacht. Eine Vulvovaginitis bei Kleinkindern ist möglicherweise auf eine Infektion oder Irritation wegen eines in der Scheide befindlichen Fremdkörpers zurückzuführen.

DAMM

Der Damm ist eine Bindegewebs- und Muskelschicht am männlichen und weiblichen Beckenboden. Er stützt die darüber liegende Beckenbodenmuskulatur und enthält den Harnröhren- und Afterschließmuskel. Während der Entbindung kommt es häufig zu einem Dammriss, der zu einem Scheidenprolaps führen kann.

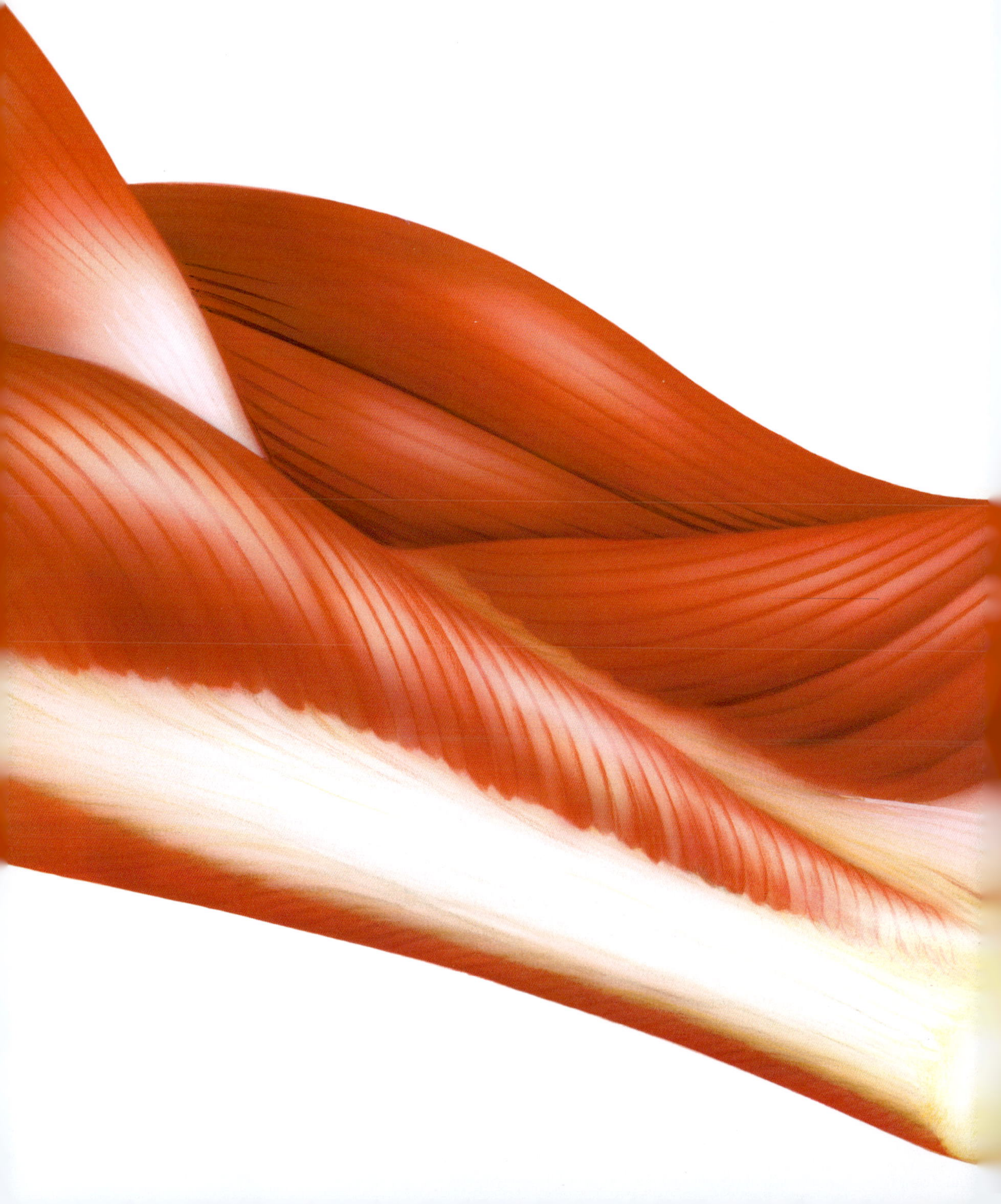

KAPITEL 8

Schultern, Arme und Hände

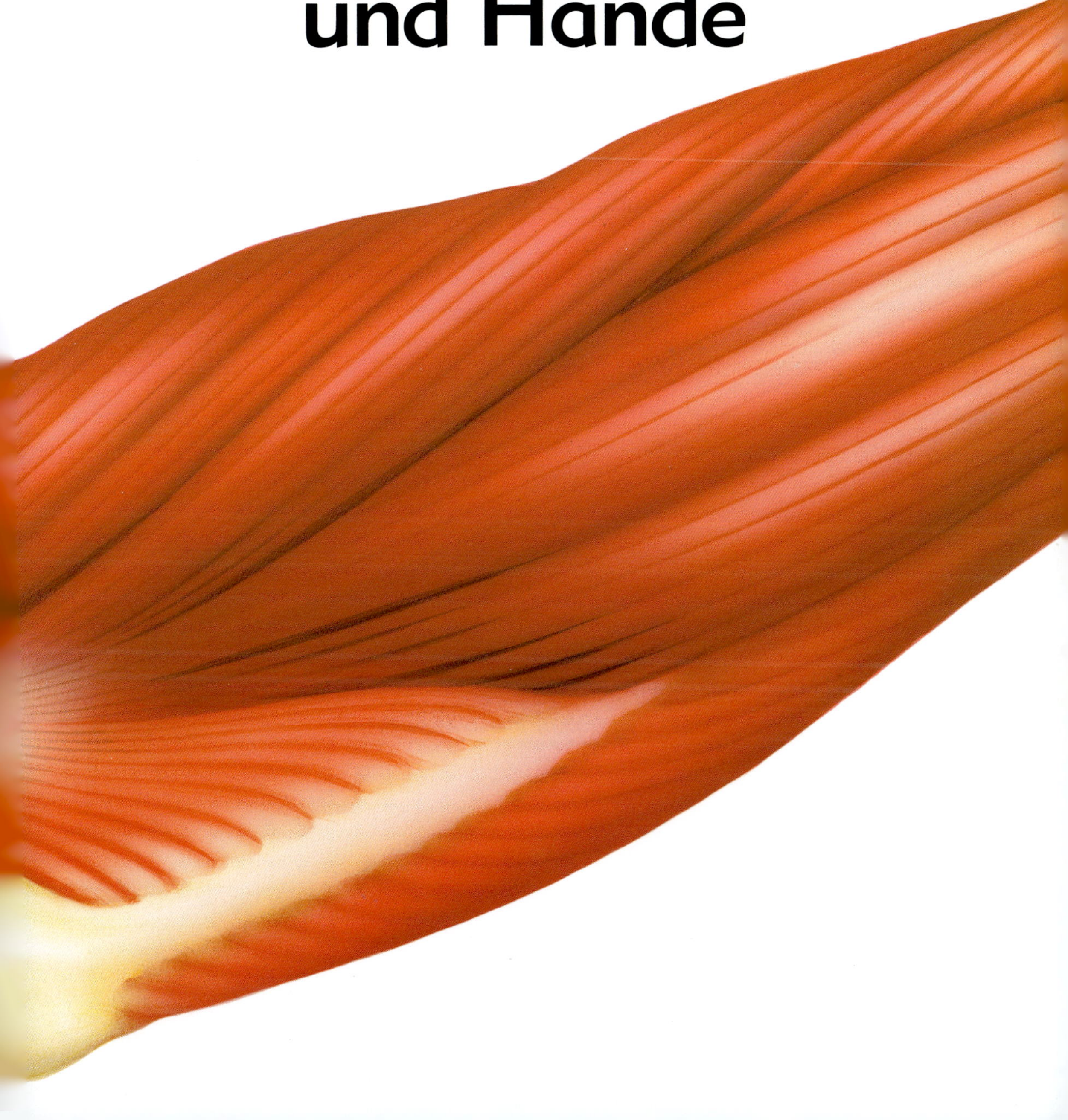

ARM

Der Arm, die obere Extremität, erstreckt sich von der Schulter bis zum Handgelenk. Er besteht aus zwei Teilen, dem Oberarm zwischen Schulter und Ellbogen und dem Unterarm zwischen Ellbogen und Handgelenk. Die ganze Extremität ist äußerst beweglich und verleiht der Hand so viel Spielraum, dass sie die meisten Körperstellen erreichen und Werkzeuge bedienen kann.

OBERARM

Der Oberarm enthält einen Knochen, den Oberarmknochen (Humerus), der mit dem Schulterblatt (Skapula) über das Schultergelenk verbunden ist. In diesem Kugelgelenk gleitet der Gelenkkopf des Oberarmknochens in der Gelenkpfanne des Schulterblattes. Die Form des Gelenkes macht den Oberarm sehr beweglich.

Das Schultergelenk wird durch Bänder und die lange Bizepssehne, die durch die Gelenkpfanne verläuft, verstärkt. Für die Bewegung der Schulter wichtige Muskeln sind der Deltamuskel *(M. deltoideus)*, der auf Arm und Schulter eine Wölbung bildet, und eine Gruppe von vier Muskeln, die man Rotatorenmanschette nennt. Diese helfen bei Hebung und Drehung des Armes und tragen zur Stabilität des Schultergelenkes bei. Die Seh-

Armknochen

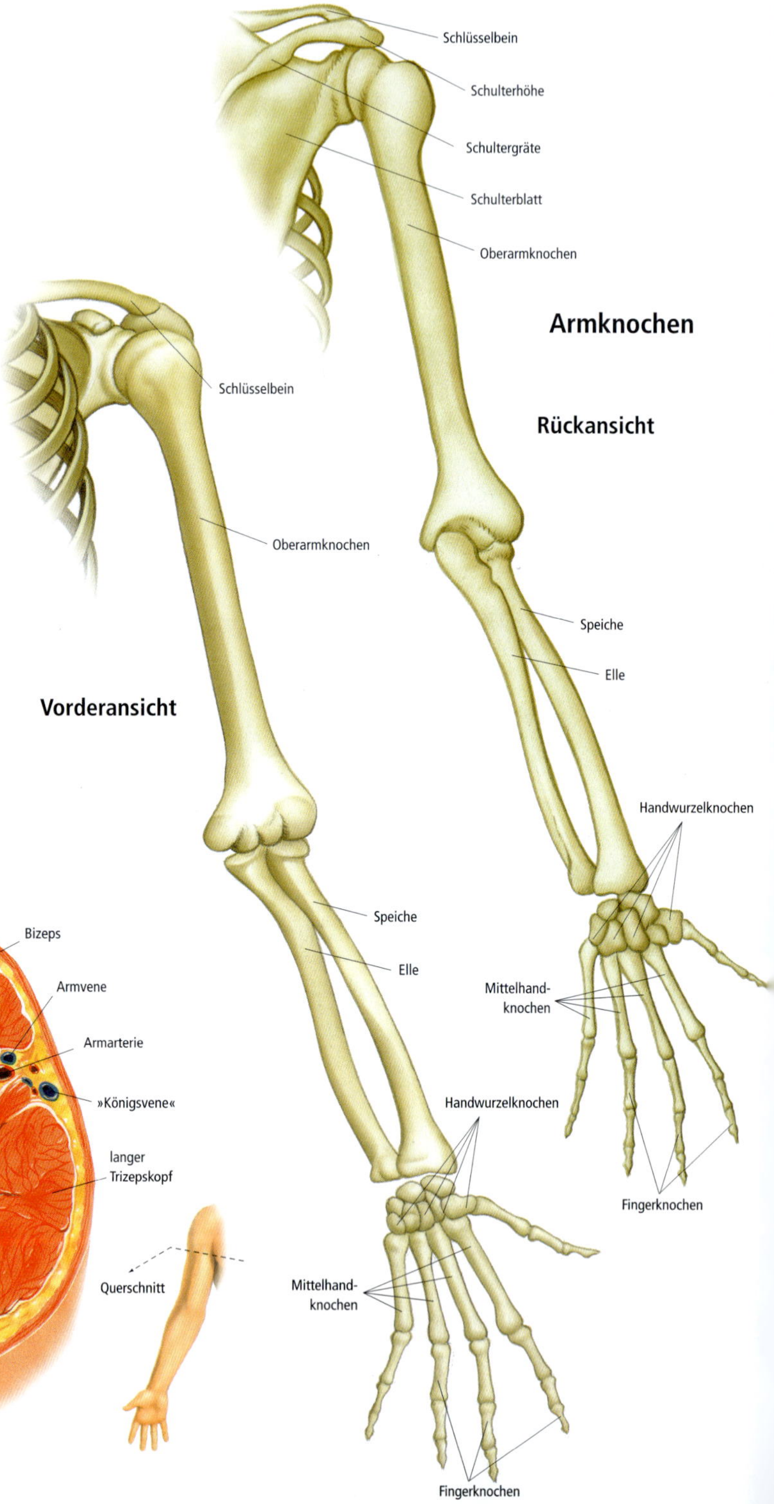

Arm – Querschnitt

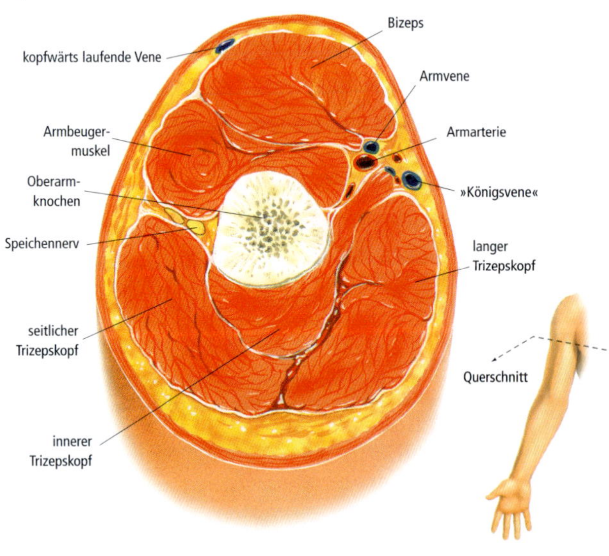

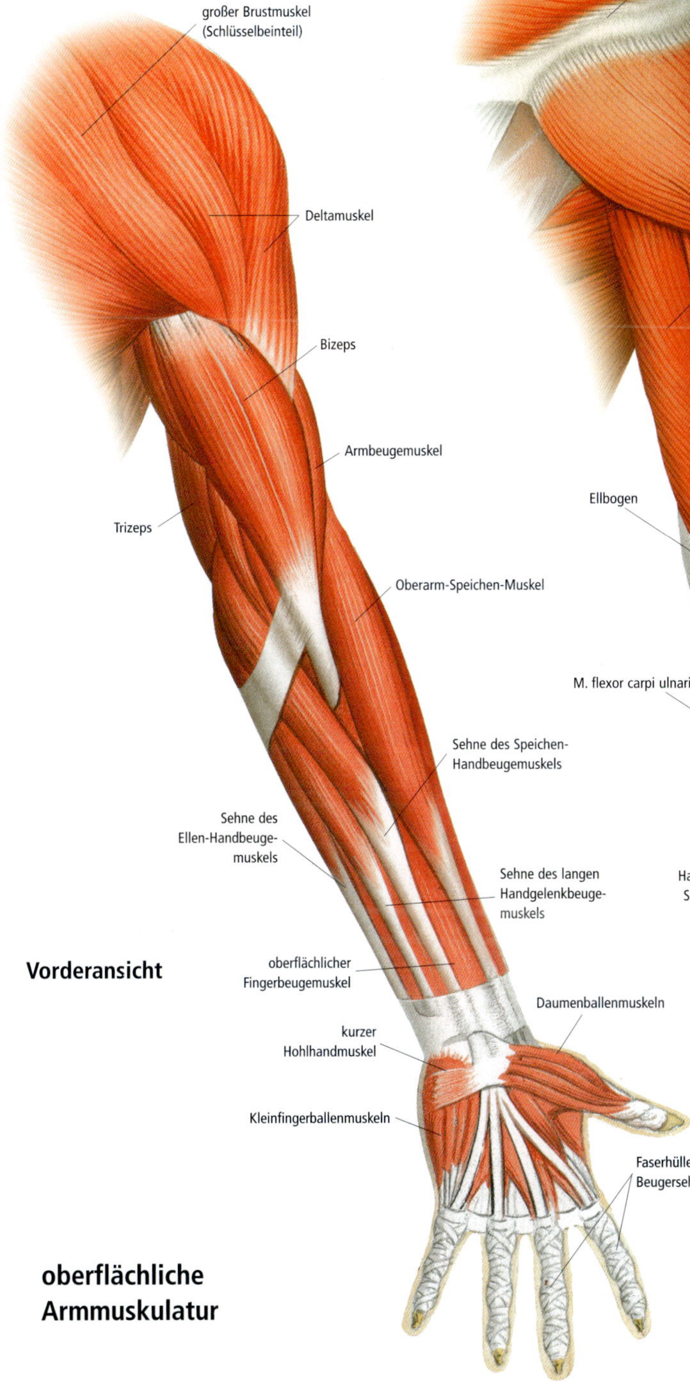

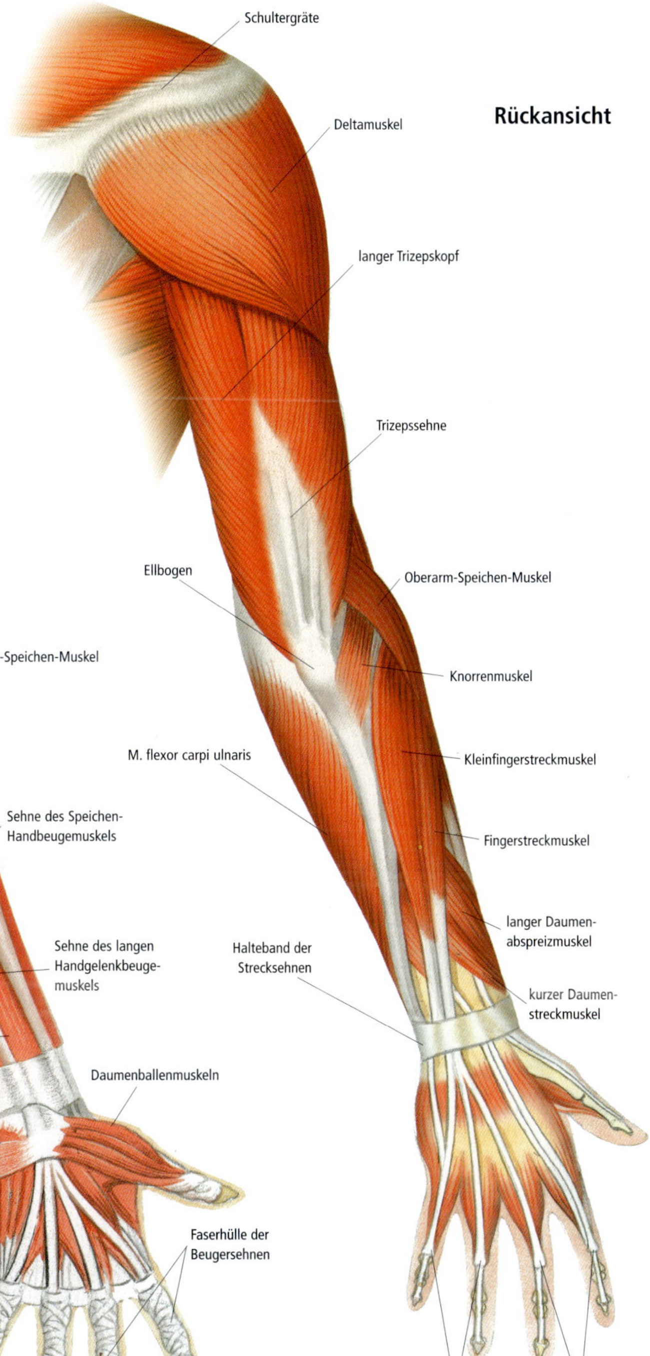

oberflächliche Armmuskulatur

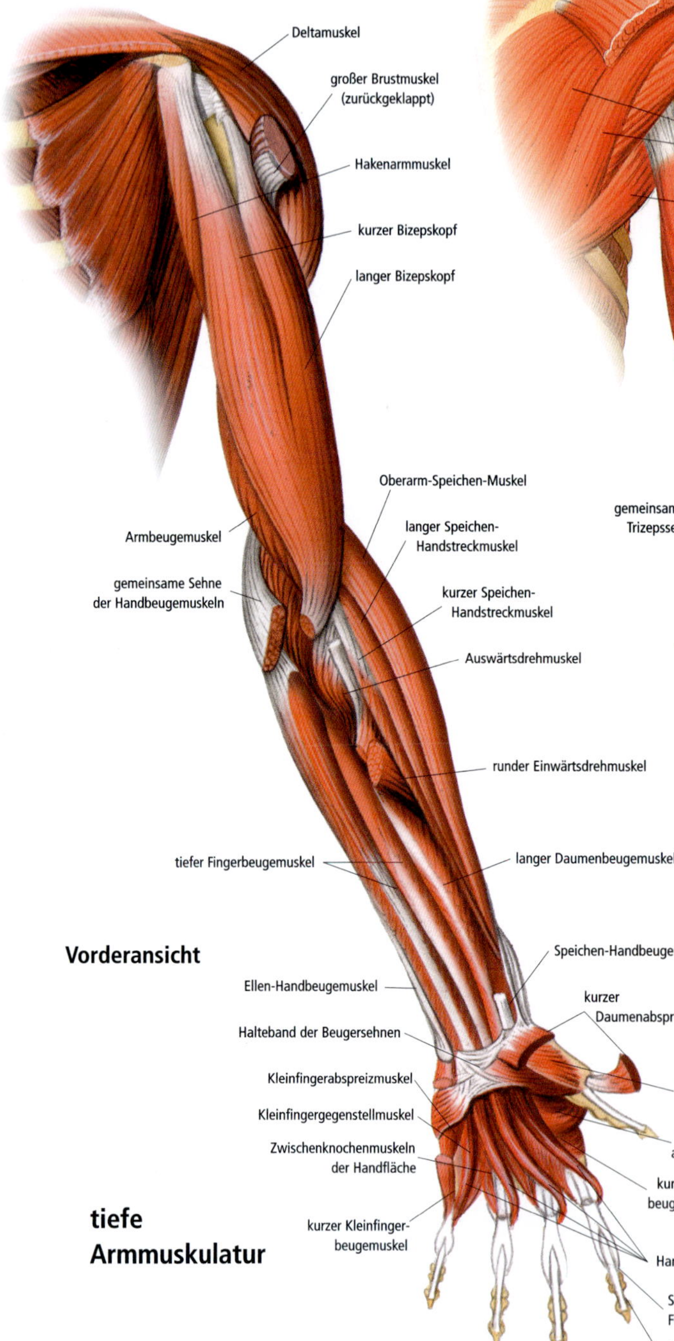

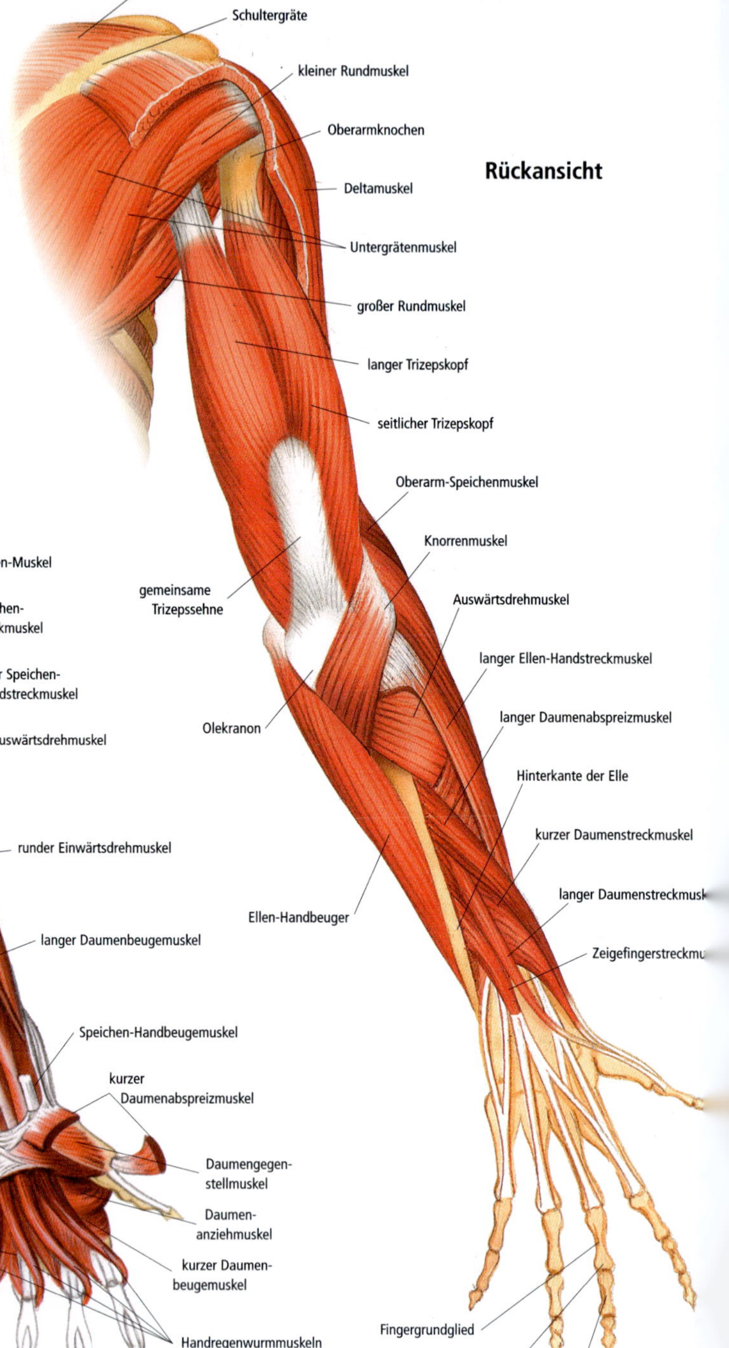

tiefe Armmuskulatur

ne des Obergrätenmuskels (*M. supraspinatus*), eines der Muskeln der Rotatorenmanschette, kann sich entzünden, da sie unter einem knöchernen Vorsprung des Schulterblattes verläuft. Diese Entzündung verursacht Schmerzen bei der Hebung des Armes in eine bestimmte Position. Das Schultergelenk ist sehr instabil und kann durch einen direkten Schlag auf die Schulter, wie es beim Sport vorkommt, leicht ausgerenkt werden.

Direkt unter der Schulter, zwischen Rumpf und Oberarm, liegt die Achselhöhle. Durch diesen Bereich verlaufen Blutgefäße und Nerven zur Versorgung des Armes. Außerdem enthält sie Lymphknoten, die Lymphflüssigkeit aus Arm, Hand und Brust aufnehmen. Diese Knoten können anschwellen, beispielsweise als Folge einer Infektion in der Hand. Außerdem können sich dort bei Brustkrebs Metastasen bilden. Werden sie bei einer Brustamputation mit entfernt, kann dies wegen des gestörten Lymphabflusses zu einer Schwellung des Armes führen.

Die Hauptarterie des Armes, die Armarterie (*A. brachialis*), beginnt oben am Arm und verläuft an seiner Innenseite bis an die Beugeseite des Ellbogens. Bei Brüchen des Oberarmknochens kann sie oder der Speichennerv (*N. radialis*), der um die Rückseite des Oberarmknochens verläuft, verletzt werden.

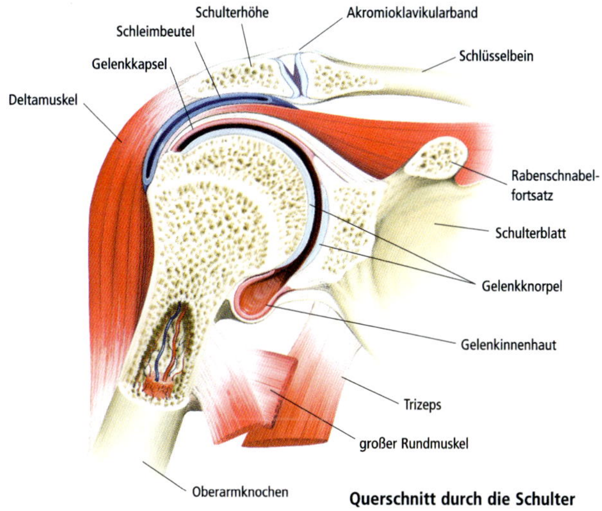

Querschnitt durch die Schulter

Eine lockere Kapsel, die mit Synovialschleim ausgekleidet ist, verbindet den Oberarmkopf mit der Gelenkpfanne des Schulterblattes. Die Gelenkinnenhaut (Synovia) produziert geringe Mengen an Gelenkschmiere, die den Knorpel überzieht und die Reibung im Gelenk herabsetzt. Eine Schädigung der Gelenkinnenhaut oder des Gelenkknorpels kann zu Schulterschmerzen und Steifigkeit führen.

ELLBOGEN

Das Ellbogengelenk trennt den Oberarmknochen von den zwei Knochen des Unterarmes, der Speiche und der Elle. Es handelt sich um ein relativ stabiles Scharniergelenk, das Beuge- und Streckbewegungen ermöglicht. Zu den für die Beugung wichtigen Muskeln gehören der zweiköpfige Oberarmmuskel (Bizeps, *M. biceps brachii*) und der Armbeuger (*M. brachialis*), während der dreiköpfige Oberarmstrecker (Trizeps, *M. triceps brachii*) hauptverantwortlich für die Streckung ist. Die Ellbogenspitze wird durch einen Vorsprung der Elle gebildet, den man Olekranon nennt. Dieser Ellbogenhöcker ist durch einen Schleimbeutel geschützt, der sich entzünden und anschwellen kann.

Am Ellbogen teilt sich die Armarterie in Ellen- und Speichenarterie und versorgt so Unterarm und Hand. Die dicht unter der Haut liegenden Venen in der Ellenbeuge werden gerne zur Blutentnahme verwendet.

Durch die Ellbogenregion verlaufen zudem drei wichtige Nerven: der Ellennerv (*N. ulnaris*), der Mittelnerv (*N. medianus*) und der Speichennerv (*N. radialis*). Sie sind für Gefühl und Bewegung von Unterarm und Hand zuständig. Der Ellennerv ist am Ellbogengelenk, wo er direkt unter der Haut verläuft, besonders verletzungsgefährdet. Schon ein stärkeres Klopfen in diesem Bereich bewirkt, dass ein stechender Schmerz den Arm hinabschießt (Musikantenknochen).

UNTERARM

Die zwei Knochen des Unterarmes, Elle und Speiche, reichen vom Ellbogen bis zum Handgelenk. Die Gelenke an beiden Enden erlauben eine Drehung des Unterarmes, welche die Handflächen nach oben (Supination) oder unten (Pronation) dreht. Beim Öffnen eines Schraubverschlusses verwendet man die Supination, beim Zudrehen einer Schraube die Pronation. Bei beiden Bewegungen dreht sich die Speiche um die Elle. Das Gelenk zwischen Elle und Speiche kann besonders bei kleinen Kindern am Ellbogen ausgerenkt werden (Radiusköpfchenluxation), wenn das Kind abrupt am Arm nach oben oder vorn gezogen wird. Meist kann ein Arzt das Problem leicht beheben.

Am Unterarm befinden sich die Muskeln, die für die Bewegungen der Hand zuständig sind. Die Mehrzahl der starken Muskeln zum Greifen von Gegenständen oder zum Ballen der Faust (Beugemuskeln) liegen an der Beugeseite des Unterarmes. Die Streckmuskeln zum Strecken der Finger liegen hingegen an der Streckseite. Zu starker Gebrauch dieser Muskeln kann Schmerzen verursachen: Beim so genannten Tennisarm (*Epicondylitis lateralis*) entzündet sich die Ansatzstelle der Streckmuskeln, während beim »Golfer-Arm« (*Epicondylitis medialis*) die Beugemuskeln betroffen sind. Gegen beide Beschwerden helfen Ruhe und Krankengymnastik. Die langen Sehnen dieser Beuge- und Streckmuskeln der Finger verlaufen durch das Handgelenk und können dort durch Schnitte verletzt werden. Bei zu starkem Gebrauch (z.B. beim Maschineschreiben) können Sehnenscheidenentzündungen (*Tendovaginitis*) auftreten.

Der Unterarm wird durch zwei Arterien versorgt, die dem Verlauf der Knochen folgen. Vor allem an der Speiche kann man nahe am Handgelenk leicht den Puls ertasten, wenn man die Arterie gegen den darunter liegenden Knochen drückt.

Einer der häufigsten Knochenbrüche ist ein handgelenksnaher Speichenbruch (distale Radiusfraktur). Die Ursache ist meist ein Sturz auf den ausgestreckten Arm, wobei es oft zu Fehlstellungen der gebrochenen Speichenenden kommt. Zur Behandlung muss der Bruch gerichtet und in einem Gipsverband ruhig gestellt werden.

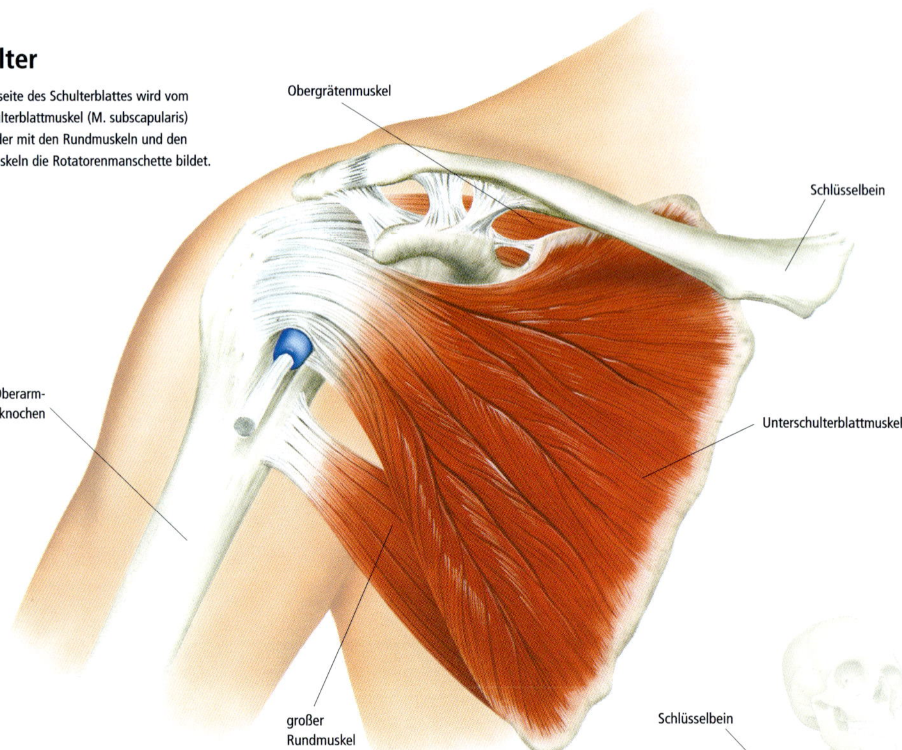

Schulter

Die Unterseite des Schulterblattes wird vom Unterschulterblattmuskel (M. subscapularis) bedeckt, der mit den Rundmuskeln und den Grätenmuskeln die Rotatorenmanschette bildet.

SCHULTER

Zur Schulter gehören drei Knochen – das Schlüsselbein (Klavikula), das Schulterblatt (Skapula) und der Oberarmknochen (Humerus) – die dazugehörigen Gelenke und Muskeln sowie alle Nerven und Blutgefäße zum und vom Arm.

Der Arm ist über den Schultergürtel, der aus Schlüsselbein und Schulterblatt besteht, am Rumpf befestigt. Das Schlüsselbein dient als Strebe, die den Arm von der Körpermitte fern hält. Es ist über Gelenke mit dem Brustbein (Sternum) und dem Schulterblatt verbunden. Das Schulterblatt ist ein platter, dreieckiger Knochen. Es ist zum größten Teil in Muskeln eingebettet, hat jedoch eine in die Schulterhöhe (Akromion) auslaufende Schultergräte, die vom Rücken in Richtung Schulter spürbar ist.

WICHTIGSTE KNOCHEN DES SCHULTERGÜRTELS

Der Schultergürtel wird von den beiden Schlüsselbeinen, den Schulterblättern und den Oberarmknochen gebildet.

SIEHE AUCH *Skelettsystem in Kapitel 1*

SCHLÜSSELBEIN

Das Schlüsselbein ist ein kurzer, horizontal über dem Brustkorb liegender Knochen. Er ist jeweils mit dem Brustbein und dem Schulterblatt verbunden. Das Schlüsselbein stabilisiert die Schultern.

In der Kindheit kommen Schlüsselbeinbrüche durchaus häufig vor. Normalerweise werden sie durch einen Sturz auf die ausgestreckte Hand oder auf die Schulter verursacht. Nach dem Sturz hängt der Arm auf der verletzten Seite schlaff herab und an der gebrochenen Stelle kann man eine Beule oder Delle fühlen bzw. sehen.

Die Behandlung besteht in der Stabilisierung des Schlüsselbeines mit einem Rucksackverband, der die Schultern zurückhält und dafür sorgt, dass die gebrochenen Enden des Schlüsselbeines zusammenwachsen und heilen. Bis zur völligen Verheilung dauert es acht bis zwölf Wochen. Ein Schlüsselbeinbruch ist auch recht häufig bei Neugeborenen zu beobachten. Der Knochen bricht beim Durchtritt des Kindes durch den engen Geburtskanal. Eine Behandlung ist in diesem Fall nicht nötig, der Bruch heilt innerhalb einiger Wochen von selbst.

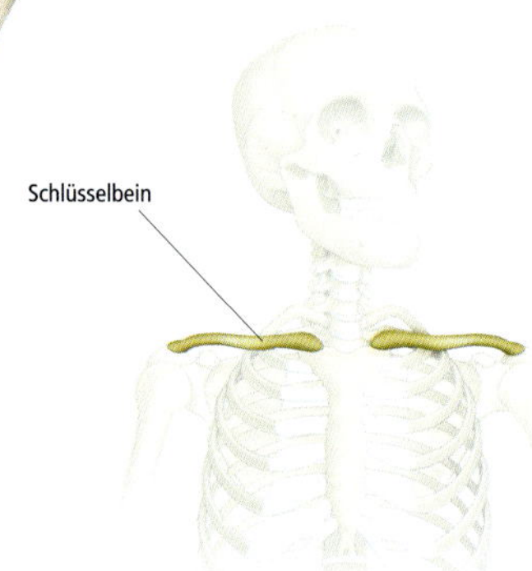

Schlüsselbein

Das Schlüsselbein stabilisiert das Schultergelenk. Es ist an einem Ende gelenkig mit dem Schulterblatt und am anderen Ende gelenkig mit dem Brustbein verbunden.

SCHULTERBLATT

Das Schulterblatt (Skapula) bildet den hinteren Teil der Schulter. Es ist ein dreieckiger, flacher Knochen mit mehreren Vorsprüngen, der über die Schulterhöhe gelenkig mit dem äußeren Ende des Schlüsselbeines verbun-

Schulterblatt – Rückansicht

Jedes Schulterblatt ist mit dem Oberarmknochen und dem Schlüsselbein verbunden.

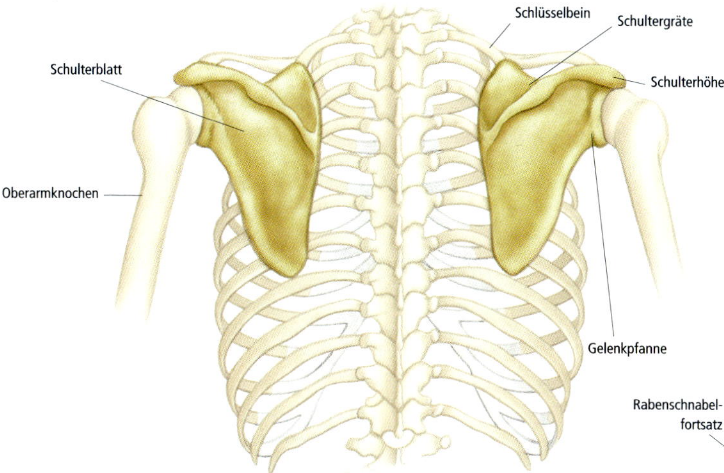

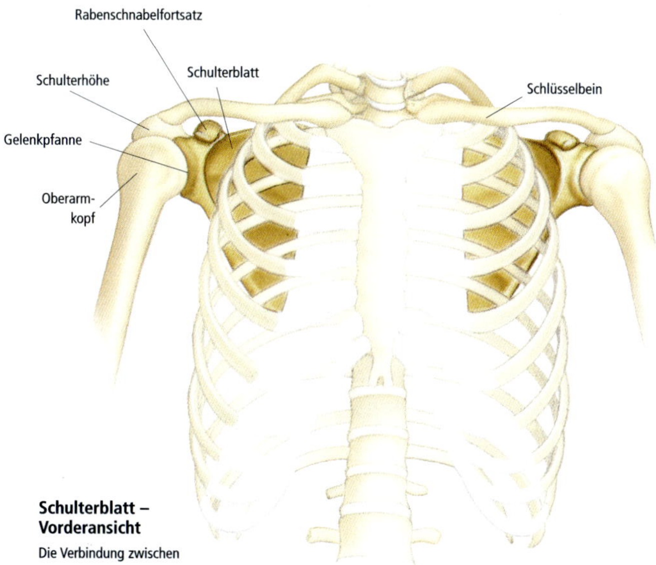

Schulterblatt – Vorderansicht

Die Verbindung zwischen Schulterblatt und Oberarmkopf bildet das Schultergelenk.

Schulterblatt

Das Schulterblatt ist ein flacher, dreieckiger Knochen an der Rückseite der Schulter.

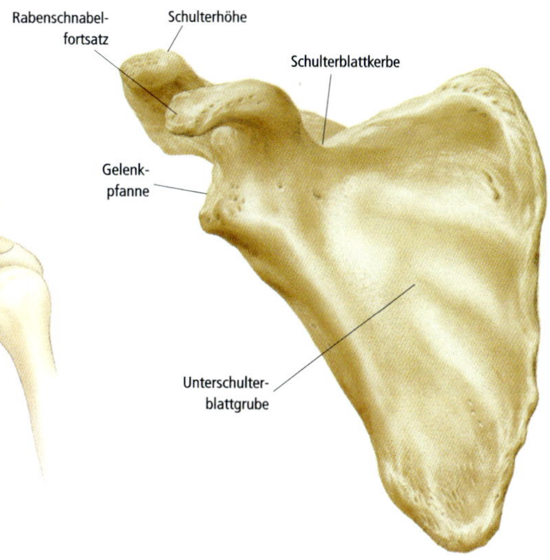

den ist. Am äußeren Ende befindet sich das Schultergelenk mit der Gelenkpfanne für den Kopf des Oberarmknochens. Das Schulterblatt wird von starken Muskeln gestützt, die es auf der Brustwand bewegen können. Am Schulterblatt sind viele Muskeln der Schulter und des Oberarmes befestigt, darunter auch der Bizeps.

OBERARMKNOCHEN

Der Oberarmknochen (Humerus) ist ein langer Röhrenknochen. Er besteht aus einem zylindrischen Schaft, einem runden Kopf (am oberen Ende), der mit dem Schulterblatt das Schultergelenk bildet, sowie zwei Gelenkknorren (am unteren Ende), die mit Elle und Speiche das Ellbogengelenk bilden.

Der Humerus ist von mehreren großen Nerven umgeben, die bei einer Fraktur oder einem Schlag in Mitleidenschaft gezogen werden können. Das bekannte Kribbeln in der Hand, das auftritt, wenn man sich den »Musikantenknochen« gestoßen hat, wird durch eine Reizung des Ellennervs ausgelöst, der in einer Rinne des Knochens um das Ellbogengelenk zur Hand verläuft.

SPEICHE

Die Speiche (Radius) ist einer der zwei Knochen des Unterarmes. Sie liegt auf der Daumenseite und verläuft parallel zum zweiten Unterarmknochen (Elle), um den sie sich auch dreht. Am oberen Ende der Speiche,

Oberarmknochen

Der Oberarmknochen bildet das Skelett des Oberarmes. Er ist ein langer Röhrenknochen aus einem zylindrischen Schaft und zwei verdickten Knochenenden.

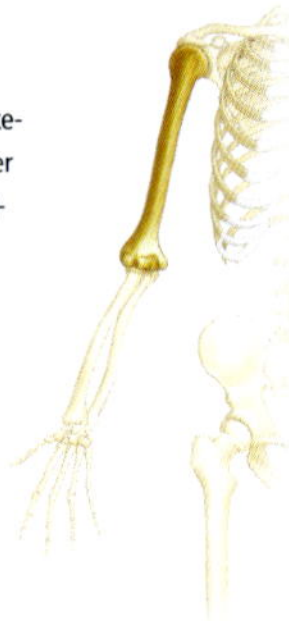

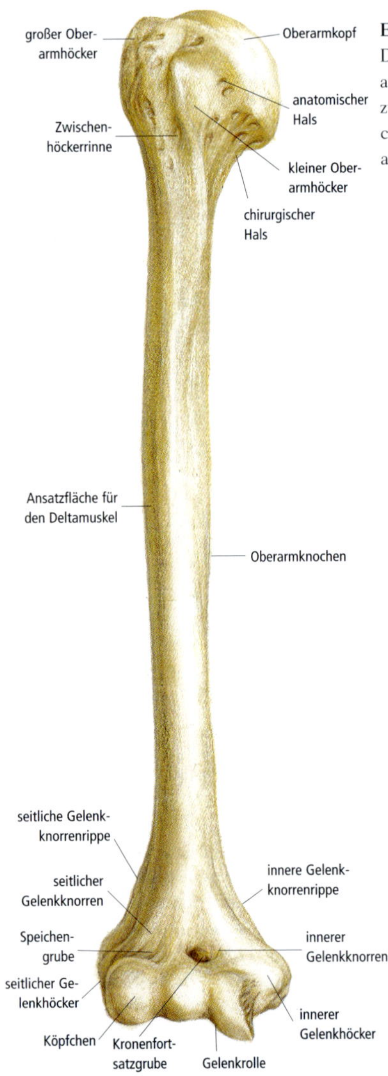

Oberarmknochen

die einen Teil des Ellbogens bildet, befindet sich ein erhabener, rauer Bereich, der so genannte Speichenhöcker (*Tuberositas radii*). Dieser ist der Ansatzpunkt für den Bizeps, den langen Oberarmbeugemuskel. Das untere Ende der Speiche ist sehr viel breiter und bildet den wesentlichen Teil des Handgelenkes. Der typische Speichenbruch direkt oberhalb dieses Gelenkes wird distale Radiusfraktur oder Colles-Fraktur genannt: Typisch ist die nach oben und zur Daumenseite hin verlagerte Hand.

ELLE

Die Elle (Ulna), der kleinfingerseitige Unterarmknochen, erstreckt sich vom Ellbogen bis zum Handgelenk. Die Elle ist ein langer Knochen mit unregelmäßigem Querschnitt, der am Ellbogen dicker ist und sich zum Handgelenk hin verjüngt. Über und hinter dem Ellbogen bildet sie Fortsätze aus. Am Ellbogen ist die Elle über ein Scharniergelenk mit dem Oberarmknochen verbunden. Die Speiche ist an beiden Enden mit der Elle gelenkig verbunden und nahezu durchgehend durch die Bindegewebsfaszie, die Knochenzwischenhaut (*Membrana interossea*), mit ihr verbunden. Dadurch kann sich die Speiche um die Elle drehen, wobei das Handgelenk mitgeführt wird. Die Elle ist nicht am Handgelenk beteiligt.

Ellen- und Speichenbrüche (Unterarmfrakturen) sind häufige Knochenbrüche.

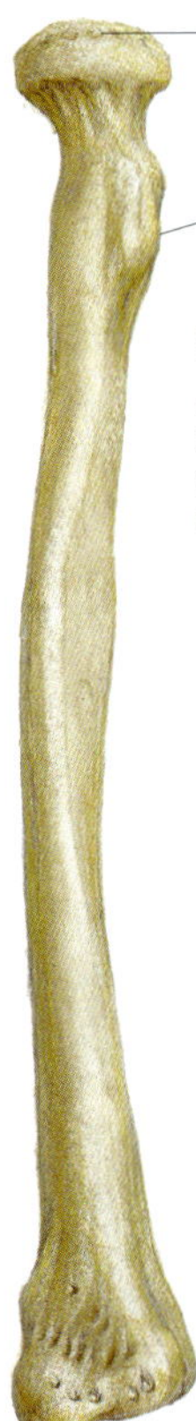

Speiche

Aufgrund der Verbindung zwischen Speiche und Handgelenk bewirkt eine Drehung der Speiche gleichzeitig eine Drehung des Handgelenkes.

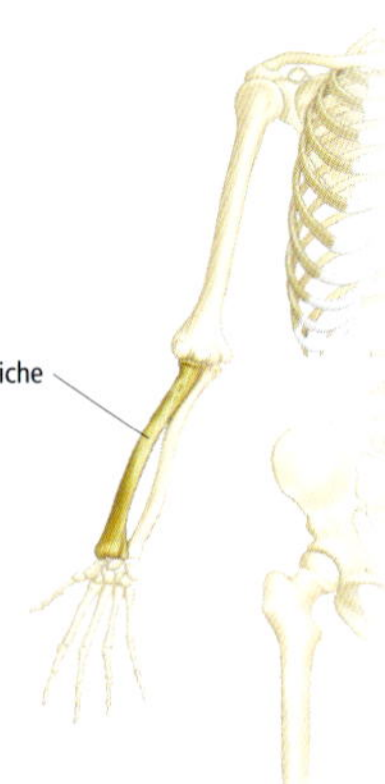

GELENKE

Im Schulterbereich gibt es folgende Gelenke:

AKROMIOKLAVIKULARGELENK

Die Innenfläche der Schulterhöhe bildet mit dem Schlüsselbein das Akromioklavikulargelenk, das oben auf der Schulter spürbar ist. Es ermöglicht bei Armbewegung eine geringe Gleitbewegung zwischen den beiden Knochen. Dieses äußere Schlüsselbeingelenk wird durch eine Kapsel und mehrere Bänder, von denen das *Ligamentum coracoclaviculare* das wichtigste ist, unterstützt. Diese von der Unterseite des Schlüsselbeines zum Rabenschnabelfortsatz (ein Teil des Schulterblattes, der unterhalb des Schlüsselbeines nach vorne herausragt) verlaufenden Bänder tragen auch das Gewicht des Armes.

Schwere Stürze auf die Schulterrückseite (wie bei einem Sturz vom Motorrad) bewirken, dass das Schulterblatt nach vorne unter das Schlüsselbein gedrückt wird, was zu einem Reißen der Bänder führen kann (Klavikulaluxation). In diesem Fall steht das äußere Schlüsselbeinende höher (Klaviertastenphänomen), und die betroffene Schulter steht bei Belastung tiefer als die andere, was im Röntgenbild deutlich zu erkennen ist. Diese Verletzung erfordert in der Regel eine operative Reparatur der beschädigten Bänder.

SCHULTERGELENK

Der äußere (seitliche) Winkel des dreieckigen Schulterblattes bildet eine flache Pfanne, in der der Oberarmkopf ruht. Dies ist das Schultergelenk. Es ist ein Kugelgelenk, das die Bewegung des Armes in fast jede Richtung ermöglicht. Die Pfanne im Schulterblatt ist sehr flach und bietet nur einen kleinen Kontaktbereich mit dem Oberarmkopf, der die Kugel bildet.

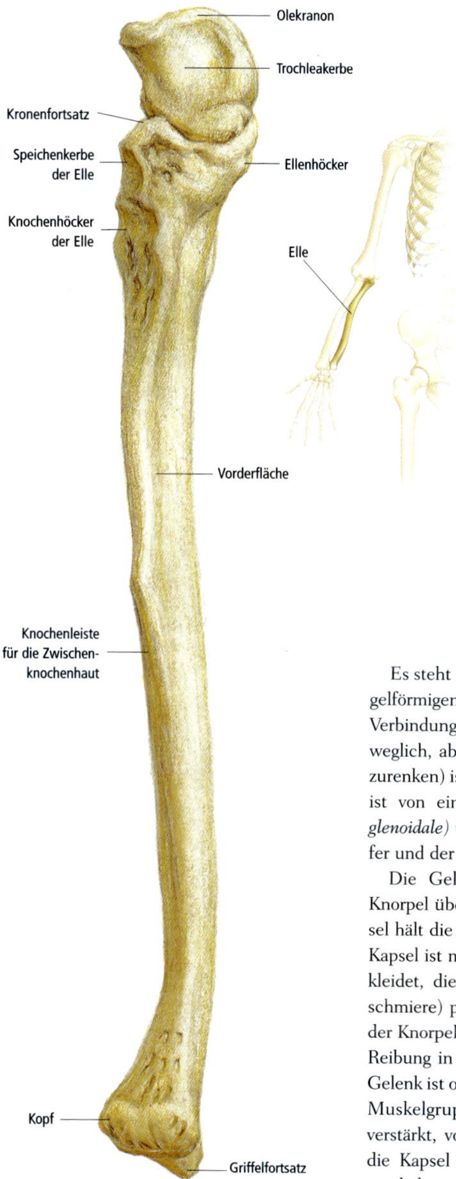

Elle

Die kleinfingerseitige Elle ist der längere der zwei Unterarmknochen.

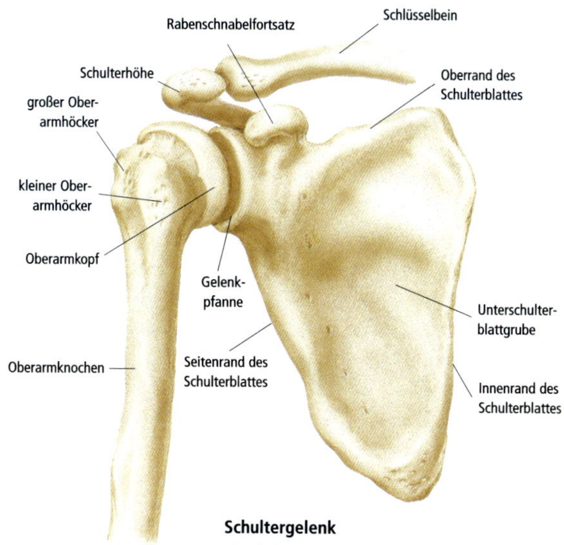

Schultergelenk

Die Schulter ist ein Kugelgelenk. Da immer nur ein kleiner Teil des Oberarmkopfes Kontakt mit der Schultergelenkpfanne hat, ist die Bewegungsfreiheit, aber auch die Gefahr einer Luxation sehr groß.

Es steht immer nur ein kleiner Teil des kugelförmigen Knochenendes mit der Pfanne in Verbindung, wodurch das Gelenk extrem beweglich, aber auch sehr instabil (leicht auszurenken) ist. Die Pfanne des Schulterblattes ist von einer Faserknorpel-Lippe *(Labrum glenoidale)* umrandet, wodurch sie etwas tiefer und der Kontaktbereich größer wird.

Die Gelenkflächen sind mit hyalinem Knorpel überzogen, eine relativ lockere Kapsel hält die beiden Knochen zusammen. Die Kapsel ist mit einer Gelenkinnenhaut ausgekleidet, die eine ölige Flüssigkeit (Gelenkschmiere) produziert, welche zur Ernährung der Knorpelfläche und zur Verminderung der Reibung in das Gelenk sezerniert wird. Das Gelenk ist oben, vorne und hinten durch eine Muskelgruppe, die Rotatorenmanschette, verstärkt, von der einzelne Sehnenfasern in die Kapsel einstrahlen. Diese Muskeln ermöglichen bestimmte Gelenkbewegungen, und fungieren auch als »dynamische« Bänder, die den Oberarmkopf während der Bewegung in der Kapsel halten. Die Rotatorenmanschette, vorne der Unterschulterblattmuskel *(M. subscapularis)*, hinten der Untergrätenmuskel *(M. infraspinatus)*, großer und kleiner Rundmuskel *(Mm. teres major* und *teres minor)* sowie oben der Obergrätenmuskel *(M. supraspinatus)*, soll in erster Linie eine Schulterluxation verhindern.

Das Schultergelenk wird oben vom Korakoakromialbogen geschützt, der aus der Schulterhöhe hinten, dem Rabenschnabelfortsatz vorne und dem dazwischen verlaufenden Korakoakromialband besteht. Zwischen Supraspinatussehne (die in die Gelenkkapsel einstrahlt) unten und dem Korakoakromialbogen oben liegt ein Schleimbeutel *(Bursa subacromialis)*, der bei angehobenem Arm die Reibung zwischen dem großen Oberarmhöcker und dem Bogen reduziert.

ARM- UND SCHULTERBEWEGUNGEN

Die Schulter ist ein multiaxiales Kugelgelenk, das Bewegungen in fast alle Richtungen ermöglicht. Der Arm kann nach vorne, nach hinten, zur Seite und zur Mitte bewegt und (um die eigene Achse) gedreht werden. Armbewegungen im Schultergelenk gehen fast immer mit Bewegungen des Schultergürtels (Schlüsselbein und Schulterblatt) einher. So kann der Arm ohne Rotation des Schulterblattes nicht über Schulterhöhe angehoben werden. An einer Person mit bloßem Oberkörper kann man sehen, wie sich der untere Winkel des Schulterblattes beim Heben des Armes nach oben und außen bewegt.

SIEHE AUCH *Gelenke in Kapitel 1*

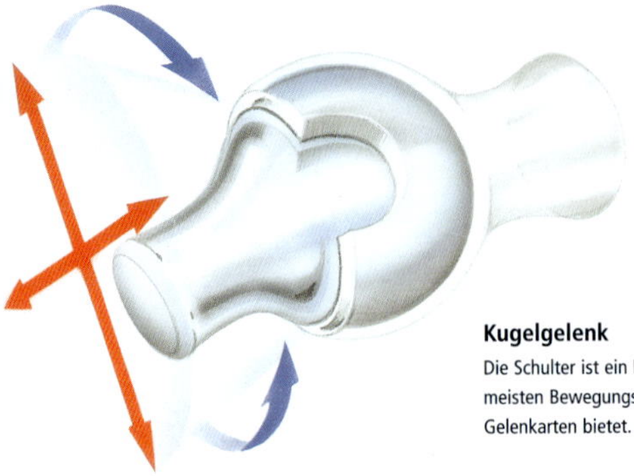

Kugelgelenk
Die Schulter ist ein Kugelgelenk, das die meisten Bewegungsmöglichkeiten aller Gelenkarten bietet.

SCHULTERMUSKELN

Die Muskeln der Schulter und des Schultergürtels gliedern sich in zwei Gruppen – jene, die den Oberarmknochen mit dem Schultergürtel und der Rumpfwand verbinden, und jene, die den Schultergürtel mit dem Rumpf verbinden.

Zur ersten Gruppe gehören die Muskeln der Rotatorenmanschette: der Deltamuskel (*M. deltoideus*, bedeckt die Schulter und verleiht ihr ihre Rundung), der große Brustmuskel (*M. pectoralis major*, bedeckt die Vorderseite der Brust) und der breite Rückenmuskel (*M. latissimus dorsi*, großer flacher Muskel im unteren Rückenbereich, der mit einer Sehne am Oberarmknochen ansetzt).

Zur zweiten Gruppe gehören: die Rautenmuskeln (*Mm. rhomboidei*) und der Schulterblattheber (*M. levator scapulae*), die von der inneren (mittleren) Kante des Schulterblattes zur Wirbelsäule verlaufen; der Kapuzenmuskel (*M. trapezius*), der sich vom Schädel und der Wirbelsäule über die Schulterblattgräte und zum Schlüsselbein erstreckt); andere Teile des breiten Rückenmuskels (*M. latissimus dorsi*) sowie der vordere Sägemuskel (*M. serratus anterior*) und der kleine Brustmuskel (*M. pectoralis minor*), die vom Schulterblatt zur vorderen Brustwand verlaufen.

Vor dem Schultergelenk liegende Muskeln dienen der Vorbewegung oder Rotation des Humerus, jene hinter dem Gelenk dienen der Rückbewegung und/oder Rotation des Humerus und jene über dem Gelenk der Seitbewegung (Abduktion) des Humerus. Da der große Deltamuskel drei Seiten des Gelenkes bedeckt (vorne, hinten, oben), ist er an den meisten Schulterbewegungen beteiligt. Für die Vorbewegung des Schultergelenkes sind der große Brustmuskel und der Deltamuskel am wichtigsten. Zu den für die Rückbewegung wichtigen Muskeln gehören der große Rundmuskel, der breite Rückenmuskel und der Deltamuskel.

Die Abduktion erfolgt durch den Deltamuskel, unterstützt vom Obergrätenmuskel, die Innenrotation durch den Unterschulterblattmuskel, den breiten Rückenmuskel, den großen Rundmuskel, den großen Brustmuskel und Teile des Deltamuskels. Die Außenrotation übernehmen der Untergrätenmuskel und der kleine Rundmuskel, die Bewegung zum Rumpf (Adduktion) hauptsächlich der breite Rückenmuskel hinten und der große Brustmuskel vorne sowie der große Rundmuskel, der jedoch nur dann adduziert, wenn die Bewegung gegen Widerstand erfolgt. Die Muskelfasern des Kapuzenmuskels erstrecken sich nach oben zum Schädel und seitlich zur Wirbelsäule. Er ermöglicht es, die Schultern zu zucken und das Schulterblatt nach oben zu rotieren (wenn man den Arm über den Kopf hebt). Auch der vordere Sägemuskel ist wichtig für die Schulterblattrotation.

Durch Schwäche oder Lähmung dieser Muskeln wird die Schulterbeweglichkeit erheblich beeinträchtigt.

SIEHE AUCH ***Muskulatur in Kapitel 1; Elektromyografie, Therapie des Bewegungsapparates in Kapitel 16***

DELTAMUSKEL

Der Deltamuskel (*M. deltoideus*) befindet sich über dem Schultergelenk und dem Oberarm. Dieser starke, kappenförmige

Schultergürtel
Die Knochen und Muskeln des Schultergürtels bilden einen wichtigen Stabilisationsfaktor für das Schultergelenk. Eine Muskelgruppe fixiert den Oberarmknochen am Schulterblatt und eine zweite das Schulterblatt auf dem Brustkorb.

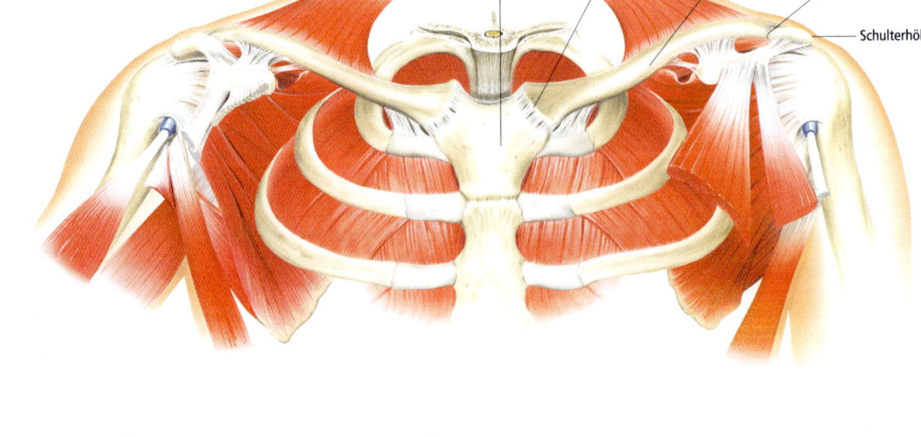

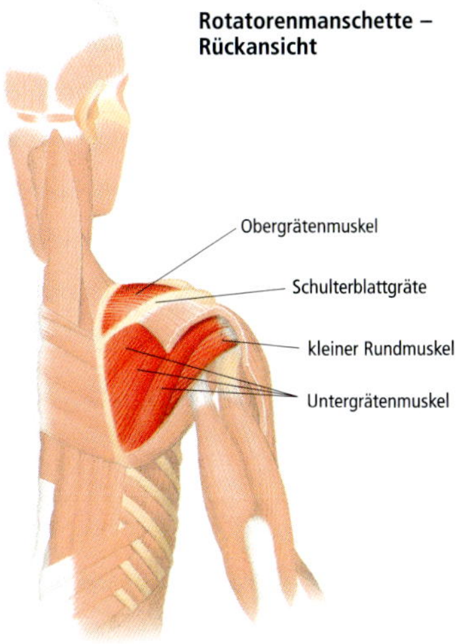

Muskel hebt den Arm seitlich vom Körper weg und ermöglicht dem Oberarm Bewegungen nach vorn, hinten und zur Seite.

Der Muskel besteht aus einem vorderen, oberen und hinteren Bereich, mit deren Hilfe man den Arm in verschiedene Richtungen bewegen kann. Er setzt vorne am Oberrand des Schlüsselbeines und hinten am Schulterblatt an und reicht bis zur Mitte der Außenseite des Oberarmknochens. Unter dem Muskel liegt ein mit Flüssigkeit gefüllter Schleimbeutel, der die Reibung zwischen Muskel und Schultergelenk vermindert.

ROTATORENMANSCHETTE

Die Muskeln der Rotatorenmanschette sind dynamische Stabilisatoren des Schultergelenkes. Sie halten den Kopf des Oberarmknochens in seiner flachen Gelenkpfanne, während die weiter vom Gelenk entfernt befestigten Muskeln den Arm mit Kraft bewegen. Der Unterschulterblattmuskel *(M. subscapularis)* bildet den vorderen Teil der Manschette, der Untergrätenmuskel *(M. infraspinatus)* und die Rundmuskeln *(Mm. teres major* und *minor)* den hinteren Teil und der Obergrätenmuskel *(M. supraspinatus)* den oberen Teil. Alle fünf Manschettenmuskeln entspringen am Schulterblatt und sind an Knochenvorsprüngen nahe des Oberarmkopfes befestigt.

Der Unterschulterblattmuskel dreht die Vorderseite des Armes, wie bei der Vorhand im Tennis, nach innen. Der Untergrätenmuskel und der kleine Rundmuskel drehen ihn, wie bei der Rückhand, nach außen. Der Obergrätenmuskel unterstützt den Deltamuskel beim Heben des Armes (Abduktion). Die Supraspinatussehne verläuft dicht unter dem Korakoakromialbogen und ist von ihm nur durch einen Schleimbeutel getrennt. Häufig entzünden sich die Sehne und der Schleimbeutel (Supraspinatussyndrom), was im Lauf des Lebens zu Schmerzen beim Heben des Armes führt.

NERVEN UND BLUTGEFÄSSE

Die meisten Nerven und Blutgefäße, die den Arm versorgen, verlaufen durch die Achselhöhle, unmittelbar unterhalb der Vorderseite des Schultergelenkes. Dazu gehören die große Achselarterie und -vene *(A.* und *V. axillaris)* und deren Äste sowie die Armnerven *(Nn. axillaris, radialis, musculocutaneus, medianus* und *ulnaris)*. In diesem Bereich werden die Strukturen durch lockeres Bindegewebe zusammengehalten. Die Nerven entspringen dem Armgeflecht, dem *Plexus brachialis*, das sich direkt oberhalb des Schlüsselbeines an der Seite des Halses befindet.

SIEHE AUCH ***Blutkreislauf, Nervensystem in Kapitel 1***

SPEICHENARTERIE

Die Speichenarterie *(A. radialis)* ist eine mittelgroße Arterie, die Blut durch den Unterarm zur Hand leitet. Sie ist neben der Ellenarterie eine der zwei Hauptarterien des Unterarmes. Sie verläuft oberflächlich zwischen den Unterarmmuskeln in Richtung Daumen. Die Speichenarterie versorgt die Unterarmmuskeln mit Blut. Zusammen mit der Ellenarterie bildet sie den Hohlhandbogen, von dem die Arterien entspringen, die die Finger versorgen.

Durch ihren oberflächlichen Verlauf ist die Speichenarterie zum Pulsmessen (Radialispuls) geeignet. Die Finger werden neben der Sehne des daumenseitigen Handgelenkbeugers *(M. flexor carpi radialis)* am Handgelenk auf die Speichenarterie gelegt. So lassen sich die Pulsrate und der Rhythmus, die Stärke des Pulses sowie die Elastizität der Arterienwände überprüfen. Im Alter verhärten sich die Arterienwände (Arteriosklerose), was man an der Speichenarterie fühlen kann.

Ihre oberflächliche Lage macht die Speichenarterie auch anfällig für Verletzungen am Handgelenk. Hinter dem Gelenk verschwindet sie in der *Foveola radialis*, der so genannten Schnupfttabakgrube, zwischen Speiche und Daumenwurzel.

SCHLÜSSELBEINVENE

Die Schlüsselbeinvene *(V. subclavia)* ist eine der wichtigsten Venen des Armes. Sie ist die Fortsetzung der *V. axillaris* und verläuft dicht unterhalb des Schlüsselbeines, sodass sie durch eine Fraktur dieses Knochens verletzt oder durch Zug am Arm unter dem Schlüsselbein abgedrückt werden kann. Sie vereinigt sich mit den Drosselvenen, den Venen des Kopfes und Halses, und bildet die Arm-Kopf-Vene *(V. brachiocephalica)*. Kurz vor ihrer Einmündung in die obere Hohlvene befindet sich noch eine letzte Venenklappe.

ACHSELNERV

Der Achselnerv *(N. axillaris)* ist für die Schulter besonders wichtig, da er den Deltamuskel versorgt, indem er unter dem Muskel um den Oberarmhals verläuft. Er kann bei

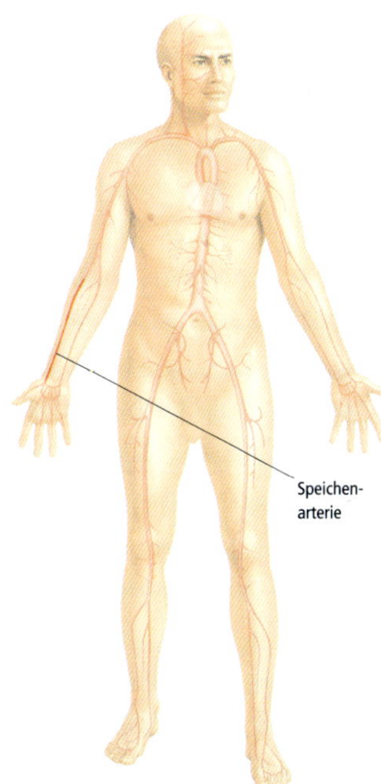

Speichenarterie

Sie verläuft durch den Unterarm, das Handgelenk und die Hand. Am Handgelenk kommt sie der Hautoberfläche am nächsten. Dort lässt sich der Puls leicht messen.

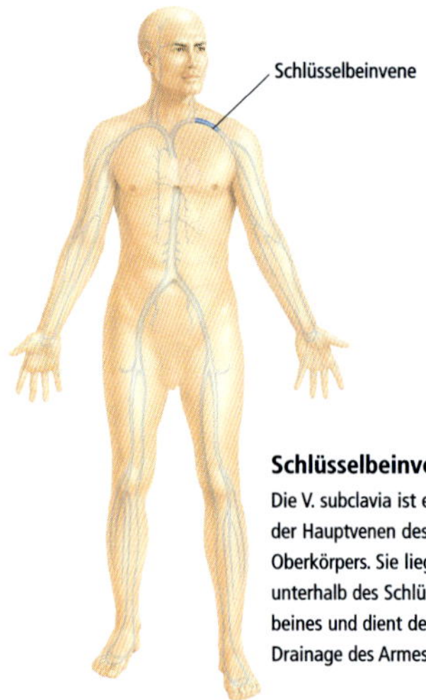

Schlüsselbeinvene
Die V. subclavia ist eine der Hauptvenen des Oberkörpers. Sie liegt unterhalb des Schlüsselbeines und dient der Drainage des Armes.

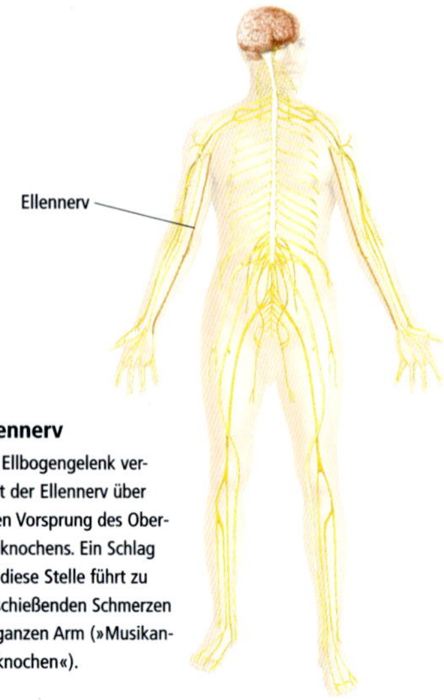

Ellennerv
Am Ellbogengelenk verläuft der Ellennerv über einen Vorsprung des Oberarmknochens. Ein Schlag auf diese Stelle führt zu einschießenden Schmerzen im ganzen Arm (»Musikantenknochen«).

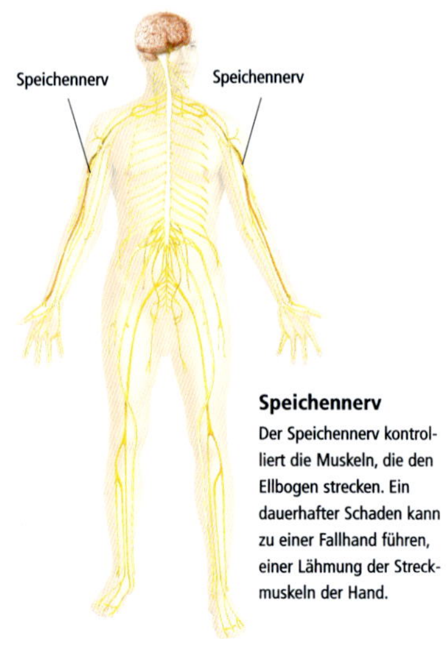

Speichennerv
Der Speichennerv kontrolliert die Muskeln, die den Ellbogen strecken. Ein dauerhafter Schaden kann zu einer Fallhand führen, einer Lähmung der Streckmuskeln der Hand.

Schulterluxationen sowie bei Oberarmhalsfrakturen leicht verletzt werden. Bei solchen Verletzungen kommt es rasch zur Atrophie des Deltamuskels, und die Schulter wird eckig und knöchern. Die Betroffenen leiden unter einer Schwäche bei den meisten Schulterbewegungen, insbesondere beim seitlichen Anheben des Armes. In den meisten Fällen kommt es im Lauf der Zeit zu einer mehr oder weniger vollständigen Regeneration des Nervs.

ELLENNERV

Der Ellennerv *(N. ulnaris)* ist einer der langen Nerven der oberen Extremität. Er entspringt aus dem Armgeflecht *(Plexus brachialis)*, verläuft an der Innenseite des Oberarmes neben der Armarterie *(A. brachialis)*, tritt dann nach einer Windung um die Innenseite des Ellbogengelenkes in den Unterarm ein und verläuft schließlich an der Innenseite des Unterarmes zur Kleinfingerseite der Hand.

Der Ellennerv versorgt mit seinen Ästen den Handbeuger *(M. flexor carpi ulnaris)*, die eine Hälfte des tiefen Fingerbeugers *(M. flexor digitorum profundus)*, kleinere Handmuskeln und die kleinfingerseitige Haut der Hand. Am Ellbogen ist der Ellennerv in eine an der Innenseite des inneren Gelenkhöckers liegende Furche eingebettet. Dort kann er bei Brüchen verletzt oder durch einen Stoß irritiert werden (so genannter »Musikantenknochen«).

SPEICHENNERV

Der Speichennerv *(N. radialis)* ist einer der Hauptnerven des Armes. Er entspringt wie die anderen Armnerven aus dem Armgeflecht und versorgt die Streckmuskeln von Ober- und Unterarm an der Armrückseite, wie den Trizeps, und die Hand-, Finger- und Daumenstrecker, sowie die Haut an der Rückseite des Armes und auf der Daumenseite der Hand.

Der Speichennerv kann durch Druck in der Achselhöhle gereizt werden, z. B. wenn der Arm beim Schlafen rückwärts über einer Stuhllehne hängt. Die Folge sind ein Kribbeln oder sogar eine zeitweilige Lähmung. Der Nerv kann auch durch einen Oberarmbruch oder durch eine Verletzung des Unterarmes beschädigt werden. Diese Verletzungen können zu einer Fallhand führen, bei der die Hand und die Finger nicht mehr gestreckt werden können.

STÖRUNGEN UND ERKRANKUNGEN IM SCHULTERBEREICH

Störungen und Beschwerden im Bereich der Schulter sind häufig. Das verbreitetste Problem ist eine Entzündung der Supraspinatussehne, die als Supraspinatussyndrom zum Symptom des schmerzhaften Bogens führt.

SIEHE AUCH ***Gelenkkrankheiten in Kapitel 1; Röntgen, Computertomografie, Kernspintomografie, Arthroskopie, Therapie des Bewegungsapparates in Kapitel 16***

SCHULTERLUXATION

Schulterluxationen sind relativ häufig und meist die Folge einer plötzlichen Krafteinwirkung auf den angehobenen (abduzierten) und nach hinten gedrehten Arm. In dieser Position wird die Kraft vom Oberarmkopf auf den unteren Teil der Kapsel – ihre schwächste und nicht durch Bänder verstärkte Stelle – übertragen, wodurch der Kopf unten aus der Pfanne springt. Der Knochen kann unter Lokalanästhesie und mit Hilfe von Muskelrelaxanzien zwar wieder in die Pfanne zurückverlagert (reponiert) werden, die durch die Luxation entstandenen Beschädigungen an der Kapsel und der Knorpellippe machen das Gelenk jedoch anfälliger für weitere Luxationen. In manchen Fällen wird eine Operation erforderlich.

PERIARTHROPATHIA HUMEROSCAPULARIS (PHS)

Unter einer Periarthropathie oder der *Periarthritis humeroscapularis* versteht man degenerative und chronisch entzündliche Veränderungen wie Kalkeinlagerungen, Risse und Verquellungen, die in der Umgebung des Schultergelenkes auftreten und zu Schmerzen und Bewegungseinschränkung führen. Die häufigste Form sind das Supraspinatussyndrom und die Schultersteife.

SUPRASPINATUSSYNDROM

Bei vielen Menschen bilden sich im Lauf der Jahre degenerative Veränderungen in der

Sehne des Obergrätenmuskels *(M. supraspinatus)* und im benachbarten Schleimbeutel, die Reibung verursachen und zu einer Entzündung führen. Betroffene verspüren Schmerzen beim Anheben des Armes in einem typischen Bereich (schmerzhafter Bogen), wo Sehne und Schleimbeutel gegen die Schulterhöhe gedrückt werden. Die Behandlung besteht aus der Injektion von Entzündungshemmern oder Lokalanästhetika, der Applikation von Wärme und Physiotherapie. Ein ähnliches Krankheitsbild mit Schmerzen an einer etwas anderen Stelle entsteht bei einer Entzündung der langen Bizepssehne.

SCHULTERSTEIFE

Die schmerzhafte Schultersteife ist die Spätfolge einer chronischen Entzündung im Bindegewebe der Schulter mit einem Verkleben von Sehnen, Schleimbeutel und Gelenk und einer geschrumpften Gelenkkapsel. Sie ist eine mögliche Folgekrankheit des Supraspinatussyndromes oder einer Verletzung. Typischerweise lassen die anfangs heftigen Ruhe- und Bewegungsschmerzen mit zunehmender Versteifung nach. Bei geeigneter Therapie ist die Erkrankung zwar langwierig, die Prognose jedoch gut. Unbehandelt besteht die Gefahr einer chronischen Versteifung.

SCHULTER-HAND-SYNDROM

Das Schulter-Hand-Syndrom ist eine Kombination aus einer PHS und einem Sudeck-Syndrom. Es ist gekennzeichnet durch Steifigkeit und Schulterschmerzen sowie Versteifung und Schwellung von Hand und Fingern mit anschließendem Muskelabbau. Es handelt sich um eine Degeneration aufgrund einer reflektorischen Fehlsteuerung des vegetativen Nervensystems in den Extremitäten, die oft nach einer Verletzung, nach Wirbelsäulenschäden oder als Folge eines Herzinfarktes auftritt.

HANDWURZEL, HANDGELENK

Die Handwurzel (Karpus) besteht aus acht gelenkig miteinander verbundenen Handwurzelknochen, die mit Speiche und Elle das Handgelenk bilden. Das Gelenk sorgt für große Beweglichkeit: Die Hand kann abwärts (Flexion), aufwärts (Extension) und seitlich bewegt werden. Zwei Handwurzelknochen sind für Verletzungen besonders anfällig. Eine Fraktur des auf der Daumenseite befindlichen Kahnbeines *(Os scaphoideum)* entsteht meist durch einen Fall auf die ausgestreckte Hand. Das Kahnbein bildet die untere Begrenzung der so genannten Tabatière (Schnupftabakgrube). Das benachbarte Mondbein *(Os lunatum)* neigt zur Luxation, was bei einer Bewegung des Handgelenkes möglicherweise ein schmerzhaftes Knacken verursacht.

Die Handwurzelknochen bilden eine u-förmige Rinne, die oben mit einem derben, bindegewebigen Halteband *(Retinaculum flexorum)* verschlossen ist. Die Handwurzelknochen und dieses Band bilden zusammen den Karpaltunnel, durch den die Sehnen der Fingerbeuger und der Mittelnerv in die Hohlhand gelangen. Bei einer Gewebeschwellung kann es in diesem Tunnel zu einer Kompression des Nervs und zum Karpaltunnelsyndrom kommen.

Während die Sehnen der langen Fingerbeugemuskeln im Karpaltunnel über das Handgelenk ziehen, verlaufen die Sehnen der Fingerstreckmuskeln über die Rückseite der Handwurzel. Alle Sehnen sind von Sehnenscheiden eingehüllt und werden von diesen mit einer Gleitschmiere geschmeidig gehalten. Eine Entzündung der Sehnenscheiden (Tendovaginitis) – beispielsweise nach einer Überbeanspruchung oder im Rahmen einer rheumatischen Erkrankung – ist sehr schmerzhaft.

Der Mittel- *(N. medianus)*, Ellen- *(N. ulnaris)* und der Speichennerv *(N. radialis)* verlaufen über die Handwurzel und versorgen die Haut und die Muskeln der Hand. Wie der Mittelnerv kann auch der Ellennerv in einem bindegewebigen Tunnel, dem auch als Guyon-Loge bezeichneten Ulnartunnel, ge-

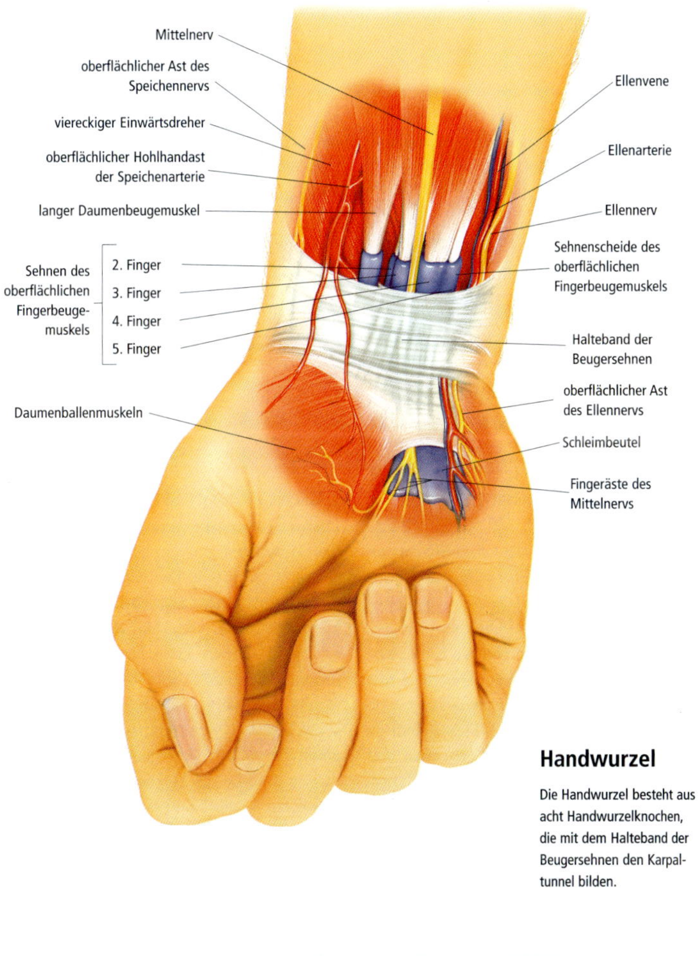

Handwurzel

Die Handwurzel besteht aus acht Handwurzelknochen, die mit dem Halteband der Beugersehnen den Karpaltunnel bilden.

Eigelenk

Die Speiche und das Kahnbein der Handwurzel bilden ein Eigelenk, das Beugung, Streckung und Seitwärtsbewegungen ermöglicht. Die Drehfähigkeit ist jedoch begrenzt.

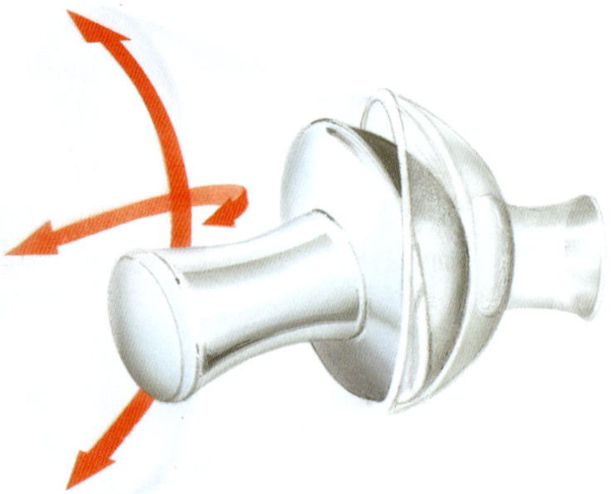

quetscht werden (Ulnartunnelsyndrom). Der Ellennerv ist an den feinmotorischen Fingerbewegungen beteiligt. Über das Handgelenk verlaufen zudem zwei Arterien: die Ellenarterie (*A. ulnaris*) und die Speichenarterie (*A. radialis*). Der Puls der Speichenarterie (Radialispuls) kann am Handgelenk unterhalb des Daumens, der Puls der Ellenarterie unterhalb des kleinen Fingers gefühlt werden.

SIEHE AUCH ***Skelettsystem, Nervensystem, Blutkreislauf in Kapitel 1***

HANDGELENK-ERKRANKUNGEN

Beschwerden im Bereich des Handgelenkes können von den Knochen oder von den umgebenden Bändern und Nerven ausgelöst werden.

SIEHE AUCH ***Röntgen, Computertomografie, Therapie des Bewegungsapparates in Kapitel 16***

QUERVAIN-KRANKHEIT

Eine chronische Entzündung der zwei zum Daumen verlaufenden Strecksehnen wird als Quervain-Krankheit (*Tendovaginitis stenosans*) bezeichnet. Sie verursacht durch eine Verengung der Sehnenscheiden stechende Schmerzen bei Greif- und Drehbewegungen, wie sie z. B. beim Auswringen von Kleidungsstücken ausgeführt werden. Das verdickte Halteband der Sehnen (Retinakulum) kann als schmerzhafter Knoten am Handgelenk zu spüren sein. Diese Erkrankung wird mit Ruhigstellung der Sehnen und entzündungshemmenden Medikamenten behandelt. Bleibt dies ohne Erfolg, führt eine Spaltung der Sehnenscheide oder des Retinakulums in der Regel zu dauerhafter Besserung.

RHEUMA UND ARTHROSE

Eine häufige Erkrankung des Handgelenkes ist die Rheumatoide Arthritis, die sich in Schmerzen, Gelenksteife, eingeschränkter Beweglichkeit, Gelenkdeformationen und Gewebeschwellungen äußert und zum Karpaltunnelsyndrom führen kann.

Nach einer Verletzung ist das Handgelenk anfälliger für eine Arthrose. Vor allem der Daumen ist aufgrund seiner zahllosen Funktionen gefährdet. Eine Arthrose im Gelenk zwischen der Handwurzel und dem ersten, für Daumenbewegungen zuständigen Mittelhandknochen (*Articulatio carpometacarpalis pollicis*) kann die Folge einer Luxationsfraktur des ersten Mittelhandknochens, der so genannten Bennett-Fraktur, sein. Die Schmerzen im Bereich des unteren Daumenabschnitts verschlimmern sich bei Belastung. Die Behandlung beinhaltet die Ruhigstellung des Gelenkes, entzündungshemmende Medikamente und Kortikoidinjektionen.

KARPALTUNNELSYNDROM

Dieses Syndrom wird durch die Kompression des Mittelnervs im Karpaltunnel des Handgelenkes verursacht. Der Karpaltunnel ist ein Hohlraum zwischen den Handwurzelknochen (*Ossa carpalia*, Karpalknochen) und dem derben Halteband (*Retinaculum flexorum*), welches das Dach des Tunnels formt. Der Tunnel ist eng, sodass ein Anschwellen des Gewebes in diesem Bereich einen Druck auf den Nerv ausüben kann, was zu Taubheitsgefühl oder Schmerzen im Handgelenk, der Hand und den Fingern (außer im kleinen Finger) führt. Die Beschwerden sind nachts meist stärker als tagsüber. Das Karpaltunnelsyndrom trifft am häufigsten Frauen im mittleren Alter. Es kann in der Schwangerschaft, vor der Menstruation oder in der Menopause auftreten. Weitere mögliche Ursachen sind: Rheuma, Akromegalie und Schilddrüsenunterfunktion oder Verletzungen im Bereich des Handgelenkes.

Das Handgelenk sollte geschient und für mehrere Wochen ruhig gestellt werden. Entzündungshemmende Medikamente können das Syndrom verbessern. Falls dies keine Wirkung zeigt, können auch einmalig Kortikoide in den Kanal injiziert werden. In schweren Fällen kann eine chirurgische Durchtrennung des *Retinaculum flexorum* notwendig sein, um den Druck auf den Nerv zu verringern.

ELLBOGEN

Der Ellbogen ist das Gelenk zwischen dem unteren Ende des Oberarmknochens und den oberen Enden der beiden Unterarmknochen (Speiche und Elle). Die Speiche befindet sich auf der Daumenseite und die Elle auf der Kleinfingerseite des Armes. Anatomisch gesehen wird die Lage der Knochen bestimmt, indem die Arme mit nach vorne weisenden Handflächen seitlich an den Körper gelegt werden. In dieser Stellung ist die Elle näher am Körper als die Speiche.

Speiche und Elle sind durch ein Gelenk mit dem unteren Ende des Oberarmknochens verbunden, der an dieser Stelle zwei Knochenvorsprünge des Gelenkkopfes, den äußeren (seitlichen) und inneren (mittleren) Gelenkhöcker (Epicondylus) aufweist. Bei abgewinkeltem Arm können diese Knochenvorsprünge auf beiden Seiden des Ellbogens ertastet werden.

Die Armarterie (*A. brachialis*) ist die Hauptarterie des Oberarmes. Sie verläuft entlang der Innenseite des Oberarmes und über die Beugeseite des Ellbogens, dann teilt sie sich in Speichen- und Ellenarterie. Die Armarterie wird mit einer Manschette am Oberarm abgebunden, wenn der Blutdruck mittels Blutdruckmesser und Stethoskop gemessen wird.

In der Ellenbeuge verlaufen einige oberflächliche Venen, die zwar unterschiedlich angeordnet, aber zur Blutabnahme oder Angiokardiografie (röntgenologische Darstellung der Herzkranzgefäße) gut geeignet sind, da sie direkt unter der Haut liegen. Bei der Angiokardiografie wird ein dünner Schlauch (Katheter) in die Vene eingeführt und durch die Blutgefäße des Armes bis zum Herz ge-

Ellbogen – Rückansicht

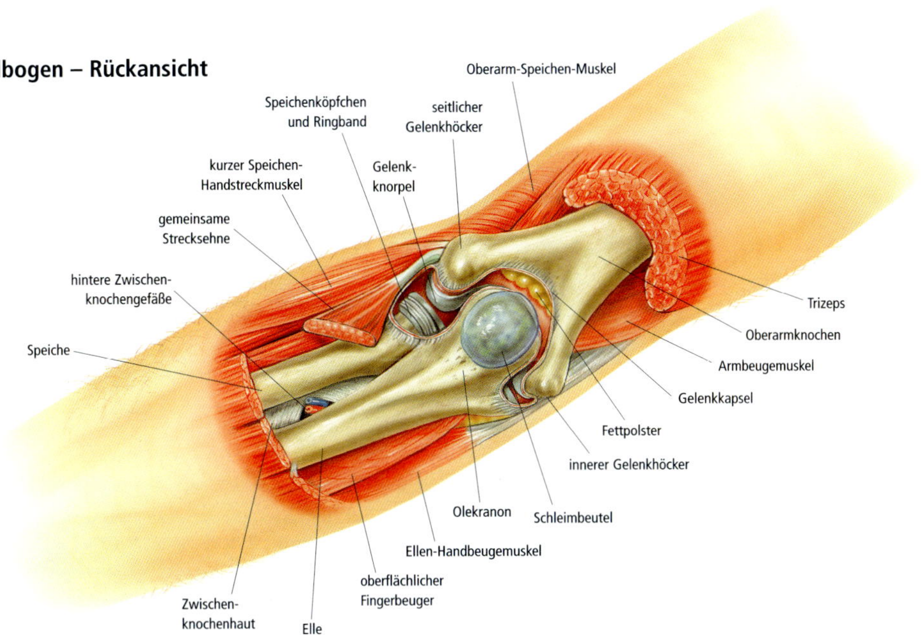

Ellbogen – Vorderansicht

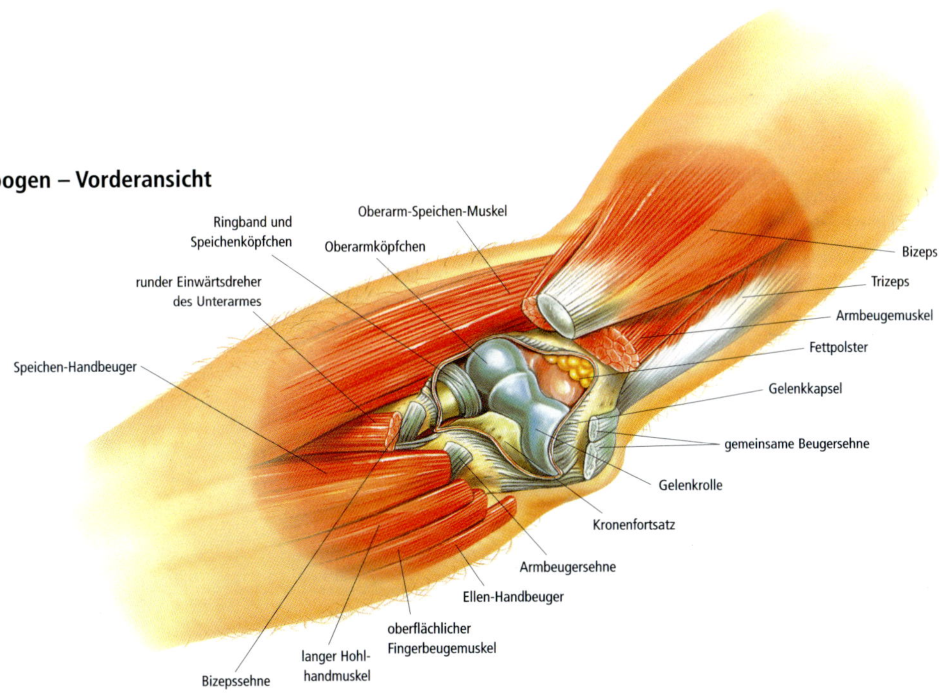

Ellbogengelenk

Blick in das aufgeklappte Ellbogengelenk

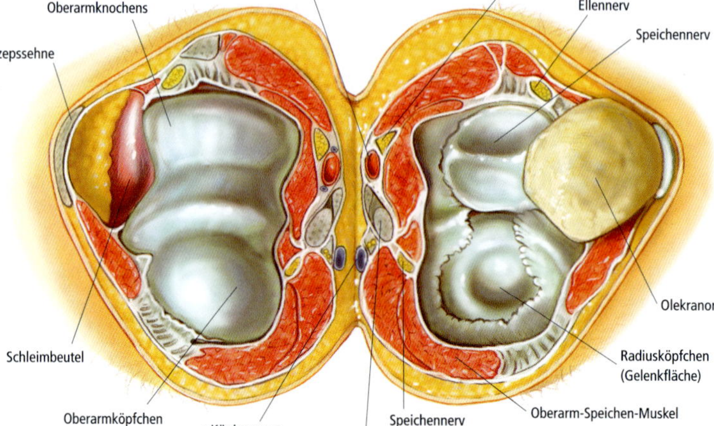

schoben, wo Blutproben entnommen oder – weitaus häufiger vor der Röntgenaufnahme – ein Kontrastmittel zur Darstellung des Herzes injiziert werden können.

STÖRUNGEN UND ERKRANKUNGEN DES ELLBOGENS

Der Ellbogen ist für bestimmte Sportverletzungen, wie den »Tennisellbogen« und den »Golferarm« anfällig.

Unter Tennisellbogen (*Epicondylitis lateralis*) versteht man anhaltende Schmerzen an der Außenseite des Ellbogengelenkes. Der Schmerz kann auch in den Unterarm ausstrahlen. Ursache ist eine Entzündung der Ansatzstelle der Handstreckmuskeln am äußeren Gelenkhöcker des Oberarmknochens durch wiederholt ausgeführte Bewegungen.

Beim Golferarm (*Epicondylitis medialis*) tritt der Schmerz am inneren Gelenkhöcker des Oberarmknochens durch eine Entzündung der Ansatzstelle der Handbeugemuskeln auf. Eine schlechte Wurftechnik kann ähnliche Schmerzen hervorrufen.

Beide Sportarten können sich bei übermäßiger oder falscher Ausübung auch auf den äußeren und inneren Gelenkhöcker auswirken. Ebenso kann eine Entzündung von anderen Sportarten wie Kegeln, Gymnastik, Fechten, Schwimmen und Karate herrühren, die wiederholt ausgeführte Bewegungen von Handgelenk oder Unterarm erfordern. Meist klingt die Entzündung unbehandelt nicht ab.

Mögliche Therapien sind: Laserbehandlung, Botulinustoxin- oder Kortikoidinjektion, Antirheumatika als Salbe oder in Tablettenform, Ruhigstellung des Ellbogens, Operationen, Heilgymnastik und Akupunktur.

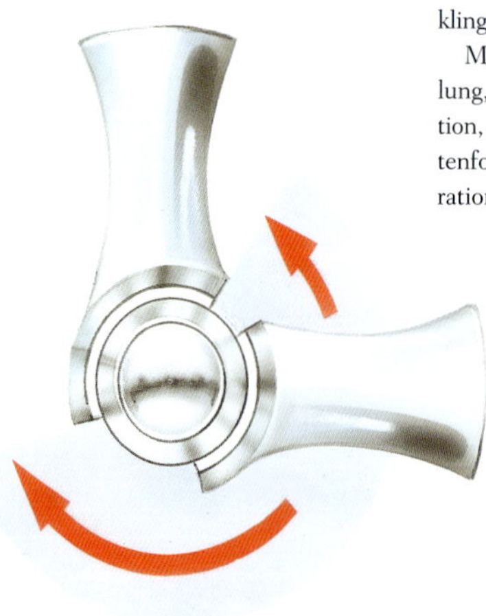

Scharniergelenk

Ellbogen- und Kniegelenk sind Scharniergelenke. Sie erlauben Bewegungen nur in zwei Richtungen, sind aber sehr stabil.

Bisher konnte noch keine Einigung hinsichtlich der optimalen Therapie erzielt werden.

SIEHE AUCH *Therapie des Bewegungsapparates in Kapitel 16*

HAND

Die Hand dient dem Ergreifen und Hantieren mit Gegenständen. Sie besteht aus Handteller oder Hohlhand (Palma), Handrücken (Dorsum), Daumen (Pollex) und Fingern (Digiti).

SIEHE AUCH *Skelettsystem, Muskulatur in Kapitel 1*

HANDKNOCHEN

Zwischen Handfläche und Handrücken befinden sich fünf Mittelhandknochen. Sie sind durch die Fingergrundgelenke (Metakarpo-Phalangealgelenke) mit den knöchernen Fingergliedern, den Phalangen (Singular: Phalanx), verbunden.

Die Mittelhandknochen lassen sich durch die Haut am Handrücken gut ertasten. Der erste Mittelhandknochen, zwischen Handgelenk und Daumen, ist besonders beweglich und verleiht dem Daumen einen großen Bewegungsspielraum. Der fünfte Mittelhandknochen ist sehr anfällig für Frakturen. Zwischen den Mittelhandknochen und der Haut des Handrückens liegen lange Sehnen zur Streckung (Extension) der Finger und des Daumens sowie ein Venensystem, das das Blut aus den Fingern und der Hand ableitet.

HOHLHAND

Die Hohlhand (Palma) ist leicht gewölbt, um das Greifen zu erleichtern, und von einer dicken Hautschicht bedeckt. Diese Haut ist von zahlreichen Falten oder Linien durchzogen, die umgangssprachlich als Lebenslinien oder Herzlinien bezeichnet werden. Dort ist die Haut eng mit dem darunter liegenden Gewebe verbunden. Die Hohlhand enthält Sehnen, die zur Beugung (Flexion) der Finger dienen, sowie zwei weiche Wölbungen aus Muskelgewebe, den Daumen- und Kleinfingerballen.

MUSKELN UND SEHNEN DER HAND

Der Daumenballen bildet die fleischige Wölbung zwischen Handgelenk und Daumen und ist für die Bewegung des Daumens zuständig. Hierzu gehört auch die wichtige Oppositionsbewegung des Daumens, welche die Berührung der Fingerspitzen ermöglicht.

Der Kleinfingerballen liegt an der Seite der Handfläche zwischen Handgelenk und kleinem Finger. Mit Hilfe kleiner Zwischenknochenmuskeln *(Mm. interossei)* können die Finger gespreizt (Abduktion) und wieder zusammengeführt werden (Adduktion). Darüber hinaus sind sie an der Beugung der Grundgelenke und an der Streckung der Finger beteiligt. Der Daumen hat einen eigenen Adduktormuskel, den Daumenanzieher *(M. adductor pollicis)*, der den Daumen zur Handfläche hin bewegt.

Neben diesen Muskelgruppen gibt es vier dünne, so genannte Handregenwurmmuskeln *(Mm. lumbricales)*, welche die langen Beugesehnen mit den Fingern verbinden und an der Beugung der Grundgelenke und der Streckung der Finger beteiligt sind.

Die Hohlhand ist durch Bindegewebsschichten, so genannte Septen, in Kompartimente unterteilt: Das Daumenballen- und Kleinfingerballenkompartiment, ein Hauptkompartiment mit den langen Beugesehnen, Blutgefäßen und Nerven, das von einer derben Faszie, der Palmaraponeurose, bedeckt ist, und ein Adduktorenkompartiment für den Daumenanzieher. In den Kompartimenten können Entzündung entstehen, die sich aber nicht weiter ausbreiten können. Die Behandlung erfolgt mit Antibiotika.

Die langen Sehnen sind von Sehnenscheiden umgeben, die eine Gleitschmiere enthalten. Die Sehnenscheiden können sich nach einer Verletzung oder bei Überlastung entzünden (Tendovaginitis). In diesem Fall muss die Hand ruhig gestellt werden.

FINGER

Die vier Finger werden Zeige-, Mittel-, Ring- und kleiner Finger genannt. Jeder Finger besteht aus drei knöchernen Fingergliedern, die durch Scharniergelenke miteinander verbunden sind. Der Daumen besteht nur aus zwei Knochen (Grund- und Endglied), die ebenfalls durch ein Scharniergelenk verbunden sind. An den Fingern gibt es keine Muskeln; sie werden durch Sehnen bewegt, deren zugehörige Muskeln in der Hohlhand bzw. am Unterarm liegen. Die Fingerspitzen werden auf der Oberseite von Fingernägeln geschützt und verfügen an der Unterseite über ein einzigartiges Hautfaltenmuster, das für Fingerabdrücke verwendet wird.

Knochen der Hand

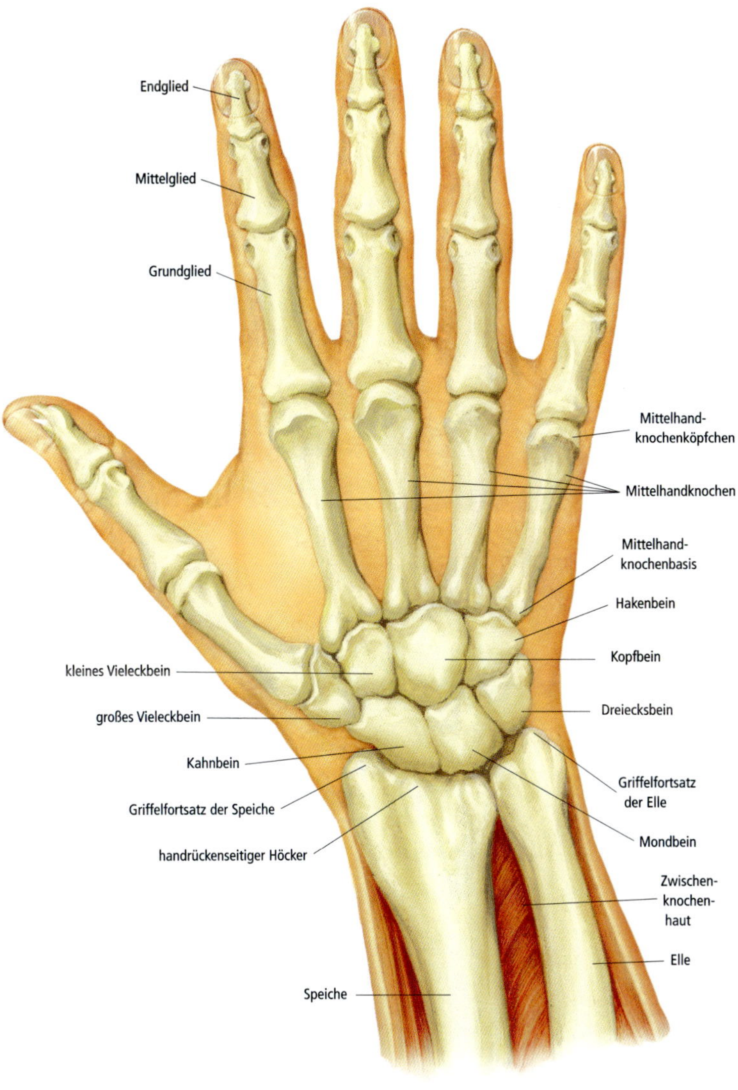

NERVEN UND BLUTGEFÄSSE DER HAND

Die Hand wird von zwei Arterien versorgt, der Speichenarterie *(A. radialis)* auf der Daumenseite und der Ellenarterie *(A. ulnaris)* auf der Kleinfingerseite. Diese beiden Arterien verbinden sich in der Hohlhand zu zwei Bögen. Aus diesen entspringen die Fingerarterien, die wiederum auf beiden Seiten der Finger verlaufen.

Muskeln und Haut der Hand werden von drei großen Nerven – Ellennerv, Mittelnerv und Speichennerv – versorgt. Der Ellennerv versorgt den Kleinfingerballen, die Zwischenknochenmuskeln, zwei der Lumbrikalmuskeln sowie die Haut des kleinen Fingers und die angrenzende Ringfingerseite. Der Mittelnerv versorgt den Daumenballen und die zwei restlichen Lumbrikalmuskeln sowie die Haut des Handtellers, des Daumens, Zeige- und Mittelfingers sowie der angrenzenden Ringfingerseite.

Die nervale Versorgung der Fingerspitzen ist besonders ausgeprägt. Dies ist der Grund für unseren hoch entwickelten Tastsinn. Der Speichennerv versorgt keinen der kurzen Handmuskeln, sondern den größten Teil der Handrücken- und Daumenhaut.

Muskeln und Sehnen der Hand

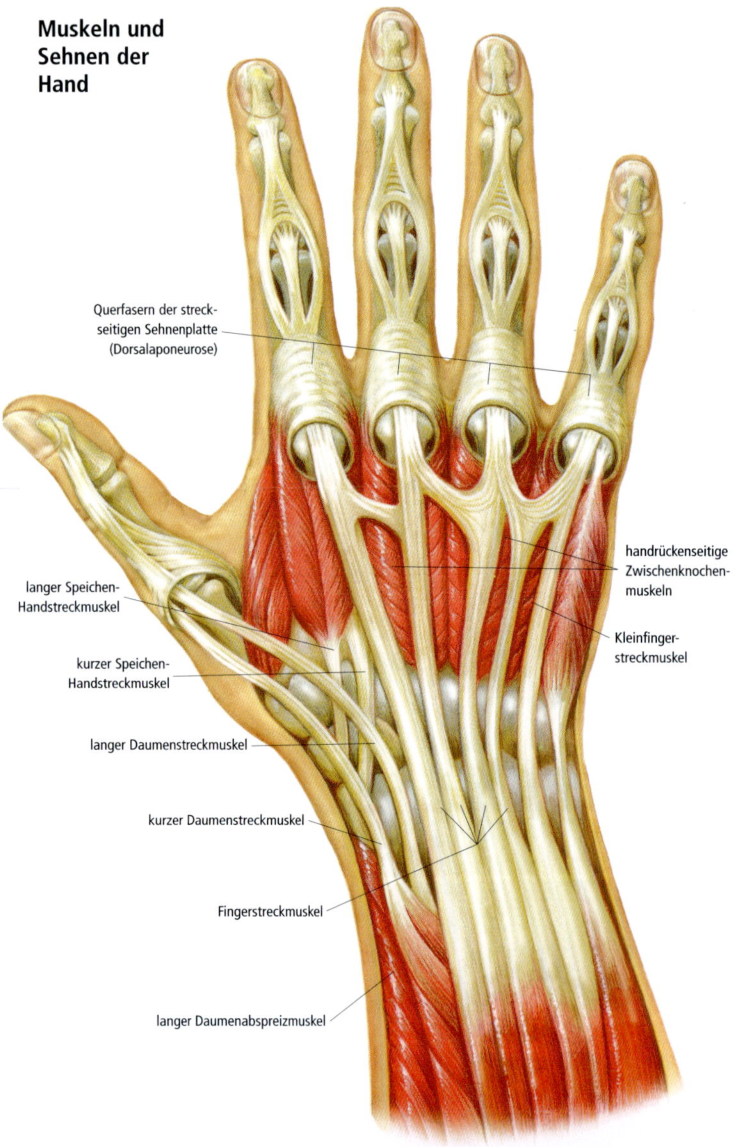

BEWEGUNGEN DER HAND

Die Hand kann Gegenstände auf zwei verschiedene Arten greifen: mit dem Faustgriff und dem Pinzettengriff.

Beim Faustgriff, der z.B. zum Tragen schwerer Taschen oder zum Festhalten benutzt wird, wird der Gegenstand in der Handfläche festgehalten. Die dafür erforderliche Muskelkraft stammt hauptsächlich aus den Unterarmbeugemuskeln. Vom Unterarm aus verlaufen lange Beugesehnen in die Finger und den Daumen, sodass die Finger den Gegenstand fest umschließen können. Die Muskeln in der Hand können zwar ebenfalls beteiligt sein, entscheidend sind jedoch die großen Unterarmbeuger.

Der Pinzettengriff wird zur Feinarbeit mit einem Gegenstand eingesetzt, z.B. beim Schreiben, Zeichnen oder Nähen. Der Daumen wird mit Hilfe des Daumenballens und Daumenanziehers einer oder zwei Fingerspitzen gegenübergestellt. Am Pinzettengriff ist hauptsächlich die Handmuskulatur beteiligt. Bis auf den Daumenballen, der vom Mittelnerv versorgt wird, werden sie alle vom Ellennerv versorgt.

STÖRUNGEN UND ERKRANKUNGEN DER HAND

Die Hand ist der am häufigsten verletzte Teil des Körpers. Probleme im Handbereich können von Nerven, Knochen, Bindegewebe oder Sehnen ausgehen und zu einem vorübergehenden oder dauerhaften Funktionsverlust führen.

SIEHE AUCH *Elektroneurografie, Therapie des Bewegungsapparates in Kapitel 16*

NERVENSCHÄDIGUNG

Die Verletzung eines Handnervs kann verschiedene Folgen haben: Bei einer kompletten Ulnarislähmung sind die Finger nicht mehr zur Abduktion und Adduktion imstande, der kleine Finger wird gefühllos. Die Hand verkrümmt sich zur so genannten Krallen- oder Klauenhand, bei der das vierte und fünfte Grundgelenk überstreckt und die Finger gebeugt sind.

Der Mittelnerv kann durch einen Schnitt am Handgelenk oder – wie beim Karpaltunnelsyndrom – durch Druck verletzt werden. Dies führt zur Schwächung oder zum Verlust

Finger

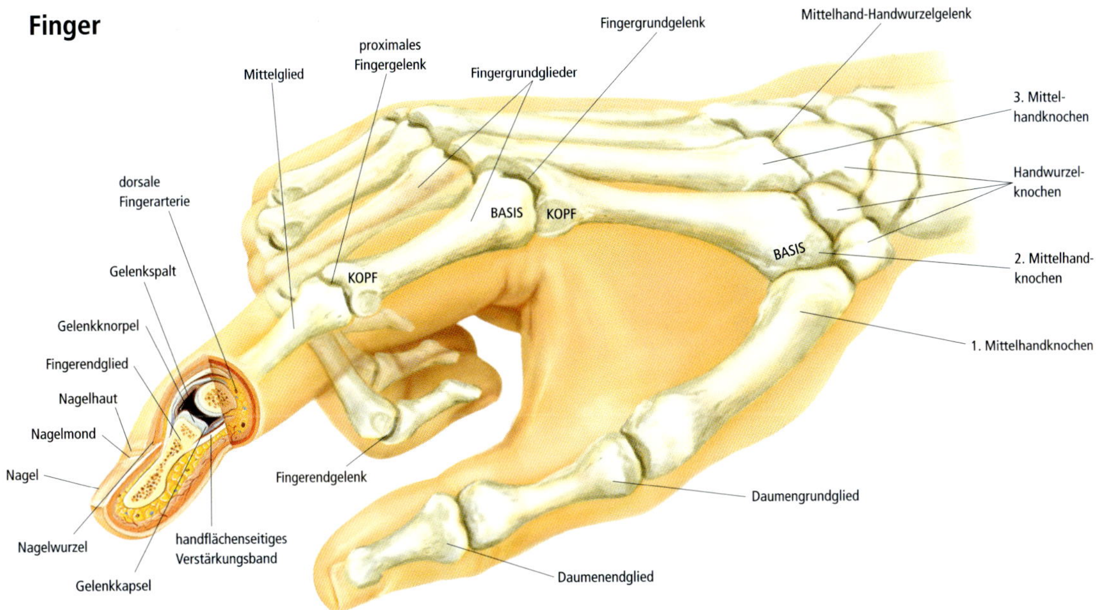

der Oppositionsfunktion des Daumens und zu Sensibilitätsstörungen an Daumen und Fingerspitzen.

Eine isolierte Verletzung des sensiblen Radialisastes im Bereich der Hand führt lediglich zu einer Sensibilitätsstörung am Handrücken. Bei einer Radialisverletzung im Arm (obere oder mittlere Radialislähmung) kann jedoch die Hand nicht mehr gestreckt werden und fällt im Handgelenk herab (Fallhand). Da mit gebeugtem Handgelenk kein Faustgriff möglich ist, wird das Halten von Gegenständen (Messer, Gabel, Haarbürste etc.) mit einer Fallhand problematisch. Hilfe gibt es in Form eines Stützapparates, der das Handgelenk in einer leicht überstreckten Position hält.

DUPUYTREN-KONTRAKTUR

Unter einer Dupuytren-Kontraktur versteht man die schmerzlose Verdickung und Verkürzung der Palmaraponeurose, des Bindegewebes unter der Haut der Handfläche. Ein kleiner, schmerzloser Knoten entwickelt sich schließlich zu einem Band, das die Streckung der Finger behindert. Ringfinger und kleiner Finger sind am stärksten betroffen. In fortgeschrittenen Fällen sind die Finger in Beugestellung fixiert. Eine oder beide Hände können betroffen sein, manchmal auch die Fußsohle.

Die Ursache der Krankheit ist nicht genau bekannt, man vermutet jedoch eine dominante Vererbung. Sie tritt gehäuft bei Männern über 40 Jahren, Alkoholikern, Diabetikern und Epileptikern auf. Die Behandlung besteht in der operativen Entfernung des verdickten faserigen Gewebes, gefolgt von Krankengymnastik. Dabei wird meist die normale Beweglichkeit der Finger wiederhergestellt, Rückfälle (Rezidive) sind jedoch sehr häufig.

FINGERVERLETZUNGEN

Verstauchungen, Kapselprellungen, Knochenbrüche und Sehnenabrisse an den Fingern sind häufige Sportverletzungen. Erstere heilen in der Regel durch Ruhigstellung. Sehnen werden meist operiert.

Ein Hammerfinger ist bedingt durch eine Verletzung der Strecksehne, die mit der Fingerspitze verbunden ist. Dies führt dazu, dass das obere Fingerglied nicht mehr gestreckt werden kann. Eine Behandlung erfolgt durch Operationen oder eine spezielle Schiene, die sechs bis neun Wochen getragen werden muss.

SCHNELLENDER FINGER

Mit dem Begriff »schnellender Finger« bezeichnet man die Folge einer chronisch entzündeten, geschwollenen Beugesehne oder Sehnenscheide. Beim Beugen, meist aber bei der Streckung, bleibt die verdickte Sehnenstelle an den kreuzförmigen Verstärkungsbändern der Fingersehnenscheide hängen und kann nur unter schmerzhafter Anstrengung und mit einem klackenden Geräusch weiter bewegt werden. Die Behandlung besteht gewöhnlich in Ruhigstellung des Fingers, kalten Kompressen, einer Hitzetherapie (falls wirksam), entzündungshemmenden Medikamenten oder Kortikoiden. In die betroffene Sehnenscheide können Lokalanästhetika injiziert werden. Führt diese Behandlung nicht zum Erfolg, kann die Engstelle gespalten werden.

GANGLION

Unter dem Begriff »Ganglion« versteht man zwei völlig unterschiedliche Dinge. Eine Gruppe von Nervenzellen außerhalb des Zentralnervensystem wird so bezeichnet – das *Ganglion spinale* beispielsweise ist eine Gruppe von sensiblen Nervenzellen im Bereich der Spinalnervenwurzeln. Ein Ganglion ist jedoch auch eine Zyste in oder um eine Sehne oder ein Gelenk, vor allem im Bereich der Hände, Handgelenke oder Füße (»Überbein«). Diese Zysten können mit Eispackungen und Schmerzmitteln behandelt werden. Störende Ganglien können außerdem durch eine Gangli(on)ektomie oder eine Aspirationsbehandlung entfernt werden.

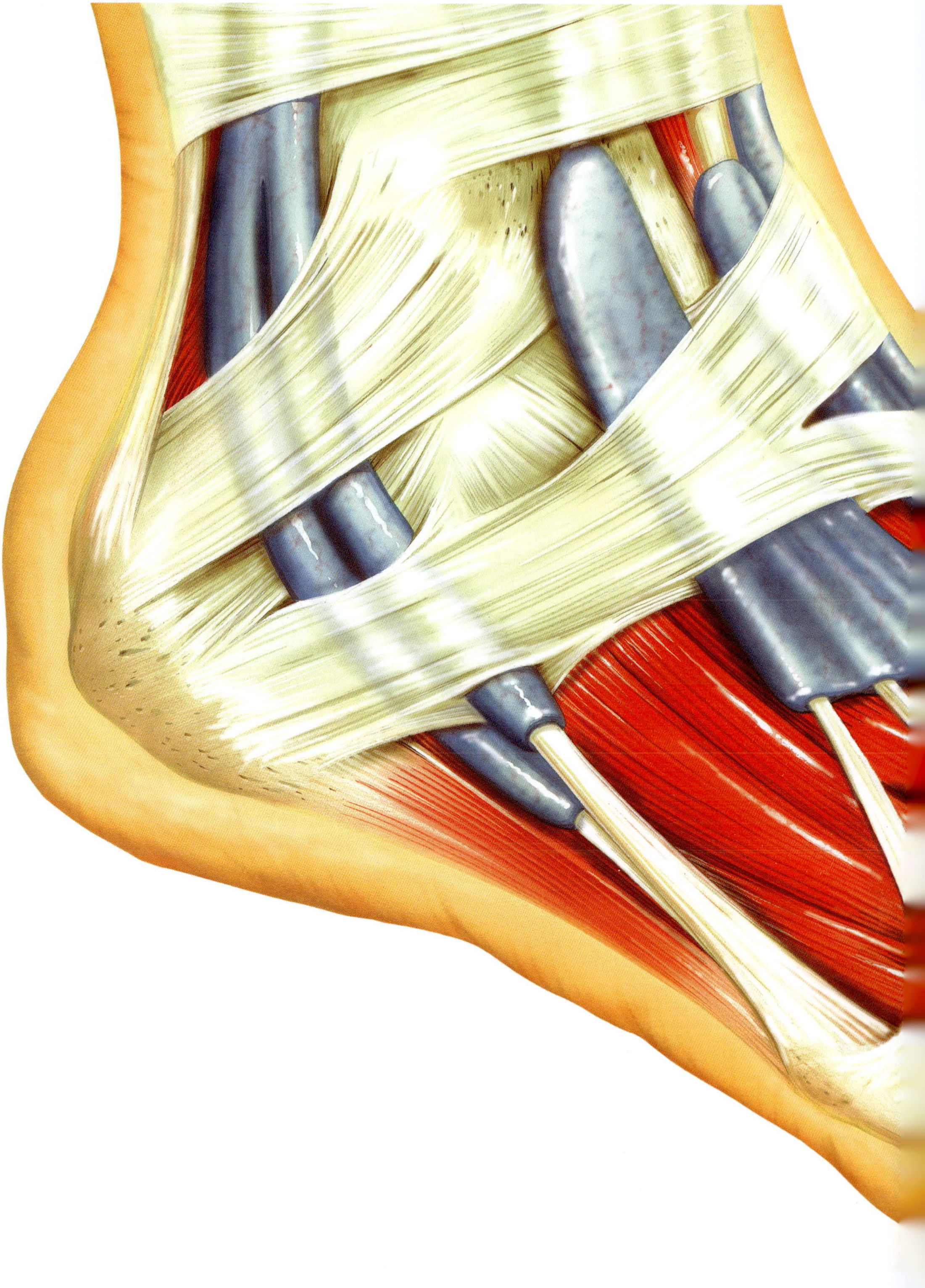

KAPITEL 9

Hüfte, Beine und Füße

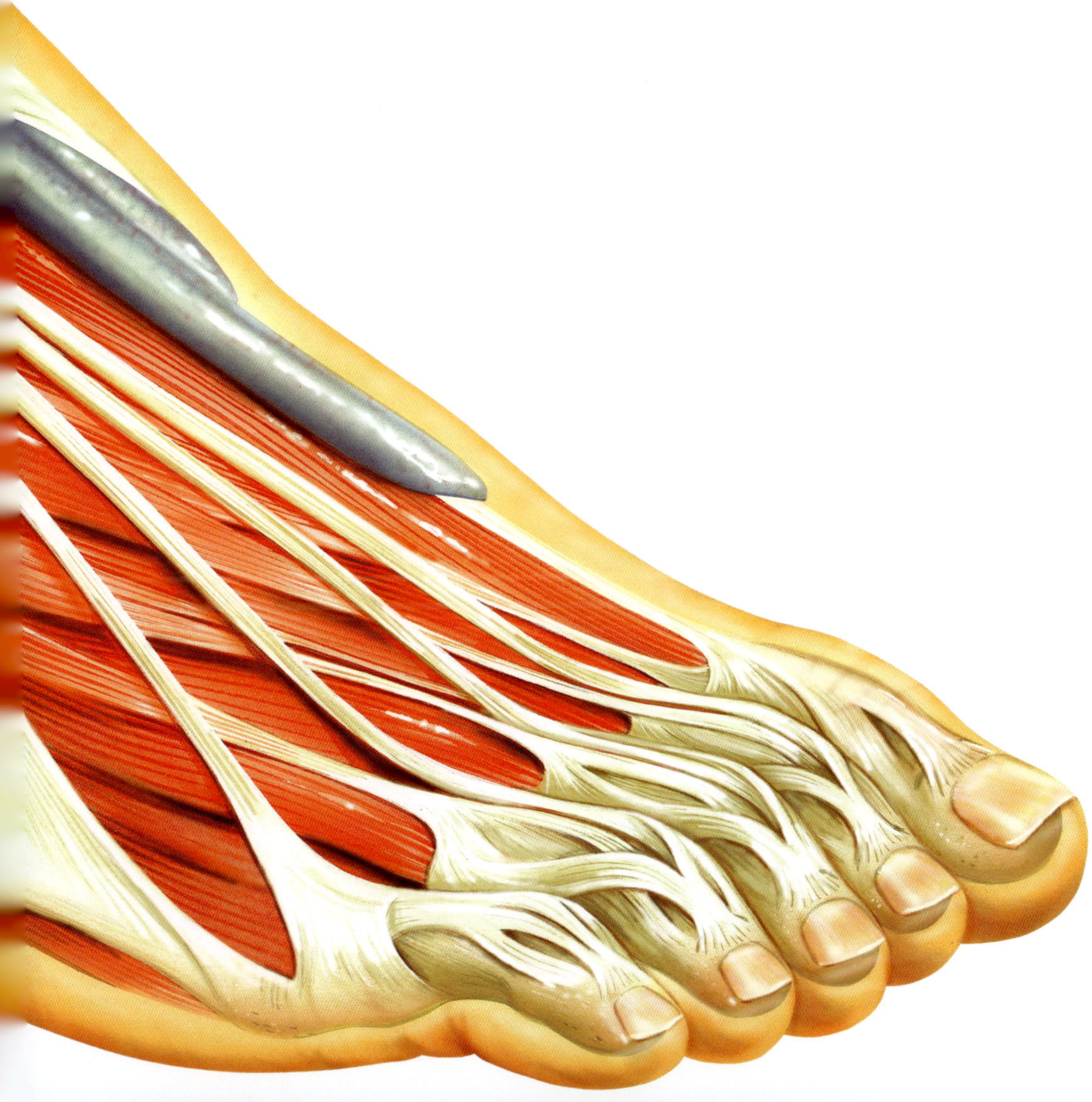

BEIN

Das Bein ist ähnlich aufgebaut wie der Arm, beim Menschen jedoch an den aufrechten Gang angepasst. Die langen Knochen ermöglichen eine große Schrittweite, die großen Gelenke sind durch starke Bänder verstärkt, und die für die Fortbewegung zuständigen Muskeln sind sehr kräftig.

SIEHE AUCH *Blutkreislauf, Muskulatur, Nervensystem, Skelettsystem in Kapitel 1*

KNOCHEN UND GELENKE

Die zwei Hüftknochen verbinden die unteren Gliedmaßen mit der Wirbelsäule und vereinigen sich vorne an der Schamfuge (Symphyse). Zusammen mit dem Kreuzbein bilden sie den Beckengürtel. Das Körpergewicht wird von der Wirbelsäule über die relativ unbeweglichen Iliosakralgelenke auf die Hüftknochen und von den Gelenkpfannen der Hüftknochen auf die Oberschenkelknochen übertragen.

Der Oberschenkelknochen (Femur) ist der längste Knochen des menschlichen Körpers. Der Kopf ist nahezu kugelförmig, und am Ende des langen Halses (eine häufige Bruchstelle bei älteren Menschen) befinden sich die zwei Rollhügel (Trochanteren), an denen starke Muskeln ansetzen. Der Schaft ist nach innen geneigt, sodass die Kniegelenke in der Mittellinie unter dem Rumpf zusammentreffen. Durch diese Anordnung wird das seitliche Ausschwenken des Körpers und folglich auch der Energieaufwand beim Gehen begrenzt. Die zwei Oberschenkelgelenkknorren am unteren Ende sind Teil des Kniegelenkes. Der Oberschenkelknochen ist über das Kniegelenk mit der Kniescheibe, einem Knochen in der Sehne des vierköpfigen Oberschenkelstreckers (Quadrizeps, *M. quadriceps*), und mit dem Schienbein verbunden, auf das er das Körpergewicht überträgt.

Das Schienbein ist der zweitlängste Knochen des Körpers. Die zwei Unterschenkelknochen sind Schien- und Wadenbein. Ersteres ist besonders häufig von Verletzungen und Brüchen betroffen, die häufig offene Frakturen mit Weichteilverletzungen sind (komplizierter Knochenbruch), da ein Großteil des Schienbeines direkt unter der Haut liegt. Das dünne Wadenbein trägt nur wenig Gewicht. Es dient den Muskeln als Ansatzstelle und bildet den Außenknöchel.

Schien- und Wadenbein bilden mit dem Sprungbein das obere Sprunggelenk. Das zapfenartige Gelenk verhindert Seitwärtsbewegungen, da sich Schienbein und Wadenbein auf beiden Seiten des Sprungbeines nach unten fortsetzen.

Zu den Fußknochen zählen die Fußwurzelknochen (sieben einschließlich des Sprungbeines), die Mittelfußknochen (fünf) und die Zehenglieder. (Die Zehen bestehen insgesamt aus 14 Zehengliedern.)

SIEHE AUCH *Skelettsystem in Kapitel 1*

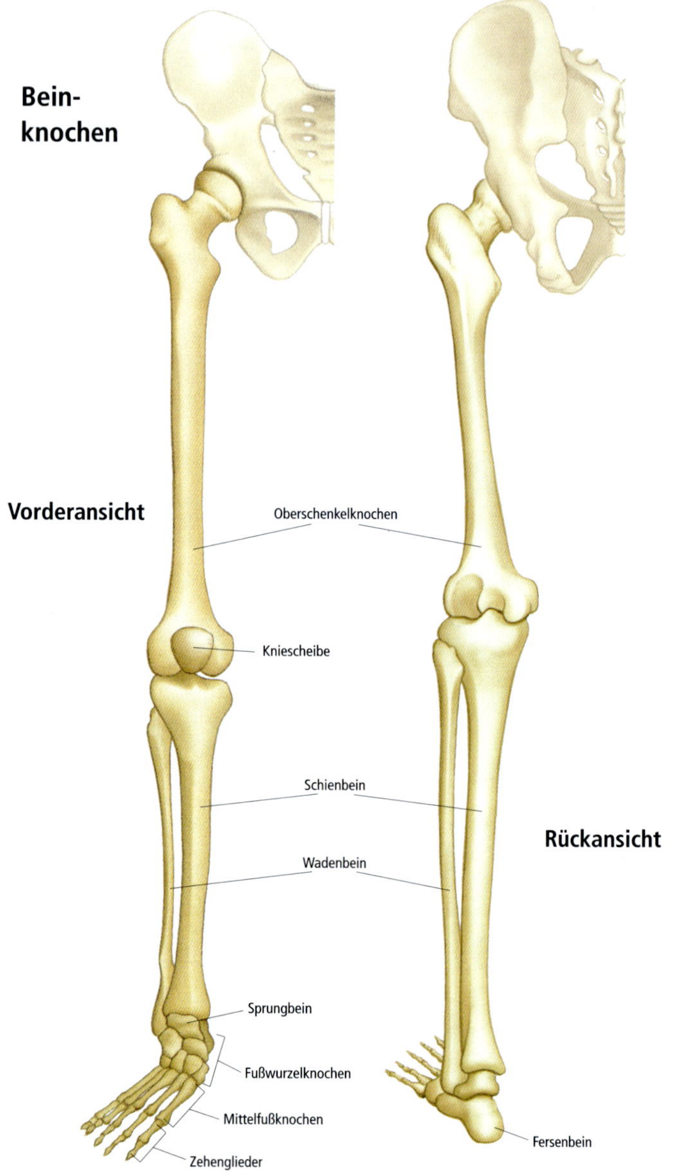

OBERSCHENKELKNOCHEN

Der Oberschenkelknochen (Femur) erstreckt sich von der Hüfte zum Knie und ist damit der längste und stärkste Knochen im Körper. Über ein Gelenk ist er mit den Hüftknochen darüber sowie dem Schienbein und der Kniescheibe darunter verbunden. Die Sehnen der kräftigen Muskeln, die das Bein bewegen, setzen am Oberschenkelknochen an.

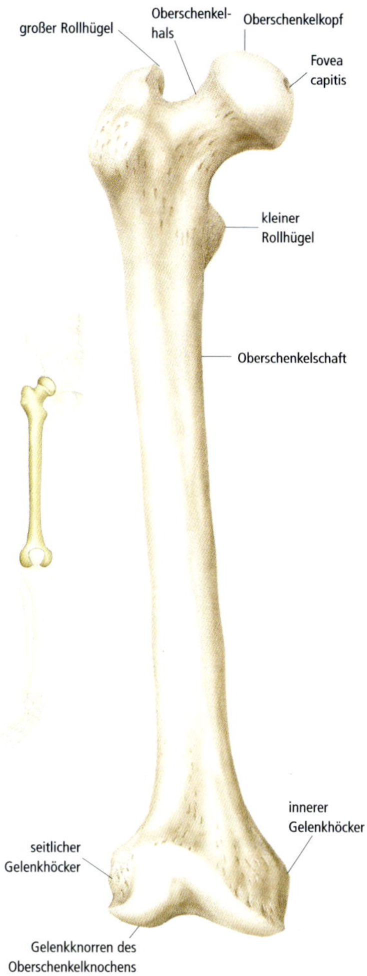

Oberschenkelknochen

Der Oberschenkelknochen (Femur) ist der stärkste und längste Knochen des Körpers. Er muss nicht nur das Gewicht des Rumpfes tragen, sondern ist auch die Verbindung zu den starken Muskeln der unteren Gliedmaßen.

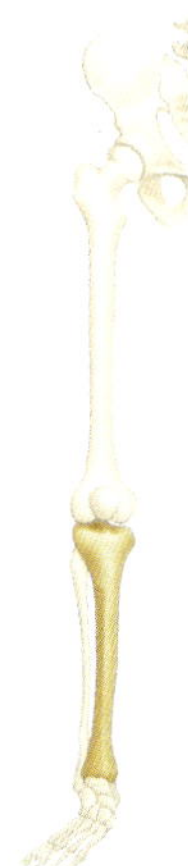

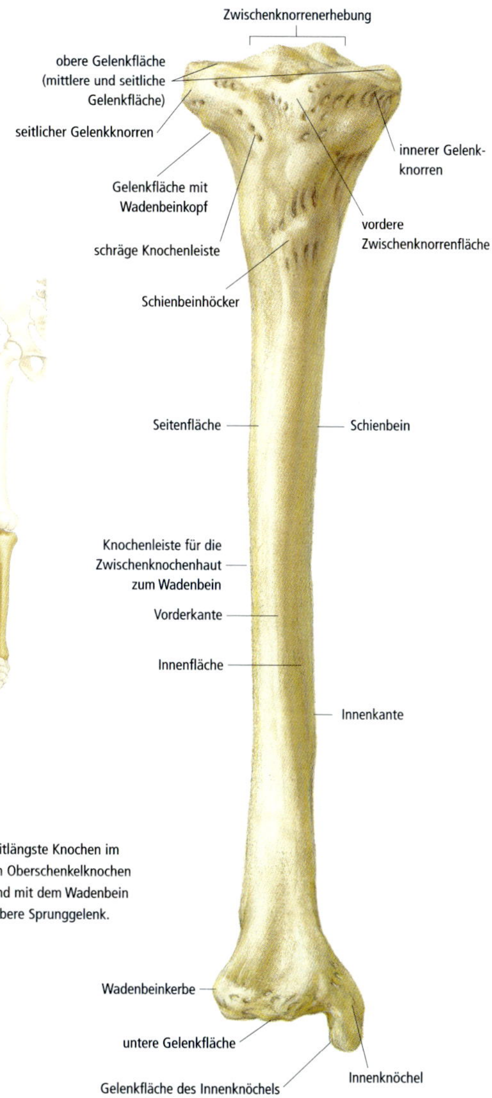

Schienbein

Das Schienbein ist der zweitlängste Knochen im Körper. Zusammen mit dem Oberschenkelknochen bildet es das Kniegelenk und mit dem Wadenbein und dem Sprungbein das obere Sprunggelenk.

SCHIENBEIN

Das Schienbein (Tibia) ist der innenseitige und dickere der beiden langen Knochen des Unterschenkels und der zweitlängste Knochen im menschlichen Körper. Der andere Unterschenkelknochen ist das Wadenbein. Das obere Ende des Schienbeines bildet mit dem Oberschenkelknochen das Kniegelenk. Das untere Ende des Schienbeines bildet mit dem Wadenbein und einem kleinen Knochen, dem Sprungbein, das obere Sprunggelenk, den Knöchel. Das Schienbein bildet dabei den Innenknöchel, das Wadenbein den Außenknöchel. Schmerzen im Bereich des Schienbeines (Shin-Splint-Syndrom) werden oftmals durch eine Überbelastung der langen Streckmuskeln der Zehen verursacht.

WADENBEIN

Das Wadenbein (Fibula) ist der lange, dünne Knochen an der Außenseite des Unterschenkels. Es erstreckt sich von unterhalb des Knies bis zum Knöchel. Dort bildet sein unteres Ende den Außenknöchel. Anders als das Schienbein hat die Fibula kein Gewicht zu tragen, sondern dient als Ansatzfläche für einige Beinmuskeln.

Wadenbein

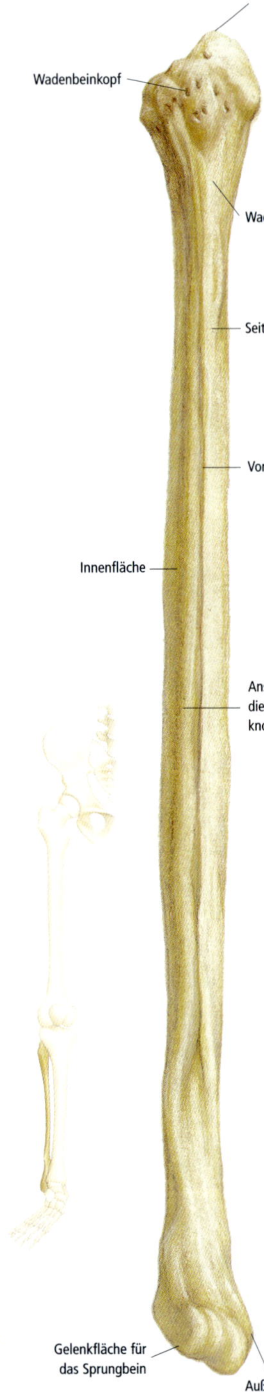

STÖRUNGEN UND KRANKHEITEN DER BEINKNOCHEN UND -GELENKE

Veränderungen der Knochen und Gelenke des Beines können z. B. durch Knochenbrüche (Frakturen) und Krankheiten wie Rachitis auftreten. Zudem gibt es zahlreiche angeborene Störungen, die die Knochen und Gelenke der Beine betreffen.

SIEHE AUCH ***Röntgen, Computertomografie, Kernspintomografie, Therapie des Bewegungsapparates in Kapitel 16; Rachitis, Paget-Syndrom, Osteomalazie, Arthrose und andere spezielle Krankheiten im Register***

O-BEIN

Bei O-Beinen *(Genua vara)* ist der Unterschenkel o-förmig nach außen gekrümmt. O-Beine können durch eine Verletzung, beispielsweise einen Knochenbruch, oder eine Krankheit, z. B. Rachitis, Knochenerweichung, Paget-Syndrom, und Knochenmarkentzündungen entstehen, die die Wachstumsfugen in Mitleidenschaft ziehen.

PERTHES-KRANKHEIT

Die Perthes-Krankheit *(Osteochondropathia deformans coxae juvenilis)* ist eine Erkrankung im Kindesalter, bei der es durch mangelnde Blutzufuhr zu einer Entzündung im Hüftgelenk und einer so genannten aseptischen Knochennekrose des Oberschenkelkopfes kommt. Die Ursache ist unbekannt. Die Symptome sind eine Bewegungseinschränkung des betroffenen Gelenkes sowie Hinken und Schmerzen im Oberschenkel und in der Leiste. Im Röntgenbild erkennt man eine Abflachung und Verdichtung des Oberschenkelkopfes. Die Krankheit tritt familiär gehäuft meist bei Jungen zwischen vier und zehn Jahren auf. In den meisten Fällen heilt der Knochen bei frühzeitiger Entlastung spontan und ohne bleibende Deformierung. Die Behandlung zielt auf den Schutz des Knochens und des Gelenkes während des Heilungsprozesses ab. Daher sind Bettruhe und eine Entlastung durch Stützapparate, Schienen oder einen Gips erforderlich. Im Erwachsenenalter kann es durch Veränderungen der Oberschenkelkopfform zu einer vorzeitigen Arthrose in der betroffenen Hüfte kommen.

KNOCHENBRÜCHE

Symptome einer Fraktur sind Schmerzen, Schwellung und evtl. eine Fehlstellung des Beines. Ein Oberschenkelhalsbruch ist in der Regel Folge eines Sturzes bei älteren Personen, da diese durch den natürlichen Knochenabbau oder eine krankhafte Osteoporose brüchigere Knochen haben. Die Behandlung besteht normalerweise in einer Operation und anschließender krankengymnastischer Rehabilitation. Brüche des Oberschenkelschaftes werden durch Schläge bzw. Stürze auf das Knie oder Bein verursacht und sind häufig Sportverletzungen. Die Fraktur muss unter Betäubung ausgerichtet und anschließend durch eine Extensions- oder operative Behandlung mit Platten und Nägeln fixiert werden, solange der Heilungsprozess stattfindet.

Ein Schienbeinbruch ist einer der häufigsten Knochenbrüche, besonders bei Kindern.

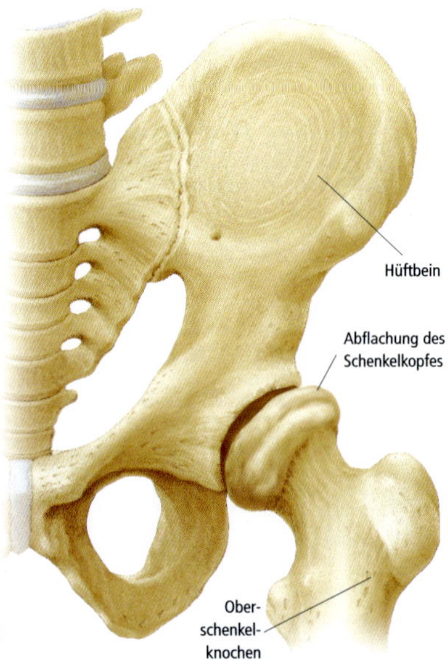

Perthes-Krankheit

Das Gewebe im Oberschenkelkopf stirbt aufgrund einer Einschränkung der Blutzufuhr ab. In der Folge kommt es zu Schmerzen in der Leiste und im Oberschenkel. Das Risiko einer frühen Arthrose ist erhöht.

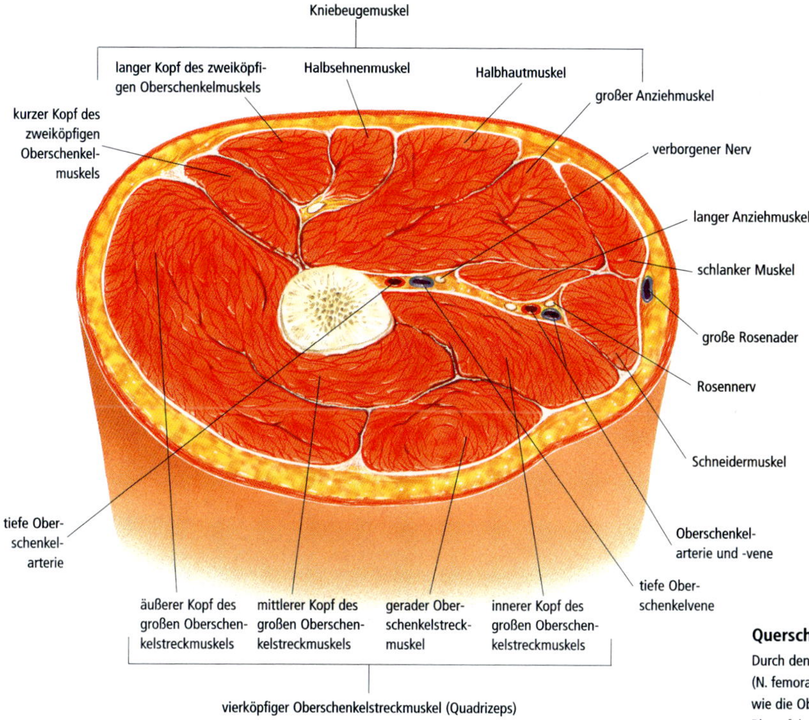

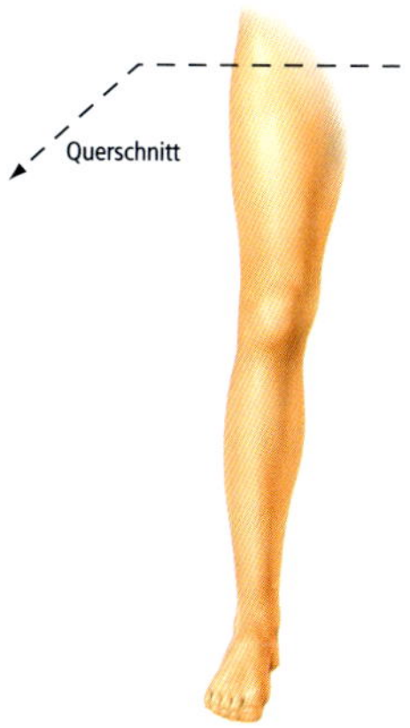

Querschnitt des Oberschenkels
Durch den Oberschenkel verlaufen der Oberschenkelnerv (N. femoralis), der N. obturatorius und der Ischiasnerv sowie die Oberschenkelarterie (A. femoralis), über die die Blutzufuhr zum Bein erfolgt.

Gewöhnlich wird diese Fraktur durch einen direkten Schlag gegen die Vorderseite des Beines verursacht (beispielsweise beim Schulsport). Bei Erwachsenen kommt es gelegentlich auch zu Ermüdungsbrüchen des Schienbeines, wenn der Knochen beim Joggen, Sprinten oder Gehen wiederholten Belastungen ausgesetzt wurde.

Der Knochenbruch muss im Krankenhaus eingerichtet und mit Hilfe eines Oberschenkelgipses ruhig gestellt oder operativ fixiert werden. Die meisten Schienbeinfrakturen heilen innerhalb von sechs bis acht Wochen. Danach ist eine Krankengymnastik zur Wiederherstellung der Muskelkraft und zum Abbau der Gelenkversteifungen erforderlich

Ein Wadenbeinbruch kommt häufig vor, vor allem bei Kindern und bei Kontaktsportarten wie Fußball oder Hockey. Relativ häufig ist auch das Sprunggelenk beteiligt. Reine Wadenbeinschaftfrakturen sind in der Regel unbedenklich, eine Ausrichtung der Knochen ist nicht notwendig. Bei Beteiligung des Sprunggelenkes wird jedoch eine Operation erforderlich.

BEINMUSKELN

Der Hüftbereich ist von kräftigen Muskeln umgeben und wird von diesen gestützt. Auf der Rückseite des Körpers befindet sich das Gesäß, dem der große Gesäßmuskel *(M. gluteus maximus)* seine typische Form verleiht.

Dieser Muskel, der für die Streckung des Oberschenkels beim Laufen und Klettern zuständig ist, ist der größte Muskel des Körpers. Der mittlere *(M. gluteus medius)* und der kleine *(M. gluteus minimus)* Gesäßmuskel kontrollieren die Stellung der Beckenknochen und sind für die Vorwärtsdrehung des unbelasteten Beines beim Gehen zuständig.

Der Oberschenkel besteht aus zwei Muskelkompartimenten, die durch Bindegewebshüllen voneinander getrennt sind. Der vierköpfige Quadrizeps liegt im vorderen Muskelkompartiment und ist für die Streckung des Kniegelenkes zuständig. Im hinteren Muskelkompartiment befinden sich die Kniegelenkbeuger, deren Funktion in der Streckung des Hüftgelenkes und der Kniebeugung besteht. Die ebenfalls im hinteren Kompartiment liegenden Adduktoren ziehen das Bein zur Mittellinie heran. Beim Gehen bilden diese Muskeln ein unentbehrliches Gegengewicht zum mittleren und kleinen Gesäßmuskel.

Der Unterschenkel wird von subkutanen Hüllen in drei Kompartimente unterteilt. Im vorderen Kompartiment liegen die Muskeln, die den Fuß nach oben bewegen (Fußstrecker oder Extensoren), sodass die Zehen nach oben weisen, wenn das Bein beim Gehen nach vorne schwingt. Die zwei Muskeln des seitlichen Muskelkompartiments am äußeren Unterschenkel sorgen für die Auswärtsdrehung der Fußsohle (Eversion). Im Wadenbereich, dem hinteren Muskelkompartiment, befinden sich die meisten Muskeln. Sie teilen sich in eine oberflächliche und eine tiefe Muskelgruppe auf. Zu Ersterer zählen der Zwillingswadenmuskel *(M. gastrocnemius)* und der Schollenmuskel *(M. soleus)*, deren Funktion in der Abstoßung vom Boden (Plantarbeugung des Knöchelgelenkes, bei der sich der Fuß nach unten bewegt) beim Gehen, Laufen, Springen und Zehenspitzenstand besteht.

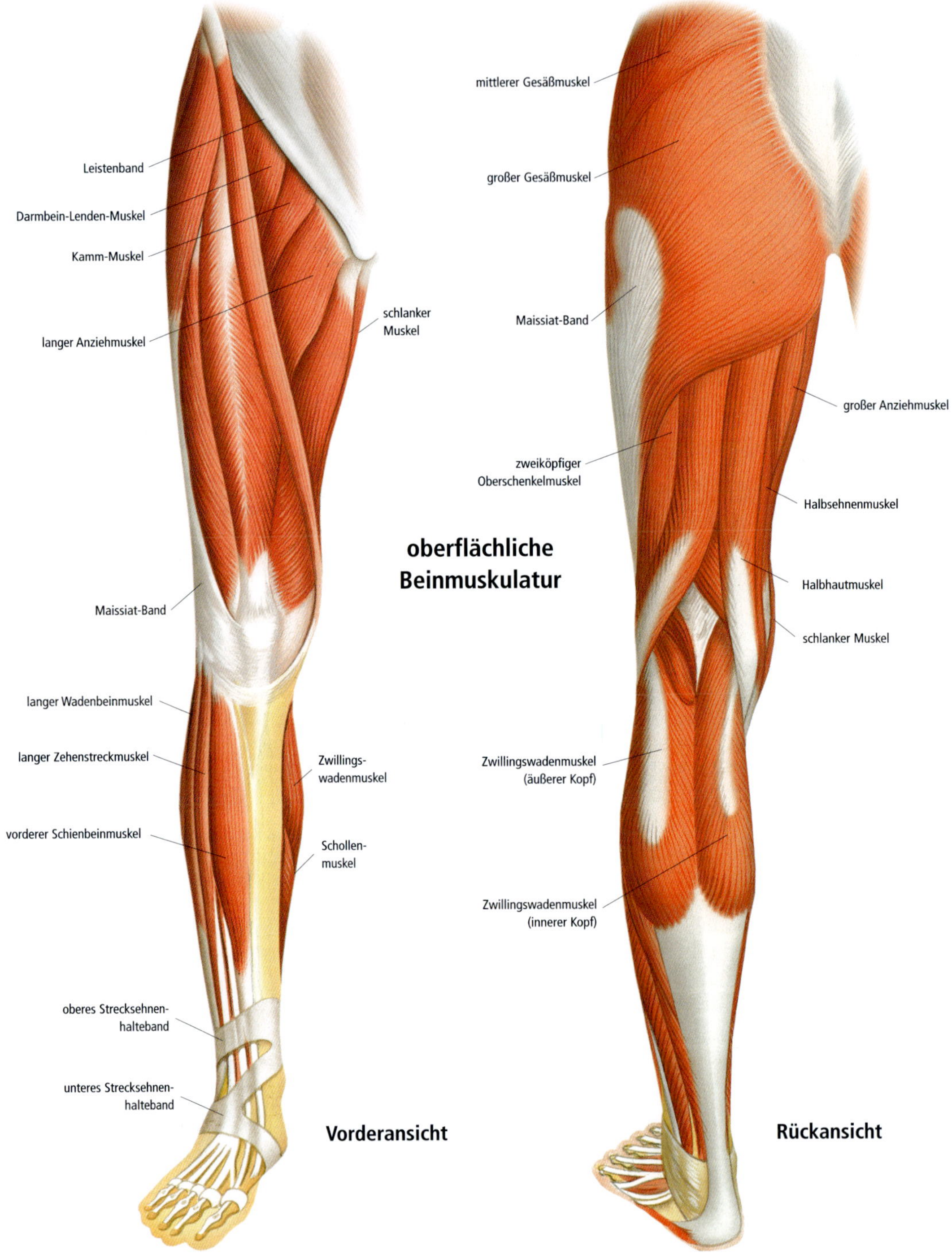

Leistenband
Darmbein-Lenden-Muskel
Kamm-Muskel
langer Anziehmuskel
schlanker Muskel
Maissiat-Band
langer Wadenbeinmuskel
langer Zehenstreckmuskel
Zwillings-wadenmuskel
vorderer Schienbeinmuskel
Schollen-muskel
oberes Strecksehnen-halteband
unteres Strecksehnen-halteband
Vorderansicht
oberflächliche Beinmuskulatur
mittlerer Gesäßmuskel
großer Gesäßmuskel
Maissiat-Band
großer Anziehmuskel
zweiköpfiger Oberschenkelmuskel
Halbsehnenmuskel
Halbhautmuskel
schlanker Muskel
Zwillingswadenmuskel (äußerer Kopf)
Zwillingswadenmuskel (innerer Kopf)
Rückansicht

tiefe Beinmuskulatur

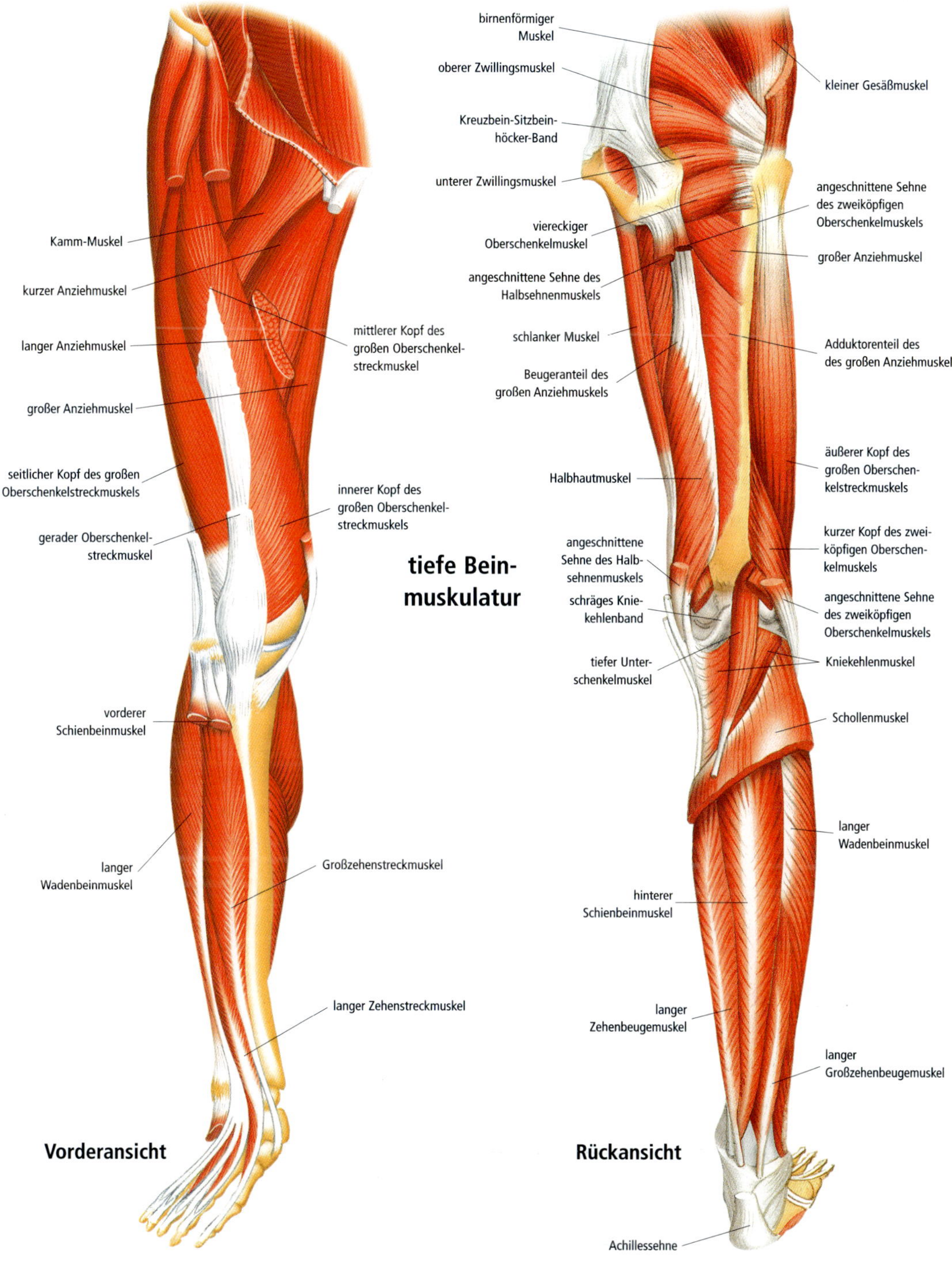

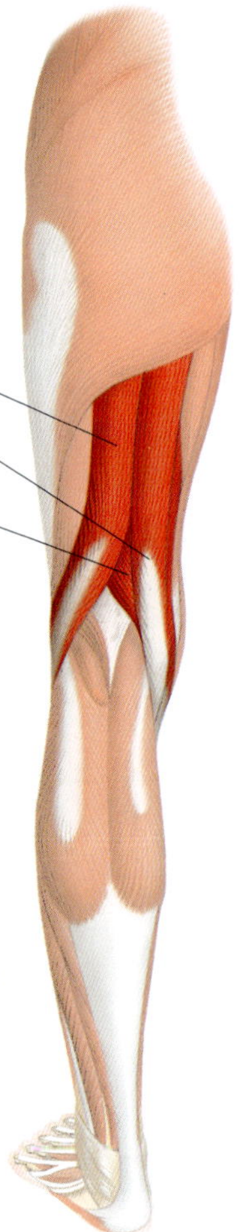

Kniegelenk-beugemuskel

Die Kniegelenkbeugemuskeln strecken im Hüftgelenk und beugen im Kniegelenk. Bei diesen Muskeln kommt es leicht zu Zerrungen und Muskelrissen.

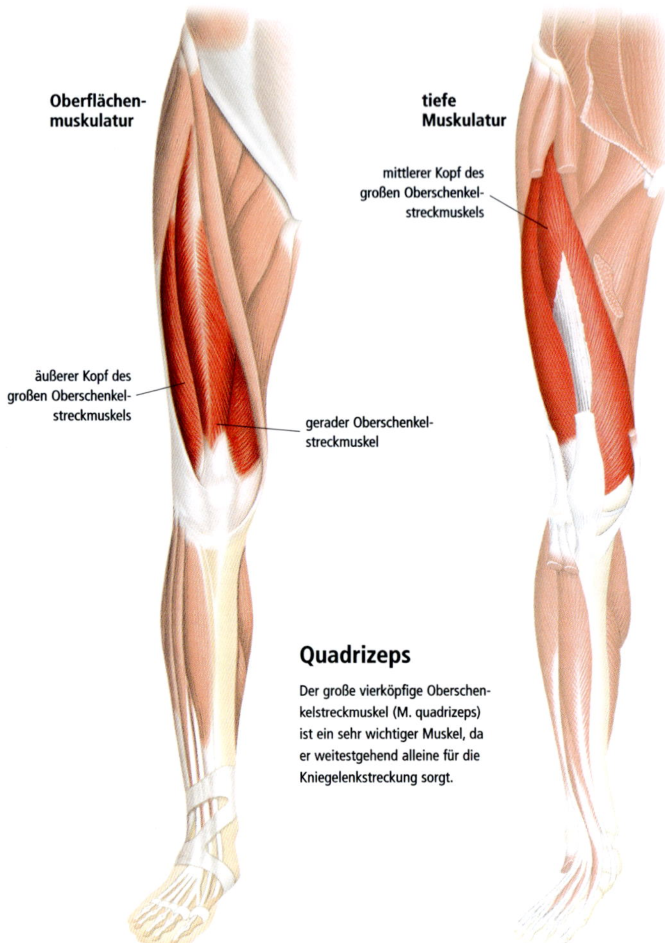

Quadrizeps

Der große vierköpfige Oberschenkelstreckmuskel (M. quadrizeps) ist ein sehr wichtiger Muskel, da er weitestgehend alleine für die Kniegelenkstreckung sorgt.

Die Gruppe der tiefer gelegenen Muskeln zieht hinter dem Knöchelgelenk vorbei und setzt an den Fußknochen an. Der größte Muskel dieser Gruppe, der lange Großzehenbeuger (*M. flexor hallucis longus*), sorgt für die Großzehenbeugung beim Gehen.

SIEHE AUCH *Muskulatur in Kapitel 1*

KNIEGELENKBEUGEMUSKELN

Die Kniegelenkbeuger bilden die so genannte ischiokrurale Muskelgruppe am hinteren Oberschenkel. Sie bestehen aus drei Muskeln – Halbhautmuskel (*M. semimembranosus*), Halbsehnenmuskel (*M. semitendinosus*) und zweiköpfigem Oberschenkelmuskel (*M. biceps femoris*) –, die alle am Sitzbeinhöcker (einem Teil des Beckens) ansetzen. In der Mitte des Oberschenkels teilen sie sich so, dass die *Biceps-femoris*-Sehne an der Außenseite des Kniegelenkes zum Wadenbein verläuft und die Semimembranosus- und Semitendinosus-Sehnen an der Innenseite des Kniegelenkes zum Schienbein verlaufen. Die Sehnen lassen sich an beiden Seiten des gebeugten Knies gut ertasten.

Da die ischiokrurale Muskelgruppe sowohl hinter dem Hüft- als auch hinter dem Kniegelenk verläuft, kann sie beide Gelenke bewegen. Sie ist jedoch auch anfällig für Verletzungen (Risse). Die Kniegelenkbeuger dienen der Streckung des Hüftgelenkes und/oder der Beugung des Kniegelenkes. Bei plötzlicher und starker Kontraktion ohne vorheriges Aufwärmen sowie bei Ermüdung kommt es leicht zu Muskelfaserrissen oder -zerrungen.

QUADRIZEPS

Der vierköpfige Oberschenkelstreckmuskel (Quadrizeps, *M. quadriceps femoris*) bildet den Großteil der Muskelmasse an der Vorder- und Außenseite des Oberschenkels und bedeckt Vorder- und Seitenfläche des Oberschenkelknochens beinahe vollständig. Seine Bezeichnung verdankt er der Tatsache, dass er tatsächlich aus vier Teilen besteht. Diese heißen gerader Oberschenkelstrecker (*M. rectus femoris*), äußerer Kopf des vierköpfigen

Oberschenkelstreckers (*M. vastus lateralis*), innerer Kopf des vierköpfigen Oberschenkelstreckers (*M. vastus medialis*) und mittlerer Kopf des vierköpfigen Oberschenkelstreckers (*M. vastus intermedius*).

Der Quadrizeps entspringt größtenteils von den oberen zwei Dritteln des Oberschenkelknochens sowie am Beckenknochen. Oberhalb des Knies verbinden sich die Sehnen der Einzelmuskeln zu einer einzigen Sehne, die die Kniescheibe (Patella) einschließt und als Patellarsehne am Schienbeinhöcker ansetzt. Da sie sehr breit ist, verstärkt sie zusätzlich die Kniegelenkkapsel.

Der Quadrizeps ist der Hauptstrecker des Oberschenkels und dient zur Streckung des Knies. Im Hüftgelenk wirkt er dagegen als Beugemuskel. Die beiden Bewegungen können gleichzeitig ausgeführt werden. Der Quadrizeps ist zudem am Kniereflex (Patellarsehnenreflex) beteiligt.

Quadrizeps und Kniegelenkbeuger tragen zur Stabilität des Kniegelenkes bei. Die Rehabilitation von Knieverletzungen wird durch ein gezieltes Training dieser Muskeln unterstützt.

ERKRANKUNGEN VON MUSKELN UND BINDEGEWEBE AM BEIN

An Muskeln und Weichteilen des Beines kann es leicht zu Entzündungen und Schwellungen kommen, sei es durch Überbelastung oder Verletzungen.

SIEHE AUCH ***Elektromyografie in Kapitel 16***

KOMPARTMENTSYNDROM

Da die Muskelhüllen, welche die Unterschenkelmuskeln zu verschiedenen Logen (Kompartimenten) zusammenfassen, aus weitgehend unelastischem, sehnenartigem Bindegewebe bestehen, führt jede Schwellung in einem Kompartiment zu einer Druckerhöhung. Diese kann die Blutversorgung durch Kompression der Blutgefäße behindern oder ganz unterbinden. Dieses so genannte Kompartmentsyndrom kann durch eine Verletzung, z.B. einen Knochenbruch, ausgelöst werden. Am Unterarm kommen Quetschungen, Verbrennungen, starke Sehnenscheidenentzündungen, ein zu enger Gipsverband und die falsche Lagerung eines verletzten Armes als Ursachen hinzu. Am Unterschenkel sind neben Knochenbrüchen und Operationen insbesondere akute arterielle Embolien und tiefe Beinvenenthrombosen ursächlich. Betroffen ist vor allem das vordere Schienbeinkompartiment.

Anfangssymptome sind unverhältnismäßig starke Schmerzen. Später kommen Lähmungserscheinungen und Gefühlsstörungen hinzu. Um dauerhafte Schäden, wie eine Volkmann-Kontraktur oder eine Sudeck-Dystrophie, zu verhindern, müssen die betroffenen Kompartimente so schnell wie möglich operativ gespalten werden.

SHIN-SPLINT-SYNDROM

Shin Splint ist im Englischen ein umgangssprachlicher Ausdruck für Schmerzen unterschiedlicher Ursache im Bereich des Schienbeines. Im engeren Sinne versteht man darunter eine Periostitis, eine Entzündung der Knochenhaut des Schienbeines (Tibia), die zu Schmerzen oder Empfindlichkeit entlang des Schienbeines führt. Das Shin-Splint-Syndrom ist eine Überlastungserscheinung, die vor allem bei Joggern auftritt und durch übermäßig langes Gehen oder Joggen, insbesondere auf harten Böden, verursacht wird. Oft kann auch falsches Training die Ursache sein. Die Prädisposition für diese Überlastungsfolge kann durch angepasstes Training, geeignetes Schuhwerk und Dehnübungen vor der Belastung vermindert werden. Als Behandlung wird Ruhe empfohlen.

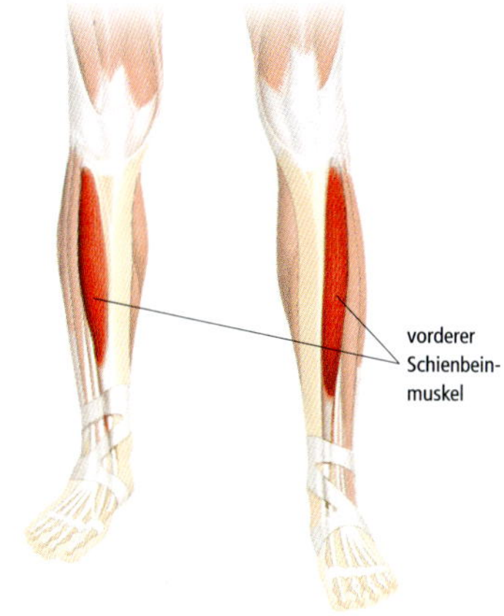

Shin-Splint-Syndrom

Längeres Joggen auf Asphalt oder Beton kann zu einer Entzündung der Knochenhaut des Schienbeinknochens führen. Dies führt auch zu einer Reizung der umgebenden Weichteile mit einer schmerzhaften Verhärtung und Schwellung im Bereich des vorderen Schienbeinkompartiments.

NERVEN UND GEFÄSSE DES BEINES

Der Oberschenkelnerv (*N. femoralis*), der Hüftlochnerv (*N. obturatorius*) und der Ischiasnerv (*N. ischiadicus*), die wichtigsten Nerven des Beines, versorgen die Muskeln und einen Großteil der Haut. Der Ischiasnerv und seine Äste (*N. tibialis* und *N. fibularis*) versorgen die Kniesehnen sowie alle Unterschenkel- und Fußmuskeln.

Die Oberschenkelarterie (*A. femoralis*) ist die Hauptschlagader des Beines. Sie verläuft an der Vorderseite des Oberschenkels nach unten. Nach zwei Dritteln ihrer Länge zieht sie nach hinten zur Kniekehle und wird dann als Kniekehlenarterie (*A. poplitea*) bezeichnet. Dort teilt sie sich in die vorderen und hinteren Äste der Schienbeinarterie, die im vorderen und hinteren Kompartiment des Unterschenkels absteigen. Die Oberschenkelarterie ist in der Leistengegend leicht zu punktieren und wird daher häufig bei der Herzkatheterisierung eingesetzt.

Die Venen werden in eine tiefe und in eine oberflächliche Gruppe unterteilt. Die tiefen Unterschenkelvenen verlaufen mit den Arterien und werden ähnlich bezeichnet. Die oberflächlichen Venen wie die große und *kleine Rosenader* (*V. saphena magna* und *parva*) verlaufen direkt unter der Haut.

Die Unterschenkelvenen sind mit zahlreichen Klappen ausgestattet, die das Blut zum Herz leiten und einen Rückfluss verhindern. Bei einer Muskelkontraktion im Bein verengen sich die Venen, und das Blut wird zum Herz transportiert. Bei Muskelentspannung kann das Blut aus den oberflächlichen Venen über Venenverbindungen in die tiefen Venen abfließen. Durch geschädigte Klappen in den Verbindungsvenen kann es zur Erweiterung der oberflächlichen Venen kommen, den so genannten Krampfadern (Varizen).

SIEHE AUCH ***Blutkreislauf, Nervensystem in Kapitel 1***

ISCHIASNERV

Der Ischiasnerv ist der Hauptnerv des Beines an der Rückseite des Oberschenkels. Mit einem Anfangsdurchmesser von der Dicke des kleinen Fingers ist er der dickste Nerv des Körpers. Er entspringt aus dem Lenden- und Kreuzbein-Nervengeflecht (*Plexus lumbalis* und *sacralis*) am unteren Ende der Wirbelsäule und tritt durch das *Foramen infrapiriforme* aus dem Becken aus. Dann verläuft er unter dem großen Gesäßmuskel

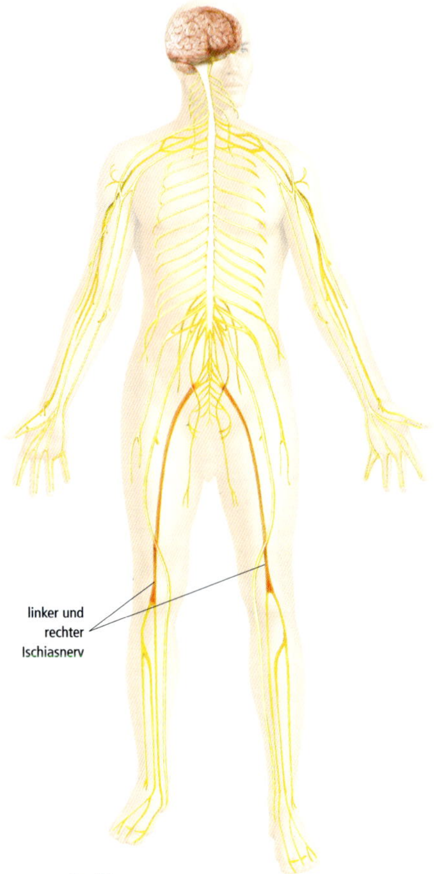

Ischiasnerv

Er ist der längste Nerv des Körpers: Er beginnt am unteren Ende der Wirbelsäule, verläuft dann entlang des Oberschenkels nach unten und verzweigt sich am Unterschenkel und am Fuß.

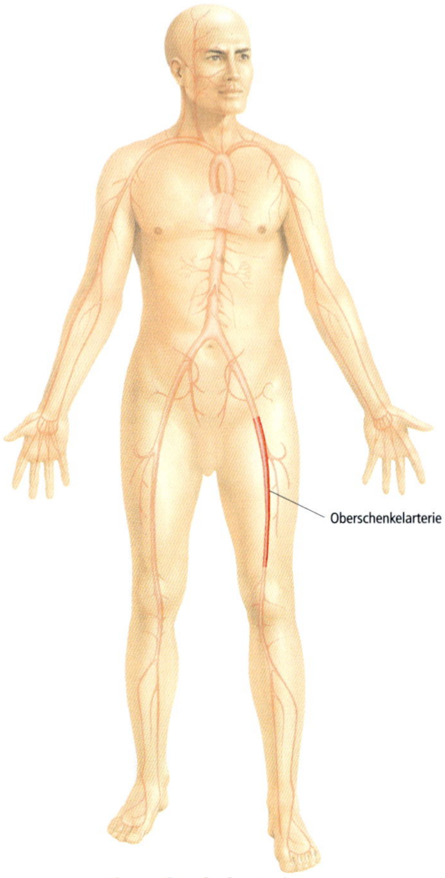

Oberschenkelarterie

Die Oberschenkelarterie leitet Blut von den Hauptschlagadern des Rumpfes in die unteren Gliedmaßen. In der Leiste kann sie als einer der Körperpulse getastet werden.

hindurch auf die Rückseite des Oberschenkels. Im unteren Drittel des Oberschenkels teilt er sich in zwei Stränge: in den Schienbeinnerv *(N. tibialis)* und Wadenbeinnerv *(N. fibularis)*. Sein Verlauf im Oberschenkel kann in etwa mit einer Linie nachgezeichnet werden, die in der Mitte zwischen dem hinteren Darmbeinhöcker und der Spitze des großen Rollhügels des Oberschenkels (beide an der Hüfte tastbar) zur Mitte der Kniekehle verläuft.

Der Ischiasnerv verzweigt sich, um die verschiedenen Muskeln, allen voran die ischiokrurale Muskelgruppe (Kniegelenkbeuger und großer Anzieher) und den großen Anziehmuskel zu versorgen. Der Ischiasnerv ist auch für die sensible Versorgung des Hüftgelenkes verantwortlich.

Injektionen ins Gesäß müssen so platziert werden, dass der Ischiasnerv nicht getroffen wird. Eine Verletzung oder Entzündung des Nervs kann Schmerzen verursachen, die in das Bein ausstrahlen oder zu einer Lähmung der versorgten Muskeln führen.

Ein Schmerz wird als Ischiassyndrom bezeichnet, wenn er in dem Bereich auftritt, der vom Ischiasnerv versorgt wird. Verursacht wird dies meist durch einen Bandscheibenvorfall oder durch Osteophyten, reaktive Knochenauswüchse bei degenerativen Wirbelsäulenveränderungen, welche die Nervenwurzeln in den Kreuzbeinfenstern reizen.

OBERSCHENKELARTERIE

Der Großteil des Blutes, das die Beine versorgt, fließt von der Aorta in die äußere Beckenarterie. Diese wird zur Oberschenkelarterie *(A. femoralis)*, nachdem sie das Leistenband passiert hat. Ein Hauptzweig der Oberschenkelarterie, die tiefe Oberschenkelarterie, versorgt den Großteil des Oberschenkels mit Blut.

Der Pulsschlag der Oberschenkelarterie ist einer von vier Pulsen, die am Bein gefühlt werden können. Die anderen sind der Kniekehlen-, der hintere Schienbein- und der Fußrückenpuls. Der Femoralispuls kann in der Leiste unterhalb des inneren Drittels des Leistenbandes getastet werden.

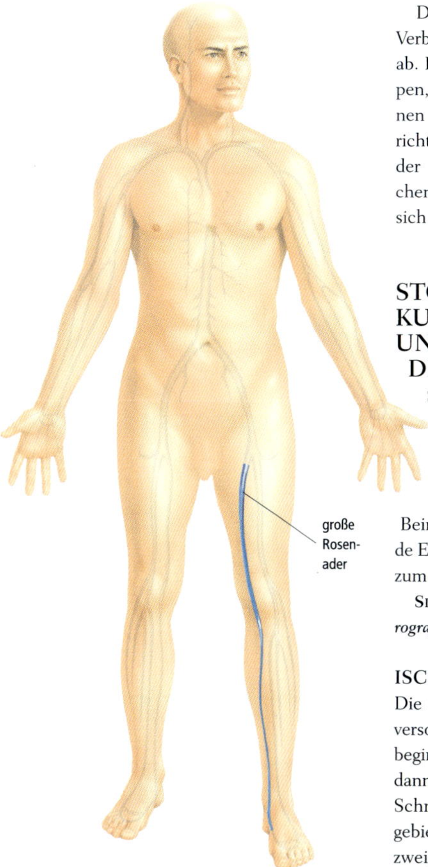

Große Rosenader

Die große Rosenader ist die längste Vene des Körpers. Sie reicht vom Fußrücken bis knapp unter das Leistenband.

Das Blut aus den Rosenadern fließt durch Verbindungsvenen in die tiefen Beinvenen ab. Diese Verbindungsvenen enthalten Klappen, die den Blutrückfluss von den tiefen Venen verhindern. Wenn die Klappen nicht richtig funktionieren, wird das Blut während der Muskelkontraktionen in die Oberflächenvenen gepumpt. Dadurch erweitern sie sich und werden zu Krampfadern.

STÖRUNGEN UND ERKRANKUNGEN VON NERVEN UND BLUTGEFÄSSEN DES BEINES

Störungen wie das Ischiassyndrom oder eine Venenentzündung führen zu Schmerzen, die mit Schmerzmitteln gelindert werden können. Eine tiefe Venenthrombose, ein Blutgerinnsel im Bein, ist dagegen eine sehr ernst zu nehmende Erkrankung, die über eine Lungenembolie zum Tod führen kann.

SIEHE AUCH *Doppler-Sonografie, Elektroneurografie, Angiografie, Phlebografie in Kapitel 16*

ISCHIASSYNDROM

Die Beine werden je von einem Ischiasnerv versorgt, der am unteren Wirbelsäulenende beginnt, durch Hüfte und Gesäß führt und dann entlang des Beines nach unten verläuft. Schmerzen im Bereich des Versorgungsgebietes des Ischiasnervs oder seiner Verzweigungen bezeichnet man als Ischiassyndrom.

Das Ischiassyndrom wird normalerweise durch eine Reizung des Nervs an seiner Austrittsstelle an der Wirbelsäule verursacht. Am häufigsten tritt es auf, wenn der Nerv bei einem Bandscheibenvorfall zwischen den Wirbeln eingeklemmt oder am unteren Ende der Wirbelsäule durch eine Arthrose oder Schwangerschaft gequetscht wird.

Gelegentlich kann die Ursache auch eine ernstere Erkrankung sein, wie ein Tumor, ein Thrombus oder ein Abszess an der Wirbelsäule. Schwere und Art des Schmerzes sind unterschiedlich: Er kann von einem Kribbeln in den Zehen bis zu qualvollen Schmerzen reichen, die über das ganze Bein ausstrahlen. Auch eine Schwächung der unteren Beinmuskeln kann auftreten. In schweren Fällen ist eine Beugung des Knies oder gar eine Bewegung des Fußes unmöglich, wodurch der Betroffene kaum mehr stehen kann.

Meist kann man die Schmerzen mit rezeptfreien Schmerzmitteln und Entzündungshemmern erfolgreich behandeln. In anderen Fällen hilft eine physikalische Therapie. In Einzelfällen muss bei anhaltenden Lähmungserscheinungen auch eine Operation durchgeführt werden.

THROMBOSE

Eine verlangsamte Blutzirkulation oder die Stauung von Blut in den Beinvenen kann zu einer Thrombose führen. Bildet sich ein solches Blutgerinnsel in den tiefen Beinvenen, spricht man von einer tiefen Beinvenenthrombose.

ROSENADER

Die große und die kleine Rosenader (*Vv. saphenae magna* und *parva*) sind die wichtigsten Oberflächenvenen des Beines. Die große Rosenader leitet das Blut aus Fuß und Bein zur Oberschenkelvene unter der Leiste.

Die kleine Rosenader leitet das Blut von der Wade zur Kniekehlenvene hinter dem Knie. Bedingt durch ihre Lage müssen diese Venen das Blut gegen die Schwerkraft zum Herz leiten. Der Großteil des Venenblutes in der Wade wird durch die tiefen Beinvenen zum Herz geleitet. Dies geschieht mit Unterstützung des Druckes, der durch die Kontraktionen des Wadenmuskels erzeugt wird.

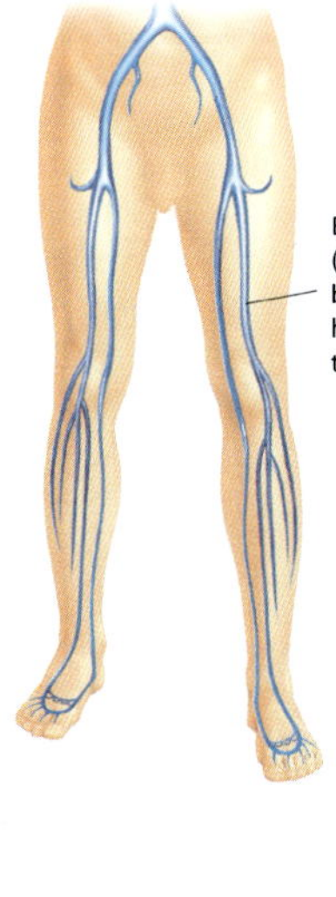

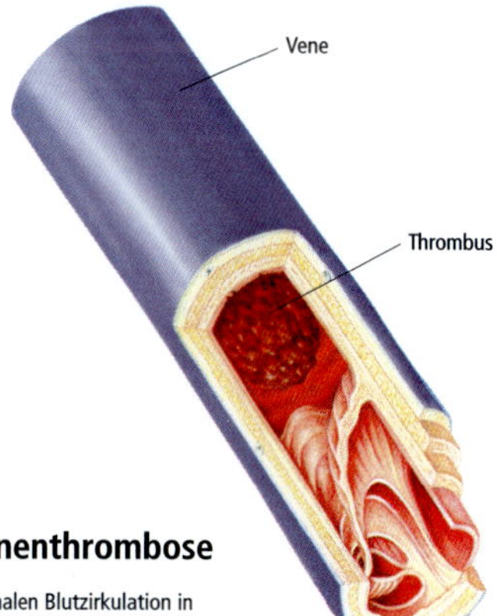

Tiefe Beinvenenthrombose

Jede Störung der normalen Blutzirkulation in den Venen durch Entzündung, Wandschäden, Blutstau oder Gerinnungsstörungen kann zur Bildung eines Blutgerinnsels (Thrombus) führen.

Krampfadern

Durch geschädigte Venenwände bzw. Venenklappen oder die Bildung von Blutgerinnseln wird der Blutstrom in den Beinvenen beeinträchtigt, was schließlich dazu führt, dass die oberflächlichen Venen als erweiterte, geschlängelte Stränge (Varizen) durch die Haut zu sehen sind.

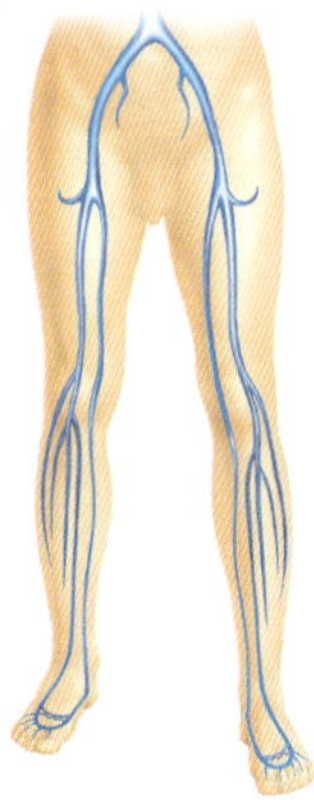

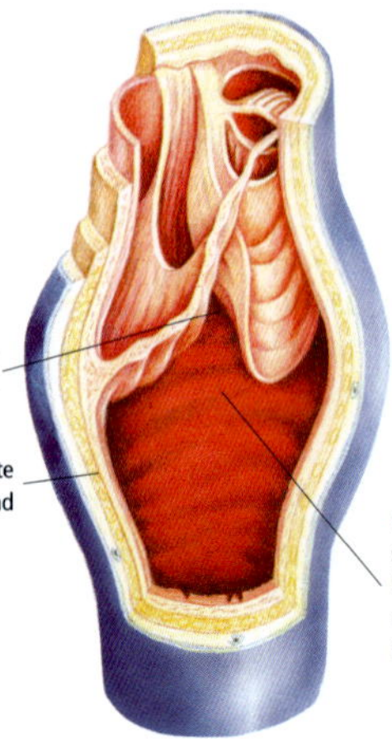

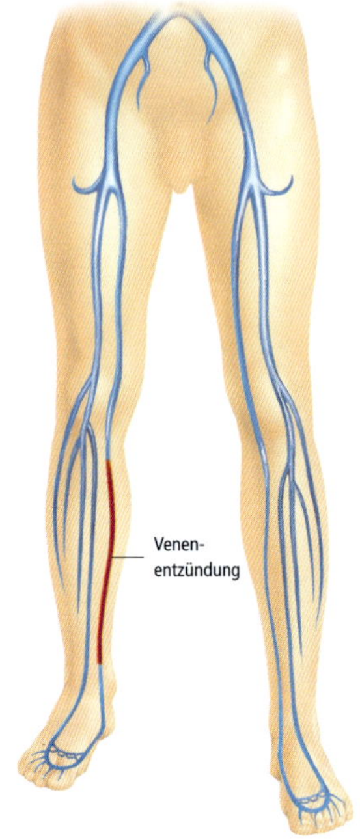

Phlebitis

Die Phlebitis ist eine Entzündung der Venen, die bevorzugt in den Beinen auftritt. An der entzündeten Stelle kommt es zu Schwellung, Rötung, Überhitzung sowie zu einer Unterbrechung des Blutflusses.

Mit zunehmendem Lebensalter, bei Bettlägerigkeit, Ruhigstellung und der Einnahme von oralen Verhütungsmitteln (Pille) steigt das Risiko für die Entwicklung einer solchen Thrombose. Lebensbedrohlich wird eine Thrombose, wenn sich ein Stück des Thrombus löst und mit dem Blutstrom in die Lunge geschwemmt wird, wo es eine tödliche Embolie verursachen kann.

Vor allem im Wochenbett kann sich eine große Thrombose in der Oberschenkel- und Beckenvene bilden, die den Blutabfluss völlig blockiert und als *Phlegmasia alba dolens* zu Schmerzen, Schwellung, erhöhter Temperatur und wächserner Blässe des betroffenen Beines führt.

KRAMPFADERN

Krampfadern (Varizen) sind krankhaft erweiterte, gewundene Venen, die sich aus den oberflächennahen Beinvenen – der großen und kleinen Rosenader und deren Verästelungen – gebildet haben.

Primäre Varizen entstehen aufgrund einer allgemeinen Bindegewebsschwäche und sind konstitutionell bedingt. Dagegen sind sekundäre Varizen auf die Bildung von Blutgerinnseln (Thromben) in den tiefen Beinvenen (tiefe Beinvenenthrombose) oder auf geschädigte Klappen in den Venen, die das Blut normalerweise aus den oberflächennahen Venen in die tiefen Beinvenen leiten, zurückzuführen. Bei den sekundären Varizen nimmt der Druck in den oberflächennahen Venen zu, da das Blut nicht in die blockierten tiefen Venen fließen kann oder bei einer Kontraktion der Beinmuskeln ein Rückfluss in die oberflächennahen Venen aufgrund insuffizienter Venenklappen erfolgt.

Die Klappeninsuffizienz entsteht durch eine Venenüberdehnung aufgrund eines anhaltend erhöhten Venendruckes bei stehenden Berufen oder durch die Veränderungen während einer Schwangerschaft. Die Klappen können mit der Venenerweiterung nicht mitwachsen, wodurch ihre Funktion beeinträchtigt wird. Die Behandlung von Varizen und den damit verbundenen Schwellungen und Ödemen in den Unterschenkeln beschränkt sich auf das Hochlagern der Beine und das Tragen elastischer Stützstrümpfe.

Aufgrund des langsamen Blutstromes (Stasis) in den Krampfadern wird die Haut in dem betreffenden Bereich unzureichend mit Nährstoffen versorgt, und selbst eine kleine Verletzung kann zur Bildung eines Krampfadergeschwüres führen. Die Haut des Schienbeines ist besonders häufig betroffen. Ein ausgeprägtes Krampfaderleiden kann nur mit der operativen Entfernung der gesamten Rosenader, einer so genannten Stripping-Operation, wirkungsvoll behandelt werden.

VENENENTZÜNDUNG

Eine Venenentzündung (Phlebitis) tritt am häufigsten an den oberflächlichen Beinvenen auf. An den entzündeten Stellen entlang der Vene kommt es zu Schmerzen und Rötung. Eine Entzündung der Venenwand führt zur Bildung eines Blutgerinnsels an der betroffenen Stelle, das unter der Haut als Knoten tastbar ist. Diese Erkrankung wird als Phlebothrombose bezeichnet.

Eine Venenentzündung tritt meist als Komplikation von Krampfadern auf, kann aber auch durch langes Stehen oder eine Schwangerschaft ausgelöst werden. In einigen Fällen entsteht sie durch eine Verletzung der Vene oder als Reaktion auf eine Infusionskanüle.

Im Allgemeinen wird eine Venenentzündung mit einfachen Maßnahmen, wie Ruhe und Hochlegen des Beines, Schmerzmitteln und Entzündungshemmern, behandelt. Sie kann sich aber auch auf die tiefen Venen ausdehnen oder ein Anzeichen für eine bösartige Erkrankung sein.

UNTERSCHENKELGESCHWÜR

Ein Unterschenkelgeschwür *(Ulcus cruris)* entwickelt sich im Allgemeinen direkt über dem Fußknöchel und wird durch Durchblutungsstörungen im Bein verursacht. Bei einem gesunden Bein wird der Rückfluss venösen Blutes aus den tief liegenden Venen zu den oberflächennahen Venen bei einer Wadenmuskelkontraktion durch Venenklappen verhindert. Wenn diese Venenklappen durch Thrombosen der tiefen Beinvenen, stehende Berufe, Schwangerschaft, Übergewicht oder eine konstitutionelle Bindegewebsschwäche geschädigt oder geschwächt sind und sich Krampfadern gebildet haben, stauen sich Blut und Gewebeflüssigkeit, besonders um die Fußknöchel. Aufgrund der gestörten Zirkulation wird die Haut nur äußerst unzureichend mit Nährstoffen versorgt, aber mit Abfallstoffen überfrachtet. Infolgedessen kann es zum partiellen Absterben der Haut und zur Geschwürbildung kommen. Diese auch als *Ulcus varicosum* oder *Ulcus postthromboticum* bezeichnete Art von Geschwür ist die häufigste Form eines Unterschenkelgeschwüres. Andere Ursachen sind eine arterielle Verschlusskrankheit, die Zuckerkrankheit, eine Neuropathie, bösartige Tumoren oder Infektionen.

RESTLESS-LEGS-SYNDROM

Beim so genannten Syndrom der unruhigen Beine (Wittmaack-Ekbom-Syndrom) handelt es sich um eine neurologische Erkrankung, die vor allem durch nächtliche Schmerzen in den Unterschenkeln gekennzeichnet ist. Betroffene müssen ihre Beine bewegen, um die Schmerzen zu beseitigen. Die genaue Ursache ist unbekannt. Allerdings können Schwangerschaften, Eisenmangelanämien und Arthritiden eine Rolle spielen. Es gibt bislang keine erfolgreiche Therapie. Eine Behandlung der vermuteten zugrunde liegenden Ursache kann die unangenehmen Symptome lindern.

HÜFTE

Der Hüftknochen, das Hüftbein *(Os coxae)*, besteht ursprünglich aus drei Knochenkernen: Darmbein *(Os ilium)*, Sitzbein *(Os ischium)* und Schambein *(Os pubis)*. Die Knochenkerne verknöchern im Alter von 14 bis 16 Jahren miteinander. Im Bereich der Hüftpfanne stoßen sie aneinander.

Den Darmbeinkamm kann man unterhalb der Taille ertasten. Die Sitzbeinhöcker sind die knöchernen Vorsprünge, auf denen wir sitzen. Die Schambeine kann man als untere Begrenzung der weichen Bauchwand ertasten. Die beiden Hüftbeine bilden mit dem Kreuzbein den sogenannten Beckenring, das knöcherne Becken. Das Hüftgelenk wird von der Hüftpfanne, die wie eine Tasse geformt ist, und dem rundlichen Oberschenkelkopf gebildet.

Der Kopf des Oberschenkelknochens (Hüftkopf) ist von Knorpel bedeckt und wird durch die Gelenkflüssigkeit feucht gehalten. Das gesamte Gelenk befindet sich in einer faserigen Kapsel, die einerseits so locker ist, dass Bewegungen möglich sind, und andererseits so stabil ist, dass sie dem Hüftkopf festen Halt bietet. Die Muskeln des Hüftgelenkes sind so groß und stark, dass sie das Gelenk halten und dem Bein Geh- und Laufbewegungen ermöglichen. Sie bestehen u.a. aus dem großen und mittleren Gesäßmuskel auf der Rückseite und dem geraden Oberschenkelstrecker auf der Vorderseite.

Da sich über die Hälfte des runden Hüftkopfes in der Gelenkpfanne und dem umgebenden Knorpelgewebe befindet, ist das Hüftgelenk extrem fest und stabil. Es ist nach der Schulter das zweitbeweglichste Kugelgelenk im Körper und wird nur durch dehnbare Bänder in seiner Beweglichkeit eingeschränkt. Die Hüfte überträgt das gesamte Gewicht des Oberkörpers auf Kopf und Hals der Oberschenkelknochen und ist bei Belastung am stabilsten.

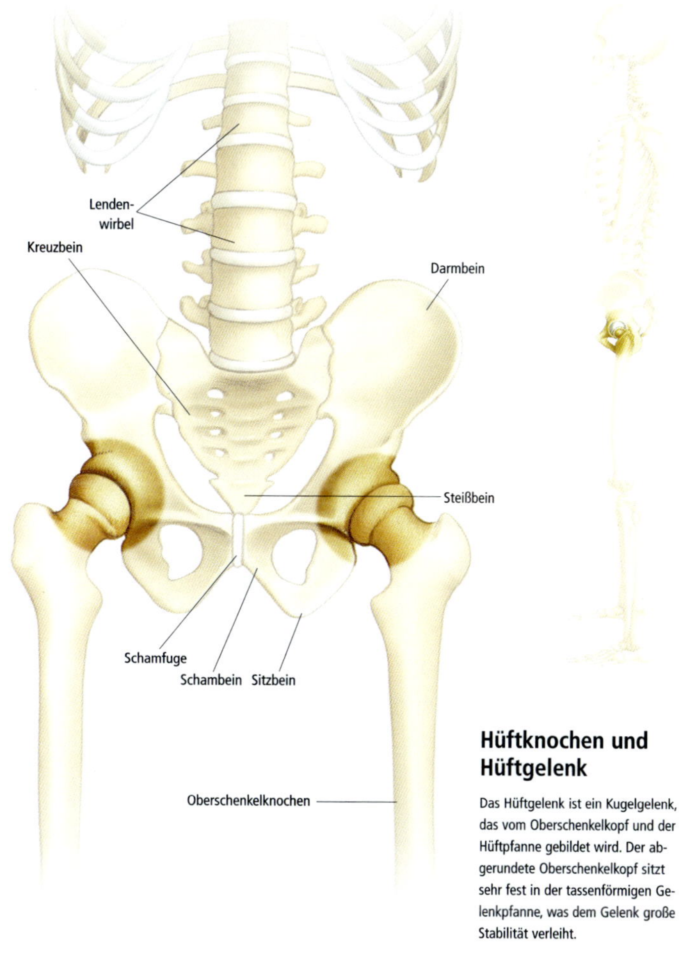

Hüftknochen und Hüftgelenk

Das Hüftgelenk ist ein Kugelgelenk, das vom Oberschenkelkopf und der Hüftpfanne gebildet wird. Der abgerundete Oberschenkelkopf sitzt sehr fest in der tassenförmigen Gelenkpfanne, was dem Gelenk große Stabilität verleiht.

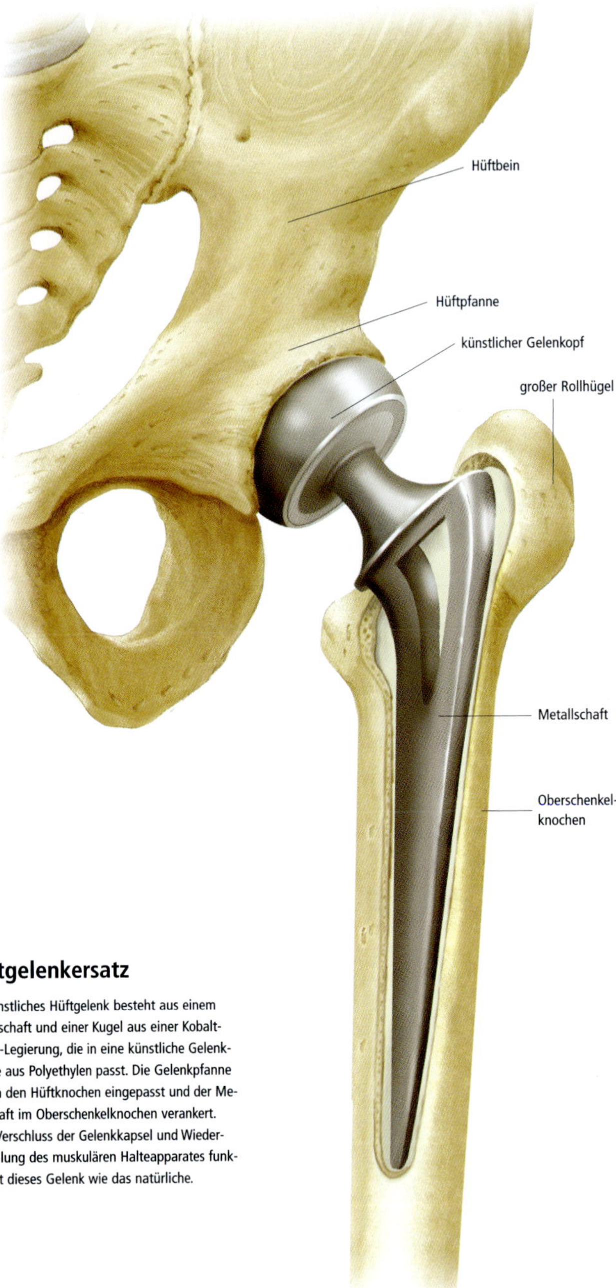

Hüftgelenkersatz

Ein künstliches Hüftgelenk besteht aus einem Metallschaft und einer Kugel aus einer Kobalt-Chrom-Legierung, die in eine künstliche Gelenkpfanne aus Polyethylen passt. Die Gelenkpfanne wird in den Hüftknochen eingepasst und der Metallschaft im Oberschenkelknochen verankert. Nach Verschluss der Gelenkkapsel und Wiederherstellung des muskulären Halteapparates funktioniert dieses Gelenk wie das natürliche.

Die Stärke und Beweglichkeit von Becken und Hüfte ermöglichen dem Oberschenkelknochen eine vertikale Position, wenn das volle Körpergewicht auf ihm ruht – eine wichtige Voraussetzung für das Stehen, Laufen und Springen.

Die Blutversorgung der Hüfte erfolgt durch die Oberschenkelarterien. Das Hüftgelenk wird auch von Nerven versorgt, doch sind Schmerzen in der Hüfte manchmal irreführend, da sie auch von der Wirbelsäule kommen können. Eine blockierte Blutzufuhr nach einem Unfall oder einer Hüftluxation kann zu Schmerzen führen, die in die Knie ausstrahlen.

HÜFTERKRANKUNGEN

Gelenkerkrankungen, -deformierungen oder -fehlstellungen können durch Röntgen, bei Neugeborenen auch durch eine körperliche Untersuchung festgestellt werden. Störungen des Knochenwachstumes bei Kindern, z. B. Rachitis, können sich auf die Entwicklung des Hüftkopfes und des Hüftgelenkes auswirken. Bei Kindern und Jugendlichen kann eine Epiphysiolyse des Oberschenkelknochens, d. h. eine Luxation des wachsenden Hüftkopfes (Epiphyse) vom Oberschenkelhals weg, auftreten. Die Symptome bestehen aus zunehmenden Beschwerden in der Hüfte und Schmerzen, die bis in die Knie ausstrahlen.

SIEHE AUCH *Röntgen, Computertomografie, Kernspintomografie in Kapitel 16*

ANGEBORENE HÜFTDYSPLASIE

Etwa 15 von 10.000 Neugeborenen leiden unter einer angeborenen Entwicklungsstörung eines oder beider Hüftgelenke. Sie kommt bei Mädchen achtmal häufiger vor als bei Jungen. Bei einer angeborenen Hüftdysplasie sitzt der Hüftkopf nicht richtig in der mangelhaft ausgebildeten Gelenkpfanne.

Zur Feststellung einer angeborenen Hüftdysplasie wird das Neugeborene auf den Rücken gelegt. Dann werden die Beine gebeugt, um zu hören, ob beim Einrasten des Hüftkopfes in die Gelenkpfanne ein dumpfes, klickendes Geräusch wahrzunehmen ist. In diesem Stadium kann sich eine Instabilität des Hüftgelenkes noch selbstständig korrigieren. Besteht sie hingegen fünf Tage später immer noch, ist eine entsprechende Behandlung notwendig.

Einige Monate lang muss eine Spreizhose getragen werden, die die Beine in gespreizter

Stellung hält, den Hüftkopf in der Hüftpfanne stabilisiert und deren korrektes Wachstum stimuliert. Durch Röntgen kann anschließend festgestellt werden, ob die Fehlstellung korrigiert wurde. Falls eine weitere Behandlung erforderlich ist, kann das Baby wiederum für einige Monate eine Pavlik-Bandage oder eine Abspreizschiene tragen. Klick- oder andere Geräusche bei der Hüftbewegung eines Säuglinges sollten immer untersucht werden, da unbehandelte Störungen zu bleibenden Fehlbildungen mit Hinken und frühzeitiger Arthrose führen können.

ARTHROSE

Unter einer Arthrose versteht man die degenerative Erkrankung eines Gelenkes, die häufig im mittleren Lebensalter auftritt. Hierbei kommt es zu Verlust von Knorpelgewebe auf der Gelenkoberfläche mit reaktiven knöchernen Auswüchsen an den Rändern der Gelenkflächen.

Eine Hüftgelenkarthrose (Coxarthrose) kann als Folge einer Fehlstellung oder als Primärkrankheit aufgrund einer Knorpelschwäche auftreten. Auslösende Erkrankungen sind z.B. angeborene Hüftdysplasie, Hüftluxation oder -subluxation, die Perthes-Krankheit oder die Epiphysiolyse bei *Coxa vara*, Unfälle oder Fehlbelastungen des Gelenkkopfes durch Beinlängendifferenzen sowie X- oder O-Beine.

Wenn eine Hüftgelenkarthrose vor dem 40. Lebensjahr auftritt, ist sie in der Regel die Folge einer Krankheit und kann meist nur operativ behoben werden, z.B. durch eine Knochendurchtrennung des Oberschenkelhalses und Verlagerung des Oberschenkelkopfes (eine so genannte Umstellungsosteotomie), eine Gelenkversteifung (Arthrodese) oder durch ein künstliches Hüftgelenk. Mit zunehmendem Alter werden degenerative Erkrankungen und die Notwendigkeit von Hüftoperationen immer häufiger.

HÜFTVERLETZUNGEN

Unfälle oder starke Belastungen können zu einer Luxation der Hüfte oder zu Brüchen des Beckenringes, des Hüftkopfes oder des Oberschenkelhalses führen. Solche Verletzungen werden meist durch einen Sturz auf harten Boden beim Sport, z.B. Eislaufen oder Leichtathletik, verursacht. Autounfälle sind aufgrund der hohen Geschwindigkeit eines Sekundäraufpralles, z.B. beim Aufprall der Knie auf das Armaturenbrett, eine weitere häufige Ursache. Bei einer solchen Belastung kann sich der Hüftkopf aus der Gelenkpfanne lösen und das umgebende Gewebe verletzen. Bei stärkerer Gewalteinwirkung – oder bei Osteoporosepatienten – kann der Oberschenkelhals brechen, was zu einer noch größeren Schädigung des umgebenden Gewebes führt.

Nach dem 60. Lebensjahr besteht selbst bei leichten Stürzen ein hohes Risiko für schwere Frakturen, da die Knochen und das Stützgewebe schwächer sind als bei jungen Menschen. Da der Oberschenkelknochen der größte Knochen im Körper ist, ist ein Bruch besonders schwer wiegend. Die Heilung kann ein Jahr dauern.

HÜFTGELENKERSATZ

Der Hüftgelenkersatz (Hüftarthroseplastik) ist eine inzwischen weit verbreitete und erfolgreiche Therapieform, wenn das Hüftgelenk durch Rheuma, Arthrose oder Osteoporose stark degeneriert ist.

Die verwendeten Materialien werden ständig verbessert, was zu längerer Haltbarkeit der Gelenkprothesen und verringerten Abwehrreaktionen des Körpers führt. Der rostfreie Stahl früherer künstlicher Gelenke wurde durch leichtere und stabilere Titanlegierungen ersetzt.

Ein künstliches Hüftgelenk (Totalendoprothese) besteht aus einer glänzenden Kugel aus Metall (Kobalt-Chrom-Legierung), die den Hüftkopf ersetzt, und einer Schale aus extrem hartem Polyäthylen, die die Gelenkpfanne ersetzt. Ein Abrieb der beiden Oberflächen muss verhindert werden, da kleine Abriebpartikel Entzündungen verursachen können. Die verwendeten Materialien müssen den mechanischen Eigenschaften des Knochens entsprechen, um ungleichmäßige Belastungen des umgebenden Knochens zu vermeiden, die zu einer Prothesenlockerung und der Notwendigkeit einer Reoperation führen würden.

KNIEGELENK

Das Kniegelenk zwischen Oberschenkel und Unterschenkel ist eines der wichtigsten und zugleich kompliziertesten Gelenke des menschlichen Körpers. Da die beteiligten Oberflächen kaum ineinander greifen, wird die Stabilität allein durch die Bänder und die Muskeln aufrechterhalten. Als bewegliches und gleichzeitig Gewicht tragendes Gelenk ist es permanent starker Belastung ausgesetzt und bei zu hoher Beanspruchung auch verletzungsanfällig.

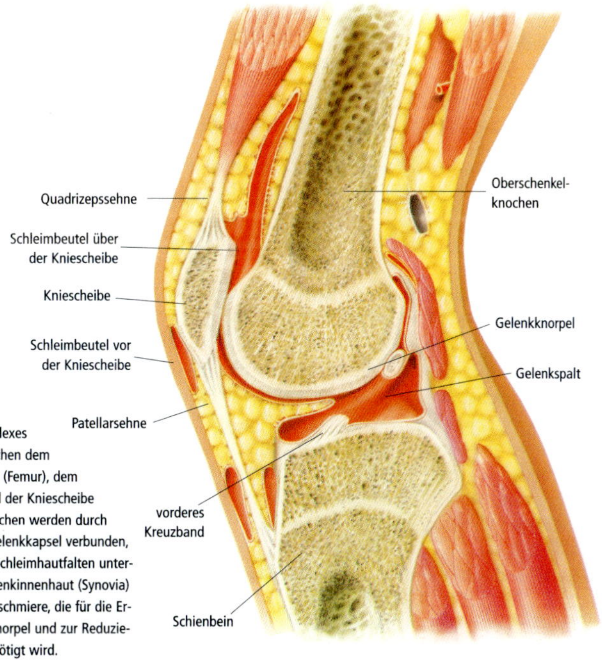

Kniegelenk

Das Knie ist ein komplexes Scharniergelenk zwischen dem Oberschenkelknochen (Femur), dem Schienbein (Tibia) und der Kniescheibe (Patella). Die drei Knochen werden durch eine große, lockere Gelenkkapsel verbunden, die durch zahlreiche Schleimhautfalten untergliedert ist. Diese Gelenkinnenhaut (Synovia) produziert die Gelenkschmiere, die für die Ernährung der Gelenkknorpel und zur Reduzierung der Reibung benötigt wird.

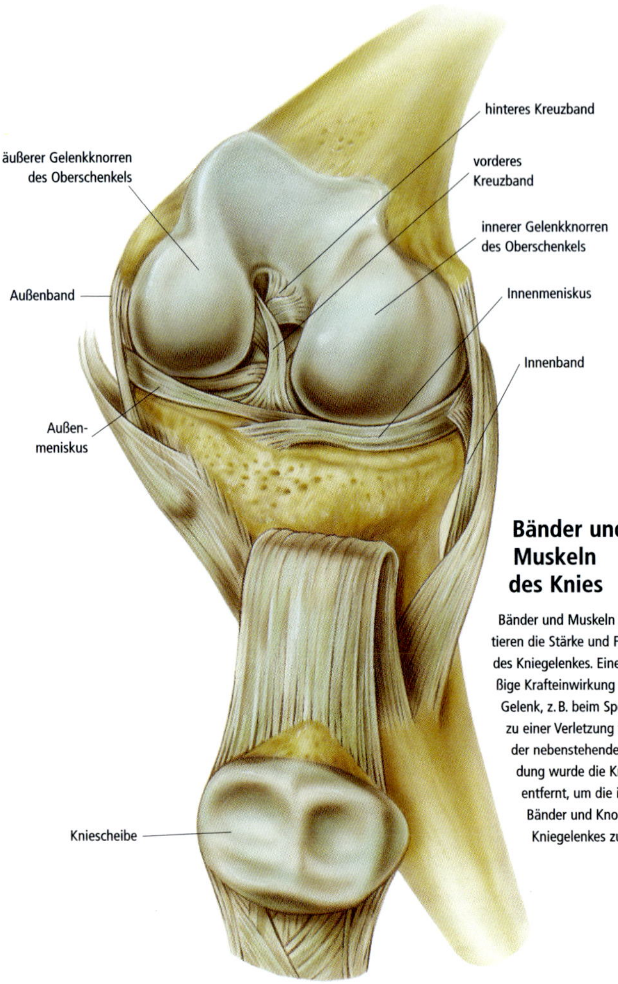

Bänder und Muskeln des Knies

Bänder und Muskeln garantieren die Stärke und Festigkeit des Kniegelenkes. Eine übermäßige Krafteinwirkung auf das Gelenk, z.B. beim Sport, kann zu einer Verletzung führen. In der nebenstehenden Abbildung wurde die Kniescheibe entfernt, um die inneren Bänder und Knochen des Kniegelenkes zu zeigen.

Das Knie ist vor allem ein Scharniergelenk, wobei die Hauptbewegungen das Beugen (Flexion) und Strecken (Extension) sind. Allerdings gibt es auch geringe Rückwärts- und Vorwärtsgleitbewegungen, die gleichzeitig mit der Scharnierbewegung ablaufen. Am Ende der Streckung kommt es zwangsläufig zu einer kleinen Schlussrotation, die das Kniegelenk blockiert und damit stabilisiert. Zu Beginn der Beugung wird diese Blockade wieder gelöst.

Das Kniegelenk besteht aus drei Knochen: dem Oberschenkelknochen (Femur), der Kniescheibe (Patella) in der Mitte und dem Schienbein (Tibia). Das untere Ende des Oberschenkelknochens ist vorne konkav geformt, die Rückseite der Kniescheibe passt sich dieser Form an. An der Unterseite des Oberschenkelknochens befinden sich zwei runde Gelenkknorren (Kondylen). An der Oberseite des Schienbeines dagegen befinden sich zwei rundliche, leicht konkave Gelenkflächen, die durch die Zwischenknorrenerhebung *(Eminentia intercondylaris)* getrennt sind. Die runden Gelenkknorren des Oberschenkelknochens passen genau in die Vertiefungen der entsprechenden Gelenkflächen des Schienbeines. Die aufeinander gleitenden Oberflächen sind von Knorpelgewebe überzogen.

KNIEGELENKKAPSEL

Die drei Knochen, die am Knie aufeinander treffen, sind durch eine fibröse Kapsel (Kniegelenkkapsel) verbunden, die eine große Gelenkhöhle zwischen den Knochen umschließt. Die Innenseite der Kapsel ist von einer dünnen Haut (Synovialmembran) überzogen, die eine ölige Flüssigkeit (Gelenkschmiere) produziert. Diese Flüssigkeit hält die Gelenkoberfläche feucht und ernährt den Knorpel. Auf der Vorderseite erstreckt sich die Gelenkinnenhaut weit unter die Quadrizepssehne und nach unten bis zum Schienbeinhöcker. Die Gelenkinnenhaut des Kniegelenkes ist damit die größte im ganzen Körper. Wenn das Knie verletzt wird und die Synovialmembran als Reaktion auf den Reiz mehr Flüssigkeit produziert, kann es zu einer ausgeprägten Schwellung kommen.

Einige Schleimbeutel, die nicht mit der Gelenkhöhle des Knies verbunden sind, können sich durch Druck auf die darüber liegende Haut oder durch Reibung von Sehnen und Knochen entzünden und anschwellen. Dazu gehören der Beutel zwischen der Haut und der Vorderseite der Kniescheibe *(Bursa praepatellaris)* und der Schleimbeutel zwischen der Haut und der Oberkante des Schienbeines *(Bursa infrapatellaris)*, die sich bei knienden Berufen leicht entzünden (Fliesenleger-Knie).

Die Kniescheibe ist in die Gelenkkapsel integriert und wird von der Quadrizepssehne oben und der Patellarsehne unten in Position gehalten. Die Kniescheibe passt in eine Ausbuchtung an der Vorderseite des Oberschenkelknochens. Bei der An- und Entspannung des vierköpfigen Oberschenkelmuskels gleitet sie auf dem Oberschenkelknochen auf und nieder. Bei einem Sturz auf das Knie kann die Kniescheibe brechen.

Das Kniegelenk enthält zwei Faserknorpelringe, die mit der Oberseite der Gelenkflächen des Schienbeines verbunden sind. Dies sind die Menisken, von denen bei der Beschreibung von Verletzungen oft die Rede ist. Jeder Ring ist im Querschnitt keilförmig, wobei die dickere Fläche an der Außenseite liegt, sodass sie die Einbuchtungen auf der Schienbeinoberseite vertiefen und gleichzeitig die kleine Rotationsbewegung zwischen Schienbein und Oberschenkelknochen ermöglichen. Die Menisken können reißen, wenn sie zwischen Schienbein und Oberschenkelknochen eingeklemmt werden. Dies geschieht, wenn das Knie gewaltsam in (halb-)gebeugtem Zustand verdreht wird –

z. B. beim Sport, wenn jemand an den Fußgelenken oder Beinen gestoßen und zum Stolpern gebracht wird und die Oberschenkel und der Körper sich nach vorne drehen.

Bei Arthrose degeneriert das Knorpelgewebe, das die Knochenoberfläche vor Reibung schützt. Die in der Folge entstehende Zerstörung des Gelenkes kann solche Schmerzen bereiten, dass das Gelenk durch eine Prothese ersetzt werden muss. Ein Kniegelenkersatz kann auch nach einer Schädigung des Gelenkes durch Rheumatoide Arthritis oder eine Verletzung angebracht sein. Obwohl die Schmerzen dadurch nachlassen und das Gelenk wieder voll beweglich wird, ist ein Ersatzgelenk niemals so stark wie ein natürliches. Mit intensiver Krankengymnastik kann der Muskelaufbau unterstützt werden.

BÄNDER DES KNIEGELENKES

Da die Vertiefungen des Schienbeines so flach sind, wird das Kniegelenk in hohem Maße von festen Bändern stabilisiert, die es verstärken und übermäßige oder unbeabsichtigte Bewegungen beschränken. Die Innenseite wird vom Innenband verstärkt, einem langen, flachen Faserband (ca. 1 cm breit und 10 cm lang), das sich von den inneren Oberschenkelknorren bis zum Schienbeinschaft erstreckt. Im Bereich des Gelenkes ist es mit der Kapsel und dem Innenmeniskus verwachsen. Das Innenband kann gezerrt werden und reißen, wenn das Knie einen starken Schlag auf die Außenseite erhält. Bei ernsthaften Verletzungen wird häufig auch der Innenmeniskus, der mit dem Band verwachsen ist, in Mitleidenschaft gezogen.

Die äußere Seite des Gelenkes wird vom Außenband verstärkt, einem schmalen, runden Band von etwa 2–3 cm Länge. Es reicht von den äußeren Oberschenkelknorren zum Wadenbeinkopf. Dieses Band wird wesentlich seltener verletzt als das Innenband. Es kann durch einen Schlag gegen die Innenseite des Knies oder Beines beschädigt werden.

Im Inneren des Kniegelenkes gibt es zwei weitere wichtige Bänder. Sie befinden sich in dem Raum zwischen den inneren und äußeren Gelenkknorren. Da sich die zwei Bänder überkreuzen, werden sie auch als Kreuzbänder bezeichnet. Das vordere Kreuzband führt von der Vorderseite des Schienbeines nach oben und hinten zur Rückseite des Oberschenkelknochens. Das hintere Kreuzband führt von der Hinterseite des Schienbeines nach oben und vorne zur Vorderseite des Oberschenkelknochens. Die Kreuzbänder verhindern ein zu starkes Vorwärts- und Rückwärtsgleiten beim Beugen und Strecken des Knies. Das vordere Kreuzband ist besonders bei Stößen von vorne mit Überstreckung des Knies und bei Drehstürzen gefährdet. Da es außerdem nur halb so dick ist wie das hintere Band, wird es viel häufiger verletzt.

Bei zerstörten Bändern kann eine Bänderplastik notwendig sein, bei der Teile der Sehnen, die das Knie umgeben, als Ersatz für das geschädigte Band verwendet werden.

MUSKELN DES KNIEGELENKES

Die Muskeln um das Kniegelenk spielen für seine Stabilität ebenfalls eine wichtige Rolle. Die Sehnen des Kniegelenkbeugers (ischiokrurale Muskelgruppe) und der Anziehmuskeln, die über der Innen- und Außenseite des Gelenkes verlaufen, sorgen für einen gewissen Halt. Wichtiger ist jedoch der vierköpfige Oberschenkelmuskel (Quadrizeps) auf der Vorderseite des Oberschenkels, dessen Sehnen die Vorderseite des Gelenkes stärken und für die korrekte Bewegung der Kniescheibe auf dem Oberschenkelknochen sorgen. Eine Schwächung der Innenseite des Quadrizeps (nach einer Verletzung oder aufgrund von Bewegungsmangel) kann zu einer Verschiebung der Kniescheibe nach außen und in der Folge zu einer schmerzhaften Reizung (*Chondropathia patellae*) führen.

Kniegelenkersatz

Das Kniegelenk ist sehr verletzungsanfällig. Wurden die Bänder des Gelenkes so stark verletzt, dass eine Plastik nicht mehr möglich ist, oder wenn das Gelenk durch Arthrose stark beschädigt ist, muss oft ein künstliches Gelenk eingesetzt werden. Eine widerstandsfähige Polyethylenschicht bedeckt anstelle des Knorpels die Metallschäfte der Prothese. Dann werden die äußeren Bänder wieder fixiert, um dem Gelenk Stabilität zu verleihen.

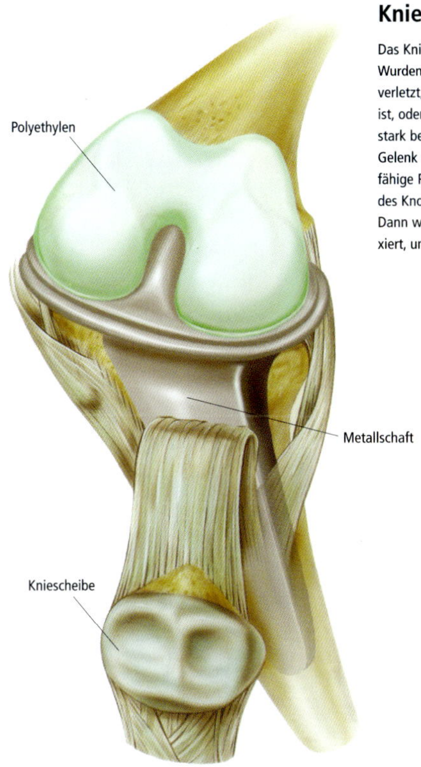

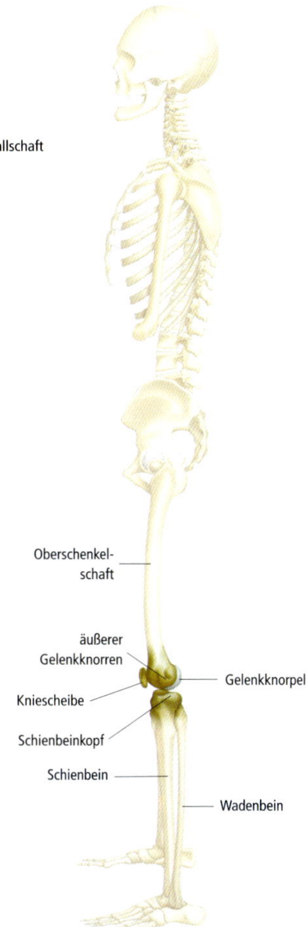

WEICHTEILERKRANKUNGEN AM KNIE

Muskeln, Bänder und umgebendes Bindegewebe des Knies können durch Verletzung oder Überlastung geschädigt werden. Mögliche Folgen sind Schwellung, Schmerzen oder eine verringerte Stabilität.

SIEHE AUCH *Arthroskopie, Röntgen, Computertomografie, Kernspintomografie in Kapitel 16*

X-BEIN

Bei X-Beinen (*Genua valga*) entsteht ein großer Abstand zwischen den Fußgelenken, während sich die Knie bei normalem Stand berühren. Die Winkelstellung der Unterschenkel nach außen führt dazu, dass die Knie beim Gehen aneinander schlagen.

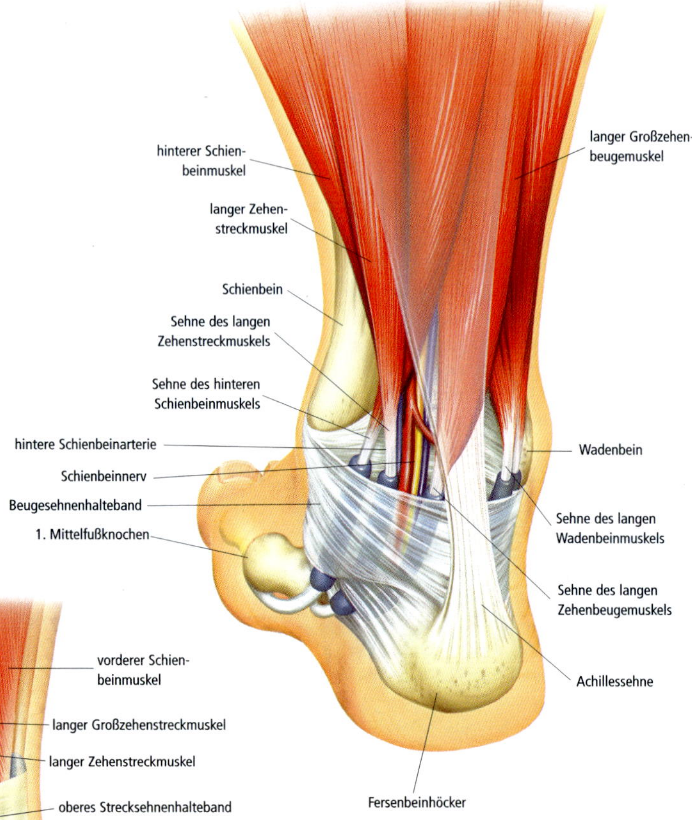

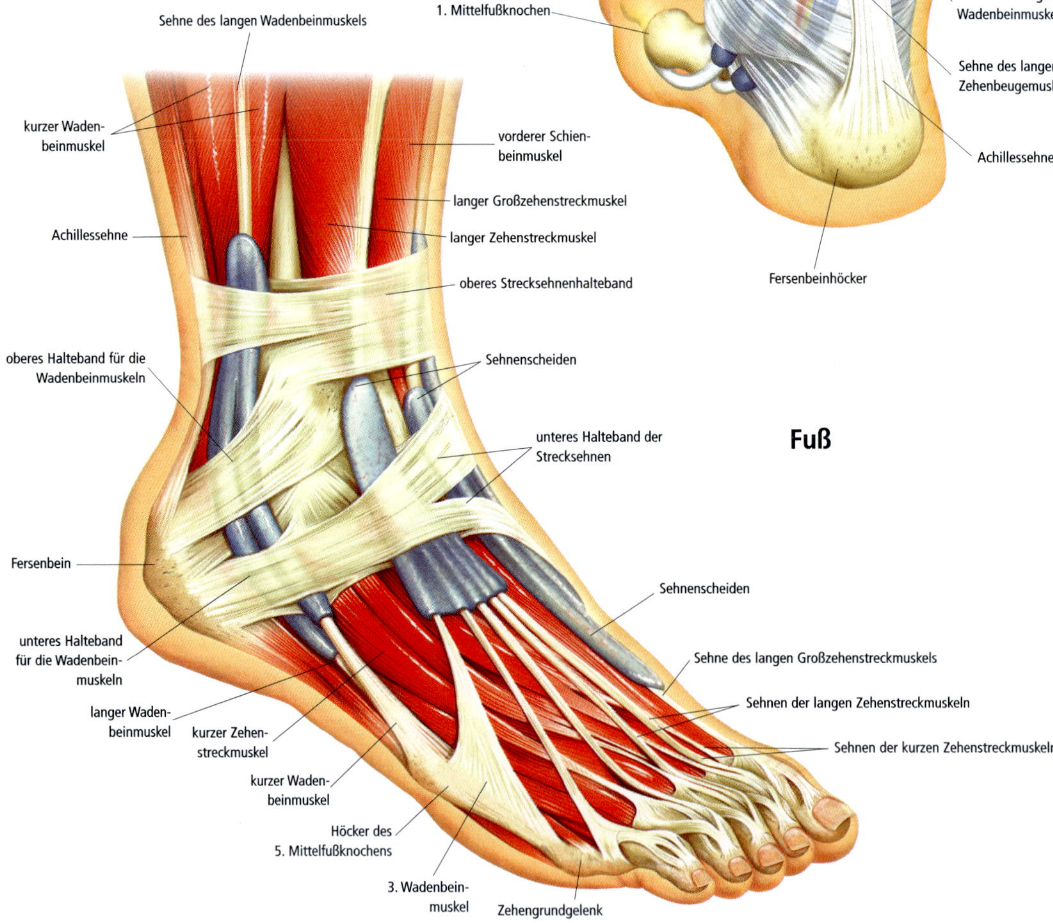

Fuß

X-Beine treten oft etwa im Alter von drei Jahren auf. Sie sind ein normaler Entwicklungszustand und verschwinden bis zur Pubertät häufig von selbst. Sie können jedoch auch ein Krankheitssymptom, ein Zeichen für gestörtes Knochenwachstum oder schwache Bänder sein. Selten führen X-Beine zu Gehproblemen, häufiger sind Fuß- und Rückenschmerzen sowie eine Schädigung der Knie. Die größten Probleme sind jedoch Störungen des Selbstbewusstseins durch die ungewöhnliche Stellung der Beine.

Obwohl X-Beine normalerweise nicht behandelt werden, können kräftigende Übungen oder orthopädische Stützen eingesetzt werden, um die korrekte Knochenstellung zu fördern.

Eine Korrekturosteotomie kommt ebenfalls infrage. Dabei wird ein Knochenkeil von der Innenseite des Oberschenkelknochens direkt oberhalb des Knies entnommen. Der Knochen wird dann mit Platten und Schrauben fixiert.

FLIESENLEGER-KNIE

Beim Fliesenleger-Knie handelt es sich um die Entzündung eines Schleimbeutels (*Bursitis prae-* oder *infrapatellaris*) im Kniebereich durch Überlastung. Sie ist schmerzhaft und beeinträchtigt die Beweglichkeit des betroffenen Gelenkes. Ruhe oder Entzündungshemmer wie Azetylsalizylsäure können Linderung verschaffen.

OSGOOD-SCHLATTER-SYNDROM

Das Osgood-Schlatter-Syndrom tritt häufig in der späten Kindheit und frühen Jugend auf. Die Symptome sind Schmerzen und Druckempfindlichkeit sowie oft eine Schwellung am Ansatz der Quadrizepssehne direkt unterhalb des Knies auf der Vorderseite des Schienbeines, die an einem oder beiden Beinen auftreten. Das Osgood-Schlatter-Syndrom kommt häufiger bei Jungen vor als bei Mädchen und tritt in der Regel bei sehr aktiven oder sportlichen Kindern auf. Ursache ist eine aseptische Nekrose des Knochenkernes am Schienbeinhöcker (Tibiaapophyse) durch eine Überlastung bei intensiver Beanspruchung des Quadrizeps. Die Beschwerden können durch Vermeidung anstrengender Bewegungen, vor allem Springen, behoben werden. In schweren Fällen kann jedoch eine mehrwöchige Ruhigstellung des betroffenen Beines mit einem Gipsverband erforderlich sein.

Knöchelbruch

Der Fußknöchel ist für Brüche anfällig, da er viel Gewicht tragen muss und häufig außerordentlichen Belastungen ausgesetzt wird. Den hier gezeigten Bruch nennt man Weber-Fraktur.

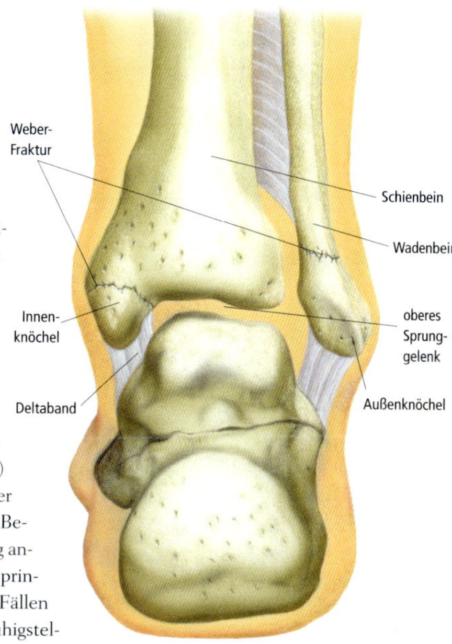

FUSSKNÖCHEL

Der Fußknöchel ist die Verbindungsstelle zwischen Unterschenkel und Fuß. Schien- und Wadenbein treffen hier auf das Sprungbein, einen Fußwurzelknochen. Das obere Sprunggelenk ist ein Scharniergelenk und ziemlich stabil. Wenn man sich auf die Zehenspitzen stellt (Plantarflexion), bewerkstelligt dieses Gelenk das Heben der Ferse vom Boden. Genauso ermöglicht es die Umkehrbewegung, das Aufwärtsziehen der Zehen Richtung Schienbein (Dorsalflexion). Zu den auffälligen Merkmalen des Sprunggelenkes gehören der Innen- und Außenknöchel, knochige Vorsprünge an den unteren Enden von Schien- bzw. Wadenbein. Diese beiden Knöchel bilden zusammen mit dem unteren Ende des Schienbeines eine Halterung für das Sprungbein. Da das Sprungbein vorne breiter wird, ist das Gelenk bei Dorsalflexion am stabilsten.

Eine Reihe von Bändern trägt zur Stabilität des Sprunggelenkes bei. Das Deltaband (Innenband, *Ligamentum deltoideum*) ist ein breites, kräftiges, dreieckiges Band, das den Schienbeinknöchel mit den drei Fußwurzelknochen Sprungbein (Talus), Kahnbein (*Os naviculare*) und Fersenbein (Calcaneus) verbindet. Am Außenknöchel dagegen befinden sich nur drei relativ schmale Bänder (Außenbänder), die für die Verbindung zwischen Wadenbeinknöchel und Sprung- und Fersenbein sorgen. Diese Bänder sind nicht so stark wie das Deltaband und reißen deshalb viel leichter. Bänder zwischen Schien- und Wadenbein erhöhen ebenfalls die Stabilität des Sprunggelenkes.

Auf der Unterschenkelvorderseite befinden sich die für die Dorsalflexion zuständigen Muskeln. Die Wadenmuskeln, die Hauptmuskeln für die Plantarflexion, liegen an der Rückseite des Unterschenkels.

Zerrung

Fußknöchel und Handgelenke sind besonders anfällig für Zerrungen, bei denen Sehnen, Muskeln und Bänder überdehnt werden oder anreißen.

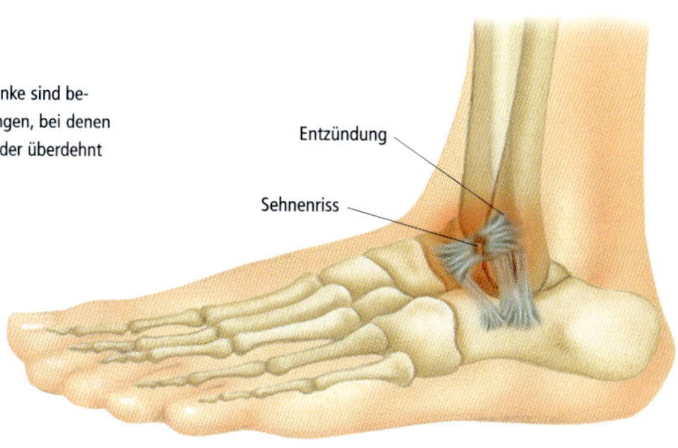

ACHILLESSEHNE

Die Achillessehne ist eine sehr kräftige Sehne, die als gemeinsame Endsehne von Schollenmuskel und Zwillingswadenmuskel am Fersenbeinhöcker ansetzt. Sie hat ihren Namen von dem griechischen Sagenhelden aus dem Trojanischen Krieg, dessen Körper mit Ausnahme der Ferse unverwundbar war. (Er wurde getötet, indem man ihm die Sehne durchschnitt.) Wenn man auf den Zehenspitzen steht, ziehen sich die Wadenmuskeln zusammen und ziehen die Ferse mit Hilfe der Achillessehne nach oben.

VERLETZUNGEN DES FUSSKNÖCHELS

Das obere Sprunggelenk – zwischen Sprungbein und den Beinknochen – ist das am häufigsten verletzte Gelenk des Körpers. Die Verletzungen sind in der Regel Folge eines Sturzes, bei dem der Knöchel gewaltsam nach innen gebogen wird. Dabei werden die Bänder an der Außenseite des Knöchels verletzt, und das Gelenk schwillt stark an (Knöchelverstauchung). Schwere Verstauchungen können auch mit einer Fraktur des Wadenbeines oder der Basis des fünften Mittelfußknochens verbunden sein.

SIEHE AUCH *Röntgen, Computertomografie, Kernspintomografie in Kapitel 16*

ZERRUNG

Als Zerrung bezeichnet man das Überdehnen oder Reißen von Sehnen, Muskeln oder Bändern um ein Gelenk, z.B. Fußknöchel oder Handgelenk. Als Ursache kommen plötzliche Drehbewegungen oder Stürze infrage. Symptome sind Gelenk- oder Muskelschmerzen, Schwellung, Überwärmung und manchmal auch Blutergüsse. Die aktive Bewegungsfähigkeit des Gelenkes ist häufig reduziert.

Durch sofortiges Kühlen und Hochlagern des betroffenen Gelenkes über Herzniveau kann ein Anschwellen vermieden werden. In schwereren Fällen muss das Gelenk evtl. bandagiert oder geschient werden. Der wichtigste Teil der Behandlung ist die Ruhigstellung des Gelenkes – je nach Schwere der Zerrung kann es vier bis fünf Wochen dauern, bis das Gelenk wieder normal belastbar ist.

BRÜCHE

Knöchelbrüche (Sprunggelenkfrakturen) sind nichts Ungewöhnliches. Häufig sind Frakturen des Wadenbeinknöchels und die so genannten Weber-Frakturen. Von einer Weber-Fraktur spricht man, wenn durch die gewaltsame Knickbewegung die Fortsätze von Waden- und Schienbein gleichzeitig brechen. Die unterschiedlichen Höhen der Brüche und die Mitbeteiligung von Bändern und Sprungbein unterscheidet man durch die Kategorisierung in Weber A bis C.

ACHILLESSEHNENRUPTUR

Die Achillessehne wird sehr stark belastet und kann reißen, wenn sie plötzlich belastet wird, wie beim Laufen, Springen oder einer anderen schnellen Bewegung. Von einem Achillessehnenriss sind meist Sportler betroffen. Am häufigsten kommt er in der Altersgruppe der 30- bis 40-Jährigen vor. Der Betroffene hört einen Knall und spürt einen sofortigen Schmerz in der Ferse oder an der Rückseite der Wade. Der Fuß kann kaum mehr nach unten gebeugt werden.

Bei einem Riss der Achillessehne wird meist operiert. Ist dies nicht möglich, behandelt man die Verletzung mit einer Gipsschiene, Tapeverband und Absatzerhöhung. Die Entlastung der Sehne durch eine leichte Spitzfußstellung über etwa sechs Wochen ist auch nach einer Operation notwendig, um eine vollständige Heilung zu gewährleisten. Nach dem Entfernen des Gipsverbands sind krankengymnastische Übungen nötig, um die Funktion der Wadenmuskeln und des Knöchelgelenkes wiederherzustellen. In der Regel dauert der gesamte Heilungsprozess sechs Monate.

Bei der Operation werden die Enden der Sehne zusammengenäht. Danach kommt der Fuß sechs Wochen in einen Gips, gefolgt von einigen Monaten Krankengymnastik.

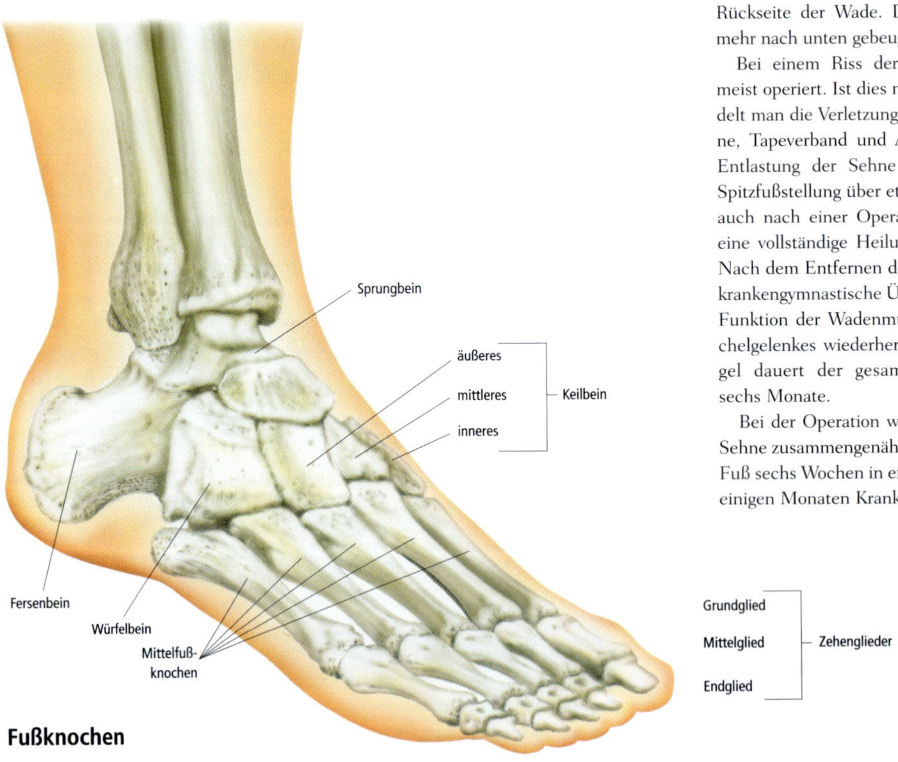

Fußknochen

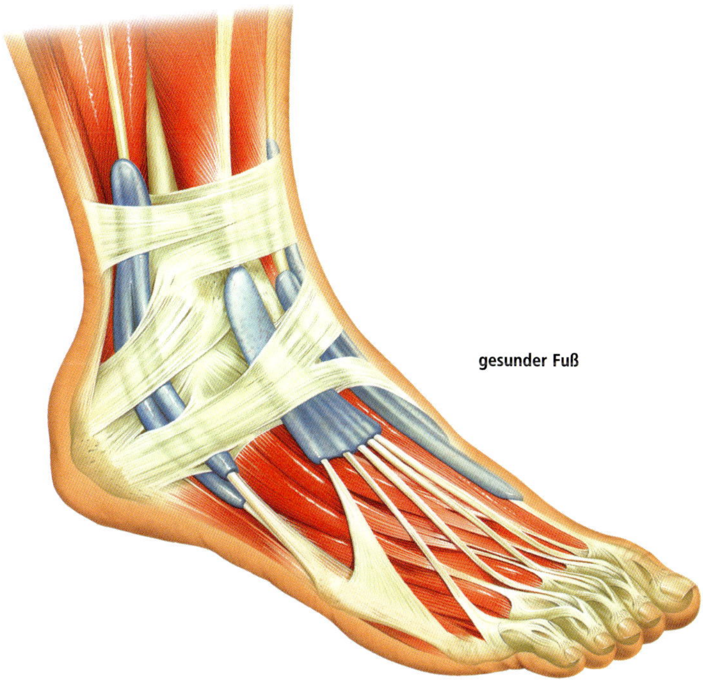

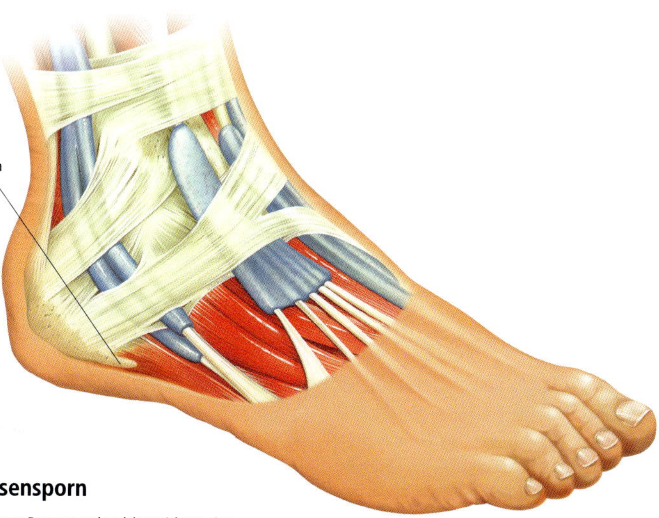

Fersensporn

Bei einem Fersensporn handelt es sich um eine schmerzhafte Verknöcherung am Ansatz der Fußsohlen-Sehnenplatte (Plantaraponeurose).

ACHILLESSEHNENENTZÜNDUNG

Eine Achillessehnenentzündung kann sich entwickeln, wenn die Sehne zu stark belastet wird. Meist tritt sie bei untrainierten Menschen nach außergewöhnlicher Marsch- oder Tretbelastung auf. Schuhe mit hohen oder abgelaufenen Absätzen können ebenfalls eine Entzündung verursachen, da die Sehne in beiden Fällen ungewöhnlichen Belastungen ausgesetzt ist.

Betroffene verspüren Schmerzen in der Sehne, die bei Belastung stärker werden. Der Bereich oberhalb der Ferse ist geschwollen und druckschmerzhaft. Eine entzündete Achillessehne ist anfällig für eine Ruptur.

Behandeln kann man die Symptome einer Achillessehnenentzündung durch Ruhigstellung, schmerzstillende und entzündungshemmende Medikamente. Die auslösende Ursache wird dadurch jedoch nicht beseitigt, sodass die Erkrankung zu Rezidiven neigt. In seltenen Fällen wird die Sehne unter Narkose operativ entfernt und durch künstliches oder natürliches Gewebe ersetzt.

Am besten ist allerdings Vorbeugung. Wenn man sich vor dem Sport aufwärmt, Bein- und Wadenmuskeln vor und nach dem Laufen dehnt und angemessene Schuhe trägt, sind keine Probleme mit dieser Sehne zu befürchten.

FUSS

Der Fuß ist so gebaut, dass er das Gewicht des Körpers tragen und als Hebel fungieren kann, um den Körper während des Gehens vorwärts zu bewegen. Sein Skelett ist stark untergliedert. Dadurch kann es sich an die Bodenoberfläche anpassen und seinen Antriebseffekt beim Laufen verstärken.

Die Bewegungen des Fußes können unterteilt werden in Dorsalextension (Zehen weisen nach oben), Plantarflexion (Zehen weisen nach unten), Inversion (Sohle richtet sich nach innen) und Eversion (Sohle richtet sich nach außen).

KNOCHEN UND GEWEBE DES FUSSES

Die Fußwurzel (Tarsus) besteht aus sieben unregelmäßig geformten Fußwurzelknochen. Einer davon, das Sprungbein (Talus), liegt in einer Gelenkpfanne, die von den Beinknochen geformt wird, und bildet mit dieser das scharnierartige obere Sprunggelenk. Das Sprungbein wiederum liegt auf dem längsten Fußwurzelknochen, dem Fersenbein (Calca-

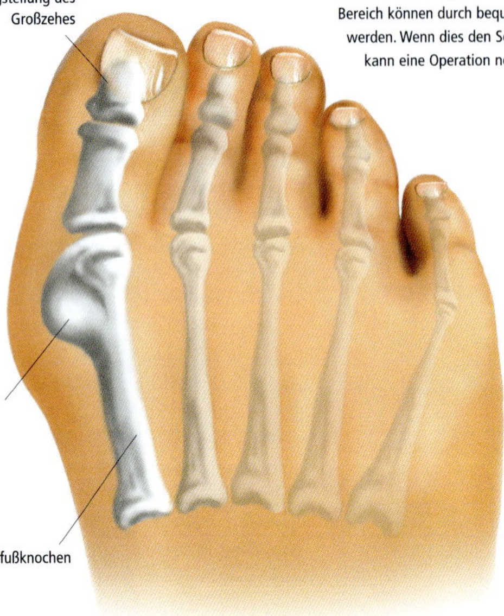

Ballen

Unter einem Ballen versteht man landläufig eine reaktive Knochenneubildung am Köpfchen des ersten Mittelfußknochens durch einen ausgeprägten Spreizfuß mit Hallux valgus. Druckschmerzen in diesem Bereich können durch bequeme Schuhe verringert werden. Wenn dies den Schmerz nicht lindert, kann eine Operation notwendig sein.

neus), an dem die Achillessehne ansetzt. Die anderen Fußwurzelknochen sind das Kahnbein (*Os naviculare*), das Würfelbein (*Os cuboideum*) sowie die drei Keilbeine (*Ossa cuneiformia*). Die Knochen der Fußwurzel sind durch Gelenke miteinander verbunden, die gleitende Bewegungen zwischen den Knochen erlauben.

Das Skelett des Vorderfußes besteht aus den Mittelfußknochen (*Ossa metatarsalia*) und den Zehengliedern (Phalangen). Die Mittelfußknochen sind lang und bilden hinten Gelenke mit der Fußwurzel bzw. vorne mit den Zehengliedern. Die Großzehe hat nur zwei Glieder, die anderen Zehen verfügen über jeweils drei Glieder.

Der Fußrücken ist von dünner Haut bedeckt. Darunter liegen Sehnen, die sich von der Vorderseite des Beines bis zur Fußwurzel und den Zehen erstrecken. Im Gegensatz dazu ist die Fußsohle mit dicker Haut überzogen, die von den darunter liegenden Sehnen durch Fettpolster getrennt ist. Längs der Sohle vom Fersenbein bis zu den Zehen befindet sich eine Bindegewebsplatte, welche die Haut und die Fettpolster mit den tiefer liegenden Knochen und Bändern des Fußes verbindet, sodass sie beim Gehen oder Tragen von Gewicht nicht verrutschen können. Diese Plantaraponeurose, die wie eine Bogensaite das Längsgewölbe des Fußes hält, streckt sich, wenn der Fuß zum Gehen aufgesetzt wird. Eine wiederholte, exzessive Belastung dieser Struktur (z. B. bei Tänzern, Athleten oder übergewichtigen Personen) kann zu einer Entzündung und vor allem morgens oder zu Beginn einer körperlichen Betätigung zu Schmerzen unter der Ferse führen (Fersensporn, *Fasciitis plantaris*).

An der Fußsohle befinden sich außerdem die langen Sehnen der Zehenbeuger und eine Reihe kleiner Muskeln, die in vier Schichten angeordnet sind. Im Gegensatz zum Daumen der Hand kann sich die Großzehe nicht den anderen Zehen gegenüberstellen. Dennoch kann auch mit den Zehen gegriffen werden, ein Phänomen, das häufig bei Menschen beobachtet wird, die ohne Arme geboren wurden. Sie können mit den Füßen Schreiben, Zeichnen und Hantieren lernen.

ERKRANKUNGEN DER FÜSSE

Eine chronische Entzündung (Arthritis) oder eng sitzende Schuhe können das Grundgelenk der Großzehe so deformieren, dass sie gegen die anderen Zehen gepresst und der Kopf des Mittelfußknochens nach außen gedrückt wird. Die Folge ist die Bildung eines so genannten Überbeines. Auch schlecht sitzende Schuhe können zu einem Ballen, Deformationen der Zehengelenke (z. B. Hammerzehen) oder einer Verdickung der Haut (Hühnerauge) führen.

SIEHE AUCH ***Röntgen, Computertomografie, Kernspintomografie in Kapitel 16***

KLUMPFUSS

Der Klumpfuß ist eine relativ häufige Missbildung. Der Fuß ist dabei so nach innen gedreht, dass die Zehen nach innen und unten weisen. Ein Strecken des Fußes ist nicht möglich. Diese Erscheinung findet sich bei Neugeborenen, als genetische Störung oder aufgrund einer abnormen Stellung des Fußes in der Gebärmutter. Findet eine frühzeitige Behandlung statt, ist der Klumpfuß heilbar, indem der Fuß in einem Gipsverband schrittweise gestreckt wird.

BALLEN

Unter einem Ballen versteht man einen harten Knoten, der sich am Grundgelenk der Großzehe bildet. Er besteht aus Flüssigkeit und Knochengewebe und entsteht durch eine Abspreizung des Mittelfußknochens am Grundgelenk der Großzehe (*Hallux valgus*).

Das Risiko für die Entstehung eines *Hallux valgus* ist oft erblich bedingt, die genaue Ursache jedoch nicht bekannt. Er entsteht oft in mittlerem Alter. Solange keine schlimmeren Schmerzen auftreten, muss er nicht behandelt werden. Zu enge Schuhe bereiten zwar Schmerzen, sind jedoch keine erwiesene Ursache für die Abspreizung. Die Behandlung erfolgt durch einen operativen Eingriff, der meist erfolgreich ist. Die Genesung kann jedoch schmerzhaft sein.

»ENTENGANG«

Kleinkinder und auch ältere Kinder gehen und laufen oft wie Enten mit einwärts gedrehten Füßen. Diese Haltung ist auf das Verdrehen eines Bein- oder Fußknochens des Fetus in der Gebärmutter oder auf eine dauerhafte Liegeposition mit einwärts gedrehten Beinen zurückzuführen. Bei Erwachsenen ist die Störung selten.

Dornwarze

Dornwarzen treten an den Fußsohlen auf. Sie werden durch direkten Kontakt übertragen. Das Risiko einer Übertragung besteht vor allem bei Gemeinschaftswaschräumen.

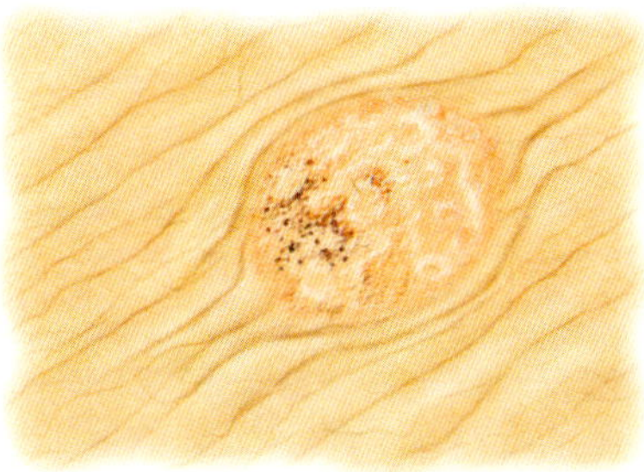

Früher wurde ein Entengang häufig mit Stützapparaten oder Spezialschuhen behandelt. Heute wird darauf verzichtet, da in fast allen Fällen durch die Bewegung der Füße eine Besserung eintritt und sich die Störung normalerweise bis zum Schulalter zurückgebildet hat.

PLATTFUSS

Bei einem Plattfuß handelt es sich um eine Fehlbildung des Bewegungsapparates, die zum Verlust des Fußgewölbes führt. Das Fußgewölbe wird durch die entsprechende Anordnung der Fußwurzel- und Mittelfußknochen gebildet. Diese sind flexibel und unterstützen so das Tragen von Gewicht und federn Erschütterungen ab.

Der Kopf des Sprungbeines bildet den Schlüsselknochen des Fußgewölbes. Er wird durch ein Band unterstützt. Das Längsgewölbe erstreckt sich vom Fußballen bis zur Ferse, das Quergewölbe zwischen den Mittelfußknochen. Unter Gewichtsbelastung können die Fußgewölbe flacher werden.

Plattfüße können in der Pubertät oder im Erwachsenenalter auftreten und ihre Ursache in einer Bänderdehnung haben, die z. B. von zu langem Stehen herrühren kann. Dem Kopf des Sprungbeines fehlt damit der Halt, und er kippt nach unten weg, wodurch das Fußgewölbe zusammenbricht. Wird der Fuß entlastet, kann das Gewölbe wieder sichtbar werden.

Bei der Geburt scheinen die Füße aller Säuglinge flach zu sein. Dieser Eindruck entsteht durch dicke Fettpolster unter der Hautschicht der Fußsohlen und ist kein Hinweis auf Plattfüße. Das Fußgewölbe wird erst einige Monate später erkennbar, wenn das Kind zu laufen beginnt.

Bei der Diagnose von Plattfüßen müssen auch Stressfrakturen und eine Arthritis als mögliche Ursachen ausgeschlossen werden. Die klassische Behandlungsmethode besteht in der Verschreibung von Einlagen, deren Nutzen heutzutage jedoch zunehmend kritisch gesehen wird.

FASCIITIS PLANTARIS

Eine Entzündung der Plantaraponeurose, der Sehnenplatte in der Fußsohle, ist eine häufige Ursache für Schmerzen unterhalb der Ferse. Sie ist die Folge einer Überlastung der Füße und tritt deshalb häufig bei Leistungssportlern oder bei Menschen auf, die lange Strecken auf harten Böden gehen. Unbehandelt kann sich die Entzündung monatelang hinziehen oder sich zu einem Fersensporn entwickeln. Die Behandlung erfolgt mit Entzündungshemmern und Ruhigstellen des betroffenen Fußes.

DORNWARZEN

Dornwarzen, auch Plantarwarzen genannt, sind normale Warzen der Fußsohle. Da sie durch den dauernden Druck auf der Fußsohle nicht nach außen wachsen können, bilden sie dornenartige Hornkegel in die Tiefe aus, die sehr schmerzhaft sein können. Diese Art des Wachstums macht ihre Entfernung besonders schwierig. Dornwarzen können wie andere Warzen durch Säure, Kryotherapie oder Alternativmethoden behandelt werden. Eine operative Ausschabung in Lokalanästhesie kann wegen entstehender schmerzhafter Narben problematisch sein.

FERSENSPORN

Ein Fersensporn ist sehr schmerzhaft, vor allem beim Aufstehen nach längerem Sitzen oder Liegen. Er besteht aus einer spornähnlichen Verknöcherung an der Ferse, die auf einem Röntgenbild sichtbar ist. Schmerzursache ist die Entzündung der bindegewebigen Plantaraponeurose, die vom Fersenbein über die Fußsohle verläuft. Sie verkalkt und bildet so den sichtbaren Sporn. Andere Ursachen für Schmerzen an der Ferse sind Stressfrakturen und Schleimbeutelentzündungen.

Die Behandlung des Fersensporns erfolgt mit einer Entlastungseinlage für die Ferse, entzündungshemmenden Medikamenten bzw. Spritzen oder einer Operation.

HAMMERZEHE

Unter einer Hammerzehe versteht man eine krankhafte, fixierte Veränderung der Zehenform, bei der das Zehenendgelenk rechtwinklig nach unten abgeknickt ist. Die Störung ist in seltenen Fällen angeboren, meist aber durch zu enges Schuhwerk oder durch Fehlstellungen der Füße wie Spreizfuß oder Hohlfuß erworben. Bei älteren Menschen kann ein *Hallux valgus* die Ursache sein. Einem Hammerzeh beugt man am besten durch gut sitzendes Schuhwerk vor. Die schmerzhaften Hornschwielen, die sich durch Druck bilden, kann man vorübergehend entfernen. In schweren Fällen wird die Fehlstellung durch eine Operation korrigiert.

Hammerzehe

Unter einer Hammerzehe versteht man die fixierte Fehlstellung einer Zehe mit stark gebeugtem Zehenendgelenk. Da die zweite Zehe meist länger ist als die Großzehe, ist sie besonders häufig betroffen. Durch Schuhdruck bilden sich schmerzhafte Schwielen über dem betroffenen Gelenk. Im Anfangsstadium lässt sich die Stellung durch entsprechende Bandagen wieder korrigieren. Später bleibt nur eine Operation, wenn sich die Beschwerden durch Ringpolster oder entsprechendes Schuhwerk nicht ausreichend lindern lassen.

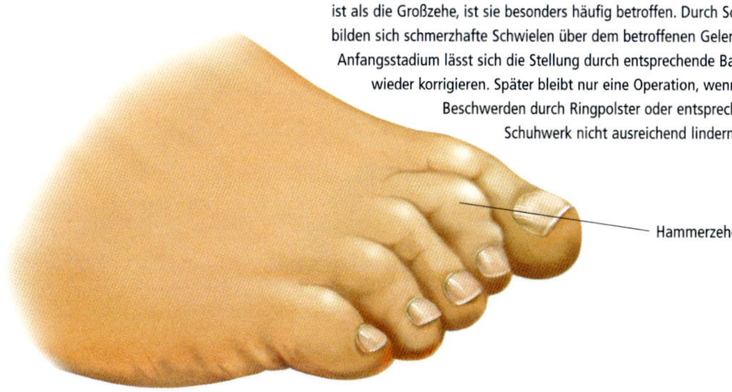

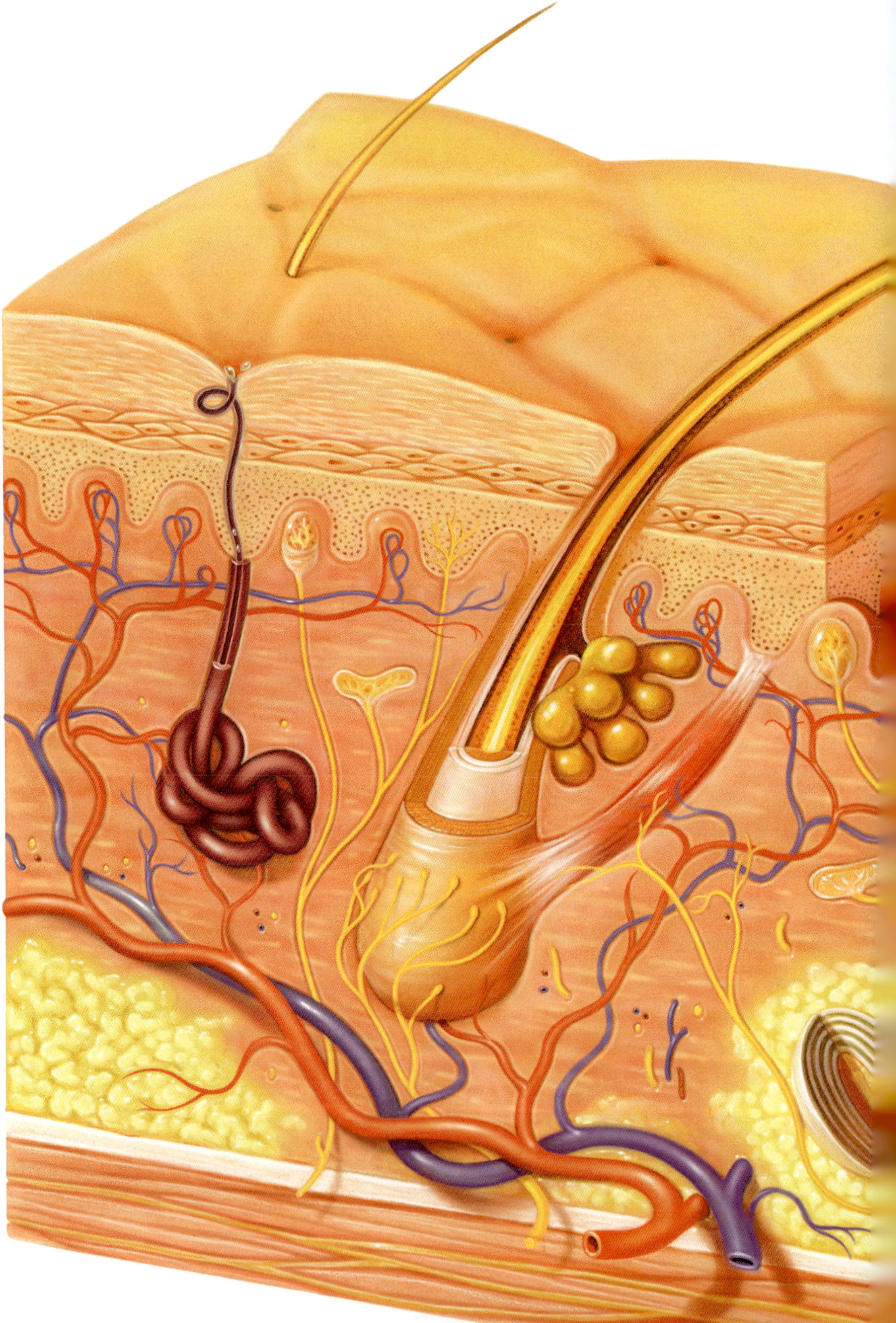

KAPITEL 10

Haut

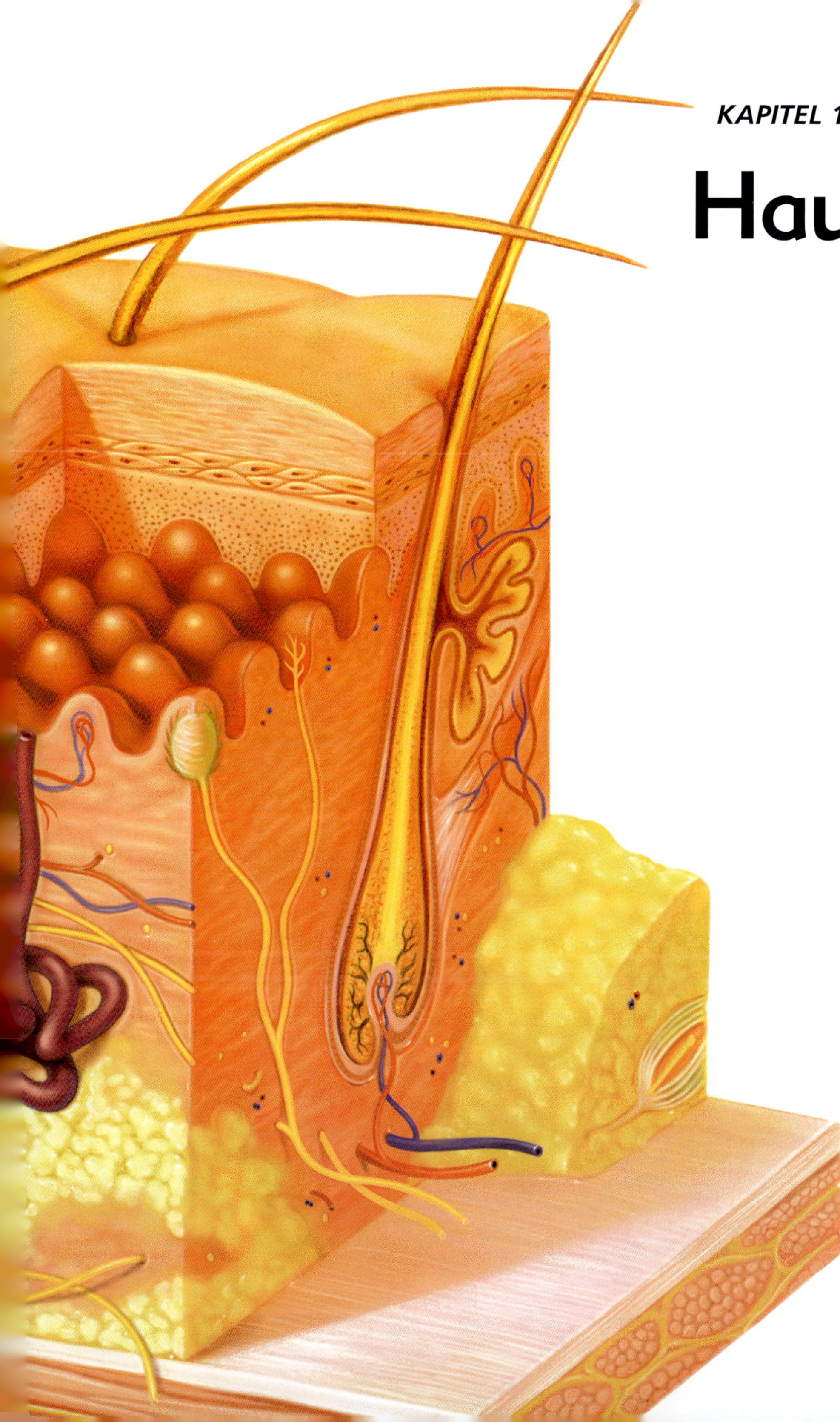

HAUT

Die Haut überzieht den gesamten Körper und geht an Körperöffnungen wie Mund oder Anus in die Schleimhäute über. Sie ist locker mit dem darunter liegenden Gewebe verbunden und unterschiedlich stark, von 0,5 mm auf den Augenlidern bis zu 4 mm oder mehr an den Handflächen und Fußsohlen.

Die Haut schützt den Körper vor schädlichen äußeren Einflüssen, wie extremen Temperaturen und Trockenheit, und vor eindringenden Krankheitserregern, wie Viren und Bakterien. Spezielle Nervenrezeptoren ermöglichen die Wahrnehmung von Schmerzen, Wärme, Kälte und Druck. Die Haut spielt eine Rolle bei der Temperaturregulierung, schützt vor ultravioletten Strahlen, produziert Vitamin D und wirkt anziehend auf das andere Geschlecht.

Wenn der Körper altert, ändern sich auch die Merkmale der Haut. Im Säuglingsalter ist sie weich, trocken und faltenlos. In der Pubertät verstärkt sich ihre Pigmentierung und vor allem bei Männern werden die Körperhaare kräftiger und länger. Eine jahrzehntelange Exposition gegenüber Sonne, Wind und Luftverschmutzung führt dazu, dass die Haut schlaff, trocken und faltig wird.

Die Haut kann durch Verletzungen, Verbrennungen oder Krankheiten zerstört werden. In den meisten Fällen regeneriert sie sich aus den Randgebieten der Verletzung. In schwereren Fällen bildet sich jedoch Narbengewebe. Große Wund- oder Narbenflächen können durch Hautübertragung aus anderen Körperregionen gedeckt werden.

SIEHE AUCH *Zellen, Gewebe, Heilung, Krankhafte Veränderungen von Zellen und Geweben, Temperaturregulation, Nervensystem in Kapitel 1; Sinne in Kapitel 2*

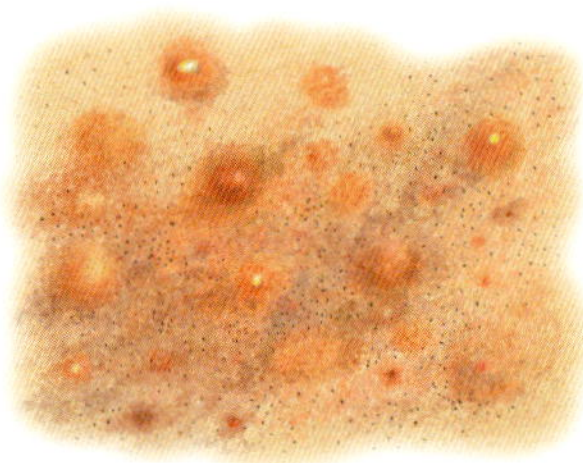

Mehrschichtiges verhorntes Plattenepithel

Zur Hautoberfläche hin werden die Zellen zunehmend flacher. Die Anordnung der Zellschichten schützt vor Verletzungen und Austrocknung.

AUFBAU DER HAUT

Die Haut setzt sich aus drei Schichten zusammen: der Oberhaut (Epidermis), der Lederhaut (Dermis) und dem Unterhautgewebe (Subkutis).

SIEHE AUCH *Zellen, Gewebe in Kapitel 1*

OBERHAUT

Die Oberhaut (Epidermis) besteht aus fünf Schichten mit eigener Funktion. Abgestorbene und abgestoßene Zellen der oberen Schicht werden stets durch Zellen der unteren Schichten ersetzt. Innerhalb von etwa vier Wochen erreichen und ersetzen die in

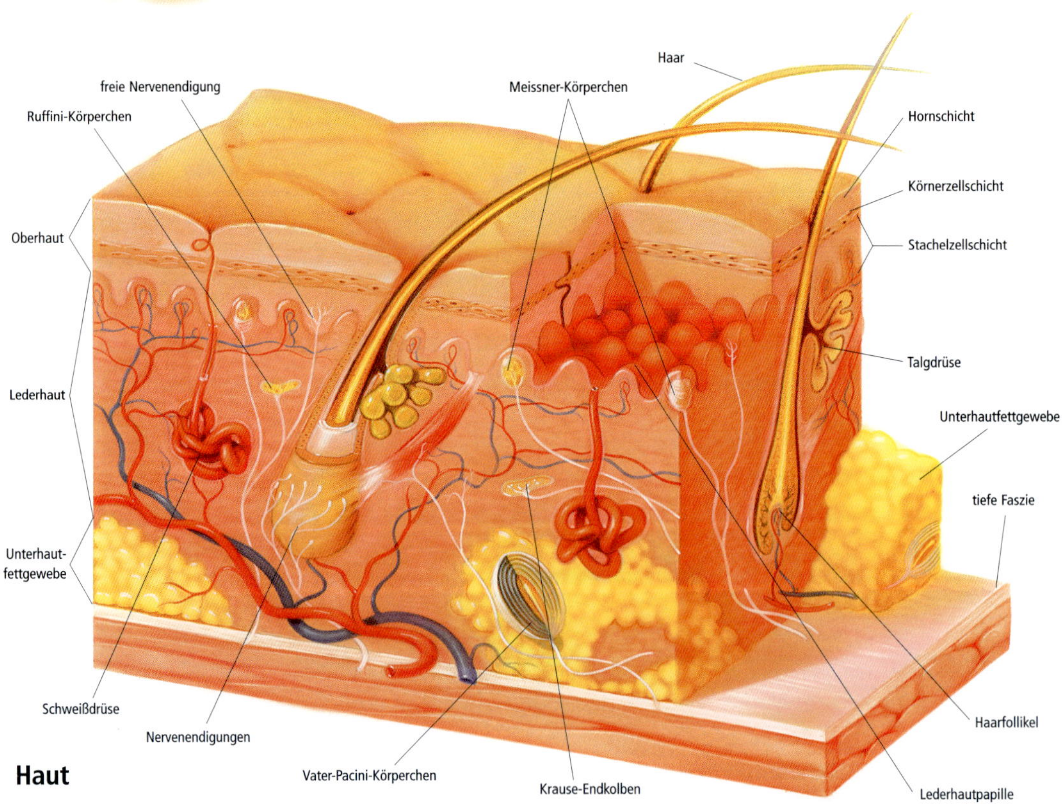

Haut

Haarfollikel

Der Haarschaft steht aus der Haut heraus. Seine Wurzel ist in die Haut eingebettet und endet mit einer Verdickung (Haarzwiebel) in einer Hauttasche, dem so genannten Haarbalg.

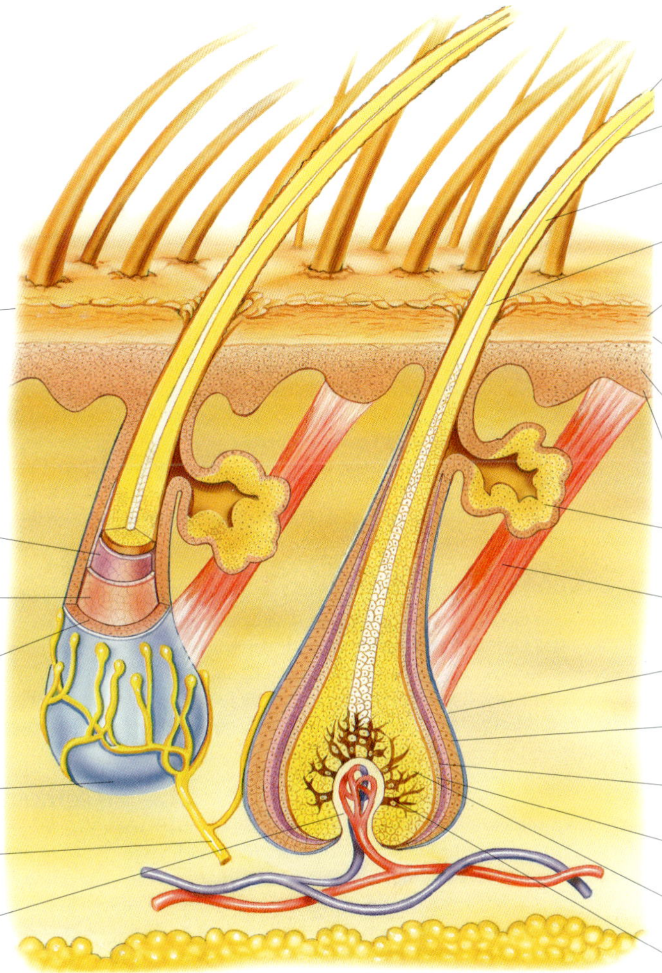

der unteren Schicht gebildeten Zellen jene der oberen Schicht.

Die untere Schicht der Oberhaut, die Basalzellschicht (*Stratum basale* oder *Stratum germinativum*), umfasst drei bis fünf Zell-Lagen. In dieser Schicht erfolgt die Mitose oder Zellteilung. Zudem befinden sich hier die Melanozyten – Zellen, die das Pigment Melanin bilden. Melanin absorbiert das schädliche UV-Licht und verleiht dunkelhäutigen Menschen ihre Hautfarbe. Sonnenlicht regt die Melaninproduktion an und bewirkt die Hautbräune nach dem Sonnenbaden.

Über der Basalzellschicht liegt die Stachelzellschicht (*Stratum spinosum*). Sie umschließt acht bis zehn Zell-Lagen und besteht aus flachen Zellen mit stacheligen Fortsätzen. Darüber liegt die Körnerzellschicht (*Stratum granulosum*) mit drei bis fünf Zell-Lagen. Die Zellen dieser Schicht produzieren Keratin, eine hornartige Substanz, welche die Hautzellen umhüllt und der Haut ihre wasserdichte Beschaffenheit verleiht.

Über dieser liegt die Glanzschicht (*Stratum lucidum*), eine keratinreiche Schicht mit drei bis vier Zell-Lagen. Am dicksten ist sie an stark beanspruchten Körperstellen wie den Handinnenflächen und den Fußsohlen.

Ganz außen liegt die Hornschicht (*Stratum corneum*). Die meisten Zellen dieser Schicht (25 bis 30 Zell-Lagen) sind abgestorben. Die Zellen gelangen in etwa zwei Wochen an die Oberfläche und lösen sich ab. Damit ist die stete Erneuerung der Haut gewährleistet. Besonders die Hornhaut wehrt Hautinfektionen ab. Wenn ein Virus, Bakterium oder Pilz diese Schicht durchdringt, kann eine Hautentzündung (Dermatitis) entstehen.

LEDERHAUT

Die Lederhaut (Dermis) ist die innere Schicht der Haut. Sie enthält als Stütz- und Verschiebeschicht ein Fasernetz aus Kollagen und Elastin und ist von Blutgefäßen, Nerven und Fettkörperchen durchzogen. Lederhaut und Oberhaut sind miteinander verzahnt, mit fingerähnlichen Ausbuchtungen der Lederhaut, den so genannten Papillen, die in die Oberhaut eindringen und Erhöhungen auf den Handflächen und Fußsohlen und bei den Finger die Fingerabdrücke erzeugen.

SPEZIALISIERTE STRUKTUREN

In Ober- und Lederhaut liegen auch spezialisierte Strukturen wie Haarfollikel, Schweißdrüsen und Talgdrüsen. Diese entspringen

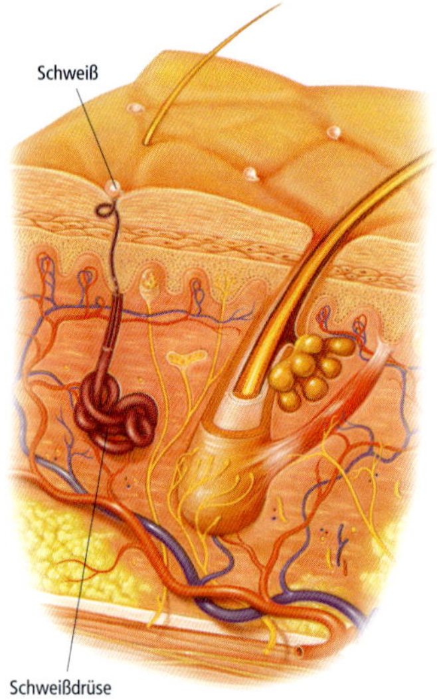

Schweißdrüse

Schweißdrüsen sind kleine röhrenförmige Drüsen, die sich auf die Hautoberfläche öffnen. Sie sondern Schweiß ab, um den Körper zu kühlen.

aus der Lederhaut und münden an der Oberfläche der Oberhaut. Unter der Haut befindet sich das Unterhautfettgewebe (subkutanes Fettgewebe), das den Körper vor extremen Temperaturen schützt und als Fettdepot dient. Die Dicke dieser Schicht ist von Körperregion zu Körperregion und von Mensch zu Mensch sehr unterschiedlich.

SIEHE AUCH *Drüsen, Temperaturregulation in Kapitel 1; Virilisierung in Kapitel 13*

HAARE

Haare sind feine, fadenförmige Gebilde aus einem harten Protein, genannt Keratin. Sie kommen nur bei Säugetieren vor und sind für diese Spezies charakteristisch. Ein Haar besteht aus einer Wurzel in der Haut und einem Schaft, der aus der Haut herausragt. Die Wurzel endet in einer weichen, weißlichen Verdickung, der Haarzwiebel, die sich in einer länglichen Hautvertiefung, dem Haarbalg (Haarfollikel) befindet.

Die Haare wachsen aus dem Haarbalg jeden Tag etwa 0,3 mm in die Höhe. Blutgefäße, die in einer zentralen Erhebung, der Haarpapille, in die Haarzwiebel vordringen, ernähren die Zellen der Haarwurzel. An jeder Haarwurzel ist ein kleiner Muskel, der Haarbalgmuskel *(M. erector pili)*, befestigt. Dieser vom vegetativen Nervensystem kontrollierte Muskel kontrahiert sich bei Kälte oder bei starker Erregung und richtet das Haar auf.

Die einzelnen Haare bestehen aus abgestorbenen keratinhaltigen Hornschuppen, die zylindrisch um ein zentrales Haarmark angeordnet sind. Die Hornschuppen enthalten auch unterschiedliche Mengen des dunklen Melaninpigmentes, wodurch die Haarfarbe bestimmt wird. Mit zunehmendem Alter wird in immer weniger Haarpapillen Pigment gebildet mit der Folge, dass immer mehr Haare weiß bleiben.

Haare haben sowohl eine kosmetische als auch eine schützende Funktion. Haare an Augen, Ohren und der Nase schützen vor eindringendem Staub, Insekten und anderen Fremdkörpern. Die Augenwimpern verhindern, dass zu viel Licht ins Auge gelangt.

Die Haarfarbe ist genetisch festgelegt, wobei sich dunkles Haar in der Regel gegenüber hellem Haar durchsetzt. Wenn z. B. ein Elternteil schwarz- oder braunhaarig und der andere rothaarig oder blond ist, wird das Kind wahrscheinlich dunkelhaarig.

Haarausfall

Alle Körperhaare fallen nach und nach aus und werden durch neue ersetzt. Eine Glatze (Alopezie) entsteht, wenn die ausgefallenen Haare nicht mehr ersetzt werden. Sie kann verschiedene Ursachen haben, z. B. Altern und Erbfaktoren, und kommt bei Männern häufiger vor als bei Frauen. Teilweiser Haarausfall kann bei Frauen nach den Wechseljahren auftreten. Manchmal wird Haarausfall auch durch einen schweren emotionalen Schock, eine schwere Krankheit oder eine Geburt ausgelöst.

Gefäß erweiternde Wirkstoffe wie Minoxidil können den Haarausfall verlangsamen oder verhindern. Eine Behandlung mit Minoxidil darf nicht unterbrochen werden, da die Haare sonst wieder ausfallen. Bei einer Haartransplantation werden unproduktive Haarfollikel durch produktive Follikel aus anderen Stellen der Kopfhaut ersetzt. Das Verfahren ist teuer und das Ergebnis nicht immer zufrieden stellend.

Hirsutismus

Unter Hirsutismus versteht man eine vermehrte Behaarung bzw. Haarwuchs an normalerweise unbehaarten Körperstellen. Vor allem bei Frauen wachsen unerwünschte Haare im Gesicht, auf der Brust, um die Brustwarzen, an Steißbein und Gesäß sowie auf der Innenseite der Oberschenkel.

Die häufigste Ursache ist eine Hormonstörung z. B. durch polyzystische Ovarien oder, seltener, einen Eierstocktumor oder eine Erkrankung der Nebennieren. Die Krankheit kann auch durch Medikamente ausgelöst werden, vor allem durch Kortikoide, Phenytoin, Minoxidil und Diazoxid. Eine abgeschwächte Form von Hirsutismus nach den Wechseljahren ist normal. Andere Anzeichen der Vermännlichung (z. B. Klitorisvergrößerung und Glatzenbildung) fehlen normalerweise.

Die Behandlung richtet sich nach der Ursache. Hormonelle Ursachen können oft mit der Pille oder Spironolacton behoben werden, doch stellt sich eine sichtbare Besserung oft erst nach drei bis sechs Monaten ein. Bis dahin können die Haare durch Rasieren oder mit Haarwachs, Pinzette, Epiliergerät und/oder durch Elektrolyse entfernt werden. Übergewicht scheint die Erkrankung zu begünstigen, sodass bei Übergewichtigen eine Besserung eintreten kann, wenn sie 10–15 % ihres Körpergewichtes abnehmen.

SCHWEISSDRÜSEN

Es gibt zwei Arten von Schweißdrüsen, ekkrine und apokrine. Beide sondern eine wässrige Flüssigkeit, Schweiß, auf die Haut ab.

Ekkrine Schweißdrüsen sind über den ganzen Körper verteilt, außer auf Lippen und manchen Teilen des Genitalbereichs. Sie sind kleine unverzweigte Drüsen, die knäuelförmig an der Grenze zwischen Lederhaut und Unterhaut liegen und sich über Poren zur Hautoberfläche öffnen. Sie können reichliche Mengen Schweiß erzeugen, dessen Aufgabe es ist, den Körper durch die Verdunstung der Flüssigkeit zu kühlen. Wenn der Körper der Abkühlung bedarf (in warmer Umgebung oder bei körperlicher Aktivität), „bricht er in Schweiß aus". Auch bei Emotionen wie Angst oder Erregung werden die Schweißdrüsen angeregt (kalter Schweiß).

Die apokrinen Schweißdrüsen (Duftdrüsen) sind spezialisierte Drüsen in den Achselhöhlen, im Genitalbereich und am Brustwarzenhof. Diese verzweigten Drüsen haben ein weites Lumen, winzige Muskelhautzellen und öffnen sich in Haarfollikel. Sie beginnen ihre Sekretion in der Pubertät und sind bei Frauen zyklusabhängig. Ihre Funktion liegt in der Aussendung sexueller Signale.

Der Körpergeruch wird von den Sekreten dieser beiden Drüsen und bakteriellen Einwirkungen (besonders bei den Duftdrüsen) bestimmt.

TALGDRÜSEN

Talgdrüsen sind Hautdrüsen, die eine fettige Flüssigkeit produzieren – den Talg. Talg enthält Fettsäuren und Glyzeride. Die Talgdrüsen liegen in der unteren Hautschicht (Lederhaut) und sind, abgesehen von einigen haarlosen Stellen wie den Fußsohlen und Handflächen, über den ganzen Körper verteilt. Sie sind meist mit Haarfollikeln verbunden und sondern den Talg oft entlang des Haarschaftes ab. An manchen Körperteilen (z. B. den Lippen, der Eichel und der Klitoris) geben die Talgdrüsen ihre Öle direkt an die Hautoberfläche ab. Der Talg hat die Aufgabe, den Wasserverlust der Haut möglichst gering zu halten und Bakterien und Pilze zu bekämpfen.

Die Talgdrüsen werden von Hormonen gesteuert (Testosteron bei Männern, Eierstock- und Nebennierenandrogene bei Frauen). Folglich erhöht sich die Talgproduktion nach der Pubertät. Eine Störung der Talgproduktion und -absonderung kann die Entstehung von Akne begünstigen.

Talgproduktion

Die Talgdrüsen der Haut öffnen sich in die Haarfollikel und setzen Talg (Sebum) frei. Dieser fettet die Haut, hält sie weich und geschmeidig und macht sie Wasser abweisend.

SPEZIALFUNKTIONEN

Die Haut hat verschiedene Spezialfunktionen. Sie schützt den ganzen Körper vor Verletzungen und Infektionen, reguliert die Körpertemperatur, ist beteiligt an der Regulation des Wasser- und Salzhaushaltes, produziert das wichtige Vitamin D und ist ein wichtiges Sinnesorgan.

In der Haut befinden sich spezielle Nervenendigungen zur Wahrnehmung von Wärme und Kälte, Berührung, Druck und Schmerz. Die Nervenimpulse gelangen über die Nerven und das Rückenmark zum Gehirn, wo sie registriert und entsprechende Reaktionen eingeleitet werden.

SIEHE AUCH *Drüsen, Temperaturregulation, Nervensystem in Kapitel 1; Sinne in Kapitel 2; Vitamin D in Kapitel 14*

TEMPERATURREGULIERUNG

Die Haut spielt bei der Temperaturregulierung eine wesentliche Rolle. Winzige Drüsen in der Haut sondern Schweiß ab, der Verdunstungskälte erzeugt und so die Körperoberfläche kühlt. Feine Härchen auf der Haut richten sich bei Kälte auf und binden Luft als Isolationsschicht.

Die Haut enthält feine Blutgefäße. Diese erweitern sich bei Hitze, sodass Wärme abgegeben werden kann. Das Gleiche passiert auch bei Fieber. Bei niedriger Umgebungstemperatur ziehen sich die Blutgefäße in der Haut zusammen und lenken den Blutfluss von der Haut weg, um den Wärmeverlust so gering wie möglich zu halten.

MELANIN UND VITAMIN D

Die Haut enthält unterschiedliche Mengen eines dunklen Pigmentes, Melanin, das die darunter liegenden Gewebe vor ultravioletten Strahlen schützt, indem es diese absorbiert. Die Menge an Melanozyten in der Haut ist von Rasse zu Rasse unterschiedlich und wird als Erbanlage weitergegeben. Die Melaninmenge in der Haut steigt jedoch bei jedem Menschen nach Sonnenlichtexposition (Sonnenbaden) vorübergehend an. Sonnenlicht fördert auch die Produktion von Vitamin D in der Haut, das für die Aufnahme von Kalzium aus dem Magen und zur Erhaltung der Knochendichte wichtig ist.

TASTSINN

Der Tastsinn (Berührungssinn) ist die Empfindung der Haut beim Kontakt mit einem Gegenstand. Die Hautoberfläche ist mit Tausenden sensorischer Nervenendigungen, den so genannten Hautrezeptoren, ausgestattet, die verschiedene Grade von Schmerz, Druck und Vibration sowie Temperaturen zwischen 45 °C und 10 °C erfassen. Der Körper reagiert auf Berührungen an unterschiedlichen Stellen mit unterschiedlicher Empfindlichkeit, da die Nervenendigungen in manchen Körperteilen – beispielsweise den Fingerspitzen, den Lippen und der Zunge – vermehrt vorkommen. So können die Fingerspitzen zwischen Gegenständen unterscheiden, die kaum 2 mm voneinander entfernt liegen, während der mit weniger Rezeptoren ausgestattete Handrücken Objekte erst als getrennt wahrnimmt, wenn zwischen ihnen ein Abstand von mindestens 50 mm besteht. Mit den Fingerkuppen lassen sich sogar Vibrationen von 1/10.000.000 m feststellen. Der ganze Körper ist berührungsempfindlich. Der durch eine Nervenfaser versorgte Hautbereich wird als rezeptives Feld dieser Faser bezeichnet; zwischen diesen rezeptiven Feldern

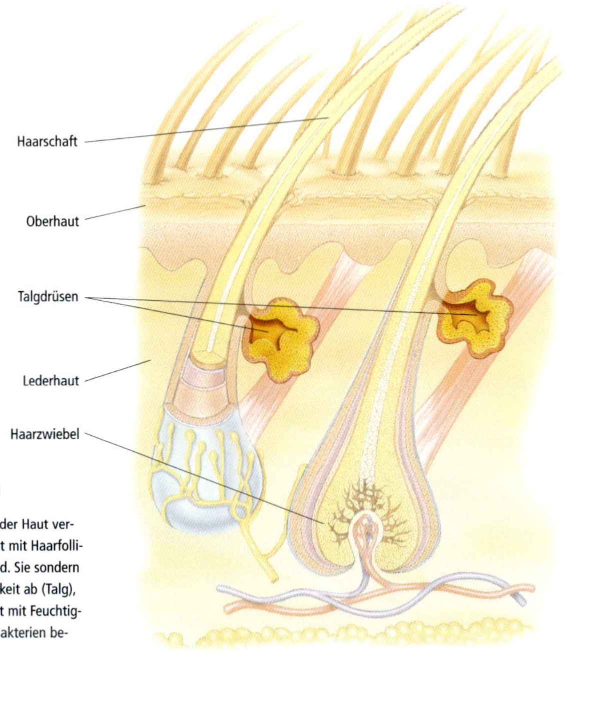

Talgdrüsen

Talgdrüsen sind in der Haut versteckt, wo sie meist mit Haarfollikeln verbunden sind. Sie sondern eine fettige Flüssigkeit ab (Talg), die Haare und Haut mit Feuchtigkeit versorgt und Bakterien bekämpft.

bestehen Überlappungen. Besonders berührungsempfindliche Körperstellen sind u.a. die Zunge, die Lippen und die Fingerspitzen. Die Zunge ist mit etwa doppelt so vielen Druckrezeptoren ausgestattet wie eine Fingerspitze.

Für einen neugeborenen Säugling sind Berührungen besonders wichtig, da das Baby dadurch Trost, Beruhigung und Zuwendung erfährt. Der erste Hautkontakt zwischen einer Mutter und ihrem neugeborenen Kind hilft beim Aufbau der Mutter-Kind-Beziehung. Selbst Säuglinge in der Intensivstation brauchen den körperlichen Kontakt für ihre gesunde Entwicklung. Auch bei den Entwicklungsschritten und Lernerfahrungen eines Säuglings spielt der Berührungssinn eine wichtige Rolle. Mit Hilfe seines Tastsinnes erfährt und begreift das Kind seine Umgebung. Durch das Berühren von Dingen unterschiedlicher Beschaffenheit kann es einen Bezug zwischen seinen visuellen Wahrnehmungen und seinen taktilen Empfindungen herstellen.

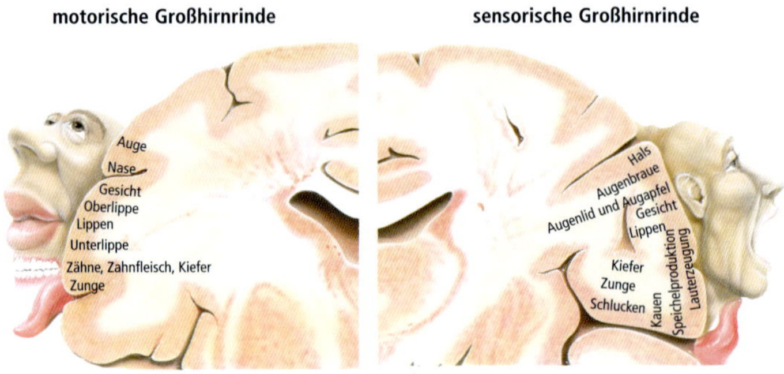

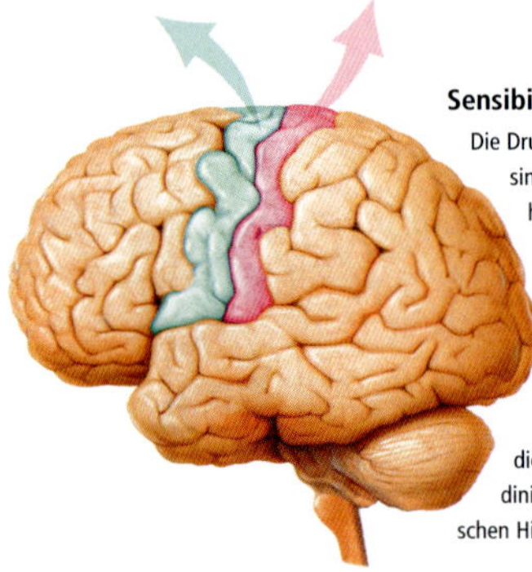

Sensibilität

Die Druckempfindlichkeit und damit der Tastsinn sind in den verschiedenen Körperregionen abhängig von der Anzahl entsprechender Rezeptoren sehr unterschiedlich ausgeprägt. Die Fingerspitzen, die Lippen und die Zunge haben aufgrund einer großen Rezeptordichte eine hohe Sensibilität. Dies erlaubt ihnen, sehr viele Signale an die sensorische Hirnrinde zu senden. Wenn diese Informationen verarbeitet wurden, koordiniert die entsprechende Region der motorischen Hirnrinde die Reaktion des Körpers.

Leitungsbahnen des Tastsinnes

Druckrezeptoren in der Lederhaut senden ihre Informationen über das periphere Nervensystem. Die Nervenimpulse wandern über sensible Nerven zu den Rückenmarknerven, die dieses Hautsegment innervieren. Von dort wird die Information über das Rückenmark zu den verarbeitenden Zentren der Großhirnrinde übertragen.

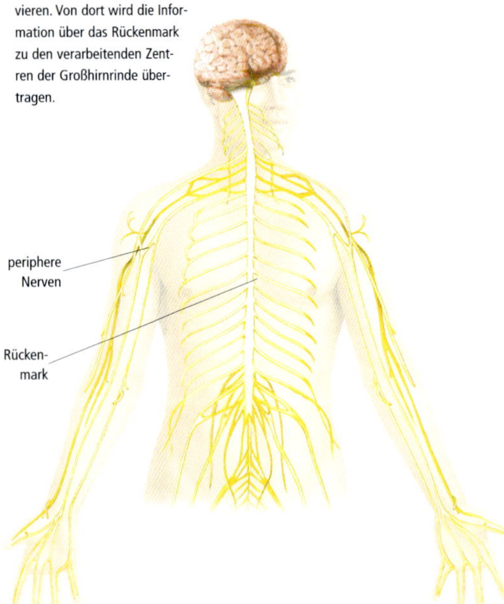

Tastsinn

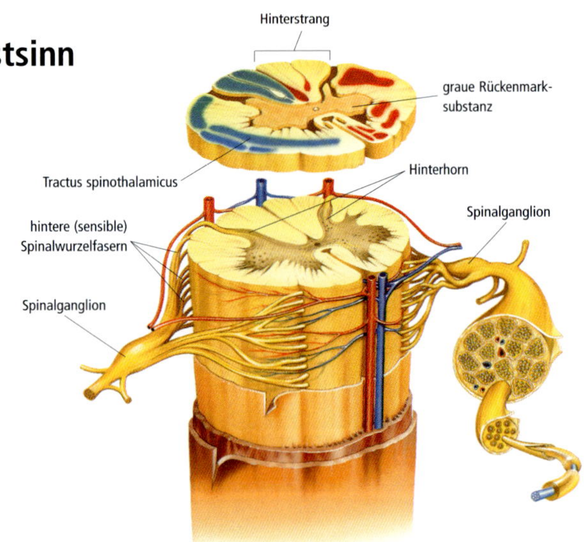

Rückenmark – Querschnitt

Die Berührungsrezeptoren leiten Informationen über die peripheren Nerven zum Rückenmark, einem Teil des Zentralnervensystems, weiter. Die graue Rückenmarksubstanz enthält Gruppen sensorischer Zellen, die diese Informationen an das Gehirn übermitteln.

Der Tastsinn stellt ein wichtiges Kommunikationsmittel für Menschen jeden Alters dar und ist an verschiedenen Reflexen beteiligt. So wird die Hand bei Berührung eines spitzen Gegenstandes oder einer heißen Oberfläche reflexartig zurückgezogen. Wichtige frühkindliche Reflexe sind der Greifreflex, bei dem sich Hände und Füße automatisch um einen Halt klammern, und der Galant-Reflex, bei dem sich der Körper bei Berührung entlang der Wirbelsäule der Länge nach auf die entsprechende Körperseite neigt. Dieser Reflex gibt Aufschluss über das Entwicklungsstadium der Rückenmarknerven und verschwindet ca. ab dem neunten Lebensmonat.

Bestimmte Medikamente, Nervensystemverletzungen und Krankheiten schädigen die peripheren Nerven und den Tastsinn. Die Schmerz-, Vibrations-, Kälte-, Hitze-, Druck- und Berührungsempfindlichkeit nimmt mit dem Alter allgemein ab.

Bei verschiedenen Formen des Geistheilens und einer Sonderform, der Kinesiologie, werden die Hände des Heilers über den Körper des Patienten geführt, ohne ihn zu berühren. Auf diese Weise können Störungen aufgedeckt und die Energiefelder wiederhergestellt werden. Der Erfolg dieser Methode wurde zwar nicht wissenschaftlich nachgewiesen, dennoch scheint sie – zumindest in psychologischer Hinsicht – zu wirken. Dagegen wird der therapeutische Nutzen von Massagen, bei denen der Körper tatsächlich berührt wird, allgemein anerkannt. Massagen wirken sich sowohl auf das Nerven- und Muskelsystem als auch auf den Kreislauf des Gesamtorganismus positiv aus.

Um die Vorzüge einer Massage wussten bereits die Chinesen vor 3.000 Jahren. Eine gute Massage lindert Schmerzen und Schwellungen, entspannt die Muskulatur und beschleunigt den Heilungsprozess bei Verstauchungen und Zerrungen. Studien zufolge sollen Massagen die Funktion des Nervensystems verbessern und den Stresshormonspiegel senken. Auch bei Krankheiten wie Asthma und Migräne erweisen sich Massagen als wohltuend.

HAUT UND SONNENEXPOSITION

Sonnenbestrahlung ist wichtig für das Wachstum und die Entwicklung des Menschen, kann jedoch auch schädliche Folgen haben. Bei Babys und Kleinkindern unterstützt die UV-Strahlung die Bildung von Vitamin D, das Knochenbildung und Wachstum unterstützt und Rachitis vorbeugt. Die schädlichen Wirkungen einer übermäßigen Sonnenexposition sind dagegen Sonnenbrand, vorzeitige Hautalterung und Hautkrebs.

SIEHE AUCH *Krebs in Kapitel 1; Vitamin D in Kapitel 14; Winterdepression in Kapitel 15; Hautkrebs in diesem Kapitel*

ULTRAVIOLETTES LICHT

Die Sonne sendet ultraviolette Strahlen aus, die nach ihrer Wellenlänge in UVA- (lang), UVB- (mittellang) und UVC-Strahlung (kurz) unterteilt werden. UVA-Strahlen dringen am tiefsten in die Haut ein und bewirken langfristige Schäden in der Unterhaut. UVB-Strahlen werden zum Teil durch die Ozonschicht der Erde blockiert und verursachen Sonnenbrand. UVC-Strahlen töten lebende Organismen und werden künstlich zur Sterilisation erzeugt. Zum Glück aller Lebewesen auf der Erde werden sie vollständig durch die Ozonschicht absorbiert.

Die so genannte Winterdepression ist eine psychische Störung, die vor allem in nördlichen Breiten aufgrund des winterlichen Lichtmangels auftritt und mit künstlichem Licht behandelt werden kann. Auch chronische Hautkrankheiten wie Schuppenflechte (Psoriasis) und die Weißfleckenkrankheit (Vitiligo) sprechen gut auf eine kontrollierte UV-Bestrahlung an.

SONNENSCHÄDEN

Der Kontakt mit Sonnenlicht stimuliert die Melanozyten der Oberhaut zur erhöhten Produktion des Pigmentes Melanin, das die Haut färbt und das tiefer gelegene Gewebe vor den UV-Strahlen schützt. Eine ungeschützte Sonnenexposition führt abhängig von der natürlichen Hautfarbe über kurz oder lang zu einem Sonnenbrand, der echte Gewebeschäden verursachen kann.

Schwere oder häufige Sonnenbrände in der Kindheit erhöhen die Gefahr der Entwicklung von Hautkrebs um ein Vielfaches. Menschen, die viel im Freien arbeiten und ein Leben lang der Sonne ausgesetzt sind, entwickeln oft (meist operativ behandelbare) Plattenepithel- oder Basalzellkarzinome. Hellhäutige Menschen oder solche, die in der Kindheit öfter einen Sonnenbrand hatten, zählen zur Risikogruppe für die Entwicklung eines malignen Melanoms, einem aggressiven Krebs, der sich rasch im ganzen Körper ausbreitet und eine schlechte Prognose hat.

Symptome eines Sonnenbrandes sind Rötung und Schmerzen, in schweren Fällen auch Blasenbildung und danach Abschälen der abgestorbenen Hautzellen. Ein kühles Bad oder kalte Kompressen können die Symptome lindern. Ein schwerer Sonnenbrand erfordert evtl. medizinische Behandlung. Ein Sonnenstich ist die Folge intensiver Sonnenbestrahlung des Kopfes. Die Symptome sind Kopfschmerzen, Schwindel, Übelkeit und Erbrechen, Pulsbeschleunigung, Desorientiertheit und Bewusstseinsverlust. Ohne Behandlung und Sonnenschutz kann er tödlich enden. Direkt in die Sonne zu schauen kann zu einer Hornhautschädigung, einer so genannten Verblitzung (*Keratopathia photoelectrica*) führen. Verschiedene Medikamente (insbesondere Isotretinoin) und Reizstoffe können eine extreme allergisch oder toxisch bedingte Empfindlichkeit gegenüber Sonnenlicht bewirken (Lichtallergie, Fotodermatose), die sich in unterschiedlichsten Ausschlägen manifestiert. Auch bei Krankheiten wie dem systemischem *Lupus erythematodes* und der chronischen Porphyrie findet sich diese erhöhte Lichtempfindlichkeit. Altersflecken sind glatte braune Flecken auf sonnenexponierter Haut, die ab dem mittleren Alter aufgrund einer Konzentration von Melanozyten entstehen.

FOTOSENSIBILITÄT

Fotosensibilität (Lichtempfindlichkeit) ist eine allergische Reaktion auf Sonnenlicht oder ultraviolettes Licht, die bestimmte Hautkrankheiten wie die Lichturtikaria, einen juckenden Nesselausschlag, verursachen kann. Bei der *Porphyria cutanea tarda* kommt es zu erhöhter Verletzlichkeit von Hautstellen, die immer dem Licht ausgesetzt sind, zu Blasenbildung und Vernarbung. Licht kann auch andere Hautkrankheiten, wie Rosazea, *Lupus erythematodes*, Lippenherpes, Neurodermitis und Kontaktekzeme auslösen oder verschlimmern. Diverse Medikamente, Pflanzeninhaltsstoffe und Chemikalien können eine erhöhte Fotosensibilität verursachen.

SONNENSCHUTZ

Sonnenschutz ist für jeden, insbesondere aber für Kinder, eine wichtige Vorsichtsmaßnahme. Der wirksamste Schutz besteht darin, den Aufenthalt in direktem Sonnenlicht zu vermeiden, vor allem in den Mittagsstunden, wenn die Sonneneinstrahlung am stärksten ist. Auf dem Wasser oder im Schnee ist die Strahlungsintensität noch erhöht. Auch schützende Bekleidung ist eine gute Maßnahme. Die Sonnenexposition sollte nach den Wintermonaten nur langsam gesteigert werden, damit der Körper Zeit hat, schützendes Melanin zu produzieren. Hellhäutige müssen besonders vorsichtig sein, da ihr Melaningehalt nie für intensive Bestrahlung ausreicht.

Sonnenschutzcremes und -lotionen können die Expositionszeit verlängern, sind aber weit weniger wirksam als Schatten oder Kleidung, da sie oft nicht gleichmäßig oder dick genug aufgetragen werden und mit der Zeit ihre Wirkung verlieren. Gegen Langzeitschäden wirken sie ebenfalls nur sehr begrenzt.

KRANKHEITEN UND STÖRUNGEN DER HAUT

Die Haut kann von zahlreichen Krankheiten und Störungen betroffen sein. Bakterien, Viren und Pilze können Infektionen wie Akne, Eiterflechte, Herpes und Hautpilz verursachen. Eine Hautentzündung, die Dermatitis, kann durch Infektionen, Reizmittel oder eine allergische Reaktion bedingt sein. Viele Infektionskrankheiten führen auch zu Hautausschlägen, wie Masern, Windpocken oder andere Kinderkrankheiten. Andere mögliche Erkrankungen sind gut- und bösartige Tumoren, Zysten, Geschwüre und Frostbeulen. Bei einigen Stoffwechselerkrankungen kann sich die Hautfarbe durch abnorme Pigmente oder verstärkte Pigmentierung verändern – z. B. bei Gelbsucht. Hautveränderungen werden vom Allgemeinarzt oder in schwierigeren Fällen von einem Dermatologen behandelt.

SIEHE AUCH *Heilung, Krankhafte Veränderungen von Zellen und Geweben, Zyanose, Akrozyanose, Raynaud-Krankheit, Allergien in Kapitel 1; Hauttests, Medikamente zur Behandlung von Infektionen, Medikamente zur Behandlung von Krebserkrankungen, Biopsie, Ultraviolett-Fototherapie, Strahlentherapie in Kapitel 16; Gelbsucht, Masern, Windpocken, Geschwür und andere spezielle Krankheiten im Register*

Pickel

Pickel bilden sich, wenn die Hautporen durch getrockneten Talg aus den Talgdrüsen verstopft werden.

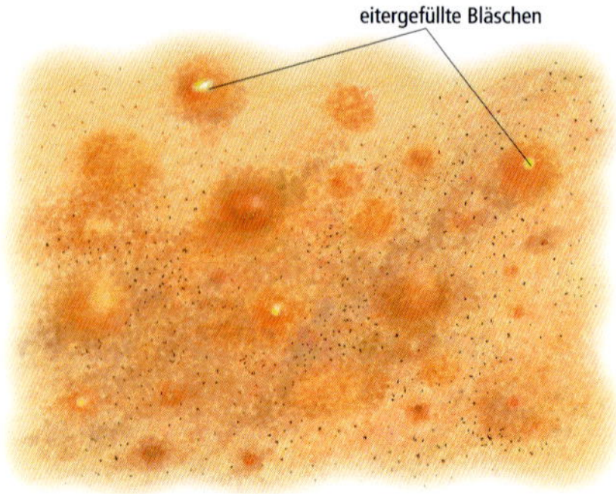

SEBORRHÖ

Als Seborrhö bezeichnet man eine Reihe häufiger Hautkrankheiten mit übermäßiger Talgproduktion. Unter normalen Umständen schützt der Talg, der hauptsächlich aus Keratin und Fett besteht, die Haut vor dem Austrocknen. Zu viel Talg kann jedoch entweder zu trockener und schuppiger oder zu übermäßig öliger Haut führen.

PICKEL

Ein Pickel ist die oberflächliche Entzündung eines Haarfollikels, meist im Gesicht, an der Brust oder am oberen Rücken. Er erscheint anfangs als gerötetes Knötchen, später als eitergefülltes Bläschen (Pustel) auf entzündlichem Untergrund. Pickel bilden sich, wenn Hautporen durch getrockneten Talg und Hautschuppen verstopft sind. Bakterien und Säuren in der blockierten Pore reizen die Haut, und aus den Abfallprodukten bildet sich ein gelbliches Eiterköpfchen. Kommt es nicht zu einer entzündlichen Reizung, spricht man von Mitessern.

Medikamente wie Anabolika, Kortikoide, Jodid, Bromid und Phenytoin können Akne und die Bildung von Pickeln verursachen.

Die *Keratosis pilaris* ist eine Erkrankung, bei der es zur Bildung von kleinen, nicht entzündlichen Pickeln auf den Oberarmen, Oberschenkeln und am Gesäß kommt.

FROSTBEULE

Bei Frostbeulen handelt es sich um eine Entzündung der Haut, die meist an den Ohren, Zehen, Fingern oder im Gesicht auftritt. Die Entzündung ist die Folge eines Gewebeschadens aufgrund von Unterkühlung und mangelhafter Durchblutung. Symptome sind Schmerzen, Juckreiz, permanente Schwellungen, Rötungen und manchmal Blasenbildung. Menschen mit niedrigem Blutdruck sind anfälliger für Frostbeulen. Man behandelt Frostbeulen, indem man die betroffenen Stellen vorsichtig erwärmt und für warme, schützende Kleidung sorgt.

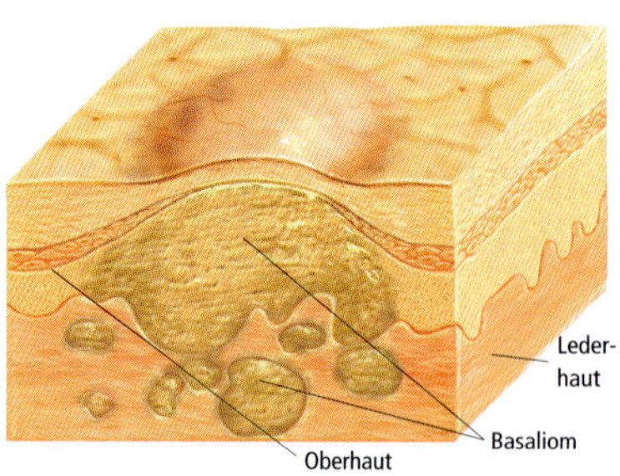

Hautkrebs

Das Basaliom ist die häufigste Form des Hautkrebses. Dieser Tumor gilt als semimaligne, d. h. er infiltriert örtlich, metastasiert jedoch nur sehr selten.

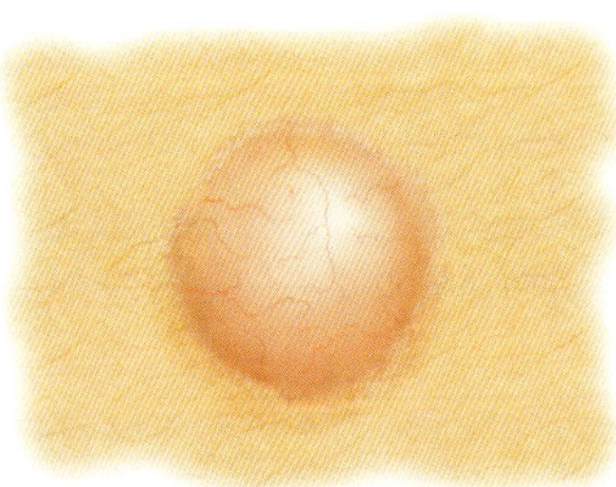

Basaliom

Ein Basaliom von oben und im Querschnitt. Die beste Behandlung ist die Vorbeugung. Jeder, der sich viel im Freien aufhält, insbesondere Kinder, sollte ein Sonnenschutzmittel verwenden, einen Hut aufsetzen und direkte Sonne vermeiden.

Plattenepithelkarzinom

Eine Entartung der Epithelzellen, die die Oberfläche der Haut bilden, führt zur Bildung eines bösartigen Plattenepithelkarzinoms.

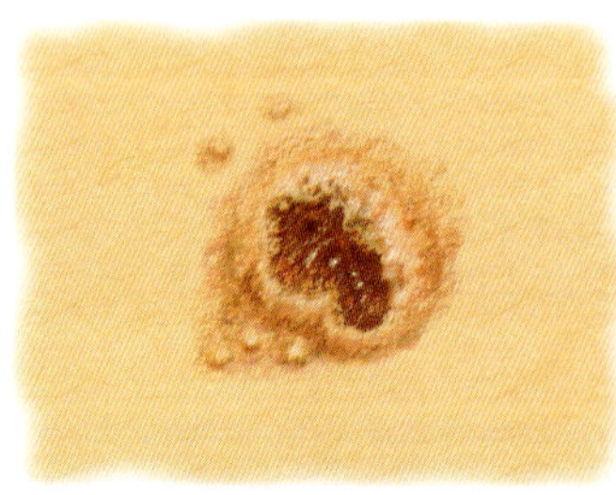

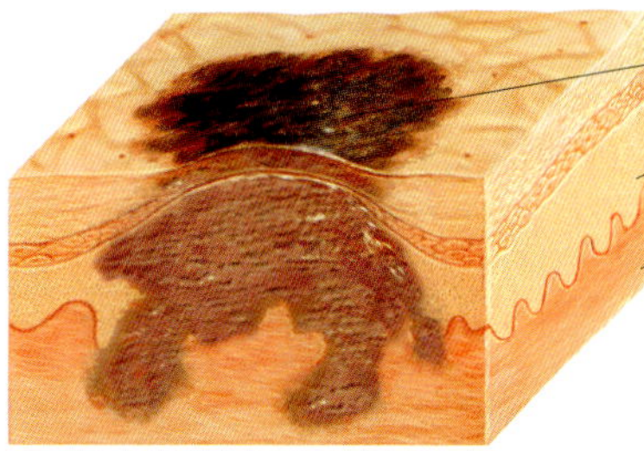

Malignes Melanom

Das Melanom ist ein bösartiger Tumor aus Pigmentzellen. Es entsteht u. a. aus einem normalen Muttermal, das aufgrund von UV-Strahlung entarten kann.

HAUTKREBS

Es gibt verschiedene Arten von Hautkrebs. Insgesamt gehört Hautkrebs, besonders bei hellhäutigen Personen, zu den häufigsten Krebsarten. Der größte Risikofaktor für die Entwicklung von Hautkrebs ist häufige und starke Sonnenexposition. Dunkelhäutigen Personen bietet das Hautpigment Melanin etwas mehr Schutz vor ultravioletten Strahlen. Bei Personen, die nicht über diesen Schutz verfügen oder besonders häufig der Sonne ausgesetzt sind, kann es zu frühzeitigen Alterungserscheinungen der Haut, präkanzerösen Veränderungen, wie Keratosen, und schließlich zu Krebs kommen.

Andere krebsfördernde Faktoren sind bestimmte Chemikalien, Röntgenstrahlen und manche Erbkrankheiten.

Die drei Hauptformen von Hautkrebs, Basaliom, Plattenepithelkarzinom und malignes Melanom, entstehen in der Oberhaut.

In seltenen Fällen kann sich in der Haut ein Tumor aus T-Lymphozyten, die Unterart eines Lymphoms bilden. Man bezeichnet einen solchen Tumor als *Mycosis fungoides*.

Bei allen Hautkarzinomen, wie auch bei allen anderen Krebsarten, sind die Heilungschancen am größten, wenn die Diagnose im Anfangsstadium erfolgt und sofort eine Behandlung eingeleitet wird. Da die Entstehung von Hautkrebs eindeutig mit der Lichtexposition zusammenhängt, lässt sich die Gefahr solcher Tumoren am ehesten dadurch reduzieren, indem man eine hohe Strahlenbelastung nach Möglichkeit vermeidet. Zwei simple Methoden sind das Tragen schützender Kleidung und der Gebrauch von Sonnenschutzmitteln. Weniger einfach, jedoch noch wichtiger ist eine Änderung des Lebensstils und der Verhaltensweisen, um das Risiko zu verringern.

SIEHE AUCH ***Krebs in Kapitel 1; Medikamente zur Behandlung von Krebserkrankungen, Strahlentherapie in Kapitel 16***

Basaliom

Das Basaliom ist eine häufige Form des Hautkrebses. Es tritt meist im Gesicht auf und entsteht durch jahrelange, übermäßige Sonnenbestrahlung. Zuerst ist ein kleines, erbsengroßes Knötchen sichtbar, das langsam wächst und in der Mitte von einer Kruste bedeckt ist. Die Behandlung erfolgt mittels Kauterisation (Aufbringen von Hitze oder elektrischem Strom), flüssigem Stickstoff oder einer niedrig dosierten Strahlentherapie. Größere Tumoren werden chirurgisch entfernt. Bei frühzeitiger Behandlung steigt die Heilungschance auf über 95 %. Ist einmal ein Basaliom aufgetreten, sollte man sich in regelmäßigen Abständen untersuchen lassen, da das Risiko einer weiteren Tumorbildung deutlich erhöht ist.

Plattenepithelkarzinom

Das Plattenepithelkarzinom ist die zweithäufigste Hautkrebsart und entsteht ebenfalls hauptsächlich an lichtexponierten Stellen wie Gesicht, Hals und Handrücken. Es erscheint meist als schuppige Stelle, die gerötet oder ulzeriert ist. Im Gegensatz zum Basaliom metastasiert das Plattenepithelkarzinom allmählich in nahe gelegene Lymphknoten und darüber hinaus. Eine noch präkanzeröse Veränderung, die ähnlich aussieht, jedoch einfacher zu behandeln ist, ist als Bowen-Dermatose bekannt.

Malignes Melanom

Das maligne Melanom ist eine sehr gefährliche Form von Hautkrebs. Es entsteht aus Pigment produzierenden Zellen, den Melanozyten, die im untersten Bereich der Oberhaut (Epidermis) liegen. Maligne Melanome treten vorwiegend jedoch nicht ausschließlich in der Haut auf.

Diese Tumoren können sich über Lymphsystem und Blut rasch ausbreiten und zum Tod führen. Dennoch sind Melanome bei Früherkennung durch operative Entfernung heilbar. Daher sollte möglichst schnell der Arzt konsultiert werden, wenn sich auf der Haut ein Fleck oder Knoten bildet oder sich ein bekannter »Leberfleck« verändert.

Die Entwicklung eines malignen Melanoms wird durch Sonnenbestrahlung gefördert, besonders bei hellhäutigen Menschen. Ein Tumor kann jedoch auch aus einem »Leberfleck« oder Muttermal (Nävus) oder an einer Hautstelle entstehen, die dem Sonnenlicht kaum ausgesetzt war. In manchen Fällen ist das Melanom genetisch bedingt.

Da Melanome aus Pigment produzierenden Zellen entstehen, sind sie vielfach – wenn auch nicht zwangsläufig – dunkel. Bei Kindern sind Melanome nur schwer von Leberflecken zu unterscheiden, da bei ihnen eine Art Nävus auftritt, die früher als gutartiges juveniles Melanom, heute als Spitz-Nävus bezeichnet wird. Bei Erwachsenen kann ein Melanom am besten durch eine Selbstuntersuchung erkannt werden.

Wichtige Warnsignale sind Wachstum, Oberflächen- und Farbveränderungen, eine unregelmäßige Ausweitung der Ränder, zusätzliche Pigmentierungen um die Ränder, Jucken, Schmerzen oder Blutungen von Leberflecken. Die Diagnose erfolgt anhand einer Biopsie (Entnahme einer Gewebeprobe zur mikroskopischen Untersuchung).

Im Frühstadium breitet sich das Melanom horizontal aus: Der ursprüngliche Fleck weitet sich zwar zunehmend aus, die Tumorzellen bleiben jedoch noch in der Oberhaut. Im fortgeschrittenen Stadium wächst das Melanom vertikal, dringt also in die tieferen Hautschichten ein. Wenn anhand der mikroskopischen Untersuchung festgestellt wird, dass sich das Melanom noch im Frühstadium befindet, sind die Heilungschancen gut. Je tiefer die Tumorzellen in das Gewebe eingedrungen sind, desto wahrscheinlicher ist ihre Ausbreitung auf die Lymphknoten oder andere Körperstellen, und desto geringer sind die Heilungschancen.

Mycosis fungoides

Die *Mycosis fungoides* kann anfangs mit einer einfachen Hautpilzinfektion verwechselt werden. Tatsächlich ist sie jedoch eine seltene und häufig tödliche Krebserkrankung des Immunsystems (aus der Gruppe der Non-Hodgkin-Lymphome), die langsam fortschreitet. Die ersten Symptome sind erhabene, schuppige, juckende, rote oder braune Hautverletzungen, die zu Geschwürbildung neigen. Mit fortschreitender Krankheit

Mycosis fungoides

Die Mycosis fungoides durchläuft gewöhnlich drei Stadien: Zunächst tritt ein juckendes Ekzem auf, dann kommt es zu großen, erhabenen Hautinfiltrationen und schließlich zu pilzähnlichen Tumoren, die zu Geschwürbildung neigen.

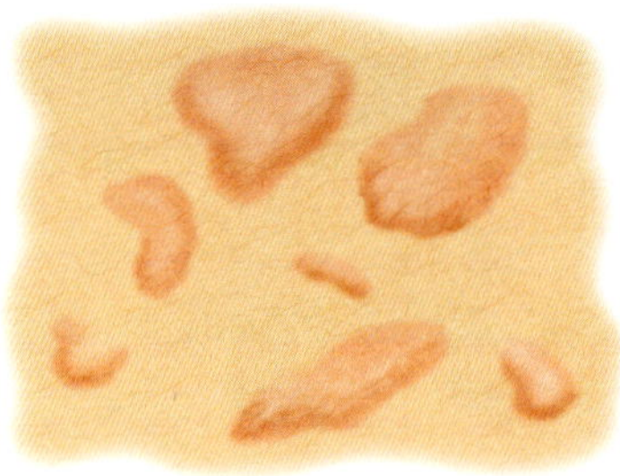

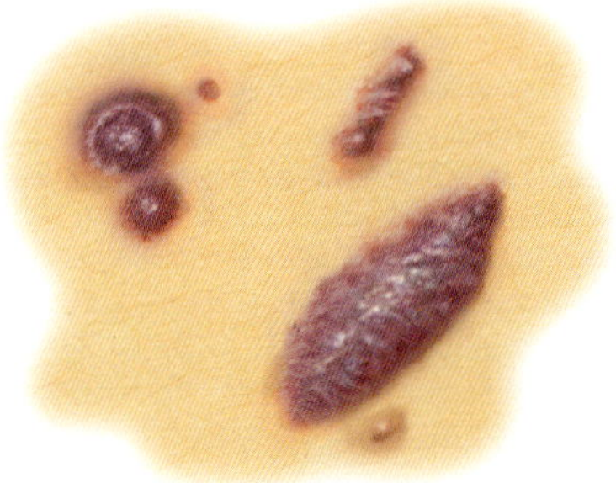

Kaposi-Sarkom

Diese Krebswucherungen der Haut treten zuerst auf den unteren Gliedmaßen auf und breiten sich dann auf den restlichen Körper aus.

kommt es zur Bildung von Hauttumoren. Das Endstadium der Krankheit wird durch schuppige Rötungen großer Hautflächen mit extremem Juckreiz und Befall von Lymphknoten und inneren Organen angezeigt. Bei frühzeitiger Behandlung ist die *Mycosis fungoides* unter Umständen heilbar. Auch im Endstadium können durch verschiedene Krebsbehandlungen Remissionen erreicht werden.

Kaposi-Sarkom

Das Kaposi-Sarkom ist ein bösartiger Gefäßtumor, der in verschiedenen Formen (klassisches Kaposi-Sarkom, afrikanisches Kaposi-Sarkom) schon seit langem vorkommt, aber durch sein Auftreten bei Aids traurige Bekanntheit erreicht hat.

Es tritt im letzten Stadium einer Aids-Erkrankung auf und wird vermutlich von einem unbekannten Herpesvirus verursacht. Es ist die bei Aids am häufigsten vorkommende Krebsform. Flache, rot-braune oder purpurfarbene Knötchen erscheinen zuerst auf den Zehen oder Füßen, breiten sich dann langsam über die Haut aus und wandern in den Mund. Sie wachsen zunehmend in die Breite und Höhe, und laufend kommen weitere Knötchen dazu. Sie können auch im Verdauungstrakt oder in den Lungen auftreten. Zur Behandlung setzt man Strahlentherapie und Zytostatika ein.

GUTARTIGE HAUTTUMOREN

Die Schädigung oder das unkontrollierte Wachstum von Hautzellen sowie eine Blockade von Drüsenausführungsgängen kann zu gutartigen Hauttumoren führen. Jede Wucherung oder bleibende Veränderung an der Haut sollte jedoch von einem Facharzt untersucht werden, um eine Bösartigkeit auszuschließen.

SIEHE AUCH *Tumoren in Kapitel 1; Biopsie in Kapitel 16*

Follikelzyste

Eine Follikelzyste (Sebozystom oder falsches Atherom) ist eine Talgretentionszyste. Sie liegt direkt unter der Haut und enthält halbfesten Talg und Keratin. Diese Zysten treten relativ oft auf und zeigen sich am Rumpf, im Gesicht, am Hals und auf der Kopfhaut. Sie sind fast immer gutartig und müssen, wenn sie keine Beschwerden verursachen, nicht behandelt werden. Falls sie stören oder sich infizieren, sollten sie evtl. operativ entfernt werden.

Papillom

Ein Papillom ist eine gutartige Wucherung oder ein Tumor an der Haut oder Schleimhaut. Normalerweise ist es von einer dicken Oberhautschicht bedeckt. Die durch Papillomaviren verursachten Warzen sind die bekanntesten Papillome.

Lipom

Ein Lipom ist eine gutartige Geschwulst aus Fettgewebe, die bevorzugt im Unterhautzellgewebe auftritt. Die weichen, einzeln oder in Gruppen vorkommenden Schwellungen finden sich häufig auf dem Rücken, den Oberschenkeln, dem Gesäß und der Brust. Ein Lipom in der Brust wird oftmals irrtümlich für eine bösartige Geschwulst gehalten, wenn es sich wie eine verhärtete Stelle anfühlt.

Bei Erwachsenen bilden sich Lipome weitaus häufiger als bei Kindern. Anders als krebsartige Geschwüre breiten sich die Lipome nicht auf das angrenzende Gewebe aus und bedürfen daher meist keiner Behandlung. Dennoch werden sie vielfach aus kosmetischen oder (an ungünstiger Körperstelle) praktischen Gründen operativ entfernt.

Lipome bilden sich auch im Körper, beispielsweise im Muskelgewebe, wo sie erst nach längerem Wachstum entdeckt werden. Zuweilen wachsen sie am Rückenmark fest, wo sie Komplikationen (z. B. eine Lähmung) verursachen, und nur in seltenen Fällen an der Bauchspeicheldrüse.

Blutschwamm

Ein Blutschwamm (Hämangiom) ist ein angeborener gutartiger Tumor, der aus einer Blutgefäßwucherung besteht. Es gibt zwei Hauptformen, das kapilläre und das kavernöse Hämangiom.

Das kapilläre Hämangiom besteht aus roten Erhebungen, die wie Erdbeeren aussehen und durch Blutgefäßerweiterungen entstehen. Sie verschwinden meist bis zum zehnten Lebensjahr, können jedoch, falls nötig, auch mit einem Laser entfernt werden.

Kavernöse Hämangiome sind große, bläulich oder kräftig rote Flecken, die überall am Körper auftreten können. Die Behandlung sollte möglichst frühzeitig einsetzen. Sie umfasst neben einer Kortikoidtherapie – bei raschem Wachstum – eine Laser-, Kryo- und Sklerosierungstherapie.

Keratose

Unter Keratosen versteht man Verhornungsstörungen mit einer Verdickung der äußersten Hautschichten. Es gibt unterschiedliche Formen: Kleine Knötchen auf den Oberarmen und in seltenen Fällen auf den Schenkeln sind typisch für eine harmlose Störung, die als *Keratosis pilaris* bezeichnet wird. Sie tritt in manchen Familien gehäuft auf und ist nicht heilbar, kann jedoch eingedämmt werden.

Seborrhoische Keratosen, die oft Alterswarzen genannt werden, sind harmlose, leicht erhabene, dunkle Flecken, die mit dem Alter auf der Haut wachsen. Meist erscheinen sie erstmals nach dem 30. Lebensjahr. Sie können sich verdicken und ein warzenartiges Aussehen annehmen, sind jedoch nicht behandlungsbedürftig. Allerdings kann man sie ausschneiden oder -brennen. Nur in sehr seltenen Fällen wird eine seborrhoische Keratose bösartig.

Die aktinische oder senile Keratose ist eine horn- oder warzenartige Wucherung auf der Altershaut, die durch jahrelange Sonnenbestrahlung ausgelöst wird. Da sie sich oft zu Hautkrebs entwickelt (Präkanzerose), sollte sie entfernt werden.

Leberflecken

Die landläufig als Leberflecken bezeichneten Hautflecken sind gutartige Tumoren aus den pigmentbildenden Melanozyten der Haut. Man unterscheidet angeborene und erworbene Formen, flache Flecken und erhabene Knötchen. Zu den im Hautniveau liegenden Flecken zählt man die Sommersprossen, die bei Hellhäutigen unter dem Einfluss von Sonnenlicht an sonnenexponierten Hautarealen auftreten, die *Lentigo simplex*, den Leberfleck im eigentlichen Sinn, einen hell- bis dunkelbraunen Fleck mit klarer Randbegrenzung, der ohne Zusammenhang mit Sonnenbestrahlung auftritt, die *Lentigo senilis*, den Altersfleck, der bei älteren Menschen an sonnenexponierten Stellen entsteht, den meist angeborenen Café-au-Lait-Fleck, einen hellbraunen, möglicherweise ziemlich großen Fleck, der auf ein Syndrom mit Nervenzelltumoren hinweist, wenn er in größerer Anzahl vorkommt, den Kiebitzeinävus, einen angeborenen hellbraunen Fleck mit dunkleren Punkten, und den angeborenen Mongolenfleck, eine bis zu mehrere Handteller große bläuliche Verfärbung am unteren Rücken, die sich später zurückbildet. Leicht oder auch deutlich erhaben sind die melanozytären Nävi, die ehemaligen Nävuszellnävi. Es gibt angeborene Formen, die behaart oder unbehaart und zum Teil extrem groß sein können, und verschiedene erworbene Formen, die sich bei jedem Menschen in unterschiedlichen Mengen und Formen entwickeln. Die maximale Anzahl hat man zwischen dem 20. und 30. Lebensjahr, danach sinkt sie wieder etwas. Normal ist eine Anzahl von 20 bis 40 Nävi. Die Farbe schwankt von dunkelbraun bis hellbraun, die Form von einer flachen Erhebung bis zum beerenförmigen Tumor. Haare und ein weißer Rand um den Nävus sind möglich. Erworbene Nävi entstehen unter UV-Einfluss, sind also auf unbedeckten Hautarealen häufiger.

Angeborene Nävi sind ein Risikofaktor für die Entstehung eines malignen Melanoms. 5–30 % der über 20 cm großen Nävi entarten. Deshalb sind eine Entfernung in den ersten Lebensmonaten oder jährliche Kontrollen dringend anzuraten. Auch erworbene Nävi können entarten. Ein besonderer Risikofaktor sind dabei so genannte dysplastische oder atypische Nävi, d.h. solche mit unterschiedlicher Färbung, unregelmäßiger Form und ungewöhnlicher Größe. Nävi, die nach dem 35. Lebensjahr entstehen, gehören meist in diese Kategorie. Besonders hohe Entartungsraten haben auch Nävi an Stellen mit großer mechanischer Beanspruchung, wie Handflächen, Fußsohlen, Nagelbett, äußeren Geschlechtsorganen, Mund sowie dem Gürtel- oder BH-Bereich.

Alle Veränderungen in Größe, Färbung, Oberflächenstruktur oder Randbegrenzung sowie Juckreiz, Blutungen oder Geschwürbildung sind Alarmzeichen einer Entartung und sollten Anlass für die Entfernung des Nävus sein.

Die Bestimmung des »Leberfleck«-Typs wird vom Facharzt anhand des Aussehens vorgenommen. Normalerweise müssen Leberflecken nicht behandelt werden. Alle verdächtigen oder störenden Veränderungen sollten aber operativ entfernt werden, was problemlos möglich ist. Auch wenn neben der Operation Lasertherapie, Elektrokauterisation und Kryotherapie prinzipiell zur Verfügung stehen, sollte aus Sicherheitsgründen bevorzugt operiert werden.

Xanthom

Xanthome sind kleine, weiche, gelbliche bis rot-bräunliche Flecken, die sich durch Ansammlung von Cholesterin in Bindegewebswucherungen unter der Hautoberfläche bilden. Xanthome, Ablagerungen aus überschüssigen Fetten (wie Cholesterin, Triglyzeride), verursachen keine Schmerzen. Sie treten an allen Körperstellen auf, vorzugsweise an den Ellbogen, Knien, Händen, Füßen, Gelenken, Sehnen und am Gesäß.

Xanthome sind zwar unschön, stellen aber an sich keine ernsthafte Erkrankung dar. In vielen Fällen weisen sie jedoch auf Fettstoffwechselstörungen, Alkoholismus, Nierenerkrankungen oder eine schlecht eingestellte Zuckerkrankheit hin.

Beim *Xanthoma tuberosum* treten die Knötchen um Gelenke gruppiert auf – ein mögliches Anzeichen der Leberzirrhose oder bestimmter Schilddrüsenstörungen. Beim *Xanthoma tendinosum* zeigen sich die Läsionen gehäuft an den Sehnen, bedingt durch eine erbliche Fettstoffwechselstörung. Xanthome an den Augenlidern (Xanthelasmen) sind häufig ein Symptom für einen hohen Blutcholesterinspiegel. Plötzlich und gehäuft auftretende Xanthome an den Beinen,

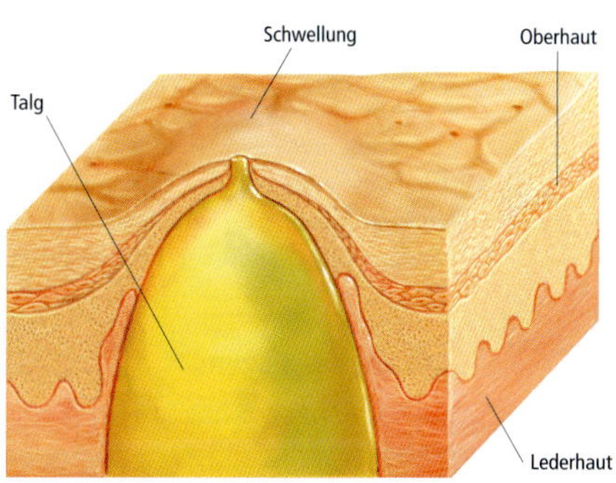

Follikelzyste

Wenn der Ausführungsgang einer Talgdrüse blockiert wird, kann sie sich mit einer fettigen Substanz füllen und eine Zyste bilden.

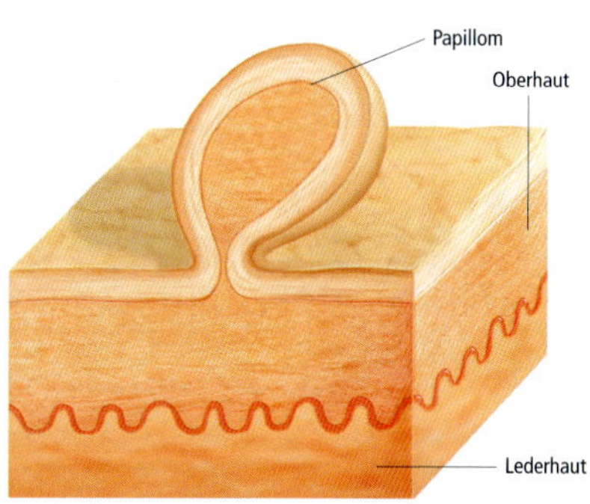

Papillom

Ein Papillom ist eine gutartige Haut- oder Schleimhautwucherung. Warzen, Feigwarzen und Blasenpapillome sind Formen von Papillomen.

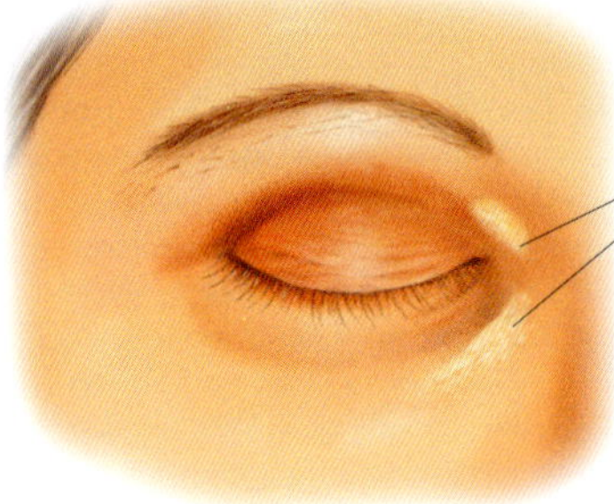

Xanthelasmen

Derartige Fettablagerungen im Bereich der Augenlider und des angrenzenden Gewebes weisen auf eine Störung des Cholesterinhaushaltes hin.

Armen, am Gesäß oder am Rumpf (eruptive Xanthome) weisen auf gefährlich erhöhte Triglyzeridspiegel im Blut hin. Xanthome verschwinden mit der Zeit, wenn die auslösende Ursache erfolgreich behandelt wird.

Xanthelasma

Xanthome, flache, fetthaltige, gelbliche Ablagerungen in der Haut, werden im Bereich der Augenlider und des angrenzenden Gewebes als Xanthelasmen bezeichnet. Bei etwa 50 % aller Betroffenen tritt die Störung in Verbindung mit einem hohen Blutcholesterinspiegel, Hyperlipidämie und weiteren Xanthomen an anderen Körperstellen auf.

Xanthelasmen betreffen vorwiegend ältere Menschen. Ein Xanthelasma kann in manchen Fällen aus kosmetischen Gründen entfernt werden. Die Gefahr von Rezidiven ist jedoch sehr hoch.

DERMATITIS

Mit dem Begriff Dermatitis bezeichnet man eine Vielzahl von nicht ansteckenden Hautentzündungen durch toxische Wirkungen von oder allergische Reaktionen auf verschiedene auslösende Substanzen. Obwohl Dermatitiden nicht ansteckend und selten lebensgefährlich sind, kann sie sehr behindernd sein, da sie oft wiederkehren und leicht chronisch werden.

Siehe auch ***Entzündung, Allergien in Kapitel 1, Hauttests in Kapitel 16***

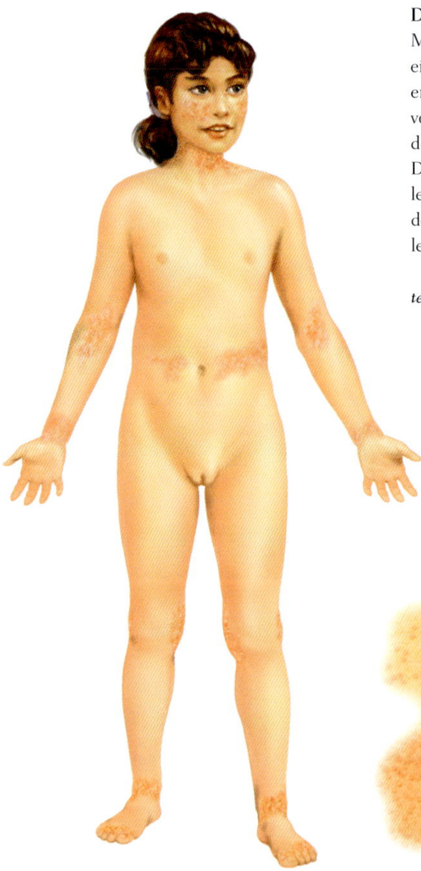

Ekzem

Ein Ekzem ist eine allergische Hauterkrankung, die meist das Gesicht, die Kopfhaut, den Nackenbereich, die Hände und die Beugeseiten der Ellbogen und Knie beeinträchtigt.

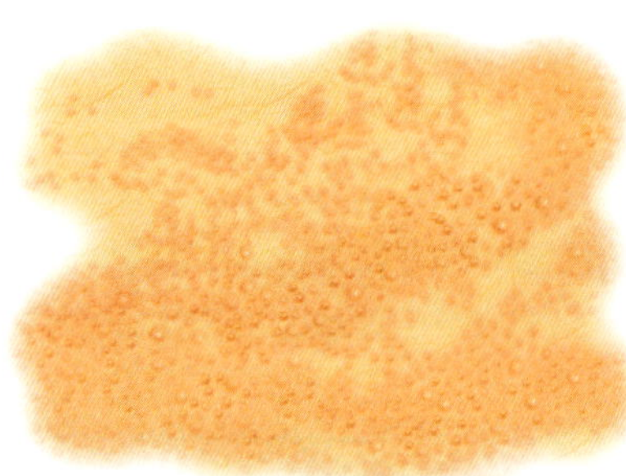

NEURODERMITIS

Neurodermitis ist an sich ein Oberbegriff für juckende Hautveränderungen, die durch psychische Belastungsfaktoren ausgelöst werden. Insofern gehören dazu die atopische Dermatitis, die in der Regel mit dem Begriff Neurodermitis gleichgesetzt wird, und der *Lichen simplex chronicus vidal*, der in Fachkreisen auch als *Neurodermitis circumscripta*, als begrenzte Neurodermitis bezeichnet wird. Während man bei der atopischen Dermatitis die allergische Grundlage kennt, nimmt man beim *Lichen chronicus* mit örtlich begrenzter Hautverdickung und juckenden Knötchen an, dass er durch zwanghafte Reizung der betreffenden Region ausgelöst wird.

ATOPISCHE DERMATITIS

Die atopische Dermatitis (oder atopisches Ekzem, endogenes Ekzem, Neurodermitis) ist eine chronische, allergische Hautentzündung mit Schwerpunkt im Säuglings- und Kleinkindalter. Die Erkrankung verschwindet meist im Alter von zwei bis drei Jahren, kann jedoch jederzeit erneut auftreten. Bei Erwachsenen ist der Zustand meist chronisch.

Symptome sind starker Juckreiz, Trockenheit und feine Schuppung im Bereich der Hände, der Kopfhaut, des Gesichtes, des Nackenbereiches oder der Beugeseiten an den Ellbogen und Knien. Beim Säugling beginnt die Erkrankung in der Regel als Milchschorf. Chronische Reizung und stetes Kratzen rufen eine lederartige Verdickung der Haut hervor. Zum Teil entwickelt sich ein feuchtes Ekzem mit Nässen und Krustenbildung. Kratzen kann eine Sekundärinfektion der Haut auslösen.

Das Ekzem kann ohne ersichtlichen Grund oder als allergische Reaktion auf viele Dinge wie Nahrungsmittel (z. B. Eier, Weizen, Milch, Meeresfrüchte), Wollbekleidung, Hautlotionen und -salben, Seifen, Wasch- und Reinigungsmittel, Pflanzen, Gerbstoffe für Schuhleder, Farbstoffe, topische Medikamente, Feuchtigkeit, extreme Hitze, Hausstaub, Hunde und Katzen, Zigarettenrauch und Stress auftreten. Häufig finden sich in der Familiengeschichte Fälle von Asthma, Heuschnupfen, Ekzemen, Schuppenflechte oder anderen allergischen Erkrankungen.

Atopisches Ekzem

Typische Anzeichen sind Jucken, trockene Rötungen, Nässen und Verkrustungen. Durch Kratzen wird der Zustand noch verschlechtert.

Der erste Schritt zur Behandlung des Ekzemes ist die Feststellung der Ursache und, falls möglich, deren Beseitigung. Der zweite Schritt besteht in der Hautpflege.

Die Erkrankung verschlechtert sich bei trockener Haut. Daher sollte das Baden auf ein- bis zweimal pro Woche in lauwarmem Wasser beschränkt werden. Empfehlenswert ist die Verwendung einer sehr milden Seife in geringer Menge (oder der gänzliche Verzicht auf Seife), eines Badeöles oder eines Seifenersatzes. Zur Erhaltung der Hautfeuchtigkeit und als Schutz vor anderen Reizstoffen wird mindestens zweimal täglich und nach dem Bad eine Feuchtigkeitslotion oder Fettsalbe auf die befallenen Hautstellen aufgetragen.

Wenn keine Besserung eintritt, kann der Arzt eine milde Kortisoncreme oder -salbe oder Antihistaminika zur Verringerung des Juckreizes verschreiben. Durch kurze Nägel und das Tragen von Baumwollhandschuhen (nachts) wird Kratzen vermieden. In manchen Fällen hat Sonnenbestrahlung oder eine UV-Therapie einen positiven Effekt.

Chronische Hautverdickungen können mit teerhaltigen Salben oder mit mittel bis hoch dosierten Kortikoidcremes behandelt werden. In gravierenden Fällen kann auch die orale Gabe von Kortikoiden notwendig werden. Generell sollten Kortikoide jedoch so wenig wie möglich und niemals als Dauertherapie eingesetzt werden.

Zur Linderung der Symptome gibt es auch eine Reihe von Alternativtherapien. Ayurveda und die traditionelle chinesische Medizin empfehlen Kräuter und eine Ernährungsumstellung. Bei emotionalen oder stressbedingten Ursachen wird zur Gesprächs-, Hypno- und Psychotherapie geraten. Die Kräuterheilkunde sieht Blut reinigende Kräuter (z. B. Klette, Nessel und Rotklee) zur Reinigung und Stärkung des Lymphsystems und Lebertonika (z. B. Löwenzahn) zur Entgiftung vor. In der Homöopathie gilt ein Ekzem als anlagebedingte Krankheit, daher werden die Heilmittel der Gesamtkonstitution des Patienten angepasst und auf seine individuellen Symptome ausgerichtet. In der Naturheilkunde werden Nachtkerzenöl, Leinsamenöl, Zink und eine Reihe von Vitaminen verschrieben. Die Patienten sind gehalten, Allergiestoffe, Zusätze und Farbstoffe von ihrem Speiseplan zu streichen. Auch eine Fastenkur unter Aufsicht kommt infrage – jedoch nicht für Kinder. Bäder mit Hafermehl- oder Epsomer-Bittersalz-Zusatz sind alte Hausmittel zur Linderung der Symptome. Bei der Reflexzonenmassage werden atopische Ekzeme durch die Massage von Haut- und Leberzonen behandelt. Zudem werden dem Patienten Wege zur Entspannung aufgezeigt.

SEBORRHOISCHE DERMATITIS

Als seborrhoische Dermatitis bezeichnet man eine örtlich begrenzte Entzündung der Haut, die von fettig-öligen, geröteten Hautbereichen mit weißen oder gelblichen Schuppen gekennzeichnet ist. Kopfhaut, Augenbrauen, Nasenfalten, Brustbeinbereich oder der äußere Gehörgang können davon betroffen sein. Die Erkrankung ist nicht schmerzhaft, kann aber leicht jucken.

Die seborrhoische Dermatitis ist eine chronische Erkrankung und häufig erblich bedingt. Stress, Müdigkeit und kaltes Wetter können eine Verschlimmerung bewirken. Im Sommer tritt oft eine Verbesserung ein.

Die leichte Verlaufsform der seborrhoischen Dermatitis mit Schuppenbildung kann mit frei verkäuflichen Antischuppenmitteln, die Pilzmittel oder Selen enthalten, behandelt werden. Die Haare sollten häufig (täglich) kräftig einshampooniert werden. Man sollte dabei die Schuppen mit den Fingern lösen, die Kopfhaut mindestens fünf Minuten massieren und die Haare gründlich ausspülen.

Bei Neugeborenen und Kleinkindern bis zu drei Jahren tritt die seborrhoische Dermatitis sehr häufig in einer milden Form als Milchschorf auf. Gelbe fettige Schuppen lagern sich auf der Kopfhaut des Kindes, auf den Augenlidern und Ohren, um die Nase und in der Leistengegend ab.

Milchschorf lässt sich mit einer Kopfhautmassage behandeln, wodurch die Schuppen gelöst werden. Zudem sollte man täglich ein mildes Shampoo verwenden und die Haare mehrmals täglich bürsten. Falls der Milchschorf nicht verschwindet, sollte man einen Arzt konsultieren, der eine auf die Kopfhaut aufzutragende Creme oder eine Lotion verschreibt.

KONTAKTDERMATITIS

Eine Kontaktdermatitis wird durch direkten Kontakt mit einer reizenden Substanz verursacht, welche die Haut schädigt, Juckreiz, Rötung und Risse und, in schweren Fällen, eine nässende Entzündung auslöst. Meist werden Hände, Füße oder Leisten befallen.

Viele Stoffe, darunter lokal aufgetragene Medikamente, Kosmetika, Chemikalien, Seifen, Wasch-, Bleich- und Lösungsmittel, können eine Kontaktdermatitis auslösen. Wichtigstes Behandlungsziel ist, den Kontakt mit den auslösenden Substanzen durch das Tragen von Schutzhandschuhen und anderer Schutzkleidung zu vermeiden. Zusätzlich kann man die betroffenen Bereiche in lauwarmem Wasser baden, Feuchtigkeitscremes, rückfettende Salben oder Lotionen auftragen. Gelegentlich ist die vorübergehende Anwendung von Kortikoiden notwendig. Eine Kontaktdermatitis lässt meist innerhalb von zwei bis drei Wochen nach, wenn die auslösende Ursache ausgeschaltet wurde.

STAUUNGSDERMATITIS

Eine Stauungsdermatitis rührt von einem Flüssigkeitsstau unter der Haut her. Sie wird durch Krampfadern, schlechte Durchblutung und andere Erkrankungen verursacht, die die Gliedmaßen, besonders Füße und Knöchel, anschwellen lassen (Knöchelödem). Die Haut wird bräunlich, dünn und entzündet sich. Es bilden sich schlecht heilende Geschwüre. Durch Kratzen verdickt sich die Haut. Die Schwellungen bessern sich durch Hochlegen der Beine, Gummistrümpfe und leichte Gymnastik. Um die Dermatitis zu beseitigen, muss die zugrunde liegende Erkrankung z. B. durch eine Krampfaderoperation beseitigt oder die Ödeme durch Diuretika ausgeschwemmt werden.

Dermatitis

Die atopische Dermatitis ist gekennzeichnet durch einen juckenden Ausschlag und trockene, verdickte Haut. Die seborrhoische Dermatitis tritt vor allem am Stamm und am Kopf auf. Typisch sind gerötete Herde mit weißlichen Schuppen auf fettiger Haut.

seborrhoische Dermatitis

SCHEIBENROSE

Die Scheibenrose *(Erythema exsudativum multiforme)* ist eine allergische Reaktion, die meist bei Kindern und Jugendlichen auftritt. Auslösende Ursachen sind Medikamente oder Virusinfektionen (besonders *Herpes-simplex*). Auf dem Gesicht, den Händen und den Beinen tauchen Flecken, Pusteln oder Bläschen auf, die durch eine Schädigung der Blutgefäße der Haut und der darunter liegenden Gewebe hervorgerufen werden.

Die Erkrankung heilt innerhalb von zwei bis drei Wochen von alleine ab. Durch eine Behandlung mit Kortikoiden kann dieser Zeitraum verkürzt werden.

KNOTENROSE

Unter einer Knotenrose *(Erythema nodosum)* versteht man schmerzhafte, rote, ovale Knötchen, die vor allem auf den Schienbeinen auftreten. Die Knötchen werden zunächst purpurrot, dann braun und verschwinden nach einigen Wochen. Die Begleitsymptome sind Fieber und Unwohlsein.

Die Erkrankung entwickelt sich meist nach einer Streptokokkeninfektion im Rachen, tritt jedoch auch als Begleiterscheinung anderer Krankheiten (z. B. Tuberkulose oder *Colitis ulcerosa*) auf. Als weitere Ursachen gelten Penizillin, Salizylate und Kontrazeptiva. Die Behandlung besteht in der Gabe von Kortikoiden, Bettruhe und, je nach Bedarf, fiebersenkenden Medikamenten. Cremes zeigen keine Wirkung.

STEVENS-JOHNSON-SYNDROM

Das Stevens-Johnson-Syndrom, eine schwere Form der Scheibenrose *(Erythema multiforme)*, ist eine seltene und potenziell tödliche Hautkrankheit, die durch Blasen im Mund, Hals, Analbereich und den Schleimhäuten im Augenlid charakterisiert ist. Es tritt meist nach anderen Krankheiten oder Infektionen oder als allergische Reaktion auf bestimmte Medikamente auf. Die Erkrankung beginnt mit hohem Fieber und einer landkartenartigen Rötung der Schleimhäute mit Blasenbildung. Danach breitet sich der Ausschlag auch über den Körper aus. Weitere mögliche Symptome sind Gelenkschmerzen, Juckreiz, blutunterlaufene Augen und Sehstörungen. Blasen im Hals können extrem schmerzhaft sein und Schluckbeschwerden verursachen.

Feuchte Kompressen auf den Hautläsionen können die Schmerzen etwas lindern. Die Einnahme von Antihistaminika kann den Juckreiz lindern, und Sprühanästhetika oder anästhesierende Salben lindern möglicherweise die Schmerzen im Mundbereich.

Eine Klinikeinweisung ist oft nicht zu umgehen, um die Sekundärinfektionen und die Entzündung durch eine systemische Antibiotikatherapie und andere Medikamente unter Kontrolle zu bekommen. In besonders schweren Fällen müssen Hauttransplantationen durchgeführt werden.

Das Stevens-Johnson-Syndrom ist eine sehr schwere Erkrankung mit möglicherweise tödlichem Ausgang. Komplikationen sind ein Schock durch den hohen Flüssigkeitsverlust aus den offenen Blasen, eine Sepsis und starke Vernarbungen.

AKNE

Akne ist eine Funktionsstörung der Haut, die gewöhnlich in der Pubertät beginnt und sich bis ins Erwachsenenalter hinziehen kann.

Die in der Pubertät aktivierten Geschlechtshormone regen die Talgdrüsen zur Überproduktion von Talg an, der einen idealen Nährboden für Bakterien bildet. Bei einer bakteriellen Infektion in den verstopften Ausführungsgängen kommt es zu einer entzündlichen Reaktion mit Schwellung, Rötung und der Bildung eitergefüllter Pickel oder Furunkel. Meist sind die von Natur aus fettigen Hautpartien, wie Stirn, Gesicht, Nase, Kinn, Brust und Rücken besonders betroffen.

Auch Erwachsene können bei hormoneller Störungen unter Akne leiden. Polyzystische Eierstöcke (Stein-Leventhal-Syndrom) können bei Frauen eine ständige Akne hervorrufen. Ebenso kann ein Überschuss des Hormons Androgen die Ursache sein. Dagegen ist der verbreitete Glaube, mangelnde Hygiene sei für Akne verantwortlich, falsch; auch wird sie kaum durch bestimmte Nahrungsmittel hervorgerufen. Obwohl sie nicht ansteckend ist, ist Akne eine Hautkrankheit. Eine entsprechend angepasste Hautpflege kann die Symptome mildern und das Risiko der Narbenbildung verringern.

Schwere Akne erfordert eine ärztliche Behandlung. Antibiotika wie Tetrazykline oder Tretinoin (Vitamin-A-Säure) bekämpfen die bakterielle Infektion der Talgdrüsen und normalisieren die Hautfunktion.

Hautpflege

- Das Gesicht und andere befallene Bereiche zweimal täglich vorsichtig mit einer milden Seife oder einer speziellen Reinigungslotion waschen, um die Haut zu entfetten und Mitesser aufzulösen.

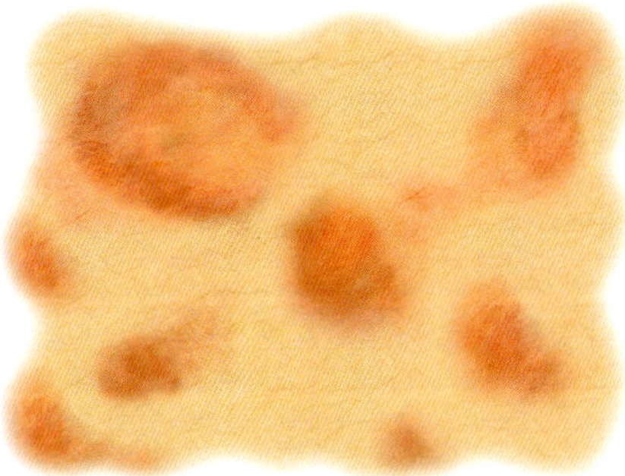

Knotenrose

Das Erythema nodosum ist eine schmerzhafte Erkrankung mit roten Knötchen auf den Schienbeinen, die sich wie Blutergüsse verfärben und nach einigen Wochen verschwinden.

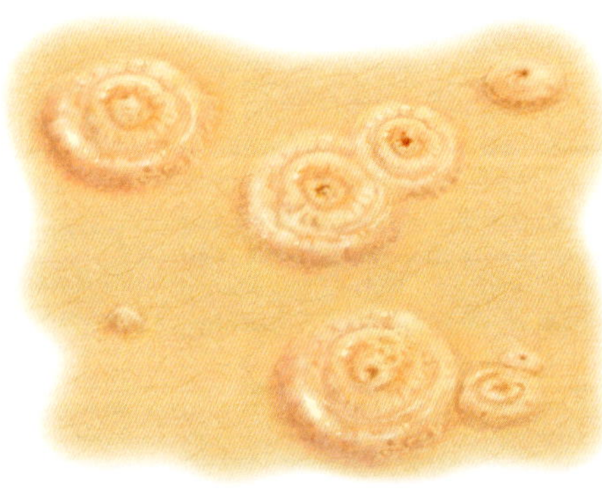

Scheibenrose

Die Scheibenrose ist gekennzeichnet durch rote Flecken, Pusteln und Bläschen im Gesicht sowie auf Hand- und Fußrücken.

- Täglich die Haare waschen und nach hinten binden, sodass sie nicht die Gesichtshaut berühren. Nur nicht fettende Haargels benutzen.
- Pickel nicht ausdrücken – dadurch entstehen Infektionen und Narben.
- Keine Schminke oder andere Präparate, welche die Talgdrüsen verstopfen könnten, auf die Pickel bringen.

Es gibt einige Hautreinigungsmittel, die bei Akne empfohlen werden. Manche enthalten Benzoylperoxid, das ein Peeling der oberen Hautschichten auslöst; andere enthalten Isotretinoin, das bei starker Akne gute Erfolge bringt, aber wegen teratogener Nebenwirkungen nicht während der Schwangerschaft benutzt werden sollte.

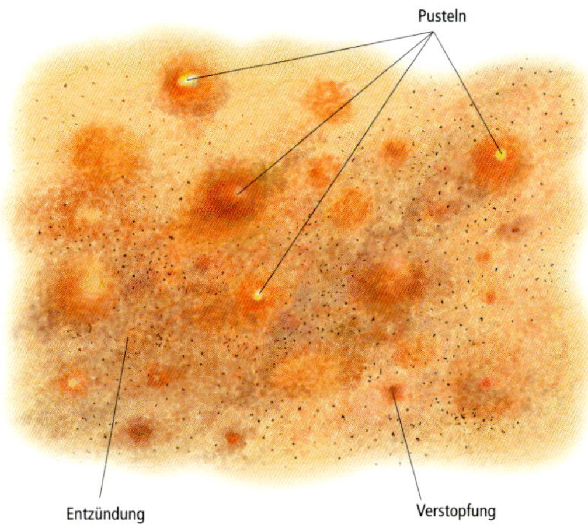

Akne

Links: Die gestörte Talgproduktion bei Akne führt zu Entzündungen, Pickeln (Pusteln) und Mitesser. Hier sieht man, wie einige der Pusteln durch die Haut gebrochen sind.

Unten: Talgüberproduktion kann die Talgdrüsen und ihre Haarfollikel verstopfen und einen Mitesser bilden. Später entzündet sich der Bereich, und unter der Haut kann sich Eiter sammeln, wodurch eine Pustel entsteht.

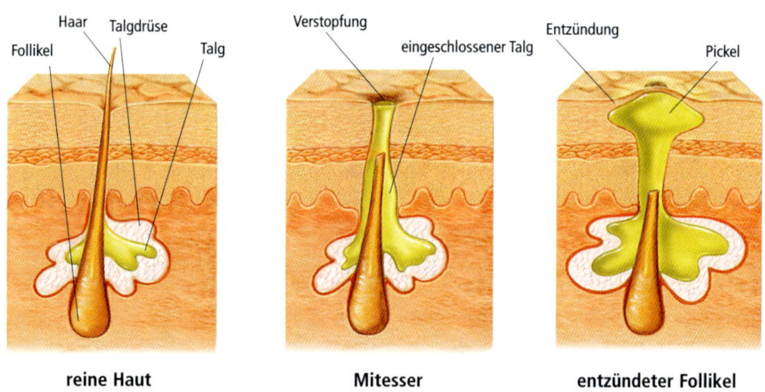

Ärztliche Behandlung

Bei hartnäckiger Akne sollte man einen Arzt aufsuchen, besonders wenn vier bis sechs Wochen nach dem Beginn einer sorgfältigen Hautreinigung keine Besserung eintritt, sich Zysten oder Furunkel bilden oder das Aussehen seelische Beschwerden verursacht.

Antibiotika sind wirksam, aber nicht von dauerhaftem Nutzen. Erythromycin wird in Form einer Lotion und Tetrazykline in Form von Tabletten verabreicht. Die Absorption der Tetrazykline kann durch Milch in der Nahrung verschlechtert werden. Minozyklin als Alternative wird zwar nicht durch Milch beeinträchtigt, birgt aber ein gewisses Arthritisrisiko. Frauen können Akne mit Hilfe einer Anti-Baby-Pille behandeln, die das Hormon Cyproteron enthält. Gemäßigte Bestrahlung mit Sonnenlicht (UV-Licht) kann bei der Behandlung helfen und die Akne mindern.

Isotretinoin wird gegen schwere Akne eingesetzt. Es ähnelt strukturell dem Vitamin A, verhält sich aber anders, indem es den Fettgehalt der Haut reduziert. Außerdem hemmt es das Bakterienwachstum in der Haut, das Entzündungen und Eiterbildung verursacht. Die Substanz hat beträchtliche Nebenwirkungen, wie trockene Haut und die Gefahr von Leberschäden. Isotretinoin ist außerdem teratogen und darf daher nicht während einer Schwangerschaft und auch nicht einige Zeit vor einer Empfängnis eingenommen werden – ärztlicher Rat ist hier wichtig.

ROSAZEA

Rosazea ist eine Entzündung der Gesichtshaut, die vorwiegend bei älteren Männern auftritt.

Auf Nase, Wangen und Stirn bilden sich eine fleckige Rötung, Knötchen, Pusteln, Besenreiseräderchen und evtl. knollige, rötliche Hautwucherungen im Bereich der Nase. Die genaue Ursache ist unbekannt.

Zur Behandlung des Leidens werden oral Antibiotika verabreicht oder in einer Creme oder Lotion auf die befallenen Bereiche aufgetragen. Große Wucherungen können operativ oder mit Laser entfernt werden.

Knollennase

Bei der Knollennase (Rhinophym) handelt es sich um eine knollige Verformung der Nase durch Talgdrüsenwucherung, Entzündung und Blutgefäßerweiterungen. Die Nase ist unförmig verdickt, gerötet und von geplatzten Äderchen überzogen. Früher dachte man, es handele sich bei der Knollennase um die Folge exzessiven Alkoholgenusses. Allerdings sind ebenso viele Nichttrinker betroffen. Meist findet sich die Knollennase bei älteren Männern im Rahmen einer Rosazea. Die Ursache ist unbekannt. Während Antibiotika und Isotretinoin bei der Verminderung der Symptome im Frühstadium wirksam sein können, ist später die operative Neuformung der Nase die einzige Behandlungsmethode.

LICHEN RUBER PLANUS

Lichen planus ist eine relativ häufige, entzündliche Hauterkrankung, die sich in flachen, unregelmäßig geformten, juckenden, rötlichen Knötchen äußert, die bevorzugt zunächst an den Handgelenken oder Schienbeinen auftreten. In manchen Fällen zeigen sie im Mund, an der Vulva bzw. am Penis eine netzförmige weiße Zeichnung.

Die genaue Ursache der Entzündung ist nicht bekannt, wahrscheinlich handelt es sich jedoch um eine Autoimmunreaktion des Körpers bei einer Hepatitis C. Allergene wie bestimmte Medikamente, Farbstoffe und andere chemische Substanzen können ähnliche

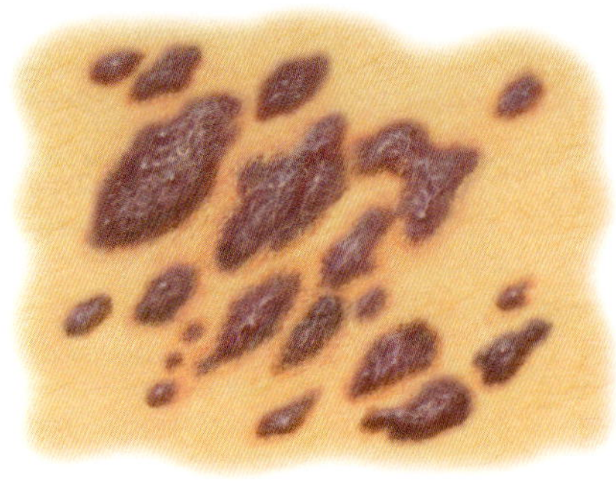

Lichen ruber planus

Die Hautentzündung ist durch kleine erhabene, juckende Knötchen gekennzeichnet.

Symptome auslösen. Die Symptome verschlechtern sich bei emotionaler Belastung, die das Immunsystem beeinträchtigt.

Bei (Klein-)Kindern tritt die Erkrankung selten auf. Die dunkelroten, klar abgegrenzten Knötchen werden bis zu 1 cm groß, sind glänzend oder schuppig und treten vereinzelt oder gruppiert auf. Ein Metallgeschmack im trockenen Mund, gefurchte Nägel und Haarausfall sind weitere Symptome.

Die Erkrankung wird je nach Schwere durch eine lokale oder systemische Kortikoidtherapie behandelt und heilt häufig nach einigen Monaten ab. Es kann jedoch zu Rückfällen kommen.

In einigen Fällen kann *Lichen planus* eine Vorstufe eines Plattenepithelkarzinoms sein. Aus chronischen Mundgeschwüren kann sich Mundkrebs entwickeln.

SCHUPPENRÖSCHEN

Schuppenröschen, auch *Pityriasis rosea* genannt, ist eine harmlose Hauterkrankung unbekannten Ursprunges, obgleich ein Virus als Auslöser infrage kommt. Sie kommt vorwiegend bei Jugendlichen und jungen Erwachsenen vor, betrifft Frauen häufiger als Männer und tritt bevorzugt im Frühjahr und Herbst auf.

Die Erkrankung äußert sich durch einen Hautausschlag, der einem bestimmten Muster folgt. Er beginnt an Rumpf, Hals, Oberarmen oder Oberschenkeln mit einem einzigen ovalen, schuppigen, dunkelroten »Primärfleck«, der mit Tinea, einer Hautpilzerkrankung, verwechselt werden kann. Binnen drei Wochen bilden sich viele ähnliche, aber kleinere Flecken, die meist in Reihen entlang der Hautspaltlinien auftreten und somit ein Muster bilden, das an einen Weihnachtsbaum erinnert. Der Hautausschlag kann sich auf andere Körperteile ausdehnen, ist jedoch nur selten im Gesicht, auf Handflächen und Fußsohlen zu beobachten. Eine Behandlung ist nicht erforderlich, doch können Zinklotionen, Kortisonsalben und orale Antihistaminika den Juckreiz lindern, der bisweilen auftritt.

Die *Pityriasis rosea Gibert* heilt normalerweise nach vier bis acht Wochen spontan, kann jedoch auch bis zu drei Monate bestehen bleiben. Der Ausschlag hinterlässt keine Narben, doch können an dunkler Haut mehrere Monate lang verfärbte Flecken sichtbar sein. Die meisten Menschen leiden nur einmal im Leben an *Pityriasis rosea Gibert*. Obwohl die Krankheit harmlos ist, sollte ein Arzt aufgesucht werden, um ernstere Erkrankungen auszuschließen.

SCHUPPENFLECHTE

Schuppenflechte (Psoriasis), eine harmlose, aber oft belastende Krankheit, gilt als häufige Erkrankung, da bis zu 3 % der hellhäutigen Weltbevölkerung davon betroffen sind. Ihre genaue Ursache ist unbekannt, doch besteht ein Zusammenhang mit einer krankhaften Reaktion des Immunsystemes auf die Haut.

Erbfaktoren spielen eine Rolle. Das Erkrankungsrisiko für eine Person, deren Vater Schuppenflechte hat, liegt bei 30 %, jenes für das Kind einer Mutter mit Schuppenflechte bei 20 %. Die Krankheit kommt nur selten im Kindesalter vor und tritt häufig beim Eintritt in die Pubertät zum ersten Mal auf.

Die Ausprägung der Krankheit ist sehr unterschiedlich. Typisch ist ein Ausschlag in Form roter, mit silberweißen Schuppen bedeckter Flecken an den Ellbogen, Knien, der Kreuzbeingegend und auf der Kopfhaut. Die Oberhaut an den betroffenen Stellen verhornt ca. siebenmal schneller. Der Durchmesser der Psoriasisherde kann von einigen Millimetern bis zu mehreren Zentimetern reichen. In schweren Fällen können sie zusammenfließen und große Hautflächen, z. B. den gesamten Rücken, bedecken.

Schuppenflechte betrifft normalerweise nicht das Gesicht, ist nicht ansteckend, führt nicht zur Narbenbildung und nur selten zu Haarausfall. Häufig treten jedoch Veränderungen an den Nägeln auf, z. B. so genannte Tüpfelnägel (stecknadelkopfgroße Grübchen in der Nagelplatte), Verfärbungen und Aufsplitterungen des Nagels. Etwa 10 % der Betroffenen entwickeln eine Arthritis mit Gelenkschwellungen und -schmerzen. Eine seltene, aber potenziell tödliche Form der Schuppenflechte ist die psoriatrische Erythrodermie, mit einer Entzündung und Rötung der gesamten Haut sowie mit Problemen der Körpertemperaturregulation.

Entgegen der weit verbreiteten Auffassung ist die Schuppenflechte keine allergische Reaktion, sodass die Krankheit nicht durch Verzicht auf bestimmte Nahrungsmittel geheilt werden kann. Übermäßiger Alkoholkonsum kann die Symptome jedoch verstärken. Ein Merkmal der Schuppenflechte ist, dass sie sich schubweise bessert oder verschlechtert. Auslösende Faktoren sind Stress, Streptokokkenangina, bestimmte Medikamente und eine allgemeine Schädigung der Haut.

Obwohl die Krankheit unheilbar und nur schwer zu behandeln ist, stehen viele verschiedene Therapien und Medikamente zur Linderung der Symptome zur Verfügung. Die meisten Betroffenen müssen ausprobieren, welche Behandlung für sie am besten ist. Leichte UV-Bestrahlung, Teerpräparate oder Salzbäder helfen bei leichteren Formen der Erkrankung. Gegen schuppige Kopfhaut gibt

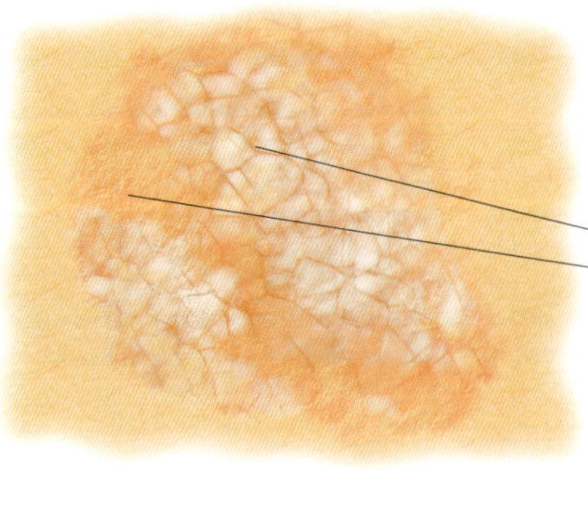

Schuppenflechte

Juckende, mit weißen Schuppen bedeckte rote Flecken können an den Ellbogen, Knien, in der Kreuzbeingegend und an der Kopfhaut auftreten.

es Spezialshampoos. Einfache, fetthaltige Feuchtigkeitscremes können eine Verhärtung der Schuppen und Hautrisse verhindern.

Es gibt viele verschiedene Cremes und Salben, die die Schuppen eindämmen sollen – von einfachen Produkten auf Steinkohlenteerbasis bis zu Kortisonsalben, die so starke Nebenwirungen haben, dass sie nur kurzzeitig angewendet werden dürfen. Orale Medikamente gegen Schuppenflechte werden wegen ihrer oft gefährlichen Nebenwirkungen nur in schweren Fällen eingesetzt.

HAUTWOLF

Als Hautwolf (Intertrigo) bezeichnet man eine entzündliche Erkrankung, bei der sich Feuchtigkeit und Bakterien in einer Hautfalte sammeln und eine Rötung und Entzündung hervorrufen. Häufig betroffen sind die Hautfalten an der Innenseite der Oberschenkel, unter den Achseln und den Brüsten, besonders bei übergewichtigen Personen. Die betroffenen Stellen sollten sauber und trocken gehalten werden. Um abzunehmen, sollte man Diät halten und Sport treiben.

BLÄSCHEN BILDENDE HAUTERKRANKUNGEN

Eine Flüssigkeitsansammlung zwischen den Zellen der Oberhaut oder den verschiedenen Hautschichten führt zu Bläschen. Bei Erwachsenen gibt es eine kleine Gruppe von Erkrankungen, bei denen die Blasenbildung das hervorstechende Merkmal ist. Diagnostiziert werden die Erkrankungen normalerweise durch eine Hautbiopsie.

SIEHE AUCH *Biopsie in Kapitel 16*

PEMPHIGUS

Früher führte die seltene Autoimmunkrankheit Pemphigus (Blasensucht) unweigerlich zum Tod. Heute ermöglicht eine Behandlung mit Kortikoiden und Immunsuppressiva ein nahezu normales Leben mit dieser unheilbaren Krankheit. Pemphigus hat wegen seiner Symptome – große Blasen auf der Haut und den Schleimhäuten – auf den ersten Blick Ähnlichkeit mit der Krankheit Pemphigoid, ist jedoch nicht mit ihr verwandt.

Pemphigus kann bei beiden Geschlechtern und in jedem Alter auftreten, obgleich er bei Kindern selten ist. Die äußerst schmerzhaften Blasen treten hauptsächlich an Kopfhaut, Gesicht, Brust, Achselhöhlen, Leiste, Nabel, Mund, Nase, Rachen und bei Frauen an der Scheide auf. Die Ursache ist unbekannt.

PEMPHIGOID

Pemphigoid, auch bullöses Pemphigoid genannt, ist eine Autoimmunkrankheit, bei der sich große Blasen auf der Haut bilden. Die Krankheit ist nicht ansteckend, verläuft nur selten tödlich und kann mit Kortikoiden eingedämmt werden. Sie ist nicht heilbar, doch kommt es in einigen Fällen nach mehreren Jahren zu einer Spontanheilung. Ein bullöses Pemphigoid tritt hauptsächlich nach dem 50. Lebensjahr auf und kommt bei Frauen häufiger vor als bei Männern. Die Ursache ist unbekannt.

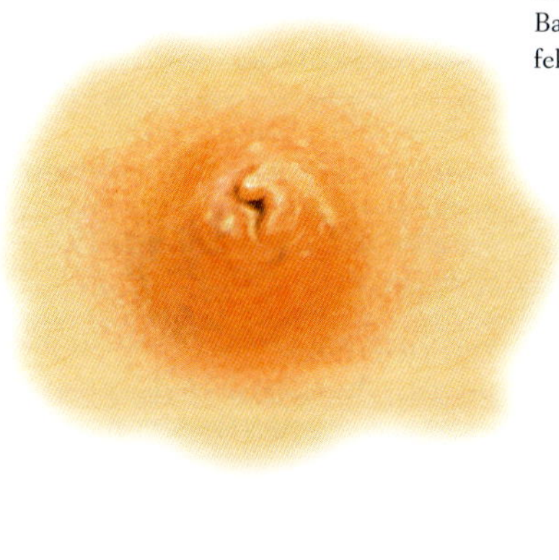

HAUTINFEKTIONEN

Die Haut ist – im Rahmen ihrer Eigenschaft als Schutzwall gegen krankheitserregende Bakterien, Viren und Pilze – häufig von Infektionen betroffen.

SIEHE AUCH *Entzündung in Kapitel 1; Infektionskrankheiten in Kapitel 11; Medikamente zur Behandlung von Infektionen in Kapitel 16*

Furunkel

Ein Furunkel ist Folge einer bakteriellen Infektion eines Haarfollikels. Dieser Furunkel ist aufgebrochen und hat seinen Eiter entleert.

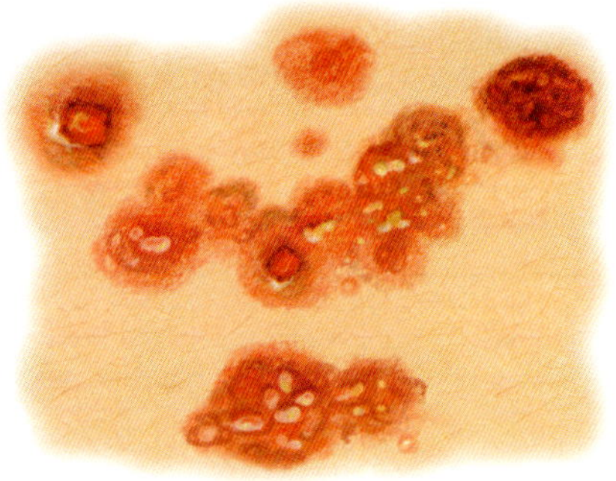

Eiterflechte

Diese bakterielle Infektionskrankheit der Haut verursacht bläschenartige Flecken, die sich mit Eiter füllen, aufbrechen und juckende gelbe Krusten bilden.

FURUNKEL

Unter Furunkeln versteht man eine im Gegensatz zur Pustel sehr viel tief greifendere bakterielle Entzündungen eines Haarfollikels durch Staphylokokken. Sie erscheinen als schmerzhafte, geschwollene, rötliche Knoten, meist im Gesicht, im Nacken, in der Achselhöhle, am Gesäß oder Oberschenkel. Ein Furunkel enthält viel Eiter. Dehnt sich die Entzündung auf mehrere Haarfollikel aus, spricht man von einem Karbunkel. Furunkel können von alleine abheilen, sollten aber wegen der Gefahr von Komplikationen und hässlichen Narben operativ eröffnet werden.

EITERFLECHTE

Die Eiterflechte *(Impetigo contagiosa)*, eine bakterielle Hautinfektion, ist auch unter den Namen Krusten- oder Pustelflechte bzw. feuchter Grind bekannt. Sie ist sehr ansteckend und tritt hauptsächlich bei Kleinkindern auf. Meist werden Mund- und Nasenregion befallen, bei Babys auch die Windelregion oder andere Körperteile. Die Infektion ist nicht schmerzhaft, kann aber zu Juckreiz und Kratzen führen, wodurch sie sich ausbreitet. Erreger der Krankheit sind Streptokokken oder Staphylokokken, die auf einer Wunde (z. B. Schnitt oder Insektenbiss) oder auf einer Hauterkrankung (z. B. Ekzem) gedeihen.

Zuerst erscheinen rote Bläschen, die sich anschließend mit Eiter füllen und verkrusten. Die Krankheit neigt dazu, sich rasch auszubreiten. Die Behandlung besteht in der Gabe von Antibiotika.

Wegen der Ansteckungsgefahr sollten Betroffene täglich baden oder duschen, Bettwäsche und Handtücher nur für sich selbst verwenden, sorgfältig die Fingernägel säubern und die Hände waschen sowie sich von anderen Personen möglichst fern halten, bis die Infektion abgeheilt ist.

Nagelwallentzündung

Kleine, mit Flüssigkeit gefüllte Blasen sind die Folge einer herpesbedingten Nagelwallentzündung.

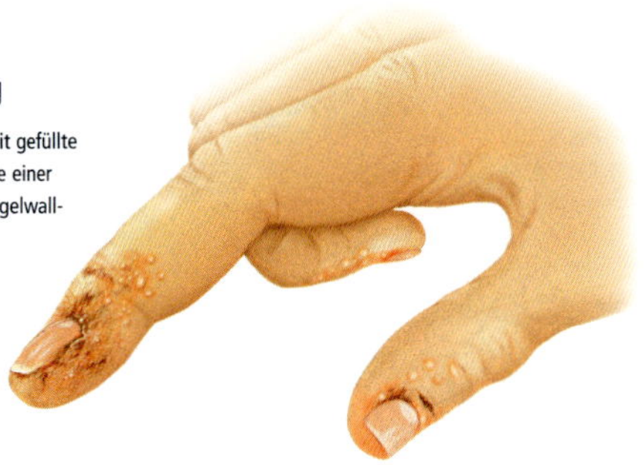

Warzen

Die durch ein Virus verursachten Warzen sind kleine gutartige Tumoren, die vorwiegend die obersten Hautschichten der Hände, der Füße und des Gesichts befallen.

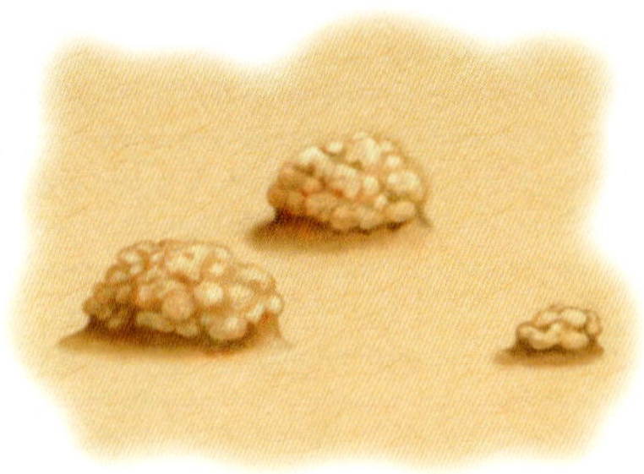

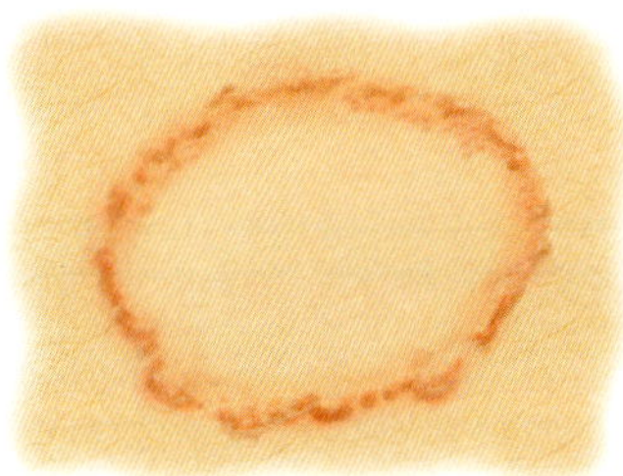

Trichophytie

Die Krankheit wird durch Hautpilze verursacht und bei oberflächlichem Hautbefall als Tinea bezeichnet.

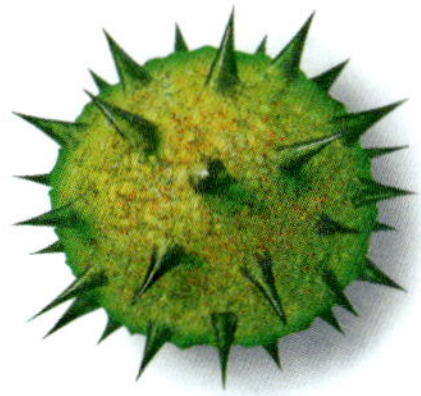

Warzenvirus

Das Papillomavirus ist ansteckend und wird durch Kratzen oder Reiben an infizierten Hautstellen übertragen.

WUNDROSE

Die Wundrose (Erysipel) ist eine durch Streptokokken verursachte, akute Entzündung der Haut (meist im Gesicht). Die Bakterien dringen, oft nach einer Infektion der Atemwege oder Erkältung, durch kleine Risse in die Haut ein. Auf der Nase oder den Wangen erscheint ein flammend roter, erhabener, heißer Fleck, der sich ausbreitet und Schmerzen verursacht. Die Erkrankung geht mit Fieber, Frösteln, Muskelschmerzen und Unwohlsein einher. Ohne Behandlung kann sich daraus eine Blutvergiftung entwickeln. Eine Wundrose kann auch an den Beinen auftreten, wenn Venen verletzt wurden.

Die Entzündung klingt mit Hilfe von Antibiotika innerhalb einer Woche oder von zehn Tagen ab. Schmerzmittel und Fieber senkende Mittel lindern die Symptome.

ZELLULITIS

Unter Zellulitis versteht man eine Infektion der Haut und des darunter liegenden Gewebes durch Streptokokken. Sie kann nach einer Dermatitis, nach Geschwüren, einer Verletzung oder einem Tierbiss auftreten. Zu den Symptomen zählen Rötung, Schwellung und Empfindlichkeit der Haut, geschwollene Lymphknoten sowie manchmal Fieber, Schüttelfrost und erhöhte Herzfrequenz. Die Erkrankung muss mit Antibiotika behandelt werden. Zum anderen versteht man darunter eine Erkrankung des Unterhautfettgewebes mit einer buckeligen Veränderung der Hautoberfläche zur so genannten Orangenhaut.

FOLLIKULITIS

Die Follikulitis ist eine Bakterien- oder Pilzinfektion der Haarfollikel. Sie kann überall am Körper auftreten und entsteht oft durch eine Beschädigung der Follikel – beim Rasieren oder durch das Tragen enger Kleidung. Juckreiz, gerötete Haut, Ausschlag und Pusteln um den Follikel sind die Folge. Die Pusteln können austrocknen und verkrusten. Die Follikulitis wird mit antiseptischen Salben und Antibiotika behandelt.

NAGELWALLENTZUNDUNG

Unter einer Nagelwallentzündung (Paronychie) versteht man die Entzündung der Haut im Nagelbereich durch Bakterien oder Pilze (vor allem *Candida albicans*) oder als Mischinfektion. Meist wurde die Haut vor der Infektion durch Nägelkauen, Zupfen an der Nagelhaut, schwere Handarbeit oder Maniküre verletzt. Die Haut um den Nagel ist geschwollen, gerötet und schmerzhaft. Bei einer bakteriellen Infektion können sich Abszesse bilden. Das Nagelwachstum wird durch die Infektion stark gestört. Eine akute hochrote Schwellung ist meist auf eine bakterielle Infektion zurückzuführen. Eine durch Herpesviren bedingte Entzündung ist durch starke einleitende Schmerzen und gruppierte Bläschen gekennzeichnet. Die Behandlung einer bakteriellen oder einer Pilzinfektion besteht aus der lokalen oder systemischen Gabe von Antibiotika oder Antimyotika. Eine pilzbedingte Entzündung ist sehr hartnäckig und kann Monate anhalten. Bei einer Herpesinfektion muss lokal antiviral behandelt werden.

Man kann eine Paronychie am besten durch sorgfältige Nagelpflege und das Tragen von Schutzhandschuhen bei schwerer Handarbeit verhindern. Dies gilt auch für den Umgang mit Waschmitteln und Chemikalien. Nägelkauen, Abbeißen des Nagelhäutchens oder eine zu aggressive Maniküre erhöhen die Infektionsgefahr. Diabetiker sind für eine Nagelwallentzündung besonders anfällig.

ERYTHRASMA

Die Erythrasma, eine chronische, sich langsam ausbreitende Hautentzündung, tritt vor allem bei Jugendlichen, Übergewichtigen und Diabetikern auf (besonders in heißen Regionen wie den Tropen). Rötlich braune, leicht schuppige, fest umrissene Flecken entwickeln sich im Bereich der Leistengegend, Achselhöhlen, Hautfalten und zwischen den Zehen. Sie sehen zwar wie eine Pilzinfektion aus, werden jedoch durch das *Corynebacterium minutissimum* verursacht.

Die Infektion heilt mit Hilfe antibakterieller Seifen und oraler Antibiotika (wie Erythromycin oder Tetracyclin) ab, tritt jedoch häufig erneut auf.

TRICHOPHYTIE

Die akute Trichophytie ist eine Hautpilzinfektion, die von verschiedenen Trichophytenarten verursacht wird. Typisch dabei ist der rote, ringförmige Ausschlag. Die Pilze dringen in die Haut ein und greifen das darunter liegende Gewebe an. Diese tiefe und evtl. sehr gefährliche Form der Hautpilzerkrankung tritt besonders bei Kindern, Tierärzten und -pflegern und Schlachthofarbeitern auf und wird meist mit verschreibungsfreien Antimyotika behandelt. Medikamente zum Einnehmen und stärkere lokal wirksame Salben können bei schwereren und lang dauernden Fällen zum Einsatz kommen. Vorbeugungsmaßnahme ist sorgfältige Hygiene.

Da die Infektion hochansteckend ist, sollten Haarbürsten, Kleidungsstücke und andere persönliche Gegenstände nach Gebrauch gesäubert und getrocknet werden. Zu den Komplikationen der akuten Trichophytie gehören sekundäre Hautinfektionen sowie eine Ausbreitung auf andere Körperteile. Von Tinea spricht man bei einer oberflächlichen Hautpilzinfektion der Füße (Fußpilz), Kopfhaut, Bartregion, Leisten und Nägel.

WARZEN

Warzen (Verrucae) sind gutartige Tumoren der obersten Hautschichten. Meist treten sie als erhabene, unebene, runde oder ovale Hautwucherung auf. Sie können hautfarben, heller oder dunkler als die angrenzende Haut sein. Die durch das Papillomavirus (Warzenvirus) verursachten Warzen sind nur in geringem Maße ansteckend und befallen vorwiegend die Hände, die Füße und das Gesicht.

Warzen werden häufig nach der Körperstelle benannt, an der sie sich zeigen. So treten Sohlenwarzen, auch Plantarwarzen oder Dornwarzen genannt *(Verrucae plantares)*, an der Fußsohle und Genitalwarzen im Genitalbereich auf. Warzen an den Händen, Armen oder Beinen werden als gemeine oder gewöhnliche Warzen *(Verrucae vulgares)* bezeichnet. Multipel auftretende, stecknadelkopfgroße Warzen bei Kindern nennt man Flachwarzen *(Verrucae planae juveniles)*.

Meist verursachen Warzen – abgesehen von den Plantarwarzen – keine Beschwerden und verschwinden häufig ohne Behandlung innerhalb von zwei bis drei Jahren. Störende bzw. schmerzhafte Warzen können mit aufweichenden oder leicht ätzenden Wirkstoffen wie Salizylsäure und/oder Milchsäure sowie mit pflanzlichen Präparaten behandelt werden. Daneben kann man sie durch Kältebehandlung (Kryotherapie), elektrische Kauterisation (Ausbrennen) oder Laserbehandlung entfernen. In vielen Fällen erscheinen die Warzen jedoch erneut.

DELLWARZEN

Dellwarzen *(Mollusca contagiosa)* sind sehr ansteckend und werden durch Hautkontakt oder Geschlechtsverkehr übertragen. Auf der Haut bilden sich zahlreiche kleine, in der Mitte eingedellte Knötchen oder Bläschen von 2–3 mm Durchmesser.

Die Hauterkrankung wird durch ein Pockenvirus verursacht und tritt meist an Körper und Gliedmaßen von Kindern auf, aber auch im Genitalbereich beider Geschlechter.

Bei Aids-Kranken ist häufig das ganze Gesicht mit Knötchen von bis zu 5 mm Durchmesser bedeckt. Die Inkubationszeit beträgt eine Woche bis mehrere Monate.

Die Dellwarzen werden unter Lokalanästhesie entfernt.

GÜRTELROSE

Gürtelrose *(Herpes zoster)* ist eine schmerzhafte Hauterkrankung durch eine Reaktivierung des *Varicella-zoster*-Virus, der Windpocken verursacht. Nach einer Windpockeninfektion ruht das Virus im Körper. Es kann nach Jahren reaktiviert werden, wenn das Immunsystem des Körpers schwächer wird, was in höherem Alter häufig der Fall ist.

Das ruhende Virus befindet sich meist in Spinalganglien neben dem Rückenmark. Bei einer Reaktivierung wandert es entlang eines sensorischen Nervs zu dem entsprechenden Hautbereich (Dermatom). Hier erscheint die Infektion als Ausschlag mit kleinen Bläschen und umgebender Entzündung. Der Ausschlag ist örtlich begrenzt und meist auf eine Körperseite beschränkt. Speziell bei älteren Menschen kann er mit starkem Brennen oder Neuralgien einhergehen. Häufig gehen dem Ausschlag brennende Schmerzen voraus, die auch nach dem Abheilen der Hauterscheiunungen anhalten können. Dies ist der unangenehmste Aspekt der im Allgemeinen gutartigen Infektion. Bei Patienten mit Immunschwäche, wie bei Lymphomen oder nach einer Knochenmarktransplantation, kann es zu schweren sich ausbreitenden Infektionen und neurologischen Komplikationen kommen.

In den letzten Jahren wurden verbesserte, auch oral wirksame Virustatika zur Behandlung der Gürtelrose entwickelt. Bei einem Behandlungsbeginn unmittelbar nach dem Auftreten des Ausschlages können die Dauer der Infektion und die Stärke der damit einhergehenden Schmerzen verringert werden.

KRÄTZE

Winzige Milben *(Sarcoptes scabiei)* sind die Ursache der hochansteckenden Hautkrankheit Krätze (Scabies). Sie wird durch engen körperlichen Kontakt mit einer infizierten Person übertragen, wenn man z. B. im selben Bett schläft oder dieselben Kleidungsstücke trägt. Die weiblichen Milben graben sich bevorzugt an den Händen, Zehen, in der Leiste und den Beugen von Ellbogen und Knien unter die Haut, um dort ihre Eier zu legen. Es dauert etwa zehn Tage, bis die Milben ausgereift sind und den Kreislauf fortsetzen. Innerhalb einiger Wochen zeigt die Haut eine allergische Reaktion mit starkem Juckreiz. Oft entwickelt sich ein ekzemartiger Ausschlag. Manchmal sind auch die Milben zu sehen.

Zur Behandlung werden Waschungen mit Milbenpräparaten vorgenommen. Der Juckreiz kann jedoch noch wochenlang anhalten.

Krätze

Weibliche Milben graben sich unter die Haut, um dort ihre Eier zu legen. Eine allergische Reaktion auf die Ausscheidungen der Milben ruft einen juckenden Ausschlag hervor.

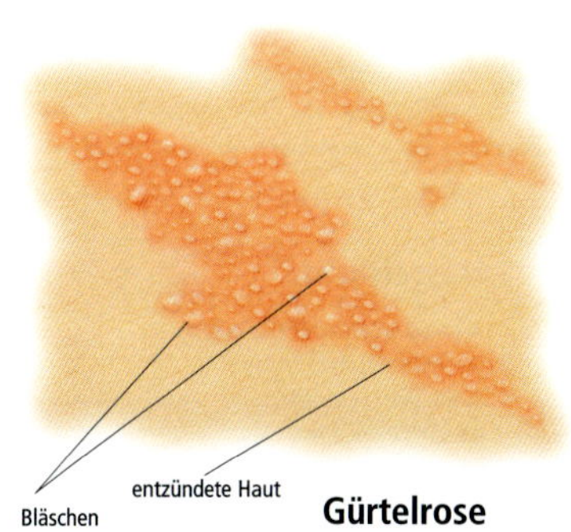

Gürtelrose

Die durch den Herpes-zoster-Virus verursachte Gürtelrose ist durch schmerzhafte Hautbläschen charakterisiert.

Muttermale

Obwohl die meisten Muttermale harmlos sind, können sie als Problem betrachtet werden, weil sie kosmetisch stören. Man kann sie durch Kosmetika abdecken oder durch operative Maßnahmen, wie plastische Chirurgie, Lasertherapie, Elektrokauterisation oder Kryotherapie entfernen. Einige Muttermale verschwinden von alleine. Die Ursache für ihre Entstehung ist nicht bekannt.

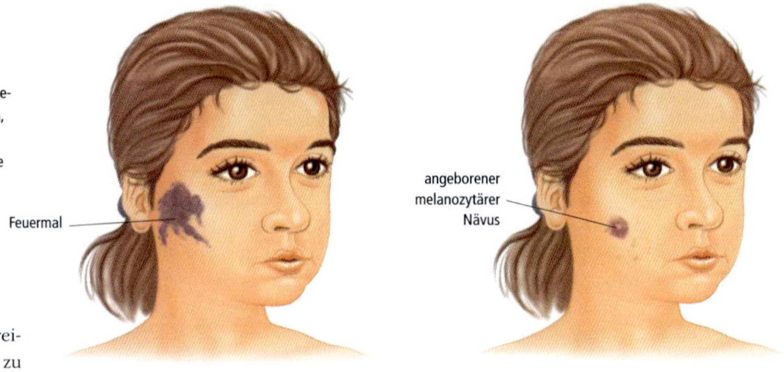

ANGEBORENE HAUTKRANKHEITEN

Angeborene Veränderungen der Haut reichen von den häufigen Geburtsmalen bis zu den seltenen Erbkrankheiten, wie der Pachynochie und der Ichthyosis.

SIEHE AUCH *Angeborene Fehlbildungen in Kapitel 12*

DICKNAGELKRANKHEIT

Bei der seltenen Dicknagelkrankheit (Pachyonychie) sind die Nägel vergrößert und extrem verdickt. Die Krankheit ist angeboren oder Folge von Druck, Stoffwechselstörungen oder einer Pilzinfektion.

Bei der angeborenen Form (*Pachyonychia congenita*) kommt es zusätzlich zu Hautveränderungen an anderen Stellen, wie weißen Ablagerungen im Mund, Verdickung der Haut an den Ellbogen, Handflächen, Fußsohlen und Knien sowie extremer Schweißbildung an Füßen und Händen.

FISCHSCHUPPENKRANKHEIT

Als Fischschuppenkrankheit (Ichthyosis) bezeichnet man eine Erbkrankheit, bei der sich die Haut verdickt und aufgrund entstehender Furchen und Risse eine fischschuppenartige Struktur aufweist. Am stärksten betroffen sind Beine, Arme, Hände und Rumpf. Die Erkrankung tritt meist in der Kindheit vor dem fünften Lebensjahr auf und wird im Erwachsenenalter besser. Allerdings kann sie im Alter erneut ausbrechen. Es gibt verschiedene Arten der Ichthyosis, von denen die meisten erblich sind. Sie kann aber auch erworben sein oder sich infolge anderer Erkrankungen entwickeln.

Ichthyosis ist nicht heilbar, jedoch lindern milde, nicht austrocknende Seifen, Feuchtigkeitscremes und Salben die Symptome. Salben mit Milch- und Salizylsäure sind besonders empfehlenswert, da diese Wirkstoffe die Abstoßung der Hautzellen anregen.

MUTTERMALE

Babys werden häufig mit Pigmentflecken, so genannten Mutter- oder Geburtsmalen, geboren. Anders als die blauen Flecken, die durch ein Geburtstrauma entstehen, bilden sie sich nicht zurück. Die häufigsten Muttermale sind:

Mongolenfleck: Oft bei dunkelhäutigen und asiatischen Babys vorkommender, blaugrauer Pigmentfleck. Er ist harmlos und bildet sich bis zum zweiten Lebensjahr zurück.

Feuermal: Der *Naevus flammeus*, eine Ansammlung erweiterter Kapillaren, bildet rote Flecken im Hautniveau. Er tritt in verschiedenen Varianten als relativ heller »Storchenbiss« über der Nasenwurzel oder am Hinterkopf an der Haargrenze oder als einseitiges Feuermal auf. Im Gegensatz zum Storchenbiss verschwindet das Feuermal meist nicht von selbst, sondern bildet beim Erwachsenen bläuliche erhabene Bereiche. Die erweiterten Kapillaren der Feuermale kann man durch verschiedene Lasermethoden veröden.

Café-au-lait-Fleck: Kaffeefarbener Pigmentfleck, der häufig auftritt und sich nicht zurückbildet.

Angeborener melanozytärer Nävus: Hellbrauner bis schwarzer Pigmentfleck, auf dem Haare wachsen können. Kleine, unverdächtige Nävi müssen nicht behandelt werden. Sonst werden sie meist chirurgisch entfernt.

Blutschwamm: Diese Tumoren aus kleinen Blutgefäßen können sich je nach Art und Lage zurückbilden oder müssen operativ entfernt werden.

AUSSCHLAG

Als Ausschlag (Exanthem, Ekzem) bezeichnet man im Allgemeinen das zeitweilige Auftreten von erhabenen oder farblich hervorstechenden Punkten oder Flecken auf der Haut. Ausschläge können vielerlei Ursachen haben und je nach Schwere sehr unterschiedlich aussehen.

SIEHE AUCH *Allergien in Kapitel 1; Infektionskrankheiten in Kapitel 11; Antihistaminika, Ultraviolett-Fototherapie in Kapitel 16*

NESSELSUCHT

Die Nesselsucht (Urtikaria) ist ein juckender Hautausschlag mit quaddelförmigen, erhabenen Rötungen. Der Nesselausschlag tritt plötzlich auf und klingt in manchen Fällen ebenso rasch wieder ab, ohne Narben oder bleibende Schäden zu hinterlassen. Die Nesselsucht tritt unabhängig von Geschlecht und Alter auf. Die Schwangerschaftsurtikaria

Nesselsucht

Der medizinisch als Urtikaria bezeichnete Hautausschlag äußert sich in juckenden, quaddelförmigen Rötungen, die durch eine allergische Reaktion auf Nahrungsmittel oder Pflanzen, Krankheiten oder seelische Belastungen entstehen.

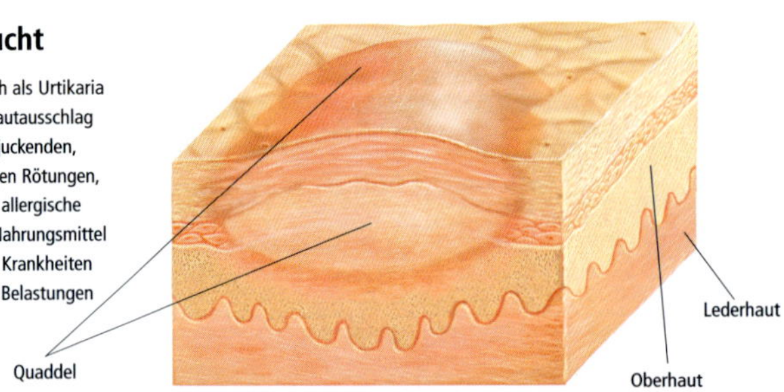

zeigt sich in den letzten zwei oder drei Wochen der Schwangerschaft und klingt nach der Geburt wieder ab. Auch nach einer Krankheit infolge einer Hautinfektion oder aufgrund einer allergischen Reaktion, durch die Histamin im Körper produziert wird, kann es zur Nesselsucht kommen. Häufig verschwindet der Hautausschlag mit dem Abklingen der allergischen Reaktion.

Zuweilen kommt es zu Schwellungen im Rachenraum, die die Atmung beeinträchtigen. Wenn sich der Ausschlag unter der Hautoberfläche entwickelt und sich durch brennende Schmerzen (nicht durch Jucken) bemerkbar macht, muss durch eine ärztliche Untersuchung festgestellt werden, ob es sich bei diesem Zustand um Nesselsucht oder um das Quincke-Ödem handelt, eine ernstere Erkrankung, die auch als Angioödem oder angioneurotisches Ödem bezeichnet wird.

Die sichtbaren Veränderungen und das quälende Jucken lassen sich durch ein lauwarmes Bad mit beruhigenden Badezusätzen oder durch das Auflegen kalter Kompressen auf die befallenen Hautstellen mildern. Ärztlicher Rat sollte eingeholt werden, wenn die Urtikaria chronisch wird oder das Wohlbefinden stark beeinträchtigt. Behandelt wird mit Kortikoidsalben, Antihistaminika und – bei Atemschwierigkeiten – Adrenalin.

HITZEPICKEL

Hitzepickel, auch Miliaria genannt, sind kleine Bläschen, die an den Schweißporen auftreten. Wenn die Schweißdrüsen verstopft sind, weicht der Schweiß in andere Hautregionen aus, wo sich dann die Bläschen bilden. Die Hauptursache ist sehr heißes Wetter. Bei Neugeborenen sind die Schweißdrüsen noch nicht voll entwickelt und verstopfen, wenn das Baby zu stark erhitzt ist. Babys können Hitzepickel auch bei Fieber bekommen.

Die Behandlung für Babys besteht in einem lauwarmen Bad, frischer Luft und leichter Kleidung; manchmal ist auch eine Zinklotion erforderlich. Der Ausschlag verschwindet gewöhnlich innerhalb einiger Tage; wenn nicht, sollte ein Arzt aufgesucht werden.

Zu den Hitzeausschlägen gehören auch die *Miliaria cristallina*, die bei Fieber oder Sonnenbrand als wasserklare oder milchige Bläschen auftreten. Diese Bläschen sind sehr klein und tropfenförmig. *Miliaria rubra*, auch »roter Hund« genannt, ist die häufigste Form von Hitzepickeln und besteht aus dichten, juckenden Bläschen mit rotem Hof am Rumpf. *Miliaria pustulosa* besteht aus Eiterbläschen und *Miliaria profunda* aus festen Knötchen in der Gefäßschicht der Haut.

Die Behandlung von Hitzepickeln besteht hauptsächlich darin, Hitze zu meiden, das Schwitzen auf ein Minimum zu reduzieren und auf Reizerreger wie enge Kleidung zu verzichten.

WINDELAUSSCHLAG

Windelausschlag (Windeldermatitis) ist eine verbreitete Hautentzündung bei Babys, die von Nässe und Wärme in der Windel herrührt und eine Rötung oder sogar ein nässendes Ekzem verursacht. Die Ursache kann in Reibung, Allergien gegen eine Chemikalie und verstopften Schweißdrüsen liegen und wird verstärkt durch Hautkontakt mit Kot und dem Ammoniak im Urin. Der Ausschlag ist in den Hautfalten meist stärker.

Eine Windeldermatitis kann vermieden werden, wenn man die Haut so trocken wie möglich hält, die Windeln oft wechselt oder so lange wie möglich ganz weglässt. Über den Windeln getragene Plastikhöschen verschlimmern das Problem. Reinigungstücher, die Reizstoffe, z. B. Alkohol, enthalten, sollten gemieden werden. Wasser, vielleicht eine milde Seife und ein weiches Tuch sind ausreichend. Salben mit Zinkoxid helfen, die Reibung zwischen der Babyhaut und der Windel zu vermindern und die Haut vor der ätzenden Wirkung des im Urin enthaltenen Ammoniaks zu schützen.

Sekundäre Infektionen können durch Pilze (z. B. Candida) oder Bakterien (z. B. Staphylokokken oder Streptokokken) verursacht werden, die nahezu bei jedem Menschen auf der Haut zu finden sind und sich in geschädigten Regionen prächtig entwickeln. Diese Infektionen können mit lokal wirksamen Antimykotika und Antibiotika behandelt werden.

PIGMENTIERUNGSSTÖRUNGEN UND HAUTSCHÄDEN

Die Haut kann durch Sonnenexposition, Verletzungen oder natürliche Altersprozesse geschädigt werden. Bei Erkrankungen wie Weißfleckenkrankheit (Vitiligo) und Chloasma werden die Pigmentierungsstörungen allerdings durch Veränderungen in den Melanozyten, den pigmentbildenden Zellen der Haut, verursacht.

SIEHE AUCH ***Entzündung, Fibrose, Narbe, Zyanose, Akrozyanose, Raynaud-Krankheit in Kapitel 1; Haut und Sonnenexposition in diesem Kapitel***

FALTEN

Falten sind kleine Rinnen und Furchen in der Hautoberfläche, bedingt durch das allmähliche Nachlassen der Hautelastizität aufgrund des Alterungsprozesses. Die Hautelastizität ist auf Elastin- und Kollagenfasern zurückzuführen, deren Menge mit fortschreitendem Alter abnimmt.

Der natürliche Alterungsprozess der Haut ist nicht aufzuhalten, lässt sich aber hinausschieben, wenn gewisse Umweltfaktoren (Sonnenexposition, Rauchen) ausgeschaltet werden. Bei vorzeitiger Hautalterung und Faltenbildung findet manchmal eine Schönheitsoperation (z. B. Facelifting) statt.

Die Wirkung von Antifaltencremes ist sehr umstritten. Einige Cremes, z. B. solche mit weiblichen Geschlechtshormonen zur Förderung der Hautregeneration und -elastizität, haben bei regelmäßiger Anwendung möglicherweise schädliche Nebenwirkungen.

WEISSFLECKENKRANKHEIT

Etwa 2 % der Weltbevölkerung bzw. ca. 50.000.000 Menschen leiden an der Weißfleckenkrankheit (Vitiligo). Dabei kommt es zu einer Zerstörung der pigmentproduzieren-

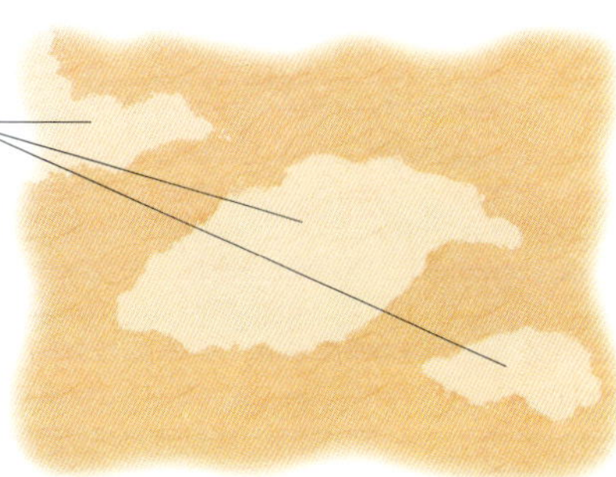

Weißfleckenkrankheit

Bei der Weißfleckenkrankheit entwickeln sich weiße Flecken an verschiedenen Körperstellen (z. B. auf der Haut und der Retina) aufgrund einer Schädigung der pigmentproduzierenden Zellen.

den Zellen (Melanozyten) in der Haut, den Schleimhäuten des Mundes, der Nase, des Genital- und Rektalbereichs und in der Netzhaut. Es entstehen weiße (pigmentfreie) Flecken, und auch die an diesen Hautstellen wachsenden Haare werden weiß. Die genaue Ursache ist nicht bekannt. Bei Menschen mit bestimmten Autoimmunerkrankungen tritt die Krankheit jedoch vermehrt auf. Die beste Behandlung ist die Psoralen-Fotochemotherapie (PUVA), eine überwachte Gabe bestimmter Medikamente kombiniert mit einer UV-Bestrahlung.

CHLOASMA

Das Chloasma (oder Melasma) tritt besonders häufig bei hellhäutigen Frauen während der Schwangerschaft auf und äußert sich in braunen Pigmentflecken auf Wangen und Stirn. Die Flecken bleiben auch nach der Entbindung bestehen und werden durch Sonnenbestrahlung noch dunkler. Die Pigmentierung tritt auch bei dunkelhäutigen Menschen auf, fällt dort aber weniger auf. Weitere Ursachen für die Entwicklung eines Chloasmas sind orale Kontrazeptiva, einige Kosmetika und Medikamente.

Auch hormonelle Veränderungen in der Menopause, Eierstocktumoren und endokrine Erkrankungen wie die Addison-Krankheit, bei der sich die Pigmentierung auch im Mundraum und in den Hautfalten der Handinnenflächen ändert, können zu einem Chloasma führen.

Bei konsequenter Verwendung spezieller Sonnenschutzpräparate oder unter Behandlung mit Azeleinsäure verschwinden die Pigmentflecken allmählich.

WULSTNARBE

Wenn bei Narbengewebe an einer Wunde zu viel Kollagen produziert wird, entsteht eine Wulstnarbe (Keloid). Menschen mit dunkler Haut neigen eher zur Keloidbildung. Diese Narben sind derb, erhaben und rötlich und entstehen meist nach einer Operation oder einer Verbrennung, können aber auch die Folge eines kleineren Kratzers sein. Sie können überall am Körper auftreten, sind jedoch am häufigsten am Brustbein, dem oberen Rücken und den Schultern zu beobachten. Unter Umständen jucken sie, sind schmerzhaft und berührungsempfindlich. Obwohl sie unschön aussehen können, sind sie ansonsten harmlos. Manchmal wächst die Wulstnarbe immer weiter und entwickelt krallenartige Auswüchse in die umgebende Haut.

Keloide können entweder operativ entfernt (Kryochirurgie) oder durch eine Kortikoidinjektion in die Narbe behandelt werden. Leider können sie wieder nachwachsen.

DEHNUNGSSTREIFEN

Dehnungsstreifen *(Striae distensae)* entstehen als Folge von raschem Wachstum oder starker Gewichtszunahme oder als Reaktion auf bestimmte Krankheiten und Salben. Sie treten als Schwangerschaftsstreifen häufig an Bauch oder Brust auf, können jedoch auch auf Gesäß, Hüften und Oberschenkeln erscheinen, wenn die elastischen Fasern in der Haut überdehnt werden und reißen. Bei Jungen und Mädchen können sie durch hormonelle Veränderungen und rasches Wachstum in der Pubertät auftreten. Typisch sind sie auch bei starkem Übergewicht und Cushing-Syndrom. Sie sind weich und rötlich glänzend und lassen sich nicht mit Salben behandeln. Sie verblassen oder verschwinden mit der Zeit, wenn die Ursache für die Hautdehnung nicht mehr besteht.

BLUTERGUSS

Ein Bluterguss (blauer Fleck, Hämatom) ist eine Hautverfärbung. Er tritt als Folge verletzter Blutgefäße nach einem Schlag auf, z.B. wenn man sich an einem Gegenstand stößt. Die Verfärbung entsteht, weil Blut aus den verletzten Gefäßen in die Haut austritt.

Ein Bluterguss ist zuerst rötlich, ein bis zwei Tage später blau oder lila. Nach sechs Tagen wird er grün und nach ca. einer Woche gelbbraun. Die normale Hautfarbe kehrt zwei bis drei Wochen später zurück.

Blutergüsse sind bei älteren Menschen ausgeprägter und häufiger, da ihre Blutgefäße empfindlicher sind. Einige Medikamente, vor allem Blut verdünnende Mittel wie Azetylsalizylsäure und Blutgerinnungshemmer erhöhen die Gefahr eines Blutergusses. Kortikoide wie Prednison, Gerinnungsstörungen wie die Bluterkrankheit sowie Leberkrankheiten können ebenfalls zu heftigen Blutergüssen und Blutungen führen.

Zur Vermeidung oder Eindämmung eines Blutergusses nach einer Verletzung hilft Eis auf der betroffenen Stelle. Auch Druckausübung mit der Hand oder einem Verband hilft, jedoch sollte die Stelle auf keinen Fall abgebunden werden.

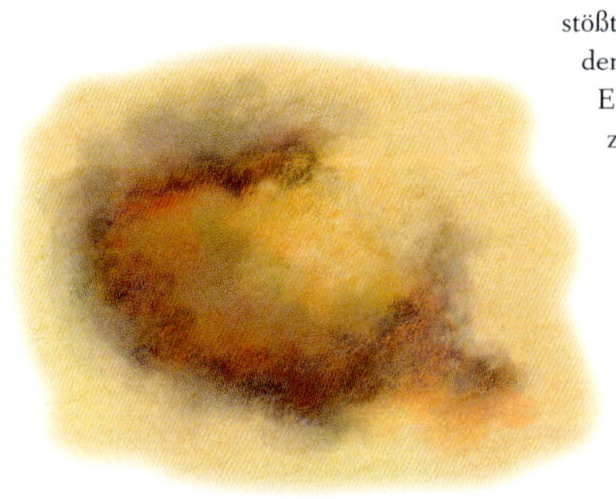

Bluterguss

Ein Bluterguss ist eine Verfärbung der Haut durch ausgetretenes Blut. Verursacht wird er durch stumpfe Verletzungen.
Treten Blutergüsse ohne erkennbaren Grund wiederholt auf, sollte nach einer Blutgerinnungsstörung gesucht werden.

TÄTOWIERUNG

Eine Tätowierung ist das Einbringen bleibender Farbstoffe unter die Hautoberfläche. In vielen Teilen der Welt werden Tätowierungen schon seit Jahrtausenden ausgeführt. In manchen Gesellschaften dienen sie als eine Art Amulett, in anderen weisen sie auf den Status des Trägers oder auf die Zugehörigkeit zu einer bestimmten Gruppe hin. Vielfach gelten Tätowierungen auch als Kunstwerk. In der Vergangenheit wurden sie jedoch auch zum Brandmarken von Sklaven und Gesetzesbrechern und zur Kennzeichnung von Häftlingen eingesetzt.

Beim Tätowieren ist vor allem auf eine keimfreie Umgebung zu achten, da durch nicht sterile Nadeln das Risiko einer HIV- oder Hepatitisübertragung besteht. In manchen Fällen lösen die verwendeten Farbstoffe Allergien aus.

Die Entfernung einer Tätowierung ist in der Regel schwierig und wird am besten von einem plastischen Chirurgen ausgeführt. Nach der Entfernung der Tätowierung bleibt mindestens eine schwache Narbe zurück – unabhängig von der angewendeten Methode. Das Ausmaß der Vernarbung richtet sich nach Alter, Größe, Tiefe und Farbe der Tätowierung. Eine Tätowierung, die mit einer zweiten überdeckt wurde, hinterlässt eine noch größere Narbe. Bei kleinen Tätowierungen empfiehlt sich eine operative Entfernung durch Herausschneiden. Bei der Dermabrasion, die größere Blutungen verursacht, wird die Tätowierung buchstäblich »abgeschliffen«. Die Lasermethode erfordert gewöhnlich mehrere Behandlungen.

Kopfhaut

Der Begriff Kopfhaut umfasst die Haut und das Bindegewebe auf dem Schädel, besonders die behaarten Stellen.

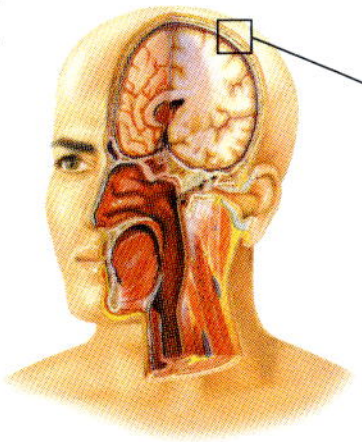

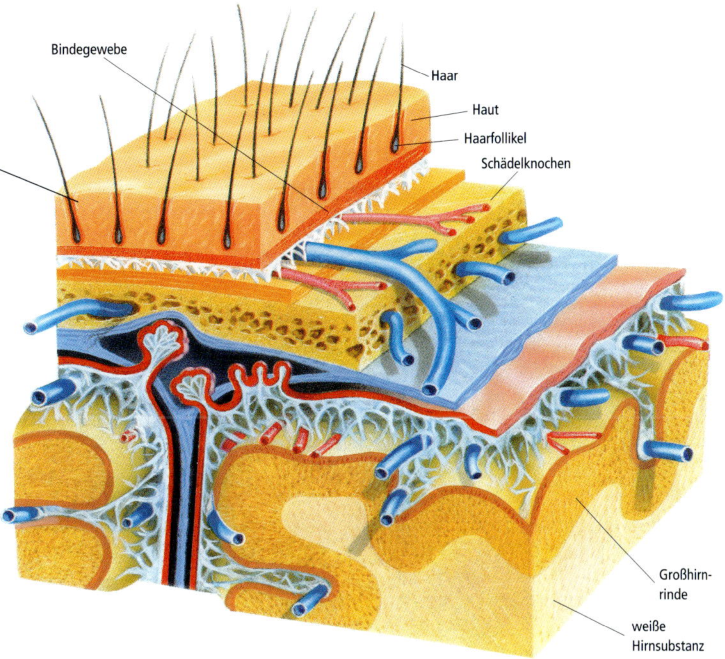

KOPFHAUT

Die den Schädel bedeckende, behaarte Haut und das Bindegewebe bezeichnet man als Kopfhaut. Das darauf wachsende Haar schützt vor Wärmeverlust, kleineren Verletzungen und ultraviolettem Licht. Auf der Kopfhaut eines Erwachsenen befinden sich etwa 100.000 Haarfollikel.

SIEHE AUCH *Kopf in Kapitel 2*

ERKRANKUNGEN DER KOPFHAUT

Haarausfall, Juckreiz und Schuppen sind die wichtigsten Störungen im Bereich der Kopfhaut. Die Haare verschwinden, wenn die Haarfollikel kurzzeitig oder auf Dauer geschädigt werden. Auch das Ausreißen der Haare bei einer psychischen Störung ist eine mögliche Ursache. Haarausfall kann auch erblich bedingt sein oder durch ein hormonelles Ungleichgewicht verursacht werden.

Eine juckende Kopfhaut weist typischerweise auf Schuppen oder Befall mit Kopfläusen hin. Schuppen bilden sich bei der seborrhoischen Dermatitis. Bei der Psoriasis handelt es sich eher um ein kosmetisches als um ein medizinisches Problem. Meist kann man die Schuppen mit einem speziellen Shampoo in den Griff bekommen.

Bei Kopflausbefall muss ein spezielles Läuseshampoo verwendet und die Haare sorgfältig ausgekämmt werden.

SIEHE AUCH *Läuse in Kapitel 11*

DERMATITIS SEBORRHOICA CAPITIS

Die *Dermatitis seborrhoica capitis* ist eine Form der seborrhoischen Dermatitis, die auf der Kopfhaut von Babys auftreten kann. Sie sieht unschön aus, insbesondere wenn sie gelb und verkrustet ist, ist aber nicht ansteckend. Ursache ist oft eine unzureichende Reinigung des Kopfes. Dahinter steht meist die Angst, die Fontanelle auf dem Kopf des Babys zu verletzen. Talg wird in den Talgdrüsen produziert und lagert sich schichtweise auf der Kopfhaut ab, wobei er Flecken oder eine Art Häubchen auf dem Kopf hinterlässt.

Die Behandlung ist einfach und wirkt meist auch, wenn sie sofort nach dem ersten Auftreten der Krusten vorgenommen wird: Die betroffenen Stellen sollte man abends mit etwas Olivenöl oder Paraffin einreiben. Am nächsten Morgen wäscht man den Bereich vorsichtig mit Seife und warmem Wasser, wobei sich die Krusten leicht lösen sollten. Dieses Verfahren wiederholt man, bis die Krusten völlig verschwunden sind.

Vorsichtiges Waschen mit Shampoo verhindert ein erneutes Auftreten. Bei anhaltenden Beschwerden ist evtl. ein spezielles Präparat nötig, das frei in der Apotheke erhältlich ist oder vom Arzt verschrieben wird.

MILCHSCHORF

Eine trockene, stark juckende Dermatitis des Säuglings mit feinen weißlichen Schuppen vor allem an den Seiten des Gesichtes und auf dem Kopf ist in der Regel das erste Zeichen einer atopischen Dermatitis.

SCHUPPEN

Kopfschuppen sind das sichtbare Zeichen einer gereizten Kopfhaut. Mögliche Ursachen sind die Kleienflechte (Pityriasis), eine Sonderform der Schuppenflechte, eine Hautpilzerkrankung (*Tinea capitis*) und am häufigsten eine seborrhoische Dermatitis.

Neben fettigen oder trockenen weißen Schuppen auf der Kopfhaut können auch die Augenbrauen, die Stirn und der Bereich hinter den Ohren betroffen sein. Bei den seborrhoischen Schuppen ist eine übermäßige Talgproduktion der Auslöser. Durch die vorübergehende oder dauerhafte Besiedlung der fettigen Hautareale mit Hefepilzen kommt es zu einer Abwehrreaktion des Körpers. Feucht-heißes oder kalt-trockenes Wetter, Erschöpfung und Stress verstärken die Schuppenbildung.

Schuppen sind in der Regel ein chronisches Problem mit Phasen der Besserung und Verschlechterung. Sie sind nicht gefährlich, können aber sehr lästig sein und soziale Kontakte erschweren. Die Behandlung besteht aus täglichen ausführlichen Haarwäschen (Einwirkzeit 5 Minuten) mit einer kräftigen Kopfhautmassage, um die Schuppen zu lösen. Schuppenschampoos mit Selendisulfid oder Zinkdipyridinethion sollten mindestens einmal pro Woche verwendet

Glatzenbildung beim Mann

Der Haarausfall folgt bei der androgenetischen Alopezie des Mannes einem typischen Verteilungsmuster. Er beginnt in den Geheimratsecken und schreitet dann vom Hinterkopf aus kreisförmig fort, bis nur noch ein Haarkranz am Hinterkopf übrig bleibt.

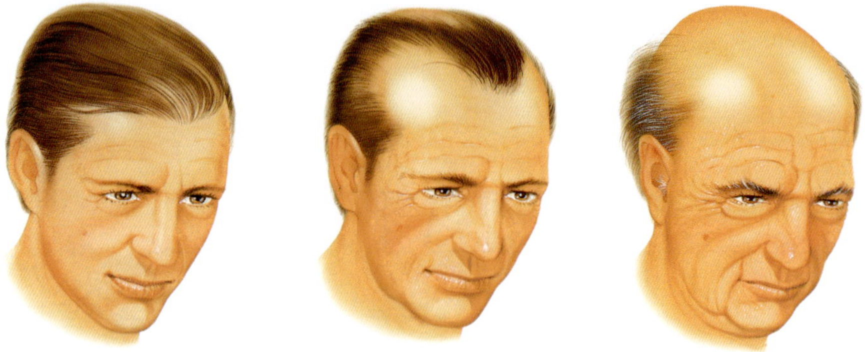

werden. Sind die Schuppen auf diese Weise nicht beherrschbar, muss ein Hautarzt konsultiert werden.

GLATZE

Es gibt verschiedene Ursachen der Glatzenbildung (Haarlosigkeit, Alopezie, Alopecia). Die häufigste Form, *Alopecia androgenetica*, kommt bei beiden Geschlechtern vor und wird erblich bedingt von den männlichen Geschlechtshormonen gesteuert. Der Haaransatz weicht zurück, bis nur noch ein Haarkranz übrig ist. Während diese Art des Haarausfalles bei Hellhäutigen häufig ist, tritt sie bei amerikanischen Ureinwohnern, Afrikanern und Asiaten seltener auf. 50–80 % der hellhäutigen Männer und 20–40 % der Frauen sind betroffen. Bei Männern ist er altersabhängig und betrifft 30 % der Männer über 30, 40 % der Männer über 40 usw.; bei Frauen ist er altersunabhängig.

Eine Autoimmunkrankheit ist dagegen vermutlich der kreisrunde Haarausfall (*Alopecia areata*), bei dem das Haar plötzlich mottenfraßähnlich in runden Flecken ausfällt. Hiervon können Männer, Frauen und Kinder betroffen sein.

Krankhafter Haarausfall entsteht auch durch Schilddrüsenfunktionsstörungen und Blutarmut. Insbesondere bei Frauen müssen diese Ursachen deshalb immer ausgeschlossen werden. Vorübergehende Haarlosigkeit kann bei hochfieberhaften Erkrankungen, durch eine Schwangerschaft, Chemotherapie, Röntgenstrahlen, chronische Metallvergiftung, Unterernährung, einige Hautkrankheiten, Stoffwechselstörungen, chronische Krankheiten und äußerliche Schädigungen z. B. durch chemische Substanzen auftreten.

Nicht jeder Haarausfall muss behandelt werden. Entsteht er durch Krankheit, äußerliche Schädigung oder infolge eine Schwangerschaft, wachsen die Haare innerhalb von drei bis vier Monaten nach. Bei dauerhafter androgenetischer Alopezie gibt es drei Behandlungsmöglichkeiten: Eine Haartransplantation aus einem Bereich, in dem Haare wachsen, die lokale Applikation von Minoxidil oder die systemische Therapie mit Finasterid, das als Testosteronantagonist wirkt. Insbesondere die medikamentösen Therapien sind aber wegen starker Nebenwirkungen sehr umstritten.

KOPFLÄUSE

Kopfläuse (*Pediculi capitis*) sind winzige flügellose Insekten, die auf der Kopfhaut leben und Blut saugen. Die Übertragung erfolgt sehr leicht durch direkten Kontakt, z. B. gemeinsames Benutzen von Kämmen und Hüten. Zwar ist niemand gegen Kopfläuse gefeit, doch sind – vor allem langhaarige – Kinder im Kindergarten oder in der Schule aufgrund ihrer Kontakte mit anderen Kindern besonders gefährdet. Kopfläuse fühlen sich auf gewaschenen Haaren wohler als auf ungewaschenen und sind weit verbreitet. (Eltern sollten Kopfläuse bei ihren Kindern daher nicht als Zeichen einer Vernachlässigung werten.)

Die Läuse verursachen starken Juckreiz und sind an dem feinen, schwarzen Pulver aus Fäkalien oder hellen Eiern (Nissen) auf dem Kopfkissen zu erkennen. Die Nissen, weiße reisähnliche Körnchen, kleben an Haarsträngen in der Nähe der Haarwurzeln.

Kopfläuse werden mit Spezialshampoos behandelt, die von allen Haushaltsmitgliedern benutzt werden sollten. Nach dem Haarewaschen muss das Haar mit einem Spezialkamm sorgfältig gekämmt und der Kamm zwischendurch immer wieder abgespült oder abgewischt werden. Anschließend wird das Haar trocken geföhnt, da die Hitze beim Abtöten der Schädlinge hilft. Nach Abtötung der Läuse ist tägliches Kämmen und eine sorgfältige Kontrolle auf Neubefall äußerst wich-

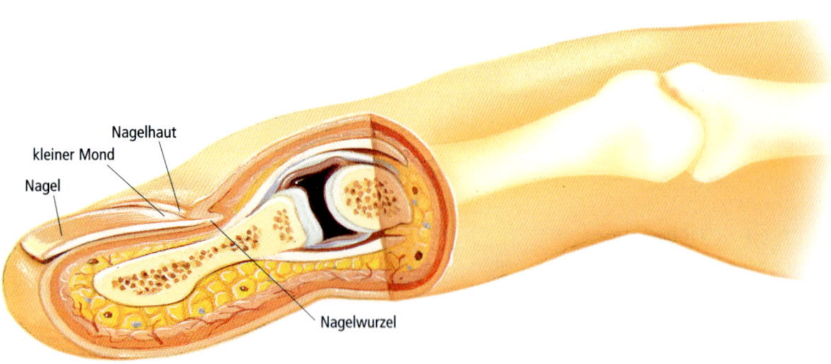

Nagelhaut

Die Nagelhaut ist die Hautfalte an der Grenze vom häutigen Nagelwall zur Nagelplatte. Die Oberseite ist als dünnes Häutchen sichtbar, während die Unterseite das Nagelbett verschließt, um Infektionen zu verhindern.

tig. Haarbürsten, Kämme, Kopfkissenbezüge, Haaraccessoires und Hüte müssen gewaschen werden. Stofftiere, Polster o.ä. kann man entweder einfrieren oder für mehrere Wochen in einer Plastiktüte verschließen.

NÄGEL

Die Nägel (Ungues) dienen hauptsächlich dem Schutz der empfindlichen Finger- und Zehenspitzen und sind für diese Funktion gut ausgerüstet. Sie bestehen zum Großteil aus einem harten Protein, dem Horn (Keratin), und der größte sichtbare Teil ist bereits abgestorben – Eigenschaften, welche die Nägel gegen die täglichen Belastungen widerstandsfähig machen.

Der einzig lebende Teil des Nagels ist die Wurzel, aus der er herauswächst. Diese befindet sich unter dem Nagelhäutchen (Kutikula) am hinteren Teil des Nagels. Unter dem Nagel liegt das Nagelbett, das bei einem gesunden Nagel aufgrund der guten Durchblutung rötlich durchscheint. Wenn ein Nagel z.B. durch einen Bluterguss vom Nagelbett gelöst wird, muss er ersetzt werden. Da Fingernägel durchschnittlich ca. 5 cm pro Jahr wachsen, dauert es etwa sechs Monate, bis ein Nagel vollständig nachgewachsen ist. Fußnägel wachsen langsamer und brauchen zum Nachwachsen ca. 12 bis 18 Monate.

NAGELHAUT

An der Finger- oder Zehenspitze, genau am Übergang von Haut und Nagel, wächst die Haut wieder nach hinten und bildet eine Falte. Das oberste sichtbare Gewebe dieser Falte ist das Eponychium, das meist als Nagelhaut bezeichnet wird. Das »wirkliche Nagelhäutchen« (Kutikula) jedoch ist der abgestorbene, unsichtbare Teil der Falte weiter unten, der den Ausgangsort für neues Nagelwachstum abschließt, um ihn vor Infektionen zu schützen.

ERKRANKUNGEN DER NÄGEL

Obwohl Nagelverletzungen in der Regel leicht und gut zu behandeln sind, können durch Vernachlässigung und falsche Nagelpflege schmerzhafte, dauerhafte und unansehnliche Störungen auftreten.

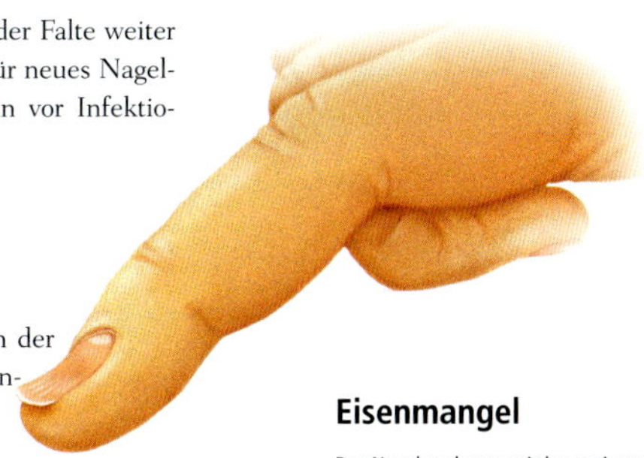

Eisenmangel

Das Nagelwachstum wird von einer ganzen Reihe von Erkrankungen gestört. Bei anhaltendem Eisenmangel werden die Nägel brüchig, flach und am Ende löffelartig eingedellt, was man als Koilonychie bezeichnet.

NAGELBETTENTZÜNDUNG

Das Abreißen oder -beißen des Nagelhäutchens (Niednagel), kann zu Hautverletzungen am Nagelfalz und zu einer schmerzhaften bakteriellen Infektion mit Schwellung, der Nagelbettentzündung (Paronychie), führen. Ein Niednagel sollte mit einer scharfen Schere sorgfältig abgeschnitten werden. Eine Nagelbettentzündung muss in der Regel mit Antibiotika behandelt werden.

PILZINFEKTION

Eine Hautpilzinfektion der Nägel (Nagelmykose, Onychomykose, *Tinea unguium*) ist oft langwierig. Sie tritt bevorzugt an den Zehen auf und ist durch gelbliche Verfärbung, Brüchigkeit und Ablösen des Nagels gekennzeichnet. Unbehandelt kann die Infektion zu Taubheitsgefühl oder Schmerzen an der betroffenen Stelle führen. Der Nagel kann sich vom Nagelbett lösen und schließlich zerstört werden. Eine wirksame Behandlungsmethode ist die regelmäßige Einnahme antimykotischer Tabletten über mehrere Monate.

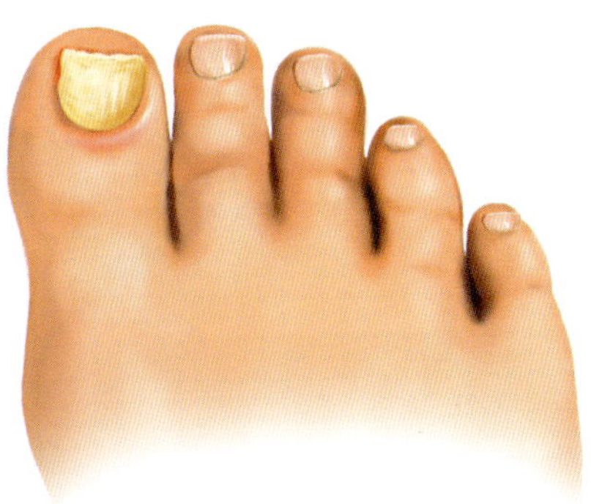

Nagelpilz

Wenn die Nägel von Pilzen infiziert werden, verfärben sie sich gelblich oder weißlich und werden durch Zerfall der unteren Nagelschichten brüchig und dick. Das Nagelwachstum ist stark gestört.

EINGEWACHSENER NAGEL

Ein weiteres Problem, das häufiger bei Fuß- als bei Fingernägeln auftritt, sind eingewachsene Nägel (*Ungues incarnati*), vor allem an den Großzehen. Die Hauptursachen sind zu kurz geschnittene Nägel und zu enge Schuhe, die die spitze Ecke eines wachsenden Nagels in die Haut drücken. Dies führt zu einer schmerzhaften Schwellung des äußeren Nagelfalzes, die sich entzünden kann. Regelmäßige Massage der Haut um die eingewachsene Ecke kann das Problem beseitigen. Vorsichtiges Zurückkleben der Haut vom Nagelrand sowie Barfußgehen hilft möglicherweise ebenfalls. Wenn die Beschwerden trotzdem weiterhin bestehen, kann das eingewachsene Nagelstück durch einen kleinen operativen Eingriff (Nagelplastik) entfernt werden.

SYMPTOM ALLGEMEINER GESUNDHEITSSTÖRUNGEN

Abgesehen von diesen relativ leichten Beschwerden können Nägel auch Aufschluss über den allgemeinen Gesundheitszustand geben. Weiße Querstreifen auf einem Nagel, die so genannten Mees-Bänder, können ein Anzeichen für einen schweren Vitaminmangel (Niacin) oder eine Schwermetallvergiftung sein. Verfärbungen können auf eine Erkrankung innerer Organe hinweisen. Eine gelbliche Verfärbung findet man bei einer Leberentzündung (Hepatitis). Eine bräunliche Verfärbung kann auf eine Nierenerkrankung hinweisen. Sehr blasse Nägel deuten auf Anämie, d.h. Sauerstoffmangel im Blut, hin. Kleine weiße Flecken entstehen durch kleinere Verletzungen und verschwinden normalerweise nach einigen Wochen.

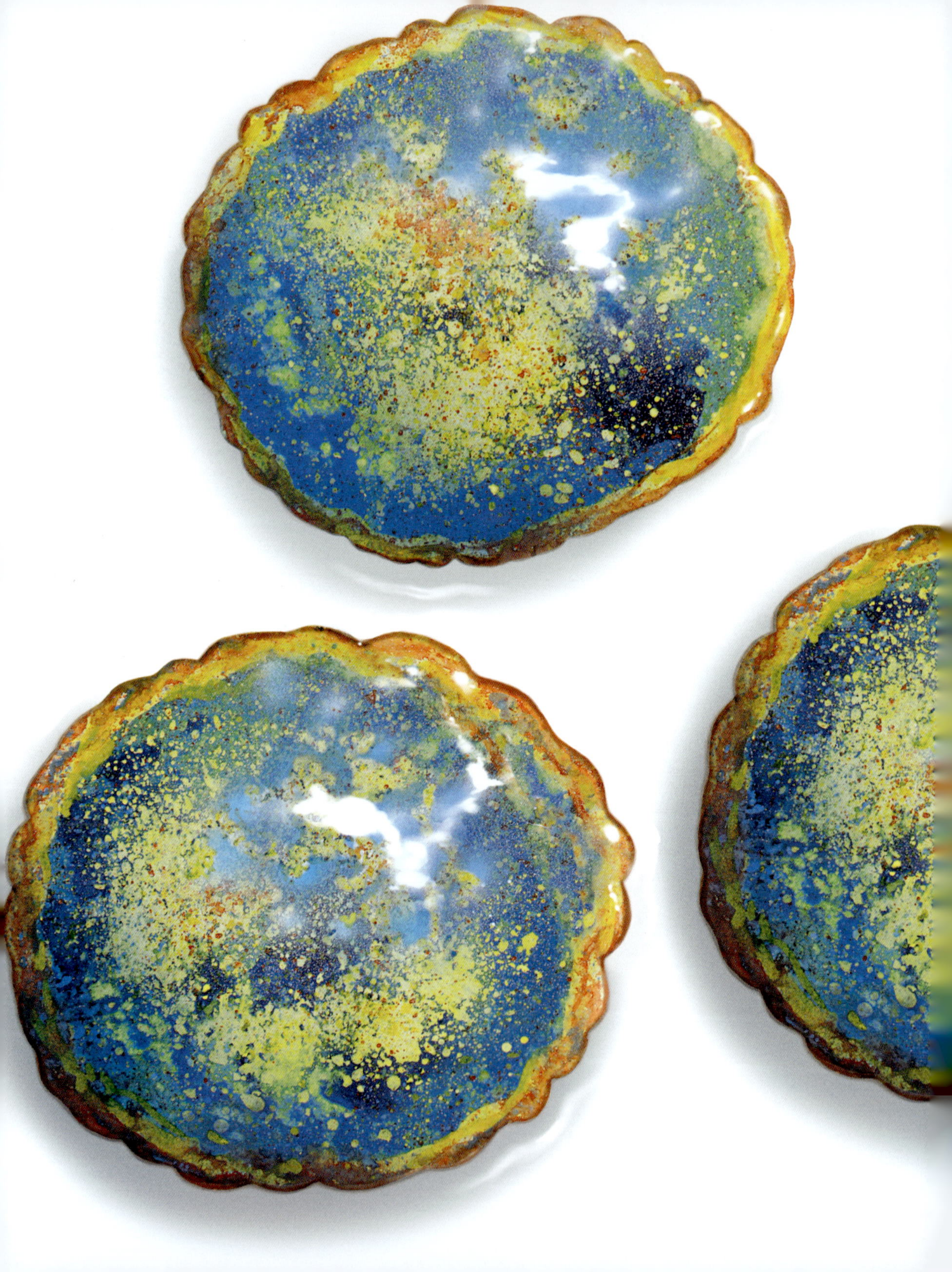

KAPITEL 11

Infektionskrankheiten

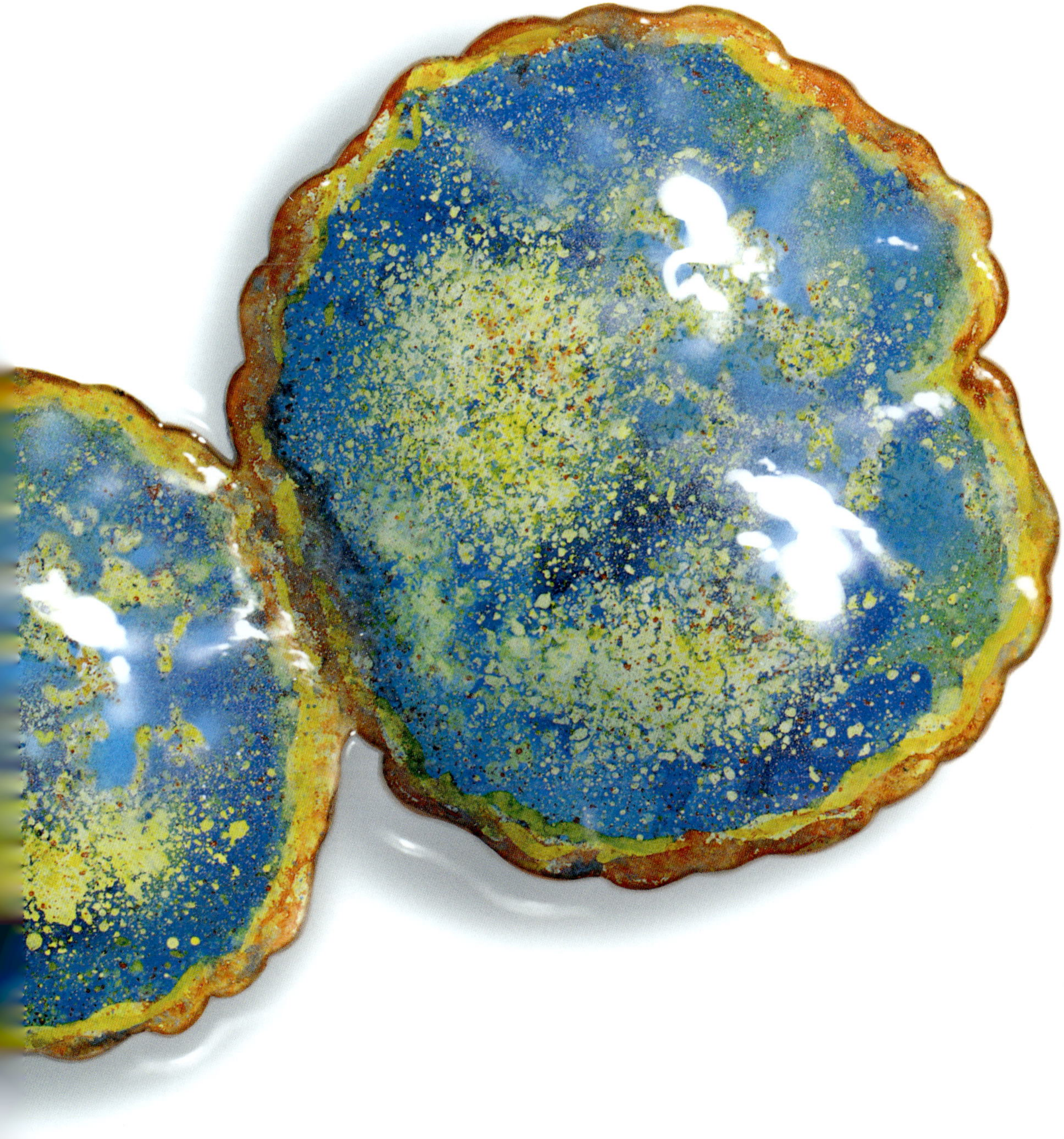

INFEKTIONS-KRANKHEITEN

Eine Infektionskrankheit wird durch das Eindringen und die Vermehrung krank machender Mikroorganismen (Krankheitserreger) im Körpergewebe verursacht. Die Übertragung solcher Organismen (Bakterien, Viren, Pilze, Protozoen, Rickettsien) kann durch den Menschen (oder ein Tier) erfolgen. Einige Krankheiten können auch durch die Gifte (Toxine) ausgelöst werden, die von diesen Mikroorganismen produziert werden.

Damit es zur Infektion kommt, müssen folgende Faktoren gegeben sein: ein infizierender Organismus, eine Umgebung, in der er sich vermehren kann (wie verdorbene Nahrung), ein Übertragungsweg und ein anfälliger Wirt.

Die Übertragung kann auf vielerlei Weise erfolgen. Die Organismen können durch Tröpfcheninfektion über die Luft übertragen werden, wenn eine infizierte Person niest oder hustet. Wer die Tröpfchen einatmet, kann sich infizieren. Andere Krankheiten werden als Schmierinfektionen oder durch kontaminiertes Ess- oder Trinkgeschirr fäkal-oral übertragen. Ebenso können Krankheitserreger oder ihre Gifte über den Verzehr von verdorbenen Nahrungsmitteln und Getränken übertragen werden. Andere Erkrankungen sind auf sexuellem Weg übertragbar. Häufige Infektionspforten sind die Haut (besonders verletzte Stellen) und die Schleimhäute der Körperöffnungen. Eine Schwangere kann Infektionen über die Plazenta (diaplazentar) auf den Fetus übertragen. Gelegentlich werden Infektionen im Rahmen einer medizinischen oder chirurgischen Behandlung oder durch den Gebrauch von verunreinigten Spritzen über das Blut (hämatogen) verbreitet (z. B. bei Drogenabhängigen).

Jede Infektionskrankheit hat eine Inkubationszeit. Dies ist die Zeitspanne zwischen dem Eintritt des Organismus in den Körper und dem Erscheinen der ersten Krankheitssymptome. Sie kann wenige Tage, z. B. bei banalen Erkältungen, oder Monate bzw. Jahre betragen, wie bei manchen Virusinfektionen des Gehirnes.

Nicht jeder Träger eines infektiösen Organismus wird krank – die Virulenz (Infektionskraft) des Mikroorganismus kann für die betroffene Person zu gering sein. Trotzdem kann diese Person Träger oder Überträger der Krankheit sein und sie an andere weitergeben. Zu den Trägern zählen auch Personen, die sich noch in der Inkubationszeit befinden und bei denen die Krankheit noch ausbricht oder die sich von der Krankheit erholt haben, sie aber noch an andere übertragen können.

Menschen, deren Immunsystem durch eine Immunkrankheit, durch Leukämie oder Krebs geschädigt wurde, sind deutlich anfälliger für Infektionskrankheiten. Als opportunistische Infektionen bezeichnet man Krankheiten, die vom gesunden Organismus leicht abgewehrt werden können, während sie bei Menschen mit geschädigtem Immunsystem oft ernsthafte Erkrankungen hervorrufen.

Eine Infektion kann lokal (auf einen Bereich beschränkt) oder generalisiert auftreten. Eine lokale Infektion führt zu Schmerzen, Schwellungen und Rötungen am Infektionsort. Mit dieser Reaktion, der Entzündung, bekämpft der Körper die Infektion. Eine generalisierte Infektion verbreitet sich über das Blut (Bakteriämie oder Septikämie) und befällt den ganzen Körper, was zu Fieber, Schüttelfrost und Pulsbeschleunigung führt.

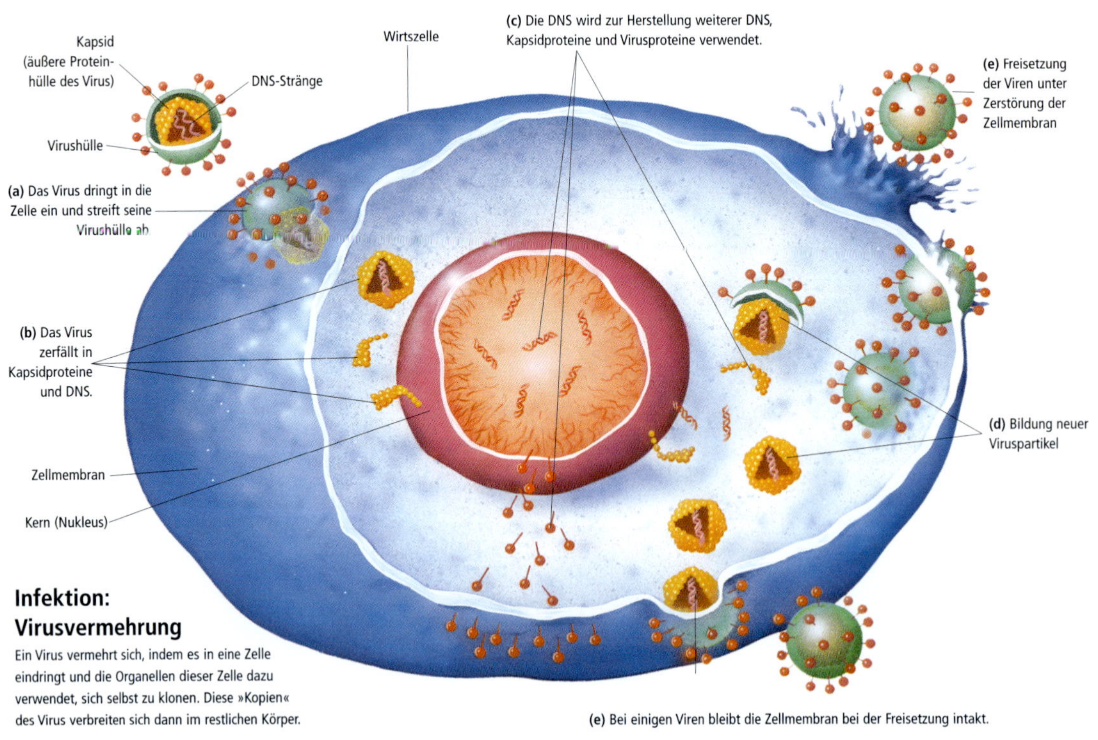

Infektion: Virusvermehrung

Ein Virus vermehrt sich, indem es in eine Zelle eindringt und die Organellen dieser Zelle dazu verwendet, sich selbst zu klonen. Diese »Kopien« des Virus verbreiten sich dann im restlichen Körper.

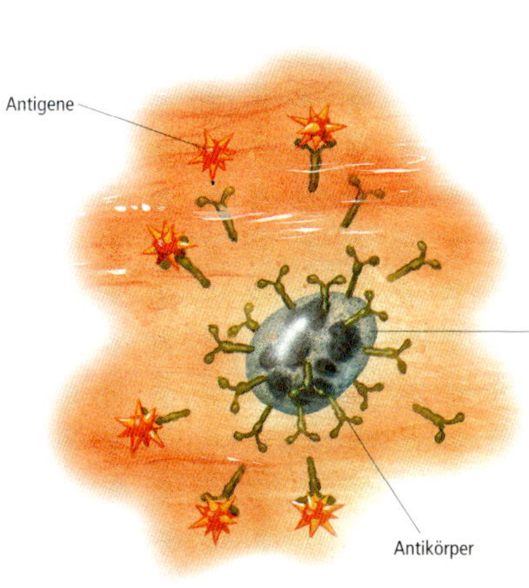

Antikörper

Sobald der Körper erkennt, dass ein Fremdkörper (Antigen) eingedrungen ist, werden B-Lymphozyten aktiviert, die zu Plasmazellen werden und die Produktion von Antikörpern aufnehmen. Die Antikörper verbinden sich mit den Antigenen, die dadurch angreifbar werden.

Verschiedene Krankheitserregerarten verursachen unterschiedliche Krankheitstypen.

SIEHE AUCH *Lymphsystem, Zellen, Blut, Entzündung, Fieber in Kapitel 1; Blutuntersuchungen, Hauttests, Medikamente zur Behandlung von Infektionen, Impfung in Kapitel 16*

BAKTERIEN

Bakterien sind winzige, einzellige Lebewesen, die zwar über eine Zellwand und Stoffwechselorganellen, nicht aber über einen Kern verfügen. Aerobe Bakterien benötigen Sauerstoff zum Leben, anaerobe dagegen nicht. Bakterien sind kugelförmig (Kokken), spiralig (Spirillen oder Spirochäten) oder stäbchenförmig (Bazillen). Man unterteilt Bakterien auch in grampositiv und gramnegativ, je nachdem ob ihre Zellwand einen speziellen Farbstoff (Gram-Färbung) aufnimmt.

Bakterien sind für zahlreiche epidemische Krankheiten verantwortlich, z. B. für Cholera, Ruhr, Tuberkulose und Typhus. Viele verursachen Hautkrankheiten wie Dermatitis, Wundrose, Lepra und Frambösie. Sie können auch Infektionen innerer Organe wie Harnblasen- und Magen-Darm-Infektionen, Lungen- und Hirnhautentzündungen, Knocheninfektionen sowie Bindehautentzündungen auslösen. Manche Bakterien, z. B. Staphylokokken, können einen Eiterherd hervorrufen, der aus toten Zellen, Bakterien und weißen Blutkörperchen besteht (Abszess).

Die meisten Bakterien können mit Antibiotika behandelt werden. Diese vernichten die Bakterien, indem sie in ihren Stoffwechsel eingreifen. Antibiotika können injiziert oder oral verabreicht werden. Man unterscheidet Breitbandantibiotika von spezifischen Antibiotika. Letztere wirken nur gegen bestimmte Bakterienarten, gegen diese aber besonders gut. Mit der Zeit entwickeln Bakterien oft eine Resistenz gegen Antibiotika.

Staatliche Gesundheitsmaßnahmen haben dazu beigetragen, Lebensdauer und -qualität in den Industrieländern erheblich zu steigern. Viele Entwicklungsländer müssen diese Maßnahmen erst noch ergreifen, um Infektionskrankheiten einzudämmen, an denen immer noch Millionen von Menschen sterben.

VIREN

Viren sind 20- bis 100-mal kleiner als Bakterien. Sie haben keinen eigenen Stoffwechsel und gelten daher nicht als eigenständige Lebewesen. Im Grunde bestehen sie nur aus Erbmaterial, das in Form von Ribonukleinsäure (RNS) oder Desoxyribonukleinsäure (DNS) gespeichert ist und einem Hüllprotein. Außerhalb einer lebenden Zelle können Viren sich nicht vermehren. Ein Virus kann sich jedoch fortpflanzen, indem es in eine Zelle eindringt und mit Hilfe von deren Zellorganellen Kopien von sich herstellt. Diese Kopien werden freigesetzt, infizieren neue Zellen und vermehren sich so rasant – eine intrazelluläre Infektion findet statt.

Häufige Viruserkrankungen sind Hepatitiden, die Grippe, die »banale« Erkältung, Masern, Herpes und Aids. Viele Kinderkrankheiten werden von Viren ausgelöst, wie Masern, Mumps, Röteln und Windpocken.

Viren sind auch an der Entstehung einiger Krebsarten beteiligt. Antibiotika sind gegen Viren wirkungslos und nur gegen Viruserkrankungen gibt es Virustatika. Die meisten Virusinfektionen, z. B. Kinderlähmung, Grippe, Tollwut, Röteln, Gelbfieber, Masern, Mumps und Windpocken sind aber durch Schutzimpfungen zu verhindern, die möglichst bei jedem schon im Kindesalter durchgeführt werden sollten.

PILZINFEKTIONEN

Pilzinfektionen (Mykosen) sind Krankheiten, die durch Pilzwachstum im oder am Körper verursacht werden. Sie verlaufen meist leicht und befallen normalerweise nur Haut, Haare, Nägel oder andere Körperoberflächen. Zu diesen Infektionen gehört z.B. der Fußpilz. Bei Menschen mit geschädigtem Immunsystem, wie Aids-Patienten, dringen die Pilzen jedoch in innere Organe ein und rufen ernste Erkrankungen hervor. Pilzerkrankungen lassen sich meist mit Antimyotika behandeln, die intravenös oder oral verabreicht bzw. auf die Haut aufgetragen werden.

ANTIKÖRPER

Ein Antikörper ist Teil des körpereigenen Immunsystems gegen Infektionen. Dringen Fremdkörper wie Viren oder Bakterien im Verlauf einer Infektion in den Körper ein, reagieren bestimmte weiße Blutkörperchen, die B-Lymphozyten, mit der Bildung von Antikörpern. Diese verbinden sich mit dem Eindringling und machen ihn so zerstörbar für andere Abwehrzellen. Sind bereits Antikörper gegen eine bestimmte Krankheit vorhanden, weist dies auf eine frühere Infektion hin. Viele Blutuntersuchungen arbeiten mit dem Nachweis von Antikörpern im Blut.

Durch Impfungen kann der Körper künstlich gezwungen werden, Antikörper herzustellen. Dabei wird er mit der abgeschwächten oder abgetöteten Form eines Virus oder eines anderen Erregers konfrontiert und zur Bildung von Antikörpern angeregt, wodurch bei einer späteren Infektion eine rasche Abwehrreaktion möglich ist.

OPPORTUNISTISCHE INFEKTION

Infektionen, die sich eine Immunschwäche zunutze machen, werden als »opportunistisch« bezeichnet. Sie treten häufig im Zusammenhang mit HIV/Aids, Krebs, Blutkrankheiten wie Leukämie, Knochenmarkerkrankungen und aplastischer Anämie auf. Beispiele für opportunistische Erreger sind der Hefepilz *Candida albicans*, der Pilzinfektionen des Mundes, Rachens oder der Scheide verursacht, das Zytomegalievirus, das u. a. eine Netzhautentzündung verursacht und zu Blindheit führen kann, *Herpes-simplex*-Viren, die Lippen- oder Genitalherpes verursachen, *Pneumocystis carinii*, ein Erreger, der zu tödlichen Lungenentzündungen führen kann, und *Toxoplasa gondii*, der Gehirnentzündungen (Enzephalitiden) verursacht.

Die Behandlung richtet sich nach der Grunderkrankung. Die Erreger werden mit Antibiotika, Antimykotika und Virustatika bekämpft, was meist mit intravenösen Injektionen auf einer Isolierstation im Krankenhaus erfolgt. Bei stark geschwächtem Immunsystem sind solche Infektionen oft tödlich.

SIEHE AUCH ***Lungenentzündung in Kapitel 5; Candidiasis, Lippenherpes, Zytomegalie, Genitalherpes, Herpes-Simplex-Infektionen, Toxoplasmose in diesem Kapitel***

SEPSIS

Eine Sepsis ist eine generalisierte Infektion, die durch Verbreitung von Krankheitserregern auf dem Blutweg meist als Komplikation einer lokalen Infektion entstehen kann. Es handelt sich um eine ernste Erkrankung, die mit hohem Fieber und oft heftigem Schüttelfrost einhergeht. Bei geschwächtem Immunsystem gelangen infektiöse Organismen leichter in das Blut. Aber auch Krankenhauspatienten mit intravenösen Kathetern oder nach invasiven Eingriffen sind gefährdet. Die Auswirkung der Sepsis ergibt sich aus den Bakteriengiften und der Immunreaktion des Körpers auf die Infektion.

Die Behandlung erfolgt mit einer sofortigen intravenösen Antibiotikagabe und einer unterstützenden Therapie im Krankenhaus.

GESCHLECHTSKRANKHEITEN

Eine Geschlechtskrankheit (abgekürzt STD für das Englische »sexual transmitted disease«) wird durch sexuellen Kontakt übertragen. Solche Krankheiten können auch vor, während oder unmittelbar nach der Geburt von einer infizierten Mutter auf ihr Kind, ebenso durch Küssen, kontaminierte Bluttransfusionen oder den Gebrauch unsteriler Spritzen übertragen werden. Bis zum Ende des 20. Jahrhunderts waren Geschlechtskrankheiten als venerische Krankheiten bekannt. Geschlechtskrankheiten bakterieller, viraler oder parasitärer Ursache gibt es schon seit Beginn der Menschheitsgeschichte.

Bei Verdacht auf eine Geschlechtskrankheit sollten auch alle mit dem Betroffenen in Kontakt gekommenen Personen untersucht werden. Ein Kondom für Frauen bietet zwar Schutz vor Geschlechtskrankheiten, einschließlich Aids, doch sollten erkrankte Personen so lange auf Geschlechtsverkehr verzichten, bis die Symptome abgeklungen sind oder der Arzt die Zustimmung erteilt hat.

Bakterielle Geschlechtskrankheiten

Unspezifische Scheiden- oder Unterleibsentzündungen durch Chlamydien oder bakterielle Mischinfektionen sind die häufigsten sexuell übertragenen Krankheiten. Hierzu zählen vor allem:

Chlamydieninfektionen durch *Chlamydia trachomatis* können zu Eileiterverwachsungen, Extrauteringravidität und Frühgeburt führen. Bei Neugeborenen können die Erreger Bindehautentzündungen oder Lungenentzündungen verursachen.

Weicher Schanker ist eine besonders in tropischen Ländern häufig auftretende Geschlechtskrankheit, die mit der Übertragung von HIV assoziiert ist. Im infizierten Bereich, meist dem Genitalbereich, erscheinen drei bis fünf Tage nach der Ansteckung durch Geschlechtsverkehr schmerzhafte kleine Hautgeschwüre. Ausgelöst durch das Bakterium *Haemophilus ducreyi*, werden diese oft als erste Anzeichen von Syphilis missgedeutet. Den Geschwüren folgt eine Schwellung und Entzündung der Leistenlymphknoten.

Gonorrhö (Tripper) wird durch das Bakterium *Neisseria gonorrhoeae* verursacht. Symptome sind eine eitrige Harnröhrenentzündung und im Einzelfall Fieber und Gelenkschmerzen. Oft bleibt die Infektion unbemerkt, was die Verbreitungsgefahr erhöht. Nichtbehandlung kann in Unfruchtbarkeit, Fehlgeburten oder Frühgeburten resultieren.

Bei der Donovanosis treten Geschwüre im Bereich der Genitalien auf. Sie kommt hauptsächlich in den Tropen und Subtropen vor, oft zusammen mit Syphilis oder Gonorrhö, und ist nicht so ansteckend wie manche anderen Geschlechtskrankheiten.

Auch die ***Lymphopathia venerea*** (LGV oder *Lymphogranuloma inguinale*), eine Infektion der Lymphgefäße und Lymphknoten, wird durch *Chlamydia trachomatis* verursacht. Symptome sind Lymphknotenschwellungen, Geschwüre, eine Vergrößerung der Genitalien und eine Mastdarmverengung. Sie tritt meist in den Tropen und Subtropen auf und ist oft mit Fieber und Gelenkschmerzen verbunden.

Syphilis (Lues) wird durch die Spirochäte *Treponema pallidum* verursacht. Diese ernsthafte Erkrankung verläuft in drei Stadien, zwischen denen Monate und sogar Jahre vergehen können. Sie beginnt mit einem schmerzlosen, ringförmigen Geschwür (harter Schanker) an Lippen, Mund, Zunge, Brustwarze, Rektum oder Genitalien. Wochen oder Monate später erscheinen die Symptome des Sekundärstadiums als Zeichen einer Generalisation, also einer Verteilung der Erreger im ganzen Körper. Schmerzlose Hautausschläge, manchmal mit Fieber, Kopfschmerzen und Haarausfall verbunden, treten auf und verschwinden wieder. Im Jahre später eintretenden Tertiärstadium kommt es zu geschwüriger Zerstörung von Haut, Knochen und Gelenken. Auch das Nervensystem wird in diesem Stadium angegriffen.

Virale Geschlechtskrankheiten

Zu den viralen Geschlechtskrankheiten gehören folgende Krankheiten:

Aids, verursacht durch das HI-Virus, wird über Körperflüssigkeiten und Blut übertragen. Das Virus vermehrt sich in den für das Immunsystem wesentlichen T-Helferzellen und zerstört diese allmählich. Die Infektion erfolgt durch Körperflüssigkeiten wie Blut (einschließlich Menstruationsblut), Scheidensekret, Muttermilch oder infizierte Nadeln bei intravenösem Drogenkonsum.

Hepatitis B, ausgelöst vom gleichnamigen Virus, wird durch Bluttransfusionen, intravenösen Drogenkonsum mit infizierten Nadeln, ungeschützten Geschlechtsverkehr oder kleine Hautverletzungen übertragen. Das Virus kann über Jahre im Körper bleiben und von symptomlosen Trägern ausgeschieden werden oder zu einer chronischen Leberentzündung (Hepatitis) führen und in der Folge eine Zirrhose oder ein Leberzellkarzinom verursachen. Kinder einer infizierten Mutter infizieren sich mit 95 %iger Wahrscheinlichkeit während der Geburt. Eine Impfung bietet mindestens fünf Jahre Schutz.

Genitalherpes wird durch das *Herpes-simplex*-Virus Typ II verursacht. Es kann durch Oralverkehr auch auf den Mund übertragen werden. Leichtes Fieber und Kopfschmerzen, Lymphknotenschwellungen, kleine Bläschen an den Genitalien und Vaginalausfluss sind häufige Symptome.

Dellwarzen sind ansteckende flüssigkeitsgefüllte Knötchen durch eine Art des Pockenvirus. Sie werden durch engen Hautkontakt, bei Erwachsenen meist durch Geschlechtsverkehr übertragen.

Feigwarzen werden durch humane Papillomaviren (HPV) verursacht. Sie wachsen im Genitalbereich, meist in Vorhaut, Scheide oder an den Schamlippen, und können beim

Geschlechtsverkehr Schmerzen verursachen. Frauen mit Feigwarzen sollten sich wegen eines erhöhten Krebsrisikos regelmäßig gynäkologischen Untersuchungen und Pap-Tests unterziehen.

Parasitäre Geschlechtskrankheiten

Folgende Geschlechtskrankheiten werden durch Parasiten verursacht:

Filz- oder Schamläuse werden durch Geschlechtsverkehr, aber auch über kontaminierte Bettwäsche oder Kleidung übertragen. Das häufigste Symptom ist Juckreiz im Genitalbereich; auch können ein Ausschlag oder kleine blaue Flecken zu beobachten sein.

Krätze (Scabies) wird durch die Krätzmilbe *Sarcoptes scabiei* übertragen, die unter der Haut Gänge bohrt und starken Juckreiz verursacht. Bei Erwachsenen wird sie meist durch Geschlechtsverkehr übertragen. Der am Handgelenk, zwischen den Fingern, in den Achselhöhlen, am Penis oder an den Oberschenkeln auftretende Ausschlag wird mit einer Salbe behandelt, die die Milben und ihre Eier abtötet.

Trichomoniasis ist eine häufige Ursache für unspezifische Scheiden- oder Unterleibsinfektionen, gelegentlich auch für Prostataentzündungen. Erreger sind Trichomonaden (kleine Protozoen). Typische Symptome sind quälender Juckreiz, übel riechender schaumiger Ausfluss und Schmerzen beim Wasserlassen. Bis zu 90 % der befallenen Männer zeigen jedoch keine Symptome, was die Gefahr der unbewussten Verbreitung stark erhöht.

LEBENSMITTELVERGIFTUNG

Bei einer Lebensmittelvergiftung handelt es sich um eine akute Magen-Darm-Infektion (Gastroenteritis) durch den Verzehr verdorbener oder giftiger Speisen. Zwar ist diese Infektion dank verstärkter Nahrungsmittelkontrollen in der westlichen Welt selten geworden, doch treten nach wie vor Fälle auf, die auf unzureichende Zubereitung, erneutes Erwärmen bereits gekochter Speisen und nur teilweise gefrorener Nahrungsmittel zurückzuführen sind. Lebensmittelvergiftungen werden als Salmonellenenteritis, Shigellendysenterie oder Reisediarrhö durch Bakterien verursacht (z. B. Salmonellen, Shigellen oder *Escherichia coli*), die in ungenügend gekochten Speisen oder nicht gekühltem Fleisch überleben. Schwerere Krankheitsbilder durch Erreger der gleichen Gattungen sind die bakterielle Ruhr, Typhus und Paratyphus. Die mit der Nahrung aufgenommenen Bakterien produzieren Gifte (Toxine), welche die Darmschleimhaut schädigen. Staphylokokken z. B. können von einer Person, die ein Eitergeschwür, einen Abszess oder eine andere Infektion hat, übertragen werden. Diese Bakterien produzieren ein Gift, das den Kochprozess überleben kann.

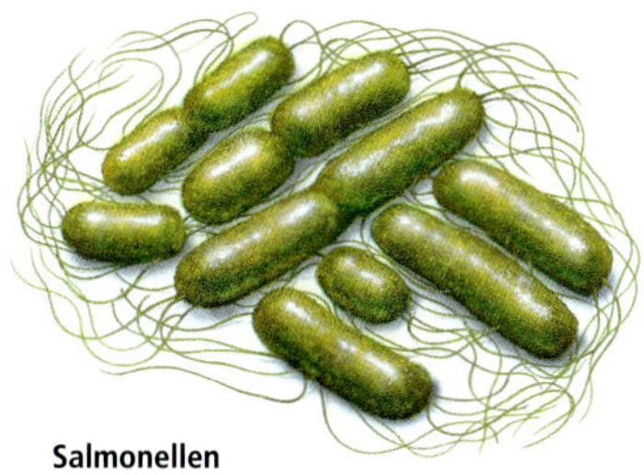

Salmonellen

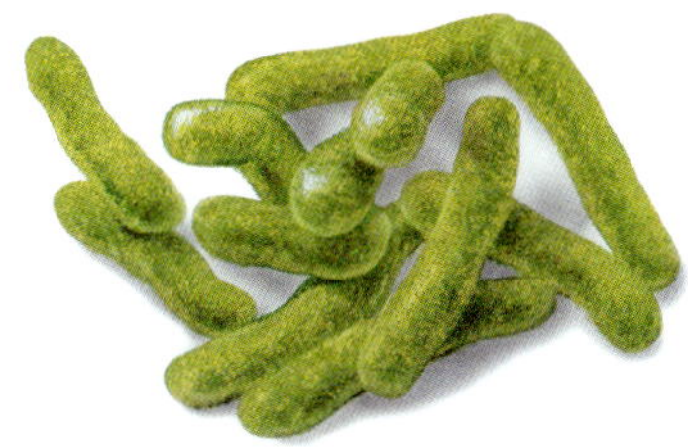

Shigellen

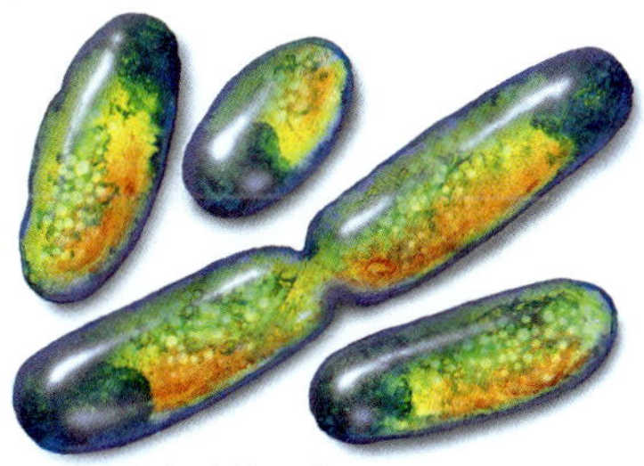

Escherichia coli

Lebensmittelvergiftung

Bakterien wie die hier abgebildeten können Lebensmittelvergiftungen verursachen. Erbrechen, Bauchschmerzen, Kopfschmerzen und Durchfall sind die Folge.

Ein bis acht Stunden nach dem Verzehr der Nahrungsmittel kommt es zu Brechreiz, Erbrechen, Bauchkrämpfen und Durchfall. Hinzu kommen Fieber, Schüttelfrost, Schwächegefühl und Kopfschmerzen. Personen, die dieselben Speisen zu verzehrt haben, leiden meist unter ähnlichen Symptomen. Kinder, ältere Menschen und Personen mit geschwächtem Immunsystem (z. B. HIV-Infizierte) sind am schlimmsten betroffen.

Lebensmittelvergiftungen (außer Botulismus) verlaufen selten tödlich. Meist tritt nach 6 bis 24 Stunden Besserung ein. Der Erkrankte sollte den Flüssigkeitsverlust durch reichliches Trinken ausgleichen. Ist dies aufgrund starken Brechreizes nicht möglich, sollte evtl. eine Infusionsbehandlung stattfinden. Dies gilt besonders für Kleinkinder, da sie schneller dehydrieren.

Eine bakterielle Lebensmittelvergiftung lässt sich am besten vermeiden, indem man Nahrungsmittel sorgfältig lagert und gar kocht. Es ist ratsam, rohes Obst und Gemüse zu waschen und kühl zu lagern. Bei Picknickboxen, die Kaltes oder Gefrorenes enthalten, sollten die Kühlelemente oben lagern.

An heißen Tagen werden leicht verderbliche Speisen am besten sofort gegessen bzw. innerhalb einer Stunde gekühlt. Meeresfrüchte nur kaufen, wenn sie auf Eis lagern!

Botulismus

Botulismus ist die gefährlichste Form der Lebensmittelvergiftung, verursacht durch *Clostridium botulinum*. Dieses Bakterium produziert ein Gift, das das Nervensystem angreift. Es kommt in verdorbenen oder nicht ausreichend gekochten, konservierten Nahrungsmitteln (z. B. selbst eingemachtes Gemüse und Obst), sowie bei halbgaren Würstchen, geräuchertem Fleisch und Fisch vor. 18 bis 36 Stunden nach Verzehr der verdorbenen Lebensmittel treten Erbrechen und Durchfall auf. Es folgen Zeichen einer Schädigung des Nervensystems wie gestörtes Sehvermögen, hängende Augenlider, Mundtrockenheit, undeutliche Sprache, Schwäche in Armen und Beinen und Lähmungserscheinungen. Botulismus ist ein medizinischer Notfall, der sofortige intensivmedizinische Behandlung erfordert. Flüssigkeitsinfusionen und Injektionen des Botulismus-Antitoxins sind nötig. Die Sterblichkeitsrate liegt bei 10–25 %.

RUHR

Die Ruhr ist eine Infektionskrankheit des Dickdarmes, die oft in tropischen Ländern mit Überbevölkerung und schlechten sanitären Bedingungen auftritt. Sie ist in Gegenden von Afrika, Lateinamerika, Südostasien und Indien endemisch.

Bei Menschen gibt es zwei Hauptformen: Bakterienruhr durch Shigellen-Arten (*Shigella dysenteri schmitzii* und *sonei*) und Amöbenruhr (durch die Amöbe *Entamoeba histolytica*). Beide werden durch mit Fäkalien verunreinigte Speisen oder Getränke bzw. durch Handkontakt, die Amöbenruhr zudem durch Fliegen und Küchenschaben übertragen.

Diese Formen der Ruhr verursachen schweren Durchfall, häufig mit blutigem, schleimigem Stuhl, Bauchschmerzen und schmerzhaften Afterkrämpfen bei anhaltendem Stuhldrang (Tenesmen). Die Infektion kann sich über das Blut in Leber, Lunge, Gehirn und andere Organe ausbreiten.

Infektionen mit *Shigella sonei* verlaufen relativ mild und können meist innerhalb etwa einer Woche mit Antibiotika wie Ciprofloxacin und Cotrimoxazol ausgeheilt werden. Bei schwerer Infektion kann zu starke Austrocknung jedoch zum Tod führen (besonders bei Neugeborenen und Kleinkindern); schwere Fälle erfordern daher eine Klinikeinweisung und intravenösen Flüssigkeitsersatz.

Die Amöbenruhr kann sich monatelang in rezidivierenden Bauchbeschwerden äußern, bis sie diagnostiziert wird. Es droht Abszessbildung, vor allem in der Leber. Die Behandlung besteht in symptomatischen Maßnahmen und der Gabe von Metronidazol und Paromomycin. Abszesse müssen in manchen Fällen punktiert werden. In tropischen Gegenden, wo Nahrung und Wasser infiziert sein können, sollte man nur gare Speisen essen, auf hygienische Essenszubereitung achten, Trinkwasser abkochen und Nahrungsmittel abdecken.

Viren

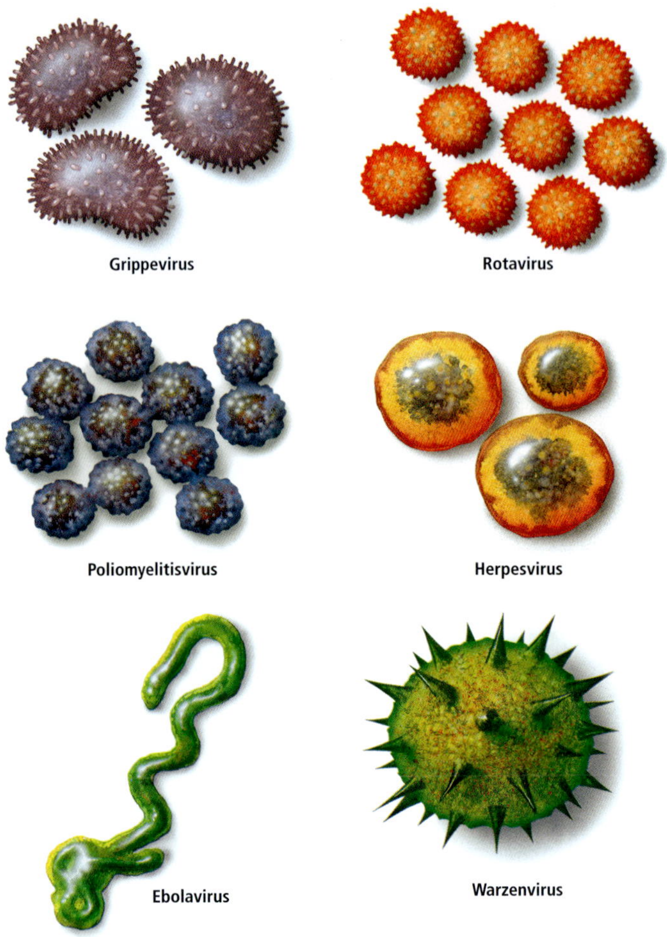

Viren

Diese Krankheitserreger sind sehr viel kleiner als Bakterien und variieren stark in Form und Struktur. Um zu überleben, dringen sie in andere Zellen ein, mittels deren Zellorganellen sie sich vermehren. Jedes Virus hat bestimmte Zielzellen. So befällt z. B. das Warzenvirus Hautzellen, das Poliovirus, Auslöser der Kinderlähmung, hingegen Nervenzellen.

VIRUSINFEKTIONEN

Viren, eine Gruppe übertragbarer Organismen, sind so klein, dass sie nur mit Hilfe eines Elektronenmikroskopes erkennbar sind. Sie verfügen gerade über so viel Erbmaterial, dass sie sich verdoppeln können. Viren sind kleiner als Bakterien und besitzen keinen eigenen Stoffwechsel. Zu bestimmten Prozessen, z. B. den für lebende Organismen typischen Stoffwechselvorgängen, sind sie nicht in der Lage. Für die Sicherung ihres Fortbestandes müssen sie in andere Zellen eindringen, deren Zellorganellen sie zu ihrer Vermehrung nutzen. Viren können sich auf alle Körpergewebe ausbreiten, die einzelnen Virusarten befallen jedoch vorzugsweise nur bestimmte Organe oder Gewebe. So infiziert das Poliomyelitisvirus nur Teile des Nervensystemes, das Herpesvirus hingegen die Haut.

Einige Virusarten verursachen akute, zeitlich begrenzte Krankheiten, andere chronische oder rezidivierende Erkrankungen. Akute Virusinfektionen treten als lokale oder systemische Infektionen auf. Dies hängt von der Wirkungsweise des Virus ab.

Lokale Infektionen treten an der von der Virusinfektion betroffenen Körperstelle auf: So ist bei einer Erkältungskrankheit der Nasenbereich infiziert, während andere Viren eine Darmentzündung auslösen. Viele Viren gelangen über Nase oder Mund in den Körper des Wirtes und infizieren zunächst Nase und Rachenraum. Daraufhin treten sie in den Blutkreislauf ein, über den sie in andere Körperteile streuen, wie es z. B. bei Masern, Mumps und Windpocken der Fall ist.

Einige Viruserkrankungen werden durch den Biss von Insekten, Zecken und Milben übertragen. Diese Krankheiten befallen zuerst die Haut oder die Lymphknoten, bevor sie sich auf den Blutkreislauf ausbreiten. Zahlreiche Viren befallen vorzugsweise bestimmte Organe, beispielsweise das Gehirn.

Einige Viren, z. B. das Masern- und das Herpesvirus, können im Körper persistieren, obwohl sich in Blut und Geweben des befallenen Organismus spezifische Antikörper finden: Indem die Viren in den Körperzellen ruhen, werden sie von den Antikörpern nicht erkannt. Einige Viren können als Slow-Virus-Infektion über Jahre hinweg im Körper verbleiben, bevor sie Symptome hervorrufen. Es wird z. B. vermutet, dass dies zumindest eine Ursache der Multiplen Sklerose ist.

Abgesehen von den Lymphozyten, Antikörper produzierenden weißen Blutkörperchen, und geringen Mengen an Interferon, das ebenfalls zur Virusbekämpfung beiträgt, trifft das Virus nach Eindringen in den Organismus nur auf geringen Widerstand. Erst einige Tage nach dem Virusbefall produziert der Organismus Antikörper und Interferon in größeren Mengen. Da sich Viren in den Wirtszellen vermehren, gibt es bislang nur wenige antivirale Medikamente (Virustatika), welche die Viren abtöten, ohne dabei die Zellen zu zerstören. Antibiotika eignen sich nicht zur Virenbekämpfung, da sie auf die Zellwand ausgerichtet sind, die zwar bei Bakterien, nicht jedoch bei Viren vorhanden ist.

Viele Virusinfektionen lassen sich durch Einhaltung bestimmter hygienischer Voraussetzungen (entsprechende sanitäre Einrichtungen und Abfallbeseitigungssysteme, einwandfreie Körperpflege, sauberes Wasser) vermeiden. Auch Impfungen eignen sich als wirkungsvolle Vorbeugung gegen Epidemien, die durch bestimmte höchst ansteckende Viren ausgelöst werden, wie der erfolgreiche Kampf gegen Pocken und Poliomyelitis gezeigt hat. Impfungen sind jedoch nur bei einigen Viren möglich. Gegen die durch Rhinoviren bedingte Erkältung gibt es z. B. bisher keinen geeigneten Impfstoff, da das Virus mit mindestens 100 Antigentypen auftritt.

SIEHE AUCH ***Lymphsystem, Zellen, Blut, Entzündung, Fieber in Kapitel 1; Blutuntersuchungen, Hauttests, Virustatika, Impfung in Kapitel 16***

ERKÄLTUNG

Die banale Erkältung kann von mehreren hundert Viren verursacht werden, die sich in fünf Virenfamilien zusammenfassen lassen. Deren wichtigste Vertreter sind die Rhinoviren und die Coronaviren. Sekundärinfektionen können, besonders bei Kindern, am Auge oder Mittelohr auftreten. Bei Erwachsenen infizieren sich häufig die Nasennebenhöhlen und die Stirnhöhlen. Der Hauptunterschied zwischen der gewöhnlichen Erkältung und anderen Atemwegsinfekten, wie den grippalen Infekten und der Grippe, ist das fehlende Fieber (außer bei Kindern) sowie die relativ leichten Symptome.

Da sich die Virenstämme stark voneinander unterscheiden, kann, kaum ist eine Infektion überstanden, bereits die nächste durch einen anderen Erreger auftreten.

Kindergartenkinder sind diesbezüglich besonders anfällig. Sie können zwischen vier und zehn Erkältungen pro Jahr durchmachen oder sogar noch mehr, wenn sie an Asthma leiden. Erkältungen werden durch Tröpfcheninfektion übertragen. Da die kaltnasse Witterung die Abwehrlage schwächt und die Menschen sich hauptsächlich in Innenräumen aufhalten, wo sie engeren Kontakt miteinander haben, sind Erkältungen im Winter häufiger. Die Inkubationszeit beträgt nur ein bis vier Tage. Die ersten Symptome sind ein Kratzen im Hals, Müdigkeit, Ausfluss aus der Nase und/oder Muskelschmerzen. Darauf folgen Niesen, Husten, Kopfschmerzen und Fließschnupfen. Die Erkältungssymptome unterscheiden sich je nach Person. Die Erkrankungsdauer beträgt meist zwischen sieben und zehn Tagen.

Die Behandlung beschränkt sich auf die Linderung der Symptome. Viel Flüssigkeit sowie Paracetamol oder Ibuprofen können dies unterstützen. Kinder sollten nie Azetylsalizylsäure einnehmen – dies würde die Gefahr einer Erkrankung am Reye-Syndrom erhöhen, das tödlich verlaufen kann. Antibiotika sind gegen Viren wirkungslos, können aber bei bakteriellen Zweitinfektionen verordnet werden. Es gibt zahlreiche frei verkäufliche Medikamente gegen Erkältungskrankheiten. Einige enthalten Wirkstoffe, die die Blutgefäße verengen, andere dagegen Antihistaminika, die den dumpfen Kopfdruck lindern und den Schlaf fördern.

Erkältungsvirus

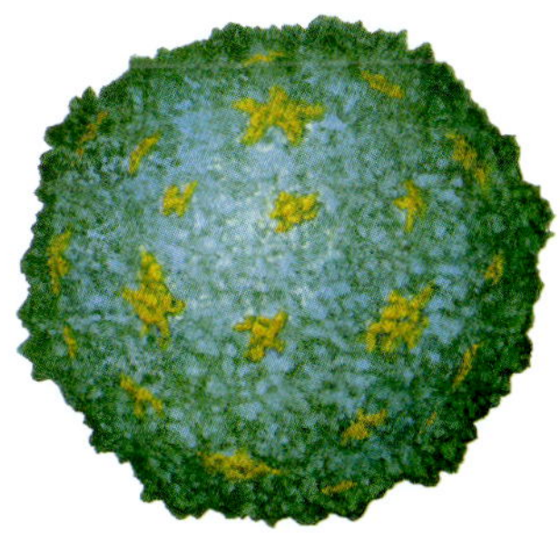

Virusinfektion auf zellulärer Ebene

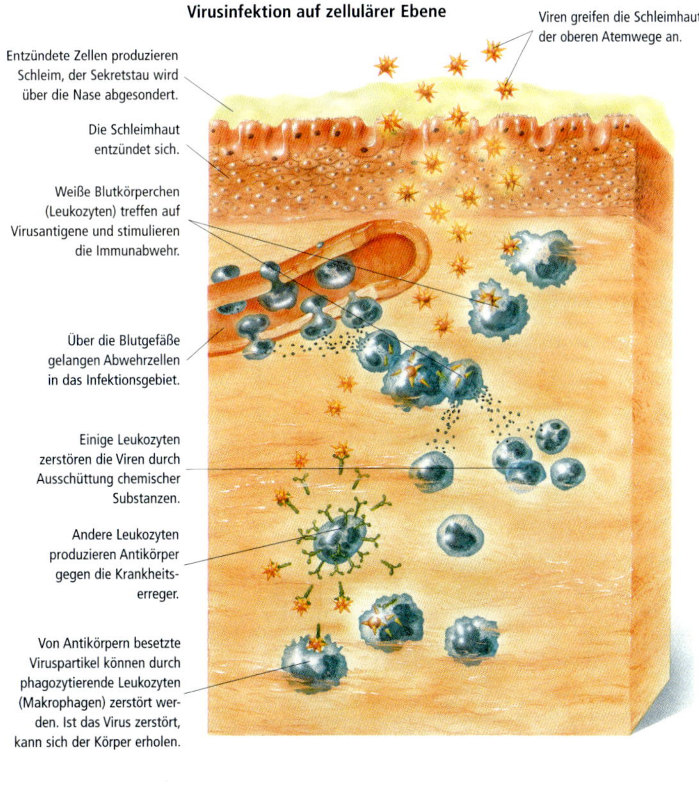
Viren greifen die Schleimhaut der oberen Atemwege an.
Entzündete Zellen produzieren Schleim, der Sekretstau wird über die Nase abgesondert.
Die Schleimhaut entzündet sich.
Weiße Blutkörperchen (Leukozyten) treffen auf Virusantigene und stimulieren die Immunabwehr.
Über die Blutgefäße gelangen Abwehrzellen in das Infektionsgebiet.
Einige Leukozyten zerstören die Viren durch Ausschüttung chemischer Substanzen.
Andere Leukozyten produzieren Antikörper gegen die Krankheitserreger.
Von Antikörpern besetzte Viruspartikel können durch phagozytierende Leukozyten (Makrophagen) zerstört werden. Ist das Virus zerstört, kann sich der Körper erholen.

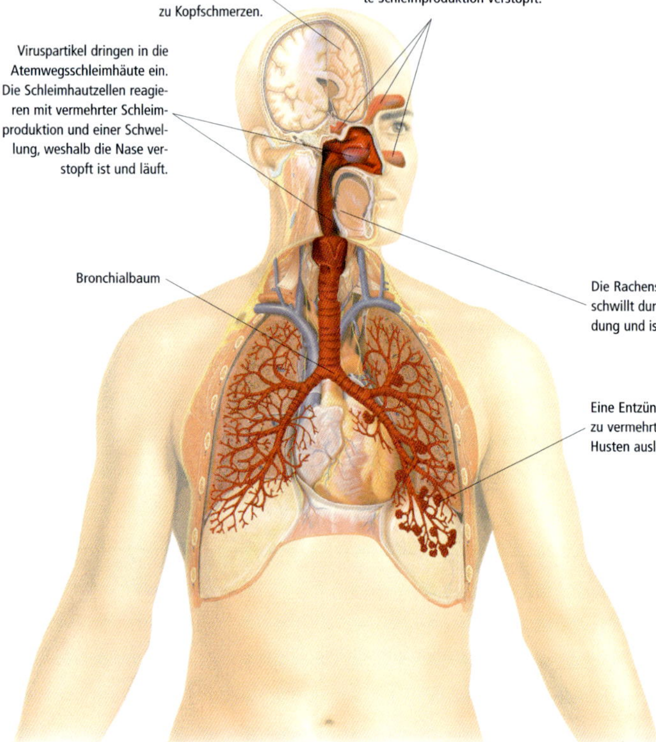

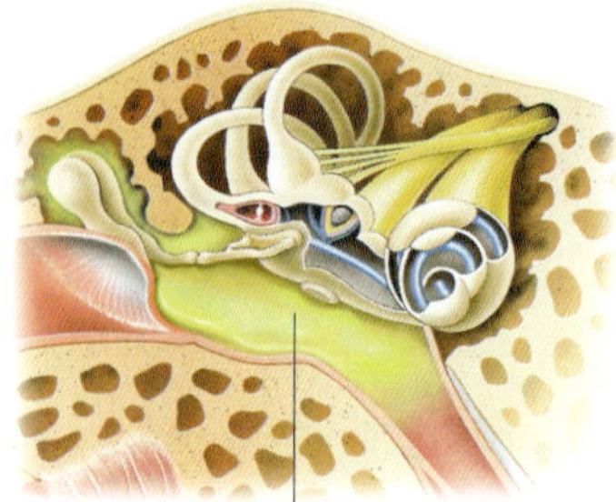

Mittelohrentzündung

Viren, die in das Mittelohr gelangen, lösen eine Entzündung mit Bildung eines Mittelohrergusses aus. Dies führt durch vermehrten Druck auf das Trommelfell zu Ohrenschmerzen.

Erkältung

Eine Erkältung kann durch zahlreiche Viren verursacht werden. Vor allem in der kalten Jahreszeit werden Millionen von Erkältungsviren ausgehustet bzw. ausgeschnäuzt und können durch Tröpfcheninfektion leicht übertragen werden. Gelangen solche Erreger in die Atemwege, greifen sie die Schleimhautzellen an und führen zu den bekannten Erkältungssymptomen.

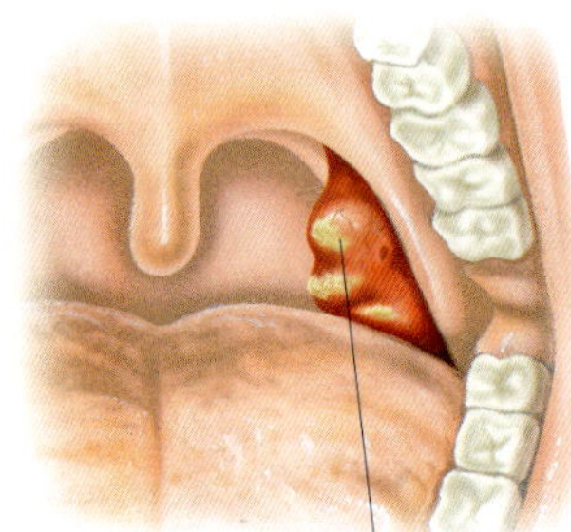

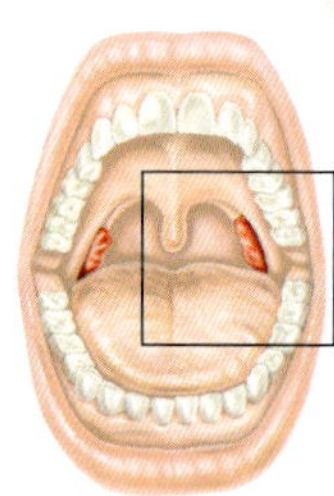

Mund und Rachen

Mandelentzündung

Die Mandeln sind lymphatische Organe, die den Körper vor Krankheitserregern schützen. Als Teil der Immunabwehr schwellen sie bei Atemwegsinfektionen an, um ein Übergreifen der Infektion auf die unteren Atemwege und das Körperinnere zu verhindern.

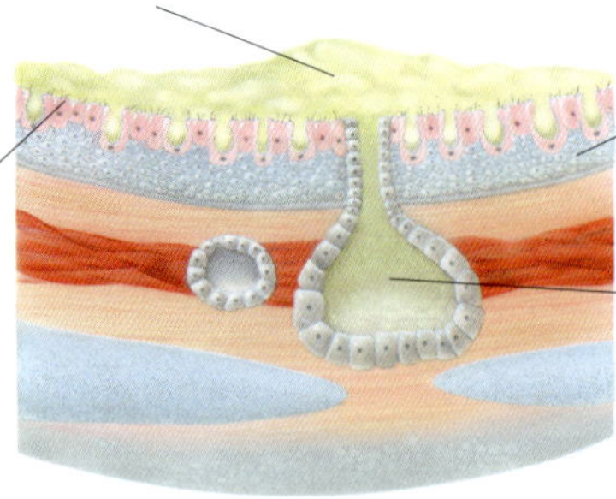

Lunge und Bronchialbaum

Erkältungsviren greifen bei schweren Erkrankungen die kleinen Flimmerhärchen (Zilien) der Bronchialschleimhaut an. In der Folge schwillt die Schleimhaut an und produziert mehr Schleim, was Husten auslöst.

Zur Wirkung von Vitamin C bei Erkältungen wurden mehr als 60 Versuche durchgeführt – mit unterschiedlichen Ergebnissen. Die Mehrzahl zeigt jedoch, dass die Einnahme von Vitamin C geringe Auswirkungen auf die Ansteckungsgefahr hat.

Die Unmenge unterschiedlicher Viren erschwert es der Forschung, erregerspezifische Medikamente zu entwickeln. Zudem treten Erkältungen nur bei Menschen auf; Medikamententests sind daher schwierig.

Die beste Therapie gegen Erkältungen ist die Stärkung der Abwehrkräfte durch eine vitaminreiche Ernährung mit viel Obst, Gemüse und Hülsenfrüchten, regelmäßige Bewegung, eine weitgehend rauchfreie Umgebung und ausreichend Schlaf. Zu den Vorsichtsmaßnahmen zählt auch der Abstand zu Menschen mit Erkältungen und anderen Krankheiten sowie häufiges Händewaschen, besonders nachdem man Nase oder Mund berührt hat. Zudem ist es empfehlenswert, Menschenmengen zu meiden, sich stets warm zu halten und nicht nass zu werden.

Eine Reihe alternativer Therapien können die Linderung der Erkältungssymptome unterstützen. Die Akupunktur soll die Genesung beschleunigen und das Immunsystem ankurbeln, wenn häufig Erkältungen auftreten. Die Aromatherapie verwendet abschwellende Öle (z. B. Eukalyptus oder Pfefferminze) für Inhalationen, Bäder oder Duftlampen. Die Kräuterheilkunde verschreibt entzündungshemmende und die Abwehr stärkende Kräuter wie Sonnenhut (Echinacea), Knoblauch und Tragant sowie Ingwer und Cayenne als wärmende Mittel. Schwitzen wird durch diaphoretische Kräuter, z. B. Pfefferminze oder Schafgarbe, gefördert. Die Naturheilkunde betrachtet Erkältungen als natürliche Entgiftungsprozesse, die nicht unterdrückt werden dürfen. Um die Symptome einer Erkältung zu lindern, empfiehlt sie Vitamin C und Zink sowie eine leichte, reinigende Ernährung, viel Flüssigkeit und Ruhe.

GRIPPE

Die Virusgrippe (Influenza) unterscheidet sich deutlich von der banalen Erkältung und anderen Atemwegsinfekten (grippalen Infekten), die häufig fälschlicherweise als »die Grippe« bezeichnet werden. Allerdings können die Symptome der echten Grippe einem schweren grippalen Infekt ähneln.

Die Grippe wird durch Tröpfcheninfektion übertragen. Sie tritt gehäuft im Winter auf. Bemerkenswert ist, dass sich die äußere Proteinhülle der verursachenden Viren häufig verändert. Da die Immunität gegen Virusinfekte von der Ankopplung der Antikörper an solche Proteine abhängt, kann das Immunsystem einer schon einmal infizierten Person das Grippevirus mit neuer Außenhülle nicht erkennen – die Infektion tritt erneut auf.

Fast jedes Jahr kommt es zu relativ geringen Veränderungen der erkennbaren Oberflächenproteine (Antigene) des Grippevirus, wodurch neue Stämme entstehen. Größere Antigenveränderungen sind nicht so häufig, doch führen sie zu völlig neuen Viren, was Grippeepidemien zur Folge hat, die sich weltweit ausbreiten können (Pandemien).

Die charakteristischen Symptome einer Grippe sind plötzlich auftretendes Fieber mit Schüttelfrost, Kopfschmerzen, Muskelschmerzen und extremer Müdigkeit. Hinzukommen können ein trockener Husten, Halsschmerzen und Appetitlosigkeit. Die Temperatur steigt auf 38–40 °C und bleibt drei oder vier Tage erhöht. Die übrigen Symptome halten oft ein bis zwei Wochen an. Obwohl die Grippe normalerweise von selbst vergeht, fühlt sich der Patient sehr unwohl.

Was die Grippe so gefährlich macht, sind die möglichen schweren Komplikationen. Bei Menschen mit chronischen Lungenerkrankungen können sich die Symptome während einer Grippe verschlimmern. Auch das Virus selbst kann die Lungen angreifen und bei Menschen jeden Alters zu einer Lungenentzündung mit Atembeschwerden führen. Eine bakterielle Lungenentzündung mit Husten und Auswurf tritt besonders häufig bei älteren Menschen auf. Gerade bei größeren Grippeepidemien kann die Lungenentzündung eine häufige Todesursache sein.

Grippeanfällige Menschen sollten sich unbedingt impfen lassen. Zu den Risikogruppen gehören Menschen über 65 Jahren, chronisch Herz- oder Lungenkranke, Zuckerkranke und Personen mit »supprimiertem« Immunsystem. Die Impfung empfiehlt sich auch für Altenheimbewohner, da die Ansteckungsgefahr in einer solchen Umgebung erhöht ist. Impfstoffe aus abgetöteten Grippeviren bieten guten Schutz gegen Grippe und ihre Komplikationen. Aufgrund konstanter Antigenveränderungen des Virus ist es sehr wichtig, sich jedes Jahr gegen den neuesten Virusstamm impfen zu lassen.

Die Diagnose einer Grippe beruht meist auf dem klinischen Erscheinungsbild. Während früher für eine eindeutige Diagnose umfangreiche Labortests notwendig waren, deren Ergebnis erst nach einigen Tagen vorlag, gibt es heute Methoden für eine schnelle und genaue Diagnose. Dies ist besonders deshalb interessant, da kürzlich spezielle Virustatika auf den Markt kamen, mit denen sich Grippe im Frühstadium behandeln lässt. Diese Medikamente verhindern jedoch nicht die Entstehung von ernsten Komplikationen. Sie sind also kein Impfersatz und sollten nur in Einzelfällen zum Einsatz kommen.

PSEUDOKRUPP

Eine entzündliche Kehlkopfenge durch einen Virusinfekt oder kalte, trockene Luft führt zu einem Kruppanfall mit trockenem bellendem Husten und einem pfeifenden Geräusch beim Einatmen (inspiratorischer Stridor). In einigen Fällen ist die Symptomatik auf eine bakterielle Infektion wie Diphtherie (echter Krupp) oder eine Epiglottitis zurückzuführen, die beide lebensbedrohlich

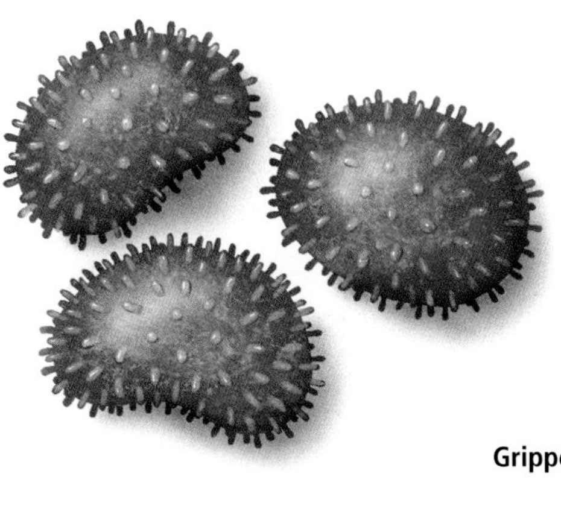

Grippevirus

sind. Wenn das Kind sehr unruhig ist, völlig aufrecht sitzt und hohes Fieber hat, sollte man den Notarzt rufen. Pseudokrupp tritt häufig bei Kleinkindern auf, meist zusammen mit einer Erkältung. Oft sind die Symptome nachts stärker und regen das Kind stark auf.

Leidet das Kind an Atemnot und ist sehr unruhig, sollte man ärztlichen Rat einholen. Ansonsten besteht die Behandlung meist aus Beruhigung und dem Aufenthalt in einem mit Dampf gefüllten Raum, z.B. im Badezimmer mit aufgedrehtem Warmwasserhahn. Das Kind sollte dabei aufrecht auf dem Schoß eines Erwachsenen sitzen. Es ist Vorsicht beim Umgang mit heißem Wasser geboten. Gegen einen Kruppanfall gibt es keine Vorbeugemöglichkeiten. Es kann aber helfen, in der kalten Jahreszeit oder bei Erkältungen generell einen Luftbefeuchter zu verwenden.

MASERN

Die Masern (Morbilli) sind eine sehr infektiöse Viruskrankheit, die sich durch Tröpfcheninfektion ausbreitet. Es handelt sich eigentlich um eine Kinderkrankheit, die aber auch Erwachsene treffen kann. Die Inkubationszeit beträgt 10 bis 14 Tage. Masern beginnen mit hohem Fieber, Schnupfen und trockenem Husten. Zwei Tage vor dem typischen Hautausschlag können im Mundraum – im Bereich der hinteren Zähne – weiße Flecken (Koplik-Flecken) auftreten.

Nach zwei bis drei Tagen sind diese Flecken verschwunden und der Hautausschlag wird sichtbar. Er tritt zunächst hinter den Ohren auf, bevor er sich allmählich auf Gesicht, Körper und Gliedmaßen (einschließlich der Handflächen und Fußsohlen) ausbreitet. Er zeigt sich in roten Flecken und Knötchen, die zusammenfließen. Meist sind die Lymphknoten geschwollen. Die Augen brennen, tränen und sind lichtempfindlich. Weiteres Symptom ist ein trockener Husten.

Innerhalb einer Woche tritt eine schnelle Genesung ein, auch wenn die häufig als Sekundärinfektion auftretende Bronchitis nicht abklingt. Der Ausschlag verschwindet allmählich, kann jedoch vorübergehend braune Flecken hinterlassen, die sich schuppen.

Zu den Komplikationen zählen Mittelohrentzündungen, Bronchitiden, Lungenentzündungen und, im ungünstigsten Fall, eine Gehirnentzündung (Enzephalitis). Letztere tritt meist drei bis sieben Tage nach dem Beginn des Hautausschlages auf und kann zu Krampfanfällen, Erbrechen oder sogar zum Koma führen. Die Masernenzephalitis beinhaltet ein hohes Risiko für bleibende Hirnschäden. Die Todesrate liegt bei 20 %.

Abgesehen von symptomatischen Maßnahmen gibt es keine Behandlungsmöglichkeiten. Bei Mittelohrentzündung oder Lungenentzündung (tritt in 15 % der Fälle auf) können Antibiotika eingesetzt werden. Vitamin A kann unterstützend wirken.

Seit der Einführung der allgemeinen Masernschutzimpfung für Kinder zwischen 12 und 15 Monaten kommt es kaum noch zu periodischen Epidemien. Im Alter von 10 bis 12 Jahren, ebenso wie vor Reisen in Entwicklungsländer, sollte eine Auffrischungsimpfung erfolgen. Ein geimpftes Kind kann leichtes Fieber, leichten Husten und vorübergehend sogar Ausschlag bekommen. Die Erkrankung ist aber nicht ansteckend. Meist verwendet man einen kombinierten Impfstoff gegen Masern, Mumps und Röteln. Schwangere oder HIV-Infizierte sollten sich nicht mit dem Lebendimpfstoff impfen lassen.

In den Industrieländern führt die Krankheit durchschnittlich in einem von 1.000 Fällen zum Tod. Bei Kindern liegt die Rate etwas höher. In Entwicklungsländern bewegt sich die Sterblichkeit bei Epidemien um 10 %.

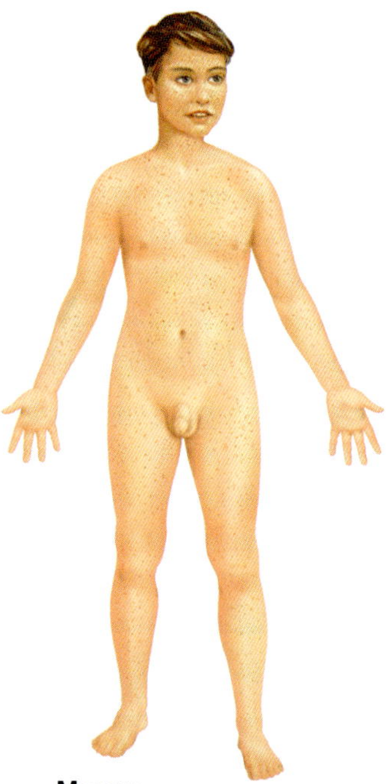

Masern

Masern sind eigentlich eine Kinderkrankheit. Sie äußern sich zunächst in Grippesymptomen (Fieber, laufende Nase), dann im typischen Hautausschlag auf dem Gesicht, der sich allmählich auf den ganzen Körper ausbreitet.

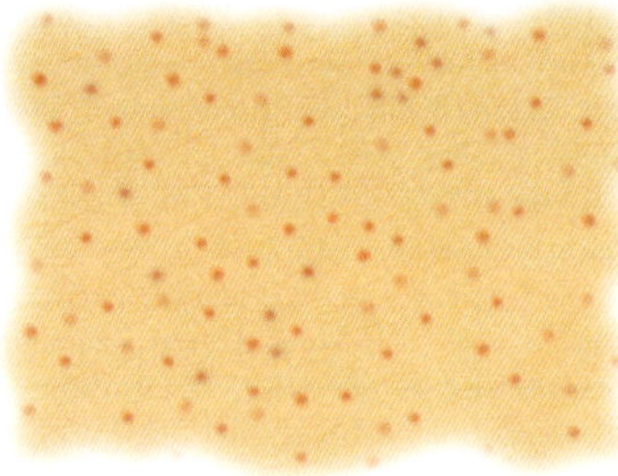

Röteln

Röteln ähneln Masern, sind aber nicht so ansteckend. Der Ausschlag beginnt im Gesicht und auf der Kopfhaut und breitet sich dann schnell auf den Körper und die Arme aus.

RÖTELN

Röteln (Rubella) werden durch ein Virus verursacht, das durch Tröpfcheninfektion übertragen wird. Die Inkubationszeit beträgt zwei bis drei Wochen. Die hochansteckende Krankheit dauert meist nur einige Tage. Röteln in der Schwangerschaft können zu schweren Schäden beim ungeborenen Kind, einer Rötelnembryo- oder -fetopathie führen.

Bei Kindern beginnt die Krankheit meist mit einer leichten Reizbarkeit und einer geringen, aber schmerzhaften Vergrößerung der Hals- und Nackenlymphknoten. Ein feinfleckiger Ausschlag tritt oft zuerst im Gesicht und hinter den Ohren auf, bevor er sich dann schnell über den ganzen Körper ausbreitet. Gelegentlich wird der Ausschlag erst bemerkt, wenn das Kind in warmem Wasser gebadet wird. Beim Arztbesuch ist der Ausschlag häufig schon wieder verblasst und tritt auch nicht erneut auf. Manchmal lassen sich auch ein paar Punkte am Gaumen erkennen. Das Kind kann leichtes Fieber haben, ist aber meist nur leicht erkrankt und hat eine laufende Nase. Als Komplikationen können Gelenkschmerzen (Arthritis) vor allem der Finger bei Erwachsenen oder Hautblutungen durch eine vorübergehende Verminderung der Blutplättchen auftreten. In seltenen Fällen entwickelt sich eine Gehirnentzündung (Rötelnenzephalitis), die in 20 % der Fälle tödlich endet.

Äußerst gefährlich ist die Rötelnembryopathie. Daher sollten alle Mädchen geimpft werden. Fand keine Impfung statt, sollte vor einer Schwangerschaft unbedingt der Röteln-

Speicheldrüsenschwellung bei Mumps

Bei Mumps kommt es zur Schwellung einer oder beider Ohrspeicheldrüsen, die vor und unter den Ohren liegen. In manchen Fällen schwellen auch die anderen Speicheldrüsen und die Hoden bzw. Eierstöcke an.

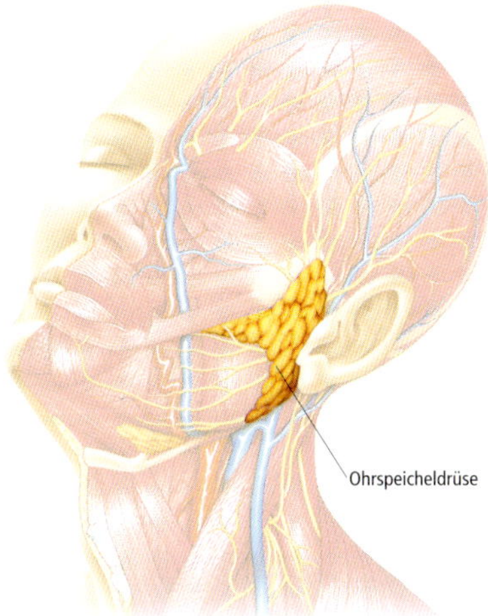

Mumps im Kindesalter

Mumps ist eigentlich eine Kinderkrankheit. Bei Erwachsenen äußert sich die Erkrankung in schwereren Symptomen. Die Impfung gegen Masern, Mumps und Röteln erfolgt gewöhnlich zwischen dem 12. und 15. Lebensmonat.

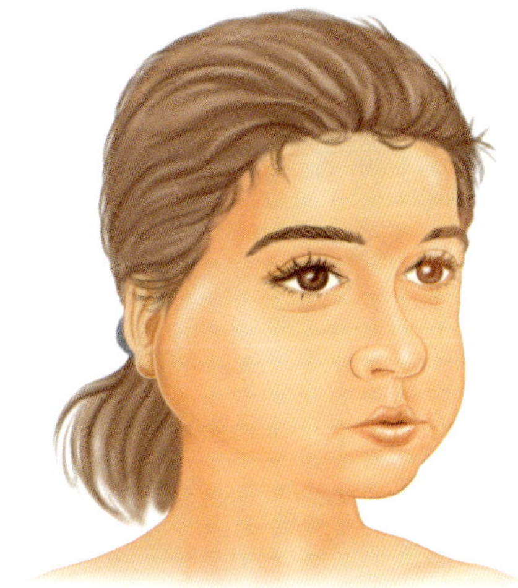

antikörpertiter bestimmt und bei fehlender Immunität nachgeimpft werden.

Wird der Embryo vor der 14. Woche infiziert, führt dies meist zu einer Fehlgeburt oder zu Herzfehlern, Grauem Star, Grünem Star und Taubheit. Geistige Retardierung kann auch dann auftreten, wenn die Infektion erst nach der 14. Woche stattfindet.

Die Rötelnimpfung ist meist mit Masern und Mumps kombiniert und wird erstmals ab dem 15. Monat durchgeführt. Eine zweite Impfung kann im frühen Teenageralter verabreicht werden. Bei älteren Kindern und Frauen kann es in der Folge gelegentlich zu Arthritiden kommen. Davon abgesehen gibt es nach der Impfung wenig Komplikationen.

MUMPS

Die einfache Form von Mumps (*Parotitis epidemica*) ist eine Viruserkrankung im Kindesalter. Sie führt zu Fieber, das mehrere Tage anhält, und einer schmerzhaften Schwellung der Ohrspeicheldrüse, vielfach auch der Unterzungen- und Unterkieferdrüse. Die Inkubationszeit beträgt zwei bis drei Wochen. Die infizierte Person kann das Virus etwa einen Tag vor dem Auftreten der Schwellung bis zu drei bzw. vier Tage danach auf andere übertragen. Das Virus wird als Tröpfcheninfektion (Husten, Atem) auf nicht infizierte Personen übertragen. In manchen Fällen kommt es zu einer einseitigen Halsschwellung und wenige Tage später zur Schwellung der anderen Seite. Bei Erwachsenen ist Mumps eine sehr viel ernsthaftere Erkrankung mit der Gefahr zahlreicher Komplikationen.

Zu den häufigen Komplikationen zählt z. B. eine milde Hirnhautentzündung (Meningitis), die meist erst durch eine Untersuchung der Gehirn-Rückenmark-Flüssigkeit bestätigt wird. Bei 25 % der männlichen Erwachsenen erfolgt eine Entzündung eines oder beider Hoden (Mumps-Orchitis), die in manchen Fällen zur Sterilität führt. Bei erwachsenen Frauen kommt es zu einer ähnlich schmerzhaften Eierstockentzündung. Eine Bauchspeicheldrüsenentzündung kann starke Schmerzen im Oberbauch, Übelkeit und Erbrechen auslösen.

Weitaus seltenere Komplikationen sind Gehirnentzündungen (oft mit hohem Fieber und Verwirrtheit), Schilddrüsen-, Nieren- oder Herzmuskelentzündungen, Arthritiden, Thrombozytopenie (Verminderung der Blutplättchen mit punktförmigen, purpurfarbenen Hautblutungen) und Taubheit.

Mumps bei Schwangeren scheint den Fetus nicht in Mitleidenschaft zu ziehen. Nur in Ausnahmefällen – meist durch Gehirnentzündungen – führt die Krankheit zum Tod.

Mumps wird meist durch die klinischen Symptome diagnostiziert. Besonders im Falle einer Bauchspeicheldrüsenentzündung kann das Virus auch im Speichel isoliert werden.

Auch andere Virusinfektionen, z. B. eine Grippe, eine Coxsackie-Infektion und das Pfeiffer-Drüsenfieber können eine Speicheldrüsenschwellung verursachen. Die übrigen Symptome sind jedoch so unterschiedlich, dass keine Verwechslung zu befürchten ist.

Bei Mumps wird vor allem Bettruhe verordnet. Die Hodenentzündung ist evtl. nur operativ zu beheben, in manchen Fällen reicht jedoch Hydrokortison in hohen Dosen aus. Die Schmerzen lassen sich auch durch Anlegen eines Stützverbandes mildern.

Die Impfung gegen Masern, Mumps und Röteln mit Lebendimpfstoff erfolgt meist zwischen dem 12. und 15. Lebensmonat. Dabei treten nur selten Komplikationen auf (leichtes Fieber, leichte Schwellung einer oder beider Ohrspeicheldrüsen), aber auch dann kann das Kind die Krankheit nicht auf andere übertragen. Eine Wiederholungsimpfung sollte im Alter von 14 Jahren erfolgen. Für Schwangere und Menschen mit geschwächtem Immunsystem (in Behandlung befindliche HIV-Infizierte und Krebspatienten) ist der Lebendimpfstoff nicht geeignet.

WINDPOCKEN

Windpocken (Varizellen) sind eine hochansteckende Viruserkrankung, die auf dem

Ausbreitungsmuster der Windpocken

Die Windpocken sind eine hochansteckende virale Infektionskrankheit, die einen charakteristischen juckenden Ausschlag erzeugt. Der Ausschlag beginnt normalerweise am Stamm und breitet sich anschließend über Arme, Beine und Gesicht aus.

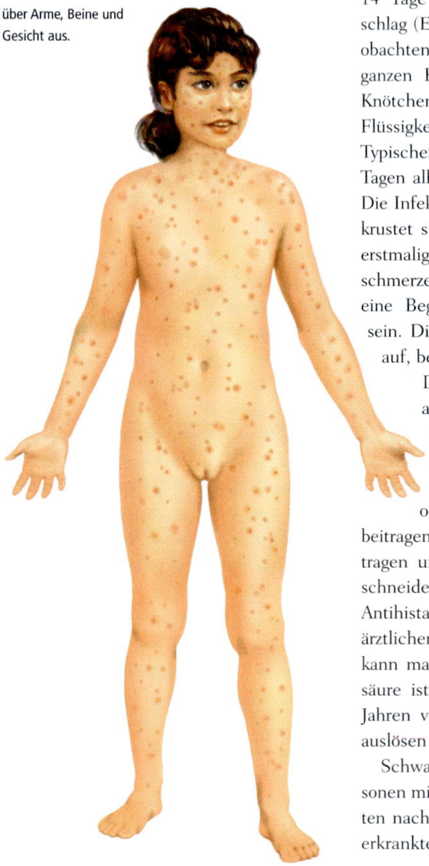

Luftweg übertragen wird. Sie treten am häufigsten im Kindergarten- oder Grundschulalter auf, können jedoch in jedem Alter vorkommen. Die Erkrankung sorgt normalerweise für eine lebenslange Immunität, außer bei einem sehr leichten Verlauf.

Das Hauptsymptom zeigt sich meist 13 bis 14 Tage nach Ansteckung: Der Hautausschlag (Exanthem) ist erst am Rumpf zu beobachten und breitet sich dann über den ganzen Körper aus. Er besteht aus roten Knötchen, die schubweise auftreten, sich mit Flüssigkeit füllen und schließlich verkrusten. Typischerweise findet man nach den ersten Tagen alle Exanthemstadien nebeneinander. Die Infektiosität hält an, bis alle Papeln verkrustet sind, etwa 7 bis 14 Tage nach dem erstmaligen Auftreten des Ausschlages. Kopfschmerzen und Erkältungssymptome können eine Begleiterscheinung von Windpocken sein. Diese Symptome treten jedoch meist auf, bevor der Ausschlag sichtbar wird.

Die Behandlung konzentriert sich auf die Linderung des Juckreizes, da das Abkratzen der Kruste zu lebenslang sichtbaren Narben führen kann. Ein lauwarmes Kornblumen- oder Haferbad kann zur Linderung beitragen. Ebenso kann man Zinklotion auftragen und die Fingernägel möglichst kurz schneiden. Einige Kinder benötigen evtl. Antihistaminika, die sie allerdings nur auf ärztlichen Rat einnehmen sollten. Bei Fieber kann man Paracetamol geben. Azetylsalizylsäure ist dagegen bei Kindern unter zwölf Jahren verboten, da sie ein Reye-Syndrom auslösen kann.

Schwangere, chronisch Kranke oder Personen mit geschwächtem Immunsystem sollten nach Kontakt mit einer an Windpocken erkrankten Person einen Arzt aufsuchen. Nach dem Abklingen der Windpocken kann das die Krankheit auslösende Virus latent, also ohne Symptome, im Körper bleiben und später eine Gürtelrose verursachen.

GÜRTELROSE

Gürtelrose ist der umgangssprachliche Ausdruck für eine *Herpes-zoster*-Infektion, eine Reaktivierung des *Varicella-zoster*-Virus, das Windpocken verursacht. Nach einer Windpockeninfektion ruht das Virus im Körper und kann nach Jahren reaktiviert werden, wenn das Immunsystem schwächer wird, was in höherem Alter häufig der Fall ist.

Das ruhende Virus befindet sich meist in Spinalganglien neben dem Rückenmark. Bei einer Reaktivierung wandert es entlang eines sensorischen Nervs zu dem entsprechenden Hautbereich (Dermatom). Hier erscheint die Infektion als Ausschlag mit kleinen Bläschen und umgebender Entzündung. Der Ausschlag ist örtlich begrenzt und meist auf eine Seite des Körpers beschränkt. Speziell bei älteren Menschen kann er mit starkem Brennen oder Neuralgien einhergehen. Häufig gehen dem Ausschlag brennende Schmerzen voraus, die auch nach Abheilen der Haut anhalten können. Dies ist der unangenehmste Aspekt dieser im Allgemeinen gutartigen Infektion. Bei Patienten mit Immunschwäche, wie bei Lymphomen oder nach einer Knochenmarktransplantation, kann es zu einer schweren disseminierten Infektion und neurologischen Komplikationen kommen.

In den letzten Jahren wurden auch oral wirksame Virustatika zur Behandlung der Gürtelrose entwickelt. Bei einem Behandlungsbeginn unmittelbar nach dem Auftreten des Ausschlages kann die Dauer der Infektion und die Stärke der damit einhergehenden Schmerzen verringert werden.

DREITAGEFIEBER

Das Dreitagefieber (*Exanthema subitum* oder *Roseola infantum*) ist eine in der frühen Kindheit häufig auftretende Herpesvirusinfektion. Typisch ist die mit 39–40 °C stark erhöhte Körpertemperatur ohne weitere Symptome. Das Fieber hält drei oder vier Tage an und verschwindet dann so plötzlich, wie es aufgetreten ist. Weitere mögliche Symptome sind Fieberkrämpfe, leichter Durchfall, Husten, vergrößerte Halslymphknoten sowie Ohrenschmerzen. Auf das Fieber folgt ein leicht juckender Ausschlag, der sich von Rumpf und Hals bis hinter die Ohren ausbreitet und etwa zwei Tage lang zu sehen ist. Das Dreita-

Windpocken

Der Ausschlag beginnt mit kleinen roten Flecken, die leicht als Mückenstiche fehlzudeuten sind. Diese Flecken entwickeln sich zu flüssigkeitsgefüllten Bläschen, die anschließend verkrusten. Die Krankheit verläuft in Schüben. Sie ist ansteckend, bis alle Krusten eingetrocknet sind.

gefieber ist hochansteckend. Die Inkubationszeit beträgt 5 bis 15 Tage.

Die Behandlung ist symptomatisch und besteht in der Senkung des Fiebers. Wenn es bei einem Kind über 40 °C steigt, sollte man unbedingt ärztlichen Rat einholen. Die Krankheit wird manchmal mit Masern verwechselt: Der Unterschied liegt in der Höhe und der Dauer des Fiebers, das dem Ausschlag vorausgeht. Bei Kindern mit unterdrücktem Immunsystem können als Komplikationen Leber- oder eine Lungenentzündungen entstehen. Die Gesundung geht jedoch meist schnell voran. Ist erst einmal der Ausschlag verschwunden, geht es dem Kind schnell wieder gut.

Kinderlähmung

Durch ein breit angelegtes Impfprogramm konnte die Zahl der Erkrankungen an Kinderlähmung stark reduziert werden. Die Impfung schützt jedoch nur etwa 10 Jahre, sodass sich auch Erwachsene regelmäßig auffrischen lassen müssen. Durch eine gewisse Impfmüdigkeit ist die Infektion eher wieder auf dem Vormarsch.

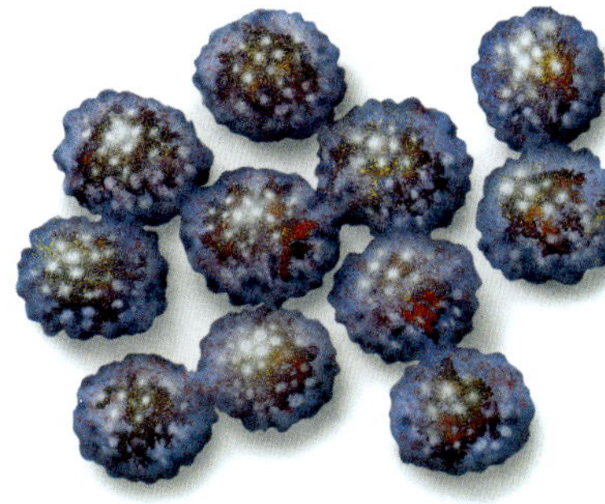

KINDERLÄHMUNG

Kinderlähmung, auch als Poliomyelitis oder Polio bezeichnet, ist eine Viruserkrankung, die hauptsächlich Kleinkinder betrifft. Die Übertragung erfolgt durch eine Schmierinfektion (z. B. durch unzureichendes Händewaschen nach dem Toilettengang) oder durch Tröpfcheninfektion (z. B. Niesen). Die Krankheit verläuft normalerweise harmlos. Die Symptome, leichtes Fieber, Abgeschlagenheit, Kopf- und Halsschmerzen sowie Erbrechen, treten zwei bis drei Wochen nach der Infektion auf. Innerhalb von 24 bis 72 Stunden erfolgt in den meisten Fällen eine vollständige Genesung.

In 10 % der Fälle kommt es jedoch zu einer Entzündung von Rückenmark und Hirnstamm. Die Symptome sind Fieber, heftige Kopfschmerzen, Nackenstarre und Muskelschwäche. In einigen Fällen kommt es anschließend zu einer Lähmung der Atem- und Beinmuskulatur oder einer Schädigung von Hirnnerven und Atemzentren im Gehirn.

Die Diagnose erfolgt durch Nachweis des Virus in der Gehirn-Rückenmark-Flüssigkeit, im Rachen oder im Stuhl. Die Behandlung umfasst auch eine physikalische Therapie zur Unterstützung der Muskelfunktion. In schweren Fällen können ein Luftröhrenschnitt (Tracheotomie) zur Einführung einer Atemkanüle und künstliche Beatmung notwendig sein.

Entscheidende Vorbeugungsmaßnahme ist die Schutzimpfung. Der Polio-Impfstoff wird gespritzt. Die Impfung muss alle zehn Jahre aufgefrischt werden. Der Impfstoff hat zur fast vollständigen Ausrottung der Krankheit in den Industrieländern geführt. Wegen zunehmender Impfmüdigkeit kommt es jedoch mittlerweile wieder häufiger zu Infektionen.

Postpolio-Syndrom

Das Postpolio-Syndrom ist die Spätfolge einer Kinderlähmung. Noch 20 bis 30 Jahre nach der eigentlichen Erkrankung kann es zu Muskelschwäche, Müdigkeit und Muskelzuckungen kommen, wobei sich die Symptome langsam entwickeln. Auch ursprünglich nicht betroffene Muskelgruppen können beteiligt sein. In den meisten Fällen pendeln sich die Symptome auf einem bestimmten Niveau ein und werden nicht stärker.

Das Postpolio-Syndrom ist kein Rückfall der Kinderlähmung, sondern vermutlich die Folge eines Absterbens von Nervenzellen (Neuronen), welche die ursprüngliche Krankheit überlebt haben. Es gibt keine spezielle Behandlung, doch lassen sich die Symptome mit Hilfe von Physiotherapie eindämmen.

HERPES-SIMPLEX-INFEKTIONEN

Die Gruppe der Herpesviren besteht aus zwei eng verwandten *Herpes-simplex*-Viren und den Viren, die Windpocken und das Pfeiffer-Drüsenfieber auslösen. Die Erstinfektion kann zwar Symptome verursachen, verläuft aber oft unbemerkt. Die Viren leben latent (versteckt oder inaktiv) in den Nervenzellen der infizierten Person, bis es durch eine Reaktivierung zum Krankheitsausbruch kommt.

Herpes-simplex-Viren vom Typ 1 und 2 (HSV 1 und HSV 2) befallen Haut und Schleimhäute. Die Übertragung erfolgt durch direkten Kontakt. Sowohl HSV 1 als auch HSV 2 befällt die Nervenzellen an der betroffenen Stelle und verharrt dort im »Ruhezustand«. Zu den Auslösern für eine Reaktivierung des *Herpes-simplex*-Virus gehören Stress, Menstruation, Sonnenbestrahlung oder aber andere Krankheiten. Ist das Immunsystem geschwächt, kann eine solche Reaktivierung schwere Erkrankungen zur Folge haben.

Die Erstinfektion mit HSV 1 findet meist im Kindesalter statt. Es gibt jedoch auch Verläufe mit Fieber, Halsschmerzen und Mundgeschwüren (*Stomatitis aphthosa*). Die typische Lokalisation für die Infektion sind Lippenränder, Nase oder Wangen. In diesen Bereichen können bei jeder Schwächung der Abwehrlage Gruppen schmerzhafter Bläschen und Pusteln als Lippenherpes oder Fieberbläschen auftreten.

Im Gegensatz zu HSV 1 wird HSV 2 hauptsächlich sexuell übertragen und ist die

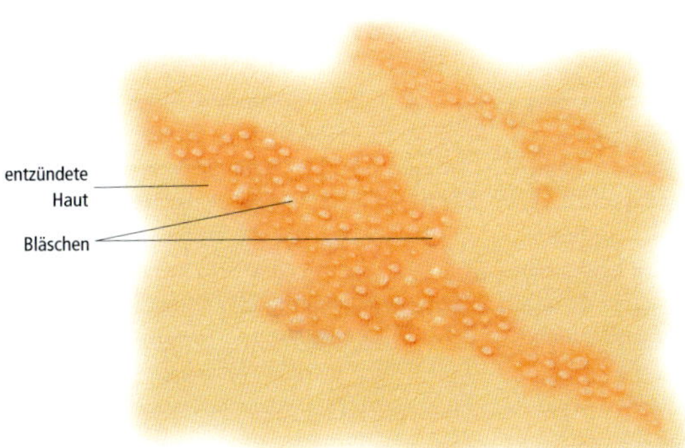

Gürtelrose

Die durch den Herpes-zoster-Virus verursachte Gürtelrose ist durch schmerzhafte Hautbläschen charakterisiert.

Hauptursache für Genitalherpes (*Herpes genitalis*). Etwa 10–15 % der Fälle sind dagegen auf eine Infektion mit HSV 1 zurückzuführen. Bei der Erstinfektion treten im Genitalbereich, am Gesäß und an den Oberschenkeln kleine Bläschen auf, die platzen und sich zu schmerzhaften oder juckenden Geschwüren entwickeln. Sie können von Fieber, Kopfschmerzen und grippeähnlichen Symptomen begleitet sein. Bei Rückfällen (Rezidiven) treten ähnliche Veränderungen der Haut und Schleimhäute auf, denen grippeähnliche Symptome vorausgehen.

Die Diagnose der häufigsten Herpesinfektionen stützt sich hauptsächlich auf die Krankengeschichte und eine körperliche Untersuchung; außerdem stehen verschiedene Labortests zur Verfügung. Obwohl es kein Mittel gegen die Infektion gibt, kann sie mit verschiedenen antiviralen Cremes (Virustatika) gut eingedämmt werden. Die Medikamente sollten im Verlauf der Erstinfektion oder bei einem Rezidiv so früh wie möglich eingesetzt werden.

Bei schweren, jedoch seltenen Formen der Infektion kann es zu einer Entzündung oder zu Geschwüren der Augenhornhaut (herpetische Keratokonjunktivitis durch HSV 1), Gehirn- oder Hirnhautentzündungen (Herpes-Meningoenzephalitis meist durch HSV 1) zu generalisiertem Herpes (Herpes-Sepsis) bei Neugeborenen (meist HSV 2) und HIV-Infizierten oder zu einem Herpesekzem (HSV 1 bei Neurodermitis) kommen.

Es gibt einige Alternativtherapien zur Linderung der Herpessymptome. Die Akupunktur lindert die lästigen Beschwerden und kann das Immunsystem so stärken, dass Häufigkeit und Intensität der Schübe abnehmen. Als pflanzliche Medikamente können Sonnenhut (Echinacea) und Knoblauch zur inneren und Aloe-vera-Gel, Johanniskraut oder Ringelblume zur äußerlichen Anwendung gegen Schmerzen und Juckreiz verordnet werden. In der Homöopathie richtet sich die Wahl des Medikamentes nach dem individuellen Krankheitsbild. Die Naturheilkunde empfiehlt im akuten Fall die Vitamine B, E und C, Zink, Milchsäurebakterien und Lysin, um das Virus zu schwächen. Zur Ernährung werden Obst, Gemüse und proteinhaltige Lebensmittel empfohlen. Auf Schokolade, Kokosnüsse, Erdnüsse, Weizen, Sojabohnen und Erbsen sollte man verzichten. Auch Bäder oder Waschungen mit warmem Salzwasser sowie das Auftragen von Zinksalbe auf die betroffenen Stellen kann Linderung bringen.

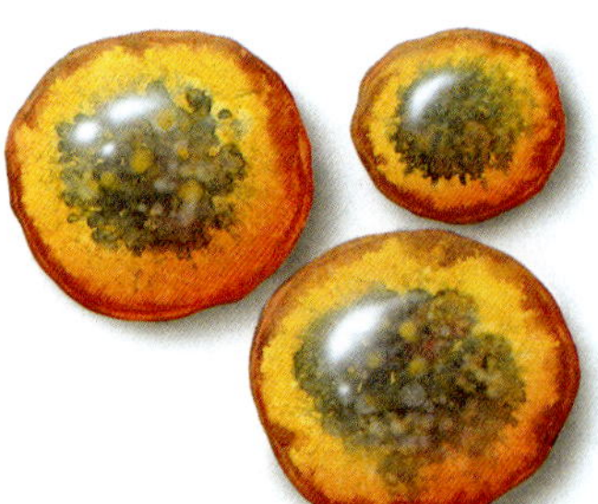

Genitalherpes

Genitalherpes wird von einem Herpes-simplex-Virus verursacht, das die entsprechenden Nerven infiziert. Übertragen wird die hoch ansteckende Infektion meist durch Geschlechtsverkehr. Eine Heilung ist nicht möglich.

Lippenherpes

Lippenherpes (Fieberbläschen, *Herpes labialis*) ist das Ergebnis einer Virusinfektion durch *Herpes simplex* Typ 1 (HSV 1). Sie greift die Haut und das Nervensystem an und führt zu kleinen, teils schmerzhaften, flüssigkeitsgefüllten Bläschen um Mund und Nase. Nach der Erstinfektion ruht das Virus im Nervensystem. Auslöser wie Sonnenlicht, körperlicher oder emotionaler Stress, Hormonumstellungen, bestimmte Nahrungsmittel und Medikamente können es reaktivieren. Der Auslöser kann jedoch auch völlig unbekannt sein.

Ein Herpesekzem beginnt mit einem kribbelnden Gefühl an der Stelle, an der sich die Bläschen ausbreiten werden. Darauf folgen Pickel, aus denen sich meist flüssigkeitsgefüllte Bläschen entwickeln, die nässen und dann verkrusten. Es kann bis zu drei Wochen dauern, bis Lippenherpes völlig abgeheilt ist. Bis dahin ist er hochansteckend. Wer Herpesbläschen hat, muss sich sorgfältig die Hände waschen und die Fingernägel säubern sowie Küssen und anderen körperlichen Kontakt mit dem Mund vermeiden. Keinesfalls sollte man das Auge berühren, nachdem man ein Herpesbläschen angefasst hat. Dies kann zu einem Hornhautgeschwür führen. Beim Geschlechtsverkehr sollte berücksichtigt werden, dass HSV 1 auch die Geschlechtsorgane infizieren und Genitalherpes auslösen kann.

Obwohl Herpesbläschen keinen schönen Anblick bieten, sind sie doch kein ernsthaftes Gesundheitsrisiko und heilen meist ohne Behandlung ab. Man kann jedoch Aciclovir (ein Virustatikum) anwenden. Es ist höchst wirksam, wenn man es bei den ersten Anzeichen eines Bläschens aufträgt. Aromatherapeuten empfehlen reines Lavendelöl.

Hat das Herpesvirus erst einmal den Körper infiziert, bleibt es dem Betroffenen ein Leben lang erhalten. Allerdings werden die Herpesausbrüche seltener und bleiben mit der Zeit häufig ganz aus.

Genitalherpes

Genitalherpes (*Herpes genitalis*) ist eine Virusinfektion der äußeren Geschlechtsorgane durch einen der beiden *Herpes-simplex*-Virustypen (normalerweise Typ 2). Genitalherpes wird vor allem durch Geschlechtsverkehr (einschließlich Oralsex) übertragen.

Die Erstinfektion entsteht in der Regel nach Kontakt mit einem erkrankten Partner. Es kommt zu Juckreiz und Schmerzen, denen eine Hautrötung folgt. Aus dieser entwickeln sich zahlreiche Bläschen, die mit gelblicher Flüssigkeit gefüllt sind. Die Bläschen platzen und werden zu flachen schmerzhaften Geschwüren, die verkrusten und über einen Zeitraum von ein bis zwei Wochen langsam abheilen. Die Schamlippen, die Scheide und der Penis sind am häufigsten betroffen, seltener die Oberschenkel und das Gesäß.

Auf dem Höhepunkt der Erkrankung können Fieber und eine Schwellung der Leistenlymphknoten auftreten. Die Erkrankung geht dann in ein Latenzstadium über – das Virus ruht in den Nervenendigungen der Haut. Die Bläschen können jederzeit, insbesondere aber in Zeiten einer geschwächten Abwehr durch Stress, Krankheit, Hormonumstellung oder Sonnenbrand, wiederkehren. Die Häufigkeit dieser Krankheitsausbrüche ist sehr unterschiedlich. Bei manchen Menschen führen sie über Jahre zu Dauerbeschwerden. Häufigkeit und Stärke der Ekzeme nehmen im Lauf der Zeit jedoch normalerweise ab.

Häufig wiederkehrender Genitalherpes ist schwer zu behandeln. Die Einnahme von Aciclovir, einem Virustatikum, kann die Symptome lindern, heilt die Infektion jedoch nicht. Sie bleibt lebenslang bestehen.

Genitalherpes ist ein Risikofaktor für die Entwicklung von Gebärmutterhalskrebs. Die häufigen Schmerzen können zudem psychische Schäden nach sich ziehen. Die beste Behandlung ist daher Vorbeugung. Die Vermeidung von Geschlechtsverkehr mit Personen, die Bläschen oder Geschwüre haben bzw. die Verwendung von Kondomen ist anzuraten. Kondome sind geeignete Barrieren für die Übertragung der Erreger. Bei schwangeren Frauen mit Genitalherpes muss per Kaiserschnitt entbunden werden, um das Neugeborene vor einer Infektion zu schützen.

Warzen

Die durch ein Virus verursachten Warzen sind kleine, gutartige Tumoren, die vorwiegend die obersten Hautschichten der Hände, der Füße und des Gesichtes befallen.

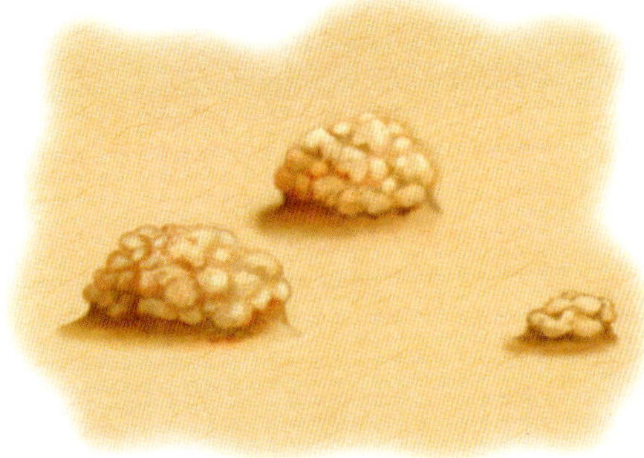

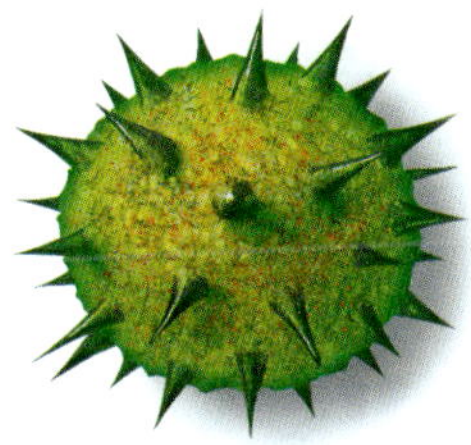

Warzenvirus

Das Papillomavirus ist ansteckend und wird durch Kratzen oder Reiben an infizierten Hautstellen übertragen.

WARZEN

Warzen sind gutartige Tumoren der obersten Hautschichten. Im Allgemeinen treten sie als erhabene, unebene, runde oder ovale Hautwucherung auf, die hautfarben bzw. heller oder dunkler als die angrenzende gesunde Haut sein kann. Die durch verschiedene Papillomaviren verursachten Warzen sind ansteckend und befallen als *Verrucae vulgares* vorwiegend die Hände, die Füße und das Gesicht, aber auch alle anderen Körperstellen.

Sonderformen sind die Plantarwarzen (*Verrucae plantares*) an der Fußsohle, die Feigwarzen (*Condyloma acuminatum*) im Genitalbereich, die fadenförmigen Pinselwarzen (*Verrucae filiformes*) im Bart- und Haarbereich und die wenig verhornten Flachwarzen (*Verrucae planae juveniles*) bei Kindern.

Mit Ausnahme der Plantarwarzen verursachen Warzen kaum Symptome und verschwinden auch ohne Behandlung innerhalb von zwei bis drei Jahren. Sie können sich zum Teil rasant vermehren. Die Behandlung von Warzen ist sehr schwierig. Neben unterschiedlichen Hausmitteln kommen verschiedene Säuren, eine Vereisungsbehandlung, eine operative Entfernung, elektrische Kauterisation (Ausbrennen) oder eine Laserbehandlung zur Anwendung. In vielen Fällen tauchen die Warzen jedoch wieder auf.

Feigwarzen

Feigwarzen (*Condylomata acuminata*) werden durch humane Papillomaviren verursacht und beim Geschlechtsverkehr übertragen. Sie treten auf Penis und Vulva sowie in der Scheide und am Gebärmutterhals auf. Auch in der Analregion homosexueller Männern kommen sie vor. Die Warzen haben ein blumenkohlähnliches Erscheinungsbild. Sie können operativ oder durch Laser bzw. mittels Vereisung (Kryotherapie) entfernt werden. Bei Frauen ist eine nachfolgende Behandlung wichtig, da die Feigwarzen zu Gebärmutterhalskrebs führen können.

POCKEN

Pocken (Blattern, Variola) waren eine hochansteckende akute Virusinfektion, die durch eine weltweite Impfaktion der Weltgesundheitsorganisation (WHO) als ausgerottet gilt. Das Programm begann im Jahr 1967, als zwei Millionen Menschen an Pocken starben. Der letzte Fall einer natürlichen Infektion wurde 1977 berichtet.

Die Pockenkrankheit wurde durch Tröpfcheninfektion übertragen. Im Verlauf ähnelte sie den Windpocken. Neben der typischen Form mit Pusteln, gab es auch bereits in der ersten Woche tödliche sowie ganz leichte, kaum erkennbare Verlaufsformen. Das Virus konnte auch in Bettwäsche, Kleidung oder Staub bis zu 18 Monate überleben, sich außerhalb des menschlichen Körpers jedoch nicht vermehren. Heutzutage ist die Pockenschutzimpfung aus dem allgemeinen Impfprogramm gestrichen. Das Pockenvirus kann dadurch jedoch als biologischer Kampfstoff wieder bedrohlicher werden.

TOLLWUT

Tollwut (Rabies) ist eine akute Viruserkrankung, die das Nervensystem von Menschen und Tieren angreift. Die Übertragung erfolgt durch einen Biss oder Berührung über den Speichel infizierter Tiere (z.B. Fledermaus, Fuchs oder Hund). Die durchschnittliche Inkubationszeit beträgt ein bis zwei Monate, obwohl manchmal bis zum Ausbruch der Krankheit bis zu zwei Jahre verstreichen können. Die ersten Symptome sind Fieber, Kopfschmerzen, Unruhe und Schmerzen an der Biss-Stelle. Anschließend kommt es zu einem Erregungsstadium mit Wutanfällen, Krämpfen am ganzen Körper, Speichelfluss, Schluck- und Atemstörungen. Da die Betroffenen wegen Krämpfen der Schluckmuskeln und Schaum vor dem Mund nicht einmal Wasser trinken können, nannte man die Tollwut früher auch Hydrophobie, was so viel wie »Angst vor Wasser« bedeutet. Die »stille« Wut ist durch Trägheit, Schwäche und Lähmung gekennzeichnet. Treten Symptome auf, stirbt der Patient meist innerhalb einer Woche an Lähmungen der Atemmuskulatur.

Eine Impfung kurz nach der Infektion kann vor der Erkrankung schützen. Nach einer Injektion von Tollwutimmunglobulinen muss über 28 Tage verteilt ein Tollwutimpfstoff verabreicht werden. Die Impfung beseitigt das Infektionsrisiko nicht vollständig, vermindert jedoch die Stärke der Erkrankung, falls es zur Infektion kommt.

Pockenvirus

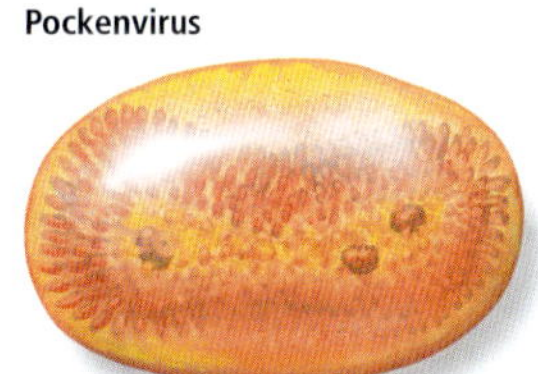

Entdeckung einer Heilwirkung

Die Homöopathie basiert auf dem Prinzip, dass Gleiches Gleiches heilt, dass also eine Substanz eine Krankheit sowohl auslösen als auch heilen kann. Edward Jenners Entwicklung des Pockenimpfstoffes im 19. Jahrhundert folgte einem ähnlichen Prinzip.

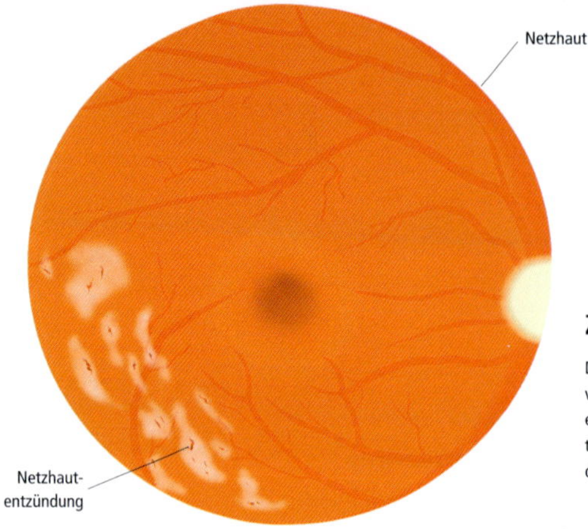

Zytomegalievirus

Das Zytomegalievirus verursacht verschiedene Erkrankungen, z. B. eine Netzhautentzündung (Retinitis), die unbehandelt zum Verlust des Sehvermögens führen kann.

Mögliche Nebenwirkungen der Impfung sind Kopfschmerzen, Schwindel, Übelkeit, Muskelschmerzen und in seltenen Fällen neurologische Störungen und Lähmungen. Haustiere sollten ebenfalls geimpft werden.

ADENOVIRUSINFEKTIONEN

Adenoviren sind eine Gruppe von DNS-Viren, die hauptsächlich Atemwegsinfektionen verursachen. Sie befallen häufig Kinder und Säuglinge. Vor allem in der Zeit zwischen Herbst und Frühling kommt es zu Infektionen der oberen Atemwege mit Halsschmerzen, Fieber und geschwollenen Halslymphknoten, manchmal mit Bronchiolitis und Lungenentzündung. Auch das Pharyngokonjunktivalfieber (Halsschmerzen und Fieber mit Bindehautentzündung), das häufig in Sommerferienlagern auftritt, geht auf diese Viren zurück. Adenoviren können bei Kindern schweren Durchfall auslösen und bei Immunschwäche (z. B. bei Aids-Kranken) schwere Lungenentzündungen hervorrufen.

Gegen Adenoviren gibt es keine wirksame Behandlungsmethode. Der Verlauf der Infektion ist aber meist nicht schwer, und die Kinder erholen sich gut. Gegen manche Adenoviren wurden Impfstoffe entwickelt, die gegenwärtig aber selten eingesetzt werden.

GELBFIEBER

Durch den Biss der Stechmücke *Aedes aegypti* wird die als Gelbfieber bezeichnete Virusinfektion auf Menschen übertragen. Das vor allem in tropischen Gebieten, besonders Afrika und Südamerika, verbreitete Gelbfieber ist eine höchst ansteckende Krankheit, die auf zwei Arten übertragen wird: über eine Stechmücke von Mensch zu Mensch oder von einem als Wirt dienenden Säugetier (besonders Affen), auf eine Waldstechmücke und anschließend auf den Menschen.

Die plötzlich (drei bis sechs Tage nach der Infektion) auftretenden Symptome sind Schüttelfrost, hohes Fieber, starke Kopfschmerzen, Knochenschmerzen, Schwindelanfälle, Rückenschmerzen, Übelkeit und Erbrechen. Das Virus zerstört Leberzellen, oft kommt es auch zu einer gelblichen Hautverfärbung (Gelbsucht). Die meisten an Gelbfieber Erkrankten erholen sich vollständig. Selten fällt der Betroffene jedoch in ein Delirium oder Koma, was zuweilen tödlich endet. Nach überwundenem Gelbfieber ist der Körper lebenslang vor einem Rückfall geschützt. Die Krankheit ist nicht heilbar. Als Behandlung kommen nur intravenös verabreichte Flüssigkeit, Medikamente zur Bekämpfung der Übelkeit, Nierendialyse und medizinische Betreuung durch Ärzte infrage.

Eine Impfung mit einem sehr milden Gelbfiebervirus garantiert für zehn Jahre Schutz. Der Impfstoff eignet sich jedoch nicht für Kinder unter einem Jahr.

DENGUEFIEBER

Denguefieber ist eine akute Virusinfektion, die durch Mücken von Mensch zu Mensch übertragen wird. Es ähnelt anfangs einer Malaria und ist in tropischen Ländern ein häufiger Grund für die Klinikeinweisung von Kindern. Man unterscheidet das gewöhnliche Denguefieber (DF) als normalerweise harmlose Krankheit ohne Komplikationen vom hämorrhagischen Denguefieber (HDF), das sehr viel gefährlicher ist.

Die Inkubationszeit vom Mückenstich bis zum Auftreten der ersten Symptome beträgt etwa fünf bis sechs Tage. Symptome sind bei der milderen Verlaufsform Fieber, Kopf- und Gliederschmerzen, vergrößerte Lymphknoten, Übelkeit und ab dem dritten Tag ein scharlachartiger Ausschlag. Das Fieber steigt und fällt in Zyklen von ein bis zwei Tagen. Die Krankheit dauert etwa zehn Tage.

Bei der HDF, die fast nur in Südostasien auftritt, kommt es, ähnlich wie bei Gelbfieber, zu Gefäßschädigungen mit ausgedehnten Hautblutungen, Nasenbluten und inneren Blutungen, was zu tödlichen Organausfällen führen kann. Die Behandlung ist rein symptomatisch. Es gibt keinen Impfstoff, sodass der wichtigste Rat für Reisende in Endemiegebiete darin besteht, sich vor Insektenstichen zu schützen.

ZYTOMEGALIE

Die Zytomegalie oder Einschlusskörperkrankheit wird durch das Zytomegalievirus, ein Mitglied der Familie der Herpesviren, verursacht. Es tritt sehr häufig auf, und etwa 90 % aller Menschen über 70 Jahren haben Antikörper gegen das Virus im Blut.

Kinder infizieren sich meist schon im Mutterleib mit dem Virus, während der Geburt oder durch das Stillen. Das Virus kann im späteren Leben durch engen körperlichen Kontakt übertragen und bei Erwachsenen nach einer Ruhezeit reaktiviert werden.

Die meisten gesunden Menschen entwickeln keine erkennbaren Symptome einer Infektion, obwohl das Virus eine grippeähnliche Krankheit verursachen kann, die einige Wochen anhält. Bei geschwächtem Immunsystem (z.B. bei Krebs- und Aids-Patienten oder nach einer Organtransplantation) kann eine Infektion ernste Erkrankungen wie Lungenentzündungen, Hepatitiden, Gehirnentzündungen, Kolitiden und Netzhautentzündungen zur Folge haben. In diesen Fällen ist evtl. eine Klinikeinweisung und die Behandlung mit Virustatika notwendig.

Eine Infektion im Mutterleib kann zu einer Fehlgeburt oder einer Reihe schwerer Organschäden, Missbildungen und Hirnschäden führen. Es gibt keine spezielle Behandlung für diese Erkrankung.

PFEIFFER-DRÜSENFIEBER

Das Pfeiffer-Drüsenfieber wird auch als infektiöse Mononukleose oder Studentenfieber bezeichnet. Symptome sind geschwollene Lymphknoten, Müdigkeit, Fieber und Halsschmerzen. Das Pfeiffer-Drüsenfieber ist auch als »Kusskrankheit« bekannt, da man davon ausgeht, dass es über Speichel und Nasensekret, Geschlechtsverkehr, Bluttransfusionen und Tröpfcheninfektion übertragen wird. Der Name Mononukleose rührt daher, dass das Blut der Erkrankten meist eine große Anzahl an mononukleären Lymphozyten (Monozyten) enthält, die in der Milz und im Knochenmark gebildet werden.

Die Krankheit wird durch das Epstein-Barr-Virus (EBV) aus der Gruppe der Herpesviren verursacht. Bei kleineren Kindern ruft es oft keine Symptome hervor. Das Virus kann über lange Zeit symptomlos im Körper ruhen, bis es z. B. durch eine Schwächung des Immunsystems aufgrund einer Krankheit aktiviert wird. Das Pfeiffer-Drüsenfieber betrifft häufig Menschen im Alter zwischen 15 und 35 Jahren.

Abgeschlagenheit ist oft ein erstes Krankheitszeichen. Generalisierte Lymphknotenschwellungen, Hals- und Muskelschmerzen, Appetitlosigkeit, eine vergrößerte Milz und manchmal ein schwacher, rosafarbener Ausschlag sind weitere Symptome. Nach etwa zehn Tagen lassen die akuten Symptome nach, Müdigkeit, allgemeine Abgeschlagenheit und Depressionen können aber bis zu drei Monate anhalten. Mit Bettruhe ist die Krankheit evtl. innerhalb von sechs Wochen ausgeheilt. Die Symptome werden mit Schmerzmitteln und anderen nicht verschreibungspflichtigen Medikamenten behandelt.

PHLEBOTOMUSFIEBER

Erreger des Phlebotomusfiebers ist ein Virus, das durch den Stich einer weiblichen Sandfliege übertragen wird. Zwischen drei und sechs Tagen nach dem Stich treten plötzlich Symptome wie Abgeschlagenheit, Magenschmerzen, Fieber, Kopf- und Muskelschmerzen sowie Lichtempfindlichkeit auf. Verbreitet ist das Phlebotomusfieber in den trockenen, heißen Gebieten der Tropen und Subtropen. Die Behandlung besteht aus Bettruhe und Flüssigkeitszufuhr. Nach ein paar Tagen klingt die Krankheit wieder ab. Todesfälle sind nicht bekannt. Das Phlebotomusfieber wird auch als Moskitofieber, Pappatacifieber und Dreitagefieber bezeichnet.

VIRUSHEPATITIS

Unter Hepatitis versteht man eine Leberentzündung, die zu einer Funktionseinschränkung der Leber führt. In den meisten Fällen wird sie durch eine Virusinfektion ausgelöst.

Eine Hepatitis ist nicht immer sofort erkennbar. Wenn Symptome auftreten, sind es Abgeschlagenheit, Appetitlosigkeit, Fieber, Erbrechen, Bauchschmerzen und Gelbsucht (Gelbfärbung von Haut und Augen). Die Gelbfärbung ist die Folge der Leberzellschäden durch das Virus. Die akute Phase der Virushepatitis dauert zwischen einigen Tagen und mehreren Wochen. In ca. 5 % der Fälle gehen die Symptome in eine chronische Hepatitis über, die über Jahre bestehen kann.

Sieben Hepatitisviren sind bekannt: A, B, C, D, E, F und G. Hepatitis A (HAV), die weltweit häufigste Form, wird fäkal-oral durch Schmierinfektion übertragen, d. h. sie kann sich z. B. über eine infizierte Person ausbreiten, die mit Fäkalpartikeln an den Händen Nahrungsmittel für nicht Infizierte zubereitet. Das Virus kann auch durch Trinkwasser oder verunreinigte Nahrungsmittel übertragen werden. Die Zeit zwischen Infektion und Ausbildung der Symptome beträgt ca. 28 Tage. Die Behandlung erfolgt durch Bettruhe und ausreichende Flüssigkeitszufuhr. Die meisten Patienten genesen vollständig. Für Personen mit erhöhtem Erkrankungsrisiko steht ein Impfstoff zur Verfügung (hergestellt aus dem inaktiven Hepatitis-A-Virus). Die Impfung schützt mindestens zehn Jahre. Ansonsten wird empfohlen, in Gebieten mit Hepatitis-A-Risiko besonders auf Sauberkeit und Körperhygiene zu achten und rohe Meeresfrüchte zu meiden.

Hepatitis B (HBV) ist zwar nicht so verbreitet wie Hepatitis A, tritt aber immer häufiger auf. Das Virus wird hämatogen über Bluttransfusionen, gemeinsames Benutzen von Nadeln bei Drogensüchtigen oder ungeschützten Geschlechtsverkehr übertragen und kann viele Jahre im Körper persistieren. Ein Baby, dessen Mutter HBV-positiv ist, wird zu 95 % bei der Geburt infiziert. Hepatitis B ist eine ernstere Erkrankung als Hepatitis A, denn sie kann chronisch werden und zu dauerhaften Leberschäden wie Leberzirrhose oder -krebs führen. Die Symptome, die 40 Tage bis sechs Monate nach der Infektion auftreten, sind Müdigkeit, Bauchschmerzen, Appetitlosigkeit, Übelkeit, Durchfall, dunkler Urin und Gelbsucht. Bettruhe wird empfohlen. Es gibt eine Impfung, die mindestens fünf Jahre Schutz gewährleistet.

Hepatitis C (HCV) wurde in den 1980er-Jahren entdeckt und zuerst als Non-A-Non-B-Hepatitis bezeichnet. Sie wird durch Blut (hämatogen) übertragen, hauptsächlich durch gemeinsamen Gebrauch von Drogenspritzen, manchmal auch durch Geschlechtsverkehr. Die Übertragung von einer infizierten Mutter auf ihr Kind ist ebenfalls möglich. Das Virus kann auch durch Zahnbürsten und Rasierapparate übertragen werden. Akute Symptome, die der HBV ähneln, treten nur selten auf. Bei ca. 20 % der HCV-Infizierten verschwindet das Virus nach etwa sechs Wochen von selbst wieder, bei den restlichen 80 % wird die Krankheit chronisch. Die Behandlung mit Interferon ist bei ca. 30 % der Patienten erfolgreich. In vielen Ländern werden Blut- und Samenspender auf HCV getestet. Es gibt keinen Impfstoff.

Das Hepatitis-D-Virus (HDV), auch Deltavirus genannt, ist ein HBV-Parasit, der mit Hilfe des B-Virus überlebt und daher nur mit HBV auftritt. HDV wird hämatogen übertragen und weist ähnliche Symptome wie HBV auf. Bei 70–80 % der Infizierten entsteht eine Leberzirrhose. HDV kann durch den

Pfeiffer-Drüsenfieber

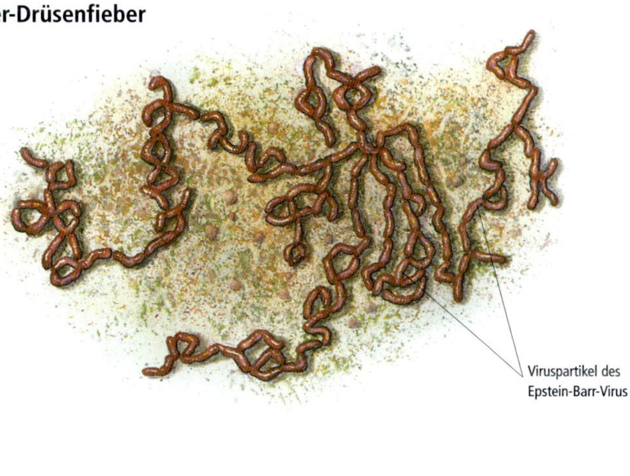

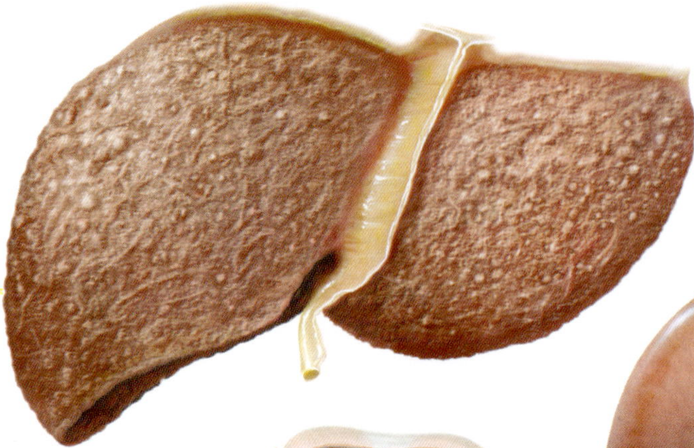

Zirrhotische Leber

Eine chronische Hepatitis kann zu einer Leberzirrhose führen, bei der fibröses Narbengewebe die zerstörten Leberzellen ersetzt, was optisch eine höckerige Oberfläche und eine Verhärtung und Verkleinerung der Leber zur Folge hat.

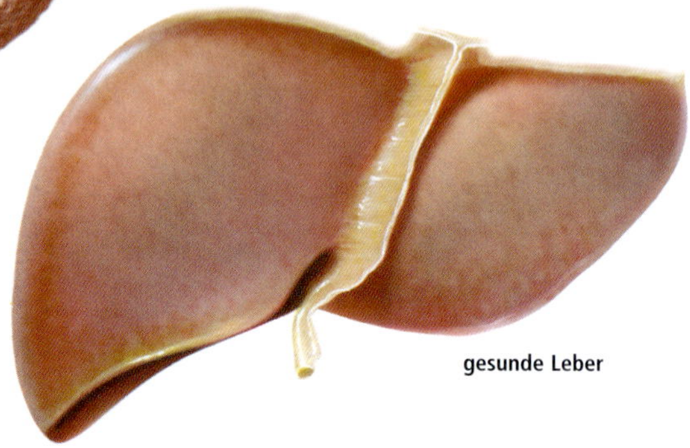

gesunde Leber

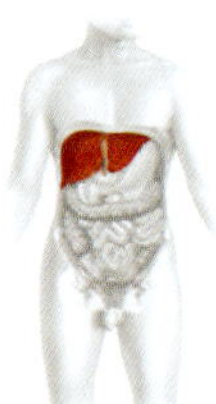

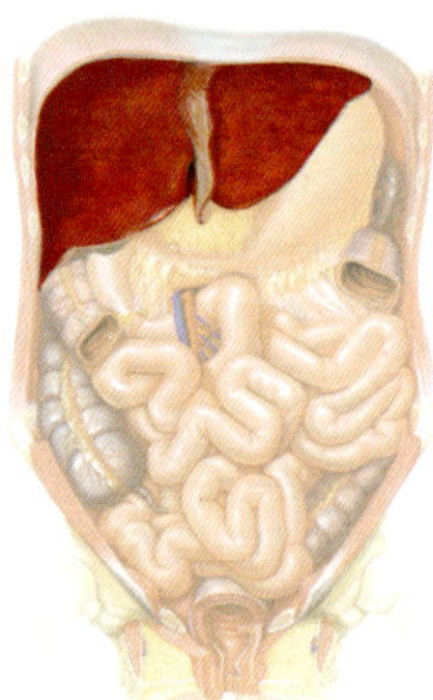

Feinstruktur der geschädigten Leber

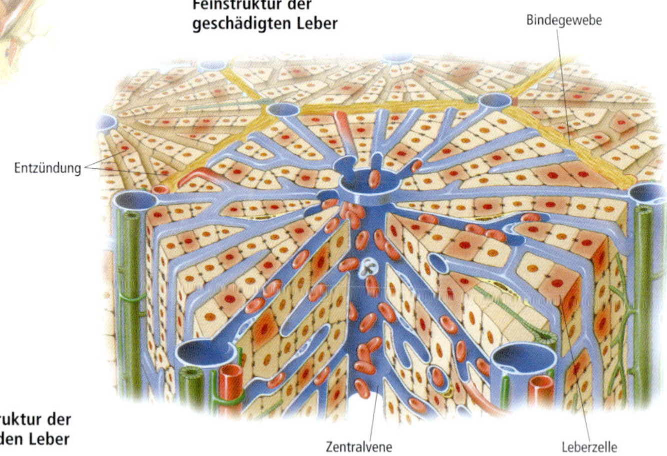

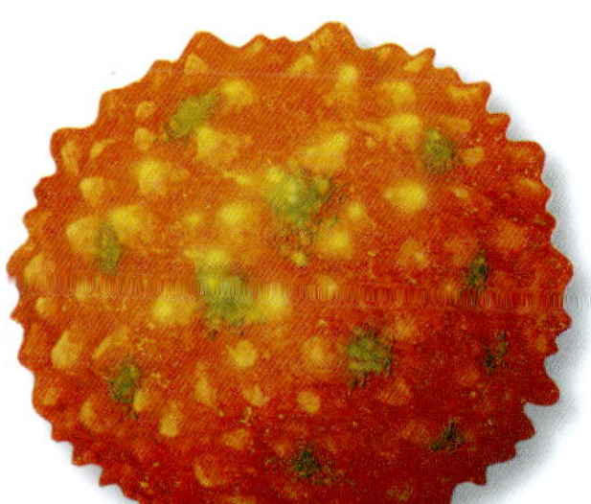

Hepatitisvirus

Unter Hepatitis versteht man eine Leberentzündung. Wird sie durch ein Virus verursacht, bezeichnet man sie als virale oder infektiöse Hepatitis. Eine Form der Virushepatitis kann durch Trinkwasser übertragen werden.

Feinstruktur der gesunden Leber

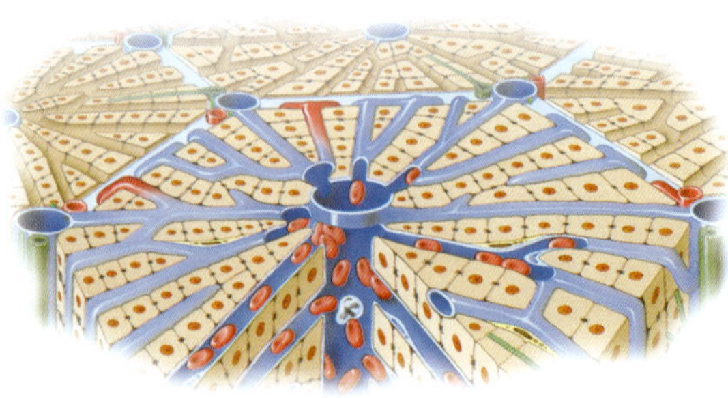

Vernarbung des Lebergewebes (Feinstruktur)

Eine chronische Hepatitis verursacht eine Leberzirrhose. Diese zerstört die normale mikroskopische Läppchenstruktur der Leber. Durch die fortschreitende Vernarbung des Gewebes wird die Blutzirkulation durch die Leber immer stärker behindert.

HBV-Impfstoff verhindert werden. Bei erfolgter Infektion kann man eine Behandlung mit Alpha-Interferon versuchen.

Hepatitis E (HEV) ähnelt HAV. Sie wird auf demselben Weg übertragen (Fäkalien und Nahrungsaufnahme) und ist vor allem in Ländern mit schlechten Hygieneverhältnissen oder bei Reisenden, die aus gefährdeten Gebieten kommen, verbreitet. Es ist besonders für Schwangere gefährlich, bei denen die Infektion tödlich sein kann. Die Symptome Müdigkeit, Bauchschmerzen, Appetitverlust, Übelkeit, Durchfall, dunkler Urin und Gelbsucht sind dieselben wie beim HAV. Chronische Fälle sind nicht bekannt. Die Behandlung besteht in zweiwöchiger Bettruhe.

Hepatitis F (HFV) wurde 1994 entdeckt. Sie wird auf demselben Weg übertragen wie Hepatitis A und E.

Hepatitis G (HGV) gilt als Ursache zahlreicher sexuell und hämatogen übertragbarer Hepatitisfälle. Die Symptome sind noch nicht geklärt, doch verursacht das Virus sowohl akute als auch chronische Formen der Krankheit und kann Personen infizieren, die bereits HCV-infiziert sind. Es gibt keinen Impfstoff; Bettruhe wird empfohlen.

Wenn Symptome auftreten, die auf eine Hepatitis hinweisen, werden Leberfunktionstests durchgeführt, um Krankheiten wie Gallensteine oder Krebs auszuschließen. Auch Laboruntersuchungen, u.a. eine Biopsie (Gewebeentnahme), können nötig sein.

Bei Reisen in Länder mit Hepatitisrisiko sollte eine Impfung erwogen und auf Hygiene geachtet werden. Auch Menschen in Berufen mit hohem Hepatitisrisiko, z.B. Ärzte, Krankenpfleger und Zahnärzte sollten sich impfen lassen. In einigen Ländern, z.B. Deutschland, wird eine Impfung bereits im Kleinkindesalter allgemein empfohlen.

HIV-INFEKTION

Das humane Immundefizienzvirus HIV (englisch »human immunodeficiency virus«) ist ein Retrovirus, d.h. es gehört zu einer Virengruppe, die aus RNS und einer Proteinhülle besteht. Das HIV greift bestimmte weiße Blutkörperchen, die T-Helferzellen, an, die für das Immunsystem eine große Rolle spielen. Dies führt schließlich zum Zusammenbruch des Immunsystems und liefert den Körper vielen lebensbedrohlichen Krankheiten aus, die normalerweise harmlos sind.

Ein Infizierter kann jahrelang HIV-positiv sein, bevor die Krankheiten ausbrechen, die den Zusammenbruch des Immunsystems anzeigen. Dieses Stadium markiert den Beginn der Aids-Erkrankung.

Übertragung

Das HIV wird vor allem durch sexuelle Kontakte übertragen, die oralen, vaginalen und analen Geschlechtsverkehr einschließen. Auch Bluttransfusionen, gemeinsames Benutzen von Injektionsnadeln oder versehentliche Verletzungen mit diesen Nadeln können zur Übertragung führen. Schwangere können das Virus an den Fetus weitergeben, stillende Mütter ihr Kind über die Milch anstecken. Die Infektion wird nicht durch Berührungen (auch nicht durch Berühren kontaminierter Gegenstände) übertragen.

Ein hohes Risiko liegt in promiskuitivem Verhalten, vor allem bei analem Geschlechtsverkehr, und im Drogenkonsum über gemeinsam verwendete Injektionsnadeln. Zu den Risikogruppen gehören auch Neugeborene von HIV-positiven Müttern, Sexualpartner von Mitgliedern der Risikogruppen und Menschen, die Bluttransfusionen erhielten, bevor diese auf das Virus untersucht wurden (Mitte der 1980er-Jahre). Wie irrtümlich oft angenommen, ist Aids keine reine »Homosexuellenkrankheit«: In Afrika und anderen Entwicklungsländern wird es vorwiegend durch heterosexuelle Kontakte übertragen.

AIDS

Die Abkürzung Aids steht für das Englische »acquired immune deficiency syndrome«. Die Krankheit wird durch das HIV (humanes Immundefizienzvirus) verursacht. Aids ist das letzte und schwerste Stadium der HIV-Erkrankung mit einer starken Immunschwäche, die den Körper für zahlreiche lebensgefährliche Krankheiten anfällig macht.

Das HIV attackiert und zerstört bestimmte weiße Blutkörperchen, die T4-Lymphozyten (auch CD4- oder T-Helferzellen), die im Körper Eindringlinge aufspüren und zerstören. Wegen ihrer Zerstörung durch das HIV können an sich harmlose, weit verbreitete Bakterien, Hefen und Viren, die normalerweise keine Krankheit verursachen, nicht mehr abgewehrt werden. Die geschwächte Immunabwehr des Körpers kann diese Eindringlinge nicht mehr bekämpfen; opportunistische Infektionen sind die Folge.

Es sind diese Infektionen und nicht das HIV, die schließlich den Tod der Aids-Kranken verursachen. Die Krankheit hat sich, nachdem sie 1981 zuerst in den USA entdeckt wurde, auf der ganzen Welt rasant zu einem der größten gesundheitlichen Probleme entwickelt. Die Weltgesundheitsorganisation (WHO) geht weltweit von mehr als 20 Millionen HIV-Infektionen aus, wobei die Mehrzahl dieser Fälle in den Entwicklungsländern Afrikas und Asiens zu finden ist.

Entwicklung der Krankheit

Anfangs ähnelt die Krankheit einer leichten Grippe, mit Fieber, Kopfschmerzen, Müdigkeit, Appetitlosigkeit, geschwollenen Lymphknoten und Hautausschlag. Die Symptome tauchen innerhalb von zwei bis vier Wochen nach der Ansteckung auf. Danach kann die Krankheit bis zu zehn Jahre symptomlos schlummern.

Anschließend treten Symptome wie leichtes Fieber, chronische Müdigkeit und Schwäche, Appetitlosigkeit und Gewichtsverlust, Lymphknotenschwellung vor allem an Hals, Unterkiefer, Leisten und in den Achselhöhlen auf. Durchfall, Unterernährung und kleinere Infektionen, z.B. Soor, kommen häufig vor. Man bezeichnet dieses Stadium als ARC (»Aids-related complex«).

In einem kleinen Prozentsatz der Fälle von HIV-Infektionen (zwischen 1 und 10%) schreitet die Krankheit nicht fort. In der Mehrzahl aber sinken die Abwehrkräfte schließlich unter ein gefährliches Niveau, die Infektionen werden immer schwerer und lebensbedrohlicher. Zum Vollbild von Aids gehören die *Pneumocystis-carinii*-Pneumonie, Toxoplasmose, Tuberkulose und eine Reihe von Virusinfektionen, z.B. eine Zytomegalie, Infektionen durch *Herpes-simplex*-Viren, Windpocken und Pfeiffer-Drüsenfieber. Wenn keine Behandlung erfolgt, kann innerhalb von zwei Jahren der Tod eintreten.

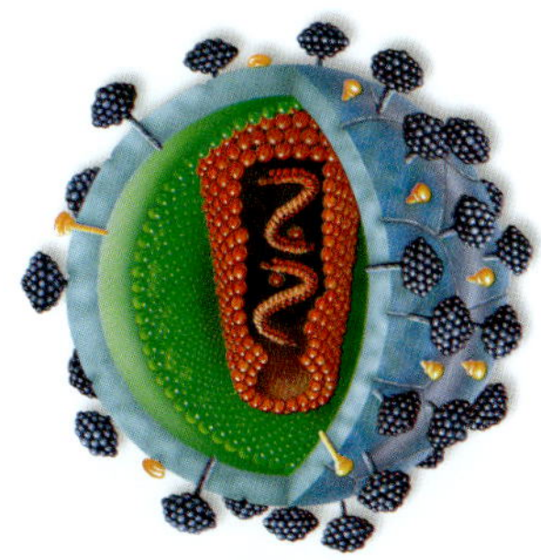

humanes Immundefizienzvirus (HIV)

Aids-assoziierte Tumoren

Lymphozyten spielen im Kampf des Körpers gegen den Krebs eine wichtige Rolle. Ist die Funktion der T4-Zellen beeinträchtigt, kann sich Krebs bilden. Das Kaposi-Sarkom ist die häufigste durch Aids verursachte Krebserkrankung. Auch Tumoren des Lymphsystems (Lymphome) treten häufig auf.

Diagnose

Eine HIV-Infektion wird durch einen HIV-Test festgestellt, bei dem im Blut nach HIV-Antikörpern gesucht wird, die sich als Reaktion auf eine Infektion gebildet haben.

Behandlung

Aids und HIV werden von Allgemeinmedizinern oder Spezialisten ambulant oder stationär behandelt. Im fortgeschrittenen Krankheitsstadium, wenn sich ernste Infektionen bilden, muss stationär behandelt werden.

Für die HIV-Infektion selbst gibt es keine Heilung. Früher bestand die einzige Behandlungsmöglichkeit in der Verabreichung von Antibiotika und Virustatika zur Bekämpfung der opportunistischen Infektionen. In den letzten Jahren wurden jedoch Medikamente entwickelt, welche helfen, die Schädigung des Immunsystems zu verlangsamen.

Diese Medikamente unterdrücken die Vermehrung von HIV im Körper auf unterschiedliche Art und bringen so das Fortschreiten der Krankheit zum Stillstand. Eine Kombinationsbehandlung mit einer Zweier- oder Dreierkombination reduziert die Gefahr einer Resistenzentwicklung. Die Medikamente sind teuer und werden manchmal nicht gut vertragen. Dennoch wird angenommen, dass sie, zusammen mit konventionellen Behandlungsmethoden gegen die Infektionen, das Leben der Kranken erheblich verlängern können. Vor der Kombinationstherapie ging man bei voll entwickeltem Aids von einer Sterblichkeitsrate von 100 % aus.

Immer noch liegt aber in der Prävention die wirksamste Waffe im Kampf gegen HIV und Aids. Der Gebrauch von Kondomen (die gleichzeitig vor anderen Krankheitserregern wie Chlamydien und Gonokokken schützen) sind das beste Mittel gegen die Übertragung von HIV. Drogenabhängige sollten Injektionsnadeln nie gemeinsam benutzen. Vor der sexuellen Beziehung zu einer Person, die einer Risikogruppe angehört, sollte auf einen HIV-Test bestanden werden.

Durch Aufklärungskampagnen und die Verwendung von Kondomen sinken die Zahlen neuer Infektionen zumindest in den Industrieländern. Leider stellt sich die Situation in den Entwicklungsländern völlig anders dar. Zum ersten wird die Aufklärung dort wenig betrieben und trifft auf wenig Akzeptanz. Zum zweiten ist eine Behandlung der Erkrankung mit den Kombinationspräparaten aus Kostengründen kaum möglich.

BAKTERIELLE INFEKTIONEN

Bakterien sind einfache, mikroskopisch kleine Einzeller, die als eine der ersten Lebensformen entstanden. Viele sind nützlich und leben in Harmonie mit dem Menschen – im Verdauungssystem helfen sie bei der Aufspaltung der Nahrung, im Boden und Wasser bei der Zersetzung von totem Material und tierischen Abfallprodukten – ein äußerst wichtiger Prozess für die Erhaltung der Lebensbedingungen unseres Planeten. Schädliche Bakterien können jedoch Krankheiten wie Cholera, Lungenentzündung, Tuberkulose und Keuchhusten verursachen und verbreiten oder tödliche Gifte freisetzen, die zu Krankheit und Tod führen. Botulismus, eine schwere Form der Lebensmittelvergiftung, wird durch Bakterienwachstum in unsachgemäß gelagerter Nahrung hervorgerufen.

Impfungen regen den Körper zur Antikörperproduktion gegen bestimmte Krankheiten an, ohne dass die Infektion ausbricht. Heute ist in den meisten Ländern eine Schutzimpfung der Bevölkerung gegen die häufigsten Kinderkrankheiten vorgeschrieben. Durch flächendeckende Impfmaßnahmen wird die Verbreitung vieler gefährlicher bakterieller oder viraler Infektionen erfolgreich verhindert. Bakterielle Infektionen werden meist mit Antibiotika behandelt.

Leider vernichten Antibiotika nicht nur schädliche, sondern oft auch nützliche Bakterien, was zu Verdauungsstörungen und Sekundärinfektionen führen kann. Ein übermäßiger, unüberlegter Einsatz von Antibiotika ist wohl mit der Grund dafür, dass einige Bakterien, vor allem *Staphylococcus aureus*, gegen viele dieser Mittel resistent sind.

Das Hauptklassifizierungskriterium für Bakterien ist ihre Form. Es gibt vier Hauptformen: Kugeln (Kokken), Stäbchen (Bazillen), Spiralen (Spirochäten) und Kommabakterien (Vibrionen). Innerhalb dieser Gruppen zeigen sich zahlreiche Variationen. Stäbchen können z. B. dick oder dünn, lang oder kurz sein und spitze oder runde Enden haben.

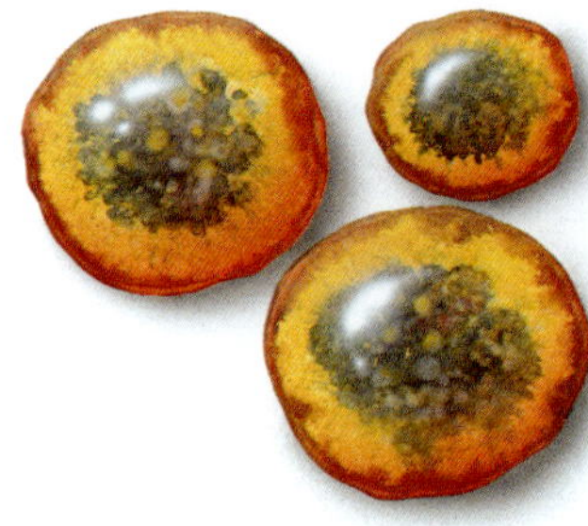

Herpes-simplex-Virus

Durch das Herpes-simplex-Virus verursachte Infektionen wie Genitalherpes, Aphthen und Lippenherpes treten bei Aids-Patienten mit stark geschwächter Immunabwehr häufig auf.

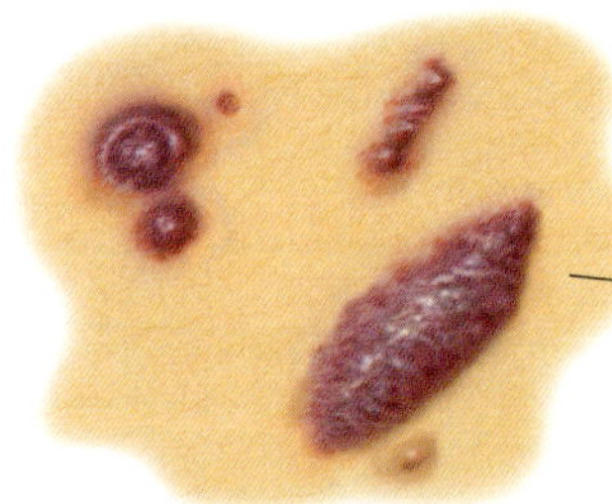

Kaposi-Sarkom

Das Kaposi-Sarkom ist der häufigste bösartige Tumor bei Aids-Kranken. Es zeigt sich in rötlichen Hautknoten. In fortgeschrittenen Stadien der Krankheit kann es auch die Lunge und andere innere Organe befallen.

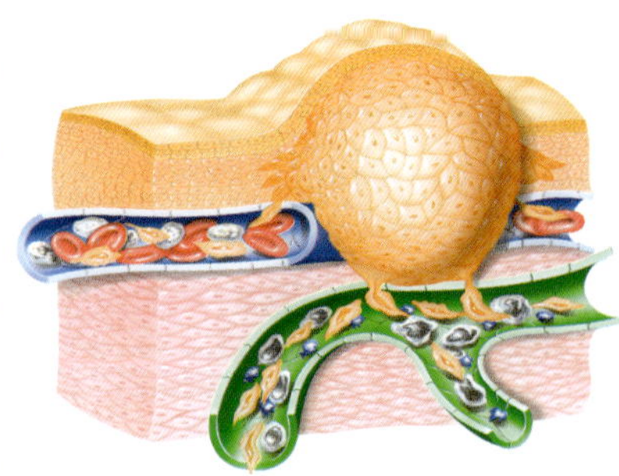

Lymphome

Die niedrigen Werte von T4-Zellen bei Aids führen zu einem erhöhten Krebsrisiko. Es kann sich ein Non-Hodgkin-Lymphom bilden, das über das Lymphsystem streut.

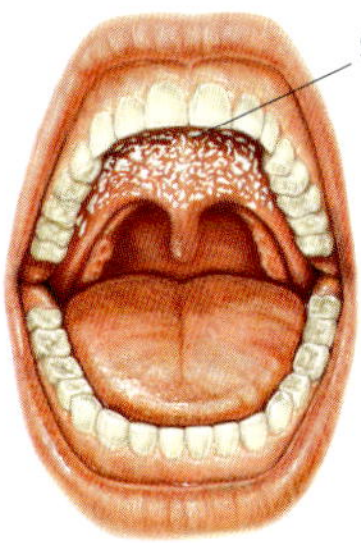

Pilzinfektionen

Pilzinfektionen sind bei Aids-Infektionen häufig. Im Bild die flachen weißen Flecken einer Candidamykose (Soor) am Gaumen.

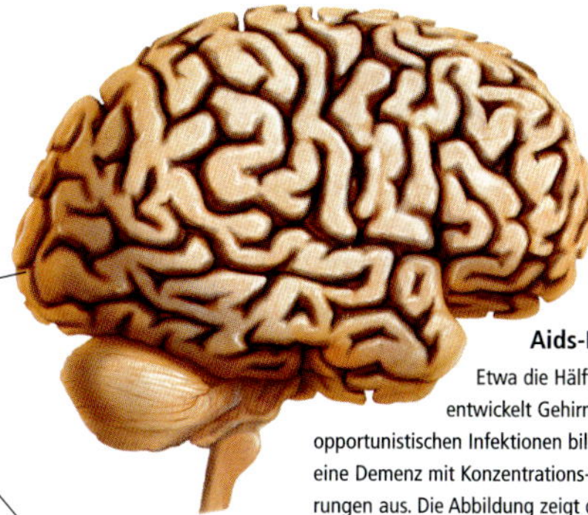

Aids-Demenz

Etwa die Hälfte aller Aids-Patienten entwickelt Gehirnerkrankungen. Neben opportunistischen Infektionen bildet sich häufig auch eine Demenz mit Konzentrations- und Gedächtnisstörungen aus. Die Abbildung zeigt die Verkleinerung (Atrophie) des Gehirnes bei Aids-Demenz.

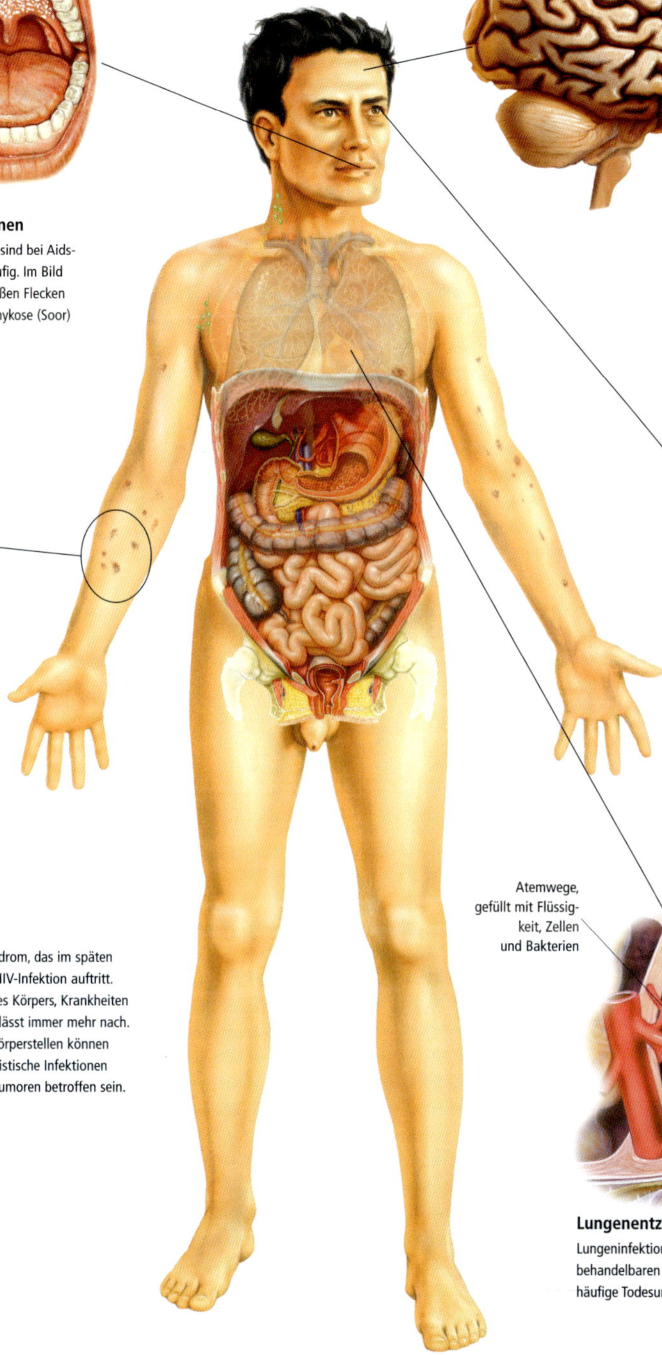

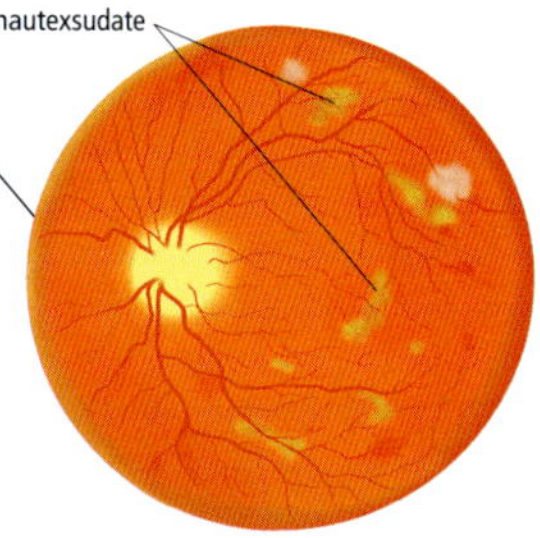

Retinopathie

Aids kann Augenkrankheiten hervorrufen, z. B. eine Retinopathie, die zum Verlust der Sehkraft führen kann.

Aids

Aids ist ein Syndrom, das im späten Stadium einer HIV-Infektion auftritt. Die Fähigkeit des Körpers, Krankheiten zu bekämpfen, lässt immer mehr nach. Verschiedene Körperstellen können durch opportunistische Infektionen und bösartige Tumoren betroffen sein.

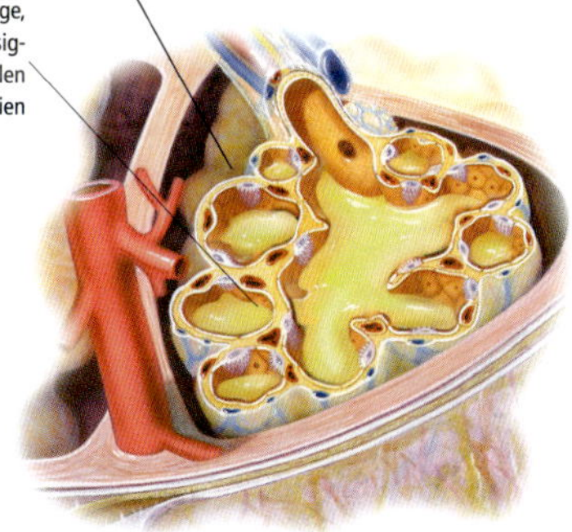

Lungenentzündung

Lungeninfektionen können sich zu einer schwer behandelbaren Pneumonie entwickeln, die eine häufige Todesursache im späten Aids-Stadium ist.

Bakterien können zudem als einzelne Zellen oder in Gruppen, wie Ketten, Paaren oder Haufen, vorkommen.

SIEHE AUCH *Lymphsystem, Blut, Entzündung, Fieber in Kapitel 1; Blutuntersuchungen, Hauttests, Antibiotika, Penizillin, Impfung in Kapitel 16*

STREPTOKOKKENINFEKTIONEN

Streptokokkeninfektionen sind die häufigsten bakteriellen Infektionen beim Menschen. Die verschiedenen Streptokokkenarten verursachen ein weites Spektrum harmloser bis lebensbedrohlicher Krankheiten. Streptokokken, die normalerweise nur leichte Infektionen verursachen, können gelegentlich schwerste Krankheiten auslösen.

Die bekanntesten Streptokokkeninfektionen sind die Streptokokkenangina und Scharlach, der durch Typ-A-Streptokokken verursacht wird und mit starken Halsschmerzen und Fieber einhergeht. Obwohl Halsschmerzen meist im Rahmen von Atemwegsinfektionen durch Viren verursacht werden, sollte bei Verdacht auf eine Streptokokkeninfektion, insbesondere bei Kindern zwischen 5 und 15 Jahren, ein Rachenabstrich stattfinden, da eine unbehandelte Streptokokkenangina gefährliche allergisch bedingte Zweitkrankheiten wie Rheumatisches Fieber und akute Glomerulopathien nach sich ziehen kann. Bei Nachweis der Streptokokken muss eine Penizillintherapie durchgeführt werden.

Häufige Lokalinfektionen durch Typ-A-Streptokokken sind die Wundrose (Erysipel) sowie die Eiterflechte (*Impetigo contagiosa*), die vor allem im Gesicht und an den Händen zu hoch ansteckenden, nässenden, eitrigen Bläschen führt, die sich ohne Therapie rasant ausbreiten. Schwere, evtl. septische Infektionen durch Typ-A-Streptokokken sind Neugeboreneninfektionen oder das *Erysipelas gangraenosum*, eine Wundrose mit Gangrän.

Streptokokken vom Typ B stellen die häufigste Ursache für Neugeboreneninfektionen, die Streptokokkensepsis und die Puerperalsepsis dar. Typ-D-Streptokokken sind die Haupterreger der Lungenentzündung und Herzklappenentzündung (Endokarditis).

Scharlach

Scharlach wird von hämolysierenden Streptokokken der Gruppe A verursacht. Vor allem dank der Entwicklung von Antibiotika, die eine schnelle und wirksame Behandlung ermöglichen, ist diese einst häufige Krankheit nicht mehr die gefürchtete Geißel der Menschheit, die sie noch im 19. und frühen 20. Jahrhundert war.

Da gewöhnlich bereits nach der ersten Scharlacherkrankung Immunität vorliegt, sind hauptsächlich Kinder von Scharlach betroffen. Er beginnt ganz plötzlich mit hohem Fieber und Halsschmerzen, die zwei Tage nach dem Kontakt mit einer infizierten Person auftreten. Schüttelfrost, Kopfschmerzen und Erbrechen können folgen. Innerhalb von zwei Tagen nach den ersten Symptomen erscheint zuerst am Hals und auf der Brust ein kleinfleckiger hellroter Ausschlag (Exanthem) mit sandpapierartiger Struktur, der sich schließlich auf den restlichen Körper ausbreitet. Mit dem Ausschlag, der eine Woche anhält, reagiert der Körper auf einen vom Bakterium freigesetzten Giftstoff. Danach schält sich die Haut wie bei einem Sonnenbrand. Im Frühstadium von Scharlach ist die Zunge weißlich belegt, die Geschmacksknospen sind rot und geschwollen (»Erdbeerzunge«). Später verschwindet der weiße Belag, es entsteht die völlig rote »Himbeerzunge«.

Vor der Entwicklung von Antibiotika folgte auf Scharlach oft eine Hirnhautentzündung oder Rheumatisches Fieber. Diese Komplikationen treten heute nur selten auf.

STAPHYLOKOKKENINFEKTION

Staphylokokken sind die Erreger zahlreicher eitriger Infektionen. Es gibt verschiedene Spezies, wie *Staphylococcus epidermidis*, der zur normalen Bakterienflora der Haut gehört, und *Staphylococcus aureus*, ein gefährlicher Erreger von Krankenhausinfektionen.

Staphylokokkeninfektionen treten am häufigsten als Hautabszesse auf, können jedoch auch in tiefer gelegene Gewebe eindringen und eine Knochenmarkentzündung oder eine Sepsis verursachen. Manche Stämme von *Staphylococcus aureus* erzeugen ein Toxin, das zum Zeitpunkt der Menstruation, evtl. bedingt durch die zu lange Verwendung eines Tampons, zum toxischen Schocksyndrom mit hohem Fieber, Ausschlag, niedrigem Blutdruck und Organdysfunktionen führt. Staphylokokken sind auch häufige Erreger von Krankenhausinfektionen: *Staphylococcus epidermidis* verursacht Infektionen über Infusionsschläuche und Katheter, während *Staphylococcus aureus* neben anderen Infektionen äußerst gefährliche Hirnhaut- und Lungenentzündungen verursachen kann. Die Behandlung der Staphylokokkeninfektion erfolgt durch Antibiotika und Abszessdrainage. Der weit verbreitete Einsatz von Antibiotika in Krankenhäusern hat jedoch zur Entstehung von multiresistenten Staphylokokkenstämmen (MRSA) geführt, die vor allem in der Chirurgie und auf Intensivstationen oft zu gefährlichen Infektionen führen. Eine wichtig Präventionsmaßnahme der Erregerübertragung ist häufiges Händewaschen.

Toxisches Schocksyndrom

Das toxische Schocksyndrom (TSS) ist eine u. U. tödliche Folge einer Bakterieninfektion, die vorwiegend durch die Verwendung extrem saugfähiger Tampons während der Menstruation ausgelöst wird. Das von *Staphylococcus aureus* produzierte Toxin führt zu Kreislaufschwäche, Fieber, Schüttelfrost, Kopfschmerzen, Durchfall und Hautausschlag während der ersten fünf Tage des Menstruationszyklus.

Diese Symptome, verbunden mit einem schnell abfallenden Blutdruck und Verlust von Körperflüssigkeiten durch Erbrechen und Durchfall, lösen einen Schock aus. Weitere Symptome sind Halluzinationen, Desorientierung, Muskelschmerzen, Halsentzündung, Mund-, Augen- und Scheidentrockenheit. Frauen, die entbunden haben, operiert wurden, bestimmte Verhütungsmittel (z. B. Pessar, Diaphragma, Schwamm) verwenden oder bereits ein toxisches Schocksyndrom erlitten haben, sind für diese Erkrankung besonders anfällig.

Die Infektionsursache ist nicht bekannt. Bei etwa 1 % der Frauen im gebärfähigen Alter sollen sich die Bakterien während der Monatsblutung in der Scheide einnisten. Das Infektionsrisiko wird durch häufigen Tamponwechsel und die alternierende Verwendung von Damenbinden verringert.

In manchen Fällen ist eine stationäre Behandlung erforderlich. Die Infektion wird mit Antibiotika, der Schock mit intravenös verabreichten Flüssigkeiten behandelt. Selten sind auch Säuglinge, Kleinkinder und Männer vom toxischen Schocksyndrom betroffen, oft durch über Hautverletzungen und Geschwüre eindringende Bakterien der Gattung *Staphylococcus aureus*.

DIPHTHERIE

Die Diphtherie ist eine schwere Infektionskrankheit von Kehlkopf, Mandeln und Rachen durch *Corynebacterium diphtheriae*. Durch weit greifende Impfmaßnahmen über viele Jahre ist die Diphtherie selten geworden. Sie kommt meist nur noch bei nicht geimpften Kindern unter zehn Jahren vor.

Bakterien

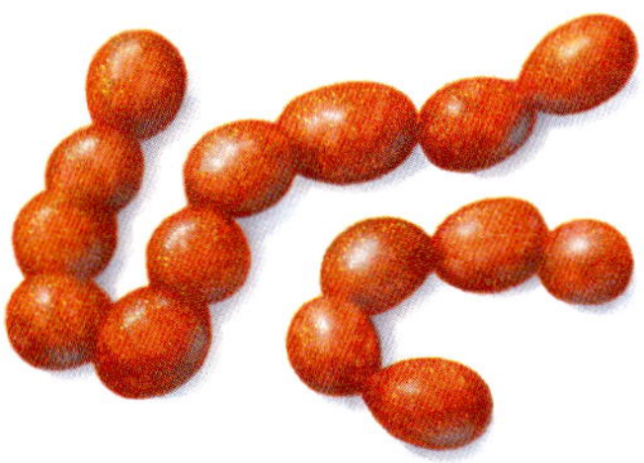

Streptokokken

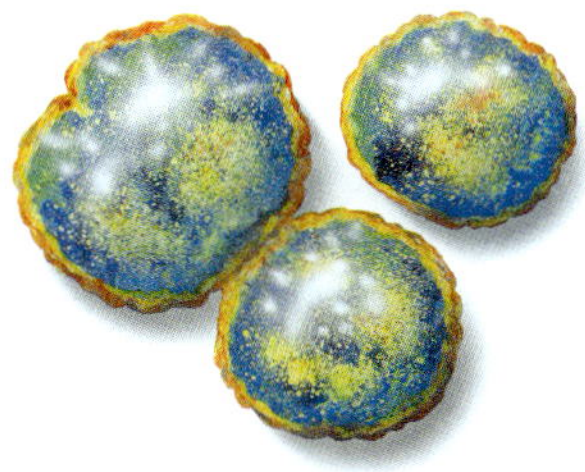

Meningokokken

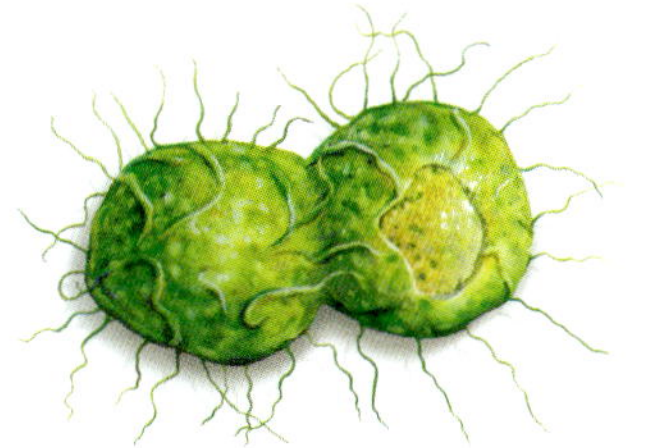

Gonokokken

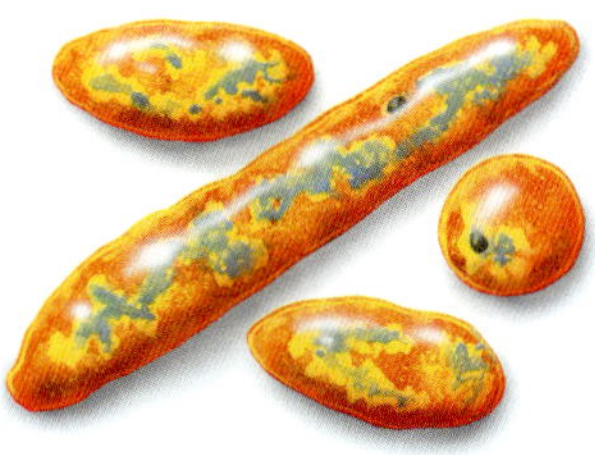

Legionellen

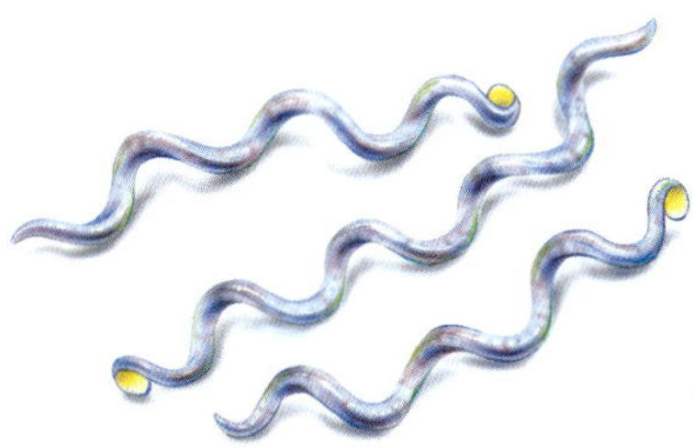

Syphilisspirochäte

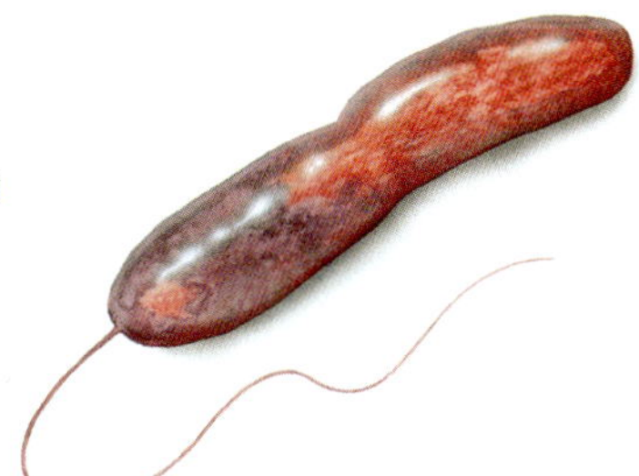

Choleravibrion

Diphtherie wird durch Tröpfcheninfektion übertragen. Sie entwickelt sich ein bis vier Tage nach dem Kontakt mit dem Erreger. Das Kind fühlt sich schwach und unwohl, hat Fieber und Halsschmerzen und oft auch geschwollene Halslymphknoten.

Das vom Erreger produzierte Diphtherietoxin schädigt die Rachenschleimhäute und bildet eine fest haftende weißliche Membran, die die Atmung behindert und einen echten Krupp auslöst. Das Gift kann über die Blutbahn auch Herz, Nieren und Nervensystem schädigen. Die Behandlung besteht in der Klinikeinweisung sowie der Gabe von Diphterieantitoxin und Antibiotika, wie Penizillin oder Erythromycin.

Eine Impfung wird üblicherweise im ersten Lebensjahr vorgenommen, meist kombiniert mit einer Keuchhusten- und Tetanusimpfung. Sinkende Impfraten in einigen westlichen Ländern haben zu einem Wiederaufleben der Krankheit geführt.

TETANUS

Tetanus (Wundstarrkrampf) ist eine akute Infektionskrankheit durch *Clostridium tetani*, die sowohl Menschen als auch Tiere befällt. Das Bakterium gelangt über verschmutzte Wunden (besonders Stichwunden) in den Körper. Tetanus äußert sich in Muskelstarre und -krämpfen, die zunächst die Gesichtsmuskulatur und die Kaumuskulatur betreffen, um sich dann auf den Nacken und den ganzen Körper auszubreiten. Dies führt zu Atem- und Schluckbeschwerden sowie zu äußerst schmerzhaften Muskelkrämpfen.

Zu den Komplikationen der Erkrankung zählen Frakturen der Wirbel und der langen Knochen, Ersticken durch Krämpfe oder Muskelschwäche, Aspiration und Lungenentzündung. Die Inkubationszeit beträgt zwei Tage bis zwei Wochen, zuweilen sogar drei Monate. Je länger die Inkubationszeit, desto milder der Erkrankungsverlauf.

Die Schwere der Symptome hängt von der vom Bakterium produzierten Toxinmenge und der Widerstandsfähigkeit des Betroffenen ab. Ohne intensive ärztlichen Behandlung sterben 30–40 % der an Tetanus Erkrankten. Etwa die Hälfte der Tetanusfälle geht nicht auf eine Stichwunde zurück. Die Bakterien gelangen durch jede Wunde – auch oberflächliche Abschürfungen – in den Körper. Die Sporen des Bakteriums finden sich am häufigsten im Boden und werden durch Tierfäkalien übertragen. Die Bakterien können sich auf jedem am Boden liegenden Gegenstand befinden. Zahlreiche Tetanusfälle sind auf Stichwunden durch rostige Metallobjekte (z. B. Nägel) zurückzuführen.

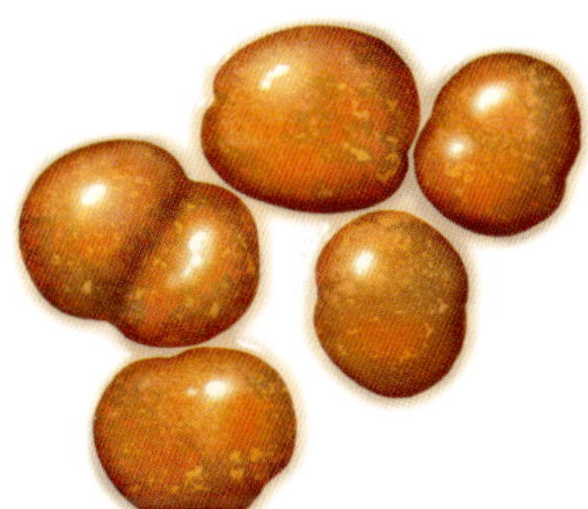

Staphylokokken

Tetanus betrifft häufiger ältere und in der Landwirtschaft tätige Personen, die regelmäßig mit Tierdung in Kontakt kommen.

Alle Wunden sollten sorgfältig gereinigt und von totem Gewebe befreit werden. Die Genesung von einer Tetanuserkrankung ist kein Schutz gegen eine erneute Erkrankung.

Den besten Schutz vor der Infektion bietet eine Impfung, die in den meisten Industrieländern routinemäßig – als Teil einer kombinierten Impfung gegen Diphtherie, Keuchhusten und Tetanus – bereits bei Säuglingen in der sechsten Woche durchgeführt wird.

Die Impfung besteht aus einer Reihe von Injektionen, deren Anzahl vom verwendeten Vakzin abhängt. Alle fünf bis zehn Jahre ist eine Auffrischung notwendig. Als Nebenwirkung des Impfstoffes kann es zu Rötungen und einer vorübergehenden Verhärtung an der Einstichstelle kommen. Treten andere Nebenwirkungen auf, empfiehlt sich eine ärztliche Untersuchung. Unfallopfern wird der Impfstoff meist routinemäßig injiziert. Die Tetanusbehandlung umfasst die Gabe von Antibiotika, Beruhigungsmitteln, Muskelrelaxanzien und künstliche Beatmung.

MILZBRAND

Milzbrand (Anthrax) ist eine Infektionskrankheit durch *Bacillus anthracis*. In den westlichen Industriestaaten selten geworden, kommt der Erreger in Afrika, Asien und dem Mittleren Osten noch vor. Meist übertragen Nutztiere (z. B. Schafe, Rinder, Pferde, Ziegen und Schweine) das Bakterium über Hautschnitte oder -risse auf den Menschen.

Die Krankheit äußert sich in Übelkeit, Fieber und einem rötlichen Knoten, der schnell zur Pustel wird und ulzeriert.

Bei der selteneren Form des Lungenmilzbrandes werden Milzbrandsporen eingeatmet, die eine Lungenentzündung verursachen. Da die Infektion ohne Behandlung innerhalb von wenigen Tagen zum Tod führt, wurden Milzbranderreger in Einzelfällen bereits als biologische Waffe eingesetzt.

Die Therapie besteht in der Gabe von Penizillin, Tetrazyklinen oder Gyrasehemmern. Reisende in betroffene Regionen, deren Reisestil ein erhöhtes Ansteckungsrisiko mit sich bringt, können sich impfen lassen.

MENINGOKOKKENSEPSIS

Die Meningokokkensepsis ist eine schnell fortschreitende, u. U. tödliche Bakterieninfektion, die vor allem Kinder unter fünf Jahren betrifft und sich in den letzten Jahren zunehmend ausgebreitet hat. Die Krankheit, oft eine Kombination aus Hirnhautentzündung und Sepsis, schreitet rasch fort und äußert sich mit Grippesymptomen, hohem Fieber, Kopfschmerzen, Verwirrtheit und stecknadelförmigen oder ausgedehnten Hautblutungen. Eine besonders schwere Form der Erkrankung wird als Waterhouse-Friedrichsen-Syndrom bezeichnet. Eine frühe intravenöse Behandlung mit Antibiotika kann den häufig tödlichen Ausgang der Krankheit verhindern.

Die epidemische Infektion tritt vorwiegend im Winter auf und verbreitet sich durch Tröpfcheninfektion. Personen mit engem Kontakt zum Infizierten müssen prophylaktisch Antibiotika einnehmen. Die Impfung empfiehlt sich vor einer Reise in Endemiegebiete und bei geschwächtem Immunsystem.

KEUCHHUSTEN

Keuchhusten (Pertussis) durch *Bordetella pertussis* ist eine schwere, weit verbreitete Infektionskrankheit, die hauptsächlich Säuglinge und Kleinkinder bis zu zwei Jahren trifft. Sie wird durch Husten, Niesen und engen Körperkontakt verursacht. Die Inkubationszeit beträgt ein bis zwei Wochen, in manchen Fällen sogar drei Monate. Bei einer an Keuchhusten erkrankten Person besteht noch vier Wochen nach dem Ausbruch der Krankheit Ansteckungsgefahr.

Keuchhusten beginnt mit Erkältungssymptomen, die bald von heftigen trockenen Hustenanfällen und dem für die Erkrankung typischen Keuchen begleitet werden. Die größte Gefahr ist das Auftreten einer Lungenentzündung. Es kann jedoch auch zu anderen Störungen wie Mittelohrentzündung, Nasenbluten, Gefäßrissen in der Bindehaut, Appetitverlust und Dehydratation kommen.

Bei Erwachsenen und älteren Kindern verläuft die Krankheit im Allgemeinen milder, kann aber dennoch übertragen werden. Bei Kindern bis zu zwei Jahren ist oft eine Behandlung im Krankenhaus erforderlich. Die beste Vorbeugung gegen Keuchhusten ist eine vollständige Impfung.

BRUZELLOSE

Bruzellose tritt in Spanien, Mexiko und Südamerika häufig, in anderen Ländern jedoch sehr selten auf. Sie wird durch Kontakt mit infizierten Haustieren (Rinder, Ziegen, Hunde oder Schweine) ausgelöst.

Die Übertragung auf den Menschen erfolgt über nicht pasteurisierte Milch oder Milchprodukte sowie infiziertes Fleisch oder durch den direkten Kontakt mit der Plazenta eines infizierten Tieres.

Zu den Symptomen zählen leichtes Fieber, Schüttelfrost, Schweißausbrüche, Muskel- und Gelenkschmerzen sowie Müdigkeit. Das Fieber ist typischerweise stets am frühen Nachmittag am höchsten, was der Krankheit auch den Namen Wechselfieber (*Febris undulans*) gegeben hat. Da immer wieder Rückfälle möglich sind, kann sich die Krankheit über Jahre hinziehen.

Die Behandlung erfolgt mit Breitband- und/oder Aminoglykosid-Antibiotika. Die Pasteurisierung von Milchprodukten und vorbeugende Maßnahmen für in der Landwirtschaft tätige Personen (z. B. Impfen der Rinder und das Tragen von Schutzkleidung) sind wirkungsvolle Vorbeugungsmaßnahmen.

TYPHUS

Typhus ist eine gefährliche Infektionskrankheit durch *Salmonella typhi*. In den Industrieländern tritt sie vor allem bei Reisenden in asiatische Länder, wie Indien oder Nepal, auf. Die Inkubationszeit beträgt ein bis drei Wochen. Zu den Symptomen zählen hohes Fieber, Kopfschmerzen, Appetitverlust, Müdigkeit, Verstopfung, Bauchschmerzen, Milzvergrößerung, rötliche Flecken auf Bauch und Brust (drei bis vier Tage) und auffällige Benommenheit. Ab der zweiten Woche tritt erbsbreiartiger Durchfall auf. Mögliche Komplikationen sind u. a. Darmblutungen, Bauchfellentzündung, Meningitis und Herz-Kreislauf-Versagen. Die Diagnose wird anhand einer Blutuntersuchung gestellt. Die Behandlung erfolgt mit Antibiotika. Nach durchgemachter Infektion besteht das Risiko, als Dauerausscheider die Krankheitserreger langfristig übertragen zu können.

Typhusimpfstoffe bieten einen gewissen Schutz. Zudem kann das Risiko einer Typhuserkrankung durch gute sanitäre Verhältnisse, hygienische Vorsichtsmaßnahmen, Ab-

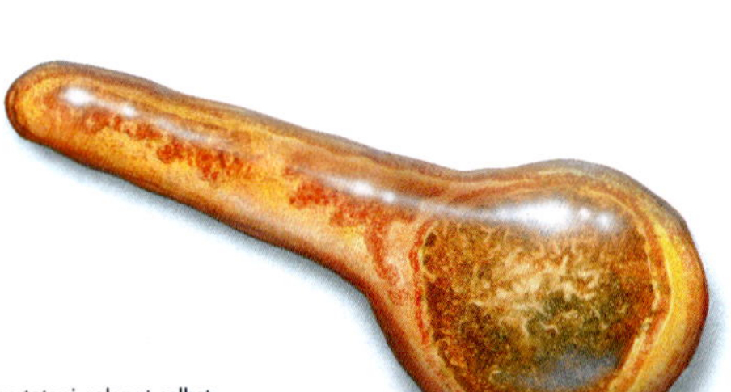

Tetanus

Das Bakterium Clostridium tetani gelangt selbst durch minimale Hautabschürfungen in den menschlichen Körper und führt zu Muskelsteife, Kopfschmerzen, Krämpfen, Fieber und in manchen Fällen sogar zum Tod.

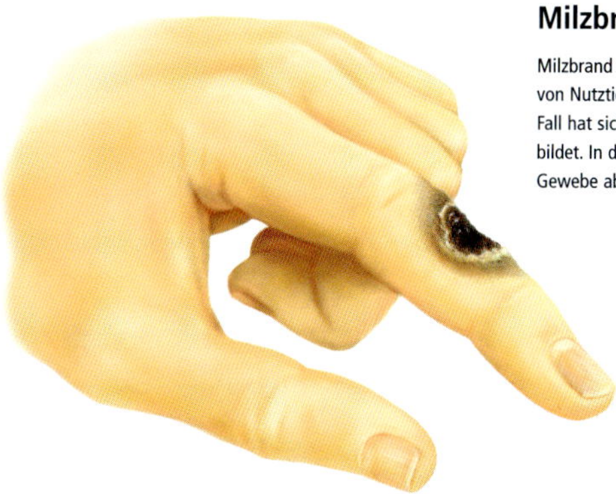

Milzbrand

Milzbrand ist eine ansteckende Krankheit, die von Nutztieren übertragen wird. Im gezeigten Fall hat sich auf einem Finger ein Geschwür gebildet. In den dunklen Bereichen sind Haut und Gewebe abgestorben.

kochen des Trinkwassers, Pasteurisieren der Milch und gründliches Waschen von Obst und Gemüse verringert werden.

PARATYPHUS

Paratyphus ist eine Magen-Darm-Erkrankung durch bestimmte Arten von *Salmonella parathyphi*. Er kommt weltweit vor, ist aber vor allem in Ländern mit unzureichenden hygienischen Verhältnissen verbreitet. Die Ansteckung erfolgt über Nahrungsmittel oder Wasser, die mit Fäkalien oder Urin eines Infizierten verunreinigt sind. Die Symptome sind dieselben wie bei Typhus, jedoch weniger schwer. Sie treten ein bis zehn Tage nach dem Verzehr eines verunreinigten Produktes auf und bestehen aus Kopfschmerzen, wässrigem Durchfall, Hautrötung bzw. Ausschlag an Brust und Bauch und trockenem Husten. In schweren Fällen sind Darmblutungen, Bewusstseinstrübung und Schwerhörigkeit möglich. Wird die Krankheit behandelt (meist mit Antibiotika), verläuft sie nur selten tödlich.

SIEHE AUCH *Magen-Darm-Infektionen in Kapitel 6, Typhus in diesem Kapitel*

CHOLERA

Die Cholera ist eine bakterielle Darminfektion durch *Vibrio cholerae*. Sie wird durch verunreinigtes Wasser, verseuchtes Essen und selten durch direkten Kontakt von Person zu Person übertragen. Die Krankheit bricht ein bis fünf Tage nach der Infektion aus. Der Erkrankte scheidet große Mengen hellen, wässrigen Durchfall aus, was unbehandelt schnell zu Dehydratation und zum Tod führen kann. Cholera ist besonders für Kleinkinder gefährlich, da ihre relativ kleine Körpermasse viel schneller austrocknet. Die Behandlung erfolgt über orale Rehydratation (Salzlösung zum Trinken) oder als Infusion, die mit Antibiotikagaben kombiniert werden kann.

SIEHE AUCH *Dehydratation in Kapitel 1; Durchfall, Darm in Kapitel 6; Infektionskrankheiten in diesem Kapitel*

LEPRA

Lepra wird durch das mit dem Tuberkulosebakterium verwandte Stäbchenbakterium *Mycobacterium leprae* hervorgerufen und tritt vorwiegend in Zentral- und Südamerika, in Ostasien und in den tropischen Regionen Asiens und Afrikas auf. Sie wird in zwei Hauptformen, die tuberkuloide und die lepromatöse Lepra, eingeteilt.

Die tuberkuloide Lepra ist eine Infektion in den tiefen Hautschichten, die die Haarfollikel, die Schweißdrüsen und die Nervenendigungen an der Infektionsstelle zerstört. Die Haut über der Infektionsstelle wird trocken, fahl, berührungs-, temperatur- und schmerzunempfindlich. Die Finger und Zehen neigen zu Verletzungen und Verstümmelungen und fallen in manchen Fällen ab.

Bei der lepromatösen Lepra breitet sich der Organismus ungehindert in der Haut aus. Auf Körper und Gesicht entwickeln sich große, weiche Beulen oder Knötchen. Auch die Augen-, Nasen- und Rachenschleimhaut wird befallen. In schweren Fällen kommt es zu einer drastischen Veränderung der Stimme, Blindheit und der Zersetzung der Nase.

Beide Lepraformen sind nur in geringem Maß ansteckend und werden über die Atemwege übertragen. Die lange Inkubationszeit beträgt sechs Monate bis zehn Jahre. Die für die Lepra typischen Frühsymptome sind ein bis drei unebene, nicht juckende, evtl. rötliche und empfindungslose Hautflecken. Die Diagnose wird durch Untersuchung einer Gewebeprobe (Biopsie) von einer befallenen Hautstelle oder einem Nerv bestätigt.

Die Lepra tritt häufiger bei Männern als bei Frauen und vorwiegend bei Menschen zwischen dem 10. und 20. Lebensjahr auf. Sie soll durch die Inhalation bakterienhaltiger Staubpartikel übertragen werden und kommt vor allem in ärmeren Ländern vor, in denen die Ausbreitung durch Überbevölkerung und Unterernährung gefördert wird. Die Lepra existiert bereits seit Tausenden von Jahren und ist mit einem großen Stigma behaftet, da die Infektion zu entsetzlichen Entstellungen führen kann. Daher wird sie heute auch Hansen-Krankheit genannt. Diese neue Bezeichnung soll die großen Ängste abbauen, die der Behandlung und Eindämmung der Krankheit entgegenstehen.

Eine frühzeitige Behandlung ist für die Verhütung von Entstellungen und anderen körperlichen Schäden unabdingbar. Medikamente wie Dapson, Rifabutin und Clofazimin werden kombiniert angewendet, um einer Arzneimittelresistenz vorzubeugen. Die Heilung erfolgt meist innerhalb eines Jahres. Gewöhnlich setzt man die Behandlung nach Abklingen der Krankheit noch Jahre fort.

LEGIONÄRSKRANKHEIT

Die Legionärskrankheit wurde nach einer Epidemie bei einem Treffen amerikanischer Kriegsveteranen benannt. In den Symptomen gleicht sie der Lungenentzündung. Besonders gefährdet sind an einer Lungenerkrankung leidende, starke Raucher und Personen mit geschwächtem Immunsystem. Die Legionärskrankheit wird durch das Bakterium *Legionella pneumophila* verursacht, das oft in Klimaanlagen vorkommt. Die Infektion erfolgt durch das Einatmen von bakterienhaltigen Wassertröpfchen. Die Krankheit ist weder durch das Trinken unsauberen Wassers noch durch Menschen übertragbar.

Das Bakterium gedeiht auch in Whirlpools, Luftbefeuchtern und anderen Wassersystemen, deren Wasser konstant auf einer Temperatur zwischen 20 und 40 °C gehalten wird.

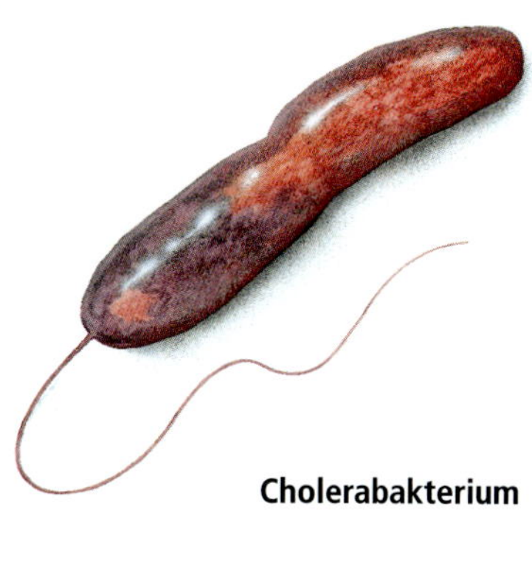

Cholerabakterium

Die Legionärskrankheit äußert sich in grippeähnlichen Symptomen, die gewöhnlich zwei bis zehn Tage nach der Infektion auftreten, u.a. mit Kopfschmerzen, Appetitlosigkeit, Muskelschmerzen, Husten mit blutigem Auswurf, Fieber, Orientierungslosigkeit und zuweilen Durchfall und Magenkrämpfen. Die Diagnose wird durch eine Untersuchung des Auswurfes bestätigt. Eine Behandlung mit Antibiotika führt zur Heilung. Unbehandelt kann die Krankheit tödlich verlaufen.

TUBERKULOSE

Die Tuberkulose (Tbc) ist eine Infektionskrankheit durch *Mycobacterium tuberculosis* oder in seltenen Fällen *Mycobacterium bovis*, übertragen vom Rind auf den Menschen. Die Tuberkulose befällt vorwiegend die Lunge, kann jedoch auch in andere Körperbereiche streuen, besonders bei Patienten mit geschwächtem Immunsystem, die sich im Endstadium der Krankheit befinden.

Im 19. Jahrhundert war die Tuberkulose in Europa eine verbreitete Krankheit. Mit zunehmender Verbesserung der Lebensbedingungen ging sie immer mehr zurück. Heute ist sie jedoch vor allem durch infizierte Menschen aus Osteuropa oder Entwicklungsländern wieder auf dem Vormarsch. Tbc ist in erster Linie eine Krankheit der Armen, die unter Kälte und beengten Wohnverhältnissen leiden, kann aber durch Tröpfcheninfektion auf jeden übertragen werden.

Bei einer Infektion führt die Reaktion des Immunsystems zur Bildung von Tuberkeln, erregerhaltigen abgekapselten Herden in der Lunge, die auf einem Röntgenbild zu sehen sind. Bei einer Schwächung des Immunsystems können die Erreger aus diesen Herden streuen und die Lunge oder andere Organe, wie Milz, Leber, Niere, Hoden, Eileiter oder das Gehirn zerstören.

Die Symptome einer offenen Tbc sind schwerer Husten mit Auswurf und zunehmende Schwäche, was der Krankheit ihren alten Namen Schwindsucht gab. Die Diagnose erfolgt durch Röntgenbilder, Erregernachweis in Sputum und einem Antikörpertest (Tuberculin-Test).

Die Behandlung einer Tbc besteht aus einer antibiotischen Therapie. Da die Tuberkulosebakterien bei Verabreichung eines einzelnen Medikaments meist eine Arzneimittelresistenz entwickeln, wird gewöhnlich eine Kombination aus drei Präparaten verschrieben. Um Rückfälle zu vermeiden, muss die Behandlung über einen langen Zeitraum fortgesetzt werden. In besonders schweren Fällen dauert die Antibiotikatherapie zwei Jahre.

Wirbeltuberkulose

Die Wirbeltuberkulose ist eine Form der Tuberkulose, bei der es zu einer Zerstörung der Wirbel und zu Bandscheibenschädigungen kommen kann. Unbehandelt führt die Erkrankung zur Pott-Trias mit Rundrückenbildung, Wirbelabszessen und Lähmungen. Bestätigt wird die Diagnose durch den Nachweis des Tuberkulosebakteriums und Röntgenaufnahmen der Wirbelsäule. Die Wirbeltuberkulose wird mit Antibiotika behandelt.

LISTERIOSE

Die Listeriose ist eine Infektionskrankheit, die durch das in der Natur und einigen Nahrungsmitteln vorkommende Bakterium *Listeria monocytogenes* ausgelöst wird. Die nur selten auftretende Infektion ist bei gesunden Erwachsenen meist symptomlos. Eine Infektion in der Schwangerschaft kann jedoch schwer wiegende Folgen für den Fetus haben und zur Fehl-, Tot- oder Frühgeburt führen.

Etwa die Hälfte aller vor, bei oder nach der Geburt infizierten Babys sterben. Bei einem Neugeborenen weisen ein roter Hautausschlag, weißliche Knötchen auf der Schleimhaut, Atembeschwerden, Schock, Erbrechen, Lethargie und Gelbsucht auf eine Infektion hin, bei Säuglingen und im hohen Alter führt die Infektion zu Gehirn- und Hirnhautentzündung mit einem hohen Risiko für bleibende Hirnschäden.

Manifeste Infektionen bei Erwachsenen führen zu grippeähnlichen Symptomen, Angina und Lymphknotenschwellungen oder zu Pusteln an der Haut, Endokarditis oder Abszessen in inneren Organen.

Der Erreger findet sich vor allem in Geflügel und verseuchter Milch, aber auch anderem rohen Fleisch, Pastete, rohen und geräucherten Meeresfrüchten und Fertiggerichten (Salate). Vor allem während der Schwangerschaft sollte zur Vermeidung einer Infektion

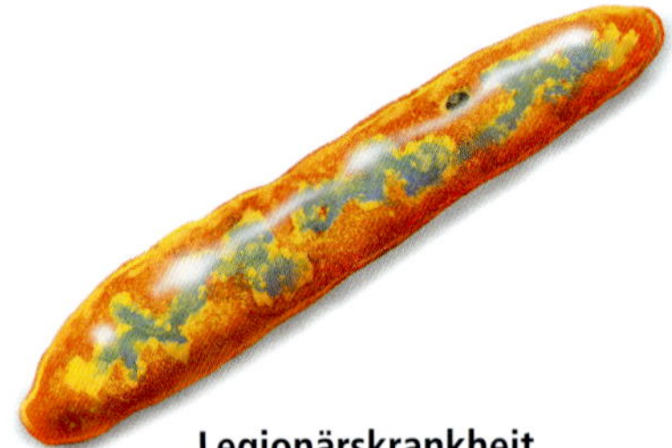

Legionärskrankheit

Die Legionärskrankheit wird durch das Bakterium Legionella pneumophila verursacht, das in Schmutzwasser (z. B. in den Kühltürmen von Klimaanlagen) vorkommt.

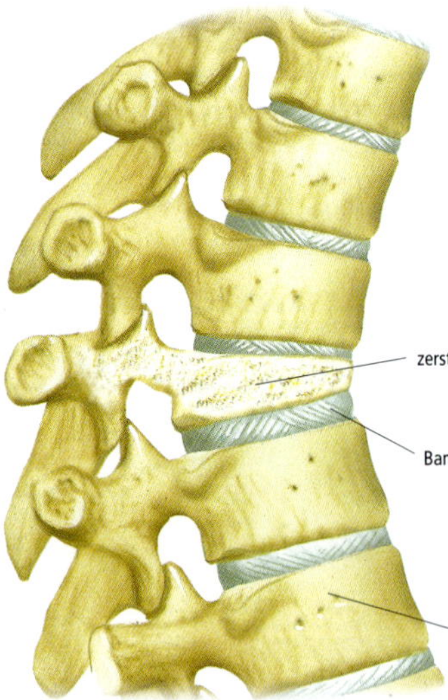

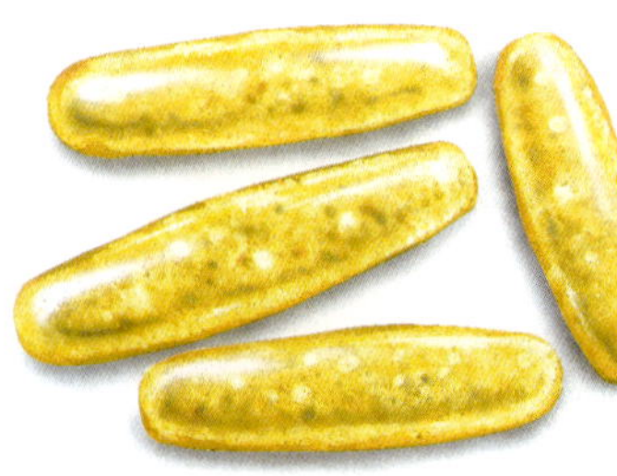

Tuberkulosebakterium

Wirbeltuberkulose

Die Wirbelsäulenerkrankung wird durch Tuberkulosebakterien hervorgerufen und befällt zuerst die Wirbel und anschließend die Bandscheiben. Unbehandelt kann sie zu einem Buckel und Lähmungen führen.

Gonorrhö

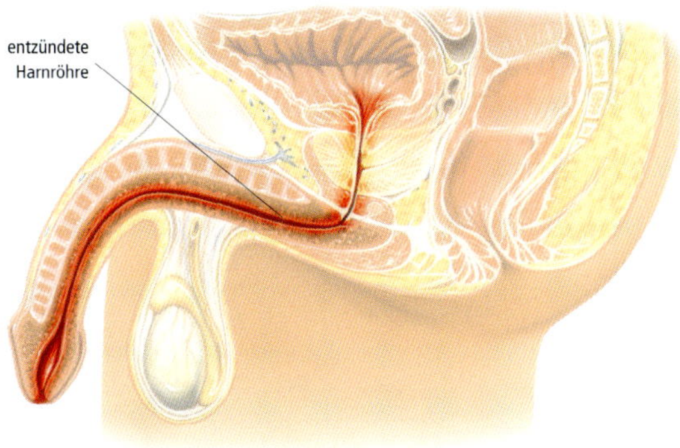

Gonorrhö beim Mann

Ein brennender Schmerz beim Wasserlassen ist ein frühzeitig auftretendes Symptom der Krankheit.

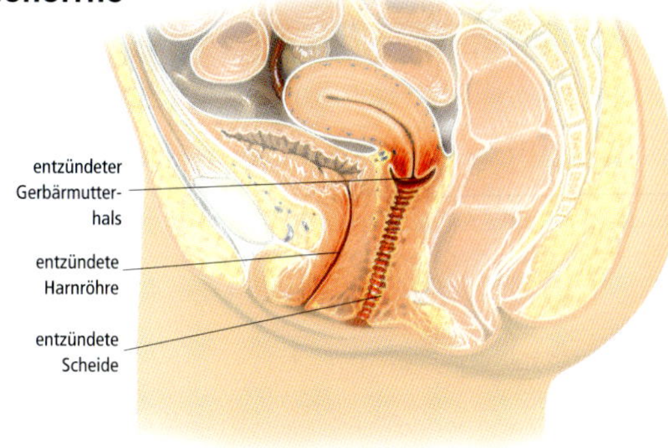

Gonorrhö bei der Frau

Bei einer Frau treten im Frühstadium bisweilen keinerlei Symptome auf, sodass die Krankheit nur schwer erkannt werden kann.

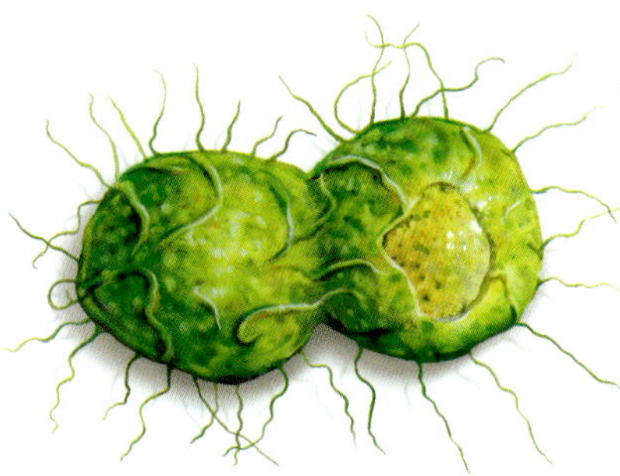

Gonokokken

besonders auf Hygiene geachtet und auf diese Nahrungsmittel verzichtet werden.

GONORRHÖ

Gonorrhö oder Tripper ist eine Geschlechtskrankheit, die durch Gonokokken (*Neisseria gonorrhoeae*) verursacht und meist durch Geschlechtsverkehr übertragen wird. Vor allem bei Menschen zwischen 15 und 30 Jahren tritt die Erkrankung häufiger auf. Die Ansteckungsgefahr erhöht sich, wenn der Partner oft gewechselt wird oder der Partner in der Vergangenheit infiziert wurde. Auch ungeschützter Verkehr erhöht das Risiko.

Bei Frauen betrifft die Infektion normalerweise den Gebärmutterhals, doch auch Vulva, Scheide, Gebärmutter und Eileiter können befallen werden. Anzeichen einer Infektion sind Ausfluss und Schmerzen beim Wasserlassen – doch in der Hälfte der Fälle sind keinerlei Symptome zu bemerken. Manchmal wird der Mastdarm infiziert, was Beschwerden im Analbereich nach sich zieht. Nach oralem Geschlechtsverkehr können Halsentzündungen auftreten. Die Symptome beginnen zwei bis drei Wochen nach der Ansteckung.

Gelangen die Bakterien bis zu den Eileitern (dies geschieht bei 10–15 % der unbehandelten Fälle), spricht man von einer Eileiterentzündung (Salpingitis). Diese kann nicht nur zu Bauchschmerzen, sondern auch zu einer Blockierung der Eileiter und Unfruchtbarkeit führen. Annähernd 50 % der Frauen wissen zunächst nichts von ihrer Erkrankung und werden demzufolge andere Sexualpartner infizieren. In seltenen Fällen kann die Krankheit auch während der Geburt von der Mutter auf ihr Kind übertragen werden. Eine Augeninfektion des Babys ist die Folge.

Bei Männern verursacht die Gonorrhö normalerweise eine Harnröhrenentzündung – Symptome sind Schmerzen beim Wasserlassen. Bei Homosexuellen treten Infektionen in Hals, After und Darm auf.

Die Krankheit kann sich auch bei Männern in andere Bereiche des Fortpflanzungstrakts, wie die Nebenhoden oder die Prostata ausbreiten. Manchmal (in etwa 1 % der Fälle) führt die Gonorrhö bei beiden Geschlechtern zu einer Allgemeininfektion mit Befall des Bauchfelles, der Gelenke und des Blutes. Symptome sind Bauchschmerzen, Arthritis und Fieber.

Diagnostiziert wird die Infektion durch einen Nachweis des Bakterium im Ausfluss von Gebärmutterhals, Harnröhre oder Darm. Da viele der Gonorrhö-Erreger bereits resistent gegen Antibiotika geworden sind, wird auf spezielle Medikamente zurückgegriffen. Bei einem frühzeitigen Erkennen der Krankheit bestehen gute Heilungschancen. Oft wird eine Gonorrhö mit anderen Geschlechtskrankheiten übertragen, die ebenfalls behandelt werden sollten. Der Betroffene sollte bis zur Abheilung auf Geschlechtsverkehr verzichten – auch eine Untersuchung ehemaliger Sexualpartner ist ratsam.

WEICHER SCHANKER

Der Weiche Schanker (*Ulcus molle*) ist eine Geschlechtskrankheit, die vor allem in tropischen Regionen auftritt. Flache, schmerzhafte Geschwüre erscheinen drei bis fünf Tage nach dem Geschlechtsverkehr in den betroffenen Bereichen, meist den Genitalien. Sie werden von dem Bakterium *Haemophilus ducreyi* verursacht. Man kann sie mit den ersten Symptomen der Syphilis verwechseln, bei der ähnliche, aber harte und nicht schmerzende Schanker erscheinen. Bei Schanker folgt auf das erste Auftreten der Geschwüre eine lokale Schwellung und Entzündung der Lymphknoten. Die Krankheit steht häufig in Zusammenhang mit einer HIV-Übertragung.

Man kann Schanker erfolgreich mit Sulfonamiden oder mit den Antibiotika Azithromycin und Erythromycin behandeln, wobei die Geschwüre Narben hinterlassen können.

DONOVANOSIS

Die Donovanosis (*Granuloma inguinale tropicum*) ist eine Geschlechtskrankheit, charakterisiert durch das Auftreten schmerzloser roter Geschwüre an oder in der Nähe der Genitalien. Die Geschwüre treten innerhalb von 60 Tagen nach der Ansteckung auf. Die Lymphknoten sind nicht betroffen, doch die Geschwüre können schnell bluten – eine leichte Berührung genügt. Dies kann auch Ursache weiterer Infektionen sein.

In den Industrienationen tritt die Krankheit selten auf. Die Infektion, verursacht durch *Calymmatobacterium granulomatis*, findet sich vor allem in den Tropen – Indien, Afrika und Papua-Neuguinea eingeschlossen. Normalerweise hilft eine Behandlung mit Streptomycin oder einem Breitbandantibiotikum, doch innerhalb von 6–18 Monaten kann es zu einem Rückfall kommen.

SYPHILIS

Die Geschlechtskrankheit Syphilis (Lues) wird durch das Bakterium *Treponema pallidum* ausgelöst. Klinisch kann sie vielen anderen Krankheiten einschließlich Gonorrhö ähneln. Die Krankheit verläuft in drei Stadien, die Monate und sogar Jahre auseinander liegen können, und ist in letzter Zeit in vielen Ländern wieder im Vormarsch begriffen.

Sie beginnt mit einem Geschwür, einem schmerzlosen, kreisförmigem harten Schanker, der auf den Lippen, dem Mund, auf der Zunge, den Brustwarzen, am Enddarm oder den Genitalien erscheinen kann; nahe gelegene Lymphknoten sind vergrößert, schmerzen jedoch nicht. Der Schanker heilt ab und erst Wochen, manchmal Monate später erscheinen die Symptome des Sekundärstadiums, in dem sich die Infektion auf den ganzen Körper ausgebreitet hat. Neben evtl. rezidivierenden Ausschlägen sind dies Muskel- und Gelenkschmerzen, Augenentzündungen, Leber- und Herzbeschwerden. Die tertiären Granulome, die erst Jahre später erscheinen können, zerstören Haut, Knochen und Gelenke und schädigen vor allem Leber, Blutgefäße und Herz. Auch das Nervensystem wird angegriffen.

Abhängig vom Verlauf unterscheidet man drei Formen des Tertiärstadiums: die kardiovaskuläre Syphilis, die das Herz stark angreift; die Neurosyphilis, die sich auf das Gehirn und Nervensystem auswirkt, und die benigne latente Spätsyphilis.

Eine Syphilis ist nicht leicht zu diagnostizieren (oft sind mehrere Blutuntersuchungen erforderlich), kann aber im Anfangsstadium mit Penizillin oder einem alternativen Medikament leicht behandelt werden. Alle Geschlechtspartner sollten sich ebenfalls auf Syphilis hin testen lassen und jeder Geschlechtsverkehr sollte aufgrund der hohen Ansteckungsgefahr bis zum Ende der Therapie unterlassen werden. Syphilis kann in jedem Schwangerschaftsstadium auf das Ungeborene übertragen werden und zu Fehlbildungen oder Fehlgeburten führen. Dies lässt sich durch eine frühzeitige Behandlung in der Schwangerschaft verhindern.

Tabes dorsalis

Tabes dorsalis, die Rückenmarkschwindsucht, zählt zu den Spätfolgen der Syphilis und tritt 20 bis 30 Jahre nach der Erstinfektion auf. Dabei kommt es zur Schädigung der Rückenmarkhinterwurzeln und -stränge, des sensorischen Teiles des Rückenmarkes. Die Symptome sind plötzlich auftretende, stechende Schmerzen, die gewöhnlich in den Beinen beginnen. Da der Raumlagesinn (Propriosensibilität) für die Gliedmaßen beeinträchtigt ist, hat der Betroffene, besonders bei Dunkelheit, Gehschwierigkeiten (Ataxie). Weitere Krankheitsfolgen sind ein Verlust der Muskeleigenreflexe und in manchen Fällen Inkontinenz und Impotenz. Die Rückenmarkschwindsucht ist zwar nicht heilbar, doch lassen sich durch Medikamente die Symptome verzögern und Schmerzen lindern.

FRAMBÖSIE

Die Frambösie, eine schwächende, Haut und Knochen betreffende Infektionskrankheit, kommt vorwiegend in tropischen Gebieten vor und befällt vor allem Kinder im Alter zwischen zwei und fünf Jahren, die kaum Kleidung tragen und unter schlechten hygienischen Bedingungen leben. Die Krankheit wird durch die Spirochäte *Treponema pertenue* verursacht, die durch kleine Hautrisse in den Körper gelangt. Die Frambösie weist Ähnlichkeiten mit der Syphilis auf, wird jedoch nicht wie diese durch Geschlechtsverkehr übertragen.

Die Krankheit verläuft in drei Stadien. Im ersten Krankheitsstadium zeichnet sich eine einzelne Papel auf der Haut ab, die allmählich wächst, sich warzenähnlich verdickt und zu einem eiternden Geschwür entwickelt. Nach etwa einem Monat verschwindet dieses Geschwür, während sich an anderen Körperstellen weitere derartige Papeln entwickeln. Die Knoten gleichen zu gewissen Zeiten einer Himbeere, was der Krankheit ihren Namen gab. In diesem Stadium kann sich die Krankheit auch auf die Knochen und Gelenke auswirken. Im dritten Krankheitsstadium, das bei 10 % der Erkrankten eintritt, kommt es zu (eventuell lepraähnlichen) Gewebestörungen an Haut und Knochen.

Penizillin oder andere Antibiotika werden – meist erfolgreich – sowohl zur Vorbeugung als auch zur Behandlung eingesetzt. Die Frambösie endet nur selten tödlich.

LEPTOSPIROSE

Leptospirosen sind seltene Bakterieninfektionen, die durch spiralig gewundene Leptospiren ausgelöst werden. Die Krankheiten sind ansteckend und werden meist durch Wasser oder Erdreich übertragen, das mit dem Urin infizierter Tiere (vorwiegend Ratten, Hunde, Schweine und Rinder) verseucht ist. Die Infektion kann auch durch direkten Kontakt mit dem Urin oder dem Gewebe eines infizierten Tieres übertragen werden. Der Erreger gelangt durch eine kleine Hautverletzungen, über die Mundschleimhaut oder durch Trinken verseuchten Wassers in den Körper.

Nach einer Inkubationszeit von ein bis drei Wochen leidet der Betroffene nach Magen-Darm-Beschwerden an plötzlich einsetzendem Fieber, Schüttelfrost, Kopf- und Muskelschmerzen (Wadenschmerzen). Die Symptome dauern vier bis sieben Tage an. Nach einem fieberfreien Intervall, in dem

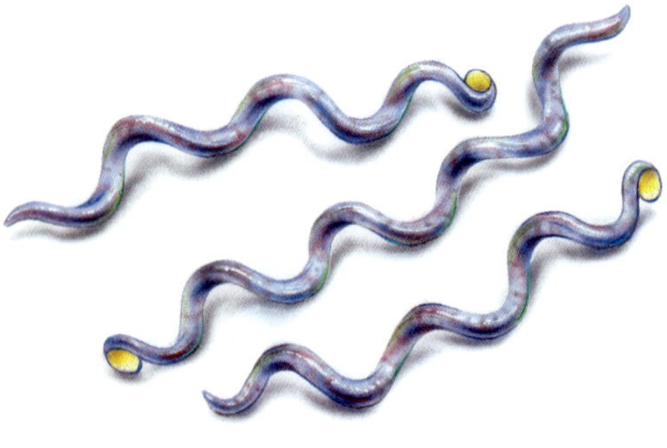

Syphilis

Syphilis ist eine gefährliche Geschlechtskrankheit, die durch das Bakterium Treponema pallidum verursacht wird und oft erst nach Jahren voll zur Entwicklung kommt. In ihren Endstadien greift die Krankheit auch das Nervensystem an.

sich der Betroffene gesund fühlt, kommt es zu einem neuerlichen Fieberanstieg und verschiedenen Organmanifestationen, wie einer Bindehaut- und Hirnhautreizung, flüchtigem Ausschlag, zuweilen auch einer Leber-, Nieren-, Lungen- oder Herzerkrankung.

In etwa 10 % aller Fälle kommt es zu einer Weil-Krankheit (*Leptospirosis icterohaemorrhagica*) mit Gelbsucht, Verwirrtheit, Niereninsuffizienz und Blutgerinnungsstörungen, die in manchen Fällen sogar zum Tod führt. Wenn die Atmungsorgane befallen sind, tritt der Tod durch Ertrinken ein, da sich die Lunge mit Blut oder Flüssigkeit füllt.

Eine Leptospirose wird anhand einer Blut-, Urin- oder Liquoruntersuchung diagnostiziert. Eine frühzeitige Behandlung mit Antibiotika wie Penicillin oder Doxycyclin erweist sich meist als erfolgreich.

ZECKENBORRELIOSE

Die Lyme-Borreliose, auch Lyme-Krankheit oder Lyme-Arthritis genannt, ist eine multisystemische, periodisch auftretende Entzündung, die durch einen Zeckenbiss übertragen wird. Zu den Symptomen zählen u. a. Hautläsionen und chronische Arthritis. Verursacht wird diese Krankheit durch eine Spirochäte, die so genannte *Borrelia burgdorferi*. Zecken, besonders Zecken der Gattung *Ixodes* (Schildzecken), lesen das Bakterium vom Körper der Weißfußfeldmäuse und anderer Nagetiere auf. Die Zecken werden durch Rotwild und Wandervögel verbreitet.

In Europa erstmals um 1880 als Hautausschlag beschrieben, wurde das vollständige arthritische Krankheitsbild im Jahr 1970 als Lyme-Krankheit benannt, nachdem bei einigen Kindern aus drei Städten im südöstlichen Connecticut – darunter auch Lyme und Old Lyme – eine (vermeintlich) Rheumatoide Arthritis festgestellt wurde. Die Erkrankung wurde inzwischen in vielen Teilen der Welt diagnostiziert.

Die Lyme-Krankheit ist schwer zu diagnostizieren, da sie sich in einer Reihe von Symptomen äußert, die auch bei vielen anderen Störungen auftreten. Zudem erinnern sich viele Betroffene nicht an den Zeckenbiss. Eindeutigstes Symptom ist ein Hautausschlag in Form eines konzentrischen roten Ringes, verbunden mit Schüttelfrost und Müdigkeit. Einige Tage oder Wochen später kann es zu Gelenkschmerzen und Störungen des Nervensystems oder Herzens kommen, ein Jahr später zu Hautproblemen, Arthritis und neurologischen Störungen wie Bell-Lähmung.

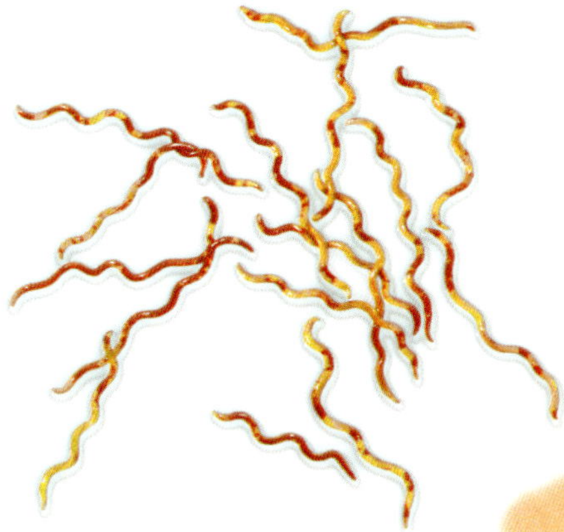

Lyme-Krankheit

Die Lyme-Krankheit (Borreliose) ist eine bakterielle Infektionskrankheit, die durch einen Zeckenbiss übertragen wird. Das am besten zu erkennende Zeichen dieser Erkrankung ist ein sich ringförmig ausdehnendes Ekzem.

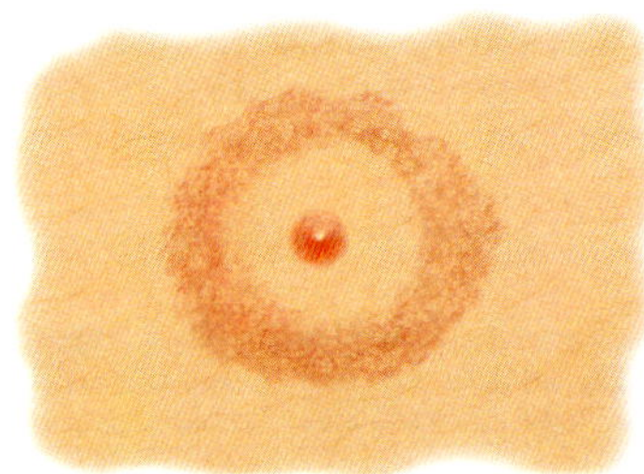

Eine Behandlung mit Antibiotika im Frühstadium kann das Auftreten weiterer Symptome verhindern. Ist die Krankheit jedoch bereits fortgeschritten, so ist u. U. eine langfristige Behandlung (u. a. eine mehrwöchige intravenöse Antibiotikatherapie) erforderlich.

Menschen, die sich in Zeckengebieten aufhalten, sollten lange Kleidung, Socken, geschlossene Schuhe und einen Hut tragen. Die Verwendung eines Zeckenabwehrmittels ist äußerst ratsam.

RATTENBISSFIEBER

Das Rattenbissfieber (Sodoku) ist eine seltene Infektionskrankheit durch Spirillen, die von Ratten (und anderen Nagetieren) durch einen Biss, einen Kratzer oder durch Nahrungsmittel oder Wasser, die mit tierischen Fäkalien kontaminiert sind, auf den Menschen übertragen wird. Die Infektion kann einer Blutvergiftung ähneln: Die Symptome sind Ausschlag an Händen und Füßen, Kopfschmerzen, wiederkehrendes Fieber, Schwäche, Muskelschmerzen und Arthritis. Weitere Kennzeichen können geschwollene Lymphknoten, Muskelschmerzen und eine offenen Wunde an der Bissstelle sein. Die Krankheit wird mit Antibiotika behandelt und kann manchmal tödlich verlaufen. Mögliche Komplikationen sind Lungenentzündungen und Herzprobleme.

KATZENKRATZKRANKHEIT

Die Katzenkratzkrankheit (Felinose) ist eine leichte bakterielle Infektionskrankheit, die von Katzen durch Kratzen, Beißen oder einfachen Kontakt auf Menschen, vor allem Kinder, übertragen wird.

Etwa drei Tage bis zwei Wochen nach dem Kratzer oder dem Biss entwickelt sich ein Knoten an der verletzten Stelle und der Betroffene fühlt sich unwohl und klagt über Müdigkeit, Kopfschmerzen und leichtes Fieber. Die den betroffenen Bereich ableitenden Lymphknoten schwellen an. Die Schwellung kann mehrere Monate lang anhalten, obwohl der Knoten bald verschwindet. Eine spezielle Behandlung ist nicht nötig.

RÜCKFALLFIEBER

Das Rückfallfieber (*Febris recurrens*) ist eine bakterielle Infektion, die von Zecken und Läusen übertragen wird und zu wiederholten Fieberschüben führt. Zu den Symptomen, die nach etwa siebentägiger Inkubationszeit auftreten, gehören Erbrechen, Kopf-, Brust- und Muskelschmerzen sowie Herzrasen, Haut- und Schleimhautblutungen und Milzvergrößerung. Nach etwa einer Woche sinkt das Fieber, Blutdruck und Körpertemperatur fallen. Der Patient schwitzt stark und ist sehr geschwächt. Die Symptome treten nach einer Woche erneut auf und kehren in immer schwächerer Form bis zu zehnmal wieder, bis die Immunität aufgebaut ist.

Die Krankheit hat oft schwere Auswirkungen auf das Zentralnervensystem von Kindern und löst Krampfanfälle und eine Bell-Lähmung aus. Sie kann auch eine Entzündung des Herzmuskels und der Leber verursachen.

Die das Rückfallfieber auslösenden Borrelien werden in Europa durch Läuse (Läuse-

Rückfallfieber), auf anderen Kontinenten auch durch Zecken übertragen. Zur Vorsorge sollte man Waldgebiete (Lebensraum der Zecken) meiden, lange Kleidung tragen und Insektenmittel verwenden. Antibiotika heilen das Rückfallfieber meist, obwohl die Krankheit manchmal auch tödlich verlaufen kann.

KRANKHEITEN DURCH CHLAMYDIEN

Zu den Chlamydien, die sich wie Viren nur intrazellulär vermehren können, aber zu den Bakterien gezählt werden, gehören drei Krankheitserreger: *Chlamydia psittaci,* das die Papageienkrankheit auslöst, *Chlamydia trachomatis,* das zu Trachom, Konjunktivitis und einer Reihe von sexuell übertragbaren Krankheiten führt, sowie *Chlamydia pneumoniae,* das Atemweginfektionen verursacht.

Man schätzt, dass bis zu 30 % aller sexuell aktiven Frauen einmal im Leben eine sexuell übertragene Chlamydieninfektion hatten, die sechsmal so häufig ist wie Genitalherpes und 30-mal so häufig wie Syphilis. Es müssen keine oder nur leichte Symptome auftreten: Die Frauen leiden an Harnröhrenentzündung, leichtem Unwohlsein (ähnlich Menstruationsbeschwerden) und Ausfluss. Bei Männern können verstärkter Harndrang und eine Rötung der Penisspitze auftreten. Das häufige Fehlen von Symptomen erhöht die Möglichkeit, andere unwissentlich mit der Krankheit anzustecken. Chlamydien können verantwortlich sein für Eileiterentzündungen und in der Folge Eileiterschwangerschaften, für Frühgeburten, Bindehautentzündung bei Babys oder Lungenentzündung.

Chlamydia pneumoniae, in den 1980er-Jahren als eigenständige Art identifiziert, verursacht eine leichte, atypische Pneumonie mit Fieber, Husten und Halsentzündung. Die meisten Chlamydieninfektionen können mit Antibiotika behandelt werden.

PAPAGEIENKRANKHEIT

Die Papageienkrankheit, auch Psittakose oder Ornithose genannt, ist eine Infektionskrankheit bei Vögeln, die manchmal auch auf Menschen übertragen wird. Sie wird durch das Bakterium *Chlamydia psittaci* verursacht. Die Übertragung der Krankheit auf den Menschen erfolgt durch das Einatmen von Staub aus getrocknetem, infiziertem Vogelkot oder durch den Umgang mit infizierten Vögeln. Die Symptome treten in der Regel zehn Tage nach Kontakt mit dem Erreger auf und bestehen aus Fieber, Kopfschmerzen, Müdigkeit, Schüttelfrost, Muskel- und Brustschmerzen sowie Husten. Die Papageienkrankheit kann zu einer schweren Form von Lungenentzündung führen, die unbehandelt vor allem bei älteren Menschen tödlich sein kann. Sie kann jedoch mit Tetrazyklinen (Breitbandantibiotika) behandelt werden.

TRACHOM

Ein Trachom *(Conjunctivitis granulosa trachomatosa)* ist eine Augenkrankheit, ausgelöst durch eine Infektion mit *Chlamydia trachomatis.* Die Krankheit ist weltweit die häufigste Ursache von Blindheit, die insgesamt etwa 500 Millionen Menschen betrifft. Das Trachom kommt – aufgrund einer schlechten Trinkwasserversorgung – vorwiegend in Entwicklungsländern vor. Die Krankheit wird durch direkten Kontakt von Mensch zu Mensch übertragen.

Das Trachom äußert sich als akute Bindehautentzündung mit starker Rötung, Schwellung und Sekretion der Bindehaut. In der Folge kommt es zu einer narbigen Heilung mit Hornhauttrübungen und Einwachsen von Gefäßen in die Hornhaut, was schließlich zur Blindheit führt.

Eine Trachom wird mit Antibiotika (wie Erythromycin) behandelt. Bei frühzeitiger Behandlung wird das Auge vollkommen geheilt. Hat jedoch der Vernarbungs- und Erblindungsprozess bereits eingesetzt, lässt sich verloren gegangene Sehkraft nicht wieder herstellen. Die beste Vorbeugung besteht in einer Verbesserung der Hygienebedingungen und in der Aufklärung über diese Krankheit.

LYMPHOPATHIA VENEREA

Die venerische Lymphopathie, auch LGV, Lymphogranuloma inguinale, klimatischer Bubo oder Nicolas-Duran-Fabre-Krankheit genannt, ist eine häufig in tropischen Regionen vorkommende Geschlechtskrankheit. Sie wird durch das Bakterium *Chlamydia trachomatis* verursacht und entwickelt sich zwischen 3 und 21 Tagen nach der Infektion.

Als erstes Anzeichen bildet sich ein kleines, schmerzloses Bläschen auf dem Penis oder in der Vagina, das sich möglicherweise zu einem Geschwür entwickelt und unbemerkt abheilt. In der Folge tritt eine schmerzhafte Schwellung der Leistenlymphknoten auf, die eitrig einschmelzen und schlecht heilende Fisteln bilden. Unbehandelt kommt es zu Fieber, Kopf- und Gelenkschmerzen und einer Elephantiasis der Geschlechtsorgane. Die Krankheit wird gewöhnlich mit Tetrazyklin oder (während einer Schwanger schaft) Erythromycin therapiert.

KRANKHEITEN DURCH RICKETTSIEN

Rickettsiosen sind typhusähnliche Erkrankungen, die durch Rickettsien, Bakterien, die nur in Wirtszellen überleben können, verursacht werden. Man unterscheidet die Gattung Rickettsia mit zahlreichen krankheitsauslösenden Vertretern und die Gattung Coxiella, deren Vertreter das Q-Fieber auslöst. Die Übertragung erfolgt durch Läuse, Zecken oder Flöhe, die auf infizierten Ratten oder Mäusen leben. Zu den Rickettsiosen zählen das epidemische Fleckfieber (die bekannteste Rickettsiose), das australische Zeckenbissfieber, das Felsengebirgsfleckfieber (Rocky Mountain spotted fever), das wolhynische Fieber und das Buschfleckfieber. Anfang des 20. Jahrhunderts war sie, vor allem kriegsbedingt, eine Hauptursache für Erkrankung und Tod. Inzwischen sind Rickettsiosen durch verbesserte Hygienestandards in vielen Ländern deutlich zurückgegangen. Die Symptome von Rickettsiosen sind Fieber, Kopfschmerzen und rötliche Punkte (Roseolen), die am ganzen Körper (Gesicht, Hände und Füße ausgenommen) auftreten. Mitunter kommt es zu Erbrechen und Delirium. Eine Behandlung mit Antibiotika verläuft meist erfolgreich. Die wichtigste Prophylaxe ist die Überträgerbekämpfung und die Verwendung von Insektenschutzmitteln.

BUSCHFLECKFIEBER

Das japanische Buschfleckfieber (Tsutsugamushi-Fieber) wird von *Rickettsia tsutsuga-*

Chlamydien

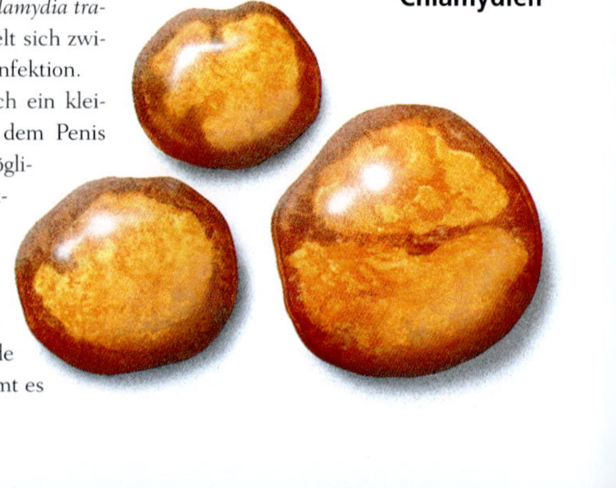

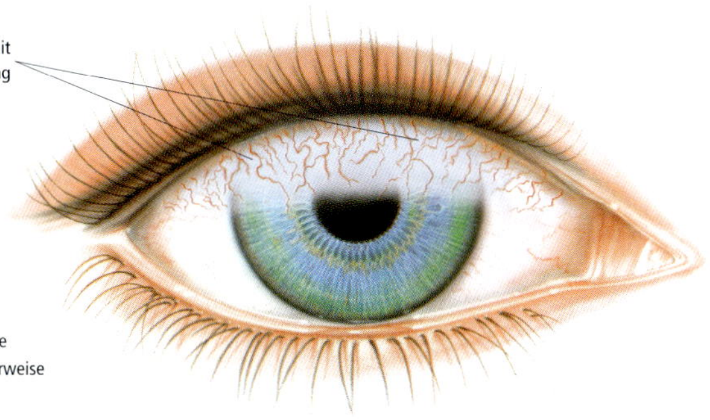

Trachom

Ein Trachom wird durch Bakterien verursacht und führt ohne Behandlung möglicherweise zu Blindheit.

mushi ausgelöst. Der Erreger wird durch Milben von Nagetieren auf den Menschen übertragen. Die Krankheit ist in Ostasien, Nordaustralien und im Westpazifik weit verbreitet. Die Symptome treten ein bis drei Wochen nach einem Biss auf. Typisch sind starke Kopfschmerzen, Fieber, geschwollene empfindliche Lymphknoten, Muskel- und Augenschmerzen sowie ein Ausschlag. Oft entsteht an der Biss-Stelle ein dunkles Geschwür.

Es gibt keine wirksame Impfung gegen Buschfleckfieber. Allerdings erzielt man mit Breitbandantibiotika gute Behandlungserfolge. Wenn schwere Erkrankungen nicht behandelt werden, kann es zu Komplikationen wie Lungenentzündung kommen. Buschfleckfieber endet nur selten tödlich.

Q-FIEBER

Q-Fieber ist eine weltweit verbreitete Infektionskrankheit, die durch Kontakt mit Tieren übertragen wird. Die Symptome sind Fieber, Schüttelfrost und manchmal ernstere Erkrankungen wie Lungenentzündung, chronische Hepatitis und Enzephalitis. Das Fieber wird durch *Coxiella burneti* ausgelöst, dessen Träger Nutztiere wie Rinder, Schafe, Ziegen oder auch Katzen sowie Wildtiere und Zecken sind. Menschen können sich durch das Einatmen von infektiösem Staub oder Tröpfchen, durch nicht pasteurisierte Milch infizierter Tiere oder z. B. den Kontakt mit Erde, die mit infiziertem Blut oder Fäkalien belastet ist, infizieren.

Die Inkubationszeit beträgt 9–28 Tage. Danach tritt plötzlich Fieber mit grippeähnlichen Symptomen wie starken Kopfschmerzen, Frösteln, Muskelschmerzen und manchmal Brustschmerzen auf. Nach einer Woche kann sich ein trockener Husten entwickeln. Das Fieber kann bis zu drei Wochen anhalten. Es kann zu Komplikationen (Lungenentzündung, Hepatitis) kommen. Monate bis Jahre später kann es zu einer Endokarditis kommen, die z. B. einen Aortenklappenschaden zur Folge haben kann.

Menschen wie Landwirte und Tierärzte tragen ein besonders hohes Erkrankungsrisiko. Q-Fieber führt in seltenen Fällen zum Tod und wird mit Antibiotika behandelt.

SIEHE AUCH ***Gehirnentzündung in Kapitel 1; Lungenentzündung in Kapitel 5; Leberentzündung in Kapitel 6; Infektionskrankheiten in diesem Kapitel***

KRANKHEITEN DURCH PROTOZOEN

Protozoen sind als Einzeller die einfachsten Organismen des Tierreiches. Eine der gefürchtetsten Erkrankungen durch parasitäre Protozoen ist die Malaria, die in den gesamten Tropen vorkommt und an der jedes Jahr über 100 Millionen Menschen erkranken.

MALARIA

Malaria ist eine gefährliche Tropenkrankheit, verursacht durch Parasiten der Gattung Plasmodium, die von der Anophelesmücke auf Tiere und Menschen übertragen werden. Die häufigste der insgesamt vier Parasitenarten ist *Plasmodium vivax,* die zweithäufigste *Plasmodium falciparum,* das die Malaria tropica, die schwerste Malariaform, verursacht. Zwei Wochen nach dem Stich eines infizierten Moskitos leidet der Betroffene unter heftigem Schüttelfrost, hohem Fieber und Schweißausbrüchen, evtl. auch an Kopf- und Muskelschmerzen, Husten und Durchfall. Bei Malaria tropica kann es außerdem durch einen massiven Zerfall von roten Blutkörperchen zu Schwarzwasserfieber mit extrem dunklem Urin kommen, da die Nieren mit Blutpigmenten überschwemmt werden.

Die Malaria verursacht weltweit eine Million Todesfälle, die vor allem auf das Konto einer von *Plasmodium falciparum* verursachten zerebralen Malaria gehen. Dies ist eine besonders gefährliche Verlaufsform, die extrem schnell fortschreitet und in einem Tag über Verwirrtheit und Krampfanfälle zu Koma und Tod führen kann.

Die Diagnose von Malaria erfolgt über den Erregernachweis in Blutausstrichen, die über drei Tage aus Blutproben angefertigt werden. Da die Malaria auch erst einige Monate nach einer Infektion auftreten kann, sollte man auftretendes Fieber wenigstens in den ersten drei Monaten nach einem Urlaub als potenzielle Malaria einstufen.

Als Vorbeugung sollte vor allem in den Morgen- und Abendstunden ein Insektenschutzmittel verwendet werden. Ratsam sind auch leichte, lange Kleidung, Moskitonetze und der Verzicht auf Parfum. Trotz der inzwischen erhältlichen Eigendiagnose- und Behandlungspräparate sollten Reisende in Malariagebiete Tabletten zur Vorbeugung einnehmen, z. B. Chloroquin, Proguanil und Mefloquin. Die Resistenz gegen diese Mittel schreitet jedoch rasch voran, weshalb jeweils die aktuellsten Empfehlungen der Tropeninstitute befolgt werden sollten. Zur Behandlung einer akuten Infektion werden neben den prophylaktischen Mitteln abhängig von Infektionsort und Schwere der Infektion auch Chinin und Doxycyclin eingesetzt. Malaria durch *Plasmodium vivax* kann über mehrere Jahre hinweg chronisch auftreten.

LAMBLIASIS

Die Lambliasis wird von dem Parasiten *Lamblia intestinalis* verursacht, der in verschmutztem Wasser zu finden und eine häufige Ursache von Reisedurchfall (Reisediarrhö) ist. Die Symptome sind Magenschmerzen und übel riechender, schaumiger Stuhlgang mit Schleimfetzen. Die Erkrankung ist ansteckend – der Erreger wird meist als Zyste durch oralfäkalen Kontakt bzw. durch Trinken von verschmutztem Wasser übertragen.

Lamblia intestinalis ist einer der häufigsten Darmparasiten, vermutlich sind bis zu 20 % der Weltbevölkerung zeitgleich von ihm befallen. Vor allem in tropischen Regionen und Entwicklungsländern mit schlechtem sanitären Standard, unzulänglichen Wasserkontrollen und Überbevölkerung ist er zu finden.

Kinder werden häufiger infiziert, und Familien mit kleinen Kindern im Vorschulalter bzw. in Tagesstätten haben, ebenso wie Menschen, die Wasser aus Bächen und Flüssen trinken, ein erhöhtes Erkrankungsrisiko.

Der Zeitraum zwischen Ansteckung und Auftreten akuter Symptome beträgt bis zu zwei Wochen. Wird die Krankheit nicht behandelt, kann sie über Monate mit anhaltenden leichten Symptomen wie Verdauungsproblemen, rezidivierendem Durchfall und Gewichtsverlust anhalten. Sie wird durch eine Stuhluntersuchung diagnostiziert und medikamentös behandelt.

LEISHMANIASE

Die Leishmaniase wird durch verschiedene Einzeller der Gattung Leishmania verursacht, die vorwiegend Hunde und Nagetiere befallen und in vielen Teilen der Welt, besonders in tropischen und subtropischen Regionen, zu finden sind. Die Parasiten werden durch Stiche der Sandmücke von infizierten Tieren und Menschen auf neue Wirte übertragen.

Die Leishmaniase tritt in zwei Hauptformen auf. Die erste ist die viszerale Leishmaniase bzw. Kala-Azar. Sie befällt die inneren Organe und verursacht Fieber, Milzvergrößerung, Anämie, dunkle Hautverfärbung, Husten, Gewichtsverlust, Durchfall, allgemeine Bauchbeschwerden, Haarausfall und schuppige, aschfahle Haut. Diese Symptome treten nicht gleichzeitig auf und können auch in Verbindung mit anderen Krankheiten vorkommen, daher ist die Diagnose der Leishmaniase schwierig. Nach dem Stich einer Sandmücke befallen die Parasiten Knochenmark, Milz und Lymphknoten. Bei Kindern kann es zu Erbrechen, Durchfall, Fieber und Husten kommen, bei Erwachsenen zu Fieber, das bis zu zwei Monate anhält, allgemeiner Müdigkeit, Appetitlosigkeit und Schwäche. Die Krankheit schädigt im Lauf der Zeit das Immunsystem und kann unbehandelt innerhalb von zwei Jahren zum Tod führen.

Die zweite Hauptform der Leishmaniase ist die Hautleishmaniase bzw. Orientbeule. Sie greift die Haut an und verursacht dort Geschwüre. Bei einem Befall der Schleimhaut kommt es zu Nasenverstopfung und -bluten, Mund- und Nasengeschwüren sowie Atem- und Schluckbeschwerden. Die Geschwüre ähneln den Hautsymptomen bei Krebs, Tuberkulose und Lepra und können Entstellungen verursachen, die mittels plastischer Chirurgie korrigiert werden müssen.

Beide Leishmaniaseformen werden mit Antimonpräparaten oder Pentamidin behandelt. Erfolgt die Diagnose vor der Schädigung des Immunsystems, sind die Heilungschancen gut. In einigen Fällen klingt die Hautleishmaniase auch ohne Behandlung ab.

Leishmanien-Infektionen treten auf allen Kontinenten außer Australien auf. In Endemiegebiete Reisende können sich durch Insektenschutzmittel, lange Kleidung und Moskitonetze vor Sandmückenstichen schützen.

SCHLAFKRANKHEIT

Im tropischen Afrika können durch Stiche der Tsetsefliege als Trypanosomen bezeichnete Parasiten übertragen werden, die die häufig tödliche afrikanische Schlafkrankheit (Trypanosomiasis) verursachen. Das erste Anzeichen ist manchmal ein roter Fleck an der Einstichstelle. Andere Symptome, die oft erst nach mehreren Wochen auftreten, sind Kopfschmerzen, Fieber, extreme Müdigkeit, geschwollene Lymphknoten, Muskel- und Gelenkschmerzen. Ist der Erreger ins Zentralnervensystem eingedrungen, kommt es zu zunehmender Bewusstseinstrübung, Krampfanfällen, Geh- und Sprechstörungen.

Es gibt keine Impfung oder vorbeugende Medikamente. Unter stationärer medikamentöser Therapie erholen sich die Patienten meist wieder, obwohl es Jahre dauern kann, bis die Krankheit ganz abgeklungen ist.

TOXOPLASMOSE

Die Toxoplasmose, eine Infektionskrankheit, wird durch den Parasiten *Toxoplasma gondii* verursacht, der durch den Verzehr rohen oder unzureichend gegarten Fleisches, roher Eier oder nicht pasteurisierter Milch von infizierten Tieren aufgenommen wird. Der Parasit wandert vom Darm in den gesamten Körper (einschließlich Plazenta) und befällt selbst den Fetus einer schwangeren Frau.

Die Krankheit wird auch durch den Umgang mit Katzenkot oder mit von Katzenkot verseuchter Erde übertragen. Im Allgemeinen weisen die Betroffenen keine Symptome auf; nur in manchen Fällen kommt es zu grippeähnlichen Krankheitszeichen oder einer Lymphknotenvergrößerung.

Gefährlich ist die Infektion bei schwangeren Frauen, da die Krankheit beim Fetus zu schweren Schäden oder zu Fehlgeburten führen kann. Bei Menschen mit geschwächtem Immunsystem nimmt die Krankheit häufig einen vergleichsweise schweren Verlauf. Die Toxoplasmose kann nur durch eine vierwöchige Einnahme von Medikamenten erfolgreich behandelt werden.

KRYPTOSPORIDIOSE

Der Parasit Cryptosporidium kommt auf Haus- und Wildtieren vor. Bei Menschen mit normalem Immunsystem verursacht er keine Erkrankung oder nur leichte Symptome einer Magen-Darm-Infektion. Er zählt zu den Auslösern einer Reisediarrhö. Patienten mit geschwächtem Immunsystem können als Reaktion schweren Durchfall bekommen, an Bauchschmerzen, Unterernährung, Dehydration und Gewichtsverlust leiden und sogar daran sterben. Der Organismus wird auf oralem oder fäkalem Weg, durch direkten Kontakt oder durch das Trinken von verunreinigtem Wasser übertragen. Die Behandlung besteht in Rehydratation und in der Gabe von Medikamenten gegen Durchfall. Es gibt keine wirksame medikamentöse Behandlung der Kryptosporidiose.

KRANKHEITEN DURCH WÜRMER

Würmer sind wirbellose Tiere mit lang gestrecktem Körper ohne Gliedmaßen. Sie leben als Parasiten im menschlichen Körper. Man unterscheidet drei Gattungen: Saugwürmer (Trematoden) wie Pärchenegel (Schistosoma), Leberegel *(Fasciola hepatica)* und Lungenegel (Paragonimus), Bandwürmer (Cestoden) wie Schweine-, Rinder-, Hunde- und Fuchsbandwurm und Rundwürmer (Nematoden) wie Maden-, Peitschen-, Haken- und Spulwurm, Trichinen oder Fadenwürmer (Filarien). Ein Wurmbefall (Wurminfestation) ist auf die Aufnahme von Wurmeiern mit der Nahrung oder auf das Eindringen von Larven durch die Haut zurückzuführen.

SAUGWURMINFEKTIONEN

Saugwürmer können zu schwer wiegenden Blut-, Leber-, Darm- und Lungeninfektionen führen. Die Larven der Pärchenegel dringen aktiv in die Haut ein und verursachen verschiedene Formen der Bilharziose. Die Larven des Leberegels werden vor allem über rohe Brunnenkresse aufgenommen und führen zu einer Fasziolose mit Oberbauchbeschwerden und evtl. zu Gelbsucht durch eine Blockade der Gallengänge. Der chinesische Leberegel wird über rohen Fisch aufgenommen und der Lungenegel in Afrika durch den Verzehr roher Krebse und Krabben.

Bilharziose

Als Bilharziose oder Schistosomiasis bezeichnet man eine vom Pärchenegel Schistosoma verursachte Infektion. Die Egel entwickeln sich in Schnecken und wandern dann ins Süßwasser, wo sich ihre Larven durch die menschliche Haut bohren und die Betroffenen infizieren. Die häufigste Krankheitsart kommt in Südamerika, Afrika und im Mittleren Osten vor, während eine andere Form im Fernen Osten auftritt.

Während die Einheimischen nicht unbedingt Symptome einer Erstinfektion entwickeln, manifestiert sie sich bei Touristen durch einen starken Juckreiz (Bade-Dermatitis oder Katayama-Krankheit). Nach einigen Wochen kommt es zu einer fiebrigen Erkrankung mit Husten und Durchfall. Dies ist eine Immunreaktion auf die wachsenden Würmer und ihre Eier in den Eingeweiden. Man unterscheidet Darm-, Lungen- und Blasenbilharziose. Eine über längere Zeit bestehende Wurminfektion kann je nach Art des Erregers und der am stärksten betroffenen Organe zu einer Vernarbung der Leber (Zirrhose), einer Vergrößerung der Leber und der Milz, zu Erblindung und Epilepsie, Lungen- und Herzschäden oder zu Blasenentzündung, blutigem Urin und Blasenkrebs führen.

Die Infektion wird anhand einer Erhöhung der eosinophilen Granulozyten im Blut, durch Antikörpertests und durch eine mikroskopische Untersuchung des Stuhls auf Eier diagnostiziert. Die Infektion kann mit Medikamenten wirksam behandelt werden.

BANDWURMBEFALL

Eine Bandwurminfektion ist nicht ansteckend. Bei leichtem Befall fehlen vielfach jegliche Symptome. Bei schwerem Befall kommt es zu Schmerzen im Oberbauch, Gewichtsverlust ohne erkennbare Ursachen und Anzeichen von Anämie. Im Stuhlgang finden sich Würmer und Wurmeier.

Ein Bandwurmbefall ist auf den Verzehr infizierten oder unsachgemäß zubereiteten Rindfleisches, Schweinefleisches oder Fisches zurückzuführen, in dem Finnen enthalten sind. Bandwürmer kommen sehr häufig in Afrika, dem Nahen Osten, Osteuropa und Südamerika vor. Die Behandlung besteht aus einer Wurmkur mit Antihelmintika. Der sicherste Schutz vor Bandwurmbefall ist eine sachgemäße Essenszubereitung und eine sorgfältige Lebensmittelüberwachung.

Zystizerkose

Fungiert der Mensch als Zwischenwirt und entwickeln sich in ihm nach Aufnahme von Eiern Larvenstadien, so genannte Finnen, kommt es zur Zystizerkose, die bei Beteiligung des Gehirns schwere Schäden und neurologische Störungen hervorruft.

Bandwürmer

Die parasitischen Bandwürmer gelangen über verseuchtes Fleisch in den Körper und nisten sich in den Eingeweiden ein. In manchen Fällen verursachen sie Bauchkrämpfe, Durchfall, Übelkeit und Blähungen. Zuweilen wandern Bandwürmer über den Kreislauf zur Leber, zur Lunge und zum Gehirn.

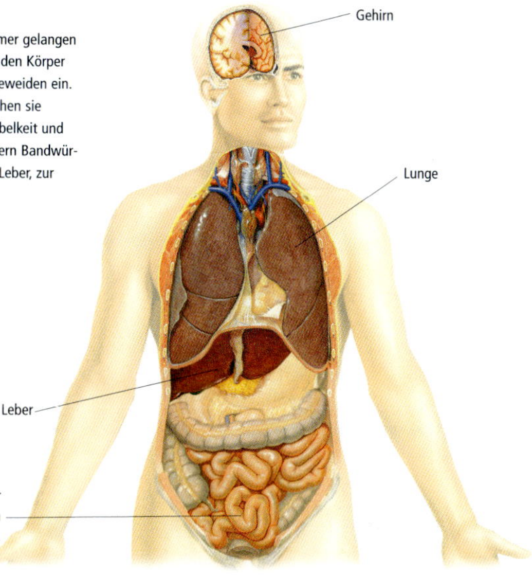

Echinokokkose

Die Echinokokkose ist eine weltweit verbreitete Infektionskrankheit durch den Hunde- (*Echinococcus granulosus*) oder Fuchsbandwurm (*Echinococcus multilocularis*). Nach Aufnahme der Eier, die von Hunden, Katzen oder Füchsen ausgeschieden werden, kommt es zur Entwicklung von Larven (Finnen) in so genannten Hydatidenzysten in der Leber.

Während der Hundebandwurm eine einzelne Zyste bildet, die erst durch ihre Größe und die Verdrängung des Lebergewebes Probleme macht, bilden sich beim Fuchsbandwurm zahlreiche Zysten, die die Leber krebsartig infiltrieren und kaum vollständig zu entfernen sind, sodass diese Art der Infektion am Ende tödlich verläuft.

Die größte Infektionsgefahr mit dem Fuchsbandwurm besteht beim Verzehr von ungewaschenen Wildbeeren und Pilzen, sodass hier höchste Vorsicht geboten ist. Eine Hundebandwurmzyste lässt sich operativ entfernen.

RUNDWURMINFEKTIONEN

Zu den Rundwürmern gehören die meisten Parasiten beim Menschen. Zur Gruppe der Rundwürmer gehören über 10.000 Wurmarten, von denen viele Parasiten sind. Rundwürmer, die Menschen befallen, leben meist in den Eingeweiden. Ihre Länge beträgt zwischen 1 mm und mehreren Zentimetern.

Spulwurmbefall

Der weltweit verbreitete und am häufigsten zu Infektion führende Rundwurm, der Spulwurm (*Ascaris lumbricoides*) wird besonders durch mangelnde Hygiene oder ungenügende Sanitäreinrichtungen begünstigt. Die mikroskopisch kleinen Eier des Wurms verbreiten sich über Erdreich, Wasser, Hände, Obst und Gemüse, das mit unbehandeltem Abwasser gedüngt wurde.

Ascariasisinfektionen betreffen weltweit schätzungsweise eine Milliarde Menschen, vor allem in den Entwicklungsländern, da dort ungeklärte Abwässer der Menschen oft zur Düngung im Nahrungsmittelanbau verwendet werden. Zur Infektion kommt es, wenn die Menschen Essen, Wasser oder Erdreste zu sich nehmen, die mit Spulwurmeiern verseucht sind. Nachdem sie im Zwölffingerdarm geschlüpft sind, gelangen die Larven über den Blutkreislauf in die Lungen. Von dort kriechen sie die Atemwege hinauf zur Speiseröhre, werden dann verschluckt und wachsen in den Eingeweiden heran. Die Eier werden mit dem Stuhl ausgeschieden.

Frühe Anzeichen einer Infektion (Ascariasis) sind Reizbarkeit, Appetitlosigkeit, Müdigkeit und Gewichtsschwankungen. Der erwachsene Wurm lebt im Darm und kann bei starkem Befall Bauchschmerzen, Unterernährung und gelegentlich sogar einen Darmverschluss verursachen. Bei ihrer Wanderung bis in die Lunge verursachen die Larven eine Reizung, die zu Husten und Atembeschwerden führt. Tote Spulwürmer werden mit dem Stuhl ausgeschieden. Es gibt wirksame Medikamente gegen den Wurm. Die Diagnose erfolgt durch den Nachweis der Würmer oder seiner Eier im Stuhl. Ein Darmverschluss muss evtl. operativ beseitigt werden.

Madenwurmbefall

Der Madenwurm (*Enterobius vermicularis*) ist ein verbreiteter Darmparasit, der normalerweise nur geringe Beschwerden wie Juckreiz am After und leichten Durchfall hervorruft. Die Infektion (Enterobiasis) erfolgt durch Verschlucken der Eier, die sich dann im Dickdarm entwickeln. Die geschlechtsreifen Würmer, die wie weiße, etwa 1 cm lange Fäden aussehen, legen ihre Eier im Mastdarm ab. Mangelnde Hygiene trägt zur Verbreitung der Würmer bei. Wenn sich z.B. eine infizierte Person am After kratzt, bleiben Eier unter den Fingernägeln hängen, wodurch es zu erneuter Selbstinfektion und Weiterverbreitung der Infektion kommen kann.

Es gibt zwar wirksame Medikamente, doch klingt die Infektion auch ohne Behandlung innerhalb einiger Wochen ab, wenn strenge Hygienemaßnahmen eingehalten werden. Der Madenwurm wird auch als Fadenwurm und Pfriemenschwanz bezeichnet.

Hakenwurmbefall

Der Hakenwurm (*Ancylostoma duodenale*) gehört zu den Rundwürmern und ist ein verbreiteter Parasit in tropischen und subtropischen Ländern mit schlechten Hygieneverhältnissen. Aus den Eiern, die mit dem Stuhl ausgeschieden werden, entwickeln sich Larven, die aktiv durch die Haut in den Körper eindringen. Die Übertragung erfolgt durch Barfußgehen oder durch das Verschlucken infizierter Erde – eine häufige Ansteckungsquelle für Kinder in Gebieten mit schlechten hygienischen Verhältnissen.

Dort, wo der Hakenwurm in die Haut eindringt, entsteht ein starker Juckreiz. Die Larve wandert zum Darm, wo sie sich zum erwachsenen Wurm entwickelt. Dieser setzt sich an der Darmwand fest und saugt Blut, von dem er sich ernährt.

Symptome der Ancylostomiasis sind Bauchschmerzen, Durchfall, Appetitlosigkeit und Gewichtsabnahme. Bei starker Infektion entsteht eine schwere Anämie. Dies kann eine Verzögerung der geistigen und körperlichen Entwicklung bei Kindern bewirken. Bei Säuglingen kann eine Hakenwurminfektion sogar zum Tod führen. Die Diagnose erfolgt durch den Einachweis im Stuhl. Zur Behandlung müssen in der Regel ein bis drei Tage lang Antihelminthika eingenommen werden. Bei schwerer Anämie ist eine Eisensubstitution erforderlich.

Strongyloidiasis

Strongyloidiasis ist eine Infektion mit dem tropischen Zwergfadenwurm (*Strongyloides stercoralis*) des Menschen, die als Bergarbeiterkrankheit auch in Europa vorkommt. Mikroskopisch kleine Wurmlarven gelangen durch die Haut in die Lungen, wo sie Husten und Atemnot hervorrufen. Im Darm vermehren sie sich und verursachen Bauchschmerzen, Durchfälle und Abmagerung. Mit dem Stuhl werden neue Larven ausgeschieden. Eine Eosinophilie im Blutbild liefert einen ersten Hinweis auf eine Wurminfektion. Die genaue Diagnose erfolgt jedoch erst nach mikroskopischer Untersuchung des Stuhls.

Peitschenwurmbefall

Eine Darminfektion mit dem Peitschenwurm (*Trichuris trichiura*) wird durch den Verzehr von mit Wurmeiern infizierten Nahrungsmitteln verursacht. Der Peitschenwurmbefall (Trichuriasis) tritt vor allem in tropischen Ländern mit niedrigen Hygienestandards auf, wo der Boden häufig mit Fäkalien verseucht ist. Die Larven reifen im Darm heran und wandern zum Dickdarm, wo sie sich vermehren. Der Betroffene hat vielfach keinerlei Beschwerden, bei schwerem Befall kann es jedoch zu blutigem Durchfall, Gewichtsverlust, Magenschmerzen, Übelkeit und – in Extremfällen – sogar zu Dehydratation und Anämie kommen. Zur Behandlung werden Antihelminthika eingesetzt. Als Vorbeugung empfiehlt sich eine Verbesserung der Sanitär- und Abfallbeseitigungsanlagen.

Trichinose

Die Trichinose ist eine Infektion durch winzig kleine Fadenwürmer, bei der der Parasit den befallenen Organismus durchwandert und in den Muskelfasern Trichinenkapseln bildet. In den meisten Fällen ist die Infektion auf den Verzehr von rohem oder ungenügend erhitztem Schweinefleisch, das mit Trichinen, den Larven von *Trichinella spiralis*, verseucht ist, zurückzuführen. Schweine infizieren sich mit dem Parasiten durch Fütterung mit rohen Abfällen. Die Larven werden erst durch hohe Temperaturen abgetötet. Beim Verzehr werden die Larven freigesetzt und entwickeln sich im Darm des befallenen Organismus zu Würmern. Die von diesen gebildeten Larven wandern über den Blutkreislauf zu den Muskeln. In den meisten Fällen verspürt der Betreffende keine oder nur geringe Schmerzen. Bei einer schweren Infektion kann es zu jedoch zu rheumatischen Muskelschmerzen, Ödemen, hohem Fieber, Herz- und Lungenkomplikationen kommen. Zur Behandlung werden wurmtötende Antihelminthika eingesetzt. Einer Infektion kann durch Garkochen (bei mindestens 65 °C) oder Einfrieren (zwei Tage bei –26 °C) von Schweinefleisch vorgebeugt werden. Durch die allgemeine Fleischbeschau sind Trichinen in Mitteleuropa selten geworden.

Toxokariasis

Die Toxokariasis ist eine Infektion mit Spulwürmern der Gattung Toxocara, die im Darm von Hunden und Katzen leben. Ein Befall mit Würmern der (in Hunden lebenden) Gattung *Toxocara canis* kommt häufiger vor als einer mit Würmern der (in Katzen lebenden) Gattung *Toxocara cati*. Die Wurmeier gelangen über den Hunde- und Katzenkot in den Boden und werden auf Kinder übertragen, die mit derart verseuchter Erde spielen und danach die Finger in den Mund stecken.

Diese Art von Wurmbefall verursacht oft keine oder nur geringfügige Symptome und kann nur durch die Erhöhung des Spiegels eosinophiler Granulozyten oder eine Leberbiopsie festgestellt werden. Mitunter klingt die Infektion unbehandelt nach 6 bis 18 Monaten ab.

Gefährlich ist jedoch vor allem für Kleinkinder eine durch die Larven ausgelöste Netzhautentzündung (Toxocara-Ophthalmie), die zu Erblindung führen kann und schlecht zu behandeln ist. Deshalb sind gewisse Sauberkeitsregeln nach Umgang mit Hunden oder Katzen unbedingt zu beachten.

Fadenwurminfektionen

Fadenwurminfektionen (Filariosen) sind Tropenkrankheiten, gekennzeichnet durch unregelmäßig verlaufende Fieberschübe, Schwellungen und Entzündungen der Lymphknoten und Blutgefäße. Die Erreger werden in Larvenform (Mikrofilarien) von Mücken übertragen. Affen, Katzen und Menschen können durch Mückenstiche infiziert werden. Die Larven entwickeln sich im Körper des Betroffenen zu Würmern, die bis zu 8 cm lang wer-

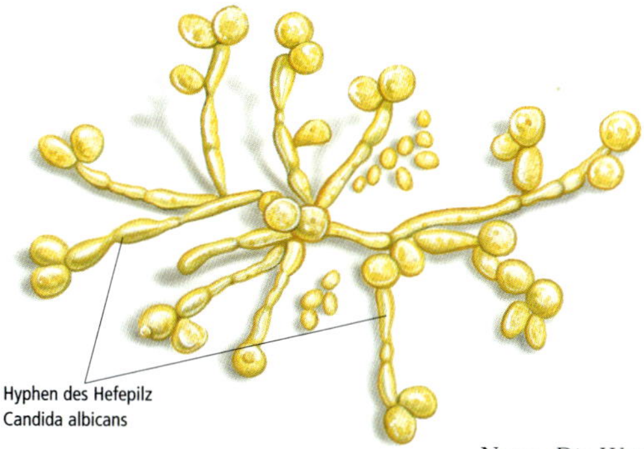

Candidiasis

Die Candidiasis ist eine Hefepilzinfektion der Schleimhäute. Eine Infektion der Mundschleimhaut (Soor) verursacht eine Rötung der Schleimhaut und schmerzhafte weißliche Beläge im Mundraum. Die Behandlung besteht aus der lokalen oder systemischen Gabe von pilzhemmenden Medikamenten (Antimykotika).

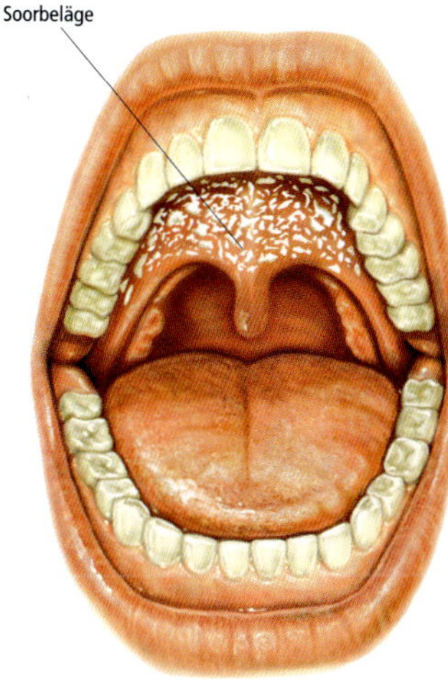

den können. Nach einiger Zeit wandern die Würmer in Lymphknoten, Blutgefäße oder unter die Haut und rufen dort Entzündung und Schwellungen hervor. Die Blutfilarien *Wuchereria bancrofti* und *Brugia malayi* verursachen durch Entzündungen der Lymphgefäße eine Elephantiasis, die Gewebefilarien *Onchocerca volvolus, Dracunculus medinensis* und *Loa loa* Krankheitsbilder wie die Onchozerkose mit Wurmknoten in der Haut und Flussblindheit durch anhaltende Augenreizung, eine häufige Erkrankung in tropischen Regionen, eine Drakunkulose mit Knöchelgeschwüren oder eine Loa-loa-Filariose mit einer Bindehautentzündung durch wandernde Filarien.

Vor allem die Mikrofilarien können durch die Gabe von Wurmmedikamenten (Diethylcarbamazin) abgetötet werden. Da eine Heilung durch Medikamente jedoch in späteren Stadien nicht immer möglich ist, muss im Falle von Schwellungen oder Elephantiasis operiert werden.

Elephantiasis

Bei der Elephantiasis handelt es sich vor allem in tropischen Ländern oft um die Folge einer Filariose. In tropischen und subtropischen Regionen werden Fadenwurmlarven von Stechmücken auf Menschen übertragen. Nach etwa einem Jahr reifen die Larven zu Filarien heran, die sich in den Lymphknoten und -gefäßen, besonders in denen der Beine und des Genitalbereichs, einnisten. Dort beeinträchtigen sie den Flüssigkeitstransport und verursachen allergische Reaktionen im angrenzenden Gewebe.

Die Krankheit schreitet mit Fieberanfällen und zunehmender Schwellung (vorwiegend der Beine) fort. Aufgrund der zunehmenden Verdickung ähneln die Haut und die Form der Extremitäten der von Elefanten, daher der Name. Die Würmer können durch Behandlung abgetötet werden, im fortgeschrittenen Stadium hilft jedoch nur eine Operation.

PILZINFEKTIONEN

Pilzinfektionen treten entweder als Hautinfektionen oder als tiefe systemische Infektionen auf. Viele Pilze wie z. B. Histoplasma, Cryptococcus oder Aspergillus verursachen bei Gesunden keine Probleme, führen aber bei geschwächtem Immunsystem wie bei Aids zu gefährlichen systemischen Infektionen (opportunistische Infektionen).

SIEHE AUCH *Antimykotika in Kapitel 16*

CANDIDIASIS

Candidiasis (auch Moniliasis oder Soor) ist eine durch Hefepilze (meist *Candida albicans*) verursachte Infektion. Dieser Organismus gedeiht gewöhnlich völlig harmlos im Verdauungstrakt, im Mund und in der Scheide, kann sich aber unter bestimmten Umständen, wie bei Hautverletzungen, Feuchtigkeit und Wärme, stark vermehren und Infektionen verursachen. Auch in der Schwangerschaft neigen Frauen eher zur Candidiasis. Weitere Risikofaktoren sind die Einnahme von Antibiotika oder Kortikoiden sowie ein geschwächtes Immunsystem.

Im Mund und in der Scheide tritt die Candidiasis durch weiße Beläge auf einem roten, entzündeten Hintergrund hervor. Auf der Haut bildet Candida ein nässendes, gerötetes Ekzem, das sich in alle Richtungen ausbreitet. Oft findet man dieses Ekzem in der Leistengegend, am After, unter den Brüsten, in den Hautfalten fettleibiger Menschen sowie in den Achselhöhlen. Bei Babys kann es als Windelausschlag auftreten.

Die befallenen Stellen sollte man unbedingt kühl und trocken halten und wenn möglich von der Sonne bescheinen lassen. Zur Vorbeugung gegen Candidiasis kann man Joghurt, Buttermilch oder Sauerrahm essen oder Milchsäurebakterien einnehmen. Die Behandlung erfolgt durch lokal wirksame Antimykotika wie Nystatin, Miconazol oder Clotrimazol, die auch als Scheidenzäpfchen, Cremes und Salben erhältlich sind.

HISTOPLASMOSE

Histoplasmose ist eine Pilzinfektion durch *Histoplasma capsulatum,* das in Fledermaus- oder Vogelkot vorkommt. Das Einatmen von Staub, der die Pilzsporen enthält, verursacht normalerweise keine Beschwerden, doch kann sich der Pilz bei Menschen mit geschwächtem Immunsystem in den Lungen vermehren und auf andere Organe ausbreiten. Dadurch kann es zu Lungenschäden mit Gewichtsabnahme, Husten und Kurzatmigkeit sowie Fieber, Müdigkeit und Muskelschmerzen kommen. Die Behandlung erfolgt mit Antimykotika.

HAUTPILZ

Pilzinfektionen durch Hautpilze (Dermatophyten) der Gattung Trichophyton oder Microsporum werden bei einer oberflächlichen Infektion als Tinea bezeichnet. Tiefere Infektionen mit Trichophyton-Arten nennt man Trichophytien.

Die Pilze gedeihen besonders an warmen, feuchten Körperstellen, z. B. in den Hautfalten. Der typische Hautausschlag (Ekzem) zeigt sich zunächst in einem unebenen, deutlich abgegrenzten Fleck, der mit zunehmender Ausbreitung der Infektion eine trockene Schuppung ausbildet. Bei Fußpilz kommt es zu schmerzhaften, juckenden Hautrissen

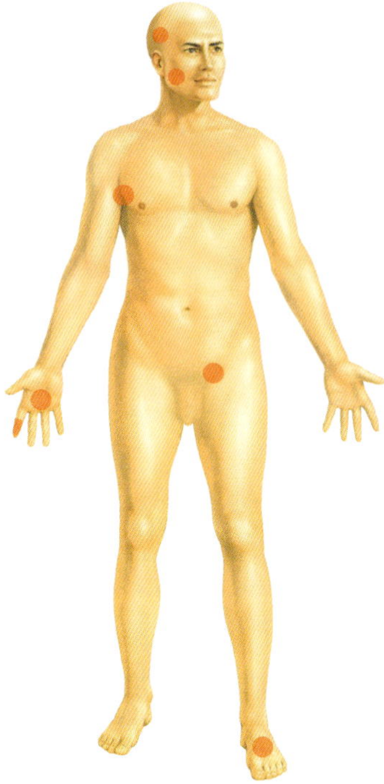

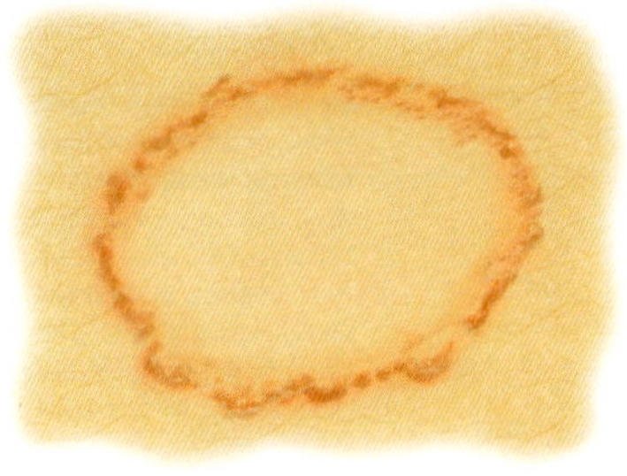

Trichophytie

Die Krankheit wird durch Hautpilze verursacht und bei oberflächlichem Hautbefall als Tinea bezeichnet.

Befallene Hautstellen

Die Tinea ist eine Pilzinfektion, die sich u. a. auf der Haut ausbreitet, vorzugsweise an feuchten Körperstellen (zwischen den Zehen, im Leistenbereich).

zwischen den Zehen und dem für diesen Pilz typischen, unangenehmen Geruch. Die entstehenden Rötungen oder Blasen können sich – besonders bei schlechter Blutzirkulation – zu Herden einer bakteriellen Sekundärinfektion entwickeln.

Die Pilzinfektionen werden nach dem Körperteil benannt, an dem sie auftreten:

Die ***Tinea capitis*** (Kopfgrind, Favus) befällt die Kopfhaut und führt zu juckenden, rötlichen Stellen am Kopf und zu Haarverlust.

Die ***Tinea corporis*** kann jeden Körperteil befallen, zeigt sich jedoch vorzugsweise in den Hautfalten und äußert sich in rötlichen Flecken, die sich zunehmend ausbreiten.

Die ***Tinea inguinalis*** tritt in der Leistengegend auf, befällt Männer häufiger als Frauen und wird oftmals durch das Tragen eines Bruchbandes ausgelöst.

Die ***Tinea pedis*** (Fußpilz) ist die häufigste Form der Pilzinfektion und zeigt sich meist in einem weißen, schuppigen Hautfleck neben dem kleinen Zeh und nur in manchen Fällen auch an anderen Stellen des Fußes.

Bei der ***Tinea unguium*** (Nagelpilz oder Nagelmykose), die Zehen- und Fingernägel befällt, bilden sich weißliche Flecken. Die Nägel verdicken sich und fallen bisweilen ab.

Bei der ***Tinea versicolor*** oder ***Pityriasis versicolor,*** eine durch den Hefepilz *Malassezia furfur* verursachte Infektion, kommt es zu Hautveränderungen. Die Haut bleibt auch bei Sonnenbräunung hell oder es bilden sich dunkle Flecke. Diese Infektion verursacht zuweilen Hautreizungen und ein Schuppen der Haut, jedoch kein Hautjucken. Zur Behandlung eignen sich selen- oder antimykotikahaltige Shampoos oder Cremes, die Hautirritationen hervorrufen können. Einige Zeit nach dem Abklingen der Infektion kehrt auch die Hautpigmentierung zurück.

Meist lässt sich ein Hautpilz durch das Aussehen diagnostizieren. Im Zweifelsfall kann eine Kratzbiopsie durchgeführt werden. Durch die anschließende mikroskopische Untersuchung der Kultur kann der infektionsauslösende Pilz ermittelt werden.

Pilzinfektionen treten meist in milder Form auf und werden mit pilzhemmenden Cremes oder Pudern – wie miconazol- oder clotrimazolhaltige Puder – behandelt. Bei einer schweren oder chronischen Infektion sind u. U. orale Antimykotika wie Ketoconazol oder andere pilzhemmende Wirkstoffe erforderlich. Zur Behandlung bakterieller Sekundärinfektionen werden Antibiotika eingesetzt. Die Infektionen klingen normalerweise innerhalb von vier bis sechs Wochen vollkommen ab.

Da sich Pilzsporen hartnäckig halten, müssen auch die Schuhe, Socken und Fußböden gründlich gereinigt werden, sodass die Sporen vollkommen vernichtet und eine erneute Infektion vermieden wird. Folgende vorbeugende Maßnahmen sollten beachtet werden: Die Füße sind vor dem Ankleiden sorgfältig zu trocknen, innerhalb des Hauses sollten weder Schuhe noch Socken getragen werden, der Hautkontakt in gemeinsam genutzten Bereichen (z. B. in Schwimmbädern, Sporthallen) ist zu meiden und Fußböden, Teppiche etc. müssen gründlich gesäubert werden. Zudem sollten Schuhe, die längere Zeit getragen wurden, entsorgt werden.

KRANKHEITEN DURCH EKTOPARASITEN

Zu den Ektoparasiten zählen Kleininsekten und spinnenartige Tiere wie Läuse, Milben und Zecken. Sie leben und vermehren sich auf oder im menschlichen Körper und führen zu lästigem Juckreiz und Ekzemen. Gefährlich sind sie als Überträger zum Teil gefährlicher Krankheiten.

LÄUSE

Läuse sind winzige, sesamsamengroße Parasiten, die auf der menschlichen Körperhaut leben und Blut saugen.

Kopfläuse

Kopfläuse (*Pediculus humanus capitis*) leben auf der menschlichen Kopfhaut. Sie schlüpfen aus kleinen Eiern (Nissen), die an die Haare gekittet werden. Kopfläuse können jeden Menschen befallen. Entgegen der landläufigen Meinung gedeihen sie nicht in schmutzigem Haar und unter unhygienischen Bedingungen, sondern leben eigentlich am liebsten in sauberem Haar. Kopfläuse kommen in allen Gesellschaftsschichten vor. Nach dem Legen bleiben die Nissen zehn Tage lang am Haarschaft kleben, sofern sie nicht entfernt werden. Danach schlüpfen sie und reifen innerhalb von etwa zwei Wochen heran. Eine weibliche Laus hat eine Lebensdauer von bis zu 30 Tagen und legt täglich etwa sechs Eier.

Läuse werden durch direkten Kontakt und daher besonders von Kleinkindern übertragen. Die Übertragung erfolgt nicht nur über direkten Körperkontakt, sondern auch über Kämme, Bürsten, Kopfbedeckungen, Kopfkissenbezüge und Handtücher. Juckreiz und kleine, weiße Pünktchen an den Haaren weisen auf Kopfläuse hin.

Im Sonnenlicht und auf dunklem Haar sind Nissen und Läuse leichter zu erkennen. Sie halten sich vorwiegend auf der Kopfhaut hinter den Ohren und im Nacken auf. Zur Abtötung der Nissen und Läuse kommen ein Läusekamm, Spezialshampoos und die Verwendung eines auf eine möglichst heiße Stufe eingestellten Haartrockners zur Anwendung. Alle Gegenstände, mit denen der Kopf in Berührung kam, müssen desinfiziert werden – durch heißes Wasser, Heißluft, Gefrieren oder intensive Sonnenbestrahlung. Betttücher, Wolldecken und ausgestopfte Schmusetiere, die weder gewaschen noch gereinigt werden können, werden einen Monat lang in versiegelten Plasikbeuteln aufbewahrt oder einige Zeit eingefroren. Teppiche und Möbelstücke sind sorgfältig abzusaugen. Alle Haushaltsmitglieder sollten ihren Kopf auf Läuse untersuchen.

Schamläuse

Scham- oder Filzläuse *(Phthirus pubis)* leben in der Leistengegend. In beengten Wohnverhältnissen können Filzläuse zum Problem werden. Sie werden vorwiegend durch Geschlechtsverkehr übertragen, jedoch auch durch verseuchte Bettwäsche und Kleidung. Läuse auf Toilettenbrillen sind gewöhnlich verletzt und nicht in der Lage, den Wirt zu wechseln. Übertragungsgefahr besteht auch bei nassen Handtüchern (in Sporthallen und Hauhalten) – ein weiterer Lebensraum dieser Läuse.

Schamläuse, kleine weiße Pünktchen, die unter dem Mikroskop wie ein Krebs aussehen, saugen Blut und können bis zu 30 Tagen leben – eine Zeit, in der sie sich häufig paaren. Ein Juckreiz im Schambereich, ein Hautausschlag und kleine blaue Flecken weisen auf Filzläuse hin, die sich auch in den Augenbrauen, im Bart und an anderen Körperstellen einnisten.

Die Behandlung besteht aus der lokalen Anwendung von Hexachlorcyclohexan. Der Juckreiz hält nach dem Abtöten der Läuse noch einige Tage an. Das Bettzeug und die Kleidung müssen mit heißem Wasser und Heißluft desinfiziert, das Badezimmer sterilisiert werden. Intimkontakt sollte erst nach erfolgreicher Behandlung gepflegt werden.

Kleiderläuse

Kleiderläuse *(Pediculus humanus)* sind größer als Kopf- und Schamläuse und befallen gewöhnlich Menschen, die unter unhygienischen Bedingungen und in beengten Wohnverhältnissen leben.

Kleiderläuse sind die Überträger von Typhus, wolhynischem Fieber und Läuserückfallfieber. Auch bei Kleiderlausbefall müssen alle Dinge, mit denen der Körper in Berührung kam, mit heißem Wasser gereinigt werden. Der Körper muss mit einer medizinischen Lotion eingerieben werden.

KRÄTZE

Winzige Milben *(Sarcoptes scabiei)* sind die Ursache der hochansteckenden Hautkrankheit Krätze (Scabies). Sie wird durch engen körperlichen Kontakt mit einer infizierten Person übertragen, wenn man z. B. im gleichen Bett schläft oder die gleichen Kleidungsstücke trägt. Die weiblichen Milben graben sich bevorzugt an den Händen, Zehen, in der Leiste und den Beugen von Ellbogen und Knien unter die Haut, um dort ihre Eier zu legen. Es dauert etwa zehn Tage, bis die Milben ausgereift sind und den Kreislauf fortsetzen. Innerhalb einiger Wochen zeigt die Haut eine allergische Reaktion mit starkem Juckreiz. Oft entwickelt sich ein ekzemartiger Ausschlag. Manchmal sind auch Milben und ihre Gänge zu sehen.

Zur Behandlung werden Waschungen mit Milbenpräparaten vorgenommen. Der Juckreiz kann jedoch noch wochenlang anhalten.

ZECKEN

Zecken sind kleine, achtbeinige, mit den Milben und Spinnen verwandte Tiere. Sie beißen sich in der Haut von Menschen und Tieren fest und ernähren sich von deren Blut. Zecken sind vor allem als Krankheitsüberträger gefürchtet. So werden die Zecken-Borreliose, die FSME (Früh-Sommer-Mengingo-Enzephalitis), das Felsengebirgsfleckfieber (Rocky Mountain spotted fever) und das Colorado-Zeckenfieber durch einen Zeckenbiss übertragen.

Die Borreliose (Lyme-Krankheit) wird durch das Bakterium *Borrelia burgdorferi* verursacht und durch den Biss von Zecken übertragen, die Tiere – besonders Rotwild, Feldmäuse und andere kleine Nagetiere – befallen haben. Die Borreliose kann in beliebiger Kombination zu Hautveränderungen, Gelenkschmerzen, Muskelschwäche, Sensibilitätsstörungen, Koordinationsstörungen und Anzeichen einer Hirnhaut- oder Gehirnentzündung führen. Die Erkrankung ist gewöhnlich heilbar, wenn sie frühzeitig diagnostiziert und mit Antibiotika behandelt wird.

Die FSME ist eine Virusinfektion, die in ausgewiesenen Endemiegebieten durch Zecken übertragen wird. Bei bis zu 30 % der Infektionen kommt es nach einem scheinbar grippalen Infekt mit Fieber oder ohne weitere Vorzeichen zu einer Hirnhautentzündung mit möglicherweise bleibenden Schäden. Die Erkrankung lässt sich durch eine Impfung verhindern.

Das Felsengebirgsfleckfieber wird durch eine Infektion mit *Rickettsia rickettsii* ausgelöst. Die Erkrankung äußert sich in hohem Fieber, kleinfleckigen Hautblutungen am ganzen Körper, Muskel- und Gelenkschmerzen, Übelkeit, Erbrechen und Halluzinationen. Die Behandlung erfolgt mit Antibiotika. Das Felsengebirgsfleckfieber kann ohne Behandlung zu einer Herz- oder Niereninsuffizienz und sogar zum Tod führen.

Das Colorado-Zeckenfieber, eine Virusinfektion, verursacht eine grippeähnliche Erkrankung, starke Kopfschmerzen, Lichtscheu und einen Hautausschlag. Die Symptome klingen nach etwa einer Woche ab, allerdings kommt es einige Tage später zu einem Rückfall. Die Behandlung besteht in Bettruhe, der Gabe von Flüssigkeit und Schmerzmitteln.

In zeckenverseuchten Gebieten sollte entsprechende Kleidung getragen und ein Insektenschutzmittel verwendet werden. Zecken werden mit einer spitzen Pinzette (oder einem Zeckenentferner) entfernt, der möglichst nahe an der Haut angesetzt wird. Die Zecke wird unmittelbar hinter dem Kopf gefasst und vorsichtig – bei gleichmäßiger Kraftanwendung – drehend herausgezogen. Danach müssen die Hände gründlich mit heißem Wasser und Seife gewaschen werden. Pinzette und Bissstelle sind zu desinfizieren. Die Zecke sollte nicht mit Alkohol, Vaseline, Brennspiritus oder einem anderen Stoff abgetötet werden, da sie vermehrt Krankheitserreger in das Gewebe injizieren würde.

Krätze

Weibliche Milben graben sich unter die Haut, um dort ihre Eier zu legen. Eine allergische Reaktion auf die Ausscheidungen der Milben ruft einen juckenden Ausschlag hervor.

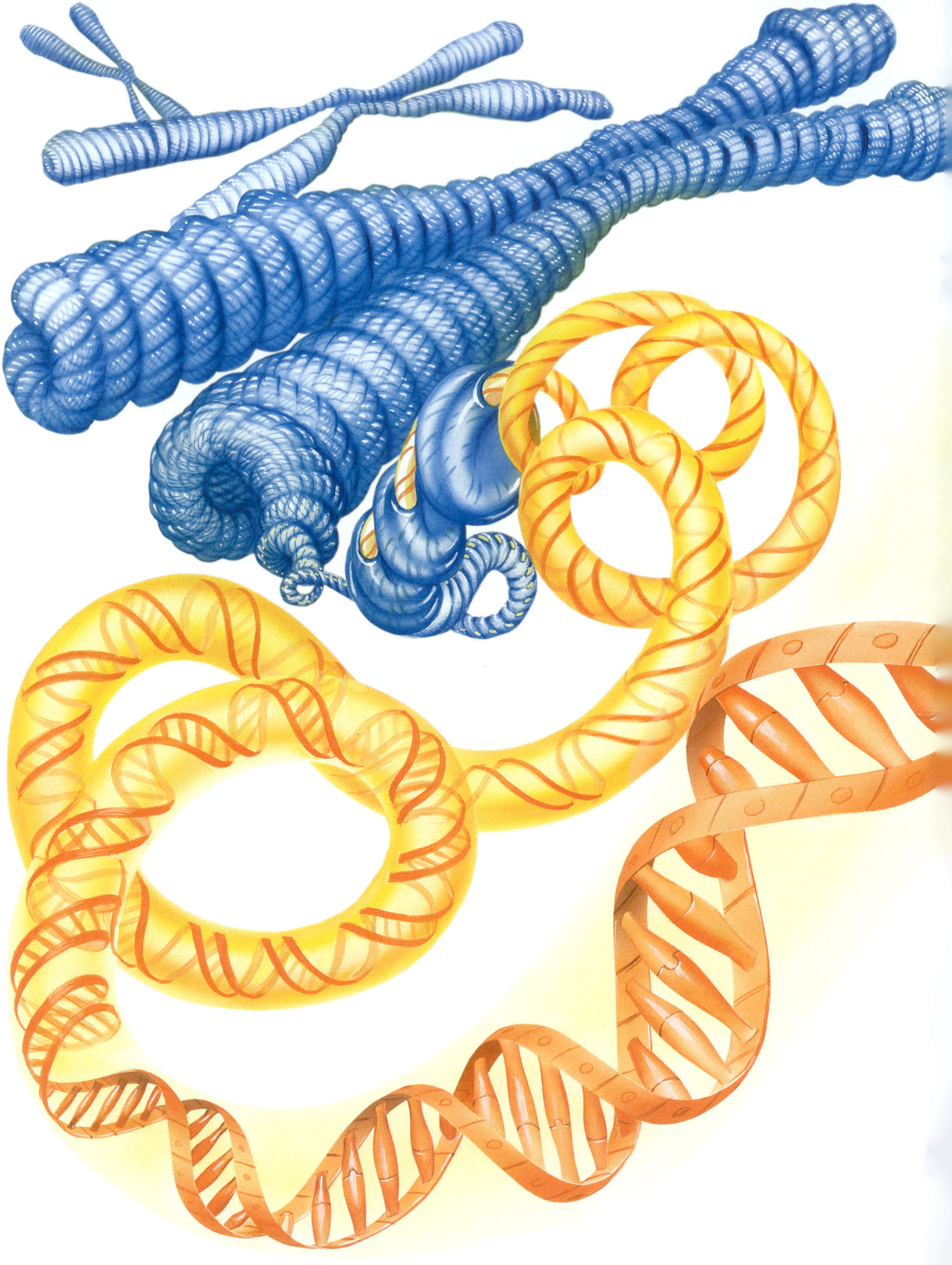

KAPITEL 12

Vererbung, DNS und Erbkrankheiten

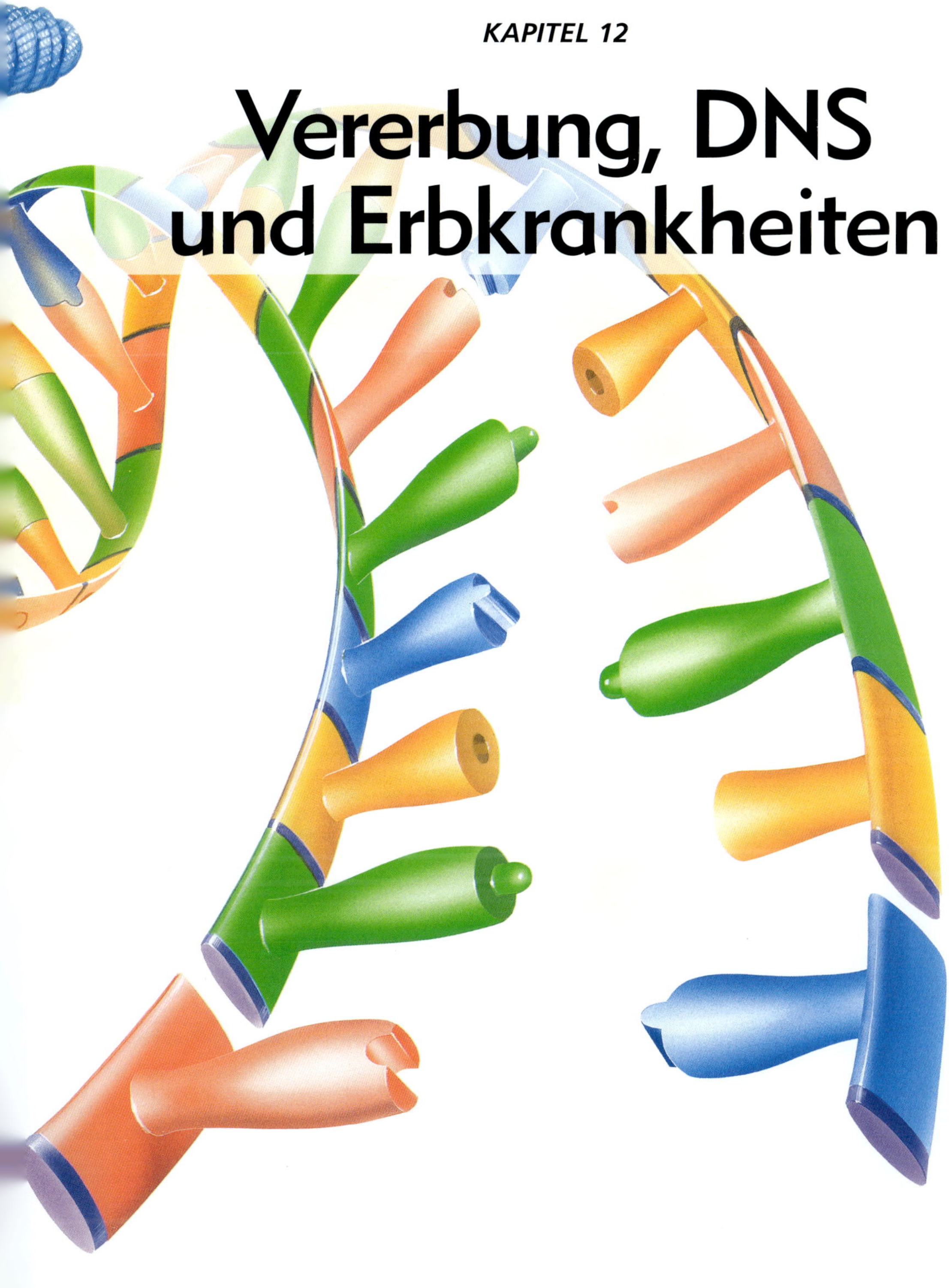

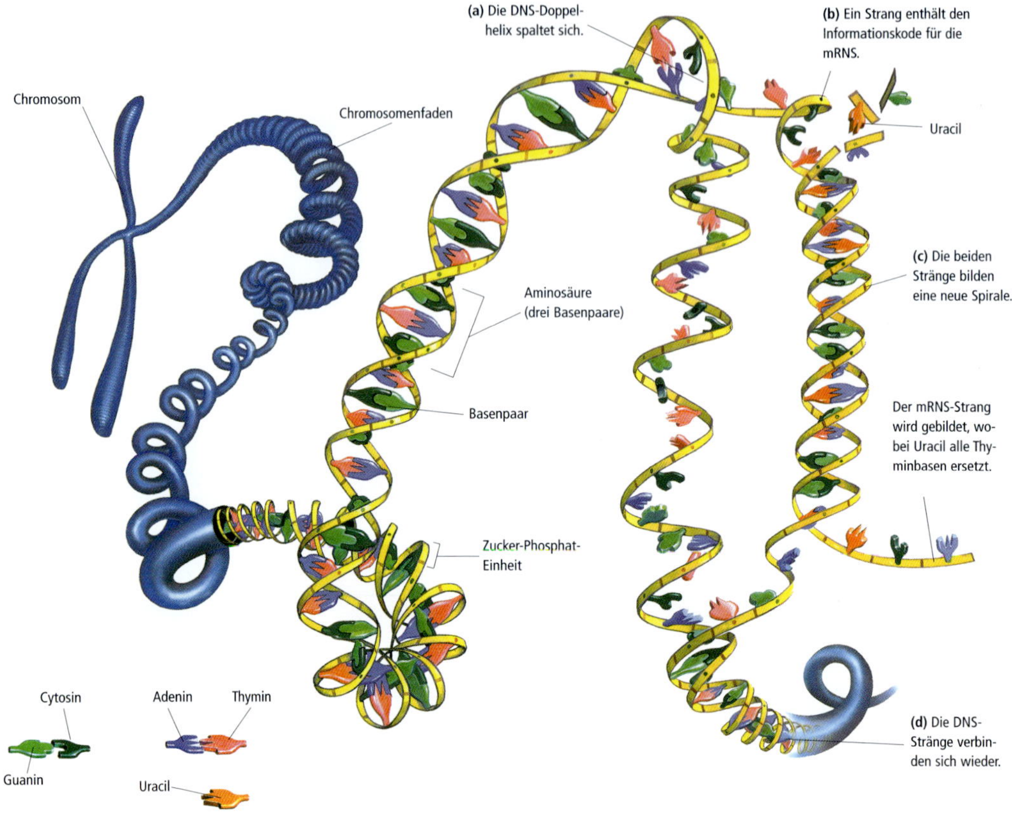

DNS

Desoxyribonukleinsäure (DNS oder engl. DNA) befindet sich als langes Kettenmolekül in den Kernen aller Zellen und trägt die genetische Information für alle angeborenen Merkmale von Lebewesen wie Haar- und Hautfarbe, Geschlecht, Körperbau und Stoffwechselfunktionen. Die Informationen der DNS bestimmen die Bildung aller Proteine, die der Körper für Wachstum und Stoffwechsel benötigt.

Entwirrt man ein Chromosom, zeigt sich, dass die DNS aus einer Doppelspirale (Doppelhelix) gebildet wird, die aus zwei Ketten von Zucker-Phosphat-Einheiten besteht, die über Brücken von Nukleinbasen wie durch Leitersprossen miteinander verbunden sind. Es gibt in der DNS vier Basen – Adenin, Thymin, Cytosin und Guanin –, die sich paarweise verbinden können. Adenin kann immer nur an Thymin und Guanin an Cytosin binden. Proteine bestehen aus Aminosäureketten. Die DNS überträgt ihre Informationen auf die Proteinfabriken der Zellen, die Ribosomen, indem sie eine Botensäure, eine so genannte Messanger-Ribonukleinsäure (mRNS/mRNA) bildet.

(a) Zur Bildung der mRNS teilt sich die DNS-Helix der Länge nach, indem die Basenbrücken getrennt werden.

(b) Einer der separierten Stränge wird als Muster für die Bildung eines gegengleichen RNS-Stranges verwendet.

(c) Der mRNS-Strang enthält die gleichen Nukleinbasen wie die DNS. Nur Thymin wird durch eine andere Base (Uracil) ersetzt. Die mRNS verlässt den Zellkern und wandert ins Zellplasma, wo sie den Ribosomen die benötigte Information übermittelt.

(d) Die beiden DNS-Ketten verbinden sich wieder miteinander und bilden erneut die spiralige Doppelhelix.

DNS

Desoxyribonukleinsäure, kurz DNS (engl. DNA) genannt, findet man als Kode des Lebens in fast allen lebenden Organismen. Sie ist im Zellkern, dem Nukleus, zu Strängen gewickelt, die man Chromosomen nennt. Jedes Chromosom enthält Gene, die als Pläne genetischer Information dienen und aus DNS-Segmenten zusammengesetzt sind. Die DNS enthält darüber hinaus die Baupläne für die Proteinerzeugung und ihre eigene Replikation.

Die Struktur der DNS wurde 1953 von Francis Crick und James Watson entdeckt, die dafür 1962 den Medizin-Nobelpreis erhielten.

Das DNS-Molekül bildet eine Doppelhelix, die einer spiralförmigen Strickleiter ähnelt. Die seitlichen Seile dieser Leiter setzen sich aus abwechselnd angeordneten Molekülen aus Phosphat und einem Zucker, der Desoxyribose, zusammen. An den Zuckermolekülen sind quasi wie Leitersprossen verschiedene Basen befestigt. Eine Einheit aus Zucker, Phosphat und Base, als Grundelement der DNS, bezeichnet man als Nukleotid. Es gibt vier Basen: Adenin, Cytosin, Guanin und Thymin (A, C, G und T).

Jede Leitersprosse besteht aus einem Basenpaar. Wegen chemischer Anziehungskräfte und dem begrenzten Platz zwischen den Sprossen sind nur einige Basenkombinationen möglich: A–T, T–A, C–G oder G–C. Die Basen bilden entlang der Leiter verschiedene Muster, etwa ATCGAT. Die Anordnung der Basen in einem Strang (einer Hälfte) der Leiter legt die Basenanordnung im komplementären Strang fest. Wenn z. B. die Basen in einem Strang ATCGAT sind, liegen auf der Gegenseite TAGCTA.

Vor einer Zellteilung dupliziert sich die DNS. Die Leiter spaltet sich der Länge nach und teilt die Basen jeden Stranges. Danach suchen sich die Basen jeder Leiterhälfte mit Hilfe bestimmter Enzyme ihre passenden Partner. A verbindet sich mit T, T mit A, G mit C und C mit G. So wird jede neue Leiter ein Duplikat des Originals. Nach der Zellteilung besitzen die beiden neuen Zellen identische DNS-Moleküle.

Die DNS bestimmt auch die Proteine, die eine Zelle erzeugt. Dies geschieht durch ein Botenmolekül (Messenger-RNS/RNA), welches Informationen für die Proteinproduktion in den »Zellfabriken«, den Ribosomen, im Zytoplasma der Zelle enthält. Die Aminosäurestruktur der Proteine, die durch ein Ribosom produziert werden, entspricht einer bestimmten Basenanordnung in der DNS.

Wenn bei der DNS-Replikation ein Fehler passiert und eine Sequenz durch Mutation geändert wird, kann sich auch die Zusammensetzung des Proteins ändern und eine genetisch bedingte Störung entstehen. Es gibt etwa 4.200 Krankheiten, die durch Gendefekte verursacht werden.

Das Humangenomprojekt hat den gesamten genetischen Kode der DNS entschlüsselt. Man verspricht sich davon ein weiter gehendes Verständnis, vielleicht auch eine Heilung von Erbkrankheiten.

SIEHE AUCH *Zellen in Kapitel 1; Chromosomen, Gene in diesem Kapitel*

CHROMOSOMEN

Ein Chromosom ist eine fadenartige Struktur im Zellkern. Jedes Chromosom besteht aus einem Doppelstrang der Desoxyribonukleinsäure (DNS), die spiralförmig angeordnet ist, und enthält Hunderte von Genen.

Der Kern einer jeden Zelle im gesunden menschlichen Körper enthält 46 Chromosomen, die 23 Paare bilden. Eine Ausnahme davon bilden die Ei- und Spermazellen, die nur 23 halbe Chromosomen tragen. Bei der Befruchtung verschmelzen die beiden Geschlechtszellen zu einer Embryozelle mit 23 halben Chromosomenpaaren. Ein Paar der 23 Chromosomenpaare sind die Geschlechtschromosomen. Bei männlichen Feten ist eines der zwei Geschlechtschromosomen, nämlich das Y-Chromosom, kürzer und enthält weniger Gene als das andere. Das längere Geschlechtschromosom dagegen ist das X-Chromosom. Männer haben folglich ein X- und ein Y-Chromosom, während Frauen zwei X-Chromosomen aufweisen.

Ein X-Chromosom ist etwa dreimal so lang wie ein Y-Chromosom. Abgesehen von der Bestimmung des männlichen Geschlechtes ist das Y-Chromosom genetisch inaktiv. Daraus ergibt sich ein biologischer Vorteil für das weibliche Geschlecht: Wenn ein Junge ein krankes, rezessives (schwaches) Gen auf dem X-Chromosom erbt, beispielsweise das die Hämophilie (Bluterkrankheit) auslösende Gen, so wirkt dem kein zweites X-Chromosom mit einem dominanten (starken) Gen entgegen. Wenn dagegen ein Mädchen von einem Elternteil das rezessive, krankheitsauslösende Gen auf dem X-Chromosom erbt, so wird ihm wahrscheinlich das gesunde, dominante Gen vom anderen Elternteil vererbt und es wird die Krankheit nicht ausbilden. Die Erkrankung, deren Träger die Frau ist, tritt daher gewöhnlich nur beim Mann auf und wird als geschlechtsgebunden bezeichnet. Weitere Beispiele für eine geschlechtsgebundene Vererbung sind die Rot-Grün-Blindheit und die Nachtblindheit.

Chromosomenaberrationen können durch Neumutationen zustande kommen oder vererbt sein. Manche Aberrationen beeinträchtigen die Lebensfähigkeit nicht, obwohl ernsthafte körperliche oder stoffwechselbedingte Störungen auftreten können. Bei der Trisomie 21 beispielsweise existieren drei Chromosomen 21 anstatt zwei. Dies verursacht das Down-Syndrom.

SIEHE AUCH *Zellen in Kapitel 1; Chromosomenaberrationen, DNS, Down-Syndrom in diesem Kapitel*

GENE

Unter Genen versteht man genetische Informationseinheiten, die von den Eltern an ihre Kinder weitergegeben werden und in den Chromosomen im Kern jeder Zelle zu finden sind. Menschen verfügen über 23 Chromosomenpaare. Bei der Befruchtung trägt jeder Elternteil jeweils ein halbes Chromosom jedes Paares bei.

Chromosomen bestehen aus Desoxyribonukleinsäure (DNS). Jedes Gen bildet einen DNS-Abschnitt, der die Information für die

Chromosomen

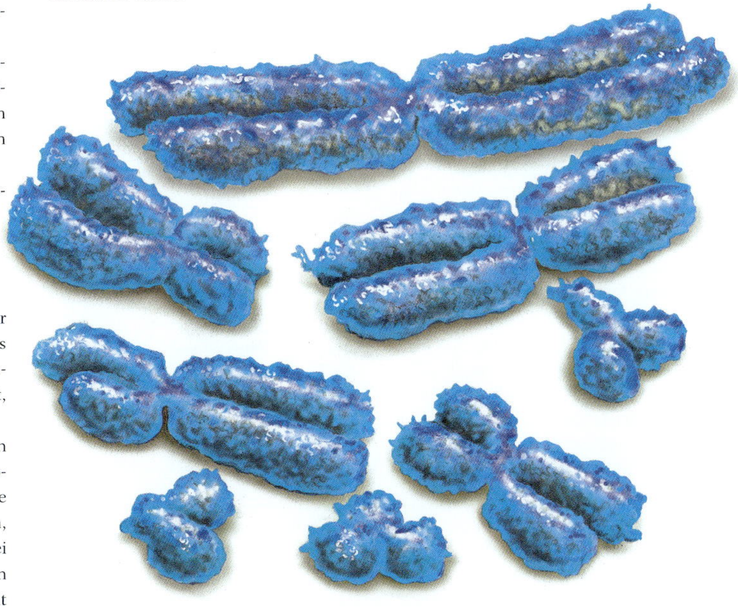

Herstellung eines bestimmten Proteins beinhaltet. (Proteine sind sehr wichtige funktionale und strukturelle Moleküle in den Zellen.) Diese Information ist in der Basen- bzw. Nukleotidsequenz der DNS enthalten, welche die Abfolge der Aminosäuren im Protein kodiert.

Jeder Mensch besitzt annähernd 100.000 Gene, und jedes Individuum verfügt über unterschiedliche, für ihn charakteristische Kombinationen. Nicht alle Gene sind gleichzeitig aktiv, ihre Ausprägung kann behindert oder ausgelöst werden, je nach Funktion der Zelle und den körperlichen Bedürfnissen.

Jeder Mensch hat sein eigenes Genmuster, und so kann mittels einer DNS-Analyse die Identität einer bestimmten Person ermittelt werden. In der forensischen Medizin beispielsweise ist dies ein wichtiges Instrument. Da der Mensch jeweils die Hälfte seiner Gene von jedem Elternteil erbt, enthält die DNS naher Verwandter mehr Ähnlichkeiten als bei nicht verwandten Personen. Dies kann z. B. zur Feststellung einer Vaterschaft genutzt werden.

MUTATIONEN

Von Mutationen spricht man, wenn eine Veränderung in einem oder mehreren Nukleotiden in der DNS einer Zelle stattfindet. Ursache ist eine Schädigung der DNS z. B. durch exzessive Bestrahlung oder schädigende Chemikalien, wie sie in Zigarettenrauch enthalten sind. Die Veränderung der DNS kann eine andere Zusammensetzung der Aminosäuren im Protein bewirken, für welche das Gen kodiert.

Mutationen finden selten statt, sind jedoch in den meisten Fällen schädigend. Die Sichelzellanämie etwa entsteht durch eine Änderung in der Basensequenz jenes Gens, welches das Hämoglobin (das Protein, das Sauerstoff zu den Erythrozyten transportiert) kodiert. Dies führt zu einer Veränderung in einer Aminosäure des Hämoglobins und einer schlechten Sauerstoffversorgung. Mutationen können auch auftreten, wenn die DNS bei der Zellteilung kopiert wird. Zellen können beschädigte DNS selbst reparieren, doch ist das gelegentliche Auftreten von Mutationen durchaus wünschenswert, da so neue Proteine entstehen bzw. sich nützliche Varianten bilden können.

Treten schädigende Mutationen in den Keimzellen auf (Eizelle und Spermium), können sie an die Nachkommen weitervererbt werden. Wenn dieser Nachkomme überlebt

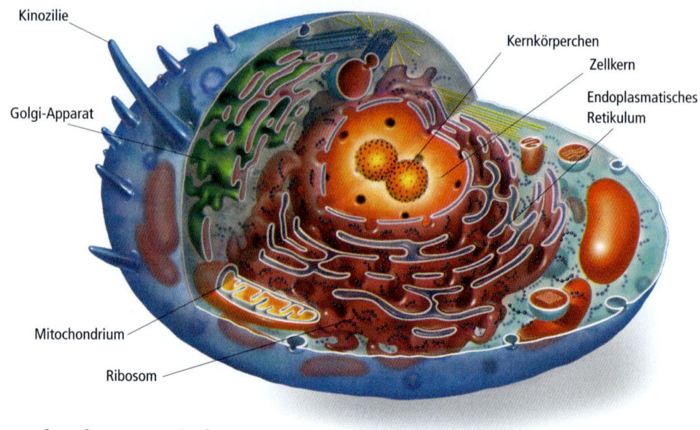

Weitergabe der genetischen Information

Die DNS mit ihrer genetischen Information befindet sich im Zellkern. Diese wird im Zellkern auf eine mRNS übertragen, die ins Zellplasma gelangt. Dort wird die Information von den Ribosomen im Endoplasmatischen Retikulum in eine Aminosäuresequenz übersetzt, die ein Protein bildet. Diese Proteine werden vom Golgi-Apparat in kleine Päckchen (Vesikel) aufgenommen und an der Zellmembran freigesetzt.

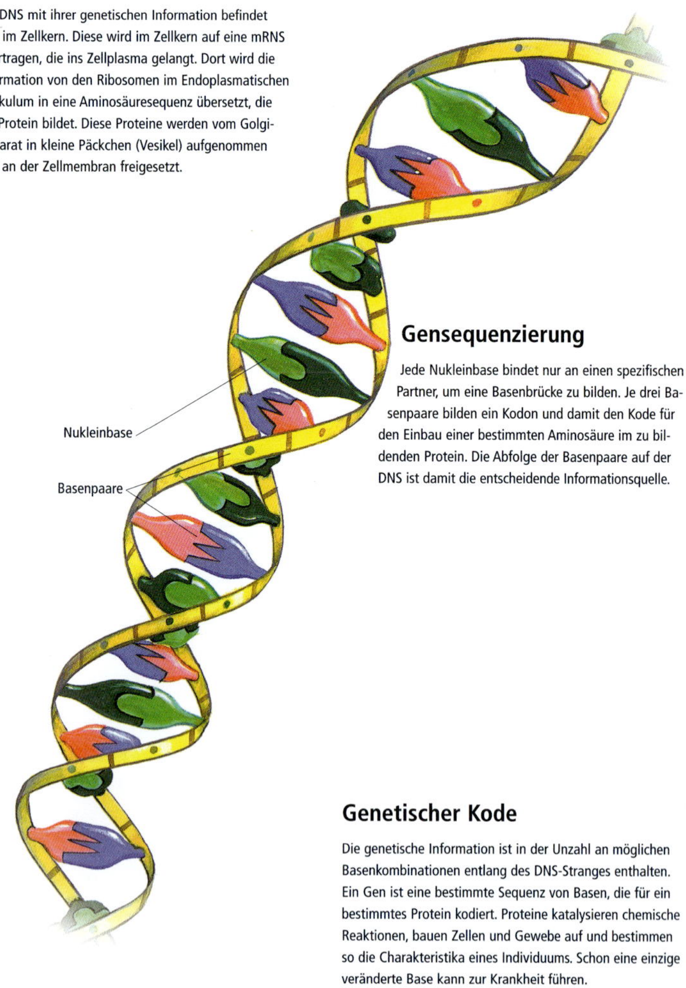

Gensequenzierung

Jede Nukleinbase bindet nur an einen spezifischen Partner, um eine Basenbrücke zu bilden. Je drei Basenpaare bilden ein Kodon und damit den Kode für den Einbau einer bestimmten Aminosäure im zu bildenden Protein. Die Abfolge der Basenpaare auf der DNS ist damit die entscheidende Informationsquelle.

Genetischer Kode

Die genetische Information ist in der Unzahl an möglichen Basenkombinationen entlang des DNS-Stranges enthalten. Ein Gen ist eine bestimmte Sequenz von Basen, die für ein bestimmtes Protein kodiert. Proteine katalysieren chemische Reaktionen, bauen Zellen und Gewebe auf und bestimmen so die Charakteristika eines Individuums. Schon eine einzige veränderte Base kann zur Krankheit führen.

und sich wieder fortpflanzt, wird die Mutation auf alle nachfolgenden Generationen übertragen und kann sich in einer Bevölkerung evtl. sogar etablieren.

Viele Störungen und Erkrankungen sind vererbt. Einige treten familiär gehäuft auf, erscheinen aber nur in unregelmäßigen Abständen. Umweltfaktoren wie Ernährung oder Rauchen sind in diesen Fällen oft genauso wichtig für die Entstehung von Krankheiten wie genetische Einflüsse.

Es gibt jedoch mehr als 3.500 Krankheiten, die sich nachweislich auf einen Defekt in einem einzigen Gen zurückführen lassen und ausschließlich erblich bedingt sind.

Bei einigen dieser Erkrankungen, beispielsweise der myotonischen Dystrophie (Curshmann-Steinert-Syndrom), einer Form der Muskeldystrophie mit fortschreitendem Muskelabbau, ist das defekte Gen »dominant«, d.h. es reicht das kranke Gen eines Elternteiles aus, um die Krankheit beim Kind auszulösen. In anderen Fällen wie der Mukoviszidose, einer Erkrankung der exokrinen Drüsen mit einer Schädigung insbesondere der Lunge, ist das defekte Gen rezessiv, d.h. die Krankheit tritt erst in Erscheinung, wenn von beiden Eltern das veränderte Gen vererbt wird.

Andere Defekte sind X-chromosomal gebunden, was bedeutet, dass sie auf dem X-Chromosom liegen und damit geschlechtsgebunden sind. Da diese Erkrankungen normalerweise rezessiv sind, erkranken an ihnen fast ausschließlich Männer. Frauen können das defekte Gen normalerweise durch ihr zweites gesundes X-Chromosom kompensieren, werden aber zu Trägerinnen. Die Bluterkrankheit (Hämophilie) ist ein berühmtes Beispiel für eine solche Störung. Junge Paare, in deren Familien Erbkrankheiten bekannt sind, wollen das Risiko, die Erkrankung auf ihre Kinder zu übertragen, evtl. nicht eingehen. In diesen Fällen kann eine genetische Beratung das Risiko einer Vererbung und die Möglichkeiten einer pränatalen Diagnostik oder einer früh einsetzenden Therapie klären.

So gibt es u.a. für das Down-Syndrom die Möglichkeit einer pränatalen Diagnostik, die den Eltern die Entscheidung über einen Schwangerschaftsabbruch ermöglicht.

GENKARTIERUNG

Eine Genkartierung stellt die Sequenz und den Abstand der Gene entlang eines Chromosoms dar.

Gene, die sich auf einem Chromosom dicht nebeneinander befinden, haben eine höhere Wahrscheinlichkeit, gemeinsam an einen Nachkommen vererbt zu werden. Sie werden verknüpfte Gene genannt. Doch Verknüpfungen können sich ändern. Teile von Chromosomen können abbrechen und auch ein Cross-over von Gengruppen zu anderen Chromosomen ist möglich oder eine Neukombination in unterschiedliche Sequenzen. Ein interessantes internationales Projekt der letzten Jahre war das Humangenomprojekt zur Identifizierung aller Gene im menschlichen Körper.

GENTECHNIK

Unter Gentechnik versteht man die Möglichkeit des Menschen, die DNS zu manipulieren, beispielsweise ein Gen zu sequenzieren und es zu rekombinieren, um den Kode für ein neues oder modifiziertes Protein zu erstellen. Diese Techniken wurden angewendet, um neue Impfstoffe (z.B. für das Hepatitis-B-Virus) zu finden oder menschliches Insulin mit Hilfe von Hefebakterien herstellen zu können.

Durch die Verwendung moderner Techniken der Molekularbiologie können einzelne Gene aus einer Zelle entfernt bzw. neue Gene eingefügt werden. Diese Techniken eröffnen den Weg für eine »Gentherapie«, die erlaubt, defekte Gene durch normal funktionierende zu ersetzen. So entstehen molekulare Behandlungsansätze für bisher unheilbare Krankheiten.

Fortschritte in der Gentechnik machen das Klonen von Organismen, also die Entstehung eines kompletten identischen Lebewesens aus einer einzigen Zelle des Elternorganismus, möglich. In der Landwirtschaft ist das Klonen seit dem Altertum bekannt. Bei Tieren gestaltet es sich wegen der größeren Differenzierung der Zellen im Körper allerdings schwieriger.

Ein Durchbruch gelang 1996, als es Forschern gelang, ein Lamm (»Dolly«) zu klonen, indem sie DNS von einem erwachsenen Schaf verwendeten. Es besteht seither zumindest prinzipiell die Möglichkeit, dass auch Menschen eines Tages geklont werden können – eine Aussicht, die viele moralische und ethische Probleme aufwirft.

GENETISCHE BERATUNG

Eine genetische Beratung ist die Aufklärung über das Risiko der Weitergabe von genetischen Störungen und über Möglichkeiten, ein solches Risiko psychisch zu bewältigen bzw. praktisch damit umzugehen. Sie richtet sich deshalb in erster Linie an junge Paare mit Kinderwunsch, die aufgrund einer familiären Vorbelastung Sorge haben, eine Erbkrankheit weiterzugeben. Das Ziel besteht darin, diesen Personen alle nötigen Informationen für eine überdachte Entscheidung an die Hand zu geben.

Eine Möglichkeit ist beispielsweise, das Risiko in Kauf zu nehmen und darauf zu hoffen, dass das Baby gesund ist, was insbesondere bei behandelbaren Krankheiten ein gangbarer Weg ist. Alternativ dazu könnten sich die Eltern auch gegen eigene Kinder und für eine Adoption entscheiden. Die genetische Beratung bietet Entscheidungshilfen, die letztendliche Entscheidung muss jedoch jeder Einzelne für sich treffen.

Bei Paaren mit einer Erbkrankheit in der Familie ist eine Beratung sinnvoll. Auch miteinander verwandte Paare (Cousins ersten Grades) und Frauen über 35 suchen häufig genetische Beratungsstellen auf. Cousins haben 25% des gleichen Genpools, und Spätgebärende tragen ein höheres Risiko für eine Chromosomenaberration, das mit dem Alter steigt.

Frauen mit drei oder mehr Fehlgeburten können ebenfalls von einer genetischen Beratung profitieren. Auch für Schwangere ist die Beratung noch sinnvoll, da bei Entdecken fetaler Anomalien eine Abtreibung in Betracht gezogen werden kann.

VERERBUNG

Unter Vererbung versteht man die genetische Weitergabe biologischer Merkmale von einer Generation zur nächsten. Millionen von Merkmalen, von der Augenfarbe über die Gesichtszüge bis hin zu Informationen, die der Körper zur Organ- und Gewebebildung benötigt, werden vererbt.

Die Vererbung erfolgt durch Chromosomen,von denen jeder Mensch 46 besitzt. Die Chromosomen enthalten Desoxyribonukleinsäure (DNS), ein komplexes Molekül, das zu einer identischen Verdopplung in der Lage ist. Auf den Chromosomen befinden sich Tausende von DNS-Sequenzen, die so genannten Gene, die den genetischen Kode enthalten. Dieser Kode wiederum enthält alle biochemischen und physiologischen Merkmale eines Menschen. Einige Gene sind z.B. für die Gewebe- und Organbildung zuständig, andere für bestimmte Merkmale wie glattes oder gelocktes Haar, Farbensehen und Blutgruppe.

Die Ausprägung einiger Merkmale beim neuen Individuum ist von der Wechselbeziehung der elterlichen Gene abhängig. Einige Gene sind dominant, andere rezessiv. Zwei oder mehr dominante Gene führen zur Ausprägung des dominanten Merkmals; so ist beispielsweise das Gen für braune Augen beim Menschen dominant, das für blaue Augen rezessiv. Damit es also zur Ausprägung eines rezessiven Merkmals (z.B. blaue Augen) kommt, müssen beide Gene – eines von jedem Elternteil – rezessiv sein.

Geschlechtszellen

Jede Zelle des menschlichen Körpers hat 46 Chromosomen, nur die Geschlechtszellen (Samenzelle und Eizelle) besitzen 23 halbe Chromosomen. Dies hat seinen Grund darin, dass damit bei der Verschmelzung der beiden Zellen zu einem neuen Organismus wieder ein doppelter, je zur Hälfte aus mütterlichen und väterlichen Anlagen bestehender, Chromosomensatz entsteht. Damit erbt jeder in gleichem Maße väterliche und mütterliche Anlagen, auch wenn dies nicht immer äußerlich sichtbar ist.

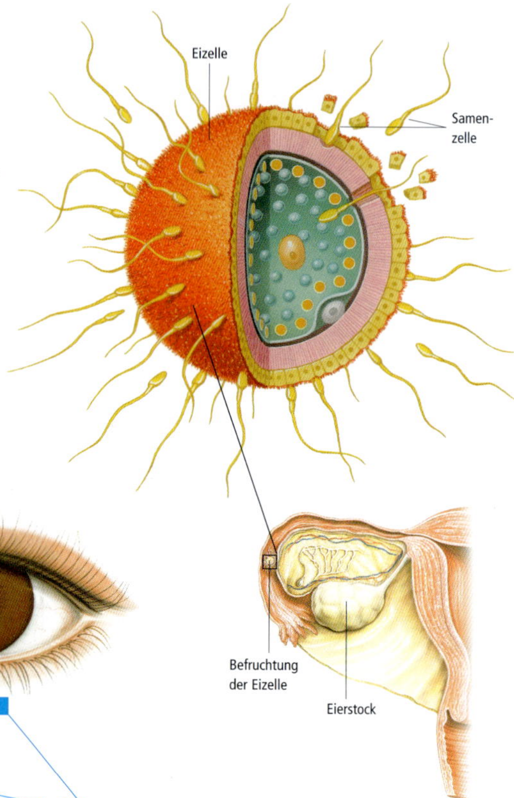

a

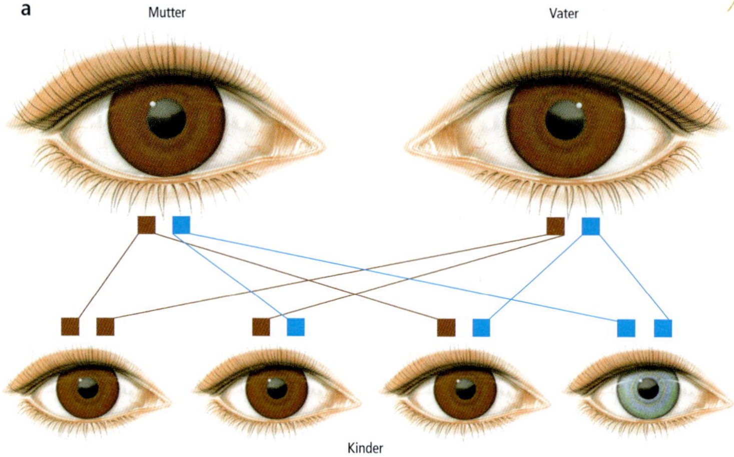

b

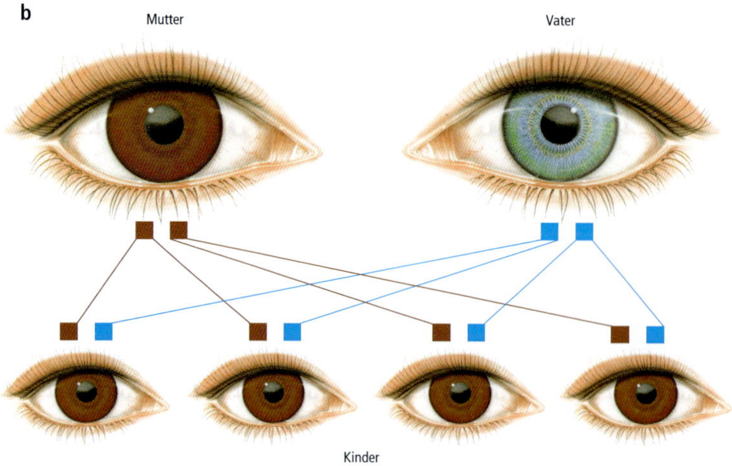

Dominante und rezessive Gene

Die meisten Merkmale entstehen aus einer Mischung von Informationen aus mehreren Genpaaren, aber einige Kennzeichen wie die Augenfarbe werden von einem einzigen Gen bestimmt. Ein rezessives Merkmal kann sich nur ausprägen, wenn beide elterlichen Gene dieses Merkmal tragen. Das Gen für braune Augen ist dominant gegenüber jenem für blaue Augen. Eltern mit braunen Augen – aber gemischten Genen – können deshalb ein Kind mit blauen Augen bekommen, während ein Elternpaar, von dem ein Partner ausschließlich braune Gene hat, auch dann kein blauäugiges Kind bekommen kann, wenn der andere Partner blaue Augen hat. Haben beide Partner blaue Augen, bekommen auch alle Kinder diese Augenfarbe, da ausschließlich das rezessive Gen vererbt wird.

Viele Merkmale werden von mehr als nur einem Gen beeinflusst; an der Hautfarbe sind z. B. mehrere Gene beteiligt. Andere sind außer von den Genen auch von anderen Faktoren abhängig. Obwohl Intelligenz vermutlich von Genen beeinflusst wird, spielen auch Umwelteinflüsse eine große Rolle. Geschlechtsgebundene Merkmale wie Farbenblindheit werden auf dem X-Chromosom vererbt.

Gendefekte, die von einer Generation an die nächste weitergegeben werden, sind die Ursachen zahlreicher Krankheiten und Störungen. Einige werden von nur einem defekten Gen ausgelöst, z. B. Muskeldystrophie, Phenylketonurie oder Sichelzellanämie, andere können durch eine Kombination verschiedener Gene mit Umwelteinflüssen entstehen wie Arteriosklerose oder einige Krebsarten. Immer mehr Krankheiten, beispielsweise Bluthochdruck, werden mittlerweile auf eine bestimmte Kombination von Genen zurückgeführt.

Viele Gene, die Krankheiten verursachen, sind bereits identifiziert, sodass Eltern die Möglichkeit haben, sich während der Schwangerschaft genetisch beraten und Untersuchungen durchführen zu lassen. Aufgrund der Fortschritte in der DNS-Kartierung besteht die Aussicht, dass viele Erbkrankheiten eines Tages ausgerottet oder geheilt werden können.

SIEHE AUCH *Zellen und Organsysteme in Kapitel 1*

ANGEBORENE FEHLBILDUNGEN

Eine angeborene Fehlbildung tritt bei oder meist bereits vor der Geburt auf. Die Missbildung kann genetisch bedingt sein oder während der Embryonalentwicklung durch äußere Einflüsse entstehen.

Obwohl sie relativ selten vorkommen, gibt es doch eine große Zahl unterschiedlichster Fehlbildungen: So können Gliedmaßen fehlen, doppelt vorhanden oder abnorm geformt sein. Organe können sich an falschen Stellen entwickeln, etwa beim Bauchhoden (Kryptorchismus). Auch können sie nicht richtig entwickelt sein, wie bei einem nicht geöffneten Anus (Anusatresie) oder einem persistierenden *Ductus Botalli,* bei dem sich ein embryonales Blutgefäß nicht schließt.

Fehlbildungen können direkt bei der Geburt erkennbar sein oder erst nach Monaten oder Jahren in Erscheinung treten, wie bei der Chorea Huntington, die erst im mittleren Lebensalter ausbricht.

Erbliche Fehlbildungen werden von abnormen Genen verursacht. Es gibt mehr als 2.000 bekannte erbliche Fehlbildungen. Einige davon sind häufig wie die Achondroplasie (eine Art des Zwergwuchses), die Sichelzellanämie, das Down-Syndrom und die Lippen-Kiefer-Gaumen-Spalte. Andere wie die Phenylketonurie, eine erbliche Stoffwechselkrankheit, sind sehr selten.

Kinder mit genetischen Fehlbildungen können gesunde Eltern haben, wenn die Erkrankung durch ein abnormes, rezessives (nicht dominantes) Gen verursacht wird und beide Eltern dieses Gen tragen. In diesem Fall beträgt das Risiko 1 zu 4, dass das Kind beide Gene erbt und so die Krankheit entwickelt. Die Bluterkrankheit ist ein Beispiel für eine derartige Erkrankung.

Weiß man von einem Fehlbildungsrisiko oder besteht ein konkreter Verdacht, kann dies häufig während der Schwangerschaft durch einen Test festgestellt werden. Am sichersten ist eine Untersuchung des Fruchtwassers, das durch eine Amniozentese zwischen der 15. und 18. Schwangerschaftswoche entnommen wird. Eine mikroskopische Untersuchung der Zellen in der Flüssigkeit bringt dann mögliche Chromosomenaberrationen zum Vorschein. Das Fruchtwasser kann darüber hinaus auf abnorme Substanzen, beispielsweise Alpha-Fetoprotein, getestet werden, ein Protein, dessen Werte bei Anenzephalie und *Spina bifida* ungewöhnlich hoch sind. Die Chorionbiopsie ist eine Technik, die im ersten Drittel der Schwangerschaft eingesetzt wird. Dazu wird eine Gewebeprobe aus der Plazenta entnommen und auf genetische Defekte des Fetus untersucht.

Ein Schwangerschaftsabbruch (Abtreibung) kann in Betracht gezogen werden, wenn Missbildungen beim Fetus in der frühen Schwangerschaft erkannt werden. Die Entscheidung zur Abtreibung liegt bei den Eltern und wird getroffen, nachdem sie über die Art der Störung und die Konsequenzen der Abtreibung informiert wurden. Wer von Chromosomenaberrationen in seinem familiären Umfeld weiß, sollte eine genetische Beratung in Anspruch nehmen. Dies ist auch

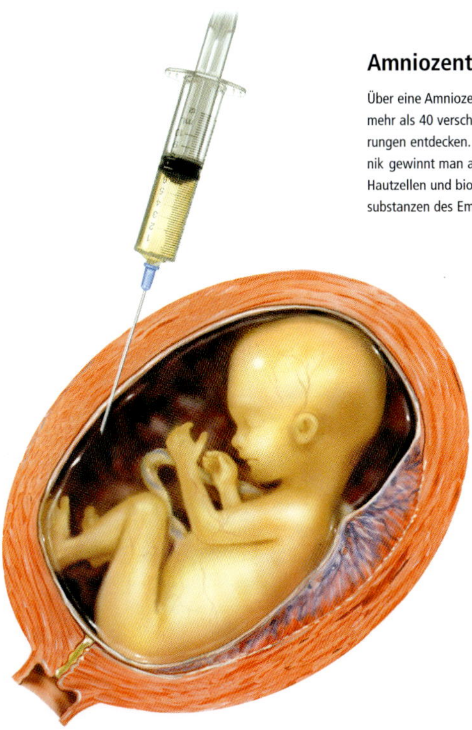

Amniozentese

Über eine Amniozentese kann man mehr als 40 verschiedene erbliche Störungen entdecken. Mittels dieser Technik gewinnt man aus dem Fruchtwasser Hautzellen und biochemische Markersubstanzen des Embryos.

für Frauen über 35 Jahren empfehlenswert. Es kann ein höheres Risiko für Fehlbildungen bei einem zweiten Kind bestehen, wenn das erste mit einer genetischen Störung geboren wurde. In diesem Fall sollten sich die Eltern bei einem erneuten Kinderwunsch genetisch beraten lassen.

SIEHE AUCH *Amniozentese in Kapitel 16; Achondroplasie, Chromosomenaberrationen, Lippen-Kiefer-Gaumen-Spalte, Down-Syndrom, Genetische Beratung, Chorea Huntington, Phenylketonurie, Sichelzellanämie in diesem Kapitel*

CHROMOSOMEN-ABERRATIONEN

Chromosomenaberrationen können durch Trennungsstörungen während der Spermien- oder Eizellproduktion (Meiose) zustande kommen oder vererbt sein. Die meisten Chromosomenaberrationen verursachen einen frühen Tod des Fetus im Mutterleib, was zu einer Fehlgeburt führt. Manche Aberrationen beeinträchtigen die Lebensfähigkeit allerdings nicht, obwohl körperliche oder stoffwechselbedingte Störungen das Leben verkürzen können oder seine Qualität verschlechtern. So existieren bei der Trisomie 21 drei Chromosomen 21 anstatt zwei. Dies verursacht das Down-Syndrom, eine Erkrankung, bei der das Kind zwar unter Entwicklungsstörungen leidet, aber das Erwachsenenalter erreicht.

Zur Diagnostik von Chromosomenaberrationen verwendet man die Amniozentese, bei der eine kleine Menge Fruchtwasser entnommen und auf Defekte untersucht wird. Der Eingriff findet meist zwischen der 15. und der 18. Schwangerschaftswoche statt. Empfohlen wird die Untersuchung für Frauen mit erhöhtem Risiko für eine Chromosomenstörung, z.B. wenn bereits Missbildungen in der Familie aufgetreten sind oder die Frau älter als 35 Jahre ist.

Die Chorionbiopsie ist ein weiteres Verfahren, das im ersten Drittel der Schwangerschaft angewendet wird. Dabei entnimmt man eine Gewebeprobe der Plazenta und untersucht diese auf Anzeichen von genetischen Defekten des Fetus. Sind die Eltern wegen einer möglichen Chromosomenaberration des ungeborenen Kindes besorgt, sollten sie eine genetische Beratungsstelle aufsuchen. Dies kann sinnvoll sein, wenn es bereits Fälle in der Familie gab oder wenn bei einem älteren Kind Missbildungen aufgetreten sind.

Down-Syndrom

Die körperlichen Charakteristika des Down-Syndroms sind leicht erkennbar. Am deutlichsten sind die schräg stehenden Augen mit der »Mongolenfalte«, die flache Nase, die vorstehende Zunge und der kurze breite Hals. Die Hände weisen eine typische Falte auf und die Finger sind kurz.

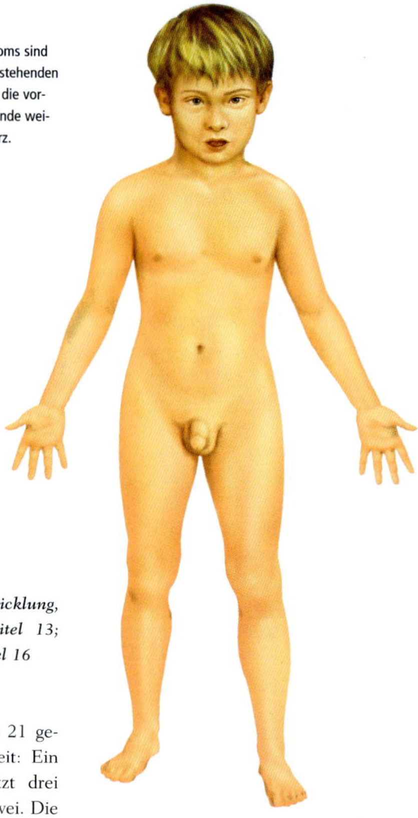

SIEHE AUCH *Befruchtung, Fehlentwicklung, Schwangerschaft, Fehlgeburt in Kapitel 13; Chorionbiopsie, Amniozentese in Kapitel 16*

DOWN-SYNDROM

Das Down-Syndrom, auch Trisomie 21 genannt, ist eine angeborene Krankheit: Ein Mensch mit Down-Syndrom besitzt drei Chromosomen Nr. 21 anstelle von zwei. Die Betroffenen erreichen zwar das Erwachsenenalter, leiden aber unter einer Reihe von körperlichen und geistigen Störungen.

Es gibt mehrere charakteristische Merkmale des Down-Syndroms. Der Kopf ist rund, flach und manchmal kleiner als normal (Mikrozephalie). Die Ohren sind klein und sitzen weit unten am Kopf, die Nase ist flach, die Augen stehen leicht schräg und haben eine »Mongolenfalte«. Die Hände sind breit mit kurzen Fingern und häufig einer so genannten Vierfingerfurche. Das normale Wachstum und die körperliche Entwicklung bleiben zurück. Die meisten Menschen mit Down-Syndrom sind unterdurchschnittlich klein.

Das bedeutendste Symptom der Krankheit ist die Behinderung der geistigen Entwicklung: Ein betroffenes Kind hat einen IQ (Intelligenzquotient) von etwa 60; allerdings gibt es auch Grenzfälle der Behinderung sowie solche, die einen IQ unteren Durchschnitts erreichen. Erwachsene mit Down-Syndrom stehen im Durchschnitt geistig etwa auf der Stufe eines achtjährigen Kindes.

Das Down-Syndrom ist häufig mit einer ganzen Reihe weiterer Fehlbildungen wie Herz- und Darmfehlbildungen, chronischen Atemwegs- und Ohrentzündungen sowie Sehstörungen kombiniert. Etwa die Hälfte der Kinder mit Down-Syndrom werden mit einem Herzfehler, meist in Form eines Herzscheidewanddefektes, geboren.

Die Hirschsprung-Krankheit, die einen Darmverschluss verursachen kann, ist beim Down-Syndrom häufiger. Menschen mit dem Syndrom erkranken mit zunehmendem Alter häufiger an Leukämien als andere Menschen.

Das Risiko, ein Kind mit Down-Syndrom zu bekommen, steigt mit dem Alter der Mutter. Zwischen 35 und 39 Jahren liegt das Risiko bei 1,5 %, bei über 40-Jährigen bei 5 %.

Die Krankheit kann in den ersten Schwangerschaftsmonaten durch die Untersuchung der Chromosomen des Fetus festgestellt werden, indem man durch Amniozentese eine

Fruchtwasserprobe entnimmt. Dieselben Informationen erhält man durch eine Chorionbiopsie. Wird ein Down-Syndrom diagnostiziert, kann die Frau entscheiden, ob sie die Schwangerschaft abbrechen will.

Ein Down-Syndrom ist nicht heilbar. Durch eine intensive Förderung können heutzutage jedoch fast alle betroffenen Kinder weitgehend unabhängig werden und ein erfülltes Leben führen. Vorhandene Herz- und Darmfehlbildungen lassen sich operativ korrigieren.

Das Down-Syndrom kann erblich sein, daher trägt die Mutter eines Kindes mit Down-Syndrom eventuell ein erhöhtes Risiko, noch ein Kind mit dieser Behinderung zu bekommen. Eine Vererbung ist aber selten: In den meisten Fällen handelt sich um eine spontane Trennungsstörung und die Geschwister sind gesund. Dennoch sollten die Eltern vor einer weiteren Schwangerschaft vorsichtshalber eine genetische Beratung in Anspruch nehmen.

TURNER-SYNDROM

Beim Turner-Syndrom, einer nur bei Mädchen auftretenden Chromosomenaberration, fehlt eines der zwei X-Chromosomen. Die Folge ist eine Störung der Geschlechtsentwicklung und Unfruchtbarkeit. Weitere Symptome sind Kleinwüchsigkeit, ein breiter Brustkorb mit weit auseinander liegenden Brustwarzen, zahlreiche Geburtsmale, eine Aortenisthmusstenose sowie Augen- und Knochenanomalien. Die normale Entwicklung der Brust und die Menstruation in der Pubertät bleiben aus.

Das Turner-Syndrom ist nicht heilbar. Ab der Pubertät kann jedoch eine Behandlung mit Östrogen und Gestagen – als Ersatz für die natürlichen Eierstockhormone – erfolgen. Die Behandlung sorgt gewöhnlich für eine normale Entwicklung der sekundären Geschlechtsmerkmale und das Eintreten der Menstruation. Die Frau bleibt jedoch unfruchtbar.

KLINEFELTER-SYNDROM

Das Klinefelter-Syndrom ist eine Erbkrankheit, an der nur Männer erkranken. Sie wird durch das Vorhandensein von einem oder mehreren zusätzlichen X-Chromosomen (weiblich) verursacht. Ein betroffenes Kind wirkt in der Kindheit nur auffällig groß, während in der Pubertät eine Vergrößerung der Brüste und das Ausbleiben des Hodenwachstums und der männlichen Körperbehaarung auffallen. Die Folge der Chromosomenstörung sind Unfruchtbarkeit und manchmal auch eine leichte geistige Retardierung. Es gibt keine gezielte Behandlung für diese Krankheit.

ERBLICHE STOFFWECHSEL- UND FUNKTIONSSTÖRUNGEN

Erbliche Stoffwechselstörungen sind bei der Geburt oft nicht zu erkennen, sondern führen erst im Lauf des Lebens zu körperlichen Schäden. Bei einigen Störungen können durch eine frühzeitige diätetische Behandlung Schäden verhindert werden, daher wird kurz nach der Geburt ein Bluttest (Guthrie-Test) zum Ausschluss von Störungen durchgeführt.

DOMINANTE STÖRUNGEN

Bei autosomal dominanten Störungen ist das defekte Gen dominant. Es reicht also das veränderte Gen eines Elternteiles, um die Krankheit auszulösen. Autosomal bedeutet, dass das Gen auf einem der 22 Chromosomen (Autosomen) liegt, die keine Geschlechtschromosomen sind. Die Erkrankung ist damit unabhängig vom Geschlecht des Kindes und trifft Mädchen und Jungen gleichermaßen.

Achondroplasie

Die Achondroplasie ist eine Störung der Verknöcherung mit einer resultierenden Wachstumsstörung. Vor allem die langen Röhrenknochen der Gliedmaßen werden sehr viel kürzer und dicker als bei einer normalen Entwicklung.

Zystenniere

Zysten führen zu Nierenschädigungen und damit zu häufigen Blut- und Urininfektionen. Über die Hälfte der Betroffenen erleiden ein Nierenversagen.

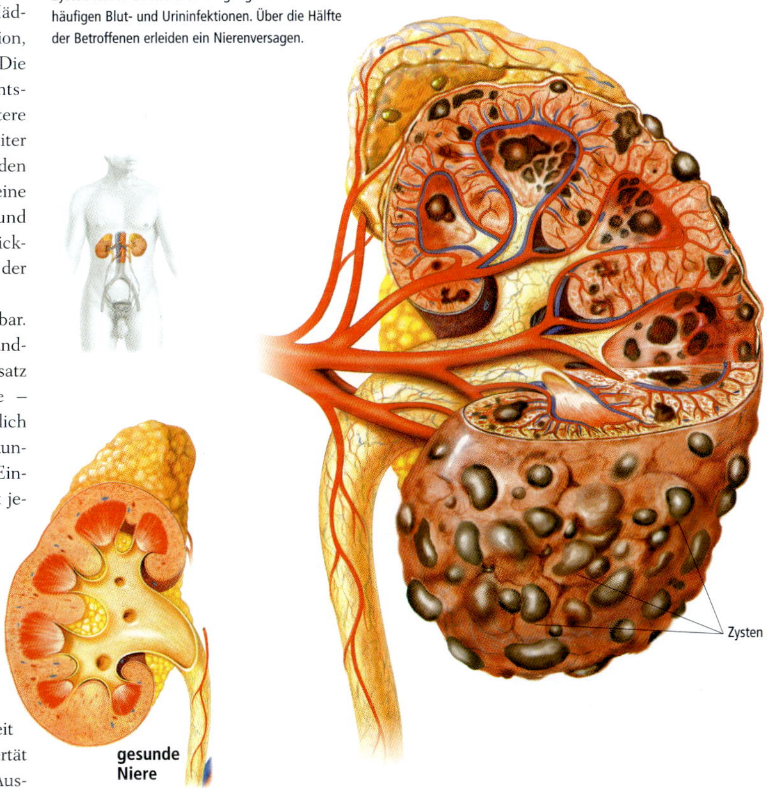

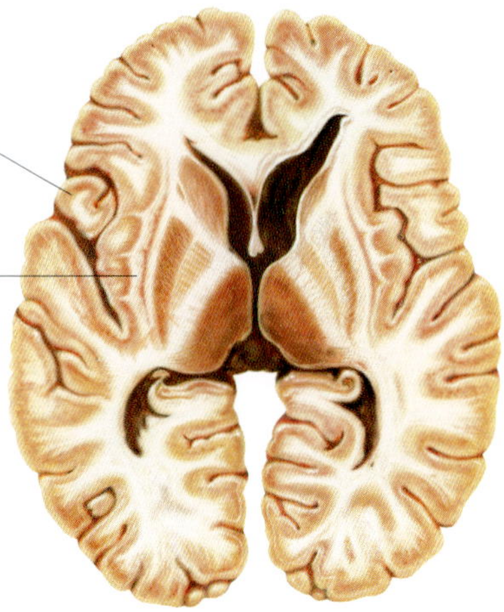

Chorea Huntington

Diese seltene Erbkrankheit wird durch degenerative Veränderungen und einen fortschreitenden Abbau von Hirngewebe in zentralen Anteilen der Hirnrinde und den Basalganglien verursacht.

Achondroplasie ist die häufigste Ursache für Zwergwuchs und kommt etwa einmal unter 10.000 Geburten vor. Das Leiden ist autosomal dominant, d.h. es gibt keinen Träger ohne Symptome: Jeder, der das genetische Merkmal besitzt, zeigt die Symptome. Dies heißt auch, dass ein betroffenes Elternteil den Defekt immer mit einer 50 %igen Wahrscheinlichkeit an sein Kind weitervererbt.

Die meisten Betroffenen haben das Leiden aber nicht ererbt, sondern es ist bei ihnen durch eine spontane Mutation entstanden. Bei der Geburt erkennt man es anhand der charakteristischen Merkmale des Neugeborenen.

Menschen mit Achondroplasie haben außergewöhnlich kurze Arme und Beine. Rumpf und Kopf sind normal groß, wobei der Kopf wegen der kurzen Arme oft größer scheint. Die Stirn ist nach vorne gewölbt, die Lendenwirbelsäule ist übermäßig gekrümmt (Hohlkreuz) und die Nasenwurzel weist eine Einsenkung auf (Sattelnase). Die Endgröße beträgt zwischen 120 und 130 cm.

Die Achondroplasie selbst ist nicht behandelbar, doch viele der Komplikationen (O-Beine, Nerveneinklemmungen im Bereich der Wirbelsäule, Wasserkopf und, bei Kindern, Mittelohrentzündungen, die zu Taubheit führen können) lassen sich behandeln. Achondroplasie beeinträchtigt nicht die Fortpflanzungsfähigkeit oder die geistigen Fähigkeiten. Die meisten Betroffenen können gesund bleiben und haben eine durchschnittliche Lebenserwartung.

Zystenniere

Die Zystenniere, eine häufige Erbkrankheit, ist durch Schmerzen im Rücken und auf der Seite, häufige Niereninfektionen und Blut im Urin sowie Bluthochdruck gekennzeichnet. In den Nieren wachsen Zysten, die das Nierengewebe allmählich zerstören. Eine Behandlung der Zysten selbst ist nicht möglich, doch können die Symptome therapiert werden. Bei über der Hälfte der Betroffenen kommt es zu chronischem Nierenversagen.

Paare, in deren Familie Zystennieren aufgetreten sind, können sich genetisch beraten lassen. Tests wie die Chorionbiopsie und die Amniozentese geben Aufschluss darüber, ob der Fetus an der Krankheit leiden wird.

Chorea Huntington

Die Chorea Huntington ist eine seltene, autosomal dominante Erbkrankheit, die durch eine Degeneration der Nervenzellen im Großhirn gekennzeichnet ist. Von einem erkrankten Elternteil wird sie mit einer Wahrscheinlichkeit von 50 % an Nachkommen weitergegeben.

Manche Menschen sind früher und heftiger von der Krankheit betroffen als andere. Normalerweise beginnt sie zwischen dem 35. und 50. Lebensjahr mit unwillkürlichen, ruckartigen und arrhythmischen Bewegungen der Gliedmaßen. Der Begriff »Chorea« beschreibt ständige, unkontrollierbare Zuckungen und Drehungen wie bei einem Tanz, sodass die Krankheit auch unter dem Namen Veitstanz bekannt ist. Geistiger Verfall und gravierende Persönlichkeitsveränderungen folgen. Im fortgeschrittenen Stadium kann eine Einweisung in ein Pflegeheim notwendig werden.

Die Chorea Huntington ist nicht heilbar und führt in der Regel innerhalb von 10 bis 20 Jahren zum Tod. Das Ziel der Behandlung besteht darin, die normalen Körperfunktionen so lange wie möglich aufrechtzuerhalten. Medikamente können die Verhaltens- und Bewegungsstörungen nur teilweise eindämmen. Der Gendefekt kann vor Ausbruch der Symptome im Blut nachgewiesen werden. Eine genetische Beratung wird empfohlen, wenn die Krankheit bereits in der Familie aufgetreten ist.

Wilson-Krankheit

Wenn der Körper Kupfer nicht umwandeln kann, sammelt sich extrem viel Kupfer in der Leber, dem Gehirn, der Niere, den Knochen und den Augen an. Das auffälligste Symptom der Wilson-Krankheit ist der so genannte Kayser-Fleischer-Kornealring, ein bräunlicher oder grünlicher Ring am äußeren Hornhautrand.

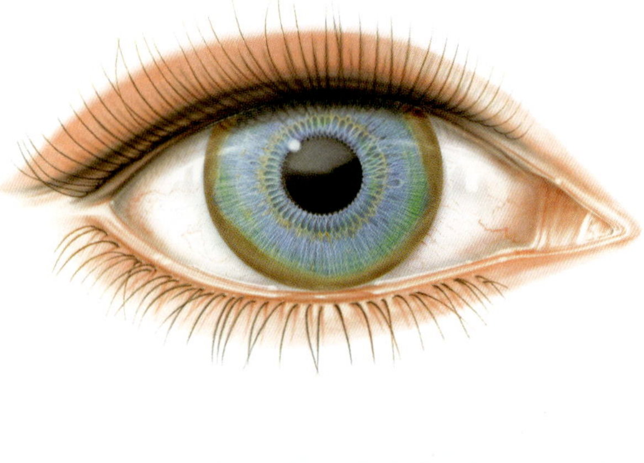

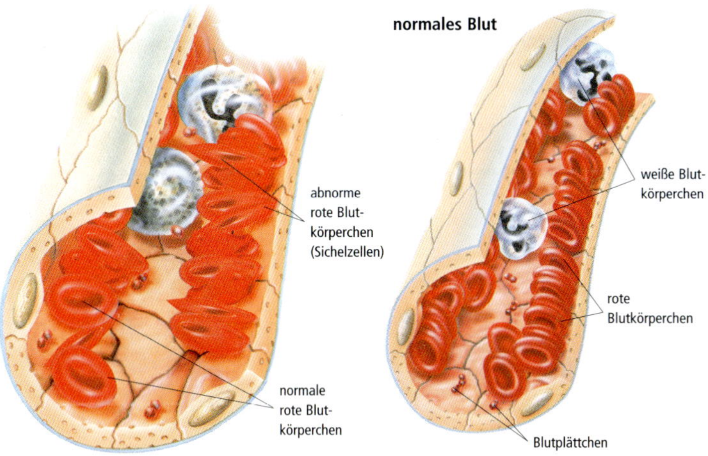

Sichelzellanämie

Bei dieser Erkrankung kommt es zu einer sichelförmigen Verformung der roten Blutkörperchen (Erythrozyten), die daraufhin immer wieder kleine Blutkapillaren blockieren. Die Folge sind Schmerzattacken und Gewebeschäden.

Osteogenesis imperfecta

Die *Osteogenesis imperfecta* ist eine seltene Erbkrankheit mit abnormer Knochenbrüchigkeit, die sich meist schon bei der Geburt bemerkbar macht. Es kommt zu häufigen Knochenbrüchen mit Deformierungen, vor allem wenn das Kind zu laufen beginnt. Taubheit und eine Blaufärbung der Lederhaut des Auges sind weitere Symptome. Es gibt keine ursächliche Behandlungsmöglichkeit. Knochenbrüche müssen so schnell wie möglich behandelt werden, um Verkrümmungen zu vermeiden.

Es gibt vier verschiedene genetische Typen der Krankheit mit verschiedenen Symptomen und Prognosen. Einige von ihnen verlaufen tödlich, bei anderen besteht eine normale Lebenserwartung.

Neurofibromatose

Der Begriff Neurofibromatose bezieht sich auf eine Reihe von Erbkrankheiten des Nervensystems. Ursache sind Chromosomendefekte, die zur Bildung multipler, gutartiger Bindegewebstumoren (Neurofibrome) an den peripheren Nerven, inneren Organen, der Wirbelsäule und Haut führen.

Die Neurofibromatose 1 (NF-1), auch als Recklinghausen-Krankheit bezeichnet, ist durch braune (Café-au-lait-)Flecken auf der Haut gekennzeichnet. Bei der NF-2 treten in der Regel weniger Flecken auf der Haut, dafür aber Tumoren am Hörnerv im Ohr (Akustikusneurinome) auf. Als Folge dieser Krankheit kann es zu Lernbehinderungen kommen.

Es gibt keine ursächliche Behandlungsmöglichkeit für eine Neurofibromatose, doch können Tumoren, die Schmerzen verursachen, Körperfunktionen beeinträchtigen oder entarten, operativ entfernt werden.

Pachydermoperiostose

Die Pachydermoperiostose, auch Touraine-Solente-Golé-Syndrom genannt, ist eine seltene Krankheit, die durch eine Verdickung der Haut und eine keulenartige Vergrößerung der Finger und Zehen aufgrund von Bindegewebswucherungen an den Knochen gekennzeichnet ist. Die Krankheit – vermutlich eine Erbkrankheit – beginnt meist in der Kindheit oder Jugend und schreitet langsam über etwa zehn Jahre fort.

Zu den Symptomen zählen Furchen in der Haut und Kopfhaut, Vergröberung der Gesichtszüge, extreme Schweißbildung an Händen und Füßen sowie eine zunehmende Krümmung der Finger- und Fußnägel. Trotz der schweren Symptome ist die Krankheit normalerweise nur mit geringen Schmerzen verbunden.

Willebrand-Jürgens-Syndrom

Das Willebrand-Jürgens-Syndrom ist die am häufigsten vererbte Gerinnungsstörung und führt zu einer leichten Form der Bluterkrankheit. Im Gegensatz zur Hämophilie betrifft das Willebrand-Jürgens-Syndrom Männer und Frauen gleichermaßen.

Das Syndrom ist auf einen Mangel (oder Defekt) des Willebrand-Faktors zurückzuführen. Dabei handelt es sich um ein Protein, das an der Interaktion zwischen Blutplättchen und einer geschädigten Blutgefäßwand beteiligt ist. Der Willebrand-Faktor ist als Faktor VIIIA der plasmatische Kofaktor der Blutplättchenaggregation. Der eng verwandte Faktor VIIIC ist der Blutgerinnungsfaktor, der bei der Hämophilie nicht oder nur in geringer Menge im Blut vorhanden ist. Der Anteil des Faktors VIII im Blut ist im Fall eines stark ausgeprägten Willebrand-Jürgens-Syndroms sehr niedrig.

REZESSIVE STOFFWECHSEL-STÖRUNGEN

Autosomal rezessive Störungen treten nur dann als Erkrankung in Erscheinung, wenn von beiden Eltern das kranke Gen vererbt wurde. Autosomal bedeutet, dass das defekte Gen auf einem der 22 nicht geschlechtsspezifischen Chromosomen (Autosomen) liegt, wodurch Mädchen und Jungen gleichermaßen erkranken können.

Wilson-Krankheit

Die Wilson-Krankheit (oder hepatolentikuläre Degeneration) ist durch Anreicherung von Kupfer in Organen wie der Leber, dem Gehirn, den Augen, der Niere und den Knochen gekennzeichnet. Verursacht wird dies durch einen Mangel an Coeruloplasmin, dem Kupfer bindenden Protein, im Blutkreislauf. Die Krankheit kann zu chronischer Hepatitis und Leberzirrhose führen. Am äußeren Hornhautrand bildet sich typischerweise ein bräunlich-grünlicher Ring, der so genannte Kayser-Fleischer-Kornealring.

Die Wilson-Krankheit macht sich gewöhnlich im zweiten oder letzten Lebensdrittel bemerkbar. Bei einer frühzeitigen Diagnose und Behandlung besteht die Möglichkeit, die Auswirkungen dieser Störung zu beheben und bleibenden Schäden vorzubeugen. Da die Wilson-Krankheit eine Erbkrankheit ist, sollten sich Verwandte von Betroffenen untersuchen und frühzeitig behandeln lassen, sodass eine Organschädigung verhindert oder zumindest verringert werden kann.

Sichelzellanämie

Die Sichelzellanämie entsteht durch eine erbliche Genvariante für das Protein Globin, was zu veränderten physikalischen Eigenschaften des Hämoglobins in den roten Blutkörperchen (Erythrozyten) führt. Dies ist die weltweit häufigste Strukturanomalie des Hämoglobins.

Das Gen kommt vorwiegend in Äquatorialafrika, dem Nahen Osten und in Nordamerika bei Personen afrikanischer Abstammung vor. Man nimmt an, dass das Sichelzellgen einen positiven Selektionsfaktor hatte, indem es Widerstand gegen die Infektion der Erythrozyten durch Malariaparasiten bot. Das Sichelzellgen ist rezessiv, sodass erst das Vorhandensein von zwei Genen zur Manifestation der Krankheit führt.

Das Sichelzell-Hämoglobin verändert bei Sauerstoffmangel seine Form, wodurch die Erythrozyten eine sichelartige Form annehmen. Dies führt zu Blockaden der kleinen Blutgefäße und zu den charakteristischen Schmerzkrisen mit resultierenden Gewebeschäden. Die starken Schmerzen betreffen Knochen, Brust und Bauch.

Die Sichelzellanämie kann zu einem schmerzhaften Anschwellen der Finger und Zehen sowie zur Arthritis führen. Andere Organe, einschließlich der Nieren, der Lunge und des Gehirnes, können ebenfalls geschädigt werden.

Die Schwere der Symptomatik variiert von Person zu Person und lässt sich durch das Vermeiden von Erkältungen und frühzeitige Antibiotikatherapie bei Infektionen lindern.

Komplikationen während der Schwangerschaft können durch regelmäßige Bluttransfusionen reduziert werden. In schweren Fällen wird zur Behandlung eine Knochenmarktransplantation eingesetzt.

Hämochromatose

Bei der Hämochromatose (Eisenspeicherkrankheit) wird zu viel Eisen im Körper gespeichert. Die häufigste Ursache ist eine rezessiv erbliche Störung, die zu einer erhöhten Eisenspeicherung in verschiedenen Organen führt. In der Folge kommt es u.a. zu Leberschädigungen, Funktionsstörungen der Bauchspeicheldrüse und damit zur Zuckerkrankheit (Diabetes) sowie zu einer verstärkten Hautpigmentation (Bronzediabetes). Behandelt wird mit wiederholten Aderlässen zur Verringerung der Eisenvorräte im Körper.

Mukoviszidose

Die Mukoviszidose oder zystische Fibrose wird durch ein defektes Gen verursacht. In der Folge kommt es zur Produktion besonders zähflüssiger Sekrete, welche die normale Funktion zahlreicher Organe beeinträchtigen. In der Lunge staut sich das zähe Sekret, weshalb die Betroffenen zu chronischen Lungeninfektionen neigen. Durch eine gestörte Produktion von Verdauungssäften in der Leber und der Bauchspeicheldrüse kommt es zu mangelnder Nährstoffaufnahme aus dem Darmtrakt (intestinale Malabsorption) und Unterernährung.

Die Mukoviszidose trifft etwa eine von 2.500 Personen, obwohl einer von 25 Träger des defekten Gens ist. Die meisten Menschen mit Mukoviszidose werden gesund geboren, zeigen aber erste Krankheitszeichen zwischen Säuglingsalter und Jugend. Sie entwickeln allmählich einen chronischen Husten, ein anhaltendes Keuchen und wiederkehrende Atemwegsinfekte. Der Stuhl wird schmierig und riecht faulig. Zudem nehmen sie nicht an Gewicht zu oder wachsen nicht.

Mukoviszidose ist nicht heilbar. Die Behandlung besteht in der Linderung der Symptome. Antibiotika, Lagerungsdrainage, Brustabklopfen und andere Atmungsbehandlungen wirken bei Lungeninfektionen unterstützend. Die Verdauung kann durch eine spezielle Diät und Enzymergänzung verbessert werden. Fortschritte in der Gentherapie können vielleicht eines Tages eine Heilung für Mukoviszidosekranke in Aussicht stellen. Momentan ist die Prognose jedoch schlecht. Nur etwa 50 % aller Kinder mit Muskoviszidose werden älter als 20 Jahre und nur wenige älter als 35 Jahre. Der Tod ist meist auf Lungenkomplikationen zurückzuführen. In einer Untersuchung der Familienmitglieder eines an Mukoviszidose leidenden Patienten kann das entsprechende Gen bei bis zu 75 % aller Träger identifiziert werden.

Mukoviszidose

Die Symptome der Mukoviszidose beginnen zwischen dem Säuglings- und Kindesalter. Die Lebenserwartung ist verkürzt. In den Lungen wird ein zäher Schleim gebildet, der die Bronchien verstopft und Infektionen begünstigt. Auch die Ausführungsgänge der Leber und der Bauchspeicheldrüse können von zähem Sekret verlegt werden.

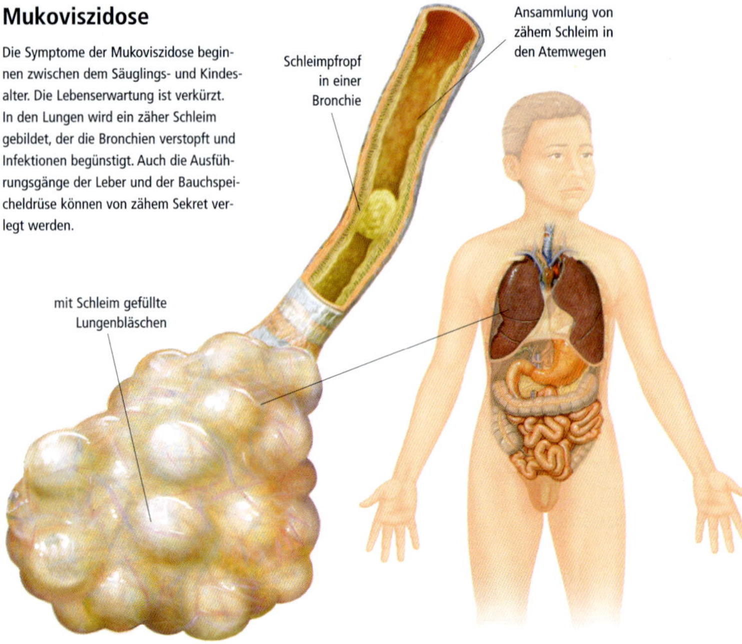

Thalassämie

Die Thalassämie, auch als Cooley-Anämie oder Mittelmeeranämie bekannt, umfasst eine Gruppe von autosomal rezessiven Erbkrankheiten, die durch einen Mangel an normalem Hämoglobin gekennzeichnet sind – dem Protein, das Sauerstoff zu den Geweben transportiert. Die Krankheit wird durch eine Störung in der Produktion der Proteinketten (Alpha-, Beta-, Gamma- oder Delta-Ketten) verursacht, aus denen Hämoglobin zusammengesetzt ist.

Die *Thalassaemia major* (homozygote Thalassämie), bei der beide Gene den Defekt tragen, wird im ersten Lebensjahr aufgrund der Symptome – Anämie, Milz- und Lebervergrößerung – diagnostiziert. Bis zum vierten Lebensjahr kommt es zu einer Wachstumshemmung und möglicherweise auch zu Knochenmissbildungen.

Die *Thalassaemia minor* (heterozygote Thalassämie), bei der nur ein Gen defekt ist, äußert sich häufig gar nicht oder nur leicht mit geringer Gelbsucht, Leberschwellung und Anämie. Die schwerste Form der Krankheit kann zu einer Totgeburt führen.

Bei einer schweren Form der Anämie müssen regelmäßig Erythrozytentransfusionen durchgeführt und Eisen entfernt werden, um das Risiko übermäßiger Eisenablagerungen, die zu einer Schädigung der Leber, des Herzes und des endokrinen Systems führen, zu reduzieren. Diese Krankheiten sind unheilbar.

Phenylketonurie

In den meisten westlichen Ländern wird eines von 10.000 bis 20.000 Kindern mit der Erbkrankheit Phenylketonurie (PKU) geboren. Trotz der Seltenheit der Erkrankung wird bei allen Neugeborenen routinemäßig ein PKU-Test in Form einer Blutuntersuchung, genannt Guthrie-Test, durchgeführt, da eine unbehandelte PKU zu schweren Behinderungen führt.

PKU-Patienten produzieren zu wenig oder gar keine Phenylanin-4-Monooxygenase, ein Enzym, das die in vielen Nahrungsmitteln enthaltene Aminosäure Phenylalanin aufspaltet. In der Folge kommt es zu einer Ansammlung von Phenylalanin im Körper, was zur Zerstörung von Hirngewebe und fortschreitender geistiger Behinderung führt. Bei strenger Diät und regelmäßiger Kontrolle ist jedoch eine weitgehend normale Entwicklung möglich.

Galaktosämie

Die Galaktosämie ist eine seltene erbliche Stoffwechselstörung, bei der durch einen Enzymmangel der Abbau von Galaktose, einer Komponente des normalen Milchzuckers, gestört ist. Die Schädigung von Leber, Niere, Gehirn und Augenlinse beginnt bereits in den ersten Lebenstagen mit Beginn der Milchfütterung (auch Stillen), weshalb bei jedem Baby am 5. Lebenstag im Rahmen einer Blutuntersuchung (Guthrie-Test) eine routinemäßige Untersuchung auf diese Erkrankung durchgeführt werden sollte.

Trinkunlust, Erbrechen, verstärkte Gelbsucht, Krämpfe und Apathie sind typische Symptome beim Neugeborenen. Bei leichteren unentdeckten Formen treten später die Leberzirrhose, die geistigen Entwicklungsstörungen und die Linsentrübung in den Vordergrund.

Die Behandlung besteht aus einer lebenslangen strikt laktosefreien Ernährung, die bereits bei Verdacht auf die Erkrankung einsetzen muss, indem statt Muttermilch Sojamilch oder hydrolisierte Fertignahrung verwendet wird. Die Lebenserwartung ist unter Diät normal, die geistige Entwicklungsfähigkeit und die Feinmotorik sind jedoch in unterschiedlichem Maße eingeschränkt. Bei Kinderwunsch und familiärer Vorbelastung sollte eine genetische Beratung in Anspruch genommen werden.

Cystinose

Schätzungsweise 2.000 Menschen leiden weltweit an Cystinose, einer sehr seltenen Erbkrankheit, bei der sich wegen einer Abbauhemmung die Aminosäure Cystein im Körper ansammelt und in den Zellen auskristallisiert. Grundsätzlich kann jedes Organ davon betroffen sein, wobei jedoch die Nieren- und Augenfunktion häufig zuerst beeinträchtigt werden.

Von allen drei existierenden Formen der Krankheit verläuft die infantile nephropathische Cystinose, die im Säuglings- bzw. Kleinkindalter einsetzt, am schwersten. Die betroffenen Babys scheinen bei der Geburt oft ganz gesund zu sein. Symptome wie übermäßiger Durst und häufiges Wasserlassen treten in den meisten Fällen etwa im Alter von zehn Monaten auf. Das Wachstum und die Entwicklung sind gestört. Früher war der Tod mit zehn Jahren durch Nierenversagen unvermeidbar. Heute können eine Nierentransplantation und andere Behandlungsmöglichkeiten das Leben evtl. verlängern.

Bei der juvenilen nephropathischen Cystinose treten die ersten Symptome im Alter von 2 bis 26 Jahren auf, am häufigsten in der frühen Jugend. Ohne Transplantation sterben die meisten Betroffenen innerhalb von wenigen Jahren nach Diagnosestellung an Nierenversagen.

Bei der dritten und leichtesten Form der Krankheit, der gutartigen, nicht nephropathischen Cystinose, treten oft bis ins mittlere Lebensalter keine Symptome auf. Außerdem kommt es nicht zu Nierenfunktionsstörungen, die typisch für die anderen Formen der Cystinose sind.

Tay-Sachs-Syndrom

Das Tay-Sachs-Syndrom (TSS) ist eine seltene genetische Störung, die vorwiegend mittel- und osteuropäische Juden, im Süden Louisianas beheimatete Menschen und Frankokanadier betrifft. Das TSS äußert sich in einer zunehmenden Zerstörung des Gehirnes und des Rückenmarkes.

Von TSS betroffene Babys zeigen zunächst keine Symptome. Erst ab dem sechsten Lebensmonat kommt es zum geistigen und körperlichen Verfall, begleitet von einer zunehmenden Lethargie und Interesselosigkeit. Beim TSS besteht eine Störung in der Produktion des Enzyms Hexosaminidase A, des-

Bluterkrankheit

Bei der Bluterkrankheit fehlt aufgrund eines Gendefektes ein wichtiger Gerinnungsfaktor des Blutes, der so genannte Faktor VIII. Die ersten Schritte der Gerinnungskaskade (a), d. h. der Verschluss der Wunde mit einem vorläufigen Pfropf aus Blutplättchen sowie weißen und roten Blutkörperchen, verläuft normal, doch der zweite Schritt (b), die Vernetzung der Fibrinfäden mit den Blutkörperchen zu einem endgültigen Pfropf, kann nicht stattfinden. Deshalb ist ein dauerhafter Wundverschluss nicht möglich und die Blutung hält an.

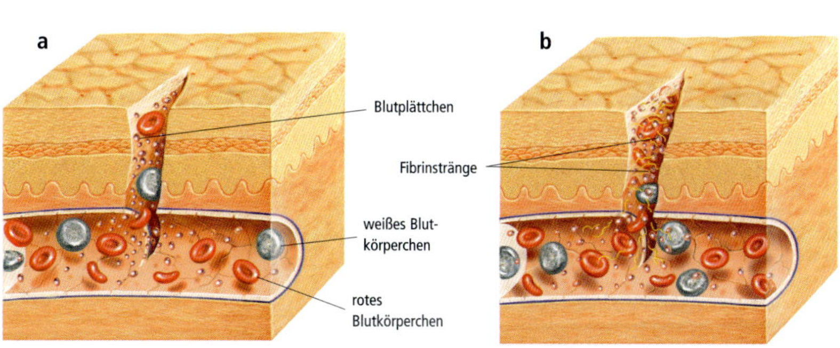

sen Funktion in der Aufspaltung einer bestimmten Fettart besteht. Dieses Fett sammelt sich in den Gehirnzellen an und verursacht den Zelltod und ein allmähliches Versagen des zentralen Nervensystems. Eine andere Form dieser Enzymmangelkrankheit tritt erst im Alter von etwa zwei Jahren auf.

Beide Formen des TSS sind unheilbar und führen – meist vor dem fünften Lebensjahr – unweigerlich zum Tod. Die Präsenz des defekten Gens lässt sich durch eine Messung des Hexosaminidase-A-Spiegels aufzeigen. Mit dieser Methode werden potenzielle Träger des Gens festgestellt, die unbedingt eine genetische Beratung in Anspruch nehmen sollten.

Adrenogenitales Syndrom

Beim adrenogenitalen Syndrom (AGS) handelt es sich um eine Gruppe von erblichen Störungen der Kortisolbiosynthese, die gleich bei der Geburt auftreten und bei Mädchen eine Vermännlichung, bei Jungen eine frühzeitige Geschlechtsreifung hervorrufen. Bei manchen Formen entsteht durch einen ebenfalls vorhandenen Mangel an dem Hormon Aldosteron ein zusätzlicher Salzverlust, der gefährliche Elektrolytstörungen und Herzrhythmusstörungen bewirkt, was unbehandelt innerhalb von ein bis zwei Wochen zum Tod führen kann.

Das Syndrom wird durch Defekte verschiedener Enzyme verursacht, welche die Nebennieren bei der Kortisolproduktion benötigen. Die Hirnanhangdrüse scheidet aufgrund des niedrigen Kortisolspiegels vermehrt das stimulierende Hormon ACTH ab, was reaktiv zu einer erhöhten Produktion von männlichen Hormonen (Androgenen) führt.

Dadurch haben weibliche Neugeborene eine vergrößerte Klitoris und männlich aussehende Genitalien, obwohl Eierstöcke, Gebärmutter und Eileiter normal ausgebildet sind. In der Pubertät bilden sich männliche Merkmale (tiefere Stimme, Gesichtsbehaarung) aus und die Menstruation bleibt aus.

Bei männlichen Neugeborenen sind keine äußeren Störungen erkennbar, aber sekundäre Geschlechtsmerkmale wie eine tiefere Stimme, eine Vergrößerung des Penis und Schambehaarung erscheinen weit vor der Pubertät. Die Hoden bleiben jedoch auch in der Pubertät klein.

Die Stoffwechselstörung kann durch Blut- und Urintests diagnostiziert werden, wenn ungewöhnlich niedrige Kortisol- und Aldosteronwerte und außergewöhnlich hohe Androgen- und ACTH-Werte gemessen werden. Die Behandlung besteht in der täglichen und lebenslangen Einnahme von Steroiden. Bei Mädchen müssen in den ersten Lebensjahren meist die veränderten äußeren Genitalien operiert werden. Werdende Eltern, in deren Familie das adrenogenitale Syndrom bereits vorkam, sollten eine genetische Beratung in Anspruch nehmen.

X-CHROMOSOMALE ERBKRANKHEITEN

Die Gene, die X-chromosomale Erbkrankheiten auslösen, liegen auf dem X-Chromosom. Man unterscheidet X-chromosomal dominante und X-chromosomal rezessive Erkrankungen. Diese Unterscheidung ist aber nur in Bezug auf die Ausprägung der Erkrankung beim weiblichen Geschlecht von Bedeutung. Jungen, die nur ein X-Chromosom haben, erkranken immer, wenn sie ein erkranktes Gen geerbt haben, unabhängig davon ob dessen Defekt rezessiv oder dominant ist.

Bluterkrankheit

Die Bluterkrankheit (Hämophilie) ist eine erbliche Gerinnungsstörung, die zu schweren Blutungen führt. Ein defektes Gen auf einem X-Chromosom wird von gesunden Frauen (Überträgerinnen, Konduktorinnen) an ihre

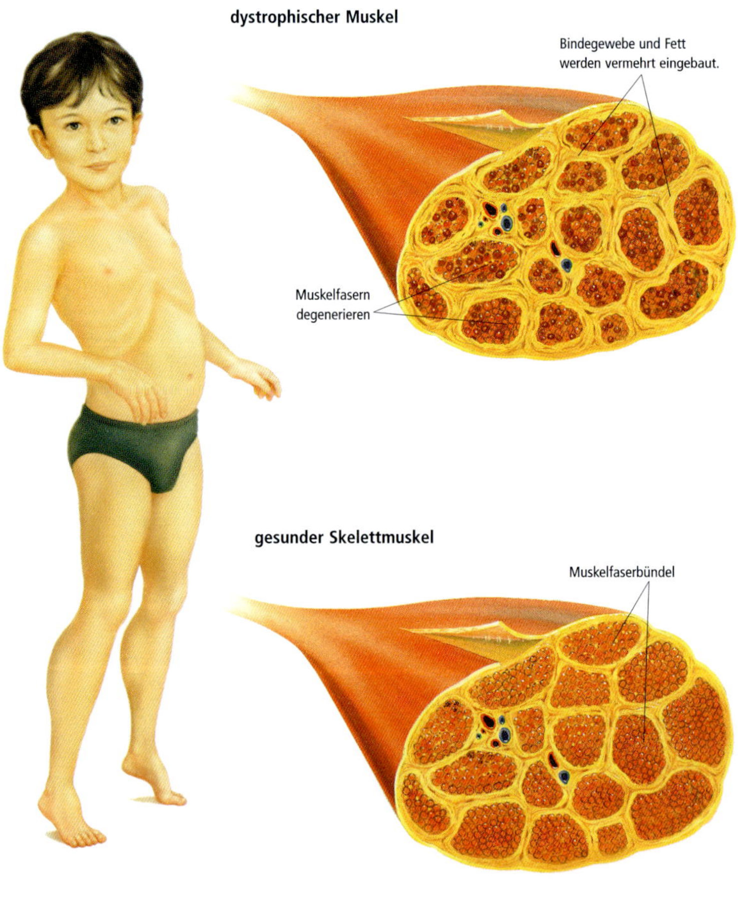

Duchenne-Muskeldystrophie

Diese Krankheit beginnt bei Jungen im Kleinkindalter und zeigt sich anfangs als Muskelschwäche im Beckenbereich. Die Muskelschwäche breitet sich immer weiter auf die Beine aus. Mit zunehmender Muskelschwäche vergrößern sich insbesondere die Wadenmuskeln durch eine Hypertrophie noch intakter Muskelzellen und durch eine zunehmende Einlagerung von funktionslosem Fett- und Bindegewebe.

männlichen Nachkommen weitergegeben, die kein zusätzliches, gesundes X-Chromosom haben, und führt dort zum Ausbruch der Krankheit. Kranke Männer können die Bluterkrankheit nicht an ihre Söhne weitergeben. 50 % der Söhne von Merkmalsträgerinnen werden krank und 50 % der Töchter der Überträgerinnen sind ebenfalls Überträgerinnen.

In ungefähr 25 % der Fälle entsteht die Bluterkrankheit durch eine spontane Neumutation. Das defekte Gen kann entweder zu einem Mangel an dem Gerinnungsfaktor VIII (klassische Hämophilie) oder dem Faktor IX (Christmas-Krankheit) führen.

Die Bluterkrankheit kann je nach Aktivität des Gerinnungsfaktors in verschiedenen Schweregraden auftreten. Bei schweren Formen kann es bei Neugeborenen zu schweren Blutungen aus der Nabelschnur oder bei der Beschneidung kommen. Noch häufiger wird sie entdeckt, wenn der Junge zu laufen beginnt und schmerzhafte Blutungen in den Gelenken, vor allem im Kniegelenk, auftreten. Leichtere Formen sind oft erst erkennbar, wenn eine Operation durchgeführt wird oder eine Verletzung zu übermäßig großen Blutergüssen in den Muskeln führt.

Die Behandlung der Bluterkrankheit erfolgt durch Vermeidung von Blutungen und den Einsatz von Gerinnungsfaktoren aus Spenderblut. In der Vergangenheit führte dies immer wieder zur Übertragung von Hepatitis- und Aids-Viren. Das Plasma wird heute jedoch einer speziellen Behandlung zur Abtötung der Viren unterzogen. Faktor VIII kann auch synthetisch hergestellt werden.

Hypophosphatasie

Hypophosphatasie ist eine erbliche Stoffwechselkrankheit, die durch einen Mangel des Enzyms Alkalische Phosphatase (AP), das beim Knochenaufbau eine wichtige Rolle spielt, ausgelöst wird. Die Krankheit äußert sich als Rachitis und kann in sehr unterschiedlichen Schweregraden verlaufen.

Die leichten Formen verlaufen oft bis zur Jugend oder ins Erwachsenenalter ohne Symptome. In den schwersten Fällen können bereits Neugeborene an so schweren Knochenbildungsstörungen leiden, dass sie sterben. Bei allen Betroffenen sind das Skelett und die Zähne in Mitleidenschaft gezogen. Hypophosphatasie ist nicht heilbar.

Martin-Bell-Syndrom

Das Martin-Bell-Syndrom (fragiles X-Syndrom) ist die häufigste erbliche Ursache einer geistigen Behinderung. Sie ist bedingt durch einen Defekt am Gen FMR1 und tritt nur bei Jungen auf, da der Defekt auf dem X-Chromosom liegt, welches bei Mädchen zweimal, bei Jungen jedoch nur einmal vorhanden ist. Jungen mit dem beschädigten Chromosom sind geistig behindert, während Mädchen Überträgerinnen (Konduktorinnen) sein können. Ist das Risiko des Martin-Bell-Syndroms gegeben, kann eine pränatale Diagnostik durch eine Untersuchung von fetalem Gewebe vorgenommen und ein Schwangerschaftsabbruch in Betracht gezogen werden.

GRUPPENWEISE ZUSAMMENGEFASSTE ERBKRANKHEITEN

Einige Erbkrankheiten werden aufgrund ähnlicher Charakteristika unter einem Oberbegriff zusammengefasst. Beispiele für solche Gruppen von Erbkrankheiten sind die Muskeldystrophien und die Porphyrien. Jede Form der Muskeldystrophie oder der Porphyrie hat jedoch ihr eigenes Vererbungsmuster – sei es dominant, rezessiv, autosomal oder X-chromosomal – und ihren eigenen Krankheitsverlauf.

Muskeldystrophie

Muskeldystrophie (MD) ist der Sammelbegriff für chronische Erbkrankheiten, die zu Muskelschwund führen. Die verschiedenen Formen der MD unterscheiden sich in den jeweils betroffenen Körperregionen (z. B. Schultern, Hüften oder Gesicht), in der Art der Vererbung (dominante Gene, rezessive Gene etc.) und im Lebensalter, in dem die jeweiligen Symptome auftreten.

Die Symptome umfassen eine zunehmende Muskelschwäche und Muskelschwund mit Schwierigkeiten beim Laufen und bei anderen Bewegungsabläufen. Die in vielen Fällen auftretenden Muskelkontrakturen werden durch eine Verkürzung der Muskelfasern und eine krankhafte Bindegewebsvermehrung (Fibrose) verursacht. Einige Formen der MD betreffen auch den Herzmuskel und führen zu Kardiomyopathie und Herzrhythmusstörungen.

Jungen sind häufiger von der MD betroffen als Mädchen. Die Erkrankung tritt meist zwischen dem fünften und zwölften Lebensjahr auf. Menschen, die an dieser unheilbaren Krankheit leiden, erreichen nur selten das Erwachsenenalter. Durch Physiotherapie und orthopädische Hilfsmittel können Muskelkraft und Bewegungsmöglichkeiten unterstützt werden.

Die häufigste und zugleich schwerste Form der MD ist die schnell fortschreitende Duchenne-Muskeldystrophie. Weitere Formen sind der Gliedergürteltyp, das Becker-Kiener-Syndrom, die fazio-skapulo-humerale Muskeldystrophie und das Curschmann-Batten-Steinert-Syndrom.

Die MD ist eine Erbkrankheit, die Träger der Gene können durch eine medizinische Untersuchung bestimmt werden. Bei einem Krankheitsfall in der Verwandtschaft sind eine umfassende genetische Beratung und eine pränatale Diagnostik angeraten.

Duchenne-Muskeldystrophie

Bei der Duchenne-Muskeldystrophie handelt es sich um eine seltene Erbkrankheit, die zu einer schnell fortschreitenden Muskelschwäche führt. Sie ist die schwerste aller Muskeldystrophien, einer Gruppe von Störungen, die zu Funktionsstörungen und einem Abbau der Skelettmuskulatur führen.

Die Duchenne-Muskeldystrophie tritt bei Jungen vom Säuglingsalter bis zum sechsten Lebensjahr auf. Sie zeigt sich in einer fortschreitenden Schwächung und einem Abbau der Muskulatur vor allem der Beine und des Beckens. Die Herzmuskulatur nimmt Schaden, und die Brustwirbelsäule verformt sich, was zu Atemproblemen führt. Die meisten Betroffenen über zehn Jahre sind an den Rollstuhl gefesselt und werden selten älter als 15 Jahre. Es ist kein Heilmittel bekannt; die Störung kann durch genetische Untersuchungen des Fetus schon während der Schwangerschaft diagnostiziert werden.

Porphyrie

Der Begriff Porphyrie bezieht sich auf eine Gruppe seltener angeborener oder erworbener Krankheiten, die durch eine Störung in der Produktion von Häm, dem Sauerstoff transportierenden Anteil des Hämoglobins, ausgelöst werden. Bei einer erblichen Form der Porphyrie führt eine Ansammlung so genannter Porphyrine zu kolikartigen Bauchschmerzen und psychischen Störungen (akute intermittierende Porphyrie), bei einer anderen zur Blasenbildung der Haut und verstärkter Pigmentierung (chronische hepatische Porphyrie, *Porphyria cutanea tarda*).

Die Symptome können durch verschiedene Faktoren ausgelöst werden, z. B. Alkohol, bestimmte Medikamente, Hormonstörungen und Sonnenbestrahlung. Da die Krankheiten nicht heilbar sind, sollten die Auslöser soweit wie möglich gemieden werden.

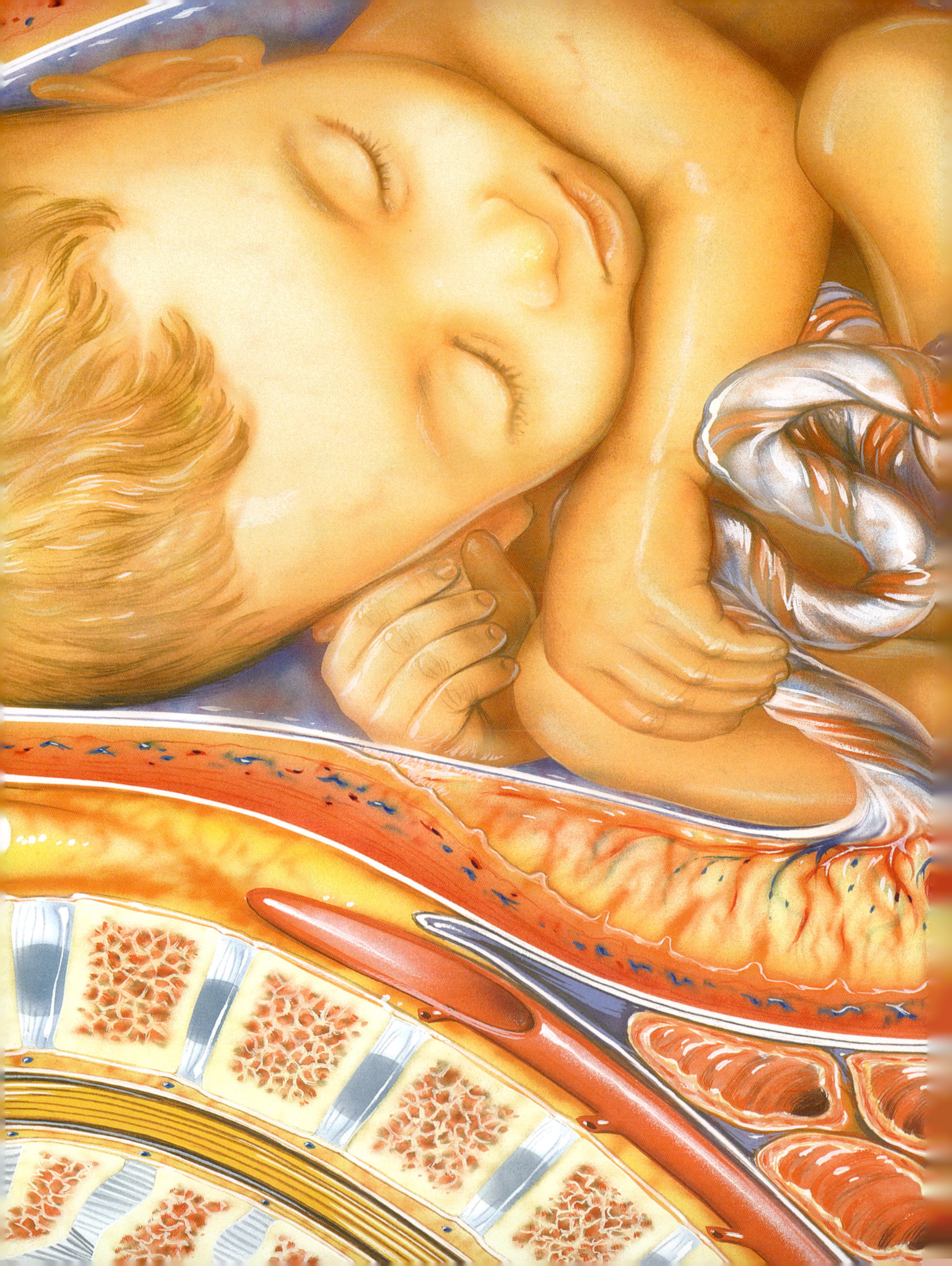

KAPITEL 13

Lebenszyklus des Menschen

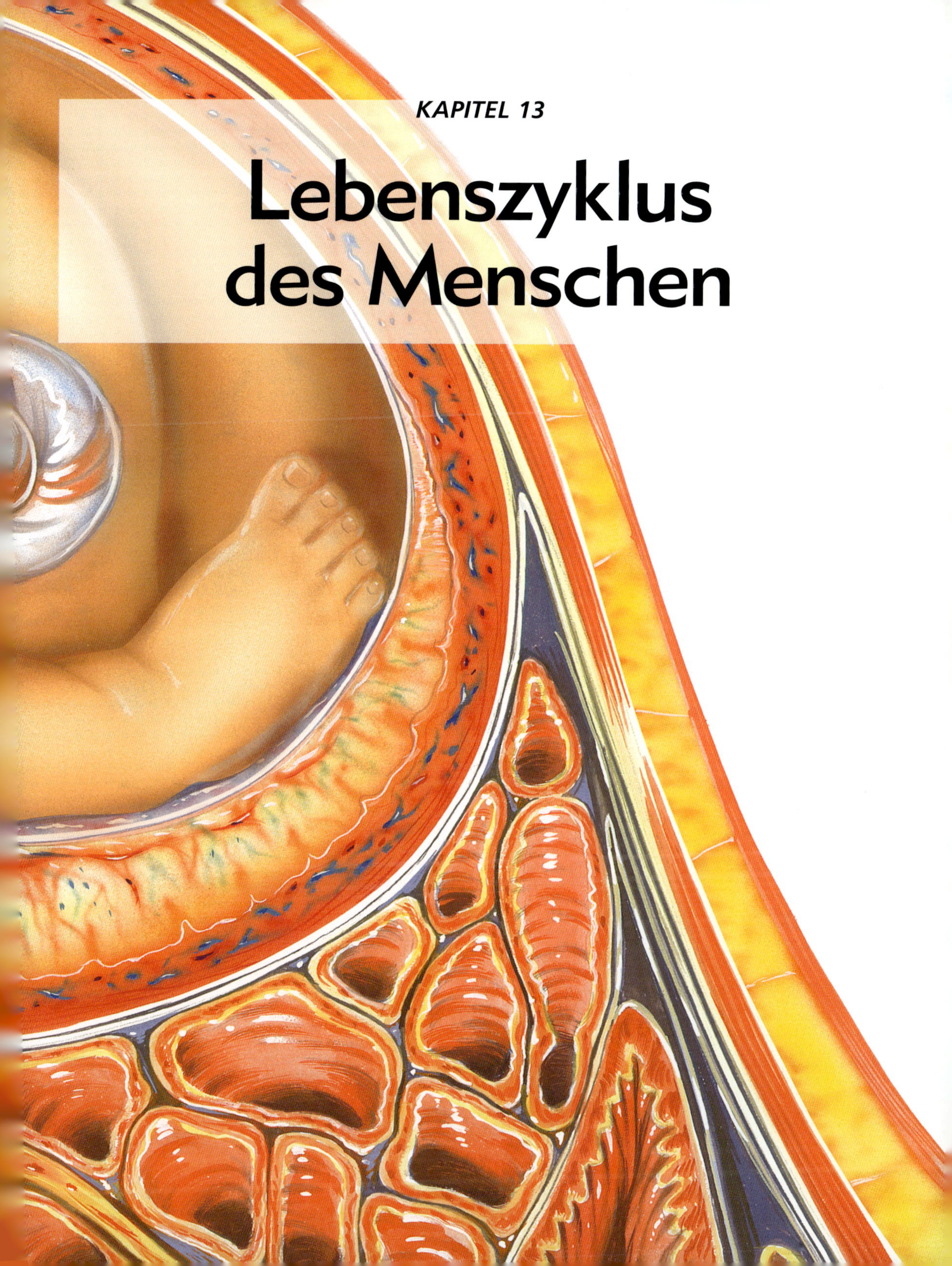

ALTERN

Ein Mensch entwickelt sich über die Phasen von Säuglingsalter, Kindheit und Jugendalter zum Erwachsenen. Nachdem die körperliche Entwicklung zwischen dem 20. und 30. Lebensjahr ihren Höhepunkt erreicht hat, setzt der Alterungsprozess ein, der bis zum Tod andauert. Es gibt keinen festen oder allgemein gültigen Zeitrahmen, aber die Phasen der menschlichen Lebensspanne werden durch Veränderungen der äußeren Gestalt und der Funktionsweisen des Körpers markiert.

SIEHE AUCH *Organsysteme, Zellen und Gewebe, Homöostase und Metabolismus in Kapitel 1; DNS, Chromosomen, Gene, Vererbung in Kapitel 12; Ernährung in Kapitel 14; Hormonersatztherapie in Kapitel 16*

KINDHEIT

Die Kindheit beginnt nach einem Jahr Säuglingsalter und endet, wenn die ersten durch die Pubertät bedingten Veränderungen einsetzen. Ein Kind ist kein Miniatur-Erwachsener. Der Kopf eines Kindes macht bei seiner Geburt etwa ein Drittel seiner Körperlänge aus. Die Augen sind relativ groß und besitzen schon fast ihre endgültige Größe.

Die Zahl der Fettzellen steigt in den ersten beiden Lebensjahren, danach, außer bei äußerst fettleibigen Kindern, kaum noch.

Die Knochen von Kindern haben noch knorpelige Wachstumsfugen, die für das Längenwachstum von entscheidender Bedeutung sind. Während der ersten zwölf Lebensjahre bilden sich Knochenkerne (Ossifikationszentren) in den Endstücken der Röhrenknochen (Epiphysen), und allmählich wird das Knorpelgewebe durch Knochen ersetzt.

Das erste Gebiss aus Milchzähnen bildet sich in den ersten zwei Lebensjahren, fällt nach dem sechsten Lebensjahr aus und wird durch endgültige Zähne ersetzt. Durch Röntgenaufnahmen der Knochenkerne und über das Gebiss kann man das Alter und die körperliche Reife bestimmen.

Während der Kindheit wächst das Gehirn schnell: Mit zwei Jahren hat es die Hälfte, nach sechs Jahren 90 % der endgültigen Größe erreicht. Durch einen Prozess der Myelinisierung werden die Nervenfasern allmählich in eine Schicht aus Myelin gehüllt, wodurch ihre Leitfähigkeit für Nervenimpulse verbessert wird. Im Alter von sieben Jahren, wenn Kinder das Sprechen beherrschen und logisch über ihre Erfahrungen im Alltag nachdenken können, ist die Hirnrinde fast völlig myelinisiert.

JUGENDALTER

Die Jugend ist eine Phase, die durch die strukturellen, physiologischen und psychologischen Veränderungen der Pubertät geprägt wird. Die bemerkenswerteste körperliche Veränderung ist der Wachstumsschub, der bei Mädchen im Alter von zehn oder elf Jahren und bei Jungen etwa zwei Jahre später einsetzt. Normal ist ein jährliches Wachstum von 8 cm, während dessen sich die Proportionen des Körpers jenen eines Erwachsenen annähern. Der Wachstumsschub in der Muskulatur bedeutet einen enormen Zuwachs an Kraft und Ausdauer.

Dem Wachstum der Schambehaarung folgt ein oder zwei Jahre später die Achselbehaarung und wieder ein Jahr später die Gesichtsbehaarung. Die Fettgewebszunahme in der Unterhaut verlangsamt sich jetzt jedoch, und das lymphatische System, besonders die Thymusdrüse, bildet sich zurück. Die Talg- und Schweißdrüsen der Haut sind aktiver, wodurch Akne zu einem typischen Problem der Pubertät werden kann.

Das Schlüsselereignis in der Pubertät ist die Reifung der Fortpflanzungsorgane. Bei Mädchen setzt die erste Menstruation (Menarche) meist zwischen dem 11. und dem 14. Lebensjahr ein. Die Gebärmutter erreicht ihre endgültige Gestalt, und die erste Periode erfolgt. Die Eierstöcke sezernieren eine erhöhte Menge an Sexualhormonen, was zur Bildung von Brüsten und weiblicher Schambehaarung führt. Die äußeren Genitalien reifen ebenfalls, wobei sich über dem Schambein ein Fettpolster, der Schamhügel (*Mons pubis*), bildet, und sich die großen Schamlippen und die Klitoris vergrößern.

Bei Jungen nehmen die Hoden schnell an Größe zu und beginnen mit der Testosteron- und Spermienproduktion. Die erste Ejakula-

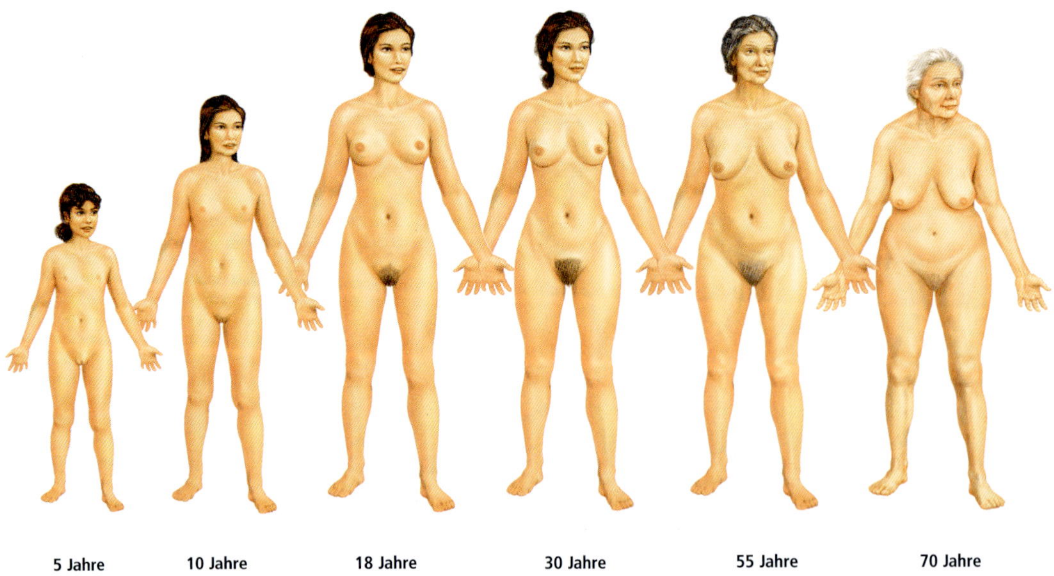

tion erfolgt meist zwischen dem 14. und 15. Lebensjahr, enthält aber nicht unbedingt Spermien. Testosteron ist für die Entwicklung der sekundären Geschlechtsmerkmale, wie Gesichts- und Schambehaarung, verantwortlich. Der Hodensack wächst, seine Haut wird dunkler und faltig. Der Penis nimmt an Länge und Umfang zu. Im Vergleich zu Mädchen besitzen Jungen breitere Schultern, schmalere Hüften und ein kleineres Gesäß. Der Kehlkopf steht (als so genannter Adamsapfel) weiter vor, und die Stimme ist tiefer, da die Stimmbänder länger sind. Der Stimmbruch setzt um das 14. Lebensjahr ein und dauert etwa ein Jahr.

Mit der Pubertät ändert sich auch die Erkenntnisfähigkeit. Jugendliche wachsen über das konkrete Denken der Kindheit hinaus und entwickeln abstraktere Denkformen. Oft können sie jedoch nur ihre eigene Perspektive wahrnehmen und akzeptieren nur schwer andere Standpunkte. Dieser Übergang vom Kind zum Erwachsenen ist eine entscheidende Phase und birgt das Risiko seelischer Probleme, da Jugendliche ihre eigene Identität, von der die sexuelle Identität ein wichtiger Bestandteil ist, erst entwickeln müssen.

ERWACHSENENALTER UND GREISENALTER

Es gibt keine festgelegte Grenze für den Beginn des Erwachsenenalters, auch wenn er in den meisten westlichen Gesellschaften gesetzlich auf 18 oder 21 Jahre festgelegt ist. Das Erwachsenenalter kann als die Phase beschrieben werden, in der ein Mensch seine volle anatomische, physiologische und sexuelle Reife erlangt hat.

Die Knochen wachsen nicht mehr, da die Knorpelzonen völlig verknöchert sind. Alle Systeme des Körpers sind nun voll funktionsfähig. Der Körper verändert sich jedoch ständig aufgrund von Umwelteinflüssen sowie körperlichen und seelischen Verletzungen. So heilen Knochen nach Knochenbrüchen und durchlaufen permanente Umbauvorgänge, um sich den Belastungen anzupassen. Diese Anpassungs- und Heilungsprozesse sind überlebensnotwendig, aber nicht immer erfolgreich. Der genetische Kode, der sie steuert, wird durch äußere Einflüsse wie Strahlung oder durch Fehler bei der Zellteilung im Lauf der Jahre geändert. Diesen langsamen Verlust an Funktionstüchtigkeit nennt man Alterungsprozess. Obwohl man den Beginn des Greisenalters (Senium) im Allgemeinen auf 65 Jahre festlegt, beginnt der Alterungsprozess schon viel früher.

Die strukturellen Veränderungen des Alterungsprozesses sind gut bekannt. Die Haut wird dünner, empfindlicher und faltig. Die Gesichtshaut beginnt herabzuhängen und bildet Tränensäcke. Dunkle »Altersflecken« werden immer zahlreicher. Da mehr Haare ausfallen als nachwachsen, kann es zur Glatzenbildung kommen. Die Haare werden grau, da die Zellen (Melanozyten), die das Pigment Melanin produzieren, nicht mehr ausreichend funktionieren. Muskelmasse und -spannung nehmen ab, und die Knochen werden wegen des Verlustes an Knochensubstanz und Mineralien, vor allem Kalzium, poröser und schwächer; es kann zu Osteoporose kommen. Schwammartige Bälkchenknochen wie die Wirbel können einbrechen und zu einer Reduktion der Körpergröße führen. Brüche in Hüft- und Handgelenken sind weit verbreitet. Die Abnutzung der Gelenke verursacht Arthrose.

Alle Körpersysteme beginnen abzubauen. Häufig lässt ab dem 50. Lebensjahr das Gehör nach, und die Augenlinse verliert an Elastizität, wodurch Nahes schwerer zu erkennen ist (Altersweitsichtigkeit). Manchmal bildet sich durch eine Linsentrübung ein Grauer Star. Wegen der geringeren Aktivität von T- und B-Lymphozyten, die Infektionen bekämpfen, sinken die Abwehrkräfte. Daher sollten sich Menschen über 60 Jahren gegen verbreitete Infektionen, z. B. im Winter die Grippe, impfen lassen. Die Arterien werden dicker und starrer, wodurch eine Anfälligkeit für Bluthochdruck entsteht. Das Herz lässt in seiner Pumpleistung nach, die Lungen verlieren ihre Elastizität, wodurch das Atmen anstrengender und der Sauerstoffaustausch schlechter werden. Durch verminderte Absonderung von Verdauungsenzymen kommt es schneller zu Verdauungsproblemen. Die

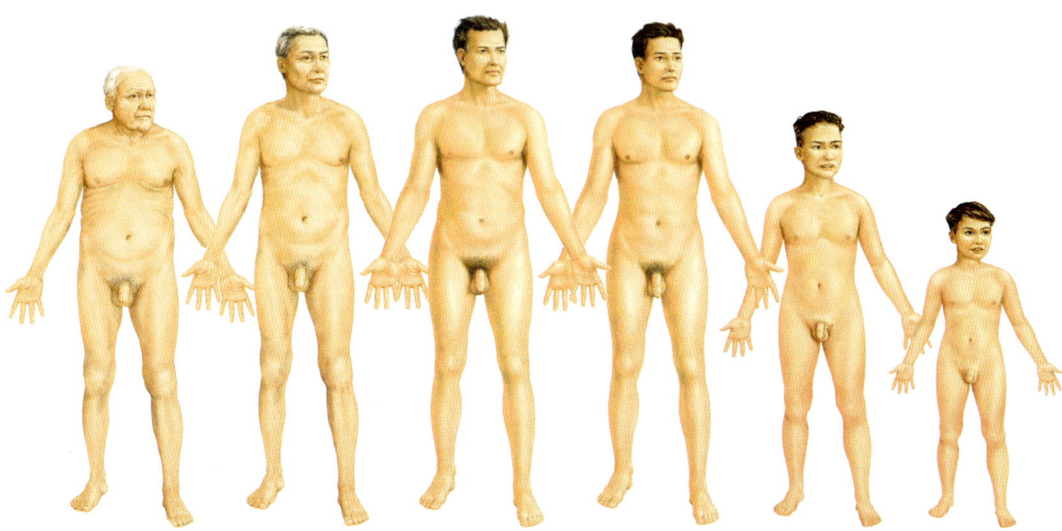

70 Jahre **55 Jahre** **30 Jahre** **18 Jahre** **10 Jahre** **5 Jahre**

Absorption mancher wichtiger Substanzen aus der Nahrung, wie Kalzium und Vitamin B_{12}, ist gestört. Ein Vitamin-B_{12}-Mangel führt zu Nervenfunktionsstörungen und Anämie.

Die Nieren verkleinern sich und büßen einen Teil ihrer Filterfunktion ein, wodurch sich Stoffwechselabfallprodukte wie Harnstoff ansammeln können. Die Harnblase, in der sich der Urin aus den Nieren sammelt und durch Kontraktion ausgeschieden wird, verliert einen Teil ihrer Fähigkeit, sich zu dehnen und zu kontrahieren, weshalb sie öfter geleert werden muss. Bei Männern vergrößert sich oft die Prostata, die unterhalb des Harnblasenausganges liegt und die Harnröhre umschließt, und blockiert die Harnröhre.

Der Fortpflanzungsapparat ist starken Veränderungen unterworfen. Im männlichen Klimakterium wird die Testosteron- und Spermienproduktion in den Hoden verringert. Die Spermienzahl kann aber in manchen Fällen bis ins hohe Alter zur Fortpflanzung ausreichen. Auch die Samenflüssigkeit verringert sich. Selbst wenn keine Probleme in den Blutgefäßen des Penis vorliegen, entsteht eine Erektion weniger leicht und ist schwerer zu halten. Die Forschung macht auf diesem Feld jedoch Fortschritte.

Bei Frauen geht im Klimakterium die Produktion von Eizellen und Sexualhormonen zurück. Ab Mitte 30 steigt das Risiko für eine Chromosomenanomalie, z. B. das Down-Syndrom, stark an, da die Eizellen genetische Defekte haben können. Das komplizierte Gleichgewicht der Sexualhormone wird im vierten oder fünften Lebensjahrzehnt gestört, was zu unregelmäßigen Menstruationsblutungen, Hitzewallungen und Stimmungsschwankungen führt. Ohne die Stimulation des Hormons Östrogen verlieren die Brüste an Festigkeit, die Fettverteilung im Körper ändert sich und die Schambehaarung wird dünner. Die äußeren Genitalien werden faltig, weil sich ihr Fettgewebe abbaut, die Scheide (Vagina) ist weniger elastisch und ihre Schleimhaut wird dünner, wodurch der Geschlechtsverkehr schmerzhaft sein kann. Durch den Verlust der Schutzwirkungen des Östrogens steigt das Risiko von Herzgefäßerkrankungen. Hormonersatztherapien können viele dieser Veränderungen ausgleichen, sind aber in Bezug auf Nutzen und Risiken durchaus umstritten. Isoflavone, die aus Pflanzen, z. B. Sojabohnen, gewonnen werden, könnten eine bessere Alternative sein.

Durch die Alterung des Nervensystems nehmen die kognitiven Fähigkeiten ab. Das Gehirn verkümmert im Alter zunehmend, in bestimmten Gehirnregionen gehen besonders viele Nervenzellen verloren. Die Aufmerksamkeit wird durch das Altern nicht beeinträchtigt, aber der Verlust an Nervenzellen (Neuronen) im Ammonshorn führt zu einer Beeinträchtigung des Erinnerungsvermögens. Ältere Menschen brauchen länger, um neue Informationen aufzunehmen oder eine neue Fertigkeit zu erlernen, können dieses Wissen aber genauso lang wie Jüngere speichern. Auch die Fähigkeit, neue Gedanken zu bilden, nimmt mit dem Alter ab, wie auch Intelligenztests immer schlechter ausfallen, auch wenn sich dies erst nach dem 70. Lebensjahr auffallend bemerkbar macht. Die Demenz ist ein weiteres Problem alter Menschen. Verursacht wird sie z. B. durch die Alzheimer-Krankheit und durch akuten oder chronischen Sauerstoffmangel im Gehirn.

ROLLE DER ZELLEN IM ALTERUNGSPROZESS

Bakterien und menschliche Einzelzellen wurden wissenschaftlich untersucht, um die Rolle der Zellen im Alterungsprozess zu bestimmen. Dabei konzentrierte man sich besonders auf Proteine und Gene. Proteine sind für Aufbau und Funktion wichtige Moleküle in den Zellen. Die Synthese eines jeden Proteins wird durch ein Gen, einen Abschnitt eines DNS-Moleküls eines Chromosoms, kontrolliert. Jedes DNS-Molekül ist eine Abfolge aus Genen. Manche Gene regeln die Proteinsynthese, manche aktivieren oder deaktivieren andere Gene. Die Kartografierung aller Gene der menschlichen Chromosomen ist abgeschlossen. Es existieren bereits viele Hypothesen zum Verlauf und zur Ursache der Zellalterung.

Man kann sich die Chromosomen als Festplatte eines Computers vorstellen, die alle installierten Programme enthält. Die Testversion eines Programmes kann z. B. einen Kode enthalten, der das Programm nach 30 Tagen deaktiviert. Die Hypothese vom »programmierten Zelltod« behauptet, dass manche Gene nach einer festgelegten Zeitspanne den Zelltod auslösen. Diese »Selbstmordgene« hat man bereits isoliert. Daneben wurden andere Gene entdeckt, welche die Zelle vor dem Zugriff der »Todesgene« schützen. Es ist Wissenschaftlern bereits gelungen, mit diesen Rettungsgenen die Lebensdauer von Zellen zu verlängern.

Man kann eine weitere Hypothese anhand dieses Computervergleiches veranschaulichen: Gelegentlich stürzt ein Computer entweder wegen eines Lesefehlers einer Datei oder wegen Unregelmäßigkeiten bei der Stromzufuhr ab. Der Computer kann die fehlerhafte Datei automatisch suchen und die Fehler korrigieren. DNS-Moleküle können entweder durch spontane Veränderungen (Mutation), durch Umwelteinflüsse wie Strahlung, durch die Ansammlung giftiger Stoffe in den Zellen oder durch Kopierfehler bei der Genreproduktion beschädigt werden. An der DNS können diese Schäden repariert werden. Ist die Reparatur jedoch nicht vollständig, summieren sich die Störungen in der DNS und beschleunigen den Alterungsprozess oder lösen Krebs aus. Dies ist die Hypothese von der »Fehlerakkumulation«.

Potenziell schädliche Substanzen, die von Zellen produziert werden, sind die »freien Radikale«. Normalerweise nehmen Sauerstoffmoleküle die freien Elektronen auf, die durch chemische Reaktionen in den Zellen entstehen, und verbinden sich dann mit Wasserstoffatomen zu Wasser. Misslingt dieser Vorgang, verbinden sich überschüssige Elektronen mit anderen Molekülen und bilden freie Radikale, welche DNS-Moleküle beschädigen können. (Fruchtfliegen besitzen keine Enzyme zur Zerstörung freier Radikale. Als man unentwickelten Fruchtfliegen die Gene für diese Enzyme einsetzte und sie so diese Enzyme produzieren konnten, lebten sie länger.) Zusätzlich zu den Enzymen bekämpfen Zellen freie Radikale auch mit Antioxidanzien wie Vitamin A, C und E.

Die heutige Forschung in der Zell- und Molekularbiologie hat bereits einige der Geheimnisse des Alterungsprozesses entschlüsselt und sogar die Lebensdauer einiger einfacher Organismen verlängert, nicht jedoch jene von Labortieren oder gar Menschen. Studienergebnisse legen aber nahe, dass regelmäßige sportliche Betätigung, eine gesunde Ernährung und geistige Anregung dabei helfen können, die negativen Auswirkungen des Alterungsprozesses gering zu halten.

FRUCHTBARKEIT

Unter Fruchtbarkeit (Fertilität) versteht man die Fähigkeit, ein Kind zu zeugen bzw. zu empfangen. Dies ist abhängig von diversen Faktoren sowohl der männlichen als auch der weiblichen Fortpflanzungsfunktionen.

Männer müssen über eine entsprechende Anzahl aktiver Spermien verfügen. Menschlicher Samen hat für gewöhnlich ein Volumen von annähernd 3 ml je Ejakulation, mit 60 bis 100 Millionen Spermien je Milliliter. Mindestens 50 % der Spermien sollten vier Stunden nach der Ejakulation noch beweglich sein und wenigstens 60 % der Spermien sollten eine normale Form aufweisen.

Bei Frauen sollte die Scheide den Spermien ein günstiges Milieu bieten, außerdem muss der Schleim des Gebärmutterhalses so dünn sein, dass die Spermien ihn durchdringen können. Das Innere der Gebärmutter und der Eileiter sollte den Spermien so viel Bewegungsfreiheit geben, dass sie zur Eizelle gelangen können. Auch die Bildung einer Eizelle hängt von vielen Faktoren, wie der normalen zyklischen Produktion von Sexualhormonen im Hypothalamus im Gehirn bis zur ordnungsgemäßen Produktion der Eizelle durch den Eierstock ab. Ist die Eizelle befruchtet, benötigt sie ein geeignetes Milieu, um sich in den Wänden der Gebärmutter einnisten zu können. Infektionen und Tumoren in der Gebärmutter könnten die Entwicklung des Embryos gefährden.

Unter Fertilitätsstörungen versteht man die Unfähigkeit, nach einem Jahr normalen Geschlechtslebens ein Kind zu zeugen/empfangen. Von 100 Frauen mit Kinderwunsch werden 70 für gewöhnlich innerhalb eines Jahres und 85 binnen zwei Jahren schwanger. Konnte eine Frau noch nie schwanger werden, spricht man von primärer Fertilitätsstörung. War die Frau schon einmal schwanger, handelt es sich bei diesem Problem um eine sekundäre Fertilitätsstörung. Ein häufiger Faktor, der zur Verminderung der Fruchtbarkeit führt, ist die Blockierung des Eileiters durch eine Eileiterentzündung.

Fruchtbarkeitstests beinhalten auch die Untersuchung des männlichen Spermas, wobei der Prozentsatz der normal gebildeten Spermien, der Beweglichkeitsfaktor und die Gesamtzahl der Spermien geprüft wird. Eine Hysterosalpingografie und/oder eine Laparoskopie der Frau sollen sicherstellen, dass die Eileiter den Durchtritt der Spermien und der Eizelle erlauben. Ein weiterer Test kann die Schleimhaut des Gebärmutterhalses auf ihre Durchlässigkeit bzw. Verträglichkeit für die Spermien prüfen und eine Blutuntersuchung die Blutspiegel von Hypophysenhormonen und Progesteron ermitteln. Damit wird geklärt, ob ein normaler Hormonhaushalt vorliegt und ein Eisprung stattfindet. Mit Hilfe einer Temperaturtabelle und -messungen kann die Frau den Zeitpunkt des Eisprunges selbst feststellen.

Weibliche Fruchtbarkeit

Die Entwicklung reifer Eizellen und günstige Wachstumsbedingungen in der Gebärmutter sind die wesentlichen Voraussetzungen für die weibliche Fruchtbarkeit. Nach einem erfolgreichen Eisprung wandert die Eizelle durch die Eileiter, wo sie befruchtet werden kann.

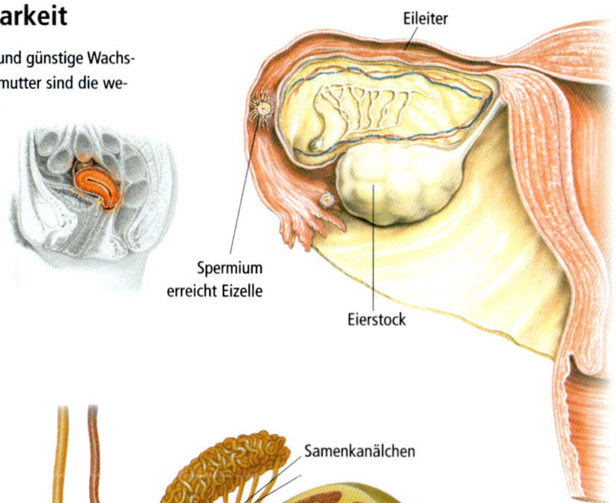

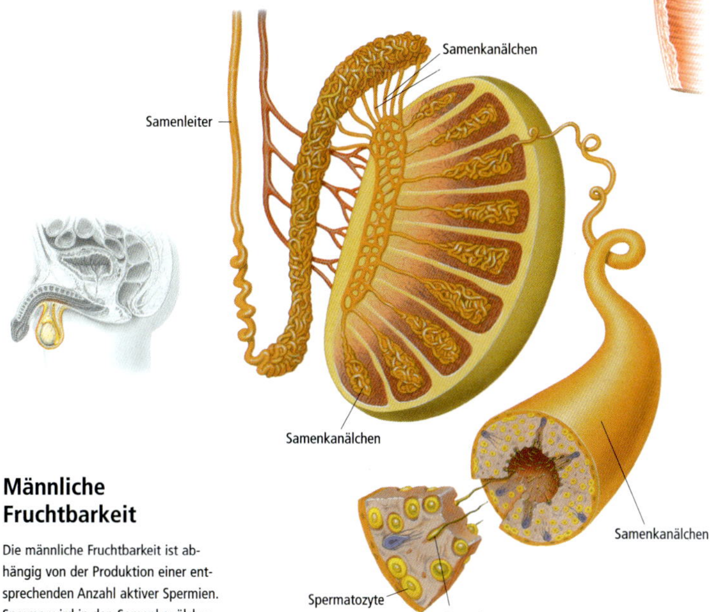

Männliche Fruchtbarkeit

Die männliche Fruchtbarkeit ist abhängig von der Produktion einer entsprechenden Anzahl aktiver Spermien. Sperma wird in den Samenkanälchen der Hoden gebildet.

SIEHE AUCH *Männliche Geschlechtsorgane, Weibliche Geschlechtsorgane, Sexualverhalten in Kapitel 1; Männliche Geschlechtsorgane, Weibliche Geschlechtsorgane in Kapitel* 7

UNFRUCHTBARKEIT

Bei einem fruchtbaren Paar, das zweimal oder öfter pro Woche ungeschützten Geschlechtsverkehr hat, wird es innerhalb von zwölf Monaten in 90 % aller Fälle zu einer Schwangerschaft kommen. Erst danach zieht man im Normalfall eine Infertilitätsbehandlung in Betracht. Heutzutage verwendet man eher die Bezeichnung Fertilitätsstörung als Unfruchtbarkeit. Gemeint ist damit das Unvermögen, nach zwölf Monaten regelmäßigen Geschlechtsverkehres ohne Verhütung eine Empfängnis herbeizuführen.

Bei kinderlosen Paaren spricht man von primärer Fertilitätsstörung. Bei Paaren, die bereits ein oder mehrere Kinder haben, liegt eine sekundäre Fertilitätsstörung vor. Nach einer Behandlung kommt es bei etwa der Hälfte der Paare zu einer Schwangerschaft. Meist dauert dies etwa zwölf Monate, es kann aber auch erst nach zehn Jahren geschehen. In 35 % aller Fälle leidet der Mann an einem Fertilitätsproblem, in 35 % ist es die Frau und bei den verbleibenden 30 % haben beide Schwierigkeiten.

Die Unfruchtbarkeitsraten in den Industrieländern steigen dramatisch an. Vermutlich liegt dies vor allem daran, dass die Frauen bei

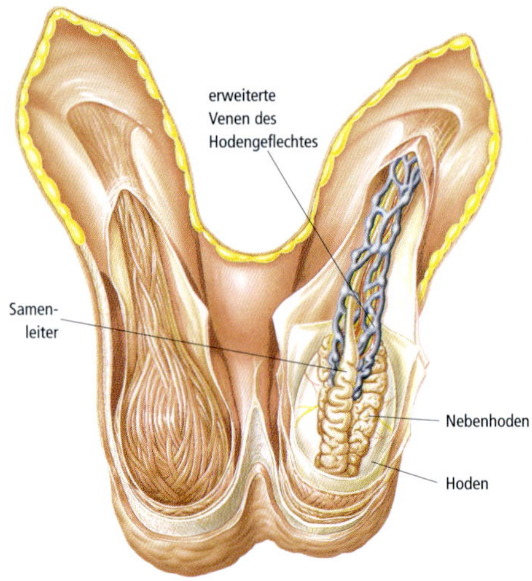

Männliche Unfruchtbarkeit – Hodenerkrankung

Jede Verletzung oder Erkrankung der Hoden oder der Samenleiter kann Unfruchtbarkeit verursachen. Bei einem Krampfaderbruch (Varikozele) führt eine krampfaderartige Erweiterung des Hodenvenengeflechtes zu einer Störung der Durchblutung mit schädlichen Folgen für Spermienproduktion und -transport. **Anmerkung:** Die Abbildung zeigt eine Rückansicht der Hoden.

der ersten Geburt älter sind als früher üblich. Die Erkenntnis, dass die Empfängnis nur mit medizinischer Hilfe gelingt oder vielleicht sogar gar nicht möglich ist, hat tief greifende Auswirkungen auf ein Paare mit Kinderwunsch. Ebenso wichtig wie die medizinische Hilfe ist eine therapeutische Beratung.

SIEHE AUCH *Männliche Geschlechtsorgane, Weibliche Geschlechtsorgane, Sexualverhalten in Kapitel 1; Männliche Geschlechtsorgane, Weibliche Geschlechtsorgane in Kapitel 7; Hysterosalpingografie, Laparoskopie in Kapitel 16*

Fertilitätsstörungen

Ein Grund für eine Fertilitätsstörung können häufige Fehlgeburten sein. Die Hauptursachen dafür sind zum einen Chromosomenaberrationen, die eine normale Entwicklung des Embryos verhindern, und zum anderen Störungen der Geschlechtsorgane der Frau. Hormonelle und anatomische Probleme (wie strukturelle Fehlbildungen der Gebärmutter) können dafür verantwortlich sein. Für einigen Fehlgeburten lässt sich keine Erklärung finden. Sie könnten immunologische Gründe haben oder durch Umweltfaktoren wie Verschmutzung oder Chemikalien bedingt sein.

Bei Männern kann Unfruchtbarkeit in der Unfähigkeit, Spermien zu produzieren, begründet sein (Azoospermie). Weitere mögliche Gründe sind eine zu geringe Zahl von Spermien (Oligospermie: weniger als 20 Millionen pro Milliliter) oder Schäden an den Samenleitern *(Vas deferens)*, welche die Hoden mit der Harnröhre verbinden. Die Probleme können auch durch Hodenerkrankungen, wie einen Krampfaderbruch (Varikozele), berufsbedingte Faktoren, z.B. Kontakt mit bestimmten Chemikalien, allgemeine Gesundheitsstörungen, Mumps, eine Strahlentherapie, übermäßiges Rauchen oder Alkoholmissbrauch verursacht werden.

Weitere Gründe aufseiten der Frau sind anovulatorische Zyklen (Zyklen ohne Eisprung häufig vor dem 18. und nach dem 38. Lebensjahr) oder Verwachsungen in den Eileitern, durch die sich das Sperma und das befruchtete Ei bewegen müssen. In manchen Fällen nimmt man an, dass der Zervikalschleim eine besondere Konsistenz hat oder Antikörper gegen die Spermien enthält und so verhindert, dass die Spermien die Eizellen erreichen. Probleme beim Geschlechtsverkehr und Störungen der Gebärmutterschleimhaut (Endometrium) können ebenfalls die Empfängnis verhindern.

Behandlung

Vor Behandlungsbeginn müssen verschiedene Untersuchungen durchgeführt werden, um die Ursache der Störung zu klären. Zur Behandlung gehört die Erhöhung der Spermienzahl, die Verringerung der gegen Spermien gerichteten Antikörper und die Stimulierung des Eisprunges. Ovulationsauslösende Medikamente, die bei den meisten Frauen den Eisprung stimulieren, sind z.B. das luteinisierendes Hormon Releasing Hormon (LH-RH). Eine Operation zur Öffnung der Eileiter (Eileiterplastik) ist nicht immer erfolgreich, da sich durch Narbengewebe neue Verwachsungen bilden können.

Weitere Behandlungsmöglichkeiten bieten die Methoden der künstlichen Befruchtung, wie die Insemination, die In-vitro-Fertilisation, der Gametentransfer u.Ä. Sie kommen zum Einsatz, wenn die Geschlechtsorgane der Frau funktionieren. Dabei wird der Samen des Partners oder eines anonymen Spenders verwendet. Bei der In-vitro-Fertilisation (IVF) wird die Eizelle mit den Spermien in einem Reagenzglas vereint und die befruchtete Eizelle dann in die Gebärmutter eingepflanzt. Bei einem intratubaren Gametentransfer (GIFT) wird die Eizelle aus dem Eierstock entnommen und zusammen mit den Spermien in den Eileiter eingesetzt, wo sich die Befruchtung abspielen soll. Die Erfolgsrate ist dabei höher als bei der IVF.

MIFT (microinjection fallopian transfer), PROST (pronuclear stage transfer), TEST (tubal embryo stage transfer) und ZIFT (zygote intrafallopian transfer) bezeichnen alternative Behandlungen, bei denen anfangs wie bei der IVF vorgegangen wird, dann aber die befruchtete Eizelle in den Eileiter und nicht in die Gebärmutter eingepflanzt wird. Der Unterschied zwischen diesen Methoden und dem intratubaren Gametentransfer (GIFT) ist, dass die Eizelle vor dem Transfer befruchtet wird. Beim MIFT wird unter Verwendung eines Mikroskopes Sperma in die Eizelle injiziert. Anschließend wird die befruchtete Eizelle in den Eileiter verpflanzt. Beim PROST wird die befruchtete Eizelle eingepflanzt, sobald das Spermium in sie eingedrungen ist, doch bevor sich beide vereinigt haben. Beim TEST wird der Embryo eingepflanzt, wenn er das Zwei-, Vier- oder Achtzellstadium erreicht hat. Beim ZIFT verpflanzt man einen einzelligen Embryo.

Zukünftige Methoden

In der Zukunft werden zur Infertilitätsbehandlung wahrscheinlich gefrorene Eizellen verwendet, die von jungen Frauen stammen, die vor der Gründung einer Familie erst ihre Karriere verfolgen möchten oder von Frauen, denen eine möglicherweise zur Unfruchtbarkeit führende Behandlung bevorsteht. Die Eizellen würden zu einem späteren Zeitpunkt aufgetaut und befruchtet werden. Bei einer anderen Methode kämen gefrorene Eierstöcke zum Einsatz, wobei Teile der Eierstöcke mit unreifen Eiern zuerst entfernt und eingefroren würden, um sie später aufzutauen und zur Reifung zu bringen.

Als DNS-Transfer bezeichnet man einen Prozess, der Probleme mit älteren Eizellen umgehen kann, indem er den Kern der älteren Eizelle mit dem einer jüngeren vertauscht. Die Zytoplasmaspende, bei der Zytoplasma von einer jüngeren Eizelle zu einer älteren hinzugefügt wird, verbessert die Entwicklungschancen der älteren Eizelle. Eine weitere Methode setzt verbesserte Wachstumsmedien ein, wobei chemische Lösungen, welche die Geschlechtsorgane der Frau nachahmen, die Einpflanzung erleichtern, weil der Embryo dann reifer und widerstandsfähiger ist.

Um mit der Behandlung an sich und dem Erfolg oder Misserfolg umzugehen, ist eine Therapie für beide Partner sehr wichtig. Wird ein Grund für die Unfruchtbarkeit gefunden, kann dies zu Schuldgefühlen und Schuldzuweisungen führen, die für eine Beziehung und das emotionale Gleichgewicht einer Person äußerst zerstörerisch sein können. Möglicherweise bereitet Sex kein Vergnügen mehr, was auch die Beziehung belasten kann. Ist die Behandlung erfolglos und kommt keine Schwangerschaft zustande, wird sich das Paar mit Trauer- und Verlustgefühlen auseinander setzen müssen.

BEFRUCHTUNG

Bei der Befruchtung vereinigen sich Eizelle und Spermium zu einer Zygote, die eigentlich ein einzelliger Embryo ist. Dies geschieht gewöhnlich in der Ampulle, der mittleren Region des Eileiters.

Die Eizelle verlässt den Eierstock mit zwei wichtigen Umhüllungen: einer dünnen azellulären Schicht *(Zona pellucida)*, die sich noch im Eierstock um die Eizelle bildet, und einem Kranz von Follikelzellen *(Corona radiata)*. Das unbefruchtete Ei kann nur zwei Tage im Eileiter überleben, danach stirbt es ab.

Bei einer Ejakulation werden 60 bis 100 Millionen Spermien in die Scheide freigesetzt, von denen jedoch nur wenige den weiblichen Fortpflanzungstrakt passieren, sodass lediglich etwa 200 Spermien die Ampulle erreichen. Eine Hauptbarriere für die Spermien bildet fast während des gesamten Menstruationszyklus der Zervikalschleim des Gebärmutterhalses. Um die Zeit des Eisprunges wird dieser jedoch wässrig und durchlässig. Geschieht dies nicht oder ist die Spermienzahl im Ejakulat ungewöhnlich niedrig, ist eine Befruchtung unwahrscheinlich. Die Spermienbeweglichkeit ist ein weiterer, wichtiger Faktor, da das Erreichen der Ampulle von der Beweglichkeit der Spermien abhängt. Auch die Kontraktionen der Muskelwände des weiblichen Fortpflanzungstraktes sind von Bedeutung.

Die Spermien reifen bis zu einem gewissen Grad im männlichen Fortpflanzungstrakt, danach wird die Reifung im weiblichen Genital vollendet – ein Vorgang, der Kapazitation genannt wird. Die Kapazitation dauert ungefähr sieben Stunden und wird durch Sekrete herbeigeführt, die in der Gebärmutter und den Eileitern produziert werden.

Hin und wieder kommt es zur Befruchtung einer Eizelle durch zwei Spermien. Der daraus entstehende Embryo hat 69 Chromosomen statt der üblichen 46 in jeder seiner Körperzellen und dadurch schwer wiegende Entwicklungsprobleme, die beinahe immer zu einem frühen, spontanen Abort führen. Kommt ein solches Kind zur Welt, was nur in seltenen Fällen vorkommet, stirbt es sehr bald nach der Geburt.

Die Befruchtung, die das genetische Material zweier unterschiedlicher Individuen kombiniert, hat einen großen Vorteil: Sie sorgt für genetische Variabilität im Embryo. Diese wird durch die Neuordnung der Gene der mütterlichen und väterlichen Chromosomen während der Reifeteilung (Meiose) verstärkt. Auch können sich aus diesem Grund männliche bzw. weibliche Individuen bilden. Die Entwicklung eines neuen Individuums lediglich aus der Eizelle wird Parthenogenese genannt und geht in der Natur bei bestimmten Insekten- und einigen Reptilarten vonstatten. Sie kann auch künstlich herbeigeführt werden. Die Abkömmlinge sind immer weiblich. Eine Parthenogenese wurde noch nie bei einem Menschen durchgeführt.

SIEHE AUCH *Männliche Geschlechtsorgane, Weibliche Geschlechtsorgane, Sexualverhalten in Kapitel 1; Männliche Geschlechtsorgane, Weibliche Geschlechtsorgane in Kapitel 7; Chromosomen, Gene, Vererbung in Kapitel 12; Künstliche Insemination in Kapitel 16*

GESCHLECHT

Das Geschlecht wird von der Summe der anatomischen und physiologischen Merkmale bestimmt und teilt eine Gattung in zwei einander ergänzende Gruppen – in männliche und weibliche Individuen. In der Regel sind bei Säugetieren und Menschen die Beziehungen der zwei Geschlechter, die Sexualität und der Geschlechtsverkehr eng mit der Fortpflanzung und dem Überleben der Gattung verknüpft, obwohl jedes Geschlecht auch unabhängig vom anderen überleben kann. Das Geschlecht wird genetisch bei der Empfängnis festgelegt, wenn das X-Chromosom der Eizelle mit einem X- oder Y-Chromosom des Spermiums ein Paar bildet. XX ergibt genetisch ein weibliches Individuum, XY dagegen ein männliches. Weitere genetische Einflüsse oder Erkrankungen ändern mitunter das Ergebnis des grundlegenden genetischen Kodes, auch wenn diese Zusammenhänge bisher noch nicht in allen Fällen geklärt sind.

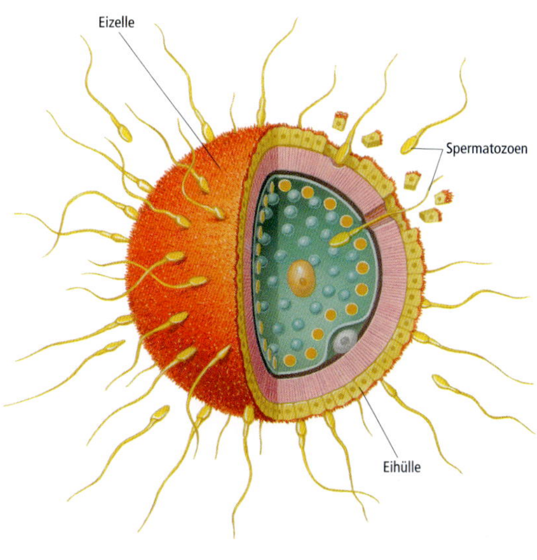

Befruchtung

Für eine erfolgreiche Befruchtung müssen Millionen von Spermien in der Scheide deponiert werden. Sie lösen die Umhüllung der Eizelle auf, wobei jedoch nur ein Spermium die äußere Oberfläche durchdringen und die Eizelle befruchten kann, um mit ihr zu verschmelzen und zur Zygote zu werden.

DIE MENSCHLICHE ENTWICKLUNG

Die vorgeburtliche Entwicklung beginnt mit dem Zeitpunkt der Befruchtung und endet mit der Geburt.

Als Embryo bezeichnet man den Keim von der Befruchtung bis zum Ende der achten Woche nach der Befruchtung, die der zehnten Schwangerschaftswoche (SSW) entspricht. Danach wird der Keim Fetus genannt. In den ersten acht Wochen entwickelt sich der Embryo von einer Einzelzelle zu einem kleinen Menschen mit allen Organanlagen. Die Plazenta und die Fruchtblase bilden sich, und alle wichtigen Organsysteme werden angelegt. Bis zum Ende der achten Schwangerschaftswoche sind alle äußeren Merkmale zureichend ausgebildet, und der Fetus weist eine menschliche Form mit Kopf, Armen und Beinen auf.

SIEHE AUCH ***Zellen und Gewebe in Kapitel 1; Spina bifida in Kapitel 4; Vererbung, DNS, Erbkrankheiten in Kapitel 12; Ultraschalldiagnostik, Embryofetoskopie, Chorionbiopsie, Amniozentese in Kapitel 16***

BEFRUCHTUNG UND FRÜHE ENTWICKLUNG

Die Entwicklung eines neuen Menschen beginnt mit der Befruchtung der Eizelle, wenn der Kopf des Spermiums in das reife Ei im Eileiter eindringt. Spermium und Eizelle verfügen über jeweils 23 halbe Chromosomen; nach der Befruchtung hat die entstandene Zelle, Zygote genannt, insgesamt 46 halbe Chromosomen, die sich von alleine zu vollständigen Chromosomen verdoppeln

Die Zygote wächst, indem sie ihre Zellen weiter teilt. Dieser Prozess, Mitose genannt, setzt sich fort, während die Zygote den Eileiter hinabwandert. Feine Härchen bewegen sie vorwärts. Nach mehreren Zellteilungsstadien wird der entstandene, solide Zellkomplex Morula genannt. Einige Tagen später, nach weiteren Teilungsprozessen, wird diese zu einer hohlen Kugel – dem Keimbläschen (Blastozyste). Nach ungefähr drei bis vier Tagen erreicht diese die Gebärmutter.

Indem sich das Keimbläschen weiter teilt, entsteht ein innerer Zellkomplex, der in einem Teil des mit einer Flüssigkeit gefüllten Sackes liegt und von einer Außenschicht umgeben ist, die Trophoblast genannt wird. Der innere Zellkomplex teilt sich weiter, bis sich drei voneinander getrennte Ebenen ausgebildet haben – die so genannten Keimblätter, aus denen sich später die Organe formen werden. Das äußerste Blatt wird Ektoderm genannt, das innerste Endoderm. Zwischen diesen beiden Blättern entwickelt sich ein drittes, das Mesoderm.

Jetzt nistet sich das Keimbläschen in der Schleimhaut der Gebärmutter (Endometrium) ein, bis es dann, etwa zehn Tage nach der Befruchtung, von dieser vollständig bedeckt ist. Von diesem Zeitpunkt an beginnen sich aus den Zellkomplexen einzelne Gewebeschichten und Organe zu bilden. Aus dem Mesoderm entwickeln sich Knochen, Muskeln, Herz, Bindegewebe, Blutzellen und -gefäße. Aus dem Endoderm entstehen Atem- und Verdauungstrakt, und das Ektoderm bildet Haut, Haare und den Ursprung für das zentrale Nervensystem.

EMBRYONALENTWICKLUNG

Die innere Zellmasse verformt sich zu einer flachen, verlängerten Zellschicht, bedeckt von einem flüssigkeitsgefüllten Hohlraum (Amnion), aus dem die mit Flüssigkeit gefüllte Fruchtblase entsteht, in der schließlich der Embryo schwimmt. Aus der flachen Zellschicht entwickelt sich der Embryo, der über die Nabelschnur mit der Plazenta verbunden ist. Die Fruchtblase ist für die Entwicklung des Embryos wesentlich, obgleich sie kein Teil von ihm ist. Bei vorzeitiger Beschädigung der Fruchtblase kann der Verlust von Fruchtwasser vorzeitige Wehen oder eine Infektion des Fetus verursachen.

Eine Beschädigung der Eihäute kann zur Bildung von Fasern innerhalb der Fruchtblase führen. Wickelt sich eine dieser Fasern (Amnionstränge) um einen heranwachsenden Körperteil, bewirkt sie möglicherweise eine Drosselung der Blutzufuhr und damit eine Entwicklungsstörung (amniotische Schnürfurchen) oder sogar den Verlust des betreffenden Körperteiles. Amnionstränge sind in manchen Fällen durch Ultraschall zu erkennen.

Bei einer unzureichenden Fruchtwassermenge verringert sich die Schutzwirkung der Fruchtblase, und der sich entwickelnde Embryo kann durch Druckeinwirkung geschädigt werden, was meist zu einer Fehlgeburt führt. Mittels einer Fruchtwasserentnahme (Amniozentese) können Embryomoleküle und -zellen auf Fehlbildungen wie das Down-Syndrom und die *Spina bifida* untersucht werden. Vor der 15. Woche ist die Entnahme von Fruchtwasser zu Diagnosezwecken nicht ungefährlich und daher nicht ratsam.

Bildung der Plazenta

Etwa zwei Wochen nach der Befruchtung beginnen sich Blutgefäße beim Embryo auszubilden. Zugleich bildet die äußere Schicht des Keimbläschens dünne Verlängerungen, die ins Endometrium reichen und ebenfalls zu Blutgefäßen werden, die sich mit dem mütterlichen Blutkreislauf verbinden. Sie entwickeln sich zur Plazenta.

Über die Plazenta, lediglich durch wenige Zellschichten getrennt, kommen sich mütterlicher und kindlicher Blutkreislauf sehr nahe. Sauerstoff, Nährstoffe und Antikörper (infektionsabwehrende Proteine) können über diese Barriere hinweg von der Mutter zum Embryo gelangen. Auch werden auf diesem Weg die Abfallprodukte des Embryo zur Mutter geleitet. Die Plazenta sondert außerdem Hormone ab, um das Endometrium zu erhalten.

ENTWICKLUNG DER ORGANE

Durch Umformung entsteht aus der flachen Zellschicht ein erkennbarer menschlicher Embryo. In der dritten Woche krümmt sich der Embryo c-förmig. Die Seiten, der Kopf und die Rückseite rollen sich zu einer hohlen Röhre, die den Darmkanal einschließt.

Zugleich werden die meisten Organsysteme angelegt. Das Zwerchfell und die Brusthöhle mit Lunge und Herz, wesentlich für die Entwicklung des Embryos und eine normale postnatale Funktion, beginnen sich nach der Krümmungsphase zu entwickeln.

Ein unzureichend ausgebildetes Zwerchfell kann eine Verlagerung der Bauchorgane in eine der Pleurahöhlen zur Folge haben. Der auf diese Weise entstehende Druck auf die Lunge verhindert ihre gesunde Entwicklung.

Herz und Blutgefäße

Die Tätigkeit der Herz- und Blutgefäße setzt vor der Tätigkeit aller anderen Organe ein. Bereits zu diesem Zeitpunkt bedarf der Embryo einer ausreichenden Blutzufuhr. In der dritten Woche bilden sich im ganzen Embryo Blutgefäße, die sich allmählich zu einem Netz vereinen. Dieses Gefäßnetz ist mit dem sich getrennt entwickelten Herz verbunden.

Der Herzschlag setzt ein und kann bereits in der fünften Woche mit Ultraschall abgehört werden. Das Herz, anfangs eine einfache Röhre, entwickelt sich erst später, mit der Entstehung der Scheidewände, zu einem 4-Kammer-Organ.

Fetale Gehirnentwicklung

Über einen Zeitraum von neun Monaten entwickelt sich die primitive Neuralrinne zu Vorderhirn, Mittelhirn und Rautenhirn, die sich zu den unterschiedlichen Bereichen des ausgereiften Gehirnes weiterbilden. Bis zur vierten Woche hat sich das Vorderhirn zu Endhirn und Zwischenhirn entwickelt, das Rautenhirn ist zum verlängerten Rückenmark und zum Hinterhirn (Brücke und Kleinhirn) geworden. Das Endhirn entwickelt sich zu den Großhirnhemisphären. Am Ende des Prozesses sind alle Oberflächenmerkmale des erwachsenen Gehirnes bereits vorhanden.

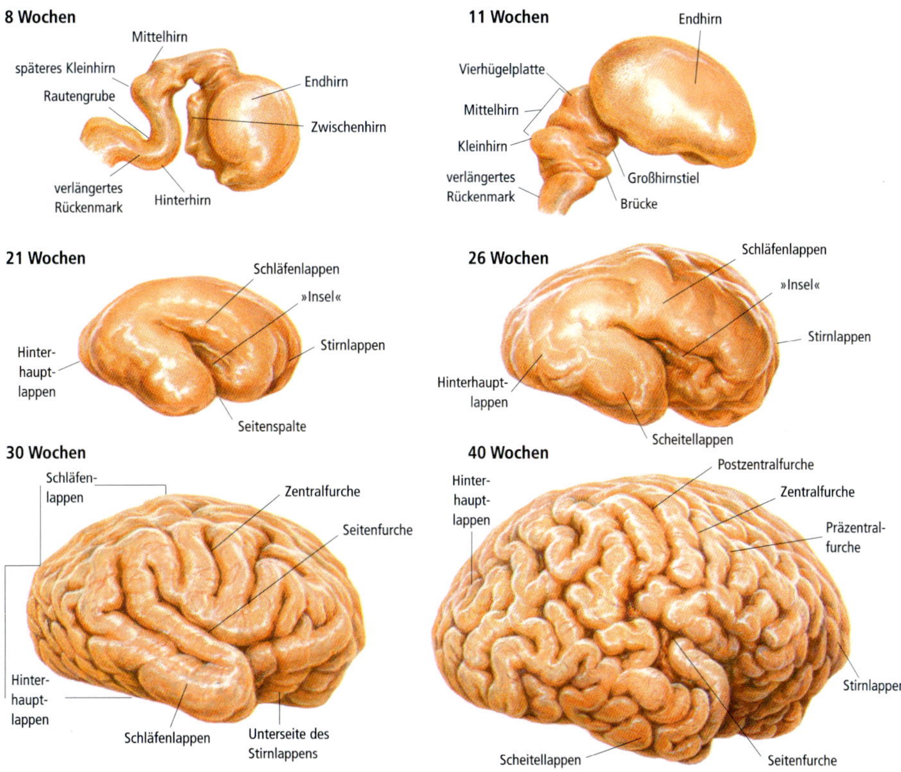

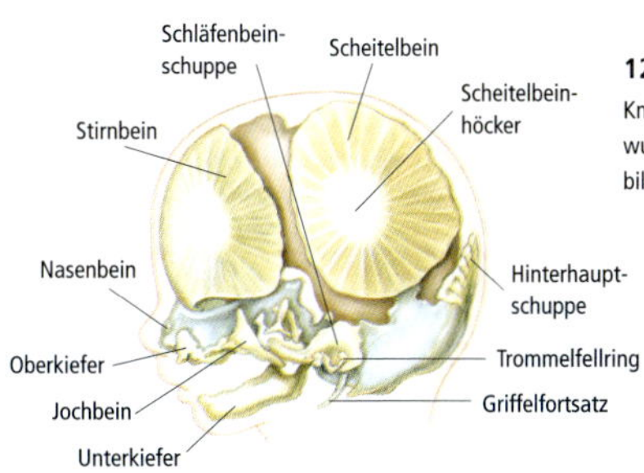

12 Wochen
Knorpeliges Material wurde abgelagert und bildet die Schädelbasis.

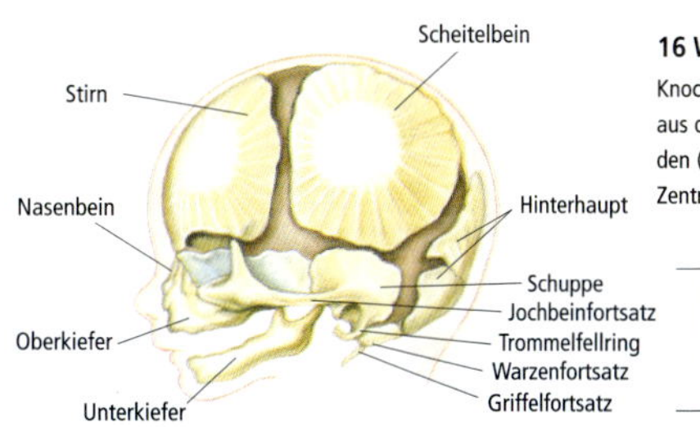

16 Wochen
Knochen entwickeln sich aus den Knochen bildenden (ossifizierenden) Zentren der Knorpel.

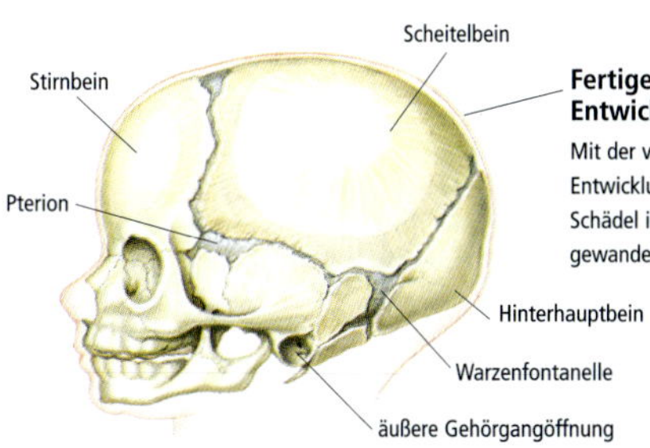

Fertige Entwicklung
Mit der vollendeten Entwicklung wurde der Schädel in Knochen umgewandelt (ossifiziert).

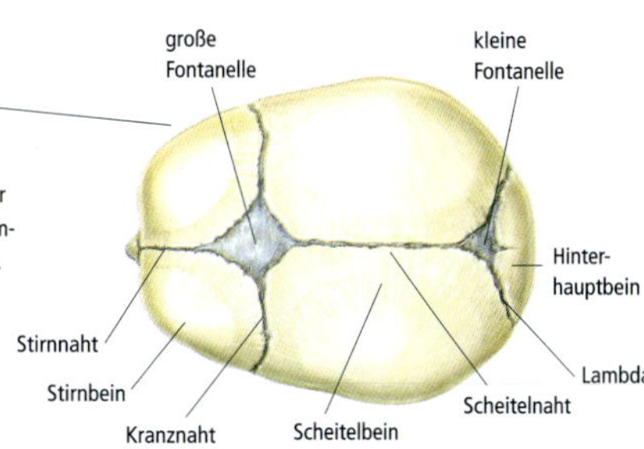

Fetale Schädelentwicklung

Im Schädel – wie auch im übrigen Skelett – wachsen die Knochen schrittweise und ersetzen allmählich die Knorpelstrukturen.

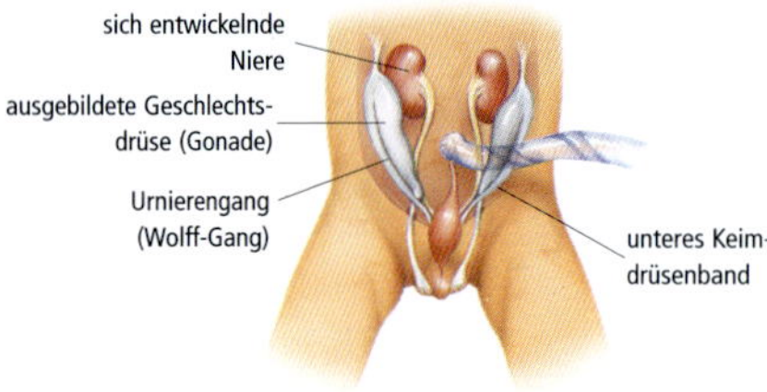

7 Wochen

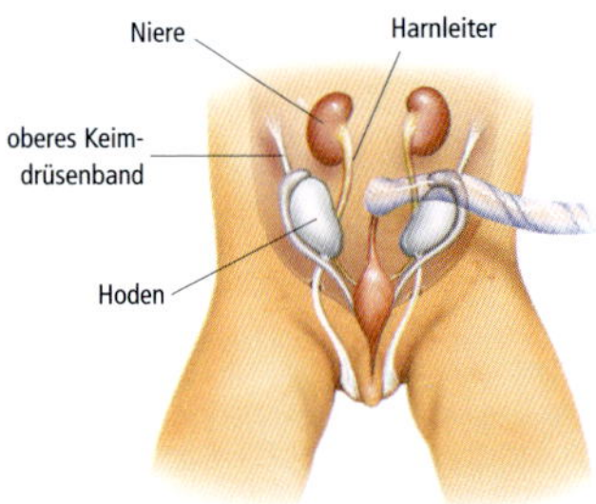

16 Wochen

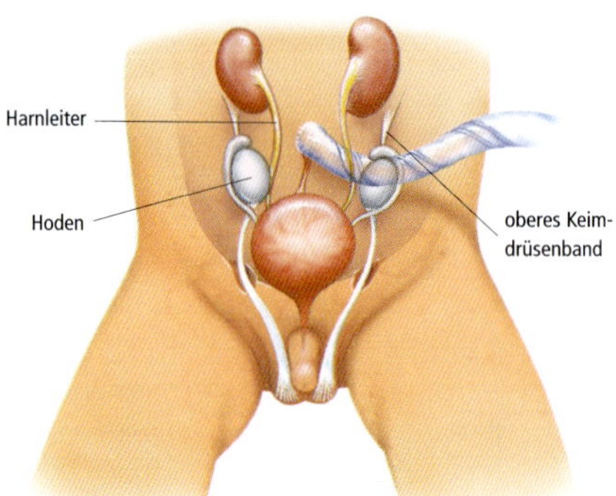

30 Wochen

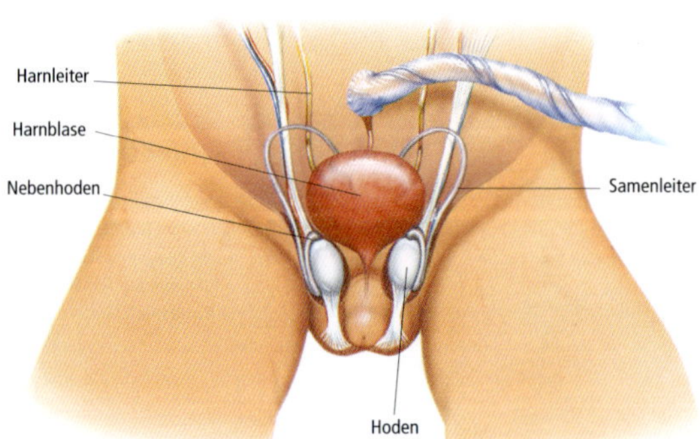

voll entwickelt

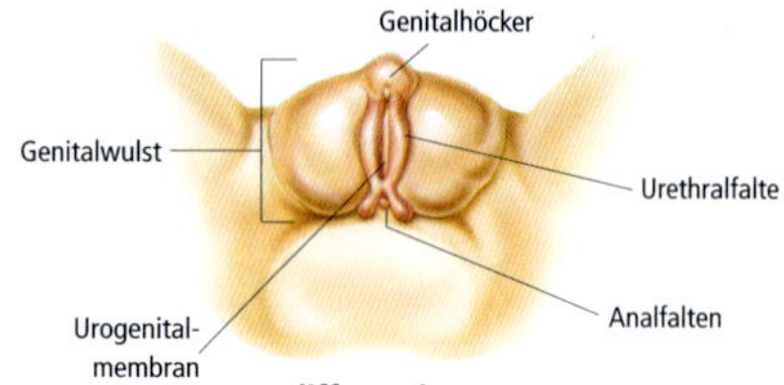

undifferenziert

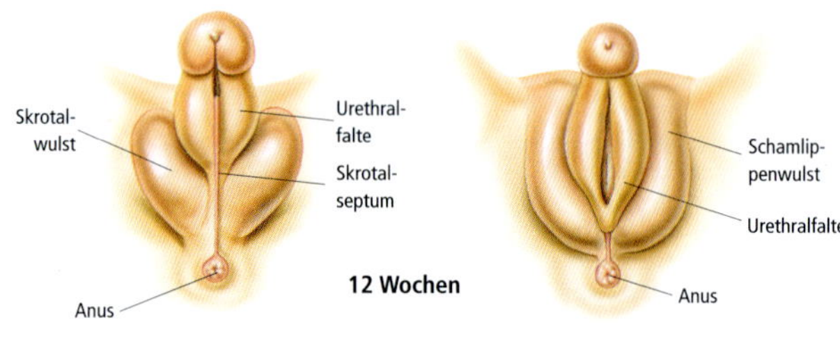

12 Wochen

männlich **weiblich**

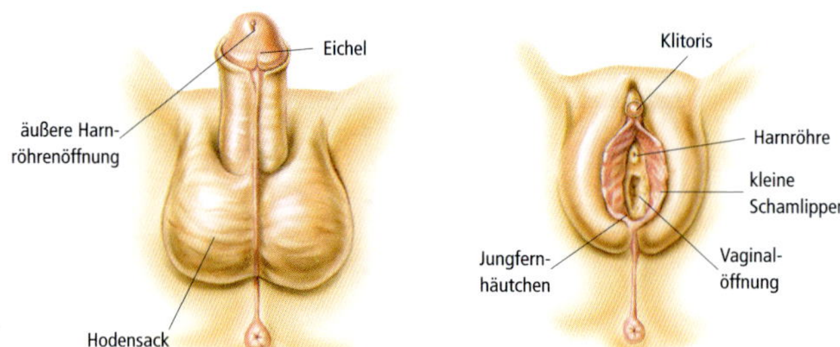

voll entwickelt

Fetale Geschlechtsdifferenzierung (Abb. oben)

Bis zur zwölften Woche gibt es keine Unterschiede zwischen den äußeren Geschlechtsorganen beim männlichen bzw. weiblichen Embryo. Sie bestehen aus einem Genitalhöcker, einer Urogenitalmembran, einem Paar Urethralfalten und zwei Genitalwülsten. Nach zwölf Wochen differenzieren sich diese zu Penis und Hodensack beim männlichen und zu Klitoris und Vulva bei einem weiblichen Fetus.

Abwärtswanderung der Hoden

Die Hoden bilden sich im Embryo aus einem Gewebeteil auf der Rückseite des Bauchraumes nahe der Nieren. Wenn sie in der 30. Woche voll entwickelt sind, wandern die Hoden den Leistenkanal hinab und erreichen den Hodensack in etwa zum Zeitpunkt des Geburtstermins.

Gehirn und Rückenmark

Die Entwicklung von Gehirn und Rückenmark (Zentralnervensystem oder ZNS) beginnt mit der dritten Woche. Entlang des Embryorückens bildet sich eine Rinne, die sich zunehmend vertieft und schließlich das Neuralrohr bildet. Dieser Vorgang beginnt in der Nackengegend und ist bis zum Ende der vierten Schwangerschaftswoche abgeschlossen. Manchmal bleibt an einem – selten an beiden Enden – eine Öffnung bestehen.

Wenn sich das Neuralrohr am für das Gehirn vorgesehenen Ende nicht schließt, ist eine normale Ausbildung des Gehirnes und der Hirnschale nicht möglich, und in extremen Fällen fehlen Gehirn und Hirnschale gänzlich (Anenzephalie). Der Begriff *Spina bifida* bezeichnet denselben Defekt am unteren Ende des Neuralrohres.

Nach dem Schluss des Neuralrohres wächst und entwickelt sich das ZNS bis zum dritten Lebensjahr intensiv weiter. Aufgrund der sehr raschen Zellteilung in der Embryonalphase ist das ZNS für eine Fehlentwicklung besonders anfällig. Eine häufige Ursache für ZNS-Missbildungen ist Hitzestress, der z. B. durch Infektionen oder übermäßigen Sport in der Schwangerschaft bewirkt wird. Das Neuralrohr bleibt hohl und wird mit Gehirn-Rückenmark-Flüssigkeit (Liquor) gefüllt. Während der Entwicklung des ZNS bilden sich die Wirbelsäule, die knöcherne Hirnbasis und die Schädeldecke aus. Solange die Nähte zwischen den einzelnen Knochen nicht verknöchert sind, was bis ins Erwachsenenalter dauert, kann das Gehirn in dieser Kapsel wachsen. Bei Krankheiten mit einem vorzeitigen Schluss der Schädelnähte kommt es dagegen rasch zu Drucksymptomen und einer Hirnschädigung.

Einige Hirnnerven wachsen direkt aus dem ZNS. Andere, wie die sensorischen Nerven, entwickeln sich getrennt und verbinden sich später mit dem entsprechenden Teil des ZNS.

Verdauungssystem

Die Entwicklung des Verdauungssystems beginnt in der dritten Woche mit einer einfachen Röhre. Aus dem oberen Röhrenbereich entsteht die Speiseröhre, die später an den Mundraum anschließt. Der Röhrenbereich direkt unter dem Zwerchfell wächst zum Magen heran. Aus diesem Bereich bilden sich auch die Leber, die Gallenblase und die Bauchspeicheldrüse. Aus dem noch verbleibenden Bereich entwickelt sich der Darm.

Aufgrund ihres schnellen Wachstums verlagern sich Darmanteile vorübergehend in die Nabelschnur (sechste bis zehnte Woche). Nach ausreichendem Wachstum der Bauchhöhle nehmen sie dann meist wieder ihre normale Lage ein. Gelegentlich werden jedoch Babys mit Nabelbruch geboren.

Atemwege

Die Atemwege entstehen am Ende der vierten Schwangerschaftswoche in Form einer Röhre, die sich aus der Vorderseite des oberen Verdauungsapparates bildet. Der obere Teil des Atemsystems bildet den Kehlkopf und die Luftröhre aus. Der untere Teil verzweigt sich zunächst in die Hauptbronchien, dann in die kleineren Bronchien, danach in die Bronchiolen und schließlich in die Lungenalveolen (Lungenbläschen), die nach der Geburt Sauerstoff an das Blut abgeben.

Bis zur 32. Woche etwa sind die Lungen noch nicht ausgereift, und ein früher geborenes Kind hat geringe Überlebenschancen, obwohl einige Babys dank moderner Behandlungsmethoden bereits ab der 25. Woche überlebensfähig sind. Der in einer Flüssigkeit schwimmende Embryo wird durch die langsame Lungenentwicklung nicht beeinträchtigt. Vor der Geburt wird er über die Nabelschnur mit Sauerstoff von der Plazenta versorgt. Erst mit der Geburt nimmt die Lunge ihre Tätigkeit auf.

Geschlechtsorgane

Im Bereich der Urniere entwickeln sich nahezu gleichzeitig die Keimdrüsen. Ab der siebten Schwangerschaftswoche sind die Eierstöcke bzw. die Hoden zu erkennen. Die Keimdrüsen und die äußeren Geschlechtsorgane entwickeln sich in der Fetalphase weiter, sodass bis zur Geburt die Eierstöcke in das Becken und die Hoden in den Hodensack verlagert werden.

Gesicht und Kiefer

Die Gesichts- und Kieferentwicklung setzt in der vierten Woche ein. Auf beiden Seiten des sich entwickelnden Kopfes entstehen zunehmende Verdickungen, die im Verlauf der Embryonalphase in der Mitte zu Kiefer, Mund und Nase verschmelzen. Bei gestörter Verschmelzung dieser Wülste wird das Kind mit einer Lippen-Kiefer-Gaumenspalte geboren.

Augen und Ohren

Die Netzhaut (Retina) geht aus dem Gehirn hervor, das sich zur Kopfoberfläche hin verlängert. Mit zunehmender Entfaltung nimmt die Retina die Form eines Stielkelches an. Aus dem Kelch formt sich die Retina und ein Teil der Iris, aus dem Stiel der Sehnerv. Die Entwicklung der Retina bewirkt eine Einstülpung der Kopfoberfläche, aus der die Linse, die Hornhaut und das Augenlid entstehen. Die vollständige Ausbildung der Retina erfolgt nach der Geburt durch Lichteinfluss.

Beide Ohren wachsen aus der Oberfläche der Kopfanlage. Der Vorläufer des Innenohres mit Hör- und Gleichgewichtsorgan ist zunächst ein Hohlbläschen, das in das darunter liegende Gewebe einsinkt und nach vielen Entwicklungsschritten in der fünften bis siebten Schwangerschaftswoche mit den Gehirnnerven verbunden wird. Das mit Luft gefüllte Mittelohr enthält die drei Gehörknöchelchen, die durch Schwingung den Schall vom äußeren Ohr zum Hörorgan weiterleiten. Diese Knöchelchen entfalten sich nahe eines röhrenförmigen Auswuchses des Rachenraumes, der späteren Ohrtrompete. Das äußere Ohr wächst nach innen bis zum Mittelohr; an dieser Berührungsstelle entsteht das Trommelfell.

Die normale Entwicklung dieser komplexen Organe kann durch schädliche Einflüsse wie Röteln oder Hitzebelastung beeinträchtigt werden. Röteln und Hitzebelastung in der Embryonalphase können zu einer angeborenen Linsentrübung (Grauer Star) und Herzfehlern führen. Bis in die frühe Fetalphase bewirken sie Entwicklungsschäden der Hörorgane mit einem nachfolgenden Verlust des Hörvermögens.

Gliedmaßen

In der vierten Woche beginnen die äußeren Zellschichten, Gliedmaßenanlagen zu bilden. Die paddelförmigen Gliedmaßenknospen bilden in der sechsten Woche die Anlagen für Finger und Zehen aus. Die ursprünglich vorhandenen Verbindungen (Schwimmhäute) zwischen Fingern und Zehen lösen sich durch das Absterben dieser Zellen auf.

Das Absterben von Zellen beim Embryo ist ein wichtiger Mechanismus zur Beseitigung überflüssigen Zellgewebes. Die Gliedmaßen-, Finger- und Zehenknochen bestehen anfangs aus Knorpelgewebe, das ab der siebten Woche durch Knochengewebe ersetzt wird. Die Ursache für die Ausbildung der Gliedmaßen, Finger und Zehen ist nicht geklärt.

Die relativ häufig vorkommenden Gliedmaßenverformungen sind vielfach erblich bedingt. Auch thalidomidhaltige Schmerzmittel führten zu massiven Fehlbildungen (Thalidomid-Embryopathie, Contergan-Syndrom). Von der fünften bis zur siebten Woche sind die Gliedmaßen am stärksten gefährdet, da ihre Entwicklung in dieser Phase einsetzt.

Nieren

Die Niere wird im Lauf der vorgeburtlichen Entwicklung dreifach angelegt. Die erste Niere ist bei Säugetieren verkümmert, die zweite (Urniere) ist von der vierten bis zur neunten Woche tätig und wird allmählich durch die endgültige Niere (Nachniere) ersetzt. Die Nierentätigkeit ist bereits in der Embryonal- und Fetalphase äußerst wichtig, da der Harn zur Aufrechterhaltung des richtigen Fruchtwasservolumens beiträgt.

Entwicklungssteuerung

Die gesamte embryonale Entwicklung ist sehr komplex. In der frühen Embryonalphase sind die meisten Zellen pluripotent und nicht auf die Entwicklung eines speziellen Organs festgelegt. Diese Flexibilität geht jedoch mit der einsetzenden Entwicklung verloren. Im Lauf ihrer Entwicklung erzeugen die Körpergewebe chemische Signale oder modifizieren angrenzende Strukturen. Diese Signale sprechen Zellen anderer Körperteile an, die sich ebenfalls zu entwickeln beginnen und eigene chemische Faktoren bilden etc. Vielfach wird die normale Entwicklung einer bestimmten Struktur innerhalb weniger Tage bestimmt.

SIEHE AUCH *Amniozentese in Kapitel 16; Befruchtung, Fetalentwicklung, Plazenta, Schwangerschaft in diesem Kapitel*

FETALENTWICKLUNG

Ab der achten Woche nach der Befruchtung (10. SSW) wird der Embryo als Fetus bezeichnet. Er ist sehr dünn, 2,5 cm lang, wiegt etwa 1 g und weist bereits alle menschlichen Merkmale auf: Gliedmaßen, Augen, Ohren, Nase und Mund sind zu sehen, und die inneren Organe wie das Herz, die Nieren, die Leber, die Lungen, das Gehirn und der Verdauungstrakt sind ausgebildet. Der Fetus bewegt seine Gliedmaßen (obwohl die Mutter die Bewegungen erst ab der 20. Woche wahrnehmen kann). Von jetzt an verändert sich der Fetus vor allem in der Größe, das Wachstum wird beschleunigt – 1,5 mm pro Tag.

Die Skelettanlage als Knorpelmodell wird bereits in der Embryonalphase abgeschlossen. Die Schädelbasis entwickelt sich aus Knorpelmaterial, das sich schrittweise in Knochen verwandelt.

Das übrige Skelett bildet sich auf ähnliche Weise: Das Knorpelmodell wird schrittweise in Knochen umgewandelt und wächst dabei, bis der Großteil des Skelettes zum Zeitpunkt der Geburt vollständig ossifiziert ist.

Die Genitalorgane beginnen ihre Entwicklung im zweiten Schwangerschaftsmonat. Bis zur etwa siebten Woche gibt es jedoch keine Unterschiede im Erscheinungsbild zwischen den Geschlechtern. Danach entwickeln sich die Geschlechtsorgane unterschiedlich – bei männlichen Individuen entstehen die Hoden, bei weiblichen die Eierstöcke. Sowohl Hoden als auch Eierstöcke wandern langsam im Körper abwärts, bis die Hoden Ende des achten Monats den Hodensack (Skrotum) erreicht haben. Im männlichen Individuum entwickeln sich die Urnierengänge (Wolff-Gänge) zu den Samenleitern, Bläschen in den Gängen werden zu den Samenbläschen. Im weiblichen Individuum entwickeln sich zwei andere Gänge (Muttergänge) zu den Eileitern, der Gebärmutter und der Scheide.

Bei beiden Geschlechtern entwickeln sich die äußeren Genitalorgane aus einem Genitalhöcker sowie einem Paar Urogenitalfalten mit Genitalwülsten auf jeder Seite der Falte. Mit zwölf Wochen differenzieren sich diese in die äußeren männlichen oder weiblichen Genitalien. Beim männlichen Individuum werden der Genitalhöcker und die Urogenitalfalten zum Penis, und die Genitalwülste verschmelzen zum Hodensack. Bei einem weiblichen Individuum hingegen wird der Genitalhöcker zur Klitoris und die Urogenitalfalten und die Genitalwülste bilden die kleinen und großen Schamlippen.

In der zwölften Woche hat der Fetus ein Gesicht mit erkennbaren Zügen, obwohl der Kopf aufgrund der raschen Entwicklung des Gehirnes noch unverhältnismäßig groß ist. In der elften oder zwölften Woche werden die äußeren Genitalien erkennbar, und im vierten Monat ist der Fetus als Mensch zu erkennen. Mit zwölf Wochen wachsen dünne Nägel auf Fingern und Zehen. Die Ohrmuscheln, die Augenlider (die bis zum sechsten Monat geschlossen bleiben) sowie 32 Anlagen für bleibende Zähne haben sich gebildet.

Im vierten Monat haben sich einfache Reflexe entwickelt, und die Mutter nimmt die Bewegungen des Fetus zum ersten Mal wahr. Der Fetus reagiert nun auf Reize wie laute Geräusche oder eine Veränderung der mütterlichen Körperhaltung, indem er sich energisch bewegt. Während des fünften und sechsten Monats entwickelt sich eine weiche Flaumbehaarung (Lanugo), und der Körper nimmt im Verhältnis zum Kopf an Größe zu.

Die Gewichtszunahme beginnt während des siebten Monats, wenn am ganzen Körper unter der Haut Fett abgelagert wird. In den letzten Wochen vor der Geburt wird im Bereich des Oberkörpers eine besondere Fettart, das braune Fett, abgelagert. Im siebten Monat wird die rote, faltige Haut von einer cremigen weißen Substanz bedeckt, die man Käseschmiere (Vernix) nennt. Diese wird von Drüsen unter der Haut produziert. Die Vernix schützt die Haut des Fetus und dient als Gleitmittel für die Geburt. Mit 40 Wochen wiegt der Fetus 2,5–4 kg und ist etwa 50 cm lang. Er ist bereit für die Geburt.

Die Entwicklung des Fetus wird von Arzt oder Hebamme durch Prüfen des mütterlichen Gewichtes und Bauchumfanges, durch Abhören der fetalen Herztöne mittels eines Spezial-EKGs (CTG) sowie über Ultraschaluntersuchungen, die während der Schwangerschaft im Rahmen der Schwangerschaftsvorsorge regelmäßig vorgenommen werden, überwacht.

FETALE ENTWICKLUNGSSTÖRUNGEN

Verschiedene Umweltfaktoren können das Wachstum eines ansonsten normalen Fetus verlangsamen – Mangelernährung, Herzkrankheiten, Bluthochdruck, Rauchen, Drogenabhängigkeit, eine Mehrlingsschwangerschaft, Herzkrankheiten der Mutter, eine EPH-Gestose oder Eklampsie sowie der Aufenthalt in großen Höhen. Solche Babys sind untergewichtig (small for date) und haben im Vergleich zu Babies mit Normalgewicht eine schlechtere Entwicklungsprognose.

Manchmal entwickelt sich ein Fetus nicht richtig. Eine Störung, die sich bereits in der Gebärmutter herausbildet, wird als angeborene (konnatale, kongenitale) Störung bezeichnet. Es kann sich dabei um eine genetische Störung handeln, die erblich ist, oder um die Folge einer teratogenen, fruchtschädigenden Einwirkung von Umweltfaktoren.

Obwohl sie nicht sehr häufig vorkommen, ist die Vielfalt möglicher Störungen sehr groß. So können Extremitäten fehlen, fehlgebildet oder doppelt angelegt sein, innere Organe können fehlgebildet sein oder sich am falschen Ort befinden (Bauchhoden, Hufeisenniere), Organöffnungen können fehlen (Anusatresie, Ösophagusatresie) oder fälschlicherweise erhalten bleiben (persistierender *Ductus Botalli*).

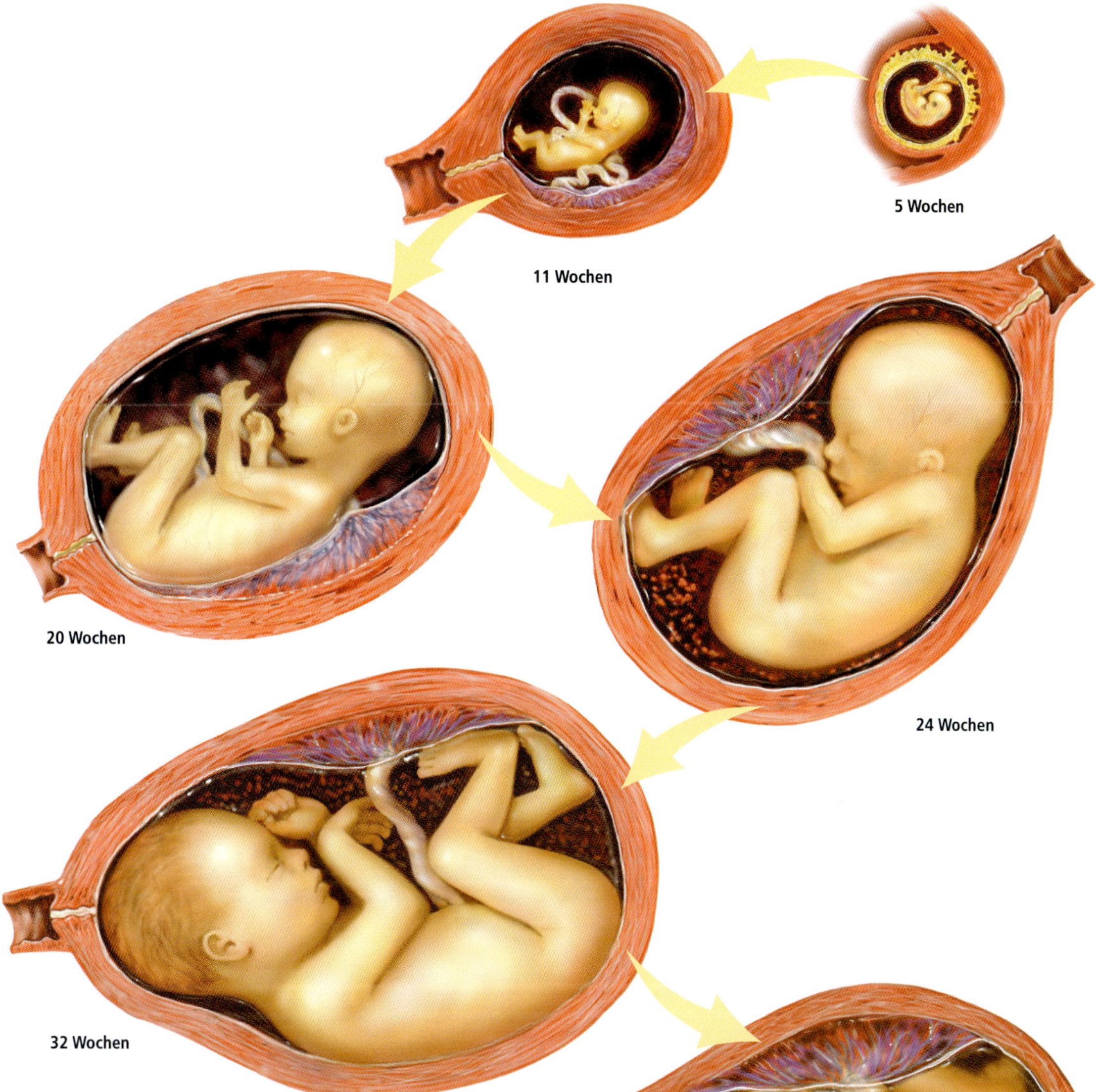

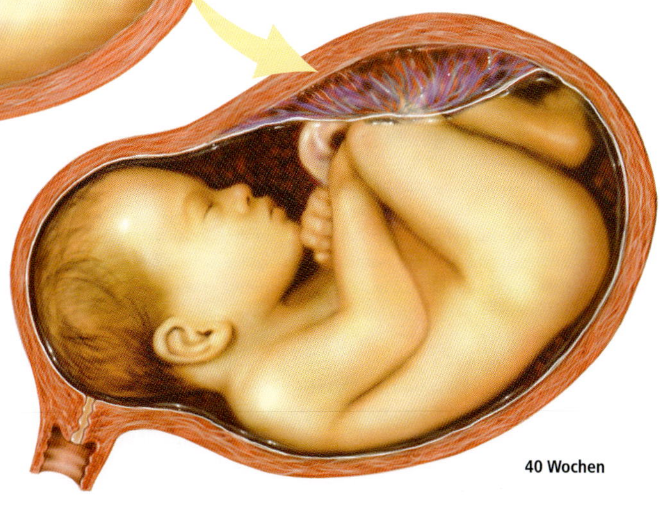

Fetalentwicklung

Bei der menschlichen Entwicklung im Mutterleib handelt es sich um einen schrittweisen Prozess. Bestimmte Entwicklungsschritte ereignen sich jedoch zu absehbaren Zeitpunkten. Mit fünf Wochen sind die Gesichtszüge ausgebildet, mit elf Wochen die Organe. In der 20. Woche wird der Fetus aktiv und seine Bewegungen können wahrgenommen werden. Mit 24 Wochen sind die meisten Organsysteme so weit ausgebildet, dass sie selbstständig funktionieren können. In der 32. Woche verlangsamt sich die Wachstumsrate, doch die Gewichtszunahme ist deutlich höher. Mit 40 Wochen wiegt der Fetus 2,5–4 kg und ist bereit für die Geburt.

Angeborene Störungen sind manchmal gleich nach der Geburt offensichtlich, zum Teil aber auch erst nach Monaten oder Jahren, wie bei der Huntington-Chorea. Diese degenerative Erkrankung des Gehirnes wird erst im mittleren Alter ersichtlich.

Erbliche Störungen (Fehlbildungen oder Stoffwechselstörungen) werden durch defekte Gene verursacht. Über 2.000 solcher Störungen sind bekannt. Manche kommen häufiger vor, z. B. die Sichelzellanämie, das Down-Syndrom und die Gaumenspalte, andere wie die Phenylketonurie, eine erbliche Stoffwechselstörung, sind hingegen seltener.

Einige Anomalien beruhen auf Spontanmutationen der elterlichen Gene während der Spermaproduktion oder der Reifung der Eizelle. Schwer wiegende Mutationen sind nicht lebensfähig und enden mit einer Fehlgeburt. Bei anderen überlebt der Fetus bis zur Geburt, seine Lebensdauer ist allerdings begrenzt. Bei Anomalien wie dem Down-Syndrom erreichen die Kinder das Erwachsenenalter, leiden jedoch an verschiedenen Behinderungen.

Erworbene angeborene Fehlbildungen können durch Krankheitserreger, Medikamente und Gifte verursacht werden. Eine mütterliche Infektion während der Schwangerschaft ist eine häufige Ursache für solche Erkrankungen. Erkrankt die Mutter in den ersten drei Schwangerschaftsmonaten an Röteln, kann dies beim Kind Taubheit, Grauen Star, Herzkrankheiten, Gelbsucht oder anderen Anomalien verursachen. Das Zytomegalievirus sowie *Toxoplasma gondii* sind zwei weitere Organismen, die angeborene Fehlbildungen hervorrufen können.

Auch Medikamente können Missbildungen zur Folge haben, wenn sie während der Schwangerschaft eingenommen werden. Kortikoide, Antiepileptika, Zytostatika, Beruhigungsmittel, Betäubungsmittel, Tranquilizer, Antidepressiva, Antibiotika (vor allem Tetrazykline), Antikoagulanzien sowie Medikamente, mit denen Herzprobleme und Bluthochdruck behandelt werden, können in manchen Fällen zu Fehlbildungen führen. Ohne ärztlichen Rat sollten schwangere Frauen daher überhaupt keine Medikamente einnehmen.

Auch Umweltgifte, Röntgenstrahlen oder eine Verletzung des Fetus können zu einer Fehlbildung führen. Das Alter der Mutter spielt ebenfalls eine Rolle. Das Down-Syndrom beispielsweise tritt häufiger auf, wenn die Mutter älter als 35 Jahre ist.

Fetales Alkohol-Syndrom

Als Fetales Alkohol-Syndrom (FAS) bezeichnet man physische und geistige Anomalien bei einem Säugling, die auf Alkoholkonsum der Mutter während der Schwangerschaft beruhen. Die Meinungen darüber, wie viel Alkohol als zu viel angesehen werden kann, gehen auseinander, und daher empfehlen viele Ärzte absolute Abstinenz. Es ist bekannt, dass übermäßiges Trinken vor allem im ersten Drittel der Schwangerschaft potenziell gefährlich ist, und dass Babys mit unterschiedlichen Ausprägungen des Fetalen Alkohol-Syndroms geboren werden können.

Ein Säugling, der mit der schwersten Form des FAS geboren wird, leidet unter geistiger Behinderung, Wachstumsstörungen (die meisten Babys mit FAS sind kleiner und wiegen weniger als normale Babys), Fehlbildungen des Gesichtes (z. B. ein zu kleiner Kopf, schmale Augen oder dünne Lippen), des Herzes oder der Gelenke.

Teratogenität

Teratogen ist der Fachbegriff zur Beschreibung eines Wirkstoffes, Zustandes oder Vorfalles, der körperliche Missbildungen beim Fetus verursacht. Durch eine Änderung der genetischen Zusammensetzung von Zellen während wichtiger Entwicklungsstufen des Embryos oder Fetus können angeborene Fehlbildungen, Krebserkrankungen und andere Krankheiten entstehen, abhängig vom jeweiligen Schwangerschaftsstadium und der Art der Teratogenität. Zu den 2.000 bekannten teratogenen Wirkstoffen zählen Gesellschaftsdrogen wie Alkohol und Nikotin, Medikamente (besonders Antiepileptika), organische Lösungsmittel, Chemikalien, Blei und Infektionskrankheiten (besonders Röteln, Zytomegalievirusinfektionen, Genitalherpes, Toxoplasmose und Windpocken).

Teratogene lassen sich nicht immer vermeiden. So sollen in den westlichen Industrieländern über 50.000 Chemikalien im allgemeinen Gebrauch sein, und Schätzungen zufolge sind 20 % dieser chemischen Substanzen möglicherweise teratogen. Dennoch lassen sich einige Teratogene umgehen. Alkohol ist eine häufige Ursache teratogener Störungen, die bei einem von 750 neugeborenen Säuglingen zu Schäden führt. Ein hoher Alkoholkonsum der Mutter kann beim Kind zu einer Wachstumsverzögerung, einem niedrigen Geburtsgewicht, einer Entwicklungsverzögerung, Lernstörungen und Hyperaktivität führen. Symptome eines fetalen Alkohol-Syndroms sind zudem eine abnorme Kleinheit des Kopfes (Mikrozephalie) und spezielle Gesichtsmerkmale, eine Verzögerung der geistigen Entwicklung und ein angeborener Herzfehler. Das Rauchen von Zigaretten während der Schwangerschaft verzögert das fetale Wachstum und erhöht das Risiko einer Frühgeburt bzw. einer Totgeburt.

Vor einer Schwangerschaft sollte sich jede Frau gegen Röteln impfen lassen, sofern sie diese Krankheit noch nicht hatte. Röteln, eine Virusinfektion, können in den ersten drei Schwangerschaftsmonaten eine Fehlgeburt und in jedem Schwangerschaftsstadium schwere Schäden beim Kind verursachen. Da die Mehrzahl von Medikamenten und Drogen einschließlich der »Gesellschaftsdrogen« Alkohol und Tabak möglicherweise teratogen sind, empfiehlt sich eine vollkommene Abstinenz in der Schwangerschaft. Auch eine deutlich erhöhte Körpertemperatur sowie Strahlung sind potenziell teratogen.

Diagnose und Behandlung angeborener Störungen

Angeborene Störungen, wie Fehlbildungen oder Stoffwechselstörungen, sind nicht rückgängig zu machen, können jedoch oft erfolgreich durch Operationen, Hormonbehandlungen, Diäten und Krankengymnastik behandelt werden – abhängig von den Umständen und dem Schweregrad. In der Zukunft mag die Gentherapie weitere Behandlungsmöglichkeiten bieten.

Bei erhöhtem Risiko für eine angeborene Störung kann oft bereits während der Schwangerschaft durch entsprechende Untersuchungen Gewissheit erlangt werden. Die verlässlichste Methode ist eine Amniozentese, die Entnahme von Flüssigkeit aus der Fruchtblase zwischen der 15. und 18. Schwangerschaftswoche. Bei der Chorionbiopsie handelt es sich um eine Untersuchung, die im ersten Schwangerschaftsdrittel vorgenommen wird. Dabei wird eine Gewebeprobe aus der Plazenta entnommen und auf genetische Defekte des Fetus hin analysiert. Auch über Ultraschall können einige körperliche Veränderungen festgestellt werden.

Lassen sich die Fehlentwicklungen in einem frühen Stadium der Schwangerschaft feststellen, ist eine Abtreibung möglich. Die Entscheidung zu einem Schwangerschaftsabbruch liegt bei den Eltern und sollte erst gefällt werden, wenn der Arzt sie hinreichend über die Art der Störung und die Konsequenzen eines Abbruches aufgeklärt hat.

Eine genetische Beratung sollte von jedem, in dessen Familie chromosomal bedingte Erkrankungen vorgekommen sind, sowie von Frauen über 35 Jahren in Betracht gezogen werden. Ist bereits ein Kind mit einer kongenitalen Störung geboren, besteht für ein weiteres Kind ein erhöhtes Risiko, sodass die Eltern sich bei weiterem Kinderwunsch genetisch beraten lassen sollten.

Schwangerschaft – Frühstadien

Sofort nach der Befruchtung beginnt die Eizelle mit der Teilung. Der entstehende Zellhaufen wandert zwischen dem dritten und vierten Tag nach der Befruchtung durch die Eileiter in die Gebärmutterhöhle. Dort nistet er sich in der Gebärmutterwand ein, und die Entwicklung des Fetus beginnt.

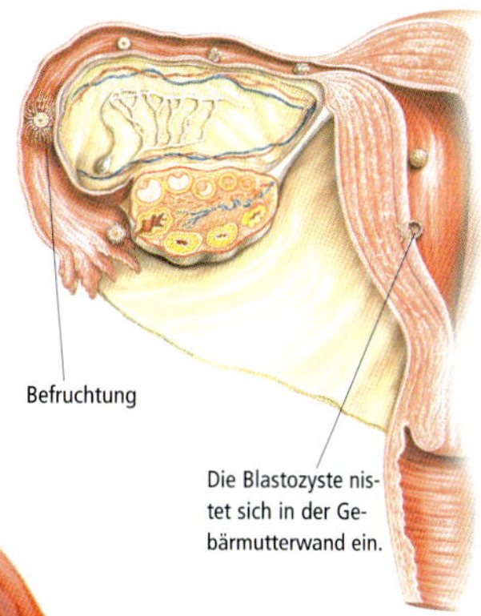

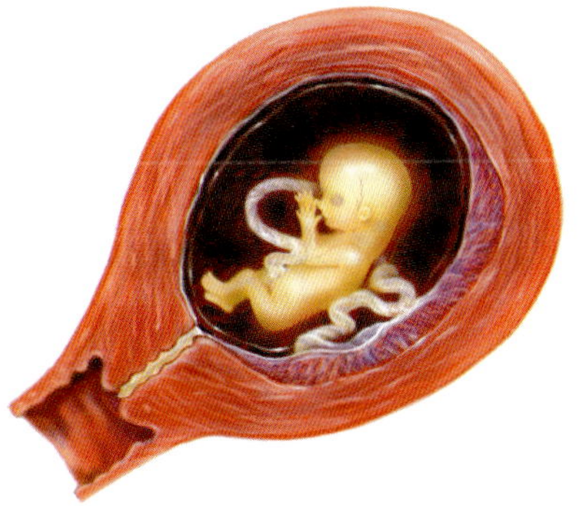

Fetus

In der elften Woche ist der Fetus als menschliches Wesen zu erkennen.

SCHWANGERSCHAFT

Eine Schwangerschaft ist der Zustand, in dem sich ein heranreifender Fetus in der Gebärmutter befindet. Beim Menschen und bei anderen Säugetieren erstreckt sie sich von der Empfängnis (Vereinigung von Eizelle und Spermium) bis zur Geburt.

Beim Menschen dauert eine Schwangerschaft etwa 283 Tage (10 Mondmonate) ab dem ersten Tag der letzten Menstruation oder etwa 267 Tage ab der Empfängnis. Nur 5 % der Babys, die auf natürliche Weise geboren werden, kommen zum errechneten Zeitpunkt zur Welt. Die meisten werden innerhalb einer Zeitspanne von zehn Tagen vor oder nach dem errechneten Datum geboren.

In jedem Menstruationszyklus ist eine Frau etwa 24 Stunden lang fruchtbar. Hingegen kann ein Spermium fünf Tage lang in den Geschlechtsorganen der Frau überleben. Daraus folgt, dass von 28 sexuell aktiven Tagen etwa fünf zu einer Schwangerschaft führen können. Durchschnittlich eine von vier Frauen, die eine Schwangerschaft planen, wird innerhalb der ersten drei Monate schwanger. Ist ein Paar fruchtbar und hat mindestens 2- bis 3-mal pro Woche ungeschützten Geschlechtsverkehr, kommt es in etwa 90 % der Fälle innerhalb von einem Jahr zu einer Schwangerschaft. Hat eine Befruchtung stattgefunden, nistet sich der entstehende Organismus innerhalb von drei bis vier Tagen als Blastozyste in der Gebärmutterschleimhaut (Endometrium) ein, und die Bildung der Plazenta beginnt.

Kommt es aufgrund einer Störung des Fetus oder der Gebärmutter zu einem vorzeitigen Ende der Schwangerschaft, spricht man von Fehlgeburt (Abort). Ein künstliches Beenden der Schwangerschaft wird Schwangerschaftsabbruch (Interruptio) genannt.

SIEHE AUCH ***Weibliche Geschlechtsorgane in Kapitel 7; Ernährung, Gewicht in Kapitel 14; Ultraschalldiagnostik, Embryofetoskopie, Chorionbiopsie, Amniozentese, Schwangerschaftsabbruch in Kapitel 16***

Schwangerschaftstests und Anzeichen für eine Schwangerschaft

Eine Schwangerschaft kann ab dem neunten Tag nach dem Eisprung oder einen Tag nach Ausbleiben der nächsten Menstruation nachgewiesen werden. Die Tests werden normalerweise durchgeführt, wenn die Regelblutung ausbleibt. Dies ist oft das erste Zeichen für eine Schwangerschaft.

Viele Frauen bemerken jedoch schon vorher Veränderungen im Körper, die auf eine Schwangerschaft hinweisen. Dazu gehören vergrößerte und empfindliche Brüste, vergrößerte Brustwarzen, Übelkeit (die morgens, aber auch zu jeder anderen Tageszeit auftreten kann), vermehrtes Wasserlassen, Müdigkeit, Schwindelanfälle, Stimmungsschwankungen und Hautveränderungen. (Akne kann als Reaktion auf die Schwangerschaftshormone auftreten oder sich zurückbilden.)

In der Medizin wird die Schwangerschaft in drei Drittel (je drei Monate) eingeteilt, und viele der oben beschriebenen Symptome sind beim Eintritt in das zweite Schwangerschaftsdrittel bereits verschwunden. In diesem Drittel fühlt sich die Frau normalerweise gesund und fit, und die Schwangerschaft wird nun auch für Außenstehende sichtbar. Zwischen der 18. und 22. Woche sind die Bewegungen des Fetus zum ersten Mal zu spüren, und Ultraschalluntersuchungen können Aufschluss darüber geben, ob sich der Fetus gemäß den errechneten Daten entwickelt.

In den letzten zwei Monaten können neue Beschwerden auftreten oder bereits vorhandene Beschwerden stärker werden. Dazu gehören: Gebärmutterkontraktionen (auch Vorwehen genannt), die sehr schmerzhaft sein können, Verstopfung, die durch vermehrte Ballaststoff- und Flüssigkeitszufuhr gelindert werden kann, Hämorrhoiden, Krampfadern, die wie Hämorrhoiden aufgrund einer Auflockerung des Bindegewebes und damit einer Schwächung der Venenwände durch Schwangerschaftshormone entstehen und am besten mit Ruhe und Kompressionsstrümpfen behandelt werden, Ödeme oder geschwollene Knöchel, die sich ebenfalls bei Ruhe zurückbilden, vermehrtes Wasserlassen, Beinkrämpfe, vor allem nachts, Juckreiz, Schwangerschaftsstreifen, die durch Gewebérisse unter der Haut entstehen (sie lassen sich nicht durch Massage oder Cremes beseitigen), Rückenschmerzen, die durch Haltungsfehler verursacht werden können, Hautpigmentierungen, wie z. B. die *Linea fusca* (ein brauner Streifen in der Bauchmitte)

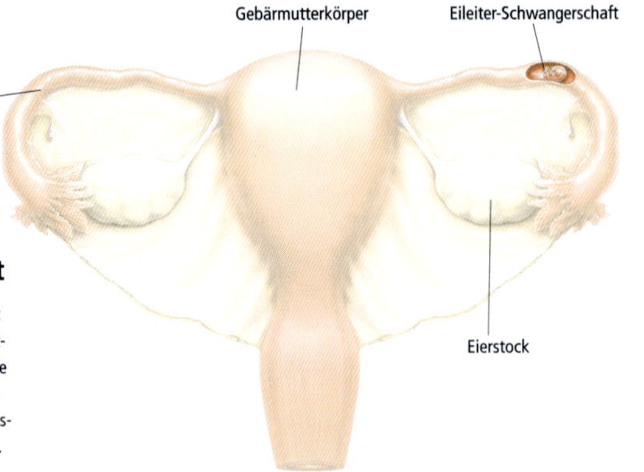

Extrauterin-Schwangerschaft

Das befruchtete Ei entwickelt sich außerhalb der Gebärmutter, meist im Eileiter. Wenn die Schwangerschaft nicht abgebrochen wird, kann es zu ernsten Komplikationen kommen.

sowie das *Chloasma uterinum,* d.h. braune Flecken im Gesicht, auch »Mutterflecken« genannt.

Schwangerschaftsvorsorge

Dazu gehören ärztliche Vorsorgeuntersuchungen und Informationen über eine gesunde Lebensweise. Viele Probleme, die Frauen früher in der Schwangerschaft hatten, konnten dank umfassender Betreuung beseitigt werden. Auch die Risiken für Mutter und Kind konnten aufgrund der modernen Geburtshilfe erheblich reduziert werden.

Medizinische Untersuchungen während der Schwangerschaft

Es gibt zahlreiche Untersuchungen, die während der Schwangerschaft durchgeführt werden können. Dazu gehören Urinuntersuchungen zum Nachweis von Eiweiß im Urin, das auf eine Nierenfunktionsstörung hindeuten kann, und zum Nachweis von Zucker im Urin, der ein Zeichen für Diabetes sein kann. Auch Blutuntersuchungen zur Bestimmung von Blutgruppe und Blutgruppenantikörpern sowie zum Nachweis von Anämie und Röteln können durchgeführt werden.

Weitere mögliche Tests, die routinemäßig durchgeführt werden, sind der Test auf Alpha-Fetoprotein, mit dem eine Mehrlingsschwangerschaft und eine *Spina bifida* beim Fetus festgestellt werden können, und ein Test zum Nachweis von Syphilis, die zu Fehlbildungen beim Fetus führen kann. Auch ein HIV-Antikörpertest zum Nachweis von Aids kann durchgeführt werden. Weitere Untersuchungen, die bei einem erhöhten Risiko für fetale Entwicklungsstörungen gemacht werden, sind die Chorionbiopsie und die Amniozentese.

Während der Schwangerschaft können Komplikationen auftreten, die sich dank der Vorsorgeuntersuchungen oft rechtzeitig feststellen und behandeln lassen. Eine vaginale Blutung während der Schwangerschaft kann je nach Schwere und Zeitpunkt ihres Auftretens verschiedene Ursachen haben, z.B. eine Durchbruchsblutung als Folge der Hormonumstellung, eine Fehlgeburt, die beginnende Wehentätigkeit gegen Ende der Schwangerschaft, eine Hämorrhagie oder aber eine vorzeitige Plazentalösung, d.h. die Ablösung der Plazenta von der Gebärmutterwand. Bei den beiden letztgenannten Blutungen handelt es sich um medizinische Notfälle. Häufig treten Harnwegsinfektionen auf, die zu einer Frühgeburt oder der Geburt eines untergewichtigen Kindes (Mangelgeburt, small-for-date-baby) führen können und daher in der Regel mit Antibiotika behandelt werden. Die Zuckerkrankheit kann durch eine Schwangerschaft ausgelöst werden und erfordert eine Ernährungsüberwachung. Eine EPH-Gestose (Präeklampsie), die in 5–10 % der Schwangerschaften auftritt, kann unbehandelt zu einer lebensbedrohenden Eklampsie führen. Eine Präeklampsie gefährdet das ungeborene Kind. Sie kann eine Plazentainsuffizienz und eine vorzeitige Wehentätigkeit verursachen. Bluthochdruck kommt bei einer von sechs Frauen vor. Bluthochdruck liegt vor, wenn der Blutdruck über einen längeren Zeitraum mindestens 190/140 mm Hg beträgt oder noch steigt. Der normale Blutdruck beträgt 120/80 mm Hg.

Etwa 85 % der weißen Bevölkerung haben rote Blutkörperchen, die Rhesus-positiv (Rh+) sind. Die restlichen 15 % sind Rhesus-negativ (rh-), ein wesentlich größerer Anteil als bei anderen Rassen. Bei Südostasiaten ist die Häufigkeit von rh-negativem Blut mit 1 % am geringsten. Eine Rhesusfaktor-Unverträglichkeit (Rhesusinkompatibilität) kann ein Problem darstellen, wenn die Mutter rh-negativ und das Kind Rh-positiv ist. Die Produktion von Antikörpern gegen das Blut des Babys im Körper der Mutter ist nicht bei der ersten, aber bei allen folgenden Schwangerschaften problematisch, da die Antikörper dann die »fremden« Zellen des eventuell wieder Rh-positiven Fetus zerstören. Diese Antikörperbildung kann mit Anti-D-Immunglobulin, das der Mutter innerhalb von 72 Stunden vor der Geburt des ersten Kindes bzw. nach einer Fehlgeburt oder einem Schwangerschaftsabbruch gespritzt wird (Anti-D-Prophylaxe), verhindert werden.

Eine Ultraschalluntersuchung wird mehrfach durchgeführt, um Aufschluss über die voraussichtliche Dauer der Schwangerschaft, eine Mehrlingsschwangerschaft, eine Extrauterin-Schwangerschaft und fetale Entwicklungsstörungen zu bekommen. Bei einer Extrauterin-Schwangerschaft oder ektopen Schwangerschaft nistet sich die Eizelle im Eileiter (Eileiterschwangerschaft), seltener auch im Eierstock oder in der Bauchhöhle ein. Sie ist gefährlich für die Mutter und gilt als medizinischer Notfall. Der Fetus ist bei einer Extrauterin-Schwangerschaft nur in den seltensten Fällen am Leben zu erhalten.

Die Wahrscheinlichkeit für eine Mehrlingsschwangerschaft steigt mit zunehmendem Alter der Mutter und der Anzahl der Kinder, die sie bereits geboren hat. Rasse und Erbfaktoren spielen ebenfalls eine Rolle. Die Wahrscheinlichkeit steigt auch nach einer medikamentösen Sterilitätsbehandlung, z.B. mit ovulationsauslösenden Medikamenten. Ohne medizinischen Eingriff beträgt die Wahrscheinlichkeit für eine Zwillingsschwangerschaft 1:90, eine Drillingsschwangerschaft etwa 1:8.000 und eine Vierlingsschwangerschaft 1:750.000. Bei einer Mehrlingsschwangerschaft besteht ein erhöhtes Risiko für eine EPH-Gestose, vorzeitige Wehen, eine abweichende Geburtslage des Kindes (d.h. es liegt nicht mit dem Kopf nach unten und mit dem Gesicht zur Wirbelsäule der Mutter), Geburtskomplikationen sowie die Geburt eines untergewichtigen Babys (Mangelgeburt, small-for-date-baby).

Während der Schwangerschaft wird auch die Lage des Kindes überprüft. Wehen und Geburt sind für die meisten Frauen extrem schmerzhaft, obgleich das Schmerzempfinden von der Vorbereitung auf die Geburt sowie von der persönlichen Schmerzgrenze abhängt. Die Geburt eines Babys, das nicht mit eingezogenem Kopf nach unten und dem Gesicht zur Wirbelsäule der Mutter liegt (vordere Hinterhauptlage), ist wesentlich schmerzhafter und oft auch schwieriger. Die häufigste abweichende Geburtslage des Kindes ist die Beckenendlage. Da hierbei das weiche Gesäß des Kindes und nicht dessen harter Kopf auf den Gebärmutterhals drückt, kann sich die erste Phase der Geburt verzögern. Einige Geburtshelfer und Hebammen drehen ein Kind in der Beckenendlage, wenn es sich nicht von selbst dreht. In vielen Fällen wird ein Kaiserschnitt empfohlen.

Weitere abweichende Geburtslagen sind die Vorderhaupt-, die Stirn- und die hintere Hinterhauptlage, bei der das Gesicht des Kindes nach vorne zeigt und die Wirbelsäule des Kindes an der Wirbelsäule der Mutter anliegt. Bei all diesen Geburtslagen kann die Geburt langwierig und schmerzhaft sein. Bei der seltenen Querlage (das Baby liegt quer in der Gebärmutter) und der Gesichtslage ist ein Kaiserschnitt erforderlich.

Gesunde Lebensweise

Obwohl eine schwangere Frau nicht doppelt so viel essen muss wie normalerweise, benötigt sie täglich etwa 7.000–9.000 Kilojoules (1.700–2.100 kcal). Diese sollten dem Körper in folgender Form zugeführt werden: mindestens vier Portionen Brot und Getreideprodukte, mindestens vier Portionen Gemüse und Obst, ein oder zwei Portionen mageres Fleisch, Eier, Fisch, Geflügel oder Nüsse, etwa drei Portionen Milchprodukte, höchstens die vier Teelöffeln entsprechende Menge Fett (Butter, Öl, Brotaufstriche), sechs bis acht Gläser Wasser und höchstens zwei Tassen Tee und Kaffee. Fettreiches Essen und Zucker sollten reduziert oder gemieden werden. Zwar kann Übergewicht während der Schwangerschaft problematisch sein, doch kann auch Untergewicht zu Komplikationen bei Fetus und Mutter führen. Auf Drogen, Tabak und Alkohol, aber auch frei verkäufliche Medikamente sowie Pflanzen- und Alternativpräparate sollte ohne anders lautenden ärztlichen Rat verzichtet werden. Alkohol sollte, wenn nicht ganz darauf verzichtet wird, auf ein alkoholisches Getränk pro Tag beschränkt werden. Schon zwei Standarddrinks täglich können zu fetalen Entwicklungsstörungen führen.

Sport und Fitnesstraining sollten während der Schwangerschaft fortgeführt werden. Die meisten Sportarten, die vor der Schwangerschaft betrieben wurden, können bis zum Ende der Schwangerschaft ausgeübt werden, wobei dies jedoch unbedingt mit einem Arzt, einer Hebamme oder einem Physiotherapeuten abgesprochen werden sollte. Abzuraten ist von anstrengenden Fitness-Sportarten, wie Aerobic, sowie erschütterungsintensiven Sportarten, z. B. Basketball, Reiten, Skilaufen und turniermäßig gespieltes Tennis. Vorsichtsmaßnahmen gegen Überhitzung, Überanstrengung und Rückenzerrungen sind ebenfalls empfehlenswert. Schwimmen, Tai-Chi, Yoga, Bauchtanz und Walking gelten als geeignete Sportarten in der Schwangerschaft. Bei einer normalen Schwangerschaft ist ein Verbot sexueller Aktivität völlig unangemessen, und bei vielen Frauen ist die Lust auf Sex aufgrund der hohen Konzentration der Sexualhormone während der gesamten Schwangerschaft erhöht. Bei anderen lässt die Lust nach – auch das ist normal. Sex in

Plazenta

Die Plazenta verbindet den kindlichen mit dem mütterlichen Blutkreislauf und ist über die Nabelschnur mit dem Kind verbunden. So sorgt sie für eine ausreichende Sauerstoff- und Nährstoffversorgung des Fetus. Die Plazenta fungiert auch als endokrines Organ, indem sie während einer Schwangerschaft Choriongonadotropin (HCG), Prolaktin und Östrogen produziert.

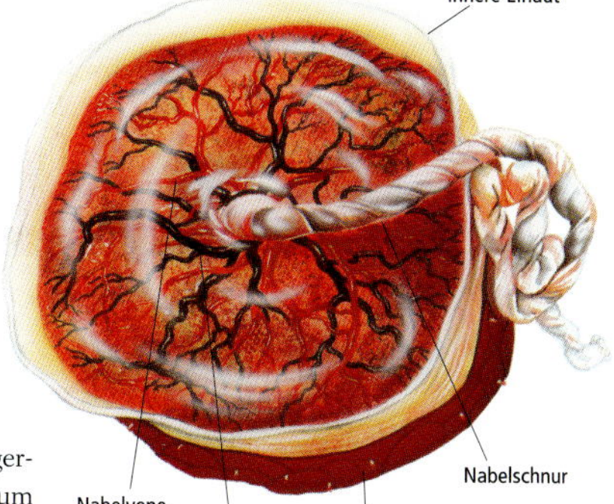

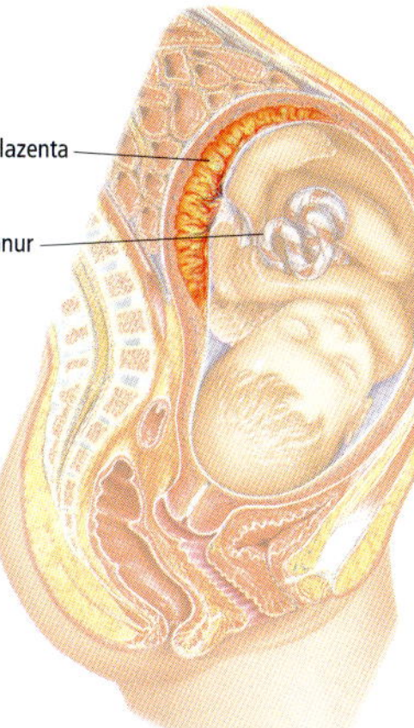

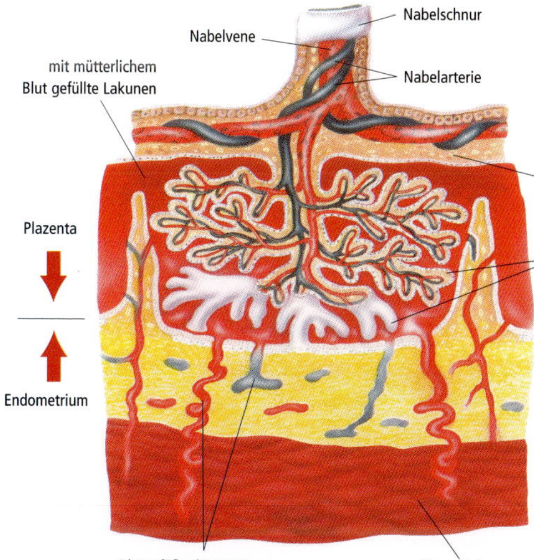

Plazenta – Querschnitt

Die Plazenta besteht aus mütterlichem und fetalem Gewebe, um die Versorgung des Fetus mit Nährstoffen und Sauerstoff sowie den Abtransport von fetalen Abfallprodukten zu ermöglichen.

der Schwangerschaft kann Spaß machen, unbeschwert sein (keine Verhütungssorgen) und eine Chance zum Experimentieren bieten, da der wachsende Bauch zu anderen Positionen anregt, die beide Partner befriedigend finden können. Darüber hinaus kann Sex auch eine Geburt in Gang setzen, wenn das Kind überfällig ist. Der Orgasmus der Frau kann zusammen mit den Prostaglandinen im Sperma des Mannes eine Geburt auslösen, wenn sich der Zervikalkanal zu weiten beginnt und die Wehen bevorstehen.

Die Schwangerschaft ist keine Krankheit, sondern (im besten Fall) ein Zustand des Wohlbefindens. Zwar ist eine medizinische Versorgung während der Schwangerschaft wichtig, um Probleme zu erkennen und gegebenenfalls zu beseitigen, doch können zu viele medizinische Maßnahmen bei Schwangerschaft, Wehen und Geburt ihrerseits zu Problemen führen. Eine Frau und ihr Partner, die eine Schwangerschaft planen und sich körperlich und geistig darauf vorbereiten, indem sie auf Alkohol verzichten, das Rauchen aufgeben, sich untersuchen lassen und ein gesundes Leben führen, haben die besten Chancen, ein gesundes Baby zu bekommen.

PLAZENTA

Die Plazenta, der so genannte Mutterkuchen, ist ein Organ, das in der Schwangerschaft entsteht und die Verbindung zwischen mütterlichem und kindlichem Blutkreislauf bildet, indem durch ihre Membran ein selektiver Austausch von Substanzen stattfindet.

Bildung der Plazenta

Bei der Empfängnis vereinigen sich Eizelle und Spermium zu einem einzelligen Embryo, der Zygote. Diese teilt sich rasch und bildet beim Eintritt in die Gebärmutter am vierten Gestationstag einen Hohlkörper, genannt Blastozyste oder Keimbläschen. Aus einigen Zellen innerhalb des Keimbläschens entwickeln sich der Embryo und die Eihäute, aus den äußeren Zellen bildet sich die Plazenta.

Ungefähr am sechsten Tag nistet sich das Keimbläschen in der Gebärmutterschleimhaut (Endometrium) ein. Veränderungen der äußeren Zellmasse bewirken, dass es in die Gebärmutterschleimhaut eindringen kann und anschließend von dieser bedeckt wird. Der Teil der äußeren Zellmasse, aus dem die Plazenta entsteht, bildet zahlreiche Falten, die Chorionzotten. Bei fortschreitendem Eindringen in die Gebärmutterschleimhaut sickert Blut aus den mütterlichen Blutgefäßen zwischen den Zotten hindurch. Langsam entsteht ein Kreislauf, bei dem mütterliches Blut aus den Arterienenden in die Plazenta hinein- und durch die Venen wieder hinausfließt. Die fetalen Blutgefäße entwickeln sich in den Zotten der Plazenta, die über die Nabelschnur mit den Blutgefäßen im Körper des Embryos verbunden sind.

Die Deckzellen der fetalen Kapillaren sind sehr dünn, um die Versorgung des fetalen Blutes mit Nährstoffen und Sauerstoff aus dem mütterlichen Blut und den Transport von fetalen Abfallprodukten zurück ins mütterliche Blut zu ermöglichen. Die beiden Kreisläufe stehen jedoch in keinem direkten Kontakt zueinander (Plazentaschranke). Bei fortgeschrittener Schwangerschaft vergrößern sich Fetus und Fruchtblase so stark, dass die Gebärmutterhöhle ganz ausgefüllt ist.

Das Keimbläschen kann sich zwar überall in der Gebärmutterschleimhaut einnisten, doch erfolgt die Einnistung am häufigsten in der oberen hinteren Gebärmutterwand. Eine Einnistung in der Nähe des Gebärmutterhalses führt zu einer so genannten *Placenta praevia.* Hierbei bedeckt die Plazenta den Zervikalkanal teilweise oder ganz und bildet bei der Geburt ein Hindernis zwischen Fetus und Geburtskanal. Eine *Placenta praevia* kann sich auch vorzeitig von der Gebärmutterwand ablösen, was vor oder direkt nach der Geburt zu schweren bis tödlichen Blutungen der Mutter führen kann.

Weitere Funktionen

Die Plazenta produziert viele Hormone, u.a. humanes Choriongonadotropin (HCG), Östrogen, Progesteron, Wachstumshormon (STH) sowie Prolaktin. HCG ist das erste Hormon, das produziert wird. Am sechsten Gestationstag erstmals abgesondert, sorgt es für die Erhaltung des Gelbkörpers (des Ei-Follikels, der das Ei abstößt) und gewährleistet, dass dieser solange Progesteron und Östrogen bildet, bis die Plazenta selbst ausreichende Mengen beider Hormone produzieren kann, was normalerweise im dritten Monat der Fall ist. Anschließend sinkt die HCG-Konzentration. In den beiden letzten Schwangerschaftsdritteln sondert die Plazenta zunehmend Progesteron ab, das für die Fortsetzung der Schwangerschaft benötigt wird. HCG passiert die Plazenta auf dem Weg ins mütterliche Blut und bildet die Grundlage für viele Schwangerschaftstests.

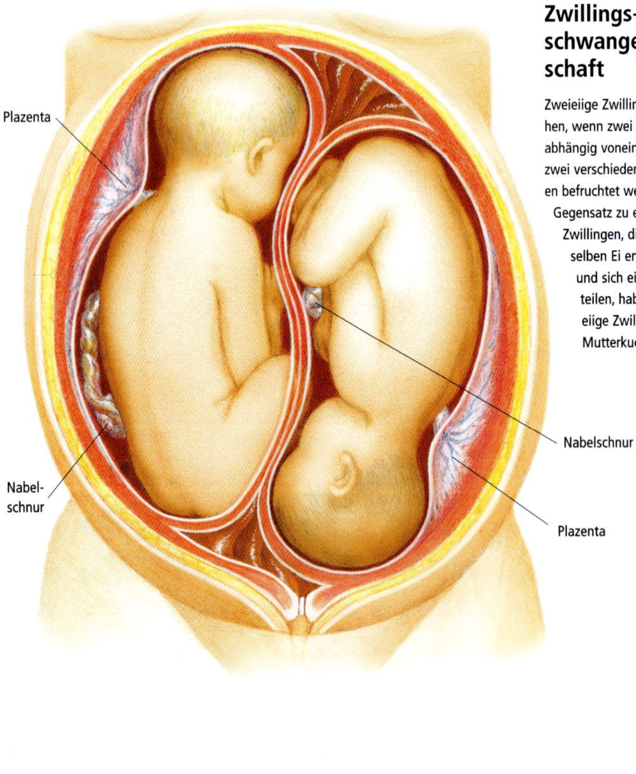

Zwillingsschwangerschaft

Zweieiige Zwillinge entstehen, wenn zwei Eizellen unabhängig voneinander von zwei verschiedenen Spermien befruchtet werden. Im Gegensatz zu eineiigen Zwillingen, die aus demselben Ei entstehen und sich eine Plazenta teilen, haben zweieiige Zwillinge zwei Mutterkuchen.

Die Plazenta bildet zwar eine Schranke zwischen mütterlichem und fetalem Blut, doch können trotzdem einige schädliche Substanzen hindurchgelangen und den Fetus schädigen. Zu ihnen gehören viele (jedoch nicht alle) Viren, vor allem das Rötelnvirus und HIV, Anti-Rhesusfaktor-Antikörper, Alkohol, Pestizide, Medikamente wie Thalidomid (Contergan) sowie Hormone wie Diethylstilbestrol. Mikroorganismen, die größer als Viren sind, können die Plazenta normalerweise nicht durchdringen. Ausnahmen sind das Syphilis-Bakterium und der Einzeller, der Toxoplasmose verursacht.

NABELSCHNUR

Das ungeborene Kind (Fetus) ist über die Nabelschnur mit der Plazenta verbunden, durch die es von der Mutter mit Nahrung versorgt wird. Die vollständig ausgebildete Nabelschnur misst etwa 1–2 cm im Durchmesser und etwa 50 cm in der Länge. Sie kann jedoch sehr unterschiedlich (20–120 cm) ausfallen. Die zwei Nabelarterien und die Nabelvene sind in ein gallertiges, embryonales Bindegewebe, die so genannte Wharton-Sulze, eingebettet. Darüber liegt eine dünne Epithelschicht. Die Nährstoffe und der Sauerstoff werden von der Plazenta zum Fetus geleitet, während die Abfallprodukte vom Fetus zur Plazenta gehen.

Unmittelbar nach der Geburt fließt Blut von der Plazenta und dem Nabelstrang zum Säugling. Die Nabelschnur wird dann an zwei Stellen abgeklemmt und zwischen den Klemmen durchtrennt. Durch die Klemmen wird ein Blutverlust verhindert. Der restliche Teil der Nabelschnur verbleibt am Nabel, verkümmert und fällt nach 3–4 Tagen ab.

ZWILLINGE

Die Wahrscheinlichkeit einer Mehrlingsschwangerschaft hängt von den Erbanlagen, dem Alter, der Rasse und der Anzahl der bereits von einer Frau geborenen Kinder ab.

Etwa eine von 86 normalen Schwangerschaften ist eine Zwillingsgeburt. Bei Frauen, die sich einer hormonellen Sterilitätsbehandlung unterzogen haben, liegt diese Zahl jedoch höher. 70% aller Zwillingspaare sind zweieiige (dizygote) Zwillinge, die sich aus zwei verschiedenen, jedoch gleichzeitig befruchteten Eizellen aus einem oder beiden Eierstöcken entwickeln. Bei zweieiigen Zwillingen hat jedes Kind eine eigene Plazenta, die nur manchmal zu einer verschmelzen. Die Kinder können dasselbe Geschlecht haben oder verschiedengeschlechtlich sein. Eineiige (monozygote) Zwillinge entstehen nach der Empfängnis. Häufig hat sich die Blastozyste bereits in der Gebärmutterschleimhaut eingenistet, bevor sie sich in zwei Tochterembryos teilt. Eineiige Zwillinge reifen in einer Plazenta heran und haben dasselbe Geschlecht. Mehrlingsgeburten (drei oder mehr Kinder) kommen seltener vor als Zwillingsgeburten, entstehen jedoch durch ähnliche Entwicklungsvorgänge.

Zwillinge (oder mehr Kinder) füllen den Raum in der Gebärmutter schneller aus als ein einzelner Fetus. Eine Mehrlingsschwangerschaft ist eine Risikoschwangerschaft. Für die Mutter besteht ein erhöhtes Risiko für Hämorrhoiden, Sodbrennen, Rückenschmerzen und vorzeitige Wehen. Für die Feten besteht eine größere Gefahr, vorzeitig (Frühgeburt) und untergewichtig (to-small-for-date) geboren zu werden, was die Säuglingssterblichkeit und das Risiko an einer Zerebralparese oder anderen Folgen der Unreife zu leiden, deutlich erhöht. Mehrlingsschwangerschaften erfordern deshalb eine besonders intensive ärztliche Betreuung über die Dauer der gesamten Schwangerschaft.

Siamesische Zwillinge

Siamesische Zwillinge sind eineiige Zwillinge, die an einem oder mehreren Körperteilen zusammengewachsen sind. Viele sind an der Hüfte, am Kopf oder an der Brust zusammengewachsen und manche teilen sich innere Organe wie Leber und Herz oder Extremitäten. Die meisten werden durch Kaiserschnitt entbunden und weniger als die Hälfte überlebt nach der Geburt. Siamesische Zwillinge, die nur durch oberflächliches Gewebe verbunden sind, können chirurgisch getrennt werden. Risikoreich und manchmal unmöglich wird die Operation jedoch, wenn Organe und Gefäße nur einmal angelegt sind. In solchen Fällen überlebt oft nur ein Zwilling.

Siamesische Zwillinge entstehen, wenn sich die Zygote nach der Befruchtung nicht vollständig in zwei Keime teilt. Trotz der Schwierigkeiten, mit einer anderen Person zusammengewachsen leben zu müssen, heiraten manche und bekommen Kinder.

STÖRUNGEN UND ERKRANKUNGEN WÄHREND DER SCHWANGERSCHAFT

Schwangerschaftsstörungen reichen von einer harmlosen Morgenübelkeit im ersten Schwangerschaftsdrittel bis zu lebensbedrohlichen Zuständen wie der Eklampsie.

SIEHE AUCH *Rhesusfaktor, Hämolytische Anämie in Kapitel 1; Dehnungsstreifen in Kapitel 10; Kürettage in Kapitel 16*

SCHWANGERSCHAFTSERBRECHEN

Übelkeit und Erbrechen während der ersten drei Schwangerschaftsmonate treten in unterschiedlicher Schwere auf. Die leichteste Form, die Morgenübelkeit, tritt bei mindestens jeder zweiten Schwangeren auf. Mögliche Begleitsymptome sind Kopfschmerzen, Schwindel und Erschöpfung. Das Schwangerschaftserbrechen tritt verstärkt in den Morgenstunden auf, kann aber auch zu allen Tageszeiten vorkommen.

Die genaue Ursache ist unbekannt, die hormonellen Veränderungen und der niedrige Blutzuckerspiegel in den ersten Schwangerschaftsmonaten gelten jedoch als Auslösefaktoren. Der Zustand kann sich durch überschüssige Magensäure, Reisen, den verfeinerten Geruchssinn, Müdigkeit, Stress und gewisse Nahrungsmittel verschlechtern. Trinken zwischen den Mahlzeiten verhindert eine Aufblähung des Magens, die zu Erbrechen führen kann. Die Einnahme von Zwieback vor dem Aufstehen beruhigt den Magen und hebt den Blutzuckerspiegel.

Bei schweren Formen des Schwangerschaftserbrechens können Medikamente gegen Übelkeit verschrieben werden und, falls nötig, Dehydratation und Mangelernährung durch Infusionen verhindert werden.

Auch mittels Alternativtherapien lassen sich die Symptome lindern. Akupunktur und Akupressur haben sich gut bewährt. Als Heilkräuter eignen sich Ulmenrinde, Ingwer-, Zitronenmelissen- oder Kamillentee. Die Homöopathie bietet eine ganze Reihe von Heilmitteln gegen Schwangerschaftserbrechen. Die Naturheilkunde empfiehlt die Einnahme von Vitamin-B-Komplex und rät zu Vollwertkost und mehreren kleinen Mahlzeiten am Tag. Kaffee, Orangensaft und fettige oder gebackene Nahrungsmittel sollten gemieden werden. Die schwerste Form der Störung mit anhaltendem Erbrechen, die evtl. sogar eine stationäre Infusionstherapie erfordert, wird als *Hyperemesis gravidarum* bezeichnet.

FEHLGEBURT

Eine Fehlgeburt oder ein ungewollter Abgang (Abort, Abortus) tritt meist vor der zwölften Schwangerschaftswoche auf. Jede fünfte Schwangerschaft endet mit einer Fehlgeburt.

Vor der 28. Schwangerschaftswoche gilt der Verlust des Fetus als Fehlgeburt, danach als Totgeburt.

Etwa 85 % alle Fehlgeburten werden durch eine Fehlentwicklung des Fetus ausgelöst. Von den verbleibenden 15 % sind zwei Drittel auf Erkrankungen der Mutter zurückzuführen und ein Drittel ohne erkennbare Ursache. Eine Fehlgeburt kann die Folge eines schweren Fiebers oder einer Gebärmuttererkrankung sein. Das Risiko einer Fehlgeburt ist bis zum 25. Lebensjahr noch relativ gering, steigt jedoch mit zunehmendem Alter.

Die ersten Anzeichen einer Fehlgeburt sind zuerst schwache, dann stärkere Blutungen, gefolgt von Gebärmutterkrämpfen. Leichte Blutungen können jedoch auch bei einer normalen Schwangerschaft auftreten. Wenn der Herzschlag des Fetus durch Ultraschall feststellbar ist, besteht eine 90 %ige Chance auf einen normalen Fortbestand der Schwangerschaft. Häufig wird Bettruhe verordnet, obwohl ihre Wirkung umstritten ist. Ist der Fetus nicht mehr lebensfähig, dauern die Krämpfe an, und in manchen Fällen werden Gewebestücke abgestoßen. Bei Verdacht auf eine Fehlgeburt sollte unbedingt der Arzt konsultiert werden. Zuweilen wird eine Kürettage empfohlen, bei der die Gewebereste in der Gebärmutter ausgekratzt werden. Die Ultraschalldiagnostik bestätigt jedoch meist, dass keine Kürettage erforderlich ist.

Die Ursache für eine späte Fehlgeburt (zwischen der 12. und 20. Schwangerschaftswoche) kann eine Schwäche des Gebärmutterhalses (Zervixinsuffizienz) sein, die bei etwa 20 % der Frauen vorkommt. In diesem Fall wird der Gebärmutterhals zugenäht (Zerklage). Eine Fehlgeburt nach der 20. Woche kann durch eine Plazentainsuffizienz ausgelöst werden. Bei mehrmaligen (drei aufeinander folgenden) Fehlgeburten sollte eine genaue Untersuchung durch einen Facharzt erfolgen. Die nächste Schwangerschaft muss dann besonders sorgfältig überwacht werden.

EPH-GESTOSE

Eine EPH-Gestose (Präeklampsie) ist eine Erkrankung, die in der zweiten Schwangerschaftshälfte entstehen kann (Spätgestose) und durch Ödeme, Bluthochdruck und Eiweiß im Urin gekennzeichnet ist. Sie kommt bei ungefähr 5 % der Schwangeren vor, wobei die genaue Ursache unbekannt ist.

Bei Erstgebärenden, Mehrlingsschwangerschaften, Frauen unter 20 oder über 40 Jahren, Frauen mit Bluthochdruck, chronischer Nierenentzündung oder -infektion sowie Frauen, die bereits eine Präeklampsie durchgemacht haben, besteht ein erhöhtes Erkrankungsrisiko.

Da die Krankheit im Frühstadium symptomlos verläuft, sind regelmäßige Vorsorgeuntersuchungen während der gesamten Schwangerschaft wichtig. Erste Zeichen können verstärkte Beinödeme (eine leichte Ödembildung in der Schwangerschaft ist normal), plötzliche Gewichtszunahme, Übelkeit und Schwindelanfälle sein. Bauchschmerzen, Erbrechen, heftige Kopfschmerzen und Sehstörungen können hinzukommen. Unbehandelt führt die Krankheit zur Eklampsie, einer Erkrankung, die lebensbedrohliche Krampfanfälle hervorrufen kann.

Die Präeklampsie kann für den Fetus tödlich sein, da sie zu einer veringerten Durchblutung der Plazenta und damit einer ungenügenden Versorgung des Fetus führt. Die einzig wirksame Therapie besteht in der Entbindung des Kindes. Ist die Schwangerschaft für eine Entbindung noch nicht weit genug fortgeschritten, werden evtl. Bettruhe oder ein Krankenhausaufenthalt notwendig.

EKLAMPSIE

Die Eklampsie betrifft Frauen zwischen dem letzten Schwangerschaftsdrittel und einer Woche nach der Geburt. Die Symptome sind Kopfschmerzen, Bluthochdruck, Sehstörungen, Verwirrtheit, Bauchschmerzen, Krampfanfälle und Koma durch Organversagen.

Die Eklampsie gilt als eine der gefährlichsten Komplikationen während der Schwangerschaft und kann sogar zum Tod führen. Ursache sind wahrscheinlich Gefäßkrämpfe. Vorsorge ist die beste Behandlung. Durch regelmäßiges Messen des Blutdrucks und Testen des Urins während der Schwangerschaft wird ein schangerschaftsinduzierter Bluthochdruck erkannt.

Eine Eklampsie kann durch frühzeitige Erkennung und Behandlung vermieden werden. Die Behandlung einer Eklampsie ist nur im Krankenhaus möglich, da der Betroffenen starke Beruhigungsmittel verabreicht werden müssen. Eine EPH-Gestose führt vielfach zur Eklampsie.

BLASENMOLE

Eine Blasenmole, auch als Traubenmole bezeichnet, ist eine gutartige Wucherung, die von einer Fehlbildung der Plazenta ausgeht. Es entstehen mehrere, oft traubenförmige Zysten. Der Tumor verursacht Blutungen, die denen einer bevorstehenden Fehlgeburt ähneln, sowie eine übermäßige Vergrößerung der Gebärmutter und stark erhöhte Werte des Schwangerschaftshormons Choriongonadotropin (HCG). Wenn er nicht spontan von der Gebärmutter abgestoßen wird, muss der Tumor mit Hilfe einer Kürettage (Ausschabung) entfernt werden. In einigen Fällen kann sich aus einer Blasenmole ein bösartiger Tumor, das Chorionkarzinom, entwickeln.

CHORIONKARZINOM

Das Chorionkarzinom ist ein bösartiger, schnell wachsender Tumor, der sich aus Embryonalgewebe entwickelt und Metastasen bilden kann. Der Tumor entsteht aus entarteten Plazentazellen. Ein Chorionkarzinom tritt am häufigsten nach einer Blasenmole, einer zottenartigen Fehlentwicklung der Plazenta, auf. Als seltener sehr bösartiger Keimzelltumor kann es sich auch in den Hoden und anderen Organen bilden.

Das Chorionkarzinom ist eine seltene Krankheit und trifft vor allem Frauen über 40 Jahren. Die Symptome sind unregelmäßige vaginale Blutungen und Ausfluss. Diagnostiziert wird es über erhöhte Spiegel des Schwangerschaftshormons HCG (humanes Choriongonadotropin) im Blut. Eine Biopsie und eine Laboruntersuchung können dann die Diagnose bestätigen.

Das Karzinom wird durch eine Chemotherapie oder eine Kombinationstherapie mit einer Bestrahlung behandelt. Die Prognose ist im Allgemeinen günstig. Eine Hysterektomie ist meist nicht notwendig.

GEBURT

Die Geburt eines Kindes kann mit verschiedenen Arten der Unterstützung und des medizinischen Eingreifens vor sich gehen. Die meisten Babys, die in Industrienationen auf die Welt kommen, werden im Krankenhaus unter ärztlicher Aufsicht geboren. Diese Entwicklung trug zu einem starken Rückgang der Müttersterblichkeit bei. Die Müttersterblichkeit liegt bei 5 auf 100.000 Entbindungen bei einer normalen, vaginalen Entbindung. Für Kaiserschnitte liegt sie bei etwa 40 auf 100.000 Geburten. In vielen Ländern werden die Kinder auch zu Hause geboren. In den Niederlanden beispielsweise, einem Land, in dem die Hausgeburt immer üblich war, findet etwa ein Drittel aller Geburten zu Hause statt.

Geburt

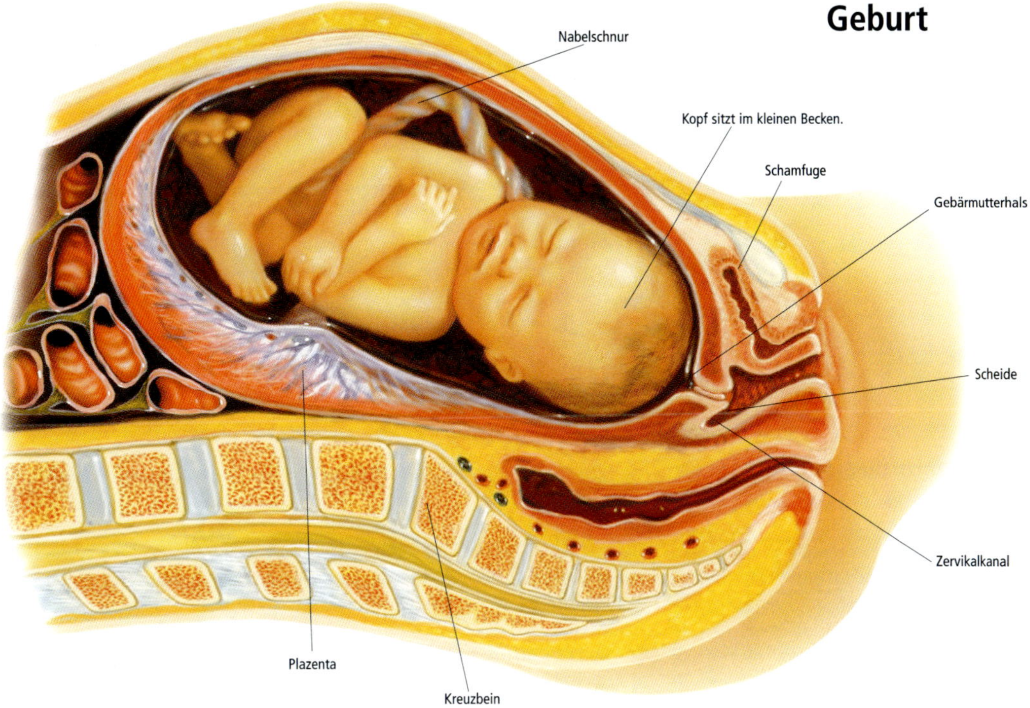

Schwangerschaftsende

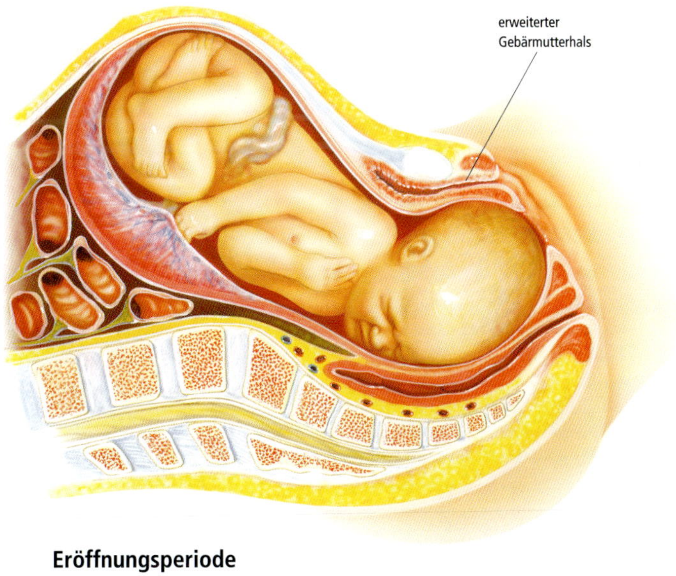

Eröffnungsperiode

Wenn eine Mutter vorbereitet ist und von qualifizierten Fachkräften informiert und unterstützt wird, kann die Hausgeburt eine gute Wahl sein. Viele Frauen entscheiden sich wegen der familiären Umgebung, der Anwesenheit anderer Familienmitglieder und der entspannenden Atmosphäre dafür. Es gibt jedoch medizinische Gründe, die eine Hausgeburt evtl. verhindern oder unvernünftig erscheinen lassen: Risikoschwangerschaften, wie Mehrlingsschwangerschaften, Fehllagen, Krankheiten der Mutter, Entwicklungsstörungen des Fetus oder eine EPH-Gestose.

Da vielen Frauen eine Entbindung im Wasser oder sitzend angenehmer erscheint, haben sich zahlreiche Krankenhäuser und Entbindungszentren darauf eingerichtet. Etwa die Hälfte der Frauen, die ihre Wehen im Wasser hat, bringt dort auch ihr Kind zur Welt. Das Baby wird dann direkt vom Geburtskanal aus dem Wasser gehoben und in einen vorgewärmten Raum gebracht, wo sich Mutter und Kind erholen können.

In den 1970er-Jahren wurde es in den Industriestaaten üblich, dass die Väter bei der Geburt ihrer Kinder anwesend sind. Heutzutage ist dies in den meisten Geburtszentren alltäglich. Ein Mann, der mit seiner Partnerin einen Geburtsvorbereitungskurs besucht und

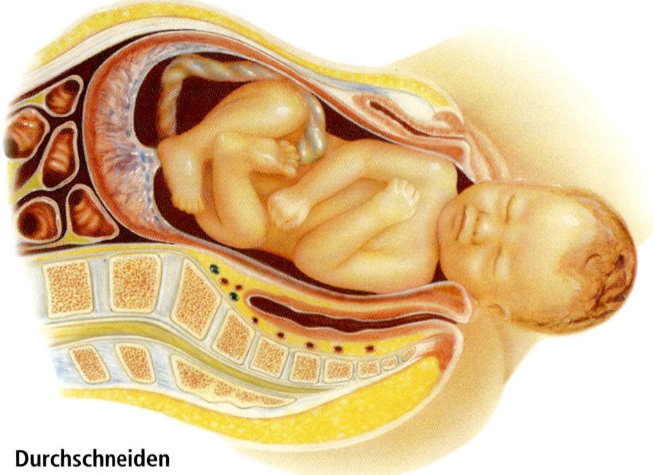

Durchschneiden des Kopfes

gelernt hat, wie er sie während der Geburt unterstützen kann, ist eine hilfreiche Begleitung. Eine kompetente Frau kann auch eine exzellente Geburtsbegleiterin für die Mutter darstellen. In manchen Ländern werden diese Frauen als »doulas« bezeichnet. Es gibt Hinweise darauf, dass die Anwesenheit einer ausgebildeten, weiblichen Helferin die Eingriffsnotwendigkeit beim Geburtsprozess auf ein Minimum begrenzen kann und der Gebärenden zu einer befriedigenderen Erfahrung verhilft.

Manche Familien entscheiden sich dafür, das Baby zu Hause oder in einem Entbindungszentrum zur Welt zu bringen, damit auch die Geschwister bei der Geburt anwesend sein können. Die Vorbereitung der Kinder auf das kommende Erlebnis sowie ihre Unterstützung helfen, die Geburt zu einer für alle wertvollen Erfahrung zu machen.

SIEHE AUCH *Weibliche Geschlechtsorgane in Kapitel 7; Wochenbettdepression in Kapitel 15; Periduralanästhesie in Kapitel 16*

WEHEN

Die Wehen, also der Geburtsprozess, laufen in drei Perioden (Eröffnungsperiode, Austreibungsperiode und Nachgeburtsperiode) ab. In der ersten Periode wird der Gebärmutterhals so weit gedehnt, dass das Kind in der Austreibungsperiode durch den Geburtskanal austreten kann. In der Nachgeburtsphase wird die Plazenta, die das Baby während der Schwangerschaft ernährte, ausgestoßen.

In der Eröffnungsperiode muss sich der Gebärmutterhals stark erweitern, damit das Baby in den Geburtskanal gelangen kann. Das endokrine Signal, das das Baby vor Beginn der Wehen an die Plazenta abgibt, stimuliert die Produktion von Östrogen. Der Uterus produziert dann Prostaglandine und zieht sich immer stärker und häufiger zusammen, wobei er den Gebärmutterhals verkürzt und weicher macht, indem der Kopf des Babys dagegen gepresst wird. Dieses Dehnen der Zervix löst im Hinterlappen der Hirnanhangdrüse die Oxytozinausschüttung aus. Die Kontraktionen werden dadurch deutlich stärker. Sobald der Gebärmutterhals ganz geweitet ist, kann sich das Baby durch den Geburtskanal bewegen. Diese Wehenphase kann sehr kurz sein oder bis zu 36 Stunden und länger dauern. In vielen Krankenhäusern wird die Wehentätigkeit spätestens nach zwölf Stunden gefördert und angeregt.

Mit dem Blasensprung geht die Eröffnungsperiode in der Regel in die Austreibungsperiode über. Der Kopf des Babys tritt tiefer und die Mutter verspürt das dringende Bedürfnis, das Baby in den Geburtskanal zu schieben und zu pressen. Dieses Stadium ist wesentlich kürzer als das vorherige und umfasst durchschnittlich drei- bis fünfmaliges »Pressen«, bevor der Kopf des Babys an der Scheidenöffnung erscheint. Dies wird als »Durchschneiden« bezeichnet. Der Kopf des Babys passiert dann den Beckenknochen mit dem Gesicht zur Wirbelsäule der Mutter. Die Schultern und der restliche Körper folgen kurz darauf.

Die Nachgeburtsperiode dient der Ausstoßung der Plazenta. Sobald das Baby geboren ist, zieht sich die Gebärmutter weiter zusammen. Aufgrund der Oxytozinausschüttung löst sich die Plazenta von der Gebärmutter ab. Die Nabelschnur ist immer noch mit der Plazenta verbunden und kann zu diesem Zeitpunkt auch noch mit dem Baby vereint sein. Hat sich die Plazenta erst einmal von der Gebärmutter gelöst, wird sie von selbst durch den Geburtskanal austreten.

Obwohl man die Wehen durch einen Kaiserschnitt umgehen kann, sind sie doch für das Wohlergehen des Kindes wichtig. Die als Katecholamine bekannten Stresshormone

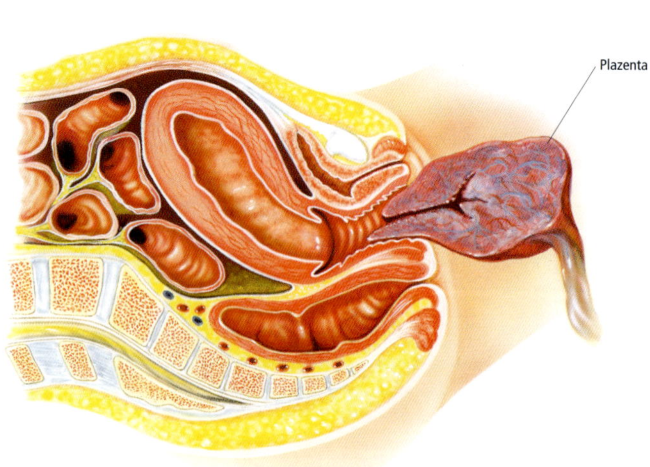

Ausstoßen der Plazenta

Steißgeburt

Gegen Ende der Schwangerschaft hat sich der Fetus normalerweise mit dem Kopf zum Geburtskanal und dem Gesicht zur Wirbelsäule der Mutter gedreht. Wenn der Fetus jedoch mit seinem Gesäß zum Geburtskanal und dem Gesicht zum Bauch in der Gebärmutter liegt, spricht man von Beckenend- oder Steißlage.

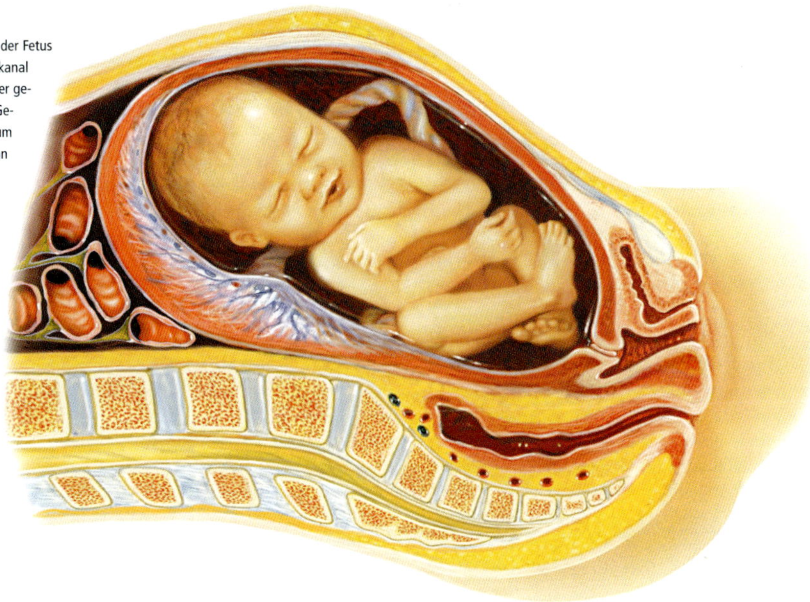

durchströmen den Kreislauf des Babys während einer vaginalen Geburt als Reaktion auf die Gebärmutterkontraktionen und auf das Zusammenpressen des Babykopfes. Dieses Anfluten von Stresshormonen schützt das Baby vor dem Ersticken und bereitet es gleichzeitig auf die Umgebung außerhalb der Gebärmutter vor. Es reinigt auch die Lungen des Babys und bereitet sie auf das Atmen vor. Zudem sorgt es für eine verstärkte Blutzufuhr in Herz und Gehirn des Babys.

Oxytozin

Oxytozin ist ein Hormon, das vom Hypothalamus produziert wird und die Gebärmuttermuskulatur sowie die kleinen Muskeln in den Milchgängen beeinflusst. An der Brust ist die Ausschüttung dieses Hormons die Folge einer Stimulation der Brustwarze beim Saugen. Oxytozin regt den Milchfluss beim Stillen an, während die Milchproduktion in den Milchdrüsen von dem Hypophysenhormon Prolaktin gesteuert wird.

An der Gebärmutter führt Oxytozin zu Kontraktionen der Muskulatur, weshalb es zur Verstärkung schwacher Wehen, zur Geburtseinleitung und zur Veringerung der Blutungen nach einer Geburt eingesetzt werden kann. Die Empfindlichkeit der Gebärmutter auf Oxytozin ist allerdings von Östrogenen und Progesteron abhängig. Sie ist zu Beginn einer Schwangerschaft sehr niedrig und erhöht sich stark zum Geburtstermin.

Geburtsstellungen

Befürworter der natürlichen Geburt raten Frauen dazu, die Wehenphase in aufrechter Position zu durchleben, also entweder im Stehen (gestützt von Partner oder Hebamme) oder in der Hocke. Die Rückenlage, die Beine dabei oft in Fußstützen, verlangsamt bekanntermaßen die Geburt und erhöht die Wahrscheinlichkeit einer Geburt mit Hilfe von Instrumenten (Zange oder Vakuumextraktion). Die aufrechte Position, bei der die Frau auf ihre Körpersignale reagiert, macht einen Dammschnitt seltener notwendig.

Anzeichen für Wehen

Zu den Anzeichen für kommende Wehen gehört der Abgang eines Schleimpfropfes vom Gebärmutterhals (Zervix), der bis zu zwei oder drei Wochen vor der tatsächlichen Geburt abgestoßen werden kann. Ein weiteres Zeichen sind leichte regel- oder unregelmäßige Gebärmutterkontraktionen, genannt Vorwehen. Auch das Reißen der Fruchtblase des Babys (Blasensprung) ist ein Zeichen.

Schmerzausschaltung

Wehen sind eine schmerzhafte Erfahrung und viele Frauen in Industrieländern, die keine oder nur wenig Erfahrung mit Schmerzen haben, verwenden Medikamente, die ihnen bei der Schmerzbewältigung helfen. Periduralanästhesie oder der Pudendusblock ist eine sehr häufig angewendete Form der Schmerzlinderung, ebenso wie Lachgas und Pethidin. Weniger invasive Methoden sind Akupunktur, Aromatherapie, Hypnose, Massage, Entspannung, transkutane Nervenstimulierung, Stimulierung der Brustwarzen und ein warmes Bad oder eine Dusche.

Assistierte Geburt

Manche Geburtshelfer befürworten einen aktiven Umgang mit den Wehen, wozu die Blasensprengung, der Einsatz von synthetischem Oxytozin zur Wehenbeschleunigung sowie die ständige Überwachung des Wehenfortschrittes gehören. Dazu zählen Methoden wie die elektronische Überwachung des Fetus über CTG und Kopfschwartenelektrode, eine Periduralanästhesie, ein Dammschnitt (Episiotomie) zur Erleichterung des Austretens von Kopf und Schultern des Babys und eine instrumentelle Entbindung mit Zange oder Vakuumextraktion.

Bei einer Episiotomie wird der Damm der Frau unter lokaler Betäubung eingeschnitten, um dem Baby eine leichtere Passage zu ermöglichen und einen Dammriss zu verhindern. Die Weltgesundheitsorganisation bezeichnet jedoch die systematische Anwendung der Episiotomie als ungerechtfertigt und rät dazu, den Damm auf andere Weise zu schützen. Können die Wehen auf natürliche Weise ablaufen und gebärt die Frau in einer aufrechten Position (hockend, sitzend oder stehend), ist ein Riss weniger wahrscheinlich und die Schwerkraft unterstützt die Geburt des Babys.

FRÜHGEBURT

Die Geburt eines oder mehrerer Babys nach weniger als 37 Schwangerschaftswochen wird als Frühgeburt bezeichnet. Die Definition des Begriffes Frühgeburt hat nichts mit dem Geburtsgewicht zu tun. Etwa 5 % der Babys werden zu früh geboren, wobei die Ursache in den meisten Fällen unbekannt ist. Fast die Hälfte aller Mehrlingsschwangerschaften sind Frühgeburten. Mögliche Ursachen für eine Frühgeburt sind: Krankheit der Mutter, Plazentaprobleme, z. B. vorzeitige Plazentalösung, vorzeitiger Blasensprung, Gebärmutterhalsprobleme wie Zervixinsuffizienz, gesundheitliche Probleme der Mutter, beispielsweise Diabetes, Rauchen, Angst, Sorgen oder Unterernährung, gesundheitliche Probleme des Babys und das Alter der Mutter: Bei über 40- und unter 17-Jährigen ist das Risiko erhöht. Auch wenn eine Frau schon einmal ein untergewichtiges Kind geboren hat, besteht ein erhöhtes Risiko für eine Frühgeburt. Etwa 6 % aller Babys kommen mit Untergewicht zur Welt, die meisten von ihnen als Frühgeborene. Die anderen sind so genannte Mangelgeburten oder small-for-date-babys, d. h. Babys, die für ihr Gestationsalter zu klein sind.

Das vorzeitige Ende einer Schwangerschaft wird als Fehlgeburt bezeichnet, wenn der Embryo oder Fetus ein Gewicht unter 1.000 g hat und bei der Geburt keine Lebenszeichen erkennbar sind.

Eine Frühgeburt kann durch Vorsorgemaßnahmen kaum verhindert werden. In einigen Fällen konnte jedoch eine Frühgeburt durch ausreichendes Trinken, vor allem von Wasser (etwa 2 l pro Tag) verhindert werden. In den Industrieländern wird bei vorzeitigen Wehen eine Krankenhauseinweisung angeordnet und es gibt verschiedene Möglichkeiten, die Wehen zu stoppen bzw. die zugrunde liegenden Ursachen zu behandeln. Wenn alle Maßnahmen, die Schwangerschaft fortzusetzen, scheitern, wird das Baby auf einer Neugeborenen-Intensivstation betreut.

PROBLEME UND KOMPLIKATIONEN

Die häufigste Lage (85 % aller Geburten), in der Babys zur Welt kommen, ist die vordere Hinterhauptlage (Kopf nach unten, Gesicht in Richtung der Wirbelsäule der Mutter). Babys können jedoch in unterschiedlichsten Lagen geboren werden, z. B. in der hinteren Hinterhauptlage (mit der Wirbelsäule parallel zu der der Mutter, was zu lang anhaltenden Rückenschmerzen während der Wehen führt), der Steißlage (Gesäß voran) oder der Querlage (quer im Uterus). Steißgeburten können mit dem Gesäß zuerst oder mit einem Fuß zuerst austreten, was man als Steiß-Fuß-Lage bezeichnet. Steißgeburten werden in der Gebärmutter manchmal vom Geburtshelfer oder von der Hebamme gedreht oder durch natürliche Therapien bewegt. Gelingt dies, können sie auf natürlichem Wege geboren werden.

Selbst ein Baby in der natürlichen Geburtslage kann Probleme verursachen, die medizinische Hilfe nötig machen. Kaiserschnitte sind im Notfall lebensrettend. Andere Methoden, wie die Zangengeburt oder Vakuumextraktion, können die Geburt eines Babys unterstützen. Zangen (zwei Instrumente, die wie zwei große flache Löffel geformt und dem Kopf des Babys angepasst sind) werden oft verwendet, wenn der Blutdruck der Mutter steigt und das Baby auf die Welt gebracht werden muss. Ein weiterer Grund sind Anzeichen für eine Gefährdung oder eine ungewöhnliche Lage des Babys. Die Vakuumextraktion wird in ähnlichen Situationen eingesetzt. Dazu verwendet man ein Sauginstrument, das den Kopf den Geburtskanal entlangleitet.

Trotz genauer Berechnungen werden Babys immer noch unerwartet geboren. Wenn dies passiert, ist es wichtig, die Umgebung so warm wie möglich zu gestalten, die Gebärende körperlich und seelisch zu unterstützen und falls nötig, einzugreifen. So sollte man die um den Hals des Babys geschlungene Nabelschnur vorsichtig entfernen und darauf achten, dass sich auf dem Gesicht des Babys keine Membran befindet, die das Atmen verhindert. Ebenso sollte man Mutter und Kind warm halten und es ihnen möglichst bequem machen, bis Hilfe eintrifft. Es ist nicht unbedingt nötig, die Nabelschnur abzuklemmen und zu durchtrennen, die das Baby mit der Plazenta verbindet – vorausgesetzt die Plazenta löst sich im dritten Wehenstadium problemlos von der Gebärmutterwand ab. Die Plazenta kann einige Zeit mit dem Baby verbunden bleiben. Löst sie sich jedoch nicht ab, kann es zu Blutungen kommen.

Bei einem normalen Wehenverlauf erfolgt die Abstoßung der Plazenta im dritten Stadium und fällt oft kaum auf. Die Gebärmutter kontrahiert sich nach einer kleinen Pause wieder, die Plazenta löst sich von der Wand. Die Kontraktionen verhindern übermäßige Blutungen und die Plazenta wird ausgestoßen. In anderen Situationen wird der Frau intravenös Ergometrin injiziert, um starke Kontraktionen zu veranlassen und die Ablösung der Plazenta zu erleichtern. Diese Behandlung ist jedoch umstritten. Blutungen sind immer noch ein Hauptgrund für Krankheiten oder gar Tod im Kindbett, weshalb bei verzögerter Plazentalösung eine manuelle Entfernung nötig werden kann. Das frühe Abklemmen der Nabelschnur hat offensichtlich keine Auswirkung auf Blutverlust oder Blutungen.

KAISERSCHNITT

Der Kaiserschnitt (Sektio), eine Geburt durch einen Querschnitt am Unterleib knapp oberhalb der Schamhaarlinie, ist die chirurgische Alternative zur vaginalen Geburt. In vielen Industrieländern ist die Kaiserschnittrate u. a. auch deshalb angestiegen, weil man Angst vor Klagen wegen des möglichen Todes von vaginal geborenen Babys hat. Die Weltgesundheitsorganisation hat festgestellt, dass die Kaiserschnittrate nicht höher als 10–15 % sein sollte. Abgesehen von den skandinavischen Ländern klettert die Rate jedoch in vielen Industrieländern auf über 20 % und diesen Anstieg schreibt man der gängigen Praxis in den Kliniken zu.

Ein Kaiserschnitt ist ein größerer chirurgischer Eingriff. Die möglichen Vorteile sind groß, wenn er korrekt durchgeführt wird. Aber es bestehen auch erhebliche Risiken für Mutter und Kind. Einen Kaiserschnitt setzt man oft bei Mehrlingsgeburten ein, obwohl die Notwendigkeit hierfür nicht immer erwiesen ist.

ÜBERTRAGUNG

Man kann nicht davon ausgehen, dass alle Babys 280 Tage *in utero* verbleiben: So wie einige zu früh kommen, werden andere ganz natürlich verspätet auf die Welt kommen. Nur etwa 5 % aller Babys kommen am geschätzten Geburtstermin zur Welt. Mit Ultraschall können die Schwangerschaft und das Baby genau überwacht werden, weshalb

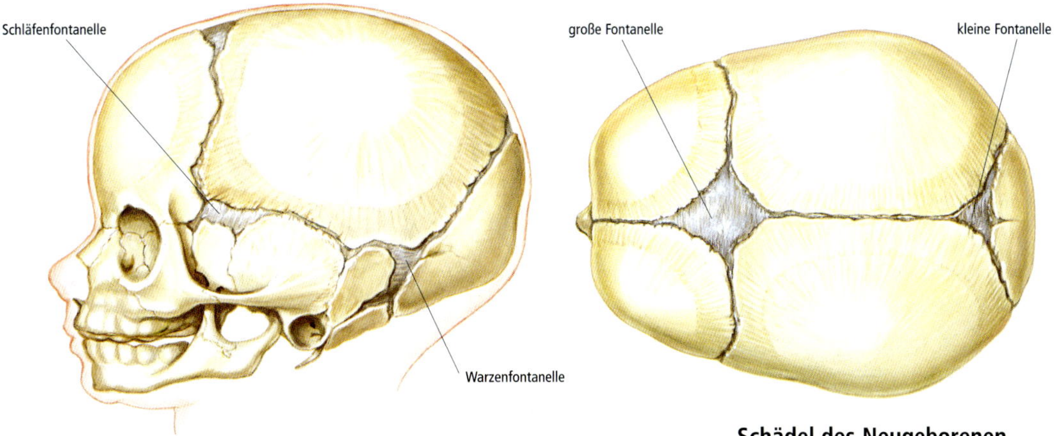

Schädel des Neugeborenen

Am Schädel eines Neugeborenen gibt es sechs häutige, knochenfreie Bereiche (Fontanellen), die eine Veränderung der Kopfform unter der Geburt ermöglichen. Bis zum zweiten Lebensjahr sind alle Fontanellen normalerweise verknöchert.

der errechnete Termin auch problemlos um ein oder zwei Wochen überschritten werden kann. Babys, die verspätet geboren werden, bezeichnet man als übertragen.

WOCHENBETT

In den Wehen und während der Geburt helfen ihre Hormone der Frau dabei, die ganze Erfahrung körperlich und seelisch zu bewältigen. Ist das Baby auf der Welt, befindet sie sich normalerweise in einem euphorischen Zustand, vorausgesetzt es wurden keine Medikamente verabreicht. Sie kann ihr Baby im Arm halten, streicheln und in seine Augen sehen, während sie sich daran gewöhnt, diese kleine Person festzuhalten, die sie neun Monate im Bauch getragen hat. Diese Euphorie kann einige Zeit anhalten, und manche Frauen sind davon in den ersten Tagen und Wochen der Mutterschaft erfüllt. Andere erleben einen emotionalen Stimmungsabfall irgendwann in der ersten Woche, der oft Heultag oder »Baby Blues« genannt wird. Einige wenige Frauen leiden an einer Wochenbettdepression. Eine Krankenhausumgebung ist für die Bindung von Mutter und Kind nicht sehr förderlich, behindert u. U. die ersten Stillversuche und das Entstehen dieser engen Bindung. Dies kann zusammen mit den hormonellen Umstellungen und der mangelnden Babyerfahrung einer Mutter zur Depression führen. Um dies zu verhindern, ist heute in den meisten Kliniken eine Dauerbetreuung (rooming-in) auf Wunsch möglich und es wird viel für eine intime Atmosphäre getan. Die Wochenbett- oder Stillpsychose ist eine seltene Form einer Zyklothymie, endogenen Depression oder Schizophrenie, die medikamentös behandelt werden muss.

Die ersten Tage nach der Geburt nennt man postpartale Periode. In dieser Zeit stellt sich der Körper der Frau wieder auf den nicht schwangeren Zustand um. Überschüssige Flüssigkeit wird ausgeschieden und die Muskelspannung kehrt allmählich zurück. Der Körper passt sich auch an die neue Rolle an, die ihm die Ernährung des Babys abverlangt. Frauen, die von Freunden und anderen Menschen unterstützt werden, können sich leichter auf die Mutterrolle einstellen.

NEUGEBORENES

Als Neugeborenes bezeichnet man Säuglinge bis zu sechs Wochen. Gesunde Neugeborene beginnen direkt nach der Geburt zu atmen, noch bevor die Nabelschnur, die den Nabel mit der bis dahin lebenserhaltenden Plazenta verbindet, aufgehört hat zu pulsieren. Normalerweise wird die Nabelschnur erst durchtrennt, wenn sie nicht mehr pulsiert.

Der Kopf eines Neugeborenen ist im Verhältnis zum Körper überproportional groß, die Haare, sofern vorhanden, sind nass, die Haut schält sich, ist runzlig oder behaart und die Gesichtsfarbe ist rot, rosa oder bläulich. Ein Neugeborenes kann sowohl wach sein und schreien als auch ruhig und schläfrig sein.

Ab dem dritten Schwangerschaftsmonat entwickelt das ungeborene Kind (Fetus) Haarfollikel, die anfangs sehr feine Haare hervorbringen. Dieses Flaumhaar bedeckt große Flächen des fetalen Körpers – besonders die Stirn, die Wangen, den Rücken und die Schultern. Das als Lanugo (von dem lateinisches Wort *lana* für Wolle) bezeichnete Haar verliert sich bis zur Geburt, nur an den Augenbrauen, den Augenlidern und auf der Kopfhaut bleibt es erhalten, bis es einige Monate nach der Geburt durch festeres Haar ersetzt wird. Nach der Geburt bilden sich keine weiteren Haarfollikel. Bei Neugeborenen ist eine übermäßige Lanugobehaarung ein Anzeichen für eine Frühgeburt.

Ein neugeborenes Baby hat mehr Einzelknochen als ein Erwachsener. (Viele Knochen verknöchern und verschmelzen erst beim Wachsen.) Der Schädel eines Neugeborenen besteht aus zahlreichen Einzelknochen, zwischen denen häutige Bereiche (Fontanellen) liegen. Die auffälligste ist die große oder Stirnfontanelle auf der Schädeloberseite. Ein Neugeborenes hat eine niedrige und abgeflachte Stirn, ein fliehendes Kinn und oft eine etwas seltsame Kopfform, wenn es vaginal geboren wurde. Die Haut des Neugeborenen ist von einer cremigen Schicht, der so genannten Käseschmiere überzogen. Der Schädel kann hoch und spitz sein, wenn das Kind in der hinteren Hinterhauptslage (die Wirbelsäule des Kindes liegt an der der Mutter) zur Welt kommt. Wird es mit dem Gesicht zuerst geboren, kann das Gesicht geschwollen und voller blauer Flecken sein. Da der Kopf des Babys durch die Gebärmutterkontraktionen gegen den noch nicht vollständig eröffneten Geburtskanal gepresst wird, bildet sich am Kopf des Neugeborenen häufig eine weiche Schwellung (Geburtsgeschwulst, Kephalhämatom), die sich rasch zurückbildet.

Vergrößerte Genitalien, eine leichte, menstruationsartige Blutung bei Mädchen und leichte Milchsekretion aus vergrößerten Brüstdrüsen von Jungen und Mädchen (»Hexenmilch«) sind Nachwirkungen mütterlicher Hormone im Blut des Babys und bilden sich von alleine zurück.

Ein vor der 37. Woche geborenes Baby wird als Frühgeborenes bezeichnet. Frühgeborene sind unreif, kleiner als reife Babys und benötigen eine spezielle Behandlung. Sie sind häufiger von Flaumhaar (Lanugo) bedeckt als andere Babys. Auch Atem-, Herz- und Kreislaufprobleme, Anämie, Gelbsucht, Trinkschwierigkeiten und das Unvermögen, die eigene Körpertemperatur zu regeln, kommen häufiger vor. Darüber hinaus sind sie anfälliger für Infektionen. Ein Baby, das nach Ablauf der normalen Schwangerschaftszeit geboren wird, wird als übertragen bezeichnet und hat trockene, sich schälende Haut sowie lange Finger- und Fußnägel. Zu kleine und unterernährte reife Babys werden Mangelgeburt oder small-for-date-Babys genannt.

In vielen Industrieländern wird sofort nach der Geburt der so genannte Apgar-Test (nach der amerikanischen Gynäkologin Virginia Apgar, die den Test entwickelte) an Neugeborenen durchgeführt. Er gibt Aufschluss über lebenswichtige Funktionen wie Herzfrequenz, Atmung, Hautfarbe, Muskeltonus und Reflexe und wird nach fünf Minuten wiederholt. Weitere Informationen über den Gesundheitszustand des Neugeborenen liefert der Silvermann-Score.

Darüber hinaus werden Kopfumfang und Körperlänge des Neugeborenen gemessen, das Gewicht aufgezeichnet, Hüften und Kiefer auf Luxationen sowie der Mund auf eine Lippen-Kiefer-Gaumen-Spalte hin untersucht. Die Reflexe werden ebenfalls getestet.

Die körperliche Untersuchung wird ergänzt durch einen pH-Test zur Untersuchung des Säuregehalts im Blut der Nabelschnurarterie. Ein niedriger pH-Wert zeigt an, dass zu viele Stoffwechselprodukte im Blut und Gewebe enthalten sind, und dass die Sauerstoffversorgung des Neugeborenen unzureichend ist. Zur Vermeidung von spontanen Blutungen wird jedem Neugeborenen Vitamin K verabreicht.

SIEHE AUCH *Rhesusfaktor, Hämolytische Anämie in Kapitel 1; Fontanelle in Kapitel 2*

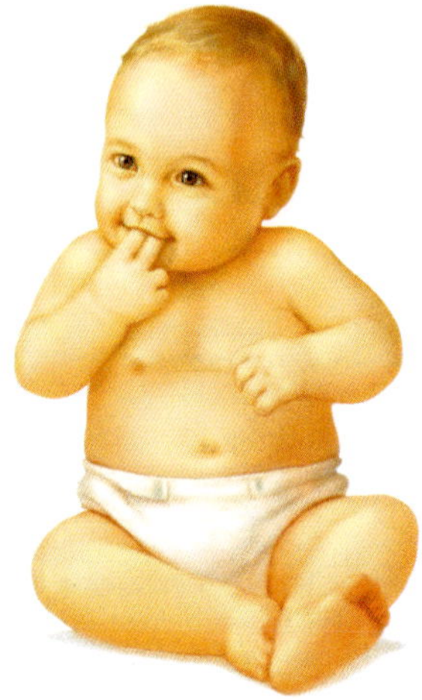

4 Monate

Säuglingsalter

Babys entwickeln sich individuell. Trotzdem gibt es eine besondere Reihenfolge für die Entwicklungsschritte: So muss ein Baby z. B. zuerst lernen, seine Muskeln zu kontrollieren, um seinen Kopf zu halten. Erst dann kann es sitzen lernen.

Säuglinge

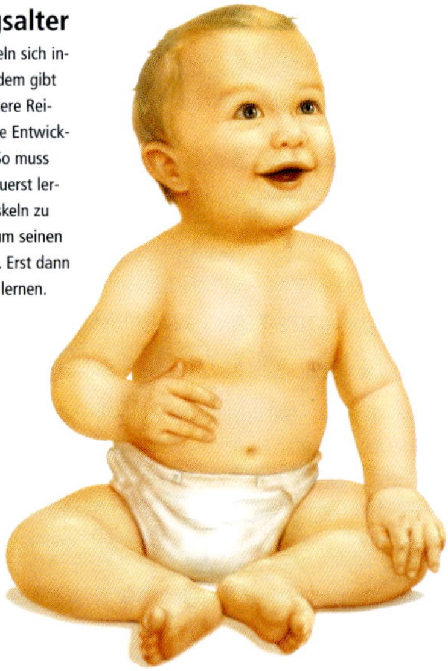

8 Monate

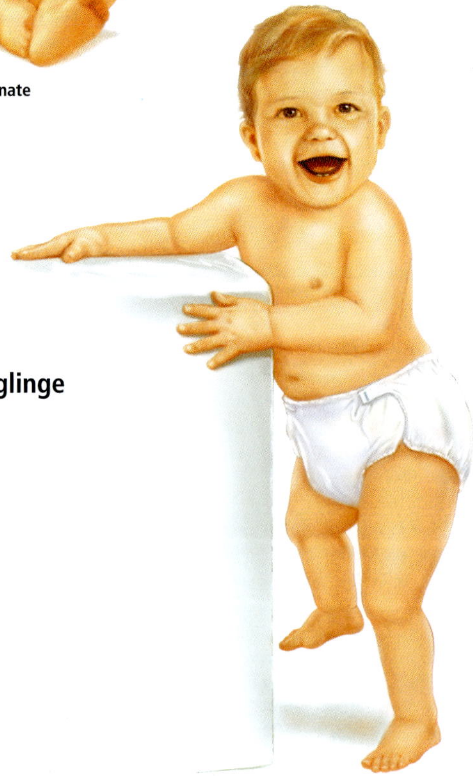

12 Monate

SÄUGLINGSALTER

Kinder bis zum Alter von zwölf Monaten werden als Säugling oder Baby bezeichnet. Es handelt sich um eine wichtige Entwicklungsperiode, in der die Kinder stark an Gewicht und Größe zulegen, mitunter zu laufen und zu sprechen beginnen, Zähne bekommen und lernen, Sinneseindrücke einzuordnen.

Ein Baby wächst und entwickelt sich zu keinem anderen Zeitpunkt so schnell wie in den ersten zwölf Monaten seines Lebens. Bei der Geburt wiegt ein durchschnittliches Neugeborenes ungefähr 3,4 kg und ist etwa 51 cm lang. In den ersten drei Monaten wird es etwa 200 g pro Woche schwerer, eine Gewichtszunahme, die sich bis zum zwölften Monat kontinuierlich auf 60 g pro Woche reduziert hat.

Das Skelett eines Babys besteht zu einem deutlich höheren Prozentsatz aus Knorpel als das eines Erwachsenen, da zahlreiche Teile noch nicht verknöchert sind. Bei einigen Körperteilen kann die Verknöcherung fast bis zum Erwachsenenalter dauern.

Auch das Gehirn eines Babys wächst im ersten Jahr mit unglaublicher Geschwindigkeit. Es verdoppelt sein Gewicht, da die Zahl der Stützzellen (Glia) und der Verbindungen zwischen den Nervenzellen und Gehirnregionen stark zunimmt.

SIEHE AUCH *Zahnen, Sprachentwicklung in Kapitel 2; Milchschorf, Windelausschlag in Kapitel 10; Ernährung, Gewicht in Kapitel 14; Trennungsangst in Kapitel 15; Impfung in Kapitel 16*

ENTWICKLUNGSSTADIEN

Babys entwickeln sich individuell. Manche wachsen körperlich schneller heran, andere wiederum haben gegenüber ihren Altersgenossen einen Vorsprung bei geistigen oder sozialen Fähigkeiten. Die Fähigkeiten nehmen aufgrund der Reifungsprozesse des Körpers und des Nervensystems in einer bestimmten Reihenfolge zu. Aber nicht jedes Kind durchläuft alle Stadien.

Die Fähigkeit des Babys, seine Umwelt zu erforschen und zu verstehen, beginnt mit Reflexbewegungen wie Saugen, Halten, Werfen und Treten. Bis zum vierten Monat kann es dann schon gezielt nach einem Objekt greifen und bis zum zehnten Monat einen kleinen Gegenstand zwischen Daumen und Zeigefinger halten. Im vierten Monat können die meisten Babys schon kurz ohne Stütze sitzen, und bis zum zehnten Monat schaffen sie es über einen Zeitraum von mindestens zehn Minuten. Das Krabbeln beginnt zwischen siebtem und zehntem Monat und bis zum zwölften Monat stellen sich die meisten Babys alleine auf. Mit zwölf Monaten können die meisten Babys mit Hilfe und mit 14 Monaten in der Regel frei laufen.

Auch die Sinnesorgane entwickeln sich in den ersten Monaten sehr rasch. Neugeborene können Geräusche und Gegenstände, die sich nahe vor ihren Augen befinden, erkennen. Innerhalb von drei Monaten können sie dann Farben und Formen unterscheiden. Das Imitieren von Lauten beginnt kurz nach der Geburt, aber das erste vollständige Wort wird erst mit 12 bis 18 Monaten gesprochen.

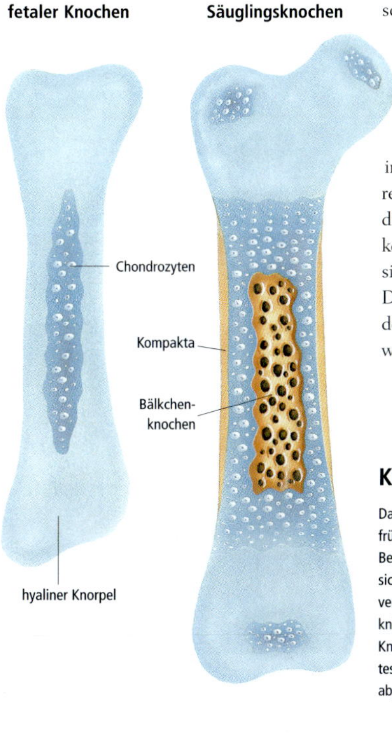

Knochenentwicklung

Das Knochenwachstum beginnt zu einem frühen Zeitpunkt in der Fetalentwicklung. Bereits in der sechsten Woche beginnen sich Chondrozyten im Knorpelzentrum zu vergrößern, was den ersten Schritt zur Verknöcherung darstellt. Bis zur Geburt ist Knochensubstanz im Zentrum des Schaftes und in einer ringförmigen Manschette abgelagert worden.

Ein vor der 37. Schwangerschaftswoche auf die Welt gekommenes Baby wird als Frühgeborenes bezeichnet. Die Entwicklungsstadien Frühgeborener müssen meist auf das Alter bezogen werden, in dem das Baby wäre, wenn es zum geplanten Geburtstermin auf die Welt gekommen wäre. Ein drei Wochen zu früh geborenes Baby ist in der Entwicklung also ungefähr drei Wochen hinter einem zum gleichen Zeitpunkt reif geborenen Säugling zurück.

IMPFUNGEN UND KRANKHEITEN

Durch regelmäßige Vorsorgeuntersuchungen lassen sich Störungen des Wachstums und der Entwicklung frühzeitig entdecken und, wenn nötig, schnell behandeln. Diese Untersuchungen sind auch wichtig, um das Baby vor einer Reihe von Kinderkrankheiten zu schützen, die im schlimmsten Fall tödlich enden können.

Impfprogramme wurden entwickelt, um Kinder vor folgenden Krankheiten zu schützen: Diphtherie, Masern, Mumps, Kinderlähmung (Poliomyelitis), Röteln, Wundstarrkrampf (Tetanus), Keuchhusten (Pertussis), Haemophilus influenzae Typ-B-(Hib)-Infektionen und Hepatitis B.

Andere häufige Krankheiten, an denen Babys im ersten Lebensjahr leiden können, sind Bronchiolitis, Bronchitis, Bindehautentzündung, Pseudokrupp, Ohrinfektionen, Gehirnentzündung, Magen-Darm-Beschwerden, Hand-Mund-Fuß-Krankheit, *Herpes simplex,* Hepatitis, Grippe, Lungenentzündung und Dreitagefieber.

ERNÄHRUNG

Bis zum sechsten Monat bekommen Babys alle benötigten Nährstoffe aus der Muttermilch oder, falls dies nicht möglich ist, aus künstlicher Säuglingsmilchnahrung. Nach dieser Zeit sollten kleine Mengen weicher nahrhafter Nahrung zugefüttert werden.

Stillen

Unter Stillen versteht man das Füttern eines Säuglings mit Muttermilch direkt aus der Brust. Jede Brust hat 15 bis 20 Milchdrüsen, die Milch produzieren. Von den säckchenförmigen Milchdrüsen führen kleine Gänge in die größeren Milchgänge, sodass sich die Milch unter dem Warzenhof sammelt. Das Baby nimmt die Brustwarze in den Mund und saugt die Milchansammlungen heraus. Es stimuliert damit das aktive Ausschießen der Milch und eine verstärkte Neuproduktion.

Eine der ersten Aktivitäten eines gesunden Babys nach der Geburt ist die Suche nach der Brustwarze der Mutter. Die Vormilch ist eine nährstoff- und antikörperhaltige gelbe Substanz namens Kolostrum. Erst nach zwei oder drei Tagen erscheint die reife Muttermilch. Diese liefert die gesamte Nahrung – Essen und Trinken –, die das Baby in den nächsten vier bis sechs Monaten braucht. Im Idealfall sollten Säuglinge sechs bis zwölf Monate lang gestillt werden, doch auch nur einige Wochen Stillen sind ein guter Start ins Leben.

Mutter und Kind müssen das Stillen erst lernen, und ohne familiäre Unterstützung und fachlichen Rat bereitet es vielen Müttern Schwierigkeiten. Die meisten Mütter haben jedoch keine dauerhaften Probleme und empfinden das Stillen als positive Erfahrung. Muttermilch ist eine einzigartige, sich ständig verändernde Substanz, die Antikörper, Hormone, Enzyme, Wachstumsfaktoren, Immunglobuline und lebenswichtige Nährstoffe enthält. Beim Stillen sollte Folgendes beachtet werden: Das Baby muss richtig gehalten werden – Brust an Brust und Kinn an Brust; es sollte in einer entspannten und bequemen Umgebung gestillt werden und so lange und oft wie nötig trinken dürfen. Auch Kenntnisse darüber, wie der menschliche Körper Milch produziert und abgibt sowie die Unterstützung und Ratschläge von einer Frau mit Stillerfahrung sind wichtig. Anhaltspunkte dafür, dass das Baby genug Milch bekommt, sind, wenn es sechs bis acht Windeln pro Tag nass macht, blassgelben Urin produziert, leuchtende Augen hat, stetig wächst und an der Brust gut trinkt.

Der Hauptgrund für Frauen, mit dem Stillen aufzuhören, ist eine zu geringe Milchproduktion. Nur sehr wenige Frauen sind tatsächlich nicht in der Lage zu stillen. Die einzige Möglichkeit, die Muttermilchproduktion zu steigern, ist das Stillen. Zufüttern mit Milchpräparaten reduziert das Verlangen nach Muttermilch und führt zu einer geringeren Milchproduktion. Zur Aufrechterhaltung der Milchproduktion sollte die Mutter reichlich Wasser trinken, sich oft ausruhen und sich gesund ernähren. Auch wunde, rissige Brustwarzen oder eine Brustentzündung (Mastitis) sind Gründe für das Abstillen. Diese Probleme können jedoch durch sorgfältige Pflege oder medikamentös behandelt werden.

Muttermilch kann auch mit der Hand, einer Handpumpe oder einer elektrischen Pumpe abgepumpt werden. Diese Milch kann dem Baby dann nach korrekter Aufbewahrung mit der Flasche oder – bei kranken oder zu früh geborenen Babys – über eine Magensonde gefüttert werden. Das Abpumpen gewährt der Mutter mehr Freiraum, was auch wichtig ist, wenn sie wieder arbeiten muss. Viele Firmen in den Industrieländern sorgen mittlerweile dafür, dass Frauen ihr Kind auch nach der Rückkehr in den Beruf stillen können.

Nach den Anweisungen der Hersteller gemischte künstliche Säuglingsmilchnahrung auf Kuhmilch- oder Sojabasis kann mit der Flasche gefüttert werden, wenn Stillen nicht möglich oder gewünscht ist. Diese enthält alle für die Ernährung wichtigen Stoffe, jedoch nicht alle Eigenschaften von Muttermilch.

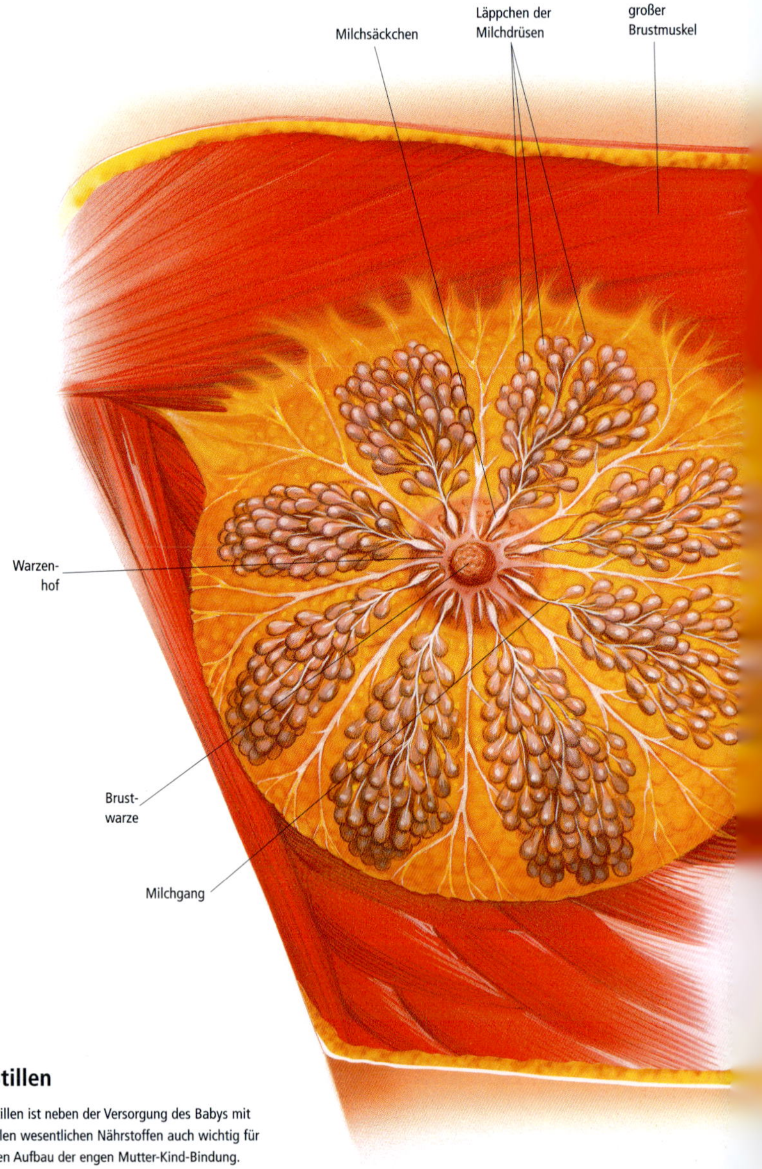

Stillen

Stillen ist neben der Versorgung des Babys mit allen wesentlichen Nährstoffen auch wichtig für den Aufbau der engen Mutter-Kind-Bindung.

Frauen, die stillen, tragen ein geringeres Risiko für Brust- und Eierstockkrebs, Osteoporose und Koronare Herzkrankheit. Stillen ist bequem, billig und unterstützt die Rückbildung der schwangerschaftsbedingten körperlichen Veränderungen. Mutter und Kind profitieren zudem von dem engen körperlichen Kontakt, der den Aufbau einer intensiven Mutter-Kind-Bindung fördert.

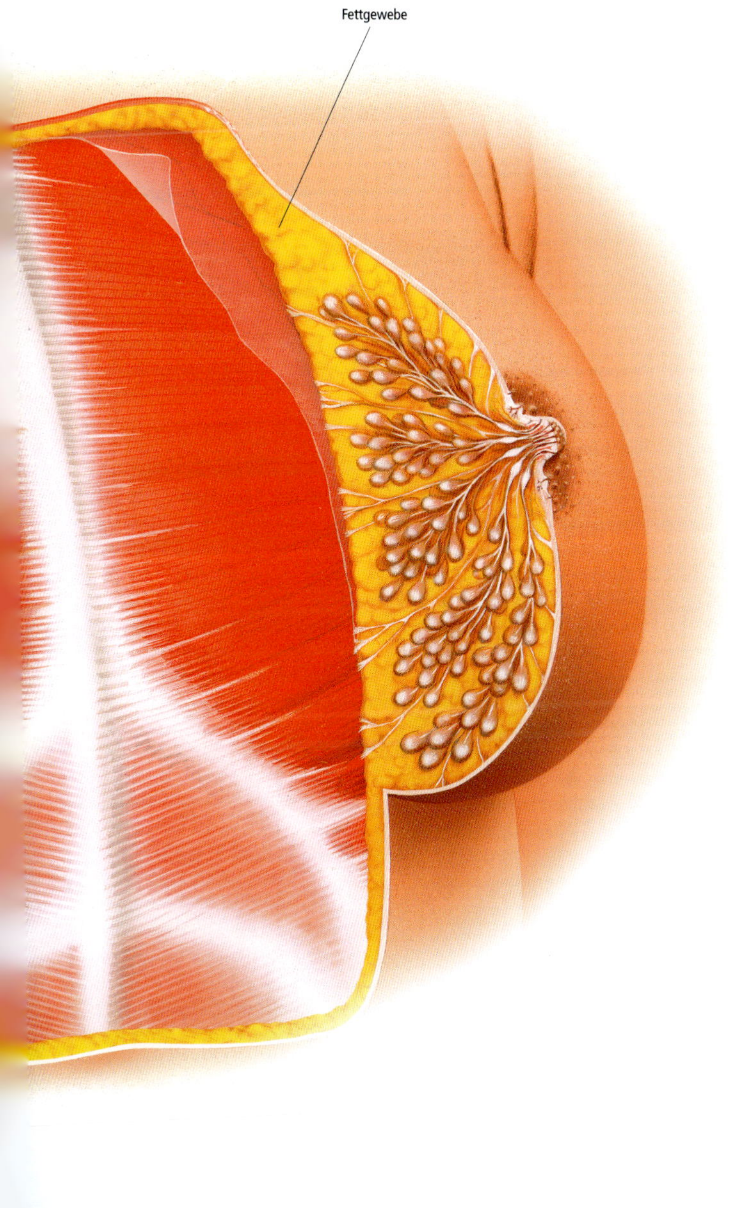

Flaschenfütterung

Muttermilch ist vor allem in den ersten Lebenswochen die ideale Säuglingsnahrung. Für manche Mütter ist das Stillen jedoch mit körperlichen oder psychischen Strapazen verbunden. Andere haben Probleme wie wunde, rissige Brustwarzen, die das Stillen schmerzhaft machen. Manchmal gedeihen Babys nicht ausreichend unter dem Stillen.

Unter Flaschenfütterung versteht man das Füttern von Babys (bei Mensch und Tier) mit einer Flasche, die eine Säuglingsmilchnahrung enthält und einen Sauger hat. Das Milchpräparat besteht aus Pulver, das nach Anleitung zubereitet wird und eine Flüssigkeit ergibt, die der Muttermilch ähnelt. Sie enthält zwar alle Nährstoffe, jedoch nicht alle Eigenschaften der Muttermilch.

Zum Füttern mit der Flasche braucht man mehrere sterile Flaschen und Sauger, altersgemäße Milchnahrungen und abgekochtes Wasser. Besonders wichtig ist, dass das Präparat genau nach Anleitung zubereitet wird, und dass das Wasser, mit dem das Pulver verrührt wird, steril ist.

Auch die Flaschen und Sauger müssen sterilisiert werden – entweder mit einer Sterilisierlösung oder durch Auskochen. Andernfalls kann es zu Durchfall, Austrocknung und Unterernährung kommen, wobei diese Probleme in Ländern mit guten hygienischen Verhältnissen nur selten vorkommen. Die Milch sollte beim Füttern Körpertemperatur haben.

Wenn alles richtig gemacht wird, kann das Füttern mit der Flasche eine sehr positive Erfahrung sein. Die Mutter sollte das Baby dicht am Körper halten, sodass beide den Kontakt und die Körperwärme genießen können. Babys sollten die Flasche nicht selbst in die Hand nehmen. Ein Vorteil der Flasche ist, dass auch andere Familienmitglieder die Gelegenheit haben, das Baby zu füttern und eine enge Beziehung zu ihm aufzubauen.

Nach dem vierten und am besten um den sechsten Monat herum sollte man allmählich zufüttern. Ein Baby muss das Essen lernen und neue Geschmacksrichtungen und Konsistenzen (püriert, passiert, zerdrückt und zerschnitten) sollten relativ rasch eingeführt werden. Nach dem sechsten Monat ist eisenhaltige Nahrung besonders wichtig. Mit einem Jahr sollten Kinder dann unterschiedlichste, gesunde Nahrungsmittel essen.

SCHLAFEN

Eltern und Betreuer sehen sich noch einem zweiten Problem gegenüber: Sie müssen begreifen, wie ein Baby schläft (was sich sehr von der Schlafweise Erwachsener unterscheidet) und wie viel Schlaf es braucht. Viele Schlafschwierigkeiten sind in Wirklichkeit Verständnisprobleme der Eltern, die die Schlafbedürfnisse des Babys falsch einschätzen. Ein Baby schläft besser, wenn andere Menschen anwesend sind und es Geräusche hören kann. Der Schlaf eines Säuglings ist

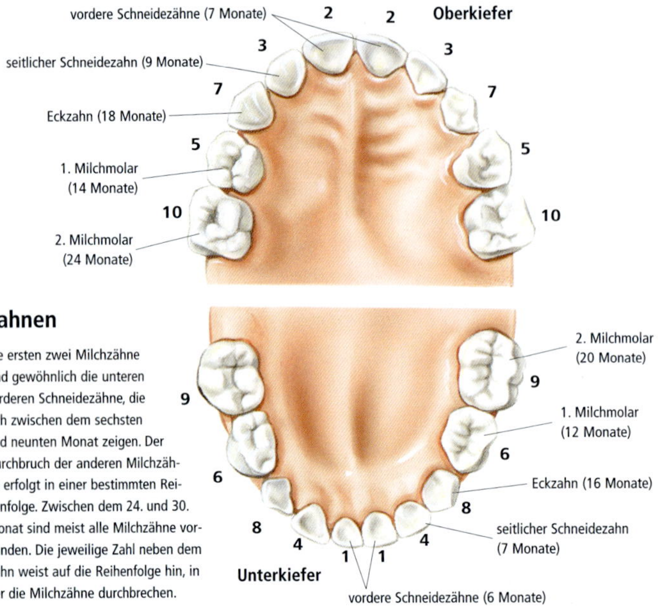

Zahnen

Die ersten zwei Milchzähne sind gewöhnlich die unteren vorderen Schneidezähne, die sich zwischen dem sechsten und neunten Monat zeigen. Der Durchbruch der anderen Milchzähne erfolgt in einer bestimmten Reihenfolge. Zwischen dem 24. und 30. Monat sind meist alle Milchzähne vorhanden. Die jeweilige Zahl neben dem Zahn weist auf die Reihenfolge hin, in der die Milchzähne durchbrechen.

wesentlich unruhiger und sein Gehirn ist im Schlaf »wacher« als das eines Erwachsenen. In den ersten drei Monaten wird ein Baby meist bereits nach einer REM-Phase (Traumphase) aufwachen. Erst gegen Ende des dritten Monats kann ein Baby in den Tiefschlaf fallen. Mit sechs Monaten kann ein Säugling über einen längeren Zeitraum schlafen.

Ein regelmäßiger Rhythmus und feste Rituale beim Zubettgehen wie Gutenachtgeschichten, Baden und leises Singen unterstützen das Schlafen. Andere Familien schlafen zusammen in einem Bett oder Zimmer und empfinden dies als beste Methode, damit alle den benötigten Schlaf erhalten. Es gibt viele Theorien und Methoden, die Eltern dabei helfen, mit dem Schlafenlegen ihres Kindes umzugehen.

ZAHNEN

Unter Zahnen versteht man das Durchbrechen der ersten Zähne beim Säugling, das gewöhnlich zwischen dem fünften und zwölften Monat erfolgt. Eines von 2.000 Babys wird bereits mit einem oder mehreren Zähnen geboren. Der letzte Zahn bricht meist etwa im Alter von drei Jahren durch. Das Milchgebiss – die ersten Zähne – besteht aus 20 Zähnen, die im Allgemeinen kleiner und weißer als die bleibenden Zähne sind.

In der Regel zeigen sich zuerst die unteren vorderen Schneidezähne, gefolgt von den oberen vorderen Schneidezähnen, den seitlichen Schneidezähnen im Unter- und Oberkiefer, den ersten Molaren, den Eckzähnen und den zweiten Molaren. Es gibt jedoch auch Abweichungen von dieser Reihenfolge. Die ersten Zähne fungieren als eine Art Platzhalter für die bleibenden und spielen eine wesentliche Rolle bei der Kieferentwicklung. Daher ist ihre Erhaltung und Pflege besonders wichtig.

Die Milchzähne werden zunächst durch sanftes Reiben mit einem sauberen, nassen Tuch gereinigt, während der Säugling sicher auf dem Schoß gehalten wird. Wenn sich das Baby an diese Routine, die zweimal täglich durchgeführt wird, gewöhnt hat, kann eine weiche Zahnbürste zur Zahnreinigung verwendet werden. Etwa ab dem vierten Lebensjahr kann das Kind seine Zähne selbstständig putzen.

Das Durchbrechen eines Zahns wird meist durch Sabbern und ein unbegrenztes Kaubedürfnis des Säuglings angekündigt. Ein zahnendes Kind ist u. U. gereizt und zieht am Ohr, da der Gehörgang mit demselben Nerv wie der Unterkiefer verbunden ist. Um das Zahnen ranken sich zahlreiche Mythen, daher wird es auch mit Fieber, Durchfall, Verstopfung, Appetitverlust, Windelausschlag und Krampfanfällen in Verbindung gebracht. Diese Symptome erfordern jedoch medizinische Behandlung, da sie nicht auf das Zahnen, sondern auf andere Störungen zurückzuführen sind. Die Eckzähne und die Milchmolaren verursachen meist die größten Probleme.

Wenn das Zahnfleisch aufgrund des Zahnens wund wird, sollte dem Säugling ein kühler (jedoch nicht kalter), fester und sauberer Beißring oder dergleichen gegeben werden. Das mit dem Zahnen einhergehende Sabbern führt zu Flüssigkeitsverlust, daher sind Säuglinge in dieser Phase durstiger als gewöhnlich. Viele Kinder wachen während des Zahnens nachts auf, weil sie Durst haben.

Das Durchbrechen der Zähne ist kein Grund zum Abstillen, da der Säugling nur selten – zur Linderung der Zahnschmerzen – in die Brustwarze beißt. Die Zunge des Säuglings legt sich beim Saugen meist über die unteren Zähne, wodurch die Brustwarze geschützt ist.

Anästhetikahaltige Zahngels können Allergien verursachen und erfordern daher eine sorgsame Anwendung. Zur Schmerzlinderung eignen sich auch Paracetamol oder homöopathische Präparate.

VERSTÄNDIGUNG

Babys werden bereits mit der Fähigkeit geboren, sich mit den Erwachsenen, die sie versorgen, zu verständigen. Vom ersten Tag an können Babys in die Augen einer Person schauen, die sie in Brusthöhe hält (wenn während der Wehen Medikamente verabreicht wurden, kann es etwas länger dauern). Sie können den Gesichtsausdruck ihres Gegenübers nachahmen und eines Tages, irgendwann in den ersten sechs Wochen, lächeln sie einen an. Zum Gedeihen brauchen Babys die Liebe und Aufmerksamkeit der Menschen, die sie versorgen. Die Fähigkeit, zu lächeln und ihre Eltern oder Betreuungsperson anzusehen, ist für die Herstellung der emotionalen Bindung lebensnotwendig.

Das zweite Kommunikationsmittel des Babys ist das Schreien. Vor allem dadurch machen sie sich in den ersten zwölf Monaten verständlich. Viele Erwachsene haben wenig Erfahrung mit dem Schreien eines Babys, bis sie zum ersten Mal die Verantwortung für einen Säugling tragen. Manche Babys schreien häufiger als andere und brauchen mehr Aufmerksamkeit. Dies ist normal, aber das Schreien kann manchmal selbst zum Problem werden. Deshalb ist es wichtig, dass Eltern Strategien lernen, um mit den Bedürfnissen ihrer Babys umzugehen, ohne davon überfordert zu werden.

Babys schreien aus einem oder mehreren der folgenden Gründe: Sie sind hungrig, ihnen ist zu warm oder zu kalt, sie haben Bauchschmerzen, ihre Windeln müssen gewechselt werden, sie fühlen sich unsicher und einsam, ihnen ist langweilig oder sie sind zu aufgeregt und müssen beruhigt werden. Leider ist es manchmal schwierig, herauszufinden, um welches Problem es sich gerade handelt. Bei Babys, die älter als sechs Monate sind, ist meist die Langeweile die Ursache des Schreiens. Eine anregende Umgebung mit wechselnden Mustern, Formen, Geräuschen und Farben ist für das Baby ebenso unterhaltsam wie ein Erwachsener oder ein älteres Kind, das sich eine Zeit lang mit ihm beschäftigt.

Elterliche Sorgen

Der plötzliche Kindstod (SIDS) ist eines der Themen, das den meisten Eltern große Sorgen bereitet. Durch die Kenntnis der Risikofaktoren und eine dementsprechende Vorsicht können Eltern ihre Kinder am besten schützen.

Das Zahnen wird oft für Krankheiten wie Durchfall, Bauchschmerzen und Infektionen verantwortlich gemacht. Aber dies sind keine Symptome des normalen Entwicklungsabschnitts. Zahnen kann zu lästigen Beschwerden und unangenehmen Gefühlen führen, aber nicht zu Krankheiten.

Gedeihstörungen sind ein anderer Punkt, mit dem sich Eltern häufig auseinander setzen müssen. Ein Baby, das im Vergleich mit den standardisierten Wachstumstabellen nicht genügend Gewicht zugelegt hat, kann man als »in seiner Entwicklung gestört« bezeichnen. Oft sind die Sorgen der Eltern unbegründet, aber bei manchen Säuglingen können tatsächlich Ernährungs- oder Absorptionsstörungen auftreten, die die Wachstumsrate beeinträchtigen.

Ein Baby fordert viel Zeit von seinen Eltern. Neben der Befriedigung seiner körperlichen Bedürfnisse, wie Füttern, Wärmen, Windelwechseln, Baden und Schlafenlegen, braucht es, wenn es wach ist, auch ein hohes Maß an Zuwendung und Aufmerksamkeit. Eltern sind deshalb vor allem bei ihrem ersten Kind häufig rund um die Uhr beschäftigt und machen sich viele Sorgen, da sie ihrem Kind den bestmöglichen Start ins Leben geben wollen.

KINDHEIT

Als Kindheit bezeichnet man den Zeitraum zwischen dem Säuglingsalter und der Pubertät. Es ist eine Zeit des schnellen körperlichen und geistigen Wachstums, in der die Erziehung und die eigenen Erfahrungen eine Grundlage für das Erwachsenenalter schaffen. Die Kindheit endet mit den Teenagerjahren, wenn die wachsende sexuelle Reife eine unübersehbare Veränderung in Aussehen, Verhalten und Interessen mit sich bringt.

Jedes Kind ist ein Individuum und entwickelt sich entsprechend der genetischen Erbanlagen, familiären Charakterzüge und Umwelteinflüsse. Die körperliche, emotionale, soziale und geistige Entwicklung beeinflussen einander. Obwohl die Veränderungen, denen ein Kind unterworfen ist, hochkomplex sind, verlaufen sie doch geordnet und bestimmt.

Die meisten Kindern wachsen in unregelmäßigen Schüben. Einige Kinder sind größer oder kleiner als ihre Altersgenossen. Auch der Körperbau spielt beim Wachstum eine Rolle: Übergewichtige Kinder scheinen im Vergleich zu ihrem Gewicht langsam zu wachsen. Heranwachsende, die später in die Pubertät kommen als ihre Altersgenossen, holen sie gewöhnlich mit der Zeit wieder ein.

Im Alter von zwölf Monaten kann ein Kind ohne Stütze sitzen, sich krabbelnd oder auf andere Weise fortbewegen, sich in den Stand aufrichten, lächeln und brabbeln und Wörter sagen, die eine Bedeutung haben oder zumindest eine zu haben scheinen. Im zweiten Jahr lernt ein Kind, alleine zu laufen, aus einer Tasse zu trinken, Auf Wiedersehen zu winken, einfache Anweisungen und Fragen zu verstehen und Wörter zu kombinieren.

Etwa im Alter von drei oder vier Jahren haben die meisten Kinder die wichtigsten körperlichen Herausforderungen bewältigt: Dazu gehören Gehen, Springen, Laufen, Treppensteigen, Objekte greifen und damit umgehen. Mit drei Jahren können Kinder Sätze mit fünf oder sechs Wörtern benutzen, mit sechs Jahren sind sie der Grammatik und deren Bedeutung mächtig. Mit drei oder vier Jahren verfügt ein Kind über einen Wortschatz von einigen hundert Wörtern. Zwischen ihrem zweiten und sechsten Lebensjahr entwickeln die Kinder kognitive Fähigkeiten wie Wahrnehmen, Denken, Erkennen und Erinnern. Sie entwickeln ein verstärktes Bewusstsein über ihre eigenen Gefühle und Mitgefühl für die Gefühle und Wahrnehmungen anderer.

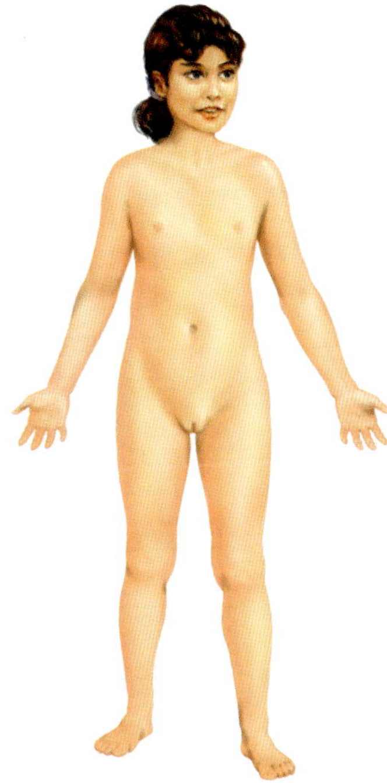

fünfjähriges Mädchen

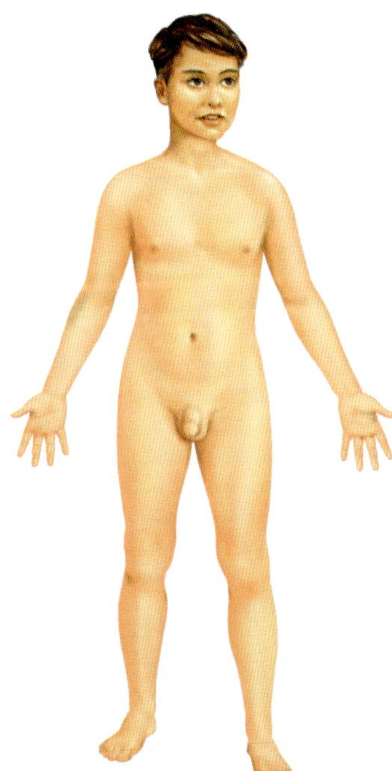

fünfjähriger Junge

Insgesamt wachsen sie beständig mit leichten Schwankungen zwischen verlangsamten Phasen und kleinen Wachstumsschüben. Nachdem sich nach dem ersten Lebensjahr die Wachstumsrate erheblich reduziert hat, bleibt sie bis zur Pubertät auf einem durchschnittlichen Niveau von 6 cm im Jahr. Jungen wachsen in den ersten sieben Monaten etwas schneller als Mädchen, werden dann aber von diesen bis ins vierte Lebensjahr überholt. Mädchen sind bis zur Pubertät im Durchschnitt etwas kleiner als Jungen und wiegen bis zum achten Lebensjahr auch weniger. Anschließend sind sie durch die früher einsetzende Pubertät bis zum 14. Lebensjahr schwerer.

Wenn ein Kind sechs Jahre alt ist, hat es bereits alle Milchzähne und die zweiten Zähne wachsen schon nach. Die ersten (Milch)-Zähne erscheinen etwa mit sechs Monaten, die letzten etwa mit drei Jahren. Ebenso wachsen die zweiten Zähne nach einem vorgegebenen Schema und ersetzen nach und nach die Milchzähne.

Während der Kindheit werden die langen Arm- und Beinknochen – zuerst eine Art Knorpelmodell – mit der Zeit in Knochen verwandelt. Die Verknöcherung geht vom Schaft (Diaphyse) und von den Endstücken (Epiphysen) der Knochen aus. Zwischen Diaphyse und Epiphysen befindet sich eine Wachstumszone, in der sich der Längenzuwachs der Knochen abspielt. Spätestens im Alter von etwa 20 Jahren erreicht die Verknöcherung die Wachstumszone und umschließt sie – das Wachstum hat ein Ende.

In ähnlicher Weise besteht auch der Schädel aus einzelnen Knochen, die sich durch direkte Verknöcherung aus Bindegewebe oder durch Verknöcherung von Knorpelgewebe bilden. Wenn das Gehirn wächst, vergrößern sich die flachen Knochen des Schädels, indem sie an den Rändern wachsen. Das Gehirn, einschließlich des Schädels, der Augen und Ohren, entwickelt sich früher als andere Teile des Körpers. Bei der Geburt hat es bereits ein Viertel seines endgültigen Gewichts, im Alter von fünf Jahren 90 % und mit 10 Jahren sogar 95 %. Innere Organe wie Leber, Milz und Nieren wachsen proportional zur Gesamtgröße.

Die verschiedenen Handwurzelknochen verknöchern zu festgelegten Zeitpunkten im Lauf der Entwicklung, sodass man Röntgenaufnahmen des Handgelenkes eines Kindes dazu verwenden kann, das Wachstum des Kindes im Verhältnis zu seinem Alter zu messen. Mit dieser Methode kann man auch die zu erwartende Größe eines Kindes schätzen, wenn man Untersuchungen zu Wachstumsstörungen durchführt.

Das Wachstum ist insbesondere abhängig von einer ausreichenden Versorgung mit Nährstoffen und Vitaminen, genügend Bewegung und Ruhephasen. Der Schlafbedarf ist von Kind und Alter abhängig, beträgt aber für ein Kind durchschnittlich zehn bis zwölf Stunden pro Nacht. Auch Hormone, vor allem das Wachstumshormon, haben eine große Bedeutung.

Kinder sind sehr unterschiedlich. Manche entwickeln sich intellektuell wesentlich schneller als ihre Altersgenossen, während andere ihnen körperlich und sozial voraus sind. Ein Nichterreichen bestimmter Entwicklungsstufen zu einem vorgesehenen Zeitpunkt ist nicht automatisch krankhaft. Wenn Eltern jedoch den Verdacht hegen, dass sich ihr Kind nicht normal entwickelt, sollten sie sich beraten lassen. Bei einem Arztbesuch können Gewicht und Körpergröße mit Wachstumstabellen verglichen werden, die einen Vergleich mit Altersgenossen ermöglichen und vor allem auch den Wachstumsverlauf des Kindes überprüfbar machen. Denn wichtiger als die Absolutgröße ist eine ausreichende und kontinuierliche Größen- und Gewichtszunahme. Die meisten Kinder die zu klein oder zu leicht sind, sind nur entsprechend veranlagt und trotzdem gesund.

SIEHE AUCH *Ernährung, Gewicht in Kapitel 14*

KRANKHEITEN

Die Todesraten für Säuglinge und Kinder sind dank besserer Vorsorgemöglichkeiten, besserer Ernährung, Geburtshilfe, Wohnverhältnissen, Trinkwasserversorgung und Abfallbeseitigung in den letzten Jahrzehnten vor allem in den Industrieländern dramatisch gesunken. Aber trotzdem sind Kinder natürlich anfällig für Krankheiten, und zwar neben den auch bei Erwachsenen auftretenden in besonderem Maße für so genannte Kinderkrankheiten wie Keuchhusten, Masern, Mumps, Windpocken oder Röteln. Kranke Kinder sind insofern eine besondere Herausforderungen, da Kleinkinder ihre Beschwerden noch nicht artikulieren und beispielsweise Pillen oder Kapseln noch nicht schlucken können. Auf der anderen Seite erholen sie sich von Krankheiten oder auch Knochenbrüchen oft sehr viel besser und schneller als Erwachsene.

WACHSTUM

Das Wachstum ist ein Prozess, bei dem der Körper und seine einzelnen Teile an Größe zunehmen und reifen. Wachstum wird größtenteils von Hormonen gesteuert, deren Sekretion von einer Vielzahl voneinander abhängiger Faktoren beeinflusst wird – von Genen über Ernährung und Umwelt bis zu hygienischen Bedingungen und Krankheiten.

Die meisten Menschen nehmen an Größe zu, bis die langen Knochen des Körpers ihr Wachstum mit etwa 18 Jahren beenden. Obwohl sich sowohl die Geschwindigkeit als auch die Wachstumszeiten der einzelnen Menschen erheblich unterscheiden, durchläuft in der Regel jeder zwei Phasen besonders starken Wachstums. Die erste Phase liegt in den zwölf Monaten nach der Geburt. Ein gesundes Baby verdreifacht sein Geburtsgewicht im ersten Jahr, seine Größe nimmt um etwa 50 % zu. Der andere Wachstumsschub findet in der frühen Pubertät statt – der Mensch wächst in nur zwei bis drei Jahren um etwa 20 % seiner späteren Größe. Die Wachstumsraten für Jungen können dann bis zu 9 cm im Jahr betragen.

Das bedeutendste aller am Wachstum beteiligten Hormone ist das Somatotropin (STH), das von der Hirnanhangdrüse ausgeschüttet wird. Mangelhafte STH-Produktion in der Kindheit und Pubertät führt zu Minderwuchs, eine Überproduktion verursacht Riesenwuchs.

KINDHEITSPROBLEME

Probleme in der Kindheit sind körperlicher oder seelischer Art oder betreffen die schulische Leistungsfähigkeit.

SIEHE AUCH *Leukämie in Kapitel 1; Pseudokrupp, Masern, Röteln, Mumps, Windpocken, Scharlach, Keuchhusten in Kapitel 11; Duchenne-Muskeldystrophie in Kapitel 12; Autismus, Hyperkinetisches Syndrom, Kindesmissbrauch in Kapitel 15*

VERHALTENSSTÖRUNGEN

Obwohl Verhaltensstörungen Eltern oft beunruhigen, sind sie meist nicht allzu bedenklich. Außer bei ernsten emotionalen Störungen werden sich die Probleme mit der Zeit von selbst legen. In manchen Fällen kann allerdings eine Therapie nötig sein.

Aggression

Wenn Kinder miteinander spielen, ist ein gewisses Maß an Aggression normal, bis sie von

Knochenwachstum im Kindesalter

Die langen Röhrenknochen der Extremitäten werden im Embryo als Knorpelmodell angelegt. Bis zur Geburt sind die Mittelstücke vollständig verknöchert. In den Endstücken (Epiphysen) bilden sich dann neue Knochenkerne (Ossifikationszentren), und zwischen beiden Bereichen bildet sich eine Knorpelzone (Wachstumsfuge) aus. In diesem Bereich findet das Längenwachstum des Knochens statt. Dieses schreitet fort, bis die Wachstumsfuge verknöchert ist. Das Breitenwachstum des Knochens erfolgt durch Anbau oberflächlicher Knochenlamellen. Die langen Röhrenknochen sind an den Enden, wo sie stärkere Biegebelastungen aushalten müssen, breiter und aus nach den Spannungslinien ausgerichteten Bälkchenknochen aufgebaut.

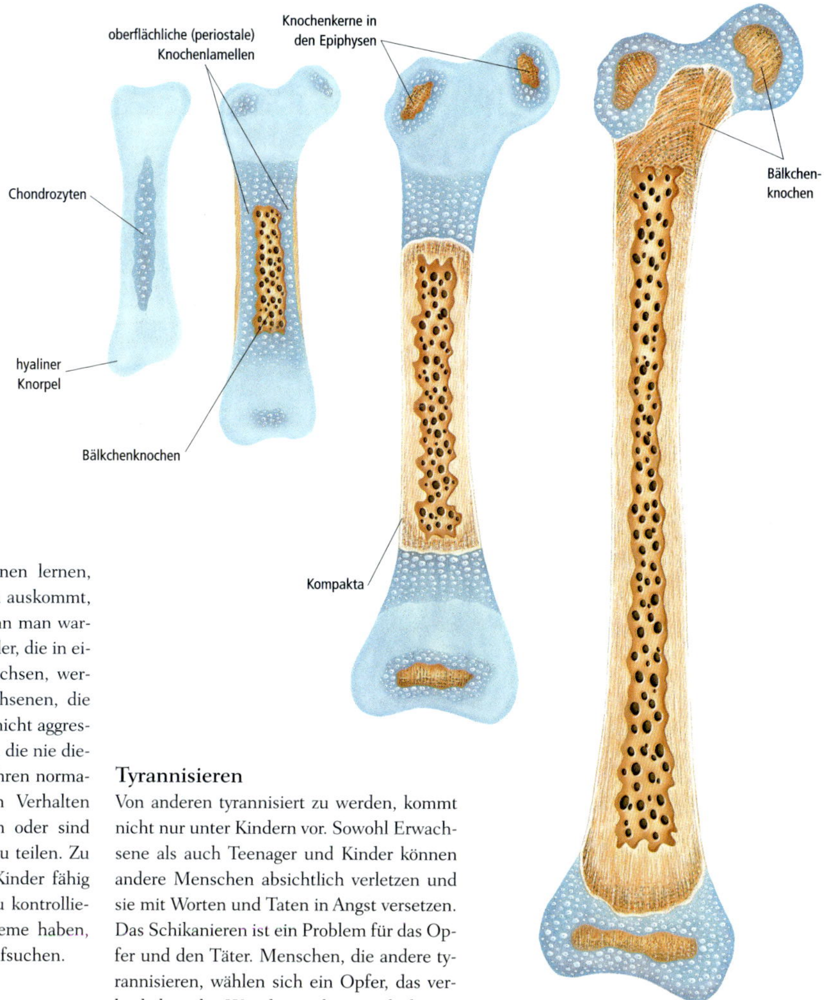

den sie betreuenden Erwachsenen lernen, wie man mit anderen Menschen auskommt, wann man sich wehren und wann man warten muss und wie man teilt. Kinder, die in einer gewalttätigen Familie aufwachsen, werden oft zu gewalttätigen Erwachsenen, die unfähig sind, ihre Probleme auf nicht aggressive Weise zu lösen. Erwachsene, die nie diese Fähigkeiten gelernt haben, fahren normalerweise mit ihrem aggressiven Verhalten fort. Sie schlagen und kämpfen oder sind nicht in der Lage, mit anderen zu teilen. Zu Beginn des Schulalters sollten Kinder fähig sein, ihr aggressives Verhalten zu kontrollieren. Falls sie damit noch Probleme haben, sollte man einen Therapeuten aufsuchen.

Beißen

Kinder, die andere beißen, haben dafür verschiedene Gründe: Sie tun es aus Frustration, aus einem Gefühl der Machtlosigkeit, um es einfach auszuprobieren oder aus Stress. In den ersten beiden Fällen beißen sie möglicherweise wieder, wenn sie eine Reaktion erhalten oder wenn es ihnen ein Gefühl der Macht verleiht. Wenn die Handlung eher wie ein Ausprobieren wirkt, beispielsweise beim Stillen, muss man das Beißen verhindern und bestimmt »Nein« sagen. Beißen sie aus Stressgründen, muss der Stress abgebaut werden. Unabhängig von den jeweiligen Umständen muss dem beißenden Kind klargemacht werden, dass dieses Verhalten unangebracht ist und dass es dafür keine Belohnung gibt.

Tyrannisieren

Von anderen tyrannisiert zu werden, kommt nicht nur unter Kindern vor. Sowohl Erwachsene als auch Teenager und Kinder können andere Menschen absichtlich verletzen und sie mit Worten und Taten in Angst versetzen. Das Schikanieren ist ein Problem für das Opfer und den Täter. Menschen, die andere tyrannisieren, wählen sich ein Opfer, das verletzlich wirkt. Wer drangsaliert wird, dessen Selbstbewusstsein kann dadurch völlig zerstört werden. Zudem hat man herausgefunden, dass Menschen mit bereits niedrigem Selbstbewusstsein bevorzugt Opfer tyrannischer Akte werden. Strategien zur Vermeidung des Tyrannisierens bestehen darin, den Betroffenen zu stärken. Wird ein Kind drangsaliert, sollten Erwachsene eingreifen. Auch die Täter haben jedoch erwiesenermaßen ein niedriges Selbstwertgefühl und Selbstvertrauen und brauchen ebenso Strategien – meist von professionellen Therapeuten –, um von den anderen akzeptiert zu werden.

Lügen

Um eine Unwahrheit sagen zu können, muss man den Unterschied zwischen Realität und Fiktion verstehen. Kleine Kinder, besonders im Vorschulalter, sind dazu nicht fähig. Sie sind nicht in der Lage, moralische Urteile abzugeben: Für sie ist es falsch, erwischt zu werden, und richtig, Ärger zu vermeiden. Sogar bis ins Alter von acht oder neun Jahren haben manche Kinder Schwierigkeiten, solche Konzepte zu begreifen – es ist wichtig, den Erwachsenen zu gefallen und das Erzählen von Lügen fällt dabei nicht ins Gewicht. Sobald Kinder verstanden haben, was es bedeutet, die Unwahrheit zu sagen, lügen sie vielleicht in den unterschiedlichsten Situationen: Wenn sie Angst davor haben, bestraft oder nicht geliebt zu werden, wenn sie ein niedriges Selbstwertgefühl haben und Aufmerksamkeit möchten, wenn sie ihre Altersgenossen beeindrucken möchten oder wenn sie das Bedürfnis verspüren, sich unabhängig zu fühlen – dieser letzte Grund tritt besonders bei Heranwachsenden in den Vordergrund. Um das Erzählen von Lügen zu reduzieren, sollten Fehler nicht zu hart bestraft werden. Man sollte ihnen den Unterschied zwischen Phantasie und Wahrheit erklären und Verständnis dafür zeigen, dass manche Lügen wirklich Wünsche sind, die aus tiefstem Herzen kommen. Kindern sollte beigebracht werden, warum es wichtig ist, die Wahrheit zu sagen. Zudem sollte man Kinder loben, die die Wahrheit sagen und Heranwachsenden eine gewisse Privatsphäre zugestehen, denn dadurch wird sich das Erzählen von Lügen auf ein Minimum reduzieren.

Tratschen

Wenn jemand Klatschgeschichten erzählt, ist es wichtig herauszufinden, was hinter dem Gerede steckt. Ist es Eifersucht, Gemeinheit oder existiert eine wirkliche Gefahr? Hat man dies festgestellt, kann man die Sache lösen, indem man den Grund der Eifersucht angeht oder dem Klatschmaul Strategien zeigt, mit dem Problem umzugehen, das das unglückliche Gefühl verursacht. Droht eine Gefahr, sollte die Situation geklärt und die Hilfe des Informierenden anerkannt werden.

Wutanfälle

Nicht nur Kleinkinder sind bekannt für ihre Wutanfälle. Vielmehr bekommen sie Erwachsene, Teenager und Kinder, die keine andere Möglichkeit haben, ihre Frustration oder ihren Stress abzubauen. Die Frustration kann mit anderen Gefühlen wie Eifersucht gemischt sein oder dem Gefühl, unerwünscht zu sein. Dies kann die Wut noch vergrößern. Erwachsene sollten mit den Wutanfällen kleiner Kinder so umgehen, dass sie die Kontrolle behalten, dem Kind im Notfall beistehen und den Forderungen nicht nachgeben. Mit älteren Kindern sollte man die Ursachen und Folgen ihres Verhaltens diskutieren. Bei Erwachsenen sind Wutanfälle normalerweise ein Zeichen für tiefer liegende Probleme, die evtl. in einer Therapie geklärt werden müssen.

Quengeln

Im Großen und Ganzen quengeln meist unzufriedene Kinder. Die Ursachen dafür können Müdigkeit, Krankheit, Langeweile, Frustration oder ein Unsicherheitsgefühl sein. Man sollte schnell die Ursache des Problems angehen und den Forderungen des quengelnden Kindes nicht nachgeben. Wenn man zusätzlich noch für eine sichere emotionale Umgebung sorgt, wird dies unnötiges Quengeln verhindern.

BETTNÄSSEN

Bettnässen, auch Enuresis genannt, ist eine unwillkürliche Blasenentleerung, die hauptsächlich nachts im Schlaf auftritt. Bei einem Kind spricht man nur dann von Bettnässen, wenn es im Alter von fünf Jahren die nächtliche Blasenentleerung noch nicht steuern kann, was jedoch selbst in diesem Alter noch häufig vorkommt. In Extremfällen kann das Bettnässen bis ins Erwachsenenalter andauern, wenn es nicht behandelt wird.

Blasenkontrolle

Die Blasenkontrolle entwickelt sich in verschiedenen Schritten. Bis zum ersten Lebensjahr leert sich die Blase automatisch, wenn sie voll ist. Im Alter von einem bis zwei Jahren bildet sich ein Bewusstsein dafür, wann die Blase voll ist. Mit drei Jahren wächst die Fähigkeit, den Urin zu halten, da die Blase nun größere Urinmengen fassen kann. Mit vier ist die Fähigkeit, den Urin zu halten, voll entwickelt. Die meisten Kinder sind in diesem Alter nachts trocken.

Ursachen

Es gibt drei Hauptgründe für das Bettnässen. Der Erste ist eine Unreife der nervalen Ausscheidungssteuerung, der zweite organische Veränderungen in den Harnwegen, Nierenüberfunktion oder Harnwegsinfektionen, der dritte umfasst alle seelischen Ursachen.

Eltern wird normalerweise empfohlen mit einer Therapie zu warten, bis das Kind sieben oder acht Jahre alt ist.Wenn das Problem jedoch eine große Belastung für das Kind oder die Familie darstellt oder wenn ein Kind, das schon trocken war, plötzlich mit dem Bettnässen beginnt, sollte man fachmännische Hilfe suchen. Der erste Schritt ist eine medizinische Untersuchung, um organische Ursachen wie Entwicklungsstörungen, Harnweganomalien oder Harnwegsinfektionen auszuschließen.

Behandlung

Die gängigen Behandlungsmethoden sind eine Beratung mit Verhaltenstherapie, der Einsatz von akustischen Signalen und eine medikamentöse Behandlung. Die Beratung und Aufdeckung der Ursache ist gewöhnlich der erste Schritt; sie bezieht beide Elternteile und das Kind ein und wird am besten von einer speziell ausgebildeten Fachkraft durchgeführt. Dann folgen die Maßnahmen zur Verhaltensänderung. Am Bett oder am Körper angebrachte Weckapparate, die von einem Spezialisten überwacht werden, haben meist Erfolg. Blasentraining und Medikamente haben jedoch nur bei Klärung der psychischen Probleme Erfolg. Bestrafung, Einschränkung der Menge, die ein Kind trinken darf und Aufwecken des Kindes in der Nacht, um zur Toilette zu gehen, sind dagegen nur schädlich.

SAUBERKEITSERZIEHUNG

Für den Beginn der Sauberkeitserziehung gibt es kein ideales Alter. Bis zum 15. Lebensmonat kann ein Kind die Stuhl- und Harnentleerung noch nicht willentlich steuern. Ein wichtiger Faktor bei der Sauberkeitserziehung ist auch die innere Bereitschaft des Kindes, die zuweilen nicht vor dem Ende des dritten Lebensjahres gegeben ist. Wird sich ein Kind seiner körperlichen Funktionen und der Erwartungen seines sozialen Umfelds durch Beobachtung bewusst, so verwendet es die Toilette ohne besondere erzieherische Maßnahmen. Emotionaler Stress oder Belastungen, Leistungszwang und Versagensängste erschweren das Erlernen des Sauberkeitsverhaltens.

Eltern sollten nichts erzwingen und das Kind nicht zu früh an die Verwendung eines Töpfchens oder der Toilette gewöhnen. Die Sauberkeitserziehung sollte behutsam angegangen werden. Am besten ist es, wenn das Kind dabei seinem natürlichen Rhythmus folgen kann. Als Einstieg empfiehlt sich die Verwendung eines Töpfchens. Das Kind geht im Allgemeinen von selbst zur Verwendung der Toilette über. Dem Kind sollte begreiflich gemacht werden, dass Hygiene bei der Stuhl- und Harnentleerung wichtig ist.

DAUMENLUTSCHEN

Viele Säuglinge lutschen bereits in der Gebärmutter am Daumen und werden mit Blasen an der Oberlippe, den so genannten Saugblasen, geboren. Das Daumenlutschen (zuweilen auch das Lutschen an anderen Fingern oder Teilen der Hand) dient zahlreichen Säuglingen und Kleinkindern als Beruhigung und Trost und richtet meistens keine körperlichen Schäden an.

Kinder, die das Daumenlutschen bis ins Schulalter beibehalten, bedürfen u. U. spezieller emotionaler Betreuung oder einer Gesprächstherapie, da diese Angewohnheit häufig eine Ersatzhandlung für andere Bedürfnisse darstellt. Exzessives Daumenlutschen kann zu Fehlstellungen der Zähne führen, die aber durch eine Behandlung beim Kieferorthopäden zu korrigieren ist, sofern sich die Zähne nicht von selbst gerade ausrichten. Das Lutschen kann auch zu Hornschwielen an Daumen oder Fingern führen, die jedoch abklingen, sobald das Daumenlutschen aufgegeben wird. In den meisten Fällen ist keine Behandlung erforderlich.

SPRACHSTÖRUNGEN

Sprachstörungen sind eine ganze Gruppe psychisch oder körperlich bedingter Lautbildungsstörungen, die eine normale Kommunikation erschweren oder sogar unmöglich machen. Meist sind sie durch eine logopädische Sprachtherapie gut zu behandeln.

Lispeln

Lispeln (Sigmatismus) ist die Bezeichnung für die häufigen Sprachfehler mit gestörtem S-Laut. Die häufigste Ursache bei Kindern sind Zahnstellungsanomalien oder Lippen-Kiefer-Gaumenspalten. Die Erscheinung kommt jedoch auch ohne organische Ursache vor. Durch eine logopädische Sprachtherapie und/oder eine Behebung der körperlichen Ursachen lässt sich die Störung gut behandeln.

Stottern

Stottern (Dysphemie) ist die häufigste und deutlichste Art der Sprachstörung. Jedes Kind und viele Erwachsene stottern irgendwann einmal, ohne dass dies einen Krankheitswert hat. Charakteristisch ist der besonders in Stresssituationen durch Verkrampfung gestörte Sprachfluss, mit zögerndem oder ruckartigem Sprechen, Wiederholungen bestimmter Silben und der Unfähigkeit, andere auszusprechen. Die Ursachen dafür sind noch nicht vollständig geklärt, aber es handelt sich wohl um eine Kombination aus genetischen und seelischen Problemen. Männer sind deutlich häufiger betroffen als Frauen. Bei Kindern in einem bestimmten Alter kann es ein Mittel sein, das Wort zu behalten und gleichzeitig zu überlegen, was gesagt und wie es gesagt werden soll.

Eine Notwendigkeit zur Therapie besteht, wenn das Kind gehemmt ist oder Angst hat zu sprechen, wenn es stark stottert und an Wörtern hängen bleibt oder wenn körperliche Zeichen für eine Verkrampfung vorliegen, wie Grimassieren, Augenzwinkern oder merkwürdige Körperbewegungen. Die Unterstützung und Kooperation der Eltern ist wichtig.

Eine logopädische oder psychotherapeutische Behandlung bringt die Störung oft weitgehend zum Verschwinden. In begründeten Einzelfällen kann auch eine medikamentöse Behandlung mit Blockierung einer übermäßigen Dopamin-Aktivität im Gehirn angebracht sein.

Lernstörung

Die am Lernen beteiligten Gehirnbereiche sind u. a. das Broca-Sprachzentrum, der Scheitellappen, die Kleinhirnrinde und das Hörzentrum. Störungen des Nervensystems, die sich auf die Informationsverarbeitung durch diese Gehirnbereiche auswirken, können zu Lernstörungen führen. Auch ein durch eine Krankheit oder einen Unfall verursachter Gehirnschaden kann zu Lernstörungen führen. Das Unvermögen des Gehirnes, empfangene oder gespeicherte Informationen miteinander zu verbinden oder zu deuten, verursacht Schwierigkeiten beim Behalten oder Verstehen von Sprache, beim Rechnen oder beim logischen Denken.

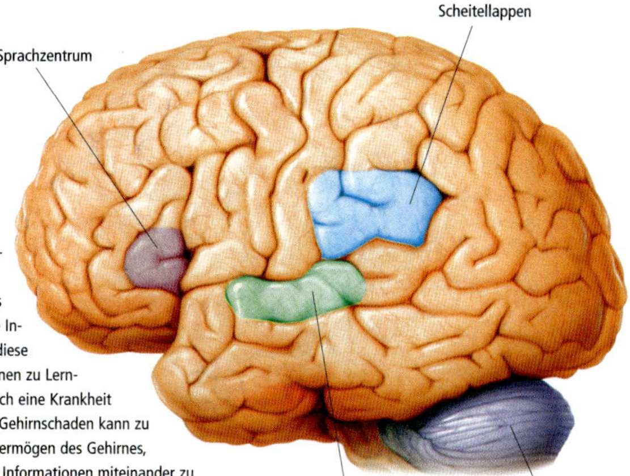

LERNSTÖRUNGEN

Bei einer Lernstörung ist die Fähigkeit, Informationen im Gehirn miteinander zu verbinden oder optische und akustische Wahrnehmungen zu deuten, beeinträchtigt. Menschen mit einer derartigen Lernstörung lernen anders als »normale« Menschen. Diese Störung kann sich auf die gesprochene und die geschriebene Sprache auswirken, auf das Gedächtnis und das logische Denken, auf die Koordination und die sozialen Fähigkeiten sowie die emotionale Reife (einschließlich der Selbstbeherrschung und Konzentrationsfähigkeit).

In einigen Fällen liegt eine Entwicklungsverzögerung, eine geistige Behinderung oder eine körperliche Erkrankung (z. B. Zerebralparese) vor. Auch Kinder, die an einer chronischen Krankheit litten oder leiden, haben häufig Lernschwierigkeiten, da sie viel Unterrichtsstoff versäumen.

Mögliche Zeichen einer Lernstörung sind: Schwierigkeiten, einfachen Anweisungen zu folgen und diese zu verstehen; Unvermögen, sich Fähigkeiten wie Lesen, Schreiben und/oder Rechnen anzueignen (das betroffene Kind kann Worte nicht nach seinem Gehör verarbeiten oder nicht die richtigen Worte finden); Schwierigkeit, links von rechts zu unterscheiden; Koordinationsmangel, der auf eine Beeinträchtigung der motorischen Funktionen hinweist (die Verwendung eines Füllers oder einer Schere stellt ein Problem dar); Unfähigkeit, zeitliche Abläufe zu verstehen (das betroffene Kind hat Schwierigkeiten mit dem visuellen Gedächtnis, wodurch das Begreifen einer fortlaufenden Abwicklung Schwierigkeiten bereitet); Unfähigkeit, sich an Gesagtes zu erinnern (das betroffene Kind hatte womöglich wiederholte Ohrinfektionen, d. h. das akustische Gedächtnis ist gestört, sodass es Probleme bei der Verarbeitung und akustischen Aufnahme neuer Wörter hat).

Je länger eine Lernstörung unbehandelt bleibt, desto schlimmer wird sie. Wenn bei einem Kind eine Lernstörung festgestellt wurde und die zugrunde liegenden gesundheitlichen Probleme behandelt wurden, so kann das Kind mit Hilfe eines Nachhilfelehrers oder eines auf die Arbeit mit lerngestörten Kindern spezialisierten Psychologen seine Lernstörung beseitigen.

LEGASTHENIE

Unter Legasthenie versteht man eine isolierte Lese-Rechtschreib-Schwäche. Sie kann sowohl bei Kindern als auch bei Erwachsenen trotz eines normalen Intellekts und einer ausreichenden Bildung vorkommen.

Ursprünglich nahm man an, dass Legasthenie durch schlechte Augen entsteht; heute versteht man sie als Folge einer Funktionsstörung im Gehirn. Es gibt keine gesicherten Beweise für genetische Ursachen, aber Untersuchungen von Familien mit einer Häufung von Fällen legen den Verdacht nahe, dass es sich um ein erbliches Leiden handelt. Dabei spielen die intellektuellen Fähigkeiten keine Rolle, da Betroffene in Intelligenztests, die nichts mit Sprache zu tun haben, oft überdurchschnittlich abschneiden. Im Gegensatz zur Sprechfertigkeit, die angeboren ist, wird die Fähigkeit zu lesen erlernt.

Kinder mit normaler Sehkraft erlernen das Lesen nach einem allmählichen Erwerb anderer Fertigkeiten, wie der Fähigkeit, einer Reihe von Buchstaben zu folgen, der Entwicklung eines Sprachvokabulars, dem Erkennen von Lauten und die Erkenntnis, dass Laute durch Buchstaben dargestellt werden können.

Dieses Erkennen, Behalten und Wiedergeben von Wörtern oder Buchstaben ist bei allen Legasthenikern erschwert, auch wenn es große Unterschiede in Ausprägung und Schwerpunkten der Störung gibt. Optisch oder akustisch ähnliche Buchstaben oder Laute, wie b/d, p/q oder b/p, d/t, werden besonders leicht verwechselt. Beim Schreiben werden oft Buchstaben einfach weggelassen. Dadurch entstehen große Schwierigkeiten beim Lesen, bei der Rechtschreibung und beim Erlernen von Fremdsprachen.

Man vermutet eine Legasthenie, wenn ein Kind nicht eine seinem intellektuellen Niveau entsprechende Fähigkeit zum Lesen entwickelt, wobei die Probleme beim Entschlüsseln von Phonemen den Hauptindikator darstellen. Bei einem von fünf Kindern können diese Probleme bis ins Erwachsenenalter andauern, wobei dann Abwarten oder Training nicht mehr helfen und die intellektuellen Fähigkeiten allmählich zurückbleiben.

Diagnose

Vor einer abschließenden Diagnose ist es wichtig, andere mögliche Ursachen für die Leseschwäche auszuschließen. Dazu gehören Schwerhörigkeit, schlechtes Sehvermögen, emotionelle Störungen, Probleme im sozialen oder familiären Umfeld und schlechter Unterricht. Legasthenie macht aus Kindern schlechte Leser und Schreiber, die ansonsten gute bis überdurchschnittliche intellektuelle Fähigkeiten besitzen. Die Legasthenie wurde auch in anderen Kulturen mit einer Schriftsprache festgestellt, die sich in Form und Struktur vom Deutschen unterscheidet, wie z. B. im Chinesischen.

Obwohl man Legasthenie bisher eher bei Jungen als bei Mädchen festgestellt hat, deuten aktuelle Forschungsberichte darauf hin, dass sie bei beiden Geschlechtern gleich oft vorkommt und Mädchen mit Problemen einfach seltener auffallen.

Behandlung

Es sollte immer eine Behandlung versucht werden. Meist wird sie in einer speziellen Lerntherapie bestehen, der erst auf das Phänomen der Phoneme aufmerksam macht und dann Worterkennung, Aussprache und das Verständnis beim Lesen fördert. Bei einer frühen Diagnose und speziellem Unterricht kann man bei den meisten betroffenen Kindern eine große Wirkung erzielen. Ohne Hilfe können durch die ständigen, für das Kind unerklärlichen Misserfolge die Probleme sehr groß werden und eine generelle Lernverweigerung und Aggression entstehen, die verheerende Auswirkungen auf Schulbildung, Erwachsenenleben und Beschäftigungschancen haben. Man sollte immer die Hilfe von Spezialisten erwägen, um Probleme schon in der Kindheit zu lösen und nicht im Erwachsenenalter, wo sie wesentlich schwieriger zu behandeln sind.

WACHSTUMSSTÖRUNGEN

Das Wachstum des Menschen wird durch Hormone, vor allem durch das Wachstumshormon, gesteuert. Eine Überproduktion dieses Wachstumshormons STH in der Hirnanhangdrüse führt beim Erwachsenen zur Akromegalie, einer Störung, die das Größerwerden der Knochen in Armen, Beinen, Händen, Füßen, Kiefer und Schädel zur Folge hat. Die Gesichtszüge werden gröber und die Stimme tiefer. Tritt dieses Phänomen vor der Pubertät ein, führt es zu Riesenwuchs. Das exzessive Wachstum kann durch eine Operation oder Bestrahlungen der Hirnanhangdrüse behandelt werden.

Ein Mangel an Wachstumshormon führt zu Minderwuchs. Der Betroffene hat zwar normale Körperproportionen, doch ist er auffallend klein. Die Verabreichung von Wachstumshormon kann in diesem Fall das Skelettwachstum einleiten. Minderwuchs ist manchmal auch Folge schlechter Ernährung und chronischer Krankheiten.

PUBERTÄT

Die Pubertät ist der zwei- bis sechsjährige Zeitraum zwischen Kindheit und Jugend, in dem hormonelle Veränderungen ein rasches Körperwachstum, eine Veränderung der Figur sowie die Entwicklung der Geschlechtsorgane und sekundären Geschlechtsmerkmale bewirken.

Bei Mädchen gehören dazu die Entwicklung der Brüste, die Verbreiterung des Beckens, ein schnelles Wachstum der Gebärmutter sowie die Entwicklung von Achsel- und Schambehaarung. Die Menstruation setzt ungefähr zwei Jahre nach Beginn der Pubertät ein, wird aber erst etwa weitere zwei Jahre später regelmäßig. All diese Veränderungen werden durch die Sexualhormone Östrogen und Progesteron ausgelöst, deren

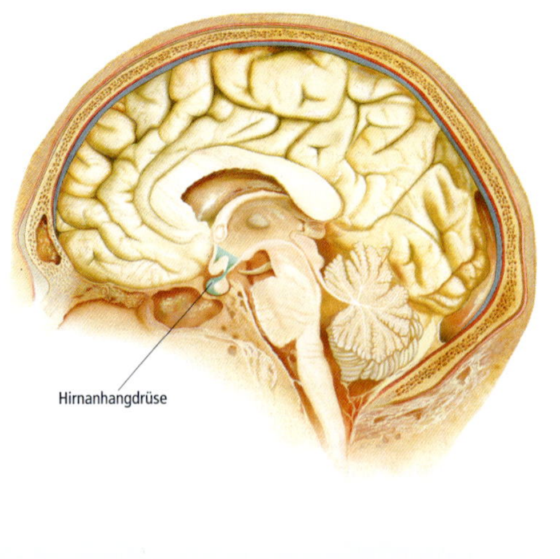

Wachstumsstörungen

Das Wachstumshormon steuert Zellwachstum und -teilung und wird vom Hypophysenvorderlappen produziert. Ein Mangel an dem Wachstumshormon führt zu Zwergenwuchs, eine übermäßige Hormonproduktion zu Riesenwuchs oder bei Erwachsenen zu Akromegalie.

Pubertät

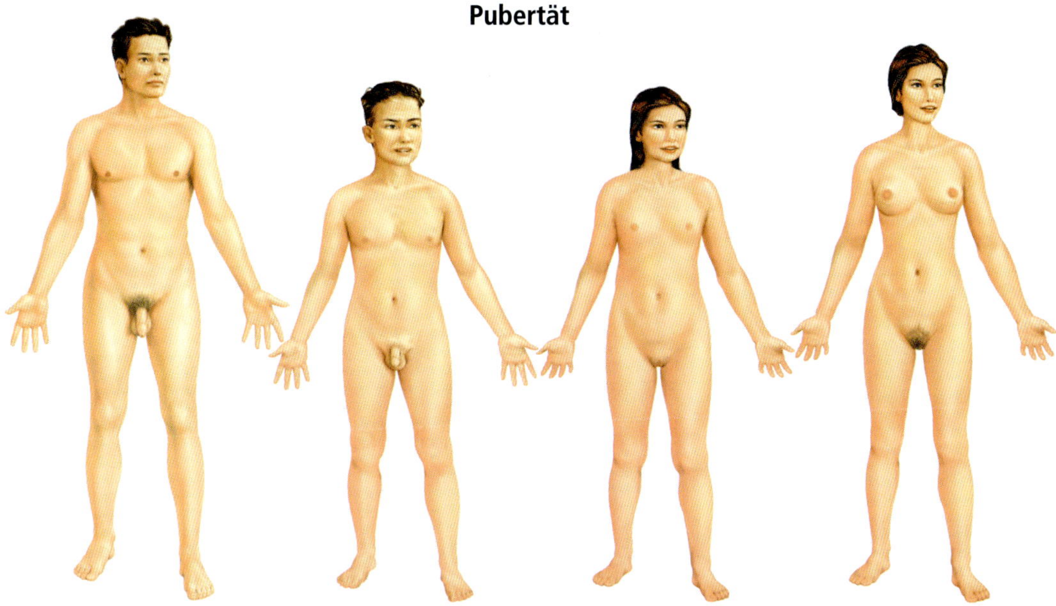

17-jähriger Junge
Gesichts-, Körper- und Schambehaarung sowie das Wachstum von Hoden und Penis sind die Hauptmerkmale der Pubertät bei Jungen. Der Kehlkopf wächst und bildet vorne am Hals den Adamsapfel.

12-jähriger Junge
Bei Jungen beginnt die Pubertät etwa zwei Jahre später als bei Mädchen. Die Körperbehaarung ist kaum vorhanden oder fehlt, Penis und Hoden sind klein, und der Junge wirkt noch sehr kindlich.

10-jähriges Mädchen
Die Brüste sind kaum oder gar nicht entwickelt, die Schambehaarung fehlt, und die Figur ist fast knabenhaft.

17-jähriges Mädchen
Voll entwickelte Brüste, Schambehaarung und breitere Hüften sind die äußeren Anzeichen der Pubertät bei Mädchen.

Produktion in den Eierstöcken von der Hirnanhangdrüse gesteuert wird.

Zu den männlichen sekundären Geschlechtsmerkmalen gehören ein rasches Wachstum der Hoden und des Penis, die Vergrößerung des Kehlkopfes, was zu einer tieferen Stimme (Stimmbruch) und zur Ausprägung des »Adamsapfels« führt, und die Entwicklung von Bartwuchs, Achsel-, Scham- und Körperbehaarung. Das Längenwachstum nimmt rasch zu, und die erste Ejakulation tritt normalerweise ein Jahr nach Beginn des Peniswachstums auf. Diese Veränderungen werden von dem männlichen Sexualhormon Testosteron ausgelöst.

Sowohl bei Mädchen als auch bei Jungen kommt es zu einer verstärkten Drüsenaktivität. Die Duftdrüsen unter den Armen, am After, an den Genitalien und den Brüsten werden aktiv und sondern ihre charakteristischen Gerüche ab. Die Talgdrüsen produzieren mehr Talg, eine Fettsubstanz, die die Haut feucht hält, was zu den in der Pubertät häufig auftretenden Akne-Problemen führen kann.

Obwohl Mädchen in der Pubertät größere körperliche Veränderungen durchmachen als Jungen, setzt die Pubertät bei ihnen meist früher ein und dauert nicht so lange wie bei Jungen. Bei Mädchen beginnt die Pubertät ungefähr mit elf Jahren und dauert ungefähr bis zum 16. Lebensjahr. Bei Jungen beginnt die Pubertät mit etwa 13 Jahren und dauert ungefähr bis zum 18. Lebensjahr. Die unterschiedliche Dauer der Pubertät sowie das unterschiedliche Tempo des Körperwachstums und der sexuellen Reifung sind auf eine Kombination aus Erbfaktoren, Ernährung und Umwelt zurückzuführen.

Die körperlichen Veränderungen werden von emotionalen und Verhaltensänderungen begleitet. Durch die Hormonumstellung erwachen sexuelle Gefühle; viele Jugendliche machen ihre ersten sexuellen Erfahrungen.

In einigen Fällen tritt die Pubertät später oder überhaupt nicht ein. Die sexuelle Entwicklung kann durch viele verschiedene Faktoren verzögert werden, u. a. Stoffwechselstörungen, Erbkrankheiten, Hormonstörungen und Mangelernährung.

SIEHE AUCH *Männliche Geschlechtsorgane, Weibliche Geschlechtsorgane, Hormonsystem, Hormone in Kapitel 1; Männliche Geschlechtsorgane, Weibliche Geschlechtsorgane in Kapitel 7; Akne in Kapitel 10*

MENARCHE

Die Menarche, die erste Menstruation, tritt meist im Alter von 10 bis 16 Jahren auf. Der allgemeinere Begriff Pubertät bezeichnet sowohl den Menstruationsbeginn als auch die Entwicklung der sekundären Geschlechtsmerkmale, die der Menarche gewöhnlich vorausgehen. Dazu gehören die Schambehaarung, die Brustentwicklung und ein allgemeiner Wachstumsschub. Die hormonellen Abläufe bis zur Pubertät sind noch nicht ganz geklärt. Es steht jedoch fest, dass die einige Jahre vor der Pubertät stattfindenden Veränderungen in der Hirnanhangdrüse zu einer vermehrten Ausschüttung der Geschlechtshormone (Gonadotropine) führen.

Der Zeitpunkt der Menarche ist auch von sozialen Faktoren abhängig. So tritt der erste Zyklus bei Mädchen, die in der Stadt leben und einer höheren sozioökonomischen Schicht angehören, zu einem früheren Zeitpunkt ein. Auch genetische und ernährungsbedingte Faktoren spielen eine gewisse Rolle. Die Überzeugung, dass die Menarche in Regionen mit tropischem Klima früher eintritt, gehört der Vergangenheit an, da offenbar nicht das Klima, sondern die Abstammung ausschlaggebend ist. Im vergangenen Jahrhundert ging das Pubertätsalter zunehmend zurück, doch diese Entwicklung hat sich in letzter Zeit verlangsamt.

Eine vorzeitige Geschlechtsreife im Alter von acht oder neuen Jahren kann als *Pubertas praecox* durch Eierstockzysten oder seltene hormonelle Störungen ausgelöst werden, doch meist liegt keine erkennbare Ursache vor.

VIRILISIERUNG

Die normale Virilisierung (oder Maskulinisierung) ist das Auftreten sekundärer männlicher Geschlechtsmerkmale beim Mann. Eine Virilisierung bei erwachsenen Frauen oder Kindern weist auf eine ernsthafte Erkrankung hin. Sie kann mit einem Hirsutismus, einem männlichen Behaarungsmuster, kombiniert sein, was auch Hinweise auf eine zugrunde liegende Störung gibt. Bei Jungen führt eine übermäßige Testosteronproduktion zu einem verfrühten Pubertätseintritt. Durch die Testosteronwirkung kommt es an den Knochen zwar zuerst zu einem beschleunigten Wachstum, aber auch zu einem vorzeitigen Schluss der Wachstumsfugen, sodass die Endgröße gering ist. Durch eine Hormonbehandlung kann bis zu einem gewissen Zeitpunkt noch ein normales Wachstum erreicht werden.

Bei Frauen ist eine Virilisierung meist Folge eines Eierstocktumors mit vermehrter Produktion von Testosteron und Progesteron. Unbehandelt ändern die erhöhten Hormonspiegel die Körperform durch verstärktes Muskelwachstum, Bartwachstum, verstärkte Körperbehaarung, fehlende Entwicklung oder Atrophie der Brüste, Klitorisvergrößerung und Tieferwerden der Stimme. Eisprung und Regelblutung bleiben aus. Auch Erkrankungen der Nebenniere mit verstärkter Androgenproduktion können diese Veränderungen auslösen.

Steuerung des Zyklus

Der Hypothalamus und die Hirnanhangdrüse im Gehirn steuern den Menstruationszyklus. Zu Beginn des Zyklus schütten sie das luteinisierende (LH) und das Follikel stimulierende Hormon (FSH) aus, die die Follikel in den Eierstöcken zur Östrogen- und Progesteronabgabe anregen. Die Follikel reifen heran und setzen schließlich eine Eizelle frei.

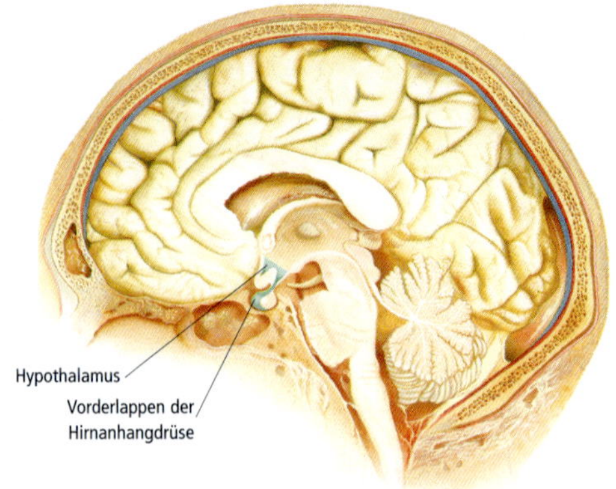

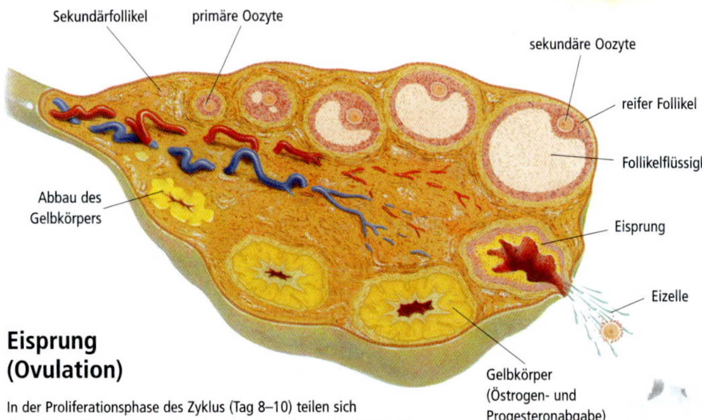

Eisprung (Ovulation)

In der Proliferationsphase des Zyklus (Tag 8–10) teilen sich die Follikelzellen im Eierstock und wachsen zur Oozyte (weibliche Geschlechtszelle) heran. Zwischen dem 10. und 14. Tag hat sich ein reifer Follikel mit einer sekundären Oozyte (reifes Ei) ausgebildet. Der Anstieg der Hirnanhangdrüsenhormone löst den Eisprung aus, und der Follikel stößt seine Eizelle in den Eileiter aus. Aus dem gesprungenen Follikel entsteht der Gelbkörper, der Progesteron und Östrogen ausschüttet. Bei ausbleibender Befruchtung der Eizelle erfolgt der Abbau des Gelbkörpers; der Hormonspiegel sinkt, und die Menstruation tritt ein.

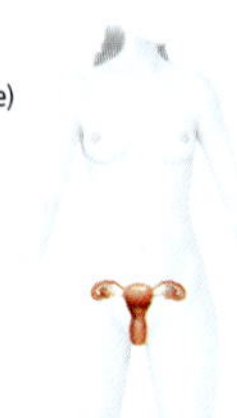

Bei Mädchen ist ein Enzymdefekt der Nebennierenrinde, das so genannte Adrenogenitale Syndrom, die häufigste Ursache für eine Virilisierung. Je nach Typ der Störung sind die Kinder bereits bei der Geburt auffällig oder die Störung zeigt sich erst zu Beginn der Pubertät. Anhand von Urinuntersuchungen können abweichende Hormonspiegel festgestellt und Tumoren oder Störungen der Nebenniere diagnostiziert werden. Durch Kortikoide kann die Androgenproduktion bei gutartiger Nebennierenhyperplasie gehemmt werden. Bei Tumoren ist eine operative Entfernung derselben notwendig.

Bei Einnahme androgenhaltiger Medikamente zur Vermeidung einer Fehlgeburt oder zur Behandlung von Hormon produzierender Tumoren (im Körper der Mutter) zu Beginn der Schwangerschaft können die äußeren Geschlechtsorgane des weiblichen Kindes denen eines männlichen ähneln (z.B. stark vergrößerte Klitoris, keine Vaginalöffnung), während sich die inneren Geschlechtsorgane normal entwickeln (*Pseudohermaphroditismus femininus*). Abnorm entwickelte Geschlechtsorgane lassen sich operativ korrigieren.

FEMINISIERUNG

Die Feminisierung stellt die normale sexuelle Entwicklung eines weiblichen Individuums zur Frau dar und tritt während der Pubertät auf. Der Prozess wird von den Sexualhormonen Östrogen und Progesteron beherrscht. Unter dem Einfluss dieser Hormone entwickeln sich die Brüste, die Hüften werden breiter, Haare wachsen unter den Armen und um die Vulva, die Gebärmutter wächst und die Menstruation beginnt. Die Feminisierung kann verzögert werden oder ausbleiben, wenn das betroffene Mädchen unter bestimmten Krankheiten, wie dem Turner-Syndrom oder einem Hypopituitarismus (einer Unterfunktion des Hypophysenlappens) leidet.

Bei der testikulären Feminisierung handelt es sich um die Entwicklung weiblicher Geschlechtsmerkmale bei einem männlichen Individuum (*Pseudohermaphroditismus masculinus*). Sie wird verursacht durch eine Resistenz auf bestimmte männliche Hormone, die von den Hoden produziert werden.

MENSTRUATION

Die Menstruation ist der periodisch auftretende, vaginale Abgang von Blut und Gewebeteilen aufgrund des Abbaus der Gebärmutterschleimhaut (Endometrium). Der Menstruationszyklus beginnt mit dem Eintreten der Menstruation, die in den ersten fünf Tagen des gesamten 28-tägigen Zyklus erfolgt (durchschnittliche Zahlenwerte). Abgesehen von der Menstruation wird der Zyklus in zwei Phasen unterteilt: in die Tage vor dem Eisprung (Proliferationsphase) und in die Tage danach (Sekretionsphase). Dieser Fortpflanzungszyklus ist nur beim Menschen und einigen Primatenarten zu finden.

Die deutlichsten Veränderungen während des Menstruationszyklus vollziehen sich im Endometrium. Bei der Menstruation wird ein Großteil der Schleimhaut abgebaut und abgestoßen, zusammen mit etwa 35–50 ml Blut aus den zersetzten Endometriumgefäßen. Das Endometrium bleibt nur zu einem kleinen (1 mm dicken) Teil bestehen, aus dem es erneut aufgebaut wird. Diese Regeneration wird durch das Östrogen der Eifollikel, die sich während der Proliferationsphase in den Eierstöcken entwickeln, gesteuert und setzt sich fort, bis die Schleimhaut 3 mm dick ist. Das vollständig ausgebildete Endometrium ist stark vaskularisiert und enthält auch Drüsengewebe.

In der Zeit nach dem Eisprung bis zu etwa zwei Tagen vor der Menstruation (um den 26. Tag) ist das vom Gelbkörper (*Corpus luteum*), der nach dem Eisprung aus dem Follikel entsteht, produzierte Progesteron das wichtigste Hormon. Es regt die Endometriumdrüsen zur Sekretion an, sodass sich der Embryo in den ersten Tagen der Schwangerschaft einnisten kann, bis sich die Plazenta gebildet hat. Die Sekretion erfolgt unabhängig von einer Schwangerschaft.

Wenn keine Befruchtung stattgefunden hat, bleibt der Gelbkörper bis zum 26. Tag des Zyklus erhalten, bevor er sich zurückbildet und die Progesteronproduktion abfällt. Die Blutgefäße im Endometrium reagieren empfindlich auf den Progesteronspiegel. Bei einem verminderten Progesteronspiegel ziehen sich die Gefäße zusammen und drosseln die Blutzufuhr zum Endometrium, lediglich die untersten Endometriumschichten werden noch versorgt. Infolgedessen kommt es zum Gewebeuntergang und zu Blutungen, und der nächste Zyklus beginnt. Der Menstruationsfluss wird durch Muskelkontraktionen und Faktoren aus dem Endometrium unterstützt, die ein Gerinnen des Menstruationsblutes verhindern.

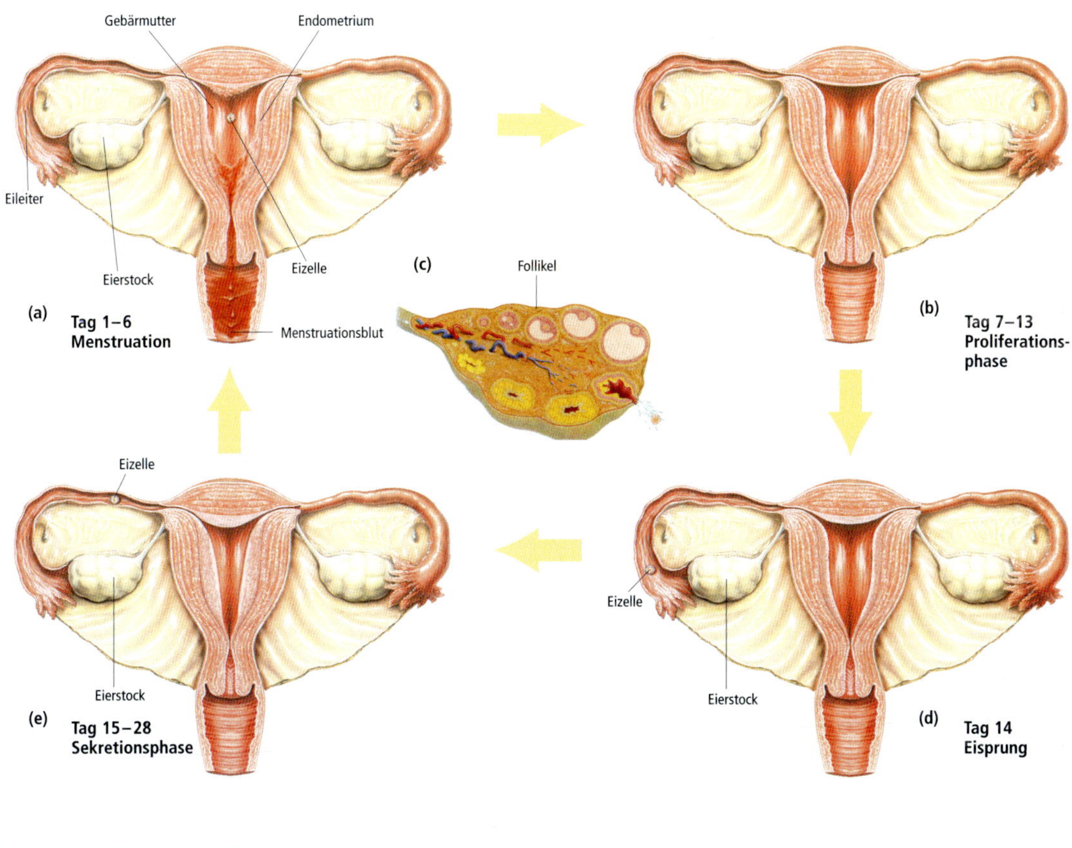

Bei einer Schwangerschaft findet keine Menstruation statt, da der Gelbkörper in dem Fall unter dem hormonellen Einfluss der Plazenta erhalten bleibt und weiterhin Progesteron produziert. Gegen Ende des dritten Schwangerschaftsmonats wird die Progesteronproduktion von der Plazenta übernommen und die Gelbkörperfunktion allmählich eingestellt.

SIEHE AUCH *Weibliche Geschlechtsorgane, Hormonsystem in Kapitel 1; Weibliche Geschlechtsorgane in Kapitel 7*

Soziale und kulturelle Aspekte

Die Regelblutung ist einerseits ein normaler, natürlicher Vorgang und andererseits eine biologische Ausnahmeerscheinung, da eine Blutung im Allgemeinen auf eine Verletzung hinweist. Daraus erwachsen zum Teil die zahlreichen Überzeugungen, Sitten und Gebräuche, die seit jeher mit der Menstruation einhergehen.

Nahezu in allen Stammeskulturen werden Frauen, die ihre Menses haben, mit Einschränkungen und Tabus belegt. Dahinter verbirgt sich der Glaube, dass das Menstruationsblut oder die Frauen selbst die Mitmenschen beschmutzen oder ihnen Schaden zufügen. Die Stammesrituale sahen z. B. einen eigens geschaffenen Aufenthaltsort (Menstruationshütten) vor, wohin sich die Frauen für die Dauer ihrer Menstruation zurückzogen. Es ist nicht bekannt, ob die Frauen diese gesellschaftliche Einschränkung als eine Erholung von ihren alltäglichen Pflichten oder eher als eine Beschneidung ihrer Freiheit empfanden. Auch die Ausübung bestimmter Tätigkeiten war für menstruierende Frauen verboten: Sie durften Nahrung weder sammeln noch zubereiten, die Jagdausrüstung nicht anfassen, kein Getreide pflanzen und keinen Geschlechtsverkehr haben.

Frühe religiöse Schriften der zoroastrischen, judaistischen, christlichen und islamischen Lehre gaben für nahezu jede Lebenslage Regeln vor. Dazu gehörten auch Verhaltensregeln für menstruierende Frauen und die Menschen, mit denen sie in Berührung kamen. Diese Verhaltensregeln basierten auf der Vorstellung, dass die Menstruation unrein ist. Heute gelten viele dieser Regeln als überholt.

Die physiologischen Vorgänge des Menstruationszyklus wurden zu Beginn des 20. Jahrhunderts dargelegt. Kurz darauf wurden die für die zyklischen Vorgänge im Endometrium verantwortlichen Hormone entdeckt und im Labor synthetisiert. Ehe die oralen Kontrazeptiva in den 1960er-Jahren auf den Markt kamen, kursierten noch zahlreiche Ammenmärchen über die vermeintlichen Gefahren der Menstruation – vor allem für die direkt Betroffenen. Baden, Schwimmen, Haare waschen oder Sport während der Periode galt als schädlich. Eine Dauerwelle, so glaubte man, würde ohnehin nicht »halten«. Die Menstruation wurde als »die Tage« oder »Unpässlichkeit« bezeichnet, was angesichts der (prä-)menstruellen Beschwerden auch heute noch verständlich ist.

Zu Beginn des 20. Jahrhunderts wurde das Menstruationsblut auf giftige Bestandteile hin untersucht. Einige Untersucher kamen dabei zu der inzwischen obsoleten These, dass im Menstruationsblut, im Schweiß, in den Tränen, im Urin, im Speichel und in anderen Körperabsonderungen einer menstruierenden Frau eine schädliche Substanz, das so genannte Menotoxin, enthalten sei, was die alten Irrglauben belegen sollte.

Trotz der Unannehmlichkeiten und möglichen Schmerzen wird die Menstruation als zu den normalen Abläufen des weiblichen Körpers gehörig empfunden, ungeachtet der oralen Kontrazeptiva, die den natürlichen Zyklus unterdrücken. Durch die »Pille« wird der Menstruationszyklus nachgeahmt (einnahmefreie Tage), obwohl es keinen stichhaltigen medizinischen Beweis dafür gibt, dass die ununterbrochene Einnahme (und das dadurch bedingte Ausbleiben der Blutung) ungesünder ist.

Klimakterium

Im Klimakterium wird die Produktion der Eizellen durch die Eierstöcke eingestellt, was das Ausbleiben der Menstruation (Menopause) zur Folge hat. Eine Hormonersatztherapie ersetzt die ehemals vom Körper produzierten Hormone.

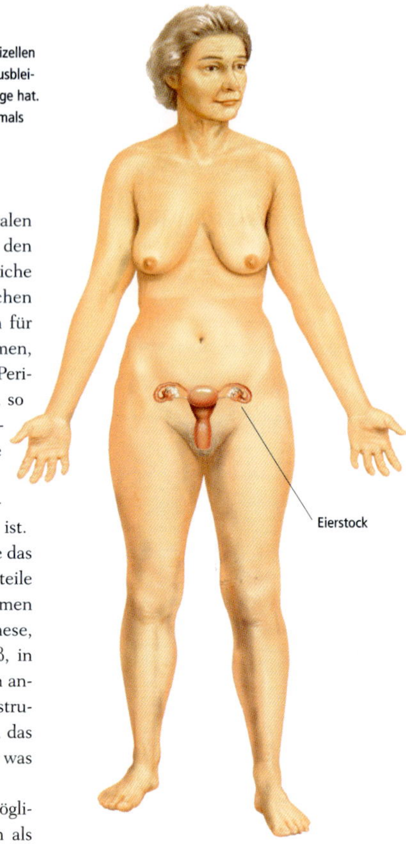

KLIMAKTERIUM

Das Klimakterium ist die Übergangsphase zwischen Geschlechtsreife und Alter. Es erstreckt sich über mehrere Jahre und besteht aus drei Phasen. Die Prämenopause ist die Zeit vor dem Ausbleiben der Menstruation. Die Prämenopause umfasst auch die fruchtbaren Jahre einer Frau, bezieht sich jedoch vorwiegend auf die Jahre, in denen die Monatsblutungen unregelmäßig und beschwerlich sind, Hitzewallungen, Depressionen und vermindertes sexuelles Interesse auftreten. Die Perimenopause, die zweite Phase, umfasst die Jahre vor und nach der Menopause, in denen die Frau einige Symptome der Menopause erfährt. Die Menopause ist die letzte Menstruation und gilt als eingetreten, wenn zwölf Monate danach keine Monatsblutung erfolgt ist. Auf die Menopause folgt die Postmenopause, die sich bis zum Lebensende erstreckt.

Die Eierstöcke produzieren drei wichtige Hormone: Östrogen, Progesteron und Testosteron. Nach der Menopause stellen die Eierstöcke die Östrogen- und Progesteronproduktion ein, obwohl bei dickleibigen Frauen das Fettgewebe auch nach der Menopause Östrogen produziert, wodurch einige der Symptome ausbleiben. Östrogen ist für die Gesundheit der Körpergewebe unerlässlich, und ein langfristiger Östrogenmangel kann zu Schlaganfall, Witwenbuckel, *Angina pectoris,* Rückbildung der Geschlechtsorgane

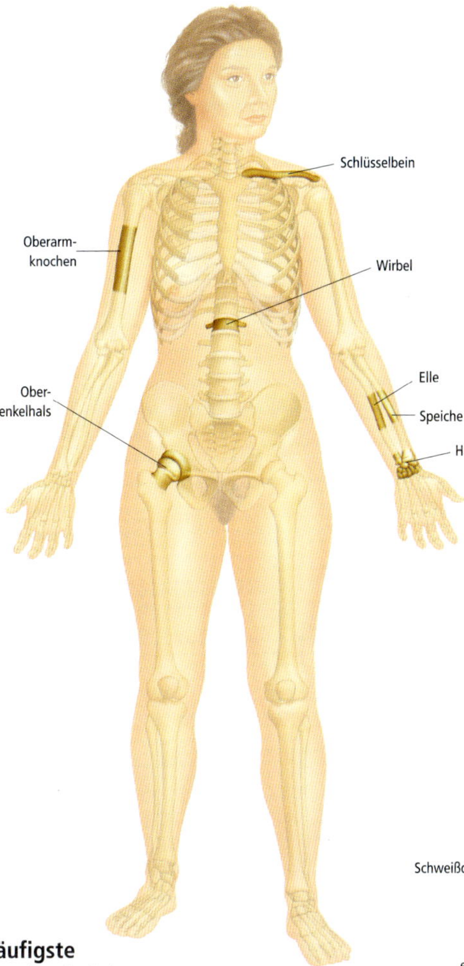

Häufigste Knochenbrüche

Der verringerte Östrogenspiegel des Körpers in der Menopause führt zu Kalziumverlust, Knochenschwund (Osteoporose) und erhöht das Risiko eines Knochenbruches. Am häufigsten sind Frakturen des Schlüsselbeines, des Ober- und Unterarmes, des Handgelenkes, des Oberschenkelhalses und Kompressionsbrüche der Wirbelsäule.

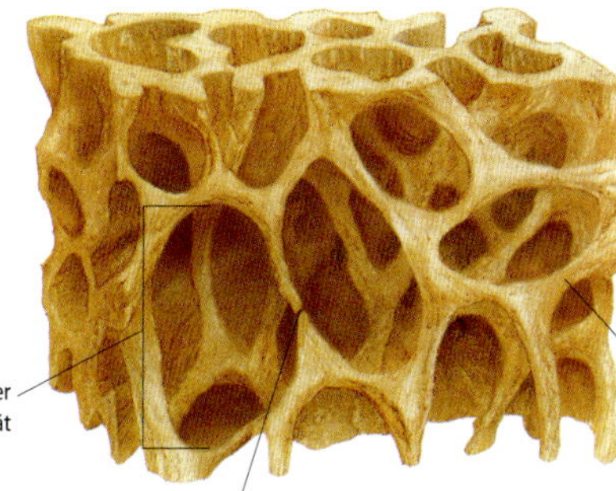

Osteoporose

Zur Vorbeugung gegen Knochendichteabbau und Knochenbrüche wird Frauen bei Beginn der Menopause zur Einnahme von Kalzium- und Vitamin-D-Präparaten und zur fortgesetzten sportlichen Betätigung geraten.

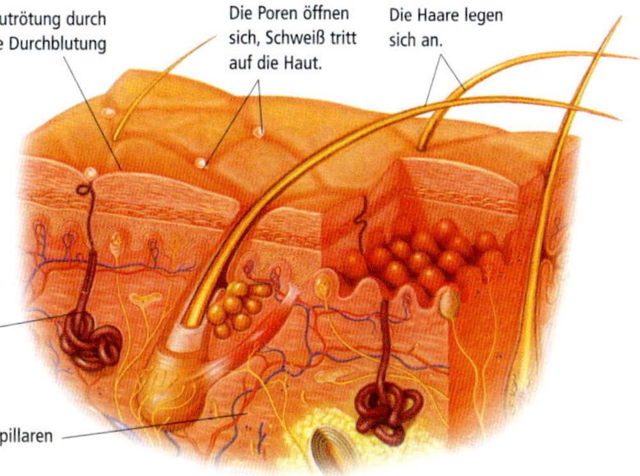

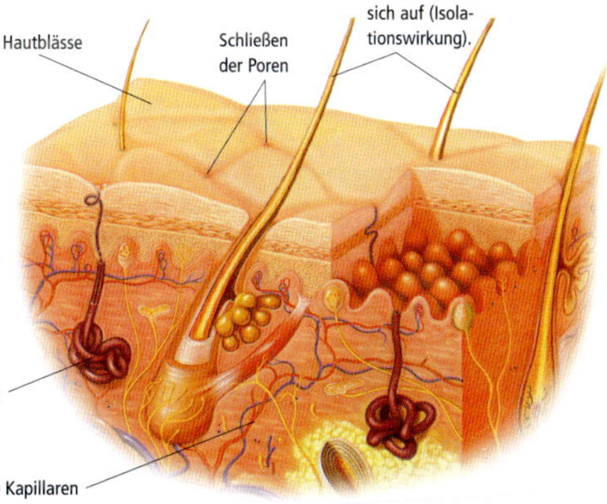

Hitzewallung

Das hormonelle Ungleichgewicht während der Menopause führt zu Störungen des Blutdruckes und der Blutgefäßregulation, infolgedessen schießt anfallsartig warmes Blut an die Hautoberfläche. Nach der Hitzewallung ziehen sich die Kapillaren schnell zusammen, die Haut wird aufgrund der geringen Durchblutung blass und kalt. Die Haare stellen sich auf (Isolationswirkung).

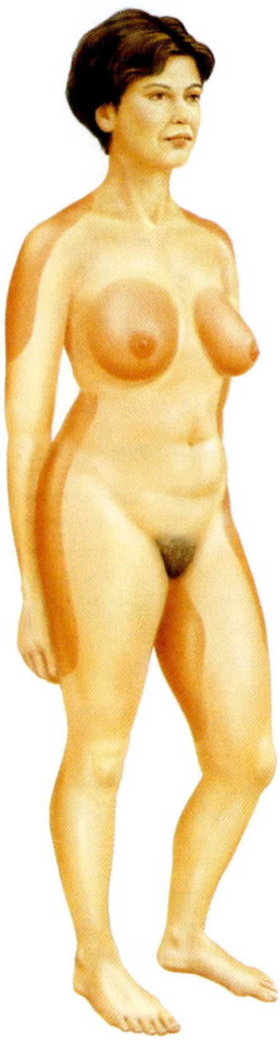

Fettverteilung vor der Menopause

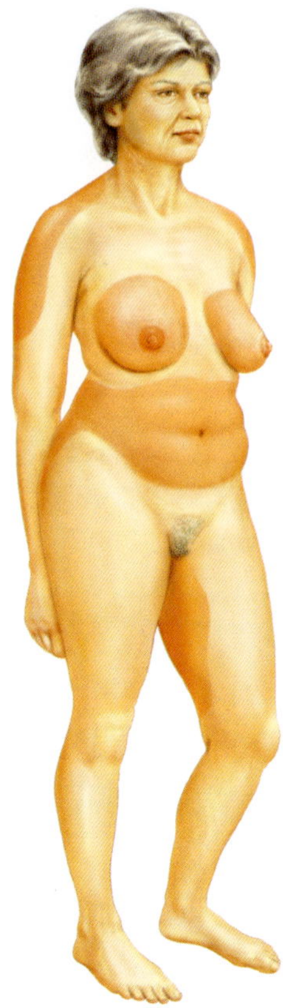

Fettverteilung nach der Menopause

Fettverteilung während der Menopause

Der verminderte Östrogen- und Progesteronspiegel in der Menopause wirkt sich auf die Fettverteilung im weiblichen Körper aus. Vor der Menopause sammelt sich bei den meisten Frauen Fett an den Oberschenkeln, Hüften, Brüsten und Oberarmen an. Nach der Menopause haben viele Frauen Fettablagerungen an den Brüsten, dem Bauch und der Taille.

und Schenkelhalsfrakturen durch Osteoporose führen.

SIEHE AUCH *Knochenkrankheiten, Gelenkkrankheiten, Weibliche Geschlechtsorgane, Hormone in Kapitel 1; Weibliche Geschlechtsorgane in Kapitel 7; Hormonersatztherapie in Kapitel 16*

Körperliche Auswirkungen

Beim Übergang in das Klimakterium treten einige oder alle der folgenden Symptome auf: Hitzewallungen, nächtliche Schweißausbrüche, Herzklopfen und Schlafstörungen als Folge der veränderten Blutgefäßfunktion, Angst und Depression, vaginale Trockenheit und vermindertes sexuelles Interesse.

Mit der Menopause gehen viele physiologische Veränderungen einher, deren sich die Frauen oft nicht bewusst sind. Dazu zählen:

- Das Urogenitalgewebe verändert sich. Die Atrophie der Schleimhaut schafft eine alkalische Umgebung. Mögliche Folgen sind gehäufte Infektionen, die sich durch unangenehmen Juckreiz äußern.
- Die Blasenkontrolle lässt nach. Die verminderte Elastizität und Kraft der Beckenbodenmuskulatur kann zu Inkontinenz führen. Beckenbodenübungen können hier Abhilfe schaffen.
- Der Menstruationszyklus verändert sich. Die Stärke und Regelmäßigkeit der Blutungen ist bis zum Eintritt der letzten Menstruation als Folge der Hormonumstellung jahrelangen starken Schwankungen unterworfen.
- Die Haut verliert an Feuchtigkeit und wird dünner. Aufgrund ihres verringerten Kollagengehalts verliert sie außerdem an Elastizität und wird faltig. Durch die Abnahme der Melanin produzierenden Melanozyten – jener Zellen, die der Haut ihren bräunlichen Teint verleihen – wird die Haut anfälliger für Sonnenbrand.
- Das Haarwachstum verändert sich. Das Kopfhaar wird dünner und feiner. Dieser hormonbedingte Haarverlust, der von der Alopezie zu unterscheiden ist, tritt etwa ab dem 40. Lebensjahr auf und gilt als nicht behandelbar. Die Körperbehaarung dagegen wird aufgrund der hormonellen Veränderungen dichter und dunkler. Eine dadurch eventuell entstehende männliche Körperbehaarung an Armen und Beinen und im Gesicht kann mit einer Östrogentherapie geheilt werden.
- Die Knochendichte nimmt ab, sodass die Skelettknochen porös und anfällig für Frakturen werden. Diese als Osteoporose bezeichnete Veränderung tritt häufig nach der Menopause auf, da der Östrogenmangel zu Kalziumverlust führt. Der Knochenabbau kann durch eine Hormonersatztherapie begrenzt werden.
- Muskelkraft und Beweglichkeit lassen nach. Eine schlechte Muskelkoordination aufgrund schwacher Muskeln, mangelnde Bewegung und der Östrogen- und Progesteronabfall führen zu einer sitzenden Lebensweise, die weitere Erkrankungen verursachen kann.
- Das Risiko für Herz-Kreislauf-Erkrankungen steigt, da der östrogenbedingte Gefäßschutz (HOL-Erhöhung) und die gerinnungshemmende Wirkung der Menstruation wegfallen. Durch eine Hormonersatztherapie können diese Risiken eingeschränkt werden.
- Die Brüste werden durch den Abbau von Drüsengewebe und das geringere Wasserbindungsvermögen nach Wegfall der Östrogenstimulation schlaffer. Die Hormonersatztherapie kann auch in diesem Fall weiterhelfen. Allerdings erhöht die Hormonersatztherapie das Risiko, an Brust- und Gebärmutterkrebs zu erkranken. Vor einer langfristigen Therapie sollten deshalb alle Risiken sorgfältig mit dem behandelnden Arzt besprochen werden.

Psychische Auswirkungen

Das Klimakterium führt bei vielen Frauen zu einem psychischen Syndrom mit erhöhter Reizbarkeit, Nervosität oder Depressionen, das nicht durch die Hormone alleine zu erklären ist. Außerdem können einige der oben genannten Symptome, verbunden mit einem Rückgang der männlichen Hormone, das sexuelle Interesse mindern. In manchen Fällen ist die Einnahme männlicher Hormone hilfreich. Wenn eine Frau ihre gesunde Lebensweise beibehält und den auftretenden Symptomen entgegenwirkt, kann sie die Menopause als eine Bereicherung, auch im Hinblick auf ihr – nicht mehr durch Verhütungsprobleme beeinträchtigtes – Sexualleben erfahren. Untersuchungen zufolge genießen Frauen, die vor der Menopause ein erfülltes Sexualleben hatten, dieses auch weiterhin.

In manchen Kulturen verhilft die Menopause einer Frau zu mehr Macht und Ansehen, in anderen Gesellschaften wird die Menopause dagegen als ein Verlust der Weiblichkeit und Sexualität gewertet. Das Wissen um die bevorstehenden Veränderungen und eine angemessene Unterstützung erleichtern der Frau den Eintritt in diese neue Lebensphase.

Das Klimakterium ist ein natürlicher Lebensprozess, und der damit verbundene Hormonmangel bedarf nur in manchen Fällen der Behandlung.

Alternativtherapien

Eine ganze Reihe von alternativen Behandlungsmethoden können die Symptome der Menopause lindern. Eine Aromatherapiemassage schafft Abhilfe bei trockener Haut, Angstzuständen und Schlaflosigkeit. Fenchel-, Zypressen- und Salbeiöle eignen sich besonders zur Behandlung der in der Menopause auftretenden Symptome. Die Kräuterheilkunde arbeitet mit Kräutern, die die Leberfunktion fördern (Löwenzahn, Mariendistel), Kräutern mit einem hohen, pflanzeneigenen Östrogen- und Progesterongehalt (Rotklee, wilde Yamswurzel, Salbei, Mönchspfeffer, Dong Quai) und nervenstärkenden Beruhigungsmitteln (Passionsblume, Helmkraut, Kamille). Ringelblumensalben werden gegen vaginale Trockenheit verordnet. Die Naturheilkunde rät zu einer Vollwertkost, die reich an Kalzium und pflanzlichen Östrogenen (hauptsächlich in Sojaprodukten enthalten) ist. Kaffee, Alkohol und Nikotin sollten gemieden werden, ebenso Nahrungsmittel mit einem hohen Oxalatgehalt (z.B. Spinat und Rhabarber), da sich Oxalat im Körper an Kalzium bindet. Ein regelmäßiges Körpertraining mit Gewichten wirkt dem Knochenabbau entgegen. Die zusätzliche Einnahme von Vitamin B, C und E, Kalzium, Magnesium, Leinsamenöl und Lebertran wird empfohlen. Diverse Bachblüten helfen bei psychischen Problemen. In der Traditionellen Chinesischen Medizin wird ein Ungleichgewicht im Energie- und Hormonhaushalt mit Hilfe der Akupunktur und chinesischer Kräuter behandelt.

GERIATRIE

Die Geriatrie ist ein Spezialgebiet der Medizin, das sich mit der Gesundheit älterer Menschen sowie mit altersbedingten Krankheiten befasst – nicht zu verwechseln mit dem Begriff Gerontologie, der den Altersprozess und die damit verbundenen sozialen Effekte erforscht.

In industrialisierten Ländern fand im letzten Jahrhundert ein Wandel in der Bevölkerungsstruktur statt. Da sich sowohl Ernährungslage als auch das Gesundheitssystem verbessert haben, ist die Lebenserwartung gestiegen – und damit der Anteil älterer Personen in der Gesellschaft. In westlichen Ländern bilden Menschen über 70 Jahren einen steigenden Prozentsatz in der Bevölkerung.

Mit der gestiegenen Lebenserwartung werden auch die altersbedingten Krankheiten zunehmend wichtiger. Viele dieser Krankheiten können den Menschen zu einem Pflegefall machen, der rund um die Uhr betreut werden muss. In vielen Industrieländern sind bis zu einem Drittel der Krankenhausbetten von Personen über 65 Jahren belegt – die Hälfte davon in der Psychiatrie. Ältere Menschen leiden häufig unter mehreren – häufig chronischen oder unheilbaren – Erkrankungen. Daher benötigen sie die gezielte Betreuung von Spezialisten. Frauen mit ihrer höheren Lebenserwartung stellen mehr als die Hälfte der älteren Bevölkerung, und so beschäftigt sich die Geriatrie vermehrt mit spezifischen Frauenleiden.

Die Gesundheitsvorsorge bei älteren Menschen wird durch Faktoren wie Verschweigen von Krankheiten, Multimorbidität, Einsamkeit und Angst vor dem Verlust der Unabhängigkeit kompliziert. Mit zunehmenden Gebrechen wächst oft die Abneigung davor, einen Arzt aufzusuchen, vor allem wenn es um scheinbar geringfügige Symptome geht. So können schwer wiegende Krankheiten daraus geworden sein, wenn der Betroffene schließlich seine Beschwerden äußert, die durch andere in der Zwischenzeit entstandene Störungen zusätzlich erschwert sein können. Ist die Beweglichkeit bzw. Geschicklichkeit eingeschränkt, können sich ältere Personen manchmal nicht mehr selbst versorgen oder das Haus alleine verlassen. Dies kann zu einer Depression führen, die – ebenso wie die zugrunde liegenden Ursachen – behandelt werden muss. Nicht nur der Spezialist, sondern auch der Hausarzt ist in diesem Fall gefragt.

Die Geriatrie entwickelte sich aufgrund der besonderen Gesundheitsbedürfnisse von älteren und geschwächten Menschen. Schnelle Hilfe bei Notfällen, sorgfältiges Abwägen der individuellen Bedürfnisse des Patienten und eine verständnisvolle Behandlung helfen, die Behinderung (bzw. ihre Auswirkungen) einzuschränken. Auch die Unterstützung der Patienten darin, zu Hause bleiben zu können, sowie das Beachten der Bedürfnisse ihrer Betreuer sind Elemente dieses medizinischen Fachgebietes. In der Praxis basiert vieles in der Geriatrie auf dem Akzeptieren der Tatsache, dass die Krankheiten und Störungen eines älteren Menschen nicht unbedingt heilbar sind. Die verordneten Behandlungsmethoden können sich daher von den bei jüngeren Menschen üblichen unterscheiden. Das Augenmerk liegt auf dem Erhalt von Lebensqualität beim Patienten, nicht nur auf Heilungserfolgen. Die Ziele und erwarteten Ergebnisse jeder Behandlung müssen klar definiert sein.

Ärzte und Gesundheitsexperten, die mit der Behandlung älterer Menschen befasst sind, sehen ihre Ziele in der Erleichterung von Beschwerden und der Behandlung von Symptomen, unabhängig vom zu erwartenden Ergebnis oder der Nähe des Todes. Krankheiten oder deren Auswirkungen werden unter Kontrolle gehalten, damit der Betroffene sowohl seine Beweglichkeit als auch seine Unabhängigkeit so lange wie möglich bewahren kann. Es ist wichtig, Zugang zu allen Bereichen der medizinischen Versorgung zu bekommen, um diese Aufgabe erfüllen zu können.

In der Geriatrie stehen die Vorkehrungen für eine häusliche Pflege im Mittelpunkt. Dies mindert den Druck, der auf den überfüllten Krankenhäusern lastet, und erhält oft die Lebensqualität, die auf der vertrauten Umgebung und häuslicher Routine beruht.

Die Versorgung alter Menschen in ihrem Zuhause ist weniger kostenaufwändig als das Einrichten weiterer Plätze in Krankenhäusern mit der dazugehörigen Versorgung und Betreuung. Zur häuslichen Pflege gehören Krankenpflege, viele unterschiedliche Therapieformen, Beratung, Beschaffung von spezieller Ausstattung, Rehabilitation, persönlicher Zuspruch, Zubereitung oder Lieferung von Mahlzeiten und Änderungen, die in der Wohnung vorgenommen werden sollen.

Sowohl Sterbe- als auch Trauerbegleitung für die Hinterbliebenen sind Teil der komplexen Aufgaben, mit denen es die Beschäftigten in der Geriatrie zu tun haben.

ALTERUNGSPROZESS

Der Alterungsprozess ist eine unumstößliche Tatsache des Lebens – er beginnt bereits mit der Befruchtung: Zellen reifen, sterben ab und werden ersetzt. Die Lebenserwartung und der allgemeine Gesundheitszustand sind genetische Faktoren, aber auch die Umwelt und vor allem die Ernährung in der Kindheit sowie Gesundheitsvorsorge spielen eine Rolle.

Mit fortschreitendem Alter wird das Bindegewebe weniger elastisch, und die inneren Organe verlieren ihre Leistungsfähigkeit. Die Sinnesorgane werden schwächer. Da die Augen nahe Gegenstände immer schlechter scharf stellen können, brauchen ältere Menschen eine Lesebrille. Hohe Töne werden nicht mehr vernommen – das Hören von Musik verliert dadurch an Reiz, und auch das Verstehen von Gesprächen wird erschwert.

Statistisch gesehen nimmt das Fett am Körper eines Menschen im Alter zu und wird unterschiedlich verteilt: Das Unterhaut-Fettgewebe nimmt ab, während es an Bauch und um die inneren Organe zunimmt. Bei diesen Veränderungen handelt es sich allerdings um statistische Beobachtungen, die lediglich spiegeln, was sich in unserer Gesellschaft zuträgt – nicht, was mit dem Menschen im Alter tatsächlich geschieht. Mit gutem Grund nimmt man an, dass ein aktives Leben und eine ausgewogene Ernährung eine gute Gesundheit und physische Leistungsfähigkeit bis ins hohe Alter erhalten.

Obwohl der Alterungsprozess eingeschränkt und verlangsamt werden kann, sind seine Auswirkungen nicht aufzuhalten. Mit zunehmendem Alter werden Kreislauf- und Atembeschwerden häufiger. Die Blutversorgung von Leber, Nieren und Gehirn ist reduziert und beeinträchtigt die Elimination von

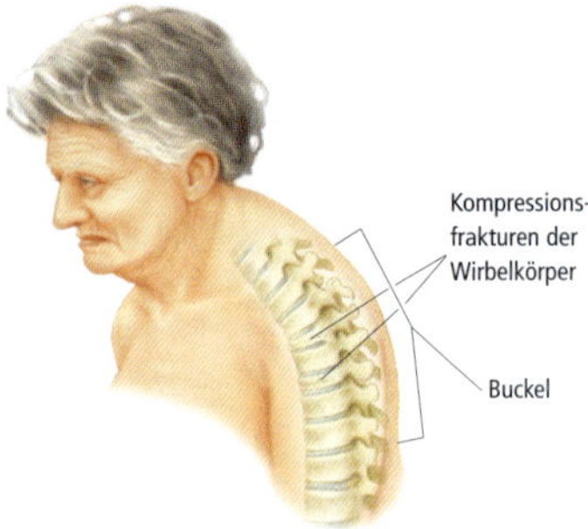

Witwenbuckel

Alte Frauen mit starker Osteoporose entwickeln durch wiederholte Kompressionsfrakturen häufig eine zunehmend stärkere Krümmung der Wirbelsäule, genannt Witwenbuckel.

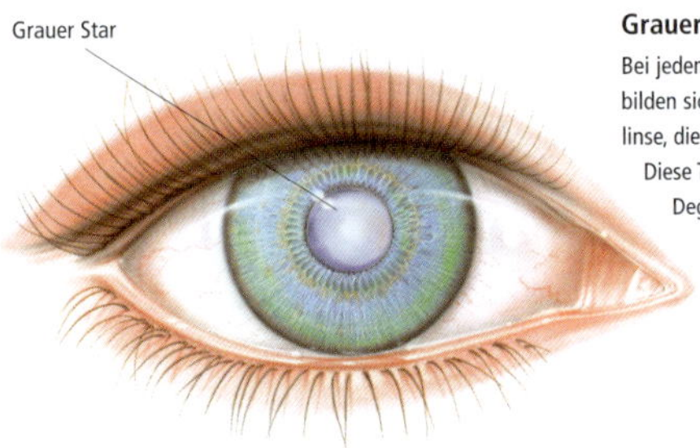

Grauer Star

Bei jedem Fünften über 60 Jahren bilden sich Trübungen in der Augenlinse, die die Sehstärke reduzieren. Diese Trübungen sind natürliche Degenerationsfolgen durch die jahrzehntelange Sonnenexposition des Auges.

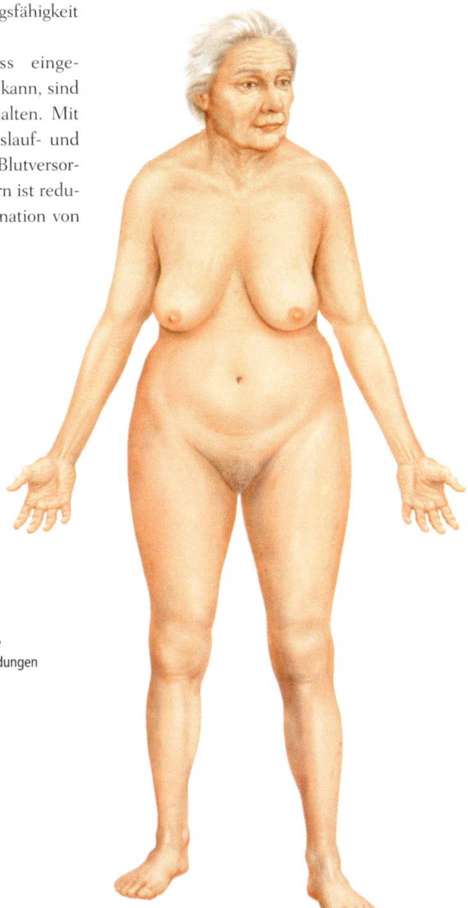

ältere Frau

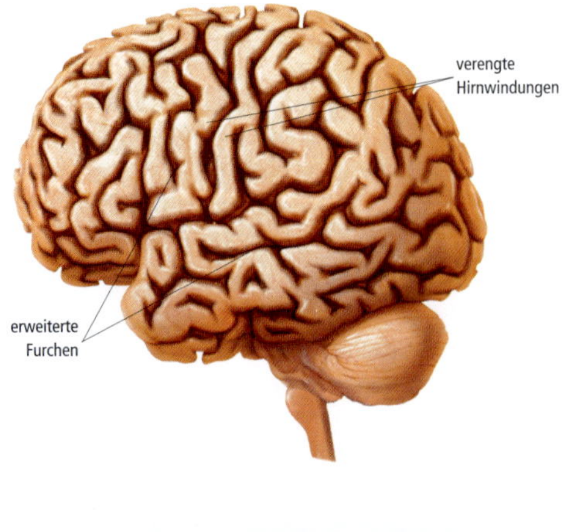

Alzheimer-Krankheit

Nach dem 65. Lebensjahr verdoppelt sich das Risiko, an der Alzheimer-Krankheit zu erkranken, alle fünf Jahre. Symptome der Demenzform sind zunehmende Vergesslichkeit, nachlassende geistige Leistungsfähigkeit, Persönlichkeitsveränderungen, Verlust motorischer Fähigkeiten und Koordinationsschwäche.

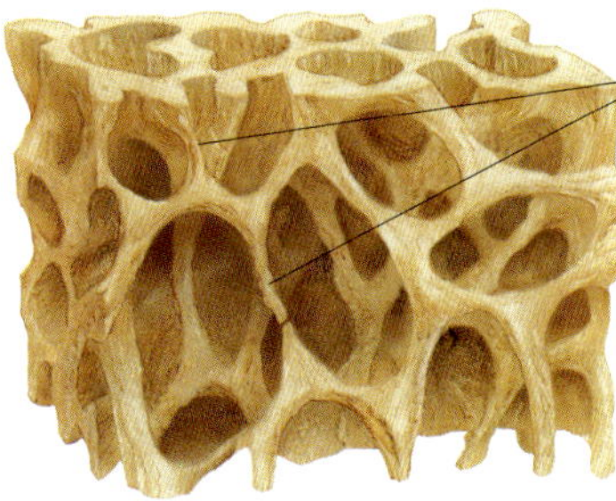

Osteoporose

Osteoporose kann beide Geschlechter treffen. Sie ist die Folge einer Verringerung der Knochendichte, die mit zunehmendem Alter eintritt, wenn neues Knochenwachstum die alte Knochensubstanz nicht mehr mit ausreichender Schnelligkeit ersetzen kann. So werden die Knochen porös und brüchig.

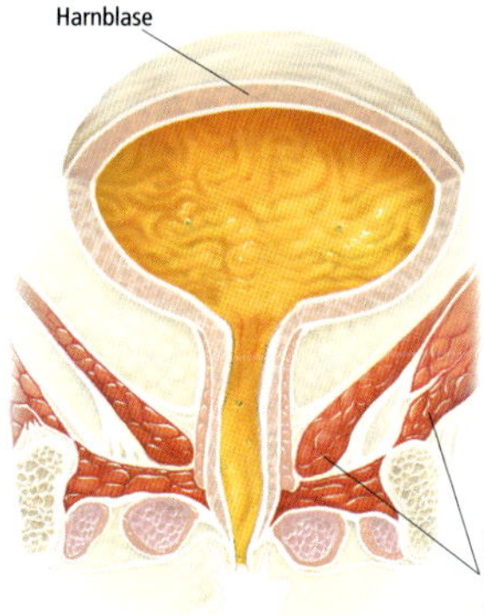

Inkontinenz

Inkontinenz im Alter kann durch verschiedene Faktoren, wie Muskelschwäche des Beckenbodens, Demenz, Schlaganfall oder Zuckerkrankheit, ausgelöst werden.

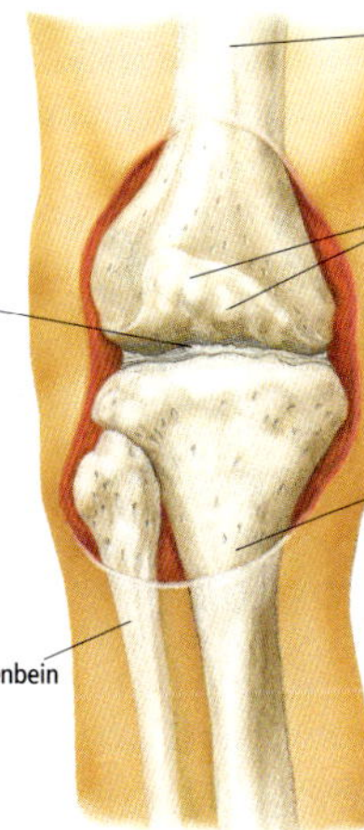

Arthrose

Als Folge natürlicher Abnutzungs- und Degenerationsprozesse wird der Gelenkknorpel im Lauf der Jahre abgenutzt und evtl. sogar die darunter liegenden Knochen zerstört. Symptome einer Arthrose sind Schmerzen und Bewegungseinschränkung in Fingern, Knien, Hüften, Zehen und Wirbelsäule.

Geriatrie

Mit zunehmendem Alter ist der Körper des Menschen weniger anpassungs- und leistungsfähig. Der Mensch wird kleiner – Frauen noch mehr als Männer –, die Muskelkraft verringert sich und die Fettablagerungen nehmen zu.

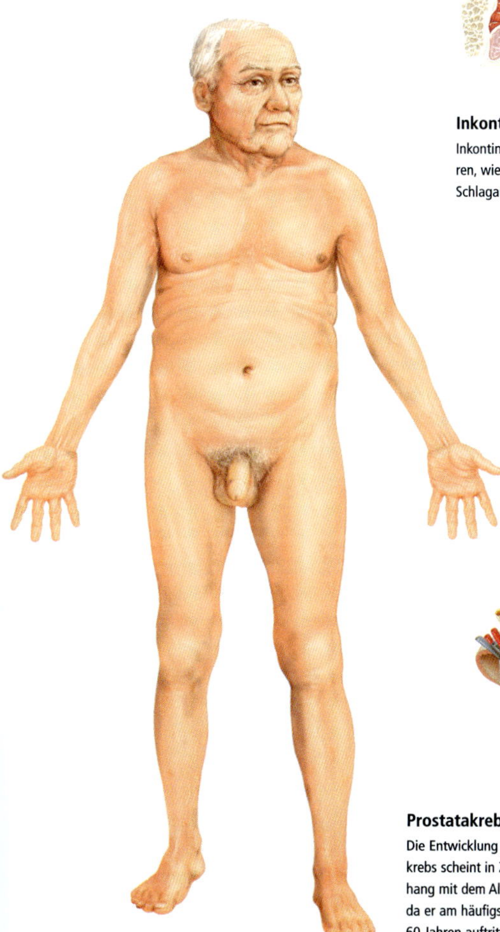

älterer Mann

Knöchelfraktur

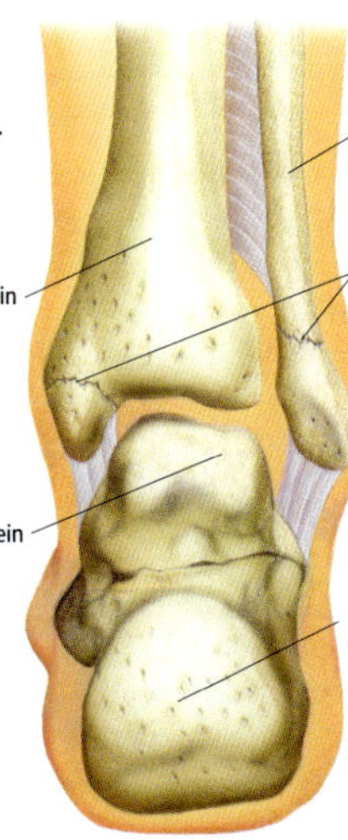

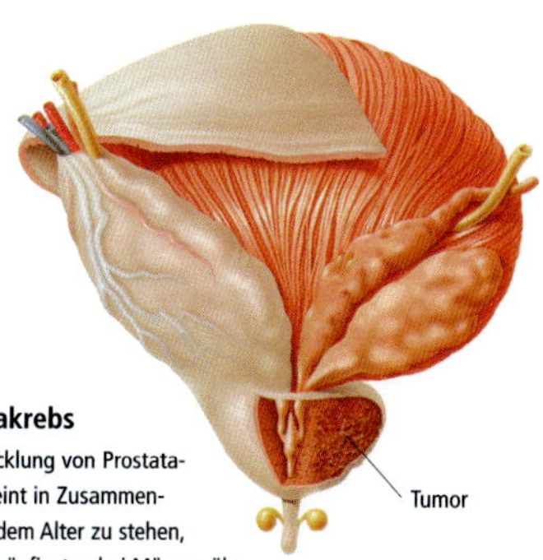

Prostatakrebs

Die Entwicklung von Prostatakrebs scheint in Zusammenhang mit dem Alter zu stehen, da er am häufigsten bei Männer über 60 Jahren auftritt. Man hat festgestellt, dass mehr als 50 % der Männer über 80 Jahren unter latenten Tumoren der Prostata leiden.

Knochenbrüche

Bei älteren Menschen, vor allem Frauen nach der Menopause, und Personen mit Osteoporose verlieren die Knochen so viel Kalzium und Phosphat, dass sie bereits bei geringen Belastungen brechen. Handgelenke, Knöchel, der Oberschenkelhals und Wirbel sind bei Stürzen am häufigsten betroffen.

Abfallstoffen aus der Blutbahn. Die Lungenkapazität nimmt ab, wodurch die Sauerstoffzufuhr im Blut geringer wird und nicht ausgeatmete Luft in den Lungen verbleibt. Eine Einschränkung der geistigen Leistungsfähigkeit ist ein ernstes Problem, das viele Lebensaspekte beeinflusst und auch die Möglichkeit, ein selbstständiges Leben zu führen, in entscheidendem Maße bestimmt. Etwa 10% aller über 60-Jährigen leiden an einem gewissen Grad eingeschränkter geistiger Leistungsfähigkeit. Diese kann durch irreversible Erkrankungen wie die Alzheimer-Krankheit oder durch behandelbare Störungen, wie Schilddrüsenerkrankungen, Schlafstörungen oder Depressionen, verursacht werden.

Auch die geringere Mobilität ist ein Charakteristikum des Alters. Gleichgewichtsstörungen, Wirbelsäulenveränderungen, Muskelschwäche, mangelnde Kondition und Arthrosen schränken die Bewegungsmöglichkeiten ein. Schon elementare Tätigkeiten wie Duschen und Ankleiden können dadurch ein Problem werden und Stürze und Verletzungen häufen sich. Durch den Bewegungsmangel entstehen dann weitere Probleme. Menschen, die an den Rollstuhl oder das Bett gefesselt sind, entwickeln leicht Ödeme, Kontrakturen der Gelenke, Inkontinenz und Druckgeschwüre der Haut.

Mit zunehmendem Alter lässt die Funktion der Sinnesorgane nach. Die meisten älteren Menschen leiden zumindest an einer degenerativen Augenerkrankung; 16% der 75- bis 84-Jährigen und 27% der über 85-Jährigen sind auf beiden Augen erblindet. Eine Sehbehinderung schränkt die Fahr-, Lese-, Einkauf- und Gehfähigkeit deutlich ein.

Unter einem eingeschränkten Hörvermögen leiden etwa ein Drittel der über 65-Jährigen, zwei Drittel der über 70-Jährigen und drei Viertel der über 80-Jährigen. Typischerweise haben ältere Menschen Schwierigkeiten, höhere Töne zu hören. Der Hör- und Sehverlust verstärken das Gefühl des Ausgegrenztseins und der Einsamkeit und verursachen oft Stürze und Verletzungen.

Eine ausreichende und vollwertige Ernährung ist für alte Menschen sehr wichtig, ist aber häufig aufgrund von Armut, sozialer Isolation, Depression, Demenz, Schmerzen oder Immobilität nicht gegeben. Als Folge der Mangelernährung neigen sie zu Druckgeschwüren und Vitaminmangelstörungen und erholen sich nur schlecht von Krankheiten.

Im Allgemeinen tendieren ältere Menschen in den Industrieländern dazu, zu viele Medikamente einzunehmen. So nehmen über 65-Jährige im Durchschnitt schätzungsweise 13 verschiedene Medikamente zu sich, die ihrerseits Nebenwirkungen haben und aufgrund der vielfach eingeschränkten Nierenfunktion möglicherweise bis auf toxische Werte akkumulieren.

Die Leistungsfähigkeit des Immunsystems ist im Alter reduziert, wodurch alte Menschen anfälliger für Infektionen und Krebserkrankungen werden. Auch chronische Krankheiten verschlechtern sich im Alter. Andere typische Alterskrankheiten sind Knochenbrüche, Herzinfarkt, Schlaganfall, Osteoporose, Parkinson-Krankheit, Gürtelrose und Prostatatumoren.

Durch die Möglichkeiten der Geriatrie können heute auch Personen mit chronischen Krankheiten, die früher zum Tod oder zu Behinderungen führten, ein bequemes, funktional unabhängiges Leben führen.

SIEHE AUCH *Knochenkrankheiten, Gelenkkrankheiten, Zuckerkrankheit in Kapitel 1; Schlaganfall, Alzheimer-Krankheit, Parkinson-Krankheit, Grauer Star in Kapitel 2; Inkontinenz, Erkrankungen der Prostata in Kapitel 7; Arthrose in Kapitel 9*

HÄUSLICHE PFLEGE

An der häuslichen oder ambulanten Pflege können ein Krankenpfleger, Arzt, Sozialarbeiter, Physio-, Beschäftigungs- und Sprachtherapeut sowie eine Haushaltshilfe beteiligt sein. Auch Sozialstationen und private Pflegedienste stehen zur Verfügung.

Viele Pflegetätigkeiten, die ursprünglich auf Krankenhäuser beschränkt waren, werden heute zu Hause ausgeführt, wobei Familienmitglieder viele Aufgaben des Krankenpflegepersonals übernehmen. Abgesehen von den steigenden Kosten für einen Krankenhausaufenthalt lassen sich viele Patienten lieber zu Hause pflegen, wenn sie die Wahl haben.

Patienten, die zu Hause gepflegt werden, fühlen sich wohler als im Krankenhaus, insbesondere wenn Anleitungen für den Patienten, die Familie und die häuslichen Pflegedienste zur Verfügung stehen. Termine können mit Hilfe eines Fahrdienstes sozialer oder medizinischer Einrichtungen wahrgenommen werden. Die häusliche Pflege ist oft eine echte Alternative für ältere Menschen, Krebs- und Schlaganfallpatienten.

STERBEBEGLEITUNG

Sterbebegleitung wird von der Weltgesundheitsorganisation (WHO) als »die aktive, vollständige Betreuung einer Person, deren Krankheit nicht auf eine Heilbehandlung anspricht« definiert. Das Ziel der Sterbebegleitung ist, alle Bedürfnisse eines Menschen – körperliche, psychosoziale und geistige – sowie die seiner Familie zu erfüllen, um ihm unter den gegebenen Umständen möglichst lange die beste Lebensqualität zuzusichern. Sterbebegleitung kann helfen, jedoch nicht heilen.

Viele Behandlungen und Therapien für tödliche Krankheiten können das Leben des Patienten um etliche Jahre verlängern. Sterbebegleitung ist daher eine komplexe Mischung aus dem Umgang mit Symptomen und Therapien und emotionaler Unterstützung, um den Patienten und seine Familie auf den unvermeidbaren Tod vorzubereiten.

Wenn jemand stirbt, ist Beistand das Wichtigste. Dazu gehören: Schmerzmittel, die auf die Bedürfnisse des Patienten abgestimmt sind, Medikamente, Sauerstofftherapie und emotionale Unterstützung zur Linderung von Atemnot, Inkontinenzbehandlung mit Medikamenten, Blasenkathetern oder Windelhosen, Mittel gegen Mundtrockenheit, z. B. Flüssigkeit, Luftbefeuchter, Eisstücke zum Lutschen oder Medikamente, Unterstützung und Fürsorge, um dem Patienten viel Schlaf zu ermöglichen sowie ein Verständnis für Appetitschwankungen und wechselnde Vorlieben beim Essen.

Ein weiterer wichtiger Faktor zur Erhaltung der Würde des Patienten ist die Körperpflege: täglich ein Bad, Laken- und Kleiderwechsel, Haarpflege oder Maniküre, wenn dies für den Patienten wichtig ist, Hautpflege, um Wundliegen zu vermeiden sowie die richtige Pflege von Zähnen, Mund und Zahnprothesen.

Emotionale und moralische Unterstützung sind ebenfalls wichtig. Familie, Freunde und professionelle Pflegedienste, die Anteil nehmen und mit dem Patienten aufrichtige Gespräche über Behandlungsmethoden, aber auch über die Regelung persönlicher Angelegenheiten führen und ihm dabei helfen, sich auf den Tod vorzubereiten, sind von entscheidender Bedeutung. Den Patienten tut es gut, so lange wie möglich in Entscheidungen bezüglich der Behandlungsmaßnahmen einbezogen zu werden. Auch die Klärung bislang ungelöster Probleme ist sowohl für den Patienten als auch für die Familie wichtig. Gläubige Menschen können bei einem Priester oder Seelsorger Unterstützung und Beistand finden. Ein Mensch, der stirbt, hat oft Depressionen, die durch Gespräche oder Medikamente gelindert werden können. Patient und Familie müssen über ihre Bedürfnisse, Wünsche und Erwartungen sprechen und brauchen mitunter Hilfe bei der Regelung schriftlicher Angelegenheiten, z. B. beim Aufsetzen eines Testaments.

TOD

Der Tod ist das unvermeidliche Ende aller lebenden Organismen, die endgültige und dauerhafte Einstellung aller Lebensfunktionen und -prozesse.

In früheren Jahrhunderten war die Feststellung des Todes eine scheinbar leichte Aufgabe. Ein Behälter mit Wasser auf der Brust oder eine Feder vor Lippen oder Nasenlöchern halfen, um den Herz- und Atemstillstand anzuzeigen. Brauchte man weitere Beweise, ließ man die Körper vor dem Begräbnis mehrere Tage liegen und die Verwesung Zeugnis ablegen. Der Stillstand des Blutkreislaufes wurde ebenfalls als sicheres Zeichen für den Tod gewertet, und so schnitt man auch gelegentlich einen Finger ab.

Dies waren die einzigen Hilfsmittel, und die ausgefalleneren unter ihnen beschwichtigten die verbreitete Angst, lebendig begraben zu werden.

Gab es weder Bewegung, Herzschlag noch Atmung, erklärte man das Leben für erloschen. Im letzten Jahrhundert jedoch, mit dem Wissen darum, dass auch scheinbar Tote wieder zum Leben erwachen können, und mit der Entwicklung der Medizintechnik, welche die Lebensprozesse noch lange nach dem unumkehrbaren Hirntod aufrechterhalten kann, wurde eine genauere Beschreibung und Definition des Todeszeitpunktes erforderlich.

1966 stellte die Nationale Akademie der Medizin in Frankreich eine solche Definition auf, die besagte, dass der Tod bescheinigt werden könne, wenn das Gehirn die Kontrolle über Lebensfunktionen des Körpers nicht mehr erlangen und mit einem Elektroenzephalogramm (EEG) über 48 Stundene keine Aktivität mehr festgestellt werden könne. Die Auffassung des Todes als irreparabler und irreversibler Verlust der Funktionen und Reflexe des Hirnstammes wurde in weiten Teilen der übrigen Welt akzeptiert und daraufhin in medizinischer Praxis und Gesetzgebung verankert.

Eine Untersuchung auf Hirntod wird bei Menschen angewendet, die in tiefes Koma gefallen sind, d. h. bewusstlos sind und künstlich beatmet werden müssen. Die Untersuchung muss von zwei voneinander unabhängigen, spezialisierten Mediziner ausgeführt werden, die aus ethischen Gründen nicht mit der Weiterverwendung der Organe des Patienten zu Transplantationszwecken befasst sind.

Im Verlauf der Untersuchung wird die Ursache für das Koma festgestellt, durch EEG (Nulllinie) und Hirngefäßangiografie (Kontrastmittelstopp) ein irreparabler Hirnschaden bestätigt, alle denkbaren heilbaren Ursachen (wie Medikamentenüberdosierung, Vergiftung oder Unterkühlung) ausgeschlossen und die Reflexe des Hirnstammes getestet. Diesen Untersuchungen folgt dann eine Testreihe zur Stimulation der Augen, Atemwege und der atmungsauslösenden Reize.

Diese Diagnose des Hirntodes ist gesetzlich vorgeschrieben. Sie dient als wichtige Entscheidungshilfe vor der Abschaltung lebenserhaltender Apparaturen.

Eine Feststellung des Hirntodes wirft für alle Beteiligten moralische, ethische, religiöse und rechtliche Fragen auf. Vor der Fortsetzung oder Einstellung der maschinellen Lebenserhaltung muss eine Entscheidung getroffen werden. Diese Fragestellungen sind äußerst komplex und schwer zu lösen, und die Rechte des Patienten müssen stets bedacht werden.

Nach dem Tod wird die Leiche entsprechend der Gesetze und der Wünsche des Verstorbenen behandelt. Falls eine Erlaubnis zur Organentnahme zu Transplantationszwecken besteht, müssen die Organe des Spenders so bald wie möglich nach der Feststellung des Todes entnommen werden. Möglicherweise ist auch die Verwendung des Leichnams zu medizinischen Forschungszwecken gestattet worden.

Nach dem Tod

Nach dem Tod wird die Haut blass und verliert ihre Spannkraft; die Muskeln erschlaffen und verformen sich unter dem Gewicht des Körpers dauerhaft. Atmung und Puls stehen still. Der Körper kühlt in einer berechenbaren Kurve ab, die zu forensischen Zwecken herangezogen wird, um den ungefähren Todeszeitpunkt zu bestimmen. Zur Feststellung der genauen Todesursache kann eine Obduktion (Leicheneröffnung) vorgenommen werden.

Nach einigen Stunden gehen die Muskeln in Leichenstarre über und entspannen sich nach drei oder vier Tagen wieder. Schon einige Stunden nach dem Tod gerinnt das Blut, und einzelne Zellen sterben ab. Die Verwesung beginnt je nach Umgebungstemperatur innerhalb von 48 Stunden; dabei vermehren sich die Bakterien im Darm und vernichten tote Zellen. Bei niedrigen Temperaturen kann es sein, dass dieser Prozess nicht einsetzt. In Eis oder Moorsumpf können Leichen jahrhundertelang erhalten bleiben. Bei hohen Temperaturen und geringer Luftfeuchtigkeit können Leichen austrocknen und mumifizieren.

Vorbereitung auf den Tod

Es ist heutzutage die gängige Praxis, bei der Diagnose einer tödlichen Krankheit den Patienten aufzuklären. In der Vergangenheit haben sich die Ärzte häufig davor gescheut, ihren Patienten diese Information mitzuteilen; mittlerweile sieht man die Vorteile einer offenen Aufklärung. Trotz des anfänglichen Schmerzes wird so eine aufrichtige Verständigung und ein Austausch von Emotionen mit den Angehörigen möglich, was den Patienten Gelegenheit gibt, nicht nur ihre finanziellen Angelegenheiten in Ordnung zu bringen. Die Bereitschaft, sich auf den Tod vorzubereiten, ist nicht immer sofort vorhanden. Doch mit der Zeit können Todkranke im Wissen um ihre Lage Frieden finden, was wahrscheinlich unmöglich wäre, wenn sie ahnungslos wären.

Die Zeit vor dem Tod kann auch auf wichtige Entscheidungen in Bezug auf Organspende, Geld- und andere Angelegenheiten verwendet werden. Der sterbende Mensch kann einen letzten Willen hinterlassen, der den Verwandten das Recht auf Entscheidungen wie die Einstellung lebenserhaltender Maßnahmen verleiht.

Die Frage nach dem »Recht auf Sterben« kann aufkommen, das Todkranken die Möglichkeit eines schmerzlosen Todes gibt. Eine solche Euthanasie ist jedoch in den meisten Ländern, so auch in Deutschland, illegal.

Es gibt äußerst widersprüchliche Einstellungen zum Tod, da sehr viele Menschen in den Industrienationen mit dem Phänomen nicht mehr sehr vertraut sind. Der Tod eines alten Menschen wird vielleicht bereitwillig hingenommen, während der eines Kindes als ungerecht empfunden wird und unermessliches Leid verursachen kann. Professioneller Beistand kann hier die Annahme des Schicksals und den natürlichen Trauerprozess fördern.

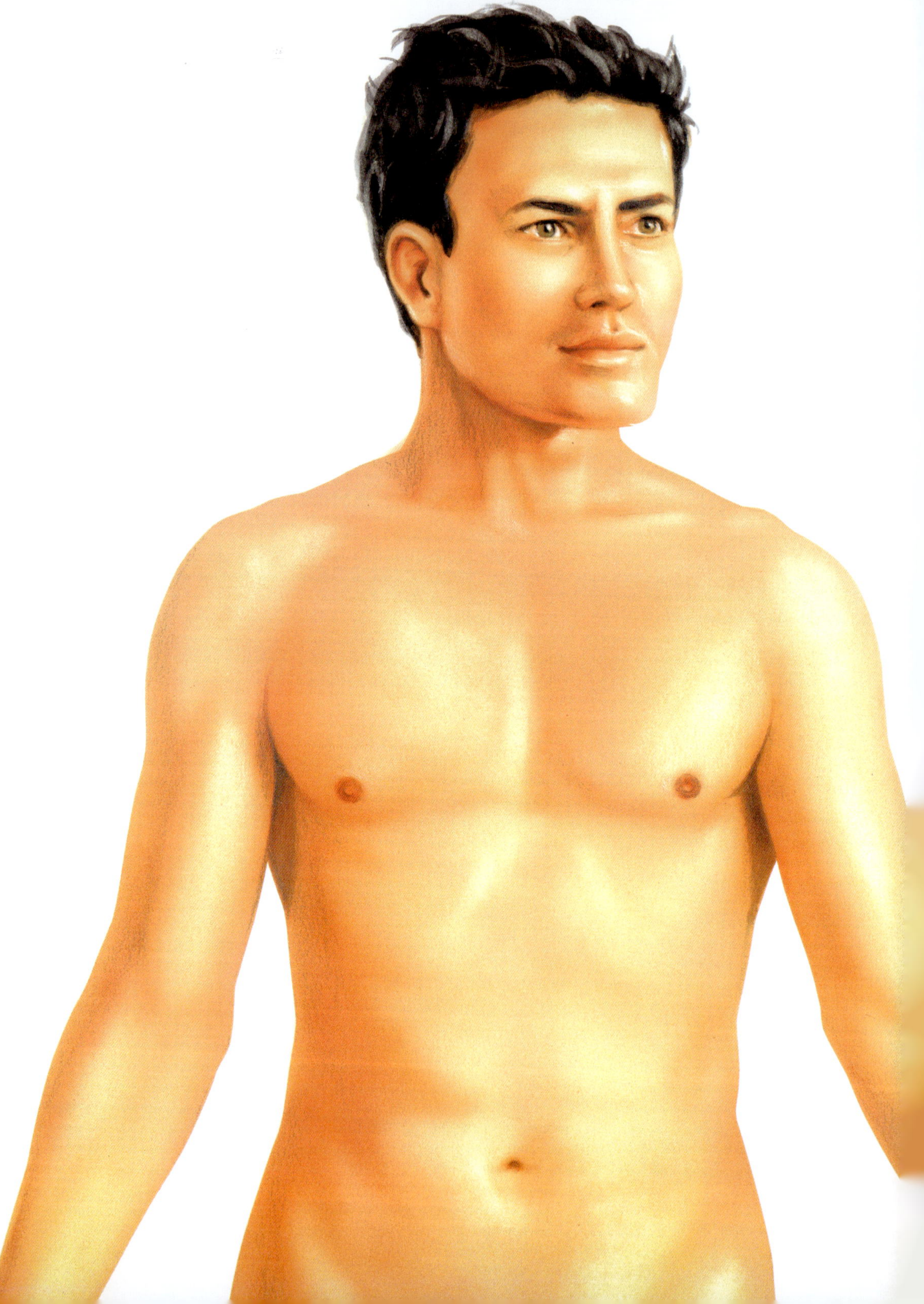

KAPITEL 14

So bleiben Sie gesund

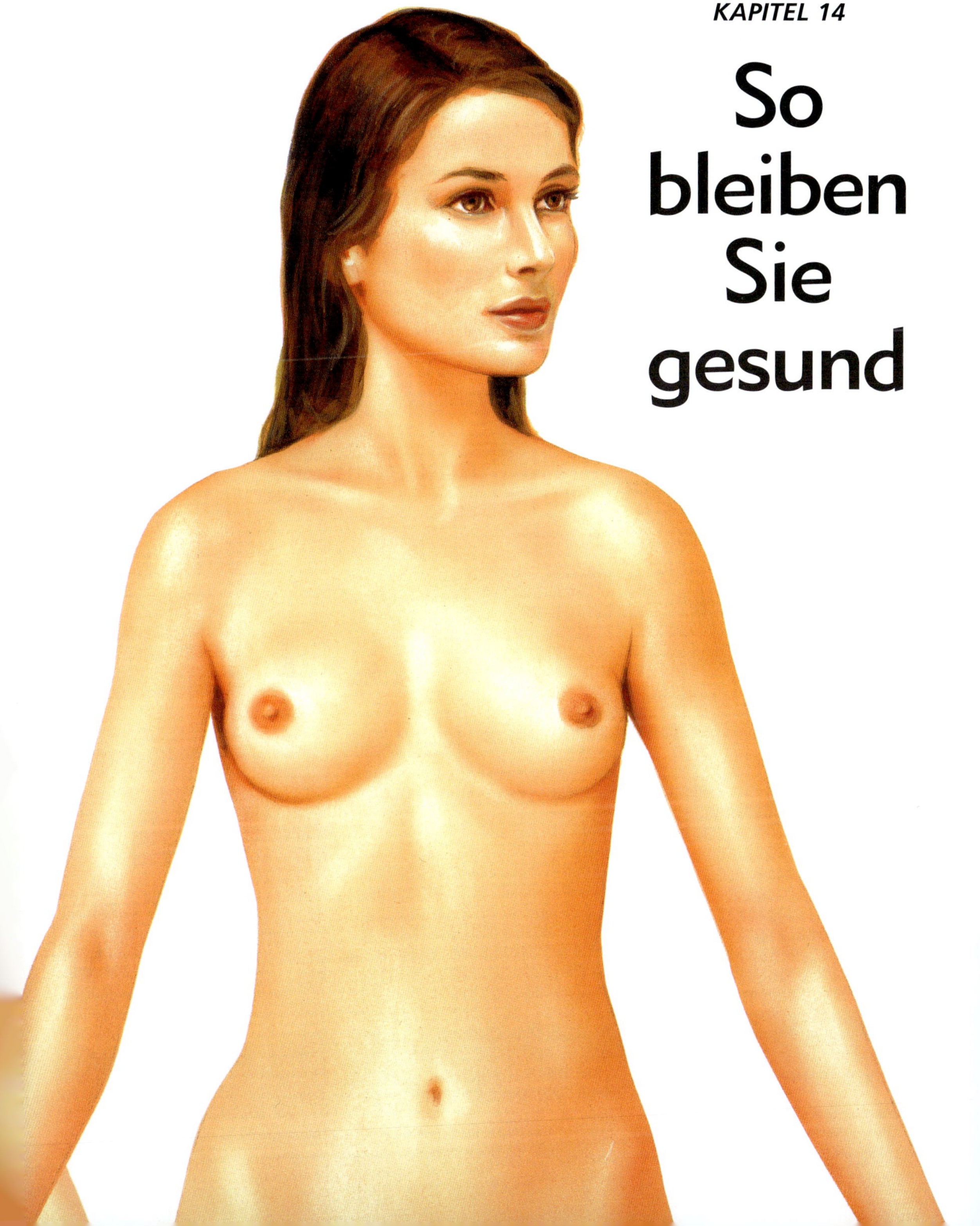

ERNÄHRUNG

Unter Ernährung versteht man die Aufnahme von Nahrung und deren Verwertung im Körper. Die Ernährungswissenschaft erforscht u. a. genetische Einflüsse auf die Nährstoffverarbeitung, psychische Ursachen für Ess-Störungen, den Einfluss von Nahrungsmitteln auf die geistige und körperliche Leistung, die Gründe, weshalb bestimmte Lebensmittel anderen vorgezogen werden, persönliche und kulturelle Gebräuche sowie den Einfluss von Einstellungen, Gewohnheiten und Vorlieben auf die Nahrungsaufnahme.

Wird dem Körper zu wenig Energie zugeführt, kommt es zur Verstoffwechslung von Körpergewebe und zur Gewichtsabnahme. Wird zu viel Energie aufgenommen, speichert der Körper diese als Fettgewebe unter der Haut oder an wichtigen Organen, was zu Bluthochdruck und Herz-Kreislauf-Krankheiten führen kann.

SIEHE AUCH ***Aminosäuren, Lipide, Stoffwechsel, Störungen des Stoffwechsels, des Wasser- und Elektrolythaushaltes, Verdauungsapparat in Kapitel 1; Bauchraum in Kapitel 6; Schwangerschaft, Stillen in Kapitel 13; Alkoholismus, Ess-Störungen in Kapitel 15***

ERNÄHRUNGSSTANDARDS

Ernährung ist für die Gesundheit von entscheidender Bedeutung. Viele Krankheiten lassen sich direkt auf den übermäßigen oder mangelnden Konsum bestimmter Nahrungsmittel bzw. auf bestimmte Ernährungsgewohnheiten zurückführen. Für die Gesellschaft sind Krankheiten kostspielig. Daher sind viele Regierungen bestrebt, die Ernährung und damit die Gesundheit der Bevölkerung zu verbessern. Ein Beispiel dafür sind Lebensmittelgesetze, ein weiteres die Fluoridierung von Trinkwasser als öffentliche Gesundheitsmaßnahme in vielen Ländern, u. a. in den USA, Großbritannien und Australien.

Internationale Organisationen wie die Welternährungsorganisation (FAO) oder die Weltgesundheitsorganisation (WHO) geben gemeinsame Ernährungsrichtlinien heraus, die auf dem Bedarf an Grundnährstoffen basieren. Diese Zahlen werden von Ernährungsexperten zur Zusammenstellung und Bewertung von Diäten verwendet und als Verbraucherinformation auf Lebensmittelpackungen oder Diätplänen eingesetzt.

Viele Gesundheitsministerien in den Industrieländern arbeiten mit Ernährungswissenschaftlern zusammen, um die Art und Menge der für eine gesunde Ernährung notwendigen Lebensmittel festzulegen. In diesen Richtlinien werden die im jeweiligen Land erhältlichen und bevorzugten Lebensmittel berücksichtigt. In allen Richtlinien wird auf die Notwendigkeit verwiesen, den Konsum fett- und eiweißreicher Lebensmittel zu reduzieren. Das allgemeine Ziel ist eine Ernährung, die den Energiebedarf (Kalorien oder Kilojoules) zu 70 % durch Kohlehydrate, vor allem aus Getreideprodukten, deckt.

Die Abkehr von der Landwirtschaft und die zunehmende Industrialisierung der Entwicklungsländer führt zu einem größeren Wohlstand und damit auch zur Ernährungsumstellung. Traditionelle Essgewohnheiten – viel Getreide und relativ wenig Eiweiß und Fett – sowie das Stillen, die beste Säuglingsernährung, werden aufgegeben. Die Menschen können sich mehr Lebensmittel leisten, die ihren Vorlieben entsprechen, was zu einer fett- und eiweißreicheren und entsprechend kohlehydratärmeren Ernährung führt. Säuglinge erhalten Milchpräparate, das Füttern mit der Flasche wird oft irrtümlich als »fortschrittlicher« angesehen als das Stillen. Die negativen Auswirkungen auf die Gesundheit beinhalten Ernährungskrankheiten durch zu viel Eiweiß und Fett und zugleich einen Anstieg der Fehlernährung bei Säuglingen sowie eine höhere Säuglingssterblichkeit.

Aufgrund des großen Nahrungsmittelangebotes in den Industrienationen ist es wichtig, dass der Verbraucher über Zutaten informiert wird. Einige Informationen müssen auf Lebensmitteln vermerkt sein, z. B. ihr Energiewert sowie natürliche oder künstliche Zusatzstoffe, die Allergien auslösen können. Da die Anzahl von Zusatzstoffen steigt, wurden Vorschriften erlassen, um daraus resultierende potenzielle Gefahren zu vermeiden.

ENERGIE

Die Nährstoffenergie wird in Kilojoule (kJ) angegeben, was die alte Einheit Kilokalorie (kcal) ersetzt. 4,2 kJ entsprechen 1 kcal. Im Ruhezustand verbraucht der Körper etwa 5,25 kJ (1,25 kcal) pro Minute bei Männern und 3,78 kJ (0,9 kcal) pro Minute bei Frauen. Bewegung erhöht diesen Grundumsatz (GU): Beim Gehen steigt er z. B. auf etwa 21 kJ (5 kcal) pro Minute und beim Leistungssport auf bis zu 63 kJ (15 kcal) pro Minute.

Der tägliche Energiebedarf ist abhängig von der Lebensweise. Bei körperlicher Arbeit kann der tägliche Verbrauch 21.000 kJ (5.000 kcal) betragen, bei Schwerstarbeit sogar noch mehr. Im Vergleich dazu werden bei einer sitzenden Tätigkeit lediglich etwa 8.400 kJ (2.000 kcal) verbraucht.

Frauen haben im Allgemeinen einen geringeren Energiebedarf als Männer. Der tatsächliche Bedarf variiert jedoch abhängig von Körpergewicht und täglicher Aktivität.

Aus den Nährstoffen muss der Körper nicht nur seinen Energiebedarf decken, sondern auch für die Erneuerung toter Zellen sorgen, neues Gewebe bilden und alle lebenserhaltenden chemischen Prozesse in Gang halten. Die Nährstoffe in der Nahrung, die der Aufrechterhaltung dieser Funktionen dienen, müssen daher auch chemische und organische Substanzen enthalten, die der Körper nicht selbst produzieren kann.

ERNÄHRUNG

Der Begriff »Ernährung« steht für die normale Nahrungsmittelaufnahme, also die Gesamtheit von Speisen und Getränken, die ein Mensch regelmäßig zu sich nimmt. Man spricht von einer ausgewogenen Ernährung, wenn sie zur Gesundheit beiträgt. In den westlichen Gesellschaften bezieht sich dies auf das durch allgemein anerkannte Richtlinien festgelegte Verhältnis der vier Hauptnahrungsgruppen zueinander: Getreide, Obst und Gemüse, eiweißhaltige Nahrung und Molkereiprodukte.

Weltweit haben Regierungen die Wechselwirkungen zwischen Ernährung und Gesundheit anerkannt. In zahlreichen Ländern wurden Richtlinien zur Information der Bevölkerung herausgegeben. Die empfohlenen Mengen unterscheiden sich je nach Alter, Gesundheitszustand und Energiebedarf.

Eine unausgewogene Ernährung, die z. B. zu fetthaltig ist, wirkt sich negativ auf die Gesundheit aus, indem sie zu Übergewicht führt oder das Risiko von Ernährungsstörungen, wie der Zuckerkrankheit, erhöht.

Ausgewogene Ernährung

Vielfalt ist das Wichtigste für eine gesunde Ernährung. Experten zufolge sollten pro Woche bis zu 30 verschiedene Lebensmittel gegessen werden, um dem Körper möglichst viele Nährstoffe zuzuführen. Die Nahrung muss bestimmte Grundsubstanzen enthalten, die dem Körper nach dem Verdauungsprozess in einer verwertbaren Form zur Verfügung stehen. Die Verdauung beginnt beim Kauen. Dabei wird Speichel produziert, der Enzyme, d. h. chemische Substanzen zur Nahrungszerkleinerung enthält. Im Magen werden die Nahrungsteile mit Säure und Verdauungsenzymen vermischt, anschließend durchläuft der Nahrungsbrei Dünn- und Dickdarm. Die Nährstoffe gelangen durch die Darmwände ins Blut, das sie dann im Körper verteilt. Nicht benötigte oder unverdaute Nahrungs- und Abfallstoffe sammeln sich im Mastdarm und verlassen den Körper durch den After.

Die richtige Ernährung in der Jugend bildet den Grundstein für die zukünfige Gesundheit, vor allem in den mittleren Lebensjahren und im Alter. Sie sollte abwechslungsreich sein und hauptsächlich aus natürlichen und naturbelassenen Nahrungsmitteln bestehen, z.B. Fleisch, Fisch, Nüssen, Getreideprodukten, Obst, Gemüse und Wasser. Eine ausgewogene Ernährung bedeutet eine Einschränkung fett-, öl- und eiweißreicher Nahrungsmittel zugunsten von Getreideprodukten, Obst und Gemüse. Zudem ist das richtige Maß wichtig. Tägliche Bewegung unterstützt die Appetitregulierung, die für eine angemessene Nahrungsaufnahme sorgt. Sonnenlicht spielt eine wichtige Rolle bei der Produktion von Vitamin D, das am Knochenaufbau beteiligt ist.

Die individuelle Ernährung wird sowohl durch kulturelle Faktoren als auch durch das regionale oder saisonale Angebot beeinflusst. Die meisten Menschen bevorzugen das Essen, mit dem sie aufgewachsen sind. Einwanderern stehen in der neuen Heimat vielleicht nicht die gewohnten Lebensmittel zur Verfügung. In der Folge sind sie gezwungen, ihnen unbekannte, industriell hergestellte Lebensmittel mit verborgenen Zutaten zu konsumieren, wodurch sich unbemerkt eine Unausgewogenheit der Nährstoffe einstellen kann. Zu viel Salz, Zucker oder Fett können dann negative Auswirkungen auf das Gewicht und die Gesundheit haben.

Spezialdiäten werden durch Diätassistenten bei bestimmten Krankheiten verordnet, um auf eine Operation vorzubereiten, das Gewicht zu reduzieren, den Cholesterinspiegel zu senken, allergieauslösende Nahrungsmittel zu vermeiden, die Verdauung zu verbessern oder die Gesundheit eines schlecht ernährten Menschen zu verbessern.

Ernährung und Fettleibigkeit

Mit der Abnahme der körperlichen Aktivitäten in den Industriegesellschaften ist der tägliche Energiebedarf gesunken; dementsprechend hätte sich die Essensmenge reduzieren müssen. Die reichliche Verfügbarkeit preiswerter und häufig äußerst energiereicher Nahrungsmittel trägt jedoch dazu bei, dass viele Menschen übermäßig essen.

Häufig resultiert daraus Übergewicht, das wiederum das Risiko für ernährungsbedingte Krankheiten, wie die Zuckerkrankheit (*Diabetes mellitus*), Bluthochdruck und Herz-Kreislauf-Erkrankungen, erhöht.

Die im Essen enthaltene Energie misst man in Kilojoule (kJ) (4,2 Kilojoules entsprechen 1 Kilokalorie (kcal), der alten Einheit). Übergewichtige Frauen können ihr Gewicht reduzieren, indem sie die tägliche Energieaufnahme auf etwa 6.300 kJ (1.500 kcal) beschränken, für Männer gilt die Energiemenge von 7.560 kJ (1.800 kcal) täglich.

Ballaststoffe in der Ernährung

Eine ballaststoffarme, fettreiche Ernährung wird mit Erkrankungen des Verdauungstraktes und bestimmten Krebsformen in Verbindung gebracht. Dies hat in vielen Ländern zu Richtlinien bezüglich der Mindestaufnahme von Ballaststoffen geführt. Getreideprodukte sind in westlichen Gesellschaften die Hauptlieferanten von Ballaststoffen, wenn diese nicht in Verfeinerungsprozessen entfernt wurden.

Eliminationsdiät

Eine Eliminationsdiät soll Allergie auslösende Nahrungsmittel identifizieren. Zuerst werden verdächtige Lebensmittel ausgeschlossen und dann allmählich wieder zugesetzt. Auf diese Weise ist eine Identifizierung des verantwortlichen Nahrungsmittels möglich.

NÄHRSTOFFE

Die Nährstoffe in der Nahrung werden unterteilt in Kohlehydrate, Fette, Eiweiße, Wasser, Mineralstoffe und Vitamine.

SIEHE AUCH *Lipide, Cholesterin, Insulin, Elektrolyte, Störungen des Stoffwechsels, des Wasser- und Elektrolythaushaltes, Verdauungsapparat in Kapitel 1; Bauchraum in Kapitel 6; Schwangerschaft in Kapitel 13; Blutzuckertest in Kapitel 16*

KOHLEHYDRATE

Kohlehydrate haben einen Energiewert von 16,8 kJ (4 kcal) pro Gramm und sind die Hauptenergiequelle des Körpers. Zu ihnen

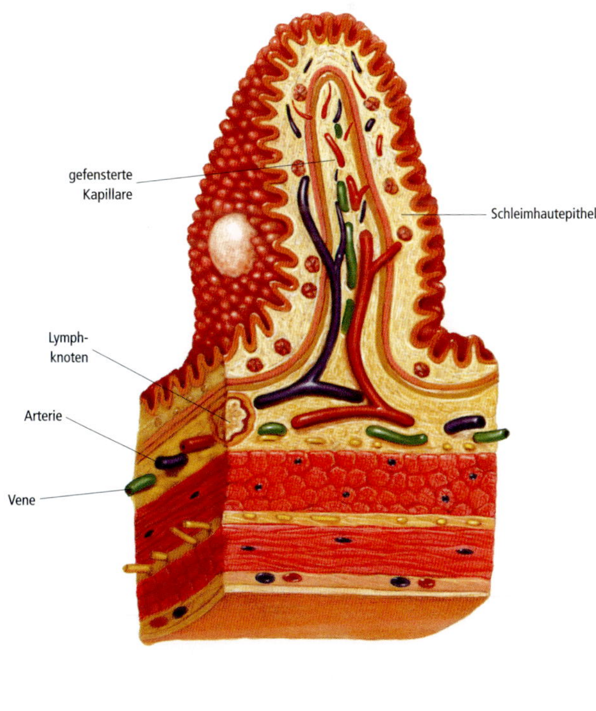

Nährstoffresorption

Die Dünndarmschleimhaut besteht aus Falten, die von Tausenden fingerartigen Ausstülpungen (Villi) bedeckt sind. Diese enorme Oberflächenvergrößerung beschleunigt die Nährstoffabsorption deutlich. Über Blutgefäße in der Darmwand werden die Nährstoffe zur Leber transportiert, wo sie umgebaut und gespeichert oder für die Verteilung im Körper vorbereitet werden. Bei einer Schädigung der Darmschleimhaut kommt es zu Absorptionsstörungen, die eine spezielle Diät erfordern.

Verdauung und Nährstoffaufnahme

Alle für den Erhalt der Körperfunktionen notwendigen Nährstoffe werden über den Magen-Darm-Trakt aufgenommen. Während ihrer Passage durch den Verdauungskanal wird die Nahrung in immer kleinere Bestandteile aufgespalten. Kohlehydrate, Fette, Eiweiße, Mineralien und Vitamine werden über die Darmwand aufgenommen, während unverdauliche Abfallstoffe den Körper über den After verlassen. Zahlreiche Erkrankungen des Magen-Darm-Traktes stören die Nährstoffaufnahme und führen zur Mangel- oder Fehlernährung.

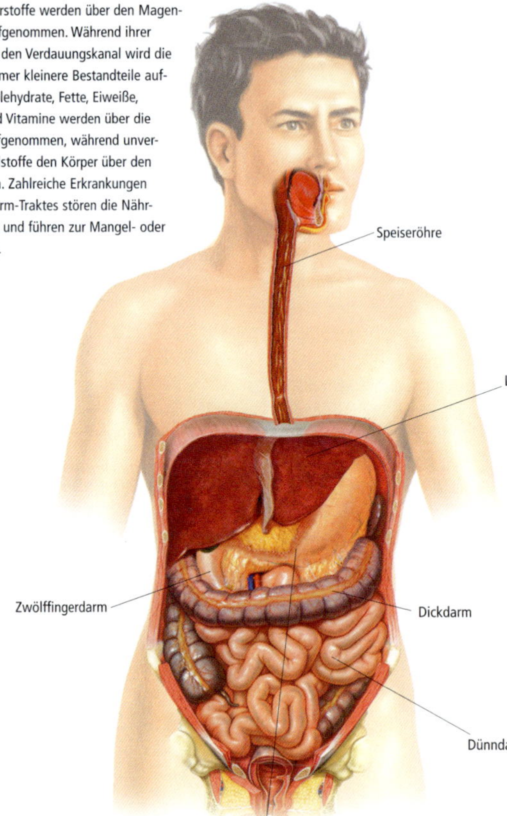

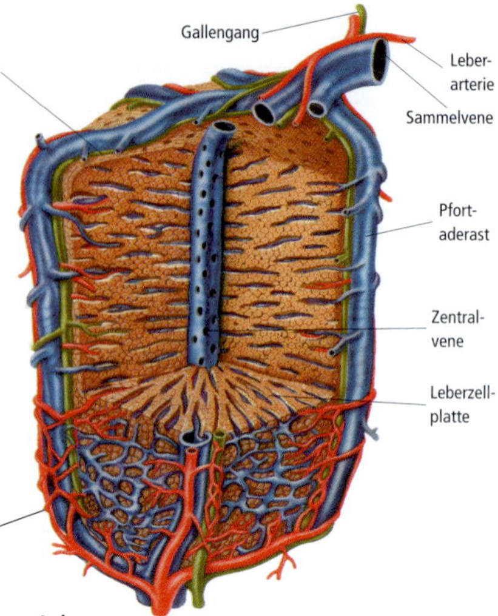

Leber

Die aufgenommenen Nährstoffe gelangen über den Blutstrom in die Leber. Der Leberazinus ist eine Funktionseinheit aus Leberzellen, die von einem Pfortaderast mit den Nährstoffen aus dem Darm versorgt werden, während sie über die Leberarterien Sauerstoff und Fette erhalten. Die Nährstoffe dienen dem Stoffwechsel (Energievorräte für den Körper) und der Galleproduktion (für die Verdauung).

Magen

Die Nahrung wird geschluckt und gelangt über die Speiseröhre in den Magen, wo sie mit Magensäure und Pepsin, einem Enzym zur Eiweißverdauung, vermischt wird.

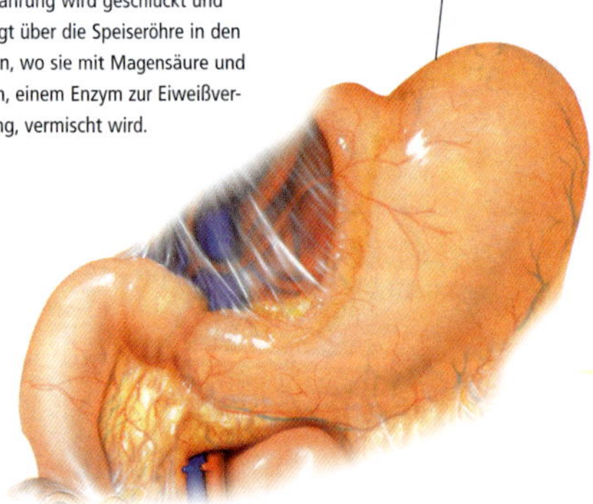

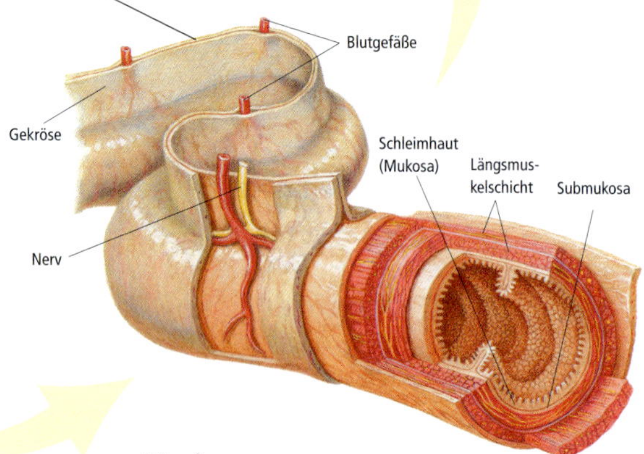

Dünndarm

Vom Magen gelangt die angedaute Nahrung als Speisebrei (Chymus) in den Dünndarm, wo sie mit Pankreasenzymen und Gallensaft vermischt wird. Dabei werden die Kohlehydrate, Fette und Eiweiße in Einfachzucker, Aminosäuren und Fettsäuren aufgespalten, die klein genug sind, um die Darmwand zu passieren. Die unverdaulichen Reste werden im Dickdarm eingedickt und als Stuhl ausgeschieden.

zählen Zucker und Stärke, die aus Kohlenstoff, Wasserstoff und Sauerstoff bestehen. Sie sind leicht und schnell verdaulich – bis auf ihre Zellulose- und Ballaststoffanteile, die vom menschlichen Organismus zwar nicht verdaut werden können, jedoch die Aktivität der Darmmuskulatur für den Abtransport von Abfallprodukten anregen.

Kohlehydrate kommen hauptsächlich in pflanzlicher Nahrung vor: Obst, Gemüse und Getreide enthalten Kohlehydrate meist in Verbindung mit vielen anderen Nährstoffen, von denen der Körper nur kleine Mengen benötigt (z. B. Mineralstoffe und Vitamine). Zu den Kohlehydraten zählen zudem alle Zucker, wie Rohrzucker, Sirup und Honig. Haushaltszucker wird oft als »leere Kalorien« bezeichnet, da er keine Mineralien oder Vitamine enthält. In größeren Mengen genossen, kann Zucker eine Ursache für Übergewicht sein. Kohlehydrate sollten etwa 65 % der täglichen Kalorienzufuhr ausmachen.

Zucker

Zucker ist die allgemeine Bezeichnung für kurzkettige Kohlehydrate, d. h. organische Verbindungen, die zusammen mit komplexen Kohlehydraten die Hauptbestandteile von Nahrungsmitteln pflanzlichen Ursprunges sind. Raffinierter Zucker (Saccharose), weltweit als Süßmittel verwendet, wird vor allem aus Zuckerrohr und Zuckerrüben gewonnen.

Die wichtigsten Zuckerarten sind Einfachzucker (Monosaccharide), die einfachste Form eines Kohlehydrates, wie Glukose, Fruktose und Galaktose, und Zweifachzucker (Disaccharide), die aus zwei Monosacchariden bestehen und z. B. als Saccharose, Laktose (in Milch) und Maltose (aus Stärke gebildet) bezeichnet werden.

Bei der Verdauung werden die Kohlehydrate, außer Pflanzenfasern oder Zellulose, die der Körper nicht abbauen kann, in Glukose umgewandelt, um die Zellen mit Energie zu versorgen. Der Überschuss wird in Glykogen umgewandelt und für den späteren Gebrauch in der Leber und den Muskeln gespeichert. Zu große Überschüsse werden als Fette gespeichert. Der Blutzuckerspiegel, der nach dem Essen stark ansteigt, wird vor allem durch das in der Bauchspeicheldrüse erzeugte Hormon Insulin geregelt.

Die Zuckerkrankheit (*Diabetes mellitus*) wird durch einen relativen oder absoluten Insulinmangel verursacht und ist durch einen erhöhten Blutzuckerspiegel gekennzeichnet. Ein zu hoher (Hyperglykämie) oder zu niedriger Blutzuckerspiegel (Hypoglykämie), kann zu Koma oder Tod führen. Die Glukoneogenese, die Neusynthese von Blutzucker in der Leber und den Nieren, spielt eine wichtige Rolle bei der Erholung nach anstrengender körperlicher Aktivität. Es gibt verschiedene Glykogenspeicherkrankheiten (Glykogenosen), bei denen der Glykogenabbau gestört ist. Dies führt zur Leber- und Milzvergrößerung, Wachstumsstörungen und anderen gesundheitlichen Problemen.

FETTE

Der Sammelbegriff »Fette« (Lipide) steht für Substanzen mit ähnlichen chemischen Eigenschaften und einer schlechten Wasserlöslichkeit. Man unterscheidet Triglyzeride, die Ester aus Glyzerin sowie gesättigten und ungesättigten Fettsäuren, die als Neutralfette 90 % des Nahrungsfettes ausmachen, komplexe Lipide, wie die Phosphatide, Ganglioside und Zerebroside, die vor allem in Zellmembranen und Myelinscheiden wichtig sind, Cholesterinester, die ebenfalls wichtige Funktionen in Zellmembranen erfüllen und für die Bildung von Steroidhormonen und Gallensäure benötigt werden und fettlösliche Vitamine, wie Vitamin A. Fette werden nur in kleinen Mengen benötigt. Sie sind die am schwersten verdaulichen Nahrungsbestandteile und haben mit 37,8 kJ (9 kcal) den höchsten Energiegehalt. Fette sind oft ein versteckter Bestandteil von Snacks, die häufig zu übermäßigem Verzehr verleiten. Fette liefern zwar Vitamin E, enthalten jedoch nur wenig andere Spurenelemente. Bei aktiven Menschen sind Fette eine wichtige Energiequelle, bei anderen werden sie gespeichert und tragen zu Übergewicht bei. Die Nahrungsfette liefern auch Fettsäuren, die der Körper nicht selbst produzieren kann. Die wichtigste Fettsäure ist die Linolsäure, die für den Zellaufbau benötigt wird.

Die bei Raumtemperatur festen Fette bestehen vor allem aus gesättigten, die bei Raumtemperatur flüssigen Öle aus einfach oder mehrfach ungesättigten Fettsäuren. Fette und Öle sollten nur 15–30 % des täglichen Kalorienbedarfes decken.

Gesättigte Fettsäuren sind vor allem tierische Fette, wie sie in Fleisch und Milchprodukten vorkommen. Man vermutet, dass sie Cholesterinablagerungen an den Arterienwänden begünstigen, was zur Arteriosklerose führt und das Herzinfarktrisiko erhöht.

Einfach ungesättigte Fettsäuren kommen hauptsächlich in Oliven-, Raps- und Erdnussöl vor. Ihnen wird die günstigste Wirkung für eine Senkung des Cholesteringehaltes im Blut zugeschrieben.

Mehrfach ungesättigte Fettsäuren sind in Sonnenblumen-, Distel-, Maiskeim- und Sojaöl sowie in Ölen zur Herstellung von Margarine enthalten. Auch sie wirken sich

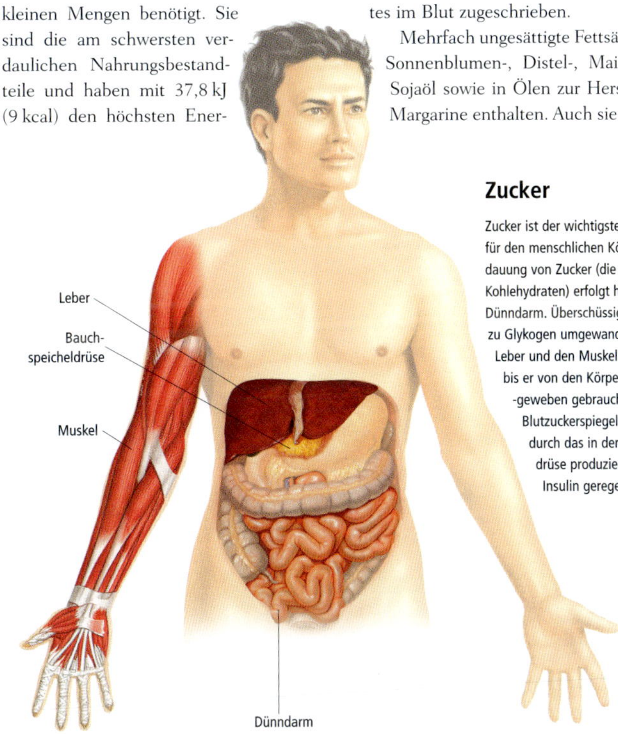

Zucker

Zucker ist der wichtigste Energieträger für den menschlichen Körper. Die Verdauung von Zucker (die Zersetzung von Kohlehydraten) erfolgt hauptsächlich im Dünndarm. Überschüssiger Zucker wird zu Glykogen umgewandelt und in der Leber und den Muskeln gespeichert, bis er von den Körperzellen und -geweben gebraucht wird. Der Blutzuckerspiegel wird vor allem durch das in der Bauchspeicheldrüse produzierte Hormon Insulin geregelt.

günstig auf den Cholesteringehalt aus, jedoch nur dann, wenn sie nicht mehr als 10 % des täglichen Kalorienbedarfes decken. Bei übermäßigem Verzehr können sie zu einem Anstieg des Cholesteringehaltes beitragen.

Cholesterin

Cholesterin ist ein Fett, das zum Teil über tierische Nahrungsmittel aufgenommen und zum Teil im Körper synthetisiert wird. Es spielt für den Aufbau und die Instandhaltung von Zellen sowie für die Produktion von Steroidhormonen und Gallensäuren, die bei der Verdauung helfen, eine wichtige Rolle. Nach der Aufspaltung der Nahrung wird freies Cholesterin über das Blut zu den Zellen und zur Leber transportiert.

Das Cholesterin wird, wie andere Fette, in Lipoproteinen im Blut transportiert. Es gibt zwei Lipoproteinarten: Lipoproteine hoher Dichte (HDL) und geringer Dichte (LDL). HDL ist an der Ausscheidung überschüssigen Cholesterins beteiligt, sodass ein hoher HDL-Spiegel das Risiko für Herz- und Kreislauferkrankungen reduziert. Hohe LDL-Spiegel begünstigen Ablagerungen an den Arterienwänden, die zur Arteriosklerose und so zu einem hohen Herzinfarktrisiko führen.

Laut internationaler Richtlinien sollte der Spiegel des LDL-Cholesterins im Blut unter 200 mg auf 100 ml (dl) liegen. Allerdings kann dieser Spiegel individuell variieren. Bei manchen Menschen ist der hohe Cholesterinspiegel erblich bedingt. Aus der Familienkrankengeschichte sowie einer kompletten medizinischen Untersuchung erhält der Arzt alle notwendigen Informationen für eine adäquate Therapie. Eine Ernährungsumstellung, bei der Nahrungsmittel mit einem hohen Anteil an gesättigten Fettsäuren aus dem Speiseplan ausgeschlossen werden, kann den Cholesterinspiegel senken. Das bedeutet konkret, weniger Fleisch, Butter und andere Milchprodukte und dafür mehr Obst, Gemüse und Müsli zu sich zu nehmen.

Andere Risikofaktoren, wie das Rauchen, Blutdruckhochdruck, Übergewicht und Bewegungsmangel, müssen ebenfalls berücksichtigt werden, da sie zusätzliche Risikofaktoren für einen Herzinfarkt darstellen.

Naturheilkundler raten zusätzlich, mehr Fisch, Zwiebeln, Knoblauch, Hafer, Gerste und Ballaststoffe zu sich zu nehmen. Dem Körper sollte verstärkt pflanzliches Eiweiß, wie Sojaprodukte und getrocknete Hülsenfrüchte, zugeführt werden. Auf (Filter-)Kaffee ist möglichst zu verzichten. Empfehlenswert sind Wasser, Fischöl, Nikotinsäure, Kalzium, Bioflavonoide, Vitamin C und E, Lezithin und Bierhefe.

EIWEISSE

Eiweiße (Proteine) sind komplexe Substanzen, die aus mehr als 20 Aminosäuren bestehen, von denen viele (die essenziellen Aminosäuren) nicht im Körper produziert werden können und deshalb mit der Nahrung zugeführt werden müssen. Proteine sind an Aufbau und Instandhaltung von Zellen aller Körperregionen – angefangen beim Haar über die inneren Organe, die Knochen, Muskeln und die Haut bis zu den Fußnägeln – beteiligt. Darüber hinaus transportieren sie Sauerstoff von der Lunge zu den Körperzellen und fungieren als chemische Botenstoffe.

Tierische Nahrungsmittel (Fleisch, Eier, Milch, Fisch und Geflügel) enthalten Proteine mit allen Aminosäuren, die der Körper nicht selbst produzieren kann. In pflanzlichen Nahrungsmitteln wie Sojabohnen, Getreideprodukten und Nüssen fehlen oft eine oder mehrere essenzielle Aminosäuren. Sie müssen daher kombiniert werden, um alle Aminosäuren zu liefern und eine vollständige Proteinquelle bieten zu können.

Überschüssiges Protein kann als Energie verbrannt werden, wird jedoch bei vielen Menschen als Fett gespeichert. Proteine sollten nur bis zu 20 % des täglichen Kalorienbedarfes decken.

Aminosäuren

Aminosäuren sind die Bausteine der Eiweiße (Proteine). Der Körper benötigt Proteine für die Zellproduktion und das Wachstum sowie zur Aufrechterhaltung seiner Stoffwechselfunktionen. Zur Proteinproduktion wiederum benötigt er Aminosäuren.

Es gibt zwei Arten von Aminosäuren: nicht essenzielle (die der Körper selbst bilden kann, wenn er sie nicht über die Ernährung zugeführt bekommt) und essenzielle (die wir über die Nahrung aufnehmen müssen, um nicht krank zu werden).

Ein Mangel an essenziellen Aminosäuren in der Ernährung kann zu Mangelernährung und Proteinmangelkrankheiten, z. B. Kwashiorkor, führen. Diese Krankheiten sind in Entwicklungsländern ein verbreitetes Problem, da dort selten proteinreiche Nahrung zur Verfügung steht. Viele Aminosäuren finden sich in Fleisch, Fisch, Geflügel, Eiweiß, Milch, Käse, Erbsen und Bohnen.

Serotonin

Serotonin (5-Hydroxytryptamin oder 5-HT) ist eine Substanz, die im gesamten Pflanzen- und Tierreich vorkommt. Im menschlichen Körper wird Serotonin aus der Aminosäure Tryptophan (enthalten in vielen Nahrungs-

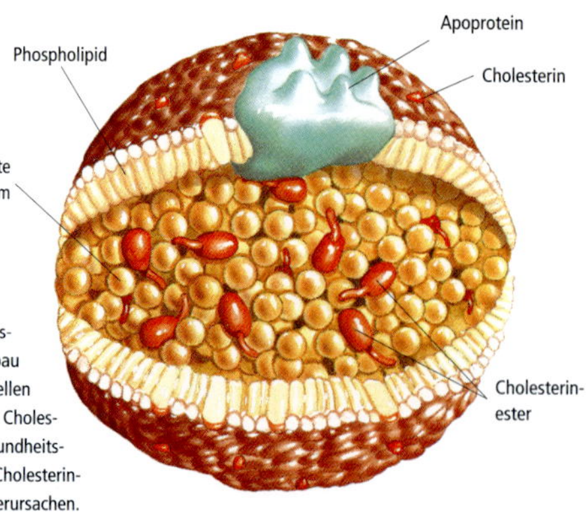

Cholesterin
Cholesterin wird in Lipoproteinen im Körper transportiert und für den Aufbau und die Reparatur von Zellen verwendet. Eine zu hohe Cholesterinaufnahme kann gesundheitsschädlich sein, da hohe Cholesterinspiegel Arteriosklerose verursachen.

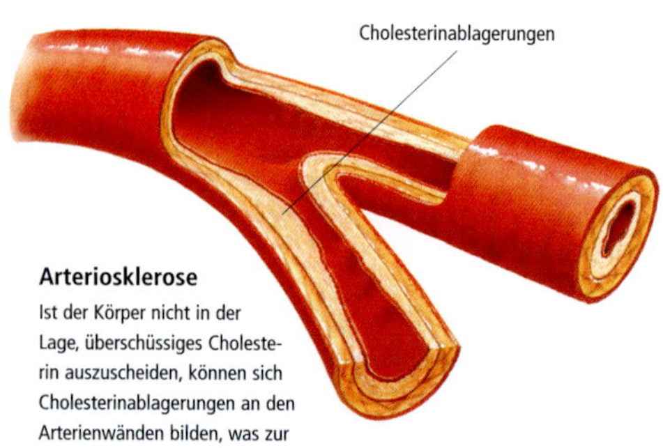

Arteriosklerose
Ist der Körper nicht in der Lage, überschüssiges Cholesterin auszuscheiden, können sich Cholesterinablagerungen an den Arterienwänden bilden, was zur Arterienverengung führt, der ein Herzinfarkt folgen kann.

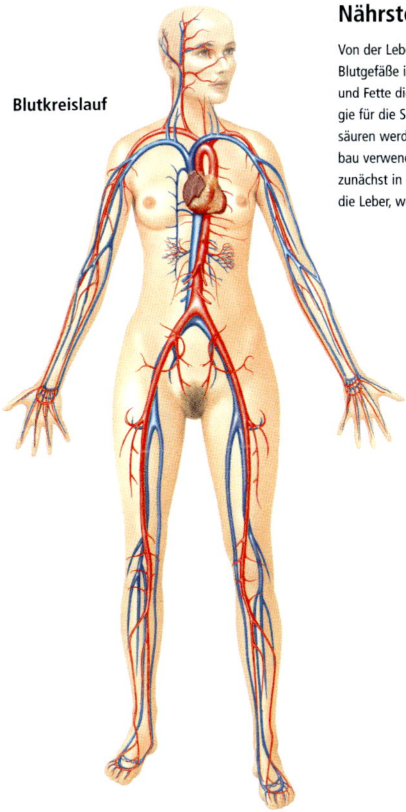

Nährstofftransport

Von der Leber werden die Nährstoffe über die Blutgefäße im ganzen Körper verteilt. Glukose und Fette dienen zur Bereitstellung von Energie für die Stoffwechselreaktionen. Aminosäuren werden für den Zell- und Gewebeaufbau verwendet. Fette gelangen vom Darm zunächst in die Lymphgefäße und von dort in die Leber, wo sie weiterverarbeitet werden.

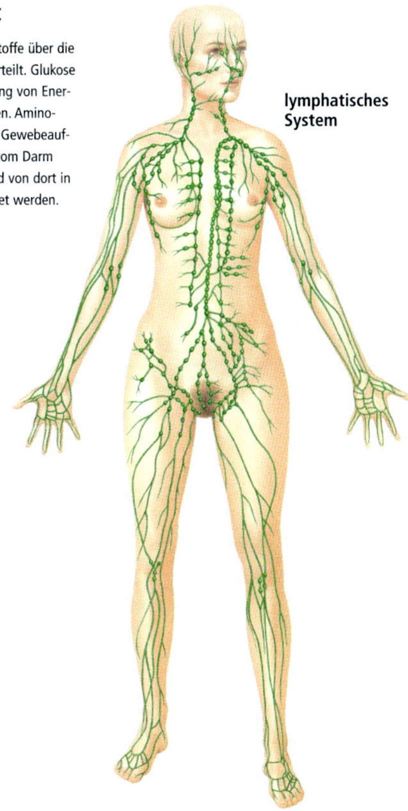

mitteln) synthetisiert. Das Serotonin stimuliert die Muskelkontraktionen in den Eingeweiden und die Blutgerinnung bei Wunden. Die Blutgefäße ziehen sich zusammen, wenn der Serotoninspiegel steigt und dehnen sich aus, wenn der Serotoninspiegel fällt.

Man glaubt, dass Migräneschmerzen teilweise durch eine Störung der Blutgefäßspannung im Gehirn aufgrund eines zu niedrigen Serotoninspiegels verursacht wird.

Serotonin wirkt im Gehirn auch als eine für Stimmungen verantwortliche Überträgersubstanz (Neurotransmitter). Ein zu niedriger Spiegel kann vermutlich Depressionen auslösen. Antidepressiva vom Typ Selektive Serotonin-Wiederaufnahmehemmer (SSRI) helfen dem Gehirn, begrenzte Mengen von Serotonin zu optimieren.

WASSER

Wasser ist lebenswichtig. Es ist in jeder Körperzelle enthalten und ein Hauptbestandteil des Blutes. Der menschliche Körper besteht zu etwa zwei Dritteln aus Wasser, wobei der prozentuale Wassergehalt bei Männern höher ist als bei Frauen. Der Wassergehalt muss zur Erhaltung der Gesundheit konstant bleiben.

Ein Gewichtsverlust von nur 1 oder 2 % durch Flüssigkeitsmangel führt zur Austrocknung (Dehydratation) mit Kopfschmerzen, Müdigkeit, Appetitlosigkeit und Schwindel sowie Mund- und Augentrockenheit. Ein Gewichtsverlust von 10 % verursacht ernste Erkrankungen, und ein Wasserverlust von 20 % führt fast immer zum Tod. Eine chronische Dehydratation kann zu bleibenden Schädigungen der inneren Organe führen.

Die Aufrechterhaltung des Wassergehaltes wird dadurch erschwert, dass sich Durst erst nach einer leichten Dehydratation einstellt. Der Körper verliert jedoch über Schweiß, Urin, Stuhl und Atmung ständig Wasser.

Männer benötigen etwa 3 l, Frauen mindestens 2,5 l Wasser täglich. Neuere Forschungen zeigten, dass nur etwa die Hälfte der empfohlenen Menge getrunken wird.

Wasser trägt zur Ausscheidung von Abfallprodukten bei. Die Giftstoffausscheidung aus dem Blut ist unter anderem von der Wassermenge, die zur Urinproduktion zur Verfügung steht, abhängig. Wasser ist ein Hauptbestandteil der Nahrung, vor allem von Obst und Gemüse, und hat keine Kalorien. Da der Wasserbedarf nicht allein durch Nahrung gedeckt werden kann, sollten Erwachsene unabhängig von der Zufuhr anderer Flüssigkeit etwa acht Gläser Wasser pro Tag trinken.

MINERALSTOFFE

Mineralstoffe sind anorganische chemische Elemente, die in fast allen Nahrungsmitteln in kleinen Mengen vorkommen. Der Körper benötigt mehr als 20 Mineralstoffe, die durch abwechslungsreiche Ernährung besser aufgenommen werden als durch Zusatzpräparate.

VITAMINE

Vitamine sind organische Verbindungen (kategorisiert mit den Buchstaben A bis K). Die meisten von ihnen kann der Körper nicht selbst produzieren. Fehlen dem Körper Vitamine, sind Mangelerscheinungen möglich.

ERNÄHRUNG IN VERSCHIEDENEN LEBENSABSCHNITTEN

Während der Schwangerschaft ist gesunde Ernährung besonders wichtig, da das heranwachsende Baby viele Nährstoffe benötigt. Es kommt nicht darauf an, mehr zu essen, sondern auf den Nährwert der Lebensmittel zu achten.

Die Energiezufuhr sollte bei 7.140–8.820 kJ (1.700–2.100 kcal) pro Tag liegen. Nährstoffmängel werden zuerst vom Körper der Mutter ausgeglichen, bevor dem Fetus Nährstoffe entzogen werden.

Während der Schwangerschaft steigt der Bedarf an Folsäure, die für die Bildung des Hämoglobins, des Sauerstofftransportmittels der roten Blutkörperchen, und des Neuralrohres benötigt wird. Ein Folsäuremangel kann eine Blutarmut (Anämie) verursachen und in der Schwangerschaft zu einer Frühgeburt sowie zu einem niedrigem Geburtsgewicht und Neuralrohrdefekten beim Baby führen.

Die körperliche und geistige Entwicklung eines Kindes wird vom Zeitpunkt der Empfängnis an stark von der Ernährung beeinflusst. Diese bildet das Fundament für gesunde Knochen, Muskeln und Zähne. Eine schlechte, unausgewogene Ernährung kann schon in jungen Jahren zu Übergewicht, einem zu hohen Cholesterinspiegel und zu Bluthochdruck führen.

Solche Störungen sind eine schlechte Basis für ein gesundes Leben. Kinder sind besonders anfällig für Mangelerscheinungen, da sie nur wenig Reserven und einen hohen Nährstoffbedarf haben. Ein Nährstoffmangel über einen längeren Zeitraum kann zu bleibenden körperlichen und geistigen Schädigungen führen. Auch eine ausreichende Flüssigkeitszufuhr ist wichtig. Dies gilt insbesondere, wenn Kinder durch Erbrechen und Durchfall viel Flüssigkeit verlieren.

Auch die Pubertät ist von schnellem Körperwachstum und hohem Nährstoffbedarf geprägt. Ess-Störungen wie Magersucht (*Anorexia nervosa*) oder Fress-Sucht (Bulimie) entziehen dem Körper Fett- und Eiweißreserven, verzögern den Eintritt der Menstruation und können Wachstumsstörungen verursachen. Ab einem gewissen Grad bergen sie das Risiko des Verhungerns.

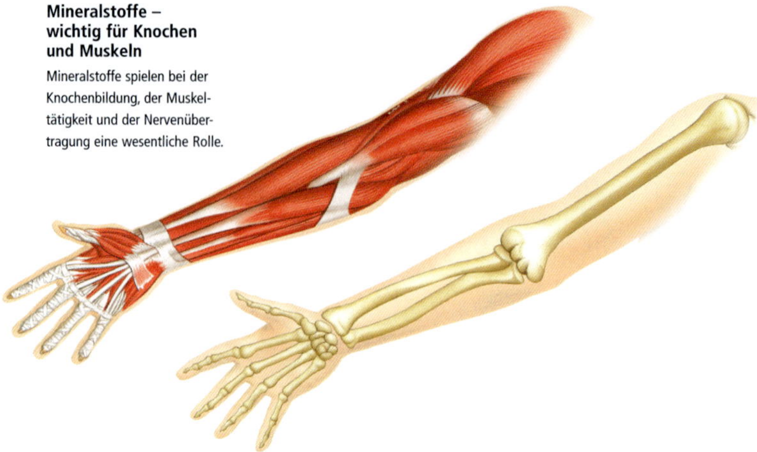

Mineralstoffe – wichtig für Knochen und Muskeln

Mineralstoffe spielen bei der Knochenbildung, der Muskeltätigkeit und der Nervenübertragung eine wesentliche Rolle.

Mineralstoffe

Mineralstoffe kann der Körper nicht selbst herstellen, daher müssen sie über die Nahrung aufgenommen werden. Sie erfüllen drei wichtige Funktionen: Sie sind für die physiologischen Abläufe (Muskelbewegung, Skelettentwicklung) von Bedeutung, sie bestimmen die Konzentration der Körperzellflüssigkeiten und sind für die Enzymreaktionen unentbehrlich.

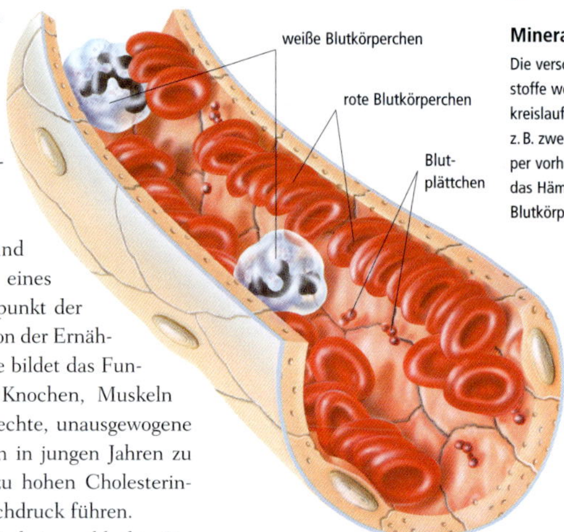

Mineralstoffe im Blut

Die verschiedenen Mineralstoffe werden über den Blutkreislauf befördert. So sind z. B. zwei Drittel des im Körper vorhandenen Eisens an das Hämoglobin der roten Blutkörperchen gebunden.

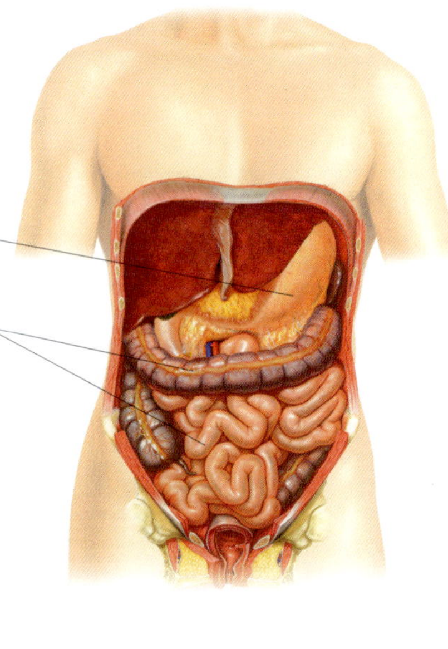

Mineralstoffe für Enzymreaktionen

Der Körper benötigt Mineralien zur Herstellung von Enzymen. Diese sind für die Nährstoffaufnahme und Verdauung erforderlich. So wird z. B. Zink für die Magensäureproduktion benötigt.

Frauen in den Wechseljahren sollten genügend Kalzium zu sich nehmen, da der Kalziumgehalt der Knochen durch den sinkenden Östrogengehalt abnimmt, wodurch die Knochen brüchig werden. Die Osteoporose bei älteren Menschen ist die Folge eines schweren Kalziummangels. Die Krankheit kann jedoch als Folge schlechter Ernährung auch schon früher auftreten. Frauen in den Wechseljahren werden deshalb häufig eine Hormonersatztherapie und Kalziumpräparate verordnet.

Im Alter ist der Nährstoffbedarf generell geringer. Der Energiebedarf wird im Einzelfall durch das Körpergewicht und die Aktivität reguliert. Während des gesamten Lebens braucht der Körper jedoch Nährstoffe zur Gewebe- und Zellerneuerung und insbesondere ausreichend Vitamine, Wasser und Mineralstoffe. Deren Aufnahme ist bei alten Menschen durch Krankheit oder Behinderung, Armut oder fehlenden Appetit oft nicht gewährleistet, was schwer wiegende Konsequenzen für die Gesundheit und die geistige Leistungsfähigkeit haben kann. Mit zunehmendem Alter sollte mehr Wert auf gesunde Ernährung und tägliche körperliche Bewegung gelegt werden. Eine abwechslungsreiche Ernährung ist wichtig, um dem Körper Vitamine und Mineralstoffe zuzuführen.

VEGETARISCHE ERNÄHRUNG

Vegetarische Ernährung bedeutet, auf tierische Nahrungsmittel zu verzichten und nur Nahrungsmittel pflanzlicher Herkunft zu sich zu nehmen. Sie wird allgemein als gesunde Alternative angesehen. Eine ausgewogene vegetarische oder vegane Ernährung deckt den Nährstoffbedarf des Körpers und birgt ein wesentlich geringeres Risiko für Übergewicht und Ernährungskrankheiten. Ovo-Lakto-Vegetarier essen außer pflanzlicher Nahrung auch Eier, Käse, Milch und Milchprodukte. Veganer verzichten auf alle tierischen Produkte, nicht nur beim Essen, sondern z. B. auch bei der Kleidung.

Makrobiotische Ernährung besteht zum größten Teil aus Bohnen, Gemüse und Vollkornprodukten und umfasst viele japanische Speisen. Sie ist darüber hinaus mit einer Philosophie verbunden, die nach einem Gleichgewicht von Körper und Geist strebt. Die Nahrungsmittel werden in Yin und Yang eingeteilt. Diese Elemente werden dann ins Gleichgewicht gebracht, um eine optimale Gesundheit zu erlangen. Bei allen alternativen Ernährungsweisen müssen die Nahrungsmittel so miteinander kombiniert werden, dass der Körper alle Proteine sowie ausreichend Mineralstoffe und fettlösliche Vitamine erhält. Andernfalls kann es zu Mangelerscheinungen kommen.

MINERALSTOFFE

Mineralstoffe sind im Körper oder in der Nahrung enthaltene anorganische Stoffe. Sie sind für die Knochenbildung, als Elektrolyte in intra- und extrazellulären Flüssigkeiten und als Bestandteil der Hämoglobinmoleküle, Enzyme und Koenzyme unentbehrlich.

Zu den lebenswichtigen Mineralstoffen zählen Kalzium, Chlorid, Magnesium, Phosphor, Eisen, Kalium und Natrium. Einige Mineralstoffe – einschließlich der oben genannten – werden in relativ großen Mengen benötigt, andere, die so genannten Spurenelemente, sind nur in kleinen Dosen erforderlich und sogar toxisch, wenn sie in großen Mengen aufgenommen werden. Viele Mineralstoffe sind in jeder Dosis gesundheitsschädlich, vor allem Blei, Quecksilber und alle radioaktiven Substanzen.

Elektrolyte sind chemische Stoffe, die sich bei Auflösung in Flüssigkeit in elektrisch geladene Ionen spalten. Als Ionen können sie Elektrizität leiten. Die wichtigsten als Elektrolyte benötigten Mineralstoffe sind Natrium, Kalium, Magnesium, Kalzium und Chlorid.

Natrium ist als Elektrolyt für alle Körperflüssigkeiten von Bedeutung, Kalium dagegen für alle intrazellulären Flüssigkeiten. Fruchtsäfte sind eine wichtige Kaliumquelle, während einige Medikamente zu Kaliumverlust führen. Ein Kaliumüberschuss, wie er bei einigen Krankheiten und bei Einnahme bestimmter Arzneien möglich ist, kann schädlich sein und sogar zum Tod führen. Magnesium ist ein weiterer wesentlicher intrazellulärer Elektrolyt, ebenso Kalzium, das für die Muskeltätigkeit und die Nervenübertragung unentbehrlich ist. Chlorid ist ein wichtiger anionischer (negativ geladener) Elektrolyt und in allen Körperflüssigkeiten vorhanden. Elektrolyte werden über den Schweiß sowie durch Erbrechen und Durchfall ausgeschieden. Die übermäßige Aufnahme von Salz (Natriumchlorid) ist bei Herzerkrankungen oder einer Schwangerschaft schädlich.

Kalzium ist nicht nur ein Elektrolyt, sondern zudem ein wesentlicher Bestandteil der Knochen in Form von Hydroxylapatit (eine Mischung aus Kalziumphosphat und Kalziumhydroxid), das in eine organische Substanz eingelagert ist. Der Körper eines Erwachsenen enthält durchschnittlich etwa 1.200 g Kalzium. Milch ist reich an Kalzium.

Eisen ist für die Synthese von Hämoglobin (der rote Blutfarbstoff) und Myoglobin (Muskelfarbstoff) unentbehrlich. Eisenmangel entsteht meist durch eine eisenarme Ernährung. Er führt zur Blutarmut (Anämie). Aber auch die übermäßige Aufnahme von Eisen ist schädlich.

Phosphor wird für die Knochen, die DNS, die RNS und einige Koenzyme benötigt und ist für sämtliche Stoffwechselvorgänge unentbehrlich. Schwefel ist ein wesentlicher Bestandteil der Proteine, z. B. der Aminosäuren Cystein und Methionin, und findet sich vor allem im Haar.

Der Organismus benötigt noch weitere Mineralstoffe, wenn auch nur in kleinen Mengen. Iod ist für den Aufbau der Schilddrüsenhormone unentbehrlich. Meeresfrüchte, Fisch, Meeresalgen und iodiertes Speisesalz sind die besten Iodlieferanten. Ein Iodmangel verursacht einen Kropf.

Zink ist ein wesentlicher Bestandteil mehrerer Enzymsysteme und für lebenswichtige Funktionen – Wundheilung, Immunreaktion und Fortpflanzung – unabdingbar. Kupfermangel soll eine wichtige Ursache für Herzerkrankungen sein. Kobalt ist in Vitamin B_{12} enthalten. Mangan ist ein Bestandteil mehrerer Enzymsysteme.

Fluoride werden im Zahnschmelz der im Wachstum befindlichen Zähne eingelagert und bieten einen wirksamen Schutz gegen Zahnkaries. Natürlich oder künstlich fluoridiertes Salz und Meeresfische sind reich an Fluoriden.

Schwangere und stillende Mütter müssen bei ihrer Ernährung auf die Einnahme zusätzlicher Mineralstoffe (besonders Kalzium, Phosphor und Iod) achten, sodass auch der Bedarf des Fetus bzw. Babys gedeckt ist.

SIEHE AUCH ***Skelettsystem, Muskulatur, Elektrolyte in Kapitel 1; Anämie, Hyponaträmie, Tetanie, Osteomalazie, Osteoporose, Rachitis, Jodmangel, Bluthochdruck und andere spezielle Krankheiten im Register***

EISEN

Das chemische Element Eisen ist ein Metall, das eine grundlegende Bedeutung für die Bildung von Hämoglobin hat – jener Komponente in den roten Blutkörperchen, die für den Sauerstoff- und Kohlendioxidaustausch in den Zellen verantwortlich ist. Es ist auch ein notwendiger Bestandteil der Bildung von Myoglobin (ein Muskelprotein) und einiger Enzyme, die an der Zellatmung beteiligt sind.

Der Körper muss ständig mit einer kleinen Menge Eisen versorgt werden, die normalerweise mit der Nahrung aufgenommen wird. Leber, Eier, Spinat und mageres Fleisch enthalten viel Eisen. Der gesunde Erwachsene benötigt etwa 15 mg Eisen pro Tag. Frauen brauchen zwischen Pubertät und Menopause etwa die doppelte Menge. Schwangere und Kinder in der Wachstumsphase sollten ebenfalls zusätzlich Eisen zu sich nehmen.

Eine Eisenmangelanämie entwickelt sich, wenn der Körper Eisen verliert, z. B. bei einer Mangel- oder Fehlernährung, bei Verdauungsstörungen, einem blutenden Magengeschwür, bei starken Regelblutungen oder durch Darmkrebs verursachten Blutungen. Die Grunderkrankung muss behandelt und die erschöpften Eisenreserven des Körpers müssen durch die regelmäßige Einnahme von Eisentabletten aufgefüllt werden.

Zu große Eisenmengen sind toxisch. Bei der Hämochromatose, einer erblichen Eisenspeicherkrankheit, schädigt das übermäßig gespeicherte Eisen Organe wie die Bauchspeicheldrüse und die Leber sowie die Haut.

KALZIUM

Kalzium verleiht den Knochen und Zähnen Festigkeit und Härte. Man findet es auch in sehr viel kleineren Mengen im Blutkreislauf und in den Zellen. Dort erfüllt es wichtige Funktionen, wie die Regulierung des Herzschlages, die Übermittlung von Nervenimpulsen, die Muskelkontraktion und die Blutgerinnung. Kalzium kommt in Nahrungsmitteln wie Milch, Käse, Joghurt und anderen Milchprodukten sowie in grünem Gemüse (wie Brokkoli) und in Fisch (z. B. Lachs und Sardinen) vor.

Ob das Kalzium vom Darm absorbiert werden kann, hängt davon ab, ob genügend Vitamin D im Körper gespeichert ist. Die Kalziumaufnahme und die Einlagerung des im Blutkreislauf enthaltenen Kalziums in den Knochen wird vom Parathormon aus der Nebenschilddrüse und Vitamin D geregelt.

Kalziummangel (Hypokalzämie) ist meist die Folge eines Hormonmangels der Nebenschilddrüse oder einer zu geringen Menge an Vitamin D im Körper (Rachitis). Eine Hypokalzämie verursacht Muskelkrämpfe, Tetanie (Zuckungen oder Krämpfe, Atemnot, Taubheitsgefühl und Kribbeln in den Gliedmaßen) und Herzrhythmusstörungen. Bei einem langfristigen Kalziummangel werden die Knochen dünner (Osteoporose) oder weicher (Osteomalazie). Zur Behandlung verabreicht man Kalzium und Vitamin D.

Ein Kalziumüberschuss (Hyperkalzämie) kann durch eine Überfunktion der Nebenschilddrüse (Hyperparathyroidismus), eine zu hohe Aufnahme von Vitamin D oder die Unfähigkeit der Nieren, Kalzium auszuscheiden (Nierenversagen), zustande kommen. Die Symptome der Hyperkalzämie sind Lethargie, Delirium und Anfälle. Nach längerer Zeit kann eine Hyperkalzämie zu Kalkablagerungen im Bindegewebe, Nierensteinen und Arteriosklerose führen. In diesem Fall muss die Krankheitsursache behandelt werden.

NATRIUM

Natrium ist ein Mineralstoff, der in kleinen Mengen für die Ernährung wichtig ist. Es unterstützt den Wasserhaushalt des Körpers. Natriumionen sind eine Komponente des Speisesalzes, Natriumchlorid, das bei der Lebensmittelverarbeitung und zum Kochen verwendet wird.

Oft wird mehr Salz aufgenommen, als der Körper braucht, was langfristig zur Wassereinlagerung (Ödem) führt und Bluthochdruck bewirken kann, der wiederum Schlaganfälle, die Koronare Herzkrankheit und Nierenversagen begünstigt.

Eine zu geringe Aufnahme von Natrium kann den Blutdruck senken und zu einer übermäßigen Ausscheidung von Flüssigkeiten führen, was den Flüssigkeitsgehalt der Zellen auf ungesunde Werte absinken lässt.

Krankheiten oder Störungen, die mit Durchfall oder Erbrechen einhergehen, können ebenfalls zu einem Natriummangel führen. Dies bewirkt, dass der Blutdruck abfällt, das Herz schneller schlägt und Erschöpfungssymptome eintreten.

Die Grundnahrungsmittel enthalten angemessene Mengen Natrium. Die Zugabe von Salz beim Kochen oder am Tisch ist meist eine Gewohnheit, die man sich im Lauf der Zeit aneignet. Große Mengen Salz in Fertignahrung sind oft schwer zu erkennen.

Reichlich Wasser zu trinken (etwa acht Gläser pro Tag), ist eine Methode, den Körper von überschüssigem Natrium zu befreien.

KALIUM

Kalium kommt im Körper in Form des positiv geladenen Kaliumions (K^+) vor und muss in geringen Mengen mit der Nahrung zugeführt werden. Es ist an wichtigen Stoffwechselvorgängen beteiligt, z. B. an der Umwandlung von Nahrung in Energie (Energiestoffwechsel) und am Zellaufbau (Baustoffwechsel).

Zusammen mit Natrium reguliert es den von den Nieren gesteuerten Säure- und Wasserhaushalt im Blut. Da Kalium in Gemüse, Obst, Fleisch, Geflügel, Milch- und Getreideprodukten vorkommt, tritt bei gesunder und ausgewogener Ernährung nur selten ein Kaliummangel auf.

Ein Kaliummangel kann die Folge von Durchfall, Erbrechen, Fasten und der Einnahme von Abführmitteln oder harntreibenden Mitteln (Diuretika) sein. Eine Ernährung, die mehr Natrium als Kalium enthält, kann zu einem Wasserentzug aus den Muskelzellen und dadurch zu Bluthochdruck führen. Eine zu geringe Kaliumzufuhr kann Herzrhythmusstörungen verursachen. Sportler sollten ihre Kaliumzufuhr erhöhen.

Kaliumreiche Lebensmittel wie Trockenfrüchte, Petersilie, Tomatenmark, Kartoffeln, Hülsenfrüchte, Nüsse, Fisch und Muskelfleisch können einen oft nicht vermeidbaren zu hohen Natriumgehalt der Nahrung ausgleichen.

FLUORID

Fluorid ist ein anorganisches Ion, das sich in Meerwasser und in den meisten Gegenden der Welt im Grundwasser findet. Es wird außerdem in manchen Ländern Wasser, Speisen oder Zahncreme zugesetzt.

Zahlreiche Studien zeigen, dass eine Fluoridierung des Wassers die Entstehung von Karies signifikant senkt. Fluorid, das dem Wasser als Natriumfluorid bzw. der Zahncreme als zinnsaures Fluorid zugesetzt wird, erlaubt es dem Zahnschmelz, die Mineralstoffe zu ersetzen, die durch Karies verursachende Bakterien verloren gehen.

Die Gesundheitsbehörden vieler Länder reagierten auf diese Erkenntnisse. Fluorid wird beim Zahnarzt verwendet oder Nahrungsmitteln wie Speisesalz beigemengt. Auch in Mundwässern ist es mittlerweile zu finden. Am effektivsten und ökonomischsten lässt sich Fluorid über das Trinkwasser verbreiten, allerdings ist die eingenommene Menge dann kaum zu kontrollieren. Da auch eine Überdosierung von Fluor Zahnschäden verursachen kann, wird die Grundwasserfluoridierung in Deutschland abgelehnt.

Schon in der Schwangerschaft kann man durch die Einnahme von Fluorid die Entwicklung des Zahnschmelzes beim ungeborenen Kind beeinflussen.

Vom Zeitpunkt der Geburt bis zur Adoleszenz – solange sich die Zähne entwickeln – hat sich die Gabe von Fluorid in Zahncremes oder in Tablettenform bewährt. Es erhöht die Widerstandsfähigkeit gegen Säuren und unterstützt die Zähne bei ihrem Regenerationsprozess. Die Bildung von Säure durch Karies verursachende Bakterien wird vermindert.

Bei Erwachsenen ist die Gabe von Fluorid noch immer sinnvoll, da das Vorhandensein von Fluorid im Speichel den Kariesbefall von offen liegenden Zahnwurzeln reduziert.

Fluoridierung

Fluoridanreicherung von Wasser oder Zahncremes härten den Zahnschmelz.

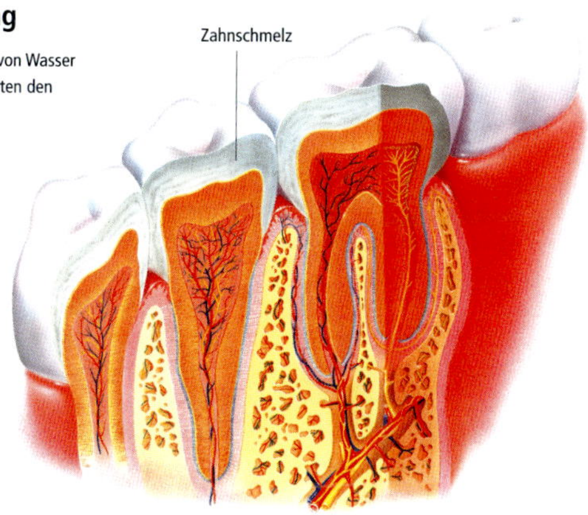

VITAMINE

Vitamine sind in der Nahrung enthaltene, organische Substanzen, die in geringen Mengen für das normale Funktionieren des Körpers lebensnotwendig sind und bei verschiedenen chemischen Reaktionen als Katalysator wirken. Sie treten in wasser- oder fettlöslicher Form auf.

Die wasserlöslichen Vitamine werden beim Kochen leicht zerstört. Der Körper kann sie nur kurzfristig speichern, und ein Überschuss wird rasch mit dem Urin ausgeschieden. Wasserlösliche Vitamine müssen dem Körper regelmäßig mit der Nahrung zugeführt werden, da es ansonsten sehr schnell zu einem Mangel kommen kann. Der Vitamin-B-Komplex und Vitamin C zählen zu den wasserlöslichen Vitaminen.

Die fettlöslichen Vitamine werden durch Kochen nicht so leicht geschädigt. Da sie der Körper über lange Zeit im Fettgewebe speichern kann, tritt bei Erwachsenen nur selten ein Mangel auf. Bei Säuglingen und Kindern kann es hingegen relativ schnell zu einem gefährlichen Mangel kommen. Die Vitamine A, D, E und K zählen zu den fettlöslichen Vitaminen.

Durch eine gute Ernährung, zu der auch das Stillen während des ersten Lebensjahres und eine ausgewogene Nahrungsaufnahme gehören, werden dem Körper alle Vitamine in ausreichenden Mengen zugeführt, sodass sich Vitaminpräparate oder Mineralzusätze erübrigen. Eine einseitige Ernährung, die nur eine kleine Auswahl an Nahrungsmitteln oder ungenügende Nahrungsmengen umfasst, kann zu einem Mangel an einem oder mehreren Vitaminen und damit zu leicht erkennbaren Symptomen führen.

Von einer selbst verordneten Einnahme von Vitaminpräparaten ist unbedingt abzuraten, da einige Vitamine in übermäßigen Mengen sogar schädlich sein können. Die von den Gesundheitsbehörden empfohlene Tageszufuhr an Vitaminen dient als Anhaltspunkt bei der Kostzusammenstellung und hilft somit, einen Vitaminmangel zu vermeiden. Ein Überschuss ist meist auf selbst verabreichte Ergänzungspräparate oder eine übermäßige Aufnahme besonders vitaminreicher Nahrungsmittel zurückzuführen.

SIEHE AUCH *Melanin und Vitamin D in Kapitel 10; Wernicke-Enzephalopathie, Spina bifida, Skorbut, Rachitis, Osteoporose, Osteomalazie und andere spezielle Krankheiten im Register*

VITAMIN A

Vitamin A wird in Form von Retinol, Retinal oder Retinsäure direkt mit der Nahrung aufgenommen oder in Form von Vorstufen, die der Körper in Vitamin A umwandelt (Carotinoide und Betacarotin), indirekt zugeführt. Vitamin A ist für die Bildung des Sehpurpurs (Rhodopsin) im Auge beim (Nacht-)Sehen, für das Wachstum, die Regeneration und die Ernährung der den Mund und die Atemwege auskleidenden Epithelzellen und für den Schutz vor Infektionen von wesentlicher Bedeutung.

Vitamin-A-Lieferanten sind Leber, Milchprodukte und einige Fischöle. Betacarotin ist in gelbem und grünem Gemüse (wie Kürbis und Spinat) und Früchten (wie Aprikosen, Pfirsichen und Honigmelonen) enthalten.

Ein Vitamin-A-Mangel tritt erst nach einigen Monaten auf, wenn die im Körper gespeicherten Vitamine aufgezehrt sind, und verursacht schwer wiegende Symptome wie Anfälligkeit für Infektionen und Augenerkrankungen – wie Nachtblindheit, Trockenheit und Geschwürbildung an der Hornhaut (Xerophthalmie) – mit Blindheit als möglicher Folge. Ein Überschuss an Vitamin A (Vitamin-A-Hypervitaminose) kann sich jedoch ebenfalls schädlich auswirken (Polarforscher starben nach dem Verzehr von Polarbärenleber an einem Vitamin-A-Überschuss) und zu einer Vergrößerung der Milz und der Niere, Kopfschmerzen, Schuppung der Haut sowie Knochen- und Gelenkschmerzen führen. Bei übermäßigem Genuss von Karottensaft können sich Haut und Augen gelblich verfärben.

VITAMIN B_1

Vitamin B_1 (Thiamin) unterstützt den Kohlenhydrat- und Alkoholstoffwechsel und kommt in Vollkornprodukten, Hülsenfrüchten, Nüssen und Schweinefleisch vor. Der Körper speichert Thiamin nur in geringen Mengen, daher kommt es ohne ausreichende Vitamin-B_1-Zufuhr nach etwa einem Monat zu Mangelerscheinungen.

Ein Thiaminmangel verursacht die tropische Krankheit Beriberi. Bei Alkoholikern, die verstärkt zu Vitamin-B_1-Mangel neigen, kommt es oft zum Korsakoff-Syndrom, das sich mit Verwirrtheit, Doppelsehen, Nystagmus (schnelle, unwillkürliche Augenbewegungen zu Seite) und einer schweren Beeinträchtigung der Muskelkoordination äußert. Bleibende Gehirnschäden lassen sich auch durch eine Sofortbehandlung mit intravenös injiziertem Thiamin nicht unbedingt ausschließen.

VITAMIN B_2

Vitamin B_2 (Riboflavin) ist wichtig für die Regeneration der Haut und anderer Körpergewebe. Es ist in Hefe, Mandeln, Milchprodukten, Fisch, Fleisch und Niere enthalten. Da es durch Sonnenlicht leicht zerstörbar ist, wird Milch in manchen Ländern in schwarze Flaschen abgefüllt. Ein Mangel an Vitamin B_2 führt zu aufgesprungenen Lippen, Dermatitiden und einer verstärkten Infektanfälligkeit. Eine übermäßige Aufnahme von Riboflavin hat keine schädlichen Folgen, da überschüssige Mengen dieses Vitamins mit dem Urin ausgeschieden werden.

VITAMIN B_3

Niacin (Nikotinsäure) wird im Körper aus der Aminosäure Tryptophan hergestellt oder über die Nahrung aufgenommen. Niacin unterstützt jene Reaktionen im Körper, durch die Nahrung aufgespalten und Energie freigesetzt wird. Es ist für die Gesunderhaltung der Haut, der Verdauungsorgane und der Nerven zuständig. Niacinlieferanten sind vor allem Fleisch und Innereien, Vollkornprodukte und Kaffeebohnen. Das Niacin aus Getreide kann der Körper allerdings sehr viel schlechter verwerten als das tierische Niacin.

Ein Niacinmangel verursacht Pellagra, eine Erkrankung, die zu Beginn des letzten Jahrhunderts im Süden der USA sehr häufig auftrat, da dort Getreide das Hauptnahrungsmittel war. Die Symptome dieser Krankheit sind Appetitverlust, Durchfall, Muskelschwäche, Dermatitis und chronische Verwirrtheit (Demenz). In den Entwicklungsländern Asiens und Afrikas ist Pellagra auch heute noch ein großes Problem.

Pellagra

Pellagra ist eine Krankheit, die durch einen Mangel an Niacin (ein B-Vitamin) oder an der Aminosäure Tryptophan, die an der Nikotinsäurebildung beteiligt ist, entsteht. Sie wird in der Regel durch Unterernährung verursacht und kann bei schwerem Niacinmangel sehr schnell (innerhalb von acht Wochen) fortschreiten.

Die ersten Zeichen sind Appetitlosigkeit, Gewichtsabnahme, Reizbarkeit und Energieschwäche, gefolgt von einem schuppigen Ausschlag im Bereich sonnenexponierter Haut und Durchfall. In chronischen Fällen kommt es zu geistigen Störungen wie Depressionen, Delirium und schließlich zur Demenz. Unbehandelt führt die Krankheit zum Tod. Orale Vitamin-B-Gaben stellen jedoch eine einfache und wirksame Behandlung dar, welche die Symptome normalerweise innerhalb von 24 Stunden entscheidend bessert.

Heute kommt Pellagra in den Industrieländern nur selten vor, ist aber gelegentlich bei Alkoholikern zu beobachten. Die Krankheit tritt häufiger in Entwicklungsländern mit unzureichendem Nahrungsangebot auf. In afrikanischen Ländern mit Mais als Hauptnahrung ist die Anfälligkeit besonders hoch, da Mais im Gegensatz zu Weizen fast kein Tryptophan enthält. Zu den Nahrungsmitteln, die viel Niacin oder Tryptophan enthalten, zählen u.a. Eier, Milch, Rind-, Lamm- und Rehfleisch-, Leber, Fisch, Vollkornprodukte, Hefe, Erbsen, Bohnen und Nüsse.

VITAMIN B_5

Panthotensäure, ein B-Vitamin, ist wichtig für die Bildung von Hämoglobin, Fettsäuren und Cholesterin und die Übertragung von Nervenimpulsen. Vollkornnahrungsmittel, Leber, Niere, Bohnen, Fleisch und Geflügel sind reich an Pantothen. Ein Mangel an Panthotensäure kommt nur selten vor. Er führt zu Erbrechen, Schmerzen, Krämpfen, Kreislaufproblemen und Koordinationsstörungen. Der ebenfalls selten auftretende Vitamin-B_5-Überschuss verursacht Durchfall.

VITAMIN B_6

Vitamin B_6 (Pyridoxin) ist an der Verdauung von Proteinen und am Aufbau von Proteinstrukturen – Antikörper, rote Blutkörperchen und Nervengewebe eingeschlossen – beteiligt. Vitamin-B_6-Lieferanten sind Geflügel, Schwein, Fisch, Vollkornprodukte, Kartoffeln Avocados und Nüsse. Ein Vitamin-B_6-Man-

Vitamin B_2

Vitamin B_2 ist an der Regeneration von Haut- und Körpergeweben beteiligt. Ein Mangel an Vitamin B_2 kann zu Hautentzündungen führen. Nahezu im ganzen Körper wird dieses Vitamin als Stoffwechselkatalysator benötigt.

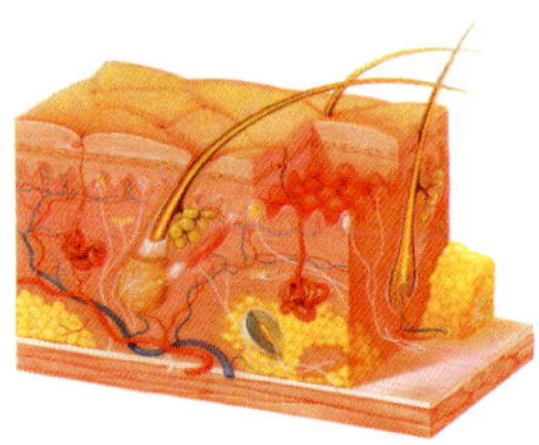

Niacin

Niacin (Nikotinsäure), ein B-Vitamin, ist für die Bildung von Hämoglobin, Fettsäuren und Cholesterin sowie für die Übertragung von Nervenimpulsen erforderlich.

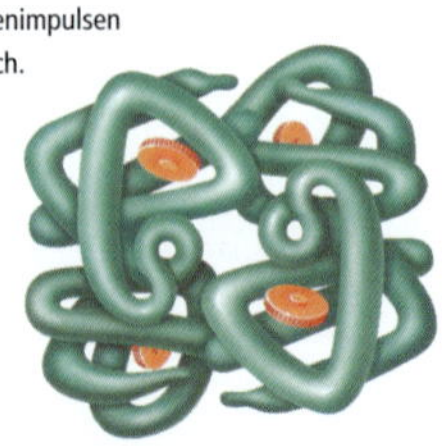

Vitamin B_1

Der Körper kann Vitamin B_1 nur in geringen Mengen speichern. Dieses Vitamin ist für die Tätigkeit des Nervensystems und für den Kohlehydrat- und Alkoholstoffwechsel unentbehrlich.

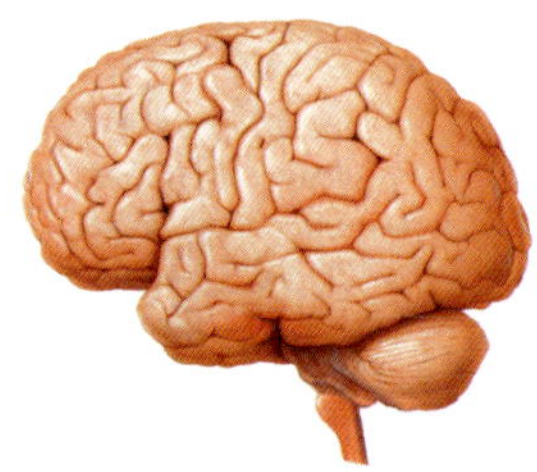

Pantothensäure

Pantothensäure, ein B-Vitamin, kommt in nahezu allen Lebensmitteln vor. Es unterstützt die normale Tätigkeit der Verdauungsorgane, der Haut und der Nerven sowie den Stoffwechsel (Aufspaltung der Nahrung und Umwandlung in Energie).

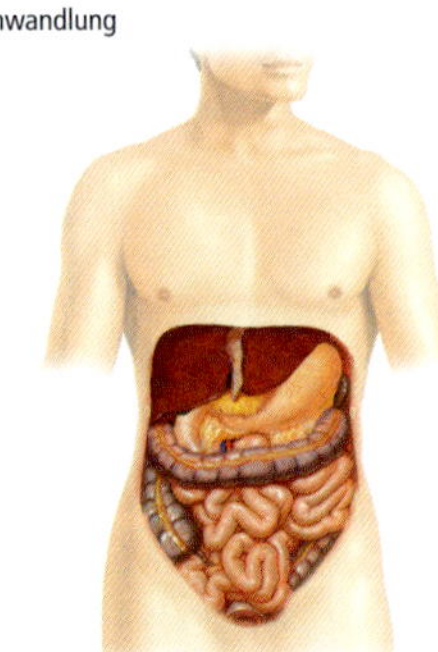

Vitamin A

Vitamin A ist für die Pigmentbildung beim (Nacht-)Sehen sowie für das Wachstum und die Regeneration der Epithelzellen von Bedeutung. Zudem schützt es vor Infektionen.

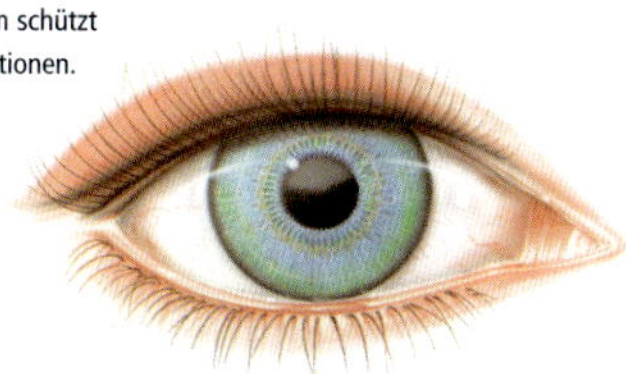

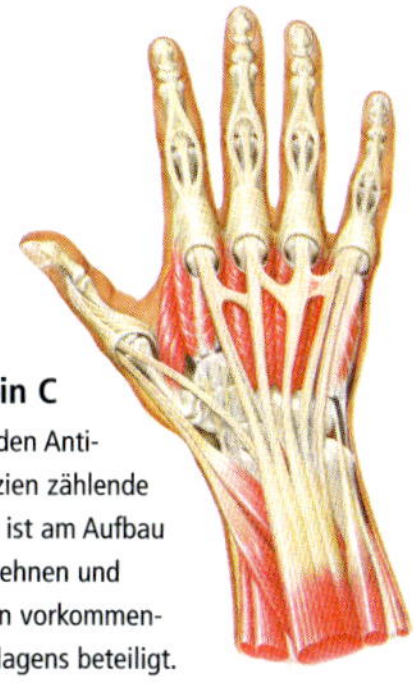

Vitamin C

Das zu den Antioxydanzien zählende Vitamin ist am Aufbau des in Sehnen und Knorpeln vorkommenden Kollagens beteiligt. Vitamin-C-Mangel verursacht Skorbut.

Vitamin D

Vitamin D unterstützt die Aufnahme von Kalzium und Phosphat in den Körper und ist für den Aufbau und das Wachstum von Knochen und Zähnen unentbehrlich. Ein Vitamin-D-Mangel führt zur Rachitis bei Kindern und zur Osteomalazie bei Erwachsenen.

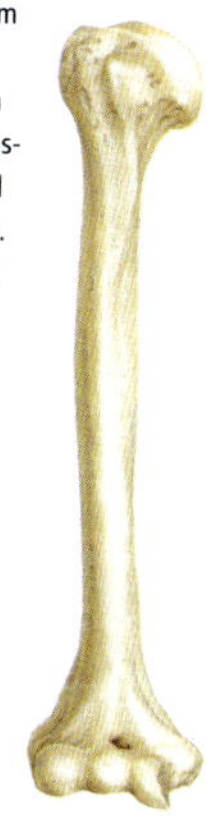

Vitamin E

Das zu den Antioxydanzien zählende Vitamin E beugt Zellschädigungen vor und verlangsamt den Alterungsprozess der roten Blutkörperchen.

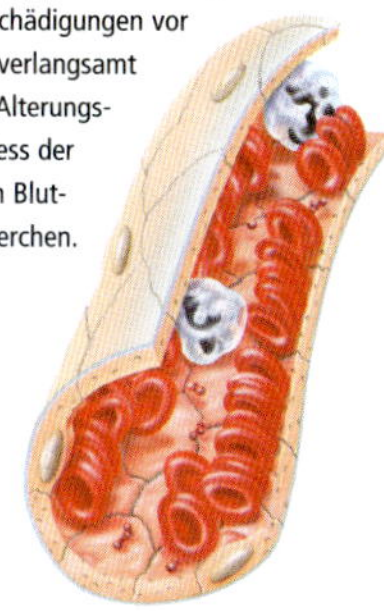

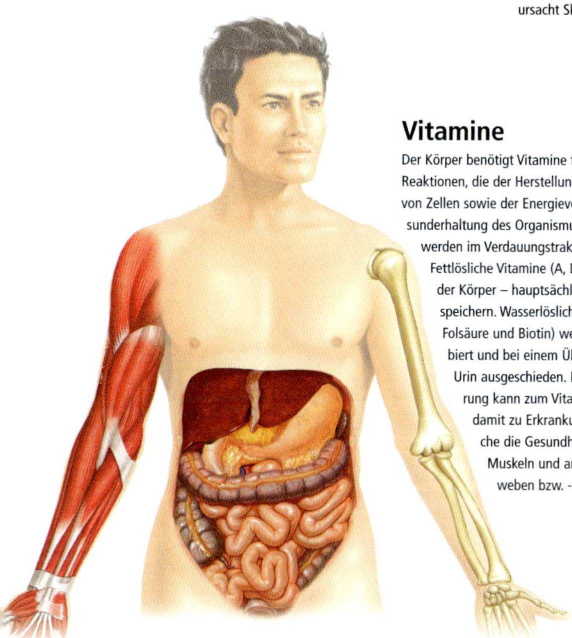

Vitamine

Der Körper benötigt Vitamine für die chemischen Reaktionen, die der Herstellung und Regeneration von Zellen sowie der Energieversorgung und Gesunderhaltung des Organismus dienen. Vitamine werden im Verdauungstrakt aufgenommen. Fettlösliche Vitamine (A, D, E und K) kann der Körper – hauptsächlich in der Leber – speichern. Wasserlösliche Vitamine (B, C, Folsäure und Biotin) werden schnell resorbiert und bei einem Überschuss mit dem Urin ausgeschieden. Eine Mangelernährung kann zum Vitaminmangel und damit zu Erkrankungen führen, welche die Gesundheit von Knochen, Muskeln und anderen Körpergeweben bzw. -organen schädigen.

Vitamin K

Vitamin K produziert für die Blutgerinnung erforderliche Proteine. Zudem ist es an der Proteinbildung in den Knochen und der Niere beteiligt.

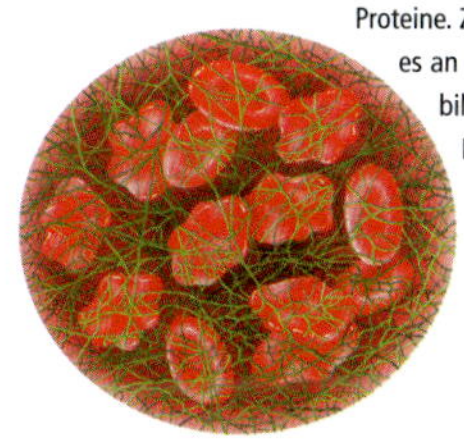

Vitamin B_6

Vitamin B_6 spielt eine wichtige Rolle bei der Gesunderhaltung der Nervenzellen und -gewebe. Es ist an der Bildung von roten Blutkörperchen und Proteinen beteiligt.

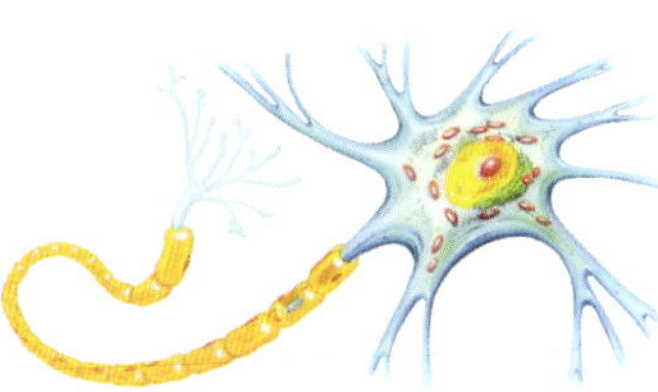

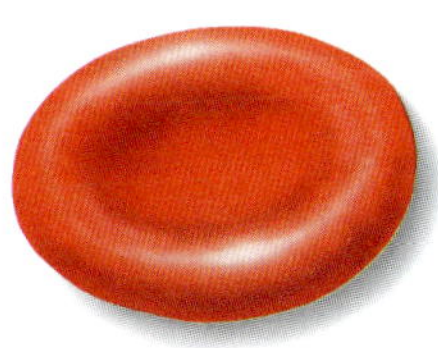

Vitamin B_{12}

Vitamin-B_{12}-Mangel verursacht Blutarmut (Anämie), da das Vitamin für die Bildung roter Blutkörperchen unentbehrlich ist.

Folsäure

Folsäure ist für die Bildung neuer Körperzellen unentbehrlich. In den ersten drei Schwangerschaftsmonaten ist es besonders wichtig, da es Entwicklungsschäden beim Fetus vorbeugt.

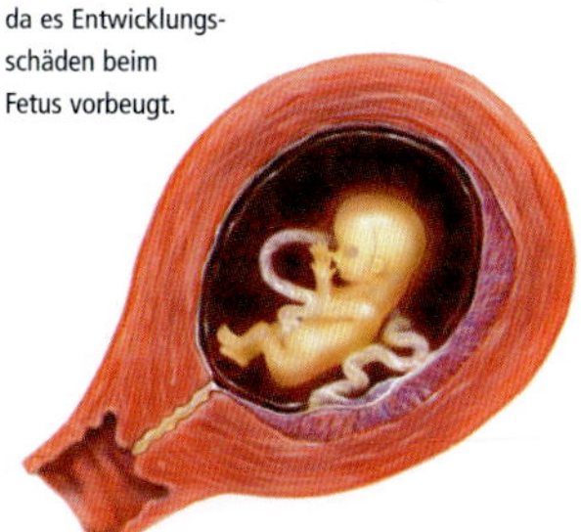

gel verursacht Mundentzündungen, Müdigkeit, Übelkeit, Schwindelanfälle und Muskelkrämpfe. Die übermäßige Aufnahme dieses Vitamins (ein Vielfaches des empfohlenen Tagesbedarfes über einen längeren Zeitraum hinweg) kann zu Nervenschäden führen.

VITAMIN B_{12}

Vitamin B_{12} (Kobalamin) ist für die Bildung der DNS, der roten Blutkörperchen und Nervenscheidengewebe sowie für die Nährstoffverdauung von wesentlicher Bedeutung. Es ist u. a. in tierischer Nahrung, besonders in Innereien und Herz, aber auch in Milch und Eiern enthalten, zudem in einigen fermentierten Nahrungsmitteln (Sauerkraut) als ein Produkt bakterieller Prozesse. Diese Bakterien sollen auch im menschlichen Darm vorkommen. Ein Vitamin-B_{12}-Mangel ist sehr selten, da der Körper dieses Vitamin über einen langen Zeitraum (fünf Jahre) speichern kann. Veganer, und ganz besonders Säuglinge und Kinder, zeigen aber schnell Mangelerscheinungen. Eine Malabsorption von Vitamin B_{12} verursacht eine perniziöse Anämie. Die Behandlung besteht in einer Vitamintherapie. Selbst ein hoher Vitamin-B_{12}-Überschuss hat keine schädlichen Auswirkungen.

FOLSÄURE

Folsäure wirkt bei zahlreichen Prozessen mit Vitamin B_{12} zusammen. So ist sie beispielsweise an der Zellteilung, an der Bildung roter Blutkörperchen und an der Verwertung von Fetten im Körper beteiligt. Gute Folsäurequellen sind Hühnerleber, Hefe, Hefeextrakte und grünes Blattgemüse.

Folsäure wird beim Kochen leicht zerstört. Mangelerscheinungen wie Blutarmut (besonders bei Schwangeren) mit einem erhöhten Risiko von *Spina bifida* und anderen Neuralrohrstörungen als Folge sind nicht selten. Ein Mangel ist durch die Einnahme von Hefeextrakt zu beheben. Ein Folsäureüberschuss kann zu geringfügigen Schäden führen.

BIOTIN

Biotin, ursprünglich Vitamin H genannt, wird heute dem Vitamin-B-Komplex zugeordnet. Biotinlieferanten sind Leber, Nüsse, Eier, Sojabohnen, Reis, Getreide, Hefe und Darmbakterien. Ein Mangel kommt nur selten vor, da das Vitamin im Körper produziert wird. Durch die Einnahme von Antibiotika wird das im Körper gespeicherte Biotin u. U. abgebaut. Zu den Symptomen des Biotinmangels zählen Hautentzündungen, Appetitverlust, Übelkeit und eine Entwicklungsverzögerung. Schädliche Auswirkungen eines Biotinüberschusses sind derzeit nicht bekannt.

VITAMIN C

Vitamin C (Askorbinsäure) ist wichtig für die Kollagenbildung, die Gesunderhaltung von Knochen und Blutgefäßen sowie die Eisenresorption. Das zu den Antioxidanzien zählende Vitamin soll die Entwicklung Krebs erzeugender freier Radikale hemmen und unterstützt die Leber bei der Ausscheidung von Abfallprodukten.

Vitamin-C-Lieferanten sind frische Gemüse und Früchte. Vitamin C kann vom Körper nur drei Wochen lang gespeichert werden und sollte täglich zugeführt werden. Skorbut entsteht durch einen Vitamin-C-Mangel. Die Krankheit trat früher häufig bei Seeleuten während langer Reisen auf. Säuglinge nehmen das Vitamin mit der Muttermilch auf. Heute kommt Vitamin-C-Mangel vor allem bei Alkoholikern und Drogenabhängigen aufgrund von Mangelernährung vor und verursacht Skorbut, der sich in Schwäche, Zahnfleischbluten, Geschwüren, Gelenkschmerzen und blauen Flecken äußert. Negative Folgen einer Vitamin-C-Überdosierung sind nicht bekannt. (Manchmal tritt Durchfall auf.) Medikamente wie Azetylsalizylsäure hemmen die Vitaminaufnahme.

Skorbut

Skorbut wird durch Vitamin-C-Mangel verursacht. Dieses Vitamin braucht der Körper für die Herstellung von Kollagen. Dieses Bindegewebe wird zur Bildung von gesunden Knochen, Zähnen und Kapillaren sowie zur Wundheilung benötigt.

Im späten 18. Jahrhundert bemerkte man, dass Skorbut bei Seeleuten auf eine Mangelernährung zurückzuführen und durch den Verzehr von Zitrusfrüchten und Gemüse vermeidbar war. Heute sind meist mangelernährte Kleinkinder und ältere Menschen davon betroffen, aber auch Menschen, die eine Modediät machen und dabei kein Obst und Gemüse zu sich nehmen. Zudem tritt Vitamin-C-Mangel häufig bei Alkoholikern und Drogenabhängigen auf.

Zu den Symptomen gehören Blutungen und Blutergüsse unter der Haut, Zahnfleischbluten, Zahnausfall, raue Haut, Blutungen in den Gelenken, Schwäche und Müdigkeit sowie geistige Veränderungen.

Unbehandelt kann Vitamin-C-Mangel zum Tod führen. Wird das Vitamin jedoch rechtzeitig eingenommen, heilt die Krankheit völlig aus. Die beste Vorbeugung gegen Skorbut besteht in Vitamin-C-reicher Ernährung, also dem Verzehr von Zitrusfrüchten, Tomaten sowie von grünem Gemüse wie Paprika, Brokkoli und Kohl.

VITAMIN D

Vitamin D ist wesentlich für den Kalzium- und Phosphateinbau in die Knochen. Es kann durch Sonnenexposition in der Haut hergestellt oder mit der Nahrung zugeführt werden. Besonders reich an Vitamin D sind fettiger Fisch, Milchprodukte und in Margarine enthaltene Zusätze.

Vitamin-D-Mangel führt bei Kindern zur Rachitis und bei Erwachsenen zur Osteomalazie – Erkrankungen, die sich mit Knochendeformationen und -brüchigkeit äußern. In den westlichen Industrieländern treten diese Mangelerscheinungen selten auf. Bei neugeborenen Säuglingen, die über einen langen Zeitraum keinerlei Sonnenbestrahlung ausgesetzt werden, kann es zu einem Vitamin-D-Mangel kommen. Zu den schwer wiegenden Folgen eines Vitamin-D-Überschusses zählen verlangsamtes Wachstum, Gewichtsverlust und Kalziumablagerungen in inneren Organen wie Herz, Niere und Lunge. Vitamin D ist das schädlichste aller Vitamine, wenn es in zu großen Mengen zugeführt wird. Sonnenbestrahlung ruft keinen Vitamin-D-Überschuss hervor. Vitamin-D-Ergänzungspräparate sollten nur unter ärztlicher Überwachung eingenommen werden.

VITAMIN E

Vitamin E, ein Antioxidans, beugt Zellschäden vor, verlangsamt den Alterungsprozess der roten Blutkörperchen und schützt den Körper vor toxischen chemischen Substanzen. Die Behauptung, Vitamin E verlängere das Leben und erhöhe die Potenz, gilt nicht als erwiesen. Vitamin E ist in Samen, Nüssen und anderen Pflanzenprodukten (z. B. Pflanzenölen) sowie in Meeresfrüchten enthalten. Vitamin-E-Mangel ist selten. Bei Neugeborenen kann er zur Blutarmut (Anämie) führen. Eine übermäßige Vitamin-E-Aufnahme (20fache Menge des Tagesbedarfes) verursacht Übelkeit und Verdauungsstörungen.

VITAMIN K

Vitamin K (Phyllochinon) produziert die für die Blutgerinnung erforderlichen Proteine und ist an der Proteinbildung in den Knochen und Nieren beteiligt. Besonders reich an Vitamin K sind grünes Blattgemüse, Kohl, Sprossen, Leber, Milch und Eier. Vitamin K wird auch von im menschlichen Darm lebenden Bakterien hergestellt.

Auch der Vitamin-K-Mangel ist selten. Bei Erwachsenen geht er auf eine Malabsorption zurück, bei Neugeborenen dagegen auf das Fehlen der Vitamin K produzierenden Bakterien im Darm. Vor allem bei Frühgeborenen führt Vitamin-K-Mangel zu Hirnblutungen, denen mit einer Injektion nach der Geburt abgeholfen wird. Ein Mangel tritt auch in Verbindung mit Bauchspeicheldrüsenerkrankungen bei Alkoholikern auf. Eine übermäßige Aufnahme dieses Vitamins gilt als unschädlich, sehr große Mengen davon können jedoch Blutarmut (Anämie) verursachen.

ANTIOXIDANZIEN

Antioxidanzien sind Stoffe, die freie Radikale binden und so Zellschäden vorbeugen. Die freien Radikale sind Nebenprodukte von Sauerstoff, die sowohl im Körper als auch in der Umwelt (z. B. durch Zigarettenrauch) entstehen. Sie können die menschlichen Zellen erheblich schädigen und die Entstehung von Krankheiten wie Krebs begünstigen.

Die wichtigsten Antioxidanzien sind die Vitamine C und E. Sie scheinen die Bildung von Krebs auslösenden (karzinogenen) Verbindungen im Magen zu unterbinden und Arteriosklerose zu verhindern. Daneben wirken Spurenelemente, wie Selen, Zink, Kupfer und Eisen, sowie sekundäre Pflanzenstoffe antioxidativ. Ernährungswissenschaftler empfehlen eine ausgewogene Ernährung mit mindestens fünf oder sechs Portionen Obst oder Gemüse täglich.

VERGIFTUNG

Jede Substanz, die eine Krankheit auslösen oder zum Tod führen kann, ist ein potenzielles Gift. Gifte können geschluckt, eingeatmet, injiziert und über die Haut aufgenommen werden oder im Körper entstehen. Einige Substanzen sind giftiger als andere. Entsprechend können teilweise schon kleine Mengen zu Vergiftungen führen. Andere Gifte müssen dem Körper in großen Mengen zugeführt werden, um zu wirken.

Die Wirkungsweise von Giften ist unterschiedlich und kann verschiedene Körperregionen betreffen. Einige Gifte wirken sofort, andere Substanzen erst ab einer bestimmten Menge (z. B. Blei).

Die Giftigkeit kann auch von der Art abhängen, auf die eine Substanz in den Körper gelangt: So sind z. B. manche Substanzen harmlos, wenn sie gegessen werden, jedoch tödlich, wenn man sie in eine Vene spritzt.

Andere Substanzen sind bei Erwachsenen harmlos, bei Säuglingen oder Kleinkindern wirken sie hingegen giftig, z. B. Azetylsalizylsäure oder Alkohol. Ein weiteres Beispiel ist das Bakterium *Listeria monocytogenes* (Listeriose-Erreger): Während es bei Erwachsenen normalerweise keine negativen Auswirkungen hat, ist es für das ungeborene Kind einer infizierten Mutter äußerst gefährlich.

Behandlung

Die Notfallmaßnahmen richten sich nach der Art des Giftes. Medizinische Laien sollten sich an einen Giftnotruf oder ein Giftinformationszentrum wenden. Erste-Hilfe-Kenntnisse (vor allem zur Herz-Lungen-Wiederbelebung) können nützlich sein. Ein künstlich herbeigeführtes Erbrechen kann zu einer Verschlechterung führen und sollte nur auf ärztliche Anweisung hin erfolgen.

Wurden Gifte eingeatmet, sollte man den Betroffenen an die frische Luft bringen, bei einer Vergiftung über die Haut ist die betroffene Stelle mehrmals mit Wasser zu reinigen.

LEBENSMITTELVERGIFTUNG

Eine der häufigsten unbeabsichtigten Vergiftungen ist die bakterielle Lebensmittelvergiftung, eigentlich eine Lebensmittelinfektion (Gastroenteritis). Die Symptome, Erbrechen, Durchfall, Bauchkrämpfe und Übelkeit, werden durch den Verzehr von Lebensmitteln ausgelöst, die mit Bakterien (Salmonellen, Staphylokokken, *Clostridium perfringens* und *botulinum*) oder deren giftigen Produkten verunreinigt sind. Salmonellen werden zwar durch Erhitzen abgetötet, doch ist eine erneute Übertragung von Salmonellen auf die gekochten Speisen möglich, wenn diese mit rohen Lebensmitteln in Berührung kommen.

Die strenge Einhaltung von Hygienevorschriften bei der Vor- und Zubereitung sowie beim Servieren von Mahlzeiten ist äußerst wichtig, da Bakterien auf fäkal-oralem Weg (z. B. durch unterlassenes Händewaschen nach dem Toilettengang und anschließende Zubereitung von Lebensmitteln) übertragen werden können. Bei sofortigem Verzehr sollte Essen sehr heiß gehalten werden. Andernfalls ist es ratsam, Mahlzeiten sofort nach dem Kochen bei etwa 5 °C zu kühlen. Die Utensilien und Geräte zur Lebensmittelverarbeitung sollten immer peinlich sauber sein.

Weitere Ursachen für eine Lebensmittelvergiftung sind giftige Pflanzen sowie tierische und chemische Gifte.

Gesunde Erwachsene erholen sich meist schnell von einer Lebensmittelvergiftung, obwohl eine infektiöse Enteritis auch zu chronischen Krankheiten, wie der Reiter-Krankheit oder reaktiven Arthritis, führen kann. Bei

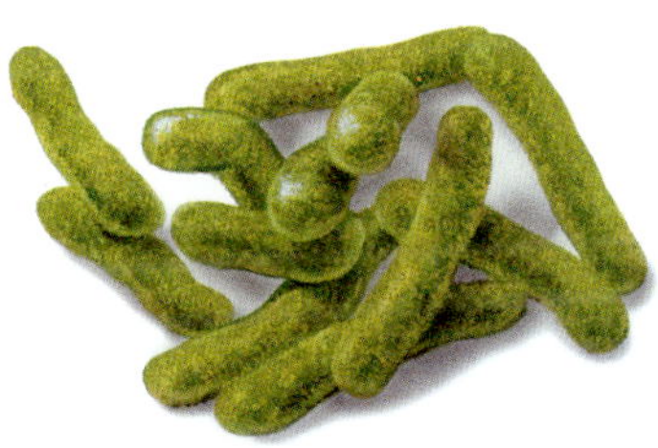

Shigellen

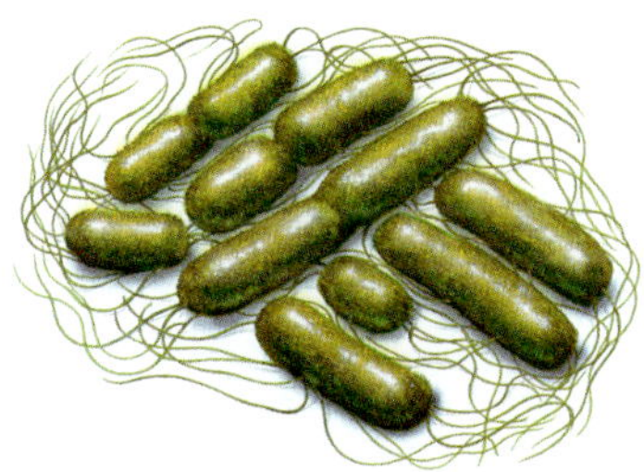

Salmonellen

Lebensmittelvergiftung

Bakterien wie die hier dargestellten können Lebensmittelvergiftungen verursachen. Erbrechen, Bauchschmerzen, Kopfschmerzen und Durchfall sind die Folge.

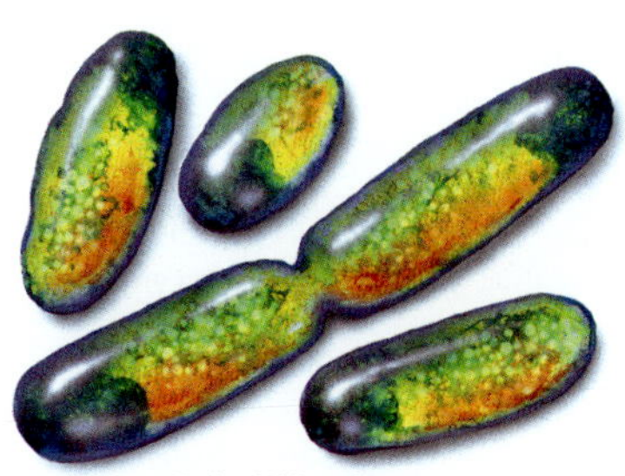

Escherichia coli

Kleinkindern, älteren Menschen und Personen mit geschwächtem Immunsystem muss diese Vergiftung sofort behandelt werden.

Auch über Meeresfrüchte, Muscheln oder Fisch kann man sich vergiften. Das Gift bestimmter Fische, wie das des japanischen Kugelfisches, ist tödlich. Zudem sind Meerestiere oft schadstoffbelastet. Muscheln können außerdem Gifte von Mikroorganismen enthalten.

Andere Nahrungsmittelsubstanzen, die in großen Mengen giftig sein können, sind u.a. Ergänzungspräparate, wie Eisentabletten und Vitamin D und A.

UMWELTGIFTE

Viele Gifte finden sich in der Arbeits- und Wohnumgebung, giftige Gase, Chemikalien, Pflanzen und Metalle eingeschlossen.

Kohlenmonoxidvergiftung

Kohlenmonoxid ist ein geschmack-, farb- und geruchloses Gas, das bei unvollständiger Verbrennung fossiler Brennstoffe entsteht. Mögliche Kohlenmonoxidquellen sind Auspuffgase sowie Kohlen- und Hochofengas.

Chemikalien

Weitere Umweltgiftquellen sind Schädlingsbekämpfungs- und Unkrautvernichtungsmittel, die oft versehentlich mit Lebensmitteln in Berührung kommen und mit ihnen verzehrt werden. Giftige Substanzen im Haushalt, z.B. Seife, Desinfektionsmittel, Mottenkugeln, Bleich- und Reinigungsmittel, Ratten- oder Mäuseköder, Kosmetika, Eukalyptus- und Teebaumöl, können bei Kindern durch Verschlucken zu Vergiftungen führen.

Pflanzen

Giftige Pflanzen zählen nicht zu den Hauptursachen für Vergiftungen, obgleich sie gelegentlich von Kindern verzehrt werden. Der Verzehr diverser Pilzarten kann dagegen zu tödlichen Vergiftungen führen. Auch kann es durch den Verzehr grüner oder keimender Wurzelgemüse, die Solanin enthalten (z.B. grüne Kartoffeln), zu Vergiftungen kommen.

Bleivergiftung

Blei, ein Schwermetall in der Erdkruste, reichert sich im menschlichen Körper an und führt zu Vergiftungserscheinungen. Erwachsene sind vor allem am Arbeitsplatz einer erhöhten Bleibelastung ausgesetzt, Kinder dagegen in einer mit Blei verunreinigten häuslichen Umgebung.

Die berufsbedingte Gefährdung erfolgt durch das Einatmen von Dämpfen oder Staub beim Abbau von Bleierz, bei Schmelzvorgängen, beim Löten oder Brennschneiden von Bleilegierungen, bei der Herstellung von Bleisäurebatterien und beim Umgang mit Bleipigmenten. Bei der Renovierung von Häusern, die vor den 1950er-Jahren erbaut wurden und deren Räume noch mit bleihaltigen Wandfarben gestrichen sind, können Kinder mit Blei in Berührung kommen. Nach dem Abschleifen der Wände setzen sich die Farbreste als feiner Staub ab, der Haus und Boden auf Jahre hinaus verunreinigt. Die Bleistaubpartikel sind so klein, dass sie sogar Schutzmasken und -filter durchdringen.

Seit den 1980er-Jahren hat sich aufgrund der Einführung von bleifreiem Benzin und der Einstellung des Bleilötens von Blechbüchsen die Umweltbelastung durch Blei verringert. Auch das Ausmaß der Wasserverschmutzung ist zurückgegangen, obwohl die Verwendung von Bleirohren und mit Blei ausgekleideten, verzinkten Tanks den Bleigehalt des Wassers in einigen Ländern erhöht hat. Wein enthält mehr Blei als andere Getränke. Dies ist womöglich eine Folge von Arsenblei, des Insektizids, mit dem die Weinreben vor der Ernte besprüht werden.

Die Symptome einer chronischen Vergiftung treten meist spät auf. Die ersten Anzeichen sind Störungen des Nervensystems, z.B. Gedächtnis- und Lernstörungen sowie eine Verringerung des Konzentrations- und Reaktionsvermögens. Die Betroffenen leiden unter Müdigkeit, Persönlichkeitsveränderungen, Missempfindungen und Muskelschwäche. Zu den Spätfolgen zählen Bauchschmerzen, Verstopfung oder Durchfall, Blutarmut (Anämie) und Niereninsuffizienz.

Da diese Symptome erst spät auftreten, ist Vorbeugung umso wichtiger. So wird bei Arbeitern, die durch den Umgang mit Blei besonders gefährdet sind, der Bleigehalt im Blut regelmäßig geprüft. Beim Fetus und in den ersten vier Lebensjahren kann Blei die Gehirnentwicklung und folglich die intellektuellen Fähigkeiten beeinträchtigen. Daher sollten Frauen vor allem während Schwangerschaft und Stillzeit in keinem mit Blei verunreinigten Arbeitsumfeld tätig sein.

Eine mit Blei verunreinigte Umgebung stellt für Kleinkinder ein besonders hohes Risiko dar. Kinder im Alter von ein bis drei Jahren stecken beim Spielen häufig die Finger in den Mund und sind daher besonders gefährdet. Einige Kinder zeigen keinerlei Symptome, andere dagegen weisen deutliche Anzeichen einer Bleivergiftung auf, die eine Wachstumshemmung, die Schädigung des Hörvermögens, des Zentralnervensystems, der Fortpflanzungsorgane und der Nieren verursachen kann. In sehr schweren Fällen kann die Bleivergiftung zu Anfällen, Koma und sogar zum Tod führen.

Blei reichert sich bei fortgesetztem Kontakt im Körper an. Es wird auf der Oberfläche der roten Blutkörperchen transportiert. Durch Enzymschädigung in den Blutkörperchen kommt es zur Blutarmut (Anämie). Mehr als 90% des im Körper vorhandenen Bleies lagern sich in den Knochen ab.

Die Behandlung der Bleivergiftung ist aufgrund der großen Bleimenge, die sich bis zum Auftreten der Symptome angesammelt hat, sehr schwierig. Ein mit Blei belastetes Arbeitsumfeld sollte unbedingt gewechselt werden. Blei wird über die Nieren ausgeschieden. Dieser Ausscheidungsvorgang kann durch chemische Stoffe beschleunigt werden, die sich an das Blei binden (Chelattherapie). Während der Behandlung muss für ausreichende Flüssigkeitszufuhr gesorgt und die Nierentätigkeit genau überprüft werden.

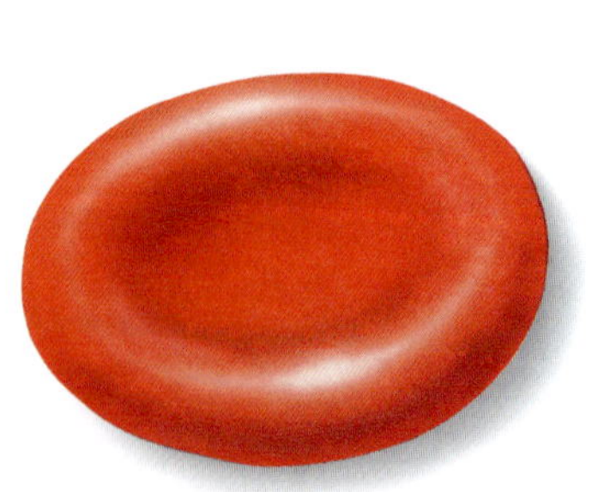

Bleivergiftung

Blei wird an rote Blutkörperchen gebunden transportiert. Eine schleichende Vergiftung lässt sich daher über Blutuntersuchungen nachweisen. Erlaubt sind maximal 0,2 mg Blei/l. In Deutschland liegt der Mittelwert bei der erwachsenen Bevölkerung bei 0,1 mg.

Quecksilbervergiftung

Die Einnahme, Inhalation oder Absorption (über die Haut) von Quecksilberverbindungen verursacht eine Quecksilbervergiftung. Quecksilber ist ein natürliches Metall. Für industrielle Zwecke wird es jedoch häufig in potenziell gefährlichen Konzentrationen eingesetzt. Die Auswirkungen auf den Körper hängen vom Ausmaß der Exposition ab.

Eine akute Vergiftung tritt bei innerhalb kurzer Zeit aufgenommenen großen Mengen auf. Symptome sind ein Brennen im Rachenraum, Metallgeschmack im Mund, Bauchschmerzen, Erbrechen, eine übermäßige Speichelproduktion und blutige Durchfälle. Ein Nierenversagen kann zum Tod führen. Quecksilber dringt auch in die Plazenta ein und kann zu fetalen Missbildungen führen.

Quecksilber lagert sich in Körpergeweben, besonders in der Leber, den Nieren, im Gehirn und im Blut ab. Chronische Vergiftungen entstehen, wenn nach und nach kleine Mengen geschluckt oder absorbiert werden. Zu den Symptomen zählen Erregbarkeit, nervöse Unruhe, Konzentrationsstörungen, Schlaflosigkeit, Intentionstremor (Zittern kurz vor Beenden einer Zielbewegung), Krampfanfälle, Persönlichkeitsveränderungen, Gehirnschäden und Zahnfleischentzündungen.

In den 1950er-Jahren kam es in Minamata, einem japanischen Fischerdorf, zu einer Massenvergiftung, nachdem die Bewohner Meeresfrüchte gegessen hatten, die durch mit Quecksilber belastete Industrieabfälle verseucht waren. Quecksilbervergiftungen kommen heute nur noch selten vor.

NAHRUNGSMITTELZUSÄTZE UND KONSERVIERUNGSSTOFFE

Seit Tausenden von Jahren setzt der Mensch Nahrungsmittelzusätze und Konservierungsstoffe ein. Mit der Sesshaftigkeit und dem Beginn des Ackerbaues lernte die Menschheit, mit den jahreszeitlichen Klimaschwankungen zu leben. Dazu gehörte auch das Entdecken von Konservierungsmöglichkeiten, um Nahrungsmittel lagern und während des Winters auf sie zurückgreifen zu können.

Mikroorganismen wie das *Lactobacillus bulgaricus* wurden verwendet, um Joghurt herzustellen, wilde Hefe diente der Bier- und Brotproduktion. Salz ist einer der ältesten Nahrungsmittelzusätze. Seit Jahrtausenden wird es als Geschmacksverstärker und Konservierungsstoff verwendet. Durch die Zugabe von Salz steht Bakterien und Pilzen weniger Flüssigkeit zur Verfügung. Auch das Trocknen, Räuchern und Einlegen in Salzwasser sind traditionelle Konservierungsverfahren. Das Räuchern ist eine effektive Methode, da es nicht nur den Wassergehalt des Nahrungsmittels reduziert (und auf diese Weise das Bakterienwachstum verringert), sondern auch chemische Stoffe auf der Oberfläche ablagert, die für Bakterien unverträglich sind. Ähnlich lange Tradition haben Honig, Gewürze und Essig in der Nahrungsmittelkonservierung.

Heute werden mehr als 2.500 verschiedene Zusatzstoffe in der Nahrungsmittelindustrie verwendet: Substanzen, die Speisen vor dem Verderben schützen, Geschmacks- oder Farbverstärker für ein appetitlicheres Aussehen, sowie Stoffe, die den Nährwert erhöhen oder die Verarbeitung erleichtern.

In den Industriestaaten werden diese Stoffe vor der Zulassung streng geprüft und ihr Gebrauch reglementiert. Es gibt allerdings keine völlig harmlosen Substanzen, nur eine sichere Dosierung. Viele Menschen und Konsumentengruppen sehen die Entwicklung in der Nahrungsmittelindustrie als eine Gefährdung des Ernährungsstandards und potenzielle Quelle von Allergieproblemen.

Nahrungsmittelzusatzstoffe sind beispielsweise: Emulgatoren, welche die Bestandteile einer Mischung zusammenhalten, die sich normalerweise trennen würden (wie Öl und Wasser); Stabilisatoren und Verdickungsmittel, die einer Speise mehr Konsistenz verleihen bzw. sie schaumiger machen oder die Entstehung von Eiskristallen verhindern; Treibgase in gepressten Nahrungsmitteln und Chelatbildner, die eine Enzymreaktion verhindern, welche die Speisen verderben lassen würde.

Konservierungsstoffe können antioxidativ oder antibiotisch wirken. Antioxidationsmittel, z. B. Askorbinsäure (Vitamin C), Zitronensäure und Sulfat, verhindern, dass Speisen durch Oxidationsprozesse und Enzymreaktionen verderben (bräunliche Färbung angeschnittener Oberflächen). Antibiotisch wirkende Stoffe sind Salz, Nitrate, Essigsäure, Sulfate und aus Mikroorganismen gewonnene Konservierungsstoffe. Sie verhindern Bakterien-, Schimmel- und Pilzwachstum.

Die Farbe beeinflusst unmittelbar die Geschmackswahrnehmung, die vermeintliche Qualität und die visuelle Attraktivität eines Nahrungsmittels. Eine Behandlung der Speisen verringert oft deren natürliche Färbung. Natürliche oder künstliche Farbstoffe werden zugesetzt, um das gewünschte Aussehen zu erzielen. Bleichmittel entfernen unerwünschte Färbungen (z. B. bei der Herstellung weißen Mehles).

Bei den Süßmitteln unterscheidet man kalorienreiche von kalorienarmen. Kalorienreiche Süßmittel wie Glukose, Fruktose, Maissirup und Rohrzucker enthalten Energie in Form von Kohlehydraten oder Zuckeralkoholen. Kalorienarme Süßstoffe (wie Aspartam oder Saccharin) werden vor allem für Diabetiker- und Diätkost verwendet.

SIEHE AUCH *Allergien in Kapitel 1*

UNTERERNÄHRUNG

Eine Unterernährung wird durch eine von drei Mangelernährungsarten verursacht: erstens durch die unzureichende Aufnahme von Kalorien in Form von Kohlehydraten, Fetten und Proteinen, zweitens durch die unzureichende Aufnahme von Gewebe bildender Nahrung (besonders Protein), vor allem bei Kindern und nach einer Krankheit, oder, drittens, durch die unzureichende Aufnahme der für die Gesundheit unentbehrlichen Vitamine und Mineralstoffe.

Der Begriff der Fehlernährung bezeichnet nicht ausschließlich einen Nährstoffmangel, sondern auch einen Nährstoffüberschuss, der zu Ernährungsstörungen wie Übergewicht und Herzkrankheiten führt.

Unterernährung resultiert z. B. aus einer unzureichenden Nahrungsaufnahme (Verhungern), einer mangelhaften Verdauung und Nährstoffaufnahme (Malabsorptionssyndrome), einer unzureichenden Nahrungsverwertung (wie bei Krebs, der in fortgeschrittenen Stadien zur schlechten Verwertung führt) oder aus einem Nährstoffverlust (z. B. beim nephrotischen Syndrom mit übermäßiger Eiweißausscheidung über den Urin).

In schweren Fällen äußert sich Unterernährung in Gewichtsverlust, der besonders Fett und Muskeln betrifft, verbunden mit den Symptomen der entsprechenden Vitaminmangelkrankheiten, z. B. Rachitis und Skorbut. Ein Eisenmangel führt zu Blutarmut (Anämie), Kupfermangel gilt als Begleitursache für Herzerkrankungen.

Unterernährung ist ein wirtschaftliches und soziales Problem, von dem große Bevölkerungsteile betroffen sind. Selbst in Regionen mit ausreichendem Nahrungsangebot treten durch Armut, Vorurteile oder Unwis-

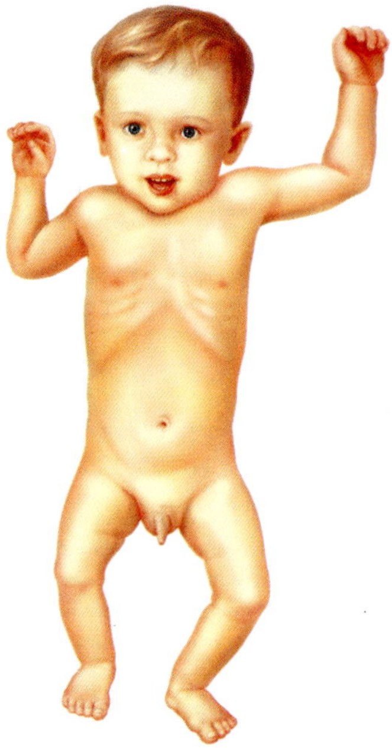

Rachitis

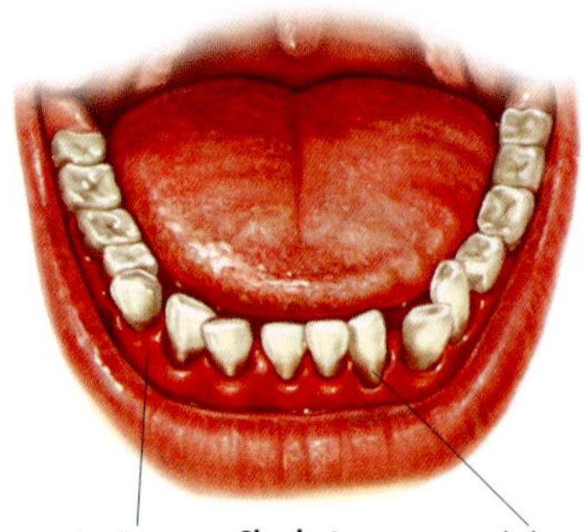

Skorbut

Unterernährung durch Vitaminmangel

Kinder benötigen für das Wachstum ausreichende Mengen an Vitaminen, Mineralien und Proteinen. Bei unzureichender Ernährung leiden sie besonders schnell an Unterernährung. Die Knochen eines Kindes, das an Vitamin-D-Mangel leidet, sind anfällig für Verformungen (Rachitis). Der durch Vitamin-C-Mangel verursachte Skorbut führt zu geschwollenem, blutendem Zahnfleisch und Zahnausfall.

senheit Ernährungsstörungen auf. Auch Alkoholismus kann zur Unterernährung führen.

SIEHE AUCH *Verdauungsapparat, Aminosäuren in Kapitel 1; Alkoholismus, Ess-Störungen in Kapitel 15; Rachitis, Skorbut, Anämie und andere spezielle Krankheiten im Register*

KWASHIORKOR

Beim Kwashiorkor handelt es sich um eine Art der Fehlernährung. Sie betrifft Kinder, die stärkereiche und proteinarme Nahrung erhalten, besonders, wenn sie direkt nach der Entwöhnung damit gefüttert werden. Dies kommt häufig in ländlichen Gegenden von Entwicklungsländern vor. Die Krankheit entwickelt sich durch Hunger, manchmal durch schnelles Wachstum oder nach einer Krankheit, wenn der Körper mehr Protein benötigt.

Zu den Symptomen zählen ein Energiemangel, die Rötung des Haares sowie Wassereinlagerungen (Ödeme), die zu einem geblähten Bauch und einem »Mondgesicht« führen. Oft treten Durchfälle, Blutarmut (Anämie) und Hautausschläge auf. Die geistige Entwicklung ist verlangsamt, das Wachstum kann auf Dauer gestört sein.

Die Krankheit ist häufig mit einer anderen Form der proteinarmen Fehlernährung, dem Marasmus, kombiniert. Dabei greift der Körper das eigene Gewebe an, um Energie und Protein zu erhalten. Die Krankheit wird mit Proteinpräparaten oder proteinreicher Ernährung behandelt.

APPETIT

Der Ausdruck Appetit bezeichnet das Verlangen des Körpers nach einer Substanz oder einem Reiz. Meist ist damit das Bedürfnis nach Essen oder Trinken gemeint. Daneben kann mit »Appetit« das Verlangen nach Geschlechtsverkehr oder Suchtstoffen (Zigaretten, Alkohol, andere Drogen) gemeint sein.

Das Bedürfnis nach Nahrungsaufnahme wird durch Hunger signalisiert, einer starken und manchmal unangenehmen Empfindung, die sogar Schmerzen im Magenbereich hervorrufen kann. Das Hungergefühl wird durch einen kleinen Bereich im Hypothalamus ausgelöst, der auf einen niedrigen Blutzuckerspiegel reagiert. Nach erfolgter Nahrungsaufnahme steigt der Blutzuckerspiegel durch die verdaute Nahrung – das Sättigungsgefühl tritt ein.

Krankheiten können vorübergehend Appetitlosigkeit verursachen. Im Verlauf des Gesundungsprozesses findet dann jedoch eine Rückkehr zu den normalen Essgewohnheiten statt. Magersüchtige hingegen ignorieren Hungergefühle bewusst, um ihren Appetit zu zügeln.

In Gesellschaften mit einem ausreichenden Nahrungsangebot richtet sich die Nahrungsaufnahme häufig nach dem Lustprinzip und nicht nach den tatsächlichen Bedürfnissen. Kaum jemand kennt dann die Entzugsgefühle, die durch echten Hunger verursacht werden. Es gibt außerdem Hinweise darauf, dass sehr fettreiche Nahrung kein Sättigungsgefühl hervorruft, womit das Signal, mit dem Essen aufzuhören, fehlt.

Sport reduziert die Schwankungen im Blutzuckerspiegel und kann helfen, den Appetit so zu regulieren, dass sich Nahrungsaufnahme und Energiebedarf des Körpers decken. Insulin, ein in der Bauchspeicheldrüse gebildetes Hormon, das bei der Zuckerkrankheit (*Diabetes mellitus*) fehlt, senkt den Blutzuckerspiegel und kann den Appetit anregen, indem es Hunger verursacht.

Eine zu hohe oder zu geringe Nahrungsaufnahme kann schnell zu Gesundheitsstörungen führen. Dies trifft sowohl für Übergewicht und Fettleibigkeit als auch für chronische Unterernährung mit Nährstoff-, Vitamin- und Mineralstoffmangel zu.

Leben Menschen in einem fremden Kulturkreis, ändert sich oft auch der Appetit. Gewohnte Nahrungsmittel sind vielleicht nicht verfügbar, oder das neue Angebot erscheint attraktiver. Häufig wird es als schwierig empfunden, bei neuen Nahrungsmitteln den Appetit zu zügeln. Dies ist zurzeit in Japan zu beobachten: Importierte Milch- und Fleischprodukte verdrängen die herkömmlichen, relativ proteinarmen Nahrungsmittel.

Unter Appetitzüglern versteht man Medikamente, die manchmal begleitend zu einer Diät zur Gewichtsabnahme verwendet werden. Ihre Wirkung ist nur vorübergehender Natur und sehr umstritten, da sie das Risiko einer Suchtentwicklung und anderer bedenklicher Nebenwirkungen, z. B. Bluthochdruck, Unruhe und Schlaflosigkeit, bergen.

SIEHE AUCH *Insulin in Kapitel 1; Hypothalamus, Limbisches System in Kapitel 2; Ess-Störungen in Kapitel 15*

GEWICHT

Der Definition nach versteht man unter dem Gewicht die Kraft, mit der eine Masse aufgrund der Schwerkraft von der Erde angezogen wird. Nimmt ein Mensch mehr Kilojoules (oder Kilokalorien) auf als er durch seine Aktivität verbrennt, erhöht sich die Körpermasse und somit auch das Körpergewicht.

SIEHE AUCH *Schwangerschaft, Kindheit, Klimakterium in Kapitel 13*

Schwangerschaft

Die durchschnittliche Gewichtszunahme während einer Schwangerschaft liegt in den westlichen Industrieländern bei 12 kg. Eine Gewichtszunahme von 10–13 kg gilt als ideal. Ein Drittel dieses zugenommenen Gewichtes ist auf den Fetus bzw. den Embryo, die Plazenta und das Fruchtwasser zurückzuführen, ein weiteres Drittel auf den Zuwachs an Brustgewebe, anderem Gewebe und zusätzlichem Blut und das letzte Dritte auf Körperfett und Wasser.

Säuglinge und Kinder

Wachstum und Gewicht sind wichtige Anzeichen für die gesunde Säuglingsentwicklung. Ein Neugeborenes wird in den meisten Fällen zuerst gewogen. Bei der Bewertung des Geburtsgewichtes sind die Erbanlagen und der Reifegrad des Säuglings sowie der Gesundheitszustand der Mutter während der Schwangerschaft einzubeziehen.

Die Wachstumstabellen zur Bewertung des Kindeswachstums stellen zwar ein wertvolles Hilfsmittel dar, sind jedoch mit Bedacht auszuwerten. Stets zu berücksichtigen ist, dass diese Tabellen Durchschnittsgewichte von Säuglingen und Kindern jeden Alters enthalten. Die für Kinder in den Industrieländern zu erwartende Wachstumsrate weicht stark von jener ab, die Kinder in den Entwicklungsländern erreichen können.

Gewichtstabellen müssen stets in Verbindung mit den Größentabellen gelesen werden. Nur dann lässt sich feststellen, ob ein Säugling oder Kind an Unter- oder Übergewicht leidet. Da Kinder unterschiedlich schnell wachsen und zunehmen, kann eine korrekte Bewertung nur unter Berücksichtigung der Gesamtentwicklung erfolgen. Bei chronischem Unter- oder Übergewicht muss die genaue Ursache erforscht werden.

Eine Entwicklungsstörung äußert sich in einer fehlenden Gewichtszunahme und weist bei Kindern bis zu zwei Jahren auf eine schwere Erkrankung, mangelnde Zuwendung oder eine ernährungsbedingte Störung hin. Das Kind sollte auf angemessene Kalorienzufuhr, Darm-, Herz- und Lungenkrankheiten, Stoffwechselstörungen, Erbkrankheiten und seelische Probleme hin untersucht werden.

In vielen Wohlstandsländern ist Fettleibigkeit (Adipositas) bzw. Fettsucht bei Kindern immer häufiger zu beobachten. Fettleibigkeit führt zur Bildung übermäßig vieler Fettzellen, die auch bei einer Gewichtsreduktion nicht abgebaut werden, sondern nur einen Teil ihres Fettgehaltes einbüßen. Die Fähigkeit zur Fettspeicherung bleibt erhalten, wodurch das Kind auch als Jugendlicher und Erwachsener zu Übergewicht neigt. Ein übergewichtiges Kind lehnt körperliche Betätigung häufig ab, auch die Freizeit wird oft sitzend verbracht. Das durch falsche Essgewohnheiten bedingte Übergewicht wird so durch Trägheit noch vermehrt. Kinder mit zwei fettleibigen Elternteilen sind für Fettleibigkeit besonders anfällig. Fettleibigkeit bei Erwachsenen scheint durch genetische Faktoren begünstigt zu werden.

Erwachsene

Viele Frauen nehmen während der Menopause zu. In 90 % aller Fälle ist die Gewichtszunahme auf eine Veränderung der Lebensweise zurückzuführen. Die hormonelle Umstellung ist also nicht ausschlaggebend, auch wenn dies oft angenommen wird. Frauen, die sich weiter sportlich betätigen, nehmen nicht so leicht zu wie inaktive Frauen.

Eine Reduzierung der täglichen Kalorienzufuhr in Verbindung mit der vermehrten sportlichen Betätigung verhelfen den meisten Fettleibigen zu einer Gewichtsreduktion. Vorbeugung ist jedoch besser als jede andere Methode. Das Normalgewicht beugt zahlreichen Krankheiten und der dadurch bedingten Beeinträchtigung der Lebensqualität vor. In einigen Fällen liegt die Ursache der Fettleibigkeit in Stoffwechselerkrankungen und genetischen Störungen, was geklärt und entsprechend behandelt werden sollte.

BODY-MASS-INDEX

Der Body-Mass-Index (BMI; Körpermasseindex) ist eine Zahl, mit der beurteilt wird, ob eine Person im Verhältnis zur Körpergröße normalgewichtig ist. Er ist nützlicher als die Standardformel »Körpergröße in cm minus 100« und aussagekräftiger, wenn es darum geht, ob jemand über- oder untergewichtig ist, und wie sehr das Gewicht vom gesunden Bereich abweicht.

Der BMI wird nach folgender Formel berechnet: BMI = Gewicht in Kilogramm, geteilt durch das Quadrat der Körpergröße in Metern. Ein Mann, der bei einer Größe von 1,80 m 100 kg wiegt, hat demnach einen BMI von 30,9 (100 geteilt durch $1{,}8^2$).

Bei Männern gilt ein BMI von 20–24, bei Frauen ein BMI von 19–24 als normal. Eine höhere Zahl deutet auf leichtes Übergewicht hin. Erst bei einem BMI über 30 spricht man von Fettleibigkeit.

Übergewichtige Menschen, die abnehmen möchten, können mit dem BMI einen persönlichen Zielgewichtsbereich festlegen. Der Ziel-BMI ist ein Gewicht innerhalb des Normbereiches, in dem sie sich wohl fühlen, und kann am oberen oder unteren Ende des Bereiches liegen.

FETTLEIBIGKEIT

Bei Fettleibigkeit (Adipositas) wird aufgrund konstanter übermäßiger Nahrungsaufnahme überschüssiges Fett im Körper gespeichert, da dem Körper mit der Nahrung mehr Energie zugeführt wird, als er verbraucht. Die Gründe für die übermäßige Nahrungsaufnahme sind vielfältig.

Fettleibigkeit drückt sich durch starkes Übergewicht aus, doch sind Fettleibigkeit und Übergewicht nicht dasselbe. Athleten, Bodybuilder und Menschen mit starkem Knochenbau können wesentlich mehr wiegen als ihrer Körpergröße entspricht, was jedoch nicht auf Fetteinlagerungen, sondern auf den Muskelaufbau zurückzuführen ist. Die häufigste Ursache für ein Gewicht von 20 % oder mehr über dem Normalgewicht ist jedoch Fettleibigkeit. Gewichtstabellen sowie die Bestimmung des Body-Mass-Index (BMI; Körpermasseindex) sind zwar nicht der Weisheit letzter Schluss, können jedoch als Richtlinien zur Bestimmung des persönlichen Idealgewichtes verwendet werden. Bei einem BMI von mehr als 30 sollte eine Behandlung erfolgen (normalerweise sollte er zwischen 20 und 25 liegen).

Fettgewebe kommt überall im Körper vor und wird hauptsächlich dort gespeichert, wo sich die meisten Fettzellen befinden: an den Hüften, den Oberschenkeln, am Gesäß und am Bauch. Darüber hinaus sammelt sich Fett auch im Unterhautfettgewebe, in den Bindegewebskapseln, welche die inneren Organe umgeben, sowie in den Wänden der Körperhöhlen, z. B. der Bauchhöhle, einem der Hauptfettspeicher des Körpers.

Die Fettleibigkeit in der Kindheit führt zur Bildung einer zu hohen Fettzellzahl, die auch bei Gewichtsabnahme nicht sinkt. Die Fettzellen verlieren zwar etwas von ihrem

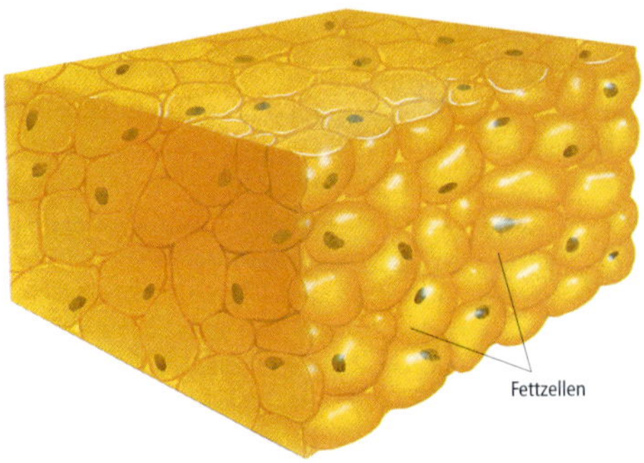

Fettgewebe

An den Hüften, den Oberschenkeln, am Gesäß und am Bauch befinden sich zahlreiche Fettzellen, die Fett in Form von Fettgewebe speichern. Die Fettzellzahl im Körper wird in den ersten Lebensjahren festgelegt.

Fettleibigkeit

Fettleibigkeit wird als übermäßige Fettspeicherung im Körper definiert. Sie kann das Symptom einer körperlichen oder einer Verhaltensstörung bzw. die Folge von Erbeinflüssen sein. Männer und Frauen speichern Fett in unterschiedlichen Körperregionen. Bei Männern sammelt sich Fettgewebe bevorzugt am Bauch, bei Frauen an den Oberarmen und Oberschenkeln sowie an den Brüsten.

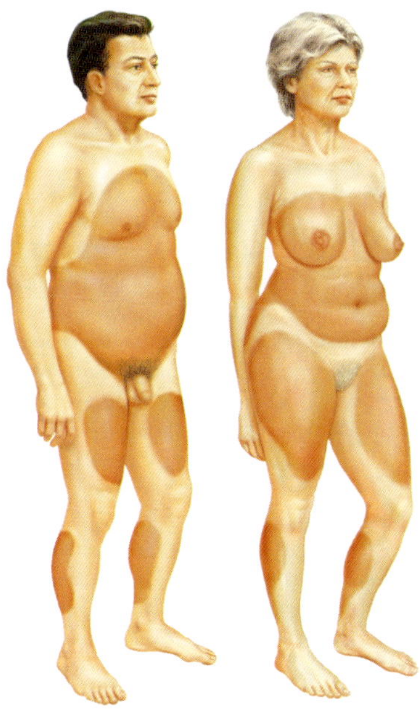

Fettleibigkeit – Fettverteilung beim Mann

Fettleibigkeit – Fettverteilung bei der Frau

Fettgehalt, behalten aber ihre Speicherkapazität, was zu einer Veranlagung für Übergewicht in der Jugend und im Erwachsenenalter führt.

Übergewichtige Kinder haben oft eine Abneigung gegen körperliche Aktivitäten. Eine solche Trägheit, die sich in sitzenden Freizeittätigkeiten, wie Computerspielen und Fernsehen, äußert, kann das Übergewicht noch erhöhen. Bei Bewegungsmangel werden viele Nährstoffe nicht verbrannt, sondern als Fett gespeichert. Ein übergewichtiges Kind, das beim Sport und Spielen mit Gleichaltrigen nicht mithalten kann, leidet oft an einem mangelnden Selbstvertrauen und sucht Trost im Essen, was das Problem noch verschlimmert. In der Pubertät und Jugend kann leichtes Übergewicht aufgrund des wachsenden Körperbewusstseins zum ernsten Problem werden.

Andere Faktoren, die Fettleibigkeit begünstigen, sind u. a.:

Störungen des Hypothalamus im Gehirn, der für die Appetitregulierung zuständig ist.

Erbanlagen (vererbte Merkmale) können die Gewichtszunahme noch fördern.

Hormonelle Veränderungen bei Stoffwechsel- oder Hormonkrankheiten.

Bewegungsmangel, da Laufen und körperliche Arbeit durch Autofahren und sitzende Tätigkeiten sowie sitzende Freizeitaktivitäten (z. B. Fernsehen) ersetzt werden.

Medikamente, vor allem Kortikoide, die als Nebenwirkung eine Gewichtszunahme verursachen.

Fettleibigkeit birgt im Allgemeinen ein erhöhtes Risiko für Krebs, Gallenerkrankungen, Zyklusstörungen, Typ-2-Diabetes, Bluthochdruck und hohe Cholesterinwerte, die wiederum zu Herzkrankheiten führen können. Das Übergewicht erhöht die Belastung des Herzes, der Lungen, der Wirbelsäule und aller Gelenke, auf denen Gewicht lastet. Stammfettsucht, die häufiger bei Männern vorkommt, stellt ein größeres Gesundheitsrisiko dar als die feminine Fettleibigkeit (Birnentyp) mit Fettspeicherung an Hüften und Oberschenkeln. Paradoxerweise sind übergewichtige Frauen viel mehr an einer Gewichtsabnahme interessiert als Männer. Die Behandlung sollte aus eine Kombination erhöhter körperlicher Aktivität und Reduktionsdiät bestehen.

Um das Gewicht nach einer Gewichtsabnahme zu halten, sind langfristige Maßnahmen nötig. Dazu zählen Spezialkliniken, Selbsthilfegruppen und die Zusammenarbeit mit Diätassistenten. Rezeptpflichtige Appetitzügler können zwar bei der anfänglichen Gewichtsabnahme helfen, sind jedoch gesundheitlich nicht unbedenklich und müssen mit einer Therapie und Ernährungsumstellung kombiniert werden, damit der Erfolg von Dauer ist. Eine operative Magenverkleinerung mit dem Ziel, kleinere Mengen zu essen, ist eine drastische Maßnahme. Auch wenn sie verspricht, eine Dauerlösung für ein deprimierendes, lebensbedrohendes Problem zu bieten, kann sie mit Komplikationen verbunden sein und sogar zum Tod führen.

ZELLULITIS

Zellulitis oder Orangenhaut sind populärsprachliche Bezeichnungen für die *Dermatopanniculosis deformans*, alterbedingte Veränderungen im Fettgewebe, die Runzeln und Dellen in der Haut bewirken. Die Dellenbildung zeigt an, dass die Fettzellen durch Veränderungen in der Struktur des Unterhautfettgewebes in die äußeren Hautschichten der Lederhaut vorgedrungen sind. Gewichtsreduktion verbessert nicht unbedingt das Erscheinungsbild der Zellulitis. In manchen Fällen hilft eine kosmetische Operation.

KÖRPERBAU

Die Formen des menschlichen Körpers werden in drei Konstitutionstypen unterteilt: Der pyknische Typ hat einen weichen, rundlichen Körperbau mit Tendenz zur Fettleibigkeit. Der athletische Typ ist muskulös und hat einen kräftigen Knochenbau sowie gleichmäßige Proportionen. Der leptosome Typ hat einen sehnig-schlanken, kantigen Körperbau und wirkt eher zerbrechlich.

Übermäßiges Essen oder Diäten können zwar nicht den Konstitutionstyp ändern, wohl aber eine oberflächliche Veränderung der Figur aufgrund der gespeicherten Fettmenge bewirken. Meist sind es Frauen, die

Körperbau-Typen

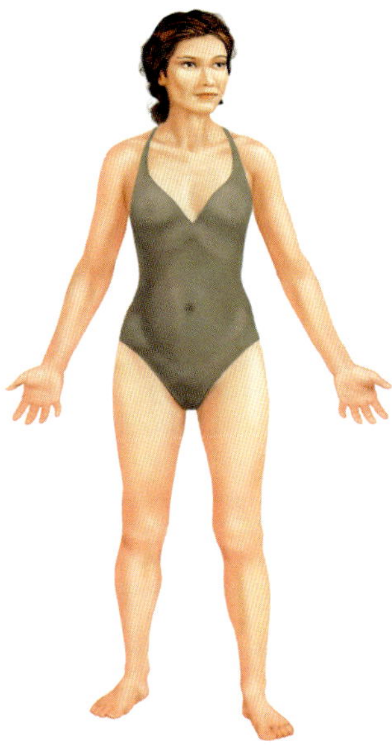

leptosomer Typ

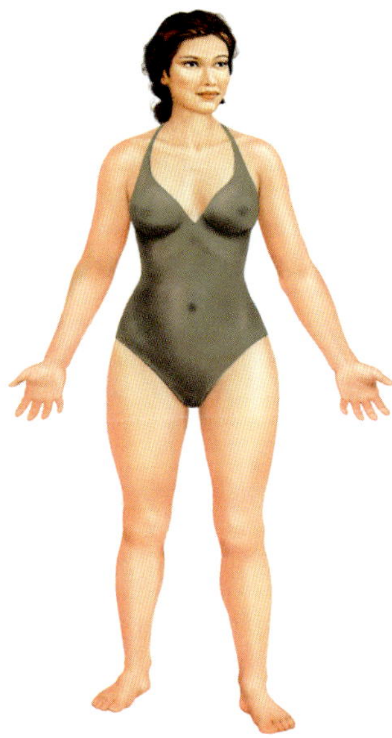

athletischer Typ

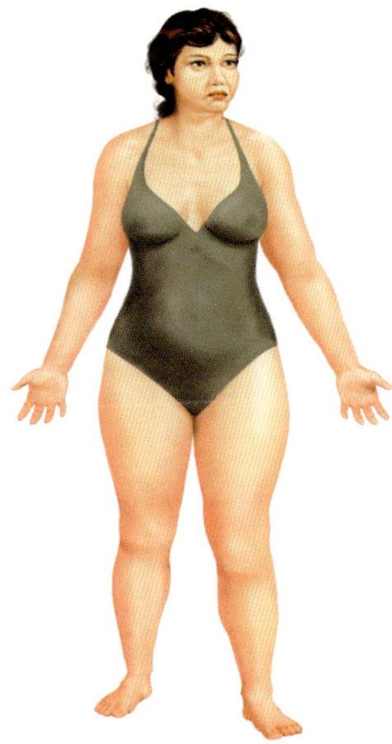

pyknischer Typ

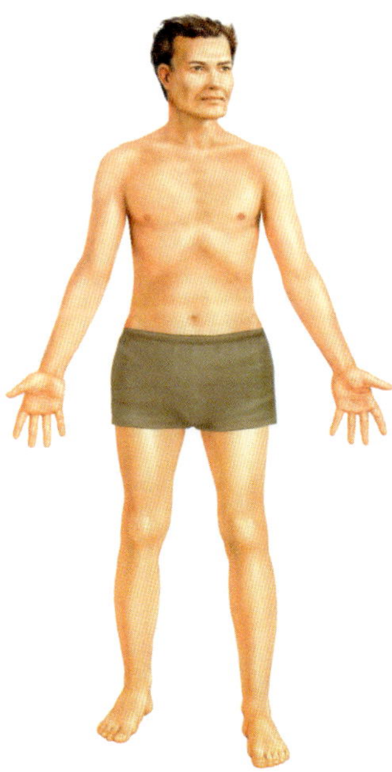

leptosomer Typ

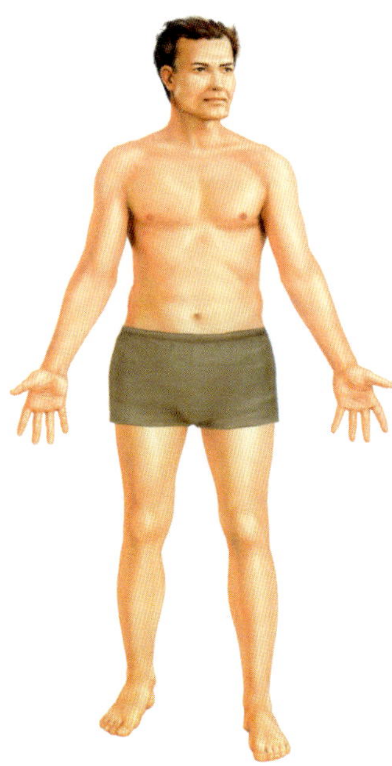

athletischer Typ

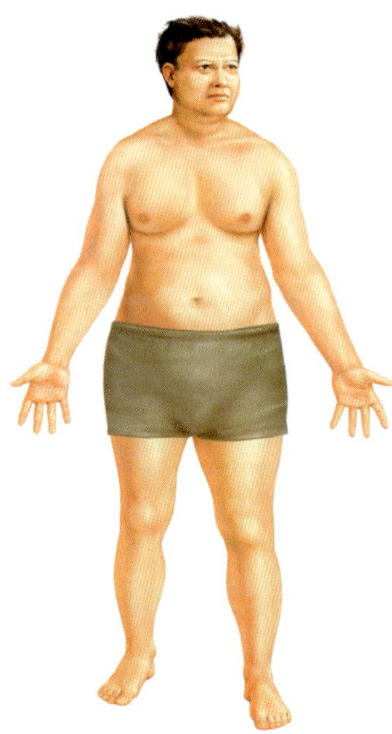

pyknischer Typ

Diäten machen, da sich ihre Figur aufgrund von Fettspeichern in den Hüften, Oberschenkeln, Brüsten und am Bauch verändert. Bei Übergewicht vergrößern sich diese Fettpolster.

Eine Veränderung der Figur kann auch durch eine Wassereinlagerung im Körper, die bei Frauen während der Menstruation und bei beiden Geschlechtern krankheitsbedingt auftreten kann, bewirkt werden. Auch Sport wirkt sich auf die Figur aus: Er kräftigt schlaffe Muskeln, baut überschüssiges Fett ab, reduziert das Gewicht und verbessert die Haltung, verändert jedoch nicht den Konstitutionstyp. Schönheitsoperationen stellen eine drastische Lösung dar, die Figur zu verändern.

Unter Körperbild versteht man die individuelle Wahrnehmung der eigenen Figur. Diese kann gestört sein, z. B. bei Patienten mit Ess-Störungen, die sich selbst als viel zu dick empfinden, obwohl sie dünn und abgemagert sind. Das Bild vom eigenen Körper wird zu einem Großteil von der Mode diktiert. Junge Mädchen haben oft ein gestörtes Körperbild und bilden die Hauptrisikogruppe für exzessive Diäten.

SIEHE AUCH *Hormone, Ödem in Kapitel 1; Hypothalamus in Kapitel 2; Schwangerschaft, Klimakterium in Kapitel 13; Ess-Störungen in Kapitel 15; Schönheitschirurgie in Kapitel 16*

KÖRPERSPRACHE

Der Austausch von Informationen kann in verbale und nonverbale Kommunikation unterteilt werden. Wenn ein Baby seine Mutter anlächelt, benutzt es seine angeborene Fähigkeit zur nonverbalen Kommunikation: die Körpersprache. Es kann nur weinen oder schreien – die Sprache entwickelt sich erst viel später. Ein Baby ist von Anfang an auf liebevolle Reaktionen seiner Mutter angewiesen und muss eine Beziehung aufbauen, um sicherzustellen, dass es gefüttert und versorgt wird. Dies ist der Grund für das Lächeln. Diese Fähigkeit zu lächeln wird bei Babys deutlich, die blind geboren werden.

Die körpersprachlichen Botschaften, die bei jeder Begegnung vermittelt werden, machen schätzungsweise mehr als die Hälfte der Kommunikation aus – die Körpersprache ist somit wichtiger als die verbale Kommunikation. Die nonverbale Kommunikation besteht aus Signalen, Zeichen und Gesten. Einige sind schon bei der Geburt vorhanden, andere sind kulturabhängig, d. h. sie werden in einer bestimmten Kultur häufig benutzt und zusammen mit der gesprochenen Sprache von der Familie erlernt. Wieder andere werden je nach Spezies und Geschlecht weitervererbt und sind vermutlich angeboren.

SIEHE AUCH *Gesicht, Sinne in Kapitel 2; Verständigung in Kapitel 13*

Erforschung der Körpersprache

Schauspieler und Tänzer wissen, dass Bewegung und Gesten einflussreiche Kommunikationsmittel sein können und benutzen ein umfangreiches körpersprachliches Vokabular, um sich auszudrücken und zu kommunizieren. Die moderne Erforschung der Körpersprache begann in den 1950er-Jahren, als ein amerikanischer Anthropologe das Verhalten von Menschen bei Gesprächen analysierte. Um die Bedeutung der Verhaltensweisen zu erfassen, wurden die Haltung, Augenbewegungen, die Mimik und Gesten mit Armen und Händen auf den jeweiligen Kontext und die jeweilige Kultur bezogen.

Kulturelle Unterschiede

Manche bewusst benutzten Zeichen und Gesten scheinen in allen menschlichen Kulturen vorzukommen. Lächeln ist im Allgemeinen ein Zeichen der Freundlichkeit oder der Begrüßung. Knurren, Zähneblecken und aufgeblähte Nasenflügel sind Signale für Wut und Feindseligkeit.

Gesten können in einer Kultur eine völlig andere Bedeutung haben als in einer anderen. In Großbritannien bedeutet das »V«-

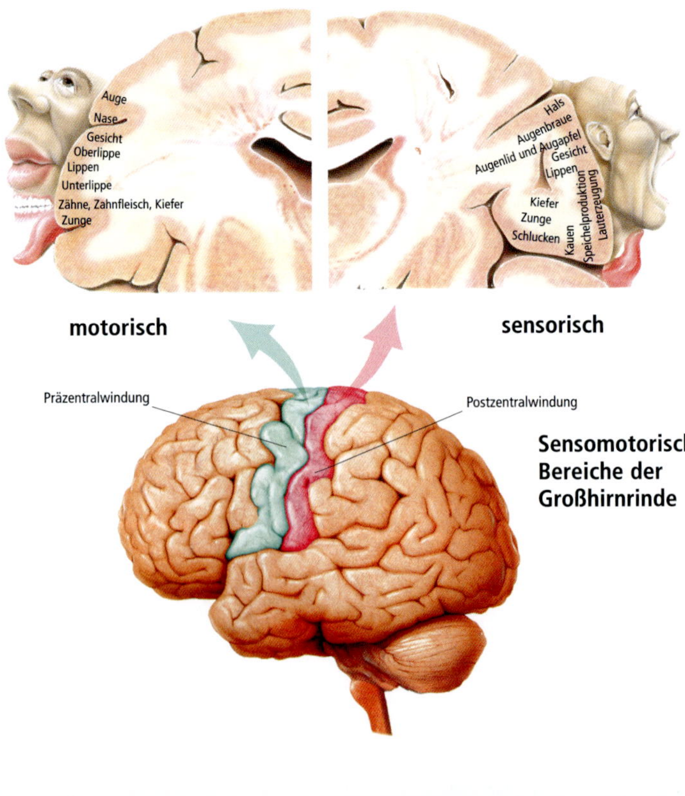

Sensomotorische Bereiche der Großhirnrinde

Steuerung der Körpersprache

Das Gehirn kontrolliert Empfindungen und Bewegungen des Körpers über unterschiedliche Bereiche der Hirnrinde. Die sensorischen Signale aus dem Gesichtsbereich werden in der Postzentralwindung verarbeitet, während die Befehle für die mimische Muskulatur, wie beim Lächeln, von Kerngebieten in der Präzentralwindung kommen.

Zeichen, das mit ausgestrecktem Zeige- und Mittelfinger in Form des Buchstabens »V« gebildet wird, »Sieg« (englisch »victory«), wenn die Handfläche nach außen zum Gesprächspartner zeigt. Zeigt die Handfläche nach innen, ist es eine obszöne, beleidigende Geste. Im übrigen Europa bedeuten jedoch beide Gesten entweder »Sieg« oder einfach die Zahl »zwei«, während eine Beleidigung mit anderen Gesten ausgedrückt wird.

Persönlicher Freiraum

Die Definition des Begriffes »persönlicher Freiraum« – der klar abgegrenzte Bereich, den jede Person um sich herum zum Wohlfühlen braucht – ist ein wesentlicher Bestandteil der Körpersprache. Der Wunsch nach persönlichem Freiraum ist abhängig von Beziehungen, Status, Absichten, Kultur und Anlass und ist in jeder Situation anders. Dichtes Zusammenstehen bei einem Gespräch kann für eine Person normal sein, von einer anderen jedoch als Eindringen in den persönlichen Freiraum empfunden werden und so eine völlig falsche Botschaft vermitteln. Je nach Geschlechterkonstellation kann dies lediglich Unbehagen auslösen oder aber fälschlicherweise entweder Feindseligkeit oder sexuelle Anziehung signalisieren.

Benutzung der Körpersprache

Kenntnisse über die Körpersprache im Alltag sind vor allem bei der direkten Kommunikation nützlich, z. B. bei Vorstellungsgesprächen, beim Kennenlernen, in persönlichen Beziehungen sowie in geschäftlichen Besprechungen und Verhandlungen.

Die Teilnehmer einer Verhandlung oder geschäftlichen Besprechung können die Körpersprache der anderen beobachten und auf Zeichen achten, die das Gesagte verstärken oder widerlegen. Die Haltung ist wichtig. Sie kann Offenheit und Anerkennung ausdrücken oder aber das Gegenteil: Misstrauen oder Ungläubigkeit. Gesten und die Position der Hände können unausgesprochene Gedanken oder Einstellungen verraten: Eine Hand am Kinn kann aufmerksames Überlegen signalisieren und eine Hand über dem Mund auf Ungläubigkeit oder Unbehagen in Bezug auf das Gesagte hindeuten. Auch die Haltung kann bedeutsam sein: Übereinander geschlagene Beine oder Füße können eine defensive Haltung vermitteln, während das Sitzen mit gespreizten Beinen Langeweile, Gleichgültigkeit oder den Wunsch, das Gespräch zu beherrschen, ausdrücken kann.

SPORT

Sport ist die gezielte, körperliche Betätigung zur Entwicklung, Aufrechterhaltung oder Verbesserung der Fitness. Die moderne Lebensweise in den Industriestaaten ist im Vergleich zu früheren Zeiten durch Bewegungsmangel im Alltag gekennzeichnet, den jeder mit Sport ausgleichen sollte.

Den Jägern war das Nomadenleben vorgegeben, da sie umherziehen mussten, um sich ihre Nahrung zu sichern. Nach Entstehung der Agrargesellschaften war das Leben im Allgemeinen von körperlicher Anstrengung und Arbeit geprägt. Erst seit der industriellen Revolution entwickelte sich der bequeme Lebensstil zur Norm. Daher ist ein regelmäßiges Training für die Aufrechterhaltung einer guten körperlichen Verfassung unerlässlich.

SIEHE AUCH *Muskulatur, Osteoporose, Stoffwechsel in Kapitel 1; Manuelle Therapien, Ganzheitliche Heilmethoden in diesem Kapitel*

Mechanik der Bewegungsabläufe

Jede Bewegung beinhaltet eine Muskelanspannung oder -kontraktion. Da sich Muskeln aktiv nur zusammenziehen (verkürzen), können sie auch nur in eine Richtung ziehen. Sie sind deshalb paarweise als Gegenspieler angelegt, da dadurch ein aktives Beugen und Strecken ermöglicht wird. So kann der Ellbogen aufgrund der Kontraktion des zweiköpfigen Oberarmbeugers (Bizeps) und des dreiköpfigen Oberarmstreckers (Trizeps) gebeugt und gestreckt werden.

Die Energie für die Muskelkontraktion wird aus Glykogen, einer im Muskelgewebe gespeicherten Zuckerform gewonnen. Bei Bedarf an gespeicherter Energie reagiert das Glykogen mit dem Sauerstoff im Blut unter Bildung von Energie. Auch ohne Sauerstoff (z. B. beim Sport) erfolgt eine Glykogenumwandlung. Dieser Vorgang führt jedoch zu Milchsäurebildung in den betätigten Muskeln. Das Defizit wird ausgeglichen, sobald Sauerstoff verfügbar ist. Die entstandene Milchsäure kann Muskelkater verursachen.

Übungsprogramme werden nicht willkürlich zusammengestellt, sondern auf eine bestimmte Leistung, die Verbesserung der Gelenkigkeit, Kraft oder Ausdauer ausgerichtet. Die Übung muss dem gesteckten Ziel entsprechen. Ein Mensch mit sitzender Lebensweise, der gerade mit einem Fitnessprogramm beginnt, muss auf einem niedrigen, leicht erreichbaren Niveau einsteigen, das täglich gesteigert wird, bis ein bestimmtes Ziel erreicht ist.

Fortschritte resultieren aus Übungen, welche die Muskeln zunehmend fordern. Gewichtheber stemmen immer schwerere Gewichte, und Läufer versuchen, ihre Zeiten um Sekundenbruchteile zu verbessern.

Ein gutes Übungsprogramm enthält eine Aufwärm- und Abkühlphase. Durch den langsamen Einstieg können sich die Körpersysteme an die wachsenden Anforderungen anpassen (Anstieg der Herzfrequenz und der Muskeltemperatur, Anregung des Blutkreislaufes).

Gegen Ende des Programmes sollten die Übungen leichter werden und ausklingen. Dadurch sinkt die Herzfrequenz, was Gefahren wie einer Blutdrucksenkung, die zur Ohnmacht oder sogar zum Herzstillstand führen kann, vorbeugt. In der Abkühlphase sollte die Herzfrequenz je nach Alter und Fitness zwischen 120 und 100 Schlägen pro Minute betragen.

Nur regelmäßig (mindestens dreimal pro Woche) ausgeführte Übungen zeigen eine nachhaltige Wirkung. Ein tägliches Training ist ratsam, jedoch nicht erforderlich.

Auswirkungen auf die Gesundheit

Training bewirkt eine Zunahme des Muskelgewebeanteiles im Körper und eine entsprechende Abnahme des Fettanteiles. Studien haben gezeigt, dass sich der Körperaufbau durch Training ändert. Danach haben Personen, die täglich mindestens vier Kilometer gehen, weniger Eingeweidefett als die inaktiveren Vergleichspersonen. Dabei spielt es keine Rolle, ob die Bewegung als gezielte Übung oder als Teil der täglichen Alltagsroutine ausgeführt wird. Solche Untersuchungen bestätigen, dass eine sitzende Lebensweise der Gesundheit abträglich ist.

Bereits nach der Geburt bewegen Babys ihre Muskeln. Durch Spielen und Experimentieren lernen sie, ihre Muskeln einzusetzen, bis sie krabbeln, gehen und laufen können. Auch Kinder trainieren spielerisch, beispielsweise beim Herumtoben und Radfahren. Fettleibigkeit betrifft inzwischen auch viele Kinder, da sie zunehmend mit sitzenden Tätigkeiten befasst sind und sich kaum mehr körperlich austoben können. Bewegung und Sport sind für das körperliche und emotionale Wohlbefinden von Kindern und Heranwachsenden wichtig und schützen vor späteren Erkrankungen wie Osteoporose.

Auch Erwachsene sollten ihren Körper durch Training fit halten. Frauen können ihr Übungsprogramm, eventuell in abgewandelter Form, während und nach der Schwangerschaft beibehalten. Rückbildungsgymnastik zur Straffung des Körpers bietet sich für die Zeit kurz nach der Geburt an. Die meisten Sportarten können sechs Wochen nach der Entbindung wieder aufgenommen werden.

In der Rückbildungsgymnastik lernen Frauen Beckenbodenübungen zur Kräftigung der Beckenbodenmuskulatur und zur Vorbeugung von Inkontinenz, einer möglichen Folge der Schwangerschaftshormone, welche die Beckenmuskeln entspannen. Da Inkontinenz auch in der Menopause auftritt, ist es sinnvoll, diese Übungen auch weiterhin zu absolvieren.

Auch in späteren Jahren können sowohl Männer als auch Frauen ihre Gesundheit durch sportliche Betätigung fördern, sei es im Alltag oder durch Sportarten wie Schwimmen, Radfahren, Golf, Tanzen oder Yoga. Körperliche Betätigung verbessert das allgemeine Wohlbefinden: Sie hebt die Stimmung, beseitigt Ängste, verbessert den Schlaf und hält geistig fit.

Aerobe Übungen

Aerobe Übungen sind Übungen unterhalb der maximalen Leistungsfähigkeit, bei denen ausreichend Sauerstoff für die Verstoffwechslung der Glukose zur Verfügung steht. Hierzu zählen z. B. Gehen und Joggen. Dabei werden alle Muskeln mit einer mäßig erhöhten Atem- und Pulsfrequenz über einen Zeitraum von 15 bis 20 Minuten hinweg bewegt. Dieser Übungstyp verbessert die kardiovaskuläre Fitness mit einer Steigerung der Durchblutung und der Sauerstoffversorgung der Muskeln. Dies wirkt sich positiv auf den allgemeinen Gesundheitszustand aus.

Aerobe Übungsprogramme sollen die Herz-Lungen-Kapazität durch Erhöhung der Herzfrequenz auf etwa 70 % ihres Höchstwertes verbessern. Die Berechnung erfolgt über die Formel »220 abzüglich des Alters der Person in Jahren«. Beispiel: Im Alter von 45 Jahren sollte die maximale Herzfrequenz bei 175 pro Minute und während der Übungen bei 120 liegen.

Anaerobe Übungen

Hierzu zählt Krafttraining zum Aufbau von Muskelpaketen. Dabei handelt es sich um sehr intensive Übungen für kleine Muskelgruppen und wenige Bewegungsabläufe über einen kurzen Zeitraum. Gewichtheben ist z. B. eine Sportart mit hohem Energieverbrauch und einem Sauerstoffdefizit als Folge, wie oben beschrieben. Mit solchen Kraftsportarten lassen sich zwar große Muskelmassen aufbauen, dem Herz, der Lunge und dem allgemeinen Gesundheitszustand nützen sie jedoch wenig.

Einstieg in das Übungsprogramm

Anfänger sollten möglichst unter Anleitung mit Sport beginnen, da sie noch nicht die Belastung für das Herz und den Kreislauf einschätzen können. Eine Muskelbelastung bis zur Schmerzgrenze oder völligen Erschöpfung ist gefährlich, und bei einem bereits schwachen Herz kann es zu einem Kollaps oder zum Herzstillstand kommen.

Anfangs sind selbst leichte Übungen anstrengend und führen zu einem Sauerstoffdefizit. Nach einigen Wochen oder Monaten verbessert sich die Herz- und Lungentätigkeit, wodurch die Umwandlung von Glykogen in Energie schneller abläuft und die Ausdauer zunimmt.

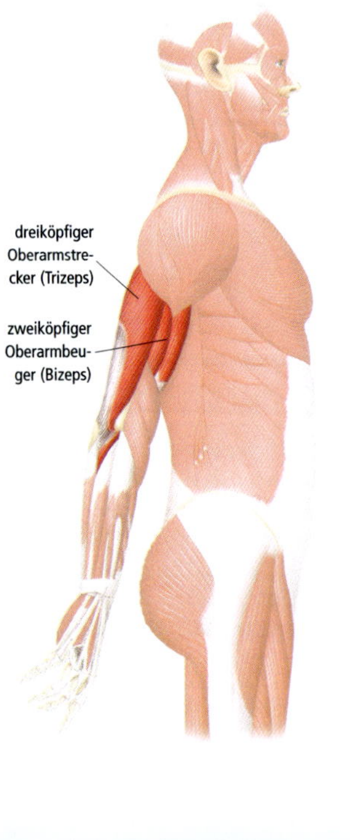

Sport

Die Extremitätenmuskeln sind paarweise als Gegenspieler angeordnet. Dadurch kann ein Gelenk in eine Richtung gebeugt und in die andere gestreckt werden. So dient der Bizeps der Beugung des Ellbogens, der Trizeps dagegen seiner Streckung.

Regelmäßiges Training ist für alle Menschen ein Muss, besonders für Leute mit einer sitzenden Tätigkeit. Absolute Anfänger und Wiedereinsteiger sollten langsam an ein Übungsprogramm herangehen, um Verletzungen zu vermeiden.

SPORTMEDIZIN

Die Sportmedizin befasst sich mit der Vorbeugung und Behandlung von Sportverletzungen. Dabei geht es um eine Minimierung der Risikofaktoren beim Sport und um die effektive Behandlung von Verletzungen. Ärzte, Trainer, Physiologen und Forscher arbeiten gemeinsam an höheren Sicherheitsstandards bei sportlichen Aktivitäten sowie an der Optimierung der Trainingsprogramme für Leistungssportler. Wichtig ist dabei auch der langsame Leistungsaufbau durch eine schrittweise Belastungssteigerung der Muskulatur über einen festgelegten Zeitraum. Dies gilt insbesondere nach Verletzungen.

Unfälle

Die meisten Sportverletzungen sind »akute Unfallfolgen« mit plötzlichen Gewebeschädigungen, Schmerzen, Schwellungen, Blutergüssen oder offenen Wunden. Vielfach handelt es sich dabei jedoch nur um geringfügige Verletzungen von Bindegewebe, Muskeln, Sehnen oder Bändern in Form von Zerrungen oder Verstauchungen. Sie können durch eine plötzliche Verrenkung, eine Drehung oder eine unzureichende Aufwärmphase verursacht werden.

Durch eine entsprechende Gestaltung von Sportplätzen sowie Schutzausrüstungen wie Mundschutz, Helme und Polster kann das Verletzungsrisiko reduziert werden.

Überlastungsverletzungen

Überlastungsverletzungen sind das Ergebnis von bestimmten, sich ständig wiederholenden körperlichen Aktivitäten. Sie werden durch die allmähliche Zunahme von Schmerzen und Unwohlsein charakterisiert. Diese Art von Verletzungen lässt sich durch ein angepasstes Trainingsprogramm vermeiden, bei dem der Körper allmählich an eine potenziell schädliche körperliche Aktivität gewöhnt wird. Gewichtheber beginnen z. B. mit leichten Gewichten und bauen ihre Muskulatur auf, um schwerere Gewichte heben zu können. Plötzliche Änderungen der Trainingsroutine können den Körper ebenfalls belasten. Bei Auftreten von Schmerzen sollten Ruhe- und Erholungstage eingelegt werden.

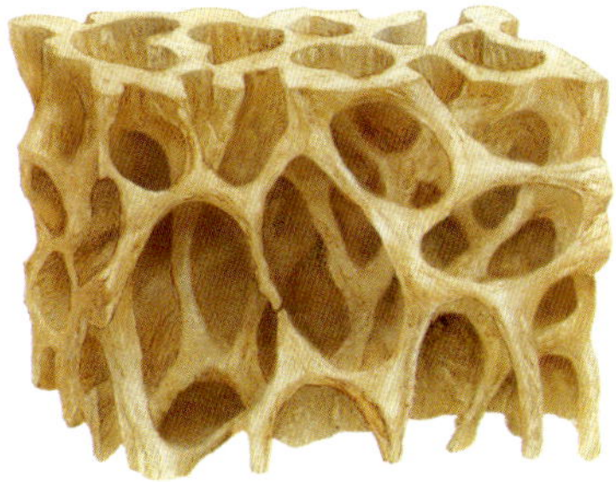

Osteoporotischer Knochen

Osteoporose ist eine fortschreitende Knochenkrankheit. Durch den Rückgang der Knochendichte steigt das Risiko eines Knochenbruches.

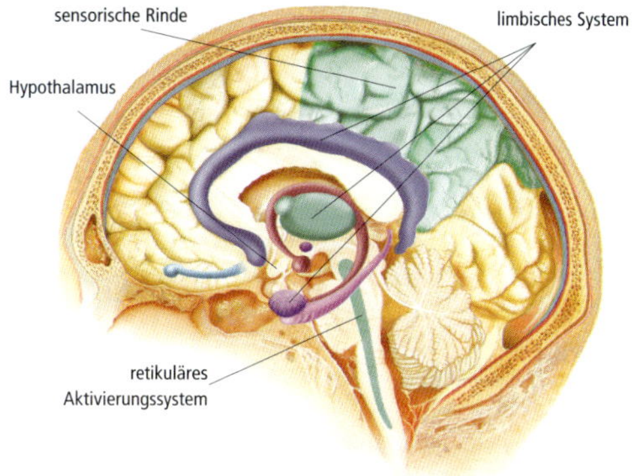

Hirnfunktionen bei körperlicher Anstrengung

Im Hypothalamus, dem limbischen System und der Formatio reticularis findet man Endorphine. Der Hypothalamus beeinflusst außerdem die Blutversorgung der Muskulatur über das vegetative Nervensystem und die Rückenmarksnerven. Die Ausschüttung der Endorphine steigt unter körperlicher Belastung. Diese Neurotransmitter blockieren die Übertragung von Schmerzsignalen an die sensorische Hirnrinde und können Glücksgefühle auslösen.

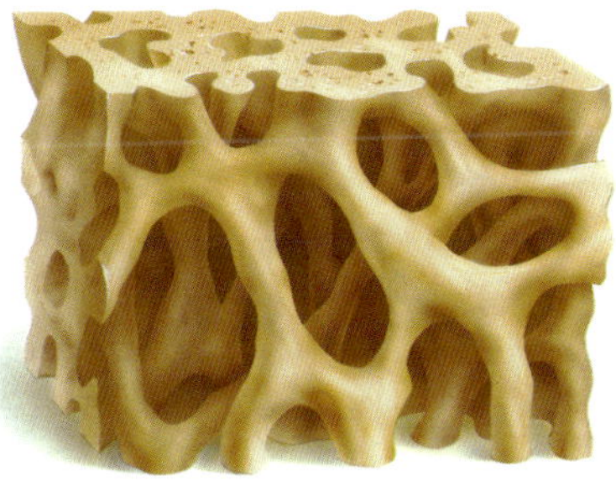

Gesunder Knochen

Bewegung, besonders unter Gewichtsbelastung, erhält oder vergrößert die Knochendichte.

Aufwärm- und Abkühlphasen vor und nach körperlichen Aktivitäten sind ebenfalls wichtig, um Muskelschäden zu vermeiden. Geeignete Aufwärmübungen sind Dehnungen, lockere Sprünge und Spurts zur Erhöhung des Herzschlages. Eine gesunde Ernährung und reichlich Flüssigkeitszufuhr sind ebenfalls wichtig, um Müdigkeit und Dehydratation zu vermeiden.

Behandlung einer Verletzung

Nach einer Verletzung ist es wichtig, diese durch ein Fortsetzen der körperlichen Aktivität nicht noch zu verschlimmern. Die Behandlung hängt von der Art und dem Ausmaß der Verletzung ab. Bei einer Muskelzerrung müssen evtl. leichte Dehnübungen vorgenommen werden, um die Flexibilität zurückzugewinnen, und sodann Stärkungsübungen, um eine erneute Verletzung zu vermeiden. Gelenkverletzungen sprechen ebenfalls gut auf Aufbautraining für die umgebende Muskulatur an. Dadurch wird das Gelenk stabilisiert. Es kann ein Trainingsprogramm ausgearbeitet werden, mit dem die Mobilität und Funktionsfähigkeit wiedererlangt werden. Die Trainingsintensität muss langsam gesteigert werden, um keine weiteren Verletzungen zu riskieren.

Für die Erstbehandlung aller akuten Sportverletzungen gilt die Regel: Ruhe, Eis, Kompression und Hochlagerung. Ruhe reduziert Blutungen und Schwellungen, Eis lindert Schmerzen und Entzündung und Kompression sowie Hochlagerung verringern Blutergüsse.

REHABILITATION

In der Rehabilitation versucht man, Menschen, die sich von einer körperlichen Erkrankung oder Verletzung erholen, auf bestmögliche Weise zu helfen. Darüber hinaus sollen die Betroffenen lernen, mit den verbleibenden Problemen zu leben. Rehabilitation ist ein integraler Behandlungsteil bei vielen Erkrankungen, so z. B. bei einem Schlaganfall, bei neurologischen Erkrankungen, Unfällen, Herzinfarkten sowie Drogen-, Medikamenten- und Alkoholabhängigkeit.

Eine erfolgreiche Rehabilitation wird von verschiedenen Therapeuten und Beratern durchgeführt: Hausärzte, Physio- und Beschäftigungstherapeuten, Sozialarbeiter, Rehabilitationskrankenschwestern, Logopäden, Psychologen und Berufsberater arbeiten zusammen.

Die physikalische Therapie beinhaltet Sport, Wärmebehandlungen, Ultraschallmassagen, Diathermie (hochfrequenter elektrischer Strom) und Wassertherapie. Zudem wird der Einsatz von Hilfsmitteln wie Unterarmgehstützen, Prothesen und Rollstuhl geübt. In der Beschäftigungstherapie werden

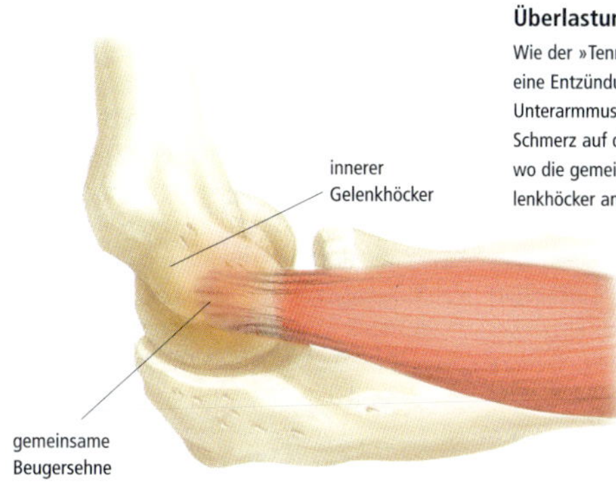

Überlastungsverletzung

Wie der »Tennisellbogen« ist der »Golferellbogen« eine Entzündung durch eine Überlastung bestimmter Unterarmmuskeln. Beim Golferellbogen sitzt der Schmerz auf der Innenseite des Ellbogengelenkes, wo die gemeinsame Beugersehne am inneren Gelenkhöcker ansetzt.

Arbeit und Spiel zur Erhöhung der Unabhängigkeit und zur Vermeidung von Behinderungen eingesetzt. Der Therapeut kann dabei helfen, die Wohn- oder Arbeitsumgebung so anzupassen, dass ein weitgehend unabhängiges, eigenständiges Leben möglich wird. Die Beschäftigungstherapie umfasst in vielen Krankenhäusern Einrichtungen, in denen der Patient im Gebrauch von Werkzeugen für das Handwerk und die Leichtindustrie oder für Büroarbeiten geschult werden kann.

Sprachtherapeuten behandeln Sprachstörungen, die durch körperliche Fehlbildungen, Krankheiten, Verletzungen oder psychologische Ursachen entstanden sind. Sie arbeiten mit dem Patienten, um die Kommunikationsfähigkeiten (Sprechen, Lesen und Schreiben) zu entwickeln oder zu verbessern.

Bei manchen Krankheiten ist die Rehabilitation ein grundlegender Teil der Behandlung. Ohne sie kann eine Gesundung kaum erfolgen. Dies gilt z. B. bei Krankheiten des Bewegungsapparates, also u. a. bei Rückenschmerzen, einem Schleudertrauma, einem Tennisellbogen, Berufs- oder Sportverletzungen und Brüchen. Die Rehabilitation sollte direkt nach der Erstbehandlung einsetzen. Programme mit einem multidisziplinären Ansatz, bei dem eine Physiotherapie mit körperlichem und geistigem Training kombiniert wird, erzielen die besten Ergebnisse. Bei leichten Verletzungen kann der Betroffene evtl. eine andere Sportart ausüben, um die allgemeine Fitness zu erhalten.

Patienten mit Rückenmarkverletzungen werden womöglich nie wieder völlig gesund. Aber die Rehabilitation ermöglicht es ihnen, sich körperlich und seelisch an ihre Behinderung anzupassen. Passive Übungen für gelähmte Muskeln verhindern Spasmen. Die Physiotherapie wirkt steifen Gelenken entgegen. Beschäftigungstherapie und Psychotherapie oder Beratung können bei Depressionen oder sexuellen Problemen helfen.

Kinder mit *Spina bifida* oder Zerebralparese lernen, auf sich selbst und ihre Bedürfnisse zu achten. Viele können in die Schule gehen und ihre Berufsziele erreichen, wenn sie Gehhilfen oder einen Rollstuhl benutzen.

Auch bei Schlaganfallpatienten spielt die Rehabilitation eine wichtige Rolle: Ziel ist es, dem Patienten zu zeigen, wie er seine verbleibenden Fähigkeiten am besten einsetzen kann und die verlorenen wettmacht. Weitere Schlaganfälle können so manchmal verhindert werden. Zudem kommt es zu einer Verbesserung des Gesundheitszustandes, da andere Gehirnregionen die Funktion der geschädigten Bereiche übernehmen. Schlaganfallpatienten können gehen lernen und ihre täglichen Verrichtungen ausführen, wobei sie hauptsächlich ihren gesunden Arm bzw. ihr gesundes Bein verwenden. Dabei können Sprach-, Beschäftigungs- und Physiotherapie und andere Methoden zum Einsatz kommen.

Viele Gesundheitszentren bieten Herzrehabilitationsprogramme für Herzinfarkt- und Herzoperationspatienten. Diese Programme helfen den Patienten dabei, die notwendigen Umstellungen in ihrem Alltagsleben zu bewältigen, und verbessern die Heilung. Die Rehabilitation beginnt im Krankenhaus und kann auch nach der Heimkehr noch einige Wochen bis Monate weitergeführt werden. In den meisten Programmen wird eine Gruppentherapie angeboten. Eine Herzrehabilitation verbessert die Lebensqualität und erhöht die Lebenserwartung von Herzpatienten. Allerdings ist meist eine lebenslange Nachsorge notwendig.

SCHLAF

Der Schlaf hat zahlreiche Funktionen in der Aufrechterhaltung der Körperfunktionen. Eine »biologische Uhr« im Gehirn bestimmt den zirkadianen Rhythmus, d. h. den Tag-Nacht-Rhythmus. Schlafforscher haben vier Schlafphasen bei Erwachsenen definiert.

Die erste Phase ist der Übergang vom Wachsein zur Schläfrigkeit und zum richtigen Schlaf. Phase 2 besteht im richtigen, jedoch nur leichten Schlaf – der Schläfer ist meist leicht weckbar. Phase 3 und 4 sind Tiefschlafphasen mit verlangsamter Hirnaktivität, wobei Phase 4 die tiefste Schlafphase ist, d. h. der Schläfer ist nur schwer weckbar.

Erwachsene schlafen nachts in 90-Minuten-Zyklen, angefangen mit leichtem Schlaf (etwa 50 % des Schlafes), dem dann Tiefschlaf (etwa 20 % des Schlafes) und wieder leichter Schlaf mit Träumen (etwa 30 % der Schlafzeit) folgen. Zudem unterscheidet man einen REM-Schlaf (engl. »rapid eye movement«) mit raschen Augenbewegungen, auch Traumstadium genannt, von einem Non-REM-Schlaf (NREM), in dem der Körper nur noch die Vitalfunktionen aufrechterhält).

Säuglinge schlafen anders als Erwachsene. Sie schlafen in einer geräuschvollen Umgebung besser als bei Stille. Ihr Schlaf ist unruhiger und durch wechselnde Gesichtsausdrücke charakterisiert. Die REM- und NREM-Phasen sind bei Neugeborenen fast identisch. Erst ab drei oder vier Monaten fällt ein Baby in Tiefschlaf, der nur halb so lange dauert wie bei Erwachsenen. Etwa mit einem Jahr beginnt das Schlafmuster des Kindes dem von Erwachsenen zu ähneln. Babys müssen den Unterschied zwischen Tag und Nacht erst erlernen: Der zirkadiane Rhythmus setzt nicht automatisch mit der Geburt ein. Forschungsergebnisse deuten darauf hin, dass Babys bereits ab der 25. Schwangerschaftswoche träumen. Dies führte zu der Schlussfolgerung, dass Träume der Stimulation und Aktivierung der Gehirnentwicklung dienen. Welche Funktion Träume später haben, ist noch zu erforschen.

Babys brauchen jedoch mehr als nur Nachtschlaf. Die meisten Kleinkinder halten tagsüber ein bis zwei Stunden lange Nickerchen, bis zu etwa zwei bis drei Jahren, wenn sie nachts besser durchschlafen.

Kinder schlafen tiefer als Erwachsene. Sie reagieren nicht auf Reize wie Geräusche, Licht, Berührungen oder Hitze. Auch Jugendliche schlafen anders als Erwachsene und leiden meist aufgrund ihres Lebensstiles an Schlafmangel. Lässt man Jugendliche so lange schlafen, bis sie von alleine aufwachen, schlafen sie meist zehn bis elf Stunden. Es wurde festgestellt, dass sich ihr zirkadianer Rhythmus verlagert, sodass sie abends länger wach sind und morgens später aufwachen.

Wie viel Schlaf ein Mensch braucht ist von Person zu Person unterschiedlich. Man geht davon aus, dass Babys 9 bis 18 Stunden, Kinder und Jugendliche zwischen neun und zwölf Stunden und Erwachsene entweder fünf bis sechs oder acht bis neun Stunden Schlaf pro Tag benötigen.

Bekommt der Mensch nicht genügend regelmäßigen Schlaf, entwickelt sich ein Schlafdefizit, das die Leistungsfähigkeit beeinträchtigt. Dies gilt für Kinder und Erwachsene. Sie bekommen genug Schlaf, wenn sie von alleine aufwachen.

SIEHE AUCH ***Hirnstromaktivität in Kapitel 1; Kindheit in Kapitel 13; Therapie des Nervensystems in Kapitel 16***

SCHLAFSTÖRUNGEN

Zu den Schlafstörungen zählen Schlaflosigkeit, die Narkolepsie, das Restless-legs-Syndrom, Nachtangst, Albträume, Zähneknirschen (Bruxismus), das Sprechen im Schlaf (Somniloquie), Schlafwandeln (Somnambulismus), Schnarchen, das Schlafapnoe-Syndrom und das Bettnässen (Enuresis nocturna).

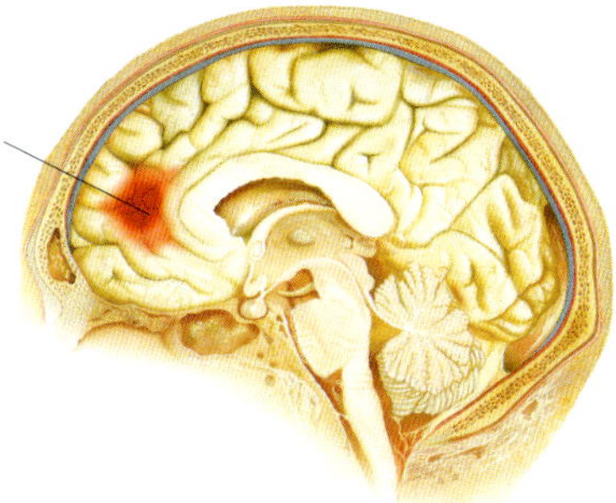

Schlaganfall

Mit Hilfe der Rehabilitation kann der Patient seine verbleibenden Fähigkeiten bestmöglich einsetzen und die verlorenen Fertigkeiten kompensieren. Dabei können Physio-, Beschäftigungs-, Sprach- und Psychotherapie zum Einsatz kommen.

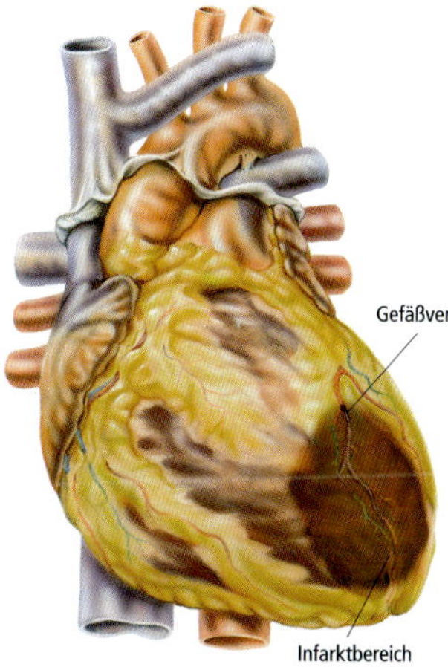

Herzinfarkt

Bei der Behandlung nach einem Herzinfarkt spielt die Rehabilitation eine wichtige Rolle. Sie umfasst meist Sport, eine Ernährungsumstellung zur Fett-, Cholesterin- und Salzreduzierung und die Aufgabe des Rauchens.

Rehabilitation

Die Rehabilitation verfolgt das Ziel, Kranken und Verletzten bei der Wiedererlangung ihrer körperlichen und geistigen Kraft zu helfen, damit diese ihr Leben weiterführen oder mit ihren Behinderungen zurechtkommen können. Zur Rehabilitation gehört auch die Ernährungsberatung für Herzinfarktpatienten, das Unabhängigkeitstraining für Paraplegiker oder die Physiotherapie für Patienten, die sich von einer Hüftgelenkoperation erholen.

Schleudertrauma

Die Physiotherapie und der Einsatz von physikalischen Mitteln wie Hitze, Kälte, Massagen und elektrischem Strom nehmen einen wichtigen Platz in der Behandlung von Bindegewebsverletzungen wie beim Schleudertrauma ein.

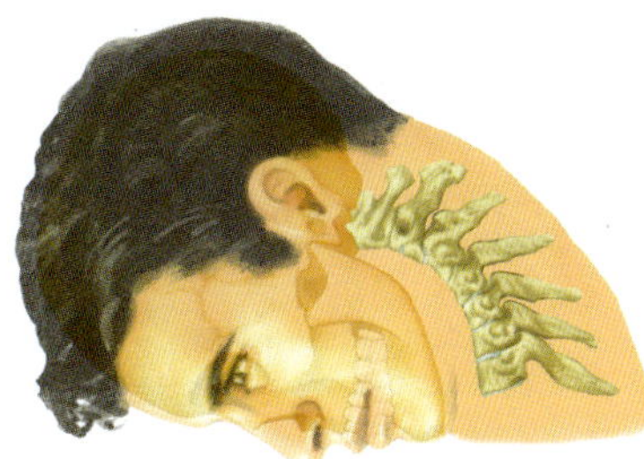

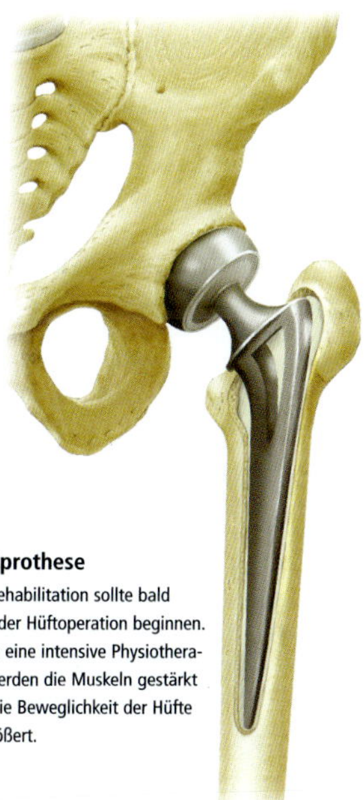

Hüftprothese

Die Rehabilitation sollte bald nach der Hüftoperation beginnen. Durch eine intensive Physiotherapie werden die Muskeln gestärkt und die Beweglichkeit der Hüfte vergrößert.

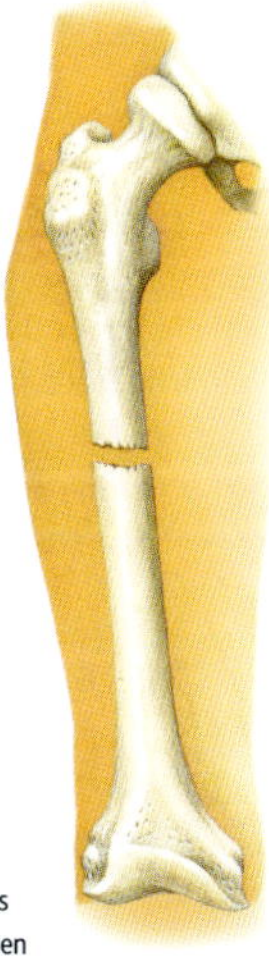

Knochenbruch

Während der sechs bis acht Wochen dauernden Heilungsphase eines Knochenbruches besteht die Gefahr des Muskelschwundes. Auch die Gelenke können versteifen, besonders wenn der Knochen ruhig gestellt wurde. Sobald der Bruch verheilt ist, müssen baldmöglichst Übungen erfolgen, welche die Muskeln stärken und die Beweglichkeit der Gelenke wiederherstellen.

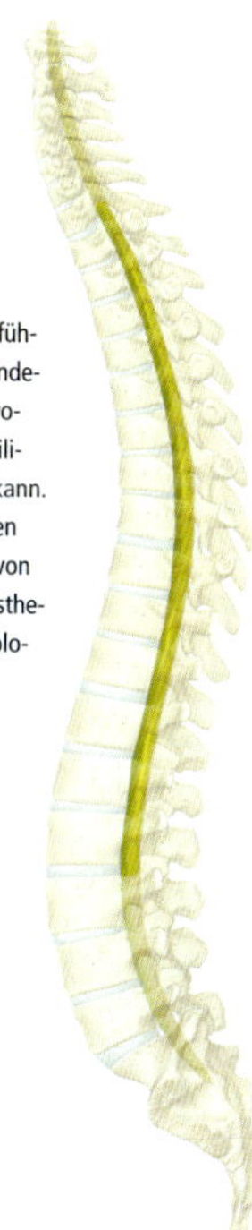

Lähmung

Wirbelsäulenverletzungen führen oft zu bleibenden Behinderungen (z. B. Paraplegie), wodurch eine Langzeit-Rehabilitation notwendig werden kann. Sie wird meist von mehreren Fachkräften durchgeführt: von Physio- und Beschäftigungstherapeuten sowie von psychologischen Beratern.

Schlaf

Nervenzellen in der Formatio reticularis im Hirnstamm spielen eine wichtige Rolle in der Schlafregulation. Bestimmte Zellgruppen triggern den REM- und den Non-REM-Schlaf. Eine biologische Uhr im Hypothalamus steuert den täglichen Tag-Nacht-Rhythmus (zirkadianer Rhythmus).

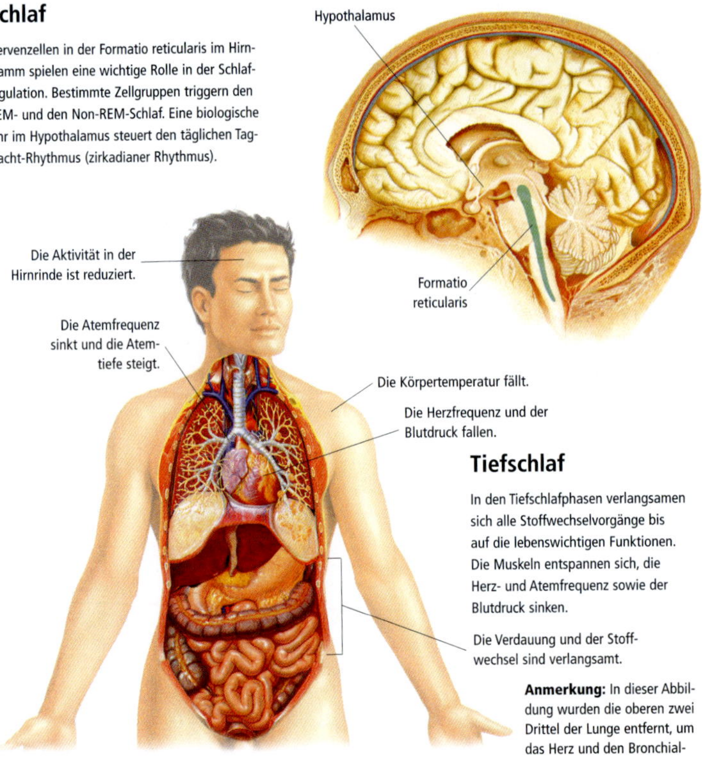

Tiefschlaf

In den Tiefschlafphasen verlangsamen sich alle Stoffwechselvorgänge bis auf die lebenswichtigen Funktionen. Die Muskeln entspannen sich, die Herz- und Atemfrequenz sowie der Blutdruck sinken.

Anmerkung: In dieser Abbildung wurden die oberen zwei Drittel der Lunge entfernt, um das Herz und den Bronchialbaum sichtbar zu machen.

Personen, die behaupten, schlecht zu schlafen, schlafen bei Untersuchung meist besser als gedacht, haben jedoch einen gestörten Schlaf mit häufigen Körperbewegungen, weniger REM-Schlaf als normal und Zeiten des Wachseins. Schlafstörungen lassen sich entweder medikamentös oder durch eine Verhaltenstherapie behandeln.

Albträume sind lebhafte, Angst machende Traumerlebnisse, die zu jeder Lebenszeit eintreten können. Albträume treten im letzten Drittel der Schlafperiode auf und man kann sich meist daran erinnern. Sie werden durch aktuelle Schwierigkeiten oder Angstzustände verursacht oder reflektieren diese. Angstträume, die bei vielen Menschen hin und wieder auftreten, sind oft Vorläufer von Albträumen.

Die Nachtangst (*Pavor nocturnus*) kommt meist bei Kindern, manchmal auch bei jungen Erwachsenen vor und unterscheidet sich stark von Albträumen. Das Kind sitzt aufrecht im Bett, schreit oder brüllt, ist manchmal ansprechbar und meist nicht zu trösten. Es ist nicht empfehlenswert, das Kind zu wecken, da dies nur Verwirrung verursacht und das Kind quält. Die Nachtangst ist am nächsten Morgen vergessen. Es ist keine Behandlung erforderlich, es sei denn, solche Episoden kommen häufig vor oder es bestehen andere Gründe zur Besorgnis. In diesem Fall sollte ein Arzt hinzugezogen werden.

Das Restless-legs-Syndrom ist relativ häufig und tritt meist kurz vor dem Einschlafen ein. Es trifft meist Personen über 50 Jahren, Schwangere und unter Stress leidende Personen. In schweren Fällen (jedoch nicht bei Schwangeren) kann eine Behandlung mit Benzodiazepinen sinnvoll sein.

Bei der Somnoloquie handelt es sich meist nur um unzusammenhängendes Gemurmel, nicht um sinnvolle Sätze. Sie tritt häufig und bei allen Altersgruppen auf. Manchmal geht sie mit Nachtangst oder Schlafwandeln einher, hat aber meist keinen Krankheitswert.

Das Schlafwandeln (Somnambulismus) kommt vor allem bei Kindern und Jugendlichen vor und besteht aus komplexen Handlungen. Eine Episode dauert selten länger als 15 Minuten und findet im ersten Drittel der Schlafperiode statt. Schlafwandelnde stehen auf und bewegen sich langsam und automatisch. Auch wenn sie essen oder sich anziehen, geschieht dies automatisch und unbewusst. Zu den möglichen Ursachen zählen Stress, Angstzustände, Schlafmangel, eine volle Harnblase, Geräusche und Medikamente. Die wichtigste Maßnahme besteht darin, die Betroffenen vor Unfällen zu schützen.

Das nächtliche Zähneknirschen (Bruxismus) wird nicht mit einer bestimmten Schlafphase assoziiert und hat keinen Einfluss auf die Schlafqualität. Es führt jedoch zur verstärkten Belastung und Abnutzung der Zähne und ist oft eine Stressfolge. Das Zähneknirschen kann mit einer Bissschiene und Entspannungsübungen behandelt werden. Andere Ursachen für Schlafprobleme sind: ein ungeregelter Tagesrhythmus, wie er häufig bei Jugendlichen vorkommt, die nicht genug Schlaf zur richtigen Zeit bekommen und deshalb Probleme mit dem Ein- und Durchschlafen sowie auch mit dem Wachbleiben tagsüber haben; Umweltfaktoren wie Licht oder Lärm; das Schlafapnoe-Syndrom, Bettnässen; Schlaflosigkeit (Insomnia) und die Hypersomnie, ein sehr starkes Schlafbedürfnis, das Zeichen einer ernsthaften neurologischen Erkrankung sein kann.

SIEHE AUCH *Bettnässen, Zähneknirschen und andere spezielle Störungen im Register*

SCHLAFLOSIGKEIT

Man spricht von Schlaflosigkeit (Insomnia), wenn Schwierigkeiten beim Ein- oder Durchschlafen bestehen. Es geht nicht um die Anzahl der Stunden, die jemand schläft, oder wie lange es dauert, bis jemand einschläft. Tritt das Problem nur gelegentlich auf, ist dies nicht weiter bedenklich und wird als vorübergehende Schlaflosigkeit bezeichnet. Häufige Schlaflosigkeit nennt man periodisch auftretende Schlaflosigkeit. Tritt sie Nacht für Nacht auf, handelt es sich um eine chronische Schlaflosigkeit.

Es gibt viele mögliche Ursachen: Am häufigsten sind Stress, Lärm, extreme Temperaturen, Veränderungen in der Umgebung oder im Schlaf-/Wachrhythmus, z. B. durch Fernreisen und Schichtarbeit, sowie Medikamente. Schlaflosigkeit betrifft sowohl Männer als auch Frauen, wobei Frauen nach der Menopause, ältere Menschen (im Alter lässt eher die Schlaffähigkeit als das Schlafbedürfnis nach) und Menschen, die an Depressionen leiden, besonders gefährdet sind.

Andere Krankheiten, die Schlaflosigkeit verursachen können, sind Arthritiden, Nierenerkrankungen, Herzversagen, Asthma, das Schlafapnoe-Syndrom, die Narkolepsie, das Restless-legs-Syndrom, die Parkinson-Krankheit, eine Schilddrüsenüberfunktion und Depressionen. Zu den vermeidbaren Einflüssen zählen Koffein, Alkohol, Sorgen über die Schlaflosigkeit und zu viel Schlaf während des Tages oder am frühen Abend.

Die chronische Schlaflosigkeit wird oft durch eine Reihe von Faktoren bedingt. Sie muss behandelt werden, damit die Betroffenen wieder ein normales Leben führen können. Zu den üblichen Behandlungsmethoden gehören Schlaftabletten und Entspannungstherapien. Zuerst müssen jedoch jene Verhaltensweisen aufgedeckt und geändert werden, welche die Situation verschlimmern.

Einige Alternativtherapien können evtl. zur Symptomlinderung bei Schlaflosigkeit beitragen. Akupunktur und Shiatsu können vielleicht den Kreislauf der Schlaflosigkeit durchbrechen, indem sie den Geist beruhigen. Die Behandlung kann durch chinesische Kräuter unterstützt werden. Die Traditionelle Chinesische Medizin rät dazu, vor 23.00 Uhr ins Bett zu gehen, um einen ruhigen Schlaf zu genießen. In der Aromatherapie setzt man auf Massagen und Bäder mit entspannenden Ölen wie Lavendel, Ylang-Ylang oder Sandelholz. Eine Gesprächs- oder Psychotherapie kann hilfreich sein, wenn die Schlaflosigkeit durch emotionalen Stress verursacht wird. Pflanzenheilkundler verschreiben Substanzen, die beruhigend auf das Nervensystem wirken, wie Hopfen, Linde, Kamille, Baldrian oder Passionsblume, die meist als Tee eingenommen werden. Die Hypnotherapie kann Angstzustände lindern und spezielle schlaffördernde Selbsthypnosetechniken vermitteln. Auch Lichttherapie kann evtl. den Teufelskreis der Schlaflosigkeit durchbrechen oder den Schlafrhythmus von Schichtarbeitern ins Gleichgewicht bringen. Die Naturheilkunde empfiehlt regelmäßige Bewegung und feste Schlafenszeiten, die Vermeidung von Tee, Kaffee, Schokolade oder Alkohol am Abend, eine eiweißarme Mahlzeit mindestens drei Stunden vor dem Zubettgehen und ein entspannendes warmes Bad mit Bittersalz am Abend. Man kann auch Entspannungstechniken ausprobieren, wie das Autogene Training. Im Yoga gibt es die Yoga-Nidra-Entspannung, die ebenso wie einige leichte Yogaübungen am Abend, bei Schlaflosigkeit helfen kann.

SCHLAFAPNOE-SYNDROM

Das Schlafapnoe-Syndrom (SAS) ist die häufigste und eine gefährliche Schlafstörung mit gestörter Atemregulation und wiederholtem Atemstillstand, was zur Blutdruckerhöhung im Lungenkreislauf, zu Herzrhythmusstörungen und chronischer Müdigkeit führt. Typisches Anzeichen der Erkrankung ist lautes, unregelmäßiges Schnarchen. Die häufigste Ursache ist eine Blockade der Atemwege (obstruktive Schlafapnoe) z. B. durch eine zu starke Entspannung der Rachenmuskeln und der Zunge bei Personen mit fliehendem Kinn oder durch Einengung der Atemwege bei Übergewicht. Andere Ursachen sind eine Funktionsstörung des Atemzentrums im Gehirn (zentrale Schlafapnoe) in großen Höhen, Rauchen und übermäßiger Alkoholgenuss. Etwa 9 % aller Männer und 4 % aller Frauen leiden unter dem SAS.

Zur Behandlung der Schlafapnoe wird eine nasale Überdruckbeatmung (CPAP) eingesetzt. Der Betroffene trägt während des Schlafes eine Kunststoffmaske, über die Raumluft mit einem bestimmten Druck zugeführt wird, um den Kollaps der oberen Atemwege zu verhindern. In extremen Fällen kann eine Operation erforderlich sein. Bei Kindern kann die Entfernung der Rachenmandeln hilfreich sein.

NARKOLEPSIE

Die Narkolepsie ist eine seltene Krankheit, die durch unkontrollierbare Schlafanfälle gekennzeichnet ist. Diese können zu jeder Zeit und an jedem Ort auftreten und von Minuten bis zu Stunden dauern. Ihre Häufigkeit variiert von gelegentlichen Anfällen bis zu zehn oder mehr pro Tag. Beim Aufwachen fühlt sich der Betroffene zwar erfrischt, doch kann schon bald darauf wieder ein Schlafanfall folgen. Die Krankheit beginnt meist in der Jugend oder im jungen Erwachsenenalter und bleibt das ganze Leben bestehen. Zum Teil ist die Erkrankung genetisch bedingt.

Die Diagnose wird durch Untersuchungen im Schlaflabor (Aufzeichnung der Hirnstromaktivität, der Muskelbewegungen sowie des Puls- und Atemrhythmus während des Schlafes) gestellt. Die Narkolepsie ist nicht heilbar, doch können die Symptome mit Hilfe regelmäßiger, geplanter kurzer Schlafphasen sowie Antidepressiva und Stimulanzien unter Kontrolle gebracht werden.

JETLAG

Folgende Symptome können bei einem Jetlag auftreten: Schläfrigkeit während des Tages, Erschöpfung, Schlafstörungen sowie ein allgemeines Gefühl der Geistesabwesenheit. Wer in einem Flugzeug mehrere Zeitzonen durchquert, wird in unterschiedlichem Maße an Jetlag leiden. Wenn man von Norden nach Süden reist, ist man vom Jetlag nicht betroffen, kann aber trotzdem müde sein.

Viele Hormone verändern im 24-Stunden-Rhythmus ihren Spiegel. Diese periodischen Veränderungen werden als zirkadiane Rhythmen bezeichnet. Kortisol, das von der Nebennierenrinde ausgeschüttete Hauptkortikoid,

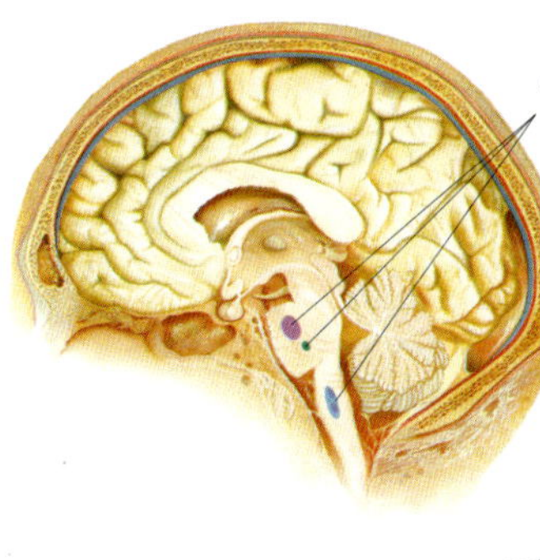

Zentrale Schlafapnoe

Während des Schlafes wird die Atemmuskulatur automatisch von den Atemzentren im Stammhirn gesteuert. Eine Funktionsstörung dieses Gehirnteiles bewirkt eine zentrale Schlafapnoe.

Obstruktive Schlafapnoe

Bei dieser Form der Erkrankung bewirkt eine zu starke Entspannung der Rachenmuskeln und der Zunge während des Schlafes eine Behinderung des Luftflusses zur Luftröhre und somit eine unzureichende Sauerstoffversorgung. Eine obstruktive Schlafapnoe geht oft mit Schnarchen einher.

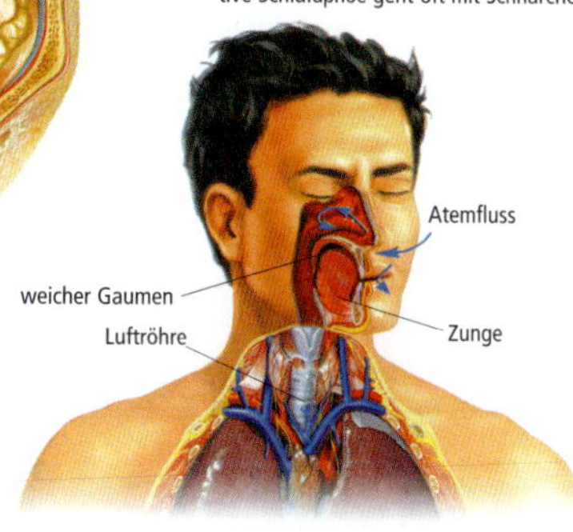

weist im Schlaf einen niedrigen Spiegel auf, der in den frühen Morgenstunden rapide ansteigt, im Lauf des Tages nach und nach sinkt und während der Mahlzeiten nach oben schnellt. Der Sekretionsrhythmus dieses Hormons ist abhängig von den Tag- und Nachtzyklen, stellt sich aber erst einige Tage nach der Flugreise in eine andere Zeitzone um. Der Zeitraum, in dem sich der Körper an den Wechsel anpasst, wird als Jetlag umschrieben. Eines der typischen Jetlag-Probleme ist das völlige Durcheinandergeraten der Körperrhythmen. Nach einigen Tagen hat sich der Körper an die neue Zeit gewöhnt, die Herzfrequenz gleicht sich noch vor der Körpertemperatur an. Wie lange diese Umstellung dauert, ist unterschiedlich.

Es gibt Dutzende von Theorien zur Verhinderung eines Jetlag. Dazu gehören der Ratschlag, am Zielort die gleichen Schlafenszeiten wie am Ausgangsort einzuhalten (nur bei Kurzaufenthalten möglich), die umstrittene Einnahme von Melatonin, einem in Tablettenform erhältlichen menschlichen Hormon, oder von Schlaftabletten, wobei deren Nebenwirkung ebenfalls Benommenheit ist.

Weitere Tipps sind: vor Reiseantritt ausgiebig schlafen; am späten Nachmittag oder Abend fliegen; die neue Zeitzone vorwegnehmen, indem man deren Essens- und Schlafenszeiten bereits im Flugzeug folgt; keinen Alkohol und kein Koffein, sondern reichlich Wasser trinken; sich gleich bei der Ankunft auf die neue Zeit einstellen; nachts in einem kühlen Raum schlafen; für ausreichend helles Licht am Morgen sorgen (falls die Sonne nicht scheint: alle Lampen einschalten); morgens nach dem Aufstehen Sport treiben und die ersten Tage leicht essen.

STRESS

Stress lässt sich schwer definieren, kann jedoch ganz allgemein als die Alarmreaktion des Körpers auf eine bedrohliche oder belastende Situation bezeichnet werden. Es ist dabei unerheblich, ob die Bedrohung oder Belastung körperlicher, emotionaler oder mentaler Art, ob sie real oder fiktiv ist.

Unter Stressbedingungen kommt es zur vermehrten Ausschüttung von Hormonen wie Adrenalin, die die Blutzufuhr zu den Muskeln, die Herzfrequenz und die Atmung sowie die Blutzuckerversorgung steigern, damit der Körper mit der Bedrohung oder Anforderung fertig werden kann. Diese physiologisch sinnvolle Reaktion kann jedoch zu Schäden und Krankheiten führen, wenn die Stresssituation über Monate oder Jahre anhält.

Stress kann die Gesundheit auf verschiedene Weise beeinträchtigen. Er kann Schlafstörungen, Gewichtszunahme oder Gewichtsverlust verursachen. Er kann das Immunsystem schwächen und die Anfälligkeit für Erkältungen und andere Krankheiten erhöhen. Stress leistet auch einen wesentlichen Beitrag zu Krankheiten wie Bluthochdruck, Herzkrankheiten, Arthritiden und Autoimmunkrankheiten, Asthma sowie Magersucht und anderen Ess-Störungen. Stress wird auch mit Migräne, Magengeschwüren, Atemwegs- oder Lungenkrankheiten sowie Hautkrankheiten assoziiert. Die Beziehung zwischen Gesundheit und Stress ist zwar nicht völlig geklärt, Forscher schätzen jedoch, dass Stress für die Hälfte bis zwei Drittel aller Krankheiten verantwortlich ist.

Jeder Mensch ist unterschiedlich belastbar und handhabt die verschiedenen Arten von Belastungen auf verschiedene Weise. Forscher haben das menschliche Verhalten hinsichtlich des Umgangs mit Stress in zwei große Kategorien eingeteilt. Typ A reagiert mit Aggression und Ehrgeiz. Typ B ist geduldiger, gelassener und entspannter. Typ A läuft eher Gefahr, Herzkrankheiten und andere Krankheiten zu entwickeln als Typ B. Manche Experten glauben, dass es noch eine dritte Gruppe gibt, den Typ C, der aufgrund chronischer Belastung zu Krebs neigt.

Ein gewisses Maß an Stress kann vorteilhaft sein. »Positiver Stress« fördert die Leistungsfähigkeit. So kann z. B. ein Athlet auf Grund des Druckes im Wettkampf bessere Leistungen erbringen. Erreicht der Stress jedoch eine gewisse Grenze, führt jede weitere Belastung zu einem Leistungsschwund. Man spricht dann von »negativem Stress«. Stress oder Nervosität vor einem wichtigen Vortrag kann dem Redner helfen, eine bessere Leistung zu erbringen und/oder klarer zu denken. Während eine übermäßig hohe Belastung und Nervosität Verwirrung und Vergesslichkeit hervorrufen kann. Ärzte empfehlen, die eigenen Grenzen herauszufinden und die Umstände entsprechend anzupassen, sodass die Belastung einer Situation zum Vorteil gereicht und nicht behindert.

Mäßiger Stress lässt sich durch körperliche Aktivität und Entspannungsübungen wie tiefes Atmen, Muskelentspannung und Meditation lindern. Ein Wechsel des Arbeitsplatzes, der Umgebung oder der Lebensumstände kann ebenfalls Stress beseitigen. Bei starkem Stress kann eine Psychotherapie erforderlich werden, um die zugrunde liegenden Ursachen zu verstehen. Eine Art Verhaltenstherapie, das so genannte Biofeedback, ermöglicht es den Patienten, sich ihrer internen Prozesse bewusster zu werden und dadurch eine gewisse Kontrolle über die körperliche Reaktion auf Stress zu erhalten.

SIEHE AUCH *Vegetatives Nervensystem in Kapitel 1; Ganzheitliche Heilmethoden in diesem Kapitel; Kopfschmerzen, Migräne, Gastritis, Ulkuskrankheit und andere Störungen und Krankheiten im Register*

IATROGENE KRANKHEITEN

Iatrogene Krankheiten entstehen als Folge einer medizinischen Behandlung, Anweisung, Therapie oder Handlung des Arztes. Solche Krankheiten können eine unvermeidbare Nebenwirkung einer Behandlung sein oder durch eine ungeeignete Therapie ausgelöst werden.

Das Wort »iatrogen« ist vom griechischen »iatros« (Arzt) und von »gen« (verursacht von) abgeleitet. Man schätzt, dass durch iatrogene Krankheiten in den Industrienationen pro Jahr etwa 2- bis 4-mal so viele Menschen sterben wie durch Verkehrsunfälle. Ältere Menschen tragen im Vergleich zu jüngeren Patienten ein doppeltes Risiko. Sowohl in der Schul- als auch in der alternativen Medizin treten derartige Erkrankungen auf.

Um iatrogene Krankheiten zu vermeiden, sollten Behandlungen möglichst außerhalb des Krankenhauses durchgeführt werden. Darüber hinaus sollte sich der Patient über Therapiealternativen informieren, Einverständniserklärungen sorgfältig lesen, eine zweite Meinung zu einer vorgeschlagenen Therapie einholen und einen Angehörigen bestimmen, der den Kontakt mit dem Krankenhauspersonal übernimmt.

PSYCHOTHERAPIE

Zur Behandlung von mentalen Störungen werden verschiedene psychotherapeutische Verfahren herangezogen. Diese können alleine oder in Kombination mit Medikamenten angewendet werden.

Der Begriff Psychotherapie steht für eine Vielzahl nicht medikamentöser Behandlungsmöglichkeiten von psychischen Störungen. Man unterscheidet dabei aufdeckende Verfahren wie die Tiefenpsychologie oder die Gesprächspsychotherapie und zudeckende oder übende Verfahren wie die Verhaltenstherapie, die Hypnose, das Autogene Training oder die verschiedenen Gestalttherapien (Tanz-, Musik-, Kunst- oder Spieltherapie).

Die Psychotherapie baut auf dem Grundgedanken auf, dass die Psyche aus einem bewussten und einem unbewussten Teil besteht und dass das Unbewusste bewusste Gedanken und Verhaltensweisen beeinflussen kann.

SIEHE AUCH *Psychische Erkrankungen und Verhaltensstörungen in Kapitel 15; Therapie des Nervensystems in Kapitel 16*

TIEFENPSYCHOLOGIE

Die Tiefenpsychologie geht davon aus, dass frühkindliche Konflikte und alte verdrängte Traumata aufgedeckt werden müssen, um bestehende Probleme lösen zu können, deren Ursache sie sind. Dieses Bewusstmachen geschieht in Form einer Analyse von Träumen und Fantasien. Die Therapien setzten den Aufbau eines intensiven Vertrauensverhältnisses zwischen Psychotherapeut und Patienten voraus.

Folgende Methoden sind die wichtigsten tiefenpsychologischen Ansätze:

Psychoanalyse

Die klassische Psychoanalyse als Urform der Tiefenpsychologie wurde von dem Wiener Psychiater Sigmund Freud (1856–1939) entwickelt. Im Mittelpunkt dieses Ansatzes stehen ins Unbewusste verdrängte Gefühle und Gedanken, die sich in verschlüsselter Form in den so genannten Abwehrmechanismen äußern. Das Ziel der Psychoanalyse ist die Bewältigung von Vergangenheitskonflikten, zu deren Wiederholung der Patient neigt. Zu den Techniken gehören die freie Assoziation, die Traumdeutung und die Interpretation der Beziehung zwischen Analytiker und Patient. Die Psychoanalyse wird u.a. bei chronischen Neurosen, traumatischen Erlebnissen in der Vergangenheit und Beziehungsproblemen eingesetzt.

Analytische Psychologie

Die analytische Psychologie basiert auf dem Werk des Schweizer Psychiaters Carl Gustav Jung (1875–1961), der das Unbewusste als Träger allen bewussten Seins ansah. Die Therapie arbeitet mit der Theorie der Archetypen (z.B. die »Mutter« oder der »Held«) als Teil des »kollektiven Unbewussten«. Traumarbeit, aktive Imagination und die Beziehung zwischen Patient und Therapeut werden einbezogen, um den Patienten von seiner Abhängigkeit von unbewussten Kräften oder von den Erwartungen seines Umfeldes zu befreien. Die analytische Psychotherapie kann bei Depressionen ohne klinischen Befund sowie beim Umgang mit der Midlife-Crisis und Problemen mit dem Älterwerden helfen.

Daneben haben sich im Lauf der Zeit noch die Individualpsychologie von Adler und zahlreiche psychoanalytische Kurztherapien entwickelt. Der Grundgedanke ist jedoch immer der gleiche geblieben.

GESPRÄCHSTHERAPIE

Während das Wissen um die heilenden Eigenschaften eines guten Gespräches mit einem verständnisvollen Zuhörer so alt wie die Menschheit ist, handelt es sich bei der professionellen Therapie vor allem um ein Phänomen des 20. Jahrhunderts. Viele zeitgenössische Therapietheorien und -techniken bauen auf der Arbeit des amerikanischen Psychiaters Carl Rogers auf, der als Erster mit der von ihm als »klientenzentriert« benannten Methode arbeitete: Hierbei wird dem Klienten dabei geholfen, seinem wahren Ich oder seiner »Aktualisierungstendenz« näher zu kommen, und zwar durch eine sichere und vertrauensvolle Beziehung zum Therapeuten. Die Bedürfnisse des Klienten, nicht die verschiedenen Modelle und Methoden des Therapeuten, sind für eine derartige Beziehung von zentraler Bedeutung.

Die Therapie erstreckt sich meist über mehrere Sitzungen, die der Therapeut gemeinsam mit dem Klienten festlegt. Hauptziel ist es, den Klienten bei der Neubetrachtung von problematischen Situationen in seinem bisherigen Leben und bei der Suche nach zukünftigen Lösungsmöglichkeiten zu unterstützen. Therapeuten helfen ihren Klienten bei der Entwicklung eigener Programme für eine konstruktive Veränderung. Ihr Anliegen ist es, dem Klienten eine tiefere Einsicht in sich selbst und seine Probleme zu ermöglichen.

In der Therapiesitzung haben die Klienten die Möglichkeit, offen über sich und ihre Probleme zu sprechen. Der Therapeut hört zu und antwortet mit sensibler Aufmerksamkeit. Grundlegend für den Erfolg der Therapiebeziehung ist die Fähigkeit des Therapeuten, Empathie zu zeigen, kein Urteil zu fällen sowie »aktiv zuzuhören«: Therapeuten hören ihren Klienten intensiv zu und reagieren dann so darauf, dass der Klient das Gefühl hat, gehört und verstanden worden zu sein.

Es gibt keine Standardtherapie. Viele Therapeuten erweitern ihre Kenntnisse mit einer Vielzahl psychotherapeutischer Techniken wie der Gestalttherapie, der Transaktionsanalyse, der Kunsttherapie, der Hypnosetherapie, dem Körperempfinden und Visualisierungsmethoden. Diese Techniken stehen jedoch erst an zweiter Stelle: Grundvoraussetzung ist ein würde- und respektvoller Umgang mit dem Klienten.

Therapeutische Grundkenntnisse werden zunehmend auch in der Ausbildung unterschiedlichster Fachkräfte im Gesundheitsbereich vermittelt. Auf der anderen Seite können Ärzte ihre Patienten an einen Therapeuten überweisen, wenn sie den Eindruck haben, der gesundheitliche Zustand des Klienten könnte durch psychotherapeutische Unterstützung und Verständnis gebessert werden. Therapeuten sind in der Lage, Klienten beim Erkennen psychischer Probleme und beim Umgang mit emotionalen Herausforderungen, die sich aus der Erkrankung ergeben, zu unterstützen.

Eine Therapie kann bei der Bewältigung von stressbedingten Krankheiten, Depressionen, Alkohol- und Drogenabhängigkeit sowie chronischen und lebensbedrohlichen Krankheiten helfen. In den letzten beiden Fällen können sowohl die Pflegenden als auch die Betroffenen von einer Therapie profitieren.

Bei der Suche nach einem Therapeuten ist es ratsam, Empfehlungen einzuholen und mit mehreren Therapeuten zu sprechen, bevor man sich enscheidet. Der Betroffene sollte überlegen, bei wem er sich am wohlsten fühlt und zu wem er das größte Vertrauen hat. Er sollte darauf achten, inwieweit der Therapeut als Reaktion auf eine bestimmte Situation Mitgefühl und Verständnis zeigt.

Supportive Psychotherapie

Die supportive Psychotherapie basiert auf dem Glauben an die angeborene Fähigkeit des Individuums zur Selbstverwirklichung. Im Mittelpunkt stehen aktuelle Probleme und die Einstellung des Patienten zu sich selbst und seinem Leben. Der Patient wird ermutigt, sich selbst besser kennen zu lernen, Gedanken und Gefühle ehrlich auszudrücken sowie Selbstachtung und ein positives Weltbild zu entwickeln. Der Therapeut stellt dem Patienten einen sicheren Ort zur Verfügung, der frei von Werturteilen, Hintergedanken und der Interpretation seiner Persönlichkeit ist. Die supportive Psychotherapie kann beim Umgang mit Problemen als Folge früherer traumatischer Ereignisse, bei Beziehungsproblemen, dem schmerzlichen Verlust einer Person oder anderen einschneidenden Veränderungen im Leben helfen.

VERHALTENSTHERAPIE

Ziel der Verhaltenstherapie (VT) ist eine Veränderung unerwünschten, potenziell gefährlichen oder inakzeptablen Verhaltens mit Hilfe einer Neukonditionierung. Sie kann auch bei Suchtverhalten wie Rauchen, Ess-Sucht und Alkoholismus sowie bei Stress-Symptomen, Stottern und Wutanfällen bei Kindern helfen.

Die Techniken der VT wurden in den 1950er- und 1960er-Jahren entwickelt und basieren auf den Theorien von Iwan Pawlow, John Broadus Watson und B. F. Skinner. Der amerikanische Psychologe Watson, der 1915 als Tierpsychologe in die Fußstapfen von Pawlow trat, wird als Begründer des Behaviorismus angesehen. Er glaubte, dass Babys, die korrekt konditioniert werden, zu sozial kompetenten, emotional gesunden Individuen heranwachsen. Skinner betrachtete menschliches Verhalten als physiologische Antwort auf die Umwelt.

Die VT geht von der Annahme aus, dass menschliches Verhalten das Ergebnis eines Reiz-Reaktion-Schemas ist, und dass sichtbares Verhalten verändert werden kann. Das Reiz-Reaktion-Schema besagt, dass alle komplexen Verhaltensweisen, auch das logische Denken, Gefühlsreaktionen und Gewohnheiten, aus einfachen Reiz-Reaktion-Ereignissen bestehen, die messbar sind. Sind der Reiz und die Reaktion darauf definiert, kann das Verhalten eines Individuums vorhersagbar. Wenn der Reiz anschließend gesteuert wird, kann auch das Verhalten des Individuums gesteuert werden.

Es gibt zwei Reaktionsmöglichkeiten: den bedingten Reflex, d.h. die Reaktion, die durch einen Reiz hervorgerufen wird, und den unbedingten Reflex, d.h. die Reaktion, die nicht durch den Reiz, sondern vom Organismus ausgelöst wird.

Außerdem gibt es zwei Arten der Konditionierung: die klassische Konditionierung (nach Pawlow), eine erlernte Reaktion, die durch einen neuen Reiz ausgelöst werden kann (z. B. ein Hund, dessen Speichelsekretion nach einer Lernphase allein durch einen Glockenton erhöht wird), und die operante oder instrumentelle Konditionierung, bei der eine neue Reaktion als Ergebnis einer Bedürfnisbefriedigung erlernt wird, z. B. wenn Milchkühe jeden Tag zur selben Zeit zum Stall kommen, da ihr Bedürfnis, gemolken zu werden, genauso groß ist wie ihr Bedürfnis, zu fressen.

Die meisten Menschen können ihr Verhalten mit Hilfe der VT ändern: Zu den Techniken gehören Veränderungen der Reize aus ihrem Umfeld, die Überprüfung ihres Verhaltens (Biofeedback), das Eingehen von Verpflichtungen sowie das Ausarbeiten von Konsequenzen für ihr Verhalten.

Die VT spielt eine große Rolle in der Behandlung von Angststörungen (systematische Desensibilisierung), Depressionen und Selbstzweifeln (kognitive VT), Verhaltensstörungen und bei Lernproblemen.

Biofeedback

Biofeedback ist eine Methode zur Messung von Körper- und Bewusstseinsvorgängen mit Hilfe technischer Geräte, um anhand der Ergebnisse Verhaltensweisen oder Körperfunktionen zu verändern. Mit elektronischen Sensoren, die auf der Haut des Patienten angebracht werden, können Veränderungen der Herzfrequenz, der Körpertemperatur, der Muskelspannung sowie der Gehirnströme, des Pulsschlages und der Atmung aufgezeichnet werden. Das Gerät gibt ein »Feedback« in Form akustischer oder optischer Signale, die dann interpretiert werden.

Durch den Einsatz von Biofeedback-Geräten fand man heraus, dass auch die Steuerung der so genannten »unbewussten Funktionen« wie der Herz- oder Pulsfrequenz erlernt werden kann. Patienten können durch Beobachtung der akustischen oder optischen Signale lernen, Schwankungen der Körperreaktionen und -funktionen zu erkennen. Anschließend lernen sie mit Hilfe von Techniken wie dem Autogenen Training, der Meditation, der Visualisierung oder Atemübungen, ihre unbewussten Körperfunktionen positiv zu beeinflussen.

Die Fähigkeit, Körperfunktionen zu erkennen und zu verändern, ist besonders nützlich für Menschen, die an chronischen Angstzuständen und damit verbundenen Krankheiten wie Migräne und Bluthochdruck leiden. Biofeedback-Geräte wurden auch zur Unterstützung von Patienten mit Epilepsie und Zerebralparese eingesetzt.

Kognitive Verhaltenstherapie

Die kognitive Verhaltenstherapie ist eine heute weit verbreitete Form der Psychotherapie zur Behandlung von emotionalen und Verhaltensstörungen. Sie kommt besonders bei Depressionen und Angstneurosen zur Anwendung. Das Wort »Kognition«, von dem die Bezeichnung kognitiv abgeleitet ist, bedeutet das »Erkennen oder Wahrnehmen«.

Die kognitive Therapie basiert auf der Vorstellung, dass die Gedanken eines Menschen sein Verhalten und seine Gefühle beeinflussen. Therapeuten, die mit dieser Behandlungsmethode arbeiten, helfen ihren Patienten dabei, ihre negative, destruktive und manchmal schädliche Denkweise in eine positive und konstruktive zu verwandeln. So einfach das klingen mag, kann die Veränderung der Denkweise eines Menschen doch ein komplexer Prozess sein.

Patienten mit einer Depression oder Angstzuständen begreifen oft nicht, dass Gedanken, die in ihnen als Antwort auf bestimmte Lebenserfahrungen entstanden sind, oft auf Fehlschlüssen basieren, d. h. auf kognitiven Fehlern oder Verzerrungen. Sie nehmen z. B. vielleicht alle Schuld für eine gescheiterte Beziehung auf sich oder glauben, persönlich die Verantwortung für eine Tragödie außerhalb ihres Einflussbereiches zu tragen. Ein grundlegender Bestandteil dieser Therapie besteht darin, den Patienten beim Erkennen und Ändern ihrer kognitiven Verzerrungen zu helfen.

Ein anderer Aspekt dieser Therapieform zielt darauf ab, gegebenenfalls die Grundüberzeugungen oder »Schemata« eines Patienten zu modifizieren. Sie gelten als die Grundregeln, denen der Geist bei der Interpretation von Informationen folgt.

Oft gehört zur kognitiven Therapie auch die Anwendung von Interventionstechniken für Verhaltensstörungen. Dem liegt die Ansicht zugrunde, dass die Handlungen und die Denkweise eines Patienten einander stark beeinflussen.

HYPNOTHERAPIE

Der Einsatz der Hypnose in der Medizin begann mit dem österreichischen Arzt Franz Anton Mesmer (1734–1815), der seine Patienten in eine leichte hypnotische Trance versetzte, um sie durch »Magnetismus« zu heilen. Seine Arbeit fand zwar keine Anerkennung, doch wurden einige seiner Hypnosetechniken erforscht, vor allem von James Braid, einem schottischen Chirurgen, der Mitte des 19. Jahrhunderts den Begriff »Hypnotismus« prägte. Braid führte einige Operationen mit Hilfe der Hypnose durch, doch durch die Entwicklung schneller wirkender Betäubungsmittel wie Chloroform gerieten seine Leistungen in Vergessenheit.

Der Einsatz von Trancezuständen bei der Behandlung psychischer Störungen wurde von einigen europäischen Ärzten untersucht, allen voran Jean-Martin Charcot und Sigmund Freud in der zweiten Hälfte des 19. Jahrhunderts.

Der therapeutische Nutzen der Hypnose wurde Mitte des 20. Jahrhunderts allgemein anerkannt. Seit einigen Jahren wird die Hypnotherapie zur Behandlung zahlreicher physischer und psychischer Störungen, z. B. bei stressbedingten Krankheiten, Suchtkrankheiten, Phobien sowie Schlafstörungen, Atemwegserkrankungen und zur Schmerzbewältigung, eingesetzt.

Der Begriff »Hypnotherapie« wurde von dem griechischen Wort hypnos (Schlaf) abgeleitet. Er ist etwas irreführend, da Hypnose nur ein veränderter Bewusstseinszustand ist, der zwischen Wachen und Schlafen liegt. Dieser Zustand wird mit Hilfe einer progressiven Entspannungstechnik, z. B. dem Rückwärtszählen, oder durch Konzentration des Patienten auf einen bestimmten Gegenstand, ein Bild oder Licht, herbeigeführt.

Hypnotherapeuten betonen, dass ein hypnotischer Zustand nur mit Einwilligung des Patienten erreicht werden kann. Jede Hypnose sei daher eine »Selbsthypnose«.

Wenn sich der Patient in Hypnose befindet, wird seine Aufmerksamkeit auf einen bestimmten Gesundheitsaspekt gelenkt, z. B. den Abbau von Schmerzen oder Angst. Der Patient ist dann konzentrierter und aufnahmefähiger, sodass Krankheiten von einer neuen Perspektive aus betrachtet werden können. Er konzentriert sich auf vorgegebene Sätze oder Bilder, um herauszufinden, welche davon Gefühle seelischen und körperlichen Wohlbefindens vermitteln. Vorschläge des Patienten oder Hypnotherapeuten zur Änderung von Verhaltensweisen können unter Hypnose besser angenommen werden.

Die Hypnotherapie ist eine Kombination aus Konzentration und Entspannung. Der Patient kann sich auf etwas konzentrieren, das normalerweise Stress auslöst, und bleibt trotzdem entspannt. Dadurch können Alltagsängste und Traumata gelindert werden. Im Verlauf der Behandlung erlernt der Patient häufig eine Technik zur Selbsthypnose, die er zu Hause anwenden kann. Eine Hypnotherapie sollte nur unter fachlicher Anleitung durchgeführt werden, da sie dem Patienten andernfalls schaden kann.

KUNSTTHERAPIE

Obwohl sich schon Psychologen wie Jung und Freud mit den Werken ihrer Patienten befassten, fand die Kunsttherapie erst nach dem Zweiten Weltkrieg in England und den USA breite Anerkennung, als sie zur Behandlung traumatisierter Kriegsteilnehmer eingesetzt wurde.

Die Kunsttherapie ermuntert die Patienten, sich durch Zeichnen, Malen, Bildhauern und andere Künste auszudrücken. Dabei soll kein meisterhaftes Kunstwerk entstehen. Vielmehr konzentriert man sich auf den eigentlichen Schaffensprozess, in dessen Überlegungen und Emotionen der Therapeut mit einbezogen wird. Die Interpretation des Werkes wird mehr vom Patienten als vom Therapeuten vorgenommen.

Die Kunsttherapie hilft, schmerzhafte und potenziell zerstörerische Gefühle in einem sicheren Rahmen freizusetzen. Die Patienten können unbewusste Nöte ausdrücken und so bisher unterdrückte oder neu entstehende Probleme lösen.

Die Kunsttherapie kann bei Patienten jeden Alters eingesetzt werden, sowohl in Anstalten als auch in privaten Sitzungen. An diesen Sitzungen können einzelne Patienten, Paare, Familien oder Gruppen teilnehmen.

TANZTHERAPIE

Viele alte Kulturen verstehen Krankheit als Verlust der Seele. Tanz dient als wichtiges Mittel für Kranke, sich selbst und ihre Lebensenergie zurückzugewinnen.

Die Tanztherapie geht von einer bestehenden Wechselwirkung zwischen Körper und Geist aus. Tanz wird psychotherapeutisch angewendet, um Gefühle, Verhalten, Wahrnehmung und physische Funktionen zu verbessern. Alltags- und kreative Bewegungen helfen den Patienten im Behandlungsverlauf, mehr über sich und ihre Beziehungen mit anderen Menschen herauszufinden.

Zu den Vorteilen der Tanztherapie gehören die Entwicklung eines positiven Körperbewusstseins und Selbstbildes, die Verbesserung der Selbstbeherrschung und der Kommunikationsfähigkeit sowie die Anregung von Kreativität und Spielfreude. Sie ist besonders bei Kindern wirksam, vor allem bei solchen mit Verhaltens- oder Lernproblemen oder körperlichen Gebrechen.

Die Tanztherapie konnte bei schweren emotionalen Störungen, Autismus, Verhaltensstörungen, neurologischen Störungen, bei Altersgebrechen, Traumata durch Gewalt oder sexuellen Missbrauch und als begleitende Maßnahme zum Drogenentzug Erfolge erzielen. Auch Programme zur Prävention benutzen die Tanztherapie, um Stress abzubauen und die Bewegungsfunktionen zu unterstützen. Meist wird die Therapie in Gruppen angewendet.

MUSIKTHERAPIE

In den alten Kulturen stellte Musik ein wesentliches Element der Heilungsrituale und -zeremonien dar. Im 19. Jahrhundert entdeckte man den therapeutischen Nutzen der Musik auch im Westen. Heute wird bei Menschen mit geistigen Störungen, körperlichen Behinderungen, Lernbehinderungen und chronischen Krankheiten wie der Alzheimer-Krankheit die Musiktherapie eingesetzt.

Die Musiktherapie kann vielfach angewendet werden. Musik steigert die Freisetzung von Endorphinen und lindert dadurch Schmerzen und Angstzustände.

Bei der vibroakustischen Therapie, einer in Europa verbreiteten Musiktherapie, wird Kindern mit körperlichen und geistigen Störungen eine bestimmte Art Musik vorgespielt, um körperliche und geistige Entspannung herbeizuführen. Traditionelle indische Klänge haben sich bei Bluthochdruck und geistigen Störungen als heilsam erwiesen.

Bei einer anderen Form der Musiktherapie werden die Patienten dazu angeregt, ihre Gefühle frei auszudrücken, indem sie mit Gesang und Instrumenten improvisieren. Die Beziehung zwischen Therapeut und Patient wird durch gemeinsames Musizieren hergestellt. Durch Singen und Spielen lernen Körperbehinderte, ihren Atem und ihre Bewegungen besser zu kontrollieren.

SPIELTHERAPIE

Die Spieltherapie wurde in den 1930er-Jahren als wertvolle Behandlungsmethode für Kinder entdeckt. Im Spiel lernen Kinder, ihre Emotionen, Gedanken und ihr Selbstbild zu entwickeln, anzupassen und mitzuteilen. Bei einer Spieltherapie werden die Kinder in einer sicheren Umgebung zum Spielen unter Aufsicht eines Psychotherapeuten angeregt, der sie beim Spielen beobachtet.

Ein Gespräch zwischen Kind und Therapeut über das Spiel ermöglicht dem Therapeuten, das Kind zu unterstützen und seine Gefühle zu verstehen. Darüber hinaus trägt das Spielen zur Diagnosefindung bei. Eine Spieltherapie ist für Kinder mit Affekt-, Verhaltens- und Lernstörungen geeignet.

Naturheilkunde

Die ganzheitliche Herangehensweise der Naturheilkunde basiert auf »den drei Säulen der Gesundheit«: Psychische (emotionales Wohlbefinden), biologische (Funktion der Zellen, Organe und Körpersysteme) und strukturelle (Gesundheit der Muskeln, Knochen und Nerven) Faktoren sollten im Gleichgewicht sein. Krankheiten sind ein Zeichen für ein Ungleichgewicht in diesem System, sodass mit Hilfe der Analyse einzelner Körperteile wie der Augen, der Nägel und der Zunge Störungen an anderen Stellen im Körper identifiziert werden können.

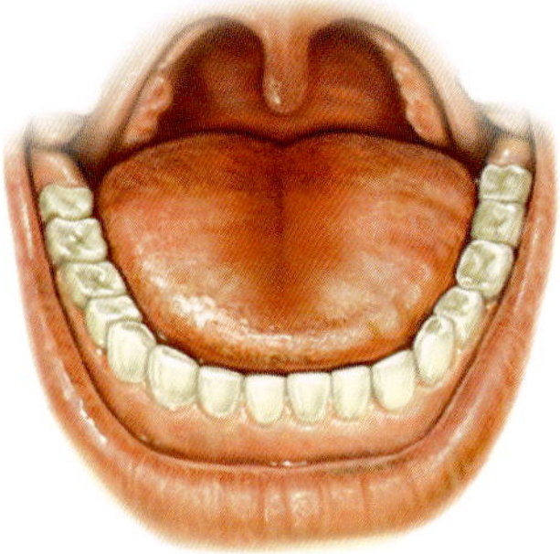

Zunge

Farbe und Beschaffenheit der Zunge können auf Krankheiten hinweisen. Eine Rötung in der Zungenmitte kann auf ein Magenproblem hinweisen.

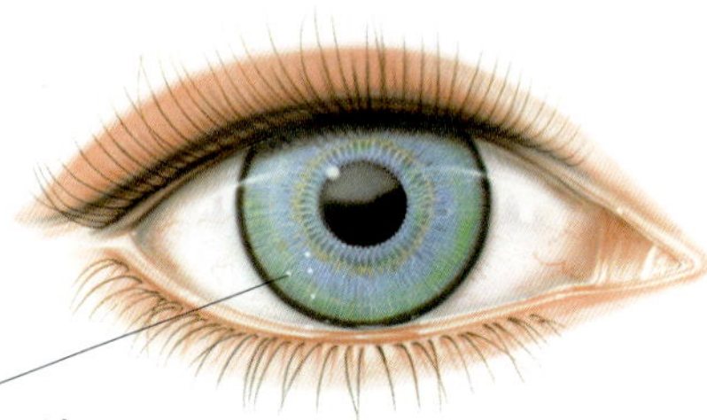

Iris

Die Regenbogenhaut (Iris) kann in Regionen unterteilt werden, die einzelnen Körperregionen entsprechen. So können z. B. weiße Flecken an einer bestimmten Stelle auf eine Störung im Brustraum hindeuten. Ein dunkler Ring kann ein Zeichen für Giftstoffe im Körper sein.

Nägel

Weiße Flecken auf den Nägeln können auf Zinkmangel hinweisen.

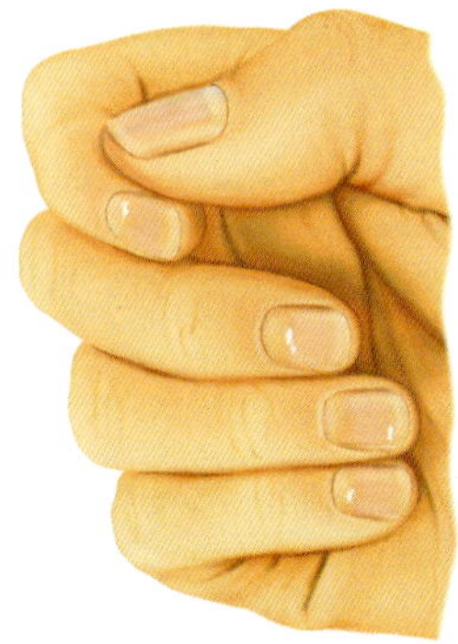

GANZHEITLICHE HEILMETHODEN

Ganzheitliche Heilmethoden betrachten Krankheit als Ausdruck eines gestörten Körpergleichgewichtes und zielen bei der Behandlung auf eine Therapie des ganzen Körpers einschließlich seiner psychischen Komponenten, statt sich nur um die sichtbaren Symptome zu kümmern.

SIEHE AUCH *Organsysteme in Kapitel 1; Angst, Depression, Reizdarm und andere spezielle Störungen im Register*

NATURHEILKUNDE

Die Ärzte der griechischen Antike, z. B. Hippokrates, gehörten zu den Vorreitern der Naturheilkunde. Sie vertraten den Glauben, dass der Körper sich selbst heilen kann, wenn er mit sauberer Luft, Wasser, Nahrung und Bewegung versorgt wird. Die Naturheilkunde verzeichnete im Europa des 19. Jahrhunderts in Verbindung mit der Hydrotherapie einen neuen Aufschwung. Ende des 19. Jahrhunderts wurde sie dann von Benedict Lust nach dessen erfolgreicher Behandlung im Heilbad des Sebastian Kneipp auch in den USA eingeführt. Heute ist die Naturheilkunde in den meisten westlichen Ländern anerkannt.

In der Naturheilkunde wird die Ansicht vertreten, dass eine Krankheit die Folge einer Stoffwechsel- oder biochemischen Störung ist, die auf physischen oder emotionalen Stress über einen längeren Zeitraum zurückzuführen ist. Krankheit wird nicht als Ursache der Symptome angesehen, sondern als Folge eines überlasteten Körpers mit geschwächtem Immunsystem. Symptome wie Fieber oder Erbrechen sind daher der Versuch des Körpers, sein gesundes Gleichgewicht wiederherzustellen. Aus diesem Grund werden Symptome als Teil des Selbstheilungsprozesses des Körpers in der Naturheilkunde eher angeregt als unterdrückt. Vertreter der Naturheilkunde betonen, dass der Körper zur Genesung genügend Zeit benötigt. Damit jeder Patient individuell behandelt werden kann, wird eine sehr genaue Anamnese erhoben, um Stressfaktoren zu erkennen. Zusätzliche Informationen liefern Augen- Nagel- und Zungendiagnostik und verschiedene weitere Untersuchungen.

Die Ernährung spielt in der Naturheilkunde eine bedeutende Rolle. Besonderer Wert wird auf »naturbelassene« Lebensmittel mit hohem Nährwert gelegt. Sie sollten frei von Pestiziden und Konservierungsstoffen und so natürlich wie möglich sein. Eine gesunde Ernährung besteht aus viel frischem Gemüse, Obst, Nüssen und Vollkornprodukten sowie wenig Fleisch, Kaffee und Alkohol. Zur Entgiftung des Körpers können Fastenkuren verordnet werden. Die Gesundheit des Darmes spielt eine große Rolle, da die Nährstoffe von dort aus ins Blut abgegeben werden. Spezielle Diäten sollen den Darm von schädlichen Hefepilzen und Bakterien befreien, die den Stoffwechsel mit Giftstoffen belasten und Allergien und Immunschwäche begünstigen. Auch eine Darmspülung kann verordnet werden.

Patienten werden häufig vor der Möglichkeit einer Art »Heilungskrise« gewarnt, in der sich die Symptome nach Beginn des Entgiftungsprozesses kurzzeitig verschlimmern, da die Organe durch die Abgabe von Giften ins Blut überlastet sind.

Neben der Ernährung sind in der Naturheilkunde auch Ruhe, Entspannung, Bewegung, frische Luft und Bäder von großer Bedeutung. Zu den Behandlungsmethoden zählen Licht-, Luft- und Wasseranwendungen, Massagen, der Einsatz von Heilpflanzen oder homöopathischen Arzneien und im weiteren Sinne auch die Akupunktur und manuelle Therapien. Darüber hinaus wird die Gabe von Mineralstoffen und Spurenelementen aufgrund des Nährstoffentzuges der Ackerböden in der modernen Landwirtschaft für notwendig gehalten. Bei psychischem Stress werden Bachblüten, Entspannungstechniken oder eine Gesprächstherapie empfohlen.

Die Naturheilkunde gewinnt vor allem wegen der Verbindung zwischen gesunder Ernährung und der Stärkung des Körpers immer breitere Anerkennung. Vermehrt findet man Ärzte, die Naturheilverfahren anwenden oder mit Naturheilkundlern zusammenarbeiten, vor allem bei der Entwöhnung der Patienten von pharmazeutischen Arzneimitteln. Die Naturheilkunde ist besonders zur Behandlung chronischer Krankheiten wie Asthma, Arthritiden, Hautkrankheiten und Verdauungsstörungen geeignet.

Physikalische Therapie

Unter einer physikalischen Therapie, auch Physiotherapie genannt, versteht man die Anwendung physikalischer Reize wie Wärme, Massage, Bewegung und Elektrizität zur Behandlung körperlicher Behinderungen durch Schmerzen oder Krankheiten.

Die physikalische Therapie spielt bei der Behandlung vieler Krankheiten, wie Knochenbrüchen, Rückenschmerzen, Schlaganfällen, Nerven- und Rückenmarkverletzungen sowie Arthritiden eine wichtige Rolle. Ein Physiotherapeut ist Teil eines Gesundheitsteams, das sich mit der Rehabilitation von Patienten befasst, die an den o. g. Krankheiten leiden. Solchen Teams können Sprach- und Beschäftigungstherapeuten, Psychologen und Gesprächstherapeuten angehören.

Das Ziel der Therapie ist die Linderung von Schmerzen und/oder die Verbesserung von Funktionen wie Muskelkraft, Gelenkbeweglichkeit, Muskelkoordination und Atemfunktion. Eine Wärmebehandlung regt den Kreislauf an und wirkt schmerzlindernd. Sie kann in Form von Infrarotbestrahlung, Kurzwellen- oder Hochfrequenztherapie (Diathermie), heißen Bädern (Hydrotherapie), feucht-heißen Kompressen oder Ultraschalltherapie erfolgen. Krankengymnastik verbessert die Beweglichkeit von Gelenken, kräftigt die Muskeln und verbessert die Muskelkoordination. Atemübungen können zur Verbesserung der Atmung bei Lungenkranken und zur Korrektur von Fehlhaltungen eingesetzt werden. Die Massage einer erkrankten Körperregion verbessert den Kreislauf und lindert Schmerzen oder Muskelverspannungen.

Hydrotherapie

Der Begriff »Hydrotherapie« umfasst verschiedene Arten der Heilbehandlung mit Wasser. Die Anfänge der Hydrotherapie gehen bis in die Antike zurück. Schon damals wurde das Baden in heißen Quellen und Meerwasser als gesundheitsfördernd angesehen. Das moderne Konzept der Badekur wurde im 19. Jahrhundert von dem bayerischen Pfarrer Sebastian Kneipp entwickelt.

Die Hydrotherapie schreibt dem Wasser natürliche Heilkräfte zu, da es sowohl lebenswichtig als auch der Hauptbestandteil des Körpers ist. Die Wassertemperatur ist bei vielen Behandlungen von Bedeutung. Heißes Wasser wirkt entspannend und regt die Schweißbildung sowie die Durchblutung der Haut an. Kaltes Wasser verengt die Blutgefäße, wirkt entzündungshemmend und regt die Durchblutung der inneren Organe an.

Verschiedene Formen der Hydrotherapie sind z. B.: Gymnastik in warmem Wasser oder Sprudelbädern zur Muskelentspannung, Eiskompressen gegen Verletzungen wie Sehnenentzündungen, Sitzbäder gegen Beckenbeschwerden, Dampfbäder gegen Blutstau, Fuß- und Handbäder gegen Schlaflosigkeit, heiße und kalte Güsse gegen Menstruationsbeschwerden oder Atemwegserkrankungen sowie Waschungen, Abreibungen, Wickel und Packungen.

Entgiftung in der Naturheilkunde

Viele der naturheilkundlichen Therapien beruhen auf dem Grundsatz, dass eine Entgiftung der Körpers ein gutes Mittel ist, um die Gesundheit zu steigern und zu erhalten. Man geht davon aus, dass die Zunahme von Umweltgiften, Chemikalien und Nahrungsmittelzusätzen bei den Menschen der Industriegesellschaften eine Überlastung des Körpers verursacht, die zu Störungen des Stoffwechsels, des Immunsystems, der Atmungsorgane und der seelischen Einstellung führen.

Naturheilkundler verordnen eine Reihe von Entgiftungskuren, von denen die am häufigsten angewendete das Heilfasten ist. Man glaubt, dass die Enthaltung von fester Nahrung über einen bestimmten Zeitraum dem Körper Gelegenheit gibt, sich von Giften zu reinigen. Oft werden Saftkuren empfohlen, die nur unter ärztlicher Aufsicht durchgeführt werden sollten. Häufig kommt es anfänglich zu Symptomen der Entgiftung wie Kopfschmerzen und Mundgeruch. In vielen Fällen werden zusätzlich Einläufe verordnet, um den Darm von Giften zu reinigen.

Weitere Entgiftungsmethoden der Naturheilkunde sind die Symbioselenkung, Darmspülungen, Monodiäten (z. B. nur Trauben, oder nur Reis), Trockenmassage mit Bürsten, Sauna, Wasseranwendungen und Spülungen von Leber und Galle mit Olivenöl und Zitronensaft sowie verschiedene ausleitende Verfahren, wie die Schröpftherapie oder das Baunscheidtverfahren. Regelmäßige Entgiftung wird in der Ayurvedischen Medizin als sehr wichtig angesehen. Bestimmte Techniken des Hatha Yoga dienen der Reinigung des gesamten Verdauungstraktes.

Augendiagnostik

Die Augen- oder Irisdiagnostik ist neben der Zungen- und Nageldiagnostik eine Diagnosetechnik, die bei zahlreichen ganzheitlichen

Entgiftung in der Naturheilkunde

Die Leber und die Nieren sind die wichtigsten Entgiftungsorgane im Körper. Die Giftstoffe, die über den Magen-Darm-Kanal in den Körper gelangen, werden in der Leber entgiftet und über die Nieren ausgeschieden. Die Entgiftungskapazität des Körpers kann durch spezielle naturheilkundliche Methoden unterstützt werden.

Anmerkung: In dieser Abbildung wurden Teile der Leber entfernt, um eine Niere sichtbar zu machen.

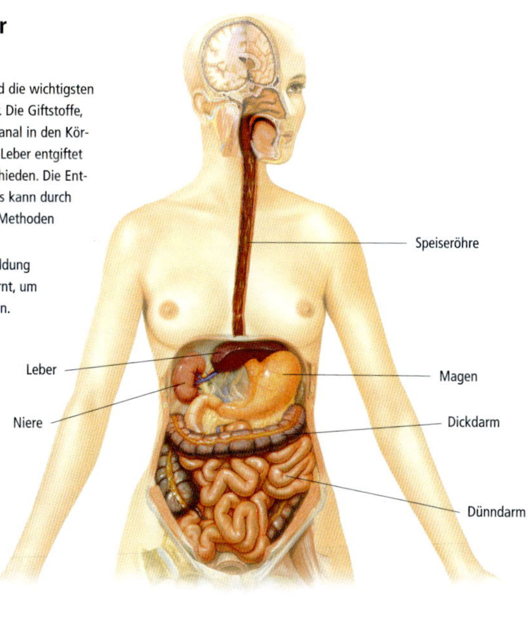

Heilmethoden eingesetzt wird. Sie wurde erstmals von Ignatz von Peczeley, einem ungarischen Arzt, im späten 19. Jahrhundert angewendet. Bei dieser Technik werden die Pigmentierung, die Textur, das Muster und die Ringe der Iris (Regenbogenhaut) genau untersucht, um einen Hinweis auf den Allgemeinzustand des Patienten zu erhalten.

Die Irisdiagnostik basiert auf dem Glauben, dass verschiedene Bereiche der Iris über das Nervensystem mit unterschiedlichen Körperorganen verbunden sind. Markierungen in einem bestimmten Teil der Iris können Auskunft über den früheren und den momentanen Gesundheitszustand der damit verknüpften Organe geben.

Biorhythmus

Anfang des 20. Jahrhunderts entdeckten Wissenschaftler drei Energiezyklen oder »innere Uhren«. Die Theorie besagt, dass über einen körperlichen Zyklus von etwa 23 Tagen die Widerstandsfähigkeit gegen Krankheiten, die Kraft, die Energie und der Sexualtrieb gesteuert werden. Ein seelischer Zyklus von 28 Tagen wirkt sich auf Empfindungen, Stimmungen, Wahrnehmungen und das seelische Gleichgewicht aus, und ein intellektueller Zyklus von etwa 33 Tagen steuert Entscheidungen sowie das Gedächtnis und die Aufmerksamkeit. Da die Zyklen nicht gleich lang sind, fallen ihre »Hoch-« und »Tiefpunkte« nur selten zusammen.

Mit einem Computer lassen sich individuelle Biorhythmus-Tabellen erstellen, mit denen ein Heilpraktiker dann Verhaltens- und Stimmungsschwankungen und deren Auswirkungen auf die Gesundheit des Patienten feststellen kann.

ORTHOMOLEKULARE MEDIZIN

Der Begriff »orthomolekular« bezieht sich auf eine Behandlung mit Vitamin-, Mineralstoff- Enzym-, Fettsäure- und Aminosäurepräparaten zur Wiederherstellung der Gesundheit durch das Gleichgewicht an Nährstoffen.

Dem amerikanischen Biochemiker Pauling zufolge ist der individuelle Nährstoffbedarf sehr unterschiedlich und kann wesentlich höher sein als die empfohlene Mindestdosis. Bekannt wurde Pauling durch seine Verordnung sehr hoher Vitamin-C-Dosen gegen Infektionen und zur Stärkung des Immunsystems, was zu beträchtlichen Kontroversen unter den Medizinern führte. Spätere Forschungen bestätigten seine Ansichten bis zu einem gewissen Grad, wonach z. B. der Einsatz von Antioxidanzien zur Prävention und Behandlung degenerativer Krankheiten zu befürworten ist.

Ein weiterer amerikanischer Forscher, der an die Wirkung sehr hoher Vitamindosen glaubte, war Dr. Abram Hoffer. Er setzte sich für den Einsatz hoher Vitamin-B_3-Dosen zur Behandlung von Schizophrenie ein. Seine Arbeit legte den Grundstein für das Teilgebiet der orthomolekularen Psychiatrie, in dem vor allem B-Vitamine zur Behandlung verschiedener Arten von Depressionen und Medikamentenabhängigkeit eingesetzt werden.

Die orthomolekulare Medizin sollte nur unter fachlicher Aufsicht angewendet werden, da einige Nährstoffpräparate in hohen Dosen giftig sind. Sie können von Ärzten oder Naturheilkundlern verordnet werden.

PFLANZENHEILKUNDE

Der Einsatz von Heilpflanzen ist so alt und weit verbreitet wie die Menschheit selbst. Paläontologen haben in Zusammenhang mit fossilen Überresten der Neanderthaler zahlreiche Arzneipflanzen gefunden. Das Wissen über die Heilkraft der Pflanzen, das vermutlich die Weiterentwicklung eines tierischen Instinktes war, wird bei traditionell lebenden Völkern seit Jahrtausenden weitergegeben.

Die frühesten Aufzeichnungen über die Pflanzenheilkunde (Phytotherapie) stammen aus Nahost, Indien und China und sind über 3.500 Jahre alt. Aus diesen Anfängen entstanden der bedeutende Zweig der Traditionellen Chinesischen Medizin, die auch heute noch weit verbreitet ist, und die Ayurvedische Medizin in Indien, die ebenfalls mit vielen pflanzlichen Präparaten arbeitet.

Die traditionelle europäische Pflanzenheilkunde entstand im antiken Griechenland. Vorreiter war Hippokrates (460–380 v. Chr.), der sich für eine sorgfältige Diagnose, das auf ein Minimum beschränkte Eingreifen und den Einsatz einfacher pflanzlicher Heilmittel einsetzte. Im Mittelalter lebte die Griechische Medizin in den Klöstern weiter und wurde von arabischen Ärzten weiterentwickelt, allen voran Avicenna (979–1037 n. Chr.), dessen Forschungen die Praxis der Pflanzenheilkunde von Indien bis Europa über viele Jahrhunderte hinweg beeinflusste.

Im Europa der Renaissance wurde die Pflanzenheilkunde durch Pflanzen aus der Neuen Welt bereichert. Dort verfügten die Indianer über ein beeindruckendes Wissen über Heilpflanzen, das von vielen Siedlern übernommen wurde. Die Erfindung des Buchdruckes zog die Veröffentlichung vieler Kräuterbücher zur Selbsthilfe nach sich. Das bekannteste davon ist Nicholas Culpepers *The Complete Herbal* aus dem 17. Jahrhundert, das auch heute noch aufgelegt wird.

Während der industriellen Revolution ging der Bezug zur Kräutertradition verloren. Die Menschen zogen in die Städte und wandten sich pharmazeutischen Präparaten auf pflanzlicher Basis zu. Im 19. Jahrhundert wurden zahlreiche traditionelle Heilpflanzen, u. a. die chininhaltige Chinarinde, analysiert, ihre Wirkstoffe isoliert und zu stark wirkenden Medikamenten verarbeitet.

Im 20. Jahrhundert wurden Fachverbände und Institute ins Leben gerufen, um die Traditionen der Pflanzenheilkunde weiterzuführen und auf den neuesten Stand zu bringen. In Europa wurde der Begriff Pflanzenheilkunde durch den Begriff Phytotherapie aus dem griechischen »phyton« (Pflanze) und »therapeuein« (heilen) ersetzt. Dies verdeutlicht die Hinwendung medizinisch orientierter Pflanzenheilkundler zum wissenschaftlichen Wirksamkeitsbeweis ihrer pflanzlichen Medikamente. In den westlichen Nationen hat die Pflanzenheilkunde eine enorme Renaissance erfahren, sowohl bei den Patienten als auch bei der Pharmaforschung, welche die Wirkungsmechanismen von Pflanzen für neue Medikamente untersucht. In weniger industrialisierten Ländern stellen selbst angebaute Pflanzen nach wie vor die Hauptquelle für Arzneimittel dar.

Philosophie

In der Pflanzenheilkunde werden pflanzliche Medikamente zur Förderung der Selbstheilungskräfte des Körpers eingesetzt. Hierbei wird die Pflanze als Ganzes einer Verwertung ihrer einzelnen Bestandteile vorgezogen, mit dem Argument, dass diese Behandlungsform sanfter, sicherer und natürlicher sei als pharmazeutische Medikamente. In den Bereichen der Pflanzenheilkunde, die auf einem ganzheitlichen Konzept basieren, z. B. Traditionelle Chinesische Medizin oder Ayurveda, wird Krankheit als Folge eines Ungleichgewichtes angesehen, das mit Hilfe pflanzlicher Arzneimittel wiederhergestellt wird. Die westliche Pflanzenheilkunde wird meist mit konventionellen Diagnoseverfahren kombiniert. Zur Verordnung pflanzlicher Arzneien werden deren Wirkstoffe auf die Symptome des Patienten abgestimmt. Gleichzeitig wird versucht, die Organe des Körpers zu stärken, die nicht richtig funktionieren.

Um die richtige Pflanzenauswahl für die Krankheit eines Patienten zu treffen, ist eine genaue Anamnese zu Vorerkrankungen, zur Lebensweise sowie zu den körperlichen und psychischen Symptomen des Patienten sowie eine körperliche Untersuchung notwendig.

Pflanzliche Wirkstoffe und ihre Funktion

Ein pflanzliches Arzneimittel kann aus der ganzen Pflanze, einem Pflanzenteil (Wurzel, Blüte etc.) oder einem Pflanzenextrakt, z. B. einer Tinktur oder einem Öl, bestehen. In einer chemischen Pflanzenanalyse lassen sich zahlreiche Wirkstoffe nachweisen, von denen Gerbsäure, Glykoside und Alkaloide die häufigsten sind. Andere Substanzen sind pflanzliche Hormone, ätherische Öle, Kautschuk oder Harze. Pflanzen enthalten außerdem Vitamine, Mineralstoffe und Enzyme in kleinen Mengen.

Die Einteilung der Heilpflanzen erfolgt nach ihrer spezifischen Wirksamkeit. Nachfolgend sind die wichtigsten aufgelistet:

Gerbstoffdrogen stellen die gesunden Funktionen wieder her und stimulieren die Stoffwechselprozesse des Körpers, z. B. Krauser Ampfer *(Rumex crispus)*, Rotklee *(Trifolium pratense)*.

Antiseptische Pflanzen verhindern Infektionen oder dämmen sie ein, z. B. Sonnenhut *(Echinacea angustifolia)*, Knoblauch *(Allium sativum)*.

Krampflösende Kräuter helfen gegen Muskelverspannungen und -krämpfe, z. B. Passionsblume *(Passiflora incarnata)*, Gemeiner Schneeball *(Viburnum opulus)*.

Adstringierende Pflanzen binden die Proteine der Haut und Schleimhäute und dämmen Entzündungen ein, z. B. Virginischer Zauberstrauch *(Hamamelis virginiana)*, Salbei *(Salvia officinalis)*.

Bitterkräuter (Amara) regen die Speichel- und Magensaftproduktion an, sind verdauungs- und appetitanregend, z. B. Löwenzahn *(Taraxacum officinale)*, Enzian *(Gentian lutea)*.

Carminativa wirken verdauungsfördernd und helfen gegen Blähungen, z. B. Pfefferminze *(Mentha piperita)*, Fenchel *(Foeniculum vulgare)*.

Schleimdrogen bilden einen glättenden Schutzfilm auf den Schleimhäuten, z. B. Ulmenrinde *(Ulmus fulva)*, Eibischwurzel *(Althaea officinalis)*.

Diuretika fördern den Harnfluss, z. B. Petersilie *(Petroselinum crispum)*, Brennnessel *(Urtica dioica)*.

Expektoranzien fördern die Schleimentfernung aus der Lunge, z. B. Süßholzwurzel *(Glycyrrhiza glabra)*, Weißer Andorn *(Marrubium vulgare)*.

Laxanzien fördern den Stuhlgang, z. B. Sennesblätter *(Cassia angustifolia)*, Aloe vera.

Nervenkräuter

Bestimmte Heilkräuter haben eine Wirkung auf das Nervensystem. Kräuter wie Johanniskraut und Lavendel haben einen beruhigenden Effekt, während z. B. Hafer anregend wirkt.

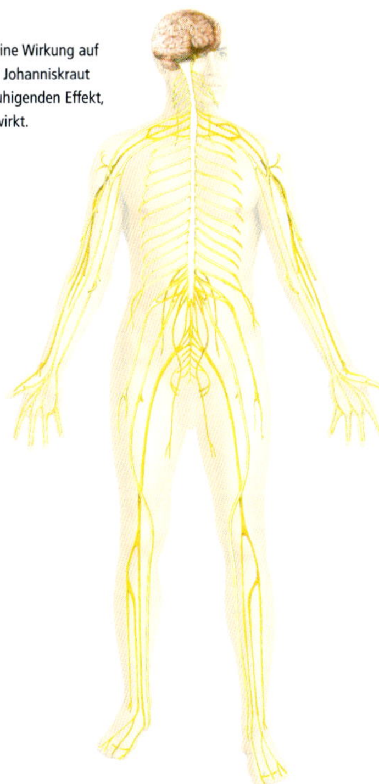

Heilkräuter mit Wirkung auf die Muskulatur

Damiana und Kanadische Gelbwurzel wirken aktivierend auf Muskulatur und Bindegewebe. Krampflösende Kräuter wie Passionsblume und Schneeball sind hilfreich bei Muskelkrämpfen.

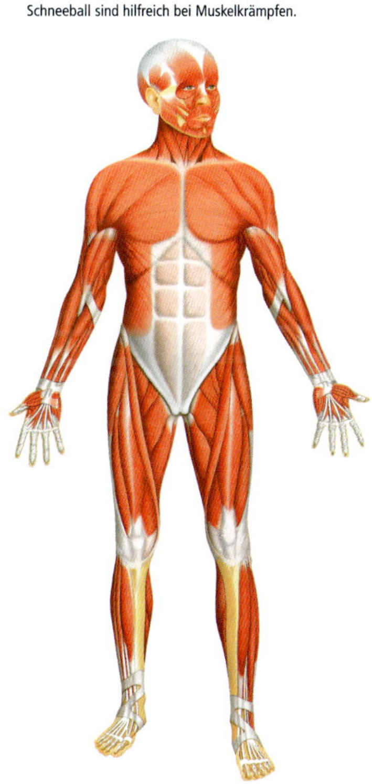

Heilkräuter für Verdauungsstörungen

Rotklee, Pfefferminze, Fenchel, Anis und Senna sind Beispiele für Heilkräuter, die bei Verdauungsbeschwerden eingesetzt werden können. Sie wirken adstringierend, regulierend oder stimulierend auf die Verdauungsorgane.

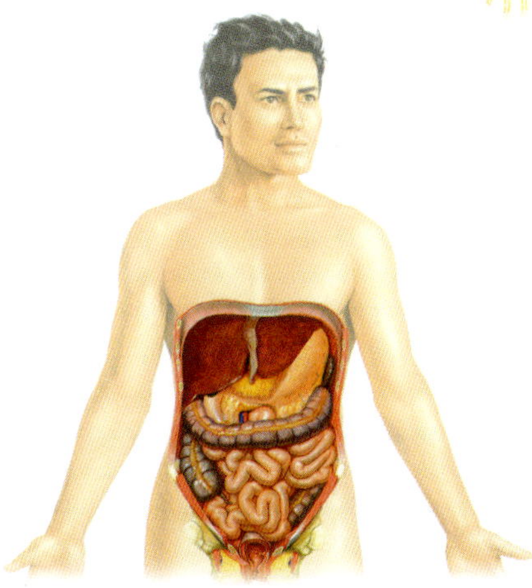

Pflanzenheilkunde

Beruhigungskräuter wirken ausgleichend und aufbauend auf das Nervensystem und können beruhigend, z.B. Lavendel *(Lavendula officinalis)*, oder stimulierend, z.B. Hafer *(Avena sativa)*, wirken.

Kräftigungskräuter fördern den Stoffwechsel sowie die Versorgung und den Aufbau von Körpergewebe, z.B. Bockshornklee *(Trigonella foenum-graecum)*, Alfalfa *(Medicago sativa)*.

Scharfe Bitterkräuter *(Amara acria)* erhöhen vorübergehend die Energie eines Organs, z.B. Chili *(Capsicum minimum)*, Ingwer *(Zingiber officinalis)*.

Tonika wirken stärkend und ausgleichend auf den Muskel- und Gewebetonus und bauen Energie auf, z.B. Damiana *(Turnera diffusa)*, Kanadische Gelbwurzel *(Hydrastis canadensis)*.

Zubereitungsarten

Die Zubereitung beginnt mit der richtigen Kultivierung und Ernte der Pflanze, um ihre heilenden Eigenschaften zu optimieren. Sie hängt sowohl von der Wirkstoffart in der Pflanze als auch vom Zweck des Arzneimittels ab. Ein pflanzliches Medikament kann aus einer einzelnen Pflanze oder aus mehreren bestehen. Die häufigsten Zubereitungsarten sind Aufgüsse (Infuse), Abkochungen (Dekokte), Tinkturen, Pulver und Salben.

Bei einem Aufguss werden frische oder getrocknete Pflanzenteile in einem Gefäß mit kochendem Wasser übergossen und mit einem Deckel zugedeckt. Bei der Abkochung werden harte Pflanzenteile, z.B. die Wurzel, in kaltem Wasser angesetzt, zum Kochen gebracht und dann langsam auf kleiner Flamme weitergekocht. Bei einer Tinktur wird die Pflanze mit einer meist aus Alkohol oder Glyzerin bestehenden Lösung ausgezogen und dann durchgesiebt. Pulver bestehen aus pulverisierten, getrockneten Pflanzen. Sie können mit Wasser gemischt oder in Kapseln gefüllt werden. Salben werden aus frischen oder getrockneten Pflanzen oder aus Tinkturen auf Ölbasis hergestellt.

HOMÖOPATHIE

Die Homöopathie wurde von dem deutschen Arzt Samuel Hahnemann (1755–1843) begründet. Er arbeitete zwar als Arzt, war jedoch mit der damaligen Schulmedizin unzufrieden und wandte sich der Forschung zu.

Bei einem seiner Selbstversuche nahm er starke Dosen Chinarinde, ein bekanntes Mittel gegen Malaria. Zu seiner Überraschung entwickelte er kurz darauf Symptome, die jenen der Malaria ähnelten: Müdigkeit, Zittern, Herzklopfen, gerötete Wangen, Fieber und Durst. Aus dieser Reaktion schloss er, dass eine Substanz, die bestimmte Symptome bei einem Gesunden auslöst, dieselben Symptome bei einem Kranken heilen könnte.

Er erkannte die Verbindung zwischen seinem Konzept und den Hinweisen des griechischen Philosophen Hippokrates auf eine Medizin des »Ähnlichen«: Substanzen, die eine Krankheit sowohl verursachen als auch heilen konnten. Bald darauf machte sich Edward Jenner diesen Gedanken bei der Entwicklung eines Pockenimpfstoffes zunutze.

Frühe Entwicklungen

Hahnemann setzte seine Selbstversuche und Versuche an gesunden Kollegen fort und zeichnete seine Beobachtungen konsequent auf. Eine Vielzahl von Pflanzen, Kräutern, tierischen Stoffen und Mineralien wurden so genannten Arzneimittelprüfungen unterzogen. Aus den Ergebnissen wurden »Arzneimittelbilder« erstellt, in denen die Leitsymptome, die weniger häufigen Symptome und die seltenen Konstitutionsmerkmale jeder Substanz beschrieben wurden.

Als Nächstes testeten Hahnemann und seine Kollegen die Arzneimittel an Patienten. Diese wurden untersucht und ausführlich zu Symptomen, Allgemeinbefinden, Lebensweisen und Einstellungen befragt. Auf diese Weise entstand ein »Krankheitsbild«, das anschließend einem »Arzneimittelbild« zugeordnet wurde, d.h. die Symptome der Patienten waren denen ähnlich, die durch das ausgewählte Arzneimittel hervorgerufen wurden. Die Arzneimittel halfen.

Hahnemann leitete daraus eine Theorie ab, die er als »Simileprinzip« oder »Ähnlichkeitsregel« bezeichnete und schloss daraus, dass »Ähnliches mit Ähnlichem geheilt werden soll«. Er nannte seine neue Form der Medizin Homöopathie – von griechisch »homios« (ähnlich) und »pathos« (Leiden).

Eine Weiterentwicklung der Homöopathie begann, als Hahnemann bei einigen Patienten eine Verstärkung der Symptome beobachtete, bevor eine Besserung eintrat. Um solche »Verstärkungen« zu verhindern, verdünnte er seine Arzneimittel im Verhältnis 1:100 und vermischte sie, indem er die Flaschen mehrmals gegen eine harte Oberfläche schlug. Dadurch sollte die Energie der Substanz freigesetzt werden. Die auf diese Weise, d.h. durch das so genanntes Potenzieren, hergestellten Arzneimittel erwiesen sich sogar als noch wirksamer. Die Nebenwirkungen der Arzneimittel wurden reduziert, ihre Heilkräfte hingegen verstärkt.

Kuhpockenvirus

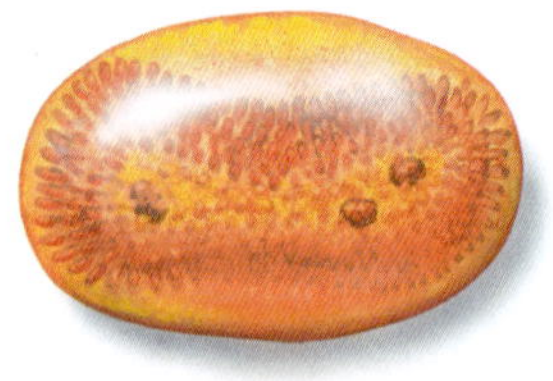

Entdeckung eines Heilmittels

Die Homöopathie basiert auf der Ähnlichkeitsregel, der Vorstellung, dass eine Substanz, die bestimmte Symptome erzeugt, Krankheiten mit entsprechenden Symptomen auch heilen kann. Edward Jenners Entdeckung des Pockenimpfstoffes beruhte auf einem sehr ähnlichen Prinzip.

Späte Entwicklungen

Im 19. Jahrhundert breitete sich die Homöopathie rasch von Deutschland über Europa nach Amerika und Asien aus. In Europa wuchs ihr Ansehen, als sich Hahnemanns homöopathische Kampferdosierungen bei der Behandlung von Cholera als äußerst wirksam erwiesen.

Anfang des 20. Jahrhunderts spaltete sich die Homöopathie in zwei Richtungen. Die klassischen Homöopathen, die der Arbeit des amerikanischen Homöopathen Dr. James Tyler Kent folgten, verordneten unter Berücksichtigung der physischen und psychischen Konstitution des Patienten sowie seiner körperlichen Symptome hohe Potenzen. Andere folgten dem englischen Homöopathen Dr. Richard Hughes und verordneten niedrigere Potenzen, wobei sie ausschließlich körperliche Symptome berücksichtigten.

Die Homöopathie bekam in den letzten Jahrzehnten neuen Auftrieb. Vor allem die klassische Homöopathie findet bei Homöopathen und Ärzten immer mehr Anklang. Auch die Selbstbehandlung leichter Beschwerden ist sehr beliebt, da die meisten Homöopathika frei verkäuflich sind, z.B. Arnika in einer sechsfachen Potenz zur Behandlung von Verletzungen.

Homöopathische Behandlung

Die Homöopathie sieht Beschwerden als Ausdruck einer generellen Störung an. Mittels der Symptome bemüht sich der Körper, wieder ins Gleichgewicht zu kommen. Sie sollten daher nicht unterdrückt werden. Ein homöopathisches Arzneimittel, das unter Berücksichtigung aller Symptome, der Konstitution, des Temperamentes und des Krankheitsstadiums des Patienten verordnet wird, beschleunigt die Genesung, da es die Selbstheilungskräfte des Körpers stimuliert.

Die Bestimmung eines homöopathischen Arzneimittels ist ein komplizierter Vorgang. Er beginnt damit, dass sich der Homöopath ein Bild von dem Patienten – von dessen Krankengeschichte, emotionalen Reaktionen, bevorzugten Nahrungsmitteln, Wetterfühligkeit, persönlichen Ansichten und seelischem Befinden – macht. Das Verständnis seiner physischen und psychischen Konstitution ist für die Diagnose und die Wahl des Arzneimittels entscheidend.

In der Homöopathie werden chronische Krankheiten und ihre Symptome stufenweise behandelt, wobei die Beschwerden nacheinander geheilt werden. Die homöopathischen »Gesetze der Heilung« besagen, dass sich zuerst die Symptome an den lebenswichtigen Organen bessern und anschließend die an den weniger wichtigen – in umgekehrter Reihenfolge ihres Auftretens. Die Homöopathie hat einen ganzheitlichen Ansatz und bezieht daher alle körperlichen und seelischen Störungen des Patienten mit ein und behandelt ein Symptom nicht isoliert.

Bei der Arzneimittelbestimmung wird die Konstitution des Patienten berücksichtigt, um auslösende Faktoren für eine Krankheit zu finden. So wird z. B. das Konstitutionsmittel *Natrium muriaticum* oft ernsten, gewissenhaften Patienten, die zur Unterdrückung ihrer Emotionen neigen, verordnet.

Im Verlauf der Behandlung kann es zu einer kurzzeitigen Verstärkung der Symptome kommen. Dies gilt als Signal, dass sich der Körper im Selbstheilungsprozess befindet und bald eine Besserung eintreten wird. Ein Homöopath verordnet nicht nur Arzneimittel, sondern rät auch zur Unterstützung der körpereigenen Selbstheilungskräfte durch genügend Schlaf, regelmäßige Bewegung, sorgfältige Körperpflege und gesunde Ernährung.

Arzneimittel

In der heutigen *Materia Medica* sind über 3.000 aus Pflanzen, Mineralien und Tieren hergestellte Arzneien aufgelistet, von denen viele in hohen Dosen giftig wären. So wird z. B. die Giftpflanze *Aconitum napellus,* die seit Jahrhunderten als Pfeilgift dient, in homöopathischen Dosen gegen Fieber, Entzündungen und Angstzustände verordnet.

Nach der Arzneimittelbestimmung muss über die Verdünnung entschieden werden – im Idealfall sollte der Selbstheilungsprozess durch die geringste Dosis angeregt werden. In der Homöopathie gilt: Je höher die Verdünnung, desto wirkungsvoller die Arznei, obgleich in einer wissenschaftliche Analyse der starken Verdünnungen (Hochpotenzen) keine Spuren der ursprünglichen Substanz nachgewiesen werden können.

ANTHROPOSOPHISCHE MEDIZIN

Der österreichische Philosoph und Wissenschaftler Rudolf Steiner leistete die Pionierarbeit für die Anthroposophische Medizin am Anfang des 20. Jahrhunderts. Seine Lehre fußt auf dem Glauben, dass der Mensch aus mehr als nur dem Körper besteht, sodass die medizinische Behandlung körperliche und spirituelle Aspekte des Seins umfassen sollte.

Dabei wird Natur- und Kreativtherapien der Vorzug gegeben, darunter Kräutermedizin und Homöopathie, Kunsttherapie, Musiktherapie und Massage. Eine der bekanntesten anthroposophischen Behandlungsmethoden ist die intravenöse Gabe von Mistelextrakt bei Krebs. Man nimmt an, dass dieser Extrakt die Immunkräfte stimuliert und auf diese Weise gegen Tumoren wirkt. Die Anthroposophische Medizin ist in ganz Europa offiziell anerkannt.

CHINESISCHE PFLANZENHEILKUNDE

Die Chinesische Kräuterheilkunde (auch chinesische innere Medizin genannt) ist ein wichtiger Teil der Traditionellen Chinesischen Medizin (TCM). Die Geschichte der chinesischen Kräuterheilkunde reicht, so glaubt man, mindestens 5.000 Jahre zurück, in eine Zeit also, in der die Medizin von Schamanen praktiziert wurde. Die ersten schriftlichen Aufzeichnungen stammen aus dem Jahr 1500 v. Chr. Damals war die Medizin zu einem Großteil eine Angelegenheit der Magie und des Aberglaubens.

Etwa um 200 v. Chr. wurde das *Huang Ti Nei-Ching* oder das *Handbuch des gelben Kaisers zur Inneren Medizin* verfasst. Man legte hier größeren Wert auf schriftliche Aufzeichnungen, Experimente und Beobachtungen. In der Diagnose unterschied man zwischen der »Wurzel« einer Krankheit und ihren Anzeichen. Im 7. Jahrhundert n. Chr. schließlich waren bereits mehr als 800 Heilmittel aus chinesischen Kräutern bekannt. Heute gibt es über 5.000 Heilmittel. Viele davon haben das Interesse westlicher Naturheilkundler und medizinischer Forscher auf sich gezogen. Die chinesische Kräuterheilkunde ist in China noch weit verbreitet und wird im Westen immer beliebter.

Philosophie

Die Traditionelle Chinesische Medizin basiert auf der taoistischen Philosophie. Sie betont die Bedeutung des Gleichgewichtes im Leben. Kräuter werden in diesem System dazu verwendet, das innere Gleichgewicht des Körpers zu finden und zu erhalten. Chi bezeichnet die Lebensenergie oder -kraft, die im Körper und seinen Organen zirkuliert. Diese Energie setzt sich aus Yin und Yang zusammen – zwei Polen, die einander ausgleichen und dabei ständig in Bewegung sind.

Krankheit gilt als das Ergebnis eines Ungleichgewichtes, wobei sich Blockaden im Chi-Fluss und somit im Gleichgewicht zwischen Yin und Yang entwickelt haben. Diese »unharmonischen Muster« kommen in den Organen zum Ausdruck und weisen ein bestimmtes System von körperlichen, geistigen und emotionalen Symptomen auf.

Kräuter

Die chinesischen Kräuterarzneien werden aus einer großen Menge von pflanzlichen, mineralischen und tierischen Substanzen gewonnen. Man legt größten Wert auf die korrekte Methode bei Wachstum, Ernte und Verarbeitung der Kräuter, um ihre heilenden Eigenschaften zu vergrößern. Chinesische

Chinesische Medizin

In der Diagnostik setzt die chinesische Medizin sehr viel stärker auf Pulsqualitäten als die westliche. Die Chinesen kennen an jedem Handgelenk sechs Pulse zur Beurteilung von Yin und Yang. Drei Messstellen sind hier abgebildet.

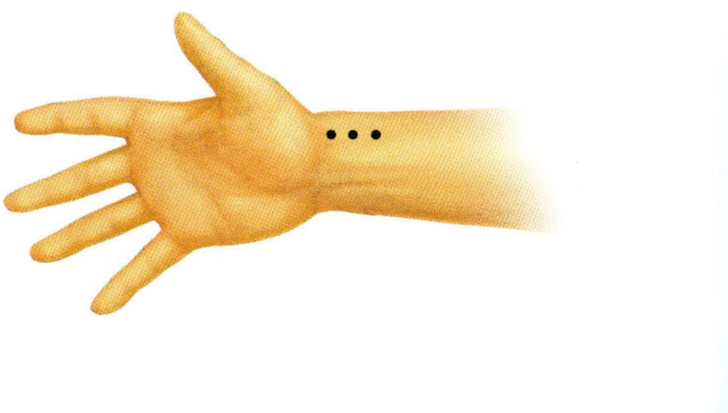

Kräuterkundige klassifizieren die Kräuter nach ihrer jeweiligen Natur (z. B. wärmend, kühlend oder neutral), ihrem Geschmack und Aussehen sowie ihren Eigenschaften (z. B. auflösend, festigend, nährend oder harmonisierend). Kräuterkundige verstehen deshalb nicht nur, wie das Kraut ein Symptom beeinflusst (z. B. Durchfall), sondern auch wie es sich auf das zugrunde liegende Muster der Disharmonie auswirkt (z. B. indem es die Milz stärkt und die »Feuchtigkeit« klärt).

Traditionelle Diagnostik

Chinesische Ärzte prüfen den Zustand eines Patienten, indem sie dessen Krankengeschichte, Lebensstil und Aussehen studieren. Besonders die Augen, die Haut, das Haar und die Zunge sind wichtig. Es wird 12-mal der Puls gefühlt (6-mal an jedem Handgelenk), um den Fluss des Chi in den Organen zu messen. So macht sich der Arzt ein Bild von der Disharmonie. Den gleichen Symptomen können verschiedene Ungleichgewichte im Körper zugrunde liegen. Kopfschmerzen z. B. können von einem Ungleichgewicht der Leber oder des Magens herrühren.

Nach der Diagnose wird eine Kombination von Kräutern in Pulver- oder Tablettenform oder als reine Kräuter verschrieben. Die Kräuter werden für den Patienten individuell zusammengestellt. Dieser bereitet sich daraus ein Dekokt, indem er sie 20–40 Minuten auf kleiner Flamme kochen lässt, am besten in einem traditionellen chinesischen Tonsuppentopf. Normalerweise sind mehrere Behandlungsrunden über einige Wochen oder Monate nötig, um das Chi wirklich wieder ins Gleichgewicht zu bringen.

Die chinesische Kräuterheilkunde wird für die allgemeine Gesundheitsvorsorge und auch für die gezielte Behandlung bestimmter Krankheiten eingesetzt. Sie empfiehlt sich besonders bei chronischen Erkrankungen, wie Hautproblemen, Migräne, dem chronischen Müdigkeitssyndrom, Atemwegsstörungen, Verdauungsproblemen, Arthritiden und Störungen der Fortpflanzungsorgane.

AYURVEDISCHE MEDIZIN

Der Begriff »Ayurveda« stammt aus dem Sanskrit. Er besteht aus den Wörtern »ayur« (Leben) und »veda« (Wissen/Wissenschaft).

Ayurveda ist die Basis der traditionellen Medizin Indiens, die schon in dem alten Hindutext des *Rig Veda* wurzelt. Diese Lehre sieht das Individuum als Mikrokosmos des größeren Makrokosmos der Erde.

Im Ayurveda ist alles im Universum in fünf Elemente aufgeteilt: »prithvi« (Erde), »ap« (Wasser), »teja« (Licht, Feuer oder Hitze), »vayu« (Luft) und »akasha« (Leere oder Äther). Die Nahrungsmittel bestehen aus diesen Elementen und wirken sich auf das Gleichgewicht der Elemente im Körper aus. Alles ist den drei Hauptprinzipien der Natur, den »doshas«, unterworfen. »Vata« steht für den Wind und beherrscht das zentrale Nervensystem; »pitta« steht für Sonne, das Verdauungssystem und die biochemischen Prozesse; »kapha« ist wie der Mond und beherrscht das Zellwachstum sowie das Flüssigkeitsgleichgewicht in den Geweben.

Bei der Beschäftigung mit dem Körper interessiert sich der ayurvedische Arzt für den »dhatus«, die sieben Grundbestandteile des Körpers: »rasa« (Nahrung), »rakta« (Blut), »mamsa« (Knochen), »meda« (Fett und Schweiß), »ashti« (Knochenmark), »majya« (Dickflüssiges) und »shukra« (zufrieden stellende Bewegungen).

In der Ayurvedischen Medizin hängt die Gesundheit des Menschen vom Gleichgewicht der Leben spendenden Energien ab, die durch die Organe und Systeme des Körpers fließen. Krankheiten werden als Folge eines Ungleichgewichtes gesehen und in vier Gruppen eingeteilt: zufällig, physisch, natürlich und mental. Aufgabe des Arztes ist es, dieses Ungleichgewicht der Elemente zu analysieren und durch eine Behandlung den Körper wieder in Harmonie zu bringen. Das Hauptgewicht liegt dabei auf der Prävention und nicht auf der Heilung. Hat sich bereits eine Krankheit gebildet, geht es um die Behandlung der Ursache, nicht der Symptome.

Der ayurvedische Arzt versucht, die jedem Patienten eigene Veranlagung und Verfassung zu erkennen, von denen man annimmt, dass sie schon bei der Empfängnis festgelegt werden. Lebensführung, Ernährung, Arbeit und Lebensalter gehen in die Analyse ein. Zudem werden der Urin, der Stuhl, der Schweiß, die Haut, die Nägel, die Augen, die Zunge und die Stimme untersucht.

Die Behandlung kann in einer Ernährungsumstellung, Fasten, Sonnenbädern, Massagen, Bädern, Inhalationen, Einläufen und homöopathischen Medikamenten oder Kräutern bestehen. Yoga und Atemtechniken sind sehr wichtig, da sie den Geist durch die körperlichen Übungen trainieren und so der Geist wiederum die Gesundheit des Körpers verbessern kann. Auch Meditationen helfen, indem sie Stress und Spannungen abbauen.

Die Ayurvedische Medizin wird in Indien immer noch häufig ausgeübt und gelehrt, oft auch zusammen mit der westlichen Schulmedizin. In den westlichen Ländern wurde sie zuerst durch Maharishi Mahesh Yogi bekannt gemacht, in jüngerer Zeit durch Dr. Deepak Chopra, dessen Arbeit die Rolle des Bewusstseins in der Heilung stark betont.

AROMATHERAPIE

Die Aromatherapie ist eine ganzheitliche Heilmethode und verwendet natürliche Geruchsstoffe aus Pflanzen. Aromatherapeuten glauben, dass diese ätherischen Öle die körpereigenen Heilungsmechanismen aktivieren. Neben einer direkten reizenden oder beruhigenden Wirkung über die Haut und die Schleimhäute haben sie über den Geruchssinn auch eine psychische Wirkung. Die ätherischen Öle werden häufig in Kombination mit verschiedenen Massagetechniken verwendet. Die Aromatherapie ist vor allem als Badezusatz und in Duftlampen auch für die Selbstbehandlung sehr gut geeignet.

Geschichte

Die Geschichte der Aromatherapie reicht mindestens 4.000 Jahre zurück und beginnt im Nahen Osten und in China. Duftöle wurden von vielen Ärzten der Antike als Parfums, Badezusätze und Massageöle verwendet. Der arabische Arzt Avicenna entwickelte gegen Ende des 10. Jahrhunderts die Herstellung von Pflanzenölen durch Destillation. Durch die heimkehrenden Kreuzfahrer gelangten die Öle auch nach Europa.

Im Mittelalter waren diese Öle wichtige Arbeitsmittel der Ärzte. Man schrieb ihnen antiseptische Wirkungen zu und glaubte, dass der Gebrauch der Öle vor Cholera und anderen Krankheiten schützen könne.

Mit der Entwicklung der modernen Medizin im 19. Jahrhundert gerieten die ätherischen Öle in Vergessenheit. Am Anfang des 20. Jahrhunderts nahmen französische und italienische Ärzte und Biochemiker, vor allem Rene Gattefosse, die Forschung jedoch wieder auf und entwickelten neuere Destillationsverfahren. So entstand die moderne Aromatherapie, die sich heute wachsender Beliebtheit erfreut.

Ätherische Öle

Ätherische Öle sind Duftextrakte aus Pflanzen. Sie unterscheiden sich von den nicht flüchtigen Ölen (z. B. Olivenöl, Sonnenblumenöl) durch zwei Merkmale: Sie können destilliert werden und hinterlassen keine Ölflecken. Ätherische Öle verdunsten schon bei Zimmertemperatur, wenn sie aus ihrem Behälter kommen, und vermischen sich wie nicht flüchtige Öle nur schwer mit Wasser.

Ätherische Öle setzen sich aus vielen Einzelkomponenten zusammen, welche ihre spezielle Wirkung und ihren Geruch ausmachen. Die häufigsten Komponenten sind Alkohole, Aldehyde, Ester, Phenole, Stickstoff- und Schwefelverbindungen. Dabei geht es weniger um die Einzelkomponenten als vielmehr um die Komponentenkombination. Daher werden die Öle vielfach aus der ganzen Pflanze (Rinde, Blüten, Samen, Blätter und Wurzeln eingeschlossen) extrahiert, um möglichst alle Bestandteile zu erhalten.

Die Qualität ätherischer Öle schwankt je nach Tages- oder Jahreszeit der Ernte sowie den Wuchs- und Klimabedingungen. Der Ölgehalt von Pflanzen ist unterschiedlich und kann zwischen 0,01 und 10 % liegen.

Es gibt verschiedene Möglichkeiten der Extraktion ätherischer Öle. Hauptsächlich verwendet werden die Destillation (über offenem Feuer, Dampf oder im Vakuum), die Mazeration (Einweichen) in Pflanzenölen oder -fetten, das Auflösen mit flüchtigen Lösemitteln und das Auspressen. Der Preis für Öle ist sehr unterschiedlich, je nach Qualität, Seltenheit, Ernte- und Extraktionsverfahren. Nur 100 % reine ätherische Öle werden zu therapeutischen Zwecken verwendet.

Aromatherapeuten teilen ätherische Öle nach ihren therapeutischen Wirkungen ein. Viele sind antiseptisch. Außerdem werden die Öle je nach Flüchtigkeit in eine der folgenden Gruppen eingeteilt:

Kopfnoten wirken sehr rasch und stark anregend auf Körper und Geist (z. B. Bergamotte, Zitrone und Eukalyptus).

Mittelnoten sind mäßig flüchtig und beeinflussen vor allem den Stoffwechsel (z. B. Kamille, Lavendel und Pfefferminze).

Basisnoten verdunsten langsam und wirken entspannend und beruhigend (z. B. Sandelholz, Patschuli und Ylang-Ylang).

Anwendung und Gebrauch

Die Aromatherapie setzt ätherische Öle für verschiedene Heilanwendungen ein. Dazu gehören:

Bäder (Voll-, Sitz-, Hand- oder Fußbäder) helfen gegen Schlaflosigkeit, Verspannungen, Kreislaufprobleme, Scheideninfektionen, Rheuma und Arthritiden. Einige Tropfen in ein warmes Vollbad sind ausreichend.

Duftlampen und Sprays werden verwendet, um ätherische Öle in einem Raum zu verbreiten. Die Dämpfe lindern Erkrankungen der Atmungsorgane sowie Ängste und Depressionen.

Kompressen mit warmem Wasser und etwas Öl helfen gegen blaue Flecken, Muskelprobleme und Kopfschmerzen.

Inhalationen empfehlen sich bei Problemen der Atmungsorgane und bei Hautleiden. Am besten gibt man einige Tropfen Öl in eine Schüssel mit heißem Wasser.

Innerliche Anwendung von Ölen in sehr kleinen Dosierungen, zusammen mit Zucker, Honig, Wasser, Wein oder Tee (lesen Sie aber erst den Warnhinweis unten zur Einnahme ätherischer Öle) wird bei Verdauungsstörungen, Blasenentzündungen und Menstruationsbeschwerden empfohlen.

Massage wird bei Muskelschmerzen, Rheuma, Arthritiden, Kreislaufproblemen, Hautleiden, Depressionen, Ängsten und Kopfschmerzen empfohlen. Man vermengt ätherische Öle mit einem Träger-Öl wie Aprikosenkern-, Mandel- oder Traubenkernöl, zusammen mit etwas Weizenkeimöl oder Vitamin-E-Öl, um die Oxidation zu verhindern.

Die am häufigsten verwendeten ätherischen Öle sind:

Lavendel z. B. bei Schlaflosigkeit, Kopfschmerzen, Depressionen, Ängsten, Verbrennungen, Wunden, Hitzekollaps und Insektenstichen.

Eukalyptus bei Infektionen der Atemwege und Harnwege, Fieber, Verdauungsstörungen, Wunden, Verbrennungen und Geschwüren.

Rosmarin bei schwachem Kreislauf, Kopfschmerzen, allgemeiner Schwäche, Gedächtnisschwäche, Muskel- und anderen Schmerzen.

Teebaum bei Infektionen der Atemwege, Hautleiden, Pilzerkrankungen, Wunden und Insektenstichen.

Pfefferminze bei Verdauungsstörungen, Kopfschmerzen, Grippe, Erkältungen und unreiner Haut.

Kamille bei Verdauungsstörungen, Menstruationsbeschwerden, Verletzungen und Hautproblemen, bei Kopfschmerzen, Muskel- und Rheumaschmerzen, nervösen Spannungen und Schlaflosigkeit.

Jasmin bei Menstruationsbeschwerden, nervöser Schwäche, Depressionen, Apathie und Libidoverlust.

Sandelholz für Männer bei Entzündungen der Harn- und Geschlechtsorgane, der Atemwege und des Magen-Darm-Traktes, bei Depressionen, Lethargie und Impotenz.

Salbei bei Mund- und Halsschmerzen, Menstruationsbeschwerden und Konzentrationsschwäche.

Warnhinweis

Ätherische Öle sollten mit Vorsicht angewendet werden, da einige von ihnen äußerst giftig oder hautreizend sind. Sie sollten unbedingt folgende Regeln beachten:

- Öle nicht einnehmen, wenn dies nicht vom Arzt empfohlen wurde.
- Bei Schwangerschaft, Blutdruckproblemen oder Epilepsie immer einen Arzt hinzuziehen.
- Vor einer Anwendung auf der Haut zur Probe etwas verdünntes Öl auftragen, um allergische Reaktionen zu entdecken.
- Immer verdünnt verwenden.
- Nicht über einen längeren Zeitraum verwenden.
- Suchen Sie einen Arzt auf, wenn sich ihre Beschwerden nicht nach einigen Tagen bessern.

BACHBLÜTENTHERAPIE

Die Blüten-Heilmittel wurden von Dr. Edward Bach (1880–1936), einem englischen Arzt, entwickelt. Als Harley-Street-Doktor und Bakteriologe verlor er den Glauben an die klassische Medizin, die seiner Ansicht nach eher die Symptome als die Ursachen behandelte. Er begann, sich für die Homöopathie zu interessieren, und arbeitete viele Jahre für das London Homeopathic Hospital.

Bach glaubte, dass das »Temperament« des Patienten behandelt werden müsse, nicht die körperlichen Symptome. Er veranlasste seine Patienten, die emotionalen und psychologischen Ursachen der Krankheit in sich selbst zu suchen. Zugleich suchte er nach natürlichen Heilmitteln, die den Weg zu emotionalen Veränderungen bahnen, die Vitalität erhöhen und inneren Frieden fördern sollten.

Bach widmete die letzten sechs Jahre seines Lebens der Suche nach seinen Blüten-Heilmitteln. Seiner Ansicht nach ist die Essenz einer Pflanze gesammelt in ihrer Blüte zu finden, bevor sie Samen bildet. Indem er die Blüte in seinen Händen hielt, meinte er intuitiv, ihre Essenz fühlen zu können und die Wirkung, die sie auf ihn hatte. Durch seine Beobachtungen legte er 38 Blüten-Heilmittel fest, von denen er glaubte, sie könnten durch die Freisetzung ihrer besonderen Eigenschaften einen Heileffekt erzielen.

Notfalltropfen

Das bekannteste der Bachblüten-Heilmittel sind die Notfalltropfen, die verwendet werden, um die Wirkung jedes beliebigen Traumas zu mildern – vom körperlichen Schock bis zu Angstzuständen. Oft wurde bereits bemerkt, dass diese Tropfen bei Kindern und Tieren besonders wirksam sind. Die Notfalltropfen bestehen aus: Milchstern (star of Bethlehem) gegen Schock, Sonnenröschen (rock rose) gegen Panik und Angst, Springkraut (impatiens) gegen seelischen Stress, Kirschpflaume (cherry plum) gegen die Angst vor Kontrollverlust und Clematis gegen Konzentrationsstörungen und Tagträume.

Zubereitung der Heilmittel

Bach glaubte, dass seine Heilmittel durch Schwingungen arbeiteten, und entwickelte eine Methode, um die Essenz dieser Schwingungen in einer Blüte freizusetzen. Wilde Blüten werden in Quellwasser gelegt und drei Stunden in die Sonne gestellt, um ihre Essenz an das Wasser abzugeben. Aus diesem Wasser entsteht das Heilmittel, das mit Weinbrand konserviert wird. Die Essenz wird weiter verdünnt, um individuelle Heilmittel durch eine Mischung unterschiedlicher Blütenessenzen zu erhalten. Diese wird schließlich tropfenweise eingenommen.

Mittlerweile verwendet man die Blüten-Heilmittel auf der ganzen Welt, obwohl bis heute noch nicht wissenschaftlich geklärt werden konnte, wie sie wirken. Forscher in mehr als 50 Ländern folgten Bachs Arbeit, indem sie Blütenessenzen aus einheimischen Wildblüten herstellten. Blüten-Heilmittel und -essenzen können selbst erworben oder von einem Heilpraktiker bzw. Psychotherapeuten verschrieben werden.

BIOCHEMIE NACH SCHÜSSLER

Dr. W.H. Schüssler, ein Homöopath und Chemiker des 19. Jahrhunderts, behauptete, dass zwölf Mineralsalze für die gesunde Funktion der Körperzellen verantwortlich seien. Er zeichnete die Wirkungsweise jedes Salzes sowie die Symptome, die durch den jeweiligen Mangel verursacht wurden, auf. Um Störungen des Mineralstoffhaushaltes zu beheben, entwickelte er seine zwölf biochemischen Salze (Zellsalze), die er zur besseren Aufnahme nach Art der Homöopathie in einer sechfachen Potenz herstellte.

Schüssler sah seine Heilmittel nicht als Homöopathie an, da sie nicht der »Ähnlichkeitsregel« der Homöophathie entsprechen. Er glaubte, dass die Salze Symptome heilen können, die durch einen Mangel verursacht worden sind.

POLARITÄTSTHERAPIE

Die Polaritätstherapie wurde von dem Chiropraktiker, Osteopathen und Naturheilkundigen Randolph Stone entwickelt. Dabei werden mit Hilfe von Körperbearbeitung, Bewusstseinsschulung, Ernährung und Dehnungsübungen die Energieflüsse im Körper gelöst und harmonisiert. Stone griff auf das östliche Konzept der »Lebensenergie«, auch als Prana oder Chi bekannt, zurück, das er mit seinen eigenen Studien der elektromagnetischen Ströme im Körper verband. Er erfasste die positiven, negativen und neutralen Energien im Körper und erarbeitete Handauflegetechniken zur Aktivierung des Energieflusses, damit ein Energiegleichgewicht hergestellt werden kann. Die Techniken der Polaritätstherapie können mit anderen Massageformen kombiniert werden.

MANUELLE THERAPIEN

Manuelle Therapien sind Behandlungsmethoden, bei denen eine Besserung von Beschwerden durch spezielle Handgriffe erreicht werden soll. Im engeren Sinn gehören dazu die Chiropraktik und die Osteopathie. Im weiteren Sinne kann man darunter auch alle Massageformen, die Akupunktur und Körpertherapien verstehen.

SIEHE AUCH *Skelettsystem, Muskulatur, Nervensystem in Kapitel 1; Krankheiten und Störungen der Wirbelsäule, Erkrankungen des Rückenmarkes in Kapitel 4; Drogenmissbrauch in Kapitel 15; Knochenbrüche, Arthritis, Schlaganfall, Schleudertrauma, Sehnenentzündung und andere spezielle Krankheiten im Register*

CHIROPRAKTIK

Die Chiropraktik ist eine Methode der manuellen Medizin (Chirotherapie), die auf der Behandlung der Wirbelsäule und der Gelenke basiert. Sie wurde erstmals von Daniel David Palmer (1845–1913), einem amerikanischen Heilpraktiker, angewendet. Laut Palmer ist eine Krankheit vor allem eine Fehlfunktion der Wirbelsäule, die das Nervensystem des Körpers und die Organfunktionen beeinträchtigt. Er kam zu seiner Überzeugung, nachdem er einen Patienten von seiner Taubheit geheilt hatte, indem er dessen Wirbelsäule behandelte. Palmer setzte das Wort Chiropraktik aus dem griechischen »cheiro« (Hand) und »praktikos« (tun) zusammen, was also »mit den Händen getan« bedeutet. 1897 gründete er das Palmer-Institut und Chiropraktische Krankenhaus, um seine Fähigkeiten weiterzugeben. Seitdem hat sich die Chiropraktik schnell verbreitet und aufgrund der therapeutischen Wirksamkeit große Anerkennung gefunden.

Grundlagen

Die Chiropraktik geht von der Vorstellung aus, dass das moderne Leben Dysfunktionen im Bewegungsapparat und besonders in der Wirbelsäule verursacht. Mögliche Auslöser

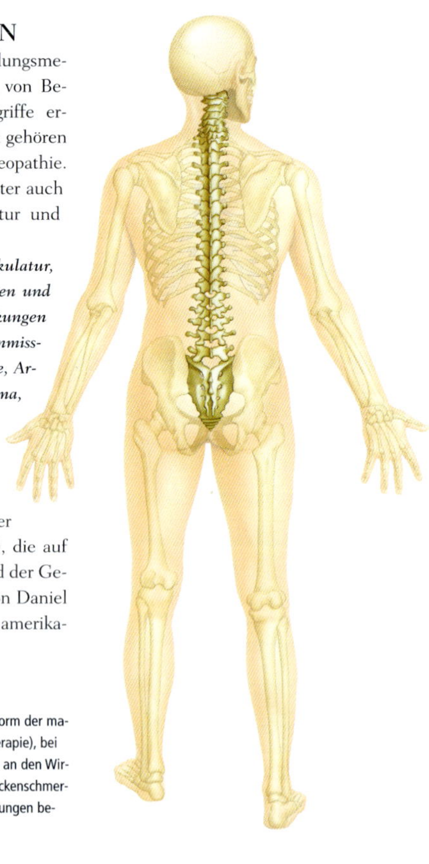

Chiropraktik

Die Chiropraktik ist eine Form der manuellen Therapie (Chirotherapie), bei der durch Manipulationen an den Wirbelgelenken Kopf- und Rückenschmerzen sowie andere Erkrankungen behandelt werden.

dafür sind ein Trauma, der Alterungsprozess oder körperlicher und geistiger Stress sowie Anspannung. Eine Minimalverschiebung einzelner Wirbel, die das Nervensystem irritiert, wird als Subluxation bezeichnet. Dadurch werden die nervalen Signale reduziert und die natürlichen Selbstheilungskräfte des Körpers behindert. Chiropraktiker lokalisieren und beseitigen diese Blockierungen entlang der Wirbelsäule, um die Rückenmarkbahnen frei zu machen, die zum Gehirn führen und die Funktion, Wiederherstellung und Regeneration des Körpergewebes steuern. Eine chiropraktische Behandlung soll die Körperfunktionen verbessern, wodurch die Immunabwehr gestärkt wird.

Diagnose

Vor Behandlungsbeginn muss sich der Chiropraktiker ein genaues Bild des funktionellen Zustandes der Wirbelsäule machen. Dies geschieht durch das Studium der Krankengeschichte, eine körperliche Untersuchung, eine Haltungsanalyse, Muskeltests und Röntgenaufnahmen der Wirbelsäule. Bei chronischen Gesundheitsstörungen ist meist eine Reihe von Behandlungen notwendig.

Behandlung

Das chiropraktische Einrenken (Adjustieren) besteht in der Änderung der Lage der Rückenwirbel durch direkte Kraftausübung, sodass sich die Rückenwirbel wieder normal mit den oberhalb und unterhalb gelegenen Wirbeln bewegen. Das Adjustieren wird mit einer kontrollierten Bewegung ausgeführt, die ein bestimmtes Maß an Genauigkeit, Schnelligkeit, Tiefe und Kraft verlangt. Die Behandlung sollte nur von qualifizierten Fachkräften vorgenommen werden.

Die häufigsten Formen des chiropraktischen Adjustierens sind die Mobilisierung und die Manipulation. Die Mobilisierung fördert die Beweglichkeit durch Drehung und Druck, die so weit gehen, wie es der Patient ohne unangenehmes Gefühl oder Schmerzen ertragen kann. Bei der Manipulation wird die Bewegung durch einen plötzlichen Stoß, der oft von einem »Klickgeräusch« begleitet wird, erzwungen.

Manche Chiropraktiker folgen lieber einer konservativeren Linie, die sich darauf beschränkt, lediglich die Wirbelsäule zu behandeln. Die meisten Chiropraktiker kombinieren Wirbelsäulenmanipulationen jedoch mit verschiedenen anderen Behandlungsmethoden, wie der Manipulation des Bindegewebes, der Akupressur, Wärme sowie Atem- und Haltungsübungen. Viele Chiropraktiker beschäftigen Masseure, die das Bindegewebe des Rückens lockern und aufwärmen, bevor Adjustierungen vorgenommen werden.

Zu den häufigsten Gründen für chiropraktische Behandlungen zählen Erkrankungen des Bewegungsapparates, wie Rückenschmerzen, wiederholte Belastungs- und Sportverletzungen, das Ischiassyndrom, Arthritiden, Rheuma und Schleudertraumata sowie Migräne und Spannungskopfschmerzen. Darüber hinaus kann man die Chiropraktik dazu einsetzen, Asthma, Verdauungsbeschwerden, Menstruationsstörungen und Muskelverspannungen zu lindern, die von Haltungsproblemen und einer Fehlstellung der Wirbelsäule herrühren.

OSTEOPATHIE

Der Begriff »Osteopathie« wurde aus den griechischen Wörtern »osteo« (Knochen) und »pathos« (Leiden) abgeleitet. Die Behandlungsform der Osteopathie wurde im späten 19. Jahrhundert von dem Amerikaner Dr. Andrew Taylor Still ins Leben gerufen.

Still zufolge wirken sich Störungen der am Körperbau beteiligten Strukturen (d. h. Muskeln, Gelenke und Skelett) negativ auf die Nerven- und Blutversorgung und damit auf die Gesundheit der Organe aus. Er diagnostizierte verschiedene Erkrankungen durch Abtasten und Bestimmung der Geschwindigkeit und Qualität des Blutflusses zu der jeweiligen Körperstelle und achtete auf die Positionsveränderungen und Bewegungen der Muskeln und Knochen. Durch Massage und Manipulationen beseitigte er die Störung und schuf die richtigen Vorraussetzungen für die Selbstheilung des Körpers.

Eine osteopathische Behandlung ist eine manuelle Therapie. Sie kombiniert sanfte Techniken wie Weichteildehnung, Tiefendruck, Mobilisation und Manipulation der Gelenke miteinander. Verspannungen werden mit geringem Kraftaufwand behandelt.

Die Osteopathie ähnelt der Chirotherapie, was den Einsatz von Manipulationen zur Korrektur von Fehlhaltungen angeht, vertritt jedoch eine andere Philosophie und einen anderen Behandlungsansatz. Während sich die Chirotherapie auf die Wirbelsäule und die Nervenversorgung des Körpers beschränkt, konzentriert sich die Osteopathie auf das gesamte Muskel- und Knochensystem sowie auf eine Verbesserung des Blut- und Lymphkreislaufes.

Die Diagnose erfolgt mittels einer genauen Bestandsaufnahme der Krankengeschichte und der aktuellen Lebensumstände des Patienten einschließlich der Ernährung und ausgeübter Sportarten. Körperbau und -haltung werden gründlich untersucht, indem der Patient beim Stehen, Sitzen, Liegen und Gehen beobachtet wird. Das Abtasten verschiedener Körperteile gibt Aufschluss über den Muskeltonus, die Beweglichkeit der Gelenke sowie den Zustand der Haut.

Neben der Behandlung mit sanftem Ziehen und Drücken der Knochen und Muskeln geben Osteopathen oft auch Empfehlungen zu Ernährung, Sport, Körperhaltung und Lebensweise. In der Osteopathie werden häufig Rücken- und Kopfschmerzen, Arthritiden, das Ischiassyndrom und Knorpelverletzungen sowie Verdauungsstörungen und chronische Atemwegserkrankungen, die von chronischen Muskelverspannungen begleitet sind, behandelt.

Die Osteopathie findet vor allem in den USA breite Anerkennung und wird dort von praktischen Ärzten durchgeführt. Außerhalb der USA wird die Osteopathie an Hochschulen in Verbindung mit Naturheilkundetechniken und konventionellen medizinischen Diagnoseverfahren gelehrt.

Kraniosakraltherapie

Ziel der kranialen Osteopathie und ihrer neuesten Variante, der Kraniosakralherapie (KST), ist die Herstellung eines Gleichgewichtes im Körper durch sanfte Bewegung der Schädelknochen und der Wirbelsäule. Diese Form der Osteopathie wurde von Dr. William Garner Sutherland begründet. Er vertrat die Auffassung, dass die Schädelknochen auch beim Erwachsenen noch kleine Bewegungen ausführen können, da sie nur miteinander verzahnt sind und durch dichtes Bindegewebe zusammengehalten werden. Auf der Innenseite der Schädelknochen befinden sich die drei Hirnhäute, die das Gehirn umgeben, und zwischen denen die Gehirn-Rückenmark-Flüssigkeit (Liquor) zirkuliert. Sutherland zufolge kann eine Unterbrechung oder Störung des Liquorflusses zu einem Ungleichgewicht und damit zur Erkrankung führen. Bei einer Kraniosakraltherapie werden Spannungen zwischen den Schädelknochen sanft gelöst, damit die Flüssigkeit wieder richtig pulsieren kann.

Diese Art der Behandlung ist insbesondere für Kinder und Babys, vor allem nach Geburtstraumata, empfehlenswert. Auch die

Massage

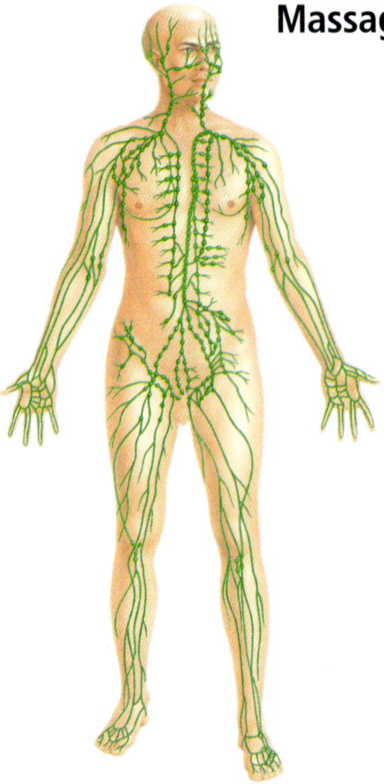

Die Massage steigert den Lymphfluss im Körper, verbessert den Kreislauf und lindert Entzündungen.

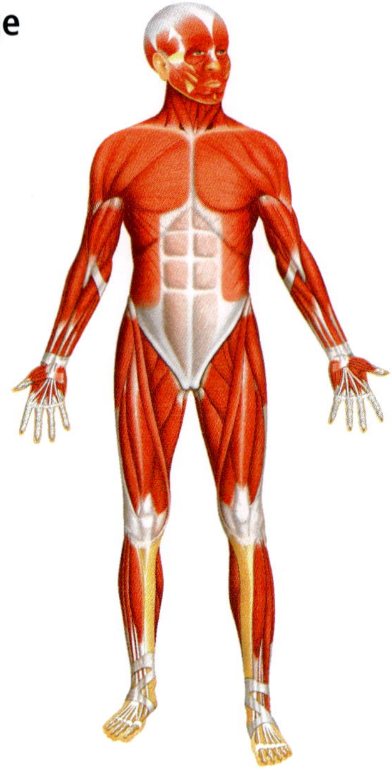

Die Massage entspannt, dehnt und lockert die angespannten und verkrampften Muskeln im Körper.

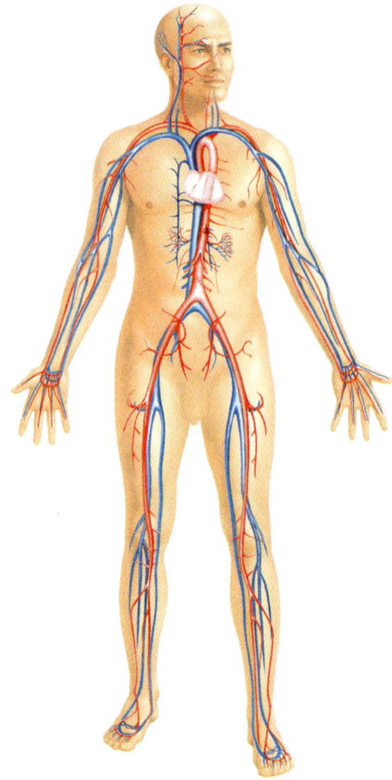

Die reibenden Bewegungen regen den Blutkreislauf an und verleihen Kraft und Energie.

Behandlung alter und neuer Kopf-, Nacken- oder Rückenverletzungen sowie wiederkehrender Ohren- oder Nasennebenhöhlenentzündungen und Kopfschmerzen ist Erfolg versprechend.

MASSAGE

Die Massage ist so alt wie die Menschheit und wird weltweit in vielen Variationen praktiziert. Chinesische Kunstwerke bezeugen, dass die Massage bereits 3000 v. Chr. Anwendung fand. Eine indische ayurvedische Schrift von 1800 v. Chr. beschreibt, wie der Körper nach einer Verletzung durch Kneten geheilt werden kann. Im alten Griechenland und Rom war die Massage eine wichtige Behandlungsmethode. Im Jahr 400 v. Chr. schrieb der griechische Arzt Hippokrates, dass ein Arzt in vielen Dingen bewandert sein müsse, u. a. im Reiben, da dadurch eine schwache Gelenkmuskulatur gestärkt und eine verkrampfte entspannt werden könne.

Nach dem Untergang des Römischen Reiches galt die Massage in Europa als unschicklich, da sie mit den Sünden des Fleisches in Verbindung gebracht wurde. Erst im 19. Jahrhundert kam sie mit der Entwicklung der schwedischen Massagetechnik durch Per Henrik Ling, einem Medizinprofessor und Gymnastiklehrer, zu neuen Ehren. Ling studierte die Massagetechniken des alten Griechenlands, Roms und auch Asiens – ein Land, in dem deren Anwendung anerkannt und weit entwickelt war. Das Studium der Massage wurde erstmals 1813 in Stockholm von einer westlichen Lehranstalt angeboten und hat sich zu einem wichtigen Bestandteil vieler naturheilkundlicher oder alternativer Heilmethoden entwickelt.

Positive Auswirkungen der Massage

Die Massage bezieht Körper und Geist ein. Sie erzeugt mechanische Wärme, die sich auf den gesamten Körper positiv auswirkt. Auf der physischen Ebene bewirkt die Massage eine Entspannung der Muskeln und des zentralen Nervensystems, eine Anregung des Stoffwechsels und der Verdauung, folglich die Befreiung des Körpers von Abfallprodukten, den Abbau von Schwellungen und die Anregung des Blut- und Lymphstromes. Die Haut und evtl. vorhandenes Narbengewebe werden weich, und die Gelenke beweglicher.

Auf der psychischen Ebene trägt die Massage zur seelischen Entspannung bei und vermittelt ein Gefühl des Umsorgtseins, was dem kindlichen Bedürfnis nach liebevoller Berührung nahe kommt.

Massagetechniken

Die Massage kann vieles vermitteln – von der entspannenden, sinnlichen Erfahrung bis zur kräftigen Bearbeitung der Muskeln. Nachfolgend sind die häufigsten Massagetechniken aufgeführt:

Leichte Streichungen werden zu Beginn ausgeführt und dienen dazu, den Kontakt zum Patienten herzustellen und Öl auf die zu massierenden Körperregionen zu verteilen.

Bei der ***Streichmassage*** werden lange, gleichmäßige Streichbewegungen mit konstantem Druck ausgeführt. Dadurch wird Wärme erzeugt und der Kreislauf angeregt.

Bei der ***Knetung*** werden durch Anheben und Verschieben des Gewebes Knoten im

Muskelgewebe gelockert. Sie trägt zur Anregung der Muskeln und zur Entfernung der Giftstoffe bei.

Die ***Walkung*** dient der Entspannung und Belebung großflächiger Körperregionen, bei denen Knochen nicht direkt unter der Haut liegen.

Bei der ***Reibung*** werden mit den Fingern oder Handballen kleine, kreisförmige Bewegungen ausgeführt und tief sitzende Verspannungen gelockert.

Bei ***Klopfungen*** werden mit der Handkante der Hohlhand oder den Fingern schnelle, leichte Schläge verabreicht. Sie regt den Kreislauf und die Nervenenden an.

Bei der ***Schröpfmassage*** werden leichte Schläge mit der hohlen Hand ausgeführt. Dadurch schießt das Blut an die Oberfläche, und der ganze Körper wird belebt.

Massageformen

Weltweit wurde ein Vielfalt unterschiedlicher Massageformen entwickelt. Die Folgenden sind am weitesten verbreitet.

Schwedische Massage

Das Gewebe und die Muskeln werden mit streichenden Zugbewegungen sanft bearbeitet, sodass Verspannungen gelockert und verhärtete Muskelfasern entspannt werden. Die schwedische Massage zielt darauf ab, Verhärtungen an den Gelenken zu lösen, Gift- und Säureablagerungen sowie Fettansammlungen an Stellen mit verlangsamtem Blutstrom zu beseitigen. In Gesundheitsbädern und Sporthallen wird diese Massage zur Behandlung von Zellulitis angewendet, bevor auf intensivere Massageformen wie die Bindegewebs- oder Vibrationsmassage zurückgegriffen wird. Die schwedische Massage wird auch häufig von Physiotherapeuten eingesetzt, besonders zur Regeneration des Blutkreislaufes und der Gliedmaßenmotorik bei Patienten, die einen Schlaganfall oder eine lange Bettruhe hinter sich haben. Als Öle kommen entweder nicht flüchtige Öle (zur Verringerung der Reibung) oder ätherische Öle (Aromatherapiemassage) in Betracht.

Bindegewebsmassage

Bei dieser kräftigen Massage wird die Haut mit festen streichenden und ziehenden Bewegungen bearbeitet. Sie regt die Lymphdrainage an, entstaut Bereiche mit Flüssigkeitsansammlungen und löst lokale Fettablagerungen auf. Sie wird auch gegen Zellulitis angewendet.

Heilmassage

Bei der Heilmassage werden die Techniken der klassischen Massage mit der Technik der Bindegewebsmassage und jener tiefer Gewebe verbunden. Mit der Heilmassage werden Muskelprobleme am Rücken und Nacken behandelt. Die Sportmassage ist eine Form der Heilmassage, die zur Vorbereitung der Muskeln auf eine anstrengende Tätigkeit und zur anschließenden Regeneration dient.

Tiefengewebsmassage

Bei der Tiefengewebsmassage wird mit starkem Druck gearbeitet. Dadurch soll sich der Körper wieder ausrichten und zu seiner natürlichen Haltung zurückfinden.

Massiert werden vor allem verletzte oder geschädigte Körperregionen, damit Muskelschmerzen und -verkrampfungen gelindert und Verspannungen gelockert werden. Die Tiefengewebsmassage ist auch ein Teil der Rolfing- und Hellerwork-Methode.

Asiatische Massage

Die östlichen Massageformen werden mit kräftigen, tief greifenden Bewegungen ausgeführt. Der Druck wird nur auf die im Meridiansystem der Traditionellen Chinesischen Medizin verzeichneten Punkte ausgeübt. Zu diesen Massageformen zählen die Akupressur, das Shiatsu und das Tui Na.

Ayurvedische Massage

Die Ayurvedische Massage wird vielfach in Indien, ihrem Ursprungsland, ausgeführt. Dort wird jedes Baby bis zum vierten Lebensjahr täglich massiert. Man verwendet dazu ätherische Öle, um den Körper innerlich und äußerlich zu nähren. Mit leichten, gleichmäßigen Streichbewegungen werden die Marmas, die Energiepunkte im Körper, massiert.

Manuelle Lymphdrainage

Die Technik der manuellen Lymphdrainage wurde in den 1930er-Jahren von den dänischen Therapeuten Astrid und Emil Vodder eingeführt. Diese Alternativtherapie ist eine sanfte Druckmassage zur Anregung des Lymphsystems und der Lymphzuleitung zum Blutkreislauf. Da die Lymphe langsamer als das Blut fließt und die Lymphgefäße direkt unter der Hautoberfläche liegen, werden die Massagebewegungen langsam und nur mit leichtem Druck ausgeführt.

Der Ablauf der Massage ist wichtig, da sich der Therapeut am Strom des lymphatischen Systems orientiert. Zunächst werden die äußeren Lymphknoten mit kreisenden Bewegungen über dem Hauptlymphknoten jeder Körperregion (Nacken, Achselhöhle, Leistengegend, Knie und Ellbogen) entstaut. Danach werden rhythmische Druckbewegungen zu den Lymphknoten hin ausgeführt. Eine gründliche Massage dauert etwa eine Stunde.

Die Lymphdrainage wird vor allem von Massagetherapeuten und Naturheilkundigen ausgeführt, die überzeugt sind, dass durch die manuelle Lymphdrainage die Entschlackung über das lymphatische System beschleunigt wird. Die Drainage wird zur Behandlung von Ödemen, Akne, Ekzemen, Zellulitiden und zur Heilung von Schwellungen und Narben nach Unfällen angewendet. Sie eignet sich auch zur Behandlung von Rheumatismus und neurologischen Störungen wie Migräne oder Neuralgien.

Anwendungsgebiete

Die Massage lindert stressbedingte Krankheiten und Muskelschmerzen und dient der allgemeinen Gesundheitsvorsorge. Während

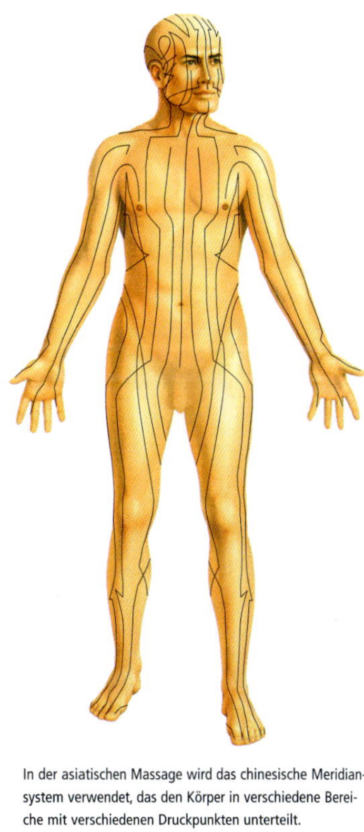

In der asiatischen Massage wird das chinesische Meridiansystem verwendet, das den Körper in verschiedene Bereiche mit verschiedenen Druckpunkten unterteilt.

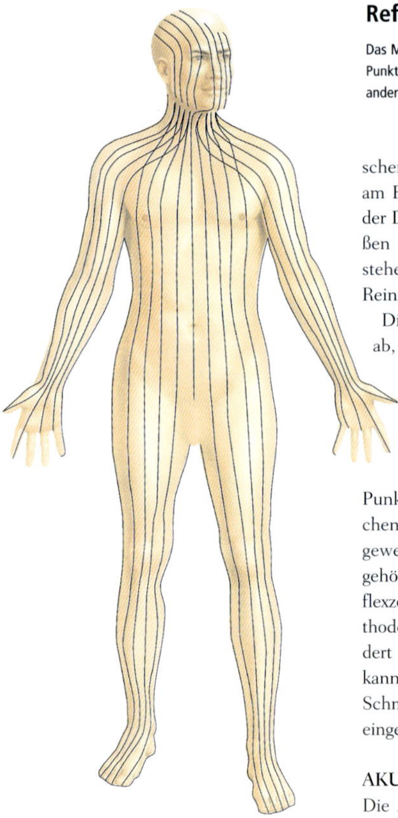

Reflexzonentherapie

Das Massieren oder der Druck auf bestimmte Punkte in jeder der zehn Reflexzonen stimuliert andere Teile des Körpers in der gleichen Zone.

der Schwangerschaft können Massagen Schlaflosigkeit und Rückenschmerzen abbauen. Babys werden durch Massagen ruhiger und zufriedener, während bei älteren und kranken Menschen das körperliche und emotionale Wohlbefinden gesteigert wird. Die Massage mittels Reiben, Kneten oder Klopfen entspannt die Muskeln, regt den Blutstrom an, stärkt die Haut und mindert Stress.

REFLEXZONENTHERAPIE

Die moderne Reflexzonentherapie wurde von dem amerikanischen HNO-Arzt Dr. William Fitzgerald zu Beginn des 20. Jahrhunderts entwickelt. In seinem Zonentherapie genannten System teilte er den Körper in zehn vertikale Zonen, durch die seiner Ansicht nach die Lebensenergie fließt. Er stellte fest, dass bei Druckausübung auf einen Punkt an der Hand oder am Fuß eine schmerzlindernde Reaktion in anderen Körperteilen, die in der gleichen Zone lagen, zu beobachten war.

Fitzgeralds Arbeit wurde von Eunice Ingham weiterentwickelt, einem amerikanischen Masseur, der die Reflexzonenmassage am Fuß ausarbeitete. Dabei wird wechselnder Druck auf bestimmte Punkte an den Füßen ausgeübt, um die damit in Beziehung stehenden Organe (z.B. Zehenmassage zur Reinigung der Nebenhöhlen) zu stimulieren.

Die Fußreflexzonenmassage zielt darauf ab, die Nervenenden und den Energiefluss zu stimulieren. Gleichzeitig sollen Milch- und Harnsäure- sowie Kalziumkristalle, die sich unter der Hautoberfläche ansammeln, zerstört werden. Ein besonders empfindlicher Punkt am Fuß soll Störungen des entsprechenden Organs anzeigen. Auch die Bindegewebsmassage und die Periostmassage gehören zu den Reflexzonentherapien. Reflexzonentherapeuten glauben, dass ihre Methode die allgemeine Körperentspannung fördert und den Kreislauf anregt. Das Verfahren kann auch zur Behandlung von leichten Schmerzen und stressbedingten Störungen eingesetzt werden.

AKUPUNKTUR

Die Akupunktur ist einer der Hauptzweige der Traditionellen Chinesischen Medizin, (TCM) einem System von Heiltechniken, das etwa aus dem Jahre 1000 v. Chr. stammt. Sein ältester Text ist das *Huang Ti Nei-Ching* oder das *Handbuch des Gelben Kaisers zur Inneren Medizin*, das man etwa auf 200 v. Chr. datiert. Der Text beinhaltete einen systematischen Ansatz zur Akupunktur, auf dem alle spätere Entwicklungen gründen. In der Tang-Dynastie (618–907 n. Chr.) lehrte die Kaiserliche Medizinische Universität Akupunktur und Medizintheorie auf den Grundlagen des Taoismus und wandte dessen Vorstellungen von Harmonie, Gleichgewicht und Energieströmen auf die Behandlung von Krankheiten an. Im heutigen China ist die Akupunktur neben der Medizin westlichen Typs immer noch ein wichtiger Teil des medizinischen Systems. Im 20. Jahrhundert hat die Akupunktur im Westen schnell Verbreitung gefunden. Sie wird sowohl von Ärzten, welche die Traditionelle Chinesische Medizin ausüben, angewendet, als auch von solchen, die nicht in allen Aspekten der TCM ausgebildet sind.

Philosophie

Die Akupunktur basiert, wie alle anderen Arten der chinesische Medizin, auf dem Prinzip, dass das Gleichgewicht der Lebensenergien im Körper für die Gesundheit verantwortlich ist. Diesen Energiefluss, Chi genannt, stellt man sich als Einheit aus zwei Polaritäten vor, aus dem Yin, das passiv, innerlich, zusammenziehend und kalt ist, und dem Yang, das aktiv, äußerlich, ausdehnend und warm ist. Für eine gute Gesundheit müssen Yin und Yang in ständigem Wechselspiel stehen. Wenn im Körper eine der beiden Kräfte übermächtig wird, verursacht dies einen Mangel der anderen Kraft, was auf Dauer ungesund ist. Eine fiebrige Infektionskrankheit wird zum Beispiel als ein Zustand mit zu viel Yang gesehen, während das chronische Müdigkeitssyndrom mit Blässe als übermäßiger Yin-Zustand verstanden wird.

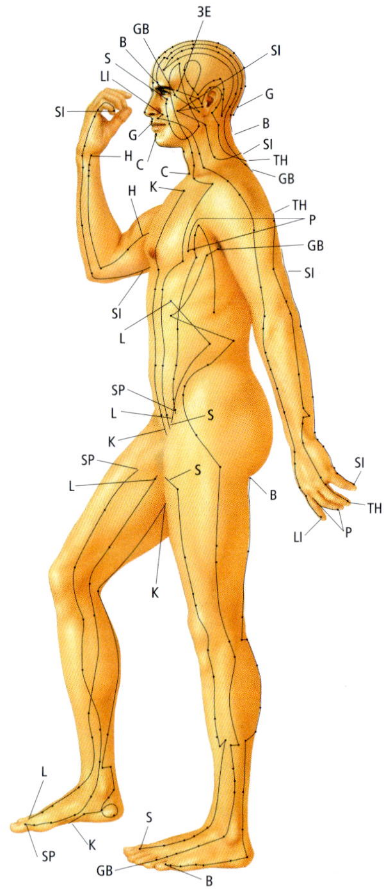

Seitenansicht

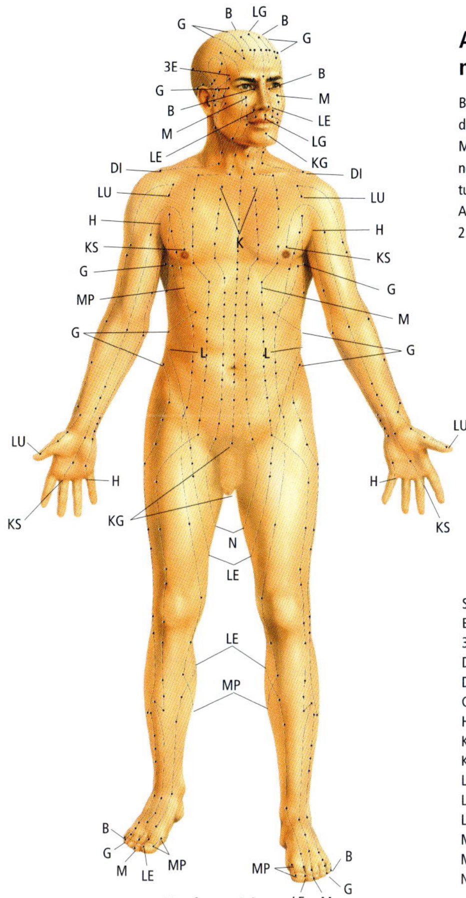

Vorderansicht

Akupunktur-meridiane

Bei der Akupunktur werden Nadeln an bestimmten Punkten der Meridiane eingestochen. Traditionellerweise gab es 365 Akupunkturpunkte, aber in der modernen Akupunktur benutzt man bis zu 2.000 Akupunkturpunkte.

Schlüssel:
B – Blase
3E – Dreifacher Erwärmer
DI – Dickdarm
DÜ – Dünndarm
G – Gallenblase
H – Herz
KG – Konzeptionsgefäß
KS – Kreislauf
LE – Leber
LG – Lenkergefäß
LU – Lunge
M – Magen
MP – Milz-Pankreas
N – Niere

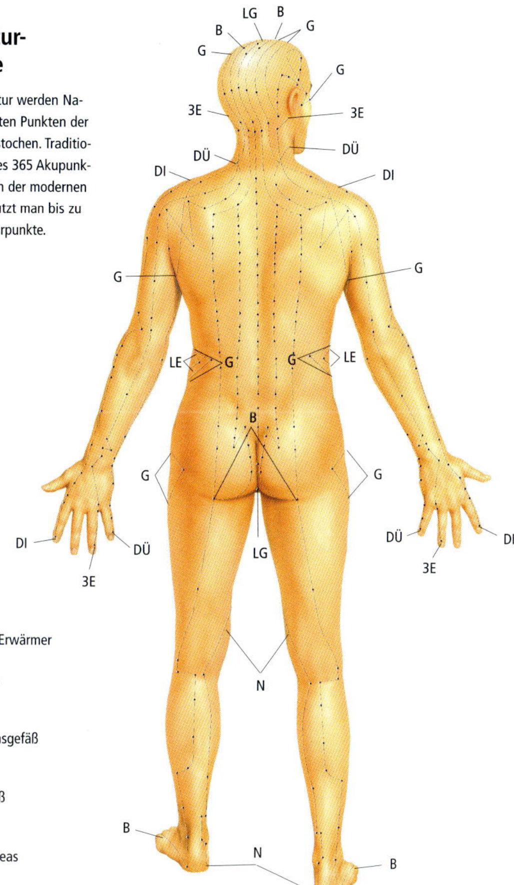

Rückansicht

Nach der Theorie wandert das Chi entlang von zwölf Pfaden, Meridiane genannt, durch den Körper. Diese Pfade entsprechen alle einem bestimmten Organ oder System des Körpers. Die zwölf Meridiane sind Gallenblase, Leber, Lunge, Dickdarm, Magen, Milz-Pankreas, Herz, Dünndarm, Harnblase, Nieren, Kreislauf/Sexualität und Dreifacher Erwärmer, der das endokrine System steuert. Zwei zusätzliche Meridiane, Lenkergefäß und Konzeptionsgefäß, verlaufen entlang der mittleren Linie des Körpers. Die Meridiane überschneiden sich mit dem Kreislauf- und Nervensystem, sind aber von diesen getrennt. Neuere Studien unterstützen die These von den Meridianen und setzen deren Fluss mit Änderungen im elektromagnetischen Feld des Körpers in Zusammenhang.

Akupunktur wird an Punkten vorgenommen, die auf den Meridianen liegen. Die traditionelle Akupunktur kennt 365 Punkte. Moderne Schaubilder zeigen über 2.000. Jeder Meridian hat einen Eintritts- und einen Austrittspunkt. Bei der Diagnose wird die Interaktion des Chi mit allen Körperteilen mitbedacht. Die Behandlung versucht, das Chi zu regulieren, zu sammeln oder zu verstreuen.

Um den Energiefluss im Körper besser zu verstehen, vergleicht die Traditionelle Chinesische Medizin den Körper mit den fünf Naturelementen. Jedes dieser Elemente wird mit bestimmten inneren Organen gleichgesetzt: Feuer (Herz, Dünndarm), Erde (Magen, Milz), Metall (Lungen, Dickdarm), Wasser (Nieren, Harnblase) und Holz (Gallenblase, Leber). Man stellt sich vor, dass die Elemente sich zyklisch durch den Körper bewegen. Das Verständnis dieser Zyklen bildet einen Hauptbestandteil der Akupunkturdiagnostik und -behandlung.

Diagnostik

Die Diagnostik einer Störung erfolgt in der traditionellen Akupunktur über die genaue Beobachtung von Stimme, Zunge, Augen, Gesichtsfarbe, Beschaffenheit des Haares, Körpersprache sowie körperlicher Auffälligkeiten. Auch die Lebensführung sowie Schlaf- und Ernährungsgewohnheiten liefern wichtige Informationen. Durch leichten Fingerdruck auf die zwölf Pulspunkte des Patienten, sechs an jedem Handgelenk, wird der Fluss des Chi durch die Organe gemessen. Durch diese diagnostischen Untersuchungen soll herausgefunden werden, welche Störung des Energieflusses im Körper des Patienten die Krankheit verursacht hat. Auf der Basis dieser Erkenntnisse erhält der Patient eine auf ihn persönlich zugeschnittene Behandlung, die mehr ist als nur die Behandlung von Symptomen.

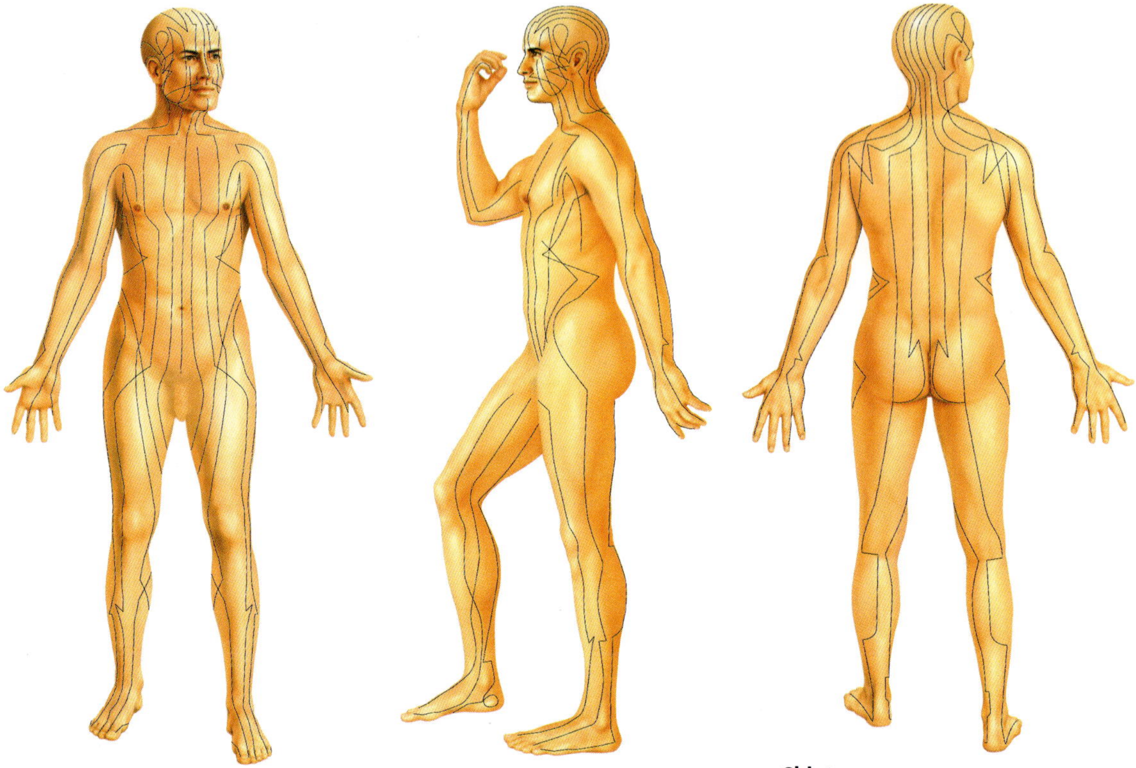

Shiatsu

Bei dieser östlichen Behandlungsmethode wird auf Punkte entlang der Meridiane des Körpers Druck ausgeübt, um den Energiefluss des Körpers anzuregen und auszugleichen. Das Meridiansystem zeigt den Energiefluss durch die verschiedenen Organe des Körpers an. Störungen oder Blockaden dieses Energieflusses können zu Krankheiten führen.

Behandlung

Die verbreitetste Behandlungsmethode der Akupunktur ist das Durchstechen der Haut an bestimmten Punkten mit sehr dünnen Nadeln. Die Tiefe der Einstiche ist je nach Patient und Einstichpunkt unterschiedlich. Die Nadeln verbleiben bis zu 45 Minuten in der Haut. Die Anzahl der verwendeten Nadeln schwankt stark und hängt von der verwendeten Technik und der Erkrankung des Patienten ab. Die Akupunkturbehandlungen finden meist über einige Monate statt.

Fachkundig durchgeführt, ist die Akupunktur nicht schmerzhaft. Meist verspürt man nur anfangs einen Stich, wenn die Nadeln eingesetzt werden, manchmal gefolgt von einem Kribbeln, einem Gefühl von sich ausbreitender Wärme oder Schwere um die Nadel. Oft entspannt sich der Patient im Verlauf einer Sitzung zunehmend.

Moderne Entwicklungen

In der Akupunktur hat es verschiedene moderne Entwicklungen gegeben.

Bei der Ohrakupunktur werden Nadeln in Punkte der Ohrmuschel gestochen. Gelegentlich werden kleine Edelstahl-Stecker für einige Tage an den Akupunkturpunkten angebracht. Im Westen wird die Ohrakupunktur u. a. als Hilfe beim Drogenentzug verwendet, um Angstzustände zu lindern.

Bei der Elektroakupunktur geben elektrische Stimulatoren kleine regelmäßige Stöße an die Nadeln ab. Durch die erhöhte Stimulation werden weniger Nadeln benötigt.

Bei der Laserakupunktur wird ein Laserstrahl verwendet, um die Akupunkturpunkte zu stimulieren.

Anwendungsgebiete der Akupunktur

Es gibt für die Akupunktur nach der Traditionellen Chinesischen Medizin weit reichende Anwendungsgebiete, darunter die Stärkung der Abwehrkräfte, die Regulierung des Kreislaufes, die Unterstützung der weiblichen Fortpflanzungsorgane, die Linderung von Kopfschmerzen, Migräne und Schmerzen des Bewegungsapparates sowie die Behandlung von Störungen der Atmung und der Verdauung. In China wird die Akupunktur auch als ausschließliche oder unterstützende Methode zur Operationsanästhesie eingesetzt.

AKUPRESSUR

Die Akupressur ist eine chinesische Massagetechnik, bei der mit den Fingern oder mit einer stumpfen Nadel (manchmal auch mit dem Ellbogen oder den Füßen) Druck auf Akupunkturpunkte ausgeübt wird. Intensität und Dauer des Druckes spielen dabei eine wichtige Rolle.

Der Masseur stellt durch die Krankengeschichte, Pulsmessungen (sechs an jedem Handgelenk) und körperliche Untersuchungen fest, welche Punkte zu behandeln sind. Der Patient kann während der Behandlung sitzen oder liegen und die Kleidung anbehalten. Man kann die Akupressur auch an sich selbst anwenden. Die Akupressur wird eingesetzt, um die Gesundheit zu stärken sowie Schmerzen und Beschwerden zu beseitigen.

SHIATSU

Das japanische Wort »Shiatsu« bedeutet «Fingerdruck». Es benennt eine Behandlungsmethode, die auf Massage sowie Dehn- und Atemtechniken basiert und sich aus der chinesischen Massage entwickelt hat. Shiatsu-Therapeuten verwenden das Meridiansystem der chinesischen Medizin zur Bestimmung jener Punkte des Körpers, auf die Druck ausgeübt werden sollte, um den Energiefluss Ki (das Chi der chinesichen Medizin) wieder auszugleichen. Shiatsu-Therapeuten verwenden ihre Finger, Knie, Ellbogen, Knöchel, Handflächen und Füße, um mit ihrem Körpergewicht Blockaden von Ki zu korrigieren.

Die Diagnose erfolgt durch Abtasten des Bauches (»hara«), der als ausschlaggebend für die Gesundheit und Lebenskraft gilt, da alle Meridiane mit diesem Bereich verbunden sind. Auch die Handgelenkpulse und die Gesichtszüge geben wichtige Hinweise. Nach der Diagnosestellung arbeitet sich der Shiatsu-Therapeut mit einer Reihe von Sequenzen durch den Körper, um mit Druck, leichten Dehnungen und Atemtechniken das Ki anzuregen und zu verteilen. Shiatsu wird am bekleideten Patienten auf einer Matte vorgenommen. Oft werden auch Ernährungsvorschläge auf makrobiotischer Basis erteilt.

Shiatsu ist eine ganzheitliche Behandlungsmethode mit positiver Wirkung auf Körper und Geist. Sie eignet sich besonders zur Behandlung chronischer Krankheiten, bei Problemen der Verdauung und der Atmung sowie bei stressbedingten Krankheiten.

QIGONG

Das Qigong ist eine alte chinesische Heilmethode, die Bewegung, Meditation und Atemregulierung miteinander kombiniert, um den Fluss von Chi oder Lebensenergie zu verbessern. Dabei verfolgt man mit den Händen die Akupunkturmeridiane im Körper. Durch Visualisierungstechniken und Atemkontrolle werden die lebenswichtigen Organe gereinigt und angeregt sowie der Fluss von Blut, Lymphe und Energie gefördert.

Qigong ist in China weit verbreitet und wird dort mit der medikamentösen Behandlung kombiniert. Auch in westlichen Ländern wird es mehr und mehr eingesetzt, besonders bei stressbedingten Krankheiten, Atemwegs- und Kreislaufbeschwerden.

KÖRPERTHERAPIEN

Körpertherapien befassen sich mit der Wechselwirkung zwischen Geist und Körper. Sie kombinieren Psychotherapie mit Techniken wie Massage, Atemübungen, Körperbewegungen und Haltungsbewusstsein. Nach Ansicht des Körpertherapeuten kommen emotionale und psychische Störungen körperlich zum Ausdruck. Werden diese Symptome behandelt, wirkt sich dies auch positiv auf die Psyche aus.

Wilhelm Reich (1897–1957), ein Psychiater und Anhänger Freuds, entwickelte die Grundlagen der Körpertherapie. Bei seinen Theorien und Methoden konzentrierte er sich hauptsächlich auf die durch psychische Traumata und emotionale Hemmungen bewirkte Ansammlung von physischen Spannungen im Körper. Bei der Reichschen Therapie wird der Patient aufgefordert, sein Atemmuster, Muskelspannungen und Haltungsgewohnheiten zu beobachten, während der Therapeut mit Übungen und Massagen daran arbeitet, den »Charakterpanzer« des Körpers aufzubrechen.

Bioenergetische Analyse

Reichs Arbeit wurde von seinem Schüler Dr. Alexander Lowen in den 1960er-Jahren weiterentwickelt. Lowens bioenergetische Analyse konzentriert das Bewusstsein auf Haltungsgewohnheiten und Körperbewegungen, die mit chronischen Störungen wie Depressionen oder Ärger assoziiert zu sein scheinen. Mit zunehmendem Verstehen der Bedeutung der Körperhaltung, Übungen zur bewussten Haltungsänderung und zur freien Entfaltung der Emotionen sollen Blockaden gelöst und neue Lebensenergie gewonnen werden. Die bioenergetische Analyse soll vor allem für Personen mit sexuellen Dysfunktionen, psychosomatischen oder stressbedingten Krankheiten, Haltungsschwierigkeiten oder einem geringen Selbstwertgefühl hilfreich sein.

Rolfing

Rolfing, auch strukturelle Integration genannt, ist eine weitere Körpertherapie, eine Art von Massage, die von der amerikanischen Biochemikerin Ida Rolf eingeführt wurde. Hierbei verwendet der Therapeut seine Hände, Ellbogen und Knie, um durch Fehlhaltung und anhaltende Belastung hervorgerufene Verspannungen zu lösen und verhärtetes Bindegewebe zu lockern. Rolf war der Ansicht, dass durch die Lockerung die Balance im Körper wiederhergestellt werden kann. Die Patienten werden ermutigt, über frühere Verletzungen zu sprechen, was jedoch nicht der Schwerpunkt der Therapie ist. Rolf war der Ansicht, dass die Wiederherstellung der körperlichen Balance sich auch positiv auf das physische und psychische Befinden auswirkt. Meist wird Rolfing über zehn Sitzungen durchgeführt, wobei sich jede davon mit einem anderen Körperbereich befasst.

Hellerwork

Hellerwork ist ein Ableger von Rolfing und wurde gegen Ende der 1970er-Jahre von Joseph Heller, einem amerikanischen Raumfahrtingenieur, entwickelt. Diese Therapie umfasst eine Reihe von Sitzungen, in denen der ganze Körper systematisch durchgearbeitet wird. Sie empfiehlt sich für Personen mit schlechter Körperhaltung, Muskelverletzungen oder anderen körperlichen Behinderungen. Hellerwork kombiniert drei Bereiche – die Körperarbeit, bei der der Therapeut das Bindegewebe manipuliert und Verspannungen löst, die Bewegungserziehung, die eine weiche und spannungsfreie Bewegung fördert, und den Dialog, durch den die Verknüpfung zwischen der geistigen Einstellung und den Emotionen und deren Auswirkungen auf den Körper untersucht wird.

Traeger-Methode

Die Traeger-Methode ist eine sanfte, nicht invasive Körpertherapie. Sie wurde von Dr. Milton Traeger entwickelt. Diese Therapie zur Entspannung der Muskeln und Lösung unbewusster Muskelspannungsmuster hat zwei Aspekte. Im passiven Stadium liegt der Patient auf einem Tisch und wird vom Therapeuten sanft bewegt, um Haltungs- und Spannungsmuster zu lösen. Im aktiven Stadium (Pentastichs) lernt der Patient, sich zu bewegen und dabei Muskelverspannungen zu lösen. Diese Therapie wurde ursprünglich zur Behandlung von Lähmungen und neuromuskulären Störungen entwickelt, wird von ihren Vertretern jedoch auch für stressbedingte Störungen empfohlen.

Feldenkrais-Methode

Dr. Moshe Feldenkrais (1904–1984), ein in Russland geborener, israelischer Physiker und Judomeister, beschäftigte sich mehr als 40 Jahre lang damit, seine Methode der Bewegungserziehung zu entwickeln. Sein System des Lernens durch Bewegung, die Feldenkrais-Methode, konzentriert sich auf bewusstes Denken, Bewegen, Empfinden und Fühlen. Es handelt sich um eine sanfte Form des körperlichen Trainings, die sich an Körper und Geist wendet.

Die Methode wird in zwei Verfahren unterrichtet. Das erste besteht aus einer Serie von Aufgaben, die »Bewusstsein durch Bewegung« genannt werden. In diesen Stunden wird den Schülern das »Erforschen von Bewegungen« näher gebracht, das eine Veränderung eingeschliffener, möglicherweise schädlicher Bewegungsabläufe zum Ziel hat. Anschließend sollen effektivere Möglichkeiten der Bewegung entwickelt werden. Dieses Ziel wird erreicht, indem man die Schüler dazu anhält, ihre Aufmerksamkeit auf die feinen Unterschiede in der Bewegung zu richten und die wechselseitigen Zusammenhänge der Körperbewegungen zu erfahren.

Im zweiten Verfahren, das als »funktionale Integration« bekannt ist, hilft der Lehrende dem Schüler bei der Ausführung von Übungen, die dem Nervensystem und dem Skelett zugute kommen. Ziel der Übungen ist es, dass der Schüler instinktiv zu Haltungen und Bewegungen findet, die weniger Energie erfordern und seine Flexibilität erhöhen. Feldenkrais lehrte, dass die Entwicklung eines Körperbewusstseins dazu befähigt, die Hirnsignale zu verändern und damit auch von rigiden Verhaltensmustern, Gedanken und Bewegungen abweichen zu können.

Die Feldenkrais-Methode empfiehlt sich für Menschen, die häufig Verletzungen haben, sowie bei Atemstörungen, chronischen Schmerzen und Angstgefühlen.

Alexander-Technik

Der Begründer der Alexander-Technik war der australische Schauspieler Frederick Matthias Alexander (1869–1955), dem bei Vorträgen regelmäßig die Stimme versagte. Da ihm die Ärzte nicht helfen konnten, beobachtete er sich selbst beim Vortrag vor dem Spiegel. Dabei fiel ihm auf, dass er die Angewohnheit hatte, den Kopf nach hinten zu legen und die Gegend um den Kehlkopf anzuspannen. In der Überzeugung, die Ursache für sein Problem gefunden zu haben, trainierte er, den Kopf senkrecht zu halten und seinen Hals zu entspannen. Dadurch verschwanden nicht nur seine Stimmprobleme, sondern er fühlte sich auch gesünder und selbstbewusster.

Durch den Erfolg seines Experimentes angespornt, widmete er sein Leben der Körperhaltung und der Entwicklung seiner Technik, die sich vor allem auf die Wechselwirkung zwischen Kopf, Hals und Rumpf und Störungen vegetativer Funktionen konzentriert.

Die Alexander-Technik ist bei Musikern und Schauspielern sehr beliebt. Man geht aber mittlerweile davon aus, dass sie ganz allgemein Vorteile für die Gesundheit hat, vor allem für Menschen mit Rücken- oder Kopfschmerzen, bei Schäden durch ständige Belastung, bei Atemproblemen, Bluthochdruck und stressbedingten Krankheiten.

Die Alexander-Technik lehrt, die Gewohnheiten des eigenen Körpers aufmerksam zu beobachten und sie sich abzugewöhnen. Der erste Schritt dieser Technik besteht für den Lehrer in der Beobachtung der Gewohnheiten seines Schülers beim Stehen, Sitzen, Gehen und bei der Atmung. Danach hilft der Lehrer dem Schüler, sich bewusst zu werden, was es bedeuten würde, all diese Bewegungen auf natürlichere Art und Weise auszuführen. Er soll sich auf die Bewegung selbst konzentrieren und nicht auf das Endziel dieser Bewegung. Mit Berührungen hilft der Lehrer bei der richtigen Balance beim Sitzen, Stehen und Liegen.

Die Erfahrung der Vorteile eines besser koordinierten Körpers in einer solchen Sitzung ist ein Anreiz, sich im Alltag seines Körpers und dessen Möglichkeiten bewusster zu werden. Es sind Übung und Selbstdisziplin nötig, damit der Körper nicht in seine alten, schlechten Gewohnheiten zurückfällt. Es dauert eine Weile, bis die Technik im Geist und im Körper eines Menschen ständig präsent ist, und man benötigt einige Unterrichtsstunden, um die Veränderung dauerhaft zu verinnerlichen.

Pilates-Training

Das Pilates-Training wurde in den 1920er-Jahren von Joseph Pilates für die Rehabilitation von Kriegsversehrten eingeführt. Es basiert auf der Bewusstmachung der eigenen Körperhaltung. Das Ziel ist eine Verbesserung der Beckenstabilität und der Körperhaltung sowie der Schutz der Wirbelsäule.

Bei den Pilates-Übungen werden einzelne Muskelgruppen trainiert, um mit minimalem Energieaufwand maximale Leistungen zu erzielen. Aufgrund des gezielten Muskeltrainings eignen sich die Übungen zur Behandlung von Rückenverletzungen oder -schmerzen. Sie sind außerdem bei Sportlern und Tänzern sehr beliebt.

Buteyko-Atemtechnik

Diese Atemtechnik wurde in den 1950er-Jahren von Konstantin Buteyko, einem russischen Mediziner, zur Behandlung von Asthma entwickelt. Die Technik basiert auf der Prämisse, dass Asthma die Folge einer dauerhaften Hyperventilation ist, die eine Überreaktion des Immunsystems nach sich zieht. Die Betroffenen werden deshalb trainiert, ihre Atemgewohnheiten bewusster zu erleben und zu einer normalen Atmung zu kommen. Durch die Konzentration auf eine Nasenatmung wird auch die Inhalation von Allergenen reduziert. Die Technik wird in einem Fünftageskurs erlernt und soll bereits in den ersten drei Tagen Erfolge zeigen.

ENTSPANNUNGSTECHNIKEN

Die moderne Forschung hat gezeigt, dass das Erlernen bewusster Entspannung eine starke Wirkung auf Körper und Geist haben kann. Wenn sich ein Mensch entspannt, verlangsamt sich die Herz- und Atmungsrate, der Blutdruck sinkt, die Muskelspannung lässt nach, die Durchblutung der Haut und der inneren Organe verstärkt sich und die Hirn-

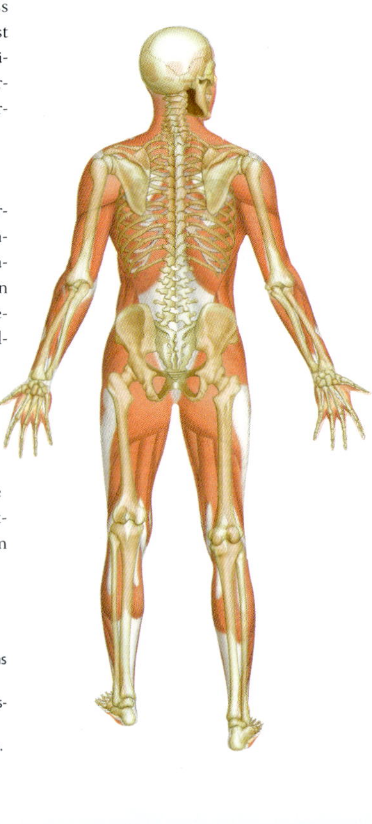

Pilates-Training

Pilates-Übungen konzentrieren sich u. a. auf das Training bestimmter Muskelgruppen, um die Körperhaltung und die Beweglichkeit zu verbessern. Diese Methode unterstützt die Behandlung und Vorbeugung von Rückenverletzungen.

strommuster verändern sich. Dies führt zu geistigem und seelischem Frieden. Das Nerven- und Immunsystem sowie das endokrine System, die alle von Stress beeinflusst werden, kommen zur Ruhe. Man fand heraus, dass sogar eine kurze Entspannungsphase die geistige Klarheit, die emotionale Stabilität und die körperliche Energie erhöhen kann.

Entspannungstechniken sind in der östlichen Spiritualität und in den dortigen Heilmethoden hoch angesehen und weit entwickelt. Tiefe Entspannungszustände werden durch verschiedene Praktiken erreicht, z. B. durch Meditation, Yoga, Tai-Chi, Shiatsu und Akupunktur. Im Lauf des 20. Jahrhunderts im Westen entwickelte Entspannungstechniken beinhalten häufig die leichter zugänglichen Varianten der fernöstlichen Techniken.

Die Grundkomponenten aller traditionellen und modernen Entspannungstechniken sind: eine ruhige Umgebung, ein geistiges Hilfsmittel (wie ein mehrfach wiederholtes Wort, ein Klang oder ein Satz), um die Ablenkung der Gedanken zu verhindern, eine passive Haltung, die von ablenkenden Gedanken löst, sowie eine bequeme Körperhaltung.

MEDITATION

Die Meditation, ein wesentliches Element vieler Weltreligionen, ist eine Methode, den Geist von gedanklichem Ballast zu befreien und in einen Zustand der Entspannung und gelösten Betrachtung zu versetzen. Dieser Zustand kann als Vorstufe der Selbsterkenntnis oder als eigentliches Ziel gesehen werden. In jedem Fall bringt er innere Ruhe und geistige Entspannung mit sich.

Im Fernen Osten wird die Meditation von der Ayurvedischen und der Traditionellen Chinesischen Medizin schon seit Jahrtausenden als wesentliches Mittel zur Erhaltung der geistigen und körperlichen Gesundheit gepriesen, da sie zu einem emotionalen und geistigen Gleichgewicht verhilft.

Der gesundheitliche Nutzen der Meditation wurde in den westlichen Ländern seit den 1960er-Jahren erforscht, als die Transzendentale Meditation (TM) bekannt wurde. Bei der TM wird ein Mantra, ein persönlicher, geheimer Satz, wiederholt, bis ein Zustand tiefer Entspannung eintritt. Studien zufolge senkt die TM den Blutdruck, schützt vor Herz- und Kreislaufproblemen und steigert die Aufnahmefähigkeit.

Die TM ist nur eine von zahlreichen Meditationstechniken, die durch die Konzentration auf ein Mantra, ein Bild (Mandala, Flamme) oder den eigenen Atem zu einem Zustand tiefer Entspannung führen. Andere Meditationsformen wie die Vipassana verhelfen zu einem gelösten Bewusstsein, das aus der urteilsfreien Beobachtung der Umgebung und des Innenlebens (Klänge, Gedanken, Gefühle und Empfindungen) entsteht.

Der vietnamesische Buddhistenmönch Thic Nhat Hanh lehrt eine Meditationsform, bei der die Aufmerksamkeit auf Alltägliches (Geschirr spülen, Anrufe beantworten) gerichtet wird. Alle Meditationstechniken wollen den Geist vom fortwährenden Grübeln über Sorgen befreien, sodass er für die Gegenwart offen und empfänglich wird.

Zum Meditieren eignet sich nicht nur der Lotussitz, sondern jede bequeme Körperhaltung. Einige Meditationslehrer leiten ihre Schüler im Zustand tiefer Entspannung zu Visualisierungen an, um in ihnen ein Gefühl des Friedens und Wohlbehagens auszulösen.

Der australische Psychiater Dr. Ainslie Meares war einer der ersten Ärzte, die die positiven Auswirkungen der Meditation auf die Gesundheit erforschten. Er konnte beobachten, wie die Meditation bei seinen Krebspatienten Stress abbaute und ihr Wohlbefinden steigerte. Heute empfiehlt man die Meditation als Teil der Gesundheitsvorsorge, insbesondere bei Patienten, die wegen einer Herz- oder Krebserkrankung, Aids oder anderen Immunstörungen behandelt werden, da regelmäßiges Meditieren das Immunsystem stärken soll. Meditation wird – zur Stärkung der Selbstdisziplin und zum Abbau von Ängsten – auch im Drogenentzug eingesetzt.

AUTOGENES TRAINING

In den 1920er-Jahren entwickelte Dr. Johannes Schultz, ein deutscher Neuropsychologe, eine Entspannungstherapie, die als autogenes Training (auch westliche Meditation) bekannt ist. Diese Technik ist das Ergebnis seiner Suche nach einer Alternative zur Hypnose, die aber die gleichen Resultate liefern sollte. Sie umfasst Elemente der Meditation und des Yoga sowie der Selbsthypnose.

Das autogene Training verwendet sechs aufeinander folgende Standardübungen, bei denen man den Geist auf den Körper konzentriert, während man lautlos eine Reihe von Aussagen wiederholt (z. B. »mein rechter Arm ist schwer«). Die Entspannung besteht darin, sich des Gefühles der Schwere in verschiedenen Körperteilen bewusst zu werden. So stellt sich z. B. in den Armen, den Beinen und im Hals ein Wärmegefühl ein. Man spürt die Ruhe und Regelmäßigkeit von Herzschlag und Atmung, nimmt im Bauch Wärme und an der Stirn Kühle wahr.

Autogenes Training wird von ausgebildeten Lehrern unterrichtet. Die Übungen sollten dreimal täglich nach dem Essen durchgeführt werden. Diese Entspannungsmethode ist hilfreich, wenn man die Einnahme von Beruhigungsmitteln reduzieren oder ganz aufgeben möchte. Auch bei stressbedingten Störungen ist sie von Nutzen sowie beim Umgang mit chronischen Schmerzen.

Die Technik, sich auf den Atem zu konzentrieren, um einen Entspannungszustand zu erreichen, ist in der Meditation und beim Yoga wohl bekannt. Atemübungen, die ein tiefes rhythmisches Atmen herbeiführen, werden als Zwerchfellatmung bezeichnet. Dabei konzentriert man sich auf die Rippenmuskeln und ihre Rolle bei der Dehnung des Zwerchfelles, während man tief und langsam atmet. So vermeidet man leichter das Keuchen oder flache Atmen im oberen Brustbereich, das eine Begleiterscheinung von Spannungs- und Angstzuständen ist.

REST-THERAPIE

Bei der REST-Therapie (engl. »restricted environmental stimulation therapy«), soll der Patient in einen tiefen geistigen und körperlichen Entspannungszustand versetzt werden. Man lässt ihn zwischen 30 und 60 Minuten in stark salzhaltigem Wasser treiben, dessen Temperatur etwa 34 °C beträgt. Das Behältnis ist nicht viel größer als eine Badewanne. Teils wird der Patient auch durch eine Membran von der Flüssigkeit unter ihm getrennt gehalten, sodass er trocken bleibt. Man kann Licht und Geräusche völlig ausschließen oder für schwache Beleuchtung und entspannende Musik sorgen. Die Therapie eignet sich bei stressbedingten Beschwerden. Auch kann sie dabei helfen, mit chronischen Schmerzen umgehen zu lernen.

REIKI

Das Wort »reiki« bedeutet »universelle Lebensenergie«. Es beschreibt eine Heilmethode, die zu Beginn des 20. Jahrhunderts von Dr. Mikao Usui begründet wurde. Dieser christliche japanische Pfarrer hatte die alten tibetischen Heilmethoden studiert. Reiki-Schüler lernen in einer Reihe von Initiationen von einem Reiki-Meister, das Chi (Lebensenergie) anzuziehen und durch ihre Hände in den Patienten übergehen zu lassen. Dahinter steht der Glaube, dass eine höhere

Entspannung

Entspannungstechniken

Techniken wie die Akupunktur, die Massage und viele andere können unterstützend bei der Verminderung von Spannungen, Ängsten, Stress und chronischen Schmerzen wirken. Bei Entspannung sinken die Herz- und Atemfrequenz, der Blutdruck fällt und die Durchblutung der Haut und der inneren Organe steigt. Der größte Teil dieser Veränderungen wird über den Parasympathikus, den beruhigenden Teil des vegetativen Nervensystems gesteuert.

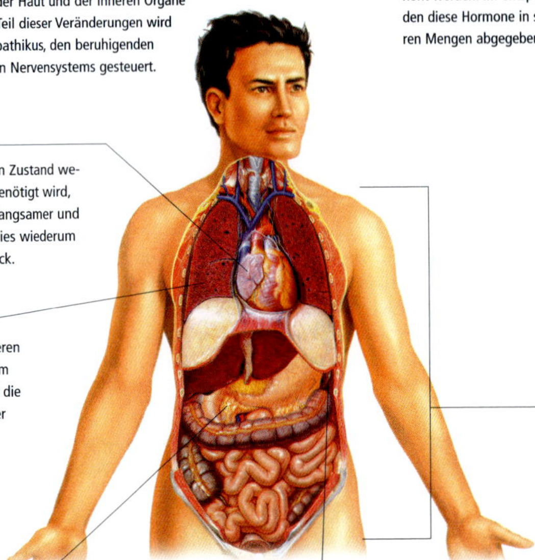

Herz
Da im entspannten Zustand weniger Sauerstoff benötigt wird, schlägt das Herz langsamer und weniger kräftig. Dies wiederum senkt den Blutdruck.

Lungen
Durch den geringeren Sauerstoffbedarf im Ruhezustand wird die Atmung langsamer und tiefer.

Blutzucker
Im Ruhezustand wird weniger Zucker im Blut benötigt, sodass die Bauchspeicheldrüse durch eine höhere Insulinabgabe und die Leber über eine geringere Absonderung von Glukose den Blutzuckerspiegel senken.

Abwehrstärke
Stress führt zu erhöhten Kortisonspiegeln, die das Immunsystem hemmen. Im entspannten Zustand ist die Abwehrstärke durch den Wegfall dieser Bremse deshalb deutlich besser.

Magen-Darm-Trakt
Stress und Angst hemmen die Verdauung und führen zu verstärkter Produktion von Magensäure, die Geschwüre verursachen kann. In entspanntem Zustand sind die Durchblutung der Bauchorgane und die Verdauung deutlich verbessert, wodurch es zu einer sehr viel höheren Nährstoffaufnahme kommt.

Entspannung des Gehirnes

Stress hat Auswirkungen auf das körpereigene Hormonsystem. So stimuliert die Hirnanhangdrüse unter Stress die Nebennieren vermehrt zur Freisetzung von Adrenalin und Kortison, wodurch die Herz- und Atemfrequenz sowie der Blutdruck erhöht werden. Im entspannten Zustand werden diese Hormone in sehr viel geringeren Mengen abgegeben.

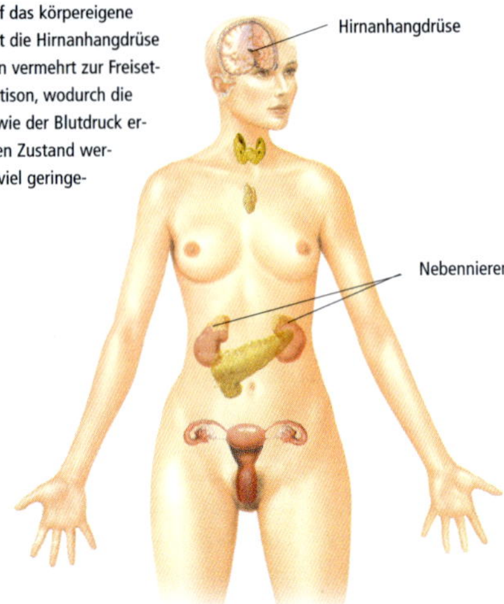

Anmerkung: In der Abbildung links wurden Lungenanteile entfernt, um das Herz sichtbar zu machen.

Macht die Lebensenergie dorthin leitet, wo sie im Körper des Patienten benötigt wird, um Blockaden des Energieflusses aufzulösen und auszubalancieren. Reiki-Anhänger sprechen von einer entspannenden, energetisierenden Wirkung, versprechen jedoch keine spezifischen Heilungsmöglichkeiten.

VISUALISIERUNG

Die Visualisierung, die auch als kreative Imagination bezeichnet wird, ist eine alternative Heilmethode, die sich auf Selbsthypnose, Entspannung und geistige Bilder stützt, um den Körper und die Emotionen mit der Kraft der Gedanken zu beeinflussen.

Die Visualisierung zur Unterstützung des Heilungsprozesses wurde durch die Arbeit der amerikanischen Ärzte Carl und Stephanie Simonton und Bernie Siegel bekannt. Sie ermutigten Krebspatienten dazu, zunächst den Tumor bzw. Krebs in ihrem Körper zu visualisieren und sich anschließend vorzustellen, wie er durch bestimmte Bilder – z. B. eine einfallende Armee aus gesunden Blutkörperchensoldaten oder einen heilenden Wasserfall – ausgelöscht oder geheilt wird.

Die Anhänger der Visualisierungsmethode sind davon überzeugt, dass sich das Verfahren positiv auf die Entspannung und Schmerzlinderung auswirkt. Die Patienten stellen sich z. B. vor, an einem friedlichen Ort zu sein oder in verschiedenen Farben zu schwelgen. Zuweilen regt man sie an, sich als energiegeladene oder angstfreie Menschen zu sehen.

Bei der Visualisierung nimmt der Patient eine bequeme sitzende oder liegende Position ein, schließt die Augen, entspannt die Muskeln und verlangsamt die Atmung, bevor er seine Bilderreise antritt. Dabei kann er sich beispielsweise einen Fernsehbildschirm vorstellen, auf dem die von ihm gewünschten Bilder erscheinen.

Die Visualisierung wird von ganzheitlich orientierten Ärzten, Psychotherapeuten und Hypnotherapeuten praktiziert. Mit Hilfe von Tonbändern lässt sich diese Methode auch in Eigentherapie anwenden.

YOGA

Der Begriff »Yoga« kommt aus dem Sanskrit und bedeutet Anschirren, d. h. verbinden oder vereinigen. Darunter versteht man die Vereinigung von Körper und Geist sowie die Erfahrung des Einsseins, das sich hinter dem Dualismus der materiellen und geistigen Welt verbirgt. Yoga wurde vor etwa 4.000 Jahren in Indien entwickelt.

Anfänglich wurde Yoga nur von wenigen spirituellen Schülern praktiziert, die als Einsiedler lebten. Sie entwickelten viele der Yoga-Haltungen aus dem Studium der Tiere, die gesünder und entspannter zu sein schienen als die Menschen.

Die zugrunde liegenden Philosophien und die Ausübung von Yoga wurden erstmals im 2. Jahrhundert v. Chr. von Patanjali in seinen Yoga-Sutras (Lehrsätzen) schriftlich festgehalten. Diese handeln von den acht Yoga-Stufen: Yamas ist ein Moralkodex universeller Art, Niyamas die persönliche Lebensführung, Asanas das Einnehmen ruhiger Haltungen, Pranayama die Atemkontrolle, Pratyahara das Zurücknehmen der Sinne, Dharana die Kraft der Konzentration, Dhyana die Meditation und Samadhi ist das Überbewusstsein.

Im Verlauf der letzten 200 Jahre hat Yoga weltweit zunehmende Verbreitung gefunden. In den westlichen Ländern wird Yoga besonders wegen der positiven Auswirkungen der Asanas auf den Körper – das Einnehmen der ruhigen Haltungen fördert die Beweglichkeit und die Gesundheit des Körpers – und seiner Stress mindernden Entspannungs- und Meditationstechniken geschätzt.

Yoga wird bei sämtlichen stressbedingten Krankheiten, dem Ischiassyndrom, Rückenschmerzen, Emphysemen, Asthma, Rheuma, Arthritiden, Verdauungsstörungen sowie Menstruationsbeschwerden empfohlen.

Yoga-Techniken

Das Yoga arbeitet mit dem Bewusstsein des eigenen Atems, Körpers und Geistes. Die wichtigsten Techniken werden in einem klassischen Hatha-Yoga-Kurs in folgender Reihenfolge ausgeführt: Zu Beginn werden ruhige Haltungen, die so genannten Asanas, eingenommen. Sie dienen der Heilung und Gesunderhaltung des Körpers, da sie den Körper geschmeidig halten, die Muskeln stärken und alle Körpersysteme entgiften und stärken. Daran schließen sich Atemübungen (Pranayama) an, welche die Lebensenergie (Prana) im Körper anregen und steigern und zudem zur inneren Ausgeglichenheit und geistigen Klarheit verhelfen sollen. Die anschließende Meditation (Dhyana) soll die innere Realität bewusst machen und dem Yogi helfen, die Illusionen und Anspannungen des täglichen Lebens zu transzendieren. Am Ende wird die vollkommene Entspannung (Yoga Nidra) angestrebt. Der Zustand absoluter Entspannung wird erreicht, indem das Bewusstsein gezielt in alle Teile des Körpers gelenkt wird.

Yoga-Wege

Im Lauf der Jahrhunderte haben sich verschiedene Yoga-Wege entwickelt. Einige konzentrieren sich vorwiegend auf die Haltungen, andere wiederum beschäftigen sich intensiv mit Entspannung und Meditation. Bei der Ausübung der Asanas können verschiedene Schwierigkeitsgrade mit unterschiedlicher Geschwindigkeit angestrebt werden.

Die drei wichtigsten Yoga-Schulen sind das Hatha-Yoga, das Iyengar-Yoga und das Oki-Yoga. Beim Hatha-Yoga werden die klassischen Haltungen langsam ausgeführt. Es umfasst Atemübungen, Meditation und Entspannung. Auf diese Weise soll ein Ausgleich zwischen Anregung und Entspannung erzielt und das allgemeine Wohlbefinden gesteigert werden.

Das Iyengar-Yoga, von dem sich das Ashtanga-Yoga ableitet, konzentriert sich auf die Stärkung und Gesunderhaltung des Körpers durch das Einnehmen verschiedener – teils sehr schwieriger – Haltungen.

Das Oki-Yoga ist eine japanische Yoga-Variante und befasst sich vor allem mit dem Fluss der Lebensenergie (Chi) über die Akupunkturmeridiane. Die verschiedenen Haltungen wechseln mit den Jahreszeiten.

TAI CHI CHUAN

Tai Chi Chuan bedeutet »höchste Kraft« und ist eine traditionelle chinesische Form der Meditation in der Bewegung, die sich aus dem Qigong entwickelt hat. Tai Chi Chuan verbindet Elemente der chinesischen Kampfkünste mit taoistischen Atemtechniken. Die Übungen verhelfen zur inneren Ruhe und unterstützen die kreative Imagination. Wichtig dabei ist ein tiefer, gleichmäßiger Atemrhythmus.

Tai-Chi ist eine genau vorgeschriebene Bewegungsabfolge, bei der jede Bewegung auf den Atem abgestimmt ist. Die Anregungen für die Bewegungen kommen häufig aus der Natur, daher auch Bezeichnungen wie »Umarmung des Tigers« oder »Rückkehr zum Berg«. Bei der Ausführung der Bewegungen stellt sich der Tai-Chi-Anhänger vor, diese Bilder zu verkörpern. Jede Bewegungsabfolge wird als »Form« bezeichnet und nimmt zwischen 5 und 60 Minuten in Anspruch.

In China und inzwischen auch in der westlichen Welt werden zahlreiche Formen von Tai-Chi gelehrt. Tai-Chi fördert in erster Linie die Entfaltung der Lebensenergie (Chi) im Körper, die innere Ruhe, die Ausgeglichenheit, die Stärkung der Muskulatur und die Verlangsamung des Alterungsprozesses. Zudem bringt es den Körper in Einklang mit dem Geist und der Natur. Es eignet sich für alle Menschen – unabhängig von Alter und Fitness. Tai-Chi gilt als erfolgreiche Behandlungsmethode bei stressbedingten Krankheiten, Rückenschmerzen sowie Störungen der Verdauungs- und Atmungsorgane.

Yoga

Der gesundheitliche Nutzen von Yoga leitet sich aus der Verbindung zwischen Körper und Geist ab. Meditation und Entspannung wirken sich auf den Hypothalamus und das limbische System im Gehirn aus. Diese regulieren die unwillkürlichen Funktionen, z. B. die Herz- und Atemfrequenz, den Muskeltonus und den emotionalen Zustand. Damit erklärt sich die positive Wirkung des Yoga auf den Körper.

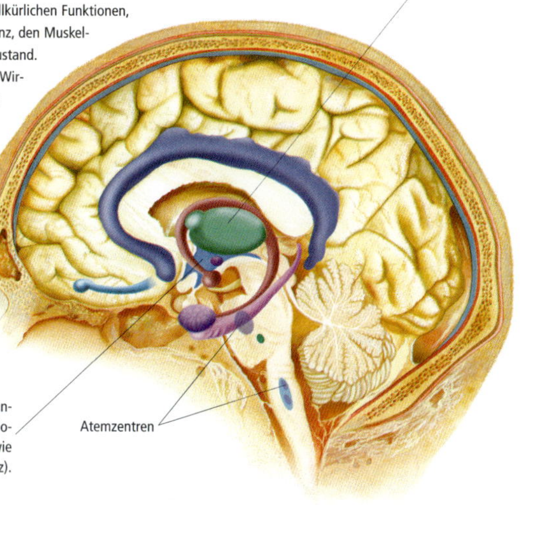

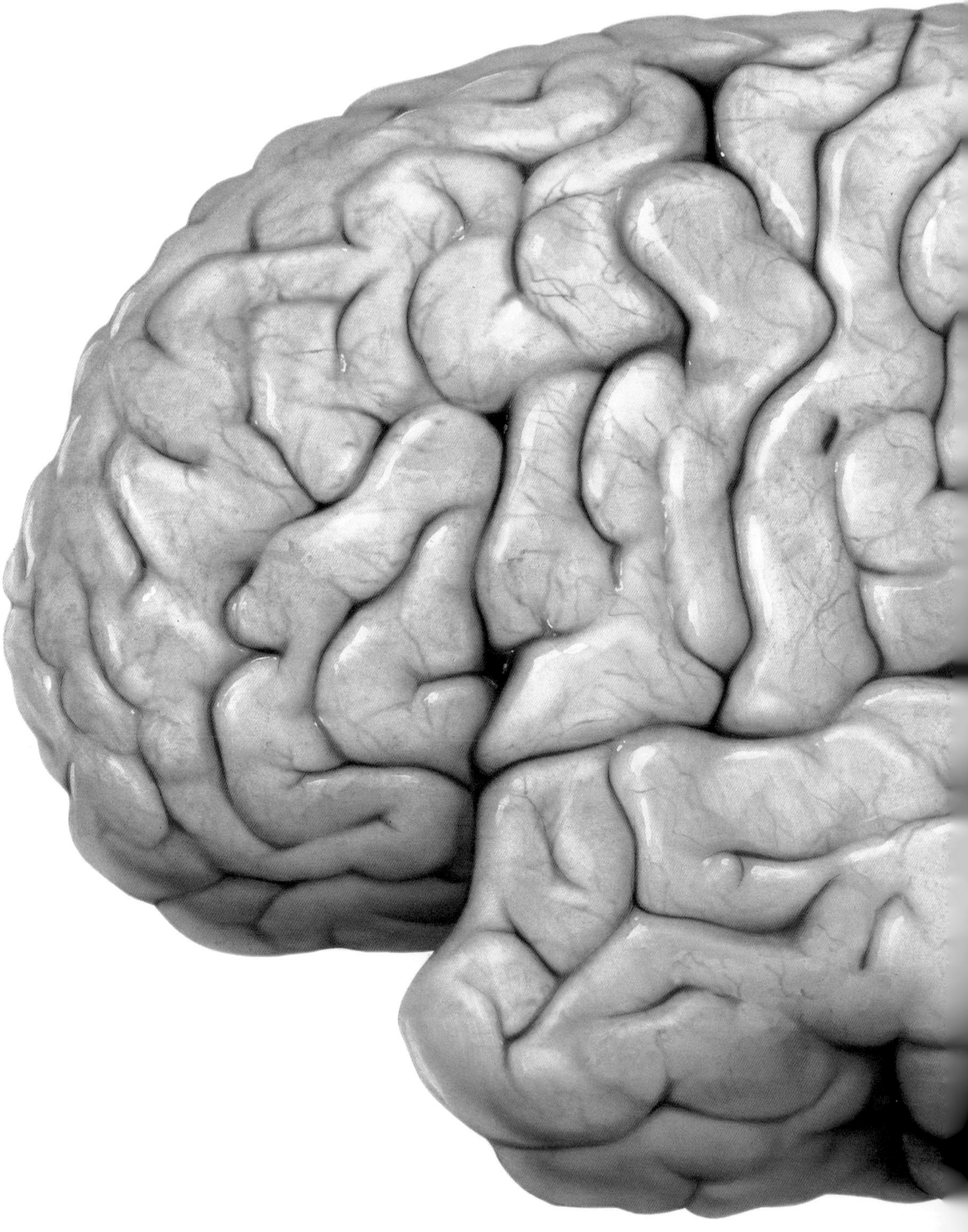

KAPITEL 15

Psychische Erkrankungen und Verhaltensstörungen

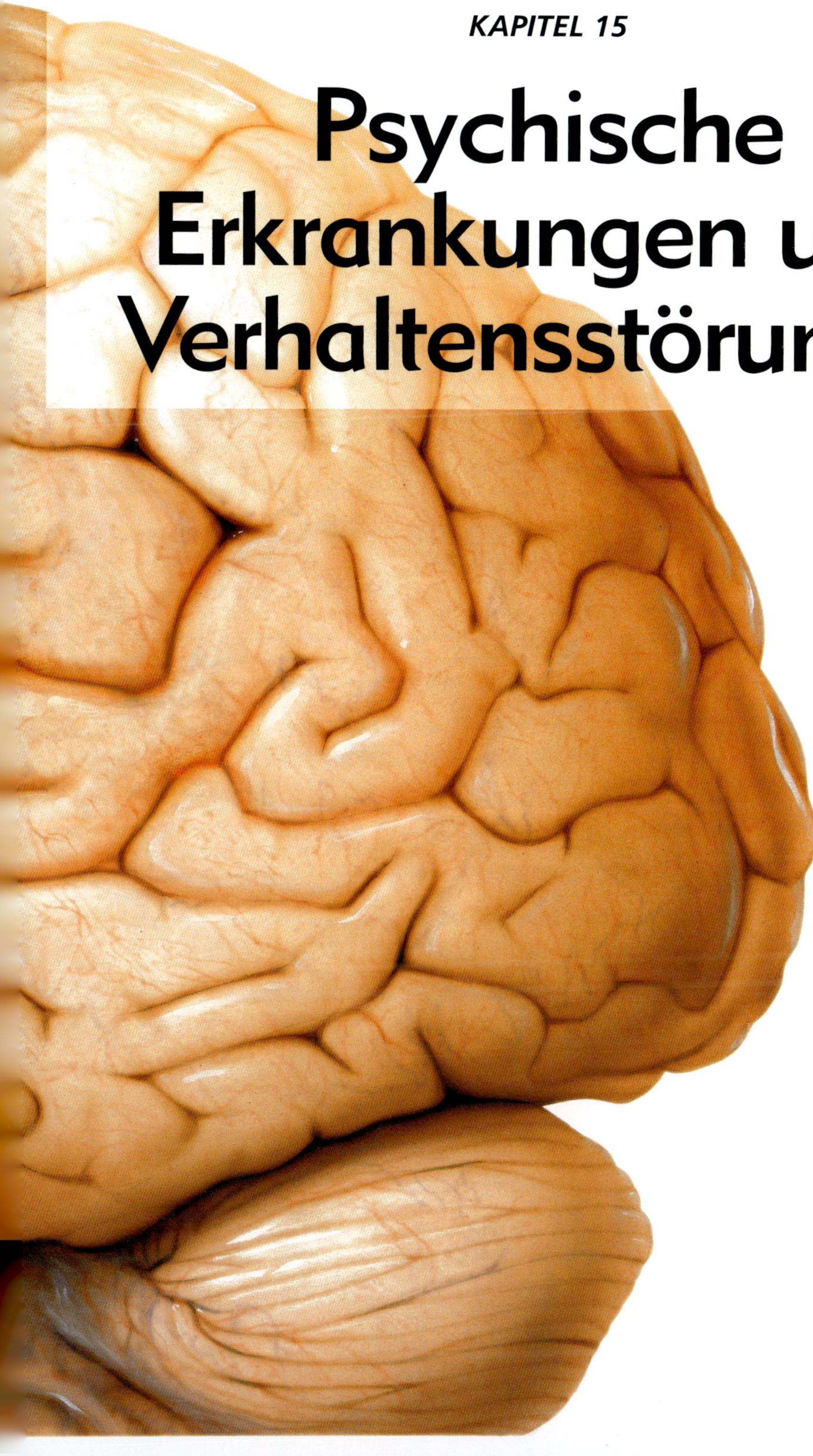

PSYCHISCHE ERKRANKUNGEN UND VERHALTENSSTÖRUNGEN

Menschen, die unter psychischen Störungen oder Erkrankungen leiden, haben in vielen Fällen ein schwieriges Leben, da ihre Andersartigkeit von der Gesellschaft kaum akzeptiert und nicht als echte Krankheit anerkannt wird.

EMOTIONEN

Emotionen (Gefühle) beeinflussen die menschliche Reaktions- und Interpretationsweise in Bezug auf die Umwelt. Sie wirken sich auf Gedanken, Worte, Taten und Körperfunktionen aus. Die Grundemotionen sind Angst oder Furcht, Wut, Freude und Traurigkeit. Emotionen werden durch neuronale Vorgänge, körperliche Veränderungen und geistige Tätigkeiten angeregt und nicht immer nach außen gezeigt.

Durch Angst oder Furcht zeigt der Körper, dass Grund zur Besorgnis besteht und Maßnahmen zu ergreifen sind. Die Ursache der Furcht lässt sich meist feststellen, die der Angst ist dagegen oft unklar. Beide Emotionen können begründet oder unbegründet sein und zu physischer sowie psychischer Anspannung in Erwartung einer – womöglich nur vermeintlichen – Bedrohung führen.

Eine durch äußere oder innere Umstände verursachte Wut reicht von leichter Verärgerung bis zu extremer Wut und ist mit physiologischen und biologischen Veränderungen verbunden. Die Herzfrequenz und der Blutdruck steigen an, ebenso der Adrenalin- und Noradrenalinspiegel.

Kummer oder Leid gehen häufig mit anderen Emotionen wie Wut und Furcht einher. Die durch einen Verlust ausgelösten Gefühle können, je nach Ursache, über lange Zeit andauern. Freude, verbunden mit Liebe, ist eine komplexe Emotion, die viele Ursachen haben kann. Die Ursachen der meisten komplexen Emotionen wie Freude, Leid und Angst sind nicht bekannt.

Gemütszustände basieren auf Emotionen, z. B. Hochstimmung oder Depression. Affektive Psychosen zeigen sich in emotionalen Störungen, die über normale Traurigkeit oder Fröhlichkeit hinausgehen, und von extremer Depression oder Manie geprägt sind.

SIEHE AUCH *Psychotherapie in Kapitel 14*

TRAUER

Trauer ist eines der elementarsten Gefühle des Menschen und drückt sich in einem starken Schmerz über einen möglichen oder tatsächlichen Verlust aus. Trauer kann aus vielerlei Gründen wie dem Verlust eines geliebten Menschen, des Arbeitsplatzes, des Zuhauses oder eines Teiles der Körperfunktionen verspürt werden. Zwar empfindet jeder Mensch Trauer anders, doch gibt es einige sehr häufige Reaktionen.

Die erste Reaktion ist normalerweise der Schock über den erlittenen Verlust. Im Falle des Todes eines geliebten Menschen, der nach längerer Krankheit gestorben ist, wird die Schockwirkung weniger stark sein, da die Hinterbliebenen Zeit hatten, sich auf die Situation vorzubereiten.

Weinen ist ein gesunder Ausdruck von Trauer, der hilft, die emotionale Spannung zu lindern. Depressionen, Einsamkeit und das Gefühl von Isoliertheit können die Trauer begleiten – vor allem wenn ein Mensch seinen Lebenspartner verloren hat. Auch körperliche Reaktionen wie Appetitlosigkeit, Fress-Sucht, Schlaflosigkeit und sexuelle Probleme können auftreten. Panikreaktionen sind eine mögliche Folge. Auf Drogen oder Medikamente sollte verzichtet werden, denn neben der grundsätzlichen Gefahr der Abhängigkeit droht die Problematik, dass der notwendige Trauerprozess behindert wird.

Schuldgefühle sind eine weitere Reaktion. Hinterbliebene bereuen es oft, bestimmte Dinge nicht getan zu haben. Auch Wut ist ein häufig durchlebtes Gefühl, das nicht unterdrückt werden darf, sondern ausgesprochen und reflektiert werden sollte. Mancher Trauernde fühlt sich außer Stande, zu den gewohnten Tätigkeiten zurückzukehren. Meist bessert sich das Befinden aber nach einiger Zeit, schrittweise kehrt die Hoffnung zurück. Der Verlust wird hingenommen und das Leben auf die veränderte Situation eingerichtet.

Kinder erleben Trauer anders als Erwachsene. Obwohl sie den Verlust unmittelbar spüren, zeigen sie es oft weniger direkt. Das Gefühl der Trauer wird, obwohl es immer wieder auftaucht, zeitweise nicht zu bemerken sein, und das kindliche Verhalten kann auf den Erwachsenen kalt oder gefühllos wirken. Sehr kleine Kinder verstehen nicht, dass der Tod endgültig ist. Im frühen Schulalter werden Kinder das Fortbestehen des Verlustes noch immer nicht begreifen können. Sie sorgen sich um ihre eigene Situation und stellen eine Menge Fragen. Im Alter von zehn Jahren ist ein Kind in der Lage, die Unwiderruflichkeit des Todes zu verstehen. Sein starkes Gerechtigkeitsempfinden wird auf eine schwere Probe gestellt, und es interessiert sich vielleicht plötzlich für religiöse Fragen. Kinder brauchen viel Aufmerksamkeit und Unterstützung, wenn sie trauern – nur weil ihre Trauer nicht sichtbar wird, heißt das nicht, dass sie den Verlust nicht schmerzlich spüren.

ANGST

Angst ist eine Emotion, die durch Anspannung, Sorge und Unsicherheit gekennzeichnet ist und durch die Erwartung einer realen oder vorgestellten Bedrohung hervorgerufen wird. Angst ist ein Primärinstinkt und tritt schon in frühester Kindheit auf.

Die meisten Menschen verspüren gelegentlich Angst und kommen in der Regel gut damit zurecht. Ein gewisses Maß an Angst ist normal, wenn man Pflichten hat oder unter Druck steht. Manchmal können solche Spannungen auch anregend sein. Dominieren aber auch ohne ersichtlichen Grund oder erkennbare Probleme Ängste und Sorgen den Alltag, so sind sie als Krankheit zu betrachten und erfordern ärztliche Behandlung.

Schwere Ängste können Alltagsleben, Arbeit und Beziehungen unmöglich machen. Von einer Phobie spricht man, wenn Ängste an bestimmte Situationen geknüpft sind, z. B. Höhenangst (Akrophobie) oder Spinnenangst (Arachnophobie). Gibt es keinen spezifischen Zusammenhang, kann eine allgemeine Angstneurose vorliegen. Man glaubt, dass die Unterdrückung emotionaler Probleme für Angstneurosen verantwortlich ist.

Der Entzug von Antidepressiva kann Angst mit Symptomen wie Aufgeregtheit, Überempfindlichkeit, Schwindel, Benommenheit und Fieber verursachen. Diese Medikamente sollten nur unter ärztlicher Aufsicht eingenommen und abgesetzt werden.

Angstneurosen können so schwer sein, dass sie jede Entspannung verhindern und die Lebenskraft rauben. Um ihre innere Unruhe zu dämpfen, suchen Betroffene in diesem Stadium oft Zuflucht bei Drogen und Alkohol, während professionelle Hilfe nicht in Anspruch genommen wird.

Panikattacken sind eine schwerere Form der Neurose. Sie können ohne Vorwarnung grundlos sogar in entspannten Situationen und angenehmen Umgebungen auftreten. Eine Panikattacke ruft intensive Todesängste und Fluchtreaktionen hervor. Zu den Symptomen zählen Herzklopfen, Herzrasen, Schweißausbrüche, Atmungsstörungen, Zittern, Lähmung und geistige Verwirrung. Ständige Angst kann körperliche und geistige Schäden verursachen. Körperliche Folgen sind Reizbarkeit, Muskelverspannungen und Schlaflosigkeit, was über längere Zeit zur Depression führen kann.

Die Behandlung von Angstneurosen kann in einer Kombination aus medikamentöser Behandlung und Psychotherapie bestehen. Kurzfristige Erleichterung verschaffen Tranquilizer wie Benzodiazepine und Antidepressiva. Weitere mögliche Behandlungsmethoden sind Entspannungstechniken, eine Psychotherapie und die Biofeedback-Methode. Auch eine veränderte Lebensführung kann zur Gesundung beitragen.

Phobie

Unter einer Phobie versteht man eine ständige, irrationale Angst, die den Betroffenen oft als solche bewusst ist. Sie kann durch bestimmte Gegenstände, Tätigkeiten oder Situationen ausgelöst werden und zu so starker Angst führen, dass das Alltagsleben beeinträchtigt wird. Die Angst steht zwar in keinem Verhältnis zur Realität, ist jedoch tatsächlich vorhanden, sodass Betroffene ihre Gefühle auch dann nicht kontrollieren können, wenn sie sich ihrer Überreaktion bewusst sind.

Eine Phobie kann durch eine spontane Panikattacke ausgelöst werden, wobei die Situation, in der die erste Attacke aufgetreten ist, zum Zentrum der phobischen Angst in der Zukunft werden kann. Mit einer Behandlung können viele Phobiker ein normales Leben führen. Die besten Wirkungen erzielt eine Kombination aus medikamentöser Therapie mit Anxiolytika und einer Verhaltenstherapie. Auch Selbsthilfegruppen können sehr hilfreich sein. Zur Verhaltenstherapie gehört die langsame, stets unter kontrollierten Bedingungen erfolgende Konfrontation mit der Angst und den Angst auslösenden Gegenständen oder Situationen. Nach wiederholter und immer stärkerer Konfrontation mit der Ursache der Phobie gewöhnt sich der Betroffene daran und verliert seine Angst.

Agoraphobie

Agoraphobie (abgeleitet vom griechischen Wort *agora* für »Marktplatz«) ist die Furcht, sich an offene oder belebte Plätze zu begeben. Betroffene bleiben innerhalb vertrauter Umgebungen und meiden öffentliche Plätze; immer mehr beschränken sie sich auf Orte nahe der Wohnung. Die Symptome können so stark werden, dass sie das Haus nicht mehr ohne Panikgefühle verlassen können.

Mit der Agoraphobie einher gehen Gefühle der Hilflosigkeit, Depression, der Furcht vor dem Alleinsein, der Abhängigkeit von anderen, der Furcht vor dem Kontrollverlust in der Öffentlichkeit und der Depersonalisation oder des Identitätsverlustes. Frauen sind häufiger betroffen als Männer. Die Störung entwickelt sich oft aus einem traumatischen Vorfall oder einer Panikattacke an einem öffentlichen Platz. Die Phobie kann dann einen Versuch darstellen, die Wiederholung der Peinlichkeit dieses Vorfalles zu vermeiden.

Die Behandlung durch einen Fachmann ist unerlässlich. Medikamente können gegen Angst und Depressionen helfen, es besteht jedoch die Gefahr einer Abhängigkeit, wenn keine Besserung eintritt.

Akrophobie

Die Akrophobie bezeichnet Höhenangst. Menschen mit Höhenangst fühlen sich beklemmt oder verängstigt, wenn sie sich an einem Ort in großer Höhe befinden oder sich dies nur vorstellen. Man nennt diese übermäßige Angst Phobie, da sie eine irrationale und unrealistische Wahrnehmung der tatsächlichen Gefahr darstellt. Wissenschaftliche Studien ergaben, dass Akrophobiker bei imaginären Stürzen aus vorgegebener Höhe von weitaus schwereren Verletzungen ausgehen, als tatsächlich zu erwarten wären.

Akrophobiker haben viel mehr Angst als Menschen mit gesunder Vorsicht. Sie können daher häufig keine Leitern oder Treppen hinaufsteigen. Oft ist die Höhenangst mit einer Flugangst verbunden.

Klaustrophobie

Die Klaustrophobie, fälschlicherweise meist auch als »Platzangst« bezeichnet, ist die unrealistische, extreme Angst vor geschlossenen Räumen oder die Angst, eingesperrt zu sein. Allein die Vorstellung des Eingesperrtseins oder die Erinnerung an einen entsprechenden Ort kann schon ausreichen, um die körperlichen Symptome hervorzurufen. Dazu gehören Übelkeit, Erbrechen, Herzrasen, Durchfall und Atembeklemmungen.

Panik

Panik ist eine Form extremer Angst. Dabei sind alle körperlichen und emotionalen Reaktionen vorhanden, die bei höchster Gefahr auftreten. Das Nervensystem wird aktiviert, obwohl keine offensichtliche Gefahr besteht. Es kann zu Brustschmerzen, Atemnot, einer unregelmäßigen oder erhöhten Herzfrequenz, Schweißausbrüchen, Schwindelanfällen, Zittern, Schwäche, Übelkeit, Angstgefühlen und einem Fluchtreflex kommen. Ohne ersichtlichen Grund für die Panik gibt es auch keine Fluchtmöglichkeit. Die Angst vor weiteren Panikattacken kann dann dazu führen, dass sich Betroffene nur noch an sicheren Orten aufhalten. Aus Angst vor einer Panik-

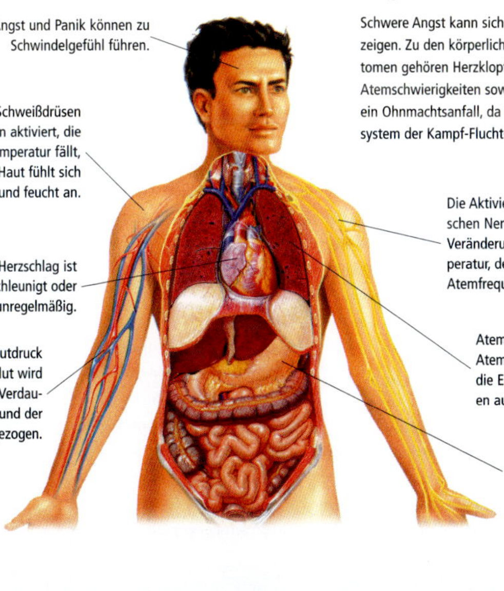

Angst

Schwere Angst kann sich als Phobie oder Panik zeigen. Zu den körperlichen und emotionalen Symptomen gehören Herzklopfen, Schweißausbrüche, Atemschwierigkeiten sowie Schwindelgefühle oder ein Ohnmachtsanfall, da vom sympathischen Nervensystem der Kampf-Flucht-Reflex ausgelöst wird.

attacke in der Öffentlichkeit bleiben sie zu Hause oder gehen nur in Begleitung aus dem Haus. Das Selbstvertrauen schwindet, die Alltagsbewältigung wird immer schwieriger.

Die zur Verfügung stehenden Behandlungsmöglichkeiten sollten in Anspruch genommen werden, bevor weitere Probleme entstehen. Dazu gehören Medikamente und eine Verhaltenstherapie, in der die Ursachen der Panik aufgedeckt und die Angst vor weiteren Attacken unter Kontrolle gebracht werden können.

Posttraumatisches Stress-Syndrom

Als posttraumatisches Stress-Syndrom wird die heftige Reaktion auf ein erschütterndes Ereignis bezeichnet. Ursprünglich wurde das posttraumatische Stress-Syndrom als Krankheit von Kriegsveteranen (Kriegsneurose) angesehen. Es kann jedoch nach jedem traumatischen Ereignis auftreten, z. B. nach einem Autounfall oder Zugunglück, nach Naturkatastrophen wie Überschwemmungen und Erdbeben oder durch körperliche Gewalt, die einer Person widerfuhr.

Die Symptome beginnen meist innerhalb von drei Monaten nach dem Trauma mit immer wiederkehrenden, eindringlichen und beängstigenden Erinnerungen an das Ereignis, Rückblenden, Träumen, Konzentrationsstörungen und Gedächtnisschwäche. Chronische Angst, Schlaflosigkeit, Depressionen und Medikamentenmissbrauch können zu den Folgen zählen. Nicht jeder leidet nach einem traumatischen Erlebnis am posttraumatischen Stress-Syndrom, und in einigen Fällen treten die Symptome nur kurzzeitig auf. Die Diagnose lässt sich in der Regel stellen, wenn die Symptome länger als einen Monat andauern.

Die Behandlung erfolgt mit Psycho- und Gesprächstherapie, je nach Bedarf entweder in Form von Einzel- oder Gruppentherapie. Es stehen verschiedene Therapiemethoden zur Verfügung, u. a. Verhaltenstherapie, Desensibilisierung und Hypnotherapie. Je früher mit einer Therapie begonnen wird, desto besser sind die Heilungsaussichten. Eine Einweisung in die psychiatrische Klinik kann erforderlich sein, wenn Selbstmordgefahr oder tief greifende Störungen bestehen.

Die Prognosen für das posttraumatische Stress-Syndrom sind unterschiedlich. Einige Patienten genesen innerhalb von sechs Monaten, während die Symptome bei anderen wesentlich länger andauern. In einigen Fällen kann der Zustand chronisch werden.

Trennungsangst

Trennungsangst tritt als Folge der Trennung von einem geliebten Menschen meist bei Kindern auf. Etwa ab dem Alter von acht bis neun Monaten werden viele Babys unruhig, wenn ihre Eltern oder wichtige Bezugspersonen außer Sichtweite sind. Besonders häufig ist dies bei Kindern zu beobachten, die hauptsächlich von einer einzigen Person betreut werden. Auch bei Kindern, die man »hat schreien lassen«, kann es zu diesem Problem kommen. Mit zwölf Monaten können viele Kinder zum Abschied winken. Dabei sind sie aber evtl. immer noch aufgeregt und unglücklich, sofern sie nicht abgelenkt oder durch Spielen beschäftigt werden.

Ältere Kinder lernen, dass ihre Bezugsperson wieder zurückkehrt. Eine Trennung kann in jedem Alter Unglücksgefühle hervorrufen. Bei den meisten Menschen löst sie jedoch nur für kurze Zeit Angstgefühle aus.

Besteht ein tieferes Unsicherheitsgefühl, so zeigt das Kind auch nach Beseitigung des offensichtlichen Grundes noch Symptome, z. B. anhaltendes Schreien, Reizbarkeit, mangelnden Appetit, Schlaflosigkeit, Schmerzen oder zwanghaftes Verhalten. Dies sollte nicht ignoriert werden, besonders wenn der mögliche Auslöser offensichtlich ist.

Durch Unterstützung und Beruhigung lässt sich das Problem evtl. in den Griff bekommen. Es ist wichtig, das Angstgefühl zu erkennen und alle offensichtlichen Gründe zu beseitigen. Tritt keine Besserung ein, so sollte man den Rat eines Experten einholen.

AFFEKTIVE PSYCHOSEN

Affektive Psychosen sind Erkrankungen mit starken Stimmungs- und Gefühlsstörungen wie anhaltende Depressionen oder Manien, die ein normales Leben unmöglich machen können. Diese Psychosen können durch Störungen des chemischen Gleichgewichtes im Gehirn, durch Medikamente, Alkohol, Drogen, Unfälle oder seelische Traumata ausgelöst werden. Zum Teil sind sie erblich.

SIEHE AUCH *Psychotherapie in Kapitel 14; Antidepressiva, Elektrokrampftherapie in Kapitel 16*

ZYKLOTHYMIE

Zyklothymie, auch als manisch-depressive Krankheit bezeichnet, ist eine psychische Störung, bei der sich manische Schübe (Hochphasen) mit depressiven Schüben (Tiefphasen) abwechseln. Die Stimmung schwankt von einem Extrem zum anderen und kann dazwischen relativ normal sein.

In der manischen Phase, die von einigen Tagen bis zu Monaten dauern kann, fühlen sich die Betroffenen euphorisch, sind hyperaktiv, sprechen schnell, haben ein übersteigertes Selbstwertgefühl, lassen sich leicht ablenken und haben kein Schlafbedürfnis. Oft sind ein ungewohnt schlechtes Urteilsvermögen, ein gesteigerter Sexualtrieb, Aufdringlichkeit und Aggression zu beobachten.

Schuldgefühle, vermindertes Selbstwertgefühl, Traurigkeit und Selbstzweifel sind die Symptome der depressiven Phase. Die Betroffenen verlieren das Interesse an alltäglichen Aktivitäten, einschließlich Sex, und haben oft Selbstmordgedanken. Sowohl in den Hoch- als auch in den Tiefphasen kommt es oft zur Abhängigkeit von Alkohol und Drogen wie Kokain oder Schlafmittel.

Eine Zyklothymie kann Folgen wie Scheidung, Arbeitsplatzverlust, Alkohol- und Drogensucht oder Selbstmord haben. Krankhafte Verhaltensweisen wie Spiel- und Verschwendungssucht, Promiskuität und Entscheidungsschwäche können tief greifende Auswirkungen auf die Betroffenen, auf Partner, Freunde, Arbeitgeber und Familie haben.

Die Zyklothymie beginnt zwischen dem 15. und 25. Lebensjahr. Sie betrifft sowohl Männer als auch Frauen. Ihre Ursache ist unbekannt. Da oft mehrere Familienmitglieder betroffen sind, könnte Vererbung eine Rolle spielen. Die Krankheit kann auch bei Kleinkindern auftreten und wird hier oft mit Hyperaktivität verwechselt.

Behandlung

Bei schweren Formen der Krankheit ist, vor allem wegen der Selbstmordgefahr während der depressiven Phase, die auf eine manische Phase folgt, ein Klinikaufenthalt notwendig.

Lithiumkarbonat, ein Medikament mit komplexer Wirkung auf das Nervensystem, wird zur Vorbeugung und Behandlung eingesetzt. Es beginnt meist innerhalb einer Woche anzusprechen und entfaltet nach zwei bis drei Wochen seine volle Wirkung. Wegen der Nebenwirkungen, wie leichtem Händezittern, Mundtrockenheit, Gewichtszunahme, verstärktem Durstgefühl, erhöhtem Harndrang, leichter Übelkeit, Erbrechen, Impotenz, verminderter Libido, Durchfall und Nierenfunktionsstörungen, wird das Mittel jedoch häufig nicht eingenommen.

Auch die Antiepileptika Karbamazepin und Valproat wirken stabilisierend auf den

Gemütszustand und werden oft mit Lithium kombiniert. Die Depression kann zudem mit Antidepressiva behandelt werden.

Psychotherapie und Selbsthilfegruppen können die Betroffenen unterstützen. Manisch-depressive Kinder und Jugendliche behandelt man meist mit Lithium, doch werden auch Karbamazepin und Valproat eingesetzt. Spricht eine schwere Zyklothymie nicht auf Medikamente an, kann notfalls eine Elektrokrampftherapie (EKT) versucht werden.

Da die manisch-depressiven Schübe wiederkehren, ist eine langfristige, in manchen Fällen lebenslange Behandlung erforderlich.

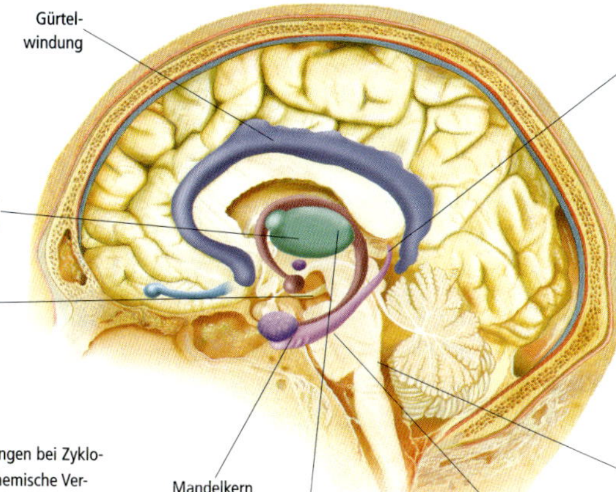

Zyklothymie

Die Stimmungsschwankungen bei Zyklothymie sollen durch biochemische Veränderungen im hier dargestellten limbischen System ausgelöst werden.

Manie

Die Manie ist eine psychische Störung mit emotionaler Erregung und Mangel an Selbstbeherrschung und Urteilsvermögen, die oft zu einem schnellen, unregelmäßigen Redefluss und gewalttätigem Verhalten führt. Weitere Anzeichen sind eine extrem euphorische Stimmung, geringes Schlafbedürfnis, unrealistische Selbstüberschätzung, ein gesteigerter Sexualtrieb und Drogenmissbrauch (besonders Kokain, Alkohol und Schlafmittel).

Die Manie ist eine Phase der Zyklothymie (manisch-depressiven Erkrankung), einer psychischen Störung mit extremen Stimmungsschwankungen zwischen Manie und Depression. Eine gering ausgeprägte Manie, die Hypomanie, ist durch Überaktivität, Launenhaftigkeit, Reizbarkeit und impulsives oder rücksichtsloses Verhalten geprägt.

Die Stimmungsschwankungen der Zyklothymie können mit Lithiumkarbonat oder -zitrat, evtl. in Verbindung mit Antidepressiva, gemildert werden. Bei mangelnder Lithiumverträglichkeit oder -wirkung werden bestimmte Antiepileptika eingesetzt.

DEPRESSION

Eine Depression beeinträchtigt das Denken, Fühlen, die körperliche Gesundheit und das Verhalten. Es handelt sich nicht lediglich um Traurigkeit, sondern um eine dem Bluthochdruck gleichwertige.

Depression ist nicht dasselbe wie Kummer, obwohl großer Kummer anfällige Menschen in Depression versetzen kann. Es gibt viele Ursachen für eine Depression wie Vererbung, Krankheit, bestimmte Medikamente, Drogen, Alkohol sowie andere psychische Störungen. Man glaubt zudem, dass ein schweres Trauma oder ein Verlust in der Kindheit anfällig für Depressionen machen. Daneben gibt es auch biochemische Ursachen, hauptsächlich eine gestörte Regulation der Freisetzung natürlicher Monoamine (Neurotransmitter) im Gehirn.

Depressive leiden unter einem oder mehreren der folgenden Symptome: Niedergeschlagenheit oder Hoffnungslosigkeit, geringem Selbstbewusstsein, Unfähigkeit, den Alltag zu genießen, Antriebslosigkeit und Lethargie, Appetitlosigkeit, Schlafstörungen.

Die Depression ist das häufigste psychische Leiden. Sie war jahrhundertelang als Melancholie bekannt. Depressionen treffen häufiger Frauen als Männer und treten meist in der Altersgruppe der 35- bis 40-Jährigen auf. Manche glauben irrtümlich, Depressionen seien bei bestimmten Gruppen wie alten Menschen, Teenagern, Schwangeren, Wöchnerinnen und chronisch Kranken normal.

Depressionen bleiben oft unbehandelt, da viele Menschen die Symptome nicht erkennen, sich ihrer schämen oder denken, sich selbst heilen zu können. Eine ausgeprägte Depression endet häufig in Suizid.

Mehr als 80 % der Betroffenen können durch einen geeigneten Arzt geheilt werden. Es gibt drei Behandlungsformen: Die Psychotherapie, welche die zugrunde liegenden psychischen Ursachen zu lösen versucht und Unterstützung bietet, Antidepressiva, die in die Chemie des Gehirnes eingreifen, und die Elektroschocktherapie, bei der durch kurze elektrische Reize ein generalisierter Krampfanfall ausgelöst wird. Letztere wird, kombiniert mit den beiden anderen Therapieformen, nur bei schweren Fällen angewendet.

Eine Reihe alternativer Therapien können die Symptome einer Depression lindern. Akupunkturärzte betrachten manche Depressionen als Leberstörung und behandeln die entsprechenden Meridianpunkte. Aromatherapeuten verwenden die Stimmung hebende Öle wie Basilikum, Geranie, Jasmin oder Rose. Unter den Heilkräutern eignen sich besonders Johanniskraut und Stärkungsmittel wie Hafer, Eisenkraut oder Rosmarin. Die Homöopathie passt ihre Heilmittel den individuellen Symptomen an. Die Lichttherapie ist bei Winterdepressionen hilfreich. Naturheilkundler verordnen oft einen Vitamin-B-Komplex mit zusätzlichem Niacin und Magnesium. Auch Blumenessenzen wie die Bachblüten Stechginster oder Senf können verwendet werden. Manchmal werden professionelle Beratung, Gymnastik und eine Entgiftungskur empfohlen.

Wochenbettdepression

Einige Frauen leiden nach der Entbindung an einer Wochenbettdepression (postpartale Depression), die sich in Stimmungsschwankungen, Schlaflosigkeit, Niedergeschlagenheit, Hoffnungslosigkeit und dem Unvermögen, mit dem Alltag umzugehen, äußert. Als Ursache wird die extreme Hormonumstellung nach der Entbindung, gepaart mit dem Stress, sich um ein Neugeborenes zu kümmern, vermutet. Etwa 3 % der Mütter sind betroffen, darunter auch Frauen, die noch nie an psychischen Störungen gelitten haben.

Bei vielen Frauen tritt in der Woche nach der Entbindung eine leichtere, kürzere Form der Wochenbettdepression auf, der so genannte Heultag (Baby Blues) mit Weinen, Angst und Stimmungsschwankungen. Eine

Wochenbettpsychose kann bis zu einem Jahr nach der Entbindung auftreten. Zu den möglichen Symptomen zählen ständige Gedanken an die Gesundheit des Babys, Schuldgefühle, das Kind nicht genug zu lieben, sowie eine merkwürdige Distanziertheit im Umgang mit dem Kind. Körperliche Beschwerden wie Kopfschmerzen, Schmerzen in der Brust, Antriebslosigkeit, Herzklopfen und Hyperventilation können hinzukommen. Die Betroffenen neigen zu einem extremen, feindseligen Verhalten und leiden an Albträumen, Halluzinationen und Panik. Im Normalfall dauern die Symptome zwischen drei und sechs Monaten an.

Familiäre Probleme oder belastende Ereignisse können das Risiko für eine Wochenbettdepression erhöhen. In einigen Fällen klingen die Symptome spontan wieder ab. Ansonsten kann eine Wochenbettdepression mit einer Kombination aus Gesprächstherapie und Medikamenten behandelt werden. Jedoch können einige Medikamente das Baby über die Muttermilch schädigen.

Winterdepression

Die Winterdepression wird durch den Mangel an Sonnenlicht an den kürzeren Herbst- und Wintertagen hervorgerufen. Die Betroffenen fühlen sich niedergeschlagen, müde und reizbar. Ihre Probleme können durch eine Lichttherapie jedoch häufig gelindert werden. Die Erkrankung trifft eher junge als alte Menschen. Zudem leiden mehr Frauen als Männer an Winterdepressionen.

PERSÖNLICHKEITS-STÖRUNGEN

Der Begriff Persönlichkeitsstörung ist schwierig zu definieren, da nicht eindeutig feststeht, was als Störung gilt und was nicht. Jedoch können Verhaltensweisen, die stark von den gesellschaftlichen oder kulturellen Erwartungen abweichen, sowie Extremvarianten menschlichen Verhaltens, welche die Fähigkeit, in der Gesellschaft zu funktionieren, einschränken, als Kennzeichen einer Persönlichkeitsstörung definiert werden. In vielen Fällen lassen sich die Betroffenen nur aufgrund einer gerichtlichen Verfügung oder auf Drängen von Verwandten behandeln. Schätzungen zufolge leiden etwa 20 % der Gesamtbevölkerung an einer oder mehreren Persönlichkeitsstörungen.

Medizinisch werden zehn Persönlichkeitsstörungen unterschieden:

Menschen mit *dissozialen Persönlichkeitsstörungen* respektieren die Gefühle und Rechte anderer nicht. Sie brechen oft das Gesetz, lügen, sind impulsiv und geraten in gewalttätige Auseinandersetzungen. Auch ihr Verhalten anderen Menschen, einschließlich Partnern und Kindern, gegenüber kann gewalttätig sein. Sie werden auch als Soziopathen oder Psychopathen bezeichnet. Die Betroffenen stellen eine große Gefahr für die Gesellschaft dar und sterben oft eines gewaltsamen Todes.

Selbstunsichere Persönlichkeitsstörungen äußern sich oft in großer Schüchternheit, die mit Angst gepaart ist. Berufe oder Aktivitäten, die Kontakt mit anderen Menschen beinhalten, werden vermieden. Die Betroffenen fühlen sich den gesellschaftlichen Anforderungen nicht gewachsen.

Borderline-Persönlichkeitsstörungen sind durch eine große emotionale Unsicherheit gekennzeichnet. Die Betroffenen gelten als labil und beziehungsunfähig. Oft kommt es zu Selbstmordversuchen oder Selbstverstümmelung. Alkoholismus, Depressionen, Medikamentenabhängigkeit und Ess-Störungen sind ebenfalls häufig zu beobachten.

Die von *willenlosen Persönlichkeitsstörungen* Betroffenen überlassen wichtige Entscheidungen in ihrem Leben anderen und sind emotional sehr stark von anderen Menschen abhängig. Sie sind mit sich selbst unzufrieden und haben oft Angst davor, verlassen zu werden.

Geltungssüchtige Persönlichkeitsstörungen sind durch ein sehr starkes Geltungsbedürfnis gekennzeichnet. Die Betroffenen fallen oft durch unangemessenes sexuelles Verhalten auf und sind leicht zu beeinflussen.

Narzisstische Persönlichkeitsstörungen zeichnen sich durch eine ausgeprägte Überheblichkeit aus. Die Betroffenen erwarten, dass man ihnen ein übertriebenes Maß an Aufmerksamkeit schenkt. Sie glauben, sie seien etwas Besonderes und haben oft ein sehr schwaches Selbstwertgefühl.

Zwanghafte Persönlichkeitsstörungen sind durch die zwanghafte Beschäftigung mit Details, Regeln, Listen, Ordnung, Organisation oder Zeitplänen gekennzeichnet, deren eigentlicher Zweck längst nicht mehr erkennbar ist. »Zwangsneurotiker« benehmen sich starr, förmlich und ernst; ihr Verhalten ist häufig von merkwürdigen Ritualen geprägt.

Von *paranoiden Persönlichkeitsstörungen* Betroffene befinden sich in einem Zustand permanenten Misstrauens anderen Menschen gegenüber. Sie suchen ständig nach Beweisen für ihre Verdachtsmomente und glauben, alle Menschen seien gegen sie.

Menschen mit *schizoiden Persönlichkeitsstörungen* verspüren keinen Wunsch, enge oder sexuelle Beziehungen einzugehen. Die emotionale Distanz führt zu sozialer Isolation.

Schizothyme Persönlichkeitsstörungen äußern sich in seltsamen Denk- und Verhaltensweisen. Betroffene reden zusammenhanglos, einige glauben, über magische Kräfte zu verfügen. Enge Beziehungen bereiten Unbehagen. Diese Persönlichkeitsstörung gilt als leichte Form der Schizophrenie.

Es existieren weitere Persönlichkeitsstörungen, die manchmal als depressive bzw. passiv-aggressive Persönlichkeitsstörungen bezeichnet werden. Möglich ist zudem die Ausprägung von Merkmalen mehrerer Störungen, was eine Diagnose erschwert.

Persönlichkeitsstörungen sind das Ergebnis einer Kombination von Lebenserfahrung und Erbanlagen. Häufig stellen sie die Folge ungelöster Konflikte dar, die bis in die Kindheit zurückreichen können. Da sich die Patienten das Problem oft nicht eingestehen, ist eine Behandlung schwierig. Häufig müssen mehrere Methoden, u. a. Psychopharmaka und Psychotherapie, ausprobiert werden.

SIEHE AUCH *Psychotherapie in Kapitel 14*

ZWANGSNEUROSEN

Die Zwangsneurose (Anankasmus) ist eine übermäßige Reaktion auf traumatische Ereignisse oder eine psychische Persönlichkeitsstörung. Zwangsneurotiker werden permanent von unerwünschten Gedanken oder Bildern geplagt, die auch gewalttätiger oder sexueller Natur sein können. Viele Patienten sind von dem Gedanken an Keime oder Schmutz besessen und waschen sich ständig die Hände. Andere verbringen Stunden damit, Gegenstände neu anzuordnen. Das zwanghafte Verhalten bringt, wenn überhaupt, nur wenig Erleichterung.

Die genauen Ursachen sind unbekannt. Früher führte man Zwangsneurosen auf psychische Ursachen zurück. Neueren Forschungen zufolge könnten sie jedoch erblich bedingt sein. Ein weiterer möglicher Faktor ist eine Schädigung der Basalganglien, d. h. der Hirnregion, die der Steuerung automatischer Bewegungen dient. Eine Streptokokkeninfektion wird ebenfalls als Auslöser vermutet.

Die Symptome variieren und können jahrzehntelang bestehen bleiben. Zwangsneurosen sind mit starken Ängsten verbunden, beeinträchtigen Alltagsabläufe und können von Depressionen begleitet sein. Sie können auch zu anderen Problemen, z. B. Ess-Störungen, beitragen.

Zwangsneurosen werden mit einer Kombination aus Antidepressiva und Verhaltenstherapie behandelt. Eine verhaltenstherapeutische Maßnahme ist die systematische Desensibilisierung: Der Patient setzt sich freiwillig dem Auslöser der Persönlichkeitsstörung aus und verzichtet so lange wie möglich auf die zwanghafte Handlung.

WAHNHAFTE PSYCHOSEN

Zu den charakteristischen Symptomen aller Unterformen der Schizophrenie und verwandter Persönlichkeitsstörungen zählen Wahnideen, Halluzinationen, Denkstörungen und Realitätsverlust.

SIEHE AUCH *Psychotherapie in Kapitel 14; Psychopharmaka in Kapitel 16*

SCHIZOPHRENIE

Die Schizophrenie ist eine ernste und unheilbare Geisteskrankheit mit schwerer Störung der Denkprozesse, des Ich-Empfindens, der Wahrnehmungsverarbeitung und der Emotionalität. Die Krankheit ist schwer zu beschreiben, da es eine große Anzahl unterschiedlichster Symptome gibt, die jeden Charakterzug und jeden Persönlichkeitsanteil beeinflussen können. Die Sprache, das Denken, die Wahrnehmung und die Reaktion sowie die Selbstwahrnehmung des Betroffenen können gestört sein. An Schizophrenie Erkrankte sind teilweise nicht in der Lage, angemessen auf andere Menschen oder Ereignisse zu reagieren und zwischen Realität und Vorstellung zu unterscheiden.

Schizophrene leiden unter Wahnvorstellungen oder besetzen alltägliche Ereignisse bzw. Handlungen mit eigenartigen Bedeutungen. Typisch sind visuelle und akustische Halluzinationen und eine zusammenhanglose, wirre Sprechweise. Manche zeigen keinerlei Gefühle oder reagieren auf ihre Mitmenschen nur wenig emotional. Ihre Reaktion kann auch völlig übertrieben sein. Einige ziehen sich von ihren Mitmenschen völlig zurück, andere entwickeln tiefe Depressionen. Die Folgen der Schizophrenie beeinträchtigen die Fähigkeit, den Alltag selbstständig zu bewältigen, ganz erheblich.

Es gibt einen einfachen Vergleich, mit dem man zu erklären versucht, was sich bei

Schizophrenie

In den Gehirnen einiger Schizophrener konnte man ein chemisches Ungleichgewicht der Neurotransmitter (besonders Dopamin) feststellen, welche die Nervensignale zwischen den Nervenzellen übermitteln. Können die Signale nicht korrekt weitergeleitet werden, wird die normale Gehirnfunktion gestört.

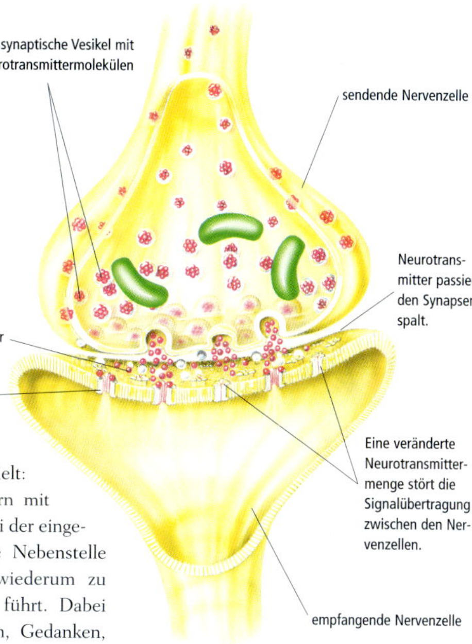

Schizophrenie im Gehirn abspielt: Man setzt das gesunde Gehirn mit einer Telefonzentrale gleich, bei der eingehende Anrufe an die richtige Nebenstelle weitergeleitet werden, was wiederum zu einer angemessenen Antwort führt. Dabei kann es sich um Handlungen, Gedanken, Gefühle oder verbale Reaktionen handeln. Entsprechend sind im Gehirn eines Schizophrenen die eingehenden Signale (Wahrnehmungen) gestört oder werden an die falsche Stelle weitergeleitet, wodurch eine falsche oder gar keine Antwort erfolgt. Für diesen Vergleich gibt es einen durchaus realen Hintergrund: Man hat herausgefunden, dass im Gehirn einiger Schizophrener ein chemisches Ungleichgewicht der Neurotransmitter vorliegt, die für die Weiterleitung der Nervenimpulse verantwortlich sind. Diese Störung kann unter ärztlicher Aufsicht mit Medikamenten behandelt werden.

Die Schizophrenie tritt meist im frühen Erwachsenenalter, etwa um das 25. bis 30. Lebensjahr, auf. Es können sowohl Frauen als auch Männer aller Kulturen, Rassen und sozialen Gruppen betroffen sein. Etwa 1 % der Bevölkerung in den Industrieländern erkrankt an Schizophrenie. Die Krankheit kann langsam beginnen, der Ausbruch kann aber auch ganz plötzlich erfolgen. Dabei kommt es zu einem oder mehreren psychotischen Schüben, wobei sich der Krankheitsverlauf bei jedem Patienten anders darstellen kann.

Die genaue Ursache der Schizophrenie ist noch weitgehend unbekannt. Man geht allerdings von erblicher Veranlagung bzw. von einem chemischen Ungleichgewicht im Gehirn aus. Die engsten Familienmitglieder nehmen einen allmählichen Krankheitsbeginn meist als deutliche Verhaltensänderung wahr. Zunächst wird diese häufig für eine vorübergehende Erscheinung gehalten. Mit der Zeit wird jedoch offensichtlich, dass eine ernstere Störung vorliegt, woraufhin die Betroffenen professionelle Hilfe suchen.

Gegen Schizophrenie gibt es weder Vorbeugemaßnahmen noch eine Heilung. Allerdings lassen sich durch geeignete Medikamente die Symptome recht gut lindern. Man sollte den Betroffenen nahe legen, die Medikamente auch dann einzunehmen, wenn sie sich gut fühlen.

Katatonie

Die Katatonie lässt sich bei Menschen mit katatoner Schizophrenie beobachten. Typisch sind die völlige Bewegungslosigkeit und die Einnahme unnatürlicher Haltungen über lange Zeiträume (Katalepsie), die Unfähigkeit oder die Weigerung zu sprechen (Stupor), sinnlose Äußerungen oder Grimassen (Automatismen) und plötzliche heftige Erregungszustände (Raptus). Auch eine katatone Schizophrenie kann man durch Medikamente und Psychotherapie behandeln. In etwa einem Drittel der Fälle erreicht man eine anhaltende Besserung.

WAHNVORSTELLUNGEN

Wahnvorstellungen, in denen unumstößlich an irrationalen und irrigen Vorstellungen festgehalten wird, sind charakteristisch für psychische Störungen. Die Betroffenen halten sich für Präsidenten, Könige oder Verfolgte. Wahnideen kommen bei Paranoia, Schizophrenie, schwereren depressiven Erkrankungen und diversen Psychosen vor.

Größenwahn

Der Größenwahn ist die unrealistische und übertriebene Überzeugung bzw. Wahnidee, der »Nabel der Welt« zu sein. Meist ist dieser Wahn mit dem Glauben verbunden, von seinen Mitmenschen verkannt zu werden. Größenwahnsinnig waren z. B. der römische Kaiser Caligula, der faschistische Diktator Mussolini (Zweiter Weltkrieg) und König Lear, Titelheld bei Shakespeare.

Halluzination

Eine Halluzination ist eine Sinnestäuschung der Augen, der Ohren, des Geschmacks- und Geruchssinnes oder des Tastsinnes. Obwohl kein äußerer Sinnesreiz vorliegt, erscheint der Sinneseindruck dem Halluzinierenden als absolut real. Optische Halluzinationen sind am häufigsten. Halluzinationen treten in verschiedensten Situationen mit Bewusstseinsstörungen wie bei einem extremen Schlafmangel, unter Hypnose, im Delirium oder nach dem Konsum von Marihuana, Meskalin oder LSD auf. Alkoholiker können vor allem im Entzug stark halluzinieren.

Akustische Halluzinationen treten vor allem bei Schizophrenie auf und werden als befehlende »Stimmen« gehört. Diese Halluzinationen können zu Panikattacken oder sogar zu Selbstmord führen. Die genaue Ursache von Halluzinationen ist unbekannt. Es wird jedoch vermutet, dass sie, ähnlich wie Träume, ein unbewusster Ausdruck von Erinnerungen sein können, die aufbrechen, wenn die normalen Unterdrückungsmechanismen des Gehirnes vermindert sind.

AUTISMUS

Der Autismus zählt zur Gruppe der schweren Verhaltens- und Kommunikationsstörungen und äußert sich durch gravierende Probleme in der sozialen Interaktion und Kommunikation. Als Entwicklungsstörung tritt Autismus meist im dritten Lebensjahr auf. Anzeichen sind Selbstversunkenheit, mangelnde Reaktion auf andere Menschen sowie eine geringe Bandbreite an Aktivitäten und Interessen.

Es gibt Hinweise darauf, dass Autismus auf einer Störung des Nervensystems beruht, die genetisch bedingt oder durch eine Hirnschädigung, Stoffwechselstörungen, Virusinfektionen oder andere Krankheiten hervorgerufen werden kann. Jungen sind sehr viel häufiger betroffen als Mädchen. Die Intelligenz autistischer Kinder ist meist sehr hoch.

Es gibt unterschiedliche Grade des Autismus. Leicht autistische Kinder können sehr erfolgreich sein, während Kinder mit einer schweren Form der Erkrankung sowohl Augen- als auch Körperkontakt völlig meiden und kein Interesse an anderen Wesen, die Familienmitglieder eingeschlossen, zeigen. Aufgrund zwanghafter, stereotyper Verhaltensmuster wie etwa wiederholtem Schlagen mit den Händen kann Autismus mit einer geistigen Behinderung verwechselt werden.

Auf ihre Weise können autistische Kinder jedoch sehr liebevoll sein. Ein gleich bleibender Tagesablauf ist für sie wichtig, jede Veränderung kann große Aufregung verursachen. Autistische Kinder haben große Probleme, Umweltreize zu verarbeiten und zu ordnen. Für sie ist die Welt ein Chaos. Sie können kaum oder gar nicht sprechen, unternehmen keine Kommunikationsversuche, machen keine Gesten, imitieren keine Laute, zeigen also keine Anzeichen einer normalen Sprachentwicklung. Die ständige sinnlose und scheinbar unwillkürliche Wiederholung bestimmter Laute oder Phrasen (Echolalie) gehört ebenfalls zu den Symptomen.

Autismus ist weder heilbar noch kann man der Krankheit vorbeugen. Es kann jedoch helfen, frühzeitig Maßnahmen zu ergreifen. Ein erfahrener Kinderpsychologe oder Kinderpsychiater sollte konsultiert werden. Die Behandlung ist sehr kompliziert und aufwändig. Nach dem dritten Lebensjahr können die Kinder an Programmen teilnehmen, die sie letztlich in das Schulsystem und die Gemeinschaft integrieren sollen. Eine medikamentöse Therapie gibt es bisher nicht.

HYPERKINETISCHES SYNDROM

Das hyperkinetische Syndrom ist eine Verhaltensstörung, die sich in ausgeprägten Konzentrationsstörungen sowie rastlosem, impulsivem, destruktivem und störendem Verhalten, häufig in Kombination mit erhöhter Reizbarkeit und Aggressivität äußert. Eine ähnliche Störung ist das seltenere Aufmerksamkeitsmangel-Syndrom (ADS), bei dem die Hyperaktivität fehlt. Die hiervorn betroffenen Kinder haben meist große Probleme, Freunde zu finden und in der Schule zurechtzukommen.

Die Statistiken variieren länderabhängig. In den USA diagnostiziert man bei 10–15 % der jungen männlichen Einwohner Hyperaktivität oder ADS, in Australien bei 2–6 %, und in Deutschland geht man von etwa 1 % der Schulkinder aus. Jungen sind eher betroffen als Mädchen. Auffälligkeiten zeigen sich häufig schon im Kleinkindalter, spätestens jedoch vor dem siebten Lebensjahr. Ursächlich ist eine Regulationsstörung des Gehirnes noch ungeklärter Ursache, deren Auswirkungen allerdings durch äußere Faktoren in Familie und Gesellschaft massiv beeinflusst werden.

SIEHE AUCH *Psychotherapie in Kapitel 14*

Diagnose und Fehldiagnose

Die Übergänge zwischen normaler Lebhaftigkeit und hyperkinetischer Störung sind fließend, sodass eine Diagnose nicht einfach ist. Erst eine umfassende Untersuchung durch geschulte Kinderpsychiater erlaubt eine Einordnung. Wichtigstes Kriterium der Störung ist die Aufmerksamkeitsschwäche, die es für das Kind nahezu unmöglich macht, sich ohne Unterbrechung länger mit einer Sache zu beschäftigen. Zappeln, unruhiges Sitzen, Vergesslichkeit und Unzuverlässigkeit sind weitere Symptome. Außerdem lärmt das Kind und plappert ständig, hört scheinbar nicht zu, verliert Sachen und handelt impulsiv, ohne über die Folgen nachzudenken. Im Einzelkontakt oder in neuen Situationen können die Symptome vorübergehend auch vollständig verschwinden.

Bei der Diagnostik einer hyperkinetischen Störung müssen alle anderen Ursachen für Verhaltensauffälligkeiten und schulische Misserfolge wie familiäre Probleme, traumatische Depressionen, Seh- oder Hörschwierigkeiten, Teilleistungsschwächen o. Ä. mit in Betracht gezogen werden.

Behandlung

Erster Schritt einer Therapie ist die Entlastung vom häufigen Vorwurf der Faulheit oder Böswilligkeit sowie der verfehlten Erziehung und damit auch eine Entspannung der oft extrem belastenden Hausaufgabensituation. Eine Spiel- oder Verhaltenstherapie kann in begründeten Fällen durch die zeitlich begrenzte Verabreichung eines das Gehirn stimulierenden Amphetamins begleitet sein. Mit Ritalin kann bei rechtzeitigem Therapiebeginn der Teufelskreis von Misserfolg und

Außenseitertum durchbrochen und eine erhebliche Besserung der Konzentrationsfähigkeit erreicht werden.

Der Einsatz von Medikamenten über einen zu langen Zeitraum birgt Gefahren. Einige Forschungsergebnisse legen die Entwicklung einer späteren Kokainsucht nahe.

Der Umgang mit hyperkinetischen Störungen ist niemals einfach. An einer erfolgreichen Behandlung sind zahlreiche Personen beteiligt. Einige Verhaltensweisen bessern sich, je älter das Kind wird, andere bleiben bis ins Erwachsenenalter bestehen.

MISSBRAUCH

Unter einem Missbrauch versteht man die verbale, körperliche oder seelische Misshandlung von Menschen. Die Ursache ist auf der Täterseite vielfach eine Persönlichkeitsstörung oder eine Geisteskrankheit.

HÄUSLICHE GEWALT

Als häusliche Gewalt kann man jede Art von Gewalt in einer Beziehung bezeichnen. Meist richtet sich hier die Gewalt eines Mannes gegen die weibliche Partnerin. Sie kann sich als körperliche Gewaltanwendung, Vergewaltigung oder anderer sexueller Übergriff, aber auch als Diebstahl manifestieren. Häusliche Gewalt kommt in allen Gesellschaftsschichten vor. Wenngleich emotionale oder verbale Gewalt keine körperliche Gefahr darstellt, wirkt sie ähnlich zerstörerisch.

Häusliche Gewalt stellt ein häufiges Problem dar. Die Dunkelziffer ist hoch, da häusliche Gewalt als Privatangelegenheit der Familie gilt. Oft wird die Problematik verdrängt. Die Beteiligten fürchten die rechtlichen Folgen. Studien deuten darauf hin, dass in beinahe 30 % aller Beziehungen Fälle von Gewaltanwendung auftreten.

Auch Männer können Opfer häuslicher Gewalt werden. Allerdings sind Frauen wohl sechsmal häufiger Opfer als Männer.

Meist gibt es mehr als eine Ursache für Gewalt in einer Beziehung, z. B. ein niedriges Einkommen, Alkohol- oder Drogenmissbrauch, Gewalt in der Kindheit, Arbeitslosigkeit und berufliche Probleme, sexuelle Schwierigkeiten sowie die Unfähigkeit, Handlungsalternativen zu entwickeln oder zu erkennen. Auch das Alter spielt eine Rolle: Gewalt kommt in Partnerschaften von unter 30-Jährigen häufiger vor.

Häusliche Gewalt hat physische und psychische Folgen. Häufige körperliche Verletzungen sind in diesem Zusammenhang Blutergüsse, Schnittwunden, Verbrennungen, Stichwunden, Brüche und Fehlgeburten. Daraus können psychische Probleme wie Ess-Störungen, Alkohol- und Drogenmissbrauch, Ängste und Depressionen folgen.

Frauen aus niedrigeren Einkommens- und Gesellschaftsschichten, die sich aus einer gewalttätigen Beziehung befreien wollen, bleibt oft nur die Alternative, von der Sozialhilfe zu leben. Frauenhäuser und andere Zufluchtsstätten sind häufig überfüllt, was das Dilemma noch verschlimmert. In vielen Fällen kehren die Opfer aufgrund der wirtschaftlichen, emotionalen, kulturellen und sozialen Probleme nach der Trennung wieder zu ihrem gewalttätigen Partner zurück.

Leben Kinder in der häuslichen Gemeinschaft, ist der Ausbruch aus einer gewalttätigen Beziehung der beste Weg. Forschungsberichten zufolge ist häusliche Gewalt das Verbrechen mit der höchsten Zuwachsrate. Es gibt zudem Hinweise darauf, dass Kinder aus gewalttätigen Beziehungen als Jugendliche und Erwachsene häufig selbst zur Gewalttätigkeit neigen.

KINDESMISSBRAUCH

Als Kindesmissbrauch bezeichnet man die absichtliche Verletzung eines Kindes durch einen Erwachsenen. Es gibt vier Arten des Kindesmissbrauchs: physischen Missbrauch (Zufügen körperlicher Verletzungen), emotionalen Missbrauch (das Verhalten des Erwachsenen schadet dem Kind bzw. zerstört sein Selbstbewusstsein), Missbrauch durch Vernachlässigung der körperlichen und seelischen Bedürfnisse des Kindes sowie sexuellen Missbrauch.

Die Statistiken sind alarmierend. Obwohl fast überall Strafgesetze für Kindesmissbrauch existieren, werden jedes Jahr weltweit Millionen von Kindern missbraucht und vernachlässigt. Tausende sterben an den Folgen des Missbrauchs.

Der Kindesmissbrauch ist in all seinen Formen weit verbreitet. In vielen Fällen bleibt er unentdeckt bis das ehemals missbrauchte Kind als Erwachsener wiederum die eigenen Kinder missbraucht. Ohne entsprechende Behandlung können missbrauchte Kinder unter lebenslangen Schäden leiden. Es gibt eine Reihe von Anzeichen, die auf einen Missbrauch hinweisen: Hierzu zählen auf physischer Ebene z. B. blaue Flecken, Verbrennungen, Knochenbrüche oder geschädigte Organe. Zu den psychischen Merkmalen zählen ein geringes Selbstbewusstsein, die Unfähigkeit, anderen Menschen zu vertrauen, aggressives und störendes Verhalten, Zorn, selbstzerstörerische Tendenzen, Selbstmissbrauch (im schlimmsten Fall Selbstmord), Rückzug, Angst vor neuen Aktivitäten oder Beziehungen, Schulprobleme, Anzeichen für Depression, Albträume sowie Drogen- und Alkoholmissbrauch.

Personen, die Kinder missbrauchen, sind nicht zwingenderweise selbst missbraucht worden. Täter können die Großeltern, ältere Geschwister, andere Verwandte, Nachbarn, Lehrer, Leiter von Kirchen- oder Sportgruppen, Mitarbeiter in Kinderbetreuungseinrichtungen oder Babysitter sein. Wer Kinder missbraucht, sieht sich häufig selbst nicht als Täter. Manche denken sogar, dass das, was sie getan haben, zum Besten des Kindes war – besonders Eltern sagen das häufig.

Die Ursachen für Kindesmissbrauch sind vielfältig: Inkompetenz des Erwachsenen, die auf Stress oder Spannungen basieren kann (Unfähigkeit, für die Kinder zu sorgen und gleichzeitig mit den Problemen des eigenen Lebens belastet zu sein); zu hohe Erwartungen in Verbindung mit mangelndem Wissen und Verständnis für die geistige und körperliche Entwicklung des Kindes; der Glaube an körperliche Strafen als Disziplinierungsmaßnahme; die sexuelle Anziehungskraft des Kindes; Pädophilie (die bewusste Suche nach sexuellem Kontakt mit Kindern zum Zweck der Selbstbefriedigung); selbst als Kind missbraucht worden zu sein. Behinderte Kinder gelten als besonders gefährdet. Auch Babys sind ein leichtes Opfer für Missbrauch, da sie sich nicht verständlich machen können. Wird ein Baby z. B. geschüttelt, sind schwere Verletzungen möglich, da sich durch das Schütteln der Schädel verformen und das Gehirn bewegen kann. Dadurch können Blutgefäße zwischen Gehirn und Schädel reißen, bluten, anschwellen und evtl. verkümmern, was zu dauerhaften Schäden und sogar zum Tod führen kann.

ESS-STÖRUNGEN

Chronisches, abnormes Verhalten in Bezug auf Essen, bestimmte Nahrungsmittel oder die Nahrungsaufnahme bezeichnet man als Ess-Störung. Diese ernsten Erkrankungen führen meist zu Unterernährung und einem schlechten Gesundheitszustand, manchmal sogar zum Tod. Besonders junge Frauen leiden häufig an einer dieser Krankheiten.

Bei Personen, die für die von der Mode diktierten Normen empfänglich sind und sich dem Gruppendruck nicht entziehen können, entstehen unrealistische Vorstellungen. Die Unzufriedenheit mit der Figur oder dem Körpergewicht kann zu Zwangsverhalten (Diät, Sport, Besessenheit von der Traumfigur) führen, auch wenn kein Übergewicht besteht und die Körperform nicht grundlegend verändert werden kann.

Um der Einmischung und Kritik durch Freunde und Familie zu entgehen, denen der unnötige, übertriebene Gewichtsverlust nicht entgeht, setzen die Betroffenen ihr Zwangsverhalten oft heimlich fort, bis gesundheitliche Schäden eintreten. Doch bereits vor diesem Zeitpunkt kann man von einer Ess-Störung ausgehen.

SIEHE AUCH *Psychotherapie in Kapitel 14*

Diagnose und Therapie

Eine Ess-Störung muss von einer vorübergehenden Änderung der Essgewohnheiten, vor allem während einer Krankheit, unterschieden werden. Aus diesem Grund bedarf es einer exakten Diagnose durch einen Arzt.

Eine schwere Unterernährung erfordert in jedem Fall eine spezielle Behandlung, zu der eine angemessene Kalorienzufuhr, eine psychotherapeutische Behandlung und das Erlernen gesunder Essgewohnheiten gehören.

Mager- und Fress-Sucht als schwerwiegendste Ess-Störungen basieren in vielen Fällen auf einem geringen Selbstwertgefühl, zwanghaften Persönlichkeitsstörungen und anderen psychischen und emotionalen Problemen.

MAGERSUCHT

Magersüchtige hungern bewusst. Ungeachtet ihres Hungergefühles weisen sie Nahrung zurück, da die Angst vor einer Gewichtszunahme stärker als das Essbedürfnis ist. Die Selbstwahrnehmung der Betroffenen ist meist verzerrt: Auch im unterernährten Zustand empfinden sie sich noch als zu dick. Aufgrund ihrer panischen Angst vor Übergewicht leugnen sie ihr Hungergefühl, sind in Bezug auf Nahrungsmittel äußerst wählerisch und treiben extrem viel Sport. Mädchen leiden am häufigsten unter dieser Krankheit, aber auch Jungen, Erwachsene (selbst Sportler) sind davon betroffen.

Die Ursache der Magersucht (Anorexie, *Anorexia nervosa*) wird oft im kulturellen Hintergrund gesucht, d.h. im Druck seitens der Gesellschaft und Gleichaltriger, sich dem jeweils modernen Schönheitsideal anzupassen. Dabei wird nicht in Betracht gezogen, dass sich das Schönheitsideal von Generation zu Generation wandelt – für Magersüchtige zählt nur die gegenwärtige Norm. Besonders Jugendliche fühlen sich diesem Druck ausgesetzt, der sie zur zwanghaften, ungesunden Gewichtsabnahme verleitet.

Magersüchtige leiden oft unter dem Gefühl, ihr Leben nicht im Griff zu haben – der Gewichtsverlust ist eine Art, Kontrolle zu gewinnen. Magersucht kann aber auch infolge einer Abmagerungskur oder eines Gewichtsverlustes nach einer Krankheit auftreten.

FRESS-SUCHT

Die Fress-Sucht (Bulimie) ist ein übermäßiges Essbedürfnis oder Anfälle von Fress-Sucht, mit nachfolgendem, erzwungenem Erbrechen oder Darmentleerung durch Abführmittel. Selbst normalgewichtige Bulimiekranke haben Angst vor Übergewicht. Statt des Hungerns kommt es bei dieser Krankheit zu unkontrollierten Essanfällen, die durch Erbrechen, Einnahme von Abführmitteln, übermäßig viel Sport oder auch Nahrungsverweigerung kompensiert werden. Die Betroffenen verheimlichen diese Verhaltensweisen teilweise gänzlich.

Bulimiekranke können ihr Verhalten nicht kontrollieren. Der Kreislauf aus Fressanfällen, Darmentleerung und Fasten ist nur sehr schwer zu durchbrechen. Der Kontrollverlust kann Gefühle der Scham, der Schuld und des Selbsthasses auslösen, zu Depressionen und schließlich sogar zu Selbstmord führen.

Symptome

Zu den Symptomen zählen eine zwanghafte Beschäftigung mit Essen, Sport oder Gewichtsverlust und ein offensichtlicher, anhaltender, krankhafter Gewichtsverlust. Betroffene sind in Bezug auf Essen und Nahrung extrem wählerisch, haben unübliche Essgewohnheiten und nehmen keine regelmäßigen oder nur sehr kleine Mahlzeiten zu sich. Bulimiepatienten scheinen normal zu essen und nehmen dennoch ab, was auf heimliches Erbrechen oder die stetige Einnahme von Abführmitteln zurückzuführen ist. Weitere Alarmsignale sind die Tatsache, dass keine Mahlzeiten im Familienkreis eingenommen werden, mangelhaftes Konzentrationsvermögen und konstante Müdigkeit. Bei Mädchen kann die Menstruation ausbleiben. Durch das Hungern im Pubertätsalter wird die körperliche Entwicklung, so auch das Einsetzen der Menstruation, gehemmt. Zudem können sich Schuld- und Angstgefühle sowie Depressionen einstellen.

Auswirkungen

Die Auswirkungen von Ess-Störungen sind übermäßiger Gewichtsverlust, Schwäche, trockene Haut und feiner Ganzkörperhaarwuchs. In manchen Fällen führt die Ess-Störung zum Tod – entweder durch maßloses Hungern oder durch Selbstmord aufgrund von Depressionen.

Der Mangel an lebenswichtigen Nährstoffen führt – wie beim Verhungern – zu einem schlechten Gesundheitszustand, einer trockenen Haut, Haarausfall und brüchigen Nägeln. Das ständige Erbrechen greift den Zahnschmelz an. Die stete Einnahme von Abführmitteln kann Magenkrämpfe verursachen. Abführmittel auf der Basis von Sennesblättern sind für diese Wirkung bekannt.

Behandlung

Bei beiden Krankheitsformen ist eine Frühdiagnose wichtig. Anschließend kann die Behandlung durch einen Facharzt erfolgen. Zunächst müssen die schädlichen Auswirkungen des krankhaften Essverhaltens bekämpft werden, bevor man sich der Behandlung der zugrunde liegenden Probleme zuwenden kann.

Essgestörte erholen sich bei entsprechender Behandlung meist, müssen jedoch lebenslang mit gesundheitlichen Folgeschäden rechnen. Frühdiagnose und rechtzeitige Behandlung mildern die Schäden. Dazu bedarf es einer stationären oder ambulanten Betreuung. Auch Gruppentherapien oder Selbsthilfeprogramme sind eine gute Hilfe.

Die Aussicht auf Genesung ist gut, sofern die Betroffenen entsprechende Hilfe erhalten und gewillt sind, an sich zu arbeiten. Jugendliche werden schneller gesund, falls sie sich frühzeitig um ärztliche Hilfe bemühen. Mit einer angemessenen Genesungsdauer ist zu rechnen.

Bevor die Ernährung von Kindern und Jugendlichen sowie von schwangeren oder stillenden Frauen umgestellt oder eine Abmagerungskur geplant wird, sollte ein qualifizierter praktischer Arzt oder Diätetiker konsultiert werden.

PIKAZISMUS

Im weiteren Sinne bezeichnet man mit Pikazismus Essgelüste nach nicht essbaren Dingen wie Lehm, Schmutz, Kies, Klebstoff,

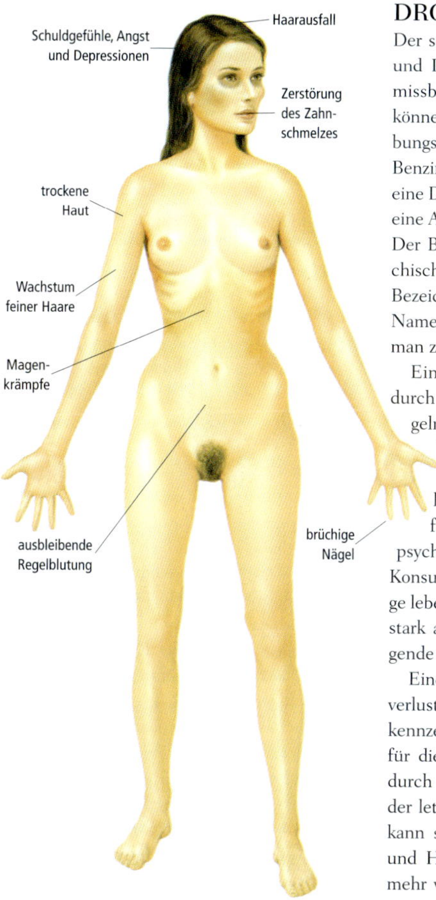

Ess-Störungen

Neben einem dramatischen Gewichtsverlust können Ess-Störungen trockene Haut, brüchige Nägel, Magenkrämpfe und Haarausfall verursachen. Häufig setzt auch die Regelblutung aus und es bildet sich eine feine Behaarung am ganzen Körper.

Mörtel und Haaren. Die Störung kommt überwiegend bei Schwangeren, Kindern zwischen dem ersten und sechsten Lebensjahr sowie in Verbindung mit bestimmten psychischen Erkrankungen und geistigen Behinderungen vor. Ursache kann eine Ernährungsstörung sein. So kann z. B. Eisenmangel ein Verlangen nach Lehm hervorrufen. Die Behandlung richtet sich nach der Ursache. Eine psychologische oder psychiatrische Behandlung kann helfen. Bei Nährstoffmangel kann mit Ernährungsumstellung oder Ergänzungspräparaten behandelt werden.

DROGENMISSBRAUCH

Der schädliche Gebrauch von Arzneimitteln und Drogen wird oft pauschal als Drogenmissbrauch bezeichnet. Viele Substanzen können missbraucht werden, von verschreibungspflichtigen Medikamenten bis hin zu Benzindämpfen. Die Konsumenten können eine Droge gewohnheitsmäßig nehmen, ohne eine Abhängigkeit oder Sucht zu entwickeln. Der Begriff Abhängigkeit meint sowohl psychische als auch physische Abhängigkeit. Die Bezeichnung einer Sucht wird oft mit dem Namen des Suchtmittels ergänzt. So spricht man z. B. von Morphinabhängigkeit.

Eine physische Abhängigkeit entsteht durch die Anpassung des Körpers an die regelmäßige Einnahme einer Substanz. Dabei steigt die Toleranz für die Droge, was wiederum eine ständige Erhöhung der Dosis erfordert, um die anfängliche Wirkung zu erzielen. Eine psychische Abhängigkeit liegt vor, wenn der Konsument glaubt, nicht mehr ohne die Droge leben zu können. Dieser Glaube kann sehr stark ausgeprägt sein und auf zugrunde liegende emotionale Probleme hinweisen.

Eine Abhängigkeit ist durch den Kontrollverlust beim Gebrauch einer Substanz gekennzeichnet. Die freiwillige Entscheidung für die Einnahme einer Droge wird ersetzt durch das Verlangen, das beim Nachlassen der letzten Dosis entsteht. Dieses Verlangen kann so stark werden, dass alle Gedanken und Handlungen nur noch darum kreisen, mehr von der Substanz zu erhalten. Andere Aspekte des Lebens werden ausgeblendet.

Die Abhängigkeit kann das Verhalten dramatisch verändern. Oft werden Arbeit, soziale Verantwortung und körperliche Hygiene vernachlässigt, während immer mehr Zeit unter Drogeneinfluss oder mit der Beschaffung der Droge verbracht wird. Die Drogenkonsumenten verlieren auf diese Weise häufig Arbeit, Familie und Freunde. Die Gesundheit verschlechtert sich, wenn der Drogenkonsum die reguläre Nahrungsaufnahme ersetzt, Ernährungsstörungen stellen sich ein. In vielen Fällen ziehen sich Drogenabhängige Infektionen zu (z. B. durch verschmutztes Spritzbesteck). Zu den Folgen der Abhängigkeit zählen oft auch Kriminalität und Prostitution, da vor allem die illegal gehandelten Drogen sehr teuer sind.

Die Entwicklung einer Drogenabhängigkeit kann durch Persönlichkeitsstörungen, sozialen Druck, Beziehungsprobleme und Lebenskrisen bedingt sein.

Drogenklassen und ihre Wirkungsweisen

Die Suchtdrogen lassen sich in Beruhigungsmittel, Stimulanzien und Halluzinogene einteilen. Zu den Beruhigungsmitteln gehören Alkohol, Opiate (Morphin, Heroin, Methadon, Kodein, Pethidin), Barbiturate, Tranquilizer, Anxiolytika, Schlafmittel und Dämpfe wie Benzin-, Klebstoff- oder Lösungsmitteldämpfe. Die Skala der Wirkungen umfasst leichte (Entspannung, Euphorie) bis extreme Zustände (undeutliches Sprechen, unkoordinierte Bewegungen, gehemmte Atmung, verlangsamter Herzschlag) und kann bei großen Dosen Übelkeit, Erbrechen und in manchen Fällen den Tod zur Folge haben.

Stimulanzien beeinflussen das Nervensystem. Je nach Stärke und Art der jeweiligen Substanz machen sie wachsam und aktiv, helfen beim Wachbleiben, reduzieren den Hunger und heben die Stimmung. Legale Stimulanzien sind beispielsweise Koffein, Nikotin und Ephedrin. Letzteres ist Bestandteil einiger Arzneimittel gegen Atembeschwerden. Zu den illegalen Stimulanzien zählen Ecstasy, Amphetamine und Kokain.

Zu den Halluzinogenen gehören LSD, DMT, DOM, Marihuana, Engelstrompete, Meskalin und Psilocybin. All diese Drogen können zu psychischer Abhängigkeit führen. Sie verursachen eine veränderte Wahrnehmung, die eine völlige, jedoch zeitlich begrenzte Realitätsflucht bietet. In manchen Fällen lösen Halluzinogene Psychosen aus.

Wie Abhängigkeit entsteht

Es gibt verschiedene Arten und Muster der Abhängigkeit und ihrer Ursachen. Dies lässt sich durch die unterschiedliche Anfälligkeit einzelner Persönlichkeiten für Abhängigkeit erklären. Manche Arten der Abhängigkeit scheinen erblich zu sein und in der Familie zu liegen, obwohl man noch keine eindeutige genetische Ursache dafür gefunden hat.

Auch wenn die Zeitspanne zwischen dem ersten Konsum einer Droge und der Abhängigkeit sehr kurz sein kann, gibt es keine sofort einsetzende Abhängigkeit. Bei vielen, jedoch nicht allen Drogen entwickeln die Konsumenten eine steigende Toleranz gegenüber der Substanz, was zu einer konstant zunehmenden Dosierung führen kann.

Entgiftung und Behandlung

Wiederholter Drogenkonsum lässt die Menge der Stoffe, die durch die Droge im Gewebe und Blut des Körpers gebildet werden, ansteigen. Wird der Konsum eingestellt, werden diese Stoffe ausgeschieden, und ihr Gehalt im Blut sinkt. Bei diesem Vorgang der Entgiftung spaltet der Körper auf natürliche Weise Abfallstoffe auf und scheidet sie aus. Bei Drogenabhängigen löst dieses Absinken des Toxinspiegels starkes Verlangen und häufig äußerst unangenehme physische und psychische Entzugserscheinungen aus. Diese können je nach Dosierung und Stärke der konsumierten Droge variieren und in Übelkeit, Krämpfen, Schweißausbrüchen, Unruhe, Anfällen, Schlaflosigkeit, Kopfschmerzen, Zittern, Delirium, Depressionen und Selbstmordimpulsen bestehen.

Der Entzug von einer Suchtdroge ohne professionellen Beistand kann sehr gefährlich sein. Heroinabhängigen wird unter ärztlicher Aufsicht in manchen Fällen Methadon als Heroinersatz verabreicht. Obwohl es sich bei Methadon um eine Suchtdroge handelt, ist es weniger gefährlich als Heroin, und die Konsumenten können ein relativ normales Leben führen. Die Entgiftung von Suchtkranken kann auch in einem Krankenhaus stattfinden. Hier werden gegen die körperlichen Entzugserscheinungen Medikamente wie leichte Beruhigungsmittel und Naltrexon verabreicht. Menschen, die von Tranquilizern oder Anxiolytika abhängig sind, erhalten vor dem völligen Entzug allmählich verringerte Dosen der betreffenden Substanzen.

Die körperliche Entgiftung ist nur der erste Schritt – die nächste Herausforderung besteht darin, ein Leben ohne Drogen zu erlernen. Viele Experten glauben, dass es für ehemalige Abhängige nie wieder eine Möglichkeit gibt, Drogen ohne die Gefahr einer erneuten Abhängigkeit zu konsumieren. Aus diesem Grund wird die völlige Abstinenz – auch von Alkohol – empfohlen. Folgt auf die Entgiftung ein mehrwöchiger Aufenthalt in einem geeigneten Rehabilitationszentrum, besteht eine wesentlich größere Chance auf eine langfristige Genesung. In diesen Zentren, die auch Wohnmöglichkeiten bieten, können Betroffene psychologische Beratung, Ausbildung, Gruppentherapie und Ernährungsberatung in Anspruch nehmen. Manchmal wird auch zu einer verlängerten Rehabilitation von sechs Monaten bis zu einem Jahr in einem Langzeitrehabilitationszentrum oder einer Tagesstätte geraten.

Die Chancen auf Genesung verbessern sich weiter, wenn nach der Behandlung die psychologische Betreuung (vor allem bei zugrunde liegenden mentalen und emotionalen Störungen) weitergeführt wird und regelmäßige Besuche bei einer Selbsthilfegruppe stattfinden. Bei den Sitzungen solcher Gruppen sprechen die Mitglieder über ihre jeweilige Geschichte und unterstützen sich gegenseitig bei einer gesunden, sinnreichen Lebensführung.

Gesellschaftliche Folgen

Drogenabhängigkeit ist ein gesellschaftliches Problem, das erhebliche Kosten verursacht. Es wird durch den ständigen Nachschub illegaler Drogen, der inzwischen einen weltweiten kriminellen Industriezweig mit Landwirtschaft, Weiterverarbeitung, riesigen internationalen Finanztransfers und Vertrieb an die Endkunden bildet, verschärft und am Laufen gehalten. Die gewaltigen Profite aus diesem Handel bieten ausreichend Kapital und Gelegenheit für die Korruption in Ämtern aller Größenordnungen. Den Staaten bleiben erhöhte medizinische Kosten, Produktivitätsverluste, Verbrechen und Gewalttaten.

HEROIN

Heroin (Diazetylmorphin) ist eine Droge aus der Gruppe der Beruhigungsmittel mit hohem Suchtpotenzial, die Ende des 19. Jahrhunderts als Schmerzmittel aus Morphin gewonnen wurde. Als man herausfand, dass Heroin süchtig macht, wurde es verboten. Heute ist es in den meisten Ländern illegal.

Heroin kann inhaliert oder intravenös gespritzt werden, wobei die Wirkung bei intravenösem Konsum am schnellsten einsetzt. Die anfängliche Wirkung besteht in einem Gefühl der Wärme und Ekstase. Auf dieses Gefühl folgen Schläfrigkeit, Entspannung, Konzentrationsschwäche und Unruhe oder eine negative Reaktion aus Übelkeit und Depressionen. Heroinsucht ist kostspielig – in der Regel sind zwei Injektionen pro Tag erforderlich. Heroinabhängigkeit kann durch verunreinigtes Heroin oder eine Überdosierung zum Tod führen. Zudem droht durch den Gebrauch von infizierten Nadeln die Ansteckung mit Hepatitis oder Aids.

KOKAIN

Kokain ist eine stimulierende Droge, die in den meisten Ländern gesetzlich verboten ist. Sie wird aus den Blättern der Kokapflanze gewonnen und zu *Cocainum hydrochloricum* weiterverarbeitet, einem weißen Pulver, das inhaliert oder injiziert werden kann. Crack ist eine abgewandelte, rauchbare Form von Kokain. Um 1884 verwendete man Kokain für medizinische Zwecke als Anästhetikum in der Schleimhautchirurgie.

Kokain regt das Zentralnervensystem an und führt zu einem beschleunigten Herzschlag, einem Temperaturanstieg, einem Gefühl der Hochstimmung, zu Angstgefühlen, die sich bis zur Panik steigern können, zu Konzentrationsverlust und unberechenbarem oder gewalttätigem Verhalten. Große Mengen können Paranoia, einen Herzinfarkt und sogar den Tod herbeiführen. Auch die Langzeitanwendung kann zu Paranoia und Halluzinationen führen. Durch mehrfache Injektionen können sich die Blutgefäße entzünden. Das Inhalieren kann die Schleimhäute der Nase schädigen.

KOFFEIN

Koffein ist die weltweit am häufigsten konsumierte Droge. Viele Nahrungsmittel und Getränke enthalten Koffein, so z. B. Kaffee, Tee, Limonaden, Schokolade und Guarana. Koffein ist auch Bestandteil vieler frei verkäuflicher Arzneimittel wie verschiedener Medikamente gegen Allergien, Kopfschmerzen, Migräne, Muskelverspannungen und Erkältungen. Bei manchen Präparaten soll es auch diätunterstützend wirken oder wach halten.

Nach seiner chemischen Zusammensetzung wird Koffein als Alkaloid klassifiziert, eine organische, aus Pflanzen gewonnene Verbindung, die Stickstoff enthält. In der Medizin gilt es als leichtes Stimulans für das Zentralnervensystem. Koffein bewirkt auf physiologischer Ebene eine Erhöhung des Blutdruckes sowie der Herz- und Atemfrequenz und führt zu verstärktem Harndrang.

Eine Tasse Kaffee enthält normalerweise zwischen 65 und 115 mg Koffein. Ein niedriger bis mittlerer Koffeinkonsum (50–300 mg pro Tag) bewirkt erhöhte Aufmerksamkeit und ein gehobenes Energie- und Konzentrationsniveau. In höheren Dosen kann Koffein gegenteilige Effekte auslösen, z. B. Angstgefühle, Depressionen und Schlaflosigkeit. Eine Überdosierung ist durchaus möglich. Eine Dosis von etwa 10 g Koffein (entspricht etwa 100 Tassen starkem Kaffee) wäre für die meisten Menschen tödlich.

Mediziner sehen Koffein als Droge an, die sowohl zu physischer als auch psychischer Abhängigkeit führen kann. Wie bei allen Sucht erzeugenden Stoffen können sich eine Toleranz entwickeln und Entzugserscheinungen auftreten, wenn die Substanz nicht mehr aufgenommen wird. Mögliche Entzugserscheinungen sind Schläfrigkeit, Kopfschmerzen, Reizbarkeit, Übelkeit, Erbrechen und Depressionen.

HALLUZINOGENE

Halluzinogene, auch als psychedelische, halluzinogene oder bewusstseinserweiternde Drogen bezeichnet, verändern vorübergehend die Hirnfunktionen. Sie wirken auf Sinne, Emotionen und Verstand, führen zu Sinnestäuschungen und veränderter Wahrnehmung des eigenen Selbst sowie der Umgebung.

In westlichen Ländern sind Herstellung, Handel und Besitz dieser Drogen außer zu offiziellen Forschungszwecken verboten. Trotzdem sind Halluzinogene wie LSD, DOM und DMT (Meskalin, Psilocybin oder Marihuana) auf dem Schwarzmarkt erhältlich und werden dort als so genannte Trips verkauft. Halluzinogene pflanzlichen Ursprunges wie Peyote (Meskalin) sind weniger verbreitet.

Einige Drogenkonsumenten behaupten, ein Trip trage zu einem besseren Selbstverständnis bei. Andere berichten über schlechte Trips, die, wie bei Schizophrenie, Panik oder Verfolgungswahn auslösen. Es kann auch zu Flashbacks, also zu einige Zeit nach dem Konsum wiederkehrenden Drogenwirkungen, kommen, die Monate oder Jahre andauern können.

Marihuana

Marihuana (Dope, Gras, Hanf, Kiff, Cannabis) wird aus der indischen Hanfpflanze (*Cannabis sativa*) gewonnen und in den meisten westlichen Ländern (illegal) konsumiert. Die getrockneten Blätter und Blüten werden als Zigaretten (Joints) geraucht, das Teerharz (Haschisch) in Pfeifen geraucht oder als Beimengung in Kuchen und Brot gegessen.

Marihuanakonsumenten nehmen die Realität verfremdet wahr, empfinden Farben und Geräusche intensiver und erfahren Stimmungsveränderungen. Die motorischen Fähigkeiten werden beeinträchtigt (unsichere Autofahrer). Der Marihuanakonsum vor dem Pubertätsalter kann die Entwicklung des Sehvermögens behindern und dauerhafte Konzentrationsstörungen hervorrufen. Eine weitere mögliche Konsequenz sind (auch bei Erwachsenen) Arterienerkrankungen. Der regelmäßige Marihuanakonsum in größeren Mengen kann bleibende psychische Störungen und Panikanfällen zur Folge haben. Insbesondere eine bestehende Schizophrenie

Medikamentenabhängigkeit

Bei häufigem oder dauerhaftem Gebrauch vieler Medikamente oder Drogen entwickelt sich eine Toleranz des Körpers, sodass der Betroffene zunehmend höhere Dosen zu sich nehmen muss, um eine Wirkung zu erreichen. Bei Betäubungsmitteln wie Barbituraten oder Opiaten kann eine entsprechend hohe Dosierung eine tödliche Depression des Atemzentrums im Hirnstamm auslösen.

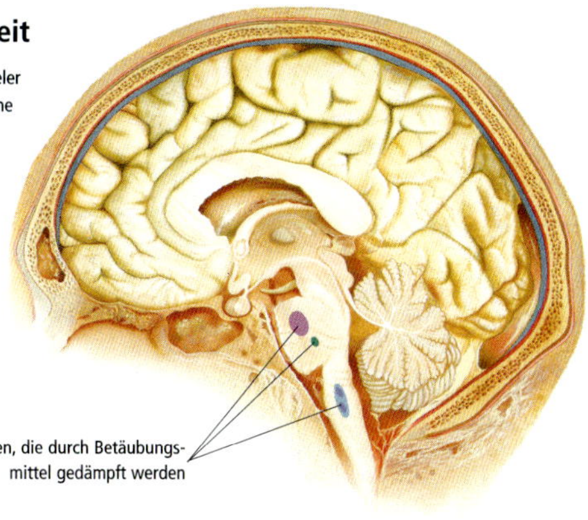

wird verstärkt. Weitere potenzielle Folgen sind Bronchitis und ein erhöhtes Lungenkrebsrisiko. Der Einsatz von Marihuana zur Bekämpfung von Schmerzen und Übelkeit wird erforscht.

LÖSUNGSMITTEL

Das Schnüffeln von Lösungsmitteln ist eine Art des Drogenmissbrauchs, bei dem die Dämpfe einer flüchtigen Substanz eingeatmet werden. Diese Handlung ist nicht strafbar und die zum Schnüffeln verwendeten Substanzen sind ohne Probleme im Handel erhältlich – Benzin, Butangas, Klebstoffe, Reinigungsmittel, Farbentferner, Feuerzeugbenzin und Korrekturflüssigkeit. Die Effekte treten beinahe unmittelbar nach der Inhalation auf, da die Substanzen über die Lungen sehr rasch in den Blutstrom gelangen.

Lösungsmittel enthalten Substanzen, welche die Funktion der Gehirnzellen stören, was zu einem Rauschzustand mit Benommenheit, Euphorie und Kontrollverlust führt. In der Regel hat das Schnüffeln aber starke Nebenwirkungen wie Erbrechen und Nasenbluten. Zudem zeigt sich eine hohe Rate von Organschäden: Betroffen sind Gehirn, Niere, Leber und Knochenmark.

Die durch kurzfristige Anwendung verursachten körperlichen Schäden können wieder verschwinden, insgesamt ist die Todesrate mit 100 tödlichen Vergiftungen pro Jahr in einem Land wie Großbritannien allerdings sehr hoch. Unfälle durch Schnüffeln in einer Gefahrenumgebung stellen ebenfalls ein Risiko dar. Benzinschnüffeln kann auch zu Appetitlosigkeit (Anorexie), Krampanfällen mit Spasmen und Bewusstseinsverlust sowie zum Tod durch Herzversagen führen.

ALKOHOLISMUS

Alkoholismus ist eine chronische Krankheit, die durch körperliche und psychische Abhängigkeit gekennzeichnet ist. Sie tritt in allen ethnischen und sozioökonomischen Gruppen und Altersgruppen auf. In den letzten Jahren ist die Zahl der weiblichen und minderjährigen Alkoholiker deutlich angestiegen.

Alkohol und seine Auswirkungen

Alkohol (Ethanol, Ethylalkohol) findet sich in Bier, Likör, Schnaps und Wein, aber auch in vielen gängigen Medikamenten. Als leicht verfügbare, potenziell gefährliche Droge ist der Alkoholkonsum für bestimmte Situationen gesetzlich verboten. Aus medizinischer Sicht erscheinen für Männer täglich bis zu zwei alkoholische Getränke normaler Größe ungefährlich. Frauen vertragen aufgrund ihrer geringeren Muskelmasse nur ein normales alkoholisches Getränk. Schwangere Frauen sollten vollständig auf Alkohol verzichten, da es bereits bei einem täglichen Konsum von zwei Getränken erwiesenermaßen zu fetalen Missbildungen kommt.

Alkohol hat einen beruhigenden Effekt auf das Gehirn. Kleine Mengen wirken leicht enthemmend und helfen manchen Personen, in Gesellschaft entspannter und weniger schüchtern zu sein.

Gemäßigtes Trinken bei geselligen Anlässen wird in den westlichen Gesellschaften im Allgemeinen akzeptiert. Die meisten Erwachsenen können ihren Konsum auf ein vernünftiges Maß beschränken. Größere Mengen können jedoch zum Kontrollverlust und gesellschaftlich inakzeptablem Verhalten führen. Fortgesetztes Trinken kann die Koordinationsfähigkeit und die Muskelfunktion beeinträchtigen. Menschen, die viel Alkohol getrunken haben, lallen oft, torkeln, können sich nicht konzentrieren und werden gelegentlich auch ohnmächtig. Schwere oder chronische Trinker riskieren ihre Gesundheit, aber schon ein einziger Alkoholexzess kann der Gesundheit schaden und sogar zum Tod führen. Unerfahrene sind dabei besonders gefährdet, da sie keine Alkoholtoleranz entwickelt haben und ihre Grenzen nicht kennen.

Wer ist ein Alkoholiker?

Alkoholismus kann, wie Zuckerkrankheit oder Asthma, genetische Ursachen haben. Außerdem wirken das soziale Umfeld und der Einfluss Gleichaltriger als auslösendes Moment für Alkoholexzesse. Nach ihren Trinkgewohnheiten kann man Alkoholiker in fünf verschiedene Gruppen einteilen, wobei manche Alkoholiker mehreren Kategorien gleichzeitig angehören können.

Alkoholiker vom Alpha-Typ sind Personen, die trinken, um Konflikte zu bewältigen.

Der Beta-Typ ist Gelegenheitstrinker; sein übermäßiges Trinken verursacht schwere körperliche Schäden (z. B. Bauchspeicheldrüsenentzündungen oder Zirrhosen).

Alkoholiker vom Epsilon-Typ, oft als Quartalssäufer oder Dipsomanen bezeichnet, trinken oft tage- oder wochenlang nichts, verlieren aber, wenn sie zu trinken anfangen, die Kontrolle und können nicht mehr aufhören. Schreitet die Krankheit fort, werden die Abstände zwischen den Anfällen immer kürzer und die Anfälle selbst immer schwerer.

Gamma- und Delta-Typ sind selten volltrunken und ebenso selten nüchtern. Es werden konstant kleine Mengen Alkohol benötigt, psychische und physische Abhängigkeit mit Entzugserscheinungen ist gegeben.

Verhaltensprobleme

Alkoholiker können unter zahlreichen körperlichen Symptomen und Verhaltensauffälligkeiten leiden. Das physische Verlangen nach Alkohol tritt meist zusammen mit einer psychischen Abhängigkeit auf. Wird kein Alkohol konsumiert, können Entzugserscheinungen wie Übelkeit, Schwitzen, Zittrigkeit, Anspannung und Wutanfälle auftreten. Alkoholiker entwickeln oft eine wachsende Toleranz gegenüber Alkohol, weshalb für die gewünschte Wirkung immer größere Mengen benötigt werden. Bei fortgeschrittener Krankheit kann die Toleranz wieder sinken, sodass Trunkenheit oder Übelkeit schon nach ein oder zwei Getränken möglich sind.

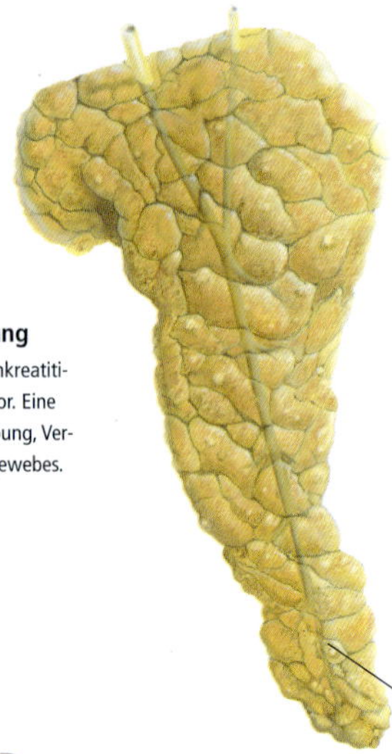

Bauchspeicheldrüsenentzündung

Bauchspeicheldrüsenentzündungen (Pankreatitiden) kommen bei Alkoholikern häufig vor. Eine chronische Pankreatitis führt zu Vernarbung, Verkalkung und Schrumpfung des Drüsengewebes.

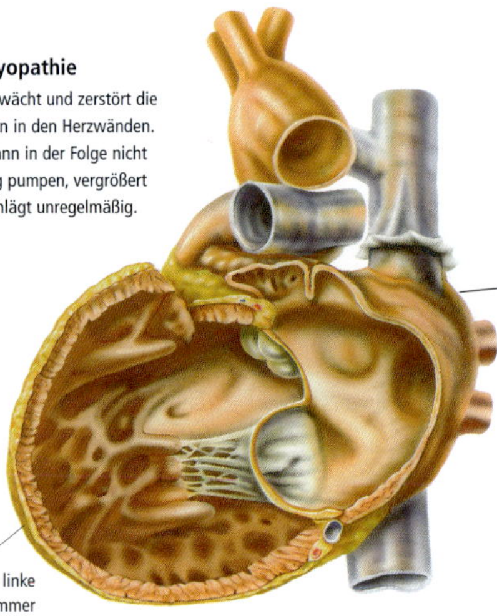

Kardiomyopathie

Alkohol schwächt und zerstört die Muskelzellen in den Herzwänden. Das Herz kann in der Folge nicht mehr richtig pumpen, vergrößert sich und schlägt unregelmäßig.

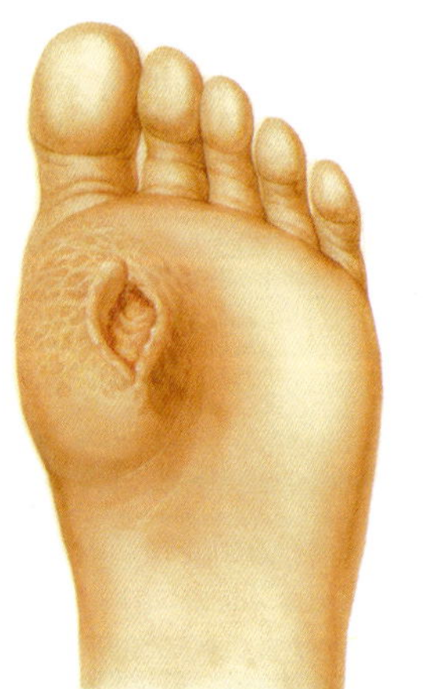

Polyneuropathie

Alkoholmissbrauch verursacht charakteristische Schäden am peripheren Nervensystem (Alkoholpolyneuropathie), was u. a. Geschwüre am Fuß hervorrufen kann.

Veränderungen an der Speiseröhre

Chronischer Alkoholmissbrauch kann einen ösophagealen Reflux verursachen, der sich in Sodbrennen äußert und durch eine Langzeitschädigung der Schleimhaut die Entstehung von Speiseröhrenkrebs fördert.

Wernicke-Enzephalopathie

Von dieser Gehirnkrankheit sind chronische Alkoholiker betroffen. Sie wird durch einen Mangel an Thiamin (Vitamin B_1) in der Ernährung verursacht. Durch den Vitaminmangel werden Regionen des Hirnstammes geschädigt. Die Folge sind Verwirrtheit, Schläfrigkeit, ein unsicherer Gang und eine Lähmung der Augenmuskulatur.

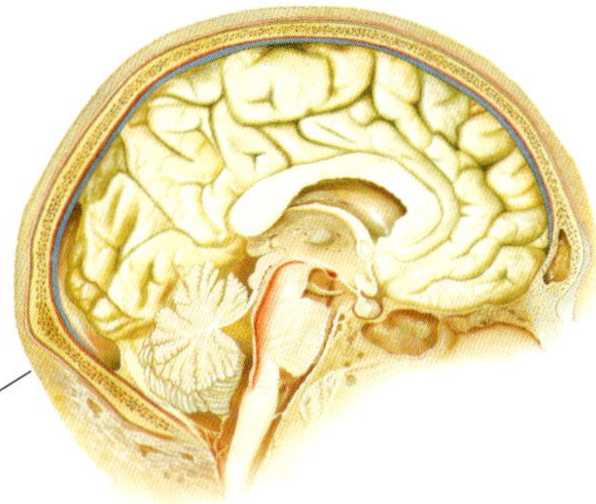

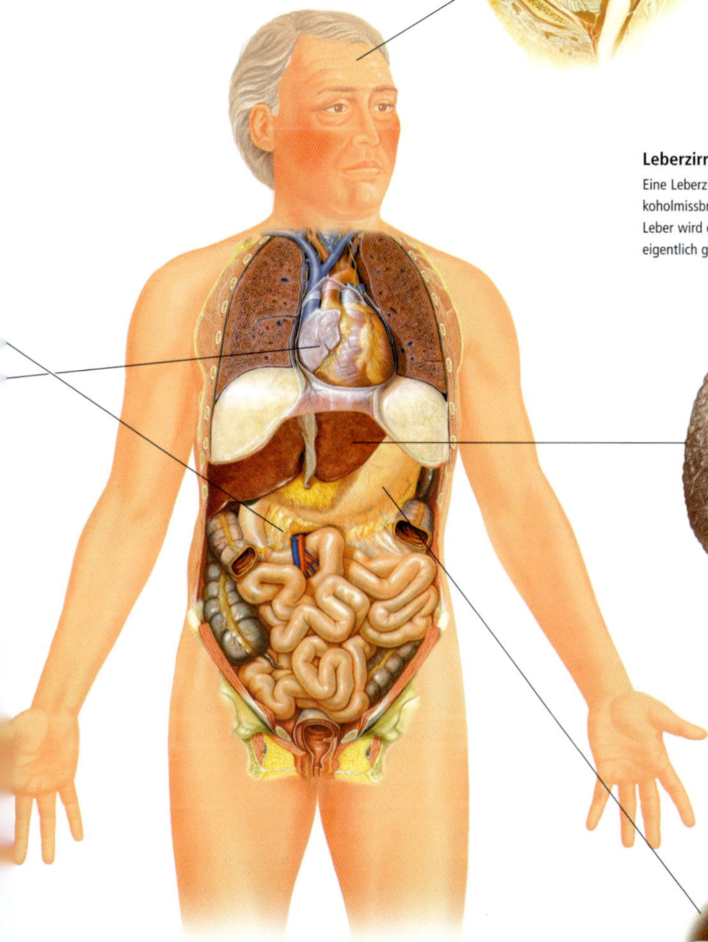

Leberzirrhose

Eine Leberzirrhose entsteht nach langjährigem Alkoholmissbrauch. Der lappenähnliche Aufbau der Leber wird durch Narbengewebe ersetzt, und ihre eigentlich glatte Oberfläche wird knotig.

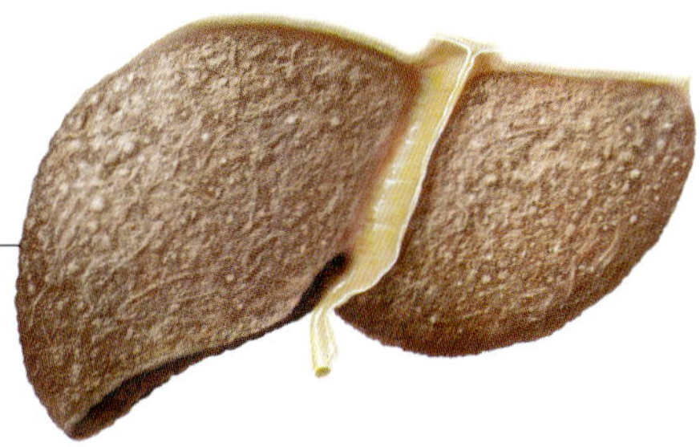

Magengeschwür

Magengeschwüre sind Löcher in der Magenschleimhaut. Sie treten bei Alkoholikern häufiger auf als beim Durchschnitt der Bevölkerung.

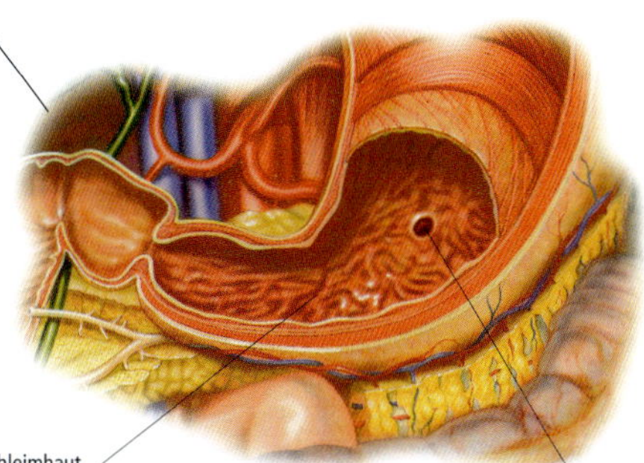

Alkoholismus

In kleinen oder geringeren Mengen schadet Alkohol dem Körper nicht. Wird er aber über längere Zeit in größeren Mengen konsumiert, kann er viele Organe schädigen. Chronische Alkoholiker leiden unter Erkrankungen des Herzes, der Muskeln, des Verdauungstraktes, des Gehirnes, des Rückenmarkes und der Nerven.

Alkoholiker zeigen unter Alkoholeinfluss vielfach ein völlig anderes Verhalten als im Nüchternzustand. In der kritischen Phase der Alkoholkrankheit entwickeln sie Tricks, um ihr Trinken zu verheimlichen, und fühlen gleichzeitig Schuld, Scham und Bedauern. Extremer Alkoholkonsum führt zu Blackouts. Diese Bewusstseinsausfälle können Minuten oder Stunden dauern und nehmen der Person jede Erinnerung an Vorgefallenes.

Logische Folge der Alkoholabhängigkeit ist ein chaotisches, schwer organisierbares Alltagsleben. Vielfach können Alkoholiker Beruf oder Schule nicht mehr bewältigen, verlieren ihre Arbeit oder bestehen Prüfungen nicht. Sie können sich selbst und andere verletzen, vor allem wenn sie sich in gefährliche Situationen begeben, in denen sie Auto fahren oder Maschinen bedienen. Alkohol ist häufig Ursache von Unfällen und Gewaltverbrechen. Weitere Folgen sind der Verfall der Gesundheit, der soziale Abstieg und die Zerstörung partnerschaftlicher, freundschaftlicher und familiärer Beziehungen.

Gesundheitliche Probleme

Alkoholismus kann viele physische und psychische Schäden verursachen. Oft geht mit dem langjährigen Alkoholmissbrauch eine Mangelernährung einher, da der Alkoholkonsum den Appetit senkt. Alkohol ersetzt dann das Essen, nicht aber die Versorgung mit Proteinen, Mineralien und Vitaminen, die der Körper dringend benötigt.

Zudem kann Alkoholmissbrauch eine Bauchspeicheldrüsenentzündung (Pankreatitis) verursachen, die sich in heftigsten Bauchschmerzen äußert. Eine chronische Bauchspeicheldrüsenentzündung entsteht durch die Verengung und Verstopfung der kleinen Bauchspeicheldrüsenkanäle. In der Folge werden auch die Insulin produzierenden Zellen geschädigt, was zu Zuckerkrankheit (*Diabetes mellitus*) führt. Eine akute Bauchspeicheldrüsenentzündung entsteht durch komplette Verstopfung der Kanäle. Dies kann aus einem Trinkanfall resultieren. Es treten heftige gürtelförmige Dauerschmerzen unmittelbar unterhalb des Brustkorbes mit beschleunigtem Herzschlag und flachem Atem auf. Der Blutdruck kann fallen, wodurch ein Schock ausgelöst werden kann. Dies ist ein lebensbedrohlicher Zustand, der eine Notfallbehandlung erfordert.

Leberschäden treten in späten Stadien der Alkoholkrankheit häufig auf. Sie reichen von einer Verfettung (Fettleber) ohne Symptome bzw. mit leichter Druckschmerzhaftigkeit und Vergrößerung der Leber über eine alkoholisch bedingte Leberentzündung (Hepatitis) mit einer stärkeren Vergrößerung, Schmerzen, Fieber und Gelbsucht, bis zur Leberzirrhose, bei der das Lebergewebe zerstört und narbig umgebaut wird. Diese Schädigung ist dauerhaft, kann aber gestoppt werden, wenn das Trinken rechtzeitig aufgegeben wird.

Die alkoholische Polyneuropathie, ist eine Entzündung der peripheren Nerven und verursacht Muskelschwäche sowie Sensibilitätsausfälle vor allem in Händen und Füßen. Krankengymnastik und Vitamin B_1 (Thiamin) können die Symptome lindern.

Die alkoholbedingte Demenz, die durch den Verlust von Gedächtnis und Denkvermögen, Verwirrtheit, Orientierungslosigkeit und Apathie gekennzeichnet ist, oder das Korsakow-Syndrom mit erhaltenem Langzeitgedächtnis bei kompletter örtlicher und zeitlicher Desorientiertheit sind Folge einer chronischen Gehirnschädigung durch Alkoholkonsum.

Die Wernicke-Enzephalopathie ist eine dauerhafte Gehirnschädigung, welche durch einen Mangel an Vitamin B_1 (Thiamin) verursacht wird. Dieser Mangel entsteht durch die Fehlernährung vieler Alkoholiker, die Nahrung durch Alkohol ersetzen und deren Magenschleimhaut geschädigt ist. Die Symptome sind Verwirrtheit, Gedächtnisverlust, Schläfrigkeit, Augenmuskellähmungen und Koordinationsstörungen.

Delirium tremens

Das *Delirium tremens* stellt eine ernste Folge des Alkoholentzuges dar und beweist die Alkoholabhängigkeit. Es kann nach einem schweren Trinkanfall oder einigen Tagen Trinkpause einsetzen. Ein starkes Verlangen nach Alkohol wird entwickelt.

Die Symptome bestehen in Schweißausbrüchen, Zittern, Übelkeit und Ängsten. Diese können sich zu Verwirrtheit, Schlaflosigkeit und Fieber verschlimmern. Der Puls kann sich erhöhen und ein Zittern die Hände oder den ganzen Körper erfassen.

Die Bewegungen werden unkoordiniert, es kommt zu Halluzinationen und Verwirrtheit, gefolgt von Entsetzen. Bleibt das *Delirium tremens* unbehandelt, können die begleitenden Symptome zum Tod führen.

Alkoholiker im *Delirium tremens* behandeln sich selbst durch Trinken. Manchmal ist die Alkoholtoleranz aber so hoch, dass sie keine Erleichterung finden. Sind die Symptome unerträglich, wird häufig ein Arzt aufgesucht. Im besten Fall hat sich der Betroffene entschlossen, einen Weg aus der Alkoholabhängigkeit zu suchen.

Die Behandlung besteht zuerst darin, das hohe Fieber und die Angst einzudämmen. Im nächsten Schritt müssen Ernährungs- und Flüssigkeitsdefizite ausgeglichen werden. Alkoholiker leiden oft unter Austrocknung, Vitamin-B-Mangel und anderen Ernährungsdefiziten, die Hirnstörungen verursachen können. Um ein Überleben zu sichern und das Risiko bleibender Hirn- und Nervenschäden zu minimieren, ist eine Behandlung notwendig. Schließlich sind noch eine Entgiftungskur und ein Rehabilitationsprogramm erforderlich, um die Alkoholabhängigkeit zu heilen.

Behandlung

Der erste Schritt der Behandlung besteht darin, dass sich der Alkoholabhängige seine Krankheit eingesteht, da Verleugnung für den Alkoholismus typisch ist. Der zweite Schritt kann in der Einweisung in den stationären Entzug bestehen. Unterstützend können Medikamente verabreicht werden, z. B. Beruhigungsmittel für den Entzug, Naltrexon gegen das körperliche Verlangen, oder Disulfiram, das bei Alkoholkonsum Übelkeit verursacht. Auch Vitamin-B-Injektionen können von Nutzen sein.

Nach dem körperlichen Entzug folgt das Erlernen einer alkoholfreien Lebensführung. Leider ist die Rückfallrate von Alkoholikern nach dem Entzug sehr hoch. Es gibt Kliniken, die Kurse zu kontrolliertem Alkoholkonsum anbieten. Ihr Ziel ist die Verhaltensänderung beim Trinken in Gesellschaft. Viele Experten sind allerdings der Meinung, dass ein Exalkoholiker nie mehr ungefährdet Alkohol konsumieren kann, und raten daher zu völliger Abstinenz.

Alkoholiker haben eine größere Chance auf langfristige Gesundung, wenn sie sich in ein spezielles Behandlungszentrum begeben. Diese Zentren bieten Wohnprogramme für einen Zeitraum von drei bis acht Wochen. Während des Aufenthaltes erhalten die Patienten psychologische Beratung, Training, Gruppentherapie und Ernährungsberatung. Eine Genesung ist wesentlich wahrscheinlicher, wenn eine psychologische Betreuung weitergeführt wird (vor allem wenn der Sucht eine depressive Erkrankung zugrunde liegt) und der regelmäßige Besuch von Gruppensitzungen bei Selbsthilfegruppen, wie den Anonymen Alkoholikern, erfolgt. Die Anonymen

Alkoholiker haben heute Hunderttausende von Mitgliedern weltweit. In den Gruppensitzungen sprechen die Teilnehmer über ihre individuellen Leidensgeschichten und unterstützen sich gegenseitig im Versuch, ein gesundes und produktives Leben zu führen.

RAUCHEN

Unter Rauchen versteht man das Inhalieren des Rauches von brennendem Tabak oder anderem Pflanzenmaterial. Am häufigsten werden Zigaretten geraucht, gefolgt von Pfeifen und Zigarren. In der Regel wird Tabak konsumiert. Das Rauchen von Cannabis (Haschisch, Marihuana) ist ebenfalls weit verbreitet, obwohl es in vielen Ländern verboten ist.

In Europa wurde das Rauchen von Forschern eingeführt, die es bei den Völkern Asiens und Amerikas beobachtet hatten. Diese glaubten an eine medizinische Wirkung. Heute stellt Tabak ein Genussmittel dar. Da Nikotin eine Sucht erzeugende chemische Substanz ist, dient das Rauchen nicht nur der Entspannung sondern auch der Befriedigung des Verlangens nach dem Suchtmittel.

Im Verlauf des 20. Jahrhunderts wurde immer deutlicher, dass Rauchen negative gesundheitliche Folgen hat oder sogar tödlich ist. Rauchen befriedigt das Verlangen nach Nikotin, hat jedoch keinerlei Vorteile. Die Nikotinabhängigkeit kann so stark sein, dass in Zeiten großer wirtschaftlicher Not und Währungsinstabilität Zigaretten als Zahlungsmittel eingesetzt werden. 1964 wurde in den Vereinigten Staaten die erste offizielle Warnung vor den Gefahren des Rauchens veröffentlicht. Seither ist die Zahl der Raucher in den westlichen Industrienationen gesunken. Aktuelle Trends zeigen jedoch, dass die Rate bei den Frauen steigt.

In vielen Ländern wird heute, sowohl durch private Bestimmungen wie rauchfreie Zonen als auch durch gesetzliche Vorschriften wie Gesundheitswarnungen auf Tabakprodukten, Verkaufsverbot für Tabakprodukte an Minderjährige und Rauchverbot in öffentlichen Einrichtungen oder Transportmitteln aktiv gegen das Rauchen vorgegangen. Nichtraucher zahlen zum Teil auch schon niedrigere Kranken- und Lebensversicherungsbeiträge.

Die Tatsache, dass ein Viertel der Gesamtbevölkerung nach wie vor raucht, verdeutlicht jedoch, wie problematisch und schwierig es ist, die Nikotinabhängigkeit sowie die aggressiven Marketingstrategien der Zigarettenindustrie zu überwinden.

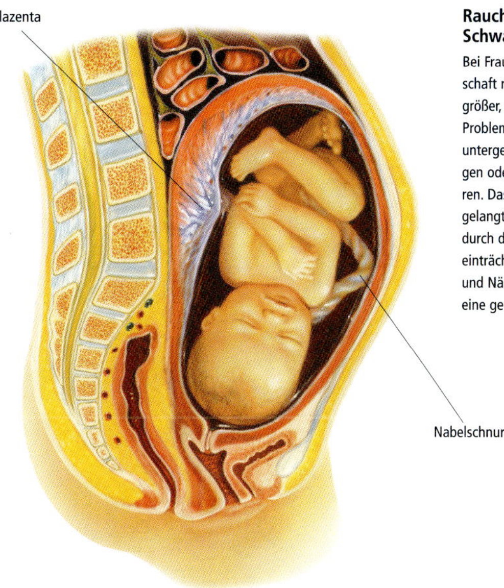

Rauchen während der Schwangerschaft

Bei Frauen, die während der Schwangerschaft rauchen, ist die Wahrscheinlichkeit größer, dass sie eine Fehlgeburt erleiden, Probleme bei der Entbindung haben, einen untergewichtigen Säugling zur Welt bringen oder das Kind nach der Geburt verlieren. Das Kohlenmonoxid des Tabakrauches gelangt in den Blutstrom der Mutter und durch die Nabelschnur zum Kind. Dies beeinträchtigt die Zufuhr von Sauerstoff, Blut und Nährstoffen zum Kind und gefährdet eine gesunde Entwicklung.

Auswirkungen des Rauchens

Das Einatmen von Tabakrauch bewirkt sofort eine Erhöhung der Herzfrequenz und des Blutdruckes, regt das Nervensystem an und verlangsamt die Bewegungen der Zilien, der feinen Härchen in den Luftwegen zur Lunge, die als Filter zur Reinigung der einströmenden Luft dienen. Andere Kurzzeiteffekte des Rauchens sind erhöhte Magensäureproduktion, verminderte Harnproduktion der Nieren, abgestumpfter Geschmacks- und Geruchssinn, unterdrücktes Hungergefühl sowie Gefäßverengung.

Langfristiges Rauchen erhöht erwiesenermaßen das Krebsrisiko. Betroffen sind jene Organe, die direkt oder indirekt mit dem inhalierten Rauch in Kontakt kommen. Im Vergleich zu Nichtrauchern erkranken Raucher häufiger an Lungen-, Mund-, Kehlkopf- und Luftröhrenkrebs, ebenso an Blasen-, Nieren-, Bauchspeicheldrüsen- und Gebärmutterhalskrebs. Das Rauchen erhöht auch die Sterblichkeitsrate bei diesen Krankheiten. Ursachen sind das Nikotin und die verschiedenen Teere, die sich auf den Zähnen und Fingern sowie auf den Lungen-, Speiseröhren- und Harnblasenschleimhäuten ablagern. Der inhalierte Rauch enthält weniger Sauerstoff als normale Luft und mehr Kohlenmonoxid, ein tödliches Gift, das auch in Autoabgasen vorkommt. Raucher sind daher auch anfälliger für Emphyseme, Bluthochdruck (Hypertonie) und Herzkrankheiten.

Als Passivrauchen bezeichnet man das Einatmen von Tabakrauch aus der Umgebung durch Nichtraucher. Auch dieser so genannte Nebenstromrauch ist gesundheitsschädlich und kann das Krankheitsrisiko von Nichtrauchern stark erhöhen.

Rauchen während der Schwangerschaft schädigt das Kind. Das Kohlenmonoxid im Tabakrauch gelangt in den Blutstrom der Mutter und über die Nabelschnur zum Kind, was die Sauerstoffaufnahme vermindert und die Herzfrequenz des Kindes erhöht. Die Blutgefäße der Nabelschnur verengen sich und vermindern den Blutfluss zum Kind. Das Nikotin, das ebenfalls zum Kind gelangt, beeinträchtigt die Entwicklung der Atemfähigkeit. Wenn Schwangere rauchen, ist die Wahrscheinlichkeit für eine Fehlgeburt und Probleme bei der Entbindung deutlich erhöht. Auch die Säuglingssterblichkeit, das Risiko für plötzlichen Kindstod und das Risiko, dass das Kind an Asthma und Atemwegsentzündungen erkrankt, sind deutlich höher. Statistisch gesehen ist bereits eine befristete Unterbrechung des Rauchens von Nutzen.

Wird während des Stillens geraucht, gelangen die inhalierten Giftstoffe durch die Milch zum Kind. Das Rauchen in der Nähe eines Kindes kann zu einer Rauchempfindlichkeit und dadurch zu Asthma und Atemproblemen, Beeinträchtigung der Lungenfunktion, häufigem Husten und Atemwegsinfektionen (z.B. Bronchitis, Lungenentzündung) führen.

Raucher entwickeln eine unterschiedlich hohe Nikotintoleranz, sodass immer mehr geraucht werden muss, um das Verlangen nach Nikotin zu stillen. Die Entwicklung der Folgeerkrankungen ist abhängig von der konsumierten Menge: Je mehr über einen bestimmten Zeitraum geraucht und je früher im Leben damit begonnen wird, umso rascher entwickeln sich die Krankheiten. Verstärktes Rauchen erhöht die Abhängigkeit und führt zu stärkeren Entzugssymptomen, wenn die Wirkung der letzten Einnahme nachlässt.

Die Entzugserscheinungen machen es sehr schwer, das Rauchen aufzugeben. Sie äußern sich als Husten, Konzentrationsprobleme, Kopfschmerzen, Reizbarkeit, Nervosität und Veränderungen des Geschmacks- und Geruchssinnes. Psychologische Schwierigkeiten treten dadurch auf, dass viele Aktivitäten oder Gewohnheiten mit dem Griff zur Zigarette verbunden werden. Ein erfolgreiches Entwöhnungsprogramm muss daher alle Faktoren der Sucht berücksichtigen.

Entwöhnung

Die sofortigen Vorteile des Tabakentzuges werden aufgrund der Entzugserscheinungen häufig nicht wahrgenommen, sind jedoch bedeutend. Bereits sechs Stunden nach der letzten Zigarette normalisiert sich die Herzfrequenz und der Blutdruck sinkt. Nach zwölf Stunden ist das Nikotin aus dem Körper ausgeschieden. 24 Stunden später ist das Kohlenmonoxid aus den Lungen entfernt. Abfallstoffe werden durch verstärktes Husten ausgestoßen. Nach zwei Tagen sind zahlreiche andere chemische Substanzen des Rauches ebenfalls ausgeschieden. Nach einem Jahr sinkt das Risiko für Herzkrankheiten. Nach zehn Jahren ist das Risiko für Raucherkrankheiten ebenso hoch wie bei Nichtrauchern.

Die Entwöhnung ist schwierig und oft nicht gleich auf Anhieb erfolgreich. Zu den Therapiemöglichkeiten gehören Kliniken und Selbsthilfegruppen sowie Hilfsmittel wie Nikotinersatzstoffe, um die körperlichen Entzugserscheinungen zu lindern. Hypnotherapie kann die Willenskraft stärken, die erforderlich ist, um die Macht der Gewohnheit zu überwinden.

Herzschäden

Rauchen erhöht die Gefahr von Herzkrankheiten wie Angina pectoris, Herzinfarkt, Kardiomyopathie, Herzversagen und Herzstillstand, da es zur Arteriosklerose der Herzkranzgefäße beiträgt. Das Rauchen aufzugeben, ist ein wichtiger Bestandteil jeder Therapie von Herzerkrankungen.

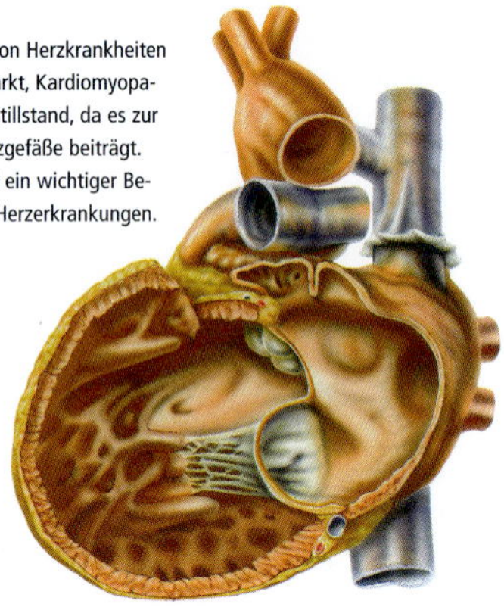

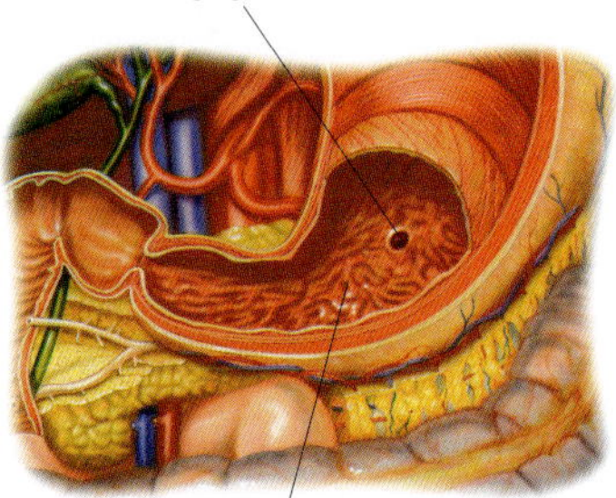

Magengeschwüre

Rauchen erhöht das Risiko für Magengeschwüre. Das Einatmen von Tabakrauch stimuliert die Magensäureproduktion. Im Lauf der Zeit greift diese Säure die Magenschleimhaut an – ein Magengeschwür entsteht.

Schlaganfall und Hirnblutung

Eine mögliche Folge der nikotinbedingten Arteriosklerose und Gefäßverengung sind Schlaganfälle aufgrund einer Mangeldurchblutung oder Hirnblutungen durch Gefäßrupturen. Beide Ereignisse können den Tod oder schwere neurologische Behinderungen zur Folge haben.

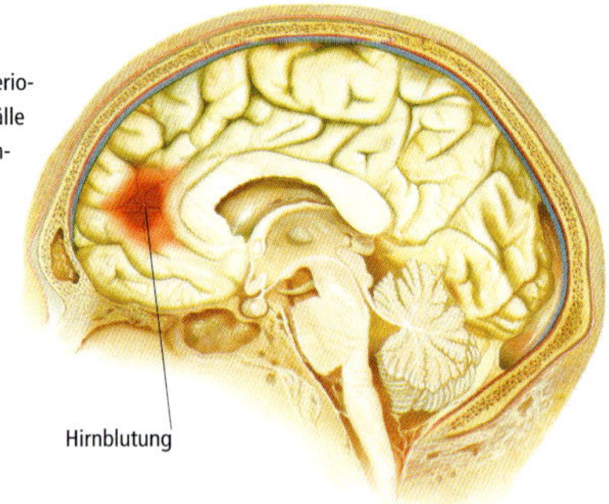

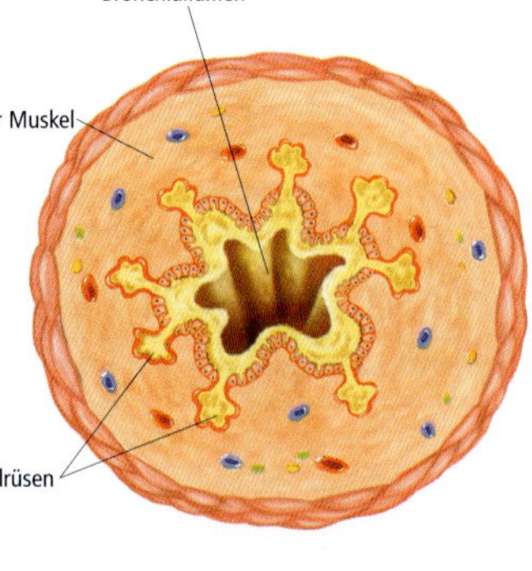

Asthma

Zigarettenrauch reizt die glatte Muskulatur der Bronchien (Luftwege) und erhöht die Schleimabsonderung aus den Bronchialdrüsen. Dies bewirkt eine chronische Bronchitis mit Atemschwierigkeiten und kann einen Asthmaanfall auslösen.

Folgen des Rauchens

Die unmittelbaren Effekte des Tabakrauches, wie Erhöhung von Herzfrequenz und Blutdruck sowie Stimulation des Nervensystems, sind reversibel, die langfristigen Folgen jahrelangen Rauchens sind dies jedoch oft nicht. Aus diesem Grund zählt das Rauchen zu den wichtigsten Ursachen für Krankheit und Tod.

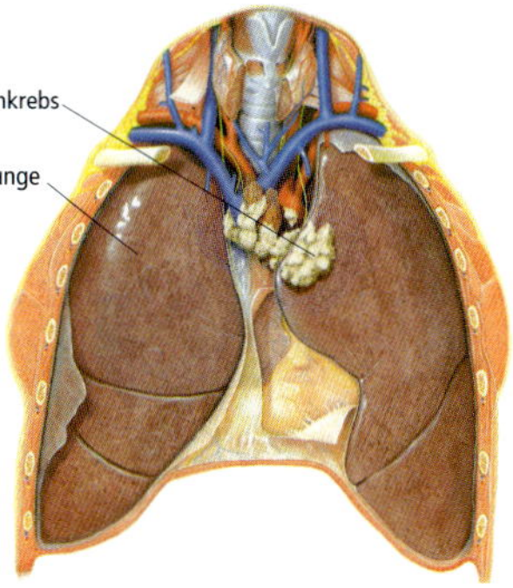

Krebs

Zigarettenrauch enthält 43 bekannte Krebs erregende Substanzen (Karzinogene). Der Rauch kann in Gewebe, mit dem er direkt in Kontakt kommt, z. B. in den Lungen, im Mund, im Kehlkopf und in der Luftröhre, sowie in entfernteren Organen wie der Harnblase, der Niere, der Bauchspeicheldrüse und im Gebärmutterhals Krebs verursachen. Fast 90 % aller Fälle von Lungenkrebs sind auf das Rauchen zurückzuführen.

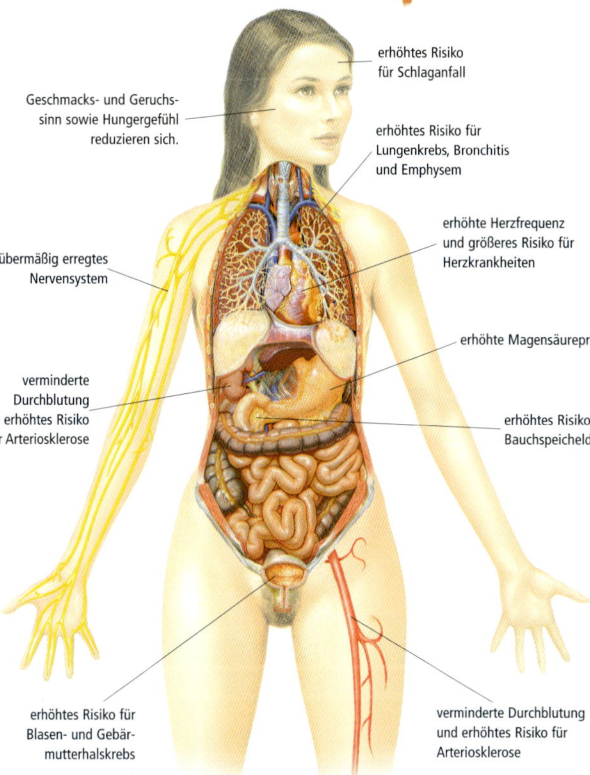

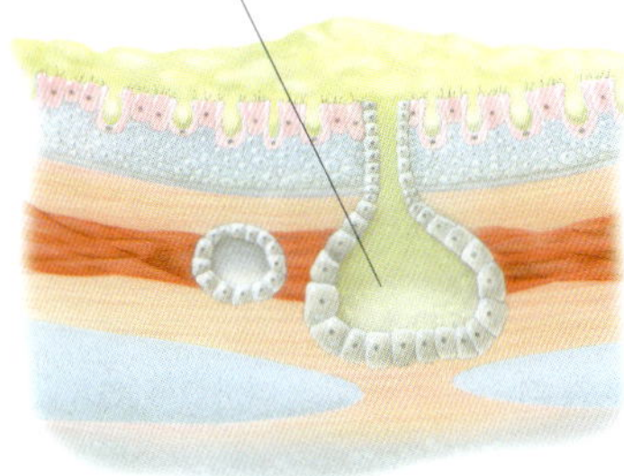

Bronchitis

Der Zigarettenrauch schädigt die Luftwege der Lungen und erhöht das Risiko und die Häufigkeit von Atemwegsinfektionen wie Bronchitis. Viele starke Raucher entwickeln insbesondere in den Wintermonaten eine chronische Bronchitis mit Dauerhusten und Auswurf .

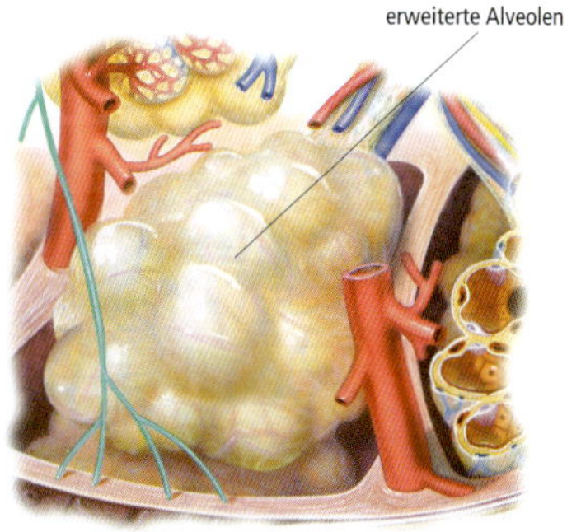

Emphysem

Der Zigarettenrauch zerstört die empfindliche Struktur der Alveolen und verhindert einen effektiven Austausch von Sauerstoff und Kohlendioxid. Im fortgeschrittenen Zustand spricht man von einem Emphysem, das durch schwere Atemnot charakterisiert ist.

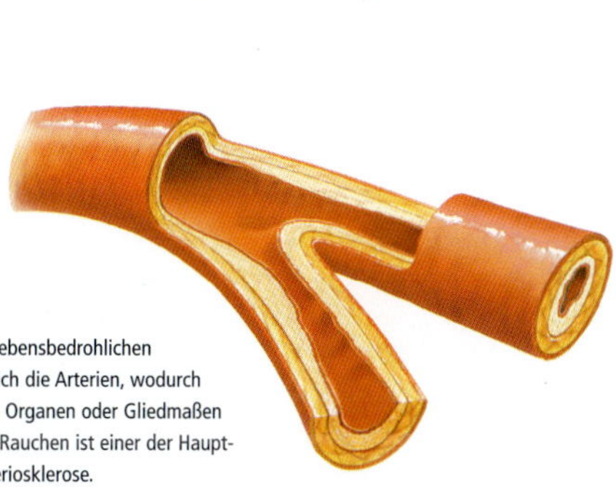

Arteriosklerose

Bei dieser potenziell lebensbedrohlichen Krankheit verengen sich die Arterien, wodurch die Durchblutung von Organen oder Gliedmaßen vermindert wird. Das Rauchen ist einer der Hauptrisikofaktoren für Arteriosklerose.

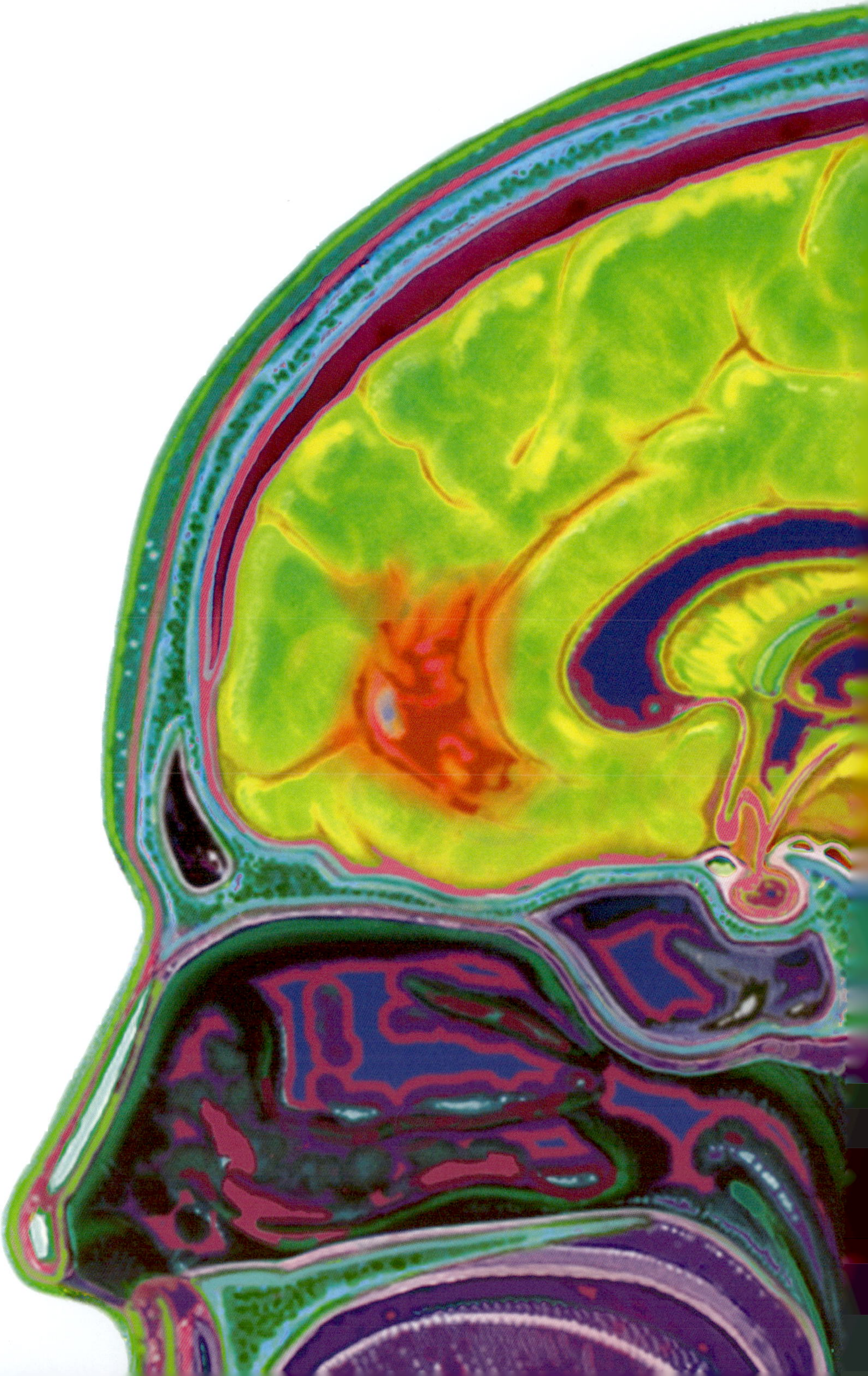

KAPITEL 16

Diagnose und Therapie

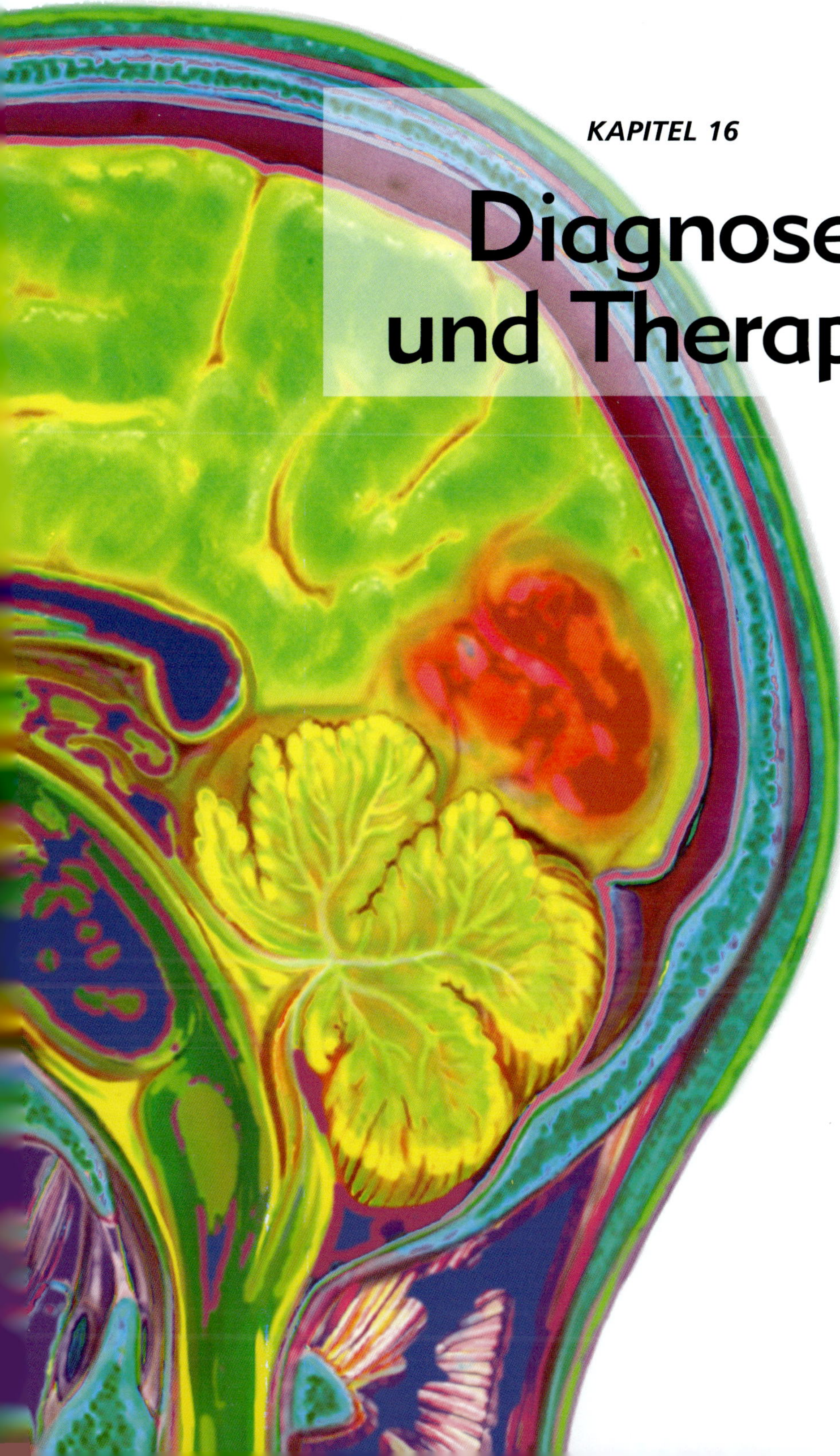

NICHT INVASIVE DIAGNOSETECHNIKEN

Die Vielfalt der nicht invasiven Diagnosetechniken reicht vom einfachen Zuhören bei der Schilderung von Beschwerden (Anamneseerhebung) bis zum Einsatz hoch entwickelter bildgebender Verfahren. Ultraschall, Röntgendiagnostik, Szintigrafie und andere Techniken liefern genaue Daten aus dem Körperinneren. Die bildgebenden Verfahren sind vor allem für die Funktionsdiagnostik von Organen wie Herz oder Gehirn von enormem Wert, da diese mit invasiven Methoden schlecht erreichbar sind.

AUDIOMETRIE

Die Audiometrie ist ein äußerst exaktes Verfahren zur Messung des Hörvermögens. Beim normalen Hören erreicht der Klang das Trommelfell und das Innenohr sowohl über die Luft als auch über den Knochen des Warzenfortsatzes (Mastoid) hinter jedem Ohr. Mit dem Audiometer werden elektronisch reine Töne einer bestimmten Frequenz und Lautstärke produziert, mit denen man über verschiedene Verfahren die Knochen- und die Luftleitfähigkeit jedes Ohres getrennt bestimmen kann. Gemessen wird dabei die Hörschwelle, also die Minimallautstärke, die noch wahrgenommen wird. Diese Grenzwerte werden aufgezeichnet und in einem Audiogramm grafisch dargestellt.

Die Audiometrie kann auch die Grenzwerte für gesprochene Sprache aufzeichnen, um zu verdeutlichen, wie Worte bei bestimmten Lautstärken gehört und verstanden werden. Dabei hört man eine Serie von Wörtern und wiederholt sie, sobald man sie vernimmt. In einem separaten Sprachtest wird die Fähigkeit gemessen, zwischen ähnlich klingenden Wörtern zu unterscheiden.

Die Tympanometrie misst die Schwingungsfähigkeit des Trommelfelles und die Beweglichkeit der Gehörknöchelchenkette. Sie ermöglicht bei Hörstörungen eine Unterscheidung zwischen verschiedenen Formen von Mittelohrergüssen und Otosklerose.

AUGENSPIEGELUNG

Eine Augenspiegelung (Ophthalmoskopie oder Funduskopie) ist eine Untersuchung des Augenhintergrundes mit Hilfe von Licht und Vergrößerungslinsen, die in verschiedenen Formen als Augenspiegel benutzt werden. Die Untersuchung ermöglicht eine Darstellung der Netzhaut (Retina) einschließlich der Sehnervenpapille und der Gefäße. So lassen sich Augenerkrankungen wie der Grüne Star, eine Sehnervenentzündung, Netzhautablösungen, -entzündungen oder -tumoren, die diabetische Retinopathie, Arteriosklerose und Bluthochdruck diagnostizieren. Man unterscheidet die direkte, die indirekte und die Kontaktglas-Ophthalmoskopie. Sie funktionieren alle nach demselben Prinzip.

TONOMETRIE

Die Tonometrie misst den Augeninnendruck, der vor allem bei älteren Menschen mit Grünem Star erhöht ist und unbehandelt zu einer Netzhautschädigung führt.

Von den verschiedenen Verfahrensweisen ist die Applanationstonometrie die exakteste. Bei diesem Verfahren wird mit dem Messinstrument Druck auf die betäubte Augenhornhaut (Kornea) ausgeübt.

ELEKTROENZEPHALOGRAMM

Das Elektroenzephalogramm (EEG) dient der Aufzeichnung der elektrischen Großhirnaktivität. Diese wird über Elektroden gemessen, die an mehreren Stellen des Kopfes angebracht sind. Das Ergebnis, eine Reihe von Kurven, wird auf einem Kurvenblatt dargestellt. Diese Gehirnwellen können nach ihrer Frequenz in vier Gruppen eingeteilt werden: Alpha-, Beta-, Delta- und Thetawellen. Das Gehirnwellenmuster verändert sich mit der Art der Gehirntätigkeit (Entspannung, Schlaf und geistige Konzentration).

Bei bestimmten Hirnerkrankungen entsteht ein pathologisches EEG. Das EEG dient der Diagnose von Epilepsie (sowie der Identifizierung der Epilepsieart), Gehirnverletzungen, Abszessen, Hirnhaut- und Gehirnentzündungen sowie Hirntumoren. Meist wird das EEG im Krankenhaus oder in der Arztpraxis durchgeführt. Zur Feststellung von Schlafstörungen wird ein Schlaf-EEG aufgezeichnet. (Dazu muss der Patient die Nacht vor der Aufzeichnung wach bleiben.) Ein EEG, das keine elektrische Tätigkeit zeigt (Null-Linien-EEG), dient als gesetzlich vorgeschriebener Nachweis für den Hirntod von Komapatienten, die künstlich am Leben gehalten werden.

ELEKTRONEUROGRAFIE

Die Elektroneurografie (ENG) ist eine Methode zur Messung der Nervenleitgeschwindigkeit. Dazu werden zwei Elektroden an verschiedenen Stellen entlang des Verlaufes des zu untersuchenden Nerves auf der Haut angebracht. Eine Elektrode sendet einen Nervenimpuls aus, der durch den Nerv geleitet wird, die andere zeichnet den Impuls auf. Der Impuls wird auf dem Bildschirm eines Oszilloskops dargestellt. Die Zeit zwischen Reiz und Reaktion wird aufgezeichnet, um die Wanderungsgeschwindigkeit und -intensität des Impulses zu bestimmen.

Bei vielen Nervenerkrankungen, z. B. Nervenkompressionssyndromen oder degenerativen Nervenerkrankungen, ist die Nervenleitgeschwindigkeit vermindert. Sie wird von verschiedenen Krankheiten unterschiedlich beeinflusst, sodass die Messung von diagnostischem Nutzen ist. Die Patienten spüren zwar einen leichten elektrischen Schlag, vertragen die ENG im Allgemeinen aber gut.

ELEKTROKARDIOGRAMM

Das Elektrokardiogramm (EKG) misst die Herztätigkeit anhand kleiner elektrischer Impulse des Herzmuskels. Dazu werden Elektroden an der Brustwand, den Hand- und den Fußgelenken angebracht. Die elektrischen Signale werden verstärkt und auf einem Papierstreifen als EKG aufgezeichnet.

Das EKG zeigt die Herzleistung im Hinblick auf die Übertragung der elektrischen Impulse, die den Kontraktionszyklus, die Herzfrequenz und den Herzrhythmus steuern. Bei normaler Herztätigkeit weist das EKG ein charakteristisches Muster mit Ausschlägen nach oben und unten auf. Die P-Welle, die erste Aufwärtskurve, wird als Vorhofkomplex bezeichnet. Sie geht auf die elektrische Aktivität zurück, die mit der Kontraktion der Herzvorhöfe verbunden ist. Die Q-, R-, S- und T-Wellen, der Kammerkomplex, stehen für die elektrische Erregungsausbreitung bzw. -rückbildung der Herzkammern. Eine verzögerte Impulsübertragung, Komplexe mit unregelmäßigem Muster und abnorme Rhythmen im EKG können auf eine Herzerkrankung hinweisen.

Bestimmte Veränderungen im EKG sind nur unter körperlicher Belastung des Patienten festzustellen – zu diesem Zweck wird ein Belastungs-EKG durchgeführt. Einige Herzrhythmusstörungen treten nur zeitweilig auf. Mit dem Langzeit-EKG ist ein 24-Stunden-Aufzeichnung möglich, die auch diese Unregelmäßigkeiten erfassen kann.

Langzeit-EKG

Ein Langzeit-EKG dient der Diagnostik von Herzrhythmusstörungen durch eine kontinuierliche Aufzeichnung der Herzaktivität über 24 Stunden. Die Messung erfolgt mit einem

Holter-Monitor, einem Registriergerät, das mit Ableitungselektroden am Herz verbunden ist. Der Patient muss das Gerät 24 bis 48 Stunden lang tragen und alle auftretenden Beschwerden durch ein Signal an das Registriergerät markieren. Diese Informationen geben in Kombination mit den EKG-Daten Aufschluss über die Art und die Schwere der Herzrhythmusstörungen.

ELEKTROMYOGRAFIE

Mit Hilfe der Elektromyografie (EMG) lässt sich der Zustand von Muskelgewebe diagnostizieren, indem man seine elektrische Aktivität misst. Bei Stimulierung oder willentlicher Kontraktion (nicht jedoch im Ruhezustand) erzeugen Muskeln elektrischen Strom. Diese Impulse werden als fortlaufende Welle auf einer Kathodenstrahlröhre aufgezeichnet und mittels eines Lautsprechers akustisch überwacht.

Ein Elektromyogramm visualisiert die elektrischen Impulse. Anhand dieser Impulse lässt sich der Gesundheitszustand des Muskels bewerten und eine eventuelle Schwäche oder Verkümmerung (Atrophie) feststellen, was auf eine Beeinträchtigung der Nervenfunktionen oder Muskelerkrankungen hinweisen kann.

LUNGENFUNKTIONSTESTS

Lungenfunktionstests sind Messungen zur Überprüfung der Effektivität der Atmung. Sie werden bei Lungenerkrankungen wie Asthma, Bronchitiden, Lungenemphysemen und Lungenfibrosen eingesetzt, um die Schwere der Krankheit zu beurteilen.

Eine Spirometrie ist eine Untersuchung, bei der mit Hilfe eines Spirometers gemessen wird, wie effektiv die Lunge Luft aufnimmt, wie lange die Luft in der Lunge bleibt und wie effektiv die Luft wieder ausgeatmet wird. Ein Peak-Flow-Meter ist ein kleineres Gerät zur Bestimmung der maximalen Ausatmungsstärke. Beide Untersuchungen können in einer Arztpraxis durchgeführt werden.

SPUTUMUNTERSUCHUNG

Als Sputum wird das Sekret bezeichnet, das bei infektiösen oder allergischen Lungenkrankheiten bzw. nach dem Einatmen von Staub aus der Lunge abgehustet wird. Klares, zähes Sputum ist ein Hinweis auf Asthma oder eine chronische Bronchitis. Gelblich grünes Sputum lässt auf eine eitrige Infektion, z. B. bei einer Lungenentzündung, schließen. Schaumiges, rötlich gefärbtes Sputum weist auf ein Herzversagen mit Lungenödem und schwarzes Sputum auf eine Bergmannslunge (starke Luftverschmutzung) hin. Untersuchungen auf Bakterien, bösartige Zellen und Asbestbestandteile ermöglichen eine Differenzierung der Hustenursache und die Einleitung einer geeigneten Therapie.

URINANALYSE

Bei einer Urinanalyse werden Zellen, Proteine und andere chemische Substanzen im Harn untersucht. Dies dient vor allem der Diagnose von Nieren- und Harnwegserkrankungen. Das Vorhandensein von Blut im Urin (Hämaturie) kann beispielsweise auf eine Entzündung des Harntraktes, einen Stein, einen Polypen oder Krebs hinweisen. Weiße Blutkörperchen (Leukozyturie) und Bakterien (Bakteriurie) können auf eine Harninfektion hinweisen, während Eiweiß im Urin (Proteinurie) ein Anzeichen für eine Nierenentzündung oder ein Myelom (Tumor, der vom Knochenmark ausgeht) sein kann. Bilirubin im Urin kann ein Symptom von Gelbsucht sein, und Glukose im Urin (Glukosurie) ist ein Hinweis auf die Zuckerkrankheit (*Diabetes mellitus*).

Bei Verdacht auf Harnweginfektionen wird die Urinprobe 24–48 Stunden bebrütet. Das Wachsen von Bakterienkolonien in der Kultur kann eine Infektion des Harntraktes anzeigen. Anhand der Kultur lässt sich erkennen, welcher Organismus die Infektion verursacht. Durch weitere Untersuchungen werden die geeigneten Antibiotika zur Behandlung der Infektion ermittelt.

FAMILIENANAMNESE

Bei einer Erstkonsultation erstellt der Arzt häufig die Krankengeschichte der Familie, um ein allgemeines Bild von einer möglichen familiären erblichen Belastung eines Patienten zu erhalten. Diese Informationen sind wichtig, da zahlreiche Krankheiten, z. B. Herzerkrankungen, erblich sind.

Auch vor der Anwendung bestimmter Untersuchungsmethoden ist eine Familienanamnese unbedingt erforderlich. So kann beispielsweise die allergische Reaktion auf Anästhetika in bestimmten Familien gehäuft vorkommen. Diese Reaktion wird jedoch nur dann offensichtlich, wenn ein Mitglied der betreffenden Familie operiert werden muss. Vergleichbare seltene Störungen sind zudem der Pseudocholinesterasemangel, der eine lebensbedrohliche Reaktion auf Muskelrelaxanzien hervorruft, sowie die maligne Hyperthermie (pathologische Erhöhung der Körpertemperatur), von der Menschen mit einem defekten Gen betroffen sind. Eine Familienanamnese ist ebenfalls von Bedeutung, wenn die Gefahr genetischer Störungen besteht. Für eine exakte Einschätzung muss die familiäre Krankheitsgeschichte über drei Generationen untersucht werden.

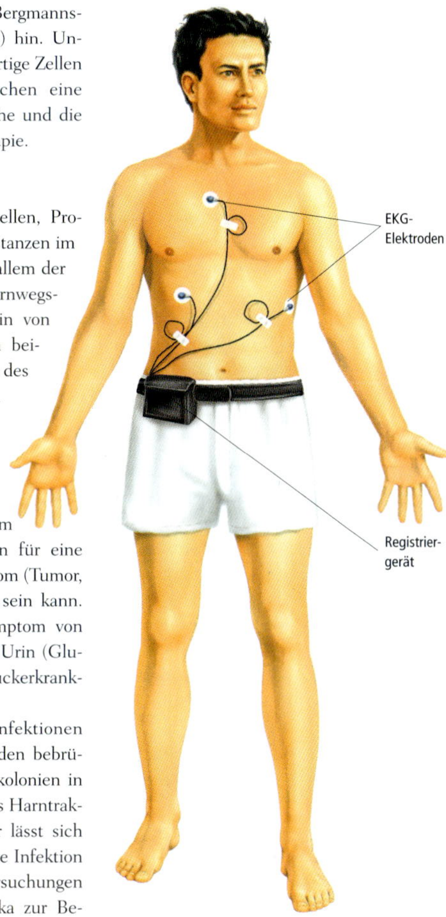

Langzeit-EKG

Ein kleines tragbares Registriergerät erlaubt die kontinuierliche Aufzeichnung der Erregungsleitung im Herz, die über Elektroden abgeleitet wird. Diese Aufzeichnungen liefern wichtige Informationen zu unterschiedlichen Herzrhythmusstörungen.

BILDGEBENDE VERFAHREN

Dies ist ein Sammelbegriff für alle diagnostischen Techniken, die Aufnahmen aus dem Körperinneren liefern. Seit der Entdeckung der Röntgenstrahlen (elektromagnetische Strahlung) im Jahr 1895 spielen die bildgebenden Verfahren in der Diagnostik eine bedeutende Rolle.

In der Röntgendiagnostik verwendet man radioaktive Strahlen, um ein Negativbild der Knochen und Organe im Körperinneren zu produzieren. Die verschiedenen Körpergewebe sind für Röntgenstrahlen unterschiedlich durchlässig. Ein Röntgenbild basiert auf der Darstellung dieser Kontraste. Um die Organe und das Gewebe hervorzuheben, werden häufig röntgendichte Flüssigkeiten (Kontrastmittel) verwendet. So lässt z. B. ein Bariumbreischluck die Umrisse des Magens hervortreten und erhöht den Kontrast zum umgebenden Gewebe.

Neue Technologien ermöglichen exaktere Bilder und sind sicherer als Röntgenstrahlen. Ultraschall nutzt die Tatsache, dass Schallwellen von Körperstrukturen reflektiert werden. Aufgrund der unterschiedlichen Gewebedichte entsteht eine Abbildung mit verschiedenen Schattierungen. So kann man Organe und Bewegungen darstellen. Ultraschall ist besonders für Untersuchungen in der Schwangerschaft geeignet, da er weder den Fetus noch die Mutter schädigt.

Bei einer Computertomografie werden Körperteile aus unterschiedlichen Winkeln geröntgt. Aus diesen Schichtaufnahmen erzeugt der Computer ein dreidimensionales Bild der inneren Organe und Körperstrukturen. Damit lassen sich z. B. ein fester Tumor, eine flüssigkeitsgefüllte Zyste und ein blutgefülltes Hämatom im Hirngewebe voneinander unterscheiden.

Bei der Kernspintomografie kommt ein externes Magnetfeld zum Einsatz, das von mehreren starken Elektromagneten in einem Scanner erzeugt wird. Dieses bewirkt eine Ausrichtung der Wasserstoffatome im Körper. Kehren diese in ihren ursprünglichen Zustand zurück, geben sie Energie ab, die der Computer in ein detailliertes Bild umwandelt. Durch die Verwendung von Magnetismus anstelle von Röntgenstrahlung werden die Patienten bei der Kernspintomografie keiner radioaktiven Strahlung ausgesetzt.

Bei einer Szintigrafie wird eine radioaktive Substanz, z. B. Thallium, in eine Vene injiziert. Das Isotop passiert den Körper und wird, je nach verwendetem Isotop, nur von bestimmten Organen, wie dem Herz, den Knochen oder den Nieren, aufgenommen. Eine Szintillationskamera oder ein Scanner weisen dann die Strahlung nach, die von den Isotopen abgegeben wird, verwandeln sie in Bilder und stellen sie auf einem Videobildschirm dar. So lassen sich Schäden der Organstruktur und -funktion leichter beurteilen. Derartige Scans werden meist in der nuklearmedizinischen Abteilung eines Krankenhauses angefertigt.

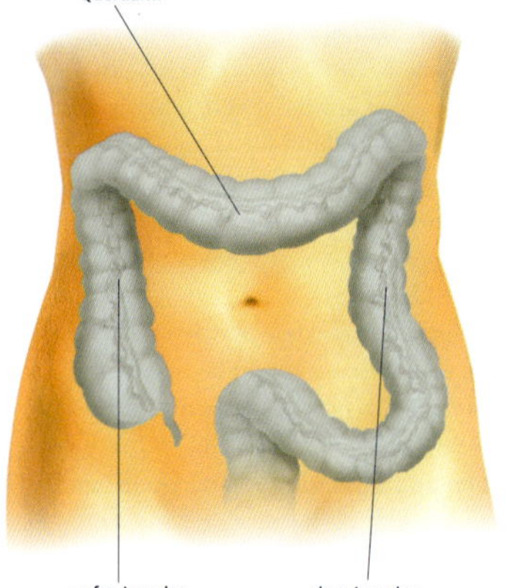

Bariumbrei

Bariumbrei, ein Kontrastmittel, ermöglicht Röntgenaufnahmen von der Speiseröhre und vom Magen. Über den Kontrastmitteltransport lassen sich mit Serienaufnahmen die Funktionsverhältnisse im Magen-Darm-Trakt beurteilen.

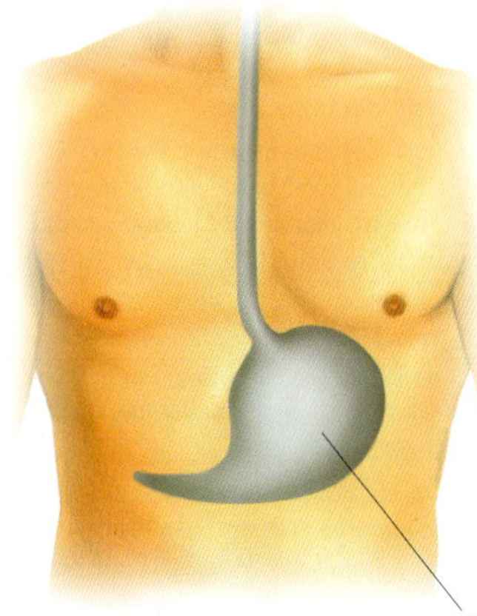

Kontrasteinlauf

Bei einem Kontrasteinlauf wird ein Kontrastmittel in den Darm eingeleitet und dort verteilt. Noch besser gelingt die Darstellung der inneren Darmoberfläche, wenn anschließend Luft eingeblasen wird (Doppelkontrast). Der Stuhl kann nach der Untersuchung für einige Tage verfärbt sein.

RÖNTGEN

Röntgenstrahlen sind eine Art elektromagnetischer Strahlung, vergleichbar mit Licht, jedoch mit kürzeren Wellenlängen. Diese Strahlen durchdringen weiche Gewebe, z. B. die Haut und die Muskeln, während sie von den Knochen und anderen Strukturen, die Schweratome enthalten, absorbiert werden.

Die Röntgenstrahlen (bzw. ihr nicht absorbierter Anteil) werden mit Hilfe eines fotografischen Filmes oder eines Leuchtschirmes aufgenommen bzw. beobachtet. Sie dienen der Untersuchung innerer Körperstrukturen, besonders der Knochen. Auf einer Röntgenaufnahme sind auch evtl. vorhandene Fremdkörper, wie verschluckte Münzen, operativ eingeführte Nadeln und Metallplatten, zu erkennen. Auch Körperhöhlen, z. B. die Eingeweide, die Harnblase, das Herz und die Blutgefäße, können durch Einsatz eines Kontrastmittels untersucht werden. Das Kontrastmittel kann entweder eine strahlenundurchlässige Substanz (wie Barium) oder eine (teilweise) strahlendurchlässige Substanz (wie Kohlendioxid) sein. Eine röntgendichte Substanz (positiver Kontrast) erscheint auf einem belichteten Film als heller Bereich. Eine für Röntgenstrahlen durchlässige Substanz erscheint auf einem belichteten Film als dunkler Bereich (negativer Kontrast).

Da Röntgenstrahlen eine ionisierende Strahlungsart sind, besteht das Risiko einer Gewebeschädigung. Daher sollte die Röntgenbestrahlung auf ein Minimum reduziert werden. Zum Schutz vor Strahlenschäden werden besonders empfindliche Körperbereiche vor der Anfertigung eines Röntgenbildes mit Bleischürzen abgedeckt. Darüber hinaus setzt man moderne Geräte ein, die nur eine geringe Strahlendosis erfordern.

Bei der Computertomografie (CT) gewinnt man Querschnittbilder von Körperstrukturen. Dafür werden eine Reihe von Röntgenbildern aus verschiedenen Blickwinkeln aufgenommen, vom Computer ausgewertet und als Querschnittbilder sichtbar gemacht. Diese Bilder sind vor allem in der Darstellung von Weichteilen wesentlich detaillierter als reine Röntgenaufnahmen.

Kontrastuntersuchung

Eine Kontrastuntersuchung ist eine Röntgendiagnosetechnik, mit der man innere Organe und Blutgefäße darstellen kann. Die Röntgenaufnahme entsteht, nachdem eine Lösung in die Blutgefäße eingebracht wurde, die für Röntgenstrahlen undurchlässig ist. Das Mittel wird entweder in die Blutbahn gespritzt, über einen Katheter appliziert, über ein Klistier verabreicht oder vom Patienten geschluckt. Die Kontrastuntersuchung ist von Nutzen, wenn verschiedene Organfunktionen, z. B. die peristaltischen Bewegungen der Speiseröhre beim Schlucken oder die Entleerung der Gallenblase und der Nieren, sichtbar gemacht werden sollen.

Wird die Lösung in die Blutgefäße des Gehirnes injiziert (Hirnarteriografie), kann man Aneurysmen oder geplatzte Arterien sowie Blutgefäßverlagerungen durch Tumoren feststellen. Auf diese Weise lässt sich auch der Verengungsgrad der Herzkranzgefäße bestimmen. Bei der Computertomografie ermöglichen Kontrastmittel die Unterscheidung zwischen Darmschatten und assoziierten Tumoren.

Bariumbreischluck

Bariumbrei, ein Kontrastmittel, dient der Untersuchung des oberen Magen-Darm-Traktes. Der Patient schluckt eine Bariumsulfatlösung, deren Transport durch die Speiseröhre in den Magen auf einem Röntgenbild verfolgt wird.

Diese Methode wird mittlerweile zwar meist durch eine Magenspiegelung (Endoskopie) ersetzt, doch ist sie nach wie vor zur Diagnose einer Hiatushernie nützlich, wenn eine Endoskopie aufgrund einer Speiseröhrenverengung nicht möglich ist. Außerdem dient sie zur Untersuchung der Bewegungsabläufe in der Speiseröhre beim Schlucken.

Kontrasteinlauf

Ein Einlauf mit einem röntgendichten Kontrastmittel (Bariumsulfat) dient vor allem zur Darstellung von Veränderungen im Dickdarm (Kolon). Nach der Darmentleerung wird ein Röhrchen mit einer Bariumsulfatlösung durch den After in den Darm eingeführt.

Das Kontrastmittel liefert ein Ausgussbild der inneren Darmoberfläche und macht Polypen, Tumoren und andere Formänderungen sichtbar. Eine sehr viel bessere Darstellung der inneren Darmoberfläche erhält man, wenn zusätzlich zum Kontrastmittel Luft eingebracht wird, wodurch ein Doppelkontrast entsteht.

In Verbindung mit einer Sigmoidoskopie ist der Bariumeinlauf bei der Erkennung von Krankheiten fast ebenso effektiv wie eine Dickdarmspiegelung (Koloskopie).

Pyelografie

Eine Pyelografie ist eine Röntgenuntersuchung der Nieren und der ableitenden Harnwege, bei der ein iodhaltiges Kontrastmittel injiziert wird. Anschließend entsteht eine Röntgenaufnahme. Es gibt zwei Hauptarten: die intravenöse Pyelografie, auch Ausscheidungsurografie genannt, und die retrograde Pyelografie.

Bei der Ausscheidungsurografie wird ein Kontrastmittel in bestimmten Intervallen in die Blutbahn injiziert. Bei der Ausscheidung des Kontrastmittels über die Nieren werden mehrere Röntgenaufnahmen angefertigt, die Aufschluss über die Abflussfunktion, die Form und die Größe der Nieren und Harnleiter sowie über krankhafte Veränderungen wie Steine, Tumoren, Vernarbungen oder eine Harnstauungsniere geben.

Bei der retrograden Pyelografie wird das Kontrastmittel über einen Katheter, der durch die Harnröhre und die Harnblase in die Harnleiter verläuft, direkt in die Harnleiter injiziert. Die retrograde Pyelografie hat sich zur Darstellung bestimmter Teile des Harntraktes wie des Harnleiters und des Nierenbeckens als die beste Untersuchungsmethode erwiesen. Beide Untersuchungen können in der Röntgenabteilung eines Krankenhauses oder in einer radiologischen Spezialklinik durchgeführt werden.

Angiografie

Die Angiografie ist eine radiologische Untersuchungsmethode zur Darstellung von Arterien, Venen und Lymphgefäßen. Dabei wird zuerst ein dünner Katheter in das Gefäß eingeführt und dann ein strahlenundurchlässiges Kontrastmittel gespritzt. In den anschließend angefertigten Röntgenbilder werden alle Veränderungen in der Lage und der Durchlässigkeit der Gefäße sichtbar.

Zu den am häufigsten untersuchten Gefäßen zählen die Oberschenkelarterie (*A. femoralis*), die tiefen Beinvenen, die Herzkranzgefäße (Koronararterien) und die Hirnarterien. Diese Methode wird in der Regel vor jeder Herzoperation eingesetzt. In der überwiegenden Zahl der Fälle ist die Prozedur ungefährlich. Der Patient wird betäubt, ist jedoch bei Bewusstsein. Selten sind Patienten gegen das Kontrastmittel allergisch und bekommen einen Ausschlag oder, noch seltener, einen anaphylaktischen Schock. Daher wird die Untersuchung in einer Klinik vorgenommen, um im Notfall entsprechende Vorrichtungen

Angiografie

Bei einer Angiografie der Herzgefäße (Koronarangiografie) wird ein Katheter von einer Oberschenkelarterie bis in die linke Herzkammer (Herzkatheter) geschoben. Die Spitze des Katheters wird in die Abgangsstelle der Herzkranzgefäße platziert und das Kontrastmittel injiziert. In den anschließend angefertigten Röntgenbildern werden mögliche Verengungen der Koronararterien sichtbar.

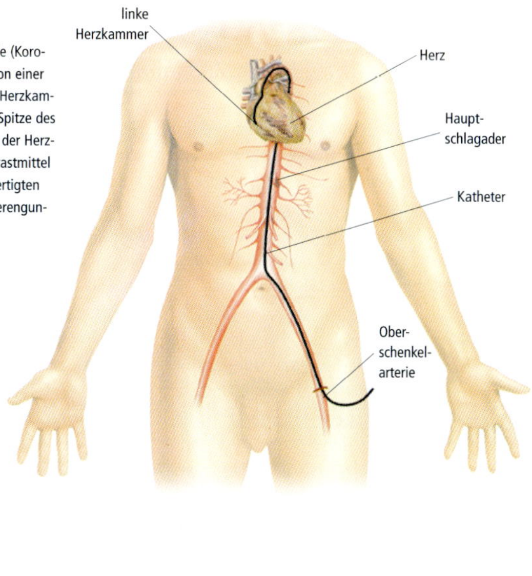

für die Wiederbelebung zur Verfügung zu haben. Ein Schock wird mit Adrenalininjektionen behandelt. Allergiker erhalten vor der Untersuchung prophylaktisch Kortikoide, um allergische Reaktionen zu unterbinden.

Myelografie

Unter einer Myelografie versteht man die Röntgenkontrastdarstellung des Wirbelkanales, indem ein Röntgenkontrastmittel in den Wirbelkanal gespritzt wird. Die auf diese Weise entstandenen Röntgenbilder des Rückenmarkes, die Myelogramme, verwendete man vor allem früher zur Diagnose von Erkrankungen wie Bandscheibenvorfällen und Rückenmarktumoren. Inzwischen wurden sie weitgehend durch die Computertomografie und die Kernspintomografie ersetzt.

Zystografie

Ein Zystogramm ist eine Röntgenaufnahme der Harnblase nach der Injektion eines röntgendichten Kontrastmittels in eine Vene. Das Kontrastmittel wird von den Nieren herausgefiltert und gelangt so in die Harnblase, wo es Steine, Papillome (gutartige Tumoren), Krebs und andere Veränderungen sichtbar macht.

Hysterosalpingografie

Eine Hysterosalpingografie ist eine Röntgenkontrastuntersuchung zur Darstellung (-grafie) der Gebärmutter *(hystero-)* und Eileiter *(salpingo-)*. Hierbei wird unter sanftem Druck ein Kontrastmittel in den Gebärmutterhals eingebracht, das sich im Inneren der Gebärmutter und Eileiter ausbreitet. Mit Hilfe von Röntgenstrahlen können dann Tumoren, Fehlbildungen oder Verwachsungen, die möglicherweise zur Unfruchtbarkeit führen, sichtbar gemacht werden.

Heute wird die Hysterosalpingografie zur Feststellung von Unfruchtbarkeit meist durch eine endoskopische Untersuchung (Laparoskopie) ersetzt. Dabei macht man mit Hilfe eines Endoskops und einer Farbstoffinjektion das Innere des kleinen Beckens und die Durchgängigkeit der Eileiter sichtbar.

Cholangiografie

Eine Cholangiografie ist eine Röntgenaufnahme der Gallenblase und -gänge, mit der sich Gallensteine feststellen lassen. Das injizierte röntgendichte Kontrastmittel konzentriert sich in der Gallenblase und den Gallenwegen und lässt die Gallensteine visuell als Aussparungen hervortreten. Das Kontrastmittel kann entweder in eine Vene (intravenöse Cholangiografie) oder durch die Haut in die Lebergallengänge (transhepatische Cholangiografie) injiziert werden. Alternativ kann man es auch mittels eines Endoskops in jene Öffnung injizieren, an der die Gallengänge in den Zwölffingerdarm münden (ERCP; endoskopisch retrograde Cholangiopankreatikografie).

Phlebografie

Die Phlebografie ist eine Röntgenuntersuchung der Venen, die gewöhnlich zur Erkennung von Blutgerinnseln (Thrombosen) durchgeführt wird. Normalerweise sind die Venen auf dem Röntgenbild nicht sichtbar, da die elektromagnetische Strahlung durch sie hindurchtritt. Daher muss zuvor ein strahlenundurchlässiges Kontrastmittel in die Venen injiziert werden, sodass die Venen auf der Röntgenaufnahme, dem so genannten Phlebogramm, gut sichtbar werden. Die Injektion wird unter Lokalanästhesie über einen Katheter verabreicht, der in eine Vene des zu untersuchenden Körperbereiches eingeführt wird.

Thoraxröntgenbild

Die frühe Entdeckung und Diagnose einer Lungenerkrankung wird vor allem durch eine Röntgenaufnahme der Brust ermöglicht. Darauf wird auch der Umriss des Herzes und der Hauptblutgefäße sichtbar. Da die Röntgenstrahlen Bindegewebe leicht durchdringen, zeigen sie nur auffällige Abnormitäten und Vergrößerungen dieser Organe. Krankheiten wie Lungenentzündungen, Lungentumoren und Emphyseme lassen sich damit feststellen. Vermutet der Arzt eine Störung, können die Röntgenaufnahmen bei der Entscheidung über weitere Untersuchungen und Tests helfen. Durch die Verwendung eines Kontrastmittels wie Iod kann eine Erkrankung leichter erkannt werden.

Bei einer Röntgenuntersuchung wird der Patient einer sehr niedrigen Strahlendosis ausgesetzt. In manchen Ländern wird das Niveau auf die Menge reduziert, die einer natürlichen Strahlung durch Sonnenlicht oder Radiowellen in einem Zeitraum von sechs Monaten entspricht.

Mammografie

Unter einer Mammografie versteht man eine Röntgenaufnahme der weiblichen Brust zur Erkennung von Tumoren und Zysten sowie zur Unterscheidung zwischen bösartigen und gutartigen Tumoren. Jede Frau, die bestimmte Anzeichen in der Brust (Knoten, Absonderungen aus der Brustwarze, Brustschmerzen, Hauteinziehungen auf der Brust, Retraktion der Brustwarze) entdeckt, sollte eine Mammografie machen lassen. Mit Hilfe dieser Untersuchung werden 90–95 % der Brustkrebsfälle erkannt. Die Mammografie wird jedoch auch als reine Vorsorgeuntersuchung durchgeführt. Frauen zwischen dem 35. und 50. Lebensjahr sollten sich alle ein bis zwei Jahre einer Mammografie unterziehen, Frauen ab dem 50. Lebensjahr sogar jedes Jahr.

Computertomografie

Die Computertomografie (CT) ist eine Röntgentechnik, mit der man ein dreidimensionales Bild einer Körperstruktur gewinnt. Der Patient befindet sich in einem zylinderförmigen Scanner, um den eine Röntgenröhre rotiert. Aus einer Vielzahl an Bildern, die aus unterschiedlichen Winkeln aufgenommen werden, entsteht ein Computerbild. Die Kontrastauflösung ist wesentlich besser als bei konventionellen Röntgenaufnahmen.

Diese Technik hat die Diagnose vieler Krankheiten revolutioniert. Hirntumoren und andere Hirnerkrankungen können klar abgegrenzt werden, obwohl manchmal noch eine Kontrastflüssigkeit nötig ist, um die zugehörigen Blutgefäße hervorzuheben. Durch die CT kann Lungenkrebs früher entdeckt werden, was die Erfolgsaussichten einer Operation erhöht. Die Herzkranzgefäße lassen sich vor einer Bypass-Operation exakt auf Verengungen (Stenosen) untersuchen. Im Bauchraum können (teils mittels Kontrastmitteln im Darm oder im Magen) Abnormitäten diagnostiziert werden, ohne dass eine große Operation notwendig wäre.

Knochenbrüche (besonders Stressfrakturen der kleinen Fußknochen und des Kahnbeines im Handgelenk) werden mittels CT schneller und genauer erkannt als mittels konventioneller Röntgenaufnahmen. Knochen- und Wirbelsäulenerkrankungen sowie Bandscheibenvorfälle sind ebenfalls leichter feststellbar. Bindegewebe (Muskeln, Bänder und Knorpel) kann man allerdings besser mit den neueren Kernspingeräten darstellen.

ULTRASCHALLDIAGNOSTIK

Die Ultraschalldiagnostik (Sonografie) ist ein Verfahren, bei dem mit Hilfe hochfrequenter Schallwellen (mehr als 20.000 Schwingungen pro Sekunde) Bilder erzeugt werden. Sie eignet sich für die Untersuchung von Binde-

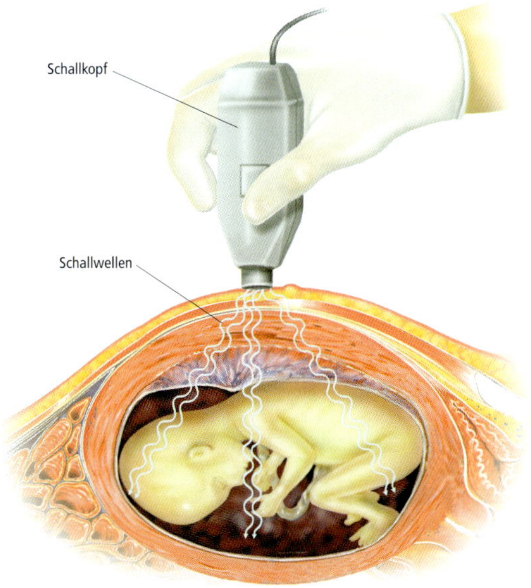

Ultraschall

Bei der Ultraschalldiagnostik entsteht aus Schallwellen ein zweidimensionales Bild von inneren Organen. Sie wird vor allem bei der Schwangerschaftsvorsorge eingesetzt, um den Gesundheitszustand und die Entwicklung des Fetus zu überwachen. Mittels eines Schallkopfes werden die Schallwellenreflexionen auf einen Computer übertragen, umgewandelt und als Bild auf einem Monitor visualisiert.

gewebe, Knorpel, inneren Organen und mit Flüssigkeit gefüllten Hohlräumen. Dieses Diagnoseverfahren wird zur Erkennung von Zysten und festen Tumoren, zur Erforschung der Ursache von Bauchschmerzen und zum Einführen einer Nadel bei einer Nadelbiopsie oder bei Untersuchungen wie der Amniozentese (Fruchtblasenpunktion) eingesetzt. Mit der Ultraschalldiagnostik können während der Schwangerschaft Alter, Anzahl und körperliche Entwicklung des Fetus bzw. der Feten sowie die Lage und/oder der Funktionszustand der Plazenta festgestellt werden.

Das meist ambulant durchgeführte Verfahren verläuft wie folgt: Eine kleine Menge Gel wird auf die Haut über dem zu untersuchenden Bereich aufgetragen, da dadurch die Übertragung der Schallwellen verbessert wird. Anschließend wird der Schallkopf über dem Abtastbereich hin- und herbewegt. Die Schallwellenreflexionen werden von einem Computer verarbeitet, umgewandelt und als Bild auf einem Monitor sichtbar gemacht.

Die Doppler-Sonografie, ein spezielles Ultraschallverfahren, wird zur Untersuchung der Fließgeschwindigkeit des Blutes in den Gefäßen und der Bewegung von Organteilen, z. B. der Herzklappen, eingesetzt. Die mit einer Ultraschalltherapie erzeugte Wärme wird in der Sportphysiotherapie zur Behandlung von Weichteilverletzungen eingesetzt. Bei der extrakorporalen Stoßwellenlithotripsie (ESWL) zertrümmert man Nierensteine mit Hilfe von Schallwellen.

In vielen Industrieländern ist die Ultraschalldiagnostik ein wesentlicher Teil der Schwangerschaftsvorsorge. Im Vergleich zu anderen bildgebenden Verfahren bietet das Ultraschallverfahren zahlreiche Vorzüge: So gilt es beispielsweise als weitaus ungefährlicher als das Röntgenverfahren, bei dem mit ionisierender Strahlung gearbeitet wird.

Doppler-Sonografie

Die nach dem österreichischen Physiker Christian Doppler (1803–1853) benannte Doppler-Sonografie wird verwendet, um die Strömungsverhältnisse in den Blutgefäßen und im Herz zu messen. Die Methode basiert auf der Tatsache, dass die Schallwellen, die von den roten Blutkörperchen reflektiert werden, je nach Strömungsgeschwindigkeit eine höhere bzw. tiefere Frequenz haben als die vom Gerät ausgesandten. Dadurch kann man die Geschwindigkeit und die Menge des Blutstromes messen sowie Blockaden oder Verschlüsse im Blutkreislauf feststellen.

Echokardiografie

Die Echokardiografie ist eine diagnostische Methode zur Beurteilung des Herzzustandes mittels Ultraschall. Hochfrequente Schallwellen werden auf die Herzwand und die Herzklappen gerichtet. Mit Hilfe der Echosignale lassen sich Infektionen, Schäden und Tumoren erkennen sowie die Herzwand und -kammer messen. Der Test zeigt, ob das Herz und die Herzklappen normal arbeiten.

KERNSPINTOMOGRAFIE

Die Kernspintomografie oder Magnetresonanztomografie (NMR, MR, MRT) ist ein nicht invasives Verfahren zur bildlichen Darstellung von Geweben mit hohem Wasser- und Fettanteil. Durch starke Elektromagnete in einem Scanner entsteht ein äußeres Magnetfeld, das die Ausrichtung der Wasserstoffatome im Körper bewirkt. Kehren sie in ihren ursprünglichen Zustand zurück, geben sie Energie ab. Diese wird von einem Computer erfasst und in ein detailliertes Bild umgewandelt. Da die MRT mit Magnetismus statt mit Röntgenstrahlen arbeitet, wird der Patient keiner radioaktiven Strahlung ausgesetzt.

Der Patient muss 90 Minuten reglos auf einem Tisch liegen, den man in eine zylinderförmige Vorrichtung schiebt. Die Untersuchung ist geräuschvoll, aber schmerzfrei. Da sie bei manchen Menschen Klaustrophobie auslöst, ist es üblich, ein leichtes Beruhigungsmittel zu verabreichen.

POSITRONEN-EMISSIONSTOMOGRAFIE

Eine Positronenemissionstomografie (PET) ist ein bildgebendes Verfahren, anhand dessen man Körperfunktionen wie die Durchblutung und den Stoffwechsel untersucht. Zunächst wird in das betreffende Organ ein Kontrastmittel gespritzt, das radioaktive Isotope enthält, um den Körper dann mit Hilfe eines Computertomografen zu durchleuchten. Positive Elektronen (Positronen), die von den Isotopen ausgesendet werden, kollidieren mit den Elektronen im Körper und produzieren Gammastrahlen, die das Gerät registriert. Die gewonnenen Informationen werden in Computerbilder umgewandelt, auf denen das zu untersuchende Organ im Querschnitt zu sehen ist. Diese Technik wird z. B. zur Feststellung von Muskelschädigungen nach einem Herzinfarkt und zur Untersuchung der Auswirkungen einer Chemotherapie auf den Körper eingesetzt.

SZINTIGRAFIE

Bei einer Szintigrafie verwendet man radioaktive Isotope zur Diagnostik von Knochen-, Herz-, Lungen-, Schilddrüsen- und Nierenerkrankungen. Dabei kann man über eine verstärkte oder verringerte Anreicherung der radioaktiv markierten Teilchen die Größe, Form, Lage und Funktion eines Organs bestimmen und Missbildungen wie Zysten, Abszesse, Tumoren sowie andere Erkrankungen erkennen.

Es gibt zwei Möglichkeiten, dem Körper das radioaktive Isotop zuzuführen: Entweder wird das Isotop eingenommen und konzentriert sich dann in verschiedenen Organen oder es wird über einen Katheter, der in eine Vene oder in eine Arterie eingeführt und zu dem entsprechenden Organ vorgeschoben wird, direkt in das betroffene Organ eingebracht. Eine Kamera, welche die von den Isotopen abgegebenen Gammastrahlen aufspürt, fertigt eine Aufnahme des Organs an, die der Arzt anschließend deuten kann.

Bei der Untersuchung ist man einer kleinen Strahlungsmenge ausgesetzt, die jedoch als ungefährlich gilt und durch die Vorteile der Untersuchung in gewisser Weise wettgemacht wird. Die Untersuchung dauert einige Stunden und wird meist in einer Arztpraxis oder in der radiologischen Abteilung eines Krankenhauses durchgeführt.

Herzszintigrafie

Injiziert man eine kleine Menge radioaktiver Isotope in den Blutkreislauf, kann man mit einer empfindlichen Spezialkamera ein Bild des durch die Herzkammern oder den Herzmuskel fließenden Blutes aufnehmen. Diese Technik verwendet man, um einen Herzmuskelbereich abzugrenzen, der nicht ausreichend mit Blut versorgt wird. Auch die Herzleistung kann so gemessen werden.

THERMOGRAFIE

Die Thermografie ist ein Verfahren, bei dem die Hauttemperatur an verschiedenen Körperstellen durch Abtasten mit einer temperaturempfindlichen Infrarotkamera gemessen wird. Dieses Verfahren wird auch zur Diagnose von Brustkrebs eingesetzt, da die Temperatur eines Tumors geringfügig höher ist als die des angrenzenden Gewebes. Vor dem Abtastvorgang wird die Haut zehn Minuten lang der Luft ausgesetzt, um eine Temperaturstabilisierung und somit ein exakteres Testergebnis zu erzielen.

Durch den Abtastvorgang entsteht eine Infrarotfotografie der Körperoberflächentemperatur, ein so genanntes Thermogramm, aus dem sich beispielsweise Verengungen der Herkranzarterien, diverse Krebsformen und Infektionen ablesen lassen. Dieses Verfahren wurde auch zur Diagnose und Behandlung von Schmerzen eingesetzt, wenn diese z. B. im Rücken auftreten oder in den Handgelenken bei Verdacht auf das Karpaltunnelsyndrom. Die Schmerzzonen zeichnen sich auf dem Thermogramm in kühlen Farben ab, da sich die Blutgefäße der Haut bei Schmerz zusammenziehen, wodurch die Hauttemperatur sinkt. Etwa 25 % der thermografischen Tests sollen falsch positive Ergebnisse liefern. Daher eignet sich das relativ unzuverlässige Verfahren nicht für Screening-Untersuchungen bei schweren Erkrankungen wie Krebs.

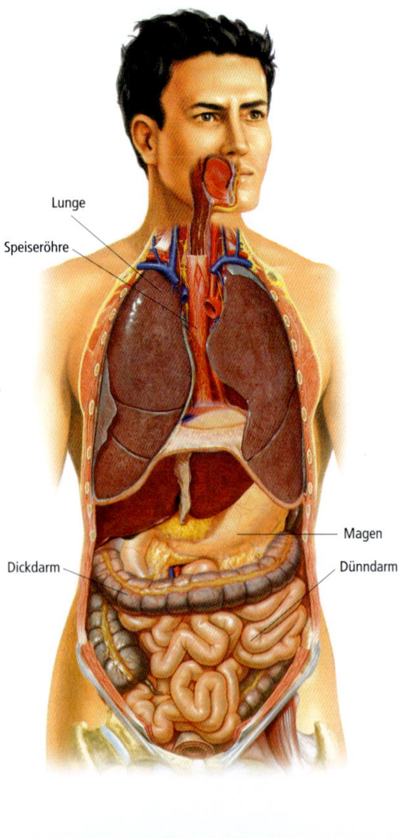

Endoskopie

Alle Hohlorgane, wie die Lunge, die Speiseröhre, der Magen-Darm-Trakt und die Harnblase, können über verschiedene, meist biegsame Endoskope (optische Geräte) direkt inspiziert werden. Durch kleine Hautschnitte sind auch die Bauchhöhle und die Gelenke zugänglich.

INVASIVE DIAGNOSETECHNIKEN

Invasive Untersuchungsmethoden sind vielfach notwendig, um Informationen über Erkrankungen der inneren Organe zu gewinnen. Kleine chirurgische Eingriffe wie die Biopsie oder die Arthroskopie ermöglichen die Untersuchung von Gelenken sowie Gewebeanalysen.

ENDOSKOPIE

Unter Endoskopie versteht man die Untersuchung von Körperhöhlen mit einem Endoskop zu Diagnostik- und Behandlungszwecken. Das Endoskop ist ein biegsames, röhrenförmiges Instrument, das über ein optisches System, eine Beleuchtungsvorrichtung und einen Instrumentenkanal für Biopsien und kleine Operationen verfügt. Es dient der Entnahme von Gewebeproben und der Zerstörung von krankem Gewebe.

Mit Hilfe der Endoskopie können die Speiseröhre, der Magen, die Lunge, der obere und untere Dünndarm sowie der gesamte Dickdarm untersucht werden. Bestimmte Erkrankungen können bereits während der Endoskopie behandelt werden.

Das Endoskop vereinfacht die Diagnostik und Behandlung bestimmter Erkrankungen, die früher Kontrasteinläufe oder einen Bariumbreischluck erforderten. Bei der Endoskopie treten nur selten Komplikationen auf.

Gastroskopie

Die Gastroskopie ist die endoskopische Untersuchung des Magens. Über einen Zeitraum von einigen Stunden vor der Untersuchung sollte keine Nahrung mehr aufgenommen werden, damit der Magen leer ist, wenn nach einer Anästhesie des Rachens und einer leichten Sedierung das biegsame Endoskop durch den Mund eingeführt wird. Eine Endoskopie führt manchmal zu Irritationen und kleineren Blutungen, wird aber in der Regel gut vertragen.

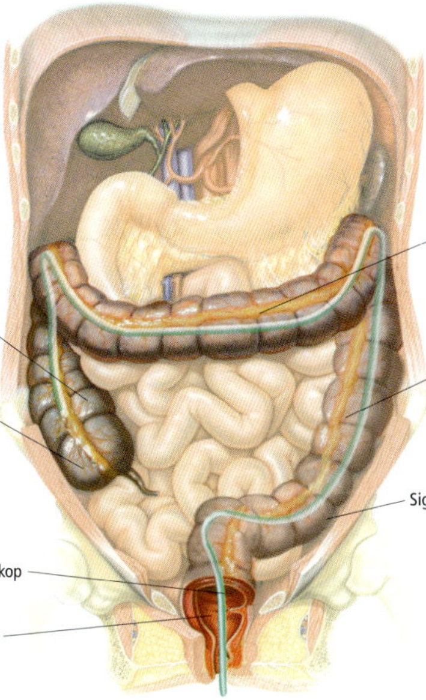

Koloskopie

Ein Koloskop ist ein flexibles Endoskop, das durch den After eingeführt und vorsichtig vorgeschoben wird. Bei den meisten Patienten kann man damit den gesamten Dickdarm inspizieren und Biopsien entnehmen.

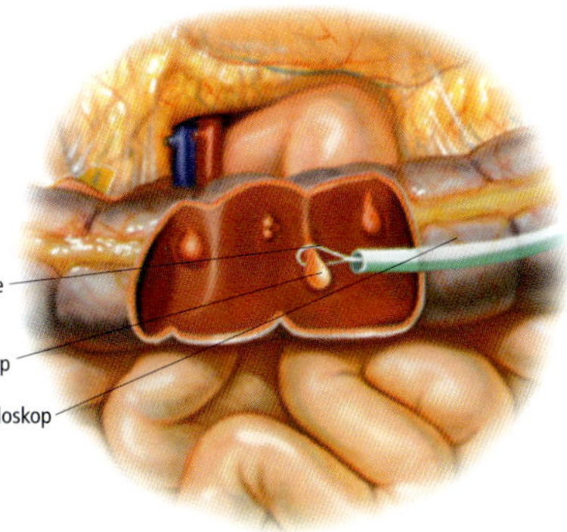

Endoskopische Polypenentfernung

Eine der therapeutischen Anwendungsmöglichkeiten der Koloskopie ist die Unterbindung und Entfernung von Darmpolypen mit Hilfe einer Schlinge. Da viele Darmpolypen entarten, ist eine frühzeitige, prophylaktische Entfernung wichtig.

Arthroskopie

Bei einer Arthroskopie wird das zu untersuchende Gelenk mit Kochsalzlösung gefüllt und das Arthroskop über kleine Hautschnitte eingeführt. Durch vorsichtige Bewegungen und zusätzliche Zugangswege kann man das ganze Gelenk inspizieren und kleine Operationen durchführen.

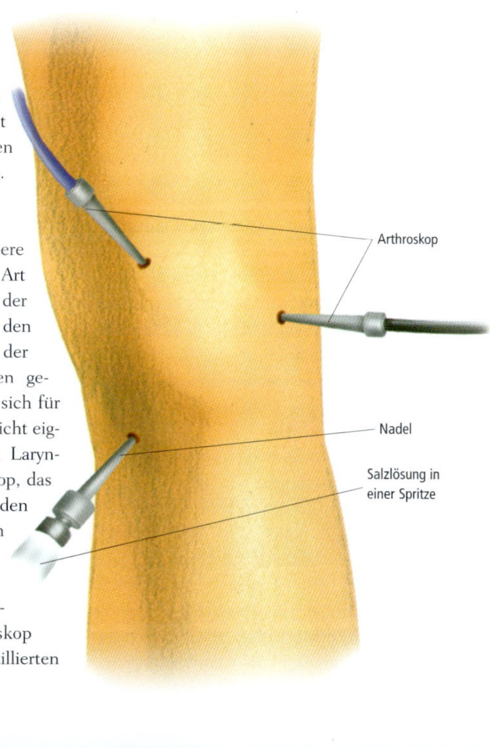

Koloskopie

Ein Koloskop ist ein biegsames Endoskop, das eine visuelle Untersuchung des Dickdarmes ermöglicht. Es wird über den After eingeführt und vorsichtig vorgeschoben. Die Untersuchung erfolgt unter leichter Sedierung. Komplikationen, wie Blutungen oder eine Darmperforation, sind selten.

Die Koloskopie wird zur Diagnostik ungeklärter Darmblutungen und zur Überwachung chronisch entzündlicher Darmerkrankungen, familiärer Polyposen und von Darmkrebs eingesetzt. Zu den therapeutischen Funktionen gehören die Entfernung von Darmpolypen, das Stillen von Blutungen und die Lösung von Darmverschlingungen.

Proktoskopie

Die Proktoskopie dient der Untersuchung des Mastdarmes und des unteren Dickdarmes. Sie erfolgt mittels eines flexiblen Endoskops (Proktoskop), das in den After eingeführt wird und ermöglicht die Untersuchung der Darmwand sowie die Durchführung einer Biopsie oder anderer medizinischer Maßnahmen. Eine Proktoskopie ist ein diagnostisches Verfahren bei Krankheiten wie Mastdarmkrebs und Divertikulosen.

Bronchoskopie

Bei der Bronchoskopie werden die Bronchien unter Narkose mit einem so genannten Bronchoskop untersucht. Die heute verwendeten Bronchoskope sind biegsam.

Aus den Bronchien und durch Einbringen und Entfernen von Flüssigkeit auch aus tieferen Lungenbereichen können Gewebe- und Zellproben gewonnen werden. Das Bronchoskop ist somit ein wertvolles Gerät für die Diagnose verschiedener Atemwegs- und Lungenerkrankungen, vor allem Lungenkrebs. Zudem können damit Fremdkörper oder andere Blockaden aus den Atemwegen entfernt werden.

Laryngoskopie

Bei einer Laryngoskopie wird der innere Kehlkopf untersucht. Die einfachere Art ist die indirekte Laryngoskopie, bei der man einen kleinen Spiegel gegen den Gaumenrücken hält. Dazu muss der Spiegel gegen das Gaumenzäpfchen gedrückt werden – eine Methode, die sich für Patienten mit starkem Würgereflex nicht eignet. Die zweite Art ist die direkte Laryngoskopie, bei der ein starres Endoskop, das so genannte Stützlaryngoskop, in den Mund eingeführt wird. Das Verfahren wird unter Vollnarkose durchgeführt, sodass der Würgereflex ausgeschaltet ist. Bei der direkten Untersuchung kann auch ein Mikroskop eingesetzt werden, das einen detaillierten

Blick auf die Stimmbänder und andere Kehlkopfbereiche erlaubt. Mit dieser Methode lassen sich auch Gewebeproben zu Untersuchungszwecken (Biopsie) entnehmen.

Eine Kehlkopfuntersuchung ist auch mit anderen Sichtinstrumenten möglich. So kann ein biegsames Nasenpharyngoskop in die Nase eingeführt werden, um die Stimmbänder beim normalen Sprechen zu untersuchen. Dazu muss jedoch der Würgereiz unterdrückt werden, und die Sicht ist nicht so gut wie bei der direkten Laryngoskopie. Mit dem Lupenlaryngoskop, einem optischen 90-Grad-Teleskop, das in den Rachen eingeführt wird, entsteht ein vergrößertes Bild der Stimmbänder. Eine in die Instrumente integrierte Kamera kann während der Untersuchung Informationen aufzeichnen.

Zystoskopie

Unter einer Zystoskopie versteht man die Untersuchung der Harnblase mit dem Zystoskop, einem speziellen Endoskop. Das Zystoskop wird über die Harnröhre in die Harnblase eingeführt. Durch dieses Gerät kann der Chirurg oder Urologe das Harnblaseninnere untersuchen. Es gibt spezielle Zusätze für das Zystoskop, mit denen man Steine zertrümmern, eine Tumorbiopsie entnehmen oder krankes Gewebe entfernen kann.

Arthroskopie

Die Arthroskopie ist ein endoskopisches Verfahren zur Untersuchung von Gelenken auf Schäden oder Krankheiten. Dabei wird ein Endoskop (Arthroskop) durch einen kleinen Schnitt in das Gelenk eingeführt. Auf diesem Weg lassen sich auch viele Operationen durchführen, die dank des kleinen Schnittes in der Regel deutlich schneller heilen als z. B. nach einer offenen Kniegelenkoperation.

Hysteroskopie

Bei der Hysteroskopie können mit Hilfe eines Gebärmutterendoskops die Gebärmutter und der Zervikalkanal inspiziert und Myome, die gestielt in die Gebärmutterhöhle wachsen, entfernt werden.

Embryofetoskopie

Eine Embryofetoskopie besteht in der endoskopischen Betrachtung eines Embryos oder Fetus im Rahmen der pränatalen Diagnostik. Sie wird vor allem bei Verdacht auf einige schwere Hautkrankheiten angewendet. Der Eingriff wird im ersten und frühen zweiten Schwangerschaftsdrittel durch eine kleine Öffnung in Bauch und Gebärmutter vorgenommen und erlaubt eine direkte Betrachtung des Fetus und insbesondere seiner Hautstruktur.

Laparoskopie

Die Laparoskopie ist eine endoskopische Methode der Bauchraumuntersuchung, die in ihrer operativen Variante manchmal auch als »Schlüssellochchirurgie« bezeichnet wird.

Zwei Endoskope – ein Sichtgerät und ein Lichtträger – werden unmittelbar unter dem Nabel durch die Bauchdecke gestochen und ermöglichen Operationen und diagnostische Untersuchungen. Nach der Stichinzision wird Kohlendioxid in den Bauchraum gepumpt, um eine Verletzung der Bauchorgane durch die Instrumente zu vermeiden und für bessere Sichtverhältnisse zu sorgen. Bei einer Durchgängigkeitsuntersuchung der weiblichen Fortpflanzungsorgane kann ein Kontrastmittel in den Zervikalkanal injiziert werden, durch das die Durchlässigkeit der Eileiter erkennbar wird.

Die Laparoskopie eignet sich als so genannte minimalinvasive Technik auch zur Durchführung von endoskopischen Operationen, z. B. zur Entfernung der Gallenblase, zur operativen Korrektur von Hernien, zur Operation bei ektope Schwangerschaften, zur Sterilisation und sogar zur Gebärmutter-, Eierstock- und Myomentfernung. Auch In-vitro-Fertilisationen sind mit diesem Verfahren möglich.

Die Laparoskopie, auch als endoskopische Laparotomie bezeichnet, ist im Vergleich zu einer normalen Operation ein kleiner Eingriff und kann in manchen Fällen sogar ambulant durchgeführt werden. Das höhere Risiko einer Organperforation wird durch die kürzere Rekonvaleszenzzeit aufgewogen.

LAPAROTOMIE

Unter einer Laparotomie versteht man die operative Eröffnung der Bauchhöhle für eine klassische Bauchhöhlenoperation oder die Diagnose von Krankheiten ungeklärter Ursache, die weder durch eine Ultraschalluntersuchung noch durch eine Computertomografie diagnostizierbar waren. Sie wird auch bei größeren Verletzungen (z. B. nach einem Autounfall) oder bei Stich- und Schusswunden durchgeführt, um festzustellen, ob eine Eingeweideperforation vorliegt.

Mit Hilfe der Laparotomie können Erkrankungen wie Blinddarmentzündungen, Infektionen, Leber-, Eierstock-, Darm- und Bauchspeicheldrüsenkrebs festgestellt, Hernien in der Bauchdecke korrigiert und kranke Organe sowie entartetes Gewebe entfernt werden. Während des Eingriffes können aus der Bauchhöhle Proben der Peritonealflüssigkeit zur Laboruntersuchung entnommen werden. Auch bei Verdacht auf innere Blutungen bei ektopen Schwangerschaften lässt sich die Laparotomie einsetzen. Die Laparotomie wurde allerdings zwischenzeitlich zunehmend durch die Laparoskopie ersetzt.

BIOPSIE

Unter einer Biopsie versteht man die Entnahme einer Gewebeprobe zu Untersuchungszwecken. Auf diese Weise lässt sich feststellen, ob krankhafte Wucherungen im Körper (Tumoren) gutartig oder bösartig sind. Unter örtlicher Betäubung oder Vollnarkose

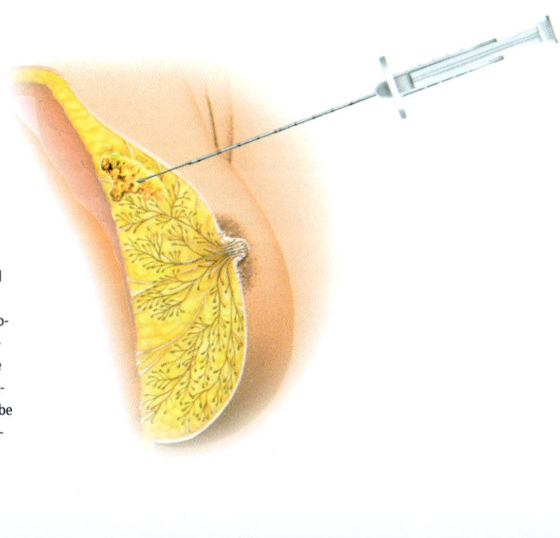

Biopsie

Eine Biopsie der Brust wird durchgeführt, um die Gut- oder Bösartigkeit eines Knotens abzuklären. Unter örtlicher Betäubung wird eine Nadel in den Knoten eingeführt und eine Gewebeprobe zur histologischen Untersuchung entnommen.

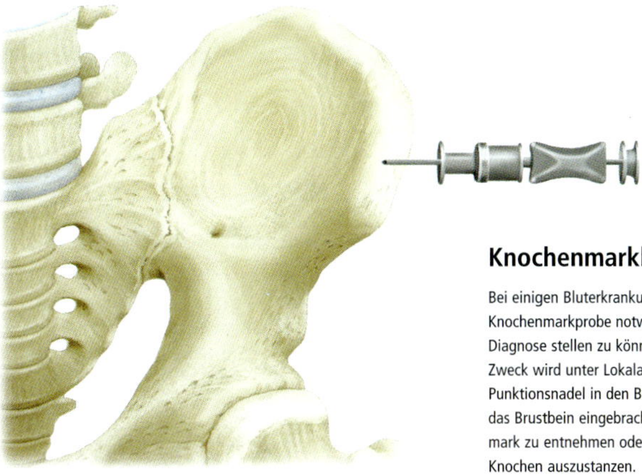

Knochenmarkbiopsie

Bei einigen Bluterkrankungen ist eine Knochenmarkprobe notwendig, um die Diagnose stellen zu können. Zu diesem Zweck wird unter Lokalanästhesie eine Punktionsnadel in den Beckenkamm oder das Brustbein eingebracht, um Knochenmark zu entnehmen oder ein kleines Stück Knochen auszustanzen.

wird ein kleines Gewebestück entfernt und zur Laboruntersuchung geschickt.

Eine Biopsie erleichtert die Diagnose verschiedener Krankheiten. Indem eine kleine Gewebe- oder Zellprobe aus den Lymphknoten, einem inneren Organ (z. B. der Leber) oder aus den Knochen problemlos entnommen und einer genauen Untersuchung unterzogen werden kann, ist die korrekte Diagnose ohne große Operation möglich.

Nadelbiopsie

Die Nadelbiopsie ist ein Biopsieverfahren, bei dem eine dünne Nadel in die erkrankte Region eingebracht und eine Gewebeprobe entnommen wird. Im Pathologie-Labor wird diese auf die Art der Gewebeveränderung untersucht, z. B. ob es sich um Krebs, einen gutartigen Tumor, eine Infektion oder eine Narbe handelt. Die Nadelbiopsie ist schneller durchführbar und fügt dem Gewebe weniger Verletzungen zu als eine offene Biopsie, bei der eine Narbe zurückbleibt.

Knochenmarkbiopsie

Bei diesem Biopsieverfahren wird eine dicke Nadel in einen Knochen eingeführt, um dem Knochenmark eine Zellprobe zu entnehmen. Dies bezeichnet man als Aspirationsbiopsie. Wird ein ganzes Stück Knochengewebe samt Knochenmark entnommen, spricht man von einer Stanzbiopsie. Knochenmarkproben werden meist unter örtlicher Betäubung am Brust- oder Hüftkamm entnommen.

Die Knochenmarkbiopsie stellt ein wichtiges diagnostisches Verfahren dar, das bei verschiedenen Blut- und Knochenmarkkrankheiten zur Anwendung kommt. Hierzu zählen z. B. die Blutarmut (Anämie), Leukämien sowie unklare Lymphknotenvergrößerungen.

Endometriumbiopsie

Bei der Endometriumbiopsie wird eine Gewebeprobe aus der Gebärmutterschleimhaut (Endometrium) entnommen. Dies erfolgt mittels einer kleinen Röhre, die über den Gebärmutterhals in die Gebärmutter eingebracht wird. Die Probe geht (meist zur Diagnose von Blutungsanomalien) ins Labor.

Will man durch den Test den Verdacht auf Gebärmutterkrebs ausschließen, kann auch eine Kürettage zur Anwendung kommen, bei der mit einer Kürette Gewebe vom Endometrium abgekratzt wird. Dies erfolgt meist unter Vollnarkose. Eine Biopsie erfordert keine Narkose.

Chorionbiopsie

Die Chorionbiopsie ist eine pränatale Untersuchung, mit der sich genetische Defekte des Fetus feststellen lassen. Angeraten wird die pränatale Untersuchung bei Schwangerschaften nach dem 35. Lebensjahr. Grund ist das erhöhte Risiko, dass das Ungeborene an einer Chromosomenaberration wie dem Down-Syndrom leidet. Im Vergleich zur Amniozentese lassen sich mit der Chorionbiopsie Probleme zu einem wesentlich früheren Schwangerschaftszeitpunkt feststellen. Dafür ist die Gefahr einer Fehlgeburt infolge des Eingriffes etwas höher (etwa 1,5 %). Auch führte man Fehlbildungen der Gliedmaßen auf diese Untersuchung zurück.

Bei der Chorionbiopsie wird ein Katheter über den Gebärmutterhals in die Gebärmutter eingeführt. Man entnimmt eine Probe des Chorions, einer Haut, die sich in den ersten Stadien der Schwangerschaft um den Embryo herum bildet, bevor die Plazenta entsteht. Der Katheter wird über eine Ultraschallsonde geleitet.

AMNIOZENTESE

Bei der Amniozentese (Fruchtwasserpunktion) entnimmt man eine Fruchtwasserprobe aus der Fruchtblase. Dies erfolgt mittels einer Nadel, die unter Ultraschallkontrolle durch die Bauchdecke in die Gebärmutter eingebracht wird. Die Fruchtwasserprobe kultiviert man bis zu vier Wochen im Labor. Wird ein Defekt festgestellt, kann sich die Frau für eine Abtreibung entscheiden.

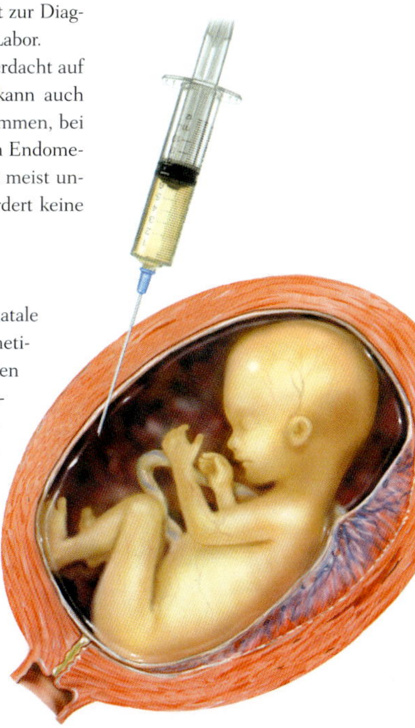

Amniozentese

Bei der Amniozentese untersucht man Hautzellen und biochemische Substanzen des Fetus im Fruchtwasser. Damit lassen sich mehr als 40 Erbkrankheiten nachweisen.

Eine Amniozentese wird zwischen 15. und 18. Schwangerschaftswoche vorgenommen, wenn ein erhöhtes Risiko besteht, dass das Kind mit einer Fehlbildung des zentralen Nervensystems (wie *Spina bifida* oder Anenzephalie) oder genetischen Defekten (wie dem Down-Syndrom) zur Welt kommt. Meist liegt eine familiäre Vorbelastung vor, d. h. in der Familie sind bereits Gendefekte aufgetreten. Auch ist die Untersuchung bei Schwangerschaften nach dem 35. Lebensjahr angezeigt. Vor und nach dem Eingriff sollten die werdenden Eltern unbedingt eine genetische Beratung in Anspruch nehmen.

In der Spätschwangerschaft wird eine Amniozentese manchmal bei Verdacht auf eine Rhesusunverträglichkeit (Rh-Inkompatibilität), eine Mangelversorgung oder bei einer drohenden Frühgeburt zur Bestimmung der Lungenreife durchgeführt.

Das Risiko einer Fehlgeburt durch eine Amniozentese liegt bei 1–2 %. Außerdem besteht ein Risiko von 0,5 %, dass das Baby mit zu geringem Gewicht zur Welt kommt.

PAP-TEST

Beim Pap-Test, auch Papanicolaou-Abstrich genannt, werden vom Gebärmutterhals entnommene Zellen mikroskopisch auf Veränderungen (Krebsvorstufen oder Krebszellen) untersucht. Diese wichtige Vorsorgeuntersuchung sollten alle Frauen vom Zeitpunkt der Geschlechtsreife an regelmäßig durchführen lassen. Seit seiner Einführung in den 1940er-Jahren hat der Pap-Test weltweit erheblich zur Senkung der Todesrate durch Gebärmutterhalskrebs (Zervixkarzinom) beigetragen.

Der Abstrich wird vom Arzt angefertigt. Es handelt sich um einen einfachen und schmerzlosen Vorgang. Wie häufig ein Pap-Test durchgeführt werden sollte, kann individuell variieren. Dies ist im Gespräch mit dem Arzt zu klären.

ZYSTOMANOMETRIE

Die Zystomanometrie (auch Blasendruckmessung) ist ein medizinisches Verfahren zur Beurteilung der Blasenfunktion bei Patienten mit Beschwerden beim Urinieren. In der Regel nimmt der Patient bei der Untersuchung eine liegende Position ein und sollte sich möglichst entspannen. Die Harnblase wird mit sterilisiertem Wasser gefüllt, über den Enddarm wird Druck auf die Harnblase ausgeübt. Während der Zystomanometrie berichtet der Patient über seine Empfindungen, der Blasendruck wird konstant überwacht.

LUMBALPUNKTION

Bei der Lumbalpunktion (auch Rückenmarkpunktion) führt man eine Nadel in den Rückenmarkkanal (meist unterhalb des dritten Lendenwirbels) ein, um Gehirn-Rückenmark-Flüssigkeit (Liquor) zu entnehmen oder Medikamente bzw. Betäubungsmittel (Periduralanästhesie) zu verabreichen.

Blutbild

Blut besteht aus roten Blutkörperchen (Erythrozyten), verschiedenen weißen Blutkörperchen (Leukozyten) und Blutplättchen (Thrombozyten) in einer Lösung aus Wasser, Elektrolyten und Proteinen, dem so genannten Blutplasma. Die Abbildung stellt alle Zelltypen dar, gibt sie allerdings nicht in ihren realen Mengenverhältnissen wieder.

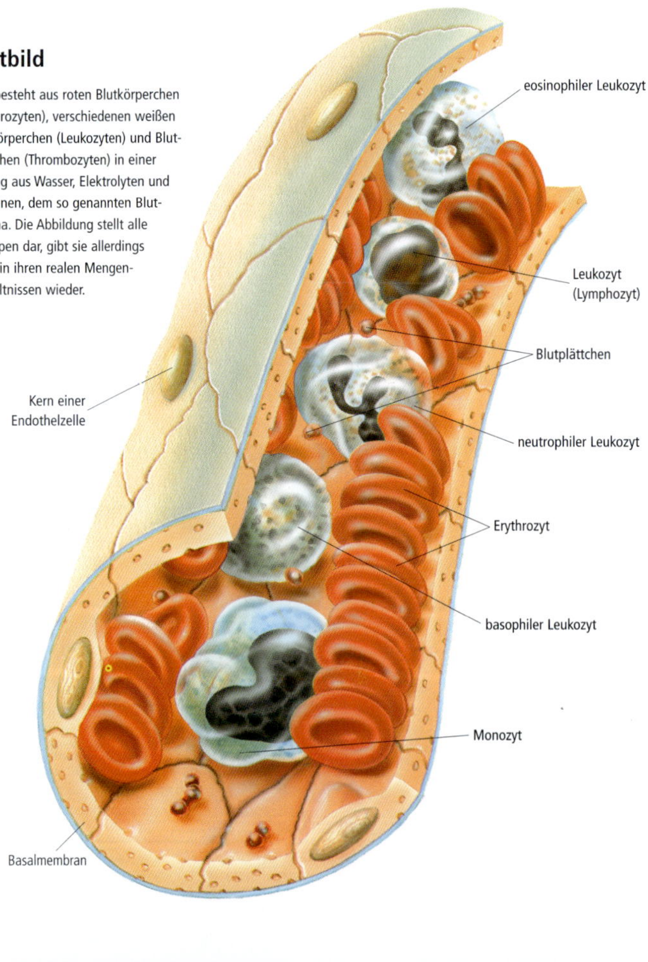

BLUTUNTERSUCHUNGEN

Die Analyse verschiedener Substanzen im Blut kann wichtige Informationen über den Zustand des Immunsystems sowie über Krankheiten und deren Verlauf liefern.

SIEHE AUCH *Blut in Kapitel 1*

BLUTGRUPPENBESTIMMUNG

Die Basis für die Unterteilung in verschiedene Blutgruppen bilden Antigene (Substanzen, die eine Immunreaktion auslösen) auf den roten Blutkörperchen (Erythrozyten) gebunden sind. Die wichtigsten Blutgruppen sind A, B, AB und 0. Ein weiterer wichtiger Blutgruppenfaktor ist der Rhesus-Faktor (Rh). Eine Person ist entweder Rh-positiv oder, seltener, rh-negativ.

Eine Rh-Unverträglichkeit während der Schwangerschaft führt zur Bildung von Antikörpern gegen die roten Blutkörperchen des Embryo, sodass ein Embryo bei einer späteren Schwangerschaft an Blutarmut (Anämie) oder Gelbsucht erkrankt oder sogar stirbt.

Die Blutgruppenbestimmung spielt für den Verlauf von Bluttransfusionen eine bedeutende Rolle. Die Mischung inkompatibler Blutgruppen führt zur Zerstörung der Erythrozyten, zur Verstopfung von Blutgefäßen und manchmal zum Tod (Transfusionszwi-

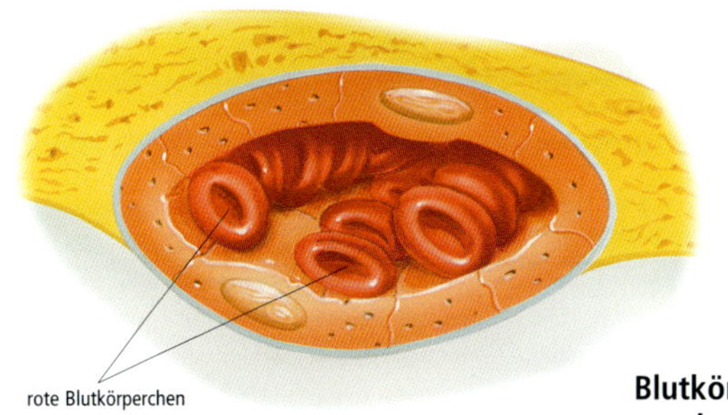

Blutkörperchensenkungsgeschwindigkeit (BSG)

Die BSG misst die Geschwindigkeit, mit der sich die roten Blutkörperchen in einer mit Blut gefüllten Glasröhre senken. Dies kann auf bestimmte Erkrankungen hinweisen.

schenfall). Mittels Blutgruppenbestimmung und der so genannten Kreuzprobe lässt sich die Verträglichkeit von Spender- und Empfängerblut vor der Transfusion sicherstellen.

BLUTBILD

Ein Blutbild gibt Auskunft über die Blutzusammensetzung aus roten und weißen Blutkörperchen (Erythro- und Leukozyten), Blutplättchen (Thrombozyten) und rotem Blutfarbstoff (Hämoglobin). Ein kleines Blutbild liefert vor allem Grunddaten zu den roten Blutkörperchen. Zusammen mit dem Differenzialblutbild ergibt es das große Blutbild, das insbesondere über die Verteilung von weißen Blutkörperchen und Blutplättchen informiert. Nach Entnahme der Blutprobe zählt man die Blutzellen elektronisch oder manuell unter dem Mikroskop aus.

Mit anderen Methoden kann man zusätzlich den Hämoglobinwert, den Anteil der Zellen am Gesamtvolumen (Hämatolerit) und die relative Verteilung von Erythrozyten und Leukozytenunterarten in der Blutprobe feststellen. Zu viele Leukozyten deuten auf Infektionen hin, zu wenige auf eine Schädigung des Knochenmarkes.

BLUTZUCKERTEST

Ein Blutzuckertest dient der Bestimmung des Blutzuckerspiegels. Glukose ist ein Einfachzucker, der aus der Aufspaltung von Kohlehydraten aus der Nahrung entsteht. Sie zirkuliert im Blut und dient im ganzen Körper als Zellnahrung. Zucker im Urin deutet auf einen hohen Blutzuckergehalt hin, was sich mittels eines Blutzuckertests bestätigen lässt. Ein zu niedriger Blutzuckerspiegel (Hypoglykämie) äußert sich in Hunger, Schwäche und Müdigkeit, Kopfschmerzen, Abgeschlagenheit, Schweißausbrüchen und kann sogar zum Koma führen. Bei einem erhöhten Blutzuckerwert (Hyperglykämie) kann der Körper die Glukoseaufnahme nicht mehr richtig steuern. Dies kann auf die Zuckerkrankheit (*Diabetes mellitus*) hinweisen.

BLUTGASANALYSE

Die Blutgasanalyse ist eine Messung des Sauerstoff- und Kohlendioxidgehaltes sowie der Wasserstoffionenkonzentration (pH-Wert) im arteriellen und venösen Blut.

Aus einer Arterie oder Vene wird eine Blutprobe entnommen. Die Ergebnisse zeigen, wie gut das Kohlendioxid im Blut abgebaut wird, und wie effektiv die Lungen arbeiten, um es mit Sauerstoff anzureichern. Eine Gasanalyse des arteriellen Blutes informiert zudem über den Säure-Basen-Haushalt.

Nur in Extremsituationen weicht der pH-Wert des Blutes vom Normalwert ab. Daher ist die Blutgasanalyse nur bei schwerstkranken Menschen in Lebensgefahr angezeigt.

BLUTKÖRPERCHENSENKUNGS-GESCHWINDIGKEIT

Die Blutkörperchensenkungsgeschwindigkeit (BSG) ist ein häufig angewendeter Test zur Messung der Geschwindigkeit, mit der sich die roten Blutkörperchen (Erythrozyten) in einer Glasröhre senken. Bei Infektionen, Blutarmut (Anämie), bestimmten rheumatischen Erkrankungen und anderen Autoimmunkrankheiten sowie bei bestimmten Krebsarten wie dem multiplen Myelom ist die BSG erhöht. Die Normalwerte liegen bei 1–20 mm in der ersten Stunde.

Auch die Wirksamkeit einer Infektionsbehandlung – z.B. bei Tuberkulose und Knochenentzündungen – kann mit diesem Test überwacht werden. Die Normalisierung der BSG entspricht einer Heilung.

LEBERFUNKTIONSTEST

Ein Leberfunktionstest ist eine Blutuntersuchung, die Aufschluss über die Funktionsfähigkeit der Leber gibt. Die Leber hat wesentliche Entgiftungs- und Synthesefunktionen. So stellt sie beispielsweise wichtige Proteine wie Albumin und Blutgerinnungsfaktoren her. Albumin ist der Haupteiweißstoff im Blut und für den onkotischen Druck im Gefäßsystem und den Transport chemischer Substanzen zuständig. Zu den klassischen Leberfunktionstests zählen der Galaktosebelastungstest und der MEGX-Test. Aber auch die Bestimmung des Albuminspiegels im Blut liefert Informationen zur Leberfunktion. Bei einer schweren Lebererkrankung sinkt der Albuminspiegel, es kommt zu Flüssigkeitsansammlungen in den Gliedmaßen (Ödeme) und in der Bauchhöhle (Aszites). Zuweilen stellen sich auch eine Verminderung der Blutgerinnungsfaktoren und infolgedessen eine Anfälligkeit für Verletzungen und Blutungen ein.

Der Nachweis bestimmter Leberenzyme im Blut gilt insofern als eine Art Leberfunktionstest, als die Enzyme Hinweise auf eine Schädigung der Leberzellen geben. Als Ursachen hierfür kommen übermäßiger Alkoholkonsum, Viren oder chemische Substanzen in Betracht.

GERINNUNGSTESTS

Über die Blutgerinnung und ihren Gegenspieler die Fibrinolyse wird die Gerinnungsfähigkeit des Blutes geregelt. Bei älteren Menschen mit Arteriosklerose sowie nach einem Herzinfarkt oder Schlaganfall muss die Gerinnungsfähigkeit künstlich gesenkt werden. Andererseits können bei mangelhafter Gerinnungsfähigkeit spontane Blutungen auftreten. Der Quick-Test und die partielle Thromboplastinzeit (PTT) sind die wichtigsten Tests zur Kontrolle einer gerinnungshemmenden Therapie oder zur Diagnostik angeborener Gerinnungsstörungen.

POLYMERASE-KETTENREAKTION

Nukleinsäuren in Form von DNS oder RNS sind in allen Körperzellen und allen Krankheitserregern enthalten. Mit der Polymerase-Kettenreaktion, einer molekulargenetischen Technik, ist es möglich, Nukleinsäurefrequenzen zu analysieren. Die Untersuchung dient daher zur Diagnostik nicht anzüchtbarer Krankheitserreger und zur genauen Charakterisierung der Merkmale auf den weißen Blutkörperchen (HLA-Typisierung).

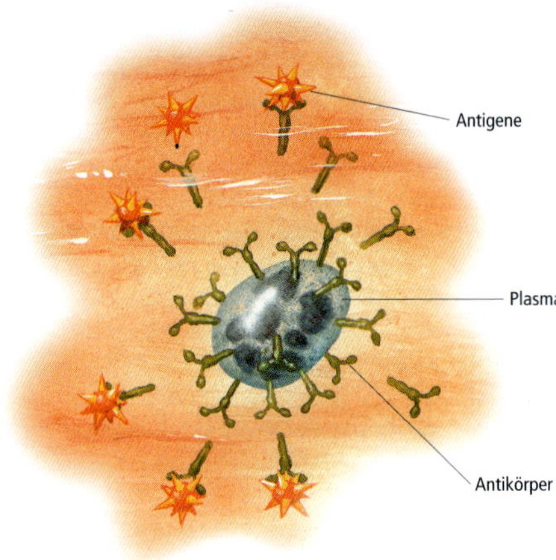

Antikörpernachweis

Sobald das Immunsystem fremde Antigene entdeckt, werden B-Lymphozyten zur Produktion spezifischer Antikörper angeregt. Diese Antikörper binden an die Antigene und ermöglichen so deren Zerstörung. Immunologische Techniken wie der ELISA arbeiten mit diesem Prinzip, um Antikörper nachzuweisen. Sie eignen sich daher zur Diagnostik und Verlaufskontrolle von Infektions- und Autoimmunkrankheiten.

ENZYM-IMMUNOASSAY (ELISA)

Der ELISA ist das bekannteste der verschiedenen immunologischen Testverfahren, die darauf basieren, dass sich an jeden Antikörper ein entsprechendes Antigen bindet. Ein an einen Antikörper (direkt oder indirekt) gebundenes Enzym wird zur Erzeugung eines – meist farbigen – Reaktionsergebnisses verwendet. Dieses Ergebnis lässt Rückschlüsse auf die Menge der gebundenen Antikörper zu. Die Immunoassays dienen dem Nachweis kleinster, im Kreislauf vorhandener Eiweiß- oder Drogenmengen. Auch lassen sich über die Antikörper im Blutserum Infektionskrankheiten diagnostizieren.

HAUTTESTS

Die Sensibilität des Körpers für verschiedene Allergene oder Krankheitserreger lässt sich testen, indem man die betreffenden Substanzen auf die Haut aufträgt oder sie zwischen die verschiedenen Hautschichten injiziert.

SIEHE AUCH *Immunität, Allergien in Kapitel 1; Infektionskrankheiten in Kapitel 11*

TUBERKULINTEST

Die Mendel-Mantoux-Probe ist ein Tuberkulintest. Eine Lösung aus abgetöteten Tuberkulosebakterien wird zwischen die Hautschichten des Unterarmes injiziert. Tritt an der entsprechenden Stelle zwei oder drei Tage nach der Injektion eine Hautreaktion (Schwellung, Rötung) auf, weist dies auf Antikörper und somit auf eine frühere oder gegenwärtige Tuberkuloseinfektion hin.

Infektionen, die noch keine zwei Wochen alt sind, lassen sich durch diese Probe nicht nachweisen. Nach einer Impfung bleibt der Test immer leicht positiv. Der französische Arzt Charles Mantoux entwickelte den Test auf der Basis gereinigter Tuberkuline 1908.

ALLERGIETESTS

Das Immunsystem reagiert auf Proteine, die als Eindringlinge identifiziert werden. Diese Proteine nennt man Antigene. Sie werden durch Bakterien (z. B. Salmonellen), Viren (z. B. Hepatitis B), Giftstoffe und andere Substanzen wie Allergene transportiert. Mit Antigentests wird geprüft, welche fremden Substanzen eine Krankheit oder andere Reaktionen auslösen.

Es gibt eine Reihe von Testmethoden für verschiedene Immunreaktionen. Wichtige Anwendungsgebiete sind die Diagnostik von Infektionskrankheiten, Hormonspiegeln, Autoimmunerkrankungen und Allergien. Zu den wichtigsten Allergie auslösenden Antigenen (Allergenen) gehören Katzen- und Hundehaare, Federn, Hausstaubmilben, Schaben, verschiedene Schimmelpilze und Gras- oder Baumpollen. Bei Allergietests werden kleine Antigenmengen auf oder in die Hautoberfläche gebracht. Abhängig von der Testart kann man teils nach 30–60 Minuten, teils erst nach ein paar Tagen eine Rötung und Schwellung des jeweiligen Bereiches erkennen, wobei meist mehrere Antigene getestet werden. Empfindliche Menschen reagieren oft auf mehrere Allergene gleichzeitig.

MEDIKAMENTÖSE THERAPIE

Medikamente sind Substanzen, die hergestellt werden, um chemische Vorgänge im Körper zu verändern und auf diese Weise Erkrankungen zu verhindern bzw. zu beseitigen oder Symptome zu lindern.

MEDIKAMENTENINTERAKTIONEN

Medikamente können mit anderen Substanzen im Körper reagieren. Hierzu zählen auch Substanzen, die von anderen Medikamenten

Antihistaminika

Wenn Mastzellen durch eindringende Allergene aktiviert werden, setzen sie Histamin frei, das die Folgen einer Allergie wie tränende Augen, Nasensekretion, Juckreiz und Ausschlag provoziert. Antihistaminika blockieren die Freisetzung von Histamin.

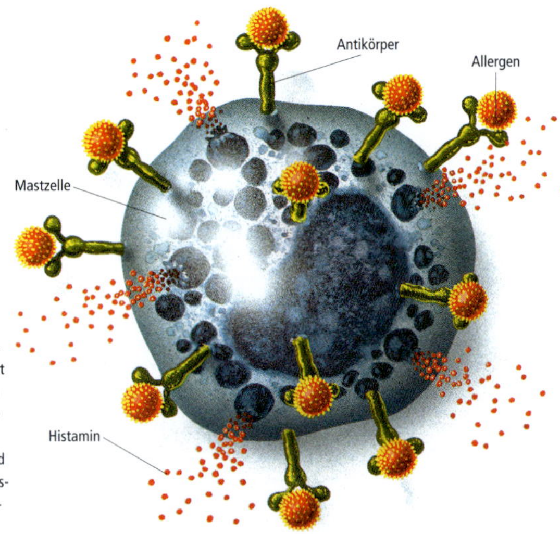

stammen. Solche chemischen Wechselwirkungen können die Wirkung von Arzneien verändern, sie verstärken, abschwächen, ausschalten oder schädlich machen.

Im Alter besteht ein höheres Risiko für ungünstige Medikamenteninteraktionen: Ältere Menschen leiden oft an mehreren Krankheiten zugleich und müssen daher mehr Medikamente einnehmen. Zudem verarbeiten ihre Organe Arzneimittel nicht mehr so leicht.

Folgende Arten von Medikamenten interagieren häufig mit anderen: Antibiotika, Antiepileptika, Antidepressiva, Antihypertonika, Alphasympathomimetika, Antikoagulanzien und Beruhigungsmittel. Gängige Antibiotika wie Ampicillin, Neomycin und Tetrazyklin sowie Antiepileptika verringern die Wirkung der Antibabypille oder heben diese sogar auf, sodass es zu einer ungewollten Schwangerschaft kommen kann.

Bei Herzmedikamenten ist besondere Vorsicht geboten. Eine Kombination von Betablockern und Kalziumantagonisten beispielsweise kann die Herzfrequenz derart senken, dass es zu einem Herzstillstand kommen kann. Betablocker können Asthma verschlimmern und es Diabetikern unmöglich machen, niedrigen Blutdruck als Folge einer Insulinreaktion zu erkennen. Die Kombination von Kalziumantagonisten und Digoxin kann ebenfalls die Herzfrequenz senken. ACE-Hemmer können bei Menschen, die Kaliumpräparate oder Kalium sparende Diuretika nehmen, den Kaliumspiegel gefährlich ansteigen lassen. Mit Digoxin kombinierte Diuretika können den Kalium- oder Magnesiumspiegel gefährlich senken, was Herzrhythmusstörungen verursachen kann.

Auch bestimmte Nahrungsmittel und Getränke können mit Medikamenten reagieren. Milchprodukte, Alkohol, Koffein, Salz und Obstsäfte verursachen häufig Probleme. Einige Antidepressiva (MAO-Hemmer) werden z. B. gefährlich, wenn man sie mit tyraminreichen Lebensmitteln wie Rotwein, Käse und Bier zu sich nimmt. Auch ist davon abzuraten, rezeptfreie Medikamente mit anderen Arzneimitteln zu kombinieren.

Gefährliche Wechselwirkungen sind auch zwischen Pflanzenpräparaten und anderen Medikamenten möglich. Wird Phenprocoumon mit Ginseng, Knoblauch, Gingko, Ingwer oder Fieberkraut eingenommen, drohen Blutungen. Sonnenhut und Zink können die Wirkung von Ciclosporin aufheben. Ginseng kann mit Digoxin reagieren. Johanniskraut und Sägepalme können wiederum die Wirkung von Eisenpräparaten hemmen. Darüber hinaus können Arzneimittel auch mit Alkohol und Tabak reagieren; Rauchen reduziert die Wirkung vieler Präparate.

Wird ein Medikament verschrieben, sollte man stets den Arzt oder Apotheker fragen, ob es mit Nahrungsmitteln, anderen Medikamenten oder Pflanzenpräparaten, die man einnimmt, in Wechselwirkung treten kann.

PLAZEBO

Ein Plazebo ist ein »Medikament« ohne Wirkstoffe, das als »Scheinmedikament« verabreicht wird. Plazebos werden gelegentlich bei der klinischen Erprobung neuer Medikamente an freiwilligen Probanden eingesetzt: Die Testpersonen werden in zwei Gruppen eingeteilt, von der eine das Medikament, die andere ein Plazebo erhält. Das Plazebo ähnelt dabei dem echten Medikament in Aussehen und Geschmack. Der Versuch ist dann erfolgreich, wenn sich die Patienten, die das neue Medikament erhalten haben, erheblich besser fühlen als die Plazebo-Patienten.

ANTIHISTAMINIKA

Antihistaminika bilden die Hauptgruppe unter den Medikamenten gegen Allergien. Sie blockieren die Wirkung des Histamins, einer Substanz, die der Körper vor allem bei Allergien im Rahmen der Abwehrreaktion bildet. Antihistaminika wirken auch gegen Übelkeit und werden daher gegen die Reisekrankheit eingesetzt. Eine Nebenwirkung der meisten älteren Antihistaminika ist Schläfrigkeit. Daher sollte man sie nicht einnehmen, wenn man Auto fährt oder sonstige Konzentration erfordernde Tätigkeiten ausführen muss. Alkohol verstärkt die sedierende Wirkung noch. Die Einnahme von Antihistaminika erfolgt häufig nachts. Ihre beruhigende Wirkung kann auch gegen Schlaflosigkeit helfen.

HERZ-KREISLAUF-MEDIKAMENTE

Zur Therapie von Erkrankungen des Herz-Kreislauf-Systems können Medikamente eingesetzt werden, welche die Zusammensetzung des Blutes, die Nierentätigkeit, die Blutgefäßweite oder den Herzmuskel selbst beeinflussen. Diese Medikamente verändern den Blutdruck, die Pumpkraft und -frequenz des Herzes, die Blutgerinnung, die Flüssigkeitsausscheidung sowie die Fließeigenschaften des Blutes.

SIEHE AUCH *Blutkreislauf in Kapitel 1; Erkrankungen des Herzes in Kapitel 5*

Antihypertonika

Antihypertonika sind Medikamente zur Behandlung von Bluthochdruck (Hypertonie). Sie können oral oder, wenn eine schnelle Wirkung erzielt werden soll, intravenös verabreicht werden. Therapeutisch sind sie als Einzelsubstanz in einer Monotherapie oder kombiniert mit Präparaten anderer Antihypertonika-Typen als Kombinationstherapie einsetzbar. Man unterscheidet fünf verschiedene Antihypertonika-Typen.

Betablocker senken den Blutdruck, indem sie den Herzschlag verlangsamen und die kleinen peripheren Blutgefäße entspannen. Für Asthmatiker eignen sie sich nicht, da sie Asthmaanfälle auslösen können. Thiaziddiuretika entspannen die kleinen Blutgefäße und führen zu verstärkter Flüssigkeitsausscheidung durch die Nieren. Da dabei die

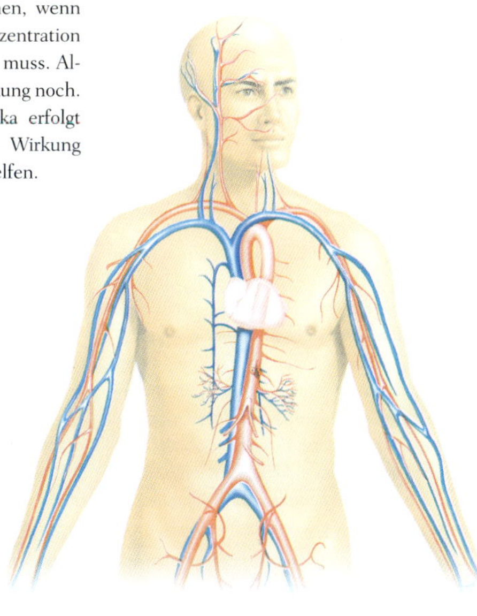

Herz-Kreislauf-Medikamente

Herz-Kreislauf-Medikamente werden zur Behandlung von Bluthochdruck, Herzerkrankungen oder der peripheren arteriellen Verschlusskrankheit eingesetzt. Normalerweise wirken sie auf den Herzmuskel oder die Blutgefäße, indem sie die Herzfrequenz reduzieren, die Schlagkraft erhöhen oder die Blutgefäße erweitern, was zu einem Blutdruckabfall führt.

Blutgerinnsel

In einer elektronenmikroskopischen Vergrößerung eines Blutgerinnsels (Thrombus) sind rote Blutkörperchen in einem Netz aus Fibrinfäden zu sehen.

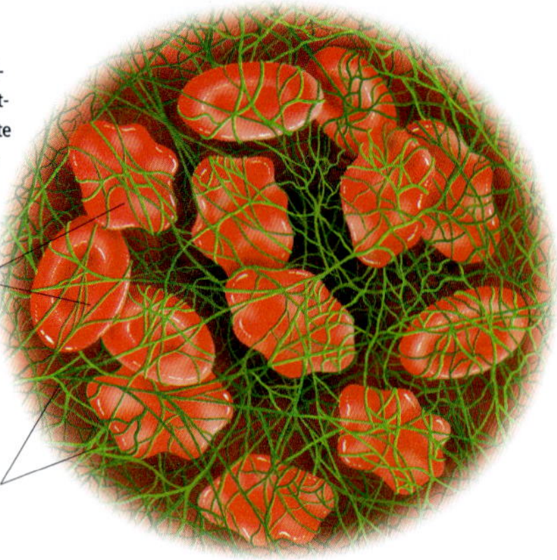

Kaliumwerte im Blut sinken, wird in den meisten Fällen gleichzeitig ein Kaliumpräparat verschrieben.

Kalziumantagonisten beeinflussen den Einstrom von Kalziumionen in die Zellen der Herz- und Blutgefäße, senken so den Blutdruck und verringern die Belastung des Herzes. Alpha-1-Blocker und ACE-Hemmer weiten die Blutgefäße. Menschen mit Bluthochdruck sind häufig beschwerdefrei und fühlen sich oft auch ohne Medikamente gesund. Zudem resultieren die Nebenwirkungen der Medikamente nach einiger Zeit bei vielen in der mangelnden Bereitschaft, den ärztlichen Anweisungen Folge zu leisten. Eine konsequente, evtl. lebenslange Behandlung ist aber wichtig, um das Risiko für Herz-Kreislauf-Erkrankungen und Organschäden (z. B. an Nieren und Augen) zu reduzieren.

Betablocker

Betablocker hemmen die Wirkung des Adrenalins in den Herzzellen und Blutgefäßen. Der Herzschlag wird verlangsamt und der Sauerstoffbedarf des Herzes reduziert. Man setzt sie zur Behandlung von Angina pectoris (Brustenge), Herzrhythmusstörungen und Bluthochdruck ein. Auch bei Migräne, Schilddrüsenüberfunktion und Grünem Star können Betablocker angewendet werden.

Betablocker sind nicht für Asthmatiker geeignet, da sie zu einer Verengung der Atemwege führen können. Sie sollten nicht bei Herzinsuffienz, Bradykardien (niedrige Herzfrequenz) oder einem Herzblock angewendet werden. Diabetiker sollten mit Betablockern vorsichtig sein. Zu den Nebenwirkungen zählen Müdigkeit, Schlafstörungen, Schwäche, Schwindel und Kurzatmigkeit.

Kalziumantagonisten

Medikamente aus dieser Gruppe verabreicht man im Allgemeinen zur Behandlung von Herz-Kreislauf-Erkrankungen. Dazu zählen Bluthochdruck (Hypertonie), Angina pectoris (durch Sauerstoffmangel im Herzmuskel verursachte Brustschmerzen) und einige Herzrhythmusstörungen. Auch bei manchen Migränearten können sie Wirkung zeigen. Kalziumantagonisten behindern den Fluss von Kalziumionen in die Blutgefäß- und Herzmuskelzellen. Die Muskelzellen erschlaffen, wodurch sich die Arterien weiten, was wiederum den Blutstrom in Richtung des Herzes verbessert und zu einem Blutdruckabfall führt. Die Herzschlagfrequenz wird durch einige dieser Medikamente ebenfalls verlangsamt. Manche Kalziumantagonisten haben Nebenwirkungen, z. B. Beinödeme und Schwindel.

ACE-Hemmer

ACE-Hemmer behindern die Bildung des körpereigenen blutdrucksteigernden Faktors Angiotensin II und senken so den Blutdruck, ohne die kurzfristige Blutdruckregulation über das vegetative Nervensystem zu stören. Dadurch haben sie kaum orthostatische Nebenwirkungen wie Schwindel beim Aufstehen. ACE-Hemmer erhöhen jedoch den Blutkaliumspiegel, weshalb sie sich nicht ohne weiteres mit Diuretika kombinieren lassen.

Vasodilatanzien

Vasodilatanzien (Vasodilatatoren) sind Medikamente zur Erweiterung von kleinen Blutgefäßen, beispielsweise der kleine Arterien (Arteriolen) und der kleinen Venen (Venolen). Diese Medikamente verstärken den Blutstrom zu den Geweben, senken den Blutdruck und steigern die Leistungsfähigkeit des Herzes. Nitroprussidnatrium und Nitroglyzerin werden z. B. bei der Koronaren Herzkrankheit und angeborenen Herzfehlern eingesetzt, während andere Vasodilatanzien wie Hydralazin (ein leichtes Mittel zur Muskelentspannung), Diltiazem (ein Kalziumantagonist) und Enalapril (ein ACE-Hemmer) bei der Behandlung von Bluthochdruck angewendet werden. Dies geschieht oft in Verbindung mit anderen blutdrucksenkenden Medikamenten (wie Diuretika und Betablocker).

Antiarrhythmika

Antiarrhythmika finden bei Herzrhythmusstörungen Anwendung. Aufgrund des Nutzen-Risiko-Verhältnisses sind sie heute aber umstritten und sollten nur noch selektiv eingesetzt werden. Die ältesten Antiarrhythmika sind Digitalis und Chinidin, beides ursprünglich Pflanzenextrakte. Zu den heutigen Antiarrhythmika zählen vor allem Betablocker und Kalziumantagonisten. Digitalishaltige Medikamente (Digoxin und Digitoxin) helfen, die Kontraktion und den Rhythmus des Herzes zu steuern. Eine zu hohe Dosierung kann zur Digitalis-Vergiftung mit Sehstörungen, Übelkeit und Erbrechen führen. Daher sind die Blutwerte zu überwachen. Betablocker wie Propranolol, Atenolol und Pindolol senken den Puls, indem sie die elektrische Leitfähigkeit im Herz beeinflussen. Für Asthmatiker sind Betablocker ungeeignet, da sie Asthmaanfälle auslösen können.

Antikoagulanzien

Antikoagulanzien beeinflussen die Blutgerinnung. Sie werden bei Herzinfarkten, Schlaganfällen, Thrombosen und Embolien eingesetzt und dienen bei Operationen und erhöhtem Thromboserisiko zur Prophylaxe von thromboembolischen Komplikationen. Kumarinderivate wie Phenprocoumon, welche die Wirkung von Vitamin K hemmen, eignen sich für die orale Langzeittherapie. Heparin und Heparinderivate setzt man über kurze Zeiträume ein. Sie werden intravenös oder subkutan verabreicht und wirken schnell. Auch niedrige Dosen von Azetylsalizylsäure dienen oft als schwaches Antikoagulans.

Da eine Überdosierung von Antikoagulanzien Blutungen verursachen kann, sollten während einer Therapie die Gerinnungsparameter überwacht werden. Um Komplikationen bei einem Unfall vorzubeugen, soll-

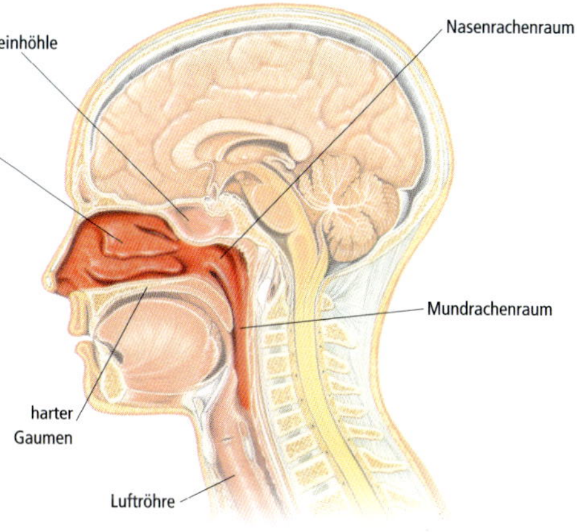

Alpha-Sympathomimetika

Virusinfektionen oder allergische Reaktionen führen durch Erweiterung der Blutgefäße in der Nase zu Schleimhautschwellung und verstopfter Nase. Alpha-Sympathomimetika verengen die kleinen Blutgefäße. Die Schleimhaut schwillt ab, die Atmung wird erleichtert.

ten das Medikament und die Dosierung gut sichtbar in einem Pass oder auf einem Armband vermerkt sein. Da einige Medikamente sowie die Ernährung die Wirkung von Antikoagulanzien beeinträchtigen können, sollte jede Ernährungsumstellung oder neue Medikation mit dem Arzt besprochen werden.

Thrombolytika

Eine Thrombo- oder Fibrinolyse wendet man zur Auflösung eines frischen Blutgerinnsels (Thrombus) an. Die eingesetzten Medikamente unterstützen das Fibrinolysesystem, einen körpereigenen Mechanismus, der dem Gerinnungssystem entgegenwirkt. Das Fibrinolysesystem besteht aus einer Reihe von Proteinen, die das Fibrin – den festen Klumpen, der sich bei Aktivierung des Gerinnungssystems bildet – aufspalten.

Die Thrombolysetherapie mit Uro- oder Streptokinase, Anistreplase oder Gewebs-Plasminogen-Aktivator (rt-PA) wird zur Behandlung tiefer Venenthrombosen, schwerer Lungenembolien und bei frischen Herzinfarkten eingesetzt. Studien zufolge verringert diese Therapie die Schädigung des Herzmuskels und das Risiko, an einem Herzinfarkt zu sterben, ganz erheblich. Die Behandlung verläuft aber nur erfolgreich, wenn die Thrombolytika zu Beginn (in den ersten Stunden) der Thrombenbildung verabreicht werden.

MEDIKAMENTE ZUR BEHANDLUNG DES ATMUNGSAPPARATES

Störungen im Bereich des Atmungsapparates behindern die Passage von Luft sowie den effektiven Sauerstoff- und Kohlendioxidaustausch. Medikamente, welche die Schleimhautschwellung und -entzündung im Atmungstrakt reduzieren, wirken auf die Muskeln, welche die Atemwege umgeben. Sie können gegen Allergien und Infektionen eingesetzt werden, von denen die Lungen, die Nase und die Bronchien betroffen sind.

SIEHE AUCH *Atmungsorgane in Kapitel 1; Lungenerkrankungen in Kapitel 5*

ALPHA-SYMPATHOMIMETIKA

Alpha-Sympathomimetika haben abschwellende Wirkung auf die Schleimhäute in der Nase und erleichtern so die Atmung. Sie sind hilfreich und erleichternd, wenn die Nase bei einer Grippe und grippalen Infekten, bei Nebenhöhlenentzündungen oder bei Allergien verstopft ist oder läuft. Die Medikamente können oral oder als Nasentropfen bzw. -spray angewandt werden.

Behandlung der Atmungsorgane

Die Atmungsorgane sind anfällig für Infektionen, da ihre Aufgabe unter anderem darin besteht, über die Luft in den Körper gelangende Krankheitserreger herauszufiltern, bevor sie im Körper Schaden anrichten können. Auch Allergien beeinträchtigen die Atmung und den Gasaustausch. Es gibt eine Reihe von Medikamenten, die solche Infektionen und Entzündungen bekämpfen, die Atemwege frei machen und die Atemfunktion verbessern können.

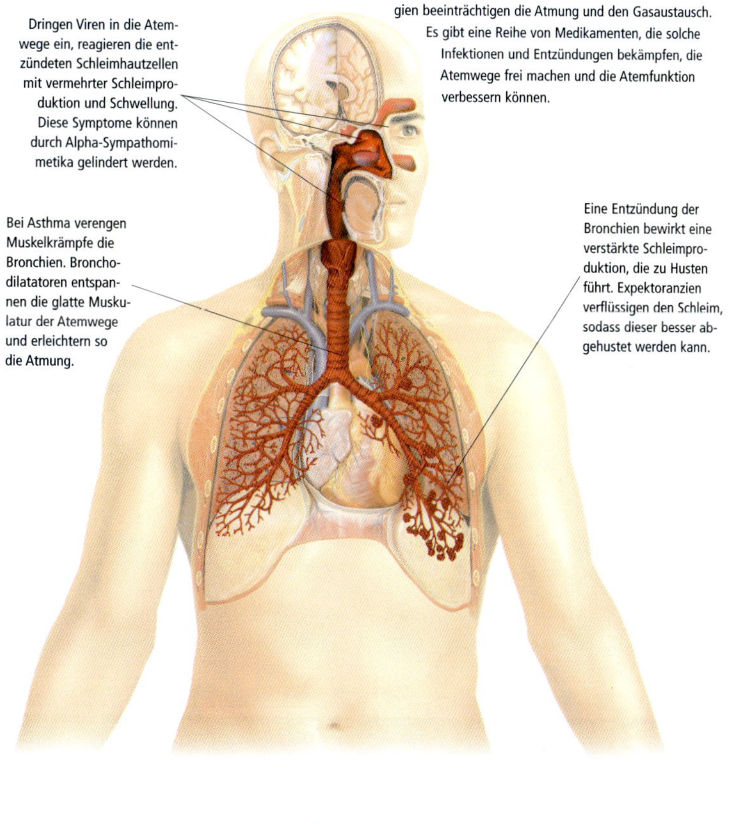

Die oralen Verabreichungsformen enthalten meist Pseudoephedrin und Phenylpropanolamin. Diese wirken zwar gut, können aber zu Schlaflosigkeit und Bluthochdruck führen. Bluthochdruck-Patienten sollten daher vor der Einnahme solcher Medikamente mit ihrem Arzt sprechen.

Zu den wichtigsten Nebenwirkungen von Nasensprays und -tropfen zählt die reaktive Schwellung. Sie kann zu einem chronischen »Schnupfen« führen. Ist abzusehen, dass das Spray oder die Tropfen länger als fünf Tage angewendet werden, sollte man vorab besser ärztlichen Rat einholen.

EXPEKTORANZIEN

Unter Expektoranzien versteht man schleimlösende Substanzen. Sie sind rezeptfrei erhältlich. Am häufigsten werden Azetylzystein, Ambroxol und Bromhexin verwendet. Expektoranzien dienen dem Zweck, Schleim und andere Substanzen, welche die Luftwege behindern, dünnflüssig zu machen und damit ihr Abhusten zu erleichtern.

Allerdings ist die Wirksamkeit dieser Medikamente umstritten. Sie lässt sich in jedem Fall nur durch eine erhöhte Flüssigkeitszufuhr erzielen, was wiederum allein schon eine günstige Wirkung hat. Bei trockenem Husten sind Expektoranzien wirkungslos. In diesen Fällen eignen sich sedierende Hustenmittel besser, da sie den Hustenreiz hemmen und schlaffördernd wirken.

Zur Vermeidung einer Überdosierung und möglicher Nebenwirkungen ist bei Hustenmitteln unbedingt die Packungsbeilage zu beachten. Wenn der Husten nicht abklingt, sollte ein Arzt aufgesucht werden.

BRONCHODILATATOREN

Mit Bronchodilatatoren (Bronchospasmolytika) behandelt man Asthma. Sie werden inhaliert und führen zur raschen Linderung der Atembeschwerden, indem sie entspannend auf die glatte Bronchialmuskulatur wirken. Die meisten Bronchospasmolytika sind nur kurz wirksam und werden zur vorübergehenden Linderung akuter Symptome eingesetzt, wobei mehr als eine Dosis erforderlich sein kann. Sie wirken nicht gegen die Ursache für das Asthma, die Entzündung der Bronchien, weshalb sie mit entzündungshemmenden Mitteln kombiniert werden sollten.

Auch Bronchospasmolytika mit Langzeitwirkung finden Anwendung. Da sie jedoch nicht schnell wirken, sind sie für die Behandlung akuter Asthmaanfälle nicht sinnvoll. Sie können aber mit entzündungshemmenden Mitteln kombiniert werden.

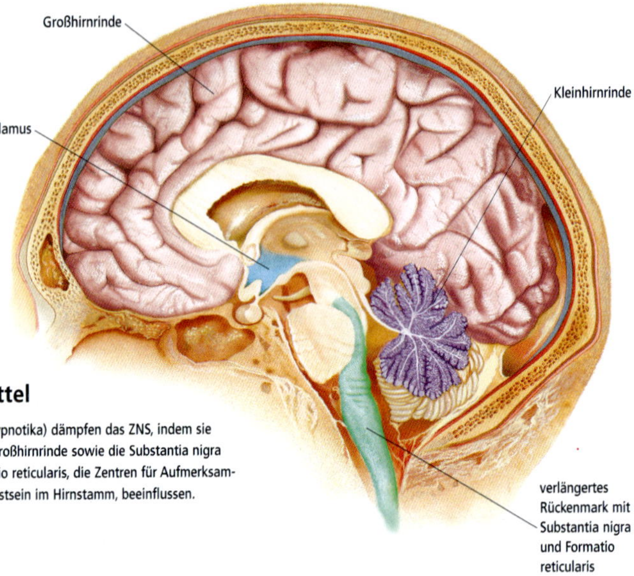

Schlafmittel

Schlafmittel (Hypnotika) dämpfen das ZNS, indem sie vor allem die Großhirnrinde sowie die Substantia nigra und die Formatio reticularis, die Zentren für Aufmerksamkeit und Bewusstsein im Hirnstamm, beeinflussen.

THERAPIE DES NERVENSYSTEMS

Medikamente, die das Gleichgewicht der Überträgersubstanzen im Gehirn oder die Signalübertragung im Gehirn verändern können, lassen sich zur Modifizierung der Hirnaktivität oder der psychischen Verfassung einsetzen. Sie werden daher zur Behandlung von starken Schmerzen, Schlafstörungen oder psychischen Krankheiten angewandt.

SIEHE AUCH *Nervensystem in Kapitel 1; Psychische Erkrankungen und Verhaltensstörungen in Kapitel 15*

BERUHIGUNGSMITTEL

Beruhigungsmittel (Sedativa) werden verschrieben, um Angst und geistige Unruhe zu lindern, den Schlaf zu fördern und die körperliche Aktivität zu vermindern. Sie finden auch bei Schlaflosigkeit und Epilepsie Anwendung. Beruhigungsmittel können in Tablettenform oder als Injektion verabreicht werden. Häufig behandelt man Angstgefühle mit Beruhigungsmitteln. Sie entspannen die Muskeln und die Betroffenen können schlafen, was die Symptome zumindest zeitweilig ausschaltet. Beruhigungsmittel werden auch zur Behandlung von Flugangst und Klaustrophobie eingesetzt.

Als Beruhigungsmittel kommen Tranquilizer, Antihistaminika, Baldrian, Hopfen und Johanniskraut zum Einsatz. Die früher häufig verschriebenen Barbiturate werden aufgrund der Suchtgefahr nicht mehr angewendet.

Wer längere Zeit Tranquilizer einnimmt, kann abhängig werden. Die Entwöhnung sollte stufenweise und unter ärztlicher Aufsicht erfolgen. Bei Antihistaminika und Tranquilizern sind Wechselwirkungen mit ähnlichen Medikamenten wie Antiepileptika, Antidepressiva und Antipsychotika möglich. Dies gilt insbesondere auch für Alkohol, der das Risiko von Nebenwirkungen und Überdosierungen erhöht.

SCHLAFMITTEL

Schlafmittel (Hypnotika) sind Medikamente mit Angst lösender und schlaffördernder Wirkung. Sie dämpfen das Zentralnervensystem (ZNS) und setzen die Reaktionsfähigkeit sowie das Denkvermögen herab. Hypnotika eignen sich je nach Dosierung auch als Beruhigungsmittel (Sedativa). Früher setzte man häufig Barbiturate und Chloralhydrat als Hypnotika ein. Sie wurden jedoch durch Tranquilizer (Benzodiazepine), Antihistaminika und Benzodiazepin-Analoga ersetzt, da die Gefahr bei Überdosierung dieser Medikamente als geringer gilt.

Hypnotika sind hilfreich, wenn die Genesung durch Schlaf gefördert werden kann. Doch auch sie bergen Gefahren. Zwar kommen Vergiftungen sehr selten vor, doch sind sie in Verbindung mit Alkohol oder anderen Drogen durchaus möglich.

Hypnotika können zu körperlicher Abhängigkeit und, bei hohen Dosen über einen längeren Zeitraum, zu Entzugserscheinungen wie Unruhe und Schlaflosigkeit führen. Am besten eignen sie sich als Kurzzeitpräparate zur Linderung von Ängsten und Schlaflosigkeit. Sie dürfen nicht in Verbindung mit Alkohol genommen werden. Ältere Menschen sollten nur niedrige Dosen einnehmen.

Um einer Abhängigkeit und einer Störung der Schlafphasen vorzubeugen, ist bei Schlafstörungen möglichst auf natürliche Methoden, wie Rhythmusänderungen, pflanzliche Mittel oder alternative Methoden wie Bach-Blüten, Akupunktur, Aromatherapie, Massagen und Entspannungstechniken zurückzugreifen. Vielfach lässt sich dadurch eine ausreichende Wirkung ohne unerwünschte Nebenwirkungen erzielen.

Barbiturate

Barbiturate sind Beruhigungs- und Schlafmittel auf der Basis von Barbitursäure. Ihre Wirkung beruht auf einer Dämpfung des ZNS. Höhere Dosen führen zu einer Blutdrucksenkung und verlangsamen die Atmung. Den einst häufig gegen Schlaflosigkeit und Ängste eingesetzten Medikamenten steht man seit einigen Jahren mit Vorbehalt gegenüber, da sie zur Abhängigkeit und in höheren Dosen, vor allem in Verbindung mit Alkohol oder anderen Medikamenten, zu einer tödlichen Vergiftung führen können.

Die Barbiturate wurden größtenteils durch sicherere, modernere Medikamente ersetzt. Man verwendet sie jedoch nach wie vor bei Epilepsie und als Injektionsnarkotika. Zur Behandlung von Epilepsie und anderen Anfällen als krampflösendes Mittel eingesetztes Barbiturat ist Phenobarbitural. Als Narkosemittel verwendet man Thiobarbitural.

PSYCHOPHARMAKA

Medikamente, die Veränderungen auf psychischer Ebene und im Verhalten bewirken, werden als Psychopharmaka bezeichnet. Dazu zählen Antidepressiva, Neuroleptika, Psychotonika und Tranquilizer. Sie können zur Behandlung von Erkrankungen wie Depressionen, Ängsten, Phobien und Schlaflosigkeit verordnet werden und eine Psychotherapie ergänzen.

Welches Medikament sich in welcher Dosis für den individuellen Patienten eignet, wird meist durch Ausprobieren bestimmt. Psychopharmaka wirken nicht immer. Zeigen sie jedoch Wirkung, ist diese häufig sehr gut, sodass der Patient das Alltagsleben wieder meistern kann. In vielen Fällen führen diese Mittel jedoch zu Abhängigkeit. Häufig werden sie nicht rechtzeitig abgesetzt. Der Entzug kann mit unangenehmen Symptomen einhergehen. Andererseits gibt es jedoch auch Psychopharmaka, die lebenslang eingenommen werden müssen. In jedem Fall sollten diese Medikamente nur unter ärztlicher Aufsicht abgesetzt werden.

Eine rein medikamentöse Behandlung kann ein psychisches Problem nicht beheben. Vielmehr müssen sich die Betroffenen auch Strategien und Fähigkeiten aneignen, die ihnen den Umgang mit schwierigen Situationen ermöglichen und die Lebensfreude wieder steigern.

Tranquilizer

Tranquilizer wirken dämpfend auf das Gehirn und können so Angst (Anxiolytika) und Verspannungszustände lösen. Die wichtigsten Tranquilizer sind die Benzodiazepine, die bei Angstzuständen, Panikanfällen, Schlafstörungen, epileptischen Anfällen, Alkoholentzugserscheinungen, Herzinfarkten und zur Narkosevorbereitung eingesetzt werden. Die Tranquilizer werden vom Blutkreislauf aufgenommen, wirken auf das ZNS und dämpfen die körperlichen, geistigen und emotionalen Reaktionen. Sie beeinflussen das Urteilsvermögen, das Gedächtnis und die Konzentrationsfähigkeit. Kurzfristig macht die Einnahme dieser Medikamente schläfrig und mindert die Aufmerksamkeit. In seltenen Fällen kommt es zu Nebenwirkungen wie Zittern, mangelnder Koordination, Ausschlag, niedrigem Blutdruck, Übelkeit, Muskelschwäche, Gelbsucht, Schläfrigkeit, Benommenheit, Desorientierung und Stimmungsschwankungen. Bei langfristiger Einnahme können Tranquilizer Übelkeit, Libidoverlust, Appetitsteigerung und eine damit verbundene Gewichtszunahme sowie Lethargie verursachen. Insbesondere in Kombination mit Alkohol, aber auch bei gleichzeitiger Einnahme von Schmerzmitteln, Antihistaminika oder auch Erkältungsmitteln können Tranquilizer zu Bewusstlosigkeit und Atemstillstand führen.

Die verordnete Dosierung ist bei Tranquilizern genau zu beachten. Die tägliche Einnahme birgt das Risiko, eine Abhängigkeit zu entwickeln, selbst wenn sie auf einen relativ kurzen Zeitraum von vier bis sechs Wochen beschränkt ist. Auch der Entzug verursacht Symptome (Schlafstörungen, Anspannung,

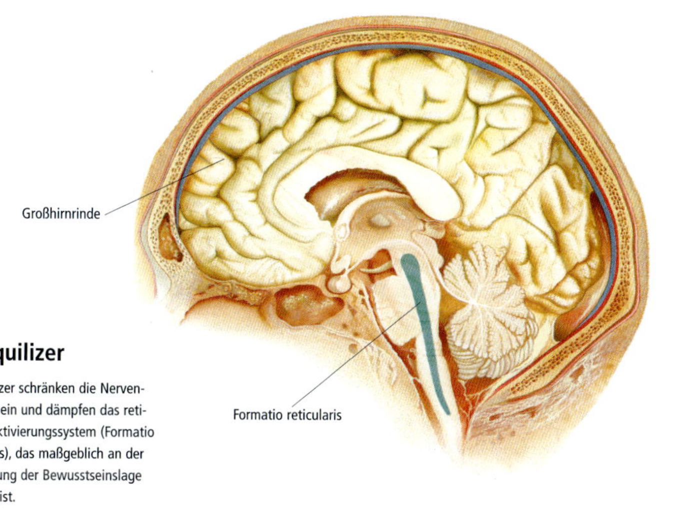

Tranquilizer

Tranquilizer schränken die Nervenaktivität ein und dämpfen das retikuläre Aktivierungssystem (Formatio reticularis), das maßgeblich an der Regulierung der Bewusstseinslage beteiligt ist.

Muskelschmerzen, Schmerzanfälle, Depressionen) und sollte daher behutsam und unter ärztlicher Aufsicht erfolgen.

Neuroleptika

Neuroleptika sind Medikamente zur Behandlung der Schizophrenie. Sie heilen die Krankheit nicht, mindern aber die Symptome wie körperliche Unruhe, Verwirrtheit, Halluzinationen, Denkstörungen und Wahnvorstellungen. Die Betroffenen können wieder klarer denken und besser Entscheidungen fällen. Die Reaktionen auf ein Neuroleptikum sind unterschiedlich. Während die meisten Schizophrenie-Patienten Besserung zeigen, reagieren manche nur leicht oder nehmen überhaupt keine Wirkung wahr.

Die Nebenwirkungen der Neuroleptika sind bei den meisten Patienten relativ schwach. Sie können sich als Schläfrigkeit, Herzrasen, Kreislaufschwäche, Gewichtszunahme, Abnahme des sexuellen Interesses und/oder der Leistungsfähigkeit, Menstruationsprobleme, Hautausschlag und erhöhte Anfälligkeit für Sonnenbrand äußern. Zu den möglichen ernsteren Nebenwirkungen zählen Symptome, die dem Parkinson-Syndrom ähneln. Eine verminderte Beweglichkeit, verlangsamtes Denken und Sprechen sowie ein schlurfenden Gang können auftreten.

Die tardive Dyskinesie ist eine Störung, die durch unwillkürliche Bewegungen von Mund, Lippen und Zunge gekennzeichnet ist. Diese Symptome treten meist bei Langzeitbehandlungen mit älteren Neuroleptika wie Haloperidol oder Chlorpromazin auf. Sie lassen sich größtenteils durch Anticholinergika behandeln. Inzwischen sind eine Reihe neuer Neuroleptika entwickelt worden, darunter Clozapin, Risperidon und Olanzapin. Diese sind besser verträglich und scheinen weniger gefährlich als die alten Medikamente. Eine genaue Beurteilung wird jedoch erst im Laufe der Jahre möglich sein.

Antidepressiva

Antidepressiva sind Medikamente gegen Depressionen. Sie beheben biochemische Störungen im Gehirn, die man für die Ursache von Depressionen hält.

Die trizyklischen Antidepressiva, beispielsweise Amitriptylin und Imipramin, sind die ältesten Antidepressiva. Sie erhöhen die Spiegel der Neurotransmitter Serotonin und Noradrenalin im Gehirn. Zu den möglichen Nebenwirkungen dieser Medikamente gehören Mundtrockenheit, verschwommenes Sehen, Schwitzen, Verstopfung und Blasenentleerungsstörungen. Bei Männern können Potenzstörungen auftreten.

Die Monoaminoxidasehemmer (MAO-Hemmstoffe) werden weniger häufig eingesetzt, da sie mit Nahrungsmitteln wie Käse, einigen Fleischsorten, Alkohol und Hefeextrakten auf gefährliche Weise interagieren können. Meist werden sie erst angewendet, wenn andere Antidepressiva versagen.

Die neueste Kategorie unter den Antidepressiva sind die selektiven Serotonin-Wiederaufnahmehemmer (SSRI) wie Fluoxetin. Sie wirken schnell und haben relativ geringe Nebenwirkungen. Allerdings muss sich erst noch zeigen, ob sie für eine Langzeitbehandlung geeignet sind.

Es dauert zwischen zwei und sechs Wochen, bis die Wirkung eines Antidepressivums einsetzt. Man beginnt meist mit einer niedrigen Dosierung, um die Nebenwirkungen gering zu halten, und erhöht sie dann allmählich bis zur gewünschten Wirkung. Die meisten Nebenwirkungen verschwinden nach einigen Tagen bis Wochen.

ANTIEPILEPTIKA

Antiepileptika verhindern epileptische Anfälle, indem sie die Gehirnaktivität herabsetzen. Es gibt verschiedene, jeweils auf bestimmte Anfallstypen spezialisierte Antiepileptika, die häufig auch miteinander kombiniert werden. Antiepileptika müssen über einen längeren Zeitraum, über Jahre oder gar lebenslang eingenommen werden. Sind die Betroffenen aber erst einmal mehrere Jahre anfallsfrei, kann die Dosis langsam reduziert und die Einnahme mit der Zeit eventuell sogar völlig eingestellt werden. Häufig verschriebene Antiepileptika sind Carbamazepin, Phenytoin, Valproat, Clonazepam und Ethosuximid. Mögliche Nebenwirkungen sind Schläfrigkeit, Ausschlag, Schwindel, Kopfschmerzen, Übelkeit und Verdauungsstörungen.

ANTIEMETIKA

Antiemetika sind Medikamente gegen Übelkeit und Erbrechen. Neuroleptika wie Phenothiazine sind die stärksten Antiemetika, haben aber auch die meisten Nebenwirkungen. Dazu zählen Schläfrigkeit, niedriger Blutdruck, Bewegungsstörungen und eine Abhängigkeitsentwicklung.

Antihistaminika werden gegen Allergien eingesetzt, helfen aber auch gegen Übelkeit, vor allem wenn diese durch Bewegung hervorgerufen wurde. Da sie Schläfrigkeit hervorrufen können, sollte man sie nicht zusammen mit Alkohol einnehmen und nach der Einnahme weder Auto fahren noch potenziell gefährliche Maschinen bedienen.

Anticholinergika verlangsamen die Aktivität der glatten Muskulatur im Darm. Sie werden häufig gegen Übelkeit und Erbrechen eingesetzt, die durch Schwindel und Bewe-

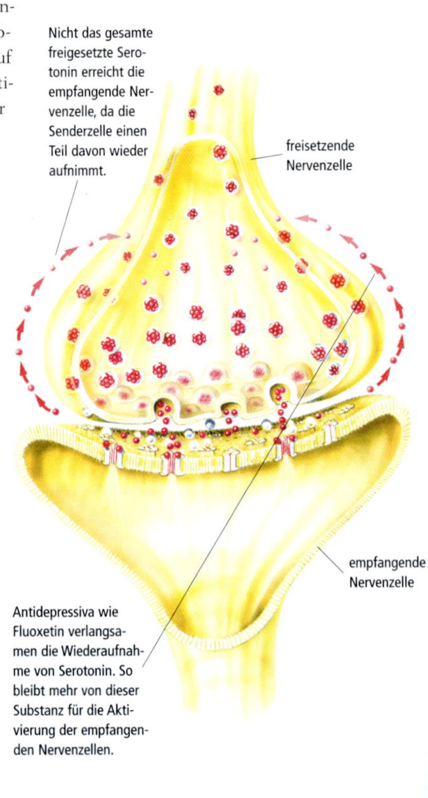

Antidepressiva

Serotonin ist ein aktivierender Neurotransmitter im Gehirn. An Synapsen geben Senderzellen Serotonin in den synaptischen Spalt ab, um ein Nervensignal zu übermitteln. Einen Teil des Serotonins resorbieren sie jedoch auch wieder. Eine zu hohe Reabsorptionsrate kann eine Depression auslösen, da die Empfängerzellen nicht genügend Serotonin zur Auslösung einer Erregung erhalten. An diesem Punkt setzen Antidepressiva aus der Gruppe der selektiven Serotonin-Wiederaufnahmehemmer an: Sie erhöhen die Serotoninkonzentration im synaptischen Spalt.

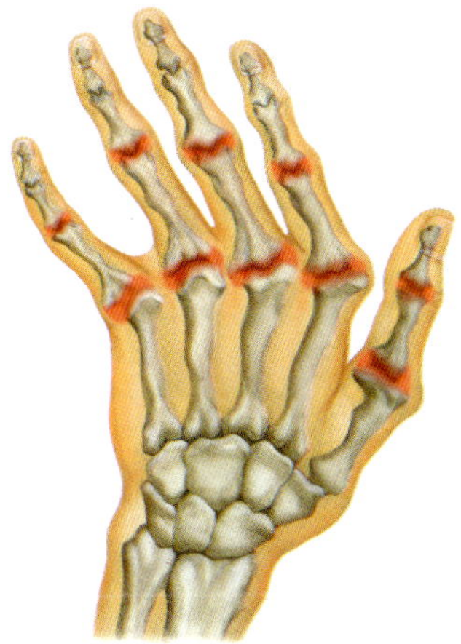

Rheumatoide Arthritis

Einer der am häufigsten von rheumatoider Arthritis betroffenen Körperteile ist die Hand. Die Gelenke werden steif, sie schmerzen, sind entzündet und geschwollen. Selbst die einfachsten Tätigkeiten, etwa das Greifen eines Gegenstandes, können zu einer schwierigen, manchmal unlösbaren Aufgabe werden.

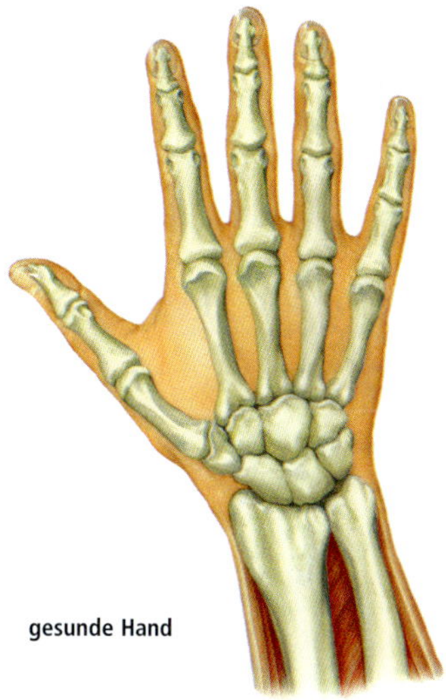

gesunde Hand

gung verursacht wurden. Mögliche Nebenwirkungen sind verschwommenes Sehen, Mundtrockenheit und Herzrasen. Beim Grünen Star und einer Prostatahyperplasie sollten sie nicht eingenommen werden, da sie diese Krankheiten verschlimmern können.

SYMPATHOMIMETIKA

Sympathomimetika haben eine ähnliche Wirkung wie die Hormone Adrenalin und Noradrenalin. Sie imitieren deren Funktion oder hemmen deren Abbau. Sympathomimetika werden häufig zur Behandlung von Krankheiten wie Asthma, Schock, Herzstillstand und niedrigem Blutdruck oder als Wehenhemmer eingesetzt. Darüber hinaus sind sie auch in Nasentropfen, Heuschnupfensprays und Appetitzüglern enthalten.

Zu den möglichen Nebenwirkungen dieser Medikamente gehören: Herzrasen (Tachykardie), Bluthochdruck, eine erhöhte Körpertemperatur, Erregtheit, Herzrhythmusstörungen und Krampfanfälle. Amphetamine sind sympathomimetische Drogen. Bei einer Überdosis können sie tödlich sein.

ENDORPHINE

Die Endorphine sind eine Gruppe körpereigener, schmerzlindernder Opiate im Gehirn. Sie ähneln schmerzlindernden Opiaten wie Opium, Morphin und Heroin. Die Bezeichnung leitet sich aus »endogen« (im Körper produziert) und »Morphin« ab.

Auf die Entdeckung der Morphinrezeptoren im Gehirn folgte im Jahr 1973 die der Endorphine, was die Produktion körpereigener Opiate zu beweisen schien. Hierauf wurden ähnliche Moleküle, die so genannten Enkephaline, entdeckt.

Endorphine und Enkephaline werden bei großen körperlichen Belastungen, z. B. Joggen, an den Blutkreislauf abgegeben. Sie sollen die schmerzlindernde, euphorisierende Wirkung sportlicher Betätigung (Läufereuphorie) insbesondere bei deprimierten oder ängstlichen Menschen erklären. Auch die Wirkung der Akupunktur führt man auf die Anregung der Endorphinproduktion zurück.

Die Abhängigkeit von und Toleranz gegenüber Morphin und anderen narkotischen Schmerzmitteln lässt sich möglicherweise dadurch erklären, dass diese Opiate die normale, körpereigene Endorphinproduktion hemmen.

THERAPIE DES BEWEGUNGSAPPARATES

Bei der medikamentösen Behandlung von Muskel- und Skelettbeschwerden geht es in erster Linie darum, Schmerzen, Entzündungen und Schwellungen zu lindern. Die Medikamente beseitigen zwar nicht die Ursache, beschleunigen jedoch die Heilung.

Siehe auch *Muskulatur, Skelettsystem in Kapitel 1; Sport, Manuelle Therapien, Ganzheitliche Heilmethoden in Kapitel 14*

ANTIPHLOGISTIKA

Antiphlogistika (entzündungshemmende Medikamente) finden bei akuten Schmerzuständen sowie bei chronischen entzündlichen Erkrankungen wie Rheumatoider Arthritis, Arthrose und Kollagenosen Anwendung. Hierbei handelt es sich vielfach lediglich um eine symptomatische Therapie, welche die Beschwerden reduzieren, die Erkrankungen jedoch nicht heilen kann.

Bei der Behandlung von Fieber, Schmerzen und Entzündungen unterscheidet man zwischen fiebersenkenden Schmerzmitteln (Analgetika) wie Azetylsalizylsäure und Paracetamol, die zudem eine leicht entzündungshemmende Komponente haben, den nicht steroidalen Antiphlogistika (NSAID), bei denen die Entzündungshemmung im Vordergrund steht und den antirheumatischen Basistherapeutika, zu denen insbesondere auch Glukokortikoide mit ihrer entzündungshemmenden Wirkung zu zählen sind.

Die Azetylsalizylsäure zählt zu den beliebtesten rezeptfrei erhältlichen Schmerz- und Fiebermedikamenten. Zu den möglichen Nebenwirkungen zählen eine Reizung der Magenschleimhaut bis hin zu Blutungen. Für Kinder ist dieses Medikament nicht geeignet, da es das Reye-Syndrom auslösen kann.

Nicht steroidale Antiphlogistika stellen eine Weiterentwicklung der Azetylsalizylsäure dar. Sie verursachen weniger Magenprobleme und werden in der Regel bei Skelett- und Muskelerkrankungen eingesetzt.

Bei schwereren entzündlichen Erkrankungen müssen vielfach Kortikoide wie Kortison eingesetzt werden. Wegen den zahlreichen möglichen Nebenwirkungen wie Blutungsneigung, Osteoporose, Infektanfälligkeit, Zuckerkrankheit und Bluthochdruck dürfen sie jedoch nur über kurze Zeiträume eingesetzt werden, wenn andere Behandlungsmethoden gescheitert sind.

NICHT STEROIDALE ANTIPHLOGISTIKA

Nicht steroidale Antiphlogistika (NSAID) werden am häufigsten gegen leichte bis mittelstarke Schmerzen und Entzündungen eingesetzt. Sie hemmen die Prostaglandinsynthese im Körpergewebe. Man wendet sie bei akuten Verletzungen und chronischen Krankheiten wie der Rheumatoiden Arthritis, Arthrosen, der Bechterew-Krankheit, Menstruationsbeschwerden, Sehnen- und Schleimbeutelentzündungen sowie Gicht an.

Von den zahlreichen NSAID sind viele rezeptfrei erhältlich, manche auch verschreibungspflichtig. Zu den wichtigsten Substanzen zählen Naproxen, Ibuprofen und Diclofenac. In Einzelfällen werden auch Indometazin und Phenylbutazon eingesetzt. Eine Neuentwicklung ist Moloxicam.

NSAID machen nicht abhängig. Sie sind überwiegend als Tabletten oder Tropfen erhältlich. Zu den möglichen Nebenwirkungen zählen Übelkeit und Sodbrennen, bei längerer Anwendung auch Magengeschwüre. Daneben sind Blutgerinnungs- und Nierenfunktionsstörungen möglich. Personen mit Magenproblemen, Magengeschwüren, Nieren- oder Blutkrankheiten sollten vor der Einnahme Rücksprache mit dem Arzt halten.

BETÄUBUNGSMITTEL

Betäubungsmittel lindern Schmerzen, fördern den Schlaf und rufen Benommenheit hervor. Sie können zu körperlicher Abhängigkeit führen.

Das aus Schlafmohn gewonnene Opium ist schon seit Jahrtausenden in Gebrauch. 1803 entdeckte man das Alkaloid Morphin, 1898 Heroin (Diazetylmorphin), das zur Behandlung der Morphinsucht eingesetzt wurde. (Später sollte sich herausstellen, dass Heroin gefährlicher und noch stärker suchterzeugend ist als Morphin.)

Heute setzt man Opiumderivate wie Morphin und Kodein oder synthetische Mittel wie Pethidin und Methadon als Betäubungsmittel ein. Sie dienen hauptsächlich zur Behandlung starker bis sehr starker Schmerzen, z. B. bei Nierensteinen, Tumorschmerzen und Schmerzen infolge von Operationen.

Kodein ist in einigen Hustenmitteln enthalten, da es den Hustenreiz unterdrückt. Man setzt es auch gegen Durchfall ein. Methadon wird in der Behandlung der Heroinsucht angewendet, obwohl es selbst suchterzeugend ist. Betäubungsmittel können gravierende Nebenwirkungen wie Verstopfung, Übelkeit, Erbrechen und Harnverhalt haben.

Morphin

Morphin ist das Hauptalkaloid des aus Schlafmohn gewonnenen Opiums. Verwandte Arzneimittel sind Kodein und Pethidin. Morphin, gemeinsprachlich als Morphium bezeichnet, wurde 1803 entdeckt und nach Morpheus, dem griechischen Gott des Schlafes und der Träume benannt. Wegen der hohen Suchtgefahr darf das starke Betäubungsmittel nur zur Linderung extrem starker Schmerzen verabreicht werden. So kann es z. B. bei Krebs im Endstadium ohne Einschränkung angewendet werden. Auch Herzinfarkte, Schock oder akute Lungenödeme können kurzfristig damit behandelt werden.

Morphin kann oral verabreicht werden. Zur besseren Kontrolle wird es aber meist injiziert oder über eine Infusionspumpe lokal am Rückenmark zugeführt. Wird es länger als ein bis zwei Wochen angewendet, treten beim Absetzen Entzugserscheinungen auf.

Da Morphin die Atmung herabsetzt, darf es bei Menschen mit Lungenerkrankungen wie chronischen Bronchitiden sowie bei älteren oder sehr jungen Patienten, die besonders empfindlich reagieren, keinesfalls zu leichtfertig eingesetzt werden. Auch Verstopfung tritt häufig als Nebenwirkung auf.

Methadon

Methadon ist ein synthetisches Betäubungsmittel, das dem Morphin ähnelt. Es wird vorwiegend zur Behandlung der Heroinsucht eingesetzt, da es die Entzugserscheinungen lindert. Gelegentlich wendet man es auch zur Schmerzlinderung bei Krebspatienten an. Methadon kann einmal täglich oral verabreicht werden. Die Nebenwirkungen entsprechen jenen vergleichbarer Betäubungsmittel und äußern sich in Übelkeit, Verstopfung und Harnverhalt. Auch Methadon führt zur Abhängigkeit, allerdings gelingt die Entwöhnung leichter.

Methadon kann die Heroinsucht zwar nicht heilen, unterstützt die Betroffenen aber in mehrfacher Hinsicht: Es verringert die Beschaffungskriminalität, die Abhängigkeit vom illegalen Drogenmarkt und das Risiko einer HIV-Infektion.

MEDIKAMENTE ZUR BEHANDLUNG DES VERDAUUNGSTRAKTES UND DER HARNWEGE

Medikamente, welche die Passage von Nahrung und Flüssigkeit durch den Magen-Darm-Trakt oder die Harnwege beschleunigen oder bremsen, werden zur Behandlung zahlreicher Erkrankungen oder Funktionsstörungen eingesetzt. Einige davon ziehen beispielsweise aktiv Wasser in den Darm, um einen therapeutischen Effekt zu erzielen.

SIEHE AUCH *Harnwege, Verdauungsapparat in Kapitel 1; Bauchraum in Kapitel 6; Ausscheidungsorgane in Kapitel 7*

EINLAUF

Beim Einlauf (Klistier) wird über den Anus Flüssigkeit in den Mastdarm eingebracht, um eine Darmentleerung zu bewirken. Einläufe, früher eine Routinebehandlung für Schwangere, werden heute meist gegen Verstopfung und Dickdarmträgheit eingesetzt. Fester, harter Stuhl im Mastdarm kann schmerzhafte Krämpfe hervorrufen und den normalen Stuhlgang behindern. Für den Einlauf wird eine Salzlösung oder eine ölhaltige Flüssigkeit (z. B. mit Olivenöl) verwendet. Einen Bariumeinlauf (Kontrasteinlauf) verwendet man, um den unteren Dickdarm in Röntgenaufnahmen sichtbar zu machen. Die Entfernung des Kontrastmittels erfolgt mit einem leichten Abführmittel.

DIURETIKA

Diuretika führen zu einer erhöhten Urinausscheidung, indem sie die Rückresorption von Salz und Wasser in den Nieren verringern. Neben den entsprechenden Medikamenten verfügen auch Alkohol, Tee und Kaffee über eine schwache harntreibende Wirkung.

Mit Diuretika behandelt man krankhafte Flüssigkeitsansammlungen im Körper (Ödeme), die auf Funktionsstörungen des Herzes (wie Herzversagen), der Leber und der Nieren zurückgehen. Diuretika werden manchmal auch eingesetzt, um Bluthochdruck (Hypertonie) und Grünen Star (Glaukom) zu behandeln.

Thiaziddiuretika verursachen einen Kaliumverlust über die Nieren, was durch kaliumreiche Ernährung oder Kaliumpräparate ausgeglichen werden muss. Kalium sparende Diuretika können das Gegenteil bewirken.

ABFÜHRMITTEL

Ein Abführmittel (Laxans) ist ein Medikament, das die Beförderung des Stuhles durch den Verdauungstrakt beschleunigt und den Stuhlgang auslöst. Abführmittel werden zur Behandlung oder Vorbeugung von Verstopfung (unregelmäßiger Stuhlgang) eingesetzt und lindern die mit der Verstopfung verbundenen Bauchbeschwerden.

Anthrachinon-Derivate wie Sennesblätter und Faulbaumrinde (*Cascara sagrada*), hemmen die Wasserrückresorption und erhöhen auf diese Weise die Muskelkontraktionen (Peristaltik) im Dickdarm, die den Stuhlgang auslösen.

Die osmotischen Abführmittel halten Wasser im Darm zurück, das sie dem angrenzenden Gewebe entziehen, und erhöhen somit das Volumen des Stuhles, der dadurch schneller durch den Darm befördert wird. Osmotische Abführmittel wirken sich jedoch nicht auf die Häufigkeit des Stuhlganges aus und sind vor allem zur Vorbeugung von Verstopfung geeignet. Die Einnahme dieser Medikamente empfiehlt sich besonders nach einer Entbindung, einer Bauchoperation oder in anderen Fällen, in denen der Stuhlgang ohne Anspannung erfolgen sollte. Zu den osmotischen Mitteln zählen Bittersalz (Magnesiumsulfat) und Glaubersalz (Natriumsulfat).

Füll- oder Quellmittel wie Kleie, Flohsamen und pflanzliche Ballaststoffe führen durch die Wasseraufnahme im Darm zu einer Volumenzunahme und Erweichung des Stuhles. Die Füllmittel gelten als die sichersten und zugleich wirksamsten Abführmittel. Sie sind in Pulverform (als Getränkezusatz) sowie als Kleiekapseln, -körnchen oder -tabletten erhältlich. Man sollte sie mit mindestens einem Glas Wasser einnehmen. Daher eignen sie sich nicht für Patienten, die aufgrund einer anderen Erkrankung, beispielsweise einer Niereninsuffizienz, nur eine beschränkte Flüssigkeitsmenge zu sich nehmen dürfen.

Auf Abführmittel sollte nur im »Notfall« zurückgegriffen werden, ansonsten sind natürliche Mittel – wie die vermehrte Aufnahme von Ballaststoffen und Flüssigkeit über die Nahrung – in jedem Fall vorzuziehen.

Abführmittel sollten nur kurzfristig zur Behandlung von Verstopfung angewendet werden. Insbesondere die Anthrachinon-Derivate können einen Gewöhnungeffekt hervorrufen und bei Einnahme in großen Dosen zu Nebenwirkungen wie Krämpfen, Dehydratation und Mangelernährung führen. Eine langfristige Einnahme kann Darmwanderkrankungen verursachen. Eine Verstopfung in Verbindung mit Bauchschmerzen oder Fieber weist eventuell auf einen Darmverschluss (Ileus) hin. In diesem Fall sollten keine Abführmittel eingenommen werden.

ANTIDIARRHOIKA

Als Antidiarrhoika werden Medikamente gegen Durchfall bezeichnet. Manche von ihnen bestehen lediglich aus saugfähigen Substanzen wie Kaolin, Kreide oder Kohle. Sie absorbieren Wasser und verdicken auf diese Weise den Stuhl. Andere, z. B. Loperamid, verlangsamen die Kontraktionen der Darmmuskeln, wodurch sich der Darminhalt langsamer fortbewegt und der Darm mehr Wasser absorbieren kann.

Eine zu hohe Dosierung oder zu lange Einnahme von Antidiarrhoika kann zu Verstopfung und Bauchkrämpfen führen und verhindert die Ausscheidung der Giftstoffe von Krankheitserregern. Auch Kodein hilft gegen Durchfall. Allerdings ist es nicht empfehlenswert, da das Opiat zur Abhängigkeitsentwicklung führen kann.

MEDIKAMENTE ZUR BEHANDLUNG VON INFEKTIONEN

Medikamente zur Behandlung von Infektionskrankheiten sind so konzipiert, dass sie die Krankheitserreger vernichten oder so in ihrer Vermehrungsfähigkeit behindern, dass die körpereigene Immunabwehr sie anschließend erfolgreich bekämpfen kann.

SIEHE AUCH *Lymphsystem, Immunität in Kapitel 1; Infektionskrankheiten in Kapitel 11*

ANTIBIOTIKA

Antibiotika sind Medikamente gegen bakterielle Infektionen. Entweder verhindern sie die Vermehrung der Erreger (Bakteriostatika) oder sie vernichten die eingedrungenen Erreger (Bakterizide). Manche wirken gegen ein breites Spektrum von Bakterien (Breitbandantibiotika), während andere sich nur gegen bestimmte Bakterienarten richten.

Antibiotika werden aus Schimmelpilzen oder synthetisch hergestellt. Am bekanntesten sind Aminoglykoside, Makrolide, Penizilline, Tetrazykline, Sulfonamide und Zephalosporine. Sie werden vielfach oral verabreicht, bei schwereren Infektionen auch intravenös oder intramuskulär. Wegen der ständigen Resistenzentwicklung müssen konstant neue Antibiotika entwickelt werden. Relativ neu sind beispielsweise Gyrasehemmer. Vancomycin ist ein Reservemedikament für lebensbedrohliche Infektionen.

Nach einer großen Antibiotika-Euphorie in vergangenen Jahrzehnten versucht man heute aufgrund einer beobachteten zunehmenden Resistenzentwicklung der Krankheitserreger, Antibiotika möglichst selektiv einzusetzen.

Eine einmal begonnene Therapie mit Antibiotika muss über den gesamten Behandlungszeitraum und in den angegebenen Intervallen konsequent durchgeführt werden, um eine Resistenzentwicklung zu vermeiden.

Zu den möglichen Nebenwirkungen einer Antibiotika-Therapie zählen Ausschläge, Übelkeit, Durchfall und Pilzinfektionen wie Candidamykose (Soor). In seltenen Fällen kann es zu einer anaphylaktischen Reaktion kommen. Tetrazykline sollten weder während der Schwangerschaft noch im Kindesalter verabreicht werden, da sie die Schmelzentwicklung der Zähne stören. Aminoglykoside wie Gentamicin, Amikacin und Tobramycin können den Hörnerv und die Nieren schädigen.

Penizillin

Das Penizillin, ein Antibiotikum, das man zur Abtötung von Bakterien einsetzt, wurde 1938 von dem britischen Arzt Alexander Fleming entdeckt. Ursprünglich wurde es aus dem Schimmelpilz *Penicillium notatum* gewonnen, heute stellt man es jedoch synthetisch her. Penizillin wirkt, indem es die Bakterien abtötet, bevor sie eine Zellwand bilden können. Es kann oral in Form von Tabletten, Saft oder Kapseln verabreicht oder aber injiziert werden. Penizillin kann allergische Reaktionen wie Hautausschläge und Gelenkschwellungen hervorrufen, in seltenen Fällen auch einen allergischen Schock, der zum Tod führen kann.

Der übermäßige Einsatz von Penizillin hat zur Bildung resistenter Bakterienstämme geführt. Daher wurden neue Penizillinarten wie Ampizillin, Mezlozillin, Oxazillin und Dicloxacillin entwickelt, die erfolgreich gegen viele resistente Bakterien eingesetzt werden.

ANTIMYKOTIKA

Antimykotika werden gegen Pilzinfektionen wie Tinea, Candidamykose und Fußpilz eingesetzt. Die am häufigsten verwendeten sind Clotrimazol, Miconazol und Ketokonazol.

Bei Pilzen handelt es sich um besonders widerstandsfähige Mikroorganismen. Aus diesem Grund ist die Behandlung von Pilzinfektionen oft eine langwierige Angelegenheit.

Antimykotika gibt es in verschiedenen Darreichungsformen wie Tabletten, Cremes, Salben oder Scheidenzäpfchen. Ein schwerer Pilzbefall der inneren Organe wie bei Aktinomykosen, Blastomykosen und Histoplasmosen können mit Antimykotika-Injektionen behandelt werden.

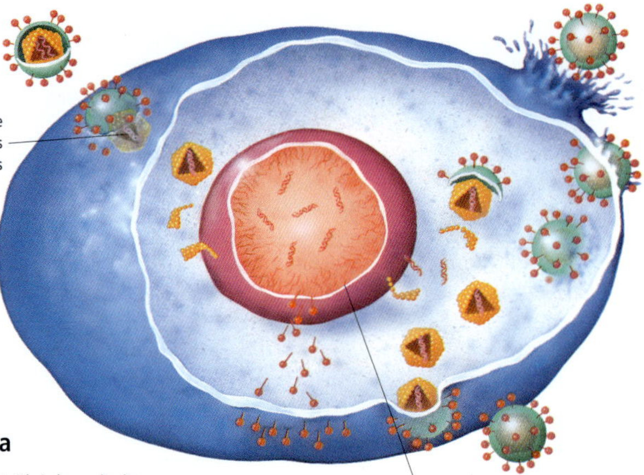

Virustatika

Ein Virus vermehrt sich, indem es in eine Zelle eindringt und den genetischen Kode der Zelle so umbaut, dass sie es tausendfach kopiert. Virustatika behindern diesen Vorgang, indem sie das Virus am Eindringen in die Zelle hindern (a) oder die Zelle von der Produktion neuer Viren abhalten (b).

VIRUSTATIKA

Virustatika sind Medikamente zur Bekämpfung von bestehenden oder drohenden Virusinfektionen. Meist sind sie nur gegen eine bestimmte Art der Virusinfektion wirksam. Viele Viren, darunter die Erkältungsviren, reagieren nicht auf Virustatika. Bekämpft werden können *Herpes simplex* (Lippenherpes) und *Herpes zoster* (Gürtelrose). Die Behandlung mit Virustatika muss früh einsetzen, um wirksam zu sein.

Acyclovir und Idoxuridin werden gegen die Symptome von Windpocken, Gürtelrose und Herpesinfektionen der Genitalien, der Haut, des Gehirnes, der Lippen und des Mundes angewendet. Zudem setzt man es ein, um das Wiederauftreten von Genitalherpes zu verhindern. Obwohl es das Virus nicht vernichten kann, lindert Acyclovir Schmerzen und beschleunigt die Heilung der wunden Stellen. Idoxuridin kann ausschließlich lokal eingesetzt werden. Gegen HIV-Infektionen gibt es stärker wirksame Virustatika, z. B. Zidovudin (AZT), Lamivudin und Indinavir, die für eine optimale Wirkung in Kombinationen gegeben werden müssen.

MEDIKAMENTE ZUR BEHANDLUNG VON KREBSERKRANKUNGEN

Mit der medikamentösen Krebstherapie versucht man, Krebszellen abzutöten oder ihre Entwicklung und Vermehrung zu verhindern. Dies geschieht mit Zytostatika, welche die Krebszellen direkt angreifen oder mit einer Hormontherapie, welche die Wachstumsreize für die Krebszellen eliminiert.

SIEHE AUCH *Krebs in Kapitel 1*

CHEMOTHERAPIE

Unter einer Chemotherapie versteht man die Bekämpfung von Krebszellen durch Medikamente (Zytostatika). Es gibt viele verschiedene Präparate gegen Krebs, die eingenommen oder injiziert werden. Bisher existiert noch kein Medikament, das Krebszellen mit 100 %iger Wahrscheinlichkeit abtöten kann und nicht u. U. gesunde Zellen schädigt.

Auf diesem Gebiet wird intensiv geforscht. Die Behandlungsmethoden werden ständig verbessert und haben immer weniger schädliche Nebenwirkungen. Eine Chemotherapie kann über einen kurzen Zeitraum oder auch über mehrere Jahre durchgeführt werden. Sie kann im Krankenhaus verabreicht werden, in Polikliniken, im Behandlungsraum eines Arztes oder sogar zu Hause. Es gibt viele unterschiedliche Behandlungsweisen, die alle durch die Weitergabe wissenschaftlicher Erkenntnisse und durch internationale Tests neuer Medikamente und Behandlungsmethoden optimiert werden.

Die in der Chemotherapie verwendeten Präparate sind im Grunde Giftstoffe. Einige davon wurden aus Forschungsprojekten zur chemischen Kriegsführung weiterentwickelt. Man hat Standardkombinationen oder Medikamentencocktails zur Behandlung der meisten Krebsarten zusammengestellt. Nach Behandlungsbeginn und einer Beobachtung der Patientenreaktion werden Kombination und Dosis neu angepasst. So wurde die Chemotherapie weniger unangenehm und auch wirkungsvoller. Gleichzeitig nimmt das Wissen in der Krebstherapie ständig zu.

Um das Wachstum einiger Krebsarten einzuschränken, kann man auch die Hormontherapie einsetzen. Die Immuntherapie verwendet Substanzen wie Interferon, um bestimmte Tumoren anzugreifen. In der Kombinationstherapie nutzt man die sich ergänzenden Wirkungen von Chirurgie, Strahlenbehandlung und Chemotherapie zur Bekämpfung des Krebses. Mit chirurgischen Mitteln und Strahlentherapie wird der Krebs direkt behandelt, während die Chemotherapie Krebszellen, die sich in andere Körperteile ausgebreitet haben, vernichten soll.

Folgende Nebenwirkungen stehen bei der Chemotherapie im Vordergrund: Übelkeit und Erbrechen treten sehr häufig auf, sind aber heutzutage weniger heftig als in der Vergangenheit, da die Dosis ständig der Reaktion des Patienten angepasst wird. Falls das Erbrechen zum Problem wird, kann es oft durch so genannte Antiemetika kontrolliert werden. Manchmal hilft es auch, wenn der Patient pro Mahlzeit nur kleine Mengen zu sich nimmt und auf Nahrungsmittel verzichtet, welche die Übelkeit verursachen.

Auch Haarausfall gehört zu den üblichen Nebenwirkungen. Deshalb ziehen es einige Krebspatienten vor, ihren Kopf zu rasieren, bevor der Haarausfall beginnt, oder eine Perücke zu tragen. Normalerweise wächst das Haar nach der Chemotherapie wieder nach.

Eine Verringerung von Blutzellen (Panzytopenie oder Leukozytopenie) muss nicht immer behandelt werden. Wird es dennoch für notwendig erachtet, kann ein Mangel an roten Blutkörperchen (Erythrozyten) durch eine Transfusion ausgeglichen und die Produktion der weißen Blutkörperchen (Leukozyten) angeregt werden. Durch die Anpassung der Dosis versucht man zu verhindern, dass die Chemotherapie die Leber und die Nieren schädigt.

Geschwüre im Mund und Verdauungsstörungen treten auf, da Zytostatika alle sich schnell teilenden Zellen angreifen, also auch die Zellen der Schleimhäute im Mund und im Verdauungstrakt. Schmerzhafte Geschwüre im Mund oder Durchfall können zu den Begleiterscheinungen der Behandlung gehören. Sie führen u. U. zu einer Mangelernährung, wenn der Patient nicht isst oder die Nahrung nicht richtig absorbiert wird.

Unfruchtbarkeit und Fehlbildungen beim Fetus können Folge einer Chemotherapie sein. Deshalb sollte man unbedingt verhüten, während man die Medikamente einnimmt. Manche Behandlungsmethoden führen bei Männern und Frauen zu Unfruchtbarkeit.

Heutzutage werden Patienten bei der Chemotherapie genau beobachtet und regelmäßigen Bluttests unterzogen. Auf diese Weise kann man Probleme schnell entdecken und die Medikamentendosis anpassen. Außerdem können weitere Therapien zur Verringerung von Nebenwirkungen und anderen Beschwerden in die Wege geleitet werden. Aufgrund dieser Erfolge können nun viele Patienten ihre Chemotherapie ambulant durchführen, wodurch ein Krankenhausaufenthalt unnötig wird.

Zytostatika

Zytostatika (zytotoxische Medikamente) zerstören Zellen oder verhindern ihre Vermehrung. Penizillin oder andere Antibiotika, die bei der Behandlung von bakteriellen Infektionen zum Einsatz kommen, sind im weiteren Sinne auch zytotoxisch. In der Regel bezieht sich die Bezeichnung jedoch auf Medikamente, die der Krebsbekämpfung dienen, z. B. Methotrexat und Cyclophosphamid. Manchmal werden diese Medikamente auch zur Behandlung anderer Krankheiten, wie der Rheumatoiden Arthritis, verwendet.

Zytostatika greifen nicht nur Krebszellen, sondern auch gesunde Zellen an, insbesondere die schnell wachsenden Zellen (Haut, Verdauungstrakt, Knochenmark). Sie können zu Nebenwirkungen, wie ernsten Blutbildungsstörungen, Haarverlust (Alopezie) und einer Abwehrschwäche, führen. Die Dosierung und Nebenwirkungen der Zytostatika sind vom Arzt sorgfältig zu überwachen.

HORMONTHERAPIE

Hormone sind natürliche Substanzen, die der Körper zur Regulation zahlreicher Stoffwechselprozesse, wie Zuckerstoffwechsel, Knochenwachstum oder Milchproduktion, herstellt. Einige Krebsarten entstehen und wachsen erst in Anwesenheit stimulierender Hormone. So brauchen bestimmte Brustkrebstypen die weiblichen Hormone Östrogen und Progesteron, um zu wachsen. Die Hormontherapie arbeitet deshalb mit einer Veränderung der Hormonspiegel, um diese Stimulationsfaktoren auszuschalten. In der Regel wird eine Hormontherapie mit anderen Behandlungsmethoden, wie Bestrahlungen oder Operationen, kombiniert. Krebszellen, die durch Hormone stimuliert werden, haben bestimmte Merkmale (Rezeptoren) auf ihrer Zelloberfläche. Wenn Medikamente diese Rezeptoren blockieren, kann das Wachstum des Tumors verlangsamt oder sogar gestoppt werden. So kann man bei den häufigen Brustkrebsarten mit Östrogen- und Progesteronrezeptoren Tamoxifen einsetzen, das diese Hormonrezeptoren blockiert. Eine Tamoxifenbehandlung senkt die Rezidivrate und wird nach Brustoperationen und Strahlentherapien eingesetzt. Nicht alle Krebstypen reagieren jedoch auf das Medikament, sodass vor einem Therapiebeginn eine Tumorprobe im Labor getestet werden muss.

Bei Männern ist es der Prostatakrebs, der unter Testosteroneinfluss schneller wächst. Indem man den Testosteronspiegel im Körper senkt, kann dieser Tumor deshalb am Wachstum gehindert werden. Dies geschieht über eine operative Entfernung der Hoden oder über eine Therapie, welche die Wirkung des Testosterons auf die Prostata blockiert. Alternativ dazu können Östrogen oder das luteinisierende Hormon (LH) verwendet werden. Die Behandlung bremst auch die Entstehung und das Wachstum von Tumormetastasen. Sie wird in der Regel mit einer Operation, einer Strahlentherapie oder einer Chemotherapie kombiniert.

VORSORGEMASSNAHMEN UND KLEINERE EINGRIFFE

Die Vorbeugemaßnahmen und kleineren Eingriffe, mit deren Hilfe sich Krankheiten vermeiden und bereits eingetretene Schäden reparieren lassen sowie die Lebensplanung erleichtert wird, nehmen ständig zu und werden in ihrer Qualität verbessert.

SIEHE AUCH *Psychotherapie, Manuelle Therapien, Ganzheitliche Heilmethoden in Kapitel 14*

IMPFUNG

Bei einer Impfung wird ein abgetöteter oder abgeschwächter Viren- oder Bakterienstamm oder nur deren Antigene in den Körper eingebracht, um einen Schutz gegen bestimmte Krankheiten aufzubauen. Nach der Impfung werden vom Körper Antikörper produziert. Diese speziellen Proteine erkennen und bekämpfen die Krankheitserreger, falls diese irgendwann den Körper befallen sollten.

Eine einmalige Impfung kann bei manchen Stoffen für lebenslange Immunität sorgen. Bei anderen Impfstoffen sind mehrere Injektionen und Auffrischungsimpfungen nötig, um eine zuverlässige Immunität aufzubauen. Wenn Kinder gegen Keuchhusten, Diphtherie und Tetanus geimpft werden, erhalten sie einen Dreifachimpfstoff. Drei Dosen in der frühen Kindheit garantieren eine völlige Immunität. Die erste Injektion macht den Körper des Kindes auf das in das System eindringende fremde Protein aufmerksam. Die zweite und dritte Injektion stimulieren die Produktion von Antikörpern zur Krankheitsbekämpfung. Danach kann es bis zu vier Wochen dauern, bis eine völlige Immunität erreicht ist.

In den 1970er-Jahren wurden die Pocken durch eine erfolgreiche Impfkampagne ausgerottet. Ziel von Gesundheitsexperten ist es, weitere ernste Infektionskrankheiten auszurotten, z. B. die Diphtherie, Haemophilus-B-(HiB)-assoziierte Infektionen, Hepatitis B, Masern, Mumps, Keuchhusten (Pertussis), Kinderlähmung (Poliomyelitis), Röteln und Tetanus. Andere Krankheiten, die durch eine Impfung vermieden werden können, sind die akute Virusgrippe, das Denguefieber, die japanische Enzephalitis, Rotavirus-Infektionen, die Ruhr, Pneumokokkeninfektionen und das Gelbfieber.

Die zeitliche Abstimmung ist bei einer Impfung besonders wichtig. Die Gesundheitsbehörden haben »Impfkalender« aufgestellt, um bestmögliche Resultate zu erzielen. Reisende sollten sich rechtzeitig über die notwendigen Impftermine informieren, wenn sie in Länder reisen, in denen durch Impfung vermeidbare Krankheiten drohen. Eltern von Neugeborenen werden über die Impfprogramme in ihrem Heimatland aufgeklärt.

Nicht geimpfte Kinder tragen ein wesentlich höheres Risiko, von diesen Krankheiten befallen zu werden. Sie tragen auch zu einer Verbreitung der Infektion im weiteren Umkreis bei. Bei manchen Krankheiten wie Röteln gefährden sie möglicherweise ungeborene Babys, wenn deren Mütter selbst nicht immun gegen die Krankheit sind.

Die zur Impfung verwendeten Impfstoffe wurden gründlich getestet. Sie sind sicher und wirksam. Obwohl bei manchen Impfstoffen minimale Risiken bekannt wurden, sind ernste Reaktionen doch selten. Die mit der Krankheit drohenden Komplikationen sind wesentlich größer als das Komplikationsrisiko durch die Impfstoffe.

Da jedoch viele Menschen in den Industrieländern keine Erfahrung mit einem Großteil der Krankheiten haben, gegen die sie geimpft wurden, kam es zur Impfmüdigkeit. Bevor in Großbritannien die Diphtherieimpfung üblich wurde, erkrankte alle 15 Minuten ein Kind an Diphtherie und alle fünf Stunden starb ein Kind an der Krankheit. Seit der Einführung des Impfstoffes im Jahr 1970 war die Diphtherie nur für neun Todesfälle verantwortlich.

Die Impfung gegen Infektionskrankheiten hat wahrscheinlich mehr Leben gerettet als irgendeine andere öffentliche Gesundheitsmaßnahme, abgesehen von der Abwasser- und Trinkwasserversorgung. Die Forschung ist dabei, neue Impfstoffe zu entwickeln. Als Nächstes werden Stoffe gegen die Meningitis und die Sepsis bei Kindern zur Verfügung stehen.

EMPFÄNGNISVERHÜTUNG

Als Empfängnisverhütung (Kontrazeption) bezeichnet man jede Handlung, die dazu dient, die Empfängnis zu verhindern. Das einzig wirklich sichere Mittel gegen eine Schwangerschaft ist die Vermeidung von Vaginalverkehr. Damit es zur Empfängnis kommt, muss die Eizelle der Frau (Ovum) mit dem Spermien enthaltenden Samen des Mannes zusammentreffen. Bei der natürlichen Empfängnis wird der Samen in die Scheide eingebracht. Er wandert dann durch den Gebärmutterhals und die Gebärmutter (Uterus), um die Eizelle zu befruchten. Dieses Ei muss sich daraufhin in die Gebärmutterschleimhaut (Endometrium) einnisten.

Schriftliche Aufzeichnungen zur Geburtenkontrolle (ein Fachausdruck, der 1915 von der Reformerin Margaret Sanger geprägt wurde) reichen bis ins Jahr 1550 v. Chr. zurück und stammen aus Ägypten. Schriftsteller der Antike, wie Plinius der Ältere und Soranus von Ephesus, berichteten über Methoden wie das Auswaschen der Scheide nach dem Geschlechtsverkehr. Ein großer Fortschritt war das Kondom, das von Gabriello Fallopius 1564 beschrieben und aus Tierdarm angefertigt wurde. Scheidenbarrieren wie Diaphragma und Portiokappen erwähnte 1823 der deutsche Arzt F.A. Wilde. Im 19. Jahrhundert kannte man bereits die Vasektomie (Unterbrechung des Samenleiters). 1881 wurde die erste dokumentierte Sterilisation bei einer Frau vorgenommen. Das australische Ehepaar Billings verwendete in den 1960er-Jahren als Erstes die Beobachtung der Veränderungen des Zervixschleimes zur Bestimmung der fruchtbaren Zeit. Etwa zur selben Zeit kamen die ersten Verhütungspillen auf den Markt.

Fragen zur Verhütung sollte man mit qualifizierten medizinischen Fachkräften klären. So findet man am besten heraus, welche Methoden empfehlenswert und optimal auf den Lebensstil, die Krankengeschichte und die Zukunftspläne abgestimmt sind.

Intrauterinpessar/Spirale (IUP)

Dieser kleine Gegenstand wird in die Gebärmutter eingepflanzt, um eine Empfängnis zu verhindern. Man weiß immer noch nicht genau, wie es funktioniert, aber es scheint, dass beinahe jeder Fremdkörper in der Gebärmutter die Empfängnis verhindert. Die Spirale besteht aus Kunststoff, Metall oder einem anderen Material und wird unter sterilen Bedingungen von einer ausgebildeten Fachkraft eingesetzt. Intrauterinpessare haben eine Versagerquote von ein bis sechs Schwangerschaften pro 100 Frauen.

Barrieremethoden

Zu den Barrieremethoden gehören das Kondom (für Männer und Frauen), das Diaphragma und die Portiokappe. Das Kondom für den Mann ist eine Penishülle. Es fängt den Samen auf, sodass er nicht in die Vagina gelangt. Das Kondom für Frauen ist eine dünne Membran aus Silikon, die teilweise oder völlig die äußeren weiblichen Genitalien abdeckt und wie eine Barriere wirkt.

Diaphragma und Portiokappen werden in der Scheide platziert und schließen dort den Gebärmuttereingang ab. Auf diese Weise kann das Sperma nicht in den Uterus gelangen. Es gibt verschiedene Größen, die von Ärzten für die jeweilige Frau angepasst werden müssen. Die Hersteller empfehlen die zusätzliche Verwendung eines Spermizids (Spermien abtötendes Mittel). Bei sorgfältiger Anwendung haben Barrieremethoden die gleiche Wirksamkeit wie die Spirale.

Spermizide

Diese Mittel töten Spermien ab oder machen sie bewegungsunfähig. Das Spermizid sollte mindestens 15 Minuten vor dem Geschlechtsverkehr in die Scheide eingeführt werden. Es kann sich dabei um einen Schaum, ein Gelee, einen Film oder ein

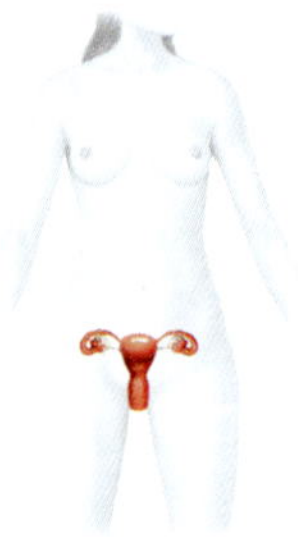

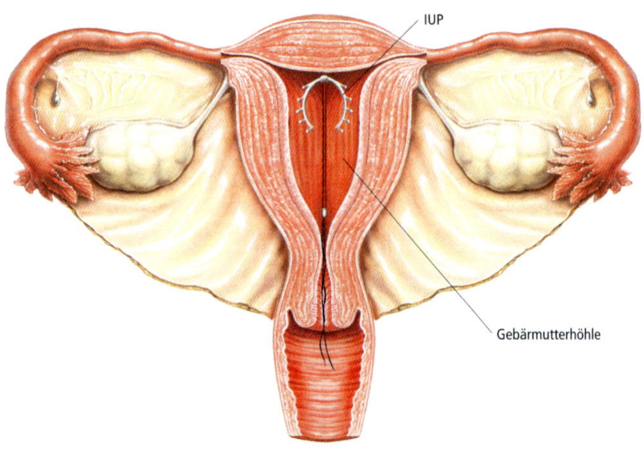

Empfängnisverhütung

Ein Intrauterinpessar (IUP) besteht aus einer Spirale. Es kann bis zu einem Jahr in der Gebärmutterhöhle verbleiben. Ein IUP macht die Einnistung einer befruchteten Eizelle praktisch unmöglich.

Zäpfchen handeln oder das Spermizid wird auf einen Schwamm aufgetragen. Man kann Spermizide mit der Barrieremethode kombinieren. Alleine haben sie eine Versagerquote von etwa 30 %.

Natürliche Verhütungsmethoden

Die Grundlage aller natürlichen Verhütungsmethoden ist der Verzicht auf den Geschlechtsverkehr in der fruchtbaren Zeit. Zu dieser Gruppe gehören die so genannte periodische Enthaltsamkeit, die Billings-, die Rhythmus- und die Temperaturmethode.

Die Veränderungen im Körper einer Frau, die im Lauf des Monatszyklus vor sich gehen, können als Fruchtbarkeitsanzeiger interpretiert werden. Der Zervixschleim verändert sich unter dem Einfluss von Östrogen: In der Zeit der höchsten Fruchtbarkeit ist dieser Schleim reichlich vorhanden. Er ist von klarer Konsistenz, wirkt klebrig und kann leicht zwischen den Fingern gesponnen werden. Auch die Basaltemperatur der Frau, die rektal mit einem Fieberthermometer gemessen wird, erhöht sich für etwa drei Tage leicht. Die meisten Frauen haben einen nachvollziehbaren Zyklus, sodass sie herausfinden können, wann die Wahrscheinlichkeit für ihre fruchtbare Phase am höchsten ist. Die Schwangerschaftsrate variiert stark, je nach Methode und je nach dem Paar, von dem die Methode verwendet wird.

Coitus interruptus

Darunter versteht man das Zurückziehen des Penis während des Geschlechtsverkehres, bevor es zur Ejakulation kommt. Die Versagerquote ist äußerst hoch.

Hormonelle Verhütungsmittel

Über 70 Millionen Frauen weltweit verwenden diese Methode, bei der man regelmäßig oral eine Verhütungspille einnimmt, Retardpräparate unter die Haut oder in einen Muskel spritzt oder Hormon-IUPs verwendet. Kombinationspillen enthalten Östrogen und Gestagen, Minipillen nur Gestagen. Die Kombinationspille unterdrückt den Eisprung und beide Pillenarten verdicken den Zervixschleim, damit das Sperma das Ei nicht erreichen kann. Sie können auch verhin-dern, dass sich ein befruchtetes Ei einnistet. Wird die Kombinationspille wie vorgeschrieben eingenommen, so verhütet sie eine Schwangerschaft mit 99 %iger Wahrscheinlichkeit. Die Minipille hat eine größere Versagerquote.

Gestagenspritzen verhindern den Eisprung und sind theoretisch die wirksamste Methode der Empfängnisverhütung – abgesehen von sexueller Enthaltsamkeit. Verhütungsimplantate, die nicht in allen Industrienationen erhältlich sind, sind ebenfalls sehr wirksam und können genau wie hormonabsondernde Pessare und Spiralen jederzeit entfernt werden. Die Pille für den Mann und entsprechende Verhütungsspritzen werden noch immer erforscht.

Die Postkoitalpille (»Pille danach«) ist ein Kurzzeithormon, das innerhalb von 72 Stunden nach dem ungeschützten Geschlechtsverkehr eingenommen werden muss. Diese Hormone verzögern den Eisprung und verändern die Gebärmutterschleimhaut. Maximal 5 von 100 Frauen werden bei korrekter Anwendung dieser Methode schwanger. Auch die Einsetzung einer (Kupfer-)Spirale verhindert die Empfängnis und bietet anschließend Verhütung, wenn sie innerhalb von fünf Tagen nach dem ungeschützten Geschlechtsverkehr eingeführt wird.

Orale Kontrazeptiva

Das zurzeit meistverwendete orale Verhütungsmittel ist die niedrig dosierte Kombinationspille, die sowohl Östrogen als auch Gestagen (Progesteron) enthält. Es gibt zwar auch reine Gestagenpillen (Minipille), doch werden diese nur eingesetzt, wenn die Kombinationspille nicht genommen werden darf. Einphasenpillen enthalten den gesamten Pillenzyklus hindurch dieselbe Östrogen- und Gestagenkonzentration. Die Zweiphasenpille (Sequenzpräparat) dagegen enthält zu verschiedenen Zyklusphasen unterschiedliche Östrogen- und Gestagenmengen, was dem Hormonverlauf eines natürlichen Zyklus näher kommt.

Östrogen und Gestagen müssen so beschaffen sein, dass sie oral eingenommen werden können und trotzdem aktiv bleiben, was die Gabe natürlicher Hormone ausschließt. Werden natürliche Hormone in Pillenform eingenommen, werden sie normalerweise von der Leber aufgespalten, bevor sie in den Blutkreislauf gelangen.

Synthetische Hormone sind den natürlichen sehr ähnlich, doch bleiben sie durch ihre etwas andere Molekularstruktur bei oraler Einnahme hoch wirksam. Als Östrogen wird entweder Ethinylestradiol oder Mestranol verwendet. Die meistverwendeten synthetischen Gestagene sind Levonorgestrel, Norgestrel und Norethisteron.

Orale Kontrazeptiva werden in der Regel 21 Tage lang eingenommen, auf die eine Pause von sieben Tagen folgt. In dieser Zeit kommt es zu einer Hormonentzugsblutung, die der Monatsblutung zwar ähnelt, jedoch keine natürliche Blutung ist. Der Einnahmezyklus kann variiert werden, um eine Entzugsblutung zu einem unpassenden Zeitpunkt zu verhindern. Angeblich nehmen einige Frauen die Pille ohne Unterbrechung, um der lästigen Entzugsblutung zu entgehen. In der ersten Hälfte eines normalen Monatszyklus (Follikelphase) reifen in den Eierstöcken unter dem Einfluss des follikelstimulierenden Hormons (FSH) aus der Hirnanhangdrüse Follikel heran. Während des Follikelwachstums steigt die Östrogenproduktion, was wiederum die Produktion des luteinisierenden Hormons (LH) in der Hirnanhangdrüse anregt und den Eisprung auslöst. Die Östrogen- und Gestagenmenge in der Pille entspricht in etwa der zu Beginn der Follikelphase vorhandenen Menge.

Im normalen Zyklus erhöht sich die Östrogenmenge in der Follikelphase ungefähr um das Sechs- bis Zehnfache, was bei Einnahme der Pille nicht der Fall ist. Ein niedriger Östrogen- und Gestagengehalt führt zu einer geringeren FSH- und LH-Produktion in der Hirnanhangdrüse, was wiederum eine Herabsetzung der Eierstockfunktion und damit die Unterdrückung des Eisprunges bewirkt.

Orale Kontrazeptiva verhindern jedoch nicht nur den Eisprung. Die Gestagene verwandeln den Zervixschleim in eine zähe, für Spermien undurchlässige Flüssigkeit, und sowohl Östrogene als auch Gestagene beeinträchtigen die Beweglichkeit der Eileiter und damit den Eizellen- und Spermientransport. Auch die Gebärmutterschleimhaut verändert sich: Sie bietet schlechte Bedingungen für die Einnistung einer Eizelle und wird bei Einnahme der Pille über einen längeren Zeitraum dünner. Diese Veränderungen bilden sich nach Absetzen der Pille und Wiedereinsetzen des Eisprunges bei fast allen Frauen innerhalb von drei bis sechs Monaten zurück.

Reine Gestagenpillen (»Minipille«) unterdrücken den Eisprung in der Regel nicht. Die empfängnisverhütende Wirkung beruht auf oben genannten Veränderungen des Zervixschleimes und der Gebärmutterschleimhaut.

Der größte Vorteil der Pille ist ihre Zuverlässigkeit von fast 100 %. Kommt es trotzdem zu einer Schwangerschaft, ist diese in den meisten Fällen auf Einnahmefehler zurückzuführen. Die Pille hat auch Vorteile, die nicht direkt mit der Empfängnisverhütung zusammenhängen, z. B. weniger Menstruationsbeschwerden und ein geringeres Risiko für Eierstockzysten, Eileiterschwangerschaften und -entzündungen sowie für Gebärmutterkörper- und Eierstockkrebs.

Der größte Nachteil der Pille ist das erhöhte Risiko für Herz- und Gefäßerkrankungen, z. B. eine Blutgerinnselbildung (Thromboembolie), einen Schlaganfall und Bluthochdruck. Die Risiken scheinen sich mit zunehmendem Alter leicht zu erhöhen, sind jedoch bei Nichtraucherinnen und bei Einnahme niedrig dosierter Pillen wesentlich geringer. Forschungen haben ergeben, dass viele andere Probleme, über die früher im Zusammenhang mit der Pille berichtet wurde, andere Ursachen bzw. in Verbindung mit der Minipille nur geringe Bedeutung haben. Einige Medikamente, z. B. bestimmte Antibiotika und Antiepileptika, können die Wirksamkeit oraler Kontrazeptiva bis zu einem gewissen Grad beeinträchtigen.

Stillen

Eine weitere »Methode« mit hoher Versagerquote ist das Stillen. Viele glauben, es handle sich um eine natürliche Art der Familienplanung. Dies kann jedoch nur dann funktionieren, wenn das Baby mindestens fünfmal in 24 Stunden gestillt wird, keine feste Nahrung erhält und die Frau noch nicht wieder menstruiert.

STERILISATION

Dauerhafte Verhütungsmethoden wie die Sterilisation sind nach wie vor beliebt. Eine Frau wird sterilisiert, indem beide Eileiter (durch die das Spermium zum Ei gelangt) durchtrennt werden (Tubenligatur). Bei der Vasektomie durchtrennt man die Samenleiter *(Vas deferens)*, durch welche die Spermien von den Hoden zum Samen gelangen. Es handelt sich um eine einfache Operation, die durch einen kleinen Schnitt an der Seite des Hodensackes durchgeführt wird.

Obwohl die Erfolgsrate einer Refertilitionsoperation bis zu 70 % beträgt, ist dieser Eingriff dennoch nicht zur Geburtenkontrolle zu empfehlen, wenn eines Tages vielleicht doch ein Kinderwunsch besteht.

BESCHNEIDUNG

Als Beschneidung (Zirkumzision) bezeichnet man die teilweise oder vollständige operative Entfernung der Penisvorhaut. Werden dagegen die weiblichen Genitalien bzw. ein Teil davon chirurgisch entfernt, so spricht man von weiblicher Beschneidung, was eine Verstümmelung der weiblichen Genitalien mit schwer wiegenden Folgen darstellt.

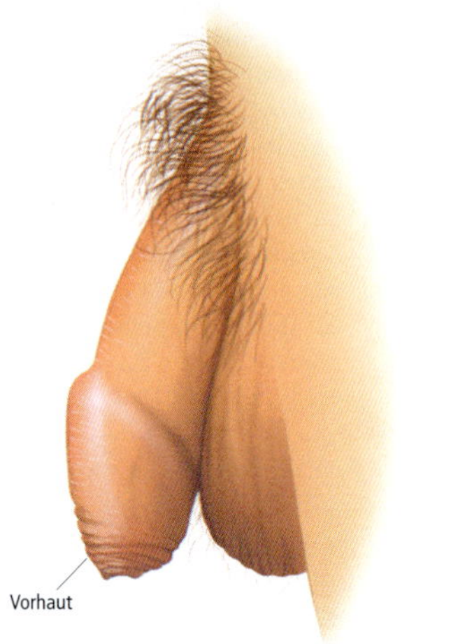

unbeschnittener Penis

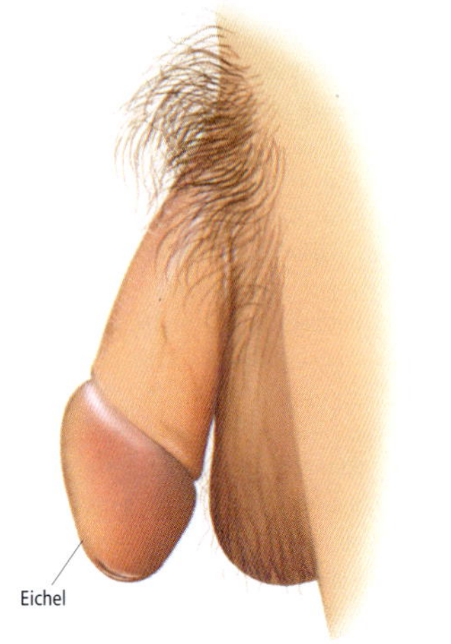

beschnittener Penis

Die Beschneidung von Jungen geschieht vor oder in der Pubertät oder, wie bei einigen arabischen Völkern, unmittelbar vor der Hochzeit. Die Beschneidung war als Ritual bereits den alten Ägyptern bekannt und ist heute ein wichtiges, religiöses Ritual im Islam und in jüdischen Gemeinschaften in aller Welt. Sie wurde in vielen Industrienationen zu Beginn des 20. Jahrhunderts populär, da man glaubte, sie sei vorteilhaft für die Hygiene und verhindere die Masturbation.

Die häufigsten Argumente zugunsten der Beschneidung sind ein geringeres Risiko für ein Peniskarzinom, Infektionen des Harntraktes und sexuell übertragbare Krankheiten. Zudem wird angeführt, dass der Penis leichter zu säubern sei, die Vorhaut Probleme bereite und zudem alle männlichen Familienmitglieder beschnitten seien. Die Gegner der Beschneidung argumentieren, dass es sich um eine unnötige, schmerzhafte Operation mit möglichen Komplikationen handle, welche die Sensibilität der Eichel *(Glans penis)* verringere. Zudem sei es ebenso leicht, den Penis mit Vorhaut zu reinigen. Probleme würden oft von Erwachsenen bei dem Versuch verursacht, die Vorhaut bei Jungen gewaltsam zurückzuschieben.

Die Beschneidung bei Frauen wurde jahrhundertelang in Teilen Afrikas, im Nahen Osten und in Südostasien durchgeführt, mit dem Ziel, die Jungfräulichkeit zu bewahren, die Hygiene zu verbessern oder als religiöses Ritual. Sie wird normalerweise von Laien in einer nicht medizinischen Umgebung durchgeführt, wodurch sich ein hohes Risiko für Komplikationen und Verstümmelungen darstellt, die bis zur Unfruchtbarkeit und zum Tod führen können. Die radikalste, die pharaonische Beschneidung umfasst die Entfernung der Klitoris, der kleinen Schamlippen und von zwei Dritteln der großen Schamlippen sowie das anschließende Zusammennähen der verbleibenden Schamlippenanteile, bis nur noch eine kleine Öffnung zum Wasserlassen und für den Geschlechtsverkehr verbleibt. Zusätzlich wird manchmal eine ätzende Flüssigkeit in die Scheide eingeführt, um sie zusätzlich zu verengen. Selbst wenn die Verletzungen normal verheilen, können das Urinieren und der Geschlechtsverkehr sehr schmerzhaft sein und nicht abgeflossenes Menstruationsblut kann Probleme verursachen. In Gesellschaften, in denen die weibliche Beschneidung praktiziert wird, ist meist auch die Beschneidung der Männer üblich und beide gelten als wichtige religiöse Rituale oder ethnische Traditionen. Die Weltgesundheitsorganisation, der United Nations Population Fund und UNICEF haben ein Programm entworfen, um der genitalen Verstümmelung von Frauen entgegenzuwirken. Ziel ist es, sie völlig abzuschaffen. In vielen Industrieländern gibt es starke Lobbygruppen gegen die genitale Verstümmelung von Frauen, die diese Praktik nicht nur als großes Gesundheitsrisiko ansehen, sondern auch als Unterdrückung der Frau, die dadurch niemals sexuelle Beziehungen genießen kann.

HORMONERSATZTHERAPIE

In den Wechseljahren (Klimakterium) stellen die Eierstöcke langsam ihre Aktivität ein und verringern ihre Produktion der Geschlechtshormone Östrogen und Progesteron. Das Absinken der Hormonproduktion kann verschiedene Symptome nach sich ziehen, u.a. Hitzewallungen (vor allem im Gesicht und am Hals, oft begleitet von Rötungen und Schweißausbrüchen), Kopfschmerzen, Scheidentrockenheit, Ängste und Schlafstörungen. Die Ursache der Hitzewallungen sind vermutlich starke Schwankungen der Hypophysenhormonspiegel als Folge des Hormonabfalls in den Eierstöcken, während die Scheidentrockenheit die direkte Folge des Östrogenentzuges ist.

Der Östrogenmangel erhöht außerdem das Risiko für weitere Krankheiten, z.B. Herz-Kreislauf-Erkrankungen. Der zunehmende Verlust der Knochensubstanz in den Wechseljahren kann zu Osteoporose führen, bei der die Knochen aufgrund eines Kalziummangels brüchig werden.

Die meisten Wechseljahrbeschwerden können durch eine Hormonersatztherapie behoben werden. Hierbei wird der Hormonspiegel durch die Gabe von künstlichem Östrogen, oft in Kombination mit Progesteron, ergänzt. Mit einer Hormonersatztherapie können Symptome wie Hitzewallungen und Scheidentrockenheit erfolgreich behandelt und das Risiko für Herzkrankheiten und Osteoporose gesenkt werden.

In einigen Fällen werden die Hormone in einem Zyklus eingenommen, um eine monatliche Blutung, ähnlich der Menstruation, zu ermöglichen. In anderen Fällen werden sie ohne Pause eingenommen, sodass die Monatsblutung aufhört. Die Hormonersatztherapie wird normalerweise je nach Symptomen und anderen gesundheitlichen Problemen individuell abgestimmt.

Eine Hormonbehandlung kann auch in einigen Fällen von Harninkontinenz helfen, einer weiteren möglichen Begleiterscheinung der Wechseljahre, bei der ein Verlust der Blasenkontrolle zum unwillkürlichen Harnabgang führt. Bei dieser so genannten Stressinkontinenz kann durch eine Druckerhöhung im Bauch, z.B. beim Husten oder Niesen, Urin aus der Harnblase gepresst werden. Die

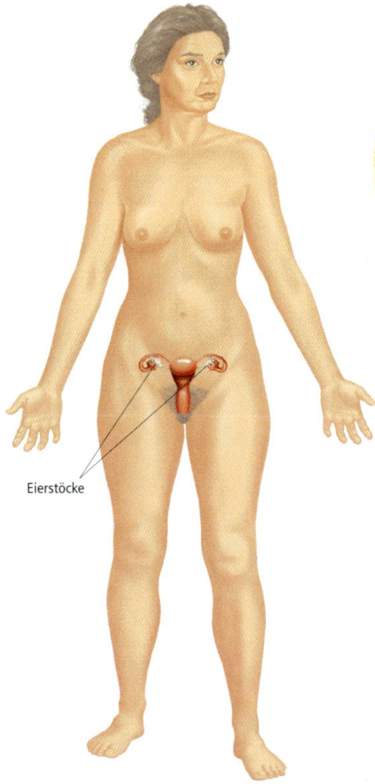

Hormonersatztherapie

Mit Eintritt der Menopause produzieren die Eierstöcke keine weiblichen Geschlechtshormone mehr. Um die negativen Folgen dieses Hormonmangels auszugleichen, kann man sich für eine Hormonersatztherapie entscheiden. Sie reduziert das Risiko für Osteoporose, Herz-Kreislauf-Erkrankungen und Harnblasenprobleme wie Inkontinenz.

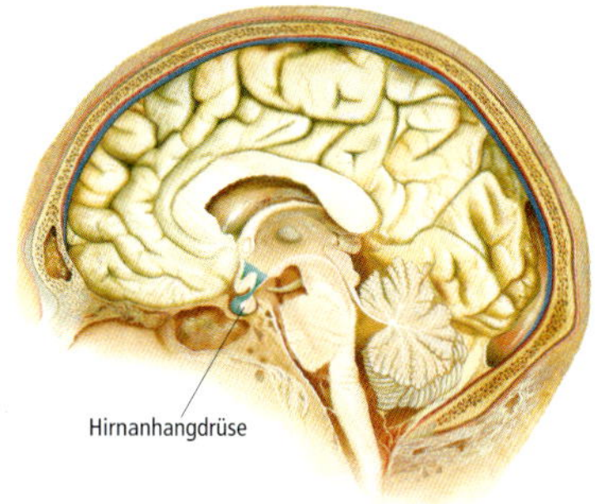

Hypophysenhormone

Erhöhte Spiegel der Hypophysenhormone durch die nachlassende Hormonproduktion in den Eierstöcken verursachen die Hitzewallungen während der Wechseljahre.

Inkontinenz

Durch eine Schwächung der Beckenbodenmuskulatur nach der Menopause kann es zur Inkontinenz kommen. Eine Östrogentherapie kann die Beschwerden lindern.

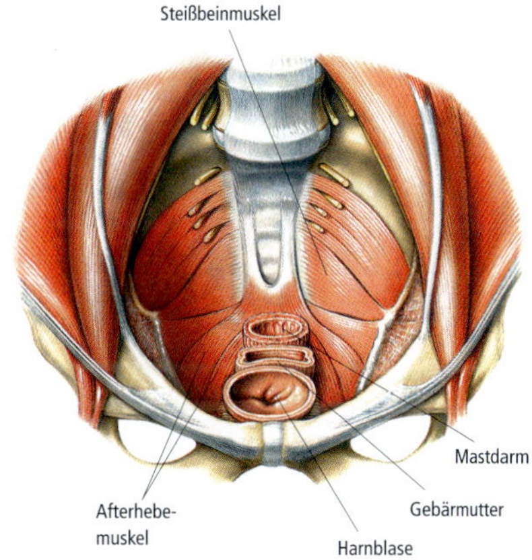

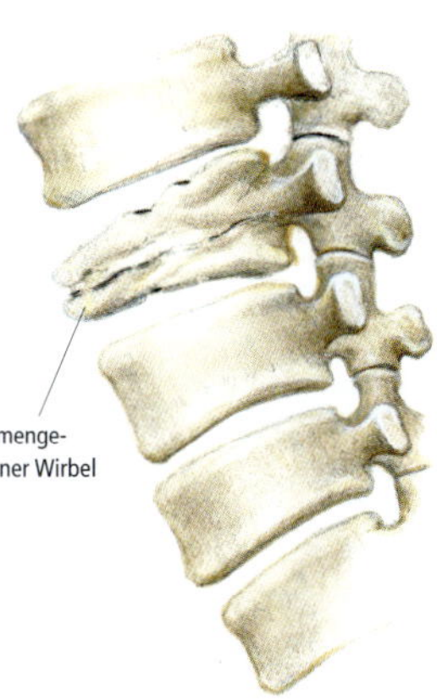

Osteoporose und Knochenbrüche

Das Risiko für Osteoporose und daraus resultierende Knochenbrüche steigt beträchtlich, wenn nach der Menopause die Östrogenspiegel stark abfallen. Eine Hormonersatztherapie kann den Kalziumabbau und damit den Verlust der Knochendichte deutlich verlangsamen.

Inkontinenz ist durch eine Schwächung der Beckenbodenmuskulatur bedingt und tritt in den Wechseljahren häufig auf. Eine Östrogenbehandlung sowie Beckenbodentraining und weitere Medikamente sind hilfreich. Die in den Wechseljahren auftretenden Veränderungen im unteren Harntrakt können auch das Risiko für eine Zystitis (Blaseninfektion) erhöhen. Auch hier kann eine Hormontherapie die Symptome – Harndrang und Schmerzen beim Wasserlassen – lindern.

Die Hormonersatztherapie kann aber auch zahlreiche unerwünschte Nebenwirkungen haben. Die Brüste können empfindlich werden und anschwellen, unerwünschte Blutungen, Übelkeit, Wassereinlagerungen und eine Gewichtszunahme sind möglich.

Die Östrogen- und Progesteronmengen bei einer Hormonersatztherapie sind geringer als die der »Pille«. Daher werden die Nebenwirkungen der Pille (vor allem die höheren Dosen früherer Pillenpräparate), z. B. eine Blutdruckerhöhung und ein größeres Lungenembolie-Risiko, nicht als Probleme der Hormonersatztherapie angesehen.

Eine reine Östrogentherapie erhöht jedoch das Risiko für Gebärmutterkrebs. Eine Kombinationstherapie (Progesteron und Östrogen) soll nicht zu einem erhöhten Gebärmutterkrebsrisiko führen und ist daher die bevorzugte Behandlungsmethode für Frauen, bei denen die Gebärmutter nicht entfernt wurde. Allerdings führen beide Therapieformen zu einem erhöhten Brustkrebsrisiko. Wie deutlich diese Risikoerhöhung ausfällt, ist zurzeit noch umstritten und Gegenstand groß angelegter Studien, deren Ergebnisse erst in den nächsten Jahren zu erwarten sind.

Bei bestehenden Krebserkrankungen ist eine Hormonersatztherapie hingegen absolut verboten. Vor einer Hormonbehandlung sollen daher eine vollständige ärztliche Untersuchung sowie eine Mammografie vorgenommen werden.

KÜNSTLICHE INSEMINATION

Als künstliche Insemination (Befruchtung) bezeichnet man jede Einleitung von Samen in die Scheide (Vagina) oder die Gebärmutter, die nicht durch Geschlechtsverkehr zustande kommt. Eine solche Lösung kommt z. B. bei Frauen zur Anwendung, deren Partner unfruchtbar oder impotent sind.

Das Verfahren wurde Anfang des 20. Jahrhunderts in Russland für die Tierzucht entwickelt und verbreitete sich in den 1930er-Jahren international. Bei Tieren nutzt man den Vorteil, dass so die Merkmale des männlichen Zuchttieres weitervererbt werden und mehr Nachkommen gezeugt werden können, als dies auf natürlichem Weg möglich wäre. Bei Menschen ist sie außer bei männlicher Unfruchtbarkeit oder Impotenz indiziert, wenn die Schleimhaut des Gebärmutterhalses für Samen undurchlässig ist oder eine unerklärliche Sterilität vorliegt.

Zur Insemination lässt sich frisches oder gefrorenes Sperma verwenden. Es kann vom Partner oder von einem anonymen Spender stammen. Frischer Samen wird etwa eine Stunde vor der geplanten Befruchtung durch Masturbation gewonnen. Das Einfrieren von Sperma kommt vor allem dann infrage, wenn der Mann sich, z. B. bei einer Krebstherapie, einer medizinischen Behandlung unterziehen muss, die zu Unfruchtbarkeit führen kann.

Zum Zeitpunkt des Eisprunges, den man über die Körpertemperatur, den Gebärmutterschleim oder eine Sonografie feststellt, wird der Frau über einen einfachen Eingriff das Sperma mit einer Spritze in die Scheide oder die Gebärmutter injiziert. Bei etwa 50–65 % findet eine Befruchtung mit einer anschließenden Schwangerschaft statt. Bei einer Samenspende durch eine dritte Person können sowohl rechtliche als auch emotionale Probleme auftreten, weshalb man unbedingt professionelle Beratung hinzuziehen sollte. Der Partner ist zwar der anerkannte, nicht aber der genetische Vater. Die Mutter hingegen vereint beide Aspekte in sich.

Bei einer Leihmutterschaft trägt eine Frau für ein Paar, das selbst kein Kind bekommen kann, ein Kind aus. Meist liegt das an einer weiblichen Unfruchtbarkeit oder anderen medizinischen Gründen, die gegen eine Schwangerschaft sprechen. Dabei gibt es zwei Möglichkeiten: Die Leihmutter kann mit dem Samen des Vaters künstlich befruchtet werden, oder die Eizelle der Frau und das Sperma des Mannes werden über eine In-vitro-Fertilisation vereint. Entsteht dabei ein Embryo, wird dieser der Leihmutter eingepflanzt. Meist tritt die Leihmutter alle Rechte an dem Kind an die Eltern ab, was allerdings inzwischen schon rechtlich angefochten wurde und ebenfalls schwere seelische Probleme nach sich ziehen kann.

IN-VITRO-FERTILISATION

Als In-vitro-Fertilisation (IVF) bezeichnet man die Befruchtung einer Eizelle in vitro (»im Glas«) und die Wiedereinsetzung des entstandenen Embryos in die Gebärmutter der Frau. Mit dieser revolutionären Methode entstanden die ursprünglich »Retortenbabys« genannten Kinder. Die Technik wurde das erste Mal in den 1970er-Jahren eingesetzt, um Frauen zu helfen, deren Unfruchtbarkeit durch einen blockierten Eileiter verursacht wurde. Heute sind fast alle Ursachen von Unfruchtbarkeit behandelbar.

Die IVF beginnt damit, dass die Frau etwa zehn Tage lang eierstockstimulierende Medikamente einnimmt. Ultraschalluntersuchungen stellen die Zahl und die Größe der Eierstockfollikel fest, in denen sich die Eier entwickeln. Die Eier werden unter lokaler Betäubung oder Vollnarkose durch die Scheide entnommen.

Der Mann muss für die Spermaprobe masturbieren. Eine kleine Menge der Samenflüssigkeit wird zuerst bearbeitet, um Verunreinigungen zu entfernen, und dann in das Gefäß gefüllt, in dem sich die Eizelle befindet. Die Befruchtung kann bis zu 18 Stunden dauern. Ein bis fünf Tage später sind die Embryos, die in diesem Stadium als Blastozysten bezeichnet werden, bereit für die Einpflanzung in die Gebärmutter der Frau.

Im Allgemeinen werden bis zu drei befruchtete Eier in die Gebärmutter eingepflanzt, um die Chancen für eine Schwangerschaft zu erhöhen. Die meisten Einpflanzungen werden am zweiten Tag vorgenommen. Der Transfer geschieht mit Hilfe eines dünnen Katheters, wobei die Frau nicht sediert werden muss. Einige Frauen nehmen anschließend Hormone, um die Chancen einer erfolgreichen Einnistung der befruchteten Eier zu erhöhen. Nur etwa 15–20 % aller künstlich befruchteten Embryos sind wirklich lebensfähig und entwickeln sich weiter.

DEFIBRILLATION

Unter Herzflimmern versteht man ein schnelles, unregelmäßiges Zucken von Muskelfasern. Es kann durch Herzkrankheiten wie die Koronare Herzkrankheit, durch Medikamente (wie Digitalis) oder durch Stromschläge verursacht werden. Mit Defibrillation bezeichnet man Maßnahmen gegen das Flimmern des Herzmuskels. Findet das Flimmern in den Herzkammern (Kammerflimmern) statt, verursacht es einen schnell zum Tod führenden Herzstillstand, da ein flimmerndes Herz wenig oder gar kein Blut in den Blutkreislauf pumpen kann.

Manchmal kann der normale Herzschlag durch Elektroschocks mit einem so genannten Defibrillator wiederhergestellt werden. Diese Notmaßnahme ist Teil einer Herz-Lungen-Wiederbelebung (kardiopulmonale Reanimation). Finden Herzstillstand und Defibrillation in einem Krankenhaus statt, ist die Überlebenschance hoch, ansonsten sehr niedrig. Um erfolgreich zu sein, muss die Defibrillation innerhalb von fünf bis sieben Minuten stattfinden.

Es gibt drei Arten von Defibrillatoren: den manuellen Defibrillator, den automatisierten externen Defibrillator, der den Herzschlag messen kann und automatisch Schocks abgibt, und implantierte Defibrillatoren (ICD), die bei häufigem Kammerflimmern eingesetzt werden können.

KATHETERISIERUNG

Ein Katheter ist ein biegsames Hohlröhrchen, das in einen Hohlraum durch eine winzige Öffnung eingeführt wird, um Flüssigkeit daraus abzuleiten oder ein Gefäß wieder frei zu machen. Er kann aus Glas, Metall, hartem oder weichem Gummi, gummierter Seide oder Kunststoff bestehen. Ein Katheter kann zeitweise während einer Operation oder auf Dauer nach einer Gehirnverletzung in die Harnblase eingeführt werden, um die nicht aktive oder überaktive Blase zu entleeren. Die Katheterisierung erfolgt auch bei Lähmungen. Ein Katheter kann ebenso in eine Arterie bzw. Vene oder direkt in das Herz eingeführt werden, um Medikamente zu injizieren, den Blutfluss oder -druck zu messen, angeborene Herzfehler zu diagnostizieren, um enge Durchgänge zu erkunden oder um Elektroden in das Herz einzuführen, sodass der Herzschlag wiederhergestellt oder reguliert werden kann (Herzschrittmacher).

ANGIOPLASTIE

Eine Angioplastie ist die offene intraoperative oder die geschlossene perkutane Aufdehnung von (meist durch Arteriosklerose beschädigten) Blutgefäßen. Sie wird an den Herzkranzgefäßen oder den Arterien der Gliedmaßen, des Gehirnes oder der Nieren vorgenommen.

Die gegenwärtig gängigste Methode ist die Ballonangioplastie, bei der ein Katheter mit einer ballonartigen Spitze vom Arm oder von der Lende bis an den blockierten Gefäßbereich vorgeschoben und an der Engstelle aufgepumpt wird. Dadurch werden die arteriosklerotischen Plaques gesprengt und zusammengedrückt und der Gefäßinnendurchmesser wieder geweitet. Anschließend wird der Ballon wieder entfernt. In vielen Fällen führt man dann ein Drahtgebilde, einen so genannten Stent, in das Gefäß ein, um dieses besser offen zu halten. Die Methode ist besonders geeignet und auch nur Erfolg versprechend bei kurzstreckigen Verengungen eines einzelnen Gefäßes.

Wird diese Methode am Herz angewendet, bezeichnet man sie als perkutane transluminale Koronarangioplastie (PTCA).

Die neu entwickelte Methode der Laserangioplastie ist ähnlich. Allerdings sitzt hier eine Kamera an der Spitze des Katheters, mit welcher der Arzt Plaquebildungen entdecken und mittels eines Lasers an der Katheterspitze zerstören kann.

HERZSCHRITTMACHER

Die Bezeichnung »Schrittmacher« wird normalerweise im Zusammenhang mit dem Herz verwendet, obwohl auch andere Organe (z. B. die Gebärmutter und der Darm) über Schrittmacher in Form von spezifischen Geweben zur Steuerung rhythmischer Kontraktionen verfügen. Das Herz verfügt über einen natürlichen Schrittmacher, den Sinusknoten, der die rhythmischen Kontraktionen des Herzes steuert.

Der Sinusknoten befindet sich in der rechten Vorhofwand in der Nähe der oberen Hohlvene und verfügt über ein eigenes Reizbildungssystem. Die Reize werden an das umgebende Herzmuskelgewebe und anschließend über spezielle Leitzellen zu allen Teilen des Herzes weitergeleitet und lösen so die Herzmuskelkontraktion aus. Der elektrische Rhythmus des Sinusknotens kann durch den Vagusnerv (*N. vagus*) verlangsamt oder durch den Sympathikus und Hormone wie Adrenalin erhöht werden.

Kann das Herz den Rhythmus aufgrund einer Erkrankung nicht mehr beibehalten, kann ein künstlicher Herzschrittmacher eingesetzt werden, der kurze elektrische Stromstöße in einer vorher festgelegten Frequenz an den Herzmuskel abgibt. Diese Impulse lösen die Herzmuskelkontraktionen aus, die das Blut durch den Kreislauf pumpen.

Ein künstlicher Herzschrittmacher besteht in der Regel aus zwei Teilen: einem Impulsgenerator zur Erzeugung elektrischer Impulse und winzigen Drähten (Elektroden),

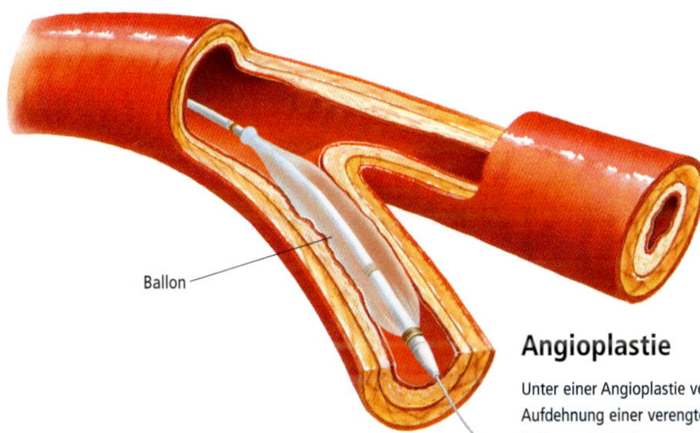

Angioplastie

Unter einer Angioplastie versteht man die Aufdehnung einer verengten Arterie. Bei der Ballonangioplastie verwendet man einen Ballon, der mit Hilfe eines Katheters in die Arterie eingeführt wird. Der Ballon wird aufgeblasen und drückt Verengungen beiseite.

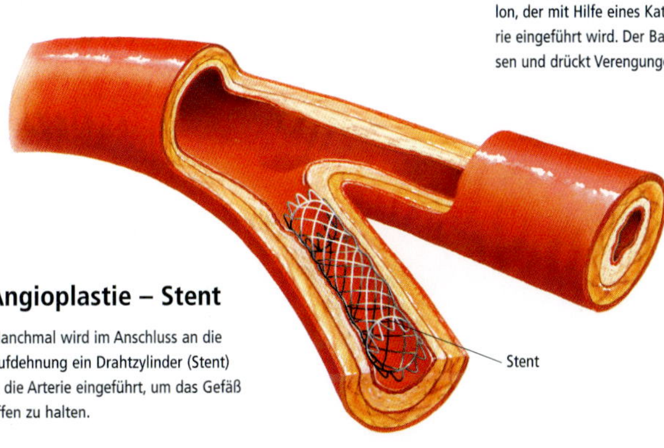

Angioplastie – Stent

Manchmal wird im Anschluss an die Aufdehnung ein Drahtzylinder (Stent) in die Arterie eingeführt, um das Gefäß offen zu halten.

die in die Venen eingeführt werden, um den Kontakt zum Herzmuskel herzustellen. Der Impulsgenerator ist ein kleines Gerät, das etwa 28 g wiegt und von einer Lithiumbatterie betrieben wird, die erst nach ungefähr fünf Jahren ausgetauscht werden muss. Es wird in der Regel mit Hilfe eines kleinen Schnittes knapp unterhalb des Schlüsselbeines unter der Haut implantiert. Dieser relativ kleine Eingriff wird unter örtlicher Betäubung und Verabreichung eines Beruhigungsmittels durchgeführt. Das Gehäuse des Generators besteht aus Titan, das vom Körper normalerweise nicht abgestoßen wird. Alternativ dazu kann der Generator auch außen am Körper an einem Gürtel getragen werden.

Die elektrischen Impulse aus dem Generator fließen durch die Elektroden in den Herzmuskel. Heute übliche Schrittmacher überwachen die Frequenz der Herzkontraktionen je nach Typ an verschiedenen Stellen im Herz und senden nur dann elektrische Impulse aus, wenn das Herz nicht normal schlägt. Auf diese Weise können Herzschrittmacher zur Erhöhung der Herzfrequenz eingesetzt werden, wenn das Herz z. B. aufgrund eines Arterienverschlusses, einer Stoffwechselstörung oder wegen der Nebenwirkungen bestimmter Medikamente zu langsam schlägt. Darüber hinaus können sie zur Stabilisierung eines zu schnell schlagenden Herzes oder zur Wiederherstellung des Herzrhythmus nach einem Herzstillstand eingesetzt werden.

LEBENSERHALTENDE MASSNAHMEN

Zu den lebenserhaltenden Maßnahmen zählen alle Anstrengungen, die zur Aufrechterhaltung der vitalen Körperfunktionen, wie Atmung, Kreislauf, Flüssigkeits- und Nahrungsaufnahme, bei einem komatösen Patienten unternommen werden, da der Patient selbst nicht mehr dazu in der Lage ist. Zu diesen Maßnahmen zählen die künstliche Beatmung, die parenterale Ernährung, die Physiotherapie und eine 24-stündige Krankenpflege auf der Intensivstation eines Krankenhauses.

Die künstliche Lebensverlängerung durch die Apparatemedizin wirft verschiedene ethische Fragen auf. Wenn die Heilungschancen für einen Patienten verschwindend gering sind, beschließen die Ärzte – gemeinsam mit den Verwandten des Patienten – deshalb mitunter, alle lebenserhaltenden Maßnahmen einzustellen, insbesondere wenn der Hirntod bereits festgestellt wurde. Manche Menschen geben eine schriftliche Erklärung ab, dass ihr Leben nicht künstlich verlängert werden soll, falls keine Aussicht auf Heilung besteht.

LITHOTRIPSIE

Die Lithotripsie ist ein Verfahren zur Zertrümmerung von Steinen in der Harnblase, der Gallenblase, dem Harnleiter und der Niere, sodass die Fragmente im Urin ausgeschieden werden können. Bei der extrakorporalen Stoßwellenlithotripsie (ESWL), einem häufig angewendeten Verfahren, werden außerhalb des Körpers Stoßwellen erzeugt, die dann auf den Stein gerichtet werden und ihn sprengen. Diese Technik wird meist – unter Verabreichung einer Narkose – bei Steinen von höchstens 1,5 cm Durchmesser angewendet. Der Stein wird mit Hilfe von Röntgenstrahlen oder Ultraschall lokalisiert.

Früher erforderte die operative Entfernung eines Steines einen längeren Krankenhausaufenthalt, dieses Verfahren dagegen wird in nur 45 Minuten und vielfach sogar ambulant durchgeführt.

Je nach Größe des Steines sowie Stärke und Dauer der Stoßwellen kann eine Narkose zur Schmerzlinderung verabreicht werden. Für die Zertrümmerung eines Nierensteines sind z. B. 800–2.000 Stoßwellen erforderlich. Mitunter lassen sich Steinpartikel mittels eines in den Harnleiter eingeführten Katheters entfernen. Bei einem anderen Verfahren wird ein Instrument (Lithotripter) in den Harnleiter geschoben, das die Steine durch elektrische Funken zerschmettert oder zermalmt.

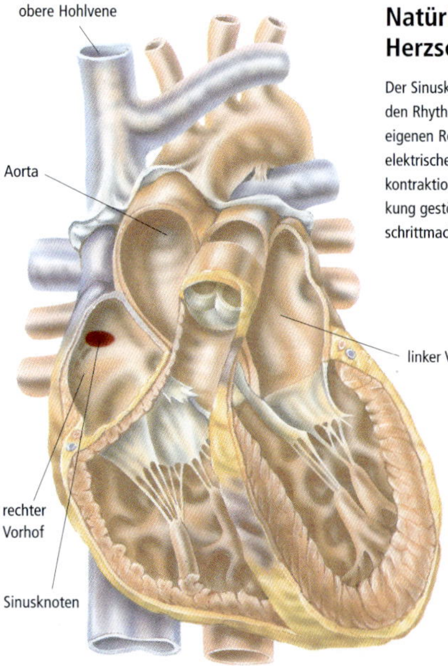

Natürlicher Herzschrittmacher

Der Sinusknoten steuert normalerweise den Rhythmus des Herzschlages mit seinem eigenen Reizbildungssystem. Wenn dieser elektrische Kreislauf, der die Herzmuskelkontraktionen bewirkt, durch eine Erkrankung gestört wird, ist ein künstlicher Herzschrittmacher erforderlich.

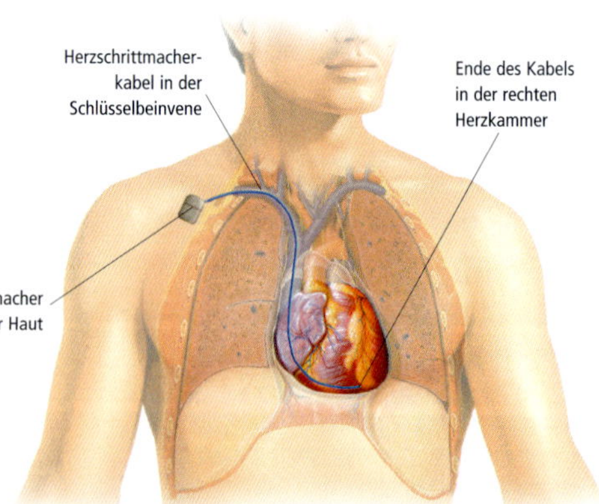

Künstlicher Herzschrittmacher

Ein Herzschrittmacher besteht im Wesentlichen aus zwei Teilen: Elektroden, die den Kontakt zum Herzmuskel herstellen, und einem Impulsgenerator zur Erzeugung elektrischer Impulse.

Zu den Beschwerden zählen Blut im Urin (einige Tage nach der Behandlung), Blutergüsse am Bauch oder Rücken und Koliken beim Ausscheiden der Steine im Urin. Bei unvollständiger Zertrümmerung des Steines sind mehrere Behandlungen erforderlich.

DIALYSE

Die Dialyse ist ein Verfahren zur Reinigung des Blutes von giftigen Stoffen, wenn die Nieren dazu nicht fähig sind. Eine Dialyse kommt meist bei einer Nierenerkrankung zur Anwendung, aber auch um im Fall einer Vergiftung oder eines Selbstmordversuches durch eine Überdosis eines Medikamentes schnell Gifte aus dem Blut zu entfernen.

Ist die Nierenleistung auf weniger als 10 % ihrer normalen Funktion abgesunken, handelt es sich um eine terminale Niereninsuffizienz, die eine Dialyse notwendig macht. Es gibt zwei Arten der Dialyse: die Peritoneal- und die Hämodialyse.

Die Peritonealdialyse benutzt das Bauchfell (Peritoneum) des Patienten als Dialysemembran. Man füllt die Bauchhöhle über einen Katheter mit einer speziellen Dialyselösung und verwendet die halbdurchlässige Membran zum Austausch der Flüssigkeit mit dem Blut. Die Flüssigkeit nimmt nun über einige Stunden Giftstoffe auf, bevor sie aufgefrischt wird.

Bei der Hämodialyse wird das Blut langsam durch eine künstliche Niere, einen Dialysator, gefiltert. In dessen Innerem wird das Blut durch dünne Röhrchen an halb durchlässigen Membranen vorbeigeleitet. Diese Röhrchen liegen in einer Lösung, die kleine lösliche Moleküle (wie Harnstoff) aus dem Blut entfernt. Das gereinigte Blut wird dann in eine Vene des Patienten zurückgeleitet.

Für eine erfolgreiche Hämodialyse muss ein ausreichend großer und immer wieder benutzbarer Zugang zum Blutkreislauf vorhanden sein. Eine normale Vene ist nicht groß genug, um den Dialysekatheter aufzunehmen, daher müssen spezielle Zugänge zu den Arterien und Venen gelegt werden. Oft verbindet man operativ eine Vene und eine Arterie unter der Haut und bildet damit einen arteriovenösen Shunt.

Bei Menschen, deren Venen für ein solches Verfahren nicht geeignet sind, kann man auch einen künstlichen Bypass zwischen eine Arterie und eine Vene transplantieren. Man verwendet dazu die *V. saphena* aus dem Bein des Patienten oder ein künstliches Material.

Lithotripsie

Steine in der Gallenblase, den Nieren oder der Harnblase können mit Stoßwellen zertrümmert werden. Eine invasive Operation ist nicht mehr erforderlich. Nach der Zertrümmerung werden die Gallensteinpartikel über den Gallengang und den Darm ausgeschieden, Nieren- und Harnblasensteinpartikel mit dem Urin über den Harnleiter.

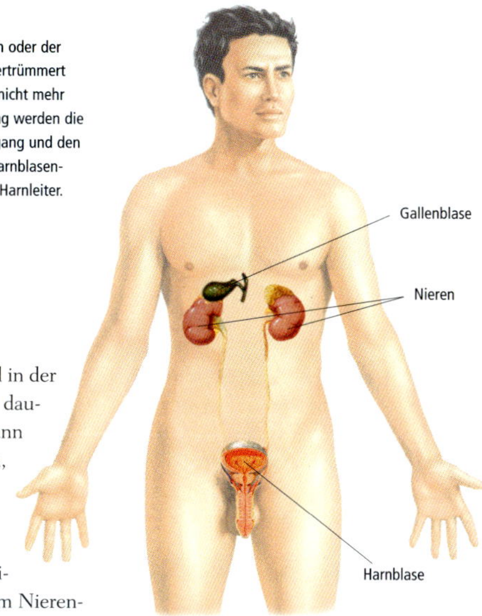

Eine Dialyse muss meist dreimal in der Woche durchgeführt werden und dauert vier bis sechs Stunden. Dies kann in einem Krankenhaus geschehen, in einem speziellen Dialysezentrum oder zu Hause als Heimdialyse. Sie muss fortgesetzt werden, bis die Nieren ihre normale Funktion wiedererlangen. Bei chronischem Nierenversagen bedeutet das bis ans Lebensende oder bis zu einer Nierentransplantation.

ASZITESPUNKTION

Eine Aszitespunktion ist ein Verfahren zur Entfernung von Flüssigkeit aus der Bauchhöhle. Sie kann in einer Artzpraxis oder im Krankenhaus durchgeführt werden. Nach der örtlichen Betäubung wird eine Kanüle durch die Bauchdecke eingeführt und die Flüssigkeit abgesaugt.

Eine Aszitespunktion wird zu diagnostischen und therapeutischen Zwecken durchgeführt, um die Ursache für die Flüssigkeitsansammlung zu klären, innere Blutungen auszuschließen und die negativen Auswirkungen der Flüssigkeitsansammlung einzudämmen.

BLUTTRANSFUSION

Eine Bluttransfusion ist die Übertragung von Blut von einer Person auf eine andere. Eine Transfusion kann bei schwerer Anämie als Folge einer Krankheit oder eines Blutverlustes oder im Rahmen einer Schockbehandlung erforderlich sein. Das Blut für die Transfusion stammt in der Regel von einem Spender und wird in einer Blutbank gelagert (es kann aber auch patienteneigenes Blut gelagert und dann bei einer Operation als Transfusion infundiert werden). Das Spenderblut wird vor der Transfusion auf HIV und andere Viren getestet. Mit Hilfe der Kreuzprobe wird festgestellt, ob sich das Spenderblut mit dem Empfängerblut verträgt. Eine Unverträglichkeit kann zu Transfusionszwischenfällen führen, die in schweren Fällen tödlich sein können.

Eine Austauschtransfusion ist der vollständige Ersatz des eigenen Blutes durch Spenderblut. Sie kann bei Neugeborenen oder bei Patienten mit schweren Vergiftungen erforderlich sein.

PLASMAPHERESE

Die Plasmapherese ist eine Technik, bei der Plasma mit Hilfe eines Filterapparates von bestimmten Antikörpern und pathogenen Proteinelementen befreit und dem Patienten anschließend reinfundiert wird. Sie wird zur Behandlung bestimmter Autoimmunkrankheiten (die durch Zerstörung körpereigenen Gewebes durch Antikörper verursacht werden), z. B. systemischer *Lupus erythematodes* (SLE), *Myasthenia gravis* und Plasmozytom, eingesetzt.

ANÄSTHESIE

Unter Anästhesie (Narkose, Betäubung) versteht man den Verlust der Empfindungen, vor allem von Schmerzen. Anästhetika sind Medikamente, welche die Schmerzempfindung oder Schmerzleitung im Nervensystem unterbrechen. Das Nervensystem besteht aus Neuronen (Nervenzellen), die Informationen an das Gehirn senden. Dieses verarbeitet die Informationen und leitet sie über motorische Neuronen an die Muskeln weiter. Anästhetika wirken auf verschiedene Weise: Sie können auf bestimmte Teile der Nerven (Axone) einwirken und die Übertragung zwischen Neuronen beeinflussen.

Geschichte

Vor der Einführung von Anästhetika waren chirurgische Eingriffe eine schmerzhafte Tortur. Dies änderte sich, als William Thomas Morton im Jahr 1846 vor einer Gruppe von Ärzten in Bostons Massachusetts General Hospital demonstrierte, dass man bei einer Operation Äther zur Vollnarkose verwenden kann. Vor ihm hatte bereits ein britischer Chemiker vorgeschlagen, Stickoxid (Lachgas) zu verwenden, was aber niemand in die Tat umsetzte, bis sich 1844 ein amerikanischer Zahnarzt unter Verwendung des Gases selbst einen Zahn zog.

Vier Jahre später verabreichte der schottische Arzt Sir James Simpson Frauen bei der Entbindung Chloroform, und die britische Königin Victoria gehörte zu den ersten, die diese Methode förderte.

Sowohl Äther als auch Chloroform hatten jedoch alle möglichen schädlichen Nebenwirkungen bis hin zum Tod der Patienten. Da man sie mit Hilfe von einfachen Behältern aus Glas oder Metall verabreichte, in denen sich ein mit dem Anästhetikum getränkter Schwamm befand, hatte man keine Kontrolle über die Dosierung. Die Dosierung moderner Inhalationsanästhetika, wie Trichlorethylen und Halothan, kann vom Anästhesisten exakt gesteuert werden.

Vor den heutigen, äußerst wirksamen Methoden zur örtlichen Betäubung (Lokalanästhesie) wurden viele verschiedene Substanzen verwendet, um die Schmerzen einer Operation zu reduzieren: Haschisch, Opium und Rum gehörten darunter zu den beliebtesten. Kokain war das erste allgemein angewendete Lokalanästhetikum, weshalb seit dieser Zeit die Namen von Lokalanästhetika auf »-kain« enden, wie Prokain, Lidokain und Tetrakain.

Arten von Anästhetika

Es gibt drei Arten von medikamentös herbeigeführter Anästhesie: Bei der Lokalanästhesie (örtliche Betäubung) werden die Endigungen sensibler Hautnerven durch eine Salbe, eine Injektion bzw. Augentropfen betäubt. Bei der Regionalanästhesie werden größere Regionen, etwa ganze Gliedmaßen, durch eine Reihe von Injektionen um einen oder mehrere Nerven betäubt. Bei einer Allgemeinanästhesie oder Vollnarkose versetzt man den Patienten mit Hilfe von Gas, Injektionen oder einer Kombination aus beiden in die Bewusstlosigkeit.

Wird eine Lokalanästhesie direkt an der Hautoberfläche vorgenommen, nennt man dies Oberflächenanästhesie. Salben, die Kinder beim Zahnen bekommen, sind ein Beispiel dafür. Injiziert man das Lokalanästhetikum direkt in den Raum um die Rückenmarkhaut (Dura) der Lendenwirbelsäule, wird die untere Körperhälfte teilweise oder völlig gefühllos. Diese Art der Regionalanästhesie nennt man Periduralanästhesie (PDA). Sie wird häufig bei Entbindungen eingesetzt. Bei der Spinalanästhesie (wegen möglicher Komplikationen seltener eingesetzt) wird das Anästhetikum direkt in die Gehirn-Rückenmark-Flüssigkeit der unteren Wirbelsäule injiziert.

Die Akupunktur, bei der dünne Nadeln in bestimmte Punkte des Körpers gestochen werden, um Energieströme zu stimulieren, hilft vielen Menschen gegen Schmerzen, obwohl man ihre Wirkungsweise bisher kaum versteht. Auch die Hypnose kann eingesetzt werden, um Patienten Schmerzen zu ersparen. Dabei findet keine Betäubung statt, sondern der Patient wird vor einer Anästhesie entspannt, sodass die Wirkung der Medikamente effektiver ist und die Dosierung herabgesetzt werden kann. Sowohl die Akupunktur als auch die Hypnose ersetzen bei Entbindungen häufig andere Betäubungsmethoden. Hypnose ist bei der Behandlung chronischer Schmerzen ein nützliches Hilfsmittel und wird manchmal auch bei Zahnbehandlungen eingesetzt.

Bei der transkutanen elektrischen Nervenstimulation (TENS) wird ein schwacher elektrischer Strom an die Hautoberfläche abgegeben. Die schmerzstillende Wirkung wird bei Rücken-, Nacken- und Gelenkschmerzen, Arthritiden, Migräne und Entbindungsschmerzen angewendet.

Periduralanästhesie

Unter Periduralanästhesie versteht man die Injektion eines Narkosemittels in den unteren, das Rückenmark umgebenden Epiduralraum zur Schmerzlinderung bei Geburten. Dabei bleibt die Patientin bei Bewusstsein. Die Narkose kann auf Wunsch oder auf Rat des Arztes oder einer anderen Pflegeperson verabreicht werden. Sie wird auch zur Senkung eines hohen Blutdruckes eingesetzt.

Die Periduralanästhesie ist ein sehr wirksames Mittel zur Schmerzlinderung, erhöht jedoch die Wahrscheinlichkeit eines Kaiserschnittes und, bei Verabreichung in der Austreibungsphase, einer Zangenentbindung oder Vakuumextraktion. Die Folgen für das Baby und die Mutter sind noch nicht vollkommen erforscht.

TRANSKUTANE ELEKTRISCHE NERVENSTIMULATION

Die transkutane elektrische Nervenstimulation (TENS) ist ein Verfahren zur Schmerzlinderung mit Hilfe eines Gerätes, das über an der Haut befestigte Elektroden elektrische Impulse an die Nerven sendet. Das Verfahren basiert auf dem Prinzip der Gegenreizung: Die elektrischen Impulse unterdrücken die vorhandenen Schmerzempfindungen durch Hemmung der Signale, die normalerweise über die für die Schmerzleitung zuständigen Nervenbahnen zum Gehirn gesendet werden.

Gewöhnlich werden die Elektroden an oder nahe der schmerzenden Körperstelle angebracht, bei der Elektroakupunktur dagegen an den so genannten Akupunkturpunkten. Die TENS-Geräte werden zur Linderung akuter und chronischer Schmerzen eingesetzt, sodass sich die Verabreichung von Schmerzmitteln (zumindest teilweise) vermeiden lässt.

EXTENSIONSTHERAPIE

Die Extension (Streckung) ist die Anwendung von Zug auf einen Körperteil. Diese Methode wird zur Reposition und Heilung von Knochenbrüchen und – in der Physiotherapie – zur Behandlung von Muskelverspannungen oder zur Verminderung des Druckes auf vorgewölbte oder vorgefallene Bandscheiben eingesetzt. Im Allgemeinen wird die Streckung durch Gewichte erzielt, durch die ein zeitlich begrenzter Dauerzug in eine bestimmte Richtung ausgeübt wird.

Bei Anwendung dieser Methode auf die Wirbelsäule (Lumbalextension) legt der Therapeut dem liegenden Patienten ein Korsett an, sodass der Oberkörper des Patienten fixiert ist. An der Hüfte oder den Oberschenkeln wird ein zweites Korsett angelegt, und mittels Gewichten oder einer Maschine wird ein genau kalkulierter Zug ausgeübt, der die Wirbelsäule strecken und den Druck der Wirbel auf die Bandscheiben mindern soll.

Bei Frakturen größerer Knochen (Oberschenkelknochen, Becken) wird der Patient

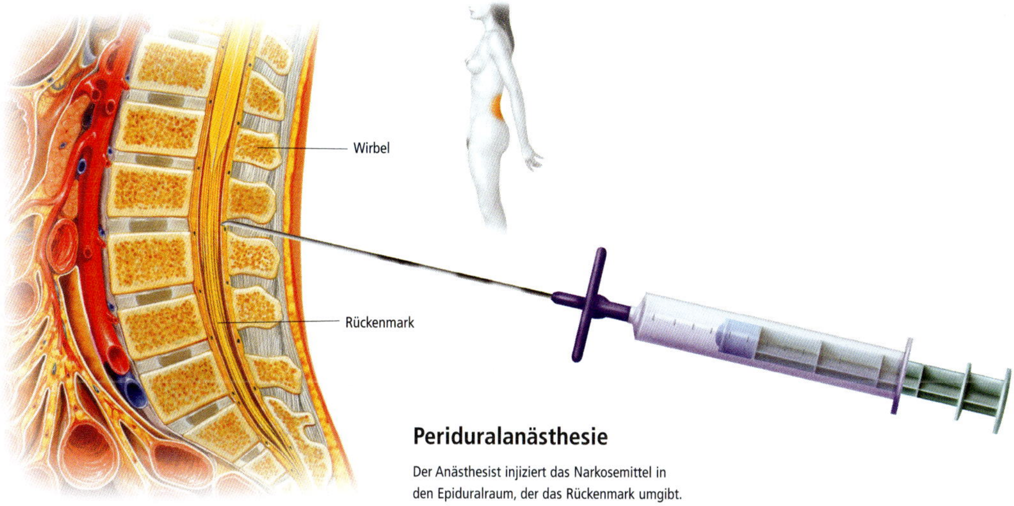

Periduralanästhesie

Der Anästhesist injiziert das Narkosemittel in den Epiduralraum, der das Rückenmark umgibt.

auf ähnliche Weise im Bett fixiert. Dabei wird ein konstanter Zug auf die betreffende Gliedmaße bzw. den Gipsverband ausgeübt, sodass die Knochen in der richtigen Stellung zusammenwachsen.

Die Dauer der Extension variiert beträchtlich: Bei der Physiotherapie wird die Streckung nur kurzfristig (30 Minuten), bei Knochenfrakturen dagegen als Dauerzug (mehrere Monate) angewandt.

Bei einigen Sportarten, besonders bei Yoga, werden bestimmte Haltungen zur Dehnung der Muskulatur eingenommen. Das Ziel dieser Übungen ist eine gesunde Ausrichtung der Wirbelsäule und ein erweiterter Bewegungsradius der Gelenke.

ELEKTROKRAMPFTHERAPIE

Bei der Elektrokrampftherapie (EKT) handelt es sich um eine psychiatrische Behandlungsmethode, bei der durch Verabreichung von Elektroschocks an das Gehirn ein generalisierter Krampfanfall ausgelöst wird. Die EKT beginnt in Vollnarkose und nach Verabreichung eines Muskelrelaxans. An jeder Schläfe wird eine Elektrode angesetzt, und zwischen den zwei Elektroden wird elektrischer Strom durch das Gehirn geschickt.

Unmittelbar nach der Behandlung erleidet der Patient meist einen zeitweiligen Gedächtnisverlust. Die exakte Wirkungsweise der EKT ist bis heute unbekannt. Dennoch gilt sie als eine wirksame Therapie zur Behandlung bestimmter Depressionsarten.

Die EKT zählt heute zu den umstrittensten psychiatrischen Behandlungsmethoden: Gegner verweisen auf ihre Nebenwirkungen, Befürworter auf ihre Wirksamkeit. Die gravierendste Nebenwirkung ist das Risiko eines anhaltenden Gedächtnisverlustes und geistiger Verwirrtheit.

Obwohl die EKT in den 1940er- und 1950er-Jahren zur Behandlung schwerer psychischer Erkrankungen häufig angewandt wurde, erwies sie sich später vielfach als relativ erfolglos, besonders in der Behandlung von Psychosen. Heute wird die EKT nur noch selten eingesetzt, oft in Verbindung mit einer medikamentösen Therapie zur Behandlung schwerer Depressionen. Die Behandlung erstreckt sich über mehrere Wochen.

LICHTTHERAPIE

Seit 1981 wird in den USA und Europa die Therapie mit hellem, künstlichen Licht – besonders zur Behandlung saisonal bedingter depressiver Verstimmungen (Winterdepression) – angewandt. Die Lichttherapie wirkt sich auf den zirkadianen (24-stündigen) Rhythmus aus, da sie den Tag durch helles Licht verlängert. Durch Lichtbestrahlung wird die Ausschüttung des überwiegend nachts abgesonderten Hormons Melatonin unterdrückt und die Wirkung von Serotonin und anderen Neurotransmittern zugleich verstärkt. Daher wirkt Licht bei Depressionen, die durch verminderte Sonnenbestrahlung ausgelöst wurden, stimmungsaufheiternd.

Die für diese Therapie verwendeten Lampen bringen ein extrem intensives Licht hervor, das wesentlich heller als normales Licht (mindestens achtmal so hell wie normal beleuchtete Wohnräume) ist und dem Tageslicht an einem sonnigen Frühjahrstag entspricht. Die Patienten sitzen nach dem Aufwachen 30 Minuten vor dieser Lampe. Es genügt, wenn sie die Lampe in regelmäßigen Abständen ansehen, während sie ihren normalen Tätigkeiten wie Lesen oder Fernsehen nachgehen. Die Behandlung der Winterdepression beginnt im Frühherbst, wenn die Tage kürzer werden, und ist im Frühjahr beendet, wenn die trübe Stimmung durch das länger anhaltende Tageslicht verfliegt.

Die Lichttherapie wird auch bei Schlafstörungen eingesetzt: Durch Licht in den Morgenstunden wird der zirkadiane Rhythmus vorverlegt, sodass ein Mensch mit Einschlafstörungen zu früherer Stunde einschlafen kann. Durch Licht in der Nacht wird der zirkadiane Rhythmus nach hinten verschoben und der Schlaf derer normalisiert, die in den frühen Abendstunden müde werden und folglich am frühen Morgen aufwachen. Mit Hilfe der Lichttherapie kann die innere Uhr auch bei Schichtarbeitern und bei einem Jetlag umgestellt werden.

ULTRAVIOLETT-FOTOTHERAPIE

Die Ultraviolett-Therapie (UV-Therapie) ist eine Art Lichttherapie (oder Fototherapie) zur Behandlung von Hauterkrankungen. Der

Betroffene begibt sich nach dem Entkleiden in eine speziell für die UV-Therapie vorgesehene Kammer mit fluoreszierenden Lichtröhren. Dann wird ultraviolettes Licht in Form von langwelligem (UVA) oder kurzwelligem UV-Licht (UVB) verabreicht (Selektive Ultraviolett-Fototherapie und UVA-1-Therapie). Bei der PUVA-Therapie, einer anderen Form der UV-Therapie, wird das UVA-Licht mit einem Psoralen-Präparat verbunden, durch das die Haut besser auf die Therapie anspricht. Die Ultraviolett-Therapie eignet sich vor allem zur Behandlung der Schuppenflechte (Psoriasis), bei Dermatitiden, der Weißfleckenkrankheit (Vitiligo) und kutanen T-Zell-Lymphomen.

STRAHLENTHERAPIE

Die Strahlen- oder Radiotherapie verwendet radioaktive Strahlung zur Behandlung verschiedener Krebsarten. Diese wird zur Zerstörung von Krebszellen eingesetzt und soll deren Wachstum und Teilung verhindern. Verwendet wird hochenergetische Strahlung wie Radium oder ein radioaktives Isotop wie Kobalt. Die Behandlung erfolgt meist ambulant in einem Krankenhaus und dauert mehrere Wochen. Die Patienten sind während oder nach der Behandlung nicht radioaktiv.

Alternativ kann die Strahlung auch über ein Implantat verabreicht werden. Dies ist ein kleiner Behälter mit radioaktivem Material, der direkt in den Tumor oder in seine Nähe eingepflanzt wird. Manche Patienten werden mit beiden Strahlentherapiemethoden behandelt.

Bei der Radioimmuntherapie werden radioaktive Partikel (Radionukleide) mit Antikörpern verbunden. Diese Antikörper werden in den Körper eingebracht. Anschließend wandern sie zu den Tumorzellen, heften sich an sie und zerstören sie. Der Vorteil gegenüber anderen Verfahren liegt darin, dass gesunde, nicht vom Krebs befallene Zellen weniger angegriffen werden.

Die Nebenwirkungen hängen von der verwendeten Dosis und dem behandelten Körperteil ab. Müdigkeit, Hautreaktionen (Ausschlag, Rötung) im behandelten Bereich sowie Appetitverlust zählen zu den häufigsten Nebenwirkungen. Manchmal kann die Produktion von weißen Blutkörperchen (Leukozyten) unterdrückt werden. Die Begleiterscheinungen der Strahlentherapie sind meist behandelbar und lassen sich kontrollieren. Sie sind nicht von Dauer.

KONTAKTLINSEN

Kontaktlinsen sind künstliche Linsen, die auf der Oberfläche des Auges getragen werden, um Sehschwächen auszugleichen. Dies sind meist Stabsichtigkeit (Astigmatismus), Aphakie (fehlende Augenlinse) und Kurz- oder Weitsichtigkeit (Myopie oder Hyperopie). Kontaktlinsen sind eine beliebte Alternative zu Brillen, weil sie in vielen Fällen eine bessere Sicht ermöglichen, die zudem nicht durch den Rahmen bzw. den Rand einer Brille eingeschränkt ist. Heutzutage sind Linsen komfortabel und einfach zu tragen und zu pflegen. Ältere Personen und Menschen mit

Strahlentherapie

Bei dieser Behandlung werden energiereiche Strahlen direkt auf einen bestimmten Bereich des Körpers (auf einen Krebstumor) gerichtet, um Krebszellen zu zerstören. Die lokale Anwendung der Strahlung begrenzt die Schäden an gesundem Gewebe.

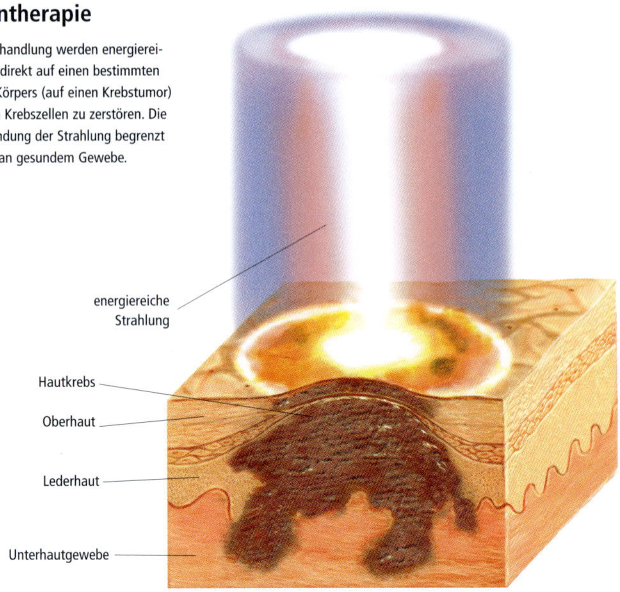

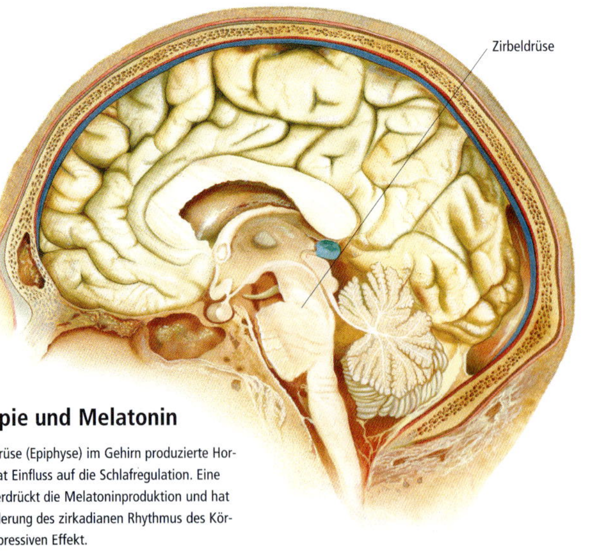

Lichttherapie und Melatonin

Das in der Zirbeldrüse (Epiphyse) im Gehirn produzierte Hormon Melatonin hat Einfluss auf die Schlafregulation. Eine Lichttherapie unterdrückt die Melatoninproduktion und hat durch eine Veränderung des zirkadianen Rhythmus des Körpers einen antidepressiven Effekt.

Arthritiden haben bei der Anwendung der Linsen jedoch häufig Probleme.

Die ersten Linsen waren aus Glas und wurden 1887 angefertigt. Heute bestehen sie aus Kunststoff. Anfangs stellte man sie nach einer Form her, die von einem Augenabdruck stammte. Heute wird die Krümmung der Hornhaut vermessen. Die Plastiklinse sitzt auf einem Tränenkissen, das die Iris und die Pupille bedeckt. Sie müssen individuell verschrieben und regelmäßig desinfiziert und gereinigt werden. Linsenträger benötigen öfter eine Augenuntersuchung als Brillenträger.

Es gibt harte und weiche Kunststofflinsen. Weiche Linsen können getönt werden, sie sind angenehm zu tragen und man gewöhnt sich schnell an sie. Dazu gehören auch die Wegwerflinsen, die man täglich oder alle zwei oder vier Wochen erneuern muss, sowie Dauerlinsen, die man bis zu 30 Tage im Auge lassen kann. Sie lassen viel Sauerstoff ans Auge, sind aber nicht für alle Menschen geeignet. Harte Linsen sorgen zwar für eine bessere Sicht, erfordern jedoch eine längere Anpassungszeit und sind meist weniger komfortabel. Dafür halten sie länger.

KRYOCHIRURGIE

Als Kryochirurgie bezeichnet man eine medizinische Technik, die extreme Kälte zur Zerstörung von Gewebe verwendet. Ein Teil des Körpers wird schnell auf –60 °C abgekühlt. Das so behandelte Gewebe gefriert, es bilden sich Eiskristalle, die die Zellstruktur aufbrechen und zerstören. Die Gefriertechnik kann auch das Immunsystem zur Produktion von Antikörpern anregen, die krankhafte Zellen angreifen.

Man verwendet die Kryochirurgie zur Zerstörung von Hautkrebs, Warzen, Hämorrhoiden, Grauem Star und schwer erreichbaren Tumoren (wie in der Niere oder im Gehirn). Der Eingriff ist nicht so invasiv und traumatisch wie traditionelle Operationsmethoden. Zudem führt er zu einem geringeren Blutverlust. Bei der Behandlung von Tumoren an inneren Organen kann man in manchen Fällen Flüssigstickstoff durch einen kleinen Einschnitt an das betroffene Organ bringen und so eine große Operation vermeiden.

ZAHNÄRZTLICHE BEHANDLUNGSMETHODEN

Zahnärztliche Eingriffe werden aus kosmetischen Gründen, zur Bekämpfung von Karies und Zahnverfall oder zur Verbesserung der Kiefer- und Zahnfunktion durchgeführt.

SIEHE AUCH *Zähne in Kapitel 2*

ZAHNFÜLLUNGEN

Zahnfüllungen bestehen aus Metall, Porzellan oder Kunststoff und werden verwendet, um bei Karies Löcher in den Zähnen zu füllen und ein Fortschreiten der Karies zu verhindern. Wird ein Zahn gefüllt, so bohrt man zunächst die beschädigte Stelle aus, um das kariöse Material zu beseitigen. Danach wird die Stelle mit Gold, Amalgam, Porzellan oder Kunststoff gefüllt – je nach Wunsch. Kunststoff und Porzellan ähneln dem ursprünglichen Zahn mehr und werden bei den Vorderzähnen oft bevorzugt. Metallfüllungen sind normalerweise stabiler. Die Behandlung kann auch unter Lokalanästhesie oder Vollnarkose bzw. unter Lachgas-Narkose vorgenommen werden.

WURZELBEHANDLUNG

Eine Wurzelbehandlung ist eine zahnärztliche Methode, bei der das Zahnmark (Pulpa) eines toten oder infizierten Zahnes entfernt wird. Die Pulpa umfasst Nerven, Blutgefäße und Lymphgewebe, die durch den Wurzelkanal verlaufen. Die Wurzelbehandlung ist notwendig, um starke Zahnschmerzen und Abszesse zu vermeiden, welche die Folge einer Infektion oder einer Verletzung, etwa bei

Wurzelbehandlung

Ein beschädigter Zahn kann unter Umständen durch eine Wurzelbehandlung erhalten werden. Der abgestorbene Inhalt des Wurzelkanals wird entfernt und die Zahnhöhle wird mit einer schützenden Substanz gefüllt. Dann kann zur Stärkung des Zahns eine Krone eingesetzt werden.

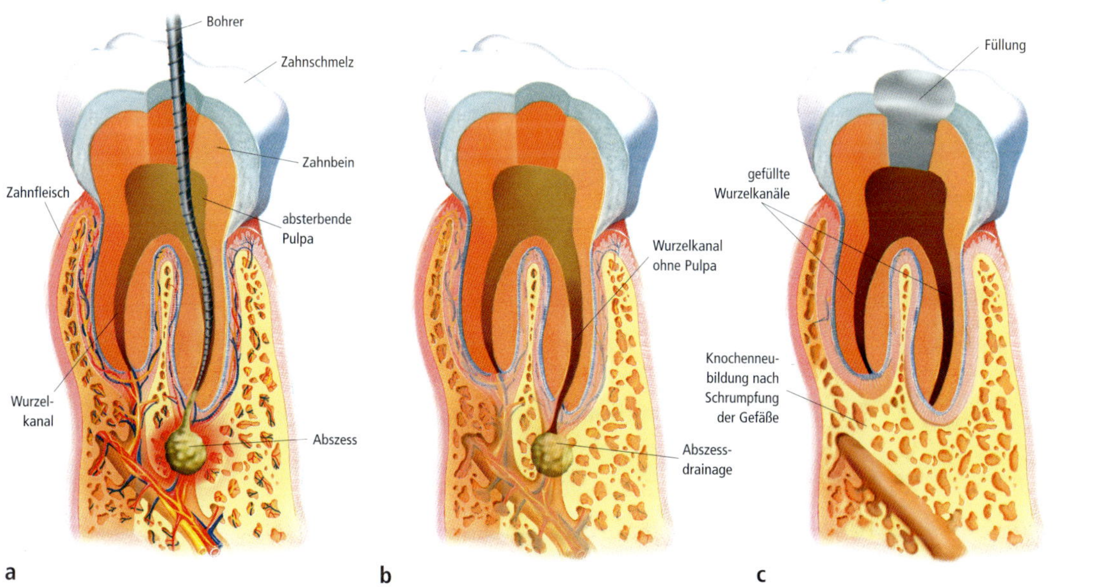

einem Schlag auf den Mund, sein können. So kann ein Zahn erhalten werden, der sonst gezogen werden müsste. Der hohle Zahn wird meist mit Kunststoff gefüllt. Dann kann eine Krone angepasst werden, um den Zahn zu verstärken, der infolge der Behandlung instabil sein kann.

KRONE UND BRÜCKE

Es handelt sich um zwei zahnärztliche Verfahren, die oft miteinander kombiniert werden, um eine Lücke von einem oder mehreren fehlenden Zähnen zu füllen. Eine Krone ist ein künstlicher Zahn oder eine Hülle für die Reste eines echten Zahnes und besteht aus Metall oder Porzellan. Die Zähne beidseits einer Lücke können verkront werden, um als Anker für die Brücke zu dienen. Eine Brücke besteht aus künstlichen Zähnen auf einem Gestell. Sie wird häufig aus Gold oder Porzellan auf Gold hergestellt. Man kann damit wie mit echten Zähnen kauen und beißen. Die umliegenden Zähne wandern dadurch auch nicht in Richtung der Lücke. Die Kronen und die Brücke werden als ein Stück entworfen und wirken wie einzelne, echte Zähne.

KOSMETISCHE ZAHNMEDIZIN

Die kosmetische Zahnmedizin korrigiert bzw. verbessert das Aussehen der Zähne. Abgebrochene, verfärbte oder mit großen Füllungen versehene Vorderzähne oder Zahnlücken werden mit zahnfarbenem Kunststoff oder Porzellan verkleidet. Bleichmittel machen die Zähne weißer. Ein fehlender Vorderzahn kann durch eine Teilprothese, eine Brücke oder ein Implantat ersetzt werden. Ein (oder mehrere) an einer anderen Stelle im Gebiss fehlender Zahn wird durch eine herausnehmbare oder feste Teilprothese (Brücke) ersetzt. Implantate sind künstliche Zähne, die operativ eingesetzt werden und ein gesundes Zahnfleisch sowie einen entsprechenden Knochen voraussetzen. Sie erfordern eine äußerst sorgfältige Pflege.

ZAHNPROTHESEN

Zahnprothesen, auch falsche Zähne genannt, sind ein künstlicher Ersatz für Zähne und Zahnfleisch. Eine Vollprothese wird nötig, wenn alle Zähne aus dem Ober- oder Unterkiefer entfernt wurden. Teilprothesen verwendet man, um einen oder mehrere fehlende Zähne zu ersetzen. Vollprothesen können meist abgenommen werden, während Teilprothesen abnehmbar oder festsitzend sind. Eine Brücke ist eine Teilprothese, die an Überresten angrenzender Zahnwurzeln und am Zahnfleisch befestigt wird.

Im Kieferknochen können Implantate aus Titanium verankert werden, an denen zu einem späteren Zeitpunkt Ersatzzähne befestigt werden. Dadurch verhindert man die bei einer völligen Entfernung der Zähne übliche Resorption, bei welcher der Kieferknochen schrumpft und die Nerven und umgebendes Gewebe schwinden.

KIEFERORTHOPÄDIE

Die Kieferorthopädie ist ein Teilgebiet der Zahnmedizin, das sich mit der Diagnose, Prävention und Korrektur von Zahn- und Kieferfehlstellungen befasst. Dazu gehört das Anpassen von Zahnspangen, Platten und anderen Zahnapparaturen zur Korrektur und Begradigung von Zähnen. Das Ergebnis ist eine Verbesserung des Aussehens, der Funktion und der Gesundheit der Zähne.

Die meisten kieferorthopädischen Maßnahmen werden bei Kindern durchgeführt, deren Kiefer im Gegensatz zu Erwachsenen noch nicht voll entwickelt sind. Eine solche frühe Behandlung erleichtert die Manipulation der Zähne und verhindert eine Verschlimmerung von Bissanomalien (Okklusionsstörungen).

Wenn Ober- und Unterkiefer nicht richtig aufeinander treffen, kann es zu Beschwerden beim Abbeißen und Kauen kommen. Zähneknirschen führt zu einer ungleichmäßigen oder übermäßigen Abnutzung der Zähne. Zu eng stehende Zähne können die Reinigung erschweren und das Risiko für Entzündungen, Zahnfleischerkrankungen und Zahnausfall erhöhen. In schweren Fällen einer Fehlentwicklung der Zähne und/oder des Kiefers oder nach einer Verletzung kann es zu Infektionen sowie Schwierigkeiten beim Sprechen und der Nahrungsaufnahme kommen. Neben den gesundheitlichen Aspekten von Zahnfehlstellungen wird eine kieferorthopädische Behandlung oft auch aus kosmetischen Gründen zur Verbesserung des Selbstbewusstseins durchgeführt.

Häufige kieferorthopädische Probleme

Eine häufige Okklusionsstörung ist der Überbiss, bei dem der Oberkiefer zu weit über den Unterkiefer hinausragt und die Zähne anfälliger für Schädigungen sind. Bei einem Unterbiss ragt der Unterkiefer zu weit über den Oberkiefer vor und führt zu einer Abnutzung der Schneidezähne. In der Normalbiss-Stellung schließen sich die Oberkieferzähne geringfügig vor den Unterkieferzähnen. In einigen Fällen bedecken die Oberkieferzähne die Unterkieferzähne vollständig. Dieser so genannte tiefe Biss kann zu Schädigungen des Zahnfleisches hinter den oberen Schneidezähnen führen. Bei einem Kreuzbiss ist der Unterkiefer zu schmal, sodass die Zähne nur durch eine Seitwärtsbewegung des Unterkie-

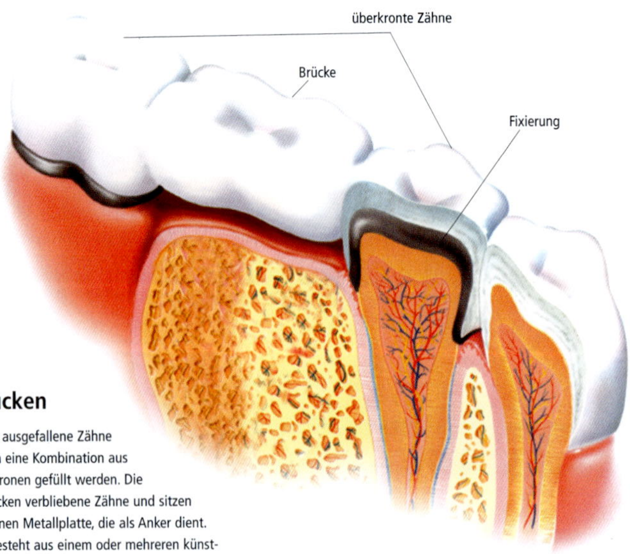

Kronen und Brücken

Lücken durch ausgefallene Zähne können durch eine Kombination aus Brücke und Kronen gefüllt werden. Die Kronen bedecken verbliebene Zähne und sitzen auf einer kleinen Metallplatte, die als Anker dient. Die Brücke besteht aus einem oder mehreren künstlichen Zähnen, die an den Kronen befestigt sind.

fers aufeinander treffen können. Ein offener Biss ist durch einen Kontaktmangel der Zähne gekennzeichnet und eine häufige Ursache von Problemen beim Essen und Sprechen. Kieferorthopädische Maßnahmen sind außerdem empfehlenswert, wenn eine durch einen fehlenden Zahn entstandene Zahnlücke geschlossen oder eine durch Daumenlutschen entstandene Kieferverformung korrigiert werden soll.

Behandlung

Zunächst wird mit Hilfe von Röntgenaufnahmen beurteilt, ob eine Korrektur der Zahn- oder Kieferfehlstellung möglich ist. Manchmal ist auch das Ziehen eines Zahnes oder ein kieferchirurgischer Eingriff erforderlich. Die Behandlung von Kindern beginnt normalerweise zwischen dem achten und zehnten Lebensjahr, wenn das Milchgebiss zum Großteil durch die bleibenden Zähne ersetzt wurde. In der Regel wird mit einer Zahnspange behandelt, welche die Zahnstellung über einen Zeitraum von 18 bis 24 Monaten langsam verändert. Dieser Vorgang läuft im voll ausgewachsenen und nicht mehr so gut formbaren Kiefer eines Erwachsenen langsamer und eventuell auch schmerzhafter ab.

Feste Spangen bestehen in der Regel aus Metallplättchen (Brackets), die an die Zähne angepasst und durch Drähte miteinander verbunden werden. An der Spange befestigte Gummibänder oder am Kopf angebrachte Apparaturen (Außenbogen) können ebenfalls erforderlich sein. Die Drähte werden alle vier bis acht Wochen vom Kieferorthopäden neu eingestellt. Früher bestanden Zahnspangen meist aus rostfreiem Stahl. Heute werden auch unauffälligere, durchsichtige Keramikspangen verwendet. Zur Nachbehandlung muss eine Zeit lang ein so genanntes Retentionsgerät getragen werden, damit die Zähne in ihrer neuen Position bleiben.

Feste Zahnspangen

Zahnspangen sind kieferorthopädische Hilfsmittel zur Korrektur von Zahn- und Kieferfehlstellungen. Sie sollen das Aussehen, die Funktion und die Gesundheit der Zähne verbessern und bestehen gewöhnlich aus rostfreien Stahl- oder durchsichtigen Keramikplättchen (Brackets), die an die Zähne angepasst oder aufzementiert werden. Die Brackets sind durch Drähte verbunden, die über einen Zeitraum von bis zu drei Jahren regelmäßig verstellt werden, um die Position der Zähne langsam zu verändern. Drahtfedern, Gummibänder oder an den Zahn angepasste Vorrichtungen können ebenfalls an der Spange befestigt werden, um die nötige Spannung zu erzeugen und die Begradigung zu beschleunigen.

Zahnspangen werden meist in der Jugend getragen, wenn Zähne und Kiefer leichter formbar sind. Seit einigen Jahren sind sie jedoch auch bei Erwachsenen üblich. Sie werden von einem Kieferorthopäden angepasst, der die Zahnprobleme zunächst mit Hilfe von Röntgenaufnahmen und Gipsabdrücken der Zähne beurteilt. Es kann vorkommen, dass einige Zähne vor dem Anpassen einer Spange gezogen werden müssen.

OPERATIVE TECHNIKEN

Operationen stellen eine effektive Behandlungsmethode für zahlreiche Erkrankungen und Verletzungen dar. Sie eignen sich auch zur Korrektur oder Verbesserung von Körperfunktionen. Die Operationstechniken werden ständig weiterentwickelt und verbessert.

PLASTISCHE CHIRURGIE

Die plastische oder Wiederherstellungschirurgie ist ein vielseitiges Spezialgebiet, zu dem die Korrektur von Entstellungen, die Beseitigung von Funktionsausfällen und die Verbesserung der äußeren Erscheinung (Schönheitschirurgie) gehören. Die plastische Chirurgie kommt bei angeborenen und erworbenen Fehlbildungen, Verletzungen, Infektionen, Tumoren und Krankheiten zum Einsatz. Der Begriff stammt von dem griechischen Wort *plastikos* mit der Bedeutung »gestalten« oder »formen«.

Die treibende Kraft hinter den meisten Entwicklungen in der plastischen Chirurgie war der Krieg. Der Erste Weltkrieg (1914–1918) brachte überragende Entwicklungen auf dem Gebiet der plastischen Chirurgie hervor. Damals mussten viele schwere Gesichts- und Kopfverletzungen – von Kieferbrüchen über weggeschossene Nasen bis zu klaffenden Kopfwunden – behandelt werden. Während des Zweiten Weltkrieges in den 1940er-Jahren waren die Fähigkeiten der plastischen Chirurgen abermals gefragt.

In den 1960er-Jahren wurde das Silikon als Werkstoff für die plastische Chirurgie entdeckt. Anfänglich wurde es als Salbengrundlage zur Behandlung von Hautunregelmäßigkeiten eingesetzt, bis es 1962 von dem amerikanischen Chirurgen Thomas Cronin zum ersten Mal als Brustimplantat verwendet wurde. Die Besorgnis über Silikonimplantate erreichte 1990 ihren Höhepunkt. Hersteller wurden von Patienten verklagt,

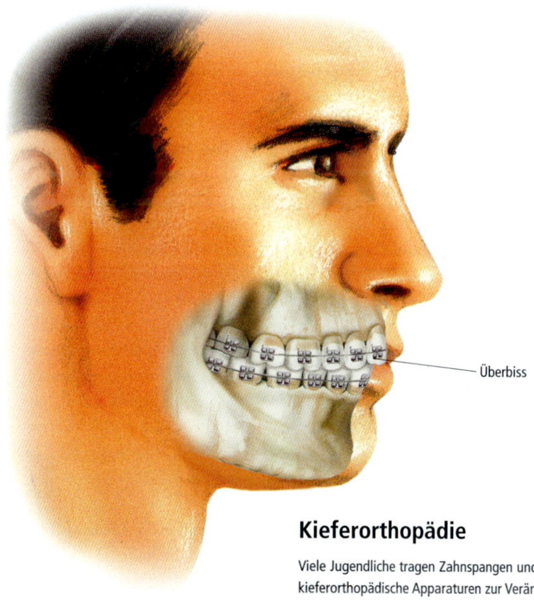

Kieferorthopädie

Viele Jugendliche tragen Zahnspangen und andere kieferorthopädische Apparaturen zur Veränderung von Zahn- und Kieferstellungen, um geradere und somit schönere Zähne zu bekommen.

und 1992 kam es in den USA zu einem Verbot von Brustimplantaten aus Silikon.

In der plastischen Chirurgie wird Gewebe repariert, entfernt und transplantiert. Transplantationen werden z. B. bei schweren Verbrennungen, Verletzungen nach einem Autounfall und Schusswunden durchgeführt. Unter günstigen Umständen kann auch ein abgetrennter Körperteil replantiert werden. Angeborene Fehlbildungen – am häufigsten die Lippen-Kieferspalte – können ebenfalls mit Hilfe der plastischen Chirurgie korrigiert werden.

SCHÖNHEITSCHIRURGIE

Die Schönheitschirurgie (kosmetische Chirurgie) wird eingesetzt, um Körperteilen eine neue Form zu geben und damit das Aussehen des Patienten und meist auch sein Selbstwertgefühl zu verbessern. Die Kosten werden von den Krankenkassen gewöhnlich nicht übernommen, da der Eingriff medizinisch nicht unbedingt notwendig ist. In einigen Ländern allerdings gilt psychische Belastung als hinreichender Grund für eine Kostenübernahme durch die Krankenkasse.

Die kosmetische Chirurgie hat einen Anteil von etwa 10 % an der plastischen Chirurgie, die Krebsauswirkungen behandelt und Unfallschäden (Handverletzungen, Verbrennungen etc.) beseitigt sowie erbliche Fehlbildungen (u. a. eine Gaumenspalte) operativ korrigiert.

Zu den häufigsten Verfahren der kosmetischen Chirurgie gehört die Rhinoplastik, worunter man eine Formveränderung der Nase durch die Nasenlöcher oder die Nasenspitze versteht, sodass keine äußerlich sichtbaren Narben zurückbleiben. Ein weiteres Verfahren ist das Facelifting, wobei es sich um eine ziemlich komplizierte Vorgehensweise handelt, da die gesamte Gesichtsstruktur betroffen sein kann. Oft durchgeführt werden auch die Brustverkleinerung, -vergrößerung und -rekonstruktion. Dies kann eine schwierige Operation sein, je nachdem ob künstliche Implantate oder Körperfett verwendet werden. Darüber hinaus gibt es die Haartransplantation und die Liposuktion, bei der die Unterhautfettzellen zerstört und das Fett anschließend abgesaugt wird. Bei anderen Verfahren arbeitet man mit Lasertechnik und mit Hitze.

Faceliftings werden recht häufig durchgeführt, überwiegend bei Frauen im Alter zwischen 40 und 60 Jahren. Die Fachbezeichnung lautet Rhytidektomie und umfasst das einfache Aufschneiden und Neuformen von Fettgewebe und der Haut sowie kompliziertere Lasertechniken, mit denen man die Schichten der faltigen Haut entfernt. Weitere Gesichtskorrekturen sind die Ohrverkleinerung (Ostoplastik) und die Entfernung von Fettgewebe und Haut rund um die Augenlider (Blepharoplastie).

Ein sehr wichtiger Teil der kosmetischen Chirurgie ist die Planung der Einschnitte, sodass sie genau in den natürlichen Hautfalten verlaufen, sowie die richtige Methode des Wundverschlusses. Die Verwendung von feinem Nahtmaterial und die frühe Entfernung äußerer Stiche, sodass die Wunde von verborgenen Stichen zusammengehalten wird, fördern eine Heilung mit minimaler Narbenbildung. Techniken, die sowohl in der kosmetischen als auch in der plastischen Chirurgie angewendet werden können, sind die Chemo-, die Elektro- und die Laserchirurgie sowie die Dermabrasion.

Bei all diesen Verfahren besteht die Gefahr von Komplikationen, zu denen Narben und Schwellungen, Hämatome und Nervenschäden zählen, die zu einem Verlust der Sensibilität führen können.

Liposuktion

Die Liposuktion (Fettabsaugung) ist die operative Entfernung von Körperfett aus kosmetischen Gründen. Dazu wird ein Absauginstrument verwendet, das durch einen Schnitt in den Körper eingeführt wird.

Die am häufigsten angewendete Methode ist die Tumeszenz-Liposuktion, bei der mehrere Liter einer salzhaltigen Lösung unter die Haut gepumpt werden, bevor das Fett mit Hilfe eines unter einem starken Vakuum stehenden Röhrchens (oder einer derartigen Kanüle) abgesaugt wird. Der Salzlösung werden ein Lokalanästhetikum zur Betäubung der zu behandelnden Körperstelle und eine Substanz, die die Blutgefäße verengt und dadurch die Blutung auf ein Minimum reduziert, zugesetzt. Bei der Ultraschall-Liposuktion wird das Fett durch Ultraschall vor dem Eingriff verflüssigt. Diese Art der Liposuktion eignet sich besonders für Körperstellen, an denen wiederholt Fett abgesaugt wird, erfordert jedoch größere Hautschnitte und einen vermehrten Zeit- und Geldaufwand. Auch das Risiko von Verbrennungen der Haut oder im Körper ist höher.

Am häufigsten werden das Gesäß, die Oberschenkel, die Hüften, der Bauch, die Oberarme, der Rücken und das Kinn behandelt. Durch Fettabsaugung lassen sich auch der Nacken, die Waden und die Knöchel modellieren. Das Verfahren eignet sich jedoch nicht zur Brustverkleinerung, zur Entfernung von Lipomen (Fettgewebsgeschwulste), zur Behandlung von Übergewicht oder Orangenhaut (Zellulitis).

Liposuktion

Bei der Liposuktion wird unerwünschtes Fettgewebe aus dem Körper entfernt. Männer unterziehen sich dieser Behandlung am häufigsten wegen der so genannten »Rettungsringe«.

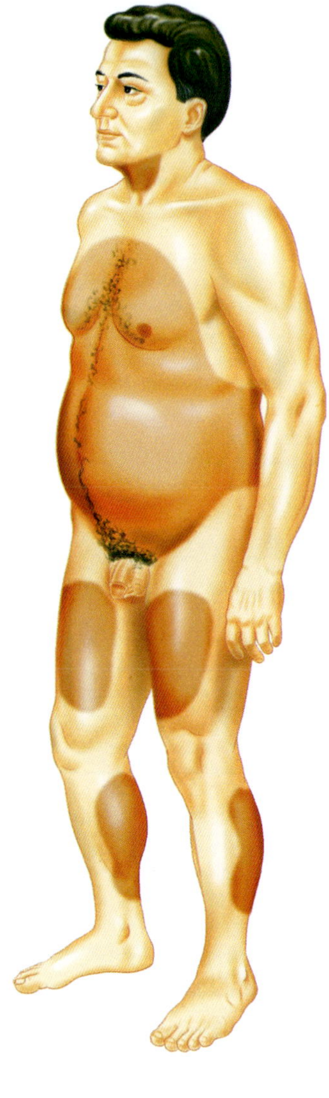

Bei der Tumeszenz-Liposuktion kam es zu vereinzelten Todesfällen, bedingt durch Thrombosen, Lungenödeme und Kreislaufschock.

TRANSPLANTATIONSCHIRURGIE

Bei einer Transplantation werden Zellen, Organe oder Gewebe dauerhaft übertragen – von einem Teil desselben Organismus auf einen anderen (autogene Transplantation) oder von einem Organismus auf einen anderen Organismus (allogene Transplantation). Die ersten Berichte zu diesem Thema wurden um 600 v. Chr. verfasst: Bereits damals entnahmen Hindu-Ärzte Hautfragmente vom Arm eines Patienten, um damit geschädigte Stellen an dessen Nase auszubessern. Die ersten allogenen Transplantationen waren Nierentransplantationen. Diese stellen derzeit die am häufigsten durchgeführte Organtransplantation dar.

Dank moderner Operationsverfahren kann man heute die Augenhornhaut, Zähne, das Herz, die Lungen, die Leber, die Bauchspeicheldrüse, Knorpelgewebe, Knochenmark, Hirngewebe, Blut sowie Haut von einem Organismus auf einen anderen übertragen. Inzwischen werden sogar Hüft- und Kniegelenke sowie Hände verpflanzt. Damit die Transplantation dauerhaften Erfolg zeigt, muss das Transplantat wachsen und mit dem anderen Gewebe verschmelzen, bis es schließlich normal funktioniert.

Es gibt unterschiedliche Arten von Transplantationen. Bei einer autologen Transplantation wird Gewebe entnommen und an einer anderen Stelle desselben Organismus verpflanzt. Dabei handelt es sich häufig um Haut, Knochen und Knorpel. Unter allogener Transplantation versteht man hingegen die Verpflanzung von Gewebe von einem Organismus (Spender) auf einen anderen (Empfänger). Einige Transplantate wie Knochenmark und Nieren können von lebenden Spendern entnommen werden, Organe wie Herz und Augenhornhaut stammen jedoch von toten Spendern. Bei xenogenen Transplantationen gehören Spender und Empfänger nicht derselben Spezies (z. B. vom Tier auf den Menschen) an. Bei einer Alloplastik wird körpereigenes Gewebe durch künstliches (z. B. Kunststoff) ersetzt.

Bei Transplantationen besteht immer das Risiko, dass das Immunsystem des Empfängers das gespendete Gewebe als fremd erkennt und eine starke Abstoßungsreaktion auslöst. Die Reaktion tritt häufig in einem Zeitraum zwischen 4 und 15 Tagen nach dem Eingriff auf, teils ist sie auch erst ein Jahr später erkennbar. Die Abstoßungsreaktion äußert sich durch Fieber und Schmerzen, die Funktion im betroffenen Bereich ist vermindert. Mittels einer Kreuzprobe (Crossmatching) von Spender- und Empfängergewebe (ähnlich der Blutgruppenbestimmung) sowie der Verwendung immunologisch möglichst passender Spendergewebe kann die Abstoßungsreaktion vermindert werden.

Bei der Übertragung tierischen Gewebes auf den Menschen (xenogene Transplantation) werden beispielsweise Schimpansen- und Pavianherzen sowie Herzklappen und fetale Hirnzellen von Schweinen verpflanzt. Die xenogene Transplantation ist noch nicht vollständig ausgereift und daher sehr umstritten – insbesondere was das Risiko schwerer Virusinfektionen anbelangt.

Bei autogenen Transplantationen (Spender und Empfänger sind identisch) sowie bei syngenen Transplantationen (Verpflanzungen zwischen genetisch identischen Individuen, z. B. eineiigen Zwillingen) ist das Risiko einer Transplantatabstoßung ausgeschlossen. Ein körperfremdes Transplantat wird vom Empfänger möglicherweise abgestoßen, weil die in den Zelloberflächen befindlichen Histokompatibilitätsantigene von Spender- und Empfängergewebe nicht übereinstimmen, was zur Zerstörung des Transplantates führen kann. Zur Unterdrückung dieser Immunreaktion muss der Empfänger dauerhaft Immunsuppressiva einnehmen. Im Allgemeinen sind Organverpflanzungen als langfristige Hilfe bei chronischen Krankheiten gedacht. Lediglich Hauttransplantationen stellen zum Teil nur eine Übergangslösung dar. Sie werden bei Verbrennungen zur Vermeidung von Flüssigkeitsverlust und Infektionen durchgeführt, bis sich das Gewebe des Empfängers regeneriert hat.

Herzklappenersatz

Zerstörte Herzklappen können durch künstliche ersetzt werden. Diese bestehen aus Metall und Plastik und funktionieren als Kugel- oder Scheibenventil.

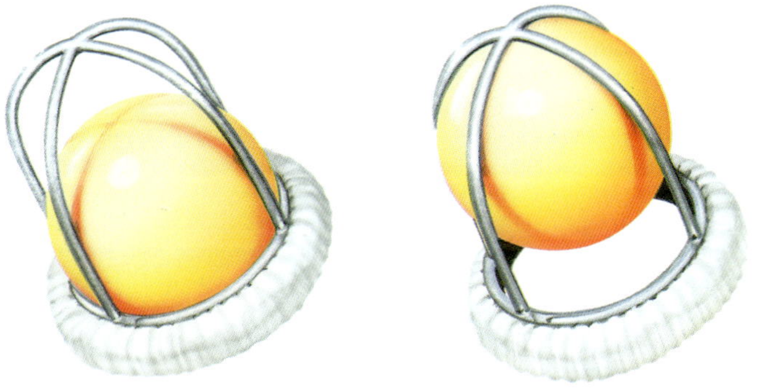

geschlossen geöffnet

Kugelventil-Prothese

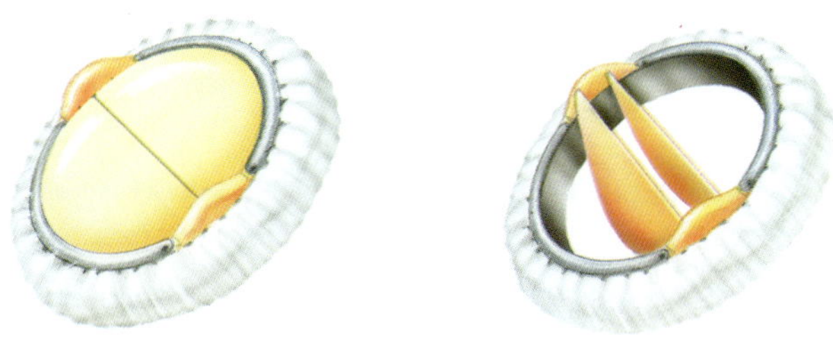

geschlossen **Scheibenprothese** geöffnet

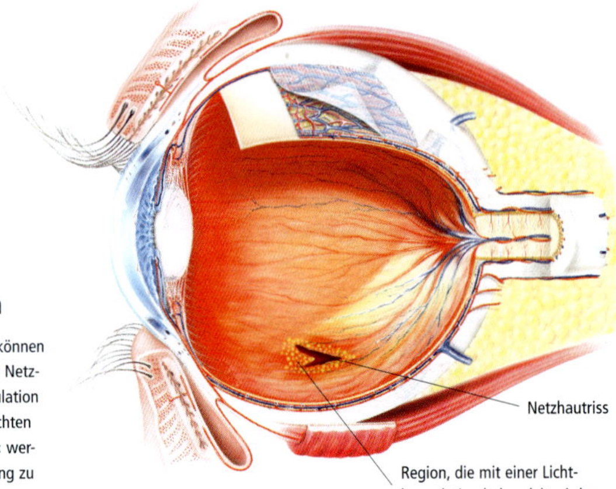

Lichtkoagulation

Bei einer Netzhautablösung können die Ränder der eingerissenen Netzhaut mit Hilfe der Lichtkoagulation wieder mit den tieferen Schichten des Augapfels »verschweißt« werden, um eine weitere Ablösung zu verhindern.

Personen, die ihre Organe nach ihrem Tod zu Transplantationszwecken spenden möchten (Organspender), sollten einen Organspenderausweis mit sich führen. Organe werden meist von einem unmittelbar zuvor verstorbenen Spender auf einen oder mehrere Empfänger übertragen. Die potenziellen Organempfänger stehen auf einer Warteliste, deren Ränge nach Dringlichkeit vergeben werden. Verfügbare Transplantate werden jenem Patienten auf der Warteliste zugeteilt, der die niedrigste Lebenserwartung hat. Dabei werden Patienten, bei denen bereits eine oder mehrere Transplantationen erfolglos verlaufen sind, bevorzugt behandelt.

Die Transplantationschirurgie ist leider immer noch ein kostspieliges Verfahren mit unsicherem Ausgang. Zudem ist sie auch in ethischer Hinsicht durchaus umstritten, da in einigen Entwicklungsländern krimineller Handel mit Organen betrieben wird.

PROTHETISCHE CHIRURGIE

In der prothetischen Chirurgie wird ein dauerhaft geschädigtes körpereigenes Organteil gegen ein künstliches Ersatzteil ausgetauscht. Der Ersatz von Gelenken ist inzwischen relativ gängig. Am häufigsten werden Hüft- und Kniegelenke erneuert, auch wenn heute bereits für beinahe alle Gelenke künstlicher Ersatz möglich ist.

Zerstörte Herzklappen können durch Klappenprothesen ersetzt werden. Es gibt verschiedene Modelle und Funktionsprinzipien, von denen die Kugelventil-Prothese nach Starr-Edwards weltweit wohl noch immer am häufigsten verwendet wird.

Die Hauptkomplikationen von künstlichen Herzklappen sind Thromboembolien. Andere mögliche Probleme sind eine Endokarditis oder eine Hämolyse durch Verletzungen der roten Blutkörperchen.

MIKROCHIRURGIE

Die Mikrochirurgie ist eine Operationstechnik, bei der mit Hilfe eines Mikroskops und speziell angepasster, extrem kleiner und leicht handhabbarer Instrumente Operationen an Geweben wie Blutgefäßen und Nerven vorgenommen werden. Diese Technik wendet man bei Operationen an, die höchste Präzision erfordern (plastische und rekonstruktive Chirurgie, Transplantation). Die Mikrochirurgie findet insbesondere in der Ohren-, Augen- und Hirnchirurgie Einsatz.

ELEKTROCHIRURGIE

Bei der Elektrochirurgie wird Gewebe mittels elektrischen Stromes zerstört: In gesundem Gewebe werden Schnitte vorgenommen (beispielsweise zur Entfernung von Hautläsionen), erkranktes Gewebe wie Tumoren werden zerstört oder Blutungen während einer Operation gestillt. Die verschiedenen Techniken der Elektrochirurgie arbeiten nach einem gemeinsamen Prinzip: Elektrischer Strom wird durch Gewebewiderstand in Hitze umgewandelt und zerstört auf diese Weise das Gewebe.

Die Elektrochirurgie wurde weitgehend durch die Laserchirurgie ersetzt. Letztere ist präziser und in mehr Bereichen, z. B. auch in der Augenchirurgie, anwendbar als die Elektrochirurgie.

LICHTKOAGULATION

Die Lichtkoagulation oder Fotokoagulation ist eine Form der Laserchirurgie zur Korrektur bestimmter Augenerkrankungen. Mit Hilfe eines konzentrierten Lichtbündels werden geschädigte Blutgefäße im Auge zerstört oder bei einer Blutung verödet. Die Operation dauert etwa 30 Minuten, ist relativ schmerzlos und wird in einem Krankenhaus, in einer Arztpraxis oder von einem entsprechend ausgebildeten Augenarzt durchgeführt.

CHOLEZYSTEKTOMIE

Als Cholezystektomie bezeichnet man die operative Entfernung der Gallenblase. Sie wird häufig bei starken Schmerzen durchgeführt, die von Gallensteinen oder einer akuten Cholezystitis verursacht werden.

Die traditionelle Vorgehensweise bestand darin, die Gallenblase durch einen größeren Bauchschnitt unter Allgemeinanästhesie zu entfernen. Die laparoskopische Cholezystektomie hat dieses Verfahren jedoch inzwischen weitgehend ersetzt. Dabei wird die Gallenblase mit Hilfe eines Endoskops (Laparoskops) durch einen kleinen Bauchschnitt operativ entfernt. Dank dieser Methode lassen sich der Krankenhausaufenthalt und die Genesungszeit stark verkürzen.

GASTREKTOMIE

Bei der Gastrektomie wird ein Teil des Magens (selten der ganze Magen) operativ entfernt. Dies ist bei Krebs und Magengeschwüren nötig, die nicht auf eine medikamentöse Behandlung ansprechen. Bei einer partiellen Gastrektomie entfernt man den unteren Magenbereich, Magengrund und Mageneingang (Fundus und Kardia) bleiben erhalten.

ILEOSTOMIE

Bei einer Ileostomie wird der unterste Teil des Dünndarmes (Ileum) operativ geöffnet und an die Bauchoberfläche verlegt. Durch diese Öffnung (Stoma) kann der Stuhl ausgeschieden werden. Das Stoma wird im rechten Unterbauch angelegt. Diese Operation wird gewöhnlich nach der Entfernung des Dickdarmes (Kolon) und des Enddarmes (Rektum) bei der familiären *Polyposis coli* im Dickdarm, bei *Colitis ulcerosa* oder der Crohn-Krankheit durchgeführt.

Nach der Ileostomie ist der Stuhl deutlich flüssiger und wird häufiger ausgeschieden als nach einer Kolostomie. Der Eingriff erfolgt unter Vollnarkose im Krankenhaus. Der Heilungsprozess dauert etwa sechs Wochen.

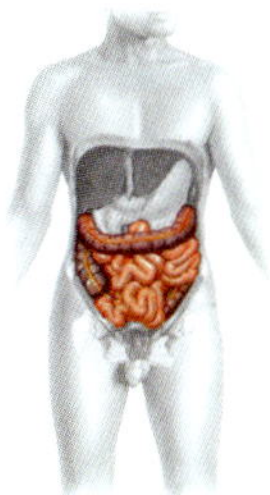

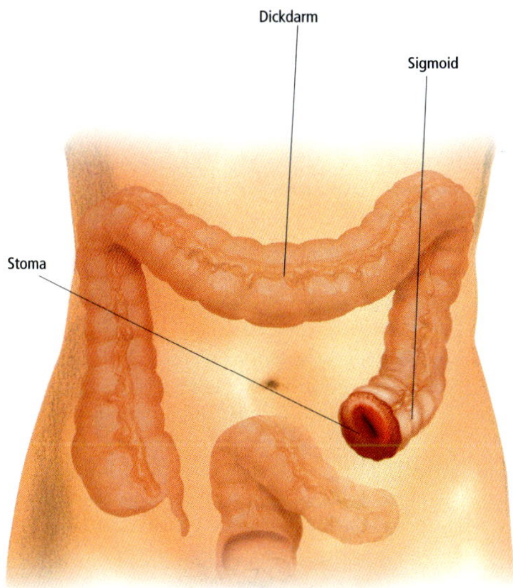

Kolostomie

Unter einer Kolostomie versteht man die operative Verbindung einer Dickdarmschlinge mit der Hautoberfläche. Diese wird mit einem abnehmbaren Beutel verschlossen, der den Kot auffängt. Die Öffnung wird als Stoma oder Anus praeter bezeichnet.

KOLOSTOMIE

Die Kolostomie ist ein chirurgisches Verfahren, bei dem der Dickdarm eröffnet und seitlich oder mit einem Ende an die Körperoberfläche verlegt wird. Eine Kolostomie kann dazu dienen, den Darminhalt bei einem Darmverschluss, zur Vorbereitung einer Darmoperation oder nach der operativen Entfernung eines Darmteiles abzuleiten und um einen operierten Darmabschnitt nach einer Operation zu schützen.

Man unterscheidet vorübergehende und dauerhafte Kolostomien. Dabei wird entweder die Seite des Darmes geöffnet oder ein Ende des Darmes an die Hautoberfläche gebracht. Die häufigste Art der permanenten Kolostomie *(Anus praeter)* erfolgt am Endabschnitt des Kolons, der im Becken liegt. Dies geschieht normalerweise, wenn der Enddarm infolge einer Krebserkrankung entfernt wurde. Die Patienten können meist die gleiche Nahrung essen wie vor der Operation. Obst kann allerdings Durchfall verursachen.

PALLIDOTOMIE

Eine Pallidotomie ist ein chirurgischer Eingriff, der zur Behandlung von Erkrankungen des Nervensystems, z.B. der Parkinson-Krankheit, durchgeführt wird. Bei der Operation wird ein Teil des *Globus pallidus* (Pallidum) im Gehirn zerstört, um Symptome wie unwillkürliche und verlangsamte Bewegungen, Zittern und Starre zu lindern.

Nach dem Einführen einer Sonde in den *Globus pallidus*, der sich tief im Gehirn im »Streifenhügel« *(Corpus striatum)* befindet, überträgt man Radiowellen über die Sonde. Diese bewirken eine Erhitzung des umgebenden Gewebes und die Zerstörung von Zellen in einem exakt begrenzten Bereich des sensomotorischen Teiles des Pallidum. Eine Pallidotomie kann durchgeführt werden, wenn eine medikamentöse Behandlung versagt hat. Zu den möglichen Nebenwirkungen zählen Sehstörungen.

LARYNGEKTOMIE

Bei einer Laryngektomie wird der Kehlkopf operativ entfernt, wenn er aufgrund einer Verletzung dauerhaft geschädigt ist oder eine Krebserkrankung vorliegt. Insbesondere starke Raucher und Alkoholiker tragen ein erhöhtes Risiko, an Kehlkopfkrebs zu erkranken.

Die beim Ausatmen ausströmende Luft versetzt die Stimmbänder in Schwingung, wodurch Laute entstehen können. Nach einer Laryngektomie ist die Verbindung zwischen dem Mund und der Luftröhre und damit auch der Luftweg zwischen den Lungen und dem Mund unterbrochen.

Bei der Laryngektomie wird eine dauerhafte Öffnung (Tracheostoma) von der Luftröhre nach außen gelegt. Durch diese Öffnung kann die Luft direkt in die Luftröhre und in die Lungen gelangen.

In manchen Fällen wird vorübergehend ein Tracheotomietubus in das Stoma eingeführt, damit die Öffnung während des Heilungsprozesses erhalten bleibt. Da das Stoma der einzige Luftweg ist, darf es keinesfalls blockiert werden.

Das Schlucken von Nahrung und Flüssigkeit wird durch die Laryngektomie nicht beeinträchtigt: Die Verbindung zwischen dem Mund und der Speiseröhre bleibt bestehen.

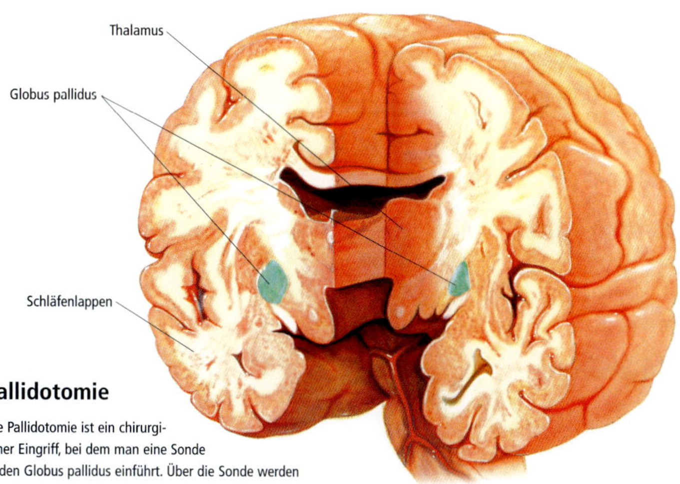

Pallidotomie

Die Pallidotomie ist ein chirurgischer Eingriff, bei dem man eine Sonde in den Globus pallidus einführt. Über die Sonde werden Radiowellen übertragen, die bestimmte Zellen zerstören. Man kann das Verfahren zur Linderung der Symptome einsetzen, die mit der Parkinson-Krankheit einhergehen.

Nach einer Kehlkopfentfernung sind die Betroffenen nicht mehr in der Lage, zu sprechen. Früher wurde in solchen Fällen das »Sprechen« neu erlernt: Die in der Speiseröhre angesammelte Luft wurde kontrolliert ausgestoßen (Bauchstimme). Heute greift man häufiger auf andere Alternativen zurück: Zum einen auf den elektronischen Kehlkopf, der beim Sprechen gegen den Hals gehalten wird, zum anderen auf künstliche Stimmbänder, die operativ eingesetzt werden.

TRACHEOTOMIE

Die Tracheotomie (Luftröhrenschnitt) ist ein operatives Verfahren, bei dem die Luftröhrenvorderwand eröffnet und ein Tracheotomietubus aus Silizium in die Luftröhre eingeführt wird. Eine Tracheotomie kann bei Mund- oder Brustverletzungen und nach größeren Operationen (z. B. Lungenoperation) notwendig sein. Auch findet sie bei Patienten Anwendung, die mittels eines automatischen Beatmungsgerätes beatmet werden.

Eine Nottracheotomie wird nach Unfällen oder Verletzungen durchgeführt, wenn der normale Atemweg durch Schwellungen oder Blut blockiert ist.

GYNÄKOLOGISCHE OPERATIONEN

Eine Reihe operativer Eingriffe dient ausschließlich der Behandlung von gesundheitlichen Beschwerden von Frauen. Die Eingriffe konzentrieren sich auf die Brust sowie die weiblichen Geschlechts- und Harnorgane.

SIEHE AUCH *Weibliche Geschlechtsorgane, Harnwege in Kapitel 1; Weibliche Geschlechtsorgane in Kapitel 7*

HYSTEREKTOMIE

Unter einer Hysterektomie versteht man die operative Entfernung der Gebärmutter. Sie ist nach der Kürettage die zweithäufigste Operation bei Frauen in den Industrieländern. Es gibt verschiedene mögliche Gründe für eine Hysterektomie, beispielsweise Gebärmutter-, Gebärmutterhals- oder Eierstockkrebs, gutartige Tumoren (z. B. große Myome), schwere Fälle von Endometriose, einen ausgeprägten Gebärmuttervorfall und einen hohen Blutverlust, der nicht auf eine Behandlung anspricht. Sehr selten ist eine Hysterektomie nach einer Entbindung oder einer gynäkologischen Operation erforderlich.

Es gibt verschiedene Formen der Operation. Bei einer totalen Hysterektomie wird die gesamte Gebärmutter inklusive Gebärmutterhals entfernt, bei einer subtotalen Hysterektomie nur die Gebärmutter, bei einer radikalen Hysterektomie die Gebärmutter und die benachbarten Lymphknoten im Becken. Bei einer Hysterosalpingo-Oophorektomie werden die Gebärmutter sowie die Eierstöcke und Eileiter auf beiden Seiten entfernt.

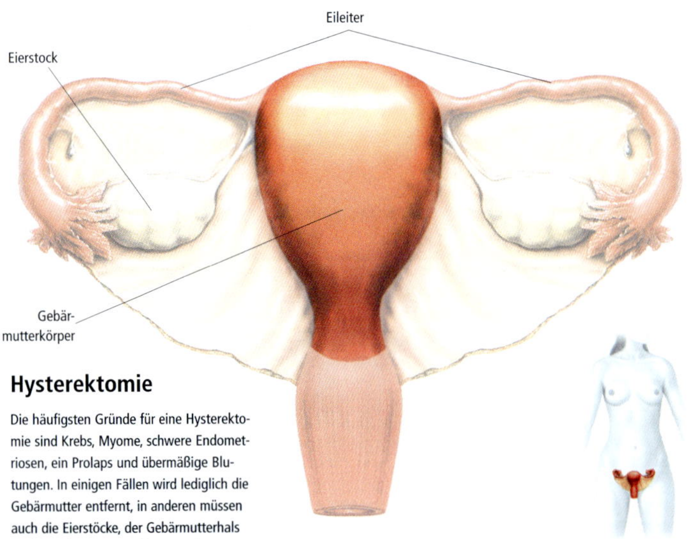

Hysterektomie

Die häufigsten Gründe für eine Hysterektomie sind Krebs, Myome, schwere Endometriosen, ein Prolaps und übermäßige Blutungen. In einigen Fällen wird lediglich die Gebärmutter entfernt, in anderen müssen auch die Eierstöcke, der Gebärmutterhals und die Eileiter mit entfernt werden.

Die Operation kann über einen Bauchschnitt (abdominale Hysterektomie) oder die Vagina (vaginale Hysterektomie) erfolgen, wobei Letztere häufiger ist. Vor der vaginalen Operation erfolgt häufig eine endoskopische Voroperation (operative Laparoskopie), um mögliche Verwachsungen zu lösen, was die anschließende Operation erleichtert.

Zu den Risiken der Operation zählen Infektionen und Schädigungen anderer Organe. Eine abdominale Hysterektomie ist eine große Operation, die anschließend die Gaben von Schmerzmitteln erforderlich macht. Die Genesungszeit beträgt etwa sechs Wochen. Eine vaginale Hysterektomie ist mit weniger postoperativen Schmerzen verbunden, und die Genesungszeit ist kürzer.

Nach der Genesung von der Operation ist Geschlechtsverkehr wieder weitgehend ohne Probleme möglich, in vielen Fällen erhöht sich die Lebensqualität sogar. Da es sich um einen schwer wiegenden Eingriff handelt, können psychologische Unterstützung und Beratung notwendig sein, auch wenn es manche Patientinnen als positive Nebenwirkungen wahrnehmen, dass die Menstruation ausbleibt und keine Schwangerschaft mehr möglich ist. Die Entscheidung zur Operation sollte keinesfalls leichtfertig getroffen werden. Eine Hormonersatztherapie ist notwendig, wenn die Hysterektomie vor den Wechseljahren stattfindet und dabei auch die Eierstöcke entfernt werden.

Heute werden weniger Hysterektomien vorgenommen als in den 1970er-Jahren, als die Notwendigkeit der Operation aus heutiger Sicht vielfach nicht eindeutig war.

Hysterosalpingo-Oophorektomie

Bei der Hysterosalpingo-Oophorektomie werden Gebärmutter, Eileiter und Eierstöcke operativ entfernt. Sie kann bei Gebärmutter- und Gebärmutterhalskrebs im fortgeschrittenen Stadium in Verbindung mit einer Strahlen- und Hormontherapie erfolgen.

OVAREKTOMIE

Unter Ovarektomie versteht man die operative Entfernung eines oder beider Eierstöcke (unilaterale oder bilaterale Ovarektomie). Es gibt verschiedene Gründe für eine Ovarektomie, beispielsweise große Zysten oder Eierstockkrebs. Manchmal werden die Eierstöcke auch im Rahmen einer Hysterektomie entfernt, obwohl sie gesund sind. Damit will man der möglichen Bildung von Zysten oder Eierstockkrebs vorbeugen. Es ist von Vorteil, bei jüngeren Frauen zumindest einen Eierstock an seinem Platz zu belassen, wenn dies möglich ist. Damit lässt sich vorzeitigen Wechseljahrbeschwerden und der damit verbundenen Notwendigkeit einer Hormonersatztherapie vorbeugen.

MYOMEKTOMIE

Die Myomektomie ist die operative Entfernung eines Myoms der Gebärmutter. Die Myomektomie stellt eine Alternative zur Gebärmutterentfernung (Hysterektomie) dar. Sie hat den Vorteil, dass die Fruchtbarkeit der Frau erhalten bleibt. Etwa 25 % aller Patientinnen, die sich früher für eine Hysterektomie entschieden hätten, wählen heute die Myomektomie, den kleineren operativen Eingriff, bei dem die Gebärmutter erhalten bleibt. Die Operation erfolgt je nach Lage und Größe des Myoms über die Scheide oder über eine offene Bauchoperation. Bei einer nachfolgenden Schwangerschaft muss das Baby allerdings eventuell mit einem Kaiserschnitt entbunden werden.

KÜRETTAGE

Die Kürettage (Ausschabung) ist das am häufigsten angewendete gynäkologische Verfahren. Dabei wird der Gebärmutterhals (Zervix) mit Spreizinstrumenten geweitet und der Inhalt der Gebärmutter mit einem löffelförmigen Metallinstrument (Kürette) ausgeschabt oder ausgekratzt. Auf diese Weise gewinnt man Gewebe aus der Gebärmutterschleimhaut für Untersuchungen oder entfernt Teile der Plazenta nach einer Fehlgeburt. Der Eingriff kann unter allgemeiner oder Lokalanästhesie durchgeführt werden.

SCHWANGERSCHAFTSABBRUCH

Bei einem Abgang (Abort) endet die Schwangerschaft vorzeitig mit dem Verlust des Embryos oder des Fetus. Der Vorgang kann spontan stattfinden oder künstlich eingeleitet werden. Der gemeinsprachliche Ausdruck für den künstlichen Schwangerschaftsabbruch ist »Abtreibung«. Den spontanen Abort bezeichnet man als »Fehlgeburt«.

Das Thema Abtreibung (Interruptio) sorgt für Diskussionen. Ihre Befürworter fordern, dass jede Frau auf Wunsch eine legale Möglichkeit zur Abtreibung haben sollte. Sie fürchten, dass sich viele Frauen andernfalls zu unsicheren und gefährlichen Methoden gedrängt sehen, die Abtreibung selbst vorzunehmen. Die Abtreibungsgegner argumentieren hingegen damit, dass der Embryo unabhängig vom Entwicklungsstadium das Recht auf Leben hat.

Die Entscheidung für einen Schwangerschaftsabbruch wird nie ohne Konflikte gefällt. Aus diesem Grund ist eine Beratung sehr wichtig. Stellt sich bei pränatalen Untersuchungen heraus, dass der Fetus Missbildungen aufweist, die ihn lebensunfähig machen oder eine starke Behinderung zur Folge haben, kann eine Abtreibung für viele Eltern eine denkbare Alternative darstellen. Die Entscheidung gegen pränatale Diagnostik kann darauf basieren, dass der Glaube oder die eigene Überzeugung eine Abtreibung von vornherein ausschließen. Manche Frauen lehnen eine Abtreibung ab, obwohl sie über die große Wahrscheinlichkeit eines Geburtsfehlers informiert sind. In jeder dieser problematischen Situationen ist eine Beratung angezeigt beziehungsweise sogar unumgänglich, wenn weniger eindeutige Testresultate vorliegen.

Geschichte

Der Mensch hat wohl seit Bestehen der Spezies versucht, ungewollte Schwangerschaften abzubrechen, sei es mit äußerlich oder innerlich angewendeten Mitteln. Zu den äußerlich angewendeten Methoden gehörten heiße Bäder, das Abbinden des Unterleibes, das Springen aus großer Höhe, Schlagen oder Trommeln auf den Bauch und Bauchmassagen. Die meisten dieser Methoden waren äußerst gefährlich. Sollte überhaupt eine davon gewirkt haben, so die Letztgenannte.

Zu den innerlich angewendeten Methoden zählten Kräutertränke zur Auslösung der Menstruation, starke Abführmittel (manchmal mit Blei oder Quecksilber) und Instrumente wie Stricknadeln oder Flaschen. Auch diese Verfahren waren äußerst gefahrenträchtig und unterschiedlich erfolgreich.

Erst im 19. Jahrhundert wurden in den meisten westlichen Staaten Gesetze erlassen, welche die Abtreibung als Straftat behandelten. 1869 erließ Papst Pius IX. ein Dekret, in dem Abtreibung als Mord bezeichnet wurde. Eine entsprechende Gesetzgebung folgte. Dies hat wohl wiederum dazu geführt, dass das Geschäft der so genannten Engelmacher einen Aufschwung erfuhr und weiterhin unsichere Praktiken angewendet wurden, die eine beträchtliche Zahl an Todesfällen zur Folge hatten.

Ende der 1960er- und Anfang der 1970er-Jahre begann man in den westlichen Ländern, liberalere Abtreibungsgesetze einzuführen. Heute werden die Abtreibungsgesetze und ihre Einhaltung länderabhängig unterschiedlich gehandhabt. Sie sind nach wie vor Gegenstand leidenschaftlicher Debatten und teilweise gewalttätiger Proteste.

Arten der Abtreibung

Es gibt verschiedene Methoden der Abtreibung. Meist hängt die verwendete Methode davon ab, wie weit die Schwangerschaft bereits fortgeschritten ist. Als Beginn der Schwangerschaftsberechnung gilt der erste Tag der letzten Menstruation.

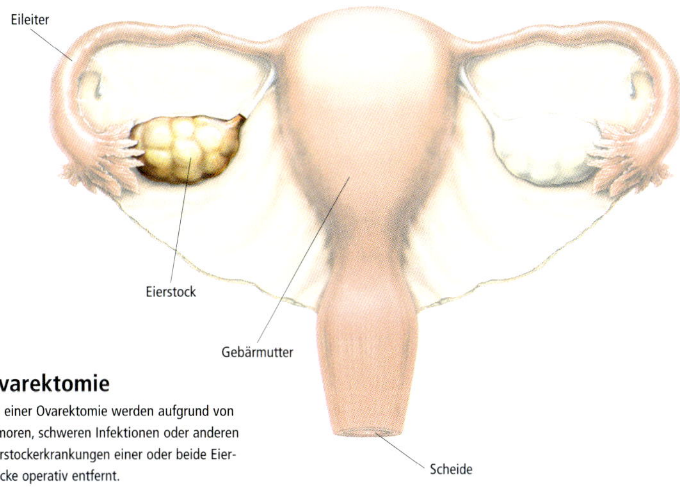

Ovarektomie

Bei einer Ovarektomie werden aufgrund von Tumoren, schweren Infektionen oder anderen Eierstockerkrankungen einer oder beide Eierstöcke operativ entfernt.

In über 95 % aller Abtreibungen und immer bei Schwangerschaften von weniger als zwölf Wochen wird durch einen chirurgischen Eingriff abgetrieben, d.h. der Inhalt der Gebärmutter wird durch die Scheide entfernt. Die dabei angewendete Technik wird als Absaugmethode oder Saugkürettage bezeichnet. Der Gebärmutterhals wird geweitet und die Gebärmutterschleimhaut, die den Embryo enthält, wird abgesaugt. Um die Gebärmutterschleimhaut abzuschaben, kann auch eine Kürette verwendet werden. Der Vorgang dauert etwa zwei Minuten. Wenn der Gebärmutterhals stärker geweitet werden muss (etwa bei Schwangerschaften über die siebte Woche hinaus), werden in der Regel vorher Prostaglandine zum Erweichen des Gebärmutterhalses appliziert.

Bei Schwangerschaften nach der zwölften Woche leitet man in der Regel mit Prostaglandinen oder einer Kombination aus Prostaglandinen und Mifepriston (RU-486) die Wehen künstlich ein und führt auf diese Weise eine Fehlgeburt herbei.

Eine Hysterotomie wird nur angewendet, wenn die Schwangerschaft schnell abgebrochen werden muss, um das Leben der Mutter zu retten, oder wenn keine andere Möglichkeit besteht. Sie ähnelt einem Kaiserschnitt: Die Gebärmutter wird aufgeschnitten, um den Fetus zu entfernen.

Hoch dosierte, orale Kontrazeptiva (auch als »Pille danach« bekannt) können, in den ersten 48 Stunden nach einem ungeschützten Geschlechtsverkehr eingenommen, eine Schwangerschaft verhindern.

Komplikationen

Wird eine Abtreibung vor der zwölften Schwangerschaftswoche von einem gut ausgebildeten Arzt in einer sicheren Umgebung vorgenommen, handelt es sich um eine ungefährliche Prozedur. Dennoch gibt es, wie bei jedem anderen chirurgischen Eingriff, Risiken und mögliche Komplikationen. Die Wahrscheinlichkeit von Komplikationen steigt mit der Dauer der Schwangerschaft.

Zu diesen Komplikationen gehören: Infektionen (viele Kliniken verschreiben routinemäßig Antibiotika, um dieses Risiko zu verringern, und den Frauen wird geraten, sich bei bestimmten Symptomen sofort behandeln zu lassen); ein unvollständiger Abort (macht eine weitere Kürettage erforderlich); Blutungen; Verletzungen der Gebärmutter (selten, wenn ein guter Arzt die Operation durchführt); ein Riss des Gebärmutterhalses (der genäht werden muss). In manchen Fällen bleibt die Abtreibung erfolglos, sodass die Schwangerschaft bestehen bleibt.

In den ersten Tagen nach einer Abtreibung sind leichte Blutungen, ähnlich der Regelblutung, normal. Bestimmte Untersuchungen sind routinemäßiger Teil des Verfahrens.

Bei vielen Frauen hat eine Abtreibung psychische Folgen. Diese treten seltener auf, wenn eine Beratung stattgefunden hat. Häufiger kommen sie vor, wenn die Abtreibung spät in der Schwangerschaft vorgenommen wurde, der Abbruch aus medizinischen Gründen erfolgen musste oder schon vorher psychische Probleme bestanden. Neben der psychologischen Betreuung ist häufig auch eine Beratung zu verlässlichen Arten der Empfängnisverhütung erwünscht, um eine individuell geeignete Methode zu finden.

STERILISATION

Sterilisation ist die dauerhafte chirurgisch herbeigeführte Form der Empfängnisverhütung, die beim Mann in Form einer Samenleiterdurchtrennung (Vasektomie) und bei der Frau in Form einer Eileiterunterbindung (Tubenligatur) erfolgt. Diese Verfahren werden oft von Paaren gewählt, die keine weiteren Kinder möchten oder überhaupt keinen Kinderwunsch haben und medikamentöse oder andere Methoden der Empfängnisverhütung mit höherem Schwangerschaftsrisiko ablehnen. Weltweit haben sich schätzungsweise 100 Millionen Paare für eine Sterilisation zur Empfängnisverhütung entschieden. Die Zahl der Sterilisationen ist bei Frauen etwas höher. In manchen Ländern sind jedoch beide Methoden stark gefragt.

Zu den Vorteilen der Sterilisation zählt der permanente Schutz vor unerwünschter Schwangerschaft ohne Beeinträchtigung des Lustempfindens und langfristige Nebenwirkungen. Dies ist abzuwägen gegen die Kosten sowie die Gefahr, den Entschluss zur Sterilisation später zu bereuen. Da beide Eingriffe als dauerhaft zu betrachten sind, sollte man sich vorher eingehend beraten lassen.

Vasektomie

Verglichen mit der Tubenligatur ist die Vasektomie der raschere und einfachere Eingriff. Unter Lokalanästhesie erfolgt die Durchtrennung des Samenleiters, der die Spermien von den Hoden zum Harnleiter transportiert. Dazu wird meist seitlich am Hodensack ein kleiner Schnitt gemacht, über den der Sa-

Vasektomie

Bei der normalerweise unter Lokalanästhesie durchgeführten Vasektomie wird der Samenleiter, der die Spermien von den Hoden zum Harnleiter transportiert, durchtrennt. Die Sterilisation kann durch Zusammenfügen der beiden Enden mit relativ gutem Erfolg rückgängig gemacht werden.

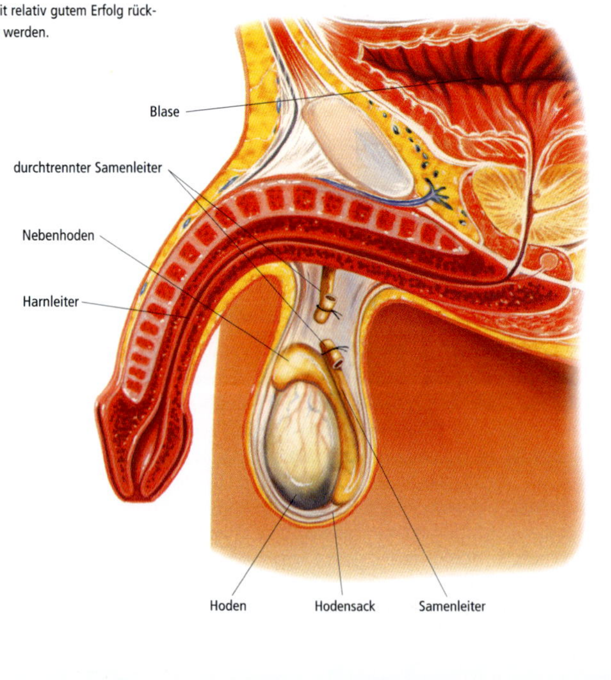

menleiter durchtrennt und versiegelt wird. Der Eingriff dauert ungefähr 20 Minuten. Da aber auch in den oberhalb der Unterbindung liegenden Samenbläschen Spermien gespeichert werden, kann der ungeschützte Geschlechtsverkehr erst nach bis zu 16 Ejakulationen als sicher gelten. Gewöhnlich werden einige Monate nach dem Eingriff Samenproben genommen, um sicherzustellen, dass der Eingriff erfolgreich war.

In den ersten Tagen nach dem Eingriff können leichte Schmerzen, eine Schwellung und ein Bluterguss auftreten. Sonst ist jedoch kaum mit Beschwerden zu rechnen. Nur in Einzelfällen treten Blutungen oder eine Infektion auf. Bei einer von 300 bis 500 Vasektomien bleibt die Sterilisation erfolglos, weil der Samenleiter nicht ganz durchtrennt wurde, wieder verheilt ist oder ein zusätzlicher Samenleiter vorhanden war.

Tubenligatur

Unter einer Tubenligatur versteht man den operativen Verschluss der Eileiter zum Zweck der Empfängnisverhütung. Normalerweise wandern die Samenzellen durch die Eileiter der Eizelle entgegen. Die befruchtete Eizelle wandert dann zur Gebärmutter, wo sie sich einnistet und zum Fetus entwickelt. Nach der Entfernung eines Teiles der Eileiter und dem Abklemmen oder Abbinden der durchtrennten Enden sind die Eileiter für Samenfäden nicht mehr passierbar. Die Sterilisation wird stationär und unter Vollnarkose durchgeführt. Gewöhnlich benutzt der Gynäkologe dazu ein Laparoskop (Endoskop). Die Patientin erholt sich im Allgemeinen schnell und wird meist noch am Tag des Eingriffes aus dem Krankenhaus entlassen.

Nach der Operation sollte sich die Patientin einige Tage schonen und nicht überanstrengen, bevor der normale Tagesablauf wieder aufgenommen wird. Das Sexualleben wird – abgesehen von einer kurzen (einwöchigen) Phase der Enthaltsamkeit – durch eine Sterilisation keineswegs beeinträchtigt. In seltenen Fällen, genauer bei einer von 400 sterilisierten Frauen, kommt es nach dem Eingriff aufgrund eines unzureichenden Eileiterverschlusses zu einer Schwangerschaft. Mit Hilfe der Mikrochirurgie kann eine Sterilisation in manchen Fällen rückgängig gemacht werden. Der Eingriff eignet sich also keineswegs als vorübergehend anwendbare Methode der Empfängnisverhütung, sondern ausschließlich für Frauen, die keine (weiteren) Kinder möchten.

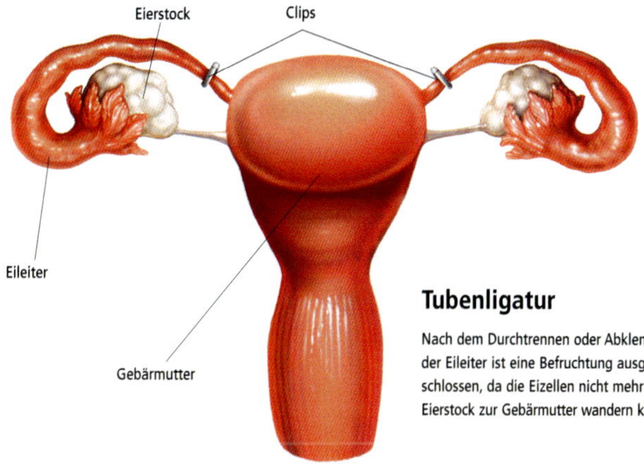

Tubenligatur

Nach dem Durchtrennen oder Abklemmen der Eileiter ist eine Befruchtung ausgeschlossen, da die Eizellen nicht mehr vom Eierstock zur Gebärmutter wandern können.

MASTEKTOMIE

Die Mastektomie (Mammaamputation) ist die operative Entfernung der Brust zur Behandlung kranken Brustgewebes (meist Krebs). Die Größe der Operation hängt von mehreren Faktoren ab: der Art und Größe des Tumors, der Geschwindigkeit seines Wachstums, dem Ausbreitungsgrad der Krebszellen und dem allgemeinen Gesundheitszustand der Patientin. Bei der Segmentresektion wird nur das vom Krebs befallene Gewebe, d.h. ein Teil der Brust entfernt. Bei der einfachen Mastektomie entfernt man nur die Brust, bei der radikalen auch Lymphknoten, Muskeln, Fettgewebe und Haut, welche die Brust umgeben. Bei der modifizierten Mastektomie werden die Brust und ein Teil des Muskelgewebes entfernt. Außer bei der radikalen Mastektomie kann bereits während der Operation eine Brustprothese eingesetzt werden.

Segmentresektion

Die Segmentresektion ist ein operatives Verfahren zur Entfernung eines kleinen (gut- oder bösartigen) Tumors oder Knotens ohne unnötige Beeinträchtigung des angrenzenden Gewebes. Die Segmentresektion wird vor allem bei Brustkrebs angewendet und ist ein kleinerer Eingriff als die Mammaamputation, bei der die ganze Brust entfernt wird.

Die Segmentresektion kann durch eine Strahlen- und Chemotherapie ergänzt werden, um möglicherweise noch vorhandene Krebszellen zu zerstören. Je nach Art und Wachstum des Tumors kann diese Form der Behandlung ausreichend sein. Die Segmentresektion kann jedoch auch als Diagnoseverfahren eingesetzt werden, anhand dessen man entscheidet, ob eine radikalere Form der Operation erforderlich ist.

MAMMAPLASTIK

Diese Operation dient dem Wiederaufbau der Brust nach einer Tumorentfernung oder einer Brustvergrößerung, -verkleinerung oder -umformung aus kosmetischen Gründen.

Eine Brustverkleinerung wird meist durchgeführt, um die Schmerzen und das Unbehagen, welche eine zu große Brust bedingt, zu lindern. Der Chirurg entfernt unter Vollnarkose einen Teil des Brustgewebes und überschüssige Haut. Eventuell werden auch die Brustwarzen höher angesetzt. Die Operation kann bis zu sechs Stunden dauern.

Eine Operation zum Anheben der Brust (Lifting) nimmt weniger Zeit in Anspruch. Dabei wird aus einem Teil der Brust Haut entfernt, der Brustwarzenhof, die Brustwarze und das darunter liegende Brustgewebe werden nach oben verlagert.

Bei der Brustvergrößerung setzt der Chirurg (mit Salzlösung oder auch mit Silikongel gefüllte) Implantate über oder unter dem Brustmuskel in die Brust ein. Das Implantat sollte unbegrenzt haltbar sein. Wenn es ausläuft oder platzt, kann es zur Knotenbildung (Silikonfibrose) in der Brust kommen. Wegen der Komplikationen, die gelegentlich bei Silikonimplantaten aufgetreten sind (Silikonfibrose, Silikonarthritis), ist man vor allem auch beim Aufbau einer neuen Brust nach einer Mammaamputation wieder mehr zur Lappenplastik aus körpereigenem Gewebe übergegangen. Durch die Mammaplastik wird weder die Anfälligkeit für Brustkrebs erhöht noch die Stillfähigkeit beeinträchtigt.

Erste Hilfe

Was ist Erste Hilfe?

Der Begriff Erste Hilfe bezeichnet die Erstmaßnahmen, die im medizinischen Notfall – an einem akut Erkrankten oder Verletzten – ausgeübt werden müssen. Sei es nach einem Unfall oder bei akuter Erkrankung – jederzeit kann eine Situation eintreten, in der jemand dringend unsere Hilfe benötigt, bis ausgebildete Helfer, z. B. ein Arzt, Sanitäter oder eine Krankenschwester, eintreffen.

Ziele der Ersten Hilfe:

- den Betroffenen in Sicherheit bringen
- Leben erhalten
- eine Verschlimmerung der Verletzung oder Erkrankung verhindern
- zur Besserung des Gesundheitszustandes beitragen
- den Betroffenen beruhigen

Aufgaben des Ersthelfers:

- die Situation rasch einschätzen
- Art der Verletzung oder Erkrankung feststellen, soweit dies möglich ist
- den Betroffenen sofort auf angemessene Weise betreuen
- Rettungsdienst verständigen
- bis zum Eintreffen ärztlicher Hilfe bei dem Betroffenen bleiben
- falls nötig, weitere Hilfe leisten

Andere Ersthelfer

Der Ersthelfer, also die Person, die zuerst am Ort des Geschehens eintrifft, übernimmt die Führungsrolle und hält diese so lange inne, bis er sie ausdrücklich an eine andere Person abgibt. Jeder andere eintreffende Ersthelfer sollte dem ursprünglichen Ersthelfer Hilfe anbieten, ohne jedoch zu versuchen, die Führung zu übernehmen. Ist ein anderer Ersthelfer offensichtlich besser in der Lage, mit der Situation umzugehen, sollte diesem die Führungsrolle übertragen werden. Dies ist jedoch nicht zwingend erforderlich, vor allem wenn ein anderer Ersthelfer die Situation bereits gut unter Kontrolle hat.

Wichtiger Hinweis:

Es wird betont, dass dieses Buch keine umfassende Erste-Hilfe-Ausbildung darstellt und in keinem Fall die Teilnahme an einem Erste-Hilfe-Kurs mit praktischen Übungen ersetzen kann!

Lebensrettende Sofortmaßnahmen (Notfall-ABC)

1 GEFAHRENQUELLEN überprüfen – für sich selbst, andere und den Betroffenen

2 ANSPRECHBARKEIT des Betroffenen durch Rufen und leichtes Schütteln der Schultern überprüfen. Ist der Betroffene bei Bewusstsein oder bewusstlos? Ist der Betroffene nicht ansprechbar, s. Punkt 3, ist er ansprechbar, s. Punkt 11

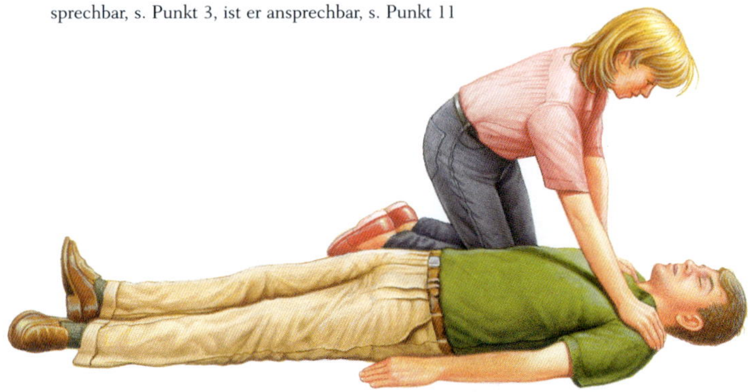

3 ATMUNG überprüfen – sehen, hören und fühlen, ob der Verletzte atmet. Hebt und senkt sich der Brustkorb? Sind Atemgeräusche zu hören? Ist der Atem auf der eigenen Wange zu spüren? Bei Atemstillstand s. Punkt 4, bei vorhandener Atmung s. Punkt 9

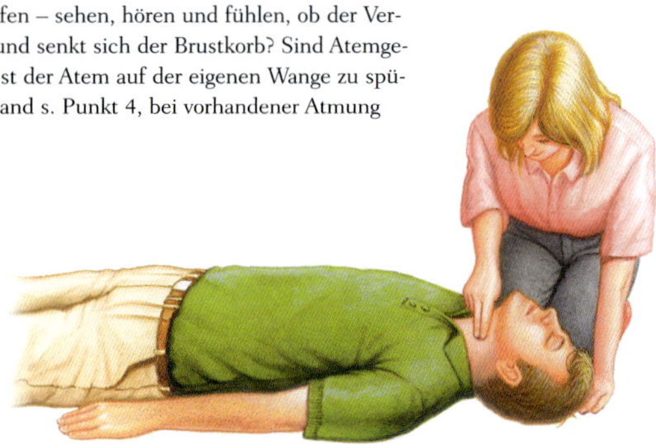

4 ATEMWEGE überprüfen – Atemhindernisse aus dem Mund entfernen und den Hals überstrecken, um die Atemwege freizumachen. Sind die Atemwege frei von Fremdkörpern? Sind die Atemwege offen?

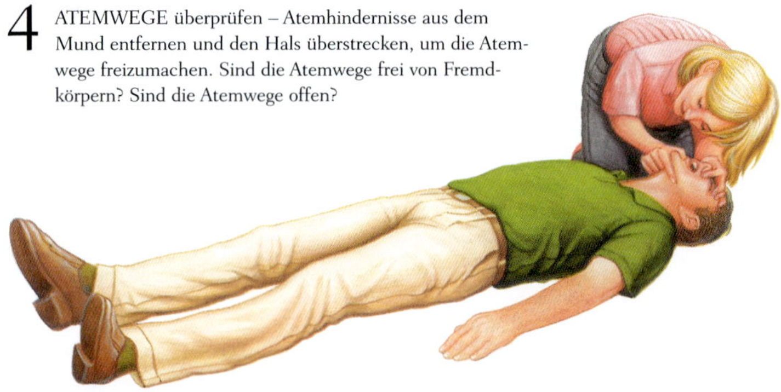

5 KREISLAUF überprüfen – Puls am Hals kontrollieren. Ist ein Puls tastbar? Sind Lebenszeichen erkennbar? Ist kein Puls tastbar, s. Punkt 8, ist der Puls tastbar, s. Punkt 7

6 Bei Atemstillstand – Rettungsdienst benachrichtigen und den Betroffenen anschließend zweimal kräftig beatmen

7 Wenn der Puls tastbar ist, der Betroffene jedoch nicht atmet, mit der Atemspende fortfahren:
- alle 4 Sekunden 1 Atemstoß bei Erwachsenen
- alle 3 Sekunden 1 Atemstoß bei Kindern
- sowohl bei Erwachsenen als auch bei Kindern den Puls bis zum Eintreffen ärztlicher Hilfe etwa jede Minute kontrollieren

8 Wenn kein Puls tastbar ist, mit der Herz-Lungen-Wiederbelebung beginnen:
- bei Erwachsenen 15 Kompressionen auf 2 Beatmungen in 15 Sekunden – 4 Zyklen pro Minute
- bei Kindern 5 Kompressionen auf 1 Beatmung in 5 Sekunden – 12 Zyklen pro Minute
- sowohl bei Erwachsenen als auch bei Kindern den Puls bis zum Eintreffen ärztlicher Hilfe etwa jede Minute kontrollieren

9 Betroffener atmet – den Verletzten in die Seitenlage bringen. Blutungen oder Verletzungen behandeln und ärztliche Hilfe anfordern. Atmung und Puls bis zum Eintreffen ärztlicher Hilfe regelmäßig kontrollieren.

10 Ist der Verletzte nicht ansprechbar, Seitenlage herstellen

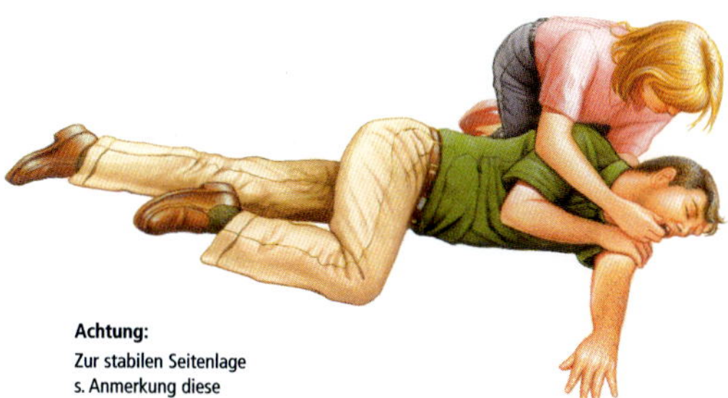

Achtung:
Zur stabilen Seitenlage s. Anmerkung diese Seite, rechte Spalte!

11 Der Betroffene ist ansprechbar – Blutungen oder Verletzungen behandeln, Atmung und Puls kontrollieren und ärztliche Hilfe anfordern.

Seitenlage

Erwachsene und Kinder (ab 1 Jahr)

ANMERKUNG

Dieses Buch richtet sich an eine internationale Leserschaft. Daher wird hier die einfache Seitenlage dargestellt. Daneben wird vor allem die stabile Seitenlage unterrichtet und in der Praxis eingesetzt.

1 **Beinlagerung:**
- neben den Betroffenen knien
- Beine des Betroffenen ausstrecken
- das zugewandte Bein am Knie hochheben und vollständig anwinkeln

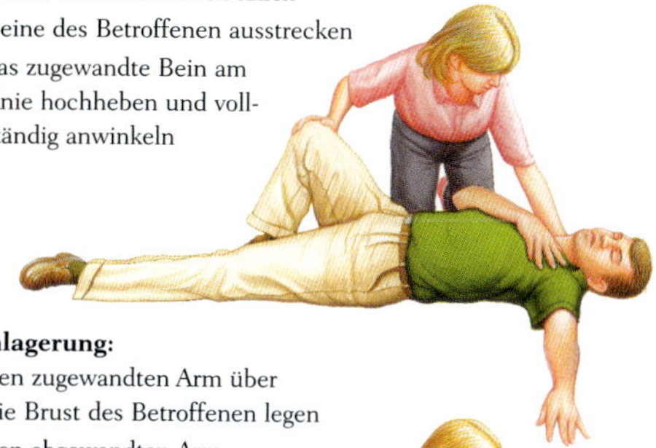

2 **Armlagerung:**
- den zugewandten Arm über die Brust des Betroffenen legen
- den abgewandten Arm rechtwinklig vom Körper abstrecken

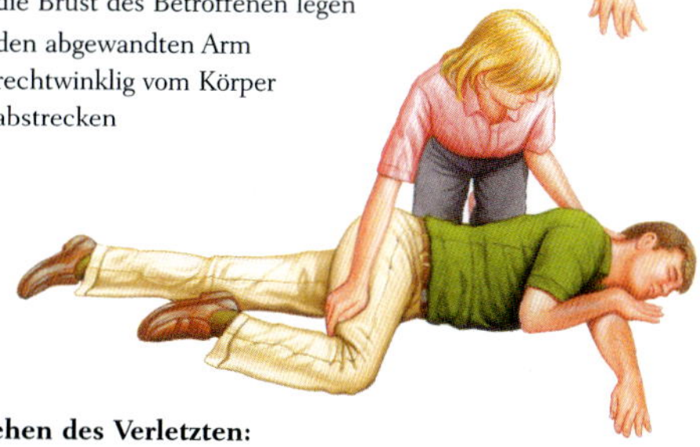

3 **Drehen des Verletzten:**
- den Betroffenen von sich weg auf die Seite drehen
- das Bein bleibt angewinkelt, das Knie berührt den Boden, damit der Betroffene nicht in Bauchlage rollt

4 **Stabilisieren:**
- notwendige Anpassungen vornehmen, damit sich der Betroffene nicht drehen kann

5 **Atemwege freihalten**

Säuglinge (< 1 Jahr)

- mit dem Gesicht nach unten auf den Unterarm legen
- Kopf des Säuglings mit der Hand stützen
- kontrollieren, ob der Säugling nicht an der eigenen Zunge erstickt oder Erbrochenes einatmet

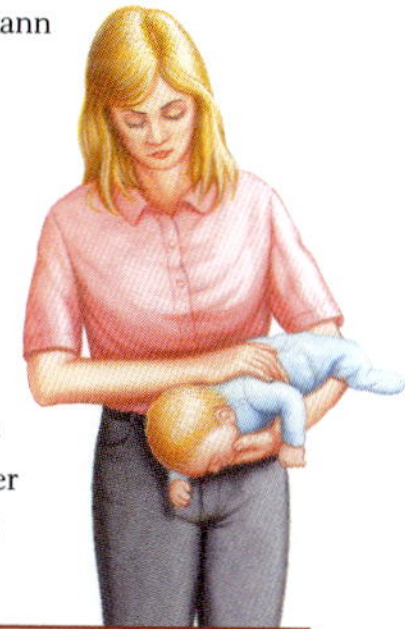

WICHTIGER HINWEIS

Bei Kopf- oder Halsverletzungen:
- stets Kopf und Nacken stützen
- Drehungen zwischen Kopf und Wirbelsäule verhindern
- bei Verdacht auf Wirbelsäulenverletzung den Hals nicht überstrecken

Atemspende bei Erwachsenen

Bei vorhandener Atmung:

1 **Atemwege freimachen:**

- den Betroffenen in Seitenlage bringen
- Kinn anheben und Mund öffnen
- mögliche Atemhindernisse mit den Fingern entfernen
- Hals vorsichtig überstrecken
- bis zu 10 Sekunden lang die Atmung überprüfen

Achtung:
Zur stabilen Seitenlage s. Anmerkung S. 705!

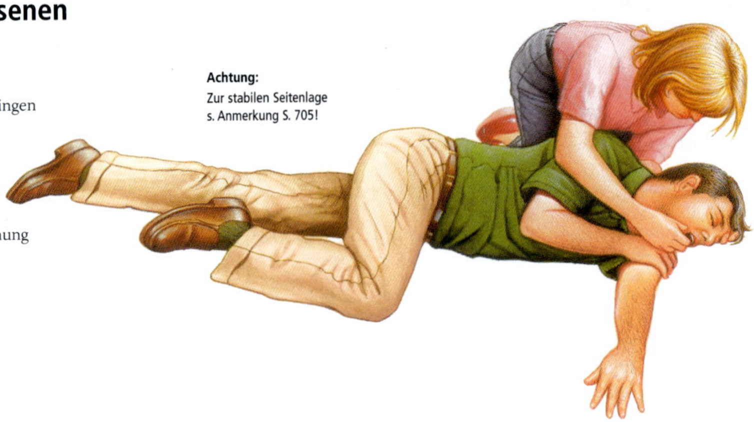

Bei Atemstillstand:

2 **Atemwege öffnen:**

- den Betroffenen auf den Rücken legen
- Kinn anheben, Hals vorsichtig überstrecken
- Nase mit Daumen und Zeigefinger verschließen
- Mund öffnen und erhöhte Kinnposition beibehalten

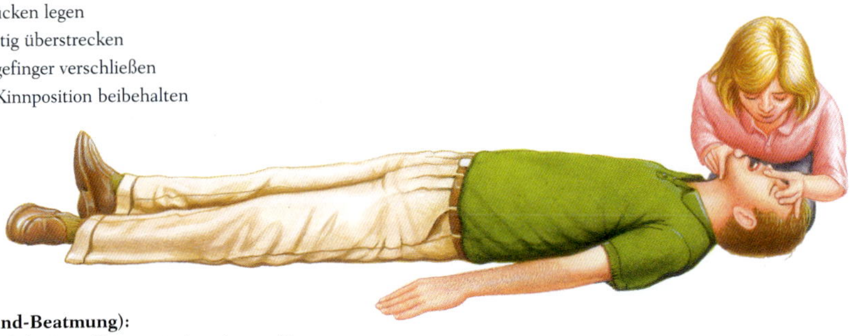

3 **Atemspende (Mund-zu-Mund-Beatmung):**

- tief einatmen und den Mund des Betroffenen mit den eigenen Lippen fest umschließen
- 1–2 Sekunden lang stetig Luft in den Mund blasen
- auf die Hebung des Brustkorbes achten
- Mund wegnehmen und das Zurücksinken des Brustkorbes beobachten
- erneut einatmen, Vorgang mit zwei kräftigen Atemstößen wiederholen

Variante: Atemspende (Mund-zu-Nase-Beatmung)
Aus hygienischen Gründen kann alternativ die Mund-zu-Nase-Beatmung durchgeführt werden. Sie birgt für den Helfer ein geringeres Ansteckungsrisiko.

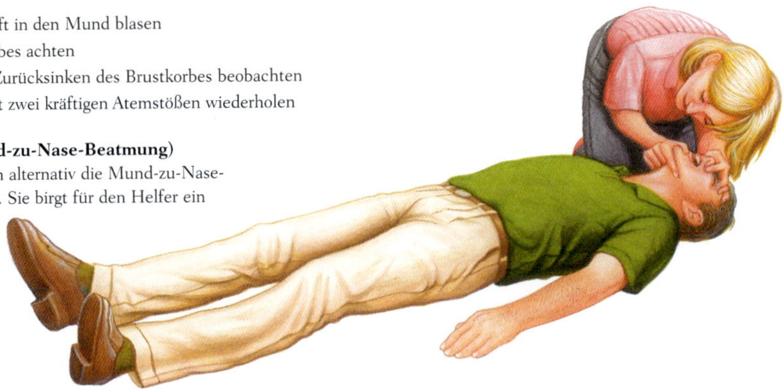

4 **Pulskontrolle:**

- Puls am Hals oder Handgelenk fühlen
- bei fehlendem Puls mit der Herz-Lungen-Wiederbelebung beginnen
- ist der Puls tastbar, die Atemspende mit 15 Atemstößen pro Minute fortsetzen
- etwa jede Minute den Puls erneut kontrollieren, auf weitere Anzeichen einer Besserung des Gesundheitszustandes achten

5 **Den Betroffenen nach Wiedereinsetzen der Atmung in die Seitenlage bringen**

Herz-Lungen-Wiederbelebung bei Erwachsenen

1 Platzieren der Hände zur Herz-Lungen-Wiederbelebung:
- den Betroffenen auf den Rücken legen
- am Hals Vertiefung zwischen den Schlüsselbeinknochen ertasten
- durch Tasten mit dem Finger entlang der letzten Rippe bis zur Körpermitte das untere Ende des Brustbeines suchen
- beide Daumen ausstrecken, sodass sie sich in der Mitte des Brustbeines treffen

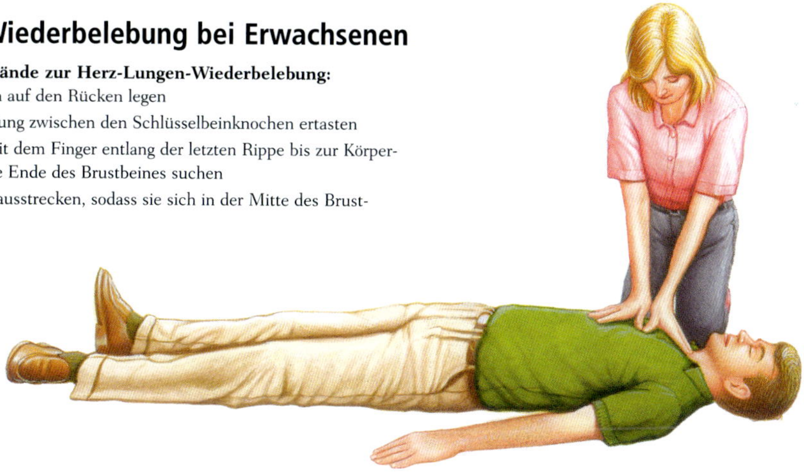

- den linken Daumen in dieser Position halten und den Handballen der rechten Hand darunter legen
- den Handballen der linken Hand auf den rechten Handrücken legen und die Finger beider Hände ineinander verschränken

2 Mit der Herzmassage beginnen:
- neben den Brustkorb des Betroffenen knien
- das Brustbein mit ausgestreckten Armen 4–5 cm senkrecht nach unten drücken
- den Druck wieder wegnehmen

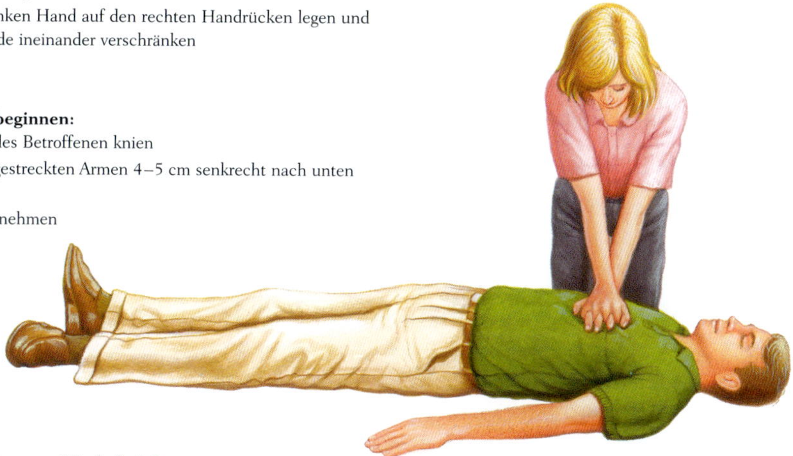

3 Fortsetzung der Herz-Lungen-Wiederbelebung:
- 15 Kompressionen durchführen
- 2-mal beatmen (Atemspende)
- Kompressionen und Beatmungen im Verhältnis 15:2 und mit 4 Zyklen pro Minute fortsetzen
- etwa jede Minute den Puls kontrollieren

HINWEIS

Die Herz-Lungen-Wiederbelebung ist eine Kombination aus Herzmassage und Beatmung (Atemspende).

Die Herz-Lungen-Wiederbelebung ist nur erforderlich, wenn der Verletzte nicht atmet und kein Puls tastbar ist.

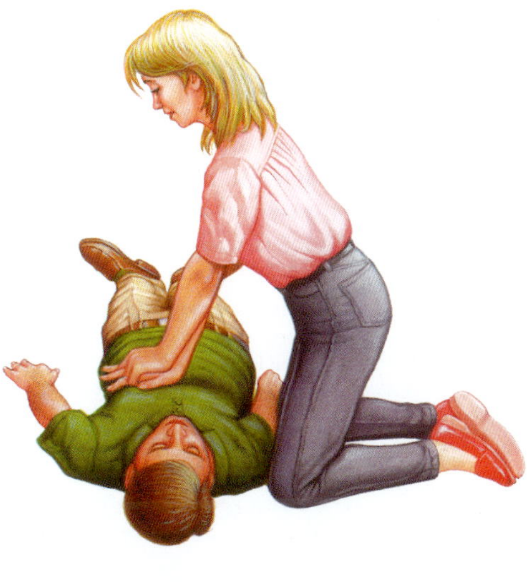

Atemspende bei Kindern und Säuglingen

Atemspende bei Kindern (1–8 Jahre) und Säuglingen (< 1 Jahr)

Bei vorhandener Atmung:

1 Atemwege freimachen:
- das Kind/den Säugling in Seitenlage bringen
- Hals ganz vorsichtig überstrecken
- Kinn anheben und Mund öffnen
- mögliche Atemhindernisse mit einem Finger entfernen
- bis zu 10 Sekunden lang die Atmung überprüfen

Achtung:
Zur stabilen Seitenlage s. Anmerkung S. 705!

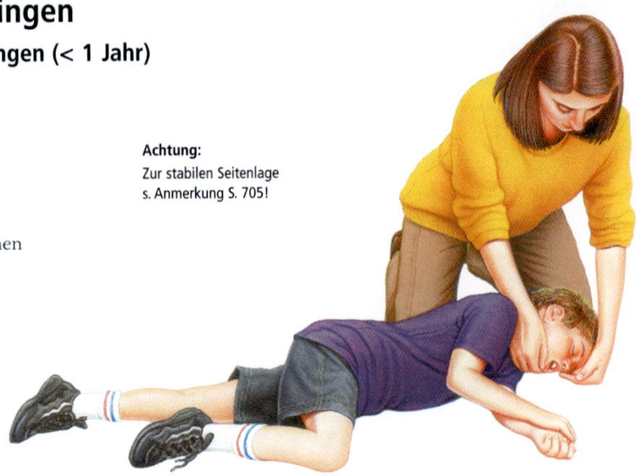

Bei Atemstillstand:

2 Atemwege öffnen:
- das Kind/den Säugling auf den Rücken legen
- Hals vorsichtig und nur leicht überstrecken
- Mund öffnen und Kinn anheben

3 Atemspende (Mund-zu-Mund-Beatmung):
- Mund und Nase mit dem eigenen Mund umschließen
- zwei leichte Atemstöße in Mund und Nase geben
- Puls kontrollieren – beim Säugling an der Oberarminnenseite, beim Kind am Hals oder Handgelenk
- bei fehlendem Puls mit der Herz-Lungen-Wiederbelebung beginnen
- auf das Heben und Senken des Brustkorbes achten
- bei vorhandenem Puls die Beatmung mit 20 Atemstößen pro Minute fortsetzen
- etwa jede Minute den Puls kontrollieren und auf andere Anzeichen einer Besserung des Gesundheitszustandes achten

4 Kleinkind/Säugling nach Wiedereinsetzen der Atmung in die Seitenlage bringen

Herz-Lungen-Wiederbelebung bei Kindern und Säuglingen

Herz-Lungen-Wiederbelebung bei Kindern (1–8 Jahre)

- Herzmassage mit dem Handballen auf der unteren Hälfte des Brustbeines durchführen
- den Brustkorb um etwa ein Drittel der Brustkorbtiefe senkrecht nach unten pressen
- 5 Kompressionen in 3 Sekunden durchführen
- einmal beatmen (Atemspende)
- Kompressionen und Beatmungen im Verhältnis 5 : 1 und mit 12 Zyklen pro Minute fortsetzen
- etwa jede Minute den Puls kontrollieren

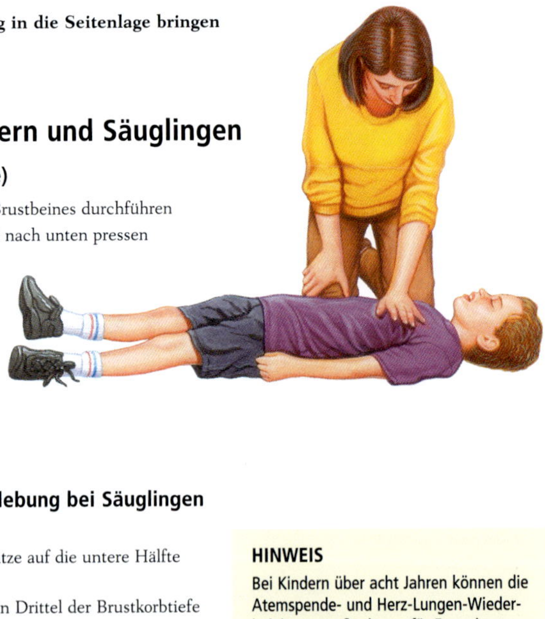

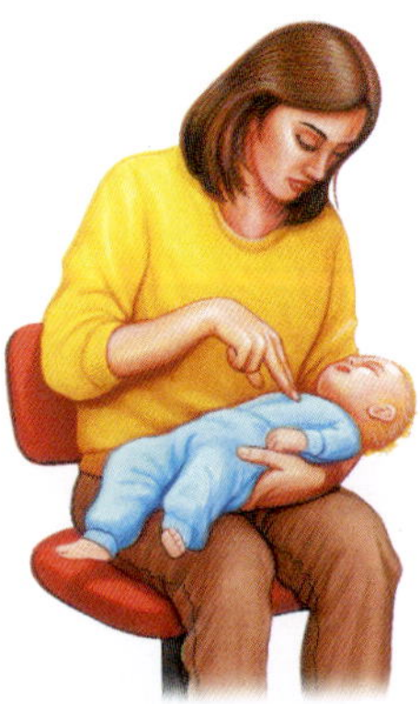

Herz-Lungen-Wiederbelebung bei Säuglingen (< 1 Jahr)

- Zeige- und Mittelfingerspitze auf die untere Hälfte des Brustbeines legen
- den Brustkorb um etwa ein Drittel der Brustkorbtiefe senkrecht nach unten pressen
- 5 Kompressionen in 3 Sekunden durchführen
- einmal beatmen (Atemspende)
- Kompressionen und Beatmungen im Verhältnis 5 : 1 und mit 12 Zyklen pro Minute fortsetzen
- etwa jede Minute den Puls kontrollieren

HINWEIS

Bei Kindern über acht Jahren können die Atemspende- und Herz-Lungen-Wiederbelebungsmaßnahmen für Erwachsene durchgeführt werden.

Bei Neugeborenen sollte eine Herzmassage möglichst von entsprechend ausgebildeten medizinischen Fachkräften durchgeführt werden.

Verhalten bei einem Notfall

Zusammenstellung eines Verbandkastens:

Ein Verbandkasten sollte zu Hause, im Auto und am Arbeitsplatz aufbewahrt und sein Inhalt regelmäßig kontrolliert werden. Es ist wichtig, dass sich der Verbandkasten in sauberem Zustand befindet. Die Verpackungen sollten gut verschlossen und die Haltbarkeitsdaten nicht überschritten sein. Benutzte Inhaltsteile sollten durch neue ersetzt werden.

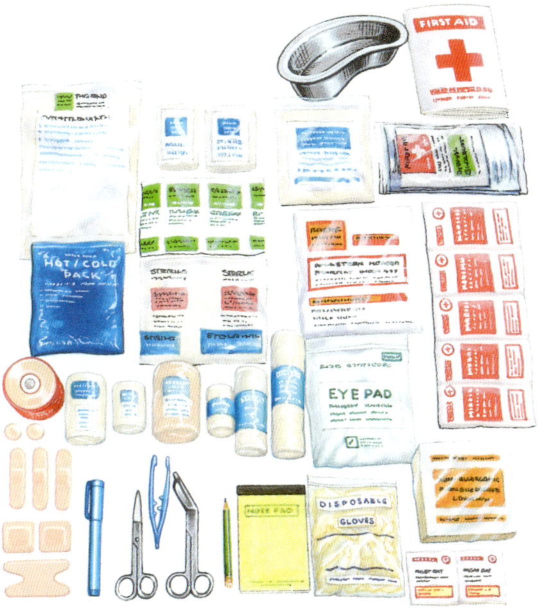

Es gibt jedoch Notfälle, bei denen nicht sofort ein Verbandkasten zur Verfügung steht. Dann müssen andere Materialen verwendet werden.

Inhalt des Verbandkastens:

Verbände

- zwei Dreiecktücher
- Mullbinden (8 cm, 6 cm)
- Verbandpäckchen (klein, mittel, groß)
- Brandwundenverbandpäckchen

Wundauflagen und Kompressen

- Mullkompressen (verschiedene Größen)
- Wundschnellverband (verschiedene Typen)
- Brandwundenkompresse
- Augenkompresse

Sonstiges

- Heftpflaster
- Einmalhandschuhe
- Verbandschere
- Pinzette
- Sicherheitsnadel
- Salbe gegen Insektenstiche
- Plastiktüte
- Rettungsdecke
- physiologische Kochsalzlösung
- Notizblock und Stift
- Kreide
- Papiertücher
- Spuckschale (abgebildet)
- Desinfektionsmittel
- Klammerpflaster
- Tupfer

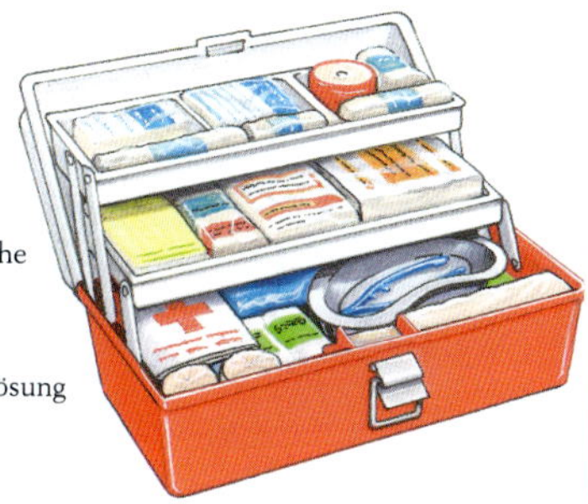

Heben und Transport von Verletzten

Erste Hilfe sollte möglichst am Unfallort geleistet werden, da jede Verlagerung zu neuen Verletzungen führen bzw. bereits bestehende Verletzungen verschlimmern kann. Manche Situationen erfordern jedoch einen Transport: Ein Verletzter sollte bei unmittelbarer Lebensgefahr, z. B. Einsturzgefahr, fließendem Verkehr, Feuer oder giftigen Dämpfen, verlagert werden.

Transport eines Verletzten

Vor dem Transport sollte Folgendes beachtet werden:

- Der Verletzte darf nicht zu groß und schwer für den Ersthelfer sein, damit sich weder Opfer noch Ersthelfer Verletzungen zuziehen.
- Steht weitere Hilfe zur Verfügung?
- Welcher Art und wie schwer sind die Verletzungen?
- Welcher Art ist das zu überquerende Gelände?
- Welche Strecke muss mit dem Verletzten zurückgelegt werden?
- Soll vor dem Transport eine Halskrawatte angelegt werden?
- Kann sich der Zustand des Verletzten durch Transport verschlechtern?

Sobald ein sicherer Bereich erreicht ist:

- bei Bewusstlosen den Transport unterbrechen und lebensrettende Sofortmaßnahmen durchführen
- bei Personen, die bei Bewusstsein sind, Verletzungen abschätzen sowie Blutstillung, Ruhigstellung und Schockbehandlung durchführen.

BEIM HEBEN EINES VERLETZTEN BEACHTEN:

- in die Knie gehen
- Rücken gerade und Kopf aufrecht halten
- Gleichgewicht halten
- eigenes Körpergewicht nach hinten verlagern
- den Verletzten aus Stabilitätsgründen dicht am eigenen Körper halten
- kleine Schritte machen
- im Team arbeiten – eine Person muss die Führung übernehmen

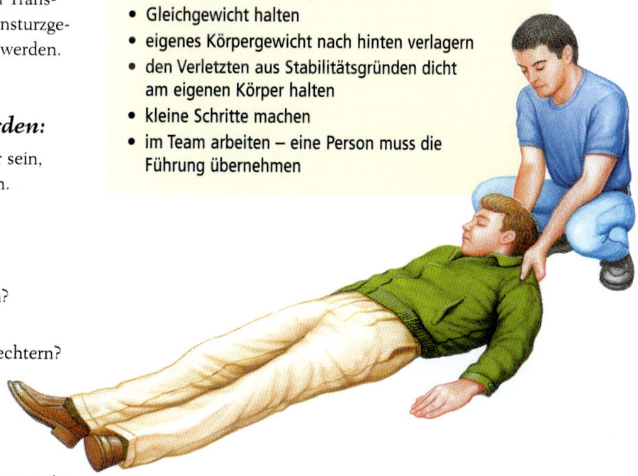

Asthmaanfall

Bei Bewusstlosigkeit:

- lebensrettende Sofortmaßnahmen anwenden
- sofort ärztliche Hilfe anfordern – Rettungsdienst verständigen

Wenn der Kranke bei Bewusstsein ist:

1 **Für eine bequeme Haltung des Kranken sorgen:**
- den Kranken bequem, d. h. aufrecht und leicht nach vorne gebeugt hinsetzen
- für ausreichend frische Luft sorgen
- den Kranken auffordern, langsam und tief zu atmen

2 **Bei der Einnahme der Medikamente behilflich sein:**
- 4 Sprühstöße aus einem Inhalator geben – der Kranke atmet bei jedem Sprühstoß ein
- Steht ein Spacer zur Verfügung, nacheinander 4 Sprühstöße geben – der Kranke atmet nach jedem Sprühstoß 4-mal
- 4 Minuten warten
- tritt keine Besserung ein, weitere 4 Sprühstöße verabreichen

3 **Wenn der Anfall nicht gestoppt werden kann:**
- Rettungsdienst verständigen
- bei schweren Anfällen: Kindern bis zum Eintreffen des Krankenwagens alle 4 Minuten 4 Sprühstöße, Erwachsenen alle 5 Minuten 6–8 Sprühstöße verabreichen

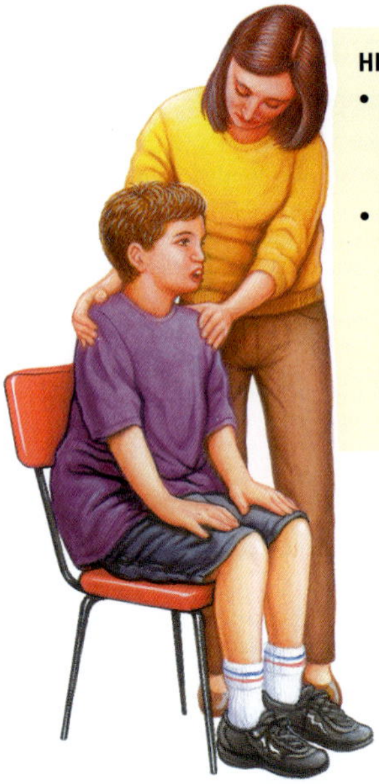

HINWEIS
- Bei einem schweren Anfall notfalls den Inhalator einer anderen Person oder den im Erste-Hilfe-Koffer befindlichen verwenden
- Leidet eine Person unter Atemnot, die bisher noch keinen Asthmaanfall hatte: bis zum Eintreffen des Krankenwagens 4 Sprühstöße aus einem Inhalator und, wenn nötig, anschließend alle 4 Minuten 4 weitere Sprühstöße verabreichen.

Blutungen

Große Wunden

1 **Druck auf die Wunde ausüben:**
- Kleidung von der Wunde entfernen oder aufschneiden
- direkt auf die Wunde drücken
- Wunde mit sterilem Verband versorgen
- Druckpolster verwenden

2 **Verletzte Stelle hochhalten und stützen:**
- den Verletzten hinlegen
- den verletzten Körperteil über die Herzlinie heben
- bei Verdacht auf Knochenbruch äußerst vorsichtig vorgehen

3 **Wunde verbinden:**
- festen Verband anlegen
- weiteren Verband oder Druckpolster verwenden, wenn die Wunde weiterblutet

4 **Blutzirkulation unterhalb der Wunde überprüfen**

5 **bei starkem Weiterbluten den Rettungsdienst rufen**

6 **Maßnahmen zur Schockbekämpfung durchführen**

Kleinere Wunden

- Wunde mit in sterilisiertes bzw. erkaltetes abgekochtes Wasser getauchte Gaze oder unter fließendem kalten Wasser säubern
- Verband anlegen

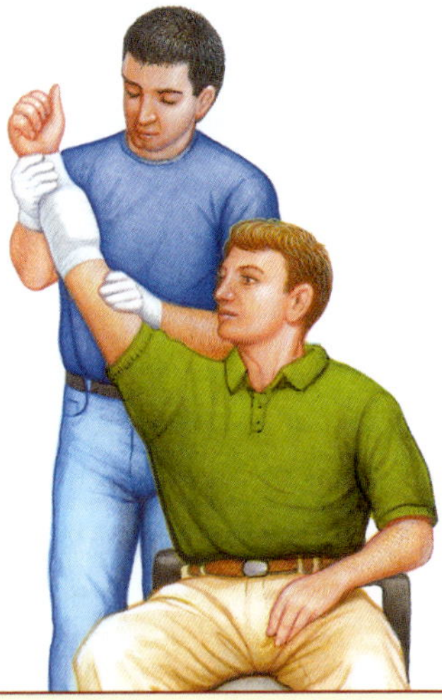

WICHTIGER HINWEIS

Nur im äußersten Notfall, bei nicht stillbaren Blutungen an nächstmöglicher Richtung Rumpf befindlicher Arterie Druck ausüben.

Kann die Blutung an einer Extremität damit nicht gestillt werden, einen Druckverband anlegen.

Bei einem Fremdkörper in der Wunde auf beide Seiten neben der Wunde drücken und vor dem Anlegen des Verbandes Druckpolster um die Wunde herum auflegen.

Zum Schutz gegen Infektionen Einmalhandschuhe verwenden.

Bei Bewusstlosigkeit lebensrettende Sofortmaßnahmen anwenden.

Schmutzige, tiefe oder offene Wunden sollten immer von einem Arzt untersucht werden, da Tetanus und andere schwere Infektionen auftreten können.

Verbrennungen

1 Den Verletzten in Sicherheit bringen:
- lebensrettende Sofortmaßnahmen anwenden
- Wenn die Kleidung brennt:
  - den Betroffenen ZU BODEN ZIEHEN
  - in eine Wolldecke o. Ä. HÜLLEN
  - den Betroffenen AUF DEM BODEN ROLLEN, bis die Flammen gelöscht sind

2 **Brandwunde kühlen:**
- Brandwunde mindestens 10 Minuten unter fließendes kaltes Wasser halten
- bei Verbrennung durch Chemikalien Brandwunde mindestens 20 Minuten unter fließendes kaltes Wasser halten
- bei Bitumen-Verbrennung Brandwunde mindestens 30 Minuten unter fließendes kaltes Wasser halten
- bei Verbrennung am Auge das Auge 20 Minuten lang mit Wasser spülen

3 **Beengende Objekte entfernen:**
- Kleidungsstücke und Schmuck (sofern nicht an der Wunde festgeklebt) entfernen

4 **Brandwunde bedecken:**
- Brandwunde in sterile Tücher einschlagen

5 **Verletzten beruhigen**

6 **Sofort den Rettungsdienst verständigen**

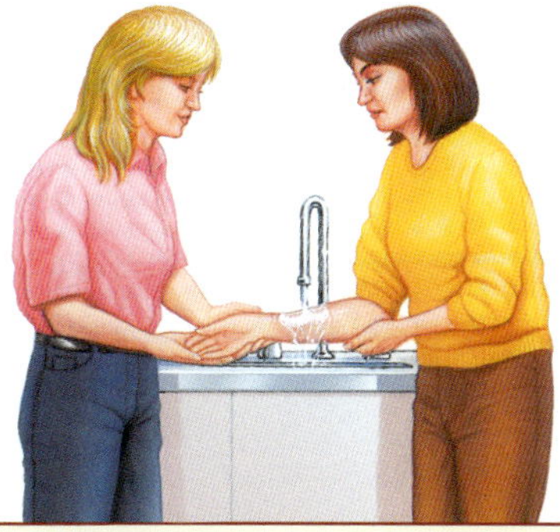

WICHTIGER HINWEIS

Keine Cremes, Salben oder Öl auf Brandwunden auftragen.
Brandwunden nicht berühren und Brandblasen nicht öffnen.
An der Wunde angeklebte Objekte nicht entfernen.
Bei großen oder tiefen Brandwunden Maßnahmen zur Schockbekämpfung durchführen.

Schmerzen oder Engegefühl in der Brust

1 **Den Betroffenen zum Ausruhen auffordern:**
- den Betroffenen auffordern, alle Tätigkeiten einzustellen und sich hinzusetzen bzw. hinzulegen und auszuruhen

2 **Medikamente verabreichen:**
- wenn der Betroffene Medikamente gegen Angina pectoris hat, diese holen und verabreichen

3 **Sofort ärztliche Hilfe anfordern:**
- bei Bewusstlosigkeit lebensrettende Sofortmaßnahmen anwenden
- sofort den Rettungsdienst verständigen
- den Betroffenen wegen der Gefahr eines Herzstillstandes nicht selbst ins Krankenhaus fahren

4 **Azetylsalizylsäure verabreichen:**
- vergehen mehr als 30 Minuten bis zum Eintreffen des Krankenwagens, 300 mg (1 Tablette) Azetylsalizylsäure in Wasser
- keine Azetylsalizylsäure bei entsprechender Allergie sowie für Asthmakranke oder Personen, die Gerinnungshemmer nehmen

5 **Lebenszeichen überwachen:**
- Puls, Atmung, Bewusstsein und Hautfarbe überwachen
- auf Herz-Lungen-Wiederbelebung vorbereitet sein

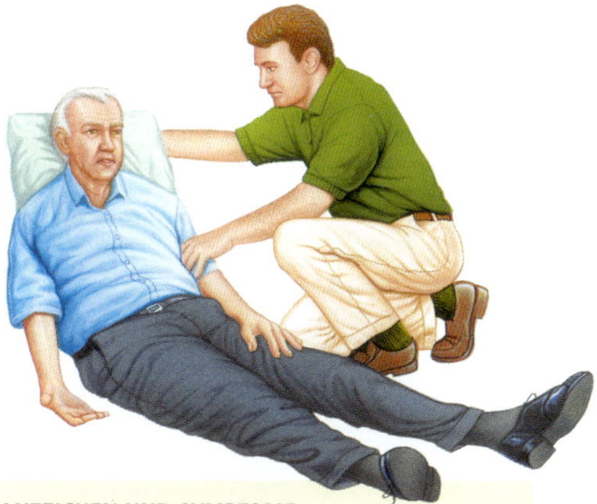

ANZEICHEN UND SYMPTOME

ANGINA PECTORIS
- Schmerzen oder Engegefühl in der Brustmitte
- Schmerz strahlt in den Hals, den Bauch oder die Arme aus
- Einsetzen des Schmerzes bei körperlicher Anstrengung oder psychischer Belastung
- Linderung des Schmerzes durch Ruhe oder Medikamente

HERZINFARKT

Die Anzeichen und Symptome ähneln denen eines Angina-pectoris-Anfalles. Mögliche Symptome sind:
- heftige, schraubstockartige Brustschmerzen
- Angst/Verwirrtheit
- Atemnot
- Übelkeit/Erbrechen
- unregelmäßiger Puls
- manchmal sofortiger Kollaps

HINWEIS

Schmerzen oder Engegefühl in der Brust sind immer als lebensbedrohender Zustand anzusehen.

Verschlucken

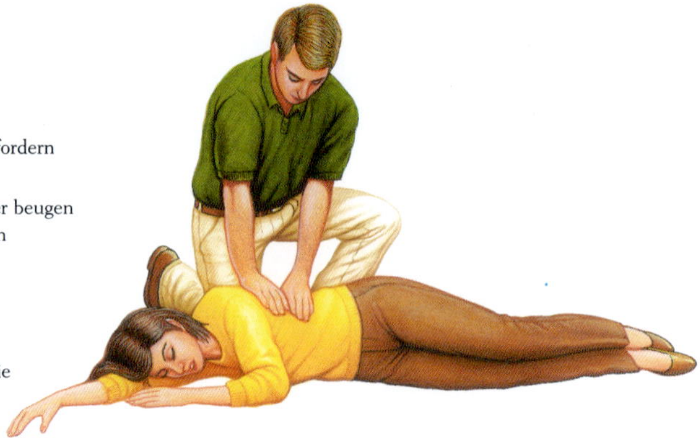

Erwachsene und Kinder (9 Jahre und älter)

Teilblockierung:

- Betroffenen zu Entspannung und tiefem Ein- und Ausatmen auffordern
- Betroffenen zum Husten auffordern
- bleiben diese Maßnahmen wirkungslos, den Betroffenen vornüber beugen und ihm 4 kräftige Schläge zwischen die Schulterblätter versetzen
- ist dies erfolglos, den Betroffenen am Boden auf die betreffende Seite legen und den Rettungsdienst verständigen

Vollständige Blockierung:

- den Erwachsenen mit dem Oberkörper über ein aufgestelltes Knie beugen und wiederholt zwischen die Schulterblätter schlagen
- ist dies erfolglos, den Rettungsdienst verständigen
- die einzelnen Schritte wiederholen, bis Hilfe eintrifft oder die Blockierung gelöst ist
- lebensrettende Sofortmaßnahmen anwenden

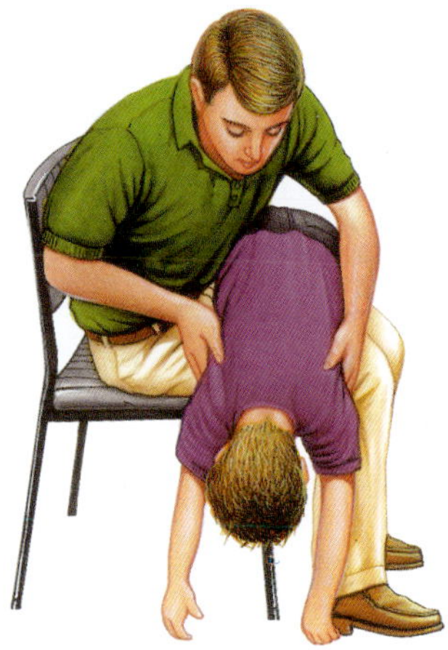

Kind (1–8 Jahre)

Teilblockierung:

- das Kind auffordern, das Atemhindernis auszuhusten
- ist dies erfolglos, das Kind mit gesenktem Kopf (Gesicht weist nach unten) hinsetzen
- 4 kräftige Schläge zwischen die Schulterblätter geben

Vollständige Blockierung:

- das Kind mit dem Gesicht nach unten auf den Fußboden oder den Schoß legen
- 4 kräftige Schläge zwischen die Schulterblätter geben
- bleiben diese Maßnahmen wirkungslos, den Rettungsdienst verständigen
- einzelne Schritte wiederholen, bis Hilfe eintrifft oder die Blockierung gelöst ist
- bei Atemstillstand lebensrettende Sofortmaßnahmen anwenden

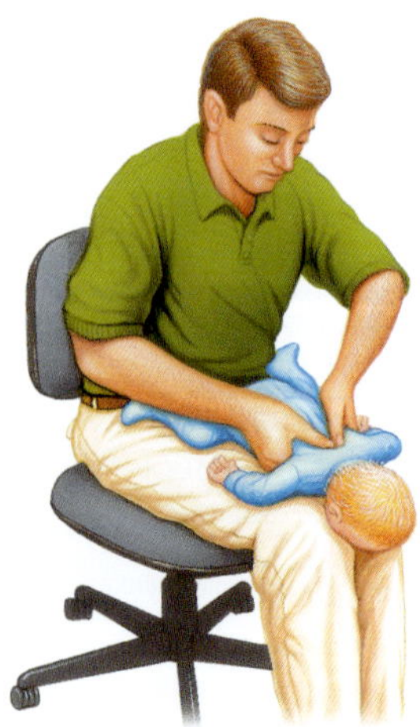

Säugling (< 1 Jahr)

Teilblockierung:

- Säugling mit dem Gesicht nach unten auf den Schoß legen
- Kopf und Schultern mit der Hand stützen
- 4 kräftige Klapse zwischen die Schultern geben
- evtl. gelöste Atemhindernisse aus dem Mund des Säuglings entfernen
- bleiben diese Maßnahmen wirkungslos, den Rettungsdienst verständigen

Vollständige Blockierung:

- Säugling mit dem Gesicht nach unten auf den Schoß legen
- 4 kräftige Klapse zwischen die Schultern geben und auf Atemanzeichen achten
- evtl. gelöste Atemhindernisse aus dem Mund des Säuglings entfernen
- bleiben diese Maßnahmen wirkungslos, den Rettungsdienst verständigen
- die einzelnen Schritte wiederholen, bis Hilfe eintrifft oder die Blockierung gelöst ist
- lebensrettende Sofortmaßnahmen anwenden

Krampfanfälle

Krämpfe bei Kindern

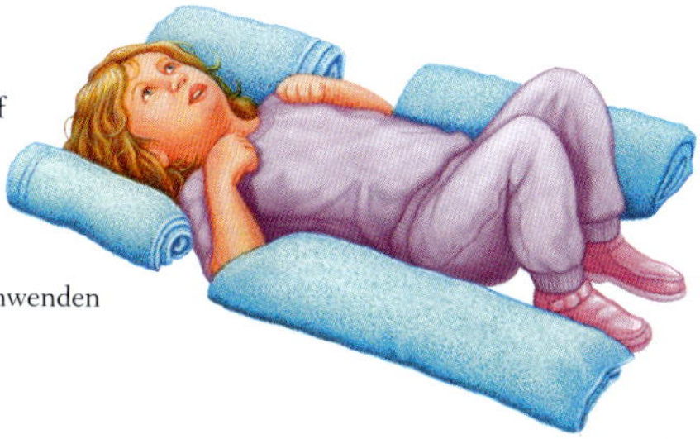

1 Während der Krämpfe:
- das Kind aus Sicherheitsgründen auf den Boden legen
- das Kind nicht festhalten

2 Nach Abklingen der Krämpfe:
- lebensrettende Sofortmaßnahmen anwenden
- das Kind auf die Seite drehen
- das Kind beruhigen
- ärztliche Hilfe anfordern

ANZEICHEN UND SYMPTOME
- Fieber
- Zuckungen des Gesichtes oder der Gliedmaßen
- nach oben rollende Augen
- plötzliches Aufschreien
- Blaufärbung von Gesicht und Lippen
- Körperstarre und überstreckter Rücken
- Bewusstlosigkeit

WICHTIGER HINWEIS

Das Kind zum Abkühlen nicht kalt waschen oder baden.

Epileptischer Anfall

1 Atmung und Puls kontrollieren:
- lebensrettende Sofortmaßnahmen anwenden

2 Schutzmaßnahmen für den Krampfenden:
- vor Verletzungen schützen
- Bewegungen nicht einschränken
- nichts in den Mund schieben

3 Verletzungen behandeln:
- den Krampfenden so bald wie möglich auf die Seite legen
- durch den Anfall entstandene Verletzungen behandeln
- nicht stören, wenn der Krampfende einschläft
- Kontrolle von Luftwegen, Atmung und Puls fortsetzen

4 Ärztliche Hilfe anfordern, wenn:
- der Anfall länger als 5 Minuten dauert
- nach kurzer Zeit ein weiterer Anfall folgt
- die Person verletzt ist

ANZEICHEN UND SYMPTOME

BEIM KRAMPFENDEN:
- plötzliches Aufschreien
- Hinfallen
- Blaufärbung von Gesicht und Hals
- rhythmische Muskelzuckungen
- Schaum vor dem Mund
- Biss auf die Zunge
- Urin- und Stuhlabgang

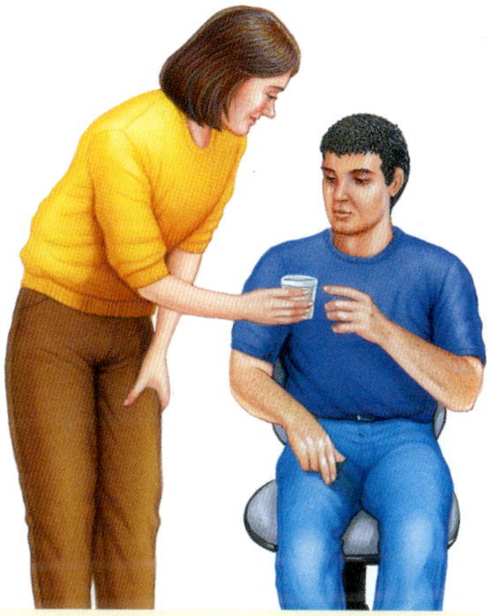

Diabetische Notfälle

Bei Bewusstlosigkeit:
- lebensrettende Sofortmaßnahmen anwenden
- sofort ärztliche Hilfe anfordern – Rettungsdienst verständigen

Wenn der Kranke bei Bewusstsein ist und Anzeichen für eine Unterzuckerung vorliegen:
- alle 15 Minuten gesüßtes Essen oder Getränk geben (keine Diät-, Diabetiker- oder zuckerfreien Getränke), bis sich der Kranke erholt hat oder ärztliche Hilfe eintrifft
- sofort ärztliche Hilfe anfordern – Rettungsdienst verständigen

Wenn der Kranke bei Bewusstsein ist und Anzeichen für eine Überzuckerung vorliegen:
- für die Verabreichung von Insulin durch den Kranken selbst sorgen – bei der Verabreichung nur wenn nötig behilflich sein
- sofort ärztliche Hilfe anfordern – Rettungsdienst verständigen
- dem Kranken bei verspätetem Eintreffen ärztlicher Hilfe zuckerfreie Flüssigkeit zu trinken geben

ANZEICHEN UND SYMPTOME

UNTERZUCKERUNG
- Blässe
- Hunger
- Schwitzen
- Schwäche
- Verwirrtheit
- Aggressivität
- Bewusstlosigkeit

ÜBERZUCKERUNG
- Durst
- Harndrang
- heiße, trockene Haut
- Azetongeruch des Atems
- Schläfrigkeit
- Bewusstlosigkeit

HINWEIS

Bei Unsicherheit hinsichtlich der Art des diabetischen Notfalles dem Kranken ein gesüßtes Getränk geben. Bei Überzuckerung verschlimmert ein gesüßtes Getränk die Symptome nicht.

Alkohol- und Drogenmissbrauch

Unter Alkohol- und Drogeneinfluss stehende Personen können durch gefährliches und aggressives Verhalten eine Gefahr für sich und andere darstellen. In einer solchen Situation kein Risiko eingehen. Wenn Gefahr besteht, zur Unterstützung den Rettungsdienst benachrichtigen. Kollabiert der Betroffene, Atemwege kontrollieren und freihalten. Bei Bewusstlosigkeit Atemspende bzw. Herz-Lungen-Wiederbelebung durchführen.

Knochenbrüche, Verrenkungen, Verstauchungen und Zerrungen

Knochenbrüche und Verrenkungen

1 **Bei Bewusstlosigkeit lebensrettende Sofortmaßnahmen anwenden**

2 **Blutungen stillen und Wunden verbinden**

3 **Überprüfen, ob ein Knochenbruch vorliegt**
- offener, geschlossener oder komplizierter Bruch?

4 **Den Betroffenen auffordern, den verletzten Körperteil nicht zu bewegen**

5 **Den Bruch ruhig stellen:**
- wenn möglich, breite Verbände verwenden, um Bewegungen der Gelenke ober- und unterhalb der Bruchstelle zu verhindern
- Armbrüche durch Dreieckstücher ruhig stellen, Beinbrüche müssen geschient werden
- die Beine durch Polster unter Knie und Knöchel entlasten
- gepolsterte Schiene entlang der verletzten Extremität anlegen (bei gebrochener Kniescheibe unter dem Bein)
- Schienen polstern und so anpassen, dass die Beinstellung nicht verändert wird
- alle 15 Minuten kontrollieren, ob die Verbände nicht zu fest (oder zu locker) sitzen

6 **Auf Anzeichen für eine Unterbrechung des Blutflusses zum Fuß bzw. zur Hand achten**

7 **Ärztliche Hilfe anfordern** – Rettungsdienst benachrichtigen

Elektrischer Schock

Bei einem elektrischen Schock sicherstellen, dass der Betroffene von der Stromquelle getrennt ist, da der Helfer sonst ebenfalls zum Opfer werden kann.

1 **Strom, wenn möglich, abschalten**

2 **Den Betroffenen aus dem Stromkreis entfernen, ohne ihn direkt zu berühren; zu diesem Zweck nicht leitendes Material verwenden**

3 **Lebensrettende Sofortmaßnahmen anwenden**

4 **Den Betroffenen wie im Abschnitt »Verbrennungen« beschrieben behandeln**

HINWEIS

Bei einem Schlüsselbeinbruch den Arm auf der verletzten Seite in eine unter dem Ellbogen verlaufende Schlinge (Dreiecktuch) legen, sodass der Arm am Brustkorb gestützt wird, wobei die Finger nach oben zur gegenüberliegenden Schulter zeigen. Besteht der Verdacht, dass ein Gelenk ausgekugelt ist, das Gelenk ruhig stellen, hochlagern und mit Eis kühlen. Ein Ersthelfer kann oft nur schwer beurteilen, ob es sich um einen Bruch, eine Verstauchung oder eine Zerrung handelt. Im Zweifelsfall immer wie einen Knochenbruch behandeln.

ANZEICHEN UND SYMPTOME

Knochenbrüche und Verrenkungen:
- Schmerzen an oder im Verletzungsbereich
- Bewegungseinschränkung oder Bewegungsunfähigkeit
- Kraftlosigkeit
- Deformierung oder ungewöhnliche Beweglichkeit
- Empfindlichkeit
- Schwellung
- Verfärbung und Bluterguss

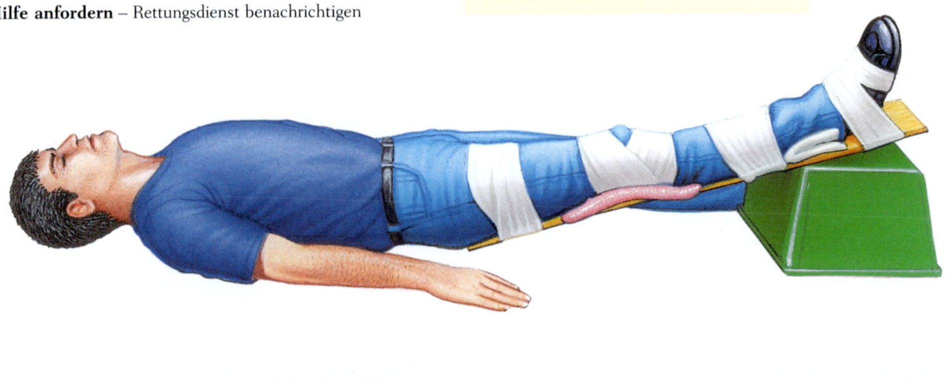

Verstauchungen und Zerrungen

1 **Lebensrettende Sofortmaßnahmen anwenden**

2 **Sofortmaßnahmen durchführen:**
- ruhig stellen
- die Verletzung alle 2 Stunden 15 Minuten lang mit Eisbeuteln kühlen
- festen Stützverband anlegen
- Extremität hochlagern

3 **Ärztliche Hilfe anfordern** – Rettungsdienst verständigen

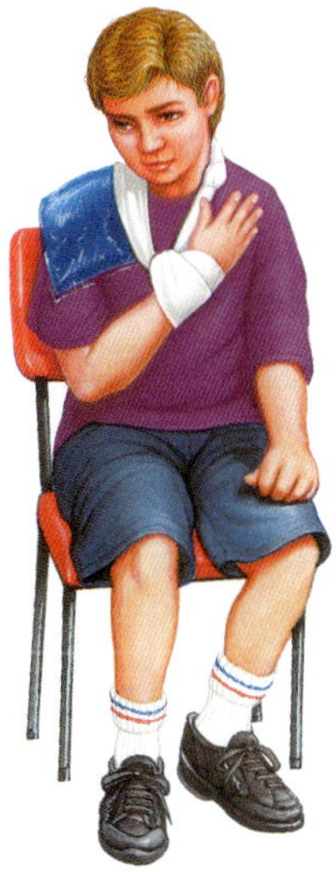

Kopf-, Augen- und Ohrverletzungen

Kopfverletzungen

1 **Atmung und Puls kontrollieren:**
- bei Bewusstlosigkeit lebensrettende Sofortmaßnahmen anwenden
- Luftwege des Verletzten (bei schweren Gesichtsverletzungen) mit den Fingern freihalten

2 **Kopf und Nacken stützen:**
- Bei Verdacht auf Wirbelsäulenverletzungen jede Bewegung vermeiden und den Kopf in der vorgefundenen Lage durch Polster stabilisieren

3 **Blutungen stillen:**
- sterile Wundauflage auf die Wunde geben oder sterilen Verband anlegen
- Druck direkt auf die Wunde ausüben, wenn kein Verdacht auf einen Schädelbruch besteht
- tritt Flüssigkeit oder Blut aus dem Ohr, sterilen, lockeren Wundverband anlegen, um den Abfluss zu gewährleisten

ANZEICHEN UND SYMPTOME
- veränderte oder ungewöhnliche Reaktionen auf Aufforderungen oder Berührungen
- Kopf- oder Gesichtswunden
- Blut oder klare Flüssigkeit tritt aus Ohren oder Nase
- ungleich große Pupillen
- Sehstörungen
- Gedächtnisverlust

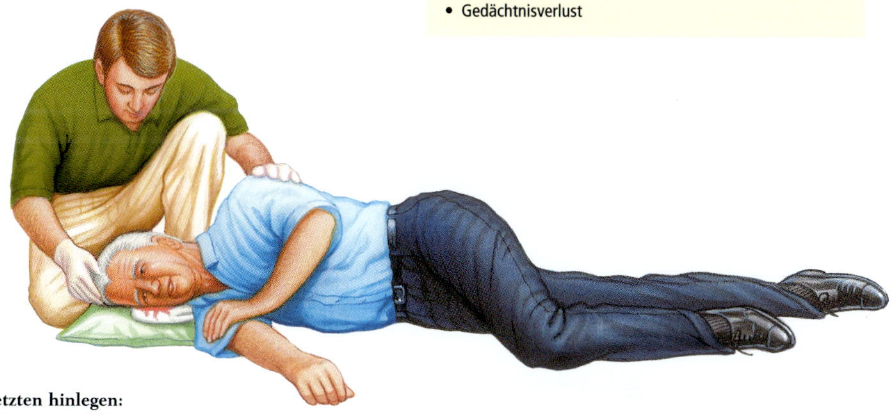

4 **Den Verletzten hinlegen:**
- den Verletzten in eine bequeme Position bringen; Kopf und Schultern sollten leicht erhöht liegen
- bei Erbrechen auf die Seite legen
- nach dem Erbrechen die Atemwege frei machen

5 **Sofort ärztliche Hilfe anfordern** – Rettungsdienst verständigen

WICHTIGER HINWEIS

Zum Schutz gegen Infektionen Einmalhandschuhe verwenden. Wenn die Blutung nicht zum Stillstand kommt, nochmals Druck auf die Wunde ausüben und ein weiteres Druckpolster auf das erste legen.

Ohrverletzungen

Ohrverletzungen sind sehr häufig. Sportverletzungen und Stürze können das äußere Bindegewebe schädigen. Ein Schlag direkt auf den Kopf oder das Einführen eines Gegenstandes in das Ohr kann zu einer inneren Verletzung des Trommelfelles führen. Fremdkörper, wie Perlen, Steine oder Grassamen, können sich im Gehörgang festsetzen. In einigen Fällen können sie durch Seitwärtsneigen des Kopfes, Herunterziehen des Ohrläppchens und leichtes Kopfschütteln gelöst werden.

Blutung aus dem Ohr:

- lebensrettende Sofortmaßnahmen anwenden
- den Gehörgang nicht verschließen
- keine Tropfen ins Ohr träufeln
- Flüssigkeit abfließen lassen
- den Verletzten mit dem betroffenen Ohr nach unten auf die Seite legen
- sterile Wundauflage zwischen Ohr und Boden legen
- Rettungsdienst verständigen

WICHTIGER HINWEIS
Niemals einen Gegenstand ins Ohr einführen, um einen Fremdkörper zu entfernen.

Augenverletzungen

1 **Kopf des Verletzten stützen:**
- Kopf des Verletzten stützen, um ihn so ruhig wie möglich zu halten
- den Verletzten auffordern, die Augen möglichst nicht zu bewegen

2 **Das Auge mit fließendem kalten Wasser spülen:**
- bei Verätzungen durch Chemikalien, Verletzungen durch Rauch und Verbrennungen das Auge mit Wasser spülen

3 **Augenverband anlegen:**
- sterile Wundauflage oder Binde über das verletzte Auge legen
- den Verletzten bitten, die Wundauflage oder Binde festzuhalten
- Verband anbringen, der das verletzte Auge abdeckt
- bei einem Fremdkörper im Auge den Verletzten auf den Rücken legen, Wundauflage um den Fremdkörper herum legen und verbinden

4 **Sofort ärztliche Hilfe anfordern** – Rettungsdienst verständigen

WICHTIGER HINWEIS
Weder das Auge noch eine Kontaktlinse berühren.
Der Verletzte darf das Auge nicht reiben.
Fremdkörper nicht aus dem Auge entfernen.
Beim Anlegen des Verbandes keinen Druck ausüben.

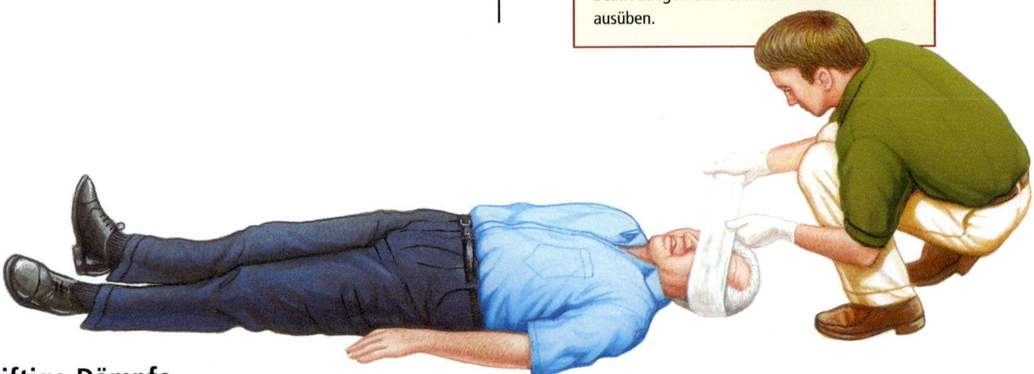

Giftige Dämpfe

Beim Einatmen giftiger Dämpfe (Gase oder Chemikalien) kann es zu Vergiftungserscheinungen kommen. Solche Dämpfe verursachen in der Regel Atembeschwerden und können zu Bewusstlosigkeit führen.

1 **Den Verletzten an die frische Luft bringen, wobei der Helfer darauf achten muss, die Dämpfe nicht selbst einzuatmen**

2 **Beengende Kleidung öffnen**

3 **Bei Bewusstlosigkeit Beatmung oder Herz-Lungen-Wiederbelebung durchführen**

Hitze und Kälte

Hitzeerschöpfung:

1 **Den Betroffenen hinlegen:**
- den Betroffenen an einen kühlen Ort mit Luftzirkulation bringen und dort hinlegen

2 **Beengende Kleidung öffnen:**
- überflüssige Kleidungsstücke entfernen

3 **Mit kaltem Wasser waschen**

4 **Flüssigkeit zu trinken geben**

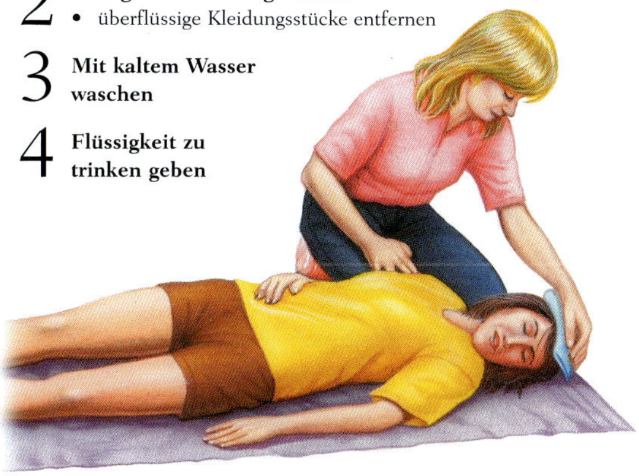

5 **Ärztliche Hilfe anfordern:**
- bei Erbrechen
- wenn keine sofortige Besserung des Zustandes eintritt

ANZEICHEN UND SYMPTOME
- Hitzegefühl, Erschöpfung und Schwäche
- hartnäckige Kopfschmerzen
- Durst und Übelkeit
- Schwindel- und Schwächegefühl
- Müdigkeit
- schnelle Atmung und Kurzatmigkeit
- blasse, kühle, feuchte Haut
- schneller, schwacher Puls

Hitzschlag

1 **Lebensrettende Sofortmaßnahmen anwenden**

2 **Kältekompressen oder Eisbeutel:**
- in den Nacken, die Leiste und die Achselhöhlen legen

3 **Nasse Tücher auflegen**

WEITERE SYMPTOME EINES HITZSCHLAGES:
- hohe Körpertemperatur
- Hautrötung
- Reizbarkeit und geistige Verwirrtheit, evtl. Krampfanfall und Bewusstlosigkeit

Unterkühlung

1 **Lebensrettende Sofortmaßnahmen anwenden**

2 **Den Unterkühlten an einen warmen, trockenen Ort bringen**

3 **Schutzmaßnahmen:**
- den Unterkühlten und sich selbst vor Wind, Regen, Hagel, Kälte und kaltem Untergrund schützen

4 **Unnötige Aktivitäten oder Bewegungen vermeiden**

5 **Den Unterkühlten flach lagern**

6 **Nasse Kleidung entfernen**

7 **Wärmen:**
- den Unterkühlten in Decken, einen Schlafsack oder eine Rettungsdecke einhüllen

8 **Kopf des Unterkühlten bedecken, um Wärmeverlust zu verhindern**

9 **Wenn der Unterkühlte bei Bewusstsein ist, warme Getränke geben:**
- keinen Alkohol zu trinken geben

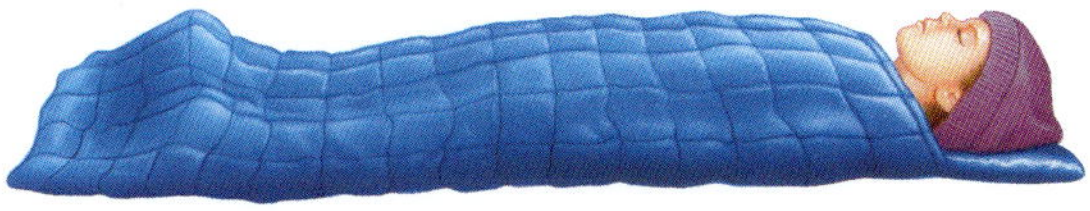

ANZEICHEN UND SYMPTOME

Mögliche frühe Anzeichen sinkender Körpertemperatur:
- Frieren
- Zittern
- Unbeholfenheit und undeutliches Sprechen
- Apathie und irrationales Verhalten
- Absinken der Herzfrequenz

WICHTIGER HINWEIS

Wenn der Unterkühlte das Bewusstsein verliert, das Zittern aufhört und der Puls kaum noch tastbar ist, sofort den Rettungsdienst verständigen. Zum Warmhalten alle verfügbaren Mittel außer direkter Strahlungswärme verwenden.

Vergiftungen, Bisse und Stiche

Vergiftungen

Gifte können verschluckt, eingeatmet, über die Haut aufgenommen oder injiziert werden. Die Gefahren, die von potenziell tödlichen Giftschlangen oder -spinnen sowie von giftigen Auspuffgasen oder anderen giftigen Dämpfen ausgehen, sind allgemein bekannt. Doch können auch einige im Haushalt verwendete Substanzen – Reinigungsmittel, Pestizide, Alkohol und Medikamente – zu Vergiftungen führen.

1 **Art der Vergiftung feststellen:**
- ist der Vergiftete bei Bewusstsein, versuchen herauszufinden, um welche Art von Gift es sich handelt

2 **Sofort ärztliche Hilfe anfordern** – Giftnotruf bzw. Rettungsdienst verständigen

3 **Bei Rauchentwicklung, Gasen oder Dämpfen die Feuerwehr rufen**

4 **Atemwege und Atmung kontrollieren:**
- wenn der Vergiftete das Bewusstsein verliert, lebensrettende Sofortmaßnahmen anwenden

ANZEICHEN UND SYMPTOME
- Bauchschmerzen
- Schläfrigkeit
- Übelkeit/Erbrechen
- brennender Schmerz vom Mund bis zum Magen
- Atemnot
- Engegefühl in der Brust
- Sehstörungen
- Mundgeruch
- Veränderung der Hautfarbe mit Blaufärbung der Lippen
- plötzlicher Kollaps

WICHTIGER HINWEIS

Erbrechen sollte nur auf Anweisung des Rettungsdienstes künstlich herbeigeführt werden.
Bei einer Blausäurevergiftung den Betroffenen nicht beatmen.

Spinnenbisse

Spinnenbisse sind gefährlich, wenn sie von Giftspinnen stammen. Wie bei Bissen anderer giftiger Insekten, muss durch Ruhigstellung und leichten Stau eine Einschwemmung in die Blutbahn reduziert werden. Wichtig sind aber vor allem die schnelle Benachrichtigung des Giftnotrufes und der rasche Transport in die Klinik.

ANZEICHEN UND SYMPTOME
- stechender Schmerz
- Schweißausbrüche
- Übelkeit, Erbrechen, Durchfall

MASSNAHMEN
- den Verletzten beruhigen
- betroffene Gliedmaßen schienen; evtl. festen Verband anlegen
- sofort ärztliche Hilfe anfordern

Insektenstiche

Insektenstiche können zwar sehr schmerzhaft sein, sind aber nur selten tödlich. Für Personen mit einer Insektengiftallergie stellen sie allerdings eine Gefahr dar.

Behandlung von Insektenstichen:

1 **Bei Bewusstlosigkeit lebensrettende Sofortmaßnahmen anwenden**

2 **Bei einer heftigen allergischen Reaktion den Rettungsdienst verständigen**

3 **Bei Bienenstichen:**
- den Stachel mit dem Finger oder einer Pinzette entfernen

4 **Bei Zecken:**
- Zecke mit einer gebogenen Pinzette oder einer Zeckenzange hinter dem Kopf und so dicht wie möglich an der Haut greifen
- die Zecke mit drehender Bewegung herausziehen
- Hände mit heißem Wasser und Seife waschen, Pinzette und Biss desinfizieren
- keinesfalls versuchen, die Zecke mit Alkohol, Vaseline, Spiritus oder anderen Mitteln zu töten, da sie dabei evtl. verstärkt Krankheitserreger in den Körper abgibt

5 **Wenn erforderlich, kalte Kompresse zur Schmerzlinderung auflegen**

6 **Atemwege, Atmung und Kreislauf kontrollieren (s. lebensrettende Sofortmaßnahmen) – wenn nötig, Herz-Lungen-Wiederbelebung durchführen**

Schlangenbisse

Grundlage für die folgenden Maßnahmen bilden die aktuellen Richtlinien zur Ersten Hilfe bei Schlangenbissen der Arbeitsgruppe natürlich vorkommender Toxine der Weltgesundheitsorganisation:

1 **Atmung und Puls kontrollieren:**
- bei Bewusstlosigkeit lebensrettende Sofortmaßnahmen anwenden

2 **Den Verletzten beruhigen**

3 **Stützverband anlegen:**
- festen Bindenverband anlegen, dabei direkt über den Fingern bzw. Zehen beginnen und an der Extremität so weit wie möglich nach oben verbinden
- Verband muss zwar fest sitzen (wie bei einer Verstauchung), darf aber nicht zu fest anliegen

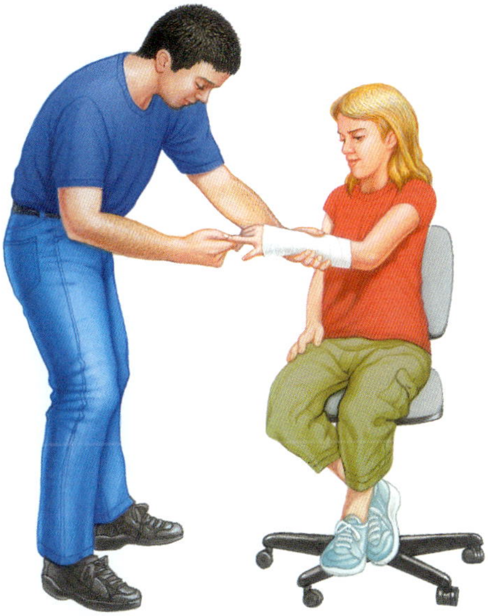

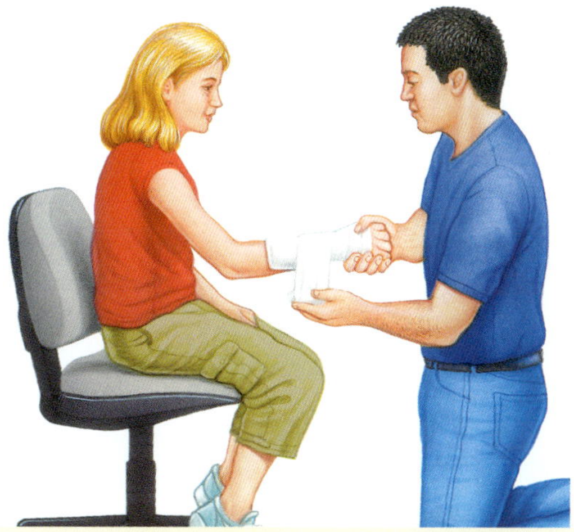

4 **Den Verletzten ruhig stellen:**
- Schiene anlegen, um die betroffene Extremität ruhig zu stellen
- Blutzirkulation in den Fingern bzw. Zehen prüfen
- wenn möglich, darauf achten, dass sich der Verletzte nicht bewegt

5 **Sofort ärztliche Hilfe anfordern – Rettungsdienst verständigen**

HINWEIS

Das Anlegen einer Druck-Immobilisierungs-Bandage und das Schienen der Extremität wird bei Schlangenbissen empfohlen, die nicht zu lokaler Gewebenekrose führen. Dies gilt für alle Schlangen sowie für Seeschlangen, Korallenschlangen, Kraits, Mambas und Nattern.

Bei Viper- und Kobrabissen darf kein Druckverband angelegt werden, da dieser die Gewebeschäden verstärken würde. In diesen Fällen sollte die Extremität nur locker geschient werden.

ANZEICHEN UND SYMPTOME

- »Stichwunden«
- Übelkeit, Erbrechen, Durchfall
- Kopfschmerzen
- Doppeltsehen oder verschwommenes Sehen
- Atemnot
- Benommenheit und Schwindel
- Schmerzen oder Druckgefühl in der Brust oder im Bauch
- Atemschwäche oder -stillstand
- lokale Gewebenekrose (z. B. durch die Gifte einiger Kobras, vieler Vipern und einiger Giftnattern)

HINWEIS

Alle Schlangenbisse sind potenziell tödlich und müssen entsprechend behandelt werden. Das Gift wirkt in folgenden Fällen schneller:
- wenn ein Kind gebissen wurde
- bei körperlicher Aktivität des Verletzten unmittelbar nach dem Biss
- bei mehreren Bissen
- einige Schlangenarten, z. B. Taipan und Kettenviper, injizieren häufiger eine tödliche Giftdosis als andere Arten.

WICHTIGER HINWEIS

Die betroffene Stelle nicht »herausschneiden« oder das Gift aus der Wunde saugen.

Nicht abbinden (z. B. durch arteriellen Druckverband).

Nicht versuchen, die Schlange zu fangen.

Das Gift nicht von der Haut abwaschen, da Giftreste die Giftidentifikation erleichtern (gilt nur für Gifte australischer Schlangen).

Schock

1 Den Betroffenen hinlegen:
- den Betroffenen vor kaltem Untergrund schützen
- den Betroffenen beruhigen

2 Zustand einschätzen:
- lebensrettende Sofortmaßnahmen anwenden

3 Sofort ärztliche Hilfe anfordern – Rettungsdienst verständigen

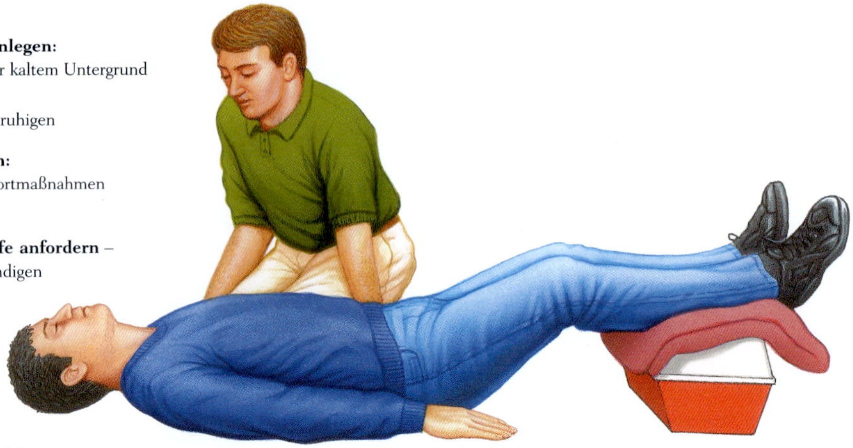

4 Verletzungen behandeln:
- Blutungen stillen
- Beine – wenn nicht gebrochen – hochlagern (über Herzhöhe)
- Wunden oder Verbrennungen verbinden
- Knochenbrüche ruhig stellen

5 Für Bequemlichkeit sorgen:
- beengende Kleidung an Hals, Brust und Bauch öffnen
- Auskühlung verhindern, jedoch nicht überhitzen
- bei Durst die Lippen befeuchten (jedoch nichts zu trinken oder zu essen geben)

6 Atmung und Puls kontrollieren:
- Atemwege freihalten

7 Den Betroffenen in die Seitenlage bringen:
- bei Atembeschwerden, Anzeichen für Erbrechen oder Bewusstlosigkeit in die Seitenlage bringen

ANZEICHEN UND SYMPTOME

- schwacher, schneller Puls
- kalte, feuchte Haut
- schnelle Atmung
- Schwächegefühl/Schwindel
- Übelkeit
- blasses Gesicht, weiße Fingernägel und Lippen

Wirbelsäulenverletzungen

1 Den Verletzten nicht bewegen, wenn keine akute Lebensgefahr besteht

2 Atmung und Puls kontrollieren:
- bei Bewusstlosigkeit lebensrettende Sofortmaßnahmen anwenden

3 Kopf und Nacken des Verletzten immer stützen:
- Hände an die Kopfseiten legen, bis eine andere Stütze zur Verfügung steht
- Hals mit Polstern in der vorgefundenen Lage stabilisieren

4 Den Verletzten beruhigen

5 Sofort ärztliche Hilfe anfordern – Rettungsdienst verständigen

ANZEICHEN UND SYMPTOME

- Schmerzen an oder unterhalb der verletzten Stelle
- Taubheitsgefühl oder ungewöhnliche Empfindungen, z. B. Kribbeln in Händen oder Füßen
- Bewegungsunfähigkeit oder -einschränkung unterhalb der verletzten Stelle

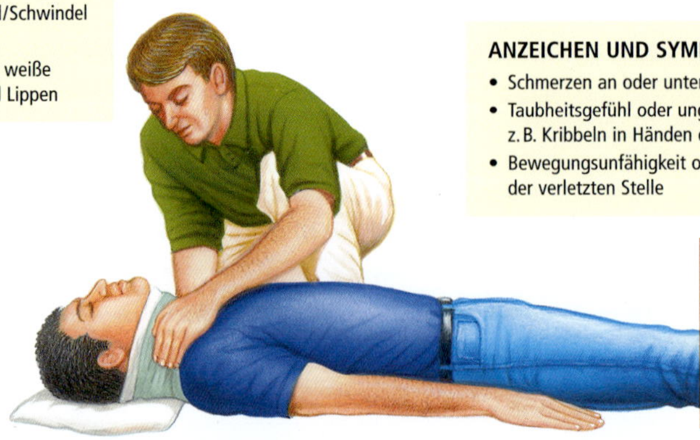

WICHTIGER HINWEIS

Den Verletzten bei Bewusstlosigkeit in die Seitenlage bringen. Ist er bei Bewusstsein, den Verletzten nicht bewegen, den Kopf jedoch stützen.

Atlas der Anatomie des Menschen

In den vorangegangenen Kapiteln wurden die Organsysteme und Körperregionen des menschlichen Körpers ausführlich erläutert. Der nun folgende Sonderteil fasst nochmals die wichtigsten Abbildungen klar und übersichtlich zusammen. Dies ermöglicht dem Leser den einfachen und schnellen Zugriff auf zentrale Illustrationen und Begriffe.

Der »Atlas der Anatomie des Menschen« entspricht in seiner Gliederung jener des Hauptteils dieses Buches: Teil 1 bietet einen Überblick über die Organsysteme, wie das Lymphsystem, den Blutkreislauf und den Verdauungsapparat. Teil 2 widmet sich den Körperregionen »von Kopf bis Fuß«.

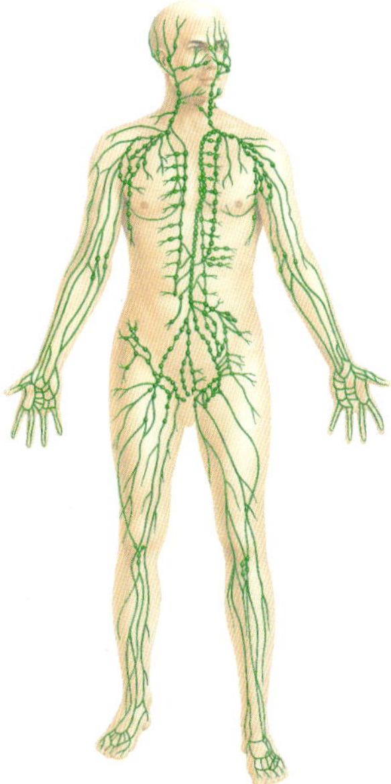

Teil 1

ORGANSYSTEME

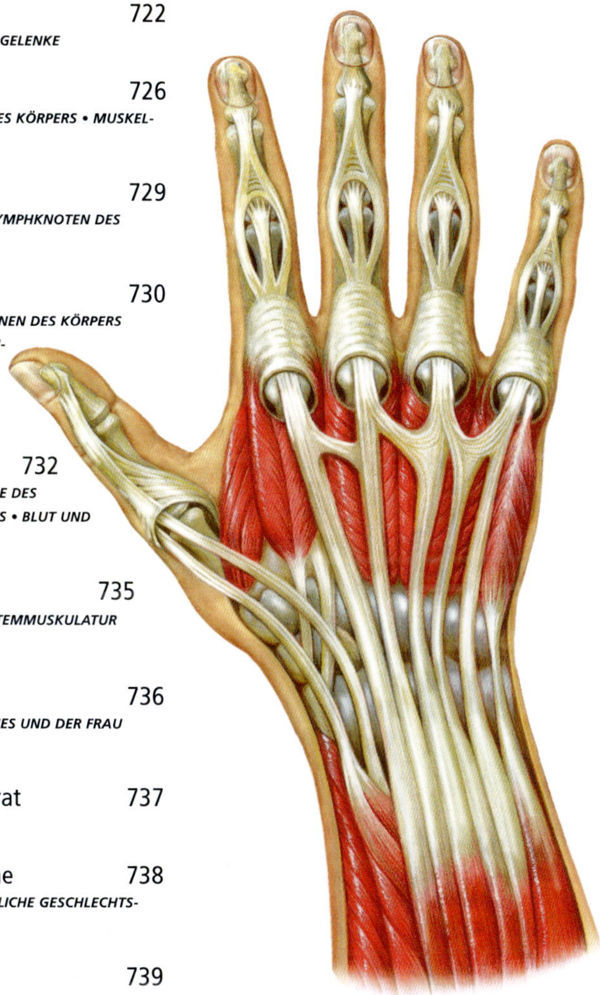

SKELETTSYSTEM

Vorderansicht

Skelett

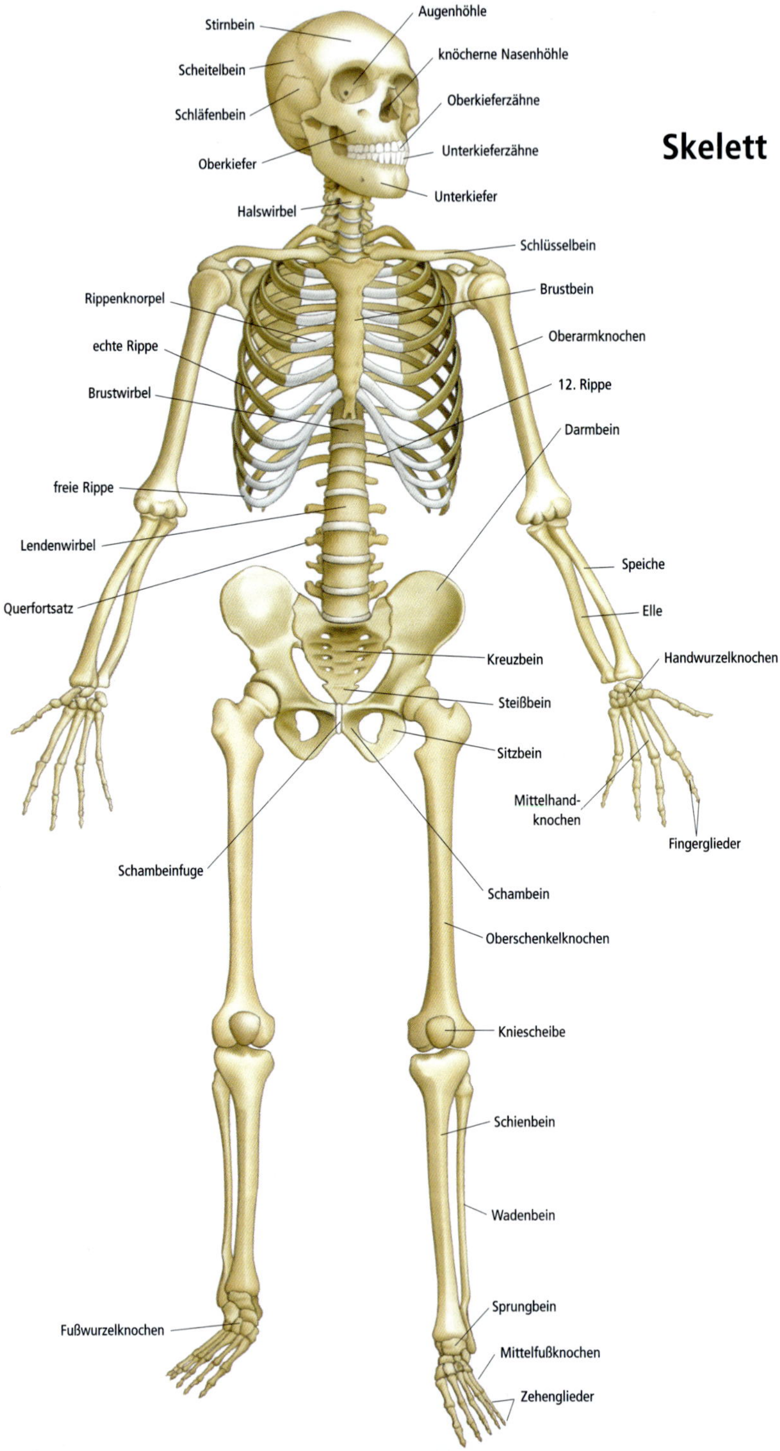

Rückansicht

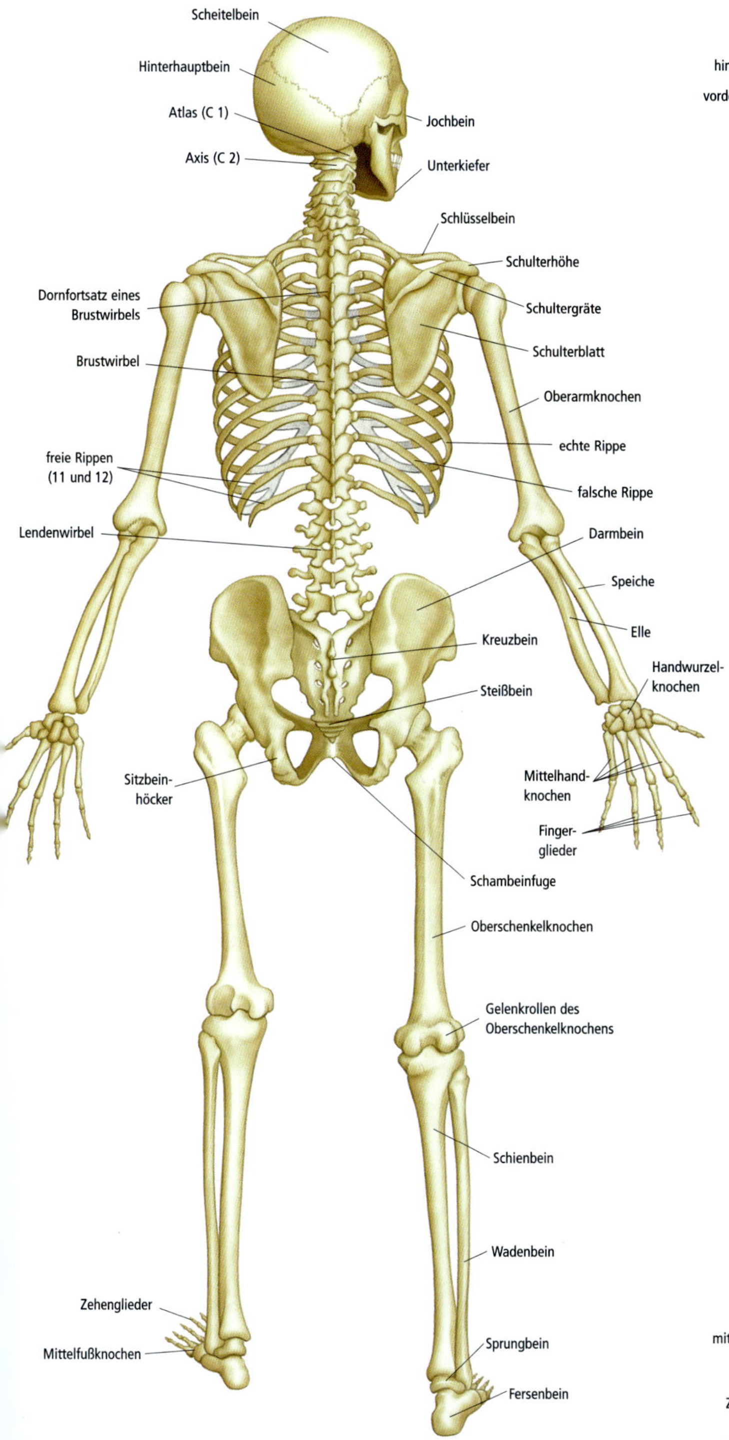

Seitenansicht

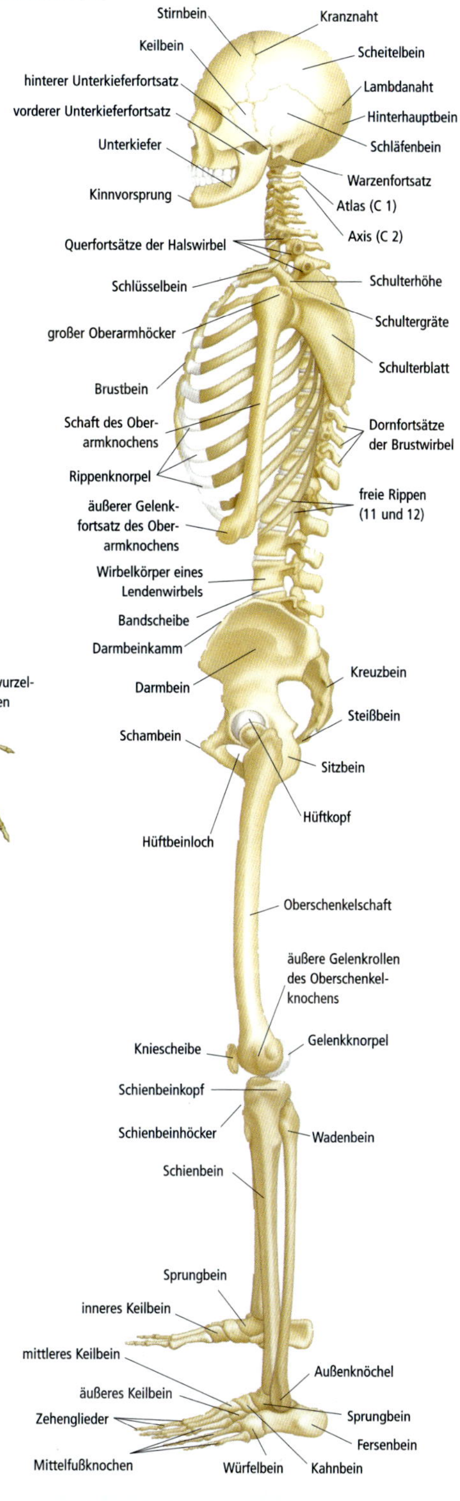

Knochen

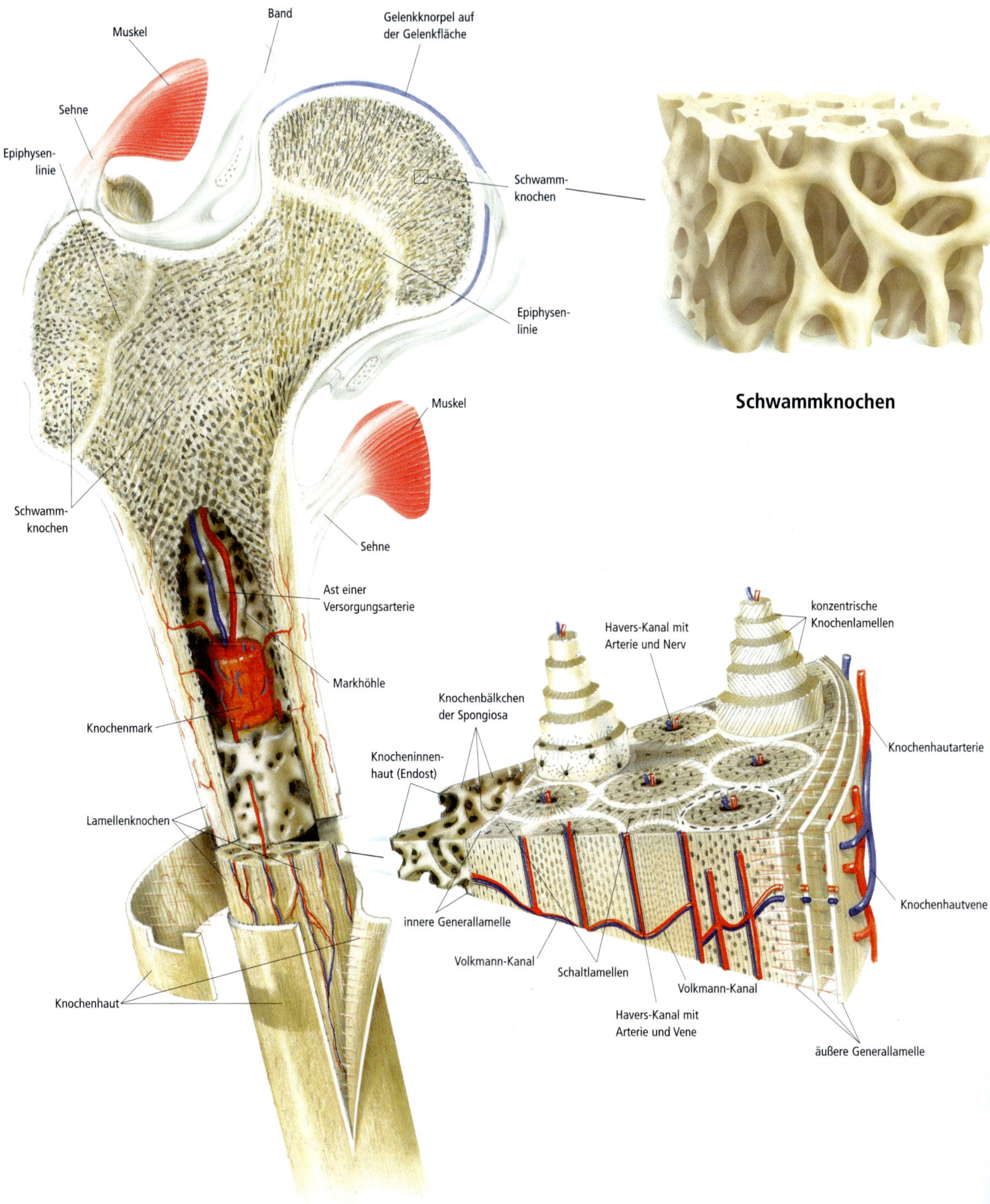
Muskel
Band
Gelenkknorpel auf
der Gelenkfläche
Sehne
Epiphysen-
linie
Schwamm-
knochen
Epiphysen-
linie
Muskel
Schwamm-
knochen
Sehne
Ast einer
Versorgungsarterie
Markhöhle
Knochenmark
Lamellenknochen
Knochenhaut
Schwammknochen
Havers-Kanal mit
Arterie und Nerv
konzentrische
Knochenlamellen
Knochenbälkchen
der Spongiosa
Knocheninnen-
haut (Endost)
Knochenhautarterie
Knochenhautvene
innere Generallamelle
Volkmann-Kanal
Schaltlamellen
Volkmann-Kanal
Havers-Kanal mit
Arterie und Vene
äußere Generallamelle

Gelenke

Flaches Gelenk

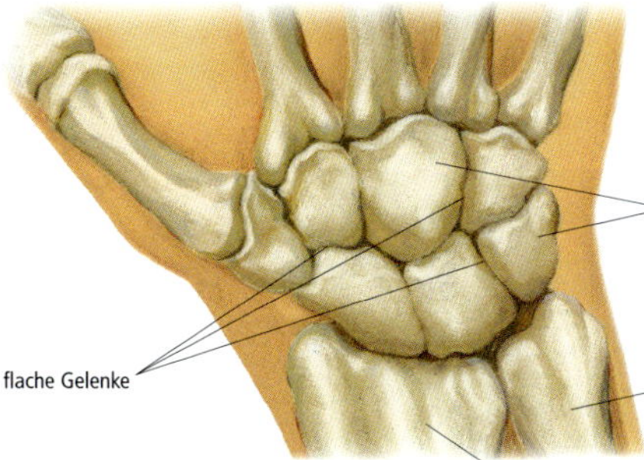

Sattelgelenk

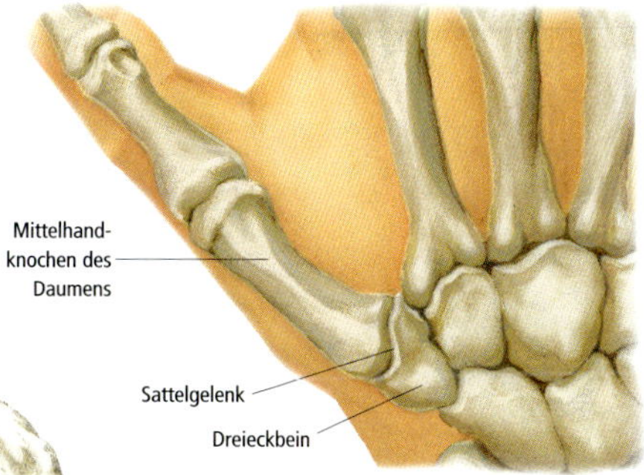

Eigelenk

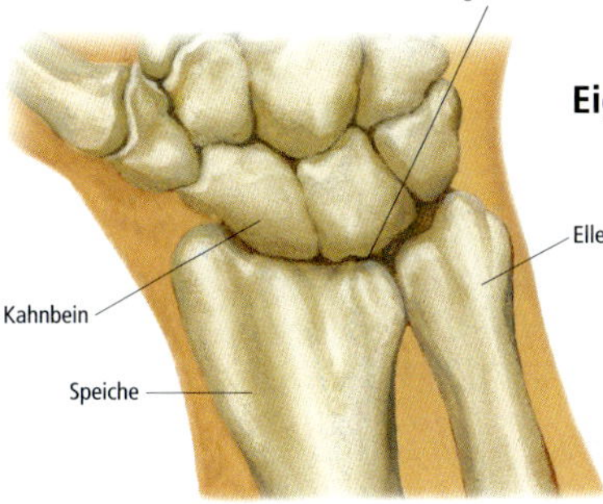

Kugelgelenk

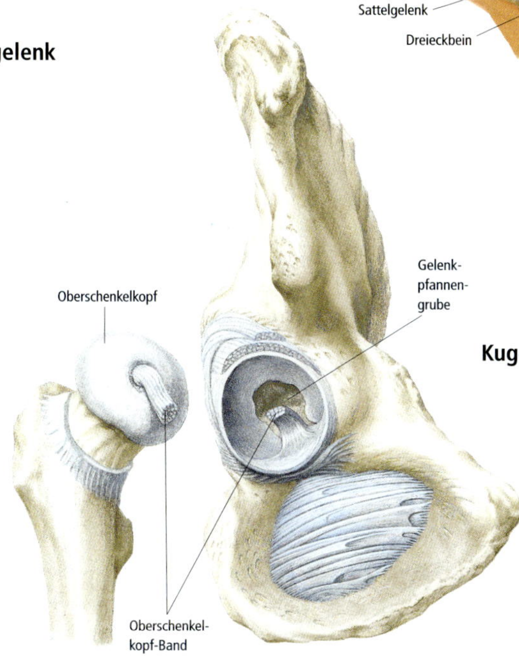

Scharniergelenk

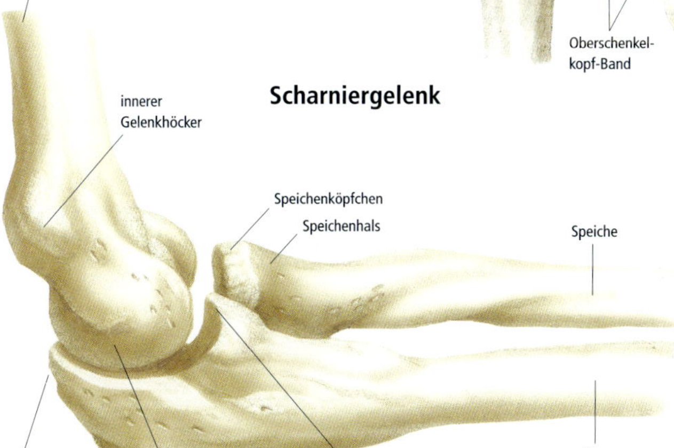

Drehgelenk

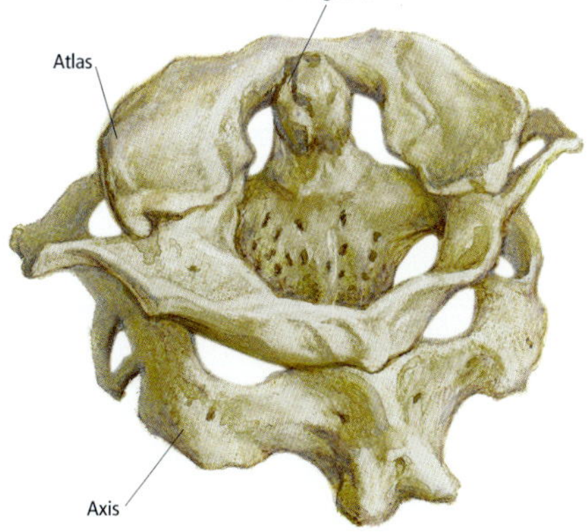

MUSKULATUR

Vorderansicht

Wichtige Muskeln des Körpers

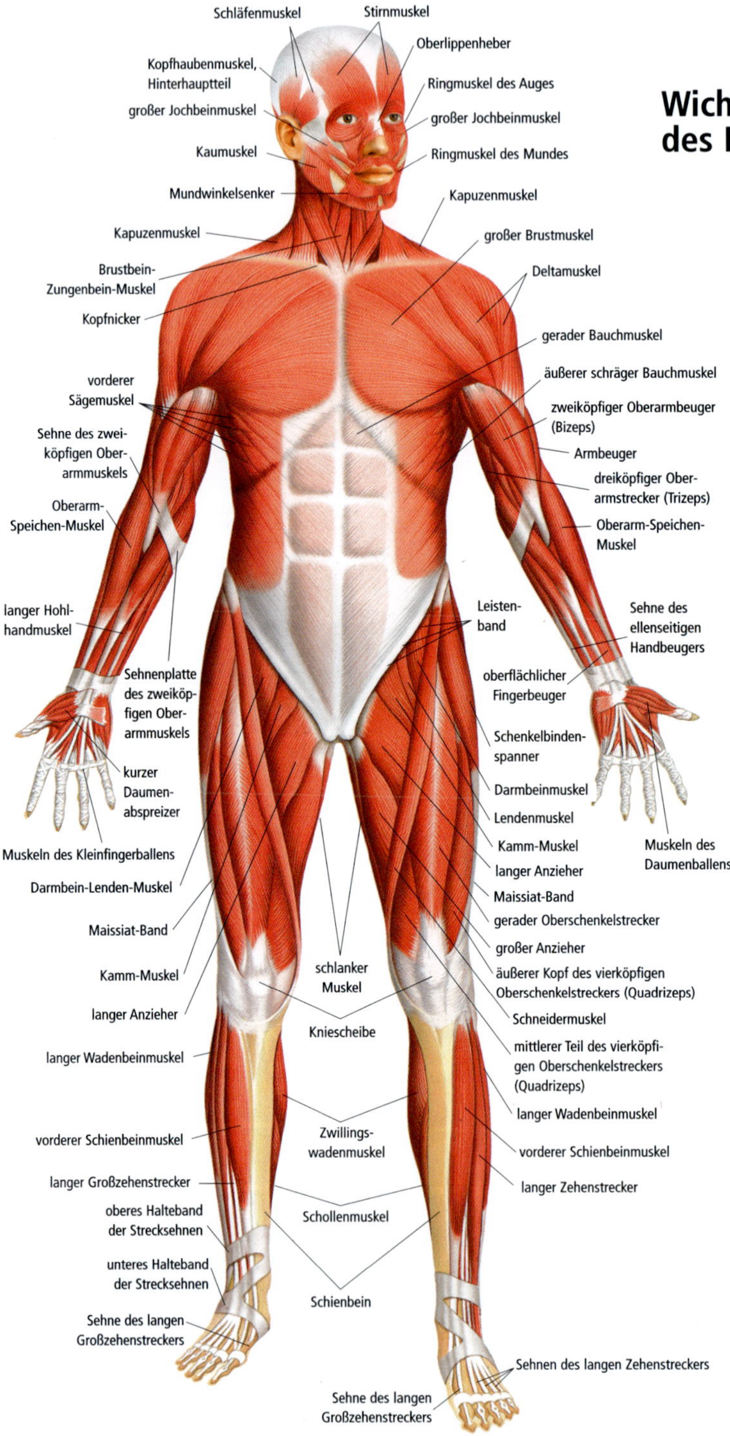

Rückansicht

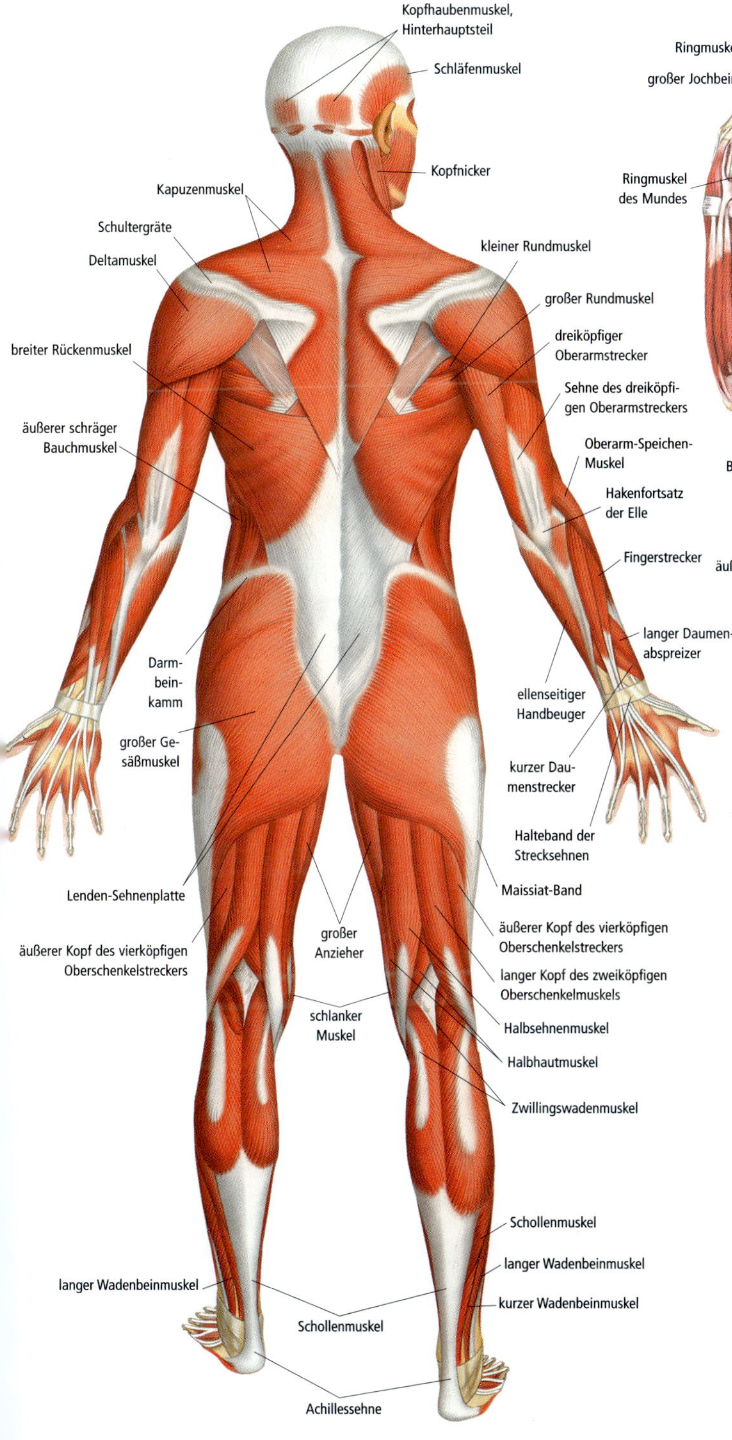

Seitenansicht

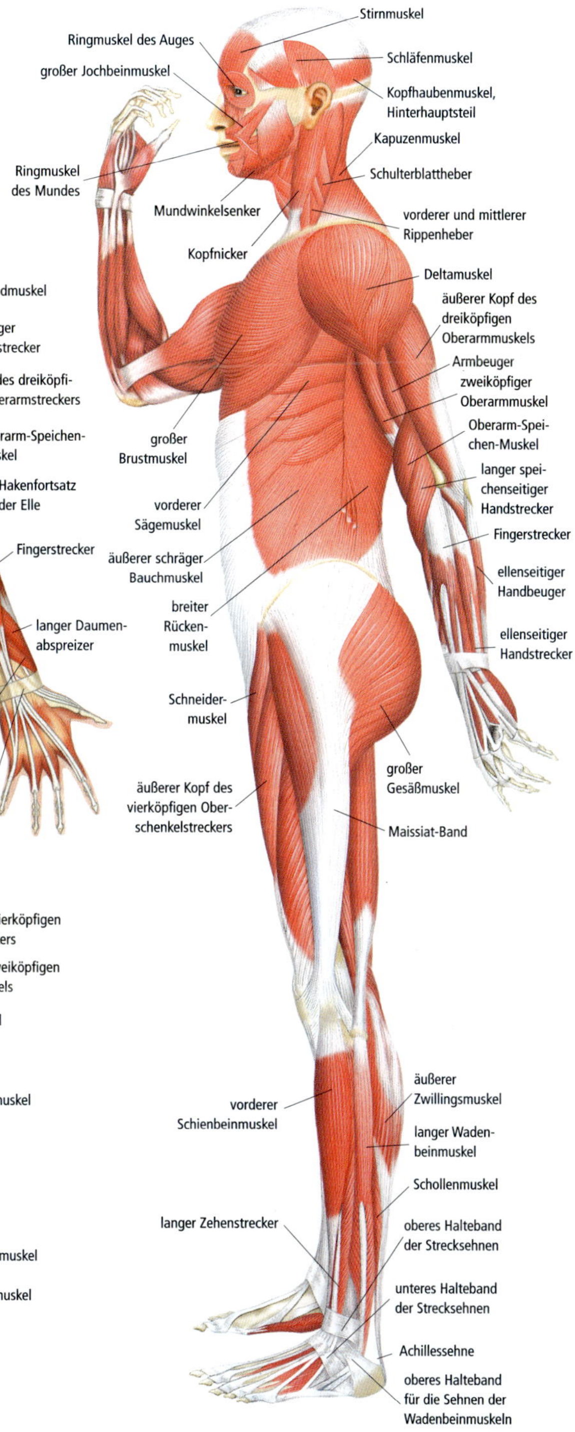

Muskelformen

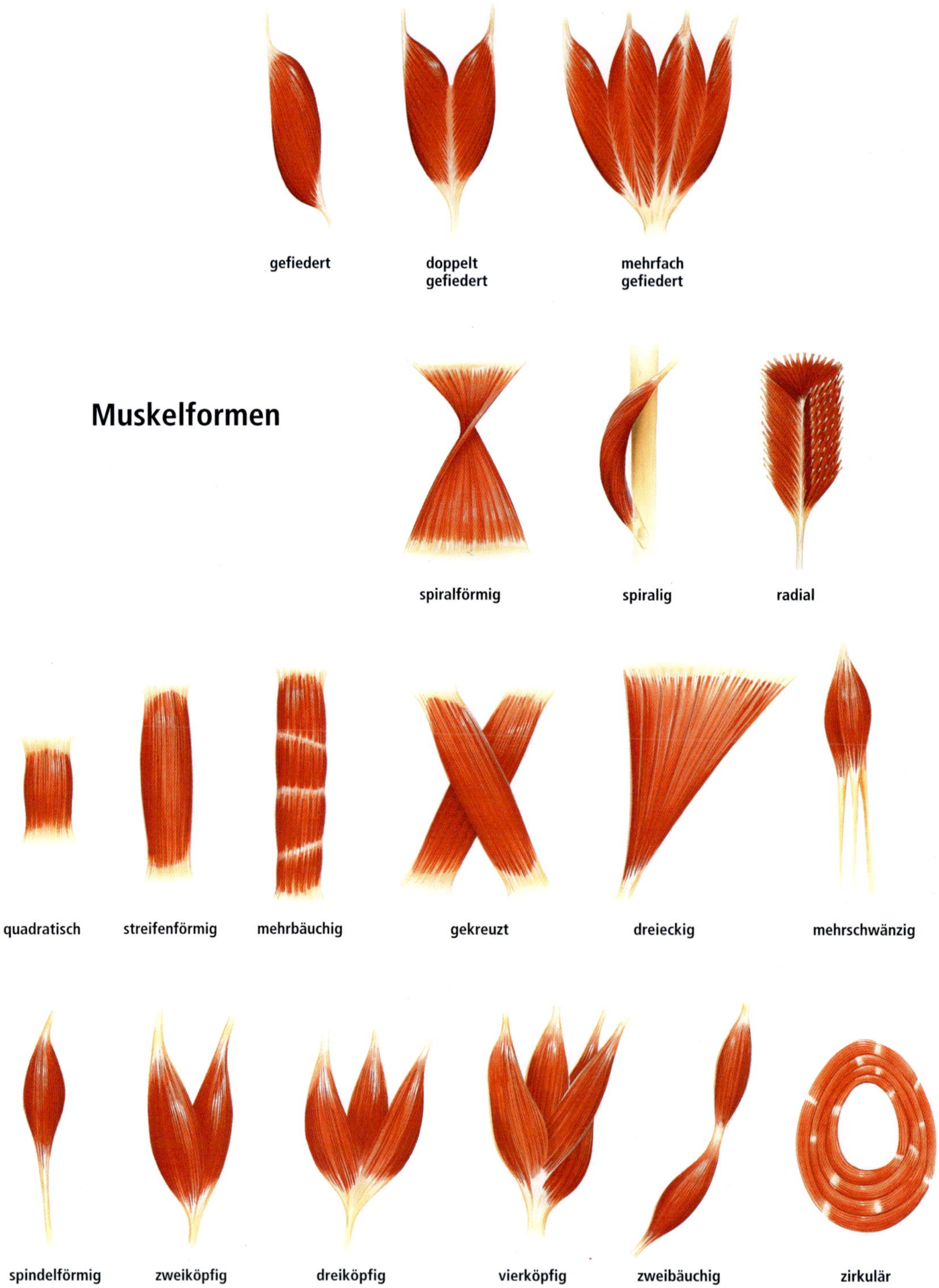

LYMPHSYSTEM

Lymphbahnen und Lymphknoten des Körpers

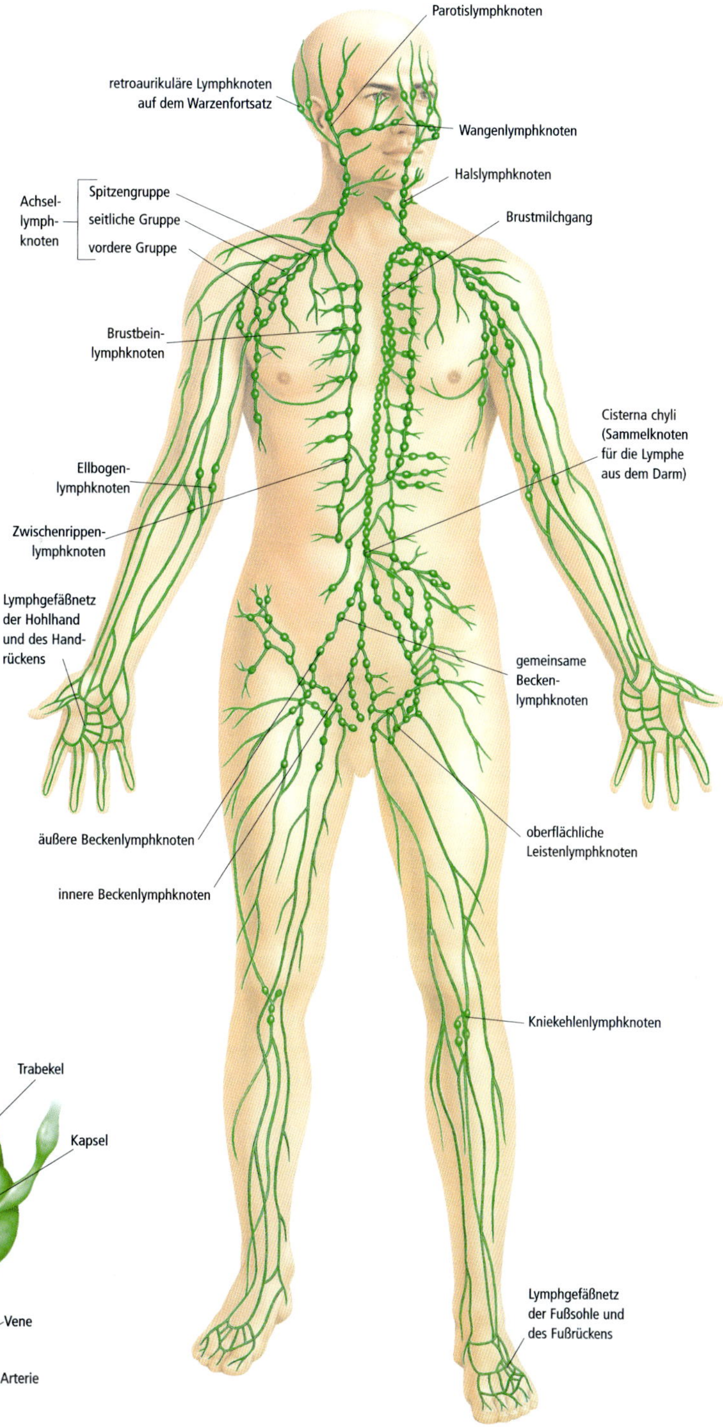

Lymphgefäß

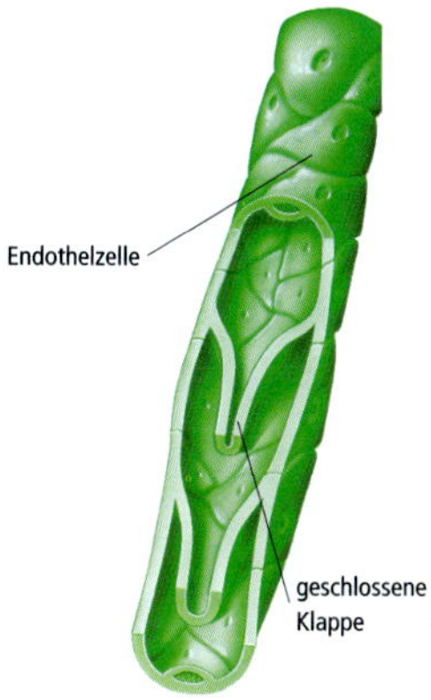

Lymphknoten

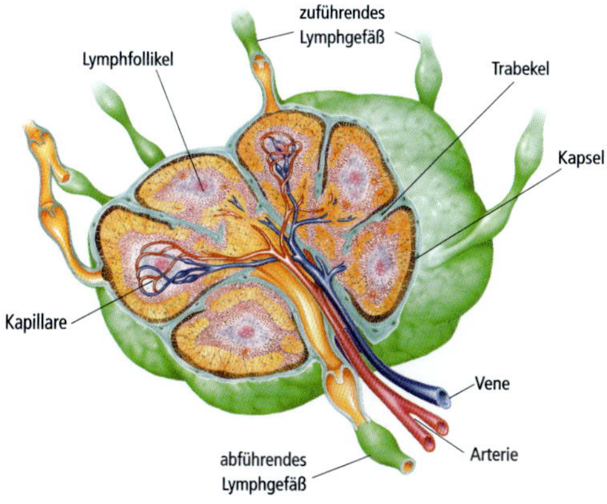

NERVENSYSTEM

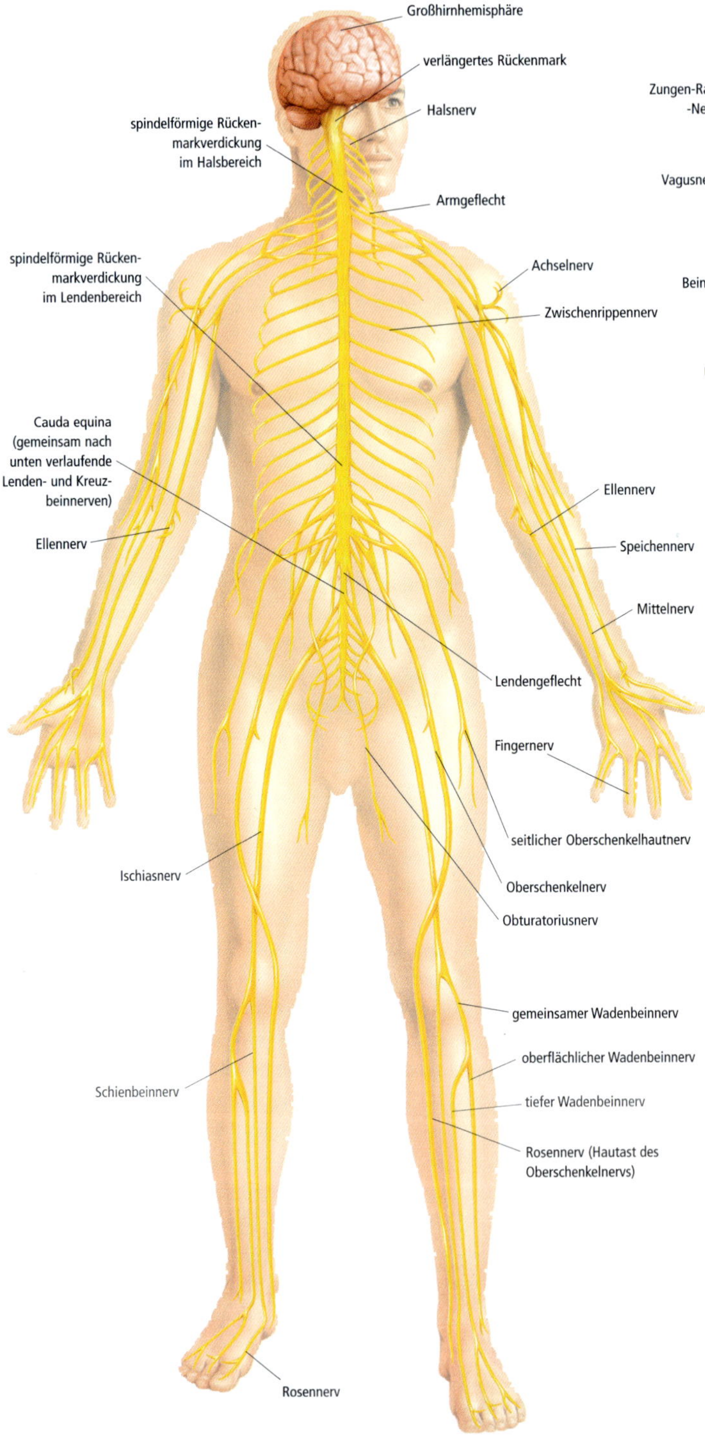

Wichtige Nervenbahnen des Körpers

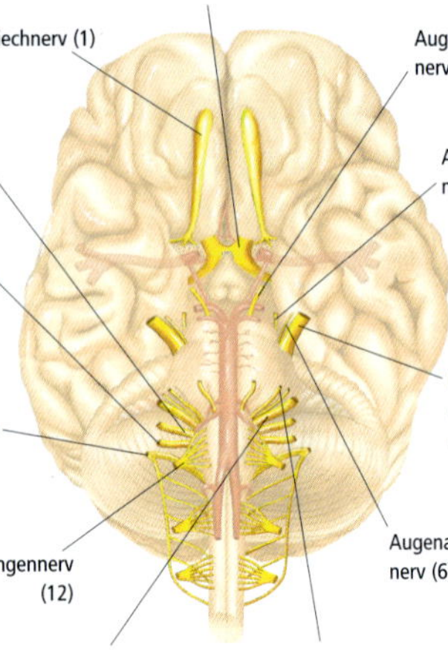

Hirnnerven

Es gibt zwölf Hirnnerven, die an der Hirnbasis austreten. Neben ihren motorischen und sensorischen Funktionen sind sie auch für die fünf Sinne zuständig.

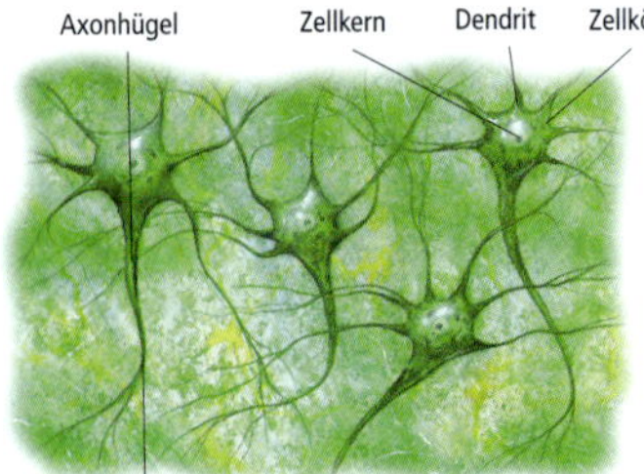

Nervengewebe

Rückenmark

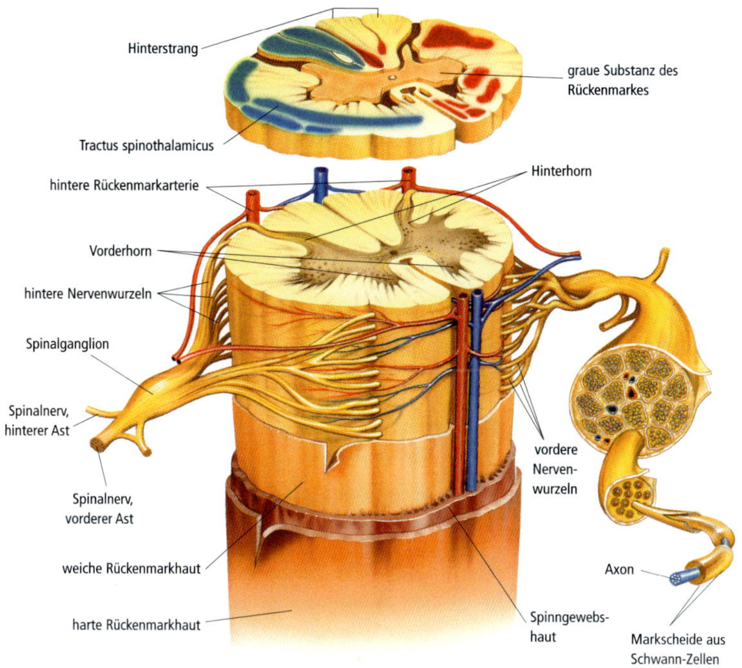

Synapse

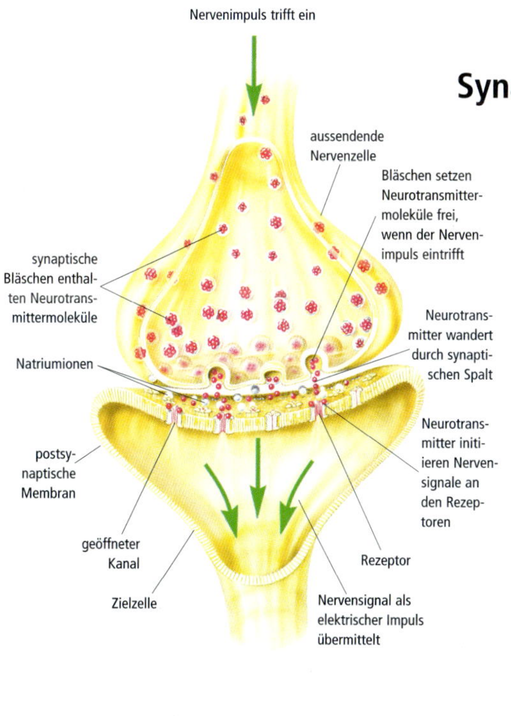

Nervenzelle

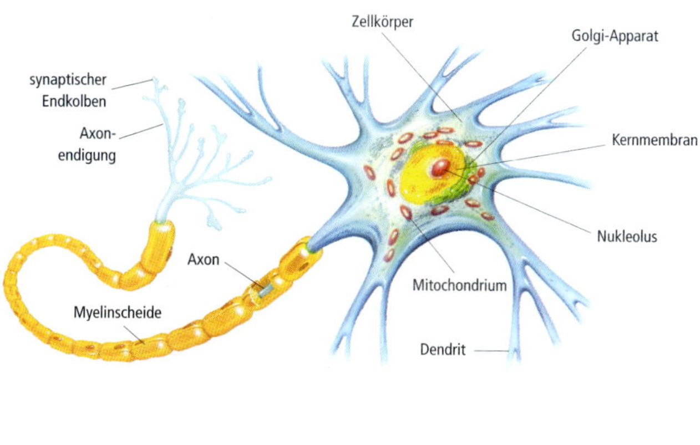

BLUTKREISLAUF

Wichtige Blutgefäße des Körpers

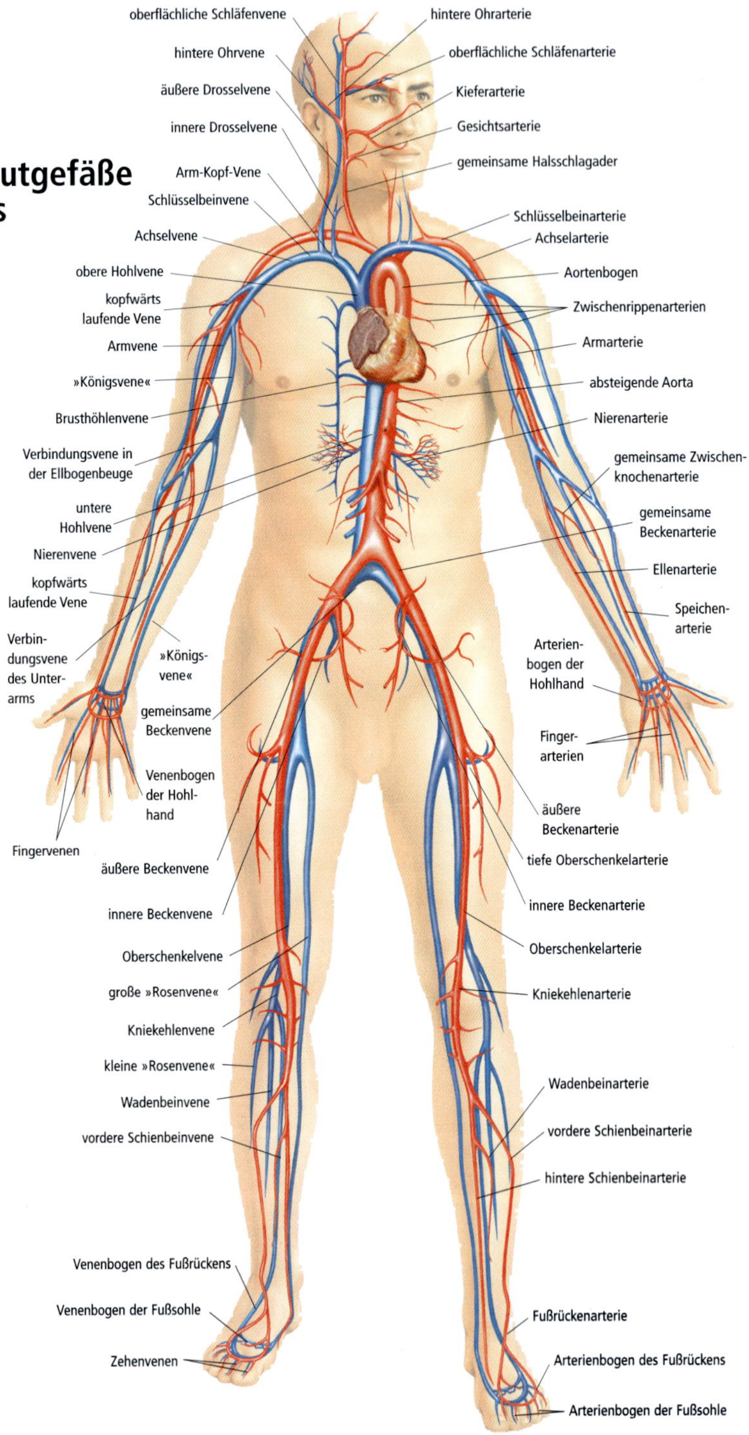

Herzzyklus

Beim Herzzyklus durchlaufen die vier Herzkammern jeweils eine Entspannungsphase (Diastole) und eine Kontraktionsphase (Systole).

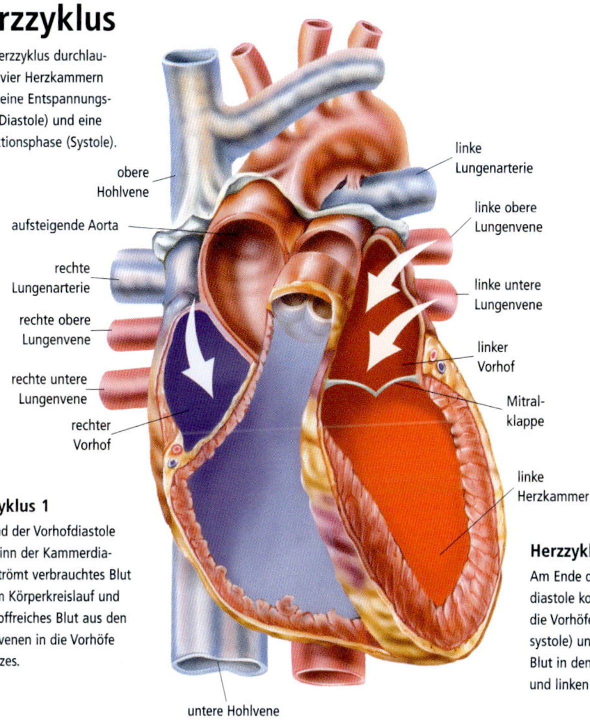

Herzzyklus 1

Während der Vorhofdiastole (zu Beginn der Kammerdiastole) strömt verbrauchtes Blut aus dem Körperkreislauf und sauerstoffreiches Blut aus den Lungenvenen in die Vorhöfe des Herzes.

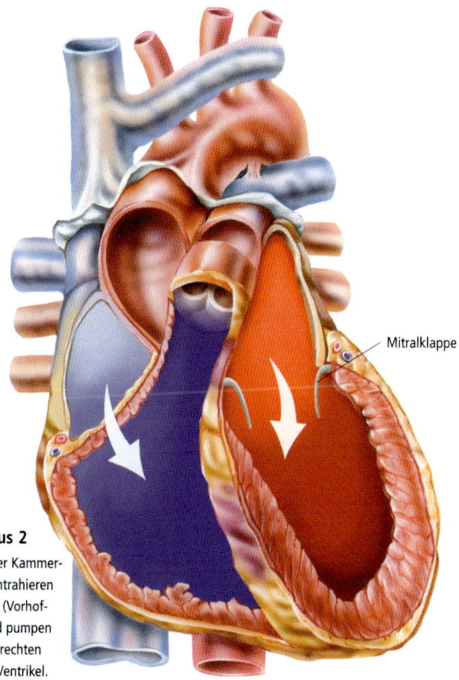

Herzzyklus 2

Am Ende der Kammerdiastole kontrahieren die Vorhöfe (Vorhofsystole) und pumpen Blut in den rechten und linken Ventrikel.

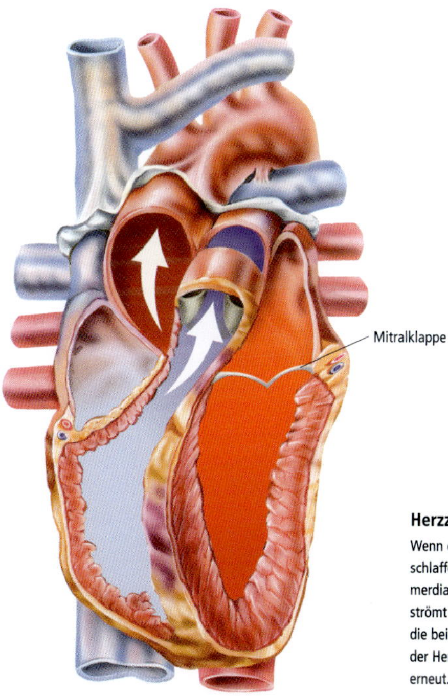

Herzzyklus 3

Während der Kammersystole kontrahieren rechte und linke Herzkammer und pressen ihr Blut in die Aorta und die Lungenarterien.

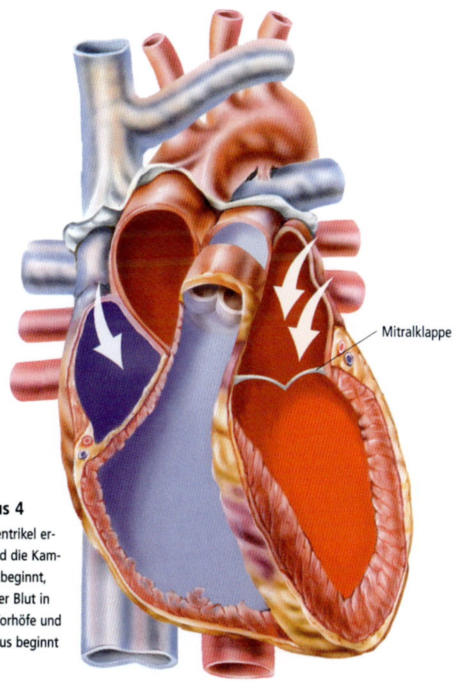

Herzzyklus 4

Wenn die Ventrikel erschlaffen und die Kammerdiastole beginnt, strömt wieder Blut in die beiden Vorhöfe und der Herzzyklus beginnt erneut.

Blut und Blutgefäße

Blut

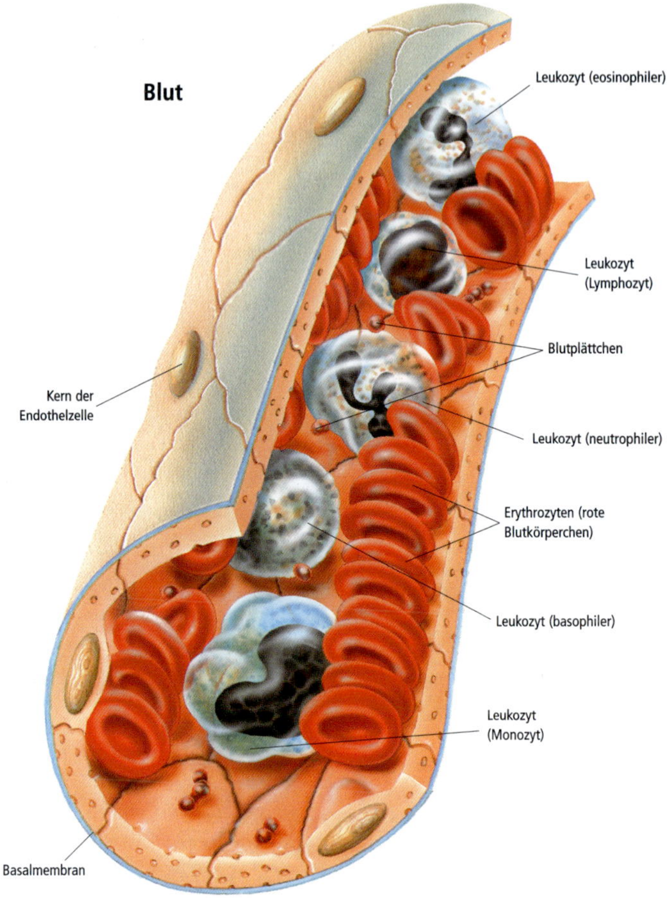

Vene

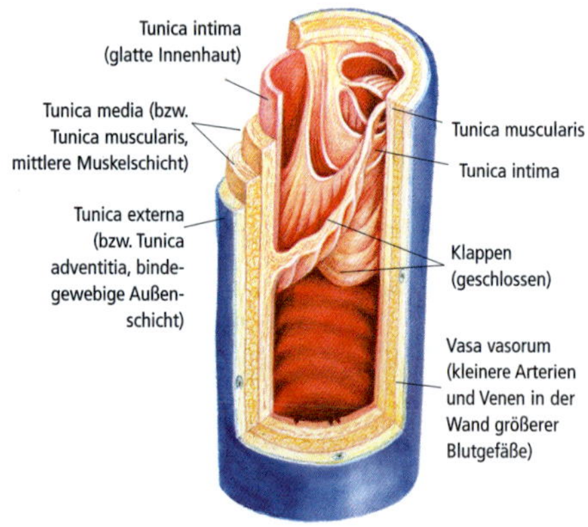

Arterie

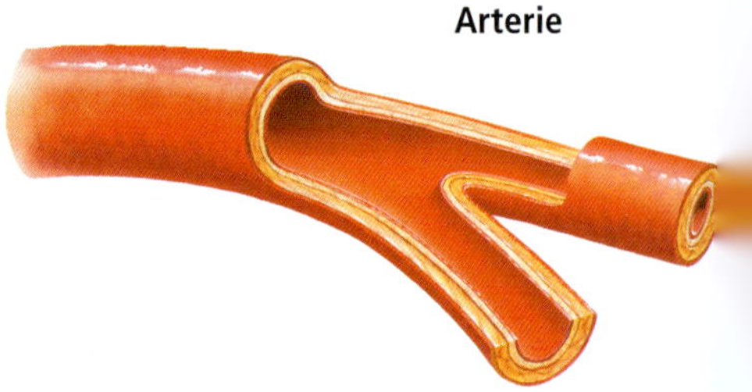

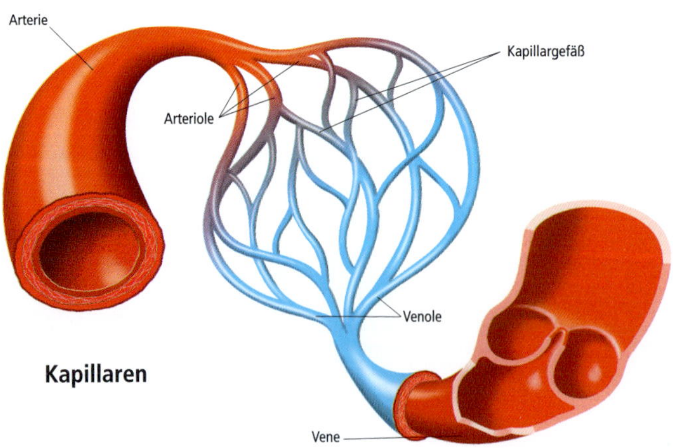

Kapillaren

Obere Atemwege

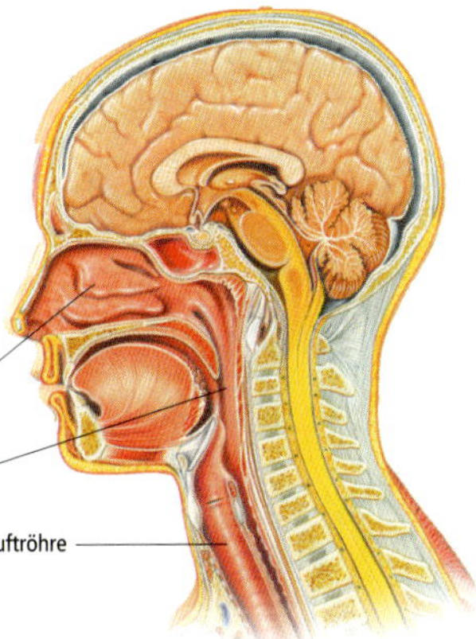

ATMUNGSORGANE

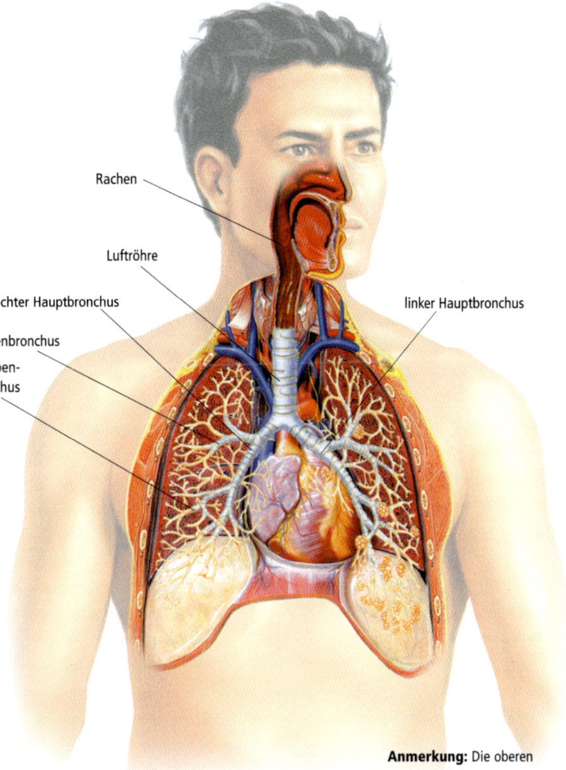

Anmerkung: Die oberen zwei Drittel der Lunge wurden entfernt, um das Herz und den Bronchialbaum darzustellen.

Atem-muskulatur

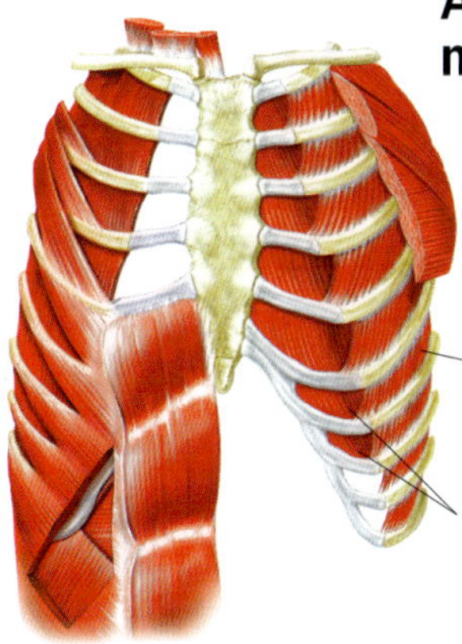

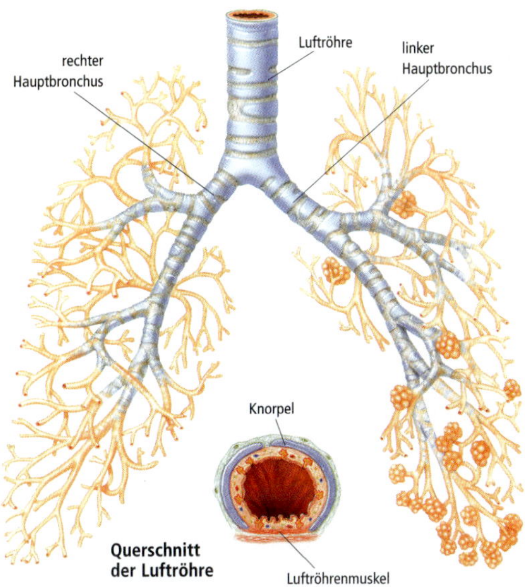

Querschnitt der Luftröhre

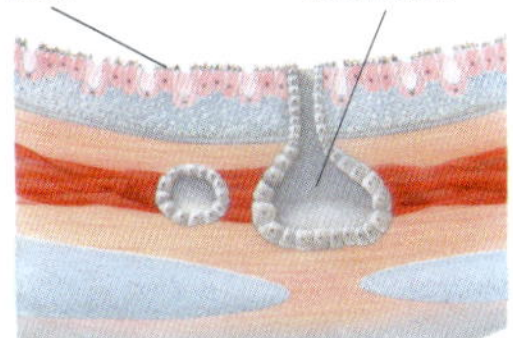

Querschnitt der Bronchien

Bronchialbaum

HARNWEGE

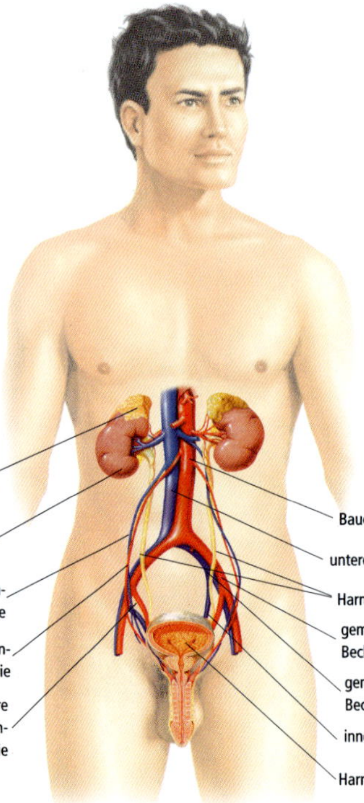

Harnwege des Mannes

Niere

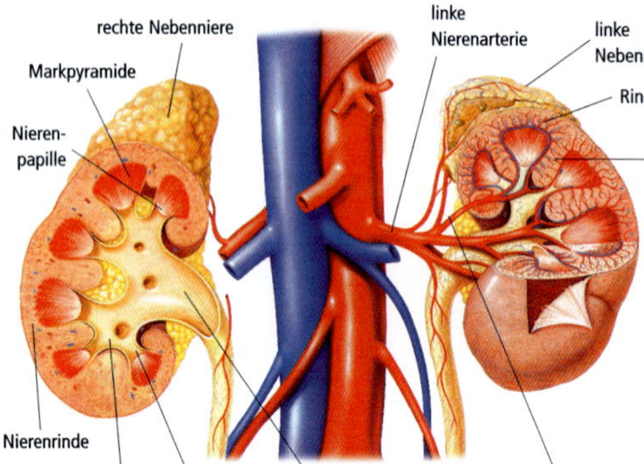

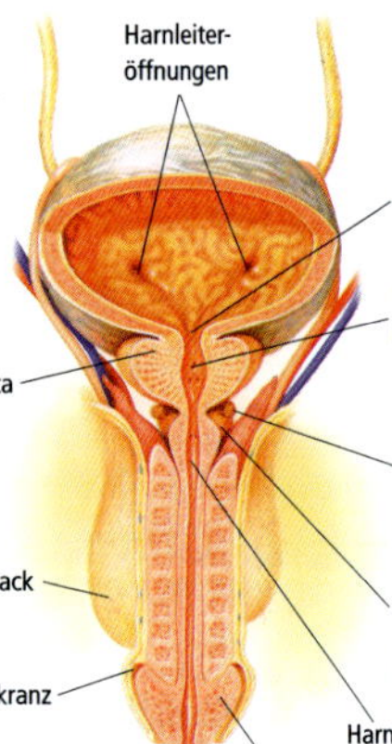

Harnblase des Mannes

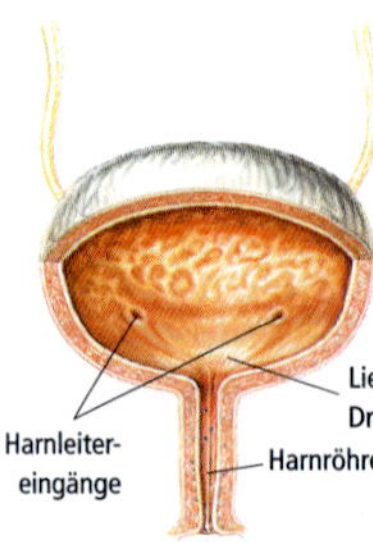

Harnblase der Frau

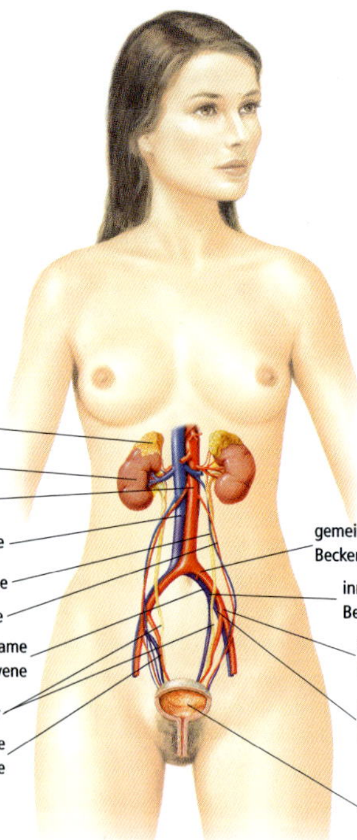

Harnwege der Frau

VERDAUUNGSAPPARAT

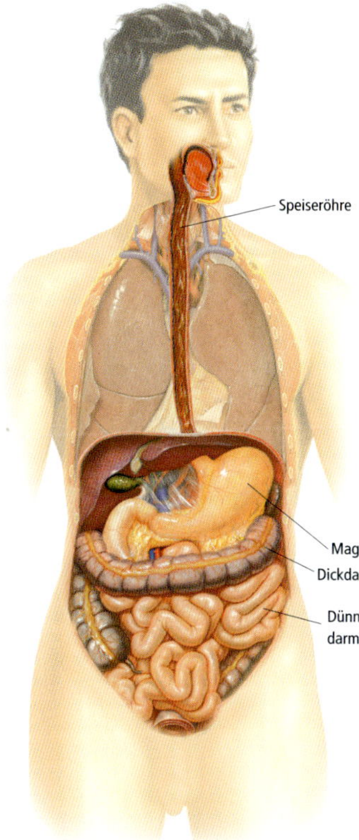

Magen-Darm-Trakt

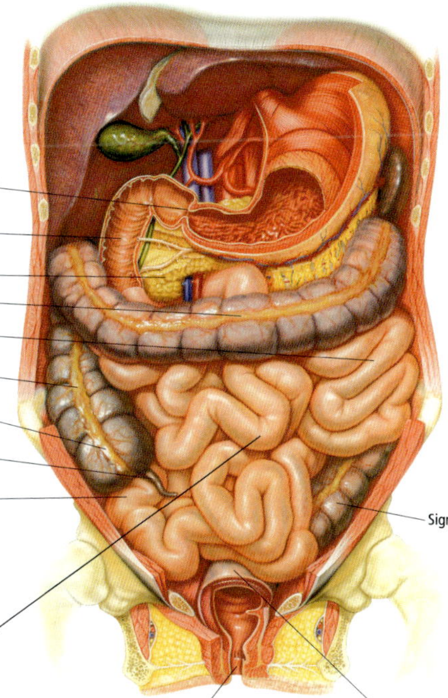

Anmerkung: In der Abbildung wurde die Leber angehoben, um die Gallenblase darzustellen.

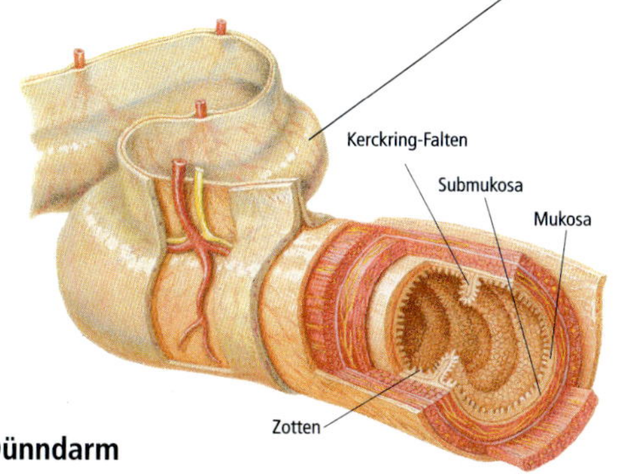

Dünndarm

GESCHLECHTSORGANE

Weibliche Geschlechtsorgane

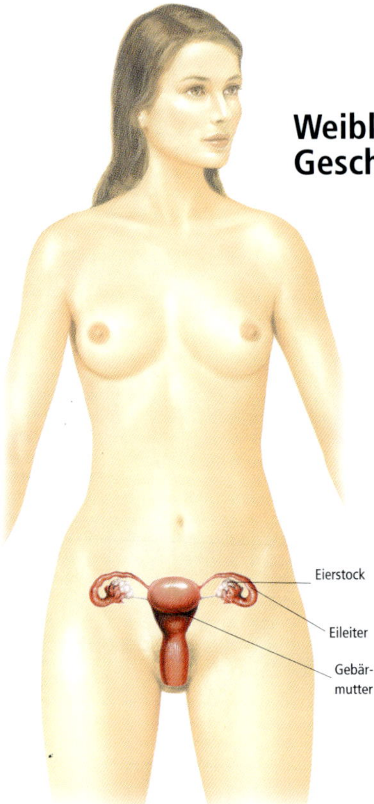

Männliche Geschlechtsorgane

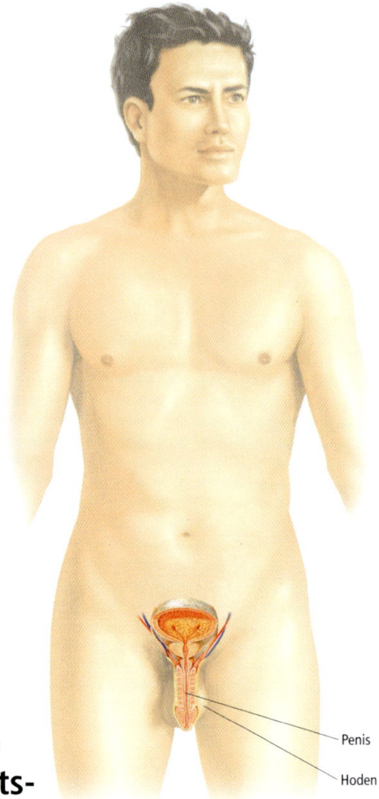

Querschnitt

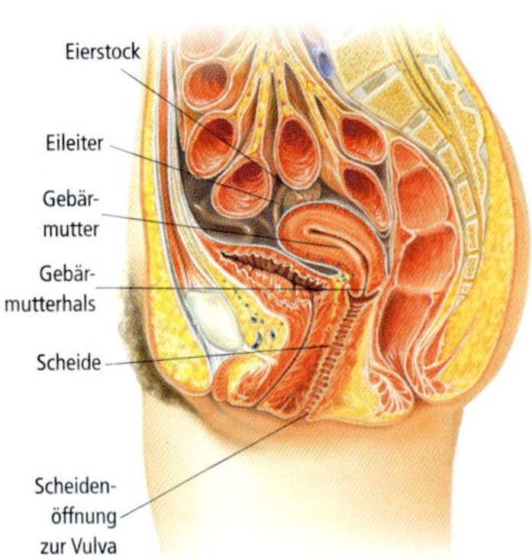

Querschnitt

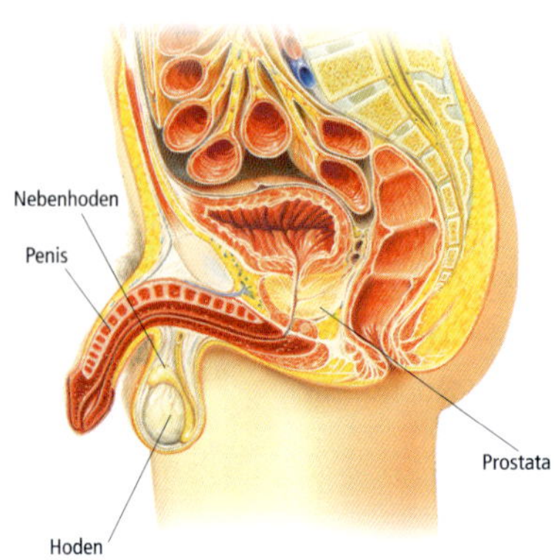

HORMONSYSTEM

Endokrine Drüsen

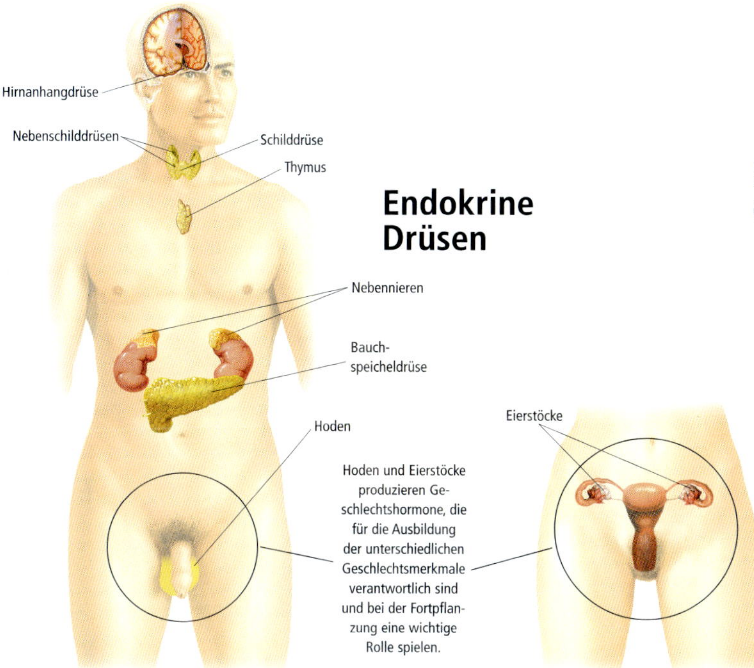

Schilddrüse

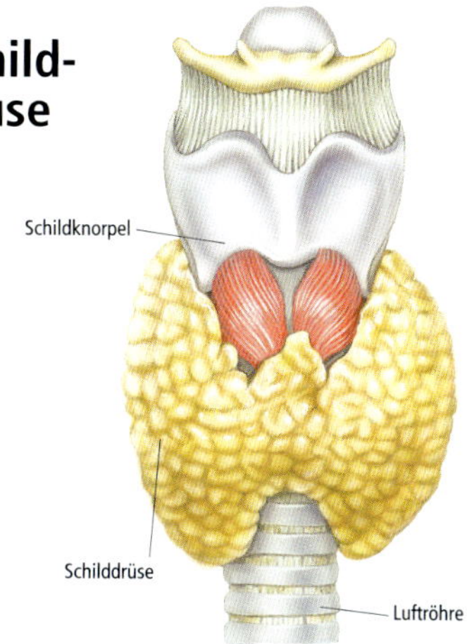

Hirnanhangdrüse

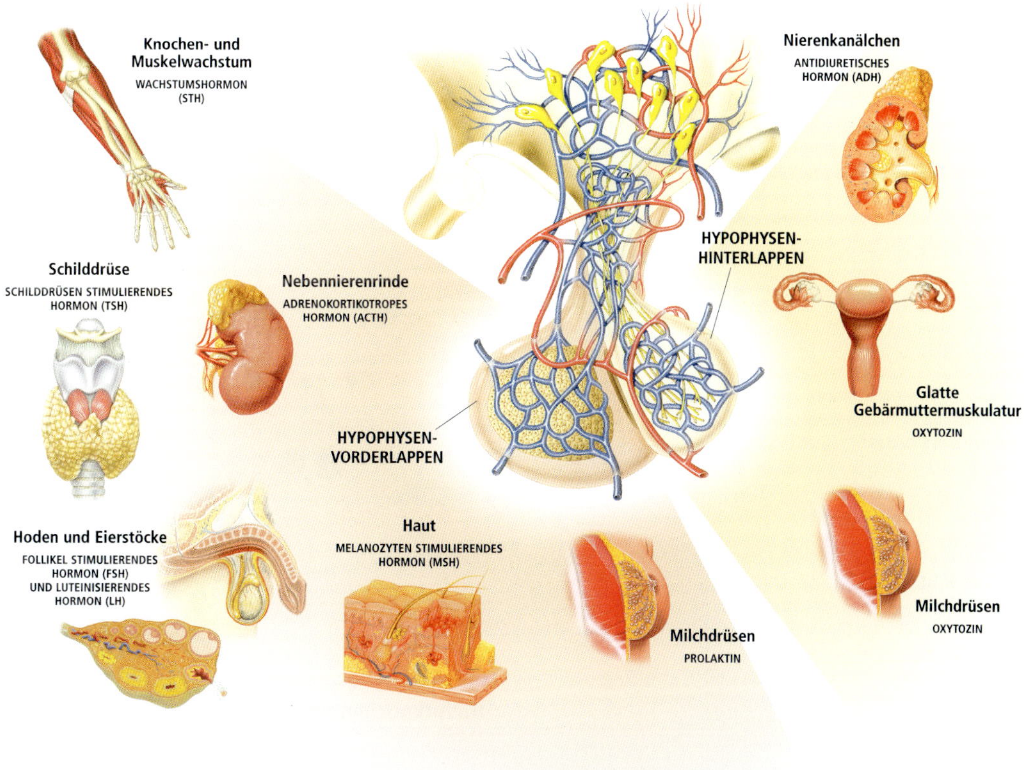

KOPF

Teil 2

KÖRPERREGIONEN

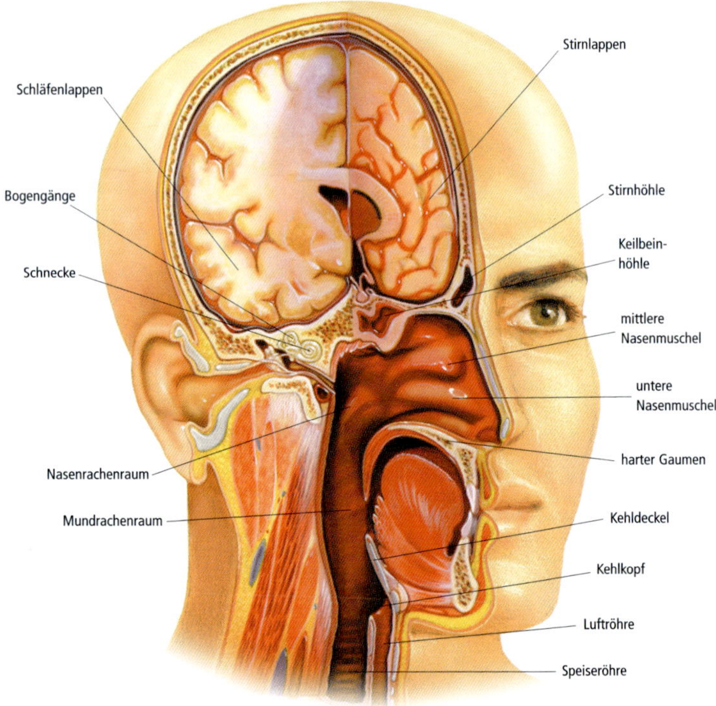

Schädel

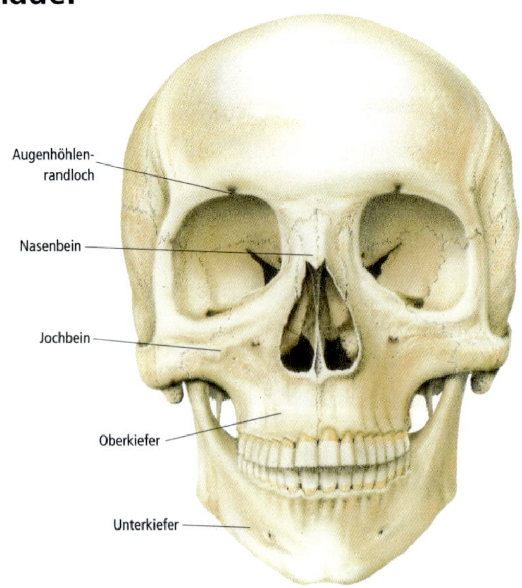

Hauptknochen des Gesichtsschädels

Schädel – Seitenansicht

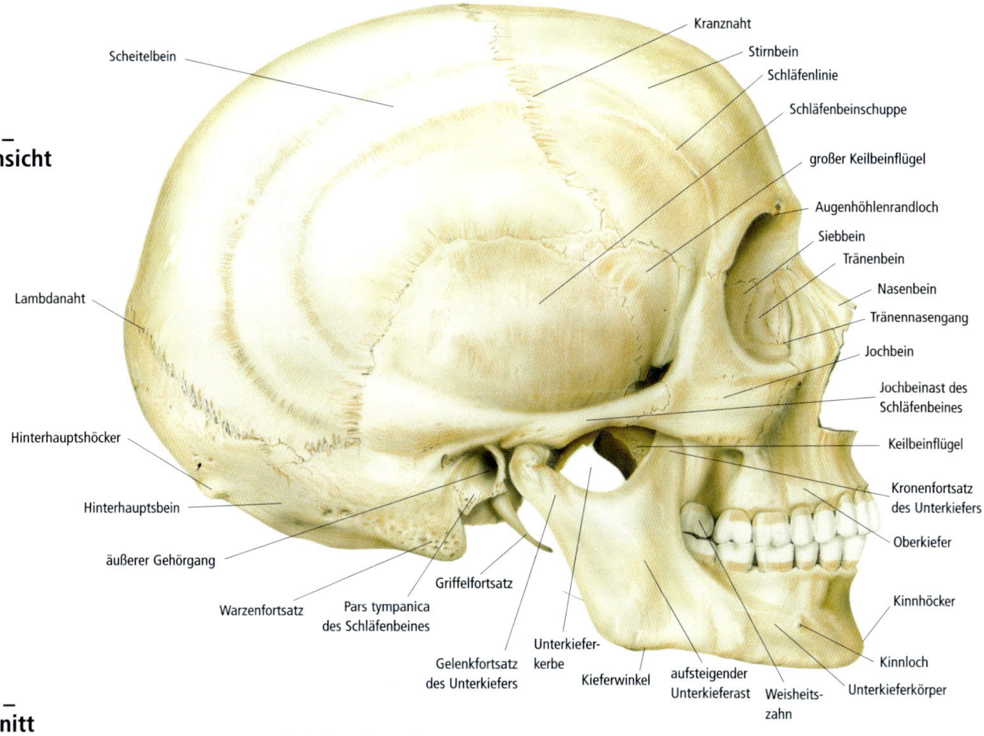

Schädel – Querschnitt

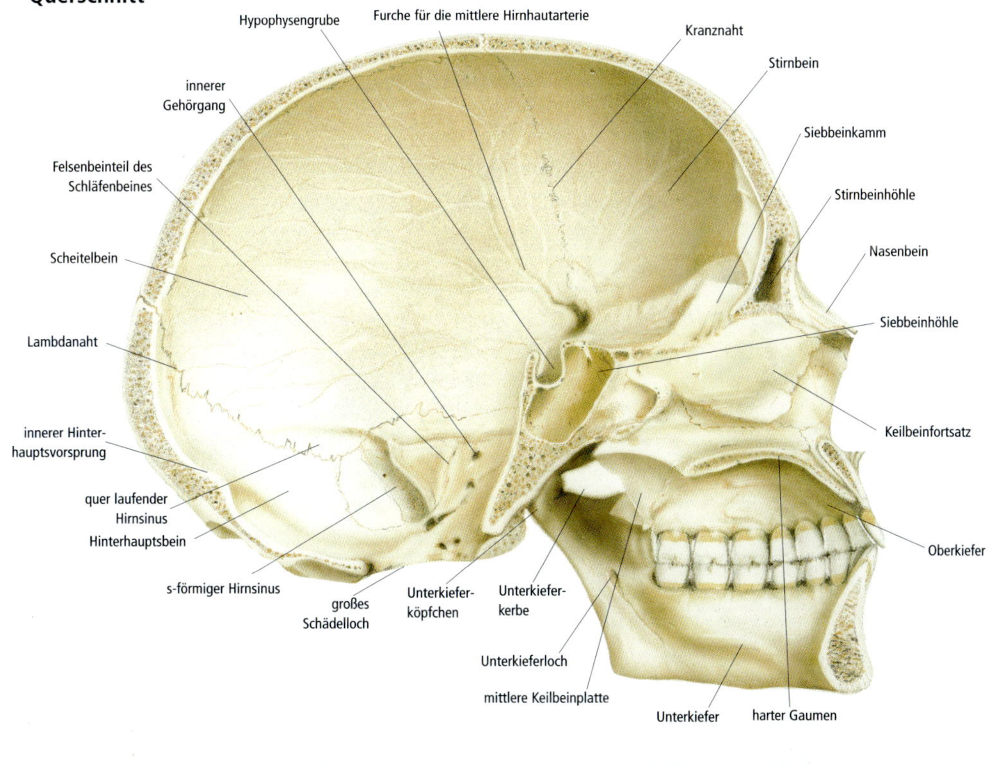

Schädel – Vorderansicht

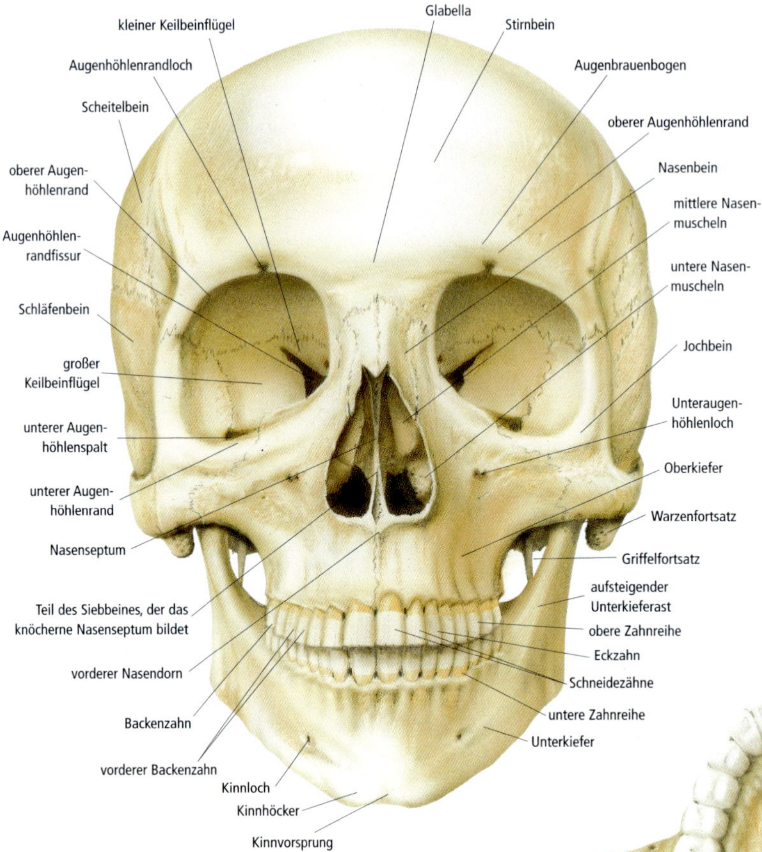

Schädelbasis – Außenansicht

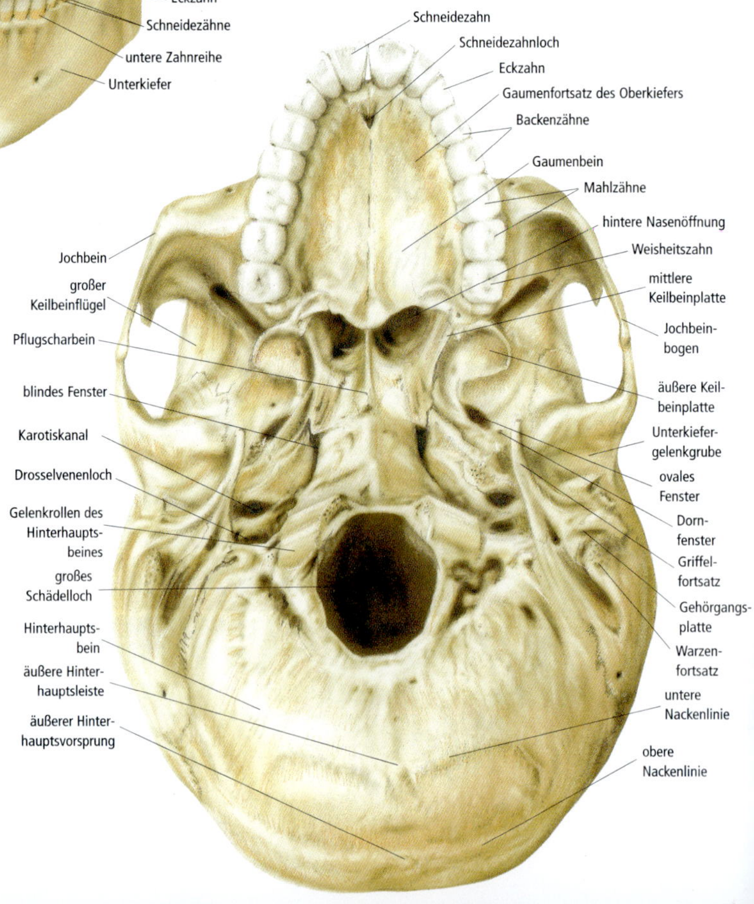

Gehirn

Funktionelle Aufteilung der Rindengebiete

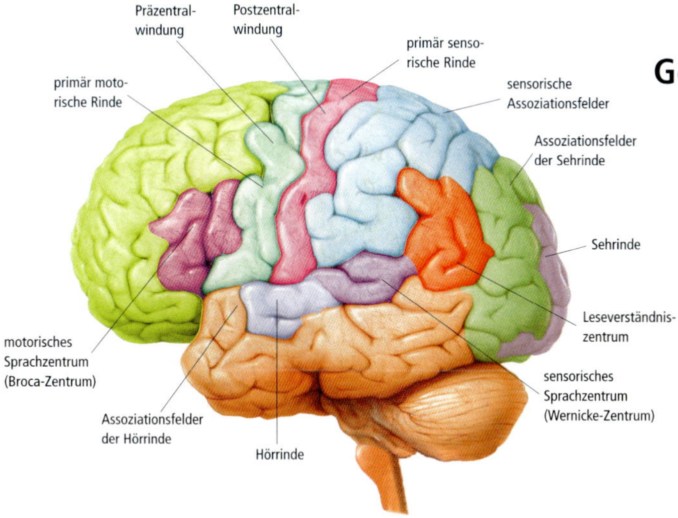

Hirnlappen

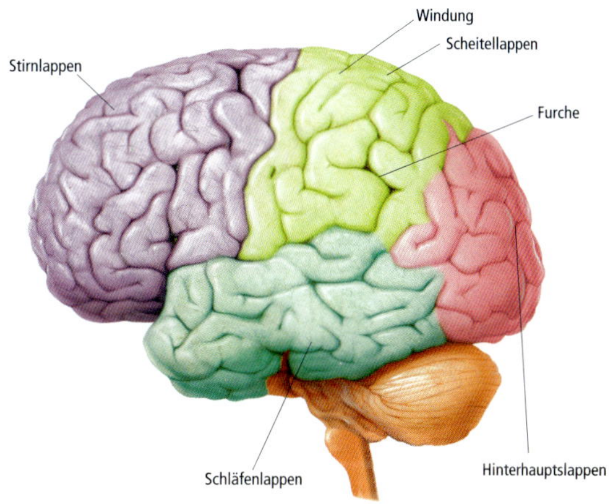

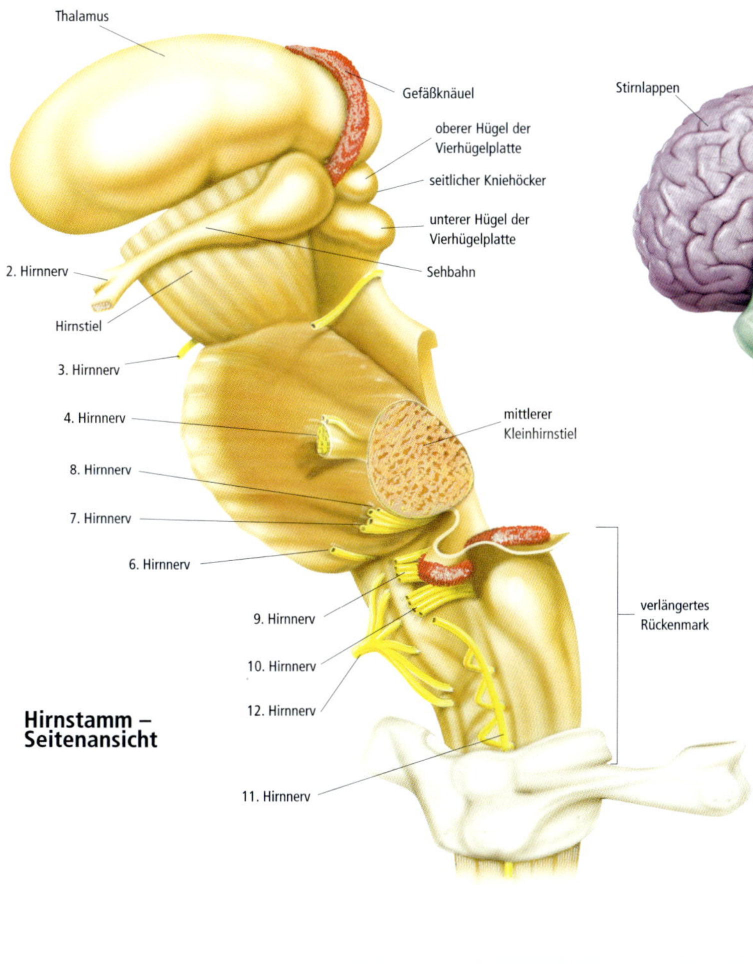

Hirnstamm – Seitenansicht

Gesicht

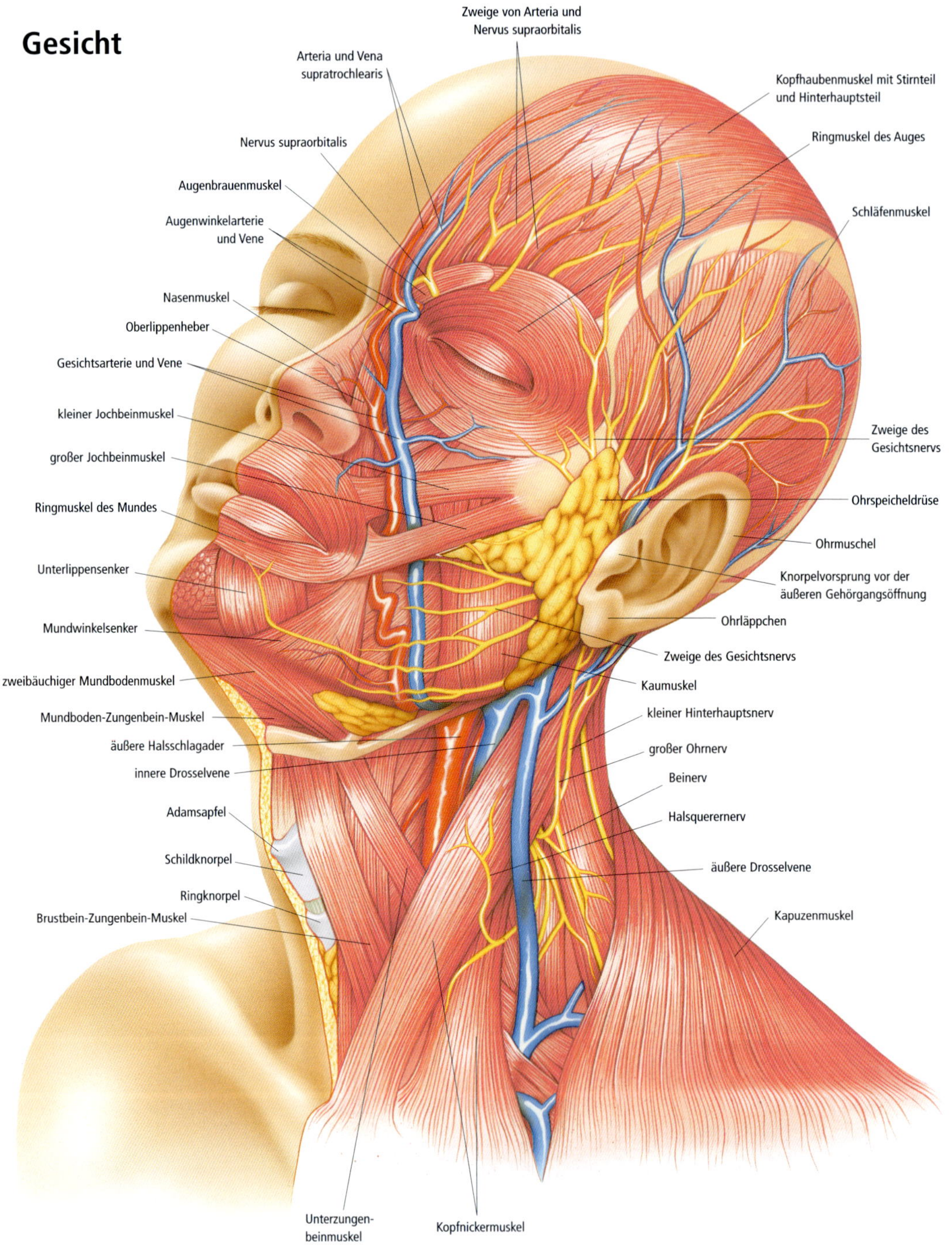
Zweige von Arteria und Nervus supraorbitalis
Arteria und Vena supratrochlearis
Kopfhaubenmuskel mit Stirnteil und Hinterhauptsteil
Ringmuskel des Auges
Nervus supraorbitalis
Augenbrauenmuskel
Schläfenmuskel
Augenwinkelarterie und Vene
Nasenmuskel
Oberlippenheber
Gesichtsarterie und Vene
kleiner Jochbeinmuskel
Zweige des Gesichtsnervs
großer Jochbeinmuskel
Ohrspeicheldrüse
Ringmuskel des Mundes
Ohrmuschel
Unterlippensenker
Knorpelvorsprung vor der äußeren Gehörgangsöffnung
Ohrläppchen
Mundwinkelsenker
Zweige des Gesichtsnervs
zweibäuchiger Mundbodenmuskel
Kaumuskel
Mundboden-Zungenbein-Muskel
kleiner Hinterhauptsnerv
äußere Halsschlagader
großer Ohrnerv
innere Drosselvene
Beinerv
Adamsapfel
Halsquerernerv
Schildknorpel
äußere Drosselvene
Ringknorpel
Brustbein-Zungenbein-Muskel
Kapuzenmuskel
Unterzungen-beinmuskel
Kopfnickermuskel

Auge

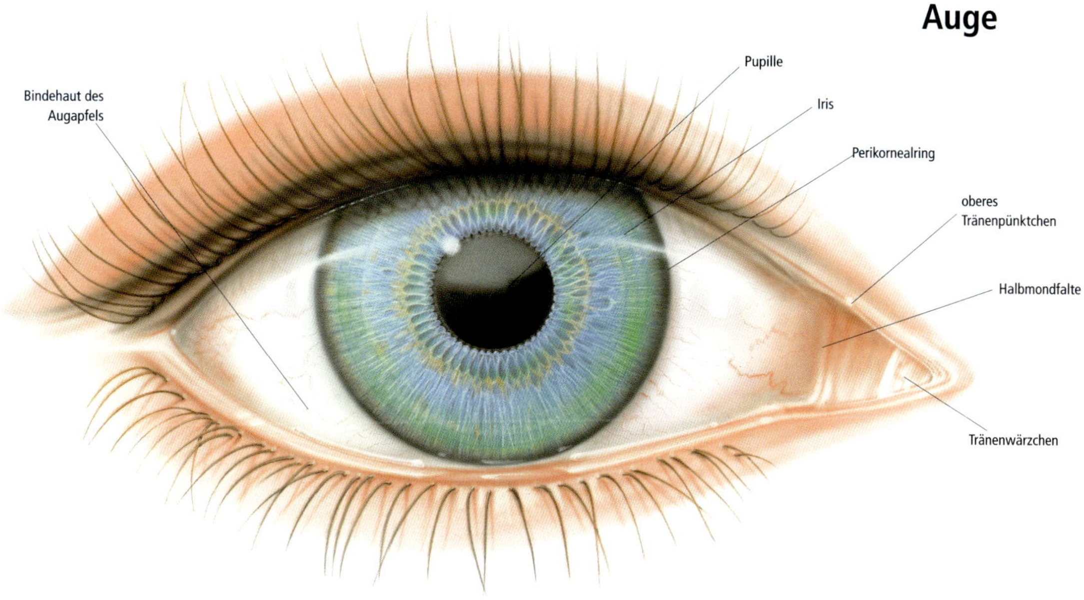

Augapfel

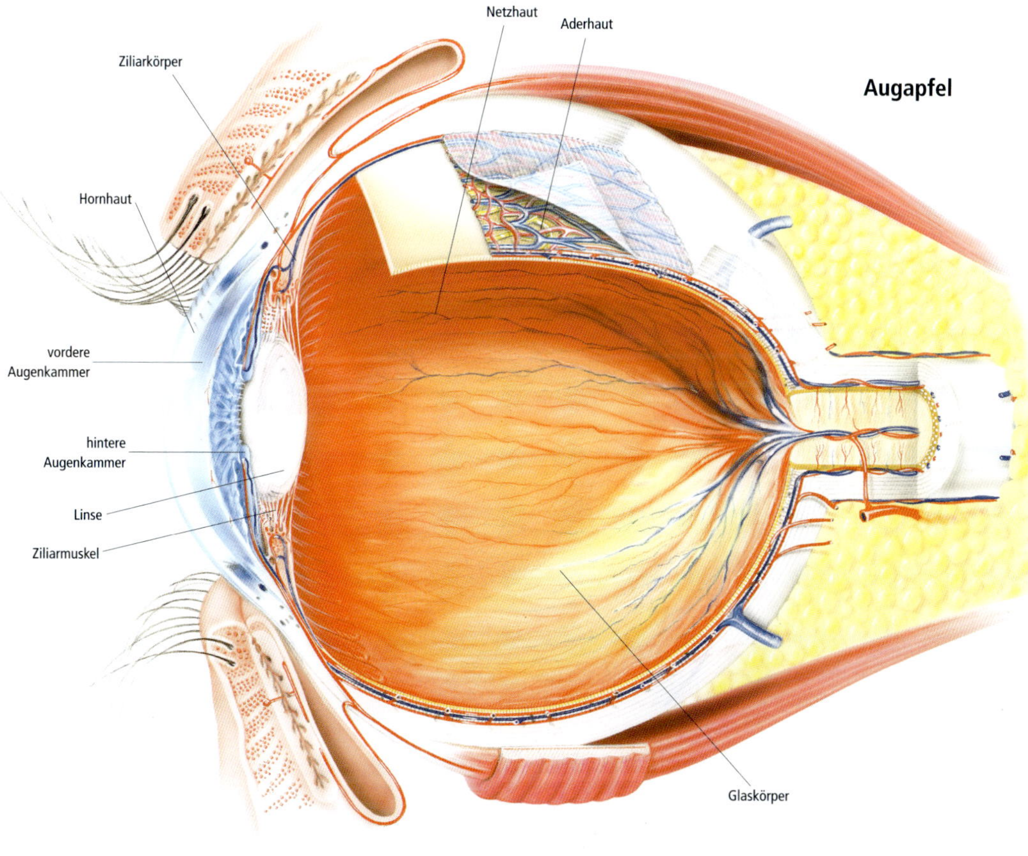

Ohr

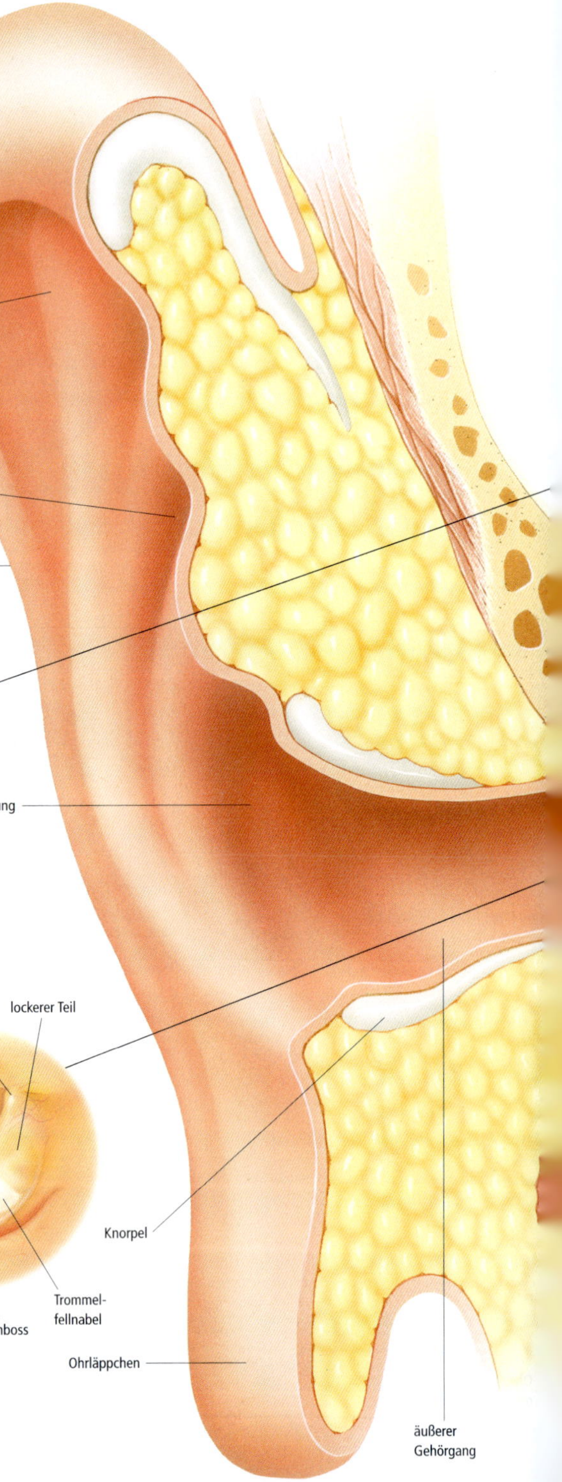

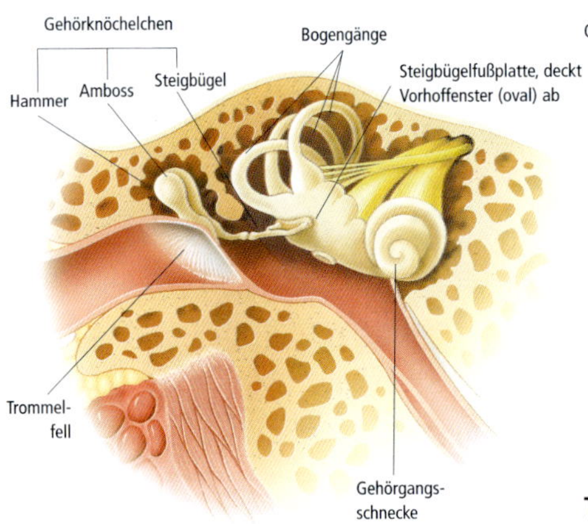

Gehörknöchelchen

Trommelfell

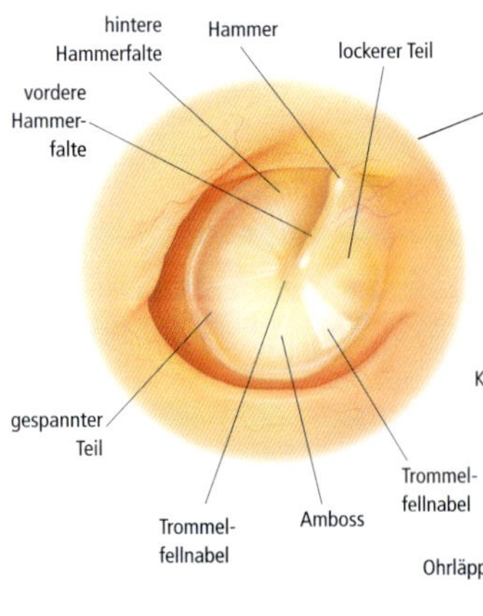

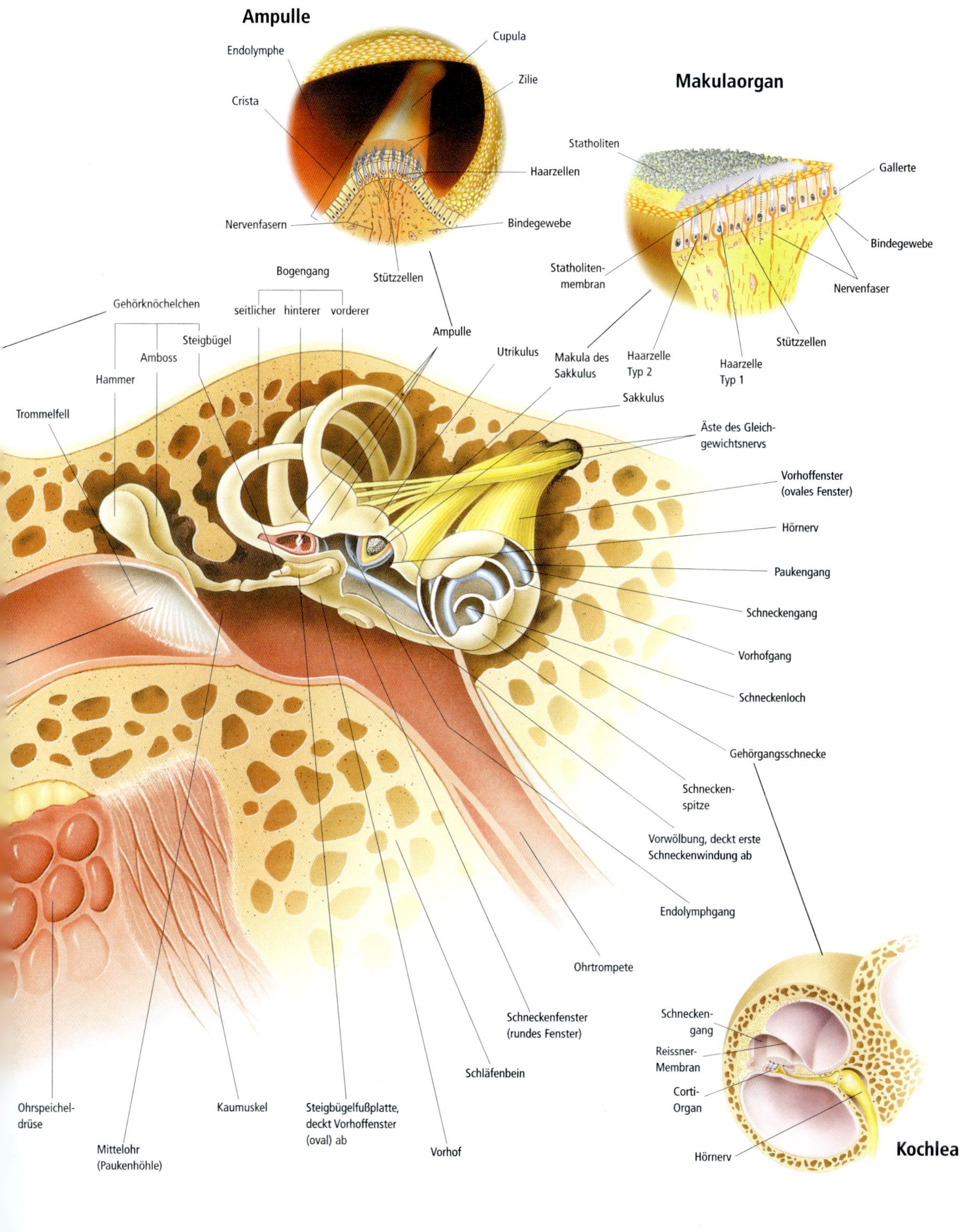
Ampulle
Endolymphe
Cupula
Zilie
Crista
Haarzellen
Nervenfasern
Bindegewebe
Stützzellen
Makulaorgan
Statholiten
Gallerte
Bindegewebe
Statholiten-
membran
Nervenfaser
Stützzellen
Haarzelle
Typ 2
Haarzelle
Typ 1
Gehörknöchelchen
Bogengang
seitlicher
hinterer
vorderer
Ampulle
Steigbügel
Amboss
Hammer
Utrikulus
Makula des
Sakkulus
Sakkulus
Trommelfell
Äste des Gleich-
gewichtsnervs
Vorhoffenster
(ovales Fenster)
Hörnerv
Paukengang
Schneckengang
Vorhofgang
Schneckenloch
Gehörgangsschnecke
Schnecken-
spitze
Vorwölbung, deckt erste
Schneckenwindung ab
Endolymphgang
Ohrtrompete
Schneckenfenster
(rundes Fenster)
Schläfenbein
Ohrspeichel-
drüse
Kaumuskel
Steigbügelfußplatte,
deckt Vorhoffenster
(oval) ab
Vorhof
Mittelohr
(Paukenhöhle)
Schnecken-
gang
Reissner-
Membran
Corti-
Organ
Hörnerv
Kochlea

Anatomie des Mundes
(mit Zunge nach unten)

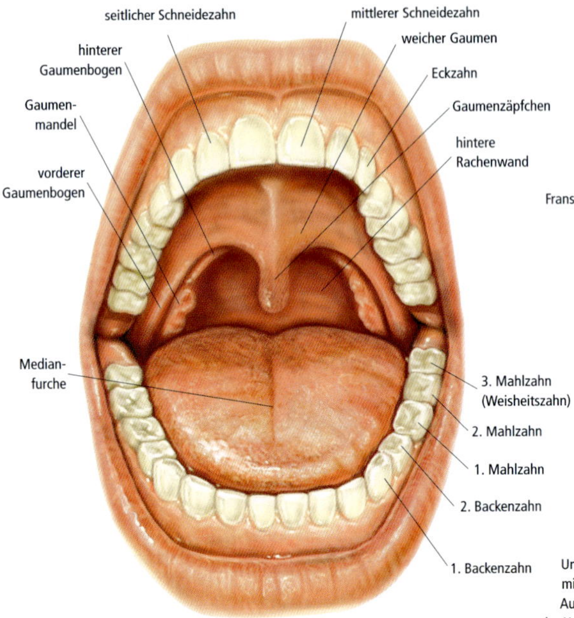

Speicheldrüsen
(mit Zunge nach oben)

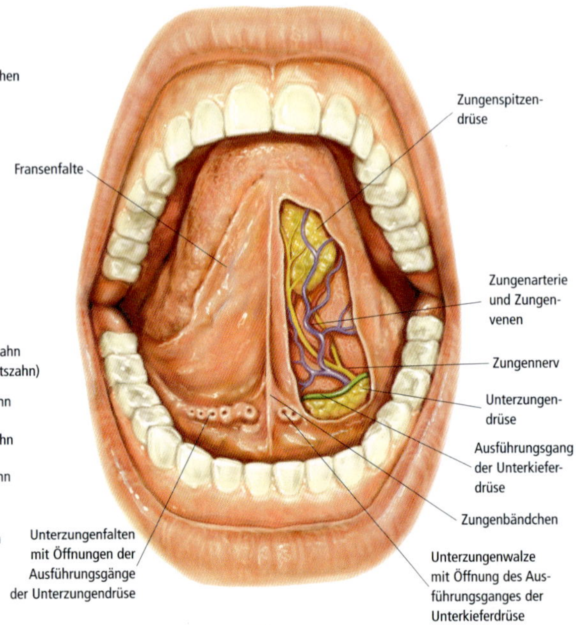

Mund

Aufbau der Zähne

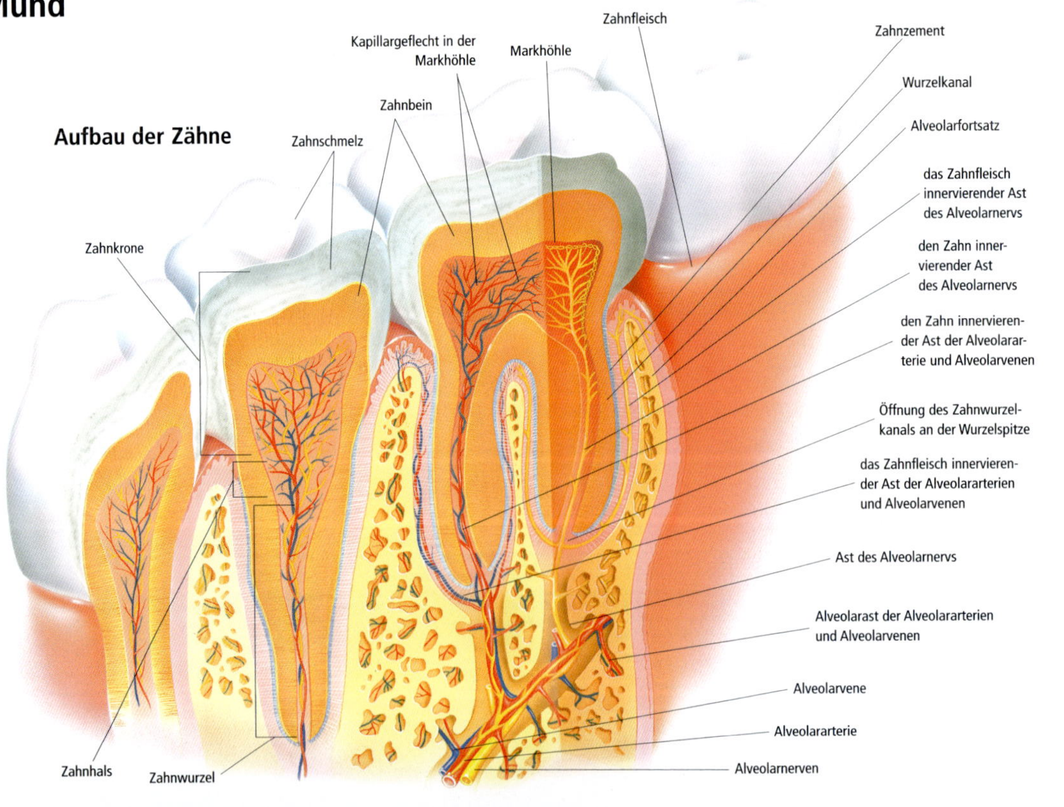

Zunge

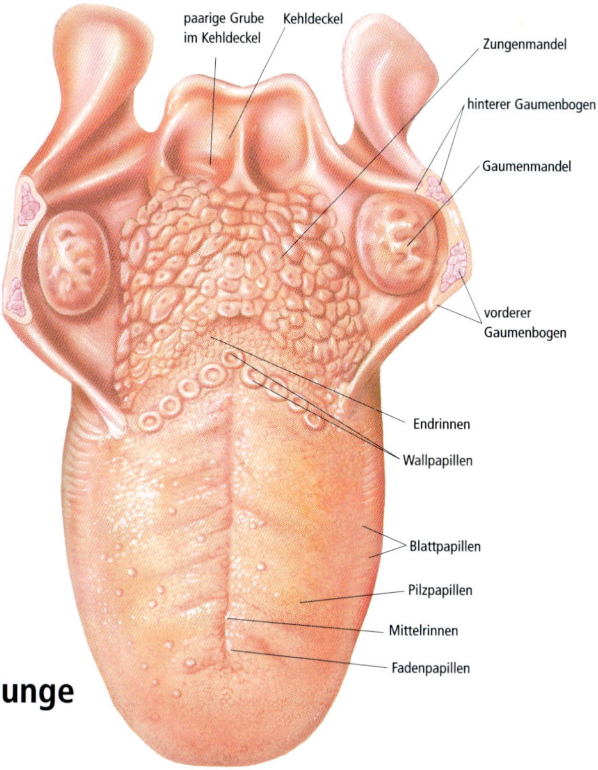

Geschmacksknospen

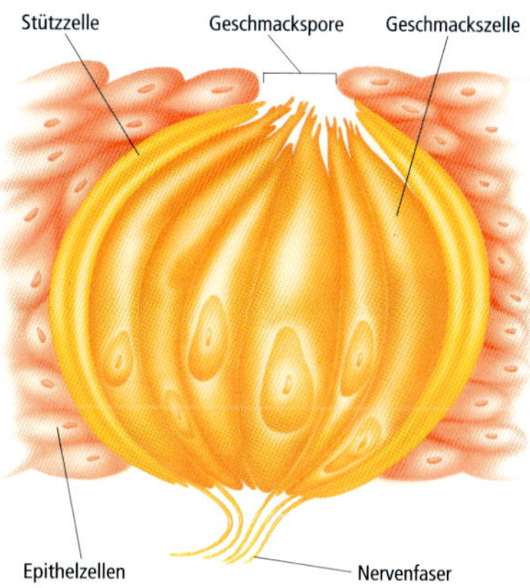

Nase

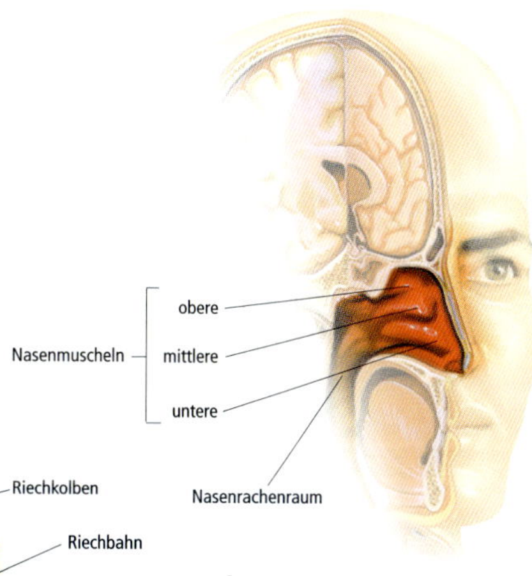

Riechapparat

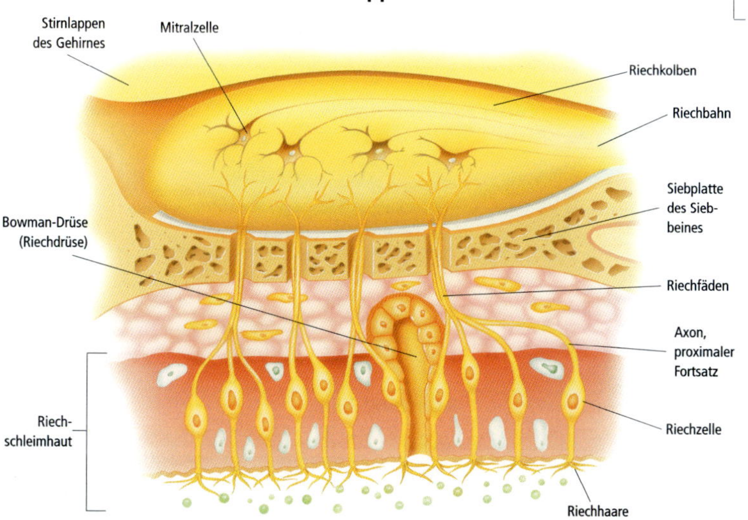

HALS

Hals – Querschnitt

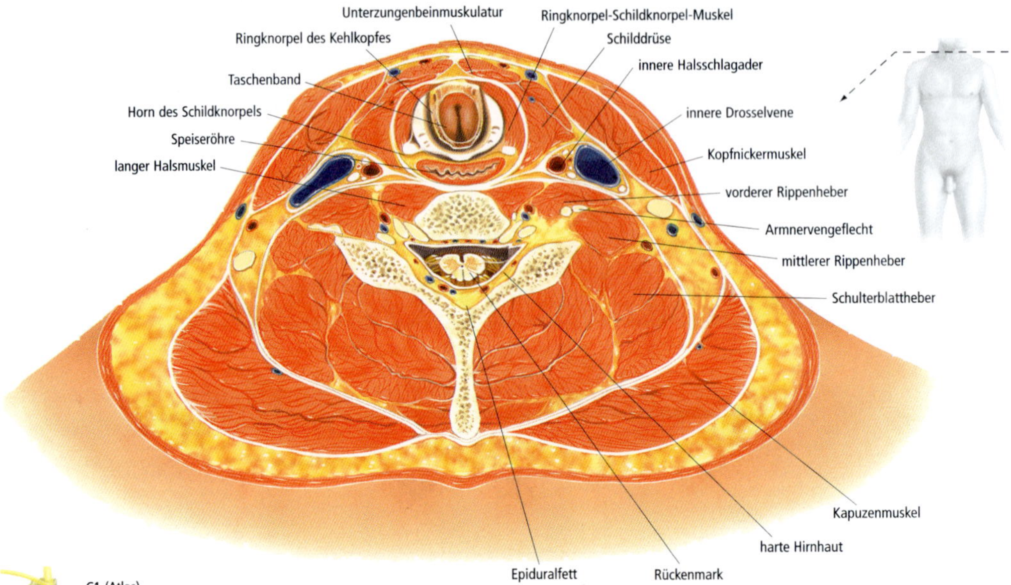

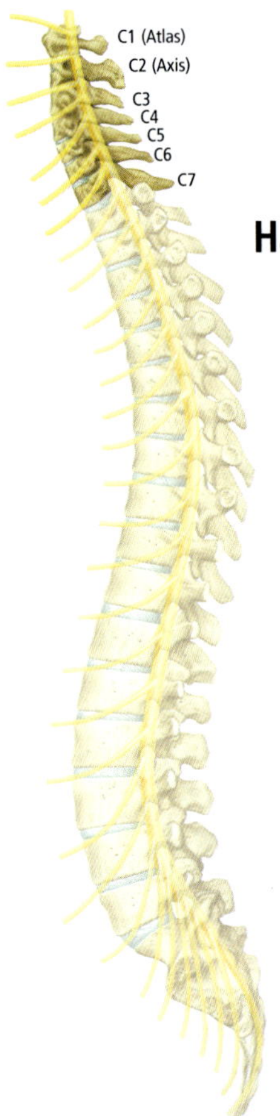

Halswirbel

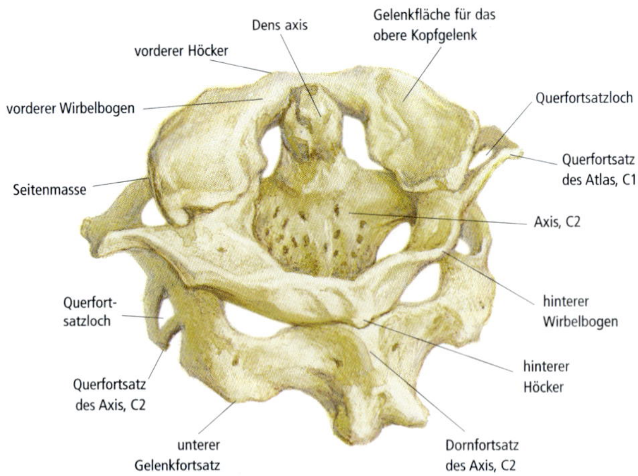

Atlas und Axis

Kehlkopf

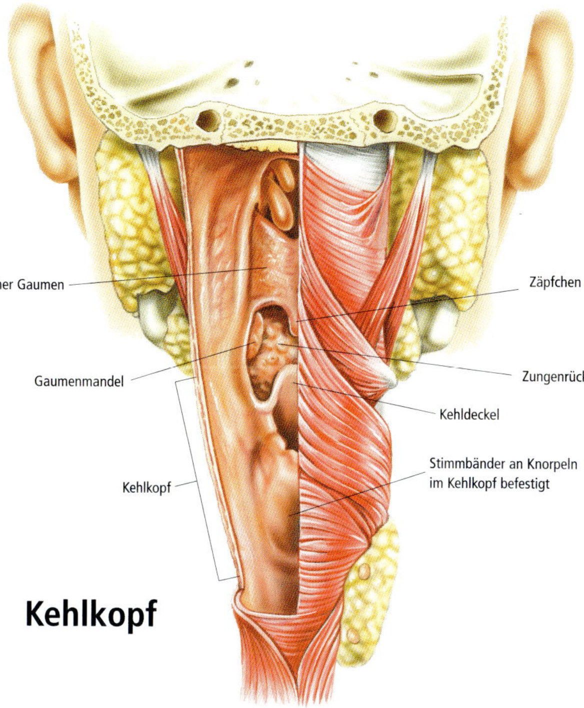

Stimmbänder

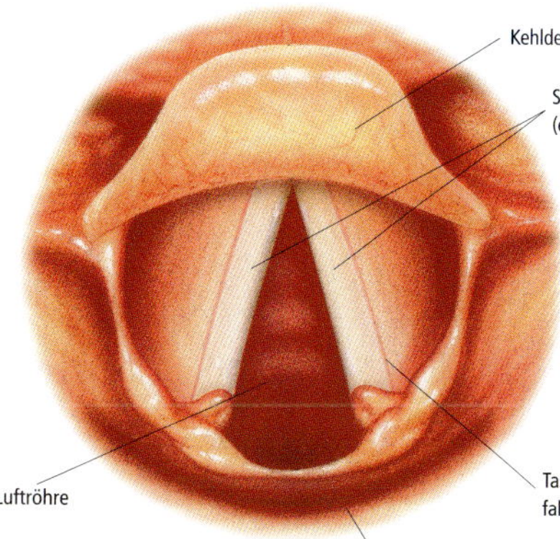

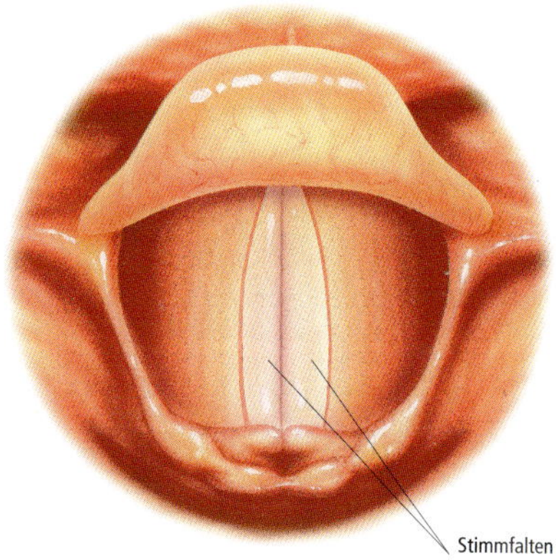

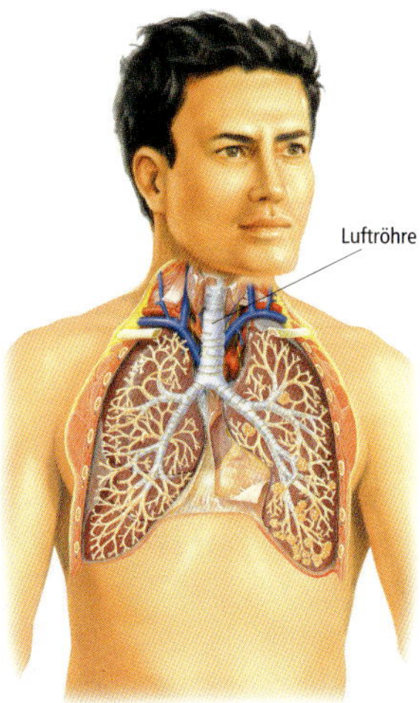

Luftröhre

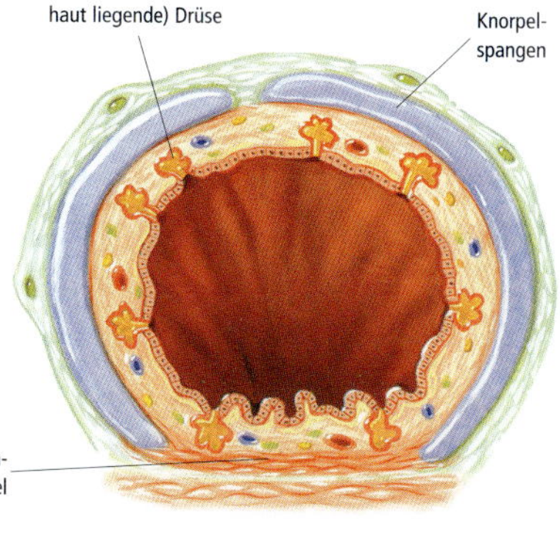

RUMPF

Wirbelsäule

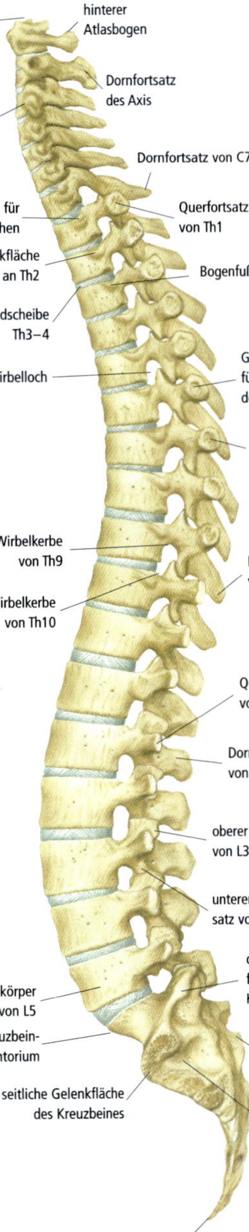

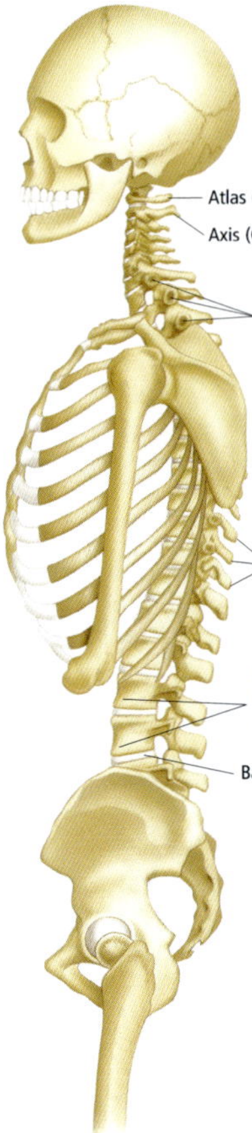

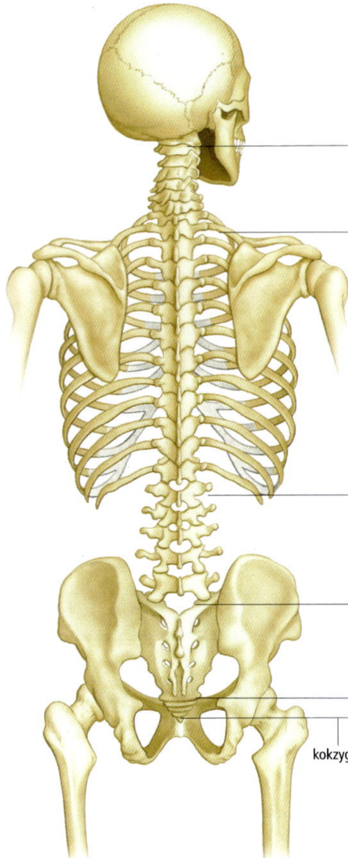

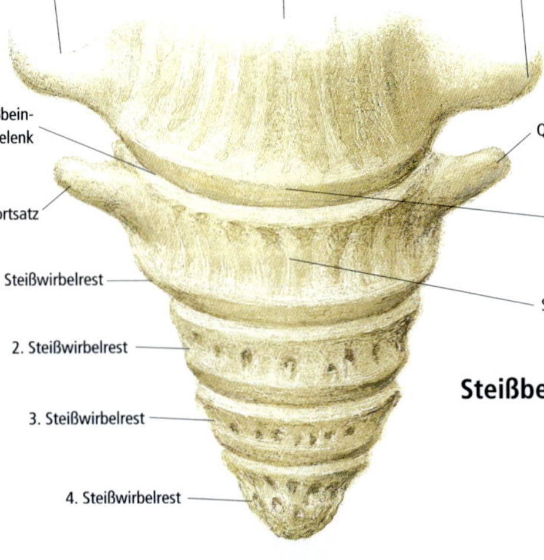

Steißbein

Rückenmuskulatur

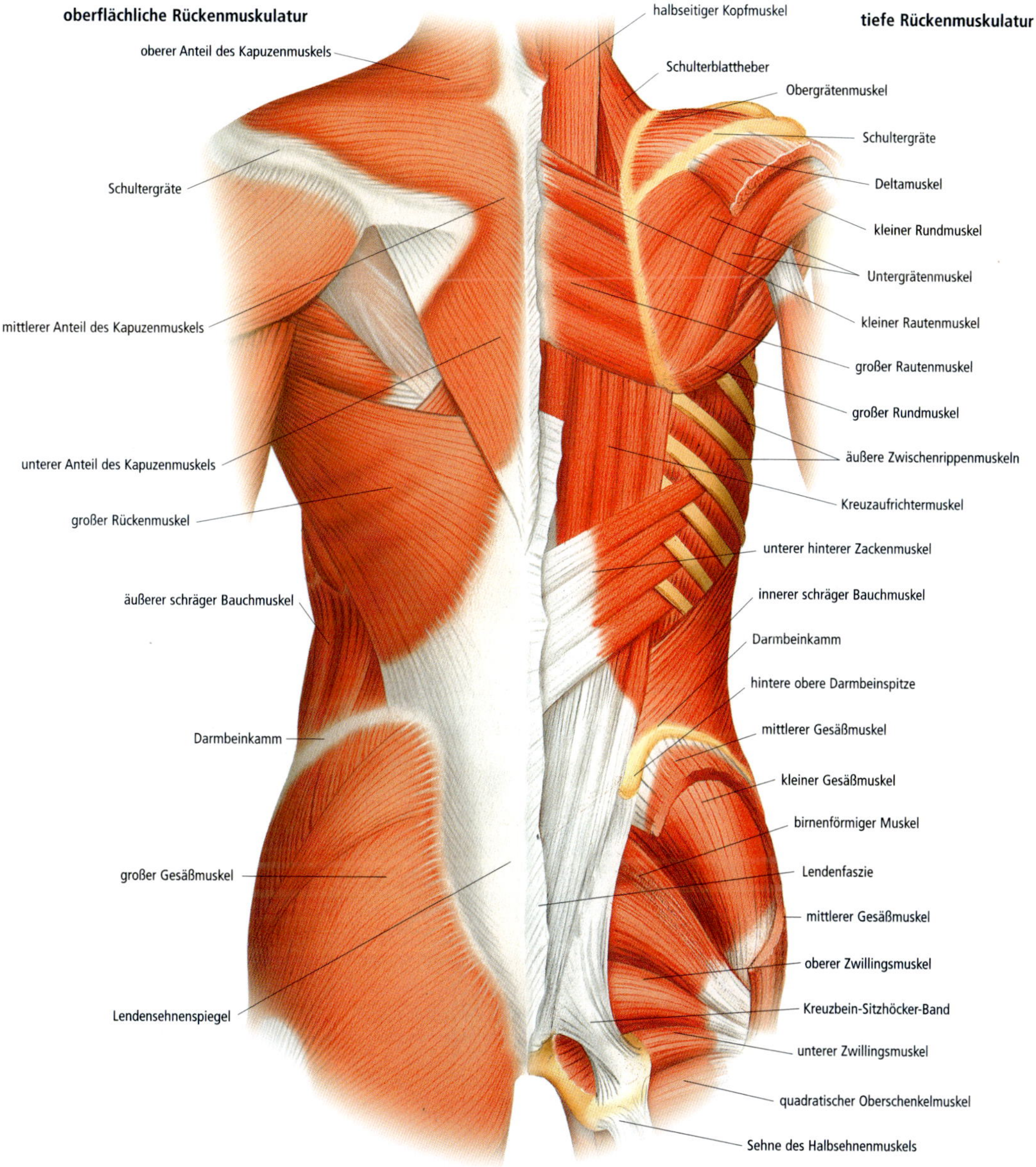

Rippen

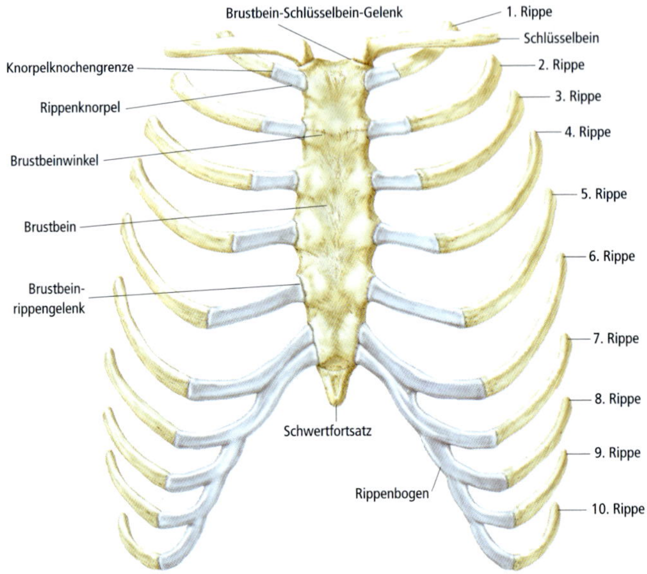

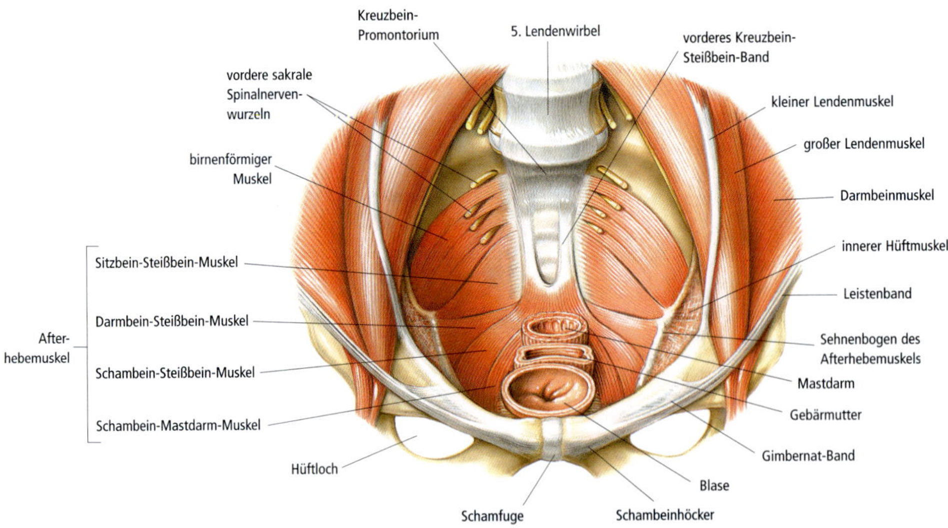

Beckenbodenmuskeln

Weibliches Becken

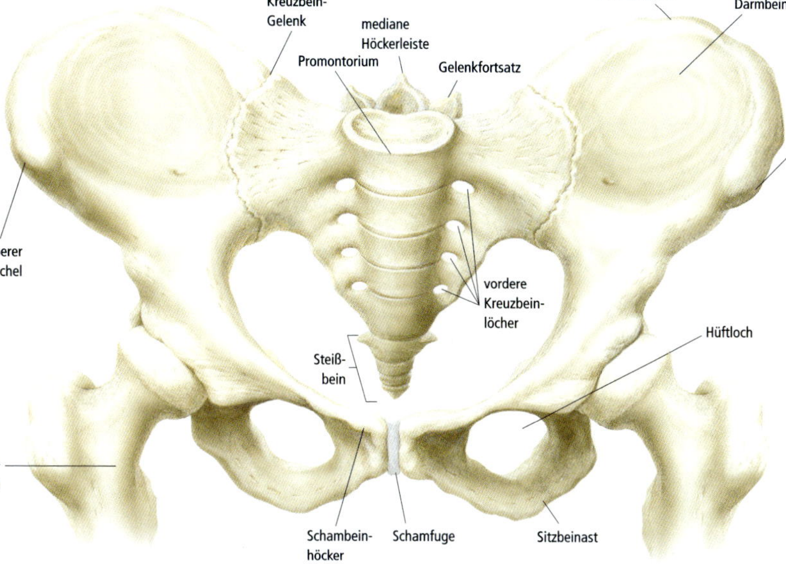

Becken

Männliches Becken

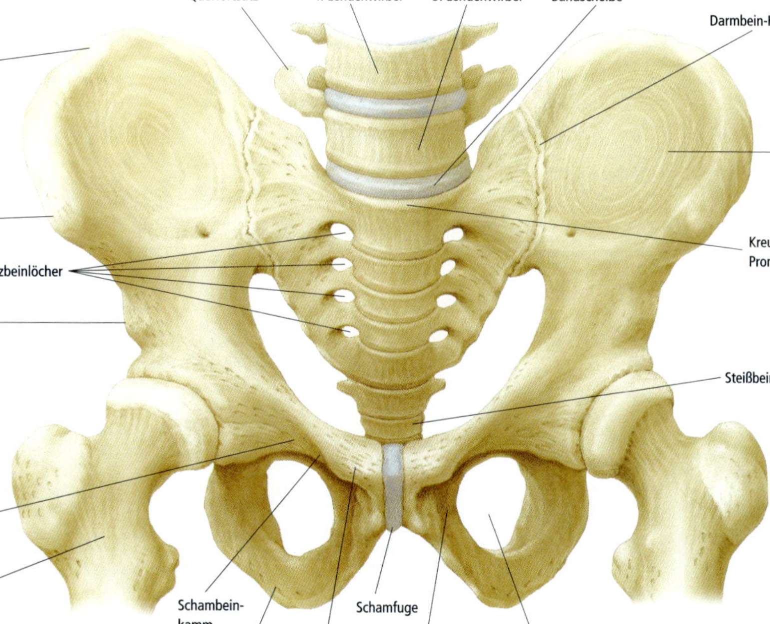

BRUSTRAUM

Herz – Vorderansicht

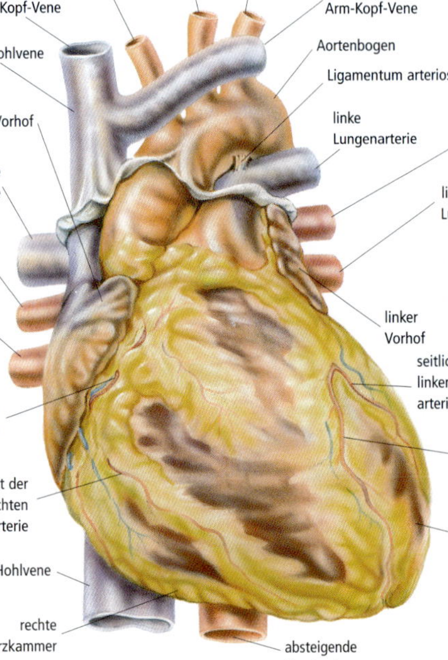

Herz – Rückansicht

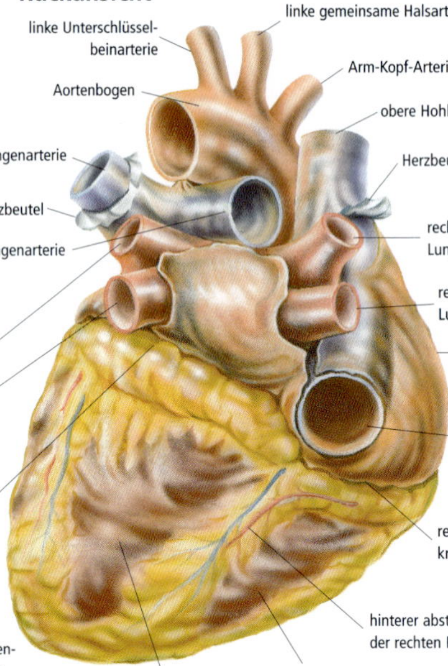

Herz

Herz – Längsschnitt durch alle vier Kammern

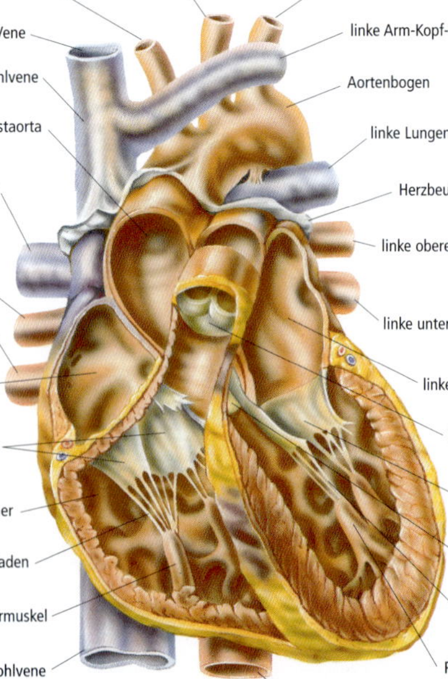

Lunge

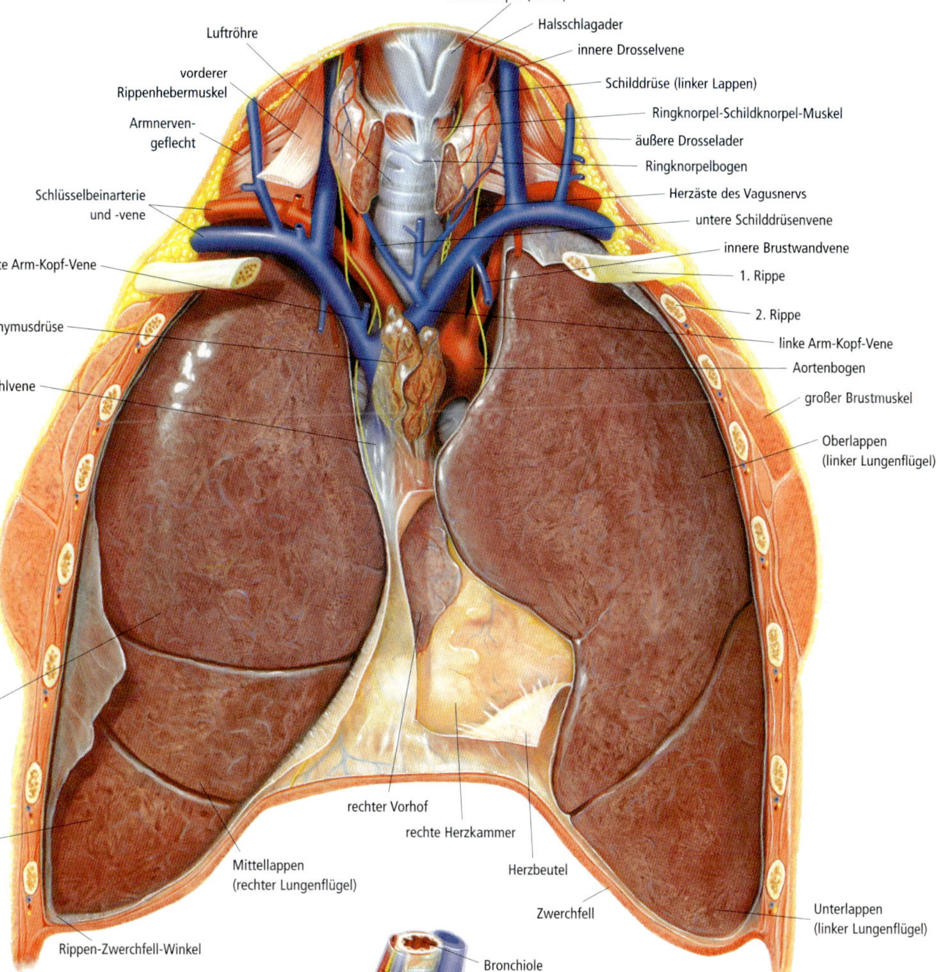

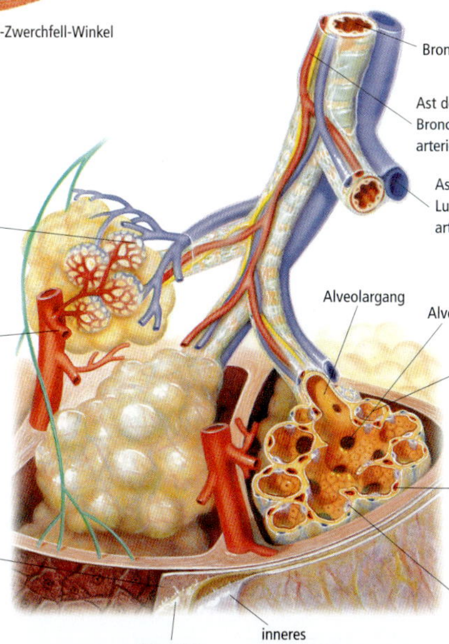

Lungentätigkeit (Gasaustausch)

BAUCHRAUM

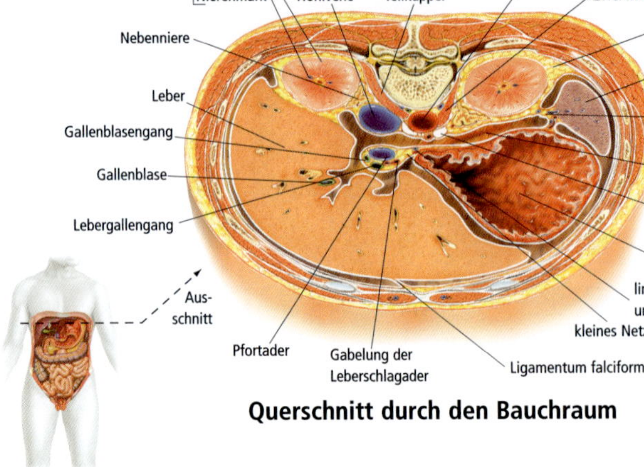

Querschnitt durch den Bauchraum

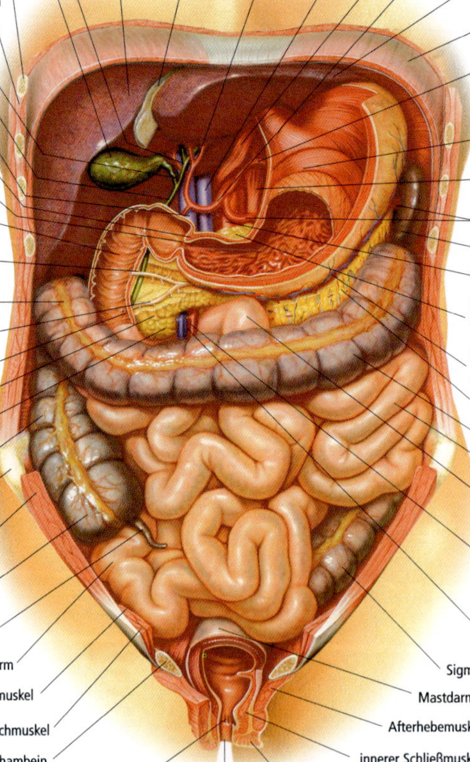

Anmerkung: In dieser Abbildung wurde die Leber angehoben, um die anderen Bauchorgane zu zeigen.

Bauchorgane

Verdauungskanal

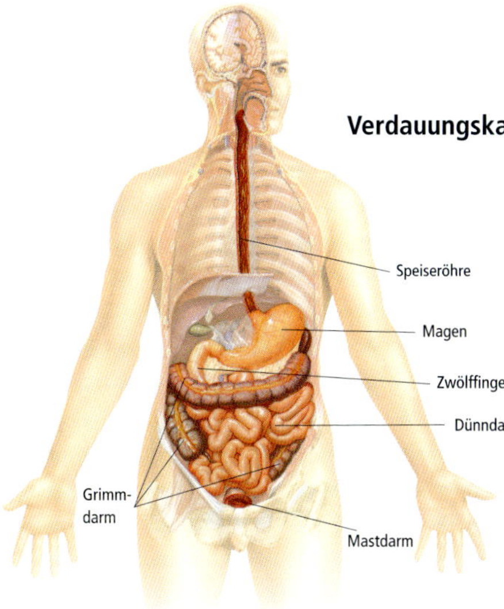

Magen

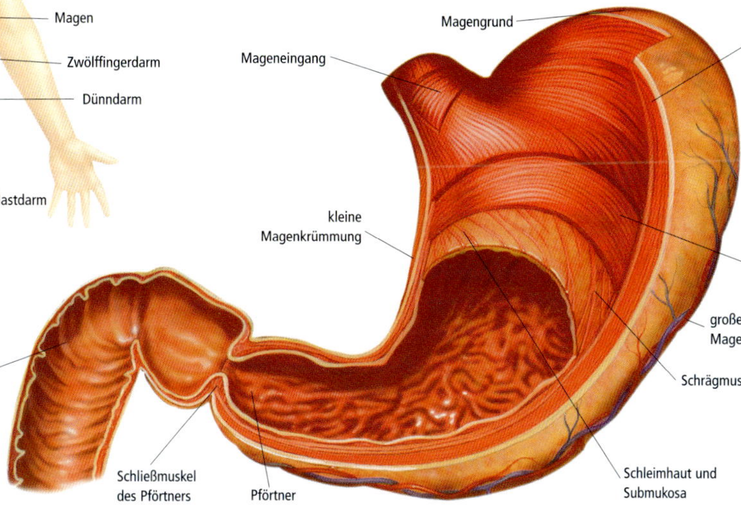

Zwölffinger-darm

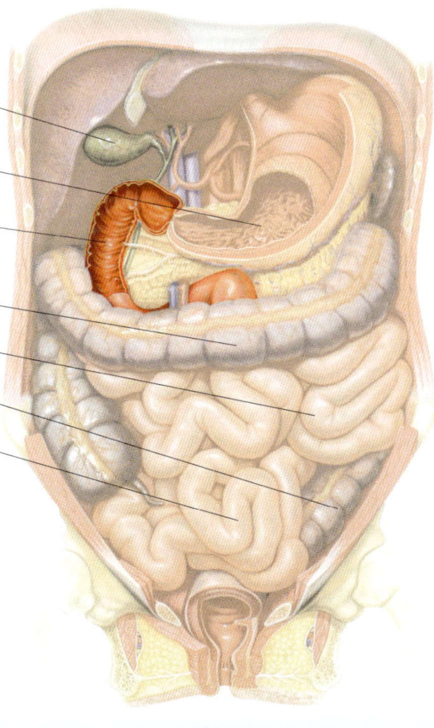

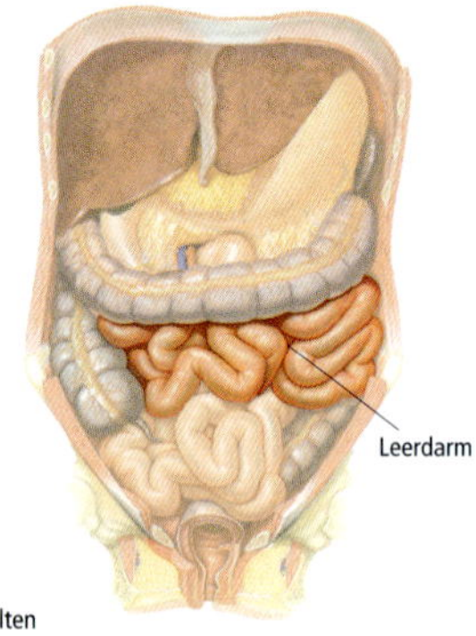

Leerdarm

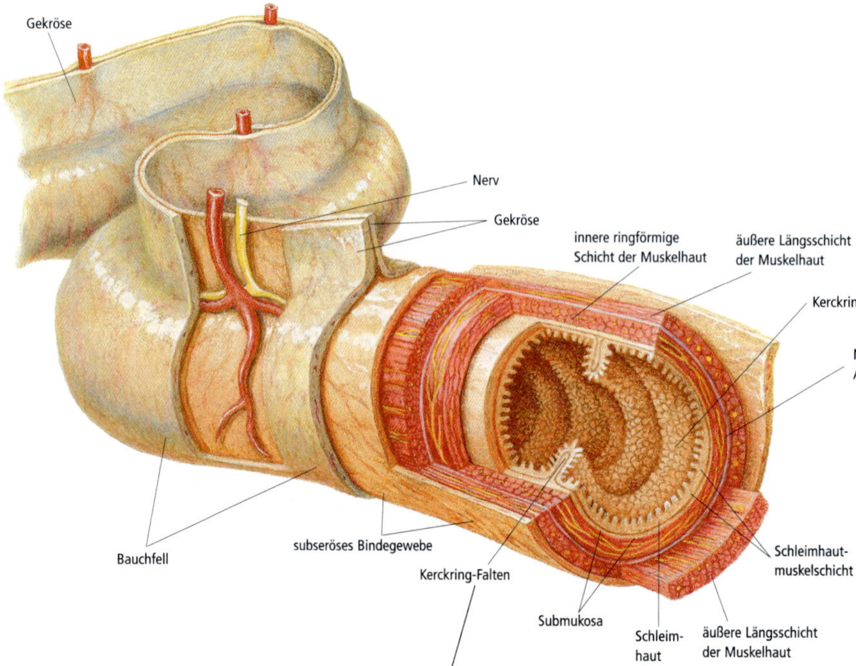

Kerckring-Falte – Querschnitt

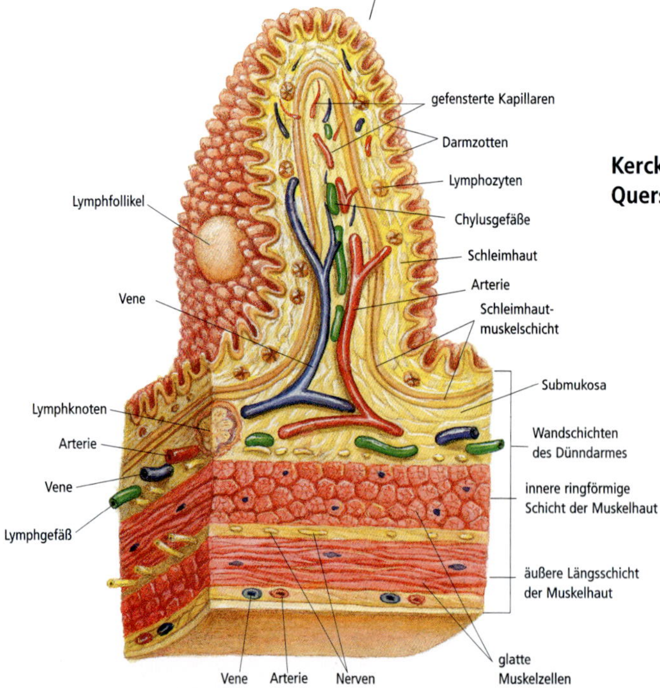

Dickdarm

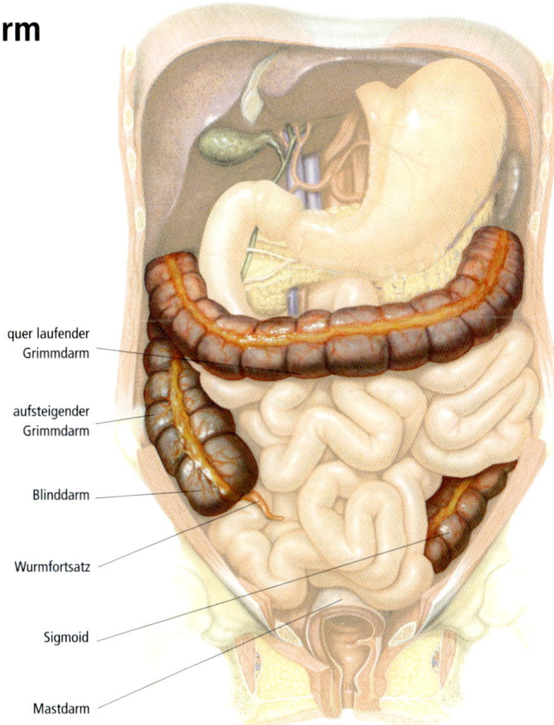

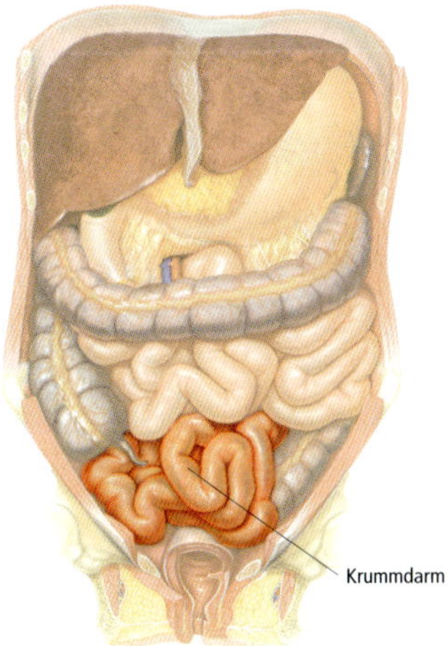

Krummdarm

Mastdarm

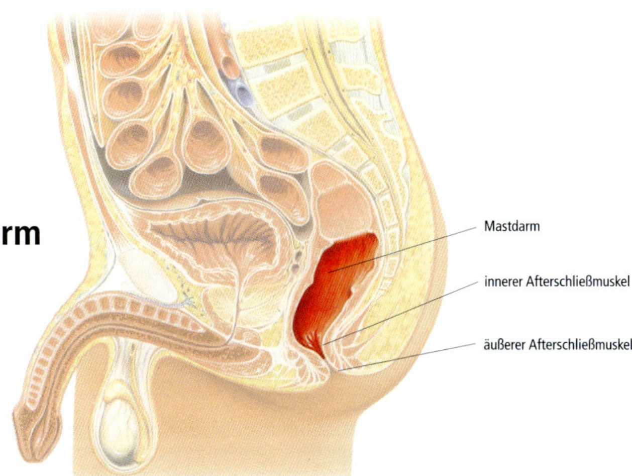

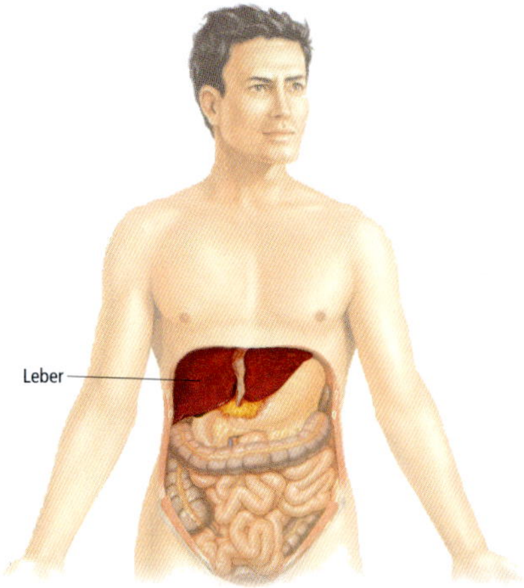

Leberläppchen

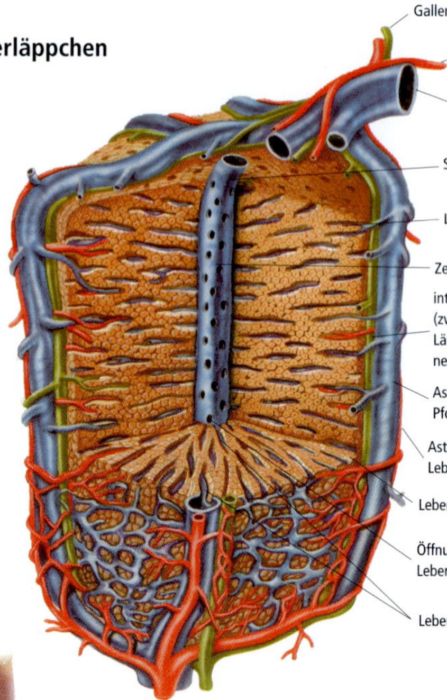

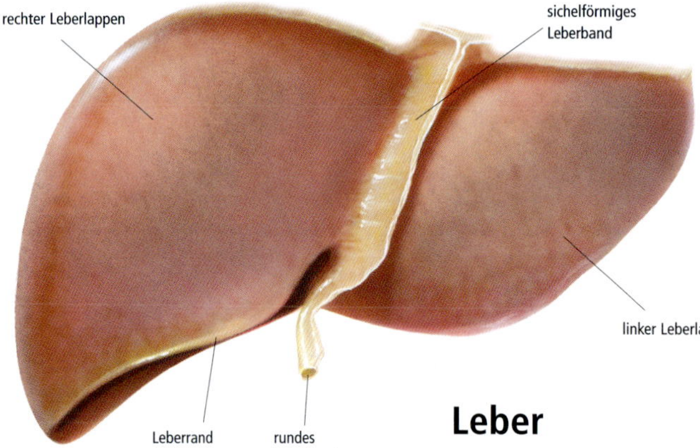

Leber

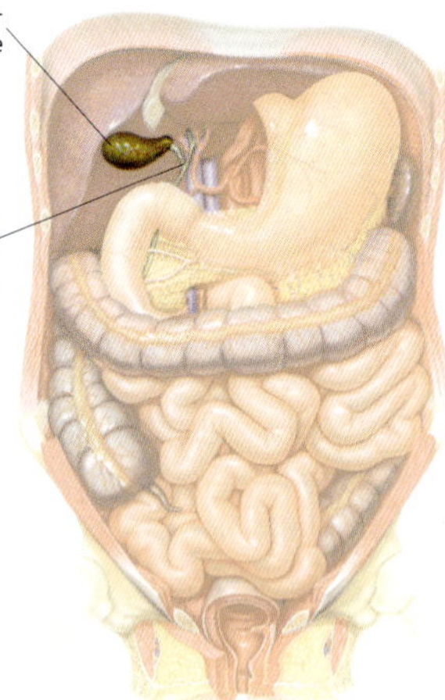

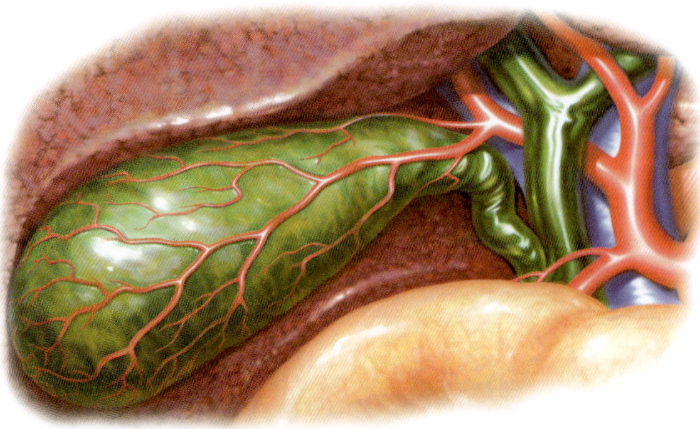

Gallenblase

Bauchspeicheldrüse

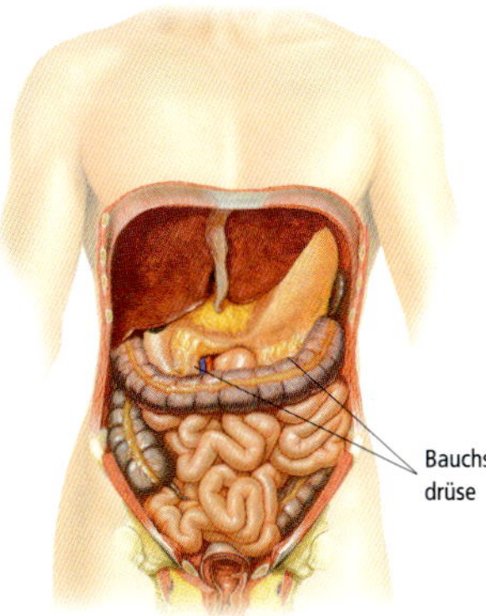

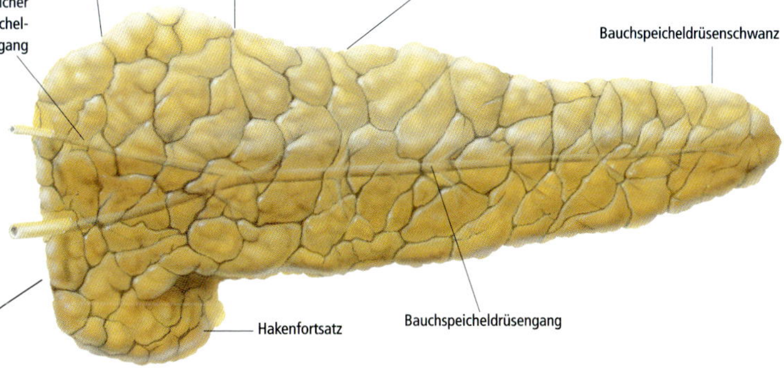

Langerhans-Inseln

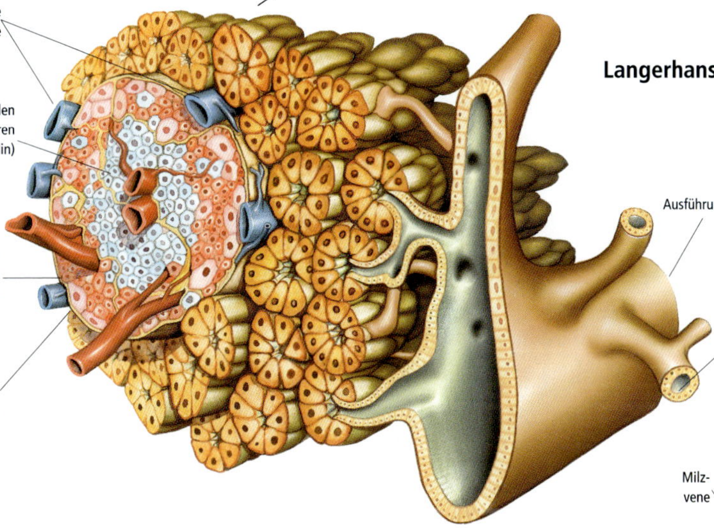

Milz

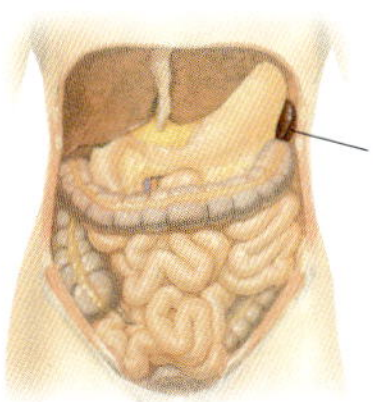

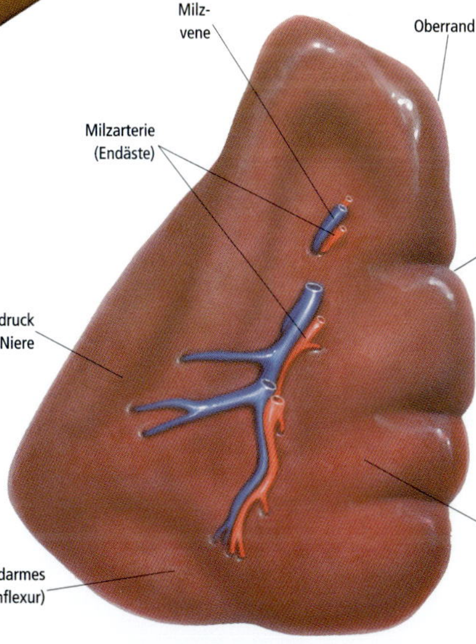

AUSSCHEIDUNGS- UND GESCHLECHTSORGANE

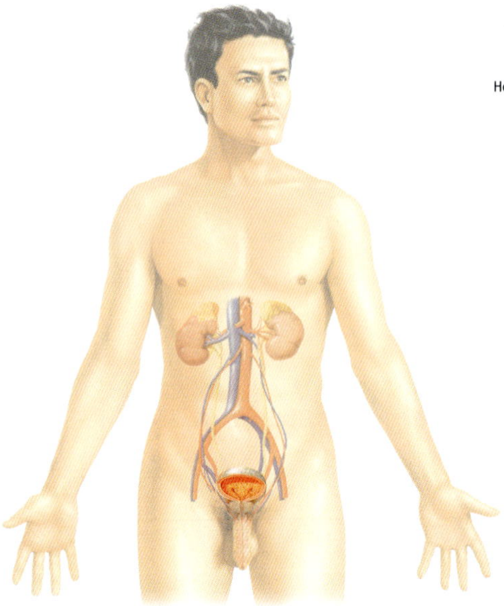

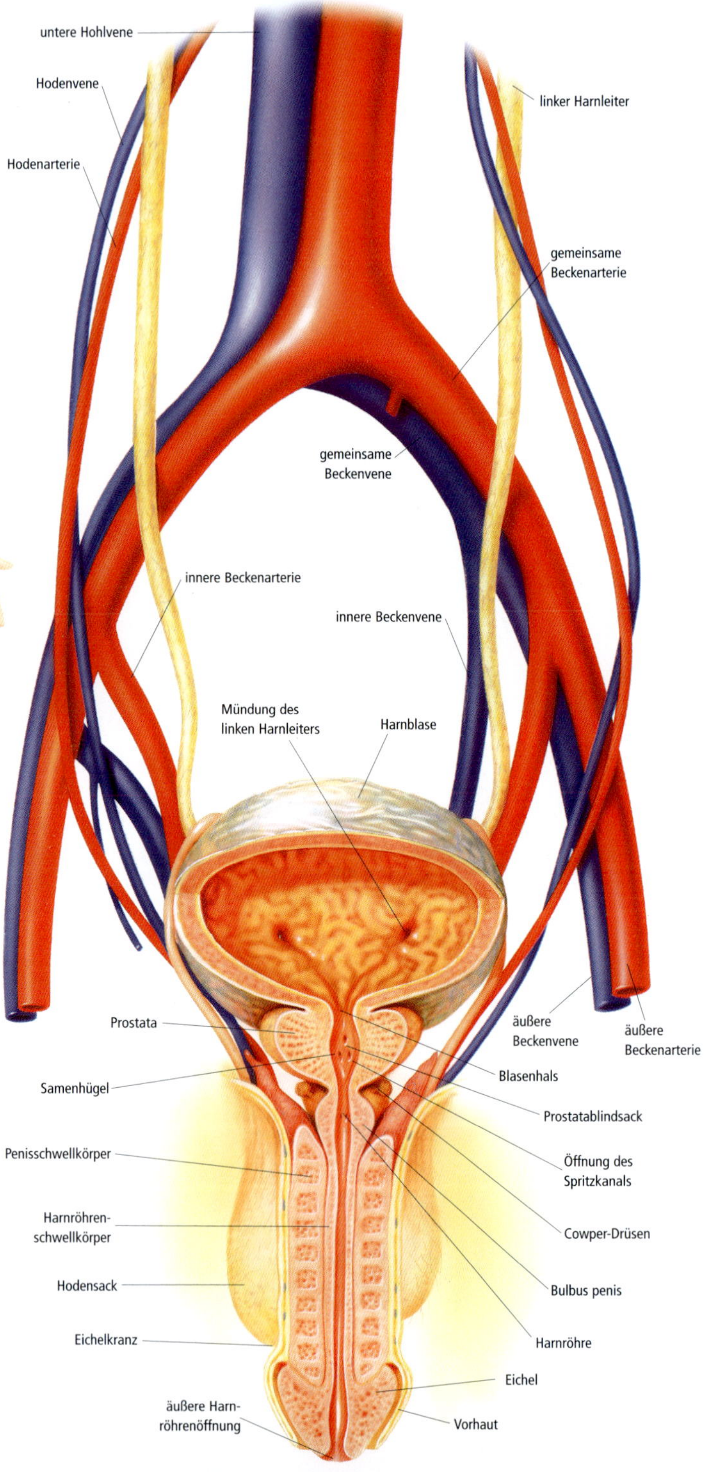

Harnorgane beim Mann

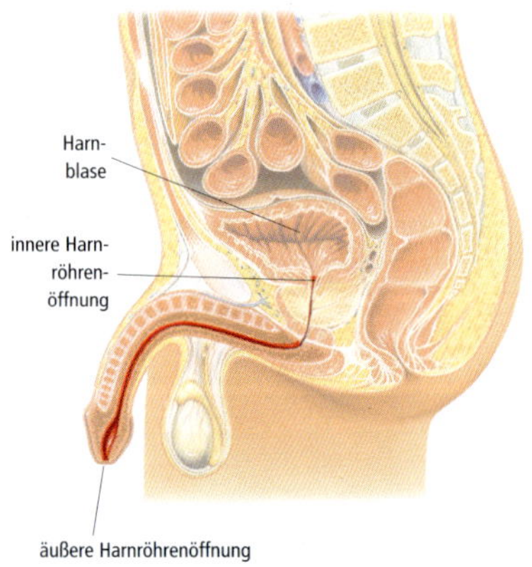

Harnröhre des Mannes

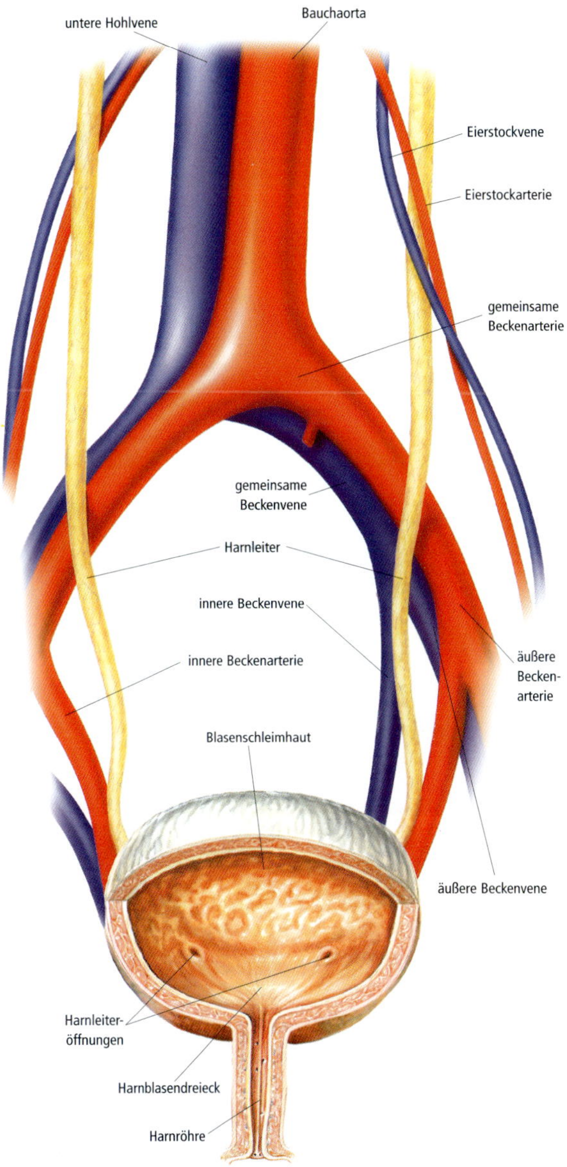

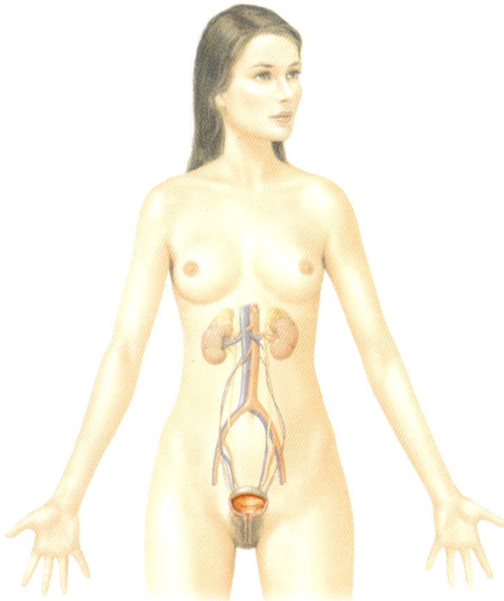

Harnorgane bei der Frau

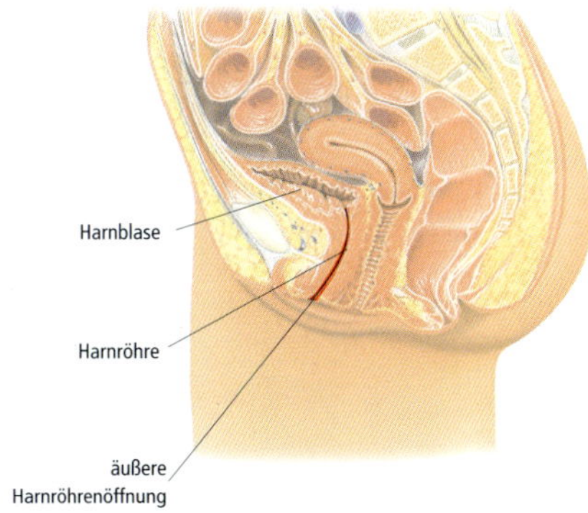

Harnröhre der Frau

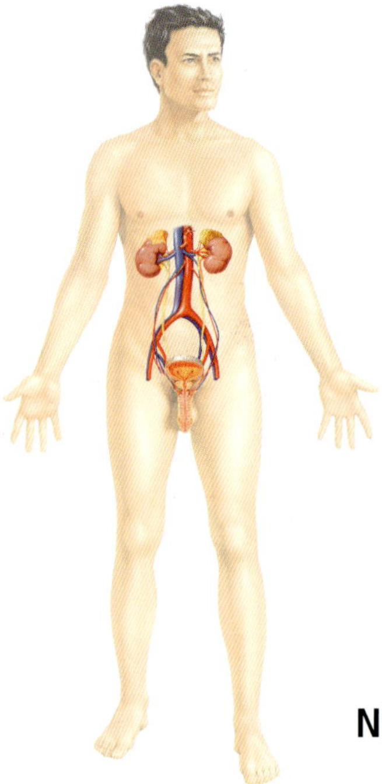

Niere

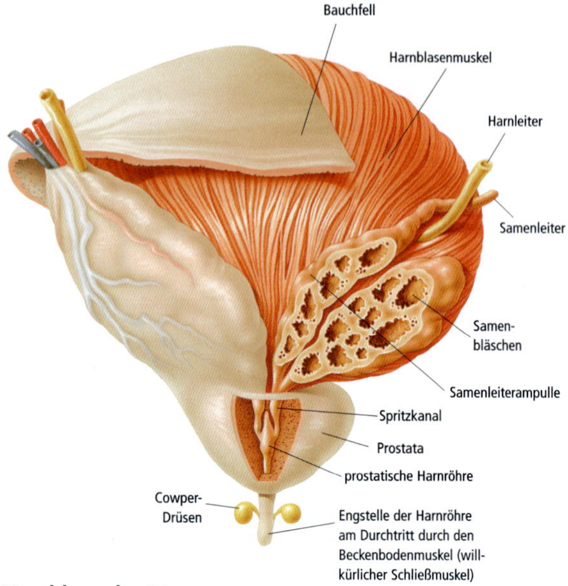

Harnblase des Mannes

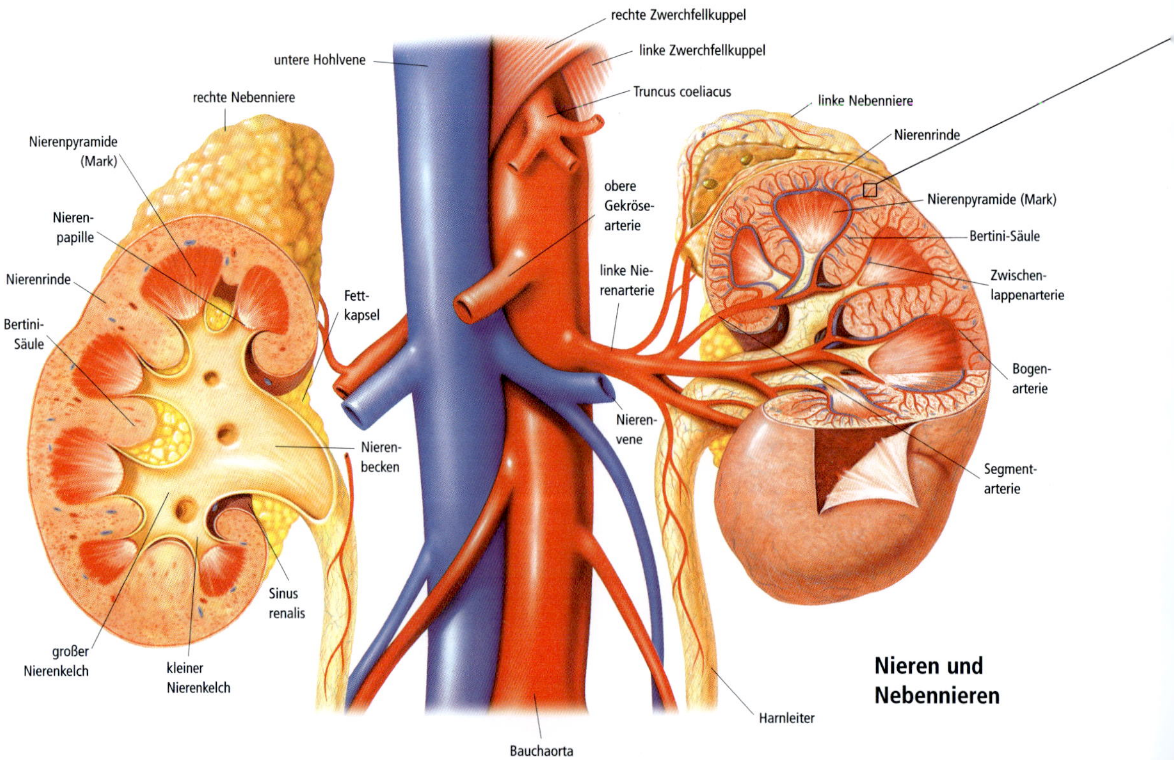

Nieren und Nebennieren

Nephron

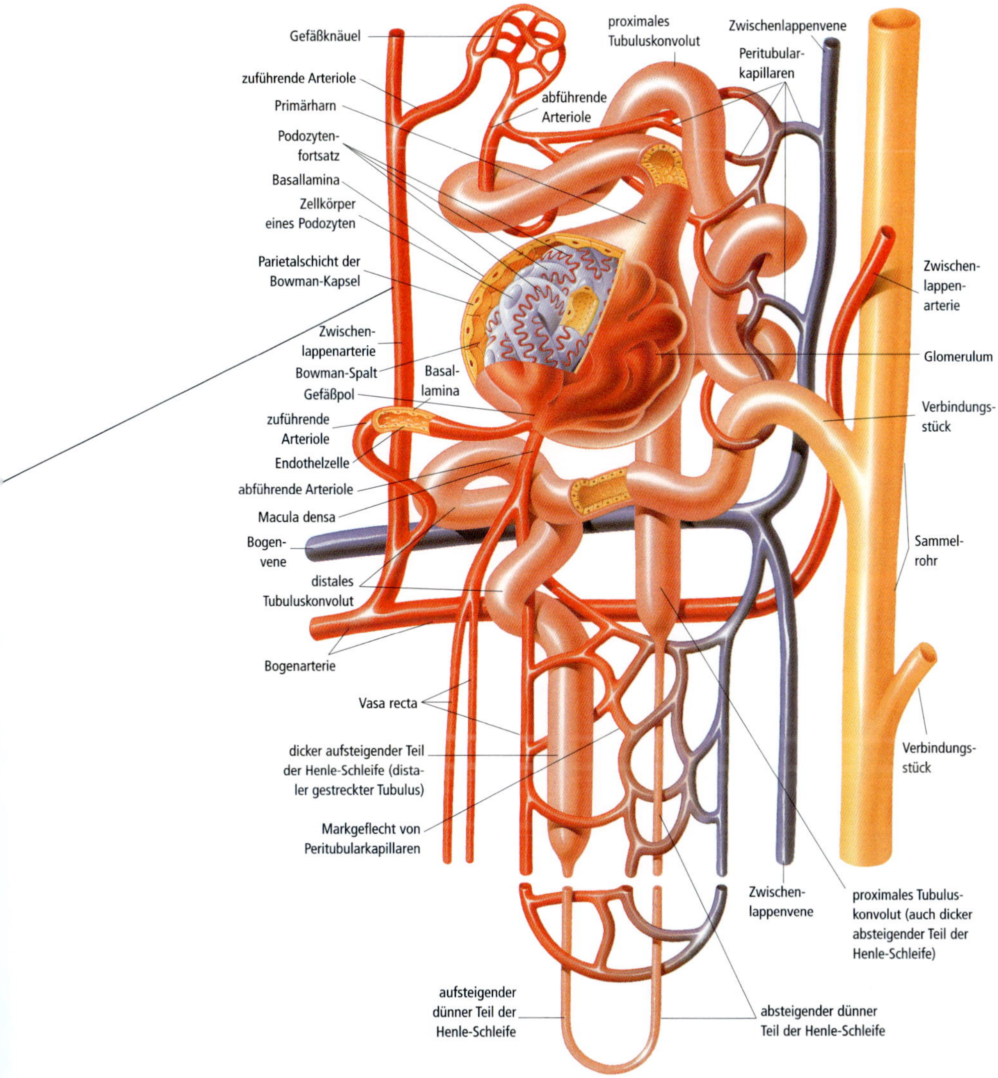
Gefäßknäuel
zuführende Arteriole
Primärharn
Podozyten-fortsatz
Basallamina
Zellkörper eines Podozyten
Parietalschicht der Bowman-Kapsel
Zwischen-lappenarterie
Bowman-Spalt
Basal-lamina
Gefäßpol
zuführende Arteriole
Endothelzelle
abführende Arteriole
Macula densa
Bogen-vene
distales Tubuluskonvolut
Bogenarterie
Vasa recta
dicker aufsteigender Teil der Henle-Schleife (distaler gestreckter Tubulus)
Markgeflecht von Peritubularkapillaren
aufsteigender dünner Teil der Henle-Schleife
proximales Tubuluskonvolut
abführende Arteriole
Zwischenlappenvene
Peritubular-kapillaren
Zwischen-lappen-arterie
Glomerulum
Verbindungs-stück
Sammel-rohr
Verbindungs-stück
Zwischen-lappenvene
proximales Tubuluskonvolut (auch dicker absteigender Teil der Henle-Schleife)
absteigender dünner Teil der Henle-Schleife

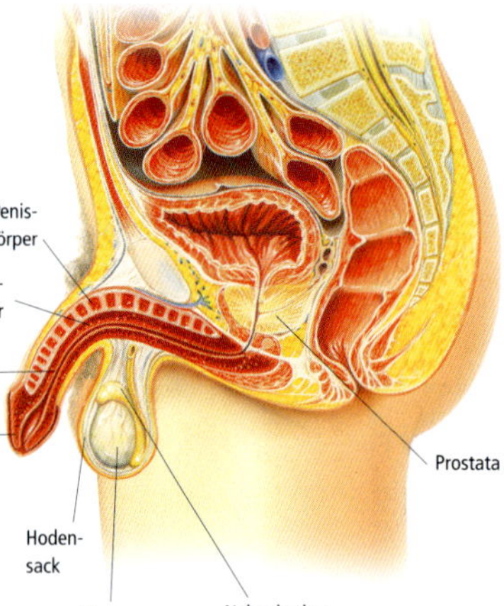

Penis

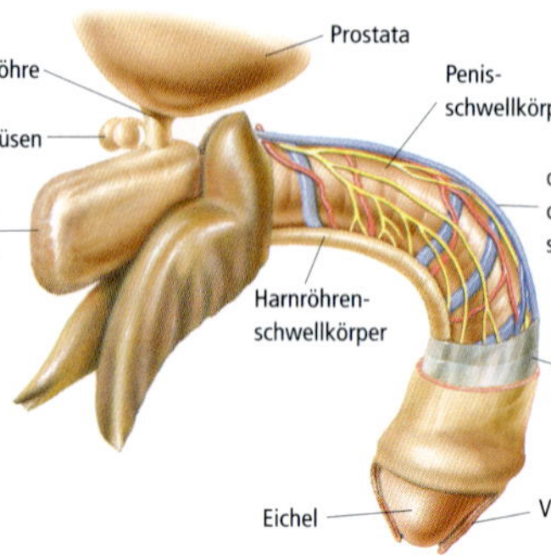

Geschlechtsorgane des Mannes

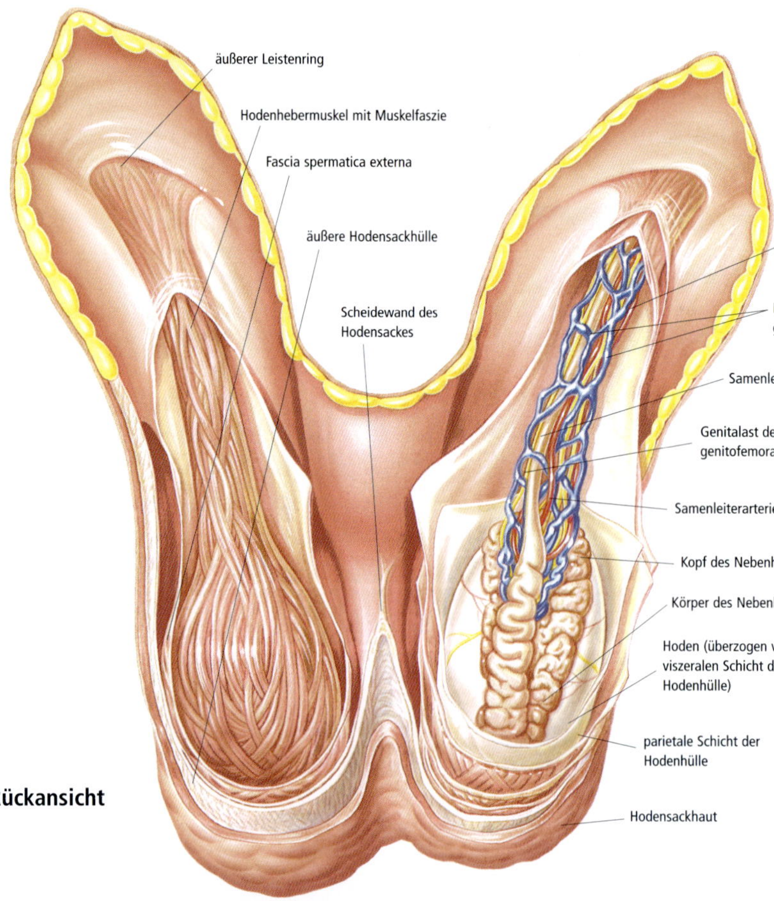

Hoden – Rückansicht

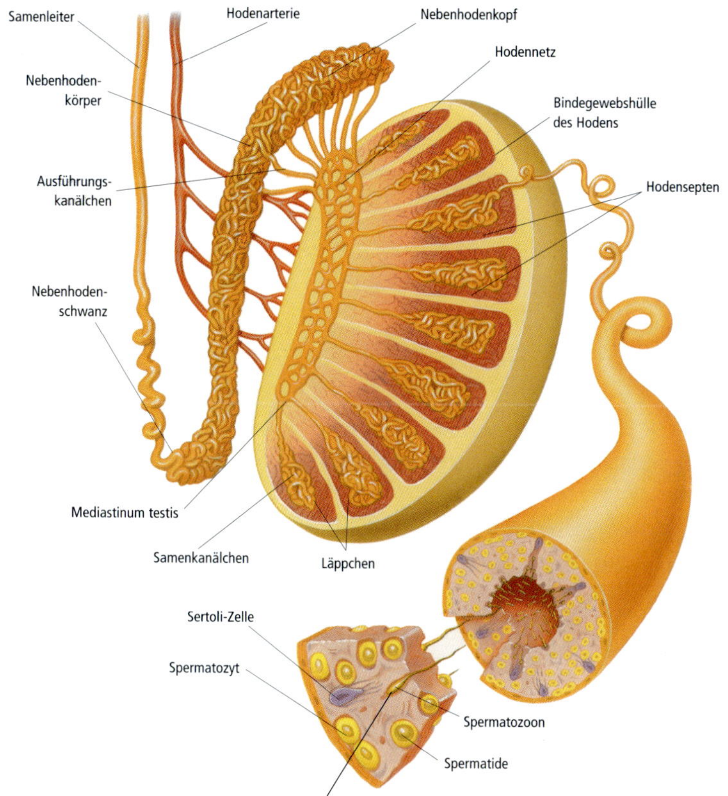

Hodenstruktur

Spermium (Spermatozoon)

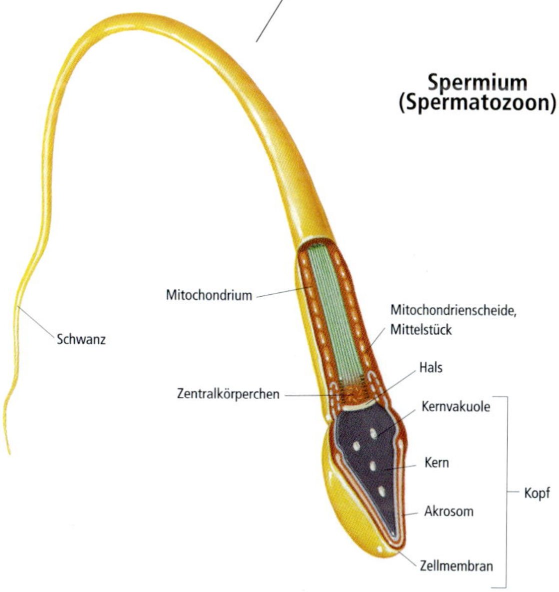

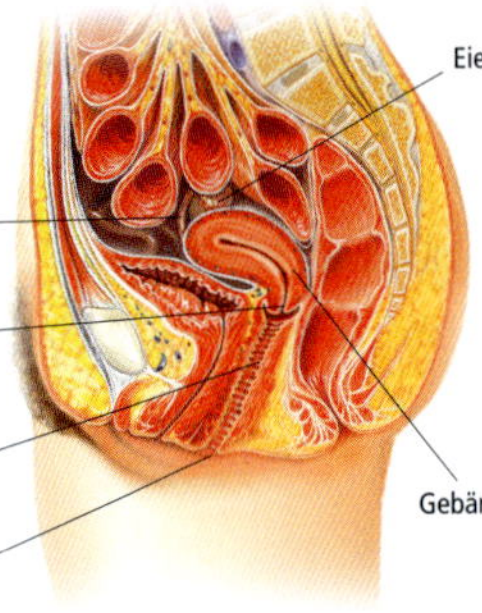

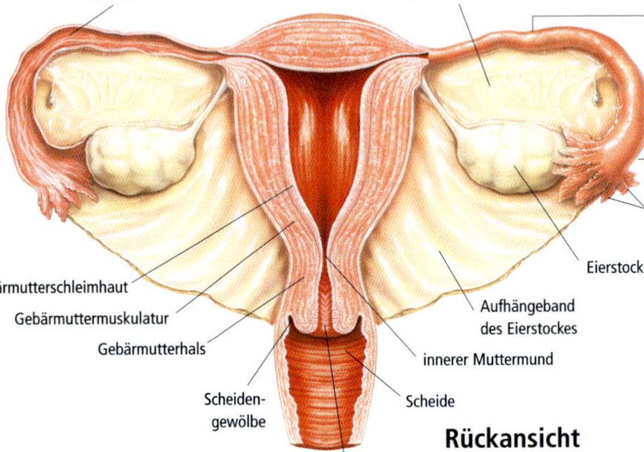

Vorderansicht

Rückansicht

Gebärmutter

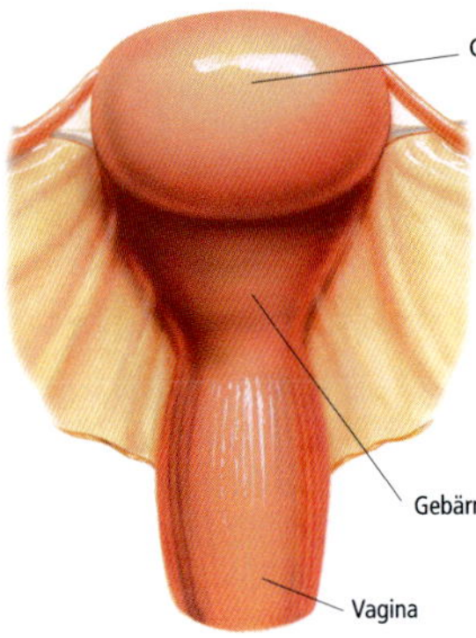

Geschlechtsorgane der Frau

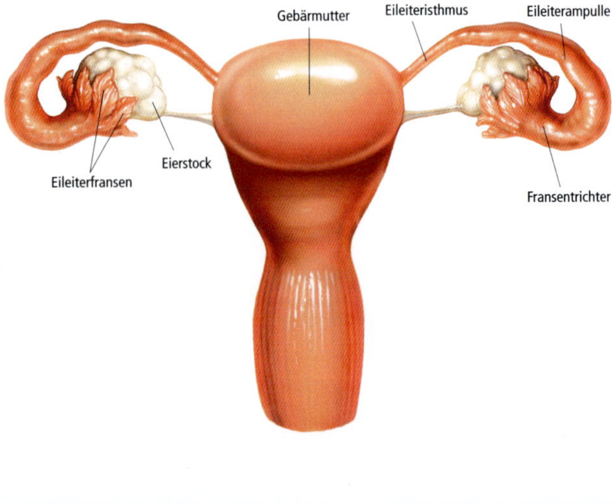

Eileiter

Eierstöcke

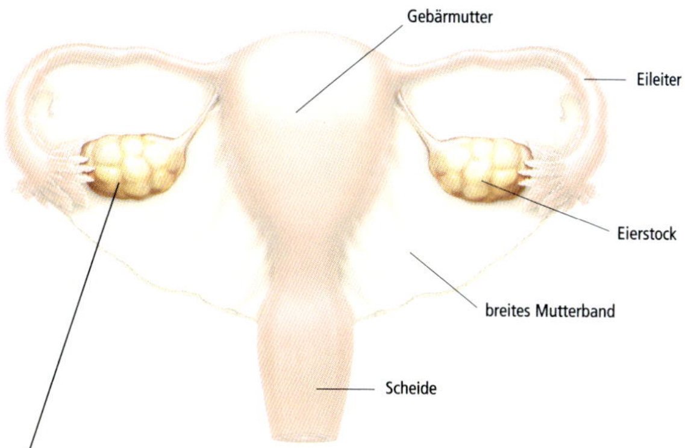

Eierstöcke – Querschnitt

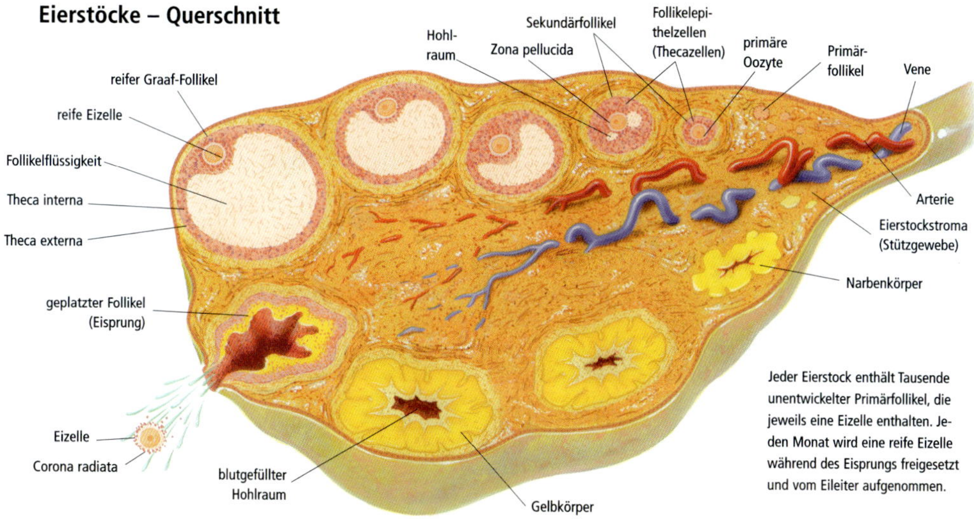

Jeder Eierstock enthält Tausende unentwickelter Primärfollikel, die jeweils eine Eizelle enthalten. Jeden Monat wird eine reife Eizelle während des Eisprungs freigesetzt und vom Eileiter aufgenommen.

Vulva

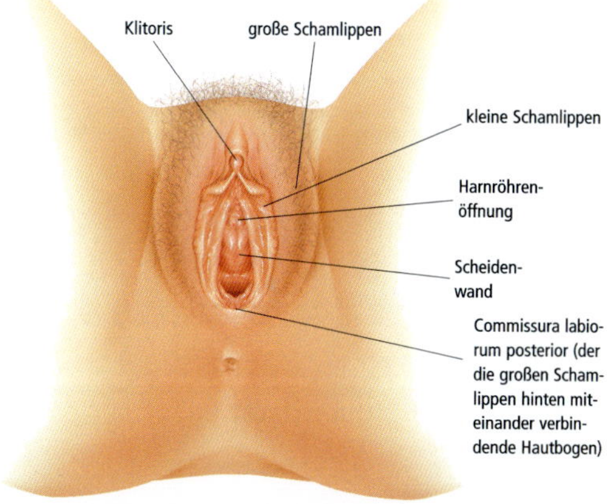

SCHULTERN, ARME UND HÄNDE

Armknochen

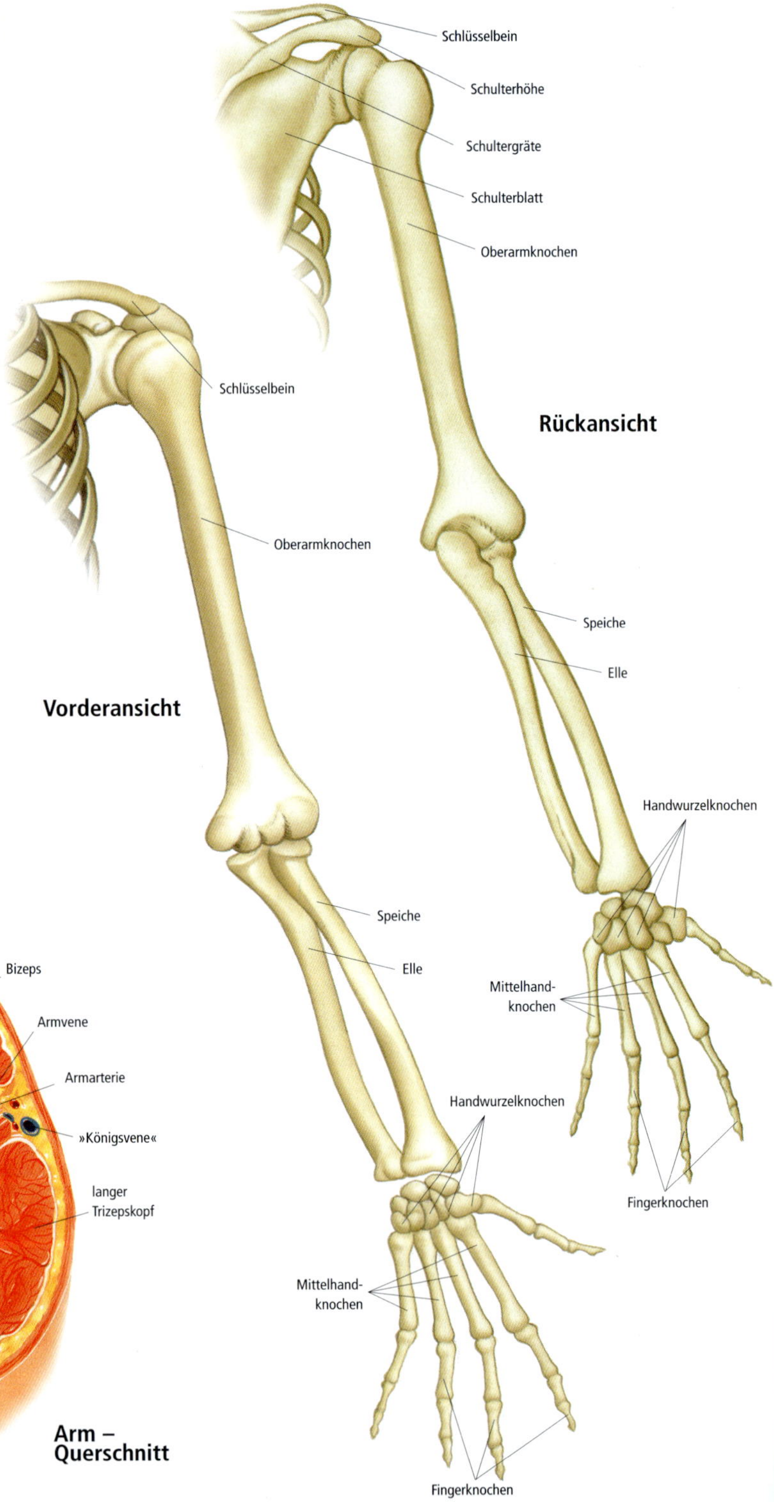

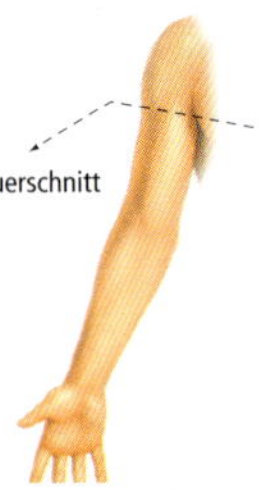

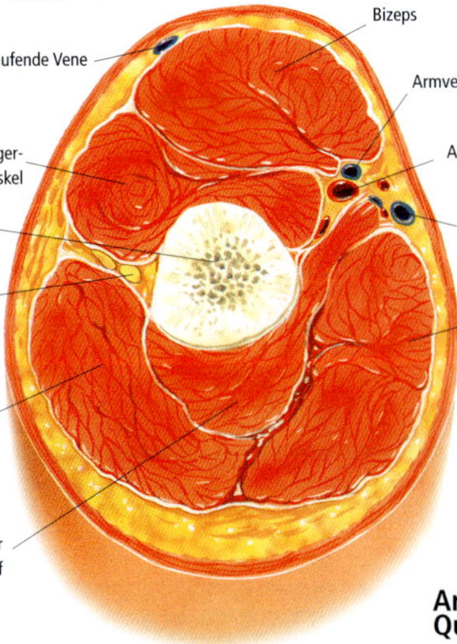

Arm – Querschnitt

oberflächliche Armmuskulatur

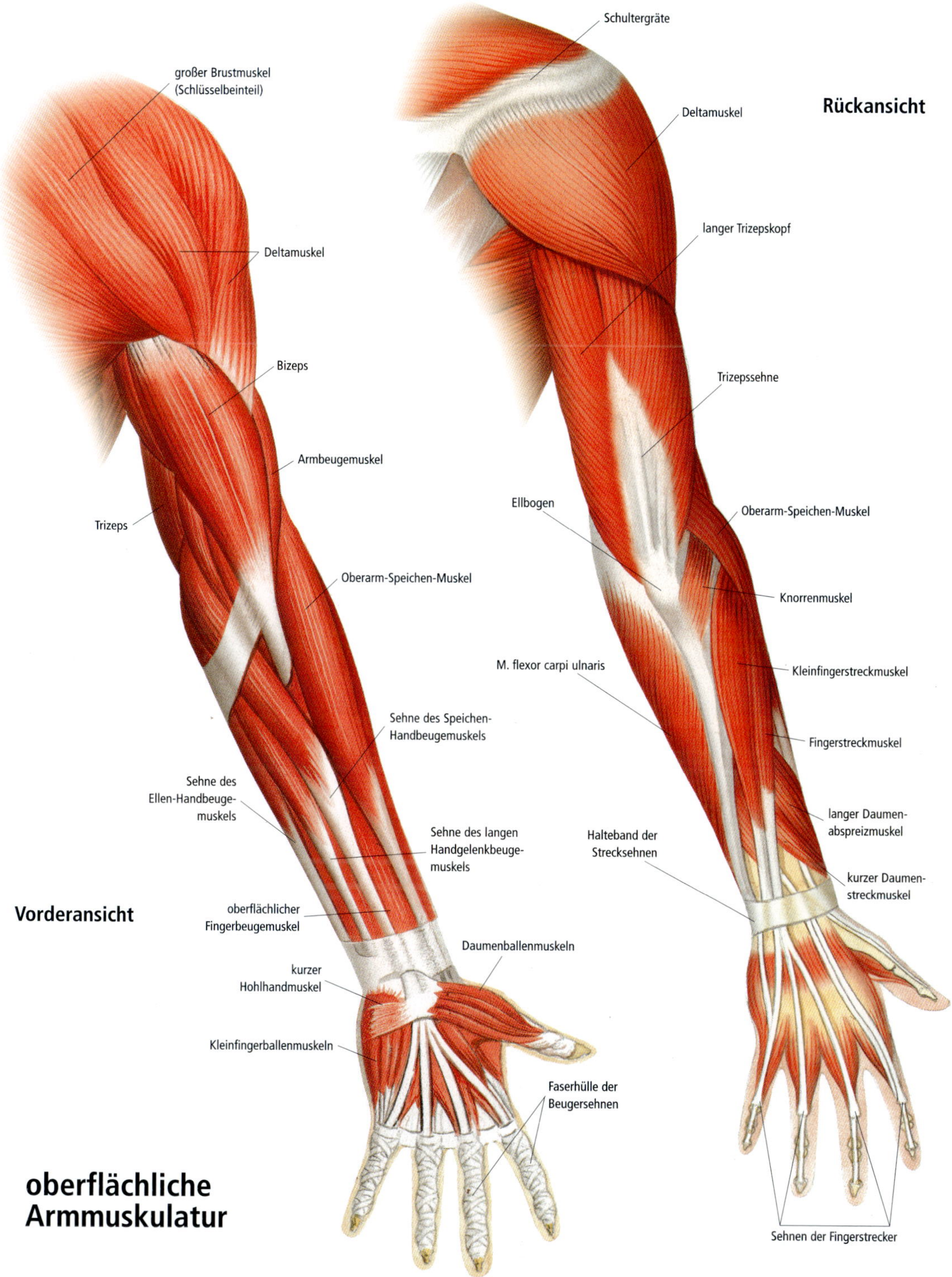

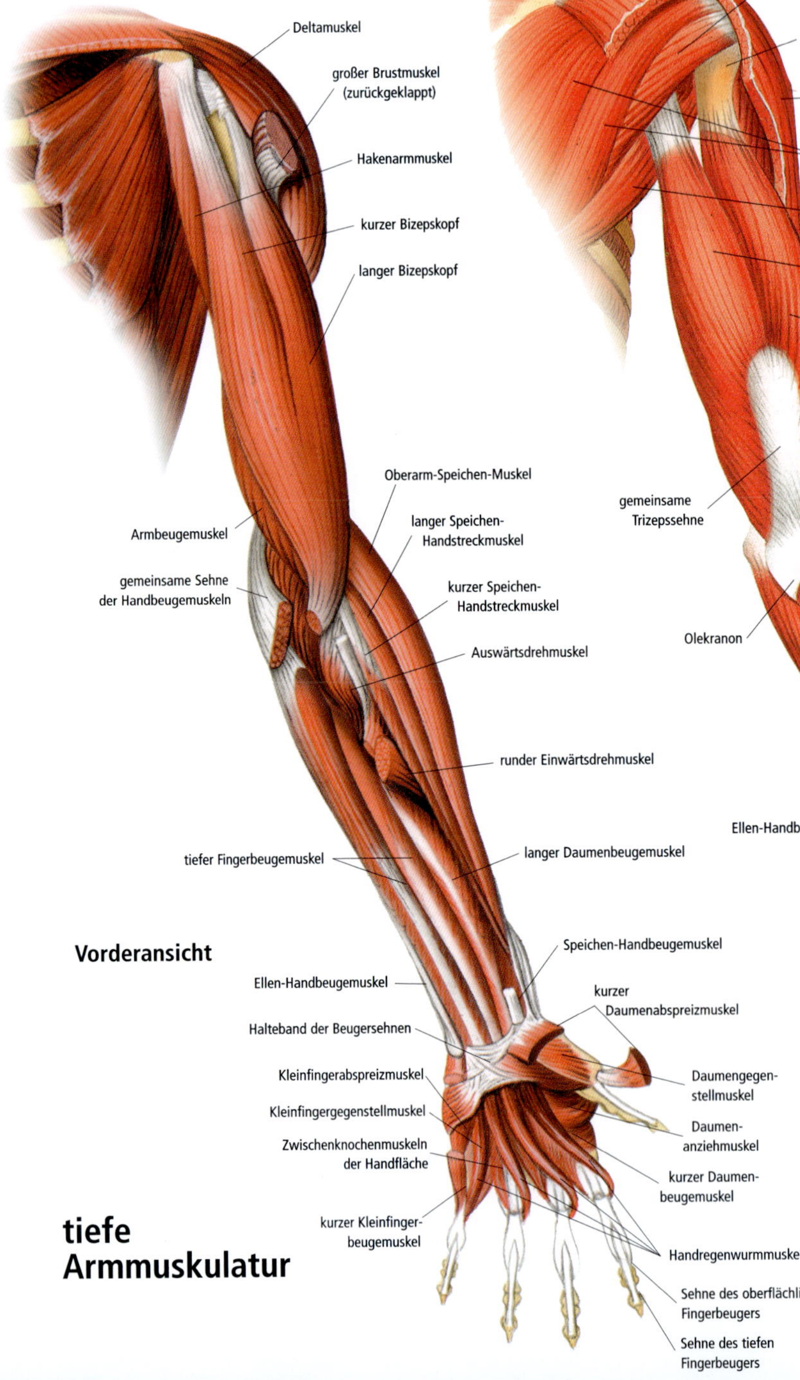

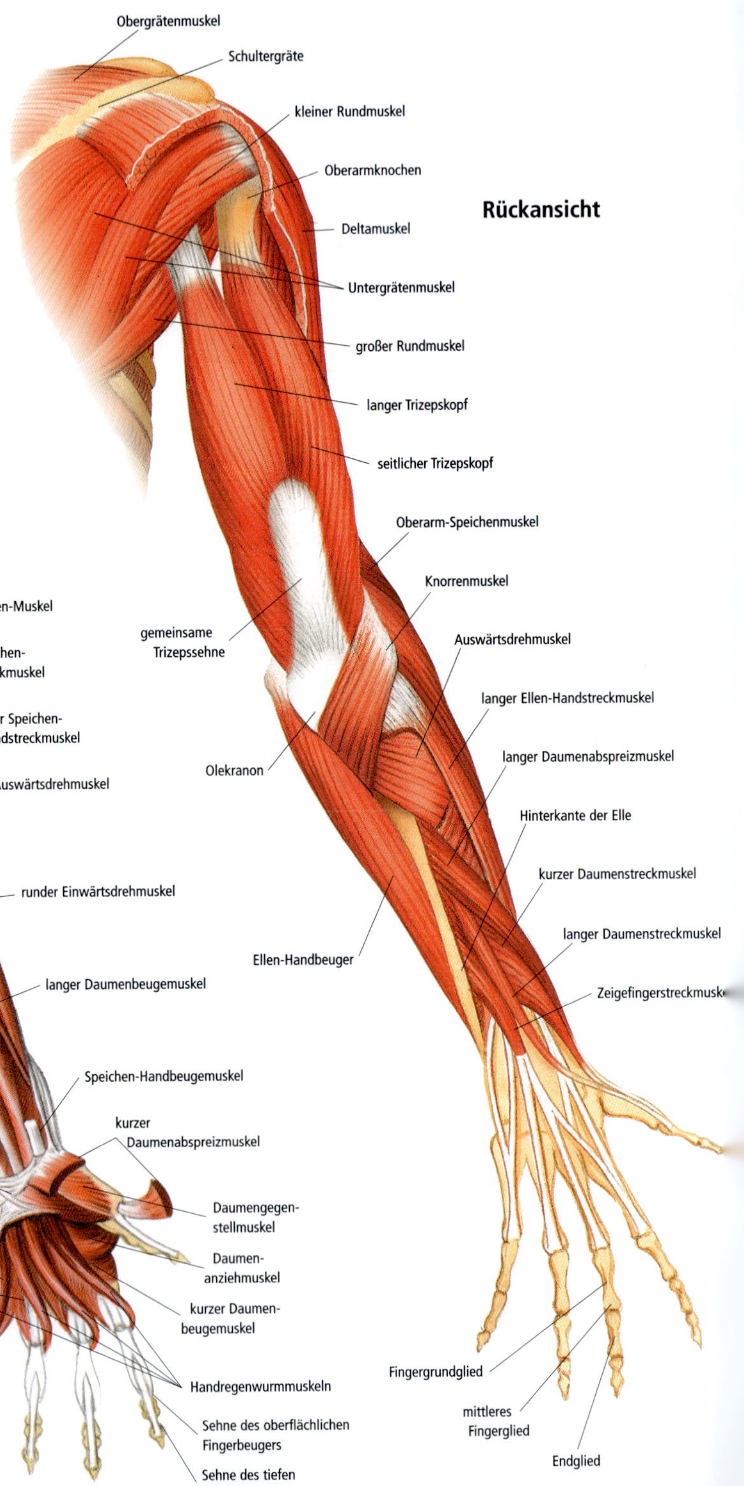

tiefe Armmuskulatur

Schulter

Querschnitt durch die Schulter

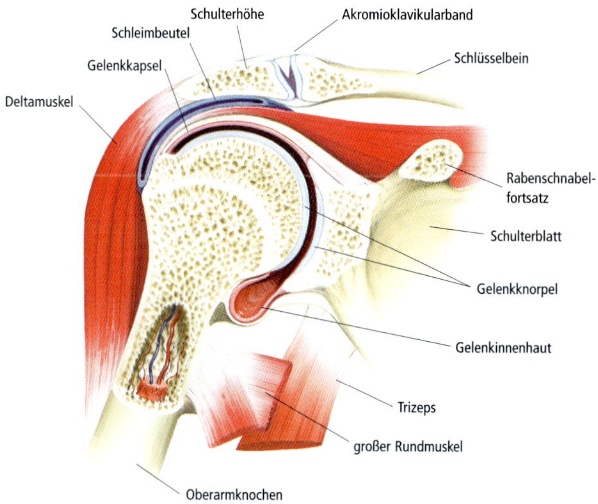

Schulterblatt

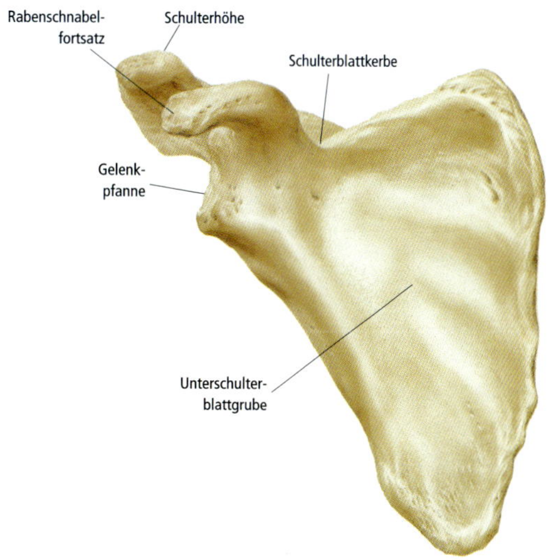

Ellbogen

Vorderansicht

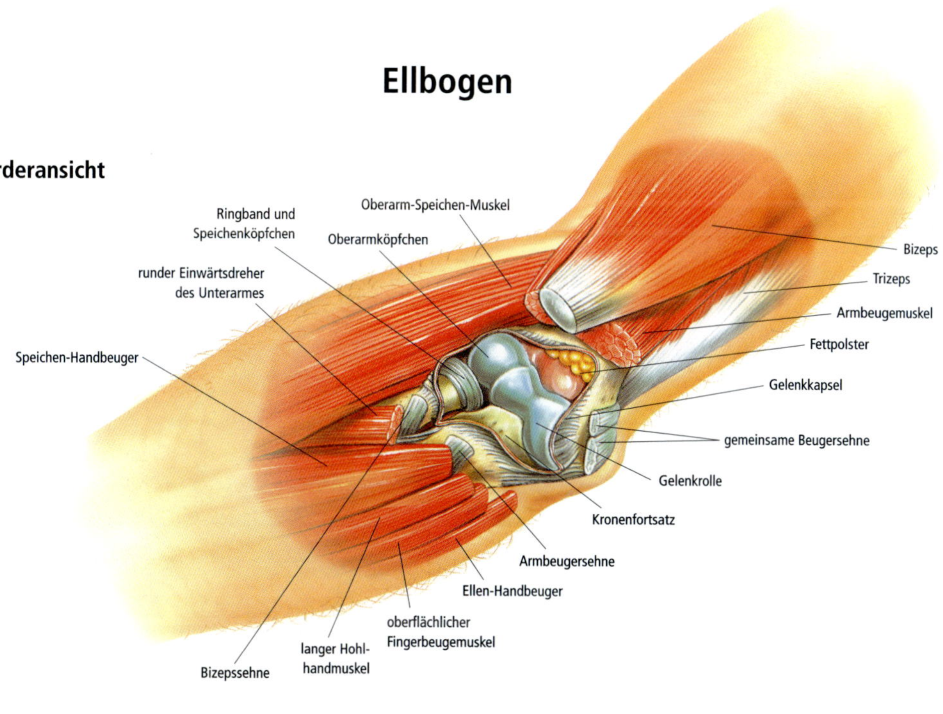

Handwurzel

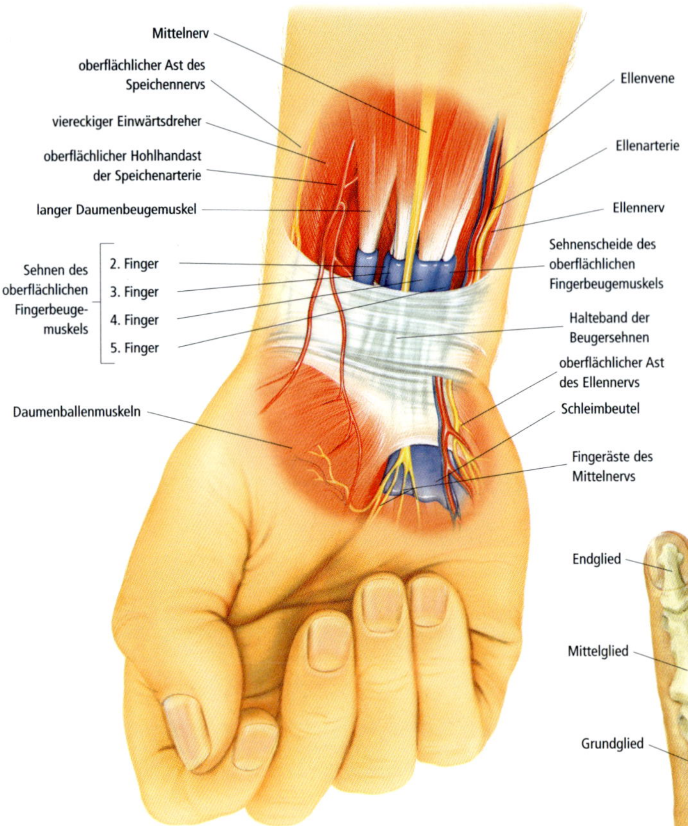

Knochen der Hand

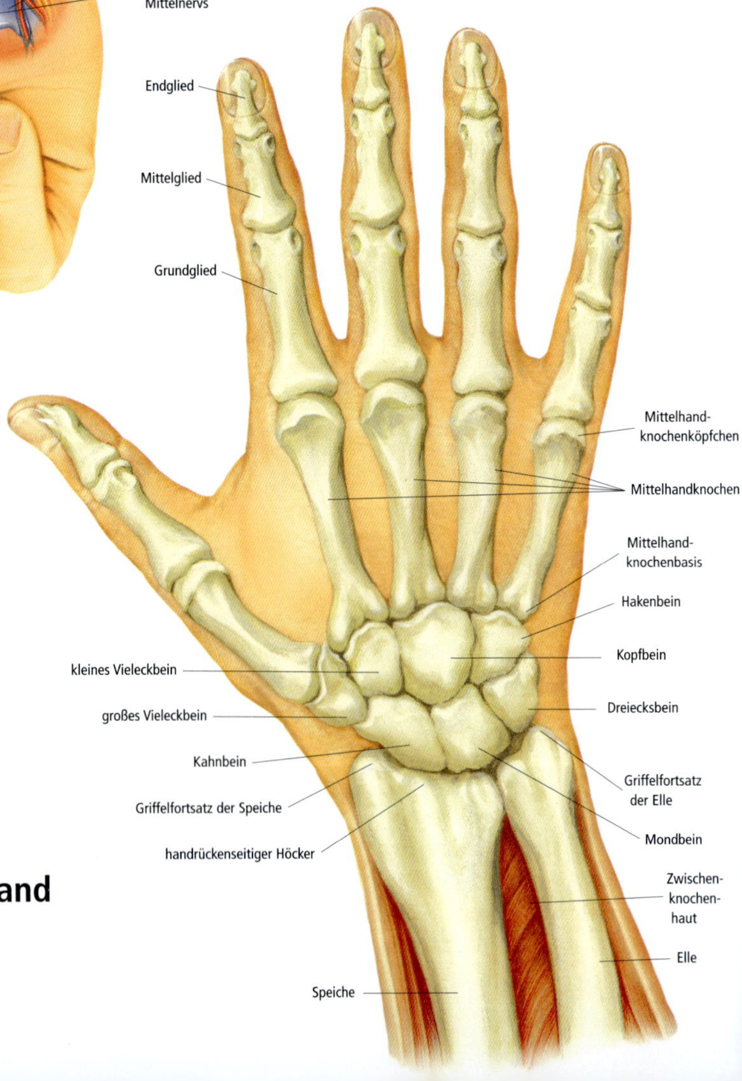

Muskeln und Sehnen der Hand

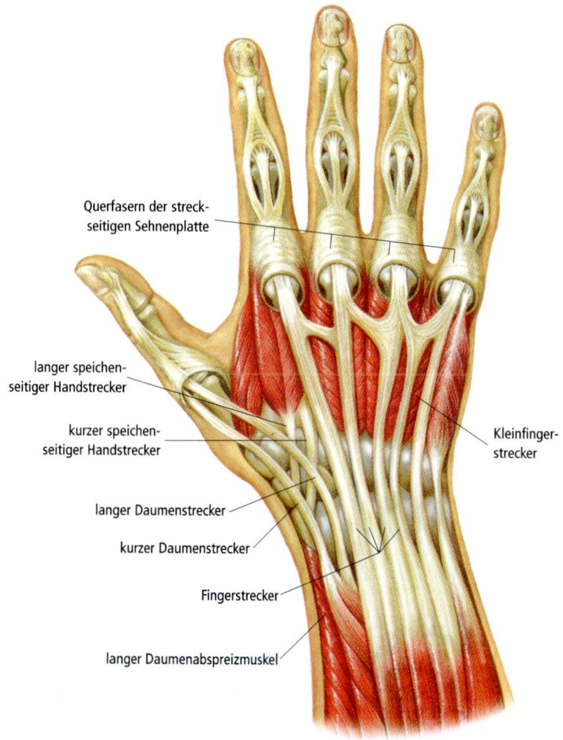

Finger

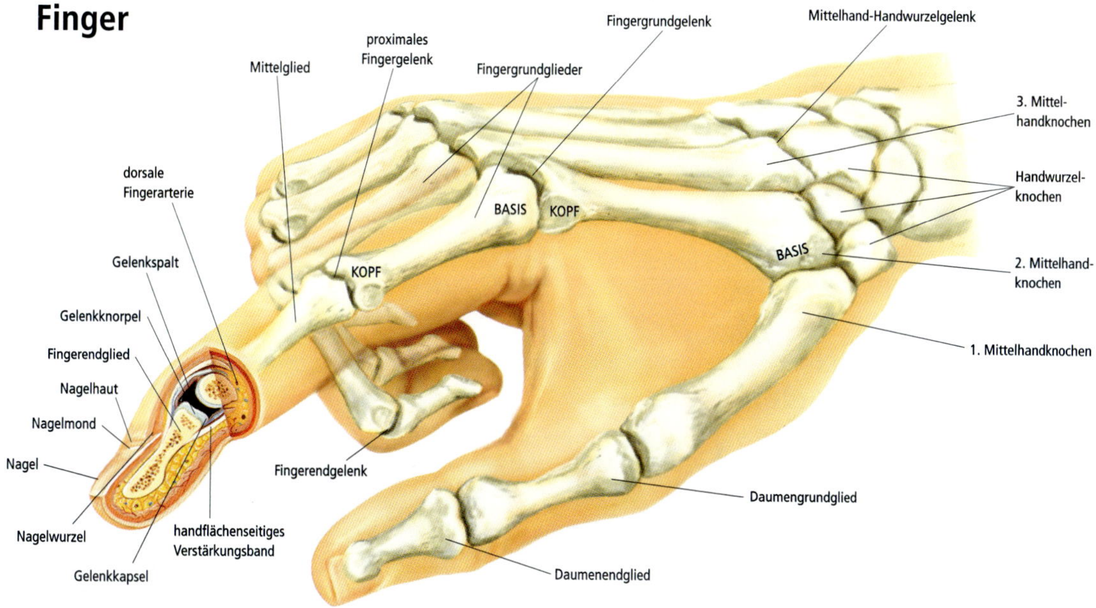

HÜFTE, BEINE UND FÜSSE

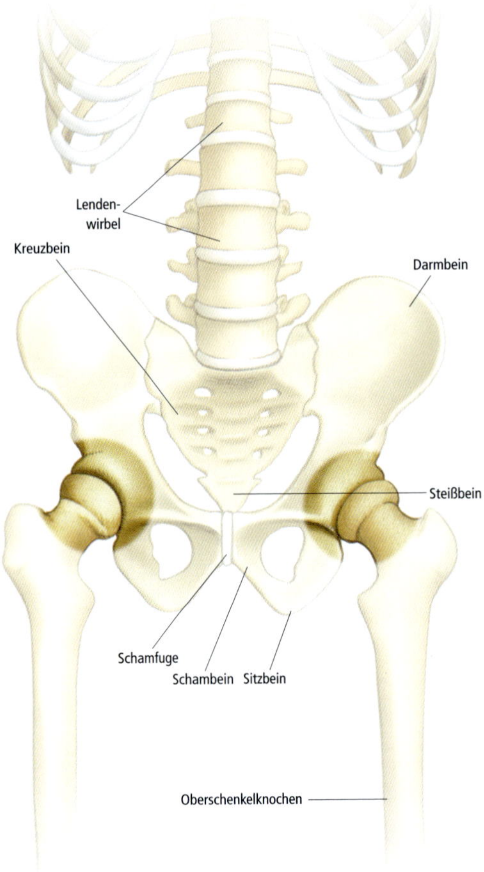

Hüftknochen und Hüftgelenk

Beinknochen

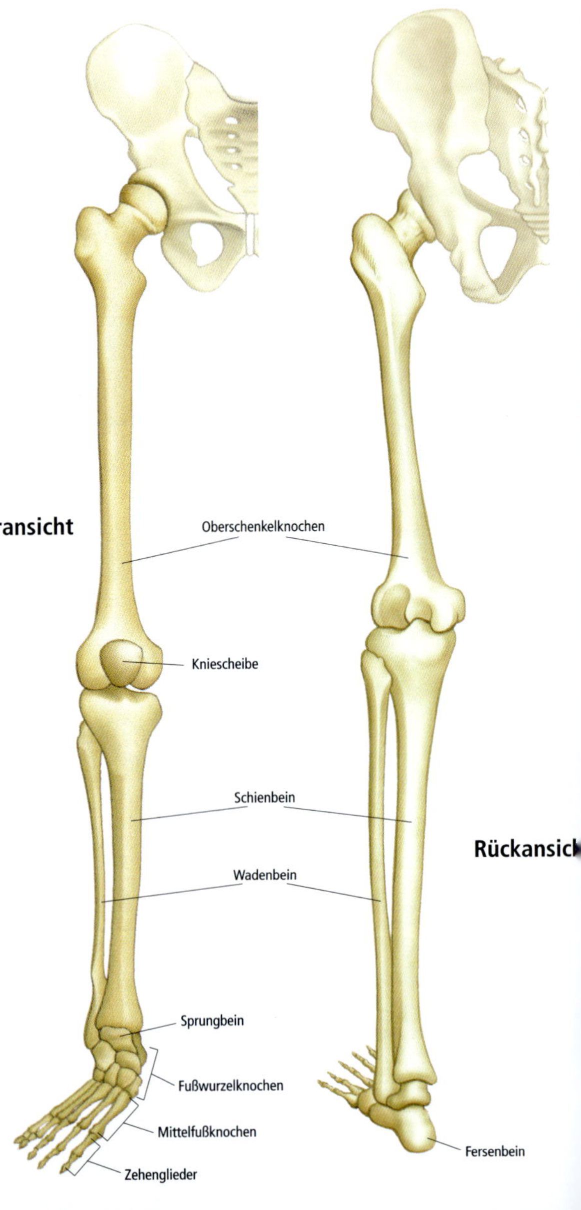

oberflächliche Beinmuskulatur

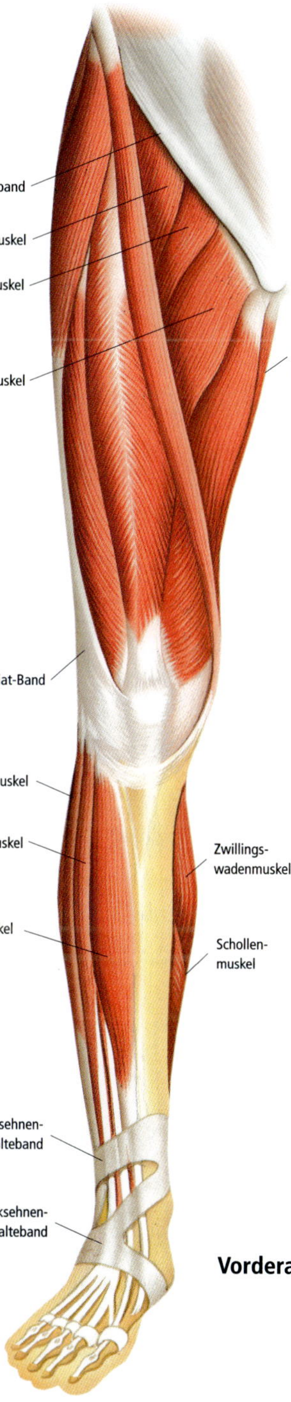

Vorderansicht

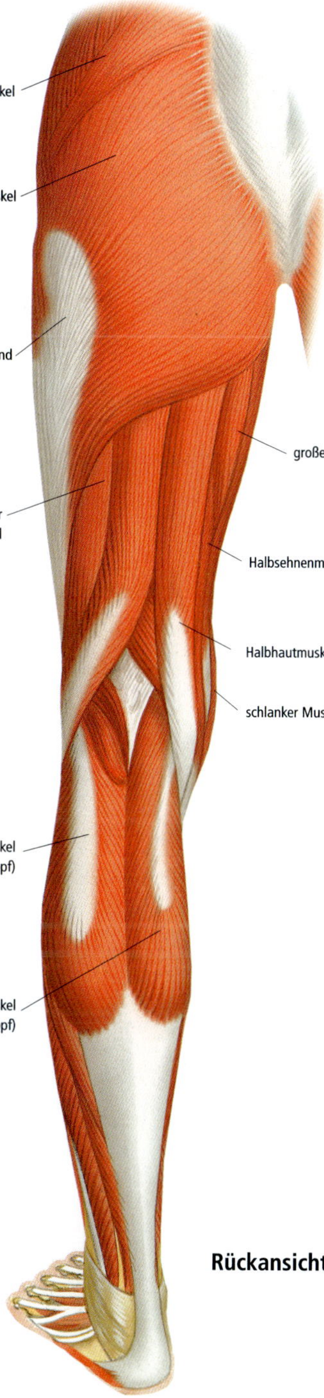

Rückansicht

tiefe Beinmuskulatur

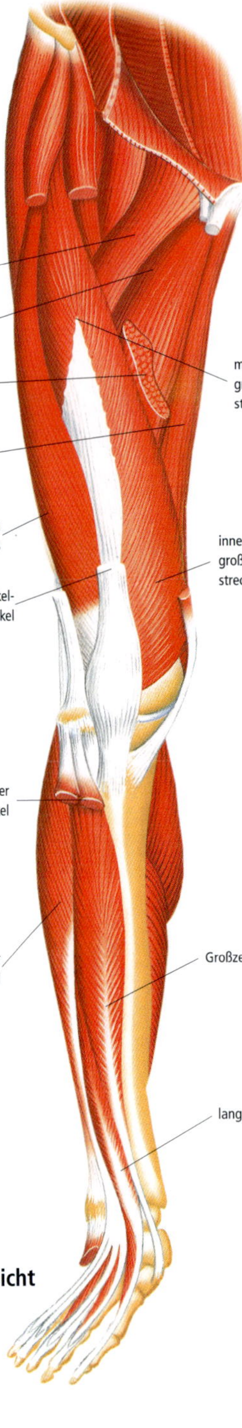

Vorderansicht

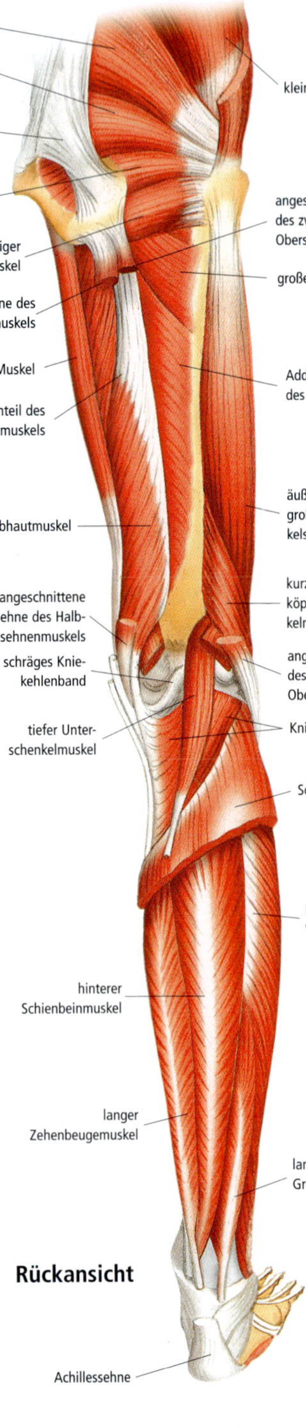

Rückansicht

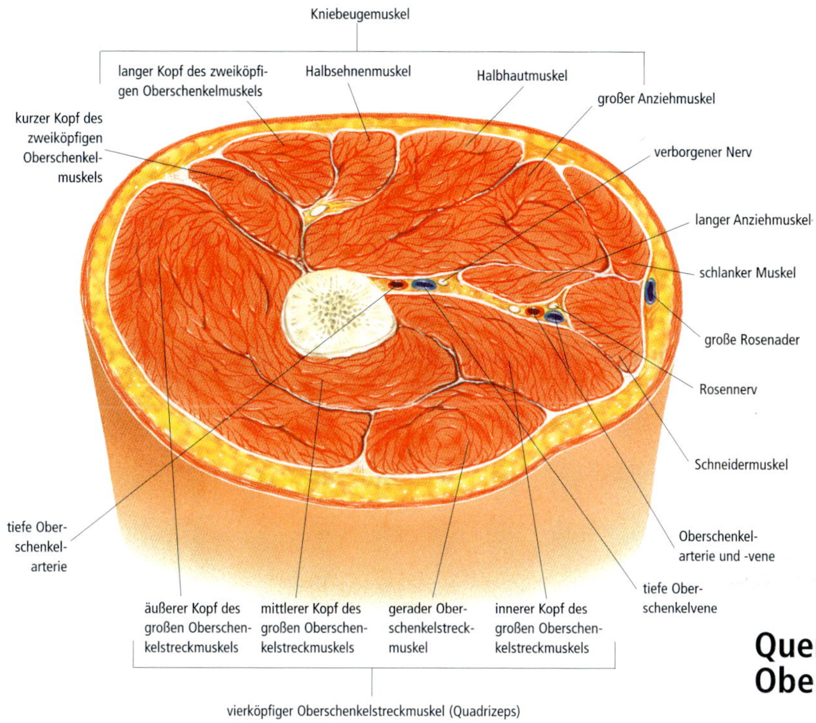

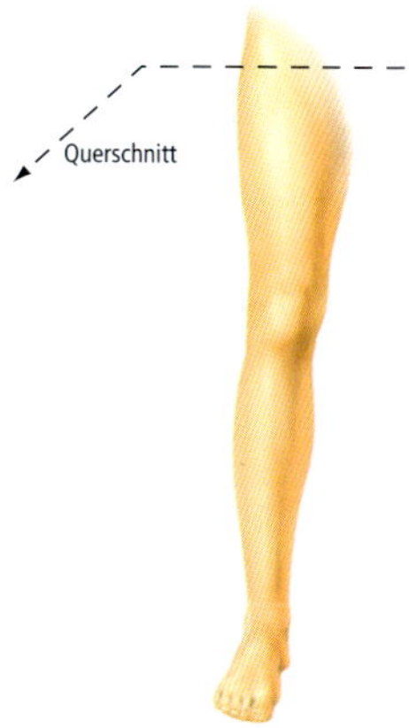

Querschnitt des Oberschenkels

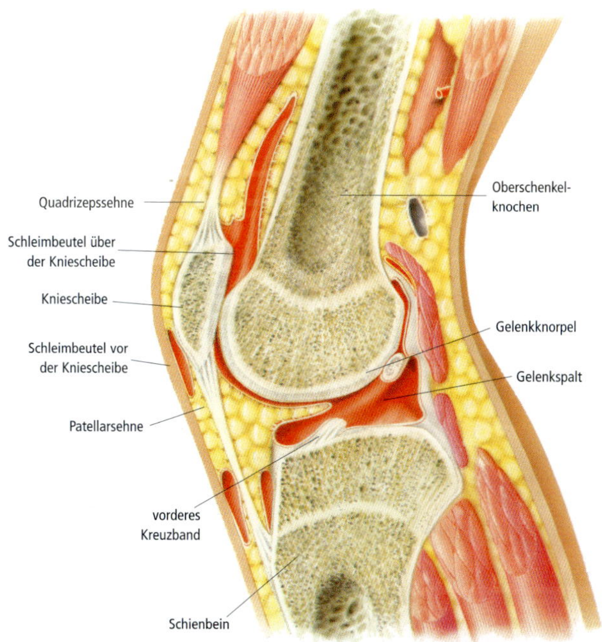

Kniegelenk

Bänder und Muskeln des Knies

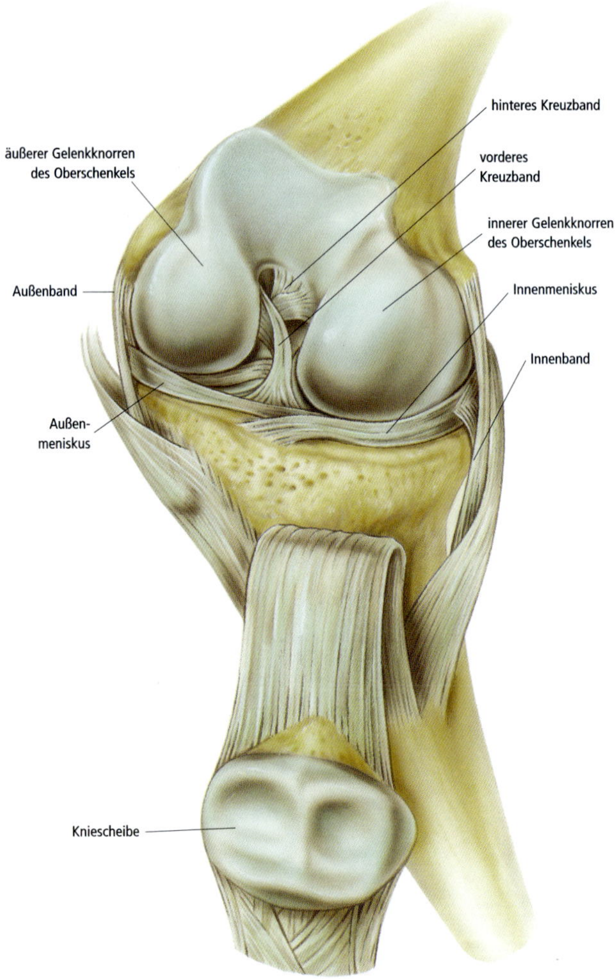

Fußknochen

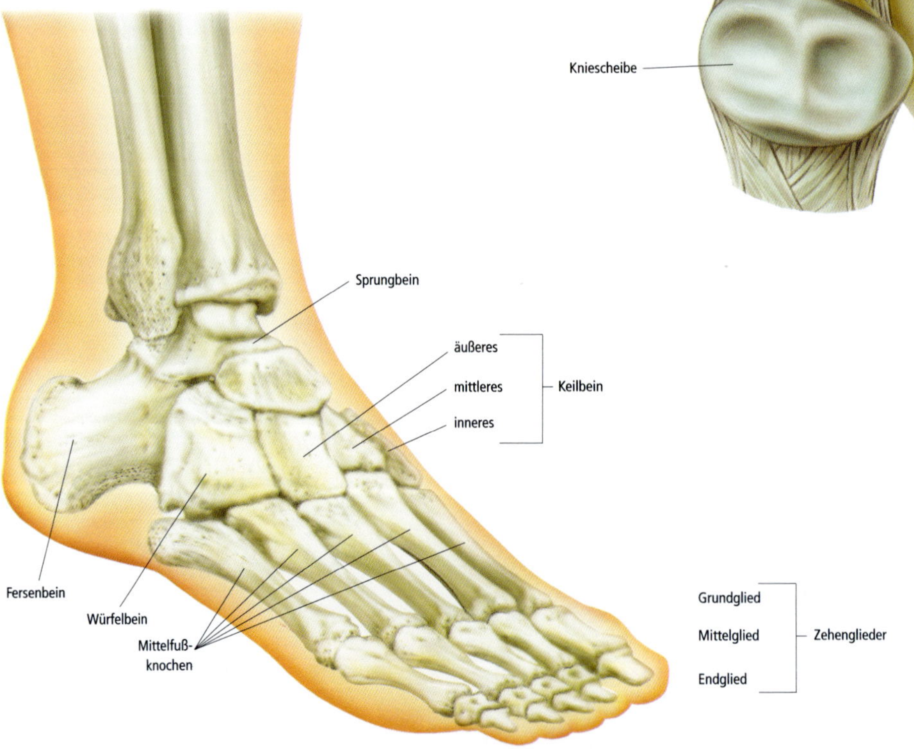

Sehnen und Muskeln des Fußes

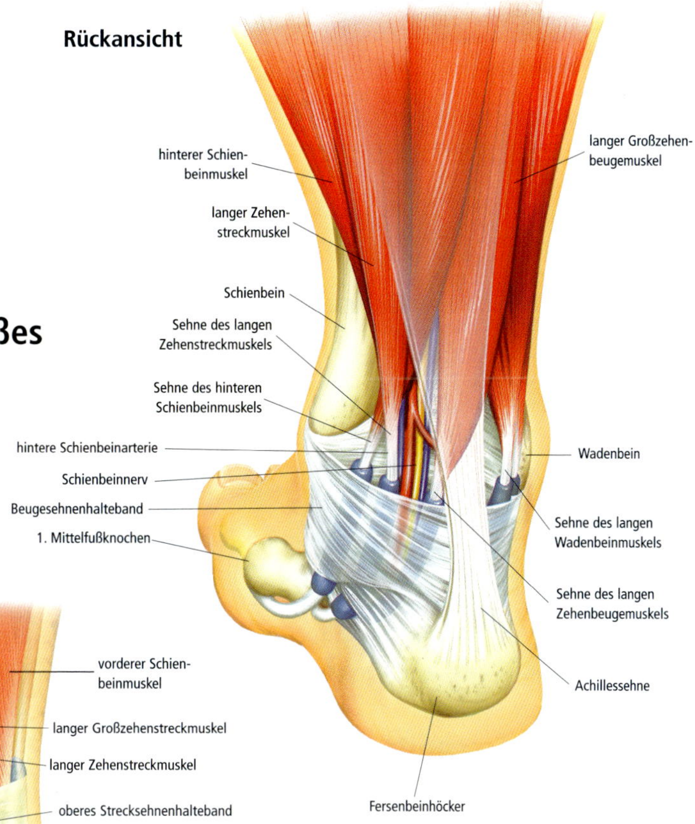

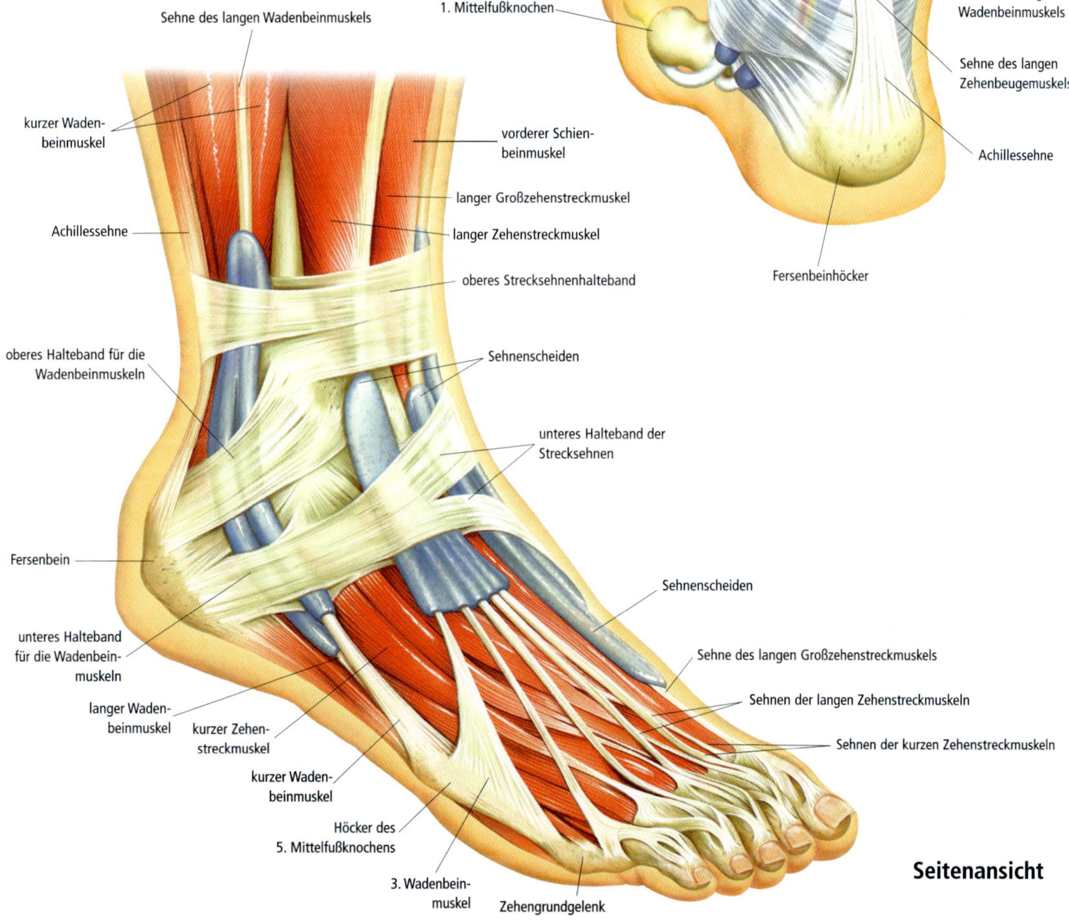

HAUT

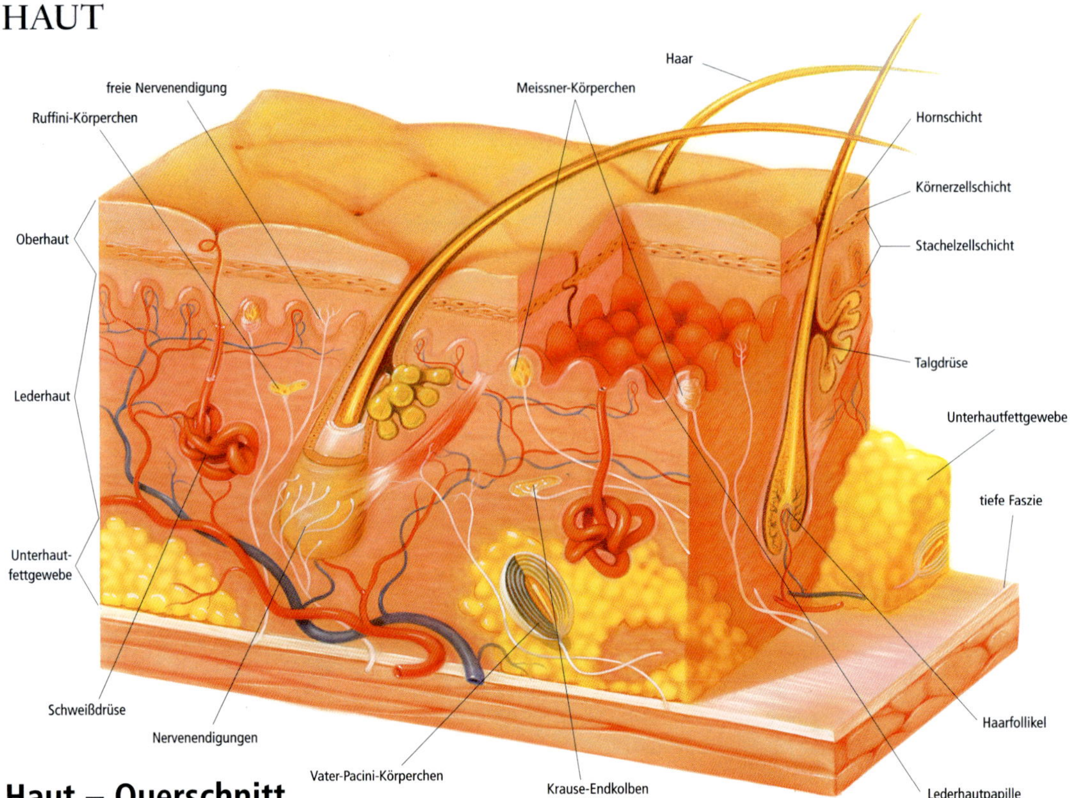

Haut – Querschnitt

Schweißdrüse

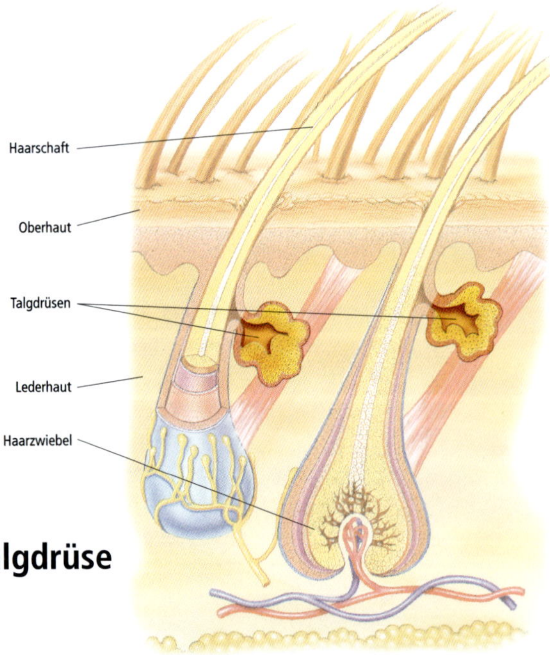

Talgdrüse

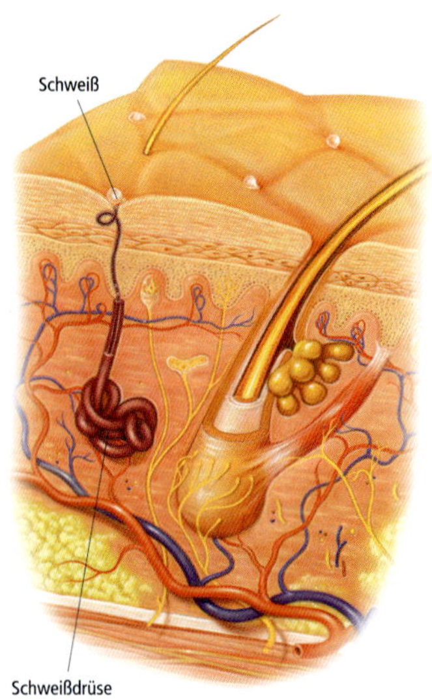

Symptomverzeichnis

In diesem Abschnitt finden Sie Informationen über typische Symptome häufiger Erkrankungen. Das Symptomverzeichnis hilft Ihnen, mehr über ein bestimmtes Symptom und seine möglichen Folgen zu erfahren.

Dieses Symptomverzeichnis **dient jedoch nicht** als Ersatz für einen Arztbesuch und sollte ebenso wenig zur Selbstdiagnose Ihres Gesundheitszustands oder dem Ihrer Familienmitglieder herangezogen werden. Wenden Sie sich an einen Arzt oder eine andere qualifizierte Person, wenn Sie Grund zur Annahme haben, dass Sie oder eine andere Person an einer der beschriebenen Erkrankungen leiden.

LISTE DER SYMPTOME

- Arm- und Schulterbeschwerden
- Atembeschwerden
- Augenliderkrankungen
- Augenbeschwerden
- Bauchschmerzen
- Bauchvergrößerung
- Beinbeschwerden
- Bewusstlosigkeit und Ohnmacht
- Blähungen
- Blutergüsse
- Brustknoten
- Brustschmerzen
- Darmblutungen
- Durchfall
- Fieber
- Fuß- und Knöchelbeschwerden
- Gedächtnisverlust
- Gelbsucht
- Genitaljuckreiz
- Genitalschmerzen
- Gesichtsschmerzen
- Gewichtsverlust
- Gewichtszunahme
- Haarprobleme
- Halluzinationen
- Halsbeschwerden
- Hand- und Handgelenksbeschwerden
- Hautprobleme
- Herzrasen
- Hitzewallung/plötzliches Erröten
- Hörverlust (Taubheit)
- Hüftbeschwerden
- Husten
- Knieprobleme
- Knochen, Brüche/Brüchigkeit
- Kopfschmerzen
- Krampfanfälle
- Krämpfe
- »Lymphknoten«, geschwollene
- Menstruationsbeschwerden
- Müdigkeit
- Mundgeruch, übler (Halitosis)
- Muskelschwäche und Lähmung
- Nagelveränderungen
- Nasenbluten
- Ohrenschmerzen
- Rachenbeschwerden
- Rückenschmerzen
- Scheidenprobleme
- Schlafstörungen
- Schluckbeschwerden
- Schnarchen
- Schwindelanfall
- Sehstörungen
- Sexuelle Funktionsstörungen
- Sodbrennen
- Sprachstörungen
- Stimmprobleme
- Taubheitsgefühl und Kribbeln
- Übelkeit und Erbrechen
- Verstopfung
- Wasserlassen, häufiges
- Wasserlassen, schmerzhaftes
- Wasserlassen, erschwertes
- Wirbelsäulenverkrümmung
- Wunden und Entzündungen, nicht heilende
- Zahnschmerzen
- Zahnfleischbluten
- Zittern (Tremor)
- Zungenveränderungen

Wie Sie das Verzeichnis anwenden

Die Symptome sind alphabetisch geordnet und enthalten in der Regel den Namen des betroffenen Körperteiles. Wenn Sie sich beispielsweise über Augenschmerzen informieren möchten, blättern Sie zu *Augenbeschwerden*, um Einträge zu Schmerzen und anderen mit den Augen verbundenen Beschwerden nachzuschlagen.

Jeder Eintrag enthält mehrere verschiedene Varianten, in denen die Symptome wahrgenommen werden können. Suchen Sie in der Spalte *Leitsymptom* nach der Beschreibung, die am genauesten dem Symptom entspricht, für das Sie sich interessieren.

790 AUGENBESCHWERDEN

LEITSYMPTOM	WEITERE SYMPTOME	VERSCHLIMMERNDE ODER LINDERNDE FAKTOREN	WEITERE WICHTIGE FAKTOREN	MÖGLICHE URSACHEN UND MASSNAHMEN
Augenliderkrankungen (Forts.)				
Fester, schmerzhafter, geröteter Knoten im oder am Wimpernrand	• Ähnlich einem Pickel, normale Sehkraft	• Augenreiben verschlimmert den Knoten.	• Entzündung oder Zysten in den Drüsen am Wimpernrand (Meibom-Drüse) verursachen eine auch nach der Heilung verbleibende Schwellung.	• Infektion in einem Haarfollikel oder einer Drüse des Augenlides (Gerstenkorn) • Legen Sie warme Kompressen auf und nehmen Sie leichte Schmerzmittel. • Gehen Sie zum Arzt, falls Sie sich sorgen oder die Symptome andauern.

Augenbeschwerden

Leichte Rötungen und Reizungen des Auges treten häufig auf und sind in der Regel auf banale Ursachen zurückzuführen. Symptome wie plötzliche oder starke Augenschmerzen sowie Veränderungen in der Sehfähigkeit besonders in Verbindung mit geröteten Augen erfordern jedoch eine erhöhte Aufmerksamkeit. Sollten irgendwelche Zweifel bestehen, lassen Sie das betroffene Auge von einem Arzt untersuchen, um mögliche Dauerschäden zu verhindern. Siehe auch *Sehstörungen* und *Augenliderkrankungen*

Entzündete, trockene, »sandige« Augen	• Leichte Rötung, normale Sehfähigkeit	• Müdigkeit und das Tragen von Kontaktlinsen verstärken Augenreizungen.	• Häufiger bei älteren Personen • Einige Medikamente prädisponieren für trockene [illegible] (abschwellende [illegible]ente [illegible]iuretik	• Trockene Augen bei verminderter Produktion von Tränenflüssigkeit • Künstliche Tränen lindern die Symptome. • [illegible]n Sie zum A[illegible]t.

In der Spalte *Weitere Symptome* werden Symptome beschrieben, die mit dem Leitsymptom in Verbindung stehen können. Die hier verzeichneten Symptome müssen nicht unmittelbar oder alle auf einmal bei dem medizinischen Problem auftreten, das unter *Mögliche Ursachen* als wahrscheinliche Ursache der Symptome genannt wird.

Die unter *Mögliche Ursachen* genannten Erkrankungen sind lediglich Schlussfolgerungen über die Ursache der beschriebenen Symptome und keine gesicherte Diagnose. Nicht alle infrage kommenden Erkrankungen sind verzeichnet; dies gilt besonders für seltenere Erkrankungen.

Weiterführende Informationen über eine Vielzahl dieser Symptome und Erkrankungen finden Sie im Hauptteil dieses Buches.

Die Symptome sind alphabetisch geordnet und oben aufgelistet.

Arm- und Schulterbeschwerden

Beschwerden in den Armen oder Schultern resultieren häufig aus Überanstrengung, Verletzungen und Stürzen. Sportliche Aktivitäten und berufliche Tätigkeiten sind häufige Ursachen für Probleme in diesen Bereichen. Schmerzen in den Armen können auch ein Symptom für einen Herzinfarkt sein, konsultieren Sie deshalb sofort einen Arzt, wenn Sie unter unerklärlichen Schmerzen leiden. Siehe auch *Brustschmerzen*

LEITSYMPTOM	WEITERE SYMPTOME	VERSCHLIMMERNDE ODER LINDERNDE FAKTOREN	WEITERE WICHTIGE FAKTOREN	MÖGLICHE URSACHEN UND MASSNAHMEN
Bewegungsabhängige Schmerzen in der Schulter, besonders beim Heben des Armes über den Kopf. Möglicherweise infolge einer Verletzung oder bei Menschen, die viel mit den Armen arbeiten	• Der betroffene Bereich ist empfindlich und geschwollen; Schwäche des Armes	• Symptome verschlimmern sich durch weitere Bewegung. • Drück- und Drehbewegungen (z. B. hinter den Rücken greifen, Anziehen) sind oft mit Schmerzen verbunden.	• Häufig verursachen Heben, drehende Bewegungen und sportliche Aktivitäten diese Beschwerden.	• Sehnenentzündung • Ruhen und Auflegen von Eis • Gehen Sie zum Arzt, wenn Sie sich sorgen oder die Schmerzen andauern.
Stechende Schmerzen im Arm oder in der Schulter nach anstrengender Aktivität	• Schwellungen, Steifigkeit, Empfindlichkeit	• Symptome verschlimmern sich durch Bewegen des Armes	• Tritt häufig bei plötzlichen oder ungewohnten Belastungen des Armes auf (z.B. bei Stürzen, Heben von schweren Gegenständen, ungewohnten Sportübungen)	• Muskel- oder Bänderzerrung • Ruhen und Auflegen von Eis • Gehen Sie zum Arzt, wenn Sie sich sorgen oder die Symptome andauern.
Plötzliche Schmerzen oben auf der Schulter; können beim Aufwachen stärker sein	• Möglicherweise leichte Rötung und Empfindlichkeit, eingeschränkte Bewegungsfähigkeit	• Symptome verschlimmern sich in der Regel durch Heben des Armes zur Seite oder durch Drehbewegungen	• Tritt bei Überanstrengung, Infektionen, Arthritis und Verletzungen auf	• Schleimbeutelentzündung • Gehen Sie zum Arzt.
Sich stetig verschlimmernde Schmerzen im Ellbogen, die bei wiederholten Bewegungen auftreten	• Schmerzen ziehen bis in die Muskeln des Unterarmes • Berührungsempfindlichkeit	• Symptome verschlimmern sich durch weitere Bewegung und werden durch Ruhen gelindert.	• Tritt wahrscheinlicher bei Personen mit schwachen Handgelenks- und Armmuskeln auf sowie bei Tennisspielern mit verkehrtem Rückhandschlag	• Tennisellenbogen • Ruhen und Auflegen von Eis • Gehen Sie zum Arzt, wenn Sie sich sorgen oder die Schmerzen andauern.
Zunehmende Schulterschmerzen und Steifigkeit, die sich im Lauf mehrerer Wochen verschlimmert	• Eingeschränkte Bewegungsfähigkeit in alle Richtungen	• Symptome verschlimmern sich durch Bewegungen in fast alle Richtungen, vor allem bei seitlichen Armhebebewegungen.	• Tritt häufig bei älteren Menschen auf, besonders nach Schulterverletzungen oder Schulter-/Brustoperationen	• Schmerzhafte Schultersteife • Gehen Sie zum Arzt.
Heftige Schmerzen im Arm nach einem Sturz oder einem direkten Schlag	• Arm oder Schulter weist Deformierung auf.	• Symptome verschlimmern sich bei jedem Versuch, sich zu bewegen.		• Knochenbruch oder Verrenkung • Gehen Sie sofort zum Arzt.
Anhaltende starke Schmerzen, die vom Brustkorb in den linken Arm ausstrahlen	• Atemnot, Übelkeit, Schwitzen • Gefühl, als ob der Brustkorb zusammengedrückt wird	• Schmerzen verändern sich nicht durch Bewegungen des Armes.	• Erhöhte Wahrscheinlichkeit bei Personen, die kurz zuvor einen Herzinfarkt erlitten haben oder bei denen laut Anamnese eine koronare Herzerkrankung vorliegt	• Herzinfarkt • Dies ist ein medizinischer Notfall. • Suchen Sie sofort die Notaufnahme auf oder rufen Sie einen Krankenwagen.

Atembeschwerden

Atemnot kann sich allmählich ausbilden, jedoch auch unvermittelt auftreten und lebensbedrohliche Ausmaße annehmen. Die häufigsten Ursachen für beide Phänomene werden in diesem Abschnitt beschrieben.

LEITSYMPTOM	WEITERE SYMPTOME	VERSCHLIMMERNDE ODER LINDERNDE FAKTOREN	WEITERE WICHTIGE FAKTOREN	MÖGLICHE URSACHEN UND MASSNAHMEN
Lang anhaltende oder wiederholte Atemnot bei Anstrengung; allmähliches Einsetzen	• Atemnot in flacher Liegeposition, nächtliches Erwachen mit Atemnot, die durch Aufsetzen gebessert wird, Anschwellen der Beine, Husten, möglicherweise Keuchen, allmähliche Abnahme der körperlichen Leistungsfähigkeit, Atemnot in Ruhe	• Symptome verschlimmern sich durch Niederlegen.		• Chronische Herzinsuffizienz • Gehen Sie sofort zum Arzt.
Lang anhaltende oder wiederholte Atemnot bei Anstrengung; kann sich über viele Jahre hinweg allmählich verschlimmern	• Keuchen • Husten mit Auswurf, häufig schlimmer am Morgen • Allmähliche Abnahme der körperlichen Leistungsfähigkeit	• Bisweilen Linderung, wenn sich die Person nach vorne beugt oder mit herabhängendem Kopf auf den Bauch legt		• Chronisch obstruktive Lungenerkrankung, Bronchitis, Emphysem • Gehen Sie zum Arzt.
Lang anhaltende oder wiederholte Atemnot bei Anstrengung, tritt nur anfallsartig auf	• Keuchen, anhaltendes Husten, in der Regel ohne Auswurf	• Symptome werden durch Zigarettenrauch oder Luftverschmutzung, Pollen, kalte Luft, körperliche Aktivität, Atemwegsinfektionen ausgelöst.	• Laut Anamnese sind Heuschnupfen oder Ekzeme vorhanden; in der Familienanamnese sind Asthma, Ekzeme oder Allergien vorhanden. • In der Regel häufiger im Winter, nach einer Erkältung oder bei hohem Pollenausstoß • Verschlimmerung durch Kontakt mit Haustieren oder Zigarettenrauch	• Asthma • Gehen Sie zum Arzt. • Bei Atemschwierigkeiten oder vermutetem Sauerstoffmangel ist dies ein medizinischer Notfall. • Suchen Sie sofort die Notaufnahme auf oder rufen Sie einen Krankenwagen.
Lang anhaltende oder wiederholte Atemnot bei Anstrengung bei Personen, die in staubiger Umgebung arbeiten; allmähliche Verschlimmerung über einen langen Zeitraum hinweg	• Husten		• Atemlosigkeit wird durch Niederlegen verschlimmert.	• Berufsbedingter Kontakt mit Kohle, Kieselerde, Asbest • Berufsbedingte Lungenerkrankung • Gehen Sie zum Arzt.
Akute Atemnot in Ruhe mit möglicherweise plötzlichem Beginn	• Schmerzen im Brustkorb, wenn ein Herzinfarkt vorausging • Möglicherweise eine kurz zuvor aufgetretene Verschlimmerung der Atemnot bei Anstrengung und/oder in flacher Liegeposition und/oder nächtliches Erwachen mit Atemnot		• Lungenödeme sind wahrscheinlicher bei Personen, die bereits früher entsprechende Probleme hatten. • Wird durch Herzerkrankung, Lungeninfektionen, Schock (z. B. Herzoperation, schwere Infektionen, inhalierte Gifte) verursacht.	• Lungenödem • Dies ist ein medizinischer Notfall. • Suchen Sie sofort die Notaufnahme auf oder rufen Sie einen Krankenwagen.

LEITSYMPTOM	WEITERE SYMPTOME	VERSCHLIMMERNDE ODER LINDERNDE FAKTOREN	WEITERE WICHTIGE FAKTOREN	MÖGLICHE URSACHEN UND MASSNAHMEN
Atembeschwerden (Forts.)				
Plötzliches Einsetzen von Atemnot in Ruhe	• Fieber, Schüttelfrost, Schmerzen im Brustkorb, die sich durch Einatmen verschlimmern		• Die Lungenentzündung ist eine relativ häufige Erkrankung aller Altersgruppen. Bei einem inhalierten Fremdkörper, vorangegangenen Lungenerkrankungen oder Immunsuppression wegen anderer Erkrankungen bzw. deren Behandlung ist die Erkrankungswahrscheinlichkeit erhöht.	• Lungenentzündung • Gehen Sie sofort zum Arzt.
Akute Atemnot in Ruhe, plötzliches Einsetzen	• Schmerzen im Brustkorb		• Tritt spontan oder nach einer Verletzung des Brustkorbs auf • Tritt am häufigsten bei jungen gesunden Personen ohne vorherige Lungenbeschwerden auf • Zu den prädisponierenden Faktoren zählen Mukoviszidose und chronisch obstruktive Lungenerkrankung.	• Pneumothorax • Dies ist ein medizinischer Notfall • Suchen Sie sofort die Notaufnahme auf oder rufen Sie einen Krankenwagen.
Akute Atemnot in Ruhe	• Schmerzen im Brustkorb, Schwindelanfall, Bewusstlosigkeit, schnelle Blauverfärbung		• Prädisponierende Faktoren sind die Einnahme von oralen Kontrazeptiva bei jungen Frauen, frische Operationen, eine Geburt, eine lange Periode der Bettruhe oder Immobilität, Beinvenenthrombosen, Herzrhythmusstörungen.	• Lungenembolie • Dies ist ein medizinischer Notfall. • Suchen Sie sofort die Notaufnahme auf oder rufen Sie einen Krankenwagen.
Ganz plötzlich auftretende Atemnot in Ruhe mit Erstickungsanzeichen; tritt bei Kleinkindern während des Essens oder beim Spielen mit kleinen Gegenständen auf	• Unfähigkeit, trotz verzweifelter Versuche Luft einzuatmen, Kollaps, Blaufärbung der Haut und des Zahnfleisches, Bewusstlosigkeit (bei vollständiger Blockade) • Schnelle erschwerte Atmung mit lauten, rauen Atemgeräuschen beim Einatmen, Würgen (bei teilweiser Blockade des Atemweges)		• Versehentliches Einatmen von Nahrungsbestandteilen • Bei Erwachsenen geschieht dies eher dann, wenn sich die Person vergiftet hat oder vermindert ansprechbar und bewusstseinsgetrübt ist. • Kleinkinder atmen häufig Fremdkörper ein.	• Blockade der Luftröhre durch eingeatmete Fremdkörper, z. B. ein Nahrungsstückchen • Dies ist ein medizinischer Notfall. • Suchen Sie sofort die Notaufnahme auf oder rufen Sie einen Krankenwagen.

LEITSYMPTOM	WEITERE SYMPTOME	VERSCHLIMMERNDE ODER LINDERNDE FAKTOREN	WEITERE WICHTIGE FAKTOREN	MÖGLICHE URSACHEN UND MASSNAHMEN
Plötzliche Atemnot in Ruhe mit Ersticken, wobei das Einatmen von Nahrungsstückchen oder kleinen Gegenständen unwahrscheinlich ist	• Trotz verzweifelter Versuche Unfähigkeit, Luft einzuatmen, Kollaps, blaue Verfärbung der Haut und des Zahnfleisches, Bewusstlosigkeit (bei vollständiger Blockade) • Schnelle erschwerte Atmung mit lauten, rauen Atemgeräuschen beim Einatmen, Würgen (bei teilweiser Blockade des Atemweges)		• Schwellung der Atemwege durch einen Insektenstich, eine allergische Reaktion auf ein Nahrungsmittel oder ein neues Medikament, durch Einatmen heißer Gase oder anderer Giftstoffe • Der Verzehr von Erdnüssen ist eine relativ häufige Ursache für heftige Reaktionen, die auch bei Personen auftreten können, bei denen keine Erdnussallergie bekannt ist.	• Blockade der Luftröhre durch angeschwollene Rachenschleimhäute • Dies ist ein medizinischer Notfall. • Suchen Sie sofort die Notaufnahme auf oder rufen Sie einen Krankenwagen.

Augenliderkrankungen

Das Augenlid schützt die zarte Oberfläche des Auges, weshalb jede Erkrankung des Lides das Auge in Mitleidenschaft ziehen kann. Meistens werden Beschwerden an den Augenlidern durch Infektionen oder strukturelle Schwäche verursacht. Siehe auch *Augenbeschwerden* und *Sehstörungen*

Einstülpen der Augenlider	• Wimpernhaare reiben auf der Augenoberfläche und reizen sie.	• Verschlimmert sich mit zunehmendem Alter	• Unterlid ist häufiger betroffen als das Oberlid	• Augenlideinstülpung (Entropium) • Gehen Sie zum Arzt.
Unterlid stülpt sich nach außen	• Tränendes Auge, Augenreizung, Entwicklung eines Hornhautgeschwüres	• Kalter Wind und Staub können das ungenügend geschützte Auge reizen.	• Häufiger bei älteren Personen und Fazialislähmung	• Augenlidausstülpung (Ektropium) • Gehen Sie zum Arzt
Herabhängen des Oberlides	• Einschränkung des Sehfeldes, wenn die Pupille bedeckt ist, Schmerzen in der Augenbraue, müder Gesichtsausdruck	• Verschlimmerung im Alter und bei Müdigkeit	• Kann ein Zeichen für Nervenschäden oder Muskelerkrankungen wie eine Muskeldystrophie oder Myasthenia gravis sein; gelegentlich seit der Geburt vorhanden (angeborene Ptosis)	• Ptosis • Gehen Sie zum Arzt.
Rötung, Entzündung und Schuppung am Wimpernrand	• Juckreiz am Augenlid, normale Sehkraft • Augenlider erscheinen verschmiert, verdickt oder mit Borken besetzt.	• Augenreiben kann die Infektion ausbreiten.	• Die Blepharitis tritt am häufigsten bei Rosazea oder seborrhoischer Dermatitis auf.	• Entzündung des Augenlides (Blepharitis) • Augen vorsichtig mit Kochsalzlösung reinigen. • Waschen Sie die Hände, nachdem Sie die Augen berührt haben, und verwenden Sie für jedes Auge ein frisches Tuch, um eine Ausbreitung der Infektion zu vermeiden. • Gehen Sie zum Arzt, wenn Sie sich sorgen oder die Symptome andauern.

LEITSYMPTOM	WEITERE SYMPTOME	VERSCHLIMMERNDE ODER LINDERNDE FAKTOREN	WEITERE WICHTIGE FAKTOREN	MÖGLICHE URSACHEN UND MASSNAHMEN
Augenliderkrankungen (Forts.)				
Fester, schmerzhafter, geröteter Knoten im oder am Wimpernrand	• Ähnlich einem Pickel, normale Sehkraft	• Augenreiben verschlimmert den Knoten.	• Entzündung oder Zysten in den Drüsen am Wimpernrand (Meibom-Drüse) verursachen eine auch nach der Heilung verbleibende Schwellung.	• Infektion in einem Haarfollikel oder einer Drüse des Augenlides (Gerstenkorn) • Legen Sie warme Kompressen auf und nehmen Sie leichte Schmerzmittel. • Gehen Sie zum Arzt, falls Sie sich sorgen oder die Symptome andauern.

Augenbeschwerden

Leichte Rötungen und Reizungen des Auges treten häufig auf und sind in der Regel auf banale Ursachen zurückzuführen. Symptome wie plötzliche oder starke Augenschmerzen sowie Veränderungen in der Sehfähigkeit besonders in Verbindung mit geröteten Augen erfordern jedoch eine erhöhte Aufmerksamkeit. Sollten irgendwelche Zweifel bestehen, lassen Sie das betroffene Auge von einem Arzt untersuchen, um mögliche Dauerschäden zu verhindern. Siehe auch *Sehstörungen* und *Augenliderkrankungen*

Entzündete, trockene, »sandige« Augen	• Leichte Rötung, normale Sehfähigkeit	• Müdigkeit und das Tragen von Kontaktlinsen verstärken Augenreizungen.	• Häufiger bei älteren Personen • Einige Medikamente prädisponieren für trockene Augen (abschwellende Medikamente, Diuretika, Schlafmittel)	• Trockene Augen bei verminderter Produktion von Tränenflüssigkeit • Künstliche Tränen lindern die Symptome. • Gehen Sie zum Arzt.
Entzündetes, rotes Auge, gelblicher Ausfluss aus einem oder beiden Augen	• Lichtempfindlichkeit, Jucken, Brennen, »sandiges« Gefühl beim Bewegen der Augen, normale Sehfähigkeit	• Reiben der Augen verstärkt das Jucken und den Ausfluss.	• Hochansteckend, breitet sich häufig von einem Auge auf das andere aus	• Durch Bakterien oder Viren verursachte Bindehautentzündung • Augen vorsichtig mit kühlem Wasser säubern und auf Kontaktlinsen verzichten. • Gehen Sie zum Arzt, wenn Sie sich sorgen oder die Symptome über mehere Tage andauern.
Plötzliches Auftreten extremer Schmerzen mit Rötung eines Auges	• Übelkeit, Erbrechen und Sehverschlechterung, Trübung der Hornhaut aufgrund einer Schwellung, in schweren Fällen fixierte und erweiterte Pupille • Evtl. vorausgehende Sehstörungen, etwa Sehen eines Scheins um eine Lichtquelle	• Symptome verschlimmern sich nachts, wenn sich die Pupille erweitert. • Einige Medikamente wie Antidepressiva oder Kortikoide verschlimmern den Grünen Star.	• Evtl. Grüner Star in der Familienanamnese • Häufiger bei älteren Personen mit Zuckerkrankheit (Diabetes mellitus) oder Bluthochdruck	• Grüner Star • Gehen Sie sofort zum Arzt.
Plötzliches Auftreten von Schmerzen und Rötung in einem Auge	• Sehminderung, Lichtempfindlichkeit, Augentränen, kleine Pupille		• Häufiger bei Personen mit Autoimmunarthritis wie der Bechterew-Krankheit oder anderen Autoimmunkrankheiten	• Irisentzündung • Gehen Sie sofort zum Arzt.

LEITSYMPTOM	WEITERE SYMPTOME	VERSCHLIMMERNDE ODER LINDERNDE FAKTOREN	WEITERE WICHTIGE FAKTOREN	MÖGLICHE URSACHEN UND MASSNAHMEN
Rasche Entwicklung von Augenschmerzen, Überempfindlichkeit gegen Licht und Sehminderung auf einer Seite	• Sichtbarer weißer Punkt auf der Hornhaut des Auges	• Bewegung des Auges verursacht Schmerzen.	• Laut Anamnese ist eine Augenverletzung, z. B. ein Kratzer vorhanden.	• Hornhautgeschwür aufgrund einer Infektion oder einer Verletzung • Gehen Sie sofort zum Arzt.

Bauchschmerzen

Bauchschmerzen können von jedem Bauchorgan ausgehen. Eine Unterscheidung der Ursachen ist jedoch zum Teil über die Art der Schmerzen möglich. Suchen Sie bei starken oder plötzlich auftretenden Bauchschmerzen sofort Ihren Arzt oder einen Notarzt auf, da viele der häufigen Ursachen eine sofortige Operation erfordern. Siehe auch *Bauchvergrößerung*

Brennende Schmerzen in der Mitte des Oberbauches	• Aufstoßen bitterer Flüssigkeit vom Magen in den Mund (Sodbrennen)	• Verschlechterung durch Liegen • Linderung durch Antazida	• Schmerzauslösung durch Bücken, Muskelanspannung oder Hinlegen	• Speiseröhrenentzündung (Ösophagitis) durch Rückfluss von Magensäure • Gehen Sie zum Arzt.
Brennender oder nagender Schmerz in der Mitte des Oberbauches mit Ausstrahlung auf die Seiten oder in den Rücken		• Die Schmerzen sind typischerweise mit der Nahrungsaufnahme verbunden. Sie treten entweder vor Mahlzeiten auf und werden durch Essen, Antazida oder Erbrechen gelindert, oder sie entstehen durch die Nahrungsaufnahme und verursachen einen heftigen Widerwillen gegen Essen.	• Bei 30- bis 50-Jährigen ist ein Ulkus am häufigsten; Auftreten jedoch auch bei Teenagern oder (selten) bei Kindern • Häufigste Ursachen sind eine Infektion durch *Heliobacter pylori* und die Einnahme von nicht steroidalen Antirheumatika.	• Peptisches Ulkus • Gehen Sie zum Arzt.
Plötzlich einsetzende an- und abschwellende Schmerzattacken oder Dauerschmerzen im rechten Oberbauch mit Ausstrahlung bis in die Schulter; Schmerzdauer über mehrere Stunden	• Übelkeit • Bisweilen Erbrechen • Bisweilen gelbe Verfärbung der Haut (Gelbsucht), möglicherweise mit dunklem Harn und hellem Stuhl	• Schmerzen werden nicht durch Erbrechen oder Antazida gelindert	• Schmerzanfall nach einer fettreichen Mahlzeit • Auftreten bei Erwachsenen: erhöhtes Risiko für Frauen, die orale Kontrazeptiva einnehmen • Evtl. Gallensteine in der Familienanamnese	• Gallensteine • Gehen Sie zum Arzt.
Heftigste, sich verschlimmernde Schmerzen im Oberbauch, die typischerweise über Stunden oder Tage konstant anhalten; die Schmerzen können direkt in den Rücken ausstrahlen	• Übelkeit, Erbrechen	• Verschlimmerung durch Nahrungsaufnahme, Trinken oder Erbrechen • Typischerweise Verschlimmerung durch Niederlegen und Linderung durch Aufsitzen und Vorbeugen	• Symptome treten nach starkem Alkoholgenuss auf. • In der Vorgeschichte Alkoholkonsum oder Gallensteine	• Akute Bauchspeicheldrüsenentzündung (Pankreatitis) • Gehen Sie sofort zum Arzt.
Lang anhaltende dumpfe Schmerzen im Oberbauch; die Schmerzen können direkt in den Rücken ausstrahlen	• Zu einem späteren Zeitpunkt Gewichtsverlust oder blasser Stuhl	• Die Schmerzen verschlimmern sich durch Niederlegen und werden durch Aufsitzen oder Vorbeugen gelindert.	• In der Vorgeschichte Alkoholkonsum oder Gallensteine	• (Chronische) Bauchspeicheldrüsenentzündung (Pankreatitis) oder Pankreastumor • Gehen Sie zum Arzt.

LEITSYMPTOM	WEITERE SYMPTOME	VERSCHLIMMERNDE ODER LINDERNDE FAKTOREN	WEITERE WICHTIGE FAKTOREN	MÖGLICHE URSACHEN UND MASSNAHMEN
Bauchschmerzen (Forts.)				
Konstanter dumpfer Schmerz oder Druckgefühl auf der rechten Seite des Oberbauches	• Übelkeit, Appetitlosigkeit, Müdigkeit, Fieber, evtl. Gelbsucht • Weitere Symptome abhängig von der Ursache • Atemnot, abnehmende körperliche Belastbarkeit und geschwollene Knöchel deuten auf eine Herzerkrankung hin. • Appetitlosigkeit, Gewichtsverlust und allgemeines Unwohlsein treten bei einem Tumor auf.		• Eine Herzerkrankung, hoher Alkoholkonsum, eine Krebserkrankung, intravenöse Drogeneinnahme, eine Bluttransfusion, Fernreisen oder Kontakt mit einer Person mit einer ähnlicher Erkrankung erhöhen das Risiko einer Lebererkrankung.	• Leberschmerzen aufgrund von Herzversagen, virale Hepatitis, Alkoholhepatitis, Lebertumor • Gehen Sie zum Arzt.
Plötzlich einsetzende diffuse krampfartige Schmerzen in der Bauchmitte	• Durchfall, Übelkeit, Erbrechen, Fieber		• Beginn der Beschwerden evtl. nach Fernreisen oder dem Verzehr von nachlässig zubereiteter Nahrung	• Magen-Darm-Infektion oder Lebensmittelvergiftung • Nehmen Sie viel Flüssigkeit zu sich. • Gehen Sie zum Arzt, wenn Sie sich sorgen oder die Beschwerden andauern.
Plötzlich einsetzende, an- und abschwellende Schmerzen oder Dauerschmerzen, die typischerweise in der Bauchmitte beginnen und sich dann zum rechten Unterleib bewegen	• Appetitlosigkeit, Übelkeit, Erbrechen, leichtes Fieber		• Am häufigsten bei Kindern oder jungen Erwachsenen	• Blinddarmentzündung • Dies ist ein medizinischer Notfall. • Suchen Sie sofort die Notaufnahme auf oder rufen Sie einen Krankenwagen.
Wechselnde Bauchschmerzen mit Krämpfen, Stuhlunregelmäßigkeiten, Völlegefühl und allgemeinem Unwohlsein	• Veränderung des Stuhlverhaltens • Blut oder Schleim im Stuhl	• Schmerzen werden schlimmer vor dem Stuhlgang und können durch Ausscheiden des Stuhls oder Ablassen von Winden gelindert werden.	• Krebs ist eine weit verbreitete Ursache bei Patienten über 50 Jahren, kann jedoch auch bei jüngeren Menschen auftreten • Bei älteren Patienten (>70 Jahre) ist ein Darmverschluss eine der häufigsten Ursachen für Bauchschmerzen. Hier ist eine Operation erforderlich.	• Entzündliche Darmerkrankung oder Dickdarmtumor • Gehen Sie zum Arzt. • Bei starken Schmerzen, Bauchvergrößerung und vollständigem Darmverschluss: medizinischer Notfall • Suchen Sie sofort die Notaufnahme auf oder rufen Sie einen Krankenwagen.
Plötzliche, starke, an- und abschwellende Schmerzen (Kolik) auf einer Seite, die typischerweise von den Lenden bis zum Vorderbauch und hinunter zur Leiste ausstrahlen	• Veränderung der Harnfarbe und Blut im Harn • Evtl. zusätzlich Übelkeit	• Ausscheiden eines Steins mit dem Harn verursacht starke Schmerzen.	• Prädisponierender Faktor, etwa Gicht	• Nierenstein • Dies ist ein medizinischer Notfall. • Suchen Sie sofort die Notaufnahme auf oder rufen Sie einen Krankenwagen.

LEITSYMPTOM	WEITERE SYMPTOME	VERSCHLIMMERNDE ODER LINDERNDE FAKTOREN	WEITERE WICHTIGE FAKTOREN	MÖGLICHE URSACHEN UND MASSNAHMEN
Dumpfe Lendenschmerzen	• Fieber • Häufiges Wasserlassen • Schmerzhaftes Wasserlassen		• Prädisponierende Erkrankung wie eine Störung im Harntrakt oder eine Erkrankung, die die Immunabwehr beeinträchtigt	• Bei Frauen und Säuglingen Auftreten ohne prädisponierende Faktoren • Pyelonephritis • Gehen Sie sofort zum Arzt.
Unterleibsschmerzen bei Frauen	• Die weiteren Symptome hängen von der zugrunde liegenden Ursache ab; möglicherweise treten Veränderungen bei der Menstruation oder Scheidenausfluss auf		• Schmerzen möglicherweise im Zusammenhang mit dem Menstruationszyklus • Ausbruch und Stärke hängen von der zugrunde liegenden Ursache ab.	• Erkrankungen der Gebärmutter oder der Eierstöcke (z. B. Endometriose) • Gehen Sie zum Arzt.
Starke, stechende, anfangs lokalisierbare, später diffuse Bauchschmerzen zunehmender Stärke mit Abwehrspannung		• Schmerzen verschlimmern sich durch Bewegung oder Husten.	• Zu den prädisponierenden Faktoren zählen das peptische Ulkus, das Aneurysma des Abdomens und Hernien	• Bauchfellentzündung durch Blinddarmentzündung, Perforation eines peptischen Ulkus, Komplikationen eines Aneurysma der Bauchaorta, Strangulation oder Verdrehung des Darmes • Dies ist ein medizinischer Notfall. Suchen Sie sofort die Notaufnahme auf oder rufen Sie einen Krankenwagen.
Plötzlich einsetzende, heftige Bauchschmerzen bei Säuglingen und Kleinkindern	• Schreien und Hochziehen der Beine während der Schmerzanfälle, Erbrechen, roter Stuhl		• Eine Invagination ist in den ersten beiden Lebensjahren am häufigsten	• Invagination • Dies ist ein medizinischer Notfall. • Suchen Sie sofort die Notaufnahme auf oder rufen Sie einen Krankenwagen

Bauchvergrößerung

Eine Aufblähung oder Vergrößerung des Bauches kann verschiedene Ursachen haben. Diese reichen von einer ganz natürlichen Schwangerschaft bis hin zu einer Vielzahl von Krankheiten wie dem Darmverschluss, der dringend sofort behandelt werden muss. Es können gleichzeitig mehrere Ursachen vorhanden sein.
Siehe auch *Bauchschmerzen* und *Blähungen*

Leichte Vergrößerung mit dem Gefühl, aufgebläht zu sein	• Blähungen, verstärktes »Rumpeln« in den Gedärmen, leichte Bauchschmerzen	• Verschlimmerung der Symptome durch den Verzehr gärender Nahrung (z. B. Zuckerersatzstoff Sorbitol, Milch, Eiscreme, Fruchtsäfte, Zwiebeln, Bohnen, Sellerie, Möhren, Bananen, Weintrauben, Laugengebäck, Hefegebäck, Weizenkeime)	• Gelegentlich treten die Symptome bei Personen auf, die in der Vergangenheit an einer Malabsorptionsstörungen litten (Unfähigkeit, Nahrung ausreichend aus dem Darm aufzunehmen). • Eine ballaststoff- und laktosearme Ernährung lindert möglicherweise die Symptome.	• Verstärkte Gasbildung in Magen, Dünndarm oder Dickdarm (Blähungen) aufgrund anderer Erkrankungen oder bei einer gesunden Person aufgrund extremer Vergärung von Nahrung durch Darmbakterien • Gehen Sie zum Arzt, wenn Sie sich sorgen oder die Symptome andauern.

LEITSYMPTOM	WEITERE SYMPTOME	VERSCHLIMMERNDE ODER LINDERNDE FAKTOREN	WEITERE WICHTIGE FAKTOREN	MÖGLICHE URSACHEN UND MASSNAHMEN
Bauchvergrößerung (Forts.)				
Allgemeine Vergrößerung des Bauches auch an den Seiten, die sich über Tage oder Wochen entwickelt	• Atemnot und abnehmende körperliche Belastbarkeit (wenn eine Herzerkrankung zugrunde liegt) • Appetitlosigkeit, Übelkeit und Müdigkeit (wenn eine Lebererkrankung zugrunde liegt) • Appetitlosigkeit, Gewichtsverlust und allgemeines Unwohlsein (wenn ein Tumor zugrunde liegt)		• Die Symptome treten wahrscheinlicher bei Personen auf, bei denen laut Anamnese Herzbeschwerden, Lebererkrankungen sowie ein schwerer Alkoholkonsum, der Leberschäden oder Krebs verursachen kann, vorhanden ist.	• Verstärkte Anreicherung von Flüssigkeit im Bauch (Aszites) • Zu den Ursachen zählen Tumoren, Leberzirrhose, Herzfehler. • Gehen Sie sofort zum Arzt.
Schnell sich verstärkende allgemeine Auftreibung des Bauches	• Plötzlich einsetzende kolikartige Bauchschmerzen • Vollständige Verstopfung (Unfähigkeit, Feststoffe oder Gase auszuscheiden) • Erbrechen		• Darmverschlüsse treten häufiger bei Personen nach einer Bauchoperation, bei Hernien oder anderen Darmproblemen auf.	• Darmverschluss • Dies ist ein medizinischer Notfall. • Gehen Sie sofort zum Arzt.
Auftreibung des Unterleibes	• Schwierigkeiten beim Wasserlassen; leichte, diffuse Bauchschmerzen		• Eierstockkrebs tritt mit zunehmendem Alter häufiger auf und erscheint gelegentlich bei Frauen unter 35 Jahren.	• Schwangerschaft, Eierstockzyste, Tumor an den Eierstöcken oder der Gebärmutter, übermäßig gefüllte Blase infolge von Harnverhalt • Gehen Sie sofort zum Arzt.
Lokalisierte Schwellung in Nabelnähe, nahe einer Operationsnarbe oder (bei Männern) an der Leiste	• Schmerzlos	• Auftreten bei Muskelanspannung, beim Husten oder beim Aufstehen (d.h., wenn sich der Druck im Bauch erhöht); die Schwellung verschwindet danach spontan oder kann zurückgedrückt werden	• Eine Schwäche der Bauchdecke kann durch eine angeborene Schädigung der Bauchdecke auftreten, durch eine Operation oder durch eine Muskelschwäche bei Übergewicht, Schwangerschaft oder Abmagerung.	• Hernie oder Leistenbruch • Gehen Sie zum Arzt.
Sichtbare Schwellung, die unabhängig von Muskelanspannung, Husten oder Aufstehen bestehen bleibt	• Weitere Symptome hängen von der Ursache ab.			• Vergrößerung eines Bauchorganes (z. B. Leber oder Milz), Tumor, eingeklemmte Hernie • Gehen Sie sofort zum Arzt.

Beinbeschwerden

Beinbeschwerden treten bei zahlreichen Erkrankungen auf. Die Palette reicht von einfachen Muskelzerrungen über Brüche bis hin zu schweren Durchblutungsstörungen. Siehe auch *Knieprobleme, Hüftbeschwerden* sowie *Fuß- und Knöchelbeschwerden*

LEITSYMPTOM	WEITERE SYMPTOME	VERSCHLIMMERNDE ODER LINDERNDE FAKTOREN	WEITERE WICHTIGE FAKTOREN	MÖGLICHE URSACHEN UND MASSNAHMEN
Plötzliche Schmerzen im Bein in Verbindung mit einer schnellen Bewegung (z. B. Treten, Sprinten, Richtungswechsel)	• Anschwellen, Blutergussbildung	• Verstärkung durch Strecken oder Beugen des Beines, Bewegung jedoch noch möglich	• Häufige Sportverletzung, betrifft oft die Muskeln an der Rückseite und Vorderseite des Oberschenkels sowie die Wadenmuskeln	• Muskelzerrung oder -riss • Stellen Sie das Bein ruhig und legen Sie Eis auf den betroffenen Bereich. • Gehen Sie zum Arzt.
Starke ständige Beinschmerzen nach einer Verletzung, einem Sturz oder einem direkten Schlag	• Schwellung, leichte Verformung des Beines	• Verschlimmerung beim Versuch zu gehen oder das Bein zu bewegen		• Knochenbruch • Dies ist ein medizinischer Notfall. • Suchen Sie sofort die Notaufnahme auf oder rufen Sie einen Krankenwagen.
Zeitweilige Schmerzen an der Vorderseite des Schienbeines	• Schmerzen, wenn Druck auf das Schienbein ausgeübt wird	• Wiederholte gleichförmige Bewegung (z. B. Laufen, Radfahren, Springen, Bergauf- und Bergablaufen)	• Häufiger bei Personen mit Plattfüßen, O-Beinen, X-Beinen	• Knochenhautreizung • Gehen Sie zum Arzt.
Hervorstehende Venen an den Beinen	• Schmerzen in den Beinen, geschwollene Füße, Schweregefühl	• Verschlimmerung durch längeres Stehen • Linderung durch Hochlegen der Beine	• Häufiger bei Frauen als bei Männern • Verschlimmerung in der Schwangerschaft	• Krampfadern • Tragen Sie Stützstrümpfe. • Gehen Sie zum Arzt.
Beim Gehen krampfartige Schmerzen in den Waden, Füßen oder Hüften	• Taubheitsgefühl oder Kribbeln in den Füßen	• Verschlimmerung beim Gehen, besonders beim schnellen Gehen oder Aufsteigen, in der Regel Linderung in Ruhe	• Erhöhtes Risiko bei Personen mit erhöhten Cholesterin- oder Triglyzeridwerten, Zuckerkrankheit, Bluthochdruck, bei Männern über 55 Jahren, Frauen über 65 Jahren, bei Personen, in deren Familie Herz-Kreislauf-Erkrankungen vorliegen, bei Rauchern, Übergewichtigen und bei Personen, die sich wenig bewegen	• Periphere Durchblutungsstörung • Gehen Sie zum Arzt.
Plötzlich einschießende, heftige, einseitige Schmerzen im Gesäß und an der Rückseite eines Beines	• Kreuzschmerzen, Taubheitsgefühl oder Kribbeln im Fuß	• Verschlimmerung durch Husten, Niesen, Beugen, Heben	• Häufiger bei Personen mit Rückenbeschwerden oder einer vorausgegangenen Rückenverletzung	• Ischialgie • Gehen Sie zum Arzt.
Schmerzen und Schwellung an der Rückseite der Wade	• Überwärmung, Berührungsschmerzen		• Häufiger nach einer Operation oder nach langen Flügen oder Busfahrten	• Tiefe Venenthrombose • Dies ist ein medizinischer Notfall. • Suchen Sie sofort die Notaufnahme auf oder rufen Sie einen Krankenwagen.

Bewusstlosigkeit und Ohnmacht

Eine Ohnmacht ist ein kurzfristiger Verlust des Bewusstseins aufgrund einer mangelhaften Sauerstoffversorgung des Gehirnes. Ohnmachten treten häufiger bei älteren Menschen auf, die zudem ein größeres Risiko laufen, sich bei den damit verbundenen Stürzen zu verletzen. In etwa 50 % der Fälle kann keine Ursache ermittelt werden.

LEITSYMPTOM	WEITERE SYMPTOME	VERSCHLIMMERNDE ODER LINDERNDE FAKTOREN	WEITERE WICHTIGE FAKTOREN	MÖGLICHE URSACHEN UND MASSNAHMEN
Vorübergehender Bewusstseinsverlust, wobei der Betroffene merkt, dass er gleich das Bewusstsein verlieren wird; tritt in aufrechter Stellung auf und führt zu Stürzen	• Vor dem Verlust des Bewusstseins Schwäche- oder Schwindelgefühl oder verschwommenes Sehen • Beim Erwachen in der Regel gute Orientierung • Evtl. kein vollständiger Verlust des Bewusstseins	• Rasche Normalisierung, da durch den Sturz wieder Blut in das Gehirn fließt	• Ohnmachten treten bei Schwangerschaft, durch längeres Stehen, bei Einnahme von Medikamenten gegen Bluthochdruck, durch Aufstehen und plötzliche Erregung, nach einem starken Hustenanfall oder als Reaktion auf Schmerzen, Angst, Injektionen oder den Anblick von Blut auf	• Ohnmacht • Gehen Sie zum Arzt, wenn Sie sich sorgen oder die Symptome andauern.
Vorübergehende Bewusstlosigkeit, die häufig ohne Vorwarnung auftritt; kann in aufrechter oder liegender Stellung auftreten	• Schwindelgefühl, Herzklopfen, Brustenge oder Atemlosigkeit gehen der Bewusstlosigkeit voraus • Während der Bewusstlosigkeit ist die Person auffallend blass • Beim Erwachen ist die Person in der Regel gut orientiert und fühlt sich schnell wieder wohl		• In einigen Fällen geht der Ohnmacht sportliche Aktivität voran. • Erhöhtes Risiko, wenn die Person auch dehydriert ist	• Herzerkrankung • Gehen Sie sofort zum Arzt.
Vorübergehendes Aussetzen des Bewusstseins – normale Aktivität und Ansprechbarkeit setzen kurz aus, mit oder ohne Sturz oder Vorwarnung; kann in sitzender oder liegender Stellung auftreten	• Während des Anfalls Flattern der Augenlider, Augenrollen, Gliederzucken oder wiederholte stereotype Bewegungen • Person ist nach dem Erwachen eine Zeit lang verwirrt.		• Junge Person oder Person mit bekannter Epilepsie-Anamnese • Beginn in der Kindheit • Kann auch andere Formen von epileptischen Anfällen erleiden	• Petit-Mal-Epilepsie • Gehen Sie zum Arzt.
Plötzliches Stürzen ohne Vorwarnung; kann mit oder ohne Bewusstlosigkeit auftreten	• Plötzlicher dauerhafter Ausfall von Körperfunktionen mit Symptomen wie Blindheit, Lähmungen, Kribbeln, Taubheitsgefühl, Sprechproblemen, fehlender Muskelkoordination		• Häufiger im höheren Alter • Erhöhtes Risiko bei Personen mit Bluthochdruck, Fettstoffwechselstörungen (z. B. erhöhtes Cholesterin), Zuckerkrankheit	• Schlaganfall • Dies ist ein medizinischer Notfall. • Suchen Sie sofort die Notaufnahme auf oder rufen Sie einen Krankenwagen.
Plötzliche vorübergehende Bewusstlosigkeit oder Sturz ohne Vorwarnung	• Plötzlicher, zeitlich begrenzter Ausfall verschiedener Funktionen mit Sehstörungen, Lähmung, Kribbeln, Taubheitsgefühl, Sprechproblemen, fehlender Muskelkoordination, Schwindel • Diese Symptome vergehen spontan.		• Eine bestimmte Bewegung des Kopfes ist vorausgegangen • Häufiger im fortgeschrittenen Alter • Erhöhtes Risiko bei Bluthochdruck, Fettstoffwechselstörungen (z. B. erhöhtes Cholesterin), Zuckerkrankheit	• Transitorische Ischämische Attacke (TIA) • Dies ist ein medizinischer Notfall. • Suchen Sie sofort die Notaufnahme auf oder rufen Sie einen Krankenwagen.

LEITSYMPTOM	WEITERE SYMPTOME	VERSCHLIMMERNDE ODER LINDERNDE FAKTOREN	WEITERE WICHTIGE FAKTOREN	MÖGLICHE URSACHEN UND MASSNAHMEN
Bewusstlosigkeit, in der Regel über längere Zeit	• Vor dem Verlust des Bewusstseins Verwirrung, Schweißausbrüche, möglicherweise Kopfschmerzen, Ohnmacht und Schwäche	• Die Bewusstlosigkeit kann in der Regel durch Verzehren von Traubenzucker oder Bonbons oder die Einnahme zuckerhaltiger Getränke (z. B. Fruchtsaft) vermieden werden, sobald der Anfall erkannt wird.	• Person, die Diabetes-Medikamente einnimmt • Auslassen einer Mahlzeit, ungewohnt vermehrte körperliche Anstrengung, Umstellung der diabetischen Medikation	• Hypoglykämie (Blutzuckermangel) • Dies ist ein medizinischer Notfall. • Suchen Sie sofort die Notaufnahme auf oder rufen Sie einen Krankenwagen.

Blähungen

Als Blähungen bezeichnet man das Gefühl von Auftreibung oder das Vorhandensein von Gasen in Magen und Darm. Das Gas erzeugt Völlegefühl und Unwohlsein oder krampfartige Schmerzen und entleert sich meist über kurz oder lang in Form von Winden durch den Anus oder durch den Mund (Aufstoßen). In der Regel sind Blähungen harmlos, bisweilen jedoch peinlich. Siehe auch *Bauchvergrößerung*

Unangenehmes, aufgeblähtes Gefühl im Bauch	• Trommelbauch, häufiges Abgehen von Gas durch den Anus, Bauchschmerzen	• Verstopfung verursacht oder verstärkt die Gasproduktion im Darm, da die Nahrung den Darm langsamer passiert und somit die Möglichkeit zur Vergärung erhöht ist.	• Blähungen werden durch Nahrung verursacht, die im Darm vergärt und Gas produziert. Hierzu zählen Bohnen, Erbsen, Weizen, Hafer, Kleie, Kohl, Mais, Rosenkohl.	• Falsche Ernährung • Möglicherweise müssen Sie sukzessive Nahrungsmittelgruppen vom Speiseplan streichen, um festzustellen, welche Nahrungsmittel Blähungen verursachen. • Medikamente und Hausmittel gegen Blähungen (z. B. Kohletabletten, Kümmel, Anis, Fenchel) können helfen. • Essen Sie bei Verstopfung ballaststoffreiche Nahrung und trinken Sie reichlich. • Gehen Sie zum Arzt, wenn Sie sich sorgen oder die Symptome andauern. • Gehen Sie sofort zum Arzt, wenn die Bauchschmerzen konstant auftreten.
Häufiges Abgehen von Gasen, aufgeblähter Bauch nach Verzehr von Milchprodukten	• Bauchkrämpfe, schaumiger Durchfall, Erbrechen	• Verschlimmerung nach Verzehr von Milchprodukten, Symptom verschwindet, wenn diese vom Speiseplan gestrichen werden	• Am häufigsten bei Personen aus Asien, Afrika und subtropischen Regionen aufgrund ihres geringeren Konsums von Milchprodukten nach dem Kleinkindalter; dies führt zu einer Unterproduktion von Laktase, dem für die Verdauung von Laktose notwendigen Enzym	• Laktose-Intoleranz • Gehen Sie zum Arzt. • Versuchen Sie nicht, sich selbst oder Ihr Kind bei Laktose-Intoleranz ohne medizinische Beratung zu behandeln. • Schränken Sie bei bestätigter Laktose-Intoleranz den Verzehr von Milchprodukten ein, oder nehmen Sie künstliche Laktase ein, um die Verdauung der Laktose zu unterstützen.

LEITSYMPTOM	WEITERE SYMPTOME	VERSCHLIMMERNDE ODER LINDERNDE FAKTOREN	WEITERE WICHTIGE FAKTOREN	MÖGLICHE URSACHEN UND MASSNAHMEN
Blähungen (Forts.)				
Häufiges Aufstoßen		• Hastiges Essen oder Schlucken und Sprechen während des Essens, Kaugummikauen, Trinken kohlensäurehaltiger Getränke	• Zahnprobleme und Nasen- oder Munddeformierungen führen aufgrund des vermehrten Verschluckens von Luft zum Aufstoßen.	• Zu viel verschluckte Luft • Sprechen Sie nicht, während Sie essen, essen Sie langsam, nehmen Sie immer nur kleine Bissen. • Kauen Sie wenig Kaugummi. • Trinken Sie weniger kohlensäurehaltige Getränke. • Gehen Sie zum Arzt, wenn Sie sich sorgen oder die Symptome andauern.
Vermehrtes Abgehen von Gasen, Bauchschmerzen, Aufgeblähtsein	• Verstopfung oder Durchfall kurz nach den Mahlzeiten	• Bauchschmerzen verschwinden in der Regel nach dem Abgehen der Gase oder nach Darmbewegungen.	• Überessen, Völlerei oder zu fette Nahrung lösen Anfälle aus.	• Reizkolon • Unbekannte Ursache, kann mit Stress, Nahrungsmittelempfindlichkeit oder unregelmäßigen Mahlzeiten zusammenhängen • Gehen Sie zum Arzt.

Blutergüsse

Blutergüsse sind eine normale Reaktion auf eine Verletzung. Sie entstehen durch Austreten von Blut aus den beschädigten Blutgefäßen unter der Haut. Blutergüsse beginnen als rote Flecken, die sich schnell blau und während des Heilungsvorgangs hellgrün oder gelb verfärben. Eine sehr häufige oder stark ausgeprägte Bildung von Blutergüssen kann eine Erkrankung der Blutgefäße oder eine reduzierte Gerinnungsfähigkeit des Blutes anzeigen. Alle ungewöhnlichen Blutergüsse sollten von einem Arzt untersucht werden.

Einzelner lokalisierter Bluterguss	• Schmerzen, Empfindlichkeit, in schweren Fällen eine Schwellung unter dem Erguss	• Kalte Kompressen können die Ergussbildung reduzieren	• Blutergüsse treten bei gesunden Menschen, in der Regel nach Verletzungen auf • Frauen neigen eher zur Bildung von Blutergüssen als Männer • Bei älteren Menschen treten häufig ausgedehntere Blutergüsse auf	• Bluterguss aufgrund einer kleineren Verletzung • Ein auf die verletzte Stelle gelegter Eisbeutel kann die Blutergussbildung reduzieren • Gehen Sie zum Arzt, wenn Sie sich sorgen oder die Symptome andauern
Ausgedehnte dunkelviolette Blutergüsse bei älteren Menschen, häufig an Armen oder Beinen	• Schmerzen, Empfindlichkeit, in schweren Fällen eine Schwellung unter dem Erguss	• Kalte Kompressen können die Ergussbildung reduzieren.	• In der Regel nach einer kleinen Verletzung • Tritt bei älteren Menschen aufgrund der geschwächten Blutgefäße und Haut auf	• Alterspurpura (Blutergussbildung aufgrund des Alters) • Salben können die Heilung beschleunigen. • Gehen Sie zum Arzt, wenn Sie sich sorgen oder die Symptome andauern.
Langsam heilende Blutergüsse	• Langsam heilende Wunden, häufige Infektionen, Kribbeln und Taubheitsgefühl in Händen oder Füßen	• Verbesserung der Blutzuckerkontrolle kann Komplikationen der Erkrankung minimieren.	• Evtl. schlecht eingestellte Zuckerkrankheit bekannt	• Zuckerkrankheit *(Diabetes mellitus)* • Gehen Sie zum Arzt.

LEITSYMPTOM	WEITERE SYMPTOME	VERSCHLIMMERNDE ODER LINDERNDE FAKTOREN	WEITERE WICHTIGE FAKTOREN	MÖGLICHE URSACHEN UND MASSNAHMEN
Blutergüsse nach kleineren Verletzungen	• Länger anhaltendes Bluten nach Schnitten	• Kalte Kompressen können die Ergussbildung reduzieren.	• Blutgerinnungshemmend wirken Azetylsalizylsäure, Kortikoide, nicht steroidale Antirheumatika, Blutverdünnungsmittel (Antikoagulanzien).	• Medikamentenbedingte Blutergussbildung • Gehen Sie zum Arzt.
Ausbildung von Blutergüssen und kleinen roten Punkten auf der Haut	• In schweren Fällen Nasen- oder Zahnfleischbluten • Schwere Regelblutungen bei jungen Frauen	• Blutergussbildung geht zurück, sobald sich die Störung legt und die Gerinnung wieder normal ist.	• Am häufigsten bei 2- bis 4-jährigen Kindern und jungen Frauen • Die Erkrankung kann bis ins Erwachsenenalter bestehen bleiben, heilt jedoch meist ohne Behandlung von selbst ab	• Thrombozytopenie • Gehen Sie zum Arzt.
Auf dem Körper verteilte, unterschiedlich alte Blutergüsse, die über Wochen hinweg erscheinen	• Starke Müdigkeit, Appetitlosigkeit, Blässe, Fieberanfälle, Knochenschmerzen	• Die Behandlung der zugrunde liegenden Erkrankung verbessert die Funktion des Knochenmarks und der Blutgerinnung	• Möglicherweise Anamnese mit häufigen Infektionen	• Leukämie • Gehen Sie sofort zum Arzt.
Häufige, oft starke Blutergussbildung ohne nennenswerte Verletzung; Blutergüsse können aufgrund von Blutgerinnseln unter der Haut fest und hart sein.	• Weitere Anzeichen für innere Blutungen wie schmerzende oder geschwollene Gelenke, sehr starke Blutungen nach Schnitten, Blut im Urin • Zu den Symptomen einer Gehirnblutung zählen Reizbarkeit, Benommenheit, Kopfschmerzen, Verwirrung, Übelkeit, Erbrechen und Doppeltsehen. • Weitere innere Blutungen verursachen Atembeschwerden, Schwäche, Blässe oder Bewusstlosigkeit.	• Sichtbare oder innere Blutungen treten ohne offensichtliche Verletzungen auf. • Anzeichen von Blutungen (z. B. Gehirnblutung) treten einige Tage nach einer Verletzung auf.	• Die Bluterkrankheit tritt nur bei männlichen Personen auf. • Weltweit leidet statistisch eine von 10.000 männlichen Personen darunter. • Die Bluterkrankheit ist eine vererbte Störung, möglicherweise Familienanamnese, die Neigung zu Blutungen aufweist.	• Bluterkrankheit oder eine andere Bluterkrankung • Gehen Sie zum Arzt. • Wenn die Person blutet oder Anzeichen von inneren Blutungen aufweist, ist dies ein medizinischer Notfall. • Suchen Sie sofort die Notaufnahme auf oder rufen Sie einen Krankenwagen.

Brustknoten

Die meisten Frauen entdecken irgendwann in ihrem Leben einen Knoten in der Brust. Die Mehrheit dieser Tumoren erweist sich als gutartig. Brustkrebs ist für bis zu 25 % der Brusttumoren verantwortlich und die häufigste Krebsart bei Frauen.

Allgemeine Brustschwellung, empfindliche Brustknoten, die in der Regel beide Brüste betreffen, gelegentlich jedoch nur eine Brust; weiche, runde, glatte Knoten; Schmerzen und Empfindlichkeit treten während der Menstruationszyklen auf, in der Regel in beiden Brüsten; Knoten kommen und gehen mit den Menstruationszyklen.		• Schmerzen und Empfindlichkeit verstärken sich vor der Menstruation. • Bisweilen werden die Symptome gelindert, wenn der Genuss von Kaffee, Tee und Schokolade reduziert wird.	• Betrifft in der Regel Frauen vor der Menopause • Die Symptome verringern sich oder verschwinden in der Regel nach der Menopause.	• Mastopathie • Gehen Sie zum Arzt. • Bei diagnostizierter Mastopathie kann ein gut angepasster BH eine geeignete Stütze bieten. • Zusätzliche Einnahme von Vitamin E kann die Symptome reduzieren.

LEITSYMPTOM	WEITERE SYMPTOME	VERSCHLIMMERNDE ODER LINDERNDE FAKTOREN	WEITERE WICHTIGE FAKTOREN	MÖGLICHE URSACHEN UND MASSNAHMEN
Brustknoten (Forts.)				
Fester, elastischer, frei beweglicher Brustknoten; in der Regel ein einzelner glatter Knoten von etwa 3–4 cm Durchmesser	• In der Regel schmerzlos	• Knoten vergrößert sich in der Adoleszenz oder während der Schwangerschaft.	• Tritt in der Regel bei 20- bis 40-jährigen Frauen auf	• Fibroadenom • Gehen Sie zum Arzt.
Harter oder unregelmäßig geformter Brustknoten, der an einer Stelle fixiert oder mit dem umgebenden Gewebe verwachsen ist; in der Regel ist nur eine Brust betroffen.	• Keine weiteren Symptome oder Schmerzen (bei 5 % der Patienten/-innen), blutiger oder klarer Ausfluss aus der Brustwarze, Hauteinziehung, Empfindlichkeit oder Knoten unter der Achselhöhle		• Häufiger bei Frauen als bei Männern • Am häufigsten nach dem 40. Lebensjahr, zunehmend häufiger auch bei jüngeren Frauen	• Brustkrebs • Gehen Sie sofort zum Arzt.
Fester einzelner, unregelmäßig geformter Knoten, der mit der Haut verwachsen ist	• Knoten ist schmerzhaft und empfindlich		• Allmählicher Beginn (über Monate hinweg) nach einer Brustverletzung; die ursächliche Verletzung kann leicht sein.	• Reaktive Veränderung im Fettgewebe • Gehen Sie zum Arzt.
Einzelner, druckschmerzhafter Brustknoten, der sich schnell bei stillenden Frauen entwickelt	• Schmerzen und Empfindlichkeit des Knotens, Rötung und Überwärmung der darüber liegenden Haut, Fieber, Schüttelfrost		• Tritt während der Stillzeit auf	• Brustabszess • Gehen Sie zum Arzt.

Brustschmerzen

Schmerzen im Brustraum werden typischerweise vom Herz, von den Lungen, der Brustwand oder der Speiseröhre verursacht. Gelegentlich handelt es sich allerdings auch um fortgeleitete Schmerzen von Erkrankungen einiger Oberbauchorgane wie Magen oder Gallenblase. Schmerzen im Brustraum erfordern immer eine gründliche ärztliche Untersuchung.

Wiederholte Schmerzattacken in der Brustmitte, Druck, Engegefühl oder Unwohlsein bei körperlicher Aktivität; häufig Ausstrahlen in den Hals und/oder den linken Arm, oder der Arm fühlt sich taub an oder kribbelt; die Anfälle dauern in der Regel einige Minuten, bisweilen bis zu 15 Minuten.	• Atemnot oder Angst		• *Angina pectoris* tritt am häufigsten bei Personen mittleren oder höheren Alters auf. • Tritt gelegentlich bei Kindern mit angeborenem Herzfehler auf	• *Angina pectoris* • Gehen Sie sofort zum Arzt.
Brennende Schmerzen in der Mitte des Brustraumes, die in den Rachen ausstrahlen	• Bitterer Geschmack im Mund oder Rückfluss von bitterer Flüssigkeit vom Magen in den Mund	• Linderung durch Antazida	• Sodbrennen tritt bei Erwachsenen und Kindern auf und ist ein Symptom des gastroösophagealen Refluxes. • Beschwerden werden häufig durch Liegen oder Vorbeugen ausgelöst.	• Sodbrennen • Vermeiden Sie üppige Mahlzeiten, das Einnehmen von Mahlzeiten kurz vor der Nachtruhe und sämtliche Speisen, die die Symptome auslösen. • Gehen Sie zum Arzt.

LEITSYMPTOM	WEITERE SYMPTOME	VERSCHLIMMERNDE ODER LINDERNDE FAKTOREN	WEITERE WICHTIGE FAKTOREN	MÖGLICHE URSACHEN UND MASSNAHMEN
Dumpfe krampfartige Schmerzen im mittleren Brustraum, die nur nach dem Schlucken auftreten; die Schmerzen können ziemlich stark sein.	• Schluckbeschwerden		• Ein Speiseröhrenkrampf kann Folge einer Refluxkrankheit sein.	• Speiseröhrenkrampf (eine Störung der Kontraktionen der Speiseröhre, durch die der Speisebrei in den Magen transportiert wird) • Gehen Sie zum Arzt.
Starke Schmerzen im mittleren Brustraum, Druck, Engegefühl mit Todesangst, das in der Regel über 30 Minuten anhält; häufig strahlen die Schmerzen in den Hals und/oder linken Arm aus; Beginn in Ruhe oder bei körperlicher Aktivität, jedoch ohne Linderung bei Ruhe	• Atemnot, Schweißausbruch, Kältegefühl, Ohnmacht, Übelkeit oder Erbrechen, Herzklopfen • Symptome können bei Personen mit bekannter Herzerkrankung relativ gering ausgeprägt sein.		• Herzinfarkte treten am häufigsten bei Personen im mittleren oder höheren Alter auf.	• Herzinfarkt • Dies ist ein medizinischer Notfall. • Suchen Sie sofort die Notaufnahme auf oder rufen Sie einen Krankenwagen.
Schneidende, stechende Schmerzen innerhalb eines gut lokalisierbaren Bereiches im Brustraum, treten auf oder verschlimmern sich beim Einatmen	• Fieber, Husten mit möglicherweise eitrigem Auswurf, Atemnot	• Schmerzen verschlimmern sich beim tiefen Einatmen oder beim Husten.	• Lungenentzündung wird durch eine virale oder bakterielle Infektion verursacht. Personen mit Abwehrschwäche aufgrund anderer Erkrankungen haben ein größeres Erkrankungsrisiko.	• Lungenentzündung • Gehen Sie sofort zum Arzt.
Schneidende, stechende Schmerzen innerhalb eines gut lokalisierbaren Bereiches im Brustraum verschlimmern sich beim Einatmen; können eine oder beide Seiten des Brustraumes betreffen	• Atemnot • Bluthusten	• Schmerzen verschlimmern sich durch tiefes Einatmen oder durch Husten.	• Zu den prädisponierenden Faktoren zählen Immobilität oder Bettruhe, eine frische Operation, eine Geburt, Beinvenenthrombosen, die Einnahme von oralen Kontrazeptiva.	• Blockade der Blutzufuhr in einen Bereich des Lungengewebes (Lungeninfarkt), meist bei Verstopfung der Blutgefäße durch ein Gerinnsel • Gehen Sie sofort zum Arzt.
Plötzlich einsetzende, schneidende, lokalisierbare Schmerzen auf einer Seite des Brustraumes, die sich beim Einatmen verschlimmern	• Atemnot	• Schmerzen verschlimmern sich durch tiefes Einatmen oder durch Husten.	• Ein Pneumothorax tritt entweder spontan oder infolge einer Verletzung bei Erwachsenen und Kindern auf. • Tritt am häufigsten bei jungen, gesunden Personen auf, die zuvor unter keiner Lungenerkrankung litten • Zu den prädisponierenden Faktoren zählen Mukoviszidose und chronisch obstruktive Lungenerkrankungen.	• Gasbrust (Pneumothorax) • Gehen Sie sofort zum Arzt.

LEITSYMPTOM	WEITERE SYMPTOME	VERSCHLIMMERNDE ODER LINDERNDE FAKTOREN	WEITERE WICHTIGE FAKTOREN	MÖGLICHE URSACHEN UND MASSNAHMEN
Brustschmerzen (Forts.)				
Dumpfe, gut lokalisierbare Schmerzen, in der Regel auf einer Seite, die sich bei Bewegung (Drehen und Beugen), Belastung (z. B. Heben), möglicherweise auch beim Husten oder tiefen Einatmen verschlimmern	• Empfindlichkeit der Brustwand	• Verschlimmerung durch Bewegung	• Nach einer Verletzung oder einer ungewohnten körperlichen Anstrengung	• Verletzung der Brustwand • Gehen Sie zum Arzt.
Anhaltende brennende Schmerzen auf einer Seite des Brustraumes mit nachfolgendem Ausschlag	• Schmerzhafter Bläschenausschlag, der einige Tage nach den Anfangsschmerzen in dem schmerzenden Bereich auftritt	• Schmerzen werden nicht durch Atmung, Haltung oder körperliche Aktivität beeinflusst.	• Die Gürtelrose tritt am häufigsten bei Erwachsenen über 60 Jahren durch die Reaktivierung. des Windpockenvirus auf • Bei Kindern verursachen Windpocken sehr häufig einen schmerzhaften Bläschenausschlag auf der Brust.	• Gürtelrose • Gehen Sie sofort zum Arzt.
Plötzliche starke Schmerzen im Brustraum	• Starke Atemnot, Ohnmacht • Kalte, klamme, blasse Haut		• Zu den prädisponierenden Faktoren zählen Immobilität oder Bettruhe, eine kürzlich überstandene Operation, eine Geburt, Beinvenenthrombosen, die Einnahme von oralen Kontrazeptiva.	• Lungenembolie • Dies ist ein medizinischer Notfall. • Suchen Sie sofort die Notaufnahme auf oder rufen Sie einen Krankenwagen.
Plötzlich auftretende, starke ziehende Schmerzen an Vorder- oder Rückseite des Brustraumes, die sich mit der Zeit verlagern; die Schmerzen strahlen oft in den Rücken aus oder können in den Armen, im Hals, Rumpf oder in den Beinen auftreten	• Atemnot, Ohnmacht • Symptome in anderen Körpersystemen (z. B. Lähmung der Beine, geistige Verwirrung, blutiger Durchfall) als Komplikationen		• Tritt am häufigsten bei Männern im mittleren oder höheren Alter mit Bluthochdruck auf	• Aortenaneurysma • Dies ist ein medizinischer Notfall. • Suchen Sie sofort die Notaufnahme auf oder rufen Sie einen Krankenwagen.
Anfallsartiges Husten mit Engegefühl und Atemnot	• Keuchen	• Symptome werden durch Zigarettenrauch oder Luftverschmutzung, Pollen, kalte Luft, körperliche Aktivität und Atemwegsinfektionen ausgelöst.	• Asthma tritt meistens bei Erwachsenen oder Kindern auf, die laut Anamnese unter Heuschnupfen, Ekzemen oder Allergien leiden. • In der Regel häufiger im Winter, nach einer Erkältung oder bei hohem Pollenausstoß • Verschlimmerung durch Kontakt mit Haustieren oder Zigarettenrauch	• Asthma • Gehen Sie sofort zum Arzt.

Darmblutungen

Darmblutungen müssen immer untersucht werden, um ihre Ursache zu ermitteln und um den Kreislauf bei erheblichen Blutverlusten zu stabilisieren. Die häufigste Ursache sind Hämorrhoiden, aber auch ernstere Erkrankungen wie etwa Darmkrebs sind weit verbreitet und können für Blutungen verantwortlich sein. Schwere Erkrankungen können nur durch eine ärztliche Untersuchung ausgeschlossen werden – dies ist auch der Fall, wenn bereits leichtere Erkrankungen wie Hämorrhoiden festgestellt wurden. Einige der wichtigen Ursachen bei Erwachsenen wie Hämorrhoiden oder Mastdarmkrebs kommen bei Kindern nicht vor.

In dieser Tabelle werden Blutungen aus dem Mastdarm behandelt. Blutungen aus dem oberen Magen-Darm-Trakt (Speiseröhre, Magen, Zwölffingerdarm) verursachen häufig Erbrechen von frischem oder dunklem, kaffeesatzähnlichem Blut.

LEITSYMPTOM	WEITERE SYMPTOME	VERSCHLIMMERNDE ODER LINDERNDE FAKTOREN	WEITERE WICHTIGE FAKTOREN	MÖGLICHE URSACHEN UND MASSNAHMEN
Spritzer oder Tröpfchen frischen Blutes in der Toilette oder am Toilettenpapier nach dem Stuhlgang	• Hämorrhoiden verursachen in der Regel erst Schmerzen, wenn Komplikationen auftreten. • Das Gefühl von nicht vollständiger Entleerung weist auf eine Störung im Mastdarm hin.		• Pressen bei der Darmentleerung begünstigt die Entstehung von Hämorrhoiden.	• Hämorrhoiden, Polypen, Tumoren • Gehen Sie zum Arzt.
Geringe Menge frischen Blutes am Toilettenpapier nach dem Stuhlgang mit stechendem Schmerz im Anus während oder nach dem Stuhlgang			• Angestrengtes Pressen bei der Darmentleerung begünstigt die Entstehung von Analverletzungen.	• Analrhagade oder -fissur, Tumor • Gehen Sie zum Arzt.
Frisches Blut, vermischt mit Stuhl oder dunkles Blut im Stuhl mit oder ohne Blutgerinnsel	• Keine weiteren Symptome, aber auch Durchfall, Verstopfung, Bauchschmerzen, Bauchvergrößerung, Gewichtsverlust, Appetitlosigkeit, allgemeines Unwohlsein, Symptome einer Anämie (Müdigkeit, Energielosigkeit, Kurzatmigkeit bei Anstrengung, Hautblässe, des Zahnfleisches und der Fingernägel) • Schleimbeläge		• Wahrscheinlicheres Auftreten bei Personen, bei denen laut persönlicher oder Familienanamnese Polypen oder Darmkrebs vorhanden sind • Das Risiko für Darmkrebs ist bei Darmpolypen und *Colitis ulcerosa* erhöht	• Darmtumor, Polyp, andere Erkrankungen von Mastdarm oder Dickdarm • Gehen Sie zum Arzt.
Anfallsartig auftretender blutiger Durchfall	• Bauchschmerzen, allgemeines Unwohlsein, Gewichtsverlust, Fieber, Anämiezeichen (Müdigkeit, Energielosigkeit, Kurzatmigkeit bei Anstrengung, Blässe der Haut, des Zahnfleisches und der Fingernägel) • Schleimbeläge		• Eine entzündliche Darmerkrankung ist bei Personen jüdischen Glaubens am häufigsten (3–6-mal höher als bei Angehörigen anderer Konfessionen) und tritt häufiger bei Weißen als bei Schwarzen oder Asiaten auf. • Beginnt meistens im Alter zwischen 15 und 35 Jahren • Die Ursache für entzündliche Darmerkrankung ist unbekannt.	• Entzündliche Darmerkrankung wie die Crohn-Krankheit oder die *Colitis ulcerosa* • Gehen Sie sofort zum Arzt.

LEITSYMPTOM	WEITERE SYMPTOME	VERSCHLIMMERNDE ODER LINDERNDE FAKTOREN	WEITERE WICHTIGE FAKTOREN	MÖGLICHE URSACHEN UND MASSNAHMEN
Darmblutungen (Forts.)				
Plötzliches Auftreten von wässrigem, blutigem Durchfall oder von geringeren Stuhlmengen mit Blut, Schleim und Eiter	• Bauchschmerzen, Fieber, Schmerzen, allgemeines Unwohlsein • Bei Kindern steigt das Fieber so schnell, dass Fieberkrämpfe ausgelöst werden.		• Ruhr ist hochansteckend und tritt am häufigsten nach Reisen oder nach Kontakt mit anderen Personen auf, die ähnliche Symptome aufweisen. • Bricht in Industrieländern relativ gemäßigt aus, am häufigsten in Einrichtungen wie Schulen • Verläuft in Entwicklungsländern ernster und bisweilen tödlich	• Ruhr, Darmentzündung • Gehen Sie sofort zum Arzt. • Ruhr ist hochansteckend, informieren Sie also zuerst die Praxis Ihres Arztes oder die Notaufnahme über Ihre Symptome.
Plötzlich auftretender, blutiger Durchfall	• Bauchschmerzen		• Am häufigsten bei älteren Menschen, bei denen laut Anamnese eine Herzerkrankung vorhanden ist, es jedoch keine Hinweise auf eine Ruhrinfektion gibt	• Unterbrechung der Blutversorgung in einem Darmabschnitt • Dies ist ein medizinischer Notfall. • Suchen Sie sofort die Notaufnahme auf oder rufen Sie einen Krankenwagen.
Schwere Blutungen aus dem Mastdarm	• Schwindel oder Ohnmacht, Verwirrung, starker Durst, Kältegefühl und kaltes Schwitzen, Blässe der Haut, des Zahnfleisches und der Nägel		• Eine Divertikulitis tritt häufiger bei Männern als bei Frauen auf. • Schwere Blutungen sind eine seltene Komplikation der Divertikulitis, die in der Regel mit unsichtbaren oder leichten Blutungen einhergeht.	• Divertikelentzündung (Divertikulitis) • Dies ist ein medizinischer Notfall. • Suchen Sie sofort die Notaufnahme auf oder rufen Sie einen Krankenwagen.
Melaena (Teerstuhl)	• Auch Erbrechen entweder von frischem oder dunklem, kaffeesatzähnlichem Blut		• Kann in jeder Altersgruppe auftreten, ist jedoch relativ häufig bei älteren Menschen, die nicht steroidale Antirheumatika gegen schmerzhafte Gelenkerkrankungen wie Arthrose oder Rheumatoide Arthritis einnehmen.	• Blutungen aus Speiseröhre, Magen oder Zwölffingerdarm durch Magen- oder Darmgeschwüre, Magenentzündungen oder Ösophagusvarizen • Dies ist ein medizinischer Notfall. • Suchen Sie sofort die Notaufnahme auf oder rufen Sie einen Krankenwagen.
Blut im Stuhl oder rot verfärbter Stuhl beim Säugling oder Kleinkind	• Unwohlsein und Erbrechen sowie kolikartige Bauchschmerzen und Schreien		• Am häufigsten bei Kindern unter 2 Jahren	• Invagination • Dies ist ein medizinischer Notfall. • Suchen Sie sofort die Notaufnahme auf oder rufen Sie einen Krankenwagen.

Durchfall

Als Durchfall bezeichnet man das häufige Ausscheiden von ungeformtem oder wässrigem Stuhl. Durchfall wird häufig durch eine Infektion im Magen-Darm-Trakt verursacht und dauert nur einige wenige Tage. Bisweilen wird er jedoch durch eine ernsthaftere Erkrankung ausgelöst – wertvolle Hinweise auf deren Natur geben Konsistenz, Farbe und Häufigkeit des Exkrements. Bei lang anhaltendem oder ungewöhnlichem Durchfall sollten Sie immer einen Arzt konsultieren und sich untersuchen lassen.

LEITSYMPTOM	WEITERE SYMPTOME	VERSCHLIMMERNDE ODER LINDERNDE FAKTOREN	WEITERE WICHTIGE FAKTOREN	MÖGLICHE URSACHEN UND MASSNAHMEN
Abruptes Einsetzen von wässrigem Durchfall, häufig mit Schleim, aber selten mit Blut; dauert 1–3 Tage	• Erbrechen, leichte Bauchschmerzen, leichtes Fieber • Vorausgegangen evtl. eine Entzündung der oberen Atemwege	• Essen und Trinken verschlimmern den Durchfall	• Sehr häufig bei Kindern, vor allem im Winter • Hochansteckend, Ansteckung durch fäkal-orale Übertragung	• Virale Magen-Darm-Infektion • Orale Rehydratation ist in der Regel eine ausreichende Behandlung • Medikamente gegen Übelkeit und Erbrechen sowie Paracetamol können helfen. • Konsultieren Sie den Arzt.
Abruptes Einsetzen von wässrigem Durchfall in eher geringer Menge, dauert 1–3 Tage	• In der Regel schmerzlos oder leichte Bauchschmerzen • Leichtes Fieber oder Erbrechen	• Essen und Trinken verschlimmern den Durchfall.	• Laut Anamnese Verzehr von unzureichend vorbereiteter Nahrung oder Reisen nach Südamerika, Afrika oder Asien	• Bakterielle Infektion • Gehen Sie sofort zum Arzt.
Abruptes Einsetzen von wässrigem Durchfall in großer Menge, dauert 2–7 Tage	• Nach Eintreten des Durchfalls zusätzlich häufiges Erbrechen, in der Regel ohne Übelkeit • Dehydratation, Muskelkrämpfe • Verursacht ernsthafte, möglicherweise tödliche Dehydratation innerhalb von Stunden		• Am häufigsten in Entwicklungsländern wie Indien und Bangladesch, afrikanischen und lateinamerikanischen Ländern • Tritt häufig in Epidemien auf • In der Regel Verbreitung durch kontaminiertes Trinkwasser • Häufiger und gefährlicher bei Kindern	• Cholera • Dies ist ein medizinischer Notfall. • Suchen Sie sofort die Notaufnahme auf oder rufen Sie einen Krankenwagen. • Wenn keine medizinische Hilfe verfügbar ist, kann die Dehydratation durch Zufuhr von Glukose- und Kochsalzlösungen oder bei Säuglingen durch Stillen verhindert werden.
Abrupt einsetzender Durchfall, der Blut oder Schleim enthält, mit aufdringlichem Geruch	• Hohes Fieber, Schmerzen, Übelkeit und Erbrechen, leichte bis schwere Bauchkrämpfe, häufiger Stuhldrang, jedoch mit geringem Erfolg	• Essen und Trinken verschlimmern den Durchfall.	• Laut Anamnese Reise in ein Entwicklungsland oder gleichzeitige Erkrankung von Personen, die die gleiche kontaminierte Nahrung verzehrt haben	• Nahrungsmittelvergiftung • Bei dieser Durchfallart empfehlen sich keine Medikamente gegen Durchfall. • Gehen Sie sofort zum Arzt.
Abruptes Einsetzen von wässrigem Durchfall; Symptome können wochenlang andauern	• Leichte Bauchschmerzen, Gefühl, aufgebläht zu sein, Blähungen, verminderte Nährstoffresorption (Ausscheiden von ungewöhnlichen Stuhlmengen aufgrund der Malabsorption), leichtes Fieber	• Essen und Trinken verschlimmern den Durchfall.	• Häufig sind aus der Anamnese Reisen bekannt • Häufig bei Kindern	• Lambliasis • Gehen Sie zum Arzt.

LEITSYMPTOM	WEITERE SYMPTOME	VERSCHLIMMERNDE ODER LINDERNDE FAKTOREN	WEITERE WICHTIGE FAKTOREN	MÖGLICHE URSACHEN UND MASSNAHMEN
Durchfall (Forts.)				
Abruptes Einsetzen von Durchfall im Zuge einer Antibiotikabehandlung	• Reicht von milden Bauchschmerzen und Blähungen bis zu schweren Bauchkrämpfen, Fieber und blutigem Durchfall	• Nach Absetzen der Antibiotika verschwinden die Symptome in der Regel.	• Einfache Nebenwirkung der Therapie, verursacht durch Ungleichgewicht der Magen-Darm-Flora oder eine Kolitis, die durch übermäßige Vermehrung von *Clostridium difficile* verursacht wurde	• Durch Antibiotika verursachter Durchfall • Gehen Sie zum Arzt.
Chronisch anhaltender Durchfall mit Schleim, bisweilen im Wechsel mit Verstopfung	• Bauchschmerzen, Blähungen, Gefühl, aufgebläht zu sein	• Emotionaler Stress verschlimmert die Symptome • Erhöhte Zufuhr von Ballaststoffen kann helfen	• Am häufigsten bei jungen Frauen oder Frauen im mittleren Alter	• Reizkolon • Gehen Sie zum Arzt.
Wässriger Durchfall ohne Schleim oder Blut	• Kürzliche Verstopfung, Gefühl, aufgebläht zu sein, Beschwerden im Bauchraum • Kein Fieber oder andere Infektionszeichen • Stuhlinkontinenz	• Ballaststoffarme Ernährung verschlimmert die Beschwerden.	• Laut Anamnese ist chronische Verstopfung vorhanden • Wässriger Stuhl tritt neben dem kompakten Stuhl aus	• Chronische Verstopfung mit Überlauf-Durchfall • Gehen Sie zum Arzt.
Ungeformter, reichlicher Durchfall mit aufdringlichem Geruch	• Aufgeblähter Bauch und Beschwerden im Bauchraum, Blähungen, Gewichtsverlust, Anzeichen von Unterernährung oder verlangsamtem Wachstum	• Verschlimmerung bei Aufnahme bestimmter Nahrungsmittel wie etwa Milch- oder Weizenprodukte	• Evtl. Erkrankung der Gallenblase, Störungen der Bauchspeicheldrüse bekannt	• Laktose-Intoleranz oder Zöliakie • Malabsorption • Gehen Sie zum Arzt.
Allmählich einsetzende, häufige, ungeformte Stühle mit Blut- und Schleimauflagerungen	• Bauchschmerzen, Gewichtsverlust, Empfindlichkeit des Bauches, Aufgeblähtsein und Ausscheiden von ungewöhnlich großen Stuhlmengen aufgrund der Unfähigkeit, Nahrung zu absorbieren • Evtl. zusätzlich Arthritis oder Hauterkrankungen	• Entzündungshemmende Medikamente beenden die Symptome	• Evtl. entzündliche Darmerkrankungen bei Familienmitgliedern	• Entzündliche Darmerkrankung wie *Colitis ulcerosa* und Crohn-Krankheit • Gehen Sie zum Arzt.

LEITSYMPTOM	WEITERE SYMPTOME	VERSCHLIMMERNDE ODER LINDERNDE FAKTOREN	WEITERE WICHTIGE FAKTOREN	MÖGLICHE URSACHEN UND MASSNAHMEN

Fieber

Als Fieber bezeichnet man eine Körpertemperatur, die über der normalen, oral gemessenen Körpertemperatur von 37 °C liegt. Leichte oder kurzzeitige Temperaturerhöhungen treten häufig mit kleineren Infektionen auf, hohes oder längeres Fieber kann jedoch ein Anzeichen für eine potenziell gefährliche und ernsthafte Infektion sein. Fieber wird, wie unten dargestellt, häufig von anderen Symptomen begleitet. Diese erlauben die Diagnose der Ursache.

Die erste der folgenden Tabellen bezieht sich auf Fieber sowohl bei Erwachsenen als auch bei Kindern aller Altersstufen. Die zweite Tabelle behandelt einige zusätzliche Symptome, die ausschließlich bei Säuglingen, Kleinkindern und Kindern auftreten.

Fieber bei Erwachsenen und Kindern aller Alterstufen

LEITSYMPTOM	WEITERE SYMPTOME	VERSCHLIMMERNDE ODER LINDERNDE FAKTOREN	WEITERE WICHTIGE FAKTOREN	MÖGLICHE URSACHEN UND MASSNAHMEN
Fieber – Körpertemperatur über 37 °C	• Gerötetes Gesicht, heiße Haut, entzündeter Rachen, leichte Kopfschmerzen		• Nach Kontakt mit Personen, die dieselben Symptome aufweisen	• Virusinfektion (z. B. Erkältung oder grippaler Infekt) • Nehmen Sie abschwellende und fiebersenkende Medikamente. • Bei Fieber empfiehlt es sich immer – überflüssige Decken zu entfernen, Wadenwickel zu machen – reichlich zu trinken – Bettruhe einzuhalten – alle 4–6 Stunden die Temperatur zu messen • Konsultieren Sie den Arzt, wenn – die Temperatur über 39 °C (Kinder über 40 °C) ansteigt – das Fieber länger als 48 Stunden anhält – die Patientin schwanger ist – der Patient ein Kind ist • Verwenden Sie bei Kindern Paracetamol und keine Azetylsalizylsäure zur Fiebersenkung. • Konsultieren Sie Ihren Arzt, wenn das Fieber nicht schnell nach Einnahme der Medikamente sinkt oder wenn das Kind einen entzündeten Rachen oder Ohrenschmerzen hat.
Fieber	• Husten mit gelbem oder grünlichem Auswurf, beschleunigte, flache Atmung, Müdigkeit			• Atemwegsinfektion (z. B. Bronchitis oder Lungenentzündung) • Konsultieren Sie Ihren Arzt, um die Schwere der Infektion festzustellen. • Möglicherweise ist eine Antibiotikabehandlung erforderlich.

LEITSYMPTOM	WEITERE SYMPTOME	VERSCHLIMMERNDE ODER LINDERNDE FAKTOREN	WEITERE WICHTIGE FAKTOREN	MÖGLICHE URSACHEN UND MASSNAHMEN
Fieber (Forts.)				
Fieber	• Schmerzen, Schüttelfrost, Übelkeit, Erbrechen, Krämpfe, Durchfall		• Betrifft alle Altersstufen, kann jedoch bei sehr kleinen Kindern, Schwerkranken und älteren Personen eine lebensbedrohende Dehydratation auslösen	• Magen-Darm-Infektion oder andere Virusinfektion • Bettruhe und symptomatische Maßnahmen, wie – überflüssige Decken entfernen – reichlich trinken – Wadenwickel machen – alle 4–6 Stunden die Temperatur messen • Konsultieren Sie Ihren Arzt, wenn sich das Erbrechen über 12 Stunden hinzieht oder wenn der Durchfall blutig ist. • Gehen Sie zum Arzt, wenn Sie sich sorgen oder die Symptome andauern.
Fieber	• Starke Kopfschmerzen, Nackensteifigkeit, Benommenheit, Erbrechen, Lichtempfindlichkeit		• Verwirrung und Unfähigkeit, auf Fragen zu antworten	• Infektion der Hirnhäute (Meningitis) • Dies ist ein medizinischer Notfall. • Suchen Sie sofort die Notaufnahme auf oder rufen Sie einen Krankenwagen.
Fieber, das über einen Zeitraum von Wochen hinweg kommt und geht	• Angina, Müdigkeit		• Pfeiffer-Drüsenfieber (infektiöse Mononukleose), Symptome meist bei Heranwachsenden und Erwachsenen • Obwohl die Infektion bei Kindern häufig auftritt, wird die Diagnose nur selten gestellt, da die Symptome leicht sind und einer gewöhnlichen Erkältung gleichen.	• Lang anhaltende Virusinfektion wie Pfeiffer-Drüsenfieber, andere Infektionen oder Anzeichen einer anderen Erkrankung • Gehen Sie zum Arzt.
Plötzlich einsetzendes Fieber mit schmerzhafter Rachenentzündung (Angina)	• Kopfschmerzen		• Tritt eher in den kalten Monaten auf, möglicherweise gehen Stress, Arbeitsüberlastung, Erschöpfung voraus oder das Immunsystem bekämpft eine weitere Infektion • Angina (Streptokokkeninfektion)	• Gehen Sie zum Arzt, da die Infektion mit Antibiotika behandelt werden sollte.

LEITSYMPTOM	WEITERE SYMPTOME	VERSCHLIMMERNDE ODER LINDERNDE FAKTOREN	WEITERE WICHTIGE FAKTOREN	MÖGLICHE URSACHEN UND MASSNAHMEN
Hohes Fieber über 42 °C	• Gerötete trockene heiße Haut, schneller Puls, Verwirrung, verkleinerte Pupillen, Krampfanfälle oder Ohnmacht		• Nach heißem Wetter oder anstrengender körperlicher Aktivität bei hohen Temperaturen und Dehydratation	• Hitzschlag und Sonnenstich • Bringen Sie die Person schnell an einen kühlen Ort und bedecken Sie den Köper mit kühlen, feuchten Tüchern. • Dies ist ein medizinischer Notfall. • Suchen Sie sofort die Notaufnahme auf oder rufen Sie einen Krankenwagen.
Fieber bei einer Person, die Medikamente gegen eine andere Erkrankung einnimmt			• Tritt bei einer Chemotherapie wegen einer Krebserkrankung auf (aufgrund einer zeitweiligen Immunsuppression), bei der Einnahme von einigen Antimykotika, bei der Einnahme von Antikoagulanzien zur Behandlung von Herzerkrankungen	• Fieber als Nebenwirkung • Gehen Sie zum Arzt, um die Medikamente zu wechseln oder die Dosis zu verändern.
Fieber	• Ohrenschmerzen, Verlust der Hörfähigkeit, Druckgefühl im Ohr		• Fieber kann bei Kindern, die zu jung sind, um andere Symptome zu nennen, das vorherrschende Symptom sein.	• Mittelohrentzündung (Otitis media) oder Infektion des äußeren Ohres *(Otitis externa)* • Unbehandelte Ohrentzündungen können zu schwerwiegenden Problemen führen, konsultieren Sie deshalb Ihren Arzt. • Möglicherweise ist eine Antibiotikabehandlung erforderlich.
Fieber	• Schmerzen beim Harnlassen oder Schmerzen im Lendenbereich, Klopfempfindlichkeit auf beiden Seiten des Kreuzes unterhalb der Rippen			• Nierenentzündung • Möglicherweise ist eine Antibiotikabehandlung erforderlich. • Gehen Sie sofort zum Arzt.
Fieber	• Offene, entzündete Wunde • Roter Streifen auf den Armen oder Beinen, der in der Nähe der Wunde beginnt • Umgebende Haut ist empfindlich und heiß; lokalisierte Schwellung			• Blutvergiftung aufgrund einer über die Lymphgefäße fortgeleiteten Infektion der Haut • Gehen Sie sofort zum Arzt.

LEITSYMPTOM	WEITERE SYMPTOME	VERSCHLIMMERNDE ODER LINDERNDE FAKTOREN	WEITERE WICHTIGE FAKTOREN	MÖGLICHE URSACHEN UND MASSNAHMEN
Fieber (Forts.)				
Fieber bei Kleinkindern und Schulkindern				
Fieber bei einem Kind unter 3 Monaten	• Lethargie, blasse Haut, Reizbarkeit			• Fieber bei Säuglingen sollte stets untersucht werden, um eine ernsthafte Infektion auszuschließen. • Gehen Sie sofort zum Arzt.
Hohes Fieber über 38,5 °C	• Bellender Husten			• Kruppanfall • Gehen Sie so schnell wie möglich zum Arzt. • Bei jedem Fieber empfiehlt es sich – überflüssige Decken zu entfernen – reichlich zu trinken – das Fieber durch Wadenwickel zu senken – alle 4–6 Stunden die Temperatur zu messen
Fieber	• Bläschen im Gesicht, auf dem Rücken, am Hals und auf der Brust		• Tritt am häufigsten bei Kindern auf • Tritt bei Erwachsenen auf, die noch nie infiziert waren • Tritt nach Kontakt mit einer Person mit Windpocken auf • Hochansteckend und deshalb häufig bei Mitarbeitern von Kindertagesstätten oder Krankenhausangestellten • Impfung ist heute in einigen Ländern möglich	• Windpocken • Windpocken können bei Erwachsenen eine ernsthafte Erkrankung darstellen, konsultieren Sie deshalb einen Arzt. • Konsultieren Sie bei Kindern mit Verdacht auf Windpocken Ihren Arzt und halten Sie sie fern von nicht infizierten Kindern. • Gehen Sie zum Arzt. • Windpocken sind hochansteckend – melden Sie Ihren Verdacht also erst in der Arztpraxis an, damit nicht andere Patienten angesteckt werden.
Hohes Fieber über 39 °C	• Anfälle oder Krämpfe		• 3 % aller Kinder erleiden mindestens einen Fieberkrampf • Das Abkühlen der Kinder mit Wadenwickeln kann den Krämpfen vorbeugen • Ein schneller Anstieg der Körpertemperatur ist in Bezug auf Krampfanfälle sehr viel gefährlicher als ein langsames Erreichen derselben hohen Temperatur	• Fieberkrampf • Erfordert sofortige Maßnahmen • Stellen Sie sicher, dass die Atemwege frei sind, und drehen Sie das Kind auf die Seite. • Ziehen Sie das Kind aus und machen Sie nach dem Anfall häufige Wadenwickel. • Benachrichtigen Sie so schnell wie möglich Ihren Arzt.

Fuß- und Knöchelbeschwerden

Die meisten Menschen haben gelegentlich Probleme mit den Füßen oder Knöcheln. Knöchelverstauchungen zählen zu den häufigsten Muskel-Skelett-Verletzungen, während degenerative Erkrankungen wie Gicht und Fersensporn häufig bei älteren Menschen auftreten.

LEITSYMPTOM	WEITERE SYMPTOME	VERSCHLIMMERNDE ODER LINDERNDE FAKTOREN	WEITERE WICHTIGE FAKTOREN	MÖGLICHE URSACHEN UND MASSNAHMEN
Schmerzen und Schwellung in der Regel auf einer Seite des Knöchels nach einer Drehverletzung oder einem Sturz	• Bluterguss, Überwärmung	• Verschlimmerung durch Gehen, die Schmerzen machen das Gehen aber nicht unmöglich	• Betrifft am häufigsten die Außenseite des Knöchels	• Bänderzerrung oder Bänderanriss • Ruhen Sie, legen Sie Eis auf, legen Sie den Fuß hoch, verwenden Sie einen Druckverband • Gehen Sie zum Arzt.
Starke Schmerzen im Knöchelbereich nach einem Sturz, einer Drehbewegung oder einem direkten Schlag auf den Knöchel	• Anschwellen des Knöchels und evtl. des Fußes sowie der Zehen, klopfende Schmerzen, Überwärmung, Bluterguss, Gehunfähigkeit	• Verschlimmerung durch Gehen oder Bewegen des Knöchels		• Bruch oder Bänderriss • Legen Sie den Fuß hoch und kühlen Sie mit Eis. • Gehen Sie sofort zum Arzt.
Schmerzen unter dem Fersenbein und dem Fußgewölbe	• Steife Ferse	• Längeres Gehen oder Laufen	• Kann zur Entwicklung eines Fersenbeinsporns führen (siehe folgenden Eintrag)	• *Fasciitis plantaris* • Gehen Sie zum Arzt.
Stechende Schmerzen unter dem Fersenbein	• Schwellung	• Verschlimmerung durch Gehen, Druck auf die Ferse		• Häufiger bei Personen mit Plattfüßen • Fersensporn • Gehen Sie zum Arzt.
Plötzliches Einsetzen von starken Schmerzen in der großen Zehe, im Fuß oder im Knöchel; Schmerzen beginnen häufig in der Nacht und können tagelang anhalten.	• Schwellung, die Haut über der betroffenen Stelle ist in der Regel gerötet, heiß, glänzend und äußerst berührungsempfindlich • Fieber und Schüttelfrost	• Verschlimmerung durch Gehen und alles, was auf die Stelle drückt (z. B. Schuhe, Socken)	• Betrifft am häufigsten die große Zehe, kann aber auch an vielen anderen Gelenken auftreten • Betrifft in der Regel ein oder zwei Gelenke zur gleichen Zeit, Anfälle sind wiederkehrend	• Gicht • Gehen Sie zum Arzt.
Dumpfe Schmerzen an der Rückseite des Fersenbeines, die zur Rückseite des Knöchels und in die untere Wade ziehen	• Leichte Schwellung, Empfindlichkeit, Überwärmung an der Rückseite des Knöchels	• Verschlimmerung durch Laufen, Springen, Gehen, Radfahren, besonders zu Beginn der Aktivität	• Häufiger bei Personen mit Plattfüßen oder verhärteten Wadenmuskeln	• Achillessehnenentzündung • Vermeiden Sie Aktivitäten, die Schmerzen verursachen. • Konsultieren Sie Ihren Arzt.
Schmerzen im vorderen Bereich des Fußes, in der Regel während längerem Laufen oder Gehen oder sportlicher Aktivität	• Schwellung, Berührungsempfindlichkeit	• Anhaltende gleichförmige Belastung, vor allem Laufen, Gehen	• Häufiger bei Personen mit hohem Fußgewölbe	• Ermüdungsbruch • Gehen Sie zum Arzt.

Gedächtnisverlust

Bei älteren Menschen ist Gedächtnisverlust ein weit verbreitetes Problem. Meist merken Familienmitglieder als Erste die Störung. Demenz ist eine häufige Ursache für signifikanten Gedächtnisschwund in dieser Altersgruppe, durch ärztliche Untersuchungen können jedoch auch behandelbare Erkrankungen oder andere Ursachen entdeckt werden. Die Einnahme bestimmter Medikamente, etwa von Beruhigungsmitteln, kann einem plötzlichen Gedächtnisverlust vorangehen.

LEITSYMPTOM	WEITERE SYMPTOME	VERSCHLIMMERNDE ODER LINDERNDE FAKTOREN	WEITERE WICHTIGE FAKTOREN	MÖGLICHE URSACHEN UND MASSNAHMEN
Allmählich einsetzende Vergesslichkeit im Alltag (z.B. Verlegen von Gegenständen, Schwierigkeiten, sich an Namen oder zu erledigende Dinge zu erinnern)			• Tritt typischerweise bei ansonsten gesunden Personen über 50 Jahren auf	• Gutartige Altersvergesslichkeit • Nutzen Sie Gedächtnisstützen wie Listen und Gedächtnisübungen. • Gehen Sie zum Arzt, wenn Sie sich sorgen oder die Symptome andauern.
Gedächtnisverlust, der sich in der Regel allmählich über Monate oder Jahre aufbaut; das Gedächtnis nimmt nach und nach ab; das Kurzzeitgedächtnis ist stärker in Mitleidenschaft gezogen als das Langzeitgedächtnis	• Allmähliches Nachlassen der Denkfähigkeit und der allgemeinen mentalen Funktionen • Ungewöhnliches Verhalten • Nachlassen der persönlichen Pflege		• In der Regel bei älteren Personen • Bisweilen liegt eine behandelbare Erkrankung zugrunde	• Demenz • Gehen Sie zum Arzt.
Gedächtnisschwäche, in der Regel mit allmählichem Einsetzen über Tage oder Wochen	• Konzentrationsschwäche • Traurigkeit • Fehlende Lebensfreude • Schlafschwierigkeiten • Geringes Selbstwertgefühl		• Tritt in jeder Altersgruppe auf • Depression ist eine mögliche Erklärung für Vergesslichkeit bei jungen Menschen oder Personen mittleren Alters. • Überanstrengung oder persönlicher Verlust im Vorfeld	• Depression • Gehen Sie zum Arzt.
Gedächtnisverlust, in der Regel schnell einsetzend			• Jede Altersgruppe • Relativ häufige Ursache für Vergesslichkeit bei jungen Menschen oder Personen mittleren Alters	• Alkoholmissbrauch (Alkoholismus) oder Drogenmissbrauch (Drogenabhängigkeit) • Gehen Sie zum Arzt.
Plötzlicher Gedächtnisverlust	• Kopfschmerzen, Erbrechen, Fieber		• Erhöhtes Schlaganfallrisiko bei Personen, die laut Anamnese eine Koronare Herzkrankheit, Bluthochdruck oder andere kardiovaskuläre Erkrankungen oder ungewöhnliche Cholesterinwerte aufweisen oder Raucher sind • Professionelle Kampfsportler Ausübende (z.B. Boxer) sind aufgrund von Verletzungen besonders gefährdet	• Gehirntumor, Infektion (z.B. Gehirnhautentzündung, Gehirnentzündung), Schlaganfall, schwere oder wiederholte Kopfverletzungen • Gehen Sie sofort zum Arzt.

LEITSYMPTOM	WEITERE SYMPTOME	VERSCHLIMMERNDE ODER LINDERNDE FAKTOREN	WEITERE WICHTIGE FAKTOREN	MÖGLICHE URSACHEN UND MASSNAHMEN

Gelbsucht

Als Gelbsucht bezeichnet man eine gelbliche Verfärbung von Haut und Augen, die aufgrund des Übertritts von Gallenfarbstoff (Bilirubin) in das Blut auftritt. Gelbsucht kann durch den übermäßigen Abbau von roten Blutkörperchen, durch eine Entzündung oder Erkrankung der Leber oder durch eine Blockade der Gallengänge entstehen. Gelbsucht erfordert immer eine gründliche ärztliche Untersuchung, um die Grundkrankheit festzustellen.

LEITSYMPTOM	WEITERE SYMPTOME	VERSCHLIMMERNDE ODER LINDERNDE FAKTOREN	WEITERE WICHTIGE FAKTOREN	MÖGLICHE URSACHEN UND MASSNAHMEN
Gelbsucht bei Säuglingen innerhalb der ersten 24 Lebensstunden	• Schläfrigkeit, schlechte Nahrungsaufnahme	• Dehydratation verschlimmert die Gelbsucht	• Laut Anamnese Säuglingsgelbsucht bei Geschwistern • Gelbsucht in den ersten 24 Lebensstunden ist immer ungewöhnlich und tritt in der Regel auf, wenn das Blut von Säugling und Mutter nicht zusammenpassen • Eine hochgradige Gelbsucht ist für das Baby sehr gefährlich.	• Hämolytische Gelbsucht • Gehen Sie sofort zum Arzt.
Leichte Gelbsucht in den ersten Lebenstagen	• Das Baby verhält sich ansonsten unauffällig.	• Dehydratation kann die Symptome verstärken.	• Häufiger bei gestillten Babys oder bei Babys mit geburtsbedingten Blutergüssen	• Normale Neugeborenengelbsucht • Lassen Sie die Werte vom Arzt kontrollieren.
Allmähliches Einsetzen der Gelbsucht oder wiederholte Gelbsuchtanfälle	• Harnfarbe und Darmbewegungen sind normal, vergrößerte Milz • Eine Sichelzellanämie kann zu plötzlichen starken Schmerzattacken in Brustkorb, Bauch oder Extremitäten führen, der so genannten Sichelzellkrise.	• Verstärkte Gelbsucht bei zugrunde liegender Lebererkrankung	• Farbstoff der roten Blutkörperchen tritt schneller in das Blut über, als er von der Leber ausgeschieden werden kann; in der Familie sind Störungen der roten Blutkörperchen bekannt. • Eine hämolytische Gelbsucht tritt bei Sichelzellanämie auf, einer genetisch bedingten Störung, die am häufigsten bei afrikanischstämmigen Personen auftritt.	• Hämolytische Gelbsucht • Gehen Sie sofort zum Arzt.
Gelbsucht über Wochen bis Monate	• Kopfschmerzen, Fieber, Übelkeit, Erbrechen, Bauchschmerzen, Müdigkeit • Blasser Stuhl, dunkler Urin	• Die Gelbsucht verschwindet, sobald die Leberentzündung abklingt	• Hepatitis-A-Infektionen werden durch den Verzehr von kontaminierter Nahrung verursacht und treten häufig bei Reisen in Entwicklungsländer auf. • Intravenöse Drogeneinnahme, ungeschützter Sex und Arbeiten im Gesundheitssektor, die den Umgang mit Injektionsnadeln erfordern, erhöhen das Risiko einer Ansteckung mit Hepatitis B oder C.	• Virushepatitis • Gehen Sie sofort zum Arzt.

LEITSYMPTOM	WEITERE SYMPTOME	VERSCHLIMMERNDE ODER LINDERNDE FAKTOREN	WEITERE WICHTIGE FAKTOREN	MÖGLICHE URSACHEN UND MASSNAHMEN
Gelbsucht (Forts.)				
Allmählich einsetzende, sich steigernde Gelbsucht	• Juckreiz, Appetitlosigkeit, Müdigkeit, Schwäche und Muskelschwund, gerötete Handflächen, Bauchvergrößerung, Erbrechen von Blut oder schwarzer, klebriger Stuhl, Gedächtnisverlust und Verwirrung	• Übermäßige Einnahme von Alkohol oder Drogen schädigt die Leber und verstärkt die Gelbsucht.	• Laut Anamnese ist eine Infektion mit Hepatitis B oder C, Alkoholmissbrauch oder eine Leberentzündung vorhanden	• Leberzirrhose • Gehen Sie sofort zum Arzt.
Allmählich einsetzende, sich steigernde Gelbsucht	• Dunkler Harn und blasser Stuhl, Juckreiz, Fieber, Bauchschmerzen oder Schüttelfrost	• Die Gelbsucht verschwindet, sobald die Blockade der Gallengänge behoben ist.	• Auftreten bei gestörten Abflussverhältnissen von der Leber in den Darm • Gallensteine, Lebererkrankungen oder Gelbsucht in der Familienanamnese	• Stauungsgelbsucht • Gehen Sie sofort zum Arzt.
Allmähliches Einsetzen von Gelbsucht bei einer Person, die Medikamente einnimmt	• Juckreiz	• Die Gelbsucht verschwindet, sobald die Medikamente abgesetzt werden.	• Einige Antibiotika, krampflösende Medikamente, orale Kontrazeptiva und Narkotika verursachen Gelbsucht.	• Arzneimittelbedingte Gelbsucht • Gehen Sie sofort zum Arzt.

Genitaljuckreiz

Juckreiz im Bereich der Genitalien ist in der Regel das Symptom einer Infektion oder Reizung. Er kann mit Genitalschmerzen einhergehen (siehe folgenden Eintrag) und Symptom einer Geschlechtskrankheit sein.
Siehe auch *Genitalschmerzen* und *Scheidenprobleme*

LEITSYMPTOM	WEITERE SYMPTOME	VERSCHLIMMERNDE ODER LINDERNDE FAKTOREN	WEITERE WICHTIGE FAKTOREN	MÖGLICHE URSACHEN UND MASSNAHMEN
Leicht juckende Knötchen auf Vulva, Penis oder am Anus, die ein blumenkohlartiges Aussehen entwickeln können	• Leichte Schmerzen, Nässen im Bereich der Knötchen, vermehrter Ausfluss aus Scheide oder Penis		• Infektionen mit dem humanen Papilloma-Virus (HPV) werden für einige Krebsarten (z. B. Gebärmutterhalskrebs) verantwortlich gemacht; die meisten Feigwarzen werden jedoch durch einen HPV-Stamm verursacht, der keinen Krebs auslöst.	• Feigwarzen • Gehen Sie zum Arzt.
Juckender, schmerzhafter Ausschlag um die Vagina oder am Penis	• Bei Frauen gerötete und geschwollene Vulva, weißer, dickflüssiger Scheidenausfluss	• Geschlechtsverkehr verstärkt die Beschwerden.	• Hefepilzinfektionen treten als Nebenwirkung von Antibiotikabehandlungen auf oder werden durch Stress, Schwangerschaft oder die Antibabypille ausgelöst. • Eine Candidamykose tritt am wahrscheinlichsten bei Diabetikerinnen oder als Nebenwirkung von Antibiotika auf.	• Candidamykose • Tragen Sie Baumwollunterwäsche und lockere Kleidung. • Gehen Sie zum Arzt.

LEITSYMPTOM	WEITERE SYMPTOME	VERSCHLIMMERNDE ODER LINDERNDE FAKTOREN	WEITERE WICHTIGE FAKTOREN	MÖGLICHE URSACHEN UND MASSNAHMEN
Juckende, trockene, gereizte Vagina		• Geschlechtsverkehr ist schwierig und schmerzhaft.	• Tritt bei Frauen nach der Menopause auf, weil der Östrogenmangel eine vaginale Trockenheit bewirkt	• Hormonmangel • Die Trockenheit kann durch Vaginalgleitmittel gelindert werden. • Gehen Sie zum Arzt, wenn Sie sich sorgen oder die Symptome andauern.
Juckende und brennende Genitalien nach dem Geschlechtsverkehr	• Rötung oder Ausschlag	• Symptome verschlimmern sich durch Geschlechtsverkehr	• Direkter Kontakt der Genitalien mit Spermiziden oder anderen Substanzen verursacht bei empfindlichen Personen allergische Reaktionen	• Allergische Reaktionen • Verwenden Sie keine Spermizide oder ähnliche Substanzen • Gehen Sie zum Arzt.
Reizung und Jucken in und um die Scheide	• Entzündung oder Schwellung, Scheidenausfluss, fauliger oder fischiger Scheidengeruch, Trockenheit oder Beschwerden beim Geschlechtsverkehr, Beschwerden oder Brennen beim Harnlassen	• Symptome verschlimmern sich während des Geschlechtsverkehres		• Scheidenentzündung • Eine Scheidenentzündung hat viele mögliche Ursachen, etwa bakterielle, virale oder Pilzinfektionen. • Gehen Sie zum Arzt.

Genitalschmerzen

Schmerzen im Genitalbereich beruhen in der Regel auf einer Infektion oder sind Folge einer Verletzung. Eine häufige Ursache für die Schmerzen sind Geschlechtskrankheiten. Um eine weitere Verbreitung der Erkrankung zu verhindern, ist der Verzicht auf Geschlechtsverkehr bis zur Abheilung der Infektion oder zumindest die Verwendung von Kondomen von größter Wichtigkeit. Suchen Sie umgehend Ihren Arzt auf, um sich behandeln zu lassen. Sie sollten zudem immer einen Arzt konsultieren, wenn beim Geschlechtsverkehr Schmerzen auftreten. Siehe auch *Genitaljuckreiz* und *Scheidenprobleme*

Schmerzhafte Bläschen auf den Genitalien, die aufbrechen, nässen und Geschwüre bilden; beim ersten Auftreten halten sie zwischen 5 Tagen und einigen Wochen an; bei neuerlichem Auftreten sind die Beschwerden in der Regel kürzer und leichter	• Jucken und Kribbeln, geschwollene und empfindliche Lymphknoten in den Leisten, Schmerzen beim Harnlassen, Ausfluss aus der Harnröhre bei Männern und aus der Vagina bei Frauen • Allgemeines Krankheitsgefühl oder Verstopfung • Erektionsstörungen	• Schmerzen verschlimmern sich, wenn die Bläschen mit Harn in Kontakt kommen.	• Auslöser für das Auftreten der Bläschen sind Stress, Krankheiten, Geschlechtsverkehr, Menstruation. • Tritt Genitalherpes gegen Ende der Schwangerschaft auf, besteht das Risiko einer Übertragung auf das Baby mit schweren Schäden, etwa am Gehirn; durch Kaiserschnitt wird das Problem umgangen	• Genitalherpes • Tragen Sie Baumwollunterwäsche und lockere Kleidung • Vermeiden Sie sexuellen Kontakt, bis Sie medizinischen Rat eingeholt haben.
Brennen oder Schmerzen beim Harnlassen	• Häufiger Harndrang, sogar bei leerer Blase • Es werden immer nur geringe Harnmengen ausgeschieden. • Brennende Schmerzen im Unterleib, auffälliger Harngeruch	• Mangelnde Flüssigkeitsaufnahme verlängert die Symptome • Sexualkontakte verschlimmern die Schmerzen.	• Eine Zystitis tritt häufiger bei Frauen als bei Männern auf. • Infektionsauslöser sind Sexualkontakte, Scheidendiaphragmen zur Verhütung oder Harnkatheter	• Harnblasenentzündung (Zystitis) • Trinken Sie große Mengen Tee oder Wasser. • Gehen Sie zum Arzt.

LEITSYMPTOM	WEITERE SYMPTOME	VERSCHLIMMERNDE ODER LINDERNDE FAKTOREN	WEITERE WICHTIGE FAKTOREN	MÖGLICHE URSACHEN UND MASSNAHMEN
Genitalschmerzen (Forts.)				
Schmerzhaftes Anschwellen der Scheidenöffnung oder Anschwellen einer Schamlippe	• Heiß und schmerzhaft bei Berührung	• Geschlechtsverkehr verschlimmert die Schmerzen		• Infektion oder Abszess in einer Bartholini-Drüse oder Infektion der Schamlippe • Gehen Sie sofort zum Arzt.
Empfindliche und geschwollene Eichel		• Symptome verschlimmern sich durch Sexualkontakte, durch Druck aufgrund enger Kleidung		• Eichelentzündung (Balanitis) • Gehen Sie sofort zum Arzt.
Schmerzen bei der Ejakulation	• Blut in der Samenflüssigkeit, Schmerzverstärkung bei Darmtätigkeit; Schmerzlokalisation hinter Penis und Hodensack		• Eine plötzlich einsetzende Prostatitis aufgrund einer bakteriellen Infektion ist bei jungen Männern am häufigsten • Ein Harnkatheter kann eine Prostatitis auslösen	• Prostataentzündung (Prostatitis) • Gehen Sie sofort zum Arzt.
Bei Frauen: leichte Schmerzen oder Beschwerden beim Wasserlassen	• Scheidenausfluss, Bauchschmerzen, Schmerzen im Mastdarm, Rachenentzündung		• Chlamydien zählen zu den häufigsten Erregern von unspezifischen Genitalinfektionen; sie treten am häufigsten bei jungen, sexuell aktiven Menschen auf • Da die meisten Chlamydieninfektionen keine oder nur geringe Symptome hervorrufen, werden sie sehr häufig und schnell übertragen	• Chlamydieninfektion • Gehen Sie sofort zum Arzt. • Vermeiden Sie sexuellen Kontakt, bis Sie medizinischen Rat eingeholt haben.
Bei Männern: Schmerzen beim Wasserlassen	• Eiter oder Schleim im Urin		• Eine Harnröhrenentzündung ist die häufigste Manifestation von Geschlechtskrankheiten • Tritt am häufigsten bei sexuell aktiven jungen Männern auf	• Harnröhrenentzündung (Urethritis), durch Sexualkontakt übertragen • Gehen Sie sofort zum Arzt.
Bei Frauen und Männern: Schmerzen beim Wasserlassen	• Entzündung der Genitalien nach Geschlechtsverkehr • Eitriger Ausfluss aus dem Penis bei Männern • Scheidenausfluss, häufiger Harndrang, ungewöhnliche Regelblutungen bei Frauen • Die Infektion kann sich auf Harnröhre, Mastdarm, Bindehaut, Rachen und Gebärmutterhals ausbreiten.		• Die Gonorrhö tritt in den USA sehr viel häufiger als in anderen Industriestaaten auf • Zu den potenziellen Komplikationen zählen Entzündungen der Fortpflanzungsorgane mit nachfolgender Sterilität, Bauchfellentzündung, Sepsis und Endokarditis.	• Gonorrhö • Gehen Sie sofort zum Arzt.

LEITSYMPTOM	WEITERE SYMPTOME	VERSCHLIMMERNDE ODER LINDERNDE FAKTOREN	WEITERE WICHTIGE FAKTOREN	MÖGLICHE URSACHEN UND MASSNAHMEN
Schmerzen und Empfindlichkeit im Genitalbereich	• Blutergüsse, möglicherweise etwas Ausfluss, Infektion des Harntraktes • Die betroffene Person erscheint reizbar oder angstvoll.	• Symptome verschlimmern sich beim Gehen oder Sitzen.		• Sexueller Missbrauch oder Vergewaltigung • Gehen Sie sofort zum Arzt.
Bei Frauen: Schmerzen beim Geschlechtsverkehr	• Blutungen nach dem Geschlechtsverkehr, wässriger Scheidenausfluss, Schmerzauslösung durch Darmtätigkeit, häufiger Harndrang		• Scheidentumoren sind selten	• Scheidentumor • Gehen Sie sofort zum Arzt.

Gesichtsschmerzen

Gesichtsschmerzen können ein schweres und belastendes Symptom sein. Eine Trigeminusneuralgie führt zu wiederholt auftretenden starken, stechenden, brennenden Schmerzen in einem bestimmten Gesichtsbereich, die nicht mit einfachen Schmerzmitteln gelindert werden können. Bei jeglichen Besorgnis erregenden Gesichtsschmerzen sollten Sie einen Arzt konsultieren.

Schmerzen an Stirn, Wangen und Oberkiefer	• Druckgefühl, Nasensekretion, Sekretion von der Nase in den Rachenraum, Fieber, Empfindlichkeit der Stirn und der Gesichtsknochen	• Vorbeugen verschlimmert die Schmerzen	• Vorausgegangene Infektion der oberen Atemwege	• Nasennebenhöhlenentzündung • Versuchen Sie abschwellende Medikamente aus der Apotheke. • Gehen Sie zum Arzt, wenn Sie sich sorgen oder die Symptome andauern.
Plötzlich einschießende lanzierende Schmerzen in den Lippen, im Zahnfleisch, in den Wangen oder im Kinn auf einer Gesichtsseite, die Sekunden oder Minuten anhalten	• Anfälle treten regelmäßig tagsüber oder nachts über mehrere Wochen hinweg auf.	• Berührungen im Gesicht, Kauen, Lächeln, Sprechen oder Schneuzen lösen die Schmerzen aus.	• Tritt in der Regel bei älteren Personen auf • Häufiger bei Frauen als bei Männern • In der Regel ist die Ursache unbekannt.	• Trigeminusneuralgie • Gehen Sie sofort zum Arzt.
Ziehende, bohrende, brennenden Schmerzen auf einer Gesichtsseite	• Taubheit, Kribbeln im betroffenen Bereich	• Berührung oder Bewegen des Gesichts löst einen Schmerzanfall aus.	• Vorausgegangene Gürtelrose	• Zosterneuralgie • Gehen Sie sofort zum Arzt.
Anfälle von brennenden, stechenden Schmerzen in der Regel auf einer Gesichtsseite, die bis zu einer Stunde anhalten	• Taubheit oder Kribbeln, danach Kopfschmerzen	• Schmerzmittel lindern die Schmerzen	• Evtl. ist eine Migräneneigung bekannt • Häufiger bei Frauen	• Migräneneuralgie • Gehen Sie sofort zum Arzt.
Starke Schmerzen auf einer Gesichtsseite, vor dem Ohr auf einer Seite	• Empfindlichkeit oberhalb des Schläfenbein-Unterkiefer-Gelenks, Fehlbiss	• Kauen verstärkt die Schmerzen	• Tritt in der Regel bei älteren Frauen auf • Evtl. rheumatoide Arthritis bekannt	• Arthritis des Kiefergelenkes • Gehen Sie zum Arzt.
Schmerzen im Ober- oder Unterkiefer auf einer Seite	• Hitze- oder Kälteempfindlichkeit der Zähne, Schmerzen beim Kauen, Druckgefühl im Kiefer, Fieber	• Schmerzmittel lindern die Schmerzen	• Laut Anamnese sind zuvor Beschwerden an den Zähnen oder Probleme mit Füllungen aufgetreten.	• Karies oder Abszess • Schmerzmittel lindern die Schmerzen. • Gehen Sie sofort zum Zahnarzt.

Gewichtsverlust

Unbeabsichtigter Gewichtsverlust wird in der Regel durch eine ernsthafte Grundkrankheit verursacht. Krebs, Magen-Darm-Erkrankungen und Depressionen sind die häufigsten Auslöser. Wie bei vielen anderen Symptomen können verschiedenste Medikamente für den Gewichtsverlust verantwortlich sein. Konsultieren Sie deshalb Ihren Arzt, wenn die Symptome unmittelbar nach Einnahmebeginn eines neuen Medikaments einsetzen.

LEITSYMPTOM	WEITERE SYMPTOME	VERSCHLIMMERNDE ODER LINDERNDE FAKTOREN	WEITERE WICHTIGE FAKTOREN	MÖGLICHE URSACHEN UND MASSNAHMEN
Gewichtsverlust trotz gesteigertem Appetit oder mit anhaltender Appetitlosigkeit; schnelle Entwicklung einer substanziellen Gewichtsabnahme	• Anfangs evtl. nur Gewichtsverlust und Appetitlosigkeit als Symptome, aber auch Lokalsymptome möglich		• Verminderte Nahrungsaufnahme aufgrund von vermindertem Appetit, einem gestörten Geschmackssinn oder Übelkeit; Energieanforderungen steigen scheinbar an	• Bösartiger Tumor • Gehen Sie sofort zum Arzt.
Gewichtsverlust aufgrund verminderter Nahrungsaufnahme	• Weitere Symptome abhängig von der Ursache		• Reduzierte Nahrungsaufnahme aufgrund von Schmerzen, Unwohlsein oder Übelkeit in Verbindung mit Essen oder Schluckbeschwerden	• Unfähigkeit zu essen aufgrund eines peptischen Ulkus; verschiedener Speiseröhrenerkrankungen; Gallensteine; Beschwerden im Mund oder an den Zähnen • Gehen Sie zum Arzt.
Gewichtsverlust aufgrund verminderter Nahrungsaufnahme	• Konzentrationsschwäche, Traurigkeit, fehlende Lebensfreude, Schlafschwierigkeiten, geringes Selbstwertgefühl, Suizidgedanken oder -gefühle		• Tritt in jeder Altersgruppe auf	• Depression • Gehen Sie zum Arzt.
Gewichtsverlust durch verminderte Nahrungsaufnahme bei weiblichen Teenagern; typischerweise extremer Gewichtsverlust	• Obsession, durch extrem strenge Diät und körperliche Tätigkeit dünn zu werden; übersteigerte Furcht, dick zu werden; gestörtes Körperbild • Menstruation setzt aus (oder beginnt nicht) aufgrund von Unterernährung		• Mädchen und Frauen entwickeln 10- bis 20-mal häufiger Symptome als Jungen oder Männer	• Magersucht • Gehen Sie zum Arzt.
Gewichtsverlust durch verminderte Nahrungsaufnahme	• Allgemeines Unwohlsein • Weitere Symptome hängen von der spezifischen Ursache ab			• Lang anhaltende oder schwere Krankheiten und Infektionen • Gehen Sie zum Arzt.
Gewichtsverlust trotz normalem Appetit und angemessener Nahrungsaufnahme	• Häufiger Stuhlgang, farbloser Stuhl in großer Menge, schwimmt in der Toilettenschüssel und kann nur schwer hinuntergespült werden oder hat einen unangenehmen Geruch		• Verminderte Nährstoffresorption aufgrund von Lebererkrankungen, verkleinertem Magen nach einer Operation zur Entfernung eines Tumors oder Darmoperationen	• Malabsorptionssyndrom (gestörte Nährstoffaufnahme aus dem Darm) • Gehen Sie zum Arzt.

LEITSYMPTOM	WEITERE SYMPTOME	VERSCHLIMMERNDE ODER LINDERNDE FAKTOREN	WEITERE WICHTIGE FAKTOREN	MÖGLICHE URSACHEN UND MASSNAHMEN
Gewichtsverlust trotz normalem Appetit und angemessener Nahrungsaufnahme	• Extremer Durst • Ausscheiden von großen Harnmengen		• Dieser Diabetestyp beginnt typischerweise vor dem 40. Lebensjahr	• Zuckerkrankheit *(Diabetes mellitus)* • Gehen Sie zum Arzt.
Gewichtsverlust trotz normalem Appetit und angemessener Nahrungsaufnahme	• Unverträglichkeit von warmem Wetter, erhöhte Angst, Herzklopfen, extremes Schwitzen, Juckreiz		• Tritt bei Kindern und Erwachsenen, häufiger bei Frauen als bei Männern auf • In der Regel schleichendes Einsetzen der Symptome über viele Monate	• Schilddrüsenüberfunktion • Gehen Sie zum Arzt.
Gewichtsverlust trotz normalem Appetit und angemessener Nahrungsaufnahme	• Müdigkeit, allgemeines Unwohlsein, Fieber, Durchfall		• Laut Anamnese wiederholt Infektionen • Erhöhtes Infektionsrisiko bei ungeschützten Sexualkontakten, gemeinsamem Benutzen von Injektionsnadeln bei intravenösem Drogenkonsum, Bluttransfusionen in Ländern ohne eine Routineuntersuchung der Blutkonserven auf HIV	• Infektion mit dem Humanen Immundefizienz-Virus (HIV) • Gehen Sie zum Arzt.

Gewichtszunahme

Gewichtszunahme resultiert in der Regel aus dem Missverhältnis zwischen der Aufnahme und dem Verbrauch von Kalorien, bisweilen liegt aber auch eine Gehirnerkrankung und/oder eine hormonelle Störung zugrunde. Bei übergewichtigen, kurz gewachsenen Kindern müssen angeborene Störungen vom Arzt ausgeschlossen werden. Um die richtige Behandlungsstrtegie zu entwickeln, muss zwischen einer Gewichtszunahme aufgrund von Wassereinlagerung und aufgrund von erhöhtem Körperfett unterschieden werden.

Allmähliche Gewichtszunahme, in der Regel gleichmäßig verteilt			• Häufigste Ursache für Gewichtszunahme	• Übergewicht aufgrund überhöhter Kalorienzufuhr oder verringerter körperlicher Aktivität • Gehen Sie zum Arzt.
Gewichtszunahme bei einer Frau im gebärfähigen Alter			• Tritt häufig in der prämenstruellen Phase auf und verschwindet nach der Menstruation	• Normale Gewichtsveränderung durch Menstruationszyklus • Gehen Sie zum Arzt, wenn Sie sich sorgen oder die Symptome andauern.
Gewichtszunahme nach Beginn einer neuen Medikamentation	• Möglicherweise gesteigerter Appetit		• Das Medikament kann den Appetit steigern oder eine Flüssigkeitsretention verursachen • Zu den Medikamenten, die eine Gewichtszunahme bewirken, zählen Kortikoide, orale Kontrazeptiva, Antidepressiva und Neuroleptika.	• Arzneimittelbedingte Gewichtszunahme • Gehen Sie zum Arzt, wenn Sie sich sorgen oder die Symptome andauern.

LEITSYMPTOM	WEITERE SYMPTOME	VERSCHLIMMERNDE ODER LINDERNDE FAKTOREN	WEITERE WICHTIGE FAKTOREN	MÖGLICHE URSACHEN UND MASSNAHMEN
Gewichtszunahme (Forts.)				
Rasche Gewichtszunahme im Lauf von einem oder zwei Tagen	• Verschlechterung des allgemeinen Gesundheitszustandes, geschwollene Beine, geblähter Bauch, geschwollenes Gesicht, Atemlosigkeit, Aufwachen durch Atemlosigkeit in der Nacht	• Symptome werden durch flaches Liegen verschlimmert oder ausgelöst.	• Zu den Krankheiten, die ein Ödem auslösen, zählen Herzkrankheiten, Leberversagen, Nierenerkrankungen	• Ödem • Gehen Sie zum Arzt.
Gewichtszunahme, kann nicht durch überhöhte Kalorieneinnahme im Vergleich zur körperlichen Aktivität erklärt werden	• Ungewöhnliche Gewichtsverteilung, unerklärliche Appetitsteigerung, weitere Symptome wie z. B. Kopfschmerzen, Sehstörungen, extremer Durst, gesteigerte Harnmenge, Wachstumsverzögerung bei Kindern		• Diese Ursachen sind selten bis sehr selten	• Hormonstörungen, Schädigungen in Gehirnbereichen, die den Appetit regulieren, angeborene Störungen • Gehen Sie zum Arzt.

Haarprobleme

Haarausfall oder übermäßiger Haarwuchs können ein quälendes Symptom sein. Haarprobleme sind zwar eine normale Begleiterscheinung des Alterungsprozesses, bisweilen deutet jedoch ungewöhnlicher Haarausfall oder -wuchs auf eine Erkrankung hin. Wenn Ihnen Haarausfall oder -wuchs Sorgen bereiten, konsultieren Sie einen Arzt, da viele Arten von Haarproblemen behandelbar sind.

Bei Männern: allmählicher Haarausfall auf der Stirn oder auf dem Kopf	• Betrifft Männer im mittleren und höheren Alter		• Laut Anamnese liegt ähnlicher Haarausfall bei männlichen Familienmitgliedern vor.	• Androgener Haarausfall • Gehen Sie zum Arzt.
Allmähliches Ausdünnen oder Ausfallen der Haare auf dem gesamten Kopf bei einer Person, die Medikamente einnimmt	• Haare fallen in Büscheln aus.	• Haarausfall hört auf bzw. neue Haare wachsen, sobald die Medikamente nicht mehr eingenommen werden.	• Die Person nimmt z. B. Zytostatika oder Kortikoide ein • Haarausfall ist eine Nebenwirkung von einigen Medikamenten gegen Ulzera, von Gerinnungshemmern oder Medikamenten zur Kontrolle des Blutdruckes.	• Arzneimittelbedingter Haarausfall • Gehen Sie zum Arzt.
Allmähliches Ausdünnen oder Ausfallen der Haare auf dem gesamten Kopf bei einer älteren Frau	• Hitzewallungen (aufsteigende Hitze), Stimmungsschwankungen, geistige Zerstreutheit, unregelmäßiger Menstruationszyklus	• Sanfte Haarpflege verlängert die Lebenszeit der alternden Haarfollikel	• Tritt in der Regel bei Frauen über 50 Jahren auf, die gerade die Menopause durchleben	• Hormonelle Veränderungen bei alternden Frauen oder Anämie (z. B. perniziöse Anämie oder Eisenmangelanämie) • Gehen Sie zum Arzt.
Schnelles Ausdünnen oder Ausfallen der Haare auf dem gesamten Kopf	• Emotionaler oder körperlicher Stress	• Ruhe und Entspannung vermindern den Haarausfall	• Laut Anamnese ist eine größere Operation, eine Geburt oder emotionaler Stress zu verzeichnen	• Stressbedingter Haarausfall • Stress reduzieren • Gehen Sie zum Arzt, wenn Sie sich sorgen oder die Symptome andauern.

LEITSYMPTOM	WEITERE SYMPTOME	VERSCHLIMMERNDE ODER LINDERNDE FAKTOREN	WEITERE WICHTIGE FAKTOREN	MÖGLICHE URSACHEN UND MASSNAHMEN
Umschriebener Haarausfall auf dem Kopf	• Kreisrunde kahle Stellen, gesunde Kopfhaut und gesundes verbleibendes Haar	• Keine offensichtliche Ursache für Haarausfall, auch kein spezielles Muster	• Hört in der Regel spontan auf • Mündet gelegentlich in Haarausfall am ganzen Körper	• Alopecia areata • Gehen Sie zum Arzt.
Haarausfall an kleinen Stellen am Kopf	• Ölige rötliche Ekzemflecken auf der Kopfhaut • Ähnliche Flecken an anderen Körperstellen	• Kratzen der betroffenen Stellen steigert den Haarausfall und die Entzündung	• Evtl. Spontanheilung, sonst ist eine Behandlung erforderlich	• Schuppen (seborrhoische Dermatitis) oder andere Hautkrankheiten (z. B. Pilze, Flechten) • Gehen Sie sofort zum Arzt.
Bei Frauen: außergewöhnlich starker Wuchs von dunklen kräftigen Haaren im Gesicht oder am Körper	• Tiefe Stimme oder unregelmäßiger Menstruationszyklus	• Gewichtsverlust bei Übergewichtigen reduziert den Anteil der männlichen Hormone und somit den Haarwuchs	• Person nimmt die »Pille«, Medikamente zur Hormonsubstitution oder Anabolika • In seltenen Fällen produzieren Tumoren an den Nebennieren übermäßig viele männliche Hormone	• Hirsutismus aufgrund übermäßig vieler männlicher Hormone (Androgene) • Gehen Sie zum Arzt.

Halluzinationen

Halluzinationen – d. h. Hören, Sehen oder Fühlen von nicht Vorhandenem – sind in der Regel ein Symptom einer psychischen Erkrankung. Sie können aber auch nach der Einnahme von bestimmten Drogen oder Medikamenten, aufgrund von Infektionen oder bei Alkoholentzug auftreten.

Hören oder Sehen von nicht vorhandenen Dingen	• Außergewöhnlich gesteigerte körperliche Aktivität oder Hochstimmung, Reizbarkeit, Feindseligkeit, leichte Ablenkbarkeit, Ungeduld, falsche Einschätzung der eigenen Macht, Bedeutung und des persönlichen Reichtums, Paranoia, vermindertes Schlafbedürfnis, gesteigerter Geschlechtstrieb, risikofreudiges Verhalten (z. B. Glücksspiel) • Die Anfälle treten in der Regel tage- oder wochenlang auf oder über einige Stunden (häufig morgens).	• Symptome verschlimmern sich durch Stress.	• Symptome entwickeln sich in der Regel schnell über mehrere Tage hinweg. Die Symptomhäufung macht gemeinhin die Diagnose einer Manie einfach, die betroffenen Personen verleugnen jedoch häufig ihr ungewöhnliches Verhalten, weshalb der Arzt in der Regel Informationen von Familienmitgliedern einholen muss. • Alkohol- oder Drogen-/Medikamentenmissbrauch sind eine häufige Erscheinung bei einer Zyklothymie. • Von den Personen, die unter einer Zyklothymie leiden, tendieren Frauen eher zu depressiven und Männer eher zu manischen Phasen.	• Manie • Eine Manie tritt am häufigsten im Zusammenhang mit einer Zyklothymie (manisch-depressive Erkrankung) auf. • Dies ist ein medizinischer Notfall. • Suchen Sie umgehend einen Facharzt auf oder rufen Sie einen Krankenwagen.

LEITSYMPTOM	WEITERE SYMPTOME	VERSCHLIMMERNDE ODER LINDERNDE FAKTOREN	WEITERE WICHTIGE FAKTOREN	MÖGLICHE URSACHEN UND MASSNAHMEN
Halluzinationen (Forts.)				
Hören von Stimmen, die zu etwas auffordern oder etwas über einen sagen	• Optische Halluzinationen, Wahnvorstellungen, gestörte Sprache, irrationales Verhalten, Stupor, Steifigkeit oder Schlaffheit der Gliedmaßen (katatonisches Verhalten), Emotionslosigkeit, sozialer Rückzug, Energielosigkeit	• Symptome verschlimmern sich durch Stress.	• Die Schizophrenie ist eine relativ häufige Erkrankung, die eine von 200 Personen im Lauf ihres Lebens betrifft. • Bei Erkrankung von Familienangehörigen erhöhtes Erkrankungsrisiko • Bei Männern tritt sie am häufigsten im Teenageralter bis Mitte 20, bei Frauen zwischen Ende 20 und Mitte 40 auf. • Eine Schizophrenie ist schwierig zu diagnostizieren und erfordert in der Regel eine monatelange Untersuchung.	• Schizophrenie • Dies ist ein medizinischer Notfall. • Suchen Sie umgehend einen Facharzt auf oder rufen Sie einen Krankenwagen.
Sehen von nicht existenten Dingen	• Plötzlich einsetzende Symptome wie Verwirrung über die aktuelle Uhrzeit, den Ort oder die Identität, Aufmerksamkeitsprobleme, Verlust des Kurzzeitgedächtnisses, Unfähigkeit zum logischen Denken, Fieber oder andere Infektionsanzeichen, Tremor, offensichtlicher kürzlicher Drogen-/Medikamentenmissbrauch		• Halluzinationen im Delirium betreffen in der Regel den Gesichtssinn. • Ein Delirium ist keine psychische Erkrankung, sondern kann durch verschiedene Störungen wie eine Dehydratation, eine Drogen-/Medikamentenvergiftung, einen Schlaganfall oder schwere Infektionen verursacht werden.	• Delirium Dies ist ein medizinischer Notfall. • Gehen Sie sofort zum Arzt oder rufen sie einen Krankenwagen.
Eine Person mit Gedächtnisverlust hört nicht Vorhandenes	• Allmählich einsetzende Symptome wie Vergessen von kürzlichen Ereignissen, Gedächtnisverlust, Verwirrung, Schwierigkeiten bei der Wortfindung, Unfähigkeit, Personen, Orte und Gegenstände zu erkennen, Depression, Angst, Geistesabwesenheit		• Bei Demenz werden in der Regel akustische Halluzinationen wie Stimmen oder Geräusche gehört. • Demenz ist ein frühes Anzeichen der Alzheimer-Krankheit oder tritt bei Aids-Kranken auf.	• Demenz • Gehen Sie zum Arzt.
Bei Alkoholkranken: Hören von anklagenden oder drohenden Stimmen, die Angst und Schrecken bereiten; dauert einige Tage	• Tremor, Schwäche, Schwitzen, Übelkeit • Symptome des *Delirium tremens* (hohes Fieber, Verwirrung, Schlaflosigkeit, Furcht, Albträume, tiefe Depression, Tremor, schlechte Koordination)		• Symptome beginnen in der Regel 12–24 Stunden, nachdem eine alkoholkranke Person zuletzt getrunken hat. Ohne Behandlung entwickelt sich innerhalb von 2–10 Tagen das Vollbild eines *Delirium tremens*	• Halluzinationen aufgrund von Alkoholentzug bei Alkoholkranken • Gehen Sie sofort zum Arzt.

LEITSYMPTOM	WEITERE SYMPTOME	VERSCHLIMMERNDE ODER LINDERNDE FAKTOREN	WEITERE WICHTIGE FAKTOREN	MÖGLICHE URSACHEN UND MASSNAHMEN
Falsche Halluzinationen mit z. B. Seh- oder Hörerlebnissen, von denen der Betroffene weiß, dass sie nicht real sind; möglicherweise damit verbundene Sinneseindrücke (z. B. verursacht das Hören von Musik das Erscheinen von Farben, die sich zur Musik bewegen)	• Mangelndes Urteilsvermögen, das zu gefährlichen Entscheidungen oder Unfällen führt, Panik, Wahnvorstellungen, erweiterte Pupillen		• Inwieweit der Betroffene mit den Halluzinationen umgehen kann, hängt von seiner Erfahrung und von seinen Angstgefühlen vor Einnahme der Droge ab. • Ein unerfahrener, ängstlicher Drogenanwender kann weniger damit umgehen und hat damit ein höheres Risiko für unangenehme Halluzinationen (»Horrortrip«). • Horrortrips lösen eine zeitweilige Psychose (Realitätsverlust) aus.	• Missbrauch von halluzinogenen Drogen wie LSD • Gehen Sie zum Arzt. • Die meisten Drogenkonsumenten suchen keine medikamentöse Behandlung. • Ein ruhiger, dunkler Raum und ein ruhiges Gespräch kann bei einem »Horrortrip« helfen. • Bei einer länger andauernden Psychose ist eine psychiatrische Behandlung erforderlich.

Halsbeschwerden

Beschwerden am Hals sind auf eine Vielzahl von Erkrankungen zurückzuführen. Infektionen im Körper führen häufig zu einem Anschwellen der Halslymphknoten, wohingegen eine schlechte Haltung und Arthrose der Halswirbel Nackenschmerzen und Verspannung verursachen.

Dumpfe Schmerzen im Nacken, die sich allmählich entwickeln, häufig wenn der Betroffene über eine längere Zeit in derselben Haltung sitzt oder steht	• Verspannung und Schmerzen in den Schultern und am Hinterkopf, Kopfschmerzen	• Verschlimmerung durch Sitzen in einer schlechten Haltung, andauerndes Vorstrecken des Kopfes (z. B. beim Tippen oder Lesen) • Verschlimmerung durch Stress und Angst • Linderung durch sanfte Bewegen von Kopf und Hals und häufigen Stellungswechsel	• Häufig bei Personen mit schlechter Haltung (z. B. runden Schultern, krummer Sitzhaltung) und bei Personen, die bei der Arbeit am Schreibtisch oder Computer sitzen	• Muskuläre Überlastung und Verspannung • Vermeiden Sie eine längere gleichförmige Haltung des Halses und verbessern Sie Ihre Haltung. • Gehen Sie zum Arzt, wenn Sie sich sorgen oder die Symptome andauern.
Steifer Hals nach dem Schlafen oder nach längerer Inaktivität, verschlimmert sich im Lauf der Jahre allmählich	• Schmerzen und eingeschränkte Bewegungsfähigkeit, berührungsempfindliche Wirbelsäule	• Verschlimmerung durch längere Inaktivität oder nach Belastung des Halses • Linderung durch leichtes Bewegen des Halses	• Am häufigsten bei Personen über 40 Jahren	• Arthrose • Gehen Sie zum Arzt.
Nackenschmerzen, die sich nach einer ruckartigen unwillwürlichen Halsbewegung entwickeln (z. B. bei einem Auffahrunfall)	• Muskelhartspann, steifer Hals, Schwindel oder Benommenheit, Kopfschmerzen • Starke Verletzungen verursachen Taubheitsgefühle und Kribbeln in Armen und Beinen, Schwäche, Gehschwierigkeiten	• Verschlimmerung durch Bewegen des Halses	• Tritt am häufigsten nach Autounfällen auf	• Schleudertrauma • Gehen Sie sofort zum Arzt. • Bei starken Symptomen (Taubheitsgefühl, Kribbeln, Schwäche, Gehschwierigkeiten) ist dies ein medizinischer Notfall. • Suchen Sie sofort die Notaufnahme auf oder rufen Sie einen Krankenwagen.

LEITSYMPTOM	WEITERE SYMPTOME	VERSCHLIMMERNDE ODER LINDERNDE FAKTOREN	WEITERE WICHTIGE FAKTOREN	MÖGLICHE URSACHEN UND MASSNAHMEN
Halsbeschwerden (Forts.)				
Schwellung oder Knoten am Hals oder im Nacken	• Schmerzen, Fieber, allgemeines Krankheitsgefühl	• Verschlimmerung durch Berühren des betroffenen Bereiches, bisweilen durch Halsbewegungen	• Infektion in der Nähe (z. B. Streptokokkenangina, Kopfhautinfektion, Ohrentzündung)	• Vergrößerte Lymphknoten aufgrund einer Infektion • Gehen Sie zum Arzt, wenn die Beschwerden andauern.
Intensive Nackenschmerzen, die in die Schultern und möglicherweise die Arme ausstrahlen	• Kribbeln oder Taubheitsgefühl in den Händen, Schwäche der Arme	• Verschlimmerung durch Halsbewegungen, vor allem beim nach vorne Beugen des Kopfes • Verschlimmerung durch Niesen oder Husten	• Nach einer Verletzung, aber auch nach alltäglichen Aktivitäten	• Bandscheibenvorfall, der Druck auf einen Rückenmarksnerv verursacht • Gehen Sie sofort zum Arzt.
Knoten am Hals, die sich vergrößern oder länger als 2 Wochen lang vorhanden sind	• Müdigkeit, Fieber, nächtliches Schwitzen, Gewichtsverlust		• Knoten sind in der Regel schmerzlos.	• Tumor (z. B. Lymphom oder Leukämie) • Gehen Sie sofort zum Arzt.
Nackenstarre und starke Kopfschmerzen	• Erbrechen, Fieber, Benommenheit, Delirium, Bewusstlosigkeit, Krämpfe	• Helles Licht verstärkt die Schmerzen	• Kinder sind schwer zu wecken oder weinen mit sehr hoher Stimme	• Gehirnhautentzündung • Dies ist ein medizinischer Notfall. • Suchen Sie sofort die Notaufnahme auf oder rufen Sie einen Krankenwagen.

Hand- und Handgelenksbeschwerden

Probleme im Handgelenk oder in der Hand können durch eine Vielzahl von Erkrankungen, aber auch durch Überanstrengung, Verletzungen und Stürze ausgelöst werden. Auch von rheumatoider Arthritis sind die Hände oft betroffen.

Schmerzen in der Hand oder im Handgelenk nach Arbeiten mit immer gleichen Bewegungen	• Leichte Schwellung, Kribbeln	• Verschlimmerung durch Wiederaufnahme der gleichen Tätigkeit, Linderung durch Ruhe	• Sehnenentzündung in der Hand oder im Handgelenk (Tendinitis) durch Überanstrengung • Der Heilungsprozess ist bei Personen mit Arthritis, Zuckerkrankheit oder Gicht häufig verzögert.	• Tendinitis • Nehmen Sie von Ihrem Apotheker empfohlene entzündungshemmende Medikamente ein. • Gehen Sie zum Arzt.
Taubheit, Kribbeln, Brennen in der Hand, Handgelenksschmerzen schießen in die Handfläche, Verschlimmerung in der Nacht	• Schwäche, leichte Schwellung	• Beugen des Handgelenkes, Faust ballen	• Häufiger bei Frauen • Verbunden mit Tätigkeiten, die wiederholte angestrengte Bewegungen des Handgelenkes erfordern (z. B. Schraubenzieher drehen)	• Karpaltunnelsyndrom • Gehen Sie zum Arzt.
Schmerzen und Schwellung nach einem Sturz oder einer Drehbewegung	• Steifigkeit, Blutergussbildung, eingeschränkte Bewegungsfähigkeit	• Verschlimmerung durch Handgelenksbewegungen		• Handgelenksverstauchung • Gehen Sie zum Arzt.
Starke Schmerzen und Anschwellen des Handgelenkes nach einem Sturz	• Abnorme Stellung der Hand (z. B. zur Seite verschoben)	• Verschlimmerung durch Bewegung		• Knochenbruch • Gehen Sie sofort zum Arzt.

LEITSYMPTOM	WEITERE SYMPTOME	VERSCHLIMMERNDE ODER LINDERNDE FAKTOREN	WEITERE WICHTIGE FAKTOREN	MÖGLICHE URSACHEN UND MASSNAHMEN
Schmerzen, Schwellung, Steifigkeit des Handgelenkes und/oder der Fingergelenke, oft schlimmer nach Ruhephasen	• Die betroffenen Gelenke fühlen sich heiß an, möglicherweise Schüttelfrost oder Fieber • Kann zu Verformungen der Hand führen	• Verschlimmerung durch Bewegung	• Betrifft in der Regel beide Hände/Handgelenke gleichzeitig • Andere Gelenke sind betroffen • Betrifft häufiger Frauen als Männer	• Rheumatoide Arthritis • Gehen Sie sofort zum Arzt.
Vorübergehende schmerzhafte Blässe an den Fingern, in der Regel nach Kontakt mit Kälte, hält Minuten oder Stunden an	• Verbunden mit Taubheit, Kribbeln, Brennen, Hautprickeln	• Linderung durch Aufwärmen der Hände	• Betrifft auch die Füße • Am häufigsten bei jungen Frauen • Wahrscheinlicher bei Rauchern	• Raynaud-Krankheit • Gehen Sie zum Arzt.

Hautprobleme

Die Haut kann eine ganze Reihe sichtbarer Veränderungen aufweisen. Überprüfen Sie Ihre Haut regelmäßig, und suchen Sie bei allen Veränderungen einen Arzt auf, denn es ist häufig schwierig, ernste (z. B. Krebs im Frühstadium oder Ausschlag aufgrund anderer Erkrankungen) und unbedeutende Veränderungen allein anhand ihres Aussehenss zu unterscheiden.

Veränderungen der Hautfarbe

Ein lange bestehender brauner Hautfleck (weist eine andere Farbe als die restliche Haut auf), der weder Größe noch Aussehen ändert; in der Regel glatt mit fest umrissenem Rand, kann leicht erhaben oder behaart sein	• Keine		• Leberflecken (oder Nävi) treten am häufigsten in der Kindheit und in der Schwangerschaft oder während der Einname von östrogenhaltigen Medikamenten auf • Die Verfärbung zeigt an, dass in der Läsion Zellen vorhanden sind, die Melanin, ein braunes, in der Haut vorhandenes Pigment, enthalten • Alle Veränderungen eines Nävus (z. B. Jucken, Wachsen oder Ausbreiten, helle oder dunkle Verfärbung, Veränderungen der Form, Ausbildung eines unregelmäßigen Randes, Bluten, Entzündungs- oder Geschwürbildung) können ein Anzeichen für eine krebsige Entartung sein	• Leberflecken • Gehen Sie zum Arzt. • Obwohl Leberflecken harmlos sind, sollte jeder Hautfleck mit diesem Aussehen von einem Facharzt untersucht werden, um sicherzustellen, dass es sich nicht um Hautkrebs handelt.
Scharf umrissene weiße (depigmentierte) Hautstellen			• Vitiligo tritt bei Personen auf, in deren Familienanamnese die Krankheit vorhanden ist oder die an einer Störung des Immunsystems leiden	• Weißfleckenkrankheit (Vitiligo) • Gehen Sie zum Arzt.

LEITSYMPTOM	WEITERE SYMPTOME	VERSCHLIMMERNDE ODER LINDERNDE FAKTOREN	WEITERE WICHTIGE FAKTOREN	MÖGLICHE URSACHEN UND MASSNAHMEN
Hautprobleme – Veränderungen der Hautfarbe (Forts.)				
Eine neue, wachsende oder sich verändernde, braun oder schwarzblau pigmentierte Hautveränderung, in der Regel unregelmäßig oder asymmetrisch geformt und gefärbt, häufig größer als 0,5 cm im Durchmesser, kann bluten oder ein Geschwür ausbilden	• In der Regel schmerzlos • Juckreiz • Umgebende Haut ist entzündet		• Maligne Melanome treten bei Erwachsenen jeden Alters auf und seltener bei Kindern vor der Pubertät. • Erhöhtes Risiko bei Personen mit heller Haut und hellem Haar, zahlreichen Sommersprossen oder Leberflecken oder mit ungewöhnlich aussehenden Nävi • Bis zu 50 % der Melanome entwickeln sich aus Muttermalen.	• Übermäßige Sonnenbestrahlung vor allem im Alter unter 10 Jahren kann für Melanome prädisponieren • Malignes Melanom • Gehen Sie sofort zum Arzt.
Veränderungen der Hautoberfläche				
Pickel und Pusteln im Gesicht, auf der Brust und am Rücken	• Entzündete Knötchen, außergewöhnlich starke Fettigkeit der Haut, verstopfte Poren (Mitesser), Narbenbildung	• Verschlimmerung durch bestimmte Nahrungsmittel oder Medikamente	• Akne tritt am häufigsten bei Teenagern auf, jedoch auch bei 10–20 % der Erwachsenen	• Akne • Gehen Sie zum Arzt.
Ungewöhnliche Wucherung oder geschwüriger Knoten im Gesicht	• Juckreiz und Schmerzen		• Vor allem im Alter • Hautkrebs tritt am häufigsten im Gesicht auf, kann sich aber auch auf anderen, der Sonne ausgesetzten Körperteilen ausbilden. • Die Wachstumsgeschwindigkeit hängt von der Krebsart ab; die Veränderung kann innerhalb eines Monats oder langsam über mehrere Monate entstehen.	• Hautkrebs • Gehen Sie zum Arzt.
Fest umrissene, runde Schwellung unter der Kopfhaut oder am Hals; fühlt sich weich bis fest an, die Oberfläche ist glatt und glänzend; die Schwellung ist mit der Haut verwachsen, kann in der Mitte eine Vertiefung aufweisen	• Die Schwellung ist schmerzlos, die darüber liegende Haut normal		• Zysten treten in jedem Alter auf, selten jedoch vor der Adoleszenz. • Zysten wachsen langsam. • Treten einzeln oder mehrfach auf	• Follikelzyste • Gehen Sie zum Arzt.
Kleine (stecknadelkopfgroße) erhabene runde, rosa oder perlenartig glänzende Knötchen mit zentraler Vertiefung			• Dellwarzen treten häufig bei Kindern auf. • Kontaktpersonen können auch betroffen sein • Typischerweise im Gesicht, auf den Augenlidern oder an den Genitalien	• Dellwarze • Gehen Sie zum Arzt.

LEITSYMPTOM	WEITERE SYMPTOME	VERSCHLIMMERNDE ODER LINDERNDE FAKTOREN	WEITERE WICHTIGE FAKTOREN	MÖGLICHE URSACHEN UND MASSNAHMEN
Sich schnell entwickelnder rötlicher, überwärmter, empfindlicher Knoten um einen Haarfollikel	• Schmerzhaft		• Furunkel erscheinen einzeln oder mehrfach. • Gelegentlich verursachen mehrere Furunkel im selben Körperbereich eine Entzündung des gesamten Bereiches. • Zu den prädisponierenden Faktoren für Furunkel zählen Kratzen der Haut, wodurch Bakterien eintreten können, und Erkrankungen, die die Widerstandsfähigkeit des Körpers mindern (z. B. Zuckerkrankheit).	• Furunkel • Gehen Sie zum Arzt.
Ein oder mehrere kleine rote Knötchen, die plötzlich an beliebigen Stellen auftauchen, bei einer Person, die mit Insekten zu tun hat	• Die Knötchen jucken	• Kratzen verschlimmert den Juckreiz und die Entzündung und verursacht offene, nässende Wunden.	• Nach Aufenthalt im Garten oder im Freien	• Insektenstiche/-bisse • Zink- oder andere lindernde Lotionen aus der Apotheke mindern den Juckreiz. • Gehen Sie zum Arzt, wenn Sie sich sorgen oder die Symptome andauern.
Erhabene hell rosafarbene, scharf begrenzte Flecken, die plötzlich erscheinen und wenige Stunden bis zu zwei Tage lang auftreten; können in der Mitte weißlich blass sein	• Juckreiz oder Kribbeln oder Hautprickeln • Schwellung um den Mund oder die Kehle, Atembeschwerden	• Kratzen verschlimmert die Entzündung und verursacht offene, nässende Wunden	• Nesselsucht (Urtikaria) tritt häufig an Armen, Beinen oder Taille auf, kann aber im Prinzip an allen Körperteilen und auch sehr ausgeprägt an den Schleimhäuten auftreten. • Häufige Ursachen sind Lebensmittelallergien, Staub, Medikamente, Infektionen, Hitze oder Kälte.	• Nesselsucht (Urtikaria) • Bei Bedarf vom Arzt oder Apotheker empfohlene Zink- oder andere lindernde Lotionen. • Gehen Sie sofort zum Arzt.
Plötzliches Auftreten von hellroten oder dunkel rotblauen empfindlichen tief sitzenden Geschwulsten oder erhabenen Stellen mit einem Durchmesser von etwa 2–5 cm, in der Regel an der Vorderseite beider Beine, gelegentlich an den Außenseiten der Unterarme	• Knoten sind schmerzhaft • Fieber, allgemeines Unwohlsein, Gelenkschmerzen, entzündeter Rachen		• Tritt am häufigsten bei 20- bis 30-Jährigen auf, häufiger bei Frauen • Knotenrose tritt als Symptom einer Infektion, als Reaktion auf Drogen oder bei einer Grunderkrankung auf.	• Knotenrose *(Erythema nodosum)* • Gehen Sie zum Arzt.
Ausschlag				
Empfindlicher, roter, warmer, geschwollener Hautbereich mit unbestimmter Begrenzung	• Fieber		• An Stellen, wo die Haut aufgebrochen ist (z. B. an einem Schnitt oder Kratzer)	• Cellulitis, Erysipel • Gehen Sie sofort zum Arzt.

LEITSYMPTOM	WEITERE SYMPTOME	VERSCHLIMMERNDE ODER LINDERNDE FAKTOREN	WEITERE WICHTIGE FAKTOREN	MÖGLICHE URSACHEN UND MASSNAHMEN
Hautprobleme – Ausschlag (Forts.)				
Kleine violett-rote blutergussartige Flecken, flach oder leicht erhaben	• Begleitsymptome hängen von der Grundkrankheit ab		• Purpura aufgrund einer Prellung, Entzündung der Kapillaren, Verwendung von Kortikoiden, Erkrankungen der Blutplättchen oder schwerer Infektionen	• Blutung in die Haut (Purpura) aufgrund von Blutgerinnungsstörungen oder Blutgefäßerkrankungen • Gehen Sie sofort zum Arzt.
Roter Ausschlag mit kleinen, mit Flüssigkeit gefüllten Bläschen, die betroffene Haut ist eher trocken und rissig, geschwollen und schuppig, Grenzen des Ausschlages sind oft nicht fest umrissen	• Starker Juckreiz • Allgemein trockene Haut • Andere Allergiesymptome	• Juckreiz verstärkt sich durch Temperaturveränderungen, Stimmung und Kontakt mit reizenden Materialien	• Symptome beginnen in jedem Alter, treten zeitweilig oder lang anhaltend mit unterschiedlicher Stärke auf. • Die allergische Dermatitis tritt am häufigsten bei Personen auf, in deren Familien allergische Erkrankungen vorkommen. • Tritt zusammen mit anderen allergischen Erkrankungen auf (z. B. Asthma, Heuschnupfen)	• Ekzem oder Dermatitis • Gehen Sie zum Arzt.
Roter Ausschlag mit kleinen, mit Flüssigkeit gefüllten Bläschen (Vesikel) in einer Körperregion, die mit einer reizenden Substanz in Kontakt kam, geschwollen oder schuppig	• Juckt oder ist entzündet	• Kratzen verschlimmert die Entzündung und verursacht offene, nässende Wunden.	• Kontaktdermatitis nach Kontakt mit Kleidung, Kosmetika, Haushaltsreinigern, beruflicher Kontakt mit Produkten auf Petroleumbasis, Ölen, Lösungsmitteln, Farbe, Zement, Gummi, Harzen, Pflanzen oder direkt auf die Haut aufgetragenen Arzneimitteln • Tritt auf den Schultern, am Hals und auf der Kopfhaut auf, wenn die reizende Substanz in Form von Staub vorhanden ist	• Kontaktdermatitis • Versuchen Sie, den Auslöser zu identifizieren, indem Sie verdächtige Substanzen eliminieren. • Vermeiden Sie Kontakt mit der Substanz durch Tragen von Schutzkleidung. • Gehen Sie zum Arzt, wenn Sie sich sorgen oder die Symptome andauern.
Roter, häufig kreisförmiger Ausschlag mit leichter Schuppung	• Juckreiz • Liegt der betroffene Bereich auf der Kopfhaut, brechen die Haare innerhalb des Bereiches ab		• Betrifft Nägel, Füße, Hände, Leiste, Rumpf oder Kopfhaut • Evtl. Kontakt mit Haustieren (z. B. Hunden, Katzen, Pferden)	• Oberflächliche Hautpilzerkrankung (z. B. Trichophytie) • Gehen Sie zum Arzt.
Rötliche, mit silbrigen Schuppen bedeckte Flecken mit klarer Begrenzung	• In der Regel nur leichter Juckreiz • Auftreten von Arthritis	• Verletzungen, Infektionen oder emotionale Aufregung verstärken die Symptome.	• Tritt in jeder Altersgruppe auf, ist jedoch selten bei unter 10-Jährigen und am häufigsten bei 15- bis 30-Jährigen • Entwickelt sich in der Regel allmählich • In der Regel chronisch	• Schuppenflechte (Psoriasis) • Gehen Sie zum Arzt.

LEITSYMPTOM	WEITERE SYMPTOME	VERSCHLIMMERNDE ODER LINDERNDE FAKTOREN	WEITERE WICHTIGE FAKTOREN	MÖGLICHE URSACHEN UND MASSNAHMEN
Schnelles Auftreten von scharf umschriebenen rötlichen, leicht schuppigen Flecken am Rumpf; in der Regel entwickelt sich zuerst ein Flecken, dem andere nach etwa einer Woche folgen.	• Flecken jucken leicht. • Treten auch an Armen und Beinen auf		• Die Ursache der *Pityriasis rosea* ist unbekannt. • Symptome erscheinen am häufigsten in Frühjahr und Sommer. • Tritt in jeder Altersgruppe auf, am häufigsten bei jungen Erwachsenen	• Schuppenröschen (*Pityriasis rosea*) • Gehen Sie zum Arzt.
Plötzliche Entwicklung von kleinen, runden, rötlichen, scheibenartigen Flecken unterschiedlicher Anordnung, dunkler in der Mitte; Bläschenentwicklung möglich	• Allgemeines Unwohlsein, Fieber, Rachenentzündung, Durchfall		• Attacken werden durch Medikamente, Infektionen, Krebs, Schwangerschaft ausgelöst. • Tritt am häufigsten symmetrisch auf Handrücken und Unterarmen auf; auch an anderen Körperstellen möglich	• Scheibenrose (*Erythema exsudativum multiforme*), eine Entzündungserkrankung der Haut, meist als Reaktion auf eine Infektion oder ein Medikament • Gehen Sie zum Arzt.
Unregelmäßig verteilter, roter, fleckiger Ausschlag, der 4 Tage nach dem Eintreten von Erkältungssymptomen bei Kindern auftritt; die Flecken können über einen größeren Bereich zusammenfließen.	• Vor Entwicklung des Ausschlages allgemeines Unwohlsein, Appetitlosigkeit, Fieber, Husten, laufende Nase, rote, wässrige Augen		• Gegen Masern kann geimpft werden. • Masern verlaufen bei Erwachsenen schwerer als bei Kindern.	• Masern • Bettruhe und kein Kontakt mit anderen Personen, vor allem mit Schwangeren. • Gehen Sie zum Arzt. • Masern sind hochansteckend, teilen Sie deshalb die Symptome der Arztpraxis mit, bevor Sie dorthin gehen.
Dauerhafte fleckige Rötung der Nase, der Wangen, des Kinns und der Stirnmitte, häufig mit kleinen Pusteln und anderen Hautveränderungen		• Vor Entwicklung der dauerhaften Veränderungen evtl. Erröten bei Wärme, bei emotionalen Reaktionen, Alkohol, heißen Getränken oder scharf gewürzten Speisen	• Allmähliches Einsetzen • Beginnt um das 50. Lebensjahr herum • Häufiger bei Männern • Ursache unbekannt	• Rotfinnen (Rosacea) • Gehen Sie zum Arzt.
Schuppiger Ausschlag auf Nase und Wangen oder Stirn, schmetterlingsartig auf beiden Wangen oder runde Flecken mit scharf abgegrenzten Rändern	• Arthritis, Gelenkschmerzen, Fieber, Haarausfall, Nierenprobleme		• Meist lang anhaltend • Allmähliches Einsetzen • Der *Lupus erythematodes* ist bei Frauen doppelt so wahrscheinlich. • Häufiger bei Afrikanern als bei Weißen	• Schmetterlingsflechte (*Lupus erythematodes*) • Gehen Sie zum Arzt.
Hellroter ringförmiger Ausschlag auf Wangen und Stirn, der sich nach einem oder zwei Tagen auch auf die Streckseiten der Arme und Beine ausbreitet	• Fieber, allgemeines Unwohlsein • Bei Erwachsenen Arthritis, vor allem der Fingergelenke		• Am häufigsten bei Kindern zwischen 3 und 12 Jahren • Eine Infektion während der Schwangerschaft verursacht Schädigungen des Fetus.	• Ringelröteln (*Erythema infectiosum*), eine Virusinfektion • Kein Kontakt mit anderen Personen, vor allem mit Schwangeren • Gehen Sie zum Arzt. • Die Erkrankung ist infektiös, teilen Sie deshalb der Arztpraxis die Symptome mit, bevor Sie dorthin gehen.

LEITSYMPTOM	WEITERE SYMPTOME	VERSCHLIMMERNDE ODER LINDERNDE FAKTOREN	WEITERE WICHTIGE FAKTOREN	MÖGLICHE URSACHEN UND MASSNAHMEN
Hautprobleme – Ausschlag (Forts.)				
Fettige, schuppige, schmutzig gelbe oder graue Flecken an behaarten Körperstellen wie der Kopfhaut; von Stecknadelkopf- bis Münzengröße	• Leichter Juckreiz	• Kratzen verursacht offene, entzündete oder nässende Wunden.	• Allmähliches Einsetzen • Symptome vorübergehend oder dauerhaft • Zu den häufig betroffenen Stellen zählen die Kopfhaut, Augenlider, Augenbrauen, Ohren, Brust, Leiste und Gesäßrinne. • Bei Säuglingen als Gneis	• Seborrhoisches Ekzem • Gehen Sie zum Arzt.
Bläschen				
Gruppen von hellroten, kleinen, mit Flüssigkeit gefüllten Bläschen, die nässen und verkrusten	• Ausschlag juckt • Fieber (bevor die Bläschen erscheinen), allgemeines Unwohlsein • Bei Erwachsenen auch Gliederschmerzen, Kopfschmerzen, schwere Nervenschädigungen (selten)		• Ausschlag erscheint vor allem am Rumpf und im Gesicht • Kinder, vor allem zwischen 2 und 8 Jahren, sind am häufigsten betroffen; der Verlauf ist bei gesunden Kindern meist relativ leicht, in seltenen Fällen tödlicher Verlauf. • Kann bei Personen jeden Alters auftreten, die noch nie erkrankt waren • Schwerer Krankheitsverlauf häufiger bei Erwachsenen	• Windpocken • Ruhe, Zinklotion oder andere vom Arzt oder Apotheker empfohlene Medikamente zur Linderung des Juckreizes, Paracetamol gegen Fieber • Gehen Sie zum Arzt. • Windpocken sind hochansteckend, teilen Sie deshalb der Arztpraxis die Symptome mit, bevor Sie dorthin gehen.
Gruppen von kleinen mit Flüssigkeit gefüllten Bläschen, die bandartig verteilt auf einer Körperseite auftreten; die Bläschen nässen und verkrusten	• Starke Schmerzen im Bereich des Ausschlages beginnen in der Regel 1–2 Tage, bevor die Haut betroffen ist • Häufig Juckreiz		• Tritt am häufigsten bei älteren Menschen auf • Kann wiederholt auftreten	• Gürtelrose • Gehen Sie sofort zum Arzt.
Kleinere und größere Bläschen um Mund und Ohren bei Kindern	• Kratzen führt zur weiteren Verbreitung des Ausschlages.		• Auch bei Erwachsenen, jedoch häufiger bei Kindern	• Feuchter Grind (Impetigo) • Hochansteckend • Andere Mitglieder des Haushaltes sollten getrennte Handtücher und Waschlappen verwenden. • Gehen Sie zum Arzt.
Zahlreiche große Blasen auf der Haut	• Kein Juckreiz, Bläschen beim Aufbrechen empfindlich • Nach dem Abheilen verbleiben dunklere Hautstellen		• Der Pemphigus ist eine gefährliche Autoimmunkrankheit • Tritt vor allem bei älteren Personen auf, selten bei Personen unter 40 Jahren	• Pemphigus/Pemphigoid (Blasensucht) • Gehen Sie zum Arzt.

LEITSYMPTOM	WEITERE SYMPTOME	VERSCHLIMMERNDE ODER LINDERNDE FAKTOREN	WEITERE WICHTIGE FAKTOREN	MÖGLICHE URSACHEN UND MASSNAHMEN
Juckreiz				
Juckreiz ohne sonstige Anzeichen für Hauterkrankungen	• Begleitsymptome nach spezifischer Ursache unterschiedlich			• Keine feststellbare Ursache oder Leber-, Nierenerkrankung, Blutkrankheiten, Schilddrüsenerkrankung, HIV-Infektion, Tumoren • Gehen Sie zum Arzt.
Juckender, schmerzhafter Ausschlag oder erhabene gerötete Flecken (Quaddeln), die beim Baden in Meerwasser auftreten	• Am ganzen Körper oder nur an Körperstellen, die beim Baden von Schwimmkleidung bedeckt sind	• Reaktionen auf Quallen verstärken sich durch Kleidung, die die kleinen Lebewesen gegen die Haut drückt, z. B. wenn man beim Schwimmen ein T-Shirt trägt.	• Ursachen variieren je nach Region, z. B. treten Quallen in bestimmten Jahren gehäuft auf. • Andere Meereslebewesen verursachen kleine Bisse, die eher schmerzen als jucken.	• Reaktion auf verschiedene Meereslebewesen (z. B. Quallen, Teile von zerbrochenen reizenden Tentakeln von Seelebewesen) • Gehen Sie zum Arzt.
Intensiver Juckreiz, der sich nachts verschlimmert; symmetrisch auf beiden Körperseiten	• Sichtbare, rötliche, gewundene Linien auf der Haut von Handgelenken, Fingern, Ellbogen, Penis • Bläschen, Ausschlag oder Pusteln in Hautfalten (z. B. unter den Brüsten) • Gesicht, Kopfhaut, Hals oder Handflächen sind bei Erwachsenen nicht betroffen, bei Kleinkindern können auch dort Gänge zu finden sein	• Juckreiz verschlimmert sich durch heißes Duschen. • Kratzen verursacht Entzündungen.	• Krätze ist ansteckend und wird durch Körperkontakt übertragen. • Bricht in Industriestaaten vor allem in Pflegeeinrichtungen (z. B. Pflegeheimen) aus. • Symptome beginnen 4–6 Wochen nach Kontakt mit einer infizierten Person oder Haustier.	• Krätze (Scabies) • Gehen Sie zum Arzt.
Extrem juckende Knötchen mit etwa 2 cm Durchmesser, danach über Wochen Juckreiz und Brennen; vor allem an Knöcheln oder Körperstellen, die von enger Kleidung bedeckt werden	• Bläschen und Bluten		• Erreger leben im Sommerhalbjahr auf Getreide, in Gras- und Weideflächen, dichten Wäldern oder Weinstöcken	• Erntekrätze (Trombidiose) • Gehen Sie zum Arzt.
Starker Juckreiz auf dem behaarten Kopf	• Ekzemherde, stumpfes Haar, Infektionen, geschwollene schmerzende Lymphknoten • Sichtbare Nissen (Läuseeier) an den Haaren		• Läusebefall tritt am häufigsten bei Kindergarten- oder Schulkindern auf	• Kopfläuse • Gehen Sie zum Arzt.
Juckende Stellen in der Schamgegend, in den Achselhöhlen oder an den Augenbrauen	• Verdickte und dunkel verfärbte Haut nach lang anhaltender Infektion • Sichtbare Nissen an Haaren oder Kleidung		• Körperläuse treten am häufigsten bei Obdachlosen und Menschen auf, die in extremer Armut leben. • Filzläuse werden durch direkten Kontakt oder Kleidung übertragen.	• Filz- oder Kleiderlaus • Gehen Sie zum Arzt.

LEITSYMPTOM	WEITERE SYMPTOME	VERSCHLIMMERNDE ODER LINDERNDE FAKTOREN	WEITERE WICHTIGE FAKTOREN	MÖGLICHE URSACHEN UND MASSNAHMEN

Herzklopfen

Als Herzklopfen bezeichnet man das unangenehme Wahrnehmen des eigenen Herzschlages – so etwa Flattern, Hämmern, Pochen oder Rasen. Dabei kann sich der Herzschlag unregelmäßig anfühlen. Herzklopfen kann harmlos sein, aber auch ein Signal für eine ernsthafte Erkrankung des Herzes darstellen.

LEITSYMPTOM	WEITERE SYMPTOME	VERSCHLIMMERNDE ODER LINDERNDE FAKTOREN	WEITERE WICHTIGE FAKTOREN	MÖGLICHE URSACHEN UND MASSNAHMEN
Wiederholtes Flattern, Rasen, Pochen oder Hämmern im Brustkorb; starkes Pulsgefühl im Hals	• Beschwerden im Brustkorb, Schwäche, Schwindelanfall, Kurzatmigkeit		• Einige Abweichungen vom normalen Rhythmus des Herzschlages sind ernsthafter Natur. • Herzrhythmusstörungen werden am häufigsten durch Herzkrankheiten ausgelöst, können jedoch auch durch Koffein, exzessiven Alkoholgenuss oder starke körperliche Aktivität verursacht werden.	• Herzrhythmusstörungen • Gehen Sie sofort zum Arzt.
Zeitweiliges Rasen, Pochen, Hämmern im Brustkorb; dauert in der Regel 15–20 Minuten	• Zittern, Schwindelanfall, Atemlosigkeit, Erstickungsgefühl, Übelkeit, Durchfall, Gefühl, sich selbst von außen zu beobachten, Kribbeln in den Händen, Schüttelfrost, Todesangst	• Verschlimmerung durch Stress und die Angst vor weiteren Attacken	• Frauen erleiden mit zwei- bis dreimal höherer Wahrscheinlichkeit eine Attacke als Männer.	• Panikattacke • Gehen Sie zum Arzt, wenn Sie sich sorgen oder die Symptome andauern.
Herzrasen	• Kurzatmigkeit bei Anstrengung, leichte Ermüdung, Schwellungen in den Beinen und im Bauch • Plötzliches Fieber und grippeartige Symptome	• Verschlimmerung durch Anstrengung	• Folge einer Infektion oder zahlreicher anderer Krankheiten, zum Teil keine identifizierbare Ursache	• Kardiomyopathie (Erkrankung des Herzmuskels) • Gehen Sie sofort zum Arzt.
Wahrnehmen von starken Herzschlägen, besonders beim Liegen auf der linken Seite	• Kurzatmigkeit bei Anstrengung, Anschwellen der Beine, Brustschmerzen, Schwindelanfall		• Häufiger bei Personen, die ein Rheumatisches Fieber durchgemacht haben	• Herzklappenfehler • Konsultieren Sie einen Arzt.
Plötzliches schweres Pochen oder Hämmern im Brustkorb	• Schmerzen in der Mitte des Brustkorbs, die sich in den linken Arm ausbreiten, Schwitzen, Kurzatmigkeit, Ohnmacht, Angst, Todesangst	• Symptome werden nicht durch Ruhe gelindert.	• Erhöhte Wahrscheinlichkeit bei Personen, die bereits einen Herzinfarkt hatten oder an koronarer Herzkrankheit leiden	• Herzinfarkt • Dies ist ein medizinischer Notfall. • Suchen Sie sofort die Notaufnahme auf oder rufen Sie einen Notarzt.

LEITSYMPTOM	WEITERE SYMPTOME	VERSCHLIMMERNDE ODER LINDERNDE FAKTOREN	WEITERE WICHTIGE FAKTOREN	MÖGLICHE URSACHEN UND MASSNAHMEN

Hitzewallung/plötzliches Erröten

Hitzewallungen sind ein klassisches Symptom der Menopause. Häufig sind die Symptome zu leicht, als dass sie eine Behandlung erforderten. Dennoch sollten Sie Ihren Arzt konsultieren, um mit ihm über die Auswirkungen der Menopause zu sprechen und mögliche Präventivmaßnahmen gegen unnötige Beschwerden zu erörtern. Bestimmte Erkrankungen betreffen Frauen nach der Menopause häufiger als zuvor, vor allem Herzkrankheiten und Osteoporose. Siehe auch unter *Hautprobleme* andere Ursachen für Hitzewallungen

LEITSYMPTOM	WEITERE SYMPTOME	VERSCHLIMMERNDE ODER LINDERNDE FAKTOREN	WEITERE WICHTIGE FAKTOREN	MÖGLICHE URSACHEN UND MASSNAHMEN
Plötzliche vorübergehende Hitzewallungen mit Erröten des Gesichts, des Halses und der oberen Brust bei Frauen	• Unregelmäßiger Menstruationszyklus, Nervosität, Angst, Reizbarkeit, Müdigkeit, Depression, Probleme mit dem Wasserlassen, Scheidentrockenheit und -reizung		• Häufigkeit und Stärke der Hitzewallungen sind bei den Betroffenen sehr unterschiedlich. In der Regel Beginn bei Frauen Ende 40 oder Anfang 50	• Einsetzen der Menopause • Gehen Sie zum Arzt.
Plötzliche Hitzewallungen mit Erröten des Gesichts, des Halses und der oberen Brust bei einer Person, die Hormonpräparate einnimmt		• In der Regel am schlimmsten zu Beginn der medikamentösen Behandlung, reguliert sich mit der Zeit	• Hitzewallungen durch Veränderugen der Geschlechtshormonspiegel sind Folge einiger medikamentöser Therapien (z. B. Behandlung von Endometriose oder Brustkrebs bei Frauen, Prostatakrebs bei Männern)	• Medikamentös verursachter Östrogenmangel (Frauen) oder Androgenmangel (bei Männern) • Gehen Sie zum Arzt.
Plötzliches Erröten (Flush) im Gesicht und am Hals bei einer Person, die Medikamente einnimmt			• Das plötzliche Erröten ist eine Nebenwirkung von einigen medikamentösen Therapien (z. B. bei Bluthochdruck, Alzheimer-Krankheit) oder als ungewöhnliche Reaktion auf zahlreiche Medikamente.	• Arzneimittelnebenwirkung • Gehen Sie zum Arzt.

Hörverlust (Taubheit)

Ein signifikanter Verlust des Hörvermögens kommt häufig vor und kann Folge einer Ohrverletzung, einer Erkrankung des Ohres oder altersbedingter Veränderungen sein, die die zarten Strukturen schädigen, die uns das Hören ermöglichen. Ein Hörverlust tritt aufgrund von Störungen im äußeren oder im Mittelohr (Schall-Leitungsschwerhörigkeit) oder aufgrund von Störungen im Innenohr oder am Hörnerv (Schall-Empfindungsschwerhörigkeit) auf. Jeder anhaltende Hörverlust sollte ärztlich untersucht werden, damit seine Art und seine möglichen Ursachen bestimmt werden können, und um festzustellen, ob das Hörvermögen mit Hilfe einer Behandlung wiederhergestellt werden kann.

LEITSYMPTOM	WEITERE SYMPTOME	VERSCHLIMMERNDE ODER LINDERNDE FAKTOREN	WEITERE WICHTIGE FAKTOREN	MÖGLICHE URSACHEN UND MASSNAHMEN
Zeitweiliger Hörverlust auf einem oder beiden Ohren	• In der Regel nicht mit anderen Symptomen oder Schmerzen verbunden	• Tropfen, die das Ohrenschmalz aufweichen, lindern den Hörverlust	• Laut Anamnese ist eine Verstopfung des Ohres durch Ohrschmalz vorhanden.	• Ohrenschmalzpfropf • Gehen Sie zum Arzt. • Versuchen Sie nicht, den Pfropf selbst zu entfernen. • Sie können das Trommelfell verletzen. • Ihr Arzt kann dies mit speziellen Instrumenten sicher ausführen.

LEITSYMPTOM	WEITERE SYMPTOME	VERSCHLIMMERNDE ODER LINDERNDE FAKTOREN	WEITERE WICHTIGE FAKTOREN	MÖGLICHE URSACHEN UND MASSNAHMEN
Hörverlust (Taubheit) (Forts.)				
Plötzlich einsetzender Hörverlust bei Kindern ohne vorhergehende Ohrentzündung	• In der Regel keine anderen Symptome • Juckreiz oder Beschwerden am Ohr	• Druck auf das Ohr verstärkt die Beschwerden	• Tritt am häufigsten bei Kleinkindern auf, die am ehesten kleine Gegenstände (z. B. Knöpfe, Perlen, Nahrungsmittel) in das Ohr stopfen • Fremdkörper können sichtbar sein	• Fremdkörper im Gehörgang • Gehen Sie zum Arzt. • Versuchen Sie nicht, den Fremdkörper selbst zu entfernen. • Sie können das Trommelfell verletzen. • Ihr Arzt kann dies mit speziellen Instrumenten sicher ausführen.
Plötzlicher Hörverlust auf einem oder beiden Ohren	• Fieber, Erkältungssymptome, Beschwerden, die von einem Druckgefühl im Ohr bis hin zu andauernden, schweren Schmerzen in einem oder beiden Ohren reichen • Übelkeit und Erbrechen, Schwindelanfall oder Klingeln im Ohr	• Abschwellende Medikamente können die Beschwerden lindern	• Tritt am häufigsten nach einer Erkältung auf • Am häufigsten bei Kindern zwischen 3 Monaten und 3 Jahren aufgrund der engen Eustachio-Röhren (die für den Druckausgleich zwischen Mund oder Nase und Ohren verantwortlich sind)	• Mittelohrentzündung, häufig durch ein Erkältungsvirus verursacht • Symptome werden durch Flüssigkeitsansammlung im Mittelohr ausgelöst. • Eine Trommelfellperforation ist eine mögliche Komplikation. • Dies kann zu einem längeren, in der Regel jedoch vorübergehenden Hörverlust führen. • Gehen Sie zum Arzt. • Suchen Sie bei Kindern sofort einen Arzt auf.
Allmähliche Abnahme des Hörvermögens, in der Regel auf beiden Ohren	• Zuerst werden hohe Töne, später bei zunehmendem Hörverlust auch tiefe Töne schwer wahrgenommen.	• Mangelhafter Lärmschutz bewirkt eine weitere Verschlechterung	• Tritt in der Regel bei Industriearbeitern auf, die in lauter Umgebung und ohne ausreichenden Hörschutz arbeiten • Kann schon nach wenigen Kontakten mit sehr starkem Lärm auftreten	• Lärmbedingter oder arbeitsbedingter Hörverlust • Gehen Sie zum Arzt.
Allmählicher Hörverlust im Alter	• Anfängliche Abnahme des Hörvermögens bei hohen Tönen, betrifft nach und nach sämtliche Tonhöhen		• Altersschwerhörigkeit tritt häufiger bei Männern als bei Frauen auf • Beginnt in der Regel im Alter von 40–50 Jahren	• Altersschwerhörigkeit (Presbyakusis) • Gehen Sie zum Arzt.
Wiederholt auftretender Hörverlust vor allem bei tiefen Tönen, der in der Regel zwischen 20 Minuten und mehreren Stunden anhält	• Heftiger Drehschwindelanfall, Klingeln, Rauschen oder Brummen in den Ohren (Tinnitus), Übelkeit, Druckgefühl im Ohr • Anfallsweises Auftreten		• Eine Reduzierung von Salz, Koffein, Alkohol kann hilfreich sein • Tritt meistens einseitig auf • Wird durch Flüssigkeitsvermehrung im Innenohr verursacht	• Menière-Krankheit • Gehen Sie zum Arzt. • Antiemetika lindern die Symptome.

LEITSYMPTOM	WEITERE SYMPTOME	VERSCHLIMMERNDE ODER LINDERNDE FAKTOREN	WEITERE WICHTIGE FAKTOREN	MÖGLICHE URSACHEN UND MASSNAHMEN
Allmählich einsetzender Hörverlust auf einer Seite	• Zunehmende Schwäche der Gesichtsmuskulatur auf derselben Seite		• Akustikustumoren wachsen langsam und treten häufiger bei älteren Menschen auf.	• Akustikusneurinom (gutartiger Tumor des Hörnerven) • Die Tumoren können so groß werden, dass sie auf andere Gewebe drücken (z. B. Gesichts-, Kiefer- oder Mundnerven). • Gehen Sie zum Arzt.
Allmählicher Hörverlust im Alter, in der Regel auf beiden Ohren	• Tinnitus und Schwindel		• Angeborene Krankheit, die etwa 1 % der Bevölkerung betrifft	• Otosklerose • Gehen Sie zum Arzt.
Kürzlich eingetretenes Unvermögen, hohe Töne wahrzunehmen; bei Personen, die wegen einer anderen Erkrankung Medikamente einnehmen	• Ohrgeräusche, Schwindelanfall		• Tritt hauptsächlich bei Antibiotika auf, vor allem bei solchen, die zur Behandlung schwerer Infektionen im Krankenhaus eingesetzt werden	• Medikamentenbedingter Innenohrschaden • Lesen Sie von allen Medikamenten, die Sie einnehmen, die Beipackzettel. • Gehen Sie sofort zum Arzt. • Die Medikamentendosierung kann geändert oder die Therapie abgesetzt werden.
Hörverlust bei Kindern	• Verzögerte Sprachentwicklung		• Eine Infektion während der Schwangerschaft (z. B. Röteln oder Zytomegalie-Virusinfektion) verursacht eine angeborene Taubheit. • Wiederholte Mittelohrentzündungen können Taubheit verursachen. • Eine Gehirnhautentzündung kann zu beidseitigem Hörverlust führen. • Bei allen Kindern mit Verdacht auf Hörschäden oder bei verzögerter Sprachentwicklung muss das Gehör getestet werden.	• Angeborene Taubheit, Gehirnhautentzündung oder Mittelohrentzündung • Gehen Sie zum Arzt.

Hüftbeschwerden

Hüftbeschwerden treten häufig, besonders bei älteren Personen, nach Stürzen oder aufgrund von Arthrose auf. Zu den weiteren Ursachen von Hüftschmerzen und Steifigkeit zählen sehr häufiges Laufen oder Probleme mit dem Knorpelgewebe im Hüftgelenk.

LEITSYMPTOM	WEITERE SYMPTOME	VERSCHLIMMERNDE ODER LINDERNDE FAKTOREN	WEITERE WICHTIGE FAKTOREN	MÖGLICHE URSACHEN UND MASSNAHMEN
Starke Hüftschmerzen nach einem Sturz	• Bein liegt in einer ungewöhnlichen Stellung, starke Schwellung	• Stehen, Anspannen des Beines, Heben des Beines ist unmöglich.	• Besonders häufig bei älteren Personen	• Oberschenkelhalsfraktur • Gehen Sie sofort zum Arzt.

LEITSYMPTOM	WEITERE SYMPTOME	VERSCHLIMMERNDE ODER LINDERNDE FAKTOREN	WEITERE WICHTIGE FAKTOREN	MÖGLICHE URSACHEN UND MASSNAHMEN
Hüftbeschwerden (Forts.)				
Schmerzen oder Klicken an der Außenseite der Hüfte	• Empfindlichkeit und Schwellung	• Verschlimmerung durch Tätigkeiten, die eine wiederholte Hüftbewegung beinhalten (z. B. Laufen, Radfahren, Gehen, Treppensteigen)	• Häufig infolge von sportlichen Aktivitäten	• Muskelzerrung, Schleimbeutelentzündung oder Reizung der *Fascia lata* • Ruhe • Gehen Sie zum Arzt, wenn Sie sich sorgen oder die Symptome andauern.
Steifigkeit oder Schmerzen in einer oder beiden Hüften	• Schwellung und Überwärmung im Bereich der Gelenke, Steifigkeit und Schmerzen in anderen Gelenken	• Langes Verharren in einer Stellung verschlimmert die Steifigkeit. • Schmerzen werden durch langes Gehen oder Stehen verschlimmert	• Wahrscheinlicher bei älteren Menschen	• Rheumatoide Arthritis • Konsultieren Sie einen Arzt.
Bei Kleinkindern: Klicken der Hüfte	• Schmerzen, wenn die Hüfte gestreckt ist, eingeschränkte Bewegungsfähigkeit		• Häufiger bei Mädchen als bei Jungen, auch häufiger bei Babys mit Beckenendlage oder mit einem Verwandten mit derselben Störung	• Angeborene Hüftdysplasie • Gehen Sie zum Arzt.
Bei Teenagern: Steifigkeit in der Hüfte, Schmerzen und Hinken	• Schmerzen im Knie oder Oberschenkel • Betroffenes Bein ist nach außen gedreht	• Verschlimmerung beim Gehen	• Häufiger bei übergewichtigen Teenagern • Häufiger bei Jungen als bei Mädchen	• *Epiphyseolysis capitis femoris* • Gehen Sie sofort zum Arzt.
Bei Kindern: allmähliches Einsetzen von Hüftschmerzen und -steifigkeit; Symptome verschlimmern sich langsam	• Hinken, rasche Ermüdung, eingeschränkte Bewegungsfähigkeit	• Verschlimmerung bei Belastung	• Tritt am häufigsten zwischen 5 und 10 Jahren auf • Tritt häufiger bei Jungen als bei Mädchen auf	• Aseptische Knochennekrose des Oberschenkelknochenkopfes (Perthes-krankheit) • Gehen Sie sofort zum Arzt.
Einschießende oder brennende Schmerzen an der Rückseite der Hüfte oder im Gesäß, die am Bein hinabwandern	• Rückenschmerzen, Taubheitsgefühl oder Kribbeln im Fuß	• Verschlimmerung durch Husten, Niesen, Beugen, Heben	• Häufiger bei Personen mit Rückenproblemen oder einer vorausgegangenen Rückenverletzung	• Ischiassyndrom • Gehen Sie zum Arzt.

Husten

Durch Husten säubert der Körper die Atemwege von Sekreten und Fremdkörpern. Husten kann auch durch Reizung oder Entzündung der Atemwege oder Lunge verursacht werden. Bei anhaltendem Husten sollten Sie einen Arzt aufsuchen.

Plötzlich auftretender erst trockener, dann Schleim fördernder Husten	• Laufende Nase, entzündeter Rachen, Fieber, Müdigkeit • Auswurf ist gegebenenfalls durchsichtig oder weiß	• Husten verschlimmert sich durch kalte Luft	• Nach kürzlichem Kontakt mit einer Person mit Husten oder Erkältung • Tritt häufig im Winter auf	• Atemwegsinfektion mit Reizung der Atemwegsschleimhaut und Schleimbildung • Hört in der Regel ohne Behandlung auf • Gehen Sie zum Arzt, wenn Sie sich sorgen oder die Symptome andauern.

LEITSYMPTOM	WEITERE SYMPTOME	VERSCHLIMMERNDE ODER LINDERNDE FAKTOREN	WEITERE WICHTIGE FAKTOREN	MÖGLICHE URSACHEN UND MASSNAHMEN
Plötzlich einsetzender, feuchter, Schleim fördernder Husten	• Fieber, Atemnot, Müdigkeit, stechende Brustschmerzen aufgrund einer Rippenfellentzündung • Gelber oder grüner Auswurf, Blutbeimengung	• Husten verschlimmert sich durch kalte Luft, verrauchte Umgebung oder körperliche Aktivität.	• Vorausgegangene Erkältung oder grippaler Infekt • Häufiger bei Rauchern	• Infektiöse Bronchitis oder Lungenentzündung • Eine bakterielle Entzündung kann eine Behandlung mit Antibiotika erfordern. • Gehen Sie zum Arzt.
Anfallsartiger trockener Husten mit Engegefühl im Brustraum, tritt häufig in der Nacht oder nach körperlicher Aktivität auf	• Keuchen, Atemnot	• In der Regel häufiger im Winter infolge einer kürzlichen Erkältung oder bei hohem Pollenausstoß • Verschlimmerung durch Kontakt mit Haustieren oder Zigarettenrauch	• Laut Anamnese häufig Heuschnupfen oder Ekzeme • In der Familienanamnese meist Asthma, Ekzeme oder Allergien	• Asthma • Bei anfallsartigem Husten, besonders in Verbindung mit Keuchen, sollte immer ein Arzt konsultiert werden. • Bei akuten Asthmaanfällen müssen Medikamente inhaliert werden, um die Atemwege zu öffnen und die Atemnot zu beseitigen. • Möglicherweise ist eine ständige präventive Einnahme von Medikamenten erforderlich. • Gehen Sie zum Arzt, wenn Sie Schwierigkeiten beim Atmen haben.
Plötzlich einsetzender anhaltender Husten, ohne weitere Symptome (z. B. Anzeichen einer Erkältung)	• Gelegentliches Keuchen		• Vorangegangener Erstickungsanfall • Häufiger bei Kindern • Häufig sind kleine Gegenstände wie Erdnüsse oder Perlen verantwortlich	• Fremdkörper in den Atemwegen • Gehen Sie sofort zum Arzt.
Chronischer, häufig Schleim fördernder Husten	• Atemnot bei körperlicher Anstrengung, Keuchen		• Laut Anamnese Rauchen oder Kontakt mit Zigarettenrauch	• Chronische Bronchitis oder chronische Lungenerkrankung • Gehen Sie zum Arzt. • Alle Veränderungen bei einem chronischen »Raucherhusten« müssen sofort von einem Arzt auf eine mögliche Krebserkrankung der Atemwege (Lungenkrebs) untersucht werden.

Knieprobleme

Knieprobleme sind ein häufiges Symptom in allen Altersgruppen. Die Beschwerden reichen von leichten Schmerzen unter der Kniescheibe bis hin zu Bänderrissen, die operiert werden müssen. Am Knie bildet sich auch häufig eine Arthrose aus.

LEITSYMPTOM	WEITERE SYMPTOME	VERSCHLIMMERNDE ODER LINDERNDE FAKTOREN	WEITERE WICHTIGE FAKTOREN	MÖGLICHE URSACHEN UND MASSNAHMEN
Gelegentliche Schmerzen unter der Kniescheibe	• Leichte Empfindlichkeit, wenn die Kniescheibe gegen den Oberschenkelknochen gedrückt wird, Knirschgeräusche unter der Kniescheibe	• Verschlimmerung beim Auf- und vor allem beim Absteigen von Treppen oder Steigungen, Schmerzen bei längerem Sitzen, Laufen, Springen	• Am häufigsten bei Personen, die Sport treiben oder Arbeiten ausführen, bei denen sie häufig die Knie beugen oder Treppen auf- und absteigen müssen	• *Chondropathia patellae* • Vermeiden Sie Aktivitäten, die die Schmerzen verschlimmern. • Gehen Sie zum Arzt, wenn Sie sich sorgen oder die Symptome andauern.
Zeitweilige Schmerzen im Knie oder an einer Seite des Knies, beginnen häufig nach einer Drehverletzung	• Kniebewegung ist eingeschränkt, Knie fühlt sich blockiert an und kann nicht ganz gestreckt werden, Knie ist leicht geschwollen	• Verschlimmerung durch Hocken oder Drehen	• Tritt häufiger an der Innenseite des Knies auf	• Meniskusriss • Legen Sie Eis auf und halten Sie Ruhe. • Gehen Sie zum Arzt.
Knieschmerzen nach einem Sturz, einer Drehverletzung, Überdehnungsverletzung (Überstreckung) oder einem direkten Schlag auf das Knie	• Knallgeräusch bei der Verletzung, Anschwellen unmittelbar nach der Verletzung, Knie ist instabil	• Instabilität des Knies verschlimmert sich durch Drehbewegungen und Richtungsänderungen	• Häufige und eine der schwersten Sportverletzungen, erfordert oft eine Operation und langwierige Rehabilitation.	• Kreuzbandriss • Gehen Sie sofort zum Arzt.
Dauerschmerzen und Steifigkeit im Knie, die sich über Monate hinweg verschlimmern	• Eingeschränkte Bewegungsfähigkeit; Unfähigkeit, das Knie voll zu beugen oder strecken	• Schmerzen lassen in Ruhe nach, werden durch Belastung verschlimmert • Steifigkeit ist am Morgen häufig schlimmer	• Häufiger bei Personen über 50 Jahren	• Arthrose • Gehen Sie zum Arzt.
Schmerzen auf der Innen- oder Außenseite des Knies, in der Regel nach einer direkten seitlichen Gewalteinwirkung, während der Fuß fest am Boden steht	• Druckempfindlichkeit auf einer Seite des Knies	• Drehen des Beines, während der Fuß fest am Boden steht	• Tritt häufig beim Sport auf, z. B. beim Fußball, American Football, Skifahren	• Seitenbandriss • Gehen Sie sofort zum Arzt.
Schmerzen, Überwärmung und Steifigkeit unmittelbar unterhalb der Kniescheibe	• Schwellung und Empfindlichkeit unterhalb der Kniescheibe	• Beugen, Knien	• Häufiger bei Personen, deren Arbeit häufiges oder andauerndes Knien erfordert	• Schleimbeutelentzündung • Gehen Sie zum Arzt.
Gerötetes, geschwollenes Knie	• Konstante Schmerzen, Schwellung, Fieber, allgemeines Unwohlsein	• Verschlimmerung durch Bewegung	• Infektion über das Blut, oder durch eine offene Verletzung	• Osteomyelitis (Knochenmarkentzündung) oder Gelenkentzündung (infektiöse Arthritis) • Gehen Sie zum Arzt.

LEITSYMPTOM	WEITERE SYMPTOME	VERSCHLIMMERNDE ODER LINDERNDE FAKTOREN	WEITERE WICHTIGE FAKTOREN	MÖGLICHE URSACHEN UND MASSNAHMEN

Knochen, Brüche/Brüchigkeit

Bei Verdacht auf einen Knochenbruch muss sofort medizinische Hilfe in Anspruch genommen werden, besonders wenn ein erheblicher Blutverlust, Symptome einer Nervenschädigung oder ein Verdacht auf Verletzungen innerer Organe vorliegen. Wenn die Verletzung die Wirbelsäule betrifft – z. B. nach einem Schlag auf den Hals oder Rücken, Stürzen aus großer Höhe oder Unfällen bei hoher Geschwindigkeit –, muss die Wirbelsäule mit äußerster Vorsicht gestützt werden, ohne dass sie bewegt wird, bis der Notarzt eintrifft.

LEITSYMPTOM	WEITERE SYMPTOME	VERSCHLIMMERNDE ODER LINDERNDE FAKTOREN	WEITERE WICHTIGE FAKTOREN	MÖGLICHE URSACHEN UND MASSNAHMEN
Schmerzen mit Verlust der Gliedmaßenfunktion, die möglicherweise eine veränderte Form aufweisen	• Die Haut über dem Bruch ist verletzt (offener Bruch) oder intakt (geschlossener Bruch). • Erheblicher Blutverlust, Nervenschädigungen oder Verletzungen innerer Organe	• Schmerzen verschlimmern sich bei jeder Bewegung des betroffenen Körperteiles.	• Knochenbrüche werden durch heftige Schläge, verursacht durch Drehung, Biegung oder Kompression eines Knochens • Bei Erwachsenen verläuft der Bruch in der Regel über die gesamte Breite des Knochens • Bei Kindern sind die Knochen elastischer und weisen deshalb häufig unvollständige Brüche auf (»Grünholzfrakturen«)	• Knochenbruch • Gehen Sie sofort zum Arzt. • Die erste Hilfe besteht aus Kontrolle der Blutung, Bedecken offener Wunden und Stützen des betroffenen Körperteiles in der bequemsten Position.
Knochenbruch nach einer lang anhaltenden permanenten Belastung, die ein bestimmtes Körperteil überbeansprucht (in der Regel eine Extremität)	• Schmerzen, die anfänglich nach, später bereits während der Belastung anfangen und dann auch in Ruhephasen auftreten • Keine Deformierung und normale Funktionen der Gliedmaßen		• Tritt in der Regel bei ansonsten gesunden Personen auf.	• Ermüdungsbruch • Gehen Sie sofort zum Arzt.
Knochenbruch bei minimaler Gewalteinwirkung	• Schmerzen einhergehend mit Funktionsverlust der Gliedmaße und möglicherweise deren Deformierung • Bei älteren Frauen mit mehrfachen Wirbelbrüchen bildet sich im oberen Rückenbereich ein Buckel aus	• Schmerzen verschlimmern sich bei jeder Bewegung des betroffenen Körperteiles	• Schmerzen oder Deformierung von Knochen vor dem Bruch deuten darauf hin, dass bereits zuvor eine Störung des Knochens vorlag. • Knochenbrüche von Hüfte, Handgelenke und Wirbeln stehen am häufigsten in Verbindung mit Osteoporose. • Osteoporose tritt häufiger bei Frauen auf. • Faktoren, die das Osteoporoserisiko erhöhen, sind Vererbung, hormonelle Faktoren (Menopause, Eierstock- und Schilddrüsenerkrankungen), Kalziummangel, Alkoholmissbrauch, Rauchen, Fehlen körperlicher Aktivität oder medikamentöse Behandlung.	• Pathologische Fraktur • Osteoporose, Krebs und Metastasen, Erkrankungen der Blutkörperchen • Gehen Sie sofort zum Arzt.

Kopfschmerzen

Als Kopfschmerzen werden sämtliche Formen von Schmerzen oder Beschwerden im Kopf bezeichnet. Kopfschmerzen sind äußerst weit verbreitet – die meisten Menschen leiden irgendwann einmal darunter. Während die meisten Kopfschmerzen eher geringfügig sind und leicht mit Schmerzmitteln behandelt werden können, erfordern manche einer ärztlichen Untersuchung und sind gelegentlich Anzeichen einer ernsthaften Erkrankung.

LEITSYMPTOM	WEITERE SYMPTOME	VERSCHLIMMERNDE ODER LINDERNDE FAKTOREN	WEITERE WICHTIGE FAKTOREN	MÖGLICHE URSACHEN UND MASSNAHMEN
Dumpfe, nicht klopfende Schmerzen, die sich wie ein Schraubstock um den Kopf legen, auf beide Schläfen drücken und bis in den Nacken ziehen	• Kopfhaut oder Nacken sind empfindlich, verspannte oder empfindliche Nacken- und Schultermuskeln	• Symptome beginnen nach mehrstündigem Arbeiten in derselben Stellung oder nach dem Autofahren; sind verbunden mit Stress oder Angst		• Spannungskopfschmerzen • Versuchen Sie Entspannungstechniken • Wärme hilft, die Nacken- und Schultermuskeln zu entspannen, Schmerzmittel lindern die Schmerzen • Gehen Sie zum Arzt, wenn Sie sich sorgen oder die Symptome andauern.
Leichte bis mittelschwere, bisweilen klopfende Schmerzen im ganzen Kopf	• Fieber, Schmerzen, Schüttelfrost, verstopfte Nase, Husten, Übelkeit, Erbrechen oder Durchfall		• Kürzlicher Kontakt mit einer infizierten Person	• Virusinfektion wie Erkältung, grippaler Infekt oder Mageninfektion • Fragen Sie Ihren Apotheker nach symptomlindernden Medikamenten. • Gehen Sie zum Arzt, wenn Sie sich sorgen oder die Symptome andauern.
Starke, klopfende Schmerzen auf einer Kopfseite, möglicherweise um das Auge, Schmerzen dauern von wenigen Stunden bis zu einigen Tagen an	• Übelkeit und Erbrechen • Bei einigen Betroffenen kündigen sich die Kopfschmerzen durch ein Vorgefühl (Aura) an, z. B. Sehstörungen wie Lichtblitze oder -punkte • Überempfindlichkeit gegenüber Licht, Gerüchen oder Geräuschen	• Verschlimmerung durch Vorbeugen, Treppensteigen oder Niederlegen (anfänglich)	• Migräne kann manchmal durch bestimmte Nahrungsmittel (z. B. Käse, Erdbeeren, Schokolade) ausgelöst werden. • Bei Frauen kann sie in Verbindung mit dem Monatszyklus stehen.	• Migräne • Nehmen Sie beim Einsetzen der Symptome sofort ein Migränemittel und legen Sie sich hin. • Gehen Sie zum Arzt, wenn Sie sich sorgen oder die Symptome andauern.
Klopfende Schmerzen in der Stirn und um die Augen	• Druckgefühl um Augen und Nase, gelbliches, zähes Sekret	• Verschlimmerung durch Vorbeugen; vorausgegangene Erkältung oder Heuschnupfen	• Verursacht durch Virusinfektionen, Allergien, beim Tiefseetauchen oder bei Zahnentzündungen	• Nasennebenhöhlenentzündung • Abschwellende Medikamente helfen, die Symptome zu lindern. • Gehen Sie zum Arzt, wenn Sie sich sorgen oder die Symptome andauern.
Starke Kopfschmerzen	• Nackenstarre, Erbrechen, Fieber, Benommenheit, Delirium, Bewusstlosigkeit oder Krämpfe	• Verschlimmerung durch helles Licht	• Kinder lassen sich nur schwer wecken und weinen ungewöhnlich hoch und klagend	• Gehirnhautentzündung • Dies ist ein medizinischer Notfall. • Suchen Sie sofort die Notaufnahme auf oder rufen Sie einen Krankenwagen.

LEITSYMPTOM	WEITERE SYMPTOME	VERSCHLIMMERNDE ODER LINDERNDE FAKTOREN	WEITERE WICHTIGE FAKTOREN	MÖGLICHE URSACHEN UND MASSNAHMEN
Kopfschmerzen kurz nach einer Verletzung oder einem k.-o.-Schlag	• Verwirrung, Schwindelanfall, Gedächtnisverlust • Sich verschlimmernde Kopfschmerzen, Verwirrung und zunehmende Schläfrigkeit nach der Verletzung über Tage oder Stunden		• Laut Anamnese ist eine Kopfverletzung vorhanden	• Gehirnerschütterung oder Subduralblutung • Dies ist ein medizinischer Notfall. • Suchen Sie sofort die Notaufnahme auf oder rufen Sie einen Krankenwagen.
Starke, stechende Kopfschmerzen in einem und um ein Auge, die zwischen 30 Minuten und mehreren Stunden andauern; Kopfschmerzen erscheinen ein oder mehrere Male am Tag über Wochen oder Monate hinweg	• Das betroffene Auge ist gerötet und tränt • Einher gehen eine Verstopfung der Nase und Gesichtsrötung	• Schmerzen treten oft in der Nacht auf	• Tritt häufiger bei Männern als bei Frauen auf	• Cluster-Kopfschmerz • Gehen Sie zum Arzt.
Diffuse Kopfschmerzen bei einer Person, die Medikamente einnimmt			• Tritt bei regelmäßiger oder ständiger Einnahme von Medikamenten auf	• Rebound-Kopfschmerzen • Diese Kopfschmerzen treten bei ständiger Einnahme bestimmter Medikamente wie etwa Nitroglyzerin (zur Behandlung von Angina) oder bei missbräuchlicher Einnahme von Schmerz- und Beruhigungsmitteln auf. • Gehen Sie zum Arzt.
Andauernde klopfende Kopfschmerzen, die am Morgen beginnen und den Tag über anhalten können	• Erbrechen, Übelkeit, Müdigkeit, Sehstörungen, Schwäche • Unterscheiden sich von allen Kopfschmerzen, die die betroffene Person bislang hatte	• Verschlimmerung durch Änderung der Stellung (z. B. aus liegender Position aufstehen)	• Relativ selten verursacht Bluthochdruck diese Symptome • Gehirntumoren sind selten und können angeboren oder durch ionisierende Strahlung ausgelöst worden sein	• Starker Bluthochdruck oder Gehirntumor • Dies ist ein medizinischer Notfall. • Suchen Sie sofort die Notaufnahme auf oder rufen Sie einen Krankenwagen.
Schwere, plötzlich einsetzende Kopfschmerzen	• Erbrechen, Gliederschwäche, Doppeltsehen, verwaschene Sprache, Schluckbeschwerden, Bewusstlosigkeit			• Hirnblutung oder Aneurysma • Dies ist ein medizinischer Notfall. • Suchen Sie sofort die Notaufnahme auf oder rufen Sie einen Krankenwagen.

Krampfanfälle

Krampfanfälle werden durch plötzliche unkontrollierte Entladungen im Gehirn verursacht. Für die äußerst zahlreichen Arten von Krampfanfällen gibt es viele Ursachen. Wenn die Entladungen das ganze Gehirn betreffen, spricht man von generalisierten Krampfanfällen, Grand-mal oder großen epileptischen Anfällen. Wenn die Entladungen herdförmig lokalisiert bleiben, spricht man von fokalen, lokalen, partiellen Anfällen oder Petit-mal. Einige Krampfanfälle werden durch eine kurze Aura (ein bestimmtes Vorgefühl) angekündigt, bevor der Betroffene die Umgebung nicht mehr wahrnimmt. Krampfanfälle müssen immer ärztlich abgeklärt werden, was meist eine komplette medizinische Diagnostik erfordert.

LEITSYMPTOM	WEITERE SYMPTOME	VERSCHLIMMERNDE ODER LINDERNDE FAKTOREN	WEITERE WICHTIGE FAKTOREN	MÖGLICHE URSACHEN UND MASSNAHMEN
Wiederholte generalisierte tonisch-klonische Krampfanfälle (großer epileptischer Anfall); beginnen mit Spasmen in den Gliedmaßen und Kieferblockade (tonische Phase), danach treten Schüttelkrämpfe in den Gliedmaßen auf (klonische Phase), denen eine Periode der Benommenheit und Verwirrung folgen (Phase nach dem Anfall)	• Harninkontinenz während des Anfalls	• Ausgelöst durch Schlafmangel, flackerndes Licht, Hyperventilation	• Kein Fieber, keine aktuelle Erkrankung	• Epilepsie • Gehen Sie sofort zum Arzt.
Wiederholte Krampfanfälle mit Störungen der Sinneswahrnehmung	• Vorangehende Aura mit visuellen und gehörten Halluzinationen oder Geschmacks- und Geruchsstörungen, danach eine Periode veränderter Wahrnehmung, bisweilen in Verbindung mit Schmatzen oder wiederholten Bewegungen (Automatismus)	• Verursacht durch Schlafmangel, flackerndes Licht, Hyperventilation		• Temporallappenepilepsie • Gehen Sie sofort zum Arzt.
Kurzer generalisierter Krampfanfall bei einem Kind unter 5 Jahren	• Fieber • Keine Anzeichen für eine Gehirnentzündung (Enzephalitis) oder Hirnhautentzündung (Meningitis); in der Anamnese keine Epilepsie	• Schneller Anstieg der Körpertemperatur	• 3 % aller Kinder erleiden mindestens eine Fieberkrampf	• Fieberkrampf • Rufen Sie sofort einen Arzt.
Wiederholte fokale Krampfanfälle (Auftreten in einem bestimmten Körperteil)	• Unkontrollierte Bewegungen eines Gliedes oder einer Körperseite oder Verdrehen der Augen nach einer Seite		• Hinweis auf eine lokale Schädigung des Gehirnes, die den Anfall auslöst	• Bei jungen Menschen sind Verletzungen die häufigste Ursache, bei älteren Schlaganfälle. • Angeborene Schädigung des Gehirnes, frühe Hirnhautentzündung oder geburtsbedingte Gehirnschäden sind häufige Ursachen bei Kindern. • Dies ist ein medizinischer Notfall. • Suchen Sie sofort die Notaufnahme auf oder rufen Sie einen Krankenwagen.

LEITSYMPTOM	WEITERE SYMPTOME	VERSCHLIMMERNDE ODER LINDERNDE FAKTOREN	WEITERE WICHTIGE FAKTOREN	MÖGLICHE URSACHEN UND MASSNAHMEN
Generalisierte oder lokale Krämpfe	• Kopfschmerzen, Benommenheit, Lichtüberempfindlichkeit, Fieber	• Vorangegangene fieberhafte Erkrankung	• Tritt bei zuvor gesunden Personen auf	• Hirnhaut- oder Gehirnentzündung • Dies ist ein medizinischer Notfall. • Suchen Sie sofort die Notaufnahme auf oder rufen Sie einen Krankenwagen.
Generalisierte oder fokale Krämpfe	• Kopfschmerzen, Störungen des Nervensystems, Bewusstseineintrübung, neu auftretendes Schielen	• Vorausgegangene Kopfverletzungen	• Anzeichen für einen erhöhten Druck innerhalb des engen Schädelraumes	• Gehirntumor, Abszess oder Gehirnblutung • Dies ist ein medizinischer Notfall. • Suchen Sie sofort die Notaufnahme auf oder rufen Sie einen Krankenwagen.

Krämpfe

Ein Krampf ist eine plötzliche, anhaltende und schmerzhafte Kontraktion eines Muskels oder einer Gruppe von Muskeln. Obwohl die Bezeichnung »Krampf« häufig zur Beschreibung von Bauchschmerzen (Bauchkrämpfe) und Menstruationsschmerzen (Menstruationskrämpfe) verwendet wird, konzentriert sich die unten stehende Tabelle auf Krämpfe von willkürlichen Muskeln des Körpers. Muskelkrämpfe treten sehr häufig auf und sind in der Regel gutartig. Gelegentlich können Sie auf eine ernsthafte Erkrankung hindeuten, weshalb es wichtig ist, bei häufigen oder anhaltenden Krämpfen einen Arzt zu konsultieren.

Plötzliche, anhaltende und schmerzhafte Kontraktion einer kleinen Muskelgruppe	• Nach starken Krämpfen Empfindlichkeit und Schwäche	• In der Regel Verschlimmerung in der Nacht	• Am häufigsten bei älteren Personen, tritt häufig in den Waden auf	• Gutartige Krämpfe • Gehen Sie zum Arzt.
Plötzliche, anhaltende und schmerzhafte Kontraktion eines Muskels		• Tritt häufig während oder nach einer anstrengenden körperlichen Tätigkeit auf • Ruhe und vorsichtiges Strecken der Muskeln lindert den Krampf.	• Tritt nach ungenügendem Aufwärmen vor anstrengender körperlicher Aktivität auf	• Gutartige Krämpfe, ausgelöst durch körperliche Aktivität • Gründliches Aufwärmen und Strecken vor der Aktivität wirken vorbeugend • Gehen Sie zum Arzt, wenn Sie sich sorgen oder die Symptome andauern.
Sehr lang anhaltende schmerzhafte Kontraktionen von Muskeln, in der Regel in den Extremitäten	• Tritt während anstrengender körperlicher Aktivität in heißer Umgebung auf, die mit extremen Schwitzen einhergeht	• Extremes Schwitzen, verschwitzte Kleidung, Dehydratation	• Als »Heizerkrampf« bekannt	• Hitzekrämpfe • Wiederzuführung der Mineralstoffe und des Wassers durch Trinken elektrolytischer Getränke lindert die Symptome • Gehen Sie zum Arzt, wenn Sie sich sorgen oder die Symptome andauern.
Muskelkrämpfe in einer bestimmten Stellung, in der Regel in den Händen		• Verschlimmerung durch lang anhaltendes Einnehmen derselben Stellung oder durch lang anhaltendes Wiederholen von Bewegungen	• Häufig bei Personen, die viel schreiben, oder bei Musikern, die wiederholte feinmotorische Bewegungen mit der Hand ausführen	• Schreibkrampf • Hört in Ruhe auf • Suchen Sie einen Physiotherapeuten oder Arzt auf, wenn die Krämpfe andauern.

LEITSYMPTOM	WEITERE SYMPTOME	VERSCHLIMMERNDE ODER LINDERNDE FAKTOREN	WEITERE WICHTIGE FAKTOREN	MÖGLICHE URSACHEN UND MASSNAHMEN
Krämpfe (Forts.)				
Häufige generalisierte Krämpfe in Muskelgruppen an beliebigen Körperstellen		• Falls eine Störung im Elektrolythaushalt vorhanden ist, bringt eine Korrektur desselben Linderung.	• Anzeichen einer neurologischen Erkrankung oder einer Störung im Elektrolythaushalt • Eine neuronale Muskelatrophie ist relativ selten und tritt bei weniger als 0,01 % der Menschen auf; betrifft häufiger Männer als Frauen und beginnt am häufigsten um das 20. Lebensjahr	• Neuronale Muskelatrophie • Gehen Sie zum Arzt.

Lymphknoten, geschwollene

Eine Schwellung der Lymphknoten bemerkt man in der Regel am Hals, in der Achselhöhle oder der Leiste. Die Ursachen für geschwollene Lymphknoten sind vielfältig und reichen von leichten Infektionen bis hin zu schweren Erkrankungen wie Krebs. Die Schwellung klingt häufig ab, sobald die Infektion zurückgeht. Konsultieren Sie einen Arzt, wenn Lymphknoten länger als 2 Wochen vergrößert sind.

Vergrößerte, druckschmerzhafte Lymphknoten am Hals, in der Achselhöhle oder der Leiste	• Rötung und Überwärmung des umgebenden Gewebes • In der Regel ist in der Nähe eine Infektion auszumachen (z. B. Entzündung eines Schnitts, einer Wunde, eines Zahns, eines Auges oder Ohres) • Rote Linie von der Infektionsstelle in Richtung auf die Lymphknoten			• »Blutvergiftung« (Lymphadenitis) • Gehen Sie sofort zum Arzt.
Geschwollene Lymphknoten am Hals	• Fieber, Müdigkeit, Rachenentzündung, Kopfschmerzen		• Pfeiffer-Drüsenfieber (Infektiöse Mononukleose) tritt am häufigsten bei jungen Erwachsenen auf • Die Virusinfektion ist ansteckend und wird durch Küssen, Husten und Niesen übertragen (auch als »Kusskrankheit« bekannt).	• Pfeiffer-Drüsenfieber • Gehen Sie zum Arzt.
Geschwollene, empfindliche Lymphknoten am Hals	• Rachenentzündung, Kopfschmerzen, Fieber, übler Mundgeruch, weiße Pünktchen auf den Mandeln	• Symptome verschlimmern sich durch Bewegen des Halses, Schlucken oder Sprechen.		• Streptokokkenangina • Gehen Sie zum Arzt.

LEITSYMPTOM	WEITERE SYMPTOME	VERSCHLIMMERNDE ODER LINDERNDE FAKTOREN	WEITERE WICHTIGE FAKTOREN	MÖGLICHE URSACHEN UND MASSNAHMEN
Vergrößerte, nicht schmerzhafte Lymphknoten an beliebigen Stellen des Körpers	• Müdigkeit, nächtliches Schwitzen, Gewichtsverlust, Fieber, starker Juckreiz am ganzen Körper • Die Lymphknoten vergrößern sich langsam und sind in der Regel schmerzlos.		• Ein Non-Hodgkin-Lymphom ist eine relativ häufige Krebserkrankung, die am häufigsten bei Kindern, alten Menschen und Personen mit Immunschwäche auftritt • Ein Hodgkin-Lymphom tritt am häufigsten bei jungen Erwachsenen oder Personen über 50 Jahren auf und ist bei Männern verbreiteter	• Krebserkrankung des Lymphsystems (Lymphom) (z. B. Hodgkin- oder Non-Hodgkin-Lymphom) • Gehen Sie sofort zum Arzt.
Geschwollene, schmerzlose Lymphknoten am Hals, in der Achselhöhle oder Leiste	• Gewichtsverlust, Müdigkeit, Neigung zu Blutergüssen oder leicht einsetzenden Blutungen, Appetitlosigkeit • Eine Anämie tritt häufig im Frühstadium von Leukämien auf		• Leukämie erhöht die Infektionsanfälligkeit (z. B. für Mandelentzündung, Lungenentzündung) • Als akute Variante bei Kindern und jungen Erwachsenen, in chronischer Form bei älteren Menschen	• Leukämie • Gehen Sie sofort zum Arzt.
Geschwollene, schmerzhafte Lymphknoten im Kieferwinkel auf einer oder beiden Gesichtsseiten und Schwellung der Ohrspeicheldrüse	• Fieber, Müdigkeit, Anschwellen der Unterzungenspeicheldrüse, Anschwellen der Hoden oder Bauchschmerzen	• Schmerzen beim Kauen oder Schlucken	• Mumps ist zwar ansteckend, aber weniger infektiös als etwa Masern oder Windpocken. • Prävention durch Impfung • In Ländern mit allgemeiner Impfprophylaxe tritt Mumps meist erst bei Erwachsenen auf. • Vor der Einführung dieser Routineimpfungen trat Mumps am häufigsten bei Kindern auf. • Mumps wird durch engen Kontakt übertragen.	• Mumps • Gehen Sie zum Arzt.

Menstruationsbeschwerden

Die meisten Menstruationsbeschwerden erfordern eine gründliche ärztliche Untersuchung, da ihnen eine ernste Erkrankung zugrunde liegen kann. Obwohl Periodenschmerzen oder das prämenstruelle Syndrom durch Selbstbehandlung gelindert werden können, ist es wichtig, einen Arzt zu konsultieren, wenn die Symptome andauern oder sich verschlimmern.

Zeitweilige emotionale Instabilität unmittelbar vor der Menstruation	• Aufgeblähter Bauch oder Bauchschmerzen, Reizbarkeit, Depression, Weinerlichkeit, Unkonzentriertheit, Schlafstörungen, Müdigkeit, Lethargie	• Symptome verschwinden in der Regel mit Einsetzen der Menstruation • Koffein verstärkt die Reizbarkeit	• Etwa ein Drittel der geschlechtsreifen Frauen weisen prämenstruelle Symptome auf • Unter dem Vollbild des prämenstruellen Syndroms leiden etwa 3–10 %	• Prämenstruelles Syndrom (PMS) • Fragen Sie Ihren Apotheker nach Medikamenten gegen Schmerzen und Blähungen. • Vitamin B_6 kann die Symptome evtl. lindern. • Gehen Sie zum Arzt, wenn Sie sich sorgen oder die Symptome andauern.

LEITSYMPTOM	WEITERE SYMPTOME	VERSCHLIMMERNDE ODER LINDERNDE FAKTOREN	WEITERE WICHTIGE FAKTOREN	MÖGLICHE URSACHEN UND MASSNAHMEN
Menstruationsbeschwerden (Forts.)				
Leichte bis mittelschwere krampfartige Schmerzen während der Menstruation		• Verschlimmerung der Schmerzen durch Blähungen oder Verstopfung • Linderung der Schmerzen durch Wärme auf dem Unterleib (z. B. durch eine Wärmflasche oder ein heißes Bad)	• Vor allem bei Teenagern und jungen Frauen sind die Schmerzen so stark, dass Sie nicht in die Schule oder zur Arbeit gehen können. • Schwere Symptome deuten auf eine Endometriose hin.	• Menstruationsschmerzen • Versuchen Sie von Ihrem Apotheker empfohlene Schmerzmittel oder nicht steroidale Antirheumatika. • Gehen Sie zum Arzt, wenn Sie sich sorgen oder die Symptome andauern.
Allmähliches Einsetzen von Schmerzen während und kurz vor der Menstruation, die stärker sind als üblich	• Kreuzschmerzen, Menstruationsschmerzen dauern über 2–3 Tage und beginnen vor Einsetzen der Blutung. • Kleine Blutungen treten 1–3 Tage vor Einsetzen der Menstruation auf.	• Die Regelblutung ist stärker als üblich. • Die Unterleibsschmerzen verschlimmern sich durch Sexualkontakt. • Eine Schwangerschaft lässt die Beschwerden zeitweilig verschwinden, die Symptome kehren nach Monaten oder Jahren wieder.	• Endometriose tritt bei etwa 5–10 % der Frauen auf, und zwar mit größerer Wahrscheinlichkeit bei Frauen, deren Mütter oder Schwestern daran leiden, sowie bei Frauen, die niemals schwanger waren. • Endometriose kann Unfruchtbarkeit verursachen	• Endometriose • Gehen Sie zum Arzt.
Stärkere Schmerzen als üblich während und kurz vor der Menstruation	• Fieber, Scheidenausfluss mit auffälligem Geruch, ungewöhnliche Scheidenblutung, Bauchschmerzen, Schmerzen beim Wasserlassen • Die Symptome setzen in der Regel allmählich ein, wenn Sie durch ein Intrauterinpessar (Spirale) verursacht werden		• Eine Unterleibsentzündung tritt fast nur bei sexuell aktiven Frauen auf. • Eine Unterleibsentzündung wird durch Infektionen (in der Regel durch Sexualkontakt), Gebärmutteroperationen (z. B. Kürettage, Einsetzen einer Spirale, Kaiserschnitt) oder eine Geburt verursacht.	• Unterleibsentzündung • Gehen Sie sofort zum Arzt.
Stärkere und länger andauernde Regelblutung bei Frauen mit einem Intrauterinpessar	• Leichte Zwischenblutungen, verstärkte Schmerzen während der Menstruation		• Intrauterinpessare verändern das Muster der Regelblutungen.	• Nebenwirkung des Intrauterinpessars • Gehen Sie zum Arzt.
Außergewöhnlich starke Regelblutung	• Schmerzen während der Regelblutung, die länger als üblich anhält		• Myome treten am häufigsten bei Frauen über 35 oder bei Frauen auf, die mehrere Schwangerschaften hatten.	• Gebärmuttermyom • Gehen Sie zum Arzt.
Unregelmäßige oder aussetzende Menstruation bei Frauen, die nicht schwanger sind	• Müdigkeit oder Lethargie weisen auf eine Schilddrüsenunterfunktion hin.		• Die Menstruation kann bei Einnahme von oralen Kontrazeptiva von Zeit zu Zeit aussetzen. • Übermäßige körperliche Aktivität oder Gewichtsverlust verursacht ein Aussetzen der Menstruation.	• Hormonstörungen aufgrund von Eierstockerkrankungen, Empfängnisverhütung, Schilddrüsenerkrankungen, Leistungssport oder Ess-Störungen • Gehen Sie zum Arzt.

LEITSYMPTOM	WEITERE SYMPTOME	VERSCHLIMMERNDE ODER LINDERNDE FAKTOREN	WEITERE WICHTIGE FAKTOREN	MÖGLICHE URSACHEN UND MASSNAHMEN
Aussetzen der Menstruation bei sexuell aktiven Frauen	• Empfindliche, vergrößerte Brüste, Bauchvergrößerung oder Völlegefühl, Übelkeit		• Sämtliche Kontrazeptiva bergen ein Restrisiko für die Frauen, doch schwanger zu werden	• Schwangerschaft • Machen Sie einen Schwangerschaftstest – suchen Sie bei positivem Ergebnis einen Arzt auf. • Gehen Sie zum Arzt, wenn Sie sich sorgen oder die Symptome andauern.
Aussetzen der Menstruation bei Frauen über 35 Jahren	• Reizbarkeit, Hitzewallungen	• Östrogenpräparate, pflanzliche Östrogene oder Nahrung mit hohem Sojaanteil lindern die Symptome der Menopause	• Die Menopause setzt am häufigsten im Alter von 40–55 Jahren ein. • Ein frühe Menopause setzt ab 35 Jahren, in seltenen Fällen sogar noch früher ein.	• Menopause • Gehen Sie zum Arzt.
Wiederauftreten der Regelblutung bei einer Frau nach der Menopause	• Anschwellen des Bauches oder Bauchbeschwerden, Scheidenausfluss		• Einige Hormonpräparate verursachen Gebärmutterblutungen	• Gebärmuttertumor oder Scheideninfektion • Gehen Sie sofort zum Arzt.

Müdigkeit

Müdigkeit oder Mattheit ist ein häufiges Symptom, das nach Anstrengung oder einer Nacht mit schlechtem Schlaf auftreten kann. In Verbindung mit anderen Symptomen kann es jedoch auch eine ernsthaftere Erkrankung anzeigen.

LEITSYMPTOM	WEITERE SYMPTOME	VERSCHLIMMERNDE ODER LINDERNDE FAKTOREN	WEITERE WICHTIGE FAKTOREN	MÖGLICHE URSACHEN UND MASSNAHMEN
Müdigkeit während des Tages und Benommenheit	• Schwierigkeiten, nachts einzuschlafen und/oder Durchschlafprobleme	• Stress und Angst, nicht einschlafen zu können, oder aufgrund persönlicher Probleme	• Leichte Schlaflosigkeit tritt häufig während der Schwangerschaft auf.	• Schlaflosigkeit • Versuchen Sie Entspannungsstrategien, bevor Sie schlafen gehen, z. B. warmes Bad, Lesen leichter Lektüre (keine Arbeitslektüre), Entspannungsübungen. • Informationen zur Selbsthilfe erhalten Sie in der Apotheke oder im Krankenhaus. • Gehen Sie zum Arzt, wenn Sie sich sorgen oder die Symptome andauern.
Allgemeine Lethargie, die die täglichen Aktivitäten behindert	• Neigung zu Stress- oder Angstgefühlen		• Müdigkeit tritt häufig bei Personen auf, die sich zu viel vornehmen oder zu viel in ihren täglichen Plan packen und sich zu wenig ausruhen und entspannen.	• Probleme der Lebensführung (z. B. Arbeitsüberlastung, mangelnde Bewegung, Übergewicht, zu geringe Schlafzeiten) • Versuchen Sie, Ihre Lebensführung umzustellen (z. B. mehr Sport treiben, Arbeitsbelastung reduzieren). • Gehen Sie zum Arzt, wenn Sie sich sorgen oder die Symptome andauern.

LEITSYMPTOM	WEITERE SYMPTOME	VERSCHLIMMERNDE ODER LINDERNDE FAKTOREN	WEITERE WICHTIGE FAKTOREN	MÖGLICHE URSACHEN UND MASSNAHMEN
Schwäche und Müdigkeit	• Schwindelanfall, Ohnmacht, blasse Haut, Appetitlosigkeit, Herzklopfen		• Geht häufig mit Blutverlust einher (z. B. nach einer Operation oder nach wiederholten starken Periodenblutungen) • Eine Anämie entwickelt sich während der Schwangerschaft aufgrund der erhöhten Anforderungen an die Eisenvorräte der Mutter	• Eisenmangelanämie • Gehen Sie zum Arzt.
Chronische Müdigkeit, die mehrere Monate oder noch länger andauert und sich mit der Zeit verschlimmert	• Anhaltendes niedriges Fieber, Schmerzen, Schwäche, geschwollene Lymphknoten, Gelenkschmerzen, Rachenentzündung	• Müdigkeit ist nicht durch Anstrengung ausgelöst und kann nicht durch Ruhe ausgeglichen werden; kann sich jedoch nach körperlicher Anstrengung verschlimmern	• Diese Erkrankung betrifft vor allem junge, in der Stadt lebende Berufstätige. • Die Ursache der Erkrankung ist nicht geklärt, doch können Viren, Allergien und ein hormonelles Ungleichgewicht eine Rolle spielen. • Dauert mehrere Monate oder Jahre, doch die Mehrzahl der Betroffenen wird von der Erkrankung geheilt.	• Chronisches Müdigkeitssyndrom • Gehen Sie zum Arzt.
Müdigkeit, die sich zu Beginn der Einnahme eines neuen Medikaments entwickelt		• Wird nicht durch körperliche Aktivität oder Ruhe beeinflusst	• Medikamente können Müdigkeit auslösen, so etwa Schlafmittel, Husten- und Erkältungspräparate sowie Blutdruckmedikamente	• Medikamentennebenwirkung • Gehen Sie zum Arzt.
Müdigkeit und Energielosigkeit	• Andauernde Niedergeschlagenheit und Pessimismus, Appetitveränderung, Schlafschwierigkeiten oder Neigung zu zu langem Schlafen • Todes- oder Selbstmordgedanken	• Nach traumatischen, lebensverändernden Ereignissen (z. B. Tod eines Familienmitglieds, Verlust des Arbeitsplatzes, Diagnose einer ernsthaften Erkrankung)	• Depressionen betreffen 25 % der Frauen, 10 % der Männer und 5 % der Heranwachsenden zu irgendeiner Zeit ihres Lebens	• Depression • Gehen Sie sofort zum Arzt.
Extreme, sich schnell entwickelnde Müdigkeit	• Entzündeter Rachen, Fieber, Schüttelfrost, Kopfschmerzen, Leibschmerzen, Husten, verstopfte Nase		• Eine Grippeimpfung wird für Risikopersonen oder Personen über 65 Jahren empfohlen.	• Grippe • Ruhen Sie so viel wie möglich, trinken Sie reichlich, nehmen Sie fiebersenkende Medikamente. • Gehen Sie zum Arzt, wenn Sie sich sorgen oder die Symptome andauern.

LEITSYMPTOM	WEITERE SYMPTOME	VERSCHLIMMERNDE ODER LINDERNDE FAKTOREN	WEITERE WICHTIGE FAKTOREN	MÖGLICHE URSACHEN UND MASSNAHMEN
Müdigkeit (Forts.)				
Müdigkeit, Schwindelgefühl, Schwäche	• Extremer Durst, häufiges Wasserlassen, erhöhter Appetit, Gewichtsverlust, Sehverschlechterung • Bei Frauen häufige Scheideninfektionen; bei Männern Impotenz • Wiederholte Infektionen mit Hefepilzen bei beiden Geschlechtern			• Zuckerkrankheit *(Diabetes mellitus)* • Gehen Sie sofort zum Arzt.
Sich ständig verschlimmernde Müdigkeit	• Gewichtsverlust, Husten (bisweilen mit blutigem Auswurf), leichtes Fieber, nächtliches Schwitzen, Schmerzen im Brustraum oder Rücken		• Lungenkrebs tritt am häufigsten bei Rauchern auf. • Tuberkulose tritt am häufigsten in Asien, Afrika, dem Mittleren Osten und Lateinamerika auf.	• Tuberkulose oder Lungenkrebs • Gehen Sie sofort zum Arzt.
Müdigkeit und Schwäche	• Kurzatmigkeit, Husten, Anschwellen der Beine oder des Bauches, schnelles Herzklopfen	• Symptome verschlimmern sich bei Anstrengung.	• Das Risiko eines Herzversagens ist höher bei Personen mit anamnestischen Herzerkrankungen wie Bluthochdruck oder Rhythmusstörungen. • Ein Herzversagen kann durch Infektionen, Anämien, Schwangerschaft oder Rheumatisches Fieber ausgelöst werden.	• Herzversagen • Dies ist ein medizinischer Notfall. • Suchen Sie sofort die Notaufnahme auf oder rufen Sie einen Krankenwagen.

Mundgeruch, übler (Halitosis)

Die meisten Menschen haben einen leicht üblen Mundgeruch, wenn Sie am Morgen aufwachen, da die normalen physiologischen Mechanismen, durch die der Mundraum gesäubert wird,während des Schlafens sind nicht aktiv sind. Vorübergehender übler Mundgeruch muss keine besondere Bedeutung haben oder kann mit kurzfristigen Beschwerden im Mund- oder Rachenraum zusammenhängen. Gelegentlich aber steht anhaltender, wirklich übler Mundgeruch mit ernsten Erkrankungen wichtiger Körpersysteme in Verbindung.

Vorübergehender, in der Regel leicht zu erkennender übler Mundgeruch			• Diese Ursachen sind häufig und im Allgemeinen leicht zu erkennen.	• Kriterien der Lebensführung (z. B. Rauchen, Trinken, Verzehr von bestimmten Nahrungsmitteln wie Knoblauch oder Zwiebeln) • Suchen Sie einen Arzt oder Zahnarzt auf, wenn Sie sich sorgen oder die Symptome andauern.
Anhaltender übler, fauliger Mundgeruch			• Dies sind die häufigsten Ursachen für Halitosis	• Schlechte Zahnhygiene, verfaulte Zähne, Zahnfleischentzündung, Infektionen im Mund oder Rachen • Suchen Sie einen Allgemein- oder Zahnarzt auf.

LEITSYMPTOM	WEITERE SYMPTOME	VERSCHLIMMERNDE ODER LINDERNDE FAKTOREN	WEITERE WICHTIGE FAKTOREN	MÖGLICHE URSACHEN UND MASSNAHMEN
Mundgeruch, übler (Halitosis) (Forts.)				
Anhaltender übler, fauliger Mundgeruch	• Husten, Auswurf, Fieber, Kopfschmerzen (Nasennebenhöhlenentzündung)		• Nasennebenhöhlenentzündung ist die häufigste Ursache in dieser Gruppe von Erkrankungen.	• Atemwegsinfektionen, Nasennebenhöhlenentzündung, Lungenerkrankungen (z. B. Lungenabszess, Lungenkrebs) • Gehen Sie sofort zum Arzt.
Charakteristischer süßlicher, fruchtiger Azetongeruch im Atem	• Extremer Durst, gesteigertes Harnvolumen, Apathie, eingeschränktes Bewusstsein, kann sich zum Koma entwickeln		• Dieser Diabetestyp beginnt typischerweise vor dem 40. Lebensjahr.	• Entgleister insulinpflichtiger Diabetes mellitus Typ 1 • Gehen Sie sofort zum Arzt. • Bei Benommenheit oder Koma ist dies ein ärztlicher Notfall. • Suchen Sie sofort die Notaufnahme auf oder rufen Sie einen Krankenwagen.
Anhaltender übler Mundgeruch; charakteristischerweise Auftreten eines Ammoniak- oder Harngeruchs im Atem	• Häufig schlechter Geschmack im Mund • Zahlreiche weitere Symptome wie Appetitlosigkeit, Gewichtsverlust, Juckreiz, Kopfschmerzen, Unruhe, Schluckauf, Blutergüsse, Nasenbluten, Übelkeit und Erbrechen, Krampfanfälle, Muskelzucken		• Typischerweise ist ein chronisches Nierenleiden bekannt.	• Chronisches Nierenversagen • Gehen Sie zum Arzt. • Bei Benommenheit oder Koma ist dies ein ärztlicher Notfall. • Suchen Sie sofort die Notaufnahme auf oder rufen Sie einen Krankenwagen.
Anhaltender übler Mundgeruch; wird unterschiedlich als fischig oder muffig beschrieben	• Müdigkeit, Gewichtsverlust, Wassereinlagerung, allgemeine Verschlechterung der Gesundheit, gelbliche Verfärbung der Haut (Gelbsucht) • Benommenheit kann sich zum Koma entwickeln.		• Entwickelt sich als schnell fortschreitende akute Erkrankung oder aufgrund einer chronischen Lebererkrankung	• Leberversagen • Gehen Sie zum Arzt. • Bei Benommenheit oder Koma ist dies ein ärztlicher Notfall. • Suchen Sie sofort die Notaufnahme auf oder rufen Sie einen Krankenwagen.

Muskelschwäche und Lähmungen

Muskelschwäche und Lähmungen werden in der Regel durch Störungen im Nervensystem ausgelöst. Die Symptome können den gesamten Körper oder nur ein Körperteil wie einen Arm oder ein Bein betreffen. Lähmungen (Verlust der Muskelfunktion) sind ein ernsthaftes Symptom und sollten ärztlich untersucht werden. Siehe auch *Taubheitsgefühl und Kribbeln*

Schwäche und Lähmung in Armen oder Beinen	• Fortschreitendes Taubheitsgefühl in den Armen oder Beinen, Rücken- oder Nackenschmerzen • Blasen-, Darm- und Sexualfunktionen sind betroffen	• Verschlimmerung durch Bewegen des Halses oder des Rückens	• Tritt nach einer Verletzung (z. B. einem gebrochenen Hals oder Rücken) oder aufgrund eines Tumors, einer Krankheit oder einer Infektion auf	• Verletzung des Rückenmarks • Gehen Sie sofort zum Arzt.

LEITSYMPTOM	WEITERE SYMPTOME	VERSCHLIMMERNDE ODER LINDERNDE FAKTOREN	WEITERE WICHTIGE FAKTOREN	MÖGLICHE URSACHEN UND MASSNAHMEN
Schwäche in einem Arm oder Bein	• Nacken- oder Rückenschmerzen, Taubheitsgefühlsgefühl und Kribbeln in der betroffenen Gliedmaße	• Verschlimmerung durch Beugen, Sitzen, Husten, Niesen	• Die Lokalisierung der Symptome gibt Hinweise auf die Lage des Bandscheibenvorfalls.	• Bandscheibenvorfall mit Kompression einer Nervenwurzel • Gehen Sie sofort zum Arzt.
Schwäche oder Lähmung auf einer Körperseite, tritt in der Regel plötzlich auf	• Kribbeln, Verwirrung, Schwindelanfall, teilweiser Verlust des Hörvermögens, Sprechprobleme, Unfähigkeit, Körperteile wahrzunehmen, unwillkürliche Bewegungen, Ohnmacht		• Häufiger im fortgeschrittenen Alter • Erhöhtes Risiko bei Herz-Kreislauf-Erkrankungen (z. B. Bluthochdruck, Koronare Herzkrankheit), erhöhten Lipidwerten (z. B. erhöhtes Cholesterin), Zuckerkrankheit	• Transitorische Ischämische Attacke (TIA) oder Schlaganfall • Dies ist ein medizinischer Notfall. • Suchen Sie sofort die Notaufnahme auf oder rufen Sie einen Krankenwagen.
Schwäche oder Lähmung in einem Teil des Arms oder des Beines, häufig nach längerem Verharren in einer Stellung oder nach einem länger anhaltenden Druck auf einen Bereich	• Taubheitsgefühl oder Kribbeln im selben Bereich	• Verschlimmerung durch Verharren in einer Stellung oder anhaltenden Druck auf einen Bereich • Linderung durch Bewegen	• Tritt nach längerem Verharren in einer Stellung auf wie Sitzen mit überkreuzten Beinen, Schlafen auf einem Arm • Wahrscheinlicher bei Personen, die sich aufgrund einer Behinderung nicht frei bewegen können	• Reizung eines einzelnen Nervs • Gehen Sie zum Arzt, wenn die Beschwerden häufiger auftreten.
Starke Schwäche in beiden Beinen, tritt später in beiden Armen auf	• Kribbeln, Taubheitsgefühl		• Bei der Mehrzahl der Fälle treten die Symptome 3–21 Tage nach einer leichten Infektion oder Operation auf	• Guillain-Barré-Syndrom • Dies ist ein medizinischer Notfall. • Suchen Sie sofort die Notaufnahme auf oder rufen Sie einen Krankenwagen.
Bei Männern: Fortschreitende Muskelschwäche im ganzen Körper, beginnt in der Regel bei den Beckenmuskeln	• Muskeln vergrößern sich oft • Schwierigkeiten beim Treppensteigen oder Aufstehen von einem Stuhl, häufige Stürze		• Tritt je nach Untertyp erstmals bei Jungen im Alter von 3–18 Jahren auf	• Muskeldystrophie • Gehen Sie sofort zum Arzt.
Schwäche oder Lähmung auf einer Körperseite	• Ständige Kopfschmerzen, schlechtes Gleichgewicht und schlechte Koordination, Schwindelanfälle, Doppeltsehen, Sensibilitätsstörungen, Hörverlust		• Am häufigsten bei Personen mit Krebserkrankungen	• Gehirntumor • Gehen Sie sofort zum Arzt.

LEITSYMPTOM	WEITERE SYMPTOME	VERSCHLIMMERNDE ODER LINDERNDE FAKTOREN	WEITERE WICHTIGE FAKTOREN	MÖGLICHE URSACHEN UND MASSNAHMEN

Nagelveränderungen

Verletzungen und Pilzinfektionen sind die häufigsten Ursachen für Nagelveränderungen. Da einige Ursachen auf andere Erkrankungen hinweisen oder eine permanente Schädigung des Nagelbetts verursachen können, sollten Sie bei allen Nagelveränderungen, die nicht schnell wieder abheilen, einen Arzt konsultieren. Wenn sich Hautkrusten am Nagelwall bilden, sollten Sie diese so lange nicht mit Maniküreinstrumenten entfernen, bis sie von einem Arzt untersucht worden sind.

LEITSYMPTOM	WEITERE SYMPTOME	VERSCHLIMMERNDE ODER LINDERNDE FAKTOREN	WEITERE WICHTIGE FAKTOREN	MÖGLICHE URSACHEN UND MASSNAHMEN
Helle Linien unter den Nägeln	• Helles Band am Nagelende, helle Linien, die senkrecht von der Nagelspitze zum Häutchen verlaufen, Ablösen des Nagels, Schmerzen, schuppige, nässende, juckende Haut zwischen den Fingern oder Zehen	• Kürzlicher Kontakt mit öffentlichen Duschen oder direkter Hautkontakt mit einer Person mit einer Pilzinfektion	• Zehennägel sind häufiger betroffen als Fingernägel.	• Pilzinfektion des Nagels (Onychomykose) • Ganz ähnliche Symptome treten auch bei Schuppenflechte (Psoriasis) auf. • Gehen Sie zum Arzt.
Unregelmäßige Rillen im Nagel	• Einige Wochen, bevor der Nagel unregelmäßig zu wachsen begann, hatte sich darunter ein Bluterguss gebildet.		• Laut Anamnese ist eine Nagelverletzung vorhanden	• Nagelbettverletzung • Nägel verändern ihre Form durch Verletzungen. • Gehen Sie zum Arzt, wenn Sie sich sorgen oder die Symptome andauern.
Ablösen des harten Teils des Nagel (Nagelplatte) vom darunter liegenden weichen Gewebe (Nagelbett)	• Schmerzen, Anhäufung von Hornschuppen unter den Nägeln	• Folge einer Verletzung des empfindlichen Nagelbetts durch zu tiefes Schaben beim Reinigen der Nägel	• Fingernägel sind häufiger betroffen	• Schuppenflechte (Psoriasis), Pilzerkrankung oder Nagelverletzung • Diese Symptome treten auch aus unbekannten Gründen auf. • Halten Sie den Nagelbereich trocken, die Nägel kurz, schaben Sie nicht unter den Fingernägeln, verwenden Sie nur milde Seifen und Shampoos. • Gehen Sie zum Arzt, wenn Sie sich sorgen oder die Symptome andauern.
Verfärbung der Nagelplatte (grünlich)	• Nässen unter dem Nagel	• Reinigungsversuche führen zu weiterer Ausbreitung	• Tritt häufig bei langen Fingernägeln auf	• Nagelbettinfektion • Gehen Sie zum Arzt.
Verfärbung des Nagels (rot bis schwarz)	• Schmerzen (reichen von unangenehmem Druckgefühl bis hin zu klopfenden Schmerzen)		• Evtl. Folge einer bekannten Verletzung	• Bluterguss unter dem Nagel • Schwarze Verfärbungen können auch die Folge einer Antibiotikatherapie mit Minocyclin sein oder ein malignes Melanom darstellen. • Suchen Sie bei Unsicherheit einen Arzt auf.

LEITSYMPTOM	WEITERE SYMPTOME	VERSCHLIMMERNDE ODER LINDERNDE FAKTOREN	WEITERE WICHTIGE FAKTOREN	MÖGLICHE URSACHEN UND MASSNAHMEN
Verfärbung (blau, gelb, weiß)			• In Verbindung mit Medikamenteneinnahme oder Erkrankungen	• Nagelverfärbungen treten bei der Einnahme von Medikamenten wie Malariapräparaten (blau) oder Antibiotika (weiß, schwarz) auf. • Mögliche Ursachen sind auch eine Leberzirrhose (weiß) oder ein Nierenversagen (rot). • Gehen Sie zum Arzt.
Sämtliche Finger- und Zehennägel werden dünn und splittern auf	• Schmerzlos		• Tritt bei Kindern vor der Adoleszenz auf	• Nageldystrophie • Heilt zwar in der Regel ohne Behandlung ab, kann aber das Einsetzen anderer Hauterkrankungen anzeigen • Gehen Sie zum Arzt.
Ungewöhnlich löffelförmig eingedellte Nägel (Hohlnägel, Löffelnägel)	• Müdigkeit, Blässe (bei Anämie als Ursache) • Müdigkeit, Gelenkschmerzen (bei Hämochromatose als Ursache)		• Diese Art der Nagelwölbung kann bei Kindern ohne weitere Erkrankung auftreten • Die Hämochromatose ist eine angeborene Erkrankung, die meist bei Weißen auftritt	• Eine Koilonychie (Hohlnägel) tritt ohne erkennenswerte Gründe, bei Eisenmangelanämie oder bei Hämochromatose (Eisenablagerung im Gewebe) auf. • Gehen Sie zum Arzt.
Verstärkte Längswölbung der Nägel (Uhrglasnägel)	• Symptome einer Grunderkrankung; verursacht durch eine andere Erkrankung • Feuchtigkeitsgefühl um den Nagel		• Eltern oder Verwandte haben ähnlich geformte Nägel.	• Uhrglasnägel sind einfach angeboren oder treten bei Leber-, Lungen- oder Herzerkrankungen auf. • Gehen Sie zum Arzt.
Übermäßige Wölbung der Nägel	• Schmerzen im Bereich der Haut neben den Nägeln		• Eltern oder Verwandte haben ähnlich geformte Nägel.	• Folge eingewachsener Zehennägel oder einfach angeboren (Spießnagel) • Schneiden Sie nicht die äußeren Nagelränder. • Gehen Sie zum Arzt, wenn Sie sich sorgen oder die Symptome andauern.
Anschwellen der Haut um die Nagelränder	• Schmerzen	• Schwellung verschlimmert sich nach Schäden durch grobe Maniküre oder Nagelverletzung	• Verletzung des Nagelhäutchens durch Maniküre	• Nagelwallentzündung nach Verletzungen oder bei Infektionen wie etwa *Herpes simplex*, Candidamykose • Halten Sie den Bereich sauber und trocken. • Gehen Sie zum Arzt.

LEITSYMPTOM	WEITERE SYMPTOME	VERSCHLIMMERNDE ODER LINDERNDE FAKTOREN	WEITERE WICHTIGE FAKTOREN	MÖGLICHE URSACHEN UND MASSNAHMEN

Nasenbluten

Nasenbluten tritt sehr häufig auf und ist normalerweise harmlos. In der Regel kann man die Blutung durch leichten Druck auf die Nase zum Stoppen bringen. Bisweilen ist die Blutung jedoch sehr stark und muss ärztlich behandelt werden, um einen größeren Blutverlust zu vermeiden. Häufiges oder starkes Nasenbluten sollte ärztlich abgeklärt werden.

LEITSYMPTOM	WEITERE SYMPTOME	VERSCHLIMMERNDE ODER LINDERNDE FAKTOREN	WEITERE WICHTIGE FAKTOREN	MÖGLICHE URSACHEN UND MASSNAHMEN
Spontanes, leichtes bis mittelschweres Nasenbluten	• Die Person ist ansonsten gesund	• Schneuzen verstärkt die Blutung	• Laut Anamnese ist keine Verletzung vorausgegangen • Häufig im Winter, wenn kalte trockene Luft die Nasenschleimhaut austrocknet	• Nasenbluten unbekannter Ursache (idiopathische Epistaxis) • Drücken Sie den Nasenflügel der betroffenen Seite 3–5 Minuten fest gegen die Nasenscheidewand. • Gehen Sie zum Arzt, wenn Sie sich sorgen oder die Symptome andauern.
Leichtes bis starkes Nasenbluten	• Schmerzen, Schwellung, Verformung der Nase	• Naseputzen verstärkt die Blutung	• Verletzung vorausgegangen	• Verletzung der Nasenschleimhaut • Drücken Sie den Nasenflügel der betroffenen Seite 3–5 Minuten fest gegen die Nasenscheidewand. • Gehen Sie zum Arzt, wenn Sie sich sorgen oder die Symptome andauern.
Wiederholtes leichtes bis schweres Nasenbluten	• Rote Besenreiserarterien auf der Haut und den Schleimhäuten, die bei Druck blass werden	• Reizung der Nasenschleimhaut verstärkt die Blutung	• Möglicherweise Blutgefäßanomalien in der Familie	• Angeborene Hautgefäßerweiterungen (Teleangiektasien) • Gehen Sie zum Arzt.
Wiederholtes leichtes bis schweres Nasenbluten	• Klopfende Kopfschmerzen	• Stress oder Erschöpfung gehen der Blutung voran	• Häufiger bei älteren Menschen • Laut Anamnese ist Bluthochdruck vorhanden	• Bluthochdruck • Drücken Sie den Nasenflügel der betroffenen Seite für einige Minuten fest gegen die Nasenscheidewand. • Gehen Sie zum Arzt.
Plötzlich einsetzendes mittelstarkes bis starkes Nasenbluten	• Keine Schmerzen, verstärkte Neigung zu Blutergussbildung, längeres Bluten nach kleinen Schnitten	• Schneuzen verstärkt die Blutung.	• Blutkrankheiten wie etwa Bluterkrankheit in der Familie • Betroffener nimmt gerinnungshemmende Medikamente ein.	• Blutgerinnungsstörung • Drücken Sie den Nasenflügel der betroffenen Seite für einige Minuten fest gegen die Nasenscheidewand. • Gehen Sie zum Arzt.
Anfälle von leichtem bis schwerem Nasenbluten	• Allmähliche Verlegung einer Nasenhöhle, zunehmende einseitige Schwerhörigkeit	• Symptome verschwinden durch die Behandlung der Grundkrankheit	• Gefäßtumoren der Nase treten gehäuft bei Männern unter 25 Jahren auf • Bösartige Nasentumoren sind in Südostasien häufig, wo sie 20 % aller bösartigen Tumoren stellen	• Nasentumor • Gehen Sie sofort zum Arzt.

Ohrenschmerzen

Ohrenschmerzen werden in der Regel durch einen erhöhten Druck im Mittelohr, durch eine Infektion des Ohres oder seiner Umgebung verursacht. Ohrentzündungen verursachen nicht nur erhebliche Schmerzen und Beschwerden, sondern können auch zu ernsthaften Komplikationen wie Perforationen des Trommelfelles oder einer Hirnhautentzündung (Meningitis) führen. Es ist wichtig, einen Arzt zu konsultieren, da möglicherweise eine Antibiotikabehandlung vonnöten ist.

LEITSYMPTOM	WEITERE SYMPTOME	VERSCHLIMMERNDE ODER LINDERNDE FAKTOREN	WEITERE WICHTIGE FAKTOREN	MÖGLICHE URSACHEN UND MASSNAHMEN
Dumpfe, tief sitzende Ohrenschmerzen, Druck- oder Völlegefühl im Ohr	• Verstopfung der Nase und Nebenhöhlen, Rachenentzündung	• Schlucken lindert den Druck im Mittelohr	• Die Schwellung der aus dem Mittelohr abführenden Ohrtrompeten (Tuben) verursacht den erhöhten Druck.	• Erguss und erhöhter Druck im Mittelohr • Behandlung mit abschwellenden Medikamenten verbessert den Abfluss aus dem Mittelohr. • Gehen Sie zum Arzt, wenn Sie sich sorgen oder die Symptome andauern.
Plötzlicher Beginn heftiger, tief sitzender Ohrenschmerzen	• Fieber, Schwerhörigkeit, Druckgefühl im Ohr, Ausfluss bei Perforation des Trommelfelles, Schwindel bei Mitbeteiligung des Innenohres	• Ziehen an der Ohrmuschel verstärkt die Schmerzen nicht. • Eine spontane Perforation des Trommelfelles lindert die Schmerzen, verlängert aber den Hörverlust	• Bei kleinen Kindern ist Fieber evtl. das einzige Symptom.	• Bakterielle oder virale Mittelohrentzündung *(Otitis media)* • Gehen Sie zum Arzt.
Plötzliches Einsetzen starker Schmerzen hinter dem Ohr	• Fieber, Schwellung und Empfindlichkeit des Warzenfortsatzes	• Druck auf den Warzenfortsatz steigert die Beschwerden	• Evtl. vorangegangene Mittelohrentzündung • Eine Hirnhautentzündung (Meningitis) ist eine Komplikation der Warzenfortsatzinfektion.	• Bakterielle Entzündung des Warzenfortsatzes (Mastoiditis) • Gehen Sie sofort zum Arzt.
Juckreiz, später klopfende Ohrschmerzen	• Anschwellen des äußeren Gehörganges, übel riechender Ausfluss, Hörverlust, vergrößerte Halslymphknoten	• Schmerzen verstärken sich durch Ziehen an der Ohrmuschel oder beim Kauen.	• Eine Verletzung des Gehörganges, Schwimmen, feuchte Umgebung, Hauterkrankungen wie etwa Ekzeme begünstigen eine Infektion.	• Bakterielle Infektion des äußeren Gehörganges *(Otitis externa)* • Gehen Sie zum Arzt; eine Behandlung mit antibiotischen und entzündungshemmenden Tropfen kann erforderlich sein. • Vorsichtiges Säubern des Gehörganges nach Anweisung des Arztes unterstützt die Heilung.

Rachenbeschwerden

Ein kratzender Hals oder Schluckenschmerzen sind häufige Symptome, die oft bei Virusinfektionen auftreten und in der Regel ohne Behandlung wieder verschwinden. Rachenbeschwerden können jedoch bisweilen auf eine ernsthaftere Erkrankung hinweisen. Bei anhaltenden Beschwerden sollten Sie deshalb immer einen Arzt konsultieren. Siehe auch *Husten*

LEITSYMPTOM	WEITERE SYMPTOME	VERSCHLIMMERNDE ODER LINDERNDE FAKTOREN	WEITERE WICHTIGE FAKTOREN	MÖGLICHE URSACHEN UND MASSNAHMEN
Juckreiz und raues Gefühl im Rachen	• Trockenes oder wundes Gefühl beim Schlucken • Drang zu niesen, wenn die Zunge diesen Bereich reibt • Wässriger Ausfluss aus Nase oder Augen	• Tritt häufig im Frühjahr oder in staubiger Umgebung auf	• Häufig (zusammen mit anderen) Anzeichen einer Allergie	• Allergische Reaktion auf Allergene in der Luft (z. B. Pollen) • Warten Sie einige Tage, um sicherzustellen, dass die Symptome nicht aufgrund einer Virusinfektion der Atemwege wie einer Erkältung oder einem grippalen Infekt auftreten. • Konsultieren Sie Ihren Arzt oder Apotheker. • Symptome werden in der Regel schnell durch Antihistaminika gelindert. • Gehen Sie zum Arzt, wenn Sie sich sorgen oder die Symptome andauern.
Schmerzen oder Beschwerden beim Schlucken	• Niesen, Husten, Kopfschmerzen, geschwollene Lymphknoten im Kieferwinkel • Laufende Nase • Fieber	• Schlimmer beim Aufwachen		• Erkältung oder grippaler Infekt (Virusinfektion) • Schonen Sie sich und fragen Sie Ihren Apotheker nach einfachen Husten- oder Schnupfenmitteln. • Gehen Sie zum Arzt, wenn Sie sich sorgen oder die Symptome andauern.
Schmerzen oder Beschwerden beim Schlucken	• Kopfschmerzen, geschwollene Lymphknoten im Kieferwinkel, Fieber, Übelkeit, Erbrechen, Durchfall			• Virale Magen-Darm-Infektion • Halten Sie Bettruhe und trinken Sie reichlich Flüssigkeit. • Fragen Sie Ihren Arzt oder Apotheker nach lindernden Mitteln. • Gehen Sie zum Arzt, wenn Sie sich sorgen oder die Symptome andauern.
Hochrote Mandeln und Rachenhinterwand, weiße Flecken auf den Mandeln				• Streptokokkenangina oder infektiöse Mononukleose (Pfeiffer-Drüsenfieber) • Gehen Sie zum Arzt.

LEITSYMPTOM	WEITERE SYMPTOME	VERSCHLIMMERNDE ODER LINDERNDE FAKTOREN	WEITERE WICHTIGE FAKTOREN	MÖGLICHE URSACHEN UND MASSNAHMEN
Entzündeter Rachen und Husten	• Hochhusten von Schleim			• Bronchitis bei einer Erkältung oder einem grippalen Infekt (Virusinfektion) • Gehen Sie zum Arzt, wenn Sie sich sorgen oder die Symptome andauern.
Bei Kindern: entzündeter Rachen mit rauem, bellendem Husten	• Fieber			• Pseudokruppanfall oder Kehldeckelentzündung • Gehen Sie sofort zum Arzt.
Entzündeter Rachen	• Abschälen der Haut im Mund, Entzündung und Anschwellen der Zunge und des Zahnfleisches		• Einige Medikamente verursachen eine schwere entzündliche Reaktion im Mund. • Gute Mundhygiene einschließlich Bürsten der Zähne und Reinigen mit Zahnseide beugt Mundinfektionen vor.	• Plaut-Vincent-Angina oder Nebenwirkung von Medikamenten • Suchen Sie einen Arzt oder Zahnarzt auf.

Rückenschmerzen

Meistens treten Rückenschmerzen im Lendenbereich auf. Kreuzschmerzen zählen zu den häufigsten Beschwerden. Bei Erwachsenen beruht die Mehrzahl der Fälle auf mechanischen Problemen, die auf Haltungsfehler, Muskelbeanspruchung, Arthritis oder Bandscheibenprobleme zurückzuführen sind. Bisweilen kann man jedoch keine physische Ursache ausmachen.

Manchmal kann eine frühzeitige Behandlung von akuten Rückenschmerzen den Übergang in langwierige Beschwerden verhindern. Zögern Sie also nicht, einen Arzt zu konsultieren. Bei stärker werdenden, starken, anhaltenden oder mit neurologischen Symptomen wie etwa Schwäche, Taubheitsgefühl oder Kribbeln einhergehenden Rückenschmerzen sollten Sie auf jeden Fall einen Arzt aufsuchen. Siehe auch *Taubheitsgefühl und Kribbeln*

LEITSYMPTOM	WEITERE SYMPTOME	VERSCHLIMMERNDE ODER LINDERNDE FAKTOREN	WEITERE WICHTIGE FAKTOREN	MÖGLICHE URSACHEN UND MASSNAHMEN
Diffuse ziehende Rückenschmerzen bei Erwachsenen		• Werden im Tagesverlauf eher stärker	• Häufigeres Auftreten bei Übergewicht, im Spätstadium der Schwangerschaft oder bei Personen, die sich wenig bewegen oder ungenügend trainiert sind	• Haltungsschaden • Bei nicht zu starken Symptomen sollten Sie leichte sportliche Aktivitäten ausüben (z. B. Schwimmen), beim Sitzen und Stehen eine korrekte Haltung einnehmen sowie beim Sitzen häufiger die Stellung wechseln. • Suchen Sie den Arzt oder Physiotherapeuten auf, wenn Sie sich sorgen oder die Symptome andauern.
Plötzlich einschießende, stechende Schmerzen, in der Regel im Lendenbereich; Schmerzen strahlen häufig bis in das Gesäß und die Beine aus	• Ausbildung von neurologischen Symptomen wie etwa Kribbeln oder ein leichtes Taubheitsgefühl im Gesäß oder in Teilen der Beine	• Schmerzen verschlimmern sich durch Beugen (vor allem zur Seite), Husten/Niesen, Lachen • Linderung durch Liegen in der Embryohaltung	• Den Schmerzen ist eine Verletzung oder eine ungewohnte Bewegung vorausgegangen • Die Schmerzen können spontan abklingen	• Bandscheibenbeschwerden (z. B. Bandscheibenvorfall) • Gehen Sie sofort zum Arzt.

LEITSYMPTOM	WEITERE SYMPTOME	VERSCHLIMMERNDE ODER LINDERNDE FAKTOREN	WEITERE WICHTIGE FAKTOREN	MÖGLICHE URSACHEN UND MASSNAHMEN
Rückenschmerzen (Forts.)				
Ständige, nicht auf einen bestimmten Bereich begrenzte Schmerzen, die meist in der Lendenregion auftreten; treten plötzlich bei oder nach Anstrengung, Drehbewegungen oder ungewohnter körperlicher Tätigkeit auf	• Steifigkeit	• Verschlimmerung durch Bewegung, jedoch nicht durch Husten oder Anspannung • Linderung durch Niederlegen	• Erwachsene oder Kinder • Tritt häufig als Sport- oder Arbeitsverletzung auf • Bisweilen infolge einer Verletzung, z. B. eines Motorradunfalls	• Akute Muskel- oder Bänderzerrung • Kleinere Zerrungen vergehen in der Regel rasch und erfordern keine medizinische Behandlung. • Suchen Sie einen Arzt oder Physiotherapeuten auf, wenn Sie sich sorgen oder die Symptome andauern.
Langsam zunehmende Schmerzen, in der Regel im Lendenbereich	• Ähnliche Symptome in anderen Gelenken, Morgensteifigkeit	• Steifigkeit reduziert sich im Tagesverlauf, Schmerzen verschlimmern sich bei körperlicher Aktivität und sind bei Ruhe eher leichter	• Nicht infolge einer ungewohnten körperlichen Aktivität oder einer Verletzung • Eine Arthrose tritt häufiger im Alter auf; andere Formen der Arthritis treten auch bei jüngeren Menschen auf.	• Arthritis (z. B. Arthrose oder rheumatoide Arthritis) • Gehen Sie zum Arzt.
Dumpfer, anhaltender Schmerz; kann auf eine Seite ausstrahlen; häufigstes Auftreten in der mittleren und unteren Wirbelsäule		• Verschlimmerung bei Anstrengung, Haltung, Bewegung, Husten	• Folge eines Sturzes oder einer kleineren oder unbemerkten Verletzung bei Personen mit Osteoporose oder Knochenerkrankungen	• Wirbelfraktur • Gehen Sie sofort zum Arzt.
Kreuzschmerzen, bisweilen pulsierend	• Evtl. Steifigkeit, Ausschlag, Beschwerden in anderen Gelenken oder Symptome des Magen-Darm-, Harn- oder Genitaltraktes	• Charakteristischerweise Verschlimmerung bei Ruhe und Linderung bei Aktivität, im Gegensatz zu mechanischen Ursachen von Rückenschmerzen	• Häufig bei jungen Erwachsenen oder Personen, die an einer Darmentzündung leiden	• Entzündliche Gelenkerkrankung • Gehen Sie zum Arzt.
Allmählich einsetzende und möglicherweise sich verstärkende, tief sitzende, bohrende Dauerschmerzen	• Gewichtsverlust, Appetitlosigkeit, Übelkeit, Fieber, Schüttelfrost, Beschwerden des Nervensystems	• Haltung oder Bewegungen haben typischerweise wenig Einfluss auf die Schmerzen.	• Knochenmetastasen verursachen bei Erwachsenen meist Schmerzen im oberen Bereich der Wirbelsäule; bei Kindern sind auch Schmerzen im Lendenbereich verdächtig	• Krebsmetastasen, Blutkrebs (z. B. Leukämie), Entzündung oder Infektion • Gehen Sie sofort zum Arzt.

Scheidenprobleme

Einige Scheidenprobleme können erfolgreich mit rezeptfreien Medikamenten aus der Apotheke behandelt werden. Wenn Sie sich jedoch unsicher fühlen oder die Symptome andauern, sollten Sie Ihren Arzt konsultieren und sich gründlich untersuchen lassen, um sicherzustellen, dass mögliche Infektionen keine Fruchtbarkeitsprobleme oder andere Komplikationen verursachen. Siehe auch *Genitalschmerzen* und *Genitaljuckreiz*

Verstärkter Scheidenausfluss mit normaler heller Farbe, normaler Konsistenz und normalem Geruch			• Verbunden mit hormonellen Veränderungen oder neuen oralen Kontrazeptiva	• Normale hormonelle Veränderungen • Gehen Sie zum Arzt, wenn sich der Ausfluss verändert oder Sie sich sorgen.

LEITSYMPTOM	WEITERE SYMPTOME	VERSCHLIMMERNDE ODER LINDERNDE FAKTOREN	WEITERE WICHTIGE FAKTOREN	MÖGLICHE URSACHEN UND MASSNAHMEN
Dickflüssiger weißer Scheidenausfluss, Klümpchenbildung	• Geschwollene und gerötete Vulva, Juckreiz	• Geschlechtsverkehr verschlimmert die Beschwerden • Enge Kleidung oder Unterwäsche aus Synthetikfasern verschlimmert die Symptome	• Hefepilzinfektionen treten als Nebenwirkung von Antibiotikabehandlungen auf oder werden durch Stress, Schwangerschaft oder orale Kontrazeptiva ausgelöst • Eine Candidamykose tritt am wahrscheinlichsten bei Diabetikerinnen auf	• Candidamykose • Tragen Sie Baumwollunterwäsche und lockere Kleidung. • Gehen Sie zum Arzt.
Grünlich-gelber Scheidenausfluss mit unangenehmem Geruch			• Strenger Geruch bei nur mäßigem Ausfluss	• Fremdkörper in der Vagina verursacht ein übermäßiges Anwachsen der vorhandenen Bakterien oder Hefepilze. • Überprüfen Sie, ob sich in der Scheide ein alter Tampon oder Gegenstand zur Empfängnisverhütung befindet. • Gehen Sie zum Arzt, wenn der Ausfluss anhält oder Sie keine Ursache ausmachen können.
Grünlich-gelber Scheidenausfluss mit unangenehmem Geruch			• Kürzlicher Sexualkontakt oder neue Sexualpartner in den letzten Monaten	• Infektionen wie bakterielle Vaginitis oder Trichomoniasis • Gehen Sie zum Arzt.
Grünlich-gelber Scheidenausfluss mit unangenehmem Geruch	• Schmerzen im Unterleib, Fieber			• Eileiterentzündung • Gehen Sie sofort zum Arzt.
Trockene Vagina	• Juckreiz, Reizung der vaginalen Schleimhaut		• Keine weiteren Symptome	• Hormonmangel oder Infektion • Gleitmittel zur Linderung des Juckreizes oder während Sexualkontakten • Gehen Sie zum Arzt.
Gelber Scheidenausfluss, kann dick wie Schleim sein	• Zervix blutet bei Berührung oder Kratzen, ungewöhnliche Menstruationsblutung, Bauchschmerzen, Fieber, Schmerzen beim Harnlassen und Anschwellen von einer oder beiden Schamlippen		• Nach Sexualkontakt mit einem neuen Partner • Komplikationen sind Entzündungen der Fortpflanzungsorgane, Bauchfellentzündungen, Leberentzündungen, Entzündungen der Bartholin-Drüse bei Frauen, Epididymitis oder Harnröhrenabszesse bei Männern, Arthritis, Dermatitis, Endokarditis, Gehirnhautentzündungen, Myokarditis oder Hepatitis.	• Gonorrhö (Tripper) • Gehen Sie sofort zum Arzt. • Wichtig ist eine Behandlung mit Antibiotika, um ernsthafte Komplikationen zu vermeiden.

LEITSYMPTOM	WEITERE SYMPTOME	VERSCHLIMMERNDE ODER LINDERNDE FAKTOREN	WEITERE WICHTIGE FAKTOREN	MÖGLICHE URSACHEN UND MASSNAHMEN

Schlafstörungen

Schlafstörungen treten auch bei gesunden Menschen auf, sie können jedoch äußerst quälend und bisweilen sogar gefährlich sein. Die unangemessene Verwendung von Schlafmitteln kann Schlafstörungen verschlimmern. Es ist daher wichtig, dass Sie vor ihrer Einnahme einen Arzt konsultieren.

LEITSYMPTOM	WEITERE SYMPTOME	VERSCHLIMMERNDE ODER LINDERNDE FAKTOREN	WEITERE WICHTIGE FAKTOREN	MÖGLICHE URSACHEN UND MASSNAHMEN
Einschlaf- und Durchschlafstörungen	• Müdigkeit untertags • Eine Depression verursacht Erwachen in den frühen Morgenstunden. • Drogen und Alkohol verursachen mehrmaliges Erwachen in der Nacht.	• Verschlimmerung und unregelmäßige kleine Schlafpausen am Tag oder durch Angst auslösende oder erregende Aktivitäten direkt vor dem Schlafengehen	• Schlaflosigkeit wird durch Veränderung der inneren Uhr, Angst, Depression, Drogen oder Alkohol (z. B. unangemessene Verwendung von Beruhigungsmitteln), psychiatrische Erkrankungen oder körperliches Unwohlsein aufgrund von Erkrankungen verursacht.	• Schlaflosigkeit • Üben Sie regelmäßige körperliche Betätigung aus. • Vermeiden Sie abends schwere Mahlzeiten, Alkohol oder anregende Mittel (z. B. Kaffee). • Vermeiden Sie tagsüber kurze Schlafpausen. • Gehen Sie täglich zur selben Zeit zu Bett und stehen Sie zur selben Zeit auf. • Vermeiden Sie, längere Zeit im Bett zu liegen, ohne zu schlafen. • Wenn Sie nach 30 Minuten nicht eingeschlafen sind, stehen Sie auf, üben Sie eine entspannende Tätigkeit aus und versuchen Sie später noch einmal einzuschlafen. • Gehen Sie zum Arzt, wenn Sie sich sorgen oder die Symptome andauern.
Extreme Müdigkeit am Tag; Einschlafen bei fehlender Anregung	• Schnarchen	• Symptome verschlimmern sich durch Alkohol.	• Schläfrigkeit tritt bei gesunden Personen auf, wenn Sie gelangweilt oder müde sind oder nachts schlecht geschlafen haben. • Eine Schlafapnoe tritt am häufigsten bei Übergewicht und bei Männern im mittleren und höheren Alter auf.	• Schlafapnoe • Gehen Sie zum Arzt.
Kurze, unwiderstehbare Schlafattacken am Tag in unangemessenen Situationen oder bei Aktivitäten, z. B. beim Essen oder Sprechen; Attacken treten häufig wiederholt auf; in der Regel erfrischen die Schlafattacken, die Person kann leicht geweckt werden	• Anfälle von körperlicher Schwäche durch Überraschung oder Emotionen, beängstigende Halluzinationen während des Einschlafens oder beim Erwachen, kurzzeitige Bewegungsunfähigkeit beim Erwachen		• Beginnt in der Regel im Alter zwischen 15 und 25 Jahren	• Schlafanfälle (Narkolepsie) • Gehen Sie zum Arzt.

LEITSYMPTOM	WEITERE SYMPTOME	VERSCHLIMMERNDE ODER LINDERNDE FAKTOREN	WEITERE WICHTIGE FAKTOREN	MÖGLICHE URSACHEN UND MASSNAHMEN
Umhergehen und Sprechen während des Schlafes; in der Regel erinnern sich die Betroffenen später nicht daran			• Schlafwandeln tritt häufig bei gesunden Kindern und gelegentlich bei Erwachsenen auf.	• Schlafwandeln • Stellen Sie sicher, dass die Schlafumgebung sicher ist, um das Verletzungs-/Unfallrisiko während des Schlafwandelns zu mindern. • Vermeiden Sie abends Alkohol oder Kaffee. • Gehen Sie zum Arzt, wenn Sie sich sorgen oder die Symptome andauern.
Angsterfülltes oder erregtes Erwachen aus einem Furcht einflößenden Traum; die Betroffenen können sich in der Regel daran erinnern			• Albträume treten bei gesunden Erwachsenen und Kindern in der Regel in der REM-(Rapid Eye Movement)-Phase des Schlafes auf • Einige Medikamente verursachen Albträume.	• Albträume • Gehen Sie zum Arzt, wenn Sie sich sorgen oder die Symptome andauern.
Äußerst erregtes und angsterfülltes plötzliches Erwachen; die Anfälle sind in der Regel stärker und länger als bei Albträumen; die Betroffenen können sich üblicherweise nicht an den Anfall erinnern	• Lautes Schreien beim Erwachen; schneller Herzschlag und schnelle Atmung; starkes Schwitzen		• Am häufigsten bei Kindern im Alter von 5–6 Jahren; verschwindet in der Regel in der Adoleszenz • Bisweilen verursacht Epilepsie ein plötzliches Erwachen mit Erregung	• Nachtangst • Gehen Sie zum Arzt.
Halluzinationen beim Übergang in den Schlaf oder beim Erwachen			• Tritt bei gesunden Personen auf • Häufiger bei Personen mit Narkolepsie	• Halbschlafhalluzinationen • Gehen Sie zum Arzt, wenn Sie sich sorgen oder die Symptome andauern.
Kurzzeitige Bewegungsunfähigkeit während des Erwachens			• Tritt bei gesunden Personen auf	• Schlaflähmung • Gehen Sie zum Arzt, wenn Sie sich sorgen oder die Symptome andauern.

Schluckbeschwerden

Schluckbeschwerden treten im Mund, Rachen oder in der Speiseröhre auf. Ihre Wahrscheinlichkeit steigt mit dem Alter. Wenn die Symptome auftreten, sollten Sie einen Arzt konsultieren, weil Schluckbeschwerden andere gesundheitliche Störungen verursachen können.

Nahrung oder Flüssigkeit kommt ständig »in den falschen Hals«; Husten oder Räuspern während der Mahlzeiten und/oder beim Trinken	• Essen und Trinken nimmt mehr Zeit in Anspruch • Atemwegsinfektionen • Allmählicher Gewichtsverlust	• Müdigkeit erschwert in der Regel das Schlucken. • Einige Nahrungsmittel oder Getränke sind schwerer zu schlucken als andere.	• Am wahrscheinlichsten bei Erkrankungen des Nervensystems	• Vom Nervensystem ausgehende Schluckstörung, die eine normale Koordination der Schluckmuskeln verhindert (neurogene Dysphagie) • Gehen Sie zum Arzt.

LEITSYMPTOM	WEITERE SYMPTOME	VERSCHLIMMERNDE ODER LINDERNDE FAKTOREN	WEITERE WICHTIGE FAKTOREN	MÖGLICHE URSACHEN UND MASSNAHMEN
Schluckbeschwerden (Forts.)				
Nahrung bleibt im Rachen stecken		• Trockene Nahrung bleibt eher stecken; Trinken von Wasser behebt das Problem häufig	• Tritt nach Schädigungen durch Speiseröhrengeschwüre auf	• Speiseröhrenverengung • Gehen Sie zum Arzt.
Verdauungsstörung/Sodbrennen	• Schmerzen beim Schlucken • Husten oder Atemnot nach Schlucken der Nahrung • Nächtliches Husten • Heisere Stimme	• Schlafen mit erhöhtem Oberkörper hilft • Stark gewürzte Speisen verschlimmern die Symptome.	• Tritt in der Regel nach dem Essen auf • Sodbrennen tritt in der Schwangerschaft auf, verschwindet jedoch in der Regel nach der Geburt des Kindes.	• Gastroösophagealer Reflux • Gehen Sie zum Arzt.

Schnarchen

Heftiges Schnarchen ist ein Anzeichen für eine Störung, in der Regel für eine zeitweilige Verlegung der Luftröhre während des Schlafes. Diagnose und Behandlung sind auf lange Sicht wichtige Faktoren für die Erhaltung der Lebensqualität und Gesundheit. Konsultieren Sie also einen Arzt. Siehe auch *Schlafstörungen*

Schnarchen während des Schlafens; wird in der Regel von anderen wahrgenommen	• Müdigkeit während des Tages	• Verschlimmerung durch Schlafen in Rückenlage • Alkohol und einige Medikamente verschlimmern das Schnarchen, weil Sie die Teile des Rachens entspannen, die das Schnarchen verursachen. • Schnarchen nur bei verstopfter Nase, bei Heuschnupfen oder Erkältung	• Schnarchen ist das Geräusch des teilweise durch die Weichteile von Rachen und Mund gehemmten Luftstroms • 45 % der Erwachsenen schnarchen zumindest gelegentlich, 25 % regelmäßig • Heftiges Schnarchen tritt häufiger bei übergewichtigen Männern auf und steigert sich mit zunehmendem Alter	• Gehen Sie zum Arzt, wenn Sie sich sorgen oder die Symptome andauern.
Sehr lautes, durch lange Atempausen unterbrochenes Schnarchen, wird vom Partner oder Mitbewohner wahrgenommen	• Extreme Müdigkeit während des Tages aufgrund schlechten Schlafes • Müdigkeit, Reizbarkeit, Konzentrationsschwäche, Verlust der Libido, morgendliche Kopfschmerzen, häufiges Aufwachen in der Nacht		• Am häufigsten bei übergewichtigen Männern im mittleren Alter • Zu den prädisponierenden Faktoren zählen Übergewicht, vergrößerte Mandeln (vor allem bei Kindern), Alkoholgenuss, Beruhigungs- und Schlafmittel, neurologische Störungen, die die Muskeln um die Luftröhre betreffen.	• Schlafapnoe • Schlafen Sie auf der Seite, nehmen Sie bei Übergewicht ab, vermeiden Sie Alkohol, Beruhigungs- und Schlafmittel. • Gehen Sie zum Arzt.

Schwindelanfall

Schwindelanfälle sind ein häufiges Symptom. Mit diesem Begriff wird eine Vielzahl von Beschwerden beschrieben. Schwindelanfälle äußern sich entweder als Schwarzwerden vor den Augen (das Gefühl, das einem Ohnmachtsanfall vorausgeht) oder Dreh- bzw. Schwankgefühl (einem falschen Gefühl von Bewegung). Die Beschwerden treten häufig nur kurz auf. Anhaltende oder häufige Schwindelanfälle weisen jedoch auf eine ernsthafte Erkrankung hin, weshalb Sie in diesem Fall einen Arzt konsultieren sollten.

LEITSYMPTOM	WEITERE SYMPTOME	VERSCHLIMMERNDE ODER LINDERNDE FAKTOREN	WEITERE WICHTIGE FAKTOREN	MÖGLICHE URSACHEN UND MASSNAHMEN
Schwarzwerden vor den Augen	• Schwäche, Beeinträchtigung oder Verlust der Sehfähigkeit, schwere Glieder, Bewusstseinsverlust	• Hochlegen der Beine verbessert die Blutzufuhr in das Gehirn und lindert die Beschwerden	• In der Regel ein kurzer Anfall	• Ohnmacht aufgrund verminderter Blutzufuhr zum Gehirn • Zu den Ursachen zählen niedriger Blutdruck im Stehen, Herzrhythmusstörungen, Dehydratation • Gehen Sie sofort zum Arzt.
Gefühl der Bewegung oder Drehgefühl	• Übelkeit	• Ungewohnte Kopfbewegung oder Bewegung	• Tritt häufig beim Autofahren oder auf Schiffen auf	• Seekrankheit • Medikamente gegen Übelkeit können die Symptome lindern. • Gehen Sie zum Arzt, wenn Sie sich sorgen oder die Symptome andauern.
Plötzliche Schwindelanfälle oder Drehgefühle, die wenige Sekunden andauern	• Übelkeit	• Tritt bei Veränderungen der Kopfhaltung wie etwa beim Drehen im Bett auf	• Verursacht durch Blockade der Flüssigkeitszirkulation im Gleichgewichtszentrum des Innenohres	• Gutartiger paroxysmaler Lagerungsschwindel • Ihr Arzt kann Ihnen einfache Bewegungen zur Lösung der Blockade im Innenohr zeigen. • Antiemetika lassen die Symptome verschwinden • Gehen Sie zum Arzt.
Schwerer Drehschwindel	• Übelkeit, Neigung, auf die betroffene Seite zu fallen, schnelle unkontrollierte Bewegungen der Augen, Kopfschmerzen, Benommenheit	• Verschlimmerung durch Kopfbewegungen	• Tritt nur einmal auf oder führt zu wiederholten Schwindelanfällen	• Akute infektiöse Innenohrentzündung, Durchblutungsstörung im Innenohr oder Vergiftung (Drogen oder Alkohol) • Gehen Sie zum Arzt.
Wiederholte Schwindelanfälle, die zwischen 20 Minuten und 2 Stunden dauern	• Ohrensausen (Tinnitus), Völlegefühl in den Ohren, Gleichgewichtsprobleme, Übelkeit, Verlust der Hörfähigkeit	• Verminderung der Einnahme von Salz, Koffein und Alkohol hilft, die Anfälle zu kontrollieren	• Wird durch Druckveränderungen im Innenohr verursacht	• Ménière-Krankheit • Erfordert eine vollständige medizinische Untersuchung • Abklärung müssen ergeben, ob andere Ursachen wie ein Akustiktumor vorhanden sind. • Diuretika können die Anfälle verhindern, Antiemetika können die Symptome lindern. • Gehen Sie zum Arzt.

Sehstörungen

Störungen des Sehvermögens sind sehr häufig. Ob nun eine Sehverschlechterung oder ein vollständiger oder teilweiser Verlust der Sehkraft auftritt – Sehstörungen sind immer ein äußerst beeinträchtigendes Symptom. Die Augen sind extrem empfindliche Organe, die durch zahlreiche Erkrankungen, die auch andere Körperteile betreffen, geschädigt werden können. Dieser Abschnitt konzentriert sich auf Erkrankungen des Auges. Siehe auch *Augenbeschwerden* und *Augenlidererkrankungen*

LEITSYMPTOM	WEITERE SYMPTOME	VERSCHLIMMERNDE ODER LINDERNDE FAKTOREN	WEITERE WICHTIGE FAKTOREN	MÖGLICHE URSACHEN UND MASSNAHMEN
Allmählich einsetzendes Verzerrtsehen, Sehverschlechterung besonders beim Lesen	• Betroffen ist das zentrale Gesichtsfeld, das periphere Gesichtsfeld bleibt intakt	• Neigt zur Verschlimmerung mit zunehmendem Alter	• Häufigste Ursache für Erblindung bei älteren Menschen	• Makuladegeneration • Lassen Sie Ihre Augen untersuchen, vielleicht brauchen Sie eine Brille. • Gehen Sie zum Arzt, wenn Sie sich sorgen oder die Symptome andauern.
Allmähliche Vernebelung des Sehvermögens, Veränderung der Farbwahrnehmung, Wahrnehmung eines Scheins um eine Lichtquelle	• Pupille ist milchig trüb und nicht schwarz. • Häufige Änderung der Brillenstärke	• Sehkraft verschlechtert sich nachts bei Blendung durch helles Licht.	• Grauer Star ist eine häufige Komplikation bei Zuckerkrankheit (*Diabetes mellitus*).	• Grauer Star • Gehen Sie zum Arzt.
Verlust der Sehkraft in Teilen des peripheren Gesichtsfelds	• Sehverlust ist das erste Symptom.	• Nur durch Früherkennung und frühe Behandlung kann ein permanenter Verlust des Sehvermögens verhindert werden. • Risikopersonen sollten auf Grünen Star untersucht werden.	• Zu den Risikofaktoren zählen ein fortgeschrittenes Alter, afrikanische Abstammung, Zuckerkrankheit, Bluthochdruck, Kurzsichtigkeit sowie das Vorhandensein von Grünem Star in der Familienanamnese.	• Grüner Star • Gehen Sie sofort zum Arzt.
Schnelle Eintrübung des Sehvermögens in einem oder beiden Augen, dauert Tage oder Wochen	• Veränderung der Farbwahrnehmung, schmerzhafte Augenbewegungen • Pupille des betroffenen Auges reagiert vermindert auf Licht.	• Symptome verschwinden ohne Behandlung.	• Erhöhtes Risiko für Multiple Sklerose	• Sehnervenentzündung (*Neuritis nervi optici*) • Gehen Sie sofort zum Arzt.
Schneller Verlust der Sehkraft auf einem Auge	• Kürzliche Sehbeschwerden wie dunkle Punkte oder Formen, die im Gesichtsfeld auftreten, nach kleinen Blutungen	• Symptome hängen vom Ausmaß der Blutung in den Glaskörper ab.	• Häufig bei Diabetikern mit einer Erkrankung der Netzhautgefäße (Glaskörperblutung)	• Gehen Sie sofort zum Arzt.
Plötzlicher Verlust der Sehkraft auf einem Auge	• Kopfschmerzen, empfindliche Schläfenregion, beim Kauen Schmerzen im Kiefer, Fieber • Muskel- und Gelenkschmerzen sowie Müdigkeit	• Entzündungshemmende Medikamente lindern die Symptome.	• Seltene Erkrankung, die bei älteren Menschen auftritt • Häufiger bei Frauen	• Riesenzellarteriitis (*Arteriitis temporalis*) • Gehen Sie sofort zum Arzt.

LEITSYMPTOM	WEITERE SYMPTOME	VERSCHLIMMERNDE ODER LINDERNDE FAKTOREN	WEITERE WICHTIGE FAKTOREN	MÖGLICHE URSACHEN UND MASSNAHMEN
Plötzliche schmerzlose Abnahme der Sehkraft auf einem Auge	• Leichter bis starker Verlust der Sehkraft (nicht mehr möglich, die Finger zu zählen)	• Symptome verschwinden in der Regel nach einigen Monaten ohne Behandlung.	• Häufiger bei Personen mit Grünem Star, Arteriosklerose und hohem Blutdruck	• Thrombose der zentralen Netzhautvene • Gehen Sie sofort zum Arzt.
Plötzlicher vollständiger schmerzloser Verlust der Sehkraft auf einem Auge	• Pupille des einen Auges reagiert nicht auf Licht.	• Starker Druck auf das Auge kann die Verstopfung evtl. beseitigen.	• Häufiger bei Personen mit arterieller Arteriosklerose • Häufig permanenter Verlust der Sehkraft	• Verschluss der zentralen Netzhautarterie • Dies ist ein medizinischer Notfall. • Suchen Sie sofort die Notaufnahme auf oder rufen Sie einen Krankenwagen.
Plötzlicher schmerzloser Verlust der Sehkraft auf einem Auge, als ob ein Vorhang zugezogen würde	• Vorausgegangene Sehbeschwerden wie etwa Blitzlichter oder Punkte vor den Augen	• Druck auf das Auge vermindert die Sehkraft weiter.	• Laut Anamnese sind Verletzungen, Grüner Star, Operation am Grauen Star oder Kurzsichtigkeit bekannt.	• Netzhautablösung • Dies ist ein medizinischer Notfall. • Suchen Sie sofort die Notaufnahme auf oder rufen Sie einen Krankenwagen.

Sexuelle Funktionsstörungen

Zahlreiche Störungen beeinträchtigen den sexuellen Genuss oder die Funktion der Sexualorgane. Konsultieren Sie einen Arzt, da viele sexuelle Funktionsstörungen behandelbar sind. Unbehandelte sexuelle Funktionsstörungen können zu Beziehungsproblemen, Depression und Angst führen. Siehe auch *Genitalschmerzen* und *Scheidenprobleme*

Bei Männern: Ejakulation vor dem oder sofort zu Beginn des Geschlechtsverkehres	• Angst, Frustration, Depression	• Verschlimmerung bei Angst vor der vorzeitigen Ejakulation	• Häufiger bei jungen Männern • Selten aufgrund physischer Ursachen, in den meisten Fällen liegen psychische Ursachen zugrunde	• Vorzeitiger Samenerguss • Gehen Sie zum Arzt, wenn Sie sich sorgen oder die Symptome andauern.
Bei Männern: Unfähigkeit zu erigieren oder die Erektion für den Geschlechtsverkehr aufrechtzuerhalten		• Angst, Frustration, Depression	• Wahrscheinlicher bei älteren Männern • Hauptursache sind körperliche Störungen, vor allem bei Männern über 50.	• Erektionsstörung (Impotenz) • Gehen Sie zum Arzt.
Bei Männern: Schmerzen während des Geschlechtsverkehres	• Rötung oder Ausschlag oder andere Infektionssymptome wie Fieber	• Symptome verschlimmern sich durch fortgeführten Sexualkontakt.		• Infektion (z. B. von Prostata, Hoden oder Harnröhre), allergische Reaktion auf Spermizide • Gehen Sie zum Arzt.
Fehlendes sexuelles Verlangen oder Unfähigkeit zum sexuellen Genuss	• Angst, Frustration	• Verschlimmerung durch Stress, Müdigkeit, Angst, Beziehungsprobleme	• Häufiger bei Frauen als bei Männern • Physische und psychische Ursachen können die Probleme verursachen	• Libidostörung • Gehen Sie zum Arzt.

LEITSYMPTOM	WEITERE SYMPTOME	VERSCHLIMMERNDE ODER LINDERNDE FAKTOREN	WEITERE WICHTIGE FAKTOREN	MÖGLICHE URSACHEN UND MASSNAHMEN
Sexuelle Funktionsstörungen (Forts.)				
Bei Frauen: Schmerzen während des Geschlechtsverkehres im Bereich der Scheide oder tiefer im Unterleib	• Scheidenausfluss, Juckreiz, Trockenheit	• Verschlimmerung durch fortgeführten Sexualkontakt	• Unterleibsentzündungen und Infektionen treten am häufigsten bei jungen, sexuell aktiven Frauen auf. • Endometriose tritt am häufigsten bei Frauen auf, in deren Familienanamnese die Krankheit vorhanden ist, sowie bei Frauen, die niemals schwanger waren. • Nach der Menopause ist häufiger ein hormonelles Ungleichgewicht für vaginale Trockenheit verantwortlich	• Unterleibsentzündung, Infektionen, Hormonstörungen, Endometriose Gehen Sie zum Arzt.
Bei Frauen: Unfähigkeit zum Geschlechtsverkehr aufgrund der Kontraktion der Vaginalmuskeln	• Angst, Schmerzen	• Angst vor dem Geschlechtsverkehr, Schmerzen, Erinnerung an unerfreuliche sexuelle Erfahrungen	• Unfreiwillige Reaktion, liegt außerhalb der Kontrolle der Frauen	• Vaginismus • Gehen Sie zum Arzt.

Sodbrennen

Als Sodbrennen bezeichnet man ein Symptom einer Verdauungsstörung, das häufig durch Antazida gelindert werden kann. Es ist jedoch wichtig sicherzustellen, dass die Brustschmerzen nicht durch Angina pectoris oder einen Herzinfarkt ausgelöst werden.

Schmerzhaftes Brennen in der Brust hinter dem Brustbein, das bis in den Rachen ausstrahlen kann	• Bitterer Geschmack im Mund	• Üppige Mahlzeiten, fette oder scharf gewürzte Speisen lösen die Symptome aus • Niederlegen oder Beugen verschlimmern die Symptome • Rauchen oder Alkohol verschlimmern die Symptome • Enge Kleidung oder Gürtel verschlimmern die Symptome	• Tritt typischerweise nach Mahlzeiten auf • Sodbrennen tritt in der Schwangerschaft auf und verschwindet in der Regel nach der Geburt	• Zurückfließen von Nahrung und Magensäure in die Speiseröhre (gastroösophagealer Reflux) • Nehmen Sie vom Arzt oder Apotheker empfohlene Antazida. • Vermeiden Sie Nahrungsmittel, die die Symptome auslösen, und essen Sie spätestens 2 Stunden, bevor Sie zu Bett gehen. • Hören Sie mit dem Rauchen auf und reduzieren Sie alkoholische Getränke. • Erhöhen Sie das Kopfende Ihres Bettes um 10 cm • Nehmen Sie bei Übergewicht ab. • Gehen Sie zum Arzt, wenn Sie sich sorgen oder die Symptome andauern.

LEITSYMPTOM	WEITERE SYMPTOME	VERSCHLIMMERNDE ODER LINDERNDE FAKTOREN	WEITERE WICHTIGE FAKTOREN	MÖGLICHE URSACHEN UND MASSNAHMEN
Anfallsartig auftretende Schmerzen hinter dem Brustbein, die zuerst nur schwer von Sodbrennen zu unterscheiden sind		• Verschlimmerung durch körperliche Belastung, Besserung durch Ruhe oder durch schnell wirksame Nitrate	• Am häufigsten bei Personen mit koronarer Herzkrankheit	• *Angina pectoris* • Gehen Sie sofort zum Arzt. • Nichtbehandlung einer *Angina pectoris* kann einen Herzinfarkt auslösen
Starke Brustschmerzen, die zuerst fälschlicherweise als starkes Sodbrennen betrachtet werden	• Schmerzen breiten sich im linken oder in beiden Armen aus; Schmerzen im Kiefer; Engegefühl im Brustraum, Todesangst, Schweißausbruch		• Erhöhte Wahrscheinlichkeit bei Personen mit koronarer Herzkrankheit	• Herzinfarkt • Dies ist ein medizinischer Notfall. • Suchen Sie sofort die Notaufnahme auf oder rufen Sie einen Krankenwagen.

Sprachstörungen

Sprech- oder Sprachprobleme sind bei Kindern weit verbreitet. Lassen Sie das Hörvermögen Ihres Kindes von einem Ohrenarzt überprüfen – suchen Sie bei weiter bestehenden Sorgen einen Logopäden auf. Das plötzliche Einsetzen von Sprech- oder Sprachproblemen bei Erwachsenen zeigt häufig eine gefährliche Grundkrankheit an. Sie sollten deshalb in jedem Fall einen Arzt konsultieren und die Symptome untersuchen lassen.

Häufige Wiederholung von Lauten, in der Regel am Anfang von Wörtern oder Sätzen	• Augenzwinkern, Kopfnicken oder Gesichtsanspannung während des Sprechens	• Stressbehaftete Situationen oder Sprechen mit Unbekannten verschlimmert die Symptome.	• Häufig haben Familienmitglieder dieselben Probleme. • Häufiger bei Jungen	• Stottern • Kinder jeden Alters, die Anzeichen von Stottern zeigen, sollten vor allem bei Begleitsymptomen umgehend einem Logopäden vorgestellt werden. • Gehen Sie zum Arzt, wenn Sie sich sorgen oder die Symptome andauern.
Kind spricht auffallend wenig	• Eher Deuten und Gesten als Sprechen	• Schlechtes Hörvermögen	• Sprech- oder Sprachprobleme in der Familie	• Verzögerte Sprachentwicklung. Wenn das Kind ab 12 Monaten keine Brabbelgeräusche oder ab 24 Monaten keine einzelnen Wörter produziert, suchen Sie einen Arzt oder Logopäden auf.
Plötzliches Einsetzen einer undeutlichen verwaschenen Sprache	• Plötzliche Schwierigkeiten, an Wörter zu denken, Wortverwechslungen; man weiß, was man sagen will, ist jedoch dazu nicht fähig • Muskelschwäche auf einer Gesichts- oder Körperseite • Schwierigkeiten, andere Personen zu verstehen		• Häufiger im fortgeschrittenen Alter	• Vorübergehende Durchblutungsstörungen (TIA) oder Schlaganfall • Dies ist ein medizinischer Notfall. • Suchen Sie sofort die Notaufnahme auf oder rufen Sie einen Krankenwagen.

Stimmprobleme

Problemen mit der Stimme können verschiedenste Ursachen zugrunde liegen. Suchen Sie Ihren Arzt auf, wenn die Symptome länger als 2 Wochen anhalten. Wenden Sie sich an einen Hals-Nasen-Ohren-Arzt und einen Logopäden, die auf die Diagnose und Behandlung von Stimmbeschwerden spezialisiert sind.

LEITSYMPTOM	WEITERE SYMPTOME	VERSCHLIMMERNDE ODER LINDERNDE FAKTOREN	WEITERE WICHTIGE FAKTOREN	MÖGLICHE URSACHEN UND MASSNAHMEN
Heisere Stimme für mehr als 2 Wochen	• Halsschmerzen • Infektionen der oberen Atemwege (z. B. Erkältung) • Trockener Rachen und häufiger Drang zu räuspern	• Längere Stimmbeanspruchung, lautes Reden und Sprechen bei Müdigkeit verschlimmert die Symptome • Stimme verbessert sich durch Ruhe, Wassertrinken und Vermeiden von Rauchen und verrauchten Räumen	• Personen mit einem Beruf oder Lebensstil, der mit einer ständigen Stimmbeanspruchung verbunden ist, sind anfällig für Stimmbeschwerden	• Funktioneller Stimmverlust • Gehen Sie zum Arzt.
Plötzlicher Stimmverlust	• Noch fähig zu lachen und zu husten	• Stress		• Psychisch bedingter Stimmverlust • Gehen Sie zum Arzt.
Gequetschte, angestrengte Stimme, bricht beim Sprechen ab	• Sprechen nur mit großer Anstrengung möglich	• Stressbehaftete Situationen verschlimmern die Stimmqualität, die sich jedoch durch Lachen, Singen und Flüstern verbessert.		• Spastische Dysphonie (Stimmbandkrämpfe) • Gehen Sie zum Arzt.

Taubheitsgefühl und Kribbeln

Taubheitsgefühle und Kribbeln sind in der Regel Folge einer Fehlfunktion in einem Bereich des Nervensystems. Die Symptome können durch ein isoliertes Problem in einem einzigen Nerv ausgelöst werden oder Teil einer schwereren degenerativen Erkrankung sein. Siehe auch *Muskelschwäche und Lähmung*

LEITSYMPTOM	WEITERE SYMPTOME	VERSCHLIMMERNDE ODER LINDERNDE FAKTOREN	WEITERE WICHTIGE FAKTOREN	MÖGLICHE URSACHEN UND MASSNAHMEN
Taubheitsgefühl oder Kribbeln in der Hand, im Fuß, im Arm oder Bein nach Verharren in einer Stellung	• Leichte Steifigkeit beim Beginn der Bewegung	• Verschlimmerung durch weiteres Verharren in derselben Stellung • Linderung durch Bewegung		• Nervenkompression • Gehen Sie zum Arzt, wenn Sie sich sorgen oder die Symptome andauern.
Taubheitsgefühl oder Kribbeln in einem Arm oder Bein	• Hals- oder Rückenschmerzen, Schwäche des betroffenen Gliedes • In schweren Fällen Schwierigkeiten beim Wasserlassen	• Verschlimmerung durch Sitzen, Sich-nach-vorne-Beugen, Niesen, Husten	• Die Symptome zeigen, welcher Teil des Rückens oder Halses betroffen ist.	• Nervenkompression durch einen Bandscheibenvorfall • Gehen Sie sofort zum Arzt.
Taubheitsgefühl und Kribbeln in der Handfläche und im Handgelenk; Verschlimmerung in der Nacht	• Einschießende Schmerzen in die Hand, Schwäche, leichte Schwellung	• Verschlechterung durch Beugen des Handgelenkes, Faust ballen	• Häufiger bei Frauen • Folge von Tätigkeiten, die wiederholte anstrengende Bewegungen des Handgelenkes erfordern (z. B. Schraubenzieher drehen, Hausarbeit)	• Karpaltunnelsyndrom • Gehen Sie zum Arzt.

LEITSYMPTOM	WEITERE SYMPTOME	VERSCHLIMMERNDE ODER LINDERNDE FAKTOREN	WEITERE WICHTIGE FAKTOREN	MÖGLICHE URSACHEN UND MASSNAHMEN
Taubheitsgefühl oder Kribbeln in den Händen und im Gesicht, vor allem um die Lippen	• Herzklopfen, Zittern, Angst und Furcht	• Verschlimmerung durch Stress und Angst vor einem weiteren Anfall	• Frauen erleiden mit zwei- bis dreimal höherer Wahrscheinlichkeit eine Attacke als Männer.	• Panikattacke • Gehen Sie zum Arzt, wenn Sie sich sorgen oder die Symptome andauern.
Kribbeln oder Taubheitsgefühl in den Armen, Beinen, am Rumpf oder im Gesicht	• Kraft- oder Geschicklichkeitsverlust, Sehstörungen, Schwindelanfall, ungewöhnliche Müdigkeit, Gehschwierigkeiten, Zittern, Verlust der Blasenkontrolle	• Verschlimmerung durch sehr warmes Wetter, heiße Bäder, Fieber	• Häufiger bei Personen, die bis zum Alter von 10 Jahren in einem gemäßigten Klima gelebt haben • Tritt seltener bei Personen auf, die ihre Kindheit in den Tropen verbracht haben, extrem selten am Äquator	• Multiple Sklerose • Gehen Sie sofort zum Arzt.
Taubheitsgefühl oder Kribbeln auf einer Körperseite; Symptome setzen in der Regel plötzlich ein.	• Muskelschwäche in Händen oder Füßen, teilweiser Verlust des Seh- oder Hörvermögens, Sprechprobleme, Unfähigkeit, Körperteile wahrzunehmen, unkontrollierte Bewegungen, Ohnmacht		• Häufiger im fortgeschrittenen Alter • Erhöhtes Risiko bei Personen mit Herz-Kreislauf-Erkrankungen (z. B. Bluthochdruck, Koronare Herzkrankheit), erhöhten Blutfettwerten (z. B. erhöhtes Cholesterin) oder Zuckerkrankheit	• Transitorische Ischämische Attacke (TIA) oder Schlaganfall • Dies ist ein medizinischer Notfall. • Suchen Sie sofort die Notaufnahme auf oder rufen Sie einen Krankenwagen.

Übelkeit und Erbrechen

Übelkeit und Erbrechen begleiten zahlreiche Erkrankungen; ihre Ursache ist nicht immer offensichtlich. Da einige sehr schwere Erkrankungen diese Symptome auslösen, sollten Sie einen Arzt konsultieren, wenn die Beschwerden nicht schnell abklingen. Wenn die Symptome wiederkehren und/oder von anderen ungewöhnlichen Symptomen begleitet werden, müssen Sie die Ursache durch medizinische Untersuchungen bestimmen. Wenn eine Person Blut erbricht oder starke Schmerzen verspürt, ist dies ein Notfall und bedarf sofortiger ärztlicher Behandlung.

Übelkeit und Erbrechen ohne Zusammenhang zur Nahrungsaufnahme bei einer Person, die Medikamente einnimmt	• Ungewöhnlicher Geschmack oder allgemeines Gefühl leichter Übelkeit zwischen den Anfällen	• Kein bestimmtes Auftretensmuster	• Kürzlicher Beginn der Einnahme eines neuen Medikaments oder einer Arzneimittelkombination	• Arzneimittelbedingte Reaktion • Gehen Sie zum Arzt, wenn Sie sich sorgen oder die Symptome andauern.
Andauernde Übelkeit und Erbrechen, dauert länger als eine Woche, bei Frauen im gebärfähigen Alter	• Aussetzen der Menstruation	• Bestimmte Nahrungsmittel oder Gerüche verschlimmern die Symptome. • Übelkeit zu bestimmten Tageszeiten schlimmer	• Nicht voraussagbar; eine Frau kann in verschiedenen Schwangerschaften unterschiedlich stark darunter leiden	• Morgendliche Übelkeit in der Schwangerschaft • Gehen Sie zum Arzt. • Vermeiden Sie einen leeren Magen und essen Sie häufig kleine Mahlzeiten. • Knabbern Sie trockene Kekse oder Zwieback zwischen den Mahlzeiten und bevor Sie aufstehen.

LEITSYMPTOM	WEITERE SYMPTOME	VERSCHLIMMERNDE ODER LINDERNDE FAKTOREN	WEITERE WICHTIGE FAKTOREN	MÖGLICHE URSACHEN UND MASSNAHMEN
Übelkeit und Erbrechen (Forts.)				
Übelkeit und Erbrechen nach dem Essen	• Nachfolgender Durchfall	• Unfähigkeit, Nahrung oder Getränke bei sich zu behalten	• Symptome treten nach dem Verzehr von Nahrungsmitteln auf, die zu lang oder bei unangemessenen Temperaturen aufbewahrt wurden, so etwa warme Mahlzeiten, die über Stunden warm gehalten wurden, oder kalte Nahrungsmittel, die bei Zimmertemperatur oder unbedeckt mehrere Stunden aufbewahrt wurden.	• Bakterielle Verseuchung der Nahrung (Lebensmittelvergiftung) • Nehmen Sie, wenn möglich, häufig kleine Mengen Flüssigkeit zu sich. • Typische Lebensmittelvergiftungen klingen nach weniger als 12 Stunden ab. • Gehen Sie zum Arzt, wenn die Person schwer krank ist und keine Flüssigkeit aufnehmen kann, wenn Sie sich sorgen oder die Symptome andauern.
Zeitweilige Übelkeit und Erbrechen	• Brennende Schmerzen im Oberbauch	• Verschlimmerung nach dem Essen, vor allem bei kräftig gewürzter Nahrung • Ungewürzte Nahrung lindert die Schmerzen	• Entzündungshemmende Medikamente können die Magenschleimhaut schädigen. • Ulzera werden häufig durch bakterielle Infektionen verursacht und erfordern eine Behandlung mit Antibiotika.	• Magenschleimhautentzündung (Gastritis), Magen- oder Speiseröhrengeschwür • Gehen Sie zum Arzt.
Plötzlich einsetzende Übelkeit und Erbrechen	• Fieber und Erkältungssymptome, Durchfall	• Unfähigkeit, Nahrung und Flüssigkeit bei sich zu behalten		• Virale Magen-Darm-Infektion (Gastroenteritis) • Ruhen Sie und nehmen Sie häufig kleine Mengen Flüssigkeit zu sich (z. B. Tee, Cola, verdünnte Säfte oder Elektrolytgetränke aus der Apotheke). • Gehen Sie zum Arzt, wenn die Person keine Flüssigkeit bei sich behalten kann oder wenn Sie sich sorgen oder die Symptome andauern.
Übelkeit und Erbrechen mit zeitweiligen starken Schmerzen	• Schmerzen im rechten Oberbauch, Fieber	• Schmerzen verschlimmern sich nach dem Verzehr von fetten Speisen.		• Gallenblasenentzündung (Cholezystitis) oder Gallensteine • Gehen Sie zum Arzt, wenn Sie sich sorgen oder die Symptome andauern.

LEITSYMPTOM	WEITERE SYMPTOME	VERSCHLIMMERNDE ODER LINDERNDE FAKTOREN	WEITERE WICHTIGE FAKTOREN	MÖGLICHE URSACHEN UND MASSNAHMEN
Übelkeit und Erbrechen mit sich stetig verschlimmernden Schmerzen	• Plötzlich einsetzende Schmerzen auf der rechten Seite des mittleren oder unteren Bauchbereiches, Fieber		• Schmerzen beginnen als dumpfe Beschwerden in der Mitte, verstärken sich und verlagern sich auf die rechte Seite.	• Blinddarmentzündung oder Darmverschluss • Dies ist ein medizinischer Notfall. • Suchen Sie sofort die Notaufnahme auf oder rufen Sie einen Krankenwagen.
Übelkeit und Erbrechen bei einem Diabetiker			• Hohe Blutzuckerwerte beim selbst ausgeführten Bluttest und Ketone auf dem Urinteststreifen	• Ketoazidose, eine Komplikation bei Zuckerkrankheit (Diabetes mellitus) • Dies ist ein medizinischer Notfall. • Suchen Sie sofort die Notaufnahme auf oder rufen Sie einen Krankenwagen.
Erbrechen bei einem Säugling oder Kleinkind	• Weinen, Reizbarkeit oder ungewöhnliche Stille, Desinteresse an Spielsachen		• Kinder unter 2 Jahren, die über einen längeren Zeitraum als 6 Stunden erbrechen, oder Kinder über 2 Jahren, die länger als über einen Zeitraum von 12 Stunden erbrechen	• Virusinfektionen sind eine häufige Ursache • Kinder dehydrieren schnell. • Gehen Sie zum Arzt. • Bei Verdacht auf eine starke Dehydratation suchen Sie sofort die Notaufnahme auf oder rufen Sie einen Notarzt.
Erbrechen bei einem Säugling oder Kleinkind	• Unkontrollierbares Weinen, dunkelrot verfärbter Durchfall, Unfähigkeit, Flüssigkeit bei sich zu behalten		• Ein Darmverschluss ist relativ selten.	• Darmverschluss • Dies ist ein medizinischer Notfall. • Suchen Sie sofort die Notaufnahme auf oder rufen Sie einen Krankenwagen.
Erbrechen bei einem Säugling	• Äußerst kraftvolles Ausstoßen des Mageninhalts, anhaltendes Erbrechen		• 20 % der gesunden Säuglinge erbrechen oder würgen so häufig, dass sich ihre Eltern sorgen und einen Arzt konsultieren. • Etwa 7 % der Säuglinge zeigen ernstere Symptome, die einen gastroösophagealen Reflux vermuten lassen.	• Magenverschluss (Pylorusstenose) oder Reflux • Konsultieren Sie einen Arzt, um die Ursache festzustellen.

Verstopfung

Eine Verstopfung ist das häufigste Symptom bei Erkrankungen des Magen-Darm-Traktes. Alle Menschen haben unterschiedliche Verdauungsgewohnheiten – von drei Stuhlgängen pro Woche bis zu drei Stuhlgängen am Tag, Verstopfung ist also einfach ein unübliches Verdauungsverhalten. Bisweilen können Betroffene eher durch sehr harte Stühle oder durch Schwierigkeiten beim Ausscheiden gequält werden als durch eine verminderte Häufigkeit des Stuhlganges.
Sehr häufig liegt die Ursache der Verstopfung im Lebensstil begründet. Abführmittel sind in der Regel nicht nötig und verursachen bei unangemessener Verwendung sogar eine zusätzliche Verstopfung, weshalb man vor ihrer Einnahme medizinischen Rat einholen sollte. Gelegentlich liegen der Verstopfung jedoch ernsthafte Erkrankungen zugrunde oder die Verstopfung ist ein Anzeichen für eine Erkrankung in einem anderen Körpersystem. Häufig verursachen oder verschlimmern rezeptpflichtige und freie Medikamente eine Verstopfung.

LEITSYMPTOM	WEITERE SYMPTOME	VERSCHLIMMERNDE ODER LINDERNDE FAKTOREN	WEITERE WICHTIGE FAKTOREN	MÖGLICHE URSACHEN UND MASSNAHMEN
Trockene, harte Stühle, die nur mit Anstrengung ausgeschieden werden können; möglicherweise lang anhaltender Zustand	• Völlegefühl und Unwohlsein • Kinder fühlen sich gebläht, sind reizbar, haben verschmutzte Unterwäsche.	• Linderung durch verstärkten Verzehr von Ballaststoffen, durch die das Gewicht und der Wassergehalt des Stuhls vergrößert wird und die den Transport durch den Darm beschleunigen	• Am häufigsten bei Erwachsenen • Einfache Verstopfung ist häufig Folge einer ballaststoffarmen Ernährung, ungenügender Flüssigkeitsaufnahme, fehlender Bewegung. • Auslöser sind Änderungen der normalen Ernährungsgewohnheiten (z. B. durch Reisen oder Immobilität) und Ignorieren der Entleerungssignale.	• Einfache Verstopfung (Obstipation) • Steigen Sie auf eine ballaststoffreichere Ernährung um, mit Gemüse, Obst und Vollkorn, vermeiden Sie fette oder zuckerreiche Nahrung, treiben Sie Sport. • Gehen Sie zum Arzt, wenn Sie sich sorgen oder die Symptome andauern oder wenn die Verstopfung bei einem Kind auftritt.
Unregelmäßiger Stuhlgang und/oder unterschiedliche Stuhlbeschaffenheit; über einen längeren Zeitraum	• Völlegefühl oder allgemeines Unwohlsein im Bauch	• Verschlimmerung durch Stress		• Reizkolon • Gehen Sie zum Arzt.
Kürzliche Veränderung in den Verdauungsgewohnheiten oder Verschlimmerung von bereits bestehenden Beschwerden; frühmorgendliches dringendes Bedürfnis (Peristaltikwelle), die Toilette aufzusuchen	• Vages Unwohlsein im Bauchraum oder krampfartige Bauchschmerzen, Blut oder Schleim im Stuhl, Gewichtsverlust, Appetitlosigkeit, allgemeines Unwohlsein • Abführmittel wirken weniger als zuvor		• Häufiger im fortgeschrittenem Alter • Tritt in der Regel nach dem 40. Lebensjahr, gelegentlich bei jüngeren Personen auf • Zu den prädisponierenden Faktoren für Darmkrebs zählen gutartige Polypen, eine Polyposis (vererbte Darmpolypen), eine *Colitis ulcerosa*.	• Darmtumor • Gehen Sie zum Arzt.
Das Ausscheiden des Stuhls verursacht Schmerzen und wird deshalb von der betroffenen Person bewusst vermieden		• Schmerzhafter Stuhldrang, frisches Blut am Toilettenpapier	• In jedem Alter • Schmerzhafter Stuhldrang, deutet auf eine ernsthafte Verletzung des Mastdarmes hin.	• Analrhagade oder -fissur, Hämorrhoiden, Tumor am Anus oder im Mastdarm • Gehen Sie zum Arzt.
Kleine, harte, Stühle, die selten ausgeschieden werden (z. B. alle paar Tage); möglicherweise ein häufig wiederkehrendes Problem	• Verschmutzte Unterwäsche		• Tritt am häufigsten bei älteren Personen auf • Wird durch Bettruhe oder Immobilität sowie durch geringe Flüssigkeitsaufnahme ausgelöst	• Altersverstopfung (Koprostase) • Gehen Sie zum Arzt.

Wasserlassen, häufiges

Ein Ansteigen der Harnmenge oder häufigeres Wasserlassen sollten ärztlich untersucht werden, um sicherzustellen, dass keine ernsthafte Grunderkrankung vorliegt. Die häufigsten Ursachen für diese Symptome können geheilt oder zumindest unter Kontrolle gehalten werden – man muss sie also nicht aushalten und sollte medizinische Hilfe suchen.

LEITSYMPTOM	WEITERE SYMPTOME	VERSCHLIMMERNDE ODER LINDERNDE FAKTOREN	WEITERE WICHTIGE FAKTOREN	MÖGLICHE URSACHEN UND MASSNAHMEN
Häufiger Harndrang bei schwangeren Frauen	• Geringere Menge als üblich in der Blase	• Verschlimmerung mit Fortschreiten der Schwangerschaft	• Häufig bei schwangeren Frauen • Da eine Schwangerschaft Erkrankungen (z. B. Zuckerkrankheit) auslösen kann, sollten diese Symptome ärztlich untersucht werden.	• Das Baby drückt auf die Blase. • Problem sollte sich nach der Schwangerschaft geben. • Gehen Sie zum Arzt.
Unfreiwilliges Ausscheiden von Urin		• Tritt beim Husten, Niesen oder bei körperlicher Belastung auf • Verschlimmerung während einer Blaseninfektion (Zystitis), nach Trinken von ungewöhnlich viel Flüssigkeit oder bei kaltem Wetter	• Häufig bei Frauen nach einer Geburt oder mit fortschreitendem Alter	• Stressinkontinenz (Schwäche der Beckenbodenmuskulatur) • Gehen Sie zum Arzt. • Durch Übungen können die Muskeln gestärkt werden. • In schweren Fällen ist eine Operation nötig.
Unfreiwilliges Ausscheiden von Urin		• Bei älteren, körperlich geschwächten Menschen; eingeschränkte Bewegungsfähigkeit verschlimmert weitere Ursachen der Inkontinenz	• Einige Medikamente verursachen Blasenbeschwerden. • Neurologische Störungen verursachen Inkontinenz.	• Altersinkontinenz • Gehen Sie zum Arzt.
Produktion von ungewöhnlich viel Urin			• Einige Medikamente verursachen eine Steigerung der Harnproduktion	• Wenn Sie Medikamente einnehmen, fragen Sie Ihren Arzt oder Apotheker, ob Sie eine gesteigerte Harnproduktion erwarten müssen. • Gehen Sie zum Arzt.
Produktion von ungewöhnlich viel Urin	• Sehr heller Urin • Nächtliches Erwachen, um Wasser zu lassen • Schwellung der Gliedmaßen (Ödeme) • Allgemeines Unwohlsein		• Evtl. hoher Blutdruck bekannt	• Nierenerkrankung • Gehen Sie sofort zum Arzt.
Produktion von ungewöhnlich viel Urin	• Extremer Durst, häufiges Wasserlassen, gesteigerter Appetit, Gewichtsverlust, Übelkeit, Sehstörungen • Bei Frauen häufige Scheideninfekte; bei Männern Impotenz; wiederholte Hefepilzinfektionen bei beiden Geschlechtern		• Zuckerkrankheit (*Diabetes mellitus*) tritt häufiger bei Personen mit Übergewicht und Bluthochdruck auf oder wenn Angehörige an der Erkrankung leiden-	• Zuckerkrankheit (*Diabetes mellitus*) • Gehen Sie sofort zum Arzt.

LEITSYMPTOM	WEITERE SYMPTOME	VERSCHLIMMERNDE ODER LINDERNDE FAKTOREN	WEITERE WICHTIGE FAKTOREN	MÖGLICHE URSACHEN UND MASSNAHMEN
Wasserlassen, häufiges (Forts.)				
Bei Männern: mehrfaches nächtliches Aufwachen, um Wasser zu lassen	• Schwierigkeiten, den Harnstrahl zu beginnen • Nachtröpfeln nach dem Wasserlassen		• Häufiger im fortgeschrittenen Alter	• Prostataerkrankung (z. B. Vergrößerung, Entzündung oder Krebs) • Gehen Sie sofort zum Arzt.

Wasserlassen, erschwertes

Die häufigste Ursache für Schwierigkeiten beim Harnlassen ist eine gutartige Vergrößerung der Prostata, die oft bei älteren Männern auftritt. Dennoch sollten Schwierigkeiten beim Harnlassen immer von einem Arzt untersucht werden, um sicherzustellen, dass keine ernsthafte Ursache zugrunde liegt, und ob die Symptome oder die dafür verantwortliche Erkrankung behandelt werden können.

LEITSYMPTOM	WEITERE SYMPTOME	VERSCHLIMMERNDE ODER LINDERNDE FAKTOREN	WEITERE WICHTIGE FAKTOREN	MÖGLICHE URSACHEN UND MASSNAHMEN
Bei Männern: Schwierigkeiten, den Harnstrahl zu beginnen	• Nachtröpfeln nach dem Wasserlassen • Schwacher Harnstrahl		• Häufiger im fortgeschrittenen Alter	• Prostatabeschwerden (z. B. Vergrößerung, Entzündung oder Krebs) • Gehen Sie sofort zum Arzt.
Gefühl, dass die Blase unvollständig geleert wird oder Schwierigkeiten beim Entleeren der Blase	• Schmerzen beim Wasserlassen • Zu- oder Abnahme der Harnmenge		• Laut Anamnese sind Infektionen oder andere Probleme des Harntraktes vorhanden. • Genitalverletzung (einschließlich Geburt)	• Harnabfluss-Störung bei verschiedenen Erkrankungen • Gehen Sie zum Arzt.

Wasserlassen, schmerzhaftes

Sämtliche neu auftretenden Schmerzen beim Wasserlassen sollten sofort von einem Arzt untersucht werden. Bei Ihnen bereits bekannten, vorübergehenden Beschwerden wie einer Blasenentzündung oder Genitalherpes kann Sie Ihr Arzt oder Apotheker beraten, wie Sie mit den Beschwerden umgehen, wenn sich ein neuer Anfall anbahnt.

LEITSYMPTOM	WEITERE SYMPTOME	VERSCHLIMMERNDE ODER LINDERNDE FAKTOREN	WEITERE WICHTIGE FAKTOREN	MÖGLICHE URSACHEN UND MASSNAHMEN
Brennende Schmerzen beim Wasserlassen	• Häufiger Harndrang, selbst bei leerer Blase • Es werden nur geringe Harnmengen ausgeschieden. • Brennen im Unterleib, Urin riecht streng	• Geringe Flüssigkeitsaufnahme verlängert die Symptomatik. • Sexualkontakte verschlimmern die Schmerzen.	• Eine Blasenentzündung tritt bei Frauen häufiger auf als bei Männern; die Infektion wird durch Sexualkontakte, Diaphragmen oder Harnkatheter verursacht	• Harnblasenentzündung (Zystitis) • Trinken Sie reichlich Wasser. • Gehen Sie zum Arzt.
Beschwerden oder brennende Schmerzen beim Wasserlassen	• Getrübter Harn, Rückenschmerzen, bisweilen stechend, Fieber			• Nierenentzündung oder Nierensteine • Gehen Sie sofort zum Arzt.
Schmerzen beim Wasserlassen	• Schmerzen hinter dem Hodensack, Schwierigkeiten beim Wasserlassen		• Häufiger im fortgeschrittenen Alter	• Prostataerkrankungen (z.B. Prostatitis oder Prostatakrebs) • Gehen Sie zum Arzt.
Schmerzen beim Wasserlassen bei sexuell aktiven Männern	• Ausfluss aus der Eichel		• Kürzlicher Sexualkontakt mit einer neuen Partnerin	• Geschlechtskrankheit (z. B. Gonorrhö) • Gehen Sie sofort zum Arzt. • Vermeiden Sie Sexualkontakte, bis Sie Rat eingeholt haben.

LEITSYMPTOM	WEITERE SYMPTOME	VERSCHLIMMERNDE ODER LINDERNDE FAKTOREN	WEITERE WICHTIGE FAKTOREN	MÖGLICHE URSACHEN UND MASSNAHMEN
Brennende Schmerzen beim Wasserlassen	• Geschwüre oder Bläschen an den äußeren Geschlechtsorganen, die später schorfig werden • Scheiden oder Schamlippengeschwüre • Scheidenausfluss • Nässen der Geschwüre • Brennen im Unterleib	• Wasserlassen in warmem Wasser lindert das Brennen. • Wird durch Infektionen oder Stress ausgelöst	• Neue Geschwüre, nachdem andere abgeheilt sind • Geschwüre infizieren sich. • Erstinfektion löst grippeartige Symptome aus.	• Genitalherpes • Gehen Sie sofort zum Arzt. • Vermeiden Sie so lange Sexualkontakte, bis Sie medizinischen Rat eingeholt haben.
Bei Frauen: Schmerzen beim Geschlechtsverkehr	• Blutungen nach dem Geschlechtsverkehr, wässriger Scheidenausfluss, schmerzhafte Darmbewegungen, häufiger Harndrang		• Scheidentumoren sind selten	• Scheidentumor • Gehen Sie sofort zum Arzt.

Wirbelsäulenverkrümmung

Eine Verkrümmung der Wirbelsäule kann infolge einer Erkrankung, infolge von Haltungsschwächen oder Entwicklungsproblemen bei Kindern im Wachstum oder als Teil eines Fehlbildungssyndroms auftreten, das durch genetische Defekte verursacht wurde. Sämtliche ungewöhnliche Erscheinungen an der Wirbelsäule sollten von einem Arzt überprüft werden.

Seitliche Verkrümmung der Wirbelsäule bei Jugendlichen, die bei aufrechter gerader Sitzhaltung sichtbar ist; die Wirbelsäule ist s- oder korkenzieherförmig verkrümmt	• Haltungsprobleme, Schmerzen, Überlastung der Rückenmuskeln, sichtbare Verformung in schweren Fällen		• Die Ursache einer idiopathischen Skoliose ist unbekannt, man nimmt jedoch an, dass sie auf komplexe ererbte Ursachen zurückzuführen ist. • Die Erkrankung tritt bei Frauen doppelt so häufig auf wie bei Männern und erscheint in der Regel in der Pubertät.	• Idiopathische Skoliose
Übermäßige Krümmung der Brustwirbelsäule	• Schlechte Haltung, Ermüdung oder Schmerzen in der Rückenmuskulatur		• Veränderung der normalen Kurvenform tritt evtl. bereits bei Kleinkindern im Wachstum auf.	• Ausgeprägte Kyphose (»Buckel«) aufgrund einer Verletzung oder Entwicklungsstörung • Gehen Sie zum Arzt.
Übermäßige Krümmung der Wirbelsäule im Lendenbereich (Hohlkreuz)	• Schlechte Haltung, Ermüdung der oder Schmerzen in der Rückenmuskulatur		• Veränderung der normalen Kurvenform tritt evtl. bereits bei kleinen Kindern im Wachstum auf.	• Ausgeprägte Lordose (»Hohlkreuz«) aufgrund einer Verletzung oder Entwicklungsstörung • Gehen Sie zum Arzt.
Seitliche Verkrümmung der Wirbelsäule (Skoliose), die sich mit der Zeit verschlimmert	• Schwierigkeiten beim Laufen und Springen, Muskelschwäche, vergrößerte Wadenmuskeln, Atembeschwerden • Kinder müssen mit ihren Armen die Beine hinaufwandern, wenn Sie sich aufrichten wollen. • Mit der Zeit schmerzhaft		• Duchenne-Muskeldystrophie ist eine genetisch bedingte Erkrankung, die nur bei Knaben auftritt. • Die Erkrankung ist bereits bei der Geburt vorhanden, erste Anzeichen treten jedoch erst im Alter zwischen 3 und 5 Jahren auf.	• Duchenne-Muskeldystrophie • Gehen Sie zum Arzt.

LEITSYMPTOM	WEITERE SYMPTOME	VERSCHLIMMERNDE ODER LINDERNDE FAKTOREN	WEITERE WICHTIGE FAKTOREN	MÖGLICHE URSACHEN UND MASSNAHMEN
Wirbelsäulenverkrümmung (Forts.)				
Allmähliche Entwicklung einer Krümmung (Kyphose) oder seitlichen Verbiegung der Wirbelsäule (Skoliose) bei älteren Personen	• Mehrfache Brüche der Wirbel verursachen einen »Witwenbuckel«. • Neue Wirbelbrüche sind äußerst schmerzhaft, die Schmerzen klingen jedoch in der Regel innerhalb von Wochen oder Monaten ab.		• Osteoporose tritt häufiger bei Frauen als bei Männern auf.	• Osteoporose • Gehen Sie zum Arzt.
Übermäßige Krümmung der Brustwirbelsäule (Kyphose) zusammen mit einer Abflachung der normalen Lendenlordose bei jungen Menschen, Schmerzen und Steifigkeit	• Rückensteifigkeit und Schmerzen, Schmerzen im Brustkorb, Arthritis und Schmerzen in anderen Gelenken (z. B. Knie, Hüfte, Ferse), Irisentzündung, Herzbeschwerden, Darmprobleme • Gelegentlich treten Müdigkeit, Fieber, nächtliches Schwitzen oder Appetitlosigkeit auf.	• Steifigkeit ist morgens stärker	• Die Bechterew-Krankheit kommt familiär gehäuft vor und tritt häufiger bei Männern als bei Frauen auf. • Die Erkrankung tritt bei Kindern in Entwicklungsländern relativ häufig auf, aber auch bei jungen Erwachsenen der Industrienationen.	• Bechterew-Krankheit *(Spondylitis ankylosans)* • Gehen Sie zum Arzt.

Wunden und Entzündungen, nicht heilende

Sämtliche Wunden mit einer ungewöhnlich langen Heilungszeit sollten von einem Arzt untersucht werden, da langsam heilende Wunden eine Infektion oder eine schwere Erkrankung des gesamten Körpers anzeigen können.

Stelle, an der die normale Hautoberfläche verschwunden ist und nicht verheilt (Geschwür), vor allem wenn an den Rändern Gewebe wuchert	• Juckreiz und/oder Schmerzen		• Tritt typischerweise an der Sonne ausgesetzten Hautbereichen auf	• Hautkrebs • Gehen Sie sofort zum Arzt.
Stelle, an der die normale Hautoberfläche verschwunden ist und nicht verheilt (Geschwür), am Unterschenkel	• Lange Krankheitsgeschichte mit Unwohlsein, Schwellungen und Hautveränderungen am Unterschenkel		• Bekannte Erkrankung der Beinvenen (z. B. Gerinnungsstörung oder tiefe Venenthrombose) • Tritt häufiger bei Frauen als bei Männern auf	• Venöses Ulkus • Gehen Sie sofort zum Arzt.
Stelle, an der die normale Hautoberfläche verschwunden ist und nicht verheilt (Geschwür), an den Zehen- oder Fingerspitzen oder in Bereichen, die Druck ausgesetzt sind	• Schmerzhaft	• Beschwerden verschlimmern sich durch Druck auf den betroffenen Bereich.	• Laut Anamnese Erkrankung oder Verletzung der Arterien, die den betroffenen Bereich mit Blut versorgen.	• Die häufigste Grundkrankheit ist Zuckerkrankheit *(Diabetes mellitus)*. • Ischämisches Ulkus • Gehen Sie sofort zum Arzt.
Stelle, an der die normale Hautoberfläche verschwunden ist und nicht verheilt (Geschwür), in Bereichen, die Gewalteinwirkung oder Druck ausgesetzt sind	• Schmerzhaft • Die Haut um umliegenden Bereich fühlt sich taub an		• Laut Anamnese Verletzung oder Störung der Nerven, die den betroffenen Bereich versorgen.	• Neuropathisches Ulkus • Gehen Sie sofort zum Arzt.

LEITSYMPTOM	WEITERE SYMPTOME	VERSCHLIMMERNDE ODER LINDERNDE FAKTOREN	WEITERE WICHTIGE FAKTOREN	MÖGLICHE URSACHEN UND MASSNAHMEN
Stelle, an der die normale Hautoberfläche verschwunden ist und nicht verheilt (Geschwür), in einem Bereich, der bei Bettlägerigkeit längerem Druck ausgesetzt ist			• Risiko für ältere Menschen oder Personen, die körperlich behindert sind und ihr Gewicht nicht heben können • Personen mit Sensibilitätsstörungen, die nicht merken, dass Sie die Körperstellen anheben müssen	• Druckgeschwür (Dekubitus) • Gehen Sie sofort zum Arzt.
Anhaltende Sekretion aus einer pathologischen Öffnung auf der Haut	• Umgebung ist schmerzhaft oder verfärbt		• Tritt nach Operationen, tiefen Hautverletzungen, Ruptur eines Abszesses oder bei einem zugrunde liegenden Tumor auf	• Infektion oder andere Störungen unter der Hautoberfläche • Gehen Sie sofort zum Arzt.
Keine Verheilung einer Operationswunde	• Schmerzen und Beschwerden an der Operationsstelle • Rötung, Empfindlichkeit, Sekretion aus der Wunde		• Erhöhtes Risiko von Wundinfektionen durch Verschmutzung der Wunde, Schädigungen der umgebenden Haut oder des darunter liegenden Gewebes • Wahrscheinlicher bei übergewichtigen oder mangelernährten Personen, bei geschwächtem Immunsystem oder chronischer Erkrankung	• Wundinfektion • Gehen Sie sofort zum Arzt.
Stelle, an der die normale Hautoberfläche verschwunden ist und nicht verheilt (Geschwür), am Fuß oder Unterschenkel einer Person mit Zuckerkrankheit (*Diabetes mellitus*)			• Eingeschlossene Fremdkörper, die der Betroffene nicht bemerkt, werden häufig bei Personen mit diabetischen Ulzera gefunden. • Strenge Kontrolle des Blutzuckers hilft, das Risiko von Fußgeschwüren zu minimieren.	• Diabetisches Ulkus • Gehen Sie sofort zum Arzt. • Halten Sie die Füße ständig sauber und trocken und tragen Sie gut passende Schuhe. • Untersuchen Sie die Füße täglich auf Schwielen, Infektionen, Abschürfungen und Blasen.

Zahnschmerzen

Zahnschmerzen müssen sofort behandelt werden, um eine möglichst große Chance zu haben, den betroffenen Zahn zu erhalten. Bei Zahnschmerzen wendet man sich im Allgemeinen an einen Zahnarzt; außerhalb der Sprechzeiten sollten Sie sich jedoch bei Zahnverlusten aufgrund von Verletzungen sofort in die Notaufnahme einer Klinik begeben.

Ausgeschlagener Zahn durch Mundverletzung	• Schmerzen in der Umgebung im Mund		• Unter gewissen Umständen kann ein ansonsten gesunder, durch Unfall ausgeschlagener Zahn gerettet werden	• Dies ist ein zahnmedizinischer Notfall. • Wickeln Sie den Zahn in ein feuchtes kühles Tuch oder behalten Sie ihn im Mund, bis Sie den Zahnarzt erreichen. • Suchen Sie sofort Ihren Zahnarzt oder die Notaufnahme auf.

LEITSYMPTOM	WEITERE SYMPTOME	VERSCHLIMMERNDE ODER LINDERNDE FAKTOREN	WEITERE WICHTIGE FAKTOREN	MÖGLICHE URSACHEN UND MASSNAHMEN
Zahnschmerzen (Forts.)				
Schmerzen an einem bestimmten, abgebrochenen, angeschlagenen oder lockeren Zahn				• Ist der Zahn gerade angeschlagen worden, bewahren Sie die abgesplitterten oder abgebrochenen Stückchen in einem feuchten kühlen Tuch auf. • Gehen Sie sofort zum Zahnarzt.
Schmerzen an einem bestimmten Zahn; anfänglich bei heißen bzw. kalten Berührungen oder beim Essen; können sich zu anhaltenden, klopfenden Schmerzen entwickeln	• Anhaltende Schmerzen bei Entzündung oder Infektion		• Schlechte Mundhygiene erhöht das Risiko für Karies.	• Karies (Zahnfäule) • Gehen Sie zum Zahnarzt.
Rötung, Schwellung, Empfindlichkeit und starke Schmerzen um einen Zahn und/oder einen Bereich des Zahnfleisches	• Gesichtsschwellung		• Zuvor andere Symptome von Karies oder Parodontose, besonders wenn diese nicht behandelt wurden	• Zahnabszess • Gehen Sie sofort zum Zahnarzt.
Schmerzen, die nicht notwendigerweise mit einem bestimmten Zahn verbunden sind	• Empfindlichkeit, leicht blutendes Zahnfleisch beim Bürsten oder Kauen, gerötetes, geschwollenes Zahnfleisch, Lockerung der Zähne		• Beginnt in der Regel mit einer Zahnfleischentzündung	• Parodontose • Gehen Sie zum Zahnarzt.

Zahnfleischbluten

Zahnfleischbluten ist in der Regel ein Zeichen für eine Zahnfleischentzündung, die am häufigsten durch mangelhafte Zahnhygiene verursacht wird. Bei Rauchern ist das Risiko für Zahnfleischentzündungen doppelt so hoch wie bei Nichtrauchern. Zur Risikogruppe zählen zudem Diabetiker sowie Personen mit Leukämie oder der Crohn-Krankheit.

Geschwollenes, gerötetes Zahnfleisch, das z. B. beim Zähneputzen oder Essen leicht zu bluten beginnt	• Zahnfleisch reagiert empfindlich auf Berührung oder Kauen von Nahrung	• Essen verschlimmert die Symptome	• Die hormonellen Veränderungen in der Schwangerschaft können die Beschwerden verschlimmern. • Zahnfleischentzündungen werden meistens durch mangelhafte Zahnhygiene, wie ungenügendes Bürsten oder Reinigen der Zähne mit Zahnseide, verursacht.	• Zahnfleischentzündung • Suchen Sie einen Allgemein- oder Zahnarzt auf.

LEITSYMPTOM	WEITERE SYMPTOME	VERSCHLIMMERNDE ODER LINDERNDE FAKTOREN	WEITERE WICHTIGE FAKTOREN	MÖGLICHE URSACHEN UND MASSNAHMEN
Blutendes, gerötetes Zahnfleisch	• Eiter um die Zähne, schlechter Geschmack im Mund, übler Mundgeruch • Paradontose führt evtl. zu vertieften Zahntaschen um die Zähne, lockeren Zähnen, Zahnverlusten.	• Essen verschlimmert die Symptome.	• Parodontose tritt auf, wenn sich die Zahnfleischentzündung auf die stützenden Strukturen der Zähne ausbreitet.	• Parodontose • Gehen Sie zum Zahnarzt.
Plötzlich auftretende Schmerzen im Zahnfleisch, das leicht zu bluten beginnt	• Müdigkeit, übler Mundgeruch, ungewöhnlich viel Speichel, gelblich graue Beläge meist einseitig auf Zahnfleisch und Mandeln	• Symptome verschlimmern sich durch Essen und Schlucken.	• Mangelhafte Zahnhygiene ist für diese Erkrankung prädisponierend.	• Bakterielle Infektion des Mundraumes (Plaut-Vincent-Angina) • Gehen Sie zum Zahnarzt.
Zahnfleisch und Nase beginnen leicht zu bluten	• Geschwollene Lymphknoten am Hals, in der Achselhöhle oder Leiste, Gewichtsverlust, Müdigkeit, Neigung zu leichter Blutergussbildung, Appetitlosigkeit		• Erhöhte Infektionsanfälligkeit (z. B. Mandelentzündung, Lungenentzündung)	• Leukämie oder andere schwere Erkrankung (z. B. Aids) • Gehen Sie sofort zum Arzt.
Extrem entzündetes, geschwollenes Zahnfleisch, das leicht zu bluten beginnt	• Ohrenschmerzen, ähnliche Symptome wie bei Nasennebenhöhlenentzündung, Nasenbluten, Fieber, Nachtschweiß, Gewichtsverlust, Husten, Müdigkeit		• Die Wegener-Granulomatose ist eine seltene Erkrankung, die am häufigsten bei Weißen auftritt. • Sie tritt in jedem Alter auf, am häufigsten bei Personen um das 40. Lebensjahr.	• Die Wegener-Granulomatose ist eine seltene, aber schwere Erkrankung. • Gehen Sie sofort zum Arzt.

Zittern (Tremor)

Als Zittern (Tremor) bezeichnet man nicht steuerbare rhythmische Bewegungen in der Regel der Hände oder des Kopfes. Tremor tritt relativ häufig bei älteren Menschen oder als Nebenwirkung von bestimmten Medikamenten auf.

Heftiger und rhythmischer Ruhetremor der Hände, bisweilen bewegt sich der Daumen in einer drehenden Bewegung über die Finger	• Schleichendes Einsetzen der Symptome wie Verlangsamung beim Ansetzen zu und Ausführen von Bewegungen, trippelnder, mühsamer Gang, Gleichgewichtsstörungen und Schwierigkeiten bei der Gehsteuerung	• Tremor verschwindet beim aktiven Benutzen der Hände, verschlimmert sich durch Emotionen.	• Am häufigsten bei Erwachsenen über 50 Jahren	• Parkinson-Krankheit • Gehen Sie zum Arzt.

LEITSYMPTOM	WEITERE SYMPTOME	VERSCHLIMMERNDE ODER LINDERNDE FAKTOREN	WEITERE WICHTIGE FAKTOREN	MÖGLICHE URSACHEN UND MASSNAHMEN
Zittern (Tremor) (Forts.)				
Leichtes Zittern beim Benutzen der Hände		• Verschlimmerung beim aktiven Benutzen der Hände	• Ein normaler, in der Regel sehr schwacher Tremor wird durch Emotionen, Müdigkeit, Koffein, fortschreitendes Alter, andere Erkrankungen (z. B. Schilddrüsenerkrankung), Medikamente (z. B. Asthmamittel), Depressionen oder andere psychische Beschwerden, Epilepsie, psychiatrische Erkrankungen oder Alkoholentzug verschlimmert.	• Physiologischer Tremor – Verschlimmerung eines leichten Tremors, der normalerweise bei gesunden Personen auftritt • Gehen Sie zum Arzt, wenn Sie sich sorgen oder die Symptome andauern.
Zittern beim Benutzen der Hände		• Linderung durch Alkohol	• Tremor ist in der Familie vorhanden.	• Essenzieller Tremor • Gehen Sie zum Arzt.
Heftiger Tremor beim Benutzen der Hände		• Verschlimmerung bei feinmotorischen Bewegungen	• Erkrankung des Kleinhirns, das für Muskeltonus, Gleichgewicht und Koordination zuständig ist	• Gehen Sie sofort zum Arzt.
Starker Tremor des Kopfes	• Gleichgewichtsstörungen, Torkeln, ruckartige Bewegungen, Sprachstörungen		• Genetisch bedingter, angeborener Tremor ist relativ selten.	• Altersbedingter Tremor, angeborene Erkrankung oder Gehirnerkrankung • Gehen Sie zum Arzt.

Zungenveränderungen

Die meisten Veränderungen an der Zunge verschwinden auch ohne Behandlung innerhalb von wenigen Tagen. Wenn jedoch die Symptome immer wiederkehren oder andauern, ist es wichtig, dass Sie einen Arzt aufsuchen, da die Veränderungen an der Zunge ein Symptom für andere Erkrankungen sein können.

Gerötete wunde Stellen auf der Zunge		• Beschwerden verschlimmern sich beim Essen, Trinken oder bei der Verwendung von Mundspülungen	• Verletzungsbedingte Geschwüre, verheilen in der Regel innerhalb weniger Tage	• Verletzungsbedingte Geschwüre (z. B. bei dritten Zähnen oder Zahnspangen) • Gehen Sie zum Arzt oder Zahnarzt, wenn Sie sich sorgen oder die Symptome andauern.
Schmerzende, weißlich belegte Geschwüre auf oder unter der Zunge bei einer ansonsten gesunden Person			• Evtl. Crohn-Krankheit oder Zöliakie bekannt	• Aphthen (Mundausschlag) • Aphthen treten häufig bei gesunden Personen auf und können durch Herpesviren verursacht werden. • Gehen Sie zum Arzt oder Zahnarzt, wenn Sie sich sorgen oder die Symptome andauern.

LEITSYMPTOM	WEITERE SYMPTOME	VERSCHLIMMERNDE ODER LINDERNDE FAKTOREN	WEITERE WICHTIGE FAKTOREN	MÖGLICHE URSACHEN UND MASSNAHMEN
Weiße, fest haftende Beläge auf geröteter Umgebung	• An den Mundseiten		• Am häufigsten bei Kleinkindern und Säuglingen, älteren Menschen oder Personen mit Immunsuppression (z. B. bei Zuckerkrankheit, Aids, bei Einnahme von Kortikoiden oder bei Chemotherapie gegen Krebs)	• Mundsoor oder orale Candidamykose, eine Hefepilzinfektion • Gehen Sie zum Arzt.
Vergrößerte Zunge			• Tritt bei Down-Syndrom und Akromegalie auf	• Tumor oder Anzeichen einer anderen Erkrankung • Gehen Sie zum Arzt.
Flickmusterartig angeordnete, erhabene helle und flache, gerötete Stellen			• Muster verändert sich mit der Zeit	• »Landkartenzunge« • Harmlose Entzündung der Zunge • Gehen Sie zum Arzt.
Glatte Zungenoberfläche (Verlust der normalen rauen Oberfläche)	• Schmerzhaft			• Zungenentzündung (Glossitis), Eisenmangel, Vitaminmangel oder Anämie • Gehen Sie zum Arzt.
Entzündung und Anschwellen der Zunge und des Zahnfleisches	• Abschälen der Haut im Mund		• Einige Medikamente verursachen eine schwere entzündliche Reaktion im Mund. • Gute Mundhygiene einschließlich Bürsten der Zähne und Reinigen mit Zahnseide hilft bei der Vorbeugung gegen Mundinfektionen.	• Plaut-Vincent-Angina oder Reaktion auf Medikamente • Suchen Sie einen Arzt oder Zahnarzt auf.
Hochrote Zunge mit besonders hervortretenden Papillen (Himbeerzunge)	• Fieber, Halsschmerzen		• Am häufigsten bei kleinen Kindern	• Scharlach • Gehen Sie sofort zum Arzt.
Behaartes Aussehen				• Meist Hypertrophie der normalen Fortsätze der Zungenoberfläche • Gehen Sie zum Arzt.
Schwarzes oder braunes Aussehen			• Tabakrauchen und -kauen verfärben die Zunge. • Verfärbungen durch Antibiotika	• Gehen Sie zum Arzt.
Erhabenes Geschwür am Zungenrand, dick und fest an den Rändern und in der Umgebung			• Heilt im Gegensatz zu normalen Geschwüren nicht innerhalb weniger Tage ab	• Zungenkrebs • Gehen Sie sofort zum Arzt.

Lebenszyklen

MEILENSTEINE DER ENTWICKLUNG UND VORSORGEUNTERSUCHUNGEN FÜR FRAUEN

IMPFKALENDER LAUT EMPFEHLUNG DER STÄNDIGEN IMPFKOMMISSION

Die Tabelle stellt einen typischen Impfkalender dar. Dieser enthält die wichtigsten generellen Impfempfehlungen, die jedoch von Land zu Land variieren können. Auch die Abstände zwischen den Impfungen und die Impfhäufigkeit können voneinander abweichen. Darüber hinaus sind in einigen Risikogebieten zusätzliche Impfungen erforderlich, die hier nicht aufgeführt sind. Informationen über Impfungen sowie Impfkalender sind beim Gesundheitsamt und bei Ärzten erhältlich. Die Wirkung einiger Impfungen lässt nach einiger Zeit nach, sodass das ganze Leben lang Auffrischungsimpfungen notwendig sind, um den Impfschutz zu erhalten.

KRANKHEIT	Geburt	3 Monate	4 Monate	5 Monate	12 Monate	12–18 Mon.	6 Jahre	11–15 Jahre	50 Jahre	65+ Jahre
Hepatitis B	•	•		•		•		*•		
Diphterie		•	•	•		•	•	•		
Tetanus		•	•	•		•	•	•		
Keuchhusten		•	•	•		•				
Hib (Haemophilus influenzae Typ B)		•	•	•		•				
Polio		•		•		•		•		
Masern					•		•			
Mumps					•		•			
Röteln							•	•		
Windpocken						**•				
Pneumokokken-Infektion										***•
Grippe										****•

* Auffrischung bei Impfung im Säuglingsalter. Sonst Neuimpfung mit drei Injektionen jederzeit möglich, zweite und dritte Injektion nach einem Monat und sechs Monaten. Auffrischungen alle zehn Jahre.

** jederzeit nach dem 12. Lebensmonat

*** alle fünf Jahre bei Abwehrschwäche oder ab dem 65. Lebensjahr

**** jedes Jahr bei Abwehrschwäche oder ab dem 65. Lebensjahr

Geburt – 6 Monate

- Bei der Geburt können Babys 20–30 cm weit geradeaus sehen und haben ein voll entwickeltes Gehör. Die Schamlippen können geschwollen sein.
- Innerhalb von ein paar Tagen nach der Geburt entwickeln Babys einen Geschmackssinn und reagieren auf die Stimme und den Geruch der Mutter.
- Erstes Lächeln im Alter von 4 bis 6 Wochen.
- Im Alter von 6 Monaten können die meisten Babys Gegenstände halten, die ihnen in die Hand gegeben werden, in alle Richtungen sehen, sich drehen und in der Bauchlage Kopf und Schultern anheben.

UNTERSUCHUNGEN

- Apgar-Score 1 Minute und 5 Minuten nach der Geburt gibt Aufschluss über Hautfarbe, Herzfrequenz, Atmung, Reflexe und Muskelaktivität. Messung von Größe, Gewicht und Kopfumfang sowie gründliche körperliche Untersuchung in den ersten 12 Stunden nach der Geburt.
- Blutuntersuchung nach 4 bis 5 Tagen, um zu klären, ob seltene Stoffwechsel- oder Erbkrankheiten vorliegen.
- Gründliche körperliche Untersuchung nach 6 bis 8 Wochen.
- Impfungen bei der Geburt, nach 2 und nach 4 Monaten (s. Impfkalender).

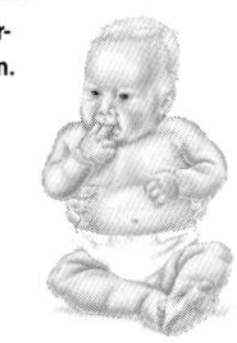

6–12 Monate

- Die ersten Zähne kommen im Alter von 4 bis 8 Monaten. Die meisten Babys können jetzt mit Unterstützung sitzen.
- Bis zum 9. Monat können Babys in der Regel krabbeln, winken und in die Hände klatschen. Sie können Laute imitieren und reagieren auf ihren Namen.
- Bis zum 12. Monat können viele Babys laufen, wenn sie sich dabei an Möbelstücken festhalten; sie können ein paar Sekunden frei stehen und ein oder zwei Wörter sagen.

UNTERSUCHUNGEN

- Impfung im Alter von 6 und 12 Monaten (s. Impfkalender).
- Körperliche Untersuchung und Überprüfung der Entwicklung kann im Alter von 6 bis 8 Monaten erfolgen.

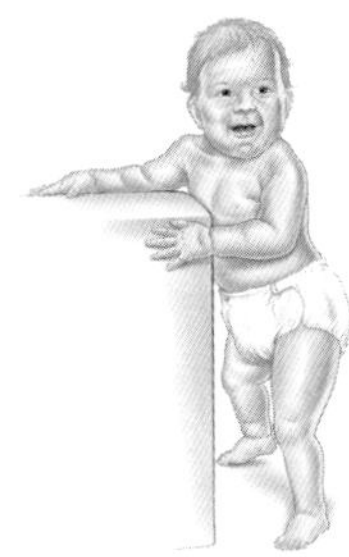

20–30 Jahre

- Die Fruchtbarkeit erreicht mit Mitte 20 ihren Höhepunkt. In diesem Lebensjahrzehnt bekommen viele Frauen ihr erstes Kind.

UNTERSUCHUNGEN

- Alle 2 Jahre körperliche Untersuchung einschließlich Messung von Blutdruck, Größe und Gewicht. Ab dem 18. Lebensjahr sollten Frauen zur Krebsvorsorge alle 2 Jahre einen Pap-Test durchführen lassen.
- Das ganze Leben lang sollte jeden Monat eine Selbstuntersuchung der Brust durchgeführt werden.
- Alle 10 Jahre sind bestimmte Auffrischungsimpfungen erforderlich (s. Impfkalender).

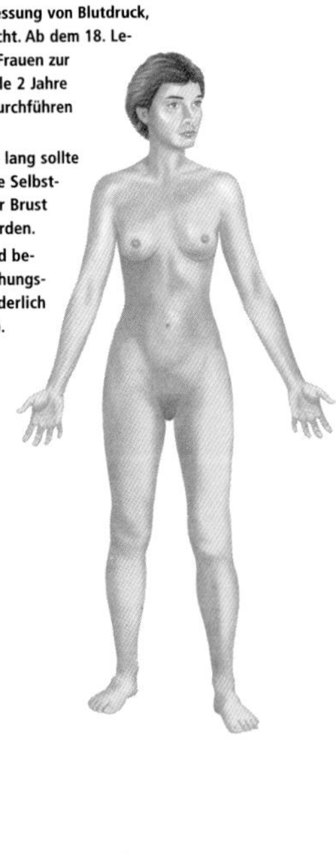

30–40 Jahre

- Die Fruchtbarkeit nimmt ab, und das Risiko für fetale Entwicklungsstörungen bei Schwangeren nimmt zu.
- Die Knochendichte nimmt ab.

UNTERSUCHUNGEN

- Alle 2 Jahre körperliche Untersuchung einschließlich Messung von Blutdruck, Größe und Gewicht. Weiterhin alle 2 Jahre Krebsvorsorge.
- Monatliche Selbstuntersuchung der Brust.
- Alle 5 Jahre Untersuchung der Cholesterinwerte.

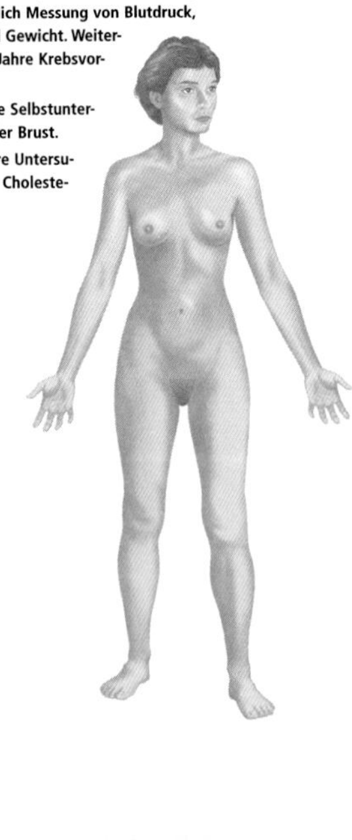

40–50 Jahre

- Beginn der Wechseljahre, die das Ende der Menstruation und Fruchtbarkeit ankündigen. Das Absinken der Östrogenwerte kann zu Hitzewallungen und anderen Symptomen führen.
- Der Kalzium- und Mineralgehalt der Knochen nimmt erheblich ab.

UNTERSUCHUNGEN

- Jährlich körperliche Untersuchung einschließlich Messung von Blutdruck, Größe und Gewicht sowie ärztliche Brustuntersuchung. Jährlich gynäkologische Untersuchung, Krebsvorsorge, Rektal- und Urinuntersuchung.
- Monatliche Selbstuntersuchung der Brust.
- Alle 2 Jahre sollte eine Mammografie durchgeführt werden.
- Alle 2 Jahre augenärztliche Kontrolle einschließlich Untersuchung zur Früherkennung von Grünem Star.

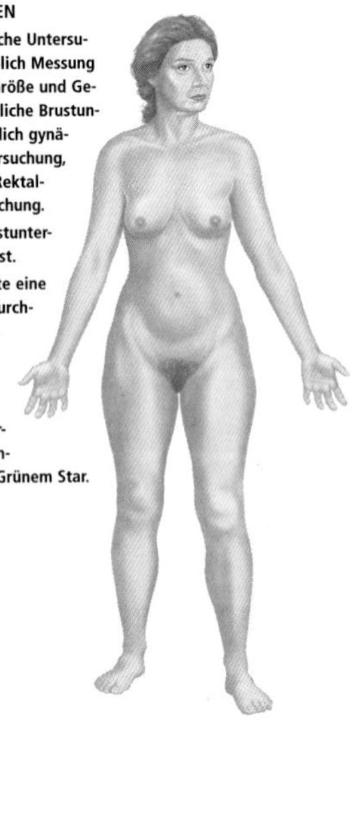

1–5 Jahre

- Mit 18 Monaten kann ein Mädchen gut laufen, Bauklötze auftürmen, einen Ball werfen und Spielzeug durch das Zimmer schieben.
- Bis zum 2. Lebensjahr kann ein Mädchen rennen, Treppen hinauf- und hinuntergehen und selbst mit einem Löffel essen. 2-Jährige sind schnell frustriert und neigen zu Temperamentsausbrüchen. Der Wortschatz vergrößert sich erheblich.
- 3- bis 4-Jährige lernen einfache Sätze zu bilden und spielen häufiger mit Spielkameraden. Die Sauberkeitserziehung ist bei Mädchen in diesem Alter häufig abgeschlossen.
- Bis zum 4. Lebensjahr sind Mädchen gewachsen und erscheinen aufgrund des Fettabbaus und Muskelaufbaus dünner. Das Längenwachstum erfolgt zum größten Teil in den Beinen.
- Das Vorschulalter ist eine Zeit rasanter Entwicklungen, in der die Persönlichkeit eines Kindes zum Ausdruck kommt.

UNTERSUCHUNGEN

- Impfung im Alter von 12 bis 18 Monaten und 6 Jahren vor Schuleintritt (s. Impfkalender).
- Die Entwicklung wird regelmäßig vom Arzt kontrolliert.

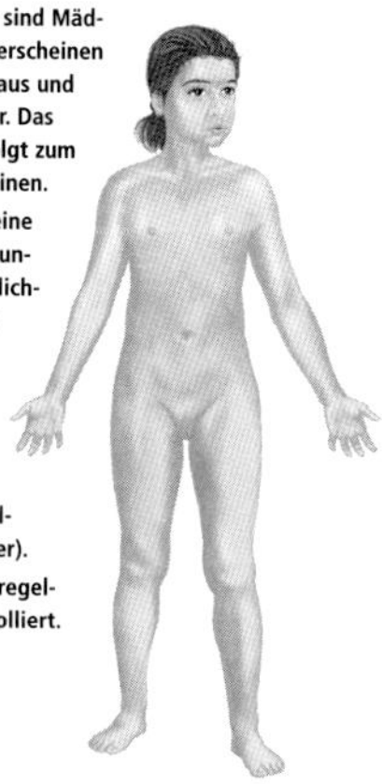

6–10 Jahre

- Diese Jahre sind von einer raschen körperlichen, geistigen und psychischen Entwicklung geprägt.
- Die Schule beginnt im Alter von 6 bis 7 Jahren, und Mädchen fangen an, enge Freundschaften zu schließen – meist mit anderen Mädchen.
- Die Milchzähne fallen um das 6. Lebensjahr aus.
- Lesen und Schreiben werden erlernt und immer weiter verbessert.
- Bei den meisten Mädchen beginnt die Pubertät nach dem 10. Lebensjahr. Anzeichen sind die Entwicklung der Brüste und das Wachsen von Schamhaaren sowie eine erhebliche Zunahme der Körpergröße (Wachstumsschub).
- Kinder in diesem Alter verfügen in der Regel über die Koordination und das Gleichgewicht eines Erwachsenen.

UNTERSUCHUNGEN

- Bei Kindern, die Schwierigkeiten in der Schule haben, sollte untersucht werden, ob eine Konzentrationsschwäche (ADS) oder Lernstörung, z. B. Legasthenie, vorliegt.
- Auffrischungsimpfungen können erforderlich sein (s. Impfkalender).

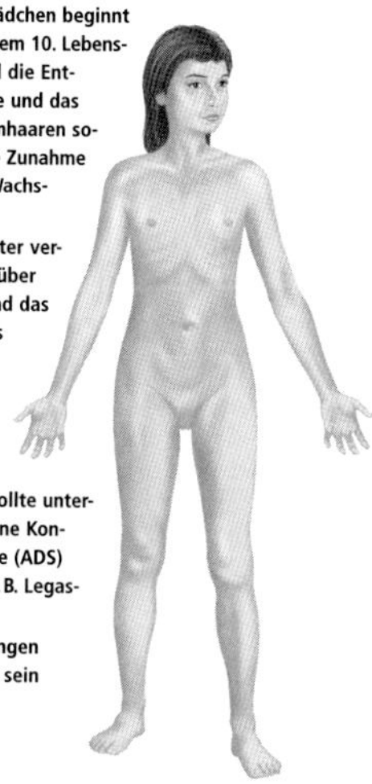

11–19 Jahre

- Die Menstruation beginnt meist im Alter von 11 bis 14 Jahren; anschließend kann das Wachstum langsamer verlaufen. An den Hüften und Oberschenkeln sammelt sich vermehrt Körperfett an, die Schweißdrüsen entwickeln sich, und hormonelle Veränderungen können zu Hautproblemen führen.
- Einige junge Frauen dieser Altersgruppe entwickeln Ess-Störungen.
- Sexuell aktive junge Frauen sollten über sexuell übertragbare Krankheiten und den Gebrauch von Verhütungsmitteln informiert sein.

UNTERSUCHUNGEN

- Impfungen im Alter von 11 bis 15 Jahren (s. Impfkalender).
- In vielen Schulen werden Untersuchungen zur Früherkennung von Haltungsschäden, Seh- und Hörstörungen durchgeführt. Skoliose – eine seitliche Wirbelsäulenverkrümmung – tritt häufiger bei Mädchen als bei Jungen auf.

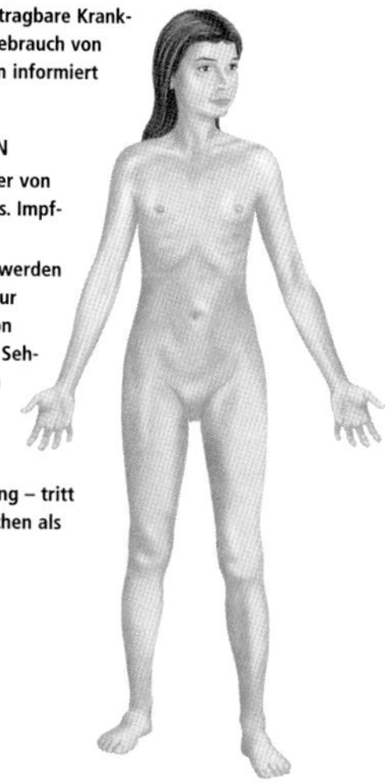

50–65 Jahre

- Nach den Wechseljahren verringert sich die Knochendichte erheblich. Die Muskelmasse nimmt ebenfalls ab, und der Stoffwechsel wird langsamer.

UNTERSUCHUNGEN

- Weiterhin jährlicher Check-up einschließlich Messung von Blutdruck, Größe und Gewicht sowie ärztliche Brustuntersuchung. Jährlich gynäkologische Untersuchung, Krebsvorsorge, Rektal-, Urin- und Hautuntersuchung. Alle 2 Jahre augenärztliche Kontrolle einschließlich Untersuchung zur Früherkennung von Grünem Star.
- Nach den Wechseljahren ist eine zusätzliche jährliche Untersuchung der Herzfunktion, Knochendichte und des Stuhls erforderlich.
- Einmal pro Jahr sollte eine Mammografie durchgeführt werden.
- Es wird empfohlen, alle 3 bis 5 Jahre eine Rektoskopie (Darmspiegelung des Mastdarmes und unteren Teiles des Dickdarmes) sowie alle 5 Jahre eine Untersuchung der Cholesterinwerte durchführen zu lassen.

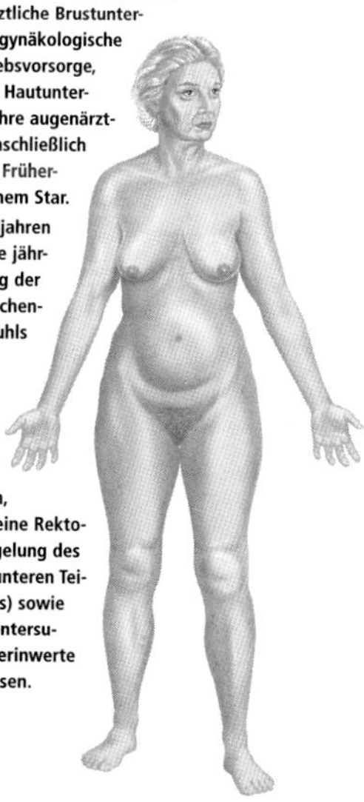

65–85 Jahre

- Im Alter von 65 bis 70 Jahren beträgt die Knochendichte einer Frau nur noch die Hälfte der Knochendichte im Alter von 30 Jahren.
- Die Leistungsfähigkeit der Organe, einschließlich des Gehirns, lässt nach. Viele ältere Frauen sind nach wie vor sehr aktiv, doch können die körperlichen Fähigkeiten eingeschränkt sein.

UNTERSUCHUNGEN

- Weiterhin jährlicher Check-up einschließlich Messung von Blutdruck, Größe und Gewicht sowie ärztlicher Brustuntersuchung. Eine gynäkologische Untersuchung und Krebsvorsorge sowie eine Rektal- und Urinuntersuchung werden ebenfalls empfohlen. Jährliche Mammografie sowie Herz-, Knochendichte-, Stuhl- und Cholesterinuntersuchungen sind empfehlenswert. Alle 2 Jahre augenärztliche Kontrolle einschließlich Untersuchung zur Früherkennung von Grünem Star.
- Weiterhin monatliche Selbstuntersuchung der Brust.
- Jährliche Grippeimpfung wird empfohlen.
- Alle 5 Jahre Pneumokokken-Impfung.

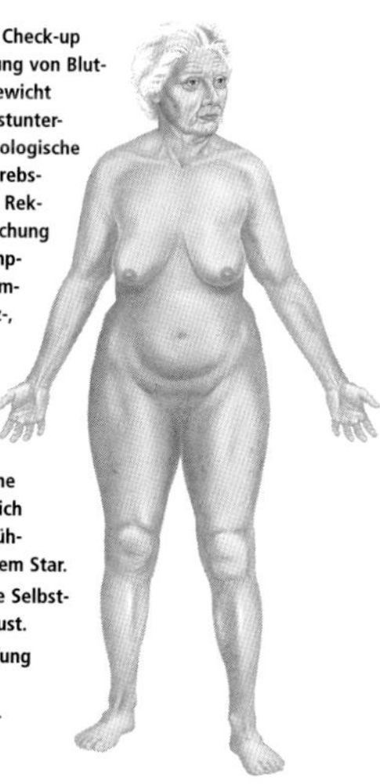

85 Jahre und älter

- Die Knochendichte nimmt weiter ab. Etwa 30 % aller Frauen, die das 90. Lebensjahr erreichen, erleiden aufgrund der geschwächten Knochen einen Oberschenkelhalsbruch.
- Die Häufigkeit von Demenz nimmt zu. Bei den Betroffenen kommt es zu Gedächtnisstörungen und Schwierigkeiten beim Aufnehmen neuer Informationen.

UNTERSUCHUNGEN

- Weiterhin jährlicher Check-up. Die körperliche Untersuchung sollte eine vollständige gynäkologische Untersuchung einschließlich Krebsvorsorge, Rektaluntersuchung, Blutdruck, Größe und Gewicht, Hautkontrolle, eine ärztliche Brustuntersuchung sowie Urinuntersuchungen beinhalten.
- Blutuntersuchungen (Cholesterin und Blutzucker).
- Jährliche Mammografie sowie Herz-, Knochendichte- und Stuhluntersuchung werden empfohlen.
- Weiterhin Pneumokokken- und Grippeimpfung.
- Alle 2 Jahre augenärztliche Kontrolle einschließlich Untersuchung zur Früherkennung von Grünem Star.
- Weiterhin monatliche Selbstuntersuchung der Brust.

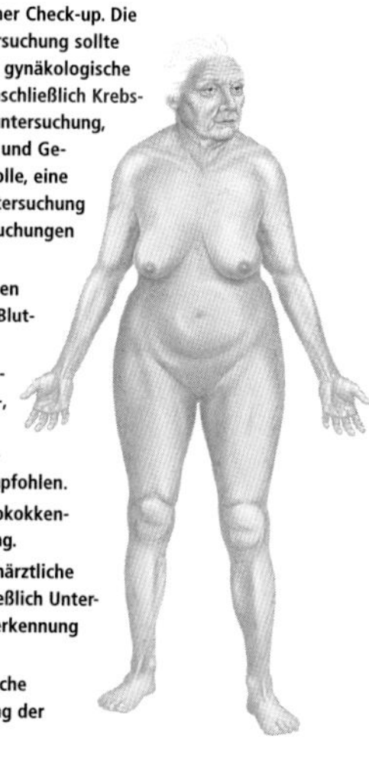

Lebenszyklen

MEILENSTEINE DER ENTWICKLUNG UND VORSORGEUNTERSUCHUNGEN FÜR MÄNNER

IMPFKALENDER LAUT EMPFEHLUNG DER STÄNDIGEN IMPFKOMMISSION

Die Tabelle stellt einen typischen Impfkalender dar. Dieser enthält die wichtigsten generellen Impfempfehlungen, die jedoch von Land zu Land variieren können. Auch die Abstände zwischen den Impfungen und die Impfhäufigkeit können voneinander abweichen. Darüber hinaus sind in einigen Risikogebieten zusätzliche Impfungen erforderlich, die hier nicht aufgeführt sind. Informationen über Impfungen sowie Impfkalender sind beim Gesundheitsamt und bei Ärzten erhältlich. Die Wirkung einiger Impfungen lässt nach einiger Zeit nach, sodass das ganze Leben lang Auffrischungsimpfungen notwendig sind, um den Impfschutz zu erhalten.

KRANKHEIT	Geburt	3 Monate	4 Monate	5 Monate	12 Monate	12–18 Mon.	6 Jahre	11–15 Jahre	50 Jahre	65+ Jahre
Hepatitis B	•	•		•		•		•*		
Diphterie		•	•	•		•	•	•		
Tetanus		•	•	•		•	•	•		
Keuchhusten		•	•	•		•				
Hib (Haemophilus influenzae Typ B)			•	•	•		•			
Polio		•		•		•		•		
Masern					•		•			
Mumps					•		•			
Röteln							•	•		
Windpocken						•**				
Pneumokokken-Infektion										•***
Grippe										•****

* Auffrischung bei Impfung im Säuglingsalter. Sonst Neuimpfung mit drei Injektionen jederzeit möglich, zweite und dritte Injektion nach einem Monat und sechs Monaten. Auffrischungen alle zehn Jahre.

** jederzeit nach dem 12. Lebensmonat

*** alle fünf Jahre bei Abwehrschwäche oder ab dem 65. Lebensjahr

**** jedes Jahr bei Abwehrschwäche oder ab dem 65. Lebensjahr

Geburt – 6 Monate

- Bei der Geburt können Babys 20–30 cm weit geradeaus sehen und haben ein voll entwickeltes Gehör. Beide Hoden sollten im Hodensack liegen.
- Innerhalb von ein paar Tagen nach der Geburt entwickeln Babys einen Geschmackssinn und reagieren auf die Stimme und den Geruch der Mutter.
- Erstes Lächeln im Alter von 4 bis 6 Wochen.
- Im Alter von 6 Monaten können die meisten Babys Gegenstände halten, die ihnen in die Hand gegeben werden, in alle Richtungen sehen, sich drehen und in der Bauchlage Kopf und Schultern anheben.

UNTERSUCHUNGEN

- Apgar-Score 1 Minute und 5 Minuten nach der Geburt gibt Aufschluss über Hautfarbe, Herzfrequenz, Atmung, Reflexe und Muskelaktivität. Messung von Größe, Gewicht und Kopfumfang sowie gründliche körperliche Untersuchung in den ersten 12 Stunden nach der Geburt.
- Bluttuntersuchung nach 4 bis 5 Tagen, um zu klären, ob seltene Stoffwechsel- oder Erbkrankheiten vorliegen.
- Gründliche körperliche Untersuchung nach 6 bis 8 Wochen.
- Impfungen bei der Geburt, nach 2 und nach 4 Monaten (s. Impfkalender).

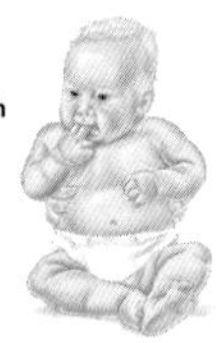

6–12 Monate

- Die ersten Zähne kommen im Alter von 4 bis 8 Monaten. Die meisten Babys können jetzt mit Unterstützung sitzen.
- Bis zum 9. Monat können Babys in der Regel krabbeln, winken und in die Hände klatschen. Sie können Laute imitieren und reagieren auf ihren Namen.
- Bis zum 12. Monat haben die meisten Babys ihr Gewicht verdreifacht. Viele Babys können laufen, wenn sie sich dabei an Möbelstücken festhalten; sie können ein paar Sekunden frei stehen und ein oder zwei Wörter sagen.

UNTERSUCHUNGEN

- Impfung im Alter von 6 und 12 Monaten (s. Impfkalender).
- Gründliche körperliche Untersuchung und Überprüfung der Entwicklung kann im Alter von 6 bis 8 Monaten erfolgen.

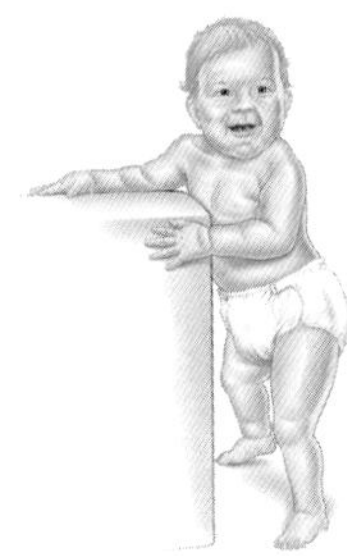

20–30 Jahre

- Die Knochen wachsen bei den meisten Männern bis etwa zum 20. Lebensjahr.

UNTERSUCHUNGEN

- Regelmäßige körperliche Untersuchung einschließlich Messung von Größe, Gewicht und Blutdruck wird alle 2 Jahre empfohlen.
- Eine ärztliche Untersuchung der Hoden sollte alle 2 Jahre erfolgen, eine monatliche Selbstuntersuchung der Hoden wird empfohlen.
- Alle 10 Jahre sind bestimmte Auffrischungsimpfungen erforderlich (s. Impfkalender).

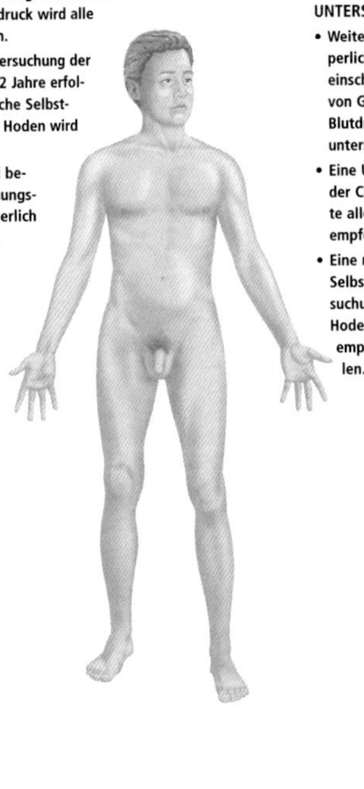

30–40 Jahre

- Die Verteilung des Körperfettes ändert sich. In der Bauchregion sammelt sich vermehrt Fett an.
- 30 % der Männer über 30 haben Haarausfall.

UNTERSUCHUNGEN

- Weiterhin alle 2 Jahre körperliche Untersuchung einschließlich Messung von Größe, Gewicht und Blutdruck sowie Hodenuntersuchung.
- Eine Untersuchung der Cholesterinwerte alle 5 Jahre wird empfohlen.
- Eine monatliche Selbstuntersuchung der Hoden wird empfohlen.

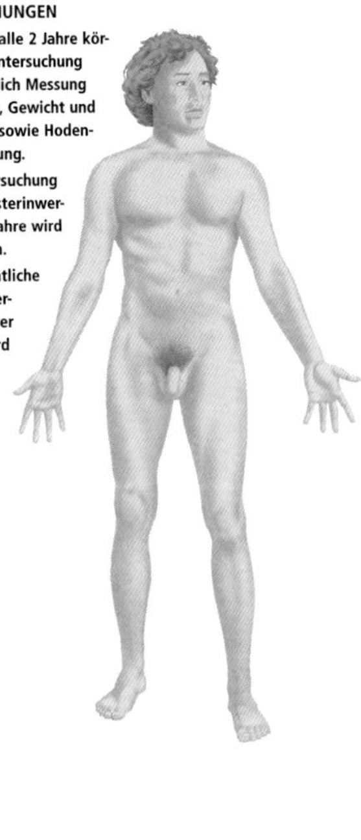

40–50 Jahre

- Der Stoffwechsel wird langsamer, was häufig zu einer Gewichtszunahme führt.
- Etwa ab dem 45. Lebensjahr setzt eine Vergrößerung der Prostata ein.

UNTERSUCHUNGEN

- Jährliche körperliche Untersuchung einschließlich Messung von Größe, Gewicht und Blutdruck sowie ärztliche Untersuchung der Hoden. Jährliche Rektal- und Urinuntersuchung.
- Die Cholesterinwerte sollten in kürzeren Abständen untersucht werden, d. h. alle 1 bis 2 Jahre.
- Eine monatliche Selbstuntersuchung der Hoden wird empfohlen.
- Eine augenärztliche Kontrolle einschließlich Untersuchung zur Früherkennung von Grünem Star alle 2 Jahre wird empfohlen.

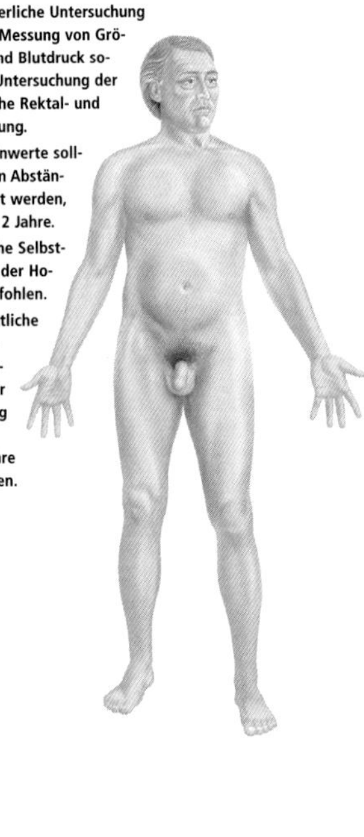

1–5 Jahre

- Mit 18 Monaten kann ein Junge gut laufen, Bauklötze auftürmen, einen Ball werfen und Spielzeug durch das Zimmer schieben.
- Bis zum 2. Lebensjahr kann ein Junge rennen, Treppen hinauf- und hinuntergehen und selbst mit einem Löffel essen. 2-Jährige sind schnell frustriert und neigen zu Temperamentsausbrüchen. Der Wortschatz vergrößert sich erheblich.
- 3- bis 4-Jährige lernen einfache Sätze zu bilden und spielen häufiger mit Spielkameraden. Die Sauberkeitserziehung ist bei Jungen in diesem Alter in der Regel abgeschlossen, obgleich einige noch Probleme damit haben, vor allem nachts.
- Bis zum 4. Lebensjahr sind Jungen gewachsen und erscheinen aufgrund des Fettabbaus und Muskelaufbaus dünner. Das Längenwachstum erfolgt zum größten Teil in den Beinen.
- Das Vorschulalter ist eine Zeit rasanter Entwicklungen, in der die Persönlichkeit eines Kindes zum Ausdruck kommt.

UNTERSUCHUNGEN

- Impfung im Alter von 18 Monaten und 4 bis 5 Jahren vor Schuleintritt (s. Impfkalender).
- Die Entwicklung wird regelmäßig vom Arzt kontrolliert.

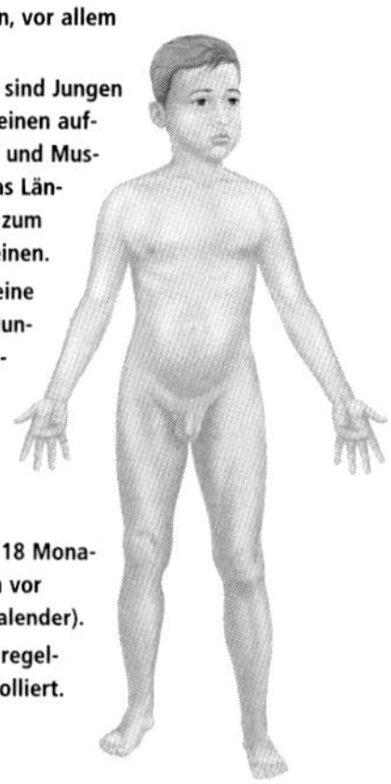

6–10 Jahre

- Diese Jahre sind von einer raschen körperlichen, geistigen und psychischen Entwicklung geprägt.
- Die Schule beginnt im Alter von 6 bis 7 Jahren, und Jungen fangen an, enge Freundschaften zu schließen – meist mit anderen Jungen.
- Die Milchzähne fallen um das 6. Lebensjahr aus.
- Lesen und Schreiben werden erlernt und immer weiter verbessert.
- Kinder in diesem Alter verfügen in der Regel über die Koordination und das Gleichgewicht eines Erwachsenen.

UNTERSUCHUNGEN

- Bei Kindern, die Schwierigkeiten in der Schule haben, sollte untersucht werden, ob eine Konzentrationsschwäche (ADS) oder Lernstörung, z. B. Legasthenie, vorliegt.
- Auffrischungsimpfungen können erforderlich sein (s. Impfkalender).

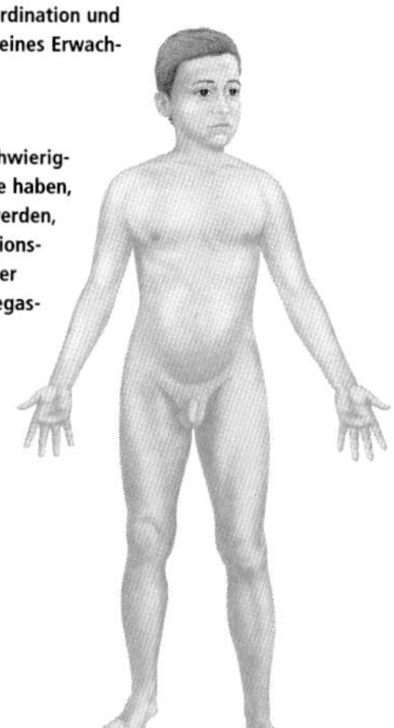

11–19 Jahre

- Die Pubertät beginnt mit etwa 11 bis 12 Jahren. Hoden und Penis wachsen, und die Haut des Hodensacks wird dunkler. Die Schamhaare beginnen zu wachsen.
- Im Alter von 12 bis 13 Jahren erfolgt ein Wachstumsschub mit einer raschen Zunahme von Größe und Gewicht. Brustkorb und Schultern werden breiter.
- Mit 13 oder 14 Jahren beginnt der Kehlkopf zu wachsen und der Stimmbruch setzt ein. Viele Jungen haben ihre erste Ejakulation.
- Die Ausprägung der Achsel- und Gesichtsbehaarung sowie der Schweißdrüsen beginnt zwischen 13 und 15 Jahren.
- Das Körperwachstum ist mit 17 bis 18 Jahren abgeschlossen.
- Sexuell aktive junge Männer sollten über sexuell übertragbare Krankheiten und den Gebrauch von Verhütungsmitteln informiert sein.

UNTERSUCHUNGEN

- Impfungen im Alter von 10 bis 13 Jahren und 15 bis 19 Jahren (s. Impfkalender).
- In vielen Schulen werden Untersuchungen zur Früherkennung von Haltungsschäden, Seh- und Hörstörungen durchgeführt.

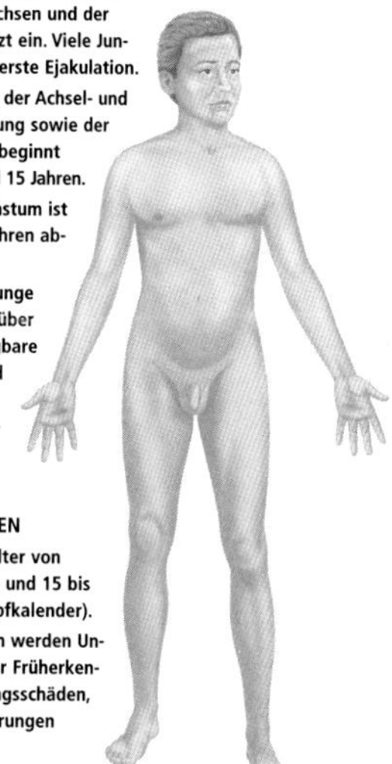

50–65 Jahre

- Die Prostata vergrößert sich weiter. Die Knochendichte nimmt ab.
- 50 % der Männer über 50 leiden an Haarausfall.

UNTERSUCHUNGEN

- Weiterhin jährlicher Check-up einschließlich Messung von Größe, Gewicht und Blutdruck sowie ärztliche Untersuchung der Hoden, Hautkontrolle, Urin- und Stuhluntersuchung. Eine monatliche Selbstuntersuchung der Hoden wird empfohlen.
- Jährliche Rektaluntersuchung und Blutuntersuchung zur Bestimmung des prostataspezifischen Antigens.
- Alle 3 bis 5 Jahre sollte eine Rektoskopie (Darmspiegelung von Mast- und unterem Dickdarm) erfolgen.
- Eine augenärztliche Kontrolle einschließlich Untersuchung zur Früherkennung von Grünem Star alle 2 Jahre wird empfohlen.
- Ein Elektrokardiogramm (EKG) und ein Belastungs-EKG können je nach Allgemeinzustand und bereits in der Familie aufgetretenen Herzerkrankungen erforderlich sein.

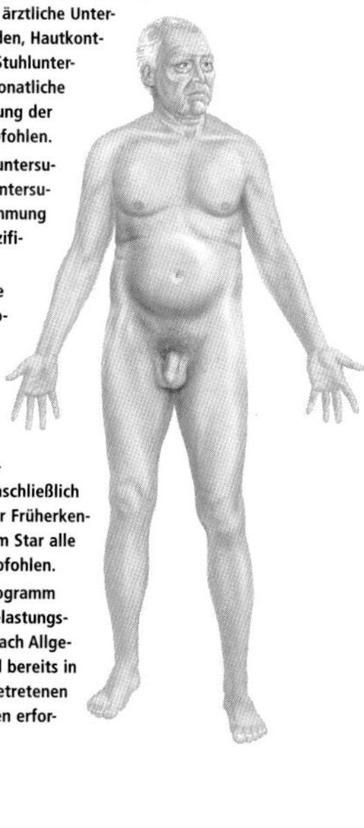

65–85 Jahre

- Viele ältere Männer sind nach wie vor sehr aktiv, doch können die körperlichen Fähigkeiten eingeschränkt sein. Die Leistungsfähigkeit der Organe, einschließlich des Gehirns, lässt nach.

UNTERSUCHUNGEN

- Weiterhin jährlicher Check-up. Die körperliche Untersuchung sollte eine ärztliche Untersuchung der Hoden und Prostata, eine Untersuchung der Cholesterinwerte, Messung von Größe, Gewicht und Blutdruck, Hautkontrolle, Herz- und Urinuntersuchungen beinhalten.
- Jährliche Rektaluntersuchung, Blutuntersuchung zur Bestimmung des prostataspezifischen Antigens sowie Stuhluntersuchungen sind erforderlich.
- Eine augenärztliche Kontrolle einschließlich Untersuchung zur Früherkennung von Grünem Star alle 2 Jahre wird empfohlen.
- Eine jährliche Grippeimpfung wird empfohlen.
- Alle 5 Jahre Pneumokokken-Impfung.
- Eine monatliche Selbstuntersuchung der Hoden wird empfohlen.

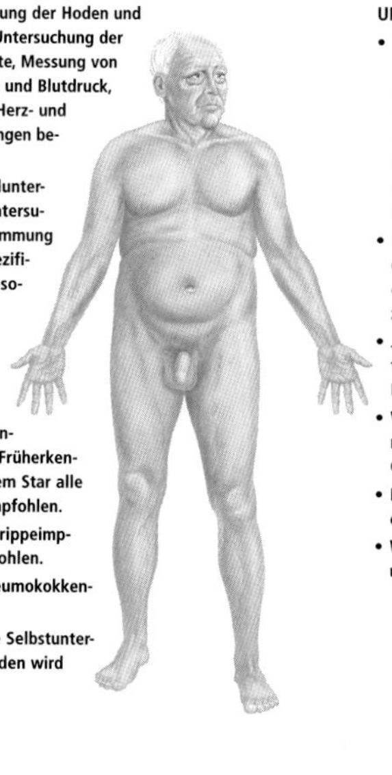

85 Jahre und älter

- Die Demenz-Häufigkeit nimmt mit dem Alter zu. Etwa 1 von 5 Männern über 85 ist betroffen.
- Obwohl die altersbedingte Abnahme der Knochendichte bei Frauen früher beginnt und rascher fortschreitet, stellt sie auch für ältere Männer ein erhebliches Gesundheitsproblem dar.

UNTERSUCHUNGEN

- Weiterhin jährlicher Check-up. Die körperliche Untersuchung sollte eine Blutdruckkontrolle, Rektaluntersuchung, Messung von Größe und Gewicht, Hautkontrolle, Herz- und Urinuntersuchungen beinhalten.
- Blutuntersuchungen (Cholesterin, Blutzucker und prostataspezifisches Antigen).
- Jährliche Stuhluntersuchung auf Blut im Stuhl.
- Weiterhin Pneumokokken- und Grippeimpfungen.
- Eine Untersuchung der Knochendichte wird empfohlen.
- Weiterhin monatliche Selbstuntersuchung der Hoden.

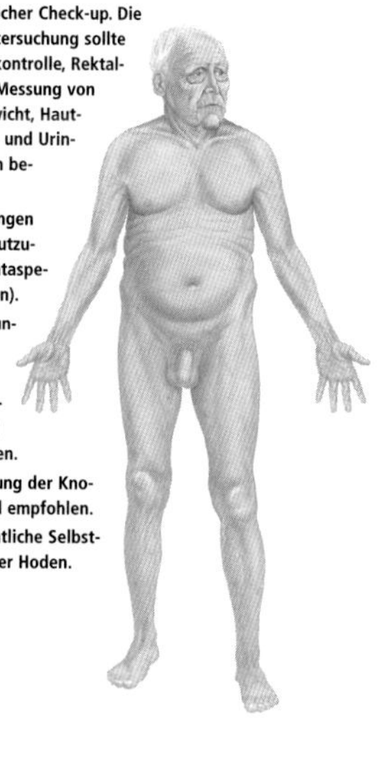

Register

Fett gedruckte Seitenzahlen verweisen auf einen Haupteintrag zum Thema. *Kursiv* gedruckte Seitenzahlen verweisen auf Abbildungen, einschließlich der Illustrationen im Sonderteil »Atlas der Anatomie des Menschen«.

A

B

C

D

E

F

G

H

L

M

N

O

P

Q

R

S

T

U

V